Thomas Brandt,
Johannes Dichgans,
Hans Christoph Diener (Hrsg.)

Therapie und Verlauf neurologischer Erkrankungen

Thomas Brandt,
Johannes Dichgans,
Hans Christoph Diener
(Hrsg.)

Therapie und Verlauf neurologischer Erkrankungen

3., überarbeitete und erweiterte Auflage

Verlag W. Kohlhammer
Stuttgart Berlin Köln

Die Deutsche Bibliothek - CIP-Einheitsaufnahme

Therapie und Verlauf neurologischer Erkrankungen /
Thomas Brandt ... (Hrsg).
- 3., überarb. und erw. Aufl. -
Stuttgart ; Berlin ; Köln : Kohlhammer, 1998
ISBN 3-17-015144-4

3., überarbeitete und erweiterte Auflage 1998

Stuttgart Berlin Köln
Verlagsort: Stuttgart
Umschlag: Data Images GmbH
Gesamtherstellung: W. Kohlhammer
Druckerei GmbH + Co. Stuttgart
Printed in Germany

Herausgeber- und Autorenverzeichnis

Herausgeber:

Brandt, Thomas, Prof. Dr.
Neurologische Klinik,
Klinikum Großhadern,
Ludwig-Maximilians-Universität
Marchioninistr. 15, 81377 München

Dichgans, Johannes, Prof. Dr.
Neurologische Universitätsklinik
Hoppe-Seyler-Str. 3, 72076 Tübingen

Diener, Hans Christoph, Prof. Dr.
Neurologische Universitäts-Klinik
Hufelandstr. 55, 45147 Essen

Autoren:

Ackermann, Hermann, Prof. Dr.
Neurologische Universitätsklinik
Hoppe-Seyler-Str. 3, 72076 Tübingen
und Fachkliniken Hohenurach
Emmanuel-Kant-Str. 31, 72574 Bad Urach

Angstwurm, Heinz, Prof. Dr.
Neurologische Klinik
Klinikum Großhadern
Ludwig-Maximilians-Universität
Konsiliardienst Innenstadt
Ziemssenstr. 1, 80336 München

Bähr, Mathias, PD Dr.
Neurologische Universitätsklinik
Hoppe-Seyler-Str. 3, 72076 Tübingen

Bitzer, Michael, Dr.
Abteilung für Neuroradiologie;
Radiologische Universitätsklinik
Hoppe-Seyler-Str. 3, 72076 Tübingen

Borasio, Gian Domenico, Dr.
Neurologische Klinik,
Klinikum Großhadern,
Ludwig-Maximilians-Universität
Marchioninistr. 15, 81377 München

Bötzel, Kai, PD Dr.
Neurologische Klinik,
Klinikum Großhadern,
Ludwig-Maximilians-Universität
Marchioninistr. 15, 81377 München

Büchel, Christian, Dr.
Institute of Neurology,
Wellcome Dept. of Cognitive Neurology
Leopold Müller Functional Imaging Lab
The National Hospital of Neurology and
Neurosurgery Queen Square, WC1N
3BG London GB

Büttner, Ulrich, Prof. Dr.
Neurologische Klinik,
Klinikum Großhadern,
Ludwig-Maximilians-Universität
Marchioninistr. 15, 81377 München

Danek, Adrian, Dr.
Neurologische Klinik,
Klinikum Großhadern,
Ludwig-Maximilians-Universität
Marchioninistr. 15, 81377 München

Daum, Irene, Prof. Dr.
Abt. für Klinische Neuropsychologie
Ruhr-Univ. Bochum
Postfach 102 148
44780 Bochum

Deckert, Maria, Dr.
Städt. Krankenhaus München-Harlaching
Abt. für Neurologie u. klinische
Neurophysiologie
Sanatoriumsplatz 2, 81545 München

Dichgans, Martin, Dr.
Neurologische Klinik
Klinikum Großhadern,
Ludwig-Maximilians-Universität
Marchioninistr. 15, 81377 München

Dieterich, Marianne, Prof. Dr.
Neurologische Klinik
Klinikum Großhadern,
Ludwig-Maximilians-Universität
Marchioninistr. 15, 81377 München

Dietz, Volker, Prof. Dr.
Schweiz. Paraplegikerzentrum
Universitätsklinik Balgrist
Forchstr. 340, CH-8008 Zürich CH

Faustmann, Pedro M., PD Dr.
Neurologische Universitäts-Klinik
Hufelandstr. 55, 45147 Essen

Fetter, Michael, PD Dr.
Neurologische Universitätsklinik
Hoppe-Seyler-Str. 3, 72076 Tübingen

Gasser, Thomas, PD Dr.
Neurologische Klinik
Klinikum Großhadern,
Ludwig-Maximilians-Universität
Marchioninistr. 15, 81377 München

Gerloff, Christian, Dr.
Neurologische Universitätsklinik
Hoppe-Seyler-Str. 3; 72076 Tübingen

Goebels, Norbert, Dr.
Neurologische Klinik
Klinikum Großhadern,
Ludwig-Maximilians-Universität
Marchioninistr. 15, 81377 München

Haarmeier, Thomas, Dr.
Neurologische Universitätsklinik
Hoppe-Seyler-Str. 3, 72076 Tübingen

Haberl, Roman L., PD Dr.
Städt. Krankenhaus München-Harlaching
Abt. für Neurologie u. klinische
Neurophysiologie
Sanatoriumsplatz 2, 81545 München

Hohlfeld, Reinhard, Prof. Dr.
Neurologische Klinik
Klinikum Großhadern,
Ludwig-Maximilians-Universität
Marchioninistr. 15, 81377 München

Hufnagel, Andreas, Prof. Dr.
Neurologische Universitäts-Klinik
Hufelandstr. 55, 45147 Essen

Karnath, Hans-Otto, Dr. Dr.
Neurologische Universitätsklinik
Hoppe-Seyler-Str. 3, 72076 Tübingen

Kastrup, Oliver, Dr.
Neurologische Universitäts-Klinik
Hufelandstr. 55, 45147 Essen

Keidel, Matthias, PD Dr.
Neurologische Universitäts-Klinik
Hufelandstr. 55, 45147 Essen

Klockgether, Thomas, Prof. Dr.
Neurologische Universitätsklinik
Sigmund-Freud-Str. 25, 53105 Bonn

Klopstock, Thomas, Dr.
Neurologische Klinik,
Klinikum Großhadern
Ludwig-Maximilians-Universität
Marchioninistr. 15, 81377 München

Kloß, Thomas M., Dr.
Westfälische Klinik f. Neurologie
Hermann-Simon-Str. 12, 33334 Gütersloh

Koenig, Eberhard, Prof. Dr.
Neurologische Klinik Bad Aibling
Kolbermoorerstr. 72, 83043 Bad Aibling

Koeppen, Susanne, Dr.
Neurologische Universitäts-Klinik
Hufelandstr. 55, 45147 Essen

Leonhardt, Georg, Dr.
Neurologische Universitäts-Klinik
Hufelandstr. 55, 45147 Essen

Limmroth, Volker, Dr.
Neurologische Universitäts-Klinik
Hufelandstr. 55, 45147 Essen

Lorenzl, Stefan, Dr.
Neurologische Klinik
Klinikum Großhadern
Ludwig-Maximilians-Universität
Marchioninistr. 15, 81377 München

Mai, Norbert, Prof. Dr.
Neurologische Klinik
Klinikum Großhadern
Ludwig-Maximilians-Universität
Marchioninistr. 15, 81377 München

Malessa, Rolf, Dr.
Neurologische Abteilung am
Sophien-Hufeland-Klinikum Weimar
Eduard-Rosenthal-Str. 30, 99423 Weimar

Martin, Roland, Prof. Dr.
Neuroimmunology Branch
NINDS, NIH Building 10, Room 5B-16
Bethesda, MD 20 892, USA

Mayr-Pfister, Leonie, Dr.
Neurologische Klinik
Klinikum Großhadern
Ludwig-Maximilians-Universität
Konsiliardienst Innenstadt
Ziemssenstr. 1, 80336 München

Melms, Arthur, PD Dr.
Neurologische Universitätsklinik
Hoppe-Seyler-Str. 3, 72076 Tübingen

Müller, Friedemann, Dr. Dipl.-Psych.
Neurologische Klinik Bad Aibling
Kolbermoorerstr. 72, 83043 Bad Aibling

Noachtar, Soheyl, Dr.
Neurologische Klinik
Ludwig-Maximilians-Universität
Marchioninistr. 15, 81377 München

Oertel, Wolfgang H., Prof. Dr.
Neurologische Klinik
Philipps-Universität Marburg
Rudolf-Bultmann Str. 8, 35033 Marburg

Padovan, Claudio S., Dr.
Neurologische Klinik,
Klinikum Großhadern,
Ludwig-Maximilians-Universität
Marchioninistr. 15, 81377 München

Paulus, Walter, Prof. Dr.
Abt. Klinische Neurophysiologie, Universität Göttingen
Robert-Koch-Str. 40, 37075 Göttingen

Pfister, H. Walter, Prof. Dr.
Neurologische Klinik
Klinikum Großhadern, Ludwig-Maximilians-Universität
Marchioninistr. 15, 81377 München

Planck, Johannes H.
Neurologische Klinik
Klinikum Großhadern, Ludwig-Maximilians-Universität
Marchioninistr. 15, 81377 München

Pongratz, Dieter, Prof. Dr.
Leiter der Friedrich-Baur Stiftung
Ludwig-Maximilians-Universität
Ziemssenstr. 1, 80336 München

Poremba, Michael, CA Dr.
Neurologische Klinik
Caritas Krankenhaus
Uhlandstr. 7, 97980 Bad Mergentheim

Quintern, Jochen, Dr.
Neurologische Klinik
Klinikum Großhadern, Ludwig-Maximilians-Universität
Marchioninistr. 15, 81377 München

Rösener, Martin, Dr.
Neurologische Universitätsklinik
Hoppe-Seyler-Str. 3, 72076 Tübingen

Rosen, Friedrich von, Dr.
Neurologische Klinik Bad Aibling
Kolbermoorerstr. 72, 83043 Bad Aibling

Schabet, Martin, PD Dr.
Neurologische Universitätsklinik
Hoppe-Seyler-Str. 3, 72076 Tübingen

Schepelmann, Karsten, Dr.
Neurologische Universitätsklinik
Hoppe-Seyler-Str. 3, 72076 Tübingen

Schrader, Vera, Dr.
Neurologische Universitäts-Klinik
Hufelandstr. 55, 45147 Essen

Schulz, Jörg B., Dr.
Neurologische Universitätsklinik
Hoppe-Seyler-Str. 3, 72076 Tübingen

Sommer, Norbert, Prof. Dr.
Neurologische Universitätsklinik
Rudolf-Bultmann-Str. 8, 53033 Marburg

Spieker, Sybille, Dr.
Neurologische Universitätsklinik
Hoppe-Seyler-Str. 3, 72076 Tübingen

Steinbrecher, Andreas, Dr.
Neuroimmunology Branch
NINDS, NIH Building 10, Room 5B-16
Bethesda, MD 20 892, USA

Stöhr, Manfred, Prof. Dr.
Zentralklinikum Augsburg
Stenglinstr. 2, 86156 Augsburg

Straube, Andreas, PD Dr.
Neurologische Klinik
Klinikum Großhadern
Ludwig-Maximilians-Universität
Marchioninistr. 15, 81377 München

Strupp, Michael, Dr.
Neurologische Klinik
Klinikum Großhadern, Ludwig-Maximilians-Universität
Marchioninistr. 15, 81377 München

Thier, Peter, Prof. Dr.
Neurologische Universitätsklinik
Sektion für Visuelle Sensomotorik
Hoppe-Seyler-Str. 3, 72076 Tübingen

Tiecks, Frank-Peter, Dr.
Neurologische Klinik Bad Aibling
Kolbermoorerstr. 72, 83043 Bad Aibling

Timmann, Dagmar, PD Dr.
Neurologische Universitäts-Klinik
Hufelandstr. 55, 45147 Essen

Topka, Helge Roland, Dr.
Neurologische Universitätsklinik
Hoppe-Seyler-Str. 3, 72076 Tübingen

van Schayck, Rudolf, Dr.
Klinik für Neurologie, Klinikum der Friedrich-Schiller-Universität Jena
Philosophenweg 3, 07743 Jena

Voigt, Karsten, Prof. Dr.
Abt. Neuroradiologie
Radiologische Universitätsklinik
Hoppe-Seyler-Str. 3, 72076 Tübingen

Voltz, Raymond, Dr.
Neurologische Klinik
Klinikum Großhadern, Ludwig-Maximilians-Universität
Marchioninistr. 15, 81377 München

Wakhloo, Ajay K., PD Dr.
Dept. of Neurosurgery, SUNY Buffalo, School of Medicine and Biomedical Sciences
3 Gates Circle, 14209 Buffalo NY
USA

Weller, Michael, PD Dr.
Neurologische Universitätsklinik
Hoppe-Seyler-Str. 3, 72076 Tübingen

Werhahn, Konrad J., Dr.
Neurologische Klinik
Klinikum Großhadern,
Ludwig-Maximilians-Universität
Marchioninistr. 15, 81377 München

Will, Bernd E., Dr.
Neurochirurgische Klinik
Universität Tübingen
Hoppe-Seyler-Str. 3, 72076 Tübingen

Winkler, Peter A., Dr.
Neurochirurgische Klinik
Klinikum Großhadern,
Ludwig-Maximilians-Universität
Marchioninistr. 15, 81377 München

Witt, Thomas N., Prof. Dr.
Neurochirurgische Poliklinik
Klinikum Großhadern,
Ludwig-Maximilians-Universität
Marchioninistr. 15, 81377 München

Wüllner, Ullrich, Dr.
Neurologische Universitätsklinik
Hoppe-Seyler-Str. 3, 72076 Tübingen

Ziegler, Wolfram, Dr.
Krankenhaus München Bogenhausen
Dachauer Str. 164, 80992 München

Zihl, Josef, Prof. Dr.
Institut für
Psychologie/Neuropsychologie,
Ludwig-Maximilians-Universität
Leopoldstr. 13, 80802 München

Zipp, Frauke, Dr.
Neurologische Universitätsklinik
Hoppe-Seyler-Str. 3, 72076 Tübingen

Vorwort zur 3. Auflage

Die 2. Auflage 1993 war Ausgang für ein ebenso umfangreiches englischsprachiges Therapiebuch »Neurological Disorders: Course and Treatment«, Th. Brandt, L. R. Caplan, J. Dichgans, H. C. Diener, C. Kennard (Eds.), Academic Press, San Diego, 1996. Diese 3., komplett überarbeitete deutsche Auflage enthält eine Fülle von neuen Anregungen und Erkenntnissen, die wir aus dem Diskurs mit unseren amerikanischen und englischen Kollegen gewonnen haben. Sie erscheint 10 Jahre nach der ersten mit einer etwas veränderten Gliederung der 97 Einzelkapitel und vielen neuen Autoren. Als neue Kapitel wurden aufgenommen: Neurosarkoidose, Creutzfeld-Jakob-Erkrankung, Delir, palliative Therapie und Prinzipien motorischer Rehabilitation.

Das einheitliche Konzept der Kapitelgliederung in Klinik, Verlauf, therapeutisches Prinzip, pragmatische Therapie, unsicher/obsolet wird weitergeführt mit möglichst konkreten Therapieempfehlungen und Alternativen. Wo beurteilbar, wird die wissenschaftliche Evidenz der Wirksamkeit der Therapie im Abschnitt »Therapeutische Prinzipien« mit ⋆ markiert.

⋆⋆⋆ Ergebnisse randomisierter, prospektiver Therapiestudien mit ausreichender Fallzahl, um eine Beeinflussung der klinischen Endpunkte valide erfassen zu können.
⋆⋆ Ergebnisse nicht randomisierter Fallkontrollstudien oder großer retrospektiver Studien.
⋆ Nicht randomisierte Kohortenstudien mit historischen Kontrollen oder anekdotische Fallberichte.

Im Abschnitt »Pragmatische Therapie« wird – noch nicht ganz durchgängig – die Qualität der Therapieempfehlung mit Buchstaben graduiert:

A Therapieempfehlung stützt sich auf mehr als eine prospektive randomisierte, placebokontrollierte Studie oder eine Metaanalyse
B Therapieempfehlung stützt sich auf mindestens eine randomisierte, prospektive Therapiestudie mit einer ausreichenden Patientenzahl
C Rein empirische Therapieempfehlung ohne sicheren wissenschaftlichen Beweis.

Wir sind unseren Fachkollegen dankbar für die gute Akzeptanz und Beurteilung der bisherigen Auflagen und freuen uns auch weiterhin über konstruktive Kritik. Der besondere Dank gilt wieder den Mitarbeitern unserer Kliniken und Herrn Dr. Heinz Beyer vom Kohlhammer-Verlag.

München, Tübingen, Essen, im Frühjahr 1998

Th. Brandt J. Dichgans H. C. Diener

Vorwort zur 2. Auflage

Die gute Akzeptanz der 1. Auflage hat uns ermutigt, das einheitliche Konzept der Kapitelgliederung in Klinik, Verlauf, Therapeutisches Prinzip, Pragmatische Therapie, Unsicher/Obsolet beizubehalten. Die rasche Entwicklung in unserem Fach erforderte jedoch eine weitgehende inhaltliche Neubearbeitung der meisten Beiträge. Bei einigen Kapiteln wechselten die Autoren. Die Autoren der Erstauflage werden genannt, weil ihre Beiträge Grundlage für die Neubearbeitung in dieser 2. Auflage bildeten. Neue Kapitel betreffen die neuropsychologische Rehabilitation, Neuroprothesen, molekulargenetische Diagnostik, endokrine Syndrome, Wirbelsäulen-Syndrome, Schleudertrauma der Halswirbelsäule und Restless legs.

Der eigene Umgang mit dem Buch und Diskussion mit anderen Kollegen bestätigen uns, bei der Darstellung einzelner Krankheitsbilder im Abschnitt Klinik jeweils weiterhin die wichtigsten Symptome und diagnostischen Merkmale aufzuführen. Im ärztlichen Alltag sind Diagnostik und Therapie eine untrennbare logische Gedankenfolge. Bei der Darstellung der Therapiemöglichkeiten schien es uns wichtig, möglichst umfassend auch Alternativen und Sonderfälle aufzuführen, da gerade diese Informationen nicht in den gängigen Lehrbüchern enthalten ist. Dieser Anspruch auf Genauigkeit brachte trotz der Bemühung um eine knappe sprachliche Darstellung eine Zunahme des Seitenumfangs.

Wir hoffen dennoch, daß aufgrund der Kapitelgliederung, der zahlreichen Tabellen und des erweiterten Registers eine schnelle und effektive Handhabung des Buches gewahrt beleibt.

Unser Dank gilt wieder den Mitarbeitern, unseren Sekretärinnen sowie Herrn Dr. Heinz Beyer und Frau Ursula Stotz vom Kohlhammer Verlag.

München, Tübingen, Essen, im März 1992

Th. Brandt | J. Dichgans | H. C. Diener

Vorwort zur 1. Auflage

Die Erarbeitung der richtigen neurologischen Diagnose stellt einerseits dem Arzt eine Herausforderung von hohem intellektuellen Reiz, bedeutet andererseits für den Patienten stets die bange Frage nach Verlauf und Heilbarkeit. Erst die wirkungsvolle Behandlung von Krankheiten oder Symptomen rechtfertigt unser heutiges aufwendiges Gesundheitswesen und befriedigt im täglichen Bemühen. Hieß es noch vor 20 Jahren, die Neurologie sei eine Wissenschaft von interessanten, aber häufig unbehandelbaren Erkrankungen – übte damals noch die »Ästhetik der Diagnostik« die besondere Faszination aus –, so hat sich dies erfreulicherweise grundlegend geändert. Es wird immer reizvoller, die Therapie als eigentliche ärztliche Aufgabe in den Mittelpunkt zu stellen, und die therapeutische Leistungsfähigkeit entspricht in der Neurologie heute der Inneren Medizin. Als Beispiele sollen die Behandlung von Epilepsie, Meningitis, Morbus Parkinson, Kopfschmerz oder auch die als bestes Modell der Autoimmunkrankheiten erforschte Myasthenia gravis dienen.
Jedoch, wer wie wir als Neurologen über Jahre bei den häufig seltenen Krankheitsbildern unseres Faches nach einer bewertenden Zusammenstellung der therapeutischen Erfahrungen im internationalen Schrifttum gesucht hat, die Qual des meist unkontrollierten Behandelns nach örtlicher Tradition auf meist schmaler, subjektiver Erfahrungsbasis durchlitten hat, wird verstehen, warum zwei sich neu orientierende Kliniken es unternehmen, das zur Behandlung neurologischer Erkrankungen Bekannte wertend zusammenzutragen. Wir haben es darüber hinaus vorgezogen, dies mit unseren eigenen Mitarbeitern zu tun und nicht auf die jeweils Erfahrensten im Lande als Autoren zurückzugreifen, sondern uns mit ihren Publikationen zu begnügen. Wir glaubten, so in der Diskussion vor Ort für den Leser einen einheitlichen Stil der Problemanalyse zu finden und in der redaktionellen Beratung mehr Wirkung zu haben. Dies geschah nicht, ohne die wenigen heute gängigen Werke in deutscher (Flügel, Jörg) oder englischer Sprache (Johnson, Rosenberg, Samuels, Wiederholdt) zu Rate zu ziehen.
Die Ordnung des Buches in Form von Großkapiteln problemverwandter Krankheitsbilder und Symptome, vor allem aber die möglichst einheitliche Gliederung der Einzeldarstellungen von Krankheiten soll je nach Bedarf unterschiedliche Lesarten erleichtern. Die Kapitel gliedern sich in:

- Klinik: jedes Kapitel beginnt mit der Definition der Erkrankung, ihrer wichtigsten klinischen und diagnostischen Merkmale, da nur so Notwendigkeit und Art ärztlichen Eingreifens sinnvoll geplant werden können.
- Verlauf: besonderer Wert wurde auf die Darstellung des Spontanverlaufs gelegt, da sich an ihm jede Therapie zu messen hat.
- Therapeutische Prinzipien: soweit möglich, wurde der Pathomechanismus mit den sich daraus ergebenden therapeutischen Prinzipien unter Besprechung der heute wichtigsten Therapiestudien diskutiert.
- Pragmatische Therapie: der eilige Leser kann sich, wie wir hoffen, rasch im Abschnitt pragmatische Therapie nach Art eines »Nachschlagewerkes« orientieren. Wir hielten es für sinnvoll, nicht nur die generischen Bezeichnungen anzugeben, sondern ein bis zwei Beispiele derjenigen Präparate, mit denen wir jeweils die größte Erfahrung haben. Dies schließt natürlich gleiche Qualifikation entsprechender Substanzen anderer Hersteller nicht aus.
- Unwirksam, obsolet, wo möglich, insbesondere wenn duch Studien belegt, haben wir auf die Wirkungslosigkeit von Behandlungsversuchen in Stichworten hingewiesen, ohne hier eine Vollständigkeit der umfassenden Literatur anzustreben.

Wir haben uns bemüht, ein möglichst konkretes Therapiebuch der Neurologie zusammenzustellen und unterschiedliche Methoden für den Arzt in Klinik und Praxis beratend zu werten. Der Respekt vor diesem Projekt hat sich bei der Arbeit nicht vermindert. Wir sind uns vielmehr der Unsicherheit und der Unvollständigkeit z. B. im Grenzbereich zur Neurochirurgie, Kinderneurologie und Psychiatrie bewußt, vor allem aber der Kurzlebigkeit heute noch gültiger Vorstellungen. Die Herausgeber sind daher kritischen Lesern für Anregungen dankbar, um Schwächen und Irrtümer in späteren Auflagen ausgleichen zu können.

Unser besonderer Dank gilt den Mitarbeitern unserer Kliniken, die mit Sorgfalt die ihnen aufgetragenen Kapitel bearbeitet haben und der herausfordernden Kritik bei der redaktionellen Bearbeitung gelegentlich besser wissend standgehalten haben. Dank auch Frau Dr. V. Schrader für die Erstellung des Registers und den Sekretärinnen beider Kliniken, die über 2 Jahre dieser Zusatzbelastung standhielten und auch dem Kohlhammer-Verlag, der uns die Herstellung des Buches in guter Kooperation mit den Herren Dr. Harlich Kübler und Dr. Heinz Beyer ermöglichte.

München, Tübingen, im Juli 1987

Th. Brandt J. Dichgans H. C. Diener

Inhaltsverzeichnis

E. Infektions- und Entzündungskrankheiten

F. Intensivneurologie

G. Neoplasien und Mißbildungen

H. Metabolisch-degenerative Erkrankungen

I. Bewegungsstörungen

J. Muskulatur und peripheres Nervensystem

K. Endokrines und vegetatives Nervensystem

L. Therapie-induzierte Nebenwirkungen in der Neurologie

M. Molekulargenetische Diagnostik und Gentherapie

A. Schmerz

Therapieempfehlungen

Wo beurteilbar, wird die wissenschaftliche Evidenz der *Wirksamkeit der Therapie* im Abschnitt »Therapeutische Prinzipien« mit ⋆ markiert.

⋆⋆⋆ Ergebnisse randomisierter, prospektiver Therapiestudien mit ausreichender Fallzahl, um eine Beeinflussung der klinischen Endpunkte valide erfassen zu können.

⋆⋆ Ergebnisse nicht randomisierter Fallkontrollstudien oder großer retrospektiver Studien.

⋆ Nicht randomisierte Kohortenstudien mit historischen Kontrollen oder anekdotische Fallberichte.

Im Abschnitt »Pragmatische Therapie« wird – noch nicht ganz durchgängig – die *Qualität der Therapieempfehlung* mit Buchstaben graduiert:

A Therapieempfehlung stützt sich auf mehr als eine prospektive randomisierte, placebokontrollierte Studie oder eine Metaanalyse

B Therapieempfehlung stützt sich auf mindestens eine randomisierte, prospektive Therapiestudie mit einer ausreichenden Patientenzahl

C Rein empirische Therapieempfehlung ohne sicheren wissenschaftlichen Beweis.

A 1. Migräne

von *H. C. Diener*

A 1.1. Klinik

Nach den Kriterien der IHS (Headache Classification Committee of the International Headache Society 1988) handelt es sich bei der Migräne um eine Erkrankung mit periodisch auftretenden Attacken von Kopfschmerzen mit autonomen Begleit-Symptomen. Bei einem Teil der Patienten geht der Attacke eine Aura voraus.

A 1.1.1. Migräne ohne Aura

Bei der Migräne ohne Aura kommt es zu attackenförmig auftretenden Kopfschmerzen, die zwischen 4 und 72 Stunden andauern. Bei etwa Zweidrittel der Attacken ist der Kopfschmerz halbseitig. Er kann zwischen und innerhalb einer Attacke die Seite wechseln. Der Schmerzcharakter ist pulsierend und pochend und die Schmerzintensität mittelschwer bis schwer. Die Schmerzen werden durch körperliche Aktivität verstärkt. Typische Begleiterscheinungen sind Übelkeit, Erbrechen, Licht-, Lärm- und Geruchsüberempfindlichkeit.

A 1.1.2. Migräne mit Aura

Bei der Migräne mit Aura (früher Migraine accompagnée oder klassische Migräne) kommt es zu neurologischen Reiz- oder Ausfallserscheinungen, die sich meist dem Kortex zuordnen lassen (Sehstörungen, Skotome, Fortifikationen, Hemianopsie, Dysästhesien, Parästhesien, Paresen und neuropsychologische Defizite). Bei der vertebrobasilären Migräne kann es zu Hirnstamm-Symptomen mit Para- oder Tetraparese, Drehschwindel mit Nystagmus, zerebellärer Ataxie und Doppelbildern kommen. Die Aura-Symptome entwickeln sich langsam über 5–20 Min und klingen in der Regel innerhalb von 1 Stunde wieder vollständig ab. Während oder nach den Aura-Symptomen beginnt der typische Kopfschmerz. In seltenen Fällen kann es zu isolierten Migräneauren ohne Kopfschmerzen kommen. Sonderformen der Migräne sind die Migräne mit prolongierter Aura (Dauer über 60 Min), die familiäre-hemiplegische Migräne mit einem identifizierten Gendefekt auf dem Chromosom 19 (Joutel et al., 1993; May et al., 1995; Terwindt et al., 1996) und erhöhter Komplikationsrate bei Angiographien, die Basilarismigräne, die ophthalmoplegische Migräne mit Ausfall des III. Hirnnerven, die retinale Migräne mit monokulär auftretenden Gesichtsfelddefekten oder einer monokulären passageren Amaurose.

A 1.1.3. Komplizierte Migräne

Die komplizierte Migräne ist dadurch gekennzeichnet, daß neurologische Herd-Symptome 7 Tage oder länger nach der Migräne-Attacke bestehen bleiben und/oder daß sich im CT eine ischämische Läsion, meist im Posteriorversorgungsgebiet, nachweisen läßt. Patienten mit Migräne habe ein leicht erhöhtes Schlaganfallrisiko. In der Physicians Health Studie war das relative Schlaganfallrisiko um den Faktor 1,84 erhöht (Buring et al., 1995). Das Schlaganfallrisiko ist auch bei Frauen erhöht, die unter Migräne mit Aura leiden, übergewichtig sind, rauchen und hormonelle Antikonzeptiva einnehmen (Buring et al., 1995; Rothrock et al., 1993).

A 1.1.4. Kindliche Migräne

Migräne-Attacken bei Kindern sind kürzer und gehen häufiger mit einem holokraniellen Kopfschmerz einher. Die vegetativen Begleiterscheinungen wie Übelkeit, Erbrechen, Bauchschmerzen, Schwindel oder ein generelles Krankheitsgefühl stehen im Vordergrund (Gladstein et al., 1993; Metsähonkala und Sillanpää, 1994; Wöber-Bingöl et al., 1996). Die Kopfschmerzen sind nach einer Schlafperiode meist deutlich gebessert (Prensky, 1987). Sonderformen sind das periodische Erbrechen und der paroxysmale Schwindel in der Kindheit.

A 1.1.5. Diagnostik

Die Diagnose stützt sich ausschließlich auf die Erhebung der Anamnese. Apparative Zusatzuntersuchungen wie CT, Kernspintomographie, EEG und evozierte Potentiale dienen lediglich zum Ausschluß anderer Erkrankungen. In der Kernspintomographie finden sich häufig in T2-betonten Aufnahmen kleine hyperdense Herde im Marklager insbesondere bei Patienten, die unter einer Migräne mit Aura leiden. Diese Veränderungen sind unspezifisch und nicht als Hinweise auf eine Mikroangiopathie oder Entmarkungsherde zu werten (Quality Standards Subcommittee of the American Academy of Neurology 1994). Eine Indikation für ein CT besteht bei Erstmanifestation der Migräne nach dem 40. Lebensjahr, bei einer Häufung von Migräneauren, bei länger persistierenden neurologischen Herd-Symptomen und bei Fieber als Begleit-Symptom.

A 1.2. Verlauf

Die Prävalenz der Migräne bei Kindern beträgt 2–4 %. Jungen und Mädchen sind gleich häufig betroffen (Bille, 1962). Zum Zeitpunkt der Pubertät verschwindet die Migräne bei etwa der Hälfte der Kinder. Im Erwachsenenalter beträgt die Prävalenz der Migräne 12–14 % für Frauen und 6–9 % für Männer (Lipton et al., 1994; Pryse Phillips et al., 1992; Rasmussen 1995, Rasmussen et al., 1991; Stewart et al. 1994). Bei Frauen beginnt die Migräne am häufigsten nach der Pubertät (Rasmussen, 1993), bei Männern liegt der Beginn meist zwischen dem 20. und 30. Lebensjahr. Der Höhepunkt der Häufigkeit und Schwere der Attacken wird zwischen dem 35. und 45. Lebensjahr erreicht, danach nehmen Häufigkeit und Schwere der Migräne-Attacken ab. Die Erstmanifestation einer Migräne nach dem 45. Lebensjahr ist selten. Auslöser ist gelegentlich die Hormonsubstitution nach der Menopause. Während der Schwangerschaft kommt es bei mehr als der Hälfte der betroffenen Frauen zu einer signifikanten Besserung der Migräne (Granella et al., 1993; Silberstein, 1993). Zahl und Schwere der Attacken ist bei einem bestimmten Patienten und von Patient zu Patient extrem variabel. Werden mehr als 10 Migräne-Attacken pro Monat berichtet, besteht der dringende Verdacht auf eine medikamenteninduzierte Verschlechterung der Migräne beispielsweise durch Ergotamin oder Sumatriptan.

Die wesentlichsten Triggerfaktoren, die eine Attacke auslösen können, sind in **Tab. A 1.1** dargestellt.

A 1.3. Therapeutische Prinzipien bei der Akuttherapie der Migräne

A 1.3.1. Pathophysiologie, Tiermodelle

Die ursprüngliche pathophysiologische Erklärung der Migräne postulierte, daß es im Rahmen einer Migräne-Attacke zunächst zu einer Vasokonstriktion zerebraler Arterien mit den Aura-Symptomen käme und anschließend zu einer Dilatation, insbesondere der Arterien der Kopfhaut, was den pulsierenden Kopfschmerz erklären sollte. Die Wirkung von Ergotamin wurde über den vasokonstriktorischen Effekt erklärt.

Große Fortschritte in der Grundlagenforschung brachte die Entwicklung von zwei verschiedenen tierexperimentellen Modellen für die Untersuchung von Substanzen, die möglicherweise bei der Migräne wirksam sind. Das erste Modell, das von Moskowitz und seiner Arbeitsgruppe in Boston entwickelt wurde, untersucht das trigeminovaskuläre System bei der Ratte und beim Meerschweinchen. Axonale Tracerstudien zeigen, daß efferente Nervenfasern des N. trigeminus und des N. facialis alle Arterien des Gehirns und der Dura innervieren. Umgekehrt gibt es afferente Nervenfasern, z. T. auch schmerzleitende C-Fasern, deren afferente Information über das Ganglion Gasseri bzw. über die Wurzeln C2 und C3 zu den trigeminalen Kernen im Hirnstamm und im oberen Halsmark geleitet werden. Die bisher identifizierten Neurotransmitter in diesem System sind Serotonin, Substanz P, Neurokinin A und Calcitonin-gene-related peptide (Goadsby und Edvinsson, 1993; Moskowitz, 1987; Moskowitz und Buzzi, 1991).

Tab. A 1.1: Mögliche Triggerfaktoren für Migräne-Attacken

Hormone:	Umwelt:	Innere Zyklen:
Periode Eisprung Pille	Flackerlicht Lärm Höhe Kälte verqualmte Räume	Schlaf-Wachrhythmus Frühjahr, Herbst Zeitverschiebung
Substanzen:	**Verhalten:**	**Unbewiesen:**
Alkohol (Rotwein) Käse Südfrüchte Schokolade Medikamente (Nitrogylcerin, Kalzium-Antagonisten)	Hunger Erwartungsangst Entlastung nach Streß Wochenende	Wetter Föhn

Im Tierexperiment wird unilateral das Ganglion des Nervus trigeminus elektrisch stimuliert. Durch die Stimulation der efferenten Fasern erfolgen im Bereich von Dura-Arterien, aber auch im Bereich der postkapillären Venolen eine Vasodilatation, eine erhöhte Permiabilität, eine Extravasation von Plasmaproteinen, ein perivaskuläres Ödem und die Degranulation von Mastzellen (Dimitriadou et al., 1991; Moskowitz et al., 1989). Durch die Freisetzung der oben erwähnten Polypeptidneurotransmitter werden diese pathophysiologischen Vorgänge unterhalten, und es kommt zu einer Stimulation afferenter C-Fasern, die wahrscheinlich den Kopfschmerz vermitteln. Die neurogene Entzündung und Vasodilatation lassen sich durch wirksame Migränemittel wie Ergotamintartrat, Dihydroergotamin, Sumatriptan, Acetylsalicylsäure und Indomethacin unterdrücken (Buzzi und Moskowitz, 1990; Buzzi et al., 1989). Reine Vasokonstriktoren sind in diesem Modell nicht wirksam.

Ein zweites Modell wurde von der Arbeitsgruppe um Goadsby entwickelt. In diesem Modell wird der Sinus sagittalis superior freigelegt, isoliert und elektrisch stimuliert. Der Sinus sagittalis superior enthält fast ausschließlich schmerzleitende C-Fasern und fast keine schnell-leitenden sensiblen Fasern. Die elektrische oder mechanische Stimulation des Sinus sagittalis supperior führt bei der Katze zu einer erhöhten metabolischen Aktivität im kaudalen Nucleus trigeminus und im Hinterhorn des Zervikalmarks (Kaube et al., 1992). Wurde vor der Stimulation das Ganglion trigemini zerstört, konnten diese vermehrte metabolische Aktivität nicht mehr nachgewiesen werden (Goadsby und Zagami, 1991). Neurophysiologische Untersuchungen mit Registrierung von Feldpotentialen und Ableitung von Einzelneuronen im zentralen Trigeminuskern und spinalen Anteil des N. trigeminus zeigen, daß es bei Stimulation des Sinus sagittalis superior zu einer reizkorrelierten Aktivität in diesem Bereich kommt. Sowohl Feld-Potentiale wie Einzelzellantworten waren abgeschwächt und verschwanden völlig nach intravenöser Injektion von Ergotamin oder Dihydroergotamin. Beide Substanzen haben keine eigenständige analgetische Wirkung (Lambert et al., 1992). Acetylsalicylsäure war ebenfalls wirksam (Kaube et al., 1993).

In einer weiteren bahnbrechenden Untersuchung zeigten Goadsby und Edvinsson (1993) daß bei der narkotisierten Katze die elektrische Stimulation des Ganglion trigeminale zu einer deutlichen Zunahme der Durchblutung in der ipsilateralen corticalen Hemisphäre (bis zu +400 %) führt. Dieser folgt eine oligämische Phase mit einer Flußreduktion von 17 %. Die Gabe von Sumatriptan oder Dihydroergotamin führte zu einer deutlichen Hemmung der durch elektrische Stimulation des Ganglion trigeminale induzierten kortikalen Hyperperfusion. Die Stimulation des Ganglion trigeminale führte ipsilateral auch zu einem signifikanten Anstieg der Konzentration von Calcitonin-gene-related peptide (CGRP) im venösen Blut der Vena jugularis. Neuropeptid Y war unverändert. Die Gabe von Sumatriptan oder Dihydroergotamin führte zu einer sofortigen Normalisierung der CGRP-Konzentration. Diese Ergebnisse ließen sich auch bei 8 Patienten während einer Migräne-Attacke nachweisen. Die CGRP-Serumspiegel im Blut der Vena jugularis waren im Mittel um 1/3 bis die Hälfte gegenüber dem beschwerdefreien Intervall erhöht. Nach Behandlung der Migräne-Attacke mit Sumatriptan sanken die CGRP-Spiegel in den Normalbereich. Diese Untersuchungen zeigen eindrucksvoll, daß eine Aktivierung der trigeminovaskulären Innervation zum einen zu einer Zunahme des lokalen cerebralen corticalen Blutflusses und zum anderen zu einer Freisetzung von vasoaktiven Neuropeptiden führt. Die Veränderungen können durch die Gabe von Sumatriptan und Dihydroergotamin antagonisiert werden.

Leider sind beide Modelle nicht in vollem Umfang prädiktiv für die mögliche Wirkung von Migränemitteln. Substanz P-Antagonisten, Endothelin-Antagonisten und CP-122,288 sind potente Hemmer der neurogenen Entzündung im Tiermodell, aber bei der menschlichen Migräne nicht wirksam (Brändli et al., 1996; Cutrer et al., 1995).

A 1.3.2. Pathophysiologie der Aura

Für die Entstehung der Aura-Symptome werden neurogene und vaskuläre Mechanismen diskutiert. Frühe Messungen der regionalen Hirndurchblutung (rCBF) während Migräne-Attacken mit Aura, die entweder durch Angiographie induziert oder spontan auftraten, zeigten einen reduzierten regionalen Blutfluß im Bereich des okzipitalen Kortex, wobei sich die Oligämie im Laufe der Auraphase langsam in die Parietal- und Temporalregion ausbreitete (Lauritzen und Hansen, 1988; Olesen, 1981, 1992). Lokalisation und Ausbreitung der Oligämie ist nicht mit umschriebenen Gefäßterritorien zerebraler Arterien zu vereinbaren. Woods et al. (1994) beobachteten bei einer Patientin, die während einer PET-Untersuchung eine Migräne-Attacke erlitt, eine Hypoperfusion mit Flußminderung von etwa 40 %, die sich langsam von okzipital nach parietal und temporal ausbreitete. Oligämie und Geschwindigkeit der Ausbreitung der Oligämie wären am ehesten durch »spreading depression«, wie sie aus Tierversuchen bekannt ist, zu erklären (Leao, 1944; Lauritzen und Hansen, 1988). Einschränkend muß allerdings angefügt werden, daß es bisher experimentell nicht gelungen ist, am menschlichen Kortex eine spreading depression auszulösen. Allerdings wurde diese Versuche während epilepsiechirurgischer Eingriffe bei Personen ohne Migräne durchgeführt.

A 1.3.3. Pathophysiologie des Kopfschmerzes

Für die Entstehung des Migränekopfschmerzes beim Menschen müssen wahrscheinlich vaskuläre und neurogen-inflammatorische Veränderungen vorhanden sein. Dieser Rückschluß läßt sich aus der Wirksamkeit bzw. Unwirksamkeit von Migränemitteln ziehen. Vasokonstriktive Substanzen wie Ergotamin, Dihydroergotamin und Sumatriptan sind nur wirksam, wenn sie gleichzeitig die neurogene Entzündung hemmen. Reine Vasokonstriktoren sind nicht wirksam. Reine Hemmer der neurogenen Entzündung ohne vasokonstriktive Eigenschaften sind ebenfalls unwirksam. Dies gilt auch für Opioide. Die einzige Ausnahme sind die Acetylsalicylsäure und nicht-steroidale Antirheumatika. Ein möglicher Generator für die Entstehung der Kopfschmerzen bei der Migräne wurde von Weiller et al. (1995) im Hirnstamm mit Hilfe von PET-Untersuchungen identifiziert.

A 1.3.4. Medikamente zur Behandlung der akuten Migräne-Attacke

Antiemetika

Während der Migräne kommt es zu einer verminderten Magen- und Darmmotilität, die ihrerseits zur verzögerten Absorption von Medikamenten zur Akuttherapie der Migräne-Attacke führt. Pharmakokinetische Studien zeigen, daß die orale Resorption von Acetylsalicylsäure (Ross-Lee et al., 1983; Tfelt-Hansen und Olesen, 1984; Volans, 1975), Paracetamol (MacGregor et al., 1993; Tokola, 1988) oder Ergotamin (Hakkarainen und Allonen, 1982) durch die Kombination mit Metoclopramid verbessert wird.

Analgetika

Acetylsalicylsäure wird seit 100 Jahren zur Behandlung der Migräne eingesetzt. Prospektive Studien wurden aber erst in den letzten Jahren durchgeführt. Dabei zeigte sich, daß die Kombination von Acetylsalicylsäure und Metoclopramid entweder nur geringfügig schlechter wirksam ist als Sumatriptan oder dem neuen Migränemittel sogar ebenbürtig ist (Tfelt-Hansen et al., 1995***; The Oral Sumatriptan and Aspirin plus Metoclopramide Comparative Study Group, 1992***). Im Vergleich mit Placebo betrug die Häufigkeit einer signifikanten Besserung der Kopfschmerzen nach 2 Stunden für Acetylsalicylsäure plus Metoclopramid 45–57 %, die Wirksamkeit von Placebo lag bei 24–30 %. Acetylsalicylsäure führt auch zu einer signifikanten Besserung von Übelkeit, Erbrechen, Lichtscheu und Lärmempfindlichkeit. Wir untersuchten die Wirksamkeit von intravenös gegebener Acetylsalicylsäure (500 mg) im Vergleich zur subkutan applizierten Ergotamintartrat (0,5 mg). Dabei ergab sich eine signifikant bessere Wirkung von Acetylsalicylsäure bei geringeren Nebenwirkungen.

Paracetamol wird häufig bei leichten bis mittelschweren Migräne-Attacken eingesetzt. Prospektive Placebo-kontrollierte Studien gibt es allerdings nicht. Ältere Studien zeigen eine vergleichbare Wirksamkeit mit Acetylsalicylsäure (Peters et al., 1983; Tfelt-Hansen und Olesen, 1984).

Ibuprofen ist das einzige nicht-steroidale Antirheumatikum zur Behandlung akuter Migräne-Attacken, das frei verkäuflich ist. Allerdings liegen die benötigten Dosierungen über denen, die bei den frei verkäuflichen Präparaten empfohlen werden. Die wenigen kontrollierten Studien sind älteren Datums und belegen eine Überlegenheit von Ibuprofen gegenüber Placebo und Paracetamol (Havanka-Kanniainen, 1989; Pearce et al., 1983). Nebe et al. (1995***) fanden eine bessere Wirkung von niedrig dosiertem Ibuprofen gegenüber Acetylsalicylsäure und Placebo bei leichten Migräne-Attacken.

Auch andere nicht-steroidale *Antirheumatika* wurden zur Behandlung der Migräne-Attacken mit Erfolg eingesetzt. Untersucht wurden Naproxen, Diclophenac, Lornoxicam und Piroxicam (Einzelheiten bei Diener und Limmroth, 1994).

Die klinische Erfahrung zeigt, daß auch *Metamizol* ein potentes Migränemittel ist. Leider wurden nie prospektive Placebo-kontrollierte Studien oder Vergleichsstudien mit anderen Migränemitteln durchgeführt.

Es gibt insgesamt 7 Placebo-kontrollierte Studien zur oralen Therapie mit *Ergotamintartrat*, die Dahlöf (1993***) zusammenfaßte. Nur bei 3 der 7 Studien ergab sich eine signifikante Wirksamkeit von Ergotamintartrat. Zäpfchen und Spray wurden bisher in Placebo-kontrollierten Studien nicht untersucht. In der Multinational Oral Sumatriptan and Cafergot Comparative Study Group (1991***) war die Kombination von 2 mg Ergotamintartrat plus 200 mg Coffein geringer wirksam als 100 mg Sumatriptan. Allerdings war Ergotamin in dieser Studie nicht zusammen mit einem Antiemetikum gegeben worden. Die Inhalationsform von Ergotamintartrat steht seit 1996 nicht mehr zur Verfügung.

Obwohl sehr viele Medikamente zur oralen Behandlung der Migräne *Dihydroergotamin* enthalten, gibt es keine Placebo-kontrollierte Studie für diese Applikationsform. Die intranasale Anwendung in einer Dosis von 2 mg führt bei 35–55 % der Patienten zu einer signifikanten Besserung der Kopfschmerzen (Übersicht bei Diener und Limmroth, 1994; Silberstein und Young, 1995). Die subkutane Applikation von 1 mg Dihydroergotamin subcutan ist etwas weniger wirksam als 6 mg Sumatriptan. Patienten, die mit DHE behandelt worden waren, hatten signifikant seltener ein Wiederauftreten der Kopfschmerzen verglichen mit Sumatriptan (Winner et al., 1996**).

Sumatriptan ist die erste Substanz, die spezifisch zur Behandlung der akuten Migräne entwickelt wurde. Nach Injektion von 6 mg Sumatriptan subkutan kommt es bei 70–80 % der Patienten innerhalb 1 Stunde zur signifikanten Besserung der Kopfschmerzen und vegetativen Begleiterscheinungen. Nach 2 Stunden liegt die Erfolgquote bei 80–90 % (Bousser et al., 1993; Cady et al., 1993; Ensink, 1991, The Subcutaneous Sumatriptan International Study Group, 1991***; The Sumatriptan Auto-Injector Study Group, 1991***; Wilkinson et al., 1995). Ist die erste Injektion von Sumatriptan ohne Erfolg, so ist auch eine zweite Injektion nicht in der Lage, die Kopfschmerzen zu verbessern. Bedingt durch die kurze Halbwertzeit von Sumatriptan kommt es bei 40–45 % der Patienten zu einem Wiederauftreten der Kopfschmerzen innerhalb von 24 Stunden nach initialer Wirksamkeit.

100 mg Sumatriptan oral führt bei 50–60 % der Patienten nach 2 Stunden zu einer signifikanten Besserung der Kopfschmerzen und der vegetativen Begleiterscheinungen verglichen mit Placebo (Goadsby et al., 1991; Patten, 1991; The Oral Sumatriptan Dose-Defining Study Group, 1991***, Wilkinson et al., 1995). Neuere Studien legen nahe, daß insbesondere bei Frauen auch 25 bzw. 50 mg Sumatriptan gut wirksam sind. Wird orales Sumatriptan in zeitlichem Abstand nach subkutanem Sumatriptan appliziert, ist es nicht in der Lage, das Wiederauftreten der Kopfschmerzen zu verhindern (Rapoport et al., 1995). Sumatriptan hat keinen Einfluß auf die Länge und Ausprägung einer Auraphase. Es verhindert auch nicht das Auftreten von Kopfschmerzen, wenn es bereits während der Auraphase gegeben wird (Bates et al., 1994***). Sumatriptan steht auch als Zäpfchen (25 mg) und als Nasenspray (20 mg) zur Verfügung.

A 1.4. Pragmatische Therapie der Migräne-Attacke

Die wichtigsten Substanzen, Markennamen, Applikationsformen, Dosierungen und Nebenwirkungen können den **Tab. A 1.2–5** entnommen werden.
Nicht-medikamentös wirksam ist die lokale Anwendung von Eisbeuteln oder Kühlfolien.
Vor Einnahme oder Applikation von Schmerz- oder Migränemitteln sollte zur Behandlung von Übelkeit und Erbrechen und zur Verbesserung der Resorption ein Antiemetikum wie Metoclopramid oder Domperidon gegeben werden. Domperidon ist nur in Tablettenform verfügbar. Antiemetika haben über ihre dopaminerge Wirkung auch eine Wirkung auf den Kopfschmerz. Kommt es zu extrapyramidalmotorischen Störungen wie Zungen- und Schlundkrämpfen, okulogieren Krisen oder Dystonie können diese durch die parenterale Gabe von Biperiden (Akineton®) behandelt werden.

Analgetika sollten nach Möglichkeit als Brausetablette (Acetylsalicylsäure), Kautablette (Acetylsalicylsäure), Granulat (Ibuprofen) oder Suppositorien (Paracetamol) angewandt werden. Kontraindikationen von ASS und Ibuprofen sind Blutungsneigung, gastrointestinale Unverträglichkeit, Magen-Darm-Geschwüre und Asthma. Die parenterale Gabe von Acetylsalicylsäure sollte bei Patienten erwogen werden, bei denen Kontraindikationen gegen Sumatriptan oder Mutterkornalkaloide bestehen.

Ergotamintartrat steht in oraler Form und als Zäpfchen zur Verfügung. Die maximale Dosis pro Attacke sollte 4 mg und die maximale Dosis pro Monat 16 mg nicht überschreiten. Dihydroergotamin steht in oraler Form und zur intravenösen subkutanen oder intramuskulären Injektion zur Verfügung. Angesichts der unvorhersehbaren variablen oralen Resorption sollte auf die orale Therapie mit Dihydroergotamin verzichtet werden. Die häufige Einnahme von Mutterkornalkaloiden kann zu einem Ergotismus (Andersson, 1988), zu coronarer Herzerkrankung und Myokardinfarkt (Benedict, 1979; Keigley et al., 1987), einer Claudicatio intermittens, einer Neuropathie, einer Hinterstrangschädigung, Mesenterialarterienverschlüssen und Schlaganfällen führen (Saxena und De Deyn, 1992; Silberstein und Young, 1995). Die häufige oder regelmäßige Einnahme von Mutterkornalkaloiden kann zu einem Ergotamin-induzierten Dauerkopfschmerz führen (Dichgans et al., 1984**; Diener und Wilkinson, 1988). Wegen der möglicherweise potentierten vasokonstriktiven Wirkung sollten Ergotamin und Dihydroergotamin mit einem Mindestabstand von 8 Stunden vor bzw. nach einer Sumatriptan-Gabe appliziert werden.

Patienten mit schweren Migräne-Attacken, die nicht auf Mutterkornalkaloide ansprechen, bedürfen einer Behandlung mit Sumatriptan. Die initiale orale Dosis bei der Erstapplikation sollte 50 mg betragen. Ist die Wirkung nicht ausreichend und sind die Nebenwirkungen erträglich, kann auf 100 mg gesteigert werden. Höhere Dosen sind nicht besser wirksam. Ist die Wirkung sehr gut und sind zugleich die Nebenwirkungen ausgeprägt, können auch 25 mg versucht werden. Bei Patienten, bei denen es früh zu Erbrechen und Durchfall kommt, die auf einen raschen Wirkungseintritt angewiesen sind und bei denen die Tabletten nicht wirksam sind, kann die subkutane Applikationsform versucht werden. Bei Patienten mit regelmäßigem Wiederauftreten der Kopfschmerzen nach kurzer Zeit sollte als Alternative die parenterale Gabe von Dihydroergotamin erwogen werden. Ist die erste Dosis von Sumatriptan nicht wirksam, ist es sinnlos, während derselben Attacke eine zweite Dosis zu applizieren. Kommt es zu einem Wiederauftreten der Kopfschmerzen nach initialer Wirksamkeit, ist eine zweite Applikation wirksam. Unangenehme Nebenwirkungen insbesondere bei der Erstapplikation sind ein Engegefühl im Bereich der Brust und des Halses so-

Tab. A 1.2: Antiemetika in der Migränetherapie (ges. gesch. Präparatenamen z. T. in Auswahl)

Substanzen	Dosis	Nebenwirkungen	Kontraindikationen
Metoclopramid (Paspertin®)	10–20 mg p. o. 20 mg rektal 10 mg i. m., i. v.	extrapyramidal-dyskinetisches Syndrom, Unruhezustände	Kinder unter 14 Jahren, Hyperkinesen, Epilepsie
Domperidon (Motilium®)	20–30 mg p. o.	siehe Metoclopramid	siehe Metoclopramid

Tab. A 1.3: Analgetika in der Migränetherapie (in der Reihenfolge der Wirksamkeit) (ges. gesch. Präparatenamen z. T. in Auswahl)

Substanzen	Dosis	Nebenwirkungen	Kontraindikationen
Acetylsalicylsäure (Aspirin®) (Aspisol®) A	500–1000 p. o. als Brause – 500–1000 mg i. v.	gastrointestinale Beschwerden, Asthma, Allergie	Ulkus, Asthma, Blutungsbeigung, Tinnitus,
Ibuprofen (Aktren®) (Dolormin®) B	300–600 mg, z. B. als Granulat	wie ASS	wie ASS
Paracetamol (ben-u-ron®) C	500–1000 p. o. oder rektal	keine	Leberfunktionsstörungen

Tab. A 1.4: Mutterkornalkaloide und 5-HT_{1D}-Agonisten in der Behandlung der Migräne (ges. gesch. Präparatenamen z. T. in Auswahl)

Substanzen	Dosis	Nebenwirkungen	Kontraindikationen
Ergotamintartrat (ergo sanol® Migrexa®) B	2–4 mg p. o. oder 2 mg rektal	Erbrechen, Übelkeit, Kältegefühl, Muskelkrämpfe	koronare Herzerkrankung, AVK, Hypertonie, Schwangerschaft, Stillzeit, Kinder unter 12 Jahren
Dihydroergotamin (Dihydergot®) C	1–2 mg i. m. oder i. v.	s. Ergotamintartrat, aber weniger ausgeprägt	
Sumatriptan (Imigran®) A	25–100 mg p. o. 6 mg s. c. (Autoinjektor) 25 mg rektal 20 mg als Nasenspray	Druck-, Wärme-, Schweregefühle, Brustschmerzen, Kältegefühl, Lokalreaktionen an der Injektionsstelle, Atemnot, allgemeines Schwächegefühl	Hypertonie, KHK, Angina pectoris, Myokardinfarkt, M. Raynaud, AVK, Schwangerschaft, Stillzeit, Kinder, > 65 Jahre, Prophylaxe mit DHE oder Methysergid, Ergotaminmißbrauch, in der Migräneaura
Zolmitriptan (AscoTop®) A	2,5 mg p. o.	wie Sumatriptan	wie Sumatriptan
Naratriptan (Naramig®) A	2,5 mg p. o.	geringer als Sumatriptan	wie Sumatriptan

A = Therapieempfehlung stützt auf mehrere placebo-kontrollierte Studien oder Metaanalyse; B = mindestens eine randomisierte placebo-kontrollierte Studie mit ausreichender Patientenzahl; C = empirische Therapieempfehlung ohne sicheren wissenschaftlichen Beweis wie Dysästhesien. Typische Nebenwirkungen nach oraler Applikation sind darüber hinaus Müdigkeit, Schwindel, allgemeines Schwächegefühl und Müdigkeit. Die Nebenwirkungen sind bei der parenteralen Form ausgeprägter als bei der oralen Form. Schwerwiegende Nebenwirkungen wie Todesfälle, Herzrhythmusstörungen oder Myokardinfarkte sind nur bei Patienten mit eindeutigen Kontraindikationen oder bei Vorliegen eines Ergotaminabusus beobachtet worden (Chester et al., 1993; Diener, 1993; Inmann und Kubota, 1992; Limmroth et al., 1995; Ottervanger und Stricker, 1995).

Die *kindliche Migräne* sollte bevorzugt mit Paracetamol behandelt werden. Ab dem 12. Lebensjahr kann auch Acetylsalicylsäure gegeben werden. Müssen Übelkeit und Erbrechen behandelt werden, sollte Domperidon angewandt werden, da dies die Blut-Hirn-Schranke nicht überwindet und weniger extrapyramidalmotorische Nebenwirkungen hervorruft. Klinische Studien zum Einsatz von Sumatriptan liegen bei Jugendlichen ab dem 12. Lebensjahr vor. Die Zulassung ist im Moment allerdings auf das 18. Lebensjahr beschränkt.
Schwere Migräne-Attacke, zu denen der Notarzt gerufen wird, erfordern in aller Regel eine parenterale Behandlung. Ist der Patient nicht bekannt und sein Risikofaktorenprofil nicht geklärt, sollten, wenn ein Asthma und eine Allergie ausgeschlossen sind, parenteral 10 mg Metoclopramid gefolgt von 1–1,5 g Acetylsalicylsäure i. v. gegeben werden. Bestehen keine vaskulären Risikofaktoren, können auch 1–2 mg Dihydroergotamin subkutan oder 6 mg Sumatriptan s.c. appliziert werden.

Fehler bei der Akutbehandlung der Migräne

Häufige Fehler bei der Akuttherapie der Migräne sind wie folgt:

1. Falsche Diagnose. Handelt es sich um einen Clusterkopfschmerz, sind Analgetika nicht wirksam. Beim Spannungskopfschmerz sind Sumatriptan und Ergotamin wirkungslos.
2. Keine Gabe von Antiemetika. Metoclopramid und Domperidon verbessern eindeutig die Wirkung von Analgetika und Ergotamintartrat. In Einzelfällen kann dies auch bei Sumatriptan beobachtet werden.
3. Gabe von Analgetika als Retardform. Die Wirksamkeit der Analgetika ist um so besser, je schneller sie ihren Wirkspiegel erreichen. Retardpräparate sind daher nicht wirksam.
4. Tabletten bei Erbrechen. Es ist sinnlos, Patienten, die initial bei einer Migräne-Attacke erbrechen, Tabletten zu verschreiben. Hier müssen Suppositorien oder die subkutane Applikation eines Serotonin-1D-Agonisten verwendet werden.
5. Falsche Dosis. Bei vielen Erwachsenen werden Analgetika unterdosiert. Bei einem 70 kg schweren Menschen beträgt die wirksame Dosis von Acetylsalicylsäure und Paracetamol 1–1,5 g.
6. Gabe von Opioiden oder Tranquilizern. Opioide sind bei der Migräne sehr schlecht wirksam. Tranquilizer sind zwar additiv wirksam, sollten aber wegen ihrer Suchtpotenz nicht zum Einsatz kommen.
7. Gabe von Mischpräparaten. Fixe Kombinationen von Analgetika mit Coffein oder Codein bzw. Antihistaminika sind nicht empfehlenswert. Bei diesen Substanzen besteht eine erhöhte Gefahr der Induktion von Kopfschmerzen. Statt Coffein kann den Patienten empfohlen werden, eine Tasse Kaffee zu trinken.
8. Verschreibung von Migränemitteln ohne Beachtung der kritischen kummulativen Monatsdosis. Wird bei häufiger oder regelmäßiger Einnahme von Analgetika oder Migränemitteln eine kritische monatliche Grenzdosis überschritten, kann es zur Entwicklung eines medikamenteninduzierten Dauerkopfschmerzes kommen. Die zulässigen kummulativen Dosen von Ergotamin betragen 5–16 mg pro Monat und für Sumatriptan 600–800 mg oral bzw. 36 mg subkutan.

A 1.5. Neue Applikationsformen und neue Migränemittel

Weiter entwickelt wurde *Sumatriptan* in Form von Zäpfchen. Die ideale Dosis bezüglich Wirksamkeit und Verträglichkeit für das Sumatriptan Suppositorium beträgt 25 mg. Als weitere Anwendungsform steht Sumatriptan als Nasenspray mit 20 mg zur Verfügung. Zwischen 9 und 14 % der Patienten klagten beim Spray über Geschmacksstörungen.
Zolmitriptan (311C90) ist wie Sumatriptan ein 5-HT_{1D}-Agonist und bindet im Hirnstamm der Katze und an zentralen trigeminalen Strukturen, die für die Schmerzleitung wichtig sind (Goadsby und Edvinsson, 1994). 311C90 überwindet die Bluthirnschranke sehr viel besser als Sumatriptan und greift an zentralen Strukturen an. Die wirksame Dosis beträgt 2,5 mg (Visser et al., 1996b). Zolmitriptan hat nicht mehr zentrale Nebenwirkungen als Sumatriptan. In einer ersten Vergleichsstudie war die Wirksamkeit der von Sumatriptan vergleichbar.
MK 462 (Rizatriptan) unterscheidet sich von Sumatriptan pharmakologisch durch eine geringere vasokonstriktive Wirkung an menschlichen Koro-

nararterien (Cutler et al., 1996). Dies ist von besonderer Bedeutung, da Ziel der zukünftigen Entwicklung ist, möglichst potente Migränemittel zu entwickeln, die auch bei Patienten mit Gefäßrisikofaktoren eingesetzt werden können. Ob sich dies in einer geringeren Nebenwirkungsquote auswirkt, wird derzeit untersucht.
Die Entwicklung von *BMS 180048* (Avitriptan) wurde wegen erhöhter Leberwerte eingestellt.
Naratriptan ist der eigentliche Sumatriptannachfolger. Die Substanz hat eine längere Plasmahalbwertszeit und eine bessere Resorption als Sumatriptan (Bioverfügbarkeit 60 % versus 14 %). Dies führt zu einem längeren Intervall bis zum Wiederauftreten der Kopfschmerzen (headache recurrence). Naratriptan ist weniger wirksam als Sumatriptan, hat aber auch weniger und geringere Nebenwirkungen.
UK116,044 (Eletriptan) hat gegenüber Sumatriptan eine bessere orale Resorption und eine längere Halbwertszeit. Dosisfindungs- und Vergleichsstudien mit Sumatritpan belegen eine bessere Wirksamkeit ab Dosen von 30 mg.

A 1.6. Probleme der 5-HT_{1D} Agonisten in der Migränetherapie

5-HT_{1D} Agonisten sind nur bei 60–80 % aller Migräne-Attacken und nur bei 80 % aller Migräne-Patienten wirksam. Ob dies ein Problem der Dosis und Resorption oder einer biologischen Variation der Rezeptorsensitivität ist, ist bisher nicht bekannt. Sind die Substanzen auch bei subkutaner Gabe unwirksam, sollte die Diagnose überprüft werden. Substanzen mit rascherer Resorption scheinen auch besser zu wirken.
Bei Sumatriptan zeigte sich eine interessante Dosis-Wirkungsbeziehung. Die optimale Dosis liegt zwischen 50 und 100 mg. Höhere Dosen erzeugen nur vermehrte Nebenwirkungen bei unveränderter Wirkung. Dieser »Ceiling-Effekt« wurde auch bei 311C90 beobachtet.
Ein weiteres Problem ist das Wiederauftreten der Kopfschmerzen, nachdem sie zunächst erfolgreich behandelt worden waren. Diese »Headache recurrence« tritt vor allem bei Attacken auf, die unbehandelt länger als 24 Stunden anhalten (Visser et al., 1996a). Die Häufigkeit der headache recurrence scheint bei allen bisher untersuchten Substanzen bei 25–40 % zu liegen. Das Phänomen ist nicht auf die 5-HT_{1D} Agonisten beschränkt und wird auch nach der Gabe von Ergotamin und ASS, wenn auch seltener, beobachtet. Die Korrelation von Zeitpunkt des Wiederauftretens und Halbwertszeit der angewandten Substanz ist gering.
Alle bisher entwickelten 5-HT_{1D} Agonisten haben vasokonstriktive Eigenschaften. Diese bedingen potentiell gefährliche Nebenwirkungen (Blutdruckanstieg, kardiale Ischämie bei vorbestehender KHK). Einige der neuen Substanzen haben im Tierversuch geringere vasokonstriktive Eigenschaften an den Koronarien. Ob sich dies klinisch auswirkt ist noch unbekannt.
Sumatriptan führt wie Ergotamin und DHE bei häufigem Gebrauch zu vermehrten Migräne-Attacken und zum medikamenten-induzierten Dauerkopfschmerz (Kaube et al., 1994).

A 1.7. Migräneprophylaxe

Migräneprophylaxe sollte idealerweise das Auftreten der Attacken völlig verhindern. Die meisten medikamentösen oder nichtmedikamentösen Therapien führen jedoch nur zu einer etwa 50 % Reduktion der Häufigkeit von Migräne-Attacken. Einige Substanzen bedingen darüberhinaus eine Reduktion der Schwere und Dauer der Attacken. Da die Migräneprophylaxe eine tägliche Medikamenteneinnahme erfordert, ist eine sorgfältige Nutzen-Risikoabwägung wichtig.

A 1.7.1. Indikation

Die Indikation zu einer medikamentösen Prophylaxe der Migräne ergibt sich bei
- mehr als drei Migräne-Attacken pro Monat,
- Migräne-Attacken, die länger als 48 Stunden anhalten,
- Migräne-Attacken, die vom Patienten subjektiv als unerträglich empfunden werden und nicht auf Akutherapie ansprechen,
- komplizierten Migräne-Attacken (mit manifesten neurologischen Ausfällen, die länger als sieben Tage anhalten)
- wenn die Akuttherapie wegen Nebenwirkungen nicht toleriert wird.

Sinn der medikamentösen Prophylaxe ist nicht nur die Reduzierung von Häufigkeit und Schwere der Migräne-Attacken, sondern auch die Prophylaxe des Analgetika-induzierten Dauerkopfschmerzes (Kap. A 4).
Der Wirkungsmechanismus ist für alle Migräneprophylaktika unbekannt. Es gibt bisher kein Tiermodell für die Migräneprophylaxe. Ein Problem klinischer Studien ist der zum Teil ausgeprägte Placeboeffekt. Er kann zu einer bis zu 70 %-igen Reduktion der Migränehäufigkeit führen (Migraine-Nimodipin European Study Group, 1989 a,b). Im Mittel beträgt der Placeboeffekt 30 % innerhalb einer dreimonatigen Behandlungsperiode (Couch, 1987; McQuay et al., 1995). Die Kombination verschiedener Migräneprophylaktika wurde bisher im Rahmen kontrollierter Studien nicht untersucht. Sie kann erwogen werden, wenn mit Monosubstanzen kein ausreichender Therapieerfolg erzielt wird, dies allerdings unter Inkaufnahme der kombinierten Nebenwirkungen. Die Beobachtungen aus klinischen Studien legen nahe, daß Migräne-Patienten häufigere und ausgepräg-

Tab. A 1.5: Substanzen zur Migräneprophylaxe mit gesicherter Wirkung in der Reihenfolge der Empfehlung (ges. gesch. Präparatenamen z. T. in Auswahl)

Substanzen	Dosis	Nebenwirkungen*	Kontraindikationen**
Metoprolol (Beloc®) Propranolol (Dociton®) A	50–200 mg 30–240 mg	H: Müdigkeit,Hypotonie G: Schlafstörungen, Schwindel S: Hypoglykämie, Bronchospasmus, Bradykardie, Magen-Darm-beschwerden	A: AV-Block Bradykardie, Herzinsuffizienz Sick-Sinus-Syndrom, Asthma bronchiale R: Diabetes mellitus, ausgeprägte Hypotonie
Flunarizin (Sibelium®) A	Frauen: 5 mg Männer: 10 mg	H: Müdigkeit, Gewichtszunahme bei Frauen G: Gastrointestinale Beschwerden, Depression S: Hyperkinesen, Tremor Parkinsonoid	A: Depression, fokale Dystonie, Stillzeit R: Übergewicht, M. Parkinson in der Familie
Cyclandelat (Natil®) B	1200–1600 mg	H: Müdigkeit	siehe Flunarizin

* Nebenwirkungen geliedert in H: Häufig; G: Gelegentlich; S: Selten
** Kontraindikationen gegliedert in A: Absolut; R: Relativ
A = Therapieempfehlung stützt auf mehrere placebo-kontrollierte Studien oder Metaanalyse; B = mindestens eine randomisierte placebo-kontrollierte Studie mit ausreichender Patientenzahl;

tere Nebenwirkungen haben, als Patienten, die z. B. mit Betablockern aus anderer Indikation behandelt werden. Die schlechte Compliance erklärt sich aus der Tatsache, daß Migräneprophylaktika erst mit einer Latenz von Wochen wirken und Patienten daher zunächst nur die Nebenwirkungen, aber nicht die positive Wirkung verspüren.

A 1.7.2. Substanzen zur Migräneprophylaxe

Beta-Rezeptorenblocker
Sicher wirksam für die Prophylaxe der Migräne sind der nicht-selektive Betablocker Propranolol (Al-Qassab und Findley, 1993; Cortelli et al., 1985; Diamond und Medina, 1976; Havanka-Kanniainen et al., 1988; Johnson et al., 1986; Nadelmann et al., 1986; Peatfield et al., 1986) und der Beta-1-selektive Betablocker Metoprolol (Holroyd und Penzien, 1990; Olsson et al., 1984; Scholz et al., 1987; Steiner et al., 1988***, Vilming et al., 1985; Welch, 1993***) (**Tab. A 1.5**).

Der Wirkungsmechanismus der Beta-Rezeptorenblocker ist nicht bekannt. Auffällig ist, daß alle wirksamen Betablocker keine intrinsische sympathikomimetische Aktivität haben. Holroyd et al (1991***) führten eine Metaanalyse für Propranolol in der Migräneprophylaxe durch. Die insgesamt 53 Studien erfaßten zusammen 2403 Patienten, die mit durchschnittlich 160 mg Propranolol oder mit einer Referenzsubstanz, bzw. Placebo behandelt wurden. Im Mittel kam es unter Propranolol zu einer 44 %-igen Reduktion der Häufigkeit von Migräne-Attacken. Durchschnittlich 5,3 % der Patienten brachen die Therapie wegen Nebenwirkungen ab. Atenolol (Stensrud und Sjaastad, 1980), Bisoprolol (Wörz et al., 1991), Timolol (Tfelt-Hansen et al., 1984**) und Nadolol (Freitag und Diamond, 1984) sind möglicherweise ebenfalls wirksam. Unwirksam sind Acebutolol, Alprenolol, Oxprenolol und Pindolol (Andersson und Vinge, 1990).

Kalzium-Antagonisten
Aus der Gruppe der »Kalzium-Antagonisten« ist soweit derzeit beurteilbar nur Flunarizin sicher wirksam (Andersson, 1985; Bassi et al., 1992; Centonze et al, 1985; Diamond und Schenbaum, 1983; Freitag et al., 1991; Gawel et al, 1992; Grotemeyer, 1988; Langohr et al., 1988; Louis und Spierings, 1982; Rascol et al., 1986; Sorensen et al., 1991**; Wöber et al., 1991). Die typischen Nebenwirkungen Müdigkeit, Gewichtszunahme, Depression und Schwindel sowie in sehr seltenen Fällen bei älteren Menschen extrapyramidal-motorische Störungen mit Entwicklung eines Parkinsonoids oder von Dyskinesien (Chouza et al., 1986) zeigen, daß Flunarizin auch antagonistische Aktivität an Dopamin-, Serotonin-, Histamin- und noradrenergen Rezeptoren hat. Reine Kalzium-Antagonisten wie Verapamil (Markley et al., 1984; Solomon et al., 1983), Nimodipin (Migraine-Nimodipine European Study Group, 1989a, b) und Nifedipin (Albers et al., 1989; Scholz et al., 1987) sind entweder gering oder nicht wirksam. Cylandelat hat weniger Nebenwirkungen als Flunarizin, ist aber wahrscheinlich etwas weniger wirksam (Schellenberg et al., 1994). In einer Vergleichsstudie mit Propranolol und Placebo war die

Tab. A 1.6: Substanzen zur Migräneprophylaxe 2. Wahl (ges. gesch. Präparatenamen z. T. in Auswahl)

Substanzen	Dosis	Nebenwirkungen	Kontraindikationen
Valproinsäure (Ergenyl® chrono) B	600 mg	H: Müdigkeit, Schwindel, G: Hautausschlag, Haarausfall S: Leberfunktionsstörungen	A: Leberfunktionsstörungen Schwangerschaft (Neuralrohrdefekte)
Pizotifen (Sanomigran®) C	1-3 mg	H: Müdigkeit, Gewichtszunahme, Hunger G: Mundtrockenheit, Obstipation	A: Glaukom, Prostatahypertrophie R: KHK
Lisurid (Cuvalit®) B	0,075 mg	G: Müdigkeit, Übelkeit, Schwindel. S: Muskelschwäche	A: Gravidität, KHK, AVK
Methysergid (Deseril retard®) C	2-6 mg	H: Müdigkeit, Schlafstörungen, Ödeme, Schwindel G: Muskelschmerzen, Kopfschmerzen, Übelkeit S: Retroperitonealfibrose (Anwendung nicht länger als 3 Monate)	A: Gravidität, Hypertonie, Nieren- oder Leberfunktionsstörungen, AVK, KHK
Dihydroergotamin (DHE®) C	1,5-6 mg	H: Übelkeit, Parästhesien G: Kopfschmerzen, Durchfall, Schwindel S: Ergotismus	A: Gravidität, Hypertonie, KHK, AVK
Magnesium B	600 mg	H: Durchfall Wirksamkeit noch nicht ausreichend belegt	keine
Naproxen (Proxen®) B	500 mg	H: Magenschmerzen	A: Ulkus, Blutungsneigung, R: Asthma

* Nebenwirkungen geliedert in H: Häufig; G: Gelegentlich; S: Selten
** Kontraindikationen gegliedert in A: Absolut; R: Relativ
A = Therapieempfehlung stützt auf mehrere placebo-kontrollierte Studien oder Metaanalyse; B = mindestens eine randomisierte placebo-kontrollierte Studie mit ausreichender Patientenzahl; C = empirische Therapieempfehlung ohne sicheren wissenschaftlichen Beweis

Wirksamkeit bezüglich Reduktion der Häufigkeit von Migräne-Attacken der von Propranolol vergleichbar (Diener et al., 1996).

Valproinsäure
Das Antikonvulsivum Valproinsäure wirkt über GABA-Rezeptoren. Seine Wirksamkeit in der Migräneprophylaxe ist durch eine Reihe von Studien belegt. (**Tab. A 1.6,** Hering und Kurzitzky, 1992; Jensen et al., 1994; Mathew et al., 1995***; Sorensen, 1988). Die Tagesdosis beträgt 600 mg. Valproinsäure reduziert die Häufigkeit von Migräne-Attacken, hat aber wahrscheinlich nur einen geringen Effekt auf deren Dauer und Schwere. Valproinsäure kann zu Neuralrohrdefekten führen und sollte daher bei jungen Frauen nur unter Antikonzeption eingesetzt werden. Selten aber schwerwiegend sind Leberschäden (Bryant et al., 1996).

Serotonin-Antagonisten
Dihydroergotamin ist unter anderem ein Serotonin-Antagonist. Es gibt nur sehr wenige kontrollierte Studien zu seiner Wirkung (Bousser et al, 1988; Langohr et al, 1988; Middendorf und Heuser, 1985; Neumann et al, 1986; Scholz et al., 1987; Scott, 1992), obwohl es lange Zeit das am häufigsten eingesetzte Migräneprophylaktikum war. Bei längerer Gabe entwickelt ein Teil der Patienten einen Ergotamin-induzierten Dauerkopfschmerz (Dichgans et al., 1984; Diener et al, 1989). Die Serotonin-Antagonisten Pizotifen und Methysergid sind ebenfalls prophylaktisch wirksam (**Tab. A 1.6,** Peatfield, 1986). Pizotifen wird wegen der deutlich häufigeren Nebenwirkungen (Müdigkeit, Gewichtszunahme) weniger gut toleriert als Betablocker und Flunarizin. Methysergid sollte der Behandlung des Clusterkopfschmerzes vorbehalten sein. Es darf wegen der Gefahr einer

Retroperitonealfibrose oder von Lungenfibrosen nicht länger als drei bis fünf Monate gegeben werden. Lisurid, ein Dopamin-Agonist, ist ebenfalls prophylaktisch wirksam (Horowski, 1983). Die Tagesdosis beträgt 0,075 mg.

Andere Substanzen
Erste Hinweise, daß *Acetlysalicylsäure* (ASS) in der Migräneprophylaxe wirksam ist, kamen von der Physician's Health Study (Buring et al., 1990), einer Primärpräventionsstudie an Ärzten in den USA. Bei Ärzten, die unter einer Migräne litten und ASS 325 mg/Tag einnahmen (n=661) kam es im Vergleich zu Placebo zu einer 20 %-igen Reduktion der Migräne-Attacken. In einer cross-over Studie (Grotemeyer et al., 1990) waren allerdings 200 mg Metoprolol deutlich besser wirksam als 1500 mg ASS. Naproxen ist bezüglich Migräneprophylaxe besser untersucht (**Tab. A 1.6**, Behan und Connelly, 1986; Bellavance und Meloche, 1990; Sargent et al., 1985; Ziegler und Ellis, 1985). Vergleichstudien wurden mit Pizotifen durchgeführt (Bellavance und Meloche, 1990). Eine Studie untersuchte den Einsatz von Naproxen bei der menstruellen Migräne (Sances et al., 1990). In der Praxis tolerieren viele Patienten wegen gastrointestinaler Nebenwirkungen weder ASS noch nichtsteroidale Antirheumatika.
Die Wirksamkeit von *Magnesium* ist umstritten. Einer positiven Studie (Peikert et al., 1996) steht eine negative gegenüber (Pfaffenrath et al., 1996). Wenn überhaupt wirksam, ist die Reduktion der Attackenfrequenz nicht sehr ausgeprägt.

Amitriptylin und *Amitriptylinoxid* sind trizyklische Antidepressiva. Allein gegeben sind sie bei der Migräne nicht sehr wirksam (Ziegler et al., 1987). Sie können zur Prophylaxe gegeben werden, wenn eine Kombination mit einem Spannungskopfschmerz vorliegt, oder wenn, wie häufig bei chronischen Schmerzen, eine zusätzliche Depression besteht.

A 1.7.3. Menstruelle Migräne

Bei der zyklusgebundenen Migräne kann eine Prophylaxe mit 2 x 250 mg Naproxen vier Tage vor bis drei Tage nach der Periode versucht werden. Als Alternativen für die Kurzzeitprophylaxe kommen Methysergid (2 x 1/2 Deseril® ret.) oder Valproinsäure (2x300 mg) in Betracht. Hormonpräparate sind unwirksam (Pfaffenrath und Goes, 1996).

A 1.7.4. Migräneprophylaxe bei Kindern

Bei der kindlichen Migräne werden Betablocker eingesetzt. Alle anderen Migräneprophylaktika sind bei Kindern kontraindiziert. Im Vordergrund sollte bei Kindern die Verhaltenstherapie stehen (siehe unten).

A 1.7.5. Pragmatische Prophylaxe

Patienten sollten gebeten werden einen Monat vor und während der Prophylaxe ein Kopfschmerztagebuch zu führen und Häufigkeit, Dauer und Schwere der Attacken, wie auch die Akutmedikation zu dokumentieren. Migräneprophylaktika insbesondere die Beta-Rezeptorenblocker sollen langsam einschleichend dosiert werden. Migräne-Patienten müssen über die häufigsten Nebenwirkungen informiert werden, da diese in dieser Patientengruppe sehr häufig sind. Die Wirkung einer Migräneprophylaxe kann frühestens nach drei bis vier Monaten ermessen werden. Mit einem völligen Sistieren der Migräne ist nicht zu rechnen. Zeigt ein Migräneprophylaktikum nach vier Monaten keine Wirkung, so sollte eine andere Substanz versucht werden. Beta-Rezeptorenblocker sollen bevorzugt dann eingesetzt werden, wenn Patienten nervös sind, unter einer Angsterkrankung leiden oder eine arterielle Hypertonie haben. Sie sind nicht angezeigt bei Patienten mit ausgeprägter orthostatischer Hypotension, Schlafstörungen, Impotenz, einem Morbus Raynaud, Muskelkrampi oder Leistungssportlern. Flunarizin eignet sich insbesondere bei anorektischen Frauen oder Patienten mit Schlafstörungen. Es ist nicht geeignet bei Patienten mit vorbestehenden Depressionen und Gewichtsproblemen. Acetylsalicylsäure eignet sich besonders bei Patienten, die aus anderen Gründen eine Sekundärprävention des Myokardinfarktes oder des Schlaganfalls durchführen müssen. Ein Therapieversuch mit Magnesium kann bei Patienten mit Obstipation versucht werden. Wurden mehrere Prophylaktika bei gegebener Compliance erfolglos eingesetzt, kann in Einzelfällen eine Kombinationstherapie aus Betablockern und Flunarizin bzw. Cylandelat versucht werden.

Häufige *Fehler in der Behandlung* beinhalten zu niedrige Dosierung aus Angst vor Nebenwirkungen, ein zu rascher Dosisanstieg und zu kurze Behandlungszeit. Die Patienten müssen darüber aufgeklärt werden, daß die therapeutische Wirkung erst mit zeitlicher Verzögerung eintritt und sie so zunächst nur unter Nebenwirkungen leiden. Die Nebenwirkungen lassen in der Regel mit der Zeit nach. Eine erfolgreiche Migräneprophylaxe soll für 9 bis 12 Monate fortgeführt werden. Dann soll durch eine Therapiepause entschieden werden, ob der Spontanverlauf der Erkrankung rechtfertigt, daß die Prophylaxe fortgesetzt wird.

A 1.8. Nicht-medikamentöse Therapie

Verhaltenstherapie: Die medikamentöse Behandlung der Migräne sollte - wenn möglich - durch verhaltenstherapeutische Maßnahmen ergänzt werden. Wissenschaftlich unbewiesen, in der Praxis aber erfolgreich, ist eine regelmäßige sportliche Betätigung mit Ausdauersportarten wie Jogging, Radfahren, Schwimmen oder Rudern. Wissenschaftlich nachgewiesen ist die Wirkung des Streßbewältigungstraining, des Muskel- und Gefäßfeedbacks und der progressiven Muskelrelaxation (Blanchard und Andrasik, 1985; Blanchard et al., 1980; McGrath und Sorbi, 1993; Sorbi und Tellegen, 1988). Hauptnachteil der Verhaltenstherapie ist, daß nicht genügend qualifizierte Therapeuten zur Verfügung stehen und die Therapie sehr zeitaufwendig ist.

Akupunktur: Es gibt eine Vielzahl von offenen und nicht kontrollierten Studien zum Einsatz der Akupunktur bei der Migräne. Relativ gut kontrollierte Studien konnten einen therapeutischen Effekt nicht nachweisen (Borglum-Jensen et al., 1979; Lenhard und Waite, 1984). Eine Studie fand eine Tendenz zur etwas besseren Wirksamkeit einer lege artis durchgeführten Akupunktur als nach einer Scheinakupunktur (Weinschütz, 1996**).

Homöopathie: Mit Ausnahme einer methodisch angreifbaren Studie erbrachten die bisher durchgeführten placebo-kontrollierten Studien zum Einsatz der Homöopathie bei Migräne keinen therapeutischen Effekt, der über den Placebo-Effekt hinausgeht (Walach und Haag, 1996**).

A 1.9. Unwirksame Therapien

Unwirksam in der medikamentösen Therapie sind Dopamin-Agonisten, die Antiepileptika Carbamazepin, Diphenylhydantoin und Primidon, Diuretika, Clonidin, Östrogene und Gestagene, Lithium, Neuroleptika und Proxibarbal. Von den nicht-medikamentösen Therapie sind ohne Wirkung oder ohne wissenschaftlichen Beleg das autogene Training, die chiropraktische Therapie, Zahnextraktion, Frischzell-Therapie, lokale Injektionen in den Nacken oder die Kopfhaut, Reizströme, Magnetströme, Neuraltherapie, Ozontherapie, Tonsillektomie, Fußreflexmassage, Entfernung von Amalgamfüllungen und die klassische Psychoanalyse.

Literatur

Albers GW, Simon LT, Hamik A, Peroutka SJ (1989) Nifedipine versus propranolol for the initial prophylaxis of migraine. Headache 29: 214–217

Al-Qassab HK, Findley LJ (1993) Comparison of propranolol LA 80 mg and propranolol LA 160 mg in migraine prophylaxis: a placebo controlled study. Headache 33: 128–131

Andersson PG (1985) Flunarizine and propranolol in the treatment of migraine. J Neurol 232: 220

Andersson PG (1988) Ergotism - the clinical picture. In: Diener HC, Wilkinson M (Hrsg.) Drug-Induced Headache. Berlin, Heidelberg, New-York, Springer, 16–19

Andersson KE, Vinge E (1990) Beta-adrenoceptor blockers and calcium antagonists in the prophylaxis and treatment of migraine. Drugs 39: 355–373

Bassi P, Brunati L, Rapuzzi B, Alberti E, Mangoni A (1992) Low dose flunarizine in the prophylaxis of migraine. Headache 32: 390–392

Bates D, Ashford E, Dawson R, Ensink F-BM, Gilhus NE, Olesen J, Pilgrim AJ, Shevlin P (1994) Subcutaneous sumatriptan during the migraine aura. Neurology 44: 1587–1592

Behan PO, Connelly K (1986) Prophylaxis of migraine: a comparison between naproxen sodium and pizotifen. Headache 26: 237–239

Bellavance AJ, Meloche JP (1990) Comparative study of naproxen sodium, pizotyline and placebo in migraine prophylaxis. Headache 30: 710–715

Benedict CR (1979) Angina pectoris and sudden death in the absence of atherosclerosis following ergotamine therapy for migraine. Amer J Med 67: 177–178

Bille B (1962) Migraine in school children. Acta Pediatr Scand 51, Suppl 136

Blanchard EB, Andrasik F (1985) Management of chronic headaches. A psychological approach. Pergamon Press, Elmsford NY.

Blanchard E, Andrasik F, Ahles T, Teders S, O'Keefe D (1980) Migraine and tension headache: a meta-analytic review. Behavior Therapy 11: 611–631

Borglum-Jensen BL, Mersen B, Jensen SB (1979) Effect of acupuncture on headache measured by reduction in mumber of attacks and use of drugs. Scand J Dent Re 87: 373–380

Bousser MG, D'Allens H, Richard A (1993) Efficacy of subcutaneous sumatriptan in the acute treatment of early-morning migraine: a placebo-controlled trial. J Int Med 234: 211–216

Bousser MG, Chick J, Fuseau E, Soisson T, Thevenet R (1988) Combined low-dose acetylsalicylic acid and dihydroergotamine in migraine prophylaxis. Cephalalgia 8: 187–192

Brändli P, Löffler B-M, Breu V, Osterwalder R, Maire J-P, Clozel M (1996) Role of endothelin in mediating neurogenic plasma extravasation in rat dura mater. Pain 64: 315–322

Bryant III AE, Dreifuss FE (1996). Valproic acid hepatic fatalities. III. U.S. experience since, 1986. Neurology 46: 468–469

Buring JE, Peto R, Hennekens CH (1990) Low-dose aspirin for migraine prophylaxis. JAMA 264: 1711–1713

Buring JE, Hebert P, Romero J, Kittors A, Cook N, Manson J, Peto R, Hennekens C (1995) Migraine and subsequent risk of stroke in the physicians' health study. Arch Neurol 52: 129–134

Buzzi G, Moskowitz MA (1990) The antimigraine drug, sumatriptan (GR43175), selectively blocks neurogenic plasma extravasation from blood vessels in dura mater. Br J Pharmacol 99: 202–206

Buzzi G, Sakas DE, Moskowitz MA (1989) Indomethacin and acetylsalicylic acid block neurogenic plasma protein extravasation in rat dura mater. Eur J Pharmacol 165: 251–258

Cady RK, Dexter J, Sargent JD, Markley H, Osterhaus JT, Webster CJ (1993) Efficacy of subcutaneous sumatriptan in repeated episodes of migraine. Neurology 43: 1363–1368

Centonze V, Tesauro P, Magrone D, Vino M, Macinagrossa G, Campanozzi F, Altomare E, Attolini E, Albano O (1985) Efficacy and tolerability of flunarizine in the prophylaxis of migraine. Cephalalgia 2: 163–168

Chester AH, O'Neill GS, Yacoub MH (1993) Sumatriptan and ischemic heart disease. Lancet 341: 1419–1420

Chouza C, Caamano J, Aljanati R, Scaramelli A, De Medina O, Romero S (1986) Parkinsonism, tardive dyskinesia, akathisia, and depression induced by flunarizine. Lancet i: 1303–1304

Cortelli P, Sacquegna T, Albani F, Baldrati A, D'Alessandro R, Baruzzi A, Lugaresi E (1985) Propranolol plasma levels and relief of migraine. Arch Neurol 42: 46–48

Couch JR (1987) Placebo effect and clinical trials in migraine therapy. Neuroepidemiology 6: 178–185

Cutler NR, Claghorn J, Sramek JJ, Block G, Panebianco D, Cheng H, Olah TV, Reines SA (1996) Pilot study of MK-462 in migraine. Cephalalgia 16: 113–116

Cutrer FM, Schoenfeld D, Limmroth V, Panahian N, Moskowitz MA (1995) Suppression by the sumatriptan analogue, CP-122,288 of c-fos immunoreactivity in trigeminal nucleus caudalis induced by intracisternal capsaicin. Br J Pharmacol 114: 987–992

Dahlöf C (1993) Placebo-controlled clinical trials with ergotamine in the acute treatment of migraine. Cephalalgia 13: 166–171

Diamond S, Medina JL (1976) Double blind study of propranolol for migraine prophylaxis. Headache 16: 24–27

Diamond S, Schenbaum H (1983) Flunarizine, a calcium channel blocker, in the prophylactic treatment of migraine. Headache 23: 39–42

Dichgans J, Diener HC, Gerber WD, Verspohl EJ, Kukiolka H, Kluck M (1984) Analgetika-induzierter Dauerkopfschmerz. Dtsch med Wschr 109: 369–373

Diener HC (1993) Zur Sicherheit von Sumatriptan. Dtsch Apotheker Ztg 133: 4668–4672

Diener HC, Limmroth V (1994) The treatment of migraine. Rev Contemp Pharmacother 5: 271–284

Diener HC, Wilkinson M (1988) Drug-induced headache. Springer, Berlin, Heidelberg, New-York

Diener HC, Dichgans J, Scholz E, Geiselhart S, Gerber WD, Bille A (1989) Analgesic-induced chronic headache: long-term results of withdrawal therapy. J Neurol 236: 9–14

Diener HC, Föh M, Iaccarino C, Wessely P, Isler HR, Strenge H, Fischer M, Wedekind W, Taneri Z (1996) Cyclandelate in the prophylaxis of migraine: A randomized, parallel, double-blind study in comparison with placebo and propranolol. Cephalalgia 16: 441–447

Dimitriadou V, Buzzi MG, Moskowitz MA, Theoharides TC (1991) Trigeminal sensory fiber stimulation induces morphological changes reflecting secretion in rat dura mater mast cells. Neuroscience 44: 97–112

Ensink F-BM (1991) Subcutaneous sumatriptan in the acute treatment of migraine. J Neurol 238: S66-S69

Freitag FG, Diamond S (1984) Nadolol and placebo comparison study in the prophylactic treatment of migraine. J Amer Osteopath Assoc 84: 343–347

Freitag FG, Diamond S, Diamond M (1991) A placebo controlled trial of flunarizine in migraine prophylaxis. Cephalalgia 11, Suppl 11: 157–158

Gawel MJ, Kreeft J, Nelson RF, Simard D, Arnott WS (1992) Comparison of the efficacy and safety of flunarizine to propranolol in the prophylaxis of migraine. Can J Neurol Sci, 19: 340–345

Gladstein J, Holden EW, Peralta L, Raven M (1993) Diagnoses and symptom patterns in children presenting to a pediatric headache clinics. Headache 33: 497–500

Goadsby PJ, Edvinsson L (1993) The trigeminovascular system and migraine: studies characterizing cerebravascular and neuropeptide changes seen in humans and cats. Ann Neurol 33: 48–56

Goadsby PJ, Edvinsson L (1994) Human in vivo evidence for trigeminovascular activation in cluster headache – neuropeptide changes and effects of acute attacks therapies. Brain 117: 427–434

Goadsby PJ, Zagami AS (1991) Stimulation of the superior sagittal sinus increases metabolic activity and blood flow in certain regions of the brainstem and upper cervical spinal cord of the cat. Brain 114: 1001–1011

Goadsby PJ, Zagami AS, Donnan GA, Symington G, Anthony M, Bladin PF, Lance JW (1991) Oral sumatriptan in acute migraine. Lancet 338: 782–783

Granella F, Sances G, Zanferrari C, Costa A, Martignoni E, Manzoni GC (1993) Migraine without aura and reproductive life events: a clinical epidemiological study in 1300 women. Headache 33: 385–389

Grotemeyer K-H (1988) Migräneprophylaxe mit Metoprolol und Flunarizin. Der Nervenarzt 59: 549–552

Grotemeyer K-H, Scharafinski H-W, Schlake H-P, Husstedt IW (1990) Acetylsalicylic acid vs metoprolol in migraine prophylaxis – a double blind cross-over study. Headache 30: 639–641

Hakkarainen H, Allonen H (1982) Ergotamine vs metoclopramide vs their combination in acute migraine attacks. Headache 2: 9–14

Havanka-Kanniainen H (1989) Treatment of acute migraine attack: ibuprofen and placebo compared. Headache 29: 507–509

Havanka-Kanniainen H, Hokkanen E, Myllylä VV (1988) Long acting propranolol in the prophylaxis of migraine. Comparison of the daily doses of 80 mg and 160 mg. Headache 28: 607–611

Headache Classification Committee of the International Headache Society (1988) Classification and diagnostic criteria for headache disorders, cranial neuralgias and facial pain. Cephalalgia 8, Suppl.7: 1–93

Hering R, Kurzitzky A (1992) Sodium valproate in the prophylactic treatment of migraine: a double-blind study versus placebo. Cephalalgia 12: 81–84

Holroyd KA, Penzien DB (1990) Pharmacological versus non-pharmacological prophylaxis of recurrent migraine headache: a meta-analytic review of clinical trials. Pain 42: 1–13

Holroyd KA, Penzien DB, Cordingley GE (1991) Propranolol in the management of recurrent migraine: a meta-analytic review. Headache 31: 333–340

Horowski R (1983) Pharmacological effects of lisuride and their potential role in further research. In: Calne DB, Horowski R, McDonald RJWW (Hrsg.) Lisuride and Other Dopamine Agonists. Raven Press, New York, 127–139

Inmann W, Kubota K (1992) Cardiorespiratory distress after sumatriptan given by injection. BMJ 305: 714.

Jensen R, Brinck T, Olesen J (1994) Sodium valproate has a prophylactic effect in migraine without aura: a triple-blind, placebo-controlled crossover study. Neurology 44: 647–651

Johnson RH, Hornabrook RW, Lambie DG (1986) Comparison of mefenamic acid and propranolol with placebo in migraine prophylaxis. Acta Neurol Scand 73: 490–492

Joutel A, Bousser M-G, Biousese V, Labauge P, Chabriat H, Nibbio A, Maciazek J, Meyer B, Bach M-A, Weissenbach J, Lathrop GM, Tournier-Lasserve E (1993) A gene for familial hemiplegic migraine maps to chromosome, 19. Nature Genetics 5: 40–45

Kaube H, Hoskin KL, Goadsby PJ (1992) Activation of the trigeminovascular system by mechanical distension of the superior sagittal sinus in the cat. Cephalalgia 12: 133–136

Kaube H, Hoskin KL, Goadsby PJ (1993) Intravenous acetylsalicylic acid inhibits central trigeminal neurons in the dorsal horn of the upper cervical spinal cord in the cat. Headache 33: 541–544

Kaube H, May A, Diener HC, Pfaffenrath V (1994) Sumatriptan. BMJ 308: 1573.

Keigley B, Vogelzang RL, Neiman HL, Conn JJ (1987) Ergotism presenting as restenosis following angioplasty. Cardiovasc Intervent Radiol 10: 21–23

Lambert GA, Lowy AJ, Boers PM, Angus-Leppan H, Zagami AS (1992) The spinal cord processing of input from the superior sagittal sinus: pathway and modulation by ergot alkaloids. Brain Research 597: 321–330

Langohr HD, Reinecke M, Gerber WD, Mangold R (1988) Dihydroergotamin und Flunarizin in der Migräne-Prophylaxe. Fortschr Medizin 106: 39–42

Lauritzen M, Hansen AJ (1988) Spreading depression of Leao. Possible relation to migraine pathophysiology. In: Olesen J, Edvinsson L (Hrsg.) Basic mechanisms of headache. Elsevier Science Publishers, Amsterdam, 439–446

Leao AAP (1944) Spreading depression of activity in the cerebral cortex. J Neurophysiol 7: 359–396

Lenhard L, Waite PME (1984) Acupuncture in the prophylactic treatment of migraine headache. NZ Med J 96: 663–666

Limmroth V, Waeber C, Diener HC (1995) Sumatriptan: Aktuelle Erkenntnisse zur Pharmakologie, Wirkungsmechanismus und klinischem Einsatz. Akt Neurol 22: 31–39

Lipton RB, Silberstein SD, Stewart WF (1994) An update on the epidemiology of migraine. Headache 34: 319-328

Louis P, Spierings ELH (1982) Comparison of flunarizine (Sibelium) and pizotifen (Sandomigran) in migraine treatment: A double-blind study. Cephalalgia 2: 197–203

MacGregor EA, Wilkinson M, Bancroft K (1993) Domperidone plus paracetamol in the treatment of migraine. Cephalalgia 13: 124–127

Markley HG, Cheronis CD, Piepho RW (1984) Verapamil in prophylactic therapy of migraine. Neurology 34: 973–976

Mathew NT, Saper JR, Silberstein SD, Rankin L, Markley HG, Solomon S, Rapoport AM, Silber CJ, Deaton RL (1995) Migraine prophylaxis with divalproex. Arch Neurol 52: 281–286

May A, Ophoff RA, Terwindt GM, Urban C, van Eijk R, Haan J, Diener HC, Lindhout D, Frants RR, Sandkuijl LA, Ferrari M (1995) Familial hemiplegic migraine locus on, 19p13 is involved in the common forms of migraine with and without aura. Human Genetics 96: 604–608

McGrath PJ, Sorbi MJ (1993) Psychological treatment. In: Olesen J, Tfelt-Hansen P, Welch KMA (Hrsg.) The headaches. Raven, New York, 289–294

McQuay H, Carroll D, Moore A (1995) Variation in the placebo effect in randomised controlled trials of analgesics: all is as blind as it seems. Pain 64: 331–335

Metsähonkala L, Sillanpää M (1994) Migraine in children – an evaluation of the IHS criteria. Cephalalgia 14: 285–290

Middendorf E, Heuser B (1985) Migräneprophylaxe mit Ergomimet R depot. Ergebnisse einer plazebokontrollierten Doppelblindstudie. Fortschr Medizin 41: 966–970

Migraine-Nimodipine European Study Group MINES (1989a) European multicenter trial of nimodipine in the prophylaxis of common migraine (migraine without aura). Headache 29: 633–638

Migraine-Nimodipine European Study Group MINES (1989b) European multicenter trial of nimodipine in the prophylaxis of classic migraine (migraine with aura). Headache 29: 639–642

Moskowitz MA (1987) Sensory connections to cephalic blood vessels and their possible importance to vascular headache. In: Rose FC (Hrsg.) Advances in Headache Research. John Libbey, London.

Moskowitz MA, Buzzi MG (1991) Neuroeffector functions of sensory fibres: implications for headache mechanisms and drug actions. J Neurol 238: S18-S22

Moskowitz MA, Buzzi MG, Sakas D, Linnik MD (1989) Pain mechanisms underlying vascular headache. Rev Neurol (Paris) 145: 181–193

Nadelmann JW, Stevens J, Saper JR (1986) Propranolol in the prophylaxis of migraine. Headache 26: 175–182

Nebe J, Heier M, Diener HC (1995) Low-dose ibuprofen in self-medication of mild to moderate headache: a comparison with acetylsalicylic acid and placebo. Cephalalgia 15: 531–535

Neumann M, Demarez JP, Harmey JL, Le Bastard B, Cauquil J (1986) Prevention of migraine attacks through the use of dihydroergotamine. Int J Clin Pharm Res 6: 11–13

Olesen J (1981) Focal hyperemia followed by spreading oligemia and impaired activation of rCFB in classic migraine. Ann Neurol 9: 344–352

Olesen J (1992) Cerebral blood flow in migraine with aura. Pathol Biol Paris 40: 318–324

Olsson JE, Behring HC, Forssman B, Hedman C, Hedman G, Johansson F, Kinnman J, Palhagen SE, Samuelsson M, Strandman E (1984) Metoprolol and propranolol in migraine prophylaxis: a double-blind multicenter study. Acta Neurol Scand 70: 160–168

Ottervanger JP, Stricker HC (1995) Cardiovascular adverse reactions to sumatriptan – Cause for concern? CNS Drugs 3: 90–98

Patten JP (1991) Clinical experience with oral sumatriptan: a placebo-controlled, dose-ranging study. J Neurol 238 Suppl 1: S62-S65

Pearce I, Frank GJ, Pearce JMS (1983) Ibuprofen compared with paracetamol in migraine. Practitioner 227: 465–467

Peatfield RC, Fozard JR, Rose CF (1986) Drug treatment of migraine. In: Clifford Rose F (Hrsg.) Handbook of Clinical Neurology, Vol. 4 (48): Headache. Elsevier Science Publishers B. V., Amsterdam, 173–217

Peikert A, Wilimzig C, Köhne-Volland R (1996) Prophylaxis of migraine with oral magnesium: results from a prospective, multi-center, placebo-controlled and double-blind randomized study. Cephalalgia 16: 257–263

Peters BH, Fraim CJ, Masel BE (1983) Comparison of 650 mg aspirin and 1000 mg acetaminophen with each other, and with placebo in moderately severe headache. Am J Med 74: 36–42

Pfaffenrath V, Goes A (1996) Die medikamentöse Therapie der menstruellen Migräne. Der Schmerz 10: 146–148

Pfaffenrath V, Wessely P, Meyer C, Isler HR, Evers S, Grotemeyer K-H, Taneri Z, Soyka D, Göbel H, Fischer M (1996) Magnesium in the prophylaxis of migraine – a double-blind, placebo-controlled study. Cephalalgia 16: 436–440

Prensky AL (1987) Migraine in children. In: Blau JN (Hrsg.) Migraine. Chapman and Hall, London, 31–53

Pryse Phillips W, Findlay H, Tugwell P, Edmeads J, Murray TJ, Nelson RF (1992) A Canadian population survey on the clinical, epidemiologic and societal impact of migraine and tension-type headache. Can J Neurol Sci, 19: 333–339

Quality Standards Subcommittee of the American Academy of Neurology Report (1994) Practice parameter: the utility of neuroimaging in the evaluation of headache in patients with normal neurologic examinations. Neurology 44: 1353–1354

Rascol A, Montastruc JL, Rascol O (1986) Flunarizine versus pizotifen: A double-blind study in the prophylaxis of migraine. Headache 26: 83–85

Rapoport AM, Visser WH, Cuttler NR, Alderton CJ, Paulsgrove LA, Davis RL, Ferrari MD (1995) Oral sumatriptan in preventing headache recurrence after treatment of migraine attacks with subcutaneuos sumatriptan. 45: 1505–1509

Rasmussen BK (1993) Epidemiology. In: Olesen J, Tfelt-Hansen P, Welch KMA (Hrsg.) The headaches. Raven Press, New York, 439–443

Rasmussen BK (1995) Epidemiology of headache. Cephalalgia 15: 44–45

Rasmussen BK, Jensen R, Schroll M, Olesen J (1991) Epidemiology of headache in a general population – a prevalence study. J Clin Epidemiol 44: 1147–1157

Ross-Lee LM, Eadie MJ, Heazlewood V, Bochner F, Tyrer JH (1983) Aspirin pharmacokinetics in migraine. The effect of metoclopramide. Eur J Clin Pharmacol 24: 777–785

Rothrock J, North J, Madden K, Lyden P, Fleck P, Dittrich H (1993) Migraine and migrainous stroke: risk factors and prognosis. Neurology 43: 2473–2476

Sances G, Martignoni E, Fioroni L, Blandini F, Facchinetti F, Nappi G (1990) Naproxen sodium in menstrual migraine prophylaxis: a double-blind placebo controlled study. Headache 30: 705–709

Sargent J, Solbach P, Damasio H, Baumel B, Corbett J, Eisner L, Jessen B, Kudrow L, Mathew N, Medina J, Saper J, Vijayan N, Watson C, Alger J (1985) A comparison of naproxen sodium to propranolol hydrochloride and a placebo control for the prophylaxis of migraine headache. Headache 25: 320–324

Saxena VK, De Deyn PP (1992) Ergotamine: its use in the treatment of migraine and its complications. Acta Neurologica Napoli 14: 140–146

Schellenberg R, Bölsche F, Schwarz A, Thom M, Gerber WD, Niederberger U, Soyka D, Wedekind W (1994) Cyclandelate versus propranolol. Clinical and neurophysiological control of therapeutic efficacy in prophylaxis of migraine. Results of a double blind study. In: Clifford Rose F (Hrsg.) New Advances in Headache Research Vol 4. Smith-Gordon, London, 141–148

Scholz E, Gerber WD, Diener HC, Langohr HD, Reinecke M (1987) Dihydroergotamine versus flunarizine versus nifedipine versus metoprolol versus propranolol in migraine prophylaxis. A comparative study based on time series analysis. In: Clifford Rose F (Hrsg.) Advances in Headache Research. John Libey & Co, London, 135–145

Scott AK (1992) Dihydroergotamine: a review of its use in the treatment of migraine and other headaches. Clin Neuropharmacol 15: 289–296

Silberstein SD (1993) Headaches and women: Treatment of the pregnant and lactating migraineur. Headache 33: 533–540

Silberstein SD, Young WB (1995) Safety and efficacy of ergotamine tartrate and dihydroergotamine in the treatment of migraine and status migrainosus. Neurology 45: 577–584

Solomon CGD, Steel MJG, Spaccavento CLJ (1983) Verapamil prophylaxis of migraine. JAMA 250: 2500–2502

Sorbi M, Tellegen B (1988) Stress coping in migraine. Soc Sci Med 26: 351–358

Sorensen KV (1988) Valproate: a new drug in migraine prophylaxis. Acta Neurol Scand 78: 346–348

Sorensen PS, Larsen BH, Rasmussen MJK, Kinge E, Iversen H, Alslev T, Nohr P, Pedersen KK, Schroder P, Lademann A, Olesen J (1991) Flunarizine versus metoprolol in migraine prophylaxis: a double-blind, randomized parallel group study of efficacy and tolerability. Headache 31: 650–657

Steiner TJ, Joseph R, Hedman C, Clifford Rose F (1988) Metoprolol in the prophylaxis of migraine: parallel group comparison with placebo and dose-ranging follow-up. Headache 28: 15–23

Stensrud P, Sjaastad O (1980) Comparative trial of Tenormin (atenolol) and Inderal (propranolol) in migraine. Headache 20: 204–207

Stewart WF, Shetcher A, Rasmussen BK (1994) Migraine prevalence – a review of population-based studies. Neurology 44: S17-S23

Terwindt GM, Ophoff RA, Haan J, Frants RR, Ferrari MD (1996) Familial hemiplegic migraine: a clinical comparison of families linked and unlinked to chromosome, 19. Cephalalgia 16: 153–155

Tfelt-Hansen P, Olesen J (1984) Effervescent metoclopramide and aspirin (Migravess) versus effervescent aspirin or placebo for migraine attacks: a double-blind study. Cephalalgia 4: 107–111

Tfelt-Hansen P, Henry P, Mulder LJ, Schaeldewaert RG, Schoenen J, Chazot G (1995) The effectiveness of combined oral lysine acetylsalicylate and metoclopramide compared with oral sumatriptan for migraine. Lancet 346: 923–926

The Multinational Oral Sumatriptan and Cafergot Comparative Study Group (1991) A randomized, double-blind comparison of sumatriptan and Cafergot in the acute treatment of migraine. Eur Neurol 31: 314–322

The Oral Sumatriptan and Aspirin plus Metoclopramide Comparative Study Group (1992) A study to compare oral sumatriptan with oral aspirin plus oral metoclopramide in the acute treatment of migraine. Eur Neurol 32: 177–184

The Oral Sumatriptan Dose-Defining Study Group (1991) Sumatriptan – an oral dose-defining study. Eur Neurol 31: 300–305

The Subcutaneous Sumatriptan International Study Group (1991) Treatment of migraine attacks with sumatriptan. N Engl J Med 325: 316–321

The Sumatriptan Auto-Injector Study Group (1991) Self treatment of acute migraine with subcutaneous sumatriptan using an auto-injector device. Eur Neurol 31: 323–331

Tfelt-Hansen P, Standnes B, Kangasniemi P, Hakkarainen H, Olesen J (1984) Timolol vs. propranolol vs. placebo in common migraine prophylaxis: a double-blind multicenter trial. Acta Neurol Scand 69: 1–8

Tokola RA (1988) The effect of metoclopramide and prochlorperazine on the absorption of effervescent paracetamol in migraine. Cephalalgia 8: 139–147

Vilming S, Standnes B, Hedman C (1985) Metoprolol and pizotifen in the prophylactic treatment of classical and common migraine. A double-blind investigation. Cephalalgia 5: 17–23

Visser WH, Jaspers NMWH, de Vriend RHM, Ferrari MD (1996a) Risk factors for headache recurrence after sumatriptan: a study in 366 migraine patients. Cephalalgia 16: 264–269

Visser WH, Klein KB, Cox RC, Jones D, Ferrari MD (1996b) 311C90, a new central and peripherally acting 5-HT_{1D} receptor-agonist in the acute oral treatment of migraine: a double-blind, placebo-controlled, dose-range finding study. Neurology 46:522–526

Volans GN (1975) The effect of metoclopramide on the absorption of effervescent aspirin in migraine. Br J Clin Pharmacol 2: 57–63

Walach H, Haag G (1996) Homöopathie bei Kopfschmerzen. Der Schmerz 10: 156–162

Weiller C, May A, Limmroth V, Jüptner M, Kaube H, van Schayck R, Coenen HH, Diener HC (1995) Brain stem activation in spontaneous human migraine attacks. Nature Medicine 1: 658–660

Weinschütz T (1996) Akupunktur bei Kopfschmerzen – Methodische Grundlagen und Ergebnisse klinischer Untersuchungen. Der Schmerz 10: 149–155

Welch KMA (1993) Drug therapy of migraine. N Engl J Med 329: 1476–1482

Wilkinson M, Pfaffenrath V, Schoenen J, Diener HC, Steiner T (1995) Migraine and cluster headache – their management with sumatriptan: a critical rewiew of the current clinical experience. Cephalalgia 15: 337–357

Winner P, Ricalde O, Le Force B, Saper J, Margul B (1996) A double-blind study of subcutaneous dihydroergotamine vs subcutaneous sumatriptan in the treatment of acute migraine. Arch Neurol 53: 180–184

Wöber C, Wöber-Bingöl C, Koch G, Wessely P (1991) Long-term results of migraine prophylaxis with flunarizine and beta-blockers. Cephalalgia 11: 251–256

Wöber-Bingöl C, Wöber C, Wagner-Ennsgraber C, Zebenholzer K, Vesely C, Geldner J, Karwautz A (1996) IHS criteria and gender: a study on migraine and tension-type headache in children and adolescents. Cephalalgia 16: 107–112

Wörz R, Reinhardt-Benmalek B, Grotemeyer K-H, Föh M (1991) Bisprolol and metoprolol in the prophylactic treatment of migraine with and without aura – a randomized double-blind cross-over multicenter study. Cephalalgia 11 Suppl 11: 152–153

Woods RP, Iacoboni M, Mazziotta JC (1994) Bilateral spreading cerebral hypoperfusion during spontaneous migraine headache. N Engl J Med 331: 1689–1692

Ziegler DK, Ellis DJ (1985) Naproxen in prophylaxis of migraine. Arch Neurol 42: 582–584

Ziegler DK, Hurwitz A, Preskorn S, Hassanein R, Seim J (1993) Propranolol and amitriptyline in prophylaxis of migraine. Arch Neurology 50: 825–830

A 2. Clusterkopfschmerz und chronisch paroxysmale Hemikranie

von *Th. Brandt*

Synonyma oder Definition des Clusterkopfschmerz (CK) sind »Erythroprosopalgie«, »Histaminkopfschmerz« oder »Bing-Horton-Syndrom«. Auch die sogen. »ziliare oder migränöse Neuralgie«, die »Neuralgie des Nervus petrosus superficialis major« und die »Erythromeralgie des Kopfes« werden heute als CK angesehen (Kudrow, 1980; Sjaastad, 1986). Ob dies auch für die »Neuralgie des Ganglion sphenopalatinum« (Sluder-Neuralgie), die paratrigeminale Neuralgie (Raeder-Syndrom), die »Vidianus-Neuralgie« und die »Nasociliaris-Neuralgie« (Charlin-Syndrom) gilt, ist dagegen umstritten (Kudrow, 1980; Sjaastad, 1986). Die chronisch paroxysmale Hemikranie wird wegen ihrer klinischen und therapeutischen Besonderheiten (Ansprechen auf Indomethacin) gesondert dargestellt (s. A 2.7.1.)

A 2.1. Klinik

Der Clusterkopfschmerz ist klinisch charakterisiert durch die Kombination heftiger einseitiger Kopfschmerzattacken mit ipsilateralen autonomen Symptomen.

Kopfschmerz: Er wird als unerträglich reißend, bohrend, brennend beschrieben (»als ob das Auge herausgedrückt wird«) mit dem Punctum maximum orbital, retroorbital oder tief fronto-temporal (gelegentlich okzipital, zervikal bis skapulär) üblicherweise unvermittelt und ohne Vorzeichen einsetzend (Solomon et al., 1990). Der Kopfschmerz ist streng einseitig, kann jedoch während einer Clusterperiode (5 %) oder von einer zur nächsten Periode vorübergehend (10 %) die Seite wechseln (Manzoni et al., 1983b; Sjaastad, 1988). Das Verhalten der Patienten in der Attacke ist typisch: Sie laufen vom Schmerz getrieben umher (»pacing around«) oder schaukeln mit dem Oberkörper (»rocking«).

Begleitsymptome: In der Attacke finden sich in unterschiedlicher (nicht obligatorischer) Ausprägung ein ipsilaterales partielles Horner-Syndrom mit Miosis und Ptosis, Tränenfluß, konjunktivale Injektion, Lidschwellung, Nasenkongestion oder Nasenlaufen sowie einseitiges Gesichtsschwitzen. Fakultativ können zusätzlich Migräne-Symptome vorkommen, wie Übelkeit, Erbrechen oder Lärm- und Lichtempfindlichkeit. Die Bezeichnung »Cluster-Schwindel« beschreibt die zufällige Assoziation unabhängig voneinander auftretender Clusterkopfschmerzen mit Menière-Attacken (Gilbert, 1970), obwohl auch Clusterkopfschmerz mit Begleitschwindel beschrieben ist (Vijayan, 1990).

Dauer und Frequenz: Die Attacken dauern 15 bis 180 Minuten mit einer täglichen Frequenz von 1–8. Die häufigste Form der Kopfschmerz-Cluster (»Büschel«) ist der episodische CK (80 %) mit symptomatischen Perioden über Wochen bis Monate. Dauert die Clusterperiode über ein Jahr ohne spontane Remission noch an oder sind die Remissionsphasen kürzer als 2 Wochen, so bezeichnet man den Verlauf als chronischen CK.

Auslöser: Die Attacken treten oft zur gleichen Tages- oder Nachtzeit auf, vorzugsweise kurz nach dem Hinlegen oder Einschlafen mit Erwachen am Kopfschmerz nach Mitternacht. Aufenthalt in großen Höhen, Alkoholgenuß oder Nitroglyzerineinnahme lösen in der symptomatischen Periode eines episodischen CK Attacken aus, weniger regelmäßig beim chronischen CK. Alkohol provoziert art- und dosisabhängig in 19 % bis 50 % innerhalb von 45 Minuten eine Attacke (Manzoni et al., 1983b). Nitroglyzerin (Nitrolingual®) kann in einer Dosis von 0,9 bis 1 mg sublingual in mehr als 68 % nach durchschnittlich 44 (9–90) Minuten CK-Attacken auslösen (Drummond und Anthony, 1985; Ekbom, 1968; Bogucki, 1990). Dieser »Nitroglyzerintest« ist jedoch als Diagnosekriterium nicht verläßlich. Er wird vor allem in der Remissionsphase bzw. unter erfolgreicher prophylaktischer Therapie negativ (Sjaastad, 1986). Nach einer Attacke besteht über Stunden eine Refraktärzeit (Bogucki, 1990).

Idiopathischer/symptomatischer CK: Der typische CK-Patient ist »männlich, antriebsstark, sympathikoton mit hohem Eigenanspruchsniveau und eigenwillig«, was auffällig aber diagnostisch natürlich wenig brauchbar ist. Es gibt keinen pathognomischen Test oder Befund. Die Orbitaphlebographie zeigt bei über 50 % der Patienten unspezifische vaskulitische Veränderungen, ähnlich denen des Tolosa-Hunt-Syndroms, z. T. auch bilateral (Hannerz et al., 1987), was von anderen nicht bestätigt werden konnte (Bovim et al., 1992). Mit der Kernspintomographie waren keine pathologischen Veränderungen des Sinus cavernosus feststellbar (Sjaastad und Rinck, 1990). In der Mehrzahl der Fälle bleibt die Ätiologie des CK unbekannt. Es sind Fälle beschrieben, in denen der CK erstmals nach einem leichten Schädel-Hirn-Trauma auftrat (Reik, 1987; Turkewitz et al., 1992).

Symptomatische Fälle sind beschrieben für mittelliniennahe Prozesse der mittleren Schädelgrube (Sjaastad, 1988) mit Beteiligung des Sinus cavernosus, der A. carotis interna und des Ramus communicans anterior des Circulus Willisii. Es handelte sich z. B. um Hypophysentumoren (Tfelt-Hansen et al., 1982), paraselläre Meningeome (Hannerz, 1989), Aneurysmen der A. carotis interna oder des Ramus communicans anterior (Greve und Mai, 1988; Sjaastad et al., 1988), arterio-venöse Malformationen (Gawel et al., 1989) sowie eine Ummauerung der A. carotis interna durch Nasopharynxkarzinom (Apfelbaum und Noronha, 1989) und ein Meningeom der oberen Zervikalregion (Kuritzky, 1984). Die beschriebenen symptomatischen Fälle von Clusterkopfschmerz sind jedoch klinisch z. T. so atypisch in bezug auf Alter, Geschlecht, Attackendauer, Frequenz, tageszeitliche Bindung und Provokation durch Alkohol, daß sich bereits hieraus die Notwendigkeit weiterführender Diagnostik ableitet.

Das 1924 von **Raeder** beschriebene **Syndrom,** die paratrigeminale Neuralgie, ist charakterisiert als andauernder einseitiger periorbitaler Kopf- und Gesichtsschmerz mit Dysästhesie im Versorgungsbereich des ipsilateralen N. ophthalmicus, kombiniert mit ipsilateralem peripherem Horner-Syndrom, Nasenkongestion oder Rhinorrhö. Während die Fälle von Raeder und den nachfolgenden Autoren symptomatisch waren, z. B. Raumforderungen der mittleren Schädelgrube, erworbene und kongenitale Anomalien der A. carotis interna sowie Entzündungen im Nachbargewebe zwischen Sella und Ganglion Gasseri, wurde von Ford und Walsh (1958) die entsprechende Klinik unter einer Migränevariante subsumiert. Grimson und Thompson (1980) haben schließlich eine Dreiteilung versucht, die sich klinisch nicht durchsetzte.

Sonderformen und Differentialdiagnose: Es gibt Erscheinungsformen des CK mit fließenden Übergängen zur chronisch-paroxysmalen Hemikranie und zur Migräne. Eine Sonderform ist als »**Cluster-Migräne**« (Kudrow, 1980; Sjaastad, 1986a) beschrieben entweder in Form von Migräne-Attacken mit Clusterkopfschmerz-Symptomen oder Clusterkopfschmerz mit dem Verlauf einer »zyklischen Migräne«. Andererseits können CK-Attacken vegetative Begleitsymptome der Migräne aufweisen. Differentialdiagnostisch kann der CK gegenüber der chronisch-paroxysmalen Hemikranie durch die geringere Frequenz, längere Dauer der Attacken und fehlendes Ansprechen auf Indomethacin abgegrenzt werden. Die Migräne hat dagegen eine noch geringere Frequenz bei längerer Attackendauer und andersartigen autonomen Zeichen (siehe Kap. A 1). Der zervikogene Kopfschmerz ist ein einseitiger Dauerkopfschmerz mit mechanischer Verstärkbarkeit (siehe Kap. A 3). Der atypische Gesichtsschmerz ist ebenfalls ein fluktuierender Dauerschmerz ohne vegetative Begleitsymptome (siehe Kap. A 5). Die Trigeminus- und Glossopharyngeusneuralgien sind wegen der kurzen Triggerschmerzen (siehe Kap. A 6) leicht abzugrenzen. Die Eigenständigkeit eines »**Cluster-Tick-Syndroms**«, der Kombination eines CK mit einer ipsilateralen Trigeminusneuralgie (Solomon et al., 1985; Alberca und Ochoa, 1994) ist umstritten. Das »jabs and jolts«-Syndrom beschreibt Sekunden dauernde orbitale Schmerzattacken mit Ansprechen auf Indomethacin (Pareja et al., 1996).

A 2.2. Verlauf

Die Prävalenz des CK beträgt etwa 0,04 bis 0,7 % (Sjaastad, 1986; D'Allesandro et al., 1986). Er ist die einzige Kopfschmerzform, bei der die Männer deutlich in einem Verhältnis von 5,1–8,3 : 1 überwiegen (Kudrow, 1980; Manzoni et al., 1983b; Solomon und Lipton, 1989). In einer epidemiologischen Studie in Minnesota fand sich eine altersgebundene Inzidenz von 15,6 auf 100 000 »Personenjahre« für Männer und 4,0 für Frauen (Swanson et al., 1994). Die Inzidenz ist möglicherweise in anderen, weniger industrialisierten Ländern (z. B. Afrika; Tekle Haimanot et al., 1995) geringer. Rauchen ist offenbar ein wesentlicher Risikofaktor (Italian Cooperative Study Group on the Epidemiology of Cluster Headache, 1995; Swanson et al., 1994), zum Teil in Kombination mit vermehrtem Alkoholkonsum (Levi et al., 1992). Unklar ist die Assoziation in 50 % mit Migräne (Kudrow und Kudrow, 1994), sowie in 17 % mit vorherigen Schädeltraumen (Turkewitz et al., 1992).

Der episodische CK beginnt in ca. 80 % in der zweiten bis fünften Lebensdekade, der chronische tendenziell später. CK ist in der Kindheit selten, kann aber vor dem 10. Lebensjahr auftreten (Maytal et al., 1992). Eine familiäre Belastung besteht beim CK in 2,2–7 % der Fälle (Kudrow, 1980; Manzoni et al., 1983b; Sacquegna et al., 1987; Russel et al., 1995). Die beim episodischen CK beschriebene zirkannuale Rhythmik mit bevorzugtem Beginn der Attacken im Frühjahr und Herbst wird nicht von allen Autoren bestätigt (Kudrow, 1980; Manzoni et al., 1983b; Sjaastad, 1986). Die zirkadiane Beziehung der Attacken ist dagegen eindeutig und in 50 % der Fälle treten Attacken nur nachts auf. Unter den verschiedenen Verlaufsformen des CK ist der episodische Typ mit ca. 80 % der häufigste (Manzoni et al., 1983b; Ekbom, 1986). Bei 81 % dieser Patienten ist die Dauer der symptomatischen (Cluster) Periode relativ konstant 20–30 Tage (50 %), 30–45 Tage (20 %), länger als 45 Tage (15 %) und in 15 % kürzer als 2 Wochen (Sacquegna et al., 1987). Die Frequenz der Attacken ist in 50 % eine täglich, in 10 % zwei täglich, in 17 % mehrfach täglich, beim Rest wechselnd. Die spontanen Remissionsphasen dauern in etwa 50 % kürzer als 1 Jahr und in 50 % länger, z. T. über 5 Jahre (Sacquegna et al., 1987).

Zum *Langzeitverlauf* des CK liegen nur spärliche Daten vor: Bei mehr als der Hälfte von 149 bzw. 68 CK-Patienten war über einen Zeitraum von drei bis acht Jahren bzw. 15 Jahren keine Änderung zu verzeichnen; längerdauernde (Monate bis Jahre) Remissionen wurden beim episodischen CK in 39 % bzw. 14 % beobachtet, beim chronischen CK in 12 % bzw. 17 % (Kudrow, 1982; Henry und Lucas, 1985). Die Langzeitremissionsrate ist für beide Formen, episodisch oder chronisch, signifikant, aber gering (Pearce, 1993). Das Risiko eines Übergangs vom episodischen zum sekundär-chronischen CK wird mit 10 % (Ekbom und de Fine, 1971) bzw. 28 % (Henry und Lucas, 1985) beziffert, in die umgekehrte Richtung ebenfalls mit bis zu 28 % (Henry und Lucas, 1985). Von Kudrow (1982) dagegen wird die Häufigkeit eines Typwechsels insgesamt mit nur 7,4 % angegeben.
Durch die prophylaktische Behandlung kann nach dem bisherigen Kenntnisstand diese Entwicklung meist nicht geändert, auch keine »Heilung« erzielt werden, wohl aber die Lebensqualität durch das Verhindern von Attacken entscheidend verbessert werden. Durch Lithium-Therapie wird in etwa 20 % der chronische in einen episodischen CK übergeführt und durch Kortison-Therapie die CK-Episode in etwa 20 % innerhalb von Tagen beendet (Raskin, 1988).

A 2.3. Therapeutische Prinzipien

Ein pathogenetisches Konzept des CK muß den einseitigen Kopfschmerz, die Tendenz zur bilateralen Beteiligung (orbitale Phlebographie), den seltenen Seitenwechsel des Schmerzes (10–15 %) die autonome Beteiligung sowie die Wirksamkeit heterogener Pharmaka erklären. Kudrow (1994) unterscheidet beim CK drei Phasen, als erste die Clusterperiode (chronobiologische Veränderung der Aktivität des sympathischen Nervensystems), als zweite die Auslösung der Cluster-Attacke und als dritte die klinische Symptomatik der Attacke. Okulärer Schmerz läßt sich durch Reizung verschiedener vaskulärer Strukturen wie des Sinus sagittalis superior, transversus, rectus und cavernosus auslösen; retroorbitaler Schmerz entsteht durch Reizung proximaler großer hirnversorgender Arterien wie den Aa. carotis internae, cerebri anterior und cerebri media sowie der basalen Dura der vorderen Schädelgrube, des Diaphragma sellae und des Tentoriums (Ray und Wolf, 1940). Mittelliniennahe Strukturen, die die Tendenz zur Beidseitigkeit von Gefäßveränderungen und Schmerz erklären können, liegen in der Duraduplikatur des Sinus cavernosus. Für eine Beteiligung der Trigeminusfasern sprechen pupillometrische Untersuchungen unter transkutaner elektrischer Stimulation des N. infratrochlearis bds. (Fanciullacci et al., 1989).
Entsprechend der trigeminovaskulären Theorie sind venöse und perivaskuläre Infiltrationen im Sinus cavernosus mit Reizung sympathischer Fasern beteiligt (Kudrow, 1994; Hardebo, 1994). Arterien (Schwellung der Temporalarterie) und Venen (supraorbitale und orbitale Venen) sind offenbar gleichzeitig beteiligt, wobei unklar ist, ob dieser »vaskuläre Mechanismus« Ursache oder Folge eines »neurogenen Mechanismus« ist (Shen et al., 1993; Micieli et al., 1994). Tatsächlich wurde eine (durch Sauerstoff oder Sumatriptan unterdrückbare) Aktivierung des trigemino-vaskulären sowie des kranialen parasympathischen Systems in vivo während der akuten Cluster-Attacke nachgewiesen (Goadsby und Edvinsson, 1994). Die Frage, ob die Attacke durch zentrale (Hypothalamus) oder periphere (parasympathische Ganglien) Faktoren ausgelöst wird ist nicht entschieden, eine Kombination beider wahrscheinlich. Eine zentrale Dysregulation des Hypothalamus wird wegen des biologischen Rhythmus der Attacken angenommen. Auch der Schmerz könnte zentral erklärt werden, weniger jedoch die Kombination des einseitigen Schmerzes mit den ipsilateralen autonomen Störungen, die am ehesten peripher neurogen (z. B. über das trigemino-vaskuläre System nach Moskowitz et al., 1986) ausgelöst werden (Sjaastad, 1988).
Angesichts des Fehlens eines allgemein anerkannten pathophysiologischen Konzepts basiert die Therapie des CK vor allem auf empirischen Daten. Ausgehend vom Therapieeffekt wurde häufig erst auf mutmaßliche Pathomechanismen rückgeschlossen. Andererseits sucht man systematisch nach wirksamen Substanzen, die in der Prophylaxe der Migräne Effekte zeigten (z. B. Budipine) oder positiv auf einen gestörten zirkadianen Rhythmus wirken (z. B. GABA-erge Substanzen wie Valproinsäure und Lithium). Das International Headache Society Committee hat nicht nur die diagnostischen Kriterien des CK definiert, sondern auch Hinweise für die Durchführung kontrollierter Therapiestudien erarbeitet (1995).
Folgende *therapeutische Konzepte* können derzeit nach ihrem Angriffsort unterschieden werden, wobei die Vielfalt bereits darauf hinweist, daß keines umfassend schlüssig ist:

a) »Imbalance des autonomen Nervensystems«
Unterfunktion des Sympathikus (inkomplettes Horner-Syndrom) und gesteigerter Parasympathikustonus (Tränenfluß, Nasenlaufen) auf der symptomatischen Seite werden als Folge einer mutmaßlich hypothalamischen Funktionsstörung begriffen (Kudrow, 1983; Fanciullacci et al., 1983; Leone und Bussone, 1993). Lithium soll diese Imbalance ausgleichen, was pupillometrisch unterstützt werden konnte (Fanciullacci et al., 1983). Ferner soll Lithium eine Modifikation biologischer Rhythmen bewirken, die beim CK ebenfalls in Form chronobiologischer Auffälligkeiten auf der Ebene des Hypothalamus gestört sind (Ferrari et al., 1983). Verapamil, ebenfalls in der CK-Prophylaxe einsetzbar (Bussone et al., 1990; Gabai und Spierings, 1989), hat tierexperimentell Wir-

kungen auf hypothalamische und noradrenerge Funktionen (Rezvani et al., 1986). Valproat, eine GABA-erge Substanz mit antikonvulsiver Wirkung (s. Kap. C 2) kann im Tierexperiment den zirkadianen Rhythmus verändern. Es wird auch erfolgreich beim CK eingesetzt (Hering und Kuritzky, 1989). Schließlich wird eine Dysfunktion des ipsilateralen Glomus caroticum, eines wichtigen Chemorezeptors, vermutet, die durch Sauerstoffinhalation ausgeglichen werden kann (Kudrow, 1983).

b) »Vaskuläre Ursache des CK«.
Hier wird der erfolgreiche Einsatz von Ergotamin und Methysergid als Beweis angeführt, wobei in der Literatur verwirrend unterschiedliche Änderungen der Hirndurchblutung in der Attacke verifiziert werden konnten (Kobari et al., 1990; Hannerz et al., 1990; Micieli et al., 1994). Ein vaskulärer Angriff wurde zunächst bei der Wirkung von Kalzium-Antagonisten vermutet (Meyer et al., 1984); sie läßt sich jedoch auch durch eine Hemmung der Substanz-P-Freisetzung erklären (Gabai und Spierings, 1989). Der therapeutische Effekt von Sumatriptan wird wegen der nach einer Latenz von Minuten dann innerhalb von Sekunden auftretenden Schmerzfreiheit auf eine Vasokonstriktion zurückgeführt (Hardebo, 1993).

c) Substanz P.
Die CK-Symptome, nicht nur der Schmerz, lassen sich auch durch eine Freisetzung von Substanz P und anderer Neuropeptide im ipsilateralen Gesichtsbereich erklären (Hardebo, 1984), wobei Verbindungen zu einer Funktionsstörung der serotonergen Raphekerne des Hirnstamms diskutiert werden. Somatostatin bewirkt eine Hemmung der Freisetzung von Substanz P aus Neuronen des Nervus trigeminus und des Ganglion sphenopalatinum. Methysergid gleicht möglicherweise zentral einen Serotoninmangel aus (Hardebo, 1984; Geppetti et al., 1985). Substanz P und andere Transmitter wie vasoaktive intestinale Peptide werden in der Attacke freigesetzt (Nicoldi und Del Bianco, 1990) und sind Hauptagonisten der efferenten Wirkungen einer sensiblen Nervenreizung auf Kapillaren, Drüsen und glatte Muskulatur – »autonome Symptome durch afferent-efferente Wechselwirkung« (Sicuteri et al., 1990); möglicherweise greift hier Capsaicin an, indem es Substanz P aus den Nervenenden entleert und sensorische Neurone »desensibilisiert« (Marks et al., 1993).

d) »Peripherer Nerv«
Als Endstrecke der CK-Symptome ist der periphere Nerv Angriffspunkt lokaler Verfahren, z. B. der operativen Ausschaltung der sensiblen Trigeminuswurzel und des N. intermedius (Watson et al., 1983; Morgenlander und Wilkins, 1990), lokaler ipsilateraler nasaler Applikation hyperämisierender Substanzen wie Capsaicin (Marks et al., 1993; Fusco et al., 1994 a, b) oder – weniger einleuchtend – der Lidocain- und Kortikoid-Blockade des N. occipitalis (Raskin, 1988).

A 2.4. Pragmatische Therapie

In einem ersten Gespräch sollte der Patient (nach Ausschluß symptomatischer Ursachen) informiert werden, daß der CK keine ernsthafte intrakranielle Erkrankung darstellt. Neben den therapeutischen Möglichkeiten und ihrer Grenzen sollte die mögliche Attackenauslösung durch geringe Menge von Alkohol (A 2.1) sowie Aufenthalt in großen Höhen besprochen werden. Dennoch ist es eine klinische Erfahrung, daß die CK-Patienten häufig nicht in der Lage sind, den Alkohol zu vermeiden.
Prinzipiell unterscheidet man die Therapie der Einzel-Attacke von der Prophylaxe. Da die kurzen schweren Attacken häufig nur unbefriedigend zu kupieren sind, ist die prophylaktische Einstellung – anders als bei der Migräne – grundsätzlich indiziert.

A 2.4.1. Attackenkupierung

Mittel der ersten Wahl – weil wirksam ohne Nebenwirkungen – ist die Sauerstoffinhalation. Sie hat jedoch den Nachteil, daß der Patient auch auf Reisen Sauerstoffflaschen mitführen muß. Mittel der zweiten Wahl sind Sumatriptan (Imigran®, 6 mg subkutan), Ergotamin oder die intranasale Applikation von Lokalanästhetika bzw. Capsaicin (**Tab. A 2.1**).

Sauerstoffinhalation
Inhalation von 7 l 100%igem Sauerstoff/Min. über eine Gesichtsmaske für bis zu 15 Min. stellt eine nebenwirkungsfreie und bei frühzeitiger Anwendung zu Attackenbeginn sehr effiziente Attakkenkupierung dar (A). Es können Sauerstoffinhalationsgeräte zum häuslichen Gebrauch (nach Kostenzusage) verordnet werden. Bei 75 % von 52 CK-Patienten konnte ein positiver Effekt erzielt werden, definiert als erfolgreiche Kupierung in 7 von 10 Attacken (Kudrow, 1981). 62 % der »Responder« waren innerhalb von 7 Min., 93 % innerhalb von 10 Min. schmerzfrei. Grundsätzlich bessere Resultate wurden bei unter 50jährigen mit episodischem CK erzielt als bei älteren mit chronischem CK. Gegenüber Ergotamintartrat mit einer Attackenkupierungsquote von 70 % erwies sich in dieser Untergruppe Sauerstoff mit 82 % sogar als wirksamer mit einem auch rascheren Wirkungseintritt (Kudrow, 1981). Im Vergleich zu Raumluftinhalation war Sauerstoff in einer Doppelblindstudie signifikant überlegen (Fogan, 1985). Regelmäßige Sauerstoffinhalation über Tage bis Wochen kupiert nicht nur die akuten Attacken,

sondern wirkt häufig für Tage bis Wochen auch präventiv (Di Sabato et al., 1993; Pascual et al., 1995). Bei einer Patientin, die auf konventionelle O2-Inhalation nicht ansprach, konnten Attacken durch O2-Beatmung in einer 2 Atmosphären Überdruckkammer kupiert werden (Weiss et al., 1989).

Sumatriptan
Die Wirksamkeit von subkutan appliziertem Sumatriptan zur CK-Attackenkupierung wurde in zwei randomisierten Doppelblindstudien (A) nachgewiesen (The Sumatriptan Cluster Headache Study Group, 1991; Ekbom et al., 1993). In einer Multizenterstudie (doppelblind, randomisiert, crossover) an 134 Patienten wurde nach 10 Minuten Schmerzfreiheit von 25 % (Placebo), 49 % (6 mg Sumatriptan), 63 % (12 mg Sumatriptan) und nach 15 Minuten 35 % (Placebo), 75 % (6 mg Sumatriptan), 80 % (12 mg Sumatriptan) der Patienten angegeben (Ekbom et al., 1993). 6 mg Sumatriptan wurde danach als Dosis empfohlen, da die Erfolge von 12 mg nicht signifikant besser waren, jedoch die Nebenwirkungen schwerer (siehe Kap. A 1 und L 1). Die Wirksamkeit subkutaner Sumatriptan-Gaben bleibt wohl auch bei wiederholter oder Langzeitanwendung bestehen (Dahlof et al., 1994; Ekbom et al., 1992).

Ergotamin
Ergotamintartrat kann als Suppositorium (Celetil® Supp.) eingesetzt werden. I. v. Injektion von 1 mg Dihydroergotamin (Dihydergot®) bewirkt fast immer eine Kupierung nach 5 Minuten (Raskin, 1988).
Kontraindikationen sind Schwangerschaft und Stillzeit, arterielle Gefäßerkrankungen, Leber- und Nierenfunktionsstörungen, Koronarinsuffizienz und arterielle Hypertonie. Nebenwirkungen sind Übelkeit, Erbrechen, periphere Mangeldurchblutung mit Parästhesien, Stenokardien und Vasospasmen und nach regelmäßiger Einnahme Dauerkopfschmerzen (s. Kap. A 5).

Ipsilaterale Lokalanästhesie der Fossa sphenopalatina oder nasale Capsaicin-Applikation
Nasale Instillation von 1 ml 4%iger Lidocainlösung (Xylocain®) bei um 45 Grad rekliniertem und um ca. 30–40 Grad zur betroffenen Seite rotiertem Kopf führte bei 4 von 5 Patienten innerhalb von 3 Min. zu einer Attackenkupierung (Kittrelle et al., 1985). Nasentropfen mit 10 % Kokain oder 4 % Lidocain führten in einer anderen Studie bei 18 von 24 Patienten innerhalb von 1/2 bis 2 Minuten zur Schmerzlinderung und Abklingen vegetativer Symptome, wenn innerhalb der ersten 5 Min. der Attacke appliziert wurde (Hardebo und Elner, 1987), während Robbins (1995) bei 30 Patienten nur einen geringen Effekt fand. Diese Lösungen sind wegen möglicher Schleimhautschäden nicht über lange Zeit mehrfach täglich applizierbar. Sympathomimetische Nasentropfen sind ohne ausreichenden Effekt. Ipsilaterale nasale Anwendung hyperämisierender Substanzen wie Capsaicin ist vor allem bei episodischem CK wirksam, erschöpft sich jedoch in der Wirkung bei chronischem CK (Marks et al., 1993; Fusco et al., 1994).

»Experimentelle Attackenkupierung«
Somatostatin: mit diesem bislang nur experimentell eingesetzten Hemmstoff der Substanz P-Freisetzung konnte durch Gabe von 250 mg s.c. eine dem Ergotamintartrat vergleichbare, hinsichtlich der Schmerzdauer jedoch unterlegene Attackenkupierung erzielt werden (Gepetti et al., 1985).
Budipine: durch i. v. Infusion von 10 mg Budipine konnte eine CK-Attacke kupiert werden (Krüger et al., 1988).
Verapamil: durch i. v. Gabe von 5–7 mg Verapamil ließen sich Attacken bei chronischen CK-Patienten kupieren (Boiardi et al., 1986).

A 2.4.2. Prophylaxe

Eine prophylaktische Therapie ist indiziert, wenn eine oder mehr Attacken täglich auftreten. Eine relative Indikation besteht bei selteneren Attacken.
Die Auswahl der Medikamente richtete sich bisher nach der Verlaufsform des CK und dem Alter des Patienten. Das lange übliche Schema von Kudrow (1980) gilt so nicht mehr:
Junger Patient mit Erstmanifestation eines episodischen CK – Methysergid; Patienten mittleren Alters mit episodischem oder chronischem CK – Kortikoide; und alter oder therapieresistenter Patient – Lithium. Es ist durch neue alternative Therapieformen, vor allem mit Verapamil und Valproat verändert und erweitert worden (Brandt et al., 1991).
Für uns sind derzeit Kortikoide oder Verapamil die erste Wahl **beim episodischen CK**, während Methysergid als Mittel zweiter Wahl zurücktritt. Wir setzen auch zunehmend Valproat ein, erst bei Versagen anderer, leicht steuerbarer Therapieformen oder beim chronischen CK Lithium (**Tab. A 2.1**). **Beim chronischen CK** wurden Lithium, Kortikosteroide, Methysergid und auch Indomethacin als ausreichend wirksame Substanzen beschrieben, weniger Kalziumblocker (Watson und Evans, 1987). Dagegen steht eine doppelblinde »Cross-over«-Vergleichs-Studie, die dem Kalziumblocker Verapamil gegenüber Lithium eine gleich gute (sogar raschere) prophylaktische Wirkung bei geringeren Nebenwirkungen bescheinigt (Bussone et al., 1990). Mittel der ersten Wahl

Tab. A.2.1: Pragmatische, medikamentöse Therapie des Clusterkopfschmerzes

Attacke	
Allgemein: (Bewegung, heiße Kompressen)	
- Sauerstoffinhalation (7 ltr/Min)	**1. Wahl**
Alternativ	
- Sumatriptan 6 mg subkutan (Imigran®)	**2. Wahl**
- Ergotamintartrat (Celetil® Supp.)	
- Nasentropfen/Spray mit Lokalanästhetika (Xylocain® 4 %)	
Prophylaxe	
Allgemein: Vermeiden von Triggerfaktoren (Alkohol; Höhenexposition; Nitroglycerin)	
Episodischer Clusterkopfschmerz	
- Kortikoide wie Prednison (Urbason®; Decortin®)	**1. Wahl**
Alternativ	
- Kalzium-Antagonisten wie Verapamil (Isoptin®)oder Nimodipine (Nimotop®)	**1. Wahl**
- Methysergid (Deseril®) bei jungen Patienten mit Erstmanifestation des CK	**2. Wahl**
- Valproat (Ergenyl®; Orfiril®)	
Chronischer Clusterkopfschmerz	
- Lithium-Carbonat (Quilonum®; Lithium-Duriles®)	**1. Wahl**
- Kalzium-Antagonisten wie Verapamil (Isoptin®) oder Nimodipin (Nimotop®)	**1. Wahl**
- Kortikoide (Urbason®; Decortin®)	**2. Wahl**

sind demnach beim chronischen CK Verapamil und Lithium. Kortikoide (eventuell in Kombination mit anderen prophylaktisch wirksamen Substanzen) gelten als zweite Wahl. Wegen der überlappenden Wirkungsbereiche ist die klinische Unterscheidung zwischen episodischem und chronischem CK therapeutisch zunehmend weniger relevant.

Prednison (Decortin®, Ultracortin®).
Prednison ist das Mittel der Wahl beim episodischen CK (A), versuchsweise auch beim chronischen CK (eventuell als Zusatzmedikation). Von Kudrow (1980) wurde folgendes Dosierungsschema empfohlen:
5 Tage 40 mg - 5 Tage 30 mg - 4 Tage 20 mg - 3 Tage 15 mg - 2 Tage 10 mg - 2 Tage 5 mg jeweils oral. Die Erfolgsrate wird mit 77 % beim episodischen und 40 % beim chronischen CK beziffert (Kudrow, 1978). Von anderen werden auch höhere Dosen bevorzugt. Falls nach mehrtägiger Kortisontherapie (40–80 mg/die) keine Besserung erkennbar ist, sollte die Medikation zugunsten einer anderen Substanz umgesetzt werden. Durch Kortison kann in etwa 20 % die CK-Episode innerhalb von 5–6 Tagen beendet werden (Raskin, 1988). Keinen Unterschied zwischen Verlaufsformen fanden Couch und Ziegler (1978) unter Dosen bis 80 mg. Allerdings wurde in 79 % der Fälle ein Wiederauftreten der CK-Attacken bei weniger als 10–20 mg Prednison täglich beobachtet.
Treten unter Dosisreduktion erneut Attacken auf, ist für die Dauer der Episode eine Therapie mit Wochendosen unterhalb 140 mg Prednison erforderlich, Einzeldosen sollen vorzugsweise alternierend jeden 2. Tag gegeben werden. Zum Magenschutz sollen Antazida (z. B. Maalox® 70) und/oder Pirenzepin (Gastrozepin®) oder Cimetidin (Tagamet®) bzw. Ranitidin (Sostril® oder Zantic®) eingesetzt werden.
Alternativ kann ACTH (Synacthen®) über 5 bis 7 Tage angewandt werden, jedoch liegen hierzu keine Studien vor.

Kalzium-Antagonisten (Verapamil, Nifedipin, Nimodipin)
Seit den ersten Erfahrungen mit Verapamil, die in aufsteigender Dosierung von bis zu 3–4 mal 80 mg eine Kopfschmerzlinderung in 85 % nachgewiesen hatten, hat diese Therapie inzwischen einen festen Platz in der Prophylaxe des episodischen wie chronischen CK erhalten (Meyer et al., 1984) (A). In einer offenen Studie an 48 Patienten, 33 mit einem episodischen, 15 mit einem chronischen CK, ergab sich unter Verapamil-Dosen von 120–1200 mg in 69 % eine Verbesserung um mehr als 75 % (Gabai und Spierings, 1989). In einer doppelblind-crossover-angelegten Studie ließ sich unter einer Dosis von 360 mg täglich beim chronischen CK im Vergleich zu 900 mg Lithiumcarbonat gute Wirksamkeit bei besserer Verträglichkeit und rascherem Wirkungseintritt erkennen (Bussone et al., 1990). Die in bis zu 45 % beobachtete Toleranzentwicklung im Mittel nach 83 Tagen (Meyer et al., 1984) scheint nicht regelhaft vorzukommen. In diesen Fällen kann entweder eine nochmalige Dosissteigerung, alternativ eine Umstellung auf ein anderes Präparat der ersten Wahl erfolgen. Auch andere Kalzium-Antagonisten wie Nifidepin (Adalat®) in einer Dosierung von 3 x 20 mg und Nimodipin (Nimotop®) in einer Dosis von 60–120 mg wurden beim CK untersucht (Meyer et al., 1985). Im Vergleich verschiedener Kalzium-Antagonisten (Verapamil 79 %, Nifedipin 60 % und Nimodepin 53 %) war Verapamil für kurze Zeit am erfolgreichsten. Wegen des Langzeitwirkverlustes von Verapamil war auf lange Sicht jedoch Nimodipin am besten wirksam (Jönsdöttir et al., 1987).
Nebenwirkungen der Kalzium-Antagonisten sind Blutdrucksenkung, Obstipation, Flush, Gewichtszunahme, Schlafstörungen und AV-Block. Kontraindikationen sind dekompensierte Herzinsuffizienz, frischer Herzinfarkt, Sinusknoten-Syndrom und AV-Block II. und III. Grades.

Lithiumcarbonat (Quilonum®) retard; 1 Tbl. = 450 mg

Es gelten die gleichen Prinzipien wie beim Einsatz des Präparates in der Psychiatrie (A). Vor Therapiebeginn - einschleichende Dosierung mit 675 mg (1 1/2 Tbl.) über den Tag verteilt - muß eine Überprüfung der Elektrolyte, der Nierenwerte (Kreatinin-Clearance), der Schilddrüsenfunktion und des EKG erfolgen. Die weitere Dosierung richtet sich nach dem Lithium-Serumspiegel, der anfangs wöchentlich, später monatlich kontrolliert werden muß. Der Serumspiegel soll 0,4–0,8 mmol/l betragen und darf 1,2 mmol/l keinesfalls überschreiten. Eine versuchsweise langsame Dosisreduktion bzw. ein ausschleichendes Absetzen kann nach mindestens zweiwöchiger Attakkenfreiheit erfolgen. Die eventuell auftretende Nebenwirkung der Therapie in Form einer Hypothyreose kann mit Schilddrüsenhormon (z. B. L-Thyroxin), ein Lithiumtremor mit Beta-Rezeptorenblockern (z. B. Propranolol) behandelt werden. Während der Lithiumbehandlung dürfen wegen einer Verstärkung der kardio- und neurotoxischen Wirkung von Lithium keine Antirheumatika gegeben werden. Lithium ist von allen beim CK eingesetzten Medikamenten am besten untersucht, allerdings in offenen Studien. In diesen wurde Lithiumcarbonat in Dosen von 600 bis 1500 mg/die angewandt mit Plasmaspiegeln zwischen 0,3 und 1,2 mmol./l: Der Wirkungseintritt erfolgt stets innerhalb der ersten Woche, meist bereits schon am dritten bis fünften Behandlungstag (Kudrow, 1980).

In Studien mit 32, 17 bzw. 22 Patienten mit chronischem CK (Kudrow, 1977; Mathew, 1978; Manzoni et al., 1983a) war eine mehr als 90%ige Besserung der Kopfschmerzen bei 50%, 53 % bzw. 82 % zu erzielen, eine 60%ige Besserung bei 84%, 65 % bzw. 91%. Beim episodischen CK war der Effekt tendenziell etwas geringer: In Studien mit 14 bzw. 68 Patienten (Mathew, 1978; Manzoni et al., 1983 a) war eine mehr als 90%ige Besserung in 57 % bzw. 38 % zu verzeichnen, eine 60%ige Besserung bei 64 % bzw. 76 % der Patienten. Von Boiardi et al. (1983) wird beim chronischen CK und Versagen einer Monotherapie die Kombination von Lithium mit zwei bis drei »Prednisonstößen« jährlich vorgeschlagen, womit Beschwerdefreiheit erzielt wurde.

Langzeitbeobachtungen unter Lithiumtherapie sind nur spärlich dokumentiert: Bei drei von 22 Patienten mit chronischem CK bestand auch nach Absetzen über 4 bis 8 Monate Attackenfreiheit; bei weiteren 6 Patienten traten die Attacken allerdings sofort nach Therapieende wieder auf (Manzoni et al., 1983a). Der Lithiumeffekt scheint bei Behandlung mehrerer aufeinanderfolgender CK-Perioden nachzulassen mit sinkenden Erfolgsraten bei der 1., 2., und 3. CK-Periode von 80 % über 61 % auf 42 % (Manzoni et al., 1983a).

Methysergid (Deseril® retard; 1 Tbl. = 4,2 mg Methysergid).

Methysergid kommt vor allem bei jungen Patienten mit bisher wenigen CK-Perioden in Betracht (C), da es einen nachlassenden Effekt bei Therapie mehrerer aufeinanderfolgender CK-Perioden zeigt. Mitunter kann eine kürzere Behandlungsdauer als mit Prednison erreicht werden. Das Medikament wird einschleichend dosiert, beginnend mit 1/2 Tb. täglich und mit einer Steigerung auf zwei Tabletten in zwei bis vier Einzeldosen über den Tag verteilt. Die Dosis beträgt 4–10 mg/die, selten bis 16 mg/die. CAVE: Die maximale Therapiedauer darf wegen der Gefahr retroperitonealer, endokardialer und pleuropulmonaler Fibrosen drei Monate nicht überschreiten (Graham und Parnes, 1965; Ruskin, 1988). Methysergid ist daher ungeeignet für Patienten mit chronischem CK. Bei positivem Effekt in nur knapp über 50 % ist es dem Prednison mit seiner in 77 % (auch beim episodischen CK) positiven Wirkung unterlegen (Kudrow, 1977).

Neben diesen drei genannten, am längsten bekannten Therapien stehen jetzt andere Substanzen zur Verfügung, die z. T. noch in ihrer Wirksamkeit vergleichend prospektiv geprüft werden müssen.

Valproat (Ergenyl®; Orfiril®)

Das GABA-erge Antiepileptikum Valproat (Ergenyl®) führte in einer täglichen Dosis von 600 bis 2000 mg/die in zwei Einzeldosen bei 11 von 15 Patienten mit CK (73 %) zu gutem prophylaktischem Erfolg ((Hering und Kuritzky, 1989). Es handelt sich jedoch um eine offene Pilotstudie (C), die prospektiv doppelblind evaluiert werden muß.

Budipine

Das aus der Parkinsontherapie bekannte Budipine ist nicht nur in der Prophylaxe der Migräne, sondern auch des CK wirksam. In einer offenen Studie wurden 20 von 35 Patienten (23 episodischer CK, 2 chronischer CK, 7 Cluster-Migräne, 3 chronisch paroxysmale Hemikranie) innerhalb von 2–6 Tagen nach 15–60 mg/die Budipine beschwerdefrei, 14 gaben eine deutliche Besserung an, einer eine geringe Besserung (Krüger et al., 1988). Es wurde auch eine Kombination von Budipine und Verapamil versucht.

Leichte anfängliche Nebenwirkungen waren Magenbeschwerden, Mundtrockenheit, Unruhe oder Übelkeit.

Lisurid (Cuvalit®)

Die vorliegende Studie (Raffaeli et al., 1983) mit Anwendung dieses Dopamin- und Serotonin-Agonisten in einer Dosis von 0,05–0,4 mg bei 10 CK-Patienten reicht für eine Beurteilung nicht aus.

Pizotifen (Sandomigran®)
Dieser Serotonin-Antagonist wurde in einer kontrollierten Studie bei 28 Patienten in einer Dosis von 2–3 mg täglich über 5 Wochen bei 57 % erfolgreich angewandt (Ekbom, 1969). Nebenwirkungen sind vor allem Müdigkeit, Gewichtszunahme, Appetitsteigerung und anticholinerge Symptome.

Ketotifen (Saditen®)
Den positiven Effekt einer Vollremission bei 8 und Teilremission bei 5 von 15 Patienten mit chronischem CK unter Behandlung mit diesem Hemmstoff der Histaminfreisetzung in einer Dosis von 1–3 mg/die (Split et al., 1984) konnten wir nicht bestätigen. Nebenwirkungen sind Müdigkeit, Mundtrockenheit und Schwindel.

Operative Verfahren
Erst nach Versagen aller medikamentösen Maßnahmen ist bei chronischem CK die Anwendung operativer Verfahren zu erwägen, die nach den bisherigen Erfahrungen aber wohl nur z. T. und nur vorübergehend Symptomlinderung bringen (Watson et al., 1983). In Betracht kommen die Applikation von Glyzerol und Lokalanästhetika in die Zisterna trigeminalis bzw. das Ganglion Gasseri (Waltz et al., 1985), ferner Hochfrequenz-Rhizotomien des Ganglion Gasseri (Matthew und Hurt, 1988), der N. petrosus superficialis major oder des Ganglion sphenopalatinum (Watson et al., 1983). Die perkutane Gangliorhizolyse mit Hochfrequenztherapie wurde bei 15 von 27 Patienten mit therapieresistentem CK als hervorragend und bei 5 als gut beurteilt (Mathew und Hurt, 1988). Auch Langzeiterfolge mit Schmerzfreiheit bis zu 20 Jahren sind beschrieben (Taha und Tew, 1995). Lidocain-Methylprednisolon-Blockaden des N. occipitalis wurden als unspezifische, in einigen Fällen jedoch erfolgreiche Methode zur vorübergehenden Prävention von Cluster-Attacken bei sonst therapierefraktären Patienten durchgeführt (Raskin, 1988). Partielle Durchschneidung der sensiblen Trigeminuswurzel und des N. intermedius brachte keine befriedigenden Langzeiterfolge (Morgenlander und Wilkins, 1990).

A 2.5. Unwirksam oder obsolet

Nach den bisherigen Erfahrungen sind ohne positiven Effekt:
- einfache Analgetika, die u.U. sogar die Prophylaxe hemmen
- Carbamazepin, Phenytoin
- Beta-Rezeptorenblocker und Antidepressiva
- Histamin-H1- und H2-Antagonisten (Russell, 1979)
- DHE als Dauertherapie
- Biofeedback, Akupunktur (Hardebo et al., 1989), physikalische Therapien

A 2.6. Sonderform Clustermigräne

Die Therapie richtet sich nach dem im Vordergrund stehenden Symptom entweder der Migräne oder des CK. In Zweifelsfällen führt eine probatorische Therapie zur Klärung. Beta-Rezeptorenblocker haben keinen Einfluß auf den CK, Lithium verschlechtert sogar die Migräne (Sjaastad, 1986a). Verapamil hat den Vorteil, daß sowohl der CK als auch die Migräne positiv beeinflußt werden. Möglicherweise ist Budipine wirksam (Krüger et al., 1988).

A 2.7. Verwandte Krankheitsbilder

A 2.7.1. Chronisch paroxysmale Hemikranie (CPH)

Die chronisch paroxysmale Hemikranie unterscheidet sich vom Clusterkopfschmerz vor allem durch die höhere tägliche Attackenfrequenz, die kürzere Attackendauer sowie das prompte Ansprechen auf Indomethacin. Seit der Erstbeschreibung durch Sjaastad und Dale (1974) sind bislang mehr als 200 Fälle in der Weltliteratur bekannt.

Klinik
Es handelt sich auch hier um streng einseitige Kopf/Gesichtsschmerz-Attacken von extremer Intensität, stechend-schneidendem Charakter und Punctum maximum orbitofrontal oder okulotemporal mit Ausbreitung zur ipsilateralen Gesichtshälfte, aber auch zum Nacken. Der Kopfschmerz ist sehr seitenkonstant, wechselt nur selten die Seite beim Übergang von der episodischen zur chronischen Verlaufsform (Antonaci und Sjaastad, 1989); es sind Einzelfälle von bilateralem CPH beschrieben (Pöllmann und Pfaffenrath, 1986; Hannerz und Jogestrand, 1993). Das Verhalten der Patienten in der Attacke ist entweder wie beim CK durch motorische Unruhe gekennzeichnet oder durch Ruhebedürfnis wie bei der Migräne.
Begleitsymptome: Fakultative homolaterale Begleitsymptome können wie beim CK ipsilateraler Tränenfluß, konjunktivale Injektion, Nasenkongestion oder Nasenlaufen, Oberlidschwellung sowie ein inkomplettes Horner-Syndrom sein. Gelegentlich wird auch eine Überempfindlichkeit der Haare oder der Haut im Versorgungsbereich des 1. Trigeminusastes geklagt.
Dauer und Frequenz: Die mittlere Attackendauer beträgt 20 Min., wobei Extremwerte von 2–120 Min. beschrieben sind (Antonaci und Sjaastad,

1989). Die mittlere Attackenfrequenz beträgt 10/die mit Extremwerten von 2–40/die (Russell, 1984; Antonaci und Sjaastad, 1989). Dauer und Frequenz können bei einem Patienten im Verlauf sehr unterschiedlich sein, tendenziell ist die Attackendauer bei hoher Attackenfrequenz kürzer. Wie beim Clusterkopfschmerz kann man eine chronische und eine episodische (»remitting stage«, nonchronic CPH; »pre-CPH-stage«) Form des CPH unterscheiden.

Auslöser: In 50 % treten Attacken auch nachts auf, jedoch nicht wie beim CK bevorzugt. In 10 % der Fälle können Attacken durch Kopfbeugung oder Drehung zur symptomatischen Seite bzw. Druck auf die Wurzel C 2 oder die Querfortsätze der Wirbelsäule ausgelöst werden, während Alkohol oder histamininduzierte Attacken selten sind (Antonaci und Sjaastad, 1989).

Idiopathischer/symptomatischer CPH: Die neurologische Untersuchung und Zusatzdiagnostik sind in der Regel normal. Einzelne symptomatische CPH-Fälle sind beschrieben für den Pancoasttumor (Delreux et al., 1989) und die essentielle Thrombozytämie (MacMillan und Nukada, 1989).

Allgemein anerkannte diagnostische Kriterien des CPH sind eine tägliche Attackenfrequenz von mehr als 4, das Verschwinden der Attacken auf Indomethacin (Merskey et al., 1986; Sjaastad, 1986) sowie nach Ansicht von Horven et al. (1989) auch der in der Attacke erhöhte intraokuläre Druck und der pulsatile Augenblutfluß. Die Differentialdiagnose entspricht der des CK.

Verlauf

Die Prävalenz des CPH beträgt etwa 1 bis 3 % der des CK (Manzoni et al., 1983; Sjaastad, 1987). Die frühere Ansicht, daß Frauen mit ca. 80 % überwiegen (Sjaastad, 1986) wurde bei größeren Fallzahlen auf ein Verhältnis von 2,36 : 1 zugunsten der Frauen revidiert (Antonaci und Sjaastad, 1989). Der CPH beginnt bevorzugt in der 2. bis 4. Lebensdekade (im Mittel mit 34 Jahren, bei Extremwerten von 9–81 Jahren); der jüngste Patient war 9 Jahre (Kudrow und Kudrow, 1989). In etwa 20 % ging der Manifestation des CPH ein Schädel-Hirn-Trauma oder Schleudertrauma voraus. Eine familiäre Belastung mit CK oder CPH ist nicht typisch, auch ist die Familienanamnese bezüglich einer Migränebelastung nur in 23 % positiv.

Der chronische CPH kann sich über ein sogen. »Prä-CPH-Stadium« mit mehrmonatigen Remissionsphasen als »episodische Verlaufsform« entwickeln (Pelz und Merskey, 1982; Kudrow et al., 1987) oder als primär chronische CPH (Bogucki et al., 1984). Anders als beim CK sind die chronischen Verläufe häufiger. Das Verhältnis zwischen chronischem und Remissionsstadium beträgt etwa 4 : 1 (Antonaci und Sjaastad, 1989). Über 50 % der Fälle zeigen keine Remissionen. Bei frühem Krankheitsbeginn ist die Häufigkeit täglicher Attacken niedriger als bei spätem Beginn.

In Bezug auf den weiblichen Zyklus ist auffällig, daß der CPH wie die Migräne häufig post partum beginnt, während Attacken in der Schwangerschaft selten sind. Antikonzeptiva sind ohne Wirkung, der Einfluß der Menopause ist nicht ausreichend bekannt (Antonaci und Sjaastad, 1989).

Die segensreiche Indomethacin-Behandlung ist offenbar symptomatisch, kann also in der Regel keine »Heilung« herbeiführen oder eine Chronifizierung verhindern.

Therapeutische Prinzipien

Die pathophysiologischen Konzepte zur Erklärung des CPH sind noch hypothetischer als beim CK (Kap. A 2.3). Es gibt Argumente für einen gemeinsamen Mechanismus (Micieli et al., 1989) aber auch für entscheidende Unterschiede (Horven et al., 1989), vor allem die Prävalenz der Frauen und das unterschiedliche Ansprechen auf Indomethacin (Blau und Engel, 1990) sprechen für pathologische Verschiedenheit. Allgemein anerkannt ist eine Störung des autonomen Nervensystems mit sympathischer Überaktivität. Ungeklärt ist der Indomethacin-Effekt. Inwieweit die Wirkung auf der Hemmung der Prostaglandinsynthese beruht, ist offen. Für diese Überlegungen könnte der Partialeffekt der gegenüber Indomethacin etwa 60fach schwächer wirksamen Acetylsalicylsäure sprechen. Andere diskutieren eine venöse Vaskulitis im Sinus cavernosus als Ursache der CPH und erklären die Wirksamkeit von Indomethacin oder Sumatriptan durch die Entzündungshemmung (Hannerz und Jogestrand, 1993).

Pragmatische Therapie

Therapie der Wahl ist die medikamentöse Einstellung auf Indomethacin.

Indomethacin (Amuno®)

Die Dosis ist individuell unterschiedlich und muß im Einzelfall »titriert« werden. Wir beginnen meist mit 2–3 x 50 mg Indomethacin in Suppositorienform (Amuno®-Supp.) und steigern die Dosis gegebenenfalls bis 250 mg/die. Typischerweise kommt es damit bereits innerhalb von 1 bis 2 Tagen (selten 5 Tagen) zur kompletten Beschwerdefreiheit. Sobald Schmerzfreiheit erreicht ist, sollte eine Dosisreduktion versucht werden bis zur individuell erforderlichen Grenzdosis, welche etwa 12,5 mg/die beträgt und häufig belassen werden muß. Gelegentlich müssen wegen der Enddarmreizung regelmäßige Wechsel zwischen Suppositorien und oraler Medikation vorgenommen werden.

Nach vollständigem Absetzen kommt es meist innerhalb von 12 Stunden bis zu wenigen Tagen zum erneuten Auftreten der Attacken, es sind jedoch auch langdauernde Remissionen nach Absetzen des Indomethacin beschrieben (Pelz und Merskey, 1982; Antonaci und Sjaastad, 1989).

Nebenwirkungen von Indomethacin sind gastrointestinale Störungen mit der Gefahr okkulter

Blutungen und konsekutiver Anämie, Überempfindlichkeitsreaktionen, Störungen der Hämatopoese, Leber- und Nierenschäden, Natrium- und Wasserretention; bei höhrerer Dosierung können auch Somnolenz, diffuse Kopfschmerzen, Schwindel sowie Seh- und Hörstörungen auftreten, bei Langzeittherapie dumpfer Dauerkopfschmerz. Bei oraler Therapie sollte immer ein Magenschutz mit Antacida und/oder Cimetidin (Tagamet®) erwogen werden, gegebenenfalls auch ein Wechsel mit Suppositorien-Applikation. *Kontraindikationen* des Indomethacin sind Magen-Darm-Ulzera, Schwangerschaft und Stillzeit, hämorrhagische Diathese und Proctitis (für Suppositorien).

Alternative Pharmaka

In Einzelfällen wurde die Wirksamkeit von *Sumatriptan* (Hannerz und Jogestrand, 1993), 750 mg/die *Lithium* (Bogucky und Niewodniczy, 1984) oder 750 mg/die *Acetazolamid* (Warner et al., 1994) beschrieben, letztere auch bei Versagen eines Indomethacin-Behandungsversuchs. Salicylate zeigten bei über 50 % der Patienten einen deutlichen aber nur partiellen Effekt, in Einzelfällen wie bei dem jüngsten 9 Jahre alten Patienten sogar eine komplette Prophylaxe (Kudrow und Kudrow, 1989). Partielle oder vorübergehende Besserung wurde auch gesehen unter Naproxen, Prednison und Ergotaminen, allerdings nur in Einzelfällen (Antonaci und Sjaastad, 1989; Hannerz et al., 1987b).

Unwirksam oder obsolet

Nach bisherigen Erfahrungen sind ohne positiven Effekt: Beta-Rezeptorenblocker, Pizotifen, Carbamazepin, Lithium, Amitryptilin, Methysergid und Phenobarbital.

Abzuraten ist von invasiven Maßnahmen wie Stellatumblockaden, anästhetischen Injektionen in das Ganglion sphenopalatinum oder selektiven Nervdurchschneidungen. Unwirksam waren auch bisherige Versuche mit chiropraktischen Manövern, Hypnose, Biofeedback und Akupunktur.

Literatur

Alberca R, Ochoa JJ (1994) Cluster tic syndrome. Neurology 44: 996–999

Antonaci F, Sjaastad O (1989) Chronic paroxysmal hemicrania (CPH): A review of the clinical manifestations. Headache 29: 648–656

Appelbaum J, Noronha A (1989) Pericarotid cluster headache. J Neurol 236: 430–431

Blau JN, Engel H (1990) Episodic paroxysmal hemicrania: A further case and review of the literature. J Neurol Neurosurg Psychiatry 53: 343–344

Bogucki A (1990) Studies on nitroglycerin and histamine provoked cluster headache attacks. Cephalalgia 10:71–75

Bogucki, A., Niewodniczy A (1984) Case report: chronic cluster headache with unusual high frequency of attacks. Differential diagnosis with CPH. Headache 24: 150–151

Bogucki A, Szymanska R, Braciak W (1984) Chronic paroxysmal hemicrania: lack of pre-chronic stage. Cephalalgia 4: 187–189

Boiardi A, Bussone G, Merati B, Tansini E, Boeri R (1983) Course of chronic cluster headache. Ital J Neurol Sci 4: 75–78

Boiardi A, Gemma M, Porta E, Peccaresi C, Bussone G (1986) Calcium entry blocker: treatment in acute pain in cluster headache patients. Ital J Neurol Sci 7: 531–534

Bovim G, Jenssen G, Ericson K (1992) Orbital phlebography: a comparison between cluster headache and other headaches. Headache 32: 408–12

Brandt Th, Peatfield RC (1996) Cluster headache and chronic paraxysmal hemicramia In: Brandt Th, Caplan LR, Dichgans J, Diener H.Ch, Kennard C (Hrsg.) Neurological Disorders, Course and Treatment, Academic Press, San Diego, New York 17–27

Brandt Th, Paulus W, Pöllmann WC (1991) Clusterkopfschmerz und chronisch paroxysmale Hemikranie: aktuelle Therapie. Nervenarzt 62: 329–339

Bussone G, Leone M, Peccaresi C, Micieli G, Granella F, Magri M, Manzoni GC, Nappi G (1990) Double blind comparison of lithium and verapamil in cluster headache prophylaxis. Headache 30: 411–417

Couch JR, Ziegler DK (1978) Prednisone therapy for cluster headache. Headache 18: 219–221

Dahlof, C, Ekbom K, Persson L (1994) Clinical experiences from Sweden on the use of subcutaneous administered sumatriptan in migraine and cluster headache. Arch Neurol 51: 1256–1261

D'Allessandro R, Gamberini G, Benassi G, Morganti G, Cortelli, P, Lugaresi E (1986) Cluster headache in the Republic of San Marino. Cephalalgia 6: 159–162

Delreux V, Kevers L, Callewaert A (1989) Paroxysmal hemicrania preceding Pancoast's syndrome. Rev Neurol (Paris) 145: 151 –152

Di Sabato, F, Fusco BM, Pelaia P, Giacovazzo M (1993) Hyperbaric oxygen therapy in cluster headache. Pain 52: 243–245

Drummond PD, Anthony M (1985) Extracranial vascular responses to sublingual nitroglycerin and oxygen inhalation in cluster headache patients. Headache 25: 70–74

Edvinsson L, Goadsby PJ (1994) Neuropeptides in migraine and cluster headache. Cephalalgia 14: 320–327

Ekbom K (1968) Nitroglycerin as a provocative agent in cluster headache. Arch Neurol 19: 487–493

Ekbom K (1969) Prophylactic treatment of cluster headache with a new serotonin -antagonist BC 105. Acta Neurol Scand 45: 601–610

Ekbom K (1986) Chronic migrainous neuralgia. In: Rose FC (Hrsg.) Handbook of Clinical Neurology Vol. 4 (48) Headache. Elsevier, Amsterdam, 247–255

Ekbom K, de Fine OB(1971) Chronic migrainous neuralgia. Diagnostic and therapeutic aspects. Headache 11: 97–101

Ekbom K, Krabbe A, Paalzow G, Paalzow L, Tfelt-Hansen P, Waldenlind E (1983) Optimal routes of administration of ergotamine tartrate in cluster headache patients. A pharmacokinetic study. Cephalalgia 3: 15–20

Ekbom K, Waldenlind E, Cole J, Pilgrim A, Kirkham A (1992) Sumatriptan in chronic cluster headache: results of continuous treatment for eleven months. Cephalalgia 12: 254–256

Ekbom K., Monstad I, Prusinski A, Cole JA, Pilgrim AJ, Noronha D (1993) Subcutaneous sumatriptan in the acute treatment of cluster headache: a dose comparison study. Acta Neurol Scand 88: 63–69

Fanciullacci M, Pietrini U, Boccuni M, Gatto G, Cangi F (1983) Does lithium balance the neuronal bilateral asymmetries in cluster headache? Cephalalgia 3, Suppl 1: 85–87

Fanciullacci M, Fusco BM, Alessandri M, Campagnolo V, Sicuteri F (1989) Unilateral impairment of pupillary response to trigeminal nerve stimulation in cluster headache. Pain 36: 185–191

Ferrari E, Canepari C, Bossolo PA, Vailati A, Martignoni E, Micieli G, Nappi G (1983) Changes of biological rhythms in primary headache syndromes. Cephalalgia 3, Suppl 1: 58–68

Fogan L (1985) Treatment of cluster headache. A double-blind comparison of oxygen vs air inhalation. Arch Neurol 42: 362-363

Ford SR, Walsh FB (1958) Raeder's paratrigeminal syndrome: a benign disorder, possibly a complication of migraine. Bull Johns Hopkins Hosp 103: 296–298

Fusco BM, Marabini S, Maggi CA, Fiore G, Geppetti P (1994) Preventive effect of repeated nasal applications of capsaicin in cluster headache. Pain 59: 321-325

Fusco BM, Fiore G, Gallo F, Martelletti P, Giacovazzo M (1994) Capsaicin-sensitive sensory neurons in cluster headache: pathophysiological aspects and therapeutic indication. Headache 34: 132–137

Gabai IJ, Spierings ELH (1989) Prophylactic treatment of cluster headache with verapamil. Headache 29: 167–168

Gawel MJ , Willinsky RA, Krajewski A (1989) Reversal of cluster headache side following treatment of arteriovenous malformation Headache 29: 453–454

Geppetti P, Brocchi A, Caleri D, Marabini S, Raino L, Renzi D (1985) Somatostatin for cluster headache attack. In: Pfaffenrath V, Lundberg PO, Sjaastad O (Hrsg.) Updating in Headache. Springer, Berlin Heidelberg New York, 302–305

Gilbert GJ (1970) Cluster headache and cluster vertigo. Headache 9: 195–200

Goadsby PJ, Edvinsson L (1994) Human in vivo evidence for trigeminovascular activation of cluster headache. Neuropeptide changes and effects of acute attacks therapies. Brain 117: 427–434

Graham JR, Parnes LR (1965) Possible cardiac and renovascular complications of Sansert therapy. Headache 5: 14–18

Greve E, Mai J (1988) Cluster headache-like headaches: A symptomatic feature? A report of three patients with intracranial pathologic findings. Cephalalgia 8: 79–82

Grimson BS, Thompson HS (1980) Raeder's syndrome: a clinical review. Surv Ophthalmol 24: 199–210

Hannerz J (1989) A case of parasellar meningioma mimicking cluster headache. Cephalalgia 9: 265–269

Hannerz J, Jogestrand T (1993) Intracranial hypertension and Sumatriptan efficacy in a case of chronic paroxysmal hemicrania which became bilateral (The mechanism of Indomethacin in CPH). Headache 33: 320-323

Hannerz J, Ericson K, Bergstrand G (1987a) Orbital phlebography in patients with cluster headache. Cephalalgia 7: 207–211

Hannerz J, Ericson K, Bergstrand G (1987b) Chronic paroxysmal hemicrania: orbital phlebography and steroid treatment. Cephalalgia 7: 189–192

Hannerz J, Hellstrom G, Klum T, Wahlgren NG (1990) Cluster headache and »dynamite headache«: blood flow velocities in the middle cerebral artery. Cephalalgia 10: 31–38

Hardebo JE (1984) The involvement of trigeminal substance P neurons in cluster headache. A hypothesis. Headache 24: 294–304

Hardebo JE (1993) Subcutaneous sumatriptan in cluster headache: a time study of the effect on pain und autonomic symptoms. Headache 33: 18–21

Hardebo JE (1994) How cluster headache is explained as an intracavernous inflammatory process lesioning sympathetic fibers. Headache 34: 125–131

Hardebo JE, Elner A (1987) Nerves and vessels in the pterygo- palatine fossa and symptoms of cluster headache. Headache 27: 528 –532

Hardebo JE, Ekman R, Eriksson M (1989) Low CSF met-enkephalin levels in cluster headache are elevated by acupuncture. Headache 29: 494–497

Henry P, Lucas J (1985) Spontaneous evolution of cluster headache. Cephalalgia 5, Suppl 3: 264–265

Hering R, Kuritzky A (1989) Sodium valproate in the treatment of cluster headache: an open clinical trial. Cephalalgia 9: 195–198

Horven I, Russell D, Sjaastad O (1989) Ocular blood flow changes in cluster headache and chronic paroxysmal hemicrania. Headache 29: 373–376

International Headache Society Committee on Clinical Trials in Cluster Headache (1995) Guidelines for controlled tirals of drugs in cluster headache. Cephalalgia 15: 452–462.

Italian Cooperative Study Group on the Epidemiology of Cluster Headache (1995) Case-control study on the epidemiology of cluster headache. Neuroepidemiology 14: 123–127

Jönsdöttir M, Meyer JS, Rogers RL (1987) Efficacy, side effects and tolerance compared during headache treatment with three different calcium blockers. Headache 27: 364–369

Kittrelle JP, Grouse DS, Seybold ME (1985) Cluster headache. Local anesthetic abortive agents. Arch Neurol 42: 496–498

Kobari M, Meyer JS, Ichijo M, Kawamura J (1990) Cortical and subcortical hyperperfusion during migraine and cluster headache measured by Xe CT-CBF. Neuroradiology 32: 4 –11

Krüger H, Kohlhepp W, Reimann G., Przuntek H (1988) Prophylactic treatment of cluster headache with Budipine. Headache 28: 344–346

Kudrow L (1977) Lithium prophylaxis for chronic cluster headache. Headache 18: 17–18

Kudrow L (1978) Comparative results of prednisone, methysergide, and lithium therapy in cluster headache. In: Greene R (Hrsg.) Current Concepts in Migraine Research. Raven Press, New York, 159-163

Kudrow L (1980) Cluster Headache. Mechanisms and Management. Oxford University Press, London

Kudrow L (1981) Response of cluster headache attacks to oxygen inhalation. Headache 21: 1–4

Kudrow L (1982) Natural history of cluster headache. Part I. Outcome of drop-out patients. Headache 22: 203–206

Kudrow L (1983) A possible role of the carotid body in the pathogenesis of cluster headache. Cephalalgia 3: 241–247

Kudrow L (1994) The pathogenesis of cluster headache. Curr Opin Neurol 7: 278–282

Kudrow DB, Kudrow L (1989) Successful aspirin prophylaxis in a child with chronic paroxysmal hemicrania. Headache 29: 280–281

Kudrow L, Kudrow DB (1994) Inheritance of cluster headache and ist possible link to migraine. Headache 34: 400–407

Kudrow L, Esperanca P, Vijayan N (1987) Episodic paroxysmal hemicrania? Cephalalgia 7:197–201

Kuritzky A (1984) Cluster headache-like pain caused by an upper cervical meningioma. Cephalagia 4: 185–186

Leone M, Bussone G (1993) A review of hormonal findings in cluster headache. Evidence for hypothalamic involvement. Cephalalgia 13: 309–317

Levi R, Edman GV, Ekbom K, Waldenlind E (1992) Episodic cluster headache. II. High tobacco and alcohol consumption in males. Headache 32: 184–187

MacMillan JC, Nukada H (1989) Chronic paroxysmal hemicrania. N Z Med J 102: 251–252

Manzoni GC, Bono G, Lanfranchi M, Micieli G, Terzano MG, Nappi G (1983a) Lithium carbonate in cluster headache: assessment of its short- and long-term therapeutic efficacy. Cephalalgia 3: 109–114

Manzoni GC, Terzano MG, Bono G, Micieli G, Martucci N, Nappi G (1983) Cluster headache – clinical findings in 180 patients. Cephalalgia 3: 21–30

Marks DR, Rapoport A, Padla D, Weeks R, Rosum R, Sheftell F, Arrowsmith F (1993) A double-blind placebo-controlled trial of intranasal capsaicin for cluster headache. Cephalalgia 13: 114–116

Mathew NT (1978) Clinical subtypes of cluster headache and response to lithium therapy. Headache 18: 26–30

Mathew NT, Hurt W (1988) Percutaneous radiofrequency trigeminal gangliorhizolysis in intractable cluster headache. Headache 28: 328–331

Maytal J, Lipton RB, Solomon S, Shinnar S (1992) Childhood onset cluster headaches. Headache 32: 275–279

Meyer JS, Dowell R, Mathew N, Hardenberg J (1984) Clinical and hemodynamic effects during treatment of vascular headaches with verapamil. Headache 24: 313–321

Meyer JS, Nance M, Walker M, Zetusky WJ, Dowell RE jr, (1985) Migraine and cluster headache treatment with calcium antagonists support a vascular pathogenesis. Headache 25: 358–367

Merskey H, Bond MR, Bonica JJ, Boyd DR, Carmon A, Deathe AB, Dehen H, Lindblom U, Munsford JM, Noordenbos W, Sjaastad O, Sternbach RA, Sunderland S (1986) Classification of chronic pain. Pain 3: 1–226

Micieli G, Cavallini A, Facchinetti F, Sances G, Nappi G (1989) Chronic paroxysmal hemicrania: A chronobiological study (case report). Cephalalgia 9: 281–286

Micieli G, Bosone D, Cavallini A, Rossi F, Pompeo F, Tassorelli C, Nappi G (1994) Bilateral asymmetry of cerebral blood velocity in cluster headache. Cephalalgia 14: 346–351

Morgenlander JC, Wilkins RH (1990) Surgical treatment of cluster headache. J Neurosurg 72: 866–871

Moskowitz M, Henriksen BM, Markowitz S (1986) Experimental studies on the sensory innervation of the cerebral blood vessels. Cephalalgia 6, Suppl 4: 63–66

Nicolodi M, Del-Bianco E (1990) Sensory neuropeptides (substance P, calcitonin gene-related peptide) and vasoactive intestinal polypeptide in human saliva: their pattern in migraine and cluster headache. Cephalalgia 1: 39–50

Pareja JA, J. Ruiz, de Isla C, Al-Sabbah A, Espejo J (1996) Idiopathic stabbing headache (jabs and jolts syndrome) Cephalalgia 16: 93–96

Pascual J, Peralta G, Sanchez U (1995) Preventive effects of hyperbaric oxygen in cluster headache. Headache 35: 260–261

Pearce JM (1993) Natural history of cluster headache. Headache 33: 253–256

Pelz M, Merskey H (1982) A case of pre-chronic paroxysmal hemicrania. Cephalalgia 2: 47–50

Pfaffenrath V, Kufner G, Pöllman W (1984) Die chronisch paroxysmale Hemikranie (CPH). Eine Übersicht anhand eigener Fälle. Nervenarzt 55: 402–406

Pöllmann W, Pfaffenrath V (1986) Chronic paroxysmal hemicrania: the first possible bilateral case. Cephalalgia 6:55–57

Raeder JG (1924) Paratrigeminal paralysis of oculopupillary sympathetic reaction.. Brain 47: 149–159

Raffaeli E jr, Martins OJ, Filho ASPD (1983) Lisuride in cluster headache. Headache 23: 117–121

Raskin NH (1988) Headache, cluster headache. Churchill Livingston, New York, 29–254

Ray BS, Wolff HG (1940) Experimental studies on headache. Pain- sensitive structures of the head and their significance in headache. Arch Surg 41: 813–856

Reik L jr (1987) Cluster headaches after head injury. Headache 27:509–510

Rezvani AH, Beleslin B, Myres RB (1986) Neuroanatomical mapping of hypothalamic regions mediating verapamil hyper- and hypo- thermia in cats. Brain Res Bull 17: 249–254

Robbins L (1995) Intranasal lidocaine for cluster headache. Headache 35: 83–84

Rogado AZ, Graham JR (1979) Through a glass darkly. Headache 19: 58–62

Russell D (1979) Cluster headache: trial of a combined histamine H1 und H2-Antagonist treatment. J Neurol Neurosurg Psychiatry 42: 668–669

Russell D (1984) Chronic paraoxysmal hemicrania: severity, duration, and time of occurrences of attacks. Cephalalgia 4: 53 –56

Russell MB, Andersson PG, Thomsen LL (1995) Familial occurence of cluster headache. J Neurol Neurosurg Psychiatry 58: 341–343

Sacquegna T, De Carolis P, Agati R, De Capoa D, Baldrati A, Cortelli P (1987) The natural history of episodic cluster headache. Headache 27: 370–371

Shen JM, Johnsen HJ, Juul R (1993) Cluster headache: transcranial Doppler assessment of dynamic cerebral circulatory changes during hypocapnia and attack. Headache 33: 488–492

Sicuteri F, Fanciullacci M, Nicolodi M, Geppetti P, Fusco BM Marabini S, Alessandri M, Campagnolo V (1990): Substance P theory: a unique focus on the painful and painless phenomena in cluster headache. Headache 30: 69–79

Sjaastad O (1986) Cluster headache. In: Rose FC (Hrsg.) Handbook of Clinical Neurology Vol. 4 (48) Headache. Elsevier, Amsterdam, 217–246

Sjaastad O (1986) Chronic paroxysmal hemicrania (CPH). In: Rose FC (Hrsg.) Handbook of Clinical Neurology Vol. 4 (48) Headache. Elsevier. Amsterdam, 257–266

Sjaastad O (1987) Chronic paroxysmal hemicrania: recent developments. Cephalalgia 7: 179–188

Sjaastad O (1988) Cluster headache: the possible significance of midline structures. Cephalalgia 8:229–236

Sjaastad O, Dale I (1974) Evidence for a new (?) treatable headache entity. Headache 14: 105–108

Sjaastad O, Rinck P (1990) Cluster headache: MRI studies of the cavernous sinus and the base of the brain. Headache 30: 350–351

Sjaastad O, Saunte C, Fredriksen TA, de Souza Carvalho D, Fragoso YD, Dale LG, Horven I (1988) Cluster headache-like headache, Hageman trait deficiency, retrobulbar neuritis and giant aneurysm. Autonomic function studies. Cephalalgia 8: 111–120

Solomon S, Lipton RB (1989) Other benign headaches (cluster and tension). Curr Opin Neurol Neurosurg 2: 217–221

Solomon S, Apfelbaum RI, Guglielmo LC (1985) The cluster-tic syndrome and its surgical therapy. Cephalalgia 5: 83–89

Solomon S, Lipton RB, Newman LC (1990) Nuchal features of cluster headache. Headache 30: 347–349

Split W, Smidt M, Prusinski A, Rozniecki J (1984) Ketotifen in the treatment of chronic cluster headache. Headache 24: 147–149

Swanson JW, Yanagihara, T, Stang PE, O'Fallon, WM, Beard CM, Melton LJ, Guess, HA (1994) Incidence of cluster headaches: A population-based study in Olmsted County, Minnesota. Neurology 4: 433–437

Taha JM, Tew JM (1995) Long-term results of radiofrequency rhizotomy in the treatment of cluster headache. Headache 35: 193–196

Tekle-Haimanot R, Seraw B, Forsgren L, Ekbom K, Ekstedt J (1995) Migraine, chronic tension-type headache, and cluster headache in an Ethiopian rural community. Cephalalgia 15: 482–488

Tfelt-Hansen P, Paulson OB, Krabbe A (1982) Invasive adenoma of the pituitary gland and chronic migrainous neuralgia: a rare coincidence or a causal relationship? Cephalalgia 2: 25–28

The Sumatriptan Cluster Headache Study Group: Treatment of acute cluster headache with sumatriptan (1991) N. Engl. J. Med. 325: 321-326

Turkewitz LJ, Wirth O, Dawson GA, Casaly JS (1992) Cluster headache following head injury: A case report and review of the literature. Headache 32: 504–506

Vijayan N (1990) Cluster headache and vertigo. Cephalalgia 10: 67–70

Waltz TA, Dalessio DJ, Ott KH (1985) Trigeminal cistern glycerol injections for facial pain. In: Pfaffenrath V, Lundberg PO, Sjaastad O (Hrsg.) Updating in Headache. Springer, Heidelberg New York, 35–40

Warner, JS, Wamil AW, JcLean MJ (1994) Acetazolamide for the treatment of chronic paroxysmal hemicrania. Headache 34: 597–599

Watson CP, Morley TP, Richardson JC, Schutz H, Tasker RR (1983) The surgical treatment of chronic cluster headache. Headache 23: 289-295

Watson CPN, Evans RJ (1987) Chronic cluster headache – a review of 60 patients. Headache 27: 158–167

Weiss LD, Ramasastry SS, Eidelman BH (1989) Treatment of a cluster headache patient in a hyperbaric chamber. Headache 29: 109–110

A 3. Spannungskopfschmerz, zervikogener Kopfschmerz und andere seltene Kopfschmerzen

von *V. Limmroth* und *H. C. Diener*

A 3.1. Klinik

Symptome: Der Spannungskopfschmerz (SKS) ist von dumpf- drückendem Charakter, bifrontal, okzipital oder auch holokraniell lokalisiert. Patienten vergleichen und beschreiben den Schmerz meist mit »einem Band, das um den Kopf geschnürt ist«, dem Gefühl »der Benommenheit«, oder dem Gefühl »nicht klar denken zu können«. Anders als bei der Migräne sind vegetative Begleitsymptome wie Übelkeit, Erbrechen, Photo- oder Phonophobie selten und wenn überhaupt nur gering ausgeprägt. Der Kopfschmerz kann zu jeder Tageszeit beginnen und wird durch körperliche Anstrengung nur unwesentlich verstärkt. Die Schmerzintensität schränkt die Arbeitsfähigkeit nur unwesentlich ein. Nicht selten ist die perikranielle Kopfmuskulatur schmerzhaft gespannt, was früher zu dem heute nicht mehr gebräuchlichen Begriff des ›Muskelkontraktions-Kopfschmerzes‹ führte.

Definition: Der SKS wird nach Häufigkeit und Dauer seines Auftretens in einen episodischen und einen chronischen SKS unterteilt. Da es bisher keinen biologischen, labortechnischen oder neurophysiologischen Marker gibt, um den SKS zu diagnostizieren oder von anderen Kopfschmerzformen abzugrenzen, richten sich die diagnostischen Kriterien allein nach der Klinik und sind von der International Headache Society (1988) definiert worden **(siehe Tab. A 3.1)**. Die Abgrenzung des episodischen vom chronischen SKS erfolgt allein nach der Häufigkeit des Auftretens: tritt der Kopfschmerz häufiger als 15 mal pro Monat oder an mehr als 180 Tagen im Jahr auf und ist ein Schmerzmittelabusus ausgeschlossen (siehe auch Kap. A 4), wird von einem chronischen SKS gesprochen. In der Regel entwickelt sich der chronische SKS aus einem vorher bereits bestehendem episodischen SKS, kann in Einzelfällen jedoch auch direkt entstehen.

Tab. A 3.1: IHS – Kriterien zur Diagnose des episodischen Spannungskopfschmerzes

Mindestens 10 vorhergehende Kopfschmerzepisoden, die die Kriterien 1–5 erfüllen
1. Anzahl der Tage mit diesem Kopfschmerz < 180/Jahr, < 15/Monat
2. Kopfschmerzdauer 30 Minuten bis 7 Tage
3. Mindestens zwei der folgenden Schmerzcharakteristika: • drückende, verengende (nicht-pulsierende) Qualität • milde bis mäßige Intensität (die einschränkt, Aktivitäten jedoch nicht unterbindet) • bilaterale Ausprägung • keine Verstärkung durch Treppensteigen oder andere physische Aktivitäten
4. Beide der folgenden Kriterien • keine Photophobie und/oder keine Phonophobie • Keine Übelkeit, kein Erbrechen
5. Eins der folgenden Kriterien • Anamnese sowie klinisch-neurologische Untersuchungen schließen typische internistische (Hypertonus, Hyperthyreose) oder anderweitige Erkrankungen (SAB, Arteritis temporalis etc.) aus. • Anamnese oder klinisch-neurologische Untersuchungen weisen auf eine andere organische Ursache der Beschwerden, die jedoch durch adäquate Zusatzuntersuchungen nicht nachgewiesen werden konnte. • Eine anderweitig organische Erkrankung der oben genannten Art ist vorhanden, doch traten die ersten Spannungskopfschmerzen in keinem engen zeitlichen Zusammenhang mit der anderen Erkrankung auf.

Epidemiologie: Der SKS ist der häufigste Kopfschmerz überhaupt. Studien berichten weitgehend übereinstimmend über eine Prävalenz des episodischen SKS in Europa und den USA von ca. 40–60 % (Rasmussen, 1993). Der chronische SKS ist mit ca. 3 % wesentlich seltener (Kudrow, 1986; Rasmussen et al., 1991). Die durchschnittliche Erstmanifestation liegt zwischen 25 und 30 Jahren und damit später als die der Migräne. Frauen sind etwas häufiger betroffen als Männer (5:4). Studien, die Kopfschmerzen bei Kindern untersuchten, fanden eine Prävalenz des SKS von etwa 7 % (Labbe, 1988).

Differentialdiagnose: Die wichtigsten Differentialdiagnosen sind insbesondere internistische Erkrankungen, die mit Kopfschmerzen einhergehen und kausal behandelt werden können, wie Hypertonie und Hyperthyreose. Ferner sollte ein Medikamenten-induzierter Kopfschmerz ausgeschlossen sein, der durch die chronische Einnahme von Ergotamin-Präparaten, aber auch nicht-steroidalen Antirheumatika, Antihistaminika, Antikon-

Tab. A.3.2: Differentialdiagnose und Therapie von Kopfschmerzen

Name	Lokalisation	Alter/Geschlecht	Charakteristik und Begleitsymptome	Diagnostik/Therapie
Sinusitis frontalis	frontal	jedes	Schmerzmaximum 1–2 h nach dem Aufstehen, Schmerzverstärkung bei Beugung nach vorn	Rhinolytika, Paracetamol ggf. Antibiotika
Arterielle Hypertonie	holokraniell	> 50	Schwitzen, Tremor Gesichtsrötung, Übelkeit	RR senken, je nach Höhe Adalat oder Catapressan
Arteriitis temporalis	temporal, frontal	> 60 Frauen > Männer	Schmerzen beim Kauen, Druckschmerz der Schläfe, Sehstörungen	BSG massiv beschleunigt ggf. Biopsie Cortison
Meningitis	frontal, okzipital	jedes	Fieber, Lichtscheu, Meningismus	LP Antibiotika, Paracetamol
Karotisdissektion	orbital, frontal, teilsweise vom Hals hochziehend	jedes	häufig nach Trauma, Horner-Syndrom, progrediente neurologische Ausfälle	Duplex/ Angiographie Vollheparinisierung
Subarachnoidalblutung	temporal, okziopital	jedes	nie gekannter heftigster Schmerz, Meningismus, Bewußtseinsstörung	CT, LP, ggf Angiographie, Paracetamol, Opiate, (Sumatriptan?)
Intrazerebrale Blutung	je nach Lokalisation verschieden	jedes	neurologische Ausfälle, Bewußtseinsstörung	CT, Paracetamol, ggf. Morphinderivate, ggf. Operation
Pseudotumor cerebri	bifrontal, holozephal	20–50 Jahre, übergewichtige Frauen	Visuelle Störungen, Schwindel	Liquordruck erhöht/ Lumbalpunktion, Acetazolamid-Gaben
Intrazerebrale Raumforderung	bifrontal, biokziptal	< 15 Jahre > 40 Jahre	Zunahme bei Anstrengung, Sehstörungen, fokale Anfälle, Nüchternerbrechen	Dexamethason, Operation
Hydrozephalus	holokraniell	jedes	Nüchternerbrechen, Sehstörungen	Shuntanlage
Posttraumatischer Kopfschmerz	holokraniell, teils temporal	jedes	drückend, dumpf, verstärkt durch körperliche Anstrengung, Übelkeit, Schwindel, ›Depression‹	schnelle Remobilisierung, Sport, ASS
Alkoholkopfschmerz	holokraniell	jedes	pochend, verstärkt beim Bücken, Übelkeit, Schweißausbruch	ASS
Grippekopfschmerz	holokraniell	jedes	drückend, pochend, ferner Fieber, Gelenkschmerzen, Halsschmerzen	ASS, Paracetamol
Hustenkopfschmerz	frontal, okzipital	jedes	auch bei ansteigendem abdominellen Drucks	keine: an DD denken: Tumor, Malformation der hinteren Schädelgrube
Exercisekopfschmerz	holokraniell, pulsierend	jedes	bei schwerer körperlicher Betätigung, Sport	NSARs CT, LP, Ausschluß symptomatischer Ursachen/NSARs

Name	Lokalisation	Alter/Geschlecht	Charakteristik und Begleitsymptome	Diagnostik/Therapie
Nitratkopfschmerz	holokraniell	jedes	typischerweise nach Einnahme von Nitraten: dumpf, pulsierend	Nitate absetzen oder langsam einschleichen, wenn die Gabe von Nitraten unvermeidbar ist
Nahrungsmittelkopfschmerz	holokraniell (Brennen)	jedes	nach Einahme von Glutamat oder chinesischem Essen	unklar
Höhenkopfschmerz	holokraniell	jedes	in größeren Höhen	Sauerstoff
Hypoglykämie	holokraniell	jedes	Schwitzen, Tremor, Diabetes	Glucose
Dialysekopfschmerz	holokraniell	jedes		Z.n. Dialyse, Paracetamol

vulsiva, Glukokortikoiden oder auch hormonellen Antikonzeptiva entstehen kann (Diener und Wilkinson, 1988; Limmroth und Diener, 1994, siehe auch Kap. A 4). Die neurologische Untersuchung sollte beim Spannungskopfschmerz grundsätzlich unauffällig sein. Beim Vorliegen fokal neurologischer Defizite müssen daher differentialdiagnostisch weitere Erkrankungen in Betracht gezogen werden, deren Diagnose bzw. Ausschluß eine weitere Abklärung erforderlich macht. Eine Übersicht zu seltenen Differentialdiagnosen und deren klinischem Erscheinungsbild ist in **Tab. A 3.2.** aufgeführt. Die in der Literatur teilweise immernoch dargestellten Zusammenhänge zwischen Halswirbelsäulenschäden oder niedrigem Blutdruck als Ursache von diffusen Kopfschmerzen konnten wissenschaftlich nicht belegt werden und gelten als überholt.

A 3.2. Verlauf

Leider gibt es bis heute keine prospektiven Untersuchungen zum natürlichen Verlauf des episodischen oder des chronischen Spannungskopfschmerzes. Individuell scheint der Verlauf jedoch stark zu variieren. Typischerweise beginnt der episodische Spannungskopfschmerz bereits in der Kindheit oder im frühen Erwachsenenalter und nimmt dann langsam an Intensität zu. Der chronische Spannungskopfschmerz ist dann häufig zwischen der dritten und vierten Lebensdekade erreicht und geht nicht selten mit einem unkontrollierten Medikamentenkonsum einher.

A 3.3. Therapeutische Prinzipien

Therapeutisch ist der Spannungskopfschmerz nach wie vor das Sorgenkind unter allen Kopfschmerzformen. Hauptgrund dafür ist die auch weiterhin ungeklärte Pathophysiologie dieses Kopfschmerzes, die in vielen unterschiedlichen Synonymen deutlich wird: Muskelkontraktionskopfschmerz, chronischer Kopfschmerz, vasomotorischer Kopfschmerz, psychogener Kopfschmerz oder Konversionskopfschmerz. Die therapeutischen Ansätze beruhen daher im wesentlichen auf Empirik. Dennoch konnten klinische Studien die (begrenzte) Wirksamkeit einiger Substanzen belegen. Grundsätzlich sind zwei pathophysiologische Ansätze denkbar: ein zentraler oder ein peripherer Mechanismus. Auf zentraler Ebene könnte die Schmerzschwelle erniedrigt sein und zu einer Hypersensitivität von trigeminalen C-Fasern führen. In zwei Studien konnte eine erniedrigte Schmerzschwelle bei Patienten mit chronischem Spannungskopfschmerz nachgewiesen werden (Langemark et al., 1989**; Schoenen et al., 1991**), was jedoch nicht von allen Autoren bestätigt werden konnte (Jensen et al., 1992**, 1993**). Auch andere Hinweise deuten auf zentrale Mechanismen als Ursache des Spannungskopfschmerzen: so stellten Bach et al. (1992**) eine erniedrigte Konzentration des endogenen ß-Endorphins im Liquor von Patienten mit chronischem Spannungskopfschmerzen fest. Auch diese Ergebnisse blieben nicht unumstritten. Ein relativ gut reproduzierbarer Hinweis auf einen zentralen Mechanismus ergab sich auch durch die Untersuchung des Kieferöffnungsreflexes. Dieser überwiegend serotoninerg vermittelte Hirnstammreflex hat im EMG beim Gesunden zwei Komponenten. Mehrere Arbeitsgruppen zeigten, daß die zweite EMG-Komponente (ES 2) bei Patienten mit chronischem Spannungskopfschmerz deutlich verkürzt oder nicht vorhanden ist (Paulus et al., 1992**; Schoenen et al., 1993**). Diese Ergebnisse konnten jedoch nicht von allen Autoren bestätigt werden (Bendtsen et al., 1993; Lipichick et al., 1996). Auch als diagnostisches Hilfsmittel scheint die Methode daher nicht geeignet.

Als mögliche periphere Ursache wurden unwillkürliche Kontraktionen der Kau- und Nackenmuskulatur postuliert, in deren Folge Muskelischämien entstehen sollen, die wiederum schmerzhaft sind. Da jedoch Blutfluß und EMG-Tätigkeit in betroffener Muskulatur auch bei Patienten mit chronischen Spannungskopfschmerzen normal sind, hat diese Theorie an Bedeutung verloren. Dennoch beschreiben viele Patienten eine Druckschmerzhaftigkeit der Kopf- und Kaumuskulatur, die linear mit Häufigkeit und Intensität des Kopfschmerzes ansteigt (Jensen et al., 1993**). Eine periphere Komponente ist demnach vorhanden. Einige Autoren vertreten daher die Auffassung, daß beide Aspekte mit in die Therapie einbezogen werden sollten. Dabei sollte durch die gründliche körperliche und neurologische Untersuchung die schwerwiegendere der beiden Komponenten identifiziert und die Therapie daran orientiert werden (Olesen und Diener, 1996).

Die früher vielfach vertretene Theorie, daß Spannungskopfschmerzen und Migräne ein nur klinisch unterschiedlicher Ausdruck der selben Grunderkrankung seien, ist aus pathophysiologischer und pharmakologischer Sicht nicht mehr haltbar (Olesen und Diener, 1996). Therapeutisch gibt es zwar bei der akuten Behandlung von Spannungskopfschmerzes und Migräne Überschneidungen (insbesondere bei der Verwendung nicht-steroidaler-Antirheumatika), doch ist inzwischen mehrfach belegt, daß die in der Behandlung der Migräne sehr wirkungsvollen Serotonin-Agonisten wie Sumatriptan (Imigran®) bei der Behandlung von Spannungskopfschmerzen unwirksam sind. Für die Behandlung des chronischen Spannungskopfschmerzes sind Substanzen aus dem Bereich der trizyklischen Antidepressiva wie Amitriptylin, Amitriptylinoxid, Clomipramin, Desipramin, Doxepin und Imipramin seit langem etabliert (Lance und Curran, 1964; Diamond und Baltes, 1971; Morland et al., 1979; Langemark et al., 1990), die wiederum bei der Behandlung der Migräne unwirksam sind. Als Wirkungsmechanismus dieser Substanzen wird insbesondere die zentrale Modulation nozizeptiver Impulse in schmerzübertragenden Strukturen diskutiert, die serotoninerg und noradrenerg vermittelt sind. Eine neuere Studie, die Amitriptylin, Amitriptylinoxid und Placebo verglich, zeigte jedoch keine Unterschiede zwischen den Verum- und der Placebogruppe (Pfaffenrath et al., 1993).

Neben den medikamentösen Therapien konnten sich in der Behandlung des Spannungskopfschmerzes auch nicht-medikamentöse Verfahren aus dem Bereich der Verhaltenstherapie, wie Relaxationstechniken und Biofeedback etablieren. Einzelne Studien berichten über Erfolgsquoten von 50–70 % bei Patienten mit chronischem SKS (Blanchard et al., 1980; 1983). Dennoch läßt sich der potentielle Erfolg dieser Techniken wissenschaftlich nur schwer untersuchen, so daß keine aussagekräftigen Studien vorliegen. Kritisch muß ferner festgestellt werden, daß einige Techniken, insbesondere Biofeedback, zeit- bzw. kostenintensiv, damit für die tägliche Routine in der Praxis ungeeignet sind und nur von wenigen Zentren angeboten werden können. Andere Verfahren, wie Psychotherapie, haben sich als unwirksam erwiesen (Kudrow, 1986) oder sind, wie die Akupunktur, bisher bei SKS nicht systematisch untersucht. Wir haben die besten Erfolge mit der Kombination aus medikamentöser Therapie und Relaxationsverfahren erzielt.

A 3.4. Pragmatische Therapie

Medikamentöse Therapie des episodischen SKS
Die Akutbehandlung des episodischen SKS erfolgt mit nicht-steroidalen Antirheumatika wie Acetylsalicylsäure (500–1500 mg), Ibuprofen (400–800 mg) oder Naproxen (500–750 mg). Aufgrund der besseren Resorption und schnelleren Anflutung sind Brause-Tabletten am geeignetsten. Auch Paracetamol (500–1500 mg) kann verwendet werden. In einigen Therapiestudien war es jedoch weniger wirksam als die Gruppe der nicht-steroidalen Antirheumatika. Kombinationspräparate, die insbesondere Antihistaminika, Benzodiazepine, Codein, Coffein, Ergotamin-Derivate oder Muskelrelaxantien enthalten sollten vermieden werden. Diese Präparate sind nicht wirksamer als die zuvor genannten Monopräparate, bergen jedoch die Gefahr der Abhängigkeit und der Entwicklung Medikamenten-induzierter Kopfschmerzen in sich.

Medikamentöse Therapie des chronischen SKS
Der chronische Spannungskopfschmerz sollte – anders als der episodische Spannungskopfschmerz – nicht mit der regelmäßigen Einnahme von Analgetika behandelt werden, da die Dauereinnahme von Analgetika neben typischen Nebenwirkungen auch zur Verschlechterung des Kopfschmerzes und/oder zur Entwicklung eines Medikamenten-induzierten Dauerkopfschmerzes führen kann. Zur Behandlung eignen sich daher nur wenige Substanzen. Mittel der ersten Wahl ist das trizyklische Antidepressivum Amitriptylin und das Derivat Amitriptylinoxid. Dabei haben mehrere Studien zeigen können, daß Dosierungen, die unterhalb der für die Therapie von Depressionen notwendigen Dosis liegen bereits ausreichen (Übersicht bei Couch und Micieli, 1993). Neben diesen Substanzen kommen Clomipramin, Imipramin, Doxepin und Maprotilin zum Einsatz (siehe **Tab. A 3.3**). Die in früheren Studien empfohlene Serotoninvorstufe L-Tryptophan ist aufgrund der Gefahr von Eosinophilie-Myalgie-Syndromen, vom Markt genommen worden.
Alle Substanzen aus der Gruppe der trizyklischen Antidepressiva zeigen ähnliche Nebenwirkungen. Sie sind bei Patienten mit SKS häufig. Im Vordergrund stehen anticholinerge Wirkungen wie Mundtrockenheit, Akkomodationsstörungen, orthostatische Beschwerden bei Hypotonie, aber

Tab. A 3.3: In der Behandlung des SKS eingesetzte Trizyklika und Dosierungen (ges. gesch. Handelsnamen z. T. in Auswahl)

Substanz	Handelsname®	Startdosis	Zieldosis	Halbwertzeit (h)	Wirkung
Amitriptylin	Saroten	25 mg	50–75 mg	10–40	B
Amitriptylin-oxid	Equilibrin	30 mg	60–90 mg	10–40	C
Clomipramin	Anafranil	25 mg	50–100 mg	17–35	C
Doxepin	Aponal	25 mg	75–100 mg	11–24	C
Imipramin	Torfranil	25 mg	50–75 mg	9–22	C
Maprotilin	Ludiomil	50 mg	100 mg	27–90	C

auch Gewichtszunahme, Müdigkeit, und Schlafstörungen. Seltener, aber gravierender sind mögliche Herzrhythmusstörungen und Verstärkung bereits bestehender Arrthythmien, die vor Beginn der Therapie sowie bei Dosissteigerungen EKG-Kontrollen notwendig machen. Mögliche Nebenwirkungen sind aufgeteilt nach Organsystemen in **Tab. A 3.4.** zu finden. Kontraindiziert sind trizyklische Antidepressiva bei Prostata-Hypertrophie, Störungen der Blasenentleerung, Hyperthyreose, Glaukom, epileptischen Anfällen, Psychosen, Alkoholabusus, Schwangerschaft, während der Stillzeit oder bei gleichzeitiger Behandlung mit MAO-Hemmern.

Falls die Gabe von trizyklischen Antidepressiva nicht möglich ist, bleibt als Mittel der zweiten Wahl Naproxen (Proxen®) in einer Dosis von 500mg (Sargent et al., 1988⋆). Diese Therapie sollte allerdings nicht länger als 3 Monate erfolgen. In einer kürzlich veröffentlichten Studie (Fogelholm und Murros, 1992⋆⋆) zeigte auch das zentral angreifende Muskelrelaxans Tizanidin (Sirdalut®) gute Wirkung in der Behandlung der chronischen SKS.

Tab. A 3.4: Typische Nebenwirkungen der trizyklischen Antidepressiva (H=häufig, S=selten, SS=sehr selten)

kardiovaskulär	H: orthostatische Hypotension, Arrhythmien; S: Tachykardie
zentral	S: Erregungszustände (insbesondere bei älteren Patienten), leichte extrapyramidale Symptome (Tremor), Schwindel, Angst, Tinnitus, Schlafstörungen, Desorientiertheit, Halluzinationen
peripher	S: Polyneuropathie
anticholinerg	H: Mundtrockenheit; S: Akkomodationsstörungen, Erhöhung des intraokulären Drucks, Obstipation, Urinretention, arterielle Hypotonie, Schweißausbrüche
allergisch	S: Urtikaria, Photosensibilisierung
hämatologisch	SS: Agranulozytose, Leukopenie, Eosinophilie, Thrombozytopenie
gastroenterologisch	S: Nausea, Erbrechen, Diarrhö, Anorexie
endokrin	S: Gewichtszunahme, SS: Gynäkomastie, Galaktorrhö

Nicht-medikamentöse Therapie und Prophylaxe des SKS

Allgemeine Maßnahmen: Alle Patienten sollten ausführlich über die Erkrankung aufgeklärt werden. Dies zum einen um dem Patienten zu zeigen, daß die Beschwerden ernst genommen werden, aber auch um unausgesprochene Ängste zu nehmen, daß hinter den Kopfschmerzen eine schwerwiegende Erkrankung, wie ein Hirntumor stehen könnte. Es sollte klar werden, daß es sich um eine unangenehme, aber harmlose Erkrankung handelt, die nicht im engeren Sinne geheilt, aber doch behandelt werden kann. Die nicht-medikamentöse und prophylaktische Behandlung der SKS sollte nicht begonnen werden, ohne einen dokumentierten Verlauf der Kopfschmerzcharakteristik von mindestens 4 Wochen in Form eines Kopfschmerz-Tagebuchs zu haben. Hierbei sollten insbesondere Anzahl, Dauer, Intensität und Lokalisation der Kopfschmerzphasen, mögliche Triggerfaktoren, Begleiterscheinungen sowie die verwendete Medikation dokumentiert werden. Diese Tagebücher sollten dann gemeinsam mit dem Patienten durchgesehen werden um Verhaltensfehler erkennen und später den Erfolg der eingeleiteten Therapie beurteilen zu können. Die Patienten sollten frühzeitig auf die Gefahren des Analgetikamißbrauchs aufmerksam gemacht werden.

Verhaltenstherapeutische Maßnahmen: Verhaltenstherapeutische Verfahren sollten Bestandteil bei der Behandlung des chronischen SKS sein, können jedoch auch beim episodischen SKS eingesetzt werden, wenn die Anfallsfrequenz oder der Leidensdruck hoch sind und die Compliance des Patienten gewährleistet ist. Das am weitesten verbreitete Verfahren ist die progressive Muskelentspannung nach Jacobsen (Jacobsen, 1938), die relativ einfach und schnell zu erlernen ist. Die Patienten lernen dabei zunächst einzelne Muskelgruppen zu kontrahieren und wieder zu entspannen. Danach wird ferner erlernt, diese Übungen auch in streßreichen Situationen anzuwenden. Im Rahmen des Streßbewältigungstrainings geht der Therapeut mit dem Patienten den gesamten Tagesablauf durch, zeigt streßerzeugende Situationen auf und versucht gemeinsam mit dem Patienten, spezifische Bewältigungsstrategien zu erarbeiten. Auch die Anwendung von EMG-Biofeedback wurde in zahlreichen Studien untersucht. Hierbei soll der Patient die willentliche Steuerung von Körperfunktionen wie Muskelspannung und Gefäßtonus lernen. Da die Methode zeitlich sehr aufwendig ist, nur an wenigen Orten angeboten wird und die Therapieergebnisse etwa denen der Entspannungsverfahren entsprechen, hat die Methode in der Praxis keine Bedeutung erlangt (Übersicht bei Holroyd, 1993).

Unwirksame Therapie: Folgende Substanzgruppen sollten grundsatzlich keine Verwendung finden, weil sie entweder unwirksam sind oder bei Langzeitgabe starke Nebenwirkungen (Kopfschmerzverstärkung, Abhängigkeitsentwicklung) haben: Barbiturate, Benzodiazepine, Codein, Koffein, Ergotamine, Muskelrelaxantien, Neuroleptika, Medikamente gegen niedrigen Blutdruck. Auch chiropraktische Maßnahmen, Diäten, Frischzellentherapie, Immunglobulingaben, Operationen der Nasennebenhöhlen, Ozonbehandlung oder Zahnextraktionen (»Herdsanierung«) sind unwirksam, wenn nicht sogar gefährlich.

A 3.5. Zervikogener Kopfschmerz

Veränderungen der Halswirbelsäule dienen in der Praxis häufig als Erklärung für Kopfschmerzen und andere Beschwerden. Grundsätzlich können Kopfschmerzen ihre Ursache in Veränderungen der Halswirbelsäule haben, insbesondere bei rheumatoider Arthritis oder schweren osteoarthrotischen Veränderungen der Halswirbelsäule. Dabei liegen in der Regel Veränderungen der oberen, weniger der unteren Halswirbelsäule vor. Dennoch ist diese Art der Kopfschmerzen selten und wird wegen der mit dem Alter schicksalhaft zunehmenden Häufigkeit benigner degenerativer HWS-Veränderungen viel zu häufig diagnostiziert. Der echte zervikogene Kopfschmerz hingegen ist ein klar definiertes Krankheitsbild, das nur bei Vorliegen spezifischer Kriterien diagnostiziert werden darf (siehe **Tab. A 3.5**). Nach der Klassifikation der IHS müssen Veränderungen an der oberen HWS radiologisch oder durch andere geeignete Verfahren gesichtert worden sein. Kernpunkt ist jedoch, daß sich spezifische Triggerpunkte nachweisen lassen, d. h., daß sich der Kopfschmerz durch spezifische Bewegungen des Kopfes rezedivierend auslösen lassen muß.

Art und Ausprägung der HWS-Veränderungen werden im Hinblick auf die Pathophysiologie kontrovers diskutiert. Während grundsätzlich von ei-

Tab. A 3.5: IHS – Kriterien zur Diagnose eines zervikogenen Kopfschmerzes

A.	Der Schmerz ist im Nacken und okzipitaler Region lokalisiert und kann von dort aus nach frontal, orbial, temporal apikal oder in die Ohren ausstrahlen
B.	Der Schmerz wird ausgelöst oder verstärkt durch spezifische Bewegungen oder Haltungen des Kopfes bzw. Nackens.
C.	Mindestens eins der folgenden Kriterien: • Widerstand oder Begrenzung der passiven Nackenbewegung • Veränderungen der Form, der Struktur oder des Tonus der Nackenmuskelatur oder der Reaktion auf aktives und passives Dehnen und Kontrahieren • Abnormale Beschaffenheit der Nackenmuskulatur
D.	Die radiologische Untersuchung deckt mindestens einen der folgenden Aspekte auf: • Bewegungsabnormalitäten bei Flexion und/ oder Extension. • Abnormale Stellung der HWS • Frakturen, kongenitale Anomalien, Knochentumore, rheumatoide Arthritis oder andere spezifische Pathologika (nicht jedoch Spondylosen oder Osteochondrosen).

ner Bewegungseinschränkung der oberen zervikal Segmente als pathophysiologischem Mechanismus ausgegangen wurde, haben jüngere Studien gezeigt, daß möglicherweise doch kein Zusammenhang zwischen einer Bewegungseinschränkung im C2/3-Segment und der Kopfschmerz-Ausprägung besteht (Hinderaker et al., 1995). Andere Autoren gehen davon aus, daß es pathophysiologisch insbesondere zu einer Reizung nozizeptiver Afferenzen des Trigeminus kommt, die z. T. nozizeptive Impulse von C1–3 versorgten Arealen (Bänder, Muskeln, Gelenke) erhalten (Pearce, 1995). Auch Schleudertraumata werden als mögliche Ursache eines zervikogenen Kopfschmerzes diskutiert (siehe auch Kap. A.8). Therapeutisch läßt sich dieser Kopfschmerz vereinzelt durch Blockaden mit Anästhetika behandeln. Die wenigen in diesem Zusammenhang durchgeführten Studien zeigen dabei eine Erfolgsquote von 60–70 % (Hinteraker et al., 1995).

Ein modifiziertes Konzept des zervikogenen Kopfschmerzes wurde von Sjaastad und Mitarbeitern zur Diskussion gestellt, das weiterhin umstritten ist (Sjaastad, 1983). Klinisch soll der beschriebene Kopfschmerz eher einseitig sein (immer die gleiche Seite betreffen), im Nacken beginnen und dann möglicherweise in okkulofrontale Regionen ausstrahlen. Der Kopfschmerz soll dabei von mittlerer Intensität, nicht-pochend, durch spezifische Bewegungen auslösbar sein und fakultativ mit diffusen nicht-radikulären Schmerzen in Schulter und Armen einhergehen. Der Kopfschmerz soll häufiger bei Frauen vorkommen. Die meisten Patienten sollen über Traumen im Nackenbereich berichten. Die Autoren fordern in diesem Zusammenhang keine Diagnostik, die Anomalien der HWS nachweist, erheben aber die erfolgreiche Blockade des N. occipitalis oder des C2-Segments zum diagnostischen Kriteriums. Dieses Konzept wertet den zervikogenen Kopfschmerz nicht als eigene Entität sondern als sekundäre Reaktion auf der Grundlage unterschiedlicher pathophysiologischer Mechanismen.

Unabhängig vom Konzept zum zervikogenen Kopfschmerz muß im Hinblick auf eine erfolgreiche Therapie der Spannungskopfschmerz diagnostisch differenziert werden. Auch er kann durch Veränderungen der HWS verstärkt werden kann. Hier muß die Diagnose des Spannungskopfschmerzes nach der Kriterien der **Tab. A 3.1** gestellt und entsprechend behandelt werden. Diese Form des »agravierten« Spannungskopfschmerzes ist wesentlich häufiger als der eigentliche zervikogene Kopfschmerz.

Literatur

Bach FW, Langemark M, Secher NH, Olesen J (1992) Plasma and cerebral ß-endorphin in chronic tension-type headache. Pain 51: 163–168

Bendtsen L, Jensen R, Brennan J, Arendt-Nielsen L, Olesen J (1993) Exteroceptive suppression periods in jaw-closing muscle. Variability and relation to experimental pain and sustained muscle contraction. Cephalalgia 13: 184–191

Blachard E, Andrasik F, Arena JG, Neff DF, Jurish SE, Teders SJ, Barron KD, Rodechok LD (1983) Non-pharmacologic treatment of chronic headache; Prediction of outcome. Neurology 32: 1596–1603

Blachard EB, Andrasik F, Ahles T, Teders S, O'Keefe D (1980) Migraine and tension-headache. A meta-analytic review. Behav Ther: 11: 611–631

Couch JR, Micieli G (1993) Tension-Type Headache, Cluster Headache and Miscellaneous Headaches: Prophylactic Pharmacotherapy. In: Olesen J, Tfelt-Hansen P, Welch KMA (Hrsg.) The Headaches. Raven Press, New York, 537–544

Diamond S, Baltes BJ (1971) Chronic tension headache treated with amitriptyline – a double blind study. Headache 11: 110–116

Diener HC, Wilkinson M (1988) Drug-Induced Headache. Springer-Verlag, Berlin, Heidelberg, New York

Fogelholm R, Murros K (1992) Tizanidine in chronic tension-type headache: A placebo controlled double-blind cross-over study. Headache 32:509–513

Headache Classification committee of the International Headache Society (1988) Classifcation and diagnostic criteria for headache disorders, cranial neuralgias and facial pain. Cephalalgia 8: (Supl. 7) 1–93

Hinderaker J, Lord SM, Barnsley L, Bogduk N (1995) Diagnostic value of C2–3 instantaneous axes of rotation in patients with headache of cervical origin. Cephalalgia 15, 391–395

Holroyd KA (1993) Psychological and behavioral techniques. In: The Headaches (Olesen J, Tfelt-Hansen P, Welch KMA, Hrsg.) Raven Press, New York, 515–520

Jacobson E (1938) Progressive Relaxation, University of Chicago Press.

Jensen R, Rasmussen BK, Pedersen B, Lous I, Olesen J (1993) Cephalic muscle tenderness and pressure pain thresholds in headache in a general population. Pain 48: 197–203

Jensen R, Rasmussen BK, Pedersen B, Olesen J (1993) Muscle tenderness and pressure pain thresholds in headache. A population study. Pain 52: 193–199

Kudrow L (1986) Muscle-contraction headache. In: Headache, (Vincen PJ, Bruyn GW, Klawans HL, Clifford Rose F, Hrsg.) Handbook of Neurology,Vol 48, Elsevier, Amsterdam, 343–352

Labbe EE (1988) Childhood muscle contraction headache: Currrent issues in assessment and treatment. Headache 28: 430–434

Lance JW, Curran DA (1964) Treatment of chronic tension headache. Lancet I, 1236–1239

Langemark M, Jensen K, Jensen TS, Olesen J (1989) Pressure pain thresholds and thermal nociceptive thresholds in chronic tension-type headache. Pain 38: 203–210

Langemark M, Loldrup D, Bech P, Olesen J (1991) Clomipramine and mianserin in the treatment of chronic tension headache. A double-blind, controlled study. Headache 30: 118–121

Limmroth V, Diener HC (1994) Der Medikamenten-induzierte Kopfschmerz. Psycho 20: 602–608

Morland TJ, Storli OV, Mogstad TE (1979) Doxepin in the prophylactic treatment of mixed »vascular« and tension headache. Headache 19: 382–382

Olesen J, Diener HC (1996) Tension-type and cervicogenic headache. In : Neurological Disorders – Course and Treatment (Brandt T, Caplan LR, Dichgans J, Diener HC, Kennard C, Hrsg.) Academic Press, San Diego, 29–34

Paulus W, Raubüchl O, Straube A, Schoenen J (1992) Exteroceptive suppression of temporalis muscle activity in various types of headache. Headache 32: 41–44

Pearce JMS (1995) Cervicogenic headache: a personal view. Cephalalgia 15, 463–469

Pfaffenrath V, Diener HC, Isler H, Mayer C, Scholz A, Taneri Z, Wessely P, Zaiser-Kaschil H, Haasa W, Fischer W (1993) Efficacy and safety of a amitriptylinoxide in the treatment of chronic tension-type headache. A multicenter double-blind study vs. amitriptylin and placebo. In: Tension-type Headache. Classification, Mechanisms and Treatment. (Olesen J und Schoenen J, Hrsg.) Raven Press, New York, 269–274

Rasmussen BK (1993) Epidemiology. In: The Headaches (Olesen J, Tfelt-Hansen P, Welch KMA, Hrsg.) Raven Press, New York, 439–443

Rasmussen BK, Jensen R, Schroll M, Olesen J (1991) Epidemiology of headache in a general population – a prevalence study. J Clin Epidemiol 44, 1147–1157

Sargent JD, Peters K, Goldstein J, Madison DS, Solbach P (1988) Naproxen sodium for muscle contraction headache treatment. Headache 28: 180–182

Schoenen J (1993) Exteroceptive supression of temporalis muscle activity in patients with chronic headache and in normal volunteers: Methodology, clinical and pathophysiological relevance. Headache 33: 3–17

Schoenen J, Bottin D, Hardy F, Gerard P (1991) Cephalic and extracephalic pressure pain threshholds in chronic tension-type headache. Pain 47: 145–149

Sjaastad O (1983) Cervicogenic headache. A hypothesis. Cephalalgia 3: 249–156

Wöber-Bingöl C, Wöber C, Zeiler K, Heimberger K, Baumgartner C, Samec P, Wessely P (1992) Tension headache and cervical spine-plaine X-ray findings. Cephalalgia 12: 152–154

A 4. Arzneimittelinduzierter Kopfschmerz

von *J. Dichgans*

A 4.1. Klinik

Die International Headache Society (IHS, Headache Classification Committee, 1988) formalisiert die Analyse der arzneimittelinduzierten Kopfschmerzen. Sie unterscheidet den akut ausgelösten vom chronisch induzierten Kopfschmerz und den Kopfschmerz durch Arzneimittelentzug. In der Realität mischen sich diese Einflußfaktoren häufiger.

Akut durch Medikamentengebrauch oder andere Substanzen induzierter Kopfschmerz
Kopfschmerzen können akut durch die einmalige Einnahme von chemischen Substanzen oder Medikamenten ausgelöst werden. Solche Substanzen sind bei der Wurstherstellung verwandte Nitrite (Henderson und Raskin, 1972), das chinesischen Speisen beigemengte Glutamat-Natriumsalz (Gore und Salmon, 1980), Alkohol und Kohlenmonoxyd (Beck et al., 1940). Unter den zahlreichen Medikamenten, die Kopfschmerzen auslösen können, sind vor allem die Nitrate (Nitroglycerin, Isosorbitdinitrat und -mononitrat), Kalzium-Antagonisten (Hoffert et al., 1992), Indomethazin, Cimetidin und Atenolol zu nennen (s. auch Kap. L1). Schokolade (Moffett et al., 1974) und Aspartam (Lipton et al., 1988) waren in Doppelblindversuchen nicht kopfschmerzauslösend.

Kriterien für die Annahme eines akut ausgelösten Kopfschmerzes sind nach der IHS:

1. Das Auftreten innerhalb eines definierten Zeitfensters (z. B. für Nitrat und Glutamat-Natriumsalz 1 Stunde, für Alkohol 3 Stunden).
2. Das Verschwinden des Symptoms nach Absetzen wiederum innerhalb eines definierten Zeitraums.
3. Eine Minimaldosis.
4. Die Regelmäßigkeit des Auftretens (zumindest dreimal und zumindest bei 50 % der Einnahmen).

Das Glutamat-Natriumsalz führt neben Kopfschmerzen auch zu Druckgefühl oder Brennen über der Brust, Spannungsgefühl und Röte im Gesicht, Schwindel und Übelkeit. Vorbestehende Kopfschmerzen, vor allem Migräne und Clusterkopfschmerz können durch alle hier genannten Substanzen verstärkt werden.

Chronischer medikamenteninduzierter Kopfschmerz
Chronischer Kopfschmerz kann durch den langdauernden Gebrauch von Serotonin-Agonisten (5-HT1D, z. B. Sumatriptan, Kaube et al., 1994; Osborne et al., 1994), Ergotalkaloiden, Analgetika – auch Acetylsalicylsäure und Paracetamol (Hering und Steiner, 1991; Mihatsch und Knüsli, 1982), nicht-steroidalen Antirheumatika und Opioiden ausgelöst werden.

Kriterien sind:

1. Das Auftreten nach täglicher oder zumindest annähernd täglicher Einnahme für wenigstens drei Monate, aber auch erst nach Jahren;
2. Eine Häufigkeit von mindestens 15 Tagen pro Monat;
3. Eine bestimmte Minimaldosis;
4. Das Verschwinden oder deutliche Besserung der Kopfschmerzen innerhalb von 4 Wochen nach Absetzen der Medikamente.

Die individuell stark schwankende Minimaldosis für Ergotamin beträgt oral etwa 2 mg, rektal 1 mg pro Tag. Für Analgetika-Kombinationen wird eine Schwellendosis von etwa 100 Tabletten pro Monat angenommen.

Viele Patienten haben ein graues Hautkolorit, struppiges Haar und sind untergewichtig. Eine vorausgehende Neigung zu Kopfschmerzen oder ein Kopftrauma sind die Regel. Die überwiegende Anzahl der Kranken kann den medikamenteninduzierten Kopfschmerz vom präexistenten Kopfschmerz nicht unterscheiden. Bei Induktion durch Ergotamin ist der *diffuse* Kopfschmerz häufig pulsierend, bei anderen Substanzen eher vom Typ des Spannungskopfschmerzes: Konstant, diffus, dumpf-drückend. Schlafstörungen sind häufig.

Kopfschmerzen nach Medikamentenentzug
Nur für den Alkohol ist ein Entzugskopfschmerz nach akutem Gebrauch größerer Mengen bekannt. Er wird dann durch erneuten Alkoholgenuß gebessert. Entzugskopfschmerzen nach chro-

nischem Medikamentengebrauch treten vor allem nach langdauernder Einnahme von Ergotalkaloiden – Ergotamintartrat und Dihydroergotamin – (Reboundkopfschmerz) auf, aber auch nach Entzug von Serotonin-1D-Agonisten, Koffein (Abbott 1986, Weber et al., 1993), Codein und anderen Narkotika und auch nach Analgetika und nichtsteroidalen Antirheumatika.

Kriterien sind:

1. Das Auftreten nach einem Abusus von mindestens 2 Monaten;
2. Die Auslösung wenige Stunden nach Absetzen (bei Ergotaminentzug bis zu 48 Stunden, bei Kaffee-Entzug bis zu 24 Stunden);
3. Die Besserung nach erneuter Einnahme, z. B. innerhalb einer Stunde nach 100 mg Koffein.
3. Das Verschwinden der Kopfschmerzen innerhalb von 14 Tagen nach Entzug.

Bei präexistenter Migräne verschwindet der Dauerkopfschmerz. Die Migräne kehrt zur Frequenz und Intensität der Attacken vor dem Abusus zurück. Die Schwellendosis von Ergotamin liegt bei 2 mg/die oral (1 mg rektal), für Koffein bei etwa 15 g pro Monat (entspricht 3–4 Tassen täglich, nach der IHS). Wahrscheinlich liegt die Schwellendosis für Koffein sogar niedriger (nach Silverman 1992 bei etwa 50 % der erstgenannten Dosis).

Die Mehrzahl der Kranken mit Entzugskopfschmerzen hatten ursprünglich eine Migräne (65 % Migräne, 27 % Spannungskopfschmerzen, 8 % Mischformen, Clusterkopfschmerz oder posttraumatischen Kopfschmerz [Diener und Tfelt-Hansen 1993, Metaanalyse von 2612 Patienten aus 29 Studien]). Die Behandlung häufiger Migräne-Attacken, Erwartungsängste und häufig fast zwanghafte Leistungsmotivation haben zur Dosissteigerung und zur prophylaktischen Einnahme in steigender Frequenz geführt, wobei sich das subjektive Schwellenkriterium für die Wahrnehmung einer beginnenden Migräne allmählich erniedrigt hat (Dichgans et al., 1984).

Stets ist die Diagnose eines medikamenteninduzierten Schmerzes durch den therapeutischen Effekt eines mindestens vierwöchigen Entzuges zu verifizieren. Hat dieser keinen Erfolg, so ist spätestens dann eingehende Diagnostik einschließlich CT oder MR unerläßlich. Die Diagnostik muß bei atypischer Anamnese mit kurzfristigem Auftreten der Beschwerden schon initial erfolgen.

A 4.2. Zur Pathophysiologie

Prädisponierend sind konstitutionell somatische Faktoren (vorbestehende Kopfschmerzneigung, Kopftrauma) und psychische Einflüsse (Erwartungsangst vor Schmerz, Angst der Arbeit oder sozialen Ereignissen fernbleiben zu müssen, Angst beruflich oder gesellschaftlich zu versagen und Sorge sich durch Hilflosigkeit zu blamieren). Daneben fördern vielfach stimulierende und euphorisierende oder auch sedierende Nebenwirkungen von Arzneimittelkomponenten in Mischpräparaten den vermehrten Gebrauch der Substanzen. Patienten können so unbewußt ihre Angst und Depressionen behandeln (Mathew et al., 1990). Barbiturate, Codein oder auch Koffein haben solche Effekte. Die immer wiederkehrende Erfahrung von erreichter Schmerzfreiheit und Wohlbefinden oder doch zumindest wesentlicher Besserung nach Medikamenteneinnahme konditioniert im Sinne der Belohnung den Mißbrauch (Dichgans et al., 1984; Diener und Tfelt-Hansen, 1993), bedingt aber schließlich nicht nur den Dauerkopfschmerz, sondern auch die Reboundmigräne.

Die pathophysiologischen Mechanismen der Entstehung des medikamenteninduzierten Kopfschmerzes sind nicht geklärt. Die viel zitierte Annahme, die regelmäßige Einnahme der Medikamente führe durch zentrale oder auch periphere Adaption zu einer Erniedrigung der Schmerzschwelle und dadurch zur Entstehung des Kopfschmerzes (Kudrow, 1982) ist unbewiesen. Vielmehr haben Patienten, die Analgetika aus anderer Schmerzursache (z. B. bei chronischem Rheumatismus oder Lumbago) nehmen oder auch Patienten, die Aspirin zur Schlaganfallprophylaxe oder nach Herzinfarkt täglich gebrauchen, keine gegenüber der Normalbevölkerung erhöhte Kopfschmerzneigung (Bowdler et al., 1988; Lance et al., 1988). Die Tatsache, daß ausschließlich die primär mit Kopfschmerzen behafteten Patienten einen medikamenteninduzierten Dauerkopfschmerz entwickeln, legt eine besondere Disposition dieser Gruppe nahe, die in der Normalpopulation nicht gegeben ist. Diese besondere genetische Disposition könnte auch zur Entwicklung der primären Kopfschmerzen beitragen.

A 4.3. Epidemiologie und Verlauf

Die Häufigkeit des medikamentös induzierten Dauerkopfschmerzes und des Entzugskopfschmerzes ist nicht bekannt. Sie wird von Diener und Tfelt-Hansen (1993) bei der Migräne auf 0,5–1 % und beim Spannungskopfschmerz auf 0,3–0,5 % geschätzt. In Kopfschmerzzentren ist durch Selektion die Häufigkeit wesentlich höher. Sie rangiert zwischen 4,3 % (Micieli et al., 1988) und 40 % (Mathew, 1993). Frauen sind im Verhältnis 3,5:1 häufiger betroffen als Männer (Diener und Tfelt-Hansen, 1993; Rapoport et al., 1996). Dieses Verhältnis ist höher als das Überwiegen der Frauen unter den Migräne-Patienten ohne Abusus.

Der medikamentös induzierte Kopfschmerz ist ein gravierendes sozialmedizinisches Problem. Dies wird besonders deutlich, wenn man die Komplikationen des chronischen Gebrauchs von Analgetika und Ergotaminen betrachtet. Ein beträchtlicher Prozentsatz (zwischen 0,9 und 32,5%) der Kranken, die einer Hämodialyse oder einer Nierentransplantation bedürfen, haben einen Medikamentenabusus betrieben (Gutzwiller und Zemp, 1986). Neben der Nephropathie werden Ergotismus, Magengeschwüre, hämatologische und kardiovaskuläre Erkrankungen beobachtet (Dichgans und Diener, 1988; Elkind, 1991).

Wenn die Kranken mit medikamentös induziertem Dauerkopfschmerz in Behandlung kommen, beträgt die mittlere Dauer der vorausgehend manifestierten, primären Kopfschmerzen im Mittel 20,4 Jahre. Die vorausgehende Dauer der häufigen Medikamenteneinnahme wird dann im Mittel mit 10,3 Jahren angegeben und die Dauer der täglich manifesten Kopfschmerzen im Mittel auf 5,9 Jahre geschätzt. Zu diesem Zeitpunkt sind die Kranken im Mittel 46,2 Jahre alt (Diener und Tfelt-Hansen, 1993).

Kopfschmerz-Patienten neigen generell zum wechselnden Gebrauch zahlreicher Medikamente (Oates et al., 1993). Patienten mit medikamentös induziertem Kopfschmerz nehmen durchschnittlich 4,9 (0,25–25) Tabletten oder Suppositorien täglich. Diese enthalten im Mittel 2,5 bis 5,8 verschiedene pharmakologische Substanzen (Diener und Tfelt-Hansen, 1993). Begleitender Abusus von Sedativa, Hypnotika, Laxantien, Dekongestiva und zunehmend auch Opioiden ist häufig. Auch Opioide, z. B. Codein als Bestandteil von Migränemitteln, können Entzugskopfschmerzen verursachen (60%, de Marginis et al., 1991).

Die Erfolgsrate einer Entzugsbehandlung beträgt nach der Metaanalyse von Diener und Tfelt-Hansen (1993) 72,4 % während der ersten 6 Monate, wobei Erfolg als Besserung der Frequenz der Tage mit Kopfschmerzen um mehr als 50 % definiert wurde. Auch nach durchschnittlich 2,9 Jahren waren noch 70 % der Entzogenen gebessert (Diener et al., 1989). Eine prophylaktische Behandlung unmittelbar nach Medikamentenentzug scheint die Erfolgsrate deutlich zu bessern (von 58 % auf 85 % nach Mathew et al., 1990). 25 % der durch Entzug Behandelten bleiben ohne Medikamente. Die restlichen 75 % nehmen weiter Medikamente ein, aber reduzieren deren Dosis auf die Hälfte bis ein Fünftel.

Während Baumgartner et al., 1989 fanden, daß sich der Erfolg einer Entzugsbehandlung nicht vorherbestimmen läßt, fanden Diener et al., 1989 höhere Erfolgsraten bei Migräne-Patienten als bei Spannungskopfschmerz, bei Patienten mit kurzem Abusus (weniger als 10 Jahre) als bei solchen mit langjährig regelmäßigem Schmerzmittelgebrauch und bei Patienten, die Monosubstanzen verwendet hatten.

A 4.4. Therapeutische Prinzipien

Die wirkungsvollste **Prophylaxe** von medikamenteninduziertem Kopfschmerz ist totale oder zumindest weitgehende **Arzneimittelabstinenz.** Da diese bei den in den Kapiteln A 1 und A 3 dargestellten Indikationen häufig nicht möglich ist, soll der verschreibende Arzt die von der IHS festgelegten Grenzdosierungen keinesfalls überschreiten. Kommt er bei hoher Frequenz der primären Kopfschmerzen mit dieser Dosierung nicht aus, so ist eine medikamentöse oder auch verhaltenstherapeutische Prophylaxe indiziert.

Jeder Kranke soll über die bei Überschreitung von Grenzdosierungen drohende Gefahr eines arzneimittelinduzierten Kopfschmerzes informiert werden. Die Grenzdosierungen (**s. Tab. A 4.1**) sollen genannt werden. Sie sind Richtwerte bei interindividuell sehr unterschiedlicher Bereitschaft zur Entwicklung dieser Kopfschmerzart. Präparate, denen psychotrope Substanzen beigemengt sind, sollen generell vermieden werden. Zu diesen zählen Koffein und Codein. Unter den speziellen Migränemitteln ist, auch als Monosubstanz, vor allem der regelmäßige Gebrauch von Ergotamintartrat, Dihydroergotamin und Sumatriptan gefährdend.

Tab. A 4.1: Kritische Dosen häufiger Migränemittel und ihrer Beimengungen

Substanz	kritische Dosis
Acetylsalicylsäure	≥ 50 g/Monat
Paracetamol	≥ 50 g/Monat
Ergotamin	≥ 2mg/die oral ≥ 1mg/die rektal ≥ 20 mg/Monat
Sumatriptan	≥ 800 mg/Monat oral
Koffein	≥ 15 g/Monat
Barbiturate	≥ 850 mg/Monat
Codein	≥ 250 mg/Monat

Die Behandlung eines manifest gewordenen medikamentös ausgelösten Dauerkopfschmerzes setzt voraus, daß der Patient den kausalen Zusammenhang von Kopfschmerz und Abus verstanden hat und den Entzug wirklich will. Dann kann eine ambulante Entwöhnungsbehandlung gelingen (Diener und Tfelt-Hansen, 1993; Hering und Steiner, 1991). Häufig aber und insbesondere bei ängstlichen und bereits stark heruntergekommenen Patienten sowie bei Kranken, die Mischpräparate mit hohen Dosen von psychotropen Substanzen nehmen, ist eine stationäre Aufnahme sinnvoll. Dabei soll wiederholt und umfassend über die pathophysiologischen und psychologischen Zusammenhänge aufgeklärt werden sowie verhaltenstherapeutisch beraten und eine entsprechende Nachbetreuung eingeleitet werden. Zumindest vorübergehend ist der vollständige Entzug von Ergotaminpräparaten, Analgetika und Antiphlogistika unumgänglich. Dieser soll abrupt geschehen, um das Entzugserlebnis psychodynamisch wirkungsvoll einzusetzen. Es ist dabei wichtig, daß der Kranke während der Entziehung lernt, den Reboundkopfschmerz und die nachfolgend überraschende Besserung von Allgemeinbefinden und Kopfschmerzen unter Abstinenz als Bestätigung seiner vormaligen Abhängigkeit und ihrer den Schmerz bedingenden Wirkung zu verstehen. Daneben muß er erfahren und rational verarbeiten, welche Situationen die Erwartungsängste bedingten und wie diese den Abusus in Gang gebracht und unterhalten hatten, jetzt aber unter Abstinenz stets ohne Schmerz abgehen. Das erfordert lediglich den Beistand eines pragmatisch orientierten, einfühlsam erklärenden Arztes und meist keine eigentliche Psychotherapie. Sedativa und Tranquilizer müssen wegen der Gefahr eines Entzugsdelirs und von Entzugsanfällen langsam (d. h. über 1–3 Wochen) entzogen werden. Kopfschmerzprophylaxen greifen erst nach dem Entzug (Mathew et al., 1990). Dies gilt auch für die Behandlung mit Amitriptylin (Kudrow, 1982) und Verhaltenstherapie (Michulka et al., 1989) bei arzneimittelabhängigen Patienten mit Spannungskopfschmerz.

A 4.5. Pragmatische Behandlung

Zunächst erfolgt die Aufklärung über den Zusammenhang von chronischem Medikamentengebrauch und Induktion von Rebound- und Dauerkopfschmerzen, sowie die beteiligten psychologischen Mechanismen (s. Kap. A 4.4). Erst wenn der Kranke diese verstanden hat, soll der Entzug beginnen. Patienten mit langzeitigem und ausgeprägtem Abusus von Ergotamin, Sumatriptan, Opioiden, Barbituraten oder Tranquilantien sollten für ca. 10 Tage stationär aufgenommen werden, darüberhinaus diejenigen, die einen vergeblichen ambulanten Entzug hinter sich haben oder gleichzeitig unter Depressionen leiden. Vor allem Patienten, die nichts als einfache Analgetika genommen haben, sind für den ambulanten Entzug geeignet.

Abrupter Medikamentenentzug empfiehlt sich für Ergotamine, Sumatriptan und Analgetika, ausschleichendes Absetzen (je nach Dosis über 1–3 Wochen) für Benzodiazepine, Barbiturate und Tranquilantien. Der Entzugs-(Rebound-)Kopfschmerz dauert im Mittel 3,5 (2–10) Tage. In schweren Fällen treten vorübergehend Übelkeit, Erbrechen, arterielle Hypotension, Tachykardie, Schlafstörungen, Unruhe, Ängstlichkeit und Nervosität hinzu. Entzugsanfälle sind selten, treten nur bei zu raschem Entzug von Schlafmitteln oder Tranquilantien auf und bedürfen dann einer kurzdauernden, antikonvulsiven Behandlung, z. B. 3x 100 mg Diphenylhydantoin ausschleichend über 4–6 Wochen. Halluzinationen können vorkommen. Dann genügt notfalls eine kleine Dosis von Haloperidol.

Der Dauerkopfschmerz klingt nach Ergotaminabusus vollständig innerhalb 14 Tagen und nach Analgetikamißbrauch in bis zu 3 Monaten ab (Rapoport, 1988).

Überbrückungsmedikationen zur Schmerzbekämpfung verwenden wir aus den in Kap. A 4.4 genannten Gründen nicht. Lediglich Eiskompressen werden gegeben. Andere deutsche Zentren applizieren parenterale ASS (Aspisol® 2 Amp.). In den USA werden häufiger 500 mg Naproxen® über 5 Tage verordnet (Hering und Steiner, 1991; Mathew et al.,1990). Infusionen mit 500–100 mg Aspirin (Aspisol®) sind vor allem in Europa empfohlen worden. Mathew (1991) hat Valproat mit Erfolg verwandt.

Adäquater Flüssigkeitsersatz (insbesondere bei Nahrungsverweigerung und Erbrechen) und Antiemetika (z. B. 10–20 mg Metoclopramid, z. B. Paspertin®) pro Tag rektal oder intravenös sind in den ersten Tagen häufig unentbehrlich.

Auch nach dem Entzug ist eine vielfach langdauernde ärztliche Begleitung unerläßlich. Dabei ist im Sinne der Verhaltenstherapie immer wieder auf die Pathophysiologie der Schmerzentstehung und die Erfolge der Entzugsbehandlung hinzuweisen und der Patient für das Durchhalten der Abstinenz zu loben. Bei vorbestehender Migräne und Ergotaminabusus kann bei hoher Frequenz der residualen Attacken nach frühestens vier bis sechs Wochen mit einer Prophylaxe durch Betablocker wie Propranolol (Dociton®) oder Metoprolol (Beloc®) begonnen werden (s. Kap. A 1). Bei hoher initialer Attackenfrequenz kann die Prophylaxe mit Betablockern 6 Wochen vor dem Entzug beginnen, da so die vegetativen Entzugssymptome gedämpft werden und der prophylaktische Effekt nach dem Entzug schneller auftritt. Bei Analgetikaabusus ist eine Abstinenzphase von 3 Monaten dringend zu empfehlen. Nur bei primären Spannungskopfschmerzen ist wegen der hohen »Drop out-Rate« überlappend eine frühe Langzeitbehandlung mit 25–50 mg/die Amitriptylin (Saroten ret.®) oder Doxepin (Aponal®) zu erwägen (s. Kap. A 3).

Akute Migräne-Attacken werden während der Abstinenzphase nur notfalls mit bis zu 1000 mg Paracetamol (ben-u-ron®), alternativ auch 1000 mg ASS (Aspisol®) intravenös sowie 10–20 mg Metoclopramid (Paspertin®) behandelt.

Literatur

Abbott PJ (1986) Caffeine: a toxicological overview. Med J Aust 145: 518-521

Baumgartner C, Wessely P, Bingöl C, Maly J, Holzner F (1989) Long-term prognosis of analgesic withdrawal in patients with drug-induced headaches. Headache 29: 510-514

Beck HG, Schulze WH, Suter GM (1940). Carbon monoxide - a domestic hazard. J Am Med Assoc 115: 1

Bowdler I, Kilian J, Gänsslen-Blumberg S (1988) The association between analgesic abuse and headache - coincidental or causal. Headache 28: 494.

De Marinis M, Janiri L, Agnoli A (1991) Headache in the use and withdrawal of opiates and other associated substances of abuse. Headache 31: 159-163.

Dichgans J, Diener HC, Gerber WD, Verspohl EJ, Kukiolka H, Kluck M (1984) Analgetika-induzierter Dauerkopfschmerz. Dtsch Med Wschr 109: 369-373

Dichgans J, Diener HC (1988) Clinical manifestations of excessive use of analgesic medication. In: *HC Diener, M Wilkinson* (Hrsg.) Drug-induced headache, Springer-Verlag, New York, 8-15

Diener HC (1993) A personal view of classification and definition of drug dependence headache. Cephalalgia 13: 68-71.

Diener HC, Tfelt-Hansen, P (1993) Headache associated with chronic use of substances. In: *»The headaches« (J Olesen, P Tfelt-Hansen and KMA Welch, Hrsg.)* Raven Press Ltd., New York, 721-727

Diener HC, Dichgans J, Scholz E, Geiselhart S, Gerber WD, Bille A (1989) Analgesic-induced chronic headache: long-term results of withdrawal therapy. J Neurol 236: 9-14.

Elkind AH (1991) Drug abuse and headache. Med Clin North Am 75: 717-732.

Gore ME, Salmon PR (1980) Chinese restaurant syndrome: Fact or fiction. Lancet 318: 251-252.

Gutzwiller F, Zemp E (1986) Der Analgetikakonsum in der Bevölkerung und sozioökonomische Aspekte des Analgetikaabusus. In: *MJ Mihatsch (Hrsg.)* Das Analgetikasyndrom, Thieme Verlag, Stuttgart, 197-205

Headache Classification Committee of the International Headache Society (1988) Classification and diagnostic criteria for headache disorders, cranial neuralgias and facial pain. Cephalalgia 8, suppl 7: 1-96

Henderson WR, Raskin NH (1972). »Hot dog« headache: individual susceptibility to nitrite. Lancet 2: 1162-1163.

Hering R, Steiner TJ (1991) Abrupt outpatient withdrawal of medication in analgesic-abusing migraineurs. Lancet 337: 14.

Hoffert MJ, Scholz MJ, Kanter R (1992) A double blind controlled study of nifedipine as an abortive treatment in acute attacks of classic migraine headache. Cephalalgia 12: 323-324.

Kaube H, May A, Diener HC, Pfaffenrath V (1994) Sumatriptan. BMJ 308: 1573.

Kudrow L (1982) Paradoxical effects of frequent analgesic use. In: *(M Chritchley, AP Friedman, S Gorini and F. Sicuteri, Hrsg.)*, Advances in migraine research, Vol. 22: 335-341, Raven Press, New York.

Lance F, Parkes C, Wilkinson M (1988) Does analgesic abuse cause headache de novo? Headache 28: 61-62.

Lipton RB, Newman LC, Cohen J and Salomon S (1988) Aspartame as a dietary factor in headache. Neurology 1: 36.

Mathew NT (1993) Chronic refractory headache. Neurology 43: 26-33.

Mathew NT, Ali S (1991) Valproate in the treatment of persistent chronic daily headache. An open labeled study. Headache 31: 71-74.

Mathew NT, Kurman R, Perez F (1990) Drug-induced refractory headache: clinical factures and management. Headache 30: 634-638.

Michultka DM, Blanchard EB, Appelbaum KA, Jaccard J, Dientinger MP (1989) The refractory headache patient. II. High medication consumption (analgesic rebound) headache. Behav Res Ther 27: 411-420.

Micieli G, Manzoni GC, Granella F, Martignoni E, Malferrari G, Nappi G (1988) Clinical and epidemiological observations on drug abuse in headache patients. In: *»Drug-induced headache« (HC Diener and M Wilkinson, Hrsg.)*, pp. 20-28, Springer-Verlag, Berlin.

Mihatsch MJ, Knüsli C (1982) Phenacetin abuse and malignant tumors. Klin Wochenschr 60: 1339-1349.

Moffett AM, Swash M, Scott DF (1974) Effect of chocolate in migraine: a double-blind study. J Neurol Neurosurg Psychiatr 37: 445-448.

Oates LN, Scholz MJ, Hoffert MJ (1993). Polypharmacy in a headache centre population. Headache 33: 436-438.

Osborne MJ, Austin RCT, Dawson KJ, Lange L (1994). Is there a problem with long term use of sumatriptan in acute migraine. BMJ 308: 113.

Rapoport AM (1988) Analgesic rebound headache. Headache 28: 662-665.

Rapoport AM, Stang P, Gutterman DL, Cady R, Markley H, Weeks R, Saiers J, Fox AW (1996) Analgesic rebound headache in clinical practice: data from a physician survey. Headache 36: 14-19.

Silverman K, Evans SM, Strain EC, Griffiths RR (1992). Withdrawal syndrome after the double-blind cessation of caffeine consumption. NEJM 327: 1109-1114.

Weber JG, Ereth MH, Danielson DR (1993). Perioperative ingestion of caffeine and postoperative headache. Mayo Clin Proc 68: 842-845.

A 5. Atypischer Gesichtsschmerz

von *M. Dieterich*

A 5.1. Klinik

Der Begriff *atypischer Gesichtsschmerz* wurde ursprünglich eingeführt, um die Trigeminusneuralgie von anderen Gesichtsschmerz-Syndromen abzugrenzen (Frazier und Russell, 1924). Er wird meist als Begriff für anderweitig nicht klassifizierbare Schmerz-Syndrome des Gesichtes benutzt (Weddington und Blazer, 1979). Die spärliche und inhomogene Literatur zum atypischen Gesichtsschmerz beruht hauptsächlich auf unscharfen und teilweise widersprüchlichen Definitionen, einer ungenügenden Abgrenzung ähnlicher krankheitsspezifischer Syndrome, einer unterschiedlichen Anwendung des Begriffes je nach Fachgebiet des behandelnden Arztes und dem Fehlen eines systematischen diagnostischen Procedere.
Die internationale Kopfschmerz-Gesellschaft (IHS, 1988) definiert den atypischen Gesichtsschmerz als

> *»andauernden Gesichtsschmerz, der nicht die Charakteristika einer Neuralgie aufweist und bei dem keine pathologischen laborchemischen oder apparativen Befunde und keine ersichtlichen organischen Ursachen gefunden werden können. Er tritt täglich auf für die meiste Zeit des Tages oder den ganzen Tag, zu Beginn lokalisiert in einer Gesichtshälfte, und kann sich im weiteren Verlauf auf Ober- und Unterkiefer, andere Gesichtsbereiche oder den Nacken ausbreiten. Er wird in der Tiefe und schlecht lokalisiert angegeben.«*

Die Kriterien der internationalen Kopfschmerz-Gesellschaft unterscheiden zwischen dem atypischen Gesichtsschmerz und dem Temporo-Mandibulargelenks-Syndrom (TMJ), der oro-mandibulären Dysfunktion, der Anästhesia dolorosa und dem Thalamus-Schmerz (Solomon und Lipton, 1988, 1990). Die atypische Ondontalgie (Reik, 1984) und das »burning-mouth« oder »burning-tongue«-Syndrom (Solomon und Lipton, 1990) werden als Spezialformen des atypischen Gesichtsschmerzes betrachtet, wenn sie nicht durch Medikamente wie Neuroleptika induziert sind (Ford et al., 1994). Intrakranielle Tumoren des Trigeminusnerven oder -Ganglion (Nijensohn et al., 1975; Fee et al., 1975; Garen et al., 1989), des Fazialisnerven (Sollecito et al., 1993), Tumoren des Kleinhirn-Brückenwinkels wie z. B. Akustikusneurinome (Rushton et al., 1959; Bullitt et al., 1986; Pradat et al., 1969), Tumoren mit Erosionen der Schädelbasis, der Orbitae und des Nasopharynx (Bullitt et al., 1986; Ruff et al., 1985; Paulson, 1977) sowie Kieferinfektionen nach vorangegangenen Zahnextraktionen (Roberts und Person, 1979; Roberts et al., 1984) können sich als atypischer Gesichtsschmerz manifestieren. Daher setzt die Ausschlußdiagnostik die in **Tab. A 5.1** genannten Untersuchungen voraus.

Tab. A 5.1: Ausschlußdiagnostik bei atypischem Gesichtsschmerz

Neurologische Untersuchung
Zahnärztliches Konsil
HNO-ärztliches Konsil
Augenärztliches Konsil
Röntgenaufnahmen der NNH, Schädel a.p. (Sinus frontalis), Aufnahme nach Rheese, HWS in 4 Ebenen, Schädel CT u./o. – MR (Beurteilung von Sinus, extrakranieller Basis (Epipharynx), Felsenbein, Foramina, Ausschluß einer temporobasalen Raumforderung)

Dem atypischen Gesichtsschmerz stehen die in Kap. A 6 behandelten Gesichtsneuralgien gegenüber. Zur **Diagnose** des atypischen Gesichtsschmerzes gehören Schmerzen, die im Bereich des Gesichtsschädels, der Orbita, der Stirn und der Schläfe angegeben werden mit Ausstrahlung zum Ohr, Rachen, gelegentlich bis in den Hals, Schultergürtel und Arm (Dieterich und Pfaffenrath, 1996). Das Schmerzzentrum liegt meist über den Wangen, dem Oberkiefer oder den Zähnen. Bei 2/3 der Patienten ist der Schmerz einseitig, bei 1/3 der Patienten bilateral, meist mit Betonung einer Seite (Pfaffenrath et al., 1993). Es ist geradezu »typisch« für den atypischen Gesichtsschmerz, daß er wenig lokalisiert und keinem Versorgungsbereich von Hirnnerven oder Zervikalnerven zuzuordnen ist. Der Schmerzcharakter wird als oberflächlich oder in der Tiefe, als dumpf drückend, wühlend, krampfartig oder auch brennend beschrieben. Triggerreize oder Triggerpunkte sind selten eruierbar; Streß, Kälte oder Wetterwechsel können manchmal den Schmerz verschlimmern. Es kommt nur selten zu einer Beeinträchtigung des Nachtschlafes. Bei 90 % der Patienten ist es ein täglich vorhandener und persistierender Dauerschmerz fluktuierender Intensität. Befristete tägliche Schmerzattacken sind die Ausnahme. Bei einigen Patienten bestehen bizarre Vorstellungen von Entzündungsherden (periodische Schwellung, Sekretentleerung) oder Erregern (»wie Würmer im Kiefer«), ähnlich koenästhestischen Leibgefühlsstörungen bei Psychosen (Delaney, 1976). Häufige Begleitsymptome sind Dysästhesien und Parästhesien (in 60 %); sensible Defizite bestehen nicht. Das wenig beeinträchtigte Erscheinungsbild der Patienten selbst weicht deutlich von ihren Klagen über ausgeprägte Schmerzen und tägliche Leiden ab (Solomon und Lipton, 1988); entsprechend sind sie in ihrer Arbeit nur wenig behindert (Pfaffenrath et al., 1993).

A 5.2. Verlauf

Zuverlässige Angaben über Inzidenz, Prävalenz und Verlauf liegen nicht vor. Gewöhnlich wird das Krankheitsbild bei Frauen (90 %) im Alter von 30–60 Jahren beobachtet. Symptomfreie Phasen sind nicht selten (50 %); sie treten entweder spontan auf oder für einige Wochen bis Monate während oder nach verschiedenen Therapieverfahren.
Patienten mit atypischem Gesichtsschmerz suchen eine Vielzahl von Ärzten verschiedener Fachrichtungen auf, oft auch solche, die von ihrer Ausbildung her nicht dazu geeignet sind, das Fehlen einer organischen Grunderkrankung zu erkennen. Oft kommen die Kranken erst nach zahlreichen Vorbehandlungen und umfangreicher Diagnostik mit Röntgenaufnahmen der Nasennebenhöhlen und Zähne, nach Zahnextraktionen und Wurzel-Behandlungen, verschiedenen Formen des Zahnersatzes, Operationen der Nasennebenhöhlen und gar Koagulationen des Trigeminusnerven zum Neurologen. Bei einigen Patienten ging eine psychiatrische Behandlung voraus. Die durchschnittliche Anzahl ineffektiver Operationen liegt bei 3,5 ± 3,0 (Streubreite: 1–13; Pfaffenrath et al., 1993). Keiner der Eingriffe führt zu einer länger anhaltenden Besserung; im Gegenteil in der Mehrzahl der Fälle verschlimmern sich hierdurch die Schmerzen und chronifizieren. Der atypische Gesichtsschmerz kann erstmals nach Verletzungen und Operationen oder Infiltrationen im Gesicht sowie an den Zähnen und am Zahnfleisch auftreten und ohne lokale Ursache persistieren. Im weiteren Verlauf erfolgen häufig (auch auf Drängen des Patienten) zahnärztliche Eingriffe, Operationen am Ohr, Injektions- und Infiltrationsbehandlungen, die sekundär Schäden an den Weichteilen, Gelenken, Faszien, Muskeln und nervösen Strukturen des Gesichts hervorrufen, so das Krankheitsbild verschleiern oder erst zur Chronifizierung der Schmerzen führen.
Die Schmerzmittelanamnese sucht Aufschluß darüber, ob eine Schmerzmittelgewöhnung mit entsprechender Dosissteigerung oder mit analgetikainduziertem Kopfschmerz (Kap. A 4) vorliegt. Eine Abgrenzung des Spontanverlaufes gegen den unter Therapie ist nicht möglich, da nicht untersucht.

A 5.3. Therapeutische Prinzipien

Ätiologie und Pathogenese des atypischen Gesichtsschmerzes sind bislang ungeklärt. Lange Zeit – und für einige Patienten bis heute – wurde eine psychogene Genese angenommen (Lascelles, 1966; Smith et al., 1969; Weddington und Blazer, 1979; Violon, 1980; Feinmann et al., 1984; Eversole et al., 1985; Baile und Myers, 1986; Pfaffenrath et al., 1992). Einige Autoren gehen von einer Depression als häufigster Ursache aus (Ueda, 1982; Lehmann und Buchholz, 1986), während in anderen Fällen eine Depression deutlich vor den ersten Symptomen des atypischen Gesichtsschmerzes aufgetreten war (Violon, 1980). In einer sehr ausführlichen psychopathologischen Studie an 121 Patienten mit atypischem Gesichtsschmerz konnte in 62 % eine psychiatrische Erkrankung nach DSM-III-Kriterien festgestellt werden, ohne daß sich jedoch eine bestimmte Störung herauskristallisierte (Remick et al., 1983; Remick und Blasberg, 1985). In dieser Studie litten nur 16,5 % der Patienten an einer Depression (Remick und Blasberg, 1985). Aus Therapiestudien ergibt sich zunehmende Evidenz für die Wirksamkeit trizyklischer Antidepressiva und Monoaminoaxidase (MAO) -Hemmer (Remick und Blasberg, 1985; Sharav et al., 1987; Solomon und Lipton, 1988), wobei nicht nur der antidepressive, sondern auch der analgetische Effekt zu berücksichtigen ist (**Tab. A 5.2.**).
Die Entleerung zentraler Serotonin- und Opioidspeicher sowie die anderer Neurotransmitter könnte ein gemeinsamer Faktor bei der Entstehung chronischer Schmerz-Syndrome und Depressionen sein (Sicuteri, 1981; Magni, 1987). Dazu würde die Beobachtung passen, daß die Gabe eines Serotonin-Antagonisten den atypischen Gesichtsschmerz bei 40 % der Patienten verstärkte, während eine Kontrollgruppe keine Reaktion zeigte (Hampf, 1989).

Heute werden zwei weitere **therapierelevante Hypothesen** zur Pathogenese des atypischen Gesichtsschmerzes diskutiert:

- Eine Verstellung der Schmerzschwelle im Trigeminuseinstromgebiet und
- Mikrotraumen, die zu einer lang anhaltenden neuronalen Erregung und Spontanaktivität führen.

Beipielsweise führt ein abnormer Gefäß-Nerv-Kontakt durch eine ektasierte A. basilaris zur Kompression des N. trigeminus (Martins und Ferro, 1989). Durch eine vorangegangene Zahnextraktion kam es zu funktionellen und strukturellen Veränderungen im Trigeminuskern (Global und

Bink, 1977; Dostrovsky et al., 1982), so daß die periphere Läsion des Trigeminusnerven oder der hirnstammnahen Nervenwurzel zu ektopen Aktionspotentialen und ephaptischen Fehlschlüssen führt, die dann im Kern nicht mehr unterdrückt werden (entsprechend dem Mechanismus der Trigeminusneuralgie, Fromm et al., 1984; Kap. A 6). Zur Behandlung dieser pathologischen Reizübertragung empfiehlt sich ein medikamentöser Therapieversuch wie bei der Trigeminusneuralgie mit Antikonvulsiva (z. B. Carbamazepin; Martins und Ferro, 1989).

Wenn wir beide Hypothesen kombinieren, kann der atypische Gesichtsschmerz als eine Variante des Spannungskopfschmerzes (Kap. A 3) betrachtet werden mit einer Dysfunktion zentraler schmerzrelevanter Strukturen (Olesen und Schoenen, 1993). Eine zusätzliche Läsion des peripheren Nerven durch einen chirurgischen Eingriff würde dann zu einer Akzentuierung und Chronifizierung durch langandauernde neuronale Stimulation von Trigeminusneuronen führen.

Patienten mit atypischem Gesichtsschmerz werden häufig unter der Vorstellung einer strukturellen organischen Erkrankung fehldiagnostiziert und erhalten dadurch eine unangemessene und teilweise zu irreversiblen Schäden führende Behandlung. Sie glauben oft, daß es für sie keine therapeutische Hilfe gebe und fürchten, als psychiatrisch krank bewertet zu werden. Deshalb ist es wichtig zu betonen, daß der Schmerz real und nicht eingebildet ist und daß man ihn nicht heilen, aber durch die Therapie lindern kann. Der strenge zeitliche Zusammenhang zwischen chronischem Schmerz und ungünstigen Lebensereignissen oder langdauernden Problemen zeigt die Notwendigkeit einer kontinuierlichen Betreuung durch einen erfahrenen Arzt. Patienten mit chronischem Schmerz überbewerten oft die Intensität ihres Schmerzes, was mit ihren psychopathologischen Auffälligkeiten korreliert. Dieses ist wahrscheinlich der Grund für ihren häufigen Arztwechsel (»expert killers« oder »doctor hoppers«). Ein pragmatisches Therapiekonzept ist erforderlich, das die medikamentöse Therapie mit verschiedenen Pharmaka genügend lange und in ausreichender Dosierung austestet. Begleitend sind psychologische Verfahren, vor allem eine Verhaltenstherapie, indiziert (Entspannungsverfahren, autogenes Training, Biofeedback; Lesse, 1960). Dadurch soll versucht werden, dem Patienten einen realistischeren Umgang mit dem Schmerz und eine bessere Abwehr in Streßsituationen zu vermitteln. Analytische Psychotherapie führt nicht zur Linderung der Symptome.

Eines der wichtigsten Therapieziele ist, den Patienten vor unnötigen oder gar schädlichen Eingriffen zu bewahren (Solomon und Lipton, 1990). Wie jeder chronische Schmerz-Patient neigt auch der Gesichtschmerz-Patient dazu, jede ihm angebotene Therapieform anzunehmen. Auch bei zunächst erfolgreicher Behandlung kommt es meist unter der Therapie zu Rezidiven. Die Gabe von Analgetika oder Opioiden sollte streng vermieden werden, da sie in der Regel ineffektiv ist und medikamenteninduzierte Kopf- und Gesichtsschmerzen auslösen kann (Pfaffenrath et al., 1992). Bei der Beratung in Fragen der beruflichen und privaten Lebensführung ist es für die meisten Patienten zu empfehlen, daß sie berufstätig bleiben, damit der Schmerz nicht zum zentralen Problem ihres Denkens und Erlebens sowie der Familie wird.

A 5.4. Pragmatische Therapie

Die Frage nach einer optimalen Pharmakotherapie des atypischen Gesichtsschmerzes ist nach wie vor ungelöst. In der Literatur werden meist trizyklische Antidepressiva, wie Amitriptylin, Doxepin, Dothiepin, Serotonin-Antagonisten, MAO-Hemmer und auch Antikonvulsiva empfohlen (Moore und Nally, 1975; Feinmann et al., 1984; Loeser, 1985; Feinmann, 1988; Hampf, 1989; Solomon und Lipton, 1990). In Einzelfällen wurde ein günstiger Effekt durch eine elektrische Stimulation des Trigeminusganglions (Raab et al., 1987; Lazorthes et al., 1987) oder die Applikation von TENS (Eriksson et al., 1984) berichtet. Keine Therapieform kann den atypischen Gesichtsschmerz vollständig heilen. 1/3 der Patienten beurteilte keine Therapiemaßnahme als hilfreich (Pfaffenrath et al., 1992). Eine der schwierigsten Entscheidungen für den behandelnden Arzt ist die Frage, wann eine erfolgreiche Medikation beendet werden kann. Für den Zeitpunkt und die Art des Absetzens einer Medikation bei Schmerzfreiheit liegen keine gesicherten Daten vor. Wir empfehlen ein langsames Ausschleichen, wenn die Therapie für mindestens 6 Monate erfolgte und der Patient für 8 Wochen schmerzfrei war.

A 5.4.1. Trizyklische Antidepressiva

Bei Patienten mit einem Dauerschmerz wird Amitriptylin (z. B. Saroten retard®, 25–150 mg täglich), Clomipramin (z. B. Anafranil®, 25–150 mg täglich) oder Amitriptylinoxid (z. B. Equilibrin®, bis 90 mg täglich) mit unterschiedlichem Erfolg eingesetzt (**Tab. A 5.2.**). Dosisabhängige Nebenwirkungen (Kap. A 3) sind Müdigkeit, Mundtrokkenheit, Akkomodationsstörungen, Obstipation, Harnverhalt, bei älteren Patienten arterielle Hypotonie und Tachykardie. Bei ausbleibendem Erfolg können auch Neuroleptika wie Thioridazin (z. B. Melleril®, 25–75 mg täglich) oder Monoaminooxidase-(MAO)-Hemmer wie Tranylcypromin (z. B. Parnate®, einschleichend bis 20 mg täglich) oder Phenelzin versucht werden.

A 5.4.2. Antikonvulsiva

Carbamazepin (Tegretal®, Timonil® retard) gilt als Mittel der ersten Wahl bei Neuralgien oder

Tab. A 5.2.: Medikamente bei atypischem Gesichtsschmerz (ges. gesch. Präparatenamen z. T. in Auswahl)

Substanz	**Handelsname** (z. T. in Auswahl)	**durchschnittliche Tagesdosis**	**maximale Tagesdosis**
1. Wahl:			
Amitriptylin	Saroten® retard	50–75 mg	100–150 mg
Amitriptylinoxid	Equilibrin®	60–90 mg	120 mg
2. Wahl:			
Clomipramin	Anafranil®	50–100 mg	150 mg
3. Wahl:			
Carbamazepin	Tegretal® retard	300–1200 mg	2400 mg
versuchsweise:			
Diphenylhydantoin	Phenhydan®	300 mg	400 mg
Thioridazin	Melleril®	25–75 mg	100 mg
Tranylcypromin	Parnate®	20 mg	40 mg
Propanolol	Dociton®	80–120 mg	240 mg

neuralgiformen Schmerzen, wird aber auch beim atypischen Gesichtsschmerz insbesondere bei der episodischen oder episodisch exazerbierenden Form eingesetzt. Die Anfangsdosis beträgt 100 mg zweimal täglich und kann um täglich 100 mg bis auf eine Maximaldosis von 1200–2400 mg täglich gesteigert werden (**Tab. A 5.2.**). Die Dosierung erfolgt nach Wirkung, bis keine Besserung mehr beobachtet wird bzw. Zeichen einer Intoxikation wie Müdigkeit, Blickrichtungs-Nystagmus, Schwindel oder Gangunsicherheit auftreten. Die Nebenwirkungen sind häufig auf zu rasche Erhöhung der Dosis zurückzuführen. Meist reichen 300–800 mg täglich, verteilt auf 2 bis 3 Einzeldosen. Während einer Dauerbehandlung sollten Laborkontrollen im Abstand von 3 Monaten zum Ausschluß einer Leukopenie, Granulozytopenie oder Leberschädigung durchgeführt werden. Über 60jährige Patienten neigen häufiger zu Intoxikationen. Bei Versagen der Therapie mit Carbamazepin kann auch Diphenylhydantoin (z. B. Phenhydan®, Zentropil®) in einer täglichen Dosis von 300 mg als Einzeldosis am Abend versucht werden. Die Nebenwirkungen entsprechen denen des Carbamazepins.

A 5.5. Unwirksam oder obsolet

Jede invasive Therapie (operative Eingriffe, Infiltrationen an Zähnen, Kiefer, Nasennebenhöhlen etc.) muß wegen Schädigungsmöglichkeiten und Unwirksamkeit unterlassen werden. Operative Eingriffe am N. trigeminus lindern den Schmerz nicht und können u. a. zu Anaesthesia dolorosa führen (Hier, 1986). Infrarot- und Neuraltherapie, Elektrotherapie, Hydrotherapie, Massagen, chiropraktische Behandlung, autogenes Training, Akupunktur, Psychotherapie und Hypnose sind unwirksam.
Welche Gefahr von Modediagnosen wie z. B. dem Temporomandibulargelenk-Syndrom ausgeht, zeigt eine Veröffentlichung von Reik (1985): Innerhalb von 6 Jahren nahm die Häufigkeit der Einweisungsdiagnose um 500 % zu, in 4/5 der Fälle sind daraufhin ungerechtfertigt zahnärztliche Eingriffe erfolgt.

A 5.6. Verwandte Krankheitsbilder

Das **Temporomandibulargelenk-Syndrom** (TMJ) (früher häufig als Costen-Syndrom bezeichnet) läßt sich vom atypischen Gesichtsschmerz durch den lokalen, physikalischen Befund mit Muskelhartspann vor allem morgens, lokalem Druckschmerz, Gelenkfehlstellung mit eingeschränkter Kiefer-Beweglichkeit und Schmerzverstärkung beim Kauen unterscheiden (Laskin, 1969; Reik und Hall, 1981). Trotz der organischen Befunde zeigten sich bei einigen dieser Patienten ähnliche psychologische Profile wie beim atypischen Gesichtsschmerz, und im weiteren Verlauf vermischten sich beide Krankheitsbilder (Yusuf und Rothwell, 1986). Andere Autoren bevorzugen den Begriff des **myofazialen Schmerz-Syndroms** unter der Vorstellung, daß ätiologisch eine auf Mikrotraumen beruhende entzündliche Erkrankung des Muskelbindegewebes vorliegt (Laskin, 1969).
Auch bei radiologisch oder zahnärztlich nachweisbaren **Anomalien im Kiefergelenksbereich** sollte zunächst eine physikalische, medikamentöse, evtl. lokale Behandlung erfolgen, die in 75 % Beschwerdefreiheit bewirkt: Physikalische Maßnahmen durch den Kieferorthopäden wie Wärmeanwendung, Ultraschall, spezielle Übungen und insbesondere okklusale Korrekturen, Bißplatten und Schienen werden als erster Schritt empfohlen (Zarb und Speck, 1985). Einerseits sind in der Normalbevölkerung Symptome wie Geräusche im Kiefergelenk (39 %), Schmerzen bei der Mundöffnung (12 %) und eingeschränkte Mundöffnung (7 %) häufig ohne Krankheitswert (Agerberg und Carlsson, 1972), andererseits führen auch nach

Ansicht von Kieferorthopäden erst erhebliche mechanische Fehlbelastungen in Zusammenhang mit bestimmten Verhaltensweisen zu einem chronischen Schmerz-Syndrom (Zarb und Speck, 1985). Neben der Gabe von trizyklischen Antidepressiva werden auch Tranquilizer (z. B. Benzodiazepine) wegen ihrer muskelrelaxierenden Wirkung eingesetzt. Zur Wirksamkeit von Meprobamat (z. B. Urbilat®, Visano®N; 400–1200 mg täglich) liegt eine Doppelblindstudie vor (Greene und Laskin, 1971).

In einigen Fällen sollte eine seltene **idiopathische Trigeminusneuropathie** ausgeschlossen werden, die durch einseitige Sensibilitätssstörungen in einem oder mehreren Trigeminusästen (meist 2. und 3. Ast) bei erhaltenem Kornealreflex und ohne motorische Defizite charakterisiert ist, ohne daß weitere pathologische Befunde oder organische Ursachen nachweisbar sind (Penarrocha et al., 1992). Die objektivierbaren Sensibilitätsstörungen sind gelegentlich von mäßigen Gesichtsschmerzen begleitet und weisen Latenzverlängerungen sowie Amplitudenminderungen in den Trigeminus-SEPs der betroffenen Seite auf (Grachev et al., 1995). Bei diesem seltenen Krankheitsbild sind häufiger passagere, seltener aber auch über einige Jahre persistierende Verläufe bekannt.

Auch an ein **extrapyramidales Syndrom**, evtl. unter Neuroleptika, mit Dystonien, Muskelspasmen, Trismus und Dysphagie sollte gedacht werden. In einigen Fällen mit einseitigem Gesichtsschmerz ist ein **zervikogener Kopfschmerz** (Kap. A 3) oder ein **Cluster-Kopfschmerz** (Kap. A 2) abzugrenzen.

Literatur

Agerberg G, Carlsson GE (1972) Functional disorder of the masticatory system. I. Distribution of symptoms according to age and sex judged from investigation by questionnaire. Acta Dont Scand 30: 597–613

Baile EF Jr, Myers D (1986) Psychological and behavioral dynamics in chronic atypical facial pain. Anesth Prog 33: 252–257

Bullitt E, Tew JM, Boyd J (1986) Intracranial tumors in patients with facial pain. J Neurosurg 64: 865–871

Delaney JF (1976) Atypical facial pain as a defense against psychosis. Am J Psychiatry 133: 1151–1154

Dieterich M, Pfaffenrath V (1996) Atypical facial pain. In: Neurological Disorders: Course and Treatment, Chap. 5, T Brandt, L Caplan, J Dichgans, HC Diener, C Kennard (Hrsg.) Academic Press, San Diego, New York, 43–47

Dostrovsky J, Ball GJ, Hu JW (1982) Functional changes associated with partial tooth pulp removal in neurons of the trigeminal spinal tract nucleus and their clinical implications. In: Anatomical Physiological and Pharmacological Aspects of Trigeminal Pain, B. Mathews, RG Hill (Hrsg.) Excerpta Medica, Amsterdam, 293–310

Eriksson MB, Sjoelund BH, Sundbaerg G (1984) Pain relief from peripheral conditioning stimulation in patients with chronic facial pain. J Neurosurg 61: 149–155

Eversole LR, Stone CE, Matheson D, Kaplan H (1985) Psychometric profiles and facial pain. Oral Surg Oral Med Oral Pathol 60: 269–274

Fee WE Jr, Epsy CD, Konrad HR (1975) Trigeminal neurinomas. Laryngoscope 85: 371–376

Feinmann C, Harris M, Cawley R (1984) Psychogenic facial pain: Presentation and treatment. Br Med J 288: 436–438

Feinmann C (1988) The contribution of psychiatric toward the unterstanding of facial pain and headache. In: Headache – Problems in Diagnosis and Management, A. Hopkins (Hrsg.) Saunders, London, 275–304

Ford B, Greene P, Fahn S (1994) Oral and genital tardive pain syndromes. Neurology 44: 2115–2119

Frazier CH, Russell EC (1924) Neuralgia of the face. An analysis of seven hundred and fifty-four cases with relation to pain and other sensory phenomena before and after operation. Arch Neurol Psychiatry 11: 557–563

Fromm GH, Terrence CF, Manoon JC (1984) Trigeminal neuralgia. Current concepts regarding etiology and pathogenesis. Arch Neurol 41: 1204–1207

Garen PD, Powers JM, Kings JS, Perot PL Jr (1989) Intracranial fibroosseous lesion. Case report. J Neurosurg 70: 475–477

Global S, Bink JM (1979) Degenerative changes in primary axons and in neurons in nucleus caudalis following tooth pulp exstirpation in the cat. Brain Res 132: 347–354

Grachev IuV, Reshetniak VK, Meizerov EE (1995) A Neurophysiological analysis of the sensory disorders in trigeminal nerve neuropathy. Zh Neuropatol Psikhiatr Im S S Korsakova 95: 9–13

Greene Cs, Laskin DM (1971) Meprobamate therapy for the myofascial pain-dysfunction (MPD) syndrome: a double-blind evaluation. J Am Dent Assoc 82: 587–590

Hampf G (1989) Effect of serotonin antagonists on patients with atypical facial pain. J Craniomandib Disord 33: 211–212

Hier DB (1986) Headache. In: Manual of Neurologic Therapeutics, M.A. Samuels (Hrsg.) Little, Brown and Company, Boston, Toronto, 15–29.

IHS-The Headache Classification Committee of the International Headache Society (1988). Classification and diagnostic criteria for headache disorders, cranial neuralgias and facial pain. Cephalalgia 8 (Suppl. 7): 71–72

Lascelles RG (1966) Atypical facial pain and depression. Br J Psychiatry 112: 651–659

Laskin DM (1969) Etiology of the pain-dysfunction syndrome. J Am Dent Assoc 79: 147–153

Lazorthes Y, Armengaud YP, Da Motta M (1987) Chronic stimulation of the Gasserian ganglion for the treatment of atypical facial neuralgia. PACE Process and Control Engineering 10: 257–265

Lehmann HJ, Buchholz G (1986) »Atypische Gesichtsneuralgie« oder depressiver Gesichtsschmerz? Diagnostische Aspekte einer gut abgrenzbaren Form der larvierten Depression. Fortschritte der Neurologie, Psychiatrie 54: 154–157

Lesse S (1960) Atypical facial pain syndromes: A study of 200 cases. Arch Neurol 3: 100–101

Loeser YD (1985) Tic douloreux and atypical facial pain. J Can Dent Assoc 51: 917–923

Magni G (1987) On the relationship between chronic pain and depression where there is no organic lesion. Pain 31: 1–21

Martins IP, Ferro JM (1989) Atypical facial pain, ectasia of basilar artery, and baclofen: A case report. Headache 29: 581–583

Moore DS, Nally FF (1975) Atypical facial pain: An

analysis of 100 patients with discussion. J Can Dent Assoc 41: 396–401

Nijensohn DE, Araujo JC, MacCarthy CS (1975) Meningiomas of Meckel's cave. J Neurosurg 43: 197–202

Olesen J, Schoenen J (1993) Synthesis. In: The Headaches, J. Olesen, Tfelt-Hansen P, Welch KMA (Hrsg.) Raven Press, New York, 493–496

Paulson GW (1977) Atypical facial pain. Oral Surg Oral Med Oral Pathol 43: 338–341

Penarrocha M, Alfaro A, Bagan JV, Lopez-Trigo J (1992) Idiopathic trigeminal sensory neuropathy. J Oral Maxillofac Surg 50: 472–476

Pfaffenrath V, Rath M, Keeser W, Pöllmann W (1992) Atypischer Gesichtsschmerz – die Qualität der IHS-Kriterien und psychometrische Daten. Nervenarzt 63: 595–601

Pfaffenrath V, Rath M, Pöllmann W, Keeser W (1993) Atypical facial pain – Applications of the IHS criteria in a clinical sample. Cephalalgia 12 (Suppl.) 84–88

Pradat P, Guilly P, David M, Metzger J (1969) Neuralgie faciale atypique datant de 35 ans: kyste epidermoide lateroprotuberantiel; interet de la tomographie hypocycloide. Neurochirurgie 15: 497–502

Raab WH, Kobal G, Steude U, Hamburger C, Hummel C (1987) Die elektrische Stimulation des Ganglion Gasseri bei Patienten mit atypischem Gesichtsschmerz. Klinische Erfahrung und experimentelle Kontrolle durch elektrische Pulpareizung. Dtsch Zahnärztl Z 42: 793–797

Reik L Jr (1981) The temporomandibular joint pain-dysfunction syndrome: a frequent cause of headache. Headache 21: 151–156

Reik L Jr (1984) Atypical odontalgia: a localized form of atypical facial pain. Headache 24: 222–224

Reik L Jr (1985) Atypical facial pain: A reappraisal. Headache 25: 30–32

Remick RA, Blasberg B (1985) Psychiatric aspects of atypical facial pain. Can Dent Assoc J 51: 913–916

Remick RA, Blasberg B, Campos PE, Miles JE (1983) Psychiatric disorders associated with atypical facial pain. Can J Psychiatry 28: 178–181

Robert AM, Person P (1979) Etiology and treatment of idiopathic trigeminal and atypical facial pain neuralgias. Oral Surg 48: 298–308

Robert AM, Person P, Chandran NB, Hori JM (1984) Further observations on dental parameters of trigeminal and atypical neuralgias. Oral Surg 58: 121–129

Ruff T, Lenis A, Diaz J (1985) Atypical facial pain and orbital cancer. Arch Otolaryngol 111: 338–339

Rushton J, Gibilisco JA, Goldstein NP (1959) Atypical facial pain. J Am Med Assoc 171: 545–548

Sharav Y, Singer E, Schmidt E (1987) The analgesic effect of amitiptyline on chronic facial pain. Pain 31: 199–209

Sicuteri F (1981) Opioid receptor impairment – underlying mechanism in »pain diseases«? Cephalalgia 1: 77–82

Smith DP, Pilling LF, Pearson JS (1969) A psychiatric study of atypical facial pain. Can Med Assoc J 100: 286–291

Sollecito TP, Richardson RM, Quinn PD, Cohen SG (1993) Intracranial schwannoma as atypical facial pain. Case report. Oral Surg Oral Med Oral Pathol 76: 153–156

Solomon S, Lipton RB (1988) Atypical facial pain: A review. Semin Neurol 8: 332–338

Solomon S, Lipton RB (1990) Facial pain. Neurol Clin 8: 913–928

Ueda N (1982) Über die atypischen Gesichtsschmerzen in der larvierten Depression. ZWR 91: 57–60

Violon A (1980) The onset of facial pain: A psychological study. Psychother Psychosom 34: 11–16

Weddington WW, Blazer D (1979) Atypical facial pain and trigeminal neuralgia. A comparison study. Psychosomatics 20: 348–356

Yusuf H, Rothwell PS (1986) Temporomandibular joint pain-dysfunction in patients suffering from atypical facial pain. Br Dent J 161: 208–212

Zarb GA, Speck JE (1985) Die Behandlung der mandibulären Dysfunktion. In: Physiologie und Pathologie des Kiefergelenks, GA Zarb, GE Carlosson (Hrsg.) Quintessenz Verlags-GmbH, Berlin, Chicago, London, Rio de Janeiro, Tokyo, 421–447

A 6. Kopf- und Gesichtsneuralgien: Trigeminusneuralgie und Glossopharyngeusneuralgie

von *Th. Brandt*

Trigeminusneuralgie (Tic douloureux)

A 6.1. Klinik

Die typische Trigeminusneuralgie ist charakterisiert durch einseitig blitzartig einschießende, elektrisierende, unerträgliche Gesichtsschmerz-Attacken im Versorgungsbereich des N. trigeminus vor allem infraorbital oder im Unterlippen-Unterkieferbereich (2. Ast > 3. Ast; selten 1. Ast; rechts > links). Die Attacken dauern Sekunden bis Minuten sporadisch oder in Serien, spontan und/oder reizgetriggert und rezidivierend nach unterschiedlich langen schmerzfreien Intervallen. Heftigkeit, Häufigkeit (bis 100/die) und vor allem die mechanische Auslösbarkeit durch Kauen, Sprechen, Mimik, Kopferschütterungen, Berührung oder nur Luftzug beeinträchtigen die Patienten außerordentlich.

Die Diagnose ergibt sich aus der Anamnese mit umschriebenen Trigeminusschmerz-Attacken (Differenzierung vor allem gegenüber der Glossopharyngeus- und Intermediusneuralgie) und Triggermechanismen ohne neurologische Ausfälle (evtl. Hyperalgesie in der Attacke). Eine symptomatische Trigeminusneuralgie sollte vermutet werden bei jungen Patienten unter 40 Jahren oder Beginn im 1. Ast, atypisch lokalisierten oder zusätzlichen Dauerschmerzen im Intervall und begleitenden neurologischen Herd-Symptomen. Auch die Kombination verschiedener neurovaskulärer Kompressions-Syndrome wie Hemispasmus facialis und Trigeminusneuralgie spricht für einen pathologischen Prozeß (z. B. Megalodolichobasilaris) in der hinteren Schädelgrube (Gelber et al., 1989; Perkin und Illingworth, 1989).

Die *häufigste Ursache* einer **symptomatischen Trigeminusneuralgie** (14 % bilateral) ist die **Multiple Sklerose** (MS). 2,4 % aller Patienten mit Trigeminusneuralgie haben eine MS (Jensen et al., 1982) und 1–2 % der Patienten mit einer MS leiden an einer Trigeminusneuralgie (Huhn und Daniels, 1973; Hooge und Redekop, 1995). Der Beginn fällt meist in die dritte bis vierte Lebensdekade, entweder als Erstmanifestation oder nach häufig zusätzlichen, z. T. bilateralen Gesichtsdauerschmerzen (30 %).

Symptomatische Trigeminusneuralgien gibt es auch bei **Tumoren** (häufig assoziiert mit Sensibilitätsstörungen und abgeschwächtem Cornealreflex), vaskulären Malformationen, Prozessen des Hirnstamms und der Basis der hinteren Schädelgrube (5–13 %; Nomura et al., 1994; Sindou et al., 1994), selten auch kavernösen Angiomen, leptomeningealer Karzinose, fibröser Dysplasie, Syringobulbie, kryptischen parapontinen Angiomen, persistierender primitiver Trigeminalarterie und Aneurysmen (auch des Sinus cavernosus). Eine **Megalodolichobasilaris** führt in 58 % zu Hirnnervkompressionssyndromen, vor allem einem Hemispasmus facialis (39 %) und/oder einer Trigeminusneuralgie (27 %) (Levine et al., 1995). In einem operativen Patientengut von 1404 »typischen« Trigeminusneuralgien fand sich nur in 2 % eine direkte Nervkompression durch die A. vertebralis oder A. basilaris, wobei die mikrovaskuläre Dekompression ebenso erfolgreich war wie bei Kompression durch die A. cerebelli superior (Linskey und Jannetta, 1994). Offenbar kann eine symptomatische Trigeminusneuralgie selten auch durch periphere Nervläsionen z. B. Gesichtsschädeltrauma (traumatisches Neurom mit Sprouting- und ephaptischer Erregungsleitung) oder im Rahmen entzündlicher Prozesse (Nasennebenhöhlen, Zähne, Temporomandibulargelenk) ausgelöst werden (Calvin et al., 1977; Turkewitz und Levin, 1988). Bei vielen früheren Berichten über »symptomatische« Trigeminusneuralgien ist jedoch auch eine Koinzidenz der beschriebenen vermeintlichen Ursache mit einer »typischen« Trigeminusneuralgie (durch neurovaskuläre Kompression) möglich und nicht mehr überprüfbar. Bei raumfordernden Prozessen entsteht die Trigeminusneuralgie häufig nicht durch die Tumor-Nerv-Kompression, sondern durch eine sekundäre Gefäß-Nerv-Kompression als Folge der Strukturverschiebung.

Diagnostisch hilfreich sind Röntgenaufnahmen des Schädels, Computertomographie mit Kontrastmittel (einschließlich Knochenfenster im Bereich der Schädelbasis), Liquor und neurophysiologische Funktionsuntersuchungen wie Trigeminus – evozierte Potentiale (adäquater Reiz wird häufig schlecht toleriert), Orbicularis-oculi-Reflex und die Kornealreflex-Latenz. Die Bedeutung der Computertomographie zum Ausschluß von Tumoren der Schädelbasis ist allgemein anerkannt (Vitte et al., 1989). Die Magnetresonanztomographie zeigt zwar bei Patienten mit Trigeminusneuralgie meist einen neurovaskulären Kontakt der

Nerveintrittszone (Tash et al., 1989), mit der dreidimensionalen MR-Tomographie auch Nervkompressionen und -verlagerungen (Meaney et al., 1994; Masur et al., 1995). Sie ist jedoch für die Indikationsstellung zur Operation nur begrenzt brauchbar, da auch asymptomatische Kontrollpersionen in mehr als 25 % solche Gefäß-Nervkontakte zeigen (Hutchins et al, 1990). Die MRT wird deshalb vor allem zum Ausschluß einer Multiplen Sklerose oder eines Tumors eingesetzt. Wegen der Häufigkeit beider Erkrankungen, der Trigeminusneuralgie und der Multiplen Sklerose, sollte man auch an die Möglichkeit einer unabhängigen Assoziation denken (Meaney et al., 1995). Eine routinemäßige Katheterangiographie (von Neurochirurgen häufig gewünscht) ist auch präoperativ bei typischer Trigeminusneuralgie wenig hilfreich, da sie die Gefäßkompression des Nerven nicht nachweisen oder ausschließen kann (van Loveren et al., 1982). Die Wahrscheinlichkeit, einen kausalen pathologischen Befund zu erheben, ist geringer als das Angiographierisiko.
Wichtige Differentialdiagnosen zur Trigeminusneuralgie sind die Glossopharyngeusneuralgie (A 6); das Raeder-Syndrom (s. Kap. A 7.2), der atypische Gesichtsschmerz (s. Kap. A 5) oder das seltene aurikulotemporale »Frey's Syndrom« mit gustatorischem Schwitzen (DeBenedettis, 1990).

A 6.2. Verlauf

Die typische Trigeminusneuralgie ist eine Alterskrankheit. Der Erkrankungsgipfel liegt in der 7. bis 8. Lebensdekade (Frauen : Männer = 3 : 2). In einer amerikanischen Studie betrug die allgemeine Inzidenz in Rochester von 1945 bis 1984 4,3 auf 100 000 Einwohner, 5,9 für Frauen und 3,4 für Männer. Altersspezifisch lag die jährliche Inzidenz unterhalb des 40. Lebensjahres bei 0,2, zwischen 50–60 bei 8,9, zwischen 60–70 bei 17,5 und oberhalb des 70. Lebensjahres bei etwa 25 (Katusic et al., 1990). Arterielle Hypertonie erhöht das Risiko einer neurovaskulären Kompression offenbar wegen der verstärkten altersabhängigen Gefäßelongation. Die Trigeminusneuralgie ist eine sporadische Erkrankung ohne epidemiologische oder genetische Häufung. Seltene familiäre Häufungen sind mittelbar durch Gefäßelongation zu erklären (Kirckpatrick, 1989).
Der Spontanverlauf ist zu Beginn häufig durch sporadische Schmerzen oder periodische Schmerz-Attacken mit beschwerdefreien Intervallen (selten Monate bis Jahre) gekennzeichnet. Der Verlauf ist schwer voraussagbar, die Schmerzepisoden können Tage bis Jahre anhalten. Die Anzahl der Episoden betrug in der Rochester-Studie 1–11, wobei offenbar Patienten mit 2 Episoden kein größeres Risiko hatten, eine weitere zu entwickeln, als die mit erst einer Episode (Katusic et al., 1990). Mit zunehmendem Alter werden die Schmerzpausen in der Regel kürzer, jedoch sind auch komplette Spontanremissionen bekannt. Gelegentlich berichten Patienten Tage bis Jahre vor Ausbruch der eigentlichen Trigeminsuneuralgie über einen prodromalen Schmerz im Versorgungsbereich des Nerven, der wie Zahnschmerz oder Sinusitis geschildert wird und auf Carbamazepin oder Baclofen anspricht (»Prä-Trigeminusneuralgie«; Fromm et al., 1990).
Durch ausdosierte medikamentöse Einstellung können etwa 70 % der Patienten im ersten Jahr befriedigend behandelt werden. Mit zunehmender Behandlungsdauer nimmt diese Zahl ab. Die derzeitigen operativen Maßnahmen bei medikamentös nicht mehr beherrschbarer Neuralgie sind bis zu 80 % erfolgreich mit einer Versager- und Rezidivrate von etw 20 % innerhalb von Monaten bis Jahren (van Loveren et al., 1982; Möbius et al., 1984, Barker et al., 1996). Der Verlauf der Trigeminsuneuralgie bei Multipler Sklerose ist schwer vorherzusagen, zeigt spontane Remissionen wie andere paroxysmale Syndrome der MS mit einem der typischen Trigeminusneuralgie vergleichbaren initialen Therapieerfolg durch Pharmaka oder perkutane Thermokoagulation, jedoch höheren Rezidivraten. Eine Indikation für die mikrovaskuläre Dekompression ergibt sich bei MS wegen des anderen Pathomechanismus nicht.

A 6.3. Therapeutische Prinzipien

Unterschied man früher die idiopathische und symptomatische Trigeminsuneuralgie, so bezeichnet man heute die idiopathische als typische Trigeminusneuralgie durch Gefäßkompression der sensiblen Wurzel hirnstammnah an der Nerveneintrittszone. Pulsierende, aberrierende, z. T. arteriosklerotisch elongierte und erweiterte Gefäße im Kleinhirnbrückenwinkel (80 % A. cerebelli superior, 8 % Venen, 2 % A. vertebralis oder A. basilaris, selten A. cerebelli inferior anterior) sollen pathophysiologisch zu einer segmentalen Druckentmarkung (Hilton et al., 1994) am Übergang vom zentralen (Oligodendroglia) zum peripheren (Schwann-Zellen) Myelin führen (Gardner und Miklos, 1959; Jannetta, 1967). Enge Kontakte zwischen Hirnstammarterien und Nerv finden sich im Sektionsgut älterer Patienten ohne Trigeminusneuralgie in 58 % (Hardy und Rhoton, 1978), allerdings nur in 7 % mit wesentlichen »morphologischen« Veränderungen an der Nervaustrittsstelle (Klun und Prestor, 1986). Früher wurde auch eine Kompression der sensiblen Fasern an der Pyramidenspitze diskutiert (Gardner et al., 1956).
Die Auslösung der typischen Schmerzen geschieht offenbar erst durch ephaptische Fehlschlüsse, d. h. paroxysmal pathologische Reizübertragung zwischen benachbarten entmarkten Axonen. Diese Vorstellung paßt gut zur Erklärung der Triggerreize: Eine Berührung der Gesichtshaut löst über einen »Kurzschluß« zwischen sensiblen und nozi-

zeptiven Axonen den Schmerz aus. Zusätzliche zentrale Mechanismen sind jedoch wahrscheinlich (Møller, 1991). So könnte die periphere Läsion über ektope Impulse und Nachentladungen (auch im Ganglion Gasseri) nach Art des »kindling« einen »epileptischen Fokus« im Trigeminuskern generieren (Pagni, 1993). Die Ursachen von Geschlechtsspezifität, Betonung der rechten Seite (Glossopharyngeusneuralgie links) sowie des mandibulären Astes sind nicht klar, möglicherweise jedoch Folge anatomischer Asymmetrien (Pyramidenhochstand rechts, Schlinge der A. cerebelli superior von oben). Das Überwiegen der weiblichen Patienten kann möglicherweise durch die signifikant höhere Lebenserwartung der Frauen erklärt werden. Ein Bezug zu Zahnerkrankungen besteht nicht, so daß die früher üblichen **Zahnextraktionen therapeutisch unwirksam** sind. Gleiches gilt für die früher geübten »Exhäresen« trigeminaler Endäste im Gesicht.

Aus der pathologischen Reizübertragung leitet sich der wichtigste **medikamentöse therapeutische Zugang** ab: Der Einsatz der Antikonvulsiva, Carbamazepin und Phenytoin seit Blom (1962): Diese Pharmaka sollen zusätzlich zu ihrer direkten Wirkung auf die Entladungsbereitschaft des Nerven über eine Verminderung der GABA-Konzentration im periaquäduktalen Grau zentrale schmerzhemmende Systeme aktivieren (Hitchcock und Teixeira, 1982). Die antineuralgische Wirkung korreliert wie die antiepileptische Wirkung mit der Plasmakonzentration (Tomson et al., 1980). 80–90 % der mit Carbamazepin behandelten Patienten (unter Phenytoin 50–70 %) sprechen zunächst über Monate gut an, während die medikamentöse Langzeittherapie der Trigeminusneuralgie nur bei etwa 25 % der Patienten befriedigend ist (Rasmussen und Riishede, 1970; Tayler et al., 1981; van Loveren et al., 1982). Die von Fromm et al. (1984) empfohlene Einstellung auf Baclofen hat die Erwartungen nicht erfüllt. Es unterdrückt ebenso wie die Antiepileptika die Erregungsleitung durch verstärkte segmentale Hemmung.

Der Effekt von Pimozide (Lechin et al., 1989) ist pathophysiologisch unklar (direkte oder indirekte Blockade von Dopamin-Rezeptoren?).

Die lokale Applikation hyperämisierender Substanzen (Capsaicin) im Versorgungsbereich des betroffenen Trigeminusastes kann wirksam sein (Fusco und Alessandri, 1992), während die Anwendung anästhestischer Augentropfen unwirksam ist (Kondziolka et al., 1994).

Die **operative Behandlung** ist immer erst der zweite Schritt. Bis auf die mikrovaskuläre Dekompression (die als kausal, nicht-destruktiv bezeichnet werden kann) sind alle Methoden selektiv destruktiv mit dem Ziel Schmerzfreiheit durch Leitungsunterbrechung von Trigeminusafferenzen zu erzielen. Letzteres gelingt häufig nur vorübergehend und um den Preis von Sensibilitätsstörungen. Die langjährige Erfahrung mit vielfältigen Eingriffen vom peripheren Ast bis zur Hirnstammtraktotomie (seit der ersten Ganglion Gasseri Durchschneidung im Jahre 1890) bestätigen die *neurochirurgischen Regeln,* daß:

- die Rezidivrate um so größer ist, je weiter peripher der Eingriff erfolgt,
- praktisch alle wirkungsvollen destruktiven Eingriffe in etwa 20 % Sensibiliätsstörungen hinterlassen und inkomplette Läsionen mit geringeren Nebenwirkungen entsprechend höhere Rezidivraten aufweisen (Latchaw et al., 1983; Sharr, 1984; Müke, 1985; Illingworth, 1986).

Operative Methoden der ersten Wahl sind heute: die mikrovaskuläre Dekompression der Trigeminuswurzel über eine subokzipitale oder retromastoidale Kraniotomie sowie die perkutane selektive Destruktion des Ganglion Gasseri durch Thermokoagulation, Mikrokompression oder Glycerol.

a) Die **mikrovaskuläre Dekompression** wurde erstmals 1959 von Gardner beschrieben und wird heute in der von Jannetta (1982) angegebenen Weise durchgeführt. Über eine subokzipitale Trepanation zwischen Sinus transversus und sigmoideus wird nach Dura- und Arachnoideaeröffnung im Kleinhirnbrückenwinkel der N. trigeminus hirnstammnah unter dem Mikroskop von komprimierenden Gefäßen freipräpariert. Venen werden dabei koaguliert, zwischen Arterie und Nerv wird ein Kunststoffschwämmchen eingelegt. Bei Rezidiven sind Wiederholungsoperationen möglich, wobei sich in fast 50 % erneut vaskuläre (oder Kunststoff-) Kompressionen finden (Cho et al., 1994). Der operative Zugang wurde in den letzten Jahren zunehmend verfeinert um die Traumatisierung der Kleinhirnbrückenwinkelstrukturen zu vermindern (Zhang et al., 1989; Sindou et al., 1990). Jannetta (1985) gibt aufgrund seiner Erfahrung mit mehr als 900 Operationen an, daß 80 % der Patienten ohne vorherige destruktive Eingriffe komplett und über Jahre anhaltend schmerzfrei sind, was nach vorherigen destruktiven Eingriffen nur noch in weniger als 50 % gelingt. Apfelbaum (1962) berichtet über Schmerzfreiheit bei 71,2 %. Behandlungsbedürftige Rezidive (z. T. durch Carbamazepin besser als präoperativ beherrschbar) entstehen vor allem innerhalb der ersten zwei Jahre (Mendoza und Illingworth, 1995; Barker et al. 1996). In einer Langzeitverlaufsstudie an 1185 Patienten (mediane Beobachtungszeit 6 Jahre) fanden Barker et al. (1996) 10 Jahre nach dem Eingriff Schmerzfreiheit ohne Medikamente in 70 %, leichte, nicht therapiebedürftige Schmerzattacken in weiteren 4 %. 10 Jahre nach dem Eingriff betrug die jährliche Rezidivrate weniger als 1 %.

Intraoperativ fand sich bei Jannetta lediglich in 0,2 % keine neurovaskuläre Kompression, bei van Loveren (1982) immerhin in 18 %. Auch die Mortalität gibt Jannetta nach anfänglichen 1,2 % inzwischen mit 0,22 % als geringer an als Apfelbaum (1982) mit 1,5 %. Der Eingriff hat beachtliche Nebenwirkungen in etwa 10 % durch Kleinhirnschwellung, Blutungen, subdurales/epidurales Hämatom, vor allem irreversiblen Hörverlust (Morley, 1985). Kritiker dieser Methode geben die Rate unbefriedigender Ergebnisse mit etwa einem Drittel an (Adams, 1989). Vorübergehende Hirnnervenläsionen sind bekannt, anhaltende Funktionsstörungen werden in etwa 5 % berichtet; bei weniger geübten Chirurgen ist mit häufigeren Herd-Symptomen zu rechnen.

b) Die **perkutane Thermokoagulation des Ganglion Gasseri** nach Sweet (Sweet und Wepsig, 1974; Sweet, 1986). Diese ist eine Weiterentwicklung der von Kirschner (1932) eingeführten Elektrokoagulation. Bei diesem Verfahren wird unter Kurznarkose die Punktionskanüle perkutan rostral neben dem Mundwinkel durch das Foramen ovale bis in die retroganglionären Fasern vorgeschoben und am wachen Patienten die richtige Sondenlage unter Bildwandlerkontrolle durch Elektrostimulation mit Auslösung typischer Schmerz-Attacken korrigiert. Unter erneuter Kurznarkose erfolgt die dosierte Hochfrequenz-Thermoläsion, bei der Analgesie, nicht jedoch Anästhesie erreicht werden soll. Bei dosierter Thermoläsion gelingt die selektive Schädigung der schmerzleitenden A-Delta und C-Fasern, da die A-Alpha und Beta-Fasern für die epikritische Sensibilität thermoresistenter sind.
Im Vergleich zur offenen Operation mit Trepanation weist dieser Eingriff die geringste Mortalität und Morbidität auf (Anästhesia dolorosa < 4 %; meist reversible Masseterschwäche durch Schädigung der motorischen Trigeminuswurzel (nur bei 3. Ast) oder Dysästhesie < 50 %; Hirnnervenläsion III, IV oder VI < 4 %) (Apfelbaum,1982; Menzel et al., 1975; Siegfried, 1981; Broggi et al., 1990). Der Eingriff kann wiederholt werden, wobei dann das Risiko einer epikritischen Sensibilitätsstörung größer ist. Nach Auftreten einer postoperativen Anaesthesia dolorosa ist eine erneute Thermokoagulation wirkungslos.
In der Regel besteht postoperativ Schmerzfreiheit mit einer Rezidivrate von 12–28 % innerhalb von sechs bis sieben Jahren (Tew und Keller, 1977; Siegfried, 1981; Broggi et al., 1990), nach wiederholten Eingriffen beträgt die Rezidivrate jedoch nur 8 % (Sanders und Henny, 1992). Nach Latchwaw et al. (1983) betrug die Rezidivrate innerhalb von fünf Jahren jedoch 25 %, wenn deutliche postoperative Sensibiliätsstörungen angegeben wurden, 55 % bei leichten Sensibilitätsstörungen und 100 % bei Patienten ohne Einschränkung der Sensibilität. Das Auftreten von Rezidiven nach unterschiedlicher Zeit spricht dafür, daß die iatrogene Nervenwurzelläsion teilweise restituiert wird. Postoperative Schwellenuntersuchungen der Sensibilität zeigten entsprechend über Monate eine Erholung zunächst für Berührungsempfindlichkeit, später für Wärme und Schmerz (Hampf et al., 1990).

c) Die **perkutane Mikrokompression des Ganglion Gasseri** mit Hilfe z. B. eines Fogarty-Ballonkatheters unter Kurznarkose mit einem intraluminalen Druck von etwa 1200 mm Hg über 1–6 Min (Meglio und Cioni, 1989; Lobato et al., 1990) ist eine Variante der bislang üblichen Thermokoagulation. Obwohl sich in der aktuellen Literatur mehr Arbeiten zur mechanischen Kompression finden, ist die Thermokoagulation weiterhin als Standardmethode üblich und für Eingriffe bei Trigeminusneuralgie des III. Astes aus anatomischen Gründen (Schädigung der Motorik) der Mikrokompression vorzuziehen (Frank und Fabrizi, 1989; Fraioli et al., 1989). Die initialen Erfolgsraten reichen von 80 bis mehr als 90 % mit verwirrend unterschiedlichen Rezidivraten von etwa 20 % nach 5 Jahren (Frank und Fabrizi, 1989; Lichtor und Mullan, 1990; Brown et al., 1993) bis zu mehr als 50 % in 2 Jahren (Meglio und Cioni, 1989).
Nebenwirkungen sind intraoperative Blutdruck- und Herzfrequenzsteigerungen (Dominguez et al., 1994) sowie leichte postoperative Taubheit des betroffenen Versorgungsbereiches im Gesicht und Dysästhesien in etwa 10 % mit langsamer Besserungstendenz über Monate und Jahre. Tierexperimentelle Mikrokompression des Trigeminusganglions zeigte bei der Ratte entsprechend nach Monaten fokale Demyelinisierung und Proliferation von Schwannzellen sowie axonale Regeneration als Grundlage einer funktionellen Restitution (Preul et al., 1990). Manche Neurochirurgen (Mittelmeerraum) bevorzugen diese gegenüber der Thermorhizotomie neuere Methode, da der Eingriff noch kürzer und einfacher ist und weniger unangenehme Nebenwirkungen hat. Auch er kann wiederholt werden (Frank und Fabrizi, 1989; Fraioli et al., 1989; Broggi et al., 1993).

d) Die **perkutane retroganglionäre Glyzerin-Instillation** nach Hakanson (1981) ist eine alternative Methode, die sich bislang nur an wenigen Zentren durchgesetzt hat (Young, 1988; Fraioli et al., 1989; North et al., 1990) mit etwa gleichen Erfolgen und Nebenwirkungen (rückbildungsfähige Sensibilitätsstörungen) wie die vorher beschriebenen Methoden. Mit einer dünnen Lumbalpunktionskanüle wird in Lokalanästhesie perkutan über das Foramen ovale das Cavum Meckeli punktiert und unter Bildwandlerkontrolle mit Kontrastmittel die Trigeminuszisterne dargestellt. Es erfolgt dann die Injektion von 0,2–0,5 ml Glyzerol, welches sich ungezielt ausbreitet (am stärksten den 1. Ast, am geringsten den 2. und 3. Ast erreicht; Bergenheim et al., 1993), jedoch »selektiv« die nicht myelinisierten und teilweise myelinisierten Schmerzfasern ausschalten soll. Initiale Sensibilitätsstörungen (75 %) und anhaltende Dysästhesien (38 %) sind jedoch häufig (Slettebo et al., 1993), Reinjektionen möglich. In einer Verlaufsstudie (mediane Beobachtungszeit 3 Jahre) an 53 Patienten fand sich eine komplette Schmerzaufhebung ohne Medikamente in 59 %; bei 30 % war eine wiederholte Glyzerol-Rhizotomie notwendig (Konzioldka et al., 1994). In einer anderen Verlaufsstudie (99 Patienten) beschrieben Bergenheim und Hariz (1995) ein Jahr nach dem ersten Eingriff eine Erfolgsrate von 83 % im Vergleich zu 60 oder 75 % beim Zweiteingriff nach vorheriger Glyzerolinstillation oder Thermokoagulation.

Weitere operative Methoden sind:

a) Die **periphere Ausschaltung** (Durchschneidung, Exhairese, bzw. lokale Alkohol- oder Phenolinjektion) der Nn. supra/infraorbitales, mandibulares oder mentales hat schon nach ein bis zwei Jahren hohe Rezidivraten und den Nachteil der anhaltenden Sensibilitätsstörungen mit möglicher Anaesthesia dolorosa und Hornhautschädigung. Ihre Indikation ist auch als Minimaleingriff bei sehr alten oder nicht narkosefähigen Patienten zunehmend verlassen worden.

b) Die **Resektion des Ganglion Gasseri** und die Alkoholinjektion in das Cavum Meckeli nach Härtel sind wegen der folgenden Sensibilitätsstörungen mit Keratitis aufgegeben worden.

c) Die **subtemporale Duraspaltung** über der Trigeminuswurzel vom Ganglion Gasseri bis zum Tentoriumrand nach Taarnhoj hatte als nicht destruktive Dekompressions-OP erstaunliche Erfolge, wurde aber wegen der hohen Rezidivrate (30 %) aufgegeben.

d) Die **retroganglionäre Durchschneidung** der sensiblen Trigeminusäste (Ast 2 und/oder 3) nach Spiller und Frazier über einen infratemporalen extraduralen Zugang war seit 1901 für Jahrzehnte Standardoperation mit den Nebenwirkungen einer Anästhesie sowie selten Fazialisparese oder extraduralem Hämatom. Dieser Eingriff, der vereinzelt noch empfohlen wird (Morley, 1985), ist weitgehend zugunsten der Verfahren nach Sweet und Gardner/Jannetta verlassen worden.

e) Die **intradurale Durchschneidung** der sensiblen Trigeminuswurzel nach Dandy ist ein wesentlich größerer, risikoreicher Eingriff, für den mit Einschränkung noch eine Indikation bleibt: als Variante in gleicher Sitzung, wenn bei angestrebter mikrovaskulärer Dekompression kein verdächtiger Gefäß-Nervkontakt gefunden wird. Die partielle Durchtrennung der sensiblen Trigeminuswurzel zeigte in einer Verlaufsstudie an 83 Patienten (mittlere Beobachtungszeit 6 Jahre) exzellente (48 %) bis gute (22 %) Ergebnisse in 70 %, ein Versagen in 30 % (Young und Wilkins, 1993).

f) Die **Traktotomie** nach Sjöqvist, d. h. selektive Durchtrennung der Schmerzbahn in Höhe der Medulla oblongata unter Erhaltung der Berühungsempfindlichkeit (z. T. in Lokalanästhesie bei Patienten mit Neuralgie des 1. Astes). Sie ist wegen des zu hohen OP-Risikos weitgehend verlassen worden, ist jedoch auch nach anderen vergeblichen operativen Versuchen als ultima ratio wirksam (Morita und Hosobuchi, 1992).

g) Die **stereotaktische radiochirurgische Trigeminusausschaltung** mit dem »Gamma knife« wurde bei 7 von 12 Patienten nach vergeblichen anderen chirurgischen Maßnahmen erfolgreich durchgeführt (Rand et al., 1993).

h) Bei atypischer Trigeminusneuralgie mit Anaesthesia dolorosa infolge destruktiver Eingriffe sind die o.g. Verfahren offenbar wirkungslos, obwohl der ursprüngliche Auslöseort proximal liegt. In dieser unglücklichen Situation werden **Reizstrombehandlungen über perkutan implantierte Elektroden im Ganglion Gasseri** (Steude, 1984; Waidhauser und Steude, 1994) oder mittels implantierter Elektroden im zentralen Höhlengrau des Hirnstamms (Nittner, 1980) mit immerhin bescheidenem Erfolg (40 %) versucht.

A 6.4. Pragmatische Therapie

Carbamazepin
Pharmakon der ersten Wahl ist Carbamazepin (Tegretal®, Timonil®) beginnend mit 3 mal 200 mg/die per os. Die rasche Aufdosierung mit Retardtabletten hat den Vorteil des raschen Wirkungseintritts (bei extremen Schmerzen alternativ initial 400 mg Carbamazepin Sirup), andererseits den Nachteil häufiger dosisabhängiger reversibler Nebenwirkungen in Form von Benommenheit und Schwankschwindel, Ataxie, Sehstörungen, Übelkeit, Somnolenz und Kopfschmerzen, so daß in schweren Fällen zunächst Bettruhe angezeigt ist. Wenn möglich sollte man deshalb immer einschleichend dosieren und Carbamazepin nicht unregelmäßig als Bedarfsmedikation wie ein Schmerzmittel verwenden. Bei symptomatischer Trigeminusneuralgie durch Multiple Sklerose können sich unter Carbamazepin die zerebellären Symptome verstärken. Im weiteren Verlauf wird, je nach Schmerzlinderung und Plasmakonzentration (6–15 g/ml), höher dosiert bis maximal 6 mal 200 mg/die. Unter Dauereinstellung liegen die wirksamen Plasmakonzentrationen niedriger wegen zusätzlicher Wirkung des Hauptmetaboliten Carbamazepin-10, 11-epoxid (Tomson und Bertilsson, 1984). Bei älteren Patienten werden pro mg/kg der Dosis höhere Plasmakonzentrationen mit entsprechend früheren Nebenwirkungen erreicht (Schmidt et al., 1984).
Neben Schwindel und Ataxie können Exantheme, idiosynkratische Reaktionen wie Leukopenie ($< 3\,000/mm^3$) Thrombozytopenie, Leberfunktionsstörungen oder ein AV-Block zum Absetzen des Carbamazepin zwingen, weshalb anfänglich regelmäßige Blutbildkontrollen einschließlich Thrombozytenzahl und Lebertransaminasen notwendig sind.

Das Ketoderivat des Carbamazepin »Oxcarbazepin« war in 6 Fällen einer carbamazepinrefraktären Trigeminsuneuralgie wirksam und bis auf eine leichte Hyponatriämie unter hohen Dosen bei 2 Patienten ohne bedeutende Nebenwirkung (Zakrzewska und Patsalos, 1989). Oxcarbazepin bietet eine Alternative für Patienten mit Carbamazepinintoleranz (Grant und Faulds, 1992).

Phenytoin

Pharmakon der zweiten Wahl ist Phenytoin (Zentropil®, Phenhydan®) beginnend mit 3 mal 100 mg/die per os bis max. 4–5 mal 100 mg, 1 mal täglich abends oder verteilt auf morgens und abends, wobei die volle Wirkung erst verzögert nach bis zu zwei Wochen (angstrebte therapeutische Plasmakonzentration: 14–23 μg/ml) erreicht wird (unter stationären Bedingungen deshalb eventuell Phenytoin-Infusion). Mit zunehmender Tagesdosis sollte die exponentielle Kinetik des Plasmaspiegels beachtet werden.

Die Nebenwirkungen entsprechen in etwa denen des Carbamazepin. Kombinationsbehandlungen von Carbamazepin und Phenytoin sind erst nach erfolgloser vollausdosierter Monotherapie gerechtfertigt.

Pimozid

Das Psychopharmakon Pimozid (Orap®) erwies sich in einer Doppelblind-Crossover-Studie an 48 Patienten mit medikamentös refraktärer Trigeminusneuralgie in Dosen langsam steigend von 4–12 mg/die gegenüber Carbamazepin (300–1200 mg/die) als wirkungsvoller (Lechin et al., 1989). Wie bei anderen Dopamin-Rezeptorenblockern kam es jedoch zu unangenehmen Nebenwirkungen der cholinergen Überaktivität mit Müdigkeit, Benommenheit, Speichelfluß, Bradykardie, Blutdrucksenkung und verstärkter gastrointestinaler Motilität, die durch Anticholinergika wie Biperidin unterdrückt werden konnte. Man wird weitere Erfahrungen abwarten müssen; zunächst ist Pimocide wegen der möglichen Nebenwirkungen (z. B. Akinese und Spätdyskinesien) nur als alternatives Pharmakon zu empfehlen.

Baclofen

Bei Unverträglichkeit von Carbamazepin und Phenytoin kann Baclofen (Lioresal®) 3–4 mal 5–10 mg/die per os (maximal 4 mal 20 mg) versucht werden (Fromm et al., 1980). Die biologische Halbwertzeit des Baclofen liegt etwa bei 4 Stunden, so daß häufigere Einnahmen notwendig sein können. Die Wirksamkeit ist jedoch nach unserer Erfahrung deutlich geringer, und es kann nicht erwartet werden, daß Patienten, die auf Carbamazepin nicht ansprechen, erfolgreich mit Baclofen eingestellt werden können. Fromm (1984; 1990) empfiehlt dann auch den Versuch einer Kombination von Carbamazepin mit Baclofen oder bei Carbamazepin-Unverträglichkeit von Phenytoin und Baclofen. Dosisabhängige Nebenwirkungen sind Übelkeit, Erbrechen, Kopfschmerz, Schwindel, selten Psychosen oder epileptische Anfälle vor allem bei (cave!) raschem Absetzen.

Die Wirksamkeit von Muskelrelaxantien wie Tizanidin und von Neuroleptika wie Haloperidol, Levomepromazin oder Antidepressiva wie Ami-

Tab. A 6.1: Therapie der Trigeminusneuralgie (ges. gesch. Präparatenamen z. T. in Auswahl)

1. Schritt: medikamentös

1. Wahl
   Carbamazepin (Tegregal®, Timonil®)
   initial 3 x 200 mg/die (rasche Aufsättigung nur stationär) bis maximal 6 x 200 mg per os oder toxischer Plasmakonzentration (> 15μg/ml)
   Schmerzfreiheit anfänglich 80–90 %; nach 1/2 Jahr 25–50 %
2. Wahl
   Phenytoin (Zentropil®, Phenhydan®)
   initial 3 x 100 mg/die bis max. 5 x 100 mg per os oder toxischer Plasmakonzentration: > 25 μg/ml
   Schmerzfreiheit nach 2 Wochen 50–70 %; nach 1/2 Jahr ca. 25 %
3. Wahl (mit Einschränkung, da wenig wirksam)
   Baclofen (Lioresal®)
   initial 4 x 10 mg bis max. 4 x 20 mg per os eventuell kombiniert mit Carbamazepin oder Phenytoin
   - alternativ Pimozid (Orap®) 4–12 mg/die (cholinerge Nebenwirkungen)

2. Schritt: operativ

1. Wahl bei »jüngeren« Patienten
   mikrovaskuläre Dekompression (Gardner/Jannetta)
   befriedigender Erfolg 70–80 % (Rezidivrate etwa 20 % innerhalb von Jahren) Eingriff mit Risiko vor allem bei älteren Patienten (> 70 Jahre) und bei Patienten in schlechtem Allgemeinzustand (1.Wahl bei Trigeminusneuralgie des 1. Astes)
2. Wahl bei älteren und schwerstkranken Patienten
   perkutane Thermokoagulation (Sweet)
   befriedigender Erfolg z. T. erst nach Wiederholung bis 80 % (Rezidivrate etwa 20 % innerhalb von Jahren) wenig belastender Eingriff, auch im hohen Alter bei Patienten in schlechtem Allgemeinzustand möglich oder *perkutane Mikrokompression* (Eingriff noch einfacher) oder *perkutane retroganglionäre* Glycerolinstallation

3. Ultima ratio bei Anaesthesia dolorosa

- Reizstromtherapie über implantierte Elektroden im Ganglion Gasseri
- Reizstromtherapie über implantierte Elektroden im zentralen Höhengrau

tryptilin und Imipramin ist unzureichend. Andererseits ist das Neuroleptikum Pimocide wirksam. Auch intravenöse Infusionen von 0,8 % Chlormethiazol wurden in einer unkontrollierten Studie als wirksam beschrieben (Zurak et al., 1989).

Operative Intervention
Nur bei unbefriedigender, vollausdosierter medikamentöser Behandlung sind operative Interventionen indiziert. Das Hauptargument gegen eine sofortige Indikation zur operativen Intervention (ohne medikamentösen Behandlungsversuch) ist der Spontanverlauf mit häufig langen, gelegentlich anhaltenden Remissionsphasen (Fields, 1996).

Die **mikrovaskuläre Dekompression** wird heute von den meisten neurochirurgischen Kliniken als interventionelle Therapie der 1. Wahl bevorzugt. Meist werden jedoch je nach spezieller Indikation oder persönlicher Erfahrung andere Eingriffe, wie die **perkutane Thermokoagulation,** die **perkutane Mikrokompression,** oder die **retroganglionäre Glyzerininstillation** parallel angewendet. Wegen der Risiken des Eingriffs der subokzipitalen Trepanation bei der Dekompression (1 % Letalität; 10 % z. T. irreversible Herd-Symptome) empfehlen manche jedoch als 1. Wahl die risikoärmere perkutane Thermokoagulation oder Mikrokompression (Anaesthesia dolorosa und Hirnnervenläsion < 4 %), zumal keine signifikanten Unterschiede der guten Wirksamkeit und der Rezidivrate (etwa 20 %) nachgewiesen sind. Diese Entscheidung ist zumindest für ältere Patienten > 70 Jahre) und Patienten in schlechtem Allgemeinzustand mit erhöhtem Op-Risiko allgemein anerkannt, während bei jungen Patienten übereinstimmend die mikrovaskuläre Dekompression als Eingriff 1. Wahl emfpohlen wird (Jannetta, 1984; Bederson und Wilson, 1989). Die Trigeminusneuralgie des I. Astes sollte bevorzugt durch mikrovaskuläre Dekompression behandelt werden, um die Gefahr der Hornhautschädigung durch Sensibiliätsstörung zu vermeiden. Die Trigeminusneuralgie des III. Astes sollte perkutan nicht durch Ballonkompression, sondern durch Thermorhizotomie angegangen werden.

Trigeminusneuralgie bei Multipler Sklerose
Die Behandlung der Trigeminusneuralgie bei MS hat wegen der anderen Grunderkrankung und des unterschiedlichen Mechanismus einer entzündlichen Entmarkung der Trigeminuswurzel im Hirnstamm Besonderheiten. Carbamazepin und Phenytoin sind auch hier wirksame Substanzen der 1. Wahl, werden jedoch wegen der generellen Natriumkanalblockade demyelinisierter Axone von einigen Patienten schlecht vertragen (z. B. Zunahme zerebellärer Symptome). Erste Berichte über die Wirksamkeit des Prostaglandin E-Analogs Misoprostol (Cyclotec® 200) bei 6 von 7 Patienten mit MS und Trigeminusneuralgie, die auf Carbamazepin nicht ansprachen (Reder et al., 1995), müssen in einer kontrollierten Nachfolgestudie überprüft werden. Der Mechanismus wird hier in der pharmakologischen Unterdrückung der Entzündung im MS-Plaque gesehen, wobei die Assoziation der Trigeminusneuralgie mit dem akuten schubförmig entzündlichen Geschehen nicht gesichert ist.
Operative Therapie der Wahl bei der symptomatischen Trigeminusneuralgie durch Multiple Sklerose ist die perkutane Thermokoagulation. Die retroganglionäre Glyzerin-Instillation zeigt ähnliche gute Anfangserfolge wie bei der idiopathischen Trigeminusneuralgie (90 %), jedoch auch eine hohe Rezidivrate von 60 % innerhalb von Jahren (Linderoth und Hakanson, 1989). Im Hinblick auf die Therapie sollte auch beachtet werden, daß MS und »typische« Trigeminusneuralgie zusammen und unabhängig von einander vorkommen (Meaney et al., 1995).

A 6.5. Historisch oder obsolet

- Exhairese oder Alkoholinjektion peripherer Trigeminusäste (periphere Anästhesie lediglich gelegentlich zur Diagnosesicherung oder Abschätzung der Erfolgsprognose eines geplanten anderen operativen Eingriffs);
- Resektion oder Alkoholinjektion des Ganglion Gasseri;
- Subtemporale Duraspaltung;
- Retroganglionäre extradurale Durchtrennung der sensiblen Trigeminuswurzel (noch vereinzelt durchgeführt);
- Intradurale Durchtrennung der sensiblen Trigeminuswurzel (z. T. als OP-Variante, wenn keine Gefäß/Nervkompression gefunden wird;
- Hirnstammtraktotomie;
- Zahnextraktionen.

A 6.6. Verwandte Krankheitsbilder

Im Gegensatz zur Trigeminusneuralgie ist der atypische Gesichtsschmerz ein überwiegend einseitiger, brennender bzw. bohrender, tiefer Dauerschmerz der Wange oder des Oberkiefers ohne ein organisch faßbares Korrelat. Die Behandlung ist undankbar, da es regelmäßig nach Anfangserfolgen auf verschiedene Pharmaka wie Carbamazepin (Tegretal®), Baclofen (Lioresal®) oder trizyklische Antidepressiva (Saroten®) zu Rezidiven kommt, ebenso wie nach verzweifelten Kieferhöhlenoperationen oder Zahnextraktionen (s. Kap. A 5).

Glossopharyngeusneuralgie

A 6.7. Klinik

Die Glossopharyngeusneuralgie ist charakterisiert durch einseitige (88 %), blitzartig einschießende, unerträgliche Serien von Schmerz-Attacken (Sekunden bis Minuten, meist mehrfach pro Stunde) im Bereich des Schlundes mit Ausstrahlung zum gleichseitigen Ohr, gelegentlich mit Mißemfpindungen im Rachen oder vor dem Tragus. Es findet sich eine Seitendominanz (links mehr als rechts = 3 : 2). Typische Auslöser sind: Schlucken (vor allem kalter Getränke; Trigger ist die Berührung, nicht der Schluckakt selbst), Husten, Räuspern, Schneuzen, Gähnen, Kauen, Sprechen; die Patienten wagen oft nicht zu essen.
Außer der pharyngealen Form gibt es auch die tympanische oder otalgische Form (z. T. dann Vago-Glossopharyngeusneuralgie), bei der die Schmerzen nicht von Pharynx, Zungengrund oder Tonsillen ausgehen, sondern vom vorderen Bereich des Ohres und des Kieferwinkels in den Schlund ausstrahlen. In 10 % der Fälle kommt es während der Glossopharyngeusneuralgie zu einer begleitenden Bradykardie bis Asystolie und Blutdruckabfall bis zu Synkopen (Bruyn, 1986a; Ferrante et al., 1995) vor allem bei symptomatischen Fällen mit Halstumoren (Chalmers und Olson, 1989; Papay et al., 1989).
Diagnostisch wichtig sind die Schmerzlokalisation oropharyngeal und periaural (King, 1987) sowie die Triggerung über Berührung des Gaumensegels oder der Tonsillengrube, gelegentlich über Tragusdruck. 10 %ige Kokainlösung oder Anaesthesin® Rachenspray führen zur vorübergehenden Beschwerdefreiheit. Dies ist für die Diagnosebestätigung wichtig. In 10 % der Fälle ist dieser Test jedoch negativ (Rushton et al., 1981).
Zur gelegentlichen Verwechslung mit der Trigeminusneuralgie kommt es weniger wegen der klinischen Symptomatik (die unverwechselbar unterschiedlich ist), sondern wegen des gleichzeitigen Vorkommens einer Trigeminusneuralgie und Glossopharyngeusneuralgie in 10 % (Rushton et al., 1981), wobei unregelmäßig alternierende Schmerzattacken vorkommen.
Eine symptomatische Glossopharyngeusneuralgie sollte vermutet werden bei jüngeren Patienten (< 40 Jahre), bei untypischer oder beidseitiger Schmerzlokalisation, wenn zwischen den Attacken keine Schmerzfreiheit besteht, bei Progredienz ohne Spontanremission oder wenn neurologische Herd-Symptome auftreten. In Betracht kommen Tumoren der hinteren Schädelgrube und des Halses (Chalmers und Olson, 1989; Papay et al., 1989), des Nasopharynx und Epipharynx, der Zunge und der Parotis sowie Tonsillitis, peritonsillärer Abszeß und ein verlängerter processus styloideus (Kopfdrehung kann Schmerzen triggern). Glossopharyngeus-Neurinome sind selten und meist symptomarm (Claesen et al., 1989).
Die *Differentialdiagnose* der Glossopharyngeusneuralgie umfaßt vor allem (Bruyn, 1986a):

- Trigeminusneuralgie 3. Ast oder Kombination von Trigeminus- und Glossopharyngeusneuralgie;
- Epileptische Anfälle (gegenüber Synkopen bei kardiovaskulärer Variante der Glossopharyngeusneuralgie);
- Neuralgie des N. laryngeus superior;
- Intermediusneuralgie gegenüber otalgischer Variante der Glossopharyngeusneuralgie;
- »Sluder-Neuralgie« (als nosologische Einheit nicht allgemein akzeptiert)
- Tabische Glossodynie oder pharyngo-laryngeale Krisen

A 6.8. Verlauf

Die Glossopharyngeusneuralgie ist selten. Im Verhältnis zur Trigeminusneuralgie beträgt die Prävalenz etwa 1:75 mit einem Altersgipfel des Erkrankungsbeginns in der fünften bis sechsten Lebensdekade ohne Geschlechtsdominanz und im Gegensatz zur Trigeminusneuralgie mit einem Überwiegen der linken Seite, vor allem bei Frauen (Bruyn, 1986a). Die Schmerz-Attacken treten häufig täglich auf, meist getriggert, mit schmerzfreien Intervallen über Stunden und gegenüber der Trigeminusneuralgie erfreulich häufigen Spontanremissionsphasen über Monate bis Jahre bei 70 % der Patienten.Das Ansprechen auf medikamentöse und operative Therapie entspricht der Trigeminusneuralgie.

A 6.9. Therapeutische Prinzipien

Für die typische Glossopharyngeusneuralgie wird neben der antikonvulsiven Prophylaxe heute ebenfalls eine operative Beseitigung der Gefäß/Nervkompression durch arteriosklerotisch erweiterte und elongierte Hirnstammgefäße (A. cerebelli inferior anterior oder A. cerebelli superior, A. vertebralis, persistierende A. hypoglossi oder Plexus chorioideus) angeboten.
Die Kombination von Glossopharyngeus- und Trigeminusneuralgie (10 %) kann nur unvollständig durch periphere und zentrale Verbindungen beider Nerven über den Ramus tympanicus, den N. petrosus superficialis, das Ganglion oticum, den N. auriculotemporalis, die chorda tympani, den N. lingualis und die im Hirnstamm absteigende Kernsäule des N. trigeminus erklärt werden. Wahrscheinlich ist, daß bei elongierten Gefäßen die den

Nerv schädigende Mikrotraumatisierung durch Gefäßkontakt an beiden Nerven stattfindet.
Operatives Verfahren zur Schmerzlinderung durch Leitungsunterbrechung war früher (Rushton et al., 1981) die **intradurale Durchschneidung der Nervenwurzel** am Foramen jugulare nach subokzipitaler Trepanation, z. T. einschließlich Durchtrennung der oberen zwei bis drei Wurzeln des N. vagus, bei ohrbetontem Schmerz und bei negativem Kokain-Test auch des N. intermedius des N. facialis. Bei guten postoperativen Erfolgen von 80 bis 95 % betrug die Letalität bis zu 5 %, weitere Komplikationen waren Schluckbeschwerden, Fremdkörpergefühl und Sensibilitätsstörungen im Rachen bei 20 bis 30 % (Gaumensegelparesen nur bei doppelseitiger Durchschneidung des Nerven). Der pharyngeale operative Zugang zur Nervdurchschneidung wird als einfacher beschrieben (Mairs und Stewart, 1990).

Heute werden von den Neurochirurgen in folgender Reihenfolge bevorzugt eingesetzt:

- **Mikrovaskuläre Dekompression** nach subokzipitaler Trepanation (Laha und Jannetta, 1977), zum Teil kombiniert mit einer Nervdurchtrennung (Fraioli et al., 1989),
- **Selektive perkutane Thermoläsion** des N. glossopharyngeus über einen lateralen zervikalen Zugang durch das Foramen jugulare (Salar et al., 1983; Ishiyama et al., 1990), was während der Überwärmung transitorische Bradykardien und Blutdruckabfall auslösen kann,
- **Durchtrennung der Nervenwurzel des Glossopharyngeus und der oberen Vaguswurzel** (Kind, 1987; Mairs und Stewart, 1990).

A 6.10. Pragmatische Therapie

Die Therapieschritte bei der Glossopharyngeusneuralgie entsprechen denen der Trigeminusneuralgie (s. A 6.4), nämlich zunächst

medikamentös:
1. Wahl Carbamazepin (Tegretal®, Timonil®)
2. Wahl Phenytoin (Zentropil®, Phenhydan®) alternativ Pimozid (Orap®) obwohl bislang ungeprüft.

Bei unbefriedigender Einstellung und Verlauf ohne längere Spontanremission jedoch

operativ:
Mikrovaskuläre Dekompression oder
perkutane Thermoläsion oder
operative Durchschneidung des N. glossopharyngeus und der oberen Vaguswurzeln.

Wegen der Seltenheit des Krankheitsbildes liegen keine überzeugenden Vergleiche über Nebenwirkungen und Rezidivraten der Verfahren vor. Die Berichte über die Erfahrungen bei kleinen Fallzahlen sind unabhängig von der Methode überwiegend positiv (Sindou und Mertens, 1993). Der Langzeitverlauf von 40 Patienten mit mikrovaskulärer Dekompression (mediane Beobachtungszeit 4 Jahre) war in über 70 % hervorragend mit anhaltender Schmerzfreiheit ohne Medikamente (Resnick et al., 1995). Die Thermokoagulation ist sicher der einfachere und risikoärmere Eingriff (Möglichkeit der Mitschädigung des N. vagus), der auch bei symptomatischer Neuralgie (z. B. Karzinomen) und auch bei Schwerkranken durchgeführt werden kann. Es werden jedoch auch die Schwierigkeiten beschrieben, eine selektive perkutane Thermorhizotomie des N. glossopharyngeus über das Foramen jugulare durchzuführen (Fraioli et al., 1989). Der Versuch der mikrovaskulären Dekompression wird bei negativem Situs zum Teil mit der früheren Standard-Op. der intraduralen Durchschneidung des N. glossopharayngeus und der oberen Vaguswurzeln kombiniert.

A 6.11. Verwandte Krankheitsbilder

Nasoziliarisneuralgie (Charlin's Neuralgie)
Die einseitigen Schmerz-Attacken betreffen den inneren Augenwinkel und die Nasenwurzel mit begleitender Nasensekretion und Schleimhautkongestion, konjunktivaler Rötung und Blepharospasmus. Triggerpunkte sind die Austrittsstellen des N. infratrochlearis und externer Nasennerven. Die Schmerzen sistieren auf Bestreichen der Nasenschleimhaut mit 5 % Kokain-Adrenalin-Lösung, nicht jedoch auf anästhesierende Augentropfen. Verwechselungen mit dem Clusterkopfschmerz sind möglich.
Neben abschwellenden Nasentropfen (Nasivin®) wird die lokale Anwendung von Kokain-Adrenalin-Lösung therapeutisch eingesetzt (Bruyn, 1986 b).

Intermediusneuralgie
Die extrem seltene Neuralgie des N. intermedius oder des Ganglion geniculatum des N. facialis mit tiefen Ohrschmerzattacken und Triggerzonen im äußeren Gehörgang, aber auch ausgelöst durch Schlucken und den Anblick von Speisen (Reiz durch Speichelsekret), ist schwer von der otalgischen Glossopharyngeusneuralgie abzugrenzen. Die Literatur ist verwirrend mit fließenden Übergängen; es gibt keine konstanten pathognomonischen Triggerzonen und keine Möglichkeit, die Diagnose ex juvantibus durch Lokalanästhesie zu bestätigen. Auch die Beeinträchtigung des Nasolakrimationsreflexes sowie Störungen der Tränensekretion, des Speichelflusses und des Geschmacks während der Attacke sind nicht sicher verwertbar. Bei chirurgischer Exploration wurde keine neurovaskuläre Kompression gefunden (Panagopoulos et al., 1987).
Unter dieser Sicht ist außer der medikamentösen Behandlung mit Carbamazepin oder Phenytoin,

ein allgemeingültiger Vorschlag für operative Maßnahmen, die in Form der Durchtrennung der Trigeminuswurzel, des N. intermedius oder des N. glossopharyngeus vereinzelt durchgeführt wurden, nicht möglich (Bruyn, 1986 c).

Laryngeus-superior-Neuralgie

Die Neuralgie des N. laryngeus superior ist ebenso umstritten wie die Sluder-Neuralgie. Nach Erkrankungen des Respirationstraktes oder Karotisendarterektomie kann es zu lanzierenden, z. T. beidseitigen Schmerzattacken mit Ausstrahlung zum gleichseitigen Ohr, retroorbital, aber auch in die Brust oder Schulter kommen, z. T. ausgelöst durch Schlucken, Husten, Schneuzen oder Kopfbewegungen.

Lokalanästhesie der Triggerpunkte an der Hypothyreoidmembran und des Versorgungsbereiches der Nn. laryngei bringt Linderung ebenso wie Carbamazepin (Tegretal®) (Brownstone et al., 1980); die Neurektomie wurde erfolgreich operativ durchgeführt (Bruyn, 1986d).

Literatur

Adams CB (1989) Microvascular compression: an alternative view and hypothesis. J Neurosurg 70: 1–12

Apfelbaum RI (1982) Microvascular decompression for tic douloureux. Results. In: Brackman, DE (Hrsg.) Neurological Surgery of the Ear and Skull Base, Raven Press, New York, 175–180

Barker FG, Jannetta J, Bissonette DJ, Larkins MV, Ha Dong Jho (1996) The long-term outcome of microvascular decompression for trigeminal neuralgia. New Engl. J. Med. 334: 1077–1083

Bederson JB, Wilson CB (1989) Evaluation of microvascular decompression and partial sensory rhizotomy. 252 cases of trigeminal neuralgia. J Neurosurg 71: 359–367

Bergenheim AT, Hariz MI (1995) Influence of previous treatment on outcome after glycerol rhizotomy for trigeminal neuralgia. Neurosurgery 36: 303–309, discussion 309–310

Bergenheim AT, Hariz MI, Laitinen LV (1993) Retrogasserian glyzerol rhizotomy and ist selectivity in the treatment of trigeminal neuralgia. Acta Neurochir Suppl Wien 58: 174–177

Blom S (1962) Trigeminal neuralgia: Its treatment with a new anticonvulsant drug. Lancet I, 839–840

Brandt Th, Illingworth RD, Peatfield RC (1996) Trigeminal and glossopharyngeal neuralgia. In: Brandt Th, Caplan LR, Dichgans J, Diener Ch., Kennard C (Hrsg.) Neurological Disorders, Course and Treatment, Academic Press, San Diego, New York, 49–58

Broggi G, Franzini A, Lasio G, Giorgi C, Servello D (1990) Long-term results of percutaneous retrogasserian thermo-rhizotomy for »essential« trigeminal neuralgia: considerations of 1 000 consecutive patients. Neurosurgery 26: 783–787

Broggi G, Franzini A, Giorgi C, Servello D, Brock S (1993) Trigeminal neuralgia: new surgical strategies. Acta Neurochir Suppl Wien 58: 171–173

Brown JA, McDaniel MD, Weaver MT (1993) Percutaneous trigeminal nerve compression for treatment of trigeminal neuralgia: results in 50 patients. Neurosurgery 32: 570–573

Brownstone PK, Ballenger II, Vick NA (1980) Bilateral superior laryngeal neuralgia. Its successful treatment with carbamazepine. Arch Neurol 37: 525

Bruyn GW (1986a) Glossopharyngeal neuralgia, 459–473; (1986b) Charlin's neuralgia, 483–486; (1986c) Nervus intermedius neuralgia (Hunt), 487–494; (1986d) Superior laryngeal neuralgia, 495–500. In: Vinken PJ, Bruyn GW, Klawans HL (Hrsg.) Handbook of Clinical Neurology Vol 4/48 Headache, Elsevier: Amsterdam

Calwin WH, Loeser JD, Howe JF (1977) A new neurophysiological theory for the pain mechanism of tic douloureux. Pain 3: 147–154

Chalmers AC, Olson JL (1989) Glossopharyngeal neuralgia with syncope and cervical mass. Otolaryngol Head Neck Surg 100: 252–255

Cho DY, Chang CG, Wang YC, Wang FH, Shen CC, Yang DY (1994) Repeat operations in failed microvascular decompression for trigeminal neuralgia. Neurosurgery 35: 665–669, discussion 669–670

Claesen P, Plets C, Goffin J, Van den Bergh R, Baert A, Wilms G (1989) The glossopharyngeal neurinoma. Case reports and literature review. Clin Neurol Neurosurg 91: 65–69

DeBenedittis G (1990) Auriculotemporal syndrome (Frey's syndrome) presenting as tic douloureux. Report of two cases. J Neurosurg 72: 955–988

Dominguez J, Lobato RD, Rivas JJ, Gargallo MC, Castells V, Gozalo A, Sarabia R (1994) Changes in systemic blood pressure and cardiac rhythm induced by therapeutic compression of the trigeminal ganglion. Neurosurgery 34: 422–427

Ferrante L, Artico M, Nardacci B., B. Fraioli B, Cosentino F, Fortuna A. (1995) Glossopharyngeal neuralgia with cardiac syncope. Neurosurgery 36: 58–63

Fields HL (1996) Treatment of trigeminal neuralgia. New Engl J Med 334: 1125–1126

Fraioli B, Esposito V, Guidetti B, Cruccu G, Manfredi M (1989) Treatment of trigeminal neuralgia by thermocoagulation, glycerolization, and percutaneous compression of the gasserian ganglion and/or retrogasserian rootlets: long-term results and therapeutic protocol. Neurosurgery 24: 239–245

Fraioli B, Esposito V, Ferrante L, Trubiani L, Lunardi P (1989) Microsurgical treatment of glossopharyngeal neuralgia: case reports. Neurosurgery 25: 630–632

Frank F, Fabrizi AP (1989) Percutaneous surgical treatment of trigeminal neuralgia. Acta Neurochir (Wien) 97: 128 -130

Fromm GH (1990) Clinical pharmacology of drugs used to treat head and face pain. Neurol Clin 8: 143–151

Fromm GH, Terrence CF, Chatta AS, Glass JD (1984) Baclofen in the treatment of trigeminal neuralgia: Double-bind study and longterm follow-up. Ann Neurol 15: 240–244

Fromm GH, Graff-Radford SB, Terrence CF, Weet, WH (1990) Pretrigeminal neuralgia. Neurology 40: 1493–1495

Fromm GH, Shibuya T, Nakata M, Terrence CF (1990) Effects of D-baclofen and L-baclofen on the trigeminal nucleus. Neuropharmacology 29: 249–254

Fusco BM, Alessandri M (1992) Analgesic effect of capsaicin in idiopathic trigeminal neuralgia. Anesth Analg 74: 375–377

Gardner WJ, Miklos MV (1959) Response of trigeminal neuralgia to »decompression« of sensory root: discussion of cause of trigeminal neuralgia. JAMA 170: 1773–1776

Grant SM, Faulds D (1992) Oxcarbazepine. A review of ist pharmacology and therapeutic potential in epilepsy, trigeminal neuralgia and affective disorders. Drugs 43: 973–988

Hakanson S (1981) Trigeminal neuralgia treated by injection of glycerol into the trigeminal cistern. Neurosurgery 9: 638–646

Hampf G, Bowsher D, Wells C, Miles J (1990) Sensory and autonomic measurements in idiopathic trigeminal neuralgia before and after radiofrequency thermocoagulation: differentiation from some other causes of facial pain. Pain 40: 241–248

Hardy DG, Rhoton AL (1978) Microsurgical relationships of the superior cerebellar artery and the trigeminal nerve. J Neurosurg 49: 669–678

Hilton DA, Love S, Gradidge T, Coakham HB (1994) Pathophysiological findings associated with trigeminal neuralgia caused by vascular compression. Neurosurgery 35: 299–303

Hitchcock E, Teixeira M (1982) Anticonvulsants activation of painsuppressing systems. Appl Neurophysiol 45: 582–593

Hooge JP, Redekop WK (1995) Trigeminal neuralgia in multiple sclerosis. Neurology 45: 1294–1296

Huhn A, Daniels L (1973) Die Syntropie von Encephalomyelitis disseminata und Trigeminusneuralgie. Fortschr Neurol Psychiat 41: 477–496

Hutchins LG, Harnsberger HR, Jacobs JM, Apfelbaum RI (1990) Trigeminal neuralgia (tic douloureux): MR imaging assessment. Radiology 175: 837–841

Illingworth R (1986) Trigeminal neuralgia: surgical aspects. In: Vinken PJ, Bruyn GW, Klawans HL (Hrsg.) Handbook of Clinical Neurology Vol 4/48 Headache, 449–458, Elsevier, Amsterdam Ishiyama T, Tanahashi T, Iida H, Ota S, Yamamoto M (1990) Selective percutaneous thermocoagulation of the glossopharyngeal nerve in intractable glossopharyngeal neuralgia. Masui 329: 243–247

Jannetta PJ (1967) Structural mechanisms of trigeminal neuralgia: Arterial compression of the trigeminal nerve at the pons in patients with trigeminal neuralgia. J Neurosurg 26: 159–162

Jannetta PJ (1982) Treatment of trigeminal neuralgia by microoperative decompression. In: Youmans J (Hrsg.) Neurological Surgery Vol-6, Saunders, Philadelphia, 3589–3603,

Jannetta PJ (1985) Microsurgical management of trigeminal neuralgia. Arch Neurol 42: 800–801

Jensen TS, Rasmussen P, Reske-Nielsen E (1982) Association of trigeminal neuralgia with multiple sclerosis: Clinical and pathological features. Acta Neurol Scand 65: 182–189

Katusic S, Beard CM, Bergstrahl, E, Kurland LT (1990) Incidence and clinical features of trigeminal neuralgia, Rochester, Minnesota, 1945–1984. Ann Neurol 27: 89–95

King J (1987) Glossopharyngeal neuralgia. Clin Exp Neurol 24: 113–121

Kirckpatrick DB (1989) Familial trigeminal neuralgia: case report Neurosurgery 24: 758–761

Kirschner M (1932) Elektrokoagulation des Ganglion Gasseri. Zbl Chir 59: 2841–2843

Klun B, Prestor B (1986) Microvascular relations of the trigeminal nerve: An anatomical study. Neurosurgery 19: 535–539

Kondziolka D, Lunsford LD, Bissonette DJ (1994) Long-term results after glycerol rhizotomy for multiple sclerosis-related trigeminal neuralgia. Can J Neurol Sci 21: 137–140

Kondziolka D., Lemley T, Kestle JR, Lunsford LD, Fromm GH, Jannetta PJ (1994) The effect of single-application topical ophthalmic anesthesia in patients with trigeminal neuralgia. A randomized double-blind placebo-controlled trial. J Neurosurg 80: 993–997

Laha RK, Jannetta PJ (1977) Glossopharyngeal neuralgia. Neurosurgery 47: 316–320

Latchaw JP, Hardy RW, Forsythe SB, Cook AF (1983) Trigeminal neuralgia treated by radiofrequency coagulation. J Neurosurg 59: 479–484

Lechin F, van der Dijs B, Lechin ME, Amat J, Lechin AE, Cabrera A, Gómez F, Acosta E, Arocha L, Villa S, Jiménez V (1989) Pimozide therapy for trigeminal neuralgia. Arch Neurol 46: 960–963

Levine RL, Turski PA, Grist TM (1995) Basilary artery dolichoectasia. Review of the literatur and six patients studied with magnetic resonance angiography. Neuroimaging 5: 164-170

Lichtor T, Mullan JF (1990) A 10-year follow-up review of percutaneous microcompression of the trigeminal ganglion. J Neurosurg 72: 49–54

Linderoth B, Hakanson S (1989) Paroxysmal facial pain in disseminated sclerosis treated by retrogasserian glycerol injection. Acta Neurol Scand 80: 341–346

Linskey ME, Jho HD, Jannetta PJ (1994) Microvascular decompression for trigeminal neuralgia caused by vertebrobasilar compression. J Neurosurg 81: 1–9

Lobato, RD, Rivas JJ, Sarabia R, Lamas E (1990) Percutaneous microcompression of the gasserian ganglion for trigeminal neuralgia. J Neurosurg 72: 546–553

Van Loveren H, Tew JM, Keller JT, Nurre MA (1982) A 10-year experience in the treatment of trigeminal neuralgia. J Neurosurg 57: 757–764

Masur H, Papke K, Bongartz G, Vollbrecht K (1995) The significance of three-dimensional MR-defined neurovascular compression for the pathogenesis of trigeminal neuralgia. J Neurol 242: 93–98

Meaney JF, Miles JB, Nixon TE, Whitehouse GH, Ballantyne ES, Eldridge PR (1994) Vascular contact with the fifth cranial nerve at the pons in patients with trigeminal neuralgia: detection with 3 D FISP imaging. Am J Roentgenol 163: 1447–1452

Meaney JF, Watt JW, Eldridge PR, Whitehouse GH, Wells JC, Miles JB (1995) Association between trigeminal neuralgia and multiple sclerosis: role of magnetic resonance imaging. J Neurol Neurosurg Psychiatry 59: 253–259

Meglio M, Cioni B (1989) Percutaneous procedures for trigeminal neuralgia: microcompression versus radiofrequency thermocoagulation. Personal experience. Pain 38: 9–16

Mendoza N., Illingworth RD (1995) Trigeminal neuralgia treated by microvascular decompression: a long-term follow-up study. Br J Neurosurg 9:13–19

Menzel J, Piotrowski W, Penholz H (1975) Long-term results of Gasserian ganglion electrocoagulation. J Neurosurg 42: 140–43

Möbius E, Leopold HC, Paulus WM (1984) Die Behandlung der typischen Trigeminusneuralgie. Fortschr Med 102: 935–939

Møller AR (1991) The cranial nerve vascular compression syndrome: II. A review of pathophysiology. Acta Neurochir (Wien) 113: 24–30

Morley TP (1985) Case against microvascular decompression in the treatment of trigeminal neuralgia. Arch Neurol 42: 801–802

Morita M, Hosobuchi Y (1992) Descending trigeminal tractotomy for trigeminal neuralgia after surgical failure. Stereotact Funct Neurosurg 59: 52–55

Morita A, Fukushima T, Miyazaki S, Shimizu T, Atsuchi, M (1989) Tic douloureux caused by primitive trigeminal artery or its variant. J Neurosurg 70: 415-419

Müke R (1985) Die neurochirurgische Behandlung der Trigeminusneuralgie. Nervenheilk 4: 188-194

Nittner K (1980) Möglichkeiten der neurochirurgischen Schmerzbeeinflussung. Fortschr Neurol Psychiat 48: 571-602

Nomura T, Ikezaki K, Matsushima T, Fukui M (1994) Trigeminal neuralga: differentiation between intracranial mass lesions and ordinary vascular compression as causative lesions. Neurosurg Rev 17: 51-57

North RB, Kidd DH, Piantadosi S, Carson BS (1990) Percutaneous retrogasserian glycerol rhizotomy. Predictors of success and failure in treatment of trigeminal neuralgia. J Neurosurg 72: 851-856

Pagni CA (1993) The origin of tic douloureux: a unified view. J Neurosurg Sci 37: 185-194

Panagopoulos K, Chakraborty M, Deopujari CE, Sengupta RP (1987) Neurovascular decompression for cranial rhizopathies. Br J Neurosurg 1: 235-241

Papay FA, Roberts JK, Wegryn TL, Gordon T, Levine HL (1989) Evaluation of syncope from head and neck cancer. Laryngoscope 99: 382-388

Perkin GD, Illingworth RD (1989) The association of hemifacial spasm and facial pain. J Neurol Neurosurg Psychiatry 52: 663-665

Preul MC, Long PB, Brown JA, Velasco ME, Weaver MT (1990) Autonomic and histopathological effects of percutaneous trigeminal ganglion compression in the rabbit. J Neurosurg 72: 933-940

Rand RW, Jacques DB, Melbye RW, Copcutt BG, Levenick MN, Fisher MR (1993) Leksell Gamma Knife treatment of tic douloureux. Stereotact Funct Neurosurg 61 Suppl. 1: 93-102

Rasmussen P, Riishede J (1970) Facial pain treated with Carbamazepine (Tegretol) Acta Neurol Scand 46: 385-408

Reder AT, Arnason BGW (1995) Trigeminal neuralgia in multiple sclerosis relieved by a prostaglandin E analogue. Neurology 45: 1097-1100

Resnick DK, Jannetta PJ, Bisonnette D, Jho HD, Lanzino G (1995) Microvascular decompression for glossopharyngeal neuralgia. Neurosurgery 36, 64-68

Rushton JG, Stevens JC, Miller RH (1981) Glossopharyngeal (vagoglossopharyngeal) neuralgia. Arch Neurol 38: 201-205

Sahni KS, Pieper DR, Anderson R, Baldwin NG (1990) Relation of hypesthesia to the outcome of glycerol rhizolysis for trigeminal neuralgia. J Neurosurg 72: 55-58

Salar G, Ori C, Baratto V, Iob I, Mingrino S (1983) Selective percutaneous thermolesions of the ninth cranial nerve by lateral cervical approach: report of eight cases. Surg Neurol 20: 276-279

Sanders M, Henny CP (1992) Results of selective percutaneous controlled radiofrequency lesion for treatment of trigeminal neuralgia in 240 patients. Clin J Pain 81: 23-27

Schmidt D, Cornaggia C, Fabian A (1984) Carbamazepine suspension for acute treatment of trigeminal neuralgia. Clinical effects in relation to plasma concentration. In: Levy RH, Pitlick WH, Eichelbaum M (Hrsg.) Metabolism of Antiepileptic Drugs, Raven Press, New York, 35-44

Sharr MM (1984) Which operation for trigeminal neuralgia? In: Warloch, Ch, Garfield J (Hrsg.) Dilemmas in the Management of the Neurological Patient, Churchill Livingston, Edinburgh, London, 234-248

Siegfried J (1981) Percutaneous controlled thermocoagulation of the gasserian ganglion in trigeminal neuralgia: Experiences with 1 000 cases. In: Samii, M, Jannetta PJ (Hrsg.) The Cranial Nerves, Springer, Berlin, Heidelberg, New York, 322-330

Sindou M, Mertens P (1993) Microsurgical vascular decompression (MVD) in trigeminal and glosso-vagopharyngeal neuralgias. A twenty years experience. Acta Neurochir Wien Suppl 58: 168-170

Sindou M, Amrani F, Mertens P (1990) Microsurgical vascular decompression in trigeminal neuralgia. Comparison of 2 technical modalities and physiopathologic deductions. A study of 120 cases. Neurochirurgie 36: 16-26

Sindou MP, Chiba M, Mertens P (1994) Anatomical findings observed during microsurgical approaches of the cerebellopontine angle for vascular decompression in trigeminal neuralgia (350 cases) Stereotact Funct Neurosurg 63:203-207

Slettebo H, Hirschberg H, Lindegaard KF (1993) Long-term results after percutaneous retrogasserian glycerol rhizotomy in patients with trigeminal neuralgia. Acta Neurochir Wien 122: 231-235

Steude U (1984) Radiofrequency electrical stimulation of the Gasserian ganglion in patients with atypical trigeminal pain. Methods of percutaneous temporary test-stimulation and permanent implantation of stimulation devices. Acta Neurochir Suppl 33: 481-486

Sweet WH (1986) The treatment of trigeminal neuralgia (tic douloureux). N Engl J Med 315: 174-177

Sweet WH, Wepsic JG (1974) Controlled thermocoagulation of trigeminal ganglion and rootlets for differential destruction of pain fibres. Part I. Trigeminal neuralgia. J Neurosurg 40: 143-156

Tash RR, Sze G, Leslie DR (1989) Trigeminal neuralgia: MR imaging features. Radiology 1989: 767-770

Taylor JC, Brauer S, Espir MLE (1981) Long-term treatment of trigeminal neuralgia with carbamazepine. Postgrad Med J 57: 16-18

Tew JM, Keller JP (1977) The treatment of trigeminal neuralgia by percutaneous radiofrequency technique. Clin Neurosurg 24: 557-578

Tomson T, Bertilsson L (1984) Potent therapeutic effect of carbamazepine-10, 11-epoxide in trigeminal neuralgia. Arch Neurol 41: 598-601

Tomson T, Tybring G, Bertilsson L, Ekbom K, Rane A (1980) Carbamazepine therapy in trigeminal neuralgia. Clinical effects in relation to plasma concentration. Arch Neurol 37: 699-703

Turkewitz LJ, Levin M (1988) Acute Inflammation of the temporomandibular joint presenting as classical trigeminal neuralgia – Case report and hypothesis. Headache 28: 24-25

Vitte E, Bensinom JL, Baulac M (1989) Radiological studies in trigeminal nerve pathology. Arch Otorhinolaryngol 246: 262-264

Waidhauser E, Steude U (1994) Evaluation of patients with atypical trigeminal neuralgia for permanent electrode implant by – Teststimulation of the ganglion gasseri. Stereotact Funct Neurosurg 62: 304-308

Young JN, Wilkins RH (1993): Partial sensory trigeminal rhizotomy at the pons for trigeminal neuralgia. J. Neurosurg.79: 680-687

Young RF (1988) Glycerol rhizolysis for treatment of trigeminal neuralgia. J Neurosurg 69:39-45

Zakrzewska JM, Patsalos PN (1989) Oxcarbazepine: a new drug in the management of intractable trigeminal neuralgia. J Neurol Neurosurg Psychiatry 52: 472-476

Zhang KW, Zhao YH, Shun ZT, Li P (1990) Microvascular decompression by retrosigmoid approach for trigeminal neuralgia: experience in 200 patients. Ann Otol Rhinol-Laryngol 99: 129–130

Zurak N, Randic B, Poljakovic Z, Voglein S (1989) Intravenous chlormethiazole in the management of primary trigeminal neuralgia resistant to conventional therapy. J Int Med Res 17: 89–92

A 7. Spontanes und postpunktionelles Liquorunterdruck-Syndrom

von *M. Dieterich*

A 7.1. Klinik

Postpunktionelle Liquorunterdruckbeschwerden waren nach diagnostischen Lumbalpunktionen mit einer 20–22 G Kanüle häufig (20–40 %; Dieterich und Perkin, 1996). Sie bestehen überwiegend in aufrechter Körperhaltung als Nacken-/Hinterkopfschmerz oder auch als frontaler, parietaler oder diffuser Kopfschmerz und klingen nach Flachlagerung rasch ab. Typischerweise setzen die Symptome innerhalb von einigen (meist 24 bis 48) Stunden nach der Lumbalpunktion ein und dauern im Mittel 4 Tage. Übelkeit bis zum Erbrechen, Benommenheit, Nackensteifigkeit und Rückenschmerzen sind häufige Begleitbeschwerden; Verschwommensehen, Lichtempfindlichkeit, Tinnitus, Innenohrschwerhörigkeit und Ohrdruck treten nur gelegentlich auf (Aboulish et al., 1975). Die Häufigkeit von Rückenschmerzen nach der Lumbalpunktion korreliert nicht mit der Inzidenz des postpunktionellen Liquorunterdruck-Syndroms (Halpern und Preston, 1994). Selten kommt es zu passageren Hirnnervenläsionen (vorwiegend VI; nie I, IX, X), auch allein mechanisch nach Lumbalpunktion, aber häufiger durch toxische Kontrastmitteleinwirkung (z. B. Abduzensspätparesen 3 bis 5 Tage nach Myelographie). Subdurale Hämatome und Hygrome oder meist reversible Innenohrtieftonschwerhörigkeiten (2 %) sind ebenfalls selten; letztere werden über einen endolympathischen Hydrops infolge der Liquorhypotension (Verbindung zum Perilymphraum) erklärt.
Manchmal tritt der Liquorunterdruck-Kopfschmerz **spontan** auf, ohne daß ein Duraleck nachgewiesen werden kann. Als mögliche Ursachen werden eine zu starke Liquorresorption (Marcelis und Silberstein, 1990) oder spontane Duradefekte (Wurzeltaschenrupturen) angenommen. Magnetresonanztomographien des Schädels zeigen nach heftigem, vor allem langdauerndem intrakraniellem Liquorunterdruck – sowohl nach Lumbalpunktion als auch spontan – eine meningeale Verdickung durch Hyperämie mit Kontrastmittelaufnahme, subdurale Flüssigkeitssäume und eine kaudale Hirnverlagerung, was sich parallel zur Besserung des klinischen Syndroms spontan zurückbildet (Pannullo et al., 1993). Symptome eines Liquorunterdrucks können auch bei Überdrainage eines ventrikulo-peritonealen oder -atrialen Shunts zur Behandlung eines Hydrozephalus entstehen.
Differentialdiagnostisch abzugrenzen sind andere Kopfschmerzformen wie insbesondere das Zervikal-Syndrom, der zervikogene Kopfschmerz, die Migräne ohne Aura, aber auch eine Meningitis, Subarachnoidalblutung oder schwerwiegende Komplikationen durch Vergrößerung bzw. Auslösung eines subduralen Hämatoms oder einer intrazerebralen Blutung, besonders bei ungewöhnlichem Verlauf oder bei länger als 14 Tage anhaltenden Beschwerden.
Diagnostisch richtungsweisend ist die Lageabhängigkeit der Beschwerden mit eindeutiger Besserung bzw. Abklingen bei Kopfflachlagerung und erneutem Auftreten bei aufrechter Körperhaltung.

A 7.2. Verlauf

Der Spontanverlauf zeigt eine Remission bei 53 % innerhalb von vier Tagen und bei 72 % innerhalb von sieben Tagen (Vandam und Dripps, 1956), während über Wochen bis Monate anhaltende Beschwerden durch protrahierten epiduralen Liquorabfluß eine Rarität sind. Die Beschwerden sind jeweils in den Morgenstunden deutlicher als nachmittags. Betroffen sind vor allem junge Erwachsene, Frauen doppelt so häufig wie Männer. Hingegen sind Kinder unter 13 Jahren (Bolder, 1986) und ältere Erwachsene über 60 Jahre wenig anfällig.
Die Häufigkeit des postpunktionellen Liquorunterdruck-Syndroms hängt nach randomisierten Doppelblindstudien von der Kanülenstärke ab (je dünner die Kanüle, desto niedriger die Beschwerderate; **Tab. A 7.1.**). Es tritt für die 20–22 G-Kanüle bei diagnostischen Lumbalpunktionen in 20–40 % und bei Spinalanästhesien seltener in 16–18 % auf (Tourtelotte et al., 1972; Hilton-Jones et al., 1982; Dieterich und Brandt, 1985). Die Gründe für die teilweise niedrigere Beschwerderate bei Spinalanästhesien liegen neben dem häufigeren Benutzen dünnerer Punktionskanülen darin, daß mehr Flüssigkeit injiziert als entnommen wird, die Patienten im Durchschnitt älter (mit damit geringerer Suszeptibilität) sind und häufig postoperativ eine verlängerte Bettruhe teilweise mit Analgetikaeinnahme eingehalten wird, so daß die Beschwerden im Liegen nicht bemerkt werden. Neben der Kanülenstärke spielen die Form ihrer Spitze (z. B. ist die atraumatische Spinalkanüle nach Sprotte mit konisch abgerundeter Spitze und seitlicher Öffnung günstig) und die Orientierung des Kanülenschliffs beim Einstich (Auseinanderdrängen, nicht Durchtrennen der longitudinalen

Tab. A 7.1: Abhängigkeit des Liquorunterdruck-Syndroms von Kanülenstärke und Kanülenspitze

Kanülenstärke Kanülenspitze	Beschwerderate diagnostische Lumbalpunktion	 Spinalanästhesie
16–19 G 20–22 G 24–27 G 29 G	ca. 70 % 20–40 % 5–12 % –	10–30 % 16–30 % 5–25 % 2 %
21–22 G atraumat. 22–24 G atraumat. 25 G atraumat.	2,5– 6,5 % ca. 2 % –	0,02– 3,5 % 0 –15,2 % 3,0 –14,5 %

Durafasern) eine Rolle. Die entnommene Liquormenge hat bei einem Volumen von 10–25 ml keinen Einfluß auf seine Inzidenz (Alpers, 1925). Ein weiterer Faktor, der möglicherweise die Inzidenz senken kann, ist die Einnahme einer 30°-Kopftief-Bauchlage für 30 Minuten nach der Lumbalpunktion (Easton, 1979; Smith et al., 1980). Liegen in dieser Position könnte den Verschluß des Duralekkes begünstigen (Raskin, 1990).

A 7.3. Therapeutische Prinzipien

Pathogenetisch kommt es wegen eines sich verzögert schließenden Dura-Arachnoidea-Defektes zu einem nachdauernden Leck mit epiduralem Liquorabfluß (initial 5–30 ml/h) und konsekutivem Liquorunterdruck. In spinalen Magnetresonanztomographien war bei allen lumbal Punktierten einer Serie mit 11 Patienten eine paraspinale Liquoransammlung sichtbar, deren Volumen nicht mit dem Auftreten postpunktioneller Kopfschmerzen korrelierte (Iqbal et al., 1995). Die aus dem Liquounterdruck resultierende Venendilatation und kaudale Hirnverlagerung mit Zug an schmerzempfindlichen Strukturen wie Dura, Nerven und Gefäßen verursachen die lageabhängigen Kopfschmerzen (Kunkel et al., 1943; Wolff, 1972; Kadrie et al., 1976). Infratentoriell führt die Irritation des N. glossopharyngeus, N. vagus und der drei oberen Zervikalwurzeln zum Nacken-Hinterhauptskopfschmerz; supratentoriell bedingt der 2. und 3. Trigeminusast den Stirn-Schläfenkopfschmerz (Pickering, 1948; Wolff 1972). Kompensatorisch führt die signifikante Reduktion des normalen Liquorvolumens (100–160 ml) über den intrakraniellen Liquorunterdruck zu einer verminderten Liquorresorption bei unveränderter Liquorproduktion (Pappenheimer et al., 1962; Cutler et al., 1968). Zusätzlich kommt es zu einem Ungleichgewicht zwischen intra- und extravasalen Drucken. Wegen ihrer dünnen Gefäßwände passen sich die Venen passiv an ihren Umgebungsdruck an und dilatieren (Kunkel et al., 1943; Forbes und Nason, 1935), was eine Hirnvolumenzunahme bedingt. Solche Vasodilatationen können eine Diapedese von Zellen und Proteinen in den Subarachnoidalraum und Liquor ermöglichen, wodurch die Liquorpleozytose und Eiweißerhöhung einiger Patienten mit intrakraniellem Liquorunterdruck erklärt werden kann (Lipman, 1977). Somit beruht das postpunktionelle Liquorunterdruck-Syndrom auf der Kombination aus Zug an schmerzempfindlichen Strukturen (verstärkt durch den Druck aufgrund der Venendilatation) und einer Zunahme des Hirnvolumens. Für diese Annahme spricht die Beobachtung, daß der Kopfschmerz durch Kompression der Jugularvenen verstärkt werden kann.

Möglicherweise spielt auch eine Überempfindlichkeit einiger Patienten gegenüber Substanz P in der Ätiologie des postpunktionellen Liquorunterdruck-Syndroms eine Rolle. Diese Hypothese beruht auf der Beobachtung, daß bei Patienten, die postpunktionell Beschwerden entwickelten, sowohl im Plasma als auch im Liquor signifikant niedrigere Substanz P-Spiegel gemessen wurden als bei postpunktionell beschwerdefreien Patienten (Solomon et al., 1995). Die Beschwerden würden dann durch eine punktionsbedingte Ausschüttung von Substanz P bei zugrunde liegender Substanz P-Überempfindlichkeit vermittelt werden.

Psychogenen Faktoren – häufig als entscheidende Auslöser angesehen – kommt eine ganz untergeordnete Bedeutung zu (Dripps und Vandam, 1954; Diener et al., 1985).

Als relevante **therapeutische Prinzipien** können heute gelten (Dieterich und Perkin, 1996):

1. Prophylaxe durch Vermeiden eines großen Duradefektes mit Hilfe dünner atraumatischer Punktionskanülen,
2. Flachlagerung zur Behandlung der lageabhängigen, in aufrechter Körperhaltung auftretenden Liquorunterdruckbeschwerden,
3. Einsatz von Koffein oder Theophyllin, die eine intrazerebrale Vasokonstriktion durch Blockade der Adenosinrezeptoren im Gehirn induzieren,
4. Durchführen einer epiduralen Eigenblutinjektion zur gelatinösen Tamponade des Duraleckes und Kompression des Duralsackes.

A 7.4. Pragmatische Therapie

A 7.4.1. Prophylaxe

Kanüle
Die beste Prophylaxe gegen ein persistierendes Duraleck liegt in der Wahl einer möglichst dünnen Kanüle mit atraumatischer Spitze (z. B. nach Sprotte) oder Dattner-Nadel mit Kanülenschliffposition vertikal. Bei der diagnostischen Lumbalpunktion sind jedoch der Kanülenstärke durch die benötigte Liquormenge Grenzen gesetzt.
Nicht nur die Kanülenstärke ist von Bedeutung, sondern auch die Kanülenspitze, die eine atraumatische, abgerundete Form haben sollte (z. B. atraumatische Nadel nach Sprotte). Durch die atraumatische Kanüle mit konischer Spitze kann die Beschwerderate bei diagnostischen Lumbalpunktionen auf 2,5–6,5 % (21–22 G; Engelhardt et al., 1992; Braune und Huffmann, 1992) und bei Spinalanästhesien auf 0,02–3,5 % gesenkt werden (**Tab. A 7.1**; Engelhardt et al., 1992; Harrison und Langham, 1994; Halpern und Preston, 1994). Wegen der höheren Flexibilität der besonders dünnen Nadel und der abgerundeten Spitze ist eine stärkere, kurze, scharfe Führungskanüle erforderlich. Die Spitze sollte so eingeführt werden, daß die longitudinal verlaufenen Durafasern nicht durch einen horizontal angesetzten Kanülenschliff zerschnitten, sondern durch eine vertikale Schliffführung auseinandergedrängt werden. Allein durch diese parallele Ausrichtung des Kanülenschliffs kann die Inzidenz der Beschwerden von 17,9 % auf 4,5 % gesenkt werden (25 G-Quincke-Nadel; Tarkkila et al., 1992). Weiterhin günstig erscheint das Wiedereinführen des Mandrins nach Liquorentnahme, um dann beides – Mandrin und Kanüle – zusammen zu entfernen (Strupp et al., 1995).

Körperlage
Verschiedene zur Prävention eingesetzte postpunktionelle Lagemanöver (2–24stündige Bettflachlagerung, 30minütige bis 4stündige Bauchflachlagerung, Kopftieflagerung 30° für 30 Minuten und Kombinationen) sind – wie in kontrollierten, einfachen oder doppelblinden, prospektiven Studien gezeigt – in jeder Form unwirksam. Sie verlängern lediglich die Latenz bis zum Einsetzen der Beschwerden (Carbaat und van Crevel; 1981; Hilton-Jones et al., 1982; Handler et al., 1982; Hilton-Jones, 1984; Dieterich und Brandt, 1985). In zwei prospektiven randomisierten Studien traten sogar bei den sofort (Vilming et al., 1988) oder nach 6 Stunden (Thornberry und Thomas, 1988) mobilisierten Patienten seltener Beschwerden auf (13 % versus 23 %). Damit ist es durchaus richtig, Patienten unmittelbar nach der Lumbalpunktion aufstehen zu lassen.
Das Entfernen der Kanüle in Bauch- und Kopftieflage scheint sich nach einer prospektiven Studie günstig auf die Kopfschmerzinzidenz auszuwirken (Smith et al., 1980). Präventive Effekte durch eine erhöhte orale Flüssigkeitszufuhr nach Lumbalpunktion oder die Gabe des Kalziumblockers Flunarizin konnten in prospektiven Studien nicht nachgewiesen werden (Dieterich und Brandt, 1988; Heide und Diener, 1987).
Zusammenfassend hat sich als **pragmatische Therapie** die Prophylaxe durch Vermeiden eines großen Duradefektes mit Hilfe möglichst dünner und atraumatischer Punktionskanülen bewährt, was sich in neueren Metaanalysen bestätigt (Halpern und Preston, 1994).

A 7.4.2. Symptomatische Behandlung

Das postpunktionelle Liquorunterdruck-Syndrom sollte entsprechend seinem Schweregrad behandelt werden. Nach heutigem Kenntnisstand sind als Therapie die Flachlagerung, die Gabe von Koffein oder Theophyllin und die epidurale Eigenblutinjektion geeignet.

Körperlage
Zur symptomatischen Behandlung eines Liquorunterdruck-Syndroms ist eine über Tage verlängerte, den Beschwerden angepaßte, vorwiegende Flachlagerung, in ausgeprägten Fällen auch Kopftieflagerung gut geeignet. Sie macht die Gabe von Analgetika, Antiemetika oder Sedativa häufig überflüssig. In der Regel sollten Patienten mit leichten Beschwerden, die erst 30 Minuten nach dem Aufstehen beginnen, die meiste Zeit des Tages mobilisiert werden. Treten die Symptome innerhalb der ersten 30 Minuten auf, sollten sie mehrfach täglich zum Kreislauftraining und zur Thromboseprophylaxe (z. B. zum Essen, ins Bad) aufstehen. Wenn die Beschwerden innerhalb von Sekunden bis Minuten einsetzen und die ganztägige Flachlagerung erfordern, sollten sie mehrfach täglich kurz aufsitzen und eine low-dose-Heparinisierung zur Thromboseprophylaxe erhalten.

Medikation
In mehreren unkontrollierten Studien (Friedman und Merritt, 1957; Jarvies et al., 1986; Ford et al., 1989) und einer kontrollierten, doppelblinden, prospektiven Studien (Sechzer und Abel, 1978; Sechzer, 1979) konnte der in 75 % günstige Effekt intravenöser Koffeingaben (500 mg Coffeinsodiumbenzoat i. v. innerhalb 2–3 Min; nur in USA gebräuchlich) gezeigt werden. Bei Persistieren der Beschwerden wurde der Effekt durch eine zweite Injektion innerhalb der nächsten 2 Stunden auf 85 % verbessert (Sechzer und Abel, 1978). Auch die Wirksamkeit von 300 mg oral verabreichtem Koffein konnte in einer doppelblinden, placebokontrollierten Studie nachgewiesen werden, wobei jedoch bei 30 % der nach 4 Stunden gebesserten oder beschwerdefreien Patienten die Symptome am nächsten Tag wieder auftraten, so daß weitere Koffeingaben erforderlich wurden

(Camann et al., 1990). Die orale Gabe des pharmakologisch ähnlichen Theophyllin (z. B. 3 × 1 Tbl. Euphyllin® retard 350 mg/die) kann über eine Steigerung der Liquorproduktion die Beschwerden ebenfalls signifikant bessern (Feuerstein und Zeides, 1986). Beide Präparate lösen über eine Blockade von Adenosin-Rezeptoren im Gehirn eine Konstriktion der Hirnarterien aus mit konsekutiver Abnahme des zerebralen Blutflusses und des Hirndrucks (Phillis und DeLong, 1987; Raskin, 1990). Wenn die Symptome auch nach Gabe von 1 g Koffein persistieren, ist eine epidurale Eigenblutinjektion zu empfehlen (Raskin, 1988). Ein günstiger Effekt des Serotonin-Agonisten Sumatriptan wurde von einer kleinen Zahl behandelter Patienten (n = 6) berichtet (Carp et al., 1994).

Bei starken Beschwerden und der Unfähigkeit zur oralen Aufnahme größerer Flüssigkeitsmengen sind intravenöse Infusionen (z. B. halbisotone NaCl-Lösung) zur vermehrten Hydratation unter der Vorstellung, dadurch die Liquorproduktion anzuregen, üblich. Ihr Wert ist jedoch nicht bewiesen.

A 7.4.3. Epidurale Eigenblutinjektion

Bei schweren, chronischen, sicher postpunktionellen Beschwerden ist die epidurale Eigenblutinjektion mit 80–96 % erfolgreichem Verschluß des Duradefektes sinnvoll (Gormley, 1960; Crawford, 1980; Olsen, 1987). Sie wird von uns seit Jahren mit gutem Erfolg und ohne schwerwiegende Nebenwirkungen zunehmend häufiger durchgeführt, frühestens 24 Stunden nach der Liquorentnahme. Dazu werden 5–20 ml Eigenblut meist in Höhe der vorherigen Lumbalpunktion epidural instilliert und der Patient danach für 30–60 Minuten auf dem Bauch flach gelagert. Das Blut verteilt sich epidural über maximal 9 spinale Segmente, 6 oberhalb und 3 unterhalb der Injektionshöhe (Szeinfeld et al., 1986), so daß eine tiefere Punktionshöhe sinnvoll sein kann (z. B. nach mehreren Punktionsversuchen). Spinale Magnetresonanztomographien 1/2 h bis 18 h nach epiduraler Eigenblutinjektion zeigten die größte extradurale Blutmenge 3–5 Spinalsegmente oberhalb der Injektionshöhe mit deutlicher Kompression des Duralsackes nach 1/2 h und 3 h und einer zunehmenden Auflösung der Blutansammlung bereits nach 7 h (Beards et al., 1993). Es kommt zu einer gelatinösen Tamponade des Duralecks mit anschließender Vernarbung (Aboulish et al., 1975; Ostheimer et al., 1976). Dadurch kann der Liquorverlust (bei einer Liquorproduktionsrate von ca. 0,35 ml pro Minute und verminderter Liquorresorptionsrate) innerhalb von wenigen Stunden (0,5–6 h) ausgeglichen werden.

Der Effekt einer **prophylaktischen epiduralen Eigenblutinjektion** unmittelbar nach der Liquorentnahme ist aus bisher unklaren Gründen geringer als bei der therapeutischen Applikation Stunden später, bei der die Erfolgsrate von 29 % (< 24 h) auf 96 % (> 24 h) verbessert werden kann (Loeser et al., 1978, Berrettini et al., 1987; Heide und Diener, 1990). Theoretisch kann ein Teil des Effektes der epiduralen Eigenblutinjektion (und evtl. der epiduralen NaCl-Infusion) durch eine Deaktivierung der Adenosin-Rezeptoren bei plötzlichem Liquordruckanstieg erklärt werden (Raskin, 1990). Wegen der niedrigen Erfolgsrate und der niedrigen Inzidenz eines postpunktionellen Liquorunterdruck-Syndroms bei Verwenden dünner, atraumatischer Kanülen kann die prophylaktische oder frühe epidurale Eigenblutinjektion nicht empfohlen werden (Baysinger et al., 1986; Olsen, 1987; Heide und Diener, 1990).

Nebenwirkungen sind selten und leicht ausgeprägt. Am häufigsten wurden leichte vorübergehende Rücken- oder Nackenschmerzen (35 %) berichtet, selten passagere Temperaturerhöhungen (5 %) sowie extrem selten Nervenwurzelreizungen mit Parästhesien und akute aseptische Meningitiden. Schwere Langzeitkomplikationen wurden bisher nicht mitgeteilt. Insbesondere wurde in der Literatur bislang keine adhäsive Arachnitis und kein epiduraler Abszeß beschrieben. Patienten mit Infektionskrankheiten, Septikämie, Infektionen am Rücken, Blutgerinnungsstörungen und Antikoagulanzien-Therapie sollten von der epiduralen Eigenblutinjektion ausgeschlossen werden.

Die Methode, unmittelbar nach der Liquorentnahme den Duradefekt epidural mit **Fibrinkleber** zu verschließen, ist wegen möglicher allergischer Reaktionen nicht zu empfehlen (Schlenker und Ringelstein, 1987).

A 7.5. Unwirksam oder obsolet

- Antidiurese mit Desmopressin;
- Bauchbinden (zur intraabdominellen Druckerhöhung);
- vermehrte orale Flüssigkeitszufuhr;
- Flunarizin zur Prävention;
- epidurale NaCl-Katheter-Infusionen (> 50 % nur temporärer Effekt).

Literatur

Aboulish E, dela Vega S, Blendinger I, Tio T (1975) Long-term follow up of epidural blood patch. Anesth Analg 54: 459–463

Alpers BJ (1925) Lumbar puncture headache. Arch Neurol Psych 14: 806–812

Baysinger CL, Menk EJ, Harte E, Middaugh R (1986) The successful treatment of dural puncture headache after failed epidural blood patch. Anesth Analg (NY) 65: 1242–1244

Beards SC, Jackson A, Griffiths AG, Horsman EL (1993) Magnetic resonance imaging of extradural blood patches: appearances from 30 min to 18 h. Br J Anaesth 71: 182–188

Berrettini WH, Simmons-Alling S, Nuernberger JI Jr. (1987) Epidural blood patch does not prevent headache after lumbar puncture. Lancet I: 856–857

Bolder PM (1986) Postlumbar puncture headache in paediatric oncology patients. Anaesthesiology 65: 696–698

Braune H-J, Huffman (1992) A prospective double-blind clinical trial, comparing the sharp Quincke needle (22 G) with an »atraumatic« needle (22 G) in the induction of post-lumbar puncture headache. Acta Neurol Scand 86: 50–54

Camann WR, Murray RS, Mushlin PS, Lambert DH (1990) Effects of oral caffeine on postdural puncture headache. A double-blind, placebo-controlled trial. Anesth Analg 70: 181–184

Carbaat PAT, van Crevel H (1981) Lumbar puncture headache: controlled study on the preventive effect of 24 hours bed rest. Lancet II: 1133–1135

Carp H, Singh PJ, Vadhera R, Jayaram A (1994) Effects of the serotonin-receptor-agonist sumatriptan on postdural puncture headache: report of six cases. Anesth Analg 79: 180–182

Crawford JS (1980) Experiences with epidural blood patch. Anaesthesia 35: 513–515

Cutler RWP, Page L, Galicich J, Watters GV (1968) Formation and absorption of cerebrospinal fluid in man. Brain 91: 707–720

Diener HC, Bendig M, Hempel V (1985) Der postpunktionelle Kopfschmerz. Fortschr Neurol Psychiat 53: 344–349

Dieterich M, Brandt Th (1985) Is obligatory bed rest after lumbar puncture obsolet? Eur Arch Psychiatr Neurol Sci 235: 71–75

Dieterich M, Brandt Th (1988) Incidence of post-lumbar puncture headache is independent of daily fluid intake. Eur Arch Psychiatr Neurol Sci 237: 194–196

Dieterich M, Perkin GD (1996) Postlumbar puncture headache syndrome. In: Neurologcial disorders: Course and treatment. Brandt T, Caplan LR, Dichgans J, Diener HC, Kennard C (Hrsg.) Academic Press, San Diego, New York, 59–63

Dripps RD, Vandam LD (1954) Long-term follow-up of patients who received 10.098 spinal anesthetics. J Am Med Assoc 156: 1486–1491

Easton JD (1979) Headache after lumbar puncture. Lancet 1: 974–975

Engelhardt A, Oheim S, Neundörfer B (1992) Post-lumbar puncture headache: Experiences with Sprotte's atraumatic needle. Cephalalgia 12: 259

Feuerstein TJ, Zeides A (1986) Theophylline relieves headache following lumbar puncture. Klin Wochenschr 64: 216–218

Forbes HS, Nason GI (1935) The cerebral circulation. Arch Neurol Psychatr 34: 533–547

Ford CC, Koenigsberg MD (1989) A simple treatment of post-lumbar puncture headache. J Emerg Med 7: 29–31

Friedman AP, Merritt HH (1957) Treatment of headache. J Am Med Assoc 163: 1111–1117

Gormley JB (1960) Treatment of post-spinal headache. Anaesthesiology 21: 565–566

Handler CE, Smith FR, Perkin GD, Rose FC (1982) Posture and lumbar puncture headache: A controlled trial in 50 patients. J R Soc Med 75: 404–407

Halpern S, Preston NR (1994) Postdural puncture headache and spinal needle design. Metaanalyses. Anesthesiology 81: 1376–1383

Harrison DA, Langham BT (1994) Post-dural puncture headache: a comparison of the Sprotte and Yale needles in urological surgery. Eur J Anaesthesiol 11: 325–327

Heide W, Diener HC (1987) The calcium entry blocker flunarizine does not prevent postpunctional headache. Headache 27: 168–169

Heide W, Diener HC (1990) Epidural blood patch reduces the incidence of post lumbar puncture headache. Headache 30: 280–281

Hilton-Jones D, Harrad RA, Gill MW, Warlow CP (1982) Failure of postural manoeuvres to prevent lumbar puncture headache. J Neurol Neurosurg Psychiat 45: 743–746

Hilton-Jones D (1984) What is post-lumbar puncture headache and is it avoidable? In: Warlow C, Garfield J (Hrsg.) Dilemmas in the management of the neurological patient. Churchill Livingstone, Edinburgh London Melbourne New York, 144–157

Iqbal J, Davis LE, Orrison WW Jr (1995) An MRI study of lumber puncture headaches. Headache 35: 420–422

Jarvis AP, Greenawalt JW, Fagraeus L (1986) Intravenous caffeine for post-dural puncture headache. Anesth Analg (NY) 65: 316–317

Kadrie H, Driedger AA, McInnis W (1976) Persistent dural cerebrospinal fluid leak shown by retrograde radionuclide myelography. J Nucl Med 17: 797–799

Kunkel EC, Ray BS, Wolff HG (1943) Experimental studies on headache: Analysis of the headache associated with changes in intracranial pressure. Arch Neurol Psychiatr 49: 323–358

Lipman IJ (1977) Primary intracranial hypotension: The syndrome of spontaneous low cerebrospinal fluid pressure with traction headache. Dis Nerv Syst 38: 212–213

Loeser EA, Hill GE, Bennet GM, Sederberg JH (1978) Time versus success rate for epidural blood patch. Anesthesiol 2: 147–148

Marcelis J, Silberstein SD (1990) Spontaneous low cerebrospinal fluid pressure headache. Headache 30: 192–196

Olsen KS (1987) Epidural blood patch in the treatment of post-lumbar puncture headache. Pain 30: 293–301

Ostheimer GW, Palahniuk RJ, Shnider SM (1976) Epidural blood patch for post-lumbarpuncture headache. Anesthesiology 41: 307–308

Pannullo SC, Reich JB, Krol G, Deck MDF, Posner JB (1993) MRI changes in intracranial hypotension. Neurology 43: 916–926

Pappenheimer JR, Heisey SR, Jordan EF, Downer JC (1962) Perfusion of the cerebral ventricular system in unanesthezided goats. Amer J Physiol 203: 763–774

Phillis JW, DeLong RE (1987) An involvement of adenosine in cerebral blood flow regulation during hypercapnia. Gen Pharmacol 18: 133–139

Pickering GW (1948) Lumbar-puncture headache. Brain 71: 271–280

Raskin NH (1988) »Headache«. Churchill-Livingstone, New York, 290–295

Raskin NH (1990) Lumbar puncture headache: A review. Headache 30: 197–200

Schlenker M, Ringelstein EB (1987) Epidural fibrin clot for the prevention of post-lumbar puncture headache: A new method with risk. The Lancet III: 1715

Sechzer PH, Abel L (1978) Post-spinal anaesthesia headache treated with caffeine. Curr Ther Res 24: 307–312

Sechzer PH (1979) Post-spinal anaesthesia headache treated with caffeine. Part II: Intracranial vascular distension, a key factor. Curr Ther Res 26: 440–448

Smith FR, Perkin GD, Rose FC (1980) Posture and headache after lumbar puncture. Lancet 1: 1245

Solomon GD, Clark JW, deSenanayake P, Kunkel RS (1995) Hypersensitivity to substance P in the etiology of postlumbar puncture headache. Headache 35: 25–28

Strupp M, Brandt T, Müller A (1995) Post lumbar puncture syndrome: Incidence further reduced by replacing the stylet before removing the atraumatic needle. J Neurol 88: 114

Szeinfeld M, Ihmeidan IH, Moser MM, Machado R, Klose KJ, Serafini AN (1986) Epidural blood patch: evaluation of the volume and spread of blood injected into the epidural space. Anaesthesiology 64: 820–822

Tarkkila PJ, Heine H, Tervo RR (1992) Comparison of Sprotte and Quincke needles with respect to postdural puncture headache and backache. Reg Anesth 17: 283–287

Thornberry EA, Thomas TA (1988) Posture and post-spinal headache. A controlled trial in 80 obstetric patients. Br J Anesth 60: 195–197

Tourtelotte WW, Henderson WG, Tucker RP, Gilland O, Walker JE, Kokman E (1972) A randomized double-blind clinical trial comparing the 22 versus 26 gauge needle in the production of the post-lumbar puncture syndrome in normal individuals. Headache 12: 73–78

Vandam LD, Dripps RD (1956) Long-term follow-up of patients who received 10.098 spinal anaesthetics. J Am Med Assoc 161: 586–591

Vilming ST, Schrader H, Monstad I (1988) Post-lumbar-puncture headache: the significance of body posture. Cephalalgia 8: 75–78

Wolff HG (1972) Headache and other head pain. 3. Aufl., Oxford University Press, New York

A 8. Schleudertrauma der Halswirbelsäule

von *M. Keidel*

A 8.1. Klinik

A 8.1.1. Definition

Die Schleuderverletzung der Halswirbelsäule (HWS) und der umgebenden Weichteile ist durch die Kombination einer brüsken, passiven Retro- und Anteflexionsbewegung (»Peitschenschlag«) der zervikalen Wirbelsäule gekennzeichnet. Sie wird durch die indirekte Krafteinwirkung z. B. am Rumpf des Patienten bewirkt (whiplash injury; Gay und Abbott, 1953). Das HWS-Schleudertrauma (HWS-ST) ist damit eine Sonderform der HWS-Distorsion, das Hals- und/oder Kopftraumen im Sinne von Kontaktverletzungen mit direkter Energieeinwirkung (z. B. durch Schlag) per definitionem ausschließt. Entsprechend der Unfallmechanik wird nicht nur die HWS geschleudert, wie die Terminologie nahelegt, sondern unter Einbeziehung des perispinalen Weichteilmantels der gesamte Hals und der auf Grund seiner Massenträgheit biomechanisch besonders bedeutsame Kopf. Die Schleuderbewegung kann in beliebiger Richtung zur Körperachse erfolgen. Somit sind auch (seltene) laterale HWS-Schleudertraumen möglich. Häufige Ursachen sind Verkehrsunfälle (meist Heckaufprall, aber auch Frontalkollisionen). Bei Neugeborenen führen abruptes Hochwerfen, Auffangen oder Schütteln bei angeborener Haltungsinsuffizienz des Kopfes zu HWS-ST (Hadley et al., 1989). Zervikokraniale Übergangsregion und kaudaler Anteil der HWS sind hierbei besonderen Belastungen ausgesetzt. Entsprechend können klinisch ein oberes und unteres HWS-Schleudertrauma unterschieden werden (Wiesner und Mumenthaler, 1975).

Die Begriffe »zerviko-zephales Beschleunigungstrauma« (Fischer und Palleske, 1976; Krämer, 1983), Beschleunigungsverletzung der HWS (Moorahrend, 1993) und »HWS-Schleudertrauma« (HWS-ST) werden synonym verwandt. Eine eingehende differential-terminologische Erörterung findet sich bei Kamieth (1990). Das HWS-ST wird nach Schweregraden (z. B. leicht, mittelschwer, schwer) eingeteilt (vgl. **Tab. A 8.1**). Die Graduierung erfolgt hierbei nach radiologischen und klinischen Kriterien, d. h. entsprechend nachweisbarer Beteiligung des Knochen/Bandapparates und/oder des Nervensystems. Zahlreiche Einteilungs- bzw. Graduierungsschemata, die mitunter nur gering voneinander abweichen, liegen vor (Schröter, 1995). Es sollte deshalb bei Diagnosestellung stets das Schema, mit dem der Schweregrad klassifiziert wurde, angegeben werden. Bei Nachweis begleitender fokal-neurologischer Reiz- oder Ausfallerscheinungen (z. B. Zervikalwurzelreizung oder -schädigung, Armplexusschädigung, posttraumatisches ›thoracic outlet syndrome‹ etc.) sind diese zusätzlich diagnostisch festzuhalten. Bei begleitendem Schädel-Hirn-Trauma durch direkte Kontaktverletzung ist von einer HWS-Distorsion zu sprechen (vgl. Definition). Nahezu 50 % der SHT sind mit einer HWS-Distorsion vergesellschaftet (Müller, 1966). Da selten auch bei isolierten HWS-ST kurze Erinnerungslücken oder Bewußlosigkeiten auftreten können, sollte nur bei anamnestisch und/oder klinisch gesicherter begleitender Kontaktverletzung des Schädels von einem möglichen SHT gesprochen werden. Ein häufig verwendetes Klassifikationsschema des Schleudertraumas, das sich auf anamnestische, klinische und zusatzdiagnostische Daten sowie auf experimentelle Untersuchungen stützt (Erdmann, 1973; Schmidt, 1989), findet sich in **Tab. A 8.1**.

Vereinfachend kann festgestellt werden:

a) bei einem leichtgradigen HWS-ST (Grad I) lassen sich weder radiologische noch neurologische Auffälligkeiten nachweisen;
b) bei mittelschwerem HWS-ST (Grad II) finden sich keine radiologischen aber neurologische Auffälligkeiten;
c) bei schwerem HWS-ST (Grad III) finden sich sowohl radiologische als auch neurologische Auffälligkeiten.

A 8.1.2. Pathogenese

Pathogenetisch wirksam sind Translations*beschleunigungen* des Körpers und Rotationsbeschleunigungen bzw. -entschleunigungen des Kopfes mit Scher- und Zugkräften (Martinez und Garcia, 1968). Abhängig von Unfallart und HWS-Abschnitt treten unterschiedliche Energieeinwirkungen auf: bei Frontalaufprall Rotations- und Flexionskräfte (obere HWS) und axiale Traktionskräfte (untere HWS) sowie bei Heckkollision Scherkräfte (obere HWS) und Rotations-/Flexionskräfte im Bereich der unteren HWS (Moor-

Tab. A 8.1: Einteilung des HWS-Schleudertraumas in Schweregrade nach anamnestischen, klinischen, zusatzdiagnostischen, neuropathologischen, biomechanischen und gutachterlichen Gesichtspunkten (AIS = Abbreviated Injury Scale in Hutchinson, 1987 und Schmidt, 1989. Tabelle modifiziert nach Erdmann, 1973; Krämer, 1980; Schmidt, 1989)

Kriterien	Grad 0 (kein Trauma)	Grad I (leicht)	Grad II (mittelschwer)	Grad III (schwer)	Grad IV (tödlich)
Symptomatik	keine	Nacken-Hinterkopfschmerz, HWS-Bewegungseinschränkung (steifer Hals, sekundär, meist nach Intervall)	wie I, aber meist primär ohne beschwerdefreies Intervall. Sekundär Haltungsinsuffizienz der Halsmuskulatur; Schluck/ Mundbodenschmerz, interskapulärer Schmerz, Parästhesien Hand/Arm	wie I und II, aber primäre Haltungsinsuffizienz der Halsmuskulatur; Brachialgien, Parästhesien, Paresen, ev. initiale Bewußtlosigkeit	zentrales Regulationsversagen (Atmung, Kreislauf), ev. hohes Querschnitt-Syndrom
Symptomfreies Intervall	entfällt	häufig/Dauer > 1 Std. (– max. 48 Std., meist 12–16 Std.)	selten/Dauer < 1 Std. (bis 4–8 Std.)	nicht vorhanden	nicht vorhanden
Beschwerdedauer	entfällt	< 1 Monat, (meist 1–2 Wochen)	Monate	Monate und Jahre	Tod am Unfallort
Bettlägerigkeit	entfällt	(ev. 2–3 Tage)	meist (10–14 Tage)	immer (4–6 Wochen)	entfällt
Neurologischer Status	regelrecht	keine Ausfall-Symptome	keine Ausfall-Symptome	sensible und/oder motorische Reiz- oder Ausfallerscheinungen (radikulär, peripher, medullär, enzephal?)	klinischer Hirntod (Fehlen der Hirnstammreflexe), Tetra-Syndrom bei Stammschädigung oder hohem Querschnitt
Morphologische Läsion	keine	Distorsion, Verletzung des HWS-Weichteilmantels (Muskeldehnung, -riß, -einblutung; Bänderdehnung, -unterblutung)	Gelenkkapseleinrisse ohne Diskusruptur; Gefäßverletzungen (Hämatome; retropharyngeal, einzelne Wirbelbogengelenke, Foramina intervertebralia)	wie II, über mehrere Segmente. Diskus-Blutung oder -Riß; dorsale Bandruptur; Fraktur (Körper, Bogen, Fortsatz, »tear drop«); Luxation; Nerv/-Rückenmarkläsion	Hirnstamm- oder Medulla oblongata-Kontusion bis Abriß; Schädelbasis-Ringbruch; Kopfgelenk-Scherbrüche

Tab. A 8.1: Fortsetzung

Kriterien	Grad 0 (kein Trauma)	Grad I (leicht)	Grad II (mittelschwer)	Grad III (schwer)	Grad IV (tödlich)
HWS-Röntgenbefund	unverändert	regelrecht, evtl. Steilstellung	Steilstellung, evtl. kyphotischer Knick	Fraktur; Fehlstellung; »Aufklappbarkeit« bei Funktionsaufnahmen	Frakturen (s. o.); Dissloka-tionen
AIS Skala (1985)	0	1	≥ 2	≥ 2	≥ 5
Kollisionsgeschwindigkeit	< 5 km/h	8–30 km/h	30–80 km/h	30–80 km/h	> 80 km/h
Kopfbeschleunigung	< 4 g	4–15 g	16–40 g	16–40 g	> 40 g
Fahrzeugbeschädigung	leichte Beulen, Blinker, Rücklicht, Scheinwerfer	Karosserie-Stauchung um 1 cm pro km/h	wie I und beginnende Intrusion der Fahrgastzelle	Stärkere Intrusion als bei II	Deutliche Verformung der Fahrgastzelle
Dauer der Arbeitsunfähigkeit	keine	0–3 Wochen	2–4 Wochen	> 6 Wochen	entfällt
MdE nach Wiedereintritt der Arbeitsfähigkeit	entfällt	20 % für 0–4 Wochen; keine Dauer-MdE (in der Regel)	20 % bis Ende 1. Halbjahr; 10 % bis Ende 2. Halbjahr; Dauer-MdE 10–15 % möglich	30 % bis Ende 1. Halbjahr; 20 % bis Ende 2. Halbjahr; Dauer-MdE 10–20 %, bei WK-Fraktur ev. –35 %; bei medullärer Läsion (ohne Blasenstörung) 30– max. 60 %; bei enzeph. Syndrom (z. B. Contusio) –30 %	entfällt

ahrend, 1993). Als verletzungsbegünstigende Faktoren werden angenommen: vorgeschädigte bzw. -gealterte, »steife« HWS mit segmentalem Beweglichkeitsverlust und besonderem Verletzungsrisiko am »rigido-mobilen« Übergangsabschnitt der segmentalen HWS-Beweglichkeit, kranio-zervikale Übergangsanomalie, Hypotonie oder Schwäche der zerviko-nuchalen Muskulatur (Schlaf, Alkohol; Myopathie oder neuromuskuläre Erkrankung), ungünstige Kopfposition (rotiert, nach vorne gehalten) oder nicht erwarteter Aufprall (Konsensus-Papier s. Moorahrend, 1993).

Als pathogene Ursachen des posttraumatischen *zerviko*-zephalen Schmerz-Syndroms nach HWS-ST, insbesondere der Nackensteife und des Nackenschmerzes, werden traumatische Läsionen der Strukturen des zervikalen Stütz- und Halteapparates angesehen, der sich als funktionelle Einheit aus zervikalem Achsenskelett und perispinalem Weichteilmantel zusammensetzt.

Mechanische Schädigungen des *zervikalen Achsenskeletts* sind ossär, artikulär, kapsulär, ligamentär und diskogen. Sie manifestieren sich im Einzelnen wie folgt:

a) *ossär:* als Wirbelkörper-, -bogen, -fortsatz oder -gelenkfrakturen mit Subluxation, Dislokation, und/oder sek. Gefügelockerung, Krümmungsänderung oder Knickbildung; bei persistierenden Schmerzen selten auch als okulte WK-Frakturen, die nur röntgen-tomographisch oder im spinalen CT (bzw. Kernspintomographie) nachweisbar sind; sehr selten auch als tödliche Segmenttrennungen, Dens axis oder okzipitale Kondylenabscherungen oder als Schädelbasisringbrüche (Delank, 1988; Schmidt, 1989; Taylor und Kakulas, 1991);
b) *artikulär und kapsulär:* als unkovertebrale Subluxation mit Dislokation der Gelenkflächen und Kapselüberdehnung oder -einriß; als Wirbelgelenkblockaden, z. B. auch der kleinen Kopfgelenke bei Rotation oder als Einblutung in Gelenk oder Gelenkkapsel;
c) *ligamentär:* als Einblutung, Zerrung, Dehnung oder Einriß des vorderen oder hinteren Längsbandes oder des Lig. interspinosum mit vermehrter »Aufklappbarkeit« der HWS, auch als atlanto-dentale Lockerung mit Beeinträchtigung der Kopfgelenksfunktion nach Läsion der Lig. alaria oder anderer Kopfgelenkbänder; und
d) *diskogen:* als Diskusschaden mit Protrusio oder mit Prolaps bei Einriß des anulus fibrosus; als Abscherung von den Deck- oder Grundplatten der Wirbelkörper; als Diskus- oder anulus fibrosus Einblutungen.

Pathogenetisch wirksame Schädigungen des *perispinalen Weichteilmantels* betreffen *Muskel- und Bindegewebe* mit Muskelzerrung und Dehnung oder Einriß auch von zugehöriger Faszie, Aponeurose oder Sehne. Mikroeinblutungen oder Hämatome bei Muskelfaserrupturen mit Muskel- und Bindegewebsschwellung sind möglich. Die Weichteilschädigungen betreffen auch die *vorderen Halsweichteile* mit Ösophagusdehnung und in seltenen Fällen Einrissen der Ösophaguswand sowie mit retropharyngealer Ödem- oder Hämatombildung (im Tierversuch mit Mikroblutungen in die Schilddrüse).

Der akute Weichteilschmerz wird auf eine biochemische Entzündung der mechanisch geschädigten Strukturen zurückgeführt, die sich meist erst während eines beschwerdefreien Intervalls ausbildet. Darüberhinaus wird (in Analogie zu Tierversuchen) postuliert, daß eine Erhöhung des afferenten propriozeptiven und nozizeptiven ZNS-Zustroms aus den Rezeptorarealen der kleinen Wirbelgelenke, Gelenkkapseln und Sehnen oder Aponeurosen und eine vermehrte Muskelspindel- und Nozizeptor-Aktivität nach traumatischer Zerrung der Nackenmuskulatur zu einer schmerzhaften reflektorischen tonischen (und phasischen) Steigerung der Nackenmuskelaktivität führen können. Diese Reflexmechanismen sollen durch Verstärkung der Muskelverspannung zur Intensivierung und Prolongierung des posttraumatischen zerviko-zephalen Schmerzsyndroms beitragen (Dvorak und Dvorak, 1988; Wolff, 1983).

Kopfschmerzen nach HWS-ST sollen auf Grund folgender Mechanismen entstehen: bei okzipital betontem Kopfschmerz Irritation der C2-Wurzel; bei frontal betontem Kopfschmerz Irritation der C1-Wurzel oder auch von C2-Fasern über Anastomosen mit dem 1. Ast des N. trigeminus oder über Verbindungen zwischen spinalen Trigeminus- und Wurzelanteilen auf Segmenthöhe C2–4; lokaler Schmerz im okzipitalen Ansatzbereich kann als sek. »Muskelkontraktionskopfschmerz« direkte Folge der gezerrten Nackenmuskulatur sein (Pöllmann et al., 1996). Es gibt Hinweise, daß die Entstehungsmechanismen der anderen posttraumatischen Kopfschmerzformen nach HWS-ST (z. B. vom Spannungs-, Migräne-, Cluster- oder Migränetyp) denen der vergleichbaren primären Kopfschmerzen entsprechen (Haas, 1996; Keidel et al., 1997).

Bei HWS-ST sind darüberhinaus durch das Schleudertrauma bedingte Gefäßüberdehnungen mit Gefäßwandrupturen und Hämatombildung oder mit Intima-Einrissen mit Dissekatbildung von pathogenetischer Bedeutung. Die Ausbildung eines Aneurysma dissecans durch Einblutung unter Intima-Einrisse ist dann häufig (Mokri, 1990; Zagorski und Berlit, 1990). Hierauf sollte auf Grund der Ausbildung einer möglichen arteriellen Emboliequelle besonders geachtet werden. In Einzelfällen entwickeln sich Appositionsthromben auf traumatischen Intima-Einrissen (Kessler et al., 1987), die zu Gefäßverschlüssen der A. carotis interna oder A. vertebralis (Simeone und Goldberg, 1968) führen. Gefäßverletzungen können darüber hinaus retropharyngeale, intra-kraniale (epi-/subdurale oder intracerebrale), intramedulläre oder auch vitreale und retinale (Mikro-)Blutungen verursachen (cave: markumarisierte Patienten oder Alkoholiker! Bauer und Pils, 1984; Ommaya und

Tab. A 8.2: Komplikationen des HWS-Schleudertraumas und ihre Zuordnung

Zervikozephal	Zervikal
Posttraumatischer Kopfschmerz Vegetatives Syndrom »Neurasthenisches« Syndrom Amnestisches Syndrom Intrakranielles Hämatom (subdural/-arachnoidal, intrazerebral) Karotisthrombose/-verschluß Aneurysma dissecans evtl. mit Vertebralisthrombose/-verschluß oder mit Karotisthrombose/-verschluß Hirnstamm-Syndrom (mit HN-Ausfällen; mechanisch, vaskulär) Contusio cerebri (Rotationsbeschleunigung ohne direktes Kontakttrauma, Kalottenanprall; z. B. Orbitalhirn mit Anosmie) Retinale/vitreale Blutungen (Neugeborene, Kleinkinder) »Whiplash maculopathy« (reversible Glaskörperablösung in Fovea centralis) Temporo-mandibuläre Gelenkdysfunktion Innenohreinblutung (experimentell)	Dorsales/ventrales Zervikal-Syndrom(HWS-Distorsion, Überdehnung des perispinalen Weichteilmantels. *Dorsal:* Nackensteife, nuchales Schmerz-Syndrom (Ausstrahlung okzipital, interskapulär, skapulär, proximal brachial). *Ventral:* Dysphagie, Halsschwellung Retropharyngeales Ödem/Hämatom Ösophagusperforation/-ruptur Retropharyngealer Abszeß Mediastinitis/Sepsis Intra-tyreoidales Hämatom (experimentell) **Zervikomedullär** Querschnitt-Syndrom (Myelon-Kompression z. B. durch HWS-Gefügeschaden (Fraktur, Dislokation, Knickbildung), Diskusruptur/-prolaps, epidurales Hämatom) Hämatomyelie Syringomyelie **Zervikobrachial** Zervikale Radikulopathie Plexus brachialis Affektion »Thoracic outlet syndrome« Oberes Quadranten-Syndrom Reflexdystrophie

Yarnell, 1969; Birsner und Lesak, 1954; Hadley et al., 1989; Carter und McCormick, 1983). *Nervöse Strukturen* werden direkt oder indirekt geschädigt. Die Funktionsausfälle imponieren z. B. als Plexus-Zerrung bei lateralen Schleudertraumen; als Radikulopathie bei dislozierter Fraktur, traumatischem Diskusprolaps oder Foramen-Einblutung; als Querschnitt-Syndrom bei epiduralem oder intramedullärem Hämatom, Wirbelkörper-Fraktur oder medullärer Kontusion; als Hirnstamm-Syndrom bei kontusioneller Schädigung oder embolischer Hirnstamm-Ischämie bei A. vertebralis Dissektion oder auch als zerebrale Ausfälle nach subduralem Hämatom durch Brückenveneneinriß oder nach arterio-embolischem bzw. hämodynamischem Infarkt bei Arteria carotis interna Dissektion bzw. konsekutivem Verschluß. Posttraumatischer (Otolithen-) Schwindel nach Otokonien-Absprengung ist möglich (Brandt, 1991). Die auf Grund der beschriebenen Pathomechanismen (selten) auftretenden Folgeerkrankungen sind in **Tab. A 8.2** zusammengefaßt.

A 8.1.3. Symptomatik

Nahezu alle Patienten klagen über *Nackenschmerz* (91 %) und *Nackensteife* (89 %; Mittelwerte aus 8 Studien). 68 %–88 % geben *Kopfschmerzen* an, die vorwiegend (67 % der Betroffenen) okzipital lokalisiert werden (Balla und Karnaghan, 1987; Keidel et al., 1993). In 77 % der Schleudertrauma-Patienten ist der Kopfschmerz von dumpf-drückendem und/oder ziehendem Charakter und gleicht dem Kopfschmerz vom Spannungstyp. Die posttraumatische Kopfschmerzintensität nimmt gegen Nachmittag und Abend zu (Keidel et al., 1993). Die Entwicklung eines posttraumatischen Kopfschmerzes vom primären Typ (Migräne- oder Cluster-Typ) ist sehr selten (Jacome, 1986; Weiss et al., 1991) und wird kontrovers diskutiert (Edmeads, 1987; Pearce, 1992, 1994; Haas, 1996; Keidel und Pearce, 1996).
Weitere Beschwerden werden mit folgender Häufigkeit angegeben (Literatur in Keidel und Pearce, 1996): *Schwindel* unterschiedlicher Qualität (21–50 %); *Schulterschmerzen* (36 %–49 %); *inter-*

skapuläre Schmerzen (12 %–20 %); *Armbeschwerden* (27 %–39 %); zudem flüchtige *Störungen des Bewußtseins* und Erinnerungsvermögens, *vegetative* Symptome und *depressiv-neurasthenische* Beschwerden (42 %–68 %), Antriebs- und Konzentrationsstörungen, Schlafstörungen oder Reizbarkeit. Meist flüchtige Sehstörungen treten bei bis zu 26 % der Patienten auf. Störungen von Konvergenz, Akkomodation oder Fusion sind hierbei vorherrschend (Burke et al., 1992). Angaben von *Hörstörungen* sind selten, ebenso Schluckbeschwerden mit Kloßgefühl, Mundbodenschmerz oder ›rauhem‹ Hals im Rahmen eines *›ventralen Zervikal-Syndroms‹* (Keidel, 1995; Sturzenegger et al., 1994). Die Literaturangaben zu den Häufigkeiten einzelner posttraumatischer Symptome (vgl. auch Tab. III in Keidel und Pearce, 1996) zeigen eine mitunter hohe Variationsbreite, da die Zahlen bei Patienten mit unterschiedlichen, meist nicht definierten Schweregraden des HWS-ST zu unterschiedlichen Zeitpunkten nach dem Unfall erhoben wurden. Die prozentualen Häufigkeiten der Beschwerden, die bei einer homogenen Patientengruppe mit leichtgradigem HWS-ST Grad I ohne knöcherne HWS-Verletzung und ohne neurologisches Defizit während der ersten 14 Tage (im Mittel 3 Tage) nach dem Trauma ermittelt wurden, sind in **Tab. A 8.3** vergleichend gegenübergestellt (Keidel, 1995; vgl. auch Übersichtsarbeiten von Barnsley et al., 1994; Evans, 1992).

Bei Schleudertraumen Grad II und III (**Tab. A 8.1**) treten *zerviko-brachiale* und *-medulläre* Beschwerden hinzu, die auf umschriebener Affektion zentral- oder peripher-nervöser Strukturen beruhen, wie z. B. zentral, radikulär oder peripher verteilte Schmerzen, Parästhesien, Taubheitsgefühle, Lähmungen oder Angaben von Blasen-/Mastdarmstörungen (siehe **Tab. A 8.2** bezüglich zugehöriger Krankheitsbilder).

A 8.1.4. Diagnostik

Die Wahl der Zusatzdiagnostik richtet sich nach Anamnese und Untersuchungsbefund. Bei einem Schleudertrauma Grad I + II mit *zervikalem Syndrom* ohne neurologische Auffälligkeiten ist lediglich Nativ-Röntgendiagnostik der HWS mit Aufnahmen in 2 Ebenen in Neutralstellung, Funktionsaufnahmen und peroraler Densdarstellung obligat: Lateral- und p. a.-Aufnahmen zum Nachweis von einem HWS-Gefügeschaden durch Fraktur, Luxation oder Knickbildung; (passiv gehaltene!) Funktionsaufnahmen mit maximaler Re- und Inklination zum Nachweis traumatischer Spondylolisthesis oder ligamentärer Läsionen durch vermehrte Aufklappbarkeit; perorale Densdarstellung zum Nachweis einer Densfraktur, -luxation oder einer atlanto-dentalen Lockerung. Schrägaufnahmen zur Beurteilung der Foramina sind fakultativ. 65,8 % der Patienten mit Schleudertrauma ohne knöcherne HWS-Verletzung haben pathologische Röntgenbefunde (in 20,6 % mit prävertebraler Weichteilschwellung, in 20,6 % mit degenerativen Veränderungen und in 37 % mit Knickbildung; Miles et al., 1988). Dagegen liegt die Inzidenz röntgenologisch faßbarer, degenerativer Bandscheibenveränderungen in einem asymptomatischen Normalkollektiv mit mittlerem Alter von 30 Jahren nur bei 6 % (Hohl, 1974, 1989). Steilstellung der HWS ist nicht pathognomonisch für ein Schleudertrauma (Weir, 1975; Roskamp, 1962). Eine knochen-szintigraphische Untersuchung ist als Diagnostik ossärer oder ligamentärer Läsionen nicht geeignet (Hildingsson et al., 1989). Bei Persistenz des zerviko-zephalen Schmerz-Syndroms kann ein Nativ-Tomogramm der HWS initial okulte WK-Frakturen aufdecken (Hohl, 1974). In seltenen, meist gutachterlichen Fällen, lassen sich bei prolongierten Verläufen auch nicht-knöcherne Läsionen wie Rupturen des vorderen und hinteren Längsbandes, Diskuseinrisse und/oder -Abscherungen von den HWK-Deck- oder -Grundplatten sowie Weichteilschwellungen oder retropharygeale Hämatome nachweisen (Davis et al., 1991; Naegele et al., 1992). Diese Strukturveränderungen lassen sich auch in post mortem Untersuchungen von Schleudertrauma-Patienten finden (Taylor und Kakulas, 1991). Bei klinischen Hinweisen auf posttraumatische Mobilitätsstörung der oberen HWS z. B. mit C0/C1- oder C1/C2-Segmentblockaden kann das Ausmaß der axialen Rotation in den ersten Segmenten mittels funktioneller Computertomographie beurteilt werden (Dvorak et al., 1987; Oppel, 1989). Die Dynamik traumatisch bedingter Funktionsstörungen der Biomechanik der HWS und des kranio-zervikalen Übergangs läßt sich mit kinematographischen CT- oder NMR-Verfahren aufzeigen.

Ein *zerviko-brachiales Syndrom* mit sensiblen Störungen oder Paresen verlangt Untersuchung auf Wurzelschädigung (Rö-HWS, spinales CT, Myelographie, Myelo-CT, evtl. NMR), Plexus-Affektion (F-Welle, fraktionierte SEPs, EMG, Weichteil-NMR), »Thoracic outlet« Syndrom (Doppler-Sonographie, evtl. Angiographie) oder medulläre Schmerz-Genese (spinales CT, NMR).

Bei *zerviko-zephalem Syndrom* mit zunehmendem oder wechselndem Kopfschmerz oder Auftreten neurologischer Reiz- oder Ausfallserscheinungen empfiehlt sich der Ausschluß eines subduralen Hämatoms, einer intrazerebralen Blutung und einer zerebralen Ischämie durch CT sowie eines traumatischen A. carotis interna Verschlusses durch cw-Doppler, TCD, Duplex oder evtl. Angiographie. Bei Hörstörungen, Schwindel sind Audiogramm oder Nystagmographie mit Labyrinth-Testung und bei Schluckstörungen eine Laryngoskopie sinnvoll (Oosterveld et al., 1991); bei Sehstörungen eine ophthalmologische Untersuchung mit Perimetrie, Funduskopie, Bestimmung der Konvergenz/Akkomodationsamplitude und der Fusionsbreite (Burke et al., 1992). Testpsychologische Untersuchungen können neuropsychologische De-

Tab. A 8.3: Prozentuale Häufigkeit der Akut-Symptome (im Mittel 3 Tage) nach leichtgradigem HWS-Schleudertrauma Grad I, ohne knöcherne HWS-Verletzung, ohne neurologische Defizite und ohne begleitende Kontaktverletzung mit Schädel-Hirn-Trauma (nach Keidel 1995, mit Genehmigung des Verlags).

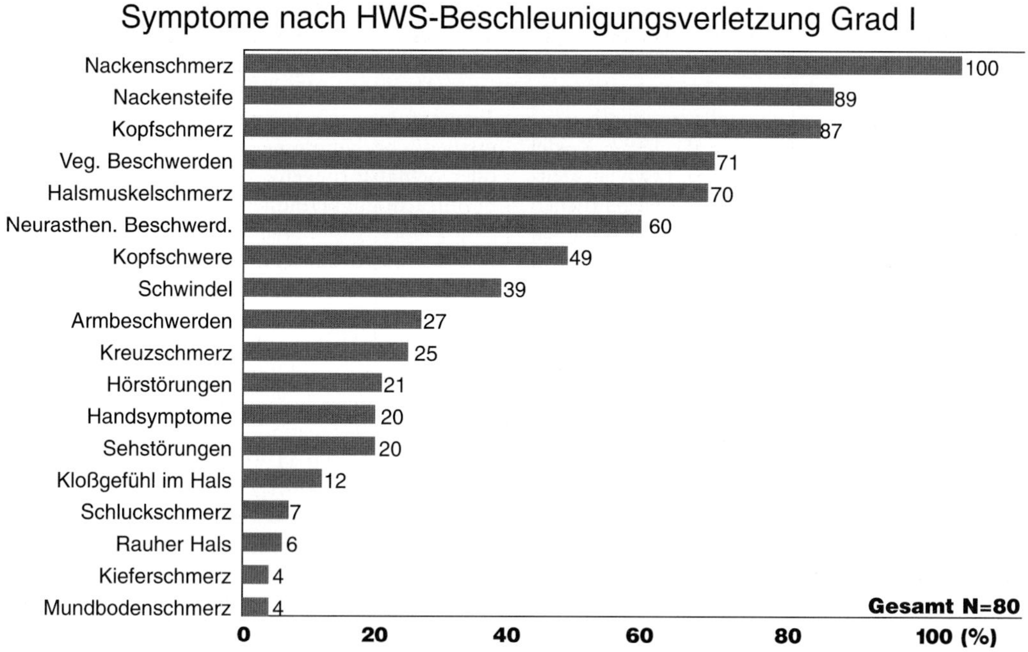

fizite mit Beeinträchtigung von Konzentration, Aufmerksamkeit, Gedächtnis oder Kognition belegen (Ettlin et al., 1992; Keidel et al., 1992, 1995; Radanov et al., 1993).

Ein *zerviko-medulläres Syndrom* nach HWS-Schleudertrauma erfordert spinale Bild- und Funktions-Diagnostik (Nativ HWS-Röntgen, spinales CT, Myelographie und Myelo-CT, spinales NMR, Tibialis-SEPs).

A 8.2. Verlauf

Das Schleudertrauma der Halswirbelsäule hat seit der gesetzlichen Verordnung von Sitzgurten an Häufigkeit zugenommen (Allen et al., 1985; Deans et al., 1987). Es tritt in 15 % (Lövsund et al., 1988) bis 39 % (Hutchinson, 1987) sämtlicher Heck-Auffahrunfälle auf und in jeweils 6 % (Hutchinson, 1987) bis 9 % (Faverjon et al., 1988) nach Frontal- oder Seitaufprall, lediglich in 4 % nach Überschlag (Hutchinson, 1987). Der Altersgipfel liegt um das 37. Lebensjahr (Wiesner und Mumenthaler, 1975; Laubichler, 1987; Maimaris et al., 1988; Olsnes, 1989). Frauen überwiegen mit 62 % (Mittelwert aus 9 nicht nach Gutachten-Patienten selektionierten Studien).

Ein Drittel der Frischverletzten ist initial beschwerde- und schmerzfrei (Erdmann, 1973; Wiesner und Mumenthaler, 1975; Laubichler, 1987). Die Dauer des freien Intervalls liegt zwischen 4–16 Stunden mit einem Gipfel bei 12 Stunden (Erdmann, 1973). Intervalldauern bis 48 Stunden sind möglich (in 6,7 % der Pat.; Wiesner und Mumenthaler, 1975). Die in einer Studie von Maimaris (1988) untersuchten Patienten entwickelten nur zu einem Drittel (37 %) innerhalb der ersten Stunde Beschwerden, 50 % (– 86 %; Cassar-Pullicino, 1993) stattdessen innerhalb eines Tages und 13 % noch später. Die Zeitspanne bis zum Erreichen des Beschwerdemaximums kann jedoch bis zu 2 Wochen umfassen (Erdmann, 1973). Bei leichtem HWS-ST tritt der posttraumatische Kopfschmerz im Mittel während der ersten 5 Stunden nach dem Unfall auf (Keidel, 1995).

Das zerviko-zephale Schmerz-Syndrom mit Nackenschmerz und okzipital betontem Kopfschmerz bildet sich in der Regel innerhalb von Tagen oder Wochen zurück (Edmeads, 1987; Keidel et al., 1992, 1993, 1995, 1996). Die Hälfte bis Dreiviertel der Patienten mit Nackenschmerz sind *nach einem Vierteljahr* beschwerdefrei (18 % innerhalb der ersten Woche, weitere 18 % innerhalb des ersten Monats; nach 3 Monaten 49 % (Deans et al., 1987; 66 %, Balla, 1988; 71 %, Pearce, 1989). Bei 88 % der Patienten, die nach 2 Jahren beschwerdefrei waren, hatten sich die Symptome innerhalb der ersten 2 Monate zurückgebildet (Maimaris et al., 1988). Nach einem *halben Jahr* beträgt der Anteil beschwerdefreier Patienten

82 % (Pearce, 1989) bzw. 74 % (Balla, 1988) oder 57 % (Deans et al., 1987) und 89 % sind mit gelegentlichen Restbeschwerden wieder in den Arbeitsprozeß eingegliedert (Pearce, 1989). Das neurasthenisch anmutende posttraumatische Syndrom mit vegetativen Beschwerden, depressiver Verstimmung und subjektiven Leistungsdefiziten bildet sich in der Regel ebenfalls innerhalb eines halben Jahres zurück (Ettlin et al., 1992; Keidel et al., 1992; Radanov et al., 1993). Etwa ein Drittel (36 %) klagt dann noch über gelegentlichen Nackenschmerz und nur 6 % über anhaltenden Schmerz für die Dauer *eines Jahres*. Bis zu einem Viertel der Patienten (15 %, Pearce, 1989; 26,3 %, Deans et al., 1987) gibt über ein Jahr hinausgehend Schmerzen an (anhaltend bei 3,7 %; intermittierend bei 22,6 %; Deans et al., 1987). Bei Verläufen bis zu über 2 Jahren persistieren interskapuläre Schmerzen bei 49 % und Schulterschmerzen bei 69 % der Patienten (Maimaris et al., 1988).

Prolongierte Verläufe sind selten und überwiegend in Entschädigungsverfahren zu beobachten. Wiesner und Mumenthaler (1975) beobachteten bei 70 % ihrer Gutachterpatienten nach 3–6 Jahren noch intermittierende Restbeschwerden wie Beeinträchtigung der Kopfbeweglichkeit oder Dolenz der paravertebralen HWS-Muskulatur. Noch längere Verläufe mit Beschwerden bis zu 13 Jahren nach der Beschleunigungsverletzung sind möglich (Gargan und Bannister, 1990; Parmar und Raymakers, 1993; Robinson und Cassar-Pullicino, 1993). In einer Nachuntersuchung von Patienten (56 % mit unfallbezogenen Rechtsstreitigkeiten), die in den ersten Jahren nach einem HWS-ST von Norris und Watt (1983) voruntersucht worden waren, litten nach 8–12 Jahren noch 74 % an Nackenschmerz und 33 % an Kopfschmerz. Schwerwiegende Restsymptome mit erforderlicher Schmerztherapie und/oder Verlust des Arbeitsplatzes verblieben bei 12 % der Patienten (Gargan und Bannister, 1990). Einen vergleichbaren Prozentsatz (14 %) fanden Parmar und Raymakers (1993) bei einer Gruppe von Gutachten-Patienten, die 8 Jahre nach dem HWS-ST untersucht wurden. In beiden Studien war eine Besserung der Restsymptome nach Ablauf von 2–3 Jahren kaum noch zu ermitteln (Gargan und Bannister, 1990; Parmar und Raymakers, 1993). Es muß betont werden, daß solche Langzeitverläufe selten sind. Die genannten retrospektiven Längsschnittstudien beziehen sich auf selektierte Patienten mit anhängigen juristischen Verfahren. Der Schweregrad der Beschleunigungsverletzung wird nicht angegeben. Explizite Angaben zu prätraumatischen Kopf- oder Nackenschmerzen fehlen.

A 8.2.1. Prognostische Faktoren (s. a. Tab. A 8.4)

Verzögerte Rückbildung der Beschwerden findet sich vor allem bei höherem Alter, inklinierter oder rotierter Kopfstellung zum Schleuderzeitpunkt, Beginn der Nackenschmerzen innerhalb von 12 Stunden nach dem HWS-ST, initial ausgeprägter Kopf- oder Nackenschmerzintensität und prätraumatischem Spannungskopfschmerz, Nackenschmerz oder stattgehabtem Schädel-Hirn-Traumata. Ungünstige Verlaufsprädikatoren sind auch Traumafolgen wie vegetative Beschwerden, neurasthenische Symptome (wie z. B. Konzentrations- oder Schlafstörungen), depressive Verstimmung, beeinträchtigte Befindlichkeit, Fernsymptome wie Hand- oder Armschmerzen, andere neurologische Reiz- bzw. Ausfallserscheinungen, interskapulär betonter Rückenschmerz, pathologische posttraumatische HWS-Röntgenbefunde mit Subluxation, Fraktur oder Umkehr der zervikalen Lordose mit kyphotischer Knickbildung, verminderte Beweglichkeit in einem HWS-Segment (gewichtiger als bi- oder polysegmental) und deutliche Einschränkung der passiven HWS-Beweglichkeit (Inklination) mit Anlage einer Halskrause für länger als ein Vierteljahr sowie ein Schmerzrezidiv nach Wiederaufnahme physikalischer Therapie bei zwischenzeitlicher Beschwerdefreiheit und vorbestehende degenerative HWS-Veränderungen (Norris und Watt, 1983; Maimaris et al., 1988; Hohl, 1974, 1989; Miles et al., 1988; Keidel et al., 1993; Lee et al., 1993; Radanov et al., 1993, 1995; Parmar und Raymakers, 1993).

Bei Persistenz der Beschwerden länger als 6 Monate wird von einem ›chronischen posttraumatischen Syndrom‹ (als ›late whiplash syndrome‹; Balla, 1980) ausgegangen, das dem Beschwerdebild nach einem Schädel-Hirn-Trauma vergleichbar ist (Pearce, 1992; Keidel und Diener, 1997). Neben möglichen organischen Ursachen für die Entwicklung eines solchen ›chronifizierten‹, häufig neurasthenisch anmutenden posttraumatischen Syndroms werden vor allem psychodynamische Faktoren diskutiert: Unfallneurose bzw. ›Posttraumatic Stress Disorder‹ (PSD), abnorme depressive Erlebnisreaktionen und depressive Entwicklungen, ungünstige sozio-kulturelle Gegebenheiten, Aggravationstendenzen mit finanziellem oder psycho-sozialem Krankheitsgewinn und die Einflußnahme von Rechtsberatern bzw. anhängige Rechtsstreitigkeiten (Gay und Abott, 1953; Gotten, 1956; Leopold und Dillon, 1960; Hodge, 1971; Farbmann, 1973; Trimble, 1981; Balla, 1988; Ritter und Kramer, 1991; Pearce, 1992, 1994; Lee, 1993; Ritter, 1993). Quantitative, statistisch überprüfbare Studien existieren nicht.

Die von Hohl beschriebene, in der Literatur aber umstrittene, 6–8 fach erhöhte Inzidenz degenerativer zervikaler (Bandscheiben-)Veränderungen nach einem klinisch manifestierten Schleudertrauma der Halswirbelsäule korrelierte nicht mit einer Verlängerung der subjektiven Beschwerden (Hohl, 1989). Gleiches gilt für eine zum Unfallzeitpunkt bestehende Steilstellung der HWS (Hildingsson und Toolanen, 1990). Auch ungünstige psychosoziale Faktoren nehmen keinen Einfluß auf den

Verlauf (Radanov, 1991). Ebenso haben kurze initiale Bewußtlosigkeit, Nackensteife mit Muskelverspannung, prävertebrale Schwellung der Halsweichteile sowie Unfallhergang, Sitzplatz im Unfallwagen und Ausmaß der Karosserie- bzw. Sitzbeschädigung *keinen Einfluß* auf die Prognose (Hildingsson und Toolanen, 1990; Hohl, 1974, 1989; Maimaris et al., 1988; Miles et al., 1988; Pennie und Agambar, 1991).

Einen günstigen Verlauf zeigen jüngere, männliche Patienten mit nur leichten Anfangs-Symptomen und fehlender initialer Hospitalisierung bei entsprechend verkürzter Behandlungsdauer. Retrospektive Studien, die einen möglichen Zusammenhang zwischen Beschwerdedauer und Höhe der Schmerzensgeldforderungen, anderen Entschädigungsansprüchen und Dauer der versicherungsrechtlichen Streitigkeiten untersuchten, erbrachten widersprüchliche Ergebnisse (Farbmann, 1973; Hohl, 1974; Maimaris et al., 1988; Gotten, 1956; Macnab, 1964, 1971). Von zahlreichen Arbeitsgruppen konnte kein gesicherter Zusammenhang zwischen Dauer oder Abschluß der Rechtsstreitigkeiten und der Beschwerdepersistenz nachgewiesen werden (Norris und Watt, 1983; Hohl, 1974; Macnab, 1964, 1971; Schutt, 1968; Hodgson und Grundy, 1989; Pennie und Agambar, 1991; Robinson und Cassar-Pullicino, 1993).

Es ist nicht gesichert, daß ein HWS-ST die Entstehung oder Verschlimmerung degenerativer HWS-Veränderungen fördert. Die Studienergebnisse sind nicht kongruent. Eine erhöhte Inzidenz von degenerativen HWS-Auffälligkeiten fand sich bei Schleudertrauma-Patienten mit 33 % (Watkinson, 1990) und 39 % (prätraumatisch regelrechte HWS) bzw. 55 % (prätraumatisch degenerativ veränderte HWS; Hohl, 1974, 1989), dagegen lediglich 6 % (Hohl, 1974) oder 10 % (Watkinson, 1990) bei nicht traumatisierten Vergleichspopulationen. Derartige Ergebnisse lassen auch die umgekehrte Möglichkeit zu, daß klinische Manifestationen durch präexistente HWS-Veränderungen gefördert werden. Im Gegensatz hierzu fanden Parmar und Raymakers (1993) 8 Jahre und Robinson und Cassar-Pullicino (1993) 13,5 Jahre nach einem HWS-ST keine erhöhte Inzidenz degenerativer HWS-Veränderungen im Vergleich zu einer altersparallelisierten, asymptomatischen Kontrollgruppe (Friedenberg und Miller, 1963).

A 8.3. Therapeutische Prinzipien

Die Behandlung ist in der Frühphase des HWS-ST mit akuten Schmerzen anders als in der rehabilitativen »Spätphase« nach Abklingen des zervikalen Schmerz-Syndroms. Entsprechend der Pathogenese wird in der konventinellen Akutbehandlung die HWS *immobilisiert*. Damit werden der gedehnte Gelenkkapsel-/Bandapparat und der Weichteilmantel entlastet (Schlegel, 1968). Ergänzende *Wärmeapplikation* fördert über eine Durchblutungssteigerung die Lösung der Muskelverspannung mit sekundärer Fehlhaltung der HWS sowie die Resorption von Einblutungen.

Der so unterstützten (fibrösen) Ausheilung der überdehnten Strukturen, die mit einem Abklingen des zervikalen Schmerz-Syndroms einhergeht, schließt sich die Rehabilitation an, während der nach krankengymnastischen Behandlungsrichtlinien die posttraumatisch eingeschränkte Funktion von Halswirbelsäule und Muskeln wieder mobilisiert wird. Im Vergleich zur alleinigen Ruhigstellung des Halteapparates führt die früh einsetzende *krankengymnastische Behandlung* zu einer rascheren Rückbildung von Nackenschmerz und zervikaler Bewegungseinschränkung (McKinney et al., 1989**; Mealey et al., 1986**). Es muß jedoch festgestellt werden, daß die angenommene therapeutische Überlegenheit von frühzeitiger Mobilisation oder auch Immobilisation einen klinischen Erfahrungswert darstellt, der nicht durch kontrollierte Studien belegt ist. Sämtliche physikalische und krankengymnastische Maßnahmen sind gegenüber dem (unbehandelten) Spontanverlauf ungeprüft.

A 8.4. Pragmatische Therapie

A 8.4.1. Akute Schmerzphase

Durch das vorübergehende und möglichst kurzfristige Tragen einer *Halskrause* wird eine Entlastung und Ruhigstellung des zervikalen Halteapparates ermöglicht. Sie fördert die Schmerzlinderung. Der Camp-Kragen ist durch seine höhere Steifheit und einfachere Handhabung (Klettverschluß) der Schanzschen Krawatte vorzuziehen, die gewickelt werden muß und weniger Halt bietet. Bei der Wahl der Größe des Camp-Kragens (in 3 Höhen erhältlich) ist darauf zu achten, daß beim Anlegen das Kinn etwas angehoben ist, da nur so durch Schrägstellung der Intervertebralgelenke maximale Entlastung im mittleren und unteren HWS-Bereich gewährleistet ist (Herrmann, 1971; Krämer, 1983; C).

Nur bei mittelschweren und insbesondere schweren HWS-Schleudertraumen (Grad II und III nach Erdmann, 1973; vgl. **Tab. A 8.1**) kann auf Grund vollständiger Haltungsinsuffizienz der Nacken- und Halsmuskulatur ergänzend vorübergehende Bettruhe notwendig werden. Der Wegfall des Kopfgewichtes im Liegen entlastet die geschädigten Halsstrukturen von Stütz- und Haltefunktionen und schafft so weitere Erleichterung. Zur Vermeidung von Hospitalisierung und Somatisierungstendenzen muß jedoch auf eine möglichst kurze Liegedauer geachtet werden. Gleiches gilt

Tab. A 8.4: Faktoren, die die Prognose des Beschwerdeverlaufs nach einem HWS-Schleudertrauma beeinflussen. In der Reihung der Faktoren liegt keine Gewichtung.

Ungünstig	**Günstig**	**Ohne Einfluß**
Prätraumatisch:	Niedriges Alter	Initiale kurze Bewußtlosigkeit
Kopfschmerzen oder SHT	Männliches Geschlecht	Schmerzhafte Nackensteife
Degenerative HWS-Veränderungen	Geringe Initialsymptomatik	Prävertebrale Halsweichteilschwellung
Hohes Alter	Kurze Behandlungsdauer	Unfallhergang
Traumatisch:	Fehlende Hospitalisierung	Sitzplatz im Unfallwagen
Inklinierte oder rotierte Kopfhaltung bei Aufprall	Kurze Arbeitsunfähigkeit	Ausmaß von Karosserie- bzw. Sitzbeschädigung
Posttraumatisch:	Frühe mobilisierende Physiotherapie	
Initial heftiger Kopf- oder Nackenschmerz		
Depressiv-neurasthenisches Syndrom		
Neurologische Reiz- oder Ausfallsymptome		
Hand- oder Armschmerz (»Fernsymptome«)		
Interskapulär betonter Rückenschmerz		
Pathologische Röntgenbefunde der HWS: (Subluxation, Fraktur, kyphotische Knickbildung, Segmentblockade)		
Tragedauer einer Halskrause > 1/4 Jahr		
Erneute physikalische Therapie nach Remission		
Forensische Belange?		

für die Tragedauer des Stützkragens, auch zur Vermeidung einer Hypotrophie der Nacken-/Halsmuskulatur durch Inaktivität. Während des schmerzhaften Akutstadiums ist 24stündige Ruhigstellung erforderlich. Mit Beschwerdebesserung ist eine rasche Verlängerung der tragefreien Intervalle zunächst am Tage anzustreben. Der Patient kann im Sinne einer Eigenbehandlung die Verkürzung der Tragedauer beschwerde-orientiert nach der Leitlinie ›so kurz wie möglich, so lang wie nötig‹ selbst forcieren.

Zuletzt wird der Kragen nur noch nachts angelegt, insbesondere bei morgendlich verstärktem Nacken-Kopfschmerz, da hierdurch eine zervikale HWS- und Weichteilzerrung bei Kopfbewegungen im Tiefschlaf auf Grund der Tiefschlafphasen-abhängigen Hypotonie der Nackenmuskulatur vermieden werden soll. Die immobilisierende Behandlung mit einer Zervikalstütze wird spätestens bei Schmerzfreiheit beendet. Sie sollte bei leichten HWS-Schleudertraumen Grad I (ohne neurologische Reiz- oder Ausfallserscheinungen und knöcherne HWS-Verletzung) nie länger als 14 Tage dauern und ist meist nur für wenige Tage notwendig (C). Auch bei höhergradigen Schleudertraumen (**Tab. A 8.1**) ist auf möglichst frühe Mobilisation (B) zu achten, da sich bei zu langer Immobilisation (> 4 Wochen) sekundäre Schädigungen mit Bewegungseinschränkung im HWS-Bereich entwickeln können und wesentlich längere Krankheitsverläufe auch mit psychischer Fehlverarbeitung zu erwarten sind.

Ergänzende Thermotherapie mit lokaler Wärme- (oder Kälte-)anwendung ist indiziert. Trockene *Wärme* wie Rotlicht, Lichtbogen, Heißluft, Wärmflasche oder Heizkissen-Anwendung hat sich ebenso bewährt wie feuchte Wärme (Fango). Sie kann initial täglich, später in größeren Abständen durchgeführt werden (C).

Häufig kann bei leichtgradigen HWS-ST auf eine medikamentöse Therapie verzichtet werden. Nur wenn mit den physikalischen Maßnahmen keine ausreichende zerviko-zephale Schmerzlinderung erzielt werden kann, muß mit einer zusätzlichen (nur vorübergehenden!) *antiphlogistischen,* (peripher) *analgetischen* und/ oder *muskelrelaxierenden* Therapie begonnen werden (C).

Eine antiphlogistische Behandlung kann mit z. B. Diclofenac-Natrium Dragees oder Suppositorien

3 mal 50 mg pro die durchgeführt werden, falls erforderlich unter gastro-protektiver Begleittherapie. Als peripher wirksame Analgetika empfehlen wir die Gabe von Paracetamol (ben-u-ron®) Tabletten oder Suppositorien 500–1000 mg pro die (max. 3 mal 500 mg pro die = 3 mal 1 Tbl. oder Supp. pro die) oder von Acetylsalicylsäure (ASS; Aspirin®) 500–1000 mg pro die (max. 1500 mg/die; cave u. a.: Magen-Darm-Beschwerden bzw. -Ulzera, Asthma bronchiale, Nierenfunktionsstörung, Medikamenteninteraktionen). Ersatzweise kommt die Gabe von Ibuprofen (Ibuprofen® 400–600 mg pro die) oder Naproxen (Proxen® 500–1000 mg pro die) in Frage. Antiphlogistische oder analgetische Monobehandlung ist vorzuziehen. Abhängig vom Ausmaß der Nackensteife und der schmerzhaften Muskelverspannung empfiehlt sich die zusätzliche Gabe eines Myotonolytikums wie z. B. Tetrazepam (Musaril®) 2 mal 50 mg pro die (ambulanter Therapiebeginn mit ½ Tbl./die; Steigerung um ½ Tbl./die bis max. 4 mal 1 Tbl. = 200 mg pro die). Prinzipiell sollte die medikamentöse Behandlung des HWS-ST mit engmaschigen Indikationsüberprüfungen so rasch wie möglich wieder beendet werden, da Muskelrelaxantien aus der Benzodiazepin-Gruppe ein Abhängigkeitspotential haben und bei längerer Analgetika/Antiphlogistikaeinnahme ein initial posttraumatischer Nacken/Kopfschmerz in einen Medikamenten induzierten Dauerkopfschmerz übergehen kann, was gutachterlich in der Abgrenzung von einem chronischen posttraumatischen Kopfschmerz mitunter Probleme bereitet (Keidel und Diener, 1997; Keidel et al., 1998).

A 8.4.2. Rehabilitative Spätphase

Mit Abklingen bzw. nach Remission des akuten Schmerz-Syndroms (nach circa 1–4 Wochen) soll neben einer Fortführung der Lockerung der Nakken-Schultermuskulatur und der passiven Bewegungsübungen *frühzeitig* mit aktiven Bewegungsübungen und isometrischen Spannungsübungen begonnen werden: zunächst isometrische Spannungsübungen im Liegen zur Vorbereitung auf Komplexbewegungen, dann Kopf- und Rumpf-Stabilisationsübungen im Sitzen, zuletzt Kräftigungsübungen der Hals- und Nackenmuskulatur (Mealey et al., 1986⋆⋆). Kommt es unter physikalischer Therapie zu erneuter Schmerzreaktion muß mit einer »niedrigeren« Behandlungsstufe fortgefahren werden. Noch später, erst 4–6 Wochen nach dem Schleudertrauma, ist im Einzelfall mit nachgewiesener Segmentblockade bei strenger Indikation eine fachärztliche Manualtherapie zur Aufhebung entsprechender Wirbelgelenksblockaden zu erwägen (cave: Vertebralis-Dissektion).
Bei protrahierter zerviko-zephaler Beschwerderückbildung ist eine begleitende abgestufte Übungsbehandlung über einen längeren Zeitraum von besonderer Bedeutung. Es sollte dann zur Unterstützung der Rückbildung der Kopf- und/oder Nackenschmerzen von dem Patienten eine muskelzentrierte Relaxationstechnik (z. B. nach Jacobson) oder andere Entspannungstechnik erlernt werden. Ergänzend können psycho-physiologische und psychologische schmerztherapeutische Ansätze wie z. B. nuchales EMG-Feedback oder ein Stressbewältigungstraining zur Anwendung gelangen (C). Als zusätzliche medikamentöse Schmerzbehandlung sind Thymoleptika wie Amitriptylin 25–100 mg/die (z. B. Saroten®; cave u. a. kardiale Nebenwirkung, Prostataleiden, Glaukom) oder (abendlich) Amitriptylin-Oxid 30–90 mg/die (z. B. Equilibrin®) zur günstigen Beeinflussung der zentralen Schmerzverarbeitung sinnvoll (Keidel und Diener, 1997; B). Initiale parenterale Verabreichung per infusionem kann nach Schweregrad des posttraumatischen zerviko-zephalen Schmerz-Syndroms zu einem rascheren Wirkungseintritt führen.
Bei einem chronischen zerviko-zephalen Schmerz-Syndrom mit neurasthenisch-depressivem Syndrom oder bei einem (sehr seltenen) ›posttraumatic stress disorder‹ nach DSM. IV Kriterien kann eine psychosomatische oder psychiatrische Mitbetreuung erforderlich werden. Falls angezeigt können hierbei unter der Annahme einer multifaktoriellen, biopsychosozialen Schmerzgenese- und chronifizierung auch psychotherapeutische Verfahren wie u. a. unterstützende Gesprächstherapie, Verhaltenstherapie, Partner- oder Familientherapie, ›Self-asserting‹ Therapie oder die Entwicklung von Konfliktbewältigungsstrategien hilfreich sein. In Einzelfällen schließen sich eine rehabilitative Therapie und Soziotherapie mit Wiedereingliederung in das Berufsleben an.
Bei ergänzenden vegetativen Beschwerden mit gestörter Befindlichkeit können allgemein-roborierende Maßnahmen hinzutreten: mäßig aber regelmäßig Sport, Meidung von Genußmitteln wie Nikotin, Alkohol oder Koffein, vegetative Stabilisierung mit Bürstenmassagen, Wechselduschen oder anderweitiger Hydrotherapie, geregelte Lebensführung bezüglich Mahlzeiteneinnahme und ausreichender Nachtruhe (C).
Bei posttraumatischem, neurasthenischen Syndrom mit objektivierbaren Hirnleistungsstörungen sollte zur Förderung der Remission eine neuropsychologische Behandlung mit Trainingsprogrammen für Aufmerksamkeit, Konzentration, Gedächtnis und Kognition eingeleitet werden.
Im Rahmen des therapeutischen Gesamtkonzepts sollte der Patient stets zu aktiver Mitarbeit bei den Therapieangeboten mit häuslicher Eigenbehandlung motiviert werden, (wie etwa Steuerung der Immobilisationsdauer, krankengymnastische Übungen als isometrische Muskelanspannung und Automobilisation der HWS mit aktiven Bewegungsübungen, lokale Thermotherapie, Relaxations- und Biofeedback-Techniken oder roborierende Maßnahmen). Rasche Gewährung von Entschädigungsansprüchen, Lösung von Unfall bedingten Problemstellungen und die verständnisvolle Führung des Patienten können helfen die Beschwerdedauer zu verkürzen.

Tab. A 8.5: Pragmatische Therapie des posttraumatischen Syndroms nach HWS-Schleudertrauma abhängig von Schweregrad und Verlauf mit Angabe der Basisdiagnostik.

Zervikozephales Schmerz-Syndrom nach HWS-Schleudertrauma
Nativ-Röntgen der HWS (Neutralstellung, FA in In-/Reklination, Densdarstellung

Ohne strukturelle Läsion
häufig

Mit struktureller Läsion
selten

Unverzügliche fachärztliche Abklärung der Operationsbedürftigkeit bzw. der fachspezifischen Therapie
(Unfallchirurgie, Neurochirurgie, Orthopädie, Ophthalmologie, HNO)

Ossär Fraktur, Gefügeschaden	Konservativ: Extension und/oder Fixation mit Crutchfield-Klammer o. im Halo-System
Disko-ligamentär Instabilität	Operativ: Fusionsoperation: Spondylodese mit Plattenosteosynthese, Fusion mit autogenem Spanmaterial. Transartikuläre oder Bogenverschraubung Zugschraubenprinzip bei Densfrakturen
Peripher-/zentralnervös Plexus-, Radix-, Myelonschäden:	
Zerrung	Antiphlogistika/Analgetika
Hämatom	Entleerung
Diskusprolaps	Ventrale Fusion
Myelonkompression	Druckentlastung
Contusio spinalis	Steroide
Vaskulär Dissekat	
A.vertebralis	Antikoagulation
A.carotis interna	Antikoagulation

Stufe I
Schmerzhaftes Akutstadium (< 4 Wochen)

Physikalische Therapie	Immobilisation (Camp-Kragen: so kurz wie möglich, meist nur einige Tage) Wärme/Kälte (Fango, Rotlicht, Eisbeutel)
Medikamentöse Therapie Analgetika (nicht länger als 4 Wochen)	Paracetamol (Supp. o. Tabl.) 3x 500 mg/die Acetylsalicylsäure (ASS) 1000 mg/die Ersatz: Ibuprofen 400-600 mg/die Naproxen 500-1000 mg/die
Antiphlogistika	Diclophenac (Voltaren®) 3x50 mg/die
Myotonolytika	Tetrazepam (Musaril®) 2x50 mg/die

Stufe II
Rehabilitatives Frühstadium (< 3-6 Monate)

Physiotherapie	Lockerung der Nackenmuskulatur isometrische Spannungsübungen passive und aktive Bewegungsübungen Progressive, muskelzentrierte Relaxationstechnik nach Jacobson
Roborierende Maßnahmen	Vegetative Stabilisierung (Wechselduschen, Bürstenmassagen, Sport, geregelter Tagesablauf, ausreichender Nachtschlaf, Meidung von Genußmitteln wie Alkohol, Nikotin, Kaffee)

Stufe III
Chronifiziertes Spätstadium (> 6 Monate)

Krankengymnastik	Wie Stufe II + Kräftigungsübungen Haltungsaufbau Manual-medizinische Behandlung (cave: Dissekat; strenge Indikation)
Medikamentöse Therapie	Amitryptilin (Saroten®) oral bis 25 - 0 - 75 mg/die Amitryptilin-Oxid (Equilibrin®) oral bis 0 - 0 - 90 mg/die Ersatz: Maprotilin 25 -75 mg/die Doxepin 50 - 100 mg/die (max. 150 mg/die) Imipramin 75 - 100 mg/die (max. 150 mg/die)
Schmerzpsychologische, Psychosomatische, Psychiatrische Therapie	Psychotherapeutische Verfahren, u.a. Verhaltenstherapie, Stressbewältigung
Neuropsychologische Therapie	Neuropsychologisches Leistungstraining (Konzentration, Kognition, Mnestik)
Soziotherapie, Berufliche Rehabilitation	Arbeitserprobung und berufliche Wiedereingliederung

Die pragmatische Therapie in der Früh- und Spätphase des posttraumatischen Syndroms nach HWS-ST ist in **Tab. A 8.5** zusammengefaßt.

A 8.4.3. Therapie spezieller Folgekrankheiten

Bei diagnostisch gesicherten zusätzlichen Schädigungen knöcherner und/oder nervöser Strukturen im Rahmen von zerviko-zephalen, -brachialen oder -medullären Syndromen nach HWS-ST richtet sich die Therapie nach den spezifischen Krankheitsbildern (vgl. Kap. A 8.1.2, **Tab. A 8.2** und **Tab. A 8.5**): Fusionsoperation z. B. Spondylodese mit ventraler oder dorsaler Plattenosteosynthese, Fusion mittels autogenem Spanmaterial, transartikuläre Verschraubungen oder Bogenverschraubungen oder Zugschraubenprinzip bei Densfrakturen (gegebenenfalls mit Vorextension mittels Crutchfield-Klammer oder im Halo-System) bei zervikalen Luxationen, Frakturen oder Kombinationsverletzungen mit HWS-Instabilität oder mit neurologischem Defizit bei höhergradigem HWS-ST. Mitunter ist konservative Therapie mit HWS-Extension und Fixation mittels Halo-System bei fraktur-bedingter Instabilität (z. B. C1 oder C2) noch möglich. Weitere OP-Indikationen sind: traumatischer Bandscheibenvorfall mit Radix- oder Myelonschädigung; Druckentlastung bei Fraktur-, Luxations-, Dislokations- oder Hämatom-bedingter medullärer Kompression.

A 8.5. Unwirksam oder obsolet

Entsprechend dem Prinzip der Ruhigstellung überdehnter Strukturen besteht in der akuten Frühphase des HWS-Schleudertraumas eine absolute Kontraindikation für chiropraktische Behandlung oder krankengymnastische Dehnungsmaßnahmen wie manuelle Traktionen mit passivem Beugen, Strecken oder Ziehen der HWS. Dies gilt ebenso für die früher häufige Zugbehandlung der HWS mittels Glissonschlinge. Massagen führen in der Initialphase zu einer verstärkten Irritation der geschädigten Strukturen und/oder vegetativen Reaktion und sind für diese Zeit kontraindiziert. Auch die Effektivität von Reflexzonenmassagen ist nicht belegt. Gleiches gilt für Akupunktur oder Akupressur sowie Frischzell- oder Ozon-Therapie bei zerviko-zephalem Schmerz-Syndrom. Lokale (intra-/subkutane, intramuskuläre, perineurale, paravertebrale oder intraartikuläre) Injektions- oder Infiltrations-Behandlungen mit Lokalanästhetika sind unseres Erachtens bei suffizienter physikalischer und oral medikamentöser Therapie nicht erforderlich. Nuchale und intra- oder subkutane Injektionen von sterilem Wasser oder Kochsalzlösung ist auf Grund derzeitiger Studien bei fehlendem Vergleich mit Kontroll-Patientengruppen nicht zu empfehlen (Byrn et al., 1993**; Sand et al., 1992**; B). Bei chronischem Zervikal-Syndrom nach HWS-ST bewirkten Injektionen von Steroiden (Betamethason) oder eines Anästhetikums (0,5 % Bupivacain) in die kleinen Zwischenwirbelgelenke nur bei 20 % der Patienten einen Schmerzrückgang über mehr als 4 Wochen und sind deshalb bei relativer Ineffektivität nicht zu empfehlen (Barnsley et al., 1994**; B). Auch die subkutane Injektion von Sumatriptan ist nicht zu empfehlen, da diese den typischen, okzipital betonten, dumpf-drückenden und ziehenden posttraumatischen Kopfschmerz nicht beeinflußt (Gawel et al., 1992**; B). Im Allgemeinen ist die orale Gabe von Opioiden als potentere Analgetika nicht sinnvoll. Sie wird allenfalls bei schwerem HWS-ST in Einzelfällen erforderlich. Gleiches gilt für die Gabe von Benzodiazepinen, abgesehen von der transienten Verabreichung als Muskelrelaxantien. Auf die Gabe von analgetisch wirksamen Misch- bzw. Kombinationspräparaten sollte auf Grund der Förderung der möglichen Entwicklung eines Medikamenten induzierten Dauerkopfschmerzes prinzipiell verzichtet werden. Obsolet sind bei Schleudertraumen Grad I oder II das Anlegen einer Gipskrawatte (z. B. Minervagips). Der lokalen »Salbenbehandlung« des nuchalen Schmerzes im Rahmen des Zervikal-Syndroms ist die systemische antiphlogistische Behandlung erforderlichenfalls vorzuziehen. Bei fehlendem Nachweis der Wirksamkeit von früher gebräuchlichen Antihistaminika- und Steroidgaben besteht hierfür bei dem HWS-Schleudertrauma keine Indikation. Die Gabe von Neuroleptika, Barbituraten und Ergotamin-Präparaten bei posttraumatischem Kopfschmerz ist ebenso obsolet (Keidel et al., 1998).

Literatur

Allen MJ, Barnes MR, Bodiwala GG (1985) The effect of seat belt legislation on injuries sustained by car occupants. Injury 16: 471–467

Balla JI (1980) The late whiplash syndrome. Aust N Z J Surg 50: 610–614

Balla JI (1984) Headaches arising from disorders of the cervical spine. Headache 10: 243–267

Balla JI (1988) Report to the Motor Accidents Board of Victoria on whiplash injuries, 1984. In: Hopkins A (Hrsg.) Headache and Cervical Disorders. Saunders, London: 256–269

Balla JI, Karnaghan J (1987) Whiplash headache. Clin Exp Neurol 23: 179–182

Barnsley L, Lord S, Bogduk N (1994) Whiplash injury. Pain 58: 283–307

Barnsley L, Lord S, Wallis BJ, Bogduk N (1994) Lack of effect of intraarticular corticosteroids for chronic pain in the cervical zygapophyseal joints. N Engl J Med 330: 1047–1050

Bauer G, Pils P (1984) Hirnblutung nach Auffahrunfall. Unfallheilkunde 87: 37–39

Birsner JW, Leask H (1954) Retropharyngeal soft tissue swelling due to whiplash injury. Arch Surg 68: 369–373

Bosworth DM (1959) Editorial. J Bone Joint Surg 41-A: 16

Brandt Th (1991) Vertigo. Springer Verlag, Berlin Heidelberg New York

Burke JP, Orton HP, West J, Strachan IM, Hockey MS, Ferguson DG (1992) Whiplash and its effect on the visual system. Graefe's Arch Clin Exp Ophthalmol 230: 335–339

Byrn C, Olsson I, Falkheden L, Lindh M, Hoesterey U, Fogelberg M, Linder LE, Bunketorp O (1993) Subcutaneous sterile water injections for chronic neck and shoulder pain following whiplash injuries. Lancet 341: 449–452

Carter JE, McCormick AQ (1983) Whiplash shaking syndrome: retinal hemorrhages and computerized axial tomography of the brain. Child Abuse & Neglect 7: 279–286

Davis SJ, Teresi LM, Bradley WG, Ziemba MA, Bloze AE (1991) Cervical spine hyperextension injuries: MR findings. Radiology 180: 245–251

Deans GT, Magalliard JN, Kerr M, Rutherford WH (1987) Neck sprain – a major cause of disability following car accidents. Injury 18: 10–12

Delank HW (1988) Das Schleudertrauma der HWS, eine neurologische Standortsuche. Unfallchirurg 91: 381–387

Dvorak J, Dvorak V (1988) Manuelle Medizin Diagnostik. Thieme Verlag, Stuttgart, New York

Dvorak J, Valach L, Schmid S (1987) Verletzungen der Halswirbelsäule in der Schweiz. Orthopäde 16: 2–12

Edmeads J (1987) Does the neck play a role in migraine? In: Blau JN (Hrsg.) Migraine. Chapman Hall, London: 653–654

Erdmann H (Hrsg.) (1973) Die Wirbelsäule in Forschung und Praxis, Band 56: Schleuderverletzung der Halswirbelsäule, Erkennung und Begutachtung. Hippokrates Verlag Stuttgart.

Ettlin TM, Kischka U, Reichmann S, Radii EW, Heim S, Wengen D, Benson DF (1992) Cerebral symptoms after whiplash injury of the neck: a prospective clinical and neuropsychological study of whiplash injury. J Neurol Neurosurg Psychiatry 55: 943–948

Evans RW (1992) Some observations on whiplash injuries. Neurol Clin 10: 975–997

Farbman AA (1973) Neck sprain. JAMA 223: 1010–1015

Faverjon G, Henry C, Thomas C, Tarriere C, Patel A, Got C. Guillon F (1988) Head and neck injuries for belted front occupants involved in real frontal crashes: patterns and risks. In: Cesari D, Charpenne A (Hrsg.) Proceedings of the 1988 international IRCOBI conference on the biomechanics of impacts, Bergisch Gladbach Sept. 1988; IRCOBI, 109 Avenue Salvador Allende, 69500 Bron, France: 301–317

Fischer D, Palleske H (1976) Das EEG nach der sogenannten Schleuderverletzung der Halswirbelsäule (zerviko-zephales Beschleunigungstrauma). Zbl Neurochir 37: 25–35

Friedenberg ZB, Miller WT (1963) Degenerative disc disease of the cervical spine. J Bone Joint Surg 72B: 901

Gargan MF, Bannister GC (1990) Long-term prognosis of soft-tissue injuries of the neck. J Bone Joint Surg 72-B: 901–903

Gawel MJ, Rothbart P, Jacobs H (1993) Subcutaneous Sumatriptan in the treatment of acute episodes of posttraumatic headache. Headache 33: 96–97

Gay JR, Abbott KH (1953) Common whiplash injuries of the neck. JAMA 152: 1698–1704

Gotten N (1956) Survey of one hundred cases of whiplash injury after settlement of litigation. JAMA 162: 865–867

Haas DC (1996) Chronic post-traumatic headaches classified and compared with natural headaches. Cephalalgia 16: 486–493

Hadley MN, Sonntag VKH, Rekate HL, Murphy A (1989) The infant whiplash-shake injury syndrome: a clinical and pathological study. Neurosurg 24: 536–540

Herrmann H-D (1971) Das Schleudertrauma der Halswirbelsäule; Therapie (II). Med Welt 22: 1366–1370

Hildingsson C, Toolanen G (1990) Outcome after soft-tissue injury of the cervical spine. Acta Orthop Scand 61 (4): 357–359

Hildingsson C, Hietala SO, Toolanen G (1989) Scintigraphic findings in acute whiplash injury of the cervical spine. Injury 20: 265–266

Hodge JR (1971) The whiplash neurosis. Psychosomatics 12: 245–249

Hodgson SP, Grundy M (1989) Whiplash injuries: their long-term prognosis and its relation to compensation. Neuro-Orthop 7: 88–91

Hohl M (1974) Soft-tissue injuries of the neck in automobile accidents. Factors influencing prognosis. J Bone Joint Surg 56–A: 1675–1682

Hohl M (1989) Soft-tissue neck injuries. Cervical Spine 2: 436–441

Hutchinson TP (Hrsg.) (1987) Road accident statistics. Rumsby Scientific Publishing, Adelaide, South Australia, chapter 14: 255–266

Jacome DE (1986) Basilar artery migraine after uncomplicated whiplash injuries. Headache 26: 515–516

Jacome DE (1987) EEG in whiplash: a reappraisal. Clin EEG 18: 41–45

Kamieth H (1990) Das Schleudertrauma der Halswirbelsäule. Band 111: Die Wirbelsäule in Forschung und Praxis. Hippokrates Verlag, Stuttgart

Keidel M (1995) Der posttraumatische Verlauf nach zerviko-zephaler Beschleunigungsverletzung. Klinische, neurophysiologische und neuropsychologische Aspekte. In: Kügelgen B (Hrsg.) Neuroorthopädie VI. Springer, Heidelberg Berlin New York, 73–113

Keidel M, Diener HC (1993) Headache and acceleration trauma of the cervical spine. News in Headache 3/3: 1

Keidel M, Diener HC (1997) Der posttraumatische Kopfschmerz. Nervenarzt 10: 769–777

Keidel M, Pearce JMS (1996) Whiplash injury. In: Brandt Th, Caplan LR, Dichgans J, Diener HC, Kennard Ch (Hrsg.) Neurological Disorders: Course and Treatment. Academic Press, San Diego: 65–76

Keidel M, Yagüez L, Wilhelm H, Diener HC (1992) Prospektiver Verlauf neuropsychologischer Defizite nach zervikozephalem Akzelerationstrauma. Nervenarzt 63: 731–740

Keidel M, Rieschke P, Jüptner M, Diener HC (1994) Pathologischer Kieferöffnungsreflex nach HWS-Beschleunigungsverletzung. Nervenarzt 65: 241–249

Keidel M, Eisentraut H, Lüdecke C, Nebe J, Diener HC (1996) Algesimetrische Quantifizierung des Schulter-Nackenschmerzes nach HWS-Trauma im prospektiven Verlauf. Krankengymnastik 48: 194–198

Keidel M, Neu IS, Langohr HD, Göbel H (1998) Diagnose und Therapie des posttraumatischen Kopfschmerzes In: Migräne und andere Kopf- und Gesichtsschmerzen. Therapieempfehlungen der Deutschen Migräne- und Kopfschmerzgesellschaft. Arcis, München

Keidel M, Di Stephano G, Kischka U, Radanov B, Schäfer-Krajewski C (1997) Neuropsychologische Aspekte der Beschleunigungsverletzung der HWS. In: Hülse M, Neuhuber WL, Wolff HD (Hrsg.) Der kraniozervikale Übergang. Springer, Heidelberg, Berlin, New York: 99–127

Kessler Ch, Hipp M, Langkau G, Pawlik G, Petrovici J-N (1987) Plättchenszintigraphische Befunde bei Carotisthrombosen nach Halswirbelsäulen-Schleudertrauma. Nervenarzt 58: 428–431

Kischka U, Ettlin Th, Heim S, Schmid G (1991) Cerebral symptoms following whiplash injury. Eur Neurol 31: 136–140

Krämer G (1980) Das zerviko-zephale Beschleunigungstrauma (»HWS-Schleudertrauma«) in der Begutachtung. Unter besonderer Berücksichtigung zentralnervöser und psychischer Störungen. Akt Neurol 7: 211–230

Krämer G (1983) HWS-Schleudertraumen. Med Welt 34 (41): 1134–1140

Krämer G (1983) Therapie neurologischer Störungen nach Schleudertraumen der Halswirbelsäule. Dtsch med Wschr 108: 589–590

Krajewski C, Wolff HD (1990) Psychodiagnostische Untersuchung von HWS-Schleudertrauma-Patienten. Manuelle Medizin 28: 35–39

Kronn E (1993) The incidence of TMJ dysfunction in patients who have suffered a cervical whiplash injury following a traffic accident. J Orofac Pain 7: 209–213

Langohr HD, Keidel M, Göbel H, Wallasch TM, Baar H (1994) Kopfschmerz nach Schädel-Hirn-Trauma und HWS-Distorsion. Diagnose und Therapie. In: Migräne und andere Kopf- und Gesichtsschmerzen. Therapieempfehlungen der Deutschen Migräne- und Kopfschmerzgesellschaft. Arcis, München: 49–57

Laubichler W (1987) Die Problematik einer Begutachtung von Verletzungen der Halswirbelsäule einschließlich cervico-cephalem Beschleunigungstrauma. Unfallchirurg 90: 339–346

Lee J, Giles K, Drummond PD (1993) Psychological disturbances and an exaggerated response to pain in patients with whiplash injury. Journal of Psychosomatic Research 37: 105–110

Leopold RL, Dillon H (1960) Psychiatric considerations in whiplash injuries of the neck. Pa Med J 63: 385–389

Lidvall HF, Linderoth B, Norlin B (1974) Causes of the postconcussional syndrome (PCS). Acta Neurol Scand Suppl 56: 1–144

Lövsund P, Nygren A, Salen B, Tingvall C (1988) Neck injuries in rear end collisions among front and rear seat occupants. In: Cesari D, Charpenne A (Hrsg.) Proceedings of the international IRCOBI conference on the biomechanics of impacts, Bergisch Gladbach Sept. 1988; IRCOBI, 109 Avenue Salvador Allende, 69500 Bron, France: 319–325

Macnab I (1964) Acceleration injuries of the cervical spine. J Bone Joint Surg 46: 1797–1799

Macnab I (1971) The »whiplash syndrome«. Orthop Clin North Am 2: 389–403

Maimaris C, Barnes MR, Allen MJ (1988) ›Whiplash injuries‹ of the neck: a retrospective study. Injury 19: 393–396

Maimaris C (1989) Neck sprains after car accidents. BMJ 299: 123

Martinez JL, Garcia DJ (1968) A model for whiplash. J Biomech 1: 23–32

McKinney LA, Dornan JO, Ryan M (1989) The role of physiotherapy in the management of acute neck sprains following road-traffic accidents. Arch Emerg Med 6: 27–33

Mealy K, Brennan H, Fenelon GCC (1986) Early mobilisation of acute whiplash injuries. BMJ 292: 656–657

Van Meydam K, Sehlen S, Schlenkhoff D, Kiricuta JC, Beyer HK (1986) Kernspintomographische Befunde beim Halswirbelsäulentrauma. Fortschr Röntgenstr 145: 657–660

Miles KA, Maimaris C, Finlay D, Barnes MR (1988) The incidence and prognostic significance of radiological abnormalities in soft tissue injuries to the cervical spine. Skelet Radiol 17: 493–496

Mokri B (1990) Traumatic and spontaneous extracranial internal carotid artery dissections. J Neurol 237: 356–361

Moorahrend U (1993) Die Beschleunigungsverletzung der Halswirbelsäule mit interdisziplinärem Konsens. Fischer, Stuttgart, Jena, New York

Müller E (1966) Das Schleudertrauma der Halswirbelsäule und seine verschiedenen Folgen. Differentialdiagnose und Therapie. Dtsch med Wochenschr 91: 588–593

Nägele M, Koch W, Kaden B, Wöll B, Reiser M (1992) Dynamische Funktions-MRT der Halswirbelsäule. Fortschr Röntgenstr 157/3: 222–228

Norris SH, Watt I (1983) The prognosis of neck injuries resulting from rear-end collisions. J Bone Joint Surg 65-B: 608–611

Olsnes BT (1989) Neurobehavioral findings in whiplash patients with long-lasting symptoms. Acta Neurol Scand 80: 584–588

Ommaya AK, Yarnell P (1969) Subdural hematoma after whiplash injury. Lancet 2: 237–239

Oosterveld WJ, Kortschot HW, Kingma GG, Jong HAA de (1991) Electronystagmographic findings following cervical whiplash injuries. Acta Otolaryngol (Stockh) 111: 201–205

Parmar HV, Raymakers R (1993) Neck injuries from rear impact road traffic accidents: prognosis in persons seeking compensation. Injury 24: 75–78

Pearce JMS (1989) Whiplash injury: a reappraisal. J Neurol Neurosurg Psychiat 52: 1329–1331

Pearce JMS (1992) Whiplash injury, fact or fiction. Headache Quarterly Current Treatment and Research 3: 45–50

Pearce JMS (1993) Subtle cerebral lesions in ›chronic whiplash syndrome‹? J Neurol Neurosurg Psychiatry 56: 1328–1329

Pearce JMS (1994) Headache. J Neurol Neurosurg Psychiatry 57: 134–143

Pearce JMS (1994) Polemics of chronic whiplash injury. Neurology 44: 1993–1998

Pennie B, Agambar L (1991) Patterns of injury and recovery in whiplash. Spine 22: 57–59

Pöllmann W, Keidel M, Pfaffenrath V (1996) Kopfschmerzen und die Halswirbelsäule. Eine kritische Übersicht. Nervenarzt 67: 821–836

Radanov BP, Di Stefano G, Schnidrig A, Ballinari P (1991) Role of psychosocial stress in recovery from common whiplash. Lancet 338: 712–715

Radanov BP, Sturzenegger M, Di Stefano G, Schnidrig A, Aljinovic M (1993) Factors influencing recovery from headache after common whiplash. BMJ 307: 652–655

Radanov BP, Di Stefano G, Schnidrig A, Sturzenegger M, Augustiny KF (1993) Cognitive functioning after common whiplash. A controlled follow-up study. Arch Neurol 50: 87–91

Radanov BP, Di Stefano G, Schnidrig A, Sturzenegger M (1994) Common whiplash: psychosomatic or somatopsychic? J Neurol Neurosurg Psychiat 57: 486–490

Radanov BP, Sturzenegger M, Di Stefano G (1995) Long-term outcome after whiplash injury. A 2-year follow-up considering features of injury mechanism and somatic, radiologic, and psychosocial findings. Medicine 74: 281–297

Ritter G, Kramer J (Hrsg.) (1991) Unfallneurose, Rentenneurose, Posttraumatic Stress Disorder. Perimed Verlag, Erlangen

Robinson DD, Cassar-Pullicino VN (1993) Acute neck sprain after road traffic accident: a long-term clinical and radiological review. Injury 24(2): 79–82

Roskamp H (1962) Angst und Cervikalsyndrom. Zschr Psychosom Med 8: 157–167

Sand T, Bovim G, Helde G (1992) Intracutaneous sterile water injections do not relieve pain in cervicogenic headache. Acta Neurol Scand 86: 526–528

Schlegel KF (1968) Die akuten Schleuderverletzungen der Halswirbelsäule und ihre Behandlung. Beih Z Orthop 104: 265–273

Schmidt G (1989) Zur Biomechanik des Schleudertraumas der Halswirbelsäule. Versicherungsmed 4: 121–125

Schröter F (1995) Bedeutung und Anwendung verschiedener Einteilungsschemata der HWS-Verletzungen. In: Kügelgen B (Hrsg.) Neuroorthopädie VI. Springer, Heidelberg Berlin New York: 23–44

Schutt CH, Dohan FC (1968) Neck injury to women in auto accidents. J Amer Med Ass 206: 2689–2692

Simeone FA, Goldberg HI (1968) Thrombosis of the vertebral artery from hyperextension injury to the neck. J Neurosurg 29 : 540–544

Sturzenegger M, Di Stefano G, Radanov BP, Schnidrig A (1994) Presenting symptoms and signs after whiplash injury: the influence of accident mechanisms. Neurology 44: 688–693

Taylor JR, Kakulas BA (1991) Neck injuries. Lancet 338: 1343

Trimble MR (Hrsg.) (1981) Post-traumatic neurosis: from railway spine to the whiplash. John Wiley & Sons, New York

Watkinson AF (1990) Whiplash injury. BMJ 301: 983

Weir DC (1975) Roentgenographic signs of cervical spine injury. Clin Orthop 109: 9

Weiss HD, Stern BJ, Goldberg J (1991) Post-traumatic migraine: chronic migraine precipitated by minor head or neck trauma. Headache 31: 451–456

Wiesner H, Mumenthaler M (1975) Schleuderverletzungen der Halswirbelsäule. Eine katamnestische Studie. Arch Orthop Unfall-Chir 81: 13–36

Wolff HD (1983) Neurophysiologische Aspekte der manuellen Medizin. Springer Verlag, Berlin Heidelberg New York

Yarnell PR, Rossie GV (1988) Minor whiplash head injury with major debilitation. Brain Inj 2: 255–258

Zagorski A, Berlit P (1990) Das disseziierende Karotisaneurysma – drei Fälle. Med Klin 85: 125–128

Zenner P (Hrsg.) (1987) Die Schleuderverletzung der Halswirbelsäule und ihre Begutachtung. Springer Verlag, Berlin Heidelberg New York

A 9. Schmerztherapie

von *H. C. Diener* und *G. Leonhardt*

A 9.1. Grundlagen

A 9.1.1. Definitionen

Schmerz ist nach der Definition der Internationalen Gesellschaft zum Studium des Schmerzes (IASP, International Association for the Study of Pain, 1986) ein unangenehmes Sinnes- und Gefühlserlebnis, das mit aktueller oder potentieller Gewebeschädigung verknüpft ist oder mit Begriffen einer solchen Schädigung beschrieben wird. Im folgenden werden einige für die Nomenklatur wichtige Begriffe erklärt (IASP, 1986).

Allodynie
Schmerzauslösung durch Reize, die normalerweise keinen Schmerz verursachen (z. B. Berührung).

Analgesie
Fehlende Schmerzempfindung bei physiologisch schmerzhaften Reizen.

Dysästhesie
Unangenehme oder abnorme Empfindungen, entweder spontan entstehend oder provozierbar beispielsweise durch Berührung.

Hyperästhesie
Verstärkte Empfindung auf schmerzhafte und nichtschmerzhafte Reize (Schwellenerniedrigung).

Hyperalgesie
Verstärkte Schmerzempfindung auf einen physiologisch schmerzhaften Reiz.

Hyperpathie
Verstärkte Reaktion auf Reize, insbesonders wiederholte Reize bei erniedrigter Schwelle.

Kausalgie
Komplexes Syndrom, das durch einen brennenden Dauerschmerz, Allodynie und Hyperpathie nach einer Nervenläsion gekennzeichnet ist und mit vegetativen und trophischen Veränderungen einhergeht.

Neuralgie
Schmerz im Versorgungsgebiet eines oder mehreren Nerven.

Neuropathie
Funktionsstörung eines Nerven (Mononeuropathie), verschiedener Nerven (Mononeuropathia multiplex) oder bilateral (Polyneuropathie).

Akuter Schmerz tritt im Rahmen eines akuten Ereignisses, beispielsweise eines Traumas, einer Operation, einer entzündlichen Nervenläsion oder bei der Migräne auf. Von *chronischem Schmerz* spricht man je nach Definition bei einer ununterbrochenen Schmerzdauer von 3–6 Monaten. Beeinträchtigungen auf kognitiv-emotionaler Ebene durch Störungen der Befindlichkeit und der Stimmung, auf der Verhaltensebene durch schmerzbezogenes Verhalten, auf der sozialen Ebene durch Störung der sozialen Interaktion und Behinderung der Arbeit und auf der physiologisch-organischen Ebene durch Mobilitätsverlust und Funktionseinschränkungen sind die Folgen.

A 9.1.2. Pathophysiologie

In diesem Abschnitt soll nicht auf die Physiologie des nozizeptiven Systems eingegangen werden, hierzu wird auf die entsprechenden Lehrbücher der Physiologie verwiesen. Es wird die Pathophysiologie vor allem unter dem Aspekt der Chronifizierung des Schmerzes dargestellt. Beim chronischen Schmerz bzw. beim Übergang vom akuten zum chronischen Schmerz spielen die folgenden physiologischen Vorgänge eine wichtige Rolle:

1. Zelluläre und molekulare Prozesse bewirken, daß ein zentrales »Schmerzgedächtnis« entsteht (Coderre et al., 1993***). Wiederholte oder anhaltende Schmerzreize führen auf zellulärer Ebene zu einer Vermehrung von intrazellulärem $Ca^{2}+$ und einer Zunahme der sekundären Second-Messenger Proteinkinase C und der Phospholipase C. Auf molekularer Ebene werden bei anhaltenden Schmerzreizen vermehrt c-fos Gene aktiviert, die über mRNA Ausschüttung zu einer vermehrten Bildung von Dynorphinen führen.
2. An den Hinterhornneuronen kommt es durch vermehrte Aktivierung von NMDA-Rezeptoren (Price et al., 1994) und Freisetzung von Neuropeptiden zu einer Vergrößerung des rezeptiven Feldes und einer erhöhten Erregbarkeit auf Reize der C – Fasern (Hoheisel et al., 1994). In der Folgezeit kommt es zur Expression früher Gene (z. B. C-fos) mit den unter 1 beschriebenen Folgen.
3. Bei chronischen Entzündungen (Meyer et al., 1981) kann die Freisetzung von Prostaglandinen und Neuropeptiden durch Erniedrigung der Erregbarkeitsschwelle zu einer Sensibilisie-

rung von Nozizeptoren führen. Dadurch nimmt die Zahl der neuronalen Entladungen zu. Es kann sich abnorme Spontanaktivität entwickeln.
4. Bei entzündlichen Reaktionen oder chronischen Läsionen können zusätzliche, unter physiologischen Bedingungen nicht aktive nozizeptive Afferenzen rekrutiert werden (Grigg et al., 1986).
5. Bei Läsionen nozizeptiver Neurone kann es zur ektopen Entstehung von abnormer Spontanaktivität kommen mit Auslösung oder Verstärkung durch mechanische, chemische oder thermische Reize (Cline et al., 1989) und zur ephaptischen Übertragungen zwischen afferenten Axonen (Raymond et al., 1990).
6. Bei Läsionen des Rückenmarks, der spinothalamischen Bahnen oder des Thalamus sowie bei Läsionen efferenter schmerzmodulierender Systeme (Tasker, 1990) kann ein zentraler Schmerz entstehen.
7. Chronische Schmerzen können durch das efferente sympathische Nervensystem unterhalten werden z. B. bei sympathischer Reflexdystrophie (Blumberg und Jänig, 1994).
8. Bei Wegfall absteigender schmerzmodulierender Systeme nach Schädigung des dorsolateralen Traktes werden Hinterhornneurone sensitiver auf eingehende Schmerzreize (Basbaum und Fields, 1978).

Durch die genannten physiologischen Phänomene können die folgenden klinischen Beobachtungen erklärt werden:
1. Beim chronischen Schmerz nach peripherer Nervenschädigung kann es im Laufe der Zeit zu einer Ausbreitung des schmerzhaften Areals kommen (z. B. initial radikulärer Schmerz, später Schmerz der gesamten Extremität).
2. Der Wegfall physiologischer Afferenzen (somatosensible Afferenzen, Muskelafferenzen) fördert das Entstehen von Spontanaktivität in peripheren Schmerzfasern und im Hinterhorn (Deafferentierungsschmerz).
3. Wiederholte traumatisierende Ereignisse, die zur Gewebsschädigung oder Entzündung führen, bahnen Schwellenerniedrigung, Summation und Vergrößerung rezeptiver Felder von Hinterhornneuronen (Zunahme von Schmerzen nach wiederholten operativen Eingriffen und Gewebeschädigung durch Injektionen).
4. Persistenz des chronischen Schmerzes auch nach kompletter Ausschaltung des afferenten Neurons ist die Folge plastischer Veränderungen im Hinterhorn und Thalamus (deshalb Unwirksamkeit von destruierenden chirurgischen Verfahren).
5. Die therapeutische Wirksamkeit von Krankengymnastik und physikalischer Therapie beruht zum Teil auf vermehrtem physiologischem afferentem Einstrom.
6. Die Rolle des »Schmerzgedächtnisses« beim chronischen Schmerz wird anschaulich durch eine Kasuistik illustriert, bei der eine Patientin mit schwerem, therapierefraktärem chronischen Schmerz-Syndrom nach hypoxischem Hirnschaden ihre bisherigen Schmerzen »vergessen« hatte und beschwerdefrei war (Soyka et al., 1996).

A 9.2. Therapeutische Prinzipien

A 9.2.1. Grundlagen der konservativen Schmerztherapie

Schmerztherapie sollte wie jede Therapie so kausal wie möglich sein. Dies ist oft nicht möglich, z. B. weil ein Tumorprozeß zu weit fortgeschritten ist. Vor allem chronische Schmerzen beeinträchtigen den Patienten (unabhängig von der Art des zugrundeliegenden Prozesses) und rechtfertigen eine rein symptomatische Schmerztherapie. Die Schmerztherapie hat mehrere Ansätze. Die medikamentöse Analgesie orientiert sich an dem Dreistufenschema der WHO (World Health Organisation, 1986) bei dem je nach Schwere der Schmerzen Nicht-Opioidanalgetika und Opioide kombiniert werden (**s. Tab. A 9.1**). Die additive medikamentöse Schmerztherapie orientiert sich am Typ des Schmerzes. Dazu gehören Antidepressiva, membranstabilisierende Substanzen wie Carbamazepin und Phenytoin, Neuroleptika und Kortikosteroide.
Die additive psychologische Behandlung versucht die psychischen Faktoren bei der Entstehung und Aufrechterhaltung chronischer Schmerzen zu beeinflussen. Invasive Verfahren blockieren oder zerstören die afferenten nozizeptiven Strukturen (Nervenzellganglien, Hinterwurzel, aufsteigende Rückenmarksbahnen).

Tab. A 9.1: Stufenschema der WHO

1) Nichtopioid-Analgetika	+	Kausale Therapie additive Therapie invasive Therapie je nach individueller Gegebenheit
2) Nichtopioid-Analgetika + schwache Opioide		
3) Nichtopioid-Analgetika + starke Opioide		

A 9.2.2. Medikamentöse Schmerztherapie

Nichtopioid-Analgetika (Tab. A 9.2)
Die nicht-steroidalen Antirheumatika (NSAR) und Acetylsalicylsäure eignen sich besonders gut zur Behandlung von Knochen-, Gelenk- und Muskelschmerzen (Polyarthritis, Lumbago). Sie wir-

ken peripher und zentral (spinal und am Hirnstamm). *Indometacin, Diclofenac, Naproxen* und *Ibuprofen* sind in ihrer analgetischen Wirkung vergleichbar. Das freiverkäufliche *Ibuprofen* hat dasselbe Nebenwirkungsprofil (vorwiegend gastro-intestinal) wie die anderen verschreibungspflichtigen NSAR. Peripher wirksame Analgetika wirken nach oraler Applikation vergleichbar oder sogar besser als nach i.m. Injektion. Es gibt daher keine Rechtfertigung für die häufig geübte Praxis, NSAR lokal zu injizieren (z. B. im Bereich der kleinen Wirbelgelenke oder intraartikulär). Fixe Kombinationen verschiedener peripher wirksamer Analgetika wie auch die Kombination mit zentral wirksamen Analgetika (Codein), Koffein oder Tranquilizern sind nicht zu befürworten, da ein nicht unerhebliches Abhängigkeitspotential besteht. *Paracetamol* ist ein gut wirksames Analgetikum mit überwiegend peripherem Angriffspunkt. Es wirkt ebenfalls antipyretisch aber nicht antiphlogistisch. Es ist gut verträglich und hat keine Toleranz- und Abhängigkeitsentwicklung. *Metamizol* hat eine hohe analgetische Potenz. Es ist zu Unrecht wegen der extrem seltenen Agranulozytosen (1:20.000) in Mißkredit geraten. Es ist nicht nur analgetisch und antiinflamatorisch wirksam sondern auch fiebersenkend und spasmolytisch. Bei i.v.-Gabe kann bei zu rascher Applikation ein Schock provoziert werden. Indikationsgebiet sind kolikartige Schmerzen und Schmerzen bei malignen Tumoren.

Flupirtin ist ein neues zentral wirksames Analgetikum, das nicht über Opioidrezeptoren wirkt. Es ist wahrscheinlich ein NMDA-Antagonist. Es findet zur Zeit in der Behandlung von Rückenschmerzen Anwendung. Dosierung und Nebenwirkungen können der **Tab. A 9.2** entnommen werden.

Opioid-Analgetika

Analgetika vom Opiat-Typ binden spezifisch an Opiat-Rezeptoren zentraler schmerzleitender Strukturen. Nach neuesten Erkenntnissen wirken sie aber auch peripher. Die einzelnen Substanzen unterscheiden sich in ihrer Affinität zum Opiat-Rezeptor und damit in ihrer analgetischen Potenz. Daher die Unterscheidung in schwache und starke Opiatanalgetika, deren Berechtigung im klinischen Alltag oft zweifelhaft ist. Einige Opioide wirken am Rezeptor ausschließlich als Agonisten (Morphin, Codein, Pethidin, Piritramid). Eine Dosissteigerung bringt bei diesen Substanzen eine zunehmende Wirkung bis zu einer für diese Substanz maximalen Wirksamkeit (= Effektivität). Ein Teil der Opiatanalgetika (Pentazocin, Buprenorphin, Tilidin) sind partielle Agonisten mit zusätzlichen opioid*ant*agonisten Eigenschaften. Bei zunehmender Dossissteigerung kommt es daher ab einer gewissen Grenzdosis zu einer Abnahme der Wirksamkeit (= Ceiling-Effekt). Die erforderliche Dosierung muß durch Titration bestimmt werden. Da der analgetische Effekt mit dem Logarithmus der Opioiddosis ansteigt, sollte eine Erhöhung um 30 % bis 50 % der Ausgangsdosis erfolgen. Die Gesamtdosis als absoluter Wert spielt keine Rolle, solange das Wirkungs-/Nebenwirkungsverhältnis günstig ist.

Opioide sollten für schwere Schmerzzustände oder für chronische, sonst nicht therapierbare Schmerzen reserviert bleiben.

Wichtigste Indikation ist die Behandlung des Tumor- und Deafferentierungsschmerzes. Die Gefahr einer Abhängigkeits- und Toleranzentwicklung ist bei sachgerechter Behandlung chronischer schwerer Schmerzen minimal. Die unbegründete Angst davor darf nicht dazu führen, daß Patienten mit schweren Schmerzen diese Substanzen vorenthalten werden.

Wenn Opioide eingesetzt werden, sollen sie regelmäßig nach einem festen Zeitplan und in retardierter Form verabreicht werden. So werden starke Blutspiegelschwankungen mit dem Wiederauftreten von Schmerzen und mit der Gefahr einer Abhängigkeitsentwicklung vermieden. Beim Auftreten von Schmerzspitzen können kleinere, kurzwirksame Dosen zusätzlich gegeben werden. Opiode werden fast immer mit Nichtopioidanalgetika und additven Medikamenten kombiniert.

Die wichtigsten *Nebenwirkungen* der Opioide sind:

- Sedierung: am Anfang einer Therapie und bei Überdosierung.
- Delir und Verwirrtheit: können am Anfang der Behandlung und bei Dosiserhöhung auftreten
- Atemdepression: bei Patienten mit schweren Schmerzen fast nie vorhanden, kann bei Überdosierung oder plötzlichem Wegfall der Schmerzen klinisch relevant werden.
- Übelkeit, Erbrechen: am Anfang einer Opioidtherapie durch Reizung der Area postrema häufig und belastend.
- Obstipation: durch Verlangsamung der propulsiven Motilität und Tonisierung der Sphinkteren, ist häufig und klinisch relevant, die Urinretention ist seltener.
- Myoklonien: der Pathomechanismus ist unklar, das Auftreten ist dosisabhängig.
- Hustendämpfung: durch Unterdrückung des medullären Hustenzentrums.

Wichtig ist die konsequente Behandlung der Nebenwirkungen Obstipation durch Laxantien und der vor allem initial auftretenden Übelkeit durch Neuroleptika (z. B. Haloperidol, 3 x 5 Tropfen) oder Metoclopramid (3 x 15–30 Tropfen) und Aufklärung der Patienten darüber.

Morphin: Morphin liegt oral in retardierter Form (MST Mundipharm®, Capros®) zur Basistherapie und in nichtretardierter Form (Sevredol®) zur Therapie von Schmerzspitzen vor. Im allgemeinen wird mit einer Dosis von 3 x 10–30 mg begonnen und sukzessive durch Zugabe von ca. der Hälfte der Tagesdosis bis zur ausreichenden Dosis gesteigert. Morphin kann auch subkutan und intrave-

Tab. A 9.2: Nichtopioid-Analgetika und zentral wirksame Analgetika ohne Opioid-ähnliche Wirkung (ges. gesch. Präparatenamen z.T. in Auswahl)

Substanz (Präparat)	**Dosierung (mg)**	**Dosierungs-intervalle**	**maximale Tages-dosis (mg)**	**Haupt-Neben-wirkungen**
Paracetamol (ben-u-ron®)	500–1 000	6–8 stdl.	8 000–10 000	Leberschäden
Acetylsalicylsäure (Aspirin®)	500–1 000	6–8 stdl.	6 000	Ulkus, Asthma, Blutungsneigung
Metamizol (Novalgin®)	500	5–6 stdl.	6 000	Allergie, Agranulozytose, Schock (iv)
Ibuprofen (Aktren®)	400–600	6–8 stdl.	2 400	wie ASS
Diclofenac (Voltaren®)	50–100	8 stdl.	200	wie ASS
Indometacin (Amuno®)	25–50	8–12 stdl.	150	wie ASS, Kopfschmerzen, Ödeme
Flupirtin (Katadolon®)	100	8 stdl.	600	Müdigkeit

Tab. A 9.3: Zentral wirksame Analgetika (Opioide) (ges. gesch. Präparatenamen z.T. in Auswahl)

Substanz	**Präparat**	**Applikationsform**	**Dosis**	**Bemerkung**
Morphin	MST Mundipharm ret® M long® Capros® Severedol® MSR Mundipharm® MSI Mundipharm®	oral ret. oral ret. oral ret. oral rektal i.v., s.c. epidural intrathekal	3 x 10–400 mg 2 x 10–800 mg 2 x 800 mg 10–60 mg 4 x 10–400 mg 1/3 orale Dosis 1/3 orale Dosis 1/10 orale Dosis 1/30 orale Dosis	Standardopioid
Piritramid	Dipidolor®	i.v., i.m. rectal	3 x 15 mg 3 x 100 mg	kaum Orthostase
Buprenorphin	Temgesic®	sublingual i.v., i.m.	3-4 x 0.3–1.5 mg 3-4 x 0.3–1.5 mg	Partial-Agonist max. 5 mg/die
Pethidin	Dolantin®	oral, i.v., s.c.	6–8 x 300 mg	keine Spasmen der glatten Muskulatur, keine Dauertherapie, Partialagonist
Pentazocin	Fortral®	oral	6–8 x 180 mg	Partial-Agonist, keine Dauertherapie, Psychosen, Orthostase
Tramadol	Tramal® Tramal long® Tramundin®	oral oral ret. oral ret.	6 x 50–100 mg 6 x 50–100 mg 6 x 50–100 mg	schwaches Opioid, Obstipation selten, starke Emese und Sedierung
Tilidin + Naloxon	Valoron®	oral	6 x 50–100 mg	schwaches Opioid, keine Spasmen der glatten Muskulatur,
Dihydrocodein	DHC®	oral ret.	2–3 x 60–80 mg	schwaches Opioid, max. 240 mg, starke Obstipation

Tab. A 9.4: Umrechnungstabelle für den Wechsel von Morphin auf transdermales Fentanyl

Parenterales Morphin (mg/die)	Orales Morphin (mg/die)	Transdermales Fentanyl (mg/die)*	Fentanylfreisetzung (γg/h)*	Pflastergröße*
0- 90	0-22	0.6	25	10
91-150	23-37	1.2	50	20
151-210	38-52	1.8	75	30
211-270	53-67	2.4	100	40
je weitere 60 mg/die	je weitere 15 mg/die	je weitere 0,6 mg/die	je weitere 25 γg/die	je weitere 10 cm^2

* Eine Dosiserhöhung sollte nur alle 72 h erfolgen, um einer unbemerkten Akkumulation des Wirkstoffs vorzubeugen.

nös (MSI Mundipharm®) oder rektal (MSR Mundipharm®) gegeben werden. Bei Patienten mit Schmerzen im Abdomen und in den unteren Extremitäten (abdomineller Tumor, Syringomyelie, spinaler Tumor, traumatischer Querschnitt) kommt auch eine kontinuierliche intrathekale oder epidurale Morphin-Gabe über einen Katheter, der mit einer computergesteuerten subkutanen Pumpe verbunden ist, in Frage.

Fentanyl: Das hochpotente Fentanyl hat mit der Entwicklung eines zuverlässigen und sicheren transdermalen Resorptionssystems (Fentanyl-TTS, Durogesic®) das Repertoire der Therapie schwerer chronischer Schmerzen erweitert (Donner und Zenz, 1995). Diese Applikationsform eignet sich nicht für die Einstellung auf Opioidanalgetika, sondern sollte von einer austitrierten Morphin- oder intravenösen Fentanyldosis aus erfolgen (Payne et al., 1995). Dabei ist zu beachten, daß erst nach 72 Stunden ein steady-state vorliegt, was sich bei Dosiserhöhung oder Absetzen klinisch bemerkbar machen kann (Korte und Morant, 1994). Die Vorteile von Fentanyl-TTS sind die geringe Obstipation, Sedierung und Übelkeit und die bequeme Anwendung. Die Erstbehandlung sollte stationär erfolgen. Für die Umrechnung siehe **Tab. A 9.4.**

Charakteristika, Applikationsformen und Dosierungen weiterer Opioidanalgetika s. **Tab. A 9.3.**

Additive Schmerztherapie

Antidepressiva: Eine Reihe von trizyklischen Antidepressiva sind auch analgetisch wirksam (Butler, 1984; Getto et al., 1987) . Am besten untersucht sind die trizyklischen Verbindungen Amitriptylin, Imipramin, Doxepin und Clomipramin. Der Ansatzpunkt ist zentral. Die Wirkung der Thymoleptika erfolgt über die Hemmung zentraler aszendierender Schmerzimpulse, zusätzlich erfolgt zentral und im Rückenmark eine Fazilitation absteigender schmerzhemmender Systeme (Basbaum et al., 1984). Um die Compliance der Patienten zu erhalten muß erklärt werden, daß Antidepressiva einen eigenen schmerzhemmenden Effekt haben. Die Behandlung sollte mit niedrigen Dosen begonnen und angepasst an die Nebenwirkungen langsam gesteigert werden. Über die meist anticholinergen Nebenwirkungen müssen die Patienten aufgeklärt werden. Die schmerzlinderne Wirkung setzt erst nach eingen Tagen, bis 2 Wochen ein. Die schmerztherapeutische Dosis beträgt zwischen 10 und 50 % der antidepressiv wirksamen Dosis.
Als Monotherapie kommen Antidepressiva beim Spannungskopfschmerz und beim chronischen posttraumatischen Kopfschmerz zum Einsatz. Adjuvant oder als Monotherapie sind sie bei neuropathischen Schmerzen unterschiedlicher Genese (Deafferentierungsschmerz, Polyneuropathie, postzosterischer Brennschmerz) indiziert. Hierzu zählen auch Schmerz-Syndrome, bei denen die Schmerzen einen neuropathischen Charakter aufweisen (z. B. Tumorschmerzen, Rückenschmerzen bei Radikulopathie oder epiduraler Fibrose). Zu Dosierung und Nebenwirkungen sowie Kontraindikationen siehe **Tab. A 9.5.**

Neuroleptika: Neuroleptika haben nur eine geringe analgetische Wirkung, vermutlich über einen opoid-agonistischen und antidopaminergen Effekt (Creese et al., 1976). Ihre Hauptwirkung in der adjuvanten Schmerztherapie ist sedierend und schlaffördernd. Bei der Gabe von Opioiden wirken sie antiemetisch. Sie werden bei chronischen neurogenen Schmerzen oder Tumorschmerzen fast immer in Kombination mit anderen Analgetika verwendet. Die Patienten sollten über die Möglichkeit der Frühdyskinesien und die antidopaminergen Nebenwirkungen aufgeklärt werden. Die Gefahr von Spätdyskinesien ist bei niedrigpotenten Neuroleptika geringer. Dosierung, Nebenwirkungen und Kontraindikationen siehe **Tab. A 9.6.**

Antikonvulsiva: Antikonvulsiva sind vor allem beim neuropathischen Schmerz mit attackenförmiger Verstärkung oder triggerbarer Komponente und typischen Neuralgien (Trigeminusneuralgie, postzosterische Neuralgie, radikuläre Schmerzen mit attackenförmiger Komponente) hilfreich. Sie sind auch bei episodisch-neuropathischen Schmer-

Tab. A 9.5: Additive Schmerztherapie mit trizyklischen Antidepressiva (beim Spannungskopfschmerz Therapie der ersten Wahl, ges. gesch. Präparatenamen z.T. in Auswahl)

Substanzen (Präparate)	**Dosis (mg)**	**Nebenwirkungen*** (gilt für alle)	**Kontraindikationen**** (gilt für alle)
Amitriptylin (Saroten®)	25–150	**H:** Mundtrockenheit, art. Hypotonie, Gewichtszunahme, Müdigkeit, Obstipation	**A:** Glaukom, Prostataadenom, Therapie mit MAO-Hemmern, AV-Block III, Delir
Amitriptylinoxid (Equilibrin®)	30–90		
Clomipramin (Anafranil®)	10–50 10–100	**G:** Akkommodationsstörungen, Tremor, Schwindel	**R:** Epilepsie, Schwangerschaft, Stillzeit, Blutbildveränderungen
Doxepin (Aponal®)			
Imipramin (Tofranil®)	25–150	**S:** Arrhythmien, Blutbildveränderungen	Leber- oder Niereninsuffizienz

* Nebenwirkungen gegliedert in **H:** Häufig; **G:** Gelegentlich; **S:** Selten

** Kontraindikationen gegliedert in **A:** Absolut; **R:** Relativ

Tab. A 9.6: Neuroleptika in der Schmerztherapie (ges. gesch. Präparatenamen in Auswahl)

Arzneimittel (Präparat)	**Dosierung (mg)**	**Dosierungsintervalle**	**Nebenwirkungen**	**Kontraindikationen**
Levopromazin (Neurocil®)	10–50	alle 8 h	anticholinerg, sympathikolytisch, extrapyramidal-motorisch, Libidostörung, Amenorrhö,	Glaukom, Leberfunktionsstörung, Herzinsuffizienz, M. Parkinson,
Haloperidol (Haldol®)	0,5–3	alle 8 h	anticholinerg, sympathikolitisch, extrapyramidal-motorisch, Libidostörung, Amenorrhö	Glaukom, Leberfunktionsstörung, Herzinsuffizienz, M. Parkinson

zen, weniger bei reinen Dysaesthesien wirksam. Am besten sind die Effekte von Carbamazepin (Killiam et al, 1968) und Phenytoin (Sverdlow, 1984) untersucht. Der Wirkmechanismus ist nicht bekannt, vermutet wird der gleiche Angriff wie bei der antiepileptischen Wirkung (Weinberger et al., 1976). Carbamazepin sollte wegen der häufigen Nebenwirkungen Müdigkeit, Schwindel, Übelkeit, Gangunsicherheit niedrig ein- und langsam aufdosiert werden. Phenytoin kann höher ein und schneller aufdosiert werden. Vor und während der ersten Monate der Behandlung sollte das Blutbild kontrolliert werden.

Valproinsäure ist in der Schmerztherapie weniger geeignet. Clonazepam wirkt stark sedierend und verliert seine Wirkung bei langem Gebrauch. Dosierung, Nebenwirkungen und Kontraindikationen finden sich in **Tab. A 9.7**.

Clonidin (Catapresan®): Clonidin ist ein Alpha-2-Adrenorezeptor-Agonist, der seine antinozizeptive Wirkung durch Stimulierung absteigender inhibitorischer Bahnen und Hemmung der Übertragung nozizeptiver Signale am Hinterhorn entfaltet (Cherny et al., 1995). Clonidin und Morphin verstärken gegenseitig ihre Wirkung und werden daher häufig kombiniert gegeben.

Die Wirkung bei intrathekaler und epiduraler Gabe insbesondere bei Tumorschmerzen und beim postoperativen Schmerz ist belegt (Glynn et al, 1988). Die Wirkung bei oraler und transdermaler Gabe ist nur in Einzelfällen beschrieben. Nebenwirkungen sind eine Sedierung und Hypotension.

Dosierung/Anwendung von Clonidin:
Oral und i. v.: 150–900 µg/die. Peridural/Intrathekal: 150–300/75–150 µg als Bolus und 20–40/10–20 µg/h als Dauergabe.

Capsaicin: Capsaicin ist Inhaltsstoff des roten Pfeffers. Es führt in C-Fasern zu einer Abnahme der Polypeptid-Neurotransmitter Substanz P und Calcitonin-gene-related Peptide (Lynn, 1990). Die lokale Anwendung in Form von Salben bei neurogenen Schmerzen, neuralgiformen Schmerzen und Schmerzen im Rahmen von Polyneuropathien führt zunächst zu einer Zunahme der Schmerzen und längerfristig bei einem Teil der Patienten zu einer Schmerzreduktion um bis zu 50 %.

In Deutschland sind Creme-Zubereitungen in einer Konzentration von 0,03 % erhältlich (Capsamol®). Nach Anwendung auf der Haut treten zunächst unangenehme brennende Mißemp-

Tab. A 9.7: **Einsatz von Antikonvulsiva und** Baclofen in der Schmerztherapie (ges.gesch. Präparatenamen z.T. in Auswahl)

Substanz	Mittlere Dosis	Nebenwirkungen
Carbamazepin (Tegretal®, Timonil®, Sirtal®) auch in retard-Form	600–1 500 mg	Müdigkeit, Hautausschlag, Schwindel, Ataxie, Übelkeit, Kopfschmerz, Leukopenie, Erhöhung von Leberenzymen, Doppelbilder
Phenytoin (Zentropil®, Phenydan®, Epanutin®)	300–400 mg	Hautausschlag, Übelkeit, Ataxie, Müdigkeit, Erhöhung von Leberenzymen, Gingiva-Hyperplasie, Hirsutismus
Clonazepam (Rivotril®)	3–8 mg	Müdigkeit, Sedierung, Ataxie, Muskelrelaxation, Langsames Ein- und Ausschleichen erforderlich
Baclofen (Lioresal®) als add-on	30–75 mg	Schwindel, Ataxie, Müdigkeit, Verwirrtheit

Dosierung/Anwendung von Dexamethason:
Dexamethason (Fortecortin®): Bei erhöhtem Hirndruck und Myelonkompression initiale Dosis 20–40 mg, Fortsetzung mit 3 x 2–4 mg am Tag, Ausschleichen nach Rückgang des Ödems. Im Rahmen der Schmerztherapie Tagesdosen zwischen 1 und 8 mg.

Baclofen (Lioresal®): Baclofen eignet sich zur Behandlung schmerzhafter Spastik bei Querschnittslähmung, zentralen Paresen, spinalen Kompressionssyndromen im Rahmen von Metastasen oder Tumoren und geringerem Umfang bei neuralgiformen Schmerzen (z. B. Trigeminusneuralgie (Fromm et al., 1984)). Es wird angenommen, daß es über die Hemmung exzitatorischer Neurotransmitter am Hinterhorn wirkt. Eine intrathekale Anwendung ist bei einer Spastik möglich, die auf eine optimale orale Therapie nicht anspricht. Typische Nebenwirkungen sind Sedierung, unsystematischer Schwindel, Verwirrtheit, leichte Kopfschmerzen. Kontraindikationen sind floride Psychosen, eine nicht therapierte Epilepsie und eine Niereninsuffizienz.

Dosierung/Anwendung von Baclofen:
Baclofen sollte von initial 3 x 5 mg je nach Wirkung auf eine Tagesdosis von ca. 60 mg aufdosiert werden. Höhere Dosen werden selten toleriert.

findungen auf. Wenn dies nicht toleriert wird, kann gleichzeitig eine Lokalanästhetika-Creme appliziert werden. Langzeitnebenwirkungen sind nicht bekannt. Capsaicin darf nicht auf die Schleimhäute oder in die Augen gelangen.

Kortikosteroide: Kortikosteroide hemmen die Bildung von Interleukinen, Tumornekrosefaktor, Interferon-gamma, Prostaglandinen und Leukotrienen. Sie helfen bei einigen Krankheitsbildern, ohne daß der Pathomechanismus bekannt ist (z. B. akuter Cluster-Kopfschmerz). Kortikosteroide wirken durch ihre antiinflammatorische Wirkung abschwellend und werden entweder kausal eingesetzt (z. B. Arteriitis temporalis), oder additiv vor allem bei malignen Tumoren, wenn eine entzündliche Komponente (Knochenmetastasen) oder eine Nervenkompression (Plexusinfiltration, Myelonkompression, perifokales Ödem bei Hirnmetastasen) vorliegt. Nebenwirkungen bei kurzfristiger Anwendung sind Schlafstörungen, Spannungszustände, Depressionen, Psychosen, Ulzera im Magen und Dünndarm und eine diabetischen Stoffwechsellage. Bei längerfristiger Anwendung besteht die Gefahr der Entstehung eines Cushing-Syndroms, einer Osteoporose, venöser Thrombosen und einer verminderten Infektabwehr.

A 9.2.3. Psychologische Schmerztherapie

Schmerzen, vor allem chronische Schmerzen können soziale Folgen (Arbeitsunfähigkeit, Berentung, Invalidisierung, psychosozieler Rückzug) und emotionale Wirkungen (Angst, Depression) haben. Durch transaktionale Rückkoppelung kann es dabei zu einer Verstärkung der Schmerzen kommen. Die psychologische Schmerztherapie versucht die Entstehung dieser sozialen und emotionalen Folgen und der schmerzverstärkenden Rückkoppelung zu verhindern bzw. zu behandeln. Den in den letzten Jahrzehnten entwickelten zum Teil sehr unterschiedlichen Verfahren sind einige übergeordnete Ziele gemein:

a) Erarbeiten eines multifaktoriellen anstelle eines rein somatosensorischen Schmerzverständnisses beim Patienten;
b) Erlernen bzw. Wahrnehmen aktiver Bewältigungsstrategien anstelle von passivem Ausgeliefertsein gegenüber dem Schmerz,
c) Verständnis des Therapeuten als Unterstützer und Förderer anstelle des allverantwortlichen Experten;
d) realistische (Besserung der Beschwerden) anstelle unrealistischer (vollständige Beseitigung) Behandlungsziele.

Entspannungsverfahren

Autogenes Training (AT): Dieses 1920 von H. Schultz (Schultz, 1991) entwickelte selbsthypnostische Verfahren lehrt den Patienten, sich mittels konzentrativer Selbstentspannung in einen angenehmen Zustand der Entspannung, Wärme und Ruhe hinein zu versetzten. Die Übungen (»der rechte Arm ist schwer«, »das Herz schlägt ruhig«) sind körperbezogen. Der Wert des AT in der psychologischen Schmerztherpie wird kontrovers von positiv bis ablehnend beurteilt.

Progressive Muskelrelaxation (PM): Die PM wurde etwa zeitgleich wie das AT von Edmund Jacobson entwickelt. Mit dieser Methode sollen die Patienten lernen, das Aufschaukeln von Angst und Spannung z. B. bei auftretenden Schmerzen zu verhindern. Die Übungen bestehen in einem Anspannen ausgewählter Muskelgruppen für wenige Sekunden, wobei Atmung und andere Muskeln ruhig bleiben und die Patienten sich auf die dabei entstehenden Empfindungen konzentrieren. Dazwischen liegen 20–30sekündige Entspannnungsphasen (Bernstein et al., 1992). Die Wirksamkeit der PM ist, z. B. bei der Migräne, belegt. Die PM soll nicht bei Erkrankungen angewendet werden, bei denen die Erhöhung des Muskeltonus zu einer Intensivierung der Schmerzen führen kann.

Imaginative Verfahren

Bei der Anwendung imaginativer Techniken erzeugen Patienten Vorstellungsbilder von phantasierten Situationen, Personen, Gegenständen etc. Es wird darauf hingearbeitet, schmerzinkompatible (Veränderung der affektiven Qualität, Verkleinerung des betroffenen Areals) oder schmerztransformierende (Brennen wird zu Kribbeln, Schmerzempfindung wird zu Kälteempfindung) Imaginationen zu erzeugen (Jungnitsch, 1992). Imaginative Techniken werden in der Schmerztherapie immer mit anderen psychologischen Verfahren kombiniert. Sie sind nicht geeignet bei Patienten mit fehlender Vorstellungskraft und bei Patienten mit hypochondrischen Zügen oder einem Anfallsleiden.

Biofeedback

Beim Biofeedback werden unbewußt ablaufende physiologische Vorgänge durch eine z. T. aufwendige Apparatur aufgezeichnet und dadurch dem Patienten zurückgemeldet. Die am häufigsten herangezogenen Parameter sind Muskelspannung, Herzschlag und Hautwiderstand. Biofeedback soll neben einer allgemeinen Entspannung ursachenspezifisch wirken (z. B. durch Reduzieren einer schmerzverstärkenden, lokalen Muskelspannung). Dem Patienten soll durch die Gewißheit, über diese Techniken zu verfügen, mehr Selbstsicherheit gegeben werden (Kröner-Herwig, 1993). Belegt ist eine Wirkung bei Migräne, Spannungskopfschmerz, Rückenschmerzen, entzündlichen Gelenkserkrankungen und Raynaudscher Erkrankung. Biofeedback wirkt nur bei Patienten, bei denen sich pathologische psychophysiologische Vorgänge in Zusammenhang mit aversiven Situationen (z. B. Schmerz) nachweisen lassen; es soll bei depressiven und älteren Patienten wenig wirksam sein.

Streßbewältigungsverfahren

Streß und Schmerz haben eine enge Wechselwirkung. Während Schmerz verschiedener Ursachen als Stressor wirken kann, kann nach dem Diathese-Streß-Modell Streß umgekehrt zu pathologischen physiologischen Reaktionen (z. B. Verspannung) führen und so Schmerz erzeugen (Flor et al., 1985). Im Streßbewältigungstraining wird einerseits diagnostisch vorgegangen: Aufdecken übersteigerter Erwartungshaltungen, übersteigerter Kontrollbedürfnisse, einer perfektionistische Leistunseinstellung oder einer übertriebenen Wettbewerbshaltung. Andereseits werden den Patienten Bewältigungsstrategien wie Problemlösetrainig, Selbstsicherheitstraing und Sensibilisierung für eigene Erschöpfungszeichen mit dem Ziel eines realistischen Belastungsausgleichs vermittelt (Kaluza et al., 1991). Der spezifische Effekt auf die Schmerzwahrnehmung ist umstritten, jedoch trägt das Erleben erhöhter Selbstwirksamkeit zum positiven Effekt dieses Verfahrens bei.

Operante Behandlungsansätze

Diesem Behandlungsansatz liegt die Erkenntnis zugrunde, daß Schmerzverhalten zu einem großen Teil durch Konditionierungsvorgänge gelernt wird (Fordyce et al., 1968). Positive oder negative Verstärkung entscheidet über die Häufigkeit des zukünftigen Auftreten von Schmerzverhalten, die Koppelung an bestimmte Situationen läßt spezifische Muster entstehen. Positive Verstärker im Sinne dieses Konzeptes können Zuwendung von Angehörigen und Gewähren einer Rente sein, negative Verstärker sind z. B. Bettruhe oder die Einnahme von Schmerzmitteln.

Operantes Konditionieren wird stationär durchgeführt. Die o. a. Lernvorgänge werden dabei »umgekehrt« angewendet oder bewußt vermieden: Schmerzverhalten wird übergangen, Medikamente werden nicht nach Bedarf, sondern nach Zeitplan gegeben, zunehmende körperliche Aktivierung wird anhand eines vorher festgelegten Plans belohnt (z. B. Pausen), wobei auf schmerzbedingte Probleme keine Rücksicht genommem wird.

Das operante Konditionieren wird nicht von allen Patienten akzeptiert, da das Schmerzverhalten zuungunsten des Schmerzerlebens in den Vordergrund gestellt wird, was häufig als das eigentliche Problem verfehlend empfunden wird.

Kognitiv-behaviorale Ansätze

Bei diesem Behandlungsverfahren werden verhaltenstherapeutische und kognitive Elemente gemeinsam benutzt (Holzman et al., 1986). Es liegt der Ansatz zugrunde, daß die kognitive Bewertung des Schmerzes, d. h. Gedanken, Meinungen, Erwartungen maßgeblich an der subjektiven Schmerzerfahrung beteiligt sind und daß die Art, wie ein Patient auf Schmerzen reagiert, wesentlich von der Bewertung der eigenen Bewältigungsmöglichkeiten abhängt. Bei der Behandlung werden ein multifaktiorelles Schmerzmodell erarbeitet und kognitive Bewältigungstrategien mit dem Ziel, negative Selbstinstruktionen abzubauen, eingeübt, Kommunikationsfähigkeiten verbessert, Medikamenten- und Aktivitätsmanagement trainiert und die Anwendung dieser Fähigkeiten im Alltag geübt. Diese Therapieform stellt höhere Anforderungen an die Motivation der Patienten. Zum Teil sind von den Patienten spontan eingesetzte Strategien allerdings erfolgreicher als vorgeschriebene Bewältigungsstrategien.

A 9.2.4. Physikalische Schmerztherapie

Krankengymnastik und Physiotherapie: Schmerz führt häufig zu Inaktivität und damit sekundär zu Fehlhaltung, Muskelhypotrophie, Gelenkimmobilisation und Kontrakturen. Je nach Intensität der Schmerzen ist Krankengymnastik und Bewegungstherapie bei fast allen Arten von chronischem Schmerz sinnvoll. Es werden passive Techniken wie Dehnung, Lagerung zur Entstauung ödematöser Gliedmaßen und passives Durchbewegen zur Kontrakturprophylaxe mit aktiven Techniken wie isometrischen oder dynamischen isotonischen Muskelkontraktionen kombiniert.

Transkutane elektrische Nervenstimulation: Der Anwendung der transkutanen elektrischen Nervenstimulation (TENS) liegt die teilweise modifizierte, aber in wesentlichen Punkten noch gültige »gate control theory« (Melzack et al., 1965) zugrunde, nach der die myelinisierten A-beta Fasern den Input der nozizeptiven A-delta und C-Fasern am Hinterhorn des Rückenmarks blockieren. Durch nicht-schmerzhafte sensible Reizung im gleichen Segment soll so die Weiterleitung von Schmerzreizung unterdrückt werden.
Bei der TENS werden mit Hilfe kleiner Stimulatoren Rechteckreize mit einer Stärke von 0–50 mA, einer Pulsrate von 0–100 Hz und einer Pulsdauer von 0,1–0,5 ms erzeugt und durch Klebeelektroden auf das Schmerzareal oder den peripheren Nerven, der das Schmerzareal innerviert appliziert. TENS wird vor allem bei neuropathischen Schmerzen (Bates et al., 1980) und bei Rückenschmerzen (Eriksson et al., 1979) empfohlen. Schmerzlinderung durch TENS ist bei Patienten mit chronischen Schmerzen geringer als bei akuten Schmerzen und wird von 30–50 % der Behandelten angegeben.

A 9.2.5. Invasive Schmerztherapie

Invasive Verfahren zur Schmerztherapie sollen frühzeitig eingesetzt werden, wenn dadurch die Ausbreitung der Schmerzen, Komplikationen oder eine Chronifizierung verhindert werden kann (z. B. Sympathikusblockaden bei sympathischer Reflexdystrophie). Verfahren, die auf einer Gewebezerstörung beruhen, dürfen erst nach Ausschöpfen der weniger eingreifenden Maßnahmen durchgeführt werden.

Nervenblockaden: Periphere Nerven und Ganglien werden aus diagnostischen und therapeutischen Gründen temporär, selten permanent blokkiert. Haupteinsatzgebiete sind die Interkostalnerven, Nerven der Gliedmaßen, sympathische Ganglien am Hals und der lumbale Grenzstrang. Die Blockade der peripheren Nerven macht sich zunutze, daß die nozizeptiven dünnen Nervenfasern früher als die dick myelinisierten Fasern ausgeschaltet werden, also Schmerzen bei erhaltener Sensiblität und Motorik unterdrückt werden können. Verwendet werden zu diagnostischen Zwecken kurz und mittellang wirkende Substanzen wie Procain (Novocain®), Lidocain (Xylocain®) und Mepivacain (Scandicain®), während die länger wirksamen Substanzen wie Bupivacain (Carbostesin®) vor allem für therapeutische Eingriffe verwendet werden.

Interkostalnervenblockaden: Hauptindikationen sind die diagnostische Zuordnung von Oberbauch- und Thoraxschmerzen und die Behandlung einer postzosterischen Neuralgie. Zur Therapie von Tumorschmerzen reicht dieses Verfahren meist nicht aus. Injiziert wird paravertebral oder im Verlauf des Nerven. Spezielle Risiken sind lokale Hämatome, Pneumothorax und konsekutiv eine Ateminsuffizienz.

Sympathiskusblockaden: Die Ausschaltung prä- und postsynaptischer sympathischer Fasern ist vor allem bei Kausalgien und beim Sudeck-Syndrom indiziert.
Bei Prozessen im Gesicht und am Arm wird das Ganglion stellatum am Hals durch eine perkutane Punktion von ventral in Höhe C6/7 mit ca. 5–10 ml Bupivacain 0.25 % blockiert (Hannington-Kiff, 1994). Ein Horner-Syndrom und das Anschwellen der Nasenschleimhaut sind Zeichen für die korrekte Applikation. Seltene Nebenwirkungen können eine Blockade der Nn. phrenicus oder recurrens, eine paravasale Injektion oder eine spinale bzw. epidurale Injektion sein.
Bei Prozessen lumbal oder in den Beinen wird der lumable Grenzstrang über eine CT gesteuerte Punktion von dorsal angegangen. Nach Darstellung der korrekten Nadellage durch KM-Applikation werden ca. 10 ml Bupivacain 0.25 % gegeben, oder es wird eine kleiner Katheter zur kontinuierlichen Applikation eingelegt. Es kann zu arterieller Hypotension, versehentlicher Punktion der Niere oder der großen Gefäße kommen.
Bei Pankreaskarzinomen kann der Plexus coeliacus durch ventrale ultraschallgesteurte oder lumbale CT-gesteuerte Punktion blockiert werden

(Brown et al., 1987⋆). Es werden ca 10 ml Bupivacain gegeben. Bei ausgedehnten Tumoren ist dieses Vorgehen schwierig.
Einen speziellen Fall einer Sympathikusblockade stellt die ganglionäre lokale Opioidanalgesie (GLOA, Maier, 1996⋆⋆⋆) dar. Dabei wird eine kleine Menge eines Opioids (z. B. 0,03 mg Buprenorphin) an das entsprechende sympathische Ganglion appliziert. Es werden vor allem die afferenten Fasern blockiert. Die Indikation entspricht der Blockade mit Lokalanästhetika, gilt aber auch beim atypischen Gesichtsschmerz. Die Wirkung ist auch bei schon länger bestehenden Schmerzen besser.
Bei der intravenösen regionalen Sympathikusblokkade (IVRS) (Hannington-Kiff, 1977⋆; Rocco et al., 1989⋆⋆⋆) wird der Ganglienblocker Guanethidin (Ismelin®) verwendet. Die betroffene Gliedmasse wird ausgewickelt, suprasystolisch abgesperrt, und es werden 0,1–0,2 mg/kg KG Guanethidin in ca. 20 ml NaCL 0,9 % Verteilungsvolumen peripher-venös appliziert. Nach 20 Min kann die Perfusion wieder freigegeben werden. Die IVRS ist ein gutes diagnostisches und therapeutisches Verfahren bei der sympathischen Reflexdystrophie und hat wenig Risiken und Nebenwirkungen.

Rückenmarksnahe Analgesie: Dabei werden die Medikamente (Opiate, Lokalanaesthetika, Clonidin, Kortikosteroide) epidural oder intrathekal appliziert. Fast immer wird dazu ein dünner Katheter eingelegt und mit einer Pumpe verbunden, um so eine kontinuierliche, an den Schmerz adaptierte Dosis applizieren zu können. Voraussetzung ist, daß die Schmerzen kaudal des Halsmarks entstehen. Eine epidurale oder intrathekale Applikation sollte erst bei Versagen der systemischen Applikation oder nicht tolerablen Nebenwirkungen eingesetzt werden. Vorteile sind eine um den Faktor 5–10 niedrigere Opioidmenge und damit verbunden weniger systemische Nebenwirkungen wie Sedierung, Obstipation etc. Bei gutem Ansprechen und zu erwartender mehrmonatiger Überlebenszeit können Katheter und Pumpensystem subkutan implantiert werden, über eine Dauer von wenigen Wochen können Zuleitungen und Pumpen auch extern plaziert werden. Spezielle Risiken sind Myelonschäden z. B. durch Blutungen oder Verschieben des Katheters, Infektionen (epidurale Abszesse, Meningitis), fehlerhafte Applikation der Medikamente durch Pumpenfehler und das Verstopfen von Katheter und Zuleitungsschläuchen.

Neuroelektrische Stimulation (periphere Nerven, Hinterstänge, zentrale Strukturen): Dabei werden die afferenten Schmerzbahnen durch am Nerven, thorakal oder zervikal implantierte Elektroden stimuliert. Die Erfahrungen sind für die Stimulation der peripheren Nerven eher positiv (Richardson et al., 1980⋆), für die Hinterstränge uneinheitlich (Buchhaas et al., 1989⋆; Meglio et al., 1989⋆). Die Stimulation tiefer Hirnstrukturen ist noch im experimentellen Stadium (Kumar et al., 1990⋆).

DREZ (Dorsal root entry zone coagulation): Dieses Verfahren wird vor allem beim Deafferentierungsschmerz (Wurzelausrisse, Querschnitts-Syndrom, Phantomschmerzen) (Wiegand und Winkelmüller, 1985⋆) und der postzosterischen Neuralgie (Friedman et al., 1984⋆) eingesetzt. Dabei werden im Bereich der betroffenen Segmente mittels Thermokoagulation kleine Läsionen in der Eintrittsstelle der afferenten Bahnen im Hinterhorn gesetzt. Es werden 50%ige Erfolgsraten bei den o.a. Indikationen berichtet (Young, 1990⋆⋆).

Spinothalamische Traktotomie: Die Durchtrennung des Traktus spinothalamicus kann durch eine offene Operation oder einen perkutanen Eingriff meist in Höhe C2 oder Th2 durchgeführt werden. Beide Verfahren gelten als gleichwertig. Die Indikation sollte auf einseitige, mittelienienferne maligne Schmerzen beschränkt bleiben, da nach einiger Zeit der ursprüngliche Schmerz wieder auftreten kann oder schwere Dysästhesien auftreten. Spezielle Risiken sind Pyramidenbahnschäden und Blasenstörungen.

A 9.3. Pragmatische Therapie

Bei der Behandlung chronischer Schmerzen sollte versucht werden, durch die Analyse des Beschwerdebildes den Schmerz einem der Grundtypen zuzuordnen. Entsprechend sollte der Schwerpunkt des therapeutischen Konzeptes gewählt werden. In der Schmerztherapie sollte frühzeitig eine Kombination der verschiedenen Behandlungsansätze angestrebt werden, die so dem Patienten in allen Facetten seines Problems gerecht wird. Nur so können die Chronifizierung und die Entwicklung von Komplikationen verhindert werden.

A 9.3.1. Tumorschmerz

Schmerzen beim Tumor sind hauptsächlich Nozizeptorschmerzen. Zusätzliche Schmerztypen können bei Infiltration in periphere Nerven oder Plexus, Verlegung von Hohlorganen oder durch Myelonkompression auftreten. Das WHO-Dreistufenschema gibt eine gute Orientierung für die Auswahl der Medikamente (**Tab. A 9.1**). Zuerst sollten Nichtopioidanalgetika (Metamizol oder NSAR) in ausreichender Dosis gegeben werden. Bei nicht ausreichender Wirkung ist ein Opioid, das dem Behandler vertraut ist, in regelmäßiger Dosierung dazu zu geben. Nach persönlicher Erfahrung empfiehlt es sich meist direkt ein sogenanntes »starkes« Opioide zu wählen (s. **Tab. A 9.3**). Alle Medikamente müssen nach festem Zeitplan und festgelegter Dosis gegeben werden. Speziell beim Tumorschmerz gilt, daß die Gesamtdosis als absoluter Wert keine Rolle spielt, solange das Wirkungs-/Nebenwirkungsverhältnis günstig ist. Bei Tumorpatienten hat die Schmerzfreiheit einen höheren Stellenwert als tolerable Nebenwirkungen. Schmerzfreiheit und das Auftreten von nichttolerablen Nebenwirkungen sind die einzigen Faktoren, die die Dosis begrenzen. Häufig muß zur Kupierung von Schmerzspitzen eine rasch wirkende Zusatzmedikation (z. B. nichtretardiertes - Morphin, Sevredol®) verordnet werden. Die additive Therapie richtet sich nach der Art der Schmerzen. Bei neuropathischen Schmerzen kommen Antikonvulsiva zum Einsatz, bei entzündlicher Komponente (Weichteil- oder Knochenmetastasen) Kortikosteroide; bei brennenden Schmerzen Antidepressiva.

A 9.3.2. Postzosterische Neuralgie

Wichtig ist die frühzeitige Behandlung des Zosters, um die Gefahr der Entwicklung einer chronischen Zosterneuralgie zu verringern. In den ersten 2 Wochen nach Beginn des Zosters sollte eine antivirale Therapie mit Aciclovir (Zovirax® 5 × 800 mg) und Kortikosteroiden (Decortin®) 60–80 mg/die (Keckes et al., 1980 B) gegeben werden. Lokale Sympathikusblokaden (Winnie et al., 1993 B) mit Lokalanästhetika oder Opioiden (GLOA) sollte je nach Lokalisation am Ggl cervicale superius, Ggl stellatum oder am lumbalen Grenzstrang durchgeführt werden. Vor kurzem konnte die Wirksamkeit von topisch angewendetem 5%igem Lidocain (Rowbotham et al., 1996 B) und von ebenfalls topisch angewendeter Aspirin/Diethyläther-Mischung (De Benedettis und Lorenzetti, 1996 B) gezeigt werden. Bei chronischen Verläufen werden Carbamazepin (Tegretal®) 500–1000 mg/die und Amitriptylin (Saroten®) bis ca 75 mg zur Nacht gegeben (Kost et al., 1996 B).

A 9.3.3. Sympathische Reflexdystrophie (M. Sudeck)

Dieses Schmerz-Syndrom entsteht nach verschiedenen zum Teil nur geringen peripheren Traumen und besteht im Vollbild aus einer Trias von sensiblen, motorischen und autonomen Symptomen: diffuser Schmerz in der betroffenen Gliedmaße, Hyperalgesie und Allodynie, Schwellung und livide Verfärbung durch gestörte Regulation der Gefäße, Hyperhydrose, Temperaturdifferenz zur gesunden Seite, Schwäche, eingeschränkte passive Beweglichkeit und trophische Störungen. Bei chronischen Verläufen kann eine Demineralisierung des Knochens auftreten.
Diagnostisch wegweisend sind die Besserung durch Hochlagern der betroffenen Gliedmaßen und ein Ansprechen auf 5–15 mg Phentolamin (alpha-Blocker). Durch die Drei-Phasen-Skelettszintigraphie können schon früh periartikuläre Anreicherungen an den distalen Gelenken dargestellt werden.
Pragmatisch sollte so vorgegangen werden, daß bei leichteren Formen Grad I und II (Schmerzen gehen durch Immobilisation zurück) eine max. 10 tägige nichtinvasive Therapie mit Immobilisieren und Hochlagern, Gabe von Nichtopioid- und schwachen Opioid-Analgetika, und Calcitonin 50–100 IU subkutan (Gobelet et al., 1992 B) durchgeführt wird. Zusätzlich kann lokale Kühlung eingesetzt werden, falls vom Patienten toleriert. Fehlt eine deutliche Besserung von Schmerz, Ödem und Belastbarkeit sollte nach dieser Zeit umgehend eine invasive Therapie durchgeführt werden, bei Schweregrad III ist eine invasive Therapie von Anfang an indiziert. Dazu gehören wiederholte intravenöse regionale Sympathikusblokkaden mit Guanethidin (Rocco et al., 1989 A), Sympathikusblockaden durch Applikation von Lokalanästhetika oder Sympathikusblokaden durch Applikation von Opioide (GLOA) an ein sympathisches Ganglion bzw. den Grenzstrang. Welches dieser drei Verfahren überlegen ist, kann zur Zeit nicht beurteilt werden. Die Wirksamkeit zeigt sich schon nach ca. 3 Anwendungen. Dann ist die wiederholte Anwendung bis zur klinschen Besserung anzuraten. Bei fehlender initialer Wirkung sollten die Sympathikusblockaden nicht fortgesetzt werden.
Krankengymnastisch und ergotherapeutisch sollte anfangs durch passive Beübung Kontrakturen vorgebeugt werden. Bessern sich Schmerz und Schwellung kann die Funktionsfähigkeit durch aktive Übungen verbessert werden. Das Wiederauftreten von Schmerz und Schwellung zeigt, wie stark die momentane Belastbarkeit gesteigert werden kann.

A 9.4. Unwirksame und obsolete Therapieverfahren

A 9.4.1. »Einrenken« der Halswirbelsäule

Das Behandeln von Schulter-/Nackenschmerzen und okzipitalen Kopfschmerzen durch »Einrenken« der Halswirbelsäule entbehrt einer rationalen Grundlage, da Wirbelkörper außer bei schweren Traumen nicht verschoben sind. Diese Maßnahmen sind nicht ungefährlich, da es durch forcierte Rotations- und Streckbewegungen des Kopfes zu Dissekaten der A. vertebralis mit Hirnstamminfarkten kommen kann.

A 9.4.2 Langfristige Anwendung nicht-retardierter Opioide

Wenn Opioide in der Schmerztherapie gegeben werden, sollten, abgesehen von der Behandlung von Schmerzspitzen, retardierte Präparate verwendet werden. Dadurch wird das Auftreten von Schmerzspitzen verhindert und es werden größere Schwankungen des Opiatspiegels, die zu Unwohlsein und Unruhe führen können, vermieden.

Literatur

Basbaum AI, Fields HL (1984) Endogenous brain control systems: brainstem spinal pathways and endorphin circultry. Ann Rev Neurosci 7: 309

Basbaum AI, Fields HL (1978) Endogenous pain control mechanisms: review and hypothesis. Ann Neurol 4: 451–462

Bates JA, Nathan PW (1980) Transcutaneous electrical nerve stimulation for chronic pain. Anaesthesia 35: 817–822

Bernstein DA, Borkovec TD (1992) Entspannungstraining. Handbuch der Progressiven Muskelrelaxation. Pfeiffer, München

Blumberg H, Jänig W (1994) Clinical maifestations of reflex sympathetic dystrophy and sympathetically maintained pain. In: Wall PD and Melzack R (Hrsg.) Textbook of pain. Churchill Livingstone, Edinburgh

Bobath B (1979) Adult hemiplegie: evaluation and treatment, 2 nd edition. Heinemann, London

Brown DL, Bulley CK, Quiel EC (1987) Neurolitic plexus celiac blockade for pancreatic cancer pain. Anesthesia and Analgesia 66: 869–873

Brügger A (1988) Gesunde Körperhaltung im Alltag. Dr. Brügger, Zürich

Brunnstrom S (1970) Movement therapy in hemiplegia. Harper & Row, New York

Buchhaas U, Koulousakis A, Nittner K (1989) Experience with spinal cord stimulation in the management of chronic pain in a traumatic transverse lesion syndrome. Neurosurg. Rev. 12 (Suppl.1): 582–587

Butler S (1984) Present status of tricyclic antidepressants in chronic pain. In: Benedetti C, Morrica G (Hrsg.) Advances in pain research and therapy. Raven Press, New York

Cherny NI, Portenoy RK, Raber M, Zenz M (1995) Medikamentöse Therapie von Tumorschmerzen. Teil III. Adjuvanzien. Der Schmerz 9: 55–69

Cline MA, Ochoa J, HE, T (1989) Chronic hyperalgesia and skin warming caused by sensitized C nociceptors. Brain 112: 621–647

Coderre TJ, Katz J, Vaccarino AL, Melzack R (1993) Contribution of central neuroplasticity to pathological pain: review of clinical and experimental evidence. Pain 52: 259–285

Creese J, Feinberg A, Fyner F (1976) Butyrophenone influences on the opiat receptor. Europ J Pharmacol 36: 231–235

De Benedettis G, Lorenzetti A (1996) Topical aspirin/diethyl ether mixture versus indomethacin and diclofenac/diethyl ether mixture for acute herpetic neuralgia: a double-blind crossover placebo controlled study. Pain 65: 45–51

Donner, B, Zenz, M (1995) Transdermal fentanyl: a new step on the therapeutic ladder. Anticancer Drugs 3: 39-43

Eriksson MB, Sjölund BH, Nielzen S (1979) Long term results of peripheral conditioning stimulation as an analgesic measure in chronic pain. Pain 6: 335–347

Flor H, Turk DC, Birbaumer N (1985) Assessment of stress-related psychophysiological reactions in chronic back pain patients. J Consulting Clinical Psychology 53: 354–364

Fordyce WE, Fowler RS, Lehman JF, De Lateur DJ (1968) Some implications of learning in problems of chronic pain. J Chronic Dis 21: 179–190

Friedman A, Nashold B, Ovelmen-Levitt J (1984) Dorsal root entry zone lesions for the treatment of postherpetic neuralgia. J Neurosurg 60: 1258–1260

Fromm GH, Terrance CF, Chattah AS (1984) Baclofen in the treatment of trigeminal neuralgia: double-blind study and longterm follow-up. Ann Neurol 15: 240–246

Getto CI, Sorkness CA, Howell T (1987) Antidepressants and chronic malignant pain: a review. J Pain Symptom Management 3: 9

Glynn C, Dawson D, Sanders R (1988) A double-blind comparison between epidural morphine and epidural clonidine in patients with chronic cancer pain. Pain 34: 123–128

Gobelet C, Waldburger M, Meier JL (1992) The effect of adding calcitonin to physical treatment on reflex sympathetic dystrophy. Pain 48: 171–175

Grigg P, Schaible HG, Schmidt RI (1986) Mechanical sensitivity of group III and IV afferents from posterior articular nerve in normal and inflamed cat knee. J Neurophysiol 55: 635–643

Hannington-Kiff J (1977) Relief of Sudeck's atrophy by regional intravenous guanethidine. Lancet i: 1132–1133

Hannington-Kiff JG (1994) Sympathetic nerve blocks in painful limb disorders. In: Wall PD, Melzack R (Hrsg.) Textbook of pain, 3rd edition. Churchill Livingstone, Edinburgh

Hoheisel U, Koch K, Mense S (1994) Functional reorganisation in the rat dorsal horn during an experimemtal myositis. Pain 59: 111–118

Holzman AD, Turk DC (1986) The cognitive-behavioral approach to the management of chronic pain. In: Holzman AD, Turk DC, Kerns RD (Hrsg.) Pain management – A handbook of psychological treatment approaches. Pergamon Press, New York 31–50

International Association for the Study of Pain (IASP) (1986) Pain terms: A current list with definitions and notes on usage. Pain (Suppl 3): 215–221

Jungnitsch G (1992) Schmerz- und Krankheitsbewältigung bei rheumatischen Erkrankungen: Psychologische Hilfen im Einzel- und Gruppentraining. Quintessenz, München

Kaluza G, Basler HD (1991) Gelassen und sicher im Stress. Ein Trainigsprogramm zur Verbesserung des Umgangs mit alltäglichen Belastungen. Springer, Berlin

Keckes K, Basheer AM (1980) Do corticosteroids prevent post-herpetic neuralgia? Br J Dermatol 102: 551–555

Killiam JM, Fromm GH (1968) Carbamazepine in the treatment of neuralgia. Arch Neurol 19: 22

Knott M, Voss DE (1956) Proprioceptive neuromuscular facilitation: patterns and techniques. Paul B Hoeber, New York

Korte, W, Morant, R (1994) Transdermal fentanyl in uncontrolled cancer pain: titration on a day-to-day basis as a procedure for safe and effective dose finding – a pilot study in 20 patients. Support Care Cancer 2: 123-7

Kost R, Strauss S (1996) Postherpetic neuralgia – pathogenesis, treatment and prevention. N Engl J Med 335: 332–342

Kröner-Herwig B (1993) Biofeedback. In: Basler HD, Franz C, Kröner-Herwig B, Rehfisch HP, Seeman H (Hrsg.) Psychologische Schmerztherapie – Grundlagen, Diagnostik, Krankheitsbilder, Behandlung. Springer, Berlin

Kumar K, Wyant G, Nath R (1990) Deep brain stimulation for control of intractable pain in humans, present and future: a ten years follow-up. Neurosurgery 26: 774–781

Lynn B (1990) Capsaicin: Actions on nociceptive C-fibres and therapeutic potential. Pain 41: 61–69

Maier C (1996) Ganglionäre lokale Opioidanalgesie (GLOA). Thieme, Stuttgart
Meglio M, Cioni B, Rossi G (1989) Spinal cord stimulation in management of chronic pain: a 9-year experience. J Neurosurgery 70: 519–524
Melzack R, Wall PD (1965) Pain mechanism: a new theory. A gate control systems modulates sensory input from the skin before it evokes pain perception and response. Science 150: 971
Meyer RA, Campbell JN (1981) Myelinated nociceptive afferents account for the hyperalgesia that follows the burns to the hand. Science 213: 1527–1529
Payne, R, Chandler, S, Einhaus, M (1995) Guidelines for the clinical use of transdermal fentanyl. Anticancer Drugs 3: 50–3
Price DD, Mao J, Frenk H, Mayer DJ (1994) The N-methyl-D-aspartate receptor -antagonist dextromethorphan selectively reduces temporal summation of second pain in man. Pain 59: 165–174
Raymond SA, Rocco AG (1990) Ephaptic coupling of large fibres as a clue to mechanisms in chronic neuropathic allodynia following damage to dorsal roots. Pain (Suppl 5): S276
Richardson R, Meyer P, Cerullo L (1980) Neurostimulation in the modulation of intractable paraplegic and traumatic neuroma pains. Pain 8: 75–84
Rocco AG, Kaul AF, Reismann RM, Gallo JP, Lief PA (1989) A comparison of regional intravenous guanethidine and reserpine in reflex sympathetic dystrophy. A controlled, randomized, double-blind crossover study. Clinical J Pain 5: 205–209
Rowbotham MC, Davies PS, Verkempinck C, Galer BS (1996) Lidocain patch: double-blind controlled study of a new treatment method for post-herpetic neuralgia. Pain 65: 39–44
Schultz H (1991) Das autogene Training. Konzentrative Selbstentspannung: Versuch einer klinisch-praktischen Darstellung. Thieme, Stuttgart
Soyka D, Haase C, Lindner V, Stamer U (1996) Der vergessene Schmerz. Der Schmerz 10: 36–39
Sverdlow M (1984) Anticonvulsant drugs and chronic pain. Clinical Neuropharmacology 7: 51
Tasker PR (1990) Pain resulting from central nervous system pathology (central pain). In: Z. Z. Bonica (Hrsg.) The management of pain. Lea & Febiger, Philadelphia 264–283
Weinberger J, Nicklas WJ, Berl S (1976) Mechanism of actions of anticonvulsants. Neurology 26: 162
Wiegand H, Winkelmüller W (1985) Behandlung des Deafferentierungsschmerzes durch Hochfrequenzläsion der Hinterwurzeleintrittszone. Dtsch Med Wschr 110: 216–220
Winnie AP, HartwellPW (1993) Relationship between time of treatment of acute herpes zoster with sympathetic blockade and prevention of post herpetic neuralgia: clinical support for a new theory of the mechanism by which sympathetic blockade provides therapeutic benefit. Reg Anesth 18: 277–288
World Health Organisation (1986) Cancer Pain Relief. Genf
Young R (1990) Clinical experience with radiofrequency and laser DREZ lesions. J. Neurosurgery 72: 715–720

B. Hirnnerven und Hirnstamm

Therapieempfehlungen

Wo beurteilbar, wird die wissenschaftliche Evidenz der *Wirksamkeit der Therapie* im Abschnitt »Therapeutische Prinzipien« mit ⋆ markiert.

⋆⋆⋆ Ergebnisse randomisierter, prospektiver Therapiestudien mit ausreichender Fallzahl, um eine Beeinflussung der klinischen Endpunkte valide erfassen zu können.

⋆⋆ Ergebnisse nicht randomisierter Fallkontrollstudien oder großer retrospektiver Studien.

⋆ Nicht randomisierte Kohortenstudien mit historischen Kontrollen oder anekdotische Fallberichte.

Im Abschnitt »Pragmatische Therapie« wird – noch nicht ganz durchgängig – die *Qualität der Therapieempfehlung* mit Buchstaben graduiert:

A Therapieempfehlung stützt sich auf mehr als eine prospektive randomisierte, placebokontrollierte Studie oder eine Metaanalyse

B Therapieempfehlung stützt sich auf mindestens eine randomisierte, prospektive Therapiestudie mit einer ausreichenden Patientenzahl

C Rein empirische Therapieempfehlung ohne sicheren wissenschaftlichen Beweis.

B 1. Optikusläsionen

von *T. Haarmeier* und *W. Paulus*

B 1.1. Vaskuläre Läsionen

B 1.1.1. Amaurosis fugax

Klinik

Unter einer Amaurosis fugax-Attacke wird eine transiente monokuläre Sehstörung verstanden, die durch eine Durchblutungsstörung der Retina hervorgerufen wird. Sie beginnt typischerweise im oberen Gesichtsfeld, gelegentlich in der Peripherie und dauert einige Sekunden bis wenige Minuten. Einige der Attacken werden auf Thromboembolien aus der ipsilateralen A. carotis communis und ihren Ästen oder auf kardiale Emboli zurückgeführt, wenige finden im Rahmen einer hämodynamischen Insuffizienz statt. In einem beträchtlichen Anteil (11 % der Patienten unter 50 Jahren) bleibt die Attacke ätiologisch ungeklärt (Amaurosis Fugax Study Group, 1990).

Verlauf

Die Prognose der Amaurosis fugax ist mit Ausnahme der Arteriitis temporalis (s. Kap. D 6) gut. Dennoch resultiert therapeutischer Handlungsbedarf aus dem erhöhten Risiko für Hemisphäreninfarkte, das bei einer jährlichen Inzidenz von 2 % auf das vierfache Risiko einer altersgleichen Kontrollgruppe geschätzt wird (Poole and Russell, 1985). Damit liegt das Risiko jedoch unter demjenigen bei hemisphärischen TIAs (relatives Risiko nach hemisphärischen TIAs vs Amaurosis fugax: Faktor 2 bis 3; Hurwitz et al., 1985; Streifler et al., 1995).

Pragmatische Therapie

Amaurosis fugax-Attacken umfaßten etwa 15 % aller TIAs in den vorliegenden Studien zur Schlaganfallprävention. Entsprechend gelten die im Kap. D1 genannten Therapieprinzipien der Primär- und Sekundärprävention in analoger Weise. Pragmatisch wird die Gabe von Acetylsalicylsäure (ASS) in einer mittleren Tagesdosis von 100–300 mg pro Tag empfohlen (z. B. Aspirin® 100). Im Falle unzureichender Wirksamkeit (TIA oder Infarkt während Medikation) kann auf Ticlopidin (Tiklyd®, 500 mg) umgestellt werden (Diener und Hacke, 1995). Die Wirksamkeit von Antikoagulantien ist bisher unzureichend geprüft. Bei Stenosen der ipsilateralen A. carotis interna über 70 % wird die Karotisendarteriektomie mit nachfolgender ASS-Behandlung empfohlen, vorausgesetzt die Operation wird durch ein Team mit nachweislich niedriger operativer Komplikationsrate durchgeführt. Die Operation von Stenosen unter 70 % ist umstritten. Für eine operative Therapie dieser Gruppe sollen sprechen: Crescendo Amaurosis fugax, begleitende hemisphärische TIAs oder kleinere klinisch oder computertomographisch nachgewiesene Infarkte, fundoskopisch sichtbare retinale Emboli oder Ulzerationen der A. carotis.

Gelegentlich treten Amaurosis fugax-Attacken auch bei Migräne-Patienten auf. Patienten unter 40 Jahren bedürfen in der Regel keiner medikamentösen Therapie, sollten aber orale Antikonzeptiva und Nikotinabusus vermeiden. Ab einem Lebensalter von 40 Jahren und dem Vorliegen einer komplizierten Migräne oder anderer Gefäßrisikofaktoren werden neben der Therapie der Risikofaktoren 100–300 mg ASS/die empfohlen (Amaurosis Fugax Study Group, 1990).

Für Patienten, bei denen Emboliequellen und hämodynamisch relevante Stenosen sicher ausgeschlossen sind, werden Spasmen der retinalen Gefäße als mögliche Ursache der Amaurosis fugax diskutiert. Wenn in diesen Fällen die Behandlung mit ASS und Ticlopidin erfolglos bleibt, erscheint die probatorische Gabe von Kalziumkanalblockern (z. B. Nifedipin 20–60 mg/die, Adalat®) gerechtfertigt (Winterkorn et al., 1993⋆).

B 1.1.2. Anteriore ischämische Optikusneuropathie (AION)

Bei der anterioren ischämischen Optikusneuropathie (AION) handelt es sich um einen akuten, seltener über wenige Wochen progredienten Sehverlust im höheren Lebensalter, für den eine ischämische Genese postuliert, jedoch bisher nicht eindeutig belegt wurde. Die klinische Diagnose basiert auf akutem Sehverlust ohne begleitende Schmerzen bei normaler Blutsenkung und Papillenödem. In bis zu 40 % sind beide Augen betroffen (Beri et al., 1987). Kortikosteroide haben sich als unwirksam erwiesen, Antikoagulation wurde kaum untersucht. Die Wirksamkeit einer Optikusscheidenspaltung, die nach ersten Fallbeschreibungen (Sergott et al., 1989⋆) rasche Verbreitung fand, hat sich in einer großen prospektiven Studie nicht bestätigt (IONDT Research Group, 1995⋆⋆⋆). Der Spontanverlauf der unbehandelten Patienten war der postoperativen Visusentwicklung behandelter Patienten nicht nur überlegen, sondern mit einer Visuszunahme um 3 Visusstufen innerhalb eines halben Jahres bei einem Drittel der Patienten insgesamt günstiger als bisher angenommen. Somit bleiben die wichtigsten ärztlichen Aufgaben der Ausschluß einer Arteriitis temporalis (s. Kap. D 6) und die Behandlung kardiovaskulärer Risikofaktoren (s. Kap. D 1).

B 1.1.3. Sinus cavernosus-Fisteln

Therapie s. Kap. D 7

B 1.2. Entzündliche und lymphoproliferative Ursachen

B 1.2.1. Endokrine Orbitopathie

Klinik
Die endokrine Orbitopathie (e. O.) tritt bei 25–50 % der Patienten mit einer Immunthyreopathie (häufigster Typ: Morbus Basedow) auf. In zwei Drittel der Fälle beginnt die e. O. während oder Monate bis Jahre nach der Schilddrüsenerkrankung; bei einem Drittel der Patienten geht sie ihr voraus oder findet ohne erkennbare Schilddrüsenbeteiligung statt. Es wird vermutet, daß der zugrundeliegende autoimmunologische Prozeß in der Schilddrüse mit der Bildung autoreaktiver, gegen thyreoidale Antigene (TSH Rezeptor) gerichteter T-Lymphozyten beginnt. Durch die Erkennung kreuzreagierender Fibroblastenantigene im retroorbitalen Gewebe setzen die dort infiltrierenden Lymphozyten einen komplexen Entzündungsprozeß in Gang, an dessen Ende eine überschießende Fibroblastenproliferation mit Produktion von Glykosaminoglykanen steht (Bahn und Heufelder, 1993). Die resultierende Volumenzunahme des retrobulbären Binde- und Fettgewebes und die interstitielle Verdickung der Augenmuskeln bedingen die Vielzahl der klinischen Symptome mit Lidödemen, Oberlidretraktion, Exophthalmus mit oder ohne Hornhautkomplikationen, Wahrnehmung von Doppelbildern bis hin zur Optikusdruckschädigung. Die Diagnose wird klinisch gestellt und durch bildgebende Verfahren (CT, NMR, Ultraschall) gestützt. Eine Optikusbeteiligung mit Visusminderung und Gesichtsfeldausfällen findet sich bei etwa 5 % der Patienten mit e. O.

Verlauf
Die Optikuskompression bei e. O. zwingt nahezu immer zu therapeutischer Intervention, so daß keine Daten über den Spontanverlauf oder placebokontrollierte Studien verfügbar sind.

Therapeutische Prinzipien
Sofern eine Schilddrüsendysfunktion vorliegt, ist die präzise medikamentöse Einstellung einer Euthyreose erforderlich. Die übrigen etablierten Therapieansätze zielen entweder auf eine Volumenreduktion des retroorbitalen Weichteilgewebes (Kortison, Bestrahlung) oder auf eine operative Erweiterung der knöchernen Orbita. Von einer Kortisontherapie und von einer Radiatio kann nur bei noch aktiver Entzündung eine Wirkung erwartet werden. Darüberhinaus werden die Behandlungsmöglichkeiten äußerst kontrovers diskutiert.

Pragmatische Therapie
Systemische Maßnahmen: Eine entzündungshemmende, systemische Therapie sollte unverzüglich begonnen werden, wenn eine nicht länger als 6 Monate bestehende e. O. oder eine sichere Progredienz einer länger bestehenden e. O. vorliegt (Boergen et al., 1990). Kortison gilt als das Mittel der ersten Wahl (Utiger, 1989; Prummel et al., 1989**). Bei malignem Exophthalmus mit Optikusneuropathie wird initial die Einnahme von 100 mg Prednison/die (z. B. Decortin®) über 1 Woche bis 10 Tage mit nachfolgendem Ausschleichen der Medikation in 10 mg-Schritten über 6–8 Wochen empfohlen. Retroorbitale Injektionen gelten als unwirksam (Kazim et al., 1991).

Lokaltherapie: Tränenersatzflüssigkeiten sind häufig indiziert, um Hornhautkomplikationen bei herabgesetzter Tränensekretion zu verhindern. Ebenfalls unter die Lokaltherapie einzuordnen ist die Bestrahlung mit üblicherweise 10–20 Gray in etwa 10 Einzelfraktionen (Kazim et al., 1991**). Sie kann bei Kortison-Kontraindikationen durchgeführt oder zur Effektverlängerung einer Kortisonbehandlung angeschlossen werden. Die Entscheidung über eine Radiatio ist besonders bei Patienten in frühen Krankheitsstadien mit nur geringen Symptomen schwierig: Die Bestrahlung ist in den frühen Stadien mit aktiver Entzündung besonders wirksam, birgt aber die Gefahr, durch Strahlenschäden wie z. B. Ausbildung einer Katarakt oder Retinopathie einen möglicherweise guten Spontanverlauf zu beeinträchtigen. Aus diesem Grund und bei einer durchschnittlichen Ansprechrate auf Radiatio von 66 % (30–95 %) wird die Optikusdekompression von einigen Autoren bevorzugt (Garrity et al., 1993**).

Operative Therapie: Vorzüge einer operativen Orbitadekompression gegenüber systemischer Therapie und Radiatio sind die sofortige orbitale Druckentlastung mit schneller klinischer Besserung sowie das Vermeiden von Nebenwirkungen einer Steroid-Langzeitbehandlung. Deshalb wird die Indikation für die Operation von einigen Autoren nicht nur bei Unwirksamkeit der Kortisonbehandlung gestellt (Buschmann et al., 1989), sondern generell bei schwerer e. O. mit Optikusschädigung (Garrity et al., 1993**). Der Eingriff erfolgt in der Regel durch Entfernung der medialen Orbitawand in Richtung Siebbeinzellen. Eine Stabilisierung oder Verbesserung der Sehfunktionen wird in bis zu 90 % erreicht, Komplikationen sind jedoch häufig (neu auftretende Diplopie (20–60 %), Sinusitis (5 %), Duraverletzungen (5 %), Entropium (8 %), Garrity et al., 1993). Postoperative Rezidive werden von Buschmann et al. (1989) als Indikation zur Radiatio gewertet, da es sich in diesen Fällen um einen akut entzündlichen, strahlenempfindlichen Prozeß handelt.

B 1.2.2. Orbitale Myositis

Die orbitale Myositis kann einzelne oder alle Augenmuskeln betreffen und zeichnet sich durch schmerzhafte Bewegungsstörung der Bulbi sowie computertomographisch und sonographisch nachweisbare Muskelverdickungen aus. Erregerbedingte orbitale Myositiden sind bakteriell, viral, parasitär oder durch Pilze verursacht und müssen erregerspezifisch behandelt werden (s. Kap. J 9).
»Idiopathische« orbitale Myositiden sind ebenfalls heterogen. Sie manifestieren sich gelegentlich im Rahmen von Kollagenosen, Vaskulitiden oder bei rheumatoider Arthritis, in den meisten Fällen jedoch ohne nachweisbare systemische Erkrankung. Klinische und pathogenetische Überschneidungen mit dem Tolosa-Hunt-Syndrom und dem Pseudotumor orbitae werden diskutiert. Kortison (z. B. Prednison 60 mg/die über Wochen ausschleichend) ist Mittel der Wahl, Diagnose und Therapieerfolg werden sonographisch gesichert (Siatkowski et al., 1994**).

B 1.2.3. Tolosa-Hunt-Syndrom

Klinik
Die diagnostischen Kriterien der International Headache Society (1988) für das Tolosa-Hunt-Syndrom sind:

- Eine oder mehrere Episoden eines einseitigen orbitalen Schmerzes über (unbehandelt) im Durchschnitt 8 Wochen
- Paresen eines oder mehrerer der Hirnnerven III, IV und VI innerhalb der ersten beiden Wochen
- Sistieren der Schmerzen innerhalb von 72 Stunden nach Beginn einer Kortisontherapie
- Ausschluß anderer Ursachen durch bildgebende Verfahren

Als Ursache des Tolosa-Hunt-Syndroms wird ein ätiologisch bisher ungeklärter entzündlicher Prozeß postuliert, der den Sinus cavernosus und/oder die Fissura orbitalis superior involviert.
Zusätzlich zu den geforderten Paresen der Hirnnerven III, IV oder VI können Ausfälle des ersten Trigeminusastes (ca. 30 %), der sympathischen Fasern und Optikusläsionen (ca. 15 %) resultieren (Bruyn und Hoes, 1986; Übersicht über 312 Fälle). Die seltene Mitbeteiligung des N. facialis oder des N. acusticus führt zur klinischen Überschneidung mit der idiopathischen kraniellen Polyneuropathie (Junkos und Beal, 1987; Berthier et al., 1992). Auch Attacken ophthalmoplegischer Migräne können gelegentlich das Tolosa-Hunt-Syndrom imitieren (Hansen et al., 1990), lassen sich jedoch in der Regel anamnestisch und klinisch zuverlässig abgrenzen. Für eine Migräne sprechen ein pulsierender Kopfschmerz von mittlerer oder starker Intensität, vegetative Begleitsymptome wie Übelkeit und Erbrechen, Photophobie, Rückbildung der Kopfschmerzen innerhalb von 72 Stunden, eine Häufung von Kopfschmerzattacken sowie der isolierte Befall der Hirnnerven III oder VI. Zu den auszuschließenden sonstigen Ursachen zählen Metastasen, Lymphom, Hypophysentumoren, A-V-Fisteln, Aneurysmen, Kollagenosen, Diabetes mellitus, Aspergillose oder Syphilis. Kernspintomographisch finden sich bei einigen Patienten im Bereich des Sinus cavernosus Bezirke, die in den T1 gewichteten Aufnahmen zu Muskelgewebe, in den T2 gewichteten Aufnahmen zu Fett isointens sind. Falls sich diese Bezirke bis in die Orbita erstrecken, kann das klinische Bild des Pseudotumor orbitae resultieren (Yousem et al., 1990).

Verlauf
Spontanremissionen wurden nach einer mittleren Attackendauer von 8 Wochen in ungefähr 80 % der Patienten beobachtet (Bruyn und Hoes, 1986). Durch Gabe von Kortikoiden verkürzt sich die Attacke auf durchschnittlich 5 Wochen, insbesondere wird bei richtiger Diagnose innerhalb von 3 Tagen Schmerzfreiheit erreicht. Die Hirnnervenausfälle bilden sich unter Kortison in der Regel innerhalb von Tagen oder Wochen, gelegentlich erst nach Monaten, nur selten unvollständig zurück. Die Rezidivhäufigkeit wird auf 20–40 % geschätzt (Kline, 1982; Bruyn und Hoes, 1986).

Pragmatische Therapie
Falls die Schmerzen unter 60–80 mg Prednison/die (z. B. Decortin®) innerhalb weniger Tage sistieren, ist die Diagnose wahrscheinlich, jedoch keinfalls bewiesen. Auch Lymphome, Riesenzelltumoren und gelegentlich Meningeome können initial auf Kortikoide ansprechen. Verlaufskontrollen sind deshalb obligat. Die Kortisongabe erfolgt in dieser Dosierung über 14 Tage mit nachfolgendem Ausschleichen. Rezidive erfordern eine kernspintomographische Kontrolluntersuchung und werden erneut in der genannten Form behandelt, falls sich die Diagnose bestätigt. Bei Patienten, die nicht oder nur gering auf Kortison ansprechen, liegt mit hoher Wahrscheinlichkeit eine andere Erkrankung vor.

B 1.2.4. Pseudotumor orbitae und maligne Lymphome

Klinik
Der Begriff des Pseudotumor orbitae wurde ursprünglich für ein klinsches Syndrom mit akut auftretendem Exophthalmus, Augenbewegungsstö-

rungen, periorbitaler Schwellung und Schmerzen geprägt, das durch einen orbitalen Tumor entzündlicher Genese hervorgerufen wird. Im engeren Sinne wird heute unter dem idiopathischen Pseudotumor orbitae eine orbitale Entzündung ohne systemische Grunderkrankung oder lokale Ursache verstanden. Wesentliche Gemeinsamkeiten bestehen mit dem Tolosa-Hunt-Syndrom: In beiden Fällen handelt es sich um unspezifische entzündliche Reaktionen mit identischem kernspintomographischen Signalverhalten sowie gutem Ansprechen auf Kortison (Kwan et al., 1988).
Wichtigste Differentialdiagnose des Pseudotumor orbitae ist das maligne Lymphom. 24 von 98 Patienten mit der initialen Diagnose eines Pseudotumor orbitae starben innerhalb von 3–7 Jahren an generalisierten malignen Lymphomen (Morgan und Harry, 1978). Die histologische Klassifizierung von Malignität der meist nachweisbaren lymphozytären Proliferationen gestaltet sich oft schwierig, Überschneidungen oder Transformationen erscheinen möglich.

Pragmatische Therapie
Bei typischen klinischen und computer-/kernspintomographischen Befunden wird eine Kortisontherapie wie beim Tolosa-Hunt-Syndrom empfohlen (60 mg Prednison/die über 14 Tage mit nachfolgendem Ausschleichen). Erfolgt keine oder eine nur vorübergehende klinische Besserung, wird ein malignes Lymphom wahrscheinlich und sollte zusätzlich bioptisch geprüft werden. Durch Bestrahlung mit 20 Gy in 10 fraktionierten Dosen ließen sich 66 % von 23 kortisonrefraktären Patienten mit der primären Diagnose eines Pseudotumor orbitae heilen, 11 % benötigten nach weiteren Rezidiven erneut vorübergehend Kortison, ein Patient entwickelte ein generalisiertes Lymphom (Lanciano et al., 1990⋆⋆).
Das schmerzlose Auftreten eines Exophthalmus sowie der computertomographische Nachweis einer umschriebenen, homogenen Raumforderung lassen primär an ein malignes Lymphom denken. In diesem Fall sollte vor jeder Therapie eine Biopsie und gegebenenfalls eine internistische Stadiendiagnostik durchgeführt werden. Bei allen 20 Patienten mit einem auf die Orbita beschränkten Non-Hodgkin-Lymphom im Stadium I konnte durch Bestrahlung mit Dosen zwischen 20 und 43 Gy eine lokale Remission erreicht werden (Chao et al., 1994⋆⋆). Die rezidivfreie Überlebensrate betrug nach 5 Jahren 90 %, ein Patient erlitt die systemische Progression des Lymphoms. Non-Hogkin-Lymphome in höheren Stadien erfordern in der Regel individuell angepaßte Kombinationsbehandlungen aus Radiatio und Chemotherapie.

B 1.2.5. Granulomatöse Optikusinfiltrationen bei Sarkoidose

Granulomatöse Optikusinfiltrationen werden in etwa 1–5 % der Sarkoidose-Patienten beobachtet. Ungefähr die Hälfte der Patienten reagiert vor allem nach kurzem Krankheitsverlauf gut auf Kortison (Beardsley et al., 1984⋆), benötigt jedoch häufig eine niedrig dosierte Erhaltungstherapie, die möglichst alternierend jeden zweiten Tag eingenommen werden sollte (Graham et al., 1986⋆). Vier Therapieversager unter intolerablen Kortisondosen besserten sich nur vorübergehend unter Bestrahlung mit bis zu 45 Gy und benötigten als Dauertherapie Azathioprin oder Chlorambucil (Gelwan et al., 1988⋆). Zur Therapie der Neurosarkoidose s. Kap. E4.

B 1.2.6. Optikusneuritis

Therapie s. Kap. E 11.

B 1.2.7. Autoimmune Optikusneuropathie

Kollagenosen können selten eine progrediente, teilweise auch rezidivierende, ein- oder beidseitige Optikusneuropathie induzieren, die unbehandelt aufgrund vaskulitischer Gefäßverschlüsse eine schlechte Prognose hat. Konventionelle Dosen von Kortikosteroiden bewirken keine Besserung. Megadosen von Prednison (1 000 mg/die über 5–7 Tage) sind erforderlich mit anschließender Chemotherapie mit Cyclophosphamid, Azathioprin oder Chlorambucil (Kupersmith et al., 1988⋆).

B 1.2.8. Neuritis nervi optici bei Herpes zoster opththalmicus

Klinik
Eine Optikusneuritis tritt selten im Rahmen verschiedener viraler Infektionen auf. Die meisten dieser Optikusneuritiden gelten als parainfektiös, d. h. als autoimmunologisch bedingt, da sie erst Wochen nach Ausbruch der zugrundeliegenden Infektionskrankheit beginnen und die klinische Sehverschlechterung mit Papillenödem in der Regel beide Augen betrifft. Aufgrund der sehr guten Prognose ist eine Therapie nicht angezeigt (Selbst et al., 1983). Im Gegensatz zu den parainfektiösen Optikusneuritiden wird die seltene Optikusbeteiligung bei Herpes zoster ophthalmicus auf eine direkte Entzündungsausdehnung durch Migration des Virus zurückgeführt (Schlegel et al., 1986). Die Erkrankung betrifft in der Regel nur das Auge der Gesichtshälfte, die auch vom Herpes zoster befallen ist, und führt häufig zur irreversiblen Erblindung.

Pragmatische Therapie

Die Therapie besteht trotz einer Reihe publizierter Therapieversager in hochdosierter, intravenöser Aciclovirapplikation (z. B. 4 g/die; Litoff und Catalano, 1990⋆; Zovirax®). Unklar ist, ob eine parallel durchgeführte Kortisonbehandlung den Verlauf günstig beeinflußt oder auch wie lange eine orale Aciclovirtherapie bei HIV-Patienten angeschlossen werden soll, um Rezidive zu verhindern (Litoff und Catalano, 1990).

B 1.3. Primäre Optikustumoren

Primäre Optikustumoren umfassen Optikusgliome, Optikusmeningeome und die sehr seltenen Chiasmagerminome. Für ihre operative Entfernung ist in der Regel ein transkranieller Zugang erforderlich, da nicht nur der Orbitainhalt freigelegt, sondern auch die angrenzenden intrakraniellen Verhältnisse nach Eröffnung der Dura inspiziert werden müssen.

B 1.3.1. Optikusgliome im Kindes- und Jugendalter

Klinik

Optikusgliome, die histologisch als pilozytische Astrozytome klassifiziert werden, treten in über 90 % innerhalb der ersten zwei Lebensdekaden auf. Zwischen 30 und 70 % manifestieren sich im Rahmen einer Neurofibromatose Typ I, die auf einem Defekt der perizentromären Region des Chromosoms 17 beruht. Umgekehrt wird die Inzidenz für Optikusgliome bei Patienten mit Neurofibromatose, deren ZNS inzwischen routinemäßig kernspintomographisch untersucht wird, auf etwa 20 % beziffert. Lediglich 20–30 % der betroffenen Patienten weisen zum Diagnosezeitpunkt Sehstörungen auf (Hoyt und Imes, 1990).

Verlauf

Optikusgliome im Jugendalter gelten als echte Neoplasien und nicht – wie früher angenommen – als gutartige Hamartome. Sie können sich vom N. opticus oder dem Chiasma opticum ausgehend über das Corpus geniculatum bis zum visuellen Kortex oder zum Hypothalamus und dritten Ventrikel ausdehnen. Allgemein verschlechtert sich die Prognose mit zunehmender Nähe zum Hypothalamus und dritten Ventrikel. Gemäß einer 1136 Fälle umfassenden Literaturübersicht von Dutton (1994) waren 21 % von 114 Gliomen, die primär auf den Sehnerv beschränkt waren, innerhalb von 10 Jahren größenprogredient. 91 % der Patienten mit isoliertem Optikusbefall zeigten nach initialer Visusminderung stabile oder sogar gebesserte Sehleistungen. Die gliombedingte Mortalität betrug hier 5 %, bei Beteiligung des Chiasma bereits 29 %, bei zusätzlicher Ausdehnung zum Hypothalamus und/oder dritten Ventrikel 51 %.

Therapeutische Prinzipien

Operative Eingriffe sind in erster Linie indiziert, um die Ausbreitung des Tumors auf das Chiasma zu verhindern und somit die Sehkraft des gesunden Auges zu erhalten oder um kosmetische Entstellungen durch Exophthalmus zu revidieren. Die Funktion des betroffenen Sehnerven kann operativ grundsätzlich nicht erhalten werden, so daß in der Regel erst bei fortgeschrittenem Sehverlust operiert wird.

Pragmatische Therapie

Bei Optikusgliomen, die das Chiasma noch nicht erreicht haben, sollte die Chance der kurativen Entfernung des Sehnerven vom Bulbus bis zum Chiasma genutzt werden. Da die Mehrzahl der Patienten mit isoliertem Optikusbefall zum Diagnosezeitpunkt keine oder nur leichte Sehstörungen aufweist und eine nur langsame Progression erwartet werden kann, ist zunächst eine abwartende Haltung mit engmaschigen klinischen und kernspintomographischen Kontrollen vertretbar (Dutton, 1994). Die Indikation zur Operation ergibt sich dann bei sicher nachgewiesenem Tumorwachstum oder zunehmender Sehverschlechterung. Eine Enukleation ist nicht notwendig und wegen ihrer kosmetisch entstellenden Wirkung heute obsolet.

Die Therapie von Optikusgliomen, die das Chiasma (und den Hypothalamus) involvieren, ist umstritten. Radiotherapie mit einer Dosis von 50 Gy scheint keinen Einfluß auf die langfristige Prognose zu haben, aber in vielen Fällen die Tumorprogression über einige Jahre aufzuhalten (Alvord und Lofton, 1988⋆⋆). Strahlenspätfolgen in Form von Hypophyseninsuffizienz, Retardierung, Gefäßverschlüssen und Moya-Moya-Syndrom können v.a. bei Kindern im ersten Lebensjahr den Therapieerfolg überwiegen (Wisoff et al., 1990). Einige Autoren empfehlen deshalb eine Chemotherapie mit Actinomycin D und Vincristin (Packer et al., 1988⋆⋆), Carboplastin (Moghrabi et al., 1993⋆) oder Etoposid (Chamberlain, 1995⋆), um eine eventuell erforderliche Bestrahlung über das 5. Lebensjahr hinaus zu verzögern. Chemotherapie wird auch empfohlen, wenn nach Radiatio weiteres Tumorwachstum stattfindet. Ebenso wie die chemotherapeutischen Ansätze kann mangels geeigneter Studien auch der Stellenwert chirurgischer Eingriffe in der Behandlung von Optikusgliomen mit chiasmaler Beteiligung noch nicht ausreichend beurteilt werden. Wisoff et al. (1990⋆) operierten 16 Kinder mit Chiasmabeteiligung. Sie schlußfolgern, daß durch radikale Resektionen bei minimaler Morbidität und Mortalität die Tumorprogression verzögert und daß auch durch Teilresektionen nach Bestrahlung klinische Besserungen erreicht werden können.

B 1.3.2. Optikusgliome im Erwachsenenalter

Maligne Optikusgliome im Erwachsenenalter sind selten. Histologisch handelt es sich um Glioblastome mit entsprechend ungünstiger Prognose. Dutton (1994) berichtet über lediglich 41 publizierte Fälle, die bei Diagnose alle das Chiasma, in 23 % zusätzlich den intraorbitalen Anteil des Sehnerven, in über 50 % den Hypothalamus involvierten und sich vorzugsweise nach posterior ausdehnten. Trotz einer bei fast allen Patienten durchgeführten Bestrahlung – in einigen Fällen kombiniert mit Chemotherapie – starben 97 % (vermutlich 100 %) innerhalb von zwei Jahren (mittlere Überlebenszeit 9 Monate).

B 1.3.3. Optikusscheidenmeningeome

Klinik

Optikusscheidenmeningeome treten bevorzugt im mittleren Lebensalter auf. Sie zeichnen sich klinisch durch Visusminderung, Gesichtsfeldausfälle, Papillenödem oder -atrophie, Exophthalmus oder optoziliare Shuntgefäße aus. Ungefähr 90 % sind bei Diagnose auf den orbitalen Abschnitt des Sehnerven beschränkt, 10 % zeigen eine Ausdehnung in den Canalis opticus (Dutton, 1992; Literaturübersicht über 477 Fälle). Optikusscheidenmeningeome sind selten: Nur etwa 10 % aller in der Orbita lokalisierten Meningeome gehen von der Optikusscheide aus, die große Mehrzahl hat ihren Ursprung intrakraniell (v.a. in der Fossa olfactoria oder sphenoidal) und erreicht die Orbita erst nach transkraniellem Wachstum.

Verlauf

Die Prognose bezüglich der Sehfunktion ist langfristig schlecht und vermutlich altersabhängig. Insbesondere Patienten unter 20 Jahren scheinen im Vergleich zu solchen über 40 Jahren ein schnelleres Tumorwachstum mit früherer intrakranieller Ausdehnung zu zeigen (Wright et al., 1989). Die wenigen Todesfälle bei Optikusscheidenmeningeomen werden auf operative Komplikationen zurückgeführt (Dutton, 1992).

Therapeutische Prinzipien

Da durch eine Operation die Sehfunktion weder erhalten, noch gebessert werden kann, dient sie in erster Linie der Behebung kosmetischer Entstellungen und intraokulärer Komplikationen sowie der Linderung orbitaler Schmerzen. Unklar ist, ob bei Patienten unter 20 Jahren eine Einschränkung der Lebenserwartung oder Bedrohung der Sehfunktion des kontralateralen Auges resultiert, die eine frühzeitige Operation erforderlich macht. Allgemein wird bei Patienten unter 20 Jahren eher operatives, bei Patienten über 40 Jahren eher konservatives Vorgehen empfohlen (Alper, 1981; Wright et al., 1989).

Pragmatische Therapie

Patienten mit guter Sehkraft und Beschränkung des Tumors auf die Orbita sollten regelmäßig klinisch (nach 3–6 Monaten) und computer-/kernspintomographisch (nach 6–12 Monaten) untersucht werden. Bei Patienten über 40 Jahren ohne Progredienz ist in der Regel keine Therapie angezeigt (Alper, 1981; Dutton, 1992). Umstritten ist die Empfehlung von Wright et al., (1989**), bei Patienten unter 20 Jahren die Tumorresektion bereits in diesem Stadium durchzuführen.
Bei rascher Progredienz und Beschränkung des Tumors auf die vorderen oder mittleren Orbitaanteile wird der Sehnerv über eine laterale Orbitotomie, bei Lokalisation im Bereich der Orbitaspitze über einen transkraniellen Zugang reseziert. Tumoren in der Orbitaspitze oder im Canalis opticus können auch stereotaktisch strahlentherapeutisch beeinflußt werden (Wright et al., 1989; Eng et al., 1992).

B 1.3.4. Germinome

Germinome des Chiasma opticum können bei einem Teil der Patienten von anderen Tumoren durch im Liquor erhöhtes beta-HCG, alphafetoprotein oder CEA unterschieden werden. Sie sind sehr selten und ausgesprochen strahlensensibel. Die Diagnose wird auch retrospektiv nach guten palliativen, häufig auch kurativen Behandlungserfolgen mit Dosen zwischen 20 und 50 Gy gestellt (Paulus et al., 1985).

B 1.3.5. Andere Raumforderungen

Das übrige Spektrum an benignen oder malignen orbitalen und retroorbitalen Raumforderungen erfordert individuelles Vorgehen. Bei der Tumorentfernung wird generell die anteriore oder laterale Orbitotomie angestrebt, um die Gefahr des postoperativen Tumorwachstums ins Neurokranium bei transkraniellem Vorgehen zu vermeiden. Wenige orbitale Tumoren liegen jedoch so oberflächlich, daß sie durch einen frontalen Zugang exstirpiert werden können. Die häufigsten Tumoren in der Orbita sind Hamartome, wie Hämangiome und Lymphangiome, die vorzugsweise durch anteriore Orbitotomie entfernt werden. Tränendrüsentumoren sollten möglichst in der ersten Operation vollständig reseziert werden, da bei mehrfachen Operationen multiple Rezidive und auch maligne Entartungen drohen. Bei malignen Prozessen muß je nach Histologie eine Kombinationstherapie von Operation, Radiatio und Chemotherapie durchgeführt werden. Die häufigen Metastasen werden meist strahlen- oder chemotherapiert und nur selten operiert.

B 1.4. Traumatische Läsionen

Traumatische Optikusläsionen finden sich in 0,5–5 % der Patienten nach Schädelhirntrauma (Steinsapir und Goldberg, 1994). Nicht nur Frakturen im Orbita- und Mittelgesichtsbereich, sondern auch stumpfe Traumen ohne Frakturen können primär oder sekundär zu einer Optikusschädigung führen. Primäre Läsionen umfassen Blutungen und Risse in Nerv, Chiasma und Dura sowie direkte Kontusionsnekrosen. Sekundäre Läsionen schließen ödematöse Schwellung des Nerven, Nekrose durch Zirkulationsstörungen oder lokalen Druck sowie Infarkte durch Thrombose oder arteriellen Spasmus ein. Die 1982 eingeführte Therapie mit Kortison in Megadosen gründet sich auf ihre nachgewiesene Wirksamkeit bei spinalem Trauma (Anderson et al., 1982⋆; Bracken et al., 1990⋆⋆⋆; s. a. Kap. G 7). Ihre Effizienz bei traumatischen Optikusläsionen wurde jedoch bisher nicht kontrolliert geprüft, ebenso umstritten ist die operative Dekompression des geschädigten N. opticus.

Pragmatische Therapie
Trotz fehlender prospektiver Studien werden initial nach Trauma Höchstdosen von Kortison empfohlen (3–4 mg Dexamethason/kg Körpergewicht, z. B. Fortecortin®, teilweise auch höher bis zu einer Gesamtdosis von 1–2g/die über 1–3 Tage, danach 1–3 mg/kg alle 6 Stunden über 24 Stunden, danach Reduktion auf 1 mg/kg und Ausschleichen über eine Woche). Falls keine Sehleistungsbesserung innerhalb von 48 Stunden auftritt, soll die Medikation abgesetzt (Anderson et al., 1982) und eine operative Dekompression erwogen werden (Steinsapir und Goldberg, 1994). Die Indikation für die frühzeitige transethmoidale Dekompression ohne vorhergehende Kortisontherapie wird von einigen Autoren grundsätzlich bei orbitalen Verletzungen mit Frakturen gestellt (Ruprecht, 1983). In einzelnen Fällen konnte durch die Ausräumung und Drainage von Blutungen innerhalb der Optikusscheide das Sehvermögen wiederhergestellt werden (Guy et al., 1989).

B 1.5. Lebersche Optikusatrophie

Klinik
Die Lebersche Optikusatrophie wird mitochondrial und damit ausschließlich über Mütter vererbt und führt häufiger bei Männern als bei Frauen (Geschlechterverhältnis ca. 3:1) meist in der zweiten oder dritten Lebensdekade zu einem bilateralen, akuten bis subakuten Visusverlust. In 40–80 % europäischer und nordamerikanischer Patienten läßt sich eine Punktmutation der ringförmigen mitochondrialen DNA bei Position 11778, seltener bei Position 3460 oder 14484 (je 10 %) nachweisen (Newman, 1993). Es wird postuliert, daß durch den jeweiligen Aminosäureaustausch eine Aktivitätsminderung der NADH-Dehydrogenase und schließlich ein kritischer intracellulärer Energiemangel resuliert. Trotz der bekannten Mutationen bleibt der isolierte Untergang der retinalen Ganglienzellen bisher ebenso ungeklärt wie die erhöhte Prävalenz bei Männern oder die akute klinische Manifestation im jungen Erwachsenenalter. Weitere Einflüsse wie systemische Begleiterkrankungen, Ernährungsgewohnheiten oder Toxine, die den oxidativen Streß erhöhen (z. B. Zyanidbelastung durch Nikotinabusus), werden diskutiert.

Verlauf
Über 95 % der Patienten erleiden innerhalb weniger Monate einen Visusverlust auf unter 0.1. Trotz nahezu immer eintretender Optikusatrophie wird gelegentlich eine partielle Erholung des Visus beobachtet, das Gesichtsfeld bleibt jedoch auf wenige zentrale Winkelgrade beschränkt. Günstige Prädiktoren sind möglicherweise frühes Erkrankungsalter (unter 20) und eine Mutation bei Position 14484 (Riordan-Eva et al., 1995).

Pragmatische Therapie
Die Erkrankung kann bisher nicht kausal behandelt werden. Die Wirksamkeit von Substanzen, die als Aktivatoren der Atmungskette gelten wie Coenzym Q, Benzoquinon, Vitamin B1, B2, K3 oder Vitamin C, ist nicht ausreichend belegt. Auf Einstellung eines etwaigen Nikotinabusus sollte gedrängt werden, um eine zusätzliche Belastung der Atmungskette durch Zyanid zu vermeiden (Parker et al., 1989⋆). Unklar ist ferner, ob durch die Beschleunigung der Ausscheidung von Zyanid durch Hydroxycobalamin (1 000 µg/Monat i. m.; z. B. Aquo-Cytobion®) die Manifestation einer Optikusatrophie beim Auftreten einer akuten Sehverschlechterung verhindert oder das im frühen Stadium noch nicht betroffene zweite Auge geschützt werden kann. Angesichts der drohenden, in den meisten Fällen irreversiblen Erblindung erscheint ein Behandlungsversuch mit einer bisher unzureichend geprüften, nebenwirkungsfreien Substanz wie Hydroxycobalamin gerechtfertigt.

B 1.6. Metabolische Optikusläsionen

Bei einer toxischen Optikusläsion ist in erster Linie an Methylalkohol (Therapie mit Äthylalkohol; s. Kap. F 6) oder an eine Tabak-Alkohol-Amblyopie (s. Kap. H 1) zu denken. Weitere *Substanzen,* die eine Optikusatrophie bewirken können, sind nach Miller (1982):

Amantadinhydrochlorid, Amoproxan, Anilinfarbstoffe, organische Arsenide, Barbiturate, Blei, Carbondisulfid, Carbontetrachlorid, Carbromal, Cephalosporine, Chemotherapeutika, Chloramphenikol, Chlorpromazin, Chlorpro-

Tab. B 1.1: Pragmatische Therapie von Optikusläsionen

1. Amaurosis fugax Anteriore ischämische Optikusneuropathie Sinus-cavernosus-Fistel	ASS 100–300 mg/die, Karotisendarteriektomie Behandlung kardiovaskulärer Risikofaktoren Embolisation
2. Endokrine Orbitopathie mit Optikusbeteiligung Tolosa-Hunt-Syndrom Pseudotumor orbitae Lymphom Sarkoidose Autoimmune Optikusneuropathie	Kortison, Radiatio, Dekompression Kortison Kortison nur initial Kortison, Bestrahlung, Chemotherapie Kortison Höchstdosen Kortison
3. Optikusgliome bei Progredienz (anterior) bei Progredienz (posterior) Optikusscheidenmeningeome bei Progredienz Germinome Andere Tumoren	 Operation Bestrahlung, Chemotherapie, Operation Operation Bestrahlung Operation, Chemotherapie, Bestrahlung
4. Traumatische Optikusläsionen	Megadosen Kortison, Dekompression
5. Lebersche Optikusatrophie	Hydroxycobalamin
6. Vitaminmangelerkrankungen	Substitution

pamid, Digitalis, DDT, Disulfiram, Emetine, Ergotamine, Ethambutol, Ethchlorvinol, Ethylenglykol, Hexachlorophen, Hydroquinoline, Iodoform, Iodopyracet, Isoniazid, Kobaldchlorid, Methylacetat, Methylbromid, Organophosphate, Quinine, Penicillamin, Natriumflourid, Streptomycin, Sulfonamide, Thallium, Tolbutamid, Toluen, Trichloräthylen, Vincristin, Vitamin A-Intoxikation.

Optikusatrophien können durch Mangel folgender Substanzen oder Vitamine entstehen und durch entsprechende Substitution therapiert werden: Vitamin B12, B6 (als alleiniger Faktor nicht belegt), B1, Nikotinsäure, B2 (Riboflavin).

Literatur

Alper MG (1981) Management of primary optic nerve meningiomas. Current status – therapy in controversy. J Clin Neuro-Ophthalmol 1: 101–117

Alvord EC, Lofton S (1988) Gliomas of the optic nerve or chiasm. J Neurosurg 68: 85–98

Amaurosis Fugax Study Group (1990) Current management of amaurosis fugax. Stroke 21: 101–117

Anderson RL, Panje WR, Gross CE (1982) Optic nerve blindness following blunt forehead trauma. Ophthalmology 89: 445–455

Bahn RS, Heufelder AE (1993) Pathogenesis of Graves' ophthalmopathy. N Engl J Med 329: 1468–1475

Beardsley TL, Brown SVL, Sydnor CF, Grimson BS, Klintworth GK (1984) Eleven cases of sarcoidosis of the optic nerve. Am J Ophthalmol 97: 62–77

Beri M, Klugman MR, Kohler JA, Hayreh SS (1987) Anterior ischemic optic neuropathy, VII: Incidence of bilaterality and various influencing factors. Ophthalmology 94: 1020–1028

Berthier E, Vighetto A, Aimard G, Confavreux, Trillet M (1992) Polyneuropathies crâniennes idiopathiques. Rev Neurol (Paris) 148: 20–23

Boergen KP (1990) Endokrine Orbitopathie – Symptomatik, Diagnostik, Therapie. Therapeut Umschau 47: 270–278

Bracken MB, Shepard MJ, Collins WF, Holford TR, Young W, Baskin DS, Eisenberg HM, Flamm E, Leo-Summers L, Maroon J, et al., (1990) A randomized, controlled trial of methylprednisolone or naloxone in the treatment of acute spinal-cord injury. Results of the Second National Acute Spinal Cord Injury Study. N Engl J Med 322: 1405–1411

Bruyn GW, Hoes MJAJM (1986) The Tolosa-Hunt syndrome. In: *Vinken PJ, Bruyn GW, Klawans HL* (Hrsg.) Handbook of clinical neurology. Vol 4 (48): Headache. Elsevier Science Publishers, Amsterdam New York, 291–307

Buschmann W, Richter W, Klay W, Brunner FX, Kruse P (1989) Indications and results of orbital decompression surgery. In: *Pickardt CR, Boergen KP* (Hrsg.) ›Graves‹ ophthalmopathy. Developments in diagnostic methods and therapeutical procedures. Karger, Basel

Chamberlain MC (1995) Recurrent chiasmatic-hypothalamic glioma treated with oral etoposide. Arch Neurol 52: 509–513

Chao CKS, Lin H-S, Devineni VR, Smith M (1994) Radiation therapy for primary orbital lymphoma. Int J Radiat Oncol Biol Phys 31: 929–934

Diener HC, Hacke W (1995) Schlaganfallprävention. Nervenarzt 66: 83–88

Dutton, JJ (1992) Optic nerve sheath meningiomas. Surv Ophthalmol 37: 167–183

Dutton, JJ (1994) Gliomas of the anterior visual pathway. Surv Ophthalmol 38: 427–452

Eng, TY, Albright NW, Kuwahara G, Akazawa CN, Dea D, Chu GL, Hoyt WF, Wara WM, Larson DA (1992) Precision radiation therapy of optic nerve sheath meningiomas. Int J Radiat Oncol Biol Phys 22: 1093–1098

Garrity JA, Fatourechi V, Bergstralh EJ, Bartley GB, Beatty CW, DeSanto LW, Gorman CA (1993) Results of transantral orbital decompression in 428 patients with severe Graves' ophthalmopathy. Am J Ophthalmol 116: 533–547

Gelwan MJ, Kellen R, Burde R, Kupersmith MJ (1988) Sarcoidosis of the anterior visual pathway: Successes and failures. J Neurol Neurosurg Psychiat 51: 1473-1480

Graham EM, Ellis CJK, Sanders MD, McDonald WI (1986) Optic neuropathy in sarcidosis. J Neurol Neurosurg Psychiat 49: 756-763

Guy J, Sherwood M, Day AL (1989) Surgical treatment of progressive visual loss in traumatic optic neuropathy. Report of two cases. J Neurosurg 70: 799-801

Hansen SL, Borelli-Moller L, Strange P, Nielsen BM, Olesen J (1990) Ophthalmoplegic migraine: diagnostic criteria, incidence of hospitalization and possible etiology. Acta Neurol Scand 81: 54-60

Hoyt WF, Imes RK (1990) Optic gliomas of neurofibromatosis-1 (NF-1): contemporary perspectives. In: *Ishibashi Y, Hori Y* (Hrsg.) Tuberous sclerosis and neurofibromatosis: epidemiology, pathophysiology, biology and management. Excerpta Medica, Amsterdam New York, 239-246

Hurwitz BJ, Heyman A, Wilkinson EW, Haynes CS, Utley CM (1985) Comparison of amaurosis fugax and transient zerebral ischemia: A prospective clinical and arteriographic study. Ann Neurol 18: 698-704

International Headache Society (1988) Classification and diagnostic criteria for headache disorders, cranial neuralgias and facial pain. Cephalalgia 8, Suppl 7

Ischemic Optic Neuropathy Decompression Trial Research Group (IONDT Research Group) (1995) Optic nerve decompression surgery for nonarteritic ischemic optic neuropathy (NAION) is not effective and may be harmful. JAMA 273: 625-632

Junkos JL, Beal MF (1987) Idiopathic cranial polyneuropathy. Brain 110: 197-211

Kazim M, Trokel S, Moore S (1991) Treatment of acute Graves' orbitopathy. Ophthalmology 98: 1443-1448

Kline LB (1982) The Tolosa-Hunt syndrome. Surv. Ophthalmol 27: 79-95

Kupersmith MJ, Burde RM, WarrenFA, Klingele TG, Frohmann LP, Mitnick H (1988) Autoimmune optic neuropathy: Evaluation and treatment. J Neurol Neurosurg Psychiat 51: 1381-1386

Kwan ESK, Wolpert SM, Hedges TR III, Laucella M (1988) Tolosa-Hunt syndrome revisited: Not necessarily a diagnosis of exclusion. AJNR 150: 413-418

Lanciano R, Fowble B, Sergott RC, Atlas S, Savino PJ, Bosley TM, Rubenstein J (1990) The results of radiotherapy for orbital pseudotumor. Int J Radiat Oncol Biol Phys 18: 407-411.

Litoff D, Catalano RA (1990) Herpes zoster optic neuritis in human deficiency virus infection. Arch Ophthalmol 108: 782-782

Miller NR (1982) Walsh and Hoyt's Clinical Neuro-Ophthalmology. 4. Aufl., Vol. 1 Williams & Wilkins, Baltimore

Moghrabi A, Friedman HS, Burger PC, Tien R, Oakes WJ (1993) Carboplatin treatment of progressive optic pathway gliomas to delay radiotherapy. J Neurosurg 79: 223-227

Morgan G, Harry J (1978) Lymphocytic tumors of indeterminate nature: a 5 year follow-up of 98 conjunctival and orbital lesions. Br J Ophthalmol 62: 381-383

Newman NJ (1993) Leber's hereditary optic neuropathy. New genetic considerations. Arch Neurol 50: 540-548

Packer JD, Sutton LN, Bilaniuk LT, Radcliff J, Rosenstock JG, Siegel KR, Bunin GR, Savino PJ, Bruce DA, Schut L (1988) Treatment of chiasmatic/hypothalamic gliomas of childhood with chemotherapy: an update. Ann Neurol 23: 79-85

Parker WD, Oley CA, Parks J (1989) A defect in mitochondrial electron-transport activity (NADH-Coenzyme Q Oxidoreductase) in Leber's hereditary optic neuropathy. N Engl J Med 320: 1331-1333

Paulus W, Brandt T, Kühne D, Leopold HC, Möbius E (1985) Therapie orbitaler und retroorbitaler raumfordernder Prozesse mit Sehnervkompression. Nervenarzt 56: 519-534

Poole CJM, Russell RW (1985) Mortality and stroke after amaurosis fugax. J Neurol Neurosurg Psychiat 48: 902-905

Prummel MF, Mourits MP, Berghout A, Krenning-EP, van-der-Gaag-R, Koornneef-L, Wiersinga-WM (1989) Prednisone and cyclosporine in the treatment of severe Graves' ophthalmopathy. N Engl J Med 321: 1353-1359

Riordan-Eva P, Sanders MD, Govan GG, Sweeney MG, Da Costa J, Harding AE (1995) The clinical features of Leber's hereditary optic neuropathy defined by presence of a pathogenic mitochondrial DNA mutation. Brain 118: 319-337

Ruprecht KW (1983) Notfall-Situationen in der Ophthalmologie. Fortschr Med 101: 1378-1385

Schlegel U, Tackmann W, Cordt A (1986) Neuritis nervi optici bei Herpes zoster ophthalmicus. Nervenarzt 57: 289-301

Selbst RC, Selhorst JB, Harbison JW, Myer EC (1983) Parainfectious optic neuritis. Report and review following varicella. Arch Neurol 40: 347-350

Sergott RC, Cohen MS, Bosley TM, Savino PJ (1989) Optic nerve decompression may improve the progressive form of nonarteritic ischemic optic neuropathy. Arch Ophthalm 107:1743-1754

Siatkowski RM, Capo H, Byrne SF, Gendron EK, Flynn JT, Munoz M, Feuer WJ (1994) Clinical and echograhic findings in idiopathic orbital myositis. Am J Ophthalmol 118: 343-350

Steinsapir, KD, Goldberg RA (1994) Traumatic optic neuropathy. Surv Ophthalmol 38: 487-517

Streifler J, Eliasziw M, Benavente OR, Harbison JW, Hachinski VC, Barnett JM, Simard D (1995) The risk of stroke in patients with first-ever retinal vs hemispheric transient ischemic attacks and high-grade carotid stenosis. Arch Neurol 52: 246-249

Utiger RD (1989) Treatment of Graves' ophthalmopathy. N Engl J Med 321: 1403-1405

Winterkorn JMS, Kupersmith MJ, Wirtschafter JD, Forman S (1993) Treatment of vasospastic amaurosis fugax with calcium-channel blockers. N Engl J Med 329: 396-398

Wisoff JH, Abbott R, Epstein F (1990) Surgical management of exophytic chiasmatic-hypothalamic tumors in childhood. J Neurosurg 73: 661-667

Wright JE, McNab AA, McDonald (1989) Primary optic nerve sheath meningioma. Br J Ophthalmol 73: 960-966

Yousem DM, Atlas SW, Grossman RI, Sergott RC, Savino PJ, Bosley TM (1990) MR imaging of Tolosa-Hunt syndrome. AJNR 10: 167-170

B 2. Augenbewegungsstörungen

von *A. Straube* und *M. Dieterich*

Für die Steuerung der verschiedenen Typen von Augenbewegungen (willkürliche und reflektorische) ist ein kompliziertes System von Neuronen und Bahnverbindungen verantwortlich, das vom Hirnstamm und Kleinhirn bis zum Großhirn reicht. Während *willkürliche* Augenbewegungen wie Sakkaden, Folgebewegungen, optokinetischer Nystagmus und Vergenzen nur beim kooperativen Patienten untersucht und beurteilt werden können, erlauben die reflektorischen Augenbewegungen des vestibulo-okulären Reflexes (VOR) auch Aussagen bei weniger kooperativen oder bewußtseinsgestörten Patienten. Willkürliche Augenbewegungen werden im frontalen oder parietalen Augenfeld des Kortex generiert; der VOR, ein 3-Neuronenreflexbogen, wird im Hirnstamm umgeschaltet; gemeinsames supranukleäres Zentrum für konjugierte horizontale Augenbewegungen (Willkür und Reflex) ist die paramediane pontine Formatio reticularis (PPRF), für konjugierte vertikale Augenbewegungen der rostrale Interstitialkern der Formatio reticularis (riMLF) in der Mittelhirnhaube des Hirnstamms.

Augenbewegungsstörungen können als Symptom einer Erkrankung auftreten (z. B. Blickdeviation beim frischen Mediainfarkt), bei der nicht die Behandlung der Augenbewegungsstörung im Vordergrund steht, sondern die der Grunderkrankung. Daneben gibt es aber auch Erkrankungen, bei denen die Augenbewegungsstörung ein Haupt-Symptom darstellt – wie beim Upbeat-Nystagmus-Syndrom – und zu Doppelbildern oder Verschwommensehen (Oszillopsien) führt. Diese Symptome einer gravierenden Dysfunktion des okulomotorischen Systems sollen hier behandelt werden.

Der diagnostische Wert einzelner Augenbewegungsstörungen ist verschieden, da es solche mit einer hohen topographischen, aber geringen ätiologischen Spezifität (Upbeat-/Downbeat-Nystagmus) und andere mit einer geringen topographischen, aber hohen ätiologischen Spezifität gibt (Inversion des optokinetischen Nystagmus beim kongenitalen Fixations-Nystagmus). Wegen der unterschiedlichen Ätiologie können die Krankheitsverläufe bei vordergründig identischer klinischer Symptomatik heterogen sein, was die sichere Beurteilung einer Therapie (in Studien) erschwert. Bei der Wahl einer Therapie ist zu berücksichtigen, daß durch die systemische Gabe einer Substanz bei einseitiger Störung auch die Funktion und Kompensationsmechanismen der »intakten« Gegenseite beeinflußt werden können, da die Organisation des okulomotorischen Systems doppelseitig angelegt ist. Therapiestudien haben dieser Heterogenität Rechnung zu tragen, was auch das weitgehende Fehlen kontrollierter randomisierter Studien erklären kann. Die meisten Therapieansätze beruhen auf kasuistischen Beobachtungen und müssen als noch experimentell angesehen werden. Wegen der unterschiedlichen Pathophysiologie ist es sinnvoll, *supranukleäre* von *infranukleären* Störungen zu unterscheiden.

B 2.1. Supranukleäre Augenbewegungsstörungen

B 2.1.1. Störungen des vestibulo-okulären Reflexes (VOR) für Drehbeschleunigungen

Klinik

Während Kopfbewegungen wirkt ein Beschleunigungsreiz auf die Bogengänge beider Labyrinthe ein, der über den VOR mit kurzer Latenz (ca. 14 ms) zu einer kompensatorischen Augenbewegung führt (Szentagothai, 1950). Das Verhältnis von Kopfbewegung und kompensatorischer Augenbewegung (Verstärkungsfaktor oder »Gain« genannt) hängt von verschiedenen Einflußgrößen ab und beträgt im Normalfall ~ 1. Ein Verstärkungfaktor von 1 bedeutet, daß die Kopfbewegungen vollständig durch entgegengerichtete Augenbewegungen kompensiert werden können und es zu keiner Verschiebung der visuellen Umwelt auf der Netzhaut während einer Kopfbewegung kommt. Sind die Augenbewegungen größer oder kleiner als die Kopfbewegungen, klagen die Patienten bei raschen Kopfbewegungen – insbesondere bei Frequenzen über 0,5 Hz – über Oszillopsien (Scheinbewegungen), teilweise verbunden mit einer gestörten Haltungsregulation. Neben physiologischen Größen wie Kontext, Achse der Bewegung, visuelle Unterstützung (Augen auf) und Wachheit haben eine Reihe von Erkrankungen Einfluß auf den VOR-Gain, die dann einen zu kleinen Gain (< 1; **A**) oder zu großen Gain (> 1; **B**) verursachen. Der VOR für Drehbeschleunigungen wird visuell vom optokinetischen Nystagmus unterstützt. Davon abzugrenzen ist der translatorische VOR, der vom Vergenz- und Folgesystem unterstützt wird.

Ein zu kleiner Gain (A) findet sich bei diffusen Erkrankungen des ZNS (z. B. senile Demenz vom Alzheimer Typ, Multisystematrophie) und bei Wirkung zentral dämpfender Pharmaka, noch häufiger bei ein- oder beidseitiger Funktionsstörung des Labyrinthes oder des N. vestibularis. Ein zu großer Gain (B) entsteht nur bei Enthemmung des VORs durch Verlust der inhibitorischen Eingänge aus dem Archizerebellum (z. B. bei Kleinhirnatrophie). Peripher-vestibuläre Läsionen oder auch solche im Vestibulariskern sind durch einen Spontannystagmus zur gesunden Seite (durch Kopfschütteln verstärkt), eine kalorische Untererregbarkeit der erkrankten Seite und eine Störung des VOR-Test nach Halmagyi (bei raschen passiven Kopfdrehungen zur erkrankten Seite benötigt der Patient Refixationssakkaden, um den Blick stabil auf einem Sehziel zu halten; 1988) charakterisiert.

Verlauf

(A) Neben den degenerativen Erkrankungen, die progredient verlaufen, kommt es bei verschiedenen zentral wirksamen Medikamenten zu einer passageren Reduktion des VOR (z. B. Benzodiazepine, Barbiturate, andere Hypnotika, Anticholinergika und Antikonvulsiva). Im allgemeinen ist der Effekt der Drogen und Medikamente reversibel (Remler et al., 1990). Labyrinthfunktionsstörungen (s. Kap. B 4) – selten konatale Dysplasien – beruhen meist auf einer umschriebenen Entzündung des Nerven, einer seltenen bilateralen »idiopathischen« Vestibulopathie, einer chronischen Schädigung bei M. Menière, sowie einer toxischen Schädigung (z. B. Aminoglykoside, Schleifendiuretika), einer bakteriellen Meningitis oder beidseitigen Akustikusneurinomen. Bei einigen Grundkrankheiten kann es wieder zu einer Besserung kommen.

(B) Ein zu großer VOR-Gain auf dem Boden einer diffusen zerebellären oder Multisystem-Degeneration ist irreversibel. Bei einer einseitigen archizerebellären Läsion ist eine partielle Kompensation möglich.

Therapeutische Prinzipien und pragmatische Therapie

(A) Für Erkrankungen mit zu kleinem VOR-Gain – z. B. durch einseitige und besonders beidseitige Labyrinthläsionen – existieren bisher keine Therapieberichte. Krankengymnastisches Gleichgewichtstraining ist prinzipiell sinnvoll zur Förderung der zentralen Kompensation.

(B) Es gibt nur kasuistische Berichte über therapeutische Ansätze bei Erkrankungen mit einem enthemmten VOR. Thurston et al. (1987) berichteten von einer anhaltenden Reduktion des VOR-Gains bei einem Patienten mit nicht näher klassifizierter Multisystem-Degeneration des Kleinhirns unter der Therapie mit dem zentral wirksamen Cholinesterasehemmer Physostigmin (1 mg/die per os) und Tijssen et al. (1985) über eine verbesserte visuelle Suppression des VORs unter Physostigmin bei 5 Patienten mit hereditärer Ataxie. Physiologische Grundlage dieser Beobachtungen könnte die bei Kaninchen nachgewiesene Reduktion des VOR- und OKN-Gains durch bilaterale Acetylcholin-Agonisten-Injektion in den Flokkulus sein (Tan und Collewijn, 1991).

B 2.1.2. Down- und Upbeat-Nystagmus

Klinik

Downbeat- und Upbeat-Nystagmus können beide als eine Störung des vertikalen VOR aufgefaßt werden (Brandt und Dieterich, 1995). Beim *Downbeat-Nystagmus* handelt es sich in der Regel um einen erworbenen Fixations-Nystagmus, der in Primärposition nach unten schlägt, bei Seitwärtsblick und in Kopfhängelage verstärkt wird und eine rotatorische Komponente hat. Eine Störung der Augenfolgebewegungen ist fakultativ. Visuelle Suppression hat meist nur einen geringen Einfluß auf den Nystagmus. Bei einigen Patienten tritt der Downbeat-Nystagmus in Kopfhängelage auf (positional Downbeat-Nystagmus), was durch den Wegfall hemmender Otolithen-Eingänge auf den VOR – via Nodulus und Uvula – erklärt wird. Begleitet wird dieser Nystagmus von einer Kombination aus visueller und vestibulo-zerebellärer Ataxie mit Fallneigung nach hinten. Fast immer ist der Downbeat-Nystagmus Folge einer bilateralen Läsion des Flokkulus/Paraflokkulus. Ob eine Läsion der Kommissurenbahnen zwischen den Vestibularis-Kernen am Boden des 4.Ventrikels einen Downbeat-Nystagmus verursachen kann, ist bislang umstritten (pro: Baloh und Spooner, 1981; kontra: Büttner et al., 1996). Pathophysiologisch wird der Downbeat-Nystagmus als eine Imbalanze des vertikalen VOR aufgefaßt, wobei cholinerge und GABA-erge Bahnen betroffen sind, entweder durch Disinhibition einer tonischen Aktivierung der Mm. recti superior durch den Wegfall inhibitorischer Eingänge aus dem Flokkulus (vorderer vertikaler Bogengang) oder durch Verlust der tonischen Aktivierung der Mm. recti inferior (hinterer vertikaler Bogengang). Es muß sich dabei immer um eine bilaterale Schädigung handeln (Brandt und Dieterich, 1995), da eine einseitige Läsion eines vertikalen Bogengang-Paares zu einem diagonal-torsionellen Nystagmus führt. Ätiologisch finden sich in 25 % der Patienten kraniozervikale Übergangsanomalien (Arnold-Chiari-Malformation), seltener in absteigender Häufigkeit Multiple Sklerose, zerebelläre Degenerationen (paraneoplastisch, sporadisch, hereditär), medikamentös-toxische Schäden (Lithium, Phenytoin, Carbamazepin) und ein kongenitales Auftreten (Halmagyi et al., 1983).

Der *Upbeat-Nystagmus* ist ein Fixations-Nystagmus, der in Primärposition ruckförmig nach oben schlägt, verbunden mit einer Störung der vertikalen Augenfolgebewegungen. Konvergenz beeinflußt den Upbeat-Nystagmus und führt bei einigen

Patienten zu einem Wechsel der Schlagrichtung zum Downbeat-Nystagmus. Pathoanatomisch finden sich meist Läsionen im kaudalen Anteil der Nucleus praepositus hypoglossi paramedian in der Medulla oblongata (Büttner et al., 1996; Iwata et al., 1996), seltener Läsionen des anterioren Vermis und der pontomesenzephalen Brückenhaube. Ätiologisch stehen die Multiple Sklerose, Hirnstammtumoren, Wernicke-Enzephalopathie, Kleinhirndegenerationen und Intoxikationen (Antikonvulsiva, Tabak; Sibony et al., 1987) im Vordergrund.

Verlauf

Epidemiologische Untersuchungen bzw. Verlaufsbeobachtungen liegen bislang nicht vor. Aufgrund der Pathophysiologie und klinischer Beobachtungen scheint der Downbeat-Nystagmus eher chronisch zu verlaufen, da die zerebellären Strukuren betroffen sind, die für die Adaptation des VOR und damit die vestibuläre Kompensation verantwortlich sind. Beim Upbeat-Nystagmus sind zerebelläre Strukturen seltener betroffen, so daß eine Kompensation wenigstens teilweise möglich ist (Brandt, 1991).

Therapeutische Prinzipien und pragmatische Therapie

Downbeat-Nystagmus: Klinische Studien mit einer größeren Patientenzahl liegen nicht vor. Eine günstige Beeinflussung des Downbeat-Nystagmus wie auch der begleitenden Ataxie wurde unter der Gabe des GABA-A-Agonisten Clonazepam (3 × 0,5 mg/die per os; Currie und Matsuo, 1986) und des GABA-B-Agonisten Baclofen (3 × 10 mg/die per os; Dieterich et al., 1991) gesehen. Der Effekt dieser Medikamente stellte sich innerhalb weniger Tage ein. Kasuistisch wurde auch über die Wirksamkeit von Carbamazepin berichtet (Iwata et al., 1996). Das zentral wirksame Cholinergikum Physostigmin führte bei 5 Patienten intravenös verabreicht innerhalb von Minuten zu einer signifikanten Verschlechterung (Dieterich et al., 1991), welche bei einem Patienten durch Biperidin (zentral wirksames Anticholinergikum) antagonisiert werden konnte. Scopolamin, ein ebenfalls zentral wirksames Anticholinergikum, zeigte in einer kleinen Doppelblind-Studie bei einigen Patienten einen positiven Effekt (Barton et al., 1994). Vereinzelt profitierten Patienten mit einer kraniozervikalen Übergangsanomalie von einer okzipitalen Dekompressionsoperation des Foramen magnum (Pedersen et al., 1980; Spooner und Baloh, 1981). Bei Abnahme des Nystagmus unter Konvergenz wurden Prismenbrillen (Basis außen) mit künstlich induzierter Konvergenz versucht.

Upbeat-Nystagmus: Unter Baclofen (3 × 5–10 mg/die per os) sahen wir in einer Reihe von Patienten eine anhaltende und dosisabhängige Besserung (Dieterich et al., 1991). In Einzelfällen kann das Lesen bzw. Fernsehen durch das Tragen einer speziellen Kontaktlinse verbessert werden, die den Brennpunkt des Linse so verändert, daß keine Verschiebung des Netzhautbildes durch Augenbewegungen auftritt (Rushton und Rushton, 1984).

Als **pragmatische Therapie** sollte bei Patienten mit Downbeat- und Upbeat-Nystagmus ein Versuch mit Baclofen (Lioresal®, 3 × 5–10 mg/die per os) unternommen werden.

B 2.1.3. Seesaw-Nystagmus

Klinik

Der Seesaw-Nystagmus (Schaukel-Nystagmus) ist ein seltener pendel- oder ruckförmiger Nystagmus, bei dem eine Kombination aus alternierenden Aufwärtsbewegungen mit Intorsion (Bewegung um die Sehachse nach innen) und Abwärtsbewegungen mit Extorsion vorliegt. Dadurch entsteht eine schaukelförmige Auf- und Abbewegung beider Augen mit einer Frequenz um 4–5 Hz. Pathoanatomisch findet man Läsionen am Übergang vom Dienzephalon zum Mesenzephalon, in der Nähe des Nucleus interstitialis Cajal, der eine wesentliche Rolle bei der Positionskontrolle vertikaler und torsioneller Augenbewegungen spielt (Leigh und Zee, 1991). Die ruckförmige Variante des Seesaw-Nystagmus ist durch eine einseitige isolierte Läsion des Nucleus interstitialis Cajal bei intaktem benachbartem riMLF erklärt (Halmagyi et al., 1994). Ätiologisch handelt es sich meist um paramediane Thalamus-Mittelhirn-Infarkte oder -Blutungen, selten Plaques bei Multipler Sklerose, bzw. kongenital.

Verlauf

Meist bildet sich das akut aufgetretene Syndrom im Verlauf der Erkrankung zurück. In Einzelfällen kann es aber auch als paroxysmales Reizphänomen, z. B. bei Narbenbildung, persistieren.

Therapeutische Prinzipien und pragmatische Therapie

Bei zwei Patienten wurde eine symptomatische Besserung unter Alkohol (1,2 g/kg KG; Frisén and Wikkelso, 1986) und Clonazepam (Carlow, 1986) kasuistisch berichtet.

Pragmatisch ist ein Therapieversuch mit GABAergen Substanzen wie z. B. Clonazepam (Rivotril®, 3 × 0,5–1,0 mg/die per os) bzw. Baclofen (Lioresal®, 3 × 5–10 mg/die per os) zu empfehlen.

B 2.1.4. Periodisch alternierender Nystagmus

Klinik

Der periodisch alterniernde Nystagmus ist ein horizontal schlagender, crescendo-/descrescendoartig an- und abschwellender Spontan- und Fixations-Nystagmus, der seine Schlagrichtung periodisch ändert. Mit einer mittleren Periodendauer von 100–200 sec kommt es zu einem Anstieg und Abfall der Nystagmusamplitude mit Richtungswechsel. Abhängig von der Nystagmusgeschwindigkeit klagen die Patienten über Oszillopsien. Pathoanatomisch finden sich meistens Läsionen von Uvula und Nodulus (posteriorer Vermis), was nach tierexperimentellen Befunden funktionell über GABA-erge Bahnen einer Enthemmung (des sogenannten Velocity-Storage-Mechanismus) des VOR und OKN entspricht (Waespe et al., 1985; Furman et al., 1990). Ätiologisch finden sich am häufigsten Multiple Sklerose oder kraniozervikale Übergangsanomalien, seltener Hirnstammtumoren und Kleinhirndegnerationen und sehr selten kongenitale Formen.

Verlauf
Der periodisch alternierende Nystagmus zeigt meist keine spontane Besserung.

Therapeutische Prinzipien und pragmatische Therapie
Die Wirksamkeit von Baclofen (Lioresal®) in einer Dosierung von 3 × 5–10 mg/die per os konnte in mehreren Studien bei einem Teil der Patienten gesichert werden (Halmagyi et al., 1980; Larmande und Larmande, 1983; Isago et al., 1985; Carlow, 1986; Nuti et al., 1986). Kongenitale Formen sollen schlechter auf Baclofen ansprechen. Als Alternative wurde 5-Hydroxytryptophan (500–1 000 mg/die per os) empfohlen (Larmande und Pautrizel, 1981). Kasuistisch wurde über die Wirksamkeit von niedrig dosiertem Phenothiazin und Barbituraten berichtet (Isago et al., 1985).
Als **pragmatische Therapie** sollte ein Behandlungsversuch mit Baclofen (Lioresal®, 3 × 5–10 mg/die per os) durchgeführt werden. Mit einem Effekt kann nach 3–5 Tage gerechnet werden. Über ein Nachlassen der Wirkung im Langzeitverlauf wurde berichtet; ein Teil der Patienten spricht nicht auf Baclofen an.

B 2.1.5. Erworbener Fixationspendel-Nystagmus

Klinik
Der erworbene Fixationspendel-Nystagmus ist durch einen kleinamplitudigen meist binokulären, seltener monokulären oder dissoziierten Nystagmus mit horizontaler, vertikaler, diagonaler, elliptischer oder komplexer Schlagform und einer Frequenz von 2–7 Hz charakterisiert (Gresty et al., 1982; Zee, 1985; Traccis et al., 1990; Leigh et al., 1992; Lopez et al., 1996). Neben Oszillopsien bestehen häufig ein nicht synchroner Kopftremor, eine Rumpf- und Zeigeataxie sowie eine Visusminderung. Die Pathoanatomie ist nicht geklärt; aufgrund kernspintomographischer Befunde werden ausgedehnte oder multiple, häufig bilaterale Hirnstammläsionen vorwiegend in Medulla, Pons und Mittelhirn (medialer Vestibulariskern, zentraler tegmentaler Trakt, Nucleus ruber) unter Einbeziehung der unteren Olive bzw. ihrer Afferenzen diskutiert (Lopez et al., 1996). Symmetrische bilaterale Läsionen induzierten einen konjugierten, asymmetrische einen diskonjugierten Nystagmus, medulläre Läsionen eher einen torsionellen Nystagmus und pontine Hirnstammläsionen eher einen horizontalen Nystagmus (Lopez et al., 1996). Ätiologisch steht die Multiple Sklerose an erster Stelle (in 4 % der fortgeschrittenen Erkrankungen). Seltener finden sich Infarkte, Blutungen und Tumore des Hirnstamms (Gresty et al., 1982). Differentialdiagnostisch abzugrenzen ist der kongenitale Fixations-Nystagmus, der Opsoklonus, der okuläre Myoklonus, Gegenrucke und der Spasmus nutans bei Kindern.

Verlauf
Der Verlauf hängt im wesentlichen von der Grunderkrankung ab; spontane Besserungen sind aber die Ausnahme.

Therapeutische Prinzipien und pragmatische Therapie
Eine pathophysiologisch begründete Pharmakotherapie ist bislang nicht etabliert. Zwei Medikamente konnten in der letzten Zeit erfolgreich eingesetzt werden:
(1) Memantin, ein NMDA-Antagonist, zeigte bei 10 von 11 Multiple Sklerose-Patienten mit Fixationspendel-Nystagmus eine dosisabhängige Besserung des Nystagmus (Akatinol®, 40–60 mg/die per os) (Starck et al., 1992; 1996). Einige Patienten profitieren jetzt seit 3–4 Jahren von dieser Therapie, bislang ohne Wirkungsverlust.
(2) Gabapentin (Neurontin®), ein GABA-Agonist, führte bei 3 Patienten zu einer Besserung, die schon nach einer einmaligen Gabe von 600 mg per os einsetzte und bei 2 Patienten unter einer Dosis von 900–1 500 mg/die per os über den Beobachtungszeitraum von 5 Wochen anhielt (Stahl et al., 1996).
In eine pharmakologisch ähnliche Richtung weisen positive Effekte von Benzodiazepinen (Starck et al., 1992; 1996) sowie von Barbituraten, Alkohol und INH in kasuistischen Berichten (Nathanson et al., 1953; Traccis et al., 1990; Mossmann et al., 1993).
Früher wurden Therapieerfolge mit zentral wirksamen Anticholinergika beschrieben: So konnte unter Trihexyphenidylgabe (20–40 mg/die per os; Herishanu und Louzoun, 1986; Jabbari et al., 1987) sowie unter Scopolamin (0,4 mg i. v.; Barton et al., 1994) eine Besserung des Nystagmus bei allen 5 behandelten Patienten beobachtet werden. Die intravenöse Kombination von Lidocain und Hyoscin zeigte bei einigen Patienten einen kurzzeitigen Effekt (Gresty et al., 1982; Ell et al., 1982). Diese Berichte stehen jedoch im Kontrast zu Untersuchungen von Leigh et al. (1991; 1994) und Starck et al. (1992; 1996), die keine oder nur in wenigen Patienten eine mäßige Wirkung von Anticholinergika nachweisen konnten.
Früher wurden auch operative Verfahren eingesetzt, um durch Verkürzung einzelner Augenmuskeln die Augen in eine Position mit reduziertem Nystagmus zu zwingen (Cüppers, 1971; Mühlen-

dyck, 1979). Diese Verfahren wurden nur in Einzelfällen angewandt und in den letzten Jahren durch eine partielle, reversible Schwächung einzelner Augenmuskeln durch Botulinustoxin A-Injektionen ersetzt (Crone et al., 1984). Neben der direkten Injektion in einzelne Augenmuskeln ist eine retrobulbäre Technik entwickelt worden (Crone et al., 1984; Leigh et al., 1992). Darunter konnten Ruben et al. (1994) eine Besserung des Visus bei 8 von 12 Patienten mit supranukleären Augenoszillationen unterschiedlicher Genese beobachten. Der Effekt hält etwa 3–4 Monate an und läßt sich nicht vorhersagen. Nebenwirkungen sind Ptose und sehr selten retrobulbäre Hämatome sowie Bulbusperforationen.

Als **pragmatische Therapie** gilt die Empfehlung, zuerst einen Therapieversuch mit Memantin (Akatinol®, 3 × 10–20 mg/die per os) durchzuführen. Bei ungenügender oder ausbleibender Wirkung ist eine Kombination mit Clonazepam (Rivotril®, 3 × 0,5–1,0 mg/die per os) oder Gabapentin (Neurotin®, 3 × 300–600 mg/die per os) sinnvoll. Dabei sollte bedacht werden, daß die im Verlauf gut überprüfbare Visusbeeinträchtigung nicht allein durch den Nystagmus verursacht sein muß, sondern auch Ausdruck einer Progredienz der Grundkrankheit sein kann.

B 2.1.6. Kongenitaler Fixations-Nystagmus und manifest latenter Fixations-Nystagmus

Klinik

Angeborene, andauernde, konjugierte Augenoszillationen meist horizontaler Schlagebene und pathologischer Schlagform werden als kongenitaler Fixations-Nystagmus bezeichnet. Es bestehen fakultativ eine typische Blickrichtungsabhängigkeit mit individueller (häufig exzentrischer), geschwindigkeitsabhängiger Null- und Maximalzone, eine Änderung der pathologischen Schlagform durch Augenschluß und Blickrichtung sowie eine Inversion des horizontalen optokinetischen Nystagmus. Er beginnt kurz nach der Geburt oder in der frühen Kindheit. Trotz der z. T. recht hohen Nystagmusgeschwindigkeit klagen die Patienten nur selten über Oszillopsien.

Davon abzugrenzen ist der manifest latente Fixations-Nystagmus (Aktivierung durch monokuläre Fixation, zu prüfen im alternierenden Abdeck-Test), der bei Patienten mit gestörtem Binokularsehen zu beobachten ist und immer zum momentan fixierenden Auge schlägt. Häufig tritt der kongenitale Fixations-Nystagmus in Kombination mit primären Sehstörungen, Achromatopsie, Pigmentdefekt bei Albinismus, Foveaaplasie oder Schielamblyopie auf.

Die Pathophysiologie beider Formen ist nicht vollständig verstanden. Beim kongenitalen Nystagmus wird eine Störung des sogenannten Integrators für horizontale Augenbewegungen im Bereich des medialen Vestibulariskerns und des benachbarten Nucleus prepositus hypoglossi angenommen (Optican und Zee, 1984). Diese abnorme Verschaltung des »Hirnstamm-Integrators« soll genetisch bedingt sein (entweder unregelmäßiger X-chromosomaler oder autosomal dominanter Erbgang). Beide Formen sind von erworbenen Fixations-Nystagmusformen, dem periodisch alternierenden Nystagmus, Downbeat-, Upbeat-Nystagmus und Willkür-Nystagmus differentialdiagnostisch abzugrenzen.

Verlauf

Beide Formen treten schon im Säuglings- oder Kleinkindalter in Erscheinung. Im Alter kann die Amplitude des kongenitalen Fixations-Nystagmus abnehmen. Spontanremissionen kommen nicht vor. Tritt zusätzlich eine erworbene Augenbewegungsstörung auf, klagen auch diese Patienten über Oszillopsien.

Therapeutische Prinzipien und pragmatische Therapie

Eine Therapie ist wegen der häufig fehlenden Oszillopsien bei ausreichend langen Foveationsperioden (> 100 ms) nur selten notwendig. Bei starken Oszillopsien und eventuell exzentrischer Nullzone stehen folgende Möglichkeiten zur Verfügung: (1) Operative Verlagerung der statischen Nullzone nach geradeaus oder entsprechende Muskelverkürzung bei Besserung unter Konvergenz (Anderson, 1953; Cüppers, 1971; Mühlendyck, 1979). Alternativ kann zur Muskelschwächung auch Botulinustoxin eingesetzt werden (Crone et al., 1984). (2) Eine Änderung der Sehachse durch Prismen ist nur bei Korrektur kleiner Winkel sinnvoll oder zur Verbesserung der operativen Maßnahmen (Übersicht in: Sheth et al., 1995). (3) Kontaktlinsen führen bei einigen Patienten – möglicherweise über eine sensible Stimulation von Trigeminusafferenzen – zu einer Reduktion des kongenitalen Nystagmus. Auch durch Vibrationsreiz am Nacken kann der kongenitale Fixations-Nystagmus positiv beeinflußt werden (Sheth et al., 1995). (4) Medikamentöse Versuche zeigen nur selten Erfolge, dann unter Therapie z. B. mit 5-Hydroxytryptophan (Larmande und Pautrizel, 1981) oder Baclofen (Yee et al., 1982). (5) Durch auditorisches Biofeedback-Training ist in einigen Fällen eine Verlängerung der Fovealisationsperiode um bis zu 190 % möglich (Mezawa et al., 1990).

Pragmatisch sollten Patienten mit kongenitalem Fixations-Nystagmus zunächst mit Baclofen (-Lioresal®, 3 × 5–10 mg/die per os) behandelt werden. Bei ungenügendem Effekt sind dann Prismenkorrektur und/oder Operation zu diskutieren. Bei Patienten mit manifest-latentem Fixations-Nystagmus führt meist eine operative Korrektur der Schielstellung oder alternativ die Injektion von Botulinustoxin zu einer Besserung (Zubcov et al., 1990).

B 2.1.7. Opsoklonus und Ocular flutter

Klinik

Klinisch ist der Opsoklonus durch hochfrequente, unwillkürliche, durch Augenschluß oder sensorische Reize getriggerte, konjugierte Sakkaden mit fehlendem intersakkadischen Intervall gekennzeichnet. Die Sakkaden treten in Salven auf, haben eine Amplitude von 2–15° und können horizontal, vertikal oder diagonal schlagen (Leigh und Zee, 1991). Für den Beobachter ergibt sich ein Bild chaotischer Augenbewegungen. Der Ocular flutter ist durch ein gleichmäßigeres Bild mit streng horizontalen Sakkaden charakterisiert; er entspricht einer Minimalform des Opsoklonus. Klinisch bestehen immer auch Kleinhirnzeichen mit Stand- und Gangataxie sowie seltener Zeigeataxie. Pathophysiologisch wird eine funktionelle Störung der medial und kaudal im pontinen Hirnstamm gelegenen sogenannten Omnipauseneurone des Sakkadengenerators angenommen (Zee und Robinson, 1979), wobei histologisch keine Schädigung dieser Zellen selbst nachweisbar ist (Ridley et al., 1987). Eine direkte experimentelle Läsion dieser Neurone führt vielmehr zu verlangsamten Sakkaden ohne Zeichen einer Fixationsinstabilität (Kaneko, 1996). Wahrscheinlich läßt sich der Opsoklonus durch eine Störung glutaminerger Bahnen des Nucleus fastigii zu den Omnipausezellen oder zu den Fixationszellen im rostralen Colliculus superior erklären. Ätiologisch finden sich Enzephalitiden/Zerebellitiden (postviral, z. B. Coxsackie B37; postvakzinal) oder paraneo-plastische Syndrome (Kleinkinder: Neuroblastom; Erwachsene: Lungen-, Mamma-, Ovarial- oder Uteruskarzinom). Seltene Ursachen sind hyperosmolares Koma, Intoxikationen (Lithium, Antidepressiva, Thallium, Haloperidol, DDT und andere Pestizide) sowie Hydrozephalus und Blutungen, Infarkte, Tumore und Kontusionen des Hirnstamms (Leopold, 1985).

Verlauf

Ein durch eine Virusinfektion hervorgerufener oder postvakzinaler Opsoklonus hat in der Regel eine gute Prognose mit Spontanremission innerhalb von wenigen Wochen. Bei paraneoplastischer Ursache (insbesondere Neuroblastom) kommt es auch bei Vollremission des Tumors nur in etwa 50 % der Kinder zu einer Rückbildung mit erheblich beeinträchtigenden Residualzuständen (Leopold, 1985). Bei den anderen Malignomen tritt meist trotz kurativer Therapie keine Änderung ein.

Therapeutische Prinzipien und pragmatische Therapie

Bei postinfektiös aufgetretenem Opsoklonus kann der Spontanverlauf abgewartet werden. Bei paraneoplastisch bedingten Syndromen wird neben der Tumortherapie eine immunsuppressive Therapie empfohlen, die nach den vorliegenden Berichten entweder mit ACTH (Synacthen Depot®, 1 mg i. m./die für 1 Woche und anschließend langsamer Reduktion) oder mit oraler Prednison/Prednisolon-Gabe durchgeführt werden soll (Leopold, 1985; Carlow 1986). Nachdem günstige Erfahrungen mit Immunglobulinen (2–3 g/kg KG i. v. tgl. für 5 Tage) bei anderen paraneoplastischen Kleinhirn-Syndromen vorliegen, ist diesen zunächst der Vorzug zu geben (Counsell et al., 1994). In Einzelfällen wurden Besserungen einer persistierenden Symptomatik unter Thiamin (200 mg i. v.), Propranolol (3 × 40–80 m g/die per os), Nitrazepam (15–30 m g/die per os) oder Clonazepam (3 × 0,5–2,0 m g/die per os) gesehen (Übersicht in: Leopold 1985; Carlow, 1986; Nausieda et al., 1981).

Die **pragmatische Therapie** richtet sich nach der Ursache des Opsoklonus/Ocular flutter. Bei paraneoplastischer Genese kann als erster Therapieschritt die intravenöse Immunglobulin-Gabe, alternativ die Plasmapherese oder ACTH-Gabe empfohlen werden. Bei mangelhafter oder fehlender Wirksamkeit oder persistierenden Defekt-Syndromen (paraneoplastisch oder postentzündlich) sollten Propranolol (Dociton®, 3 × 40–80 m g/die per os) oder Clonazepam (Rivotril®, 3 × 0,5–2,0 m g/die per os) versucht werden.

B 2.1.8. Okulopalatiner Myoklonus

Klinik

Klinisch finden sich neben einem vorwiegend vertikalen, z. T. dissoziierten Pendel-Nystagmus mit atypischer Schlagform und einer Frequenz um 3 Hz häufig auch rhythmische Myoklonien des weichen Gaumens und des M. stapedius (mit Tinnitus). Pathophysiologisch wird eine durch Denervierung cholinerger Afferenzen bedingte oszillatorische Spontanaktivität in der unteren Olive angenommen (Matsuo und Ajax, 1979), die meist durch Läsionen des Nucleus ruber, Nucleus dentatus und des Tractus centralis tegmentalis bei Blutungen, Multipler Sklerose, Infarkten, Tumoren oder Traumen des Hirnstamms verursacht ist. Unklar ist bislang die Abgrenzung gegenüber dem erworbenen Fixationspendel-Nystagmus, der eine kleinere Amplitude und höhere Frequenz hat und möglicherweise eine verwandte Pathophysiologie aufweist.

Verlauf

Die okulomotorischen Symptome beginnen erst Monate (im Mittel 10 Monate) nach Auftreten der Läsion. Spontanremissionen wurden nicht beobachtet.

Therapeutische Prinzipien und pragmatische Therapie

Wegen des vermuteten Auftretens einer Überempfindlichkeit cholinerger Neurone wurden therapeutisch Anticholinergika eingesetzt. Unter hohen Dosen von Trihexyphenidyl (20–60 mg/die per os) konnte eine Besserung beobachtet werden

(Jabbari et al., 1987; Straube und Büttner, 1991). Daneben gibt es kasuistische Berichte über die Wirksamkeit von Valproinsäure (750–2 000 mg/die per os), Carbamazepin (600–1 200 mg/die per os), Phenytoin (250–400 mg/die per os) und die Kombination von 5-Hydroxytryptophan und Carbidopa (Übersicht in: Carlow, 1986; Straube und Büttner, 1991).

Als **pragmatische Therapie** ist ein Behandlungsversuch mit Trihexyphenidyl (Artane®) in einschleichender Dosierung (Beginn mit 2 mg/die per os, jeden Tag um 2 mg steigernd) sinnvoll, gegebenenfalls in Kombination mit Valproinsäure (Ergenyl®, 750–2 000 mg/die per os).

B 2.1.9. Progressive supranukleäre Blicklähmung (Steele-Richardson-Olszewski-Syndrom)

Klinik

Die progressive supranukleäre Blickparese (PSP) ist eine sporadische Multisystemdegeneration (Kap. I 1), die klinisch durch eine Störung der Okulomotorik und Lidmotorik (seltener Lidschlag, »Lid-Apraxie«) in Kombination mit einem Parkinson-Syndrom (Achsenrigor), dem Verlust von Stellreflexen, Pyramidenbahnzeichen, Dysarthrie, Dysphagie und Störungen frontaler kognitiver Leistungen gekennzeichnet ist. Es kommt zu einer Verlangsamung aller Sakkaden (zuerst der vertikalen) und später zu einer zunehmenden Blickparese bei erhaltener Augenmotilität während vestibulärer Reizung, was die klinische Abgrenzung gegenüber einer Myopathie erlaubt. Selten können die okulären Symptome weitgehend fehlen oder es besteht die Kombination mit einer Motoneuronerkrankung. Die Prävalenz wird mit 1,4/100 000 Einwohner angegeben (Golbe et al., 1988). Etwa 3 % aller Parkinson-Syndrome beruhen auf einer PSP. Neuropathologisch findet sich eine neurofibrilläre Degeneration vorwiegend cholinerger und dopaminerger Neurone mit Zellverlust im Striatum, Pallidum, Nucleus subthalamicus, Substantia nigra, Nucleus basalis Meynert, Locus coeruleus sowie den supranukleären Kernen des okulomotorischen Systems im Hirnstamm (Daniel et al., 1995). Differentialdiagnostisch müssen Parkinson-Syndrome und Demenzen anderer Genese, orbitale Myopathien und die Myasthenia gravis abgegrenzt werden.

Verlauf

Die Erkrankung führt im Mittel nach 3 Jahren zu einer Gangstörung, nach 3,4 Jahren zur Dysphagie und nach 4,4 Jahren zur Rollstuhlpflicht. Nach etwa 10 Jahren versterben die Patienten an Infekten (Golbe et al., 1988).

Therapeutische Prinzipien und pragmatische Therapie

Wegen der vermuteten Beteiligung serotonerger Neurone wurden wiederholt Therapieversuche mit serotonergen Substanzen durchgeführt, die z. T. eine begrenzte Besserung zeigten, häufig aber wegen zentraler Nebenwirkungen beendet werden mußten. Amitriptylin (50–100 mg/die per os) und Desipramin haben vorwiegend einen positiven Effekt auf die Schluckstörungen und Lidbewegungen (Newman, 1985). Das zentral serotonerg wirkende Methysergid (8 mg/die per os) zeigte bei 12 Patienten eine Besserung des Schluckens und der Okulomotorik; ein langfristiger Effekt wurde nicht berichtet (Rafal und Grimm, 1981). Idaxon (3 × 40 mg/die per os) – ein selektiver Alpha-2-Rezeptor-Inhibitor mit noradrenerger Wirkung – wurde in einer doppel-blind-cross-over Studie untersucht und führte bei 9 Patienten zu einer besseren Beweglichkeit und Balance (Ghika et al., 1991). Dopaminerge Substanzen, wie Lisurid, Bromocriptin und Pergolid, können zu Beginn der Erkrankung bei 50–70 % der Patienten vorübergehend die Gangstörung, nicht die Okulomotorik, bessern (Jackson et al., 1983; Jankovic, 1983; Neophytides et al., 1982). L-Dopa ist demgegenüber weniger wirksam (Jackson et al., 1983). Keine der bisher bekannten Therapien hat einen positiven Einfluß auf die Progredienz der Erkrankung.

Therapeutische Bemühungen sollten den im Vordergrund stehenden Symptomen angepaßt werden. **Das pragmatische Vorgehen** bei Schluckstörung ist ein Versuch mit Amitriptylin (z. B. Saroten®, 25–100 mg/die per os) oder alternativ Methysergid (Deseril®, 3–4 × 2 mg/die per os). Beide Präparate sind vorsichtig zu steigern, da sie zu Müdigkeit und Verwirrtheit führen können. Bei ungenügender Besserung der Schluckstörungen sollte die Anlage einer perkutanen Gastrostomie (PEG) erwogen werden. Steht die Gangstörung im Vordergrund, ist die Gabe von direkten Dopamin-Agonisten wie Lisurid (Dopergin®, 3 × 0,1–1,0 mg/die per os), Bromocriptin (Pravidel®, 3 × 2,5–10 mg/die per os) oder Pergolid (Parkotil®, 3 × 0,25–1,0 mg/die per os) sinnvoll. Die Aufsättigung sollte ebenfalls langsam einschleichend erfolgen, da es häufig zu Nebenwirkungen wie arterielle Hypotonie, Übelkeit und bei höherer Dosierung Verwirrtheit kommt.

B 2.1.10. Okulogyre Krisen

Klinik

Bei symptomatischen, postenzephalitischen Parkinson-Syndromen und als Nebenwirkung von Neuroleptika kann es zu akut einsetzenden, tonischen Blickwendungen nach oben kommen, bei denen dann nur im Rahmen von Lidschlägen und des vestibulo-okulären Reflexes eine Blickwendung nach unten möglich ist. Begleitet werden diese unwillkürlichen Blickwendungen von einer Verlangsamung der Gedanken und von Müdigkeit (Leigh et al., 1987).

Verlauf
Okulogyre Krisen als Nebenwirkung einer Neuroleptikatherapie sistieren nach Absetzen bzw. Dosisreduktion rasch. Bei Krisen im Rahmen eines symptomatischen Parkinson-Syndroms hängt der Verlauf von der Grundkrankheit ab.

Therapeutische Prinzipien und pragmatische Therapie
Therapie der Wahl im Akutfall sind zentral wirksame Anticholinergika wie z. B. Biperidin (Akineton®, 2 mg i. v.), worunter es zu einer sofortigen Rückbildung der Symtomatik innerhalb von Minuten kommt (Leigh et al., 1987). Eine L-Dopa-Dauertherapie soll das Auftreten der okulogyren Krisen verhindern können (Kömpf, 1982).

B 2.2. Infranukleäre Augenbewegungsstörungen

B 2.2.1. Obliquus-superior-Myokymie

Klinik
Die M. obliquus superior Myokymie ist durch paroxysmale, am Tag wiederholt periodisch auftretende, monokuläre, hochfrequente und kleinamplitudige Oszillationen gekennzeichnet, die in Primärpostion und Abduktion rotatorisch (Intorsion) und in Adduktion vertikal nach unten schlagen. Bei einzelnen Patienten können die Oszillationen, die subjektiv Oszillopsien hervorrufen, durch Augenschluß und willkürliche Augenbewegungen ausgelöst werden. Pathophysiologisch werden entweder Spontanentladungen von Trochleariskernneuronen (Hoyt und Keane, 1962) oder in Analogie zur Trigeminusneuralgie ein Gefäß-Nerv-Kontakt im Verlauf der N. trochlearis diskutiert (Lee, 1984).

Verlauf
Es kann zu Tage bis Jahre andauernden Spontanremissionen kommen.

Therapeutische Prinzipien und pragmatische Therapie
Wie die diskutierte Pathophysiologie erwarten läßt, belegen einige Therapiestudien die Wirksamkeit von Antikonvulsiva wie Carbamazepin (3 × 300–600 mg/die retard per os) oder Phenytoin (1 × 250–400 mg/die per os) (Rosenberg und Glaser, 1983; Susac et al., 1973). Langzeitverläufe liegen dazu nicht vor. In Analogie zum bekannten Nachlassen der Wirksamkeit von Antikonvulsiva bei der Trigeminusneuralgie beschrieben Rosenberg und Glaser (1983) auch ein Nachlassen des Therapieerfolges bei einzelnen Patienten mit Obliquus-superior-Myokymie. Kasuistisch wurde eine Besserung unter Propranolol (10 mg/die per os) berichtet (Tyler und Ruiz, 1990). Ohne Wirkung waren Benzodiazepine, Barbiturate und Ergotamine (Hoyt und Keane, 1962; Herzau et al., 1978). Bei chronischen therapieresistenten Verläufen wurden Tenotomien des M. obliquus superior durchgeführt (Palmer und Shults, 1984) sowie Muskelschwächungen durch Botulinustoxin-Injektion (0,1–1,0 ml mit 2.5U Dysport®) in den M. obliquus superior wie bei einer Strabismustherapie (Biglan et al., 1989). Ergebnisse zur operativen mikrovaskulären Dekompression des Nerven wurden bislang nicht publiziert.
Pragmatisch sollte die Therapie mit Carbamazepin (Timonil®, Tegretal®, 3 × 200–600 mg/die retard per os) begonnen werden; alternativ ist Phenytoin (Zentropil®, Phenhydan®, 1 × 250–400 mg/die per os) zu nennen.

B 2.2.2. Andere paroxysmale Augenbewegungsstörungen

Klinik
Neben der obliquus superior Myokymie gibt es eine Reihe anderer paroxysmaler Augenbewegungsstörungen, die eine klinisch und ätiologisch heterogene Gruppe darstellen. Allen gemeinsam ist ein paroxysmales Auftreten von Augenbewegungsstörungen für Sekunden bis Minuten oder Stunden bis Tage bei Funktionsstörungen entweder im Bereich des peripheren Nerven oder zentral-vestibulärer Strukturen. An peripheren Störungen sind bekannt die neurovaskuläre Kompression des 8. Hirnnerven (Møller und Møller, 1984; Straube et al., 1994; Brandt und Dieterich, 1994), die Neuromyotonie des 3., 4. und 6. Hirnnerven (Helmchen et al., 1993; Frohman und Zee, 1995), die Obliquus superior Myokymie (Lee, 1984), an zentralen Störungen solche des Hirnstamms, paroxysmale Hirnstamm-Attacken bei Multipler Sklerose oder nach Infarkt und ophthalmoplegische Form der basilären Migräne, oder des Kleinhirns, episodische Ataxien mit Nystagmus. Klinisch können je nach Reiz- oder Läsionsort Okulomotorikstörungen mit tonischer Augenfehlstellung, Spontan-Nystagmus, Blickrichtungsnystagmus oder zentralem Lage-Nystagmus, eventuell auch in Kombination mit anderen neurologischen Herd-Symptomen auftreten. Pathophysiologisch wird z. B. für die neurovaskuläre Kompression und die Hirnstamm-Attacken eine ephaptische Erregungsausbreitung oder eine Stimulation zentraler Neurone mit abnormer zentraler Verarbeitung diskutiert. Der episodischen Ataxie liegt eine sogenannte »Kanalkrankheit« zugrunde, entweder eine Mutation des Gens für den K-Kanal auf Chromosom 12p (episodische Ataxie mit Myokymie; Browne et al., 1994) oder auf Chromosom 19p (paroxysmale zerebelläre Ataxie; Vahedi et al., 1995).

Verlauf
Der Verlauf hängt von der Grundkrankheit ab. Die paroxysmalen Phänomene selbst sind zeitlich begrenzt; bei chronischem Verlauf können zusätzlich langsam progrediente Schäden von Seiten des Läsionsortes auftreten.

Tab. B 2.1: Medikamentöse Therapie bei Augenbewegungsstörungen (ges. gesch. Präparatenamen z. T. in Auswahl)

Nystagmus-Syndrom	Wirkmechanismus	Substanz	Dosierung (pro Tag), Handelsname
Periodisch alternierender Nystagmus (PAN)	GABA B-Agonist GABA-Agonist	Baclofen Barbiturate	3 mal 5-20 mg Lioresal® 50-200 mg Luminal®
Downbeat-Nystagmus	GABA B-Agonist GABA-Agonist	Baclofen Clonazepam	3 mal 5-20 mg Lioresal® 3 mal 0,5-2 mg Rivotril®
Upbeat-Nystagmus	GABA B-Agonist GABA A-Agonist	Baclofen Clonazepam	3 mal 5-20 mg Lioresal® 3 mal 0,5-2 mg Rivotril®
Fixationspendel Nystagmus	Glutamat-Antagonist GABA-Agonist Anticholinergika	Memantin Clonazepam Scopolamin	3 mal 10-20 mg Akatinol® 3 mal 0,5-2 mg Rivotril® 1-2 Scopoderm TTS Pflaster®
Okulo-palatiner Myoklonus	Anticholinergika GABA-Agonist	Trihexiphenidyl Clonazepam	3 × 2-20 mg Artane® 3 mal 0,5-2 mg Rivotril®
Okular Flutter Opsoklonus	GABA-Agonist GABA-Agonist	Clonazepam Barbiturate	3 × 0,5-2 mg Rivotril® 50-200 mg Luminal®
Obliquus superior Myokymien Paroxysmien	Antikonvulsiva	Carbamazepin Phenytoin	2 mal 400-1 000 mg Timonil ret® 300-400 mg Zentropil®

Therapeutische Prinzipien und pragmatische Therapie

Gefäß-Nerv-Kompression: In Analogie zur idiopathischen Trigeminusneuralgie (s. Kap. A 6) sind die Antikonvulsiva Carbamazepin (Tegretal®, Timonil®, 2–4 × 200–600 mg/die retard per os) und Phenytoin (Zentropil®, Phenhydan®, 1 × 250–400 mg/die per os) meist in niedriger Dosierung Mittel der ersten Wahl. Bei unzureichender Wirkung und eindeutigem Schädigungsort ist ein operatives Vorgehen (mikrovaskuläre Dekompression nach Jannetta; Jannetta et al., 1984) zu diskutieren. Berichte über den Langzeitverlauf unter Therapie liegen nicht vor.
Die gleiche medikamentöse Therapie ist auch bei paroxysmalen Hirnstamm-Attacken, z. B. bei Multipler Sklerose oder nach Infarkten, in niedriger Dosierung wirksam (Brandt, 1991).

Okuläre Neuromyotonie: Die meisten Patienten zeigten eine partielle Remission ihrer Beschwerden unter Therapie mit Carbamazepin (2–4 × 200–600 mg/die retard per os) oder Phenytoin (1 × 250–400 mg/die per os) (Übersicht in: Frohman und Zee, 1995).

Hereditäre paroxysmale Ataxie und Nystagmus: Der Carboanhydrase-Hemmer Acetazolamid (Diamox®, 1–2 × 250 mg/die per os) ist Mittel der Wahl (Griggs et al., 1978; Baloh und Winder, 1991). Alternativ kann der Kalziumblocker Flunarizin (Sibelium®, 2 × 10 mg/die per os) versucht werden (Boel und Casar, 1988).

Basiläre Migräne: Die Therapie der Basilären Migräne entspricht der der Migräne mit Aura (s. Kap. A 1). Mittel der ersten Wahl zur Attackenprophylaxe sind Betablocker.

B 2.2.3. Isolierte infranukleäre Augenmuskelparesen

Klinik

Isolierte Augenmuskelparesen sind meist die Folge einer entzündlichen, ischämischen oder druckbedingten Läsion des entsprechenden Hirnnerven oder -Kerns, seltener Folge isolierter Muskelschwächen (z. B. bei neuromuskulärer Übertragungsstörung, mitochondrialer Myopathie, Myositis) oder mechanischer Störungen in der Orbita (endokrine Orbitopathie, Orbitabodenfraktur). Ätiologisch können kraniale Mononeuropathien (Diabetes mellitus, Vaskulitis, toxisch), Druckläsionen (Tumor, Aneurysma), granulomatöse Entzündungen im Bereich der Fissura orbitalis superior oder bei basaler Meningitis vorliegen. Klinisches Symptom sind Doppelbilder, die sich bei Blick in Zugrichtung des betroffenen Muskels verstärken. Differentialdiagnostisch müssen der kongenitale Strabismus und angeborene Augenmuskelparesen abgegrenzt werden.

Verlauf

Bei inkompletten ischämischen oder entzündlichen Augenmuskelparesen kommt es in der Regel innerhalb von 6–12 Monaten zu einer guten Erholung, so daß auch bei noch geringen Restdisparitäten wegen der zentralen Kompensationsmöglichkeiten klinisch keine Doppelbilder geklagt werden (Brandt, 1991). Bei kompletter Läsion ist die Prognose zweifelhaft; es erfolgt keine ausreichende Kompensation. Störungen der neuromuskulären Übertragung haben wegen ihrer therapeutischen Beeinflußbarkeit meist eine gut Prognose (s. Kap. J 8).

Therapeutische Prinzipien und pragmatische Therapie
Bei inkompletten Läsionen kann zur Vermeidung der störenden Doppelbilder ein Auge alternierend abgedeckt werden. Gleichzeitig sollte ein Fixationstraining in Zugrichtung des paretischen Augenmuskels erfolgen. Bei ausbleibender Reinnervation kann nach 1,5–2 Jahren operativ versucht werden, den Schielwinkel zu verkleinern, sodaß nur noch geringe Disparitäten in den Hauptblickrichtungen bestehen. Alternativ ist insbesondere bei Abduzensparesen eine temporäre Schwächung des Antagonisten durch Injektion von Botulinustoxin (transkutan oder transkonjunktival) zu erwägen (Dunn et al., 1986; Biglan et al., 1989). Kleine Restfehlstellungen, die noch zu Doppelbildern führen, können dann mit einer Prismenbrille korrigiert werden.

B 2.2.4. Mitochondriale Enzephalo-Myopathien (Kearns-Sayre-Syndrom)

Klinik
Klinisch findet sich bei einem Teil dieser heterogenen Gruppe von sporadisch auftretenden Myopathien eine symmetrische externe Ophthalmoplegie mit Ptose neben anderen Symptomen wie Herzrhythmusstörungen, Minderwuchs, Neuropathie, Myopathie, fokale epileptische Anfälle, leichte Demenz und Hirninfarkte. Pathobiochemisch liegen verschiedene Störungen in der Atmungskette, deren Enzyme in den Mitochondrien lokalisiert sind, zugrunde. Eine Korrelation zwischen Ort des Defektes und Klinik besteht nicht. Für einige ist eine mitochondriale Vererbung anzunehmen (Holt et al., 1989). Die Diagnose wird bei klinischen Verdacht durch den Nachweis von »ragged-red-fibres« in der Muskelbiopsie gestellt.

Verlauf
Grundsätzlich handelt es sich um einen langsam progredienten Verlauf seit Kindheit, wobei in einzelnen Fällen die Diagnose erst im höheren Lebensalter gestellt wird. Selten kommt es zu einem letalen Ausgang.

Therapeutische Prinzipien und pragmatische Therapie
Von verschiedenen Autoren wurde kasuistisch eine Besserung auch der externen Ophthalmoplegie unter einschleichender Gabe von 120–150 mg/die Koenzym Q per os gesehen (über Internationale Apotheke) (Bresolin et al., 1988). Bei einem Patienten wurde eine Besserung unter der Kombination von Thiamin und Riboflavin beobachtet (Scholte et al., 1990).

Literatur

Anderson JR (1953) Causes and treatment of congenital eccentric nystagmus. Br J Ophthalmol 37: 267–281

Baloh RW, Spooner JW (1981) Downbeat nystagmus. A type of central vestibular nystagmus. Neurology 31: 304–310

Baloh RW, Winder A (1991) Acetazolamide-responsive vestibulocerebellar syndrome: Clinical and oculographic features. Neurology 41: 429–433

Barton JJS, Huaman AG, Sharpe JA (1994) Muscarinic antagonists in the treatment of acquired pendular and downbeat nystagmus: a double-blind, randomised trial of three intravenous drugs. Ann Neurol 35: 319–325

Biglan AW, Burnsteine RA, Rogers GL, Saunders RA (1989) Management of strabismus with botulinum A toxin. Ophthalmology 96: 935–943

Boel M, Casaer P (1988) Familial periodic ataxia responsive to flunarizine. Neuropediatrics 19: 218–220

Brandt T (1991) Vertigo. Its multisensory syndromes. Springer, London

Brandt T, Dieterich M (1995) Central vestibular syndromes in roll, pitch, and yaw planes. Neuro-ophthalmology 15: 291–303

Brandt T, Dieterich M (1994) Vestibular paroxysmia: vascular compression of the eighth nerve? Lancet i: 798–799

Bresolin N, Bet L, Binda A, Moggio M, Comi G, Nador F, Ferrante C, Carenzi A, Scarlato G (1988) Clinical and biochemical correlations in mitochondrial myopathies treated with coenzyme Q10, Neurology 38: 892–899

Browne DL, Gancher ST, Nutt JG, Brunt ERP, Smith EA, Kramer P, Litt M (1994) Episodic ataxia/myokymia syndrome is associated with point mutations in the human potassium channel gene, KCNA1. Nature Genet 8: 136–140

Büttner U, Helmchen C, Büttner-Ennever JA (1996) The localizing value of nystagmus in brainstem disorders. Neuroophthalmology 15: 283–290

Büttner-Ennever JA (1988) Neuroanatomy of the oculomotor system. Elsevier Pub., Amsterdam

Carlow TJ (1986) Medical treatment of nystagmus and ocular motor disorders. Int Ophthalmol Clin 26: 251–264

Counsell CE, McLeod M, Grant R (1994) Reversal of subacute paraneoplastic cerebellar syndrome with intravenous immunoglobin. Neurology 44: 1184–1185

Crone RA, deJong PTVM, Notermans G (1984) Behandlung des Nystagmus durch Injektion von Botulinustoxin in die Augenmuskeln. Klin Mbl Augenheilk 184: 216–217

Cüppers C (1971) Probleme der operativen Therapie des okulären Nystagmus. Klin Mbl Augenheilk 159: 145

Currie J, Matsuo V (1986) The use of clonazepam in the treatment of nystagmus induced oscillopsia. Ophthalmology 93: 924–932

Daniel SE, deBruin VMS, Lees AJ (1995) The clinical and pathological spectrum of Steele-Richardson-Olszewski syndrome (progressive supranuclear palsy): a reappraisal. Brain 118: 759–770

Dieterich M, Straube A, Brandt T, Paulus W, Büttner U (1991) The effects of baclofen and cholinergic drugs on upbeat and downbeat nystagmus. J Neurol Neurosurg Psychiatry 54: 627–632

Dunn WJ, Arnold AC, O'Connor PS (1986) Botulinum toxin for the treatment of dysthyroid ocular myopath. Ophthalmology 93: 470–475

Ell J, Gresty M, Chambers BR, Frindley L (1982) Acquired pendular nystagmus: characteristics, pathophysiology and pharmacological modification. In: Roucoux A, Crommellinck M (Hrsg.) Physiological and Pathological Aspects of Eye Movements. Dr W Junk Publishers, The Hague, Boston, London, 89–98

Frisèn L, Wikkelso C (1986) Posttraumatic seesaw nystagmus abolished by ethanol ingestion. Neurology 36: 841–844

Frohman EM, Zee DS (1995) Ocular neuromyotonia: Clinical features, physiological mechanisms, and response to therap. Ann Neurol 37: 620–626

Furman J MR, Wall C, Pang D (1990) Vestibular function in periodic alternating nystagmus. Brain 113: 1425–1439

Ghika J, Tennis M, Hoffmann E, Schoenfeld D, Growdon J (1991) Idazoxan treatment in progressive supranuclear pals. Neurology 41: 986–991

Golbe LI, Davis PH, Schoenberg BS, Duvoisin RC (1988) Prevalence and natural history of progressive supranuclear pals. Neurology 38: 1031–1034

Gresty M, Ell JJ, Findley LJ (1982) Acquired pendular nystagmus: its characteristics, localising value and pathophysiolog. J Neurol Neurosurg Psychiatry 45: 431–439

Griggs RC, Moxley RT, La France RA, McQuillen J (1978) Hereditary paroxysmal ataxia: response to acetazolamide. Neurology 28: 1259–1264

Halmagyi MG, Rudge P, Gresty M A (1980) Treatment of periodic alternating nystagmus. Ann Neurol 8: 609–611

Halmagyi MG, Rudge P, Gresty MA, Sanders MD (1983) Downbeating nystagmus. A review of 62 cases. Arch Neurol 40: 777–784

Halmagyi MG, Curthoys IS (1988) Clinical sign of canal paresis. Arch Neurol 45: 737–739

Halmagyi MG, Aw ST, Dehaene I, Curthoys IS, Todd MJ (1994) Jerk-waveform see-saw nystagmus due to unilateral meso-diencephalic lesion. Brain 117: 789–803

Helmchen C, Dieterich M, Straube A, Büttner U (1993) »Abduzensneuromyotonie« mit partieller Okulomotoriusparese. Nervenarzt 63: 625–629

Herishanu Y, Louzoun Z (1986) Trihexyphenidyl treatment of vertical pendular nystagmus. Neurology 36: 82–84

Herzau V, Körner F, Kommerell G, Friedel B (1978) Obliquus superior Myokymie: eine klinische und elektromyographische Studie. In: Kommerell G (Hrsg.) Augenbewegungsstörungen. Neurophysiologie und Klinik. JF Bergmann, München, 81–90

Holt IJ, Harding AE, Cooper JM, Schapira AHV, Toscano A, Clark JB, Morgan-Hughes JA (1989) Mitochondial myopathies: clinical and biochemical features of 30 patients with major deletions of muscle mitochondrial DNA. Ann Neurol 26: 699–708

Hoyt WF, Keane JR (1962) Superior oblique myokymia: report and discussion of five cases of benign intermittent uniocular microtremor. Arch Ophthalmol 84: 461–467

Isago H, Tsuboya R, Kataura A (1985) A case of periodic alternating nystagmus: with special reference to the efficacy of baclofen treatment. Auris Nasus Larynx 12: 15–21

Iwata A, Takao F, Kunimoto M, Inoue K (1996) Primary position upbeat nystagmus reversed with carbamazepin. Eur J Neurol 3: 260–263

Kaneko CRS (1996) Effect of ibotenic acid lesions of the omnipause neurons on saccadic eye movements in rhesus macaques. J Neurophysiol 75: 2229–2242

Jabbari B, Rosenberg M, Scherokman B, Gunderson CH, McBurney JW, McClintock W (1987) Effectiveness of trihexyphenidyl against pendular nystagmus and palatal myoclonus: evidence of cholinergic dysfunction. Movement Disorders 2: 93–98

Jackson JA, Jankovic J, Ford J (1983) Progressive supranuclear palsy: Clinical features and response to treatment in 16 patients. Ann Neurol 11: 273–274

Jankovic J (1983) Controlled trial of pergolide mesylate inParkinsons diesease and progressive supranuclear pals. Neurology 33: 505–507

Jannetta PJ, Møller MD, Møller AR (1984) Disabling positional vertigo. N Engl J Med 310: 1700–1705

Kömpf D (1982) Supranujkleäre und infranukleäre Augenbewegungsstörungen. Fortschr Neurol Psychiat 50: 143–164

Larmande P, Pautrizel B (1981) Traitement du nystagmus congénital par 5-hydroxy-tryptophane. Presse Med 10: 3166

Larmande P, Larmande A (1983) Action du baclofene sur le nystagmus alternant periodique. Bull Mem SFO 94: 390–393

Lee JP (1984) Superior oblique myokymia: a possible etiologic factor. Arch Ophthalmol 102: 1178–1179

Leigh RJ, Foley JM, Remler BF, Civil RH (1987) Oculogyric crisis: a syndrome of thought disorder and ocular deviation. Ann Neurol 22: 13–17

Leigh RJ, Zee D (1991) The neurology of eye movements. 2nd Edition F A Davis Company, Philadelphia

Leigh RJ, Burnstine TH, Ruff RL, Kasmer RJ (1991) The effect of anticholinergic agents upon acquired nystagmus: a double-blind study of trihexyphenidyl and tridihexethyl chloride. Neurology 41: 1737–1741

Leigh RJ, Tomsak RL, Grant MP, Remler BF, Yaniglos SS, Lystad L, Dell'Osso LF (1992) Effectiveness of botulinum toxin administered to abolish acquired nystagmus. Ann Neurol 32: 633–642

Leigh RJ, Averbuch-Heller L, Tomsak RL, Remler BF, Yaniglos SS, Dell'Osso LF (1994) Treatment of abnormal eye movements that impair vision: strategies based on current concepts of physiology and pharmacolog. Ann Neurol 36: 129–141

Leopold HC (1985) Opsoklonus- und Myoklonie-Syndrom. Klinische und elektronystagmographische Befunde mit Verlaufsstudien. Fortschr Neurol Psychiat 53: 42–54

Lopez LI, Bronstein AM, Gresty MA, Du Boulay EPG, Rudge P (1996) Clinical and MRI correlates in 27 patients with acquired pendular nystagmus. Brain 119: 465–472

Matsuo F, Ajax ET (1979) Palatal myoclonus, denervation supersensitivity in the central nervous system. Ann Neurol 5: 72–78

Mezawa M, Ishikawa S, Ukai K (1990) Changes in waveform of congenital nystagmus associated with biofeedback treatment. Brit J Ophthal 74: 472–476

Møller MB, Møller AR (1990) Vascular compression syndrome of the eighth nerve. Clinical correlations and surgical findings. Neurological Clinics 8: 421–439

Mossman SS, Bronstein AM, Rudge P, Gresty M A (1993) Acquired pendular nystagmus suppressed by alcohol. Neuro-ophthalmolgy 13: 99–106

Mühlendyck H (1979) Therapeutische Möglichkeiten bei Nystagmuspatienten mit guter Binokularfunktion und Abnahme der Nystagmusintensität in der Nähe. Schielen 11: 133

Nathanson M, Bergman PS, Bender MB (1953) Visual disturbances as the result of nystagmus on direct forward gaze. Effect of Amobarbital Sodium. Arch Neurol & Psychiatr 69: 427–435

Nausieda PA, Tanner CM, Weiner WJ (1981) Opsoclonic cerebellopath. A paraneoplastic syndrome responsive to thiamine. Arch Neurol 38: 780–782

Neophytides A, Liebermann AN, Goldstein M, Gopinathan G, Leibowitz M, Bock J, Waker R (1982) The use of lisuride, a potent dopamine and serotonin -agonist, in treatment of progressive supranuclear palsy. J Neurol Neurosurg Psychiat 45: 261–263

Newman GC (1985) Treatment of progressive supranuclear palsy with tricyclic antidepressants. Neurology 35: 1189–1193

Newman NJ, Lambert SR (1992) Botulinum toxin treatment of supranuclear ocular motility disorders. Neurology 42: 1391–1393

Nuti D, Ciacci G, Giannini F, Rossi A, Frederico A (1986) Aperiodic alternating nystagmus: report of two cases and treatment by baclofen. Ital J Neurol Sci 7: 453–459

Optican L M, Zee DS (1984) A hypothetical explanation of congenital nystagmus. Biol Cybern 50: 119–134

Palmer EA, Shults WT (1984) Superior oblique myokymia: Preliminary results of surgical treatment. J Pediatr Ophthalmol Strabismus 21: 91–101

Pedersen RA, Troost BT, Abel LA, Zorub D (1980) Intermittent downbeat nystagmus and oscillopsia reversed by suboccipital craniectom. Neurology 30: 1232–1242

Rafal RD, Grimm RJ (1981) Progressive supranucler palsy: Functional analysis of the response to methysergide and antiparkinsonian agents. Neurology 31: 1507–1518

Remler BF, Leigh J, Osorio I, Tomsak RL (1990) The characteristics and mechanisms of visual disturbance associated with anticonvulsant therap. Neurology 40: 791–796

Ridley A, Kennard C, Scholtz CL, Büttner-Ennever JA, Summers B, Turnbull A (1987) Omnipause neurons in two cases of opsoclonus associated with oat cell carcinoma of the lung. Brain 110: 1699–1709

Rosenberg MI, Glaser JS (1983) Superior oblique myokymia. Ann Neurol 13: 667–669

Ruben ST, Lee JP, O'Neil D, Dunlop I, Elston JS (1994) The use of botulinum toxin for treatment of acquired nystagmus and oscillopsia. Ophthalmology 101: 783–787

Rushton DN, Rushton RH (1984) An optical method for appropriate stabilization of vision of the real world. J Physiol 357: 3P

Scholte HR, Busch HFM, Luyt-Houwen IEM (1990) Successful therapy in ocular myopath. J Neurological Sciences 98 (Suppl): 512–22

Sibony P A, Evinger C, Manning KA (1987) Tobacco-induced primary-position upbeat nystagmus. Ann Neurol 21: 53–58

Sheth NV, Dell'Osso LF, Leigh RJ, Van Doren CL, Peckham HP (1995) The effecs of afferent stimulation on congenital nystagmus foveation periods. Vision Res 35: 2371–2382

Slater R (1979) Benign recurrent vertigo. J Neurol Neurosurg Psychiat 42: 363–367

Spooner JW, Baloh RW (1981) Arnold-Chiari malformation. Improvement in eye movements after surgical treatment. Brain 104: 51–60

Stahl JS, Rottach KG, Averbuch-Heller L, von Maydell RD, Colins SD, Leigh RJ (1996) A pilot study of GABApentin as treatment for acquired nystagmus. Neuro-ophthalmology 16: 107–113

Starck M, Albrecht H, Dieterich M, Straube A, Pöllmann W, König N (1992) Drug therapy of acquired nystagmus. J Neurology 23, Suppl. 2: 626

Starck M, Albrecht H, Pöllmann W, Straube A, Dieterich M (1997) Drug therapy of acquired pendular nystagmus in multiple sclerosis. J Neurol 244: 9–16

Straube A, Büttner U (1991) Medikamentöse Therapie supranukleärer Augenbewegungs-störungen. Nervenarzt 62: 212–220,

Straube A, Büttner U, Brandt T (1994) Recurrent attacks with skew deviation, torsional nystagmus and contraction of the left frontalis muscle. Neurology 44: 177–178

Susac JO, Smith JL, Schatz NJ (1973) Superior oblique myokymia. Arch Neurol 29: 432–434

Szentagothai J (1950) The elementary vestibulo-ocular reflex arc. J Neurophysiol 13: 394–407

Tan HS, Collewijn H (1991) Cholinergic modulation of optokinetic and vestibulo-ocular responses: a study with microinjections in the flocculus of the rabbit. Exp Brain Res 85: 475–481

Thurston SE, Leigh JR, Abel LA, Dell'Osso L (1987) Hyperactive vestibulo-ocular reflex in cerebellar degeneration: pathogenesis and treatment. Neurology 37: 53–57

Tijssen CC, Endtz LJ, Goor C (1985) the influence of physostigmine on visual-vestibular interaction in hereditary ataxias. J Neurol Neurosurg Psychiat 48: 977–981

Traccis S, Rosati G, Monaco MF, Aiello I, Agnetti V (1990) Successful treatment of acquired pendular elliptical nystagmus in multiple sclerosis with isoniazid and base-out prisms. Neurology 40: 492–494

Tyler RD, Ruiz RS (1990) Propranolol in the treatment of superior oblique myokymia. Arch Ophthalmol 108: 175–176

Vahedi K, Joutel A, Van Bogaert P, Ducros A, Maciazeck J, Bach JF, Bousser MG, Tournier-Lasserve E (1995) A gene for hereditary paroxysmal cerebellar ataxia maps to chromosome 19p. Ann Neurol 37: 289–293

Waespe W, Cohen B, Raphan T (1985) Dynamic modification of the vestibulo-ocular reflex by the nodulus and uvula. Science 228: 199–202

Yee RD, Baloh RW, Honrubia V (1982) Effect of baclofen on congenital nystagmus. In: Lennerstrand G, Zee DS, Keller E (Hrsg.) Functional basis of ocular motilit. Oxford Pergamon Press, 151–158

Zee DS (1985) Mechanisms of nystagmus. Am J Otolaryngol (Suppl. 1): 30–34

Zee DS, Robinson DA (1979) A hypothetical explanation of saccadic oscillations. Ann Neurol 5: 405–414

Zubcov AA, ReineckeRD, Gottlob I, Manley DR, Calhoun JH (1990) Treatment of manifest latent nystagmus. Am J Ophthalmol 110: 16–167

B 3. Idiopathische periphere Fazialisparese

von *V. Schrader*

B 3.1. Klinik

Führendes Symtom der Schädigung des 7. Hirnnervens ist die Parese der mimischen Muskulatur. Weitere Symptome - verminderte Tränensekretion, Hyperakusis, reduzierter Speichelfluß, Geschmacksstörungen und retroaurikuläre Schmerzen - treten darüber in den Hintergrund.
Nur anhand der Stimulationselektromyographie (frühestens nach 6–8 Tagen) läßt sich eine demeyelinisierende von einer axonalen Schädigung unterscheiden (Stöhr, 1980). Die Reduktion des maximalen Muskelaktionspotentials des N. facialis ist im Seitenvergleich etwa dem Anteil degenerierter Nervenfasern proportional. Die transkranielle Magnetstimulation kann zusätzliche Informationen liefern, hat sich aber bisher als Routinemethode nicht durchsetzen können (Schrader et al., 1993). Die o. g. Begleit-Symptome erlauben eine Höhenlokalisation der Schädigung (**Abb. B 3.1**) (Tränensekretions-Test nach Schirmer, Elektrogustometrie, Hörprüfung, Prüfung der Speichelsekretion und des Stapediusreflexes).
Die *Ursache* der idiopathischen peripheren Fazialisparese ist nach wie vor unbekannt. Es handelt sich wahrscheinlich, ähnlich wie bei dem Hörsturz oder der Neuritis vestibularis, um eine Mononeuritis cranialis, häufig viraler (Herpes simplex, Herpes zoster sine herpete, Zytomegalie, Borrelien, HIV, Influenza A und B u. a.) oder parainfektiöser Genese. Bei genauer Untersuchung findet sich nicht selten eine Mitbeteiligung anderer Hirnnerven (Tomita, 1977).
Differentialdiagnostisch muß bei akuten peripheren Fazialisparesen in etwa 10 % der Fälle mit einem Herpes zoster oticus gerechnet werden (Bläschenbildung bei otoskopischer Untersuchung), in weiteren 10 % mit einer traumatischen Schädigung, in 4 % mit einer Otitis media und in 2 % mit Tumoren (z. B. Parotistumor, Neurinom) oder sehr selten mit Granulomen (Sarkoidose, Melkersson-Rosenthal-Syndrom). Letztere sind allerdings eher bei einer sich langsam entwickelnden Fazialisparese zu vermuten. latrogene Läsionen und kongenitale Fazialisparesen dürften diagnostisch keine Schwierigkeiten bereiten. Gleichzeitig auftretende, beidseitige, periphere Fazialisparesen können für eine Polyneuritis (z. B. Borreliose, GBS, Miller-Fisher-Syndrom), eine Meningitis (z. B. HIV, Tuberkulose) oder eine Meningiosis carcinomatosa sprechen.

Abb. B 3.1: N. facialis und N. intermedius in ihrem intratemporalen Verlauf

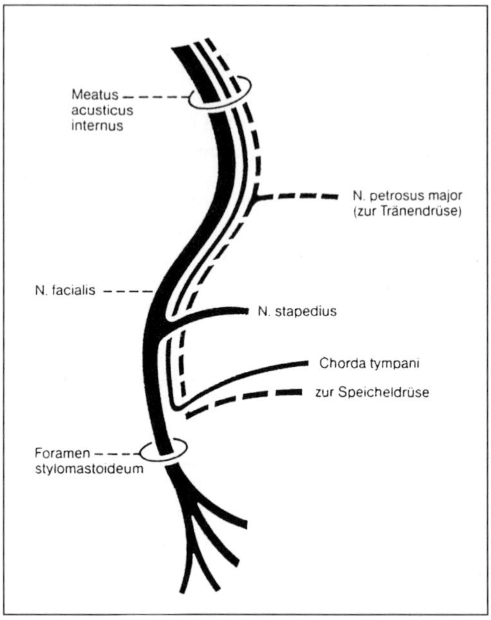

B 3.2. Verlauf

Die Inzidenz beträgt 25 : 100 000 pro Jahr. 7 % der Patienten zeigen rezidivierende Verläufe (Pitts et al., 1988). Simultane, bilaterale Paresen treten in weniger als 1 % der Fälle auf(Adour et al., 1978). Unbehandelt kommt es bei 54 % aller Patienten zu einer vollständigen und bei 43 % zu einer teilweisen Erholung des Nervens. Nur 3 % der Patienten zeigen keine Besserung (Stankiewicz, 1983). Eine klinisch inkomplette Schädigung wird sich mit 85 %iger Wahrscheinlichkeit vollständig erholen; eine klinisch komplette Parese am Ende der ersten Woche hat eine 50 %ige, am Ende der zweiten Woche eine 0–5 %ige Wahrscheinlichkeit der kompletten Wiederherstellung (Laumans und Jongkees, 1963). Genaue prognostische Aussagen lassen sich nur anhand der Stimulationselektromyographie machen. Nach Esslen (1977) ist von einer guten, wenn auch nicht vollständigen Rückbildung der Fazialisparese auszugehen, wenn die Degeneration des Nerven am 10. Tag 90 % der Fasern nicht überschreitet.
Hyperakusis, verminderte Tränensekretion, Alter über 60 Jahre, Diabetes mellitus und arterielle Hy-

pertonie verschlechtern die Prognose (Adour und Wingerd, 1974). Neben einer eventuellen Restparese der mimischen Muskulatur können im Rahmen der Rückbildung der Axonotmesis Synkinesen (pathologische Mitbewegungen, verursacht durch Fehlsprossung regenerierender Neurone), Kontrakturen (fixierte Verkürzung voll entspannter Willkürmuskulatur unbekannter Ursache) sowie Krokodilstränen (Fehlsprossung regenerierender autonomer Neurone) auftreten. Nach Adour et al. (1978) ist die Häufigkeit von Synkinesien und Kontrakturen direkt proportional dem Prozentsatz degenerierter Neurone.

B 3.3. Therapeutische Prinzipien

Im Rahmen der Infektion kommt es über eine Störung der Blutnervenschranke zur Ausschüttung vasoaktiver Substanzen mit nachfolgender Vasodilatation. Daraus resultiert eine ödematöse Schwellung, welche zu einer Verminderung der Durchblutung und einer Kompression des Nervens im engen Knochenkanal führt. Anfänglich besteht die Schädigung nur in einer Neurapraxie, schreitet dann aber über eine Demyelinisierung zur Axonotmesis oder Neurotmesis fort. Denkbar ist auch eine direkt immunvermittelte Demyelinisierung des Nervens. Diese Mechanismen rechtfertigen den Einsatz von Steroiden.
Bisher wurden 20 prospektive und 15 retrospektive Studien zur Steroidbehandlung durchgeführt (Stankiewicz, 1987; Devriese et al., 1990; Austin et al., 1993). Faßt man die Ergebnisse der 35 Studien zusammen – ohne Berücksichtigung vorhandener statistischer und methodischer Unterschiede, Schwierigkeiten und Mängel –, kommt es bei 50 bis 60 % der Patienten ohne Behandlung, aber bei 80 bis 90 % unter Steroidbehandlung zu einer vollständigen und zum Teil schnelleren Rückbildung der Fazialisparese. Vier Studien konnten dagegen keinen signifikanten Effekt der Steroidbehandlung nachweisen (Stankiewicz, 1987; May, 1976; Prescott, 1988). Inwieweit die Therapie Spätfolgen im Sinne von Synkinesien oder Kontrakturen beeinflußt, ist nach wie vor strittig. Stennert (1981, 132 Pat., keine Kontrollgruppe) geht in seinem Therapieschema über eine reine Steroidbehandlung hinaus: Er schlägt eine zehntägige Infusionstherapie mit Dextran 40 (1.–3. Tag 1 000 ml, 4.–10, Tag 500 ml), Pentoxifyllin (Trental R, 1.–2. Tag 10 ml, 3.–10. Tag 15 ml) und Kortison (200 bis 250 mg Prednisolon mit langsamer Reduktion innerhalb 18 Tage) vor und erreicht damit eine vollständige Rückbildung der Fazialisparese in 96 % der Fälle. Auch Tani et al. (1988) berichten bei 23 ihrer Patienten (12 Patienten mit Infusionstherapie versus 11 Patienten mit oraler Kortisonbehandlung), daß klinisch komplette Fazialisparesen sich unter dieser Therapie besser zurückbildeten. Allerdings setzt dieses Therapieschema eine stationäre Aufnahme des Patienten voraus.

B 3.4. Pragmatische Therapie

B 3.4.1. Steroidbehandlung

In der Steroidbehandlung hat sich in den letzten Jahren das Behandlungsschema von Adour (1984) weitgehend durchgesetzt:

1 mg/kg Körpergewicht Prednison (Decortin®) über fünf Tage:
A) bleibt die Parese inkomplett: Ausschleichen des Prednisons innerhalb von fünf Tagen
B) ist oder wird die Parese komplett: Fortsetzen der Therapie mit der Dosierung von 1 mg/kg Körpergewicht über weitere zehn Tage und anschließendes Absetzen des Prednisons innerhalb von fünf Tagen

Diese Therapie sollte zwischen dem 1. und 3. Tag spätestens bis zum 10. Tag begonnen und nicht abrupt beendet werden, da dies in vielen Fällen im Sinne eines Rebounds zu einer deutlichen Verschlechterung der Parese führt. Durch diese Therapie wird zusätzlich Schmerzfreiheit innerhalb von 12 bis 24 Stunden erreicht. Die Nebenwirkungsrate der Prednisontherapie liegt unter 4 % (Adour et al., 1972), bzgl. der Kontraindikation s. Kap. L 1.

B 3.4.2. Begleittherapie

Zusätzlich zur oben beschriebenen medikamentösen Therapie muß bei inkomplettem Lidschluß das Auge vor dem Austrocknen geschützt werden. Notfallmäßig empfiehlt sich das Anlegen eines Uhrglasverbandes, ansonsten kann tagsüber eine Brille mit Seitenschutz getragen werden sowie künstliche Tränen appliziert werden (z. B. Vidisic®). Nachts sollte das Auge mit einer **Augenklappe** und einer **Augensalbe** (z. B. Bepanthen® Augensalbe) versorgt werden. Relativ einfach läßt sich eine Verbesserung des Lidschlusses durch Aufkleben von **Goldgewichten** erzielen – eine leicht reversible Methode mit guten funtionellen und kosmetischen Resultaten (Müller-Jensen et al., 1994). Allerdings lösen sich – nach unserer Erfahrung – sehr häufig die Pflaster z. B. beim Waschen, so daß es im Einzelfall für den Patienten schwer zu handhaben sein kann. Insofern empfehlen wir, möglichst bald das Lid durch Unterspritzen von Botulinum-A-Toxin vorübergehend (ca. 2 Monate) ganz zu schließen (vgl. auch Smyth, 1995).
Bei ausgeprägtem Lagophthalmus sollte frühzeitig, wenn das funktionelle Resultat absehbar ist, eine operative Korrektur des Lidschlusses erfolgen, um weiteren Komplikationen (z. B. Keratitis, Ulzera der Cornea) vorzubeugen: Als einfache operative Verfahren bieten sich die evt. Korrektur

eines Ektropiums des Unterlides, die Tarsoraphie und insbesondere die Implantation von Goldgewichten ins Oberlid an (Catalano et al., 1995). Hier hat sich das präoperative Aufkleben von Goldgewichten bewährt, um das Ergebnis bzw. das benötigte Goldgewicht (11, 13 oder 15 mg) besser abzuschätzen.
Täglich sollten mehrfach **mimische Bewegungsübungen** vor dem Spiegel durchgeführt werden. Dadurch wird einerseits eine eventuelle Restfunktion des N. facialis erhalten oder verbessert, andererseits wird durch einen zentralen Aktivitätsanstoß der geschädigten Neurone eine verbesserte und beschleunigte Regeneration des Nervs erreicht, so daß dieses aktive Übungsprogramm auch bei zunächst kompletter Lähmung des N. facialis sinnvoll ist (Stöhr, 1996).

B 3.4.3. Operative Rehabilitation

Rekonstruktive Operationstechniken kommen zur Anwendung, wenn 6–12 Monate nach Auftreten der Fazialisparese immer noch eine weitgehende oder komplette Lähmung besteht. Ein wesentlich späterer Operationszeitpunkt verschlechtert die Ergebnisse unnötig, da die Atrophie bzw. der bindegewebige Umbau währendessen weiter fortschreitet. Immer muß diesen Maßnahmen eine genaue Untersuchung auf evtl. Restfunktionen des N. facialis sowie das Ausmaß von Synkinesien oder Kontrakturen vorangehen.
Zur Anastomosierung bieten sich der N. hypoglossus, der N. accessorius sowie Äste des N. facialis der Gegenseite an. Die bisher besten kosmetischen Resultate wurden durch Anastomosierung des N. facialls mit dem **N. hypoglossus** oder einzelner seiner Faszikel erreicht (Pensack et al., 1986; Ebersold et al., 1992). Dagegen zeigten Anastomosen mit dem N. accessorius weniger gute Resultate. Die fazio-faziale Anastomose (cross-face-plastic) hat den Nachteil der Opferung von Fazialisästen der Gegenseite. Allerdings kann auch mit dieser Operationstechnik ein relativ guter Ruhetonus erreicht werden (Miehlke, 1979). Diese Form der Anastomose bietet sich insbesondere zur Rekonstruktion einzelner Äste des N. facialis an (Übersicht bei Hoffmann, 1992).
Darüber hinaus stehen eine Reihe weiterer kaschierender, operativer Techniken zur Verfügung: Verlagerung des M. temporalis oder masseter, Bildung einer künstlichen Nasolabialfalte, Durchtrennung kontrakter Muskulatur, operative Verengung der Lidspalte u. a.

B 3.4.4. Konservative Rehabilitation

Bei der Behandlung von Synkinesien liegen erste Berichte über die erfolgreiche Behandlung durch EMG-Feedbacktraining vor. Eine vorübergehende Besserung bis zu 6 Monaten bringt auch die Injektion von Botulinum-A-Toxin entsprechend der Behandlung des Hemispasmus facialis (vgl. Kap. I 3, Übersicht bei May et al., 1989; Roggenkämper et al., 1994).

B 3.5. Unwirksam oder umstritten

Elektrische Reizverfahren sind nicht empfehlenswert,da die mimische Muskulatur nicht zu einer isometrischen Kontraktion fähig ist. Zwar führt kurzfristige elektrische Reizung eines denervierten Muskels unter isometrischen Reizbedingungen nachgewiesenermaßen zu einer Atrophieverzögerung, wobei der entscheidende Effekt durch die Zugspannung am denervierten Muskel erreicht wird (Melichna und Gutmann, 1974). Gleiches läßt sich durch passive Dehnung dieses Muskels erreichen (Goldspink, 1978). Aber alle übrigen Reizstromtherapien,dazu gehört wie oben ausgeführt auch die des N. facialis, zeigen keinen atrophieverzögernden Effekt (Nix, 1987).
Der Wert der **Dekompression des N. facialis** über seinen gesamten Verlauf im Canalis facialis ist in der Literatur umstritten (May, 1985). Bei früh durchgeführten Fazialisdekompressionen (bis zum 14. Tag) konnte eine verbesserte Prognose gegenüber dem unbehandelten Verlauf nachgewiesen werden (Fisch, 1981). Aussagekräftige, vergleichende Studien zwischen einer konservativen Behandlung mit Prednison und der operativen Therapie fehlen bisher, doch scheinen die operativ erreichten Ergebnisse nicht über den mit einer Prednisonbehandlung erreichten zu liegen. Darüber hinaus müssen bei der Operation auftretende Komplikationen (Schädigung des Hörvermögens (25 %), Tinnitus (12 %) und iatrogene Verletzungen des N. facialis) berücksichtigt werden (May und Klein, 1983). In Anbetracht dieser Risiken und einer gegenüber der Prednisontherapie nicht eindeutig besseren Prognose ist von einer Dekompression des Nervs bei idiopathischer Fazialisparese abzuraten.

B 3.6. Verwandte Krankheitsbilder

Herpes zoster oticus (vgl. Kap. E 8)
Die Wirkung des Aciclovir (Zovirax®) bei Herpes zoster oticus konnte inzwischen in mehreren kleinen, kontrollierten Therapiestudien nachgewiesen werden (Bier et al., 1988). Weitgehend übereinstimmend wird eine Dosierung des Aciclovir von 5 mg/kg 3mal täglich über sieben Tage empfohlen mit begleitender Steroidtherapie (150 mg Prednisolon mit langsamer Reduktion über zwei Wochen) (Bier et al., 1988). Diese Therapie soll zu einer Verkürzung des eruptiven Stadiums sowie einer Milderung des Akutschmerzes führen. Allerdings wird dieses nur bei frühzeitigem Einsetzen der Behandlung erreicht (innerhalb von 48 Stunden nach Auftreten der Bläschen) (McKendrick et al., 1986).

Otitis media

Die akute Otitis media wird konservativ behandelt mit Antibiotika (z. B. Eusaprim®, Amoxicillin®, Clamoxyl®), abschwellenden Nasentropfen (z. B. Otriven®, Nasivin®) und Prednison (0,5 mg/kg Körpergewicht über 5 Tage) (Adour und Hetzler, 1984). Eine Parazentese kann die Heilung beschleunigen und ist meist bei einer N VII Parese indiziert. Die chronische Otitis media erfordert ein operatives Vorgehen.

Traumata

Etwa 75 % der traumatischen Früh- und 90 % der traumatischen Spätlähmungen heilen unter konservativer Therapie mit befriedigender Funktion aus (Miehlke, 1979). Das Vorgehen, ob konservativ oder operativ, wird immer von der speziellen Situation des einzelnen Falles abhängen und sollte nur interdiziplinär entschieden werden.

Die Frakturlinie verläuft typischerweise an der Grenze zwischen Gehörgangsdach und Hinterwand in Richtung des Ganglion geniculi, wo in der Regel der N. VII verletzt wird (**Längsfraktur**) (Stennert, 1994). Eine operative Revision muß insbesondere diesen Bezirk freilegen - ggf. nach Demontage der Gehörknöchelchenkette. Eine Dekompression im mastoidalen und meistens auch im tympanalen Verlauf des N. VII ist wirkungslos.

Bei der selteneren **Querfraktur** wird zwischen »innerer« Querfraktur (von der hinteren Schädelgrube zum Gebiet des Fundus des inneren Gehörganges) und »äußerer« Querfraktur (von der hinteren Schädelgrube durch den Labyrinthblock) unterschieden. Bei Querfrakturen kommt es typischerweise zur Zerreißung des Nervens in Kombination mit vestibulo-cochleären Schäden (Strohm, 1986). Die Indikation zur operativen Intervention besteht bei der Querfraktur allein schon wegen der persistierenden Liquorrhö (der enchondrale Labyrinthknochen ist nicht zur Kallusbildung fähig).

Literatur

Adour K, Hetzler D (1984) Current medical treatment for facial palsy. Am J Otol 5: 499–502

Adour K, Wingerd J (1974) Idiopathic facial paralysis (bell's palsy): Factors affecting severity and outcome in 446 patients. Neurology 24: 1112–1116

Adour K, Wingerd J, Douglas MA, Bell N, Manning JJ, Hurley JP (1972) Prednisone treatment for idiopathic facial paralysis (bell's palsy), N Engl J Med 287: 1268–1272

Adour K, Byl FM, Hilsinger KL, Kahn LM, Sheldon Mj (1978) The true nature of bell's palsy: Analysis of 1 000 consecutive patients. Laryngoscope 88: 787–801

Austin JR, Peskind SP, Austin SG, Rice DH (1993) Idiopathic facial nerve paralysis: A randomized double blind controlled study of placebo versus prednisone. Laryngoscope 103: 1326–1333

Bier H, Bergler W, Keilmann A (1988) Die Behandlung des Zoster oticus, Laryng Rhinol Otol 66: 188–190

Catalano PJ, Bergstein MJ, Biller HF (1995) Comprehensive management of the eye in facial paralysis. Arch Otolaryngol Head Neck Surg 121: 81–86

Devriese P, Schumacher T, Scheide A, De Jongk R, Houtkooper J (1990) Incidence, prognosis and recovery of Bell's palsy: A survey about 1 000 patients (1974–1983). Clin Otolaryngol 15: 15–27

Ebersold MJ, Quast LM (1992) Long term results of spinal accessory nerve facial nerve anastomosis. J Neurosurg 77 (1):51–54

Esslen E (1977) The acute facial palsies, Neurology Series. Springer, Berlin Heidelberg New York

Fisch U (1981) Surgery for bell's palsy. Arch Otolaryngol 107: 1–11

Goldspink D (1978) The influence of passive stretch on the growth and protein turnover of denervated extensor digitorum longus muscle. Biochem J 174: 595–602

Hoffmann WY (1992) Reanimation of the paralysed face. Otolaryngol Clin North Am 25: 649–667

Laumans E, Jongkees L (1963) On the prognosis of peripheral facial paralysis of endotemporal origin. Ann Otol Rhinol Laryngol 72: 307–323

May M (1976) The use of steroid's in bell's palsy: A prospective controlled study. Laryngoscope 86: 1111–1122

May M (1985) Idiopathic (bell's) facial palsy: Natural history defies steroid or surgical treatment. Laryngoscope 95: 406–409

May M, Klein S (1983) Facial nerve decompression complications. Laryngoscope 93: 299–305

McKendrick MW, Mc Gill JI, White JE, Wood MJ (1986) Oral acyclovir in acute herpes zoster. Br Med J 293: 1529–1532

Melichna A, Gutmann E (1974) Stimulation and immobilisation effects on contractile and histochemical properties of denervated muscle. Pflügers Arch 352: 165–178

Miehlke A (1979) Fazialislähmungen. In: Berendes J, Link R, Zöllner F (Hrsg.) HNO Heilkunde in Praxis und Klinik, Thieme, Stuttgart 5: 21.1–21.66

Müller-Jensen G, Müller-Jensen K (1994) Behandlung des Lagophthalmus mit klebenden Lidgewichten. HNO 42 (12): 760–763

Nix WA (1987) Zur Wirkung der Elektrotherapie nach peripheren Nervenverletzungen. Jahrbuch der Neurologie. Regensburg & Biermann, Münster: 51–58

Pensak ML, Jackson CG, Glassoock ME, Gulya AJ (1986) Facial reanimation with the VII-XII anastomosis: Analysis of the functional and psychological results. Otolaryngol Head and Neck Surg 94; 305–310

Pitts DB, Adour K, Hilsinger RL (1988) Recurrent Bell's palsy:analysis of 140 patients. Laryngoscope 98: 535–540

Prescott CA (1988) Idiopathic facial nerve palsy (the effect of treatment with steroids). J Laryngol Otol 102: 403–407

Roggenkämper P, Laskawi R, Damenz W, Schröder M, Nussgens Z (1994) Orbicular synkinesis after facial paralysis: treatment with botulinum toxin. Doc-Ophthalmol 86: 395–402

Schrader M, Render K, Schrader V, Lautermann J (1993) Reliability of the transcranial magnetic stimulation in the diagnosis of facial palsy. Eur. Archives Oto Rhino Laryngol 250: 46

Smyth AG (1995) Protective ptosis after parotid surgery induced with botulinum toxin. Br J Oral Maxillofac Surg 33 (2): 107–109

Stankiewicz J (1983) Steroids and idiopathic facial paralysis. Otolaryngol Head and Neck Surg 91: 672–677

Stankiewicz J (1987) A review of published data on steroids and idiopathic facial paralysis. Otolaryngol Head and Neck Surg 97: 481–486

Stennert E (1981) Pathomechanismus in cell metabolism: A key to treatment of bell's palsy. Ann Otol Rhinol Laryngol 90: 577–580

Stennert E (1994) Fazialisparesen. Oto-Rhino-Larngologie in Klinik und Praxis. Band 1, 689–693

Stöhr M (1996) Iatrogene Nervenläsion. 2. Aufl. Thieme, Stuttgart

Strohm M. (1986) Trauma of the middle ear. Adv. Oto-Rhino-Laryng. 35: 1-254

Tani M, Kinishi M, Takabara T, Hosomi H, Amatsu M (1988) Medical treatment of Bell's palsy. Oral vs. intravenous administration. Acta Otolaryngol (Stockh) Suppl. 446: 114–118

Tomita H (1977) Viral etiology of bell's palsy. In: Fisch U (Hrsg.) Facial nerve surgery. Kugler Medical Publication, Amstelveen, 356–363

B 4. Schwindel

von *Th. Brandt*

B 4.1. Schwindel: Ein multisensorisches Syndrom

Schwindel ist keine Krankheitseinheit, sondern umfaßt fächerübergreifende multisensorische und sensomotorische Syndrome unterschiedlicher Ätiologie und Pathogenese. Physiologischer Reizschwindel (Bewegungskrankheit, Höhenschwindel) und pathologischer Läsionsschwindel (einseitiger Labyrinthausfall, Vestibulariskernläsion) sind trotz der unterschiedlichen Pathomechanismus durch eine ähnliche Symptomkombination – bestehend aus Schwindel, Übelkeit, Nystagmus und Ataxie – charakterisiert (Brandt und Daroff, 1980). Diese leitet sich aus der gestörten Interaktion der an der dynamischen Raumorientierung beteiligten Sinnesysteme (visuell, vestibulär, somatosensorisch) ab. Die Störungen im Bereich der Wahrnehmung (Schwindel), der Blickstabilisation (Nystagmus), der Haltungsregulation (Fallneigung, Ataxie) und des Vegetativums (Übelkeit) entsprechen den Hauptfunktionen des vestibulären Systems und können unterschiedlichen Orten im Hirn zugeordnet werden (**Abb. B 4.1**). Der wahrgenommene Schwindel, eine unangenehme Verzerrung statischer Raumkoordinaten oder eine kombinierte Eigen-/Umwelt-Bewegungsillusion, basiert auf einer kortikalen Störung der Raumorientierung. Nystagmus entsteht durch eine richtungsspezifische Tonusverschiebung der vestibulo-okulären Reflexbahnen des Hirnstamms. Stand- und Gangunsicherheit sind Folge inadäquater vestibulo-spinaler Reaktionen. Nausea und Erbrechen werden über eine chemische Aktivierung des medullären Brechzentrums ausgelöst.

B 4.1.1. Allgemeine klinische Aspekte

Die häufigsten peripher-vestibulären Schwindelformen sind der benigne paroxysmale Lagerungsschwindel, die Neuritis vestibularis und der M. Menière, seltener sind das neurovaskuläre Kompressions-Syndrom des 8. Hirnnerven (Ve-

Abb. B 4.1: Physiologischer (Reiz)Schwindel und pathologischer (Läsions)Schwindel sind durch ähnliche Symptome gekennzeichnet, die sich aus den Funktionen des multisensorischen »vestibulären« Systems ableiten (Brandt und Daroff, 1989).

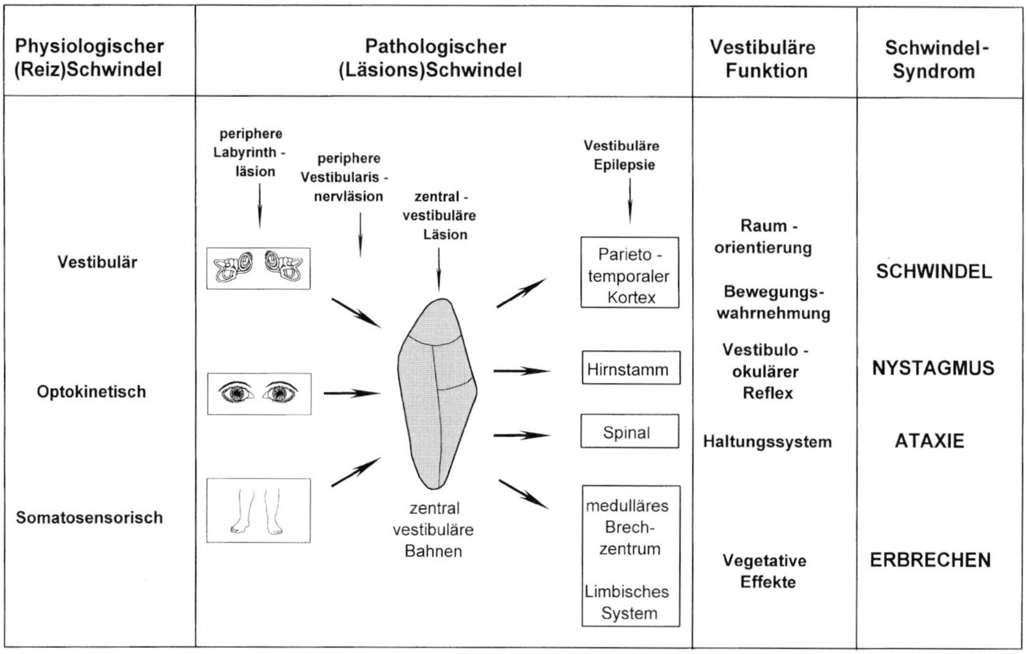

stibularisparoxysmie) oder Labyrinthfisteln (**Tab. B 4.1**). Peripher-vestibuläre Schwindel-Attacken sind gekennzeichnet durch heftigen Drehschwindel, rotierenden horizontalen Spontan-Nystagmus in eine Richtung, Fallneigung in die andere Richtung, Übelkeit und Erbrechen. Zentral-vestibuläre Schwindelformen entstehen durch Läsionen der Verbindungen zwischen Vestibulariskernen und Vestibulocerebellum sowie zwischen Vestibulariskernen, den okulomotorischen Strukturen des Hirnstamms, Thalamus und vestibulärem Kortex. Es handelt sich dabei einerseits um klar definierte Leitsyndrome unterschiedlicher Ätiologie, wie Upbeat- oder Downbeat-Nystagmus (schnelle Phase des Nystagmus schlägt nach oben bzw. unten), deren typischer okulomotorischer Befund nur bei zentralen Hirnstamm- oder zerebellären Funktionsstörungen vorkommt und eine sichere topische Zuordnung erlaubt. Andererseits kann zentral-vestibulärer Schwindel auch Teil eines komplexen infratentoriellen klinischen Syndroms sein, wobei als weitere Symptome supranukleäre oder nukleäre Okulomotorikstörungen und/oder weitere neurologische Hirnstammausfälle (z. B. Wallenberg-Syndrom) vorkommen können. Zentrale Schwindelformen können als Sekunden bis Minuten dauernde Attacken auftreten (Basilarismigräne), über Stunden bis Tage anhalten (Hirnstamminfarkt) oder permanentes Symptom sein (Downbeat-Nystagmus bei Arnold-Chiari-Malformation).

Tab. B 4.1: Häufigkeit unterschiedlicher Schwindelformen bei 1370 ambulanten Patienten einer Spezialambulanz (1989–1995)

Schwindel-Syndrome	N	%
1. Benigner paroxysmaler Lagerungsschwindel	258	18,8
2. Phobischer Schwankschwindel	196	14,3
3. Zentral-vestibulärer Schwindel	185	13,5
4. Morbus Menière	101	7,3
5. Basilarismigräne	83	6,0
6. Neuritis vestibularis	67	4,9
7. Psychogener Schwindel (ohne2.)	41	3,0
8. Bilaterale Vestibulopathie	31	2,3
9. Vestibuläre Paroxysmie	24	1,8
10. Perilymphfistel	3	0,2
Andere seltene Ursachen (gesichert)	31	2,3
Schwindel unklarer Ätiologie	64	4,7
Zentral-vestibuläre Syndrome ohne Schwindel*	186	13,6
Erkrankungen ohne Schwindel**	100	7,3

* Hirnstamm-Syndrome mit Okulomotorikstörungen, Stand- und Gangunsicherheit ohne Schwindel (z. B. umschriebene Hirnstamminfarkte)

** Nicht-vestibuläre Okulomotorikstörungen bei Myasthenia gravis, peripheren Augenmuskelparesen, oder nicht-vestibulärer Schwindel bei Demenz oder sensorischer Polyneuropathie

Tab. B 4.2: Medikamentöse, physikalische und operative Therapieverfahren bei Schwindel

Therapieverfahren	**Indikation**
Medikamentös	
Antiepileptika	- vestibuläre Epilepsie - vestibuläre Paroxysmie (neurovaskuläre Kompression) - paroxysmale Dysarthrie und Ataxie bei MS - andere zentral-vestibuläre Paroxysmien - Obliquus superior Myokymie
Antivertiginosa	- symptomatisch gegen Übelkeit und Erbrechen bei akuter Labyrinthläsion oder Vestibularisnerv-/kernläsion - Prävention der Bewegungskrankheit
Beta-Rezeptorenblocker	- Basilarismigräne (benign recurrent vertigo)
Betahistin	- M. Menière
ototoxische Antibiotika	- M. Menière - vestibuläre drop attacks
Baclofen	- Downbeat-/Upbeat-Nystagmus-/Schwindel
Acetazolamid	- familiäre periodische Ataxie/Vertigo
Physikalisch	
Befreiungs-Lagerungsmanöver	- benigner paroxysmaler Lagerungsschwindel
Vestibularistraining	- zentrale Kompensation einer peripheren vestibulären Tonusdifferenz (Labyrinthausfall) - Habituation zur Prävention von Bewegungskrankheit
(physikalische Therapie, Halskrawatte)	- (zervikogener Schwindel?)
Operativ	
operative Dekompression	- Tumoren der hinteren Schädelgrube (Akustikusneurinom)
Durchschneidung von Bogengangsnerven oder Verödung des Bogengangs	- benigner paroxysmaler Lagerungsschwindel
Labyrinthektomie oder Durchtrennung des Vestibularisnerven	- M. Menière
neurovaskuläre Dekompression	- Vestibularisparoxysmie
operative Deckung	- Perilymphfistel

In unserer ersten Übersicht der häufigsten Schwindelformen bei einer unselektionierten Gruppe stationärer und ambulanter Patienten Anfang der 80er Jahre entfielen auf den benignen paroxysmalen Lagerungsschwindel, Neuritis vestibularis, phobischen Schwankschwindel und M. Menière – in dieser Reihenfolge – zusammen 85 % des Spektrums. Nach Aufbau einer überregionalen Spezialambulanz für Schwindel verschoben sich in einer zweiten Übersicht aus den Jahren 1989 bis 1995 (1370 ambulante Patienten) sowohl das Gesamtspektrum als auch die relative Häufigkeit der einzelnen Diagnosen (**Tab. B 4.1**). Der benigne paroxysmale Lagerungsschwindel war weiterhin mit 19 % die häufigste Ursache. Dies deckt sich mit Erhebungen von Spezialambulanzen in den USA. Die mit 14 % zweithäufigste Diagnose war der von uns beschriebene phobische Schwankschwindel (Brandt und Dieterich, 1986; Brandt, 1996), gefolgt von zentral-vestibulären Schwindelformen überwiegend bei vaskulären und entzündlichen Erkrankungen des Hirnstamms. Die basiläre Migräne – keineswegs ausschließlich eine Erkrankung jüngerer Frauen – war etwa so häufig wie der M. Menière oder die Neuritis vestibularis. Der Vergleich von Häufigkeitsangaben verschiedener Kliniken und Fachrichtungen wird dadurch erschwert, daß der Begriff »Schwindel« unterschiedlich weit gefaßt wird, entweder als subjektives Symptom oder als objektivierbare vestibuläre Funktionsstörung. Beides ist unbefriedigend, da das Symptom Schwindel einerseits bei nicht-vestibulären Funktionsstörungen (orthostatische Dysregulation) vorkommt und andererseits zentral-vestibuläre Funktionsstörungen (Lateropulsion beim Wallenberg-Syndrom) auch ohne subjektiven Schwindel vorkommen.

B 4.1.2. Allgemeine Therapieprinzipien

Die Behandlung der verschiedenen Schwindelformen umfaßt medikamentöse, physikalische, operative und psychotherapeutische Maßnahmen

Tab. B 4.3: Antivertiginosa (ges. gesch. Präparatenamen z. T. in Auswahl)

Pharmaka	Dosis	Nebenwirkungen
- Dimenhydrinat (Vomex A®, Dramamine®)	Tbl. (50 mg) alle 4–6 Std. Supp (100 mg) 1-2/die	Sedierung
- Promethazin (Atosil®)	Drg (25 mg) 1-3/die Supp (50 mg) 1-2/die	Mundtrockenheit Verschwommensehen Gastrointestinale Störung
- Meclizin (Bonamine®, Peremesin®)	Tbl. (25 mg) 2/die Supp. (50 mg)1-2/die	Beschränkung: Prostataadenom, Glaukom
- Flunarizin (Sibelium®)	Kps (5 mg) 1-2/die	
- Cinnarizin (Stutgeron®)	Tbl (25 mg) 1-3/die Kps (75 mg)	
- Betahistin (Aequamen®, Vasomotal®)	Tbl (8 mg) 3/die	
Anticholinergika		
- Scopolamin (Scopoderm® TTS)	transdermal 0,5 mg/72 Std.	Mundtrockenheit Hautrötung Akkomodationsstörungen Tachykardie Miktionsbeschwerden Beschränkung: Prostataadenom, Glaukom Tachyarrhythmie, Verwirrtheit
Antidopaminergika		
- Thiethylperazin (Torecan®)	Drg (10,3 mg) Supp (10,3 mg) 1-3/die	
- Droperidol (Dehydrobenzperidol®)	5–20 mg i. m. oder i. v.	Sedierung Mundtrockenheit Dyskinesien Parkinsonoid Kreislauflabilität Beschränkung: vorgeschädigtes Herz

(**Tab. B 4.2**). Für die sogenannten Antivertiginosa, wie die Antihistaminika Dimenhydrinat (Vomex A®), Cinnarizin (Stutgeron®) und Flunarizin (Sibelium®), das Belladonna-Alkaloid Scopolamin (Scopoderm® TTS), das Benzamid Sulpirid (Dogmatil®) und das Phenothiazin Thiethylperazin (Torecan®), ergeben sich nur drei Indikationen zur - symptomatischen - Behandlung von Schwindel und Nausea (**Tab. B 4.3**; Brandt, 1991):

- Akute Labyrinthfunktionsstörung (Dauer der Behandlung 1 bis maximal 3 Tage);
- Akute vestibulariskernnahe Hirnstammläsion mit Nausea;
- Prävention der Bewegungskrankheit.

Alle diese Pharmaka sind ungeeignet zur Dauerbehandlung, z. B. chronischen (zentral-vestibulären) Schwindels, einer archizerebellären Ataxie oder der Lageschwindelformen. Wenn die Übelkeit abgeklungen ist, sollten keine Antivertiginosa oder sedierende Pharmaka mehr gegeben werden, da sie nach tierexperimentellen Befunden die gewünschte zentrale Kompensation einer peripheren Funktionsstörung hemmen (**Tab. B 4.4**). Der gemeinsame Wirkungsmechanismus der Antivertiginosa ist bisher nur mangelhaft bekannt. Neben der antivertiginösen haben diese Substanzen auch eine antiemetische Wirkung. Da es beim Schwindel über vestibuläre Aktivierung der Formatio reticularis, sowie einer chemorezeptiven Triggerzone in der lateralen Area postrema am Boden des 4. Ventrikels (dorsolateral von den Vaguskernen) zu einer chemischen Aktivierung des Brechzentrums kommt, ist schwer zu entscheiden, ob die antiemetische Wirkung auch am Brechzentrum angreift. Die Wahrnehmung des Schwindels wird mit kurzer Latenz neuronal vermittelt; die Übelkeit tritt mit längerer Latenz auf, da sie durch chemische Übertragung ausgelöst wird.

Die Wirkung der Pharmaka Dimenhydrinat oder Scopolamin ist sicher nicht durch eine Hemmung des Brechzentrums erklärt, da diese im Tierexperiment das Apomorphin-induzierte Erbrechen nicht verhindern. Eine gemeinsame Eigenschaft der Pharmaka aus den verschiedenen Gruppen besteht in einer kompetitiven Hemmung von Acetylcholin, einem Neurotransmitter der Vestibulariskerne. Die unterschiedlich ausgeprägten zentralsedierenden Nebenwirkungen, wie Müdigkeit, Benommenheit, Konzentrationsschwäche und Verlangsamung, sind mit Hilfe psychologischer Leistungs-Tests meßbar und reduzieren signifikant die Einsatzfähigkeit und Fahrtauglichkeit. Unter Scopolamin werden parasympathikolytische Nebenwirkungen wie Akkomodationsstörungen, Verschwommensehen und Mundtrockenheit berichtet. Anwendungsbeschränkungen ergeben sich wie bei anderen Anticholinergika für das Engwinkelglaukom, Prostataadenom, Restharnbildung und die Tachyarrhythmie.

Neben den Antivertiginosa werden zunehmend andere Pharmaka wirkungsvoll zur Therapie einzelner Schwindelformen eingesetzt (**Tab. B 4.2**), wie z. B. Beta-Rezeptorenblocker bei der Basilarismigräne (s. Kap. A.1), Baclofen beim Downbeat-Nystagmus (Dieterich et al., 1991) und/oder Carbamazepin bei der Vestibularisparoxysmie (Brandt und Dieterich, 1994).

Tab. B 4.4: Pharmaka, die die zentrale vestibuläre Kompensation peripherer Funktionsstörungen im Tierversuch beeinflussen können (nach Zee, 1988)

Verzögerte Kompensation durch
Alkohol
Phenobarbital
Chlorpromazin
Diazepam
ACTH-Antagonisten
Beschleunigte Kompensation durch
Coffein
Amphetamin
ACTH
(Ganglioside)
Thyreotropin releasing Hormon (TRH)
Gingko biloba
Dekompensation durch
Cholinergika, Cholinesterasehemmer
Adrenergika
GABA-Agonisten
Alkohol
Überkompensation durch
Anticholinergika
Alpha-adrenerge Blocker
GABA-Blocker

B 4.2. Physiologischer Reizschwindel: Bewegungskrankheit

B 4.2.1. Klinik

Die Bewegungskrankheit entsteht akut während passiven Transportes in Fahrzeugen mit spontaner Remission längstens innerhalb eines Tages nach Fortfall der auslösenden Reizsituation. Das Vollbild der akuten, schweren Kinetose entwickelt sich über initiale Symptome wie Benommenheit, körperliches Unbehagen, Müdigkeit, periodisches Gähnen, Blässe sowie leichten Schwindel mit scheinbaren Umwelt- und Eigenbewegungen. Unter Zunahme der Gesichtsblässe folgen kalter Schweiß, vermehrter Speichelfluß, Geruchsüberempfindlichkeit, Hinterkopfschmerzen, Oberbauchdruckgefühl und schließlich Nausea, Würgreiz und Erbrechen mit motorischen Koordinationsstörungen, Antriebs- und Konzentationsverlust, Apathie und Vernichtungsangst (Money, 1970).

Bekannte Unterformen der Kinetose sind die Autoreisekrankheit (optisch-vestibulärer Reizkonflikt), die Seekrankheit (ungewohnte komplexe Linear- und Winkelbeschleunigungen langsamer Frequenz unter 1 Hz), die Simulatorkrankheit (optokinetische Bewegungskrankheit) und die Raumfahrtkrankheit (Inkongruenz der Sinnesmeldungen von Otolithen, Bogengängen und visuellem System bei aktiven Kopfbewegungen in Mikrogravitation).

B 4.2.2 Verlauf

Trotz erheblicher interindividueller Resistenzunterschiede kann bei jedem Gesunden durch extreme Beschleunigungsreize (z. B. gekreuzt gekoppelte Beschleunigungen: Coriolis-Effekte) Bewegungskrankheit ausgelöst werden. Die Angaben über die Häufigkeit von Kinetosen in verschiedenen Fahrzeugen schwanken zwischen 1 und 90 %; die Erkrankungsrate während der ersten Tage einer Atlantiküberquerung auf dem Schiff beträgt bei mäßigem Seegang 25 bis 30 %, während in kleinen Rettungsbooten oder Schwimmwesten 80 % schwer seekrank werden, wodurch über einen zusätzlichen Wasser- und Elektrolytverlust die Überlebensaussichten gemindert werden. Frauen sind anfälliger als Männer, Kinder und jüngere Erwachsene anfälliger als Greise. Säuglinge und Kleinkinder bis zu einem Jahr sind in hohem Maße resistent, offenbar, weil sie das visuelle System erst mit dem Erlernen des freien Stehens und Gehens zur dynamischen Raumorientierung benutzen und damit vorher nicht einem optisch-vestibulären Wahrnehmungskonflikt in Fahrzeugen unterliegen (Brandt et al., 1976). Ausfall der Labyrinthfunktion bedingt absolute Resistenz; Blindheit schützt nicht vor Bewegungskrankheit.

Die Bewegungskrankheit ist ein akutes Krankheitsbild. Übelkeit und Erbrechen entwickeln sich innerhalb von Minuten bis Stunden, die Symptome zeigen eine spontane Remission in Stunden bis zu einem Tag nach Reizende; dauert die Reizsituation an (Schiff, Raumfahrt), so kommt es innerhalb von 3 Tagen zu einer Erholung durch zentral vermittelte Anpassung (Habituation).

Als Mal de debarquement-Syndrom wird eine nach längeren Schiffsreisen an Land anhaltende Stand- und Gangunsicherheit mit Schwankschwindel genannt (Brown und Baloh, 1987; Murphy, 1993). Kurzfristig kommen solche Beschwerden in Form sensomotorischer Nacheffekte nach anhaltender Bewegungsreizung auch bei Gesunden vor (z. B. seamen's legs). Das über Monate oder Jahre anhaltende Mal de debarquement-Syndrom erinnert jedoch an die Entwicklung eines somatoformen (psychogenen) Schwindels ähnlich dem phobischen Schwankschwindel (S. B 4.6.4).

Abb. B 4.2: Schematische Darstellung der Entstehung von Schwindel und Bewegungskrankheit durch inkongruente Sinnesmeldungen. Aktive Körperbewegungen führen zu einer Reizung der vestibulären, visuellen und somatosensorischen Rezeptoren, deren Meldungen mit einem durch frühere Bewegungserfahrung eingeeichten, multisensorischen Erwartungsmuster verglichen werden. Das Erwartungsmuster wird durch die mit dem Bewegungsimpuls parallel ausgesandte Efferenzkopie bereitgestellt. Stimmen aktuelle Sinnesreizung und Erwartungsmuster überein, so wird die Bewegung unter Erhaltung der Raumkonstanz wahrgenommen; besteht eine Inkongruenz zwischen eingehendem und erwartetem Muster, so entsteht Schwindel und bei wiederholter Reizung durch Summation Bewegungskrankheit. Gewöhnung wird zentral dadurch erreicht, daß durch wiederholte Auslösung das zentral gespeicherte Erwartungsmuster umprogrammiert wird (Habituation).

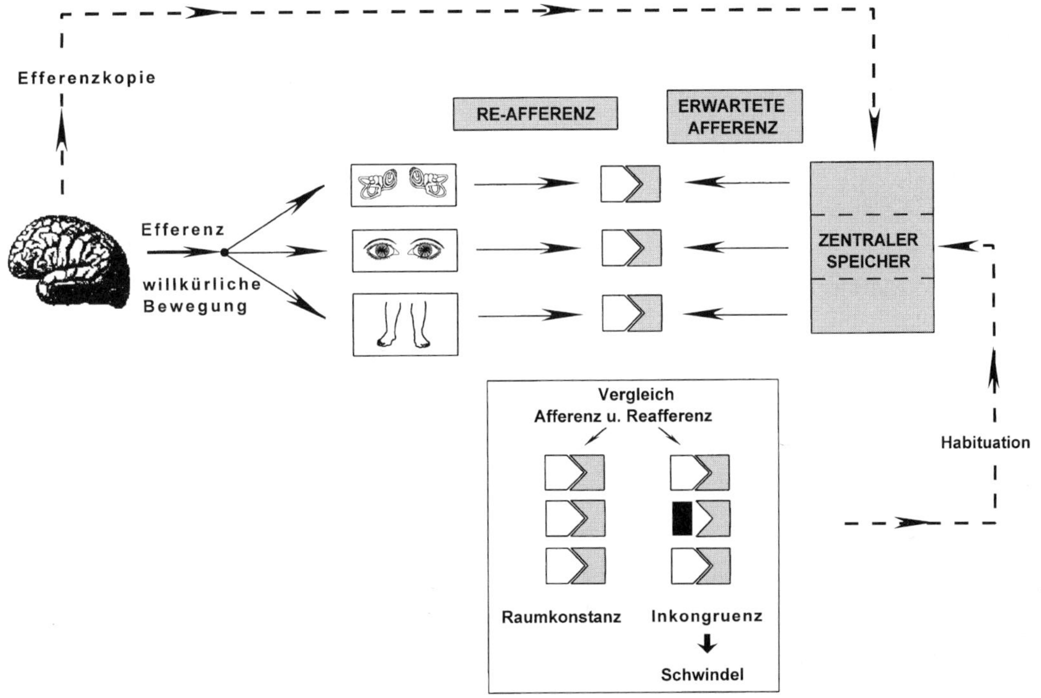

B 4.2.3. Therapeutische Prinzipien

Bewegungskrankheiten entstehen nicht durch vestibuläre »Überreizung« bei starken Körperbeschleunigungen, sondern durch ungewohnte (d. h. unadaptierte) Bewegungsreize und vor allem durch intersensorische Wahrnehmungs-Inkongruenzen zwischen visuellem, vestibulärem und somatosensorischem System. Wichtigstes Konzept zum Verständnis der Pathogenese von Bewegungskrankheit ist die sogen. Mismatch-Theorie (Reason, 1978; Dichgans und Brandt, 1978), die besagt, daß der entscheidende Auslöser die Inkongruenz der Bewegungsmeldungen aus verschiedenen Sinneskanälen bzw. die Inkongruenz von erwarteter und tatsächlicher Sinnesreizung ist (**Abb. B 4.2**).
Die wirkungsvollste physikalische Prävention besteht in einer Gewöhnung (Habituation) durch intermittierende Reizexposition, wobei diese Anpassung nur vorübergehend und beschleunigungsspezifisch ist, d. h., Resistenz gegenüber der Seekrankheit schützt nicht vor Flugkrankheit.
Ist eine Resistenz durch »**Vestibularistraining**« nicht gegeben, so sollten während der Reizung durch Kopffixierung zusätzliche Beschleunigungen vermieden werden, die sich mit den Fahrzeugbewegungen komplex koppeln.
In geschlossenen Fahrzeugen oder beim Lesen auf dem Rücksitz eines Autos entsteht Bewegungskrankheit vor allem durch Körperbeschleunigungen, wenn das Sehen einer stationären Umwelt im Widerspruch zu den Labyrinthreizen steht. Durch adäquate visuelle Kontrolle der Fahrzeugbewegung kann die Bewegungskrankheit gegenüber der Bedingung »Augen zu« signifikant vermindert werden, während die Anfälligkeit bei vorwiegend stationären Fahrzeugkontrasten im Gesichtsfeld signifikant ansteigt (Dichgans und Brandt, 1973; Probst et al., 1982). Durch Antivertiginosa wie Dimenhydrinat (Vomex A®) oder Scopolamin (Scopoderm® TTS) können die Spontanaktivität von Vestibulariskernneuronen sowie die neuronale Frequenzmodulation unter Körperbeschleunigungen gehemmt werden, was die Anfälligkeit gegenüber Bewegungskrankheiten vermindert.

B 4.2.4. Pragmatische Therapie

Möglichkeiten der physikalischen und medikamentösen Prävention sind in **Tab. B 4.5 A** und **B** angegeben. Eine Verdoppelung der gewöhnlichen Einzeldosen (100 mg Dimenhydrinat; 0,6 mg Scopolamin) führt zu einer deutlichen Zunahme der zentral sedierenden Nebenwirkungen ohne wesentliche Verbesserung der Resistenz gegenüber Bewegungskrankheiten (Wood et al., 1966). In schweren Fällen kann die Wirkung der Einzelsubstanzen durch Kombination eines Antihistaminikums mit einem Sympathikomimetikum (25 mg Atosil und 25 mg Ephedrin) erhöht werden (Wood und Graybiel, 1970).

Tab. B 4.5 A: Physikalische Prävention von Bewegungskrankheit

Maßnahme	Ziel
vorher:	
- »Vestibularistraining« durch wiederholte Reizexposition und aktive Kopfbewegungen, evtl. Simulatortraining	- Bewegungsspezifische zentrale Habituation - Ausnutzen des optisch-vestibulären Habituationstransfers
akut:	
- Kopffixierung	- Vermeiden zusätzlicher Beschleunigungen, die sich mit Fahrzeugbeschleunigungen komplex koppeln: z. B. Coriolis-Effekt
- Kopfposition (zum Gravitationsvektor) Schiff: liegend Auto: liegend in Fahrtrichtung Helikopter: sitzend - evtl. Gegenregulation der durch Fahrzeugbeschleunigung ausgelösten Körperbewegungen (in die Kurve legen)	- Ausnutzen der Kopfachsen-spezifischen Resistenzunterschiede gegenüber Beschleunigungen; Beschleunigung entlang Z-Achse am günstigsten
- visuelle Kontrolle der Fahrzeugbewegung, falls nicht möglich: Augen zu	- Vermeiden eines optisch-vestibulären Wahrnehmungskonflikts

Tab. B 4.5 B: Medikamentöse Prävention von Bewegungskrankheit

Pharmaka	Nebenwirkungen
- Antihistaminikum 100 mg Dimenhydrinat (Vomex A®, Novomina®, Dramamine®)	- Sedierung, vermindertes Reaktionsvermögen und Konzentrationsleistung, Mundtrockenheit, Verschwommensehen, Benommenheit
- Belladonna-Alkaloid 0,5 mg Scopolamin als transdermales therapeutisches System (TTS) 4–6 Std. vor Reiseantritt Wirkdauer bis zu 72 Std.	

B 4.2.5. Unwirksam

Hypnotika, da Erbrechen unmittelbar aus dem Schlaf heraus.

B 4.3. Physiologischer Reizschwindel: Höhenschwindel

B 4.3.1. Klinik

Der physiologische Höhenschwindel ist eine visuell ausgelöste Stand- und Bewegungsunsicherheit mit interindividuell unterschiedlich starker Angst und vegetativen Begleitsymptomen beim Blick von Leitern, Gebäuden, einer Klippe oder einem Gebirgsgrat.
Obwohl der Höhenschwindel bislang als Phobie angesehen wurde, gibt es eine physiologische Erklärung für Standunsicherheit und Schwindel durch die optischen Reizbedingungen beim Blick von freistehenden Gebäuden (Bles et al., 1980; Brandt et al., 1980). Der physiologische Höhenschwindel ist eher ein »Distanzschwindel«, hervorgerufen durch »visuelle Destabilisierung« der aufrechten Haltung wenn der Abstand zwischen Auge und den nächsten Kontrasten im Gesichtsfeld eine kritische Distanz erreicht. Kopf- und Körperschwankungen können dann visuell nicht mehr korrigiert werden, da die Bewegungen wegen der unterschwellig kleinen retinalen Bildwanderung sensorisch nicht registriert werden. Die vestibulären und somatosensorischen Meldungen über eine Verschiebung des Körperschwerpunktes über der Standfläche stehen dann im Widerspruch zu der visuellen Information erhaltener Körperstabilität. Unter solchen Reizbedingungen sind die Körperschwankungen meßbar vergrößert und vor allem die visuellen Haltungsreflexe auf Störimpulse so beeinträchtigend, daß eine reale Fall- oder Absturzgefahr besteht. Aus diesem Mechanismus lassen sich kritische Reizparameter der Auslösung und praktische Hinweise zur Prophylaxe ableiten.

B 4.3.2. Verlauf

Für viele Tierspezies und den Menschen bestehen eine weitgehend genetisch bestimmte Angst und Vermeidensverhalten bei visueller Annäherung an eine Stufe oder einen Abgrund (visual-cliff Phänomen, Walk et al., 1957). Höhenschwindel und Höhenangst sind demnach physiologisch und müssen von der pathologischen Akrophobie unterschieden werden. Beim Blick in die Tiefe baut sich der Höhenschwindel erst mit einer Verzögerung von Sekunden auf; nach Fortfall der auslösenden Reizsituation klingt er rasch wieder ab. Patienten mit Labyrinthfunktions- oder Gleichgewichtsstörungen und Alkoholiker sind anfälliger. Durch wiederholte Reizexposition kann eine gewisse Gewöhnung erreicht werden.

B 4.3.3. Therapeutische Prinzipien

Eine neurotische **Akrophobie** entsteht dann, wenn physiologischer Höhenschwindel eine konditionierte phobische Reaktion auslöst, die durch eine Dissoziation zwischen subjektiver und objektiver Fallgefahr charakterisiert ist. Obwohl auch der akrophobische Patient diese Diskrepanz erkennt, kann er typischerweise die panische Angst mit vegetativen Symptomen und das unangemessene Vermeidensverhalten nur schwer überwinden.
Die **Psychotherapie der Akrophobie und Agoraphobie** wird von verhaltenstherapeutischen Ansätzen beherrscht, die entweder als systematische oder »in vivo«-Desensibilisierungsverfahren klassifiziert werden können (**Tab. B 4.6 B**).
Die Methode der systematischen Desensibilisierung (Wolpe, 1958) basiert auf der Konstruktion einer graduierten Hierarchie angstauslösender visueller Szenen, die den Patienten »im Anschluß an eine Trainingsphase zur Muskelentspannung« während körperlicher Entspannung der Reihe nach dargeboten werden. Wirkungsvoller sind jedoch »in vivo«-Desensibilisierungsverfahren, bei denen die Angst nicht durch Reizvorstellung, sondern durch lebensnahen Reizkontakt vermindert werden soll. Die schrittweise Annäherung (successive approximation) an die angstauslösende Situation wird durch Instruktionen und Bekräftigungen unterstützt. Die sogenannte Kontaktdesensibilisierung (Ritter, 1969) stellt die Vorteile der Teilnahme und der körperlichen Kontaktnähe des Therapeuten als Verhaltensmodell (participant modelling) während der graduierten Annäherung an die Höhenschwindelsituation besonders heraus. Eine alternative Methode ist die möglichst lang dauernde »in vivo« Konfrontierung des Patienten mit der stärksten Reizsituation, das sogenannte »flooding«. Langzeitkatamnesen von Angstneurosen mit Phobien zeigen, daß auch ohne Psychotherapie nach einem 5- bis 6jährigen Intervall die meisten kindlichen Phobien und auch 40 bis 60 % der Erwachsenenphobien spontan gebessert oder abgeklungen sind (Agras et al., 1972; Noyes et al., 1980).

B 4.4. Peripher-vestibuläre Schwindelformen

B 4.4.1. Benigner paroxysmaler Lagerungsschwindel

Klinik
Der benigne paroxysmale Lagerungsschwindel (BPPV), erstmals genau von Barany 1921 beschrieben, ist die häufigste Schwindelform, vor allem des höheren Alters. Er ist so häufig, daß etwa ein Drittel aller über 70jährigen ihn schon einmal oder mehrfach erlebt hat. Er ist charakterisiert durch kurze Drehschwindel-Attacken mit gleichzeitigem rotierendem Lagerungs-Nystagmus zum

Tab. B 4.6 A: Physiologischer Höhenschwindel

Mechanismus	Entfernungsschwindel mit visueller Destabilisierung der Körperbalance, wenn die Distanz zwischen Auge und den nächsten stationären Sehdingen 3 Meter überschreitet (induziert der physiologische Höhenschwindel eine konditionierte phobische Reaktion, dann entsteht eine neurotische Akrophobie)	
Eigenschaften	Körperhaltung	am stärksten beim freien Stand, am schwächsten im Liegen, nimmt bei extremen Kopfneigungen zu
	Höhe:	Beginn ab etwa 3 Metern, maximal ab etwa 20 Metern
	Steigung:	Beginn ab 40-50°, maximal ab 70 -80° Neigungswinkel des Geländes
	Blickrichtung:	tritt auch beim Blick nach oben auf, entscheidend ist die Auge-Objekt-Distanz
Prävention	Körperhaltung:	Verbesserung der Haltungsstabilisation durch Anlehnen, Festhalten oder Hinsetzen, vor allem bei zusätzlichen Störreizen wie Wind, Vermeiden von extremen Kopfneigungen, um die Otolithen im optimalen Arbeitsbereich zu halten
	Sehen:	Ansehen naher stationärer Kontraste. Bei Blick in die Tiefe sollten gleichzeitig im peripheren Gesichtsfeld nahe stationäre Sehdinge zur visuellen Standregulation bleiben. Vermeiden großflächiger Bewegungsreize,die zu visuell induzierten Scheinbewegungen führen können. Bei Absturzgefahr nicht ohne Sicherung durch ein Fernglas sehen.

unten liegenden Ohr, zum Teil auch Übelkeit, ausgelöst durch Kopfreklination oder Kopf- bzw. Körperseitlagerung zum betroffenen Ohr. Drehschwindel und Nystagmus treten nach der Lagerung mit einer kurzen Latenz von Sekunden in Form eines Crescendo/Decrescendo-Verlaufs von maximal 30 Sekunden auf. Die Schlagrichtung des

Tab. B 4.6 B.: Verhaltenstherapie bei Akrophobie

Systematische Desensibilisierung	graduierte Darbietung oder Vorstellung visueller Szenen entsprechend der Angsthierarchie während vorher erlernter Muskelrelaxation
In vivo-Desensibilisierung	
successive approximation	graduierte Annäherung an die angstauslösende Reizsituation mit Hilfe von Instruktionen und Bekräftigungen unter lebensnahen Bedingungen
contact desensitization	der Therapeut setzt sich unter körperlicher Kontaktnähe mit dem Patienten der gleichen Reizsituation aus und dient als Verhaltensmodell
flooding	möglichst langdauernde Reizüberflutung durch unmittelbare Konfrontation des Patienten mit der stärksten Reizsituation in vivo
Pharmakologisch können unterstützend vorübergehend Tranquilizer oder Antidepressiva versucht werden. Auch ohne Psychotherapie zeigen die meisten Phobien spontane Beserungen oder Remissionen innerhalb von Jahren.	

Nystagmus hängt von der Blickrichtung ab, überwiegend rotierend beim Blick zum unten liegenden Ohr und überwiegend (vertikal) zur Stirn schlagend beim Blick zum oben liegenden Ohr. Der Nystagmus entspricht einer ampullofugalen Erregung des hinteren vertikalen Bogengangs des unten liegenden Ohrs.

Die Diagnose des BPPV läßt sich in den meisten Fällen aufgrund der typischen Anamnese (kurzdauernder Drehschwindel beim Umdrehen/Aufrichten im Bett) und des klinischen Befundes stellen. Insbesondere bei (trotz korrektem Lagerungstrainings) therapierefraktären Drehschwindelattacken sind differentialdiagnostisch neben dem einseitigen BPPV des posterioren Bogengangs in Betracht zu ziehen:

a) Zentraler Lage-Nystagmus (häufig);
b) beidseitiger BPPV (10 %);
c) BPPV des horizontalen Bogengangs (zu selten diagnostiziert);
d) Vestibularisparoxysmie (s. Kap. B 4.4.5);
e) zentrale Läsionen, die einen BPPV imitieren (sehr selten).

Verlauf

Der BPPV kann von der Kindheit bis zum Senium auftreten, ist aber zumindest für die idiopathische Form eine typische Alterserkrankung mit einem Maximum in der 6. bis 7. Lebensdekade. Etwa die

Abb. B 4.3: Schematische Darstellung des therapeutischen Lagerungsmanövers bei einem Patienten mit linksseitigem benignen peripheren paroxysmalen Lagerungsschwindel (BPPV). In den Spalten sind von links nach rechts angegeben: Die Position des Kopfes und Körpers, die Position des Labyrinths im Raum, die Position und Bewegung der (gegenüber der Endolymphe) spezifisch schwereren Teilchen (Pfropf) im posterioren Bogengang (die zu einer Auslenkung der Cupula führen) sowie, ganz rechts, die Richtung des Nystagmus. Die spezifisch schwereren Teilchen sind dargestellt als ein offener Kreis (entspricht der Position innerhalb des posterioren Bogengangs vor der jeweiligen Lageänderung) und schwarz gefüllter Kreis (entspricht der Position am Ende der jeweiligen Lageänderung).

(1) In sitzender Ausgangsposition wird der Kopf um 45° zum nicht betroffenen (»gesunden«) Ohr gedreht. Die Teilchen befinden sich am Boden des posterioren Bogengangs.

(2) Lagerung des Patienten nach li., d. h. zum betroffenen Ohr unter Beibehaltung der Kopfposition: Dies löst eine Bewegung der Teilchen im Bogengang entsprechend der Schwerkraft aus und führt zu einem rotierenden, erschöpflichen Nystagmus zum unten liegenden Ohr. Diese Position sollte der Patient ca. 2 Minuten einnehmen.

(3) Im nächsten Schritt wird der Patient unter Beibehaltung der Kopfdrehung, im raschen Schwung zum nicht betroffenen Ohr gekippt, wobei nun die Nase nach unten zeigt. Jetzt bewegen sich die Teilchen in Richtung des Ausgangs des posterioren Bogengangs, auch diese Position soll etwa 2 Minuten beibehalten werden.

(4) Der Patient richtet sich langsam auf und die Teilchen gelangen in den Utriculusraum, wo sie keinen Drehschwindel mehr auslösen können (Brandt et al., 1994)

Abkürzungen:

A, P, H	= anteriorer, posteriorer und horizontaler Bogengang
CUP	= Cupula
UT	= Utriculus
RE	= rechtes Auge
LE	= linkes Auge

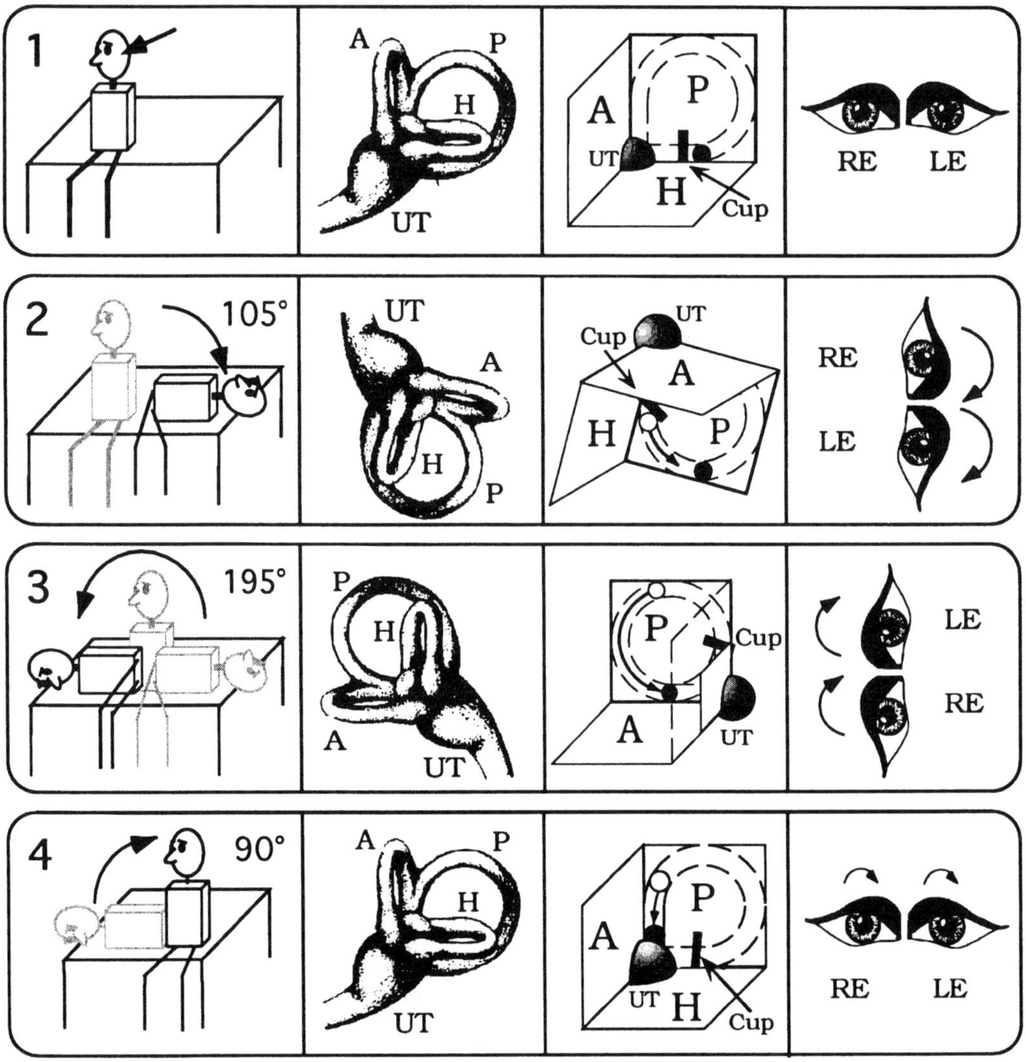

Hälfte aller Fälle müssen als degenerativ oder idiopathisch (Frauen : Männer = 2 : 1) eingeordnet werden, während die symptomatischen Fälle (Frauen : Männer = 1 : 1) am häufigsten auf ein Schädeltrauma (17 %) oder eine Neuritis vestibularis (15 %) zurückgeführt werden (Baloh et al., 1987). BPPV tritt auch auffällig häufig bei verlängerter Bettruhe durch andere Erkrankungen oder nach Operationen auf. 10 % der spontanen Falle und 20 % der traumatischen Fälle zeigen einen beidseitigen, meist asymmetrisch betonten BPPV. Benigne wird diese Erkrankung genannt, weil sie meist innerhalb von Wochen oder Monaten spontan abklingt; in einigen Fällen kann sie jedoch über Jahre anhalten. Im eigenen Krankengut betrug die Anamnesedauer bis zur Diagnosestellung bei 50 % mehr als 4 Wochen und bei 10 % mehr als ein halbes Jahr. Unbehandelt persistiert der BPPV bei etwa 30 % der Patienten, bei weiteren 20 bis 30 % kommt es innerhalb von Monaten oder Jahren zu Rezidiven.

Therapeutische Prinzipien

Nach dem histologisch nachgewiesenen Cupulolithiasismodell von Schuknecht (1969) lagern sich traumatisch oder spontan degenerativ abgelöste, anorganische, spezifisch schwere Partikel des Utriculusotolithen der Cupula in der darunter liegenden Ampulle des hinteren Bogengangs an. Während die Cupula und Endolymphe normalerweise gleiches spezifisches Gewicht haben, wird die Cupula hierdurch spezifisch schwerer, d. h., der Bogengang wird von einen Drehbeschleunigungs- in einen Linearbeschleunigungs- oder Winkelpositionssensor umfunktioniert. Diese Hypothese wurde allgemein über viele Jahre akzeptiert, auch wenn sich mit ihr mehrere der typischen Nystagmuskriterien des Lagerungsschwindels nicht erklären lassen. Die aufgrund dieser Unstimmigkeiten schon früher diskutierte (Parnes und McClure, 1991; Epley 1992) und jetzt belegte Canalolithiasishypothese (Brandt und Steddin, 1993; Steddin und Brandt, 1994) kann alle Symptome des Lagerungs-Nystagmus erklären. Anstelle fest auf der Cupula haftender Teilchen werden bei der Canalolithiasis frei im Bogengang bewegliche, aus vielen Teilchen zusammengesetzte und das Lumen des Bogengangs annähernd ausfüllende »schwere Konglomerate« als Ursache des Lagerungsschwindels angenommen. Ein valides Modell zum Pathomechanismus des BPPV muß Richtung, Latenz, Dauer und Ermüdbarkeit des typischen Nystagmus erklären und die Veränderung dieser Parameter durch andere Kopflagerungsmanöver voraussagen können (**Abb. B 4.3**).

Latenz: Drehschwindel und Nystagmus treten auf, sobald sich die Teilchen im Kanal durch die Schwerkraft bewegen und die dadurch verursachte Cupulaauslenkung nach 1 bis 5 Sekunden die Reizschwelle des Sinnesepithels überschreitet.

Dauer: Die Teilchen bewegen sich nach dem Lagewechsel auf den tiefsten Punkt innerhalb des Bogengangs zu und setzen sich dort ab. Abhängig von ihrer Größe und Beschaffenheit benötigen sie dazu etwa 10 sec.

Attackenverlauf: Die Teilchen führen nach der Lagerung eine durch die Gravitation beschleunigte, von der gekrümmten Bogengangswand geführte Fallbewegung aus. Sie werden aus dem Stillstand beschleunigt, erreichen im Fall die maximale Geschwindigkeit und kommen am tiefsten Punkt des Bogengangs wieder zum Stillstand. Dementsprechend ist der zeitliche Verlauf der Attacken, wobei die Cupulazeitkonstante die Dauer verlängert.

Nystagmusrichtung: Durch die ampullofugale Reizung des posterioren Bogengangs werden über den vestibulo-okulären Reflex kompensatorische Augenbewegungen um eine zur Bogengangsebene senkrechte Augendrehachse ausgelöst. Dem betrachtenden Arzt erscheint dies als eine Kombination von linearen und rotatorischen Augenbewegungen zum unten liegenden Ohr.

Nystagmusumkehr: Wird die Richtung der Lagerungsbewegung beim Aufrichten umgekehrt, so bewegen sich die Teilchen ebenfalls in Gegenrichtung. Nun wird die Cupula in die entgegengesetzte (ampullopetale) Richtung ausgelenkt, woraus die Umkehr des Drehschwindels und der Nystagmusrichtung resultiert.

Ermüdbarkeit: Die einen Pfropf oder Klumpen bildenden Teilchen hängen lose zusammen und fallen bei den Kopflagewechseln zunehmend auseinander. Unabhängig voneinander bewegte kleine Teilchen können auf der Cupula nicht den Sog oder Druck ausüben, den ein einzelner, das Volumen des Bogengangs ausfüllender Klumpen erzeugt. Wenn der Patient seinen Kopf für mehrere Stunden ruhig hält (z. B. im Schlaf), so fügen sich die vorher auseinander gefallenen Teilchen an der tiefsten Stelle innerhalb des Bogengangs wieder zu einem Klumpen zusammen und lösen beim Kopflagewechsel wieder Schwindel aus.

Befreiungsmanöver: Nur bei der Canalolithiasis, d. h. beim frei beweglichen Pfropf im Bogengang, kann man die wirkungsvolle Therapie durch Kopflagerungsmanöver erklären. Durch rasche Kopflagerung zur Gegenseite kann der Pfropf aus dem Bogengang herausgeschleudert werden und verursacht dann keinen Lageschwindel mehr (Brandt und Steddin, 1993; Brandt et al., 1994). Ausgehend von der Erklärung der Cupulolithiasis oder Canalolithiasis wurde von Brandt und Daroff (1980) erstmals ein wirkungsvolles Lagerungstrainingsprogramm in der Vorstellung entwickelt, rein mechanisch das spezifisch schwerere degenerierte Otolithenmaterial von der Cupula durch Lageänderung zu lösen bis es verteilt in anderen Labyrinthräumen zu liegen kommt und damit

Abb. B 4.4: Schematische Darstellung des modifizierten Epley-Befreiungsmanövers bei einem Patienten mit linksseitigem benignem peripheren Lagerungsschwindel (BPPV). Darstellung in den horizontalen Spalten und Abkürzungen wie in Abb. B 4.3.

(1) In sitzender Ausgangsposition wird der Kopf um 45° zum betroffenen (li.) Ohr gedreht.

(2) Kopf und Oberkörper werden rückwärts gekippt in eine leichte Kopfhängeposition. Dies löst eine Bewegung der schweren Teilchen im Kanal aus, mit ampullofugaler Cupulaauslenkung, der BPPV Attacke. In dieser Position bleibt der Patient für 2 Minuten.

(3a) Der Kopf wird jetzt um 90° zum nicht betroffenen (»gesunden«) Ohr gedreht
(3b) Kopf und Oberkörper werden in gleicher Richtung weitere 90° nach rechts gedreht, wodurch sich die Teilchen in Richtung des Ausgangs des posterioren Bogengangs bewegen. Diese Position wird etwa 2 Minuten beibehalten. Ein Lage-Nystagmus zum betroffenen, oben liegenden Ohr während der Lagerungsschritte 3 a und 3 b zeigt an, daß die Therapie erfolgreich war.

(4) Der Patient wird wieder zur sitzenden Position aufgerichtet (Brandt et al., 1994)

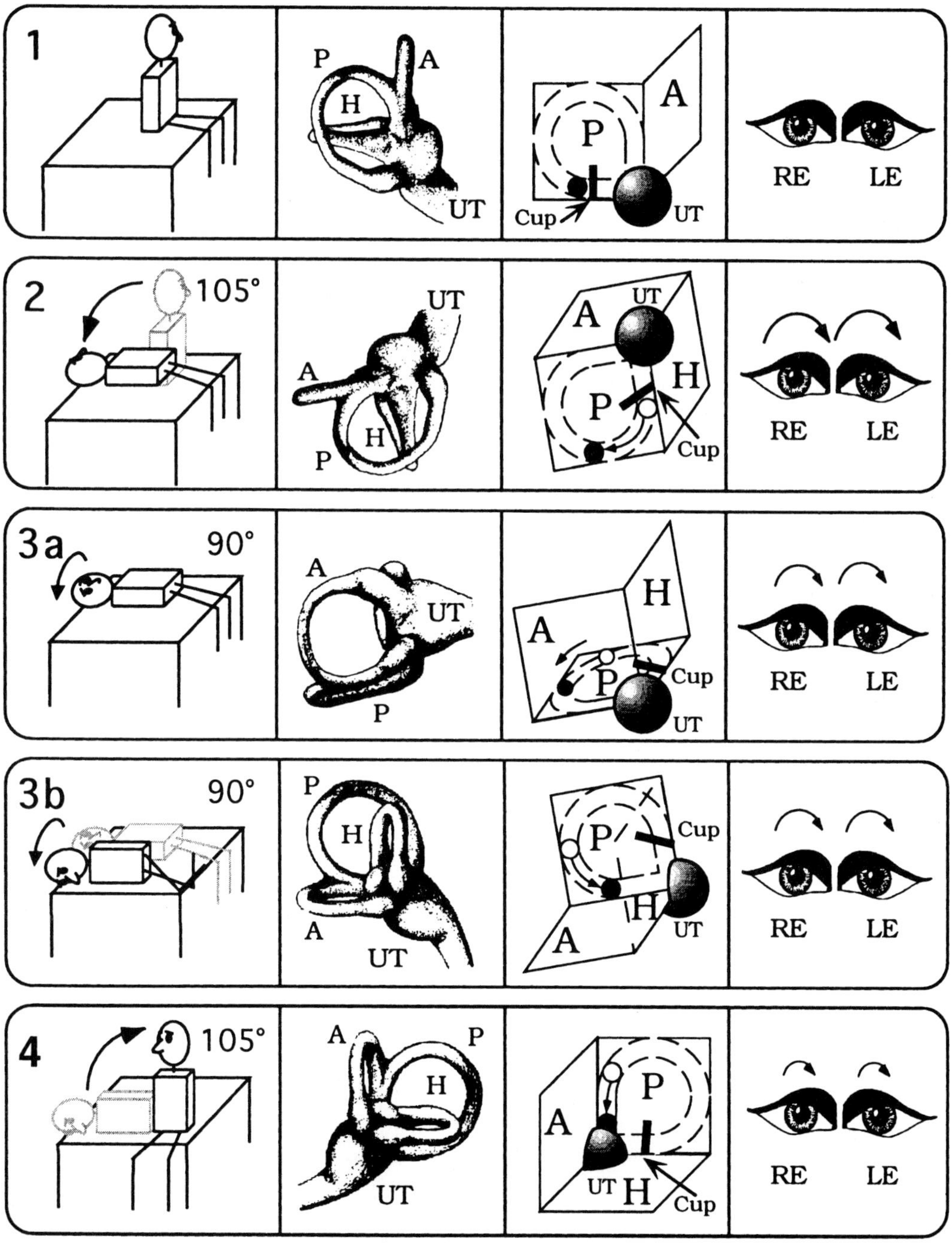

die Bogengangsfunktion nicht mehr beeinträchtigt. In Modifikation unseres (noch unter der Vorstellung der Cupulolithiasis) vorgeschlagenen, bereits wirkungsvollen Lagetrainings empfehlen wir heute, daß der Patient – entsprechend des 1988 von Sémont et al. modifizierten »Befreiungsmanövers« – aus der auslösenden Position mit einer Kippung über 180° zur Gegenseite gelagert wird (**Abb. B 4.3**). Epley hat 1992 ein anderes Befreiungsmanöver durch Drehung des liegenden Patienten in Kopfhängelage vorgeschlagen (**Abb. B 4.4**), welches schließlich durch Herdman et al. 1993 weiter modifiziert wurde.

Alle Manöver sind wirksam und durch den Mechanismus der Canalolithiasis erklärbar (Brandt et al., 1994). Nur bei ganz seltenen gegenüber den Lagemanövern refraktären Fällen kommen operative Maßnahmen, wie z. B. die Obliteration des Bogengangs (Parnes und McClure, 1991) in Betracht.

Pragmatische Therapie

Physikalische Befreiungsmanöver

Bei richtiger Ausführung sind alle drei physikalischen Befreiungsmanöver (Brandt-Daroff-Übungen, Sémont oder Epley's Befreiungsmanöver; **Abb. B 4.3–6**) bei fast allen Patienten erfolgreich (Herdman, 1990; Herdman et al., 1993).

Als Therapie der 1. Wahl empfehlen wir das physikalische Befreiungsmanöver wie in **Abb. B 4.3** dargestellt. Die drei Lagerungsschritte erfolgen rasch unter Hilfe des Therapeuten auf einer Untersuchungsliege. Wichtig ist, daß der Kopf des sitzenden Patienten um 45° zum gesunden Ohr gedreht wird, um während der Lagerung den verantwortlichen posterioren Bogengang parallel zur Bewegungsebene einzustellen. Heilung kann so mit einem einzigen Manöver in etwa 70 % der Fälle erzielt werden. Der Lagerungs-Nystagmus zum oben liegenden Ohr (**Abb. B 4.3**, Spalte 3), zeigt an, daß der Pfropf den Bogengang verläßt, d. h. die Therapie erfolgreich ist. Ein Lagerungs-Nystagmus zum unten liegenden gesunden Ohr zeigt an, daß das Befreiungsmanöver nicht erfolgreich war und wiederholt werden muß (**Abb. B 4.5**).

Das alternative Befreiungsmanöver nach Epley erfolgt durch Kopf- und Rumpfrotation des liegenden Patienten in leichter Kopfhängelage (entsprechend der vier Lagerungsschritte in **Abb. B 4.4**). Dieses Manöver ist ähnlich wirksam wie das andere.

Gelingt es während der ambulanten Vorstellung nicht, den Pfropf aus dem Bogengang zu spülen, so kann der Patient rasch in die Brandt-Daroff-Übungen eingewiesen werden, die er zu Hause selbständig durchführt. Die raschen seitlichen Kopflagerungen entsprechen denen der diagnostischen Lagerungen (**Abb. B 4.6**) und werden, ausgehend von der sitzenden Position, auf einer Liege (oder einem Bett) so durchgeführt, daß der Kopf auf dem ipsilateralen seitlichen Hinterhaupt zu liegen kommt, was die ebenen-spezifische Reizung des hinteren Bogengangs gewährleistet. Die Positionen, in Seitlagerung rechts und Seitlagerung links, sollten auch, wenn nur in einer Position Schwindel auftritt und auch wenn die Schwindel-Attacke wesentlich kürzer ist, jeweils 30 Sekunden eingehalten werden und in einer Serie mindestens 5 mal wiederholt werden. Solche Übungsserien wiederum sollten 5 bis 10 mal am Tag durchgeführt werden, worunter es in der Regel innerhalb von Tagen, spätestens nach 3 Wochen, in mehr als 90 % der Fälle zu Beschwerdefreiheit kommt.

Operative Therapie

Bei unserer Erfahrung mit etwa 1 000 BPPV-Patienten war nur in einem therapierefraktären Fall eine operative Durchtrennung des hinteren Bogengangsnerven notwendig. Die selektive Neurektomie (Gacek, 1978) ist schwierig mit dem Risiko einer Hörstörung. Sie wurde ersetzt durch die operative Verödung (Plugging) des hinteren Bogengangs (Parnes und McClure, 1991; Pace-Balzan und Rutka, 1991), was auch mit Lasertechnik erreicht werden kann (Anthony, 1991). Die operative Verödung des Bogengangs ist offenbar ein sicherer und effektiver Eingriff, wird jedoch nach unserer Meinung in einigen Zentren viel zu häufig – d. h. vor Ausschöpfen der einfachen, wirkungsvollen physikalischen Therapie – durchgeführt.

Abb. B 4.5: Schematische Darstellung eines unwirksamen Befreiungsmanövers (vgl. Abb. B 4.3, Spalte 3). Nachdem der Patient mit li.-seitigem BPPV aus der symptomatischen Position zur Gegenseite gekippt wird, verläßt der Pfropf nicht den Kanal, sondern fällt wieder ampullo-petal auf die Cupula zurück. Dies bewirkt nun eine ampullo-petale Cupulaauslenkung mit einem Lagerungs-Nystagmus, der in dieser Lage zum nicht betroffenen rechten Ohr schlägt. Dieser Lagerungs-Nystagmus zeigt das Versagen des Befreiungsmanövers an; eine Wiederholung ist notwendig (Brandt et al., 1994).

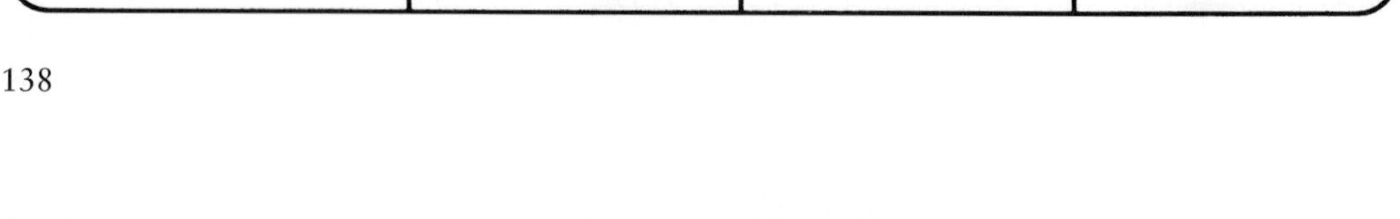

Abb. B 4.6: Schematische Darstellung der Lagewechselmanöver beim benignen paroxysmalen Lagerungsschwindel (nach Brandt und Daroff, 1980). Oben sind die sitzende Ausgangsposition und die Seitenlagerung mit etwas schräger Kopfposition dargestellt, die zur physikalischen Therapie jeweils 20 bis 30 Sekunden eingehalten werden sollten. Diese Lagerungen werden in Serie mehrfach am Tag durchgeführt. Unten: Schematische Darstellung der Canalolithiasis.

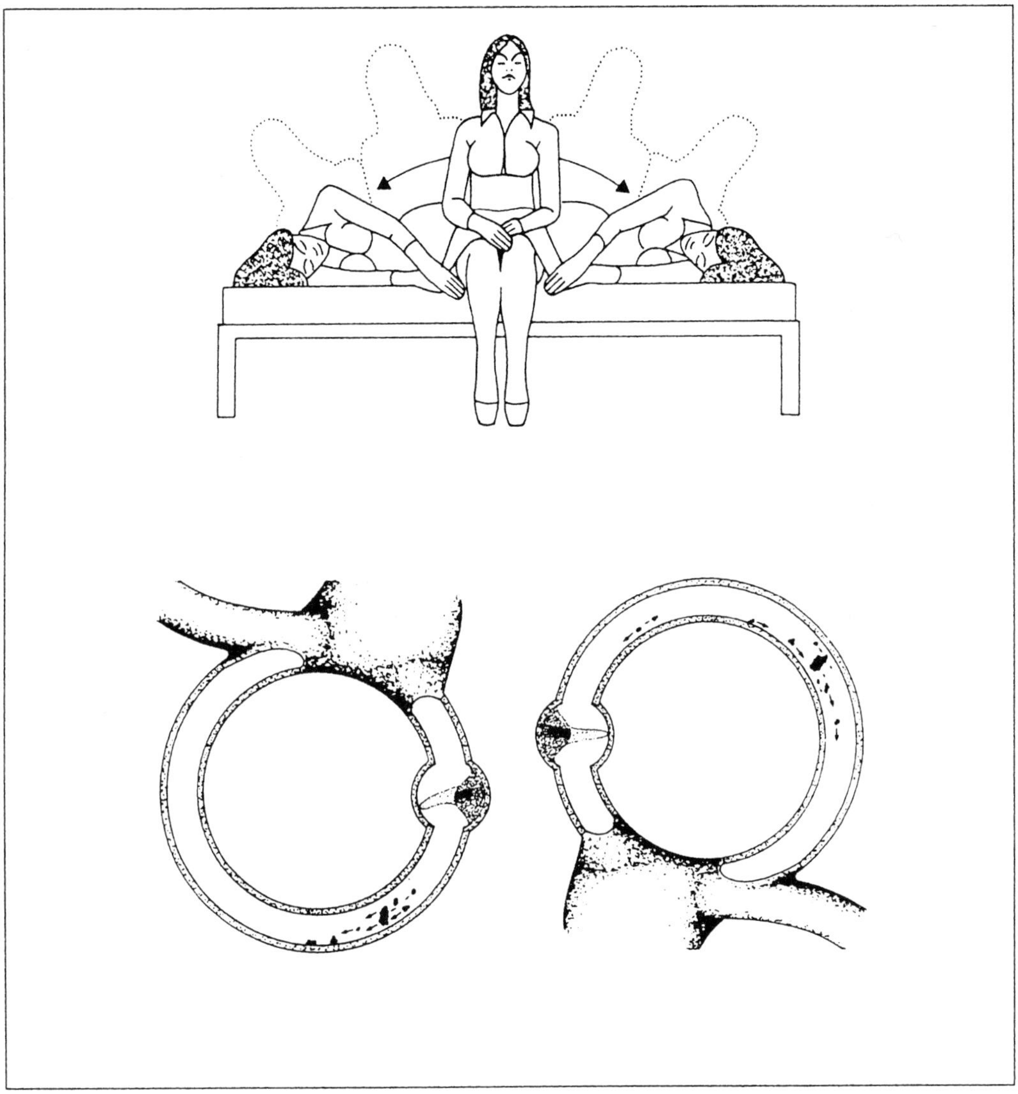

Unwirksam
Die medikamentöse Behandlung des BPPV mit Antivertiginosa ist aufgrund der Pathogenese der Erkrankung weder kausal möglich noch symptomatisch ausreichend wirksam. Einzige Ausnahme sind empfindliche Patienten mit starker Übelkeit bereits nach einzelnen Lagemanövern. Hier kann zur Erleichterung der Therapie vor dem physikalischen Befreiungsmanöver z. B. Dimenhydrinat (100 mg) oder Scopolamin gegeben werden.

Verwandte Krankheitsbilder
BPPV des horizontalen Bogengangs
Kennzeichnend für den weniger häufigen – aber zu selten diagnostizierten – BPPV des horizontalen Bogengangs (McClure, 1985; Baloh et al., 1993) sind seine von den Merkmalen des posterioren BPPV abweichenden Eigenschaften:

- Die Auslösung erfolgt durch Kopfdrehung (sowohl nach rechts als auch nach links) um die Körperlängsachse im Liegen, wobei es zu einer ampullopetalen Cupulaauslenkung (mit heftigerem Schwindel und Nystagmus) kommt, wenn die Drehung zur Seite des betroffenen Ohres erfolgt.
- Die Schlagrichtung des Nystagmus ist entsprechend der Reizung des horizontalen Bogengangs linear horizontal zum unten liegenden Ohr.
- Durch wiederholte Lagerungsmanöver kommt es kaum oder nicht zur Ermüdbarkeit des Lagerungs-Nystagmus.

- Die Dauer der Attacke und des Nystagmus ist wegen des sogen. Geschwindigkeitsspeichers des horizontalen Bogengangs länger und der Lage-Nystagmus zeigt häufig eine Richtungsumkehr während der Attacke entsprechend dem postrotatorischen Nystagmus I und II.

Auch der typische horizontale BPPV kann nur durch Canalolithiasis erklärt werden (Strupp et al., 1995), obwohl gelegentlich durch Lagemanöver ein Wechsel des Mechanismus von Canalolithiasis zu Cupulolithiasis beobachtet wird (Steddin und Brandt, 1996).
Wir nehmen an, daß der horizontale BPPV dauerhaft nur dann auftritt, wenn eine umschriebene Enge des Bogengangs vorliegt und die stabil zusammengeklumpten Teilchen aufgrund ihrer Größe den sich in ampullo-fugaler Richtung verjüngenden Bogengang nicht verlassen. Anderenfalls wäre davon auszugehen, daß die Teilchen zwangsläufig bei zufällig (im Bett) ausgeführten Drehbewegungen um die Körperlängsachse den Bogengang selbständig verlassen würden. Die auffällige Eigenschaft des horizontalen BPPV nicht zu ermüden, stimmt mit dieser Forderung ebenso überein wie die Erfahrung, daß der horizontale BPPV schlecht durch Einzellagemanöver zu therapieren ist.
Serielle Wechsellagerungen nach Brandt und Daroff (1980) führen beim horizontalen BPPV eher zum Erfolg (Herdman et al., 1993), da durch wiederholte beidseitige Kopflagerungen offenbar der Zerfall des Teilchenkonglomerats und das Ausschwemmen der Teilchen aus dem Bogengang bewirkt wird. Von Lempert und Tiel-Wilck (1996) wurden auch Erfolge einfacher 270° Rotationen um die Körperlängsachse im Liegen beschrieben. Bettruhe mit Kopfseitlagerung auf das nicht betroffene Ohr (12 Stunden) ist offenbar wirkungsvoller (Vannucchi et al., 1997).

B 4.4.2. **Neuritis vestibularis** (akuter einseitiger partieller Vestibularisausfall)

Klinik
Der akute einseitige Vestibularisausfall mit den Leitsymptomen eines über Tage anhaltenden heftigen Dauerdrehschwindels, Nystagmus, Fallneigung und Erbrechen ist eine dem Hörsturz und der idiopathischen Fazialisparese analoge, häufige Erkrankung. Beim raschen Kopfdreh-Test, sowie bei der thermischen Prüfung zeigt sich eine Un- bzw. Untererregbarkeit des ipislateralen horizontalen Bogengangs. Die Tonusdifferenz der neuronalen Signale von homologen Rezeptoren beider Labyrinthe bewirkt nicht nur eine Balancestörung in Form eines vestibulären rotierenden Spontan-Nystagmus zur gesunden Seite, sondern auch einen initialen Dreh- und Fall-Schwindel zur gesunden Seite, der durch vestibulo-spinale Haltungsreflexe kompensiert wird, so daß eine sichtbare Fallneigung zur Läsionsseite entsteht. Das klinische Syndrom der Neuritis vestibularis ist demnach gekennzeichnet durch:

- Anhaltenden Drehschwindel (kontraversiv) mit pathologischer Einstellung des subjektiven Geradeaus und Kippung der visuellen Vertikale (ipsiversiv),
- Gangabweichung, Fallneigung und Vorbeizeigen (ipsiversiv),
- Horizontal rotierenden Spontan-Nystagmus (kontraversiv) mit Scheinbewegungen (Oszillopsien),
- Übelkeit und Erbrechen,
- Einseitige Funktionsstörung des horizontalen Bogengangs im raschen Kopfdreh-Test (vestibulo-okulärer Reflex) und der kalorischen Prüfung.

Differentialdiagnostisch müssen die maximal einen Tag anhaltenden Attacken des M. Menière sowie Labyrinth- oder Vestibularisnervläsionen anderer Ursache ausgeschlossen werden. Hilfreich sind hier jeweils die Begleitsymptome wie Schmerzen und Bläschen beim Herpes zoster, entzündliche Augenzeichen und Hörstörungen beim Cogan-Syndrom, Zeckenstich und Erythema migrans bei der Lyme-Borreliose, Hirnstammzeichen bei lakunären Infarkten oder MS-Plaques im Bereich der Eintrittszone des 8. Hirnnerven.

Verlauf
Die Neuritis vestibularis tritt am häufigsten bei Erwachsenen im Alter zwischen 30 und 60 Jahren auf. Gelegentlich gehen kürzere Drehschwindel-Attacken um Tage voraus. Die erste Phase des manifesten Funktionsverlustes ist durch schweres Krankheitsgefühl, Übelkeit und Erbrechen gekennzeichnet. Dazu kommen Schwindel und Fallneigung. Diese Beschwerden klingen langsam über ein bis zwei Wochen ab; in drei bis fünf Wochen ist in der Regel subjektive Beschwerdefreiheit erreicht. Die Erholung ist das Produkt verschiedener Vorgänge:

1. Periphere Erholung der Labyrinthfunktion (häufig inkomplett),
2. Substitution des Funktionsausfalls durch das kontralaterale vestibuläre System, sowie durch somatosensorische (Halspropriozeption) und visuelle Afferenzen.
3. Zentrale Kompensation des peripher-vestibulären Tonusungleichgewichts.

Im Verlauf kommt es bei der Neuritis vestibularis nur etwa in 40 bis 50 % zu einer vollständigen Erholung der peripher-vestibulären Funktion (Meran und Pfaltz, 1975; Okinaka et al., 1993); in 20 bis 30 % der Fälle kommt es nur zu einer partiellen Erholung, in weiteren 20 bis 30 % persitiert das einseitige Defizit. Auch bei anhaltendem peripheren Defekt bilden sich alle »statischen« (ohne

Kopfbewegung) Symptome wie Spontan-Nystagmus, Schwindel und Fallneigung zurück. Der Defekt zeigt sich lediglich noch in Form »dynamischer« Funktionsstörungen: bei hochfrequenten Kopfbewegungen treten durch Insuffizienz des vestibulo-okulären Reflexes retinale Bildwanderungen und Oszillopsien auf (Halmagyi und Curthoys, 1988; Fetter und Dichgans, 1990).

Therapeutische Prinzipien

Die virale und/oder autoimmunologische Genese der Neuritis vestibularis ist wahrscheinlich, aber nicht bewiesen (Meran und Pfaltz, 1975; Schuknecht und Kitamura, 1981; Nadol, 1995; Baloh et al., 1996). Hierfür sprechen: Das endemische Auftreten zu bestimmten Jahreszeiten, autoptische Studien (die entzündliche Degenerationen des Vestibularisnerven zeigten), der Nachweis erhöhter Proteinkonzentrationen im Liquor sowie von Herpes simplex-Virus DNA in vestibulären Ganglienzellen.

Die Neuritis vestibularis befällt offenbar bevorzugt die pars superior des Vestibularisnerven, die den horizontalen und anterioren Bogengang sowie den Utriculus versorgt. Dies bedeutet, daß die Neuritis vestibularis nicht ein kompletter Vestibularisausfall ist, was wegen des gemeinsamen Auftretens einer Neuritis vestibularis mit einem benignen paroxysmalen Lagerungsschwindel desselben Ohres bereits vermutet (Büchele und Brandt, 1988) und von Fetter und Dichgans (1996) durch 3 D-Analyse der Bogengangsfunktionen bestätigt wurde.

Trotz der Hinweise auf eine entzündliche Genese fehlen bisher prospektive klinische Doppelblindstudien, in denen der Effekt einer immunsuppressiven Therapie auf die Erholung der vestibulären Funktion bei Neuritis vestibularis systematisch untersucht wurde. In der Literatur finden sich lediglich zwei wenig beweisende Studien zur Behandlung von »akutem Schwindel« mit Glukokortikoiden: In der ersten Studie wurden 20 Patienten mit »acute vestibular vertigo« eingeschlossen, von denen aber nur 5 eine kalorische Untererregbarkeit, d. h. ein peripher-vestibuläres Defizit hatten, 16 jedoch einen Lage-Nystagmus aufwiesen (Ariyasu et al., 1990). Aus dieser Untersuchung lassen sich weder Aussagen über den Glukokortikoideffekt auf die peripher-vestibuläre Erholung, noch auf die zentrale Kompensation ableiten. Bei der zweiten Studie handelte es sich um eine retrospektive Untersuchung (Obhayashi et al., 1993). Die mögliche Wirkung von Glukokortikoiden ist nicht auf den Entzündungsprozeß beschränkt, sondern fördert zumindest im Tierexperiment auch die zentrale Kompensation eines einseitigen Labyrinthausfalls (Yamanaka et al., 1995; Jerram et al., 1995). Für die sogenannte idiopathische Fazialisparese wurde der positive Effekt einer kombinierten Behandlung mit Glukokortikoiden und Aciclovir in einer doppelblinden, randomisierten Studie nachgewiesen (Adour et al., 1996); für die Neuritis vestibularis haben wir eine solche Studie begonnen (Strupp et al., unveröffentlicht).

Antivertiginosa sollten nur innerhalb der ersten Tage und nur bei schwerer Übelkeit und Brechreiz gegeben werden, da sie die zentrale Kompensation des peripheren Vestibularisausfall verzögern (**Tab. B 4.4**). Pharmakologische und metabolische Tierexperimente sprechen dafür, daß Alkohol, Phenobarbital, Chlorpromazin, Diazepam und ACTH-Antagonisten die zentrale »Reparatur« verzögern, während Coffein, Amphetamin und ACTH sie beschleunigen können (Zee, 1985; 1988), fraglich auch Gingko biloba (Smith und Darlington, 1994), was bislang noch keinen offiziellen Eingang in die Therapie gefunden hat.

Wichtiges Behandlungsprinzip ist die Förderung der zentralen Kompensation durch physikalische Therapie. Die sogenannte zentrale Kompensation ist kein einheitlicher Vorgang, sondern umfaßt unterschiedliche neuronale und strukturelle Mechanismen, die an unterschiedlichen Orten (vestibulo-spinal, vestibulo-okulär) mit unterschiedlichem Zeitgang und begrenzten Möglichkeiten stattfinden, mit inkomplettem Ergebnis vor allem für hochfrequente Kopfbeschleunigungen (Brandt et al., 1997).

Die zentrale Gegenregulation (Kompensation) einer einseitigen Labyrinthläsion wird gefördert und beschleunigt, wenn Bewegungsreize inadäquate und intersensorisch inkongruente afferente Signale auslösen. Vestibuläre Trainingsprogramme, erstmals von Cawthorne (1944) empfohlen, umfassen unter Berücksichtigung heutiger Kenntnisse der Vestibularisfunktion (Brandt, 1991):

- Willkürliche Augenbewegungen und Fixationen zur Verbesserung der gestörten Blickstabilisation,
- Aktive Kopfbewegungen zur Neueineichung des vestibulo-okulären Reflexes,
- Balance-, Zielbewegungen und Gehübungen zur Verbesserung der vestibulo-spinalen Haltungsregulation und Zielmotorik.

Die Wirksamkeit des Trainings zur Förderung der zentralen Kompensation von Nystagmus und Fallneigung nach einseitiger Labyrinthläsion ist tierexperimentell belegt (Igarashi, 1986). Bei Patienten mit Neuritis vestibularis konnte ein signifikanter Erfolg einer intensiven Physiotherapie zwar für die vestibulo-spinale Haltungsregulation, nicht jedoch für die Okulomotorikstörungen und Auslenkung der subjektiven Vertikalen nachgewiesen werden (Strupp et al., 1997).

Pragmatische Therapie

In der akuten Phase können während des ersten bis dritten Tages zur symptomatischen Unterdrückung von Nausea und Erbrechen wiederholt 100 mg Dimenhydrinat (Vomex A® Supp.) oder andere Antivertiginosa (vgl. **Tab. B 4.3**) gegeben werden. In dieser Zeit sollten aktive Kopfbeschleunigungen, die durch Koppelung mit dem Läsionsschwindel Orientierungsstörungen und Nausea verstärken, vermieden werden. Sobald der Patient nicht mehr erbricht, wird abgesetzt, damit das Kompensationstraining (bei sonst maskiertem Störreiz) beginnen kann. Danach erfolgt ein stufenförmiges physikalisches Training unter krankengymnastischer Betreuung mit anfänglich statischen Stabilisationen, dann vor allem dynamischen Übungen zur Gleichgewichtsregulation und Blickstabilisation während Auge-Kopf-Körper-Bewegungen. Wichtig ist, daß Gleichgewichts- oder Balanceübungen sukzessive gesteigert werden bis zu einem Schwierigkeitsgrad oberhalb der »Normalanforderung« mit und ohne visuelle Stabilisation.

Eine kurzdauernde Behandlung mit Glukokortikoiden (Methylprednisolon, z. B. Urbason®) über ein bis drei Wochen (initial 100 mg/die langsam ausschleichend) kann in Analogie zur »idiopathischen« Fazialisparese gegeben werden. Der Erfolg ist bislang für die Neuritis vestibularis jedoch noch nicht ausreichend geprüft. Die Gabe von Aciclovir bzw. die Kombination von Kortikoiden mit Aciclovir sind ebenfalls noch nicht prospektiv geprüft.

Unwirksam

Die Behandlung mit durchblutungsfördernden Maßnahmen (Vasodilatatoren, niedermolekularen Dextranen, Hydroxyäthylstärke, Lokalanästhetika oder Stellatumblockaden) ist weiterhin vielerorts üblich, aber unwirksam.

Verwandte Krankheitsbilder

Typisch für den **Herpes zoster oticus** (Ramsey-Hunt-Syndrom) sind der initiale brennende Schmerz und die Bläscheneruption; hier ist Aciclovir (Zovirax®) indiziert (siehe Kap. E 1). Toxisch **seröse Begleitlabyrinthiden** bei Mittelohrentzündung werden antibiotisch behandelt, die **akute eitrige Labyrinthitis** erfordert zusätzlich eine operative Entlastung und Drainage. Die **tuberkulöse Labyrinthitis** ist häufiger eine Komplikation der tuberkulösen Meningitis als der tuberkulösen Mittelohrentzündung (siehe Kap. E 3). Die erworbene **syphilitische Labyrinthitis** hat einen Häufigkeitsgipfel in der 5. bis 6. Dekade (siehe Kap. E 5). Borreliosen (siehe Kap. E 6) können ebenfalls akute Schwindel-Syndrome verursachen (Rosenhall et al., 1988). Das sogen. **Cogan-Syndrom I**, eine Autoimmunerkrankung mit interstitialer Keratitis und audio-vestibulären Symptomen (Hörstörungen führen), findet sich vor allem bei jungen Erwachsenen und spricht therapeutisch (z. T. nur vorübergehend) auf Kortikoide (Vollertsen et al., 1986) oder wie andere Autoimmunerkrankungen des Innenohrs auf eine Kombination von Cyclophosphamid (Endoxan®) und Prednisolon an (McCabe, 1989).

Akute einseitige Labyrinthfunktionsstörungen sind sicher auch durch Ischämie bei **Labyrinthinfarkten** sowie durch venöse Obstruktion beim **Hyperviskositäts-Syndrom** möglich. Eine Verminderung der Blutviskosität ist therapeutisch gegen alle Symptome des Hyperviskositäts-Syndroms, einschließlich des Schwindels, wirksam (Andrews et al., 1988).

Das von den Myelinscheiden des 8. Hirnnerven ausgehende, durchaus auch ausschließlich den Vestibularisanteil betreffende **Akustikusneurinom** führt erst dann zu Schwindel, Fallneigung und Nystagmus, wenn der ponto-medulläre Hirnstamm und der Flokkulus komprimiert werden und die fortschreitende periphere Tonusdifferenz nicht mehr durch zentrale Kompensation ausgeglichen werden kann. Leit-Symptom ist die langsam progrediente einseitige Hörminderung ohne otologisch erkennbare Ursache, kombiniert mit einer thermischen Untererregbarkeit. Als Rarität gibt es sowohl Hörsturz wie akuten Schwindel auch bei rein intrakanalikulärer Ausdehnung, die mit Hilfe der MRT sicher nachgewiesen werden kann und früh mikrochirurgisch operiert wird. Der transtemporale, extralabyrinthäre, extradurale Zugang ist dem translabyrinthären vorzuziehen, da es so gelingen kann, bei den meist vom unteren Vestibularisnerven ausgehenden Neurinomen das Restgehör zu erhalten oder gar zu verbessern. Größere, in den Kleinhirnbrückenwinkel reichende Tumore werden vom Neurochirurgen traditionell über einen subokzipitalen Zugang mikrochirurgisch möglichst total extirpiert. Die wegen verfeinerter Diagnostik frühere Operation verbessert die Gesamtstatistik in Bezug auf die Mortalität (< 3 %) und die Dauerschädigung des N. facialis (< 30 %) deutlich.

Andere Tumoren, die zu Schwindel führen können, sind Kleinhirnbrückenwinkelmeningiome, Epidermoidzysten oder Karzinome sowie Glomustumoren des Vagus oder Glossopharyngeus.

B 4.4.3. Morbus Menière

Klinik

Die klassische Menière-Attacke ist außer den subjektiven Symptomen Drehschwindel, Tinnitus, Ohrdruckgefühl und Hörminderung auch durch einen horizontal rotierenden Nystagmus, gerichtete Fallneigung, sowie Blässe, Schweißneigung, Nausea und Erbrechen gekennzeichnet, während Bewußtseinsstörungen nur selten als sekundäre Synkope auftreten. Die einzelnen Attacken treten meist ohne Prodromi oder erkennbare Auslöser, ohne tageszeitliche Bindung, auch aus dem Schlaf heraus, auf, wobei in etwa einem Drittel der Fälle eine Verstärkung des Ohrgeräusches, subjektiven Ohrdrucks und der Hörminderung wie eine Aura den dann abrupt einsetzenden Drehschwindel ankündigt. Dieser wiederum klingt in einem langsamen Decrescendo über Minuten oder mehrere Stunden langsam ab. Auch ohne Aura sind während der Attacke meist Tinnitus und Hörminderung verstärkt. Im Anfang, vor allem bei monosymptomatischen Formen und beschwerdenfreiem Intervall, ist die Diagnose schwierig, die klinischen Funktions-Tests sind wenig aufschlußreich; später ist die anhaltende und progrediente Hörstörung der wichtigste diagnostische Hinweis. Die Diagnose des M. Menière beruht gelegentlich allein anamnestisch auf dem Verdacht und wird demnach sicher zu häufig gestellt.

Verlauf

Der bevorzugte Beginn der Erkrankung liegt zwischen der 4. und 6. Lebensdekade (Männer etwas häufiger als Frauen), selten in der Kindheit (Sadé und Yanev, 1984). In einer schwedischen Studie wurde eine Inzidenz von 46 auf 100 000 Einwohner errechnet, ohne Berücksichtigung rein cochleärer Formen (Stahle et al., 1978). Die häufig positive Familienanamnese spricht für einen genetisch disponierenden Faktor. Im Krankheitsverlauf kündigen Tinnitus und fluktuierende Hörstörung häufig schon Jahre vorher die erste Drehschwindel-Attacke an, da der Hydrops bevorzugt in der Pars inferior des Labyrinths, im Ductus cochlearis beginnt, mit initialen Rupturen der Reissner-Membran im Helicotrema. In diesem Fall ist das Druckgefühl im Ohr das charakteristische Symptom. Rein vestibuläre Attacken ohne Hörstörung oder Tinnitus gelten als selten.

Die Erkrankung beginnt einseitig mit sehr unregelmäßiger, zunächst zunehmender, dann wieder abfallender Frequenz der Attacken, die im weiteren Verlauf auch das andere Ohr betreffen könnnen. Je länger man Patienten mit M. Menière verfolgt, desto häufiger sieht man bilaterale Erkrankungen (Morrison, 1986). Im frühen Stadium bis zu zwei Jahren sind etwa 15 % der Fälle bilateral, während nach ein bis zwei Dekaden 30 bis 60 % eine bilaterale Erkrankung zeigen.

Zunächst sind die Patienten im Intervall beschwerdefrei, dann entwickeln sich zunehmend Ohrensausen und Hörminderung (Tieftonverlust), die gegenüber anderen Innenohrerkrankungen in ihrem Ausmaß ungewöhnlich wechseln. Typische Zeichen sind bei voll ausgebildeter Krankheit das positive Recruitment, ein positives Hennebertsches Fistelzeichen, eine thermische Untererregbarkeit (20 bis 50 %) und ein positiver Glyzerol-Test, wenn nach einer osmotischen Dehydrierung des Innenohrs eine vorübergehende Hörschwellenverbesserung meßbar ist.

Inzwischen ist allgemein anerkannt, daß der Verlauf insgesamt relativ benigne ist mit einer spontanen Remissionsrate von etwa 80 % innerhalb von 5 bis 10 Jahren (Friberg et al., 1984). Es ist wahrscheinlich, daß die spontane Remission der Menière-Attacken dann eintritt, wenn es zu einer permanten Fistel der Trennmembran zwischen Endo- und Perilymphe kommt, was einen kontinuierlichen asymptomatischen Abfluß der überflüssigen Endolymphe erlaubt.

Therapeutische Prinzipien

Der M. Menière entsteht durch einen endolymphatischen Labyrinthhydrops mit periodischen Rupturen der Trennmembran zwischen Endo- und Perilymphraum, welche anfallsartig die Minuten bis Stunden dauernden Attacken auslösen. Ursache ist eine Resorptionsstörung im Saccus endolymphaticus durch perisacculäre Fibrose bzw. eine Obliteration des Ductus endolymphaticus mit Unterbrechung der sogenannten longitudinalen Endolymphzirkulation. Ein Endolymphhydrops kann auch asymptomatisch vorkommen. Die Ätiologie ist entzündlich (Labyrinthitis), traumatisch oder akzidentiell (Schuknecht und Gulya, 1983). Hydrops- und Otolithenverlagerungen können Dauerschwankschwindel auslösen; die Drehschwindel-Attacke ist durch Rupturen des Endolymphschlauches mit Kaliumintoxikation eines Bogengangnerven bedingt.

Die akute Attacke ist selbst begrenzt. Schwindel, Vernichtungsangst und Nausea können durch Antivertiginosa vermindert werden, wie sie auch zur Behandlung anderer akuter Labyrinthfunktionsstörungen eingesetzt werden.

Als prophylaktisches Medikament der Wahl wird derzeit das Histamin-Analogon Betahistin (Vasomotal®, Äquamen®) empfohlen, welches die Mikrozirkulation über einen Angriff an den präkapillären Sphinkteren der Stria vascularis verbessern soll, wobei unklar bleibt, ob und wie es zu einem Eingriff in den Pathomechanismus des M. Menière (die Störung des Elektrolyt- und Volumengleichgewichts zwischen Peri- und Endolymphe durch mangelhafte Resorption) kommen soll. Eine Placebo-kontrollierte Doppelblindstudie (Meyer, 1985) spricht für eine signifikante Beeinflussung des Spontanverlaufs. Unbehandelt kommt es auch nach Jahren zu einem Sistieren der Attacken, wohl durch Ausbildung einer permanenten Fistel, weshalb Schuknecht und Bartley (1985) cochleäre endolymphatische Shunt-Operationen (Besserung des Schwindels in 72 %, des Hörens in 45 %) durchführten.

Seit die früher allerorten übliche Saccotomie, zunächst als Shunt-Operation gedacht, schließlich als Placebo-Eingriff, erkannt wurde (Thomson et al., 1981) und heute obsolet ist, kommen nur noch deutlich weniger als 1–3 % der Menière-Patienten für operative Maßnahmen in Betracht. Die schon früher von Schuknecht vorgeschlagene Innenohrausschaltung durch intratympanale Injektion und Diffusion ototoxischer Antibiotika wurde so verfeinert, daß in den meisten Fällen eine »selektive« Schädigung des sekretorischen Epithels unter weitgehender Erhaltung der vestibulären und cochleären Sinneszellen möglich ist (Schmidt und Beck, 1980). Über ein transmeatal eingebrachtes Plastikröhrchen wurden üblicherweise täglich (2–10 Tage) 0,3 ml Gentamycin (Refobacin®) unter täglichen Audiogrammkontrollen instilliert, bis Spontan-Nystagmus und Schwindel eine beginnende vestibuläre Schädigung anzeigen. Magnusson et al. (1991) wiesen jedoch darauf

hin, daß die ototoxischen Effekte von Gentamycin verspätet auftreten können, weshalb heute transmetale Instillationen in 1–3wöchentlichem Abstand vorgenommen werden.
Ultima ratio sind bei anhaltendem Schwindel und nicht mehr brauchbarem Gehör die destruktive Operation, wie die transtemporale Vestibularis-Neurektomie oder die Labyrinthektomie.

Pragmatische Therapie
Menière-Attacke: Bei längerdauerndem Schwindel mit Übelkeit: Antivertiginosa wie Dimenhydrinat (Vomex A®, Dramamine®) 100 mg als Suppositorien (sedierende Nebenwirkungen).

Prophylaxe: Bei wiederholten Drehschwindel-Attacken, eventuell mit fluktuierender Innenohrschwerhörigkeit, Tinnitus, Ohrdruck:

- Betahistin (Vasomotal®, Aequamen®, Tabl. 8 mg, 6 mg) über etwa 3 Wochen 3 x 2 Tbl., dann 2 bis 8 Monate 3 mal 1 Tbl. (histaminartige Nebenwirkungen; Kontraindikation: Phäochromozytom; relative Kontraindikation: Magenulzera, Bronchialasthma)
- Ein Therapieversuch mit Hydrochlorothiazid plus Triamteren (z. B. Dytide® H 1 Tbl. morgens) oder 20–40 mg/die Furosemid wird ungeprüft von einigen HNO-Kollegen empfohlen, wenn die Behandlung mit Betahistin zu keiner Besserung führt.

Operativ (nicht destruktiv): Selten bei medikamentös therapieresistenten, häufigen Drehschwindelattacken mit mäßiger Innenohrschwerhörigkeit

- Cochleäre endolymphatische Shunt-Op.
- Intratympanale Instillation ototoxischer Substanzen wie Gentamycin
  (mögliche Hörschädigung, Vestibularisschädigung)

Operativ (destruktiv): Nur als Ultima ratio bei schwersten rezidivierenden Schwindel-Attacken Dauerschwindel oder anhaltenden vestibulären drop attacks und deutlicher Innenohrschwerhörigkeit

- Transtemporale Vestibularisneurektomie
- Kryo- oder Ultraschallverfahren
- Translabyrinthäre Vestibularisneurektomie
- Labyrinthektomie

(Hörausfall bis Taubheit, Vestibularisausfall mit mangelhafter zentraler Kompensation, Fazialisparese, Liquorfistel, Meningitis)

Unwirksam
Die Vielzahl konservativer Behandlungsprogramme im Intervall umfaßt auch die allgemeine Lebensführung mit kochsalz- und flüssigkeitsarmer Diät, regelmäßigem Sport, Alkohol-, Nikotin-, Koffeineinschränkung, Vermeiden besonderer physischer und psychischer Belastungen, sowie einer Kältexposition. Neben Stellatumblockaden wurden medikamentös Diuretika, vasoaktive Substanzen, Tranquillizer, Neuroleptika, Sulpirid (Dogmatil R®) und Lithium vorgeschlagen in der Vorstellung, den Endolymphhydrops über eine Durchblutungsförderung des Innenohrs, eine osmotische Diurese oder zentrale Sedierung günstig zu beeinflussen. Alle genannten Maßnahmen blieben jedoch den Beweis einer signifikanten Wirkung schuldig.

Verwandte Krankheitsbilder
Vestibuläre drop attacks (Tumarkin's Otolithen-Krise): Anamnestisch schwer unterscheidbar von den drop attacks der vertebro-basilären Ischämie gibt es selten im Früh- oder Spätverlauf des M. Menière (Baloh et al., 1990) ohne bestimmte Auslöser, Prodromi oder Bewußtseinsstörungen plötzliche Stürze, offenbar als Folge einer durch endolymphatische Druckschwankungen ausgelösten einseitigen Sacculus- oder Utriculusreizung mit inadäquater vestibulo-spinaler Haltungsreaktion. Medikamentös wurden in den USA Innovar (Droperidol – und Fentanyl®) versucht.Die Spontanprognose vestibulärer drop attacks ist überwiegend gut. Je nach klinischer Einschätzung der Schwere der Störung kommen mit Erfolg die intratympanale Gentamyzin-Behandlung (Ödkvist und Bergenius, 1988) sowie als Ultima ratio die operative Labyrinthektomie oder – bei noch gebrauchsfähigem gleichseitigem Gehör – die selektive Durchschneidung des N. vestibularis in Betracht (Black et al., 1982).

B 4.4.4. Perilymphfistel

Klinik
Das mit Endolymphe gefüllte häutige Labyrinth liegt umgeben von Perilymphe im knöchernen Labyrinth. Perilymphfisteln entstehen durch eine pathologische Kommunikation des Perilymphraums mit dem Mittelohr, oft verursacht durch traumatische Druckbelastungen entweder des Liquorraums (explosiver Weg) oder des Mittelohrs (implosiver Weg). Perilymphfisteln des ovalen oder runden Fensters führen dann wegen der abnormen Elastizität und der Druckschwankungen zu Schwindel und Hörstörungen. Die Fistel und der partielle Kollaps des membranösen Labyrinths (»floating labyrinth«) können zu abnormen Reizen sowohl der Maculae als auch der Cupulae führen.
Die typische Anamnese ist die einer »Otolithenataxie« oder eines Drehschwindels vom Bogengangstyp mit begleitenden Hörstörungen nach Barotrauma (Fliegen, Tauchen) Schädeltrauma, Ohrtrauma (z. B. nach Ohr-Op.) oder nach schwerem Heben (exzessives Valsalva-Manöver). Das

Trauma verursacht zunächst die Perilymphfistel und auch in der Folgezeit sind (explosive oder implosive) Druckänderungen häufig Trigger der Fistel-Schwindelattacken und Hörstörungen (schweres Heben, Nase schneuzen, Druckänderungen beim Fliegen oder im Gebirge). Als Tullio-Phänomen wird das Auftreten vestibulärer Otolithen – (schallinduzierte Ocular-Tilt-Reaktion) oder Bogengangs-Symptome in Form von Schwankschwindel, Oszillopsien oder Nystagmus durch akustische Reizung bezeichnet, eine dem Fistelmechanismus verwandte, seltene, pathologische Schallschwingungsübertragung auf den Vestibularapparat. Eine mögliche Ursache ist z. B. die Luxation der Stapes-Fußplatte, was operativ korrigiert werden kann (Dieterich et al., 1989).

Perilymphfisteln sind nicht selten, vor allem bei Kindern mit episodischem Schwindel und Hörstörungen. Die Diagnose ist schwierig, kann gelegentlich sogar bei operativer Exploration durch Tympanotomie nicht gesichert werden.

Pragmatische Therapie

Die Therapie der ersten Wahl ist konservativ, da sich die meisten Fisteln spontan schließen. **Die konservative Therapie** besteht in 1- bis 3wöchiger weitgehender Bettruhe, mäßiger Kopfhochlagerung, eventuell milder Sedierung (Tranquillizer) und Gabe von Abführmitteln (Vermeiden von Pressen beim Stuhlgang) sowie auch nach Besserung noch mehrwöchiger körperlicher Schonung unter Vermeidung von z. B. schwerem Heben, Bauchpressen, heftigem Husten oder Naseputzen. Hierunter kommt es fast immer zur Heilung (Singleton et al., 1978). Versagt die konservative Behandlung und halten die störenden vestibulären Symptome an, so ist eine explorative Tympanotomie zur Inspektion vor allem des ovalen und des runden Fensters angezeigt.

Die chirurgische Therapie durch Fisteloperation ist auch heute nur bis zu 70 % erfolgreich in Bezug auf den vestibulären Schwindel, während der vorher bestehende Hörverlust nur unwesentlich oder gar nicht gebessert wird. Im Bereich der Fistel wird die Schleimhaut entfernt und stattdessen autologes Gewebe (früher Fett = schlechte Ergebnisse), heute meist perichondrales Gewebe von Tragus oder Faszie mit Gelfoam aufgetragen. Fisteln im ovalen Fenster an der Stapesfußplatte erfordern eine Stapedektomie mit Prothese. Die postoperative Resistenz der Patienten gegenüber extremer sportlicher Belastung (Bauchpresse, Barotrauma) ist gegenüber Gesunden sicher geringer.

B 4.4.5. **Vestibularisparoxysmie** (disabling positional vertigo)

Klinik

Eine hirnstammnahe Gefäßkompression kaudaler Hirnnerven ist als Ursache von Trigeminusneuralgie (siehe Kap. A6), Glossopharyngeusneuralgie und Hemispasmus facialis anerkannt. Sie wird auch als Ursache mancher Formen des Torticollis spasmodicus sowie episodischer Schwindelformen diskutiert (Møller et al., 1986; Møller, 1988; Brandt und Dieterich, 1994b). Aberierende, zum Teil arteriosklerotisch elongierte und erweiterte (daher vermehrt pulsierende) Gefäße im Kleinhirnbrückenwinkel sollen pathophysiologisch zu einer segmentalen Druckläsion mit Entmarkung am Übergang vom zentralem (Oligodendroglia) zum peripherem (Schwann-Zellen) Myelin führen. Die Auslösung der Symptome geschieht dann durch direkte pulsatorische Kompression oder durch ephaptische Fehlschlüsse, d. h. pathologisch paroxysmale Reizübertragung zwischen benachbarten, teilweise demyelinisierten Axonen. So einleuchtend diese Pathogenese für die Entstehung von kopfbewegungs- oder lageabhängigen Schwindel-Attacken bzw. Hörstörungen sein mag, so unbefriedigend sind die bislang beschriebenen diagnostischen Kriterien. Eine Vestibularisparoxysmie durch neurovaskuläre Kompression vermuten wir bei kurzen und häufigen Schwindel-Attacken mit folgenden 5 Merkmalen (Brandt und Dieterich, 1994b):

- Kurze, häufige Attacken eines Schwank- oder Drehschwindels für Sekunden bis Minuten,
- Auslösung der Attacken durch bestimmte Kopfpositionen oder Beeinflussung der Attacke durch Änderung der Kopfhaltung,
- Hörminderung und Tinnitus während oder zwischen den Attacken,
- Meßbare auditive oder vestibuläre Defizite bei neurophysiologischen Funktions-Tests (kalorische Spülung oder AEP),
- Besserung durch Carbamazepin.

Ähnlich der Trigeminusneuralgie gibt es offenbar zwei Häufigkeitsgipfel mit frühem Beginn bei vertebro-basilären Gefäßanomalien und spätem Beginn durch Gefäßelongation im Alter. Der Verlauf ist meist chronisch.

Pragmatische Therapie

Wir empfehlen einen Therapieversuch mit Carbamazepin (Tegretal®, Timonil®) in niedriger Dosis (200–600 mg/die), bei Unverträglichkeit alternativ Phenytoin (Zentropil®) oder Pimozid (Orap®). Die Indikation zur operativen mikrovaskulären Dekompression sollte trotz beschriebener Teilerfolge (Møller et al., 1986) zurückhaltend gestellt werden, da die Bestimmung der betroffenen Seite häufig nicht ausreichend sicher ist.

B 4.4.6. Bilaterale Vestibulopathie

Kinik

Der bilaterale vestibuläre Funktionsausfall ist eine seltene, aber häufig nicht diagnostizierte Erkrankung der Labyrinthe und/oder der Vestibularisnerven unterschiedlicher Ätiologie (Rinne et al., 1995; Vibert et al., 1995; Brandt, 1996). Klinische Leitsymptome sind:

- Gangunsicherheit, vor allem in Dunkelheit oder auf unebenem Grund,
- Oszillopsien bei Kopfbewegungen oder beim Gehen.

Vor allem bei sequentieller oder »idiopathischer« bilateraler Vestibulopathie berichten die Patienten in der Anfangsphase auch über Minuten bis Tage anhaltenden episodischen Schwindel (Baloh et al., 1989). Die bilaterale Vestibulopathie kann simultan oder sequentiell auftreten, abrupt oder langsam progredient. Der Schweregrad kann komplett oder inkomplett sein, Die häufigsten Ursachen sind Autoimmuninnenohrerkrankungen, cerebelläre Degenerationen, ototoxische Substanzen, Meningitis, Tumoren, Neuropathien, bilateraler M. Menière, kongenitale Fehlbildungen, vertebrobasiläre Dolichoektasie, familiäre Vestibulopathie. In 20–30 % bleibt die Ursache unentdeckt: »Idiopathische bilaterale Vestibulopathie«.

Pragmatische Therapie

Die Langzeitprognose der bilateralen Vestibulopathie ist schlecht untersucht. Erholung der Hörstörung und der vestibulären Funktion ist möglich bei postmeningitischen Fällen, falls durch seröse und nicht durch eitrige Labyrinthitis verursacht (Rinne et al., 1995). Eine partielle Erholung ist bei mehr als 50 % der Patienten mit simultaner oder sequentieller idopathischer bilateraler Vestibulopathie beschrieben (Vibert et al., 1995).
Die Behandung der vielen verschiedenen Ursachen der bilateralen Vestibulopathie hat drei Ziele (Brandt, 1996):

1. Prophylaxe des progredienten Vestibularisausfalls,
2. Erholung der vestibulären Funktion,
3. Förderung der Kompensation (oder Substitution) des vestibulären Funktionsausfalls durch physikalische Therapie.

Die Prävention ist am wichtigsten für die Gruppe der Patienten mit ototoxischer Labyrinthschädigung, vor allem durch Aminoglykoside. Hier sind sorgfältige Verlaufskontrollen der Hör- und Vestibularisfunktion notwendig. Patienten mit Nierenversagen, hohem Alter oder einer familiären ototoxischen Suszeptibilität sind besonders gefährdet. Prävention und Erholung sind möglich bei den zu selten diagnostizierten Autoimmuninnenohrer-

Tab. B 4.7: Traumatischer Schwindel

Ort	Syndrom	Mechanismus/Ursache
Labyrinth	Otolithenschwindel	Absprengung von Otokonien
	Benigner paroxysmaler Lagerungsschwindel	Canalolithiasis
	Labyrinthausfall	Pyramidenfraktur; Labyrinthkontusion/Blutung
	Perilymphfistel	Perilymphleck (rundes/ovales Fenster; Blutung)
	Alternobarischer Schwindel	Barotrauma mit raschen Mittelohrdruckänderungen
	Dekompressionskrankheit	Barotrauma mit Ischämie durch Blutgasbildung
Vestibularisnerv Vestibularisausfall	Druck, Kontusion, Blutung	
Hirstamm/Vestibulozerebellum	Alle zentral vestibulären Hirnstamm-Syndrome (Downbeat-/Upbeat-Nystagmus; ocular-tilt-Reaction; zentraler Lageschwindel usw.)	Kontusion, Blutung
Zervikal	Schleudertrauma (zervikaler Schwindel)	Unklar (neuromuskulär, Tonusdifferenz Muskelspindeleingang, neurovaskulär?)
Psychogen	(Sekundärer) phobischer Schwankschwindel	Ängstliche Introspektion mit Dissoziation von Efferenz und Efferenzkopie?
	Simulation/Aggravation u. a.	Krankschreibung, Rentenbegehren

krankungen. Zunächst werden Kortikosteroide (z. B. Prednisolon 60 mg/die) versucht, bei mangelhaftem Ansprechen zusätzlich Cyclophosphamid oder Azathioprin oder hochdosiert i. v. Gammaglobuline (außer beim Cogan-Syndrom liegen keine kontrollierten prospektiven Studien vor). Die physikalische Therapie von Gang und Gleichgewicht wird von den Patienten gern angenommen, erleichtert die Anpassung an den Funktionsausfall, verbessert aber langfristig offenbar nicht signifikant die Balanceleistungen.

B 4.4.7. Traumatischer Schwindel

Schwindel ist eine der häufigsten Beschwerden nach Schädel-Hirn-Trauma, HWS-Schleudertrauma und Barotrauma (**Tab. B 4.7**). Ursachen sind z. B. eine Hirnstammkontusion vestibulärer Strukturen, Pyramidenbeinfrakturen oder der traumatische Lagerungsschwindel. Wahrscheinlich kommt es am häufigsten zu einer Absprengung von Otokonien (ohne Canalolithiasis) mit posttraumatischem Otolithenschwindel in Form von Gang- und Bewegungsunsicherheit sowie Oszillopsien bei linearen Kopfbeschleunigungen (Brandt, 1991). Die Otolithen sind ebenso empfindlich wie technische Beschleunigungsmesser und Otokonien können - wie im Tierversuch gezeigt - schon bei mäßigen Beschleunigungen aus ihrem Makulabett disloziert werden. Die dadurch entstehende Seitendifferenz der Otolithenafferenzen wird durch zentrale Kompensation innerhalb von Tagen bis wenigen Wochen wieder ausgeglichen. Wie bei der Neuritis vestibularis ist es deshalb therapeutisch wichtig, daß Patienten mit posttraumatischem Otolithenschwindel nicht das Bett hüten, sondern durch ein gezieltes Vestibularistraining die zentrale Kompensation fördern.

B 4.5. Zentral-vestibuläre Schwindelformen

Die zentral-vestibulären Syndrome entstehen überwiegend durch Läsionen (Infarkt, Blutung, Tumor oder Plaque bei Multipler Sklerose) der vestibulären Bahnen, die von den Vestibulariskernen im kaudalen Hirnstamm sowohl zum Cerebellum als auch zum Thalamus und bis zum vestibu-

Abb. B 4.7: Schematische Darstellung der typischen Läsionsorte vestibulärer Hirnstamm-Syndrome in den 3 Hauptarbeitsebenen des vestibulo-okulären Reflexes: horizontal (yaw), sagittal (pitch), frontal (roll). Eine vestibuläre Tonusimbalanz in der yaw-Ebene entsteht durch einseitige Läsionen im Bereich der Vestibulariskerne pontomedullär. Eine Tonusdifferenz in der pitch-Ebene wird durch bilaterale Läsionen ponto-mesenzephal oder pontomedullär (bzw. bilaterale Flokkulusläsionen) ausgelöst, wobei entweder ein Downbeat- oder ein Upbeat-Nystagmus entsteht. Eine Tonusdifferenz in der roll-Ebene entsteht durch Läsionen der kreuzenden gravizeptiven Bahnen von Otolithen und vertikalen Bogengängen: Ipsiversiv bei ponto-medullären Läsionen, kontraversiv bei pontomesenzephalen Läsionen, entlang dem medialen Längsbündel (MLF) bis zum Nucleus Cajal (INC) (Brandt und Dieterich, 1995).

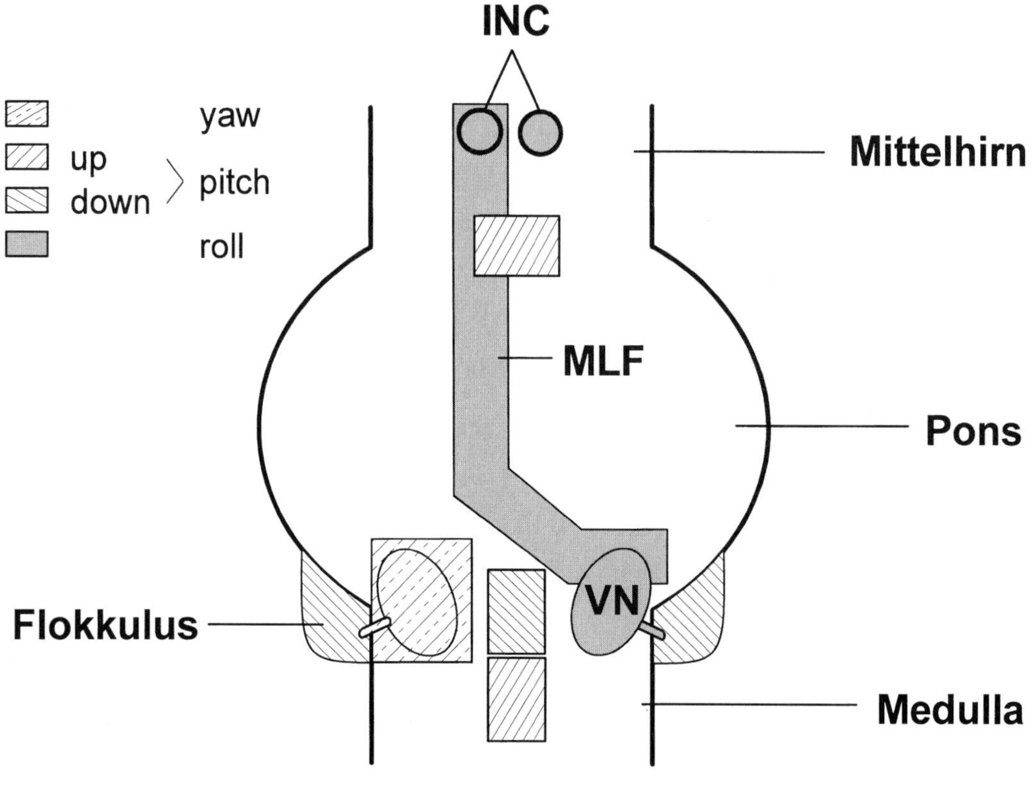

lären Kortex (parieto-temporal) ziehen oder durch eine Schädigung des Vestibulocerebellums. Seltener entstehen sie durch pathologische Erregung (paroxysmale Hirnstammattacken mit Ataxie/Dysarthrie bei MS; vestibuläre Epilepsie). Am wichtigsten sind intraaxiale, paramediane, infratentorielle Läsionen in Nähe der Vestibulariskerngebiete sowie Schädigungen des Vestibulocerebellums. Die zentral-vestibulären Hirnstamm-Syndrome lassen sich entsprechend der drei Hauptarbeitsebenen des vestibulo-okulären Reflexes (VOR) klassifizieren (**Abb. B 4.7**; Brandt, 1991; Brandt und Dieterich, 1994 a, 1995):

1. Syndrome des VOR in der sagittalen Ebene (pitch)	= Downbeat-Nystagmus/Upbeat-Nystagmus, Auslenkung der subjektiven Horizontalen, sagittale Fallneigung
2. Syndrome des VOR in der Frontalebene (roll)	= Ocular tilt reaction, skew deviation, Kippung der subjektiven Vertikale, Lateropulsion
3. Syndrome des VOR in der Horizontalebene (yaw)	= horizontaler Spontan-Nystagmus, Vorbeizeigen (subjektives Geradeaus) Fallneigung

Zentral-vestibulärer Schwindel kann vorkommen

- als klar definiertes Leit-Symptom mit typischem Okulomotorikbefund (z. B. Downbeat- oder Upbeat-Nystagmus), der sich nur bei zentralen Läsionen findet und eine topische Zuordnung erlaubt,
- als Teil eines komplexen neurologischen Syndroms mit begleitenden Okulomotorikstörungen und weiteren neurologischen Ausfällen, meist des Hirnstamms, (z. B. Wallenberg-Syndrom bei Infarkt der dorsolateralen Medulla mit Gaumensegelparese, Dysarthrophonie, Horner-Syndrom, Singultus, dissoziierten Sensibiliätsstörungen, Hemiataxie).

Nach der Dauer der Symptomatik lassen sich zentral-vestibuläre Schwindelformen (**Tab. B 4.8**) einteilen in:

- Kurzdauernde Dreh- oder Schwankschwindel-Attacken (z. B. transiente ischämische Attacke im vertebro-basilären Strombahngebiet, Basilarismigräne, paroxysmale Ataxie bei MS, vestibuläre Epilepsie),
- Über Stunden bis Tage anhaltende Syndrome (z. B. Hirnstamminfarkt, -blutung, plaque bei MS),
- Dauerschwank- oder (selten) Dauerdrehschwindel (z. B. Arnold-Chiari-Malformation mit Downbeat-Nystagmus; ponto-medulläre oder ponto-mesenzephale Läsionen mit Upbeat-Nystagmus).

Aus den Begleitsymptomen (Doppelbilder, periorale Parästhesien, Schluck-, Sprechstörungen, Paresen/Sensibilitätsstörungen der Extremitäten) und dem klinischen Untersuchungsbefund läßt sich in der Regel auf den Ort der Schädigung schließen. In vielen Fällen sind zur ätiologischen Einordnung eine kraniale MRT und bei Verdacht auf eine entzündliche Genese zusätzlich eine Liquorpunktion notwendig.

Die meisten zentral-vestibulären Schwindelformen durch Tonusdifferenz des VOR in einer der drei Hauptarbeitsebenen (yaw, pitch, roll) bilden sich innerhalb von Tagen bis Wochen weitgehend spontan zurück, so z. B. die ocular tilt reaction und Lateropulsion beim Wallenberg-Syndrom. Der Mechanismus (strukturelle Erholung, Kompensation, Substitution?) ist weitgehend unbekannt. Es ist wahrscheinlich, daß es neben der gut untersuchten zentralen Kompensation peripher-vestibulärer Tonusdifferenzen auch eine zentrale Kompensation zentraler Tonusdifferenzen gibt. Diese zentrale Kompensation wird sicher durch frühzeitige physikalische Therapie des Gleichgewichts, der Okulomotorik und der Raumorientierung gefördert. Die medikamentöse oder chirurgische Therapie vestibulärer Syndrome mit vorwiegenden Okulomotorikstörungen (z. B. Downbeat-Nystagmus, Upbeat-Nystagmus) findet sich in Kap. B 2.

Die paroxysmalen Hirnstamm-Attacken, die vestibuläre Epilepsie, die Basilarismigräne und die familiäre periodische Ataxie sind gut therapierbare zentrale episodische Schwindelformen, die wegen ihrer diagnostischen Besonderheiten im folgenden gesondert dargestellt werden.

B 4.5.1. Paroxysmale Dysarthrophonie und Ataxie

Nicht epileptischer Genese sind die bei der Multiplen Sklerose auftretenden kurzen, häufigen Attacken mit Ataxie und Dysarthrophonie, gelegentlich durch Hyperventilation oder körperliche Aktivität (z. B. rasches Aufstehen) provoziert. Es handelt sich um kurze Schwankschwindel-Attacken mit Standunsicherheit und Zeigeataxie (Sekunden bis Minuten), die häufig (bis zu 100/die) auftreten. Es kommt hier zum ephaptischen Überspringen neuronaler Erregungen zwischen teilweise demyelinisierten benachbarten Axonen im Bereich der Brücke und des Brachium conjunctivum (Ostermann und Westerberg, 1975).

Carbamazepin (Tegretal®, Timonil®) ist wirkungsvolles Pharmakon der ersten Wahl (Espir und Millac, 1970) und häufig schon in niederen Dosen von 200 bis 600 mg/die erfolgreich. Bei Unverträglichkeitserscheinungen kann alternativ Diphenylhydantoin (Zentropil®, Phenhydan®) gegeben werden. Dies ist etwas weniger wirksam mit Sistieren der Paroxysmen in 50–70 %.

Tab. B 4.8: Zentral vestibuläre Schwindelformen (Brandt, 1991)

Ort	Syndrom	Mechanismus/Ursache
Vestibulärer Kortex	Vestibuläre Epilepsie	Fokale Anfälle
Thalamus	Thalamische Astasie (gestörte Vertikalenwahrnehmung)	Postero-laterale Thalamusläsion
Vestibulozerebellum		
Flokkulus	Downbeat-Nystagmus/Schwindel	Enthemmung des vertikalen VOR in der »Nickebene«
Nodulus	Downbeat-Nystagmus in Kopfhängelage	Gestörte Otolithen/Bogengangsinteraktion?
Vestibulariskern/ Vestibulozerebellum	Zentraler Lageschwindel/Nystagmus	Enthemmung der Otolithen/Bogengangsinteraktion
Hirnstamm		
Mesodienzephal	Ocular-tilt-Reaction (kontraversiv)	Tonusdifferenz des Integrators der Rollebene
	Upbeat-Nystagmus	Tonusdifferenz des vetikalen VOR in der »Nickebene«
Pontomedullär	Paroxysmale Dysarthrie/Ataxie	Ephaptische axonale Erregungsübertragung (MS)
	Pseudo - »Neuritis vestibularis«	MS plaque oder lakunärer Infarkt der Eintrittszone des N. vestibularis und Vestibulariskerngebiet
	Ocular-tilt-Reaction (ipsiversiv)	Tonusdifferenz des vertikalen VOR in der Rollebene (Wallenberg-Syndrom)
	Downbeat-Nystagmus	Tonusdifferenz des vertikalen VOR in der »Nickebene«
	Paroxysmaler Schwindel durch anhaltenden Seitwärtsblick	Vestibulariskernläsion?
Medullär	Upbeat-Nystagmus	Tonusdifferenz des vertikalen VOR in der »Nickebene«
Hirnstamm und Kleinhirn	Pseudo - »Neuritis vestibularis«	Infarkte der A. cerebelli inferior ant. und post.
	Lateropulsion (Wallenberg-Syndrom)	Zentrale Verstellung des subjektiven Gravitationsvektors?
	familiäre periodische Ataxien (EA 1, EA 2)	autosomal dominante »Kanalerkrankungen«
	Enzephalitis mit vorwiegendem Schwindel	Virusinfektion
	Epidemischer Schwindel	Virusinfektion

VOR = Vestibulo-okulärer Reflex

B 4.5.2. Vestibuläre Epilepsie

Die vestibuläre Epilepsie ist durch kurze, Sekunden bis Minuten dauernde Dreh- oder Schwankschwindelattacken mit Übelkeit ohne Erbrechen gekennzeichnet. Häufig kommt es während des epileptischen Anfalls zu einer tonischen Adversion und ipsiversiver Körperrotation und/oder akustischen Sensationen. Die Attacken gehen vom temporo-parietalen Kortex aus, vor allem dem homologen Areal des tierexperimentell beschriebenen parieto-insulären vestibulären Kortex (Grüsser et al., 1990), deshalb auch die häufige Assoziation mit akustischen Sensationen (Gyrus transversus, Heschl). Die vestibuläre Epilepsie bietet Besonderheiten: Einerseits ist sie die einzige Schwindelform mit Drehschwindel auch ohne nachweisbaren Nystagmus, andererseits gibt es vom Kortex ausgehende epileptische Anfälle, die mit Bewegungssehen und Nystagmus auch ohne Schwindel und Fallneigung einhergehen können; letztere entsprechen eher einer visuellen als einer vestibulären Epilepsie.

Die Behandlung der vestibulären Epilepsie entspricht der anderer fokaler Anfälle (siehe Kap. C 2.), z. B. mit Carbamazepin (600–1200 mg/die; Tegretal®, Timonil®) oder Diphenylhydantoin (200–300 mg/die; Phenhydan®, Zentropil®) unter Kontrolle des Plasmaspiegels und möglicher allergisch-toxischer Nebenwirkungen.

B 4.5.3. Basilarismigräne

Die Basilarismigräne ist eine wichtige Differentialdiagnose episodischer Schwindelformen. Ursprünglich wurde sie von Bickerstaff (1961) als eine typische Erkrankung der Adoleszenz mit deutlichem Überwiegen des weiblichen Geschlechts beschrieben. Dies kann so nicht auf-

rechterhalten werden. In einer eigenen retrospektiven Studie von 90 Patienten mit einer Basilarismigräne fanden wir Erstmanifestationen über die gesamte Lebensspanne, am häufigsten zwischen der 3. und 5. Dekade (Dieterich und Brandt, 1998). Die Diagnose ist einfach, wenn wiederholt voll reversible Attacken mit unterschiedlicher Kombination von Schwindel, Sehstörungen, Stand- und Gangataxie, anderen Hirnstammausfällen sowie okzipital betontem Kopfschmerz bei familiärer Migränebelastung auftreten. Die Diagnose wird schwieriger, wenn die Schwindel-Attacken ohne Kopfschmerz auftreten (30 %), monosymptomatische audiovestibuläre Attacken überwiegen (mehr als 70 %) und die Dauer der Schwindel-Attacken von Sekunden bis Stunden reicht (Kayan und Hood, 1984; Sturzenegger und Meienberg, 1985; Cutrer und Baloh, 1992; Dieterich und Brandt, 1998). Mehr als 60 % der Patienten zeigen im attackenfreien Intervall zentrale Okulomotorikstörungen in Form einer sakkadierten Blickfolge, Blickrichtungs-Nystagmus, Spontan-Nystagmus oder Lagerungs-Nystagmus (Dieterich und Brandt, 1998). Während der Migräne-Attacke sind die Patienten besonders empfindlich gegenüber Bewegung und Bewegungskrankheit (Cutrer und Baloh, 1992), was vergleichbar der Phono- und Photophobie in der Migräne-Attacke auf eine neuronale sensorische Übererregbarkeit, hier der Innenohrrezeptoren, zurückgeführt werden kann.
Die Therapie der Migräne-Attacke und die prophylaktische Einstellung entspricht der anderer Migräneformen (siehe Kap. A 1). Die Differentialdiagnose ist gegenüber transient-ischämischen Attacken, der vestibulären Paroxysmie oder dem M. Menière gelegentlich so schwierig, daß erst die stufenweise Prophylaxe mit Thrombozytenaggregationshemmern, Carbamazepin, Betahistin oder Beta-Rezeptorenblockern im Verlauf Klarheit bringt (Dieterich und Brandt, 1998).

B 4.5.4. Familiäre periodische Ataxie

Die familiären periodischen Ataxien (Synonyme: episodische Ataxie, hereditäre paroxysmale zerebelläre Ataxie) sind seltene autosomal dominante Erkrankungen mit zumindest zwei gut definierten Gruppen: Episodische Ataxie Typ I ohne Schwindel, mit interiktualer Myokymie (Brunt und van Weerden, 1990) und episodische Ataxie Typ II mit Schwindel und interiktualem Nystagmus (Griggs und Nutt, 1995). Wie alle autosomal dominanten episodischen Erkrankungen, die auf Acetazolamid ansprechen (z. B. Myotonien, dyskaliämische periodische Lähmungen) sind die episodische Ataxie Typ I und II als erbliche Kalium- bzw. Kalzium-Kanalerkrankung identifiziert.
Medikamentöse Therapie der Wahl ist Acetazolamid (Diamox®) in täglichen Dosen von 60–750 mg (Brunt und van Weerden, 1990; Zasorin et al., 1983). Die Behandlung mit Acetazolamid bleibt offenbar auch bei Langzeitanwendung wirksam, verhindert möglicherweise auch die progrediente Ataxie (Griggs und Nutt, 1995). Es gibt auch Einzelberichte über den erfolgreichen Einsatz anderer Substanzen, wie den Kalziumkanalblokker Flunarizin (Sibelium®) (Boel und Casaer, 1988).

B 4.6. Nicht-vestibuläre Schwindelformen

B 4.6.1. Visueller Schwindel

Die vielerorts übliche klinische Unterscheidung zwischen einem »systematischen« (vestibulären) und einem »unsystematischen« (nicht-vestibulären) Schwindel ist neurophysiologisch nicht sinnvoll. Vestibuläre, optokinetische und somatosensorische Bewegungsinformationen konvergieren im Hirnstamm, Thalamus und vestibulärem Kortex. Die sekundären Vestibulariskernneurone können eine reale Körperbeschleunigung nicht von einer optokinetisch induzierten Zirkularvektion durch Anschauen großflächiger Musterbewegungen unterscheiden (Dichgans und Brandt, 1978). Großflächige optokinetische Reize, wie sie Großleinwandkinos oder Fahrzeugsimulatoren bieten, können eine rein optokinetische Bewegungskrankheit mit Erbrechen auslösen. Von Flugsimulatoren weiß man, daß erfahrene Piloten anfälliger sind als Flugschüler, offenbar, weil der Konflikt (mismatch) zwischen der aktuellen visuellen Reizung und der gleichzeitig erwarteten, aber fehlenden vestibulären Beschleunigung bei ihnen am größten ist (vgl. **Abb. B 4.2**).
Der visuelle Schwindel, über den der Patient klagt, ist in der Regel jedoch weniger dramatisch und eher charakterisiert durch einen kopf- oder augenbewegungsunabhängigen Benommenheits- und Schwankschwindel mit meßbarer Stand- und Gangunsicherheit. Er entsteht entweder durch Störungen der afferenten Sehleistung (Brechungsanomalie, Fusionsstörung) oder durch erworbene Augenbewegungsstörungen in Form unwillkürlicher Oszillationen (Oszillopsien) bzw. Augenmuskelparesen mit Doppelbildern und einer durch Fehlstellung bedingten Dissoziation des visuellen und somatosensorischen Geradeaus.
Wichtigstes und wirkungsvolles Behandlungsprinzip des visuellen Schwankschwindels durch Störung der Sehleistung oder der Augenbewegungen ist die »Anpassung der Haltungsreflexe« durch gezieltes krankengymnastisch kontrolliertes Gleichgewichtstraining.
Die nach Kataraktoperationen vor allem bei Versorgung mit einer Konvergenz-Starbrille auftretende Bildverzerrung und Verschätzung der Objektdistanz führt zu erheblicher Stand- und Gangunsicherheit, welche durch Übung innerhalb weniger Wochen weitgehend ausgeglichen werden kann. Günstiger sind jedoch der unmittelbare Ge-

brauch einer Kontaktlinse oder ein Linsenimplantat.

B 4.6.2. Somatosensorischer und zervikogener Schwindel

Auch Somatosensoren aus Gelenken, Muskeln und Haut können Eigenbewegungsempfindungen und Nystagmus auslösen. Sensibilitätsstörungen durch Polyneuropathie oder Hinterstrangerkrankungen werden für die Raumorientierung und Haltungsregulation tagsüber befriedigend visuell kompensiert, führen aber typischerweise zu Schwankschwindel in Dunkelheit oder unter schlechten Sehbedingungen. Es gibt also auch einen somatosensorischen Schwindel.
Das klinische Bild eines nur durch Störung der Halsafferenzen ausgelösten **zervikogenen Schwindels** ist weiterhin umstritten, obwohl der wichtige Beitrag dieser Rezeptoren für Raumorientierung, Haltungsregulation und Kopf-Rumpf-Koordinatin bekannt ist.
Die Schwierigkeit der klinischen Beurteilung ergibt sich 1. aus mangelhaften pathophysiologischen Kenntnissen über Funktion und multimodale Interaktion der Sinnesmeldungen von Halsafferenzen, sowie 2. aus der bestehenden Begriffskonfusion bezüglich des sogen. zervikalen Schwindels (Brandt, 1996). Die neuronalen Verbindungen der Halsrezeptoren mit dem zentral-vestibulären System – der zerviko-okuläre Reflex und die Halsreflexe auf die Körperhaltung – sind experimentell untersucht, jedoch klinisch bislang ohne Relevanz. Beim Menschen ruft eine einseitige Anästhesie des tiefen postero-lateralen Nackenbereichs (z. B. C2-Blockaden bei zervikogenem Kopfschmerz) eine vorübergehene Ataxie mit ipsiversiver Gangabweichung und Vorbeizeigen ohne Spontan-Nystagmus hervor (Dieterich et al., 1993). Es ist schwierig, diese Befunde auf den Patienten mit Nacken-Hinterkopf-Schmerz, Schwankschwindel und Gangunsicherheit zu übertragen, weil die Diagnose derzeit nicht gesichert werden kann. Der vorgeschlagene Halsdreh-Test mit Untersuchung des statischen zerviko-okulären Reflexes oder der Rombergstand unter Kopfreklination (de Jong und Bles, 1986) sind unspezifisch und unzureichend standardisiert. Entsprechend vorsichtig müssen optimistische und nach der vorliegenden Literatur unkontrollierbare Berichte über die Häufigkeit des zervikogenen Schwindels und die phantastischen Erfolge durch chiropraktische Manualtherapie bewertet werden.
Die meist kontrovers geführte Debatte über Realität und Fiktion eines zervikogenen Schwindels ist eher ein »Glaubenskrieg« ohne die entsprechende praktische Bedeutung. Da das Zervikal-Syndrom der Patienten ohnehin medikamentös und physikalisch behandelt wird, ist die hypothetische neurophysiologische Erklärung – nach Ausschluß anderer Schwindelursachen – eher von theoretischer Bedeutung.

B 4.6.3. Psychogener Schwindel

Schwindel kann Hauptbeschwerde einer Depression oder bizarre Leitgefühlsstörung im Rahmen einer schizophrenen Psychose sein. Die häufigste psychosomatische Schwindelform und die zweithäufigste Ursache für Schwindel in unserer Spezialambulanz ist der phobische Schwankschwindel (Brandt und Dieterich, 1986; Brandt, 1996).

B 4.6.4. Phobischer Schwankschwindel

Das Syndrom des phobischen Schwankschwindels (Dieterich und Brandt, 1986; Brandt, 1996) läßt sich gut von der Agoraphobie, der Akrophobie, auch der von Marks 1980 beschriebenen »space-phobia« und von den Panikstörungen abgrenzen (Kapfhammer et al., 1997). Charakteristisch ist die Kombination eines Schwankschwindels mit subjektiver Stand- und Gangunsicherheit bei Patienten mit normalem neurologischem Befund, objektiver Standsicherheit und eher zwanghafter Persönlichkeitsstruktur. Die monosymptomatische subjektive Störung des Gleichgewichts ist an das Stehen oder Gehen gebunden, zeigt attackenartige Verschlechterungen, die beim selben Patienten mit oder ohne erkennbare Auslöser auftreten, mit oder ohne begleitende Angst. Das Fehlen erkennbarer Auslöser und der Schwindel ohne Begleitangst lassen sowohl den Patienten als auch gelegentlich den Arzt an der Diagnose einer psychogen-funktionellen Störung zweifeln.

6 Kriterien scheinen uns wichtig für die Diagnose des phobischen Schwankschwindels (Brandt et al., 1994):

- Der Patient klagt über Schwankschwindel und subjektive Stand-/Gangunsicherheit bei normalem neurologischem Befund und unauffälligen Gleichgewichts-Tests (otoneurologische Untersuchung, ENG inklusive kalorische Spülung, Posturographie).
- Der Schwindel wird beschrieben als eine fluktuierende Unsicherheit von Stand und Gang mit attackenartigem Fallgefühl und Sturz, z. T. nur als unwillkürliche Körperschwankung für den Bruchteil einer Sekunde empfunden.
- Die Attacken treten oft in typischen Situationen auf, die auch als externe Auslöser anderer phobischer Syndrome bekannt sind (Brücken, Autofahren, leere Räume, große Menschenansammlungen im Kaufhaus oder Restaurant).
- Im Verlauf entsteht eine Generalisierung mit zunehmendem Vermeidensverhalten gegenüber auslösenden Reizen. Während oder kurz nach diesen Attacken werden (häufig erst auf Befragen) Angst und vegetative Mißempfindungen angegeben, wobei die meisten Patienten auch über Schwindel-Attacken ohne Angst berichten.
- Patienten mit phobischem Schwankschwindel

weisen häufig zwanghafte Persönlichkeitszüge und eine reaktiv-depressive Symptomatik auf.
- Der Beginn der Erkrankung läßt sich häufig auf eine initial organische vestibuläre Erkrankung (z. B. ausgeheilte Neuritis vestibularis oder paroxysmalen Lagerungsschwindel) oder besondere Belastungssituationen zurückverfolgen.

Die illusionäre Wahrnehmungsstörung des Schwankschwindels und der Standunsicherheit haben wir durch die Hypothese zu erklären versucht, daß es bei diesen Patienten zu einer Störung des Raumkonstanzmechanismus mit teilweiser Entkoppelung der Efferenzkopie für aktive Kopfbewegungen kommt (Brandt und Dieterich, 1986; Brandt, 1996). Unter normalen Umständen nehmen wir die beim freien aufrechten Stand, selbst generierten feinen Körperschwankungen oder unwillkürlichen Kopfbewegungen nicht als Beschleunigungen wahr. Auch die Umwelt wirkt während der aktiven Bewegung als ruhend, obwohl retinale Bildverschiebungen durch Relativbewegungen entstehen. Diese »Raumkonstanz« wird offenbar dadurch erhalten, daß mit dem Willkürimpuls zu Beginn einer Bewegung gleichzeitig eine adäquate Parallelinformation zur Identifikation ausgesandt wird (vgl. **Abb. B 4.2**). Diese Efferenzkopie nach von Holst und Mittelstaedt (1950) stellt möglicherweise ein durch frühere Bewegungserfahrung geeichtes sensorisches Erwartungsmuster bereit, welches dann die durch die Bewegung ausgelöste aktuelle Sinnesinformation so interpretiert, daß Eigenbewegung gegenüber einer stationären Umwelt wahrgenommen wird. Fehlt diese Efferenzkopie, z. B. wenn wir mit dem Finger von außen den Bulbus bewegen, so kommt es zu Scheinbewegungen der Umwelt: Oszillopsien. Die Schilderung der Schwindelsensationen dieser Patienten, daß unwillkürliche Körperschwankungen entstehen und gelegentlich einzelne Kopfbewegungen als verunsichernde exogene Beschleunigung mit gleichzeitiger Umweltscheinbewegung wahrgenommen werden, kann durch transiente Störungen der Abstimmung zwischen Efferenz und Efferenzkopie, d. h. zwischen erwarteter und ausgeführter Bewegung, erklärt werden. Gesunde können solche leichten Schwindelsensationen ohne Begleitangst im Zustand starker Müdigkeit erfahren, wenn sich Unterschiede zwischen willkürlichen Kopfbewegungen und unwillkürlichen Schwankungen vermischen. Beim Patienten mit phobischem Schwankschwindel könnte diese partielle Entkoppelung durch die angstbelegte ständige Kontrolle und Überprüfung der Gleichgewichtsregulation zustande kommen. So wird eine Wahrnehmung sensomotorischer Regelvorgänge gebahnt, die sonst unbewußt über erlernte (reflexartig abgerufene) Programme verschiedener Aktivierungsmuster der Haltungsmuskulatur ablaufen.

Der phobische Schwankschwindel gehört noch nicht zum diagnostischen Repertoire der meisten Neurologen und HNO-Ärzte, obwohl die Patienten praktisch nie zuerst den Psychiater aufsuchen, sondern den Spezialarzt ihres Symptoms. Neben den genannten Kriterien zeigt nach unseren Erfahrungen der phobische Schwankschwindel noch einige Besonderheiten, die sich bei der diagnostischen Einordnung als hilfreich erwiesen haben. Auf Nachfragen berichten die Patienten häufig, daß sich der Schwindel nach leichtem Alkoholgenuß bessert (organisch bedingter Schwindel würde sich darunter verschlechtern) und daß die Symptomatik beim raschen Gehen oder Laufen weniger ausgeprägt ist als beim ruhigen Stehen oder langsamen Gehen (bei organisch bedingten Störungen ist dies umgekehrt). Mitentscheidend für den Behandlungserfolg ist ein ausführliches Gespräch mit dem Patienten über den Mechanismus der Erkrankung und die Möglichkeiten der Eigendesensibilisierung, d. h. der Patient soll sich bewußt schwindelauslösenden Situationen stellen.

Nach unserer Erfahrung ist der wichtigste **therapeutische** Schritt, den Patienten durch sorgfältige Untersuchung und Erklärung des psychogenen Mechanismus von der Angst, an einer organischen Krankheit zu leiden, zu entlasten. Üblicherweise leiten wir zunächst keine langdauernde Psychotherapie ein, sondern erklären dem Patienten die Möglichkeiten einer selbstkontrollierten Desensibilisierung im Rahmen einer Verhaltenstherapie. Um den Verlauf des phobischen Schwankschwindels und die Sicherheit der Diagnose zu überprüfen, führten wir eine katamnestische Studie an 78 Patienten durch (1/2–5 1/2 Jahre nach der Erstuntersuchung). Erfreulicherweise ergab sich retrospektiv bei keinem der Patienten ein Anhalt für eine Fehldiagnose, 72 % waren inzwischen entweder beschwerdefrei oder deutlich gebessert (Brandt et al., 1994). Die Bereitschaft der meist unter hohem Leistungsdruck stehenden Patienten, den psychogenen Mechanismus zu verstehen und durch Eigendesensibilisierung zu überwinden, sind eine positive Erfahrung für den behandelnden Arzt.

B 4.6.5. Schwindel als Pharmakanebenwirkung

Schwindel, eine der am häufigsten aufgeführten Nebenwirkungen medikamentöser Therapie (Ballantyne und Ajodhia, 1984) kann einerseits eine toxische Überdosierung (z. B. Streptomycin oder Antikonvulsiva) anzeigen, jedoch auch schon bei angestrebten therapeutischen Wirkspiegeln zum Absetzen des Pharmakons zwingen. Die Beschwerden und das klinische Bild des pharmakogenen Schwindels (vom Benommenheitsschwindel bis zur schwersten Ataxie) sind so uneinheitlich und bei den meisten Substanzgruppen pathogenetisch unklar, daß eine befriedigende Klassifizierung derzeit nicht erarbeitet ist (**Tab. B 4.9**). Bekannt sind z. B. die dosisabhängigen, irreversiblen, ototoxischen Wirkungen von Aminoglykosiden mit irreversiblen Labyrinthschäden oder die vorübergehende Beeinflussung des spezifischen Gleichgewichts zwischen Endolymphe und Bogen-

Tab. B 4.9: Pharmakagruppen mit »Schwindel« als Nebenwirkung

ZNS und Bewegungsapparat
- Antiepileptika
- Analgetika
- Tranquilizer
- Muskelrelaxanzien
- Hypnotika
- Antiemetika
- Antidepressiva
- Anticholinergika
- Dopamin-Agonisten
- Antiphlogistika
- Lokalanästhetika

Hormone
- Kortikosteroide
- Antidiabetika
- Geschlechtshormone
- Antikonzeptiva

Entzündungen
- Antibiotika
- Tuberkulostatika
- Antihelmintika
- Antimykotika
- Antihypertensiva

Herz und Gefäße
- Beta-Rezeptorenblocker
- Kardiaka
- Vasodilatatoren/Vasokonstriktoren
- Antikoagulanzien

Niere und Blasen
- Diuretika
- Spasmolytika

Atmungsorgane
- Expektoranzien
- Antitussiva
- Bronchospasmolytika
- Mukolytika

Verschiedenes
- Antiallergika
- Glaukompharmaka
- Röntgenkontrastmittel
- Prostaglandine

gangs-Cupula beim alkoholischen Lageschwindel. Pharmaka wie Carbamazepin, Phenytoin, Barbiturate, Diazepam und trizyklische Antidepressiva beeinträchtigen offenbar den vestibulo-okulären Flokkulusregelkreis (Enthemmung) mit dosisabhängigen Okulomotorikstörungen (siehe Kap. B 2) in Form einer Blickfolgesakkadierung, Blickrichtungs-Nystagmus, Störung des optokinetischen Nystagmus, der Fixationssuppression des vestibulo-okulären Reflexes und einer pontinen Sakkadenverlangsamung (Esser und Brandt, 1983). Je nach Dosis und Dauer der Einwirkung finden sich histochemisch und pathologisch Kleinhirnschädigungen.

Literatur

Adour KK, Ruboyianes JM, Von Doersten PG, Byl FM, Trent CS, Quesenberry CP, jr., Hitchcock, T (1996): Bell's palsy treatment with acyclovir and prednisone compared with prednisone alone: a double-blind, randomized, controlled trial. Ann Otol Rhinol Laryngol 105: 371-378

Agras WS, Chapin HN, Oliveau DC (1972) The natural history of phobia. Arch Gen Psychiat 26: 315-317

Andrews JC, Hoover LA, Lees RS, Honrubia V (1988) Vertigo in the hyperviscosity syndrome. Otolaryngol Head Neck Surg 98: 144-149

Anthony PF (1991) Partitioning of the labyrinth: Application in benign paroxysmal positional vertigo. Am J Otolaryngol 12: 388-393

Ariyasu L, Byl FM, Sprague MS,Adour KK (1990) The beneficial effect of methylprednisolone in acute vestibular vertigo. Arch Otolaryngol Head Neck Surg 116: 700-703

Baloh RW, Honrubia V, Jacobson K (1987) Benign postional vertigo. Neurology 37: 371-378

Baloh RW, Jacobson K, Honrubia V (1989) Idiopathic bilateral vestibulopathy . Neurology 39: 272-275

Baloh RW, Jacobsen BA, Winder T (1990) Drop attacks with Menière's syndrome. Ann Neurol 28: 384-387

Baloh RW, Jacobson K, Honrubia V (1993) Horizontal semicircular canal variant of benign positional vertigo. Neurology 43: 2542-2549

Baloh RW, Yue Q, Jacobson KM, Honrubia V (1995) Persistent direction-changing postional nystagmus: another variant of benign positional nystagmus? Neurology 45: 1297-1301

Baloh RW, Ishyama A, Wackym PA, Honrubia V (1996) Vestibular neuritis: clinical-pathologic correlation. Otolaryngol Head Neck Surg 114: 586-592

Ballantyne J, Ajodhia J (1984) Iatrogenic dizziness. In: Dix MR, Hood JD (Hrsg.) Vertigo. John Wiley & sons: Chichester, 217-248

Basser LS (1964) Benign paroxysmal vertigo of childhood. Brain 987: 141

Bickerstaff ER (1961) Basilar artery migraine. Lancet I: 15-17

Black FO, Effron MZ, Burns DS (1982) Diagnosis and management of drop attacks of vestibular origin: Tumarkin's otolithic crisis. Otolaryngol Head Neck Surg 90: 256-262

Bles W, Kapteyn TS, Brandt Th, Arnold F (1980) The mechanism of physiological height vertigo. II. Posturography. Acta Otolaryngol 89: 534-540

Boel M, Casaer P (1988) Familial periodic ataxia responsive to Flunarizine. Neuropediatrics 19: 218-220

Brandt Th (1991) Vertigo, its multisensory syndromes. Springer, London (2nd ed in press)

Brandt Th (1996) Bilateral vestibulopathy revisited. Eur J Med Res 1: 361-368

Brandt Th (1996) Cervical vertigo - reality of fiction? (1996) Audiol Neurootol 1: 187-196

Brandt Th (1996) Phobic postural vertigo. Neurology 46: 1515-1519

Brandt Th, Daroff RB (1980a) The multisensory physiological and pathological vertigo syndromes. Ann Neurol 7: 195-203

Brandt Th, Daroff RB (1980b) Physical therapy for benign paroxysmal positional vertigo. Arch Otolaryngol 106: 484-485

Brandt Th, Dieterich M (1994a) Vestibular syndromes in the roll plane: topographic diagnosis from brainstem to cortex. Ann Neurol 36: 337-347

Brandt Th, Dieterich M (1994 b) Vestibular paroxysmia: Vascular compression of the eighth nerve. Lancet 343, 798–799
Brandt Th, Dieterich M (1995) Central vestibular syndromes in roll, pitch, and yaw planes: Topographic diagnosis of brainstem disorders. Neuro-ophthalmology 15: 291–303
Brandt Th, Steddin S, Daroff R.B. (1994) Therapy for benign paroxysmal positioning vertigo, revisited. Neurology 44: 796–800
Brandt Th, Steddin S (1993) Current view of the mechanism of benign paroxysmal positioning vertigo: Cupulolithiasis or canalolithiasis? J Vestib Res 3: 373–382
*Brandt Th, Huppert D, Dieterich M (*1994) Phobic postural vetigo: a first follow-up. J Neurol 241: 191–195
Brandt Th, Wenzel D, Dichgans J (1976) Die Entwicklung der visuellen Stabilisation des aufrechten Standes beim Kind: Ein Reifezeichen in der Kinderneurologie. Arch Psychiat Nervenkr 223: 1–13
Brandt Th, Arnold F, Bles W., Kapteyn TS (1980) The mechanism of physiological height vertigo. I. Theoretical approach and psychophysics. Acta Otolaryngol (Stockh) 89: 513–523
Brandt Th, Strupp M, Arbusow V, Dieringer N (1997) Plasticity of the vestibular system: Central compensation and sensory substitution for vestibular deficits. Adv Neurol 73: 297–309
Brown JJ, Baloh RW (1987) Persistent mal de debarquement syndrome: a motion-induced subjective disorder of balance. Am J Otolaryngol 8: 219–222
Brunt ER, van Weerden TW (1990) Familial paroxysmal kinesiogenic ataxia and continuous myokymia. Brain 113: 1361–1382
Büchele W, Brandt Th (1988) Vestibular neuritis – a horizontal semicircular canal paresis? Adv Oto-Rhino-Larnygol 42: 157–161
Cawthorne T (1944) The physiological basis for head exercises. J Chart Soc Physiother 106–107
Cutrer FM, Baloh RW (1992) Migraine-associated dizziness. Headache 32: 300–304
de Jong IMBV, Bles W (1986) Cervical dizziness and ataxia In: Bles W, Brandt Th (Hrsg.) Disorders of Posture and Gait, Elsevier, Amsterdam New York Oxford, 185–206
Dichgans J, Brandt Th (1973) Optokinetic motion-sickness and pseudo-Coriolis effects induced by moving visual stimuli. Acta Otolaryngol (Stockh.) 76: 339–348
Dichgans J, Brandt Th (1978) Visual-vestibular interaction: effects on self-motion perception and postural control. In: Held R, Leibowitz HW, Teuber HL (Hrsg.) Handbook of Sensory Physiology Vol VIII Perception, Springer, Berlin Heidelberg New York 755–804
Dieterich M, Brandt Th (1998) Basilar artery migraine: episodic vertigo and ocular motor disorders. Submitted
Dieterich M, Brandt Th, Fries W (1989) Otolith function in man: Results from a case of otolith Tullio phenomenon. Brain 112: 1377–1392
Dieterich M, Straube A, Brandt Th, Paulus W, Büttner U (1991) The effects of baclofen and cholinergic drugs on upbeat and downbeat -Nystagmus. J. Neurol Neurosurg Psychiatry 54: 627–632
Dieterich M, Pöllmann W, Pfaffenrath V (1993) Cervicogenic headache: Electronystagmography, perception of verticality and posturography in patients before and after C2-blockade. Cephalalgia 13: 285–288
*Eagger S, Luxon LM, Davies RA, Coelho A, Ron MA (*1992) Psychiatric morbidity in patients with peripheral vestibular disorder: clinical and neuro-otological study. J Neurol Neurosurg Psychiatry 55: 383–387
Epley JM (1992) The canalith repositioning procedure: For treatment of benign paroxysmal positioning vertigo. Otolaryngol Head Neck Surg 107: 299–304
Espir MLE, Millac P (1970) Treatment of paroxysmal disorders in multiple sclerosis with carbamazepine (Tegretol). J. Neurol Neurosurg Psychiatry 33: 528–531
Esser J, Brandt Th (1983) Pharmakologisch verursachte Augenbewegungsstörungen: Differentialdiagnose und Wirkungsmechanismen. Fortschr Neurol Psxchiat 51: 41–56
Fetter M, Dichgans J (1990) Adaptive mechanisms of VOR compensation after unilateral peripheral vestibular lesions in humans. J Vestib Res 1: 9–22
Fetter M, Dichgans J (1996) Vestibular neuritis spares the inferior division of the vestibular nerve. Brain 119: 755–763
Friberg U, Stahle J, Svedberg A (1984) The natural course of Menière's disease. Acta Otolaryngol (Stockh) Suppl 406: 72–77
Gacek RR (1978) Further observations on posterior ampullary nerve transection for positional vertigo. Ann Otol Rhinol Laryngol 87: 300–306
Gresty MA, Bronstein AM, Brandt Th, Dieterich M (1992) Neurology of otolith function: peripheral and central disorders. Brain 155: 647–673
Griggs RC, Nutt JG (1995) Episodic ataxias as channelopathies. Ann Neurol 37: 285–287
Grüsser OJ, Pause M, Schreiter U (1990) Localization and responses of neurones in the parieto-insular vestibular cortex of awake monkeys (Macaca fascicularis). J Physiol 430: 437–447
Halmagyi GM, Curthoys IS (1988) A clinical sign of canal paresis. Arch Neurol 45: 737–738
Hedges TR III, Hoyt WF (1982) Ocular tilt reaction due to an upper brainstem lesion: Paroxysmal skew deviation, torsion and oscillation of the eyes with head tilt. Ann Neurol 11: 537–540
Herdman SJ (1990) Treatment of benign paroxysmal positional vertigo. Phys Ther 10: 381–388
Herdman SJ, Tusa RJ, Zee DS, Proctor LR, Mattox BE (1993) Single treatment approaches to benign paroxysmal vertigo. Arch Otolaryngol Head Neck Surg 119: 450–454
Holst v. E, Mittelstaedt H (1950) Das Reafferenzprinzip (Wechselwirkungen zwischen Zentralnervensystem und Peripherie) Naturwissenschaften 37: 464–476
Huppert D, Kunihiro T, Brandt Th (1995) Phobic postural vertigo (154 patients): its association with vestibular disorders. J Audiol Med 4: 97–103
Igarashi M (1986) Compensation for peripheral vestibular disturbances – animal studies. In: Bles W, Brandt Th (Hrsg.) Disorders of Posture and Gait. Elsevier, Amsterdam, 337–351
Jerram A, Darlington CL, Smith PF (1995) Methylprednisolone reduces spontaneous nystagmus following unilateral labyrinthectomy in guinea pig. Eur J Pharmacol 275: 291–293
Kapfhammer HP, Mayer C, Hock U, Huppert D, Dieterich M, Brandt Th (1997) Course of illness in phobic postural vertigo. Acta Neurol Scand 95: 23–28
Kayan A, Hood JD (1984) Neuro-otological manifestation of migraine. Brain 107: 1123–1142
Lempert Th, Tiel-Wilck K (1996) A positional maneuver

for treatment of horizontal-canal benign positional vertigo. Laryngoscope 106: 476–478
*Lilienfeld SO, Jacob RG, Furman JMR (*1988) Vestibular dysfunction followed by panic disorder with agoraphobia. J Nerv Ment Dis 177: 700–701
Magnusson M, Padovan S, Karlberg M, Johansson R (1991) Delayed onset of ototoxic effects of gentamicin in treatment of Menière's disease. Acta Otolaryngol (Stockh) Suppl 481: 610–612
Marks IM (1981) Space »phobia«: a pseudo-agoraphobic syndrome. J Neurol Neurosurg Psychiatry 44. 387–391
McClure JA (1985) Horizontal canal BPV. J. Otolaryngology 14: 30–35
Meran A, Pfaltz CR (1975) Der akute Vestibularisausfall. Arch Otorhinolaryngol 209: 229–244
Meyer ED (1985) Zur Behandlung des Morbus Menière mit Betahistindimesilat (Aequamen) – Doppelblindstudie gegen Placebo (Crossover). Laryngol Rhinol Otol 64: 269–272
Money KE (1970) Motion sickness. Physiol Rev 50: 1–39
Møller MB (1988) Controversy in Menière's disease: Result of microvascular decompression of the eighth nerve. Ann J. Otol 9: 60–63
Møller MB, Møller AR, Jannetta PJ, Sekhar L (1986) Diagnosis and surgical treatment of disabling positional vertigo. J. Neurosurg 64: 21–28
Morrison AV (1986) Predictive test for Menière's disease. Am J Otolaryngol 7: 5–10
Murphy TP (1993) Mal de debarquement syndrome: a forgotten entity? Otolaryngol Head Neck Surg 109: 10–13
Nadol JB, jr. (1995) Vestibular neuritis. Otolaryngol Head Neck Surg 112: 162–172
Noyes R, Clancy J, Hoenk PR, Slymen DJ (1980) The prognosis of anxiety neurosis. Arch Gen Psychiat 37: 173–178
Ohhayashi S, Oda M, Yamamoto M, Urano M, Harada K, Horikoshi H, Orihara H, Kitsuda C (1993) Recovery of the vestibular function after vestibular neuronitis. Acta Otolaryngol (Stockh.) Suppl. 503: 31–34
*Ödkvist LM, Bergenius O (*1988) Drop attacks in Menière's disease: Acta Otolaryngol (Stockh) Suppl. 455: 82–85
Okinaka Y, Sekitani T, Okazaki H, Miura M, Tahara T (1993) Progress of caloric response of vestibular neuronitis. Acta Otolaryngol (Stockh) Suppl 503: 18–22
Ostermann PO, Westerberg C-E (1975) Paroxysmal attacks in multiple scerosis. Brain 98: 189–202
Pace-Balzan A, Rutka JA (1991) Non-ampullary plugging of the posterior semicircular canal for benign paroxysmal positional vertigo. J Laryngol Otol 105: 901–906
Parnes LS, McClure JA (1991) Posterior semicircular canal occlusion in normal hearing ear. Otolaryngol Head Neck Surg. 104: 52–57
Pratt RTC, Mc Kenzie W. (1958) Anxiety states following vestibular disorders. Lancet II: 347–349
Probst Th, Krafczyk S, Büchele W, Brandt Th (1982) Visuelle Prävention der Bewegungskrankheit im Auto. Arch Psychiat Nervenkr 231: 409–421
Reason JT (1978) Motion sickness adaptation: a neural mismatch model. J. Roy Soc Med 71: 819–829
Rinne T, Bronstein AM, Rudge P, Gresty MA, Luxon LM (1995) Bilateral loss of vestibular function. Acta Otolaryngol (Stockh) Suppl 520: 247–250
Ritter B (1969) Treatment of acrophobia with contact desensibilisation. Behav Res Ther 7: 41–45
Rosenhall U, Hanner P, Kaijser B (1988) Borellia infection and vertigo. Acta Otolaryngol (Stockh.) 106: 111–116
Sadé J, Yaniv E (1984) Menière's disease in infants. Acta Otolaryngol (Stockh.) 97: 33–37
Schmidt CL, Beck CL (1980) Behandlung des Morbus Menière mit intratympanal appliziertem Gentamyzin-Sulphat. Laryngol Rhinol Otol 59: 804–807
Schneider RC, Calhaun HD, Crosby EC (1968) Vertigo and rotational movement in cortical and subcortical lesions. J Neurol Sci 6: 493–516
Schuknecht HF (1969) Cupulolithiasis. Arch Otolaryngol 90: 765–778
Schuknecht HF, Bartley M (1985) Cochlear endolymphatic shunt for Menière's disease. Ann J Otol Suppl 1985, 20–22
Schuknecht HF, Gulya AJ (1983) Endolymphatic hydrops: an overview and classification. Ann Otol Rhinol Laryngol 92: Suppl. 106
Schuknecht HF, Kitamura K (1981) Vestibular neuritis. Ann Otol Rhinol Otolaryngol 90: Suppl. 78
Singleton GT, Post KN, Karlan MS, Bock DG (1978) Perilymph fistulas: diagnostic criteria and therapy. Ann Otol Rhinol Laryngol 87: 797–803
Slater R (1979) Benign recurrent vertigo. J Neurol Neurosurg Psychiatry 42: 363–367
Smith PF, Darlington CL (1994) Can vestibular compensation be enhanced by drug treatment? J Vestib Res 4: 169–179
Spooner JW, Baloh RW (1981) Arnold-Chiari malformation. Improvement in eye movements after surgical treatment. Brain 104: 51–60
Stahle J, Stahle Ch, Arenberg IK (1978) Incidence of Menière's disease. Arch Otolaryngol 104: 99–102
Steddin S, Brandt Th (1994) Unilateral mimicking bilateral benign paroxysmal positioning vertigo. Arch Otolaryngol Head Neck Surg 120: 1339–1341
Steddin S, Brandt Th (1994) Benigner paroxysmaler Lagerungsschwindel. Differentialdiagnose der posterioren, horizontalen und anterioren Kanalolithiasis. Nervenarzt 65: 505–510
Steddin S, Brandt Th (1996) Horizontal canal benign paroxysmal positioning vertigo (h-BPPV): transition of canalolithiasis to cupulolithiasis. Ann Neurol 40: 918–922
Strupp M, Brandt Th, Steddin S (1995) Horizontal canal benign paroxysmal positioning vertigo: Reversible ipsilateral caloric hypoexcitability caused by canalolithiasis? Neurology 45: 2072–2076
Strupp M, Arbusow V, Brandt Th (1998) Physiotherapy improves central vestibulo-spinal compensation in vestibular neuritis: a prospektive clinical study. Neurology (in press)
Sturzenegger MH, Meienberg O (1985) Basilar artery migrain: A follow-up study of 82 cases. Headache 25: 408–415
Thomson J, Bretlau P, Tos M, Johnson NJ (1981) Placebo effect in surgery for Menière's disease. Arch Otolaryngol 107: 271–277
Vannucchi P, Giannoni B, Pagnini P (1997) Treatment of horizontal semicircular canal benign paroxysmal positional vertigo. J Vestib Res 7: 1–6
Vibert D, Liard P, Häusler R (1995) Bilateral idiopathic loss of peripheral vestibular function with normal hearing. Acta Otolaryngol (Stockh) 115: 611–615
Vollertsen RS, McDonald TJ, Younge BR, Banks PM, Stanson AW, Ilstrup DM (1986) Cogan's syndrome: 18 cases and a review of the literature. Mayo Clin Proc 61: 344–361

Walk RD, Gibson EJ, Tighe TJ (1957) Behaviour of light- and dark-raised rats on a visual cliff. Science 126: 80–81

Wolpe J (1958) Psychotherapy by reciprocal inhibition. Stanford University Press: Stanford

Wood CD, Graybiel A (1970) Evaluation of antimotion sickness drugs: A new effective remedy revealed. Aerospace Med 41: 932–933

Wood CD, Graybiel A, Kennedy RS (1966) Comparison of effectiveness of some antimotion sickness drugs using recommended and larger than recommended doses as tested in the slow rotation room. Aerospace Med 37: 259–262

Yamanaka T, Sasa M, Amano T, Miyahara H, Matsunaga, T (1995) Role of glucocorticoids in vestibular compensation in relation to activation of vestibular nucleus neurons. Acta Otolaryngol (Stockh) Suppl 519: 168–172

Zasorin NL, Baloh RW, Myers LB (1983) Acetazolamide – responsive ataxia syndrome. Neurology 33: 1212–1214

Zee DS (1985) Perspectives on the pharmacotherapy of vertigo. Arch Otolaryngol 111: 609–612

Zee DS (1988) The management of patients with vestibular disorders. In: Barber Ho, Sharpe JA (Hrsg.) Vestibular disorders. Yearbook Medical Publishers, Chicago, 254–274

B 5. Tinnitus

von *U. Büttner*

Tinnitus, die Wahrnehmung von Tönen oder Geräuschen ohne entsprechenden externen Stimulus, ist ein häufiges Phänomen. Nach Untersuchungen in England haben 17 % der Bevölkerung Tinnituserfahrung von mehr als 5 Min. ohne vorausgehendes Lärmtrauma (Coles, 1987).
Klinisch unterscheidet man objektiven und subjektiven Tinnitus. Nur der objektive kann vom Untersucher mit dem Stethoskop, z. B. über dem äußeren Gehörgang, gehört werden. Streng genommen handelt es sich beim objektiven um keinen echten Tinnitus. Dennoch ist die genannte Einteilung klinisch hilfreich. Tinnitus tritt vorwiegend bei Erwachsenen in mittleren Lebensjahren mit zunehmender Häufigkeit im Alter auf. Ca. 1 % der Bevölkerung leidet unter Tinnitus. Männer sind häufiger als Frauen betroffen. Bei frischem Tinnitus beträgt die Spontanheilungsrate 60–80 %. Bei chronischem Tinnitus (länger als 3 Monate) sind die Chancen einer Spontanheilung sehr gering. Die meisten (85 %) der Patienten mit intermittierendem oder kontinuierlichem Tinnitus fühlen sich nicht wesentlich gestört, bei 15 % ist das der Fall. Man spricht dann von einem dekompensierten Tinnitus. Bei 2 % der Patienten mit Neigung zu Angstreaktionen und Depressionen bestehen Suizidgedanken. Suizidversuche ohne eine Anamnese chronischer Depression sind jedoch selten (Lewis et al., 1994).

B 5.1. Objektiver Tinnitus

Es lassen sich verschiedene Geräuschformen mit Hinweisen auf die Ätiologie unterscheiden:

• **Blasendes Geräusch** bei der In- und/oder Exspiration.
Ätiologie: abnorm weite Tuba auditiva Eustachii. Ursache ist häufig ein erheblicher Gewichtsverlust.
Therapie: In Einzelfällen hilft die Verengung der Tuba Eustachii durch Einlegen einer Röhre (Robinson und Hazell, 1989).

• **Serie scharfer Klicks** (Dauer mehrere Sekunden bis Minuten).
Ätiologie: Tetanische Kontraktionen der Muskeln (Myoklonien) des weichen Gaumens (kann vom Untersucher beobachtet werden) und/oder des Musculus tensor tympani und Musculus stapedius, die auf Läsionen im sogenannten Myoklonusdreieck (Nucleus ruber, untere Olive, Nucleus dentatus) zurückgeführt werden.
Therapie: Botulinus-Toxin kann in den weichen Gaumen injiziert werden (Saeed und Brookes, 1993). Auch die operative Durchtrennung des Musculus tensor veli palatini oder des Musculus stapedius ist häufig erfolgreich (Badia et al., 1994). Gelegentlich helfen Tranquilizer oder Carbamazepin (Tegretal®, Timonil®) (Rahko und Häkkinen, 1979).

• **Pulssynchrones Geräusch**
Ätiologie: vaskuläre Mißbildungen im Kopf- oder Halsbereich wie Aneurysmen, AV-Mißbildungen, vaskuläre Tumoren, Durafisteln meist am Sinus transversus, oder Karotisstenose im Siphon.
Therapie: Operativ (Ward et al., 1975) bei Aneurysmen, Embolisation oder Operation bei Durafisteln. Das Geräusch kann bestehen bleiben. Die Indikation zur Operation ist nicht allein durch den Tinnitus zu begründen.

• **kontinuierliches Rauschen** (verschwindet bei Druck auf die distale Vena jugularis).
Ätiologie: venös, häufig einseitig vergrößerter Bulbus jugularis.
Therapie: Nur bei quälendem Tinnitus ist die Unterbindung der homolateralen Vena jugularis interna (Ward et al., 1975) zu erwägen. Die Intaktheit der kontralateralen Vena jugularis interna ist vorher zu prüfen. Durch Einlegen eines Ballonkatheters kann der Therapieeffekt zuvor getestet werden.

B 5.2. Subjektiver Tinnitus

B 5.2.1. Subjektiver Tinnitus mit Drehschwindel

M. Menière (Therapie s. Kap. B 4)

B 5.2.2. Subjektiver Tinnitus mit Hörstörungen

Bei **Otosklerose** (Tinnitus meist niederfrequent). Der Tinnitus sistiert nach Operation nur in ca. 30–50 % der Fälle (House, 1989). Er kann sich sogar verschlechtern.

Bei **akutem Hörsturz.** HNO-ärztlich werden zur Behandlung niedermolekulares Dextran, Pentoxiphyllin (Trental®) und Nikotinsäure (Niconacid®, Ronicol®) verwandt, obwohl deren Erfolg nicht durch kontrollierte Studien belegt ist. Therapieerfolge werden unter der Behandlung mit Prednisolon berichtet (Lamm, 1995).

Nach **Schädel-Hirn-Trauma** (Tinnitus hochfrequent, klingelnd). Der Tinnitus dauert meist nur einige Stunden. Bei Innenohrläsion kann er jahrelang anhalten.

Therapie: nicht bekannt. Unter der Annahme eines gleichzeitigen Knalltraumas kann eine Therapie mit Prednisolon erwogen werden.

Nach **Lärmtrauma** infolge akuter oder chronischer Exposition. Bei anhaltendem Tinnitus wird häufig über Schmerzen im Ohr im Zusammenhang mit dem Lärmtrauma berichtet.

Therapie: Beim akuten Lärmtrauma wird über therapeutische Effekte von Kortison in Kombination mit hyperbarem Sauerstoff berichtet (Lamm, 1995).

Bei **Akustikusneurinom:** Tinnitus häufig kontinuierlich und hochfrequent, einseitig. Er kann der Hörstörung vorausgehen! Ca. 4 % der Neurinome manifestieren sich initial mit einem Tinnitus.

Therapie: Operation, wonach der Tinnitus sistieren kann (s.unten).

Nach **ototoxischen Medikamenten:** Aminoglykoside (bes. Kanamycin, Streptomycin, Neomycin, Bykomycin), Schwermetalle, Cisplatin.

Therapie: Absetzen der Medikamente. Bleibende Schäden sind möglich.

B 5.2.3. Subjektiver Tinnitus ohne Hörstörung

Klinik

Nur ca. 10–20 % der Patienten, die über Tinnitus klagen, haben keine gleichzeitige Hypakusis. Auslösende Faktoren sind häufig emotional belastende Situationen. Ca. 10 % der Patienten berichten über Hyperakusis vor dem Auftreten des Tinnitus (Hazell und Sheldrake, 1992). Tinnitus, gleich welcher Genese, wird häufig als sehr störend empfunden, vor allem in Ruhe und nachts (Fichter und Goebel, 1996). Die Patienten reagieren depressiv, teilweise sogar suizidal. Der Schlaf ist gestört. Zusätzlich bestehen Gedächtnis- und Konzentrationsstörungen.

Der genaue Ort (zentral?, peripher?) der Läsion ist nicht bekannt. Ein gestörtes Verhältnis der Aktivität der äußeren und inneren Haarzellen in der Cochlea wird u. a. diskutiert (Jastreboff, 1990).

Da der Tinnitus auch nach Durchtrennung des N. acusticus anhält, ist eine zentrale Verstärkung nach primär peripherer Läsion wahrscheinlich (House und Brackmann, 1981). Nach neueren neurophysiologischen Untersuchungen an der Ratte konnte unter Tinnitus auslösenden Salicylat-Spiegeln abnorme Aktivität im Colliculus inferior abgeleitet werden. Die normale Aktivierungsfrequenz für die betroffenen Neurone war 10 kHz, was der Frequenz im Tinnitus-Verhaltensexperiment entspricht (Jastreboff und Sasaki, 1994). Analog zur Trigeminusneuralgie wird auch die Möglichkeit von ephaptischen Erregungen benachbarter, teilweise demyelinisierter Axone durch Gefäßschlingenkompression des Nervenaustrittes am Hirnstamm diskutiert (Møller et al., 1993). Bei diesen Fällen sollte ein therapeutischer Effekt von Carbamazepin erwartet werden, was jedoch in einer Doppelblindstudie gegen Placebo an einem unselektionierten Patientengut nicht bestätigt werden konnte (Hulshof und Vermeij, 1985). In einigen Fällen mit paroxysmalem Schwindel und Tinnitus konnte ein therapeutischer Effekt erzielt werden (Brandt und Dieterich, 1994). Auch operative Eingriffe (mikrovaskuläre Dekompression) werden bei medikamentöser Therapieresistenz durchgeführt (Møller et al., 1993).

Ätiologie:

a) Pharmaka: (viele der Medikamente können auch zu Hörschäden führen) Chinidin, Salicylate (dosisabhängig, nach 2–3 Tagen reversibel), Indometacin (Amuno®, Durametacin®), Carbamazepin, Propranolol, Levodopa, Aminophyllin, Koffein, Tetracyclin, Doxycyclin (Vibramycin®, Supracyclin®), Salbutamol (Sultanol®) (ausführliche Übersicht s. Brown et al., 1981).
b) Die meisten Fälle bleiben ätiologisch unklar.

Verlauf

Der medikamentös induzierte Tinnitus verschwindet nach Absetzen der Medikamente. Der ätiologisch unklare Tinnitus sistiert in der Regel spontan nach Wochen und Monaten. Er tritt dann häufig nur noch bei Übermüdung und Streß auf. Verläufe mit quälendem Tinnitus über viele Jahre sind nicht selten. Bei Patienten mit chronischem Tinnitus nimmt dieser nur bei 8–13 % der Patienten im Laufe der Zeit zu. In der Regel wird er nach ca. 1 1/2 Jahren leiser bzw. verliert seinen zentralen Stellenwert.

Pragmatische Therapie

Eine umfassend gesicherte und allseits akzeptierte Therapie ist nicht bekannt. Dennoch sind die unten aufgeführten Therapien zu erwägen, wobei auch nach verschiedenen Therapieansätzen gelegentlich noch Erfolge erzielt werden. Sie erfolgen z. T. ausschließlich durch den HNO-Arzt, auf jeden Fall aber in enger Zusammenarbeit mit ihm.

a) Gesprächstherapie, Verhaltenstherapie:
Bei den häufig gequälten, verunsicherten, z. T. auch psychisch auffälligen Patienten werden in vielen Fällen gute Erfolge mit einfachen psychotherapeutischen Maßnahmen erzielt. Diese reichen

von einfacher Aufklärung (»Tinnituscounselling«, Preyer und Bootz, 1995) bis zu gezielten Entspannungsübungen (Lindberg et al., 1989; Goebel, 1992). Die Behandlung erfolgt auch stationär über mehrere Wochen (z. B. Klinik Roseneck, Am Roseneck 6, 83209 Prien am Chiemsee).

b) »Masking«:
Viele Tinnituspatienten empfinden eine Erleichterung, wenn äußere Lautquellen den Tinnitus überdecken. Dies kann im einfachen Fall Radiomusik abends vor dem Einschlafen sein. In diesem Sinne wird auch gezielt ein leichtes Rauschen über den ganzen Frequenzbereich eingesetzt. Häufig führen auch Hörgeräte durch verstärkte Wahrnehmung zu einer Tinnitussuppression (House, 1989). Empfohlen werden auch ein- bis zweijährige Behandlungen mit Rauschgeneratoren zusammen mit verhaltenstherapeutischen Ansätzen (Jastreboff, 1995).

c) Cochleäre Implantate
Cochleäre Implantate können zu einer Tinnitusabnahme führen (Souliere et al., 1992; Hazell et al., 1993). Diese Therapie kommt nur bei tauben Patienten in Frage, da Elektrostimulation schädlich für die gesunde Cochlea ist (Portman et al., 1979).

d) Gefäßschlingendekompression
Eine Gefäßschlingendekompression am Eintritt des N. acusticus in den Hirnstamm nach Gardner-Jannetta (analog zur Behandlung der Trigeminusneuralgie) wird durchgeführt (Møller et al., 1993). Die Indikation ist sehr zurückhaltend zu stellen. Bei der Hälfte der Patienten kommt es zumindestens zu einer teilweisen Besserung. Die Operation kann zu einer Hörverschlechterung führen, da der achte Hirnnerv besonders vulnerabel ist. Generell beträgt die Letalität der Operation nach Gardner-Jannetta 1 %.

e) Medikamentöse Therapie
(s. unter Kap. 5.2.3.4.)

Unwirksam oder obsolet
Medikamente: Eine sicher wirksame und allgemein akzeptierte medikamentöse Therapie ist nicht bekannt. Infusionen von Lidocain (Xylocain®, Lidocain®) führen zwar zu einer Tinnitusreduktion, wegen der erheblichen Nebenwirkungen konnte sich diese Therapie aber nicht durchsetzen. Dies gilt auch für das orale Analogon Tocainide (Xylotocan®) (Hazell, 1990). Lidocain-Applikation durch lokale Iontophorese zeigte keinen Effekt (Laffree et al., 1990).
Für die folgenden Mittel ist eine spezifische Wirkung bei der Tinnitusbehandlung nicht belegt: Carbamazepin (Hulshof and Vermeij, 1985), Cinnarizin (Stutgeron®), Clonazepam (Rivotril®), Flunarizin (Sibelium®), Nikotinsäure und -derivate (Niconacid®, Ronicol®), Meclofenoxat (Helfergin®), Oxazepam (Adumbran®), Sulpirid (Dogmatil®), Pentoxiphyllin (Trental®), Vitamin A.

Biofeedback: Keine oder nur unwesentliche Effekte wurden mit Biofeedback erzielt (House, 1978; Tonkin, 1985).

Nervdurchtrennung: Sie wird zur Tinnitusbehandlung allein nicht durchgeführt. Ist aus anderen Gründen (z. B. Tumor) eine Nervendurchtrennung erforderlich, führt dies nur bei 45 % der Patienten zu einem Nachlassen des Tinnitus, bei 55 % bleibt er gleich oder verstärkt sich sogar (House und Brackmann, 1981; Parving et al., 1992).

> Die Tinnitus-Liga, Erbschlöer Straße 22, 42369 Wuppertal,
> Tel: 02 02 / 46 45 84, vermittelt Informationen.

Literatur

Badia L, Parikh A, Brookes GB (1994) Management of middle ear myoclonus. J Laryngol Otol 108: 380–382

Brandt T, Dieterich M (1994) Vestibular paroxysmia: vascular compression of the eighth nerve? Lancet I; 798–799

Brown DR, Penny JE, Henley CM, Hodges KB, Kupetz SA, Glenn DW, Jobe PC (1981) Ototoxic drugs and noise. In: Evered D, Lawrenson G (Hrsg.) Tinnitus (Ciba Foundation Symposium 85). Pitman Books Ltd, London, 151–171

Coles RRA (1987) Epidemiology of tinnitus. In: Hazell JWP (Hrsg.) Tinnitus. Churchill-Livingstone, Edinburgh 46–70,

Fichter M, Goebel G (1996) Psychosomatische Aspekte des chronischen komplexen Tinnitus. Deutsches Ärzteblatt 93, A1771–A1776

Goebel G (1992) Ohrgeräusche: Psychosomatische Aspekte des komplexen chronischen Tinnitus: Vorkommen, Auswirkungen, Diagnostik und Therapie. Quintessenz Verl., München

Hazell JW (1990) Tinnitus III: The practical management of sensorineural tinnitus. J Otolaryngol 19: 11–18

Hazell JW, Jastreboff PJ, Meerton LE and Conway MJ (1993) Electrical tinnitus suppression: frequency dependence of effects. Audiology 32: 68–77

Hazell JWP, Sheldrake JB (1992) Hyperacusis and tinnitus. In: »Proceedings«, IVth International Tinnitus Seminar Bordeaux, France. Kugler Publications, Amsterdam/New York 245–248

House JW (1978) Treatment of severe tinnitus with biofeedback training. Laryngoscope 88: 406–412

House JW (1989) Therapies for tinnitus. Ann J Otol 10: 163–165

House JW, Brackmann DE (1981) Tinnitus: surgical treatment. In: Evered D, Lawrenson G (Hrsg.) Tinnitus (Ciba Foundation Symposium 85). Pitman Books, London, 204–216

Hulshof JH, Vermeij P (1985) The value of carbamazepine in the treatment of tinnitus. ORL 47: 262–266

Jastreboff PJ (1990) Phantom auditory perception (tinnitus): Mechanisms of generation and perception. Neurosci Res 8: 221–254

Jastreboff PJ, Sasaki CT (1994) An animal model of tinnitus: A decade of development. Ann J Otol 15: 19–27

Jastreboff PJ (1995) A neuropsychological approach to tinnitus theory and practice. London: Whurr Publishers

Laffree JB, Vermeij P, Hulshof JH (1989) The effect of ionto-phoresis of lignocaine in the treatment of tinnitus. Clin Otolaryngol 14 (5): 401–4

Lamm K (1995) Rationale Grundlagen einer Innenohrtherapie. Otorhinolaryngol Nova 5:153–160,

Lewis JE, Stephens SD, McKenna L (1994) Tinnitus and Suicide. Clin Otolaryngol 19: 50–54

Lindberg P, Scott B, Melin L, Lyttkeus L (1989) The psychological treatment of tinnitus: an experimental evaluation. Behav Res Ther 27: 593–603

Møller MB, Møller AR, Jannetta PJ, Jho HD (1993) Vascular decompression surgery for severe tinnitus: selection criteria and results. Laryngoscope 103: 421–427

Parving A, Tos M, Thomsen J, Møller H, Buchwald C (1992) Some aspects of life quality after surgery for acoustic neuroma. Arch Otolaryngol. Head Neck Surg 118: 1061–1064

Portman M, Cazals Y, Negrevergne M, Aran JM (1979) Temporary tinnitus suppression in man through electrical stimulation of the cochlea. Acta Otolaryngol 87: 294–299

Preyer S, Bootz F (1995) Tinnitusmodelle zur Verwendung bei der Tinnituscounsellingtherapie des chronischen Tinnitus. HNO 43: 338–351

Rahko T, Häkkinen V (1979) Carbamazepine in the treatment of objective myoclonus tinnitus. J Laryngol Otol 93: 123–127

Robinson PJ and Hazell JW (1989) Patulous eustachian tube syndrome: The relationship with sensorineural hearing loss. Treatment by eustachian tube diathermy. J Laryngol Otol 103: 739–742

Saeed SR, Brookes GB (1993) The use of clostridium botulinum toxin in palatal myoclonus. A preliminary report. J Laryngol Otol 107: 208–210

Souliere CR Jr, Kileny PR, Zwolan TA, Kemink JI (1992) Tinnitus suppression following cochlear implantation. A multifactorial investigation. Arch Otolaryngol. Head Neck Surg. 118: 1291–1297

Tonkin JP (1985) Tinnitus: Clinical approaches to management. Curr Therap 37–40

Ward PH, Babin R, Calcaterra TC, Konrad HR (1975) Operative treatment of surgical lesion with objective tinnitus. Ann Otol 84: 473–482

B 6. Singultus/Schluckauf

von *M. Fetter*

B 6.1. Klinik

Singultus (»Schluckauf«) ist ein meist harmloses und in der Regel spontan und ohne Therapie vorübergehendes motorisches Phänomen, das bei Feten und Neugeborenen sehr häufig, bei Kindern und Erwachsenen jedoch nur noch selten auftritt. Er findet sich bei sonst gesunden Personen attackenhaft für Minuten bis Stunden bei Aufregung, nach reichlichen Mahlzeiten oder Genuß kalter Getränke, scharfer Speisen und insbesondere Alkohol. Üblicherweise sistiert der Singultus spontan oder nach Anwendung von sogenannten Hausmitteln und erfordert keine ärztliche Maßnahme. Im Gegensatz dazu ist der prolongierte Singultus über Wochen und Monate sehr selten, stellt dann aber ein quälendes Symptom dar, das zu Erschöpfung, Handlungsunfähigkeit, Depression, Gewichtsverlust und Schlafentzug führen kann. Prolongierter oder chronischer Singultus kann durch verschiedene Ursachen ausgelöst werden (**Tab. B6.1**) (Souadjian und Cain,1968). Anamnese und körperliche Untersuchung sollten der Entscheidung zu weiterführenden diagnostischen Maßnahmen vorausgehen (z. B. Abdomensonographie, Thorax oder craniales CT, Endoskopie inklusive pH Messung und Manometrie) (Launois et al., 1993; Rousseau, 1995).

Singultus beruht auf einer periodischen oder länger anhaltenden, synchronen, myoklonischen Kontraktion des Zwerchfells und häufig gleichzeitig der auxilliären Atemmuskulatur. Es kommt dabei zu einer heftigen, unwillkürlichen Inspiration, wobei im Vergleich zur normalen Atemexkursion das Inspirium bei Hemmung des Expiriums beschleunigt und verkürzt ist. Der Glottisschluß erfolgt schon nach 35 msec, wodurch der Luftstrom abrupt gestoppt wird und der typische »hicksende« Laut entsteht (Newsom Davis, 1970). Ein wesentlicher respiratorischer Effekt ergibt sich nicht. Singultus tritt meist während einer Phase maximaler Inspiration auf, da die Lungenblähung vagale mukosale und laryngotracheale Afferenzen inhibiert, von denen wiederum bekannt ist, daß sie Singultus inhibieren (Salem et al., 1967). Zum Pathomechanismus gibt es im wesentlichen 3 Hypothesen.

B 6.1.1. Singultus als gastrointestinaler (vagaler) Fremdreflex

Nach dieser Vorstellung beruht Singultus auf einem gastrointestinalen Fremdreflex, der durch vorwiegend abdominale Eingangsreize ausgelöst wird. Die afferenten Verbindungen dieses Fremdreflexes bestehen aus N. phrenicus, N. vagus, Plexus cervicalis (C_{1-4}) und sympathischen Fasern der unteren thorakalen Segmente (Th_{6-12}), während sich die efferenten Verbindungen aus motorischen Anteilen des N. phrenicus (Zwerchfell), N. vagus (Kehlkopfmuskulatur, Ösophagus) und den zervikalen (C_{5-7}) bzw. thorakalen Fasern (Th_{1-11}) des Sympathikus, welche die Atemhilfsmuskulatur innervieren zusammensetzen (Newsom Davis, 1970). Da es trotz vielfältig beteiligter Neurone zu einem koordinierten Kontraktionsablauf kommt, ist eine supraspinale, polysynaptische Umschaltung anzunehmen. Das Koordinationszentrum wird in die Medulla oblongata lokalisiert (Arita et al., 1994; Chang et al., 1994).

B 6.1.2. Singultus als Myoklonus

Singultus könnte einer subkortikalen Myokloniefórm entsprechen am ehesten ponto-medullären Ursprungs mit Störungen im sogenannten »Myokloniedreieck« (Guillain-Mollaret): Oliva inferior, Nc. dentatus, Ncl. ruber (Hassler, 1977). Allerdings findet sich keine Korrelation von Singultus mit respiratorischem Myoklonus, Gaumensegel-Nystagmus oder Hirnnervenmyorhythmie.

B 6.1.3. Singultus als Primitivreflex

Singultus scheint ein wichtiger Primitivreflex zu sein, der dem Feten maximale Inspirationsbewegungen ermöglicht ohne – durch den Glottisschluß – die Inhalation von Fruchtwasser (Fuller, 1990). Er wird durch eine sich postnatal langsam entwickelnde übergeordnete Hemmung unterdrückt. Durch periphere Reize oder eine Läsion der zentralen Hemmung könnte anhaltender Singultus wieder auftreten.

Tab. B 6.1: Ursachen des Singultus

Zentral-nervöses System
Diffuse Störungen
- Hirndruck
- Meningoenzephalitis (z. B. Virusenzephalitis (Epstein-Barr), Syphilis, Hirnabszeß)
- Sarkoidose
- Stoffwechselstörungen (z.B Coma diabeticum, hepaticum, urämicum, M. Addison)
- Drogen und Intoxikationen (z. B. Alkohol, Steroide, Narkotika, Barbiturate, Benzodiazepine, Muskelrelaxantien, Methohexital, Chlordiazepoxid, Nicethamid, Midazolam, Cyclophosphamid, Cefotetan)

Fokale Störungen
- Strukturelle Läsionen des Hirnstammes (z. B. Arnold-Chiari Malformation)
- Hirnstammischämien, -blutungen (z. B. Wallenberg-Syndrom)
- Tumoren des Hirnstammes und der Medulla oblongata (Tuberkulom, Riesen-Aneurysma der Aa. vertebrales, basilaris, cerebelli inferior posterior)
- Encephalomyelitis disseminata, Hirnstammenzephalitis
- Schädel-Hirn-Trauma mit Hirnstammkontusion
- fokale Epilepsie (Myoklonie)

Periphäre Läsionen
Zervikal
- Wurzelkompression C_4 (Bandscheibenprolaps, Unkovertebralarthrose)
- Halstumoren (z. B. Hyperplasie oder Neoplasie der Schilddrüse, Lymphome)

Thorakal
- Mediastinaltumoren (z. B. Lymphome, Tuberkulome, Lymphogranulomatose, Sarcoidose, Ösophagus- oder Bronchialkarzinom)
- Zwerchfellhernien, Ösophagusdivertikel, -obstruktion, Refluxösophagitis, infektiöse Ösophagitis (z. B. Herpes simplex)
- Laryngo-Bronchitis, Pneumonie, Pleuritis, Perikarditis, Mediastinitis
- Koronarinsuffizienz, Herzinfarkt

Abdominell
- Magenüberblähung, Meteorismus, Gastritis, Ulkus des Magens oder Duodenums
- Ileus, Peritonitis, subphrenischer Abszeß
- Pankreatitis
- Gallenwegserkrankungen
- Tumoren der Abdominalorgane (z. B. Magen-, Pankreaskarzinom, Lebertumoren)

Andere Ursachen
- Glaukom

Psychogen

B 6.2. Verlauf

In den meisten Fällen bleibt die Ursache des Singultus ungeklärt. Üblicherweise sistiert der Singultus innerhalb von Minuten bis wenigen Stunden oder ist mit einfachen Hausmitteln zu beenden. Es sind jedoch therapieresistente Verläufe über Jahre bekannt. Diesen Patienten kommt eine besondere Bedeutung in der Anästhesiologie zu, da es bei Intubation oder Tracheotomie wegen des nicht möglichen Glottisschlusses zur Hyperventilation kommen kann und da Singultus bei maschineller Beatmung erhebliche Probleme bereitet.

B 6.3. Therapeutische Prinzipien

Falls eine der in **Tab. B 6.1** aufgezählten Ursachen gefunden wird, führt meist die Behandlung des Grundleidens auch zum Sistieren des Singultus. Zur Überbrückung müssen dennoch zunächst symptomatische Maßnahmen erfolgen.
Das Wirkprinzip der sogenannten »Hausmittel« besteht möglicherweise in einer Alteration von Afferenzen im N. vagus durch Reizung der von ihm innervierten Rachenhinterwand (z. B. durch Schlucken von trockenem Kristallzucker), ein Effekt, der auch für mechanische Rachenstimulation mit einem Katheter beschrieben ist (Salem et al., 1967). Auch die gelegentlich beobachtete Wirkung von Lokalanästhesie der Rachenhinterwand beruht wohl auf einer Modifikation des relevanten Eingangsreizes.
Die Anwendung von gastrointestinal wirkenden Pharmaka (Metoclopramid, Spasmolytika) beruht auf der Vorstellung eines gastrointestinalen Fremdreflexes als Ursache des Singultus. Antiepileptika und den Serotoninstoffwechsel beeinflussende Substanzen (5-Hydroxytryptophan, Serotonin-Reuptake-Hemmer) werden eingesetzt unter der Vorstellung, daß Singultus eine Myoklonusform darstellt. Der Großteil der empfohlenen Medikamente wird allerdings allein aufgrund empirischer Erfolge gegeben. Zu den meisten Therapieformen gibt es keine kontrollierten Studien!

B 6.4. Pragmatische Therapie

B 6.4.1. Hausmittel

Als bewährte »Hausmittel« gegen Singultus werden gemeinhin empfohlen: Schlucken von granuliertem Zucker (Engleman et al., 1971), Trinken von Zitronensaft oder Essig, Luftanhalten in tiefer Inspiration oder mit Bauchpresse, Luftanhalten in maximaler Kopfreklination, mehrfaches trockenes Schlucken, Druck auf beide Bulbi bei geschlossenen Augen, Stimulation der Nn. phrenici durch Fingerdruck am Hinterrand des M. sternocleidomastoideus, Zug an der herausgestreckten Zunge, Erzeugung eines Niesreizes (Pfeffer etc.), Inhalation von Rauch (Lux, 1985) oder Umstellung von Kosto-Klavikularatmung auf Kosto-Abdominalatmung. Bei anästhesierten Patienten kann Singultus nach kurzfristiger oder kontinuierlicher Erhöhung des Beatmungsdruckes sistieren (Saitto et al., 1982).

B 6.4.2. Nichtinvasive Therapie

Falls die vorgenannten Maßnahmen nicht zum Erfolg führen, kommen als nächstes wenig invasive, nichtmedikamentöse Maßnahmen zur Anwendung, wie: Aufsprühen eines Lokalanästhetikums auf die Nasen-Rachen-Schleimhaut, mechanische Reizung der Rachenhinterwand zum Beispiel mit einer Magensonde (Salem et al., 1967) oder einem Endoskop (Beda et al., 1993), Stimulation des N. phrenicus (Aravot et al., 1989), digitale rektale Massage (Odeh et al., 1990). Ebenso scheint die Inhalation von 10–15 % CO_2 für drei bis fünf Minuten bzw. Rückatmung der Expirationsluft über eine vorgehaltene Plastiktüte wirksam.

B 6.4.3. Medikamentöse Therapie

Hält der Singultus trotz dieser Maßnahmen an, erfolgt eine pharmakologische Therapie. Hier stehen mehrere Substanzklassen zur Auswahl (**Tab. B 6.2**). Mittel der ersten Wahl sind Metoclopramid (Paspertin®) (Williamson und Macintyre, 1977), Bromoprid und Domperidon. Als Nebenwirkung können extrapyramidal-motorische Symptome auftreten, die gut auf Biperiden (Akineton® 5 mg i. v.) ansprechen. Spasmolytika bzw. Parasympatholytika (Atropin, Scopolamin, Biperiden) und Antazida haben ebenfalls einen gastrointestinalen Angriffspunkt. Daneben häufen sich in jüngerer Zeit Berichte über positive Ergebnisse mit Nifedipin (Mukhopadhyay et al., 1986; Lipps et al., 1990; Brigham und Bolin, 1992) und

Tab. B 6.2: Medikamentöse Behandlung des Singultus (fett: Medikamente der 1. Wahl)

Substanz	Handelsname (z. T. in Auswahl)	i. v.	i. m.	oral
Gastrointestinal wirksame Substanzen				
Metoclopramid	Paspertin®	10–20 mg	10–20 mg	3 x 10 mg
Domperidon	Motilium®	-	--	3 x 20 mg
Bromoprid	Cascapride®	-	--	3 x 10 mg
Atropin	Atropinsulfat 0,0005	0,5–1 mg	-	-
Scopolamin	Buscopan® comp.	20 mg	-	3 x 10 mg
Biperiden	Akineton®	5 mg	-	-
Cimetidin	Tagamet®	200–400 mg	-	4 x 200 mg
Ranitidin	Sostril®	-	-	2 x 150 mg
Antazida	Maalox®			
Antikonvulsiva				
Carbamazepin	Tegretal®	-	-	3 x 200 mg
Valproinsäure	Ergenyl®	-	-	3 x 600 mg
Diphenylhydantoin	Zentropil®	750 mg p inf.	-	3 x 100 mg
Psychopharmaka				
Chlorpromazin	Megaphen®	50 mg	-	-
Promethazin	Atosil®	50 mg	50 mg	-
Triflupromazin	Psyquil®	10 mg	20 mg	70 mg Supp.
Promazin	Protactyl®	50–100 mg	50–100 mg	-
Amitriptylin	Saroten®	50 mg	50 mg	75–150 mg
Haloperidol	Haldol®	2,5–5 mg	2,5–5 mg	3 x 5 mg
Verschiedene Substanzen				
Baclofen	Lioresal®	-	-	bis 3 x 25 mg
Nifedipin	Adalat®	-	-	3 x 20 mg
Sulfonamide	Euvernil®	-	-	3 x 1 g
5-Hydroxytryptophan	Levothym	-	-	bis 2 000 mg
Amantadin	PK-Merz®	1–3 x 200 mg	-	2–3 x 100 mg

mit Baclofen (Burke et al., 1988; Yaqoob et al., 1989; Lance und Bassil, 1989; Bhalotra, 1990; Ramirez und Graham, 1992; Fodstad und Nilsson, 1993; Guelaud et al., 1995).
Als medikamentöse Therapie empfehlen wir zunächst die Gabe von Metoclopramid oder Domperidon, bei Unwirksamkeit Baclofen und schließlich die oben angeführten Spasmolytika, Parasympatholytika und Antazida. Wenn diese Therapieversuche fehlschlagen, kommen eine ganze Reihe weiterer Medikamente in Betracht, dazu zählen: Antikonvulsiva (Carbamazepin, Valproinsäure) (Jacobson et al., 1981), Diphenylhydantoin, der Serotoninpräkursor 5-Hydroxytryptophan (Leopold et al., 1986) und Psychopharmaka (Chlorpromazin (Williamson und Macintyre, 1977), Promethazin, Triflupromazin, Promazin, Amitriptylin (Stalnikowicz et al., 1986), Haloperidol). Einzelerfolge werden beschrieben für Amantadin (Askenasy et al., 1988) und Dexamethason in einem Fall mit AIDS und PML (McKeogh, 1994).
Singultus, der trotz aller vorgenannten Maßnahmen für mehr als eine Woche persistiert oder erneut auftritt, ist in aller Regel durch eine organische Ursache bedingt (am häufigsten im Bereich des Ösophagus (Bizec et al., 1995)) und erfordert eine entsprechende Diagnostik.

B 6.4.4. Invasive Therapie

In Fällen mit persistierendem Singultus und zunehmender Erschöpfung sind invasive Maßnahmen erforderlich, wie: zervikaler, epiduraler Block (Sato et al., 1993) oder temporäre und permanente Blockade des N. phrenicus durch Injektion eines Lokalanästhetikums oder chirurgische Intervention im Bereich seines Verlaufes auf dem M. scalenus anterior (Lanz und Dick, 1983) (oft führt schon die Blockade der linken Seite zum Erfolg). Als potentiell erfolgversprechende Maßnahme wurde 1993 von Johnson ein Fall publiziert, bei dem die mikrovaskuläre Dekompression des N. vagus durch Tefloninterponat zwischen Nerv und A. cerebelli inferior posterior den Singultus sofort stoppte. Dieser trat ein Jahr später wieder auf. Die Nachschauoperation zeigte eine Dislokation des Tefloninterponates, worauf eine Teflonhülse um den Nerv eingebracht wurde. Auch durch diese zweite Maßnahme sistierte der Singultus sofort. Der Patient blieb symptomfrei während der weiteren drei Beobachtungsjahre, so daß der Autor schlußfolgert, daß die mikrovaskuläre Dekompression des N. vagus in verzweifelten, unbehandelbaren Fällen, bei denen ein neurovaskulärer Kontakt mit entsprechender hyperaktiver Funktion des Nerven als Ursache für den Singultus denkbar ist, zumindest in Betracht gezogen werden sollte (Johnson, 1993).

Literatur

Aravot DJ, Wright G, Rees A, Maiwand OM, Garland MH (1989) Non-invasive phrenic nerve stimulation for intractable hiccups. Lancet 8670: 1047

Arita H, Oshima T, Kita I, Sakamoto M (1994) Generation of hiccup by electrical stimulation in medulla of cats. Neurosci Lett 175: 67–70

Askenasy JJ, Boiangiu M, Davidovitch S (1988) Persistent hiccup cured by amantadine. N Engl J Med 318: 711

Beda BY, Niamkey EK, Ouattara D, Diallo AD, Adom AH, Djakoure S, Yoboue L, Yangni-Angate Y, Kadjo K, Toutou T (1993) Stopping persistent hiccups in the adult by endoscopic maneuver. Ann Gastroenterol Hepatol Paris 29: 11–13

Bhalotra R (1990) Baclofen therapy for intractable hiccoughs. J Clin Gastroenterol 12: 122

Bizec JL, Launois S, Bolgert F, Lamas G, Chollet R, Derenne JP (1995) Hiccups in adults. Rev Mal Respir 12: 219–229

Brigham B, Bolin T (1992) High dose nifedipine and fludrocortisone for intractable hiccups. Med J Aust 157: 70

Burke AM, White AB, Brill N (1988) Baclofen for intractable hiccups. N Engl J Med 319: 1354

Chang YY, Wu HS, Tsai TC, Liu JS (1994) Intractable hiccup due to multiple sclerosis: MR imaging of medullary plaque. Can J Neurol Sci 21: 271–272

Engleman EG, Lankton J, Lankton B (1971) Granulated sugar as treatment for hiccups in conscious patients. N Engl J Med 285: 1489

Fodstad H, Nilsson S (1993) Intractable singultus: a diagnostic and therapeutic challenge. Br J Neurosurg 7: 255–260

Fuller GN (1990) Hiccups and human purpose. Nature 343: 420

Guelaud C, Similowski T, Bizec JL, Cabane J, Whitelaw WA, Derenne JP (1995) Baclofen therapy for chronic hiccup. Eur Respir J 8: 235–237

Hassler R (1977) Die neuronalen Systeme der extrapyramidalen Myoclonien und deren stereotaktische Behandlung. In: »Aktuelle Neuropädiatrie« (H. Doose, ed.), Thieme, Stuttgart, 20–46

Jacobson PL, Messenheimer T, Farmer W (1981) Treatment of intractable hiccups with valproic acid. Neurology 31: 1458

Johnson DL (1993) Intractable hiccups: treatment by microvascular decompression of the vagus nerve. J Neurosurg 78: 813–816

Lance JW, Bassil GT (1989) Familial intractable hiccup relieved by baclofen. Lancet 8657: 276–277

Lanz E, Dick W (1983) Phrenicus-Blockade bei therapieresistentem Schluckauf. Dtsch Med Wschr 108: 1854–1855

Launois S, Bizec JL, Whitelaw WA, Cabane J, Derenne JP (1993) Hiccup in adults: an overview. Eur Respir J 6: 563–575

Leopold HC, Möbius E, Paulus W (1986) Symptomatische Therapie von Myoklonien, Singultus und Opsoklonus. Nervenarzt 57: 1–13

Lux G (1985) Leitsymptom: Singultus. Dtsch Ärztebl 82: 1429–1433

McKeogh M (1994) Dexamethasone for intractable hiccoughs in a patient with AIDS and PML. Palliat Med 8: 337–338

Mukhopadhyay P, Osman MR, Wajima F, Wallace TJ (1986) Nifedipine for intractable hiccups. N Engl J Med 314: 1256

Newsom Davis J (1970) An experimental study of hiccup. Brain 93: 851–872

Odeh M, Bassan H, Oliven A (1990) Termination of intractable hiccups with rectal massage. J Intern Med 272: 145–146

Ramirez FC, Graham DY (1992) Treatment of intractable hiccup with baclofen: results of a double-blind randomised, controlled cross-over study. Am J Gastroenterol 87: 1789–1791

Rousseau P (1995) Hiccups. South Med J 88: 175–181

Saitto C, Gristina G, Cosmi EV (1982) Treatment of hiccups by continuous positive airway pressure (CPAP) in anaesthetised subjects. Anesthesiology 57: 345

C. Kognitive und Verhaltensstörungen

Therapieempfehlungen

Wo beurteilbar, wird die wissenschaftliche Evidenz der *Wirksamkeit der Therapie* im Abschnitt »Therapeutische Prinzipien« mit * markiert.

*** Ergebnisse randomisierter, prospektiver Therapiestudien mit ausreichender Fallzahl, um eine Beeinflussung der klinischen Endpunkte valide erfassen zu können.
** Ergebnisse nicht randomisierter Fallkontrollstudien oder großer retrospektiver Studien.
* Nicht randomisierte Kohortenstudien mit historischen Kontrollen oder anekdotische Fallberichte.

Im Abschnitt »Pragmatische Therapie« wird – noch nicht ganz durchgängig – die *Qualität der Therapieempfehlung* mit Buchstaben graduiert:

A Therapieempfehlung stützt sich auf mehr als eine prospektive randomisierte, placebokontrollierte Studie oder eine Metaanalyse
B Therapieempfehlung stützt sich auf mindestens eine randomisierte, prospektive Therapiestudie mit einer ausreichenden Patientenzahl
C Rein empirische Therapieempfehlung ohne sicheren wissenschaftlichen Beweis.

C 1. Schlafstörungen

von *T. Klockgether**

Es gibt zwei unterschiedliche Arten von Schlaf: REM- (rapid eye movements-) Schlaf und non-REM-Schlaf. REM-Schlaf ist durch EEG-Desynchronisation und Traumaktivität gekennzeichnet. Neben schnellen Augenbewegungen treten phasische Bewegungen der Extremitäten auf. Der Muskeltonus ist während des REM-Schlafs schlaff. Im non-REM-Schlaf wird das EEG zunehmend synchronisiert, die Traumaktivität ist gering. Non-REM-Schlaf wird in vier Stadien eingeteilt. In Stadium 1 wird die okzipitale Alpha-Aktivität durch irreguläre, niedriggespannte Aktivität ersetzt. In Stadium 2 herrscht Theta-Aktivität vor; außerdem treten Schlafspindeln, Vertexzacken und K-Komplexe auf. In den Stadien 3 und 4 tritt vorwiegend Delta-Aktivität auf. Die zum Wecken notwendige Reizstärke nimmt von Stadium 1 bis 4 kontinuierlich zu.

Der normale Nachtschlaf ist in Zyklen organisiert, die aus aufeinanderfolgenden non-REM-Phasen zunehmender Tiefe und einer nachfolgenden kürzeren REM-Phase bestehen. Jeder Zyklus dauert zwischen 80 und 100 Minuten und wird in einer Nacht 4 bis 6mal durchlaufen. Die Schlaftiefe nimmt in der zweiten Nachthälfte ab. Neugeborene schlafen ungefähr 16 Stunden pro Tag, davon etwa 50 % im REM-Schlaf. Mit zunehmendem Alter nehmen die tägliche Schlafzeit und der relative Anteil des REM-Schlafs kontinuierlich ab (Roffwarg et al., 1966) (**Abb. C 1.1**).

Neuronale Aktivität und Erregbarkeit sind im non-REM-Schlaf gering. Im Gegensatz dazu ist REM-Schlaf ein durch Hirnaktivität gekennzeichneter Zustand und ähnelt darin eher dem Wachzustand als dem non-REM-Schlaf. Non-REM Schlaf wird dadurch eingeleitet, daß exzitatorische Einflüsse von aufsteigenden aktivierenden Systemen auf thalamische and kortikale Neurone entfallen. Zu den aufsteigenden aktivierenden Systemen gehören cholinerge Projektionen aus der Formatio reticularis und dem basalen Vorderhirn, noradrenerge Projektionen vom Locus coeruleus und histaminerge Projektionen vom posterioren Hypothalamus. Außerdem gibt es Neurone im anterio-

* Autor dieses Kap. in der 2. Aufl.: E. Scholz

Abb. C 1.1: Dauer des gesamten Schlaf und des REM-Schlafs in Abhängigkeit vom Lebensalter. Der REM-Schlaf ist als Anteil des gesamten Schlafs in Prozent angegeben (Roffwarg et al., 1966).

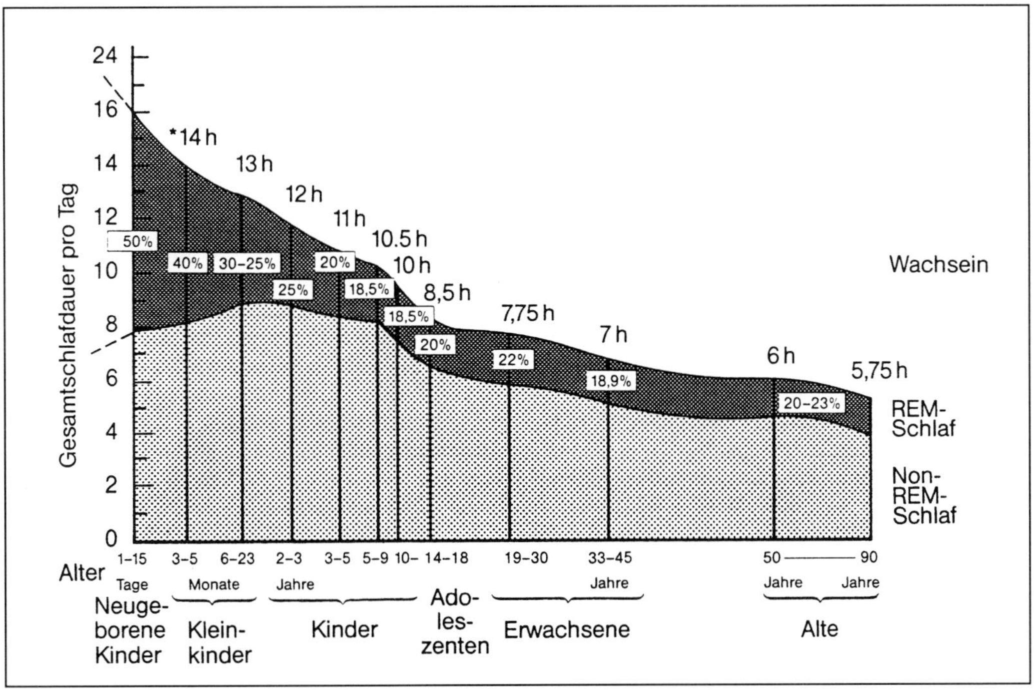

ren Hypothalamus und basalen Vorderhirn, die möglicherweise eine direkte Schlaf-induzierende Funktion besitzen. Während des REM-Schlafs aktivieren pontine cholinerge Neurone den Thalamus und Kortex, während nach kaudal projizierende Neurone der Formatio reticularis über polysynaptische Verbindungen spinale Neurone hyperpolarisieren und dadurch die für den REM-Schlaf typische muskuläre Hypotonie verursachen (Steriade, 1992).

C 1.1. Insomnie

C 1.1.1. Klinik

Insomnie bezeichnet das subjektive Empfinden unzureichenden oder nicht erholsamen Schlafs. Betroffene Menschen klagen über Schwierigkeiten einzuschlafen, gehäuftes Aufwachen während der Nacht und frühzeitiges Erwachen am Morgen. Anhaltende Insomnie führt häufig zu Müdigkeit und Tagesschläfrigkeit mit verminderter Leistungsfähigkeit.

Vorübergehende (transiente) Insomnie ist durch eine Dauer von weniger als drei Wochen definiert. Häufige Ursachen sind psychosozialer Stress, Krankenhausaufenthalt, Schmerz oder Prüfungsangst. Vorübergehende Insomnie kann auch als Folge der Einnahme stimulierender Substanzen, kurz-wirksamer Benzodiazepine oder nach Entzug sedierender Medikamente auftreten. Weitere Ursachen sind Reisen mit Zeitumstellung und Höhenkrankheit. Im Gegensatz zur vorübergehenden Insomnie dauert die chronische Insomnie mehr als drei Wochen.

Die Hauptursachen chronischer Insomnie sind in **Tab. C 1.1** aufgeführt. Ungefähr die Hälfte aller Patienten mit chronischer Insomnie haben eine psychiatrische Erkrankung, meistens eine Depression. Außerdem können Schizophrenie, Demenz, Persönlichkeitsstörungen, Neurosen mit Angstsymptomatik und Panikstörungen zu chronischer Insomnie führen. Die Kombination von innerer Unruhe, Angst vor Schlaflosigkeit und schlechtem Schlaf ohne psychiatrische Krankheit ist für etwa 10 bis 20 % aller Fälle von chronischer Insomnie kennzeichnend. Sie wird als psychophysiologische Insomnie bezeichnet. Alkohol- und Substanzenmißbrauch, das idiopathische Parkinson-Syndrom, kardiovaskuläre Erkrankungen und Erkrankungen, die mit Schmerz einhergehen, sind weitere Ursachen chronischer Insomnie. Obwohl das Schlaf-Apnoe-Syndrom und Narkolepsie in erster Linie zu vermehrter Tagesschläfrigkeit führen, klagen betroffene Patienten oft zusätzlich über häufiges Erwachen und schlechten Schlaf. Periodische Bewegungen im Schlaf (Schlafmyoklonien) und das Restless Legs-Syndrom können das Einschlafen und den Nachtschlaf stören (siehe Kapitel I. 7). Charakteristisch für die sehr seltene primäre Insomnie sind Beginn unerklärter Schlafprobleme bereits in der Kindheit, Persistenz der Schlafstörung bis ins hohe Alter und gelegentlich positive Familienanamnese. Fatale familiäre Insomnie bezeichnet eine seltene Erkrankung mit Insomnie, motorischen und vegetativen Störungen, die im mittleren Erwachsenenalter beginnt und innerhalb von wenigen Jahren zum Tod führt. Es handelt sich um eine Prion-Erkrankung (Goldfarb et al., 1992).

Tab. C 1.1: Ätiologie der chronischen Insomnie

Psychiatrische Erkrankungen
Depression, Manie, Angststörungen, Schizophrenie, Persönlichkeitsstörungen, Neurosen
Psychophysiologische Insomnie
Restless legs-Syndrom und periodische Bewegungen im Schlaf (siehe Kapitel I. 7)
Alkohol- und Substanzenmißbrauch
Internistische und neurologische Ursachen
Erkrankungen, die mit Schmerz, Juckreiz, Dyspnoe, Parästhesien, Krampi, unwillkürlichen Bewegungen oder nächtlichen Anfällen verbunden sind
neurodegenerative Erkrankungen (idopathisches Parkinson-Syndrom, Alzheimersche Demenz, progressive supranukleäre Blickparese)
fokal-neurologische Erkrankungen des Hypothalamus und Hirnstamms
endokrinologische Erkrankungen
Schlaf-Apnoe-Syndrom
Narkolepsie
Parasomnien
Primäre Insomnie
Fatale familiäre Insomnie

C 1.1.2. Verlauf

Die Prävalenz der Insomnie ist in der erwachsenen Bevölkerung erstaunlich hoch und wird auf bis zu 35 % geschätzt. In den meisten Fällen handelt es sich aber nicht um ein ernsthaftes medizinisches Problem. Frauen und ältere Menschen sind besonders häufig betroffen (Mellinger et al., 1985; Prinz et al., 1990). Wie oben ausgeführt, ist Insomnie meist Symptom einer zugrundeliegenden psychiatrischen, neurologischen oder internistischen Erkrankung. Der Verlauf hängt deswegen in erster Linie von der zugrundeliegenden Erkrankung ab. Bei den meisten Patienten, vor allem denen mit einer psychiatrischen Erkrankung, ist die Schlafstörung chronisch und durch Behandlung nur wenig zu beeinflussen (Hohagen et al., 1993).

C 1.1.2. Therapeutische Prinzipien

Die Beurteilung möglicher therapeutischer Effekte bei Schlafstörungen erfolgt über Selbst- und Fremdbeurteilungsskalen wie die Stanford Sleepiness Scale oder den Pittsburgh Sleep Quality Index (PSQI).

Die Behandlung der Insomnie läßt sich in drei unterschiedliche Ansätze gliedern. In erster Linie sollten alle Anstrengungen unternommen werden, die zugrundeliegende Erkrankung zu diagnostizieren und zu behandeln. Zweitens sollten eine Reihe allgemeiner Maßnahmen durchgeführt werden, zu denen Beratung des schlaflosen Patienten und Schlafhygiene gehören. Erst nach Ausschöpfung dieser Möglichkeiten ist die Verordnung von Hypnotika oder sedierenden Medikamenten (Schlafmitteln) angezeigt. Die Verordnung von Schlafmitteln sollte zurückhaltend erfolgen, da sie chronische Insomnie nicht heilen, jedoch zu rascher Toleranzentwicklung und Abhängigkeit sowie zu Sedierung am folgenden Tag führen können. Unerwünschte Nebenwirkungen von Schlafmitteln treten besonders häufig bei älteren Menschen auf. Die Dosis sollte so gering wie möglich sein. Grundsätzlich kommen Schlafmittel eher für die Behandlung vorübergehender Insomnien als für die Behandlung chronischer Insomnien in Frage. Wenn eine dauernde Einnahme notwendig erscheint, ist eine Intervallbehandlung empfehlenswert, bei der die Einnahme des Schlafmittels auf 2 bis 3 Nächte pro Woche begrenzt wird (Gillin und Byerley, 1990).
Benzodiazepine wirken durch Potenzierung GABA-erger Inhibition im zentralen Nervensystem. Sie besitzen gute Wirksamkeit als Schlafmittel bei geringer Toxizität und hoher Sicherheit bei Überdosierung verglichen mit den früher als Schlafmittel eingesetzten Barbituraten. Toleranz gegenüber Benzodiazepinen mit Tendenz zur Dosissteigerung kann sich allerdings innerhalb von Wochen entwickeln. Benzodiazepine haben ein erhebliches Mißbrauchspotential, auch wenn sie in geringen Dosen verschrieben werden. Der Entzug von Benzodiazepinen ist oft schwierig und langwierig. Im Rahmen des Entzugssyndroms kann es auch zu epileptischen Anfällen kommen. Die einzelnen Benzodiazepine unterscheiden sich hinsichtlich ihrer pharmakokinetischen Eigenschaften, während ihre pharmakologischen Wirkungen ähnlich sind. Aus praktischen Gründen ist es sinnvoll, zwischen kurz-wirksamen, mittellang-wirksamen und langwirksamen Benzodiazepinen zu unterscheiden. Kurz-wirksame Benzodiazepine sind geeignet zur Behandlung von Einschlafstörungen. Nachteil dieser Substanzen ist das erhöhte Risiko einer morgendlichen »Rebound«-Insomnie. Sie führen außerdem häufiger zu unerwünschten Nebenwirkungen wie Agitation, Verwirrtheit und Amnesie (Rothschild, 1992). Lang-wirksame Präparate sollten Patienten mit Durchschlafstörungen verordnet werden. Bei diesen Präparaten kann es bei regelmäßiger Einnahme zu Akkumulation und Tagesschläfrigkeit kommen. Alle Benzodiazepine können ein Schlaf-Apnoe-Syndrom verschlechtern.
In Deutschland sind das Zyclopyrolon-Derivat Zolpidem (Stilnox®) und das Imidazopyridin-Derivat Zopiclon (Ximovan®) als Arzneimittel zugelassen worden. Beide Substanzen interagieren mit einer spezifischen Klasse von Benzodiazepin-Rezeptoren. Das klinische Profil von Zolpidem und Zopiclon ähnelt dem von kurz-wirksamen Benzodiazepinen. In einer Placebo-kontrollierten Doppelblindstudie war Zopiclon den Benzodiazepinen Flunitrazepam (Rohypnol®) und Triazolam (Halcion®) an Wirksamkeit leicht überlegen (Hajak et al., 1995). Zolpidem and Zopiclon sollen ein geringeres Abhängigkeitsrisiko als Benzodiazepine haben. Es liegen allerdings noch nicht genügend Erfahrungen bei längerem Gebrauch vor (Langtry et al., 1990; Roth et al., 1995).
Antidepressiva mit sedierender Wirkung wie Amitriptylin (Saroten®), Doxepin (Aponal®), Trimipramin (Stangyl®), Mianserin (Tolvin®) und Trazodon (Thombran®) werden in niedrigen Dosierungen bisweilen als Schlafmittel eingesetzt. Überzeugende Gründe, Antidepressiva als Schlafmittel einzusetzen, gibt es nicht, es sei denn sie werden depressiven Patienten mit Insomnie oder Patienten mit chronischen Schmerzen verabreicht.
Niedrigpotente Neuroleptika haben stark sedierende Eigenschaften. Sie führen nicht zu Abhängkeit. Sie sind geeignet als Schlafmittel bei verwirrten geriatrischen Patienten und bei Schmerzpatienten. Ihre zahlreichen unerwünschten Wirkungen machen sie jedoch zum Gebrauch bei sonst Gesunden ungeeignet. Barbiturate sollten zur Behandlung von Insomnie nicht mehr eingesetzt werden.

C 1.1.3. Praktisches Vorgehen

Allgemeine Maßnahmen
Patienten, die unter Insomnie leiden, haben oft unrealistische Erwartungen in Bezug auf die normale Länge und Qualität des Schlafs. Das gilt vor allem für ältere Patienten und Patienten mit psychophysiologischer Insomnie. Information über normale Schlafdauer und Restriktion der im Bett verbrachten Zeit können in Einzelfällen hilfreich sein (Spielman et al., 1987). Die Regeln der Schlafhygiene sind in **Tab. C 1.2** aufgeführt.

Tab. C 1.2: Regeln der Schlafhygiene

1. Schlafen Sie nicht am Tag!
2. Gehen Sie nicht zu früh ins Bett!
3. Bleiben Sie bei längeren nächtlichen Wachphasen nicht im Bett, sondern stehen Sie auf!
4. Treiben Sie regelmäßig Sport oder betätigen Sie sich körperlich!
5. Sorgen Sie für ruhige und bequeme Schlafverhältnisse!
6. Vermeiden Sie Kaffee, Tee, Nikotin und Alkohol!
7. Gehen Sie nicht hungrig ins Bett!
8. Versuchen Sie, sich ein Schlafritual anzugewöhnen!

Tab. C 1.3: Als Schlafmittel verwendete Benzodiazepine (Gillin und Byerley, 1990; Langer und Heimann, 1983)

Substanz und ges. gesch. Präparatenamen (z. T. in Auswahl)	Dosis (mg)	Halbwertszeit (h)	Aktiver Metabolit
Kurz-wirksame Benzodiazepine			
Midazolam (Dormicum®)	7.5–15	2–3	nein
Triazolam (Halcion®)	0,125–0,25	2–5	nein
Mittellang-wirksame Benzodiazepine			
Lormetazepam (Noctamid®)	0,5–2	7–20	nein
Oxazepam (Adumbran®)	10–15	8–12	nein
Lorazepam (Tavor®)	1	10–20	nein
Temazepam (Planum®)	10–40	10–20	ja
Alprazolam (Tafil®)	0,5	14	nein
Nitrazepam (imeson®)	2,5–5	20–30	nein
Bromazepam (Lexotanil®)	3	20–30	nein
Flunitrazepam (Rohypnol®)	0,5–1	20–30	ja
Lang-wirksame Benzodiazepine			
Flurazepam (Dalmadorm®)	15	48–72	ja
Diazepam (Valium®)	5–10	48–96	ja
Chlordiazepoxid (Librium®)	10	48–96	ja

Schlafmittel

Die **Tab. C 1.3.** und **C 1.4.** geben einen Überblick über eine Reihe von Substanzen, die als Schlafmittel verwendet werden. Sie sollten nur verordnet werden, wenn behandelbare Ursachen der Insomnie ausgeschlossen worden sind. Benzodiazepine, Zopiclon (Ximovan®) oder Zolpidem (Stilnox®) sind die Mittel der ersten Wahl. Patienten mit Einschlafstörungen erhalten ein Benzodiazepin mit kürzerer Wirkung, Patienten mit Durchschlafschwierigkeiten eines mit längerer Wirkung. Die Dosis sollte so gering wie möglich sein. Eine Behandlung mit Schlafmitteln sollte nicht länger als 3 Wochen dauern. Wenn Dauergebrauch nicht vermieden werden kann, sollte das Schlafmittel nach 4 bis 6 Wochen ausgeschlichen und eine erneute Behandlung nach einem 2wöchigem Schlafmittel-freien Intervall begonnen werden. Alternativ erhält der Patient die Option, an 2 oder 3 Tagen der Woche ein Schlafmittel einzunehmen. Benzodiazepine sollten Patienten mit Alkohol- oder Substanzenmißbrauch nicht verordnet werden.

Antidepressiva mit sedierenden Eigenschaften werden Patienten mit Insomnie bei Depression oder chronischem Schmerz verabreicht. Niedrigpotente Neuroleptika sind bei verwirrten Patienten, die nicht adäquat auf Benzodiazepine reagieren, und bei Schmerzpatienten angezeigt.

C 1.2. Abnorme Tagesschläfrigkeit

Patienten mit abnormer Tagesschläfrigkeit klagen über mehr als 3 Wochen anhaltende Schwierigkeiten, tagsüber wach zu bleiben. Sie schlafen tagsüber mehrfach ein oder halten einen Tagesschlaf von ungewöhnlich langer Dauer. Abnorme Tagesschläfrigkeit sollte nicht mit Müdigkeit, Abgeschlagenheit und Erschöpfung verwechselt werden, obwohl alle diese Symptome gemeinsam auftreten können. Der Multiple Schlaflatenz-Test ist ein hilfreiches Instrument, um Tagesschläfrigkeit zu objektivieren. Eine durchschnittliche Latenz von weniger als 8 Minuten bei 4 bis 5 wiederholten Messungen in 2stündigen Intervallen wird allgemein als abnorm angesehen. Die Prävalenz abnormer Tagesschläfrigkeit beträgt 2 bis 4 % der erwachsenen Bevölkerung (Bixler et al., 1979). Die häufigste Ursache ist wahrscheinlich chronischer Schlafentzug, z. B. bei Eltern von Neugeborenen. Unter den medizinischen Ursachen spielen

Tab. C 1.4: Als Schlafmittel verwendete Substanzen außer Benzodiazepinen

Substanz und ges. gesch. Präparatenamen (z. T. in Auswahl)	Dosis (mg)
Cyclopyrrolon-Derivative	
Zopiclon (Ximovan®)	3,75–7,5
Imidazopyridin-Derivative	
Zolpidem (Stilnox®)	5–10
Antidepressiva	
Doxepin (Aponal®)	25–50
Amitriptylin (Saroten®)	25–50
Trimipramin (Stangyl®)	25–50
Mianserin (Tolvin®)	25–50
Trazodon (Thombran®)	25–50
Neuroleptika	
Melperon (Eunerpan®)	25–50
Promethazin (Atosil®)	10–50
Chlorprothixen (Truxal®)	15–50
Levomepromazin (Neurocil®)	10–30

das obstruktive Schlaf-Apnoe-Syndrom und die Narkolepsie die wichtigste Rolle. Außerdem kommen eine Reihe weiterer neurologischer und internistischer Erkrankungen ursächlich in Frage (Tab. C 1.5).

C 1.2.1. Schlaf-Apnoe-Syndrom

Klinik

Das Schlaf-Apnoe-Syndrom ist durch häufige Apnoe-Pausen während des Schlafs, Schnarchen, motorische Unruhe und abnorme Tagesschläfrigkeit gekennzeichnet. Die Diagnose des Schlaf-Apnoe-Syndroms erfordert somit nicht nur das Vorhandensein von nächtlichen Apnoen, sondern auch eine dadurch bedingte funktionelle Beeinträchtigung am Tag. Außer zu abnormer Tagesschläfrigkeit kann es zu Insomnie, vermehrter Reizbarkeit, Depression, intellektuellem Abbau und Störungen der Sexualfunktionen kommen. Hypoxie während der nächtlichen Apnoe-Episoden hat Konstriktion der Pulmonararterien zur Folge, die nach mehreren Jahren zu anhaltender pulmonaler Hypertension führen kann. In Apnoe-Episoden kann es außerdem zu vagal vermittelten kardialen Arrhythmien kommen, die vor allem bei Patienten mit begleitenden kardiopulmonalen Erkrankungen gefährlich sind.

Das obstruktive Schlaf-Apnoe-Syndrom, das durch einen Kollaps der oberen Atemwege während der Inspiration entsteht, wird vom selteneren nicht-obstruktiven oder zentralen Schlaf-Apnoe-Syndrom unterschieden, das auf eine Störung der zentralen Atemregulation mit Verlust des Atemantriebs bzw. muskuläre Schwäche der Atemmuskulatur zurückgeführt wird. Bei vielen Patienten kommen beide Typen gemeinsam vor. Patienten mit nicht-obstruktivem/zentralem Schlaf-Apnoe-Syndrom klagen bisweilen eher über schlechten Nachtschlaf als über Tagesschläfrigkeit.

Die Diagnose eines Schlaf-Apnoe-Syndroms kann in vielen Fällen durch Beobachtung des Patienten im Schlaf und Registrierung der kapillaren Sauerstoffsättigung durch Pulsoximetrie gestellt werden. Eine definitive Diagnose und sichere Differenzierung zwischen obstruktivem und nicht-obstruktivem/zentralem Schlaf-Apnoe-Syndrom ist nur durch die aufwendige Methode der Schlaf-Polygraphie möglich (Douglas et al., 1992). Apnoe ist definiert als komplette Unterbrechung des oronasalen Luftflusses für wenigstens 10 Sekunden. Der Apnoe-Index bezeichnet die Anzahl der Apnoe-Episoden pro Stunde Schlaf (Guilleminault, 1989). Der Apnoe-Index von Gesunden und Patienten mit Schlaf-Apnoe-Syndrom überlappt erheblich. Erkrankte haben meist hunderte von Apnoen, darunter einige von erheblicher Dauer, in jeder Nacht. Zur Diagnose eines Schlaf-Apnoe-Syndroms wird das Vorhandensein von Apnoen während des REM- und des non-REM-Schlafs gefordert. Dieses Kriterium hat aber nur eingeschränkte Gültigkeit, weil manche Patienten mit schwerem Schlaf-Apnoe-Syndrom kaum REM-Schlaf erreichen. Bei nicht-obstruktiven/zentralen Apnoen sistiert der oronasale Luftfluß bei fehlenden respiratorischen Bewegungen. Dagegen sind obstruktive Apnoen durch das Vorhandensein abdomineller und thorakaler Atemexkursionen gekennzeichnet.

Tab. C 1.5: Ätiologie der abnormen Tagesschläfrigkeit

Schlaf-Apnoe-Syndrom
Narkolepsie
Restless legs-Syndrom und periodische Bewegungen im Schlaf (siehe Kapitel I. 7)
Idiopathische ZNS-Hypersomnie
Kleine-Levin-Syndrom
Parasomnien
Neurologische Ursachen
Hirndruck
fokal-neurologische Erkrankungen des Hypothalamus und Hirnstamms
chronisch subdurales Hämatom
subkortikal-vaskuläre Enzephalopathie
Internistische Ursachen
endokrinologische Erkrankungen
chronisches Leberversagen
chronisch-obstruktive Lungenerkrankung
Psychiatrische Erkrankungen
Depression
Schizophrenie
Neurosen
Alkohol- und Substanzenmißbrauch

60–70 % der Patienten mit obstruktivem Schlaf-Apnoe-Syndrom haben anatomische Auffälligkeiten im Bereich von Nase, Rachen und Kehlkopf, die zu einer Einengung der oberen Luftwege führen. Dazu gehören ein kurzer dicker Hals, Operationen im Bereich der oberen Luftwege, chronische Rhinitis, knöcherne Deformitäten der Kiefer, Nasenseptumdeviation, Makroglossie und vergrößerte Rachenmandeln. Um diese Auffälligkeiten zu entdecken, sollte jeder Patient mit einem obstruktivem Schlaf-Apnoe-Syndrom HNO-ärztlich und kieferchirurgisch untersucht werden. Eine Reihe systemischer Erkrankungen kann zu einem obstruktivem Schlaf-Apnoe-Syndrom führen. Dazu gehören Akromegalie, myotone Dystrophie, autonome Neuropathien und Multisystematrophie.

Das nicht-obstruktive/zentrale Schlaf-Apnoe-Syndrom kann als kongenitale Erkrankung auftreten. Das erworbene nicht-obstruktive/zentrale Schlaf-Apnoe-Syndrom wird durch bilaterale Läsionen der Medulla oblongata und des oberen Halsmarks hervorgerufen. Zusätzlich können autonome Neuropathien, Multisystematrophie, Myopathien und Myasthenia gravis Ursache des nicht-obstruktiven/zentralen Schlaf-Apnoe-Syndroms sein (Guilleminault et al., 1992). Herzinsuffizienz mit verlängerter Zirkulationszeit kann nicht nur zu Cheyne-Stokes-Atmung, sondern auch zu zentralen Schlaf-Apnoen führen (Rees & Clark, 1979). Auch der Kollaps der oberen Luftwege kann über eine reflektorische Hemmung zentrale Apnoen hervorrufen.

Verlauf
Etwa 1 % der Bevölkerung leiden an einem Schlaf-Apnoe-Syndrom (Lavie, 1983). Die Prävalenz des obstruktiven Schlaf-Apnoe-Syndroms ist bei Männern etwa 10mal so hoch wie bei Frauen, während das zentrale Schlaf-Apnoe-Syndrom bei beiden Geschlechtern etwa gleich häufig vorkommt. Die Häufigkeit des Schlaf-Apnoe-Syndroms nimmt mit steigendem Lebensalter zu. Patienten mit rein nicht-obbstruktivem/zentralem Schlaf-Apnoe-Syndrom machen weniger als 10 % aller Patienten mit Schlaf-Apnoe-Syndrom aus. Patienten mit unbehandeltem Schlaf- Apnoe- Syndrom haben eine deutlich erhöhte Mortalität. Dieser Anstieg ist auf kardiovaskuläre Komplikationen und auf Unfälle aufgrund abnormer Tagesschläfrigkeit zurückzuführen.

Therapeutische Prinzipien
Prinzipiell ist jedes Schlaf-Apnoe-Syndrom im oben definierten Sinn, d. h. mit funktioneller Beeinträchtigung am Tag, behandlungsbedürftig. Die Entscheidung über eine Therapie kann nicht allein aufgrund polysomnographischer Parameter (Apnoe-Index u. a.) gefällt werden. Therapeutische Maßnahmen beim Schlaf-Apnoe-Syndrom können in vier Kategorien eingeteilt werden.

Allgemeine Maßnahmen: Bei übergewichtigen Patienten kann Gewichtsreduktion zu Besserung oder gar Heilung des Schlaf-Apnoe-Syndroms führen. Die Erfahrung zeigt allerdings, daß eine dauerhafte Gewichtsreduktion selten erreicht wird. Alle Patienten sollten auf Alkohol und Schlafmittel völlig verzichten.

Chirurgische Eingriffe: Ziele der beim Schlaf-Apnoe-Syndrom ausgeführten chirurgischen Eingriffe sind (1) die Ausschaltung von anatomischen Obstruktionen der oberen Luftwege oder (2) die Umgehung der oberen Luftwege meist durch Tracheotomie. Die technischen Probleme der Tracheotomie bei übergewichtigen Patienten mit übermäßigem Fettgewebe im Halsbereich sind erheblich. Die Tracheotomie wird daher bei der Behandlung des Schlaf-Apnoe-Syndroms fast nicht mehr angewendet.
Die Uvulopalatopharyngoplastik (UPPP) besteht aus der Resektion überschüssigen Gewebes des lateralen Pharynx und Entfernung der Uvula. Die UPPP wurde in Japan zur Behandlung des habituellen Schnarchens entwickelt. Die Wirksamkeit und Sicherheit der UPPP bei der Behandlung des obstruktiven Schlaf-Apnoe-Syndroms sind jedoch bis heute nicht sicher belegt (Schechtman et al., 1995). Die Erfolgsraten der ersten Untersuchungen lagen bei nur 40 %. Sie stieg in einer neueren Untersuchung aufgrund sorgfältigerer Auswahl der Patienten auf 65 % an (Riley et al., 1993; Zohar et al., 1993). Die UPPP ist allerdings mit erheblichen, oft dauerhaften unerwünschten Wirkungen verbunden, zu denen Schluckstörungen und nasale Sprache gehören.
Kontinuierlicher positiver endexspiratorischer Druck (continuous positive airway pressure, CPAP): CPAP ist eine effektive und sichere Methode zur Behandlung des Schlaf-Apnoe-Syndroms und sollte deswegen vor chirurgischen Eingriffen angewandt wird. Nasale Applikation von CPAP über eine Atemmaske verhindert den Kollaps der oberen Atemwege, indem er wie eine pneumatische Schiene wirkt (Sullivan et al., 1981; Grunstein, 1995). CPAP hat eine Erfolgsrate von etwa 80 % beim obstruktiven Schlaf-Apnoe-Syndrom (Hoffstein et al., 1992). Patienten mit zentralem Schlaf-Apnoe-Syndrom benötigen eine Maskenbeatmung mit positivem Druck.

Medikamentöse Behandlung: Atemstimulierende Medikamente wie Theophyllin (Euphyllin®) und Medroxyprogesteron (Clinovir®) sind zur Behandlung des Schlaf-Apnoe-Syndroms eingesetzt worden; doch sind diese Substanzen insgesamt von geringem Wert. Acetazolamid (Diamox®) führt zu einer metabolischen Azidose und damit zu vermehrtem Atemantrieb. Acetazolamid hat aber meistens nur einen geringen Effekt und kann dazu führen, daß Patienten mit einem nicht-obstruktivem/zentralen Schlaf-Apnoe-Syndrom ein obstruktives Schlaf-Apnoe-Syndrom entwickeln.

Praktisches Vorgehen

Obstruktives Schlaf-Apnoe-Syndrom: Übergewichtige Patienten sollten zur Gewichtsreduktion angehalten werden. Alle Patienten sollten aufhören, Schlafmittel einzunehmen und ihren Alkoholkonsum einstellen. Wenn eine spezifische Abnormität der oberen Atemwege vorhanden ist, muß eine entsprechende Operation zur Korrektur durchgeführt werden.
Ist mit diesen Maßnahmen keine Besserung zu erzielen, sollte eine CPAP-Behandlung begonnen werden. CPAP ist außerdem bei Patienten mit schwerem Schlaf-Apnoe-Syndrom indiziert, bevor eine kausale Behandlung durchgeführt werden kann. Der erforderliche endexspiratorische Druck muß individuell im Schlaflabor bestimmt werden. Er liegt meistens um 10 cm H_2O.
UPPP ist eine mögliche Alternative für jüngere Patienten, die nicht dauerhaft auf Beatmungsmaschinen angewiesen sein wollen. UPPP ist aber nur dann indiziert, wenn eine Obstruktion im Bereich des weichen Gaumens, aber nicht in anderen Bereichen der Atemwege nachgewiesen wurde. UPPP sollte nur in Zentren, die ausreichende Erfahrung mit dieser Operation besitzen, durchgeführt werden. Wenn alle beschriebenen Maßnahmen erfolglos sind, muß eine Tracheotomie erfolgen.

Nicht-obstruktives/zentrales Schlaf-Apnoe-Syndrom: Patienten mit nicht-obstruktivem/zentralem Schlaf-Apnoe-Syndrom sollten aufhören, Schlafmittel einzunehmen und Alkohol zu trinken. Wenn eine behandelbare Krankheit, die zu nicht-obstruktivem/zentralem Schlaf-Apnoe-Syndrom führen kann, wie Obstruktion der oberen Atemwege oder Herzinsuffizienz, vorliegt, muß eine ensprechende operative oder konservative Behandlung durchgeführt werden. Andernfalls wird Acetazolamid (Diamox®; 2–3 × 250 mg/die) versucht. Wenn die Behandlung mit Acetazolamid nicht erfolgreich ist, muß eine nächtliche nasale Beatmung mit positivem Druck durchgeführt werden (Kerby et al., 1987). Nasale Druckbeatmung macht meistens eine Tracheotomie überflüssig. Bei diesen Patienten sind allerdings regelmäßige polysomnographische Kontrollen notwendig. Infekte der oberen Atemwege können zu einer raschen Verschlechterung der nächtlichen Atmung führen und müssen aggressiv behandelt werden.

C 1.2.2. Narkolepsie

Klinik

Die klinischen Kriterien für die Diagnose einer Narkolepsie sind: (1) eindeutige kataplektische Attacken mit Verlust des Muskeltonus ausgelöst durch einen plötzlichen starken Reiz, Lachen, Wut, Überraschung oder Freude. (2) Gehäufte Schlafattacken während des Tages. Die Diagnose wird durch den Nachweis von REM-Schlaf-Aktivität innerhalb von 10 Minuten nach Beginn von Schlafstadium 1 (»sleep onset REM«), durch kurze Schlaflatenzen im Multiplen Schlaflatenz-Test und das Vorhandensein von HLA-DR2- und HLA-DQw1-Antigen gestützt (Langdon et al., 1984).

Im Rahmen der Narkolepsie können außerdem andere klinische Symptome wie automatisches Verhalten, Insomnie, hypnagoge Halluzinationen, Schlafparalyse und Parasomnien auftreten. Zu Schlafattacken kommt es typischerweise während monotoner Tätigkeit, nach reichhaltigen Mahlzeiten und während Reisen. Narkoleptiker können allerdings auch unter nicht ermüdenden Bedingungen einschlafen. Nach einer Schlaf-Attacke gibt es eine Refraktärperiode von ungefähr 2 Stunden, in der das Vigilanzniveau relativ hoch ist. Während automatischen Verhaltens können einfache repetitive, jedoch keine komplexen Aufgaben ausgeführt werden. Während solcher Attacken reagieren Narkoleptiker nicht adaequat auf externe Stimuli. Für die Zeit des automatischen Verhaltens besteht Amnesie. Der Nachtschlaf von Narkoleptikern ist durch häufiges Aufwachen und geringe subjektive Erholung gekennzeichnet.

Kataplektische Attacken, Schlafparalyse und hypnagoge Halluzination sind Zustände von dissoziiertem oder partiellem REM-Schlaf, bei denen Anteile des REM-Schlafs (Traumaktivität, Muskelatonie) im Wachzustand auftreten. Kataplektische Attacken können zu vollständigem Tonusverlust mit Sturz führen. Häufiger sind sie aber milder und führen lediglich zu einem Herabsinken des Unterkiefers, einer Kopfneigung oder zu »weichen« Knien. Schlafparalyse ist eine ähnlicher Zustand von Muskelatonie bei vorhandenem Wachbewußtsein, der beim Einschlafen und Aufwachen eintreten kann. Die Patienten sind in diesem Zustand unfähig, sich zu bewegen oder zu sprechen. Hypnagoge Halluzinationen sind nicht eigentlich Halluzinationen, sondern vorzeitige Traumaktivität, die bereits während des Wachzustands oder beim Einschlafen auftritt (Aldrich, 1990).

Verlauf

Die Prävalenz der Narkolepsie liegt zwischen 25 und 50 pro 100 000. Narkolepsie beginnt zwischen dem 5. und 60. mit einem Gipfel zwischen dem 15. und 25. Lebensjahr. Das erste Symptom ist meist vermehrte Tagesschläfrigkeit. Kataplektische Attacken beginnen in der Regel innerhalb von 2 Jahren nach Beginn der Tagesschläfrigkeit. In Ausnahmefällen können kataplektische Attacken auch bis zu 10 Jahre vor den Schlafattacken beginnen. Die nicht-spezifischen Symptome (Schlafparalyse, automatisches Verhalten, hypnagoge Halluzinationen) betreffen ungefähr die Hälfte aller Narkolepsie-Patienten.

Wenn sich die Narkolepsie einmal voll entwickelt hat, verläuft sie meist stabil mit geringen Fluktuationen. Spontane Remissionen können auftreten, sind aber die Ausnahme. Kataplektische Attacken und Schlafparalyse haben eine bessere Prognose als die Tagesschläfrigkeit und hören bei 10 bis 20 % der Narkolepsie-Patienten spontan auf. Die Störungen des Nachtschlafs nehmen mit dem Alter zu und sind bei älteren Narkolepsie-Patienten dominierend.

Therapeutische Prinzipien

Ätiologie und Pathogenese der Narkolepsie sind unbekannt. Familienuntersuchungen und die Kopplung mit HLA-DR2 and HLA-DQw1 sprechen für einen genetischen und immunologischen Hintergrund der Erkrankung (Langdon et al., 1984). Man nimmt an, daß Narkolepsie als Folge einer Fehlfunktion der Schlaf-regulierenden Zentren im Hirnstamm auftritt. Neurochemische und pharmakologische Untersuchungen haben Störungen der cholinergen und monoaminergen Neurotransmission im Gehirn nachgewiesen.

Ungenügende Suppression des REM-Schlafs ist von überragender Bedeutung für die Pathophysiologie der Narkolepsie. So zeigen polysomnographische Ableitungen ein vorzeitiges Auftreten von REM-Schlaf (»sleep onset REM«). Außerdem scheinen kataplektische Attacken, Schlafparalyse und hypnagoge Halluzinationen Manifestationen von partiellem REM-Schlaf während des Wach-

heitszustands zu sein. Die muskuläre Schwäche der kataplektischen Attacken und der Schlafparalyse entspricht der muskulären Atonie des REM-Schlafs. Die am Tag auftretenden Schlafattacken bestehen sowohl aus REM-, als auch aus non-REM-Schlaf.
Die pharmakologische Behandlung beruht auf zwei Prinzipien. (1) Stimulierende Substanzen, die zu einer Erhöhung der monoaminergen Transmission führen, werden zur Behandlung der Tagesschläfrigkeit eingesetzt. (2) Kataplektische Attacken und Schlafparalyse werden mit Hemmern der Serotonin-Wiederaufnahme behandelt. Diese Substanzen unterdrücken REM-Schlaf. Die pharmakologische Behandlung der Narkolepsie ist rein symptomatisch und verbessert nicht die Langzeitprognose.

Praktisches Vorgehen
Bevor eine pharmakologische Behandlung der Tagesschläfrigkeit in Erwägung gezogen wird, sollten zunächst allgemeine Maßnahmen durchgeführt werden Mehrmaliger Tagesschlaf von 15 bis 20 Minuten Dauer vermindert die Tagesschläfrigkeit bei Narkoleptikern, da bei Narkoleptikern auf Schlaf eine Refraktärperiode folgt (Roehrs et al., 1986). So weit wie möglich, sollten Patienten zu hohe Zimmertemperaturen, monotone Beschäftigung, reichhaltige Mahlzeiten und Reisen vermeiden. Alkohol und sedierende Medikamente verstärken die Schläfrigkeit. Autofahren sollte Patienten mit starker Schläfrigkeit verboten werden. Manche Patienten lernen, kataplektische Attacken zu verhindern, indem sie die auslösenden Situationen meiden.
Wenn abnorme Tagesschläfrigkeit die täglichen Aktivitäten beeinträchtigt und die genannten allgemeinen Maßnahmen nicht ausreichen, kann eine Behandlung mit stimulierenden Substanzen durchgeführt werden. Als einzige geeignete Substanz ist in Deutschland Methylphenidat (Ritalin®; 10–60 mg/die) zugelassen. Methylphenidat wird 2 bis 3mal am Tag, nicht später als 16 Uhr genommen. Es hat sympathomimetische Nebenwirkungen und besitzt ein Mißbrauchspotential. Bei Eintreten von Toleranz wird die Substanz für 2 Wochen entzogen. Alternativ kann eine Intervalltherapie mit Einnahme nur an Wochentagen durchgeführt werden.
Eine medikamentöse Behandlung der kataplektischen Attacken und der Schlafparalyse ist nur erforderlich, wenn die Symptome schwer sind und häufig auftreten. Zur Behandlung werden trizyklische Antidepressiva, die zu einer Hemmung der Serotonin-Aufnahme führen, eingesetzt. Als Standardsubstanz wird Clomipramin (Anafranil®; 10–150 mg/die) benutzt. Neuere selektivere Substanzen wie Fluoxetin (Fluctin®; 20 mg/die) haben geringere Nebenwirkungen und sind daher heute als Mittel der ersten Wahl anzusehen. Die erforderlichen Dosierungen sind geringer als bei der Behandlung der Depression.

C 1.2.3. Idiopathische ZNS-Hypersomnie

Die idiopathische ZNS-Hypersomnie ist durch abnorme Tagesschläfrigkeit ohne zusätzliche (kataplektische) Symptome gekennzeichnet. Im Gegensatz zu Narkoleptikern sind diese Patienten dauernd müde. Die Schlafattacken sind länger, aber weniger imperativ als bei der Narkolepsie. Der Nachtschlaf ist tief, überdurchschnittlich lang und traumlos. Es kann zu ausgeprägter morgendlicher Schlaftrunkenheit mit Desorientierheit, Inkoordiation und Gangunsicherheit kommen. Idiopathische ZNS-Hypersomnie ist etwa 5mal seltener als Narkolepsie (Parkes, 1981). Die Ätiologie der idiopathischen ZNS-Hypersomnie ist unbekannt. Manche der Patienten sind habituelle Schnarcher, haben aber anders als Patienten mit obstruktivem Schlaf-Apnoe-Syndrom keine Apnoe-Epsisoden und eine anhaltend normale Sauerstoffsättigung während des Schlafs. Eine Diagnosesicherung ist in diesen Fällen nur durch Polysomnographie möglich. Pathophysiologisch ist bei der idiopathischen ZNS-Hyersomnie eine Zunahme des non-REM-Schlafs bedeutsam.
Die Erkrankung beginnt ähnlich wie die Narkolepsie mit 20 bis 30 Jahren und hält bis ins hohe Alter ohne größere Fluktuationen an. Die einzige Behandlungsmöglichkeit besteht in der Gabe stimulierender Substanzen. Die Empfehlungen und Dosierungen entsprechen denen bei Narkolepsie.

C 1.2.4. Kleine-Levin-Syndrom

Das Kleine-Levin-Syndrom ist ein seltenes Syndrom, das vorwiegend bei männlichen Jugendlichen auftritt. Es ist durch wiederkehrende Episoden exzessiver Schläfrigkeit verbunden mit abnormen Verhalten in Form von Hyperphagie und sexueller Enthemmung gekennzeichnet. Die Episoden treten ohne erkennbare Ursache auf, dauern wenige Tage bis Wochen und kehren in unterschiedlichen Zeitabständen innerhalb von Monaten wieder. Bei 20 % der Patienten hören die Episoden spontan innerhalb von 2 bis 4 Jahren auf. Bei der Mehrzahl kehren sie jedoch über Perioden von mehr als 5 Jahren wieder.
Die Ätiologie des Kleine-Levin-Syndroms ist unbekannt. Die klinische Symptomatik deutet auf eine Störung im Hypothalamus und in limbischen Hirnregionen hin. Die Behandlungsempfehlungen beruhen auf der Beobachtung von Einzelfällen. Stimulierende Substanzen wie Methylphenidat (Ritalin®) haben wenig Wirkung. In untypischen Fällen mit depressiver Symptomatik sind Carbamazepin (Tegretal®) und Lithium (Quilonum®) verwendet worden, ohne daß die Wirksamkeit dieser Medikamente beim Kleine-Levin-Syndrom erwiesen ist.

Tab. C 1.6: Parasomnien

Parasomnie	Klinik	Polysomnograph. Befunde	Behandlung
Störungen des Schlaf-Wach-Übergangs			
Einschlafmyoklonien	Generalisierte Myoklonien Nahezu universelles Vorkommen	Generalisierte Myoklonien	Nicht erforderlich
Sensorische Phänomene	Wie Einschlafmyoklonien, jedoch mit paroxysmalen sensiblen Wahrnehmungen	Generalisierte Myoklonien	Nicht erforderlich
Rhythmische Bewegungsstörungen	Kopfbewegungen, Schaukeln Kinder unter 1 Jahr	non-REM 1–2	Meist nicht erforderlich
Aufwach-Störungen			
Schlafwandeln	Umhergehen während des Schlafs 5–15 % aller Kinder	non-REM 3–4	Vermeiden von Verletzungen
Pavor nocturnus	Abruptes Aufwachen, Verwirrtheit, Angst, vegetative Überaktivität 1–3 % aller Kinder	non-REM 3–4	Psychotherapie Diazepam 2–5 mg zur Nacht
REM-Schlaf-Parasomnien			
Schlafparalyse	Bewegungsunfähigkeit im Wachzustand Narkolepsie, familiär oder sporadisch 5–30 % der Gesamtbevölkerung	»sleep onset REM«	Clomipramin 25–50 mg z. Nacht selektive Hemmer der Serotonin-Wiederaufnahme zur Nacht
Alpträume	Nahezu universelles Vorkommen	REM	Nicht erforderlich
REM-Schlaf-Verhaltensstörung	Energisches Verhalten in Zusammenhang mit lebhaften Träumen Selten	REM	Vermeiden von Verletzungen Clonazepam 0.5–2 mg zur Nacht
Andere Parasomnien			
Sprechen im Schlaf	Sprechen oder Murmeln im Schlaf Häufig	non-REM 1–2	Nicht erforderlich
Bruxismus	Kräftiges Zähneknirschen 5–20 % der Gesamtbevölkerung	non-REM 1–2	Zahnärztliche Untersuchung Vorrichtung zum Schutz der Zähne
Nächtliches Einnässen	10–15 % aller Kinder von 5 bis 6 Jahren	non-REM 3–4	Konditionierung Imipramin 10–75 mg zur Nacht Desmopressin 0,2 mg zur Nacht

C 1.3. Parasomnien

Als Parasomnien werden unterschiedliche mit dem Schlaf verbundene Ereignisse und Phänomene bezeichnet. Parasomnien kommen bei Kindern häufiger als bei Erwachsenen vor. Die Hauptkategorien der Parasomnien sind in **Tab. C 1.6** aufgeführt. Einige Parasomnien wie Alpträume und Einschlafmyoklonien betreffen fast alle Menschen und besitzen keinen Krankheitswert. Andere wie die Schlafparalyse sind seltener und kommen als Symptom primärer Schlaferkrankungen vor.
Parasomnien führen in der Regel nicht zu erheblichen Schlafstörungen oder zu Tagesschläfrigkeit. Die meisten Parasomnien sind gutartig und die Behandlung kann sich auf die Beratung des Patienten oder der Eltern des betroffenen Kinds beschränken. Schlafwandeln, REM-Schlaf-Störungen und Pavor nocturnus können jedoch zu anhaltender und schwerer Angstsymptomatik führen. Es kann außerdem zu Eigen- oder Fremdverletzungen kommen. Das Prinzip der pharmakologischen Behandlung von Parasomnien besteht darin, das Schlafstadium, in dem die jeweilige Parasomnie auftritt, zu unterdrücken (**Tab. C 1.6**). Versuche, non-REM-Schlaf durch Benzodiazepine zu unterdrücken, sind oft wenig erfolgreich, da es innerhalb von Wochen zu Toleranzentwicklung kommt.

Literatur

Aldrich MS (1990) Narcolepsy. New Engl. J. Med. 323: 389–394

Bixler ED, Kales A, Soldatos CR (1979) Prevalence of sleep disorders in the Los Angeles metropolitan area. Am. J. Psychiatry 136: 1257–1262

Douglas NJ, Thomas S, Jan MA (1992) Clinical value of polysomnography. Lancet 339: 347–350

Gillin JC, Byerley WF (1990) The diagnosis and management of insomnia. New Engl. J. Med. 322: 239–248

Goldfarb LG, Petersen RB, Tabaton M, Brown P, LeBlanc AC, Montagna P, Cortelli P, Julien J, Vital C, Pendelbury WW et al. (1992) Fatal familial insomnia and familial Creutzfeldt-Jakob disease: disease phenotype determined by a DNA polyymorphism. Science 258: 806–808

Grunstein RR (1995) Sleep-related breathing disorders. 5. Nasal continuous positive airway pressure treatment for obstructive sleep apnoea. Thorax. 50: 1106–1113

Guilleminault C (1989) Clinical features and evaluation of obstructive sleep apnea. In: Kryger MH, Roth T, Dement WC (Hrsg.) Principles and practice of sleep medicine. W.B. Saunders Company, Philadelphia, 552–558.

Guilleminault C, Stoohs R, Quera-Salva M-A (1992) Sleep-related obstructive and nonobstructive apneas and neurologic disorders. Neurology 42 Suppl 6: 53–60

Hajak G, Clarenbach P, Fischer W, Haase W, Rüther E (1995) Zopiclone improves sleep quality and daytime well-being in insomniac patients: comparison with triazolam, flunitrazepam and placebo. Int. Clin. Psychopharmacol. 9: 251–261.

Hoffstein V, Viner S, Mateika S, Conway J (1992) Treatment of obstructive sleep apnea with nasal continuous positive airway pressure. Patient compliance, perception of benefits, and side effects. Am. Rev. Respir. Dis. 145: 841–845

Hohagen F, Rink K, Kappler C, Schramm E, Riemann D, Weyerer S, Berger M (1993) Prevalence and treatment of insomnia in general practice. A longitudinal study. Eur. Arch. Psychiatry Clin. Neurosci. 242: 329–336

Kerby GR, Mayer LS, Pingleton SK (1987) Nocturnal positive pressure ventilation via nasal mask. Am. Rev. Respir. Dis. 135: 738–740

Langdon N, Welch KI, van Dam M, Vaughan RW, Parkes D (1984) Genetic markers in narcolepsy. Lancet 2: 1178–1180

Langtry HD, Benfield P (1990) Zolpidem: a review of its pharmacodynamic and pharmacokinetic properties and therapeutic potential. Drugs 40: 291–313

Langer G, Heimann H (1983) Psychopharmaka. Grundlagen und Therapie. Springer-Verlag, Wien

Lavie P (1983) Incidence of sleep apnea in a presumably healthy working population: a significant relationship with excessive daytime sleepiness. Sleep 6: 312–318

Mellinger GD, Balter MB, Uhlenhuth EH (1985) Insomnia and its treatment. Arch. Gen. Psychiatry 42: 225–232

Parkes JD (1981) Day time drowsiness. Lancet 2: 1213–1218

Prinz PN, Vitiello MV, Raskind MA, Thorpy MJ (1990) Geriatrics: Sleep disorders and aging. New Engl. J. Med. 323: 520–526

Rees PJ, Clark TSH (1979) Paroxysmal nocturnal dyspnea and periodic respiration. Lancet 2: 1315–1317

Riley RW, Powell NB, Guilleminault C (1993) Obstructive sleep apnea syndrome: a surgical protocol for dynamic upper airway reconstruction. J. Oral Maxillofac. Surg. 51: 742–747

Roehrs T, Zorick F, Wittig R, Paxton C, Sicklesteel J, Roth T (1986) Alerting effects of naps in patients with narcolepsy. Sleep 9: 194–199

Roffwarg HP, Muzio JN, Dement WC (1966) Ontogenetic development of the human sleep-dream cycle. Science 152: 604–619

Roth T, Roehrs T, Vogel G (1995) Zolpidem in the treatment of transient insomnia: a double-blind, randomized comparison with placebo. Sleep 18: 246–251

Rothshild AJ (1992) Disinhibition, amnestic reaction, and other adverse reactions secondary to triazolam: a review of the literature. J. Clin. Psychiatry 53 Suppl.: 69–79

Schechtman KB, Sher AE, Piccirillo JF (1995) Methodological and statistical problems in sleep apnea research: the literature on uvulopalatopharyngoplasty. Sleep 18: 659–666

Spielman AJ, Saskin P, Thorpe MJ (1987) Treatment of chronic insomnia by restriction of time in bed. Sleep 10: 45–56

Steriade M (1992) Basic mechanisms of sleep generation. Neurology 42 Suppl 6: 9–18

Sullivan CE, Issa FG, Berthon-Jones M, Eves L (1981) Reversal of obstructive sleep apnea by continuous positive airway perssure applied through the nares. Lancet 1: 862–865

Zohar Y, Finkelstein Y, Strauss M, Shvilli Y (1993) Surgical treatment of obstructive sleep apnea. Technical variations. Arch. Otolaryngol. Head Neck Surg. 119: 1023–1029

C 2. Epilepsien und ihre medikamentöse Behandlung

von *A. Hufnagel* und *S. Noachtar**

C 2.1. Klinik

C 2.1.1. Pathophysiologie

Bei den Epilepsien handelt es um eine Gruppe ätiologisch, pathophysiologisch und phänomenologisch uneinheitlicher Syndrome mit dem gemeinsamen Merkmal des epileptischen Anfalles. Ein epileptischer Anfall ist durch die plötzliche und zeitlich begrenzte, rhythmische und synchrone Entladung eines neuronalen Zellverbandes – maximal des gesamten Gehirnes charakterisiert. Bisherige Konvention ist, daß es sich erst bei wiederholt aufgetretenen Anfällen um eine Epilepsie handelt. Die pathophysiologischen Mechanismen des ersten und weiterer Anfälle sind jedoch identisch und bei etwa 70 % der Patienten kommt es nach dem ersten Anfall zu Anfallsrezidiven (Elwes et al., 1984). Entsprechend gegenwärtigem Verständnis wird die epileptische Phänomenologie durch den zerebralen Kortex generiert. Subkortikale Strukturen, vor allem der Nucleus amygdalae oder der Thalamus, können sich jedoch initiierend oder bahnend eventuell auch hemmend auf das epileptische Anfallsereignis auswirken. Von der Anfallsphase mit einer Dauer von wenigen Sekunden bis zumeist wenigen Minuten wird die postiktale Phase mit einer Dauer von wenigen Minuten bis Stunden (selten mehreren Tagen) unterschieden während derer es zu einer Restitution der physiologischen neuronalen Erregungsmechanismen kommt. Hieran schließt sich bis zum Beginn des nächsten Anfalles die interiktale Phase mit einer Dauer von wenigen Minuten bis mehreren Jahren an. In der interiktalen Phase ablaufende epileptiforme Ereignisse sind als einzelne oder in kurzen Serien auftretende epilepsietypische Potentiale (Spikes, Polyspikes, Sharp-Waves, Spike-Wave-Komplexe) im EEG erkennbar. Sie deuten an, daß, zumindest bei heftiger epileptiformer Aktivität bis hin zum bioelektrischen Status, auch im Intervall mit einer Beeinträchtigung kognitiver Funktionen bzw. mit einer verzögerten Entwicklung im Kindesalter gerechnet werden kann (Binnie et al., 1994; Doose, 1995).

Die zellulären Primärmechanismen, welche zu einer synchronen, schnell repetitiven Depolarisation neuronaler Zellverbände führen sind vielfältig. Ihre genetischen Grundlagen sowie die pathophysiologischen Mechanismen der Anfallsinduktion und Terminierung sind nicht eindeutig geklärt. Auszugehen ist jedoch von einer Imbalance zwischen exzitatorischer und inhibitorischer neuronaler Erregung. Die ursprüngliche Vorstellung, daß es sich hierbei entweder um ein Überwiegen der Aktivität exzitatorischer Aminosäurentransmitter, wie z. B. Glutamat oder Aspartat oder eine reduzierte Funktion inhibitorischer Aminosäuretransmitter wie z. B. Gammaaminobuttersäure (GABA) handelt trifft sehr wahrscheinlich für einen Großteil von Epilepsien zu (During et al., 1995; Williamson et al., 1995). Es verdichten sich jedoch Hinweise, daß gewisse Anfallsformen, wie z. B. Absencen, durch eine exzessive Inhibition ausgelöst werden können (Engel et al., 1987). Dies würde erklären warum Substanzen, wie z. B. der Gabatransferasehemmer Vigabatrin, welcher zu einer verstärkten Inhibition durch Vermehrung von GABA im synaptischen Spalt führt, einerseits gegen Anfälle fokalen Ursprungs wirksam ist jedoch andererseits zu einer Induktion von Absencen führen kann.

C 2.1.2. Klassifikation

Bisherige Klassifikationen der Epilepsien müssen bei Fehlen eines allumfassenden pathophysiologischen Konzeptes zwangsläufig unbefriedigend bleiben. Demzufolge existiert eine internationale Klassifikation epileptischer Anfälle (**Tab. C 2.1**) und eine Klassifikation epileptischer Syndrome (**Tab. C 2.2**). Während erstere sich an der Phänomenologie des Anfallsereignisses bei gleichzeitiger Betrachtung des EEGs orientiert, bindet die Klassifikation epileptischer Syndrome die genetischen Grundlagen, ätiologische Faktoren, das Erkrankungsalter, die tageszeitliche Bindung oder Auslösefaktoren mit ein (Commision on Classification and Terminology of the International League against Epilepsy, 1981, 1989). Für die Behandlung und Prognose ist die Bestimmung des Epilepsie-Syndroms entscheidend.
Da Anfälle, welche einer gewissen Hirnregion entspringen charakteristische Gemeinsamkeiten zeigen und dies fokuslokalisatorisch verwertbar ist, wurde insbesondere im Hinblick auf ein eventuel-

* Autor dieses Kap. in der 2. Aufl.: D. Schmidt

Tab. C 2.1: Internationale Klassifikation epileptischer Anfälle der Liga gegen Epilepsie 1981

I. Partielle Anfälle (Anfälle fokalen Ursprungs)

A. Einfache partielle Anfälle (Bewußtsein nicht gestört)
1. mit motorischen Symptomen (inkl. Jackson-Anfälle)
2. mit somatosensorischen oder spezifisch-sensorischen Symptomen (visuelle oder akustische Halluzinationen, Parästhesien)
3. mit autonomen Symptomen (Erbrechen, Übelkeit Blässe, Schwitzen, Erröten)
4. mit psychischen Symptomen (kognitive und affektive Symptome)

B. Komplexe partielle Anfälle (mit Störung des Bewußtseins, z. B. temporalen Ursprungs)
1. Beginn als einfach partieller Anfall, gefolgt von einer Störung des Bewußtseins
2. mit einer Bewußtseinsstörung zu Beginn

C. Partielle Anfälle, die sich sekundär zu generalisierten Anfällen, z. B. tonisch-klonischen Anfällen (Grand mal) entwickeln

II. Generalisierte Anfälle

A. Absencen
1. Typische Absencen
2. Atypische Absencen

B. Myoklonische Anfälle

C. Klonische Anfälle

D. Tonische Anfälle

E. Tonisch-klonische Anfälle (primärer Grand mal)

F. Atonische Anfälle

III. Unklassifizierbare epileptische Anfälle

les epilepsiechirurgisches Vorgehen eine Neuordnung der Anfallsklassifikation unter ausschließlich klinisch semiologischen Gesichtspunkten vorgeschlagen (Lüders et al. 1993, 1995). In diesem System werden epileptische Anfälle ohne Einbindung weiterer Diagnostika, wie z. B. des EEG, ausschließlich unter den klinischen Kategorien Bewußtsein, Wahrnehmung, Motorik und Vegetativum klassifiziert. In diesem System werden fokale epileptische Syndrome (z. B. Temporallappen-Epilepsie) nach ihrem Entstehungsort benannt und generalisierten Syndromen gegenübergestellt (z. B. Absence-Epilepsie).

Klassifikation epileptischer Anfälle

In der Anfallsklassifikation der internationalen Liga gegen Epilepsie werden partielle Anfälle von generalisierten unterschieden. Partielle Anfälle sind fokalen Ursprungs und werden weiter in einfach-partielle Anfälle, komplex-partielle Anfälle

Tab. C 2.2: Internationale Klassifikation epileptischer Syndrome der Liga gegen Epilepsie 1989

1.	**Fokale (lokalisationsbezogene, lokale, partielle) Epilepsien und Syndrome**
1.1	Idiopathisch (mit altersgebundenem Beginn) Benigne Epilepsie des Kindesalters mit zentrotemporalen spikes (Rolando Epilepsie) Epilepsie des Kindesalters mit okzipitalen Paroxysmen Primäre Leseepilepsie
1.2	Symptomatisch Syndrome großer Variabilität, die hauptsächlich auf der anatomischen Lokalisation, klinischen Eigenschaften, Anfallsarten und der Ätiologie, soweit bekannt, beruhen
1.3	Kryptogene Epilepsien sind vermutlich symptomatisch, die Ätiologie ist aber (z. B. im MRI) nicht nachzuweisen
2.	**Generalisierte Epilepsien und Syndrome**
2.1	Idiopathisch (mit altersgebundenem Beginn) Benigne familiäre Neugeborenenkrämpfe Benigne Neugeborenenkrämpfe Benigne myoklonische Epilepsie des Kindesalters Absence-Epilepsie des Kindesalters (Pyknolepsie) Juvenile Absence-Epilepsie Juvenile myoklonische Epilepsie (Impulsiv-Petit mal) Aufwach-Grand mal-Epilepsie Andere generalisierte idiopathische Epilepsien Epilepsien mit spezifischer Anfallsauslösung (früher: Reflexepilepsien)
2.2	Kryptogen oder symptomatisch (mit altersgebundenem Beginn) Blitz-Nick-Salaam-Krämpfe (West-Syndrom) Lennox-Gastaut-Syndrom Epilepsie mit myoklonisch-astatischen Anfällen Epilepsien mit myoklonischen Absencen
2.3	Symptomatische
2.3.1	Unspezifische Ätiologie Frühe myoklonische Enzephalopathie Frühe infantile epileptische Enzephalopathie mit Brust-suppression Andere symptomatische generalisierte Epilepsien
2.3.2	Spezifische Syndrome Epileptische Anfälle als Komplikationen zahlreicher Erkrankungen
3.	**Epilepsien und Syndrome, die nicht als fokal oder generalisiert bestimmt werden können**
3.1	Mit generalisierten und fokalen Anfällen Neugeborenenkrämpfe Schwere myoklonische Epilepsie des Säuglingalters Epilepsie mit kontinuierlichen spikes and waves im Schlaf Erworbene epileptische Aphasie (Landau-Kleffner-Syndrom)
3.2	Nicht klar zuzuordnende generalisierte oder fokale Anfälle
4.	**Spezielle Syndrome** Fieberkrämpfe Einzelne Anfälle oder ein einzelner Status epilepticus Anfälle bei akutem metabolischen oder toxischen (z. B. Alkohol, Medikamente, Eklampsie, nichtketonische Hyperglykämie) Anlaß

und sekundär generalisierte Anfälle (sekundäre Grand mal) unterteilt. Einfach-partielle Anfälle (z. B. Auren oder unilaterale klonische Anfälle) führen definitorisch nicht zu einer Bewußtseinsstörung während bei komplex-partiellen Anfällen eine Bewußtseinsstörung auftritt (z. B. psychomotorische Anfälle mit bitemporaler Beteiligung). Bei den partiellen Anfällen nimmt die Iktogenese ihren Ausgangspunkt in einem umschriebenen Hirnareal und breitet sich durch Recruitment umliegender Zellverbände sukzessive auf Nachbarregionen aus (Beispiel: Anfallsausbreitung im Gyrus präzentralis mit dem Bild des »Jacksonian march of convulsion«). Bei sekundär generalisierten Anfällen breitet sich der Anfall auf beide Hemisphären aus. Demgegenüber fehlen bei idiopathisch (primär) generalisierten Anfällen Hinweise auf einen fokalen Ursprung und der Anfall führt schon primär zu einer synchronisierten iktalen Entladung weitreichender Zellverbände in beiden Hemisphären.
Die Unterscheidung einfach-partieller Anfälle und komplex-partieller Anfälle ist in der Praxis häufig schwierig und ermöglicht überdies keinerlei topographische Zuordnung zu einem Anfallsursprungsareal.

Im folgenden werden die wichtigsten Anfallsformen charakterisiert, da dies entscheidend für eine klassifikatorische Zuordnung ist und ein differentielles therapeutisches Vorgehen ermöglicht.

Folgende Anfallsformen idiopathisch generalisierter Anfälle können im wesentlichen unterschieden werden:

Absencen
Zumeist reine Bewußtseinsstörung für 2–10 Sekunden – selten länger; z. T. assoziiert mit Lidmyoklonien oder Mundwinkelmyoklonien oder konjugierter Bulbusdeviation nach oben; im EEG synchron begleitet vom charakteristischen 3–4/s Spike and Wave-Muster; Frequenz: einzelne bis hunderte/Tag

Myoklonische Anfälle
Zumeist bilateral symmetrische, selten unilaterale, häufig armbetonte, klonische Konvulsionen; einzeln oder in Serien auftretend; prädominant bei der juvenilen myoklonischen Epilepsie (früheres Impulsiv Petit Mal); hierbei ist ein Spike-wave oder Poly-spike-wave Komplex im EEG assoziiert mit einer myoklonischen Konvulsion; Frequenz der Anfälle: von wenigen pro Monat bis > 100/Tag

Atonische Anfälle
Plötzlicher Tonusverlust an Beinen und Armen; Sturz gefolgt von reglosem am Boden liegen; Verletzungen überwiegend am Kopf; Dauer zumeist wenige Sekunden dann rasche Reorientierung; dazu parallel im EEG generalisierte Abflachung, Polyspike-Wave-Komplexe oder schnelle, niederamplitudige Polyspikes

Primär generalisierte tonisch-klonische Anfälle (primäre Grand mal)
Abrupter vollständiger Bewußtseinsverlust; z. T. initiales Stöhnen; keine fokal einleitenden Zeichen; tonische Kontraktion der Skelettmuskulatur (5–15 Sekunden); klonische zumeist an allen Extremitäten auftretende symmetrische Konvulsionen; z. T. Einnässen oder Einkoten; häufig lateraler Zungenbiß; respiratorischer Arrest; Zyanose; Dauer: 1–3 Minuten; postiktal: schlaffer Tonus, initial komatös dann umdämmert und müde, Muskelkater, Erschlagenheit; Amnesie für das Ereignis; z. T. kognitive Störungen für Stunden oder selten bis zu 5 Tagen.

Klassifikation epileptischer Syndrome
In der Klassifikation epileptischer Sydrome ist es unter anderem im Hinblick auf die anzustrebende antikonvulsive Behandlung empfehlenswert, zwei große Gruppen von Epilepsien zu unterscheiden – idiopathisch generalisierte Epilepsien und Epilepsien fokalen Ursprungs. Zur Gruppe der idiopathisch generalisierten Epilepsien zählen im wesentlichen: eine Form benigner familiärer Neugeborenenkrämpfe, die frühkindliche myoklonische Epilepsie, die frühkindliche myoklonisch-astatische Epilepsie, die frühkindliche Absence-Epilepsie, die Absence-Epilepsie des Kindesalters (Pyknolepsie), die juvenile Absence-Epilepsie, die juvenile myoklonische Epilepsie und die Aufwach-Grand-mal-Epilepsie mit (primär generalisierten) tonisch-klonischen Konvulsionen. Gemeinsame Merkmale in der Gruppe der idiopathisch generalisierten Epilepsien sind: fehlender Nachweis herdneurologischer Störungen (weder klinisch-neurologisch noch im MRT/CT, nur bei < 10 % im EEG zusätzlich zu generalisierten epileptiformen Potentialen); charakteristische Erkrankungsalter; häufig erkennbare tageszeitliche Bindung mit Anfallshäufung nach dem Erwachen oder in den Morgenstunden, leichte Provozierbarkeit von Anfällen durch Hyperventilation, Schlafentzug, Photostimulation; bilateral synchrone Entladungen von Spikes, Spike-Wave-Komplexen (charakteristischerweise 3–4/sec) oder Poly-spike-wave-Komplexen im EEG mit generalisierter Verteilung aber häufig frontaler Dominanz; Zunahme der epilepsietypischen Potentiale im Schlaf-EEG; sowohl klinisch als auch im EEG gutes Ansprechen auf Valproinsäure das Mittel der 1. Wahl. Zwischen den idiopathisch generalisierte Epilepsien bestehen enge Assoziationen sowohl in Hinblick auf die Anfallsformen als auch die EEG-Kriterien. Sowohl individuell als auch familiär kommen Absencen, Myoklonien und primär generalisierte tonisch-klonische Anfälle gehäuft nebeneinander vor.
Abzugrenzen von den idiopathisch-generalisierten Epilepsien sind Epilepsien fokalen Ursprungs.

Charakteristisch für fokale Epilepsien ist: der häufige Nachweis eines funktionell-läsionellen epileptogenen Komplexes, der Lokalisation des Herdes entsprechende neurologische Defizite oder neuropsychologisch erfaßbare Teilleistungsdefizite, eine nur geringe familiäre Belastung (2–4 %), herdförmige Störungen in funktionell metabolisch bildgebenden Verfahren (PET/SPECT), herdförmige Störungen (Verlangsamungsherde oder fokale epileptiforme Aktivität) im EEG.

Bei diesen Epilepsien findet der epileptische Anfall seinen Ursprung in einem zumeist funktionell und strukturell alterierten Hirnareal dem epileptogenen Hirnareal. Während des Anfallsereignisses breitet er sich entweder sukzessive auf die umliegenden Hirnstrukturen aus oder wird entlang physiologisch-anatomisch determinierter Interkonnektionen in ein weiter entfernt liegendes Hirnareal projiziert. Welche Anfallsform dabei entsteht hängt von der spatio-temporalen Verteilung des iktalen Geschehens ab. Bleibt der Anfall auf das epileptogene Hirnareal oder dessen unmittelbare Umgebung begrenzt, so richtet sich die zu beobachtende Anfallssemiologie eng nach der in diesem Hirnareal beherbergten Hirnfunktion (Beispiel: elementare visuelle Halluzinationen wie Blitze oder Farbensehen bei Okzipitallappen-Epilepsie). Die Anfälle sind häufig einfach partiell, d. h. es kommt nicht zu einer Störung des Bewußtseins. Breitet sich der Anfall weiter aus und sind in der Folge beide Hemisphären (zumindest beide Temporallappen oder beide Frontallappen) betroffen, so kommt es zur Bewußtseinsstörung und man spricht dann vom komplex-partiellen Anfall. Die zu beobachtende Anfallsphänomenologie entspricht der hirnelektrischen Anfallsausbreitung (z. B. Projektion eines okzipital entstandenen Anfalls in den Temporallappen erkennbar an Phänomenen des psychomotorischen Anfalls wie z. B. Verharren, oro-alimentären Automatismen, komplexen Handautomatismen im Anschluß an die initialen visuellen Phänomene. Für den Fall der Ausbreitung auf das gesamte Gehirn spricht man vom sekundär-generalisierten Grand mal-Anfall mit der Phänomenologie der sekundär generalisierten tonisch-klonischen, bilateral und zumeist symmetrischen Konvulsionen.

Die Anfallsphänomenologie des sekundär generalisierten tonisch-klonischen Anfalles ist vom primär generalisierten tonisch-klonischen Anfall einzig über die (nicht immer erkennbaren) fokal einleitenden Zeichen möglich.

Epilepsien fokalen Ursprungs

Folgende wesentliche Unterformen lokalisationsbezogener epileptischer Syndrome lassen sich entsprechend der topographischen Zuordnung des Anfallsursprungsareal unterscheiden.

Temporallappen-Epilepsie

Medialer Anfallsursprung

Es handelt sich um das häufigste, in über 50 % medikamentös therapieresistente, lokalisationsbezogene epileptische Syndrom (Wieser und Williamson, 1993). Eine Aura kommt bei mehr als 75 % der Patienten vor, am häufigsten in der Form eines ungerichteten Angstgefühles, einer vom Magen her aufsteigenden Übelkeit (epigastrische Aura) oder als Déjà-vu-Erlebnis. Eine Vielzahl anderer Auren wie z. B. vegetative Symptome (Blässe, Rötung, Gänsehaut), kognitive Phänomene (Zwangsgedanken, Erinnerungen) oder emotionale Veränderungen (Glücksgefühl, Wut, Depression) kommen ebenfalls vor. Im Anfall folgen: initialer Arrest, starrer Blick, nach 10 Sekunden orale Automatismen, wie z. B. Lippenlecken, Schmatzen, Grimmassieren, und nach ca. 20 Sekunden nestelnde Automatismen mit einer oder beiden Händen sowie häufig eine zum Anfallsursprungsareal kontralateral gelegene dystone Haltung des Armes für wenige Sekunden, vegetative Begleitzeichen wie vermehrtes Schwitzen, Tachykardie, vermehrter Speichelfluß, nach ca. 30–90 Sekunden Übergang in komplexe Automatismen wie Hantieren mit Gegenständen, Such- und Wischbewegungen, Ordnungsbewegungen (Kotagal et al., 1989). Spracharrest oder unverständliche Vokalisationen werden bei Betroffenheit der sprachdominanten Seite beobachtet, verständliche Sprache im Anfall bei Betroffenheit der nicht dominanten Hemisphäre. Postiktal bestehen Umdämmerung und Müdigkeit für wenige Sekunden bis mehreren Stunden. Die Bewußtseinsstörung im Anfall und die Amnesie für das Ereignis sind zumeist vollständig können jedoch bei einer Anfallsausbreitung in nur einem Temporallappen, insbesondere auf der nicht sprachdominanten Seite, unvollständig sein (Ebner et al., 1995). Die Anfallsfrequenz liegt häufig zwischen 5 und 15 Anfällen pro Monat. Interiktal bestehen häufig Gedächtnisstörungen in Form von Wortfindungsstörungen (links-temporal) oder visuell-räumlichen Gedächtnisdefiziten (rechts temporal) sowie Depressionen.

Lateraler (neokortikaler) Anfallsursprung

Diese können zumeist durch die Aura in Form komplexer visueller Halluzinationen, komplexer oder einfacher akustischer Halluzinationen, Schwindelsensationen sowie Spracharrest oder dysphasischen Elementen (bei Betroffenheit der sprachdominanten Hemisphäre) von Anfällen temporo-medialen Ursprungs unterschieden werden. Sie gehen zu mehr als 90 % im Anfallsverlauf in Anfälle der oben erwähnten temporo-medialen Semiologie über (Ebner et al., 1994).

Frontallappen-Epilepsie

zentralen Ursprungs

Kontralaterale klonische Konvulsionen einzeln oder in Serien, seltener kontralaterale tonische Phänomene, je nach topographischer Zuordnung ist bei parasagittal gelegenem Herd eher das Beinareal, bei mittlerem zentralen Herd das Handareal und bei zentro-lateraler Lage des Herdes das Gesichtsareal betroffen. Die Anfälle können als Jacksonian-March ineinander übergehen und sind zumeist senso-motorisch. Bei längerer Anfallsdauer ($>$ 30 Sekunden) findet sich postiktal eine kontralaterale Parese/Plegie (Toddsche Lähmung).

supplementär-motorischen Ursprungs
Häufige (mehrere pro Tag), kurze (5–30 Sekunden) während Anfälle ohne oder mit nur geringfügiger Bewußtseinsstörung und Einnahme einer tonischen Haltungsschablone als Leit-Symptom, Beginn und Ende abrupt, keine postiktale Umdämmerung, Spracharrest oder auch Vokalisationen kommen vor, selten hypermotorischer Verlaufstyp mit bizarren Automatismen, Auftreten häufig aus dem Schlaf heraus.

fronto-cingulären Ursprungs
Abrupter Beginn und Ende, häufig unvollständige Bewußtseinsstörung, komplexe z. T. bizarre Ganzkörperautomatismen mit zum Teil hypermotorischem Verlaufstyp, Auftreten von Sprachautomatismen, Dauer: zumeist nur wenige Sekunden, Frequenz: zumeist mehrfach täglich.

fronto-lateralen Ursprungs
Initiale oder isolierte konjugierte Bulbusdeviation nach kontralateral, z. T. Fechterstellung mit Elevation des kontralateralen Armes in die Horizontale, in der sprachdominaten Hemisphäre Spracharrest oder Sprachklonien, Dauer: zumeist $<$ 1 Minute, keine oder geringe Bewußtseinsstörung und Amnesie für das Ereignis.

prämotorischen Ursprungs
Charakteristisch sind lang anhaltende, perseverierte, komplexe Automatismen wie z. B. Schaukelbewegungen des Körpers (body rocking) oder perseverierte Reibebewegungen oder Klatschen in die Hände, dabei unvollständige Bewußtseinsstörung mit teilweise erhaltener Kooperativität im Anfall, z. T. Versivbewegungen und bilaterale Tonisierungen, Frequenz: ca.: 5–30 pro Monat. Dauer: 10–60 Sekunden.

fronto-polaren, fronto-orbitalen Ursprungs
Beginn und Ende allmählich, zum Teil epigastrische Aura oder olfaktorische Aura, meist vollständige Bewußtsseinsstörung und Amnesie für das Ereignis, ausgeprägte Perseverationstendenz, komplexe motorische Ganzkörperautomatismen, frühes Einnässen, häufiger Übergang in temporalen Typ mit starrem Blick und Arrest, z. T. lang anhaltende postiktuale Umdämmerungen. Dauer: 30–180 Sekunden, Frequenz: häufig 5–15/Monat.

Parietallappen-Epilepsie
Häufig: Versivbewegungen nach kontralateral, bilaterale Tonisierung der Extremitäten, kontralaterale Hyp- oder Parästhesien, mimische Verzerrungen (traurig-mürrischer Gesichtsausdruck), akustische Sensationen, anfallsartiger Schwindel (selten). Charakteristisch ist insbesondere bei der Katamnese über mehrere Jahre das Auftreten mehrerer Anfallsformen, welche eine Ausbreitung nach occipital, nach temporal oder in die Zentralregion signalisieren.

Okzipitallappen-Epilepsie
Bei Ursprung am Occipitalpol einfache visuelle Halluzinationen in Form von Blitzen oder Skotomen. Bei Betroffenheit der assoziativen visuellen Felder komplexere visuelle Halluzinationen in Form von Farbensehen, Mikropsie, Makropsie, entrücktem Sehen. Bei Anfallsursprung im okzipito-temporalen basalen Übergangsgebiet (fusiformer Gyrus) z. T. Halluzinationen in Form szenischer Abläufe evtl. als Erinnerung an Begebenheiten der Vergangenheit oder anfallsartige Prosopagnosie.

Fokale Anfälle des Kindesalter bis zu ca. 6 Jahren
Insbesondere im Kleinkindesalter unterscheiden sich Anfälle fokalen Ursprungs grundsätzlich von den Formen des Erwachsenenalters. Dies ist Ausdruck der unvollständigen Hirnreifung (unvollständige Myelinisierung, geringere dendritische Verbindungen, unvollständige Ausprägung funktionell wichtiger Hirnregionen), so daß die topographisch Zuordnung nicht so eindeutig möglich ist. Im Kleinkindesalter unterhalb von 2 Jahren verlaufen fokale Anfälle jeder Lokalisation in verschiedenartiger Kombination mit bilateralen Tonisierungen sowie Streckung und Elevation der Arme, oder bilateral symmetrischen Klonien einmalig oder in kurzen Serien. Dies hat zu der Bezeichnung Blitz-Nick-Salaam-Krämpfe (infantile spasms) geführt. Einfache Automatismen kommen selten, komplexe Automatismen noch seltener vor. Eine bevorzugte Betroffenheit einer Körperhälfte ist nicht immer erkennbar. Auren treten erst oberhalb des 5. Lebensjahres auf bzw. sind dann eruierbar. Im Kleinkindesalter kann der tonisch-klonische Anfallsverlauf nur selten beobachtet werden. Er ist jedoch mit zunehmendem Alter häufiger. Bei retardierter Entwicklung können kindliche Anfallsformen bis in höhere Lebensalter persistieren.

C 2.1.3. Diagnostik

Apparative Diagnostik
Jede Anfallserstmanifestation muß schon initial zu einer diagnostischen Abklärung führen. Deren primäre Ziele sind die Klassifikation des Anfalls und Epilepsie-Syndroms, der Nachweis bzw. Ausschluß symptomatischer Ursachen und die Differentialdiagnose gegenüber anderen Erkrankungen mit anfallsartiger neurologischer Dysfunktion. In der Differentialdiagnose müssen insbesondere

kardio-vaskulär bedingte Synkopen, das Narkolepsie-Kataplexie-Syndrom, transitorisch-ischämische Attacken, die Migräne, Hypoglykämien und psychogene Anfälle berücksichtigt werden. Falls erforderlich sollte eine stationäre Abklärung erfolgen. An diagnostischen Hilfsmitteln stehen das EEG und die Videoaufzeichnung von Anfällen im Vordergrund.

Die Diagnose einer Epilepsie wird auf der Basis von Anfallsbeobachtungen oder -beschreibungen gestellt. Die Erhebung einer Fremdanamnese ist bei allen Anfällen mit Bewußtseinsstörung zwingend erforderlich. Bei der Analyse der Anfallsphänomenologie sind insbesondere Anfallsprodromi und Auren, motorische und sensorische Phänomene, Automatismen und postiktale Auffälligkeiten (z. B. Desorientierung, Paresen, Dysphasien) zu charakterisieren. Eine genaue Erhebung der Anfallsdauer und -frequenz, ihre tageszeitliche Verteilung und provokative Faktoren (z. B.Schlafentzug, Streß, Flickerlicht) ist notwendig. Der Nachweis epilepsietypischer Potentiale im interiktalen EEG unterstützt die Diagnose, beweist sie aber nicht, da selten epilepsietypische Potentiale auch ohne Epilepsie auftreten. Bilateral synchrone 3–4/s spike-wave-Komplexe sind kennzeichnend für idiopathisch generalisierte Epilepsien. Ihre Häufigkeit kann bei Wiederholungsuntersuchungen als geeigneter Parameter für die Wirksamkeit der antikonvulsiven Therapie herangezogen werden. Epilepsietypische Potentiale lassen sich bei einmaliger Routine-EEG Untersuchung über 30 Minuten nur bei etwa der Hälfte der Patienten mit einer Epilepsie fokalen Ursprungs nachweisen. Wiederholte EEGs, Schlaf-EEGs nach Schlafentzug, EEG-Langzeitaufzeichnungen und Spezialelektroden (z. B. Sphenoidalelektroden) können die Nachweisrate epilepsietypischer Potentiale deutlich erhöhen. Die Korrelation fokaler epileptiformer Aktivität zum Therapieerfolg ist geringer.

Die Kernspintomographie des Kopfes, möglichst in Dünnschichtverfahren mit T1, T2 und protonen-gewichteten Sequenzen ist obligat und der Computertomographie überlegen. Dies betrifft insbesondere die Darstellung der hippocampalen Sklerose, welche mittels morphometrisch/volumetrischer und signalometrischer Verfahren auch quantifizierbar ist, sowie den Nachweis kortikaler Dysplasien und kleinster intrazerebraler Läsionen (Jack et al., 1990, Van Paesschen et al. 1995). Mit zunehmender Verbesserung der Kernspintomographie sind bei einem immer größer werdenden Anteil (> 90 %) der fokalen Epilepsien auch fokale morphologische Alterationen nachweisbar. Die Positronen-Emmissions-Tomografie (PET) ist zum Nachweis regionaler Störungen des Hirnmetabolismus lediglich im Rahmen der prächirurgischen Epilepsiediagnostik hilfreich. Ferner werden neuropsychologische Testverfahren und laborchemische Untersuchung wie z. B. die Prolaktinbestimmung im 5–15 Minuten-Intervall nach einem Anfall zur Differentialdiagnose gegenüber psychogenen Anfällen, bei der weiteren Abklärung von Epilepsien angewendet.

2.1.4. Serumspiegelbestimmung der Antikonvulsiva

Die wichtigsten Indikationen für die Serumspiegelbestimmung von Antikonvulsiva sind **Tab. C 2.3** zu entnehmen. Die in **Tab. C 2.5** angegebenen »mittleren« Plasmakonzentrationen stellen lediglich einen ersten Zielbereich dar. Therapiert wird individuell nach Wirksamkeit im Hinblick auf die Anfallssituation und Verträglichkeit. Die Bestimmung erfolgt möglichst Medikamenten-nüchtern oder zu vergleichbaren Tageszeiten. Klinisch nicht relevant sind Serumspiegelbestimmungen bei Benzodiazepinen, Vigabatrin, Tiagabin, Gabapentin und Oxcarbazepin.

Tab. C 2.3: Indikationen zur Serumspiegelbestimmung antikonvulsiver Medikation

1. Compliance-Kontrolle,
2. Bestimmung der Dosisreserve nach oben
3. Abschätzung von Interaktionen bei Polytherapie
4. Nachweis oder Zuordnung von Nebenwirkungen oder Intoxikationszeichen
5. Anpassung der Dosis nach stattgehabter Autoenzyminduktion (z. B. bei Carbamazepin)
6. Anpassung der Dosis während der Schwangerschaft bzw. nach der Entbindung
7. Anfallsrezidiv nach langer Anfallsfreiheit

C 2.2. Verlauf

Genetische Grundlagen

Die genetischen Grundlagen der Epilepsieentwicklung sind komplex. Die chromosomale Zuordnung eines genetischen Defektes ist bisher nur bei einigen selteneren Syndromen mit vergleichsweise einfachem Erbgang geklärt worden. Eine Übersicht ist **Tab. C 2.4** zu entnehmen. Hierunter finden sich gehäuft prozeßhafte neurometabolische Erkrankungen aus der Gruppe der progredienten Myoklonusepilepsien. Arbeiten auf diesem Gebiet haben jedoch bereits zur Neubeschreibung einiger seltener Epilepsieformen geführt, wie z. B. einer erblichen Form der Frontallappenepilepsie (Scheffer et al., 1995, Steinlein et al., 1995).

Ob eine HLA-assoziierte Region auf dem Chromosom 6p Ausgangspunkt der Entwicklung einer juvenilen myoklonischen Epilepsie sein kann, ist gegenwärtig umstritten (Greenberg et al., 1988; Durner et al., 1991; Whitehouse et al., 1993)

Vorkommen und Ätiologie

Mit einer Prävalenz von 0,5 bis 1 % in der Bevölkerung stellen Epilepsien nach den neurovaskulären Erkrankungen die zweithäufigste Gruppe neu-

Tab. C 2.4: Chromosomale Lokalisation genetischer Defekte einzelner epileptischer Syndrome

Epilepsie-Syndrom	Lokalisation (Gendefekt)	Literatur
Idiopathisch generalisierte Epilepsien		
Benigne familiäre Neugeborenenkrämpfe	8q, 20q	Leppert et al., 1989; Ryan 1990, 1993; Malfosse et al., 1992; Lewis et al., 1993
Juvenile Myoklonische Epilepsie	6p	Greenberg et al., 1988; Delgado-Escueta et al., 1989; Durner et al., 1991
Juvenile Myoklonische Epilepsie	nicht 6p	Liu et al., 1992; Whitehouse et al., 1993
Progressive Myoklonus Epilepsien		
Unverricht-Lundborg	21q	Lehesjoki et al., 1991 Malafosse et al., 1992
Juvenile Ceroid Lipofuscinose	16p	Gardiner et al., 1990
Juveniles Gaucher-Syndrom	1q	Barneveld et al., 1983
Sialidose Typ 1	10q	Mueller et al., 1985
MERRF- Syndrom	Mitochondriale DNA	Shoffner et al., 1990
Lafora Disease	6q	Serratosa et al., 1995
Fokale Epilepsien		
Nächtliche Frontallappen-Epilepsie	20q13.2	Scheffer et al., 1995 Steinlein et al., 1995

rologischer Erkrankungen dar. Die Inzidenz beträgt 5–12 Neuerkrankungen auf 10 000 Personen pro Jahr. Die Erstmanifestationsrate ist während der ersten beiden Lebensjahre am höchsten, fällt bis zum Ende der zweiten Lebensdekade kontinuierlich ab und steigt nach dem 40. Lebensjahr wieder deutlicher an (Hauser et al., 1993). Etwa 3/4 aller Epilepsien manifestieren sich bis zum 20. Lebensjahr. Die überwiegend genetisch bedingten idiopathisch generalisierten Epilepsien zeigen charakteristische Manifestationsphasen während der Kindheit und des Jugendalters. Erstmanifestationen oberhalb des 20. Lebensjahres sind in dieser Gruppe selten. Fokale Epilepsien können im Rahmen nahezu jeder ZNS-Erkrankung mit kortikaler Beteiligung auftreten und sich in jedem Lebensalter neu manifestieren. Während im Kleinkindesalter Mißbildungssyndrome, neuro-metabolische Erkrankungen und perinatal erworbene Hirnschädigungen am häufigsten zur Epilepsieentstehung führen, manifestieren sich Temporallappen-Epilepsien häufig zwischen dem 5. und 15. Lebensjahr. Im 3. bis 7. Lebensjahrzehnt sind symptomatische Genesen aufgrund von Neoplasmen, infektiösen Erkrankungen, Trauma und Alkoholentzugsanfälle am häufigsten. Epilepsien nach ischämischem Hirninfarkt prädominieren in der 6. und 7. Lebensdekade (Hornig et al., 1990).

Verlauf und Mortalität

Eine Beurteilung des Spontanverlaufes ist nach der Einführung von Bromid 1857, als dem ersten wirksamen Antikonvulsivum, kaum mehr möglich. Die dauerhafte antikonvulsive Behandlung führt bei idiopathisch generalisierten Epilepsien in mehr als 60 % der Fälle zur Anfallsfreiheit. Demgegenüber läßt sich eine dauerhafte Anfallsfreiheit nur bei weniger als der Hälfte der Patienten mit fokalen Epilepsien erreichen. Die Prognose richtet sich u. a. nach dem epileptischen Syndrom, einer familiären Prädisposition, der initialen Anfallsfrequenz und bei den fokalen Epilepsien nach Ätiologie und dem Ausmaß der kortikalen Hirnschädigung. Patienten mit großen, diffusen oder multifokalen cortikalen Läsionen sind zumeist schwer behandelbar. Die kindlichen Syndrome West-Syndrom, Lennox-Gastaut-Syndrom, Epilepsia partialis continua (Rasmussen-Enzephalitis), sowie Epilepsien bei kortikalen Dysplasien und Phakomatosen (tuberöse Hirnsklerose, Sturge-Weber-Syndrom) und die Temporallappen-Epilepsie, insbesondere bei Nachweis einer hippokampalen Sklerose, sind medikamentös ausgesprochen therapieresistent. Demgegenüber werden nahezu alle Kinder mit Rolando Epilepsie (idiopathisch fokale Anfälle zumeist aus der Gesichts-, Arm-, Handregion und zentro-temporalen Sharp-Wave-Foci im EEG) bis zum Ende der Pubertät anfallsfrei.

Die Mortalität von Epilepsie-Patienten liegt etwa 2–3 mal höher als die der übrigen Bevölkerung und ist bei einem größeren Teil durch die unterlagernde Grunderkrankung bedingt (Cockerell et al., 1994). Die Mortalität im Status epilepticus hängt von der Grunderkrankung ab und liegt zwischen 7 % im Kindesalter und 28 % bei Erwachsenen (Shorvon, 1994). Weitere häufige Todesursachen sind: Tod im Anfall durch Verletzungen (z. B. Hirnkontusion, epidurales Hämatom), Tod im Anfall durch Ertrinken (Ryan und Dowling, 1993), Suizid oder bei bis zu 30 % der Todesfälle ein plötzlicher unerwarteter Tod (Inzidenz: 1 : 200–1 : 1 000). Vom plötzlichen unerwarteten Tod sind gehäuft junge Erwachsene mit hoher Anfallsfrequenz, zumeist tonisch-klonischen Anfällen und zumeist mit niedrigem antikonvulsivem Schutz betroffen. Die Todesursache ist unklar.

Diskutiert werden Apnoen oder kardial bedingte Arrhythmien (Nashef et al., 1996). Mittels Autopsien ließen sich keine Hinweise auf anfallsbedingte Verletzungen oder eine anders geartete Genese eruieren (Jay und Leestma, 1981; Nashef, 1995; Hirsch und Martin, 1971).

C 2.3. Therapeutische Prinzipien

C 2.3.1. Vermeidung anfallsprovozierender Faktoren

Im ersten Schritt werden anfallsauslösende Faktoren eruiert und möglichst ausgeschaltet. Insbesondere in der Gruppe der idiopathisch generalisierten Epilepsien sollten Schlafmangel, Hyperventilation ohne Erfordernis, und rhythmisches Flickerlicht vermieden werden. Bei Reflex-Epilepsien (z. B. Lese-Epilepsie) können die meisten Patienten Strategien zur Vermeidung anfallsauslösender Situationen erarbeiten. Bei Epilepsien fokalen Ursprungs sind Vermeidungsstrategien nur z. T. erfolgreich. Sie richten sich nach der Zone des Anfallsursprungs erkennbar an den Initialsymptomen des Anfalles. So können manche Patienten mit Temporallappen-Epilepsie einen Teil ihre fokalen Anfälle nach Beginn der Aura durch Konzentrationsübungen abwenden. Bei der Mehrzahl der Patienten wirkt Streß insbesondere persönliche Konfliktsituationen oder Mehrfachbelastung unter Zeitdruck anfallsauslösend. Demgegenüber treten bei einem kleineren Teil der Patienten Anfälle in Entspannungssituationen auf. Unter sportlicher Belastung kommt es nur sehr selten zu einer Anfallsinduktion. Bei durch Alkoholentzug ausgelösten Anfällen ist die absolute Alkoholabstinenz das einzige therapeutische Prinzip.

C 2.3.2. Indikationsstellung zur medikamentösen Behandlung

Eine Indikation zur prophylaktischen antikonvulsiven Behandlung, etwa bei Geschwisterkindern von Anfallspatienten mit pathologischem EEG besteht ohne Auftreten von epileptischen Anfällen nicht.

Nach einem ersten epileptischen Anfall soll eine antikonvulsive Behandlung eingeleitet werden, wenn die initiale diagnostische Abklärung zur Diagnose eines epileptischen Syndroms geführt hat, welches erfahrungsgemäß häufig mit der Ausprägung einer chronischen Epilepsie assoziiert ist oder das EEG höherfrequente epileptiforme Entladungen dokumentiert. Ist dies nicht der Fall, so kann mit dem Beginn der antikonvulsiven Behandlung bis zum Auftreten eines zweiten Anfalles innerhalb eines Jahres abgewartet werden. Diese Leitlinie darf jedoch nicht starr angewendet werden, sondern soll den individuellen Bedürfnissen des Patienten angepaßt werden. Als vorrangige Faktoren sind hierfür zu nennen: Leidensdruck und Angst des Patienten vor weiteren Anfällen, psychosoziale Faktoren wie z. B. Exponiertheit im Berufsleben, Abhängigkeit von der Fahrtauglichkeit, Nachweis und Ausmaß epilepsietypischer Aktivität im EEG, familiäre Belastung mit Epilepsie, tageszeitliche Bindung der Anfälle.

Eine perioperative, prophylaktische antikonvulsive Einstellung bei Eingriffen am Gehirn wird bei fehlender Anfallsanamnese nicht empfohlen.

Bei Nachweis einer symptomatischer Genese besteht die Initialbehandlung auch in der Behandlung der Grundkrankheit (z. B. antibiotische Behandlung der Meningitis oder von Hirnabzessen, Ausgleich von Stoffwechselentgleisung, Excision von Neoplasien). Die antikonvulsive Initialbehandlung sollte hier mit Carbamazepin oder Valproinsäure oder bei perakuter Erkrankung mit Phenytoin in Monotherapie oder einem Benzodiazepin eingeleitet werden. Nach Ausschaltung der symptomatischen Genese sollte ein ausreichender antikonvulsiver Schutz für zumindest weitere 6 Monate beibehalten werden bevor unter EEG-Kontrolle ein Absetzversuch über weitere 3–6 Monate unternommen wird.

C 2.3.3. Mechanismen antikonvulsiver Wirksamkeit

Wesentliche Mechanismen antikonvulsiver Wirksamkeit beruhen auf einer Limitierung neuronaler transmembranöser Ionenströme oder auf einer Beeinflussung der neuronalen synaptischen Transmission (Dichter 1993, 1995). So kommt es an der Zellmembran, beispielsweise unter Einfluß von Carbamazepin, Phenytoin, Valproinsäure, Lamotrigin oder Topiramat zu einer Reduktion des intraiktalen Natriumeinstroms nach intrazellulär über langsam inaktivierte, spannungsabhängige Natriumkanäle und damit zu einer Verhinderung von schnell repetitiven Depolarisationen. Ein weiterer Angriffspunkt ist wahrscheinlich die Begrenzung des Ca-Einstroms an thalamischen Neuronen beispielsweise durch Ethosuximid oder Valproinsäure und eine hierdurch bedingte Wirksamkeit bei Absencen (Rogawski und Porter, 1990).

Ein wichtiges Prinzip bei der Beinflussung der neuronalen Transmission beruht auf einer Verstärkung der GABA-ergen Inhibition am GABA-Rezeptor beispielsweise durch Valproinsäure, Phenobarbital, Benzodiazepine sowie auf der Erhöhung der GABA-konzentration im synaptischen Spalt durch Hemmung der Gabatransferase (Vigabatrin) oder GABA-Wiederaufnahme (Tiagabin). Ein weiteres potentielles Wirkprinzip könnte in der Hemmung der Freisetzung exzitatorischer Aminosäuren (Glutamat oder Aspartat) oder einer Blockade der glutamatergen synaptischen Transmission am NMDA (N-methyl-D-Aspartat) Rezeptor bestehen (Meldrum, 1992). Dies erklärt möglicherweise einen Teil der Wirksamkeit von Lamotrigin und Felbamat. Pilotstudien mit

NMDA-Antagonisten zeichneten sich bisher jedoch durch eine vergleichsweise hohe Toxizität aus. Bedeutsam hierunter ist die Induktion von Gedächtnisstörungen, was am ehesten durch eine Hemmung einer physiologischen Funktion dieser Substanzgruppe erklärbar ist.

C 2.3.4. Wirksamkeitsprofile und Nebenwirkungsspektren einzelner Antikonvulsiva

Eine Charakterisierung wesentlicher pharmakologischer Eigenschaften, Dosierungsschemata und wesentliche Nebenwirkungen zugelassener Antikonvulsiva sind den **Tab. C.2.5** und **6** zu entnehmen. Im folgenden werden die wichtigsten klinischen Indikationen, Nebenwirkungen und Interaktionen der einzelnen Substanzen besprochen.

Carbamazepin (Tegretal®, Timonil®, Sirtal®, Finlepsin®)
Carbamazepin ist im Serum zu 75 % an Protein gebunden und zeigt eine Halbwertszeit von 8–24 Stunden. Es entfaltet einen membran-stabilisierenden antikonvulsiven Effekt u. a. durch Hemmung des passiven Natrium- und Kalziumeinstromes durch spannungsabhängige Kanäle nach intrazellulär, welche weitgehend selektiv nur bei exzessiv hochfrequenten neuronalen Entladungen aktiviert werden. Carbamazepin ist das weltweit am häufigsten verwendete Antikonvulsivum und Mittel der ersten Wahl bei allen Epilepsien fokalen Ursprungs (⋆). CBZ führt bei 40–60 % der Patienten in dieser Gruppe zur dauerhaften Anfallsfreiheit. Dabei lassen sich sekundär-generalisierte tonisch-klonische Anfälle mit 50–60 % Anfallsfreiheit besser behandeln als einfach oder komplex-partielle (35–50 %). Die Wirksamkeit bei primär-generalisierten tonisch-klonischen Anfällen ist demgegenüber geringer. Absencen können sogar verstärkt werden. Retard-Präparate sollten wegen der Möglichkeit einer zweimal täglichen Applikation und der geringer ausgeprägten Peak-of-dose-Phänomene zumindest im obersten therapeutischen Bereich bevorzugt werden. Das relativ häufige allergische Exanthem läßt sich durch langsames Eindosieren des Medikamentes in seiner Häufigkeit vermindern. Eine Leukozytopenie von unter 2 500 Zellen/mm^3 ist häufig zu beobachten. Das Mittel sollte jedoch erst bei einer neutrophilen Granulozytoopenie von unter 1 000/mm^3 abgesetzt werden. Carbamazepin hat weniger Langzeitnebenwirkungen als Phenytoin und wird von daher gegenüber Phenytoin bevorzugt. Carbamazepin induziert Leberenzyme und beschleunigt den Abbau anderer Antikonvulsiva wie auch anderer wichtiger Medikamente, z. B. Phenprocoumon, orale Kontrazeptiva, Steroide, Haloperidol und Theophyllin. Dies führt dazu, daß bei den beiden erstgenannten Medikamenten kein wirksamer antikoagulatorischer- bzw. Konzeptionsschutz mehr besteht.

Valproinsäure (Convulex®, Convulsofin®, Ergenyl®, Leptilan®, Mylproin®, Orfiril®)
Valproinsäure-Präparate verstärken die synaptische GABA-erge-Inhibition. Valproinsäure ist Mittel der 1. Wahl zur Behandlung von Epilepsie-Syndromen mit idiopathisch-generalisierten Anfällen. Es zeigt jedoch auch bei Anfällen fokalen Ursprungs eine gute Wirksamkeit (⋆). Valproinsäure wird nach oraler Einnahme rasch resorbiert und erreicht Spitzenkonzentrationen im Blut nach 1–4 Stunden. Valproinsäure ist zu 90 % an Plasmaeiweiße gebunden. Die Substanz ist nicht enzyminduzierend und verursacht von daher keine Wirkungsabnahme oraler Kontrazeptiva. Valproinsäure erhöht die Plasmakonzentration niedriger Dosen von Phenobarbital deutlich. Es ist weniger sedierend als Phenobarbital, Carbamazepin oder Phenytoin. Bei etwa jedem 6. Patienten werden gastrointestinale Nebenwirkungen registriert. Haarausfall, stetige Gewichtszunahme und Tremor sind häufiger als bei anderen Antikonvulsiva.
Valproinsäure kann einen tödlich verlaufenden Leberzerfall verursachen. Das Risiko beträgt: 1:600 bei Kindern < 2 Jahre, 1 : 8 000 bei Kindern im Alter von 3–10 Jahren, 1 : 10 000 bei Jugendlichen und ca. 1 : 50 000 bei Erwachsenen. Zusätzliche Risiken entstehen bei Vorliegen einer hepatischen Vorschädigung oder metabolischen Erkrankung, bei Entwicklungsretardierung oder bei einer antikonvulsiven Polytherapie (Bryant et al., 1986). Frühzeichen, welche zumeist 2–4 Monate nach Behandlungsbeginn auftreten, sind Appetitlosigkeit, Apathie, Übelkeit, Erbrechen und Müdigkeit gefolgt von Ikterus, Hämorrhagien, Ödemen und Ascites. Nach Auslösung des Leberzerfallsprozesses ist dieser auch nach Absetzen des Medikamentes zumeist irreversibel. Die unmittelbare Gabe von Levocarnitin wird empfohlen. Weltweit sind mehr als 100 Todesfälle beschrieben. Eine engmaschige Überwachung ist innerhalb der ersten 6 Monate notwendig.

Phenytoin (Phenhydan®, Zentropil®, Epanutin®)
Phenytoin zeigt den gleichen Wirkmechanismus wie Carbamazepin. Es ist nach Carbamazepin Mittel der zweiten Wahl in der Behandlung von Epilepsien fokalen Ursprungs, da es eine etwas geringere Wirksamkeit bei einfach und komplex-partiellen Anfällen zeigt und das Nebenwirkungsprofil bei Langzeiteinnahme größer ist (Mattson et al., 1985⋆⋆). Der Vorteil von Phenytoin gegenüber Carbamazepin ist die Verfügbarkeit einer löslichen Form zur i. v.-Applikation. Von daher wird Phenytoin gegenüber Carbamazepin bei der Notwendigkeit einer raschen Intervention z. B. im Status epilepticus oder bei schweren Anfallsserien bevorzugt. Im Nebenwirkungsprofil werden Virilisierungserscheinungen wie Hirsutismus und Bartwuchs insbesondere von Frauen als kosmetisch störend empfunden. Daneben tritt nicht selten eine Gingivahyperplasie auf, die durch konsequente Zahnhygiene zu minimieren ist. Wenn klinisch-

neurologische Zeichen einer Kleinhirnatrophie nach mehreren Monaten bis mehreren Jahren Behandlung auftreten oder diese kernspintomographisch nachgewiesen wird, muß das Mittel abgesetzt werden. Wegen der langen Halbwertszeit kann Phenytoin in ein- oder zweimal täglichen Gaben appliziert werden. Zu beachten ist der logarithmische Anstieg der Serumkonzentration in den oberen Dosierungsbereichen. Hier können selbst kleine Veränderungen der Dosis wie z. B. 25–50 mg zu einem deutlichen Anstieg der Serumkonzentration bis hin in den toxischen Bereich führen, weshalb oberhalb einer Serumkonzentration von 20 µg/ml nur in 25 mg Schritten erhöht werden sollte. Phenytoin ist wie Carbamazepin ein Induktor hepatischer Enzyme und es gelten die gleichen Regeln wie bei Carbamazepin. Der Abbau von Phenytoin kann seinerseits durch andere Medikamente, wie z. B. Phenothiazine, Isoniazid, Metronidazol und Allopurinol beschleunigt werden (Brodie, 1990).

Phenobarbital/Primidon (Luminal®, Phenaemal®/Mylepsinum®, Liskantin®)
Primidon wird zu Phenobarbital metabolisiert. Eine spezifische antikonvulsive Wirkung von Primidon im Vergleich mit Phenobarbital ist nicht sicher belegt. Phenobarbital interagiert mit dem GABA-Rezeptor-Chlorid-Ionophoren-Komplex und verstärkt dort die inhibitorische Wirkung von GABA. Es ist ein starker Induktor mikrosomaler Leberenzymsysteme und reduziert hierdurch die Serumkonzentrationen von Carbamazepin, Clonazepam und zumeist auch von Phenytoin. Phenobarbital entfaltet eine gute Wirksamkeit sowohl gegen idiopathisch generalisierte Epilepsien als auch gegen Epilepsien fokalen Ursprungs (**). Eine weitere wesentliche Indikation besteht bei der Behandlung des Status epilepticus, falls Benzodiazepine und Phenytoin nicht ausreichend wirksam sind. Die Anwendung von Phenobarbital wird durch seine sedierende und andere negativ psychotrope Nebenwirkungen limitiert. Wird Phenobarbital in höheren Dosen eingesetzt, so sind neben Müdigkeit häufig Reizbarkeit und Aggressivität sowie Libidoverlust und Depression erkennbar. Im Kindesalter besteht zudem die Gefahr einer retardierten Entwicklung kognitiver Leistungsfähigkeiten. Phenobarbital sollte von daher erst nach Ausschöpfung anderer antikonvulsiver Behandlungsmöglichkeiten auch unter Einbeziehung neuerlich entwickelter Antikonvulsiva (Lamotrigin, Vigabatrin, Tiagabin, Gabapentin) appliziert werden.

Benzodiazepine
Die als Antikonvulsiva eingesetzten Benzodiazepine (im besonderen Diazepam, Clonazepam, Clobazam) zeichnen sich durch eine hohe Wirksamkeit gegen Anfälle aller Art aus (CCCG, 1991***). Sie werden primär zur Behandlung des Status epilepticus und von Fieberkrämpfen eingesetzt. Benzodiazepine entfalten ihre Wirkung durch Anlagerung an spezifische Benzodiazepin-Rezeptoren, welche in Assoziation mit dem GABA-Rezeptor-Chloridionenkanal-Komplex stehen. Ihre dauerhafte Applikation wird durch eine hohe Rate von Toleranzentwicklung nach mehrmonatiger Einnahme, und dem Abususpotential sowie den Schwierigkeiten bei der Beendigung der Therapie (Entzugsanfälle) limitiert. Neben der Status-Behandlung empfiehlt sich die Applikation von Benzodiazepinen in Phasen einer massiven Exazerbation der Anfallsituation, im Intervall, z. B. bei eng menstruationsgebundenen Anfällen (Feely und Gibson, 1984) oder vorübergehend, höchstens für die Dauer weniger Wochen, als zusätzlicher Schutz bei einer medikamentösen Umstellung. Benzodiazepine besitzen eine große therapeutische Breite. Intoxikationen werden zumeist in suizidaler Absicht gesehen und können mit Flumazenil spezifisch antagonisiert werden. Nebenwirkungen treten in Form von Sedierung, muskulärer Hypotonie, Hypersekretion der Speichel- und Bronchialdrüsen (insbesondere bei Clonazepam) auf.

Lamotrigin (Lamictal®)
Lamotrigin inhibiert rasch repetitive Depolarisationen durch Blockade des spannungsabhängigen Natriumkanals ähnlich wie Carbamazepin und Phenytoin. Es ist in Deutschland zur Mono- und add-on Therapie von Epilepsien fokalen Ursprungs bei Patienten ab 12 Jahren zugelassen. Hier kann eine Halbierung der Anfallsfrequenz bei 20–45 % der Patienten erwartet werden (Messenheimer et al., 1994; Stolarek et al., 1994). Erste Erfahrungen mit Lamotrigin als Monotherapeutikum (100–300 mg/d) weisen auf eine ähnlich gute Wirksamkeit wie Carbamazepin oder Phenytoin hin (***). Etwa 39–43 % der Patienten wurden unter Lamotrigin-Monotherapie anfallsfrei (Brodie 1995, Steiner et al., 1994). Zudem lassen Erfahrungen bei der Behandlung idiopathisch generalisierter Epilepsien eine Wirksamkeit erkennen, welche sogar höher ist als bei Epilepsien fokalen Ursprungs und ungefähr derjenigen von Valproinsäure entspricht (Timmings und Richens, 1992; Ferrie et al., 1995, persönliche Beobachtung). Eine Reduktion oder Eliminierung epileptiformer Aktivität nach Lamotriginapplikation ist im EEG beobachtet worden (Binnie, 1986). Zudem wurde eine sehr gute Wirksamkeit bei der Behandlung des non-konvulsiven Status epilepticus beobachtet insbesondere dann wenn generalisierte Spike-Wave Potentiale im EEG erkennbar sind (persönliche Erfahrungen). Lamotrigin beeinflußt den Metabolismus herkömmlicher Antikonvulsiva nicht. Demgegenüber reduzieren Carbamazepin, Phenytoin und Phenobarbital die Halbwertszeit von Lamotrigin um 50 % auf ca. 15 Stunden. Valproinsäure verlängert sie auf das doppelte (etwa 60 Stunden). Eine sehr langsame Eindosierung wird empfohlen (**Tab. C 2.5**), da hierdurch die Rate allergischer Exantheme von 10–15 % (bei rascher

Tab. C 2.5: Pharmakologische Charakterisierung und Interaktionen wichtiger in Deutschland oder der EU zugelassener Antikonvulsiva (ges. gesch. Präparatenamen z. T. in Auswahl)

Substanz, Wertigkeit der Studie	Handelsname (Auswahl)	Tagesdosis Erwachsene mg	Tagesdosis Kinder mg/kg	Mittlere Plasmakonzentrationen µ g/ml	Verteilung auf Tagesdosen	Aufdosierung (Erwachsene)	Halbwertszeit in Stunden	Auswirkung auf Serumkonzen. anderer Antikonvulsiva
Carbamazepin **	Tegretal Timonil Sirtal	800–2 000	20–25	3–12	2 retard 3–4 unretardiert	alle 3–5 Tage um 200 mg erhöhen	20–40	Phenytoin ↓ Valproinsäure ↓ Lamotrigin ↓
Valproinsäure **	Convulex, Ergenyl Leptilan, Orfiril	900–3 000	20–30	30–120	1–2 retard 3–4 unretardiert	alle 3–5 Tage um 150 mg erhöhen	10–15	Phenobarbital ↑ Lamotrigin ↑ Carbamazepin ↓
Phenytoin **	Phenhydan, Zentropil	200–500	5–7	5–25	1–3	alle 3 Tage um 50 mg erhöhen, oberhalb 15 µg/ml Serumspiegel um 25 mg alle 3 Tage erhöhen	10–40	Carbamazepin ↓ Valproat ↓ Lamotrigin ↓ Phenobarbital ↑ ↓
Phenobarbital **	Luminal, Maliasin Phenaemal	50–200	4–6	10–40	1–2	alle 3 Tage um 25–50 mg	50–120	Valproat ↓ Carbamazepin ↓ Lamotrigin ↓
Primidon **	Liskantin, Mylepsinum	500–1 500	20	5–15 Primidon. 10–40 Pb.	3–4	alle 3–5 Tage um 250 mg – im obersten Dosisbereich um 125 mg erhöhen	10–12	wie Phenobarbital
Lamotrigin ***	Lamictal	add on: 400–800, mit VPA: 100–300 Mono 100–200	ab 12 Jahre 2–10 mit VPA: 0,5–3	2–15 keine Korrelation zur Wirksamkeit	3–4	alle 2 Wochen um 50 mg, mit VPA: Wochen 1+2: 12,5 mg, Wochen 3+4: 25 mg, dann alle 2 Wochen um 25–50 mg erhöhen	25 60 mit VPA	Carbamazepin ↑ Valproinsäure ↑
Vigabatrin ***	Sabril	1 000–3 000	60–100	nicht relevant	2	initial: 1 g, dann wöchentlich um 500 mg erhöhen	4–8	Phenytoin ↓
Gabapentin ***	Neurontin	1200–3200	ab 12 J. 20–40	nicht relevant	3–4	alle 1–3 Tage um 300 mg erhöhen	6	keine
Ethosuximid **	Petnidan, Pyknolepsinum	500–2 000	30	40–100	3	alle 3–5 Tage um 250 mg erhöhen	30–40	keine sicheren
Tiagabin ***	Gabitril	30–70 mg	ab 12 Jahre 0,5–1	nicht relevant	2–3	alle 2–4 Tage um 5 mg erhöhen	7–9	keine bisher bekannten
Oxcarbazepin ***	Trileptal	600–2 400	ab 12 Jahre	7,5–20 keine Kor.	2–3	alle 3–5 Tage um 300 mg	8–24	keine

*** Einschätzung basiert auf randomisierter, prospektiver Therapie-Studie mit ausreichender Fallzahl, ** Einschätzung basiert auf nicht randomisierten Fallstudien und großen retrospektiven Studien, *Einschätzung basiert auf nicht randomisierten Kohortenstudien mit historischen Kontrollen und anekdotischen Fallberichten

Aufdosierung) auf etwa 1 % gesenkt werden kann.

Vigabatrin (Sabril®)
Vigabatrin ist in Deutschland als Zusatztherapeutikum bei Erwachsenen und Kindern mit partiellen oder sekundär generalisierten Anfällen zugelassen. Es ist ein irreversibler Hemmer der GABA-Transferase und erhöht die GABA-Konzentration im synaptischen Spalt, was eine verstärkte transneuronale Inhibition zur Folge hat. Es zeigt eine gute Wirksamkeit bei Epilepsien fokalen Ursprungs (***). Vigabatrin kann idiopathisch generalisierte Anfälle wie Absencen oder idiopathisch generalisierte Grand mal-Anfälle jedoch verstärken, so daß es hier nicht indiziert ist. Als add-on-Antikonvulsivum bei bisher therapieresistenten Patienten kann eine Halbierung der Anfallsfrequenz bei 40–60 % der Patienten erwartet werden. Vigabatrin führt bei 2–5 % der auf Carbamazepin oder Phenytoin oder Valproinsäure oder Phenobarbital therapieresistenten Patienten zur Anfallsfreiheit. Seltene aber bedeutsame Nebenwirkungen sind die Induktion einer exogenen Psychose bei 2–4 %, oder zumeist blande ausgeprägter Depressionen 5–10 % oder einer Gewichtszunahme (5–10 %) (Ring et al., 1993). Eine Psychose kann unmittelbar oder mit einer Latenz von mehr als einem halben Jahr entstehen und ist nach dem Absetzen vollständig reversibel (Sander et al., 1991). Initial sollten 2 x 500 mg/Tag appliziert werden. Die beste Wirksamkeit entfaltet das Medikament im Dosisbereich zwischen 2–3 g/die (Erwachsene). Eine Wirkungssteigerung oberhalb von 3 g/die ist nicht hinreichend belegt. Bei 10–15 % der Patienten zeigt Vigabatrin nach mehreren Monaten eine Toleranzentwicklung (eigene Erfahrungen). Beim West-Syndrom wurde Anfallsfreiheit bei 10–40 % der Patienten beschrieben (Chiron et al., 1991; Dulac et al., 1991). Der Einsatz des Medikamentes ist hier durch eine bei etwa jedem vierten Kind induzierte Nervosität und Erethismus limitiert.

Gabapentin (Neurontin®)
Gabapentin ist in Deutschland derzeit zur add-on Therapie partieller oder sekundär generalisierter Anfälle bei Erwachsenen und Kindern ab 12 Jahren zugelassen. Eine Zulassung als Monotherapeutikum ist in Kürze zu erwarten. In dieser Patientengruppe kann eine Halbierung der Anfallsfrequenz partieller Anfälle bei 20–30 % der Patienten und sekundär-generalisierter Anfälle bei ca 50 % erwartet werden (Anhut et al., 1994***). Anfallsfreiheit wird bei bisher medikamentös therapieresistenten Patienten nur in Einzelfällen erzielt. Der Wirkmechanismus ist unbekannt. Eine Blockierung des spannungsabhängigen Natriumkanals, wie auch eine Verstärkung der GABA-ergen Inhibition wurden beschrieben (Wamil et al., 1994; Dichter, 1995). Der Wirkmechanismus ist jedoch im wesentlichen unklar. Die Aufdosierung, wie auch die Beendigung der Therapie kann vergleichsweise rasch erfolgen (Erhöhung/Absetzen um 300–400 mg 1–2 täglich). Es sollte bis zu einer Dosis von zumindest 2 g/Tag aufdosiert werden. Dosen bis zu 3 g scheinen effektiver zu sein als die ursprünglich angewandten niedrigeren Dosierungen (Handforth und Treiman, 1994). Bei einer Halbwertszeit von lediglich 6 Stunden sind 3–4 Einnahmen täglich notwendig. Gabapentin ist nicht an Plasmaproteine gebunden und interagiert nicht mit anderen Antikonvulsiva. Es wird über die Niere ausgeschieden, was eine Dosisreduktion bei eingeschränkter Nierenfunktion erfordert. Dosisabhängige Nebenwirkungen wie Somnolenz, Müdigkeit, Schwindel, Ataxie und gastrointestinale Störungen, Gewichtszunahme, Irritabilität und aggressive Verhaltensstörungen wurden beschrieben. Gravierende Nebenwirkungen sind bisher nicht bekannt.

Ethosuximid (Petnidan®, Pyknolepsinum®, Suxilep®, Suxinutin®)
Ethosuximid vermindert die GABA-erge inhibitorische synaptische Transmission. Intraiktal soll es den Ca-Einstrom hemmen. Ethosuximid zeigt eine sehr gute aber weitgehend isolierte Wirksamkeit bei der Behandlung von Absencen (**). Es sollte bei Patienten mit Absencen zusätzlich appliziert werden, wenn Valproinsäure nicht zu einem Sistieren dieser Anfallsform führt. Ethosuximid interagiert nicht mit anderen Antikonvulsiva. Seine renale Clearance wird durch Valproinsäure herabgesetzt. Als Nebenwirkungen treten gastrointestinale Beschwerden, kognitive Beeinträchtigungen und selten Depressionen auf.

Tiagabin (Gabitril®)
Wirkt als Hemmer der Wiederaufnahme von GABA aus dem synaptischen Spalt (Nielsen et al., 1991; Gram, 1994). Es ist als add-on-Therapeutikum zur Behandlung partieller Epilepsien ab dem 12. Lebensjahr zugelassen. Es führt zu einer Halbierung der Anfallsfrequenz bei 20–40 % der bisher medikamentös therapieresistenten Patienten mit Anfällen fokalen Ursprungs (Richens et al., 1995***). Tagesdosen von zumindest 30 höchstens 70 mg sollten durch wöchentliche Erhöhung der Tagesdosis um 5–10 mg erreicht werden. Anfallsfreiheit wird bei weniger als 5 % der bisher medikamentös therapieresistenten Patienten erreicht. Erfahrung mit Tiagabin als Monotherapeutikum liegen bisher nicht ausreichend vor (Bauer et al., 1995). Nebenwirkungen sind überwiegend bei höheren Dosierungen in Form von Schwindel, Müdigkeit, Anorexie, gastrointestinalen Beschwerden, Tremor, Kopfschmerzen und Nervosität zu beobachten.

Topiramat (Topamax®)
Topiramat ist z. B. in Großbritannien als Antikonvulsivum zur add-on-Therapie von Epilepsien fokalen Ursprungs zugelassen (Shank et al., 1994). Neben einer Wirksamkeit auf den spannungsabhängigen Natriumkanal beeinflußt es auch die GABA-erge und glutamaterge Transmission. Eine

Halbierung der Anfallsfrequenz partieller Anfälle als add-on-Antikonvulsivum kann bei 40–50 % der bisher therapieresistenten Patienten und bei > 90 % der sekundär generalisierter tonisch-klonischen Anfälle beobachtet werden (⋆). Die Erzielung von Anfallsfreiheit bei bisher medikamentös therapieresistenten Patienten ist selten. Eine langsame Aufdosierung (50 mg/Woche) wird empfohlen, da sonst vermehrt kognitive Beeinträchtigungen auftreten. Bisher existieren keine hinreichenden Erfahrungen in der Monotherapie. Hauptnebenwirkungen neben dosisabhängigen Nebenwirkungen wie Nystagmus, Ataxie, Kopfschmerzen, Somnolenz, und Verwirrtheit sind Gewichtsabnahme, Lebertoxizität (eigene Erfahrungen) und Nierensteinbildung. Es ist deshalb kontraindiziert bei Patienten mit Nephrolithiasis.

Felbamat (Taloxa®)
In Deutschland ist Felbamat nur zur Behandlung des anderweitig medikamentös-therapieresistenten Lennox-Gastaut-Syndroms bei Kindern ab 4 Jahren zugelassen (Felbamate Study Group, 1993; Steinhoff, 1994). Eine Wirksamkeit bei der Behandlung partieller Anfälle wurde beschrieben (Bourgeois et al., 1993 ⋆⋆). Es erhöht die Serumkonzentrationen von Phenytoin, Carbamazepin oder Valproinsäure um 20–33 %, so daß diese Antikonvulsiva entsprechend reduziert werden müssen, wenn Felbamat gleichzeitig appliziert wird. Die Eingangsdosis beträgt 600 mg/die (7,5 mg/kg KG). 14tägig soll um jeweils 600 mg (7,5 mg/kg KG) bis zu einer Enddosierung von 3600 mg/die (45 mg/kg KG). Nach Zulassung in den USA zur Behandlung von Epilepsien fokalen Ursprungs und Dauerbehandlung von etwa 100 000 Patienten wurden 32 Fälle von aplastischer Anämie registriert, von welchen 10 Patienten verstarben und 19 Fälle mit schwerwiegenden hepatotoxischen Nebenwirkungen, von welchen 5 Patienten verstarben. Desweiteren wurden gastrointestinale Nebenwirkungen und Schlafstörungen häufig beschrieben.

Oxcarbazepin (Trileptal®)
Oxcarbazepin ist in vielen europäischen Ländern (z. B. Niederlande, Dänemark) zugelassen. Oxacarbazepin ist das 10-Ketoanalog von Carbamazepin und wird in der Leber schnell in den aktiven Metaboliten 10,11-Dihydro-10-Hydroxicarbamazepin umgewandelt. Es zeigt eine annähernd gleiche Wirksamkeit wie Carbamazepin (Friis et al., 1993; Gram, 1994⋆⋆⋆). Die Nebenwirkungen entsprechen dem Spektrum von Carbamazepin sind jedoch zumeist milder ausgeprägt. Die Allergierate ist geringer. Die Interaktion mit anderen Antikonvulsiva ist geringer ausgeprägt, wahrscheinlich weil der enzyminduzierende Effekt von Oxcarbazepin auf das P450 3a Isoenzym des Cytochrom P450-Komplexes beschränkt ist (Patsalos und Duncan, 1993). Eine Autoinduktion des Abbaus in der Leber, wie bei Carbamazepin bekannt, wurde bei Oxacarbazepin nicht beobachtet. Bei etwa jedem vierten Patienten tritt eine zumeist klinisch nicht relevante Hyponatriämie auf (Steinhoff et al., 1992; Amelsvoort et al., 1994).

Mesuximid (Petinutin®)
Medikament der zweiten Wahl zur Behandlung von Absencen bei Unwirksamkeit von Ethosuximid (⋆). Die Tagesdosis besteht aus 2–4 300 mg Kapseln. Die Nebenwirkungen sind wie bei Ethosuximid nur stärker ausgeprägt. Es erhöht die Serumkonzentrationen von Phenytoin und Phenobarbital bei gleichzeitiger Applikation.

Brom (DIBRO-BE)
Wirkmechanismus unbekannt. Ältestes Antikonvulsivum, welches schon im letzten Jahrhundert eingesetzt wurde. Gilt als Reservepräparat bei der Behandlung generalisierter Anfälle (⋆⋆). Wegen einer sehr langen Halbwertszeit (4–7 Tage) kann das Erreichen eines steady states erst nach 6–8 wöchiger Applikation angenommen werden, was die Steuerung der Dosis erschwert. Täglich werden 2–4 850 mg Tabletten Kaliumbromid (z. B. DIBRO-BE) appliziert (Kinder 40–60 mg/kg; Kleinkinder 50–70 mg/kg). Häufige Nebenwirkungen sind: Sedierung, Konzentrationsstörungen, Bromakne, Bromoderm, Appetitlosigkeit, gastroenterale Störungen bis hin zum Ulkus ventriculi. Selten muß mit der Induktion einer exogenen Psychose gerechnet werden.

Acetazolamid (Diamox®)
Das Medikament ist ein Carboanhydrasehemmer und wird bei der Behandlung von Epilepsien fokalen Ursprungs oder als Zusatzpräparat in der Behandlung des therapieresistenten Status epilepticus angewendet (⋆). Täglich werden 3–4 250 mg Tabletten appliziert (Kinder 10 mg/kg). An Nebenwirkungen treten Dyspnoe, Tachypnoe, Parästhesien, Hypokaliämie, Hyperglykämie und Nierensteinbildung auf.

Sultiam (Ospolot®)
Zeigt eine gute Wirksamkeit bei der Behandlung der benignen Partialepilepsien des Kindesalters (z. B. Rolando-Epilepsie) und wird dort bevorzugt eingesetzt (⋆). Täglich werden 2–4 200 mg Tabletten (Kinder: 5–6 mg/kg) appliziert. Häufige Nebenwirkung sind eine zentral ausgelöste Tachypnoe und Parästhesien. Als Enzyminhibitor kann es zu einer Erhöhung der Serumkonzentration anderer Antikonvulsiva (z. B. Phenytoin) führen.

C 2.3.5. Dosisabhängige Nebenwirkungen

Bei allen Antikonvulsiva kann es im subtoxischen Bereich oder bei rascher Aufdosierung zu dosisabhängigen Nebenwirkungen kommen, welche sich zumeist schon durch geringfügige Dosisreduktion wieder beheben lassen. Hierbei handelt es sich im wesentlichen um das Gefühl der Benommenheit,

Müdigkeit, Beeinträchtigung der kognitiven Leistungsfähigkeit, psychomotorische Verlangsamung, Nervosität, Schwindelsensationen, Visusbeeinträchtigungen, Doppelbilder, Gangunsicherheit, Übelkeit bis hin zum Erbrechen, Tremor, Nystagmus, leichte ataktische Störungen sowie depressive Verstimmtheit. Beim Ausdosieren eines Medikamentes soll solange schrittweise erhöht werden bis entweder die Anfälle sistieren oder die ersten der eben genannten Symptome in diskreter Form erscheinen, um dann den letzten Erhöhungsschritt wieder rückgängig zu machen, bis auf das höchste nebenwirkungsfrei vertragene Medikamentenniveau.

Ähnliche Nebenwirkungen können bei den meisten Antikonvulsiva bei einer zu raschen Aufdosierung auftreten, weshalb insbesondere bei Ersteinstellung die Faustregel »go low and slow« gilt, sofern keine rasche Aufdosierung geboten scheint, letztlich auch um das Vertrauen des Patienten in die verabreichte Medikation nicht zu gefährden.

C 2.3.6. Spezifische Nebenwirkungen

Die wichtigsten spezifischen Nebenwirkungen wurden in **Tab. C 2.6** gelistet. Im folgenden seien spezifische Nebenwirkungen, welche bei vielen Antikonvulsiva auftreten näher erörtert.

Idiosynkratische Reaktionen

Diese allergische Überempfindlichkeitsreaktionen sind insbesondere bei den hepatischen Enzyminduktoren Carbamazepin, Phenytoin, und Phenobarbital sowie bei Lamotrigin bekannt.

Sie äußern sich am häufigsten in Form eines allergischen Exanthems und Pruritus sofort oder wenige Wochen nach Beginn der Behandlung. Sie können in schwerwiegenden Fällen begleitet sein von Fieber, Arthralgien, Eosinophilie, Schleimhautreaktionen oder bullösen Exanthemen und bei wenigen Patienten die Form der exfoliativen Dermatitis (Steven-Johnson-Syndrom oder Lyell-Syndrom) annehmen.

An der Leber können idiosynkratische Überempfindlichkeitsreaktionen die Form einer granulomatösen Hepatitis annehmen.

Während bei leichten Überempfindlichkeitsreaktionen das Mittel langsam ausgetauscht werden kann, ist bei schweren Reaktionen wie z. B. beim Auftreten des Steven-Johnson-Syndroms oder Lyell-Syndroms ein sofortiges Absetzen des betreffenden Antikonvulsivums obligat.

Demgegenüber wird bei Anwendung hepatischer Enzyminduktoren nahezu regelmäßig eine isolierte Erhöhung der Gamma-GT bis ca. 150 U/l beobachtet. Diese stellt keine Indikation zu einer Reduktion oder gar einem Absetzen des Medikaments dar. Erhöhungen der Enzyme SGOT oder SGPT wie auch anderer Leberenzyme (z. B. LDH) müssen jedoch zu einer engmaschigen Kontrolle führen und indizieren bei Persistenz oder gar Verdeutlichung der laborchemischen Auffälligkeiten eine Reduktion oder ein Absetzen des Medikamentes.

Schwere Lebererkrankungen mit Leberzerfallskoma und letalem Ausgang traten bisher vor allem unter Valproinsäure und Felbamat-Therapie auf. Die Lebertoxizität von Felbamat hat zu einer Kontraindikation bei Vorbestehen von Lebererkrankungen und zu einer streng limitierten Anwendung des Medikamentes insgesamt geführt.

In der Weltliteratur wurde auch über sehr seltene Fälle von schwerer Hepatoxizität bei Behandlung mit Phenytoin und Carbamazepin berichtet, deren Pathogenese unklar ist. Angesichts der millionenfachen Anwendung dieser Medikamente ist die Koinzidenz mit einer unabhängigen Lebererkrankung nicht auszuschließen.

Agranulozytosen

Klinisch relevante Agranulozytosen wurden nur sehr selten bei Einsatz von Carbamazepin und Phenytoin beobachtet. Da die meisten der Patienten unter zusätzlichen Erkrankungen litten und weitere Medikamente einnahmen ist ein diesbezüglicher Zusammenhang jedoch umstritten (Reynolds, 1983). Bei den Antikonvulsiva der neueren Generation sind die bisherigen Erfahrungen mit Ausnahme der o.e. Beobachtungen bei Felbamat zu gering um eine definitive Einschätzung zu ermöglichen.

Osteopathien

Die Entwicklung von Osteopathien ist insgesamt selten beschrieben worden und tritt vornehmlich unter Applikation von Phenytoin, Phenobarbital/Primidon oder Carbamazepin auf. Häufig handelt es sich um eine Kombinationstherapie über mehrere Jahre bei schwerstbetroffenen Patienten. Bei klinischen Zeichen einer Osteopathien wie Skelettschmerzen oder Deformationen wird die hochdosierte Gabe von Vitamin D3 empfohlen.

Gerinnungssystem

Ein erworbenes Von-Willebrandt-Jürgens-Syndrom (induzierter Faktor-8-Mangel) wurde bei Behandlung mit Valproinsäure beschrieben. Ist ein operativer Eingriff geplant, sollte die Blutungszeit bestimmt werden und bei Verlängerung über 5 Minuten das Mittel ausgetauscht werden oder präoperativ Desmopressinacetat (Minirin®) gegeben werden.

C 2.3.7. Kontraindikationen

Kontraindikationen ergeben sich aus den o.e. spezifischen Nebenwirkungen. Bei Vorliegen einer Überempfindlichkeitsreaktion muß das entsprechende Medikament abgesetzt werden. Bei Kleinhirnatrophie ist Phenytoin kontraindiziert.

Tab. C 2.6: Wichtige spezifische Nebenwirkungen der gebäuchlichen Antikonvulsiva

Substanz	Nebenwirkungen
Carbamazepin	Häufig: Allergisches Exanthem, Hyponatriämie, Leukopenie, Thrombozytopenie, depressive Verstimmung, Akne, Sehstörungen, bei längerer Anwendung: gastro-intestinale Unverträglichkeit Selten: Kopfschmerzen, Obstipation, Haarausfall, Lymphadenopathie, Osteopathie, Immunglobulinmangel, Lyell-Syndrom, Lupus erythematodes, Reizleitungs- und Herzrhythmusstörungen, Teratogenität,
Valproinsäure	Häufig: Gastro-intestinale Unverträglichkeit, reversibler Haarausfall, kontinuierliche Gewichtszunahme, Gerinnungsstörungen, Ödeme, Tremor, Selten: Pankreatitis, im Kindesalter: Leberzerfallskoma mit letalem Ausgang, Teratogenität
Phenytoin	Häufig: Allergisches Exanthem, Gingivahyperplasie, Virilisierung mit Hirsutismus, Kleinhirnatrophie, Vergröberung der Gesichtszüge, Akne Selten: Osteopathie, Lymphadenopathie, extrapyramidale Hyperkinesien, Reizleitungs- und Herzrhythmusstörungen
Phenobarbital	Häufig: Müdigkeit, Sedierung, Depression, Wesensänderung mit Agitiertheit, psychomotorische Verlangsamung oder Irritabilität oder aggressive Wesensänderung» Obstipation, Allergie, Selten: nach langjähriger Anwendung: Fibromatose mit Palmar- und Plantarfibrosen oder schmerzhafter Schultersteife, megaloblastäre Anämie, Akne, Osteopathie
Primidon	wie Phenobarbital
Lamotrigin	Häufig: allergisches Exanthem, Insomnie, Übelkeit, Erbrechen, Selten: Tremor, Ataxie, Kopfschmerzen, Lyell-Syndrom oder Stevens-Johnson-Syndrom (< 1 %)
Vigabatrin	Häufig: Depressive Verstimmung, Gewichtszunahme, Somnolenz Selten (1–2 %): Induktion Psychose – Kinder: Agitation, Tremor, Ataxie
Gabapentin	Müdigkeit, Benommenheit, Schwindel, Ataxie, gastro-intestinale Störungen
Ethosuximid	Häufig: Gastro-intestinale Beschwerden, Selten: Aktivierung bekannter Psychosen, kognitive Beeinträchtigung, Depression
Tiagabin	Müdigkeit, Schwindel, Anorexie, gastro-intestinale Störungen, Tremor, Kopfschmerzen, Nervosität
Oxcarbazepin	Ähnlich Carbamazepin nur seltener, Allergien, Hyponatriämie, extrapyramidale Bewegungsstörungen, Appetitlosigkeit, Schwindel, Übelkeit, Erbrechen, Ataxie, Dysarthrie, mildere kognitive Beeinträchtigung im subtoxischen Dosisbereich

Kommt es zur Induktion einer Psychose, z. B. bei Vigabatrin, Ethosuximid oder Phenobarbital sind diese Mittel kontraindiziert – nicht hingegen bei vorbestehender Psychose. Phenytoin und Carbamazepin sind bei hochgradigem AV-Block kontraindiziert. Bei vorbekannter Leberschädigung sind Valproinsäure und Felbamat kontraindiziert. Bei Vorliegen einer höhergradigen Leukopenie dürfen Carbamazepin, Oxcarbazepin, Phenytoin und Felbamat nicht appliziert werden. Bei Faktor 8 Mangel oder Gerinnungsstörungen darf Valproinsäure nicht angewendet werden. Topiramat und Acetazolamid sind bei bekannter Nephrolithiasis kontraindiziert. Wegen ihrer Teratogenität sollten Valproinsäure, Carbamazepin und Topiramat in der Schwangerschaft vermieden werden. Eine Kontraindikation besteht hierfür jedoch nicht. Bei Porphyrie sind Phenobarbital/Primidon, Phenytoin, Clonazepam und fraglich auch Carbamazepin kontraindiziert.

C 2.3.8. Fortführung der antikonvulsiven Behandlung bei medikamentöser Therapieresistenz

Bei nicht ausreichender Wirksamkeit auf eine Monotherapie mit dem Mittel erster Wahl sollte auf eine zweite Monotherapie mit einem Mittel erster Wahl oder eine sinnvolle Kombinationstherapie übergegangen werden. **Abb. C 2.1** zeigt einige Kombinationen von Medikamenten zur Behandlung fokaler Epilepsien welche im Hinblick auf eine Ergänzung der antikonvulsiven Wirkmechanismen, unter pharmakokinetischen Gesichtspunkten oder aus der Erfahrung heraus sinnvoll sind. Ein Austausch eines Mittels erster Wahl durch ein zweites kann bei etwa 10–30 % der Patienten noch zu einer Reduktion der Anfallsfrequenz um > 75 % führen (Schmidt, 1982). Dies trifft auch auf Patienten mit einer langjährigen Vorgeschichte erfolgloser Vorbehandlungen zu (Hermanns et al., 1996). Insgesamt ist die Chance auf dauerhafte Anfallsfreiheit bei dieser Patientengruppe nur noch 10–15 % wenn Therapieresistenz gegenüber subtoxisch appliziertem Carbamazepin besteht. Diese Daten wurden jedoch vor der Verfügbarkeit von Antikonvulsiva der neueren Generation gewonnen und beziehen sich auf die damals verfügbare Standardmedikation, welche deutliche und z. T. nicht vorhersagbare Interaktionen untereinander zeigen (**Tab. C 2.5**) (Patsalos et al., 1993). Aktuell existieren keine hinreichend kontrollierten Studien, welche die Überlegenheit eines zweiten Monotherapieversuchs an Stelle einer Kombinationstherapie mit einem neuen Antikonvulsivum belegen würden. Unter den Gesichtspunkten einer Ergänzung der Wirkmechanismen und pharmakokinetischer Eigenschaften, wie z. B. einer fehlenden hepatischen Enzyminduktion oder einer hohen Proteinbindung, ist einer Kombinationstherapie bestehend aus einem Standardprä-

Abb. C 2.1: Therapievorschlag zur Behandlung Epilepsien fokalen Ursprungs

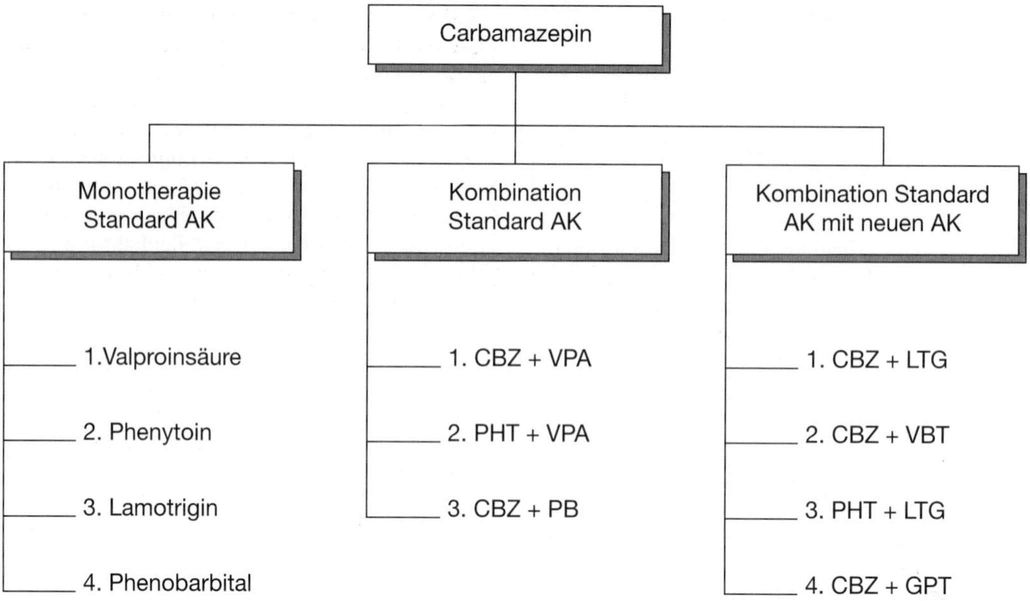

AK = Antikonvulsiva, CBZ = Carbamazepin, VPA = Valproinsäure, PHT = Phenytoin, PB = Phenobarbital, LTG = Lamotrigin, VBT = Vigabatrin, GPT = Gabapentin

parat der ersten Wahl und einem neuen Antikonvulsivum zumeist der Vorzug zu geben.

C 2.3.9. Beendigung der antikonvulsiven Behandlung

Die Entscheidung zur Beendigung der antikonvulsiven Behandlung sollte individuell in Abhängigkeit vom unterlagernden Syndrom, der spezifischen Betroffenheit des Patienten und seiner psychosozialen Situation getroffen werden. Ein erster Reduktionsversuch sollte nach 2–5 Jahren Anfallsfreiheit unternommen werden. Insofern eine symptomatische Genese vorlag, welche nicht weiterbesteht, wie z. B. eine ausreichend behandelte Meningitis, kann ein erster Absetzversuch nach 6–12 Monaten unternommen werden. Bei den idiopathisch generalisierten Epilepsien ist eine Verschlechterung des EEG's mit Wiederauftreten generalisierter Spike-Wave-Potentiale besonders ungünstig und sollte zum Abbruch des Reduktionsversuches auf dem erreichten Niveau ggfs. zur Wiederaufdosierung führen. Bei Epilepsien fokalen Ursprungs besteht eine nicht so enge Korrelation zwischen Auftreten epilepsietypischer Potentiale im interiktalen EEG und der Wahrscheinlichkeit von Anfallsrezidiven. Jedoch weisen auch hier hochfrequente, polytope oder zur Generalisation neigende epilepsietypische Potentiale auf eine hohe Wahrscheinlichkeit eines Anfallsrezidivs hin.

Prinzipiell sprechen für eine geringe Rezidivquote: 1. Anfallsfreiheit schon bei niedriger antikonvulsiver Dosierung, 2. niedrige Anfallsfrequenz, 3. unauffälliges EEG, 4. keine oder nur kleine und umschriebene cortikale Läsion im MRI, 5. kurze Epilepsiedauer. Bei idiopathisch generalisierten Epilepsien mit Absencen, Myoklonien oder Aufwach Grand mal muß wegen der genetischen Prädisposition ohne antikonvulsiven Schutz bei mehr als 80 % der Patienten langfristig mit Anfallsrezidiven gerechnet werden. Liegt eine Absence-Epilepsie vor ist das Rezidivrisiko deutlich geringer (ca. 30–40 %) (Janz, 1969).

Das langfristige Rezidivrisiko ist auch bei Epilepsien fokalen Ursprungs mit komplex-partiellen Anfällen und sekundär generalisierten tonisch-klonischen Anfällen hoch (60–70 %). Wenn nur einfach-partielle Anfälle beobachtet wurden ist es geringer (ca. 25 %). Das Rezidivrisiko in dieser Patientengruppe steigt über 80 % hinaus bei Vorliegen: 1. großer oder multipler kortikaler Läsionen, 2. multipler epileptogener Zonen im EEG, 3. nachgewiesener hippocampaler Sklerose, 4. Anfallsfreiheit erst unter antikonvulsiver Höchstdosierung, 5. Vorliegen gewisser Syndrome: West-Syndrom, Lennox-Gastaut-Syndrom, Phakomatosen, kortikalen Dysplasien (Annegers et al., 1979).

C 2.3.10. Indikation zur operativen Epilepsiebehandlung

Eine Indikation zur operativen Therapie besteht immer dann, wenn es sich um eine Epilepsie fokalen Ursprungs handelt und medikamentöse Therapieresistenz besteht. Diese läßt sich in aller Regel innerhalb eines Jahres eruieren und sollte für zumindest 2 Substanzen aus der Gruppe der Mittel erster Wahl in Monotherapie (Carbamazepin, Phenytoin, Valproinsäure) oder eines dieser Mittel in Monotherapie ergänzt um eine sinnvolle Kombinationstherapie bestehend aus einem Mittel erster Wahl und einem der neu zugelassenen Antikonvulsiva (Vigabatrin, Lamotrigin, Gabapentin, Tiagabin). Prinzipiell wird bei der operativen Therapie das epileptogene Hirnareal mittels einer zumeist umfangreichen Diagnostik eruiert und reseziert (Zentner et al., 1995). Ein weiteres operatives Prinzip besteht in der Verhinderung einer raschen Anfallsausbreitung wie etwa bei der Callosotomie oder Deafferentierung von Hirnarealen im Rahmen einer Hemisphärektomie (Schramm et al., 1995). Eine ausführliche Darstellung der prächirurgischen Epilepsiediagnostik wie auch der angewandten operativen Verfahren ist Kap. C 3 zu entnehmen.

C 2.4. Pragmatische Epilepsietherapie

C 2.4.1. Antikonvulsive Behandlung nach Epilepsie-Syndromen (Auswahl)

Epilepsien fokalen Ursprungs
Bei allen Epilepsien fokalen Ursprungs ist Carbamazepin Mittel der ersten Wahl (**Abb. C 2.1**) (A). Insbesondere bei der Behandlung komplex-partieller Anfälle ist es den anderen Standardpräparaten überlegen (Mattson et al., 1985) (A). Es wird zunächst bis zu einer Dosis von 800–1200 mg eines Retardpräparates in Schritten von 200 mg jeden 3.–4. Tag aufdosiert. Falls weitere Anfälle auftreten wird das Mittel bis in den subtoxischen Bereich ausdosiert indem nach jedem weiteren komplex-partiellen oder sekundär generalisiertem Anfall um 200 mg erhöht wird bis die Anfälle sistieren oder intolerable Nebenwirkungen auftreten. **Abb. C 2.1** gibt eine Übersicht über weitere Behandlungsmöglichkeiten falls Carbamazepin unwirksam ist oder nicht toleriert wird. Ein Monotherapieversuch mit Valproinsäure oder Lamotrigin ist insbesondere bei Patienten indiziert, welche im EEG neben fokalen epileptiformen Entladungen auch generalisierte zeigen. Bei Unverträglichkeit von Carbamazepin kann schon früh auf eine Monotherapie mit Valproinsäure, Lamotrigin oder Phenytoin übergegangen werden (Mattson et al., 1985, 1992) (A). In einigen Studien wurde eine gleichgute Wirksamkeit von Carbamazepin und Valproinsäure beobachtet (Richens et al., 1994; Verity et al., 1995) (A). Jedoch erscheint in diesen Studien die syndromale Klassifikation nicht eindeutig. Bei Unwirksamkeit von Carbamazepin allein erscheint zunächst eine Kombinationstherapien von Carbamazepin mit Lamotrigin oder Vigabatrin aussichtsreich. Hiernach kommen Kombinationen von Carbamazepin mit Gabapentin in Betracht. Kombinationen mit Clobazam sollten für die intermittierende Therapie bei dramatischer Anfallsituation erwogen werden.

Idiopathisch generalisierte Epilepsien
Mittel der ersten Wahl bei allen Syndromen dieser Gruppe ist Valproinsäure (**Tab. C 2.7**) (A). Bei medikamentöser Resistenz von Absencen wird zusätzlich Ethosuximid und bei Persistenz von generalisierten tonisch-klonischen Anfällen zusätzlich Phenobarbital in niedriger Dosis (bis 100 mg/die) appliziert. Alternativ kann auf eine Kombination von Valproinsäure und Lamotrigin eingestellt werden (C). Bei Therapieresistenz sind Dreierkombinationen aus Valproinsäure + Phenobarbital (100 mg) + Ethosuximid oder Valproinsäure + Lamotrigin + Ethosuximid (oder Phenobarbital statt Ethosuximid) sinnvoll (**Tab. C 2.7**) (C).
Bei der idiopathisch fokalen, kindlichen Rolando-Epilepsie wird zunächst mit Carbamazepin therapiert.

Tab. C 2.7: Strategien antikonvulsiver Behandlung idiopathisch generalisierte Epilepsien

1.	Valproinsäure Monotherapie
2 a.	bei Persistenz von Absencen: Valproinsäure + Ethosuximid
b.	bei Persistenz von Grand mal: Valproinsäure + Phenonbarbital (100 mg)
3.	Valproinsäure + Lamotrigin
4.	Valproinsäure + Ethosuximid + Phenobarbitel (100 mg) oder Valproinsäure + Lamotrigin + Phenobarbitel (100 mg)

West- Syndrom (infantile spasms)
Betroffen sind Kinder im Alter von 2–8 Monaten. Das Syndrom ist gekennzeichnet durch die Trias Blitz-Nick-Salaamkrämpfe, statomotorische Retardierung oder Regredienz und Hypsarrhythmie (bioelektrischer Status) im EEG. Es treten einzeln oder in Serien zumeist bilaterale kurze Klonien der Extremitäten, Tonisierung aller Extremitäten überwiegend der Arme mit Beugung des Kopfes nach vorne (Salaamkrampf) oder kurze generalisierte Myoklonien (welche häufig verwechselt werden mit Erschrecken des Kindes) auf. Zu-

grunde liegt häufig (> 90 %) eine morphologische Schädigung des Gehirns (Doose, 1995). Die Anfälle treten zumeist clusterartig gehäuft in Serien von 10 bis mehreren 100 Anfällen hintereinander auf. Fokale hirnmetabolische Störungen sind mittels PET schon während der ersten 2 Lebensjahre erkennbar (Chugani et al., 1992).
Antikonvulsiv wird auf eine Monotherapie oder Kombinationstherapie von Valproinsäure und/oder Vigabatrin eingestellt (Siemes, 1988; Doose, 1995) (B). Ein Therapieversuch mit Pyridoxalphosphat (Vitamin B6, 300 mg/kg) über zumindest 2 Wochen kann unternommen werden. Bei Unwirksamkeit sollte ein Therapieversuch mit Depot-ACTH oder Kortikoiden unternommen werden. Die Initialdosierung beträgt für ACTH Depot 15-30 iE/m^2 Körperoberfläche und für Dexamethson 0,15–0,25 mg/KG. Stellt sich nach 14 Tagen kein Therapieerfolg ein, so sollte die Initialdosis verdoppelt werden. Ist auch nach 4 Wochen keine Verbesserung erkennbar, so führt dies zum Therapieabbruch. Nur 15–20 % der Patienten können medikamentös befriedigend behandelt werden. Die Möglichkeit einer epilepsiechirurgischen Behandlung ist frühzeitig zu prüfen und bei Patienten mit umschriebenen epileptogenen Zonen möglich.

Lennox-Gastaut-Syndrom
Auf der Grundlage schwerer hirnorganischer Schädigung bei ca. 20 % aus dem West-Syndrom hervorgehend oder sich im 2.–7. Lebensjahr neu manifestierendes Epilepsie-Syndrom mit polymorphem Anfallsbild und gravierender stato-motorischer Entwicklungsverzögerung. Es prädominieren zumeist asymmetrische tonische Anfälle, tonisch-astatische Anfälle und atypische Absencen. Unilaterale oder bilaterale klonische Anfälle oder komplexere Anfallsformen kommen vor. Die Anfallsfrequenz ist hoch und mit häufigen epileptischen Staten assoziiert. MRT- und PET-Diagnostik zeigen nicht selten das Bild einer multitopen Hirnschädigung. Im EEG finden sich neben einer verlangsamten Grundaktivität typischerweise multiple Foci mit zumeist langsamen, generalisierten (0,5–2/sec) Spike-Wave-Mustern mit zumeist frontaler Betonung. Das Krankheitsbild ist ausgesprochen therapieresistent. Die medikamentöse Behandlung wird zumeist mit Valproinsäure oder Primidon begonnen. Kombinationen mit Clonazepam oder Ethosuximid zeigen häufig positive Effekte. Vigabatrin hat sich insbesondere bei Patienten mit zugrunde liegender tuberöser Sklerose als wirksam erwiesen. Als Reservepräparat ist Felbamat zugelassen (C). Insbesondere bei Patienten mit tonischen Sturzanfällen sollte die Möglichkeit einer Callosotomie geprüft werden. Resektive Eingriffe kommen bei der Multifokalität der Iktogenese nur selten in Betracht.

Fieberkrämpfe
Fieberkrämpfe entwickeln sich bei Kindern im Alter von 6 Monaten bis 5 Jahren im Rahmen allgemeiner fiebriger Erkrankungen. Sie werden als spezielles Syndrom betrachtet, da die Anfälle nur unter Fieberprovokation auftreten und die Prognose bei > 95 % der Patienten günstig ist mit Sistieren der Anfallsaktivität nach dem 5. Lebensjahr. Das Risiko auf Entwicklung einer chronischen Epilepsie beträgt etwa 3–4 % (Annegers et al., 1979; Nelson und Ellenberg, 1978; Knudsen, 1988). Bei vielen Patienten mit Temporallappen-Epilepsie finden sich anamnestisch Fieberkrämpfe und bei etwa 25 % der Patienten läßt sich eine genetische Prädisposition zur Epilepsie eruieren.
Die Anfälle verlaufen zumeist tonisch-klonisch und bei etwa 15 % der Patienten rein fokal. Die Dauer der Anfälle ist stark divergent und beträgt zwischen 1–2 Minuten und bis zu 1 Stunde. Wegen der Gefahr der Entwicklung prolongierter Serien von Anfällen oder eines Status epilepticus und der damit verbundenen ungünstigeren Langzeitprognose stellen rezidivierende oder über die Dauer von 5 Minuten protrahierte Fieberkrämpfe eine Notfallsituation mit Indikation zur sofortigen stationären Behandlung dar.
Die Akuttherapie besteht in der sofortigen Applikation von 5 mg Diazepam als rektal applizierbare Lösung bei Kindern bis 10 kg Körpergewicht und von 10 mg Diazepam bei Kindern über 10 kg Körpergewicht (A). Sistieren die Anfälle hierunter nicht, sollte nach spätestens 10 Minuten dieselbe Dosis wiederholt appliziert werden. Ein Fieberkrampfstatus sollte mit Phenobarbital (10 mg/kg Körpergewicht i. v.) über ca. 2 Minuten injiziert behandelt werden. Gleichzeitige muß eine antipyretische Behandlung mit Paracetamol oder Acetylsalicylsäure und Wadenwickeln eingeleitet werden.
Eine antikonvulsive Dauerbehandlung ist bei einfachen Fieberkrämpfen nicht nötig. Zur Therapie von Anfallsrezidiven sollte Diazepam als rektale Lösung zu Hause vorrätig gehalten werden und von den Eltern des Kindes bei den ersten Anzeichen eines Fieberkrampfes appliziert werden. Prophylaktisch sollte zudem jeder Fieberanstieg über 38° energisch antipyretische therapiert werden.
Eine antikonvulsive Dauerbehandlung für zunächst 2 Jahre ist bei Auftreten von komplizierten Fieberkrämpfen indiziert. Komplizierte Fieberkrämpfe liegen vor bei: einer Anfallsdauer von über 15 Minuten, nach Anfallsserien, nach einem Status epilepticus oder bei eindeutigen fokalen Hinweisen während des Anfalls oder postiktal in der Form herdneurologischer Defizite. Mittel der Wahl ist Phenobarbital (2–3 mg/kg KG) mit Serumspiegeln nicht über 15 μg/ml.

C 2.4.2. Behandlung des Status epilepticus

Prinzipiell muß zwischen einem fokalem Status epilepticus, einem Grand mal-Status mit tonisch-klonischen Anfällen und einem non-konvulsivem

Status epilepticus unterschieden werden. Weitere Sonderformen existieren. Von einem fokalen Status epilepticus spricht man bei weitgehend ununterbrochenem Auftreten einfach oder komplexpartieller Anfälle über einen Zeitraum von mehr als 30 Minuten. Ein Grand mal-Status liegt vor, wenn der Patient während einer Serie von tonisch-klonisch generalisierten Anfällen das Bewußtsein nicht wieder erlangt. Beim non-konvulsiven Status epilepticus sind motorische Entäußerungen nicht zu beobachten. Das klinische Bild ist charakterisiert durch eine fluktuierende Bewußtseinsstörung mit teils wacher, teils somnolenter Bewußtseinslage, weitgehender Desorientierung, fehlender oder inadäquater Reaktion des Patienten auf Aufforderung und pseudosinnvollen Handlungen.

Behandlung des Grand mal-Status

Der Grand mal-Status stellt eine vitale Bedrohungen des Patienten dar und erfordert sofortige ärztliche Intervention. Die Diagnose kann durch die direkte Beobachtung der Anfallssymptomatik mit den typischen Merkmalen der bilateralen, tonisch-klonischen Entäußerungen über zumeist 1–3 Minuten in Serie und komatöser Bewußtseinslage in den dazwischen liegenden Erschöpfungspausen gestellt werden. Zusätzliche Symptome wie der annähernd pathognomonische laterale Zungen- oder Wangenbiß und lokalisierbare Paresen sind in der Differentialdiagnose gegenüber einem psychogenen Anfallsstatus hilfreich. Unmittelbares Ziel ist die vollständige Unterbrechung des Status. Erst hiernach erfolgt die ätiologische Abklärung und ggfs. symptomatische Therapie.

Besteht der Verdacht auf eine Hypoglykämie als Ursache des Komastatus so sollten schon initial 50 ml 50 %ige Glucoselösung im Bolus i. v. injiziert werden.

Zur Statusbeendigung bieten sich mehrere Möglichkeiten an (**Abb. C 2.2**) (C). Die Initialbehandlung kann mit einem der beiden Benzodiazepine Diazepam oder Clonazepam oder alternativ dazu mit Phenytoin erfolgen. Wichtig ist, daß eine Initialdosierung von entweder 30–40 mg Diazepam oder 4–6 mg Clonazepam (beim Erwachsenen) erreicht wurde bevor alternativ auf 750–1 500 mg Phenytoin übergegangen wird oder umgekehrt. Wenn der Status hierdurch nicht zu unterbrechen ist wird hiernach zusätzlich Phenobarbital mit einer initialen Gabe von 2 x 200 mg appliziert. Die maximalen Injektions- bzw. Infusionsgeschwindigkeiten betragen für Phenytoin und Phenobarbital (50 mg/Min). Sollte der Status nicht unterbrochen sein, werden nach jedem weiteren tonisch-klonischen Anfall 200 mg Phenobarbital zusätzlich gegeben bis eine Gesamtdosis von 1 g erreicht ist oder der Status durchbrochen ist. Weitere Phenobarbitalgaben in 200 mg Schritten können nach jedem weiteren Anfall bis zu einer Gesamtdosis von 2 g erfolgen, sollten jedoch nur in Intubationsbereitschaft durchgeführt werden. Insofern sich auch dieses als unwirksam erweist oder Ateminsuffizienz auftritt, wird bei Weiterführung der antikonvulsiven Therapie eine Narkose mit Thiopental eingeleitet. Initial werden 500 mg im Bolus injiziert und hiernach eine Erhaltungsdosis von 500 mg/h über Perfusor und zentralen Zugang gegeben. Nach Erreichen von Anfallsfreiheit wird die Erhaltungsdosis vorsichtig nach unten angepaßt. Die Thiopental-Narkose wird zunächst für die Dauer von 24 Stunden fortgeführt. Hiernach erfolgt ein Auslaßversuch. Insofern sich hierbei erneut Krampfaktivität einstellt wird die Erhaltungsdosis wieder höher gesetzt und die Dosis der applizierten Antikonvulsiva weiter erhöht.

Im parallel dazu geführten EEG-Monitoring wird die Suppression der epileptiformen Aktivität und ein Burst-Suppression-Muster in der Hintergrundaktivität angestrebt.

Nach Durchbrechung des Grand mal-Status sollte eine Computertomographie oder Kernspintomographie des Kopfes durchgeführt werden. Kommt hierbei ein fokales oder generalisiertes Hirnoedem zur Darstellung sind zusätzlich 100 mg Prednison für die Dauer von 3 Tagen zu applizieren.

Bei durch Alkoholentzug induziertem Status wird Vit. B1 100 mg i. v. gegeben (s. Kap. H1).

Behandlung des fokalen Status epilepticus

Der fokale Status epilepticus ist nicht lebensbedrohlich kann aber, wie auch der non-konvulsive Status epilepticus in seltenen Fällen zu einem permanenten Defizit in der betroffenen Hirnregion führen (Hilkens et al., 1995). Im Gegensatz zur Behandlung des GM-Status besteht mehr Zeit für die Einleitung therapeutischer Maßnahmen und die Beobachtung der Wirksamkeit der applizierten Antikonvulsiva. Es sollte zunächst ein Benzodiazepin (z. B. 10–30 mg Diazepam) appliziert werden um den fokalen Status zu unterbrechen oder die Anfallsfrequenz deutlich zu senken. Parallel dazu wird rasch auf Carbamazepin oder Phenytoin aufdosiert bis die Anfälle sistieren oder nicht tolerable Nebenwirkungen auftreten. Bei vorbehandelten Patienten wird zunächst die bestehende Medikation bis zur Verträglichkeitsgrenze ausdosiert. Bei nicht ausreichender Wirksamkeit wird eine Kombinationstherapie von Carbamazepin oder Phenytoin oder Valproinsäure mit Vigabatrin oder Lamotrigin nach den o.e. allgemeinen Behandlungsrichtlinien eingeleitet. Die Benzodiazepinmedikation kann nach 3–6 Monaten vorsichtig reduziert werden. Die Einleitung einer Thiopental-Narkose ggfs. in Kombination mit Phenobarbital sollte möglichst vermieden werden kann aber in einzelnen Fällen notwendig werden.

Behandlung des non-konvulsiven Status epilepticus

Die Behandlung des non-konvulsiven Status epilepticus weicht von der Behandlung der konvulsiven Statusformen ab. Die Prognose ist günstiger und die Behandlung muß rasch aber nicht perakut eingeleitet werden. Initial erfolgt die fraktionierte Gabe von jeweils 5 mg Diazepam (maximal 15 mg) oder 0,5 mg Clonazepam (maximal 2 mg)

Abb. C 2.2: Therapie des Grand mal-Status

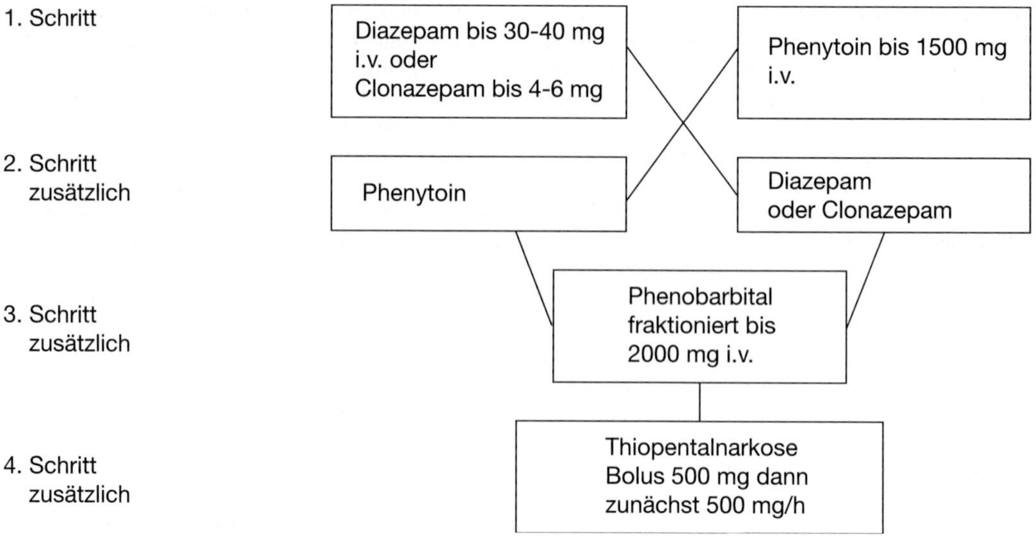

um auch aus diagnostischen Gründen zu prüfen, ob sich hierunter die Bewußtseins- und Orientierungslage des Patienten verbessert. Dies sollte möglichst unter gleichzeitiger EEG-Kontrolle stattfinden, wo parallel zur Verbesserung der Bewußtseinslage ein Rückgang der generalisierten Spike-Wave-Aktivität oder rhythmischen Delta-Aktivität zu beobachten ist. Ist der non-konvulsive Status hierdurch nicht zu durchbrechen sollte eine Tagesdosis von 20–40 mg Diazepam bzw. 4–6 mg Clonazepam appliziert werden. Alternativ dazu kann die rasche i. v. Eindosierung von Valproinsäure erfolgen (3–4 × 300 mg/die). Sind Serumspiegel von Valproinsäure im obereren therapeutischen Bereich (80–120 μg/ml) erreicht und der Status nicht durchbrochen, so wird zusätzlich Lamotrigin (jeden 3. Tag um 12,5 mg erhöhen) eindosiert (Bauer et al. 1995). Beim Absencenstatus wird nach der Gabe von Benzodiazepinen und Valproinsäure zusätzlich Ethosuximid (4 x 1 Tabl./Tag) appliziert. Beim sogenannten Status psychomotoricus handelt es sich um einen epileptischen Status mit nahezu ausschließlicher Beteiligung des limbischen Systems. Dieser kann mit Phenytoin in Dosierungen wie beim Grand mal-Status behandelt werden.

C 2.4.3. Orale Schnellsättigung

Bei akuter Exazerbation einer Epilepsie mit häufigen oder dramatischen Anfällen kann unter stationären Bedingungen neben einer i. v.-Sättigung auch eine orale Schnellaufsättigung mit Phenytoin, Phenobarbital oder Carbamazepin durchgeführt werden. Bei Phenytoin werden für die Dauer von 2 Tagen 10 mg/kg Körpergewicht appliziert und dann auf die Erhaltungsdosis (4–5 mg/kg Körpergewicht reduziert).
Bei Phenobarbital werden während der ersten beiden Tage 6 mg pro Kilogramm KG oral oder i.m. appliziert und hiernach auf 3 mg pro Kilogramm KG oral als Dauertherapie reduziert.
Bei Carbamazepin werden am ersten Tag 10–15 mg/kg KG als Retardpräparat gegeben und nach etwa einer Woche die Dosis entsprechend dem Wirk- und Nebenwirkumsspektrum angepaßt. Es wird also auf das einschleichende Aufdosieren verzichtet. Dies bedingt häufig, Übelkeit, Erbrechen und Schwindel für die Dauer von 1–3 Tagen, worüber der Patienten zuvor aufgeklärt werden sollte. Antiemetika wie z. B. Metoclopramid 10–30 mg/die oder Domperidon 3 x 10 mg/die sollten wegen ihrer anfallsfördernden Wirkung nur bei Bedarf verordnet werden. Die Allergierate ist bei Schnellaufdosierung von Carbamazepin höher.

C 2.4.4. Spezielle Therapieprobleme

Genetische Beratung
Das Risiko einer Vererbung der Epilepsie ist syndromabhängig. In der zahlenmäßig großen Gruppe der Epilepsien fokalen Ursprungs beträgt das Risiko einer Erkrankung für Nachkommen 3–4 % wenn nur ein Elternteil erkrankt ist (Janz et al., 1992). Bei Vorliegen einer idiopathisch generalisierten Epilepsie beträgt das Risiko für Nachkommen 5–7 % (Janz et al., 1992; Doose, 1995). Bei mütterlicher Belastung ist es etwas höher als bei väterlicher. Die Wahrscheinlichkeit der Vererbung von Fieberkrämpfen liegt bei 10 % (väterliche Belastung) bis 20 % (mütterliche Belastung) (Hauser et al., 1985; Maurer, 1992).

Antikonvulsiva und Kontrazeption
Bei gleichzeitiger Einnahme der Enzyminduktoren Carbamazepin, Phenytoin oder Phenobarbital/Primidon und möglicherweise Ethosuximid oder

Oxcarbazepin ist die Schwangerschaftsverhütung mit hormonellen Antikonzeptiva unzureichend und es soll eine zusätzliche Verhütungsmethode praktiziert werden. Dies gilt insbesondere wenn Zwischenblutungen auftreten. Als unkritisch gelten Valproinsäure, Benzodiazepine, Vigabatrin, Lamotrigin, Gabapentin und Topiramat.

Kinderwunsch, Schwangerschaft, fetales Mißbildungsrisiko

Bei Einnahme von Antikonvulsiva während der Schwangerschaft ist das Risiko auf Ausbildung von Fehlbildungen etwa 10 % und damit doppelt so hoch wie in der Normalbevölkerung (Kaneko, 1995). Die Ausprägung großer Fehlbildungen, wie z. B. Herzfehler, Skelettanomalien oder Lippen-Kiefer-Gaumenspalten korreliert mit der Einnahme von Antikonvulsiva. Das teratogene Potential wird bei den Standardpräparaten mit Primidon > Valproinsäure > Phenytoin > Carbamazepin > Phenobarbital angegeben (Kaneko, 1995). Einzelne Mißbildungen wurden auch nach Einnahme von Lamotrigin und Vigabatrin beschrieben, jedoch besteht bei den Antikonvulsiva der neuen Generation noch keine hinreichende Erfahrung über das Risiko von Mißbildungen. Zusätzlich können zumeist genetisch bedingte kleinere Fehlbildungen wie Hypoplasien der Fingernägel und Endphalangen, Ohrmuschelanomalien oder ein Epikantus in erhöhtem Maße beobachtet werden (Gaily, 1995; Steegers-Theunissen et al., 1994). Das Risiko auf die Entstehung eines Neuralrohrdefektes liegt bei Einnahme von Valproinsäure etwa bei 1–2 % und bei Carbamazepin in Polytherapie bei 0,5–1 % (Lindhout et al., 1986). Ursächlich steht dies möglicherweise in Zusammenhang mit einem relativen Folsäuremangel, so daß bei Kinderwunsch schon prophylaktisch 5 mg Folsäure/Tag verordnet werden sollten (MRC Vitamin Study, 1991). Zusätzlich sollte geprüft werden, ob bei mehr als 2-jähriger vorbestehender Anfallsfreiheit die Medikation nicht vollständig abgesetzt werden kann. Insofern dies nicht möglich ist, sollte auf Monotherapie in möglichst niedriger Dosierung umgestellt werden, da Kombinationstherapien ein höheres Mißbildungsrisiko in sich bergen.

Bei Bekanntwerden einer Schwangerschaft während der ersten Wochen der Embryonalphase sollten Carbamazepin und Valproinsäure auf Retard-Präparate umgestellt werden und die übrigen Antikonvulsiva auf zumindest 3 Tagesgaben verteilt werden. Dies verhindert das Autreten von Plasmaspitzenkonzentrationen und senkt damit das teratogene Risiko (Delgado-Escueta, 1992). Während der Schwangerschaft kommt es bei 1/4 bis 1/3 der Patientinnen zur Anfallszunahme. Falls notwendig muß hier die Dosierung der bestehenden Antikonvulsiva nach oben angepaßt werden. Wegen der höheren Sauerstoffaffinität des fetalen Hämoglobins ist das Risiko auf eine Gefährdung des ungeborenen Kindes z. B. durch hypoxämische Hirnschädigung auch bei sekundär generalisierten Anfällen sehr gering bzw. nicht sicher nachgewiesen. Obgleich das Risiko bezüglich vorzeitiger Wehen, einer Eklampsie, eines Abortes oder Frühgeburt nicht erhöht ist, ist die Schwangerschaft als Risikoschwangerschaft zu betrachten und eine enge gynäkologische Überwachung anzustreben.

Bei Einnahme hoher Dosen von Antikonvulsiva, insbesondere Benzodiazepine oder Phenobarbital, durch die Schwangere ist beim Neugeborenen während der ersten drei Lebenstage mit einer herabgesetzten Vigilanz am deutlichsten erkennbar an einer ausgeprägten Trinkschwäche zu rechnen. Während der Folgetage kann sich beim Neugeborenen ein Antikonvulsiva-Entzugs-Syndrom entwickeln, welches sich am ehesten in Form von unmotiviertem Schreien und Unruhe äußert.

Das intrazerebrale Blutungsrisiko Neugeborener ist insbesondere bei intrauteriner Exposition gegenüber Carbamazepin, Phenytoin oder Phenobarbital erhöht. Hier sollten unmittelbar nach der Geburt, am Ende der ersten und während der vierten Lebenswoche jeweils 2 mg Vitamin K oral appliziert werden. Zusätzlich sollten Frauen, die Phenobarbital oder Primidon einnehmen etwa 2–4 Wochen vor der Entbindung 20 mg Minirin einnehmen, um einen nachgewiesenen Faktor-8-Mangel auszugleichen.

Antikonvulsiva werden in unterschiedlicher Höhe in die Muttermilch sezerniert. Die in der Muttermilch gemessenen Konzentrationen betragen im Verhältnis zum Serumspiegel: Valproinsäure 5–10 %, Phenytoin 30 %, Phenobarbital 40 %, Carbamazepin 45 %, Primidon 60 % und Ethosuximid 90 %. Die Entscheidung, ob zum Stillen geraten wird sollte individuell getroffen werden. Hierbei sollten der Wunsch der Patientin, die erwähnten Transmissionsraten und die Dosierung und Zahl der eingenommenen Antikonvulsiva die wichtigsten Faktoren sein.

Psychosoziale Fragestellungen

Beratung in psychosoziale Fragestellungen und ärztliche Hilfsangebote nehmen in der Praxis einen breiten Raum bei der Therapie von Epilepsien ein. Die wichtigsten Problemkreise seine hier kurz umrissen.

Führerschein

Auf der Grundlage des Gutachtens des Gemeinsamen Beirates für Verkehrsmedizin der Bundesminister für Verkehr und Gesundheit aus dem Jahre 1992 besteht für Epilepsie-Patienten Fahrverbot. Nach zweijähriger Anfallsfreiheit kann die Fahrerlaubnis für die Klassen 1,3,4 und 5 wiedererteilt werden. Zusätzlich muß das EEG frei sein vom Nachweis epilepsietypischer Potentiale. Ausnahmen von letzterer Regel können unter eingehender gutachterlicher Begründung erteilt werden.

Nach einem einmaligen provozierten Gelegenheitsanfall besteht kein Fahrverbot, wenn ein Wiederholungsrisiko nicht erkennbar ist und nachge-

wiesen werden kann, daß die provozierenden Faktoren vermieden werden können oder der Anfall nur im Zusammenhang mit einer akuten Erkrankung des Gehirnes, einer allgemeinen fieberhaften Erkrankung oder einer »Vergiftung« auftrat.
Die Eignung zum Führen von Kraftfahrzeugen der Klassen 2 und von Fahrzeugen, die der Fahrgastbeförderung dienen bleibt nach mehreren epileptischen Anfällen stets ausgeschlossen.
Nach einem epilepsiechirurgischen Eingriff kann die Fahrerlaubnis bei Anfallsfreiheit bereits nach einem Jahr wiedererteilt werden. Im Falle eines Anfallsrezidivs nach langer Anfallsfreiheit genügt hier eine Fahrunterbrechung von 6 Monaten.

Hilfen nach dem Schwerbehindertengesetz
Je nach Anfallsform, Anfallsfrequenz und tageszeitlicher Bindung besteht ein Grad der Behinderung (GdB) von 40 % (große Anfälle mit Pausen von mehr als einem Jahr oder kleine Anfälle mit Pausen von Monaten) bis 100 % (große Anfälle wöchentlich oder Serien von generalisierten Anfällen oder tägliche kleine Anfälle). Von einer erheblichen Beeinträchtigung der Bewegungsfähigkeit im Straßenverkehr (Merkzeichen G) ist im allgemeinen ab einer mittleren Anfallhäufigkeit (GdB um 70 %) und Auftreten der Anfälle am Tage auszugehen. Dann sind auch die Voraussetzungen für die Vergabe des Merkzeichens B (unentgeltliche Beförderung einer Begleitperson im öffentlichen Verkehr) gegeben. Hilflosigkeit (Merkzeichen H) besteht bei einem GdB von 100 % (Rauschelbach, 1991).

C 2.5. Obsolete Therapieformen/Maßnahmen

- Kalzium-Antagonisten haben trotz positiver tierexperimenteller Ergebnisse beim Menschen keinen ausreichenden antikonvulsiven Effekt entfaltet (Pledger et al., 1994; Walden und Speckmann 1988).
- Das Einbringen eines Gummikeils zwischen die Kiefer während des Anfalles bringt keinen Vorteil und kann zu erheblichen Zahn- oder Kiefergelenksverletzungen führen.
- Eine notfallmäßige stationäre Einweisung bei Auftreten eines einzelnen Anfalles bei bekannter und behandelter Epilepsie ist nicht notwendig.
- Eine Intubation und Beatmung bei Auftreten eines einzelnen tonisch-klonischen Anfalles ist nicht notwendig und gefährdet den Patienten unnötig.

Literatur

Amelsvoort T, Bakshi R, Devaux CB, Schwabe S (1994) Hyponatriaemia associated with carbamazepine and oxcarbazepine therapy: a review. Epilepsia 35: 181–188

Anhut H, Ashman P, Feuerstein TJ et al. (1994) Gabapentin (Neurontin) as add-on therapy in patients with partial seizures: a double-blind, placebo-controlled study. Epilepsia 35: 795–801.

Annegers JF, Hauser WA, Elveback LR (1979) Remission of seizures and relapse in patients with epilepsy. Epilepsia 20: 729–737

Bauer J, Stawowy B, Lenders T, Bettig U, Elger CE (1995) Efficacy and tolerability of tiagabine: results of an add-on study in patients with refractory seizures. J Epilepsy 8: 83–86

Bauer J, Wagner G, Elger CE (1995) Sturzanfälle und Status nonkonvulsiver Anfälle als besondere Therapieindikation von Lamotrigin: Ergebnisse einer add-on-Studie bei 46 Patienten mit pharmakoresistenten epileptischen Anfällen. Aktuel Neurol 22: 51–54

Binnie CD, Van-Emde-Boas W, Kasteleijn-Nolste-Trenite DG, et al. (1986) Acute effects of lamotrigine (BW430C) in persons with epilepsy. Epilepsia 27: 248–254

Binnie CD (1994) Cognitive impairment - is it inevitable? Seizure 3; (Suppl A): 17–21

Bourgeois B, Leppik IE, Sackellares JC, Laxer K, Lesser R, Messenheimer JA, Kramer LD, Kamin M, Rosenberg A (1993) Felbamate: a double-blind controlled trial in patients undergoing presurgical evaluation of partial seizures. Neurology 43: 693–696

Brodie MJ (1990) Established anticonvulsants and treatment of refractory epilepsy. Lancet, A Lancet review: Epilepsy: 20–25

Brodie MJ, Richens A, Yuen AW (1995) Double-blind comparison of lamotrigine and carbamazepine in newly diagnosed epilepsy. Lancet 345: 476–9

Bryant AE, Dreifuss FE (1996) Valproic acid hepatic fatalities. III U.S. experience since 1986. Neurology 46: 465–469

Canadian Clobazam Cooperative Group (1991) Clobazam in treatment of refractory epilepsy: the Canadian experience: a retrospective study. Epilepsia 32: 407–16

Chiron C, Dulac O, Beaumont D, Leonardo P, Pajot N, Mumford J (1991) Therapeutic trial of vigabatrin in refractory infantile spasms. J Chils Neurol 6(Suppl): 2S52–2S59

Chugani HT, Shields WD, Shewmon DA, Olson DM, Phelps ME, Peacock WJ (1990) Infantile spasms: I. PET identifies focal cortical dysgenesis in cryptogenic cases for surgical treatment. Ann Neurol 4: 406–413

Cockerell OC, Johnson AL., Sander JWAS, Hart YM, Goodridge DMG, Shorvon SD (1994) Mortality from epilepsy: results of a population-based study. Lancet 344: 918–921

Commission on Classification and Terminology of the International League against Epilepsy (1981) Proposal for revised clinical and electroencephalographic classification of epileptic seizures. Epilepsia 22: 489–501

Commission on Classification and Terminology of the International League against Epilepsy (1989) Proposal for revised classification of eplipsies and epileptic syndromes. Epilepsia 30: 389–399

Delgado-Escueta AV, Janz D, Beck-Managetta G (1992) Pregnancy and teratogenesis in epilepsy. Neurology (Suppl. 5): 1–160

Dichter MA (1993) Old and new mechanisms of antiepileptic drug actions. In: French JA, Dichter MA, Leppik IE (Hrsg.) New antiepileptic drug development: preclinial and clinical aspects (Epilepsy Res Suppl 10). Elsevier, Amsterdam, London, New York, 9–17

Dichter MA (1995) Integrated use of old and new antiepileptic drugs. Curr Opin Neurol 8: 95–102

Doose H (1995) Epilepsien im Kindes- und Jugendalter. Desitin GmbH, Hamburg

Dulac O, Chiron C, Luna D, et al (1991) Vigabatrin in childhood epilepsy. J Child Neurol Suppl 2: S30-S37

During MJ, Ryder KM, Spencer DD (1995) Hippocampal GABA transporter function in temporal-lobe epilepsy. Nature 376: 174–177

Durner M, Sander T, Greenberg DA et al. (1991) Localization of idiopathic generalized epilepsy on chromosome 6p in families of juvenile myoclonic epilepsy patients. Neurology 41: 1651–1655

Ebner A, Holthausen H, Noachtar S, Tuxhorn I (1994) Lateral (neocortical) temporal lobe epilepsy. In: Wolf P, (Hrsg.), Epileptic seizures and syndromes, John Libbey & Co, London, 375–382

Ebner A, Dinner DS, Noachtar S, Lüders HO (1995) Automatisms with preserved consciousness (APR): a new lateralizing sign in psychomotor seizures. Neurology 45: 61–64

Elwes RDC, Johnson AL., Shorvon SD, Reynolds EH (1984) The prognosis for seizure control in newly diagnosed epilepsy. New Engl J Med 311: 944–947

Engel J (1987) New concepts of the epileptic focus. In: Wieser HG, Speckmann EJ, Engel J (Hrsg.) Current problems in epilepsy. The epileptic focus. John Libbey, London, 83–94

Feely M, Gibson J (1984) Intermittent clobazam for catamenial epilepsy: tolerance avoided. J Neurol Neurosurg Psychiat 47: 1279–1282

Felbamate Study Group in Lennox-Gastaut syndrome (1993) Efficacy of felbamate in childhood epileptic encephalopathy (Lennox-Gastaut syndrome). N Engl J Med 328: 29–33

Ferrie CD, Robinson RO, Knott C, et al. (1995) Lamotrigine as an add-on drug in typical absence seizures. Acta Neurol Scand 91: 200–202

Friis ML, Kristensen O, Boas J et al (1993) Theapeutic experiences with 947 epileptic out-patients in oxcarbazepine treatment. Acta Neurol Scand 87: 224–7

Gaily E (1995) Minor physical anomalies in offspring of mothers with epilepsy. Eur J Neurol 2 (Suppl) 4: 47–50

Gardiner M, Sandford A, Deadman M, et al. (1990) Batten disease (Spielmeyer-Vogt disease, juvenile onset neuronal ceroid lipofuscinosis) gene (CLN3) maps to human chromosome 16. Genomics 8: 387–390

Gram L (1994) Tiagabine: a novel drug with a GABAergic mechanism of action. Epilepsia 35 (Suppl 5): S85-S87

Greenberg DA, Delgado-Escueta AV, Widelitz H et al. (1988) Juvenile myoclonic epilepsy (JME) may be linked to the BF and HLA loci on human chromosome 6p. Am J Med Genet 31: 185–192

Hahn TJ, Avioli LV (1975) Anticonvulsant osteomalacia. Arch Intern Med 135: 997–1 000

Handforth A, Treiman DM (1994) Efficacy and tolerance of long-term, highdose gabapentin: additional observations. Epilepsia 35: 1032–1037

Hauser AW, Annegers JF, Anderson EV, Kurland LT (1985) The risk of seizure disorders among relatives of children with febrile convulsions. Neurology 35: 1268–1273

Hauser AW, Annegers JF, Anderson EV, Kurland LT (1993) The incidence of epilepsy and unprovoked seizures in Rochester, Minnesota. Epilepsia 34: 453–463

Hermanns G, Noachtar S, Tuxhorn I, Holthausen H, Ebner A. Systematic testing of medical intractability for carbamazepine, phenytoin and phenobarbital or primidone in monotherapy in patients considered candidates for epilepsy surgery. Epilepsia 37: 675–679

Hilkens PHE, DeWeerd AW (1995) Non-convulsive status epilepticus as cause for focal neurological deficits. Acta Neurol Scand 92: 193–197

Hirsch CS, Martin DL (1971) Unexpected death in young epileptics. Neurology 21: 682–690

Hornig CR, Büttner T, Hufnagel A, Schröder-Rosenstock K, Dorndorf W (1990) Epileptic seizures following ischaemic cerebral infarction. Europ Arch Psychiat Neurol Sci 239: 379–383

Jack CR, Sharbrough FW, Twomey CK, et al (1990) Temporal lobe seizures: lateralization with MR volume measurements of the hippocampal formation. Radiology 175: 423–429

Janz D (1969) Die Epilepsien: Spezielle Pathologie und Therapie, Thieme-Verlag, Stuttgart

Janz D, Beck-Mannagetta G, Sander T (1992) Do idiopathic generalized epilepsies share a common susceptibility gene? Neurology 42 (suppl 5): 48–55

Jay GW, Leestma JE (1981) Sudden death in epilepsy: a comprehensive review of the literature and proposed mechanism. Act Neurol Scand 63: (Suppl. 82): 1–66

Kaneko S (1995) Major malformations in children of mothers with epilepsy. Eur J Neurol 2 (Suppl) 4: 51–63

Knudsen FU (1988) Optimum management of febrile seizures in childhood. Drugs 36: 111–120

Lehesjoki AE, Koskiniemi M, Sistonen P, et al (1991) Localization of a gene for progressive myoclonus epilepsy to chromosome 21q22. Proc Natl Acad Sci USA 88: 3696–3699

Lindhout P, Schmidt D (1986) In utero exposure to valproate and neural tube defects. Lancet 1392–1393

Liu A, Delgado-Escueta AV, Weissbecker K et al. (1992) Juvenile myoclonic epilepsy and reference markers of chromosome 6p. Epilepsia 33 (suppl 3) : 73

Lüders HO, Burgess R, Noachtar S (1993) Expanding the international classification of seizures to provide localization information. Neurology 43: 1650–1655

Lüders HO, Noachtar S (1995) Atlas und Video epileptischer Anfälle und Syndrome. Ciba Geigy Verlag, Wehr

Malfosse A, Lehesjoki A, Genton P, et al. (1992) Identical gene locus for Baltic and Mediterranean myoclonus. Lancet 339: 1080–1081

Mattson RH, Cramer JA, Collins JF, Smith DB, Delgado-Escueta AV, Browne TR, Williamson PD, Treimann DM, McNamara JO, McCutchen ChB, Homann RW, Crill WE, Lubozynski MF, Rosenthal NP, Mayersdorf A (1985) Comparison of carbamazepine, phenobarbital, phenytoin and primidone in partial and secondarily generalized tonic-clonic seizures. New Engl. J Med 313: 145–151

Mattson RH, Cramer JA, Collins JF and the Department of Veterans Affairs Epilepsy Cooperative Study No. 264 Group (1992) A comparison of valproate with carbamazepine for the treatmant of complex partial seizures and secondarily generalized tonic-clonic seizures in adults. N Engl J Med 327: 765–771

Maurer A (1992) Risiko für zerebrale Anfälle bei Nachkommen von Individuen mit Fieberkrämpfen. Dissertation, Kiel

Meldrum BS (1992) Excitatory amino acids in epilepsy and potential novel therapies. Epilep Res 12: 189–196

Messenheimer J, Ramsay RE, Willmore LJ, et al (1994) Lamotrigine therapy for partial seizures: a multicenter, placebo-controlled, double-blind, cross-over trial. Epilepsia 35: 113–121

MRC vitamin study group (1991) Prevention of neuronal tube defects: results of the MRC vitamin study. Lancet 338: 132–137

Mueller OT, Henry WM, Haley LL, Byers MG, Eddy RL, Show TB (1985) Sialidosis and galactosialidosis: chromosomal assignment of two genes associated with neuraminidase deficiency syndrome. Proc Natl Acad Sci USA 83: 1817–1819

Nashef L, Sander I, Shorvon S (1995) Mortality in epilepsy. In: Pedley TA, Meldrum BS, (Hrsg.), Advances in epileptology, Churchil-Livingstone, Edinburgh, 6: 271–287

Nashef L, Walker F, Allen P, Sander JWAS, Shorvon SD, Fish DR (1996) Apnoea and bradycardia during epileptic seizures: relation to sudden death in epilepsy. J Neurol, Neurosurg, Psychiatry 60: 297–300

Nielsen EB, Suzdak PD, Andersen KE, Knutsen LJ, Sonnewald U Braestrup C (1991) Characterization of tiagabine (NO-328), a new potent and selective GABA uptake inhibitor. Eur J Pharmacol 196: 257–66

Patsalos PN, Duncan JS (1993) Antiepileptic drugs. A review of clinically significant drug interactions. Drug Safety 9: 156–184

Pledger GW, Sackellares JC, Treiman DM, Pellock JM, Wright FS, Mikati M, Sahlroot JT, Tsay JY, Drake ME, Olson L, Handforth CA, Garnett WR, Schachter S, Kupferberg HJ, Ashworth MR, McCormick C, Leidermann D, Kapteanovic IM, Driscoll S, O,Hara K; Torchin CD, Centile J, Kay A, Cereghino JJ (1994) Flunarizine for treatment of partial seizures: results of a concentration-controlled trial. Neurology 44: 1830–1836

Rauschelbach HH (1991) Begutachtung Epilepsiekranker nach dem Schwerbehindertengesetz. In: Der medizinische Sachverständige, Gentner Verlag, Stuttgart 161–163

Reynolds EH. Adverse haematological effects of antiepileptic drugs. In: Oxley J, Janz D, Meinardi H (Hrsg.), Chronic toxicity of antiepileptic drugs. Raven Press, New York, 1983: 91–100

Richens A, Davidson DL, Cartlidge NE, Easter DJ (1994) A multicentre comparative trial of sodium valproate and carbamazepine in adult onset epilepsy. Adult EPITEG Collaborative Group. J Neurol Neurosurg Psychiatry 57: 682–687

Richens A, Chadwick DW, Duncan JS, et al (1995) Adjunctive treatment of partial seizures with tiagabine: a placebo-controlled trial. Epilepsy Res 21: 37–42

Ring HA, Crellin R, Kirker S, Reynolds EH (1993) Vigabatrin and depression. J Neurol Neurosurg Psychiatry 56: 925–928

Rogawski MA, Porter RJ (1990) Antiepileptic drugs: Pharmacological mechanisms and clinical efficacy with consideration of promising developmental stage compounds. Pharmacol Rev 42: 223–286

Ryan CA, Dowling G (1993) Drowning deaths in people with epilepsy. Can Med Assoc J 148: 781–784

Sander JW, Hart YM, Trimble MR, Shorvon SD (1991) Vigabatrin and psychosis. J Neurol Neurosurg Psychiatry 34: 937–43

Serratosa JM, Delgado-Escueta AV, Posada I, Shih S, Drury I, Berciano JI, Zabala JA, Antunez MC, Sparkes RS (1995) The gene for progressive myoclonus epilepsy of Lafora type maps to chromosome 6q. Hum Mol Genet 4: 1657–1663

Scheffer IE, Bhatia KP, Lopes-Cendes I, Fish DR, Marsden CD, Andermann E, Andermann F, Desbiens R, Keene D, Cendes F, Manson JI, Constantinou JE, McIntosh A, Berkovic SF (1995) Autosomal dominant nocturnal frontal lobe epilepsy. A distinctive clinical disorder. Brain 118: 61–73

Schmidt D (1982) Two antiepileptic drugs for intractable epilepsy with complex partial seizures. J Neurol Neurosurg Psychiat 45: 1119–1124

Schramm J, Behrens E, Entzian W (1995) Hemisperical deafferentation: an alternative to functional hemispherectomy. Neurosurgery 36: 509–516

Shank RP, Gardocki JF, Vaught JL, Davis CB, Schupsky, Raffa, RB, Dodgson SJ, Nortey SO, Maryanoff BE (1994) Topiramate: preclinical evaluation of a structurally novel anticonvulsant. Epilepsia 35: 450–460

Shoffner JM, Lott MT, Lezza AMS, et al (1990) Myoclonic epilepsy and ragged red fiber disease (MERRF) is associated with a mitochondrial tRNA mutation. Cell 61: 931–937

Shorvon SD (1994) Prognosis and outcome of status epilepticus. In: Shorvon SD, (Hrsg.), Status epilepticus, University press, Cambridge, 293–301

Siemes H, Spohr HL, Michael T, Nau H (1988) Therapy of infantile spasms with valproate: results of a prospective study. Epilepsia 29: 553–560

Steegers-Theunissen RPM, Renier WO, Borm GF, Thomas CMG, Merkus HM, Op de Coul DA, De Jong PA, van Gijn HP, Wouters M, Eskes TK (1994) Factors influencing the risk of abnormal pregnancy outcome in epileptic women: A multi-center prospective study. Epilepsy Res 18: 261–270

Steiner TJ, Silveira C, Yuen AWC, et al. (1994) Comparison of lamotrigine (Lamictal) and phenytoin monotherapy in patients with newly diagnosed epilepsy. Epilepsia 35 Suppl. 8: 31

Steinhoff BJ (1994) Das pharmakologische und klinische Profil des neuen Antiepileptikums Felbamat – eine Übersicht. Fortschr Neurol Psychiatr 62: 379–388

Steinhoff BJ, Stoll KD, Stodieck SR, Paulus W (1992) Hyponatremic coma under oxcarbazepine therapy. Epilepsy Res 11: 67–70

Steinlein OK, Mulley JC, Propping P. et al. (1995) A missense mutation in the neuronal nicotnic acetylcholine receptor alpha 4 unit is associated with autosomal dominant nocturnal frontal lobe epilepsy. Nature Genet 11: 201–203

Stolarek I, Blacklaw J, Forrest G, et al. (1994) Vigabatrin and lamotrigine in refractory epilepsy. J Neurol Neurosurg Psychiatry 57: 921–924

The Felbamate Study Group in Lennox-Gastaut Syndrome (1993) Efficacy of felbamate in childhood epileptic encephalopathy (Lennox-Gastaut syndrome). N Engl J Med 328: 29–33

Timmings PL, Richens A (1992) Lamotrigine in primary generalised epilepsy. Lancet 339: 1300–1301

Van Amelsvoort T, Bakshi R, Devaux CB, Schwabe S (1994) Hyponatremia associated with carbamazepine and oxcarbazepine therapy: a review. Epilepsia 35: 181–8

Van Paesschen W, Sisodiya S, Conelly A, et al. (1995) Quantitative hippocampal MRI and intractable temporal lobe epilepsy. Neurology 45: 2233–2240

Verity CM, Hosking G, Easter DJ (1995) A multicentre trial of sodium valproate and carbamazepine in paediatric epilepsy. The Paediatric EPITEG collaborative group. Dev Med Child Neurol 37: 97–108

Walden J, Speckmann EJ (1988) Suppression of recurrent generalized tonic-clonic seizure discharge by intracerebroventricular perfusion of a calcium -Antagonist. Electroenceph Clin Neurophysiol 69: 353–362

Wamil AW, McLean MJ (1994) Limitation by gabapentin of high frequency action potential firing by mouse central neurons in cell culture. Epilepsy Res 17: 1–11

Whitehouse WP, Rees M, Curtis D, et al (1993) Linkage analysis of idiopathic generalized epilepsy (IGE) and marker loci on chromosome 6p in families of patients with juvenile myoclonic epilepsy: no evidence for an epilepsy locus in the HLA region. Am J Hum Genet 53: 652–662

Wieser G, Williamson PD (1993) Ictal semiology. In: Engel J (Hrsg.) Surgical treatment of the epilepsies, New York, Raven Press, 161–172

Williamson A, Telfeian AE, Spencer DD (1995) Prolonged GABA responses in dentate granule cells in slices isolated form patients with temporal lobe sclerosis. J Neurophysiol 74: 378–387

Zentner J, Hufnagel A, Wolf HK, Ostertun B, Behrens E, Campos MG, Solymosi L, Elger CE, Wiestler OD, Schramm J (1995) Surgical treatment of temporal lobe epilepsy: Clinical, radiological, and histopathological findings in 178 patients.J Neurol Neurosurg Psychiatry 58: 666–673

C 3. Chirurgische Behandlung der Epilepsien

von *S. Noachtar, A. Hufnagel* und *P. A. Winkler*

C 3.1. Klinik

Die chirurgische Behandlung von Epilepsien zielt auf eine Verbesserung der psychosozialen Situation jener Patienten, die auf eine medikamentöse Behandlung nur unzureichend ansprechen (**Tab. C 3.1**). Das primäre Ziel hierbei ist, Anfallsfreiheit oder wenigstens eine deutliche Reduktion der Anfallsfrequenz zu erreichen, ohne neurologische oder neuropsychologische Defizite zu setzen. Grundvoraussetzung für eine chirurgische Behandlung ist eine exakte Diagnose der Epilepsie. Das bedeutet auch, daß nicht-epileptische Anfälle ausgeschlossen sein müssen. Darüber hinaus muß nachgewiesen sein, daß eine medikamentöse Behandlung keinen ausreichenden Erfolg gezeigt hatte. Dies beinhaltet, daß die richtigen Antiepileptika gegeben wurden und auch die Compliance des Patienten gut war. Pharmakoresistenz ist ein relatives Konzept (Bourgeois, 1991). Die in **Tab. C 3.1** aufgeführten Kriterien können jedoch als eine Minimalforderung angesehen werden. Die meisten Epileptologen betrachten den Nachweis einer ausreichenden Monotherapie mit 2 bis 3 Antiepileptika der ersten Wahl als eine Mindestforderung für den Nachweis von Pharmakoresistenz (Bourgeois, 1991) (s. Kap. C 2). Die Wirksamkeit eines Antiepileptikums wird bestimmt, indem die Tagesdosis schrittweise erhöht wird, bis entweder Anfallsfreiheit erzielt ist oder unerwünschte Nebenwirkungen ein für den Patienten nicht akzeptables Ausmaß annehmen. Plasmakonzentrationen von Antiepileptika spielen für die Dosisfindung eine untergeordnete Rolle (Wolf, 1991). Der Nachweis, daß eine Substanz mit Plasmakonzentrationen im »therapeutischen Bereich« gegeben worden ist, reicht für den Nachweis von Pharmakoresistenz nicht aus, da ein Teil der Patienten erst bei Plasmakonzentrationen oberhalb dieses sogenannten »therapeutischen Bereichs« anfallsfrei oder zumindest deutlich gebessert wird, ohne toxische Nebenwirkungen zu erleiden (Lesser et al., 1984**; Hermanns et al., 1996**). Von manchen Autoren wird empfohlen, Kombinationen von Antiepileptika zu geben, wobei berücksichtigt werden muß, daß der Zugewinn an Anfallsunterdrükkung oftmals um den Preis vermehrter unerwünschter Wirkungen erkauft wird (Schmidt, 1982**). Die Frage, ob ein Patient für eine epilepsiechirurgische Behandlung geeignet ist, darf nicht verzögert werden durch wiederholte Versuche mit erfolglosen Medikamentenkombinationen. Es sollte so frühzeitig wie möglich geprüft werden, ob ein Patient für eine chirurgische Behandlung in Frage kommt, da ihm durch eine erfolgreiche Operation die weiteren negativen psychosozialen Folgen der Erkrankung erspart bleiben können. Wenn eine für den Patienten akzeptable Anfallskontrolle nicht erzielt werden kann, sollte deshalb eine Überweisung in ein spezialisiertes Zentrum zur epilepsiechirurgischen Diagnostik erfolgen (**Tab. C.3.2**). Adressen entsprechender Zentren sind zu erfahren vom Sekreteriat der Arbeitsgemeinschaft Epilepsiechirurgie in Deutschland, Neurologische Universitätsklinik, Hufelandstr. 55, 45122 Essen, Tel: 02 01/7 23 32 67, Fax: 02 01/7 23 59 01.

Tab. C 3.1: Definition von Pharmakoresistenz

Keine akzeptable Anfallskontrolle trotz Gabe von 2 bis 3 Antiepileptika der ersten Wahl in Monotherapie in maximal tolerabler Dosis

C 3.2. Verlauf

Die Prävalenz für Epilepsie wird bei 0,4 bis 0,8 % angegeben (Hauser und Hesdorffer, 1990). Während bei ca. 70 bis 80 % der Patienten eine 5-Jahres-Remission erzielbar ist (Annegers et al., 1979), entwickeln ca. 20 bis 30 % der Patienten eine me-

Tab. C 3.2: Wer kommt für eine epilepsiechirurgische Behandlung in Frage?

- Gesicherte Epilepsiediagnose
- Pharmakoresistenz
- Behinderung durch die Anfälle
- Resezierbarer Fokus (Ausnahme: Patienten, die für eine Callosotomie in Frage kommen)
- Motivation des Patienten
- Keine progressive Ätiologie (Ausnahme Rasmussen-Enzephalitis)
- Hohe Wahrscheinlichkeit, daß eine Anfallsreduktion die Lebensqualität des Patienten verbessern wird

dikamentös nur unzureichend beeinflußbare Epilepsie (Juul-Jensen, 1986). Es gibt Hinweise dafür, daß die Prognose günstiger ist, wenn Anfallsfreiheit rasch erzielt wird. Eine hohe Anfallsfrequenz, eine lange Erkrankungsdauer, fokale Anfälle, neurologische, psychiatrische und psychosoziale Defizite stellen prognostisch ungünstige Faktoren für eine medikamentöse Therapie dar. Die Patienten, die auf eine antiepileptische Medikation unzureichend ansprechen, sind verstärkt der Gefahr ausgesetzt, kognitive und sedierende Beeinträchtigungen durch die Medikamenteneinnahme und entsprechende psychosoziale Probleme zu erleiden. Für die USA wurde geschätzt, daß derzeit ca. 70 000 Kranke für eine chirurgische Behandlung in Frage kämen (Hauser, 1992). Schätzungen für die BRD lagen 1987 bei 1 000 Kandidaten bzw. 1,7/100 000 Patienten pro Jahr allein für Temporallappenresektionen (Janz, 1987).

Die Sorge, daß häufig wiederkehrende Anfälle negative Folgen für das Gehirn haben könnten im Sinne eines Kindlings oder sekundärer Epileptogenese (Morrell, 1985), hat zur Folge, daß man eine frühzeitige chirurgische Behandlung empfiehlt, wo sie in Frage kommt (Moshe und Shinnar, 1993). Allerdings ist bislang nicht geklärt, ob das Konzept der sekundären Epileptogenese, wie es aus Tierstudien entwickelt worden ist, auch auf die menschliche Epilepsie angewendet werden kann, was derzeit noch kontrovers gesehen wird (Goldensohn, 1984). In jedem Falle bietet die frühzeitige chirurgische Behandlung von Kindern mit fokalen Epilepsien die Möglichkeit, neuropsychologische Folgen und psychosoziale Nachteile, wie sie als Folgen einer medikamentös therapieresistenten Epilepsie entstehen, zu verhindern (Lindsay et al., 1984).

C 3.3. Therapeutische Prinzipien

Der Erfolg einer epilepsiechirurgischen Behandlung hängt davon ab, wie gut die epileptogene Zone, d. h. die Kortexregion, von der Anfälle ihren Ursprung nehmen, identifiziert und möglichst vollständig entfernt werden kann, ohne funktionell wichtigen Kortex zu verletzen (Awad et al., 1991**; Lüders und Awad, 1992). Ziel der diagnostischen Bemühungen ist es daher, die für die Anfallsentstehung verantwortliche epileptogene Zone exakt zu lokalisieren, um eine möglichst vollständige Resektion zu ermöglichen. Ein solches Vorgehen ist nur bei fokalen Epilepsien möglich. Wenn eine komplette Resektion nicht möglich ist, kann eine teilweise Reduktion des epileptogenen kortikalen Areals durchgeführt werden und eine Verbesserung der Anfallssituation bei einzelnen Fällen bewirken, obwohl die Resultate insgesamt deutlich weniger günstig sind (Wyllie et al., 1987**).

Eine weitere konzeptionelle Möglichkeit der chirurgischen Behandlung liegt in der Unterbrechung von Ausbreitungswegen epileptischer Aktivität. Unter dieser Vorstellung wurden bei vereinzelten Patienten mit posterior-temporalem oder extratemporalem Anfallsursprung Resektionen im vorderen mesialen Temporalbereich durchgeführt. Die Ergebnisse hierbei waren jedoch deutlich schlecher, als bei vollständiger Resektion der epileptogenen Zone selbst (Fish et al., 1991**). Die Durchtrennung des Corpus callosum ist ein weiteres Verfahren, das auf einer Ausbreitung epileptischer Anfallsausbreitung basiert. Für diesen Eingriff kommen im wesentlichen Patienten mit diffus epileptogenem Kortex infrage, die heftige Sturzanfälle haben und zumeist an einem Lennox-Gastaut-Syndrom leiden. Die Methode gilt als palliativ.

Die Elektroenzephalographie (EEG) ist die geeignetste Methode, epileptogenen Kortex zu identifizieren. Interiktale epilepsietypische Entladungen, vor allem, wenn sie bei wiederholten Untersuchungen die gleiche Lokalisation aufweisen, bieten einen wertvollen lokalisatorischen Hinweis (Ojemann, 1987; Blume, 1993b). Die Aufzeichnung von Anfällen mittels EEG und Video bietet jedoch eine höhere Verläßlichkeit in der Bestimmung der Lokalisation der epileptogenen Zone. Wertvolle Hinweise gewinnt man desweiteren aus einer sorgfältigen Analyse der zuerst auftretenden Anfalls-Symptome und ihrer Entwicklung im Anfallsverlauf. Man muß dabei jedoch bedenken, daß ein epileptischer Anfall von einer »stummen« Kortexregion seinen Ursprung nehmen kann und asymptomatisch bleibt, solange er sich nicht in »funktionellen« Kortex, wie primär-motorische, primär-sensorische oder supplementär-sensomotorische Regionen ausbreitet (Lüders und Awad, 1992; Lüders und Noachtar, 1995). Invasive EEG-Methoden, wie stereotaktisch implantierte Multikontakt-Tiefenelektroden oder subdurale Streifen- und Gitterelektroden wurden entwickelt, um die epileptogene Zone in vereinzelten Fällen weiter einzugrenzen (**Abb. C 3.1**, Phase II) (Bancaud et al., 1965**; Wyler et al., 1984**; Lüders et al., 1987**; Engel, 1993).

Das Herzstück der epilepsiechirurgischen Diagnostik ist die Aufzeichnung von habituellen Anfällen im *EEG-Video-Monitoring* mit an der Schädeloberfläche angebrachten Elektroden. Obwohl EEG-Oberflächenableitungen weniger sensitiv sind im Hinblick auf das Erkennen epilepsietypischer Potentiale, als invasive Untersuchungen, bieten sie jedoch den besten Überblick und deshalb die beste Methode, um die epileptogene Zone ungefähr abzuschätzen. Invasive Elektroden können nur von der unmittelbaren Umgebung der Elektrodenplazierung ableiten, fokussieren somit bereits auf eine sehr umschriebene Region, wodurch ein Ursprung in entfernteren Regionen unerkannt bleiben kann. Deshalb sollten invasive Elektroden

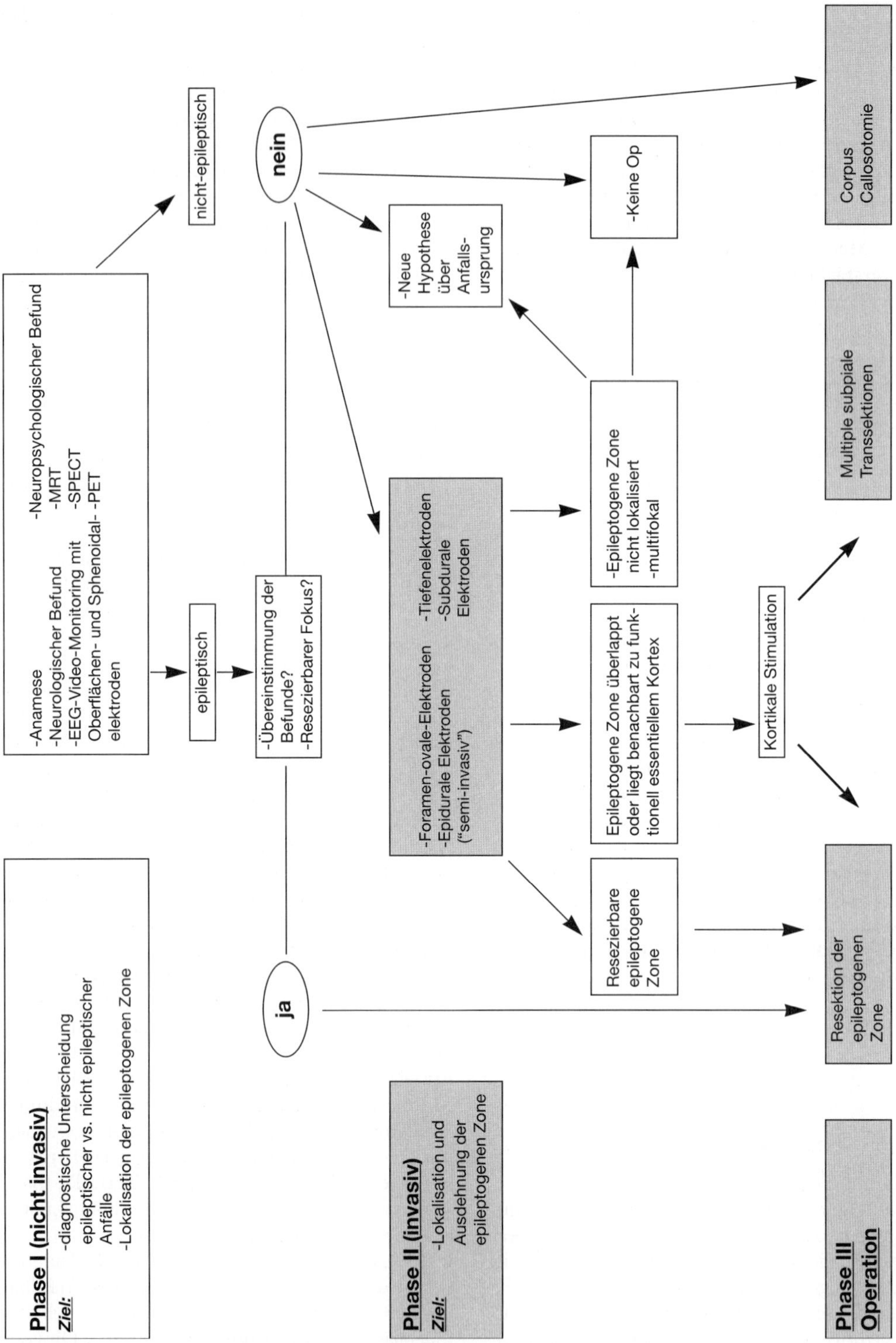

Abb. C 3.1: Prächirurgische Epilepsiediagnostik

nur eingesetzt werden, nachdem vorher ausführliche nicht-invasive EEG-Untersuchungen durchgeführt worden sind, die die epileptogene Zone nicht ausreichend lokalisieren konnten, auf deren Grundlage jedoch eine überprüfbare Hypothese über den Anfallsursprung entwickelt werden konnte (Risinger, 1992; Noachtar et al., 1996a). Invasive EEG-Untersuchungen führen bei ca. 1–4 % der Patienten zu zumeist passageren Komplikationen (Blutung, Infektion mit konsekutiver Hemiparese, Hemianopsie und Aphasie) (Van Buren, 1987), die nur gerechtfertigt sind, wenn durch die Untersuchung ein deutlicher Informationszuwachs im Hinblick auf die Anfallslokalisation zu erwarten ist. Ableitungen mit subduralen Streifenelektroden können benutzt werden, um während einer Kurznarkose mit Methohexital, die zur Elektrodenentfernung dient, EEG-Veränderungen in der epileptogenen Region darzustellen (Hufnagel et al., 1992).

Die elektrische Stimulation des Kortex wird durchgeführt, um funktionell zu schonende Kortexareale zu identifizieren und damit die Grenzen der Resektion besser zu ermitteln, wenn die epileptogene Zone nahe an funktionellem Kortex liegt oder mit diesem womöglich überlappt (Lüders et al., 1988). Dies kann sowohl intraoperativ am wachen Patienten durchgeführt werden, als auch extraoperativ mittels subduraler Elektroden, die über mehrere Tage bis wenige Wochen implantiert werden (Lüders et al., 1987; Schmid et al., 1995).

Strukturelle bildgebende Methoden, wie die Magnet-Resonanz-Tomographie (MRT) bieten weitere wesentliche Lokalisationshinweise. Wenn eine strukturelle Läsion hiermit nachgewiesen werden kann und die Lokalisation mit den klinischen und EEG-Befunden hinsichtlich der epileptogenen Zone übereinstimmt, wird eine Läsionektomie alleine mit hoher Wahrscheinlichkeit zur Anfallskontrolle führen (Cascino et al., 1992**). In manchen Fällen wird jedoch die Entfernung zusätzlicher Kortexregionen, die durch intra- oder extraoperative invasive Ableitungen bestimmt werden, nötig sein. Die exakte anatomische Beziehung von epileptogenem Kortex im Verhältnis zu einer Läsion ist eine der entscheidenden Fragen in der prächirurgischen Evaluation von Patienten. Raumfordernde progressive Hirnläsionen, die per se eine Operationsindikation darstellen, werden im Kap. G 1 abgehandelt und stellen keinen epilepsiechirurgischen Eingriff im eigentlichen Sinn dar. Quantitative volumentrische Bestimmungen der mesialen Temporallappensklerose im MRT ermöglichen eine objektivere Beurteilung, als die rein visuelle Auswertung und sind wertvoll, wenn die Befunde visuell nicht ausreichend deutlich sind (Jack et al., 1988).

Die interiktale Messung des Hirnmetabolismus zeigt insbesondere bei Patienten mit Temporallappen-Epilepsien häufig eine unspezifische Reduktion des Metabolismus, die durch eine Positronen Emissions-Tomographie (PET) mittels 18-Fluordesoxy-Glucose demonstriert werden kann (Engel et al., 1990). Neuere Ergebnisse sprechen dafür, daß auch bei extratemporalen Epilepsien der PET mit 18-Fluor-desoxy-Glucose und vermutlich auch mit Flumazenil eine hohe lokalisatorische Bedeutung zukommt (Arnold et al., 1996; Noachtar et al., 1996 c).

Interiktale Single-Positron-Emission-Computed-Tomographien (SPECT) können ebenfalls Regionen verminderter Hirnperfusion und damit lokalisatorische Hinweise bieten. Allerdings ist die interiktale SPECT-Untersuchung weniger sensitiv als die PET. Iktale SPECT-Untersuchungen, d. h. der Tracer wird während des Anfalls injiziert, scheinen eine deutlich höhere Sensitivität zu haben. Es zeigt sich in ca. 75 % ein lokalisierter Bereich erhöhter zerebraler Perfusion bei Patienten mit Temporallappen-Epilepsien (Bauer et al., 1991; Newton et al., 1992). Die Ergebnisse bei Patienten mit extratemporalen Epilepsien sind ähnlich günstig (Noachtar et al., 1996b).

Neuropsychologische Untersuchungen sind ein integrierter Bestandteil der prächirurgischen Evaluation (Jones-Gotman, 1992). In einigen Fällen zeigen sich umschriebene neuropsychologische Defizite, die Lokalisationshinweise bieten. Darüber hinaus erhält man durch eine neuropsychologische Untersuchung Informationen über die präoperative kognitive Leistungsfähigkeit des Patienten. Diese Information ist nötig für eine Beratung des Patienten über mögliche Risiken und Komplikationen für die kognitive Leistungsfähigkeit nach der Operation und kann auch hilfreich sein für die postoperative Rehabilitationsplanung (Fraser et al., 1992; Helmstädter et al., 1996). Eine chirurgischen Behandlung mit dem Ziel der Anfallsfreiheit muß abgewogen werden gegen mögliche Risiken auf neuropsychologischem Feld durch die Operation. Ein IQ unter 70 gilt bei Erwachsenen als ein ungünstiges prognostisches Zeichen für resektive Epilepsiechirurgie, da ein so niedriger Wert Hinweise für eine diffuse Hirnstörung und damit diffuse Epileptogenizität bietet. Dennoch kann eine epilepsiechirurgisch angehbare epileptogene Zone auch bei diesen Patienten identifiziert werden und eine operative Behandlung kann einen günstigen Effekt auf die Lebensqualität darstellen. Patienten mit Lennox-Gastaut-Syndrom, bei denen der Intelligenzquotient üblicherweise unter 70 liegt, können für eine Callosotomie in Frage kommen. Entwicklungsverzögerungen, die sich aus epileptischen Anfällen ergeben, können die Indikation darstellen, bei Kindern mit schweren symptomatischen generalisierten oder fokalen Epilepsien die Möglichkeit einer chirurgischen Behandlung schon früh zu überprüfen (Chugani et al., 1990**).

Eine weitere Bedeutung gewinnt die neuropsychologische Untersuchung im intrakarotidalen Amobarbital-Test (Wada-Test), der zur Bestimmung von Sprach- und Gedächtnislateralisation präoperativ durchgeführt wird (Wada, 1949; Milner et al., 1962; Dinner, 1992). Diese Untersuchung wird üblicherweise durchgeführt, um post-

Tab. C 3.3: Ergebnisse der Epilepsiechirurgie (modifiziert nach Engel et al., 1993):

	Anteriore Temporallappenteilresektion		Neokortikale Resektion		Neokortikale Läsionektomie		Hemisphärektomie		Kallosotomie	
	n	%	n	%	n	%	n	%	n	%
anfallsfrei	2 429	(67,9)	363	(45,1)	195	(66,6)	128	(67,4)	43	(7,6)
gebessert	860	(24,0)	283	(35,2)	63	(21,5)	40	(21,1)	343	(60,9)
nicht gebessert	290	(8,1)	159	(19,8)	35	(11,9)	22	(11,6)	177	(31,4)
Gesamt	3 579	(100)	805	(100)	293	(100)	190	(100)	563	(100)

operative neuropsychologische Defizite zu vermeiden, obwohl es erhebliche Kontroversen über die zu gewinnende Information und deren Konsequenz gibt (Wyllie et al., 1990, Rausch et al., 1993). Mittels des Amobarbital-Tests läßt sich in manchen Fällen vermeintlich generalisierter EEG-Entladungen die rasche Ausbreitung von einer Hemisphäre zur anderen dokumentieren, indem bei Injektion in die anfallsgenerierende Hirnhälfte die Ausbreitung in die andere Hemisphäre unterbleibt bzw. alle epilepsietypische Aktivität unterdrückt wird. Allerdings kann auch eine Induktion epilepsietypischer Entladungen nach Injektion von Amobarbital erfolgen, was die Interpretation der Befunde erschwert (Hufnagel et al. 1990).

Die Übereinstimmung der Befunde, die durch strukturelle bildgebende (MRT) und funktionelle Methoden (EEG, SPECT, PET und Neuropsychologie/Wada-Test) erhoben wird, ist entscheidend für das epilepsiechirurgische Vorgehen (Gloor, 1987; Lüders und Awad, 1992). Diskrepanzen bei diesen Untersuchungsbefunden können dazu führen, daß invasive EEG-Untersuchungen und elektrische Stimulation des Kortex nötig werden oder daß keine operative Behandlungsmöglichkeit besteht. Zu dieser Einschätzung kann es kommen, weil entweder die epileptogene Zone nicht ausreichend bestimmt werden kann oder weil die Resektion dieser Zone unakzeptable neurologische und neuropsychologische Defizite zur Folge hätte (s. **Abb. C 3.1**).

Die **Abb. C 3.2** zeigt die verschiedenen, üblicherweise durchgeführten epilepsiechirurgischen Verfahren. Die Operationsergebnisse und ihre Einstufung wird in den **Tab. C 3.3 und 4** gezeigt. Morbidität und Letalität chirurgischer Behandlung ist in **Tab. C 3.5** aufgeführt.

C 3.4. Pragmatische Therapie

Die prächirurgische Diagnostik soll jene Patienten identifizieren, denen ein epilepsiechirurgischer Eingriff helfen würde und gleichzeitig auch jene erkennen, denen ein solcher Eingriff nicht helfen oder sogar schaden würde. Dieses Unterfangen setzt ein hochspezialisiertes multidisziplinäres Team voraus. **Tab. C 3.2** zeigt die Kriterien, um bei einem Patienten eine epilepsiechirurgische Diagnostik einzuleiten.

Bei der prächirurgische Evaluation können drei aufeinanderfolgende Phasen unterschieden werden, wobei die erste ausschließlich nicht-invasive Untersuchungsschritte beinhaltet (Engel, 1993) (**Abb. C 3.1**, Phase I). Das Ziel dieser nichtinvasiven Untersuchungen ist die Syndromdiagnose zu bestimmen und die epileptogene Zone zu lokalisieren. Ist die Epilepsie-Syndrombestimmung durchgeführt und Pharmakoresistenz

Tab. C 3.4: Klasssifikation der Operationsergebnisse (nach Engel et al., 1993):

Klasse I:	**Frei von behindernden Anfällen**[a] A. Vollständig anfallsfrei B. Ausschließlich nicht-behindernde Anfälle ohne Bewußtseinsstörung C. Einige behindernde Anfälle, aber für mindestens 2 Jahre keine solchen Anfälle D. Generalisierte tonisch-klonische Anfälle ausschließlich nach Medikamentenreduktion
Klasse II:	**Seltene behindernde Anfälle (»fast anfallsfrei«)** A. Anfänglich keine behindernden Anfälle, jedoch später seltene Rezidive B. Selten behindernde Anfälle C. Einige behindernde Anfälle, jedoch für mindestens 2 Jahre nur selten solche Anfälle D. Ausschließlich nächtliche Anfälle
Klasse III:	**Lohnenswerte Besserung** [b] A. Lohnenswerte Anfallsreduktion B. Anfallsfreies Intervall unter 2 Jahren, aber für mindestens die Hälfte des Nachbeobachtungszeitraumes
Klasse IV:	**Keine lohnenswerte Besserung**[b] A. Deutliche Anfallsreduktion B. Keine wesentliche Änderung C. Anfallsverschlechterung

[a] Frühe postoperative Anfallsrezidive in den ersten wenigen Wochen ausgenommen

[b] Die Einschätzung »lohnenswerter Anfallsreduktion« erfordert eine quantitative Analyse der prozentualen Anfallsreduktion, kognitiver Leistungen und der Lebensqualität

Tab. C 3.5: Morbidität und Letalität in der Epilepsiechirurgie (nach Van Buren, 1987)

	Anteriore Temporallappenteilresektion	Extratemporale Resektion	Hemisphärektomie	Kallosotomie
Gesamtzahl	1 911	432	84	130
Morbidität[a]	5,1 %	5,8 %	16,7 %[b]	9,2 %
Letalität	0,5 %	0,0 %	3,6 %[b]	1,5 %

[a] Komplikationen wie Infektion, Blutung, Hemiparese, Hemianopsie, Aphasie, akuter Hydrozephalus, Gedächtnisdefizite, Split-brain-Syndrom und psychische Störungen.
[b] Bei den meisten dieser Patienten wurde eine anatomische Hemisphärektomie durchgeführt, die ein höheres Risiko birgt, als die Technik der funktionellen Hemisphärektomie.

nachgewiesen (**Tab. C 3.1 und 2**), muß der Einfluß der Anfälle auf die Lebensqualität des einzelnen Patienten eingeschätzt werden. Dies kann individuell erheblich schwanken. Eine Aura im Monat wird die meisten Patienten nur unwesentlich beeinträchtigen und kaum rechtfertigen, das Risiko eines epilepsiechirurgischen Eingriffs einzugehen. Die gleiche Frequenz von Anfällen mit Bewußtseinsverlust oder Sturz wird jedoch bei den meisten Patienten eine erhebliche Einbuße an Lebensqualität und Handlungsspielraum bedeuten. Auf Säuglinge und Kleinkinder ist dieses Konzept von Einbußen in der Lebensqualität durch Anfälle jedoch nicht anwendbar. Gerade in dieser Altersgruppe spielt die Entwicklungsverzögerung durch Anfälle eine besondere Rolle (Wyllie, 1991).

Das Vorgehen in der chirurgischen Behandlung der Epilepsien hängt ganz entscheidend von der Lokalisation und der Ausdehnung der epileptogenen Zone ab. Etwa 60–70 % der Patienten, die zur epilepsiechirurgischen Abklärung geschickt werden, leiden an Temporallappen-Epilepsien, die man in eine Gruppe mit mesialem Anfallsursprung bzw. in eine andere Gruppe mit lateralem neokortikalem Anfallsursprung unterteilen kann. Bei mesialen Temporallappenepilepsien sind die Resektionsgrenzen für eine chirurgische Behandlung bereits durch die anatomischen Strukturen weitgehend definiert und beinhalten Hippocampus, Amygdala und den Gyrus parahippocampalis (**Abb. C 3.2**). Bei diesen Patienten werden diese Strukturen operativ entfernt. Liegt der Anfallsursprung außerhalb der mesialen Temporallappenregion, ist die Lokalisation der epileptogenen Zone wesentlich variabler und oft auch schwieriger zu bestimmen (Lüders und Awad, 1992). Die nächst größere Gruppe von Patienten, bei denen resektive epilepsiechirurgische Eingriffe durchgeführt werden sind Patienten mit Frontallappen-Epilepsien. Wenn die epileptogene Zone in der Nähe von funktionell essentiellem Kortex, wie z. B. primär-motorischen Arealen oder Sprachregionen liegt, sind invasive Ableitemethoden und die elektrische Stimulation des Kortex zur Operationsplanung unentbehrlich.

Wenn die nicht-invasiven Untersuchungsbefunde auf eine übereinstimmende Lokalisation hinweisen und dieser Fokus außerhalb funktioneller Kortexregionen liegt, kann die Indikation zur chirurgischen Behandlung (**Abb. C 3.1**, Phase III) auf der Grundlage der nicht-invasiven Befunde allein gestellt werden (Noachtar et al., 1994). Im anderen Fall werden invasive Untersuchungsschritte nötig sein (**Abb. C 3.1**, Phase II). Invasive Untersuchungsmethoden sind indiziert und nur auf der Grundlage gerechtfertigt, daß die nicht-invasiven Methoden nicht aufschlußreich genug waren oder diskrepante Untersuchungsbefunde erbracht hatten, aber dennoch eine überprüfbare Hypothese

Temporal	
1. Laterale temporale Resektion	(Bailey und Gibbs, 1951)
2. »En-bloc« Resektion	(Falconer, 1971)
a. nicht-dominante Hemisphäre	
b. dominante Hemisphäre	
3. Basale temporale Resektion	(Shimizu et al., 1990)
4. Selektive Amygdalohippokampektomie	(Niemeyer, 1958; Yasargil et al., 1985)
a. »superselektiv«	
b. unter Einschluß von G. parahippocampalis und G. fusiforme	
Extratemporal	
5. Kortikale Resektion	(Olivier, 1991)
6. Multiple subpiale Transektion	(Morrell et al., 1989)
7. Lobektomie, Multilobäre Resektion	(Rasmussen, 1963 und 1987)
8. Vordere 2/3 Callosotomie	(Wilson et al., 1982)
9. Funktionelle Hemispärektomie	(Rasmussen, 1983)
10. Stereotaktische Lesionektomie	(Kelly, 1986)

T1 = Gyrus temporalis superior, T2 = Gyrus temporalis medius, T3 = Gyrus temporal inferior, GF = Gyrus fusiforme, GPH = Gyrus parahippocampalis.

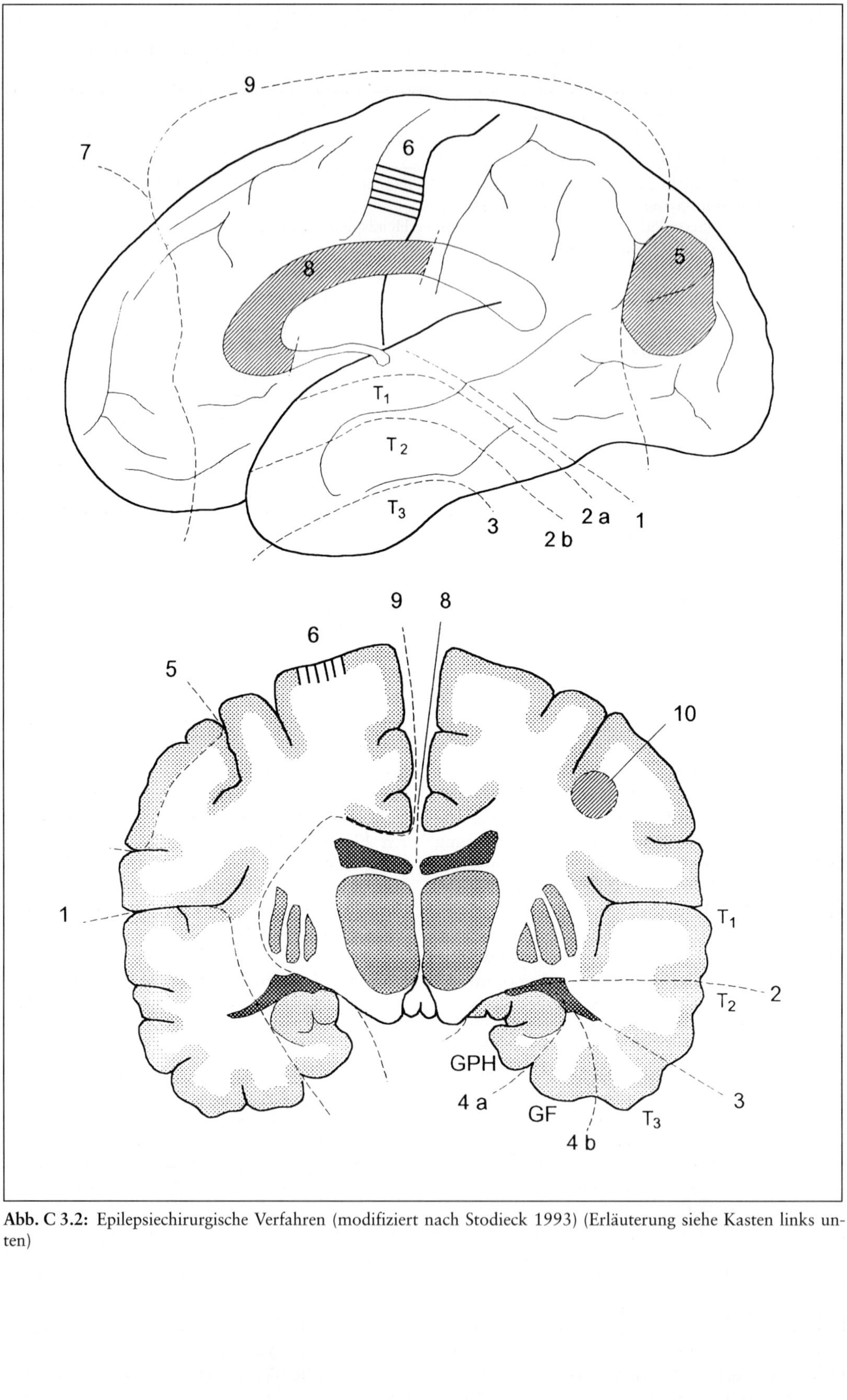

Abb. C 3.2: Epilepsiechirurgische Verfahren (modifiziert nach Stodieck 1993) (Erläuterung siehe Kasten links unten)

auf einen potentiell resezierbaren Anfallsursprung entwickelt werden konnte. Auf dieser Grundlage richtig plazierte invasive Elektroden können wertvolle Informationen über die Lokalisation und das Ausmaß der epileptogenen Zone erbringen. Wenn mittels nicht-invasiver Untersuchungsmethoden (**Abb. C 3.1**, Phase I) Hinweise auf Multifokalität oder eine diffuse Epileptogenizität gefunden werden konnten, wird ein resektives epilepsiechirurgisches Verfahren nicht in Frage kommen. Allerdings kann eine Durchtrennung des Corpus callosum manchen dieser Patienten helfen (**Abb. C 3.1**, Phase III, s. u.).

C 3.4.1. Mesiale Temporallappen-Epilepsie

Bei ca. 75 % der Patienten mit medikamentös therapieresistenten, einseitigen mesialen Temporallappen-Epilepsien kann die vordere Temporallappenteilresektion auf der Grundlage ausschließlich nicht-invasiver Untersuchungsmethoden durchgeführt werden, wenn klinische Befunde, EEG und MRT auf eine übereinstimmende Lokalisation hinweisen (**Abb. C 3.2**) (Sperling et al., 1992, B; Noachtar et al., 1994, B). Nicht-invasive EEG-Untersuchungen beinhalten auch Sphenoidalelektroden, die besonders sensitiv für mesiale temporale Foci sind (Morris et al., 1989). MRT-Untersuchungen dieser Patienten zeigen häufig eine Hippocampussklerose (Jackson et al., 1990) oder andere statische Läsionen (Zentner et al., 1995). Die Behandlungsergebnisse bei Temporallappenteilresektionen sind besonders günstig im Hinblick auf Anfallsfreiheit (**Tab. C 3.4**). Ein gutes Operationsergebnis hängt im wesentlichen von der vollständigen Resektion der mesialen Temporallappenstrukturen ab (Nayel et al., 1991). Die Amygdalahippocampektomie ist eine weitere chirurgische Behandlungsmöglichkeit bei diesen Patienten (Wieser und Yasargil, 1982, B) (**Abb. C 3.2**). Patienten mit Temporallappen-Epilepsien in der sprachdominanten Hemisphäre haben ein Risiko, postoperativ Einbußen im verbalen Gedächtnis zu erleiden, insbesondere wenn ihre präoperative Gedächtnisleistung überdurchschnittlich ist (Chelune et al., 1991, B). Derzeit wird in verschiedenen Untersuchungen überprüft, ob dieses Risiko durch selektive chirurgische Resektion minimiert und durch elektrophysiologische Methoden präoperativ abgeschätzt werden kann.

Zwanzig bis 50 % der Patienten mit medikamentös therapieresistenten Temporallappen-Epilepsien zeigen interiktal epilepsietypische Potentiale in beiden Schläfenregionen und im Anfall nicht lateralisierte Anfallsmuster in nicht-invasiven EEG-Ableitungen. Bei dem größeren Teil dieser Patienten (77 %) kann jedoch mit invasiven EEG-Ableitemethoden der Anfallsursprung bei allen oder zumindest den meisten Anfällen in einem Schläfenlappen lokalisiert und eine erfolgreiche Epilepsiechirurgie durchgeführt werden (So et al., 1989, B). Allerdings ist die Prognose bei Vorliegen einer bitemporalen Anfallsgenese deutlich schlechter (Hufnagel et al. 1994, B). Stereotaktisch implantierte Tiefenelektroden in beiden Schläfenlappen gelten als die sensitivste gleichwohl nicht immer zuverlässigste Methode bei diesen Patienten. Allerdings bietet die Technik der Foramen-ovale-Elektroden eine weniger invasive Alternative, die weniger Komplikationen birgt (Wieser et al., 1985; Noachtar et al., 1993).

C 3.4.2. Extramesiotemporale Epilepsien

Bei neokortikalen Epilepsien, die ihren Ursprung außerhalb der mesialen Temporallappenstrukturen nehmen, sind die Resektionsgrenzen für eine epilepsiechirurgische Behandlung wesentlich schwieriger zu bestimmen und die epileptogene Zone wesentlich variabler (Lüders und Awad, 1992). Neokortikale Epilepsien werden unterteilt in läsionelle und nicht-läsionelle. Bei den ersteren helfen umschriebene Befunde im MRT die chirurgischen Resektionsgrenzen zu bestimmen. Häufig liegt die epileptogene Zone in unmittelbarer Nachbarschaft zu einer strukturellen Läsion wie z. B. Tumor, Angiom, Cavernom. Invasive Untersuchungen können erforderlich sein, um die epileptogene Zone genau zu lokalisieren. Wenn Oberflächen-EEG und bildgebende Untersuchungen den Anfallsursprung nicht ausreichend bestimmen lassen, um auf dieser Grundlage invasive Methoden einzusetzen, können sogenannte semi-invasive EEG-Ableitungen mit epiduralen und Foramen-ovale-Elektroden hilfreiche Information bieten, um entweder die invasiven Elektroden optimal zu plazieren oder um von einem weiteren epilepsiechirurgischen Vorgehen abzusehen, ohne die Patienten dem Risiko invasiver Untersuchungen auszusetzen (**Abb. C 3.1**) (Noachtar et al., 1993). Wenn die anzunehmende epileptogene Zone in der Nähe von funktionellem Kortex wie Sprachregion oder primärmotorischem Kortex liegt, muß mit Hilfe intra- oder extraoperativer Stimulations- und Ableitetechniken die Beziehung zwischen epileptogener Zone und funktionellem Kortex bestimmt werden (**Abb. C 3.1**) (Lüders et al., 1987). Auf der Grundlage invasiver Anfallsaufzeichnung und den Ergebnissen der elektrischen Stimulation des Kortex kann die epilepsiechirurgische Resektion individuell angepaßt werden, indem die epileptogene Zone möglichst vollständig reseziert und funktioneller Kortex geschont wird bzw. die Resektion durch subpiale Transektion (s. u.) ergänzt wird.

Die Ergebnisse der Epilepsiechirurgie sind bei dem Vorliegen von Läsionen, die im MRT nachgewiesen werden, deutlich besser, da die Resektion nicht allein auf den Befunden funktioneller Methoden (EEG, SPECT und PET) basiert (Van Ness, 1992). Es ist davon auszugehen, daß vielen fokalen Epilepsien eine morphologische Läsion zugrunde liegt. Ein Teil dieser Läsionen entzieht sich jedoch dem makroskopischen Nachweis durch das MRT, z. B. Dyslamination oder ektope Neuronenpopulationen, und kann erst histologisch erkannt werden (Wolf et al., 1993)

Die operativen Methoden bei extratemporaler Resektion sind in **Abb. C 3.2** dargestellt. Stereotaktisch geführte Läsionektomien, die den Vorteil bieten, auch tiefliegende Läsionen innerhalb funktionellem Kortex resezieren zu lassen, haben eine relativ niedrige Operationskomplikationsrate und sollen ähnlich gute Ergebnisse im Hinblick auf die Anfallssituation erbringen (56 % der Patienten in Klasse I und 74 % in Klasse I und II, s. **Tab. C 3.4**) (Cascino et al., 1992, B).

Bei Patienten mit schweren diffusen Läsionen einer Hemisphäre, die medikamentös nur unzureichend behandelt sind, kann eine Hemisphärektomie erwogen werden. Die meisten dieser Patienten leiden an medikamentös nur unzureichend beeinflußbaren motorischen Anfällen (Lüders und Noachtar, 1995), und oft weiteren Anfallsformen, die ihren Ursprung in einer Hemisphäre nehmen. Mit seltenen Ausnahmen kommen für diesen Eingriff nur Kinder in Frage mit schweren Hemiparesen und ohne erhaltene Funktion der betroffenen Hand. Die prächirurgische Evaluation dieser Kinder stützt sich auf die klinischen Befunde, sowie bildgebende und nicht-invasive EEG-Untersuchungen. Um die Indikation für eine Hemisphärektomie zu stellen, müssen die Befunde darauf hinweisen, daß alle oder wenigstens fast alle Anfälle von der pathologischen Hemisphäre ausgehen und die kontralaterale Hemisphäre weitgehend intakt ist. Eine Hemisphärektomie sollte nur dann durchgeführt werden, wenn eine umschriebene Resektion nicht ausreichen würde. Von der anatomischen Hemisphärektomie, die eine vollständige Entfernung des Kortex und der subkortikalen Strukturen einer Hemisphäre einschließlich der mesialen Temporallappenstrukturen beinhaltet, ist man wegen der Langzeitkomplikationen abgekommen, insbesondere der superficialen zerebralen Hämosiderose, die fast ausnahmslos tödlich verlief. Diese inakzeptable Komplikation begründete die Entwicklung der »funktionellen« Hemisphärektomie, die aus einer vollständigen Diskonnektion einer Hemisphäre besteht, jedoch nur eine begrenzte Resektion von Hirngewebe beinhaltet (Rasmussen, 1983) (**Abb. C 3.2**). Der Schläfenlappen wird dabei vollständig entfernt, Frontal- und Okzipitallappen werden belassen, jedoch vom Balken diskonnektiert. Eine modifizierte Technik der hemisphärischen Deafferenzierung, bei der weniger Kortex reseziert wird, wurde kürzlich vorgestellt (Schramm et al., 1995).

Die Ergebnisse im Hinblick auf Anfallsfreiheit sind ähnlich gut wie bei epilepsiechirurgischen Eingriffen am Schläfenlappen. 2/3 bis 3/4 der Patienten werden anfallsfrei (**Tab. C 3.3**). Das Risiko der Epilepsiechirurgie muß abgewogen werden gegen die häufigen und heftigen Anfälle dieser Kinder und die Chance auf eine deutlich bessere neuropsychologische Entwicklung. Hemisphärektomie der sprachdominanten Hemisphäre erfordert eine sorgfältige Untersuchung der Sprachrepräsentation. Bei Kleinkindern kann der intrakarotidale Amobarbital-Test (Wada-Test) kaum durchgeführt werden bzw. die Ergebnisse sind schwer verwertbar, um eine Sprachlateralisation zu bestimmen. Eine Reihe von Untersuchungen weisen jedoch darauf hin, daß die Sprachfunktion mit höchster Wahrscheinlichkeit auf die kontralaterale Hemisphäre übergeht, wenn die hemisphärielle Erkrankung vor dem 6. Lebensjahr beginnt. Eine exakte Altersgrenze ist bislang nicht sicher belegt, wobei auch bei Kindern nach dem 6. Lebensjahr ein Transfer der Sprache zur kontralateralen Hemisphäre auftreten kann. Allerdings weisen diese Kinder eher eine Sprachstörung auf (Taylor, 1991). Bei progressiven Hemisphären-Syndromen wie der Rasmussen-Enzephalitis sollte eine frühzeitige Hemisphärektomie erwogen werden, noch bevor neurologische Defizite voll ausgebildet sind, um eine Verschlechterung der Intelligenz zu verhindern (Villemure et al., 1991). Eine Resektion lediglich der hauptbetroffenen Kortexareale hat sich bei diesem Syndrom nicht bewährt und bietet keine Gewähr für anhaltende Anfallsfreiheit.

Die Technik der multiplen subpialen Transektion wurde als eine chirurgische Option für jene Fälle entwickelt, bei denen die epileptogene Zone in funktionell essentiellem Kortex liegt und nicht reseziert werden kann (Morrell et al., 1989). Das Konzept basiert auf der Vorstellung, daß die horizontalen kortikalen Verbindungen, welche die Anfallsausbreitung vermitteln, durchbrochen werden und die vertikal angeordneten Faserverläufe der absteigenden Axone geschont werden, so daß funktionelle Defizite minimiert werden (Kaufmann et al. 1996). Diese Technik gilt bislang noch als ein palliatives Verfahren, obwohl bereits einige gute vorläufige Ergebnisse berichtet wurden (Vasquez et al., 1993). Ca. 10–20 % der Patienten werden anfallsfrei, wobei die Risiken funktioneller Defizite offenbar unter 5 % liegen.

C 3.4.3. Generalisierte Epilepsien

Für eine Corpus-Callosotomie kommen jene Patienten in Frage, die an symptomatischen generalisierten Epilepsien leiden und auf medikamentöse Behandlung nicht ausreichend ansprechen. Diese Patienten leiden zumeist an einer Kombination verschiedener Anfallsformen, die tonische, atonische und generalisierte tonisch-klonische Anfälle, Absence-Anfälle und seltene fokale Anfälle umfassen (Wyler, 1993). Realistisches Ziel dieser Operation ist nicht die vollständige Anfallsfreiheit, sondern die Unterbindung oder wenigstens Milderung schwerer Anfallsformen. Die Callosotomie bessert vor allem tonische und atonische Anfälle,

die zu Stürzen und demzufolge Verletzungen führen, Während andere Anfallsformen auf die Callosotomie weniger gut ansprechen (Gates et al., 1987, B). Die meisten dieser Patienten sind mental retardiert und werden als Lennox-Gastaut-Syndrom eingestuft. Nicht-invasive EEG-Video-Ableitungen und bildgebende Untersuchungen reichen in aller Regel für die präoperative Evaluation dieser Patienten aus. Das Konzept der Callosotomie basiert auf der Unterbrechung der Anfallsausbreitung von einer Hemisphäre auf die andere.
Da eine vollständige Callosotomie bei einigen Patienten zu einem sogenannten Diskonnektions-Syndrom führt, wurde ein stufenweises Vorgehen entwickelt. Der erste Schritt beinhaltet eine Durchtrennung der vorderen 2/3 des Corpus callosum. Sofern dieser Eingriff keine deutliche Besserung der Anfallssituation bringt, kann in einem zweiten Schritt die vollständige Callosotomie durchgeführt werden, ohne daß es zum befürchteten schweren Diskonnektions-Syndrom kommt (Wilson et al., 1982) (**Abb. C 3.2**). Als besonders günstige prognostische Zeichen für eine Callosotomie sprechen fokale EEG-Entladungen mit sekundärer bilateraler Synchronie und fokale Läsionen, die sich in bildgebenden Verfahren darstellen, obwohl selbstverständlich zuerst geklärt wird, ob ein resektives Verfahren in Frage kommt. Schwere mentale Retardierung gilt demgegenüber als ein ungünstiger prognostischer Faktor (Spencer et al., 1988), was allerdings derzeit kontrovers diskutiert wird (Wyler, 1993). Die Ergebnisse verschiedener Gruppen im Hinblick auf die Anfallsunterdrückung bei verschiedenen Anfallsformen wie Absence- und generalisierten tonisch-klonischen Anfällen werden unterschiedlich beurteilt und erfordern prospektive Untersuchungen (Blume et al., 1993a). Die typischen postoperativen neuropsychologischen und neurologischen Komplikationen, wie Beinschwäche, Sprachstörungen, aggressives Verhalten und Apathien bessern sich typischerweise innerhalb weniger Tage bis Wochen und beeinträchtigen diese Patienten in ihrem Alltagsleben nicht. Die meisten Patienten zeigen sogar deutliche neuropsychologische Besserungen nach einer Operation, die vermutlich in einer Abnahme der Anfallsfrequenz und typischerweise auch reduzierten Antiepileptikadosierungen begründet liegen. Es wurde vermutet, daß Patienten, bei denen Sprach- und Handdominanz nicht korrespondiert (sogenannte gekreuzte Dominanz), besonders auf einen Transfer von Sprache durch das Corpus callosum angewiesen sind und daß eine Corpus callosum-Durchtrennung postoperative Sprachprobleme mit sich bringen könne. Der intrakarotidale Amobarbital-Test mag bei manchen dieser Patienten zur Klärung beitragen, ist aber bei mangelnder Kooperation oftmals nicht durchführbar.

C 3.5. Andere chirurgische Techniken

Die elektrische Stimulation des Nervus vagus ist eine neue Technik und erste kontrollierte Studien wurden kürzlich veröffentlicht (Hufnagel et al., 1993, B). Obwohl diese Methode in kontrollierten Studien zu einer signifikanten Reduktion von fokalen Anfällen mit Bewußtseinsverlust führte, erfuhren nur 10 % der Patienten eine über 80 %ige Anfallsreduktion (Ramsay et al., 1991, B). Das Verfahren sollte ausgewählten Patienten und spezialisierten Zentren im Rahmen kontrollierter Studien vorbehalten bleiben.

C 3.6. Nicht empfohlene Behandlungsmethoden

Stereotaktische Läsionen im Forelfeld (Jinnai und Mukawa, 1970, C) und stereotaktische Amygdalatomien, die initial als eine chirurgische Behandlungsmethode bei Verhaltensstörungen entwickelt wurden, gelten als nicht wirksame epilepsiechirurgische Verfahren (Vaernet, 1972, C). Die elektrische Stimulation des zentromedialen Nucleus thalami soll die Anfallsfrequenz von Patienten mit medikamentös therapieresistenten generalisierten Anfällen und Epilepsia partialis continua reduzieren (Velasco et al., 1989). Diese Ergebnisse bedürfen sicherlich noch der Bestätigung durch kontrollierte Studien (Fisher et al., 1991). Die elektrische Stimulation des Kleinhirns, in den 70-er Jahren erstmals durchgeführt, ist eine nach wie vor kontroverse Methode und erfordert noch Ergebnisse aus kontrollierten Studien, die derzeit laufen (Fisher et al., 1993).

Literatur

Annegers JF, Hauser WA, Elveback LR (1979) Remission of seizures and relaps in patients with epilepsy. Epilepsia 20: 729–737

Arnold S, Noachtar S, Bartenstein P, Schad D, Werhahn KJ, Watzlowik P, Nguyen N, Schwaiger M (1996) Focus localization in extratemporal focal epilepsy using PET with [^{11}]C-Flumazenil. Epilepsia 37, Suppl. 4: 115

Awad IA, Rosenfeld J, Ahl H, Hahn JF, Lüders H (1991) Intractable epilepsy and structural lesions of the brain: mapping, resection strategies and seizure outcome. Epilepsia 32: 179–186

Bailey P, Gibbs FA (1951) The surgical treatment of psychomotor epilepsy. JAMA 145: 365–370

Bancaud J, Talairach J, Bonis A, Schaub C, Szikla G, Morel P, Bordas-Ferrer M (1965) La stereo-electroencepahlographie dans l'epilepsie. Masson, Paris

Bauer J, Stefan H. Feistel H, Schüler P, Platsch G, Neubauer U, Neundorfer B (1991) Iktuale und interiktuale ^{99m}Tc-HMPAO-SPECT Untersuchungen bei Temporallappen-Epilepsien mit unitemporalem EEG-Fokus. Nervenarzt 62: 745–749

Blume WT, Aicardi J, Dreifuss, F (1993 a) Syndromes not amenable to resective surgery. In: Engel J Jr (Hrsg.) Surgical Treatment of the Epilepsies, 2nd edition, Raven Press, New York, 103–118

Blume WT, Borghesi JL, Lemieux JF (1993 b) Interictal indices of temporal seizure origin. Ann Neurol 34: 703–709

Bourgeois BFD (1991) General concepts of medical intractability. In: Lüders HO (Hrsg.) Epilepsy Surgery. Raven Press, New York, 77–81

Cascino GD, Kelly PJ, Sharbrough RW, Hulihan JF, Hirschorn KA, Trenerry MR (1992) Long-term follow-up of stereotactic lesionectomy in partial epilepsy: predictive factors and electroenzephalographic results. Epilepsia 33: 639–644

Chelune GJ, Naugle RI, Lüders H, Awad IA (1991) Prediction of cognitive change as a function of preoperative ability level among temporal lobectomy patients at six months follow-up. Neurology 41: 399–404

Chugani HT, Shields WD, Shewmon DA, Olson DM, Phelps ME, Peacock WJ (1990) Infantile spasms: I. PET identifies focal cortical dysgenesis in cryptogenic cases for surgical treatment. Ann Neurol 27: 406–413

Dinner DS (1992) Intracarotidal amobarbital test to define language lateralization. In: Lüders HO (Hrsg.) Epilepsy Surgery. Raven Press, New York, 503–506

Engel J Jr. (1993) Appendix II. Presurgical evaluation protocols. Surgical Treatment of the Epilepsies. In: Engel J Jr (Hrsg.) Surgical Treatment of the Epilepsies, 2nd edition, Raven Press, New York, 707–750

Engel J Jr, Henry TR, Risinger MW, Mazziota JC, Sutherling WW, Levesque MF, Phelps ME (1990) Presurgical evaluation for partial epilepsy: relative contribution of chronic depth recordings versus FDG-PET and scalp-sphenoidal ictal EEG. Neurology 40: 1670–1677

Engel J Jr, Van Ness PC, Rasmussen TB, Ojemann LM (1993) Outcome with respect to epileptic seizures. In: Engel J Jr (Hrsg.) Surgical Treatment of the Epilepsies, 2nd edition, Raven Press, New York, 609–621

Falconer MA (1971) Anterior temporal lobectomy for epilepsy. In: Logue V (Hrsg.) Operative Surgery., Vol. 14. Neurosurgery. Butterworths, London, 142–149

Fish DR, Andermann F, Olivier A (1991) Complex partial seizures and small temporal or extratemporal structural lesions: surgical management. Neurology 41: 1781–1784

Fisher RS, Uematsu S, Krauss GL, Cysyk BJ, McPherson R, Lesser RP, Gordon B, Schwerdt P, Rise M (1991) Placebo-controlled pilot study of centromedian thalamic stimulation in treatment of epilepsy. Epilepsia 33: 841–851

Fisher RS, Uthman BM, Ramsay RE, Penry JK, Morrel F, Velasco F, Velasco M, Wilder BJ, Whistler WW, Krauss GL, Davis R (1993) Alternative surgical techniques for epilepsy. In: Engel J Jr (Hrsg.) Surgical Treatment of the Epilepsies, 2nd edition, Raven Press, New York, 549–564

Fraser RT, Gumnit RJ, Thorbecke R, Dobkin BH (1992) Psychosocial rehabilitation: a pre- and postoperative perspective. In: In: Engel J Jr (Hrsg.): Surgical Treatment of the Epilepsies, 2nd edition, Raven Press, New York, 669–678

Gastaut J, Roger J, Soulayrol R, et al. (1966) Childhood epileptic encephalopathy with diffuse slow spike-waves (otherwise known as ›petit mal variant‹) or Lennnox syndrome. Epilepsia 7: 139–179

Gates JR, Rosenfeld WE, Maxwell RE, Lyons RE (1987) Response of multiple seizure types to corpus callosum section. Epilepsia 28: 28–334

Gloor P (1987) Postscript: when are non-invasive test enough?. In: Engel J Jr (Hrsg.) Surgical Treatment of the Epilepsies, 1st edition, Raven Press, New York, 259–261

Goldensohn ES (1984) The relevance of secondary epileptogenesis to the treatment of epilepsy: kindling and the mirror focus. Epilepsia 25: S156–S173

Hauser WA (1992) The natural history of drug resistant epilepsy: epidemiologic considerations. In: Theodore WH (Hrsg.) Surgical Treatment of Epilepsy. (Epilepsy Res. Suppl. 5), Elsevier, Amsterdam, 25–28

Hauser WA, Hesdorffer DC (1990) Epilepsy: frequency, causes, and consequences. Demos Press, New York, 1–52

Helmstädter C, Elger CE, Hufnagel A, Zentner J, Schramm J (1996) Different effects of left anterior temporal lobectomy, selective amygdalohippocampectomy, and temporal cortical lesionectomy on verbal learning, memory and recognition. J Epilepsy 9: 39–45

Hermanns G, Noachtar S, Tuxhorn I, Holthausen H, Ebner A, Wolf P (1996) Systematic testing of medical intractability for carbamazepine, phenytoin, and phenobarbital or primidone in monotherapy for patients considered for epilepsy surgery. Epilepsia 37: 675–679

Hufnagel A, Elger CE, Böker DK, Linke DB, Kurthen M, Solymosi L (1990) Activation of the epileptci focus during intrakarotid amobarbital test: electrographic registration via subdural electrodes. Electroenceph clin Neurophysiol 75: 453–463

Hufnagel A, Burr W, Elger CE, Nadstawek J, Hefner G (1992) Localization of the epileptic focus during methohexital-induced anesthesia. Epilepsia 33: 271–284

Hufnagel A, Zentner J, Hefner G, Bongartz U, Helmstaedter C, Peter B, Elger CE (1993) Die chronische Elektrostimulation des N. vagus-1. Methode und Auswirkung auf die Anfallssituation. In: Stefan H (Hrsg). Epilepsie 92. Deutsche Sektion der Internationalen Liga gegen Epilepsie, Berlin, 51–56

Hufnagel A, Elger CE, Pels H, Zentner J, Wolf H, Schramm J, Wiestler OD (1994) Prognostic significance of ictal and interictal epileptiform activity in temporal lobe epilepsy. Epilepsia 35: 1146–1153

Jack CR, Gehring DG, Sharbrough FW, Felmlee JP, Forbes G, Hench VS, Zinsmeister AR (1988) Temporal lobe volume measurement from MR images: accuracy and left-right asymmetry in normal individuals. J Comput Assist Tomogr 12: 21–29

Jackson G, Berkovic S, Tress B, Kalnins R, Fabinyi G, Bladin P (1990) Hippocampal sclerosis may be reliably detected by MRI. Neurology 40: 1869–1875

Janz D (1987) Consequences for the present practice of epilepsy therapy in Europe. In: Wieser HG, Elger CE (Hrsg.) Presurgical Evaluation of Epileptics. Springer, Berlin: 373–375.

Jinnai D, Mukawa J (1970) Forel-H-tomy for the treatment of epilepsy. Confin Neurol 32: 307–315

Jones-Gotman M (1992) Presurgical neuropsychological evaluation for localization and lateralization of seizure focus. In: Lüders HO (Hrsg.) Epilepsy Surgery. Raven Press, New York, 469–476

Juul-Jensen P (1986) Epidemiology of intractable epilepsy. In: Schmidt D and Morselli PL (Hrsg.) Intractable Epilepsy. Raven Press, 5–11

Kaufmann WE, Krauss GL, Uematsu S, Lesser RP (1996) Treatment of epilepsy with multiple subpial transections: an acute histological analysis in human subjects. Epilepsia 37: 342–352

Kelly PJ (1986) Computer-assisted stereotaxis: new approaches for the management of intracranial intraaxial tumors. Neurology 36: 535–541

Lennox WG, Davis JP (1950) Clinical correlates of the fast and slow spike wave electroenzephalogram. Pediatrics 5: 626–644

Lesser RP, Pippenger CE, Lüders H and Dinner DS (1984) High-dose monotherapy in treament of intractable seizures. Neurology 34: 707–711

Lindsay J, Glaser G, Richards P, Ounsted C (1984) Developmental aspects of focal epilepsies of childhood treated by neurosurgery. Dev Med Child Neurol 26: 574–587

Lüders H, Lesser RP, Dinner DS, Morris HH III, Hahn JF, Friedman L, Skipper G (1987) Commentary: intracranial electrical stimulation with subdural electrodes. In: Engel J Jr (Hrsg.) The Surgical Treatment of the Epilepsies. Raven Press, New York, 297–321

Lüders H, Lesser RP, Dinner DS, Morris HH, Wyllie E, Godoy J (1988) Localization of cortical function: new information from extraoperative monitoring in patients with epilepsy. Epilepsia [Suppl 2]: S56–S65

Lüders HO, Awad IA (1992) Conceptual considerations. In: Lüders HO (Hrsg.) Epilepsy Surgery. Raven Press, New York, 51–62

Lüders HO, Noachtar S. (1995) Atlas und Video epileptischer Anfälle und Syndrome. Ciba-Geigy Verlag, Wehr/Baden

Milner B, Branch C, Rasmussen T (1962) Study of the short-term memory after intrakarotid injection of sodium amytal. Trans Am Neurol Assoc 87: 224–226

Morrell F, Whisler WW, Bleck TP (1989) Multiple subpial transections: a new approach to the surgical treatment of focal epilepsy. J Neurosurg 70: 231–239

Morrell F (1985) Secondary epileptogenesis in man. Arch Neurol 42: 318–335

Morris HH III, Kanner A, Lüders H, Murphy D, Dinner DS, Wyllie E, Kotagal P (1989) Can sharp waves localized at the sphenoidal electrode accurately identify a mesial-temporal epileptogenic focus? Epilepsia 30: 532–539

Moshe SL, Shinnar S (1993) Early intervention. In: Engel J Jr (Hrsg.) Surgical Treatment of the Epilepsies, 2nd edition, Raven Press, New York, 123–132

Nayel MH, Awad IA, Lüders H (1991) Extent of mesiobasal resection determines outcome after temporal lobectomy for unilateral temporal lobe seizure focus. Neurosurgery 29: 55–61

Newton MR, Berkovic SF, Austin MC, Rowe CC, McCay WJ, Bladin PF (1992 A) postictal switch in blood flow distribution characterizes human temporal lobe seizures. J Neurol Neurosurg Psychiatry 55, 891–894

Niemeyer P (1958) The transventricular amygdalohippocampectomy in temporal lobe epilepsy. In: Baldwin M, Bailey P (Hrsg.) Temporal Lobe Epilepsy. Charles C. Thomas, Springfield, 461–482

Noachtar S, Holthausen H, Sakamoto A, Pannek H, Wolf P (1993) Semi-invasive Elektroden in der epilepsiechirurgischen Diagnostik. In: Stefan H (Hrsg.) Epilepsie 92. Einhorn-Presse, Reinbek, 148–152

Noachtar S, Holthausen H, Pannek, Seitz RJ, Schlaug G, Lahl R, Witte OW (1994) Die Bedeutung bildgebender Methoden und des EEG-Video-Monitoring in der epilepsiechirurgischen Diagnostik von Patienten mit Temporallappen-Epilepsien. In: Stefan H, Canger R, Spiel G. (Hrsg.). Epilepsie 93. Deutsche Sektion der Internationalen Liga gegen Epilepsie, Berlin, 202–206

Noachtar S, Lüders HO, Bromfield EB (1996a) Surgical therapy of epilepsy. In: Brandt Th, Caplan C, Dichgans J, Diener J, Kennard C (Hrsg.) Neurological Disorders: Course and Treatment. Academic Press, San Diego, 183–191

Noachtar S, Arnold S, Tatsch, K, Werhahn K, Bartenstein P, Schwaiger M, Hahn K (1996 b) Ictal SPECT for localization of the epileptic focus in patients with extratemporal epilepsies. J. Neurol 243, Suppl. 2, S12

Noachtar S, Arnold S, Tatsch K, Bartenstein P, Werhahn KJ, Schwaiger M, Hahn K (1996 c) Comparison of ictal Single Photon Emission Computed Tomography and interictal Positron Emission Tomography in patients with extratemporal epilepsies. Epilepsia 37, Suppl. 4: 26

Ojemann GA (1987) Surgical therapy for medical intractable epilepsy. J Neurosurg 66: 489–499

Olivier A (1992) Extratemporal cortical resections: principles and methods. In: Lüders HO (Hrsg.) Epilepsy Surgery. Raven Press, New York, 559–568

Ramsay RE, Uthmann B, Ben-Menachem E, Slater J, Augustinssen LE, Landy H, Reid S, Hammond E, Andersen O, Gallo BV, McJilton JS, Wilder BJ (1991) Efficacy of vagal nerve stimulation in partial seizures: double blind comparison of two stimulus paradigms. Epilepsia 32 [Suppl 3]: 90–91

Rasmussen T (1963) Surgical therapy of frontal lobe epilepsy. Epilepsia 4: 181–198

Rasmussen T (1983) Hemispherectomy for seizures revisited. Can J Neurol Sci 10: 71–78

Rasmussen T (1987) Cortical resection for multilobe epileptogenic lesions. In: Wieser HG, Elger CE (Hrsg.) Presurgical Evaluation of Epileptics. Springer, Berlin, 344–351

Rausch R, Silfvenius H, Wieser HG, Dodrill CB, Meador KJ, Jones-Gotman M (1993) Intaaterial amobarbital procedures. In: Engel J Jr (Hrsg.) Surgical Treatment of the Epilepsies, 2nd edition, Raven Press, New York, 341–358

Riesinger MW (1992) Electroenzephalographic strategies for determining the epileptogenic zone. In: Lüders HO (Hrsg.) Epilepsy Surgery. Raven Press, New York,337–348

Schmid UD, Gall C, Schröck E, Ilmberger J, Noachtar S, Eisner W, Reulen HJ (1995) Funktionskontrollierte Neurochirurgie. Nervenarzt 66, 582–595

Schmidt D (1982) Two antiepileptic drugs for intractable epilepsy with complex-partial seizures. J Neurol Neurosurg Psychiatry 45: 1119–1124

Schramm J, Behrens E, Entzian W (1995) Hemispherical deafferentation: an alternative to functional hemispherectomy. Neurosurgery 36: 509–516

Shimizu H, Suzuki I, Ishijima B (1990) Zygomatic approach for resection of mesial temporal epileptic focus. Neurosurgery 25: 798–801

So N, Gloor P, Quesney LF, Jones-Gotman M, Olivier A, Andermann F (1989) Depth electrode investigations in patients with bitemporal epileptiform abnormalities. Ann Neurol 25: 423–431

Spencer SS, Spencer DD, Williamson PD, Sass K, Novelly, RA, Mattson RH (1988) Corpus callosotomy for epilepsy. I. seizure effects. Neurology 38: 19–24

Sperling MR, O'Connor MJ, Saykin AJ, Phillips CA, Morell MJ, Bridgman PA, French JA, Gonatas N (1992 A) non-invasive protocol for anterior temporal lobectomy. Neurology 42: 416–422

Stodieck SRG (1993) Pharmakoresistente Epilepsien. In: Brandt T, Dichgans J, Diener HC (Hrsg.) Therapie und Verlauf neurologischer Erkrankungen, 2. Auflage, Kohlhammer, Stuttgart, 219–231

Taylor LP (1991) Neuropsychological assessment of patients with chronic encephalitis. In: Andermann F (Hrsg.) Chronic Encephalitis and Epilepsy: Rasmussen's Syndrome. Butterworths, Boston, 111–121

Van Buren JM (1987) Complications of surgical procedures in the diagnosis and treatment of epilepsy. In: Engel J Jr (Hrsg.) Surgical Treatment of the Epilepsies. Raven Press, New York, 465–475

Van Ness PC (1991) Surgical outcome for neocortical (extrahippocampal) focal epilepsy. In: Lüders HO (Hrsg.) Epilepsy Surgery. Raven Press, New York, 613–624

Vaernet K (1972) Stereotaxic amygdalotomy in temporal lobe epilepsy. Confin Neurol 34: 176–183

Vasquez B, Devinsky O, Perrine K, Luciano DJ, Dogali M (1993) Multiple subpial transections of language areas: postoperative function and seizure control. (Abstract) Neurology 43: 997

Velasco M, Velasco F, Velasco AL., Luján M, Vázquez del Mercado J (1989) Epileptiform EEG activities of the centromedian thalamic nuclei in patients with intractable partial motor, complex partial, and generalized seizures. Epilepsia 30: 295–306

Villemure JG, Andermann F, Rasmussen TB (1991) Hemispherectomy for the treament of epilepsy due to chronic encephalitis. In: Andermann F (Hrsg.) Chronic Encephalitis and Epilepsy: Rasmussen's Syndrome. Butterworth-Heinemann, Boston, 235–241

Wada J (1949) A new method for determination of the side of zerebral speech dominance. A preliminary report on the intrakarotid injection of sodium Amytal in man (japanisch). Igaku to Seibutsugaki 14: 221–222

Wieser HG, Yasargil MG (1982) Selective amygdalohippocampectomy as a surgical treatment of mesiobasal limbic epilepsy. Surg Neurol 17: 445–457

Wieser HG, Elger CE, Stodieck SRG (1985) The »foramen-ovale-electrode«: a new recording method for the preoperative evaluation of patients suffering from mesio-basal temporal lobe epilepsy. Electroenzephalogr Clin Neurophysiol 61: 314–322

Wilson DH, Reeves A, Gazzaniga M (1982) Central commissurotomy for intractable generalized epilepsy: Series two. Neurology 32: 687–697

Wolf P (1991) Antiepileptika haben keinen therapeutischen Bereich. Dtsch med Wschr 116: 631–633.

Wolf HK, Campos MG, Zentner J, Hufnagel A, Schramm J, Elger CE, Wiestler OD (1993) Surgical pathology of temporal lobe epilepsy: experiences with 216 cases. J Neuropathol Exp Neurol 52: 499–506

Wyler AR, Ojemann GA, Lettich E, Ward AA Jr (1984) Subdural strip electrodes for localizing epileptogenic foci. J Neurosurg 60: 1195–1200

Wyler AR (1993) Corpus callosotomy. In: Wyllie E (Hrsg.). Treatment of Epilepsy: Principles and Practice. Lea & Febiger, Philadelphia, 1120–1125

Wyllie E, Lüders H, Morris HH III, Lesser RP, Dinner DS, Hahn J, Estes ML, Rothner AD, Erenberg G, Cruse R, Friedman D (1987) Clinical outcome after complete or partial cortical resection for intractable epilepsy. Neurology 37: 1634–1641

Wyllie E, Lüders H, Murphy D, Morris H, Dinner D, Lesser R, Godoy J, Kotagal P, Kanner A (1990) The intrakarotidal amobarbital (Wada) test for language dominance: correlation with results of cortical stimulation. Epilepsia 31: 156–161

Wyllie E (1991) Candidacy for epilepsy surgery: special considerations in children. In: Lüders HO (Hrsg.) Epilepsy Surgery. Raven Press, New York, 127–130

Yasargil MG, Teddy PG, Roth P (1985) Selective amygdalo-hippocampectomy. Operative anatomy and surgical technique. In: Symon L (Hrsg.) Advances and Technical Standards in Neurosurgery, Vol. 12, Springer, Wien, 93–123

Zentner J, Hufnagel A, Wolf HK, Ostertun B, Behrens E, Campos MG, Solymosi, Elger CE, Wiestler OD, Schramm J (1995) Surgical treatment of temporal lobe epilepsy: clinical, radiological, and histopathological findings in 178 patients. J Neurol Neurosurg Psychiat 58: 666–673

C 4. Neurogene Sprech- und Stimmstörungen (Dysarthrophonien)

von *H. Ackermann*

C 4.1. Klinik

Die folgende Darstellung beschränkt sich auf Sprech- und Stimmstörungen bei Läsionen oder Erkrankungen des Nervensystems und/oder der Muskulatur im Erwachsenenalter. Entwicklungsbedingte und funktionelle Beeinträchtigungen der verbalen Kommunikation sowie artikulatorische oder phonatorische Auffälligkeiten im Gefolge lokaler Veränderungen des Kehlkopfs oder Mund-Rachenraums werden nicht berücksichtigt. Da die Behandlung von Sprech- und Stimmstörungen üblicherweise nicht in das Aufgabengebiet des Neurologen fällt, soll auf Symptomatik und Therapie nur insoweit, als zur Planung rehabilitativer Maßnahmen erforderlich, eingegangen werden.

Beim Sprechen müssen drei Funktionsbereiche aufeinander abgestimmt werden: Atmung, Phonation und Artikulation. Auf die Stimmgebung beschränkte Störungen werden als Dysphonie bezeichnet. Auch zentralnervöse Erkrankungen, z. B. fokale Dystonien, oder neuromuskuläre Überleitungsstörungen wie die Myasthenia gravis können unter Umständen ausschließlich die Phonation beeinträchtigen. In der Regel führen aber insbesondere Erkrankungen des Zentralnervensystems zu Dysfunktionen der orofazialen, laryngealen und respiratorischen Muskulatur. In diesen Fällen wird von einer Dysarthrophonie gesprochen. Sensu strictu bezieht sich demgegenüber der Begriff der Dysarthrie lediglich auf den artikulatorischen Funktionskreis. Meist werden diese beiden Termini aber als Synonyme verwendet.

Läsionen des inferioren dorsolateralen Stirnlappens und/oder des frontalen Operkulums im Bereich der dominanten Hemisphäre können ein verlangsamtes Sprechtempo, einen unflüssigen Rhythmus, eine irregulär auftretende Unschärfe der Konsonanten- und Vokalbildung als auch Veränderungen der Sprachmelodie (Prosodie) hervorrufen (Ziegler und von Cramon, 1989). Diesem Syndrom, das unter anderem als kortikale Dysarthrie, Aphemie oder Sprechapraxie bezeichnet wird, soll eine beeinträchtigte Planung artikulatorischer Bewegungsabläufe, zum Beispiel im Bereich der zeitlichen Koordination, zugrundeliegen. In der Regel sind sprechapraktische Artikulationsstörungen mit einer unflüssigen Aphasie vergesellschaftet. Grundsätzlich kann dieses Störungsbild aber mit (weitgehend) erhaltenen schriftsprachlichen Fertigkeiten einhergehen, ein Indiz dafür, daß tatsächlich eine motorische und keine sprachsystematische Beeinträchtigung vorliegt.

Die für die Lautbildung wichtigen Muskelguppen weisen, mit Ausnahme des M. genioglossus und der vom Fazialismundast versorgten Muskulatur, eine bilaterale kortikobulbäre Innervation auf. Deshalb führen in der Regel nur beidseitige Läsionen des motorischen Kortex bzw. der entsprechenden absteigenden Bahnen zu persistierenden Sprech- und Stimmstörungen. Im ausgeprägtesten Fall kann es, zum Beispiel nach schwerem Schädel-Hirn-Trauma oder im Rahmen von Motoneuronerkrankungen, zu einer Anarthrie oder Aphonie kommen. Unilaterale Schädigungen verursachen allenfalls leichte und vorübergehende Auffälligkeiten. Die spastische Dysarthrophonie im Gefolge einer bilateralen Schädigung des ersten Motoneurons ist gekennzeichnet durch einen verminderten Bewegungsumfang artikulatorischer Gesten, verlangsamte Exkursionen, Hypernasalität bei Veluminsuffizienz, Zungenrückverlagerung, Konstriktion des Pharynx und Hyperadduktion der verkürzten Stimmbänder (von Cramon und Ziegler, 1987; Ziegler und von Cramon, 1987). Im Rahmen eines Parkinson-Syndroms können unter anderem eine verminderte Lautstärke, Stimmbehauchtheit oder -rauhigkeit, eine »nuschelnde« Sprechweise bis hin zum »speech freezing« und Stimmtremor beobachtet werden. Im Gegensatz zu kortikobulbären und zerebellären Dysfunktionen zeigt die Parkinson-Dysarthrophonie ein überwiegend normales oder sogar beschleunigtes Sprechtempo (Ackermann und Ziegler, 1991). Die Parkinson-Stimmstörung ist durch eine geschlechtsspezifische Ausprägung gekennzeichnet, die am ehesten durch Differenzen der Kehlkopfgröße bedingt sein dürfte (Hertrich und Ackermann, 1995). Akustische Analysen sprachlicher Äußerungen bei Patienten mit Chorea Huntington konnten eine erhöhte Irregularität der Segmente nachweisen und deuten auf eine Verlangsamung der artikulatorischen Bewegungsabläufe hin (Hertrich und Ackermann, 1994). Wahrscheinlich ist die zerebelläre Dysarthrophonie an eine Läsion paravermaler Strukturen kaudal der Fissura prima oder der entsprechenden Abschnitte der tiefen Kleinhirnkerne gebunden (Ackermann et al., 1992). Auf der perzeptiven Ebene ist dieses Syndrom durch verlangsamtes Sprechtempo, skandierenden Rhythmus und Artikulationsunschärfe gekennzeichnet. Kinematische Analysen dokumentierten eine Bradykinesie orofazialer Bewegungsabläufe beim Sprechen (Ackermann et al., 1995). Darüber hinaus wurden irreguläre oder rhythmische (Stimmtremor) Fluktuationen der Tonhöhe als auch der Lautstärke beobachtet (Ackermann und Ziegler, 1994).

Dysfunktionen des zweiten Motoneurons und/ oder der Endplatte können ein als »schlaffe Dysarthrie« bezeichnetes Syndrom hervorrufen. Das auffälligste Zeichen stellt die Hypernasalität im Gefolge einer Veluminsuffizienz dar. Zusätzlich treten Artikulationsunschärfen und Stimmbehauchtheit auf.

Die spasmodische Dysphonie ist unter anderem durch eine rauhe und gepreßte Stimmqualität, herabgesetzte Tonlage, Stimmtremor und irregulär auftretende Unterbrechungen der Phonation charakterisiert (Aminoff et al., 1978). Inzwischen dürfte weitgehend anerkannt sein, daß diesem Störungsbild eine fokale Dystonie der Kehlkopfmuskulatur zugrundeliegt. Stimmtremor wurde bei Patienten mit Parkinson-Syndrom, zerebellärer Funktionsstörung, spasmodischer Dysphonie und amyotropher Lateralsklerose beobachtet (Aronson et al., 1992). Darüber hinaus kann ein Stimmzittern auch im Rahmen des essentiellen Tremors auftreten und sogar dessen einziges Symptom darstellen (essentieller Stimmtremor). Rhythmische Kontraktionen der Mm. cricothyreoideus und rectus abdominis scheinen dem essentiellen Stimmtremor zugrundezuliegen (Tomoda et al., 1987).

Eine Vielzahl zentralnervöser Funktionsstörungen kann mit stotter-ähnlichen Auffälligkeiten sprachlicher Äußerungen oder iterativen Phänomenen einhergehen. Erworbenes (neurogenes) Stottern wurde z. B. bei traumatischen oder ischämischen zerebralen Läsionen, extrapyramidalen Syndromen, Alzheimer-Demenz und Motoneuronerkrankungen beobachtet (Ackermann et al., 1996). Im Falle einer Schädigung der dominanten Hemisphäre kann diese Form einer Sprechunflüssigkeit unter Umständen mit einer Aphasie vergesellschaftet sein. Palilalie, d. h. die unwillkürliche Iteration überwiegend äußerungsfinaler Wörter oder Phrasen, kann unter anderem bei postenzephalitischem Parkinsonismus, Pseudobulbärparalyse und Morbus Pick beobachtet werden (Ackermann et al., 1989).

C 4.2. Therapeutische Prinzipien

C 4.2.1. Übungsbehandlungen einschließlich Biofeedback-Verfahren

Im Folgenden wird das in der Neuropsychologischen Abteilung des Städtischen Krankenhauses Bogenhausen, München, entwickelte Konzept einer Dysarthrophonie-Therapie dargestellt (Vogel et al., 1987). Auf der Grundlage dieser Prinzipien hat dann eine an die individuelle Symptomkonstellation angepaßte Behandlung zu erfolgen.

In der Regel werden sprachliche Laute durch eine spezifische Modifikation des expiratorischen Luftstroms erzeugt. Sind die respiratorischen Voraussetzungen der Lautbildung aufgrund zentraler Atemstörungen nicht erfüllt, dann muß durch entsprechende Übungen versucht werden, zum Beispiel eine Prolongation der Ausatmung zu erzielen. Allerdings führen diese Maßnahmen nur zu einem begrenzten Leistungszuwachs.

Je nach Schweregrad der Stimmstörung liegt das Ziel der Behandlung in einer Wiederherstellung der Phonation, zum Beispiel bei traumatischem Mutismus, in der Verbesserung des Kontrastes stimmhafter und stimmloser Laute oder in einer größeren Modulationsfähigkeit der Tonhöhe. Das therapeutische Vorgehen hängt vom laryngealen Störungsmuster ab, unter anderem davon, ob eine Hypo- oder Hyperadduktion der Stimmbänder vorhanden ist.

Bei schwerer Dysarthrie muß oft zuerst versucht werden, die nicht-sprachlichen motorischen Leistungen der orofazialen Muskulatur zu verbessern, zum Beispiel durch taktile Stimulation oder passives Bewegen der Artikulatoren. Das Üben artikulatorischer Zielbewegungen sollte mit den Vokalen beginnen, da sie auch die Grundlage der Bildung konsonantischer Laute darstellen. Anschließend kann dann zur Erarbeitung des Konsonanteninventars übergegangen werden. Auf das gezielte Training sprechmotorischer Leistungen folgt die Erprobung alltäglicher Kommunikationssituationen.

Im Rahmen der Atem-, Tonhöhen- und Artikulationsübungen können auditive und visuelle Feedback-Verfahren eingesetzt werden, die dem Patienten thorakale und/oder abdominale Bewegungsexkursionen, die Luftströmung durch Mund und Nase, den Tonhöhen- und Lautstärkeverlauf sprachlicher Äußerungen oder spektrographische Muster einzelner Laute rückmelden. Dadurch lassen sich die entsprechenden Bewegungsabläufe korrigieren oder unterstützen.

Gruppenstudien zur Wirksamkeit logopädischer Übungsbehandlungen liegen zum Parkinson-Syndrom vor und konnten einen Therapieeffekt bei diesen Patienten dokumentieren (Robertson und Thomson, 1984; Ramig et al., 1995).

C 4.2.2. Hilfsmittel verbaler Kommunikation

Beschleunigtes Sprechtempo: Tastbrett und Sprachverzögerer

Eine beschleunigte Sprechgeschwindigkeit, zum Beispiel im Rahmen eines Parkinson-Syndroms, kann die Verständlichkeit sprachlicher Äußerungen deutlich beeinträchtigen. Die Kontrolle des Sprechtempos läßt sich einerseits durch ein Tastbrett (»pacing board«) verbessern (Helm, 1979;

Lang und Fishbein, 1983). Der Patient gibt sich durch Klopfen den Silbenrhythmus vor und zwingt sich dadurch ein skandierendes Sprechen auf, das zwar unnatürlich klingt, aber die Verständlichkeit erhöht. Eine Drosselung des Sprechtempos kann andererseits auch durch Sprachverzögerer (»delayed auditory feedback«) erreicht werden (Hanson und Metter, 1983; Downie et al., 1981). Der Patient nimmt dabei die eigenen sprachlichen Äußerungen um ein bestimmtes Zeitintervall versetzt wahr. Eine Generalisierung des Therapieeffektes tritt allerdings nicht ein, d. h.. die Verlangsamung des Sprechtempos hält nur solange an wie der Sprachverzögerer in Betrieb ist.

Unzureichende Lautstärke: Stimmverstärker und Lombard-Effekt
Eine verminderte Sprechlautstärke kann insbesondere bei Parkinson-Kranken die verbale Kommunikation beeinträchtigen. Durch Applikation von »weißem Rauschen« über Kopfhörer läßt sich bei diesen Patienten ebenso wie bei gesunden Sprechern eine Zunahme der Stimmintensität erzielen (Lombard Effekt; Adams und Lang, 1992). Als Alternative können elektronische Stimmverstärker eingesetzt werden (Darley et al., 1975).

Hypernasalität bei Veluminsuffizienz: Gaumensegelprothese
Eine aufgehobene oder deutlich eingeschränkte Gaumensegelhebung kann die Verständlichkeit sprachlicher Äußerungen erheblich einschränken. Unter diesen Umständen läßt sich durch eine Gaumensegelprothese (»palatal lift«), sofern sie vom Patienten toleriert wird, eine Verbesserung der Lautbildung erzielen. Erfolgversprechend ist diese Maßnahme in erster Linie bei peripher-neurogenen Gaumensegelparesen. Aber auch bei einer Veluminsuffizienz suprabulbärer Ursache kann unter Umständen eine Reduktion der Hypernasalität erreicht werden. Die Prothese besteht aus einer dem harten Gaumen angepaßten Platte, die mit Klammern an den Zähnen befestigt wird, und einem Fortsatz, der den weichen Gaumen nach oben drückt (Aten et al., 1984). Allerdings sollte die Applikation einer derartigen Prothese erst erwogen werden, wenn die herkömmlichen Behandlungsmethoden zu keiner ausreichenden Besserung geführt haben (Vogel et al., 1987). Die Prothese kann dann ähnlich einem Gebiß jeweils bei Bedarf eingesetzt werden.

Orofaziale Dyskinesien: Beißblock
Ein Beißblock bzw. eine Knirschschiene vermag unwillkürliche abnorme Bewegungen der Artikulatoren zu mildern und den Unterkiefer bei unzureichender synergistischer Anhebung im Rahmen der Lautbildung zu stabilisieren. Bislang liegen erst bei einzelnen Patienten Erfahrungen vor (Unveröffentlichte Mitteilungen der Neuropsychologischen Abteilung des Städtischen Krankenhauses Bogenhausen, München).

Anarthrie: Non-verbale Kommunikationssysteme
Bei aufgehobener Artikulationsfähigkeit oder unzureichender bzw. fehlender Verständlichkeit verbaler Äußerungen, zum Beispiel im Spätstadium der amyotrophen Lateralsklerose, können nonverbale Kommunikationssysteme eingesetzt werden. Zu berücksichtigen ist bei der Auswahl eines Gerätes, inwieweit noch eine Kontrolle der Extremitäten- und Kopfmotorik möglich ist und welche zusätzlichen neuropsychologischen Defizite vorhanden sind. Im Falle ausreichender Gebrauchsfähigkeit zumindest einer Hand und erhaltenen schriftsprachlichen Leistungen kann eine elektronische Mini-Schreibmaschine eingesetzt werden (zum Beispiel Canon Communicator, Canon Business Machines Nederland BV). Sind schwerwiegendere Störungen der Hand- und Fingerfunktionen vorhanden, dann läßt sich eventuell über »Kommunikationstafeln« eine Verständigung erzielen. Bei diesem Verfahren werden das Alphabet oder Wortlisten vorgegeben, unter Umständen auch auf einem Bildschirm, und erlauben dem Patienten, aus diesen Elementen eine Aussage zusammenzustellen. Die Anzeige des gewünschten Zeichens kann auf verschiedene Weise technisch realisert werden, z. B. durch eine am Kopf befestigte Lampe, durch die der Patient den Buchstaben oder das Wort »anblinkt« (»direct-selection strategy«). Reichen die residualen motorischen Fertigkeiten auch dazu nicht aus, zum Beispiel bei einem »locked-in« Syndrom infolge Basilaristhrombose, dann verbleibt schließlich die Möglichkeit, daß der Kommunikationspartner die Buchstaben des Alphabets sukzessive einzeln vorgibt und der Patient durch Lidbewegungen oder grobmotorische Extremitätenbewegungen »ja« oder »nein« signalisiert (»scanning-strategy«) (Silverman, 1983; Beukelman et al., 1985) (Informationen über derartige Hilfsmittel sind bei Rehabilitationseinrichtungen erhältlich, zum Beispiel Abteilung für Neurologie/Neuropsychologie, Fachkliniken Hohenurach, Immanuel-Kant-Str. 31, 72574 Bad Urach).

C 4.2.3. Medikamentöse Therapie

Bei den einer medikamentösen Behandlung zugänglichen neurologischen Erkrankungen wie zum Beispiel Morbus Parkinson, Myasthenia gravis oder essentieller Tremor folgt die medikamentöse Therapie der Sprech- und Stimmstörungen den in den entsprechenden Kapiteln dargestellten Therapieprinzipien. Die Wirksamkeit dopaminerger Medikation bei der Parkinson-Dysarthrie ist allerdings umstritten (Clough, 1991). Das essentielle Stimmzittern scheint auf medikamentöse Maßnahmen weniger gut anzusprechen als andere Formen des essentiellen Tremors (Koller et al., 1985). Studien zur Wirkung der medikamentösen Therapie auf die Sprech- und Stimmstörungen anderer neurologischer Erkrankungen liegen nicht vor.

Unter der Annahme, daß es sich um eine fokale Dystonie handelt, wird bei der spastischen Dysphonie inzwischen eine Therapie mit Botulinum-Toxin versucht. Dieses Vorgehen ist dann sinnvoll, wenn eine Hyperadduktion der Stimmbänder vorliegt. Das Toxin wird über eine Nadel-Elektrode unter gleichzeitiger elektromyographischer Kontrolle in den M. thyroarytaenoideus injiziert. Vorgeschlagen wird sowohl eine hochdosierte unilaterale Applikation bis zur vollständigen Lähmung des entsprechenden Stimmbandes (z. B. 15 Einheiten in der ersten Sitzung bis zu max. 60 Einheiten über drei Sitzungen verteilt) als auch eine niedrigdosierte bilaterale Injektion mit dem Ziel einer beidseitigen Parese ohne vollständige Aufhebung der Motilität (2,5–3,75 Einheiten pro Seite). Die bislang vorliegenden größeren Studien berichten durchweg eine signifikante Besserung der Symptomatik bei allen Patienten (Ludlow et al., 1988; Brin et al., 1989; Jankovic et al., 1990). Der therapeutische Effekt setzt meist innerhalb von Stunden bis Tagen ein und kann Wochen bis Monate anhalten. Die häufigsten Nebenwirkungen stellen Schluckstörungen, Heiserkeit und eine Stimmschwäche (behauchte Stimmqualität) dar. Bedrohliche Zwischenfälle wurden bislang nicht berichtet.

Literatur

Ackermann H, Ziegler W (1991) Articulatory deficits in parkinsonian dysarthria: An acoustic analysis. J Neurol Neurosurg Psychiatry 54: 1093–1098

Ackermann H, Ziegler W (1994) Acoustic analysis of vocal instability in cerebellar dysfunctions. Ann Otol Rhinol Laryngol 103: 98–104

Ackermann H, Ziegler W, Oertel WH (1989) Palilalia as a symptom of levodopa induced hyperkinesia in Parkinson's disease. J Neurol Neurosurg Psychiatry 52: 805–807

Ackermann H, Hertrich I, Scharf G (1995) Kinematic analysis of lower lip movements in ataxic dysarthria. J Speech Hear Res 38: 1252–1259

Ackermann H, Hertrich I, Ziegler W, Bitzer M, Bien S (1996) Acquired dysfluencies following infarction of the left mesiofrontal cortex. Aphasiology 10: 409–417

Ackermann H, Vogel M, Petersen D, Poremba M (1992) Speech deficits in ischaemic cerebellar lesions. J Neurol 239: 223–227

Adams SG, Lang AE (1992) Can the Lombard effect be used to improve low voice intensity in Parkinson's disease? Eur J Disord Commun 27: 121–127

Aminoff MJ, Dedo HH, Izdebski K (1978) Clinical aspects of spasmodic dysphonia. J Neurol Neurosurg Psychiatry 41: 361–365

Aronson AE, Ramig LO, Winholtz WS, Silber SR (1992) Rapid voice tremor, or »flutter«, in amyotrophic lateral sclerosis. Ann Otol Rhinol Laryngol 101: 511–518

Aten JL, McDonald A, Simpson M, Gutierrez R (1984) Efficacy of modified palatal lifts for improving resonance. In: McNeil MR, Rosenbek JC, Aronson AE (Hrsg.) The Dysarthrias: Physiology, Acoustics, Perception, Management. College-Hill, San Diego, 231–241

Beukelman DR, Yorkston KM, Dowden PA (1985) Communication Augmentation: A Casebook of Clinical Management. Taylor & Francis, London

Brin MF, Blitzer A, Fahn S, Gould W, Lovelace RE (1989) Adductor laryngeal dystonia (spastic dysphonia): Treatment with local injections of botulinum toxin (Botox). Movement Dis 4: 287–296

Clough CG (1991) Parkinson's disease: Management. Lancet 337: 1324–1327

Darley FL, Aronson AE, Brown JR (1975) Motor Speech Disorders. Saunders, Philadelphia

Downie AW, Low JM, Lindsay DD (1981) Speech disorder in Parkinsonism: Use of delayed auditory feedback in selected cases. J Neurol Neurosurg Psychiatry 44: 852

Hanson WR, Metter EJ (1983) DAF speech rate modification in Parkinson's disease: A report of two cases. In: Berry WR (Hrsg.) Clinical Dysarthria. College-Hill, San Diego, 231–252

Helm NA (1979) Management of palilalia with a pacing board. J Speech Hear Dis 44: 350–353

Hertrich I, Ackermann H (1994) Acoustic analysis of speech timing in Huntington's disease. Brain Lang 47: 182–196

Hertrich I, Ackermann H (1995) Gender-specific vocal dysfunctions in Parkinson's disease: Electroglottographic and acoustic analysis. Ann Otol Rhinol Laryngol 104: 197–202

Jankovic J, Schwartz K, Donovan DT (1990). Botulinum toxin treatment of cranial-cervical dystonia, spasmodic dysphonia, other focal dystonias and hemifacial spasm. J Neurol Neurosurg Psychiatry 53: 633–639

Koller W, Graner D, Mlcoch A (1985) Essential voice tremor: Treatment with propranolol. Neurology 35: 106–108

Lang AE, Fishbein B (1983) The »pacing board« in selected speech disorders of Parkinson's disease. J Neurol Neurosurg Psychiatry 46: 789–791

Ludlow CL, Naunton RF, Sedory SE, Schulz GM, Hallett M (1988) Effects of botulinum toxin injections on speech in adductor spasmodic dysphonia. Ann Neurol 38: 1220–1225

Ramig LO, Countryman S, Thompson LL, Horii Y (1995) Comparison of two forms of intensive speech treatment for Parkinson disease. J Speech Hear Res 38: 1232–1251

Robertson SJ, Thomson F (1984) Speech therapy in Parkinson's disease: A study of the efficacy and long term effects of intensive treatment. Br J Disord Commun 19: 213–224

Silverman FH (1983) Dysarthria: Communication-augmentation systems for adults without speech. In: Perkins WH (Hrsg.) Dysarthria and Apraxia. Thieme, New York, 115–121 (Current Therapy of Communication Disorders)

Tomoda H, Shibasaki H, Kuroda Y, Shin T (1987) Voice tremor: Dysregulation of voluntary expiratory muscles. Neurology 37: 117–122

Vogel M, Ziegler W, Morasch H (1987) Sprechen. In: von Cramon D, Zihl J (Hrsg.) Neuropsychologische Rehabilitation: Grundlagen – Diagnostik – Behandlungsverfahren, Springer, Berlin, 319–359

Von Cramon D, Ziegler W (1987) Die spastische Dysarthrophonie. In: Springer L, Kattenbeck G (Hrsg.) Aktuelle Beiträge zur Dysarthrophonie und Dysprosodie. Interdisziplinäre Reihe zur Theorie und Praxis der Logopädie, Bd. 5. Tuduv, München, 101–121

Ziegler W, von Cramon D (1987) Differentialdiagnostik

der traumatisch bedingten Dysarthrophonien. In: Springer L, Kattenbeck G (Hrsg) Aktuelle Beiträge zur Dysarthrophonie und Dysprosodie. Interdisziplinäre Reihe zur Theorie und Paxis der Logopädie, Bd. 5, Tuduv, München, 81–100

Ziegler W, von Cramon D (1989) Die Sprechapraxie: Eine apraktische Störung? Fortschr Neurol Psychiat 57: 198–204

C 5. Schluckstörungen (Dysphagie)

von *H. Ackermann*

C 5.1. Klinik

Der Schluckakt läßt sich in vier Komponenten unterteilen (Logemann, 1983 a). Während der Vorbereitungsphase (a) werden die aufgenommenen Speisen zwischen Vorderzunge und hartem Gaumen gehalten und zu einem Bolus geformt. Die entsprechenden Bewegungsabläufe der Zunge variieren, unter anderem, in Abhängigkeit von der Konsistenz der Nahrung. Durch zunehmende Anhebung der Zunge wird anschließend der Speise- bzw. Flüssigkeitsbolus rachenwärts befördert (b). Diese beiden ersten Phasen des Schluckaktes sind der willentlichen Steuerung zugänglich. In Höhe des vorderen Gaumenbogens löst der Nahrungsbrei den Schluckreflex (c) aus, der unter Kontrolle eines medullären Zentrums stehen dürfte (Miller, 1982). Der Schluckreflex koordiniert vier Leistungen: (1) die Peristaltik der Rachenmuskulatur, die den Speisebrei ösophaguswärts befördert; (2) die Anhebung und Retraktion des Velums, um zu verhindern, daß Teile des Bolus in die Nasenhöhle gelangen; (3) eine anterior- und rostralwärts gerichtete Bewegung von Zungenbein und Kehlkopf, die unter anderem zur Relaxation des oberen Ösophagussphinkters beiträgt; (4) den Verschluß des Larynx durch Epiglottis, Taschenfalten und Stimmbänder. Die während des pharyngealen Transports unterbrochene Atemtätigkeit setzt wieder, nachdem der Speisebrei den Rachen passiert hat, mit expiratorischer Aktivität ein. Auf die pharyngeale Peristaltik folgt die Beseitigung von Speiseresten, insbesondere im Bereich der Valleculae epiglotticae und der Recessus piriformes. Oraler und pharyngealer Transfer erstrecken sich jeweils über ein Zeitintervall von maximal 1 Sekunde Dauer. Die sich anschließende ösophageale Phase (d), die vierte Komponente des Schluckaktes, nimmt demgegenüber 8 bis 20 Sekunden in Anspruch.

Neurogene Dysphagien werden bei Hemisphärenläsionen, Dysfunktionen der kortikobulbären Bahnen oder des extrapyramidalen Systems, Erkrankungen, die die bulbären Kerne und/oder kaudalen Hirnnerven betreffen, verschiedenen Formen der Muskeldystrophie und der Myasthenia gravis beobachtet (Wiles, 1991). Unklar ist bislang, ob rein zerebelläre Störungsbilder zu Schluckstörungen führen können.

Die Prävalenz einer Dysphagie nach Schlaganfall beläuft sich auf 25 bis 40 % (Groher und Bukatman, 1986; Wade und Hewer, 1987). Obwohl die meisten Hirnnervenkerne, die an der Kontrolle des Schluckaktes beteiligt sind, eine bilaterale kortikobulbäre Innervation aufweisen, kann eine funktionell bedeutsame Dysphagie auch im Gefolge unilateraler zerebraler Läsionen auftreten, insbesondere nach Schädigung basaler Anteile des Gyrus praecentralis und des posterioren Gyrus frontalis inferior (Meadows, 1973). Häufig werden Schluckstörungen auch nach schweren gedeckten Schädel-Hirn-Traumata beobachtet. Dysphagien zerebrovaskulärer als auch traumatischer Genese können, in unterschiedlichem Ausmaß, den Schluckreflex selber, die Funktion des oberen Ösophagussphinkters, die Zungenmotilität als auch die pharyngeale Peristaltik beeinträchtigen (Logemann, 1983 a; Wiles, 1991). Vigilanzstörungen setzen die Fähigkeit zur Kompensation von Schluckstörungen herab mit der Folge einer erhöhten Komplikationsgefahr.

Bei Patienten mit Parkinson-Syndrom wurden mit Hilfe der Videofluoroskopie abnorme Bewegungsabläufe während der oralen und pharyngealen Phase dokumentiert (Robbins et al., 1986). Beispielsweise kann es zu repetitiven Vorwärts- und Rückwärtsrollbewegungen des Bolus im Mundraum kommen (Logemann, 1983 a). Außerdem scheint manchmal eine verzögerte Auslösung des Schluckreflexes als auch eine verminderte Peristaltik der Rachenmuskulatur vorzuliegen, so daß Speisereste im Bereich des Recessus piriformis verbleiben. Schließlich wurden im Rahmen von Parkinson-Syndromen eine Insuffizienz des Kehlkopfverschlusses als auch des oberen Ösophagussphinkters beobachtet. Videofluoroskopische Untersuchungen weisen darauf hin, daß Rigor und Bradykinesie der betreffenden Muskelgruppen zu diesen Funktionsstörungen beitragen (Robbins et al., 1986). Essentieller Tremor verursacht in der Regel keine Dysphagie.

Verlaufsstudien bei Patienten mit amyotropher Lateralsklerose konnten eine Progression der Schluckstörungen ausgehend von der Einschränkung der Zungenmotilität und der pharyngealen Peristaltik bis hin zur Verzögerung des Schluckreflexes dokumentieren. Außerdem sind Veluminsuffizienz und Funktionsbeeinträchtigungen des oberen Ösophagussphinkters beschrieben worden (Logemann, 1983 a).

Eine hohe Prävalenz von Schluckstörungen findet sich bei älteren Menschen (Bloem et al., 1990). Die Geschwindigkeit des Schluckvorgangs, bestimmt als das Zeitintervall, das zum Schlucken einer bestimmten Menge an Wasser benötigt wird, nimmt mit dem Alter linear ab (Nathadwarawala et al., 1992). Mehrere Ursachen dürften in dieser Hinsicht eine Rolle spielen, unter anderem Zahnprothesen, degenerative Veränderungen der Halswirbelsäule wie zum Beispiel Osteophyten, thorakale Erkrankungen, Dyspnoe und Pharmaka. Darüber hinaus könnten sich auch die Bewegungsmuster der Zunge während der oralen Phase als auch die Peristaltik der Rachenmuskulatur mit fortschreitendem Alter ändern. Schließlich wurden pharyngeale Dysfunktionen bei älteren Menschen beobachtet.

C 5.2. Verlauf

Dysphagien können eine Reihe von Komplikationen verursachen wie Mangelernährung mit der Folge eines Gewichtsverlustes, Dehydrierung, Aspiration oder beeinträchtigte Speichelkontrolle. Inwieweit Aspiration von fester oder flüssiger Nahrung unter Umständen lebensbedrohliche Folgen nach sich zieht, hängt von der Effizienz des Hustenreflexes als auch dem Funktionszustand der Lungen und der Atemmuskulatur ab. Als einfacher Verlaufsparameter respiratorischer Leistungen kann die Vitalkapazität herangezogen werden. Schlaganfälle mit bilateraler Symptomatik führen doppelt so häufig zur Aspiration wie einseitige zerebrovaskuläre Ereignisse (Horner et al., 1990). Die »stille Aspiration«, das Eindringen von Speichel oder Speisen in die Atemwege ohne sichtbare Zeichen des Verschluckens, stellt eine wichtige Komplikation sowohl zerebraler Durchblutungsstörungen (Horner und Massey, 1988) als auch des Parkinson-Syndroms (Robbins et al., 1986) dar. Diese Folgeerscheinung einer Dysphagie kann mittels videofluoroskopischer Untersuchungen nachgewiesen werden.
Der Verlauf von Schluckstörungen hängt, wenn sich keine Komplikationen einstellen, in erster Linie von der Grunderkrankung ab. Ein gewisses Ausmaß an Funktionsbesserung kann bei Patienten mit Schlaganfall, Schädel-Hirn-Trauma oder Poliomyelitis erwartet werden. Die Dysphagie nach einem unilateralen zerebrovaskulären Ereignis bildet sich meist im Verlauf einer Woche zurück (Barer, 1989). Jede Beeinträchtigung des Schluckens bei Schlaganfall-Patienten ohne Vigilanzstörung scheint aber mit einer erhöhten Mortalitätsrate und einem schlechteren »outcome« einherzugehen (Wade und Hewer, 1987). Gelegentlich kann eine Dysphagie das erste Symptom einer Myasthenia gravis darstellen (Logemann, 1983 a).

C 5.3. Therapeutische Prinzipien

C 5.3.1. Übungsbehandlungen und Hilfsmittel

Diagnostik und Therapie neurogener Dysphagien erfordern in der Regel ein multidisziplinäres Vorgehen unter Einschluß medizinischer, logopädischer und diätetischer Maßnahmen. Darüber hinaus müssen unter Umständen Physiotherapeuten miteinbezogen werden, um eine optimale Lagerung des Patienten zu erreichen. Radiologische Untersuchungen wie die Videofluoroskopie des Schluckaktes oder die endoskopische Beurteilung von Pharynx, Larynx und Ösophagus können sich als notwendig erweisen. Die Behandlung der Dysphagie hängt ab von der zugrundeliegenden Funktionsstörung wie zum Beispiel einer Prolongation des oralen Transfer, einer verzögerten Auslösung des Schluckreflexes, einer reduzierten pharyngealen Peristaltik, einem insuffizienten Kehlkopfverschluß oder einer beeinträchtigten Relaxation des oberen Ösophagussphinkters. Die sorgfältige klinische Untersuchung in Verbindung mit apparativen Maßnahmen wie z. B. der Videofluoroskopie erlaubt, die beeinträchtigten Komponenten des Schluckaktes zu identifizieren. Ernährungszustand, Grad der Dehydrierung und pulmonaler Zustand bestimmen Dringlichkeit und Umfang der erforderlichen Intervention.
Eine verminderte Zungenmotilität kann trotz intaktem Schluckreflex und erhaltenen laryngealen Verschlußmechanismen zu einer Aspiration führen (Logemann, 1983 b). In diesen Fällen läßt sich unter Umständen über die Körperhaltung der Ablauf des Schluckaktes beeinflussen: der Patient sollte seinen Kopf während der oralen Phase zunächst nach vorne neigen, um dann zur Auslösung des Schluckreflexes eine abrupte Retroflexion durchzuführen. Bei verzögertem Schluckreflex oder beeinträchtigten Kehlkopffunktionen kann ein willkürlicher Verschluß der Luftwege während des Schluckens erlernt werden (»supraglottic swallow«). Patienten mit verlangsamtem oralen Transfer profitieren unter Umständen von Übungen zur Verbesserung der Zungenmotilität. Abhängig vom Schweregrad der Beeinträchtigung beginnt das Training mit einzelnen Bewegungen und geht dann über zu Bolusbildung und -transport. Bei fehlendem oder verzögertem Schluckreflex wird eine Stimulation der Basis des vorderen Gaumenbogens zum Beispiel durch Eiswasser, das mittels einer Pipette appliziert wird, empfohlen. Wenn Haltungsanpassungen oder supraglottisches Schlucken nicht ausreichen, um eine Aspiration bei insuffizientem Kehlkopfverschluß zu verhindern, dann können Übungen zur Glottisadduktion sinnvoll sein. Bei Patienten mit Tracheostoma sollte mit der Therapie nicht bis zur Entfernung des Tubus gewartet werden. Zu beachten ist, daß in diesen Fällen vor der Schlucktherapie immer abgesaugt werden muß. Meist werden Patienten

mit neurogener Dysphagie von sich aus die Zusammensetzung ihrer Speisen der Schluckstörung anpassen. Durch diätetische Maßnahmen, zum Beispiel Flüssigkeitsbindemittel, oder Hilfsmittel wie entsprechend angepaßte Teller oder Löffel kann manchmal parenterale Ernährung vermieden werden.

C 5.3.2. Medizinische Maßnahmen

Die parenterale Ernährung muß dann in Erwägung gezogen werden, wenn eine signifikante Aspiration vorliegt, d. h. der in die Atemwege gelangte Anteil sich auf mehr als 10 % des Gesamtbolus beläuft, wenn auch ohne erkennbares Verschlucken pulmonale Komplikationen unter klinischen Bedingungen auftreten, wo mit Aspiration gerechnet werden muß, oder wenn auf oralem Wege eine ausreichende Nahrungs- und Flüssigkeitszufuhr nicht zu gewährleisten ist. Im Falle einer akuten Dysphagie stellen zunächst transnasale Magensonden eines möglichst geringen Durchmessers die Methode der Wahl dar. Als Nachteile dieses Verfahrens haben die Irritation der Rachenwand und die häufige, absichtliche oder unbemerkte, Entfernung der Sonde durch den Patienten zu gelten. Muß damit gerechnet werden, daß sich Schluckstörungen nicht zurückbilden, dann ist in der Regel die Anlage eines Gastrostomas indiziert. Als Alternative könnten Patienten dazu angeleitet werden, bei jeder Mahlzeit sich selber eine transnasale Magensonde zu legen (Logemann, 1983 a). Eine kleine, randomisierte Studie belegte allerdings, daß Patienten mit neurogener Dysphagie einer Dauer von mehr als vier Wochen effizienter über ein Gastrostoma als eine transnasale Magensonde ernährt werden können (Park et al., 1992). Allerdings war das parenterale Vorgehen mit mehr Komplikationen verbunden.
Bei mehreren Formen einer neurogenen Dysphagie kann die krikopharyngeale Myotomie eine Besserung bewirken, zum Beispiel nach Schädel-Hirn-Trauma, bei Parkinson-Syndromen, amyotropher Lateralsklerose oder okulopharyngealer Muskeldystrophie (Logemann, 1983 a). Die Inzision muß sich, um eine anhaltende Öffnung des krikopharyngealen Sphinkters zu bewirken, in der Regel vom unteren Pharynxkonstriktor bis zur oberen Ösophagusmuskulatur erstrecken. Selbstverständlich ist dieser Eingriff nur bei Patienten mit vorwiegender Funktionsstörung im krikopharyngealen Bereich sinnvoll. Liegt, was insbesondere auf die amyotrophe Lateralsklerose zutrifft, in erster Linie eine Beeinträchtigung der oralen Phase des Schluckaktes vor, dann ist keine Besserung nach krikopharyngealer Myotomie zu erwarten. Manchmal sind, damit der Patient von dieser Maßnahme profitiert, zusätzliche Positionsanpassungen des Kopfes beim Schlucken erforderlich. Als Alternative kann die Dilatation des krikopharyngealen Sphinkters in Erwägung gezogen werden. Diese Technik führt erfahrungsgemäß allerdings nur zu vorübergehender Besserung.
Das Parkinson-Syndrom und die amyotrophe Lateralsklerose können aufgrund eines insuffizienten Stimmbandverschlusses zur Aspiration führen. Wenn die Schluckstörungen dieser Patienten vor allem durch die Beeinträchtigung der Kehlkopffunktionen bedingt sind und Übungsbehandlungen keinen Effekt zeigen, dann können Tefloninjektionen in die Stimmlippen von Nutzen sein. Durch Vergrößerung der Stimmbänder soll der Kontakt beim Glottisverschluß verbessert werden (Logemann, 1983 a). Eine Reihe weiterer operativer Maßnahmen stehen zur Verfügung, um Aspiration zu verhindern und die Atemwege zu schützen, z. B. Epiglottopexie, Laryngektomie sowie verschiedene Formen des Kehlkopfverschlusses (Baredes, 1988; Blitzer et al., 1988). Einige dieser Maßnahmen erfordern aber die Anlage eines Tracheostomas oder führen zur Aphonie.

Literatur

Baredes S (1988) Surgical management of swallowing disorders. Otolaryngol Clin North Am 21: 711–720

Barer DH (1989) The natural history and functional consequences of dysphagia after hemispheric stroke. J Neurol Neurosurg Psychiatry 52: 236–241

Blitzer A, Krespi YP, Oppenheimer RW, Levine TM (1988) Surgical management of aspiration. Otolaryngol Clin North Am 21: 743–750

Bloem BR, Lagaay AM, van Beek W, Haan J, Roos RAC, Wintzen AR (1990) Prevalence of subjective dysphagia in community residents aged over 87. Br Med J 300: 721–722

Groher ME, Bukatman R (1986) The prevalence of swallowing disorders in two teaching hospitals. Dysphagia 1: 3–6

Horner J, Massey EW (1988) Silent aspiration following stroke. Neurology 38: 317–319

Horner J, Massey EW, Brazer SR (1990) Aspiration in bilateral stroke patients. Neurology 40: 1686–1688

Logemann JA (1983 a) Evaluation and Treatment of Swallowing Disorders. College-Hill, San Diego

Logemann JA (1983 b) Treatment of swallowing disorders. In: Perkins WH (Hrsg.) Phonologic-Articulatory Disorders. Thieme-Stratton, New York, 81–89 (Current Therapy of Communication Disorders, Vol. 5)

Meadows JC (1973) Dysphagia in unilateral cerebral lesions. J Neurol Neurosurg Psychiatry 36: 853–860

Miller AJ (1982) Deglutition. Physiol Rev 62: 129–184

Nathadwarawala KM, Nicklin J, Wiles CM (1992) A timed test of swallowing capacity for neurological patients. J Neurol Neurosurg Psychiatry 55: 822–825

Park PHR, Allison AC, Lang J, Spence E, Morris AJ, Danesh BJZ, Russell RI, Mills PR (1992) Randomised comparison of percutaneous endoscopic gastrostomy and nasogastric tube feeding in patients with persisting neurological dysphagia. Br Med J 304: 1406–1409

Robbins JA, Logemann JA, Kirshner HS (1986) Swallowing and speech production in Parkinson's disease. Ann Neurol 19: 283–287

Wade DT, Hewer RL (1987) Motor loss and swallowing difficulty after stroke: Frequency, recovery, and prognosis. Acta Neurol Scand 76: 50–54

Wiles CM (1991) Neurogenic dysphagia. J Neurol Neurosurg Psychiatry 54: 1037–1039

C 6. Zerebrale Sehstörungen

von *J. Zihl* und *H.-O. Karnath*

Etwa 20–40 % der Patienten mit einer Hirnschädigung weisen eine Beeinträchtigung visueller Wahrnehmungsleistungen auf (Hier et al., 1983 a; Prosiegel und Erhardt, 1990). Obwohl systematische Untersuchungen zur Häufigkeit der verschiedenen zerebral bedingten Sehstörungen größtenteils fehlen, kann man annehmen, daß Gesichtsfeldstörungen an erster Stelle stehen, während visuelle Agnosien eher seltener vorkommen (Zihl, 1994). In **Tab. C 6.1** sind die wichtigsten Formen zerebraler Sehstörungen zusammengefaßt.

Tab. C 6.1: Systematik zerebraler Sehstörungen

Homonyme Gesichtsfeldausfälle und -störungen
Herabsetzung der Sehschärfe bzw. des Kontrastsehens
Störung der Hell- Dunkeladaptation
Achromatopsie
Beeinträchtigung der visuellen Raumwahrnehmung
Visuell-agnostische Störungen
Visueller Neglect
Visuelle Illusionen und Halluzinationen

C 6.1. Zerebrale Blindheit

Klinik

Unter zerebraler Blindheit wird der vollständige Verlust des Sehens in homonymen Gesichtsfeldbereichen verstanden. Die Ursache liegt in einer postchiasmatischen Schädigung des visuellen Systems; die häufigste Ätiologie sind Infarkte im Versorgungsgebiet der hinteren Hirnarterien. Typische unilaterale Gesichtsfeldausfälle sind die Hemianopsie, die Quadrantenanopsie, und das parazentrale Skotom (umschriebener Ausfall im foveanahen Gesichtsfeldbereich). Bilaterale Ausfälle können beide Halbfelder betreffen (beidseitige homonyme Hemianopsie oder Röhrengesichtsfeld), beide obere oder untere Quadranten, das parafoveale Gesichtsfeld beidseits, oder den zentralen Gesichtsfeldbereich (Zentralskotom). Einseitige Gesichtsfeldausfälle treten sehr viel häufiger auf als beidseitige Ausfälle; unter den einseitigen Ausfällen finden sich Hemianopsien am häufigsten. Das Restgesichtsfeld beträgt bei einseitigen Gesichtsfeldausfällen in über 70 % der Fälle weniger als 5 Sehwinkelgrad; die Fovea ist jedoch immer erhalten (Zihl, 1994). Gesichtsfeldeinbußen behindern vor allem das Lesen, da die ganzheitliche Erfassung von Wörtern beeinträchtigt ist (»hemianope Lesestörung«). Der Grad der durch einen Gesichtsfeldausfall verursachten Behinderung des Lesens bzw. des Überblicks ist wesentlich vom Restgesichtsfeld abhängig. Ein geringes Restgesichtsfeld ($< 5°$) ist in über 90 % der Patienten mit entsprechenden Problemen im Alltag verbunden (Kerkhoff et al., 1990). Die beim Lesen auftretenden Schwierigkeiten sind außer vom Ausmaß des Restgesichtsfelds auch von der Seite des Ausfalls abhängig. Patienten mit linksseitigem Ausfall haben meist Schwierigkeiten, den Anfang einer Zeile zu finden. Anfangssilben vor allem von längeren Wörtern werden häufig ausgelassen und kürzere Wörter (z. B. Artikel) »übersprungen«. Für Patienten mit einem rechtsseitigen Ausfall ist es hingegen ein Problem, ihre Augen kontinuierlich in Leserichtung weiterzuführen. Sie bleiben häufig mitten im (meist zusammengesetzten) Wort »hängen«, ergänzen Endsilben und zeigen auffallend viele Rückwärtsbewegungen, d. h. sie suchen Wortteile bzw. Wörter erneut auf, die sie bereits gelesen haben. Der Grad der Lesebehinderung ist bei Patienten mit einem rechtsseitigen Gesichtsfeldausfall deutlich größer als bei Patienten mit einem linksseitigen Ausfall (Zihl, 1995 a).
Eine weitere, durch Gesichtsfeldeinbußen verursachte Störung betrifft die Beeinträchtigung des Überblicks, was zu entsprechenden Schwierigkeiten im Alltag (z. B. Anstoßen an Hindernissen, »Übersehen« von entgegenkommenden Personen und Fahrzeugen) führen kann. Diese Probleme treten in der Regel in gewohnter Umgebung seltener auf; sie zeigen sich vor allem in ungewohnten, neuen und komplexen Situationen. Die Beeinträchtigung des Überblicks führt meist auch zu einer Störung der visuellen Exploration; das okulomotorische Suchmuster ist durch sehr kleine Blickbewegungen und einen deutlich erhöhten Zeitbedarf charakterisiert. Auslassungen von Reizen wie beim visuellen Neglect kommen hingegen seltener vor. In Fällen, in denen zusätzlich die visuelle Orientierung gestört ist, ist das Blickmuster beim Abtasten einer Reizvorlage durch eine fehlende räumliche Organisation gekennzeichnet (Ishiai et al., 1987; Zihl, 1995 b). Solche Patienten zeigen ein umständliches, unsystematisches und unsicheres Vorgehen beim Abtasten von Reizvorlagen und Szenen. Sie verirren sich häufig und suchen bereits erfaßte Bereiche wiederholt auf, ohne daß ihnen dies bewußt wird. Störungen des

Überblicks und der visuellen Exploration führen gelegentlich auch zu einer ungenauen und damit unzuverlässigen visuellen Orientierung in Gebäuden, auf Plätzen; häufiger dürfte jedoch eine primäre Störung der räumlichen Orientierung vorliegen (vgl. Kap. C 6.3).
Bilaterale Gesichtsfeldausfälle führen entsprechend zu einer größeren Behinderung beim Lesen und bei der visuellen Exploration. Das Lesen bleibt meist auf das Erfassen weniger Buchstaben beschränkt; ein einigermaßen zusammenhängender Überblick über die Umgebung gelingt in der Regel kaum noch. Da bei solchen Patienten häufig auch foveale Sehleistungen (Sehschärfe, Farb- und Objektwahrnehmung) beeinträchtigt sind, besteht meist eine ausgeprägte Sehbehinderung. Einen Sonderfall stellt das Zentralskotom dar, das nach einer Schädigung im Bereich beider Okzipitalpole (z. B. im Rahmen einer chronischen zerebralen Hypoxie; Zihl und von Cramon, 1986) auftreten kann. Aufgrund des Verlusts des zentralen Gesichtsfeldbereichs verfügen solche Patienten nur noch über eine grobe Form- und Objektwahrnehmung, während die Farbwahrnehmung meist besser erhalten ist. Außerdem weisen Patienten mit einem Zentralskotom Störungen der visuellen Orientierung und der visuellen Raumwahrnehmung auf.
Nach bilateraler Schädigung des Okzipitallappens kann es zum völligen Verlust des Sehens kommen. Als Ursachen für eine genikulostriäre bzw. zerebrale Blindheit (»Rindenblindheit«) kommen bilaterale Posteriorinfarkte, bilaterale traumatische Okzipitallappenläsionen sowie die akute zerebrale Hypoxie z. B. nach Herzstillstand in Frage (vgl. Übersicht bei Zihl und von Cramon, 1986). Es gibt jedoch auch Berichte über eine wenn auch vorübergehende Erblindung nach vertebraler Angiographie, inter- und postiktal (Aldrich et al., 1987; Lantos, 1989) und nach intrathekaler Gabe von Zytostatika.

Verlauf

Eine spontane Rückbildung von homonymen unilateralen Gesichtsfeldausfällen fand sich nach eigenen Beobachtungen an 225 Fällen mit Hirndurchblutungsstörungen nur in etwa 15 % der Fälle, und zwar innerhalb der ersten drei Monate. Eine vollständige Rückbildung der Hemianopsie bzw. Quadrantenanopsie fand sich nur in vier Fällen nach okzipitaler Blutung. Die übrigen Patienten zeigten eine eher begrenzte Rückbildung, die im zentralen Gesichtsfeldbereich (bis 5° Exzentrizität im Durchschnitt 3° (Bereich: 1-6°) betrug. In der Gesichtsfeldperipherie (jenseits von 10°) wurde hingegen eine durchschnittliche Gesichtsfeldvergrößerung von 7° (Bereich: 3-24°) beobachtet.
Bei Patienten mit kompletter zerebraler Blindheit scheint die Prognose bezüglich einer Rückbildung eher ungünstig. Nach den Beobachtungen von Bergmann (1957), Symonds und Mackenzie (1957), Gloning et al. (1962) und Aldrich et al. (1987) an insgesamt 111 Patienten bildete sich die Blindheit bei rund einem Drittel der Patienten nicht mehr zurück. Eine vollständige Rückbildung konnte nur bei vier Patienten (6 %) beobachtet werden; der Rest zeigte eine partielle Rückkehr von Sehleistungen vorwiegend im zentralen Gesichtsfeldbereich. Das Ausmaß der Rückbildung reichte von der Hell-Dunkel-Wahrnehmung bzw. der groben Unterscheidung von Konturen bis hin zur Rückkehr der Farb- und Formwahrnehmung und der Objekt- und Gesichtererkennung. Typischerweise kehren einfache Sehleistungen (Licht-, Form- und Farbwahrnehmung) früher zurück als komplexe (Objekt- und Gesichtererkennung). Die genannten Autoren fanden einen Stillstand der spontanen Rückbildung der zerebralen Blindheit nach etwa 8-12 Wochen. Alter, Diabetes und Bluthochdruck scheinen das Ausmaß der Rückbildung einer zerebralen Blindheit ungünstig zu beeinflussen (Aldrich et al., 1987).

Therapeutische Prinzipien

Verfahren zur Restitution des Gesichtsfelds sind auf experimentelle Ansätze beschränkt geblieben. In Einzelfällen sind zwar zum Teil deutliche Vergrößerungen des Gesichtsfelds beobachtet worden, jedoch ergab sich bei der Mehrheit der behandelten Patienten kein ausreichender Zuwachs (Zihl und von Cramon, 1985). Für eine wirksame Reduzierung des Grades der Sehbehinderung bieten sich somit Behandlungsverfahren an, die die Kompensation des Gesichtsfeldausfalls durch geeignete Blickstrategien zum Ziel haben, um die beiden wesentlichen Behinderungen dieser Patienten, die hemianope Lesestörung und die Störung des Überblicks und der visuellen Exploration, erfolgreich zu behandeln. Für diese beiden Bereiche stehen mittlerweile ausreichend überprüfte Verfahren zur Verfügung.
Die Behandlung der hemianopischen Lesestörung beruht im wesentlichen auf der Anpassung der Blickmotorik an den links- bzw. rechtsseitigen Verlust des parafovealen Gesichtsfelds. Patienten mit linksseitigem parafovealem Gesichtsfeldausfall lernen, ihren Blick zuerst auf den Anfang der Zeile bzw. eines jeden Wortes zu lenken, bevor sie lesen. Patienten mit einem rechtsseitigen Ausfall werden hingegen instruiert, vor allem darauf zu achten, ihren Blick bis zum Wortende zu führen, bevor sie das Wort lesen. Dazu werden Wörter in zunehmender Länge tachistoskopisch dargeboten, damit der Patient lernt, den Anfangs- oder Endteil so rasch wie möglich zu erfassen. Die Darbietungszeit wird dabei sukzessive reduziert. Eine weitere Methode besteht in der Darbietung eines einzeiligen Texts, der sich mit vorwählbarer Geschwindigkeit über einen Bildschirm bewegt. Beide Arten der Darbietung lösen kleine Blickbewegungen in Richtung des fehlenden Gesichtsfeldbereichs aus und führen bei systematischer Durchführung zu einer deutlichen Steigerung der Leseleistung (Abnahme der Lesefehler, Zunahme der Lesegeschwindigkeit), die über die Behandlungs-

periode hinaus erhalten bleibt (Zihl, 1990★★; Kerkhoff et al., 1992 a★★). Die Registrierung der Lesebewegungen vor und nach der Behandlung zeigte, daß das fehlende parafoveale Gesichtsfeld erfolgreich durch die Blickmotorik substituiert werden kann (Zihl, 1995 a).

Die Behandlung der visuellen Explorationsstörung erfolgt im wesentlichen in zwei Schritten: Ausweitung des Such- bzw. Blickfelds zur Gewinnung eines raschen und ausreichenden Überblicks und Verbesserung der visuellen Orientierung. Die Ausweitung des Blickfelds erfolgt mit Hilfe der Vergrößerung sakkadischer Suchbewegungen. Dazu werden einfache Reize (z. B. Lichtpunkte) in zunehmendem Abstand vom zentralen Fixationsort dargeboten. Die Patienten werden instruiert, den Zielreiz mit einer einzigen Augenbewegung aufzusuchen und hypometrische Sakkaden möglichst zu vermeiden. Da der Abstand zwischen zentralem Fixations- und peripherem Zielreiz den Bereich der Augenmotilität (30 °) nicht überschreitet, sind Kopfbewegungen nicht erforderlich und werden auch nicht zugelassen. Die Vergrößerung der Blickbewegungen führt zu einer Ausweitung des Blick- bzw. Suchfelds und erlauben dem Patienten einen raschen Überblick über seine Umgebung (Zihl, 1986; Kerkhoff et al., 1992 b★★). In einem zweiten Schritt wird die okulomotorische Suchstrategie beim Abtasten einer Reiz- oder Szenenvorlage systematisiert. Dazu wird der Patient instruiert, sich zuerst einen sicheren Überblick über die Reizvorlage oder Szene zu verschaffen und dann die Vorlage planmäßig abzutasten, ohne die visuelle Orientierung zu verlieren. Nach dem Wiedergewinn einer systematischen Blickstrategie wird schließlich in einem letzten Schritt versucht, die Geschwindigkeit der visuellen Exploration zu steigern, damit der Patient die erworbene Kompensationsstrategie auch unter komplexeren Alltagsbedingungen erfolgreich einsetzen kann. Nach Durchführung der beschriebenen Behandlungsschritte findet sich eine deutliche Abnahme unnötiger Fixationen und Suchbewegungen; das Blickmuster ist nun durch ein planmäßiges und ökonomisches Vorgehen gekennzeichnet. Patienten, die eine zusätzliche Schädigung des okzipitalen Marklagers, des hinteren Thalamus oder okzipitoparietaler Rindenareale aufweisen, zeigen trotz deutlicher Verbesserung auch nach Behandlung noch eine beeinträchtigte visuelle Orientierung (Zihl, 1995 b★★).

Pragmatische Therapie

Grundsätzlich gilt, daß eine systematische, auf die Folgen des Gesichtsfeldausfalls möglichst spezifisch abgestimmte Behandlung die optimale Form einer Therapie dieser Patienten darstellt. Viele Patienten profitieren von einer entsprechenden Aufklärung über die Zusammenhänge zwischen der Beeinträchtigung des Lesens und Überblicks und der zugrundeliegenden Ursache. Dies gilt vor allem in der Frühphase; die Instruktion, sich zuerst immer einen Überblick über die Umgebung zu verschaffen, erleichtert die Orientierung und vermindert die Gefahr, Hindernisse und Personen zu übersehen. Beim Lesen sollte darauf geachtet werden, daß der Patient sich zuerst einen Überblick über die Zeile bzw. den Abschnitt verschafft und den Anfang bzw. das Ende eines Wortes aufsucht, bevor er das betreffende Wort liest. Lesehilfen in Form eines Leselineals können die Weiterführung der Augen von links nach rechts erleichtern.

Unwirksam oder obsolet

Die Anleitung von Patienten, durch Kopfschräghaltung zur betroffenen Seite den Gesichtsfeldausfall zu kompensieren, führt nicht zum gewünschten Erfolg (Zangemeister et al., 1982). Im Gegenteil, dadurch wird eine erfolgreiche Kompensation verhindert, weil entweder die Augen in Primärposition bleiben oder weil aufgrund einer Überkompensation Reize im intakten Halbfeld übersehen werden, und damit die visuelle Exploration zusätzlich behindert wird (Kerkhoff et al., 1992 b). Die Schräghaltung des Kopfes führt außerdem zu unerwünschten Nebenerscheinungen in Form von Verspannungen im Hals- und Nackenbereich. Es sollte daher unbedingt darauf geachtet werden, daß die übliche Abfolge (Augenbewegungen vor Kopfbewegungen) eingehalten wird, um Störungen der Auge-Kopf-Koordination zu vermeiden (Uemura et al., 1980).

Optische Hilfen (Spiegelbrillen oder Prismenbrillen) wurden wiederholt eingesetzt, um das Sehen im betroffenen Halbfeld zu ersetzen, jedoch ohne anhaltenden Erfolg bzw. sogar mit negativen Auswirkungen vor allem bei Kopf- und Körperbewegungen, z. B. beim Gehen (Weiss, 1972; Rossi et al., 1990).

C 6.2. Sehschärfe, Kontrastauflösung, Hell-Dunkeladaptation, Farbsehen

Klinik

Die Sehschärfe ist typischerweise nach unilateralen retrochiasmatischen Läsionen nicht oder nur geringfügig beeinträchtigt (Frisén, 1980). Allerdings kann bei einer Schädigung des tractus opticus die Sehschärfe auf einem oder auf beiden Augen herabgesetzt sein (Savino et al., 1978). Nach bilateraler Schädigung reicht das Spektrum von der Wahrnehmung von Handbewegungen und groben Hell-Dunkel-Konturen bis hin zur normalen Sehschärfe (Zihl und von Cramon, 1986).

Patienten klagen manchmal über »Verschwommensehen« und berichten, alles »wie durch einen Nebel« zu sehen. Die Sehschärfe für Einzelzeichen kann dabei unbeeinträchtigt sein; die Ursache für diese Sehstörung liegt in einer pathologischen Herabsetzung der räumlichen Kontrastauflösung (Bodis-Wollner und Diamond, 1976; Hess et al., 1990). Die daraus resultierende Sehbehinderung betrifft vor allem das Erkennen feiner Formdetails (Schrift, Figuren, Gesichter). Das »Verschwommensehen« tritt bei manchen Patienten nicht sofort, sondern erst nach wenigen Minuten auf und wird durch angestrengtes Fixieren noch verstärkt. Dieses Symptom wird als Hinweis auf eine zeitliche Instabilität des Sehens bzw. eine verkürzte Dauer der visuellen Belastbarkeit gedeutet; es tritt vor allem beim Lesen auf. Eine klare Zuordnung zur Ätiologie der Hirnschädigung scheint es nicht zu geben; allerdings findet sich dieses Symptom vermehrt nach einem Schädelhirntrauma (Zihl und von Cramon, 1986).

Störungen der Hell- und Dunkeladaptation kommen auch nach posteriorer Hirnschädigung vor. Patienten mit einer Beeinträchtigung der Helladaptation klagen über ein erhöhtes Blendgefühl; selbst ein weißes Blatt Papier wird oft als »grell« empfunden und kann das Lesen beeinträchtigen. Die Herabsetzung der Dunkeladaptation führt dazu, daß Patienten alles dunkler sehen als früher und selbst bei gutem Tageslicht mehr Licht verlangen. Die Beeinträchtigung der Hell- und Dunkeladaptation kann hinsichtlich der »richtigen« Beleuchtung vor allem beim Lesen zu einer Konfliktsituation führen: die als »angenehm« gewählte Beleuchtungsstärke reicht nicht aus, eine höhere Beleuchtungsstärke führt aber sofort zu einem unangenehmen Blendgefühl (Zihl und Kerkhoff, 1990).

Störungen des Farbsehens nach Hirnschädigung können auf ein Halbfeld beschränkt sein (Hemiachromatopsie) oder, nach bilateraler okzipitotemporaler Schädigung, das gesamte Gesichtsfeld betreffen (Achromatopsie; Zihl und von Cramon, 1986). Die foveale Farbtonunterscheidung ist nach einseitiger Hirnschädigung herabgesetzt (Zihl und Mayer, 1981). Als Behinderung wirkt sich eine verminderte Farbtonunterscheidung jedoch nur aus, wenn der betroffene Patient z. B. für die Ausübung seiner beruflichen Tätigkeit über eine sehr feine Farbtonunterscheidung verfügen muß.

Verlauf

Systematische Untersuchungen zur Rückbildung von Störungen der Sehschärfe, der räumlichen Kontrastauflösung, der Hell-Dunkeladaptation und der Farbwahrnehmung liegen nicht vor. Hess et al. (1990) fanden eine Beeinträchtigung der räumlichen Kontrastauflösung noch Jahre nach Eintreten der Hirnschädigung. Ähnliches gilt für die Hell-Dunkeladaptation (Zihl und Kerkhoff, 1990) und für die Achromatopsie (Pearlman et al., 1979).

Therapeutische Prinzipien und pragmatische Therapie

Es sind keine systematischen Behandlungsverfahren bekannt.

Bei Patienten mit einer Reduzierung der Sehschärfe sollten zum Lesen entsprechend vergrößerte Texte verwendet werden. Bei herabgesetzter räumlicher Kontrastauflösung ist ein größerer Abstand zwischen den einzelnen Buchstaben sowie ein gutes Kontrastverhältnis zwischen Zeichen und Hintergrund zu empfehlen. Bei einer beeinträchtigten Hell-Dunkel-Adaptation ist die Verwendung eines Dimmers zur stufenweisen Einstellung der Beleuchtungsstärke vor allem beim Lesen sehr nützlich. Bei Störungen der Helladaptation und entsprechend ausgeprägtem Blendempfinden sollten Sonnengläser eingesetzt werden.

C 6.3. Visuelle Raumwahrnehmung

Klinik

Zu den Störungen der visuellen Raumwahrnehmung zählen Beeinträchtigungen der Positionswahrnehmung (Lokalisation), Veränderungen der Hauptraumrichtungen (Horizontale, Vertikale, Geradeaus-Richtung), der Tiefenwahrnehmung, der Stereopsis sowie Beeinträchtigungen komplexer Leistungen wie z. B. der visuellen Orientierung, von Raumoperationen und visuo-konstruktiven Leistungen (DeRenzi, 1982; Zihl und von Cramon, 1986; Kerkhoff, 1988; Benton, 1993). Störungen der visuellen Lokalisation wirken sich vorwiegend in Form ungenauer Greifbewegungen aus, wobei Entfernungen unter- oder überschätzt werden. Verschiebungen der visuellen Hauptraumachsen wirken sich auf das Einhalten der Vertikalen und Horizontalen z. B. beim Schreiben und Zeichnen aus. Die Verschiebung der subjektiven Geradeausrichtung führt zu entsprechenden Abweichungen beim Gehen oder bei der Steuerung des Rollstuhls. Eine Störung der Stereopsis führt zu einer Einbuße an »plastischem« Sehen. Zu den Störungen visueller Raumoperationen zählen z. B. die Beeinträchtigung der mentalen Rotation von Winkeln, der mentalen Transformation von Längen und Größen, und der Vorstellung über die räumliche Gestalt und Ausdehnung von Objekten aus einer »gedachten« Perspektive. Räumlich-konstruktive Störungen manifestieren sich z. B. beim Zeichnen nach Vorlage oder aus dem Gedächtnis; es kommt zu Vereinfachungen, Veränderungen räumlicher Relationen, Verlust der Dreidimensionalität usw. Nach linksseitiger Hirnschädigung bleibt die Grundgestalt der Konstruktion meist erhalten, während bei rechtsseitiger Schädigung die Konstruktion kaum noch erkennbar ist, weil die räumlichen Relationen auffallend verzerrt sind (Hartje et al., 1975). Die visuelle Orientierungsstörung schließlich ist durch eine beeinträchtigte Wahrnehmung räumlicher Beziehungen zwischen Objekten gekennzeichnet. Patienten mit dieser Störung fallen unter anderem dadurch auf, daß sie sich auf Vorlagen verirren, beim Lesen die Zeile verlieren, sich in ihrer unmittelbaren Umgebung nicht mehr sicher zurechtfinden, und Schwierigkeiten haben, in einer neuen Umgebung eine zuverlässige räumliche Orientierung zu gewinnen (Zihl und von Cramon, 1986; Grüsser und Landis, 1991). Es ist anzunehmen, daß bei Störungen der visuellen Orientierung auch das visuelle Raumgedächtnis mitbetroffen ist, sodaß die Position von Objekten oder räumliche Beziehungen zwischen Objekten nicht zuverlässig abgespeichert werden können.

Verlauf

Systematische Studien zur Rückbildung von Störungen der visuellen Raumwahrnehmung gibt es kaum. Meerwaldt (1983) berichtete über eine spontane Rückbildung veränderter visueller Raumrichtungen; wahrscheinlich handelte es sich dabei jedoch um Lerneffekte durch Meßwiederholungen (Meerwaldt und van Harskamp, 1982). Hier et al. (1983 b) fanden eine Rückbildung visuell-räumlicher und visuo-konstruktiver Störungen innerhalb von 15 Wochen bei etwa 70 % der untersuchten 41 Patienten. Allerdings erfolgte in dieser Studie keine Abgrenzung gegenüber anderen neuropsychologischen Störungen (z. B. visueller Neglect). Kerkhoff (1990) fand in einer Gruppe von 140 Patienten auch 9 Monate nach Hirnschädigung signifikante Störungen der visuellen Raumwahrnehmung, wobei Patienten mit rechtsseitiger Schädigung deutlich häufiger (75 %) betroffen waren als Patienten mit linksseitiger Schädigung (30 %).

Therapeutische Prinzipien und pragmatische Therapie

Diller und Kollegen (Diller et al., 1974⋆) fanden Verbesserungen in visuo-konstruktiven Leistungen (Mosaik-Test) bei Patienten mit rechtshemisphärischer Schädigung nach systematischen Übungen mit demselben Material; allerdings sollen die behandelten Patienten auch eine Verbesserung ihrer Alltagsleistungen gezeigt haben. Weinberg et al. (1979⋆⋆) behandelten ebenfalls eine Gruppe von 30 Patienten mit rechtshemisphärischer Schädigung hinsichtlich Abstands- und Längenschätzung. Nach einer Behandlungsdauer von 4 Wochen zeigten die Patienten im Vergleich zu einer Kontrollgruppe mit »Standardbehandlung« Verbesserungen im Lesen, Rechnen, Zeichnen sowie im Gesichtervergleich und im Kurzzeitgedächtnis. Da ein Großteil der Patienten vor der Behandlung einen visuellen Neglect sowie eine Beeinträchtigung der räumlichen Orientierung aufwiesen, ist zu vermuten, daß der Behandlungseffekt im wesentlichen auf eine Rückbildung dieser beiden Störungen zurückzuführen ist. Für diese Annahme spricht auch die Verbesserung in Bereichen, die mit visueller Raumwahrnehmung nur wenig zu tun haben.
Patienten mit Störungen der visuellen Raumwahrnehmung sollten vor allem lernen, die durch ihre gestörte visuelle Raumwahrnehmung verursachte Behinderung in Alltagssituationen durch eine entsprechende Verhaltensanpassung zu kompensieren. Störungen des Greifens aufgrund einer beeinträchtigten Entfernungswahrnehmung lassen sich z. B. reduzieren, wenn es sich der Patient zur Gewohnheit macht, Gebrauchsgegenstände möglichst immer an ähnlicher Stelle und in bequemer Reichweite zu deponieren und die Greifbewegung fortwährend visuell zu kontrollieren. Patienten mit visueller Orientierungsstörung können davon profitieren, daß Gebrauchsgegenstände immer an denselben Orten hinterlegt werden; die visuelle Orientierung in Gebäuden oder in Straßen kann durch die Verwendung von möglichst auffallenden Landmarken verbessert werden. Visuo-konstruktive Störungen, die eine Behinderung in der Ausübung des Berufs darstellen (z. B. technischer Zeichner, Architekt), sollten systematisch und spezifisch behandelt werden; ein entsprechender Therapieansatz ist bei Kerkhoff (1988; 1990⋆) beschrieben.

C 6.4. Visuell-kognitive Leistungen: visuelles Erkennen

Klinik

Störungen des visuellen Erkennens bzw. Wiedererkennens werden unter dem Oberbegriff »visuelle Agnosie« zusammengefaßt (Übersicht bei Zihl und von Cramon, 1986; Grüsser und Landis, 1991). Reine Agnosien im Sinne eines (fast) vollständigen Verlusts des visuellen Erkennens bei gleichzeitigem Erhalt aller für die Erkennung erforderlichen visuellen Wahrnehmungsleistungen kommen sehr selten vor. In den meisten Fällen handelt es sich um eine Kombination aus beeinträchtigten Sehleistungen und gestörten visuell-kognitiven Prozessen. Die Diagnose »visuelle Agnosie« sollte nur dann gestellt werden, wenn das Erkennen unverhältnismäßig stärker beeinträchtigt ist als die Wahrnehmung, und assoziierte kognitive Störungen (z. B. der Aufmerksamkeit oder des Gedächtnisses) oder sprachliche Einbußen (Sprachverständnis; visuelles Benennen) die Störung des Erkennens nicht vollständig oder ausreichend erklären können. Zum Nachweis der Modalitätsspezifität ist es wichtig, daß das Erkennen in einer anderen Modalität (z. B. taktil) erhalten ist.
Visuelle Wahrnehmungsstörungen können das visuelle Erkennen auf vielfältige Weise beeinträchtigen. Unzureichend kompensierte Gesichtsfeldstörungen können die ganzheitliche Erfassung von Objekten, Gesichtern oder Szenen behindern. Besonders beeinträchtigt sind Patienten mit einem röhrenförmigen Gesichtsfeld oder einem Zentralskotom. Eine Beeinträchtigung der Sehschärfe bzw. der räumlichen Kontrastsensitivität erschwert die Unterscheidung von feinen Muster- und Formdetails. Die Verminderung der Farbtonunterscheidung bzw. der Verlust des Farbsehens wird sich vor allem dann auswirken, wenn Farben für ein bestimmtes Objekt ein besonders charakteristisches Merkmal darstellen (z. B. Obst, Blumen).

Visuelle Agnosien werden in der klinischen Diagnostik in apperzeptive und assoziative Formen unterteilt. Apperzeptive visuelle Agnosien sind charakterisiert durch die Beeinträchtigung des visuellen Erkennens trotz (ausreichend) erhaltener Sehleistungen, d. h. die visuellen Eindrücke reichen nicht aus, um ein Objekt oder Gesicht korrekt zu identifizieren oder wiederzuerkennen. Da die meisten dieser Patienten Störungen visueller Wahrnehmungsleistungen (z. B. in der Diskrimination ähnlicher Merkmale oder in der simultanen Erfassung mehrerer Merkmale oder Objekte) aufweisen, erscheint eine sichere Abgrenzung zwischen Störungen der visuellen Wahrnehmung und solchen des visuellen Erkennens nur schwer möglich. Assoziative visuelle Agnosien lassen sich kennzeichnen durch einen Verlust von Assoziationen zwischen einem visuell (korrekt) wahrgenommenen Objekt und seinem Namen, seiner Verwendung, seiner »Geschichte«, usw. Im Gegensatz zu Patienten mit apperzeptiver Agnosie können Patienten mit assoziativer Agnosie Gegenstände korrekt abzeichnen und unterscheiden. Das vorherrschende Symptom ist eine Störung des visuellen Benennens, einschließlich des Umschreibens und der Demonstration des Gebrauchs durch Gesten.
Eine mehr inhaltlich orientierte Klassifikation visuell-agnostischer Störungen bezieht sich auf die betroffene »Objektklasse«. Patienten mit *Objektagnosie* haben Schwierigkeiten, visuelle Merkmale auszuwählen und zu benützen, die z. B. für einen Gegenstand oder ein Gesicht charakteristisch sind und somit eine eindeutige Identifizierung bzw. Wiedererkennung erlauben, wobei in der Regel alle Objektklassen betroffen sind (Zihl und von Cramon, 1986). Im Extremfall wird sogar nur ein Merkmal verwendet, und selbst dieses kann für ein bestimmtes Objekt eher untypisch sein. Es wird vermutet, daß diese Patienten nicht nur Schwierigkeiten haben, die Merkmale auszuwählen, die eine sichere visuelle Erkennung und Wiedererkennung erlauben, sondern auch eine Störung der Integration mehrerer Merkmale zu einem Ganzen aufweisen. Patienten mit *Prosopagnosie* haben besondere Schwierigkeiten in der Wiedererkennung bekannter Gesichter (einschließlich ihres eigenen, z. B. auf Fotografien) und im Erlernen neuer Gesichter. Zu den *geographischen Agnosien* zählen Störungen des topographischen Erkennens und der Verlust der Umweltvertrautheit. Unter einer Topographagnosie versteht man den Verlust der geographischen Orientierung einschließlich der Fähigkeit, sich auf Landkarten zurechtzufinden (z. B. den eigenen Wohnort zu finden) bzw. Landkarten zur geographischen Orientierung zu verwenden. Der Verlust der Umweltvertrautheit bezieht sich hingegen auf die Beeinträchtigung der Orientierung in der bisher vertrauten Umgebung; Patienten mit dieser Störung können jedoch Landkarten korrekt lesen bzw. sich auf Landkarten sicher orientieren. Schließlich bleibt noch die *Simultanagnosie* zu erwähnen, die durch eine Beeinträchtigung der Fähigkeit charakterisiert ist, mehrere gesehene Objekte oder Merkmale eines Objekts so aufeinander zu beziehen, daß der Sinn des Ganzen korrekt erkannt werden kann. Es ist umstritten, ob es sich dabei um eine echte Agnosie handelt, da sich die beobachteten Symptome auch als Folge eines beeinträchtigten Simultansehens bzw. als Störung der Selektion von Objektmerkmalen im Rahmen einer visuellen Objektagnosie (siehe oben) erklären lassen.

Verlauf
Hinsichtlich der Rückbildung von visuellen Agnosien existieren nur Einzelfallstudien. Adler (1950) beobachtete bei einem Patienten mit ausgeprägten visuell-agnostischen Störungen aufgrund einer Kohlenmonoxydvergiftung über einen Zeitraum von 5 Jahren keine wesentliche Rückbildung der Störungen. Sparr et al. (1991) untersuchten denselben Patienten 40 Jahre später; das Störungsbild war praktisch unverändert. Diese Autoren weisen auch darauf hin, daß die visuell-agnostischen Störungen nach Kohlenmonoxydvergiftung eine sehr schlechte Prognose aufweisen, wobei die assoziierten Sehstörungen und kognitiven Einbußen dafür mitverantwortlich sein dürften. Wilson und Davidoff (1993) beobachteten einen Patienten nach schwerem Schädel-Hirn-Trauma über einen Zeitraum von 10 Jahren. Das visuelle Erkennen realer Objekte und Gesichter zeigte sich schließlich vollständig wiederhergestellt, die Identifizierung von Objekten und Gesichtern auf Fotografien und Zeichnungen hatte sich deutlich gebessert. Bruyer et al. (1983) untersuchten einen Patienten mit Prosopagnosie und fanden keine wesentliche Rückbildung innerhalb eines Jahres.

Therapieprinzipien und pragmatische Therapie
Systematische Ansätze zur Behandlung visuell-agnostischer Störungen sind nicht bekannt.
Da die meisten Patienten zusätzlich Sehstörungen aufweisen, sollte die dadurch bedingte Behinderung (z. B. eingeschränkter Überblick, reduzierte Formdiskrimination) in einem ersten Schritt abgebaut werden, um günstigere Voraussetzungen für das visuelle Erkennen zu schaffen. In einer zweiten Behandlungsphase können dann die Selektion relevanter visueller Merkmale, die (gleichzeitige) Berücksichtigung mehrerer Merkmale sowie Operationen zur schrittweisen Kontrolle des Erkennungsprozesses geübt werden. Dabei sollte auf eine möglichst große Natürlichkeit der verwendeten Reizvorlagen (z. B. Abbildungen von Objekten) geachtet werden.

C 6.5. Visueller Neglect

Klinik
Neglect bezeichnet eine Verhaltensstörung, die vornehmlich durch Läsionen des inferioren parietalen Kortex der rechten Hemisphäre verursacht wird (Vallar und Perani, 1987). Die Patienten fallen dadurch auf, daß sie auf kontralateral darge-

botene oder spontan auftauchende Reize nicht reagieren, sie nicht beachten bzw. nicht von ihrem Vorhandensein berichten können. Den Kranken ist nicht bewußt, daß sie diese Schwierigkeiten haben und empfinden ihr Verhalten als regelrecht (Karnath, 1997b). Es handelt sich um eine supramodale Störung, die sich im visuellen, sensorischen, auditiven und motorischen Bereich manifestieren kann.

Im klinischen Alltag läßt sich beobachten, daß die Patienten Gegenstände nicht beachten bzw. mit ihnen kollidieren, wenn diese sich auf der zur Läsion kontralateralen Seite befinden. Beim Suchen von Gegenständen ist die Aktivität der Patienten, die visuelle und taktile Exploration, deutlich zur Seite der Läsion verschoben. Die Augenbewegungen sind beim Betrachten von visuellen Szenen zur ipsiläsionalen Seite verlagert; kontralateral gelegene Teile der Szene werden nicht betrachtet (Karnath, 1994 a). Häufig wird mit dem Untersucher kein Blickkontakt aufgenommen; Kopf- und Körperbewegungen können ebenso wie die Augenbewegungen überwiegend zur ipsiläsionalen Seite gerichtet sein. Patienten mit Neglect können zudem eine Vernachlässigung ihrer kontralateralen Extremitäten aufweisen, die eine eingeschränkte Beweglichkeit des Armes und/oder Beines zur Folge hat und zunächst als Hemiparese fehlgedeutet werden kann.

Verlauf

Zusammenfassend ergeben die Verlaufsbeobachtungen von 125 Patienten (Campbell und Oxbury, 1976; Colombo et al., 1982; Hier et al., 1983 b; Levine et al., 1986; Stone et al., 1992), daß sich die klinisch manifeste Symptomatik in ca. 75 % der Fälle innerhalb von 6 Monaten zurückbildet, so daß die Verhaltensstörungen durch bloße Beobachtung und die klinisch-orientierende Untersuchung nicht mehr auffallen. Die Fähigkeit, Aufmerksamkeit wieder selbständig zur kontralateralen Seite verlagern zu können, scheint die Rückbildung der klinischen Symptomatik zu charakterisieren (Karnath, 1988). Als Prädiktoren für den Verlauf der Spontanerholung wurden die Ausdehnung der Hirnläsion sowie das Ausmaß der prämorbid bestehenden Hirnatrophie angegeben (Levine et al., 1986). Hinsichtlich der quantitativen Aussagen, die über den Verlauf der Erkrankung gemacht wurden, ist anzumerken, daß sie insgesamt nur eine grobe Schätzung erlauben, da in den Studien unterschiedliche Meßinstrumente zur Bestimmung des Ausprägungsgrades der Symptomatik verwendet wurden. Dies ist insbesondere deshalb zu berücksichtigen, da Neglect-Patienten bereits zu einem einzigen Untersuchungszeitpunkt in einigen Testaufgaben Auffälligkeiten zeigen, während sie dagegen in anderen keine Defizite aufweisen können (Halligan und Marshall, 1992).

Das Muster der Verhaltensdefizite kann während der Erholungsphase interindividuell sehr unterschiedliche Verläufe aufweisen.

Residualzustände eines Neglects können selbst Monate oder gar Jahre nach einer Hirnschädigung bestehen (Zarit und Kahn, 1974; Zoccolotti et al., 1989) und zu einer erheblichen Behinderung im Alltag führen (Denes et al., 1982; Kinsella und Ford, 1985; Fullerton et al., 1986; Stone et al., 1993). Im rückgebildeten Stadium der Erkrankung finden sich neben der ausgeprägten klinisch manifesten Form häufig auch schwächere Ausprägungen, die erst in Situationen deutlich werden, bei denen zeitgleich mit einem kontralateralen Reiz ein weiterer auf der ipsiläsionalen Seite auftritt. Der Patient wendet sich dann spontan und stereotyp dem ipsiläsional gelegenen Reiz zu und vernachlässigt dabei den kontraläsionalen (Karnath, 1988).

Therapeutische Prinzipien

Das Neglect-Phänomen ist in unterschiedlicher Weise erklärt worden: als Einschränkung der Aufmerksamkeitszuwendung zur kontralateralen Seite, als Störung der mentalen räumlichen Repräsentation der Umwelt und des eigenen Körpers oder als Störung des egozentrischen Koordinatensystems der Raumwahrnehmung. Eine eindeutige Entscheidung über die Gültigkeit der Erklärungsansätze ist zur Zeit noch nicht möglich. Eine Übersicht über die verschiedenen Modellvorstellungen gibt Karnath (1997b).

Die therapeutischen Ansätze, die bislang zur Behandlung der Neglect-Symptomatik eingesetzt wurden, sind eng an die theoretische Vorstellung geknüpft, daß der Symptomatik eine Schwäche der Aufmerksamkeit für die der Läsion gegenüberliegende Raumseite zugrunde liegt. So basieren therapeutische Strategien bislang darauf, mit den Patienten Übungen durchzuführen, die eine vermehrte und aktive Hinwendung ihrer Aufmerksamkeit zur kontraläsionalen Seite verlangen.

Weinberg et al. (1977***) verwendeten als Trainingsmaterial speziell präparierte Texte. Das gestörte visuelle Explorationsverhalten der Patienten sollte dadurch verbessert werden, daß sie beim Lesen der Texte gezwungen würden, den Kopf und den Blick vermehrt zur linken, vernachlässigten Seite zu wenden. Auch Robertson et al. (1992**) benutzten dieses Prinzip und setzten hierzu den paretischen Arm der Patienten ein. Die rechtshemisphärisch geschädigten Patienten wurden angeleitet, vor jeder Tätigkeit den gelähmten Arm links der durchzuführenden Aufgabe zu positionieren.

Übungsprozeduren, die das visuelle Explorationsverhalten der Patienten durch Darbietung von Reizen auf großen Projektionsflächen trainieren, wurden von mehreren Autoren erfolgreich eingesetzt (Kerkhoff et al., 1992 b**; Pizzamiglio et al., 1992**; Antonucci et al., 1995***). Die Patienten werden dabei angeleitet, kontralateral lokalisierte Reize durch systematisches Absuchen der Fläche aufzufinden. Kerkhoff et al. (1992 b) trainierte darüber hinaus die Koordination von Augen- und Kopfbewegungen beim Auffinden der Reize, was abschließend auf Alltagssituationen übertragen wurde.

Obwohl die Studien insgesamt von positiven Ergebnissen berichten, muß angemerkt werden, daß häufig stimulusspezifische Trainingseffekte erzeugt wurden und eine Generalisierung des Trainingseffektes auf andere als die trainierten Verhaltensbereiche ausblieb (s. hierzu auch Lennon, 1994; Wagenaar et al., 1992) bzw. gar nicht untersucht wurde. Selten wurden diesbezüglich positive Ergebnisse berichtet (Paolucci et al. 1996; Pizzamiglio et al., 1992).

Ein neuer Ansatz in der Behandlung von Neglect-Patienten könnte sich aus der Überlegung ergeben, daß die Störung der Aufmerksamkeitsfunktionen nicht Ursache der Neglect-Symptomatik ist, sondern durch die Schädigung eines anderen Prozesses bedingt wird, nämlich durch eine gestörte zentrale Transformation visuell-räumlicher Koordinaten und eine hierdurch bedingte Abweichung der egozentrischen Repräsentation des Raumes zur ipsiläsionalen Seite (Karnath, 1994 b, 1997a). Therapeutisch interessant in diesem Zusammenhang ist die Beobachtung, daß während vestibulärer, optokinetischer und während propriozeptiver Stimulation der posterioren Halsmuskulatur, d. h. spezifisch durch die Manipulation der zur zentralen egozentrischen Repräsentation des Raumes beitragenden Informationskanäle, die kontralaterale Vernachlässigungs-Symptomatik verbessert bzw. aufgehoben werden konnte. Rubens (1985**) beobachtete eine Verbesserung während der einseitigen kalorischen Reizung des Vestibularapparates, Pizzamiglio et al. (1990**) während der optokinetischen Stimulation durch eine Bewegung des Hintergrundes zur kontralateralen Seite und Karnath et al. (1993**) während der Vibration der links posterioren Halsmuskulatur der Patienten wie auch der Drehung ihres Rumpfes (bei fester Kopfposition) um die vertikale Körperachse zur kontraläsionalen Seite.

Pragmatische Therapie

Es gibt gegenwärtig kein allgemein akzeptiertes Konzept für das therapeutische Vorgehen bei visuellem Neglect. Bei der überwiegenden Anzahl der therapeutischen Ansätze, die zur Behandlung der Neglect-Symptomatik eingesetzt werden, führen die Patienten Übungen durch, die eine vermehrte und aktive Hinwendung ihrer Aufmerksamkeit zur kontraläsionalen Seite verlangen. Alternative Annahmen über den zur Neglect-Symptomatik führenden Mechanismus eröffnen derzeit interessante neue Therapieperspektiven. So wurden mit Erfolg vestibuläre und optokinetische Stimulation sowie die propriozeptive Stimulation der posterioren Halsmuskulatur eingesetzt. Es bleibt jedoch abzuwarten, ob eine systematische Therapie mittels dieser Stimulationsarten eine anhaltende Reduktion der Neglect-Symptomatik bewirken kann.

Unwirksam oder obsolet

Liegt ein Patient im akuten Stadium der Erkrankung in seinem Bett mit der ipsiläsionalen Körperseite längs der Wand des Krankenzimmers, so kann die Kontaktaufnahme schwierig oder gar erfolglos sein, da sich der Patient bei jeder Berührung oder Ansprache zur Wand wendet und nur selten, wenn überhaupt, antwortet. Diese Schwierigkeiten lassen sich dadurch beheben, daß das Bett um 180 Grad gedreht wird, so daß die betroffene Körperseite des Patienten nun zur Wand gerichtet ist. In diesem Stadium der Erkrankung ist es sicher unangemessen, aus therapeutischen Überlegungen die vernachlässigte Seite des Patienten dadurch »trainieren« zu wollen, daß sie bewußt zum Raum hin orientiert wird. Die Patienten leiden sehr unter dieser Situation, sind völlig hilflos und zu keiner selbständigen Handlung in der Lage.

Als wenig effizient in der Behandlung des Neglects haben sich das Abdecken des rechten Auges (Butter und Kirsch, 1992; Walker et al., 1996) wie auch die Benutzung von optischen Prismen (Rossi et al., 1990) herausgestellt. Überwiegend negative Ergebnisse, im Sinne eines anhaltenden Therapieerfolges, fanden sich ebenfalls beim Einsatz der Cueing-Prozedur, d. h. bei Darbietung von Hinweisreizen auf der zur Läsion kontralateralen Seite der Patienten, was zu einer kurzfristigen Verlagerung der Aufmerksamkeit zu dieser Seite führt. So wurde bei Verwendung verschiedener visueller Reize (Halligan et al., 1992; Riddoch und Humphreys, 1983), der sensiblen Reizung mittels transkutaner elektrischer Stimulation (Karnath, 1995; Pizzamiglio et al., 1996) wie auch durch die eindringliche verbale Aufforderung, die vernachlässigte Seite zu beachten (Karnath, 1988), bisher keine über die Dauer der Reizdarbietung anhaltende Reduktion der Vernachlässigungs-Symptomatik beobachtet.

C 6.6. Visuelle Illusionen und Halluzinationen

Klinik

Visuelle Illusionen sind Fehlwahrnehmungen als Folge einer gestörten visuellen Informationsverarbeitung. Visuelle Reize können in ihrer Größe (Makropsie, Mikropsie), in ihrer Form (Dysmorphopsie oder Metamorphopsie), Farbe (Dyschromatopsie), in ihrer räumlichen Position (Allästhesie) und Entfernung (Teleopsie) sowie in ihrer Anzahl (Polyopie) verändert sein (Übersicht bei Zihl und von Cramon, 1986). Visuelle Halluzinationen (auch: visuelle Reizerscheinungen) sind visuelle Prozesse, die in Abwesenheit und unabhängig von afferenter Information auftreten und den Patienten glauben machen, etwas in seiner Umgebung zu sehen was objektiv nicht vorhanden ist. Visuelle Reizerscheinungen können einfach (z. B. Lichtblitze, Konturen, einfache Formen, unbunt oder bunt) oder komplex sein (farbige Szenen, Objekte, Gesichter, Tiere). Da die betroffenen Patienten sich über die Irrealität ihrer Wahrnehmung im klaren sind, werden diese visuellen Trugwahrnehmungen auch als Pseudohalluzinationen bezeichnet.

Verlauf

Visuelle Illusionen scheinen im wesentlichen transienter Natur zu sein. Sie dauern typischerweise einige Sekunden bis Minuten, und verschwinden innerhalb weniger Tage (Gloning et al., 1968); in Einzelfällen können sie jedoch auch einige Wochen und sogar Monate andauern (Jacobs, 1980; Kawamura, 1987). Ähnlich verhält es sich mit einfachen visuellen Halluzinationen. Sie können sofort nach dem schädigenden Ereignis auftreten oder mit einer Verzögerung von einigen Tagen; ihre Dauer beträgt in der Regel einige Wochen, in Einzelfällen sogar einige Jahre (Lance, 1976). Farbige Halluzinationen treten gewöhnlich Tage vor einem Hirninfarkt auf. Sie bleiben für Stunden oder Tage bestehen; die Maximaldauer beträgt etwa zwei Wochen (Kölmel, 1984). Komplexe visuelle Halluzinationen zeigen eine Latenz von ein bis sechs Tagen. Sie dauern etwa eine bis zwei Wochen an; in einzelnen Fällen können sie jedoch auch über mehrere Wochen bestehen (Kölmel, 1985). Handelt es sich um Reizerscheinungen im Rahmen epileptischer Phänomene, so sind sie meist von kurzer Dauer; nach visueller Deafferentierung können sie hingegen über Tage und Wochen bestehen bleiben. Bei Patienten mit einem Delir, einer Drogenintoxikation oder im Entzug können die visuellen Halluzinationen solange bestehen wie die Wirkung der Droge oder der gestörte Bewußtseinszustand anhalten.

Therapieprinzipien und pragmatische Therapie

Patienten mit visuellen Illusionen oder Halluzinationen und normaler Bewußtseinslage leiden häufig unter ihren Symptomen, da sie sich diese Phänomene selbst nicht erklären können und deshalb fürchten, »verrückt« zu sein oder für verrückt gehalten zu werden. Sie sollten daher unbedingt über die Ursachen ihrer Symptome aufgeklärt werden. Die Behandlung visueller Halluzinationen hängt von der Ursache ihres Entstehens ab; sind sie auf halluzinogene Medikamente zurückzuführen (Übersicht bei Cummings und Miller, 1987), so bilden sie sich nach Absetzen meist sofort zurück. Liegt die Ursache im Alkoholentzug im Rahmen eines Delirs, so kann erfolgreich mit Clomethiazol oder Benzodiazepinen behandelt werden. Durch pathologische neuronale Entladungen verursachte visuelle Halluzinationen (iktale Halluzinationen) sprechen gut auf Antikonvulsiva an; ähnliches gilt auch für visuelle Halluzinationen im Rahmen einer visuellen Deafferentierung.

Literatur

Adler A (1950) Course and outcome of visual agnosia. J Nerv Ment Dis 3: 41–51

Antonucci G, Guariglia C, Judica A, Magnotti L, Paolucci S, Pizzamiglio L, Zoccolotti P (1995) Effectiveness of neglect rehabilitation in a randomized group study. J Clin Exp Neuropsychol 17: 383–389

Aldrich MS, Alessi AG, Beck RW, Gilman S (1987) Cortical blindness: Etiology, diagnosis, and prognosis. Ann Neurol 21: 149–158

Benton A (1993) Visuoperceptual, visuospatial, and visuoconstructive disorders. In: Heilman KM, Valenstein E (Hrsg.) Clinical Neuropsychology. Oxford University Press, New York, 165–213

Bergmann PS (1957) Cerebral blindness. Arch Neurol Psychiatry 78: 568–584.

Bodis-Wollner I, Diamond SP (1976) The measurement of spatial contrast sensitivity in cases of blurred vision associated with cerebral lesions. Brain 99: 695–710

Bruyer R, Laterre Ch, Seron X, Feyereisen P, Strypstein E, Pierrard E, Rectem D (1983) A case of prosopagnosia with some preserved covert remembrance of familiar faces. Brain Cognition 2: 257–284

Butter CM, Kirsch N (1992) Combined and separate effects of eye patching and visual stimulation on unilateral neglect following stroke. Arch Phys Med Rehabil 73: 1133–1139

Campbell DC, Oxbury JM (1976) Recovery from unilateral visuo-spatial neglect? Cortex 12: 303–312

Colombo A, De Renzi E, Faglioni P (1982) The time course of visual hemi-inattention. Arch Psychiatr Nervenkr 231: 539–546

Cummings JL, Miller BL (1987) Visual hallucinations – clinical occurrence and use in differential diagnosis. West J Med 146: 46–51

Denes G, Semenza C, Stoppa E, Lis A (1982) Unilateral spatial neglect and recovery from hemiplegia – a follow-up study. Brain 105: 543–552

De Renzi E (1982) Disorders of Space Exploration and Cognition. John Wiley & Sons, Chicester

Diller L, Ben-Yishay Y, Gerstman LJ, Goodkin R, Gordon W (1974) Studies in cognition and rehabilitation in hemiplegia. Rehabilitation monograph '50. New York Institute of Rehabilitation Medicine, New York

Frisén L (1980) The neurology of visual acuity. Brain 103: 639–670

Fullerton J, McSherry D, Stout M (1986) Albert's test: A neglected test of perceptual neglect. Lancet 1: 430–432

Gloning I, Gloning K, Tschabitscher H (1962) Die occipitale Blindheit auf vaskulärer Basis. Graefes Arch Ophthalmol 165: 138–177

Gloning I, Gloning K, Hoff H (1968) Neuropsychological symptoms and syndromes in lesions of the occipital lobe and adjacent areas. Gauthier-Villars, Paris

Grüsser O-J, Landis T (1991) Visual Agnosias and Other Disturbances of Visual Perception and Cognition. CRC Press Inc, Boca Raton.

Halligan PW, Marshall JC (1992) Left visuo-spatial neglect: A meaningless entity? Cortex 28: 525–535

Halligan PW, Donegan CA, Marshall JC (1992) When is a cue not a cue? On the intractability of visuospatial neglect. Neuropsychol Rehabil 2: 283–293

Hartje W, Kerschensteiner M, Sturm W (1975) Konstruktive Apraxie und räumliche Orientierungsstörung. Akt Neurol 2: 179–187

Hess RF, Zihl J, Pointer S, Schmid Ch (1990) The contrast sensitivity deficit in cases with cerebral lesions. Clin Vision Sci 5: 203–215

Hier DB, Mondlock J, Caplan LR (1983 a) Behavioral abnormalities after right hemisphere stroke. Neurology 33: 337–344

Hier DB, Mondlock J, Caplan LR (1983 b) Recovery of behavioral abnormalities after right hemisphere stroke. Neurology 33: 345–350

Ishiai S, Furukawa T, Tsukagoshi H (1987) Eye-fixation patterns in homonymous hemianopia and unilateral spatial neglect. Neuropsychologia 25: 675–679

Jacobs L (1980) Visual allesthesia. Neurology 30: 1059–1063

Karnath H-O (1988) Deficits of attention in acute and recovered visual hemi-neglect. Neuropsychologia 26: 27–43

Karnath H-O (1994 a) Spatial limitation of eye movements during ocular exploration of simple line drawings in neglect syndrome. Cortex 30: 319–330

Karnath H-O (1994 b) Disturbed coordinate transformation in the neural representation of space as the crucial mechanism leading to neglect. In: Halligan PW, Marshall JC (Hrsg.) Spatial Neglect: Position Papers on Theory and Practice. Lawrence Erlbaum, Hillsdale, 147–150

Karnath H-O (1995) Transcutaneous electrical stimulation and vibration of neck muscles in neglect. Exp Brain Res 105: 321–324

Karnath H-O (1997a) Neural coding of space in egocentric coordinates? – Evidence for and limits of a hypothesis derived from patients with parietal lesions and neglect. In: Thier P, Karnath, H-O (Hrsg.) Parietal lobe contributions to orientation in 3D space. Springer-Verlag, Heidelberg, 497–520

Karnath H-O (1997b) Neglect. In: Hartje W, Poeck K (Hrsg.) Klinische Neuropsychologie. Thieme, Stuttgart, 260–277

Karnath H-O, Christ K, Hartje W (1993) Decrease of contralateral neglect by neck muscle vibration and spatial orientation of trunk midline. Brain 116: 383–396

Kawamura M, Hirayama K, Shinohara Y, Watanabe Y, Sugishita M (1987) Alloesthesia. Brain 110: 225–236

Kerkhoff G (1988) Visuelle Raumwahrnehmung und Raumoperationen. In: Cramon D von, Zihl J (Hrsg.) Neuropsychologische Rehabilitation. Springer Verlag, Berlin, 197–214

Kerkhoff G (1990) Diagnostik und Therapie visueller Raumwahrnehmungsstörungen. Praxis Ergotherapie 3: 268–273

Kerkhoff G, Schaub J, Zihl J (1990) Die Anamnese zerebral bedingter Sehstörungen. Nervenarzt 61: 711–718

Kerkhoff G, Münßinger U, Eberle-Strauss G, Stögerer E (1992 a) Rehabilitation of hemianopic dyslexia in patients with postgeniculate field disorders. Neuropsychol Rehabil 2: 21–42

Kerkhoff G, Münßinger U, Haaf E, Eberle-Strauss G, Stögerer E (1992 b) Rehabilitation of homonymous scotomata in patients with postgeniculate damage of the visual system: saccadic compensation training. Rest Neurol Neurosci 4: 245–254

Kinsella G, Ford B (1985) Hemi-inattention and the recovery patterns of stroke patients. Int Rehabil Med 7: 102–106

Kölmel HW (1984) Coloured patterns in hemianopic fields. Brain 107: 155–167

Kölmel HW (1985) Complex visual hallucinations in the hemianopic field. J Neurol Neurosurg Psychiat 48: 29–38

Lance JW (1976) Simple formed hallucinations confined to the area of a specific visual field defect. Brain 99: 719–734

Lantos G (1989) Cortical blindness due to osmotic disruption of the blood-brain barrier by angiographic contrast material: CT and MRI studies. Neurology 39: 567–571

Lennon S (1994) Task specific effects in the rehabilitation of unilateral neglect. In: Riddoch MJ, Humphreys GW (Hrsg.) Cognitive Neuropsychology and Cognitive Rehabilitation. Lawrence Erlbaum, Hillsdale, 187–203

Levine DN, Warach JD, Benowitz L, Calvanio R (1986) Left spatial neglect: Effects of lesion size and premorbid brain atrophy on severity and recovery following right cerebral infarction. Neurology 36: 362–366

Meerwaldt JD (1983) Spatial disorientation in right-hemisphere infarction: a study of the speed of recovery. J Neurol Neurosurg Psychiat 46: 426–429

Meerwaldt JD, Harskamp F van (1982) Spatial disorientation in right-hemisphere infarction. J Neurol Neurosurg Psychiat 45: 586–590

Paolucci S, Antonucci G, Guariglia C, Magnotti L, Pizzamiglio L, Zoccolotti P (1996) Facilitatory effect of neglect rehabilitation on the recovery of left hemiplegic stroke patients: a cross-over study. J Neurol 243: 308–314

Pearlman AL., Birch J, Meadows JC (1979) Cerebral color blindness: An acquired defect in hue discrimination. Ann Neurol 5: 253–261

Pizzamiglio L, Frasca R, Guariglia C, Incoccia C, Antonucci G (1990) Effect of optokinetic stimulation in patients with visual neglect. Cortex 26: 535–540

Pizzamiglio L, Antonucci G, Judica A, Montenero P, Razzano C, Zoccolotti P (1992) Cognitive rehabilitation of the hemineglect disorder in chronic patients with unilateral right brain damage. J Clin Exp Neuropsychol 14: 901–923

Pizzamiglio L, Vallar G, Magnotti L (1996) Transcutaneous electrical stimulation of the neck muscles and hemineglect rehabilitation. Restorative Neurology Neuro-Science 10: 197–203

Prosiegel M, Ehrhardt W (1990) Rehabilitation neuropsychologischer Störungen nach Schlaganfall. Prävent Rehabil 2: 48–55

Riddoch MJ, Humphreys GW (1983) The effect of cueing on unilateral neglect. Neuropsychologia 21: 589–599

Robertson IH, North N, Geggie C (1992) Spatio-motor cueing in unilateral neglect: Three single case studies of its therapeutic effects. J Neurol Neurosurg Psychiat 55: 799–805

Rossi PW, Kheyfets S, Reding MA (1990) Fresnal prisms improve visual perception in stroke patients with homonymous hemianopia or unilateral visual neglect. Neurology 40: 1597–1599

Rubens AB (1985) Caloric stimulation and unilateral visual neglect. Neurology 35: 1019–1024

Savino PJ, Paris M, Schatz NJ, Orr LS, Orbett JJ (1978) Optic tract syndrome. Arch Ophthalmol 96: 656–663

Sparr SA, Jay M, Drislane FW, Venna N (1991) A historic case of visual agnosia revisited after 40 years. Brain 114: 789–800

Stone SP, Patel P, Greenwood RJ, Halligan PW (1992) Measuring visual neglect in acute stroke and predicting its recovery: The visual neglect recovery index. J Neurol Neurosurg Psychiat 55: 431–436

Stone SP, Patel P, Greenwood RJ (1993) Selection of acute stroke patients for treatment of visual neglect. J Neurol Neurosurg Psychiat 56: 463–466

Symonds C, Mackenzie I (1957) Bilateral loss of vision from cerebral infarction. Brain 80: 415–455.

Uemura T, Arai Y, Shimazaki C (1980) Eye-head coordination during lateral gaze in normal subjects. Acta Otolaryngol 90: 191–198

Vallar G, Perani D (1987) The anatomy of spatial neglect in humans. In: Jeannerod M (Hrsg.) Neurophysiological and Neuropsychological Aspects of Spatial Neglect. Elsevier, Amsterdam, 235–258

Wagenaar RC, Van Wieringen PWC, Netelenbos JB, Meiger OG, Kuik DJ (1992) The transfer of scanning training effects in visual inattention after stroke: five single-case studies. Disability Rehabil 14: 51–60

Walker R, Young AW, Lincoln NB (1996) Eye patching and the rehabilitation of visual neglect. Neuropsychol Rehabil: 6, 219–231

Weinberg J, Diller L, Gordon WA, Gerstman LJ, Lieberman A, Lakin P, Hodges G, Ezrachi O (1977) Visual scanning training effect on reading-related tasks in acquired right brain damage. Arch Phys Med Rehabil 58: 479–486

Weinberg J, Diller L, Gordon WA, Gerstman LJ, Lieberman A, Lakin Ph, Hodges G, Ezrachi O (1979) Training sensory awareness and spatial organisation in people with right brain damage. Arch Phys Med Rehabil 60: 491–496

Weiss N (1972) An application of cemented prism with severe field loss. Am J Optom Arch Acad Optom 49: 261–264

Wilson B, Davidoff J (1993) Partial recovery from visual object agnosia: A 10 year follow-up study. Cortex 29: 529–542

Zangemeister WH, Meienberg O, Stark L, Hoyt WF (1982) Eye-head coordination in homonymous hemianopia. J Neurol 226: 243–254

Zarit SH, Kahn RL (1974) Impairment and adaptation in chronic disabilities: spatial inattention. J Nerv Ment Dis 159: 63–72

Zihl J (1986) Sehen. In: Cramon D von, Zihl J (Hrsg) Neuropsychologische Rehabilitation. Springer Verlag, Berlin, 105–131

Zihl J (1990) Zur Behandlung von Patienten mit homonymen Gesichtsfeldstörungen. Z Neuropsychol 2: 95–101

Zihl J (1994) Rehabilitation of visual impairments in patients with brain damage. In: Kooijman AC, Looijestijn PL, Welling JA, van der Wildt GJ (Hrsg.) Low Vision. IOS Press, Amsterdam, 286–295

Zihl J (1995 a) Eye movement patterns in hemianopic dyslexia. Brain 118: 891–912

Zihl J (1995 b) Visual scanning behavior in patients with homonymous hemianopia. Neuropsychologia 33: 287–303

Zihl J, Kerkhoff G (1990) Foveal photopic and scotopic adaptation in patients with brain damage. Clin Vision Sci 5: 185–195

Zihl J, Mayer J (1981) Farbperimetrie: Methode und diagnostische Bedeutung. Nervenarzt 52: 574–580

Zihl J, von Cramon D (1985) Visual field recovery from scotoma in patients with postgeniculate damage. Brain 108: 335–365

Zihl J, von Cramon D (1986) Zerebrale Sehstörungen. Kohlhammer Verlag, Stuttgart

Zoccolotti P, Antonucci G, Judica A, Montenero P, Pizzamiglio L, Razzano C (1989) Incidence and evolution of the hemineglect disorder in chronic patients with unilateral right brain damage. Int J Neurosci 47: 209–216

C 7. Aphasie

von *W. Ziegler* und *N. Mai*

C 7.1. Klinik

Definition

Aphasien sind hirnschädigungsbedingte Störungen des Sprachvermögens. Sie betreffen sowohl die Produktion als auch das Verstehen von Sprache, und zwar der gesprochenen wie der geschriebenen. Die beobachtbaren Symptome lassen sich dabei weder durch eine Beeinträchtigung der beteiligten motorischen und sensorischen Systeme noch durch ein allgemeines kognitives Defizit erklären. Sie werden vielmehr einer Störung der im engeren Sinne sprachverarbeitenden Hirnfunktionen zugeordnet, wobei andere neurologische und neuropsychologische Ausfälle das Störungsbild zusätzlich begleiten und die Rehabilitation erschweren können.

Symptome

Die Merkmale aphasischer **Störungen der Sprachproduktion** können im wesentlichen drei Verarbeitungsstufen zugeordnet werden (vgl. **Tab. C 7.1**):

- der grammatikalischen Formulierung von Sätzen (Hauptmerkmale: Agrammatismus, Paragrammatismus)
- der Verfügbarkeit von Wortbedeutungen (Hauptmerkmale: Wortfindungsstörungen, semantische Paraphasien, semantischer Jargon) sowie
- der Verfügbarkeit von Wortformen und der lautlich korrekten Realisierung von Wörtern und Sätzen (Hauptmerkmale: Wortfindungsstörungen, phonematische Paraphasien, phonematischer Jargon).

Der Ausprägungsgrad aphasischer Störungen der Sprachproduktion kann von nur gelegentlichen Wortfindungsproblemen bis zu schwersten Kommunikationsstörungen mit fast kompletter Unfähigkeit zur Sprachproduktion reichen. Manche schwer aphasische Patienten sind ausschließlich zur Produktion eines unverständlichen »Jargons« fähig, andere wiederum vermögen lediglich stereotype Wiederholungen von Phrasen, Wörtern oder sinnlosen Silben (»Sprachautomatismen«; s. **Tab. C 7.1**) zu produzieren.
Die Sprachproduktion aphasischer Patienten kann durch assoziierte sprechmotorische Probleme zusätzlich beeinträchtigt sein, man spricht von einer begleitenden **Sprechapraxie.** Haupt-Symptome sind Fehlartikulationen und phonematische Paraphasien, artikulatorische Suchbewegungen sowie Sprechunflüssigkeit mit häufigen Selbstkorrekturen (Ziegler, 1991).

Tab. C 7.1: Hauptsymptome aphasischer Störungen (nach Huber et al., 1983)

Agrammatismus	*Verwendung kurzer, einfacher Sätze; verminderter Gebrauch oder völliges Fehlen von Funktionswörtern (Artikel, Präpositionen etc.) und von Flexionsformen (Plural-Endungen etc.)*
Paragrammatismus	*Verwendung langer, komplexer Sätze mit Satzabbrüchen und Satzverschränkungen; falscher Gebrauch von Funktionswörtern und Flexionsformen*
Wortfindungsstörung	*Unterbrechung des Redeflusses, offensichtlich aufgrund fehlenden Zugriffs auf ein passendes Inhaltswort; häufig Umschreibung des gesuchten Begriffs oder Ersetzen durch Pantomime, Zeigebewegung oder unspezifischen Füller (»Ding«, »Teil« etc.)*
Semantische Paraphasie	*fehlerhafter Wortgebrauch; häufig Ersetzung durch ein bedeutungsmäßig assoziiertes Wort (z. B. »Kiste« für »Koffer«) oder durch einen Oberbegriff*
Semantischer Jargon	*sinnlose Aneinanderreihung von Wörtern und inhaltsleeren Redewendungen (Floskeln) bei flüssiger Sprachproduktion*
Phonematische Paraphasie	*Ersetzung, Vertauschung, Hinzufügung oder Auslassung von einem oder mehreren Sprachlauten (Phonemen) eines Wortes (z. B. »Feife« für »Seife«)*
Phonematischer Jargon	*unverständliche Aneinanderreihung phonematisch veränderter Wörter oder von Wortneubildungen (Neologismen) bei flüssiger Sprachproduktion*
Sprachautomatismus	*häufig wiederkehrende formstarre Äußerung (sinnlose Silbenfolge, Wort, oder kurze Phrase), die nicht in den sprachlichen Kontext paßt*
Echolalie	*stereotypes Wiederholen der Äußerungen des Gesprächspartners/Untersuchers, meist bei geringem Sprachverständnis*

In der akuten Phase unmittelbar nach dem Schlaganfall sind viele Patienten über mehrere Stunden oder Tage hinweg **mutistisch,** d. h. unfähig, willkürlich zu phonieren und zu artikulieren. In schweren Fällen kann es zu einem länger anhaltenden Mutismus kommen. Diese völlige Unfähigkeit zu sprechen wird jedoch nicht als im engeren Sinne aphasisches Zeichen gewertet, sondern als vorübergehende Konversionsreaktion, als schwere sprechmotorische Beeinträchtigung oder als Folge einer Minderung des »Sprachantriebs« (Ziegler und Ackermann, 1994).

Ein zweiter Kernbereich aphasischer Symptome sind die **Störungen des Sprachverstehens.** Diese werden entweder von den Patienten selbst signalisiert, oder sie zeigen sich in inadäquaten Reaktionen aphasischer Patienten im Gespräch. Sie werden wie die Störungen der Sprachproduktion einer Beeinträchtigung syntaktischer, semantisch-lexikalischer oder phonologischer Funktionen zugeschrieben und sind von den isolierten – zentralen oder peripheren – Störungen der akustischen Verarbeitung abzugrenzen. Leichtere Störungsformen können in alltäglichen Gesprächssituationen unerkannt bleiben, da die Patienten von der situativen und sprachlichen Redundanz solcher Gespräche profitieren. Das Verstehen längerer gesprochener Texte jedoch stellt eine komplexe Leistung dar, die auch bei Patienten mit geringfügigen aphasischen Störungen meist deutlich beeinträchtigt ist.

Aphasische Schreibstörungen (Agraphien) treten bei der Mehrzahl aller aphasischen Patienten auf. Sie zeichnen sich durch charakteristische Fehlermuster beim Schreiben von Buchstaben, Wörtern und Sätzen sowie beim Buchstabieren aus (»Paragraphien« vgl. Roeltgen und Rapcsak, 1993). Differentialdiagnostisch ist eine Abgrenzung gegenüber den motorisch und den visuo-konstruktiv bedingten Störungen des Schreibens (»periphere« Agraphie) sowie gegenüber prämorbid bereits bestehenden Rechtschreibschwächen erforderlich.

Aphasische Lesestörungen (Alexien) äußern sich in »Paralexien« beim lauten Lesen und in einer Beeinträchtigung des Verstehens von geschriebenen Wörtern und Sätzen (Kay, 1993). Sie müssen von den »peripheren« Lesestörungen abgegrenzt werden, die auf einer Beeinträchtigung der »frühen« visuell-perzeptiven Prozesse der Verarbeitung von Buchstaben und Wörtern beruhen. Störungen des Verstehens geschriebener Texte zählen zu den Rest-Symptomen, die auch bei Patienten mit geringgradigen Aphasien noch zu beobachten sind.

Neben ihrer Sprachstörung und einer bei »vorderen« Aphasien fast regelhaft auftretenden Hemiparese zeigen aphasische Patienten häufig Störungen der Merkfähigkeit für verbale wie für nichtverbale Informationen (Goldenberg et al., 1994) sowie apraktische Symptome (Goldenberg, 1996). Vor allem bei schweren (»globalen«) Aphasien finden sich noch weitergehende kognitive Einschränkungen, die jedoch aufgrund der mangelhaften expressiven und rezeptiven Leistungen der betroffenen Patienten meist schwer zu objektivieren sind (Shelton et al., 1996). Ferner zeigt ein erheblicher Anteil der nach Schlaganfall aphasischen Patienten Symptome einer Depression (Herrmann et al., 1993).

Syndrome und Lokalisation

Aphasische Symptome treten – vor allem bei fokalen kortikalen Läsionen – in charakteristischen Kombinationen auf, den Standard-Aphasie-Syndromen der *Globalaphasie, Broca-Aphasie, Wernicke-Aphasie* und der *Amnestischen Aphasie* **(Tab. C 7.2).**

Tab. C 7.2: Standard-Aphasie-Syndrome

Broca-Aphasie	*unflüssige, agrammatische Sprachproduktion mit phonematischen Paraphasien; häufig mit Sprechapraxie assoziiert; Nachsprechen beeinträchtigt, Sprachverständnis relativ erhalten*
Wernicke-Aphasie	*flüssige, wohlartikulierte Sprachproduktion mit phonematischen und semantischen Paraphasien; Paragrammatismus; Nachsprechen, Benennen und Sprachverständnis beeinträchtigt*
Amnestische Aphasie	*flüssige Sprachproduktion mit Wortfindungsstörungen; Benennen beeinträchtigt, Sprachverständnis relativ erhalten*
Global-Aphasie	*schwere Beeinträchtigung aller sprachlichen Modalitäten; spontane Sprachproduktion oft erheblich reduziert (z. B. Einwortäußerungen) oder auf Sprachautomatismen beschränkt; häufig mit Sprechapraxie assoziiert*

In der Akutphase haben etwa 60 % aller aphasischen Patienten vaskulärer Ätiologie eine globale Aphasie, in der chronischen Phase immerhin noch 35 %. Der Anteil der Wernicke-Aphasien nimmt demgegenüber von knapp 15 % in der Akutphase auf ca. 35 % in der chronischen Phase zu. Broca- und amnestische Aphasien machen im akuten Stadium jeweils weniger als 10 % der Gesamtpopulation aus; im chronischen Stadium haben knapp 20 % der aphasischen Patienten eine Broca-Aphasie (Brust et al., 1976; Basso et al., 1985). Seltenere Aphasie-Syndrome sind die *Leitungsaphasie* (mit vielen phonematischen Paraphasien und einer ausgeprägten Störung des Nachsprechens) und die *transkortikalen Aphasien* (mit relativ gut erhaltenen Nachsprechleistungen). Ihr Anteil unter den vaskulär bedingten Aphasien bleibt deutlich unter 10 %.

Eine Zuordnung aphasischer Störungen zu den genannten Syndromen ist nicht immer in eindeutiger Weise möglich. Insbesondere ist in der akuten Phase (bis ca. 4 Wochen nach dem Ereignis) eine Syndromklassifikation nicht sinnvoll. Einige

Aphasie-Syndrome wie die Wernicke-Aphasie und die globale Aphasie zerfallen in deutlich unterschiedene Subtypen. Es besteht darüber hinaus lediglich ein schwacher Zusammenhang zwischen den Standard-Syndromen und den ihnen zugeordneten kortikalen Läsionsorten in der perisylvischen Region der linken Großhirnhemisphäre (Willmes und Poeck, 1993). Orientierend gilt, daß prärolandische Läsionen mehrheitlich zu unflüssigen Aphasieformen mit relativ erhaltenem Sprachverständnis führen, während Patienten mit retrorolandischen Läsionen vielfach Störungen des Sprachverständnisses sowie semantische und phonologische Defizite bei flüssiger und wohlartikulierter Sprachproduktion zeigen. Eine Broca-Aphasie kann bei einer Schädigung des Broca-Feldes, des rolandischen Operculums oder der vorderen Insel entstehen, persistierende Formen treten nur bei ausgedehnten Läsionen auf. Wernicke-Aphasien sind meist mit Läsionen in der ersten Temporalhirnwindung unter Einschluß der Wernicke-Region (Area 22) verbunden, die in schweren Fällen den Gyrus supramarginalis und den Gyrus angularis mit einbeziehen. Bei Läsionen des supplementärmotorischen Feldes oder der dorsolateralen präfrontalen Region der linken Hemisphäre kann sich nach transientem Mutismus das Bild einer »transkortikal-motorischen Aphasie« mit eingeschränkter Spontansprache und erhaltenen Nachsprechleistungen zeigen. Trotz der beschriebenen groben Zuordnungen besteht allerdings eine erhebliche Überlappung der Läsionsmuster unterschiedlicher Aphasie-Syndrome (Willmes und Poeck, 1993).

Aphasische Störungen nach subkortikalen Läsionen bieten ein noch weniger einheitliches Bild. Als sprachrelevante subkortikale Strukturen werden die striären Kerne und der anterolaterale Thalamus der linken Hemisphäre angesehen. Die bei subkortikalen Läsionen auftretenden Sprachstörungen werden einer Unterbrechung kortikokortikaler Verbindungsbahnen oder einer Minderaktivierung sprachrelevanter kortikaler Areale zugeschrieben. Anders als bei kortikalen Aphasien sind dysarthrische Symptome und Hypophonie häufige Begleiterscheinungen.

Patienten mit (v. a. blutungsbedingten) thalamischen Läsionen der dominanten Hemisphäre können eine Einschränkung der spontanen Sprachproduktion bei erhaltener Nachsprechleistung sowie semantische Defizite zeigen. Initialer Mutismus und fluktuierende Leistungen in der akuten Phase sind charakteristisch. Sofern sich die Aphasie nicht vollständig zurückbildet, verbleibt eine meist geringgradige Störung mit flüssiger Sprachproduktion und eingeschränkter Benennleistung (Kennedy und Murdoch, 1994).

Das Auftreten persistierender aphasischer Störungen bei Stammganglieninfarkten ist an ausgedehnte, in die innere Kapsel und angrenzende Marklagerregionen reichende Läsionen geknüpft (Bhatia und Marsden, 1994). Patienten mit lenticulostriären Infarkten der linken Hemisphäre ohne im MRT nachweisbare kortikale Beteiligung zeigen meist nur leichte Aphasien mit Wortfindungsstörungen. Schwere (globale) Aphasien wurden bei großen subkortikalen Läsionen der anterioren und posterioren Basalganglienregion und der inneren Kapsel beschrieben (Kennedy und Murdoch, 1994). Marklagerläsionen anterolateral des linken Vorderhorns können zu Störungen führen, die dem Bild einer transkortikal-motorischen Aphasie ähneln (Mega und Alexander, 1994).

Aphasien bei Rechtshändern mit rechtshemisphärischer Läsion (»gekreuzte Aphasien«) sind selten, nach divergierenden Schätzungen liegt die Rate zwischen 1 % und 13 % bezogen auf alle rechtshändigen Aphasiker (Alexander und Annett, 1996). Allerdings können bei einer Schädigung temporo-parietaler Kortexareale der rechten Hemisphäre oder bei rechtsseitigen Basalganglienläsionen Störungen des Verstehens bzw. der Produktion prosodischer (d. h. die Sprachmelodie betreffender) Aspekte gesprochener Sprache auftreten. Ferner wurden für Patienten mit ausgedehnten Läsionen der nichtdominanten Hemisphäre Probleme der Produktion kohärenter Texte und des Verstehens übertragener Bedeutungen, ironischer Äußerungen etc. beschrieben (Benton und Bryan, 1996). Ähnliche Defizite können auch bei Patienten mit präfrontal-lateralen und orbitomedialen Läsionen auftreten; sie werden nicht als im engeren Sinne aphasisch angesehen, sondern auf Störungen kognitiver Exekutivfunktionen zurückgeführt (Glindemann und Cramon, 1995). Vermutlich ist ein Teil der bei traumatischer Hirnschädigung beschriebenen Kommunikationsstörungen ähnlich einzuordnen (Coelho, 1995).

Patienten mit kortikalen Demenzen sind zu einem hohen Anteil von Sprachstörungen betroffen (vgl. Kap. C 9). Beim M. Alzheimer werden initial Benenn- und Wortfindungsstörungen beobachtet und im weiteren Verlauf zunehmend Probleme des auditiven Sprachverstehens. Flüssige Formen mit semantischen Defiziten überwiegen, Agrammatismus und Sprechstörungen treten erst in fortgeschrittenen Stadien und nicht selten als Vorstufe zum kompletten Mutismus auf (Black, 1996). In einer Reihe von Fällen wurden unter der Bezeichnung »primär-progrediente Aphasie« fortschreitende Sprachstörungen ohne – zumindest in den frühen Stadien – vergleichbare kognitive Anzeichen einer Demenz beschrieben. Bei diesen Erkrankungen treten sowohl flüssige als auch unflüssige Störungsformen auf. Nach Black (1996) liegt dem Syndrom eine links-temporale kortikale Minderdurchblutung mit Ausdehnung in frontale und parietale Bereiche, in vielen Fällen auch eine Atrophie dieser Region, zugrunde. Unter neuropathologischen Gesichtspunkten werden primär-progrediente Aphasien als Varianten des M. Alzheimer oder des M. Pick gesehen, in Einzelfällen wurde auch ein Zusammenhang mit der Creutzfeld-Jakob-Erkrankung diskutiert (Black, 1996).

Diagnostik

Das im deutschen Sprachraum verbreitetste Diagnostikinstrument ist der *Aachener Aphasie-Test (AAT)* (Huber et al., 1983). Er umfaßt eine Analyse der »Spontansprache« der Patienten (d. h. ihrer Äußerungen im Rahmen eines Interviews) sowie Unter-Tests, in denen die Leistungen im *Nachsprechen,* in der *Schriftsprache,* im *Benennen* und im *Sprachverständnis* geprüft werden. Ein weiterer wichtiger Bestandteil des AAT ist der *Token-Test,* der als sensitives Instrument zur Erfassung von Störungen des Sprachverstehens und als Hauptindikator für das Bestehen einer Aphasie gilt. Die vollständige Durchführung des AAT nimmt je nach Schwere der Störung bis zu 2 Stunden in Anspruch. Ergebnis ist die Sicherung der Diagnose einer Aphasie, eine Einordnung ihres Schweregrads, ein Störungsprofil nach den zugrundeliegenden Untertests sowie eine Syndromzuordnung.

Orientierender Aufschluß über das Vorliegen einer Aphasie läßt sich bereits auf der Grundlage allein des Token-Test gewinnen, wobei das Ergebnis dieses Tests auch durch andere neuropsychologische Faktoren (z. B. Arbeitsgedächtnis, Aufmerksamkeit, Farbsehen) beeinflußt werden kann. Wegen ihrer hohen Störungssensitivität bieten sich auch Schreibaufgaben (z. B. Schreiben nach Diktat, schriftliches Benennen von Objekten) für ein schnell durchzuführendes Aphasie-Screening an. Für eine umfassende Diagnostik in der Akutphase wurde der *Aachener Aphasie-Bedside-Test (AABT)* entwickelt (Biniek et al., 1991).

In jüngerer Zeit haben neben den psychometrischen Diagnostikansätzen zunehmend Verfahren an Bedeutung gewonnen, die sich an kognitiv-neurolinguistischen Modellen der Sprachverarbeitung orientieren und auf die Erfassung von Störungen abgrenzbarer Teilprozesse der Produktion oder des Verstehens von Sprache abzielen. Der Vorteil dieses Ansatzes besteht darin, daß Leistungsdissoziationen innerhalb der verschiedenen Teilprozesse schärfer erfaßt werden und das Leistungsprofil Entscheidungshilfen für eine prozeßorientierte Therapie liefern kann. Für den deutschen Sprachraum ist hier das computergestützte System *LeMo* zu erwähnen (Stadie et al., 1994).

Im Kontrast dazu fragen »funktionsorientierte« Diagnostikverfahren nicht nach den Grundkomponenten gestörter Sprachverarbeitung, sondern ausschließlich nach den kommunikativen Fähigkeiten eines Patienten. Einfache Kommunikationsskalen wie die sechsstufige Skala nach Goodglass & Kaplan (vgl. Masur, 1995) gestatten eine rasche Einordnung des Schweregrads einer aphasisch bedingten Kommunikationsstörung und werden daher bevorzugt für epidemiologische Studien oder für Therapiestudien mit großen Fallzahlen herangezogen. Diese Skalen differenzieren allerdings nicht zwischen aphasischen und nicht-aphasischen (z. B. durch Dysarthrie bedingten) Störungen der Kommunikation. Herrmann, Koch, Johannsen-Horbach und Wallesch (1989) entwickelten eine differenziertere Skala zur Erfassung der kommunikativen Beeinträchtigung aphasischer Patienten und der Strategien, die sie zur Überwindung dieser Probleme einsetzen. Mit dem *Amsterdam-Nijmegen Everyday Language Test (ANELT)* läßt sich prüfen, in welchem Maße aphasische Patienten in der Lage sind, Informationen in Alltagssituationen adäquat zu übermitteln (Blomert et al., 1994). Der *ANELT* wird derzeit in einer deutschen Fassung standardisiert.

C 7.2. Verlauf

In Deutschland leben zur Zeit nach einer groben Schätzung etwa 60 000 Patienten mit einer behandlungswürdigen Aphasie, bei einer jährlichen Rate von etwa 20 000 Neuerkrankungen (modifiziert nach Huber, 1988). In rund 80 % aller Fälle ist die Störung zerebrovaskulär bedingt. Andere Ursachen sind Schädel-Hirn-Traumen, Tumoren, entzündliche und degenerative Erkrankungen. Unmittelbar nach einem Schlaganfall leiden knapp 40 % aller Patienten an einer aphasischen Störung, mehr als die Hälfte davon an einer schweren Aphasie (Pedersen et al., 1995). Bei etwa 20–30 % der aphasischen Patienten vaskulärer Ätiologie bildet sich die Symptomatik innerhalb von 3–6 Monaten vollständig zurück, wobei die Rückbildungsdynamik innerhalb der ersten beiden Monate am deutlichsten ist. Für einzelne Leistungen wurde jedoch noch nach mehr als einem Jahr eine Besserung beobachtet (Nicholas et al., 1993).

Als wichtigste prognostische Faktoren gelten die Größe der Hirnschädigung, der Schweregrad der initialen Aphasie und die seit dem Schlaganfall verstrichene Zeit (Basso, 1992). Ein Einfluß von Alter, Geschlecht, Händigkeit oder prämorbider Intelligenz kann nicht nachgewiesen werden. Relativ gut erhaltenes Sprachverständnis ist mit einer günstigen Prognose verbunden, bei schwerer sprechmotorischer Beeinträchtigung oder länger anhaltendem Mutismus ist die Prognose dagegen ungünstig.

Die verschiedenen sprachlichen Funktionen können eine sehr unterschiedliche Restitutionsdynamik zeigen. Dem Sprachverständnis wird im allgemeinen eine bessere Rückbildungstendenz als der Sprachproduktion zugeschrieben, der gesprochenen Sprache eine bessere als der geschriebenen (Basso, 1992). Einige Aphasie-Syndrome wie die Leitungsaphasie oder die transkortikal-motorische Aphasie bilden sich weitgehend zurück, ebenso Aphasien nach umschriebenen Läsionen der Stammganglien (jedoch nicht bei kapsulärer Beteiligung) oder des Thalamus. Patienten mit globaler Aphasie können über einen Zeitraum von bis zu 12 Monaten noch spontane Verbesserungen der Kommunikationsfähigkeit zeigen, wobei allerdings in fast allen Fällen eine schwere aphasische Störung mit deutlichem Agrammatismus und häufig noch repetitiven Elementen bestehen bleibt (Nicholas et al., 1993).

C 7.3. Therapeutische Prinzipien

Aphasietherapie verfolgt das Ziel, die sprachliche Kompetenz und die Kommunikationsfähigkeit der betroffenen Patienten zu verbessern. Die Art der Intervention richtet sich dabei nach der Störungsphase, in der ein Patient sich befindet (akut, chronisch), nach dem Schweregrad der Aphasie, sowie nach der Art der Störung und den im Einzelfall noch erhaltenen Sprachfunktionen (Springer, 1986). Die Wirksamkeit von Aphasietherapie wurde mittlerweile in verschiedenen Studien nachgewiesen (vgl. Robey, 1994; Holland et al., 1996). Poeck, Huber und Willmes (1989) konnten beispielsweise belegen, daß in einer frühen Behandlungsphase (< 4 Monate nach dem Infarkt) mehr als drei Viertel und in einer späteren Phase (4–12 Monate nach dem Infarkt) immerhin noch fast die Hälfte aller aphasischen Patienten therapiebedingte Verbesserungen zeigen, die über die erwartete Spontanrückbildung hinausgehen (⁎⁎). Die Ergebnisse solcher auf großen Fallzahlen beruhenden Wirksamkeitsnachweise beziehen sich in der Regel auf inhomogene Patientengruppen, die mit »Standard«-Therapieverfahren behandelt wurden. Effektivitätsnachweise für spezifische und individualisierte Behandlungsverfahren beschränken sich dagegen bislang auf Studien mit geringen Fallzahlen.

Es wird vermutet, daß die Wirksamkeit von Aphasietherapie in der chronischen Phase teilweise auf einer Kompensation durch homologe Areale der nichtdominanten Hemisphäre (vor allem für die Aspekte des Sprachverstehens) beruht. Darüber hinaus scheinen auch die erhaltenen sprachrelevanten Regionen der dominanten Hemisphäre sowie präfrontal-laterale Areale zur Leistungsverbesserung beizutragen. Offensichtlich spielen dabei Prozesse der Aufmerksamkeitssteuerung eine entscheidende Rolle (Weiller et al., 1995; Ohyama et al., 1996).

Die Palette der Behandlungsverfahren läßt sich zunächst unterteilen nach Verfahren, die auf ein Training bzw. einen Wiedererwerb »natürlicher« sprachlicher Kommunikationsmittel abzielen und solchen, die die Verwendung von alternativen Kommunikationshilfen (z. B. visuelle Kommunikationssysteme) zum Ziel haben. Unter den ersteren wurden im wesentlichen drei Ansätze entwickelt: (1) Stimulations- und Deblockierungstechniken, (2) sprachstrukturell-didaktische Methoden und (3) kommunikativ-pragmatische Methoden. Schließlich wurden unabhängig von diesen übungstherapeutischen Verfahren auch pharmakologische Ansätze verfolgt.

Stimulations- und Deblockierungstechniken

Diese Methoden gehen davon aus, daß Sprachfunktionen, die durch die Hirnschädigung vorübergehend nicht aktivierbar sind, durch wiederholte Stimulation reaktiviert werden können. Die Vorgehensweise ist nicht didaktisch und zielt nicht explizit auf das Erlernen spezifischer linguistischer Regeln. Fehler, die während des Trainings auftreten, werden nicht korrigiert, vielmehr wird der Lernstimulus – eventuell in einer vereinfachten Form – nochmals korrekt dargeboten. Die Stimulation erfolgt nach der klassischen Vorgehensweise überwiegend auditiv, wobei zur Unterstützung auch andere Modalitäten (Schrift, Mundbild etc.) herangezogen werden können. In einer Variante dieser Vorgehensweise wird eine relativ erhaltene Modalität herangezogen, um Sprachfunktionen in einer anderen, stärker beeinträchtigten Modalität zu »deblockieren«. Stimulations- und Deblockierungsmethoden eignen sich vor allem in den frühen Behandlungsphasen nach der Hirnschädigung. Sie sind jedoch auch Bestandteil spezifischer Verfahren zur Behandlung von Störungen des Sprachverstehens und der Sprachproduktion bei Patienten mit chronischen Aphasien (vgl. **Tab. C 7.3**).

Sprachstrukturelle Übungstherapie

Im Unterschied zu den stimulierenden Verfahren zielt die sprachstrukturelle Übungstherapie auf den Wiedererwerb spezifischer linguistischer Funktionen, die in einer neurolinguistischen Analyse als beeinträchtigt erkannt wurden (z. B. Verwendung bestimmter grammatikalischer Formen). Sie bedient sich dabei didaktischer Mittel wie verbale Erklärungen, Beispiele, Illustrationen, Hervorhebung wichtiger Details oder systematische Hilfestellungen. Dabei spielen in zunehmendem Maße auch PC-gestützte Verfahren eine Rolle. Therapieziel ist die Beherrschung der als beeinträchtigt erkannten linguistischen Regeln und der korrekte Gebrauch sprachlicher Formen. Die Hauptfelder sprachstrukturell orientierter Behandlungsverfahren sind die Therapie des Agrammatismus (z. B. Schlenck et al., 1995) und die Therapie von Störungen der Wortfindung und des Benennens (z. B. Nickels und Best, 1996).

Kommunikativ-pragmatische Methoden

Dieser Ansatz versucht, die verbliebenen sprachlichen Fähigkeiten aphasischer Patienten für eine möglichst effiziente Kommunikation zu nutzen. Dazu werden die für eine Verständigung in alltäglichen Kommunikationssituationen relevanten sprachlichen und nichtsprachlichen Ausdrucksmittel im individuellen Fall erarbeitet und trainiert. Entscheidend ist nicht die formal-linguistische Korrektheit der Äußerungen eines Patienten, sondern deren kommunikativer Wert. Die im deutschen Sprachraum verbreitetste Methode ist das PACE-Verfahren, bei dem sich Therapeut und Patient im Wechsel gegenseitig die auf Bildvorlagen dargestellten Gegenstände beschreiben (Davis und Wilcox, 1985). Ein wichtiges Element dieser Verfahren ist, daß neben sprachlichen Äußerungen auch alternative Kommunikationsmittel (z. B. Gestik, Zeichnen) erlaubt sind; der Therapeut achtet explizit nicht auf die sprachliche Form der Äu-

Tab. C 7.3: Eine Auswahl spezifischer Therapieverfahren (Qualität der Therapie-Empfehlung: ausnahmslos »C«)

Funktionsbereich	Verfahren	Nachweis
Sprachproduktion		
Artikulation	Melodic Intonation Therapy (MIT)	Albert et al., 1973
	Segment-orientiertes Artikulationstraininig	Springer, 1995
	Metrisch orientiertes Artikulationstraining	Jaeger und Ziegler, 1993
Phonologie	Sentence repetition training	Kohn et al., 1990
Wortfindung/Benennen	Wort-Bild-Zuordnung	Nickels und Best, 1996
	Semantische und phonologische Hilfe	Hillis und Caramazza, 1994
Syntax	Reduzierte-Syntax-Therapie (REST)	Schlenck et al., 1995
	Training von W-Fragen	Springer et al., 1993
	HELPSS (»Helm Elicted Language Syntax Stimulation«)	Helm-Estabrooks et al., 1981
Perseverationen	Treatment of Aphasic Perseveration	Helm-Estabrooks et al., 1987
Sprachverständnis		
Laut- und Wortebene	Minimalpaar-Diskrimination	Morris et al., 1996
Satzebene	Sentence Level Auditory Comprehension Treatment	Naeser et al., 1986
Semantik	Kategorienspezifisches Üben	Behrmann und Lieberthal, 1989
Schreiben	Phonologisches u. visuell-semantisches Training	Carlomagno et al., 1991
Lesen	Hierarichische Lesetherapie	Katz und Wertz, 1992
Kommunikation	PACE (»Promoting Aphasics' Communicative Effectiveness«)	Davis und Wilcox, 1985
	Gesprächstraining	Bollinger et al., 1993
Alternative Kommunikationsmittel	C-Vic (»Computer-aided Visual Communication«)	Steele et al., 1989
	Visual Action Therapy (VAT)	Helm-Estabrooks et al., 1982

ßerungen, sondern versucht, die Effizienz des Austauschs von Informationen zu optimieren.

Sprachersetzende Techniken und Kommunikationshilfen

Lassen sich kommunikativ bedeutsame natürlichsprachliche Funktionen mit Methoden der Übungsbehandlung nicht mehr erarbeiten, so muß der Einsatz sprachersetzender Hilfsmittel erwogen werden. Solche Hilfsmittel können gestisch oder pantomimisch sein, sie können auf fest vereinbarte Symbolsysteme zurückgreifen (Bliss-Symbole, Zeichensprache), oder sie basieren auf individuellen »Kommunikationsbüchern« oder auf PC-gestützten Kommunikationssystemen. Um die Akzeptanz solcher »Kommunikationsprothesen« durch die Patienten zu fördern, sollten diese schon sehr früh und parallel zu den sprachlichen Übungen in die therapeutische Arbeit einbezogen werden. Das Erlernen des Gebrauchs von Kommunikationshilfen ist allerdings an kognitive, residuale sprachliche, perzeptive und motorische Fähigkeiten geknüpft, über die schwer aphasische Patienten häufig nicht oder nur in eingeschränktem Maße verfügen (Van Mourik et al., 1992). Ein erfolgreiches Training mit visuellen Kommunikationshilfen schließt andererseits nicht aus, daß sich gleichzeitig auch die Fähigkeit zu natürlich-sprachlicher Verständigung verbessert (Weinrich et al., 1995⋆).

Pharmakologische Behandlung

Die bislang erprobten pharmakologischen Ansätze konnten keine überzeugenden Effekte erzielen (Small, 1994). Einige offene Studien mit geringem Stichprobenumfang weckten Erwartungen in die Wirksamkeit von Dopamin-Agonisten (z. B. Sabe et al., 1992). Gupta et al. (1995) fanden in einer Doppelblind-Placebo-Studie mit 15 mg Bromocriptin bei 20 aphasischen Patienten allerdings keine positiven Effekte (⋆⋆⋆). In einer Untersuchung der Wirksamkeit nootroper Substanzen zeigten Huber et al. (1997), daß sich die Effektivität von Sprachtherapie durch tägliche Gaben von 4,8 g Piracetam steigern läßt (⋆⋆⋆). Die innerhalb einer 6wöchigen Therapieperiode erzielten Verbesserungen in den einzelnen Untertests des *AAT* waren in der Verum-Gruppe zum Teil doppelt so hoch wie in der Placebo-Gruppe. Signifikant waren diese Effekte jedoch nur für den *Token-Test* und den Unter-Test *Schriftsprache* des *AAT*. Über die genannten Studien hinaus wurde versucht, die in der motorischen Rehabilitation erzielten Erfolge einer mit Übungstherapie kombinierten Amphetaminbehandlung für die Sprachtherapie zu replizieren. Walker-Batson et al. (1992) zeigten in einer Pilotstudie, daß wiederholte Gaben von d-Amphetamin mit nachfolgender Sprachtherapie zu einer Beschleunigung des Therapieerfolgs führen können (*).

C 7.4. Pragmatische Therapie

In der Akut- und Frührehabilitationsphase, in der zu Beginn noch eine intensivneurologische Betreuung erforderlich ist und die Patienten bei rasch fluktuierender Symptomatik und häufig getrübtem Bewußtsein nur wenig belastbar sind, steht die basale Stimulation und die Herstellung der Kooperationsbereitschaft der Patienten im Vordergrund. Die Patienten sind häufig noch mutistisch oder durchlaufen eine Phase stark verminderter Sprachproduktion. In diesen Fällen ist eine intensive multimodale Stimulation wichtig, wobei die Anregung emotionaler oder automatisierter Äußerungen (z. B. Namen von Angehörigen) erfahrungsgemäß am wirksamsten ist. Umgekehrt müssen Sprachautomatismen, Perseverationen und Logorrhoe frühzeitig gehemmt werden. Kurze, kommunikativ orientierte Behandlungssitzungen (ca. 15 Minuten) sind in dieser frühen Phase längeren, didaktisch strukturierten Therapieeinheiten überlegen. Dabei ist es wichtig, die Aufmerksamkeit des Patienten vom Defizit weg auf die verbliebenen Fähigkeiten und die in der Regel noch hohe Rückbildungsdynamik zu lenken, um die Therapiemotivation zu fördern und einer depressiven Verarbeitung entgegenzuwirken (Murray und Holland, 1995) (C).

Erst in den postakuten Rehabilitationsphasen kann auf der Grundlage eines sich allmählich stabilisierenden Störungsbildes und einer zunehmenden Belastbarkeit der Patienten eine symptomorientierte, strukturierte Sprachtherapie einsetzen. Dabei müssen limitierende Faktoren wie Gedächtnisstörungen, Störungen der Aufmerksamkeit und visuell-räumlicher Leistungen sowie psychopathologische Auffälligkeiten berücksichtigt werden (Van Mourik et al., 1992; Goldenberg et al., 1994; Herrmann et al., 1993). Ferner ist zu bedenken, daß eine gleichzeitige Behandlung mit Antikonvulsiva, Antihypertensiva oder Neuroleptika durch die kognitiven Nebenwirkungen dieser Medikamente den Erfolg funktioneller Behandlungsmaßnahmen schmälern kann. Umgekehrt sollte aber auch geprüft werden, ob durch neuropsychopharmakologische Maßnahmen der psychische Zustand des Patienten stabilisiert und die Effektivität einer Sprachtherapie erhöht werden kann (Müller und von Cramon, 1995).

Ausgangspunkt der Behandlung ist das individuelle Störungsprofil, wie es beispielsweise aus dem Aachener Aphasie-Test hervorgeht. Der Einstieg in die spezifische Sprachtherapie setzt darüber hinaus eine gezieltere Exploration der Bedingungen voraus, unter denen ein Patient zu optimalen sprachlichen Leistungen angeregt werden kann. Daraus ergibt sich, welche therapeutischen Hilfestellungen im individuellen Fall wirksam sind und welche Modalitäten deblockierend eingesetzt werden können. Die Behandlung sollte nicht ohne eine möglichst detaillierte, in Abstimmung mit dem Patienten und seinen Angehörigen getroffene Festlegung der Therapieziele beginnen. In den wenigsten Fällen kann die Zielsetzung im Wiedererlangen der vollen Sprachkompetenz bestehen. Insbesondere zwingt die ungünstige Prognose globalaphasischer Patienten in vielen Fällen schon zu einem frühen Zeitpunkt dazu, aus Gründen einer möglichst effizienten Nutzung der Kapazitäten von Patient und Therapeut das Rehabilitationsziel auf die Erarbeitung elementarer Verständigungsmittel zu beschränken.

Bei schweren Sprachverständnisstörungen wird der Therapieschwerpunkt in der Regel zunächst auf die Behandlung dieses Defizits gelegt, da die weiteren Therapieschritte eine Verbesserung des Sprachverständnisses voraussetzen. Im übrigen sind die therapeutischen Prioritäten durch das individuelle Störungsprofil bestimmt. Es hat sich als vorteilhaft erwiesen, sprachstrukturelle Therapieverfahren mit stimulierenden und mit kommunikativ-pragmatisch orientierten Techniken zu verbinden (Springer et al., 1991; Springer et al., 1993) (C). Als wichtiger Behandlungsgrundsatz gilt, daß mit möglichst alltagsrelevantem und individuell bedeutsamem Therapiematerial gearbeitet werden sollte. Reichhaltige Materialien, die für verschiedenste Behandlungsansätze genutzt werden können, wurden von Engl, Kotten, Ohlendorf und Poser (1996) und von Stark (1992) zusammengestellt. **Tab. C 7.3** bietet eine Auswahl von Behandlungsverfahren, für die detaillierte Beschreibungen und Wirksamkeitsnachweise (wenn auch auf der Basis geringer Fallzahlen) vorliegen.

Ein Transfer der in der Therapie erreichten Verbesserungen in die alltägliche Kommunikation stellt sich in der Regel nicht ohne zusätzliche therapeutische Anstrengungen ein. Daher ist frühzeitig mit kommunikativ-pragmatischen Übungen zu beginnen und diese sind im Verlauf der Therapie zunehmend zu erweitern, um eine Konsolidierung der Übungseffekte zu erzielen (vgl. **Tab. C 7.3**). Kommunikative Übungen eignen sich in besonderem Maße auch für Therapiegruppen, da der Gruppenkontext im Vergleich zur Einzeltherapie eine größere Vielfalt kommunikativer »Handlungen« bietet.

Der Therapieumfang stellt eine entscheidende Variable für die Wirksamkeit von Behandlungsmaßnahmen dar. In der Therapiestudie von Poeck et al. (1989) wurde mit neun Wochenstunden über einen Zeitraum von 6–8 Wochen gearbeitet. Basso (1989) empfiehlt tägliche Sitzungen. Denes, Perazzolo, Piani und Piccione (1996) bestätigten die Überlegenheit einer intensiven Behandlung (im Mittel 130 Therapiestunden über 6 Monate) gegenüber einer weniger intensiven (60 Einheiten in 6 Monaten) (B). Auch die Dauer der Phase intensiver Therapie scheint eine Rolle zu spielen: in der Therapiestudie von Mazzoni et al. (1995) zeigten sich signifikante Effekte beispielsweise erst nach 6 Monaten. Überdies ist zur Sicherung der Therapieeffekte über die Phase der stationären Rehabilitation hinaus eine ambulante oder teilstationäre logopädische Betreuung erforderlich (Goldenberg et al., 1994). In dieser Phase müssen auch gegebenenfalls Maßnahmen zur Wiedereingliederung in den Beruf ergriffen werden. Dazu ist eine Analyse des angestrebten Arbeitsplatzes erforderlich und ein spezifisches Training der für die Wiederaufnahme der Berufstätigkeit geforderten sprachlichen Fähigkeiten (z. B. Textverständnis).

Die Beratung der Angehörigen zählt von der Akutphase an zu den Aufgaben einer umfassenden sprachtherapeutischen Betreuung. Ein Angehörigenratgeber, der auf den Gesamtbereich der neuropsychologischen Rehabilitation eingeht, wurde von Pössl und Mai (1996) zusammengestellt. Eine aphasiespezifische Informationsbroschüre wird vom Bundesverband für die Rehabilitation der Aphasiker herausgegeben.

Bundesverband für die Rehabilitation der Aphasiker, Oberthürstraße 11 a,
97070 Würzburg Tel. 09 31 / 57 37 49
Fax 09 31 / 57 31 41

Literatur

Albert ML, Sparks RW, Helm NA (1973) Melodic intonation therapy. Arch Neurol 29: 130–131

Alexander MP, Annett M (1996) Crossed aphasia and related anomalies of cerebral organization: Case reports and a genetic hypothesis. Brain Lang 55: 213–239

Basso A (1989) Therapy of aphasia. In: Goodglass H, Damasio AR (Hrsg.) Handbook of Neuropsychology. Elsevier, Amsterdam, 67–82

Basso A (1992) Prognostic factors in aphasia. Aphasiol 6: 337–348

Basso A, Lecours AR, Moraschini S, Vanier M (1985) Anatomoclinical correlations of the aphasias as defined through computerized tomography: exceptions. Brain Lang 26: 201–229

Behrmann M, Lieberthal T (1989) Category-specific treatment of a lexical-semantic deficit: a single case study of global aphasia. Brit J Disord Commun 24: 281–299

Benton E, Bryan K (1996) Right cerebral hemisphere damage: incidence of language problems. Int J Rehabil Res 19: 47–54

Bhatia KP, Marsden CD (1994) The behavioural and motor consequences of focal lesions of the basal ganglia. Brain 117: 859–876

Biniek R, Huber W, Willmes K, Glindemann R, Brand H, Fiedler M, Annen C (1991) Ein Test zur Erfassung von Sprach- und Sprechstörungen in der Akutphase nach Schlaganfällen. Aufbau und Durchführung. Nervenarzt 62: 108–115

Black SE (1996) Focal cortical atrophy syndromes. Brain Cognit 31: 188–229

Blomert L, Kean M-L, Koster C, Schokker J (1994) Amsterdam-Nijmegen Everyday Language Test: Construction, reliability and validity. Aphasiol 8: 381–407

Bollinger RL, Musson ND, Holland AL (1993 A) study of group communication intervention with chronically aphasic persons. Aphasiol 7: 301–313

Brust JCM, Shafer SQ, Richter RW, Bruun B (1976) Aphasia in acute stroke. Stroke 7: 167–174

Carlomagno S, Colombo A, Casadio P, Emanuelli S, Razzano C (1991) Cognitive approaches to writing rehabilitation in aphasics: evaluation of two treatment strategies. Aphasiol 5: 355–360

Coelho CA (1995) Discourse production deficits following traumatic brain injury: a critical review of the recent literature. Aphasiol 9: 409–429

Davis GA, Wilcox MJ (1985) Adult aphasia rehabilitation. College Hill Press, San Diego

Denes G, Perazzolo C, Piani A, Piccione F (1996) Intensive versus regular speech therapy in global aphasia: a controlled study. Aphasiol 10: 385–394

Engl E, Kotten A, Ohlendorf I, Poser E (1996) Sprachübungen zur Aphasiebehandlung. Ein linguistisches Übungsprogramm mit Bildern. Volker-Spieß-Verlag, Berlin

Glindemann R, von Cramon DY (1995) Kommunikationsstörungen bei Patienten mit Frontalhirnläsionen. Sprache – Stimme – Gehör, 19: 1–7

Goldenberg G (1996) Defective imitation of gestures in patients with damage in the left or right hemispheres. J Neurol Neurosurg Psychiat 61: 176–180

Goldenberg G, Dettmers H, Grothe C, Spatt J (1994) Influence of linguistic and non-linguistic capacities on spontaneous recovery of aphasia and on success of language therapy. Aphasiol 8: 443–456

Gupta SR, Mlcoch AG, Scolaro C, Moritz T (1995) Bromocriptine treatment of nonfluent aphasia. Neurol 45: 2170–2173

Helm-Estabrooks N, Fitzpatrick PM, Barresi B (1981) Response of an agrammatic patient to a syntax stimulation program for aphasia. J Speech Hear Disord 46: 422–427

Helm-Estabrooks N, Fitzpatrick PM, Barresi B (1982) Visual action therapy for global aphasia. J Speech Hear Disord 47: 385–389

Helm-Estabrooks N, Emery P, Martin L, Albert MD (1987) Treatment of aphasic perseveration (TAP) program. A new approach to aphasia therapy. Arch Neurol 44: 1253–1255

Herrmann M, Koch U, Johannsen-Horbach H, Wallesch CW (1989) Communicative skills in chronic and severe nonfluent aphasia. Brain Lang 37: 339–352

Herrmann M, Bartels C, Wallesch CW (1993) Depression in acute and chronic aphasia. Symptoms, pathoanatomical-clinical correlations and functional implications. J Neurol Neurosurg Psychiat 56: 672–678

Hillis AE, Caramazza A (1994) Theories of lexical processing rehabilitation of lexical deficits. In: Riddoch MJ, Humphreys GW (Hrsg.) Cognitive Neuropsychology and Cognitive Rehabilitation. Lawrence Erlbaum Associates, Hove, 449–484

Holland AL, Fromm DS, Deruyter F, Stein M (1996) Treatment efficacy - aphasia. J Speech Hear Res 39: 227–236

Huber W (1988) Methodik und Erfolg der Aphasietherapie. Therapiewoche 38: 2294–2300

Huber W, Poeck K, Weniger D, Willmes K (1983) Aachener Apasie Test (AAT). Hogrefe, Göttingen

Huber W, Willmes K, Poeck K, Van Vleymen B, Deberdt W (1997) Piracetam as an adjuvant to language therapy for aphasia: A randomized double-blind placebo-controlled pilot study. Arch Phys Med Rehabil 78: 245–250

Jaeger M, Ziegler W (1993) Der metrische Übungsansatz in der Sprechapraxiebehandlung: Ein Fallbericht. Neurolinguistik 7: 31–41

Katz RC, Wertz RT (1992) Computerized hierarchical reading treatment in aphasia. Aphasiol 6: 165–177

Kay J (1993) Acquired disorders of reading. In: Blanken G, Dittmann J, Grimm H, et al. Linguistic Disorders and Pathologies. An International Handbook. W. de Gruyter, Berlin New York, 251–261

Kennedy M, Murdoch BE (1994) Thalamic aphasia and striato-capsular aphasia as independent aphasic syndromes: a review. Aphasiol 8: 303–313

Kohn SE, Smith KL, Arsenault JK (1990) The remediation of conduction aphasia via sentence repetition: a case study. Brit J Disord Commun 25: 45–60

Masur H (1995) Skalen und Scores in der Neurologie. Quantifizierung neurologischer Defizite in Forschung und Praxis. Thieme, Stuttgart

Mazzoni M, Vista M, Geri E, Avila L, Bianchi F, Moretti P (1995) Comparison of language recovery in rehabilitated and matched, non-rehabilitated aphasic patients. Aphasiol 9: 553–563

Mega MS, Alexander MP (1994) Subcortical aphasia: The core profile of capsulostriatal infarction. Neurol 44: 1824–1829

Morris J, Franklin S, Ellis AW, Turner JE, Bailey PJ (1996) Remediating a speech perception deficit in an aphasic patient. Aphasiol 10: 137–158

Murray LL, Holland AL (1995) The language recovery of acutely aphasic patients receiving different therapy regimens. Aphasiol 9: 397–405

Müller U, Cramon Dv (1995) Stellenwert von Neuro-Psychopharmaka in der Neurorehabilitation. Nervenheilkunde 14: 327–332

Naeser MA, Haas G, Mazurski P, Laughlin S (1986) Sentence level auditory comprehension treatment program for aphasic adults. Arch Phys Med Rehabil 67: 393–399

Nicholas ML, Helm-Estabrooks N, Ward-Lonergan J, Morgan AR (1993) Evolution of severe aphasia in the first two years post onset. Arch Phys Med Rehabil 74: 830–836

Nickels L, Best W (1996) Therapy for naming disorders (part I): principles, puzzles and progress. Aphasiol 10: 21–47

Nickels L, Best W (1996) Therapy for naming disorders (part II): specifics, surprises and suggestions. Aphasiol 10: 109–136

Ohyama M, Senda M, Kitamura S, Ishii K, Mishina M, Terashi A (1996) Role of the nondominant hemisphere and undamaged area during word repetition in poststroke aphasics. A PET activation study. Stroke 27: 897–903

Pedersen PM, Jorgensen HS, Nakayama H, Raaschou HO, Olsen TS (1995) Aphasia in acute stroke: incidence, determinants, and recovery. Ann Neurol 38: 659–666

Poeck K, Huber W, Willmes K (1989) Outcome of intensive language treatment in aphasia. J Speech Hear Disord 54: 471–479

Pössl J, Mai N (1996) Rehabilitation im Alltag. Gespräche mit Angehörigen hirngeschädigter Patienten. Borgmann, Dortmund

Robey RR (1994) The efficacy of treatment for aphasic persons: A meta-analysis. Brain Lang 47: 582–608

Roeltgen DP, Rapcsak SZ (1993) Acquired disorders of writing and spelling. In: Blanken G, Dittmann J, Grimm H, et al. (Hrsg.) Linguistic Disorders and Pathologies. An International Handbook. W. de Gruyter, Berlin New York, 262–277

Sabe L, Leiguarda R, Starkstein SE (1992) An open-label trial of bromocriptine in nonfluent aphasia. Neurol 42: 1637–1638

Schlenck C, Schlenck KJ, Springer L (1995) Die Behandlung des schweren Agrammatismus. Reduzierte-Syntax-Therapie (REST). Thieme, Stuttgart

Shelton JR, Weinrich M, McCall D, Cox DM (1996) Differentiating globally aphasic patients: data from in-depth language assessments and producion training using C-VIC. Aphasiol 10: 319–342

Small SL (1994) Pharmacotherapy of aphasia. A critical review. Stroke 25: 1282–1289

Springer L (1986) Behandlungsphasen einer syndromorientierten Aphasietherapie. Sprache - Stimme - Gehör 10: 22–29

Springer L (1995) Erklärungsansätze und Behandlung sprechapraktischer Störungen. Forum Logopädie 3–7

Springer L, Glindemann R, Huber W, Willmes K (1991) How efficacious is PACE-therapy when ›Language Systematic Training‹ is incorporated? Aphasiol 5: 391–399

Springer L, Willmes K, Haag E (1993) Training in the use of wh-questions and prepositions in dialogues: a comparison of two different approaches in aphasia therapy. Aphasiol 7: 251–270

Stadie N, Cholewa J, De Bleser R, Tabatabaie S (1994) Das neurolinguistische Expertensystem LeMo. I. Theoretischer Rahmen und Konstruktionsmerkmale des Testteils LEXIKON. Neurolinguistik 8: 1–25

Stark J (1992) Everyday Life Activities Photo Series - ELA. Bösmüller, Wien

Steele RD, Weinrich M, Wertz RT, Kleczewska MK, Carlson GS (1989) Computer-based visual communication in aphasia. Neuropsychologia 27: 409–426

Van Mourik M, Verschaeve M, Boon P, Paquier P, Van Harskamp F (1992) Cognition in global aphasia: indicators for therapy. Aphasiol 6: 491–499

Walker-Batson D, Unwin H, Curtis S, Allen E, Wood M, Smith P, Devous MD, Reynolds S, Greenlee RG (1992) Use of amphetamine in the treatment of aphasia. Restor Neurol Neurosci 4: 47–50

Weiller C, Isensee C, Rijntjes M, Huber W, Müller S, Bier D, Dutschka K, Woods RP, Noth J, Diener HC (1995) Recovery from Wernicke's aphasia: a Positron Emission Tomographic study. Ann Neurol 37: 723–732

Weinrich M, McCall D, Weber C, Thomas K, Thornburg L (1995) Training on an iconic communication system for severe aphasia can improve natural language production. Aphasiol 9: 343–364

Willmes K, Poeck K (1993) To what extent can aphasic syndromes be localized? Brain 116: 1527–1540

Ziegler W (1991) Sprechapraktische Störungen bei Aphasie. In: Blanken G (Hrsg.) Einführung in die linguistische Aphasiologie. Hochschul-Verlag, Freiburg, 89–119

Ziegler W, Ackermann H (1994) Mutismus und Aphasie – eine Literaturübersicht. Fortschr Neurol Psychiat 62: 366–371

C 8. Gedächtnisstörungen (Amnestisches Syndrom)

von *I. Daum* und *H. Ackermann*

C 8.1. Neurobiologische Grundlagen und Klinik des amnestischen Syndroms

C 8.1.1. Ätiologie von Gedächtnisstörungen

Beeinträchtigungen der Merkfähigkeit gehören zu den häufigsten Auffälligkeiten im kognitiven Bereich nach Schädel-Hirn-Traumata oder bei zerebrovaskulären Erkrankungen (Prosiegel, 1988). Häufig sind die Gedächtnisdefizite vergesellschaftet mit Wahrnehmungs- oder Vigilanzstörungen (Schuri, 1988). Allerdings können Einbußen der Merkfähigkeit auch ohne begleitende kognitive Veränderungen in Erscheinung treten. Als Ursachen dieses sog. »amnestischen Syndroms« kommen u. a. Herpes-simplex-Enzephalitiden (Kap. E 8) mit beidseitiger Schädigung mesiotemporaler Strukturen, bilaterale thalamische Durchblutungsstörungen (Daum und Ackermann, 1994), Hämorrhagien im Bereich des Septums nach Ruptur eines Aneurysmas der A. communicans anterior (Alexander et al., 1984), zerebrale Hypoxien, die mit einer bilateralen Läsion des Hippokampus einhergehen, degenerative Erkrankungen wie die Alzheimersche Demenz (Kap. C 9) oder die durch ein Thiamin-Defizit bedingte Wernicke-Korsakoff-Enzephalopathie (Ackermann und Daum, 1997) in Betracht. Merkfähigkeitsstörungen können auch im Gefolge therapeutischer Maßnahmen auftreten, z. B. nach neurochirurgischen Eingriffen am Temporallappen zur Behandlung pharmakoresistenter Epilepsien oder nach Elektrokrampftherapie.

C 8.1.2. Neuropsychologie des Gedächtnisses: Multiple Gedächtnissysteme

Die Abgrenzung von Kurz- (KZG) oder Arbeitsgedächtnis und Langzeitgedächtnis (LZG) stellt ein empirisch gut belegtes Modell der Psychologie dar. Erkrankungen oder Läsionen des Gehirns können z. B. diese beiden Gedächtnisformen differentiell beeinträchtigen. Weiterhin werden zwei LZG-Komponenten voneinander abgegrenzt: das episodische und das semantische Gedächtnis. Das erstgenannte Subsystem bezieht sich auf Daten, die in einem spezifischen raum-zeitlichen oder autobiographischen Kontext stehen, z. B. Erinnerungen an eine bestimmte Reise. Demgegenüber faßt das semantische Gedächtnis die Inhalte kontextunabhängiger Fakten wie z. B. bestimmte Wissensgebiete zusammen.

Von besonderer Bedeutung für klinische Fragestellungen ist die Unterscheidung zwischen deklarativem oder explizitem und non-deklarativem oder implizitem Gedächtnissystem innerhalb des LZG (Daum und Ackermann, 1997). Explizite bzw. deklarative Inhalte beziehen sich auf die schon beschriebenen bewußten und somit verbal kommunizierbaren oder non-verbal anzeigbaren Erinnerungen an einen Namen, ein Gesicht oder ein spezifisches Ereignis. Zum non-deklarativen Gedächtnis gehören dagegen Behaltensphänomene, die eine Langzeitwirkung von Vorerfahrungen widerspiegeln und die subjektiv nicht bewußt werden müssen, z. B. der Erwerb neuer Fertigkeiten, konditionierte Reaktionen als auch Priming-Effekte (Squire, 1987). Unter »Priming« wird verstanden, daß in einem anderen Kontext schon einmal vorgegebene Daten zu einem späteren Zeitpunkt effizienter verarbeitet werden, auch ohne bewußte Erinnerung an die entsprechende vorausgegangene Situation (Daum und Ackermann, 1997). Derartige LZG-Anteile sind sozusagen »unbewußt« abgespeichert und können nur im Vollzug der entsprechenden Tätigkeiten abgerufen werden.

Von den bereits beschriebenen Gedächtnisphänomenen müssen metakognitive Vorgänge abgegrenzt werden, z. B. die Fähigkeit der Beurteilung der eigenen Gedächtnisfunktionen oder der Organisation der Abspeicherung von Informationen. Diese Leistungen werden, insoweit sie Abspeicherungs- und Zugriffsprozesse betreffen, zu den »frontal-lobe type memory functions« gerechnet, da sie durch das Frontalhirn vermittelt sein dürften (Daum und Mayes, 1997).

C 8.1.3. Neuroanatomie des Gedächtnisses

Klinisch-neuropsychologische und tierexperimentelle Befunde deuten darauf hin, daß deklarative Erinnerungen an die Integrität zweier Schaltkreise, die jeweils Strukturen des Temporal- und des Frontallappens miteinander verknüpfen, gebunden sind (Aggleton, 1991; Squire, 1987). Eine der beiden »Schleifen« zieht von den Amygdala über den unteren Thalamusstiel und die dorsomedialen Anteile dieses Kerngebiets zu orbitofrontalen

Arealen der Hirnrinde. Das zweite Bahnsystem erstreckt sich ausgehend vom Hippokampus über Fornix, Corpora mamillaria, Tractus mamillothalamicus, Nucleus anterior des Thalamus einerseits zum vorderen zingulären Kortex und andererseits zu den septalen Kernen.
Gegenwärtige Modelle der funktionell-neuroanatomischen Organisation des deklarativen Gedächtnisses gehen davon aus, daß diesen Schaltkreisen eine entscheidende Rolle beim Lernen neuer Daten - und für eine gewisse Zeitspanne danach - zukommt. Squire (1992) zufolge integrieren der Hippokampus und die damit verbundenen Strukturen die z. B. in distinkten KZG-Komponenten an unterschiedlichen Orten im Neokortex repräsentierten Teilinformationen zu einem gewissen Reiz oder einem Ereignis. Nach Bearbeitung in den Schaltkreisen des medialen Temporallappens werden die neu zu lernenden Informationen in modifierter Form zur Langzeitspeicherung an die entsprechenden neokortikalen Areale zurückprojiziert. Auf die initialen Enkodierungsprozesse folgt eine graduelle Reorganisation der gespeicherten Inhalte, die dazu führt, daß das Erinnern und Behalten dieser Informationen sich zunehmend von den Strukturen des medialen Temporallappens lösen. Die zugrundeliegenden Mechanismen und der Zeitverlauf dieser Prozesse sind noch weitgehend unaufgeklärt (Squire, 1992).
Behaltensphänomene des non-deklarativen oder impliziten Gedächtnisses werden von Läsionen der beschriebenen Gedächtnisstrukturen kaum beeinflußt und scheinen eher an die Integrität der Basalganglien und des Zerebellums geknüpft zu sein (Daum und Ackermann, 1997). Andererseits führen Funktionsstörungen dieser subkortikalen Strukturen in der Regel nicht zu Einbußen im deklarativen Bereich (Ackermann und Daum, 1995; Daum und Ackermann, 1997).

C 8.1.4. Klinik der Gedächtnisstörungen

Läsionen unterschiedlicher Hirnregionen beeinträchtigen Lern- und Gedächtnisleistungen in differentieller Weise. Mayes (1988) grenzt fünf Formen organisch bedingter Gedächtnisstörungen voneinander ab. (a) Die Schädigung des posterioren und des frontalen Assoziationskortex führt zu KZG-Defiziten. Derartige Läsionen können darüber hinaus auch eine (b) Beeinträchtigung des semantischen Gedächtnisses (»previously very well established memories«) nach sich ziehen. (c) Im Gefolge von Frontalhirnschädigungen werden häufig Einbußen derjenigen Gedächtnisleistungen beobachtet, die von der Fähigkeit zur Strukturierung und Organisation der Informationsverarbeitung abhängen; dazu zählen u. a. das Erinnern der zeitlichen Abfolge von Informationen oder die prospektive Merkfähigkeit. (d) Das amnestische Syndrom im eigentlichen Sinne, das durch eine Beeinträchtigung der Neugedächtnisbildung in Verbindung mit einer mehr oder weniger stark ausgeprägten Altgedächtnisstörung bei erhaltenen intellektuellen Fähigkeiten, KZG-Leistungen und impliziten Gedächtnisfunktionen gekennzeichnet ist, wird bei Läsionen des medialen Temporallappens, der damit verbundenen Regionen des Dienzephalons und nach Schädigung des basalen Vorderhirns beobachtet (siehe oben). (e) Als eine weitere Form von Gedächtnisstörungen sind Defizite beim Erlernen neuer Fertigkeiten oder bei Konditionierungsprozessen, die nach Erkrankungen oder Läsionen von Basalganglien oder Kleinhirn beobachtet werden können, zu nennen.
Im Falle einer akuten zerebralen Schädigung kann zwischen einer anterograden und retrograden Komponente des amnestischen Syndroms unterschieden werden, d. h. einer Beeinträchtigung, Ereignisse aus der Zeit vor (retrograde Amnesie) oder nach (anterograde Amnesie) Beginn der Erkrankung bzw. Eintritt der Läsion zu erinnern. Diese beiden durch ihre Beziehung zum Eintritt einer zerebralen Läsion oder Erkrankung gekennzeichneten Formen der Amnesie können einen unterschiedlichen Zeitraum umfassen und u. U. unvollständig ausgebildet sein, d. h. sog. Erinnerungsinseln aufweisen. Die Störung der Neugedächtnisbildung nach akuter zerebraler Schädigung (post-traumatische Amnesie) bildet sich in der Regel nach kurzer Zeit zurück. Im Falle der länger anhaltenden retrograden Amnesien lassen sich meist die weiter in der Vergangenheit zurückliegenden Ereignisse besser reproduzieren. Diese Beobachtungen bestätigen die Annahme einer zeitlich begrenzten Aufgabe der mediotemporalen Strukturen im Rahmen von Gedächtnisleistungen (Mayes et al., 1997). Auch emotional getönte Erlebnisse werden u. U. von Patienten mit retrograder Amnesie besser erinnert als neutrale Erlebnisse (Daum et al., 1996).
Von besonderer Bedeutung für die Rehabilitation ist die Tatsache, daß Patienten mit ausgeprägten Einbußen der Neugedächtnisbildung, z. B. beim Einprägen neuer Namen, Gesichter oder Ereignisse, über beeindruckende implizite Lernleistungen verfügen. Das Gedächtnisprofil dieser Patienten zeichnet sich häufig nicht nur durch intakte KZG-Leistungen aus, sondern sie können in ähnlichem Umfang wie gesunde Probanden auch Fertigkeiten oder Konditionierungen lernen (Daum und Ackermann, 1997). Auch Priming-Effekte sind bei Amnestikern nachweisbar. Beispielsweise vermögen Abrufhilfen wie etwa die Präsentation der ersten Silbe eines Wortes auch bei Patienten mit amnestischem Syndrom die Reproduktion eines vorher dargebotenen Wortes zu erleichtern. Dies gilt allerdings nur, wenn - wie bei Priming-Verfahren üblich - die Erinnerung implizit, also ohne direkte Gedächtnisinstruktion getestet wird.
Unilaterale Läsionen gedächtnisrelevanter Strukturen führen nicht zu einem globalen amnestischen Syndrom, sondern rufen material-spezifische mnestische Defizite hervor: im Falle linkssei-

tiger Läsionen vorrangig eine Beeinträchtigung des verbalen, bei rechtshemisphärischer Dysfunktion des visuellen Gedächtnisses (Mayes, 1988). Ob Funktionsstörungen der einzelnen Abschnitte der beschriebenen Schaltkreise, also zum Beispiel des Hippokampus oder des Thalamus, ein identisches Profil kognitiver Einbußen hervorrufen, ist bislang unklar. Sicherlich unterscheiden sich die entsprechenden klinischen Bilder in assoziierten Verhaltensauffälligkeiten. Bei dienzephalen Läsionen kann z. B. eine Beeinträchtigung der Vigilanz vorliegen. Läsionen im Bereich des basalen Frontalhirns gehen u. U. mit Perseverationstendenzen, einer mangelhaften zeitlichen Einordnung von Gedächtnisinhalten und Persönlichkeitsveränderungen wie beispielsweise einer verminderten Krankheitseinsicht einher. Patienten mit Korsakoff-Syndrom zeigen häufig Verhaltensauffälligkeiten wie Konfabulationen, die eine frontale Dysfunktion widerspiegeln dürften (Mayes, 1988).

C 8.1.5. Testpsychologische Diagnostik

Squire und Shimamura (1986) haben Testverfahren zusammengestellt, die zur Dokumentation eines amnestischen Syndroms im Rahmen wissenschaftlicher Arbeiten dienen. Diese Batterie umfaßt die Bestimmung der allgemeinen Intelligenz, einen Demenz-Test, Aphasie-Screening, Verfahren zur Überprüfung von sog. Frontalhirn-Funktionen sowie die Erfassung der kurzfristigen und längerfristigen Merkfähigkeit, z. B. mit Hilfe des Wechslerschen Gedächtnis-Tests (Wechsler Memory Scale, WMS). Im klinischen Bereich sollte dieses Instrumentarium erweitert werden um semantische Gedächtnis-Tests sowie die Überprüfung der Fähigkeit des Erwerbs neuer Fertigkeiten und impliziter Gedächtnisinhalte (Priming-Tests). Während mehrere standardisierte Tests zur Überprüfung der deklarativen Merkfähigkeit vorliegen (z. B. WMS oder Rivermead Behavioral Memory Test; Mayes und Warburg, 1992), stehen noch keine entsprechenden Verfahren der Evaluation impliziter Gedächtnisleistungen zur Verfügung. Deshalb muß auf im Rahmen wissenschaftlicher Untersuchungen entwickelte Verfahren wie z. B. das Wortstammergänzungs-Priming zurückgegriffen werden.

Auch zur Abschätzung einer retrograden Amnesie sind im deutschsprachigen Raum keine standardisierten Testverfahren vorhanden. Von den in der neuropsychologischen Forschung eingesetzten Tests wäre für klinische Fragestellungen das autobiographische Gedächtnisinterview von Kopelman und Mitarbeitern (1985) zu empfehlen, das die Erinnerung an persönliche Fakten und Ereignisse aus unterschiedlichen Lebensabschnitten (Kindheit, frühes Erwachsenenalter sowie die jüngste Vergangenheit) überprüft. Dieses Testverfahren wurde in einer Reihe von Studien zum amnestischen Syndrom eingesetzt (Markowitsch et al., 1993; Daum et al., 1996; Mayes et al., 1997). Darüber hinaus entstanden im deutschsprachigen Raum mehrere Tests, die die Erinnerung an berühmte Personen oder Ereignisse aus den letzten Jahren oder Jahrzehnten überprüfen und die ebenfalls zur Überprüfung des Altgedächtnisses herangezogen werden könnten (Leplow et al., 1993; Schmidtke, 1991; Markowitsch et al., 1993).

Prospektive Gedächtnisleistungen, d. h. das sich Merken von auf die Zukunft bezogenen Informationen wie z. B. das Einhalten von Terminen, werden in der Regel durch Befragung der Angehörigen erfaßt. Inzwischen liegen aber auch Erfahrungen zur Diagnostik des prospektiven Gedächtnisses im neuropsychologischen Bereich vor (Mayes und Daum, 1997). Von besonderer Bedeutung für Rehabilitationsmaßnahmen sind Daten über Behaltensleistungen im Alltag, die in der Regel durch Fragebogen erfaßt werden. Die Verwendung dieser Instrumente als klinisches Routineverfahren wird allerdings teilweise in Frage gestellt (Mayes und Warburg, 1992).Schließlich sind zur Planung der Rehabilitation die Bewertung der subjektiven Bedeutung der Gedächtnisdefizite im Alltag des Patienten sowie eine Analyse von vom Patienten bereits eingesetzten Lern- und Gedächtnisstrategien von Bedeutung.

C 8.2. Therapeutische Prinzipien

C 8.2.1. Pharmakologische Behandlungsansätze

Die pharmakologische Möglichkeiten einer Therapie von Gedächtnisstörungen werden im Rahmen des Demenz-Kapitels (C 9) dargestellt. Einige Erkrankungen, die mit einem amnestischen Syndrom einhergehen können, sind einer ursächlichen medikamentösen Behandlung zugänglich. Als Therapie der Wahl bei Wernicke-Korsakoff-Enzephalopathie gilt die parenterale Applikation von Thiamin (Kap. H 1). Allerdings läßt sich durch diese Maßnahme oft keine zufriedenstellende Besserung der Gedächtnisstörungen erzielen (Ackermann und Daum, 1997). Bei Verdacht auf Herpes-Enzephalitis ist die Gabe von Acyclovir indiziert (Kap. E 8). Es wurde vermutet, daß Medikamente wie Amphetamin, die u. U. bei gesunden Probanden Lernleistungen unterstützen, über eine Aktivierung residualer Funktionen auch organisch bedingte mnestische Defizite beeinflussen könnten (Lombardi und Weingartner, 1995). Bisher konnte diese Hypothese empirisch nicht bestätigt werden. Auch die u. U. erheblichen Nebenwirkungen dieser Substanzen schränken ihre klinische Anwendbarkeit bei Gedächtnisstörungen ein.

C 8.2.2. Rehabilitative Interventionstechniken

Vorbemerkungen

Ziel der Gedächtnistherapie ist eine bessere Bewältigung der Anforderungen an die Merkfähigkeit im Alltag. In den letzten Jahren wurden unterschiedliche rehabilitative Maßnahmen erprobt: das Training der beeinträchtigten Leistung mit dem Ziel einer »Stimulation« geschädigter Strukturen, die Vermittlung interner Gedächtnishilfen sowie der Einsatz externer Hilfen (Harris, 1984). Das repetitive Üben beeinträchtigter mnestischer Funktionen unter der Vorstellung, daß man das Gehirn wie einen Muskel trainieren könne (»Gehirn-Jogging«), dürfte empirischen Untersuchungen zufolge keine tragfähige rehabilitative Strategie darstellen (Schuri, 1988).

Interne Gedächtnishilfen

Das therapeutische Konzept der Vermittlung interner Gedächtnishilfen stützt sich vor allem auf psychologische Modelle zur Verarbeitungstiefe (Craik und Lockhart, 1972) und zur dualen (Paivio, 1986) bzw. multiplen Kodierung von Gedächtnisinhalten. Auf der Grundlage dieser Annahmen kann erwartet werden, daß (a) die kognitive Analyse von Informationen bzw. ihre Einbettung in semantische Assoziationen und (b) die Verknüpfung verbalen Materials mit bildlichen Vorstellungen eine reicher vernetzte und damit dauerhaftere Abspeicherung sowie eine erhöhte Abrufwahrscheinlichkeit von Gedächtnisinhalten nach sich ziehen (Daum, 1993).

Einsatz bildhafter Vorstellungen: Die »Gesichter-Namen-Strategie« verlangt, sich aktiv mit einer zu lernenden Information auseinanderzusetzen, z. B. durch die affektive Bewertung von Gesichtern und Namen, um eine Verknüpfung verbaler und bildhafter Gedächtnisinhalte zu erzielen (Baddeley, 1990). Im Rahmen der »Loci-Technik« müssen die einzelnen zu lernenden Informationen bildlich mit definierten Orten eines dem Patienten gut bekannten und vorstellbaren Weges assoziiert werden. Beim Abruf geht der Patient »geistig« diese Strecke ab und »sieht« dabei die assoziierten Items (Holzapfel, 1990). Schließlich können einzelne Inhalte bildhaft miteinander verknüpft werden (»visuelle assoziative Verknüpfung«), so daß eine erinnerte Information den Abruf weiterer Item bahnt. Vor allem bei Patienten mit reduzierter Merkfähigkeit für sprachliches Material scheinen sich auf bildhafte Vorstellungen gründende Interventionstechniken zu bewähren. Die Effektivität des Trainings hängt von Patientenvariablen wie z. B. Motivation und Phantasie als auch vom Schweregrad der Amnesie ab. Lernerfolge sind allerdings manchmal nur über wenige Tage hinweg nachweisbar.

Strukturierung verbalen Materials: Die Merkfähigkeit für sprachliches Material wie z. B. Wortlisten läßt sich dadurch verbessern, daß die zu lernenden Items Kategorien zugeordnet oder in eine Geschichte eingebunden werden. Gruppierungen fördern das Erinnern von Zahlenfolgen. Das gebräuchlichste Verfahren, um das Behalten von Texten wie Zeitungsartikeln zu unterstützen, stellt die PQRST-Technik dar (Robinson, 1970). Die einzelnen Buchstaben des Akronyms stehen für die jeweiligen sukzessiven Bearbeitungsschritte: P = »preview« (erstes Durchlesen), Q = »question« (Formulierung von Schlüsselfragen), R = »read« (sorgfältige Lektüre), S = »state« (Durchdenken), T = »test« (Beantwortung der Schlüsselfragen). Das aktive Durcharbeiten und Strukturieren soll zu einer tieferen und damit verbesserten Einspeicherung von Texten führen.

Externe Gedächtnishilfen

Externe Gedächtnishilfen wie Terminkalender, Tagebücher, Diktiergeräte oder Taschencomputer erlauben, wichtige Informationen »extern« abzuspeichern, und stellen somit kein Gedächtnistraining im eigentlichen Sinn dar. Auch im häuslichen Umfeld angebrachte Hinweise oder Symbole zur Erinnerung des Patienten an bestimmte Aufgaben können als externe Gedächtnisstützen dienen. Es ist unbestritten, daß derartige Verfahren dem Amnestiker, abhängig vom Schweregrad der Amnesie und der Krankheitseinsicht, helfen, im Alltag besser zurechtzukommen. Die Möglichkeiten des Einsatzes externer Hilfen bei unterschiedlichen Formen von Gedächtnisstörungen werden von Kapur (1995) ausführlich diskutiert.

Verhaltenstherapeutische Ansätze

Holzapfel (1990) kritisierte die bislang dargestellten herkömmlichen Verfahren der Gedächtnisrehabilitation dahingehend, daß die Einbußen der Merkfähigkeit losgelöst von den damit assoziierten nicht-mnestischen Problemen z. B. im emotionalen oder familiären Bereich betrachtet werden. Das verhaltenstherapeutisch orientierte Hirnleistungstraining ordnet demgegenüber die Gedächtnisdefizite eines Patienten in den individuellen Lebenskontext wie z. B. die spezifischen Reaktionen seiner Umgebung ein. Techniken wie Verhaltensausformung und -verkettung sowie kontingente Verstärkung werden in das Training integriert und mit Angehörigen in Alltagssituationen eingeübt (Holzapfel, 1990; vgl. Wilson, 1995). Aufgrund der Alltagsrelevanz und der ganzheitlichen Sichtweise erscheinen verhaltenstherapeutisch orientierte Gedächtnistrainings vielversprechend.

Erwerb neuer Fertigkeiten und implizites Gedächtnis

Auch bei Patienten mit massiven deklarativen Gedächtniseinbußen bleibt die Merkfähigkeit in impliziten Teilbereichen des LZG weitgehend erhalten (Daum und Ackermann, 1997). Die Rehabilitation könnte deshalb an Priming-Effekte und die Fähigkeit zum Erwerb neuer kognitiver Fertigkeiten anknüpfen. Beispielsweise waren Amnestiker in der Lage, auch komplexe neue Fertigkeiten wie das Programmieren von Computern zu lernen, wenn das Lernmaterial so strukturiert wurde, daß immer dieselben Abläufe zu wiederholen waren (Glisky et al., 1986 a, 1994). Mit Hilfe von Priming-Techniken lassen sich z. B. neue Begriffe erwerben, indem zunächst viele Hinweisreize (wie z. B. Wortanfänge) gegeben werden, die dann langsam zurückgenommen werden, bis auf eine Definition »automatisch« der neue Begriff genannt werden kann (Glisky et al., 1986 b). Solche Verfahren sind allerdings bei Patienten mit massiven Gedächtniseinbußen, die z. B. Probleme beim Erinnern von Instruktionen haben, nur bedingt einsetzbar (Wilson et al., 1989). Weitere Probleme liegen darin, daß die Patienten das Gelernte häufig in neuen Situationen nicht flexibel einsetzen können (Glisky et al., 1994). Die beschriebenen Verfahren erfordern in allen Fällen extensives Üben. In neueren Studien wird allerdings darauf hingewiesen, daß die Lernleistungen amnestischer Patienten deutlich besser sind, wenn Raten nicht zugelassen wird und somit keine Fehler gemacht werden können, die das Erlernen der Fertigkeit erschweren (»errorless learning«; Baddeley und Wilson, 1994).

C 8.3. Zusammenfassung

Bei Patienten mit leichteren Gedächtniseinbußen ist der Einsatz interner Gedächtnishilfen indiziert, die an residuale deklarative Fähigkeiten anknüpfen. Ob diese Strategien über die Trainingssituation hinaus dann im Alltag eingesetzt werden, hängt häufig, z. B. beim Einsatz von bildhaften Vorstellungen, von der Motivation und Phantasie des individuellen Patienten ab.

Bei schwereren Einbußen der deklarativen Merkfähigkeit sind der Einsatz externer Hilfen und die Rekrutierung prozeduraler Lernkapazitäten angezeigt. Auch in diesem Zusammenhang kann wieder ein mangelnder Transfer der trainierten Fähigkeiten zum Problem werden. Beispielsweise führt das Erlernen neuer Begriffe mittels impliziter Techniken nicht zu einer Leistungsverbesserung in anderen Tests.

Literatur

Ackermann H, Daum I (1995) Kleinhirn und Kognition: Psychopathologische, neuropsychologische und neuroradiologische Befunde. Fortschr Neurol Psychiatr 63: 30–37

Ackermann H, Daum I (1997) Wernicke-Enzephalopathie und Korsakoff-Syndrom. Nervenheilkunde

Aggleton JP (1991) Anatomy of memory. In: *Yanagihara T, Petersen RC* (Hrsg.) Memory Disorders: Research and Clinical Practice. Marcel Dekker, New York/NY, 23–61

Alexander MP, Freedman M (1984) Amnesia after anterior communicating artery aneurysm rupture. Neurology 34: 752–757

Baddeley A (1990) Human Memory: Theory and Practise. Erlbaum, Hove/NY

Baddeley A, Wilson B (1994) When implicit learning fails: Amnesia and the problem of error elimination. Neuropsychologia 32: 53–68

Craik FLM, Lockhart RS (1972) Levels of processing: A framework for memory research. J Verb Learning Verb Behav 11: 671–684

Daum I (1993) Gedächtnistraining bei Hirngeschädigten: Was bieten allgemeinpsychologische Ansätze? In: *Klauer KJ* (Hrsg.) Kognitives Training. Hogrefe, Göttingen, 361–376

Daum I, Ackermann H (1994) Dissociation of declarative and nondeclarative memory after bilateral thalamic lesions: A case report. Intern J Neurosci 75: 153–165

Daum I, Ackermann H (1997) Non-deklaratives Gedächtnis: Neuropsychologische Befunde und neuroanatomische Grundlagen. Fortschr Neurol Psychiatrie 65, 122–132

Daum I, Flor H, Brodbeck S, Birbaumer N (1996) Autobiographical memory for emotional events in amnesia. Behav Neurol 9: 57–67

Glisky EL, Schacter DL, Tulving E (1986 a). Computer learning by memory-impaired patients: Acquisition and retention of complex knowledge. Neuropsychologia 24: 313–32

Glisky EL, Schacter DL, Tulving E (1986 b). Learning and retention of computer-related vocabulary in amnesic patients: Method of vanishing cues. J Clin Exp Neuropsychol 8: 292–312

Glisky EL, Schacter DL, Butters MA (1994) Domain-specific learning and memory remediation. In: *Riddoch MJ, Humphreys GW* (Hrsg.) Cognitive Neuropsychology and Cognitive Rehabilitation. Erlbaum, London, 527–548

Holzapfel, H (1990) Lerntheoretisch orientiertes Hirnleistungsprogramm. Broadstairs, Borgmann

Kapur N (1995) Memory aids in the rehabilitation of memory disordered patients. In: *Baddeley AD, Wilson BA, Watts FN* (Hrsg.) Handbook of Memory Disorders. Wiley, Chichester, 533–556

Leplow B, Blunck U, Schultz K, Ferstl R (1993) Entwicklung eines »Famous Event« Tests zur Erfassung des Altgedächtnisses. Diagnostica 13: 240–256

Lombardi WJ, Weingartner H (1995) Pharmacological treatment of impaired memory function. In: *Baddeley AD, Wilson BA, Watts FN* (Hrsg.) Handbook of Memory Disorders. Wiley, Chichester, 577–601

Markowitsch HJ, Calabrese P, Haupts M, Durwen HF, Liess J, Gehlen W (1993) Searching for the anatomical basis of retrograde amnesia. J Clin Exp Neuropsychol 15: 947–967

Mayes AR (1988) Human Organic Memory Disorders. Cambridge University Press, Cambridge/UK

Mayes AR, Daum I (1997) How specific are the memory and other cognitive deficits caused by frontal lobe lesions? In: *Rabbitt P* (Hrsg.) Methodology of Frontal and Executive Functions. Erlbaum, Hove/NY, 155–175

Mayes AR, Daum I, Markowitsch HJ, Sauter B (1997) The relationship between retrograde and anterograde amnesia in patients with typical global amnesia. Cortex 33: 197–217

Mayes AR, Warburg R (1992) Memory assessment in clinical practice and research. In: *Crawford JR, Parker DM, McKinlay WW* (Hrsg.) A Handbook of Neuropsychological Assessment. Erlbaum, Hove/NY, 73–101

Paivio A (1986) Mental Representations: A Dual Coding Approach. Oxford University Press, New York/NY

Prosiegel M (1988) Beschreibung der Patientenstichprobe einer neuropsychologischen Rehabilitationsklinik. In: *Von Cramon D, Zihl J* (Hrsg.) Neuropsychologische Rehabilitation. Springer: Berlin

Schmidtke K (1991) Altgedächtnis-Test – Berühmte Personen. Universität Freiburg, Freiburg/Br

Schuri U (1988) Lernen und Gedächtnis. In: *Von Cramon D, Zihl J* (Hrsg.). Neuropsychologische Rehabilitation. Springer, Berlin

Squire LR (1987) Memory and Brain. Oxford University Press, New York/NY

Squire LR (1992) Memory and the hippocampus: A synthesis from findings with rats, monkeys and humans. Psychol Rev 99: 195–231

Wilson BA (1995) Management and remediation of memory problems in brain-injured adults. In: *Baddeley AD, Wilson BA, Watts FN* (Hrsg.) Handbook of Memory Disorders. Wiley, Chichester, 451–479

Wilson BA, Baddeley AD, Cockburn JM (1989) How do old dogs learn new tricks: Teaching a technological skill to brain injured people. Cortex 25: 115–119

C 9. Demenz

von *H. Ackermann**

C 9.1. Klinik und Verlauf

C 9.1.1. Abgrenzung der Demenzen von anderen Formen kognitiver Einbußen

Mit dem Begriff der Demenz wird ein Abbau intellektueller Fähigkeiten im Gefolge erworbener Erkrankungen oder Läsionen des Gehirns bei Menschen, die zuvor eine unauffällige mentale Entwicklung durchlaufen hatten, bezeichnet. Es werden klinisch drei Schweregrade unterschieden (DSM III-R, 1987). Patienten mit einer leichten dementiellen Entwicklung können zwar ihren sozialen und beruflichen Aufgaben nicht mehr in vollem Umfang nachkommen, aber die verbliebenen kognitiven Fähigkeiten reichen noch für ein weitgehend selbständiges Leben aus. Häufig zeigen sich schon in diesem Stadium auch Persönlichkeitsveränderungen (Rubin und Kinscherf, 1989). Ein mittelgradiger intellektueller Abbau liegt dann vor, wenn der Kranke ohne Hilfestellung persönliche Angelegenheiten wie Hygiene und Ernährung vernachlässigen würde. Patienten, die an einer schweren dementiellen Entwicklung leiden, benötigen fortlaufende Beaufsichtigung und Pflege.

Die häufigste Form einer Demenz, die Alzheimersche Erkrankung, ist durch schleichenden Beginn und langsam-fortschreitenden Verlauf gekennzeichnet. Ein akuter oder subakuter intellektueller Abbau kann im Gefolge eines Schädel-Hirn-Traumas oder einer zerebralen Anoxie, bei Multipler Sklerose oder Enzephalitis beobachtet werden. Da dementielle Zustände auch im Zusammenhang mit potentiell reversiblen zerebralen Funktionsstörungen vorkommen, sind diese Syndrome nicht notwendigerweise durch einen unaufhaltsamen Verfall kognitiver Fähigkeiten gekennzeichnet.

Dementielle Entwicklungen müssen abgegrenzt werden von einer mentalen Retardierung bzw. Oligophrenie, der Pseudodemenz bei depressiven Zuständen oder Konversionsneurosen, den kognitiven Störungen im Rahmen einer Erkrankung aus dem schizophrenen Formenkreis, den verschiedenen Varianten eines Delirs, amnestischen Syndromen, fokal-neuropsychologischen Auffälligkeiten wie zum Beispiel einer Aphasie und den sog. frontalhirntypischen kognitiven Defiziten.

Amnestische Syndrome, die durch verminderte Erinnerungs- und Merkfähigkeit gekennzeichnet sind, werden insbesondere nach bilateralen Läsionen des medialen Temporallappens, des Thalamus oder der septalen Kerne beobachtet (Daum und Ackermann, 1997; vgl. Kap. C 8). Demgegenüber bleiben Kurzzeitgedächtnis und allgemeines Intelligenzniveau weitgehend erhalten oder zeigen zumindest diskrepant weniger Beeinträchtigungen. Mnestische Defizite sind auch ein obligater Bestandteil und können sogar das früheste Zeichen einer dementiellen Entwicklung darstellen. In Abgrenzung zum amnestischen Syndrom wird mit der Demenz aber eine globalere Veränderung kognitiver Leistungen und emotionaler Verfassung bezeichnet. Voraussetzung der Diagnose einer dementiellen Entwicklung ist deshalb, daß neben Kurz- und Langzeitgedächtnisstörungen mindestens eines der folgenden Symptome vorliegen muß: Beeinträchtigungen des abstrakten Denkens, Urteilens und Planens; fokal-neuropsychologische Zeichen wie Aphasie, Apraxie oder Agnosie; Veränderungen der Persönlichkeit (DSM III-R, 1987). Im Gegensatz zu deliranten Zuständen geht eine Demenz üblicherweise nicht mit einem getrübten Sensorium oder Wahrnehmungsstörungen einher. Die bei schizophrenen Erkrankungen zu beobachtenden Veränderungen im intellektuellen Bereich beinhalten in der Regel keine schwerwiegenden Gedächtniseinbußen. Kognitive Beeinträchtigungen bei affektiven Psychosen oder Konversionsneurosen spiegeln meist eine depressive Verstimmung wider und werden deshalb als Pseudodemenz bezeichnet. Eine detaillierte neuropsychologische Untersuchung, das Ansprechen auf antidepressive Medikamente und die fehlende Progredienz erlauben, diesen Zustand von einer dementiellen Entwicklung abzugrenzen.

Der Begriff der subkortikalen Demenz bezog sich ursprünglich auf die kognitiven Einbußen bei Chorea Huntington und progressiver supranukleärer Blicklähmung, wurde später aber auch auf andere Erkrankungen der Basalganglien oder des Marklagers ausgedehnt, z. B. Parkinson-Syndrome, den Morbus Wilson oder subkortikale vaskuläre Enzephalopathien (Cummings und Benson, 1984). Inwieweit Funktionsstörungen des Kleinhirns mit kognitiven Defiziten einhergehen, kann noch nicht abschließend beurteilt werden (Ackermann und Daum, 1995). Bislang ist auch unklar, ob sich die sog. subkortikale Demenz in ihrem neuropsychologischen Profil von der Alzheimerschen Krankheit unterscheidet (Brown und Marsden, 1988).

* Autor dieses Kap. in der 2. Aufl.: M. Poremba

Tab. C 9.1: Nosologische Klassifikation dementieller Erkrankungen

1. **Primär-degenerative zerebrale Erkrankungen:**
   Alzheimersche Erkrankung (Alzheimer-Demenz, Demenz vom Alzheimer-Typ)
   Morbus Pick
   lobär betonte oder fokal-umschriebene kortikale Atrophien ohne Alzheimer- oder Pick-Pathologie
   Parkinson-Syndrome (PS)
   kortikale Lewy-Körperchen-Erkrankung
   progressive supranukleäre Blicklähmung
   Chorea Huntington
   olivopontozerebelläre und spinozerebelläre Atrophien
2. **Zerebrovaskuläre Störungen:**
   Binswangersche Erkrankung (Demenz vom Binswanger-Typ)
   Status lacunaris
   multiple Territorialinfarkte
   bilaterale Grenzzoneninfarkte
   intrakranielle Blutungen
3. **Andere neurologische Syndrome:**
   Normaldruckhydrozephalus, Verschlußhydrozephalus
   intrakranielle Tumoren, z. B. frontobasale Meningeome oder Balkengliome
   Multiple Sklerose
   infektiöse Erkrankungen, z. B. Neurosyphilis, Morbus Whipple, AIDS-Demenz, subdurale Empyeme, Jakob-Creutzfeld-Krankheit
   Morbus Wilson
   juvenile und adulte Formen hereditärer neurometabolischer Erkrankungen, z. B. metachromatische Leukodystrophie
   paraneoplastische limbische Enzephalitis
4. **Internistische Erkrankungen:**
   Elektrolytstörungen
   Endokrinopathien, z. B. Hypo- oder Hyperthyreoidismus
   zerebrale Anoxie bei kardialen oder pulmonalen Störungen
   hämatologische Erkrankungen, z. B. Polyzythämie und andere Hyperviskositätssyndrome
   metabolische Störungen, z. B. Leberversagen
   Mangelzustände, Unterernährung
5. **Intoxikationen (Medikamente oder Chemikalien)**

C 9.1.2. Ätiologie dementieller Entwicklungen

Eine Vielzahl internistischer und neurologischer Erkrankungen kann mit einem intellektuellen Abbau einhergehen (**Tab. C 9.1**). Studien an größeren Probandengruppen zufolge liegt ungefähr der Hälfte aller dementiellen Entwicklungen eine Alzheimersche Erkankung zugrunde, in etwa 10 bis 15 % der Fälle ist eine vaskuläre Genese anzunehmen (Cummings und Benson, 1992; Bachman et al., 1992). Abhängig von der zugrundeliegenden Pathologie kann der intellektuelle Abbau in bezug auf das Profil kognitiver und emotionaler Auffälligkeiten variieren und mit weiteren klinischen Symptomen vergesellschaftet sein.

Alle vorliegenden Populationsstudien zeigen einen exponentiellen Anstieg von Inzidenz und Prävalenz dementieller Syndrome mit dem Alter (Jorm et al., 1987). Die in der Literatur berichteten Prävalenzwerte belaufen sich auf 0,9 bis 6,2 % bei den unter und auf 1,9 bis 16 % bei den über 65-Jährigen (Coria et al., 1993). Frauen weisen eine doppelt so hohe Inzidenz der Alzheimerschen Erkrankung auf wie die Männer, die demgegenüber häufiger an einer vaskulären Demenz leiden (Jorm et al., 1987).
Die beiden folgenden Abschnitte skizzieren die klinischen Charakteristika der primär degenerativen und der zerebrovaskulären Demenzen, die beiden häufigsten Formen eines intellektuellen Abbaus. Symptomatik und Verlauf der anderen zerebralen Erkrankungen, die eine dementielle Entwicklung verursachen können, finden sich in den entsprechenden Kapiteln beschrieben.

C 9.1.3. Primär-degenerative dementielle Erkrankungen

Alzheimersche Demenz

Verlauf

Ursprünglich bezog sich der Begriff der Alzheimerschen Erkrankung nur auf einen intellektuellen Abbau, der vor dem 65. Lebensjahr (präsenile Demenz) einsetzte. Die Abgrenzung einer präsenilen von einer senilen Demenz kann jedoch nicht mehr aufrecht erhalten werden, da sich diese zwei Konstellationen weder in ihren klinischen noch pathologisch-anatomischen Merkmalen voneinander unterscheiden (Tomlinson et al., 1970).
Der Verlauf der Alzheimer-Demenz zeichnet sich durch die langsam-prodgrediente Entwicklung von Gedächtnisstörungen, aphasischen und apraktischen Defiziten, Schwierigkeiten des Planens und abstrakten Denkens als auch Beeinträchtigungen visuell-räumlicher Leistungen aus. Schon frühzeitig sind Veränderungen des Verhaltens zu beobachten, zum Beispiel ein Verlust an Spontaneität und eine »Vergröberung« der Persönlichkeit (Petry et al., 1988). Darüber hinaus kommen psychiatrische Symptome wie Verkennungen, Halluzinationen und paranoide Entwicklungen zur Beobachtung (Burns et al., 1990 a,b). Eine zusätzliche Depression findet sich bei etwa 20 % der Alzheimer-Patienten (Reding et al., 1985). Neuropathologische Untersuchungen deuten darauf hin, daß degenerative Veränderungen im Bereich des Locus coeruleus und der Substantia nigra mit den Stimmungsauffälligkeiten vergesellschaftet sind (Zubenko und Moossy, 1988). Im Verlauf der Alzheimer-Demenz können sich neben den kognitiven Defiziten extrapyramidal-motorische Phänomene einstellen (Mölsö et al., 1984). In fortgeschrittenen Stadien der Erkrankung scheint sich dann eine charakteristische Konstellation motorischer Frontalhirn-Symptome (Greifreflexe, Paratonie) als auch extrapyramidaler (Hypomimie, Propulsion) und pyramidaler Zeichen (Babinski-Zeichen, ge-

steigerter Masseterreflex) auszubilden (Franssen et al., 1993). Umschriebene Paresen, Tremor oder Koordinationsstörungen treten üblicherweise im Verlauf der Alzheimerschen Erkrankung nicht in Erscheinung. Allerdings kommt es gelegentlich zu epileptischen Anfällen (Romanelli et al., 1990). Im Endstadium der Erkrankung sind die Patienten meist bettlägerig, persönliche Hygiene und Nahrungsaufnahme werden vernachlässigt, die Sphinkterkontrolle geht verloren, und es kann ein akinetisch-mutistisches Bild vorliegen.

Der Verlauf der Alzheimer-Demenz scheint in Abhängigkeit von den assoziierten motorischen Symptomen zu variieren. Zum Beispiel zeigen Patienten mit Myoklonien einen früheren Erkrankungsbeginn und diejenigen mit ausgeprägten extrapyramidal-motorischen Zeichen einen rascheren Verfall der intellektuellen Fähigkeiten als auch eine höhere Prävalenz organischer Psychosen (Mayeux et al., 1985). Darüber hinaus scheinen bei Patienten mit extrapyramidalen Symptomen monoaminerge Substanzen im Liquor signifikant reduziert zu sein (Kaye et al., 1988).

Die Alzheimer-Demenz geht mit einer verminderten Lebenserwartung einher (Schoenberg et al., 1981). Bei den 65- bis 80jährigen Patienten erstreckt sich der Verlauf der Erkrankung über 7 bis 8 Jahre nach retrospektiv festgestelltem Beginn des intellektuellen Abbaus und über 4 Jahre nach klinischer Diagnose einer Demenz (Häfner, 1990). Infektionen, insbesondere Bronchopneumonien, Traumata und Mangelernährung stellen die häufigsten Todesursachen der Patienten dar (Chandra et al., 1986).

Diagnostik

Die Diagnose einer Alzheimerschen Erkrankung stützt sich in erster Linie auf den klinischen Befund und erfordert den Ausschluß anderer Ursachen eines intellektuellen Abbaus. Auf dieser Grundlage kann jedoch, den Kriterien der »NINCDS-ADRDA Work Group« zufolge, lediglich eine wahrscheinliche Alzheimer-Demenz festgestellt werden (McKhann et al., 1984). Der definitive Nachweis ist erst post mortem durch die feingewebliche Untersuchung des Gehirns möglich. Unter strikter Beachtung der NINCDS-ADRDA-Kriterien beträgt die Treffsicherheit der klinischen Diagnose einer wahrscheinlichen Alzheimerschen Erkrankung allerdings 87 bis 100 % (Joachim et al., 1988; Morris et al., 1988; Forette et al., 1989).

Ein akuter Beginn des intellektuellen Abbaus, das frühzeitige Auftreten einer neurologischen Herd-Symptomatik oder von Gangstörungen im Verlauf der dementiellen Entwicklung und die fehlende Progression kognitiver Beeinträchtigungen sprechen gegen eine Alzheimersche Erkrankung. Routinemäßig sollten im Rahmen der Demenzabklärung folgende Laboruntersuchungen vorgenommen werden: Urinstatus, Blutbild, BSG, Elektrolyte, Retentionswerte, Leberenzyme, Schilddrüsenparameter, Vitamin B 12 und Luesserologie (Corey-Bloom et al., 1995). In Abhängigkeit von eventuellen Verdachtsdiagnosen müssen zusätzliche klinisch-chemische, serologische und immunologische Parameter in Blut oder Liquor bestimmt werden. Diese Untersuchungen dienen dem Ausschluß internistischer Erkrankungen bzw. enzephalitischer Konstellationen als Ursache eines intellektuellen Abbaus (**Tab. C 9.1**); positive Hinweise auf das Vorliegen einer Alzheimer-Demenz ergeben sich aus der Labordiagnostik nicht.

Bildgebende Studien deuten auf eine Korrelation zwischen dem Ausmaß von kortikaler Atrophie bzw. Ventrikelerweiterung und der Schwere einer Alzheimer-Demenz hin (Überblick bei Tien et al., 1993). Allerdings erlauben neuroradiologische Befunde im Einzelfall keine Aussage zum Vorliegen einer dementiellen Entwicklung (Bauer, 1994). Einerseits können sich eine Verplumpung der inneren Liquorräume und eine Verschmächtigung des Temporallappens in fortgeschrittenem Lebensalter auch bei nicht-dementen Personen finden, andererseits führt in frühen Stadien der Alzheimerschen Erkrankung die Bildgebung oft zu einem Normalbefund. Wie die Labordiagnostik dienen auch Schädelcomputertomographie und Kernspintomographie in erster Linie dem Nachweis reversibler bzw. behandelbarer dementieller Entwicklungen.

Messungen der regionalen Hirndurchblutung (»regional cerebral blood flow«; rCBF) mittels Einzelphotonenemissionstomographie (SPECT) konnten bei Alzheimer-Patienten eine relative Minderperfusion vor allem parietotemporaler, aber auch frontaler Areale nachweisen (Montaldi et al., 1990; Tohgi et al., 1991). Die Alzheimersche Erkrankung scheint aber nicht durch ein bestimmtes rCBF-Muster gekennzeichnet zu sein (Waldemar et al., 1994). Studien zum zerebralen Stoffwechsel mittels Positronenemissionstomographie (PET) deckten bei der Alzheimer-Demenz einen Hypometabolismus vorwiegend im Bereich parietotemporaler Regionen auf (DeCarli et al., 1996). Längsschnittuntersuchungen zufolge dehnt sich die Abnahme der Glukoseutilisation im Verlauf der Erkrankung auf weitere kortikale und subkortikale Strukturen aus und korreliert eng mit der Veränderung kognitiver Leistungen (Mielke et al., 1994, 1996). Die vorliegenden kernspintomographischen Perfusionsmessungen ergaben den PET-Studien vergleichbare Ergebnisse (Gonzalez et al., 1995). Obwohl die bei Alzheimer-Patienten und Normalpersonen erhobenen hämodynamischen und metabolischen Befunde eine erhebliche Überlappung zeigen, kann im Einzelfall der Nachweis einer veränderten regionalen Hirndurchblutung bzw. Stoffwechsels von diagnostischer Bedeutung sein, z. B. im Rahmen der differentialdiagnostischen Abgrenzung einer Pseudodemenz. Als Gruppe unterscheiden sich die Alzheimer-Patienten auch in elektrophysiologischen Parametern wie der spektralen Energieverteilung des Spontan-EEG oder der Topographie ereigniskorrelierter Potentiale von Probanden mit einer dementiellen Entwicklung anderer Ätiologie (Maurer et al., 1993). Die klinische Relevanz elektrophysiologischer Diagnostik liegt aber vor allem im Ausschluß symptomatischer Demenzen, zum Beispiel bei Jacob-Creutzfeldt-Erkrankung.

In Zukunft könnte die Protonen-Magnetresonanz-Spektroskopie Bedeutung für die Diagnostik der Alzheimerschen Erkrankung gewinnen. Diese Methode erlaubt die Bestimmung der Konzentration von Metaboliten in definierten Volumina des Gehirns. Patienten mit wahrscheinlicher Alzheimer-Demenz zeigen eine relativ erhöhte spektrale Intensität des myo-Inositol und einen reduzierten Peak des neuronalen Markers N-Acetylaspartat im Bereich der Okzipitalrinde und weniger ausgeprägt auch der weißen Substanz des Parietallappens (Miller et al., 1993). Im Gegensatz zur Alzheimerschen Erkrankung und zur Frontallappenatrophie (»frontal lobe dementia«) scheinen Patienten mit einer dementiellen Entwicklung anderer Ursache, z. B. multiple Infarkte, Normaldruckhydrozephalus oder depressive Störungen, keine erhöhte Konzentration an myo-Inositol aufzuweisen (Shonk et al., 1995).

Molekulargenetik

Meggendorfer (1925) hat erstmals über eine familiäre Häufung der Alzheimerschen Erkrankung berichtet. Seitdem wurden eine Reihe von Stammbäumen mit meist autosomal-dominantem Erbgang und vollständiger Penetranz veröffentlicht (Clark und Groate, 1993). Patienten mit familiärer Alzheimer-Demenz unterscheiden sich in ihrem neuropsychologischen Leistungsprofil nicht von sog. sporadischen Fällen (Swearer et al., 1992). Die Bedeutung genetischer Faktoren wird inzwischen auch bei sporadisch auftretenden Erkrankungen anerkannt (Huff et al., 1988). Beispielsweise zeichnen sich in diesen Fällen Verwandte ersten Grades durch ein im Vergleich zur Allgemeinbevölkerung doppelt so hohes Erkrankungsrisiko aus (Lautenschlager et al., 1996).
Kopplungsanalysen bei Alzheimer-Familien haben inzwischen mehrere Gendefekte dokumentiert. Der erste Hinweis auf eine pathogenetische Bedeutung von Chromosom 21 ergab sich aus der Beobachtung, daß Patienten mit Down-Syndrom (Trisomie 21) nach dem 30. Lebensjahr die klinischen und neuropathologischen Merkmale der Alzheimerschen Erkrankung entwickeln. Bei vier Alzheimer-Familien konnte dann eine Assoziation der Erkrankung mit zwei Markern des Chromosoms 21 nachgewiesen werden (St. George-Hyslop et al., 1987). Derselben Region des Chromosoms 21 ist ein Gen zuzuordnen, das das Amyloid-Präkursor-Protein (APP) kodiert (Goldgaber et al., 1987; Tanzi et al., 1987). Da Beta-Amyloid, ein wichtiger Bestandteil der bei Alzheimer-Demenzen zu beobachtenden senilen Plaques, ein pathologisches Abbauprodukt von APP darstellt, deuten diese Befunde auf eine zentrale Rolle des APP-Metabolismus in der Pathogenese dieser Erkrankung hin. Allerdings zeigte sich, daß nur ein kleiner Teil der Fälle von familiärer Alzheimer-Demenz mit frühem Beginn (»early onset familial Alzheimer's disease«; EOAD) auf eine Mutation des APP Gens zurückgeführt werden kann. Darüber hinaus ergab sich auch kein Zusammenhang mit hereditären Varianten der Erkrankung, die durch ein Manifestationsalter nach dem 65. Lebensjahr (»late onset familial Alzheimer's disease«; LOAD) gekennzeichnet sind. Bei drei EOAD-Familien, die keine Mutation des APP Gens aufwiesen, konnte dann der betroffene Genlocus dem langen Arm von Chromosom 14 zugeordnet werden (Schellenberg et al., 1992). Die ersten Studien zur »späten« familiären Alzheimer-Demenz (LOAD) deckten eine schwache Kopplung mit Chromosom 19 auf (Periac-Vance et al., 1991). Darüber hinaus fand sich eine Assoziation der sporadischen Alzheimer-Erkrankung als auch der LOAD-Variante mit einem bestimmten Allel (Typ 4) des Apolipoprotein E kodierenden Gens, das auf Chromosom 19 lokalisiert ist (Corder et al., 1993; Saunders et al., 1993). Der Nachweis dieses Merkmals bei einem nicht-dementen Probanden erlaubt allerdings nicht, mit ausreichender Sicherheit die Entwicklung einer Alzheimerschen Erkrankung vorauszusagen (Myers et al., 1996; Tierney et al., 1996). Schließlich ergaben Kopplungsanalysen bei Alzheimer-Familien mit Beginn der Erkrankung in der vierten oder fünften Dekade Hinweise auf einen alterierten Genlocus auf Chromosom 1 (Levy-Lahad et al., 1995).

Neuropathologie

Auf der mikroskopischen Ebene ist die Alzheimersche Erkrankung durch den Untergang von Neuronen, insbesonders im Bereich des Hippocampus, sowie das Auftreten von kortikalen senilen Plaques und Neurofibrillenbündeln gekennzeichnet. Die »klassischen« Plaques stellen extrazelluläre Ablagerungen sphärischer oder ovaler Konfiguration dar, die sich aus einem kompakten Kern, der wegen seines kongophilen Färbeverhaltens als Amyloid bezeichnet wird, und einer Randzone, die unter anderem dystrophische Nervenzellfortsätze enthält, zusammensetzen. In Anbetracht der bei der Alzheimerschen Erkrankung zu vermutenden Heterogenität könnte die Ablagerung von Amyloid die gemeinsame Endstrecke mehrerer distinkter Pathomechanismen darstellen (Rossor, 1993).
Als wichtigste Strukturkomponente der intrazellulären Neurofibrillenbündel, die sich in absterbenden Neuronen finden, gelten helikal verdrehte Filamentenpaare (Constantinidis und Richard, 1985), die Mikrotubuli-assozziierte Proteine in einem Zustand abnormer Hyperphosphorylierung enthalten.
Bei der Alzheimer-Demenz konnte unter anderem eine reduzierte Aktivität an Cholinacetyltransferase im Bereich des Zerebrums nachgewiesen werden (Rossor et al., 1982). Diese Veränderungen sind zurückzuführen auf den Untergang cholinerger Neurone im Bereich des basalen Vorderhirns (septale Kerne, diagonales Band von Broca, Nc. basalis von Meynert) mit der Folge einer verminderten Ausschüttung des entsprechenden Transmitters im Bereich von Neokortex und Hippocampus. Es wird vermutet, daß das Defizit an Acetylcholin maßgeblichen Anteil an der Entwicklung mnestischer Defizite bei Alzheimer-Patienten hat (Bartus et al., 1981). Darüber hinaus scheint auch

die Aktivität monoaminerger Neurotransmitter, z. B. Dopamin, Noradrenalin und Serotonin, bei dieser Erkrankung reduziert zu sein (Gottfries, 1985; Moulignier, 1994). Es ist allerdings noch weitgehend unklar, in welcher Weise monoaminerge Funktionsstörungen zum intellektuellen Abbau beitragen.

Lobär betonte oder fokal-umschriebene Atrophien

Der degenerative Prozeß im Rahmen einer Pickschen Erkrankung führt vor allem zu einer ausgeprägten Verschmächtigung des Frontal- und/oder Temporallappens (Lobäratrophie). In der Regel bleiben die primären sensomotorischen Areale der Hirnrinde ausgespart. Sowohl ein autosomal-dominanter als auch ein rezessiver Erbgang wurden gelegentlich beobachtet, meist ist der Morbus Pick aber durch ein sporadisches Auftreten charakterisiert (Tissot et al., 1985). Ballonierte Zellen und argyrophile Einschlüsse gelten als die typischen mikroskopischen Merkmale dieser Erkrankung. Der Lobäratrophie liegt nicht in allen Fällen ein Morbus Pick zugrunde (Tissot et al., 1985). Zum Beispiel sind inzwischen mindestens drei weitere distinkte Formen eines primär degenerativen Frontallappen-Syndroms beschrieben worden: die Frontalhirnatrophie ohne Alzheimer und Pick-Pathologie, die mit einer Motoneuronerkrankung assoziierte frontale Lobäratrophie und die striatokortikale Degeneration (Mann et al., 1993).
Andere degenerative Prozesse können sich, zumindest über einen Zeitraum von Jahren hinweg, auf ein umschriebenes Areal der Hirnrinde beschränken und zum Beispiel in Abhängigkeit von der Lokalisation eine progrediente Aphasie oder eine zunehmende Beeinträchtigung höherer visueller Leistungen hervorrufen (Mesulam, 1982; Benson et al., 1988; Ackermann et al., 1997). Ein globaler intellektueller Abbau ist unter Umständen erst nach mehrjährigem Verlauf zu beobachten. Diesen langsam-zunehmenden Sprachstörungen oder visuellen Defiziten liegt zum Teil eine Alzheimersche oder Picksche Erkrankung zugrunde (Caselli, 1995). Bei einem Teil der Fälle wurden aber histologisch unspezifische spongiforme Veränderungen der Zytoarchitektur und eine reaktive Gliose, ohne Alzheimer- oder Pick-typische Pathologie, nachgewiesen.

C 9.1.4. Vaskuläre Demenzen (vgl. Kap. D 1)

Eine dementielle Entwicklung im Rahmen zerebrovaskulärer Erkrankungen spiegelt nicht, wie ursprünglich vermutet, eine »Strangulation« der Blutversorgung im Sinne einer chronischen Minderdurchblutung des Gehirns bei arteriosklerotisch veränderten Gefäßen wider (Hachinski et al., 1974), sondern ist entweder durch bilaterale Grenzzonenischämien und Territorialinfarkte (Toole, 1990), multiple lakunäre Infarzierungen oder eine diffuse Demyelinisierung des periventrikulären Marklagers bedingt (Binswangersche Erkrankung, senile Demenz vom Binswanger Typ: Fisher, 1989; Hachinski, 1991). Auch unterschiedliche Formen intrakranieller Blutungen können mit einer dementiellen Entwicklung einhergehen.
Im Falle bilateraler Territorial- oder Grenzzoneninfarkte kommt es in der Regel zu einer akuten oder subakuten Entwicklung der intellektuellen Einbußen. Demgegenüber ist beim Status lacunaris und der Binswangerschen Erkrankung eher mit einer langsam-zunehmenden Ausbildung kognitiver Störungen zu rechnen. Im Gegensatz zur Alzheimerschen Erkrankung finden sich bei den beiden letztgenannten Varianten einer vaskulären Demenz oft eine stufenförmig-progrediente Entwicklung oder ein fluktuierender Verlauf zentralnervöser motorischer und/oder sensibler Defizite, aber nur selten kortikale neuropsychologische Syndrome wie eine Aphasie oder Apraxie (Caplan und Schoene, 1978; Babikian und Ropper, 1987). In dieser Hinsicht ähneln der Status lacunaris und die Binswangersche Erkrankung dem Normaldruckhydrozephalus (Kap. I 2). Im Vergleich zu diesem Syndrom weisen Patienten mit vaskulärer Demenz allerdings weniger häufig Gangstörungen oder eine Urininkontinenz auf (Gallassi et al., 1991).

C 9.2. Therapeutische Prinzipien

C 9.2.1. Nachweis behandelbarer Formen einer Demenz

Vollständig oder teilweise reversible Erkrankungen machen immerhin etwa 15 % der Fälle einer dementiellen Entwicklung aus (Wells, 1978). Medikamentenüberdosierung und metabolische Enzephalopathien stellen die in dieser Hinsicht häufigsten Ursachen dar (Clarfield, 1988). Insbesondere ältere Menschen weisen eine verminderte Verträglichkeit von Pharmaka auf und leiden häufiger unter Nebenwirkungen im kognitiven Bereich. Internistische Erkrankungen wie kardiale und pulmonale Störungsbilder oder Dehydratationszustände können zu einer Verschlechterung vorbestehender kognitiver Einbußen führen. Von wesentlicher Bedeutung im Rahmen der Demenzdiagnostik ist deshalb der Ausschluß behandelbarer Formen des intellektuellen Abbaus und von Erkrankungen, die eine Verschlimmerung altersassoziierter langsam-progredienter Beeinträchtigungen mentaler Fähigkeiten verursachen (**Tab. C 9.2**).
Potentiell reversible Formen kognitiver Einbußen sind in erster Linie bei internistischen Erkrankungen zu erwarten. Allerdings sind teilweise auch zerebrale Ursachen eines intellektuellen Abbaus der Behandlung zugänglich. Zum Beispiel kann bei Patienten mit Normaldruckhydrozephalus die Anlage eines ventrikulären Shunts zu einer Besserung kognitiver Störungen führen (Vanneste et al., 1993). Ein therapeutischer Effekt dieser Maß-

Tab. C 9.2: Potentiell reversible Formen einer Demenz und Erkrankungen, die einen vorbestehenden dementiellen Zustand verschlimmern

1. **Zerebrale Erkrankungen und Läsionen:**
   Normaldruckhydrozephalus
   intrakranielle Tumoren
   Parkinson-Syndrome
   Morbus Wilson
   Multiple Sklerose
   Infektionskrankheiten, z. B. Neurosyphilis, subdurale Empyeme
2. **Zerebrale Hypoxie bei kardialen und pulmonalen Erkrankungen:**
   Arrhythmien
   Herzinsuffizienz
   Pneumonien
   chronisch-obstruktive Lungenerkrankungen
3. **Metabolische und endokrinologische Störungen:**
   Hyper- und Hypothyreoidismus
   Hypo- und Hyperglykämie
   Phäochromozytom
   Elektrolytstörungen (Kalzium, Natrium), Azidose
   Leberversagen
   Mangelzustände, z. B. Avitaminosen
   Porphyrie
4. **Hämatologische Erkrankungen:**
   Polyzythämie und andere Hyperviskositätssyndrome
   schwere Formen einer Anämie
5. **Kollagenerkrankungen und Vaskulitiden:**
   Sarkoidose
   systemischer Lupus erythematodes
   Arteriitis temporalis, Polyarteriitis nodosa
6. **Intoxikationen:**
   Äthyl- oder Methylalkohol
   Schwermetalle (Quecksilber, Blei, Arsen)
   Kohlenmonoxid
   organische Phosphate
   Medikamentenüberdosierung (Herzglykoside, Betablocker, Antihypertensiva (Clonidin, Prazosin), Phenytoin, Psychopharmaka (Sedativa, Antidepressiva, Neuroleptika, Lithium), Anticholinergika, Analgetika

nahme ist demgegenüber nicht zu erwarten bei Patienten mit einer Erweiterung des Ventrikelsystems vaskulärer Genese (Kinkel et al., 1985). Dementielle Entwicklungen im Gefolge chronisch-subduraler Hämatome, intrakranieller Tumoren oder anderer raumfordernder Prozesse bessern sich unter Umständen nach einem entsprechenden operativen Eingriff.

Die Gabe von Kortikosteroiden oder Cyclophosphamid vermag manchmal neuropsychologische Defizite bei zerebraler Vaskulitis günstig zu beeinflussen (Nadeau, 1985). Etwa die Hälfte der Patienten mit Neurosyphilis leidet an einer dementiellen Entwicklung. Durch Penicillin ist, insbesondere bei jüngeren Patienten mit leichteren zerebralen Symptomen und eher kurzem Krankheitsverlauf, unter Umständen eine gewisse Rückbildung der kognitiven Einbußen zu erzielen. Der frühzeitige Einsatz von Antibiotika kann bei Morbus Whipple hilfreich sein. Im Falle vaskulärer Demenzen müssen die Risikofaktoren einer Arteriosklerose und Arteriolopathie wie Bluthochdruck oder Diabetes mellitus behandelt werden, um die Gefahr weiterer ischämischer Ereignisse zu reduzieren (Kap. D 1). Infarkte thromboembolischer Genese erfordern eine Prophylaxe mit ASS oder, bei Vorliegen kardialer Emboliequellen, eine Marcumarisierung.

Die Prävalenz einer dementiellen Entwicklung beim Parkinson-Syndrom liegt nur 10 bis 15 % über der altersentsprechender Vergleichsgruppen (Brown und Marsden, 1984). Es ist bislang unklar, ob kognitiven Störungen vom Ausmaß einer Demenz eine koinzidente Alzheimer-Pathologie oder eine kortikale Lewy-Körperchen-Erkrankung zugrundeliegt. Durch geeignete neuropsychologische Tests können auch bei nicht-dementen Patienten mit idiopathischem Parkinson-Syndrom spezifische kognitive Einbußen nachgewiesen werden (Sagar und Sullivan, 1988). Allerdings lassen sich durch die Applikation von L-Dopa oder Bromocriptin lediglich das Arbeits- bzw. Kurzzeitgedächtnis und Sequenzierungsleistungen beeinflussen (Cooper et al., 1992). Deshalb muß angenommen werden, daß die kognitiven Auffälligkeiten der Parkinson-Patienten nicht allein durch eine dopaminerge Dysfunktion bedingt sein.

C 9.2.2. Pharmakologische Therapie kognitiver Einbußen bei primär degenerativen Demenzen

Der verminderte cholinerge Input zum Neokortex und Hippocampus trägt bei der Alzheimer-Demenz zur Entwicklung kognitiver Störungen bei (»cholinerge Hypothese«). Deshalb sollten Substanzen, die die Aktivität von Acetylcholin im Gehirn erhöhen, dem intellektuellen Abbau entgegenwirken (**Tab. C 9.3**). Die meisten Studien konnten allerdings keinen signifikanten Effekt von Cholinpräkursoren als auch muskarinerger oder nikotinerger Cholin-Agonisten auf mentale Leistungen nachweisen. Darüber hinaus weisen diese Pharmaka oft beträchtliche Nebenwirkungen auf. Als ein alternativer Behandlungsansatz bieten sich Cholinesterasehemmer an. Physostigmin und Tacrin (Tetrahydroaminoacridin) wurden bislang am eingehendsten untersucht. Da Tacrin (Cognex®) seit 1996 in Deutschland zur symptomatischen Behandlung der leichten bis mittelschweren Demenz bei Alzheimerscher Erkrankung zugelassen ist, soll auf diesen Wirkstoff näher eingegangen werden.

Die ersten Pilotstudien bei Patienten mit Alzheimer-Demenz deuteten auf eine allenfalls mäßige Wirksamkeit von Tacrin hin (Summers et al., 1981; Kaye et al., 1982). Eine Placebo-kontrollierte Doppelblindstudie von Summers und Mitarbeitern (1986) berichtete dann aber über teilweise »dramatische« Therapieeffekte von Tacrin in einer Gruppe von 17 Patienten mit der klinischen Diagnose einer Alzheimerschen Erkrankung. Aller-

Tab. C 9.3: Pharmakotherapeutische Prinzipien, die in Transmittersysteme eingreifen

	Wirkstoff	Referenz
1.	**Cholinerges System**	
1.1.	Cholinpräkursoren:	
	Cholinchlorid	Rosenberg et al., 1983
	Lecithin	Little et al., 1985
	Phosphatidyslserin	Engel et al., 1992
	2-Dimethyl-Aminoäthanol	Fisman, 1981
1.2.	Cholin-Agonisten:	
	Arecolin	Raffaele et al., 1991
	Betanecholchlorid	Harbaugh, 1987
	4-Aminopyridin	Davidson et al., 1988
	3,4-Diaminopyridine	Wesseling et al., 1984
	Nicotin	Newhouse et al., 1988
	Beta-Carboline	Sarter et al., 1988
1.3.	Acetylcholinesterasehemmer:	
	Physostigmin	
	- orale Applikation	Sevush et al., 1991
		Sano et al., 1988
	- intravenöse Applikation	Becker et al., 1988
	- intraventrikuläre Applikation	Becker et al., 1988
	- transdermale Applikation	Levy et al., 1986
	Pyridostigmin	Molloy et al., 1988
	Tacrin	siehe Text
	Heptylphysostigmin	Zecca et al., 1993
1.4.	Kombination cholinerger Substanzen mit anderen Wirkstoffen:	
	Cholin + Piracetam	Bartus et al., 1981
	Cholinchlorid + Lecithin	Forsell et al., 1989
	Lecithin + Piracetam	Samorajski et al., 1985
	Arecolin + Acetylcholinesterasehemmer	Sunderland et al., 1988
	Physostigmin + Lecithin	Thal et al., 1989
	Physostigmin + Glycopyrrolat	Preston et al., 1988
	Physostigmin + Yohimbin	Bierer et al., 1993
	Physostigmin + Clonidin + Yohimbin	Fröstl und Maitre, 1989
	Tacrin + Lecithin	Minthon et al., 1993
2.	**Andere Transmittersysteme**	
2.1.	Monoaminerge Systeme:	
	L-dopa	Waters, 1989
	Tergurid (Dopamin-Agonist)	Aufdembrinke et al., 1987
	Tranylcypromin (MAO-B Hemmer)	Tariot et al., 1988
	Selegilin (MAO-B Hemmer)	Agnoli et al., 1992
		Burke et al., 1993
	Milacemid (MAO-B Hemmer)	Dysken et al., 1992
	Alaproclat, Citalopram (Serotin-Reuptake-Hemmer)	Balldin et al., 1988
	Zimeldine (Serotonin-Reuptake-Hemmer)	Cutler et al., 1985
	L-threo-DOPs	Förstl und Maitre, 1989
	Clonidin (Noradrenalin-Agonist)	Mohr et al., 1989
	Guanfacin (Noradrenalin-Agonist)	Schlegel et al., 1989
	m-Chlorophenylpiperazin (Serotonin-Agonist)	Lawlor et al., 1989
2.2.	GABA-Agonisten:	
	Progabid	Constandinidis, 1985
	andere GABA-Agonisten	Waters, 1989
2.3	Glutamat-Antagonisten:	
	Memantine	Waters, 1989
	Amantadin	Waters, 1989

dings wies diese Untersuchung erhebliche methodische Mängel auf (FDA, 1991). Zwei spätere Studien, die ebenfalls positive, wenn auch weniger ausgeprägte Therapieeffekte dokumentieren konnten (Eagger et al., 1991; Davis et al., 1992), stützten sich auf vorselektierte Patienten und sind dadurch in ihrer Aussagekraft eingeschränkt (Bauer, 1994).

Die Zulassung von Tacrin 1993 in den USA zur Behandlung der leichten bis mittelschweren Alzheimerschen Erkrankung gründete sich vornehmlich auf zwei Placebo-kontrollierte Doppelblindstudien, die sich über eine Behandlungsdauer von 12 (Farlow et al., 1992) bzw. 30 Wochen (Knapp et al., 1994) erstreckten. Farlow und Mitarbeiter

(1992) führten bei 468 Patienten unter randomisierten Bedingungen eine Behandlung mit 20, 40 oder 80 mg Tacrin/Tag bzw. Placebo durch. Nach einem Intervall von sechs Wochen wurde eine nochmalige Aufteilung der Therapiegruppen vorgenommen: bei der Hälfte der Patienten erfolgte eine Erhöhung der Tacrin-Dosis, die anderen Probanden erhielten ein unverändertes therapeutisches Regime. Als primäre Zielparameter dienten eine Komponente der »Alzheimer's Disease Assessment Scale«, die kognitive Leistungen überprüft (ADAS-cog), und die ärztliche Globalbeurteilung der Patienten (»Clinical Global Impression of Change«). In bezug auf beide Kriterien ergaben sich signifikante Unterschiede zwischen Placebo und einer Medikation von täglich 80 mg Tacrin. Die Wirkung des Präparates wies eine lineare Dosisabhängigkeit auf. Die Multicenterstudie von Knapp und Mitarbeitern (1994) zeigte nach 30 Wochen Therapie statistisch signifikante Dosiswirkungsbeziehungen hinsichtlich der primären Zielkriterien »ADAS-cog«, »Clinical Interview Based Impression« und »Final Comprehensive Consensus Assessment«. Die beiden letztgenannten Skalen stützen sich auf die ärztliche Beurteilung des Patienten auf der Grundlage eines Gesprächs oder zusätzlicher Informationen von seiten der Angehörigen.

An unerwünschten dosisabhängigen cholinergen Wirkungen berichteten beide Untersuchungen Übelkeit, Diarrhö, Dyspepsie und Bauchschmerzen. Die Analyse der Daten von mehr als 2 000 Patienten, die im Rahmen klinischer Studien Tacrin erhalten hatten, ergab bei einem Viertel der Probanden Transaminasenerhöhungen über das Dreifache der oberen Normgrenze hinaus (Watkins et al., 1994). In allen Fällen kam es nach Absetzen der Medikation zur Normalisierung der Leberwerte. Todesfälle aufgrund der hepatotoxischen Effekte des Tacrin traten nicht auf.

Eine Wirksamkeit des Tacrin bei Alzheimer-Patienten konnte allerdings nicht von allen vorliegenden Studien belegt werden. Gauthier und Mitarbeiter (1990) fanden nach einer Behandlungsdauer von 38 Wochen keine signifikanten therapeutischen Effekte. Und eine Untersuchung, die sich über neun Monate erstreckte, berichtete von erheblichen Nebenwirkungen, ohne eine klinische Besserung der Patienten feststellen zu können (Maltby et al., 1994).

Mehrere Gründe dürften zu den diskrepanten Befunden der vorliegenden Tacrin-Studien beitragen (Davis et al., 1992). Denkbar ist, erstens, daß nur eine Untergruppe der Alzheimer-Patienten von dieser Substanz profitiert (Minthon et al., 1993). Zweitens wirkt sich eine in neuropsychologischen Tests dokumentierte signifikante Besserung kognitiver Defizite nicht notwendigerweise im Bereich der »Aktivitäten des täglichen Lebens« aus (Davis et al., 1992). Schließlich scheinen, drittens, cholinomimetische Pharmaka eher Aufmerksamkeitsregulation und sog. Frontalhirnfunktionen als spezifische Gedächtnisleistungen zu beeinflussen (Alhainen et al., 1993). Die divergierenden Ergebnisse der veröffentlichten Untersuchungen könnten somit Unterschiede der Zusammensetzung in den Patientengruppen als auch in der Auswahl der berücksichtigten Leistungsmaße widerspiegeln. Diskutiert wird in diesem Zusammenhang auch, daß Tacrin nicht die kognitiven Leistungen verbessert, sondern »lediglich« die Progredienz der Erkrankung verlangsamt.

Alternativ zum cholinomimetischen Therapieprinzip könnte versucht werden, über eine Hemmung des Benzodiazepin-GABA-Rezeptorkomplexes durch Beta-Carboline die Aktivität residualer cholinerger Neurone im basalen Vorderhirn zu erhöhen (Sarter et al., 1988). Diese Behandlungsstrategie wurde bislang noch nicht klinisch getestet.

Im Rahmen einer Alzheimer-Demenz scheint es zu einer Beeinträchtigung der Bindungskapazität des M1-Muskarinrezeptors zu kommen (Flynn et al., 1991). Die ungenügende Wirksamkeit direkter und indirekter Cholin-Agonisten könnte demzufolge durch veränderte Rezeptoreigenschaften bedingt sein. Denkbar wäre auch, daß die Degeneration der den cholinergen Neuronen nachgeschalteten Nervenzellen maßgeblich zur Ausbildung kognitiver Einbußen beiträgt. Allerdings führte die Applikation von Somatostatin, ein Transmitter kortikokortikaler Neurone, bei Alzheimer-Patienten zu keiner Verbesserung kognitiver Leistungen (Mouradin et al., 1991).

Neben dem cholinergen System sind bei der Alzheimer-Demenz auch andere Transmittersysteme beeinträchtigt. Zum Beispiel haben neurochemische Untersuchungen eine verminderte Aktivität an Noradrenalin und Serotonin im Gehirn dieser Patienten nachgewiesen. Durch Substanzen, die in die monoaminerg vermittelte synaptische Übertragung eingreifen, ließ sich allerdings keine Besserung der kognitiven Einbußen bei Alzheimer-Patienten erzielen. Die Verabreichung von GABA-Agonisten und Glutamat-Antagonisten blieb ebenfalls ohne signifikanten Effekt (**Tab. C 9.3**).

Auch andere pharmakologische Strategien als der direkte Eingriff in Transmittersysteme wurden bei der Alzheimer-Demenz versucht. Beispielsweise dürfte Aluminium eine pathogenetische Bedeutung bei der Alzheimerschen Erkrankung zukommen. In Übereinstimmung mit dieser Vermutung scheinen Chelatbildner bei Alzheimer-Patienten die Progredienz der Beeinträchtigung alltäglicher Lebensgestaltung signifikant zu verlangsamen (McLachlan et al., 1992). Darüber hinaus weist eine Reihe von Befunden auf Störungen des mitochondrialen oxidativen Stoffwechsels bei der Alzheimer-Demenz hin (»mitochondriale Hypothese«). Vor diesem Hintergrund wurden L-Carnitin als auch Derivate dieser Substanz zur Behandlung der Alzheimerschen Erkrankung vorgeschlagen (Blass und Gibson, 1991). Bislang liegen allerdings erst vorläufige Daten zur Wirksamkeit dieser Therapie vor (Bonavita, 1986; Malow et al., 1989).

Ergotalkaloide und die sogenannten Nootropika finden breite Anwendung im geriatrischen Bereich. Eine Placebo-kontrollierte Doppelblindstudie konnte bei Alzheimer-Patienten unter kurzfristiger Applikation von Hydergin keinen signifikanten Effekt auf die intellektuellen Leistungen nachweisen (Thompson et al., 1990; vgl. Yesavage, 1990). Eine neuere Placebo-kontrollierte Doppelblindstudie dokumentierte aber bei Alzheimer-Kranken eine Besserung bzw. fehlende Progredienz der klinischen Symptomatik (»Clinical Global Impression«) unter einer Tagesdosis von 60 mg des Ergotalkaloids Nicergolin (Sermion®; Saletu et al., 1995).
Die sogenannten Nootropika wie zum Beispiel Piracetam und dessen Analoga stellen GABA-Derivate dar, obwohl sie nicht an die entsprechenden Rezeptoren binden. Eine Placebo-kontrollierte Doppelblindstudie wies unter hohen Tagesdosen Piracetam, über ein Jahr hinweg verabreicht, eine verlangsamte Progredienz der Gedächtnisstörungen bei Alzheimer-Patienten nach (Croisile et al., 1993). Andere Untersuchungen zu dieser Substanzgruppe konnten keinen Wirksamkeitsnachweis erbringen oder genügen nicht den heutigen Standards (Waters, 1990; Pathy, 1993).
Die klinische Beobachtung, daß Personen, die über einen längeren Zeitraum hinweg entzündungshemmende Medikamente wie Kortikoide oder nichtsteroidale Antirheumatika eingenommen haben, im Vergleich zu Kontrollgruppen seltener oder später an einer Alzheimer-Demenz erkranken, deutet auf eine mögliche Wirksamkeit anti-inflammatorischer Substanzen bei dieser Erkrankung hin (Bauer, 1994). Eine Placebo-kontrollierte Doppelblindstudie, die sich allerdings nur auf eine relativ kleine Patientengruppe stützte, ergab, daß die Applikation von 100 bis 150 mg Indomethacin/Tag über sechs Monate bei Alzheimer-Patienten während dieses Zeitraums die Progredienz des intellektuellen Abbaus verlangsamt bzw. verhindert (Rogers et al., 1993). Diese Befunde müssen aber noch durch breiter angelegte Untersuchungen bestätigt werden.
Eine Vielzahl weiterer Substanzen wurde inzwischen zur Behandlung der Alzheimer-Demenz eingesetzt, ohne daß jedoch ein therapeutischer Effekt belegt werden konnte, zum Beispiel Ganglioside (Ala et al., 1990), Opiat-Antagonisten (Henderson et al., 1989), Enzyminhibitoren (Sudilovsky et al., 1993), Vitamine und Vitamin-ähnliche Stoffe (Agbayewa et al., 1992), Methylxanthine wie Pentoxifyllin und andere rheologisch aktiven Substanzen (Yesavage et al., 1979; Fröstl und Maitre, 1989; Saletu et al., 1992), Antikoagulanzien (Crook, 1985), hyperbarer Sauerstoff (Thompson et al., 1976), ACTH-Analoga (Soininen et al., 1985), Östrogene (Weiss, 1987), Vasopressin (Durso et al., 1982), TRH (Sunderland et al., 1986), und Psychostimulanzien wie etwa Methylphenidat (Crook et al., 1977; Waters, 1989). Kalzium-Antagonisten, die sich im Rahmen der Therapie vaskulärer Demenzformen bewährt haben, werden zur Behandlung der Alzheimerschen Erkrankung nicht empfohlen (Bauer, 1994).
Nervenwachstumsfaktoren und neurotrophische Substanzen, die neuronale Degeneration verhindern bzw. den Krankheitsprozeß verlangsamen sollen, könnten in Zukunft neue therapeutische Perspektiven eröffnen (Barry, 1991; Whitehouse, 1991). Aufgrund ihrer Nebenwirkungen bei systemischer Applikation kommen diese Substanzen zur Zeit noch nicht zur klinischen Anwendung.

C 9.2.3. Rehabilitative Maßnahmen bei Kognitionsstörungen

Kognitiv-rehabilitative Maßnahmen können bei primär-degenerativen dementiellen Erkrankungen aufgrund des progredienten Krankheitsprozesses nur von begrenzter Bedeutung sein. Denkbar ist, daß kognitiv-rehabilitative Maßnahmen Patienten in frühen Stadien der Erkrankung helfen, ihre residualen mentalen Ressourcen effizienter einzusetzen. Von größerer Bedeutung ist die Ausrichtung des häuslichen Umfeldes auf die beeinträchtigten intellektuellen Fähigkeiten der Patienten, dazu zählen beispielsweise die Beleuchtung von Gang und Bad in der Nacht oder die Beschriftung von Haushaltsgeräten. Durch derartige Maßnahmen läßt sich möglicherweise die Pflegebedürftigkeit der Patienten hinauszögern oder der erforderliche Umfang an Beaufsichtigung reduzieren.

C 9.2.4. Behandlung mit der Demenz assoziierter Störungen

Depression
Insbesondere in frühen Stadien ihrer Erkrankung leiden Demenz-Patienten oft an einer Depression und weisen deshalb ein erhöhtes Suizidrisiko auf. Die Auswahl eines geeigneten stimmungsaufhellenden Medikamentes richtet sich vor allem nach den mit der dementiellen Entwicklung assoziierten Verhaltensauffälligkeiten. Antidepressiva mit sedierender Wirkung sind bei psychomotorischer Unruhe oder Schlafstörungen zu empfehlen. Der antriebssteigernde Effekt anderer Substanzen dieser Stoffgruppe, z. B. Clomipramin (Anafranil®), kann bei Apathie oder Somnolenz vorteilhaft sein. Zu beachten ist bei trizyklischen Antidepressiva eine erhöhte Sturzgefahr im Gefolge orthostatischer Dysregulation. Aufgrund ihrer anticholinergen Effekte verstärken diese Pharmaka darüber hinaus die Gedächtnisstörungen der Patienten (Teri et al., 1991). Alternativ können, mit gewisser Vorsicht, MAO-Hemmer verabreicht werden. Diese Substanzen haben eine eher günstige Wirkung auf die kognitiven Leistungen bei dementieller Entwicklung (**Tab. C 9.3**). Insbesondere MAO-A Hemmer wie zum Beispiel Moclobemid scheinen die depressiven Verstimmungen bei Alzheimerscher Erkrankung günstig zu beeinflussen

(Chan-Palay, 1992). Die Anwendung von Lithium ist bei älteren Demenz-Kranken aufgrund der Neben- und Wechselwirkungen dieses Medikaments nicht zu empfehlen. Wenn die pharmakologische antidepressive Behandlung keine ausreichende Wirkung zeigt, ist als Ultima ratio an eine Elektrokrampftherapie zu denken (Jenike, 1989).

Akinetischer Mutismus
Die Alzheimersche Erkrankung kann in fortgeschrittenen Stadien mit einem ausgeprägten Antriebsverlust einhergehen und schließlich zum akinetischen Mutismus führen. Der Dopamin-Agonist Bromocriptin hat sich bei akinetischem Mutismus unterschiedlicher Ätiologie als wirksam erwiesen (Crismon et al., 1988; Echiverri et al., 1988). Bei der Alzheimer-Demenz wurde dieses Medikament allerdings noch nicht erprobt.

Psychomotorische Unruhe und psychotische Symptome
Alterationen im Sozialverhalten werden bei Demenzerkrankungen häufig beobachtet (Swearer et al., 1988). Psychomotorische Unruhe, paranoide Gedankeninhalte und Verkennungen können die betreuenden Personen vor erhebliche Schwierigkeiten stellen und erfordern eine entsprechende Aufklärung der Familien (Deutsch und Rovner, 1991). Neben der Inkontinenz stellen Verhaltensauffälligkeiten, insbesondere paranoide Reaktionen und aggressive Ausbrüche, die wichtigsten Prädiktoren einer baldigen Heimunterbringung dar (O'Donnell et al., 1992). Unter diesen Bedingungen muß eine neuroleptische Medikation in Erwägung gezogen werden, die allerdings eine Zunahme von Standunsicherheit, Blasenstörungen, Apathie und kognitiven Beeinträchtigungen nach sich ziehen kann. Deshalb sollten neuroleptische Substanzen nur in möglichst niedriger Dosierung eingesetzt und zum Beispiel Einzeldosen von 0,25 mg Haloperidol oder 5–10 mg Thioridazin nicht überschritten werden (Bauer, 1994). Da ältere und kognitiv beeinträchtigte Patienten mit erhöhter Wahrscheinlichkeit extrapyramidale Symptome entwickeln, ist in regelmäßigen Abständen die Medikation abzusetzen, um die Notwendigkeit einer Fortsetzung der neuroleptischen Therapie überprüfen zu können (Bauer, 1994). Eine Alternative zur neuroleptischen Medikation bei psychomotorischer Unruhe und Agitiertheit stellen, sofern keine Kontraindikationen auf internistischem Fachgebiet vorliegen, Betablocker dar.

Schlafstörungen
Dementielle Entwicklungen gehen oft mit Veränderungen des Schlaf-Wach-Zyklus einher. Benzodiazepine eignen sich aufgrund ihrer Nebenwirkungen langfristig nicht zur Behandlung dieser Störungen (Reynolds et al., 1988). Als Alternative ist Clomethiazol in Erwägung zu ziehen. Die Gefahr der Abhängigkeit spielt bei progredienten Demenzerkrankungen keine wesentliche Rolle und im Gegensatz zu Benzodiazepinen und Barbituraten sind paradoxe Reaktionen nicht zu erwarten. Auch Neuroleptika, z. B. Melperon (Eunerpan®), oder sedierende Antidepressiva, z. B. Trimipramin (Stangyl®), können versucht werden. Darüber hinaus sollte darauf geachtet werden, daß der Patient tagsüber nicht schläft und morgens immer zum selben Zeitpunkt geweckt wird.

Urininkontinenz
Häufigste Ursache einer Urininkontinenz bei dementiellen Entwicklungen ist die Detrusorhyperreflexie (Ouslander, 1990). Zur medikamentösen Behandlung sind deshalb Substanzen, die den Tonus der Blasenmuskulatur herabsetzen, geeignet (Kap. K 3). Allerdings ist aufgrund der anticholinergen Eigenschaften dieser Pharmaka eine weitere Verschlechterung der kognitiven Defizite unter dieser Medikation möglich. Bevor die Blasenfunktionsstörung der Demenzerkrankung zugeschrieben werden darf, müssen allerdings andere und eventuell behandelbare Ursachen ausgeschlossen werden.
Neben der pharmakologischen Therapie sind verhaltensorientierte Maßnahmen zur Behandlung einer Urininkontinenz von Bedeutung (Ouslander, 1990). Dazu zählen Übungen zur Kräftigung der Beckenbodenmuskulatur, Biofeedback-Verfahren und Blasentraining. Allerdings erfordern diese Techniken eine ausreichende Motivation sowie residuale kognitive Funktionen und sind deshalb nur in frühen Stadien einer Demenz-Erkrankung sinnvoll. Abendliche Flüssigkeitsrestriktion und ein fester Zeitplan der Blasenentleerung können bei Patienten mit fortgeschrittener Demenz hilfreich sein. Die Dauerkatheterisierung birgt mehrere Risiken in sich. Diese Maßnahme sollte deshalb nur Anwendung finden bei Patienten mit Restharnbildung oder offenen Wunden, die durch den abgehenden Urin kontaminiert werden, sowie bei Personen, die auf keine anderen Maßnahmen angesprochen haben.

C 9.3. Pragmatische Therapie

Der wichtigste Aspekt der Diagnostik dementieller Erkrankungen stellt der Nachweis bzw. die Behandlung teilweise oder vollständig reversibler Ursachen dar.
Die vorliegenden Therapiestudien deuten darauf hin, daß sich die Symptomatik zumindest einiger Alzheimer-Patienten im frühen Stadium ihrer Erkrankung unter Ergotalkaloiden (Hydergin®, Sermion®), Piracetam-Derivaten oder dem Cholinesterasehemmer Tacrin (Cognex®) bessern könnte. Die möglichen Nebenwirkungen einer Tacrin-Therapie erfordern sorgfältige Dosistitration und regelmäßige Laborkontrollen. Empfohlen wird eine Anfangsdosis von 4 × 10 mg Tacrin/Tag, die über mindestens vier Wochen beibehalten werden sollte. Danach kann die Dosis auf 4 × 20 mg er-

höht werden, sofern die GPT nicht über dem Dreifachen des Normbereichsgrenzwertes liegt. Die weitere Dosissteigerung auf maximal 160 mg pro die erfolgt ebenfalls in Abständen von vier Wochen und in Schritten von 4 × 10 mg. Während der ersten drei Monate der Behandlung sind 14-tägige GPT-Kontrollen zu empfehlen, bis einschließlich der 24. Woche dann monatliche und schließlich ab dem zweiten Halbjahr der Therapie vierteljährliche Bestimmungen. Bei GPT-Erhöhungen bis zum Fünffachen des oberen Grenzwertes des Normbereichs sollte eine weitere Dosissteigerung erst dann vorgenommen werden, wenn sich dieser Parameter unter wöchentlichen Kontrollen wieder normalisiert hat. GPT-Werte oberhalb des Fünffachen des Normgrenzwertes zwingen zum sofortigen Absetzen der Medikation. Unterbricht ein Patient die Behandlung oder wird nach Normalisierung der GPT eine Reexposition versucht, dann muß wieder von neuem der beschriebene Dosierungsaufbau durchgeführt werden. In Abhängigkeit vom Ausmaß der dosisabhängigen gastrointestinalen Nebenwirkungen sind die Gabe von Antiemetika, eine Dosisreduktion oder das Absetzen der Medikation zu erwägen. Die Überdosierung von Tacrin kann eine cholinerge Krise mit Erbrechen, Speichelfluß, Hyperhidrosis, Bradykardie, Hypotonie und Krämpfen auslösen. Als Antidot kann Atropin eingesetzt werden, initial 0,4–1 mg intravenös mit nachfolgender Dosistitration in Abhängigkeit von der klinischen Wirkung.
Anleitungen bei der Versorgung von Patienten vermitteln Selbsthilfegruppen und Gerontopsychiatrische Einrichtungen bzw. Geriatrische Zentren.

Literatur

Ackermann H, Daum I (1995) Kleinhirn und Kognition: Psychopathologische, neuropsychologische und neuroradiologische Befunde. Fortschr Neurol Psychiat 63: 30–37

Ackermann H, Scharf G, Hertrich I, Daum I, Gräber S (1997) Articulatory disorders in primary progressive aphasia: An acoustic and kinematic analysis. Aphasiology 11, im Druck.

Agbayewa MO, Bruce VM, Siemens V (1992) Pyridoxine, ascorbic acid and thiamine in Alzheimer and comparison subjects. Can J Psychiatry 37: 661–662

Agnoli A, Fabbrini G, Fioravanti M, Martucci N (1992) CBF and cognitive evaluation of Alzheimer type patients before and after IMAO-B treatment: A pilot study. Eur Neuropsychopharmacol 2: 31–35

Ala T, Romero S, Knight F, Feldt K, Frey WH (1990) GM-1 treatment of Alzheimer's disease: A pilot study of safety and efficacy. Arch Neurol 47: 1126–1130

Alhainen K, Helkala EL, Riekkinen P (1993) Psychometric discrimination of tetrahydroaminoacridine responders in Alzheimer patients. Dementia 4: 54–58

Aufdembrinke B, Franceschi M, Coppola A, Smirne S, Ferini-Strambi L, Canal N (1987) Terguride in long-term treatment of Alzheimer's disease. Clin Neurol Neurosurg 89: 10 (Suppl 2)

Babikian V, Ropper AH (1987) Binswanger's disease: A review. Stroke 18: 2–12

Bachman DL, Wolf PA, Linn R, Knoefel JE, Cobb J, Belanger A, D'Agostino RB, White LR (1992) Prevalence of dementia and probable senile dementia of the Alzheimer type in the Framingham Study. Neurology 42: 115–119

Balldin J, Gottfries CG, Karlson I, Lindstedt G, Langstrom G, Svennerholm L (1988) Relationship between DST and the serotonergic system: Results from treatments with two 5-HT reuptake blockers in dementia disorders. Int J Geriat Psychiat 3: 17–26

Barry SR (1991) Clinical implications of basic neuroscience research: II. NMDA receptors and neurotrophic factors. Arch Phys Med Rehabil 72: 1095–1101

Bartus RT, Dean RL, Sherman KA, Friedman E, Baar B (1981) Profound effects of combining choline and piracetam on memory. Neurobiol Aging 2: 105–111

Bauer J (1994) Die Alzheimer-Krankheit: Neurobiologie, Psychosomatik, Diagnostik und Therapie. Schattauer, Stuttgart

Becker R, Giacobini E, Elble R, McAlhany M, Sherman K (1988) Potential pharmacotherapy of Alzheimer disease: A comparison of various forms of physostigmine administration. Acta Neurol Scand 77: 19–32 (Suppl 116)

Benson DF, Davis RJ, Snyder BD (1988) Posterior cortical atrophy. Arch Neurol 45: 789–793

Bierer LM, Aisen PS, Davidson M, Ryan TM, Stern RG, Schmeidler J, Davis KL (1993) A pilot study of oral physostigmine plus yohimbine in patients with Alzheimer disease. Alzheimer Dis Assoc Disord 7: 98–104

Blass JP, Gibson GE (1991) The role of oxidative abnormalities in the pathophysiology of Alzheimer's disease. Rev Neurol 147: 513–525

Boller F, Lopez O, Moossy J (1989) Diagnosis of dementia: Clinico-pathological correlations. Neurology 38: 76–79

Bonavita E (1986) Study of the efficacy and tolerability of L-acetylcarnitine therapy in the senile brain. Int J Clin Pharmacol Therap Toxicol 24: 511–516

Brown RG, Marsden CD (1984) How common is dementia in Parkinson's disease? Lancet ii: 1262–1265

Brown RG, Marsden CD (1988) »Subcortical dementia«: The neuropsychological evidence. Neuroscience 25: 363–387

Burke WJ, Ranno AE, Roccaforte WH, Wengel SP, Bayer BL, Willcockson NK (1993) L-deprenyl in the treatment of mild dementia of the Alzheimer type: Preliminary results. J Am Geriatr Soc 41: 367–370

Burns A, Jacoby R, Levy R (1990a). Psychiatric phenomena in Alzheimer's disease: I. Disorders of thought content. Brit J Psychiatry 157: 72–76

Burns A, Jacoby R, Levy R (1990b) Psychiatric phenomena in Alzheimer's disease: II. Disorders of perception. Brit J Psychiatry 157: 76–81

Caplan LR, Schoene WC(1978) Clinical features of subcortical arteriosclerotic encephalopathy (Binswanger disease). Neurology 28: 1206–1215

Caselli RJ (1995) Focal and asymmetric cortical degeneration syndromes. The Neurologist 1: 1–19

Chan-Palay V (1992) Depression and senile dementia of the Alzheimer type: A role for moclobemide. Psychopharmacology 106: S137–S139 (Suppl)

Chandra V, Bharucha NE, Schoenberg BS (1986) Conditions associated with Alzheimer's disease at death: Case – control study. Neurology 36: 209–211

Clarfield AM (1988) The reversible dementias: Do they reverse? Ann Int Med 109: 476–486

Chatellier G, Lacomblez L, on behalf of Groupe Francais d'Etude de la Tetrahydroaminoacridine (1990) Tacrine (tetrahydroaminoacridine, THA) and lecithin in senile dementia of the Alzheimer type: A multicenter trial. Br Med J 300: 495–499

Clark RF, Goate AM (1993) Molecular genetics of Alzheimer's disease. Arch Neurol 50: 1164–1172
Constantinidis J, Richard J (1985) Alzheimer's disease. In: Vinken PJ, Bruyn GW, Klawans HL, Frederiks JAM (Hrsg.) Neurobehavioural Disorders. Handbook of Clinical Neurology, Vol 2 (46). Elsevier, Amsterdam, 247–282
Cooper JA, Sagar HJ, Doherty SM, Jordan N, Tidswell P, Sullivan EV (1992) Different effects of dopaminergic and anticholinergic therapies on cognitive and motor function in Parkinson's disease. Brain 115: 1701–1725
Corder EH, Saunders AM, Strittmatter WJ, Schmechel DE, Gaskell PC, Small GW, Roses AD, Haines JL, Pericak-Vance MA (1993) Gene dose of apolipoprotein E type 4 allele and the risk of Alzheimer's disease in late onset families. Science 261: 921–923
Coria F, Gomez de Caso JA, Minguez L, Rodriguez-Artalejo F, Claveria LE (1993) Prevalence of age-associated memory impairment and dementia in a rural community. J Neurol Neurosurg Psychiatry 56: 973–976
Corey-Bloom J, Thal LJ, Galasko D, Folstein M, Drachman D, Raskind M, Lanska DJ (1995) Diagnosis and evaluation of dementia. Neurology 45: 211–218
Crismon L, Childs A, Wilcox RE, Barrow N (1988) The effect of bromocriptine on speech dysfunction in patients with diffuse brain injury (akinetic mutism). Clin Neuropharmacol 11: 462–466
Croisile B, Trillet M, Fondarai J, Laurent B, Maugière F, Billardon M (1993) Long-term and high-dose piracetam treatment of Alzheimer's disease. Neurology 43: 301–305
Crook T (1985) Clinical drug trials in Alzheimer's disease. Ann NY Acad Sci 444: 428–436
Crook T, Ferris S, Sathananthan G, Raskin A, Gershon S (1977) The effect of methylphenidate on test performance in the cognitively impaired aged. Psychopharmacol 52: 251–255
Cummings JL, Benson DF (1984) Subcortical dementia: Review of an emerging concept. Arch Neurol 41: 874–879
Cummings JL, Benson DF (1992) Dementia: A Clinical Approach. 2nd ed. Butterworth-Heinemann, Boston
Cutler NR, Haxby J, Kay AD, Narang PK, Lesko LJ, Costa JL, Ninos M, Linnoila M, Potter WZ, Renfrew JW, Moore AM (1985) Evaluation of zimeldine in Alzheimer's disease: Cognitive and biochemical measures. Arch Neurol 42: 744–748
Daum I, Ackermann H (1997) Nondeklaratives Gedächtnis: Neuropsychologische Befunde und neuroanatomische Grundlagen. Fortschr Neurol Psychiat 65: 122–132
Davidson M, Zemishlany Z, Mohs RC, Horvath TB, Powchik P, Blass JP, Davis KL (1988) 4-aminopyridine in the treatment of Alzheimer's disease. Biol Psychiatry 23: 485–490
Davis KL, Thal LJ, Gamzu ER, Davis CS, Woolson RF, Gracon SI, Drachman DA, Schneider LS, Whitehouse PJ, Hoover TM, Morris JC, Kawas CH, Knopman DS, Earl NL, Kumar V, Doody RS (1992 A) double-blind, placebo-controlled multicenter study of tacrine for Alzheimer's disease: The Tacrine Collaborative Study Group. N Engl J Med 327: 1253–1259
DeCarli C, Grady CL, Clark CM, Katz DA, Brady DR, Murphy DG, Haxby JY, Salerno JA, Gillette JA, Gonzalez-Aviles A, Rapoport SI (1996) Comparison of positron emission tomography, cognition, and brain volume in Alzheimer's disease with and without severe abnormalities of white matter. J Neurol Neurosurg Psychiatry 60: 158–167
Deutsch LH, Rovner BW (1991) Agitation and other noncognitive abnormalities in Alzheimer's disease. Psychiatr Clin North Am 14: 341–351
Drachman DA, O'Donnell BF, Lew RA, Swearer JM (1990) The prognosis in Alzheimer's disease: »How far« rather than »how fast« best predicts the course. Arch Neurol 47: 851–856
(DSM III-R) American Psychiatric Association (1987) Diagnostic and Statistical Manual of Psychiatry. 3rd rev. ed. American Psychiatric Association Press, Washington/DC
Durso R, Fedio P, Brouwers P, Cox C, Marin AJ, Ruggieri SA, Tamminga CA, Chase TN (1982) Lysine vasopressin in Alzheimer's disease. Neurology 32: 674–677
Dysken MW, Mendels J, LeWitt P, Reisberg B, Pomara N, Wood J, Skare S, Fakouhi JD, Herting RL (1992) Milacemide: A placebo-controlled study in senile dementia of the Alzheimer type. J Am Geriatr Soc 40: 503–506
Eagger SA, Levy R, Sahakian BJ (1991) Tacrine in Alzheimer's disease. Lancet 337: 989–992
Echiverri HC, Tatum WO, Merens TA, Coker SB (1988) Akinetic mutism: Pharmacologic probe of the dopaminergic mesencephalofrontal activating system. Pediatr Neurol 4: 228–230
Engel RR, Satzger W, Gunther W, Kathmann N, Bove D, Gerke S, Munch U, Hippius H (1992) Double-blind cross-over study of phosphatidylserine vs placebo in patients with early dementia of the Alzheimer type. Eur Neuropsychopharmacol 2: 149–155
Farlow M, Gracon SI, Hershey LA, Lewis KW, Sadowsky CH, Dolan-Ureno J, for the Tacrine Study Group (1992) A controlled trial of tacrine in Alzheimer's disease. JAMA 268: 2523–2529
(FDA) Food and Drug Administration, Division of Neuropharmacological Drug Products (1991) Tacrine as a treatment for Alzheimer's dementia: An interim report from the FDA. N Engl J Med 324: 349–352
Fisher CM (1982) Lacunar strokes and infarcts: A review. Neurology 32: 871–876
Fisher CM (1989) Binswanger's encephalopathy: A review. J Neurol 236: 65–79
Fisman M, Merskey H, Helmes E (1981) Double-blind trial of 2-dimethyl-aminoethanol in Alzheimer's disease. Am J Psychiatry 138: 970–972
Flynn DD, Weinstein DA, Mash DC (1991) Loss of high-affinity agonist binding to M1 muscarinic receptors in Alzheimer's disease: Implications for the failure of cholinergic replacement therapies. Ann Neurol 29: 256–262
Forette F, Henry JF, Orgogozo JM, Dartigues JF, Péré JJ, Hugonot L, Israel L, Loria Y, Goulley F, Lallemand A, Boller F (1989) Reliability of clinical criteria for the diagnosis of dementia: A longitudinal multicenter study. Arch Neurol 46: 646–648
Forssell LG, Sjökvist B, Winblad B (1989) Early stages of late onset Alzheimer's disease: III. Double blind treatment with choline chloride and lecithin with and without L-Dopa and L-tryptophan, alternatively placebo. Acta Neurol Scand 71: 43–51 (Suppl 121)
Franssen EH, Kluger A, Torossian CL, Reisberg B (1993) The neurologic syndrome of severe Alzheimer's disease: Relationship to functional decline. Arch Neurol 50: 1029–1039
Fröstl W, Maitre I (1989) The family of cognitive enhancers. Pharmacopsychiat 22: 54–100 (Suppl)

Gauthier S, Bouchard R, Lamontagne A, Mailey P, Bergman H, Ratner J, Tesfaye Y, Saint-Marin M, Bacher Y, Carrier L, Charbonneau R, Clarfield AM, Collier B, Dastoor D, Gauthier L, Germain M, Kissel C, Krieger M, Kushnir S, Masson H, Morin J, Nair V, Neirinck L, Suissa S (1990) Tetrahydroaminoacridine-lecithin combination treatment in patients with intermediate-stage Alzheimer's disease. N Engl J Med 322: 1272–1276

Gallassi R, Morreale A, Montagna P, Sacquegna T, Di Sarro R, Lugaresi E (1991) Binswanger's disease and normal-pressure hydrocephalus: Clinical and neuropsychological comparison. Arch Neurol 48: 1156–1159

Goldgaber D, Lerman MI, McBride OW, Saffiotti U, Gajdusek DC(1987) Characterization and chromosomal localization of a cDNA encoding brain amyloid of Alzheimer's disease. Science 235: 877–880

Gonzalez RG, Fischman AJ, Guimaraes AR, Carr CA, Stern CE, Halpern EF, Growdon JH, Rosen BR (1996) Functional MR in the evaluation of dementia: Correlation of abnormal dynamic cerebral blood volume measurements with changes in cerebral metabolism on positron emission tomography with fludeoxyglucose F18. AJNR Am J Neuroradiol 16: 1763–1770

Gottfries CG (1985) Alzheimer's disease and senile dementia: Biochemical characteristics and aspects of treatment. Psychopharmacol 86: 245–252

Hachinski VC, Lassen NA, Marshall J (1974) Multi-infarct dementia: A cause of mental deterioration in the elderly. Lancet ii: 207–209

Hachinsky V (1991) Binswanger's disease: Neither Binswanger's nor a disease. J Neurol Sci 103: 1

Häfner H (1990) Epidemiology of Alzheimer's disease. In: Maurer K, Riederer P, Beckmann H (Hrsg.) Alzheimer's Disease: Epidemiology, Neuropathology, Neurochemistry, and Clinics. Springer, Wien, 23–39

Harbaugh RE (1987) Intracerebroventricular cholinergic drug administration in Alzheimer's disease: Preliminary results of a double-blind study. J Neural Transm 24: 271–277 (Suppl)

Henderson VW, Roberts E, Wimer C, Bardolph EL, Chui HC, Damasio AR, Eslinger PJ, Folstein MF, Schneider LS, Teng EL, Tune LE, Weiner LP, Whitehouse PJ (1989) Multicenter trial of naloxone in Alzheimer's disease. Ann Neurol 25: 404–405

Herrmann WM, Stephan K (1992) Moving from the question of efficacy to the question of therapeutic relevance: An exploratory reanalysis of a controlled clinical study of 130 inpatients with dementia syndrome taking piracetam. Int Psychogeriatr 4: 25–44

Huff FJ, Auerbach J, Chakravarti A, Boller F (1988) Risk of dementia in relatives of patients with Alzheimer's disease. Neurology 38: 786–790

Jenike MA (1989) Affective disorders in elderly and dementing patients. In: Bergener M, Reisberg B (Hrsg.) Diagnosis and Treatment of Senile Dementia. Springer, Berlin, 90–125

Joachim CL, Morris JH, Selkoe DJ (1988) Clinically diagnosed Alzheimer's disease. Ann Neurol 24: 50–56

Jorm AF, Korten AE, Henderson AS (1987) The prevalence of dementia: A quantitative integration of the literature. Acta Pychiat Scand 78: 465–479

Kaye WH, Sitaram N, Weingartner H (1982) Modest facilitation of memory in dementia with combined lecithin and anticholinesterase treatment. Biol Psychiatry 17: 275–280

Kaye JA, May C, Daly E, Atack JR, Sweeney BS, Luxenberg JS, Kat AD, Kaufman S, Milstein S, Friedland RP, Rapoport SI (1988) Cerebrospinal fluid monoamine markers are decreased in dementia of the Alzheimer type with extrapyramidal features. Neurology 38: 554–557

Kinkel WR, Jacobs L, Polachini J, Bates V, Heffner RR (1985) Subcortical arteriosclerotic encephalopathy (Binswanger's disease): Computed tomographic, nuclear magnetic resonance, and clinical correlations. Arch Neurol 42: 951–959

Knapp MJ, Knopman DS, Solomon PR, Pendlebury WW, Davis CS, Gracon SI, for the Tacrine Study Group (1994 A) 30-week randomized controlled trial of high-dose tacrine in patients with Alzheimer's disease. JAMA 271: 985–991

Lang C (1994) Demenzen: Diagnose und Differentialdiagnose. Chapman & Hall, London

Lautenschlager NT, Cupples LA, Rao VS, Auerbach SA, Becker R, Burke J, Chui H, Duara R, Foley EJ, Glatt SL, Green RC, Jones R, Karlinsky H, Kukull WA, Kurz A, Larson EB, Martelli K, Sadovnick AD, Volicer L, Waring SC, Growdon JH, Farrer LA (1996) Risk of dementia among relatives of Alzheimer's disease patients in the MIRAGE study: What is in store for the oldest old? Neurology 46: 641–650

Lawlor BA, Sunderland T, Mellow AM, Hill JL, Newhouse PA, Murphy DL (1989 A) preliminary study of the effects of intravenous m-chlorophenyl-piperazine, a serotonin agonist, in elderly subjects. Biol Psychiatry 25: 679–686

Levy D, Glikfeld P, Grunfeld Y, Grunwald J, Kushnir M, Levy A, Meshulam Y, Spiegelstein M, Zehavi D, Fisher A (1986) A novel transdermal therapeutic system as a potential treatment for Alzheimer's disease. In: Fisher A, Hanin I, Lachman C (Hrsg.) Alzheimer's and Parkinson's Diseases. Advances in Behavioral Biology, Vol 29. Plenum, New York, 557–563

Levy-Lahad E, Wasco W, Poorkay P (1995) Candidate gene for the chromosome 1 familial Alzheimer's disease locus. Science 269: 973–977

Little A, Levy R, Chuaqui-Kidd P, Hand D (1985) A double-blind placebo-controlled trial of high-dose lecithin in Alzheimer's disease. J Neurol Neurosurg Psychiatry 48: 736–742

Malow BA, Baker AC, Blass JP (1989) Cultured cells as a screen for novel treatments of Alzheimer's disease. Arch Neurol 46: 1201–1203

Maltby N, Broe GA, Creasey H, Jorm AF, Christensen H (1994) Efficacy of tacrine and lecithin in mild to moderate Alzheimer's disease: Double blind trial. Br Med J 308: 879–883

Mann DMA, South PW, Snowden JS, Neary D (1993) Dementia of frontal lobe type: Neuropathology and immunohistochemistry. J Neurol Neurosurg Psychiatry 56: 605–614

Maurer K, Ihl R, Frölich L (1993) Alzheimer: Grundlagen, Diagnostik, Therapie. Springer, Berlin

Mayeux R, Stern Y, Spanton S (1985) Heterogeneity in dementia of the Alzheimer type: Evidence of subgroups. Neurology 35: 453–461

McKhann G, Drachman D, Folstein M, Katzman R, Price D, Stadlan EM (1984) Clinical diagnosis of Alzheimer's disease: Report of the NINCDS-ADRDA Work Group under the auspices of Department of Health and Human Services Task Force on Alzheimer's disease. Neurology 34: 939–944

McLachlan DR, Fraser PE, Dalton AJ (1992) Aluminium and the pathogenesis of Alzheimer's disease: A summary of evidence. In: Chadwick DJ (Hrsg.) Alu-

minium in Biology and Medicine. Ciba Foundation Symposium 169. Wiley, Chichester, 87–98
Mesulam MM (1982) Slowly progressive aphasia without generalized dementia. Ann Neurol 11: 592–598
Mielke R, Herholz K, Grond M, Kessler J, Heiss WD (1994) Clinical deterioration in probable Alzheimer's disease correlates with progressive metabolic impairment of association areas. Dementia 5: 36–41
Miller BL, Moats RA, Shonk T, Ernst T, Woolley S, Ross BD (1993) Alzheimer disease: Depiction of increased cerebral myo-inositol with proton MR spectroscopy. Radiology 187: 433–437
Minthon L, Gustafson L, Delfelt G, Hagberg B, Nilsson K, Risberg J, Rosen I, Seiving B, Wendt PE (1993) Oral tetrahydroaminoacridine treatment of Alzheimer's disease evaluated clinically and by regional cerebral blood flow and EEG. Dementia 4: 32–42
Mölsä PK, Martilla RJ, Rinne UK (1984) Extrapyramidal signs in Alzheimer's disease. Neurology 34: 1114–1116
Mohr E, Schlegel J, Fabbrini G, Williams J, Mouradian MM, Mann UM, Claus JJ, Fedio P, Chase TN (1989) Clonidine treatment of Alzheimer's disease. Arch Neurol 46: 376–378
Molloy DW, Beerschoten DA, Borriwe MJ, Crilly RG, Cape RDT (1988) Acute effects of exercise on neuropsychological function in elderly subjects. J Am Geriatr Soc 36: 29–33
Montaldi D, Brooks DN, McColl JH, Patterson J, Barron E, McCulloch J (1990) Measurements of regional cerebral blood flow and cognitive performance in Alzheimer's disease. J Neurol Neurosurg Psychiatry 53: 33–38
Monteverde A, Gnemmi P, Rossi F, Monteverde A (1990) Selegiline in treatment of mild to moderate Alzheimer-type dementia. Clin Ther 12: 315–322
Morris JC, McKeel DW Jr, Fulling K, Torack RM, Berg L (1988) Validation of clinical diagnostic criteria for Alzheimer's disease. Ann Neurol 24: 17–22
Moulignier A (1994) Récepteurs centraux de la sérotonine, principaux aspects fondamentaux et fonctionnels, applications thérapeutiques. Rev Neurol 150: 3–15
Mouradian MM, Blin J, Giuffra M, Heuser IJE, Baronti F, Ownby J, Chase TN (1991) Somatostatin replacement therapy for Alzheimer dementia. Ann Neurol 30: 610–613
Myers RH, Schaefer EJ, Wilson PWF, D'Agostino R, Ordovas JM, Espino A, Au R, White RF, Knoefel JE, Cobb JL, McNulty KA, Beiser A, Wolf PA (1996) Apolipoprotein E e4 association with dementia in a population-based study: The Framingham Study. Neurology 46: 673–677
Nadeau SE (1985) Collagen vascular disease: Vasculitis, systemic lupus erythematodes and rheumatoid arthritis. Semin Neurol 5: 324–343
Newhouse PA, Sunderland T, Tariot PN, Blumhardt CL, Weingartner H, Mellow A, Murphy DL (1988) Intravenous nicotine in Alzheimer's disease: A pilot study. Psychopharmacol Bull 95: 171–175
O'Donnell BF, Drachman DA, Barnes HJ, Peterson KE, Swearer JM, Lew RA (1992) Incontinence and troublesome behaviors predict institutionalization in dementia. J Geriatr Psychiatry Neurol 5: 45–52
Ouslander JG (1990) Incontinence. In: Cummings JL, Miller BL (Hrsg.) Alzheimer's Disease: Treatment and Long-Term Management. Dekker, New York, 177–206
Pathy MSJ (1993) The pharmacological management of cognitive impairment in the demented patient. Prog Neuro-Psychopharmacol Biol Psychiatry 17: 515–524
Pericak-Vance MA, Bebout JL, Gaskell PC Jr, Yamaoka LH, Hung WY, Alberts MJ, Walker AP, Bartlett RJ, Haynes CA, Welsh KA, Earl NL, Heyman A, Clark CM, Roses AD (1991) Linkage studies in familial Alzheimer disease: Evidence for chromosome 19 linkage. Am J Hum Genet 48: 1034–1050
Petry S, Cummings JL, Hill MA, Shapira J (1988) Personality alterations in dementia of the Alzheimer type. Arch Neurol 45: 1187–1190
Preston GC, Brazell C, Ward C, Broks P, Traub M, Stahl SM (1988) The scopolamine model of dementia: Determination of central cholinomimetic effects of physostigmine on cognition and biochemical markers in man. J Psychopharmacol 2: 67–79
Raffaele KC, Berardi A, Asthana S, Morris P, Haxby JV, Soncrant TT (1991) Effects of long-term continuous infusion of the muscarinic cholinergic-agonist arecoline on verbal memory in dementia of the Alzheimer type. Psychopharmacol Bull 27: 315–319
Rebeck GW, Reiter JS, Strickland DK, Hyman BT (1993) Apolipoprotein E in sporadic Alzheimer's disease: Allelic variation and receptor interactions. Neuron 11: 575–580
Reding M, Haycox J, Blass J (1985) Depression in patients referred to a dementia clinic: A three-year prospective study. Arch Neurol 42: 894–896
Reynolds CF III, Hock CC, Stack J, Campbell D (1988) The nature and management of sleep/wake disturbances in Alzheimer's dementia. Psychopharmacol Bull 24: 43–48
Rogers J, Hempelmann SR, Berry DL, McGeer PL, Kaszniak AW, Zalinski J, Cofield M, Mansukhani L, Wilson P, Kogan F (1993) Clinical trial of indomethacin in Alzheimer's disease. Neurology 43: 1609–1611
Romanelli MF, Morris JC, Ashkin K, Cohen LA (1990) Advanced Alzheimer's disease is a risk factor for late-onset seizures. Arch Neurol 47: 847–850
Rosenberg GS, Greenwald B, Davis K (1983) Pharmacologic treatment of Alzheimer's disease: An overview. In: Reisberg B (Hrsg.) Alzheimer's Disease: The Standard Reference. The Free Press, New York, 329–339
Rossor MN (1993) Molecular pathology of Alzheimer's disease. J Neurol Neurosurg Psychiatry 56: 583–586
Rossor MN, Garrett NJ, Johnson AL., Mountjoy CQ, Roth M, Iversen LL (1982) A post-mortem study of the cholinergic and GABA systems in senile dementia. Brain 105: 313–330
Rubin EH, Kinscherf DA (1989) Psychopathology of very mild dementia of the Alzheimer type. Am J Psychiat 146: 1017–1021
Sagar HJ, Sullivan EV (1988) Patterns of cognitive impairment in dementia. In: Kennard C (Hrsg.) Recent Advances in Clinical Neurology, No. 5. Churchill Livingstone, Edinburgh, 47–86
Saletu B, Anderer P, Fischhof PK, Lorenz H, Barousch R, Bohmer F (1992) EEG mapping and psychopharmacological studies with denbufylline in SDAT and MID. Biol Psychiatry 32: 668–681
Saletu B, Paulus E, Linzmayer L, Anderer P, Semlitsch HV, Grünberger J, Wicke L, Neuhold A, Podreka I (1995) Nicergoline in senile dementia of Alzheimer type and multi-infarct dementia: A double-blind, placebo-controlled, clinical and EEG/ERP mapping study. Psychopharmacology 117: 385–395
Samorajski T, Vroulis GA, Smith RC (1985) Piracetam

plus lecithin trials in senile dementia of the Alzheimer type. Ann NY Acad Sci 444: 478–481

Sano M, Bell K, Marder K, Stricks L, Stern Y, Mayeux R (1993) Safety and efficacy of oral physostigmine in the treatment of Alzheimer disease. Clin Neuropharmacol 16: 61–96

Sarter M, Schneider HH, Stephens DN (1988) Treatment strategies for senile dementia: Antagonist ß-carbolines. TINS 11: 13–17

Saunders AM, Strittmatter WJ, Schmechel D, St. George-Hyslop PH, Pericak-Vance MA, Joo SH, Rosi BL, Gusella JF, Crapper-McLachlan DR, Alberts MJ, Hulette C, Crain B, Goldgaber D, Roses AD (1993) Association of apolipoprotein E allele E4 with late-onset familial and sporadic Alzheimer's disease. Neurology 43: 1467–1472

Schellenberg GD, Bird TD, Wijsman EM, Orr HT, Anderson L, Nemens E, White JA, Bonnycastle L, Weber JL, Alonso ME, Potter H, Heston LL, Martin GM (1992) Genetic linkage for a familial Alzheimer's disease locus on chromosome 14. Science 258: 668–671

Schlegel J, Mohr E, Williams J, Mann U, Gearing M, Chase TN (1989) Guanfacine treatment of Alzheimer's disease. Clin Neuropharmacol 12: 124–128

Schoenberg BS, Okazaki H, Kokmen E (1981) Reduced survival in patients with dementia: A population study. Trans Am Neurol Assoc 106: 306–308

Sevush S, Guterman A, Villalon AV (1991) Improved verbal learning after outpatient oral physostigmine therapy in patients with dementia of the Alzheimer type. J Clin Psychiatry 52: 300–303

Shonk TA, Moats RA, Gifford P, Michaelis T, Mandigo JC, Izumi J, Ross BD (1995) Probable Alzheimer disease: Diagnosis with proton MR spectroscopy. Radiology 195: 65–72

Soininen H, Koskinen T, Helkala EL, Pigache R, Riekkinen PJ (1985) Treatment of Alzheimer's disease with a synthetic ACTH 4–9 analog. Neurology 35: 1348–1351

St George-Hyslop PH, Tanzi RE, Polinsky RJ, Haines JL, Nee L, Watkins PC, Myers RH, Feldman RG, Pollen D, Drachman D, Growdon J, Bruni A, Foncin JF, Salmon D, Frommelt P, Amaducci L, Sorbi S, Placentini S, Stewart GD, Hobbs WJ, Conneally PM, Gusella FF (1987) The genetic defect causing familial Alzheimer's disease maps on chromosome 21. Science 235: 885–890

Sudilovsky A, Cutler NR, Sramek JJ, Wardle T, Veroff AE, Mickelson W, Markowitz J, Repetti S (1993) A pilot clinical trial of the angiotensin-converting enzyme inhibitor ceranapril in Alzheimer disease. Alzheimer Dis Assoc Disord 7: 105–111

Summers WK, Viesselman JO, Marsh GM, Candelora K (1981) Use of THA in treatment of Alzheimer-like dementia: Pilot study in twelve patients. Biol Psychiatry 16: 145–153

Summers WK, Majovski LV, Marsh GM, Tachiki K, Kling A (1986) Oral tetrahydroaminoacridine in long-term treatment of senile dementia, Alzheimer type. N Engl J Med 315: 1241–1245

Sunderland T, Mellow A, Gross M, Cohen RM, Tariot PN, Newhouse PA, Murphy DL (1986) Thyrotropin releasing hormone and dementia. Am J Psychiatry 143: 1318

Sunderland T, Tariot PN, Newhouse PA (1988) Differential responsivity of mood, behavior, and cognition to cholinergic agents in elderly neuropsychiatric populations. Brain Res Rev 143: 371–389

Swearer JM, Drachman DA, O'Donnell BF, Mitchell AL (1988) Troublesome and disruptive behaviors in dementia: Relationships to diagnosis and disease severity. J Am Geriatr Soc 36: 784–790

Swearer JM, O'Donnell BF, Drachman DA, Woodward BM (1992) Neuropsychological features of familial Alzheimer's disease. Ann Neurol 32: 687–694

Tanzi RE, Gusella JF, Watkins PC, Bruns GA, St George-Hyslop PH, Van Keuren ML, Patterson D, Pagan S, Kurnit DM, Neve RL (1987) Amyloid beta protein gene: cDNA, mRNA distribution, and genetic linkage near the Alzheimer locus. Science 235: 880–884

Tariot PN, Sunderland T, Cohen RM, Newhouse PA, Mueller EA, Murphy DL (1988) Tranylcypromine compared with L-deprenyl in Alzheimer's disease. J Clin Psychopharmacol 8: 23–27

Teri L, Reifler BV, Veith RC, Barnes R, White E, McLean P, Raskind M (1991) Imipramine in the treatment of depressed Alzheimer's patients: Impact on cognition. J Gerontol 46: P372–P377

Thal LL, Masur DM, Blau AD, Fuld PA, Klauber MR (1989) Chronic oral physiostigmine without lecithin improves memory in Alzheimer's disease. J Am Geriatr Soc 37: 42–48

Thompson LW, Davis GC, Obrist WD, Heyman A (1976) Effects of hyperbaric oxygen on behavioral and physiologic measures in elderly demented patients. J Gerontol 31: 23–28

Thompson TL, Filley CM, Mitchell WD, Culig KM, LoVerde M, Byyny KM (1990) Lack of efficacy of hydergine in patients with Alzheimer's disease. N Engl J Med 323: 445–448

Tien RD, Felsberg GJ, Ferris NJ, Osumi AK (1993) The dementias: Correlation of clinical features, pathophysiology, and neuroradiology. AJR 161: 245–255

Tierney MC, Szalai JP, Snow WG, Fisher RH, Tsuda T, Chi H, McLachlan DR, St. George-Hyslop PH (1996) A prospective study of the clinical utility of ApoE genotype in the prediction of outcome in patients with memory impairment. Neurology 46: 149–154

Tissot R, Constantinidis J, Richard J (1985) Pick's disease. In: Vinken PJ, Bruyn GW, Klawans HL, Frederiks JAM (Hrsg.) Neurobehavioural Disorders. Handbook of Clinical Neurology, Vol. 2 (46). Elsevier, Amsterdam, 233–246

Tohgi H, Chiba K, Sasaki K, Hiroi S, Ishibashi Y (1991) Cerebral perfusion patterns in vascular dementia of Binswanger type compared with senile dementia of Alzheimer type: A SPECT study. J Neurol 238: 365–370

Tomlinson BE, Blessed G, Roth M (1970) Observations on the brains of demented old people. J Neurol Sci 11: 205–242

Toole JF (1990) Cerebrovascular Disorders. 4th ed. Raven, New York

Vanneste J, Augustijn P, Tan WF, Dirven C(1993) Shunting normal pressure hydrocephalus: The predictive value of combined clinical and CT data. J Neurol Neurosurg Psychiatry 56: 251–256

Waldemar G, Bruhn P, Kristensen M, Johnsen A, Paulson OB, Lassen NA (1994) Heterogeneity of neocortical cerebral blood flow deficits in dementia of the Alzheimer type: A (^{99m}Tc)-d,1-HMPAO SPECT study. J Neurol Neurosurg Psychiatry 57: 285–295

Waters CH (1989) Cognitive enhancing agents: Current status in the treatment of Alzheimer's disease. Can J Neurol Sci 15: 249–256

Waters CH (1990) Nootropics. In: Cummings JL, Miller BL (Hrsg.) Alzheimer's Disease: Treatment and Long-Term Management. Dekker, New York, 53–67

Watkins PB, Zimmerman HJ, Knapp MJ, Gracon SI, Lewis KW (1994) Hepatotoxic effects of tacrine admi-

nistration in patients with Alzheimer's disease. JAMA 271: 992–998
Wells CE (1978) Chronic brain disease: An overview. Am J Psychiat 135: 1–12
Wessling H, Agostou S, Van Dam GBP, Pasma J, DeWitt DJ, Havinga H (1984) Effects of 4-aminopyridine in elderly patients with Alzheimer's disease. N Engl J Med 310: 988–989
Yesavage JA (1990) Ergoloid mesylates (hydergine). In: Cummings JL, Miller BL (Hrsg.) Alzheimer's Disease: Treatment and Long-Term Management. Dekker, New York, 45–52
Yesavage JA, Tinklenberg JR, Hollister LE, Berger PA (1979) Vasodilators in senile dementia: A review of the literature. Arch Gen Psychiatry 36: 220–223
Zubenko GS, Moossy J (1988) Major depression in primary dementia: Clinical and neuropathologic correlates. Arch Neurol 45: 1182–1186

D. Zerebrovaskuläre Störungen

Therapieempfehlungen

Wo beurteilbar, wird die wissenschaftliche Evidenz der *Wirksamkeit der Therapie* im Abschnitt »Therapeutische Prinzipien« mit * markiert.

- *** Ergebnisse randomisierter, prospektiver Therapiestudien mit ausreichender Fallzahl, um eine Beeinflussung der klinischen Endpunkte valide erfassen zu können.
- ** Ergebnisse nicht randomisierter Fallkontrollstudien oder großer retrospektiver Studien.
- * Nicht randomisierte Kohortenstudien mit historischen Kontrollen oder anekdotische Fallberichte.

Im Abschnitt »Pragmatische Therapie« wird – noch nicht ganz durchgängig – die *Qualität der Therapieempfehlung* mit Buchstaben graduiert:

- A Therapieempfehlung stützt sich auf mehr als eine prospektive randomisierte, placebokontrollierte Studie oder eine Metaanalyse
- B Therapieempfehlung stützt sich auf mindestens eine randomisierte, prospektive Therapiestudie mit einer ausreichenden Patientenzahl
- C Rein empirische Therapieempfehlung ohne sicheren wissenschaftlichen Beweis.

10 Zerebrovaskuläre Störungen

D 1. Zerebrale Ischämie

von *H. C. Diener*

D 1.1. Klinik

D 1.1.1. Pathophysiologie

Arterio-arterielle Embolien: Eine Vielzahl von Gefäßläsionen kann zu arterio-arteriellen Embolien führen. Hierzu zählen arteriosklerotische Plaques, Dissektionen und die fibromuskuläre Dysplasie. Das embolische Material kann aus Plättchen-Fibrinaggregaten (sog. Plättchenthromben), Erythrozyten-Fibrinthromben (sog. Gerinnungsthromben), Cholesterinkristallen oder Bestandteilen arteriosklerotischer Plaques bestehen (Caplan, 1991; Caplan, 1993 a). Ausgangspunkt arterioarterieller Embolien ist die Aorta ascendens, der Abgang der A. carotis interna aus dem Bulbus, der Abgang der A. vertebralis aus dem Truncus brachiocephalicus bzw. der A. subclavia und seltener der intrakranielle Abschnitt der A. carotis interna. Die so entstandenen Embolien führen in der Regel zu Verschlüssen größerer intrakranieller Arterien oder distaler Endarterien und damit zu Territorialinfarkten. Klinische Hinweise, die für arterio-arterielle Embolien sprechen, finden sich in **Tab. D 1.1.**

Tab. D 1.1: Klinische Hinweise für arterio-arterielle Embolien

- Risikofaktoren für Arteriosklerose (arterielle Hypertonie, Rauchen, Diabetes mellitus, Hypercholesterinämie, Alkoholmißbrauch)
- hämodynamisch relevante Stenosen oder arteriosklerotische Plaques extrakranieller Arterien (Dopplersonographie, Duplexsonographie)
- transiente ischämische Attacken bevorzugt im selben Gefäßterritorium

Lokale Thrombose: Der Verschluß einer hirnversorgenden extra- oder intrakraniellen Arterie kann durch eine lokale Thrombose auf dem Boden einer vorbestehenden Stenose oder arteriosklerotischen Plaque hervorgerufen werden. Seltene Ursachen lokaler Thrombosen sind entzündlichen Gefäßerkrankungen oder Gerinnungsstörungen (Caplan, 1993 b, 1994).

Lakunäre Syndrome: Die meisten lakunären Infarkte (siehe unten) kommen durch Verschlüsse oder hochgradige Stenosen kleiner perforierender Marklagerarterien zustande. Sie sind nur selten durch kardiale Embolien bedingt (Lodder et al., 1990). Ursache der Gefäßveränderungen ist eine Lipohyalinose der perforierenden Arterien auf dem Boden einer arteriellen Hypertonie. Seltener ist die Ursache eine Arteriosklerose in dem Gefäß, aus dem die kleine Arterie abgeht (Caplan, 1989).

Kardiale Embolien: Gerinnungsthromben im Herzen entstehen in abnehmender Häufigkeit durch absolute Arrhythmie bei Vorhofflimmern (45 %), Myokardinfarkte (15 %), Aneurysmen des linken Ventrikels (10 %), rheumatische Klappenerkrankungen (10 %), künstliche Herzklappen (10 %) sowie Kardiomyopathie, Myokarditis oder ein offenes Foramen ovale (Bogousslavsky et al., 1991; Caplan, 1991, 1993 a; Cerebral Embolism Task Force, 1989). Klinische Symptome, die für eine kardiale Emboliequelle sprechen, finden sich in **Tab. D 1.2.**

Tab. D 1.2: Klinische Symptome, die für kardiale Emboliequelle sprechen

- Herzerkrankung
- multiple TIAs oder Infarkte in verschiedenen Gefäßterritorien des Gehirns
- geringe oder fehlende arteriosklerotische Veränderungen in den extrakraniellen Arterien (Dopplersonographie, Duplex-Sonographie)

Hämodynamische Ursachen: Eine hochgradige Stenose oder ein Verschluß extra- oder intrakranieller Arterien (Dopplersonographie, transkranielle Dopplersonographie) mit unzureichender Kollateralisation kann bei Blutdruckabfall oder Hypovolämie zu einer zerebralen Ischämie führen. Der Infarkt liegt dann typischerweise im Bereich der Grenzzone zwischen A. cerebri posterior und A. cerebri media oder zwischen A. cerebri media und A. cerebri anterior. Es handelt sich um sog. Grenzzoneninfarkte (Weiller et al., 1991).

Seltene Ursachen von Schlaganfällen: Seltene Ursachen von Schlaganfällen sind Arteriitiden im Rahmen von Kollagenosen (Lupus erythematodes), einer nekrotisierenden oder granulomatösen Angiitis, bakteriellen Infektionen oder Infektionen mit Parasiten, Dissektionen oder traumatischen Gefäßverschlüssen, Gerinnungsstörungen mit Hyperkoagulabilität, Hyperviskositäts-Syndrome,

Medikamente und Drogen (Ergotamin, Kokain, Heroin), komplizierte Migräne, Strahlenschäden, iatrogene Ursachen (Angiographie, Karotisoperation, Angioplastie), fibromuskuläre Dysplasie, Antiphospholipid-Antikörper-Syndrom, Luft- oder Fettembolien und die Amyloidose (Caplan, 1993 b).

D 1.1.2. Symptome zerebraler Ischämien geordnet nach Gefäßterritorien

1. *A. carotis interna (ACI) unter Einbeziehung der A. cerebri media (MCA) und der A. cerebri anterior (ACA):* Kontralaterale Hemiparese, Hemihypästhesie und Hemianopsie, konjugierte Blickparese zur kontralateralen Seite; Bei Ischämien der dominanten Hemisphäre: Aphasie, Lesestörung, Rechenstörung und Schreibstörung. In der nicht dominanten Hemisphäre: visueller Neglect, Anosognosie, gestörte Affektsteuerung, Störungen der visuell-räumlichen Wahrnehmung und Konstruktionsfähigkeit.
2. *A. cerebri media oberer Anteil:* Kontralaterale Hemiparese und Hemihypästhesie betont im Arm und Gesicht, kontralateral visueller Neglect oder Aufmerksamkeitsdefizit, konjugierte Blickparese zur kontralateralen Seite. In der dominanten Hemisphäre Broca-Aphasie und Dysarthrie. In der nicht dominanten Hemisphäre Anosognosie und Neglect.
3. *A. cerebri media unterer Anteil:* Homonyme Hemianopsie nach kontralateral. In der dominanten Hemisphäre Wernicke-Aphasie oder Leitungsaphasie, Dyslexie und Dysgraphie. In der nicht dominanten Hemisphäre Verwirrtheit.
4. *Gesamter Bereich der A. cerebri media:* Kombination von Punkt 2 und 3.
5. *A. cerebri anterior:* Kontralaterale beinbetonte Parese, an den oberen Extremitäten Parese vorwiegend der Schultermuskulatur, Hemihypästhesie mit Betonung im Bein. Zu Beginn der Symptomatik Inkontinenz und fehlender Sprachantrieb. Dyspraxie der linken Hand bei der Ausführung verbal geäußerter Vorgaben. Transkortikale motorische Aphasie.
6. *Verschluß der Heubnerschen Arterie:* Mutismus oder Verwirrtheit, leichte kontralaterale Hemiparese.
7. *A. chorioidea anterior:* Kontralaterale Hemiparese, Hemihypästhesie und Hemianopsie meist ohne kognitive Einbußen oder Störungen des Verhaltens.
8. *A. vertebralis und A. basilaris:* Drehschwindel, Doppelbilder, bilaterale Sensibilitätsstörungen oder Paresen, gekreuzte motorische oder sensible Ausfälle (ipsilaterale Hirnnervenausfälle, kontralateral im Bereich der Extremität), bilaterale Sehstörungen oder Amaurose, Stand- und Gangataxie, Extremitätenataxie, Kopfschmerzen im Bereich des Hinterkopfs und des Nackens. Bei der neurologischen Untersuchung finden sich Augenmotilitätsstörungen, Spontan- oder Blickrichtungs-Nystagmus, Ataxie und bilaterale bzw. gekreuzte motorische oder sensible Ausfälle sowie eine Hemianopsie.
9. *Verschluß der A. verbetralis am Abgang:* Vorübergehendes Schwindelgefühl, unsicherer Gang, Doppelbilder. Beim Verschluß der A. subclavia zusätzlich Schwäche im ipsilateralen Arm, Muskelkrämpfe, Pulsverlust.
10. *Intrakranieller Abschnitt der A. vertebralis:* Bei einer Ischämie in der lateralen Medulla oblongata (Wallenberg-Syndrom): brennende Mißempfindungen ipsilateral im Gesicht, Drehschwindel, Ataxie, Heiserkeit, Schluckstörung. Bei der neurologischen Untersuchung findet sich ipsilateral im Gesicht Hypalgesie und Störungen der Temperaturempfindung und kontralateral im Bereich des Rumpfes und der Extremitäten. Ipsilateral besteht ein Horner-Syndrom, ein horizontaler Spontan-Nystagmus, eine ipsilaterale Extremitätenataxie, Fallneigung nach ipsilateral und ipsilaterale Parese des Gaumensegels und des Stimmbandes.
11. *Infarkt der A. cerebelli posterior inferior (PICA):* Okzipitale Kopfschmerzen, Gangataxie, Standataxie, Extremitätenataxie, Drehschwindel, ipsilaterale konjugierte Blickparese oder Läsion des N. abducens (alle Symptome ipsilateral).
12. *Verschluß oder hochgradige Stenose der A. basilaris:* Tetraparese mit Pyramidenbahnzeichen. Konjugierte Blickparese, internukleäre Ophthalmoplegie und Läsion des N. oculomotorius und N. abducens. Vertikaler Spontan-Nystagmus, Bulbärparalyse, rasche Bewußtseinsstörung bis hin zum Koma.
13. *Infarkt der A. cerebelli inferior anterior (AICA):* Symptome wie beim PICA-Infarkt, zusätzlich ipsilaterale Facialisparese, Hörverlust und vestibulärer Drehschwindel.
14. *Penetrierende Äste der A. basilaris:* Kontralaterale Hemiparese, vermindertes Vibrationsempfinden, kontralateral am Bein. Internukleäre Ophthalmoplegie, konjugierte Blickparese, Abducensparese.
15. *Verschluß der A. cerebri posterior:* Kontralaterale homonyme Hemianopsie, Hemihypästhesie, beim proximalen Verschluß der A. cerebri posterior kann es auch zu einer kontralateralen Hemiparese und zur ipsilateralen Läsion des N. oculomotorius kommen. Bei Läsion der dominanten Hemisphäre kann es zusätzlich zu Lesestörungen, zur visuellen Agnosie und zu Rechenstörungen kommen. Bei Läsionen der nicht dominanten Hemisphäre kommt es zu einem Neglekt im kontralateralen Gesichtsfeld und zu Orientierungsstörungen im Raum.
16. *Infarkte im Bereich des Thalamus:* Antriebsstörung, kontralaterale Parese im Gesicht, ipsilaterale Ptose; kontralaterale Hemihyp-

ästhesie, kontralaterale Extremitätenataxie und Dystonie; Gedächtnisstörungen, Antriebsstörungen, vertikale Blickparese.

17. *Verschluß der penetrierenden Arterien zur Capsula interna oder zum Pons:* Reine Hemiparese ohne sensible, visuelle oder kognitive Störungen.
18. *Verschluß der penetrierenden Arterien zum Thalamus und zum hinteren Anteil der inneren Kapsel:* Reine Hemihypästhesie ohne motorische oder kognitive Ausfälle.

D 1.1.3. Risikofaktoren

Die wichtigsten Risikofaktoren und ihr Beitrag zum ischämischem Infarkt können der **Tab. D 1.3** entnommen werden. Die Tab. enthält auch geschätzte Prävalenzen und das Ausmaß der Prävention, wenn der entsprechende Risikofaktor behandelt wird (Abbott et al., 1986, 1987; Atkins et al., 1993; Bronner et al., 1995; Camargo, 1989; Dal Bianco et al., 1988; Davis et al., 1987; Flegel et al., 1987; Hachinski et al., 1996; Häussler und Diener, 1996; Jacobs, 1991; Lindegard und Hillbom, 1987; Prospective Studies Collaboration, 1995; Shinton und Beevers, 1989; Wolf et al., 1986, 1991 a, b). Eine Kombination unterschiedlicher Risikofaktoren erhöht das Schlaganfallrisiko mehr als nur additiv.

D 1.2. Primärprävention

Unter Primärprävention versteht man eine Behandlung, die das primäre Auftreten von transienten ischämischen Attacken oder einem ischämischen Infarkt verhindern soll.

D 1.2.1. Therapeutische Prinzipien

Thrombozytenfunktionshemmer

Zwei große prospektive Studien haben untersucht, ob die tägliche Einnahme niedriger Dosen von Acetylsalicylsäure zu einer Reduktion des Schlaganfalls führt (Peto et al., 1988***; Steering Committee of the Physicians' Health Study Research Group, 1988***). Beide Studien untersuchten Männer ohne ischämische Ereignisse. In einer der Studien fand sich eine signifikante Risikominderung für den Myokardinfarkt. Beide Studien zeigten keinen prophylaktischen Effekt bezüglich des Schlaganfalls. In einer kanadischen Studie an 372 Personen mit asymptomatischen Karotisstenosen mit einer Lumeneingengung von über 50 % erbrachte eine prophylaktische Behandlung mit 325 mg Acetylsalicylsäure (ASS) pro Tag keine Risikominderung bezüglich Schlaganfall, Myokardinfarkt und vaskulärem Tod (Côté et al., 1995***). Allerdings ist die Zahl der Personen zu gering, um eine mögliche Wirkung von ASS auszuschließen.

Behandlung vaskulärer Risikofaktoren

In einer großen Metaanalyse an 420 000 Patienten fanden MacMahon et al. (1990) eine lineare Beziehung zwischen der Höhe des diastolischen Blutdrucks (zwischen 70 und 110 mm Hg) und der Häufigkeit von Schlaganfällen. So erhöhte beispielsweise ein diastolischer Blutdruck von 110 mm Hg das Schlaganfallrisiko um den Faktor 4. In einer weiteren Metaanalyse an 37 000 Patienten wurde untersucht, inwieweit eine antihyper-

Tab. D 1.3: Risikofaktoren und Begleiterkrankungen und die relative Risikoerhöhung für einen ischämischen Infarkt

Risikofaktor	RR	Prävalenz	Prävention[1]
Alter 45-54 Jahre	1		
Alter 55-64 Jahre	2- 3		
Alter 65-74 Jahre	6- 7		
Alter 75-80 Jahre	12		
Arterielle Hypertonie	6- 8	25-40 %	+++
Transiente ischämische Attacke	6- 7		++
Rauchen 1,5-2		20-40 %	++
Diabetes mellitus	2- 3	4- 8 %	+
Lipidstoffwechselstörung	2	6-40 %	0
Koronare Herzerkrankung	2- 3	10-20 %	
Vorhofflimmern	6-18	1- 2 %	+++
AVK der Beine	3		
Chronischer Alkoholmißbrauch	2 3	5-30 %	?
Hormonelle Antikonzeptiva			?
+ Übergewicht + Rauchen	4		
+ Migräne			
Übergewicht	1- 2	10-20 %	?

RR = Relatives Risiko
1 = Beeinflußbarkeit durch Behandlung oder Vermeidung
+++ = Riskominderung > 40 %, ++ = Risikominderung > 20 %
+ = Risikominderung > 10 %, 0 = keine Risikominderung,
? = Zusammenhang nicht untersucht (bezgl. Schlaganfall)

tensive Behandlung mit Diuretika und Betablokkern im Vergleich zu Plazebo über einen Zeitraum von 5 Jahren und einer mittleren Reduktion des Blutdruck von 5–6 mm Hg das Schlaganfallrisiko vermindert (Collins et al., 1990***). Die relative Risikominderung der behandelten Patienten betrug 42 %. Eine ähnliche Risikominderung läßt sich auch bei der Behandlung älterer Menschen mit Hypertonie erreichen (Dahlöf et al., 1991***; SHEP Cooperative Research Group, 1991***). Moderne Antihypertensiva wie Kalzium-Antagonisten, ACE-Hemmer und periphere Alphablocker wurden für die Indikation Schlaganfallprävention bisher nicht untersucht. Es ist allerdings wahrscheinlich, daß sie in dieser Beziehung genauso wirksam sind wie Diuretika und Beta-Rezeptorenblocker.

Zigarettenrauchen ist ein bedeutsamer Risikofaktor für den Schlaganfall (Wolf et al., 1992; Colditz et al., 1988). Zwei prospektive bzw. epidemiologische Studien zeigten, daß die Beendigung des Rauchens zu einer signifikanten Reduktion des Schlaganfallrisikos führt (Wolf et al., 1988; Wannamethee et al., 1995***). Zwei große prospektive Interventionsstudien an Männern mit Hypercholesterinämie zeigten, daß eine Behandlung mit - Simvastatin oder Pravastatin keine signifikante Reduktion der Häufigkeit von ischämischen Infarkten bewirkt (The Scandinavian Simvastatin Survival Study Group, 1994***; Shepherd et al., 1995***). In einer Metaanalyse ergab sich eine Risikoreduktion von 31 % für Schlaganfälle beim Vergleich von HMG-CoA-Reduktase-Hemmern gegenüber Placebo (Blauwet al., 1997).

Östrogensubstitution nach der Menopause führt zu einer Reduktion vaskulärer Ereignisse unter Einbezug des Schlaganfalls (Finucane et al., 1993; Stampfer et al., 1991). Dieser potentielle Nutzen muß allerdings gegen das erhöhte Risiko von Endometriumkarzinomen und Mammakarzinomen abgewogen werden (Davidson, 1995).

Für die Risikofaktoren Diabetes mellitus, chronischer Alkoholmißbrauch und Übergewicht liegen keine Interventionsstudien vor.

D 1.2.2 Schlaganfallrisiko bei Patienten mit Vorhofflimmern und absoluter Arrhythmie

Die Prävalenz des Vorhofflimmerns in der Bevölkerung beträgt nur 1–2 %. Bei über 65jährigen steigt diese Zahl auf 6 %, bei über 75jährigen auf 10 % (Feinberg et al., 1995). Patienten mit einem Diabetes mellitus, einer Hypertonie, einer Herzinsuffizienz oder einer koronaren Herzerkrankung und gleichzeitig bestehender absoluter Arrhythmie haben gegenüber Patienten, die diese Risikofaktoren nicht aufweisen, ein erhöhtes Schlaganfallrisiko (Atrial Fibrillation Investigators, 1994***). Patienten unter 65 Jahre ohne Risikofaktoren haben auch ohne Behandlung ein sehr niedriges Schlaganfallrisiko.

Therapeutische Prinzipien

Schlaganfallprävention bei Patienten mit absoluter Arrhythmie und Vorhofflimmern kann durch den Einsatz von Antikoagulantien oder Thrombozytenfunktionshemmern erreicht werden. Mehrere große prospektive Plazebo-kontrollierte Studien zeigten eine Schlaganfallreduktion von 60–80 % unter Antikoagulation. Eine »sanfte« Antikoagulation mit Quickwerten zwischen 25 und 40 % (entspricht INR 2-3) scheint genauso wirksam zu sein wie eine volle Antikoagulation mit Quickwerten zwischen 15 und 25 % entsprechend einem INR von 3–4,5 (Conolly et al., 1991***; Ezekowitz et al., 1991, 1992***; Petersen et al., 1989 [AFASAK]***; Stroke Prevention in Atrial Fibrillation Investigators, 1991 [SPAF]***; The Boston Area Anticoagulation Trial for Atrial Fibrillation Investigators, 1990***). In der SPAF II-Studie (Feinberg, 1994; Stroke Prevention in Atrial Fibrillation Investigators, 1994) wurde niedrig dosierte Antikoagulation mit 325 mg Acetylsalicylsäure verglichen. In zwei parallel laufenden Studien wurden 715 Patienten im Alter unter 75 Jahren und 385 Patienten im Alter über 75 Jahre aufgenommen. Bei den unter 75jährigen war die Häufigkeit von Schlaganfällen und systemischen Embolien unter Acetylsalicylsäure 1,9 % pro Jahr und unter Antikoagulation 1,3 % pro Jahr. Bei den über 75jährigen betrug diese Zahl 4,8 % pro Jahr für Acetylsalicylsäure und 3,6 % pro Jahr für die Antikoagulation. In beiden Fällen war der Unterschied nicht signifikant. Jenseits des 75. Lebensjahres waren allerdings Blutungskomplikationen häufiger.

In der AFASAK-Studie ergab sich kein therapeutischer Effekt für 75 mg Acetylsalicylsäure am Tag. In der SPAF-Studie führte eine Tagesdosis von 325 mg Acetylsalicylsäure zu einer 42 %igen Risikoreduktion bezüglich Schlaganfällen und systemischen Embolien.

Pragmatische Therapie

Personen mit Vorhofflimmern und absoluter Arrhythmie, die kardial gesund sind und keine vaskulären Risikofaktoren aufweisen, bedürfen keiner spezifischen Therapie (**Tab. D 1.4**). Personen mit Vorhofflimmern und vaskulären Risikofaktoren sollten mit einem Quickwert zwischen 25 und 40 % (INR 2-3) antikoaguliert werden. Bestehen Kontraindikationen für eine Antikoagulation, sollte die Behandlung mit 300 mg Acetylsalicylsäure/die erfolgen. Bei Patienten jenseits des 75. Lebensjahres muß eine sorgfältige Risikoabwägung erfolgen. Nur wenn alle potentiellen Risikofaktoren ausgeschlossen sind (schlecht eingestellte Hypertonie, subkortikale arteriosklerotische Enzephalopathie, schlechte Compliance) kann eine Antikoagulation erwogen werden. Sonst sollte die Behandlung mit Acetylsalicylsäure erfolgen. Blutungskomplikationen unter der Antikoaguliation betragen 0,8 % pro Jahr für die niedrige Dosis und 2,5 % pro Jahr für die Hochdosis-Antikoagulation. Weitere Kontraindikationen für die Antikoa-

Tab. D 1.4: Prävention des Schlaganfalls bei Patienten mit absoluter Arrhythmie und Vorhofflimmern

Patienten	empfohlene Prävention
AF, keine Hypertonie, kein Diabetes, kardial gesund	keine (B)
AF, Diabetes, Hypertonie neurologisch asymptomatisch	Antikoagulation, Quickwert 25-40 %, INR 2-3 (B)
AF, asymptomatisch, Kontraindikation für AK	ASS 300 mg (A)
AF, Risikofaktoren, Alter > 75 Jahre	ASS 300 mg (C)
AF, TIA oder leichter Schlaganfall	Antikoagulation, Quickwert 15-30 %, INR 2-4 (B)

AF = absolute Arrhythmie und Vorhofflimmern
AK = Antikoagulantien, INR = International normalized ratio, ASS = Acetylsalicylsäure; (A) = Therapieempfehlung stützt sich auf randomisierte Studie oder Metaanalyse; (B) = Therapieempfehlung stützt sich auf eine randomiserte Studie (C) = empirische Therapieempfehlung

gulation sind chronischer Alkoholmißbrauch, Gerinnungsstörungen, Magen-Darm-Ulzera und ein schlecht kontrollierbarer Hypertonus.

D 1.2.3. Asymptomatische Stenose der A. carotis interna

Definition: Eine Stenose oder ein Verschluß der A. carotis interna ist asymptomatisch, so lange keine neurologischen Ausfälle - sei es transienter oder bleibender Natur - bestehen. Eine ischämische Läsion findet sich allerdings bei bis zu 20 % der Betroffenen (Norris und Zhu, 1992).

Verlauf

Die Inzidenz ischämischer Infarkte bei Patienten mit asymptomatischen Karotisstenosen mit einer Lumeneinengung von über 50 % liegt zwischen 0,2 und 3,3 % pro Jahr (Hennerici et al., 1987; Norris et al., 1991; Executive Committee for the Asymptomatic Carotid Atherosclerosis Study, 1995*** [ACAS]). Die mittlere Schlaganfallinzidenz auf der Seite der Karotisstenose liegt zwischen 0,5 und 1 % pro Jahr (Rosa, 1990). Prädiktoren für ein höheres Risiko sind Karotisstenosen über 75 % (Bogousslavsky et al., 1986; Norris und Zhu, 1990; Norris et al., 1991) und Patienten, bei denen die Stenose progredient ist (Mess et al., 1990).

Therapeutische Prinzipien

Patienten mit asymptomatischen Karotisstenosen sollten kardiologisch untersucht werden, da sie ein deutlich erhöhtes Risiko haben, an einem Myokardinfarkt zu versterben. Eine kausale Prophylaxe bestünde in der Karotisendarteriektomie. Hier muß der natürliche Verlauf gegen präoperative Risiken wie die Angiographie abgewogen werden. Das Angiographierisiko bezüglich Schlaganfall und Tod liegt zwischen 0,6 und 1,2 % (Hankey et al., 1990; Executive Committee for the Asymptomatic Carotid Atherosclerosis Study, 1995). Die 30-Tage-Mortalität im Rahmen einer Endarteriektomie beträgt nach einer Metaanalyse bei asymptomatischen Stenosen 1,3 %. Das Risiko eines tödlichen Schlaganfalls beträgt 0,5 %. Das kombinierte Risiko, einen Schlaganfall zu erleiden oder zu sterben, beträgt 3,3 % (Easton und Wilterdink, 1994; Rothwell et al., 1996). Die genannten Komplikationsraten beziehen sich allerdings auf publizierte prospektive und randomisierte Studien. Im therapeutischen Alltag ist es durchaus möglich, daß die Komplikationsraten höher liegen.

Ältere prospektive Studien zum therapeutischen Nutzen der Karotisendarteriektomie bei Patienten mit asymptomatischen Karotisstenosen fanden entweder keinen Unterschied zwischen operierten und nicht operierten Patienten (The Casanova Study Group, 1991) oder lediglich einen therapeutischen Nutzen bezüglich der Vermeidung von transienten ischämischen Attacken (Hobson et al., 1993). Eine Studie mußte abgebrochen werden, weil in einer Untergruppe von Patienten, die keine Acetylsalicylsäure erhalten hatten, die Sterblichkeit an Myokardinfarkten sehr hoch war (Mayo Asymptomatic Carotid Endarterectomy Study Group, 1992). Die größte bisher durchgeführte Studie ist die ACAS-Studie (Executive Committee for the Asymptomatic Carotid Atherosclerosis Study, 1995***).

Die ACAS Studie untersuchte den möglichen Nutzen der Karotisoperation in einem prospektiven randomisierten Design. Einschlußkriterien waren Alter zwischen 40 und 79 Jahre, eine Stenose der A. carotis interna von über 60 % gemessen mit Angiographie oder Ultraschall und eine Lebenserwartung von über 5 Jahren. Ausschlußkriterien waren eine schwere koronare Herzerkrankung und andere Erkrankungen, die die Lebenserwartung beeinträchtigten. Alle Patienten erhielten eine optimale Behandlung ihrer vaskulären Risikofaktoren und 325 mg Acetylsalicylsäure täglich. Es wurden 1 662 Patienten eingeschlossen, von denen 828 operiert und 834 ausschließlich konservativ behandelt wurden. Etwa ein Viertel der Patienten hatte zuvor in der gegenseitigen Hirnhemisphäre eine transiente ischämische Attacke oder einen Schlaganfall erlitten. Nach einer mittleren Nachbeobachtungszeit von 2,7 Jahren wurde die Rekrutierung der Patienten beendet. Das unmittelbare Operationsrisiko im Sinne eines Schlaganfalls oder eines Todesfalls betrug 2,3 %. Das Risiko,

durch eine Angiographie einen Schlaganfall zu erleiden, betrug 1,2 %. Die statistische Analyse ergab ein hochgerechnetes 5-Jahres-Risiko für die Endpunkte Schlaganfall und Tod von 4,8 % bei denen Patienten, die operiert wurden, und 10,6 % bei den Patienten, die ausschließlich konservativ behandelt wurden. Der relative Risikounterschied betrug für Männer 69 % und für Frauen 16 %. Der Unterschied erklärt sich aus der Tatsache, daß bei Frauen mehr intra- und perioperative Komplikationen als bei Männern auftraten.
In absoluten Zahlen ausgedrückt bedeutet dies allerdings, daß 100 Personen operiert werden müßten, um einen Schlaganfall pro Jahr zu verhindern.

Pragmatische Therapie

- Behandlung vaskulärer Risikofaktoren wie Übergewicht, Diabetes mellitus, Rauchen und Bewegungsmangel
- Patienten müssen über die möglichen Symptome einer transienten ischämischen Attacke aufgeklärt werden. Treten solche auf, müssen sie sofort mit ihrem behandelnden Arzt oder dem entsprechenden Schlaganfallzentrum Kontakt aufnehmen.
- Findet sich in der Dopplersonographie eine Karotisstenose von über 50 %, sollte der Befund alle 6 Monate kontrolliert werden.
- Eine routinemäßige Karotisoperation ist nicht indiziert.
- Eine Karotisoperation kann erwogen werden, wenn die Karotisstenose nach Doppler- und Duplex-Kriterien rasch progredient ist oder wenn bei der Kombination einer hochgradigen Stenose mit einem Verschluß der Gegenseite keine ausreichende Kollateralisation vorhanden ist.
- Der mögliche Nutzen einer Behandlung mit Thrombozytenfunktionshemmern ist nicht gesichert (Côté et al. 1995).

Unwirksam

Extra-intrakranieller Bypass. In Einzelfällen mit bilateralen Verschlüssen der A. carotis interna, schlechten Kollateralen und deutlich eingeschränkter Reservekapazität kann ein extra-intrakranieller Bypass erwogen werden.

D 1.3. Akuter ischämischer Insult

Etwa 50 % aller ischämischen Insulte kommen durch einen lokalen Verschluß extra- oder intrakranieller großer bzw. kleiner penetrierten Arterien oder durch arterio-arterielle Embolien zustande. 30 % der Schlaganfälle beruhen auf kardialen Emboliequellen. Bei den übrigen 20 % läßt sich keine Ursache eruieren. Seltene Schlaganfallursachen wie Vaskulitis oder Sinusvenenthrombose ist für weniger als 1 % aller Schlaganfälle verantwortlich.
Die Inzidenz eines ersten Schlaganfalls liegt zwischen, 190 bis 350 pro 100 000 pro Jahr (Häussler, 1996). Die Wahrscheinlichkeit, nach einem ersten Schlaganfall einen weiteren zu erleiden, beträgt 10 % pro Jahr (Wilterdink und Easton, 1992; Feinberg, 1996).

D 1.3.1. Verlauf

Etwa 20–30 % der Schlaganfall-Patienten versterben innerhalb der ersten Woche. Ein Teil stirbt an den unmittelbaren Folgen des Infarktes mit Raumforderungswirkung, ein anderer Teil durch sekundäre Komplikationen wie Pneumonie, Lungenembolien, Blutung in das Infarktareal oder einen zweiten Schlaganfall. Nach einer Woche haben sich etwa 35 % der überlebenden Patienten gebessert, 39 % haben unveränderte klinische Symptome, 19 % haben eine Zunahme der neurologischen Ausfälle, 3 % haben neurologische Ausfälle wechselnder Ausprägung, bei 4 % kommt es zu einer verzögerten Verschlechterung der Symptome.

D 1.3.2. Therapeutische Prinzipien

Die Behandlung hängt von der Art der Läsion und dem Ausmaß und der potentiellen Reversibilität der entstandenen Hirnläsion ab. Pharmakologische Ansätze, die versuchen, die Gefäßweite zu verändern, sind zum scheitern verurteilt, da im infarzierten Areal die Gefäße vasoparalytisch sind. Durch diese Vasoparalyse und die damit verbundene Aufhebung der Autoregulation hängt die Perfusion im Infarktareal und in seiner Umgebung direkt vom Blutdruck ab. In der Frühphase des ischämischen Insultes ist das Ödem, das entsteht, zytotoxisch. Weitere pathophysiologische Schritte umfassen den Einstrom von Kalzium in die Zelle, intrazelluläre Freisetzung von Kalzium, Freisetzung exzitatorischer Neurotransmitter (Glutamat, Glycin, Dopamin) und die Bildung freier Radikaler. Etwas später kommt es zur Adhäsion von Entzündungszellen, Penetration dieser Zellen durch das Endothel und einer Entzündungsreaktion. Die funktionelle Rolle früher und später Gene, die exprimiert werden, ist noch nicht klar.
Prinzipiell gibt es vier verschiedene Möglichkeiten einer Schadensbegrenzung bzw. des Versuchs, die ischämischen Ausfälle zur Rückbildung zu bringen (**Tab. D 1.5**). Mit Hilfe der Thrombolyse soll versucht werden, möglichst frühzeitig eine Reperfusion herbeizuführen. Der Einsatz von Antikoagulantien wie Heparin soll das sekundäre Wachstum von Thromben verhindern und eine zusätzliche Thrombosierung in Gefäßen mit niedrigem Fluß verhindern. Neuroprotektive Substanzen sollen geschädigte Neurone und Gliazellen in der Penumbra vor den Sekundärfolgen der Ischämie schützen und am Leben erhalten.

Thrombolyse

Grundsätzlich gibt es zwei Formen der Thrombolyse, die systemische Lyse z. B. mit Gewebeplasminogenaktivator (rt-PA oder Prourokinase) oder

Tab. D 1.5: Therapieprinzipien beim akuten ischämischen Insult

Prinzip	Beispiel
Reperfusion	Thrombolyse mit rt-PA, lokale Thromboylse beim Basilarisverschluß mit Urokinase
Eingriffe in Gerinnungssystem	Heparin in der Frühphasesystem bei vermuteter kardialer Emboliequelle
Verbesserung der zerebralen Perfusion	Blutdruck nicht senken, Anhebung des Blutdrucks bei bilateralen Verschlüssen der A. carotis int.
Neuroprotektion	Glutamat-Antagonisten, Hemmer exzitatorischer Aminosäuren, Serotonin-Antagonisten, Fänger freier Radikale, Hemmer von Adhäsionsmolekülen, Glycin-Antagonisten, AMPA-Antagonisten

mit Streptokinase bzw. Urokinase und die lokale Lyse (Diener und Hacke, 1996).

In einer Reihe kleinerer prospektiver Studien mit intravenöser rt-PA wurde entweder Alteplase oder Duteplase verwendet. Die meisten dieser Studien setzten den angiographischen Nachweis eines intrakraniellen Verschlusses der A. carotis interna, eines Verschlusses der A. cerebri media am Abgang oder von Ästen der A. cerebri media voraus (von Kummmer und Hacke, 1992; von Kummer et al., 1993; Mori, 1991; Mori et al., 1992; Yamaguchi et al., 1991; del Zoppo et al., 1992). Ein Teil dieser Studien untersuchte die Dosis/Wirkung-Beziehung für die erfolgreiche Rekanalisation, einige andere zusätzlich auch trotz der kleinen Patientenzahl den klinischen Erfolg der Behandlung (Brott et al., 1992; Haley et al., 1992). Die Studie von Mori et al. (1992) war Placebo-kontrolliert. Die Patienten in der Verumgruppe wurden entweder mit 40 oder 60 mg Duteplase oder Placebo behandelt. Die höchste Wahrscheinlichkeit einer erfolgreichen Rekanalisation war bei Astverschlüssen der A. cerebri media zu beobachten. Ein besserer klinischer Befund fand sich in dieser Studie und der bereits erwähnten Studie von Yamaguchi (1993). Von Kummer et al. (1993) zeigten, daß neben einer erfolgreichen Rekanalisation Qualität und Funktionsfähigkeit von Kollateralen eine wichtige Rolle spielt.

Die Europäische Thrombolyse Studie (ECASS) ist eine prospektive randomisierte multizentrische doppel-blinde Placebokontrollierte Studie, in der systemische intravenöse Thrombolyse mit rt-PA (1,1 mg/kg/KG Alteplase) gegen Placebo beim akuten ischämischen Infarkt untersucht wurde (Hacke et al., 1995⁎⁎⁎). Insgesamt konnten 620 Patienten in die Studie aufgenommen werden. Nach klinischen Kriterien sollten sie einen mittelschweren bis schweren ischämischen Infarkt im Media-Versorgungsgebiet haben. Das CT vor Thrombolyse durfte keinen Anhalt für eine Hypodensität aufweisen, die über ein Drittel des Media-Versorgungsgebietes hinausging. Ein weiteres Ausschlußkriterium waren Raumforderungszeichen im frühen CT und Blutungen. Die Patienten mußten innerhalb von 6 Stunden nach Beginn der Symptomatik behandelt werden. Für die primären Zielkriterien Barthel-Index und Rankin-Skala ergaben sich in der Intention-to-treat-Analyse keine signifikanten Unterschiede zwischen Thrombolyse und Placebo. In der explanatorischen Analyse (ohne Berücksichtigung der Patienten mit Ausschlußkriterien) ergab sich ein signifikanter Vorteil für rt-PA für die Rankin-Skala. Der klinische Befund nach 90 Tagen war für die Behandlungsgruppe ebenfalls signifikant besser. Die Dauer des Krankenhausaufenthaltes war in der rt-PA-Gruppe signifikant kürzer. In der Behandlungsgruppe kam es häufiger zu zerebralen Blutungen. Eine Woche nach Behandlungsbeginn kam es in der Intention-to-treat-Gruppe zu 6 Blutungen in der Placebo-Gruppe und zu 16 in der rt-PA-Gruppe. In der explanatorischen Analyse kam es zu 6 Blutungen in der Placebo-Gruppe und 9 in der rt-PA-Gruppe. Todesfälle im Rahmen zerebraler Blutungen gab es in der Intention-to-treat-Analyse 7mal in der Placebo-Gruppe und 19mal in der rt-PA-Gruppe verglichen mit 7mal in der PlaceboGruppe und 10mal in der rt-PA-Gruppe in der explanatorischen Analyse (**Tab. D 1.6**). Die Mortalität nach 30 Tagen (12,7–17,9 %) war nicht signifikant unterschiedlich. *Prädiktoren* für einen schlechten Behandlungserfolg waren: Alter > 70 Jahre, schwere neurologische Ausfälle bei Behandlungsbeginn und Raumforderungszeichen oder Demarkierung eines Infarktes größer als 1/3 des Mediaterritoriums (Kaste et al., 1996).

Die NINDS-Studie wurde an 8 großen Schlaganfallzentren in den Vereinigten Staaten durchgeführt (The National Institute of Neurological Disorders and Stroke rt-PA Stroke Study Group, 1996⁎⁎⁎). Diese Studie unterscheidet sich von ECASS dadurch, daß die Behandlung innerhalb von 3 Stunden nach den ersten Anzeichen eines Schlaganfalls begann. Als Ergebnis ergab sich für alle gemessenen Parameter ein signifikanter Vorteil der Patienten, die mit rt-PA behandelt worden waren (**Tab. D 1.6**). Bezüglich der Mortalität bestand kein signifikanter Unterschied. 54 der 312 Patienten, die mit rt-PA behandelt worden waren, waren 90 Tage nach dem Schlaganfall verstorben (17 %). Dies war bei 64 von 312 Placebobehandelten Patienten der Fall (21 %). Die Mortalität in der Placebogruppe ist deutlich höher als in der ECASS Studie, ein Ergebnis, das noch nicht hinreichend erklärt ist. Auch in dieser Studie kam es in der rt-PA-Gruppe innerhalb der ersten 36 Stunden zu einer größeren Zahl symptomatischer zerebra-

Tab. D 1.6: Studiendesign der beiden grossen prospektiven Studien zum Einsatz von rt-PA beim akuten ischämischen Infarkt. ECASS = The European Cooperative Acute Stroke Study (Hacke et al., 1995); NINDS = The National Institute of Neurological Disorders and Stroke rt-PA Stroke Study Group (1996)

	ECASS	NINDS
rt-PA Dosis (mg/kg/KG)	1,1	0,9
Einschlußzeit Stunden	 6	 3
N = rt-PA	313	312
N = Placebo	307	312
Primäres Zielkriterium (90 Tage)	Barthel Index (BI) Rankin Skala (RS)	Barthel Index[1] Rankin Skala[2] Glasgow Skala[3] NIHSS[4]
Sekundäres Zielkriterium	BI + RS SSS[5] Mortalität	
Ergebnis	TP[6] rt-PA besser bezgl. BI + RS (RS 0 + 1: 30 % mehr)	ITT[7] 30 % der Pat. mit rt-PA besserer Outcome
Zerebrale Blutung rt-PA Placebo	(90 Tage) 62 20	(36 h) 24 4
Mortalität (30 Tage) rt-PA Placebo	 56 39	 54 64

[1] Barthel Index (BI) mißt die Fähigkeit im Alltag allein zurecht zu kommen (Essen, Anziehen, Gehen)
[2] Rankin Skala (RS) Funktionsskala (0 = gesund, 5 = völlig pflegebedürftig, 6 = tot)
[3] Glasgow Skala mißt die Bewußteinslage (1 = wach, 4 = komatös, 5 = tot)
[4] NIHSS National Institute of Health Schlaganfall Skala mißt das Ausmaß neurologischer Ausfälle
[5] SSS Skandinavische Schlagafallskala mißt das Ausmaß neurologischer Ausfälle
[6] TP Target Population: Es werden nur die Patienten in der Auswertung berücksichtigt, bei denen keine Auschlußkriterien bestanden und die gemäß Protokoll behandelt wurden.
[7] ITT Intention-to-treat: Es werden für die Auswertung alle Patienten herangezogen, die randomisiert wurden

ler Blutungen. Nimmt man beide Studienteile zusammen, kam es zu 20 Blutungen mit zusätzlichen neurologischen Symptomen in der rt-PA-Gruppe und 2 in der Placebo-Gruppe. Tödliche Blutungen fanden sich 9mal in dem rt-PA-Arm und 1mal im Placebo-Arm. Asymptomatische Blutungen (sogenannte hämorrhagische Transformation), die nicht zu einer Verschlechterung des klinischen Befundes führten, ergaben sich 14mal in der rt-PA-Gruppe und 9mal in der Placebo-Gruppe. Der letzte Unterschied war nicht signifikant. Prozentual gesehen waren die Blutungskomplikationen in der NINDS Studie geringer, was wahrscheinlich daran liegt, daß Patienten früher eingeschlossen und behandelt wurden.

In den letzten Jahren wurden drei Studien mit systemischer Gabe von Streptokinase begonnen (Donnan et al., 1994; Australian Streptokinase Trial = ASK; Multicenter Acute Stroke Trial-Italy (MAST-I) Group, 1995; Hommel et al., 1995 = MAST-E; **Tab. D 1.7**). Alle drei hatten weniger rigorose CT-Einschlußkriterien verglichen mit der ECASS-Studie und eine längere Einschlußzeit verglichen mit der NINDS-Studie und wurden in der Zwischenzeit wegen erhöhter Blutungskompliationen abgebrochen (Donnan et al., 1995; Hommel et al., 1995; MAST-I, 1995).

Zur lokalen Lyse im Versorgungsgebiet der A. cerebri media liegen nur Einzelfallberichte und kleiner Serien vor. Eine Pilotstudie mit 6 mg Pro-urokinase gegeben im Rahmen einer lokalen Lyse in Kombination mit systemischer Gabe eines Heparinbolus von 2 000 U gefolgt von kontinuierlicher Heparingabe (500 U/h über 24 Stunden) ergab eine angiographisch nachgewiesenen Rekanalisierungsrate von M1 und M2 Verschlüssen der Arteria cerebri media von 58 % verglichen mit 22 % unter Placebo (del Zoppo et al., 1996). Eine Behandlungsserie von Zeumer und Mitarbeitern in Hamburg zeigte für Patienten, die in einem offe-

Tab. D 1.7: Ergebnisse der drei Studien zur systemischen Lyse mit Streptokinase

	ASK	MAST-E	MAST-I
Dosis Streptokinase	1,5 MU	1,5 MU	1,5 MU[1]
Einschlußzeit (Stunden)	4	6	6
N = Streptokinase	106	137	313
N = Placebo	122	133	309
Mortalität	(90 Tage)	(108 Tage)	(6 Monate)
Streptokinase	46 (43 %)	61	112
Placebo	27 (22 %)	47	75
Zerebrale Blutung[2]			
Streptokinase	23	24	25
Placebo	5	4	4

[1] Eine Hälfte dieser Patienten erhielt zusätzlich ASS
[2] Zum Teil persönliche Mitteilung

nen Design mit Plasminogen und rt-PA behandelt worden waren, eine Rekanalisationsrate bis 80 % (Freitag et al., 1996⋆⋆).
Eine Reihe von klinischen Studien konnte bei Patienten mit angiographisch nachgewiesenem Verschluß der A. basilaris nachweisen, daß eine intraarterielle Thrombolyse mit Urokinase oder Streptokinase bei etwa 60 % der Betroffenen zu einer erfolgreichen Reperfusion führt. Patienten, bei denen eine Rekanalisation erreicht wurde, hatten einen deutlich besseren neurologischen Befund und eine geringere Mortalität (Bockenheimer et al., 1991; Hacke et al., 1988; Matsumoto und Satoh, 1991; Möbius et al., 1989; Mori, 1991; Zeumer et al., 1989).

Antikoagulation und frühe Gabe von Thrombozytenfunktionshemmern

Die Frage, ob ASS oder Heparin tatsächlich in der Akutphase des isachämischen Insultes wirksam sind, wurde im International Stroke Trial (IST, 1997⋆⋆⋆) untersucht. Es handelte sich hier um eine randomisierte, nicht Placebo-kontrollierte, offene Studie, bei der die Patienten innerhalb von 48 Stunden randomisiert und 14 Tage lang behandelt wurden. Die Patienten wurden in 6 Behandlungsgruppen randomisiert. In der Gruppe 1 erhielten sie 300 mg ASS und 12 500 I.E. Heparin. In der Gruppe 2 erhielten sie 300 mg ASS und 5000 I.E. Heparin. In der Gruppe 3 erhielten sie 300 mg ASS und kein Heparin. In der Gruppe 4 erhielten sie kein ASS und 12 500 I.E. Heparin, in der Gruppe 5 kein Aspirin und 5000 I.E. Heparin, und in der Gruppe 6 weder ASS noch Heparin. Das primäre Zielkriterium war Tod in den ersten 14 Tagen und Tod oder Pflegebedürftigkeit nach 6 Monaten. Insgesamt wurden 19 435 Patienten in die Studie aufgenommen. Die Patienten, die Heparin erhielten, wiesen eine etwas geringere Mortalität auf als die, die kein Heparin erhalten hatten. Innerhalb der ersten 14 Tage betrug die Mortalität 876 (9 %) in der Heparin-Gruppe verglichen mit 905 (9,3 %) in der Gruppe ohne Heparin. Dieser Unterschied war nicht signifikant. Nach 6 Monaten waren 62,9 % aller Patienten in beiden Gruppen tot oder pflegebedürftig. Patienten, die Heparin erhielten, hatten signifikant weniger erneute ischämische Infarkte innerhalb der ersten 14 Tage (2,9 % versus 3,8 %). Dieser positive Effekt wurde aber durch eine erhöhte Anzahl zerebraler Blutungen wieder völlig aufgehoben, die mit 1,2 % in der Heparin-Gruppe signifikant höher waren als mit 0,4 % der Patienten, die kein Heparin erhielten. Unter Heparin kam es zu signifikant mehr extrakraniellen Blutungen, und mehr Patienten benötigten eine Bluttransfusion. Erwartungsgemäß war dies bei 12 500 I.E. Heparin häufiger der Fall als bei 5000 I.E./Tag. In der Gruppe der Patienten, die ASS erhielten, traten ebenfalls innerhalb der ersten 14 Tage weniger Todesfälle auf. Es waren 872 (9,0 %) versus 909 (9,4 %). Auch dieser Unterschied war nicht signifikant. Nach 6 Monaten gab es einen Trend zugunsten von ASS. Die Häufigkeit der Patienten, die verstorben oder pflegebedürftig waren, betrug 62,2 % verglichen mit 63,5 %, die kein ASS erhalten hatten. Auch dieser Unterschied war nicht signifikant. Unter ASS kam es zu weniger erneuten ischämischen Infarkten innerhalb von 14 Tagen (2,8 % versus 3,9 %), ohne daß eine Zunahme der Hirnblutungen zu beobachten war (0,9 % versus 0,8 %). Auch unter ASS kam es zu einer erhöhten Häufigkeit von extrakraniellen Blutungen und der Notwendigkeit für Bluttransfusionen. Für keine der Untergruppen, die im folgenden aufgeführt werden, ergab sich ein Vorteil von Heparin: Beginn der Behandlung innerhalb von 24 Stunden, Geschlecht, Alter unter und über 75 Jahre, Bewußtseinsstörung zu Beginn der Behandlung, Vorhofflimmern, systolischer Blutdruck unter oder über 180 mm Hg und Lokalisa-

tion der Ischämie (Mediaversorgungsgebiet versus vertebrobasiläres Stromgebiet). Dasselbe galt auch für ASS.
Zusammengefaßt zeigt die Studie, daß weder ASS noch Heparin in der frühen Sekundärprävention des ischämischen Infarktes wirksam sind. Diese Aussage ist allerdings nicht zuverlässig zu machen, da die Studie eine Vielzahl von Problemen aufwirft und viele methodische Mängel hatte. So erhielten nur 67 % der Patienten vor der Randomisation ein Computertomogramm. Damit bestand die Gefahr, daß Patienten mit primär zerebralen Blutungen mit einer hohen Dosis Heparin behandelt wurden. Ein zweiter Nachteil ist, daß einer der wichtigsten Parameter für den Einsatz von niedrig dosiertem Heparin nicht erfaßt wurde, nämlich die Häufigkeit tiefer Beinvenenthrombosen und Lungenembolien.

Die chinesische akute Schlaganfallstudie (CAST, 1997***) war eine große randomisierte Placebokontrollierte Studie, bei der die Patienten entweder 160 mg Acetylsalicylsäure pro Tag oder Placebo erhielten. Die Behandlung begann innerhalb von 48 Stunden nach den ersten klinischen Zeichen eines vermuteten Infarktes und wurde im Krankenhaus für bis zu 4 Wochen durchgeführt. Primäre Zielkriterien waren Tod innerhalb der vierwöchigen Behandlungsphase und Tod bzw. Pflegebedürftigkeit bei Entlassung. 413 Krankenhäuser in China nahmen an der Studie teil. Insgesamt 21 106 Patienten wurden aufgenommen. Die mittlere Zeit vom Beginn der Symptome bis zum Beginn der ersten Medikamenteneinnahme betrug 25 Stunden. Bei 87 % der Betroffenen wurde vor der Randomisation ein CT durchgeführt und eine Blutung ausgeschlossen. Während der Behandlungsperiode von 4 Wochen starben 343 (3,3 %) der Patienten in der ASS-Gruppe und 398 (3,9 %) in der Placebo-Gruppe. Der Unterschied war mit $p = 0{,}04$ signifikant. Er entsprach einer 14 %igen relativen Risikoreduktion bezüglich der Mortalität. Erneute ischämische Infarkte waren ebenfalls in der ASS-Gruppe mit 167 (1,6 %) versus 215 (2,1 %) seltener. Dafür gab es in der ASS-Gruppe mehr zerebrale Blutungen mit 115 (1,1 %) versus 93 (0,9 %) in der Placebo-Gruppe. Für den kombinierten Zielpunkt Tod oder nichttödlicher Schlaganfall innerhalb von 4 Wochen kam es zu einer 12 %igen relativen Risikoreduktion zugunsten der Acetylsalicylsäure. Der absolute Unterschied betrug allerdings nur 6,8 ‰ (6,8 weniger Fälle pro 1000 behandelter Patienten). In der ASS-Gruppe kam es zu einer signifikanten Zunahme von Blutungskomplikationen mit 2,7/1000 Patienten, bei denen eine Bluttransfusion notwendig war oder die eine tödliche Blutung erlitten. IST und CAST zeigen, daß ähnlich wie beim Myokardinfarkt nur sog. »Megastudien« in der Lage sind, den geringen therapeutischen Effekt von Thrombozytenfunktionshemmern in der Akutphase des Schlaganfalls zu belegen. Acetylsalicylsäure ist, wie diese Studie zeigt, eine billige und sichere Behandlungsmethode. Ob mit anderen Thrombozytenfunktionshemmern wie Ticlopidin, Clopidogrel oder der Kombination von Thrombozytenfunktionshemmern wie ASS und Dipyridamol größere Erfolge erzielt werden können, muß noch untersucht werden.
Kay et al. (1995) untersuchten niedermolekulares Heparin im Vergleich zu Placebo an 312 Patienten mit einem frischen Schlaganfall. Die Patienten wurden innerhalb von 48 Stunden nach Beginn der klinischen Symptome eingeschlossen. Sechs Monate nach Behandlungsbeginn wiesen die Patienten, die mit einer höheren Dosis niedermolekularen Heparins behandelt worden waren, eine verringerte Mortalität auf, und es fanden sich in dieser Gruppe weniger Pflegefälle. Die Studie kann allerdings nicht erklären, warum dieser Unterschied 10 Tage nach Behandlungsbeginn und nach 3 Monaten nicht nachweisbar war. Leider wurde nicht untersucht, ob es unter Heparin zu weniger tiefen Beinvenenthrombosen und Lungenembolien kam.

Modifikation des Blutdrucks

Bis zu 70 % aller Patienten mit einem frischen ischämischen Infarkt weisen bei der Krankenhausaufnahme einen erhöhten Blutdruck auf. Exzessiv erhöhte Blutdruckwerte verschlechtern die Prognose, da sie das Hirnödem fördern. Eine zu schnelle Blutdrucksenkung kann die Perfusion im ischämischen Areal und in der Penumbra verschlechtern. Liegen hämodynamisch relevante Stenose oder Verschlüsse vor, kann eine Blutdrucksenkung ebenfalls die Prognose verschlechtern. In einer SPECT-Studie konnten Lisk et al. (1993) nachweisen, daß eine zu rasche Blutdrucksenkung die Perfusion im Infarktgebiet verschlechtert. Ein weiterer indirekter Hinweis, daß eine zu frühe Blutdrucksenkung die Prognose verschlechtert, ergibt sich aus einer Studie mit Nimodipin, bei der unter intravenöser Gabe die Studie abgebrochen werden mußte, da es in der Verumgruppe mehr Todesfälle und schwerwiegendere neurologische Ausfälle gab (Wahlgren et al., 1994).

Behandlung des Hirnödems

Das zytotoxische Hirnödem nach einem ischämischen Infarkt verschlechtert zusätzlich die Mikrozirkulation im Infarktbereich. Große Infarkte führen zu einem massiven Ödem, das nach 2–5 Tagen zu einem Raumforderungseffekt mit Einklemmungszeichen führt. Typische klinische Zeichen sind zunehmende Bewußtseinstrübung, bilaterale Erweiterung der Pupillen und kontralaterale Pyramidenbahnzeichen. Prospektive Studien, die Kortison zur Behandlung des Hirnödems benutzten, zeigten keinen klinischen Erfolg (Norris und Hachinski, 1986). Kortison führt darüber hinaus zu einem Anstieg des Blutzuckers und erhöht die Gefahr von tiefen Beinvenenthrombose.
Mannit und Glycerol liegen in hyperosmolaren Lösungen vor, die die Gefäßwände nicht durchdringen können und auf diese Weise antiödematös

wirken. Einige kleinere Studien fanden einen positiven Effekt einer antiödematösen Therapie mit Glycerin (Bayer et al., 1987; Fawer et al., 1978; Fritzh und Werner, 1975; Mathew et al., 1972; Meyer et al., 1971). Andere und insbesondere neuere Studien konnten diesen Effekt nicht reproduzieren (Gelmers, 1975; Yu et al., 1993). Gute prospektive Studien zum Einsatz von Mannit oder Sorbit liegen bisher nicht vor.
Bei großen Hirninfarkten im Versorgungsgebiet der A. cerebri media mit rascher Zunahme des Hirndrucks kann die operative Dekompression mit Entfernung eines großen Knochendeckels parietal und temporal die Einklemmung verhindern. Indirekte Hinweise im Vergleich zu historischen Kontrollen legen nahe, daß es mit dieser Methode bei raumfordernden Mediainfarkten zu einer Halbierung der Mortalität kommt (Hacke et al., 1996; Rieke, 1995; Schwab et al., 1996).

Hämodilution
Hämodilution wird durchgeführt unter der Vorstellung, daß es durch eine Verminderung von Hämatokrit und Blutviskosität zu einer verbesserten Perfusion kommt. Bei der hypervolämischen Hämodilution werden Koloid-osmotische Lösungen wie Dextran, Hydroxyäthylstärke oder Albumin infundiert. Dies führt zu einer Hämodilution und Hypovolämie. Patienten mit Herzinsuffizienz können unter dieser Therapie dekompensieren. Bei der isovolämischen Hämodilution wird zeitgleich mit der Infusion der Koloid-osmotischen Lösung über einen Aderlaß ein halber Liter Blut entnommen und so das Blutvolumen konstant gehalten. In einer Metaanalyse fand Asplund (1991) keine Überlegenheit der Hämodilution gegenüber Placebo. Goslinga et al. (1992) führten eine Studie durch, bei der das Ausmaß der Hämodilution individualisiert wurde. Sie beschrieben ein besseres Ergebnis bei Patienten, die einen initialen Hämatokrit von über 45 aufwiesen. Damit kann die Hämodilution nicht ohne weiteres empfohlen werden. Möglicherweise beruht ihr therapeutischer Effekt nur auf einer Flüssigkeitssubstitution bei Patienten, die exsikkiert sind.

Neuroprotektiva
Kalzium-Antagonisten reduzieren den Glutamat vermittelten Kalzium-Anstieg in der durch Ischämie geschädigten Zelle. Bisher sind mehrere prospektive Placebo-kontrollierte und randomisierte Studien zum oralen oder parenteralen Einsatz von Nimodipin beim akuten ischämischen Infarkt publiziert worden (Gelmers et al., 1988; Bogousslavsky et al., 1990; Hennerici et al., 1994; Norris et al., 1994; The American Nimodipine Study Group, 1992; The German-Austrian Multicenter Nimodipine Stroke Study Group, 1990; Trust Study Group, 1991; Wahlgren et al., 1994; Wimalaratna und Capildeo, 1994). In keiner der Studien fand sich eine signifikante Überlegenheit von Nimodipin gegenüber Placebo. Mohr et al. (1994) führten eine Metaanalyse von 1 855 mit 120 mg oralem Nimodipin und 1 460 mit Placebo behandelten Patienten aus 9 Studien durch. Es ergab sich hier ein positiver Trend zugunsten von Nimodipin für die Patienten, die innerhalb der ersten 12 Stunden nach Eintritt der Ischämie behandelt worden waren. Für Patienten, die zwischen 13 und 24 Stunden eingeschlossen wurden, bestand kein Unterschied zu Placebo, und für die Patienten, die nach 48 Stunden eingeschlossen worden waren, eher ein schlechteres Ergebnis unter Nimodipin. Zusammengefaßt hat Nimodipin bisher keinen Wirksamkeitsbeweis erbracht. Dies kann aber daran liegen, daß in fast allen Studien die Einschlußzeit zu lang war.

Experiementelle Therapie
Ganglioside sind Bestandteile der Zellmembran im Zentralnervensystem. Sie sollen Reinnervation und Regeneration beeinflussen. Drei bisher durchgeführte Placebo-kontrollierte, randomisierte Studien zeigten keine therapeutische Wirkung der Ganglioside (Argentino et al., 1989; Battistin et al., 1985; SASS Investigators, 1994).
Lubeluzol ist ein Benzothiazolabkömmling, der in Tierexperimenten mit fokaler Ischämie das Infarktareal halbiert und das funktionelle Ergebnis verbessert. Eine Phase II Studie an 232 Patienten zeigte in einer Niedrigdosisgruppe verglichen mit Placebo eine reduzierte Mortalität, aber keinen Einfluß auf die Schwere der neurologischen Ausfälle (Diener et al., 1996). In der Hochdosisgruppe bestand eine erhöhte Mortalität, die ganz überwiegend dadurch bedingt war, daß die meisten Patienten mit schweren Schlaganfällen in diese Gruppe randomisiert worden waren. Zwei große Phase III Studien in den Vereinigten Staaten und Europa mit akuten Ischämien im Mediaversorgungsgebiet und einer Einschlußzeit von weniger als 6 Stunden mit jeweils 750 Patienten ergaben eine signifikante Reduktion von Mortalität und eine Reduktion der Schwere neurologischer Defizite in einer Subgruppe von Patienten mit leichten und mittelschweren Schlaganfällen.
Eliprodil ist ein Glutamat-Antagonist, der am NMDA-Rezeptor angreift. Eine große prospektive europäische Studie mit 700 Patienten wurde vorzeitig beendet, nachdem eine Interimsanalyse zeigte, daß zwischen Verum und Placebo wahrscheinlich kein Unterschied besteht.
Cerestat ist ein NMDA-Rezeptor-Antagonist. In einer Phase II Studie hatte sich ein positiver Trend für eine Dosis von 110 μg/kg Körpergewicht gegenüber Placebo gezeigt. Jetzt wurde eine prospektive Studie mit 900 Patienten durchgeführt, bei der zunächst ein Bolus und dann eine Infusion über 12 Stunden erfolgte. Die Studie war negativ. Auch der NMDA-Antagonist Selfotel war nicht wirksam (Davis et al., 1997).
Clomethiazol, in Deutschland zur Behandlung des Alkoholdelirs zugelassen, ist ein GABA-Agonist. In eine große europäische Studie wurden 1 350 Patienten aufgenommen, die Einschlußzeit betrug 12 Stunden. Auch diese Studie verlief negativ.

Tirilazad ist ein Fänger freier Radikale (21-Aminosteroid), der ähnlich wirkt wie Kortison, allerdings nicht die typischen Nebenwirkungen hat. Hauptangriffspunkt ist die Lipidperoxidase. Eine initiale Studie mit 400 Patienten wurde vorzeitig abgebrochen, nachdem sich herausstellte, daß bei Frauen keine ausreichenden Serumspiegel erreicht wurden. Die Studie wurde erneut gestartet, wobei bei Männern die Dosis bei 10 mg/kg Körpergewicht und bei Frauen 15 mg/kg Körpergewicht lag. Die Studie wurde nach Einschluß von 556 Patienten wegen Erfolglosigkeit abgebrochen (The RANTTAS Investigators, 1996***).

Enlimomab ist ein spezifischer Antikörper gegen ein endotheliales Adhäsionmolekül (ICAM-1). Tierexperimentelle Untersuchungen haben gezeigt, daß sekundäre entzündliche Reaktionen nach dem akuten ischämischen Ereignis zu einer zusätzlichen Schädigung von Neuronen führen. Darüberhinaus ist Anti-ICAM-1 in der Lage, den Blutfluß in kleinen Kapillaren zu verbessern (Chopp et al., 1994). In die amerikanische klinische Studie wurden bisher 625 Patienten aufgenommen, bei denen das akute ischämische Ereignis 6 Stunden oder weniger zurückliegt. Enlimomab war nicht wirksam.

Ancrod ist ein Enzym, das Fibrinogen abbaut. Nachdem 2 kleinere retrospektive Studien einen möglichen Effekt nahelegten (Ancrod Group, 1994; Hossmann et al., 1983), wurde zunächst eine kleinere prospektive Studie begonnen. Allerdings stellte sich heraus, daß bei einem Löwenanteil der Patienten nicht der erwünschte Fibrinogenspiegel von < 130 mg/dl erreicht wurde. Dies mag erklären, warum es zwar einen positiven Trend zugunsten von Ancrod, aber kein signifikantes Ergebnis gab. Im Moment läuft die amerikanische STAT-Studie mit 460 Patienten. Einschlußzeit ist 3 Stunden. Eine Sicherheitsanalyse zeigte, daß bei den bisher behandelten Patienten die 3 Monats-Mortilität 18 % beträgt und daß es zu sehr wenigen symptomatischen intrakraniellen Blutung kommt. Begonnen wird gerade das europäische Äquivalent dieser Studie, in das 800 Patienten aufgenommen werden. Die Einschlußzeit liegt hier bei 6 Stunden.

Weitere Substanzen in klinischer Erprobung sind Natriumkanalblocker, Glutamat-Antagonisten, AMPA-Antagonisten, Magnesium, Kalzium-Antagonisten, Stickstoffmonoxidsynthaseinhibitoren und neurotrophe Faktoren.

D 1.3.3. Pragmatische Therapie

Basistherapie: Die Atemfunktion muß überwacht werden. Bei bestehender oder zu befürchtender Störung der Bewußtseinslage Pulsoximetrie und/oder Blutgasanalyse. Bei zunehmender Bewußtseinsstörung oder pCO2 > 55 mm Hg Intubation und kontrollierte Beatmung.

Überwachung der Herzfunktion durch EKG. Bei manifester Herzinsuffizienz mit Ödemen, Dyspnoe oder Lungenstauung Therapie mit Diuretika, ACE-Hemmer oder Herzglykosiden. Behandlung von Herzrhythmusstörungen.

Ein erhöhter Blutdruck sollte vor allem bei bekannter Hypertonie-Anamnese toleriert werden und nur bei Zeichen einer hypertensiven Enzephalopathie oder bei Hinweisen auf eine linksventrikuläre Herzinsuffizienz gesenkt werden. Eine Blutdrucksenkung kann erwogen werden ab einer Grenze von 120 mm Hg diastolisch oder 200 mm Hg systolisch. Bei Patienten ohne Hirndruck werden zur medikamentösen Blutdrucksenkung Nifedipin (Adalat®) 10 mg sublingual eingesetzt. Bei drohendem oder bestehendem Hirndruck erfolgt die Blutdrucksenkung mit Urapidil (Ebrantil®) 25 mg i. v. als initialer Bolus und anschließend eine Dauerinfusion von 9–30 mg/Std. Die Blutdrucksenkung sollte initial nicht mehr als 20 % vom Ausgangswert betragen.

Bei arterieller Hypotonie sollte der Blutdruck durch Volumengabe oder ggf. Katecholamine angehoben werden.

Erhöhter Blutzucker verschlechtert die Prognose (Jorgensen et al., 1994; Pulsinelli et al., 1983). Daher wird bei mehrfach erhöhtem Blutzucker oberhalb 200 mg % mit Alt-Insulin ggf. als Dauerinfusion behandelt. Die initiale Dosis beträgt 4 I. E., anschließend unter Blutzuckerkontrollen 2–4 I. E./Std. Der Blutzucker sollte nicht unter 100 mg % absinken.

Erhöhte Körpertemperatur verschlechtert ebenfalls die Prognose (Azzimondi et al., 1995; Reith et al., 1996). Daher sollte bei erhöhter Temperatur umgehend physikalisch (Wadenwickel) oder medikamentös (Paracetamol) die erhöhte Temperatur gesenkt werden.

Überwachung und Prävention umfassen die folgenden Maßnahmen:

1. Kontrolle der Elektrolyte in den ersten 3 Tagen.
2. Flüssigkeitsbilanzierung, Ausgleich einer Dehydradation (Hämatokrit über 46 %), venöser Zugang bei Patienten mit reduzierter Bewußtseinslage.
3. Monitoring des EKGs, der Atemfunktion, des Blutdrucks und der Sauerstoffsättigung.
4. Magensonde bei Patienten mit Schluckstörungen bedingt durch Hirnstamminsult oder Bewußtseinsstörung.
5. Low-dose-Heparin (3 × 5 000 I.U.s.c.) zur Thromboembolieprophylaxe, passives Durchbewegen der Beine.

Pflegerische Maßnahmen:

1. Lagerung: Patienten, die sich nicht selbst im Bett bewegen können, müssen regelmäßig, d. h. alle 4 Stunden, gelagert werden. Wichtig ist eine gute Unterstützung der paretischen Seite. Ggf. muß eine Schulterluxation bei Hemiplegie vermieden werden.

2. Die Patienten werden so schnell wie möglich mobilisiert. Die Krankengymnastik beginnt am Tag der stationären Aufnahme mit Bettgymnastik und wird entsprechend dem Zustand des Patienten ausgedehnt.
3. Sprachtherapie sollte ebenfalls so schnell wie möglich erfolgen.
4. Bei Inkontinenz Anlage eines Blasenkatheters. Katheter so bald wie möglich wieder entfernen. Bei weiterbestehender Inkontinenz ggf. suprapubischer Katheter.

D 1.3.4. Behandlung von Komplikationen eines ischämischen Infarktes

Das Maximum des Hirnödems entwickelt sich am 3. bis 5. Tag. Die Behandlung des Hirnödems erfolgt durch Hochlagerung von Kopf und Oberkörper auf 20–30°. Bei Verschlechterung der Bewußtseinslage Verlegung auf eine Intensivstation mit Intubation und leichter Hyperventilation. Eine Reduktion des pCO2 um 5–10 mm Hg senkt den Hirndruck um 25–30 % (Adams et al., 1994). Die zusätzliche Therapie erfolgt durch die Gabe von Mannitol 20 % 125 ml alle 6 Stunden.
Kommt es durch einen Infarkt in der hinteren Schädelgrube zu einem Verschlußhydrozephalus, muß eine passagere Ventrikeldrainage angelegt werden. Patienten, bei denen ein malignes Hirnödem erwartet werden kann (Alter unter 65 Jahre, keine Hirnatrophie, frischer Verschluß der A. carotis interna oder cerebri media) kann bei Beginn der Hirndruck-Symptomatik eine Hemikraniektomie zur Druckentlastung durchgeführt werden. Wichtig ist hierbei, daß die Kraniektomie großzügig durchgeführt wird und durch eine Duraplastik ergänzt wird. Kontraindiziert ist die Kraniektomie bei komatösen Patienten mit massiven Hirndruckzeichen.
Bei großen raumfordernden Kleinhirninfarkten mit Kompression des Hirnstamms kann eine operative Dekompression der hinteren Schädelgrube ebenfalls lebensrettend sein. Der Erfolg des Eingriffes ist wiederum besser, wenn noch nicht Koma mit Hirndruckzeichen besteht.
Etwa 10 % aller Patienten entwickeln in der ersten Woche nach einem Schlaganfall epileptische Anfälle (Kotila und Waltimo, 1992). Diese sollten parenteral mit Phenytoin behandelt werden. Es gibt keine Rechtfertigung für eine prophylaktische antiepileptische Therapie, bevor Anfälle erstmals aufgetreten sind.

Spezifische Therapie
Eine systemische Lyse mit rt-PA (0,9 mg/kg Körpergewicht Aktilyse®) kann in ausgewählten Schlaganfallzentren bei Patienten durchgeführt werden, bei denen akut eine Halbseiten-Symptomatik ohne spontane Besserung eingetreten ist und die Behandlung innerhalb eines Zeitfensters von 3 Stunden begonnen werden kann. Idealerweise sollte durch transkranielle Dopplersonographie, MR-Angiographie, Spiral-CT oder konventionelle Angiographie der Mediaverschluß nachgewiesen sein.
Ausschlußkriterien sind Nachweis einer Blutung oder hämorrhagischen Transformationen in der Computertomographie, indirekte Raumforderungszeichen im CT, Hypodensität, die mehr als 1/3 des Mediaterritoriums umfaßt. Weitere Ausschlußkriterien sind schwerste neurologische Ausfälle mit Bewußtseinsstörungen, Blutdruckhochdruck über 200 mm Hg systolisch oder 110 mm Hg diastolisch, vorausgegangene Operation oder Biopsie innerhalb der letzten 30 Tage, Trauma oder ulzerierende Wunden innerhalb der letzten 30 Tage, Schädel-Hirn-Trauma innerhalb der letzten 3 Monate, epileptischer Anfall, Nachweis eines Verschlusses der A. carotis interna in der Doppler- oder Duplex-Sonographie, Nachweis eines T-Verschlusses oder Verschlusses der A. carotis interna im Siphon in der Angiographie.
Bei Verschlüssen der A. basilaris und progredienter Hirnstamm-Symptomatik gilt die lokale intraarterielle Katheterlyse als etabliertes Verfahren bei ausgesuchten Patienten und in spezialisierten Zentren. Bei dieser Indikationsstellung gilt eine Einschlußzeit von bis zu 12 Stunden nach dem Auftreten von schweren Hirnstammausfällen. Ausschlußkriterien sind die Demarkierung eines großen Infarktareals im CT, Verlust aller Hirnstammfunktionen, eine schwere Bewußtseinsstörung, die mehr als 6 Stunden anhält, eine hämorrhagische Diathese oder ein schwer kranker Patient mit multiplen Begleiterkrankungen. Die Lyse wird lokal mit rt-PA oder 1×10^6 Einh. Urokinase durchgeführt (Zeumer und Zanella, 1993).

D 1.3.5. Frühe Sekundärprävention

Der therapeutische Nutzen einer Behandlung mit Heparin oder Heparinoiden ist nicht gesichert. Ihr Einsatz erfolgt unter der Vorstellung, ein Fortschreiten einer lokalen Thrombose oder Reembolien zu verhindern. Ihr Einsatz ist möglicherweise sinnvoll bei kardialer Emboliequelle, bei Dissektionen, nach Thrombolysen und bei Vorliegen hochgradiger Stenosen der A. carotis interna oder basilaris. Nach initialer Bolusinjektion von 3 000–5 000 I. E. Heparin werden kontinuierlich 1 000–1 500 I. E./Std. über Perfusor gegeben. Zielwert ist eine 2–2,5fache Erhöhung der Ausgangs-PTT. Nach Ausschluß einer Blutung sollte die Sekundärprävention mit Thrombozytenfunktionshemmern früh beginnen.

D 1.3.6. Wahrscheinlich nicht effektive Therapie

Der therapeutische Wert der Hämodilution ist nicht bewiesen. Eine Hämodilution kann bei Patienten mit einem Hämatokrit von über 46 % erwogen werden. Hier muß die Hämodilution aber nicht notwendigerweise mit Dextran oder Hydroxyäthylstärke vorgenommen werden, sie kann auch mit Ringerlösung durchgeführt werden.

D 1.3.7. Obsolete Therapie

- Antikoagulation mit Dicumarolderivaten in der Akutphase des Schlaganfalls
- Behandlung des Schlaganfalls mit Cortison oder - Dexamethason
- Behandlung der zerebralen Ischämie mit Vasodilatatoren
- Systemische Gabe von Urokinase oder Streptokinase
- Behandlung mit Medikamenten, denen unterstellt wird, sie würden die Hirndurchblutung verbessern
- Endarteriektomie beim akuten Schlaganfall
- Extra-/intrakranieller Bypass

D 1.4. Sekundärprävention nach TIA oder abgelaufenem Schlaganfall

D 1.4.1. Definition und Verlauf

Bei einer transienten ischämischen Attacke kommt es zu einem fokalen neurologischen ischämischen Defizit, das sich innerhalb von 24 Stunden zurückbildet. Bestehen nur minimale neurologische Restsymptome, spricht man von einem reversiblen ischämischen neurologischen Defizit (RIND). Im Rahmen der Sekundärprävention werden leichte Schlaganfälle (minor stroke) von schweren Schlaganfälle (major stroke) unterschieden. Die meisten Studien zur medikamentösen oder operativen Sekundärprävention schlossen Patienten mit transienten ischämischen Attacken oder leichtem Schlaganfall ein.
Die **Sekundärprävention** umfaßt Maßnahmen zur Verhinderung eines Schlaganfalls, Myokardinfarktes oder vaskulären Todes nachdem zuvor bereits ein flüchtiger (TIA), leichter oder vollendeter Insult abgelaufen ist. Das jährliche Schlaganfallrisiko nach transienten ischämischen Attacken beträgt 5–6 % (Kannel und Wolf, 1982; Hankey et al., 1991; Wilterdink und Easton, 1992). Das Risiko ist höher bei einer TIA im vorderen Hirnkreislauf als bei einer Amaurosis fugax (The Amaurosis Fugax Study Group, 1990). Das höchste Schlaganfallrisiko besteht innerhalb der ersten 3 Monate nach einer TIA. Das Schlaganfallrisiko ist dreimal höher bei Patienten mit einer Karotisstenose verglichen mit Patienten mit einem normalen Karotisbefund. Die Mortalität ist bei Patienten mit TIA um 20 % erhöht, wobei die häufigste Todesursache der Myokardinfarkt ist. Patienten mit transienten ischämischen Attacken im vertebrobasilären System haben eine bessere Prognose.

D 1.4.2. Therapeutische Prinzipien

Die Sekundärprävention sollte sich richten nach

1. Der Art, Lokalisation und Schwere der ursächlichen Läsion. Es kann sich um eine vaskuläre Läsion nämlich eine Plaque, Stenose oder einen Verschluß der extrakraniellen oder großen intrakraniellen Arterien handeln, eine Erkrankung der kleinen penetrierenden Hirnarterien, eine kardiale Ursache (kardiale Embolie oder systemische Hyperperfusion) oder eine hämatologische Erkrankung, die mit einer Hyperkoagulabilität einhergeht.
2. Dem Mechanismus der Ischämie: hämodynamisch, embolisch oder durch eine Mikroangiopathie;
3. Der Zustand des Hirngewebes, der entweder normal sein kann, irreversibel geschädigt oder reversibel geschädigt.
4. Gerinnungsstatus und Blutbild (z. B. Polyglobulie)

Es gibt es *vier verschiedene Therapieprinzipien* für die Sekundärprävention:

1. Eingriffe in das Gerinnungssystem: hier muß unterschieden werden, ob die Ischämie durch einen Plättchenthrombus oder einen Gerinnungsthrombus verursacht war. Handelt es sich um einen Plättchenthrombus, erfolgt die Sekundärprävention mit Plättchenfunktionshemmern wie Acetylsalicylsäure, Ticlopidin, Dipyridamol oder Clopidogrel. Handelt es sich um einen Gerinnungsthrombus, erfolgt die frühe Sekundärprävention mit i. v. Heparin, die spätere mit Dicumarolderivaten (Marcumar®).
2. Reperfusion: diese Behandlungsmethode versucht, durch eine Operation eine hochgradige Stenose zu beseitigen und damit die Perfusion des Gehirns wiederherzustellen;
3. Verbesserung des zerebralen Blutflusses: Bestehen beispielsweise bilaterale Verschlüsse der A. carotis interna, kann es notwendig sein, den Blutdruck anzuheben, um eine ausreichende Perfusion des Gehirns zu gewährleisten.
4. Neuroprotektion: Substanzen wie Hemmer exzitatorischer Aminosäuren, Fänger freier Radikale, Kalzium-Antagonisten und Hemmer der intrazellulären Stickstoffmonooxidproduktion sind bisher in der Sekundärprävention nicht untersucht.

Thrombozytenfunktionshemmer (TFH)
Die Antiplatelet Trialists' Collaboration (1988, 1994***) hat 145 randomisierte Studien zusammengefaßt, bei denen über 100 000 Patienten mit TIA, Schlaganfall, koronarer Herzerkrankung oder AVK der Beine entweder mit Placebo oder Plättchenfunktionshemmern behandelt wurden. Über alle Patienten betrachtet, betrug die Reduktion von Schlaganfällen, Myokardinfarkten und

vaskulärem Tod bei Patienten mit erhöhten Risiko (TIA, Schlaganfall, Myokardinfarkt) etwa 25 %. Die Risikoreduktion war nachweisbar bei Männern und Frauen, Patienten mit und ohne Diabetes mellitus, Patienten mit und ohne Hypertonie und Patienten älter und jünger als 65 Jahre. Im Rahmen der Metaanalyse waren hohe Tagesdosen von Acetylsalicylsäure zwischen 500 und 1 500 mg genauso wirksam wie Tagesdosen zwischen 75 und 325 mg pro Tag.

Einige neuere Studien zeigten, daß Acetylsalicylsäure (ASS) zur Sekundärprävention nach TIA in einer Dosis von 30 mg genauso wirksam ist, wie 300 mg (The Dutch TIA Trial Study Group, 1991***). Die SALT Studie belegte die Wirksamkeit von 75 mg ASS versus Placebo (The SALT Collaborative Group, 1991***) Die UK-TIA Study Group (1991***) fand keinen Unterschied zwischen Tagesdosen von ASS von 300 und 1 200 mg. Allerdings waren die Nebenwirkungen bei 1 200 mg ASS häufiger. In den Vereinigten Staaten und Europa werden sehr unterschiedliche ASS-Dosen benutzt.

Dyken et al. (1992) führten eine kleine Metaanalyse von sechs prospektiven, kontrollierten Studien durch, in denen entweder Acetylsalicylsäure allein oder in Kombination mit Dipyridamol im Vergleich zu Placebo gegeben wurden. Gemeinsame Zielkriterien waren die Prävention von Schlaganfall, Schlaganfall und Tod, Myokardinfarkt und vaskulärem Tod (Bousser et al., 1983; Canadian Cooperative Study Group, 1978; Fields et al., 1977; The ESPS Group, 1987; The SALT Collaborative Group, 1991; UK-TIA Study Group, 1991). Die Tagesdosen der Acetylsalicylsäure schwankten zwischen 1300 und 75 mg am Tag. Die relative Risikoreduktion für Patienten mit transienten ischämischen Attacken oder einem leichten Schlaganfall für die o. g. Endpunkte variierte zwischen 3 % und 42 %. Allerdings waren die Zahlen der eingeschlossenen Patienten extrem variabel. In vielen Studien war die Gruppengröße nicht groß genug, um signifikante Ergebnisse zu erzielen. Eine neuere kleinere Metaanalyse (Algra und van Gijn, 1996) fand keine Überlegenheit höherer ASS-Dosen gegenüber niedrigen.

Bei der zweiten europäischen Schlaganfallpräventionsstudie (ESPS2), die bei über 6 600 Patienten mit TIA (25 %) oder ischämischem Insult (75 %) mit 50 mg ASS pro Tag, 50 mg ASS + 400 mg Dipyridamol, 400 mg Dipyridamol oder Placebo behandelte (ESPS-2 Working Group, 1992***) ergab sich eine ca 18 % Risikominderung bezüglich eines Schlaganfalls für ASS bzw. Dipyridamol allein (Diener et al., 1997***). Für die Kombination betrug die Risikominderung 37 %. Somit konnte das Ergebnis der ersten Europäischen Schlaganfallstudie, die 990 mg ASS plus 220 mg Dipyridamol untersucht hatte repliziert werden (The ESPS Group, 1987). Diese beiden Studien belegen, daß die Kombination von zwei Thrombozytenfunktionshemmern wirksamer ist als ein Thrombozytenfunktionshemmer allein.

Neben der Wirkung müssen auch die Nebenwirkungen von ASS bedacht werden. Die häufigsten Nebenwirkungen sind gastrointestinaler Natur und die schwerwiegensten Blutungen. Die englische (UK-TIA Study Group, 1988) und holländische Studie (The Dutch TIA Trial Study Group, 1991) erlauben einen direkten Vergleich zwischen niedrigeren und höheren ASS-Dosen vorzunehmen (Algra und van Gijn, 1996). In der englischen Studie erlitten 5 % der Patienten, die 1 200 mg ASS erhielten, 3 %, die 300 mg ASS erhielten, und 1 % in der Placebo-Gruppe eine gastrointestinale Blutung. Tödliche Nebenwirkungen wie eine tödliche gastrointestinale Blutung, eine zerebrale Blutung oder eine Blutung aus einem Aortenaneurysma waren bei hohen ASS-Dosen nur unwesentlich häufiger als bei niedrigen. Höhere ASS-Dosierungen führten auch zu mehr Studienabbrüchen wegen Nebenwirkungen. Der Patient, der eine prophylaktische Medikation nicht mehr einnimmt, hat auch keinen entsprechenden Schlaganfallschutz. ESPS und ESPS2 erlauben den direkten Vergleich einer ASS Dosis von 50 mg und von 990 mg. Schwerwiegende Blutungen waren gleich häufig, gastrointestinale Nebenwirkungen waren dosisabhängig (The ESPS Group 1987; Diener et al., 1997).

Ein weiteres Problem ist, daß etwa ein Drittel aller Patienten eine Kontraindikation für ASS haben oder ASS nicht vertragen. Es gibt auch noch keine sicheren Informationen darüber, ob ASS alleine nach einem schweren Schlaganfall prophylaktisch wirksam ist. Eine prophylaktische Wirkung nach abgelaufenem Schlaganfall ist für die Kombination ASS plus Dipyridamol und Ticlopidin belegt.

Vor einigen Jahren wurde als weiterer Thrombozytenfunktionshemmer Ticlopidin in die Sekundärprävention eingeführt. Die kanadisch-amerikanische Ticlopidin-Studie (Gent et al., 1989***) untersuchte Patienten mit schwerem Schlaganfall. Die 1 270 Patienten, die über 3 Jahre nachverfolgt wurden, erhielten entweder 2 × 250 mg Ticlopidin oder Placebo. Die Risikoreduktion bezüglich eines weiteren Schlaganfalls, eines Myokardinfarktes oder eines vaskulären Todes betrug 30 %. In einer Vergleichsstudie mit Acetylsalicylsäure (1 300 mg) bei Patienten mit TIA oder leichtem Schlaganfall war Ticlopidin in den ersten beiden Jahren der Behandlung besser wirksam (Hass et al., 1989***). Die Ereignisraten für Schlaganfall, Myokardinfarkt oder vaskulären Tod betrugen 17 % für Ticlopidin und 19 % für Acetylsalicylsäure. Die kumulative Inzidenz der Primärereignisse im ersten Jahr waren 8,7 % für ASS und 5,4 % für Ticlopidin. Dies bedeutet eine relative Risikominderung von 38 % zugunsten von Ticlopidin. Im vierten Jahr der Studie war die kumulative Inzidenz vaskulärer Zielereignisse 22,8 % für ASS und 23,3 % für Ticlopidin. In der kanadisch-amerikanischen Ticlopidin-Studie fand sich in der explanatorischen Analyse eine relative Risikominderung gegenüber Placebo von 30 % für die Zielparameter Schlaganfall, Myokardinfarkt und vaskulärer

Tod. In der Intention-to-treat-Analyse war die Risikoanalyse allerdings nur noch 23 % und ist damit vergleichbar mit den Ergebnissen der Acetylsalicylsäure, wie sie in der Antiplatelet Trialists' Collaboration, 1988 beschrieben wurde.

Zusätzlich müssen allerdings die unterschiedlichen Nebenwirkungen von ASS und Ticlopidin betrachtet werden. ASS führte häufiger zu gastrointestinalen Nebenwirkungen, auch zu Magen/Darm-Geschwüren und gastrointestinalen Blutungen. Ticlopidin führt häufiger zu Hautausschlägen und zu Durchfall. Eine schwerwiegende Nebenwirkung von Ticlopidin ist allerdings die Neutropenie, die bei 0,5–1 % aller behandelten Patienten innerhalb der ersten 3 Monate auftreten kann. In dieser Phase müssen alle 10 Tage Blutbildkontrollen erfolgen.

Der Ticlopidin Nachfolger Clopidogrel wurde in einer Dosis von 75 mg in der CAPRIE-Studie gegen 325 mg ASS untersucht. Es wurden über 19 000 Patienten mit Schlaganfall, Myokardinfarkt oder AVK der Beine eingeschlossen (CAPRIE Steering Committee, 1996***).

Insgesamt traten 2800 Zielereignisse auf. Darunter waren 976 nicht tödliche ischämische Infarkte, 556 Myokardinfarkte, 38 nicht tödliche intrazerebrale Blutungen und 39 Beinamputationen. Insgesamt kam es zu 79 tödlichen ischämischen Infarkten, zu 128 tödlichen Myokardinfarkten, zu 50 Todesfällen im Rahmen von zerebralen Blutungen, zu 521 Todesfällen auf vaskulärer Basis und 353 anderen Todesfällen. Für das Hauptzielkriterium, nämlich einen kombinierten Endpunkt aus ischämischem Infarkt, Myokardinfarkt oder vaskulärem Tod betrug die relative Risikominderung zugunsten von Clopidogrel 8,7 %. Insgesamt traten 939 Zielereignisse in der Clopidogrel-Gruppe (5,32 %) und 1021 Zielereignisse in der ASS-Gruppe auf (5,83 %). Betrachtet man die Untergruppen, für deren Analyse die Studie allerdings primär nicht angelegt war, kam es zu einer relativen Risikoreduktion bezüglich des Zielkriteriums Schlaganfall um 7,3 % zugunsten von Clopidogrel, beim Myokardinfarkt um eine Risikoreduktion von 3,7 % zugunsten von Acetylsalicylsäure (beide nicht signifikant) und zu seiner signifikanten relativen Risikominderung von 23,8 % bei den Patienten mit peripherer Verschlußkrankheit der Beine (signifikant). Es gab keine Hinweise auf eine erhöhte Neutropenie-Rate oder einen signifikanten Abfall der Thrombozyten unter ASS oder Clopidogrel.

Leider wurde bei allen bisherigen Studien zum Einsatz von Thrombozytenfunktionshemmern in der Schlaganfallprävention der eigentliche Mechanismus, der zur TIA und zum Schlaganfall geführt hatte (Plättchenthrombus, Gerinnungsthrombus, hämodynamische Ursache), nicht berücksichtigt.

Antikoagulantien

Die europäische Atrial Fibrillation-Studie (EAFT Study Group, 1993***) rekrutierte 1 007 Patienten, die bei einer vermuteten kardialen Emboliequelle eine TIA oder einen leichten Schlaganfall erlitten hatten. Die Patienten wurden antikoaguliert oder mit 300 mg ASS oder Placebo behandelt. Die Antikoagulation führte zu einer 48 %igen Reduktion der Zielereignisse wie vaskulärer Tod, Schlaganfall, Myokardinfarkt oder systemische Embolie. ASS allein resultierte in einer Risikoreduktion von 22 %.

Theoretisch müßten bei Patienten mit höchstgradigen Karotisstenosen in der Sekundärprävention Antikoagulantien besser wirksam sein als Acetylsalicylsäure, wobei kontrollierte Studien zu dieser Fragestellung leider nicht vorliegen. Praktikabel wäre in diesem Fall eine Antikoagulation nach einer TIA oder einem leichten Schlaganfall für 6–12 Wochen und dann Umsetzung auf Thrombozytenfunktionshemmer. Auch bei Patienten mit hochgradigen Basilarisstenosen oder Stenosen der A. cerebri media sollte eine Antikoagulation theoretisch wirksamer sein, als die Gabe von Thrombozytenfunktionshemmern.

Karotisoperation

Mit Hilfe der Karotisoperation soll ein akuter Gefäßverschluß mit Insult vermieden werden und die potentielle Emboliequelle beseitigt werden. Zwei große Studien in den Vereinigten Staaten und Europa zeigten, daß die Karotisoperation bei einer über 70 %igen Karotisstenose bei Patienten mit TIA oder leichtem Schlaganfall in der Kombination mit Acetylsalicylsäure einer rein medikamentösen Therapie überlegen ist (European Carotid Surgery Trialists' Collaborative Group, 1991*** [ECST], North American Symptomatic Carotid Endarterectomy Trial Collaborators, 1991***; [NASCET], **Tab. D 1.8**). Die Operation einer Stenose mit einer Lumeneinengung von weniger als 70 % ist nicht prophylaktisch wirksam (European Carotid Surgery Trialists Collaborative Group, 1996***). In der NASCET-Studie wurden Patien-

Tab. D 1.8: Ergebnisse und Daten der NASCET und ECST Studien

	ECST	NASCET
Patienten n	778	659
randomisiert zur Operation	455	328
randomisiert keine Op (konservativ)	323	331
Schlaganfallhäufigkeit am Ende der Studie (konservativ) (%)	21,9	27,6
Op-Risiko (1 Monat, %)	7,5	5,8
Schlaganfallhäufigkeit am Ende der Studie (Operation) (%)	12,3	12,6
Risikoreduktion zugunsten der Op (%)	44	54

ten, die innerhalb der vorausgegangenen 120 Tage eine TIA oder einem leichten Schlaganfall erlitten hatten mit 1 300 mg ASS pro Tag behandelt und die Hälfte zusätzlich operiert. Die relative Risikoreduktion für die operierten Patienten betrug 65 %. Dieselben Ergebnisse wurden in der ECST-Studie erzielt, wenn die Karotisstenose nach denselben Kriterien gemessen wurde. Die 30-Tage-Komplikationsrate bezüglich der Operation betrug für Schlaganfälle und Todesfälle 5,8 % und für schwere Schlaganfälle und Tod 2,1 %. Prognostische Faktoren, die für die Operation sprechen sind darüberhinaus: hochgradige Stenosen (90–99 %) im Vergleich zu leichteren Stenosen (70–79 %), höhergradige Stenosen mit Ulzeration und hemisphärische TIAs im Vergleich zu retinalen TIAs (Barnett und Meldrum, 1994; Barnett et al., 1995). Der computertomographische Nachweis einer stummen zerebralen Ischämie bei Patienten mit TIA oder der Nachweis eines intraarteriellen Thrombus in der Angiographie geht mit einem erhöhten Schlaganfallrisiko einher, das allerdings in diesem Fall durch die Operation nicht gemindert wird.

Karotisoperation bei Patienten vor geplanter großer Operation

Die bisher durchgeführten, meist retrospektiven Studien ergeben keinen eindeutigen Hinweis darauf, daß bei Patienten mit asymptomatischen Karotisstenosen während großer operativer Eingriffe (aortocoronarer Venen-Bypass, Operation eines Bauchaortenaneurysmas, Y-Bypass) ein erhöhtes Schlaganfallrisiko intraoperativ besteht. Dies liegt daran, daß die meisten Schlaganfälle im Rahmen einer Herzoperation embolischer und nicht hämodynamischer Natur sind. Eine Studie (Gerraty et al., 1993⋆⋆) zeigte allerdings, daß Patienten mit symptomatischen Karotisstenosen, d. h. solchen, die TIAs oder einen leichten Schlaganfall hatten, ein deutlich erhöhtes Schlaganfallrisiko haben und daß in diesem Fall eine Operation der Karotisstenose indiziert ist. Wahrscheinlich ist es in diesen Fällen sinnvoll, die Herzoperation und die Operation an den Karotiden zeitgleich vorzunehmen und sogar – wenn möglich – in Hypothermie, da Hypothermie einen protektiven Effekt bei zerebraler Ischämie hat.

Angioplastie

Die perkutane transluminale Angioplastie ist ein in der Zwischenzeit etabliertes Verfahren zur Behandlung der koronaren Herzkrankheit und peripherer arterieller Stenosen. In der Zwischenzeit liegen erste Erfahrungen mit der Angioplastie bei Patienten mit nicht operablen Karotisstenosen vor (Eckert et al., 1996⋆⋆). Die Komplikationsquoten entsprechen denen der Karotisendarterektomie. Diese experimentelle Methode sollte allerdings im Moment nur im Rahmen kontrollierter Studienprotokolle durchgeführt werden (Kachel et al., 1991; Brown, 1992). Die Restenoserate nach erfolgreicher Angioplastie über einen längeren Zeitraum ist ebenfalls noch nicht bekannt. Durch den Einsatz von STENT Implantaten lassen sich Restenosen wahrscheinlich vermeiden. Hierzu liegen aber noch keine Langzeitstudien vor. Die Angioplastie einer hochgradigen Subclaviastenose bei einem klinisch symptomatischen Subclavian-Steal-Syndrom ist allerdings eine etablierte Methode mit geringem Risko.

D 1.4.3. Pragmatische Therapie (Tab. D 1.9)

Konservative Therapie

Bei Patienten mit TIA, leichtem Schlaganfall oder abgelaufenem Schlaganfall sollte die Sekundärprävention mit Acetylsalicylsäure in Tagesdosen zwischen 100 und 300 mg erfolgen. Bei Patienten mit Karotisstenosen < 70 % sollte der Befund alle 6 Monate im Ultraschall kontrolliert werden, und die Patienten sollten darüber aufgeklärt werden, wie ein beginnender Schlaganfall aussehen könnte. Mikroverkapseltes oder gepuffertes Aspirin ist besser verträglich als normales Aspirin. Bei Patienten, die Acetylsalicylsäure nicht tolerieren oder bei denen Kontraindikationen bestehen (Allergie, Asthma, gastrointestinale Nebenwirkungen) kommen Ticlopidin in einer Dosis von 2 × 250 mg oder Dipyridamol (400 mg/Tag) zum Einsatz. Während der ersten drei Monate der Ticlopidinbehandlung müssen wegen der Neutropeniegefahr alle 10 Tage Blutbildkontrollen durchgeführt werden. Kommt es unter Acetylsalicylsäure zu weiteren TIAs oder einem Schlaganfall, erfolgt die weitere Sekundärprophylaxe entweder mit höheren Dosen Aspirin (900–1 500 mg/die), Ticlopidin (2 × 250 mg), ASS plus Dipyridamol (z. B. 50 mg ASS plus 400 mg Dipyridamol) oder Clopidogrel (1 × 75 mg).

Dauer der medikamentösen Prophylaxe: Langzeitstudien, die einen Zeitraum von mehr als 5 Jahren umfassen, liegen bisher nicht vor. Solange keine Kontraindikationen bestehen, sollte eine medikamentöse Prophylaxe mit Thrombozytenfunktionshemmern oder Antikoagulantien lebenslang erfolgen. Allerdings muß bei älteren Menschen dann in regelmäßigen Zeitabständen das Nutzen-Risiko-Verhältnis überprüft werden.

Chirurgische Prophylaxe

Eine Karotisendarterektomie ist indiziert bei Patienten mit einer Karotisstenose über 70 % und dazu passenden Symptomen einer TIA oder eines leichten Schlaganfalls. Voraussetzung sind eine Angiographie mit niedriger Komplikationsrate (Hankey et al., 1990), ein Operateur mit einer geringen Komplikationsrate (perioperative Morbidität < 6 %, Mortalität < 1 %) und ein Zeitintervall zwischen der Ischämie und der Operation von unter 6 Monaten. Patienten mit hemisphärischen TIAs, multiplen vaskulären Risikofaktoren und einer höchstgradigen Karotisstenose profitieren am meisten von der operativen Prophylaxe. Das Operationsrisiko ist deutlich erhöht bei Patienten mit einer ausgeprägten koronaren Herzerkrankung, einer zusätzlichen Stenose intrakranieller Arterien, einer hochgradigen Stenose oder einem völligen Verschluß der gegenseitigen Karotis und bei Vorliegen eines intraluminalen Thrombus. Isolierter Schwindel, Gedächtnisstörungen oder Synkopen sind nicht als Symptome einer Karotisstenose anzusehen und stellen keine Indikation für eine Karotisoperation dar. Alle operierten Patienten sollten nach der Operation mit Thrombozytenaggregationshemmern behandelt werden.

Subclavian-Steal-Syndrom
Bei Patienten mit einem Subclavian-Steal-Syndrom ist in der Regel keine Behandlung notwendig. Die Symptome entstehen hämodynamisch und nicht thromboembolisch. Bei Patienten, bei denen allerdings rezidivierende Ischämieschmerzen im Arm bestehen, besteht die Indikation für einen Carotis communis Subclavia-Bypass oder eine intraluminale Ballondilatation.

TIA im vertebrobasilären Stromgebiet
Kontrollierte randomisierte Therapiestudien zur Sekundärprävention bei Patienten mit TIAs oder leichtem Schlaganfall im Bereich der hinteren Schädelgrube gibt es nicht. Diese Patienten sollten mit Thrombozytenfunktionshemmern behandelt werden. Liegt eine hochgradige Vertebralis- oder Basilarisstenose vor, sollten die Patienten antikoaguliert werden.

Antikoagulation
Antikoagulantien kommen zum Einsatz bei nachgewiesener kardialer Emboliequelle oder bei Patienten, bei denen weitere TIAs auftreten trotz einer Behandlung mit Acetylsalicylsäure und Ticlopidin. Der Quickwert sollte zwischen 15 und 30 % liegen, entsprechend einer INR von 2–4.

Obsolet
Nicht indiziert ist die Gabe von Substanzen, von denen behauptet wird, daß sie die zerebrale Perfusion oder den Hirnstoffwechsel verbessern würden.

Prävention nach schwerem Schlaganfall
Leider gibt es nur sehr wenige Studien zur Sekundärprävention nach einem Schlaganfall, der ausgeprägte neurologische Defizite hinterlassen hat. Eine Studie mit relativ kleinen Patientenzahlen fand keine eindeutige Wirkung der Acetylsalicylsäure bei diesen Patienten (A Swedish Cooperative Study, 1987). Andere Studien, die eine Kombination von ASS mit Dipyridamol verwendeten konnten einen protektiven Effekt nachweisen (Bousser et al., 1983, The ESPS Group, 1987). Zweifelsfrei ist allerdings, daß Ticlopidin bei diesen Patienten in einer Dosis von 2 × 250 mg wirksam ist.

Tab. D 1.9: Sekundärprävention nach TIA und leichtem Schlaganfall, Acetylsalicylsäure = ASS, DP = Dipyridamol

Bedingung	Sekundärprävention
Doppler normal oder Stenose < 70 %	ASS 100–300 mg (A)
Stenose der A.carotis interna > 70 %	Endarterektomie + ASS (A)
Kardiale Emboliequelle	Antikoagulation Quick 15–30 % INR 2–4 (B)
Kontraindikation für ASS	Ticlopidin 2 × 250 mg (C) Dipyridamol 400 mg (C)
weitere TIA trotz ASS	- ASS 900–1 500 mg (C) - Ticlopidin 2 × 250 mg (C) - ASS (50–100 mg) plus Dipyridamol (400 mg) (C) - Clopidogrel (75 mg) (C)

(A) = Therapieempfehlung stützt sich auf randomisierte Studie oder Metaanalyse; (B) = Therapieempfehlung stützt sich auf eine randomiserte Studie (C) = empirische Therapieempfehlung

D 1.5. Subkortikale arteriosklerotische Enzephalopathie

Klinische Symptome
Das mittlere Alter bei Beginn der Symptomatik ist 57 Jahre und reicht von 40 bis 78 Jahren. Männer und Frauen sind gleichhäufig betroffen. Das häufigste Symptom ist die Demenz. Zusätzliche Symptome sind eine Gangapraxie mit einem kleinschrittigen Gang, Pseudobulbärparalyse und neurogene Blasenfunktionsstörung. Die Prävalenz in einer Bevölkerung von über 50jährigen ist 3,8–6,7 %. Nimmt man das Computertomogramm als Kriterium mit seinen periventrikulären Dichteminderungen und lakunären Infarkten, liegt die Prävalenz zwischen 1,6 und 8,6 %. Ein typischer Risikofaktor ist die arterielle Hypertonie (Fisher, 1989).

Verlauf
Das Syndrom beginnt bei etwa einem Drittel der Fälle schlagartig mit einem lakunären Infarkt. Bei etwa 40–50 % kommt es zu einer langsamen Entwicklung mit Fortschreiten der Symptome. Bei 14 % sind die weiteren Verschlechterungen ausschließlich durch weitere lakunäre Infarkte bedingt.

Therapeutische Prinzipien
Die exakte Pathophysiologie der subkortikalen arteriosklerotischen Enzephalopathie ist nicht bekannt. Bei der neuropathologischen Untersuchung

findet sich eine diffuse Demyelinisierung und ein Untergang glialer Zellen und Axone in den Gebieten, in denen im CT auch eine verminderte Dichte periventrikulär zu sehen ist. 92 % der Patienten haben eine Arteriosklerose oder Hyalinose der kleinen penetrierenden Hirnarterien. Theoretisch könnten zentral wirksame Kalzium-Antagonisten zur Behandlung der begleitenden vaskulären Demenz wirksam sein. Kontrollierte Studien in dieser Population wurden bisher nicht durchgeführt. Es ist auch ungeklärt, ob Patienten mit subkortikaler arteriosklerotischer Enzephalopathie von einer Sekundärprävention mit Thrombozytenfunktionshemmern profitieren.
Bei einigen Patienten mit subkortikaler arteriosklerotischer Enzephalopathie wurden eine erhöhte Blutviskosität und ein erhöhtes Fibrinogen gefunden (Schneider et al., 1987). Eine erhöhte Blutviskosität würde in diesem Fall zu einem verminderten Blutfluß in den bereits veränderten Blutgefäßen führen. Theoretisch müßte eine Reduktion des Hämatokrit und von Fibrinogen zu einer Blutflußverbesserung führen. Dies würde bisher nicht systematisch untersucht.

Pragmatische Therapie
Behandlung der Hypertonie, Behandlung aller vaskulären Risikofaktoren, bei Auftreten lakunärer Infarkte Sekundärprävention mit Acetylsalicylsäure.

Obsolet
Medikamente zur Verbesserung der Hirnperfusion, L-Dopa und andere Medikamente zur Behandlung des Morbus Parkinson.

D 1.6. Hypertensive Enzephalopathie

Klinische Symptome
Eine akute hypertensive Enzephalopathie findet sich fast nur bei Patienten mit einer lange bestehenden Hypertonie, bei denen die medikamentöse Therapie abgesetzt wird. Im Vordergrund der klinischen Symptomatik stehen ausgeprägte Kopfschmerzen, eine zunehmende Bewußtseinsstörung, Stauungspapillen, epileptische Anfälle und wechselnd ausgeprägte neurologische Herdsymptome. Ab einem diastolischen Blutdruck von 130 mm Hg nimmt die Störung der Bewußtseinslage zu.

Verlauf
Ohne Behandlung entwickelt sich ein malignes Hirnödem, das zum Tode führen kann.

Therapeutische Prinzipien
Der erhöhte Blutdruck muß gesenkt werden.

Pragmatische Therapie
Nifedipin 25 mg sublingual wirkt rasch, der therapeutische Effekt dauert 1–3 Stunden. Zu diesem Zeitpunkt muß dann eine weiterführende antihypertensive Therapie begonnen worden sein. Ist die Gabe von Nifedipin nicht ausreichend, kommt Clonidin mit einer Dosis von 0,15 i. v. zum Einsatz. Zu Beginn der Gabe kann es zu einem kurzfristigen Blutdruckanstieg kommen.
Wenn beide Medikamente unwirksam sind, können das Diuretikum Dihydralacin 6,5–25 mg i. v. oder Natriumnitroprussid 10–500 μg/min über Perfusor gegeben werden.

Nicht empfohlene Therapie
Orale Gabe von Antihypertensiva mit langsamem Wirkungseintritt wie Betablocker oder ACE-Hemmern.

Literatur

A Swedish Cooperative Study (1987) High-dose acetylsalilylic acid after cerebral infarction. Stroke 18: 325–334

Abbott RD, Yin Y, Reed DM, Yano K (1986) Risk of stroke in male cigarette smokers. 315: 717–720

Abbott RD, Donahue RP, MacMahon SW, Reed DM, Yano K (1987) Diabetes and the risk of stroke. The Honolulu Heart Program. J Amer Med Assoc 257: 949–952

Adams HP, Brott TG, Crowell RM, Furlan A, Gomez CR, Grotta J, Helgason CM, Marler JR, Woolson RF, Zivin JA, Feinberg W, Mayberg M (1994) Guidelines for the management of patients with acute ischemic stroke. [A] statement for healthcare professionals. Circulation 90: 1588–1601

Algra A, van Gijn J (1996) Aspirin at any dose above 30 mg offers only modest protection after cerebral ischaemia. J Neurol Neurosurg Psychiatry 60: 197–199

Ancrod Group (1994) Ancrod for the treatment of acute ischemic brain infarction. Stroke 25: 1755–1759

Antiplatelet Trialists' Collaboration (1988) Secondary prevention of vascular disease by prolonged antiplatelet treatment. Brit Med J 296: 320–331

Antiplatelet Trialists' Collaboration (1994) Collaborative overview of randomised trials of antiplatelet therapy - I: Prevention of death, myocardial infarction, and stroke by prolonged antiplatelet therapy in various categories of patients. Brit Med J 308: 81–106

Argentino C, Sacchetti ML, Toni D, Savoni G, D'Arcangelo E, Erminio F, Federico F, Ferro Milone F, Gallai V, Gambi D, Mamoli A, Ottonello GA, Ponari O, Rebucci G, Senin V, Fieschi C (1989) GM1 ganglioside therapy in acute ischemic stroke. Stroke 20: 1143–1149

Asplund K (1991) Hemodilution in acute stroke. Cerebrovasc Dis 1 Suppl 1: 129–138

Atkins D, Psaty BM, Koepsell TD, Longstreth WT, Larson EB (1993) Cholesterol reduction and the risk of stroke in men. A meta-analysis of randomized, controlled trials. Ann Int Med 119: 136–145

Atrial Fibrillation Investigators (1994) Risk factors for stroke and efficacy of antithrombotic therapy in atrial fibrillation: analysis of pooled data from five randomized controlled trials. Arch Intern Med 154: 1449–1457

Azzimondi G, Bassein L, Nonino F, Fiorani L, Vignatelli L, Re G, D'Alessandro R (1995) Fever in acute stroke worsens prognosis. Stroke 26: 2040–2043

Barnett H, Meldrum H (1994) Status of carotid endarterectomy. Curr Opinion Neurology 7: 54–59

Barnett HJM, Eliasziw M, Meldrum HE (1995) Drugs and surgery in the prevention of ischemic stroke. N Engl J Med 332: 238–248

Battistin L, Cesari A, Galligioni F, Marin G, Massarotti M, Paccagnella D, Pellegrini A, Testa G (1985) Effects of GM1 ganglioside in cerebrovascular diseases: a double-blind trial in 40 cases. Europ Neurol 24: 343–351

Bayer AJ, Pathy MS, Newcombe R (1987) Double-blind randomised trial of intravenous gylcerol in acute stroke. Lancet i: 405–407

Blauw GJ, Lagaay AM, Smelt AHM, Westendrop RGJ (1997) Stroke, statins, and cholesterol. A meta-analysis of randomized, placebocontrolled, double-blind trials with HMG-CoA reductase inhibitors. Stroke 28: 946–950

Bockenheimer S, Reinhuber F, Mohs C (1991) Intraarterielle Thrombolyse hirnversorgender Gefäße. Radiologe 31: 210–215

Bogousslavsky J, Despland PA, Regli F (1986) Asymptomatic tight stenosis of the internal carotid artery: long-term prognosis. Neurology 36: 861–863

Bogousslavsky J, Regli F, Zumstein V, Köbberling W (1990) Double-blind study of nimodipine in non-severe stroke. Eur Neurol 30: 23–26

Bogousslavsky J, Cachin C, Regli F, Despland P-A, Van Melle G, Kappenberger L (1991) Cardiac source of embolism and cerebral infarction – clinical consequences and vascular concomitants: the Lausanne stroke registry. Neurology 41: 855–859

Bousser MG, Eschwege E, Haguenau M, Lefaucconier JM, Thibult N, Touboul D, Touboul PJ (1983) »A.I.C.L.A.« controlled trial of aspirin and dipyridamole in the secondary prevention of atherothrombotic cerebral ischemia. Stroke 13: 5–14

Bronner LL, Kanter DS, Manson JE (1995) Primary prevention of stroke. N Engl J Med 333: 1392–1400

Brott TG, Haley EC, Levy DE, Barasan W, Broderick J, Sheppard GL, Spilker J, Kongable GL, Massey S, Reed R, Marler JR (1992) Urgent therapy for stroke. Part I. Pilot study of tissue plasminogen activator administered within 90 minutes. Stroke 23: 632–640

Brown MM (1992) Surgery, angioplasty, and interventional neuroradiology. Curr Opinion Neurol Neurosurg 6: 66–73

Busse O, Laun A (1988) Therapie des raumfordernden Kleinhirninfarktes. Akt Neurologie 15: 6–8

Camargo CA (1989) Moderate alcohol consumption and stroke. The epidemiologic evidence. Stroke 20: 1611–1626

Canadian Cooperative Study Group (1978) A randomized trial of aspirin and sulfinpyrazone in threatened stroke. N Engl J Med 299: 53–59

Caplan LR (1989) Intracranial branch atheromatous disease. Neurology 39: 1246–1250

Caplan LR (1991) Point of view of birds and nests and brain emboli. Rev Neurol 147: 265–273

Caplan LR (1993 a) Brain embolism, revisited. Neurology 43: 1281–1287

Caplan LR (1993 b) Stroke. A clinical approach. 2nd Ed. Butterworth-Heinemann, Boston

Caplan LR (1994) Thrombosis and cerebrovascular disease: then, now and tomorrow. In: Kessler C, Rosengart A (Hrsg.) Hemostasis and stroke. CRC Press. Boca Raton, 1–15

CAPRIE Steering Committee (1996) A randomised, blinded, trial of clopidogrel versus aspirin in patients at risk of ischaemic events (CAPRIE). Lancet 348: 1329–1339

CAST (Chinese Acute Stroke Trial) Collaborative Group (1997) CAST: randomised placebo-controlled trial of early aspirin use in 20 000 patients with acute ischaemic stroke. Lancet 345: 1641–1649

Cerebral Embolism Task Force (1989) Cardiogenic brain embolism. Arch Neurol 46: 727–743

Chopp M, Zhang RL, Chen H, Li Y, Jiang N, Rusche JR (1994) Postischemic administration of an anti-mac-1 antibody reduces ischemic cell damage after transient middle cerebral artery occlusion in rats. Stroke 25: 869–876

Colditz G, Bonita R, Stampfer W, Willett W, Rosner B, Speizer F, Hennekens C (1988) Cigarette smoking and risk of stroke in middle-aged women. N Engl J Med 318: 937–941

Collins R, Peto R, MacMahon S, Hebert P, Fiebach NH, Eberlein KA, Godwin J, Qizilbash N, Taylor JO, Hennekens CH (1990) Blood pressure, stroke and coronary heart disease. Part 2, short-term reductions in blood pressure: overview of randomized drug trials in their epidemiological context. Lancet 335: 827–838

Conolly SJ, Laupacis A, Gent M, Roberts RS, Cairns JA, Joyner C (1991) Canadian atrial fibrillation anticoagulation (CAFA) study. JACC 18: 349–355

Côté R, Battista RN, Abrahamowicz M, Langlois Y, Bourque F, Mackey A (1995) Lack of effect of aspirin in asymptomatic patients with carotid bruits and substantial carotid narrowing. Ann Intern Med 123: 649–655

Dal Bianco P, Zeiler K, Auff E, Baumgartner C, Holzner F, Deecke L (1988) Zigarettenkonsum und Schlaganfall. Akt Neurol 15: 15–21

Dahlöf B, Lindholm LH, Hansson L, Schersten B, Ekbom T, Wester P-O (1991) Morbidity and mortalitiy in the Swedish trial in old patients with hypertension (STOP-hypertension). Lancet 338: 1281–1285

Davidson NE (1995) Hormone-replacement therapy – breast versus heart versus bone. N Engl J Med 332: 1638–1639

Davis PH, Dambrosia JM, Schoenberg BS, Schoenberg DG, Pritchard DA, Lilienfeld AM, Whisnant JP (1987) Risk factors for ischemic stroke: a prospective study in Rochester, Minnesota. Ann Neurol 22: 319–327

Davis S, Albers GW, Diener HC, Lees KR, Norris J (1997) Termination of acute stroke studies involving selfotel treatment. Lancet 349: 32

Diener HC, Hacke W (1996) Thrombolyse beim Schlaganfall. Internist 37: 613–618

Diener HC, Cuhna L, Forbes C, Sivenius J, Smets P, Lowenthal A (1996) European Stroke Prevention Study 2. Dipyridamole and acetylsalicylic acid in the secondary prevention of stroke. J Neurol Sci 143: 1–13

Diener HC, Hacke W, Hennerici M, Radberg J, Hantson L, De Keyser J (1996) Lubeluzole in acute ischemic stroke. Stroke 27: 76–81

Donnan G, Hommel M, Davis S, McNeill J (1994) Streptokinase in acute ischemic stroke. Lancet 346: 56

Donnan GA, Davis SM, Chambers BR, Gates PC, Hankey GJ, McNeil JJ, Rosen D, Stewart-Wynne EG, Tuck RR (1995) Trials of streptokinase in severe acute ischaemic stroke. Lancet 345: 578–579

Dyken ML, Barnett HJM, Easton JD, Fields WS, Fuster V, Hachsinski V, Norris JW, Sherman DG (1992) Low-dose aspirin and stroke: »It aint necessarily so«. Stroke 23: 1395-1399

EAFT Group (1993) Secondary prevention in non-rheumatic atrial fibrillation after transient ischaemic attack or minor stroke. Lancet 342: 1255-1262

Easton JD, Wilterdink JL (1994) Carotid endarterectomy: Trials and tribulations. Ann Neurol 35: 5-17

Eckert B, Zanella FE, Thie A, Steinmetz J, Zeumer H (1996) Angioplasty of the internal carotid artery: results, complications and follow-up in 61 cases. Cerebrovasc Dis 6: 97-105

ESPS-2 Working Group (1992) Second European stroke prevention study. J Neurol 239: 299-301

European Carotid Surgery Trialists' Collaborative Group (1991) MRC European carotid surgery trial: interim results for symptomatic patients with severe carotid stenosis and with mild carotid stenosis. Lancet 337: 1235-1243

European Carotid Surgery Trialists Collaborative Group (1996) Endarterectomy for moderate symptomatic carotid stenosis: interim results from the MRC European carotid surgery trial. Lancet 347: 1591-1593

Executive Committee for the Asymptomatic Carotid Atherosclerosis Study (1995) Endarterectomy for asymptomatic carotid artery stenosis. JAMA 273: 1421-1428

Ezekowitz MD, Bridgers SL, James KE, for the SPINAF Investiagtors (1991) Interim analysis of the VA cooperative study: stroke prevention in nonrheumatic atrial fibrillation. Circulation 84, Suppl II: 450

Ezekowitz MA, Bridgers SL, James KE, Carliner NH, Colling CL, Gornick CG, Krause-Steinrauf H, Kurtzke JF, Nazarian SM, Radford MJ, Rickles FR, Shabetai R, Deykin D (1992) Warfarin in the prevention of stroke associated with nonrheumatic atrial fibrillation. N Engl J Med 327: 1406-1412

Fawer R, Justafré JC, Berger JP, Schelling JL (1978) Intravenous glycerol in cerebral infarction: a controlled 4-month-trial. Stroke 9: 484-486

Feinberg WM (1996) Primary and secondary prevention. Curr Opinion Neurol 9: 46-52

Feinberg WM, Blackshear JL, Laupacis A, Kronmal R, Hart RG (1995) Prevalence, age distribution, and gender of patients with atrial fibrillation. Analysis and implications. Arch Int Med 155: 469-473

Feinberg WM, on behalf of the SPAF Investigators (1994) Warfarin vs aspirin in atrial fibrillation: SPAF II study results. Stroke 25: 30

Fields WS, Lemak NA, Frankowski RF, Hardy RJ (1977) Controlled trial of aspirin in cerebral ischemia. Stroke 8: 301-316

Finucane FF, Madans JH, Bush TL, Wolf PH, Kleinman JC (1993) Decreased risk of stroke among postmenopausal hormone users. Arch Int Med 153: 73-79

Fisher CM (1989) Binswanger's encephalopathy: a review. J Neurol 236: 65-79

Flegel KM, Shipley MJ, Rose G (1987) Risk of stroke in non-rheumatic atrial fibrillation. Lancet i: 526-529

Freitag H-J, Becker V, Thie A, Tilsner V, Philapitsch A, Schwarz HP, Webhof U, Müller A, Zeumer H (1996) Lys-plasminogen as an adjunct to local intra-arterial fibrinolysis for carotid territory stroke. Laboratory and clinical findings. Neuroradiology 38: 181-185

Fritzh G, Werner I (1975) The effect of glycerol infusion in acute cererbral infarction. Acta Med Scand 198: 287-289

Gelmers HJ (1975) Effect of glycerol treatment on the natural history of acute cererbral infarction. Clin Neurol Neurosurg 4: 277-282

Gelmers HJ, Gorter K, De Weerdt CJ, Wieze HJA (1988) A controlled trial of nimodipine in acute ischemic stroke. N Engl J Med 318: 203-207

Gent M, Blakely JA, Easton JD, Ellis DJ, Hachinski VC, Harbison JW, Panak E, Roberts RS, Sicurella J, Turpie AGG (1989) The Canadian American ticlopidine study (CATS) in thromboembolic stroke. Lancet i: 1215-1220

Gerraty RP, Gates PC, Doyle JC (1993) Carotid stenosis and perioperative stroke risk in symptomatic and asymptomatic patients undergoing vascular or coronary surgery. Stroke 24: 1115-1118

Goslinga H, Eijzenbach V, Heuvelmans JHA, van der Laan de Vries E, Melis VMJ, Schmid-Schönbein H, Bezemer PD (1992) Custom-tailored hemodilution with albumin and crystalloids in acute ischemic stroke. Stroke 23: 181-188

Hachinski V, Graffagnino C, Beaudry M, Bernier G, Buck C, Donner A, Spence D, Doig G, Wolfe B (1996) Lipids and stroke. Arch Neurol 53: 303-308

Hacke W, Zeumer H, Ferbert A, Brückmann H, del Zoppo GJ (1988) Intrarterial thrombolytic therapy improves outcome in patients with acute vertebrobasilar occlusive disease. Stroke 19: 1216-1222

Hacke W, Kaste M, Fieschi C, Toni D, Lesaffre E, Kummer von R, Boysen G, Bluhmki E, Höxter G, Mahagne M, Hennerici M (1995) Intravenous thrombolysis with recombinant tissue plasminogen activator for acute hemispheric stroke. JAMA 274: 1017-1025

Hacke W, Schwab S, Horn M, Spranger M, DeGeorgia M, Von Kummer R (1996) ›Malignant‹ middle cerebral artery territory infarction. Arch Neurol 53: 309-315

Häussler B (1996) Epidemiologie des Schlaganfalls. In: Mäurer HC, Diener HC (Hrsg.) Der Schlaganfall. Thieme. Stuttgart, 1-25

Häussler B, Diener HC (1996) Risikofaktoren des Schlaganfalls. In: Mäurer HC, Diener HC (Hrsg.) Der Schlaganfall. Thieme. Stuttgart, 26-34

Haley EC, Levy DE, Brott TG, Sheppard GL, Wong MCW, Kongable GL, Torner JC, Marler JR (1992) Urgent therapy for stroke. Part II. Pilot study of tissue plasminogen activator administered 91-180 minutes from onset. Stroke 23: 641-645

Hankey GJ, Warlow CP, Molyneux AJ (1990) Complications of cerebral angiography for patients with mild carotid territory ischemia being considered for carotid endarterectomy. J Neurol, Neurosurg, Psychiatry 53: 542-548

Hankey GJ, Slattery JM, Warlow CP (1991) The prognosis of hospital-referred transient ischaemic attacks. J Neurol Neurosurg Psychiatr 54: 793-802

Hass WK, Easton JD, Adams HP, Pryse-Phillips W, Molony BA, Anderson S, Kamm B (1989 A) randomized trial comparing ticlopidine hydrochloride with aspirin for the prevention of stroke. N Engl J Med 321: 501-507

Hennerici M, Hülsbömer H-B, Hefter H, Lammerts D, Rautenberg W (1987) Natural history of asymptomatic extracranial arterial disease. Results of a long-term prospective study. Brain 110: 777-791

Hennerici M, Krämer G, North PM, Schmitz H, Tettenborn D (1994) Nimodipine in the treatment of acute MCA ischemic stroke. Cerebrovasc Dis 4: 189-193

Hobson RW, Weiss DG, Fields WS, Goldstone J, Moore WS, Towne JB, Wright CB, and the Veterans Affairs Cooperative Study Group (1993) Efficacy of carotid endarterectomy for asymptomatic carotid stenosis. N Engl J Med 328: 221–227

Hommel M, Boissel P, Cornu C, Boutitie F, Lees KR, Beesson G (1995) Termination of trial of streptokinase in severe acute ischemic stroke. Lancet 345: 57

Hossmann V, Heiss WD, Bewermeyer H, Wiedemann G (1983) Controlled trial of ancrod in ischemic stroke. Arch Neurol 40: 803–808

International Stroke Trial Collaborative Group (1997) The International Stroke Trial (IST): a randomised trial of aspirin, subcutaneous heparin, both or neither among 19435 patients with acute ischaemic stroke. Lancet 349: 1569–1581

Jacobs DR (1991) Total cholesterol as a risk factor in stroke. Stroke 22: 1329

Jorgensen HS, Nakayama H, Raaschou HO, Olsen TS (1994) Effect of blood pressure and diabetes on stroke in progression. Lancet 344: 156–159

Kachel R, Basche S, Heerklotz I, Grossmann, Endler S (1991) Percutaneous transluminal angioplasty (PTA) in supra-aortic arteries especially the internal carotid artery. Neuroradiology 33: 191–194

Kannel WB, Wolf PA (1982) Epidemiology of cerebrovascular disease. In: Russell RWP (Hrsg.) Vascular Disease of the Central Nervous System. Churchill Livingstone. London, 1–24

Kaste M, Overgaard K, del Zoppo G, von Kummer R, Orgogozo J-M, Wahlgreen N-G, Bluhmki E, Mau J, for the ECASS Study Group (1996) Who benefits and who suffers from i. v. recombinant tissue plasminogen activator (rt-PA) in ischemic hemispheric stroke. Subgroup analysis of ECASS. Stroke 27: 164

Kay R, Wong KS, Yu YL, Chan YW, Tsoi TH, Ahuja AT, Chan FL, Fong KY, Law CB, Wong A, Woo J (1995) Low-molecular-weight heparin for the treatment of acute ischemic stroke. N Engl J Med 333: 1588–1593

Kotila M, Waltimo O (1992) Epilepsy after stroke. Epilepsia 3: 495–498

von Kummer R, Hacke W (1992) Safety and efficacy of intravenous tissue plasminogen activator and heparin in acute middle cerebral artery stroke. Stroke 23: 646–652

von Kummer R, Forsting M, Rieke K, Hacke W, Sartor K (1993) Recanalization, infarct volume, cerebral hemorrhage, and clinical outcome after intravenous tissue plasminogen activator and heparin in acute carotid territory stroke. In: del Zoppo G, Mori E, Hacke W (Hrsg.) Thrombolytic therapy in acute ischemic stroke II. Springer. New York, 53–58

Lindegard B, Hillbom M (1987) Associations between brain infarction, diabetes and alcoholism: observations from the Gothenburg population cohort study. Acta Neurol Scand 75: 195–200

Lisk DR, Grotta JC, Lamki LM, Tran HD, Taylor JW, Molony DA, Barron BJ (1993) Should hypertension be treated after acute stroke? A randomized controlled trial using single photon emission computed tomography. Arch Neurol 50: 855–862

Lodder J, Bamford JM, Sandercock PAG, Jones LN, Warlow CP (1990) Are hypertension or cardiac embolism likely causes of lacunar infarction? Stroke 21: 375–381

MacMahon S, Peto R, Cutler J, Collins R, Sorlie P, Neaton J, Abbott R, Godwin J, Dyer A, Stamler J (1990) Blood pressure, stroke and coronary heart diesease. Part 1, prolonged differences in blood pressure: prospective observational studies corrected for the regression dilution bias. Lancet 335: 765–774

Mathew NT, Meyer JS, Rivera VM, Charney JZ, Hartmann A (1972) Double-blind evaluation of glycerol therapy in acute cerebral infarction. Lancet ii: 1327–1329

Matsumoto K, Satoh K (1991) Topical intraarterial urokinase infusion for acute stroke. In: Hacke W, del Zoppo G, Hirschberg M (Hrsg.) Thrombolytic therapy in acute ischemic stroke. Springer. Berlin, 207–212

Mayo Asymptomatic Carotid Endarterectomy Study Group (1992) Results of a randomized controlled trial of carotid endarterectomy for asymptomatic carotid stenosis. Mayo Clin Proc 67: 513–518

Mess W, Rautenberg W, Sitzer M, Dudek M, Diehl R, Hennerici M (1990) Asymptomatic extracranial arterial stenosis: how to predict stroke? J Neurol 237: 157

Meyer JS, Charney JZ, Rivera VM, Mathew NT (1971) Treatment with glycerol of cerebral oedema due to acute cerebral infarction. Lancet ii: 993–997

Möbius E, Berg-Dammer E, Kühne D, Kunitsch G, Nahser H (1989) Lokale intraarterielle Fibrinolyse bei A. basilaris-Verschluß mit progredientem Hirnstamminfarkt. Akt Neurol 16: 184–190

Mohr JP, Orgogozo JM, Harrison MJ, Wahlgren NG, Gelmers JH, Martinez-Vila E, Dycka J, Tettenborn D (1994) Meta-analysis of oral nimodipine trials in acute ischemic stroke. Cerebrovasc Dis 84: 197–203

Mori E (1991) Fibrinolytic recanalization therapy in acute cerebrovascular thromboembolism. In: Hacke W, del Zoppo G, Hirschberg M (Hrsg.) Thrombolytic therapy in acute ischemic stroke. Springer. Berlin, 137–146

Mori E, Yoneda Y, Tabuchi M, Yoshida T, Ohkawa S, Ohsumi Y, Kitano K, Tsutsumi A, Yamadori A (1992) Intravenous recombinant tissue plasimnogen activator in acute carotid artery territory stroke. Neurology 42: 976–982

Multicenter Acute Stroke Trial-Italy (MAST-I) Group (1995) Randomised controlled trial of streptokinase, aspirin and combination of both in treatment of acute ischemic stroke. Lancet 346: 1509–1514

Norris JW, Hachinski VC (1986) High dose steroid treatment in cerebral infarction. Brit Med J 292: 21–126

Norris JW, Zhu CZ (1990) Stroke risk and critical carotid stenosis. J Neurol Neurosurg Psychiat 53: 235–237

Norris JW, Zhu CZ, Bornstein NM, Chambers BR (1991) Vascular risks of asymptomatic carotid stenosis. Stroke 22: 1485–1490

Norris JW, LeBrun LH, Anderson BA (1994) Introvenous nimodipine in acut ischaemic stroke. Cerebrovasc Dis 4: 194–196

North American Symptomatic Carotid Endarterectomy Trial Collaborators (1991) Beneficial effect of carotid endarterectomy in symptomatic patients with high-grade carotid stenosis. N Engl J Med 325: 445–453

Petersen P, Boysen G, Godtfredsen J, Andersen ED, Andersen B (1989) Placebo-controlled, randomised trial of warfarin and aspirin for prevention of thromboembolic complications in chronic atrial fibrillation: the Copenhagen AFASAK study. Lancet i: 175–179

Peto R, Gray R, Collins R, Wheatley K, Hennekens C, Jamrozik K, Warlow C, Hafner B, Thompson E, Norton S, Gilliland J, Doll R (1988) Randomised trial of prophylactic daily aspirin in British male doctors. Brit Med J 296: 313–316

Prospective Studies Collaboration (1995) Cholesterol, diastolic blood pressure, and stroke: 13 000 strokes in

450 000 peoples in 45 prospective cohorts. Lancet 346: 1647–1653

Pulsinelli WA, Levy DE, Sigsbee B, Scherer P, Plum F (1983) Increased damage after ischemic stroke in patients with hyperglycemia with or without established diabetes mellitus. Amer J Med 74: 540–544

Reith J, Jorgensen HS, Pedersen PM, Nakayama H, Raaschou HO, Jeppesen LL, Olsen TS (1996) Body temperature in acute stroke: relation to stroke severity, infarct size, mortality, and outcome. Lancet 347: 422–425

Rieke K, Schwab S, Krieger D, von Kummer R, Aschoff A, Hacke W (1995) Decompressive surgery in space occupying hemispheric infarction. Crit Care Med 23: 1576–1587

Rosa A (1990) Should certain carotid artery stenoses be operated? Rev Neurol (Paris) 146: 319–329

Rothwell PM, Slattery J, Warlow CP (1996 A) systematic comparison of the risks of stroke and death due to carotid endarterectomy for symptomatic and asymptomatic stenosis. Stroke 27: 266–269

SASS Investigators (1994) Ganglioside GM1 in acute ischemic stroke. Stroke 25: 1141–1148

Schneider R, Ringelstein EB, Zeumer H, Kiesewetter H, Jung F (1987) The role of plasma hyperviscosity in subcortical arteriosclerotic encephalopathy (Binswanger's disease). J Neurol 234: 67–73

Schwab S, Rieke K, Aschoff A, Albert F, von Kummer R, Hacke W (1996) Hemicraniotomy in space-occupying hemispheric infarction: useful early intervention or desperate activism? Cerebrovasc Dis 6: 325–329

SHEP Cooperative Research Group (1991) Prevention of stroke by antihypertensive drug treatment in older persons with isolated systolic hypertension. JAMA 265: 3255–3264

Shinton R, Beevers G (1989) Meta-analysis of relation between cigarette smoking and stroke. Br Med J 298: 789–794

Shepherd J, Cobbe SM, Ford I, Isles CG, Lorimer AR, Macfarlane PW, McKillop JH, Packard CJ, for the West of Scotland Coronary Prevention Study (1995) Prevention of coronary heart disease with pravastatin in men with hypercholesterolemia. N Engl J Med 333: 1301–1307

Stampfer MJ, Colditz GA, Willett WC, Manson JE, Rosner B, Speizer FE, Hennekens CH (1991) Postmenopausal estrogen therapy and cardiovascular disease. Ten-year follow-up from the Nurses' Health Study. N Engl J Med 325: 756–762

Steering Committee of the Physicians' Health Study Research Group (1988) Aspirin for the primary prevention of myocardial infarction. N Engl J Med 318: 245–264

Stroke Prevention in Atrial Fibrillation Investigators (1991) Stroke prevention in atrial fibrillation study: final results. Circulation 84: 527–539

Stroke Prevention in Atrial Fibrillation Investigators (1994) Warfarin versus aspirin for prevention of thromboembolism in atrial fibrillation: Stroke prevention in atrial fibrillation II study. Lancet 343: 687–691

The Amaurosis Fugax Study Group (1990) Current management of amaurosis fugax. Stroke 21: 201–208

The American Nimodipine Study Group (1992) Clinical trial of nimodipine in acute ischemic stroke. Stroke 23: 3–8

The Boston Area Anticoagulation Trial for Atrial Fibrillation Investigators (1990) The effect of low-dose warfarin on the risk of stroke in patients with non-rheumatic atrial fibrillation. N Engl J Med 323: 1505–1511

The Casanova Study Group (1991) Carotid surgery versus medical therapy in asymptomatic carotid stenosis. Stroke 22: 1229–1235

The Dutch TIA Trial Study Group (1991 A) comparison of two doses of aspirin (30 mg vs. 283 mg a day) in patients after a transient ischemic attack or minor ischemic stroke. N Engl J Med 325: 1261–1266

The ESPS Group (1987) The European Stroke Prevention Study (ESPS). Principal end-points. Lancet ii: 1351–1354

The German-Austrian Multicenter Nimodipine Stroke Study Group (1990) Nimodipine in patients with acute ischemic stroke. Stroke 21, Suppl. I: 1–127

The National Institute of Neurological Disorders and Stroke rt-PA Stroke Study Group (1996) Tissue plasminogen activator for acute ischemic stroke. New Engl J Med 333: 1–7

The RANTTAS Investigators (1996 A) randomized trial of Tirilazad mesylate in patients with acute stroke (RANTTAS). Stroke 27: 1453–1458

The SALT Collaborative Group (1991) Swedish aspirin low-dose trial (SALT) of 75 mg aspirin as secondary prophylaxis after cerebrovascular ischaemic events. Lancet 338: 1345–1349

The Scandinavian Simvastatin Survival Study Group (1994) Randomised trial of cholesterol lowering in 4 444 patients with coronary heart disease: the Scandinavian Simvastatin Survival Study (4S). Lancet 344: 1383–1389

Trust Study Group (1991) Randomised, double-blind, placebo-controlled trial of nimodipine in acute stroke. Lancet 336: 1205–1209

UK-TIA Study Group (1991) The United Kingdom transient ischaemic attack (UK-TIA) aspirin trial: final results. J Neurol Neurosurg Psychiatr 54: 1044–1054

Wannamethee SG, Shaper AG, Whincup PH, Walker M (1995) Smoking cessation and the risk of stroke in middle-aged men. JAMA 274: 155–160

Wahlgren NG, MacMahon DG, De Keyser J, Indredavik B, Ryman T (1994) Intravenous Nimodipine West European Stroke Trial (INWEST) of nimodipine in the treatment of acute ischaemic stroke. Cerebrovasc Dis 4: 204–210

Weiller C, Ringelstein EB, Reiche W, Buell U (1991) Clinical and hemodynamic aspects of low-flow infarcts. Stroke 22: 1117–1123

Wilterdink JL, Easton JD (1992) Vascular event rates in patients with atherosclerotic cerebrovascular disease. Arch Neurol 49: 857–863

Wimalaratna HSK, Capildeo R (1994) Nimodipine in acut ischaemic cerebral hemisphere infarction. Cerebrovasc Dis 4: 179–181

Wolf PA, Kannel WB, McGee DL (1986) Prevention of ischemic stroke: risk factors. In: Barnett HJM, Stein BM, Mohr JP, Yatsu FM (Hrsg.) Stroke. Churchill Livingstone. New York, 967–988

Wolf PA, D'Agostino RB, Kannel WB, Bonita R, Belanger AJ (1988) Cigarette smoking as a risk factor for stroke. JAMA 259: 1025–1029

Wolf PA, Abbott RD, Kannel WB (1991 a) Atrial fibrillation as an independent risk factor for stroke: The Framingham Study. Stroke 22: 983–988

Wolf PA, D'Agostino B, Belanger AJ, Kannel WB (1991b) Probability of stroke: a risk profile from the Framingham study. Stroke 22: 312–318

Wolf PA, Cobb JL, D'Agostino RB (1992) Epidemiology of stroke. In: Barnett HJM, Mohr JP, Stein BM,

Yatsu FM (Hrsg.) Stroke: pathophysiology, diagnosis and management. Churchill Livingston. New York, 3–27

Yamaguchi T, Hayakawa T, Kikichi H, Abe T (1993) Intravenous rt-PA in acute embolic stroke. In: Hacke W, del Zoppo G, Hirschberg M (Hrsg.) Thrombolytic therapy in acute ischemic stroke II. Berlin. Springer, 59–65

Yu YL, Kumana CR, Lauder IJ, Cheung YK, han FL, Kou M, Fong KY, Cheung RTF, Chang CM (1993) Treatment of acute cortical infarct with intravenous glycerol. Stroke 24: 1119–1124

Zeumer H, Freitag H, Grzyka U, Neunzig H (1989) Local intra-arterial fibrinolysis in acute vertebrobasilar occlusion. Technical developments and recent results. Neuroradiology 31: 336–340

Zeumer H, Zanella F (1993) Local intra-arterial fibrinolysis in the vertebrobasilar and carotid territories. In: Valavanis A (Hrsg.) Interventional Neuroradiology. Springer. Berlin, 159–172

del Zoppo G, Poeck K, Pessin MS, Wolpert SM, Furlan AJ, Ferbert A, Alberts MJ, Zivin JA, Wechsler L, Busse O, Greenlee R, Brass L, Mohr JP, Feldmann E, Hacke W, Kase CS, Biller J, Gress D, Otis SM (1992) Recombinant tissue plasminogen activator in acute thrombotic and embolic stroke. Ann Neurol 32: 78–86

del Zoppo GJ, Higashida RT, Furlan AJ, Pessin MS, Gent M, Driscoll RM, and the PROACT Investigators (1996) The prolyse in acute cerebral thromboembolism trial (PROACT): Results of 6 mg dose tier. Stroke 27: 164

D 2. Intrazerebrale Blutungen

von *M. Fetter**

D 2.1. Klinik

Intrazerebrale Blutungen finden sich in etwa 15 % der Patienten, die mit den Zeichen eines akuten zerebralen Insultes in die Klinik kommen. Sie sind damit die zweithäufigste Ursache für einen akuten Schlaganfall. Unter den Allgemein-Symptomen dominieren Kopfschmerzen, Übelkeit und Erbrechen sowie eine sich meist in wenigen Minuten entwickelnde Vigilanzstörung bis hin zu Bewußtlosigkeit. Eine sichere Unterscheidung zwischen intrazerebraler Blutung und ischämischem Infarkt ist allerdings nur durch die Computertomographie möglich.

Die wichtigsten Ursachen und klinischen Unterscheidungsmerkmale intrazerebraler Blutungen sind in **Tab. D 2.1** zusammengefaßt. Intrazerebrale Blutungen entstehen meist durch die Ruptur kleiner Arterien innerhalb des Hirngewebes in aller Regel aufgrund eines Bluthochdruckes (Rhexisblutung). Es gibt Hinweise darauf, daß die Rupturen auf dem Boden von milliaren Aneurysmen (Charcot-Buchard Aneurysmen) entstehen, die durch langjährige Hypertonie hervorgerufen wurden (Ross, 1963). Solche Aneurysmen konnten bei 85 % der Patienten mit großen intrazerebralen Blutungen nachgewiesen werden. Andere Studien ergaben, daß eine Lipohyalinose (ebenfalls hervorgerufen durch Hypertonie) kleiner Gefäße zu Rupturen und damit zu intrazerebralen Blutungen führen kann (Fisher, 1971).

Lobärhämatome und Basalganglienblutungen unterscheiden sich durch klinische Präsentation, Ätiologie und pathologische Befunde. Die klinische Präsentation hängt von der Ausdehnung und Lage der Blutung ab. Es gibt wichtige Unterschiede im Risikofaktorenprofil der Patienten mit Lobarhämatomen im Vergleich zu Blutungen in anderen Lokationen. So scheint die Hypertonie beim Lobarhämatom kein entscheidender Risikofaktor zu sein (Kase et al., 1982; Lipton et al., 1987; Massaro et al., 1991). Zahlreiche Studien haben gezeigt, daß ein hoher Blutdruck nur bei etwa 1/3 der Patienten mit Lobärhämatomen vorlag, verglichen mit einem Anteil von 60–70 % bei tiefer gelegenen Blutungen (Kase et al., 1982, 1992; Massaro et al., 1991; Ropper and Davis, 1980). Andererseits widersprechen Broderick und Mitarbeiter dieser Auffassung in einer kürzlichen Studie (1993 a; 1993 b), die eine vergleichbare Häufigkeit der Hypertonie bei allen Blutungsformen fanden.

Andere Unterscheidungsmerkmale sind Kopfschmerzen und Erbrechen, die in 50–68 % aller Patienten mit Lobärhämatomen als präsentierendes Symptom vorliegen, während diese Symptome in weniger als der Hälfte aller Patienten mit tiefere intrazerebralen Blutungen vorkommen (Massaro et al., 1991). Ein primäres Koma ist bei Lobärhämatomen sehr selten, während ein solches bei Patienten mit tiefen intrazerebralen Blutungen in bis zu 50 % der Fälle präsentierendes Symptom ist, wahrscheinlich aufgrund unmittelbarer Druckwirkung auf Mittellinienstrukturen (Massaro et al., 1991; Kase et al., 1992a).

Neben der Hypertonie können zahlreiche andere Mechanismen eine intrazerebrale Blutung hervorrufen. Hier sind zu nennen: vaskuläre Malformationen (arteriovenöse Angiome, Kavernome, Aneurysmen, durale AV-Fisteln) (Lanzino et al., 1994; Maraire und Awad, 1995; Mizoi et al., 1995; Brown et al., 1994), Hirntumoren, Gerinnungsstörungen, zerebrale Vaskulitis, Sympathikomimetika (einschließlich Cocain und Amphetamine).

Aus mehreren Langzeitstudien ist bekannt, daß das spontane Risiko einer Erstblutung aus einem arteriovenösen Angiom etwa bei 1–3 % pro Jahr liegt (siehe Kap. D 7). Dieses Risiko kann sich nach einer Erstblutung verdoppeln, wobei insbesondere die ersten Jahre ein hohes Risiko beinhalten. Asymptomatische Patienten mit Kavernomen haben ein sehr niedriges Risiko für eine schwere Erstblutung, während wiederholte Mikroblutungen ohne klinische Manifestation nach MR-Kriterien (hypodenser Randsaum als Zeichen für Eisenablagerungen) wohl häufig auftreten. Patienten, die durch eine Blutung symptomatisch werden, haben ein größeres Risiko für eine Reblutung und sollten, wenn möglich, operiert werden (Barrow und Awad, 1993). Verläßliche Daten über Prognose und Verlauf an größeren Fallzahlen fehlen allerdings noch. Neben sporadischen Kavernomen, die in 2/3 aller Fälle solitär auftreten, gibt es eine autosomal dominante Form mit in 72 % der Fälle multiplen Kavernomen (Giombine und Morello, 1978; Robinson et al., 1991; Zabramski et al., 1994).

Auch eine Amyloid-Angiopathie (auf dem Boden von Amyloideinlagerung in die Gefäßwände) ist ein bekannter prädisponierender Faktor für Hirnblutungen (Wakai et al., 1992; Yong et al., 1992). Wie im einzelnen es bei dieser Erkrankung zu Blutungen kommt, ist unklar, es gibt jedoch Hinwei-

* Autoren dieses Kap. in der 2. Aufl.: K. M. Einhäupl und G. Rieder

Tab. D 2.1: Ursachen, Häufigkeit und differentialdiagnostische Kriterien intrazerebraler Blutungen

Ursache	Lokalisation	CCT-Befund
Hypertensive Massenblutung ca. 40 %	Stammganglien 35 % Marklager 25 % Thalamus 20 % Kleinhirn 10 % Pons 5 %	homogen hyperdens scharf begrenzt raumfordernd Ventrikeleinbruch
Vaskuläre Malformationen ca. 30 % Angiome	lobär, in > 90 % supratentoriell	inhomogen hyperdens KM-Aufnahme Kalkeinlagerung
Kavernome	intraparenchymal, ubiquitär	lobuliert, im MRI gemischte Dichte im Zentrum mit hypodensem Randsaum (T2)
Amyloid-Angiopathie ca. 20 %	kortikal, multipel evtl. subarachnoidal	homogen hyperdens scharf begrenzt wenig raumfordernd
Tumorblutung ca. 7 %	kortikal (Metastasen) subkortikal, Balken (malignes Gliom)	inhomogen hyperdens perifokales Ödem, KM-Aufnahme meist girlandenförmig
Gerinnungsstörung	Kleinhirn Großhirn (lobär)	inhomogen hyperdens konfluierend Größenzunahme im Verlauf
sekundär hämorrhagischer Infarkt	arterielles Gefäßterritorium	inhomogen hyperdens unscharf begrenzt evtl. raumfordernd
Aneurysmablutung mit Parenchymeinbruch	basal, temporal und frontal, subarachnoidal	lobär, Blutfahne zum Circulus Willisii, Blut im 3. und 4. Ventrikel
Sinusvenenthrombose	parietal, parieto-okzipital, multipel paramedian, streifenförmig	inhomogen, unscharf begrenzt, wenig raumfordernd
Amphetamine Kokain	subkortikal, Marklager supratentoriell	

se, daß das Amyloid Präkursor Protein Thrombozytenaggregations- und gerinnungshemmende Eigenschaften hat (Smith et al., 1990). Die meisten dieser nichthypertonen Ursachen führen zu Lobärhämatomen.

Eine weitere Ursache für intrazerebrale Blutungen sind Diapedeseblutungen. Hierbei kommt es infolge einer Schädigung des Kapillarendothels (hämorrhagischer Infarkt), einer Gerinnungsstörung (Therapie mit Antikoagulantien und Fibrinolytika (Hart et al., 1995; Gore et al., 1995; Lauer et al., 1995; Simoons, 1995)) oder einer erheblichen Erhöhung des kapillaren Druckes (Sinusvenenthrombose (Villringer et al., 1994); siehe Kap. D 4) zu einem disseminierten Übertritt von Erythrozyten in das Hirnparenchym.

Auf eine Angiographie kann man verzichten, wenn die Anamnese einer arteriellen Hypertonie bekannt ist und die Blutung an typischer Stelle liegt (Striatum, Thalamus oder Pons). Blutungen im Marklager oder im Kleinhirn treten zwar auch häufig infolge einer Hypertonie auf, sind aber ätiologisch so unspezifisch, daß sie in der Regel zu einer Angiographie veranlassen sollten. Das gleiche gilt, wenn im Computertomogramm zusätzlich Blut in den basalen Zisternen gefunden wird. Hier besteht die Möglichkeit einer aneurysmatischen Subarachnoidalblutung. Wenn eine Angiographie indiziert ist, sollte sie wegen der Gefahr der Reblutung möglichst früh erfolgen.

Klinische Manifestationen aufgrund des erhöhten intrakraniellen Druckes

Eine intrazerebrale Blutung zerstört und verdrängt das angrenzende Hirngewebe. Das Hämatom vergrößert sich üblicherweise innerhalb von Minuten bis Stunden zur endgültigen Größe (Broderick et al., 1990). Wenn eine bestimmte Größe überschritten wird (individuell abhängig vom Ausmaß der vorbestehenden Hirnatrophie), kommt es zur

Erhöhung des intrakraniellen Druckes. Diese intrakranielle Druckerhöhung ist verantwortlich für die Symptome Kopfschmerzen, Erbrechen und reduzierte Bewußtseinslage, die durch Ausspannung von Blutgefäßen und der Meningen, Druck auf den Hirnstamm und Obstruktion der liquorableitenden Wege mit resultierendem Hydrozephalus sowie Ventrikeleinbruch hervorgerufen werden.

Klinische Manifestationen aufgrund der Blutungslokalisation

Die Lage der intrazerebralen Blutung bestimmt die neurologischen Herdsymptome (Tab. D 2.2) (Ropper und Davis, 1980; Weisberg, 1985). Fokale epileptische Anfälle treten selten und dann meist bei kortexnahen Blutungen und Blutungen im Temporallappen auf. Hämatome in den Basalganglien (Putamen) führen meist zu schwerer kontralateraler Hemiparese bis -plegie mit Hemihypästhesie, supranukleärer horizontaler Blickparese und homonymer Hemianopie sowie Aphasie bei Läsionen der dominanten Hemisphäre oder Hemineglekt bei Blutungen in der nichtdominanten Hemisphäre (Hier et al., 1977). Thalamusblutungen zeigen ähnliche klinische Bilder mit der Ausnahme von im Vordergrund stehenden okulomotorischen Defiziten (Blickparese nach oben, kleine nicht-reagierende Pupillen, verminderte Konvergenz) aufgrund der Druckwirkung auf das Mittelhirn (Fisher, 1961). Kleine Blutungen in den Kaudatuskopf führen allenfalls zu leichten oder vorübergehenden Hemiparesen. Bei dieser Blutungslokalisation kann es jedoch frühzeitig zu einem Ventrikeleinbruch kommen, was die Symptomatik einer akuten Subarachnoidalblutung vortäuschen kann (Stein et al., 1984).

Tab. D 2.2: Lobärhämatome: Lageabhängige klinische Manifestation

Lokalisation	Klinische Manifestation
Frontal, superior	Bifrontale Kopfschmerzen, kontralateral Parese des Beines oder Hemiparese
Frontal, inferior	Hemiparese, Hemihypästhesie, horizontale Blickparese zur Seite der Hemiparese
Temporal, posterior	Retroaurikuläre Kopfschmerzen, Wernicke-Aphasie (do) oder Hemineglekt (re), homonyme Hemianopie
Parietal, lateral	unilaterale Kopfschmerzen, Hemiparese, Hemihypasthesie, homonyme Hemianopie, Aphasie oder Hemineglekt (re)
Okzipital	Homonyme Hemianopie, Dysgraphie und Dyslexie (do), »Alexie ohne Agraphie« (do)

(re = rechte Hemisphäre, do = dominante Hemisphäre)

Lobärhämatome sind am häufigsten im temporoparieto-okzipitalen Übergangsbereich lokalisiert (Kase et al., 1982; Loes et al., 1987). Bei dieser Lokalisation tritt meist, jedoch keineswegs immer, eine Hemiparese auf (Massaro et al., 1991). Häufig sind hingegen subtile Symptome wie Hemineglekt, Agnosien, Apraxien, Gesichtsfelddefekte und Verhaltensänderungen. Blutungen im dominanten Temporallappen führen zu einer Wernicke-Aphasie mit Paraphasien (**Tab. D 2.2**).

Zerebelläre Blutungen verursachen eine akute Stand- und Gangataxie mit ipsilateraler Ataxie gelegentlich kombiniert mit ipsilateralen Hirnstammzeichen (nukleäre horizontale Blickparese, periphäre Fazialisparese, Trigeminusläsion) (Fisher et al., 1965). Bei ausgedehnten, bilateralen pontinen Blutungen kommt es rasch zum Koma, Tetraparesen, Streckkrämpfen, maximal engen Pupillen (Reizmiose), kompletter nukleärer Blickparese, Atemstörungen und Hyperthermie (Fisher, 1961). Einseitige Hirnstammblutungen verursachen weniger schwere asymmetrische Symptome wie ipsilaterale Okulomotorikstörungen (»Eineinhalb«-Syndrom), Hemiataxie, Beteiligung des 5. und 7. Hirnnerven zusammen mit kontralateraler Hemiparese und Hemihypästhesie (Kase et al., 1980; Caplan und Goodwin, 1982).

D 2.2. Verlauf

Intrazerebrale Blutungen sind für ungefähr 10–15 % der Schlaganfälle in den USA und Europa verantwortlich, während in Asien und besonders Japan dieser Anteil bis zu 25 % beträgt. Die **Inzidenz** zeigt eine ausgesprochene geographische Variabilität von 6 pro 100 000 Einwohnern in Rochester, Minnesota (Furlan et al., 1979) bis zu 220 pro 100 000 in Hisayama, Japan (Ueda et al., 1988). Im Durchschnitt beträgt die Inzidenz bei Weißen 7–12/100 000/Jahr, bei Afroamerikanern 32/100 000/Jahr und bei Asiaten 61/100 000/Jahr (Kase et al., 1992a). Die Inzidenzrate ist innerhalb der letzten 30 Jahre um 50 % gesunken (Aurell und Hood, 1964; Furlan et al., 1979; Tanaka et al., 1981; Ueda et al., 1988). Dies ist mit großer Wahrscheinlichkeit auf bessere Präventivmaßnahmen bezüglich der Hypertonie und geringeren Salzkonsum in zahlreichen Bevölkerungsgruppen zurückzuführen (Shimamoto et al., 1989).

Risikofaktoren für eine intrazerebrale Blutung sind fortgeschrittenes Lebensalter, Bluthochdruck (Brott et al., 1986), Nikotin (2,5-fach) (Abbott et al., 1986), Alkohol (2,1-fach für geringe Trinkmengen bis zu 4,0-fach für hohe Trinkmengen) (Donahue et al., 1986) und niedrige Cholesterinspiegel ($<$ 160 mg/dl) (Ueshima et al., 1980; Kagan et al., 1980; Jacobs et al., 1992). Der blutungsfördernde Effekt eines niedrigen Cholesterinspiegels wirkte sich besonders in Kombination mit einem erhöhten diastolischen Blutdruck (> 90 mm Hg) aus (Kagan et al., 1980). Zu einer erhöhten Inzidenz führen darüberhinaus: Antikoagulantien, Fibrinolyse, Thrombozytenaggregationshemmer, sympathomimetische Substanzen, sehr niedrige Umgebungstemperatur und Migräne (De Jaegere et al., 1992; Kaufman et al., 1993; Longstreth et al., 1993; Radberg et al., 1991; Wolf, 1994).

Zusätzliche Risikofaktoren für eine unter thrombolytischer Therapie häufig tödlich verlaufende intrazerebrale Blutung sind fortgeschrittenes Alter, gleichzeitiger Bluthochdruck und vorbestehende Demenz (Amyloid-Angiopathie) (Anderson et al., 1991; De Jaegere et al., 1992; Longstreth et al., 1993).

Die **Prognose** sowohl quoad vitam als auch quoad restitutionem hängt von der Größe der Blutung, ihrer Lokalisation und ihrer Ätiologie ab. Für die Prognose der Blutungen in der hinteren Schädelgrube ist darüber hinaus die frühzeitige Erkennung eines Hydrozephalus von entscheidender Bedeutung.

Die Mortalität liegt bei intrazerebralen Blutungen zwischen 20 und 56 % (Bogousslavsky et al., 1988; Silver et al., 1984). Die Langzeitprognose nach einer überlebten intrazerebralen Blutung ist vergleichsweise gut mit meist relativ guter funktioneller Restitution und nur geringer Wahrscheinlichkeit für eine Rezidivblutung (Steiner et al., 1984; Fieschi et al., 1988; Franke et al., 1992) und damit einer zu einem Kontrollkollektiv vergleichbaren Mortalität.

Rezidivblutungen sind hingegen häufig, wenn der Blutung eine vaskuläre Malformation oder eine Amyloid-Angiopathie zugrunde liegt (Vinters, 1987; 1992; Wakai et al., 1992). Die letztere Erkrankung ist in 40 % der Fälle mit Demenz assoziiert. Familiäres Auftreten von rezidivierenden Lobärhämatomen findet sich bei erblichen Amyloid-Angiopathien, deren Hauptvarianten in Holland (40.–60. Lebensjahr) und Island (20.–30. Lebensjahr)) autosomal dominant vererbt werden (Luyendijk et al., 1987; 1988; Levy et al., 1989; 1990; Haan et al., 1990; Haan and Roos, 1992; Hendricks et al., 1992).

Unmittelbar ungünstige prognostische Faktoren für die Überlebenswahrscheinlichkeit bei intrazerebralen Blutungen sind Bewußtseinsminderung (Glasgow Koma Skala von 3–8) und sehr große Hämatome (Tuhrim et al., 1988; Broderick et al., 1993c). Andere Faktoren wie Ventrikeleinbruch, Alter, systolischer Blutdruck, Blickparesen, Paresen, pO_2, EEG-Veränderungen, Blutzucker bei Aufnahme und sekundäre neurologische Verschlechterung ließen sich nicht eindeutig mit dem klinischen Endergebnis korrelieren. Das funktionelle Endergebnis nach einer intrazerebralen Blutung korreliert ebenfalls mit der Größe der Blutung und dem Grad der Bewußtseinsminderung bei Aufnahme bei Blutungen im Putamen und Lobärhämatomen, nicht jedoch bei Thalamusblutungen (Lampl et al., 1994).

Das Vorurteil, daß eine Blutung mit Ventrikeleinbruch grundsätzlich infaust sei, ist widerlegt. Im Gegensatz zum ischämischen Hirninfarkt kann man nach intrakraniellen Blutungen auch Wochen später noch erste Erholungszeichen und dann erstaunliche Besserungen beobachten, wenn die Raumforderung und damit der Kompressionseffekt zurückgeht.

D 2.3. Therapeutische Prinzipien

Bei der Therapie intrazerebraler Blutungen müssen 3 Ziele verfolgt werden:

- Behandlung des durch die Blutung hervorgerufenen erhöhten intrakraniellen Druckes
- Prävention und Therapie der Komplikationen
- Beseitigung der Blutungsquelle.

D 2.3.1. Allgemeine Maßnahmen

Kleine Blutungen haben eine sehr gute Prognose. Große Massenblutungen hingegen haben eine schlechte Prognose unabhängig von der eingeleiteten Therapie. Mittelgroße und auch große Blutungen, die zu einer intrakraniellen Druckerhöhung führen, sollten einer gezielten medikamentösen bzw. chirurgischen Therapie zugeführt werden. Dies trifft ganz besonders auf Patienten zu, die zunehmend neurologische Symptome und eine Bewußtseinstrübung entwickeln. Gegenenfalls sollte man sich früh zu einer endotrachealen Intubation und Beatmung entschließen. Eine computertomographische Untersuchung weist mit nahezu 100 %iger Sicherheit die intrazerebrale Blutung nach und gibt erste Hinweise auf die Ursache der Blutung (Dul und Drayer, 1994). Im Falle von Hirnblutungen unter der Gabe von **Antikoagulantien** muß nach Messung der Gerinnungsparameter eine Antagonisierung durchgeführt werden, wenn nicht schwerwiegende kardiologische Gründe dagegen sprechen (z. B. künstliche Herzklappen) (**Tab. D 2.3**). In allen anderen Fällen sollten Antifibrinolytika nicht angewendet werden, da es sich bei den meisten intrazerebralen Blutungen um »Sekundenblutungen« handelt, die zum Zeitpunkt der klinischen Präsentation bereits stehen. Besteht eine Hemiplegie und damit ein venöses Thrombose- und Lungenembolierisiko, so kann nach 24 Stunden eine Low-dose-Antikoagulation (z. B. 3 × 5 000 IE Heparin) begonnen werden.

Besondere Beachtung erfordern auch Blutungen, bei denen ein rupturiertes Aneurysma oder eine blutende arteriovenöse Malformation (AVM) als Ursache in Frage kommen. Eine Aneurysmablutung kann angenommen werden, wenn eine atypische Lage vorliegt, wie zum Beispiel in der Sylvischen Fissur oder im Interhemisphärenspalt bei

Tab. D 2.3: Antagonisierung bei Hirnblutung unter Antikoagulantien und Therapie mit thrombolytischen Substanzen nach (nach Kase et al., 1992 b; Eleff et al., 1990) (Ges. gesch. Präparatenamen z. T. in Auswahl)

Substanz	Antagonisierung
Marcumar®	»fresh-frozen«-Plasma Vitamin K (Konakion®) 10 mg i. v.
Heparin	Protaminsulfat (1 mg/100 IE Heparin)
Urokinase oder rekombinanter »tissue-type« Plasminogen Aktivator (r-tPA) (Actilyse®) in Kombination mit Heparin	»fresh-frozen«-Plasma, Epsilon-Aminocapronsäure 5 g über 15–30 Min, Tranexamsäure (Anvitoff®) 10 mg/kg KG 2–4 mal täglich langsam i. v., Kryopräzipitate

Blutungen aus Aneurysmen im Bereich der Arteria cerebri media oder der Arteria communicans anterior (Vermeulen und Van Gijn, 1990) oder eine lokale oder diffuse Subarachnoidalblutung nachgewiesen werden kann. In diesen Fällen muß rasch eine angiographische Klärung herbeigeführt werden, da frühzeitige neurochirurgische Intervention eine Rezidivblutung verhindern kann.
Wegen der Verschleierung der neurologischen Beurteilbarkeit ist bei der Verabreichung von **Analgetika** und vor allem von Sedativa grundsätzlich Zurückhaltung geboten. Andererseits soll dies nicht dazu führen, daß Patienten mit schweren Schmerzzuständen unbehandelt bleiben. Häufig läßt sich bei bewußtseinsgestörten Patienten durch die Verabreichung von Analgetika der Einsatz von Sedativa vermeiden. Zudem führt die Anwendung von Analgetika meist auch zu einer Senkung des erhöhten intrakraniellen Druckes. Analgetika mit thrombozytenaggregationshemmender Wirkung sind kontraindiziert. Da die meisten einfachen Analgetika erfahrungsgemäß nicht ausreichen, hat sich der primäre Einsatz von Opioiden (z. B. Pethidin, Dolantin®; Buprenorphin, Temgesic®; Tramadol, Tramal®) durchgesetzt. Bei der Opioidgabe muß allerdings darauf geachtet werden, daß es nicht zu einer Atemdepression mit Hypoventilation und CO_2-Anstieg kommt.
Lediglich bei intrazerebralen Hämatomen infolge einer aneurysmatischen Subarachnoidalblutung ist bei noch ungeklipptem Aneurysma die Anordnung von **Bettruhe** allgemein akzeptiert mit Aufstehen lediglich zum Toilettengang. Bei allen anderen intrazerebralen Blutungen besteht keine Notwendigkeit, einen wachen Patienten zu immobilisieren. Selbst bei Angiomblutungen gibt es keine Belege, daß durch Mobilisierung des Patienten oder durch krankengymnastische Übungen das Nachblutungsrisiko steigt.

D 2.3.2. Behandlung eines erhöhten intrakraniellen Druckes

Der intrakranielle Druck ist unter normalen Umständen relativ konstant zwischen 10–15 mm Hg. Nimmt das Volumen einer der intrakraniellen Komponenten zu (Gehirn, Blut, Liquor), kommt es kompensatorisch zunächst zu einer Volumenabnahme der nichtbetroffenen Komponente (entweder des Blutes oder des Liquors). Dies wird bewerkstelligt durch Verlagerung des Liquor aus dem intrakraniellen Kompartment in den spinalen Subarachnoidalraum oder Verschiebung von venösem Blut in den systemischen Kreislauf. Sind diese kompensatorischen Mechanismen erschöpft, beginnt der intrakranielle Druck zu steigen, was zu einer drastischen Veränderung der zerebralen Durchblutungsverhältnisse führen kann, da der zerebrale Perfusionsdruck entscheidend vom intrakraniellen Druck beeinflußt wird. Eine Verminderung des zerebralen Perfusionsdruckes unter 50 mm Hg führt zu zerebraler Ischämie und damit zu einer weiteren Verschlechterung des neurologischen Zustandes.
Der erhöhte intrakranielle Druck ist hauptverantwortlich für Morbidität und Mortalität nach einer intrakraniellen Blutung. Persistierende Druckwerte über 20 mm Hg sind assoziert mit einer schlechten Prognose (Diringer, 1993). Aus diesem Grunde ist eine frühzeitige Hirndruckbehandlung bei intrakraniellen Blutungen entscheidend (siehe hierzu auch Kap. F 2).

D 2.3.3. Kontrolle von Faktoren, die zu einem erhöhten intrakraniellen Druck führen

Zahlreiche Faktoren können zu einer Erhöhung des intrakraniellen Druckes führen: Hypertonie, Hypoxie, Anfälle, Hyperthermie, erhöhter intrathorakaler Druck.

Hypertonie
Ähnlich wie beim ischämischen Insult kommt es auch bei der intrakraniellen Blutung zu einem Versagen der zerebralen Autoregulation. Damit wird der zerebrale Blutfluß direkt abhängig vom systemischen Blutdruck. Unter diesen Bedingungen führt eine systemische Hypertonie zu einem erhöhten zerebralen Perfusionsdruck und damit zu einem erhöhten zerebralen Blutfluß, was wiederum zu einem erhöhten intrakraniellen Blutvolumen und damit der Gefahr eines Hirnödems mit Zunahme des intrakraniellen Druckes führt (Ropper, 1993). Deswegen ist eine engmaschige Blutdruckkontrolle essentiell und entsprechende Behandlung eines erhöhten Blutdruckes erforderlich. Allerdings gibt es keine allgemeingültigen Empfehlungen, ab welchen Blutdruckwerten eine medikamentöse Therapie erfolgen sollte. Zu tiefe Senkung des Blutdruckes birgt die Gefahr einer Hypotension in sich. Dies kann zu Hypoxie und

damit zunehmender zerebraler Schädigung mit Zunahme des Hirndruckes führen. Das gilt insbesondere für Patienten mit einer vorbestehenden Hypertonie und zu höheren Werten verschobener Autoregulation, die diese Patienten empfindlicher macht für ischämische zerebrale Schädigung, wenn der Blutdruck auch nur auf normotensive Werte eingestellt wird.

Häufig führt bereits die analgetische Therapie oder die milde Sedierung eines unruhigen Patienten zu einer ausreichenden Senkung des arteriellen Blutdruckes.

Erscheint antihypertensive Therapie notwendig, kann als Faustregel gelten, daß hypertensive Patienten mit diastolischen Werten über 120 mm Hg oder einem Mitteldruck von größer als 125–135 mm Hg behandelt werden sollten (Diringer, 1993). Die antihypertensive Behandlung sollte nicht durch Substanzen erfolgen, die zu zerebraler Vasodilatation führen, da diese den intrakraniellen Druck erhöhen würden (wie z. B. Nitroprussid (nipruss®), Nitroglycerin (Nitrolingual®), Hydralazin (TRI-Normin®), Verapamil (Isoptin®) und Nicardipin (Antagonil®)). Geeignetere Substanzen sind der Kalzium-Kanal-Blocker Nifedipin (Adalat®), Clonidin (Catapresan®) und Urapidil (Ebrantil®). Nitroprussid und Nitroglycerin werden wegen des raschen Wirkungseintrittes nur in Notfallsituationen mit extrem erhöhtem diastolischen RR (> 120–140 mm Hg) eingesetzt. Sämtliche angegebenen Maßnahmen sind empirisch und kontrollierte Studien fehlen. Eine Zusammenfassung der Behandlungsoptionen findet sich in **Tab. D 2.4.**

Tab. D 2.4: Antihypertensive Behandlung bei akutem Schlaganfall (Brott et al., 1994)

Vorgehen in Cincinnati, USA		
1.	Systolischer RR 180–230 mm Hg und/oder diastolischer RR < 120 mm Hg	keine Behandlung
2.	Systolischer RR > 230 mm Hg und/oder diastolischer RR 120–140 mm Hg bei wiederholten Messungen alle 20 Min	a) Labetalol (Presolol®) 10 mg i. v., ggf. Wiederholung mit doppelter Dosis nach 10 Min bis maximal 160 mg b) Nifedipin (Adalat®) 10 mg sublingual
3.	Diastolischer RR > 140 mm Hg, systolischer RR nur mäßig erhöht bei wiederholten Messungen alle 5 Min	Nitroprussid (nipruss®) 2 ug/kg/Min, ggf. Wiederholung mit doppelter Dosis nach 3–5 Min
Vorgehen in Heidelberg, Deutschland		
1.	Systolischer RR < 200 mm Hg, diastolischer RR < 120 mm Hg	keine Behandlung
2.	Systolischer RR > 220 mm Hg und diastolischer RR 110–120 mm Hg bei wiederholten Messungen alle 15 Min	a) Nifedipin 10 mg sublingual b) Clonidin (Catapresan®) 0,075 mg s. c. c) Urapidil (Ebrantil®) 12,5 mg i. v.
3.	diastolischer RR > 120 mm Hg, systolischer RR nur mäßig erhöht bei wiederholten Messungen alle 15 Min	Nitroglycerin (Nitrolingual®) 5 mg i. v. oder 10 mg p. o., nur selten Nitroprussid

Hypoxie

Hypoxie erhöht den zerebralen Blutfluß und das zerebrale Blutvolumen und damit den intrakraniellen Druck. Deswegen ist auf ausreichende Oxygenierung (pO_2 zwischen 100–150 mm Hg) dringend zu achten und gegebenfalls frühzeitig eine endotracheale Intubation zu erwägen. Die endotracheale Intubation verhindert zudem eine Aspiration. Weiterhin wird die ausreichende Bronchialtoilette erleichtert. Eine Intubation sollte nur nach vorheriger Gabe eines Kurznarkotikums wie Thiopental (Trapanal®) (1–1,5 mg/kg KG) oder nur mit Lidocain (Xylocain®) (1–2 mg/kg KG) erfolgen, da die tracheale Reizung den intrakraniellen Druck erhöht (Diringer, 1993).

Anfälle

Bei intrazerebralen Blutungen treten Anfälle in der Gesamtpopulation mit einer Häufigkeit von 10–15 % auf, bei Patienten mit Lobärhämatomen sogar in 15–35 % (Caplan, 1994). Obwohl Anfälle bei einer Hirnblutung meist initial auftreten, können spätere Anfälle zu einer vorübergehenden Erhöhung des zerebralen Blutflusses, des zerebralen Blutvolumens und des intrakraniellen Druckes führen, so daß die rasche Unterbrechung des Anfalles insbesondere aber eines Status epilepticus anzustreben ist (nach den üblichen Kriterien; siehe Kap. C 2). Wenn die üblichen Maßnahmen wie i. v. Gabe von Diazepam (Valium®) und Phenytoin (Phenhydan®) versagen und eine Barbituratgabe erforderlich wird, muß wegen des hypotensiven Effektes von z. B. Thiopental eine engmaschige Kontrolle des Blutdruckes gewährleistet sein.

Die Notwendigkeit einer prophylaktischen antiepileptischen Therapie ist nicht belegt. Lediglich bei Sinusvenenthrombosen mit intrazerebralen Hämatomen scheint sie sinnvoll, da ein epileptischer Anfall bei Sinusvenenthrombosen häufig zur postiktualen TODD'schen Parese führt, deren Rückbildung Tage bis Wochen dauern kann.

Hyperthermie

Hyperthermie führt zu einer Erhöhung des Grundumsatzes (5–7 % pro Grad Celsius) und einer Zunahme des zerebralenBlutflusses mit Erhöhung des intrakraniellen Druckes. Aus diesem Grunde muß ein bestehendes Fieber rasch mit physikalischen Maßnahmen (kalte Wadenwickel) und Paracetamol (ben-u-ron®) behandelt werden. Wenn sehr hohes Fieber (43–45 °C) bei Patienten mit intrakranieller Blutung auftritt, muß eine hypothalamische Schädigung angenommen werden. Dieser Zustand deutet meist auf eine präfinale Situation hin und kommt insbesondere bei Patienten mit ausgedehnten, bilateralen pontinen Blutungen vor.

Erhöhung des intrathorakalen Druckes
Eine Erhöhung des intrathorakalen Druckes kommt bei Patienten mit intrazerebralen Blutungen häufig vor aufgrund von endotrachealer Absaugung mit Hustenattacken, bei Beatmung mit positivem endexpiratorischem Druck (PEEP) und infolge der Atemtherapie. All diese Zustände können zu venösem Rückstau und damit Erhöhung des intrakraniellen Druckes führen. Dieser Situation kann mit einfachen Mitteln entgegengewirkt werden z. B. durch 30° Hochlagerung des Kopfes um einen besseren venösen Abstrom zu ermöglichen. Desweiteren sollte vor, während und nach endotrachealer Absaugung vorübergehend mit 100 % Sauerstoff beatmet werden und gleichzeitig entweder Lidocain (1 mg/kg KG) oder Thiopental (0,5–1,0 mg/kg KG) i. v. gegeben werden, um einer Erhöhung des intrakraniellen Druckes durch diese Maßnahmen entgegenzuwirken (Diringer, 1993⋆).

D 2.3.4. Spezifische Maßnahmen, um den intrakraniellen Druck zu senken

Nachgewiesen wirkungsvolle Maßnahmen zur Senkung des intrakraniellen Druckes sind Hyperventilation, osmotisch wirksame Substanzen und hochdosiert Barbiturate (für eine ausführliche Darstellung der spezifischen Maßnahmen siehe Kap. F 2).

Hyperventilation verringert den intrakraniellen Druck rasch und zuverlässig durch Verminderung des arteriellen pCO_2 und des pCO_2 im Liquor. Letzteres führt zu einer Zunahme des Liquor-pH, was wiederum zu einer Vasokonstriktion in nicht betroffenen Hirngebieten führt (Koehler und Traystman, 1982⋆; Ropper, 1993⋆). Gefäße im Bereich des Insultes sind maximal weitgestellt und reagieren wegen der aufgehobenen Autoregulation nur gering auf Änderungen des pCO_2 und pH. Eine Verminderung des pCO_2 um 5–10 mm Hg kann eine Verminderung des intrakraniellen Druckes um 25–30 % bewirken (James et al., 1977⋆). Der optimale arterielle pCO_2 Bereich liegt zwischen 25 und 30 mm Hg, da niedrigere Werte zu einer exzessiven Vasokonstriktion führen würden, die zu einer Zunahme des ischämischen neurologischen Defizites führen kann. Wenn es nicht gelingt, mittels Hyperventilation den intrakraniellen Druck zu senken, ist dies meist ein schlechtes prognostisches Zeichen. In aller Regel sind dann auch die anderen hirndrucksenkenden Maßnahmen ineffektiv (Ropper, 1993⋆).

Osmotisch wirksame Substanzen dehydrieren das Gehirn indem sie einen osmotischen Gradienten zwischen Intravasalraum und Intrazellulärraum schaffen, wodurch dem Gehirn Flüssigkeit entzogen wird. Die Serum Hyperosmolarität sollte nicht über 320 mosm/kg betragen (Diringer, 1993⋆). Eine solche Hyperosmolarität kann durch osmotisch wirksame Substanzen wie z. B. Mannitol (Osmofundin®) oder auch durch Schleifendiuretika wie z. B. Furosemid (Lasix®) herbeigeführt werden (auch in Kombination). Mannitol führt zu einer raschen Reduktion des intrakraniellen Druckes innerhalb von 10–20 Min nach i. v. Bolus-Gabe (Mendelow et al., 1985⋆; Marshall et al., 1978 a⋆) (**Tab. D 2.5**). Eine Beendigung obiger Therapie sollte wegen des befürchteten Reboundeffektes sehr langsam erfolgen (Diringer, 1993⋆).

Hochdosierte Barbiturattherapie (z. B. Thiopental 1–5 mg/kg KG) führt zu einer Verminderung des Hirnmetabolismus und konsekutiv zu einer Abnahme des zerebralen Blutvolumens und des intrakraniellen Druckes (Marshall et al., 1978 b⋆). Der Effekt tritt kurz nach der Medikamentengabe ein, weswegen diese Maßnahme auch sinnvoll ist, um transiente Erhöhungen des intrakraniellen Druckes z. B. beim Absaugen zu blockieren (Ropper, 1993⋆; Diringer, 1993⋆). Weniger gesichert ist die kontinuierliche Anwendung um den intrakraniellen Druck auf Dauer zu erniedrigen. Hauptgefahr ist die potentielle Erzeugung einer Hypotension und die Verschleierung des neurologischen Zustandes.
Häufig wird bei intrazerebralen Blutungen Dexamethason (Fortecortin®) gegeben, um das perifokale Hirnödem zu reduzieren. Diese Maßnahme ist jedoch umstritten (Patchell und Posner, 1985). In einer kontrollierten Studie konnte bei Patienten mit Hirnblutung kein positiver Effekt gefunden werden. Im Gegenteil war in der Verumgruppe die Komplikationsrate höher als in der Plazebogruppe, was zu einem vorzeitigen Abbruch der Studie führte (Poungvarin et al., 1987⋆⋆⋆).

Eine medikamentöse **Relaxation** führt zwar zu einer Abnahme des intrakraniellen Druckes vor allem über eine Reduktion des intrathorakalen Druckes (Ropper, 1993⋆). Diese Maßnahme sollte jedoch spezifischen Situationen vorbehalten bleiben (z. B. endotracheales Absaugen), da bei chronischer Anwendung, ähnlich wie bei Barbituraten der neurologische Befund nicht mehr beurteilt werden kann.

Die **Liquordrainage** über einen intraventrikulären Katheter ist eine sehr effektive Maßnahme um den intrakraniellen Druck zu senken. Dies wird insbe-

Tab. D 2.5: Therapeutische Maßnahmen bei intrazerebralen Blutungen

Therapeutische Maßnahmen	Indikation	Dosierung und Durchführung
Operative Hämatom-Entfernung B	*supratentoriell:* sekundäre Vigilanzminderung oder drohende Einklemmung bei primärem Koma, Ultima ratio bei rechtshemisphärischen Hämatomen	osteoklastisch erweitertes Bohrloch oder Trepanation
	infratentoriell: raumforderndes zerebelläres Hämatom (auch bei wachen Patienten oder primärem Koma)	osteoklastische Trepanation (evtl. mit Resektion des Atlasbogens)
Externe Ventrikel Drainage C	Hydrozephalus Ventrikeltamponade raumforderndes Hämatom der hinteren Schädelgrube (> 3cm) bei Hirndruck zur Steuerung der Hirndrucktherapie	Einstellung des Druckes auf ca. 10–15 mm Hg, max. 7–14 Tage dann ggf. Drainagewechsel
Eskalation der Therapie bei erhöhtem intrakraniellem Druck (ICP) C	Verdacht auf erhöhten ICP, deutliche Vigilanzstörung, drohende Einklemmung	Lagerung des Oberkörpers auf 30°, ggf. Analgosedierung kontrollierte Beatmung (pCO_2 < 33mm Hg), Mannit 20 % 125 ml in 5 Minuten (4–6 mal/die) bis max. Serumosmolarität 340–360 mosmol/l, supranarkotische Barbiturattherapie mit Trapanal
Antikonvulsiva C	therapeutisch: nach 1. Anfall präventiv: Blutung durch Sinusvenenthrombose	750 mg Phenhydan®-Infusion in 8–12 Std. danach 250–500 mg/die 2 × 250 mg Phenhydan® i. v.
Analgetika und Sedierung C	starke schmerzbedingte Unruhe, Sedierung möglichst vermeiden	Dolantin® 50–100 mg i. v. evtl. Dormicum® 5–15 mg langsam i. v. oder Perfusor 5–20 mg/h i. v.
Blutdrucksenkung C	nur wenn systolisch > 200mm Hg nicht unter 160mm Hg senken	Ebrantil® 25 mg i. v. dann 10–30 mg/h in Perfusor (max. 1 Woche)
Antikoagulation C	venöse oder arterielle Katheter oder hochgradige Beinparese	400–800 IE Heparin/h Perfusor oder 3 × 5 000 IE s. c.
Häufige Fehler	zögerliche Indikationsstellung zur Trepanation und externen Liquordrainage bei Hämatomen der hinteren Schädelgrube; »routinemäßige« Behandlung mit Osmodiuretika ohne dringende Notwendigkeit; zu starke Sedierung ohne ICP-Messung; forcierte Blutdrucksenkung	

(B = Therapie-Empfehlung stützt sich auf mindestens eine randomisierte, prospektive Therapie-Studie mit einer ausreichenden Patientenzahl; C = rein empirische Therapie-Empfehlung, ohne sicheren wissenschaftlichen Beweis)

sondere bei Blutungen erforderlich, die zu einem Hydrozephalus occlusus geführt haben. Das Infektionsrisiko kann dadurch minimiert werden, daß der Liquor regelmäßig auf Pleozytose untersucht wird.

D 2.3.5. Indikation zur intrakraniellen Druckmessung

Hirndruckmessung mittels intraventrikulärer, intraparenchymaler und subduraler Sonden ist eine etablierte Methode zur therapeutischen Führung der hirndrucksenkenden Maßnahmen bei Schädel-Hirn-Traumen. Der Nutzen einer solchen Maßnahme auf den klinischen Ausgang ist bei Patienten mit großen raumfordernden Insulten und Hirnblutungen noch umstritten, sie hat jedoch zum besseren Verständnis der pathophysiologischen Vorgänge nach Hirnblutungen beigetragen. Janny et al. (1978) fanden bei Patienten mit intrakraniellen Blutungen die höchsten intrakraniellen Druckwerte sehr früh im Verlauf mit langsamem Abfall auf normale Werte innerhalb von 20–30

Tagen. Papo et al. (1979) fanden eine gute Korrelation zwischen intrakraniellem Druck einerseits und dem Bewußtseinszustand und dem klinischen Ausgang andererseits aber nur für die Eckwerte (normal oder deutlich erhöht (≥ 30 mm HG)). Für mittlere Druckwerte war keine eindeutige Korrelation zu finden. Die Autoren kamen zu dem Schluß, daß eine kontinuierliche Hirndruckmessung bei Therapieentscheidungen sehr hilfreich sei. Besonderes Gewicht habe sie als Indikator für die chirurgische Ausräumung des Hämatoms, wenn die üblichen hirndrucksenkenden Maßnahmen nicht zum Erfolg führen. Diese Ansicht wurde durch eine Studie von Ropper und King (1984⋆) unterstützt, bei der 10 komatöse Patienten mit supratentorieller Hirnblutung untersucht wurden. Es gab bei 4 Patienten mit einem Hirndruck, der trotz aller medikamentöser Maßnahmen (Hyperventilation, Mannitol, Dexamethason, i. v. Barbiturate) nicht unter 20 mm Hg zu senken war, keinen Überlebenden. Hingegen überlebten 3 Patienten mit ähnlichen Druckwerten nach chirurgischer Ausräumung des Hämatoms.

D 2.3.6. Indikation zur operativen Intervention

Dieser Aspekt der Behandlung intrazerebraler Blutungen wird sehr kontrovers diskutiert. Die überwiegende Zahl der bisherigen Studien hatte allerdings methodische Schwächen meist wegen nichtrandomisierter Zuordnung der Patienten in die Behandlungsarme oder erst verzögertem chirurgischem Eingriff, so daß Patienten mit bereits besserem natürlichem Verlauf selektiert wurden (Paillas und Alliez, 1973⋆; Silver et al., 1984⋆).

Die erste randomisierte klinische Studie, die operative gegen nichtoperative Behandlung noch vor der CT-Ära verglich, wurde von McKissock et al. (1961⋆⋆) durchgeführt. Obwohl limitiert durch fehlende bildgebende Verfahren zur zuverlässigen Einschätzung der Größe und Lage des Hämatoms, wurden 180 Patienten randomisiert. Es konnte kein Vorteil für die operierte Gruppe nachgewiesen werden. In den folgenden Jahren wurden zahlreiche nicht kontrollierte Studien durchgeführt. Cuatico et al. (1965⋆) und Luessenhop et al. (1967⋆) beobachteten einen besseren klinischen Ausgang bei operierten Patienten, die ein Lobärhämatom hatten verglichen mit Patienten mit Hämatomen in den Basalganglien.

Nach Einführung der Computertomographie konnten erstmals vergleichbare Patientengruppen nach Lage und Ausmaß der Blutung sowie klinischem Zustand stratifiziert werden. Kanaya et al. (1980⋆⋆⋆) fanden keinen Vorteil für die Operation bei Patienten mit Stammganglienblutungen, die entweder bei vollem Bewußtsein, nur somnolent oder aber tief komatös waren. Patienten mit Sopor bzw. tiefer Bewußtlosigkeit ohne Einklemmungszeichen waren hingegen, wenn das Hämatom chirurgisch entfernt wurde, besser in Bezug auf Überlebensrate und klinischen Ausgang. Die Autoren schlossen aus dieser Studie, daß Patienten mit Stammganglienblutungen, die wach oder somnolent sind, konservativ behandelt werden sollten, ebenso wie tief komatöse Patienten, während solche mit mittelschwerer Bewußtseinstrübung (Sopor) grundsätzlich für einen operativen Eingriff in Frage kommen. Zu ähnlichen Ergebnissen kamen auch Kaneko et al. (1983⋆⋆) bei Patienten mit mittelschwerer Bewußtseinstrübung (Glasgow Coma Scale: 6–12) und Blutungsvolumina von > 20–30 ccm sowie mehr als 5 mm Mittellinienverlagerung. Die operative Mortalität betrug 7 % und 89 % der überlebenden Patienten waren 6 Monate nach der Operation wieder gehfähig.

In einer anderen Studie von Juvela et al. (1989⋆⋆) wurden 26 Patienten operativ und 26 nicht-operativ behandelt. Alle Patienten hatten eine supratentorielle Blutung mit einem Glasgow Coma Scale Index von < 9 oder einer schweren Hemiparese oder Dysphasie innerhalb von 24 Stunden vor Klinikaufnahme. Die Sterblichkeitsraten waren nach 2 Jahren 11/26 in der nicht-operativen Gruppe und 14/26 in der operativen Gruppe. In Anbetracht der Gesamtsterblichkeit von 42 % bereits innerhalb von 6 Monaten und der deutlich verminderten Lebensqualität der Überlebenden wurde von den Autoren empfohlen, supratentorielle intrakranielle Blutung nicht zu operieren.

Aus diesen Daten läßt sich folgende Schlußfolgerung ziehen: Patienten mit entweder kleinen Hämatomen (< 20 ccm) und nur leicht verminderter Bewußtseinslage (Somnolenz) oder sehr großen Hämatomen (> 60 ccm) und ausgeprägter Bewußtseinsminderung (lethargisch bis komatös) profitieren nicht von einer operativen Behandlung. Bei Patienten mit mittelgroßen Hämatomen und mittelschwerer klinischer Symptomatik ist die Datenlage nicht eindeutig. Bei letzteren sollte eine operative Intervention erwogen werden, wenn sie eine zunehmende Bewußtseinstrübung aufweisen und/oder im CT eine zunehmende raumfordernde Wirkung mit Mittellinienverschiebung nachzuweisen ist (Radberg et al., 1991; Kalff et al., 1992; Zumkeller et al., 1992). Der Zeitpunkt einer operativen Intervention bestimmt die Methode. Während der ersten Stunden ist das Hämatom flüssig und kann deswegen leicht durch eine Saugdrainage oder stereotaktisch über ein Bohrloch entfernt werden. In späteren Stadien wird das Hämatom zum soliden Gerinnsel, das nicht mehr einfach abgesaugt werden kann, weswegen zur Entfernung ausgedehntere Kortikotomien erforderlich werden. Nach weiteren 7–10 Tagen kommt es zur Verflüssigung und eine Entfernung ist wieder durch Absaugen möglich. Wegen der einfacheren technischen Durchführung sollte deswegen das Hämatom entweder ganz früh oder nach mehr als 7 Tagen Abstand entfernt werden.

Ein operatives Vorgehen ist bei Lobärhämatomen angezeigt, wenn arteriovenöse Malformationen und Kavernome als Ursache für eine potentielle Reblutung gefunden wurden (Wakai et al., 1992). Bei thalamischen Blutungen ist derzeit keine operative Intervention indiziert. Hier sollte bei beginnendem Liquoraufstau frühzeitig eine Ventrikeldrainage angelegt werden (Waga et al., 1979). Eventuell werden solche Hämatome einer operativen Therapie zugänglich, wenn die stereotaktischen Absaugverfahren sich weiter entwickeln (siehe unten).

Patienten mit zerebellären Blutungen haben eine gute Prognose, wenn die Blutung klein ist (1–2 cm im Durchmesser). Solche Blutungen sollten nicht operiert werden (Little et al., 1978). Größere Blutungen mit Zeichen der Hirnstammkompression oder mit Ventrikelaufstau müssen nach vorausgehender Anlage einer Liquordrainage operativ entlastet werden, da sonst eine lebensbedrohliche Situation entstehen kann (Taneda et al., 1987). Da es bei Patienten mit größeren zerebellären Blutungen zu raschen Verschlechterungen des klinischen Bildes kommen kann mit Zeichen der Hirnstammkompression oder akutem Atemstillstand, sollte frühzeitig eine Operation erwogen werden. Es gilt, daß Patienten mit einen besseren klinischen Bild (wach oder nur leicht benommen) ein deutlich geringeres operatives Mortalitätsrisiko haben (17 %) als Patienten, bei denen bereits eine Verschlechterung mit lethargischem oder komatösem Bild eingetreten ist (75 %). Dennoch sollten zerebelläre Hämatome auch dann noch operativ entlastet werden, wenn der Patient bei Aufnahme bereits komatös ist, da direkte Hirnstammkompression die Ursache der dann reversiblen Bewußtseinsstörung sein kann.

Bei raumfordernden Blutungen der hinteren Schädelgrube > 3 cm sollte eine externe Ventrikeldrainage auch dann präventiv erwogen werden, wenn noch kein Hydrozephalus zu erkennen ist, da bei Blutungen dieser Größe regelmäßig eine Liquorabflußbehinderung im Aquädukt entsteht. Die Gefahr, daß bei einer Blutung in der hinteren Schädelgrube, insbesondere bei Kleinhirnblutungen, durch externe ventrikuläre Liquordrainage nach Entstehung eines Druckgradienten von infratentoriell nach supratentoriell eine Einklemmung nach rostral resultiert, ist gering.

Zur Therapie eines im CT bereits erkennbaren Hydrozephalus occlusus oder eines Hydrozephalus aresorptivus ist die Anlage einer externen Liquordrainage indiziert. Insbesondere bei Blutungen mit Ventrikeleinbruch ist sie der Implantation eines permanenten Ventils vorzuziehen, da das Shunt-System durch Blutkoagel häufig okkludiert wird. Darüberhinaus wird eine Liquorableitung häufig nur temporär erforderlich sein.

D 2.3.7. Neue Operationstechniken

Stereotaktische Drainage intrazerebraler Hämatome

Diese Technik wurde durch Backlund und von Holst, 1978 eingeführt. Die Maßnahme erfolgt entweder durch einfache Absaugung oder Ausspülung des Hämatoms mittels stereotaktischen Instrumentariums (Tanizaki et al., 1985; Tanikawa et al., 1985) oder durch Aspiration, nachdem das Hämatom unter CT-Kontrolle durch lokale Instillation von Fibrinolytika (Urokinase) verflüssigt wurde (Matsumoto und Hondo, 1984; Niizuma et al., 1985; Liu et al., 1991; Miller et al., 1993). Diese Maßnahme kann mehrfach wiederholt werden, wenn ein Katheter in der Hämatomkavität belassen wird. Durch die Anwendung lokaler Fibrinolytika ergibt sich eine Blutungsrate von 4 % (Kaufman, 1993).

Erste Ergebnisse bei Patienten mit putaminalen, thalamischen und Lobär-Hämatomen, bei denen 50–80 % des Hämatoms nach und nach entfernt werden konnte, sind vielversprechend durch niedrige operative Mortalität und besseres klinisches Endergebnis (Matsumoto und Hondo, 1984⋆).

Endoskopische Drainage intrazerebraler Hämatome

Die Technik der endoskopischen Drainage intrazerebraler Hämatome wurde erstmals von Auer et al. (1989) berichtet. Durch ultraschallgeführte stereotaktische Technik wurde ein Neuroendoskop in das Hämatom eingeführt und dann unter visueller Kontrolle mittels Miniaturkamera das Hämatom entfernt. Diese Technik wurde in Einzelfällen mit putaminalen, lobären und thalamischen Hämatomen angewendet. Größere Studien zur Validierung dieser Methode stehen noch aus.

D 2.4. Pragmatische Therapie

Die Indikation zu den verschiedenen therapeutischen Maßnahmen ist in **Tab. D 2.5** zusammengefaßt. Zunächst muß die Frage eines operativen Eingriffes zur Hämatomentfernung und somit zur Senkung des intrakraniellen Drucks geklärt werden. Ferner ist zu entscheiden, ob ggf. eine externe Liquordrainage anzulegen ist. Sollte trotz dieser Maßnahmen noch immer eine kritische Erhöhung des intrakraniellen Druckes vorliegen, muß mit einer stufenweisen Eskalation konservativ-therapeutischer Maßnahmen begonnen werden. Wird eine Operation als indiziert angesehen, müssen diese Maßnahmen bereits vor der Operation ergriffen werden, wenn Einklemmungs-Symptome bestehen.

Die ätiologische Klärung mit bildgebenden Verfahren (KM-CCT, MRI, Angiographie) wird erst eingeleitet, wenn der Patient vegetativ stabil und somit nicht mehr vital gefährdet ist.

Literatur

Abbott RD, Yin Y, Reed DM, Yano K (1986) Risk of stroke in male cigarette smokers. N Engl J Med 315: 717–720

Anderson JL, Karagounis L, Allen A, Bradford MJ, Menlove RL, Pryor, TA (1991) Older age and elevated blood pressure are risk factors for intracerebral hemorrhage after thrombolysis. Am J Cardiol 68: 166–170

Auer LM, Deinsberger W, Niederkorn K, Gell G, Kleinert R, Schneider G, Holzer P, Bone G, Mokry M, Körner E, Kleinert G, Hanusch S (1989) Endoscopic surgery versus medical treatment for spontaneous intracerebral hematomas: a randomized study. J Neurosurg 70: 530–535

Aurell M, Hood B (1964) Cerebral hemorrhage in a population after a decade of active antihypertensive treatment. Acta Med Scand 176: 377–383

Backlund E-O, von Holst H (1978) Controlled subtotal evacuation of intracerebral hematomas by stereotactic technique. Surg Neurol 9: 99–101

Barrow D, Awad I (1993) Conceptual overview and management strategies. In: I Awad, D Barrow (Hrsg.) Cavernous malformations. AANS, 205–213

Bogousslavsky J, Van Melle G, Regli F (1988) The Lausanne Stroke Registry: Analysis of 1,000 consecutive patients with first stroke. Stroke 19: 1083–1092

Broderick JP, Brott TG, Tomsick T, Barsan W, Spilker J (1990) Ultra-early evaluation of intracerebral hemorrhage. J Neurosurg 72: 195–199

Broderick JP, Brott TG, Tomsick T, Leach A (1993 a) Lobar hemorrhage in the elderly. The undiminishing importance of hypertension. Stroke 24: 49–51

Broderick JP, Brott TG, Tomsick T, Miller R, Huster G (1993 b) Intracerebral hemorrhage more than twice as common as subarachnoid hemorrhage. J Neurosurg 78: 188–191

Broderick JP, Brott TG, Duldner JE, Tomsick T, Huster G (1993 c) Volume of intracerebral hemorrhage. A powerful and easy-to-use predictor of 30-day mortality. Stroke 24: 987–993

Brott T, Thalinger K, Hertzberg V (1986) Hypertension as a risk factor for spontaneous intracerebral hemorrhage. Stroke 17: 1078–1083

Brott T, Fieschi C, Hacke W (1994) General therapy of acute ischemic stroke. In: W Hacke, DF Hanley, KM Einhäupl, TP Bleck, MN Diringer, A Ropper (Hrsg.) Neurocritical Care. Springer, Heidelberg, 563

Brown RD jr, Wiebers DO, Nichols DA (1994) Intrakranial dural arteriovenous fistulae: Angiographic predictors of intrakranial hemorrhage and clinical outcome in nonsurgical patients. J Neurosurg 81: 531–538

Caplan LR (1994) General symptoms and signs. In: CS Kase, LR Caplan (Hrsg.) Intracerebral Hemorrhage. Butterworth-Heinemann, Boston, 31–43

Caplan LR, Goodwin JA (1982) Lateral tegmental brainstem hemorrhages. Neurology 32: 252–260

Cuatico W, Adib S, Gaston P (1965) Spontaneous intracerebral hematomas: a surgical appraisal. J Neurosurg 22: 569–575

De Jaegere P, Arnold AA, Balk AH, Simoons ML (1992) Intrakranial hemorrhage in association with thrombolytic therapy: incidence and clinical predictive factors. J Am Coll Cardiol 19: 289–294

Diringer MN (1993) Intracerebral hemorrhage: Pathophysiology and management. Crit Care Med 21: 1591–1603

Donahue RP, Abbott RD, Reed DM, Yano K (1986) Alcohol and hemorrhagic stroke: The Honolulu heart program. J Am Med Assoc 255: 2311–2314

Dul K, Drayer BP (1994) CT and MR imaging of intracerebral hemorrhage. In: CS Kase, LR Caplan (Hrsg.) Intracerebral Hemorrhage. Butterworth-Heinemann, Boston, 73–93

Eleff SM, Borel C, Bell WR, Long DM (1990) Acute management of intrakranial hemorrhage in patients receiving thrombolytic therapy: Case reports. Neurosurgery 26: 867–869

Fieschi C, Carolei A, Fiorelli M, Argentino C, Bozzao L, Fazio C, Salvetti M, Bastianello S (1988) Changing prognosis of primary intracerebral hemorrhage: Results of a clinical and computed tomographic follow-up study of 104 patients. Stroke 19: 192–195

Fisher CM (1961) Clinical syndromes in cerebral hemorrhage. In: WS Fields (Hrsg.) Pathogenesis and Treatment of Cerebrovascular Disease. Charles C. Thomas, Springfield, Illinois, 318–342

Fisher CM (1971) Pathological observations in hypertensive cerebral hemorrhage. J Neuropathol Exp Neurol 30: 536–550

Fisher CM, Picard EH, Polak A, Dalal P, Ojemann RG (1965) Acute hypertensive cerebellar hemorrhage: Diagnosis and surgical treatment. J Nerv Ment Dis 140: 38–57

Franke CL, Van Swieten JC, Algra A, Van Gijn J (1992) Prognostic factors in patients with intracerebral hemorrhage. J Neurol Neurosurg Psychiat 55: 653–657

Furlan A, Whisnant J, Elveback L (1979) The decreasing incidence of primary intracerebral hemorrhage: A population study. Ann Neurol 5: 367–373

Giombini S, Morello G (1978) Cavernous angiomas of the brain. Account of fourteen personal cases and review of the literature. Acta Neurochirurgica 40: 61–82

Gore JM, Granger CB, Simoons ML, Sloan MA, Weaver WD, White HD, Barbash GI, Van de Werf F, Aylward PE, Topol EJ (1995) Stroke after thrombolysis. Mortality and functional outcomes in the GUSTO-I trial. Global Use of Strategies to Open Occluded Coronary Arteries. Circulation 92: 2811–2818

Haan J, Algra PR, Roos RA (1990) Hereditary cerebral hemorrhage with amyloidosis-Dutch type. Clinical and computed tomographic analysis of 24 cases. Arch Neurol 47: 649–653

Haan J, Roos RA (1992) Comparison between the Icelandic and Dutch forms of hereditary cerebral amyloid angiopathy. Clin Neurol Neurosurg 94 (suppl): S82-S83

Hart RG, Boop BS, Anderson DC (1995) Oral anticoagulants and intrakranial hemorrhage: Facts and hypotheses. Stroke 26: 1471–1477

Hier DB, Davis KR, Richardson EP, Mohr JP (1977) Hypertensive putaminal hemorrhage. Ann Neurol 1: 152–159

Jacobs D, Blackburn H, Higgins M, Reed D, Osi H, McMillan G, Neaton J, Nelson T, Potter J, Rifkin B, Rossouw J, Shekelle R, Yusuf S (1992) Report of the conference on low blood cholesterol: mortality associations. Circulation 86: 1046–1060

James HE, Langfitt TW, Kumar VS, Ghostine SY (1977) Treatment of intrakranial hypertension; analysis of 105 consecutive continuous recordings of intrakranial pressure. Acta Neurochir 36: 189–200

Janny P, Colnet G, Georget A-M, Chazal J (1978) Intrakranial pressure with intracerebral hemorrhages. Surg Neurol 10: 371–375

Juvela S, Heiskanen O, Poranen A, Valtonen S, Kuurne T, Kaste M, Troupp H (1989) The treatment of spontaneous intracerebral hemorrhage: A prospective randomized trial of surgical and conservative treatment. J Neurosurg 70: 755–758

Kagan A, Popper JS, Rhoads GG (1980) Factors related to stroke incidence in Hawaii Japanese men: The Honolulu heart study. Stroke 11: 14–21

Kalff R, Feldges A, Mehdorn HM, Grote W (1992) Spontaneous intracerebral hemorrhage. Neurosurg Rev 15: 177–186

Kanaya H, Yukawa H, Itoh Z, Kutsuzawa H, Kagawa M, Kanno T, Kuwabara T, Mizukami M, Araki G, Irino T (1980) Grading and the indications for treatment in ICH of the basal ganglia (cooperative study in Japan) In: HW Pia et al. (Hrsg.) Spontaneous Intracerebral Haematomas: Advances in Diagnosis and Therapy. Springer, Heidelberg, 268–274

Kaneko M, Tanaka K, Shimada T, Sato K, Uemura K (1983) Long-term evaluation of ultra-early operation for hypertensive intracerebral hemorrhage in 100 cases. J Neurosurg 58: 838–842

Kase CS, Maulsby GO, Mohr JP (1980) Partial pontine hematomas. Neurology 30: 652–655

Kase CS, Mohr JP, Caplan L (1992 a) Intracerebral hemorrhage. In: H Barnett, JP Mohr, B Stein et al. (Hrsg.) Stroke. Pathophysiology, diagnosis, and management. Churchill Livingstone, New York, 561–616

Kase CS, Pessin MS, Zivin JA, del Zoppo GJ, Furla AJ, Buckley JW, Snipes RG, Little John JK (1992 b) Intrakranial hemorrhage after coronary thrombolysis with tissue plasminogen activator. Am J Med 92: 384–390

Kase CS, Williams J, Wyatt D, Mohr JP (1982) Lobar intracerebral hemorrhage: clinical and CT analysis of 22 cases. Neurology 32: 1146–1150

Kaufman HH (1993) Treatment of deep spontaneous intracerebral hematoma. Stroke 24 (suppl): I-101–I-106

Kaufman HH, McAllister P, Taylor H, Schmidt S (1993) Intracerebral hematoma related to thrombolysis for myocardial infarction. Neurosurg 33: 898–900

Koehler RC, Traystman RJ (1982) Bicarbonate ion modulation of cerebral blood flow during hypoxia and hypercapnia. Am J Physiol 243: H33–H40

Lampl Y, Gilad R, Eshel Y, Sarova-Pinhas I (1995) Neurological and functional outcome in patients with supratentorial hemorrhages. A prospective study. Stroke 26: 2249–2253

Lanzino G, Jensen ME, Kongable GL, Kassell NF (1994) Angiographic characteristics of dural arteriovenous malformations that present with intrakranial hemorrhage. Acta Neurochirurgica 129: 140–145

Lauer JE, Heger JJ, Mirro MJ (1995) Hemorrhagic complications of thrombolytic therapy. Chest 108: 1520–1523

Levy E, Carman MD, Fernandez-Madrid IJ, Power MD, Lieberburg I, van Duinen SG, Bots GT, Luyendijk W, Frangione B(1990) Mutation of the Alzheimer's disease amyloid gene in hereditary cerebral hemorrhage, Dutch type. Science 248: 1124–1126

Levy E, Lopez OC, Ghiso J, Geltner D, Frangione B (1989) Stroke in Icelandic patients with hereditary amyloid angiopathy is related to a mutation in the cystatin C gene, an inhibitor of cysteine proteases. J Exp Med 169: 1771–1778

Lipton R, Berger A, Lesser M, Lantos G, Portenoy R (1987) Lobar vs. thalamic and basal ganglion hemorrhage: clinical and radiographic features. J Neurol 234: 86–90

Little JR, Tubman DE, Ethier R (1978) Cerebellar hemorrhage in adults: Diagnosis by computerized tomography. J Neurosurg 48: 575–579

Liu ZH, Tian ZM, Chen XH, Li SY, Kang GQ, Zhang Y, Cai HZ (1991) CT-guided stereotactic evacuation of hypertensive intracerebral hematoma. Chin Med J (Engl) 104: 387–391

Loes D, Smoker W, Biller J, Cornell S (1987) Nontraumatic lobar intracerebral hemorrhage: CT/angiographic correlation. Am J Neuroradiol 8: 1027–1030

Longstreth W, Litwin P, Weaver W, and the MITI Project Group (1993) Myocardial infarction, thrombolytic therapy, and stroke. Stroke 24: 587–590

Luessenhop AJ, Shevlin WA, Ferrero AA, McCullough DC, Barone BM (1967) Surgical management of primary intracerebral hemorrhage. J Neurosurg 27: 419–427

Luyendijk W, Bots GT, Vegter van der Vlis M, Went LN (1987) Epidemiological and clinical aspects of hereditary cerebral hemorrhage in Dutch families. Neurol Med Chir (Tokyo) 27: 613–616

Luyendijk W, Bots GT, Vegter van der Vlis M, Went LN, Frangione B (1988) Hereditary cerebral haemorrhage caused by cortical amyloid angiopathy. J Neurol Sci 85: 267–280

Maraire JN, Awad IA (1995) Intrakranial cavernous malformations: Lesion behavior and management strategies. Neurosurg 37: 591–605

Marshall LF, Smith RW, Rauscher A, Shapiro HM (1978 a) Mannitol dose requirements in brain-injured patients. J Neurosurg 48: 169–172

Marshall LF, Shapiro HM, Rauscher A, Kaufman NM (1978 b) Pentobarbital therapy for intrakranial hypertension in metabolic coma. Reye's syndrome. Crit Care Med 6: 1–5

Massaro AR, Sacco RL, Mohr JP, Foulkes MA, Tatemichi TK, Price TR, Hier DB, Wolf PA (1991) Clinical discriminators of lobar and deep hemorrhages: the Stroke Data Bank. Neurology 41: 1881–1885

Matsumoto K, Hondo H (1984) CT-guided stereotaxic evacuation of hypertensive intracerebral hematomas. J Neurosurg 61: 440–448

McKissock W, Richardson A, Taylor J (1961) Primary intracerebral haemorrhage: A controlled trial of surgical and conservative treatment in 180 unselected cases. Lancet 2: 221–226

Mendelow AD, Teasdale GM, Russel T, Flood J, Patterson J, Murray GD (1985) Effect of mannitol on cerebral blood flow and cerebral perfusion pressure in human head injury. J Neurosurg 63: 43–48

Miller DW, Barnett GH, Kormos DW, Steiner CP (1993) Stereotactically guided thrombolysis of deep cerebral hemorrhage: preliminary results. Cleve Clin J Med 60: 321–344

Mizoi K, Yoshimoto T, Nagamine Y, Kayama T, Koshu K (1995) How to treat incidental cerebral aneurysms: a review of 139 consecutive cases. Surg Neurol 44: 114–120

Niizuma H, Otsuki T, Johkura H, Nakazato N, Suzuki J (1985) CT-guided stereotactic aspiration of intracerebral hematoma: Result of a hematoma-lysis method using urokinase. Appl Neurophysiol 48: 427–430

Paillas JE, Alliez E (1973) Surgical treatment of spontaneous intracerebral hemorrhage: Immediate and long-term results in 250 cases. J Neurosurg 9: 145–151

Papo I, Janny P, Caruselli G, Conet G, Luongo A (1979) Intrakranial pressure time course in primary intracerebral hemorrhage. Neurosurgery 4: 504–511

Patchell RA, Posner JB (1985) Neurologic complications of systemic cancer. Neurol Clin 3: 729–750

Poungvarin N, Bhoopat W, Viriyavejakul A, Rodprasert P, Buranasiri P, Sukondhabhant S, Hensley MJ, Strom BL (1987) Effects of dexamethasone in primary supratentorial intracerebral hemorrhage. N Engl J Med 316: 1229–1233

Radberg JA, Olsson JE, Radberg CT (1991) Prognostic parameters in spontaneous intracerebral hematomas with special reference to anticoagulant treatment. Stroke 22: 571–576

Robinson JR, Awad IA, Little JR (1991) Natural history of the cavernous angioma. J Neurosurgery 75: 709–714

Ropper AH (1993) Treatment of intrakranial hypertension. In: AH Ropper (Hrsg.) Neurological and Neurosurgical Intensive Care, 3rd ed. Raven Press, New York, 29–52

Ropper AH, Davis K (1980) Lobar cerebral hemorrhage: acute clinical syndromes in 26 cases. Ann Neurol 8: 141–147

Ropper AH, King RB (1984) Intrakranial pressure monitoring in comatose patients with cerebral hemorrhage. Arch Neurol 41: 725–728

Ross RR (1963) Observations on intracerebral aneurysms. Brain 86: 425–441

Shimamoto T, Komachi Y, Inada H, Doi M, Iso H, Sato S, Kitamura A, Iida M, Konishi M, Nakanishi N, Terao A, Naito Y, Kojima S (1989) Trends for coronary heart disease and stroke and their risk factors in Japan. Circulation 79: 503–515

Silver FL, Norris JW, Lewis AJ, Hachinski VC (1984) Early mortality following stroke: a prospective review. Stroke 15: 492–496

Simoons ML (1995) Risk-benefit of thrombolysis. Cardiol Clin 13: 339–345

Smith R, Higuchi D, Broze G (1990) Platelet coagulation factor XIa-inhibitor, a form of Alzheimer amyloid precursor protein. Science 248: 1126–1128

Stein RW, Kase CS, Hier DB, Caplan LR, Mohr JP, Hemmati M, Henderson K (1984) Caudate hemorrhage. Neurology 34: 1549–1554

Steiner I, Gomori JM, Melamed E (1984) The prognostic value of the CT scan in conservatively treated patients with intracerebral hematoma. Stroke 15: 279–282

Tanaka H, Ueda Y, Date C, Baba T, Yamashita H, Hayashi M, Shoji H, Owada K, Baba KI, Shibuya M, Kon T, Detels R (1981) Incidence of stroke in Shibata, Japan: 1976–1978. Stroke 12: 460–466

Taneda M, Hayakawa T, Mogami H (1987) Primary cerebellar hemorrhage: Quadrigeminal cistern obliteration on CT scans as a predictor of outcome. J Neurosurg 67: 545–552

Tanikawa T, Amano K, Kawamura H, Kawabatake H, Notani M, Iseko H, Shiwaku T, Nagao T, Iwata Y, Taira T, Umezawa Y, Shimizu T, Kitamura K (1985) CT-guided stereotactic surgery for evacuation of hypertensive intracerebral hematoma. Appl Neurophysiol 48: 431–439

Tanizaki Y, Sugita K, Toriyama T, Hokama M (1985) New CT-guided stereotactic apparatus and clinical experience with intracerebral hematomas. Appl Neurophysiol 48: 11–17

Tuhrim S, Dambrosia JM, Price TR, Mohr JP, Wolf PA, Heyman A, Kase CS (1988) Prediction of intracerebral hemorrhage survival. Ann Neurol 24: 258–263

Ueda K, Hasuo Y, Kiyohara Y, Wada J, Kawano H, Kato I, Fujii I, Yanai T, Omae T, Fujishima M (1988) Intracerebral hemorrhage in a Japanese community. Hisayama: Incidence, changing pattern during long-term follow-up, and related factors. Stroke 19: 48–52

Ueshima H, Iida M, Shimamoto T, Konishi M, Tsujioka K, Tanigaki M, Nakanishi N, Ozawa H, Kojima S, Komachi Y (1980) Multivariate analysis of risk factor for stroke: Eight year follow-up study of farming villages in Akita, Japan. Prev Med 9: 722–740

Vermeulen M, Van Gijn J (1990) The diagnosis of subarachnoid haemorrhage. J Neurol Neurosurg Psychiat 53: 365–372

Villringer A, Mehraein S, Einhäupl KM (1994) Pathophysiological aspects of cerebral sinus venous thrombosis (SVT) J of Neuroradiology 21: 72–80

Vinters HV (1987) Cerebral amyloid angiopathy. A critical review. Stroke 18: 311–324

Vinters HV (1992) Cerebral amyloid angiopathy. In: H Barnett, JP Mohr, B Stein (Hrsg.) Stroke. Pathophysiology, Diagnosis, and Management. Churchill Livingstone, New York, 821–858

Waga S, Okada M, Yamamoto Y (1979) Reversability of Parinaud syndrome in thalamic hemorrhage. Neurology 29: 407–409

Wakai S, Kumakura N, Nagai M (1992) Lobar intracerebral hemorrhage. A clinical, radiographic, and pathological study of 29 consecutive cases with negative angiography. J Neurosurg 76: 231–238

Weisberg LA (1985) Subcortical lobar intracerebral haemorrhage: clinical-computed tomographic correlations. J Neurol Neurosurg Psychiat 48: 1078–1084

Yong WH, Robert ME, Secor DL, Kleikamp TJ, Vinters HV (1992) Cerebral hemorrhage with biopsy-proved amyloid angiopathy. Arch of Neurology 49: 51–58

Zabramski JM, Wascher TM, Spetzler RF, Johnson B, Golfinos J, Drayer BP, Brown B, Rigamonti D, Brown GB (1994) The natural history of familial cavernous malformations: results of an ongoing study. J Neurosurgery 80: 422–432

Zumkeller M, Hollerhage HG, Proschl M, Dietz H (1992) The results of surgery for intracerebral hematomas. Neurosurg Rev 15: 33–36

D 3. Subarachnoidalblutung

von *R. L. Haberl* und *K. Bötzel*

D 3.1. Klinik

Symptome: Das Leit-Symptom sind akut einsetztende Kopf- und Nackenschmerzen bei 85–95 % und eine akute Bewußtseinsstörung bei 50 % der Patienten. Nackensteife, Übelkeit, Erbrechen, Lichtscheu und Atemstörungen sind weitere häufige Symptome, die jedoch erst Stunden nach der Blutung auftreten können. Fokale neurologische Defizite in der Initialphase sprechen für ein zusätzliches intrazerebrales Hämatom.

Einteilungen: Die gebräuchlichste Einteilung nach Hunt und Hess (1968; **Tab. D 3.1**) ist an den zum Zeitpunkt der Untersuchung vorliegenden klinischen Symptomen orientiert. Es erfolgt eine Einteilung in die nächst schlechtere Kategorie, wenn ein Vasospasmus oder eine schwere systemische Erkrankung vorliegt (z. B. arterielle Hypertonie, Diabetes mellitus). Da der initiale Bewußtseinsgrad und das Vorhandensein fokaler Ausfälle die wichtigsten prognostischen Kriterien sind, orientiert sich die neuere Klassifikation der World Federation of Neurological Surgeons (WFNS) an diesen Symptomen (Teasdale et al., 1988) (**Tab. D 3.1**). Die Menge des subarachnoidalen Blutes im Computertomogramm, mit einer prognostischen Wertigkeit für das Auftreten eines Vasospasmus, berücksichtigt die Einteilung nach Fisher: I kein Blut; II diffuses subarachnoidales Blut, keine Gerinnsel dicker als 1 mm; III subarachnoidale Gerinnsel dicker als 1 mm; IV Blut in den Ventrikeln (Fisher et al., 1980).

Ursachen: In den meisten Fallen (80 %) liegt eine Blutung aus einem sackförmigen Aneurysma vor. Die Lokalisation am R. communicans anterior oder der A. cerebri anterior ist am häufigsten (40 %), gefolgt von A. carotis interna (30 %) und der A. cerebri media (20 %). Die Aneurysmen der A. basilaris und der Vertebralarterien sind seltener (10 %). In 5 % handelt es sich um Blutungen aus arterio-venösen Fehlbildungen. Seltenere Ursachen sind Schädel-Hirn-Trauma, Dissektionen intrakranieller Arterien (vornehmlich A. vertebralis), mykotische Aneurysmen, Kokain-Mißbrauch und Gerinnungsstörungen. Trotz intensiver Suche kann in 15–20 % keine Blutungsquelle gefunden werden.
Die Ursachen intrakranieller Aneurysmen sind multifaktoriell. Während die Anlage der Aneurysmen wahrscheinlich kongenital erfolgt, nehmen sie im frühen Erwachsenenalter aufgrund hämodynamischer Faktoren an Größe zu (Schievink, 1997). Das Risiko, bei asymptomatischem Aneurysma eine SAB zu erleiden, steigt um 2 %/Jahr.

Tab. D 3.1: Schweregrade der Subarachnoidalblutung nach Hunt und Hess (1968) und nach der World Federation of Neurologic Surgeons (WFNS) (Teasdale et al., 1988)

WFNS			Hunt und Hess	
Grad	GCS*	Fok. Zeichen**	Grad	Kriterien
I	15	nein	I	Asymptomatisch oder leichte Kopfschmerzen und leichte Nackensteife
II	14–13	nein	II	Mäßiger bis schwerer Kopfschmerz, Nackensteife, keine neurologischen Ausfälle außer Hirnnervenparesen
III	14–13	ja	III	Somnolenz, Verwirrtheit oder leichtes fokalneurologisches Defizit
IV	12–7	ja/nein	IV	Sopor, mäßige bis schwere Hemiparese, vegetative Störungen, evtl. frühe Dezerebrationszeichen
V	6–3	ja/nein	V	Tiefes Koma, Dezerebrationszeichen

* Glasgow Coma Score
** Aphasie und/oder Hemiparese oder Hemiplegie

Arteriosklerotische Aneurysmen sind an Hirngefäßen selten. Aneurysmatische Subarachnoidalblutungen zeigen eine familiäre Häufung, mit einer geschätzten 4-fachen Risikoerhöhung bei den Verwandten ersten Grades eines Patienten (Schievink et al., 1995 a). Im Sektionsgut finden sich klinisch unentdeckte Aneurysmen in bis zu 18 %.

Diagnostik: Eine kraniale CT ohne Kontrastmittel ist bei Verdacht auf eine SAB sofort erforderlich und sichert die Diagnose. Die Verteilung des Blutes gibt außerdem einen ersten Hinweis auf die Lokalisation des Aneurysmas. Die Sensitivität der CT sinkt von 95 % am Tag 1 nach Blutung auf 75 % am Tag 3 und auf 50 % am Tag 7. Die Kernspintomographie hat in der Akutphase keinen Vorteil gegenüber der CT, kann jedoch Tage zurückliegende Blutungen durch den Hämosiderinnachweis mit höherer Sensitivität aufzeigen.
Ein unauffälliges CT kann bei geringen oder Tage zurückliegenden Aneurysmablutungen vorkommen. Bei klinischem Verdacht sollte dann zunächst eine Lumbalpunktion erfolgen. Mehr als der direkte Blutnachweis ist eine xanthochrome Verfärbung des Liquors hinweisend, aber nicht spezifisch für eine SAB. Die Xanthochromie entsteht innerhalb von wenigen Stunden für bis zu 2 Wochen nach der SAB. Ferritin und Siderophagen im Liquor können eine SAB auch noch nach 3–4 Wochen nachweisen, es gibt hierbei jedoch falsch-negative Befunde (Page et al., 1994). Ein wasserklarer, unauffälliger Liquor schließt eine SAB innerhalb der letzten 2–3 Wochen aus.
Jeder Patient mit einer SAB wird angiographiert, es sei denn, daß der Zustand eine Behandlung nicht zuläßt. Die Angiographie hat die höchste Trefferquote bei der Aneurysmasuche und ermöglicht dem Operateur die Operationsplanung. Wegen der Möglichkeit multipler Aneurysmen (Inzidenz 5–33 %, Kassell et al., 1990 b) wird in jedem Fall eine Vier-Gefäß-Angiographie, mit Darstellung des R. communicans anterior durch gedrehte Aufnahmen, empfohlen. Der Zeitpunkt ist so zu wählen, daß die Operation innerhalb von 72 Stunden nach Blutung erfolgen kann, da danach die Gefahr eines Vasospasmus eine Operation ausschließt. Zunehmend eingesetzt wird die MR-Angiographie zum direkten Aneurysmanachweis. Die Nachweisgrenze mit modernen Geräten liegt bei 3–5 mm Aneurysmagröße (Schievink, 1997). Für die Operationsplanung ist die konventionelle Angiographie immer noch unumgänglich.

D 3.2. Verlauf

Inzidenz: Jährlich erleiden 6–8 von 100 000 Personen eine SAB (Linn et al., 1996), Frauen etwas häufiger als Männer (1,5 : 1). Am häufigsten tritt eine SAB in der 5. und 6. Lebensdekade auf. Arterielle Hypertonie, Nikotin und Alkohol verursachen einen linearen Risikoanstieg, während keine eindeutige Risikozunahme bei Einnahme oraler Kontrazeptiva und bei Cholesterinwerterhöhung festgestellt wurde (Teunissen et al., 1996). Subarachnoidalblutungen machen etwa 10 % aller »Schlaganfälle« und mehr als 1/3 aller Hirnblutungen aus.

Prognose: Die wesentlichen prognostischen Faktoren sind der Grad der initialen Bewußtseinsstörung, die Menge des subarachnoidalen Blutes und die Lokalisation des Aneurysmas. Aneurysmen im hinteren Hirnversorgungsgebiet und subarachnoidale Blutungen > 15 cm^3 haben eine schlechte Prognose (Schievink et al., 1995 b; Broderick et al., 1994). Die Letalität steigt von 13 % bei wachen Patienten auf 75 % bei initial komatösen Patienten (Kassell et al., 1990 a). Insgesamt liegt die Letalität innerhalb des ersten Monats mit über 40 % immer noch sehr hoch, wobei geschätzt wird, daß 15–20 % bereits vor Erreichen des Krankenhauses versterben. Die initiale Blutung hat das höchste Letalitäts- und Morbiditätsrisiko (um 20 %), nachfolgende Komplikationen wie der Vasospasmus und die Nachblutung verursachen jeweils um 5 % Morbidität und Letalität (Säveland und Brandt, 1994). Etwa ein Drittel der überlebenden Patienten hat ein bleibendes neurologisches Defizit.
Bei ca. 30 % der Patienten mit Aneurysmablutung tritt Tage bis Wochen vor dem Ereignis ein kleines Aneurysmaleck (sog. »minor leak«) auf, das zwar mit Kopfschmerzen, aber manchmal nicht mit CT-Auffälligkeiten assoziiert ist. Der Liquor zeigt die Diagnose durch eine xanthochrome Färbung. Die durch ein »minor leak« symptomatischen Aneurysmen können mit geringem Operationsrisiko entfernt werden.

Komplikationen: Eine **erneute Blutung** eines nicht-geclippten Aneurysmas ist mit einer Letalität von 50 % belastet. Das Nachblutungsrisiko ist mit 4 % innerhalb der ersten 24 Stunden am höchsten. Kumulativ beträgt es 19 % nach 2 Wochen und 50 % in den ersten 6 Monaten. Danach sinkt es auf 3 %/Jahr bei ungeclippten Aneurysmen und 5 %/Jahr bei inkomplett geclippten Aneurysmen. Nachblutungen sind häufiger bei systolischen Blutdruckwerten über 160 mm Hg (Brown und Benzel, 1990) und nach raschem Abfall des subarachnoidalen Druckes, z. B. durch eine zu rasche Liquordrainage.

Ein **Hydrozephalus** kann sich bei Verschluß des Aquaedukts, der Austrittsstellen des IV. Ventrikels oder als Hydrozephalus aresorptivus bei Verklebung der Pacchionischen Granulationen ausbilden. Er tritt in 15–20 % nach SAB auf und hat seine höchste Wahrscheinlichkeit in den ersten Stunden und Tagen (Hasan et al., 1989). Der Hydrozephalus wird im CT diagnostiziert. Bereits die initiale Bewußtseinstrübung bei Patienten mit SAB ist häufig durch den Hydrozephalus bedingt und ist dann nicht als prognostisch ungünstiges Zeichen zu werten. Die Wahrscheinlichkeit für einen Hydrozephalus steigt bei intraventrikulären Blutungen und bei Tamponade der Cisterna ambiens mit Blut.

Der **Vasospasmus** der basalen Hirnarterien tritt in über 70 % nach SAB auf und kann unbehandelt bei über einem Viertel der Patienten zu Schlaganfall oder Tod durch zerebrale Ischämien führen (Kassell et al., 1990 a). Ursächlich ist eine Gefäßverengung und/oder eine Gefäßwandproliferation der basalen Hirnarterien, die durch subarachnoidale Blutabbauprodukte ausgelöst wird. Der Vasospasmus beginnt typischerweise zwischen dem 3. und 5. Tag nach SAB, ist voll ausgeprägt zwischen dem 5. und 14. Tag und bildet sich allmählich innerhalb von 2–4 Wochen zurück. Die Wahrscheinlichkeit seines Auftretens korreliert mit der Menge des subarachnoidalen Blutes (Fisher et al., 1980; Brouwers et al., 1993). Bei der klinischen Untersuchung zeigen sich eine progrediente Vigilanzminderung (3/4 der Patienten) und/oder fokale Defizite (1/2 der Patienten). Beginn und Verlauf des Vasospasmus können nicht-invasiv durch die transkranielle Dopplersonographie (TCD) festgestellt werden, die dann typischerweise mittlere Flußgeschwindigkeiten über 120 cm/s zeigt – allerdings ohne streng mit der angiographischen Schwere des Vasospasmus zu korrelieren. Die Angiographie kann einen Vasospasmus verstärken oder auslösen, so daß diese Untersuchung im Risikointervall zwischen dem 5. und 14. Tag nur durchgeführt wird, wenn therapeutisch die transluminale Angioplastie eingesetzt werden soll.
Die Inzidenz **epileptischer Anfälle** wird mit bis zu 30 % angegeben, etwa zwei Drittel dieser Anfälle treten innerhalb des ersten Monats nach SAB auf. Wenn epileptische Anfälle innerhalb von 12 Stunden nach Blutung oder Nachblutung und unter Hyponatriämie auftretende Anfälle ausgenommen werden, besteht eine Inzidenz von 9 % (Hasan et al., 1993).

Hyponatriämie kommt häufig nach SAB vor (10–34 %) und erhöht durch den damit verbundenen Flüssigkeitsverlust die Gefahr eines symptomatischen Vasospasmus. Na^+ Werte unter 130 mmol/l gehen mit einer Vigilanzminderung, Desorientiertheit und der Gefahr epileptischer Anfälle einher. Ob es sich hierbei um das klassische SIADH (syndrome of inappropriate ADH-secretion) handelt, wird angezweifelt. Wahrscheinlich liegt in den meisten Fällen ein zerebrales Salzverlust-Syndrom vor, bei dem im Gegensatz zum SIADH ein vermindertes Plasmavolumen, ein erhöhter Haematokrit und eine erhöhte oder normale Plasma-Osmolalität besteht (Harrigan, 1996). Die bei SIADH indizierte Flüssigkeitsrestriktion ist bei SAB kontraindiziert, da sie das Risiko für einen symptomatischen Vasospasmus erhöht (⋆).

Andere medizinische Komplikationen: Häufigste kardiale Komplikation sind Arrhythmien in etwa 35 % der Patienten, in 5 % treten lebensbedrohliche ventrikuläre Arrhthmien auf (Solenski et al., 1995). Kardial bedingte Lungenödeme treten in bis zu 25 % auf, seltener sind neurogene Lungenödeme (1–2 %). Fieber ist bei einem großen Teil der Patienten nicht durch eine Infektion, sondern durch die SAB selbst bedingt. Zwischen 1 und 5 % der Patienten bekommen tiefe Beinvenenthrombosen (McGrath et al., 1995).

D 3.3. Therapeutische Prinzipien

Die Behandlung des Patienten mit einer SAB zielt auf die Prävention bzw. Therapie der wichtigsten Komplikationen Nachblutung, Hydrozephalus und Vasospasmus ab.

Aneurysma-Operation: Die Operation durch Plazieren eines Clips auf den Hals des Aneurysmas ist die sicherste Behandlung, um eine Nachblutung zu verhindern (Mayberg et al., 1994, Guy et al., 1995⋆⋆). Immer noch umstritten ist der günstigste Operationszeitpunkt: die Frühoperation (Tag 1–3) verhindert frühe Nachblutungen und erlaubt, einen symptomatischen Vasospasmus ohne das Risiko der Aneurysmaruptur mit induzierter Hypertension zu behandeln – sie hat jedoch ein höheres Operationsrisiko als die Spätoperation (nach dem 10. Tag). Eine große, multizentrische, nichtrandomisierte Studie (Kassell et al., 1990 b) und eine randomisierte, aber kleine Studie (Öhman und Heiskanen, 1989) zeigen, daß die Gesamtletalität bei beiden Operationszeitpunkten gleich hoch liegt – unter einer adäquaten Vasospasmusprophylaxe mit Kalzium-Antagonisten erholten sich jedoch mehr Patienten nach einer Frühoperation ohne bleibende Ausfälle (71 % versus 62 % nach Spätoperation; Haley et al., 1992). In den meisten Zentren wird daher so verfahren, daß Patienten mit SAB Hunt und Hess Grad 1–3 und gut abschätzbarem, geringem Operationsrisiko der Frühoperation zugeführt werden (B). An den Tagen 4–10 nach SAB wird wegen der Gefahr der Verschlechterung durch einen Vasospasmus nicht operiert.
Bei Patienten mit einer SAB des Grades IV-V wurden bislang die Spätoperation nach Verbesserung des neurologischen Status oder eine konservative Therapie empfohlen. Einige Arbeiten zeigen jedoch auch bei einem Teil dieser Patienten günstigere Ergebnisse durch die Frühoperation und eine aggressive intensivmedizinische Therapie. Bailes et al. (1990⋆) versorgten alle Patienten in Grad IV und V initial mit einem ventrikulären Katheter und führten eine Frühoperation durch, wenn der intrakranielle Druck unter 30 cm H_2O gesenkt werden konnte, eine regelrechte angiographische Füllung der intrakraniellen Gefäße vorlag und

computertomographisch kein ausgedehnter irreversibler Hirnschaden bestand. Das Ergebnis mit 66 % günstigen Verläufen (keine oder geringe Behinderung) nach 3 Monaten im Vergleich zu nahezu 100 % Letalität bei konservativem Vorgehen unterstützt diese Strategie.
Neben der Operation konnten sich in den letzten Jahren endovaskuläre Verfahren etablieren, bei denen eine Thrombosierung von Aneurysmen durch Platinspiralen (Coils) oder Ballons erreicht wird, die durch arterielle Mikrokatheter plaziert werden (siehe Kap. D 7).
Antifibrinolytische Substanzen (ε-Aminocapronsäure, Tranexamsäure) senken wohl im Vergleich zu Placebo das Reblutungsrisiko, erhöhten jedoch in älteren Studien insgesamt die Letalität durch überproportional häufige, vasospasmusbedingte Ischämien. Die kontrollierten Studien dazu (Vermeulen et al.; 1984; Kassell et al., 1984) wurden jedoch ohne adäquate Vasospasmusprophylaxe (s. u.) durchgeführt, so daß eine Neubewertung gerechtfertigt erscheint. Bis zum Vorliegen einer solchen Studie wird der Einsatz von Antifibrinolytika nicht empfohlen, auch nicht kurzfristig, da die Wirkung erst nach 3 Tagen Behandlung beginnt.

Behandlung des Hydrozephalus: Ein akuter Hydrozephalus mit Bewußtseinsstörung oder bei intraventrikulärer Blutung ist Indikation zur Anlage einer ventrikulären Liquordrainage (⋆⋆). Erweiterte Liquorräume ohne ventrikuläre Einblutung können sich in den ersten 24 Stunden spontan zurückbilden (Hasan et al., 1989), so daß bei Fehlen einer Bewußtseinsstörung Abwarten unter engmaschiger neurologischer Kontrolle gerechtfertigt ist. Eine plötzliche Absenkung des Hirndrucks ist zu vermeiden, da der intrakranielle Druckabfall eine erneute Aneurysmablutung verursachen kann. Der Hydrozephalus persistiert in etwa 30 % und erfordert dann eine dauerhafte Ventrikeldrainage durch einen Shunt.

Prävention des Vasospasmus: Grundsätzlich sollten alle Patienten nach einer SAB von Anfang an mit positiver Flüssigkeitsbilanz, Tendenz zur Hypervolämie und unter Vermeidung hypotensiver Blutdruckwerte behandelt werden, um das Auftreten zerebraler Durchblutungsstörungen durch den Vasospasmus zu vermeiden. Die klinische Erfahrung stützt dieses Vorgehen, es liegen aber keine kontrollierten Studien vor (Mayberg et al., 1994⋆).
Am besten untersucht ist die prophylaktische Wirksamkeit von Kalzium-Angagonisten: sieben prospektive, randomisierte, Plazebo-kontrollierte Studien an insgesamt 1 202 Patienten zeigen, daß die prophylaktische Gabe des Kalzium-Antagonisten Nimodipin die klinische Prognose signifikant verbessert, die Häufigkeit von Infarkten signifikant senkt und die Letalität tendentiell senkt (Meta-Analyse: Barker II und Ogilvy, 1996⋆⋆⋆). Ob Nimodipin, ähnlich dem neueren, aber in dieser Indikation nicht zugelassenen Kalzium-Antagonisten Nicardipin (Haley et al., 1993), die angiographische Gefäßweite beeinflußt, ist nicht ausreichend belegt. Nimodipin soll über eine Erhöhung der Ischämietoleranz der Nervenzellen und eine Verbesserung der Kollateralversorgung protektiv sein. In der Meta-Analyse zeigte sich, daß Nimodipin besonders bei den höhergradigen Blutungen wirkt: da jedoch nur in einer der sieben Studien die Behandlungsergebnisse bezogen auf die Hunt und Hess-Grade angegeben wurden, und andererseits frühere Studien vor Einführung der Nimodipinprophylaxe bis zu 25 % tödliche Vasospasmen bei den Grad I und II Patienten nach Hunt und Hess berichtet haben (Miyaoka et al., 1993), sollten bis zum Vorliegen von Selektionskriterien alle Patienten mit SAB Nimotop erhalten. Die wesentliche Nebenwirkung von Nimodipin ist eine ausgeprägte Blutdrucksenkung in bis zu 8 % der Patienten: es muß daher einschleichend dosiert werden, gelegentlich nur die Hälfte der empfohlenen Dosis gegeben werden oder Nimodipin ganz abgesetzt werden, wenn der Blutdruck nicht zwischen 130 und 150 mm Hg systolisch stabilisiert werden kann. Die in deutschsprachigen Ländern übliche intravenöse Applikationsform von Nimodipin hat keinen gesicherten Vorteil gegenüber der oralen Darreichungsform, wenngleich nach klinischer Erfahrung einige Patienten insbesondere in der Umstellungsphase von intravenös nach oral durch einen Vasospasmus symptomatisch werden. Ein protektiver Effekt von Nimodipin wurde auch bei Patienten mit traumatischer SAB der Fisher Grade II-IV nachgewiesen (Harders et al., 1996⋆⋆).

Tirilazad Mesylat verursacht eine Hemmung der durch Sauerstoffradikale induzierten Lipidperoxidation und kann im Tierexpriment einen vorhandenen Vasospasmus zurückbilden. Eine erste klinische Studie mit 1 026 Patienten zeigte bei den Männern eine signifikante Verbesserung der Prognose und eine gesenkte Letalität in der mit 6 mg/kg KG Tirilazad behandelten Gruppe (Kassell et al., 1996⋆⋆). Tirilazad bzw. Placebo wurde zusätzlich zu Nimodipin verabreicht. Die Häufigkeit eines symptomatischen Vasospasmus wurde durch Tirilazad nur tendentiell gesenkt, als Wirkungsmechanismus wird weniger die Verhinderung des Vasospasmus als eine Erhöhung der Ischämietoleranz angenommen. Die geringere Wirkung bei Frauen wurde mit einer geschlechtsabhängig schnelleren Metabolisierung der Substanz über das p450-Enzymsystem der Leber und subtherapeutischen Plasmaspiegeln erklärt, die Studie mit einer höheren Dosierung bei Frauen steht noch aus. Tirilazad (Freedox®) ist bislang in Schweden, Dänemark und Österreich zugelassen. Die Zulassung vorausgesetzt sollte Tirilazad nach derzeitigem Wissensstand ausschließlich bei Männern für

die Dauer von 10 Tagen in einer Dosierung von 6 mg/kg KG zusätzlich zu Nimodipin gegeben werden. Relevante Nebenwirkungen traten in der Studie von Kassell et al. unter Tirilazad nicht auf.
Die Entfernung von subarachnoidalen Thromben während der Aneurysma-Operation vermindert die Inzidenz von Vasospasmen, ist aber mit einem beträchtlichen Verletzungsrisiko subarachnoidaler Strukturen assoziiert. Die medikamentöse Lyse durch intrathekal instillierte Fibrinolytika (recombinant tissue plasminogen activator, rtPA) während der Operation reduzierte in nicht-randomisierten Studien die Häufigkeit des symptomatischen Vasospasmus (Findlay et al., 1991), die einzige randomisierte, placebokontrollierte Untersuchung an 100 Patienten zeigte jedoch nur einen Nutzen in der Hochrisikogruppe mit dicken subarachnoidalen Gerinnseln (Findlay et al., 1995). Bis zum Vorliegen einer größeren randomisierten Studie kann dieses Verfahren nicht empfohlen werden.

Behandlung des Vasospasmus: Vasodilatatorische Substanzen haben in der Behandlung des Vasospasmus bislang keinen überzeugenden Erfolg gezeigt (McGrath et al., 1995). Bei Einsatz innerhalb von Stunden nach Auftreten eines symptomatischen Vasospasmus kann die **hypertensive hypervolämische Hämodilution** (triple-H-Therapie) ischämischen Symptome dauerhaft zurückbilden, wobei pathophysiologisch unklar ist, welchen Anteil Hämodilution und Perfusionsdrucksteigerung am Therapieerfolg haben. Es werden hohe Mengen isosmolarer, isotoner Flüssigkeiten infundiert, zusätzlich sind meistens inotrope Substanzen (Dopamin, Dobutamin, Phenylephrin) zur Blutdrucksteigerung notwendig. Die Verstärkung einer möglicherweise schon vorbestehenden Hyponatriämie muß vermieden werden. Mehrere unkontrollierte Studien zeigten die Effizienz dieser Behandlung (Award et al., 1987; Mori et al., 1995⋆⋆). Blutdruck und zirkulierendes Volumen werden stufenweise erhöht, bis die ischämischen Symptome verschwinden – über die zu erreichenden hämodynamischen Zielparameter bestehen keine einheitlichen Angaben. Da zum Teil systemische Blutdrucksteigerungen bis zu 240 mm Hg systolisch angestrebt werden, hat die Behandlung beträchtliche kardiale und pulmonale Risiken und erfordert eine invasive Überwachung auf einer Intensivstation, bei gefährdeten Patienten mit einem Swan-Ganz-Katheter (Miller et al., 1995). Die Gefahr der Aneurysmaruptur bei ungeclippten Aneurysmen ist hoch: präoperativ sollten daher systolische Blutdruckwerte von 160 mm Hg nicht überschritten werden.
Zur Behandlung von Arterienspasmen wird in spezialisierten Zentren die **transluminale Angioplastie** eingesetzt (s. a. Kap. D 7) (Clark und Barnwell, 1996⋆). Die Methode eignet sich für Spasmen der distalen A. carotis int., der proximalen A. cerebri media, der A. vertebralis und der A. basilaris. Indiziert ist diese Methode, wenn ein neu aufgetretenes fokales neurologisches Defizit durch die hypertensiv-hypervolämische Therapie nicht behoben werden kann. Voraussetzung ist der angiographische Nachweis einer segmentalen Stenose im Bereich der zugänglichen basalen Hirnarterien und ein CT ohne Infarktnachweis in dem versorgten Gebiet. In 70 % der berichteten Einzelfälle wurde bei Behandlungsbeginn < 12 h eine Funktionsverbesserung erreicht. Die Risiken liegen in Aneurysmaruptur, Intimadissektion mit Gefäßruptur und Hirninfarkt.

D 3.4. Pragmatische Therapie

Eine sofortige Einweisung in ein Krankenhaus mit neurochirurgischer Versorgung ist notwendig, wenn die Anamnese, der CT-Befund oder die Liquorpunktion den Verdacht auf eine SAB begründen. **Tab. D 3.2** faßt die therapeutischen Empfehlungen, mit dem Qualitätsgrad der Empfehlung, zusammen.

D 3.4.1. Operationszeitpunkt

Alle Patienten, die

- in gutem klinischen Zustand (Hunt und Hess Grad I-III)
- frühzeitig (am 1. und 2. Tag nach den Erstsymptomen der SAB)

Tab. D 3.2: Therapieempfehlungen nach SAB

Therapie		Grad der Empfehlung
Aneurysmaclippung	Frühoperation, SAB I-III	A
	Frühoperation, SAB VI-V	C
Vasospasmusprophylaxe	Tendenz zur Hypervolämie	C
	Nimodipin	A
	Tirilazad bei Männern	B
Vasospasmustherapie	Triple-H Therapie	C

Tab. D 3.3: Pragmatische Therapie der Subarachnoidalblutung

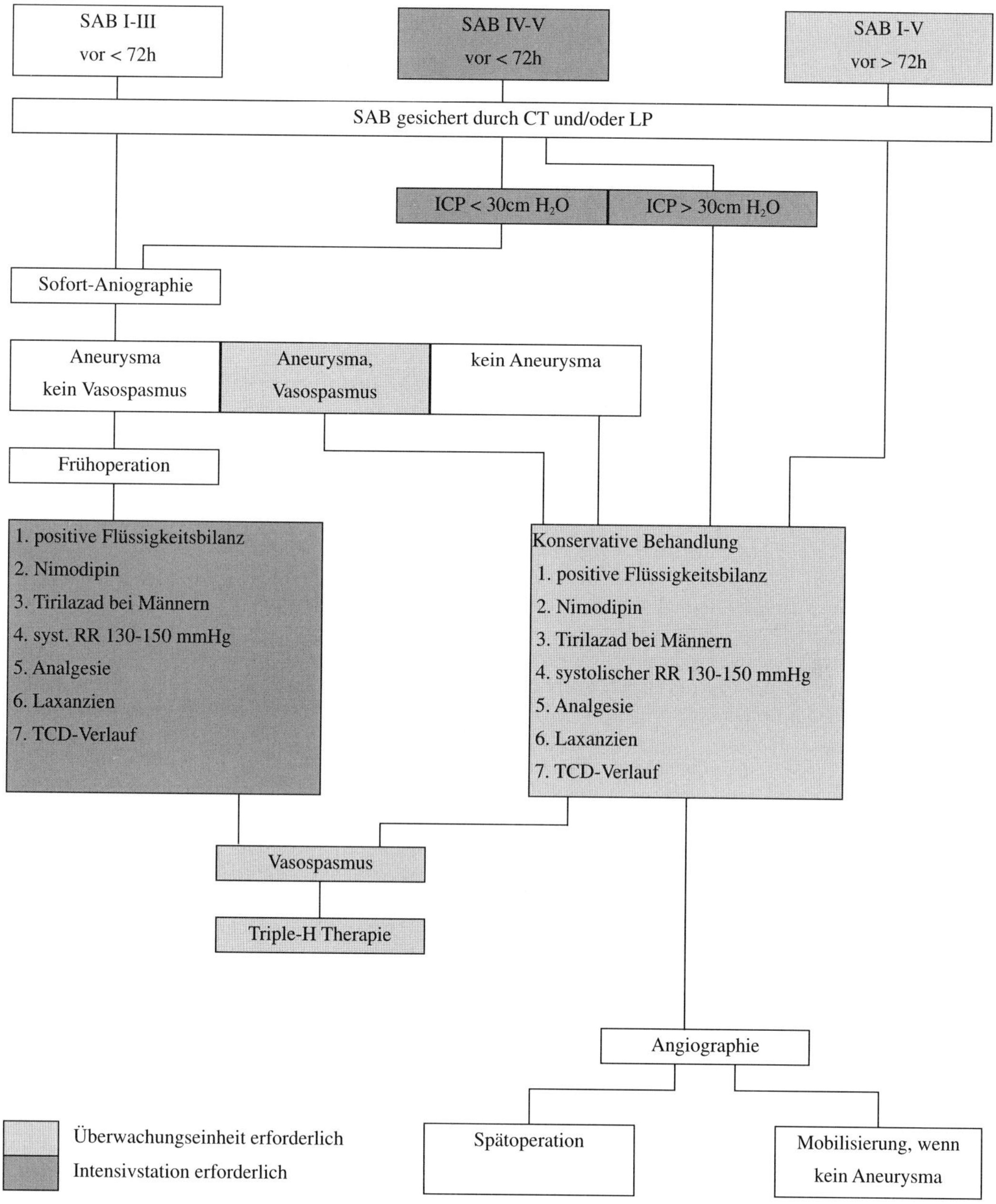

- ohne Hinweis auf einen schon beginnenden Vasospasmus (transkranieller Doppler)

die Klinik erreichen, werden nach dem CT so bald wie möglich angiographiert und bei Aneurysmanachweis einer Frühoperation (am Tag 1–3) zugeführt (A).
Auch Patienten mit SAB der Grade IV und V können früh operiert werden, wenn das Operationsrisiko vertretbar eingeschätzt wird, und die initiale Bewußtseinsminderung auf eine transiente Hirndrucksteigerung durch die arterielle Blutung oder einen Hydrozephalus zurückzuführen ist (C). Clippung des rupturierten Aneurysmas und ventrikuläre Liquordrainage soll dann in derselben Operation durchgeführt werden.
Wenn die Operation nicht mehr innerhalb der ersten drei Tage nach Symptombeginn erfolgen kann, ein Vasospasmus vorliegt oder das Operationsrisiko als hoch eingestuft wird, erfolgt eine

Spätoperation nach dem 10.–12. Tag bzw. nach zum Abflauen des Vasospasmus (transkranielle Dopplerkontrollen) (A).

D 3.4.2. Allgemeine Behandlungsmaßnahmen

Der Patient sollte Bettruhe einhalten und bis zur Operation nur zur Toilette aufstehen. Pressen beim Stuhlgang sollte vermieden werden, ggf. werden milde Laxantien (Obstinol®, Agarol®) verwendet. Der Oberkörper wird zur Hirndruckprophylaxe 30 Grad hochgelagert. Zur Prophylaxe von Vasospasmus und Hyponatriämie wird eine Einfuhr von 3 l/Tag isotoner Flüssigkeit angetrebt. Zur Vermeidung von Stressulcera sind bei allen Patienten auf der Intensivstation Antazida indiziert. Einer Beinvenenthrombose wird mit Antiemboliestrümpfen bei allen Patienten vorgebeugt. Eine subkutane low-dose Heparinisierung (3 × 5 000 IE Heparin s. c.) sollte den postoperativ länger bettlägerigen Patienten vorbehalten werden, obwohl eine Erhöhung des Nachblutungsrisikos bei ungeclippten Aneurysma durch low-dose Heparin oder niedermolekulares Heparin bislang nicht beobachtet – aber auch nicht ausreichend untersucht – wurde. Alle allgemeinen Behandlungsmaßnahmen sind rein empirisch und nicht durch kontrollierte Studien gesichert (C).

Der Blutdruck sollte systolische Werte von 130–150 mm Hg nicht unterschreiten und muß bei **arterieller Hypotonie** durch Volumengabe (500–1 000 ml/Tag Hydroxyäthylstärke, z. B. HAES-steril® 10 % i. v.) gestützt werden. Bei immer noch zu niedrigen Blutdruckwerten kann die Nimodipindosis (s. u.) zunächst halbiert werden: Priorität in der Vasospasmusprophylaxe hat die Vermeidung hypotensiver Blutdruckwerte, auf Nimodipin muß nötigenfalls verzichtet werden.

Hypertensive Blutdruckwerte über 170 mm Hg systolisch sollten zunächst durch eine stufenweise Dosissteigerung von Nimodipin auf 3–4 mg/h i. v. (bei Applikation über Perfusor) auf Werte um 130–150 mm Hg gesenkt werden. Bei oraler Nimodipintherapie und systolischen Blutdruckwerten über 170 mm Hg kann zusätzlich Nifedipin (Adalat® 10 mg p. o.) gegeben werden. Sollten darunter die Blutdruckwerte nicht dauerhaft auf unter 150 mm Hg systolisch gesenkt werden, kann der Blutdruck mit Urapidil (Ebrantil®, zunächst 25 mg langsam i. v., dann maximal 2 mg/min über den Perfusor, Erhaltungsdosis 9 mg/Std.) vorsichtig in den Zielbereich titriert werden. Eine Dauer dieser Therapie von 7 Tagen sollte nicht überschritten werden (C).

Analgesie wird durch Paracetamol (ben-u-ron® 500–1 000 mg supp.), ggf. Metimazol (Novalgin® 2 × 20 Tropfen) und Opioide (Morphinsulfat, z. B. MST® 3 × 10 mg, zusätzlich Antiemetikum) erreicht. Eine fest angesetzte Medikation ist einer Bedarfsgabe vorzuziehen. Zur Verminderung von Übelkeit und Erbrechen dürfen keine Phenothiazine eingesetzt werden, weil diese die Vigilanz und damit die neurologische Beurteilbarkeit herabsetzen. Thrombozytenaggregationshemmer (Azetylsalizylsäure, Ticlopidin, Clopidogrel, Dipyridamol) sind absolut kontraindiziert.

Dexamethason wird häufig gegeben, obwohl keine Studien die Wirksamkeit bei SAB zur Hirnödemtherapie dokumentiert haben.

D 3.4.3. Prophylaxe und Therapie des Vasospasmus

Nimodipin (Nimotop®) wird bei allen Patienten ab dem Tag der Aufnahme für 14–21 Tage gegeben. Bei wachen Patienten kann die Medikation oral (60 mg alle 6 Stunden, entspricht 4 × 2 Tabletten à 30 mg) verabreicht werden. Bei intravenöser Gabe wird wegen der Gefahr der arteriellen Hypotonie mit einer Dosis von 1 mg/h (5 ml/h) in den ersten 6 Stunden begonnen und nach Blutdruckkontrollen zunächst auf 1,5 mg/h, nach weiteren 6 Std auf die Erhaltungsdosis von 2 mg/h (10 ml/h) erhöht. Als Nebenwirkungen können neben der arteriellen Hypotonie Kopfschmerzen, akuter Ileus, pulmonale Rechts-Links-Shunts und Leberenzymerhöhungen (23,7 Vol-% Alkohol als Lösungsmittel) auftreten. Wegen der Gefahr einer Thrombophlebitis bei peripher-venöser Gabe muß ein zentraler Venenkatheter verwendet werden. Nimodipin muß in lichtundurchlässigen Infusionssystemen verabreicht werden (A).

Nach erfolgter Zulassung wird zusätzlich zu Nimodipin die tägliche i. v. Injektion von 6 mg/kg KG **Tirilazad** über 10 Tage empfohlen. Da bei Frauen die wirksame Dosis noch nicht feststeht, bezieht sich diese Empfehlung zunächst ausschließlich auf Männer (B).

Die tägliche transkranielle Doppleruntersuchung der basalen Hirnarterien kann einen Vasospasmus anzeigen, bevor klinische Symptome auftauchen. Ein Anstieg der Flußgeschwindigkeit in der A. cerebri media um mehr als 50 cm/s/Tag zeigt einen beginnenden Vasospasmus an, absolute Werte ab 120 cm/s sprechen für einen mäßigen, Werte über 200 cm/s für einen schweren Vasospasmus – die Korrelation mit der angiographischen Schwere des Vasospasmus ist jedoch nur mäßig und für die A. cerebri media besser als für die anderen beschallbaren intrakraniellen Gefäße. Bei Zeichen eines Vasospasmus wird die **hypertensive hypervolämische Hämodilution** begonnen, nachdem andere Ursachen für die neurologische Verschlechterung (Hydrozephalus, Reblutung, Hyponatriämie) durch CT und Laborkontrolle ausgeschlossen sind. Blutdruck und Blutvolumen werden gesteigert, bis fokalneurologische Ausfälle verschwinden (**Tab. D 3.4**). Die Therapie wird für

Tab. D 3.4: Therapie des symptomatischen Vasospasmus, Triple-H Therapie

Indikation:
- Zunehmende Bewußtseinsverschlechterung
- Neuauftreten fokalneurologischer Zeichen 3–14 Tage nach einer SAB
- Flußgeschwindigkeitsanstieg im TCD > 50 cm/sec/24 h
- Ausschluß anderer Ursachen für die klinische Verschlechterung durch CT, Labor

Durchführung:
Zufuhr von Hydroxyäthylstärke (z. B. HAES-steril® 10 % 500–1 000 ml/Tag) und Elektrolytlösung (z. B. Tutofusin® Infusionslösung 3 000–15 000 ml/24 h) Positiv inotrope Substanzen (Dopaminhydrochlorid 3–30 µg/kg/Min; Noradrenalin 0,1–1 mg/h) über Perfusor

Zielparameter:
Anheben des Blutdruckes, bis fokalneurologische Defizite verschwinden
Grenzwerte: 240 mm Hg systolischer Blutdruck bei geclipptem Aneurysma
160 mm Hg systolischer Blutdruck bei ungeclipptem Aneurysma
Zentraler Venendruck zwischen 8–12 mm Hg
bei kardial und pulmonal gefährdeten Patienten: Wedge-Druck über Swan-Ganz-Katheter, Zielwerte 12–14 mm Hg

Überwachung:
kontinuierlich: arterieller Butdruck und EKG
stündlich: ZVD, Flüssigkeitsbilanz, Wedge-Druck, Herzindex
Dreimal täglich: Auskultation, Elektrolyte, Osmolalität (Plasma, Urin)
Einmal täglich: Thorax-Röntgen, Blutbild, Kreatinin, Harnstoff

Zu erkennende Risiken:
Herz: dekompensierende Herzinsuffizienz, Herzinfarkt
Lunge: Lungenödem, Lungenstauung, Pneumothorax, Hämatothorax
Hirn: Aneurysmaruptur, hämorrhagische Infizierung, Hirnödem, subdurales Hämatom
Blut: schwere Elektrolytentgleisung

2–3 Tage aufrechterhalten oder solange, wie die neurologischen Ausfälle bei Sinken des Blutdrucks wiederkommen. Wenn der Vasospasmus bereits computertomographisch sichtbare Hirninfarkte verursacht hat, muß wegen der Gefahr einer Infarkt-Einblutung die Intensität der Therapie reduziert werden. Gefahren sind die Ausbildung eines hydrostatischen Lungenödems, der Myokardischämie, der Aneurysmablutung und des Hirnödems. Bei kardial instabilen Patienten muß eine Überwachung des Pulmonalkapillardruckes über einen Swan-Ganz-Katheter erfolgen (C).

D 3.4.4. Hyponatriämie-Therapie

Die übliche SIADH-Therapie mit Flüssigkeitsrestriktion ist bei SAB kontraindiziert, da Volumenmangel und Hypotension Risikofaktoren für die Ausbildung eines symptomatischen Vasospasmus sind. Die Korrektur erfolgt durch ausreichende Zufuhr von 0,9 % NaCl Infusionen. Wegen der Gefahr einer pontinen Myelinolyse darf die Aufsättigung nicht schneller als 0,7 mMol/l/h bzw. 20 mmol/24 h geschehen.

D 3.5. Spezielle Probleme

SAB ohne Nachweis einer Blutungsquelle: In 15–20 % findet sich bei einer SAB in der initialen Angiographie kein Aneurysma. In diesen Fällen muß nach mykotischen Aneurysmen, Trauma, Gefäßwanddissektionen, Gerinnungsstörungen, arterio-venösen Malformationen und Durafisteln gesucht werden. Ist die Angiographie technisch unzureichend oder inkomplett, sollte eine erneute Angiographie baldmöglichst durchgeführt werden. Ergeben sich hierfür keine Anhaltspunkte, ist nach 10–14 Tagen eine erneute Angiographie zu empfehlen, da initial eine Thrombosierung des Aneurysma vorgelegen haben kann. Die wiederholte Angiographie kann in bis zu 15 % laut Literatur ein Aneurysma nachweisen (Rinkel et al., 1993). Dieses Vorgehen ist insbesonders bei einem Aneurysma-typischen Verteilungsmuster des intrakraniellen Blutes erforderlich, wenn die CT Blut im frontalen Interhemisphärenspalt, der Sylvischen Fissur oder den Ventrikeln zeigt.
Bei der **perimesenzephalen Blutverteilung** zeigt sich Blut in den Zisternen um das Mittelhirn, jedoch nicht in der Sylvischen Fissur, im Interhemisphärenspalt oder in den Vertrikeln. Bei diesem Blutungstyp ist ein initiale, aber keine zweite Angiographie indiziert, da meist kein Aneurysma gefunden wird und die Prognose gut ist. Als Ursache wird eine venöse Blutung angenommen (Rinkel et al., 1993). Komplikationen im Verlauf sind selten, obwohl ein – meist asymptomatischer – Hydrozephalus in 20 % beobachtet wird.
In seltenen Fällen kann eine **spinale durale AV-Fistel** eine intrakranielle SAB verursachen. Diese Fälle treten meisten bei jungen Patienten auf und sind durch nackenbetonte Schmerzen oder Schmerzen zwischen den Schulterblättern gekennzeichnet. Hier können Myelographie und spinale MRT zusammen mit einer spinalen Angiographie die Diagnose sichern (Herb et al., 1994).
Weitere Gründe für eine SAB bei fehlendem Aneurysmanachweis sind **Dissektionen** der intrakraniellen Arterien (insbesonders der Vertebralarterien), die in 50 % zu einer SAB führen.
Mykotische Aneurysmen entstehen meistens durch bakterielle Endokarditis oder eine Aspergillose. Bei der Endokarditis ist selten das Aneurysma erstes Zeichen der Endokarditis. Mykoti-

sche Aneurysmen sind meistens an den Endverzweigungen der A. cerebri media zu finden und verursachen bei Ruptur häufiger eine intrazerebrale Blutung, seltener eine SAB (Salgado et al., 1987). Eine chirurgische Behandlung des Aneurysma ist nur notwendig, wenn es unter antibiotischer Therapie an Größe zunimmt oder erneut blutet (< 3 %). Meistens heilen die mykotischen Aneurysmen unter antimikrobieller Therapie ab.

Traumatische SAB: Patienten mit schwerem Schädel-Hirn-Trauma zeigen in ca 30 % subarachnoidales Blut im initialen CCT (Kakarieka et al., 1994). Diese Patienten mit einer traumatischen SAB haben eine schlechtere Prognose als Patienten in gleichem klinischen Zustand ohne SAB. Die Gabe des Kalzium-Antagonisten Nimodipin konnte die Prognose von Patienten mit traumatischer SAB der Fisher Grade II-IV verbessern (Letalität 25 % i. v. zu 46 % - Harders et al., 1996) (B).

Aneurysmen über 2,5 cm Durchmesser werden **Riesen-Aneurysmen** genannt und kommen in 2,5 % der Fälle von entdeckten Aneurysmen vor. Sie werden entweder durch eine SAB symptomatisch oder durch druckbedingte Hirnnervenausfälle. Die kraniale CT zeigt eine scharf begrenzte Raumforderung mit starker Kontrastmittelaufnahme. Da bei nicht operierten Patienten eine hohe Letalität von 80 % im ersten Jahr besteht, sollten Riesenaneurysmen - wenn möglich - durch eine Operation oder Coils ausgeschaltet werden.

Bei 5-33 % der Patienten mit einer SAB werden **multiple Aneurysmen** gefunden (Kassell et al., 1990 b). Da bei nicht geklippten Aneurysma ein Blutungsrisiko von 1-3 % pro Jahr besteht, sollten alle zugänglichen Aneurysmen möglichst operativ behandelt werden.

Zum Spontanverlauf von zufällig entdeckten, **nicht rupturierten Aneurysmen** liegen wenige Daten vor. Das Blutungsrisiko scheint mit der Größe des Aneurysmas zuzunehmen (Wiebers, 1987) und bei Aneurysmen über 5 mm bei 1-2 %/Jahr zu liegen. Bei geringem anästhesiologischem Risiko, operativ gut zugänglichem Aneurysma und Aneurysmagröße > 5 mm empfehlen daher viele Neurochirurgen die Operation. Alternativ kommt ein endovaskulärer Aneurysmaverschluß in Frage, Daten zum Langzeitverlauf nach dieser Therapie liegen jedoch noch nicht vor.

Literatur

Award IA, Carter LP, Spetzler RF, Medina M, Williams FC Jr (1987) Clinical vasospasm after subarachnoid hemorrhage: response to hypervolaemic hemodilution and arterial hypertension. Stroke 18: 365-372

Bailes JE, Spetzler RF, Hadley MN, Baldwin HZ (1990) Management, morbidity and mortality of poor-grade aneurysm patients. J Neurosurg 72: 559-566

Barker FG II, Ogilvy CS (1996) Efficacy of prophylactic nimodipine for delayed ischemic deficit after subarachnoid hemorrhage: A metaanalysis. J Neurosurg 84: 405-414

Broderick JP, Brott TG, Duldner JE, Tomsick T, Leach A (1994) Initial and recurrent bleeding are the major causes of death following subarachnoid hemorrhage. Stroke 25: 1342-1347

Brouwers PJ, Dippel DW, Vermeulen M, Lindsay KW, Hasan D, van Gijn J (1993). Amount of blood on computed tomography as an independent predictor after aneurysm rupture. Stroke 24: 809-814

Brown MF, Benzel EC (1990) Morbidity and mortality associated with rapid control of systemic hypertension in patients with intracranial hemorrhage. J Neurosurg 73: 53-55

Clark WM, Barnwell SL (1996) Endovascular treatment for acute and chronic brain ischemia. Curr Opin Neurol 9: 62-72

Findlay JM, Weir BK, Kassell NF, Disney LB, Grace MG (1991) Intracisternal recombinant tissue plasminogen activator after aneurysmal subarachnoid hemorrhage. J Neurosurg 75: 181-188

Findlay JM, Kassell NF, Weir BKA, Haley EC, Jr., Kongable G, Germanson T, Truskowski L, Alves WM, Holness RO, Knuckey NW, Yonas H, Steinberg GK, West M, Winn HR, Ferguson G (1995) A randomized trial of intraoperative, intracisternal tissue plasminogen activator for the prevention of vasospasm. Neurosurgery 37: 168-178

Fisher CM, Kistler JP, Davis JM (1980) Relation of cerebral vasospasm to subarachnoid hemorrhage visualized by computerized tomographic scanning. Neurosurgery 6: 1-9

Guy J, McGrath BJ, Borel CO, Frieman AH, Warner DS (1995) Perioperative management of aneurysmal subarachnoid hemorrhage: Part 1. Operative Management. Anesth Analg 81: 1060-1072

Haley ECJ, Kassell NF, Torner JC (1992) The International Cooperative Study on the Timing of Aneurysm Surgery. The North American experience. Stroke 23: 205-214

Haley ECJ, Kassell NF, Torner JC (1993) A randomized controlled trial of high-dose intravenous nicardipine in aneurysmal subarachnoid hemorrhage. A report of the Cooperative Aneurysm Study. J Neurosurg 78: 537-547

Harders A, Kakarieka A, Braakmann R (1997) Traumatic subarachnoid hemorrhage and its treatment with nimodipine. German tSAH Study Group. J Neurosurg 85: 82-89

Harrigan MR (1996) Cerebral salt wasting syndrome. Neurosurgery 38: 152-160

Hasan D, Vermeulen M, Wijdicks EF, Hijdra A, van Gijn J (1989) Management problems in acute hydrozephalus after subarachnoid hemorrhage. Stroke 20: 747-753

Hasan D, Schonk RSM, Avezaat CJJ, Tanghe HLJ, van Gijn J, van der Lugt PJM (1993) Epileptic seizures after subarachnoid hemorrhage. Ann Neurol 33: 286-291

Herb E, Brückmann H, Freudenberger T (1994) Subarachnoidalblutung durch ein spinales arteriovenöses Angiom. Diagnostische Schwierigkeiten und therapeutische Möglichkeiten. Nervenarzt 65: 128-131

Hunt WE, Hess RM (1968) Surgical risk as related to time of intervention in the repair of intracranial aneurysms. J Neurosurg 28: 14-20.

Kakarieka A, Braakmann R, Schakel EH (1994) Clinical significance of the finding of subarachnoidal blood on CT scan after head injury. Acta Neurochir (Wien) 129: 1-5

Kassell NF, Torner JC, Adams HP (1984) Antifibrinolytic therapy in the acute period following aneurysmal subarachnoid hemorrhage. Preliminary observations from the Cooperative Aneurysm Study. J Neurosurg 61: 225–230

Kassell NF, Torner JC, Haley EC, Jane JA, Adams HP, Kongable GL, and Participants (1990 a) The International Cooperative Study on the timing of aneurysm surgery. Part 1: Overall management results. J Neurosurg 73: 18–36

Kassell NF, Torner JC, Jane JA, Haley EC, Adams HP, and Participants (1990 b). The International Cooperative Study on the timing of aneurysm surgery. Part 2: Surgical results. J Neurosurg 73: 37–47

Kassell NF, Haley EC Jr, Apperson-Hansen C, Alves WM et al. (1996) Randomized, double-blind, vehicle-controlled trial of tirilazad mesylate in patients with aneurysmal subarachnoid hemorrhage: a cooperative study in Europe, Australia, and New Zealand. J Neurosurg 84: 221–228

Linn FHH, Rinkel GJE, Algra A, van Gijn J (1996) Incidence of subarachnoid hemorrhage – Role of region, year, and rate of computed tomography: A meta-analysis. Stroke 27: 625–629

Mayberg MR, Batjer HH, Dacey R, Diringer M, Haley EC, Heros RC, Sternau LL, Torner J, Adams HP, Jr., Feinberg W, Thies W (1994) Guidelines for the management of aneurysmal subarachnoid hemorrhage: A statement for healthcare professionals from a special writing group of the Stroke Council, American Heart Association. Circulation 90: 2592–2605

McGrath BJ, Guy J, Borel CO, Friedman AH, Warner DS (1995) Perioperative management of aneurysmal subarachnoid hemorrhage: Part 2. Postoperative management. Anesth Analg 81: 1295–1302

Miller JA, Dacey RG Jr, Diringer MN (1995) Safety of hypertensive hypervolemic therapy with phenylephrine in the treatment of delayed ischemic deficits after subarachnoid hemorrhage. Stroke 26: 2260–2266

Miyaoka M, Sato K, Ishii S (1993) A clinical study of the relationship of timing to outcome of surgery for ruptured cerebral aneurysms. A retrospective analysis of 1622 cases. J Neurosurg 373: 378

Mori K, Arai H, Nakajima K, Tajima A, Maeda M (1995) Hemorheological and hemodynamic analysis of hypervolemic hemodilution therapy for cerebral vasospasm after aneurysmal subarachnoid hemorrhage. Stroke 26: 1620–1626

Öhman J, Heiskanen O (1989) Timing of operation for ruptured supratentorial aneurysms: A prospective randomized study. J Neurosurg 70: 55–60

Page KB, Howell SJ, Smith CM, Dabbs DJ, Malia RG, Porter NR, Thickett KJ, Wilkinson GM (1994) Bilirubin, ferritin, D-dimers and erythrophages in the cerebrospinal fluid of patients with suspected subarachnoidal haemorrhage but negative computed tomography scans. J Clin Pathol 47: 986–989

Rinkel GJE, van Gijn J, Wijdicks EFM (1993) Subarachnoid hemorrhage without detectable aneurysm. A review of the causes. Stroke 24: 1403–1409

Salgado AV, Furlan AJ, Keys TF (1987). Mycotic aneurysm, subarachnoid hemorrhage, and indications for cerebral angiography in infective endocarditis. Stroke 18: 1057–1060

Säveland H Brandt L (1994) Which are the major determinants for outcome in aneurysmal subarachnoid hemorrhage? Acta Neurol Scand 90: 245–250

Schievink WI (1997) Intrakranial aneurysms. N Engl J Med 336: 28–40

Schievink WI, Schaid DJ, Michels VV, Piepgras DG (1995 a) Familial aneurysmal subarachnoid hemorrhage: A community-based study. J Neurosurg 83: 426–429

Schievink WI, Wijdicks EFM, Piepgras DG, Chu C-P, O Fallon WM, Whisnant JP (1995 b) The poor prognosis of ruptured intracranial aneurysms of the posterior circulation. J Neurosurg 82: 791–795

Solenski NJ, Haley EC Jr, Kassell NF, Kongable G, Germanson T, Truskowski L, Torner JC, and the Participants of the Multicenter, Cooperative Aneurysm Study (1995) Medical complications of aneurysmal subarachnoid hemorrhage: A report of the multicenter, cooperative aneurysm study. Crit Care Med 23: 1007–1017

Teasdale GM, Drake CG, Hunt W, Kassell N, Sano K, Pertuiset B, De Villiers JC, (1988). A universal subarachnoid hemorrhage scale: report of a committee of the World Federation of Neurosurgical Societies. J Neurol Neurosurg Psychiat 51: 1457

Teunissen LL, Rinkel GJE, Algra A, van Gijn J (1996) Risk factors for subarachnoid hemorrhage – A systematic review. Stroke 27: 544–549

Vermeulen M, Lindsay K, Cheah F, Hijdra A, Muizelaar JP, Schannong M, Teasdale GM, van Crevel H, van Gijn J (1984) Antifibrinolytic therapy in subarachnoid hemorrhage. N Engl J Med 311: 432–437

Wiebers DO, Whisnant JP, Sundt TM, O'Fallon WM (1987) The significance of unruptured intracranial saccular aneurysms. J. Neurosurg 66: 23–29

D 4. Sinus- und Hirnvenenthrombosen

von *M. Strupp* und *M. Bähr**

D 4.1. Klinik

Sinusvenenthrombosen können durch eine Vielzahl unspezifischer Beschwerden symptomatisch werden, weswegen ihre initiale diagnostische Einordnung häufig Probleme bereitet. Die Erkrankung beginnt in 65 % subakut mit langsamer Progression (Einhäupl et al., 1991). Allerdings ist während Schwangerschaft und Wochenbett in 82 % der Fälle der Beginn akut (Cantú und Barinagarrementeria, 1993). Das Auftreten intrazerebraler Blutungen in einem Drittel der Fälle kann zu plötzlicher Manifestation fokaler Ausfälle respektive Verschlechterung führen.

Initial bestehen als häufigstes Symptom meist diffus verteilte Kopfschmerzen – in prospektiven Studien in 80–90 % der Fälle, manchmal assoziiert mit Übelkeit und Erbrechen. Weitere Auffälligkeiten sind in ca. 50 % Stauungspapillen z. T. verbunden mit Sehstörungen und, abhängig von Lokalisation und Ausbreitung der Thrombose, fluktuierende fokale sensomotorische Defizite (35 %–70 %), fokale und sekundär generalisierte epileptische Anfälle (30–40 %) sowie diffuse neurologische Symptome (Vigilanzstörungen, neuropsychologische Defizite und psychotische Symptome in ca. 25 %).

Differentialdiagnostisch kommt bei der häufigsten initialen Beschwerdekonstellation mit Kopfschmerzen und Stauungspapillen ein Pseudotumor cerebri (siehe Kap. G 6) in Betracht. Stehen fokalneurologische Zeichen im Vordergrund, muß an eine arterielle Durchblutungsstörung gedacht werden.

Das klinische Bild läßt begrenzt Rückschlüsse auf die Lokalisation einer vermuteten Thrombose zu: Thrombosen im vorderen Abschnitt des Sinus sagittalis superior können sich in akinetischem Mutismus, Blasenstörungen oder beinbetonten Paresen äußern, solche im hinteren Teil verursachen

* Autor dieses Kap. der 2. Auflage: K. M. Einhäupl

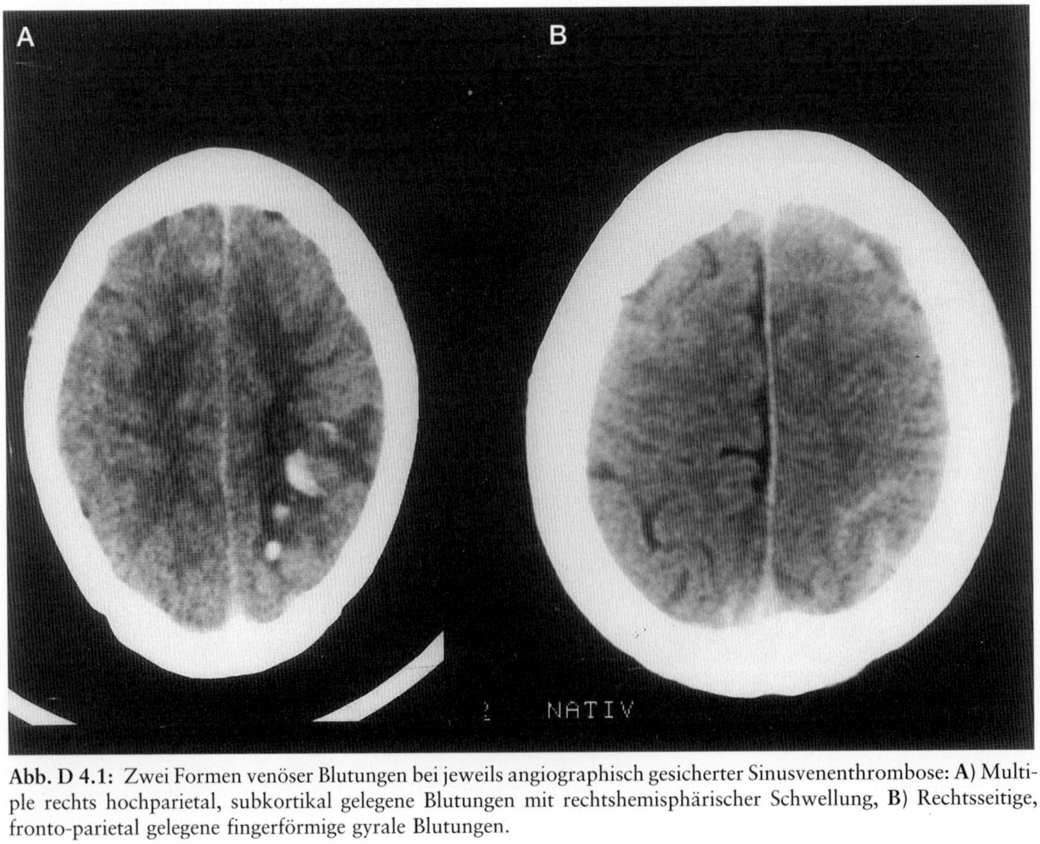

Abb. D 4.1: Zwei Formen venöser Blutungen bei jeweils angiographisch gesicherter Sinusvenenthrombose: **A)** Multiple rechts hochparietal, subkortikal gelegene Blutungen mit rechtshemisphärischer Schwellung, **B)** Rechtsseitige, fronto-parietal gelegene fingerförmige gyrale Blutungen.

ebenfalls Paresen, Sensibilitätsstörungen, Vigilanzminderung und Gesichtsfeldausfälle. Thrombosen des Sinus cavernosus rufen Stauungszeichen im Bereich des Auges hervor (Chemosis, konjunktivale Injektion, Protrusio bulbi). Bei Verschluß des Sinus transversus bestehen häufig retroaurikuläre Schmerzen. Bilaterale Thalamusinfarkte bzw. -blutungen weisen auf eine Thrombose der inneren Hirnvenen hin, welche auch einen dienzephalen Tumor vortäuschen kann.

Bei der Diagnosesicherung stehen bildgebende Verfahren im Vordergrund: Computertomographisch zeigt sich bei ausgedehnter Sinusvenenthrombose nur in 6 % ein Normalbefund, die pathologischen Befunde sind jedoch meistens unspezifisch: diffuse Hirnschwellung, nach Kontrastmittelapplikation gyrales bzw. tentorielles Enhancement sowie ggf. intrazerebrale Blutungen, deren Lokalisation vom klassischen Muster hypertensiver Blutungen abweicht (**Abb. D 4.1**): es handelt sich meist um Hämorrhagien in Regionen venöser Ischämie (20–50 % der Fälle), manchmal kommt es dabei zu fingerförmigen gyralen Blutungen. Spezifische Befunde wie die direkte Darstellung des Thrombus über mehrere Schichten im Nativ-CT (Cord-Zeichen) oder ein »empty triangle« liegen nur in etwa 25 % der Fälle vor (Perkin, 1995). Als nicht-invasive Methode der Wahl muß heute die Kernspintomographie mit venöser Kernspinangiographie (s. Beispiel in **Abb. D 4.2**) gelten (Vogl et al., 1994; Yuh et al., 1994; Isensee et al., 1994), ergänzt durch die direkte Darstellung des Thrombus in Spin-Echo-Sequenzen, um angeborene anatomische Varianten auszuschließen. Dabei ist zu beachten, daß das Signalverhalten des Thrombus im wesentlichen von den Abbauprodukten des Hämoglobins sowie deren Lokalisation (intra- oder extrazellulär) und damit seinem Alter abhängt: Oxyhämoglobin, das in den ersten Minuten bis Stunden vorliegt, ist im T1-gewichteten Bild meist isointens und in T2-gewichteten Aufnahmen hypointens. Durch vermehrte Wassereinlagerung/Ödem kann ein Thrombus aber auch im akuten Stadium T2-gewichtet hell erscheinen; dies ist dann aber nicht auf Hämoglobin und/oder seine Abbauprodukte, sondern auf das Ödem zurückzuführen. Zu Beginn des subakuten Stadiums führt intrazelluläres Methämoglobin zu einer deutlichen Zunahme der Signalintensität im T1-gewichteten Bild. Extrazelluläres Methämoglobin, das ab der zweiten Woche dominiert, ist in T1- und T2-gewichteten Bildern hyperintens. Aufnahmen in Phasenkontrast-Technik dienen dem sensitiven Nachweis fließenden Blutes und können den Verdacht auf eine Thrombose erhärten, die Ergebnisse dieser Technik korrelieren sehr gut mit angiographischen Befunden (Nadel et al., 1991). Um Flußartefakte von Thromben zu unterscheiden, ist bei Anwendung von sog. Inflow- oder Time-Of-Flight (TOF)-Techniken die Darstellung in mehreren Ebenen zu empfehlen. Bei älteren, in Organisation befindlichen, teilweise rekanalisierten Thrombosen ist die kernspintomographische Diagnose unsicher (Isensee et al., 1994). Der »organisierte« Thrombus kann eventuell als kontrastmittelaufnehmende Struktur nachgewiesen werden. Die im zeitlichen Verlauf einer Sinusvenenthrombose im Bereich des Thrombus in der Kernspintomographie nachweisbaren Veränderungen sind in **Tab. D 4.1** zusammengefaßt. Mittels Kernspintomographie kann eine Hirnvenenthrombose jedoch nicht ausgeschlossen werden, so daß die konventionelle Angiographie indiziert ist, sofern sich – bei entsprechender Klinik – kernspintomographisch kein eindeutiger Befund ergibt. Dies ist insbesondere bei der Thrombose kleinerer intrazerebraler oder kortikaler Venen der Fall. Angiographisch kommen indirekte Zeichen des gestörten venösen Abflusses (Nichtdarstellung der venösen Blutleiter, erweiterte, geschlängelte Venen, Gefäßabbrüche, verzögerter Abfluß, der über Umgehungskreisläufe erfolgt) ebenso wie ein umspülter Teil des Thrombus selbst zur Darstellung. Der Liquor ist in etwa der Hälfte der Fälle normal, Schrankenstörung, lymphozytäre Pleozytose und Zunahme der Erythrozytenzahl werden isoliert oder in Kombination beobachtet. Von Bedeutung ist die Messung des Eröffnungsdruckes, der bei der Sinusvenenthrombose fast immer deutlich erhöht ist, wobei eine Korrelation der Druckerhöhung mit dem Ausmaß der Thrombose postuliert wird (Martin und Enevoldson, 1996). Bei radiologischen Hinweisen auf deutlich erhöhten intrakraniellen Druck ist die Lumbalpunktion kontraindiziert.

Diagnostisch sollte weiterhin nach Kollagenosen bzw. Vaskulitiden sowie Gerinnungsstörungen gesucht werden (s. **Tab. D 4.2**), die mit einem erhöhten Risiko für die Entwicklung von Thrombosen einhergehen, wie z. B. AT-III-, Protein S- und C-Mangel, Polyzytämie, paroxysmale nächtliche Hämoglobinurie, Thrombozytämie oder Anti-Phospholipid-Antikörper-Syndrom. In seltenen Fällen kann APC-Resistenz zu einer Sinusvenenthrombose führen.

D 4.2. Verlauf

Sinus-/Hirnvenenthrombosen treten bei Frauen etwas häufiger als bei Männern (3 : 2) auf, wobei für beide Geschlechter ein Altersgipfel in der dritten Dekade besteht (Einhäupl et al., 1991). Die Tatsache, daß ältere Studien eine Letalität von bis zu 80 % (Hahn, 1954) beschreiben, ist wahrscheinlich zum einen darauf zurückzuführen, daß leichtere Verläufe unerkannt blieben, solange diagnostisch nur die Angiographie zur Verfügung stand, zum anderen auf das Fehlen einer Therapie. Neuere Arbeiten zeigen bei blanden Sinusvenenthrombosen unter Antikoagulantientherapie eine Letalität von unter 5 % (Einhäupl et al., 1986; Ameri und Bousser, 1992). Ähnlich günstig hat sich durch Einführung der Antikoagulantientherapie auch die Zahl der Patienten entwickelt, die auf Dauer erwerbsunfähig bleiben: Sie liegt heute bei

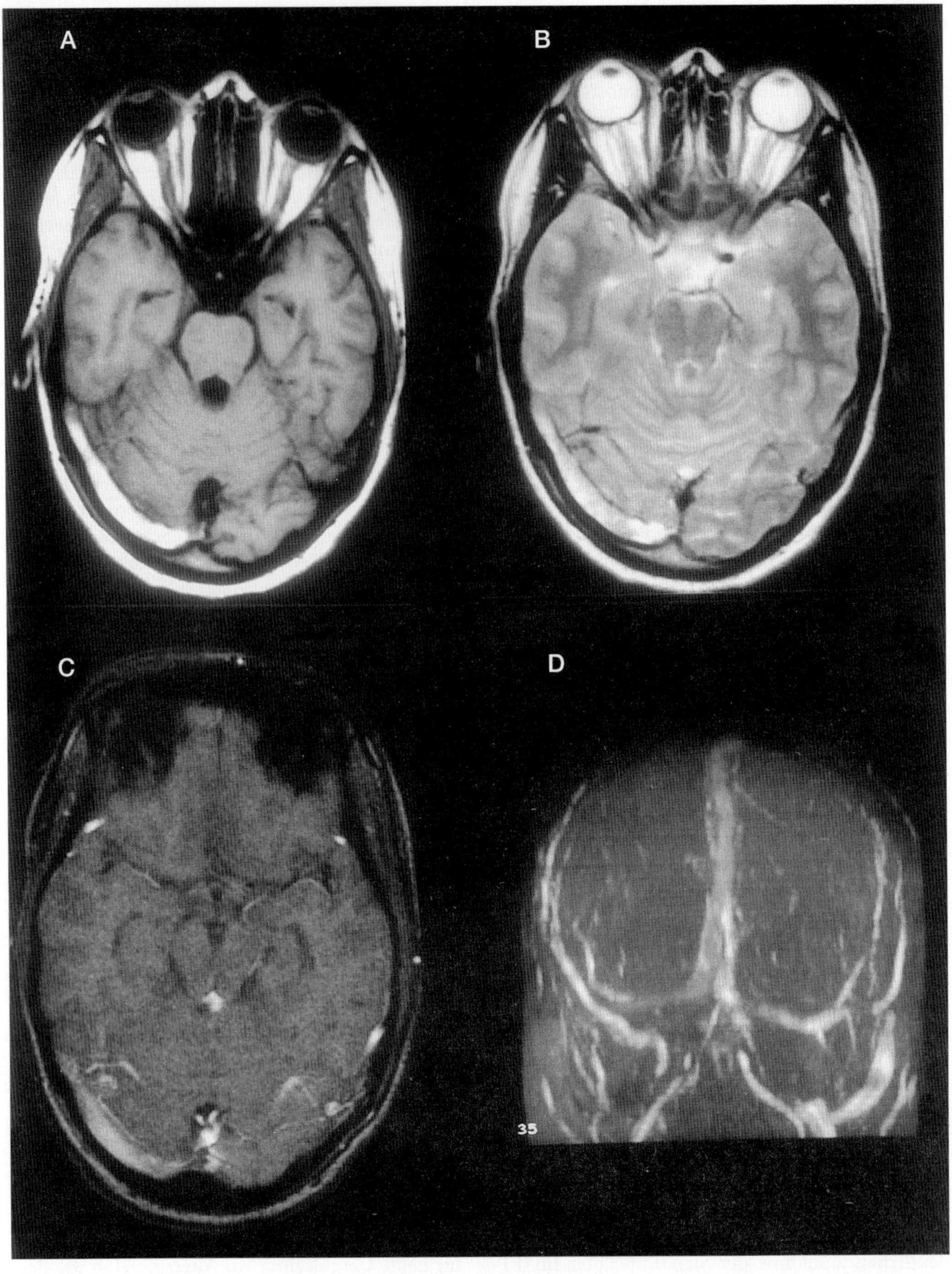

Abb. D 4.2: MRT und venösen MR-Angiographie bei einer Sinusvenenthrombose: 24jährige Patientin, sechs Tage nach Beginn von subakutem holozephalem Kopfschmerz und rechtsseitiger Abduzensparese. Ausgedehnte Thrombose des Sinus transversus rechts und Sinus sagittalis superior. **A**) Im T1-gewichteten Bild stellt sich der rechte Sinus transversus hyperintens dar als Hinweis auf subakute Sinusvenenthrombose, **B**) Im T2-gewichteten Bild findet sich ein intermediäres Signal im mittleren Abschnitt sowie hyperintenses in den übrigen Abschnitten des Sinus transversus, zusäzlich fehlendes flow-void Zeichen (vgl. hypointenseres Signal im Anschnitt des Sinus rectus als flow-void Zeichen), **C**) Flußsensitive 2D-FLASH-Sequenz: Der Thrombus im rechten Sinus transversus kommt hyperintens zur Darstellung, im Vergleich dazu ist z. B. der Sinus rectus durch das flußbedingte Signal noch hyperintenser, **D**) Flußsensitive 2D-FLASH-Sequenz nach 3D-Rekonstruktion: sowohl die thrombosierten als auch die durchflossenen Sinusanteile stellen sich signalreich dar und können damit bei alleiniger Betrachtung der MR-Angiographie schwer voneinander unterscheidbar sein. Die Diagnose läßt sich in diesem Fall somit nur aus der Zusammenschau aller Sequenzen stellen. (Die Bilder wurden freundlicherweise von Herrn Dr. K. Seelos, Abteilung für Neuroradiologie, Universitätsklinikum Großhadern, München, zur Verfügung gestellt.)

Tab. D 4.1: Signalcharakteristika im Bereich des thrombosierten Sinus in der Magnetresonanztomographie und venösen MR-Angiographie

	Akutes Stadium (etwa 1. bis 5. Tag)	Subakutes Stadium (etwa 6. bis 15. Tag)	Chronisches Stadium (> mehrere Wochen)
Veränderungen des Hämoglobin im zeitlichen Verlauf bzw. vorherrschende Form des Hämoglobins	Oxyhämoglobin wandelt sich rasch in **Desoxyhämoglobin** und später in Methämoglobin um. Ferner gelangen intrazelluläres Desoxy- und Methämoglobin nach Zerstörung der Erythrozytenzellmembran in den extrazellulären Raum.	**Extrazelluläres Methämoglobin**	**Fibröses Gewebe** innerhalb des Sinus oder **rekanalisierter Sinus** mit inhomogenem Fluß.
T1-gewichtete Aufnahme	**Isointens**	**Hyperintens** (zuerst in den T1-, später in den T2-gewichteten Aufnahmen)	**Isointens,** zunehmende Signalinhomogenität
»flow void« Zeichen	Fehlendes »flow void« Zeichen im Bereich der Thrombose, in den umgebenden Kollateralvenen verstärktes »flow void« Zeichen.	Fehlendes »flow void« Zeichen im Bereich der Thrombose, in den umgebenden Kollateralvenen verstärktes »flow void« Zeichen.	Bei Rekanalisation: »flow void« Zeichen.
T2-gewichtete Aufnahme	**Hypointens** (→ isointens) (durch Ödem kann das Signal aber auch hyperintens sein)	(Isointens →) **hyperintens** (bei Magneten mit mittlerer Feldstärke (≤ 1 Tesla) hyperintens; bei Magneten mit hoher Feldstärke (> 1 Tesla) anfangs noch hypointens, später hyperintens)	**Hyperintens,** zunehmende Signalinhomogenität
Venöse MR-Angiographie (z. B. mit der Time-Of-Flight Sequenz; Darstellung in zwei Schichtorientierungen notwendig).	Fehlendes Fluß-Signal im Bereich des Thrombus.	Fehlendes Fluß-Signal im Bereich des Thrombus oder Hinweise für Rekanalisation.	Fehlendes Fluß-Signal im Bereich des Thrombus oder Hinweise für Rekanalisation.
Kontrastmittelverstärkte (KM)-Aufnahme	Fehlende intravaskuläre KM-Verstärkung (wie »triangle sign« im CCT).	Fehlende intravaskuläre KM-Verstärkung (wie »triangle sign« im CCT); erweiterte Kollateralvenen.	Älterer Thrombus kann eventuell KM aufnehmen. Bei Persistenz der SVT: erweiterte Kollateralvenen.

Das Bild einer Sinusvenenthrombose in der Magnetresonanztomographie hängt entscheidend von den Parametern der Aufnahmesequenz, von der Flußgeschwindigkeit und Orientierung des Gefäßes zur Abbildungschicht ab. Auch ist die Differenzierung einer Sinusvenenthrombose von anatomischen Varianten oder artifiziellen Signalveränderungen häufig schwierig. Die Diagnose ist dann sicher möglich, wenn sich das Signal im Bereich des vermuteten Thrombus in den T1- und T2-gewichteten Aufnahmen hyperintens darstellt. (Zusammengestellt nach Yuh et al., 1994; Isensee et al., 1994; Vogl et al., 1994; Nadel et al., 1991)

ca. 10 %, sofern keine intrazerebralen Blutungen bestanden, andernfalls bei 30 % (Preter et al., 1996; Einhäupl et al., 1986). Als Faktoren, die die Prognose negativ beeinflussen, gelten eine Beteiligung der inneren Hirnvenen und das Vorliegen hämorrhagischer Infarkte bzw. fokaler Symptome, während postpartale Formen eine bessere Prognose haben sollen (Cantú und Barinagarrementeria, 1993), was auf besonders rascher Diagnosestellung und Behandlung in diesen Fällen beruhen könnte. Es liegt bisher nur eine retrospektive Untersuchung zum Langzeitverlauf von Sinusvenenthrombosen vor (Preter et al., 1996) (77 Patienten, mittlerer Beobachtungszeitraum 78 Monate), wonach der Langzeitverlauf günstig ist. 14 % der Patienten hatten bleibende neurologische Defizite: vier Patienten litten weiterhin unter Anfällen, zwei hatten eine beidseitige Opticusatrophie aufgrund erhöhten Hirndrucks mit Erblindung, drei zeigten neuropsychologische Defizite, ein Patient eine Aphasie und Hemiparese und ein weiterer multiple Hirnnervenausfälle. Ungeklärt ist, in wie vielen Fällen und wann es zu einer Rekanalisation kommt. In einer kernspintomographischen Verlaufsstudie zu dieser Frage lag die Rekanalisationsrate unter Therapie mit Antikoagulantien bei 10 % (2 von 21 Patienten) innerhalb von drei Monaten. Bei einer Nachuntersuchung nach über sechs Monaten zeigten noch immer 37.5 % keine Rekanalisation, in den übrigen Fällen kam es zu einer Wiederherstellung des Lumens, wobei in über der Hälfte der Fälle Wandunregelmäßigkeiten zu beobachten waren (Isensee et al., 1994). Trotz der unvollständigen Wiederherstellung der anatomischen Verhältnisse sind Rezidive der Thrombose selten und treten überwiegend in den ersten drei Monaten (praktisch alle innerhalb der ersten zwölf Monate) nach Erstmanifestation auf, also zu einem Zeitpunkt, zu dem Organisation und Rekanalisation vermutlich noch nicht abgeschlossen sind. Die in der Studie von Preter et al. (1996) beobachteten Rezidive ereigneten sich nur bei Patienten, die keine Langzeitantikoagulation erhalten hatten, darüber hinaus hatten vier der neun Patienten mit Rezidiv eine bei der ersten Aufnahme nicht als solche diagnostizierte symptomatische Form der Sinusvenenthrombose (drei Patienten mit M. Behçet, ein Patient mit Karzinom). Trotz teilweiser oder vollständiger Rekanalisation normalisiert sich der intrakranielle Druck (gemessen als Liquoreröffnungsdruck bei Lumbalpunktion) wenn überhaupt nur langsam: in einem Zeitraum von 2 bis 15 Jahren nach Sinusvenenthrombose fand sich bei zehn Patienten nur in zwei Fällen eine Normalisierung der Werte und dies nach acht bzw. 15 Jahren (Kristensen et al., 1992).

D 4.3. Therapeutische Prinzipien

Aus pathophysiologischen und klinischen Gründen ist es sinnvoll, blande und septische Hirnvenenthrombosen getrennt zu betrachten. Blande Hirnvenenthrombosen werden gehäuft bei Erkrankungen des blutbildenden Systems, Gerinnungsstörungen, Autoimmunerkrankungen, Neoplasien und im Zusammenhang mit erhöhten Sexualhormonspiegeln beobachtet. Über traumatische und postoperative Fälle wurde ebenfalls berichtet. Selten kann direkte Kompression durch intrakranielle Tumoren bzw. indirekt eine Abflußstörung die Thrombose begünstigen. Septische Sinusvenenthrombosen können im Rahmen einer bakteriellen Sepsis oder in Folge einer lokalisierten Infektion (z. B. einer Otitis media) entstehen.
Tab. D 4.2 zeigt eine Synopsis der bislang in ursächlichem Zusammenhang mit Hirnvenenthrombosen genannten Faktoren, wobei ein kausaler Zusammenhang in vielen Fällen nicht bewiesen ist. Oft bestehen gleichzeitig mehrere eine Sinusvenenthrombose begünstigende Erkrankungen (z. B. chronische Entzündungsreaktion, Thrombozytämie und Steroidtherapie bei M. Crohn). Grundsätzlich gilt, daß nach möglichen Ursachen, die sich in 75 % der Fälle finden lassen (Ameri und Bousser, 1992), intensiv zu suchen ist, bevor eine Hirnvenenthrombose als idiopathisch eingeordnet werden kann.
Ziel der Therapie ist es, den durch die Abflußbehinderung bedingten Druckanstieg in den Gefäßen mit konsekutiver Störung auch des arteriellen Zuflusses zu beseitigen. Der erhöhte Gefäßinnendruck und die Perfusionsstörung sind nicht nur die Ursache des Hirnödems und der ischämischen Infarkte, sondern verursachen auch die intrazerebralen Stauungsblutungen, bei denen es sich um sog. rote hämorrhagische Infarkte auf der Grundlage von Diapedeseblutungen aus den Kapillaren handelt. Die lange geübte Zurückhaltung bezüglich der Therapie mit Antikoagulanzien, die von vielen Autoren angesichts der Gefahr intrazerebraler Blutungen empfohlen wurde, obwohl diese Behandlungsform bei thrombotischen Erkrankungen anderer Körperregionen selbstverständliches Therapieprinzip ist, wurde mittlerweile aufgegeben. Zwar existiert nur eine doppelblinde prospektive Studie (Einhäupl et al., 1991⋆⋆⋆) zur Frage einer antikoagulativen Therapie, diese belegt jedoch deren therapeutischen Nutzen so eindeutig, daß weitere prospektive Studien ethisch kaum zu rechtfertigen sind. Der Unterschied zwischen Therapie- und Kontrollgruppe wurde nach drei Tagen signifikant zugunsten der Therapiegruppe, am Endpunkt betrugen Letalität bzw. Morbidität in der Behandlungsgruppe 0 % bzw. 20 %, gegenüber 30 % und 60 % in der Kontrollgruppe. Das Ergebnis dieser Studie wurde ferner in einer retrospektiven Untersuchung belegt, die bei 82 Patienten unter Heparintherapie weder eine klinische Verschlechterung noch einen letalen Ausgang beobachtete (Ameri und Bousser, 1992⋆⋆). Propagation von Blutungskomplikationen bei Sinusvenenthrombosen durch Antikoagulanzien sind als Einzelfälle publiziert (Gettelfinger und Kokmen, 1977⋆), Blutungen treten aber auch spontan in einem Drittel der Fälle auf. Außerdem wurde in den letztgenannten Studien nicht geklärt, ob die Blutungen nicht bereits vor Beginn der Antikoagulation aufgetreten waren. Eine Meta-Analyse, die u. a. 79 Patienten unter Antikoagulation umfaßte, konnte therapieabhängig aufgetretene intrazerebrale Blutungen nur in drei Fällen belegen (Jacewicz und Plum, 1990⋆). In der genannten Studie wurde ferner festgestellt, daß die Letalität unter Therapie mit Antikoagulanzien bei 6 % lag, ohne diese Behandlung bei 50 % (d. h. 78 von 157 Patienten). Von 43 Patienten, die im Rahmen einer Sinusvenenthrombose eine intrazerebrale Blutung entwickelt hatten, starben nach Antikoagulation 15 %, ohne solche 69 % (Einhäupl et al., 1991⋆⋆⋆). Allerdings handelt es sich bei der erstgenannten Arbeit von Jacewicz und Plum (1990) nur um eine retrospektive Studie. Es ist anzunehmen, daß die Patienten, bei denen von der Heparinbehandlung abgesehen wurde, bei Festlegung des

Tab. D 4.2: Kausale und begünstigende Faktoren für die Entstehung einer Sinusvenenthrombose

Zusammenhang mit Hormonen: - Gravidität - Wochenbett - postabortiv - Einnahme von Kontrazeptiva, Hormonsubstitution in der Menopause - Einnahme von Kortikosteroiden - Einnahme von Androgenen	**Gerinnungsstörungen:** - Antithrombin-III-Mangel - Protein S-Mangel - Protein C-Mangel - Resistenz gegenüber Aktiviertem Protein C (APC-Resistenz) - Plasminogen-Mangel - Thrombozytämie - disseminierte intravasale Gerinnung (DIC)
Lokale Kompression: - Meningeome - Tumoren im Halsbereich mit Kompression der Jugularvenen - iatrogen nach Neck dissection und Radiatio - obere Einflußstauung	**Neoplasien:** - Polycythaemia vera - lymphatische und myeloische Leukämien - solide Karzinome - Karzinoid
Autoimmunerkrankungen und Vaskulitiden: - Morbus Behçet - Sjögren Syndrom - Lupus erythematodes - Wegenersche Granulomatose - Panarteriitis nodosa - Morbus Crohn - Colitis ulcerosa - Antiphospholipid-Antikörper-Syndrom	**Infektionen:** - systemische bakterielle, virale, parasitäre und mykotische Infektionen - lokale Infektionen (Septische Sinusvenenthrombose) - Lues cerebrospinalis **Andere:** - familiäres Mittelmeerfieber - Polyglobulie verschiedener Ätiologie - hämolytische Anämien - Hyperhomocysteinämie - schwere Dehydratation - Marasmus - Sarkoidose - nephrotisches Syndrom - Leberzirrhose - Behandlung mit Asparaginase - Schrittmachertherapie
Traumatisch: - SHT - Elektrotrauma - iatrogen nach neurochirurgischen Eingriffen - nach Traumata und chirurgischen Eingriffen allgemein	

Procedere ausgedehntere Blutungen aufwiesen und a priori eine schlechter Prognose hatten. Dennoch spricht die geringe Letalität unter Heparintherapie - die auch erfolgte, wenn initial Blutungen vorlagen (Einhäupl et al., 1991⋆⋆⋆) - eindeutig für diese Behandlung.

In einer tierexperimentellen Arbeit wurde nachgewiesen, daß der infolge der venösen Stase erhöhte Druck im Hirngewebe nach Applikation von Heparin deutlich absinkt, wobei das Medikament in dieser Studie sehr früh nach Induktion der Thrombose gegeben wurde, nämlich nach 5 bzw. 30 Minuten (Frerichs et al., 1994), was die Übertragbarkeit auf die klinische Situation einschränkt. Heparin verhindert das Weiterwachsen des Thrombus bzw. den erneuten Verschluß von bereits durch die körpereigene Lyse wiedereröffneten Gefäßabschnitten - ein Vorgang, der sich im Spontanverlauf in den oft beobachteten Fluktuationen des klinischen Bildes widerspiegelt. Allerdings kann durch die Heparintherapie keine Lyse des Thrombus erreicht werden. Es liegt daher nahe, bei besonders ausgedehnten Thrombosen die in anderen Gefäßgebieten erfolgreich durchgeführte Lyse durch Thrombolytika zu erproben. Bisher existieren zu diesem Thema keine kontrollierten größeren Studien. Als Indikation für die Lysetherapie wurden eine progrediente klinische Verschlechterung unter Heparin genannt (Tsai et al., 1992⋆; Kermode et al., 1995⋆), wobei in diesen Studien allerdings weder die Dauer der Anamnese, noch die Behandlungsdauer oder die PTT-Wirksamkeit der Heparintherapie genauer angegeben sind. Ferner wurde eine ausgedehnte Sinusvenenthrombosen mit schlechtem klinischen Status als Indikation gesehen (Kourtopoulos et al., 1994⋆). In einer Studie (Smith et al., 1994⋆), die sieben Patienten umfaßte, wurde eine lokale Lyse mit Urokinase über mehrere Tage durchgeführt, nachdem eine PTT-wirksame Heparintherapie über 1 bis 90 Tage keine klinische Besserung herbeigeführt hatte. Teilweise wurde in dieser Studie die Therapie mit Antikoagulanzien erst gleichzeitig mit der Lyse initiiert. Bis auf einen Patienten, der zwei Tage nach Behandlungsbeginn eine Hämoglobinurie entwickelte, erhielten alle Patienten gleichzeitig die Lysebehandlung und eine PTT-wirksame Heparinisierung, so daß die in allen Fällen nachgewiesene klinische Besserung nicht eindeutig einer Therapieform zugeordnet werden kann. Auffällig ist, daß es bei allen Patienten zu einer Rekanalisation kam, wobei diese in drei Fällen unvollständig war. Dieser Befund ist verwunderlich, da die Anamnese durchschnittlich sechs Wochen vor der Lyse begann und daher angenommen werden mußte, daß der Thrombus in Organisation begriffen und einer Lyse nicht mehr zugänglich war. So gilt beispielsweise für die Lysetherapie der tiefen Beinvenenthrombose, daß innerhalb von 72 Stunden gute Bedingungen für die Fibrinolyse bestehen, daß sich diese nach zwei Wochen deutlich verschlechtern und daß nach sechs Wochen keine Wirkung mehr zu erwarten ist (Genton und Wolf, 1968). Dies schränkt die Indikation der Lysetherapie bei Sinusvenenthrombosen mit ihrem initial oft schleichenden Verlauf weiter ein. Eine neuere Studie zu diesem Thema umfaßte zwölf Fälle, die nach Diagnosestellung jeweils gleichzeitig mittels PTT-wirksamer Heparinisierung und lokaler Lyse durch Urokinase behandelt wurden. Es traten keine gravierenden Komplikationen auf, allerdings ist auch hier einzuwenden, daß die beobachtete klinische Besserung nicht eindeutig einer Therapieform zugeordnet werden kann (Horowitz et al., 1995⋆). Verwundern muß außerdem, daß bis auf Infektionen der Katheter-Eintrittsstelle unter Lysebehandlung keine weiteren Komplikationen angegeben wurden. Insgesamt liegen somit zu wenig gesicherte Erkenntnisse vor, um derzeit eine lokale oder systemische Lysetherapie bei der Sinusvenenthrombose empfehlen zu können.

D 4.4. Pragmatische Therapie

D 4.4.1. Vollheparinisierung (B)

Heparin (z. B. Calciparin®, Liquemin N® oder Thrombophob®) sollte nach Sicherung der Diagnose initial unabhängig davon, ob eine intrazerebrale Stauungsblutung vorliegt oder nicht, als Bolus von 5 000 I. E. und danach unter den üblichen PTT-Kontrollen über Perfusor gegeben werden, anfangs in einer Dosierung von 1 000–1 600 I. E. pro Stunde (s. **Tab. D 4.3**) Angestrebt wird eine partielle Thromboplastinzeit (PTT) von 80–100 (120) sec. Die erforderliche Tagesdosis bei Erwachsenen liegt im Mittel bei 35 000 I. E. (zwischen 25 000 und 45 000 I. E.), wobei extrem hohe Dosen (> 50 000 I. E. pro Tag) auf einen AT-III-Mangel hindeuten und dessen Bestimmung und ggf. Substitution notwendig machen. Die Gabe von Heparin über Perfusor ist wegen der deutlich besseren Steuerbarkeit der subkutanen Injektion vorzuziehen; sie führt zu kontinuierlichen Plasmaspiegeln und gewährleistet auf Grund der kurzen biologischen Halbwertszeit von intravenös gegebenem Heparin (ca. 0,5 bis 2 Stunden, hängt von der Dosis ab) bei Komplikationen (z. B. Notwendigkeit eines operativen Eingriffs, Komplikationen bei Gravidität) eine Normalisierung der Gerinnungsfunktion meist innerhalb einer Stunde nach Beendigung der Infusion. Bezüglich der bekannten Kontraindikationen gegen PTT-wirksame Heparinbehandlung muß auf die Schwere des neurologischen Krankheitsbildes verwiesen werden, so daß lediglich z. B. ausgeprägte, sonst nicht stillbare arterielle gastrointestinale Blutungen eine vorübergehende Dosisreduktion oder Absetzten erzwingen. Es ist zu betonen, daß auch bei bereits nachgewiesener intrazerebraler venöser Blutung aufgrund einer Sinusvenenthrombose eine PTT-wirksame Heparinbehandlung angezeigt ist.

D 4.4.2. Umstellung auf Marcumar® (C)

Nach Beendigung der akuten Phase, d. h. wenn Kopfschmerzen, Bewußtseinsstörung und fokale neurologische Ausfälle sich weitgehend zurückgebildet haben (in der Regel nach zwei bis drei Wochen), wird überlappend umgestellt auf Vitamin-K-Antagonisten, d. h. Cumarin-Derivate wie Phenprocoumon (z. B. Marcumar®), wobei eine therapeutische Lücke ohne ausreichende Antikoagulation zu vermeiden ist. Deshalb wird die Heparinisierung beibehalten, bis der Quick-Wert (%) bzw. »International Normalized Ratio« (INR) im für diese Indikation therapeutischen Bereich von 20–30 % bzw. ca. 3.5–2,5 liegen. Man beginnt die Einstellung mit einer abendlichen Einzeldosis von 12 mg Phenprocoumon (z. B. 4 Tabletten Marcumar®), setzt dies am zweiten Tag mit 3 Tabletten fort. Am dritten Tag erhalten normalgewichtige Patienten 2, übergewichtige 3 Tabletten, anschließend erfolgt die Dosierung nach dem angestrebten Quick-Wert bzw. INR. Tritt nach Reduktion der Heparintherapie eine Befundverschlechterung ein, so ist die Heparindosis erneut zu erhöhen, wobei Marcumar® ggf. über einige Tage fortgeführt werden kann. Grundsätzlich gilt, daß bei der idiopathischen Sinusvenenthrombose die Marcumarbehandlung unter entsprechender Quick/INR-Kontrolle über sechs Monate beibehalten und dann beendet werden kann. Dies gilt auch nach Absetzen von auslösenden Medikamenten, wie z. B. Kontrazeptiva. Über die Dauer der Antikoagulation liegen allerdings keine Studien vor, so daß der Zeitraum von sechs Monaten eine gewisse Willkür beinhaltet. Derzeit wird im »Dutch-European Cerebral Sinus Thrombosis Trial (D-ECST)« die Wirksamkeit von niedermolekularem Heparin im Vergleich zu einem Vitamin-K-Antagonisten bei der Langzeitbehandlung untersucht.

Bei Vorliegen einer persistierenden Gerinnungsstörung, wie z. B. AT-III-, Protein C- und Protein S-Mangel oder APC-Resistenz ist eine lebenslange Weiterführung der Antikoagulation indiziert. Findet sich eine vermutlich mitverursachende Grunderkrankung (z. B. M. Behçet, anhaltende Polyglobulie oder Tumorleiden) ist deren Art und zu erwartender Verlauf in die Entscheidung über die Fortführung der Antikoagulation über sechs Monate hinaus zu berücksichtigen. In der Gravidität und während der Stillzeit ist Marcumar® kontraindiziert, die Therapie wird daher mit subkutaner Gabe von Heparin (2–3 × 7 500 I. E. s. c.) oder

niedermolekularem Heparin, z. B. Dalteparin (Fragmin P® 1–2 × 2 500 I. E. [für niedermolekulares Heparin] s. c.) fortgeführt, wobei die Dosis gerade eben PTT-wirksam sein sollte und auf die Entwicklung einer antikörpervermittelten Thrombozytopenie zu achten ist.
Bei Sinusvenenthrombosen im Rahmen von Autoimmunerkrankungen kann zusätzlich zur Antikoagulation die Gabe von Steroiden indiziert sein, speziell bei Vorliegen eines M. Behçet, bei dem im Falle des Auftretens neurologischer Herdzeichen in ca. 32 % ursächlich eine Sinusvenenthrombose verantwortlich sein soll (Wechsler et al., 1993).

D 4.4.3. Behandlung epileptischer Anfälle

In etwa einem Drittel bis zur Hälfte der Fälle kommt es zum Auftreten epileptischer Anfälle, die durch rasche Aufsättigung mit Phenytoin zu behandeln sind. Man beginnt mit z. B. 500 bis 750 mg Phenytoin i. v. (Phenhydan® Infusionskonzentrat) über sechs Stunden (bis 1 500 mg/die), dann erfolgt eine Umstellung auf 3 × 100 mg Phenytoin/die oral unter Kontrolle der Serumkonzentration. Da Residualepilepsien nach Sinusvenenthrombose selten sind (4 von 77 Patienten) (Preter et al., 1996), ist es gerechtfertigt, die antiepileptische Therapie nach Abklingen der akuten Symptomatik versuchsweise auszuschleichen.

D 4.4.4. Schmerztherapie

Zur Minimierung des Blutungsrisikos während der Therapie mit Heparin oder Phenprocoumon soll auf Analgetika mit Störung der Thrombozytenfunktion (Acetylsalicylsäure, Indomethacin) verzichtet werden. Statt dessen können Paracetamol (z. B. ben-u-ron® 3–4 × 500 g/die) bzw. bei starken Schmerzen auch Opioide (z. B. Tramadol, Tramal®, Einzeldosis: oral 1–2 × 50 mg oder 50–100 mg i. v., Tageshöchstdosis 400 mg), gegeben werden.

D 4.4.5. Behandlung erhöhten intrakraniellen Druckes

Die Prinzipien der Behandlung eines erhöhten Hirndruckes sind im Kap. F 2 genau beschrieben. Hirndruckbehandlung ist in etwa 20 % der Fälle indiziert, speziell wenn es trotz suffizienter Antikoagulation zu einer progredienten klinischen Verschlechterung und zunehmenden Bewußtseinsstörungen kommt. Die Verwendung von Glukokortikoiden zur Behandlung des erhöhten Hirndrucks bei der Sinusvenenthrombose wird in der Literatur kontrovers diskutiert. Es gibt experimentelle Belege dafür, daß Glukokortikoide die Fibrinolyse hemmen (Gerrits et al., 1974). Daß unter Therapie mit Glukokortikoiden gehäuft Thrombosen auftreten, wird häufig postuliert, wobei der Einfluß der mit den Steroiden behandelten Grunderkrankungen auf eine erhöhte Thromboseneigung (wie z. B. chron. entzündliche oder autoimmunologische Erkrankungen, Neoplasmen etc.) jedoch kaum zu eliminieren ist. Eine Studie, die retrospektiv Sinusvenenthrombosen bei Patienten mit Morbus Behçet untersuchte, konnte unter einer kombinierten Therapie von Antikoagulantien und Steroiden in 19 Fällen keinen einzigen tödlichen Ausgang beobachten, in 25 % kam es zu bleibenden neurologischen Ausfällen, unter Fortführung der Behandlung trat innerhalb des Beobachtungszeitraumes von über drei Jahren kein Rezidiv auf (Wechsler et al., 1992**, 1993). Dieses Ergebnis spricht für die Gabe von Glukokortikoiden bei entsprechender Indikation, wie z. B. im Rahmen einer thromboseauslösenden Grunderkrankung, aber auch bei Therapie des erhöhten intrakraniellen Druckes.

D 4.4.6. Weitere Beratung der Patienten

Neben der allgemein in Bezug auf die antikoagulative Behandlung notwendigen Patientenaufklärung sollte auch die seltene Möglichkeit eines Rezidivs und dessen Symptomatik erwähnt werden. Ist die Thrombose unter oraler Antikonzeption aufgetreten, so sollte in Zukunft auf die Einnahme oraler Kontrazeptiva verzichtet werden. Bei angeborener Gerinnungsstörung ist auf die Möglichkeit hinzuweisen, daß weitere Familienmitglieder betroffen sein können. Bezüglich Schwangerschaft und Rezidiv einer Sinusvenenthrombose liegen nur Untersuchungen mit kleinen Fallzahlen vor (Preter et al., 1996), danach kam es jedoch während 12 Schwangerschaften von 7 Frauen mit abgelaufener Sinusvenenthrombose zu keinem einzigen Rezidiv der Sinusvenenthrombose, eine Patientin entwickelte post partum eine tiefe Beinvenenthrombose. Diesen Daten zufolge, muß man Patientinnen mit abgelaufener Sinusvenenthrombose keineswegs von weiteren Schwangerschaften abraten, darüber hinaus scheint eine prophylaktische Heparintherapie während der Gravidität nicht gerechtfertigt zu sein, sofern nicht symptomatische Formen der Sinusvenenthrombose vorliegen. Anzuraten wäre jedoch postpartal eine zweiwöchige Thromboseprophylaxe mit Heparin.

D 4.4.7. Unwirksam oder obsolet

Grundsätzlich sollte auf Medikamente verzichtet werden, die durch ihre Wirkung auf das Gerinnungssystem mit Heparin interagieren können. Hierzu zählen nicht nur Thrombozytenaggregationshemmer, die oben bereits erwähnt wurden, sondern auch Dextrane. Gegen die Verwendung von Plasmaexpandern (Dextrane, Hydroxyethylstärke, Humanalbumin), die unter der Vorstellung einer Perfusionsverbesserung gegeben werden, ist einzuwenden, daß sie den zentralen Venendruck erhöhen, damit den venösen Abfluß weiter verschlechtern, ferner daß deren perfusionsverbessernde Wirkung auch beim ischämischen Hirninfarkt nicht belegt ist.

D 4.5. Septische Sinusvenenthrombose

Septische Sinus- und Hirnvenenthrombosen entwickeln sich in Folge von Entzündungen im Bereich des Gesichts oder des Ohres entweder durch direkte Ausbreitung der Entzündung per continuitatem im Gewebe oder über dränierende Venen, ferner sind Thrombosen des Sinus sagittalis sup. und kortikaler Venen bei bakterieller Meningitis und Hirnabszessen nachgewiesen worden. Besonders häufig betroffen sind die Sinus cavernosi, welche Zuflüsse aus dem Bereich von Gesicht, Nasennebenhöhlen, Zähnen und Fossa pterygoidea erhalten, die Sinus transversi, welche u. a. Mittelohr und Mastoid drainieren, seltener der Sinus sagittalis superior, der ethmoidale Zuflüsse erhält. Das Erregerspektrum umfaßt dementsprechend überwiegend Streptococcus pneumoniae, Haemophilus species und Staphylococcus aureus. Die klini-

Tab. D 4.3: Behandlungsmaßnahmen bei Sinus-/Hirnvenenthrombose

a) **Nicht-septische Sinusvenenthrombose**

Indikation	Substanz (Beispiel für Präparat)	Ziel der Therapie	Dosis	Dauer der Behandlung
Akutes Stadium	Heparin (**B**) (Calciparin, Liquemin®, Thrombophob®)	Erhöhung der PTT auf 80–100 (120) sec, PTT-Kontrollen, initial alle 6 h, dann 2 ×/die ausreichend	5 000 I. E. als Bolus, dann 1 000 bis 1 600 I. E./h über Perfusor	In der Regel zwei bis drei Wochen, bis zur Stabilisierung des klinischen Zustandes
Langzeitprophylaxe	Phenprocoumon (**C**) (Marcumar®)	Quick-Wert 20–30 %, bzw. INR 3.5–2.5	Tag 1: 4 Tbl. Marcumar® abends (= 12 mg Phenprocoumon) Tag 2: 3 Tbl. Marcumar® Tag 3: 3 Tbl. Marcumar® ≥ Tag 4: Dosierung nach Quick-Wert bzw. INR[1])	6 Monate nach idiopathischer Sinusvenenthrombose; lebenslang z. B. bei persisitierenden Gerinnungsstörungen
Kopfschmerz, leicht: schwer:	 Paracetamol (ben-u-ron®) Tramadol (Tramal®)	Linderung des Kopfschmerzes	3–4 × 500 mg/die oral oder 2 × 1 000 mg Supp. Einzeldosis: 1–2 × 50 mg oral oder 1–2 × 50 mg i. v. oder i. m., Tageshöchstdosis 400 mg	
Bei Auftreten eines epileptischen Anfalls	Phenytoin (Phenhydan® Infusionskonzentrat) (Phenhydan®, Zentropil®)	Sistieren der Anfälle	Aufsättigung: 500–750 mg Phenhydan® Infusionskonzentrat über 6 bis 8 Stunden bis max. 1 500 mg/die Fortführung: 3 × 100 mg/die Phenytoin oral	In der Akutphase (in der Regel während der ersten zwei bis drei Wochen) bis zur Stabilisierung des klinischen Zustandes und dann Reduktion bzw. Absetzen, sofern keine weiteren Anfälle auftreten

b) Septische Sinusvenenthrombose

Chirurgisch	Medikamentös Antibiose[2])	Antikoagulation
Sanierung des Fokus	Bei unbekanntem Erreger: Erwachsene, nicht-nosokomiale Infektion: Zweierkombination 1. Cephalosporine der 3. Generation, z. B. Ceftriaxon (Rocephin®, 1 × 2 g/die) oder Cefotaxim (Claforan®, 3 × 2 g/die) plus 2. Flucloxacillin (Staphylex®, 4 × 2 g/die) oder Fosfomycin (Fosfocin®, 3 × 5 g/die)	wie oben (nur in der Akutphase)
	Erwachsene, V. a. nosokomiale Infektion: Dreierkombination 1. Cephalosporin der 3. Generation, z. B. Ceftriaxon (Rocephin®, 1 × 2 g/die) oder Cefotaxim (Claforan®, 3 × 2 g/die) plus 2. Flucloxacillin (Staphylex®, 4 × 2 g/die) oder Fosfomycin (Fosfocin®, 3 × 5 g/die) plus 3. Aminoglycosid, z. B. Gentamicin (Refobacin®, initial 3 × 80 bis 3 × 120 mg/die).	

[1]) bei Kontraindikationen (z. B. Schwangerschaft) Gabe von Heparin (2–3 × 7 500 I. E./die s. c.) oder Fragmin (1–2 × 2 500 I. E./die s. c.).

[2]) bei bekanntem Erreger entsprechend dem Antibiogramm behandeln.

schen Symptome entsprechen den blanden Sinusvenenthrombosen, wobei die septische Thrombose des Sinus cavernosus typischerweise zu Chemosis, konjunktivaler Injektion, Protrusio bulbi und Paresen der Hirnnerven II bis V führt. Zusätzlich bestehen aber allgemeine Symptome einer Infektion, entsprechende Laborveränderungen und eine granulozytäre Pleozytose im Liquor als Ausdruck einer Begleitmeningitis. Meistens stellt sich der Fokus bei der ohnehin durchgeführten radiologischen Diagnostik dar (CT, MRT). Die Prognose der septischen Form ist ungünstiger als die der blanden, die Mortalität beträgt bei vollständiger Thrombose des Sinus sagittalis superior annähernd 80 % (Southwick et al., 1986), bei Thrombophlebitis kortikaler Venen 50 % (DiNubile et al., 1990) – wobei diese Patienten wohl nicht mit Heparin behandelt wurden – und bei Thrombosen im Bereich des Sinus cavernosus 30 % (Bharucha et al., 1996).

Wichtigste therapeutische Prinzipen (s. **Tab. D 4.3**) sind die operative Sanierung des Fokus, die Gabe von Antibiotika und von Antikoagulantien, letzteres wird jedoch kontrovers diskutiert. Solange der Erregernachweis (aus Fokus, Liquor oder Blutkultur) aussteht, beginnt man beim Erwachsenen (ohne Hinweise für eine nosokomiale Infektion) mit einer Zweierkombination mit einem Cephalosporin der 3. Generation, z. B. z. B. Ceftriaxon (Rocephin®, 1 × 2 g/die) oder Cefotaxim (Claforan®, 3 × 2 g/die) plus Flucloxacillin (Staphylex®, 4 × 2 g/die) oder Fosfomycin (Fosfocin®, 3 × 5 g/die); damit werden die wichtigsten Erreger (Streptococcus pneumoniae, Meningokokken, Haemophilus influenzae sowie Staphylococcus aureus) erfaßt. Bei V. a. eine nosokomiale Infektion ist wegen des breiteren Erregerspektrum (inkl. gramneg. Enterobakterien) zusätzlich die Gabe eines Aminoglycosids notwendig, z. B. Gentamicin (Refobacin®, initial 3 × 80 bis 3 × 120 mg/die). Nach Erregernachweis ist eine Umstellung entsprechend dem Antibiogramm erforderlich (s. Kap. E 1). Obwohl kontrollierte prospektive Studien zur Frage der Antikoagulation bei der septischen Sinusvenenthrombose bislang fehlen, erscheint aus pathophysiologischen Gründen und vor dem Hintergrund der trotz Antibiose hohen Mortalität auch hier die Gabe von Antikoagulantien nach dem gleichen Schema wie bei der blanden Form gerechtfertigt. Eine retrospektive Analyse von 104 Fällen (Levine et al., 1988⋆) kam zu dem Ergebnis, daß die Gabe von Antikoagulantien die Morbidität, wenn auch nicht die Letalität der septischen Sinusvenenthrombose senkt, während ein erhöhtes Risiko bezogen auf Blutungskomplikationen oder die Ausbreitung der Infektion durch septische Mikroemboli bislang nicht belegt werden konnte.

Literatur

Ameri A, Bousser MG (1992) Cerebral venous thrombosis. Neurol Clin 10: 87–111

Barnwell SL, Higashida RT, Halbach VV, Dowd CF, Hieshima GB (1991) Direct endovascular thrombolytic therapy for dural sinus thrombosis. Neurosurgery 28: 135–142

Bharucha NE, Bharucha EP, Bhabha SK (1996) Bacterial Infections. In: Bradley WG, Daroff RB, Fenichel GM, Marsden CD (Hrsg.) Neurology in Clinical Practice. Butterworth-Heinemann, Boston, 1181–1243

Cantú C, Barinagarrementeria F (1993) Cerebral venous thrombosis associated with pregnancy and puerperium. Review of 67 cases. Stroke 24: 1880–1884

DiNubile MJ, Boom WH, Southwick FS (1990) Septic cortical thrombophlebitis. J Infect Dis 161: 1216–1220

Einhäupl K, Garner C, Schmiedek P, Haberl RL, Dirnagl U, Pfister HW, Franz P (1986) Reduction of intracranial pressure with anticoagulation in patients with venous sinus thrombosis. In: Miller JD, Teasdale GM, Rowan JO (Hrsg.) Intracranial Pressure IV. Springer, Berlin Heidelberg New York 629–632

Einhäupl K, Villringer A, Meister W, Mehraein S, Garner C, Pellkofer M, Haberl RL, Pfister HW, Schmiedek P (1991) Heparin treatment in sinus venous thrombosis. Lancet 338: 597–600

Frerichs KU, Deckert M, Kempski O, Schürer L, Einhäupl K, Baethmann A (1994) Cerebral sinus and venous thrombosis in rats induces long-term deficits in brain function and morphology - evidence for a cytotoxic genesis. J Cereb Blood Flow Metab 14: 289–300

Genton E, Wolf PS (1968) Urokinase therapy in pulmonary thrombembolism. Am Heart J 76: 628–632

Gettelfinger DM, Kokmen E (1977) Superior sagittal sinus thrombosis. Arch Neurol 34: 2–6

Hahn T (1954) Die Elektroenzephalographie bei zerebralen Thrombophlebitiden und Thrombosen. Schweiz Arch Neurol Psychiatr 73: 57–99

Horowitz M, Purdy P, Unwin H, Carstens G III, Greenlee R, Hise J, Kopitnik T, Batjer H, Rollins N, Samson D (1995) Treatment of dural sinus thrombosis using selective catheterization and urokinase. Ann Neurol 38: 58–67

Isensee C, Reul J, Thron A (1994) Magnetic resonance imaging of thrombosed dural sinuses. Stroke 25: 29–34

Jacewicz M, Plum F (1990). Aseptic cerebral venous thrombosis. In: Einhäupl K, Kempski O, Baethmann A (Hrsg.) Cerebral Sinus Thrombosis: Experimental and Clinical Aspects. Plenum, New York, London, 157–170

Kermode AG, Ives FJ, Taylor B, Davis SJ, Carroll WM (1995) Progressive dural venous sinus thrombosis treated with local streptokinase infusion. J Neurol Neurosurg Psychiatry 58: 107–108

Kourtopoulos H, Christie M, Rath B (1994) Open thrombectomy combined with thrombolysis in massive intrakranial sinus thrombosis. Acta Neurochir (Wien) 128: 171–173

Kristensen B, Malm J, Markgren P, Ekstedt J (1992) CSF hydrodynamics in superior sagittal sinus thrombosis. J Neurol Neurosurg Psychiatry 55: 287–293

Martin PJ, Enevoldson TP (1996) Cerebral venous thrombosis. Postgrad Med J 72: 72–76

Nadel L, Braun IF, Kraft KA, Fatouros PP, Laine FJ (1991) Intracranial vascular abnormalities: value of MR phase imaging to distinguish thrombus from flowing blood. Am J Roentgenol 156: 373–380

Perkin GD (1995) Cerebral venous thrombosis: developments in imaging and treatment. J Neurol Neurosurg Psychiatry 59: 1–3

Persson L, Lilja A (1990) Extensive dural sinus thrombosis treated by surgical removal and local streptokinase infusion. Neurosurgery 26: 117–121

Preter M, Tzourio C, Ameri A, Bousser MG (1996) Long-term prognosis in cerebral venous thrombosis - Follow-up of 77 patients. Stroke 27: 243–246

Smith TP, Higashida RT, Barnwell SL, Halbach VV, Dowd CF, Fraser KW, Teitelbaum GP, Hieshima GB (1994) Treatment of dural sinus thrombosis by urokinase infusion. Am J Neuroradiol 15: 801–807

Southwick FS, Richardson FS, Swartz MN (1986) Septic thrombosis of the dural venous sinuses. Medicine 65: 82–106

Tsai FY, Higashida RT, Matovich V, Alfieri K (1992) Acute thrombosis of the intrakranial dural sinus: direct thrombolytic treatment. Am J Neuroradiol 13: 1137–1141

Vogl TJ, Bergman C, Villringer A, Einhäupl K, Lissner J, Felix R (1994) Dural sinus thrombosis: value of venous MR angiography for diagnosis and follow-up. Am J Roentgenol 162: 1191–1198

Yuh WT, Simonson TM, Wang AM, Koci TM, Tali ET, Fischer DJ, Simon JH, Jinkins JR, Tsai F (1994) Venous sinus occlusive disease: MR findings. Am J Neuroradiol 15: 309–316

Wechsler B, Dell'Isola B, Vidailhet M, Dormont D, Piette JC, Bletry O, Godeau P (1993) MRI in 31 patients with Behçet's disease and neurological involvement: prospective study with clinical correlation. J Neurol Neurosurg Psychiatry 56: 793–798

Wechsler B, Vidailhet M, Piette JC, Bousser MG, Dell'Isola B, Bletry O, Godeau P (1992) Cerebral venous thrombosis in Behçet's disease: clinical study and long-term follow-up of 25 cases. Neurology 42: 614–618

D 5. Vaskulitiden des ZNS

von *A. Melms*

D 5.1. Klinik und Verlauf: allgemeine Gesichtspunkte

Vaskulitiden sind eine heterogene Gruppe entzündlicher Gefäßerkrankungen, die mit einer Beteiligung des ZNS und der Meningen einhergehen können. Eine willkürliche Unterteilung unterscheidet primäre (idiopathische) und sekundäre Vaskulitiden, die assoziiert bei Infektionserkrankungen, Erkrankungen aus dem rheumatischen Formenkreis und Kollagenosen, Neoplasien und toxischen Substanzen auftreten können (**Tab. D 5.1**). Zerebrale Vaskulitiden sind seltene Erkrankungen. Ihr Anteil an der Gesamtzahl zerebraler Gefäßerkrankungen wird einschließlich der Sinusvenenthrombosen auf weniger als 1 % geschätzt (Caplan, 1993). Verläßliche epidemiologische Zahlen zur Häufigkeit zerebraler Vaskulitiden liegen nicht vor, wie auch die Angaben zu den verschiedenen Organmanifestationen und der zerebralen Manifestationen erhebliche Streuungen aufweisen. Das Spektrum zerebraler Vaskulitiden umfaßt neben benigneren selbstlimitierenden zumeist gravierende, schubförmig oder chronisch progrediente Verlaufsformen, die durch eine Ischämie oder eine Blutung exazerbieren können. Besondere Schwierigkeiten bei der Diagnose bereiten rein auf das ZNS beschränkte Vaskulitiden, die unten eingehender dargestellt werden.

Tab. D 5.1: Vaskulitiden mit zerebraler Beteiligung

Primäre Vaskulitiden
- Panarteriitis nodosa (PAN)
- Churg-Strauss-Syndrom (CSS)
- mikroskopische Polyangiitis (MPA)
- Wegenersche Granulomatose (WG)
- Isolierte Angiitis des ZNS (IAC)
- Riesenzellarteriitis
- Takayasu-Arteriitis
- Hypersensitivitätsangiitis
- Morbus Behçet
- Cogan-Syndrom
- Morbus Eales

Sekundäre Vaskulitiden
assoziiert mit
- ZNS-Infektionen (Herpes-Viren, HBV, HCV, HIV; Rickettsien; Treponemen, Borrelien, Mykobakterien, Streptokokken, Pneumokokken, Pilzinfektionen)
- Erkrankungen des rheumatischen Formenkreises und der Kollagenosen (systemischer Lupus erythematodes, SLE, Mischkollagenose, rheumatoide Arthritis, Sjögren-Syndrom)
- entzündlichen Darmerkrankungen (M. Whipple, M. Crohn, Colitis ulzerosa)
- Sarkoidose-Angiitis
- Neoplasien (M. Hodgkin, Non-Hodgkin-Lymphom, lymphoide Granulomatose)
- Gammopathie, Kryoglobulinämie
- Thrombangiitis obliterans
- Toxine (Amphetamin, Cocain)

Das *klinische Bild* ist durch eine Kombination von unspezifischen und diffusen enzephalopathischen und fokalen neurologischen Symptomen gekennzeichnet, wie man es in der Regel nicht bei atherosklerotischen, ischämischen oder anderen zerebralen Gefäßprozessen erwarten würde (**Tab. D 5.2**). Bei manchen Patienten läßt die Symptomatik zunächst eine Raumforderung vermuten. Zu den häufigsten Symptomen gehören Kopfschmerzen, die lokalisiert, diffus oder als meningeales Reiz-Symptom geschildert werden. Ebenso entwickeln sich häufig Gedächtnis- und Konzentrationsstörungen als Ausdruck einer Enzephalopathie z. T. mit progredienten Vigilanzstörungen bis zum Koma. Des weiteren kann ein organisches Psycho-Syndrom oder eine akut psychotische Dekompensation (v. a. beim systemischen Lupus erythematodes) auftreten. Ferner können Hirnnervenläsionen, selten Symptome einer Myelopathie oder Radikulopathie vorliegen. *Fokale* Störungen äußern sich oft durch zerebrale Krampfanfälle. Abhängig von den betroffenen Gefäßkaliberabschnitten können multiple subkortikale, lakunäre aber auch größere territoriale Insulte auftreten. Bei manchen Formen z. B. dem M. Behçet, dem SLE oder der WG kann eine Beteiligung venöser Gefäßabschnitte zu Sinusvenenthrombosen führen. Bei Vaskulitiden besteht ein erhöhtes Blutungsrisiko, das für die PAN und die WG zwischen 4 und 7 % beträgt (Ford und Siekert, 1965; Nishino et al., 1993). Patienten mit einer Blutung sollten zum Ausschluß einer Gefäßmalformation angiographiert werden. Die MRT kann heute bereits intravital auch ältere stattgehabte Blutungsereignisse darstellen. Allerdings sind keine größeren bioptisch oder autoptisch kontrollierten Vergleichskollektive publiziert (Provenzale und Allen, 1996a, 1996b).

Systemische Vaskulitiden werden von ausgeprägten allgemeinen Krankheitszeichen und vielfältigen Organmanifestationen begleitet. Oft stehen zu

Tab. D 5.2: Neurologische Beteiligung bei primären Vaskulitiden (nach Moore und Cupps, 1983)

Häufigkeit neurologischer Symptome*	Polyarteriitis nodosa-Gruppe**	Wegenersche Granulomatose	Arteriitis temporalis	Takaysu Arteriitis	Isolierte Angiitis des ZNS	Hypersensitivitäts-Vaskulitis	Morbus Behçet
peripheres Nervensystem (%)	50-75	15	5-15	0	0	10	5
zentrales Nervensystem (%)	24-40	23-50	10	10-36	100	10	10-29
diffuse kortikale Störungen:							
akute Enzephalopathie	+	(+)	(+)	(+)	+	(+)	+
Gedächtnisstörungen	+	+	+	(+)	+	0	(+)
Verhaltensauffälligkeiten	(+)	0	(+)	(+)	0	0	+
Krampfanfälle	+	+	0	+	(+)	(+)	(+)
andere fokale Störungen	+	+	(+)	+	+	(+)	+
Hirnnerven-Beteiligung	(+)	+	+	+	+	0	+
spinale Symptome	(+)	(+)	0	(+)	+	0	(+)
meningeale Symptome	(+)	+	0	0	(+)	(+)	+
Blutungen	(+)	(+)	0	(+)	(+)	(+)	(+)

+ häufiger, (+) weniger häufiger Befund, 0 selten oder nicht berichtet.
* Die Häufigkeitsangaben verschiedener Quellen weisen breite Schwankung auf.
** Die Häufigkeit schwankt innerhalb dieser Gruppe. Die Manifestationen am PNS sind typischerweise Mononeuropathien, oft vom Multiplex-Typ, aber auch distal symmetrische PNPn.

Tab. D 5.3: Nicht-atherosklerotische Vaskulopathien

- Kollagenerkrankungen
  systemischer Lupus erythematodes, Sjögren-Syndrom, Sklerodermie, Mischkollagenose, rheumatoide Arthritis
- Fibromuskuläre Dysplasie
- Moya-Moya-Syndrom
- Rendu-Osler-Weber-Syndrom
- Sneddon-Syndrom
- Köhlmeier-Degos-Syndrom
- Zerebrale Amyloid Angiopathie
- CADASIL (zerebrale autosomal dominante Angiopathie mit subakuter ischämischer Leukoenzephalopathie)

Koagulopathien
- Antiphospholipid-Antikörper-Syndrom
- Thrombotisch thrombozytopenische Purpura (Moschkowitz)

Beginn polymyalgiforme oder mono- und oligoarthritische Beschwerden im Vordergrund. Eine Kombination neurologischer Symptome begleitet von Hauterscheinungen oder einer Lungen- oder Nierenbeteiligung sollte den Verdacht auf eine Vaskulitis lenken. Eine Beteiligung des peripheren Nervensystems, meist eine Mononeuritis multiplex, geht in der Regel einer zerebralen Manifestation voraus und läßt sich klinisch oder elektrophysiologisch nachweisen. Granulomatöse, nekrotisierende Entzündungsprozesse an der Schädelbasis (z. B. bei der Wegenerschen Granulomatose) können zu Knochenarrosionen und Hirnnervenausfällen führen.

Die *Differentialdiagnosen* zerebraler Vaskulitiden umfassen ein breites Spektrum nicht artherosklerotischer Vaskulopathien und andere, eine Vaskulitis imitierende, Erkrankungen (**Tab. D 5.3**). Eine besondere Bedeutung hat die Suche nach einer Erreger-verursachten Erkrankung, um eine spezifische Therapie zu beginnen. Die Diagnose einer zerebralen Vaskulitis wird aus der Kombination klinischer und laborchemischer Befunde sowie den Ergebnissen der bildgebenden Verfahren gestellt. Histologisch wird eine zerebrale Beteiligung oft nicht bestätigt werden können.

Laboruntersuchungen bei zerebralen Vaskulitiden
Die Labordiagnostik bei Vaskulitiden ist umfangreich und beinhaltet neben allgemeinen Entzündungsparametern die Bestimmung immunologischer Parameter und eine ausgewählte Infektions-Serologie (**Tab. D 5.4**). Aktive systemische Vaskulitiden zeigen eine ausgeprägte akute-Phase Reaktion mit erhöhten Werten der BSG, CRP und Fibrinogen. Meist besteht eine Leuko- und Thrombozytose (Ausnahme SLE und IAC). Immunkomplexe und Komplementverbrauch sind wegweisende Parameter für Hypersensitivitätsvaskulitiden und den SLE. Antikörper gegen Kerne (ANA) finden sich häufig bei Kollagenosen, insbesondere dem SLE und anderen Erkrankungen aus dem rheumatischen Formenkreis. Antikörper gegen zytoplasmatische Antigene von neutrophilen Granulozyten (ANCA) finden sich in unterschiedlicher Häufigkeit bei den nekrotisierenden Vaskulitiden (WG, CSS, MPA, PAN). Die Differenzierung von ANCA-Spezifitäten erlaubt die Abgren-

Tab. D 5.4: Vaskulitis Screening Programm (nach H. H. Peter, 1993)

Labor und Funktionstest	BSG, BB mit Differentialblutbild., Elektrophorese Leberenzym-Status, LDH, CK, Nierenretentionswerte Gerinnungsstatus mit Quick, PTT, Fibrinogen, Fibrinogen-Spaltprodukte Urin-Status: Proteinurie, Glucosurie, Urin-Elektrophorese
Akute Phase Proteine	CRP, Fibrinogen, Haptoglobin, Ferritin
Proteinanalyse	IgG, -A, -M quantitativ, Paraproteine, Kryoglobuline
Autoantikörper	ANA, ANCA, SMA, AMA, Rheumafaktoren, Lupus Antikoagulans, Anti-Phospholipid-Antikörper, Kälteagglutinine, evtl. Coombs-Test
Complement	CH50, C3, C4, C3d, Immunkomplexe
Liquor	Liquor-Status mit Zytologie
Kultur (Bakteriologie)	Blut, Urin, Stuhl, Liquor, Rachenabstrich
Infektionsserologie	HBV, HCV, CMV, EBV, HSV, HIV Borrelien, Yersinien, Salmonellen, Streptokokken, Mycoplasmen, Chlamydien Candida, Aspergillus, Cryptokokken
Bildgebung	Thorax, Abdomen-Sono, Echo-Kardiographie, Neuro-CT, MRT, Angiographie

Tab. D 5.5: ANCA-Subtypen und Feinspezifitäten bei primären Vaskulitiden (nach Gross, 1993)

Akronym	Vaskulitis	Feinspezifität	Vorkommen (%)
cANCA	Wegenersche Granulomatose	PR3-ANCA	60–100*
	Churg-Strauss-Syndrom	nicht bekannt	10–20
	klassische Panarteriitis	nicht bekannt	bis 10
	mikroskopische Polyangiitis	PR3-ANCA	bis 10
pANCA	mikroskopische Polyangiitis	MPO-ANCA	60–100*
	Churg-Strauss-Syndrom	MPO-ANCA	10–20
	klassische Panarteriitis		< 10
	SLE, rheumatoide Arthritis	Elastase, Lactoferrin Lysozym, Kathepsin G	selten
xANCA	bei Colitis ulcerosa und M. Crohn	Kathepsin, Laktoferrin	

ANCA anti-neutrophile zytoplasmatische Antikörper mit zytoplasmatischer (c) oder perinukleärer (p) Verteilung; PR3 Proteinase 3, MPO Myeloperoxidase. * Die Häufigkeit korreliert mit der Krankheitsaktivität

zung z. B. einer WG (cANCA) von einer MPA (pANCA) und hat Eingang in die Klassifikation dieser Vaskulitiden gefunden (**Tab. D 5.5**). Bei der WG und der MPA besteht eine gute Korrelation von Titer und Krankheitsaktivität. Die ANCA-Bestimmung als allgemeiner Such-Test für eine Vaskulitis hat nur eine geringe Sensitivität von ca. 60 %.

Liquor-Befund: Die meisten Patienten mit einer zereralen Vaskulitis haben pathologische Liquorveränderungen. Diese sind jedoch nicht spezifisch. In einer Serie autoptisch gesicherter granulomatöser zerebraler Vaskulitiden hatten 71 % eine Schrankenstörung mit z. T. erheblicher Eiweißvermehrung. 62 % hatten eine erhöhte Zellzahl (10–100 Zellen/ul mit einem vorherrschend lymphozytären oder lymphomonozytoiden Zellbild; Younger et al., 1988). Oligoklonale Banden im Liquor lassen sich vor allem bei sekundären, infektionsassoziierten Vaskulitiden wie der Neuroborreliose, der tuberkulösen Meningitis, der Lues cerebrospinalis und chronischen Pilzinfektionen, aber auch beim zerebralen SLE, seltener bei der Sarkoidose und vereinzelt auch bei der IAC nachweisen. Erniedrigte Glucosewerte sprechen differentialdiagnostisch für eine bakteriell-entzündliche Genese.

Neuroradiologische Diagnostik

Die neuroradiologische Diagnostik soll ein Korrelat des vaskulitischen Gefäßprozesses darstellen und hat vor allem bei einer rein zerebralen Vaskulitis einen hohen Stellenwert für das weitere diagnostische und therapeutische Vorgehen (s. a. Kriterien einer IAC, **Tab. D 5.8**).

Die **Angiographie** stellt pathologische Veränderungen beim Befall großer und mittlerer Gefäßabschnitte dar. Die erkennbaren Gefäßunregelmäßigkeiten, Kalibersprünge, Stenosen, Gefäßabbrüche oder aneurysmatische Erweiterungen sind nicht spezifisch für eine Vaskulitis, sondern finden sich auch bei nicht-entzündlichen Gefäßprozessen. Schwerpunkmäßige Veränderungen unabhängiger Gefäßterritorien sprechen für eine Vaskulitis, wobei nur ca. 30 % »klassische« Befunde (Spezifität) zeigen. Die Sensitivität der Angiographie in der Vaskulitisdiagnostik wird mit 30–100 % angegeben (Calabrese und Duna, 1995). Differentialdiagnostisch sollte eine negative zerebrale Angiographie an die Möglichkeit kardialer Embolien denken lassen, da z. B. bei *systemischen* Vaskulitiden nicht selten eine dilatative Kardiomyopathie oder eine Endokarditis als Ursache multifokaler kortikaler Läsionen vorliegt. Bei nekrotisierenden Vaskulitiden (PAN, WG) kann die Angiographie *viszeraler* Gefäße diagnostische Informationen liefern.

Das **Schädel-CT** hat mit 33–50 % eine geringere Sensitivität (Calabrese und Duna, 1995). Multiple subkortikale oder andere ischämische Läsionen geben keine Hinweise auf ihre Ätiologie. Intrazerebrale Blutungen und Knochenarrosionen bei granulömatösen entzündlichen Prozessen an der Schädelbasis und den Nasennebenhöhlen (WG) kommen im CT gut zur Darstellung.

In der Stufendiagnostik können **Angiographie und MRT** als synergistische Methoden betrachtet werden, da sie Veränderungen in unterschiedlichen Gefäßabschnitten erfaßen. Bei den oft multiplen subkortikalen Läsionen hat die MRT eine bessere Ausbeute als die Angiographie (Harris et al., 1994) und gibt darüberhinaus Informationen über das umliegende Gewebe (Ödem, stattgehabte Blutung). Nach Kontrastmittelgabe läßt sich eine Schrankenstörung parenchymatöser Läsionen aber auch der Meningen darstellen. In der Vaskulitisdiagnostik hat die MRT eine Sensitivität von 50–100 %, wobei sich diese Zahlen nicht auf bioptisch gesicherte Kollektive stützen. Bei Kollagenerkrankungen wurden autoptisch sowohl vaskulitische als auch nicht-vaskulitische Parenchymläsionen als Korrelate kernspintomographischer Veränderungen beschrieben (Calabrese und Duna, 1995). Die nicht-invasive *Magnetresonanz-Angiographie* (MRA) stellt die Flußverhältnisse und die Gefäßarchitektur größerer Gefäße dar. Für die Diagnostik zerebraler Vaskulitiden ist ihre Auflösung bei einer verlangsamten Flußgeschwindigkeit und einem Befall kleiner, distaler Gefäßabschnitte nicht ausreichend.

Biopsie

Eine Biopsie sollte nur aus einem klinisch betroffenen Organ entnommen werden. Blinde Biopsien aus der Haut, Muskulatur, Hoden, Knochenmark oder dem N. suralis sind erfahrungsgemäß wenig ergiebig und für den Patienten belastend. Bei einer *isolierten zerebralen Vaskulitis* ist lediglich die Biopsie von Gehirn und Meningen diagnostisch beweisend. Hierzu wird eine offene Biopsie einer gut erreichbaren Läsion der *nicht-dominanten* Hemisphäre oder dem vorderen unteren Temporalpol unter Mitnahme von Dura, Leptomeningen, Cortex und weißer Substanz empfohlen (Moore, 1989). Differentialdiagnostisch lassen sich damit auch andere Ursachen wie chronische, indolente erregerbedingte Entzündungen an den basalen Meningen oder Neoplasien ausschließen. Die Hirnbiopsie hat eine Sensitivität von 75 % und eine Spezifität von 80 % (Duna und Calabrese, 1995). Die Häufigkeit dauerhafter Komplikationen nach einer zerebralen Biopsie muß mit ca. 1–5 % veranschlagt werden.

D 5.2. Klinik und Verlauf definierter Krankheitsbilder

Zur Klassifikation von Vaskulitiden

Vaskulitiden können nach verschiedenen Kriterien klassifiziert werden. Wichtige Unterscheidungsmerkmale sind die betroffenen Gefäßabschnitte, die Zusammensetzung des entzündlichen Infiltrats und immunologische Begleitphänomene. Eine weit gebräuchliche Einteilung *primärer* Vaskulitiden nach dem betroffenen Gefäßkaliber ist in **Tab. D 5.6** vorgestellt. Als große Gefäße sind definiert die Aorta und ihre großen Äste, die zu den Hauptkörperregionen (Extremitäten und Kopf) führen. Als mittelgroße Arterien gelten die Hauptviszeralen Arterien, z. B. der Niere, der Leber, des Herzens oder des Mesenterialbereichs. Kleine Gefäße lassen eine Verbindung zu Arteriolen erkennen. Eine große Gruppe von Vaskulitiden manifestiert sich bevorzugt an den *kleinen* Gefäßen. Diese Krankheitsbilder sind nach den klinischen Befunden allein häufig nicht zu differenzieren. Hierbei ist die Bestimmung immunologischer Parameter, vor allem der ANCA hilfreich, um einzelne Entitäten wie die WG und Mitglieder der PAN Gruppe (PAN, CSS, MPA) voneinander zu differenzieren (**Tab. D 5.5**). Die relative Häufigkeit primärer Vaskulitiden kann aus der Zusammensetzung eines großen Vaskulitisregisters (**Tab. D 5.7**) abgeschätzt werden. *Zerebrale Manifestationen* und ihre Häufigkeit bei den wichtigsten primären Vaskulitiden sind in der **Tab. D 5.2** zusammengefaßt.

D 5.2.1. Vaskulitis großer Gefäße

Riesenzellarteriitiden: Klinik und Verlauf

Die **Riesenzellarteriitis** älterer Patienten ist die am häufigsten diagnostizierte Vaskulitis (**Tab. D 5.6 und 7**). Diese Form wird gesondert im Kapitel D 6 besprochen.

Die **Takayasu Arteriitis** hat eine Prädilektion für die Gefäße des Aortenbogens und führt dort, aber auch infradiaphragmal zu multiplen Stenosen (Auskultation) und Gefäßverschlüssen (**Tab. D 5.6, 7**). Diese Variante tritt bevorzugt bei jüngeren Frauen vor ihrem 40. Lebensjahr auf und wird gehäuft bei der asiatischen und lateinamerikanischen Bevölkerung beobachtet. Die Inzidenz wird in Nordeuropa und den USA auf 1,2–2,6 Fälle pro eine Million geschätzt. Bei 50 % besteht aufgrund einer Nierenarterienstenose ein renaler Hochdruck. Bis zu 20 % können ein symptomatisches Aortenaneurysma entwickeln. Der auffälligste Laborbefund ist wie bei der RZA älterer Patienten eine *meist stark beschleuigte* BSG (bei 84 % ist die

BSG 30 bis 120 mm in der ersten Stunde n. W.). Ein charakteristischer klinischer Befund in der okklusiven Spätphase ist der fehlende Puls der A. radialis oder der A. carotis (»pulseless disease«). Dabei kann der Befund einer »umgekehrten Aortenisthmusstenose« vorliegen (erhöhter RR an den Beinen bei niederen oder nicht meßbaren Werten an den Armen), so daß ein renaler Hochdruck (Nierenarterienstenose) übersehen werden kann. Bei körperlicher Belastung können eine Angina pectoris, eine Claudicatio der Arme (oder Beine) oder, bei Verschluß der proximalen A. subclavia, Symptome eines Subclavian-Steal-Syndroms auftreten.

Zerebrovaskuläre Symptome treten oft auch als Initial-Symptom auf. Häufig sind Sehstörungen (60 %), die hämodynamisch, aber auch infolge einer Retinopathie oder Optikusatrophie hervorgerufen werden (**Tab. D 5.2**). Die Diagnose wird mit dem angiographischen Nachweis multipler stenosierender Läsionen der großen aortennahen Arterien und einer systemischen Entzündungsreaktion gestellt. Eine bioptische Sicherung ist meist nicht möglich. Im Vergleich zu der Riesenzellarteriitis älterer Patienten ist die Steroidbehandlung weniger erfolgreich, da die Behandlung meist erst spät in der Phase der okklusiven Gefäßveränderungen begonnen wird. Bei weit fortgeschrittenen Stenosen sind chirurgische Maßnahmen zur Desobliteration oder Anlage eines Bypass indiziert, wenn eine Remission der Entzündung erreicht ist. Die 5-Jahres-Überlebenszeit beträgt nach einer größeren Studie 91 % (Subramanyan et al., 1989).

D 5.2.2. Vaskulitis mittelgroßer Gefäße

Polyarteriitis (Panarteriitis) nodosa (PAN, Kußmaul-Meier, 1866)

Klinik und Verlauf: Die PAN ist eine systemische nekrotisierende Entzündung der mittelgroßen und kleinen Arterien (**Tab. D 5.6 und 7**). Eine Vaskulitis mit Beteiligung kleiner Gefäße wird heute als mikroskopische Polyangiitis (MPA) klassifiziert (siehe unten; Jennette et al., 1994). Die Inzidenz der PAN wird auf 0,7 bis 1,8 pro 100 000/Jahr, die Prävalenz auf 5 pro 100 000 geschätzt. Mehr als 50 % haben einen HBsAG-Carrier-Status. Dies deutet auf eine Infektions-assoziierte Genese mit einer Beteiligung von Immunkomplexen hin. Ansonsten ist die Ätiologie unbekannt.

Früh-Symptome der PAN sind unspezifische Entzündungszeichen (Fieber, Gewichtsverlust, Abgeschlagenheit und ein rheumatischer Beschwerdekomplex). Am häufigsten betroffen sind die Nieren (85 %, mit einer renalen Hypertonie durch ischämische Nierenveränderungen, keine Glomerulonephritis), das Herz (76 %), die Leber (62 %), der Gastrointestinaltrakt (51 %, viszerale Arterien), die Haut (51 %; Livedo reticularis oder ischämische Hautulzerationen) und die Muskulatur (39 %) (Cupps und Fauci, 1981). Die Lunge und

Tab. D 5.6: Klassifikation primärer Vaskulitiden

Vaskulitis großer Gefäße
Riesenzellarteriitis[A]
Takayasu-Arteriitis[A]
Vaskulitis mittelgroßer Gefäße
Polyarteriitis nodosa (»klassische« PAN)[B]
M. Kawasaki
Vaskulitis kleiner Gefäße
Wegenersche Granulomatose (WG)[C]
Churg-Strauss-Syndrom (CSS)[C]
Mikroskopische Polyangiitis (MPA)[C]
Schönlein-Henoch-Purpura (HSP)[B]
Essentiell kryoglobulinämische Vaskulitis (ECV)[B]
Kutane leukozytoklastische Angiitis (KLA)[B,C]

[A] In situ Granulome mit T-Lymphozyten
[B] Häufig assoziiert mit Komplementverbrauch
[C] Assoziiert mit ANCA

die Milz bleiben von den vielfältigen Organmanifestationen ausgespart.

Neurologische Manifestationen betreffen häufiger das PNS (50 bis 75 %), meist als Mononeuritis multiplex. Eine ZNS-Beteiligung (ischämische kortikale und subkortikale Infarkte, selten intrazerebrale oder subarachnoidale Blutungen, **Tab. D 5.2**) tritt meist erst im späteren Krankheitsverlauf auf. Zerebrale Anfälle wurden bei 20 % beobachtet (Rosenberg et al., 1990). Die zerebrale Angiographie kann oft typische Gefäßläsionen mittelgroßer Arterien darstellen (Provenzale und Allen, 1996b). Die MRT-Diagnostik kann heute bereits frühzeitig zerebrale Läsionen darstellen. Bei den meisten Patienten (60 %) zeigt die Angiographie *viszeraler* Arterien multiple kleine Aneurysmen oder andere Gefäßveränderungen in den Nieren- oder Mesenterialgefäßen. Ausgeprägte Gefäßveränderungen scheinen häufiger mit einem schweren Verlauf einschließlich einer ZNS-Beteiligung zu korrelieren.

Die 5-Jahres-Überlebenszeit wurde früher ohne Behandlung mit 13 % angegeben. 40–50 % der Patienten verstarben bereits innerhalb der ersten drei Monate. Glukokortikoide verlängerten die Überlebenszeit nach 2 Jahren auf 50 %, die Kombination mit Cyclophosphamid erhöht die 5-Jahres-Überlebenszeit deutlich auf 75–85 % (Gross, 1993).

Kawasaki-Syndrom

Klinik und Verlauf: Das Kawasaki-Syndrom ist ein muko-kutanes Lymphknoten-Syndrom, das ausschließlich bei Kindern auftritt. Gefäßverschlüsse und Aneurysmen können beim Befall der Koronararterien auftreten. Eine zerebrale Beteiligung ist extrem selten (Laxer et al., 1984). Das Spektrum klinischer Symptome umfaßt persistierendes Fieber über mehr als 5 Tage; eine doppelseitige Konjunktivitis; Schleimhautveränderungen mit Erythem, Palmar-/Plantarerythem mit indurativem Ödem, anschließender Schuppung sowie

Tab. D 5.7: Relative Häufigkeit primärer Vaskulitiden in einem großen Vaskulitisregister (N = 1 000; Lie et al., 1990)

Hauptkategorie	%	mittleres Erkrankungsalter	Frauenanteil (%)
Nicht klassifizierbare Vaskulitiden bzw. assoziiert mit Kollagenosen	27,0	44,1 ± 1,8	54,7
Riesenzellarteriitis	21,4	69,3 ± 0,5	74,8
Polyarteriitis nodosa	11,8	48,4 ± 1,7	38,1
Hypersensitivitäts-Angiitis	9,3	47,3 ± 2,0	53,8
Wegenersche-Granulomatose	8,5	45,2 ± 1,8	36,5
Schönlein-Henoch-Purpura	8,5	17,3 ± 2,0	46,4
Takayasu-Arteriitis	6,3	26,4 ± 1,2	85,7
Kawasaki-Syndrom	5,0	(Kinder)	
Churg-Strauss-Syndrom	2,0	49,6 ± 3,0	37,0

eine deutliche Schwellung der zervikalen Lymphknoten. Histologisch besteht eine Panvaskulitis mit Endothelnekrosen, Immunglobulinablagerungen und mononukleären Zellinfiltraten in kleineren und mittleren Arterien. Bei manchen Fällen wurde auf Ähnlichkeiten zur PAN hingewiesen (Lie et al., 1990). Serologisch lassen sind Autoantikörper gegen Endothel nachweisen, denen eine direkte pathogene (zytotoxische) Bedeutung zugeschrieben wird.

D 5.2.3. Vaskulitis kleiner Gefäße

Wegenersche Granulomatose (Wegener, 1939)
Klinik und Verlauf: Die Wegenerscher Granulomatose (WG) ist eine nekrotisierende, granulomatöse Entzündung, die in der Initialphase bevorzugt den oberen und unteren Respirationstrakt befällt (**Tab. D 5.6**). Die Inzidenz beträgt 0,6 pro 100 000. Die erste Biopsie aus dem Nasopharynx ist nur bei 30 % diagnostisch. Die beste diagnostische Ausbeute hat die offene Lungenbiopsie (Gross, 1993). In der Generalisationsphase sind neben dem Respirationstrakt (100 %), die Niere (83 %), die Augen (41 %), Gelenke (39 %), Haut und Muskulatur (46 %) betroffen (Nishino et al., 1993). Unbehandelt kann die WG unter dem Bild eines pulmo-renalen Syndroms mit z. T. schweren Blutungskomplikationen exazerbieren. Auf die diagnostische Bedeutung von ANCA und ihre Korrelation mit der Krankheitsaktivität wurde bereits hingewiesen (s. oben und **Tab. D 5.5**).
Über die **Beteiligung des Nervensystems** und der dabei beobachteten Symptome finden sich in der Literatur unterschiedliche Angaben (**Tab. D 5.2**). Während das PNS bei 10–20 % bereits in der Frühphase – eher durch eine granulomatöse Entzündung als durch eine Vaskulitis – betroffen ist (Hawke et al., 1991), zählt eine zerebrale Beteiligung in der Regel zu den späteren Manifestationen. Hirnnervenausfälle sind oft Zeichen eines entzündlich destruierenden Prozesses an der Schädelbasis oder ausgehend von den Nasennebenhöhlen. Dabei kann eine Ophthalmoplegie, eine Protrusio bulbi, eine Trigeminus-Neuropathie, eine Fazialisparese oder ein Hörverlust auftreten. Nishino et al., (1993) fanden in einer neueren Untersuchung bei 33 % von 324 WG-Patienten eine Beteilgung des Nervensystems. In dieser Serie hatten nur 7 % eine zerebrale Beteiligung mit zerebrovaskulären Symptomen (4 %) oder Krampfanfällen (3 %). Die Angiographie ist bei einer Beteiligung der kleinen Gefäße negativ. In der MRT können neben parenchymatösen Läsionen stark verdickte und kontrastmittel-aufnehmende Meningen nachweisbar sein (Tishler et al., 1993; Provenzale und Allen, 1996a).
Unbehandelt betrug die mittlere Überlebenszeit der WG 5 Monate. Die Prognose wurde mit Einführung einer kombinierten Immunsuppression mit Glukokortikoiden und Cyclophosphamid erheblich verbessert (Ansprechrate über 90 %, 5-Jahresüberlebensrate 85 %; Fauci et al., 1983; Hoffman et al., 1992).

Mikroskopische Polyangiitis (MPA)
Klinik und Verlauf: Die Panarteriitis der kleinen Gefäßabschnitte wird als mikroskopische Polyangiitis (MPA) von der klassische PAN abgegrenzt (**Tab. D 5.6;** Jennette et al., 1994). Häufig besteht eine rapid progrediente Glomerulonephritis mit nephrotischem Syndrom und eine Lungenbeteiligung, die wie bei der WG in der Generalisationphase mit dem Bild eines pulmorenalen Syndroms (pulmonale Insuffizienz mit Nierenversagen) exazerbieren kann. Die schwere Nierenbeteiligung grenzt die MPA neben ihrer ANCA-Spezifität von der klassischen PAN ab (**Tab. D 5.5**). Es fehlen Immunkomplexe und erniedrigte Komplementspiegel als Charakteristikum einer Hypersensitivitätsvaskulitis (Schönlein-Henoch-Purpura oder essentielle kryoglobulinämische Vaskulitis). Die Häufigkeit einer neurologischen Beteiligung ist in

der Literatur noch unter der PAN-Gruppe subsumiert, da keine differenzierte Betrachtung größerer nach der neueren Klassifikation zusammengestellten Kollektive vorliegt.

Churg-Strauss-Syndrom (Churg und Strauss, 1951)
Klinik und Verlauf: Das Churg-Strauss-Syndrom (CSS) ist eine seltene Erkrankung und durch die Trias einer systemischen und pulmonalen Vaskulitis, extravaskulären Granulomen und einer Eosinophilie (> 10 % im Differentialblutbild oder > 1 000/ul bei > 80 % der Patienten) gekennzeichnet (**Tab. D 5.6 und** 7). Charakteristisch ist eine allergische Erkrankung des Respirationstrakts (allergische Rhinitis, Asthma bronchiale), welche das CSS von der WG, der PAN und der MPA abgrenzt. Manchmal ist eine Befundkonstellation sowohl vereinbar mit einer WG, einer PAN oder einem CSS, so daß der Begriff des »Angiitis-Overlap-Syndroms« geprägt wurde.
Eine **Beteiligung des Nervensystems** ist relativ häufig, betrifft aber vorzugsweise das peripheren Nervensystem (25 von 47 Patienten; Seghal et al., 1995) in Form einer Mononeuritis multiplex (auch mit Hirnnervenbeteiligung, v. a. eine Trigeminusneuropathie) oder einer symmetrischen sensomotorischen PNP. Daneben werden ischämische Insulte beobachtet (3 von 47 Patienten) oder eine ischämische Optikusneuropathie. Einzelne Fallberichte einer intrazerebralen Blutung weisen auf das erhöhte Blutungsrisiko hin.
Spontane Remissionen sind selten. Die 5-Jahresüberlebensrate unbehandelter Patienten betrug 25 %, unter kombinierter Immunsuppression-Behandlung 50 bis 70 %.

Hypersensitivitätsvaskulitiden
Unter dem Begriff der Hypersensitivitätsvaskulitis wird eine Gruppe von Vaskulitiden zusammengefaßt, die sich an den kleinen Gefäßen manifestiert (»small vessel vasculitis«; **Tab. D 5.6 und** 7). Die Läsionen treten am häufigsten und z. T. ausschließlich an der Haut als *palpable Purpura* oder Urtikaria auf. Der Prototyp dieser Vaskulitis ist die Serumkrankheit. Weitere wichtige Mitglieder dieser Vaskulitisgruppe sind die *Hypersensitivitätsangiitis Zeek* (eine Medikamenten-induzierte Vaskulitis mit systemischer Beteiligung), die *Schönlein-Henoch-Purpura*, die *essentielle kryoglobulinämische Vaskulitis* und die *kutane leukozytoklastische Vaskulitis*. Die Gefäßläsion wird durch Ablagerung von Immunkomplexen und Aktivierung der Komplement-Kaskade hervorgerufen. Dies läßt sich häufig anhand erniedrigter Gesamtkomplementspiegel oder der Komplement-Komponenten C3 und C4 nachweisen. Die Biopsie zeigt das Bild einer *leukozytoklastischen Vaskulitis* mit fragmentierten Kernen neutrophiler Granulozyten und einer Diapedese von Erythrozyten. Differentialdiagnostisch ist zu beachten, daß eine *kutane* Vaskulitis vom Typ einer leukozytoklastischen Vaskulitis auch bei systemischen Vaskulitiden (WG, MPA, PAN, HSP, ECV) oder dem M. Behçet vorliegen kann. Dies erfordert eine entsprechende Ausschlußdiagnostik. Bei einer allergischen Genese sollen die auslösenden Substanzen vermieden werden. Bei chronischen Läsionen sind Steroide topisch, gelegentlich auch in systemischer Anwendung an der Cushing-Schwelle notwendig (Gross, 1993)
Essentielle kryoglobulinämische Vaskulitis: Die häufigste Ursache ist eine Virusinfektion, insbesondere mit dem Hepatitis-C-Virus. Die häufigsten neurologischen Manifestationen sind sensomotorische Neuropathien, oder Plexusneuritiden. Eine ZNS-Beteiligung ist sehr selten.
Schönlein-Henoch-Purpura: Die Schönlein-Henoch-Purpura (SHP) tritt bevorzugt bei Kindern und jungen Erwachsenen auf. Neben der klinischen Trias aus Purpura, Arthritis/Arthralgie und abdominellen Koliken besteht oft auch eine meist milde und selbst-limitierende Glomerulonephritis vom Typ einer IgA-Nephritis. Die SHP kann durch ungewöhliche Blutungsmanifestationen in verschiedenen Organen (Lunge, Hoden, Blase und ZNS) kompliziert werden. Die neurologische Symptomatik beschränkt sich meist auf Kopfschmerzen, eine vermehrte Reizbarkeit und andere Verhaltensauffälligkeiten. Intrakranielle Blutungen sind sehr selten (Szer, 1994).
Die kutane leukozytoklastische Angiitis: Die kutane leukozytoklastische Angiitis (KLA) tritt oft im Anschluß an virale Infekte (para- oder postinfektös nach Virusinfektionen mit HCV, HBV, EBV, CMV, HIV) auf. Einzelne periphere Nerven können in lokale Entzündungsvorgänge einbezogen sein. In der Regel fehlt eine weitere Organbeteiligung. Beim Nachweis von ANCA besteht ein Risiko zur Entwicklung einer systemischen Vaskulitis; beim Nachweis von Immunkomplexen zur Entwicklung einer Immunkomplex-Vaskulitis (Schoenlein-Henoch-Purpura oder essentielle kryoglobulinämische Vaskulitis).

D 5.2.4. Weitere Vaskulitiden mit zerebraler Manifestation

Isolierte zerebrale Angiitis
Klinik und Verlauf: Die isolierte zerebrale Angiitis (engl.: isolated angiitis of the CNS, IAC) ist eine seltene, ausschließlich auf das ZNS und die Meningen beschränkte Vaskulitis. Auch rein spinale Manifestationen wurden berichtet (**Tab. D 5.2**). Die Erkrankung zeigt keine Altersprädilektion. Die IAC befällt kleine oder mittlere kortikale und meningeale Arterien, Arteriolen und auch Venen. Die Biopsie zeigt eine Entzündung leptomeningealer oder kortikaler Gefäße (siehe auch oben). Bei 75 % sind mittelgroße Gefäßabschnitte betroffen, deren Befall angiographisch dargestellt werden kann. Das MRT zeigt multiple ischämische Läsionen in verschiedenen Gefäßterritorien oder eine meningeale Beteiligung mit verdickten, Kontrastmittel-aufnehmenden Meningen. Der Liquorbe-

Tab. D 5.8: Diagnosekriterien der isolierten Angiitis des ZNS (IAC) (Moore, 1993)

1. Kopfschmerzen und multifokale neurologische Störungen für mindestens 6 Monate oder plötzlich einsetzende, rasch progrediente neurologische Ausfälle.
2. Zerebrale Angiographie mit multiplen Gefäßveränderungen i. S. einer Vaskulitis (segmentale Stenosen, Gefäßabbrüche) oder MRT-Veränderungen
3. Ausschluß einer systemischen Infektion oder Entzündung
4. Histologischer Nachweis einer leptomenigealen oder parenchymatösen Vaskulitis und Ausschluß einer Infektion, Neoplasie oder anderen primären Gefäßerkrankung

Bei 3 von 4 Kriterien kann eine Immunsuppression begründet werden.

fund ist bei den meisten Patienten pathologisch (siehe oben). Unbehandelt verstarben früher die meisten Patienten innerhalb von 1 bis 5 Jahren. Mit den heute verbesserten diagnostischen Möglichkeiten werden auch benignere Verläufe beobachtet (Calabrese et al., 1993).
Eine IAC kann nach den 4 in der **Tab. D 5.8** genannten Kriterien diagnostiziert werden (Moore, 1989). Sind 3 von 4 Kriterien erfüllt (d. h. eine Biopsie ist nicht zwingend erforderlich) kann eine immunsuppressive Therapie begründet werden. Eine frühe Behandlung (Glukokortikoide und Cyclophosphamid) kann zu einer Rückbildung angiographischer Veränderungen führen (Alhalabi und Moore, 1994). Die Differentialdiagnose einer IAC umfaßt neben primären und sekundären Vaskultiden (Kollagenosen), Infektions-assoziierte und neoplastische Erkrankungen und insbesondere nicht-entzündliche Vaskulopathien (**Tab. D 5.1 und 3**).

Morbus Behçet (Behçet, 1937)
Klinik und Verlauf: Der M. Behçet ist eine entzündliche Systemerkrankung, bei der charakteristischerweise rezidivierende orale und genitale Ulzera auftreten. Die Erkrankung tritt weltweit auf, ist aber häufiger in den östlichen Mittelmeerländern und in Asien (Prävalenz in Japan 1 : 10 000, in den USA und Europa 1 : 500 000). Meist sind junge Erwachsene und davon Männer schwerer als Frauen betroffen. Sehr häufig (90 %) besteht eine Augenbeteiligung, die zur Erblindung führen kann. Diese kann als Keratokonjunktivitis, Iritis, Uveitis posterior, selten auch als Optikusneuritis in Erscheinung treten. Etwa die Hälfte der Patienten hat eine nicht destruierende Arthritis/Arthropathie. Die Biopsie von Hautläsionen zeigt eine leukozytoklastische Vaskulitis an kleinen Gefäßen. Es können Gefäße jeder Größe, auch Venen, betroffen sein. Oberflächliche und tiefe Thrombosen werden bei ca. 25 % der Patienten beobachtet.
Eine ZNS-Beteiligung (**Tab. D 5.2**) kann als Meningoenzephalitis, als Pseudotumor cerebri mit und ohne nachweisbare Sinusvenenthrombose sowie als ein MS-ähnliches Bild mit ebensolchen MRT-Läsionen, einer Pyramidenbahnbeteiligung und Hirnstammläsionen erscheinen. Bei einer ZNS-Beteiligung weisen 86 % eine Liquor-Pleozytose auf. Eine intrathekale IgG-Produktion und oligoklonale Banden ist nicht typisch und wird nur bei einzelnen Patienten berichtet (McLean et al., 1995). Ferner können psychopathologischen Störungen vorliegen. Selten soll eine ZNS-Manifestation den typischen Hautmanifestationen vorausgehen können. Der M. Behçet verläuft mit Exazerbationen und Remissionen über viele Jahre. Die Prognose ist wesentlich günstiger als die der systemischen nekrotisierenden Vaskulitiden.

D 5.2.5. Seltene Vaskulitiden mit ZNS Beteiligung

Cogan-Syndrom (Cogan, 1944)
Das simultane Auftreten einer nicht-syphilitischen (interstitiellen) Keratitis zusammen mit vestibulocochleären Symptomen wird als Cogan-Syndrom bezeichnet. Als Ursache wird eine autoimmune Vaskulitis angenommen, die vor allem bei jungen Erwachsenen vorkommt und meist auf das Auge (interstitielle Keratitis, seltener Konjunktivitis, Uveitis, Episkleritis, Retinitis) und das Hörorgan (Hörverlust, selten bilaterale Ertaubung, Tinnitus, Schwindel, Übelkeit, Nystagmus, Ataxie) beschränkt ist. Bei 10 % wurde eine systemische nekrotisierende Vaskulitis beobachtet, die auch große Gefäße wie die Aorta einschließlich der Aortenklappen und Coronarien oder den Truncus brachiocephalicus und Arterien der Extremitäten einbeziehen kann. Vereinzelt wurden zerebrale Infarkte berichtet (Karni et al., 1991). Die Laboruntersuchungen zeigen dann systemische Entzündungszeichen und im Liquor meist eine Pleozytose. Ferner können Rheumafaktoren, Antikörper gegen Kerne (ANA), Kryoglobuline und ein falsch positiver VDRL/Kardiolipin-Test nachweisbar sein.
Eine Steroidbehandlung kann innerhalb der ersten 10 bis 14 Tage eine Ertaubung und die Progression verhindern (60 bis 100 % Symptombesserung). Bei schweren Verläufen wird die Kombinantion von Steroiden und Cyclophosphamid, Methotrexat oder Ciclosporin A (z. T. vorübergehend in einer relativ hohen Dosierung von 5 bis 10 mg/kg) empfohlen (Allen et al., 1990).

Morbus Eales
Als M. Eales wird eine retinale Vaskulitis mit rezidivierenden Blutungen in den Glaskörper und die Retina bezeichnet. Die retinalen Gefäßverschlüsse betreffen meist die Venen. Es erkranken vorwie-

gend Jugendliche und junge Männer in der 2. und 3. Dekade. Die Diagnose wird nach Ausschluß anderer retinaler Erkrankungen gestellt. Vereinzelt wurden zerebrale und spinale Ischämien bzw Insulte beobachtet (Gordon et al., 1988). Zur Erhaltung der Sehkraft wird eine lokale Behandlung der Augenläsionen mit Photokoagulation und Vitrektomie empfohlen. Der Stellenwert einer Immunsuppresion ist nicht bekannt. Manche Autoren empfehlen ASS.

Vogt-Koyanagi-Harada-Syndrom (1920; **Uveomeningoenzephalitis**)
Das seltene Vogt-Koyanagi Harada-Syndrom wird zu den Autoimmunerkrankungen gezählt und manchmal in die Nähe des M. Behçet gerückt. Eine entzündliche Beteiligung von Gefäßen steht jedoch im Hintergrund. Charakteristisch ist eine Augenbeteiligung (bilaterale chronische Iridozyclitis, Uveitis posterior mit Glaskörperblutungen und exsudativer Netzhautablösung, Hyperämie oder Ödem der Papille. Die Augenläsionen sind sehr ähnlich einer sympathischen Ophthalmopathie. Bei nahezu allen Patienten besteht eine Beteiligung des ZNS mit einer adhäsiven Arachnitis oder aseptischen Meningoenzephalitis mit Kopfschmerzen, Benommenheit und Vigilanzstörungen. Ferner wurden eine Hemiplegie, Ertaubung, Augenmuskelparesen und Verhaltensauffälligkeiten berichtet. Im Liquor besteht meist eine lymphozytäre Pleozytose mit normalem oder leicht erhöhtem Eiweiß. Ein typisches äußeres Merkmal sind fleckförmige Depigmentierungen der Haut (Vitiligo), der Augenbrauen, der Wimpern und Haupthaare und eine Alopezie. Die Therapie ist symptomatisch. In schweren Fällen kann Prednisolon (60–80 mg/die über 2 bis 8 Wochen) eingesetzt werden (Hayasaka et al., 1982).

Thrombangiitis obliterans (Winiwarter, 1879; Bürger, 1908)
Die Thrombangiitis obliterans ist eine entzündliche Verschlußkrankheit, die sich bevorzugt an kleinen und mittleren Arterien und Venen der Peripherie manifestiert. Es entwickeln sich ischämische Nekrosen der Akren, eine Raynaud-Symptomatik und eine periphere arterielle Verschlußkrankheit der Beine mit oft sehr heftigen Ruheschmerzen. Der angiographische Befund ist charakteristisch und zeigt an den Extremitäten enge, verdämmernde Arterien mit segmentalen Stenosen und korkenzieherartig konfigurierten Kollateralen. Differentialdiagnostisch sind akrale Nekrosen bei Kollagenosen (PSS, MCTD, SLE), Kryoglobulinämien, chronischem Ergotismus, Diabetes mellitus, Arteriosklerose und Neuropathien zu bedenken.
Die Erkrankung tritt praktisch ausschließlich bei starken Rauchern auf, wobei Männer im Alter von 20 bis 40 Jahren 7–10 mal häufiger als Frauen betroffen sind. Als auslösendes Agens wird ein Glykoprotein aus dem Tabak vermutet. Das gehäufte Auftreten in bestimmten Volksgruppen (Mittlerer Osten und Indien) spricht für eine genetische Disposition.
Der ischämische Prozeß kann eine Mononeuritis hervorrufen. Die Existenz einer zerebrale Form mit multiplen kleinen Erweichungsherden (granuläre Atrophie), z. T. mit Neigung zu Massenblutungen wird heute von vielen Autoren in Zweifel gezogen. Eine spezifische Behandlung ist nicht möglich. Immunsuppressiva einschließlich Glukokortikoide haben sich nicht bewährt.

D 5.2.6. Sekundäre Vaskulitiden

Sekundäre Vaskulitiden sind insgesamt häufiger als die vorbeschriebenen Krankheitsbilder und stellen das Hauptkontingent der Vaskulitiden, wahrscheinlich auch der zerebralen Manifestationen dar. Sekundäre Vaskulitiden können klassische idiopathische Formen imitieren.

Vaskulitiden im Rahmen bakterieller und viraler ZNS-Infektionen
Eine meningeale Entzündung kann auf Gefäße im Subarachnoidalraum übergreifen und führt bei einem Befall von Endarterien zu lakunären Infarkten im Thalamus und Hirnstamm. Auch die größeren zerebralen Arterien, die A. carotis interna und A. cerebri media können betroffen sein. Dies kann bei tuberkulösen und luetischen Meningitiden, aber auch bei anderen chronischen Meningitiden (Neuroborreliose und Zystizerkose) beobachtet werden (May und Jabbary, 1990). Der Einsatz von Steroiden zur Verhinderung von Gefäßkomplikationen bei bakteriellen Meningitiden Erwachsener muß weiterhin als experimentell betrachtet werden (3×8 mg Dexamethason über 4 Tage, siehe Kap. E 1).
Nach einem Varizellen-Infekt bei Kindern und Herpes zoster opthalmicus bei Erwachsenen können selten, teilweise schwer verlaufende ZNS-Vaskulitiden auftreten. Diese betreffen vorwiegend die ipsilaterale A. carotis interna und ihre Abgänge und manifestieren sich typischerweise nach dem Gipfel der Hauterscheinungen (Post-zoster Vaskulitis). Das Interval beträgt im Mittel 7 Wochen (Streuung zwischen 2 Wochen und 6 Monaten). Im Liquor findet sich eine Pleozytose, eine Proteinerhöhung und ein erhöhter IgG-Index mit oligoclonalen Banden (Hilt et al., 1983). Zerebrovaskuläre und vaskulitische Läsionen werden in der Frühphase einer HIV-Infektion beobachtet (siehe Kap. AIDS). Durch eine Koinfektion (bzw. Reaktivierung) mit Varizella zoster-Virus wurden bei AIDS-Patienten foudroyante Verläufe einer nekrotisierenden Vaskulitis beobachtet (Gray et al., 1994).

D 5.2.7. Erkrankungen aus dem rheumatischen Formenkreis und der Kollagenosen

Systemischer Lupus erythematodes

Klinik und Verlauf: Der systemische Lupus erythematodes (SLE) ist eine generalisierte Autoimmunerkrankung mit einem ausgeprägten Multiorganbefall. Betroffen sind vor allem die Nieren, die Haut, die Gelenke, das Herz, die Lunge und das ZNS (**Tab. D 5.9**, ARA Kriterien zur Diagnosesicherung). Zur Darstellung der außerordentlich vielgestaltigen Symptomatik sei auf die entsprechende internistische/rheumatologische Literatur verwiesen. Die Inzidenz beträgt 5 pro 100 000. Der SLE kann alle Altersgruppen betreffen, mit einer Häufung um das 30. Lebensjahr. Frauen erkranken im Verhältnis 9 : 1 wesentlich häufiger als Männer.

Eine Beteiligung des Nervensystems wird bei 50 bis 70 % beobachtet (Brown und Swash, 1989; Futrell et al., 1992). 10–15 % haben eine periphere Neuropathie, meist eine Mononeuritis multiplex. Im Liquor, aber auch im Serum können bei bis zu 50 % oligoclonale Banden vorkommen. Die neurologischen Symptome umfassen Kopfschmerzen, oft mit einer migräne-artigen Symptomatik und Sehstörungen (33 %), epileptische Anfälle (30 %), Insulte (13 %), Hirnnervenstörungen (18 %), ferner Bewegungsstörungen (Chorea und Hemiballismus), eine Ataxie, z. T. assoziiert mit Tremor, Myelopathie, Radikulopathie. Mehr als 50 % zeigen psychopathologische Auffälligkeiten (Futrell et al., 1992). Diese haben typischerweise einen episodenhaften Charakter und sind meist innerhalb von 6 Wochen selbstlimitierend. Am häufigsten wird ein akutes hirnorganisches Psycho-Syndrom, seltener affektive, v. a. depressive Störungen beobachtet. Chronische Psychosen sind selten. Nicht selten entwickeln Patienten mit einem ZNS-Lupus psychopathologische Störungen unter Steroiden.

Tab. D 5.9: ARA-Kriterien des systemischen Lupus erythematodes (Tan et al., 1982)

1. Schmetterlingserythem
2. Diskoide Hautveränderungen
3. Photosensibilität
4. Orale oder nasopharyngeale Ulzera
5. Nicht-erosive Arthritis an 2 oder mehr Gelenken
6. Serositis (Pleuritis oder Perikarditis)
7. Nierenbeteiligung (Proteinurie)
8. ZNS-Beteiligung (neuro-psychiatrische Symptome; meist Krampfanfälle und Psychose)
9. Blutbildveränderungen (hämolytische Anämie, Leuko-, Lympho-, Thrombopenie)
10. Immunologische Befunde (Autoantikörper gegen dsDNA, positives LE-Zell Phänomen, falsch-positiver VDRL)
11. Anti-nukleäre Antikörper

Die Diagnose gilt als gesichert, wenn mindesten 4 von 11 Kriterien erfüllt sind.

Rheumatoide Arthritis

Bei der rheumatoiden Arthritis liegen bei ca. 10 % extra-artikuläre Symptome vor. Vereinzelt wurden angiographisch oder autoptisch gesicherte zerebrale Vaskulitiden beobachtet, die sich z. T. steroidrefraktär verhielten (Singleton et al., 1995), in anderen Fällen auf Methotrexat ansprachen (Ohno et al., 1994).

Sjögren-Syndrom

Kernspintomographische Läsionen und angiographische Veränderungen wurden als Zeichen einer zerebralen Beteiligung beschrieben (Häufigkeit 2 bis 25 %; Alexander et al., 1989). Bei einer gravierenden progredienten Symptomatik (Meningoenzephalitis mit Mikroinfarkten und Mikrohämorrhagien) empfehlen diese Autoren monatliche Cyclophosphamid-Pulsbehandlungen wie bei der Multiplen Sklerose. Andererseits wurden bei Patienten mit einer zerebralen Symptomatik und kernspintomographischen Läsionen und fatalem Verlauf autoptisch keine vaskulitischen Veränderungen gefunden. Häufiger werden bei 10–20 % Neuropathien beobachtet.

Progressive Sklerodermie

Sie zeigt selten zerebrale Manifestationen. Enzephalopathische Störungen, transiente ischämische Attacken, Insulte und Hirnnervenläsionen (Optikusneuropathie) sind neben einer häufigeren Manifestation am PNS beschrieben.

Mischkollagenose (Sharp syndrom; Sharp, 1972)

Sie vereinigt Symptome verschiedener rheumatischer Erkrankungen (rheumatoide Arthritis, systemischer Lupus erythematodes, Sklerodermie, Dermato-/Polymyositis). Eine zerebrale Beteiligung ist sehr selten und kann mit einer aseptischen Meningitis, Hirnnervenstörungen und anderen ZNS-Symptomen wie beim SLE einhergehen.

Sarkoidose-Angiitis (s. auch Kap. E 4)

Eine ZNS-Beteiligung wird bei 5 % der Sarkoidose-Patienten mit den Zeichen einer aseptischen Meningitis, Hirnnervenläsionen und Störungen der hypothalamisch-hypophysären Regelkreise beobachtet. Neben granulomatösen Läsionen sind auch vaskulitische Veränderungen beschrieben. Kernspintomographisch finden sich meist multiple noduläre Läsionen in den basalen Zisternen und den Meningen aber auch im Parenchym. Oft besteht ein Hydrozephalus. Der Liquor kann eine Schrankenstörung und nachweisbare Konzentationen von ACE und Lysozym aufweisen. Vereinzelt wurden oligoclonale Banden berichtet (McLean et al., 1995).

Paraneoplastische Vaskulitiden

Paraneoplastische Vaskulitiden können bei lympho- und myeloproliferativen Syndromen v. a. bei der Haarzell-Leukämie und bei intravasalen Lymphomen, dem Vorhofmyxom und kleinzelligen Bronchialkarzinom vorkommen. Die Gefäßläsionen betreffen häufiger die venösen als die arteriellen Gefäßabschnitte. Unter der Bezeichnung der lymphomatoiden Granulomatose wurde früher das angiozentrische, angiodestruktive T-Zell-Lymphom als Verlaufsform einer Vaskulitis betrachtet.

D 5.2.8. Nicht-entzündliche Vaskulopathien

Eine ausführliche Zusammenstellung über Vaskulopathien mit ZNS Beteiligung (**Tab. D 5.3**) findet sich bei Berlit (1994).

Sneddon-Syndrom (Livedo racemosa generalisata; Sneddon, 1961)
Das Sneddon-Syndrom ist eine Kombination einer Livedo reticularis und rezidivierenden transienten ischämischen Attacken oder Insulten, die vorzugsweise bei jüngeren Frauen auftritt. Es handelt sich um eine nicht-entzündliche, idiopathische, progrediente okklusive Arteriopathie kleiner und mittlerer Gefäße. Es bestehen Überlappungen mit dem Antiphospholipid-Antikörper Syndrom und dem SLE. Angiographisch wurden neben unauffälligen Gefäßverhältnissen zerebrale Verschlüsse einschließlich eines Moya-Moya-Syndroms berichtet (Rebollo et al., 1983)

Fibromuskuläre Dysplasie
Die FMD ist eine idiopathische Erkrankung, die zu einer segmentalen Hyperplasie der Arterienwand, meist ausgehend von der Media, führt. Am häufigsten sind die Nierenarterien (renaler Hochdruck) betroffen. Die zerebrale Form der FMD ist neben der Atherosklerose die zweithäufigste Ursache einer extrazerebralen Stenosierung der A. carotis interna (Sandok, 1989). Sie ist meist asymptomatisch und wird als Zufallsbefund bei der Angiographie (ca. 1 %) entdeckt und zeigt perlschnurartig verengte Segmente mit anschließender Dilatation. Als Komplikation kann eine Dissektion oder ein Aneurysma entstehen. Asymptomatische Patienten benötigen keine Therapie. Bei Patienten mit zerebrovaskulären Symptomen sollte eine Unterscheidung zwischen hämodynamisch bedingten und thrombo-embolischen Ursachen versucht werden. Therapeutische Optionen sind die Hemmung der Thrombozytenaggregation und Antikoagulation oder bei ausgeprägten Stenosen eine Desobliteration, ggf. die Anlage eines extra-intrakraniellen Bypass.

Moya-Moya-Syndrom
Das MMS ist charakterisiert durch einen bilateralen, distalen Verschluß der A. carotis interna und Ausbildung eines feinen kollateralen Gefäßnetzes an der Schädelbasis (Moya Moya, jap.: nebelartige Rauchwolken eines Vulkans). Die Diagnose wird angiographisch gestellt. Neben der idiopathischen Moya-Moya-Erkrankung kann ein Moya-Moya-Syndrom als Folge eines entzündlichen, atherosklerotischen distalen Carotisverschlusses entstehen oder aufgrund einer Strahlenreaktion. Dieses Netzwerk versorgt die Basalganglien und trägt zur Kollateralisierung distal gelegener kortikaler Äste, die aus dem vertebrobasilären Stromgebiet und über leptomeningeale Anastomosen versorgt werden, bei. Zerebrovaskuläre Symptome treten bei Insuffizienz des kollateralen Netzes oder bei Hämorrhagie sekundär erweiterter Kollateralgefäße auf. Liegen keine behandelbare Ursache oder unzureichende Anastomosen vor, sollte die Möglichkeit eines extra-intrakraniellen Bypass diskutiert werden (Kitamura et al., 1989).

Toxische Vaskulopathien
Vaskuläre Läsionen wurden beim Abusus verschiedener Substanzen berichtet, insbesondere bei Amphetamin, Heroin, Kokain und Appetitzüglern wie Phenylpropanolamin. Diese Substanzen sind vasoaktiv, steigern den Blutdruck und können zu toxischen Endothel-Läsionen führen, die in der Angiographie oder im MRT eine Vaskulitis imitieren können. Die Symptome beginnen innerhalb von wenigen Stunden bis Tagen nach der Exposition. Die meisten in der Literatur beschriebenen Fälle mit einer intrazerebralen Blutung wiesen autoptisch Aneurysmen oder andere vorbestehende Gefäßmalformationen auf (Selmi et al., 1995). Nach i. v. Drogeneinnahme können Talkumpartikel eine Entzündungsreaktion auslösen.

D 5.3. Therapeutische Prinzipien

Pathomechanismen von Vaskulitiden
Vaskulitiden sind heterogene Krankheitsbilder, bei denen verschiedene Pathomechanismen beteilig sind. Bei den Immunvaskulitiden stehen Immunkomplex-vermittelte oder zelluläre Immunreaktionen, seltener Antikörper-vermittelte Mechanismen im Vordergrund. Der Prototyp einer Immunkomplex-vermittelten, hypo-komplementämischen Vaskulitis ist die Hypersensitivitätsvaskulitis. Immunkomplexe spielen auch bei so verschiedenen Formen wie der HBsAg-positiven PAN, dem SLE, der rheumatoiden Vaskulitis, der kryoglobulinämischen Vaskulitis und weiteren sekundären Vaskulitiden nach viralen und bakteriellen Infektionen eine Rolle.
Für einen zellulär-vermittelten Pathomechanismus bei den Riesenzellarteriitiden spricht die Zusammensetzung des vaskulitischen Infiltrates mit aktivierten CD4-positiven T-Lymphozyten und Makrophagen und das Fehlen von Immunkomplexen und Komplementablagerungen in der Gefäßwand. Antikörper alleine scheinen nur sehr selten direkt eine Vaskulitis zu verursachen. Beim Kawasaki-Syndrom sind Autoantikörper vorhanden, die eine Endothelzell-Lyse bewirken können. Die pathogenetische Bedeutung der Antikörper gegen zytoplasmatische Antigene neutrophiler Granulozyten

(ANCA) ist nicht eindeutig geklärt. ANCA können mit proteolytischen Enzymen (z. B. Proteinase 3) reagieren, wenn diese nach Zytokin-Stimulation auf der Zellmembran neutrophiler Granulozyten zugänglich werden. Aktivierte Granulozyten adhärieren an die Gefäßwand. Die freigesetzten Enzyme und Radikale aus der oxidativen Streß-Reaktion führen zu einer lokalen Schädigung des Endothels und der Gefäßwand (Gross und Csernok, 1995). Im Gegensatz zu den Immunkomplex-Vaskulitiden finden sich bei ANCA-positiven Vaskulitiden in-situ nur geringe Ablagerungen von Immunkompexen und Komplement. Daher wurde die Bezeichnung »pauci-immune« Vaskulitiden geprägt.

Eine zentrale Rolle spielt das Gefäßendothel als Grenzfläche zwischen dem endovaskulären Kompartiment und tiefergelegenen Wandschichten. Eine Vielzahl von Stimuli (z. B. proinflammatorische Zytokine IL-1, IL-6 und TNF, Chemokine) bewirkt eine Modulation von Adhäsionsmolekülen und anderen Oberflächenrezeptoren auf Endothelzellen die u. a. zu einer Veränderungen der Gefäßwandpermeabilität, Attraktion von Granulozyten und lymphatischen Zellen führen (Mantovani et al., 1997). Die Schädigung kann zu einer Gefäßwandnekrose, einem thrombotischen Verschluß oder einer Hämorrhagie führen. Im Serum können erhöhte Werte löslicher Adhäsionsmoleküle gemessen werden, deren diagnostische Wertigkeit aber noch nicht etabliert ist.

Therapeutische Grundlagen

Bisher liegen keine *kontrollierten* Therapiestudien zur Behandlung *zerebraler* Vaskulitiden vor. Die Behandlung orientiert sich daher an den Therapie-Empfehlungen systemischer Vaskulitiden, wobei man einer zerebralen Manifestation den Stellenwert einer schwerwiegenden Organbeteiligung beimessen wird.

Glukokortikoide sind die am häufigsten eingesetzten Medikamente. In der Regel wird Prednison/Prednisolon (Decortin®, Decortin H®) initial mit 40 bis 60 mg pro Tag dosiert. Bei Therapierefraktären Verläufen oder lebensbedrohlichen Exazerbationen kann eine parenterale Puls-Therapie mit 250 bis 1 000 mg Prednisolon über 3 bis 5 Tage verabreicht werden (Alloway und Cupps, 1993). Eine Puls-Behandlung über eine längere Zeit hat keine Vorteile und ist mit einer erhöhten Komplikationsrate belastet (Conn et al., 1988). Nach Erreichen einer Remission sollten Glukokortikoide für die Langzeitbehandlung schrittweise an die Cushing-Schwelle reduziert werden. Dabei wird die Dosis unter Monotherapie langsamer als mit einer Kombination z. B. mit Cyclophoshamid reduziert. Neben der Klinik kann z. B. die BSG bei systemischen Vaskulitiden, beim SLE auch der Komplement-Spiegel und ANA-Titer als Verlaufsparameter dienen. Eine zu kurze Behandlungszeit führt z. B. bei den Riesenzellarteriitiden und der PAN zu Rezidiven. Unter den vielen unerwünschten Wirkungen der Glukokortikoide ist bei der Therapie von Vaskulitiden zu beachten, daß die Vasokonstriktion, die Thrombozytenaggregation und eine arterielle Hypertonie verstärkt werden kann. Bei der Langzeitbehandlung sollte eine Osteoporose-Prophylaxe mit Kalzium (1 000 mg oral/die) und Vitamin D (500–1 000 IE/die) betrieben werden. Die Rate der Steroid-Nebenwirkungen steigt mit der kumulativen Dosis und Dauer der Behandlung (Hoffman et al., 1992).

Cyclophosphamid (Endoxan®) hat die Prognose der WG, aber auch der PAN entscheidend verbessert (Ansprechrate über 90 %, 5-Jahres-Überlebensrate 85 %; Fauci et al., 1983). Die Substanz muß durch das hepatische Cytochromoxigenase P450 System aktiviert werden. Ein Metabolit (Acrolein) wird für die Blasentoxizität (hämorrhagische Zystitis, Blasentumor) verantwortlich gemacht. Nach dem NIH Standard (»Fauci-Schema«) wird mit Cyclophosphamid 2 mg/kg KG/die oral in Kombination mit Glukokortikoiden bis 1 Jahr nach stabiler Remission behandelt. Wegen einer hohen Rate schwerwiegender Nebenwirkungen und Spätkomplikationen wird heute dieses aggressive Schema modifiziert (46 % schwere Infektionen [3 % aller Patienten starben an einer Infektion], 43 % Cyclophosphamid-Zystitis, 57 % Ovarialinsuffizienz, 21 % Steroidkatarakte, 14 % Frakturen und aseptische Knochennekrosen unter Steroiden; ein 2,4-fach erhöhtes allgemeines Malignomrisiko, 33-fach erhöht für Blasenkarzinome, 11-fach erhöht für Lymphome; Hoffman et al., 1992). Das Risiko einer hämorrhagischen Zystitis steigt mit Dosis und Dauer der Behandlung. Da die Infektionsrate in erster Linie auf die Höhe und Dauer der Steroid-Therapie zurückgeführt wurde, wird eine raschere Reduktion (innerhalb von 3 bis 6 Monate) an die Cushing-Schwelle empfohlen.

Eine Einsparung der kumulativen Cyclophosphamid-Dosis ist mit einer parenteralen Pulstherapie (Austin-Schema) möglich, die auch geringere Nebenwirkungen hat. Die Wirksamkeit der Pulstherapie ist bei der Lupus-Nephritis gezeigt (Gourley et al., 1996). Für die nekrotisierenden systemischen Vaskulitiden ist die Äquivalenz zur oralen Dauertherapie noch nicht ausreichend gesichert.

Azathioprin (Imurek®) hemmt die Purinbiosynthese und ist seit mehreren Jahrzehnten als ein in der Langzeitbehandlung gut verträgliches Immunsuppressivum eingeführt und kann Glukokortikoide einsparen. Die Dosierung beträgt 1–2 mg/kg KG/die. Der Wirkungseintritt ist protrahiert und nicht vor 3–6 Monaten zu beurteilen. In Kombination mit Allopurinol muß die Azathioprin-Dosis auf 25 % reduziert werden. Azathioprin ist gut wirksam beim M. Behçet (Yazici et al., 1990) und kann bei anderen Vaskulitiden eingesetzt werden, wenn Cyclophosphamid oder Methotrexat bei der Remissionserhaltung nicht toleriert werden. Es gilt aber als weniger wirksam als Cyclophosphamid (Hiepe und Burmester, 1996).

Cyclosporin A (CSA, Sandimmun®) inhibiert die T-Zellaktivierung. Systematische Studien zum Einsatz bei Vaskulitiden liegen nicht vor. Bei Autoimmunerkrankungen wird heute eine Dosierung von 3 bis 3,5 mg/kg selten 5 mg/kg empfohlen, die ohne Wirkungsverlust eine geringere Nephrotoxizität als die aus der Transplantationsmedizin stammende höhere Dosierung hat. Die Behandlung sollte nach 6 Monaten abgebrochen werden, wenn der klinische Effekt ausbleibt. Neurotoxische Nebenwirkungen (erhöhte Krampfneigung und Tremor) sind zu beachten.

Methotrexat (MTX, Methotrexat-Lederle®) supprimiert humorale und zell-vermittelte Immunreaktionen. Die immunsuppressive Wirkungen werden nicht durch Folat antagonisiert, so daß ein anderes Prinzip als der aus der Onkologie bekannte Folsäure-Antagonismus anzunehmen ist. Methotrexat wird heute v. a. bei rheumatologischen Erkrankungen eingesetzt. Analog wird die Behandlung mit 7,5 bis 10 mg/Woche per os oder i. m. (bessere Compliance) begonnen. Ein Therapie-Effekt sollte sich nach 4 bis 8 Wochen einstellen, gegebenenfalls kann die Dosis vorübergehend bis auf 20 mg/Woche erhöht werden. Die Einnahme von 5 mg Folat am Folgetag wird empfohlen. Das Risiko ernster Nebenwirkungen steigt mit dem Alter und der Behandlungsdauer (Pneumonitis [2,6 %], Leberfibrose und Knochenmarksuppression). Eine gleichzeitige Behandlung mit zusätzlichen Folsäure-Antagonisten, z. B. Trimethoprim, sollte vermieden werden. Bei eingeschränkter Nierenfunktion (nahezu ausschließliche renale Elimination) sollte MTX nicht verwendet werden. Wegen der fetotoxischen Wirkung muß eine Kontrazeption bis 3 Monate nach Beendigung der Therapie betrieben werden. Studien über MTX liegen als remissionserhaltende Therapie bei der WG (de Groot et al., 1996) und zur Einsparung von Steroiden bei der Takayasu-Arteriitis vor (Hoffman et al., 1994).

Dapson ist eine antibakterielle Substanz aus der Gruppe der Sulfone und wird zur Behandlung der Lepra eingesetzt. Die Substanz scheint neben ihrer bakteriostatischen Wirkung die Radikalbildung in Granulozyten zu unterdrücken. Günstige therapeutische Erfahrungen mit Dapson liegen lediglich bei kutanen Vaskulitiden vor. Die Verträglichkeit ist durch die Entwicklung von Allergien, einer toxischen axonalen Neuropathie und der hämolytische Wirkung bei mehr als 200–300 mg pro Tag belastet.

FK506 (Tacrolimus, Prograf®) ist ein neues Immunsuppressivum, das über einen ähnlichen Mechanismus wie Cyclosporin die Aktivierung von T-Lymphozyten hemmt und bisher in der Transplantationsmedizin eingesetzt wird. FK 506 hat im Vergleich zu CSA eine 10- bis 100-fach höhere Potenz und soll weniger renale Nebenwirkungen haben. Publizierte Erfahrungen zur Behandlung von Vaskulitiden liegen, bis auf einen Bericht zum M. Behçet nicht vor (Koga et al., 1993).

Die **Plasmapherese** entfernt Antikörper, Immunkomplexe und andere zirkulierende Mediatoren. Die passagere Wirkung ist bei Antikörper-vermittelten Krankheitsbildern, wie dem Goodpasture-Syndrom, der Myasthenia gravis und der Polyradikulitis etabliert (siehe dort). Randomisierte, prospektiven Studien bei der PAN und CSS (Guillevin et al., 1992) und bei der *Lupus-Nephritis* (Lewis et al., 1992) zeigten keinen signifikanten Vorteil der Plasmapherese gegenüber der Standardbehandlung mit Cyclophosphamid und Glukokortikoiden. Andererseits wird man die Plasmapherese durchaus in Krisensituationen beim SLE oder der WG neben der intensivierten pharmakologischen Therapie erwägen.

Immunglobuline: Die Wirksamkeit von hochdosierten, parenteralen Immunglobulinen (IVIG) ist bei Vaskulitiden nur für das Kawasaki-Syndrom belegt (Newburger, 1996). Vergleichbare kontrollierte Studien bei anderen Vaskulitiden liegen nicht vor. Einzelne positive Berichte liegen für schwer verlaufende Fälle einer Nierenbeteiligung bei Schönlein-Henoch-Purpura vor (Rostoker et al., 1994). ANCA-positive Vaskulitiden zeigten ein unterschiedliches Ansprechen einzelner Organmanifestationen (z. B. nicht der Niere) und einen passageren Abfall der Autoantikörper (Gross, 1993). Eine eingeschränkte Nierenfunktion kann durch IVIG weiter verschlechtert werden.

Nichtsteroidale Antiphlogistika: Eine Indikation für Azetylsalizylsäure besteht beim Antiphospholipid-Syndrom und Kawasaki-Syndrom. Ansonsten werden diese Substanzen wegen der erhöhten Nebenwirkungen v. a. von gastrointestinalen Blutungen beim gleichzeitigen Einsatz von Steroiden abgelehnt (Gross, 1993).

Antikoagulation: Zur Sicherheit und Wirksamkeit einer Antikoagulation bei entzündlich stenosierenden Gefäßerkrankungen liegen keine ausreichenden Studien vor. In Anbetracht der nicht abschätzbaren hämorrhagischen Komponente vaskulitischer Gefäßläsionen ist eine Vollheparinisierung risikoreich. Bei Sinusvenenthrombosen ist diese jedoch indiziert (Wechsler et al., 1992).

Experimentelle Therapieansätze: Auf der Suche nach effektiveren Therapieansätzen werden verschiedene Strategien verfolgt, um Entzündungsprozesse gezielter zu beeinflussen und die Nebenwirkungen einer chronischen Immunsuppression zu vermeiden. Insbesondere die pharmakologische Hemmung proinflammatorischer Zytokine (z. B. TNF durch Phosphodiesterase-Inhibitoren) erscheint nach in-vitro Ergebnissen aussichtsreich. Nach einzelnen Fallberichten gelang es bei einer therapierefraktären (kutanen) Vaskulitis eine anhaltende Remission mit einer depletierenden Antikörper-Therapie (Campath IH, CDw52 oder in Kombination mit einem CD4-Antikörper) herbeizuführen (Lockwood et al., 1993). Erfahrungen bei zerebralen Vaskulitiden liegen nicht vor. Der Einsatz sollte ausgewiesenen Zentren im Rahmen von Studien vorbehalten bleiben.

D 5.4. Pragmatische Therapie

Die pragmatische Therapie der wichtigsten zerebralen Vaskulitiden ist in **Tab. D 5.10** zusammengestellt. Unter einer kombinierten Immunsuppression sollte bei einem rasch progredienten Verlauf ein Ansprechen der Therapie innerhalb von 3 bis 6 Wochen zu erkennen sein. Bei einem refraktären Verlauf muß die Therapie intensiviert werden. Die Entscheidung muß unter Berücksichtigung des klinischen Befundes (schwere Insulte, Blutung, länger bestehende Demenz, evtl. *irreversible* Defekte) getroffen werden (Definition der Therapieziele). Heute wird bei systemischen Vaskulitiden eine stadien- und aktivitätsadaptierte Therapie propagiert, da innerhalb einer Entität sehr variable Krankheitsverläufe beobachtet werden. Eine Evaluation der Erhaltungstherapie sollte alle 3 Monate erfolgen. Die Therapie sollte umgestellt werden, wenn nicht akzeptable Nebenwirkungen auftreten oder keine Besserung der Symptome zu erreichen ist.

Riesenzellarteriitiden: Glukokortikoide werden initial in einer Dosierung von 0,5 bis 1,5 mg/kg/die Prednison/Prednisolon gegeben (siehe Kap. D 6). Nach der Rückbildung der Entzündungsparameter (BSG < 30 mm n. W.) wird schrittweise auf eine Erhaltungsdosis von 7,5 bis 10 mg Prednisolon/die reduziert. Diese muß über einen längeren Zeitraum (1 bis 2 Jahre) beibehalten werden, um Rezidive zu verhindern. Bei einem ungenügenden Ansprechen kann mit Azathioprin oder Cyclophosphamid (1 bis 2 mg/kg pro Tag) kombiniert werden. Auch Methotrexat ist in einer wöchentlichen Einmalgabe von 10 bis 25 mg wirksam und kann ein Reduktion der Steroide ermöglichen (Hoffman et al., 1994). Im Vergleich zu der Riesenzellarteriitis älterer Patienten ist die Steroidbehandlung bei der Takayasu-Arteriitis weniger erfolgreich, da die Behandlung meist erst spät in der Phase der okklusiven Gefäßveränderungen begonnen wird. Bei weit fortgeschrittenen Stenosen sind chirurgische Maßnahmen zur Desobliteration oder Anlage eines Bypass indiziert, wenn eine Remission der Entzündung erreicht ist.

Panarteriitis nodosa: Die Behandlung der PAN erfordert eine Kombination von Prednison und Cyclophosphamid (Guillevain et al., 1991; Cupps und Fauci, 1981). Prednison kann abhängig vom Krankheitsverlauf von der initialen Dosierung von 60 mg/die schrittweise auf 20–40 mg/die reduziert werden. Die Cyclophosphamid-Dosis (1–2 mg/kg KG/die) wird beibehalten, muß aber reduziert werden, wenn die Granulozyten-Zahl unter 1 500/ul fällt. Glukokortikoide werden nach 3 Monaten nahe an die Cushingschwellen reduziert. Nach einer stabilen Remission von 6 bis 12 Monaten kann ein Auslaßversuch von Cyclophosphamid unternommen werden. Auch die Prednison-Erhaltungsdosis kann dann schrittweise ausgeschlichen werden.

Churg-Strauss-Syndrom: Die Behandlung orientiert sich an der PAN mit einer Kombination von Glukokortikoide (initial 60 mg/die Prednison/Prednisolon) und Cyclophosphamid (1–2 mg/kg pro Tag) (Guillevain et al., 1991; Cupps und Fauci, 1981). Glukokortikoide können bei gutem Ansprechen der Symptome bereits nach wenigen Wochen an die Cushing-Schwelle reduziert werden. Nach einer stabilen Remission von 6 bis 12 Monaten kann ein Auslaßversuch von Cyclophoshamid unternommen werden.

Wegenersche Granulomatose: Eine zerebrale Beteiligung wird analog einer schweren Organmanifestation behandelt. Bei der schwer verlaufenden Generalisationsphase (Vaskulitisphase der WG) wird das modifizierte »Fauci-Schema« eingesetzt (orale Dauertherapie mit Cyclophosphamid 1–2 mg/kg KG/die in Kombination mit Glukokortikoiden, initial 1 mg/kg/die; Fauci et al., 1983). Die Therapie mit Cyclophosphamid bedarf einer engmaschigen Überwachung, insbesondere der Leukozytenwerte (> 3 000/ul). Unter einer Dauertherapie kann die Blasentoxizität durch eine morgentliche Medikamenten-Einnahme und ausreichende Flüssigkeitszufuhr (2–3 l/die) begrenzt werden (Vermeiden eines Harnverhalts, evtl. Katheder). Blaseninfekte müssen vorher saniert sein. Die *orale* Dauertherapie muß bei einer hämorrhagische Zystitis (bei ca 10 %) abgebrochen werden. Eine Alternative stellt die parenterale Puls-Therapie nach dem »Austin-Schema« dar. Dabei muß eine Urothel-Protektion mit Mesna (Uromitexan®, 20 % der Cyclophosphamid-Dosis zum Zeitpunkt 0, 4, 8 und 12 Stunden nach Bolusgabe) betrieben werden. Die weitere Dosierung richtet sich nach dem Leukozyten-Nadir (> 3 000/ul) zwischen dem 8. und 12. Tag. Dieses Schema wird zunächst alle 4 Wochen über 6 Monate, danach alle 3 Monate über einen Zeitraum von 18 bis 24 Monaten fortgesetzt. Begleitend wird Prednisolon wie beim Fauci-Schema eingesetzt (siehe **Tab. D 5.10** und oben).
Bei einem therapierefraktären Verlauf kann für eine kurze Zeit ein »intensiviertes Fauci-Schema« (3–4 mg/kg KG/die Cyclophosphamid, engmaschige Blutbild-Kontrollen) zusammen mit 1 000 mg Prednisolon/die über 3 Tage eingesetzt werden.

Tab. D 5.10: Pragmatische Therapie bei zerebralen Vaskulitiden

	Initialtherapie	Erhaltungstherapie
Riesenzelllarteriitis Takayasu-Arteriitis	Prednison/Prednisolon, initial 60 mg/die Bei drohender Erblindung: Pulstherapie 1 000 mg Prednisolon i. v. über 1-3 Tage Takayasu Arteriitis: evtl Kombination mit Cyclophosphamid	Nach Rückgang der Entzündungsparameter Reduktion von Prednisolon auf 10-15 mg/die Rezidivprophylaxe 5-10 mg/die für 1-2 Jahre Azathioprin oder Methotrexat zur Einsparung von Steroiden
Panarteritiis nodosa (PAN) Churg-Strauss-Syndrom (CSS)	Prednisolon 60 mg/die und Cyclophosphamid 1-2 mg/kg KG/die	Prednisolon 20-40 mg/die und Cyclophosphamid bei CSS kann eine niedrigere Prednisolon Dosis ausreichend sein
Wegenersche Granulomatose (WG)	**modifiziertes »Fauci-Schema«** Cyclophosphamid 2 mg/kg/die oral; Prednisolon 1 mg/kg über 1 Monat, dann schrittweise Umstellung auf alternierende Gabe, Reduktion an die Cushingschwelle nach 3 Monaten	orale Cyclophosphamid-Dauertherapie adaptiert an Leukozytenzahl > 3 000/ul, entspr. ca. 1 500 Granulozyten/ul Auslaßversuch bei stabiler Remission nach 6 bis 12 Monaten: Reduktion von Cyclophosphamid um 25 mg/die alle 6-8 Wochen. Bei einer hämorrhagischen Zystitis (NW ca.10 %), Abbruch der oralen Dauertherapie! evtl. Umstellung auf Cyclophosphamid-Bolus oder Methotrexat 0,2-0,3 mg/kg pro Woche
Alternative	»**Austin-Schema**«, Bolustherapie Cyclophosphamid 15 mg/kg KG , entspricht 500-1 000 mg/m^2 alle 3 Wochen i.v.. Prednisolon wie beim Fauci-Schema Dosis orientiert sich am Leukozytennadir (8.-12. Tag nach Bolus: > 3 000/ul) Urothelprotektion mit Mesna (Uromitexan®)	Nach 6-12 Monaten kann bei einer stabilen Remission eine Umstellung auf eine weniger toxische Immunsuppression erfolgen
Therapierefraktärer oder foudroyanter Verlauf:	***intensiviertes* »Fauci-Schema«:** 3-4 mg/kg KG/die für wenige Tage, danach Reduktion auf 1-2 mg/kg KG/die, BB-Kontrolle. Prednisolon-Puls 1 000 mg/die an 3 Tagen, danach 8-10 Tage 1 mg/kg Prednisolon/die Urothelprotektion mit Mesna! Evtl. additiv: Immunglobuline (0,4 g/kg KG × 5 die) oder Plasmapherese	siehe oben
Isolierte Angiitis des ZNS	Prednisolon 40-60 mg/die Cyclophosphamid 100 mg/die	nach 6 Wochen Reduktion von Prednisolon auf 20 mg/die; Therapie alle 3 Monate evaluieren. Bei stabilem Verlauf an die Cushing-Schwelle reduzieren
Kawasaki-Syndrom	Immunglobuline 2 g/kg KG an 2 Tagen	Azetylsalizylsäure 100 mg/die für 2 Wochen anschließend 5 mg/kg/die für 6 Wochen

Tab. D 5.10: Pragmatische Therapie bei zerebralen Vaskulitiden (Fortsetzung)

	Initialtherapie	Erhaltungstherapie
Hypersensitivitätsangiitis essentielle kryoglobulinämische Vaskulitis, Schönlein-Henoch-Purpura	Bei gravierender neurologischer Symptomatik: Prednisolon initial 60 mg/die ggf. Kombination mit Cyclophosphamid und Plasmaseparationen	Reduktion von Prednisolon nach Rückbildung der Symptome; Keine Erhaltungstherapie Bei Hautläsionen: Dapson, topische Steroide
M. Behçet	Prednisolon 1 mg/kg KG/die und Azathioprin 1, 5–2 mg/kg KG/die alternativ bei Erblindungsgefahr Ciclosporin A (5–10 mg/kg KG/die)	Langzeit-Therapie mit Azathioprin anstreben Nach Ansprechen der Symptome Dosisreduktion auf 3–5 mg/kg KG/die; keine Dauertherapie mit CSA
Lupus erythematodes	Prednisolon 1 mg/kg KG/die; Antikonvulsiva bei Krampfanfällen Neuroleptika bei psychotischer Dekompensation Azetylsalizylsäure nach zerebraler Ischämie	Reduktion auf ca. 10 mg/die innerhalb von 2 bis 3 Monaten
gravierende neurologische Symptomatik (Querschnittsmyelitis)	Prednisolon-Bolus i. v. über 45 Min: 3 Tage 750–1 000 mg/die 2 Tage 500– 750 mg/die	Bei gutem Ansprechen: Azathioprin 1–2,5 mg/kg Alternativen Methotrexat oder Ciclosporin A
perakute Symptomatik	Prednisolon-Bolus 3 Tage kombiniert mit Cyclophosphamid-Bolus 500–1 000 mg/m^2 alle 4 Wochen über 6 Monate analog Austin-Schema Bei Therapie-Resistenz additiv Immunglobuline (0,4 g/kg KG an 5 Tagen oder Plasmapherese	Cyclophosphamid anschließend alle 3 Monate über 2 Jahre wiederholen (NIH-Protokoll) Bei gutem Ansprechen: Azathioprin 1–2, 5 mg/kg Alternativen Methotrexat oder Ciclosporin A

Bei Langzeit-Therapie mit Glukokortikoiden: Osteoporose-Prophylaxe mit Kalzium 1 000 mg/die und Vitamin D 500–1 000 IE/die.
Cyclophosphamid: morgentliche Gabe und ausreichende Flüssigkeitszufuhr (2–3 l/die). Auf Infektionszeichen achten.

Laborkontrollen

Glukokortikoide	Blutbild, Elektrolyte, Glucose
Cyclophosphamid	wöchentliche Blutbild-Kontrollen, Urinstatus 1 mal pro Monat Pulstherapie nur bei Leukozyten > 4 000/ul, Nadir zwischen Tag 8 bis 12 erfassen
Methotrexat	Blutbild, Leberenzyme und Kreatinin alle 2 bis 4 Wochen; regelmäßige Lungenfunktionsprüfung alle 6 Monate
Azathioprin	Blutbild und Leberenzyme alle 2 bis 4 Wochen
Cyclosporin	*vor* der Therapie RR und Kreatinin-Clearance; Blutbild, Leberenzyme, Kreatinin, Kalium

Die zusätzliche Gabe von hochdosierten Immunglobulinen kann bei einer fulminanten systemischen Exazerbation in manchen Fällen eine (Teil-)Remission erreichen. Bei einer oligo-/Anurie kann eine Plasmaseparation von Nutzen sein.
Die remissionserhalte Therapie (Methotrexat, Prednisolon, Azathioprin) sollte interdisziplinär abgestimmt werden (de Groot et al., 1996).

Mikroskopische Polyangiitis: Bei einem schweren Verlauf wird man in Anlehnung an das Vorgehen bei der PAN und WG mit einer Kombination von Glukokortikoiden und Cyclophosphamid behandeln. Bei einem foudroyanten Verlauf wird man die Behandlung mit einer Pulsbehandlung intensivieren und ggf. zusätzlich Immunglobuline oder eine Plasmapherese einsetzen.

Hypersensitivitätsvaskulitiden:
Essentielle kryoglobulinämische Vaskulitis: Kryoglobuline lassen sich durch eine Plasmaseparation entfernen. Zusätzlich erfolgt eine Immunsuppression mit Glukokortikoiden oder bei einem gravierenden Verlauf eine kombinierte Therapie mit Cyclophosphamid.
Schönlein-Henoch-Purpura: Meist ist eine symptomatische Behandlung mit nicht-steroidalen Antiphlogistika ausreichend. Selten besteht eine

Indikation für Glukokortikoide (0,5 g/kg/die) oder hochdosierte parenterale Immunglobuline (Szer, 1994)

Isolierte Angiitis des ZNS: Eine Behandlung mit Steroiden wird in den meisten Fällen als nicht ausreichend betrachtet, ausgenommen bei einem benigneren Verlauf (Calabrese et al., 1993). Ziel der Behandlung ist es, rezidivierende ischämische Insulte oder andere irreversible neurologische Ausfälle zu verhindern. Unter einer Kombination von Glukokortikoiden (initial Prednisolon 40–60 mg/die) und Cyclophosphamid (1–2 mg/kg KG/die) sollte innerhalb von 3 bis 6 Wochen eine Rückbildung der Symptome erkennbar sein (Moore, 1989 und 1993). Sowohl die orale als auch die parenterale Bolustherapie mit Cyclophosphamid (analog dem Austin-Schema) ist wirksam. Nach dieser Zeit können Glukokortikoide schrittweise auf eine Erhaltungsdosis (20 mg/die Prednisolon) zurückgenommen werden. Bei einem stabilen Verlauf kann nach 3 bis 6 Monaten eine weitere Reduktion bis an die Cushing-Schwelle vorgenommen werden. Bei stabiler Remission kann die Behandlung nach etwa einem Jahr ausgeschlichen werden (Moore, 1993).

Morbus Behçet: Hautläsionen sprechen auf topische Steroide an. Bei einer Thrombophlebitis wird ASS 100 bis 500 mg/die empfohlen. Eine zerebrale Beteiligung oder Uveitis erfordert eine systemische Steroidbehandlung (1 mg/kg/die evtl. in Kombination mit Azathioprin 1,5–3 mg/kg/die (Duffy, 1994). Glukokortikoide werden nach dem klinischen Ansprechen schrittweise reduziert. Viele Patienten können mit Azathioprin über viele Jahre in Remission gehalten werden (Yazici et al., 1990). Bei einem drohenden Sehverlust kann für eine kurze Zeit CSA 5 bis 10 mg/kg/die gegeben werden. Sinusvenenthrombosen werden mit Heparin und nachfolgender oraler Antikoagulation behandelt (Wechsler, 1992; s. auch Kap. D 4).

Lupus erythematodes: Beim SLE besteht häufig aufgrund einer Zytopenie eine Immundefizienz. Vor dem Beginn einer eingreifenden Immunsuppresion muß eine ZNS-Infektion, insbesondere eine indolente Pilzinfektion ausgeschlossen sein. Eine Exazerbation mit ZNS-Beteiligung wird zunächst mit Glukokortikoiden (Prednisolon 1 mg/kg KG/die) behandelt. Bei einer schweren neurologischen Symptomatik (schwere Enzephalopathie, Chorea, akute Querschnittsmyelitis) erfolgt eine parenterale Prednisolon-Pulsbehandlung mit 750 bis 1 000 mg/die über 3 bis 5 Tage. Diese kann mit einer Cyclophosphamid-Puls Behandlung (500–1 000 mg/m^2 alle 4 Wochen über 6 Monate, anschließend in 3-monatlichem Abstand) kombiniert werden (Neuwelt et al., 1995; Hiepe und Burmester, 1996). Bei einem refraktären Verlauf und einer akuten lebensbedrohlichen Situation (schwere Enzephaloathie, Querschnittsmyelitis) gilt die Plasmaseparation auch ohne ausreichende Studienbelege als Therapieoption. In der Langzeittherapie sollten Steroide durch Azathioprin, Methotrexat oder Cyclosporin eingespart werden.
Bei Thromboembolien und Thrombosen im Rahmen eines sekundären Antiphospholipid-Antikörper-Syndroms sind Azetylsalizylsäure oder eine Antikoagulation mit Marcumar indiziert (siehe unten). Bei wiederholten zerebralen Krampfanfällen ist eine antikonvulsive Therapie mit Phenhydan oder Carbamazepin erforderlich. Eine psychotische Dekompensation wird mit Neuroleptika behandelt.

Anti-Phospholipid-Antikörper-Syndrom: Das Anti-Phospholipid-Antikörper-Syndrom ist eine Koagulopathie bei der arterielle und venöse Thrombosen entstehen können. Im Rahmen eines SLE kann ein sekundäres APL-Syndrom vorliegen. Das Vorkommen von Anti-Phospholipid-Antikörpern ohne klinische Symptome bedarf keiner differenzierten Therapie. Bei hohen Titern können 100 mg/die Azetylsalicylsäure gegeben werden. Bei einer peripheren oder zentralen *venösen* Thrombose ist nach der Heparinisierung eine dauerhafte Antikoagulation indiziert (INR 3–3,5. *retrospektive Studie*, Khamasta et al., 1995). Im Anschluß an eine *arterielle* Thrombose sollte zunächst Azetylsalicylsäure gegeben werden. Erst bei rezidivierenden arteriellen Thrombosen wird eine orale Antikoagulation empfohlen. Eine immunsuppressive Therapie ist umstritten. Eine Behandlungsindikation mit hochdosierten Glukokortikoiden und Cyclophosphamid kann bei Rezidiven trotz effektiver Antikoagulation begründet werden (Hughes, 1993). Das Risiko einer erneuten Thrombose bei Patienten mit Anti-Phospholipid-Antikörper-Syndrom und einem positiven *Lupus-Antikoagulans-Test* ist hoch, insbesondere in den ersten 6 Monaten nach Abbruch einer Antikoagulation (Hiepe und Burmester, 1996).

Literatur

Alhalabi M, Moore PM (1994) Serial angiography in isolated angiitis of the central nervous system. Neurology 44: 1221–1226

Alexander EL, Malinow K, Lejewski JE, Jerdan MS, Provost TT, Alexander GE (1989) Primary sjögren syndrome with central nervous system disease mimikking multiple sclerosis. Ann Intern Med 104: 323–330

Allen NB, Cox CC, Cobo M, Kisslo J, Jacobs MR, McCallum RM, Haynes BF (1990) Use of immunosuppressive agents in the treatment of severe ocular and vascular manifestations of Cogan syndrome. Am J Med 88: 296–301

Alloway JA, Cupps TR (1993) High dose methylprednisolone for retroorbital Wegener's granulomatosis. J Rheumatol 20: 752–754

Berlit P (1994) The spectrum of vasculopathies in the differential diagnosis of vasculitis. Sem Neurol 14: 370–379

Brown MM, Swash M (1989) Systemic lupus erythematodes. In: *JF Toole* (Hrsg.) Handbook of Clinical Neurology, Vol 11 (55), Vascular Diseases Part III, 369–384, Elsevier, Amsterdam

Caplan LR (1993) Stroke – a Clinical Approach. Vol. 2, Butterworth-Heinemann, Boston

Calabrese LH, Gragg LA, Fulan AJ (1993) Benign angiopathy: a distinct subset of angiographically defined primary angiitis of the central nervous system. J Rheumatol 20: 2046–2050

Calabrese LH, Duna GF (1995) Evaluation and treatment of central nervous system vasculitis. Curr Opin Rheumatol 7: 37–44

Conn DL, Tompkins RB, Nicholos WL (1988) Glucocorticoids in the managements of vasculitis – a double edged sword. J Rheumatol 15: 1181–1183

Cupps TR, Fauci AS (1981) The vaskulitides. Saunders Philadelphia

de Groot K, Reinhold-Keller E, Tatsi E, Paulsen J, Heller M, Nölle B, Gross WL (1996) Therapy for the maintenance of remission in sixty-five patients with generalized Wegener's granulomatosis. Arthritis Rheum 39: 2052–2061

Duffy JD (1994) Behçet disease. Curr Opin Rheumatol 6: 39–43

Fauci AS, Haynes BF, Katz P, Wolff SM (1983) Wegener's granulomatosis: prospective clinical and therapeutic experience with 85 patients for 21 years. Ann Intern Med 98: 76–85

Ford RG, Siekert RG (1965) Central nervous system manifestations of panarteriitis nodosa. Neurology 15: 114–122

Futrell N, Schultz LR, Millikan C (1992) Central nervous systemdisease in patients with systemic lupus erythematodes. Neurology 42: 1649–1657

Gordon MF, Coyle PD, Golub B (1988) Eales's disease presenting as stroke in the young adult. Ann Neurol 24: 264–266

Gourley MF, Howard AA, Scott D, Yarboro RN, Vaughan EM, Muir J, Boumpas DT, Klippel JH, Balow JE, Steinberg AD (1996) Methyprednisolone and cyclophosphamide, alone or in combination, in patients with lupus nephritis. Ann Intern Med 125: 549–557

Gray F, Belec L, Lescs MC, Chretien F, Ciardi A, Hassine D, Flament-Saillour M, de Truchis P, Clair B, Scaravilli F (1994) Varicella-zoster virus infection of the central nervous system in the aquired immune deficiency syndrome. Brain 117: 987–99

Gross WL (1993) Klassifikation nekrotisierender Vaskulitiden. Internist 34: 599–614

Gross WL, Csernok E (1995) Immunodiagnostic and pathophysiologic aspects of antineutrophil cytoplasmic antibodies in vasculitis. Curr Opin Rheumatol 7: 11–19

Guillevin L, Jarrousse B, Lok C, Lhote F, Jais JPH, Le Thi Huong D, Bussel A (1991) Long-term follow-up after treatment of PAN and Churg-Strauss angiitis with comparison of steroides, plasma exchange and cyclophosphamide to steroids and plasma exchange: a prospective randomized trial of 71 patients. J Rheumatol 18: 567–574

Guillevin L, Fain O, Lhote F, Jarrousse B, Le Thi Huong D, Bussel A, Leon A (1992) Lack of superiority of steroids plus plasma exchange to steroids alone in the treatment of polyarteriitis nodosa and Churg-Strauss syndrome. Arthritis Rheum 35: 208–215

Hall S, Conn DL (1995) Immunosuppressive therapy for vasculitis. Curr Opin Rheumatol 7: 25–29

Harris K, Tran D, Sickels W, Cornell S, Yhu W (1994) Diagnosing intrakranial vasculitis: the roles of MRI and angiography. AJNR 15: 317–330

Hawke SHB, Davies L, Pamphlett R, Guo YP, Pollard JD, McLeod JG (1991) Vasculitic neuropathy. A clinical and pathological study. Brain 114: 2175–2190

Hayasaka S, Okabe H, Takahashi J (1982) Systemic corticosteroid treatment in Vogt-Koyanagi-Harada Disease. Graefe's Arch Clin Exp Ophthalmol 218: 9–13

Hiepe F, Burmester GR (1996) Therapie des systemischen Lupus erythematodes. Dtsch med Wschr 121: 1129–1133

Hilt DC, Buchholz D, Krumholz A et al. (1983) Herpes zoster ophthalmicus and delayed contralateral hemiparesis caused by cerebral angiitis: diagnosis and managementapproaches. Ann Neurol 14: 543–553

Hoffman GS, Kerr GS, Leavitt RY, Hallahan CW, Lebovics RS, Travis WD, Rottem M, Fauci AS (1992) Wegener granulomatosis: an analysis of 158 patients. Ann Intern Med 6: 488–498

Hoffman GS, Leavitt RY, Kerr GS, Rottem M, Sneller MC, Fauci AS (1994) Treatment of glucocorticoid-resistant or relapsing Takayasu arteritis with methotrexate. Arthritis Rheum 37: 578–592).

Hughes GR (1993) The antiphospholipid syndrome: ten years ago. Lancet 342: 341–344

Jennette JCH, Falk RJ, Andrassy, K, Bacon PA, Churg J, Gross WL, Hagen CH, Hoffma GS, Hunder GG, Kallenber CG, McKluskey RT, Sinito RA, Rees AJ, van Es LA, Waldherr R, Wiik A (1994) Nomenclature of systemic vasculitis. Arthritis Rheum 37: 187–192

Karni A, Sadeh M, Blatt I, Goldhammer Y (1991) Cogan's syndrom complicated by lacunar brain infarcts. J Neurol Neurosurg Psychiatr 54: 169–171

Khamashta MA, Cuadrada MJ, Mujic F, Taub NA, Hunt BJ, Hughes GRV (1995) The management of thrombosis in the antiphospholipid-antibody syndrome. N Engl J Med 332: 993–997

Kitamura K, Fukui M, Kazunari O, Matsushima T, Kurokawa T, Hasuo K (1989) Moyamoya disease. In: *JF Toole* (Hrsg.) Handbook of Clinical Neurology, Vol 11 (55) Vascular Diseases , Part III, 293–306. Elsevier, Amsterdam

Koga T, Yano T, Ichikawa Y, Oizumi K, Mochizuki M (1993) Pulmonary infiltrates recovered by FK506 in a patient with Behçet's disease. Chest 104: 309–311

Laxer RM, Dunn HG, Flodmark O (1984) Acute hemiplegia in Kawasaki's disease and infantile polyarteritis nodosa. Dev Med Child Neurol 26: 814–818

Lewis EJ, Hunsicker LG, Lan SP, Rohde RD, Lachin JM (1992) A controlled trial of plasmapheresis therapy in severe lupus nephritis. New Engl J Med 326: 1373–1379

Lie JT and members and consultants of the American College of Rheumatology (1990) Illustrated histopathologic classification criteria for selected vasculitis syndromes. Arthritis Rheum 33: 1074–1087

Lockwood CM, Thiru S, Isaacs JD, Hale G, Waldmann H (1993) Long-term remission of intractable systemic vasculitis with monoclonal antibody therapy. Lancet 341: 1620–1622

Mantovani A, Bussolino F, Introna M (1997) Cytikine regulation of endothelial cell function: from molecular level to the bedside. Immunol today 18: 231–240

May EF, Jabbary B (1990) Stroke in Neuroborreliosis. Stroke 21: 1232–1235

McLean BN, Miller D, Thompson EJ (1995) Oligoclonal banding of IgG in CSF, blood-brain barrier function, and MRI findings in patients with sarcoidosis, systemic lupus erythematodes, and Behçet's disease involving the nervous system. J Neurol Neurosurg Psychiatr 58: 548–554

Moore PM (1989) Diagnosis and management of isolated angiitis of the central nervous system. Neurology 39: 167–173

Moore PM (1993) Isolated angiitis of the central nervous system. In: *Berlit P und Moore PM* (Hrsg) Vasculitis, rheumatic disease and the nervous system. Springer, Heidelberg, 52–58

Moore PM, Cupps TR (1983) Neurological complications of vasculitis. Ann Neurol 14: 155–167

Neuwelt CM, Lacks S, Kaye BR, Ellman JB, Borenstein DG (1995) Role of intravenous cyclophosphamide in the treatment of severe neuropsychiatric lupus erythematodes. Amer J Med 98: 32–41

Newburger JW (1996) Treatment of Kawasaki disease. Lancet 347: 1128

Nishino H, Rubino FA, DeRemee RA, Swanson JW, Parisi JE (1993) Neurological involvement in Wegener's granulomatosis: an analysis of 324 consecutive patients at the Mayo Clinic. Ann Neurol 33: 4–9

Ohno T, Matsuda I, Furukawa H, Kanoh T (1994) Recovery from rheumatoid cerebral vasculitis by low dose methotrexate. Intern Med 33: 615–620

Peter HH (1993) Immunologic diagnosis of vasculitis. In: *Berlit P, Moore PM* (Hrsg.) Vasculitis, rheumatic disease and the nervous system. 11–18 Springer Verlag

Provenzale JM, Allen NB (1996 a) Wegener Granulomatosis: CT and MR findings. AJNR Am J Neuroradiol 17: 785–792

Provenzale JM, Allen NB (1996 b) Neuroradiologic findings on polyarteritis nodosa. AJNR Am J Neuroradiol 17: 1119–1126

Rebollo M, Val JF, Garijo F, Quintana F, Berciano J (1983) Livedo reticularis and cerebrovascular lesions (Sneddon's syndrome). Clinical, radiological and pathological features in eight cases. Brain 106: 965–979

Rosenberg MR, Parshley M, Gibson S, Wernick R (1990) Central nervous system polyarteritis nodosa. West J Med 153: 553–556

Rostoker G, Desvaux-Belghiti D, Pilatte Y, Petit-Phar M, Phillipon C, Deforges L, Terzides H, Intrator L, Andre C, Adnot S, et al. (1994) High-dose immunoglobulin therapy for severe IgA nephropathy and Henoch-Schönlein purpura. Ann Intern Med 120: 476–484

Sandok BA (1983) Fibromuscular dysplasia of the internal carotid artery. Neurol Clin 1: 17–26

Seghal M, Swanson JW, DeRemee RA, Colby TV (1995) Neurologic manifestations of Churg-Strauss syndrome. Mayo Clin Proc 70: 337–341

Selmi F, Davies KG, Sharma RR, Neal JW (1995) Intracerebral hemorrhage due to amphetamine abuse: report of two cases with underlying arteriovenous malformations. Br J Neurosurg 9: 93–96

Singleton JD, West SG, Reddy VV, Rak KM (1995) Cerebral vasculitis complicating rheumatoid arthritis. South Med J 88: 470–474

Subramanyan R, Joy J, Balakrishnan KG (1989) Natural history of aortoarteritis (Takayasu's disease). Circulation 80: 429–437

Szer IS (1994) Henoch-Schönlein purpura. Curr Opin Rheumatol 6: 25–31

Tan EM, Cohen AS, Fries JF et al. (1982) The 1982 revised criteria for the classsification of systemic lupus erythematodes. Arthritis Rhem 25: 1271–1272

Tishler S, Williamson T, Mirra SS, Lichtman JB, Gismondi P, Kibble MB (1993). Wegener's granulomatosis with meningeal involvement. AJNR Am J Neuroradiol 14: 1248–1252

Wechsler B, Vidailhet M, Piette JC, Bousser MG, Dellvisola B, Bletry O, Godeau P (1992) Cerebral venous thrombosis in Behçet's disease: Clinical study and longterm follow up of 25 cases. Neurology 42: 614–618

Yazici H, Pazarli H, Barnes CG et al. (1990) A controlled trial of azathioprine in Behçet's syndrome. N Engl J Med 322: 281–285

Younger DS, Hays AP, Brust JCM, Rowland LP (1988) Granulomatous angiitis of the brain. An inflammatory reaction of diverse etiology. Arch Neurol 45: 514–518

D 6. Riesenzellarteriitis und Polymyalgia rheumatica

von *A. Melms*

D 6.1. Klinik

Die Riesenzellarteriitis (RZA) und die Polymyalgia rheumatica (PMR) sind häufige Erkrankungen älterer Patienten. 90 % sind bei der Diagnosestellung älter als 60 Jahre (Hunder et al., 1990). Beide Krankheitsbilder gehen typischerweise mit ausgeprägten allgemeinen Krankheitszeichen (subfebrile Temperaturen, Abgeschlagenheit, Inappetenz, Gewichtsverlust) und ausgeprägten entzündlichen Laborveränderungen (BSG-Beschleunigung) einher. Die RZA manifestiert sich klinisch am häufigsten als *Arteriitis temporalis* mit dem Kardinal-Symptom heftiger lokaler, ein- oder beidseitiger Kopfschmerzen. Mehr als die Hälfte dieser Patienten klagt auch über Myalgien und Arthralgien mit Betonung im Schultergürtel im Sinn einer *Polymyalgia rheumatica.* Die PMR tritt in den meisten Fällen ohne arteriitische Symptome auf und wird als die benignere Variante aufgefaßt. Neben den klassischen Erscheinungsbildern kann eine atypische Präsentation erhebliche differentialdiagnostische Schwierigkeiten bereiten (*okkulte* RZA). Stehen systemische Entzündungszeichen mit schweren Krankheitsgefühl ganz im Vordergrund, muß eine ausführliche Diagnostik zum Ausschluß eines Malignoms oder einer infektiösen Ursache durchgeführt werden, bevor ein probatorischer Behandlungsversuch mit Steroiden gerechtfertigt ist.

Tab. D 6.1: Die häufigsten Symptome bei 166 Patienten mit Riesenzellarteriitis (nach Caselli et al., 1988)

Symptom	insgesamt (%)	als Initial-Symptom (%)
Kopfschmerz	72	33
Polymyalgia rheumatica	58	25
allg. Krankheitsgefühl, Abgeschlagenheit	56	20
Claudicatio bei Kieferbewegungen	40	4
Fieber	35	11
Husten	17	8
Neuropathie, Mono-, Multiplex, PNP	14	0
Heiserkeit, Schluckbeschwerden	11	2
Amaurosis fugax	10	2
permanenter Visusverlust	8	3
Claudicatio der Beine	8	0
TIA/Schlaganfall	7	0
Neuro-otologische Störungen	7	0
Flimmerskotom	5	0
Zungenschmerzen	4	0
Depression	3	0,6
Doppelbilder	2	0
Taubheit auf der Zunge	2	0
Myelopathie	0,6	0

Viele Patienten hatten mehr als ein Symptom.

Riesenzellarteriitis

Die RZA ist die am häufigsten diagnostizierte Vaskulitis (siehe Kap. D 5). Sie ist eine granulomatöse Entzündung, die segmental Abschnitte größerer und mittlerer Arterien, am häufigsten proximale Äste des Aortenbogens (einschließlich Koronarien und Pulmonalgefäße), aber auch distale Abschnitte befallen kann (Pulsabschwächung, Gefäßgeräusche). Die klinische Symptomatik ist vielgestaltig und ist abhängig von der betroffenen Gefäßregion. Neurologische Symptome werden zumeist durch die Arteriitis temporalis (Horton) oder den Befall anderer Äste der A. carotis externa oder der A. vertebralis (Arteriitis cranialis) hervorgerufen. Ein- oder beidseitige, heftige stechend-bohrende Kopfschmerzen, eine Überempfindlichkeit der Kopfhaut und eine Claudiatio bei Kieferbewegungen sind neben einer Polymyalgie und allgemeinen Krankheitszeichen die häufigsten Symptome (**Tab. D 6.1**). Fünf wesentliche Diagnosekriterien sind in der **Tab. D 6.2** zusammen-

Tab. D 6.2: Diagnosekriterien der Riesenzellarteriitis (American College of Rheumatology 1990; Hunder et al., 1990)

Alter bei Krankheitsbeginn 50 Jahre oder älter
neues Auftreten umschriebener Kopfschmerzen
Schmerzhaftigkeit oder Pulsabschwächung der A. temporalis
Beschleunigte BSG, 50 mm in der ersten Stunde oder mehr
Temporalis-Biopsie mit Zeichen einer nekrotisierenden Arteriitis mit Vorherrschen mononukleärer Zellinfiltrate oder granulomatöse Entzündung mit mehrkernigen Riesenzellen.

Bei 3 oder mehr von 5 Kriterien liegt mit einer Sensitivität von 93,5 % und einer Spezifität von 91,2 % eine RZA vor.

gefaßt. Sehstörungen, insbesondere eine Amaurosis fugax, Doppelbilder (ischämische Augenmuskelparesen), Flimmerskotome, aber auch visuelle Verkennungen im Sinne eines Charles Bonnet-Syndroms (Halluzinationen bei psychopathologisch Gesunden) weisen auf einen Befall von retinalen oder choroidalen Gefäßen, selten der A. centralis retinae, hin und sollten rasch zur Diagnose führen. Bei der Hälfte der Patienten folgt auf die Amaurosis fugax ein irreversibler Visusverlust (Caselli und Hunder, 1994). Die Papille ist als Folge der Ischämie blaß und leicht geschwollen. Nach 2 bis 4 Wochen ist eine Optikusatrophie sichtbar. Die ersten Symptome zwingen zu raschen diagnostischen und therapeutischen Maßnahmen (BSG, dann Steroide). 10 % erleiden aufgrund extrakranieller Gefäßstenosen thromboembolische Insulte meist im Gebiet der A. cerebri media oder posterior (Berlit, 1996) oder Grenzzoneninfarkte mit entsprechenden Ausfällen.
Der typische Lokalbefund einer Arteriitis temporalis ist der einer schmerzhaft verhärteten Arterie mit vermindertem oder fehlendem Puls. Die Biopsie ist bei typischer Klinik in 70 bis 90 % positiv (Delecoeillerie et al., 1988) und ist dann nach Ansicht zahlreicher Autoren entbehrlich. Unter einer Steroidbehhandlung geht die Ausbeute innerhalb einer Woche auf etwa 60 % zurück, bei länger Behandlung sind nur etwa 20 % diagnostisch verwertbar (Lie, 1987). Werden alle Verdachtsfälle biopsiert, ist die Ausbeute deutlich geringer (284/2307 oder 12,5 % Nordborg und Bengtsson, 1990; 166/496 oder 33 % Caselli et al., 1988). Die allermeisten Biopsien bei einer *PMR ohne die klinischen Symptome einer Arteriitis temporalis* sind negativ. Eine positiver Befund hat hier keine therapeutische oder prognostische Relevanz (Mertens et al., 1995; Vilaseca et al., 1987). Dagegen wird man sich bei einem unklaren Krankheitsbild ohne die klassische Symptomatik eher zur Biopsie entschließen können, um die Diagnose zu sichern und eine Behandlung mit Steroiden zu begründen. Wegen der fokalen Läsionen sollte ein Segment von 2 bis 3 cm entnommen werden. Als schwerwiegendste Nebenwirkung kann bei schlechter Kollateralisierung eine ischämische Hautnekrose aufteten. Eine Angiographie kann nicht sicher zwischen arteriitischen und arteriosklerotischen Stenosen unterscheiden. Als nicht-invasive Methode kann die Dopplersonographie zur Lokalisation von Stenosen zur Verlaufskontrolle oder Biopsie von Ästen der A. temporalis herangezogen werden (Kraft et al., 1996).
Das Routinelabor zeigt unspezifische Veränderungen als Ausdruck einer systemischen Entzündung (**Tab. D 6.3**). Spezifische Laborparameter fehlen. Der wichtigste Laborwert zur Dignostik und Therapiekontrolle ist die BSG, die bei den allermeisten Patienten massiv beschleunigt ist und oft als Sturzsenkung imponiert. Eine normale BSG ist ohne vorausgehende Steroidvorbehandlung ausgesprochen selten (1–2 %, Hunder et al., 1990).

Eine andere Form einer RZA tritt bei jungen Frauen unter 40 Jahren vorzugsweise asiatischer Herkunft als entzündliches Aortenbogen-Syndrom auf (Takayasu-Syndrom, Ishikawa, 1978). Häufig besteht eine Claudicatio der Beine oder eine Subclaviastenose mit Puls- und Blutdruckabschwächung der A. brachialis. Die Entzündungszeichen sind oft geringer ausgeprägt als bei den älteren Patienten.

Polymyalgia rheumatica
Die PMR ist häufiger als die RZA. Die Gefahr einer Erblindung wird ohne arteriitische Symptome geringer eingeschätzt als bei der Arteriitis temporalis (Kyle und Hazleman, 1990). Im Vordergrund stehen Klagen über ausgeprägte Muskel- und Gelenkschmerzen mit Steifigkeit, vor allem am Schultergürtel und der rumpfnahen Extremitätenmuskulatur. Der körperliche Untersuchungsbefund ist wenig ergiebig. Das Ausmaß der Beschwerden steht im Gegensatz zu objektivierbaren Einschränkungen der Gelenkbeweglichkeit. Arthroskopisch gewonnene Biopsien zeigten häufig (85 %) das Bild einer Synovitis mit einem Infiltrat ähnlich der RZA (Meliconi et al., 1996). Die Muskelenzyme, das Elektromyogramm oder die Muskelbiopsie sind unauffällig ohne Hinweise für eine Myositis.
Bei 8 bis 20 % der Patienten fehlen die typischen Kardinal-Symptome. Ältere Patienten mit allgemeinen Krankheitszeichen und ausgeprägten systemischen Entzündungszeichen, häufig mit einer Anämie, stellen somit eine erhebliche diagnostische Herausforderung dar. Zur Differentialdiagnose gehören latente Infektionen, Lymphome und andere Malignome, Erkrankungen aus dem rheumatoiden Formenkreis und der Kollagenosen (**Tab. D 6.4**). Die PMR ist ohne spezifische Laborparameter in vielen Fällen eine Ausschlußdiagnose. Hier kann die Biopsie einer nicht suspekten Arterie oder der Erfolg eines probatorischen Behandlungsversuchs mit Steroiden das diagnostische Dilemma beenden.

Tab. D 6.3: Laborbefunde bei RZA und PMR

- BSG-Beschleunigung im Mittel 85 ± 32 mm nach Westergren in der 1 Std.
  BSG kann bei 1 bis 3 % normal sein (BSG < 30 mm/Std.)
- leichte Anämie (Hb 11.7 ± 1.6 g/dL)
- Leichte Thrombozytose ($427 \pm 116 \times 10^3/\mu L$)
  Erhöhung der $\alpha 1$- und $\alpha 2$-Globulin Fraktion
- Erhöhung von C-reaktivem Protein, Haptoglobulin, Fibrinogen
- Erhöhte Complement-Faktoren C3 and C4.
- Erhöhte Interleukin 6 Spiegel
- Leichte Erhöhung der GOT und alkalischen Phosphatase (bei 15 %)
- *Normalwerte* für Kreatinphosphokinase und andere Muskelenzyme
- Keine spezifischen Autoantikörper, ANA, ANCA negativ
- Normales Elektromyogramm
- Normale Muskelbiopsie

Tab. D 6.4: Differentialdiagnose der Polymyalgia rheumatica (nach Vaith und Peter)

Primäre Fibromyalgie	keine systemische Entzündungszeichen (BSG, C-reaktives Protein normal) typische Druckpunkte an Sehneninsertionen
rheumatoide Arthritis	Rheumafaktor positiv chronisch erosive Arthropathie; chronische symmetrische Synovitis
para- oder postinfektiöse Myalgie	Virusserologie (z. B. Hepatitis, Röteln, Influenza) bakterielle Infektion (Borrelien, Yersinien, Salmonellen)
bakterielle Endokarditis	Blutkulturen, Echokardiographie positiv
paraneoplastisches Syndrom	Tumorsuche
Polymyositis	Muskelschwäche, Atrophie, Myalgie, erhöhte muskelspezifische Enzyme; EMG-Befund; entzündliches Gewebs-Syndrom in der Muskelbiopsie
Kollagenosen	Autoantikörper (ANA), Complementstatus Multiorganbefall (Haut, Niere, Lunge, ZNS)
systemische Vaskulitis	Autoantikörper (ANCA), Kryoglobuline, Complementstatus; Haut-/Muskelbiopsie; Multiorganbefall
Plasmozytom	Immunelektrophorese; Bence-Jones-Proteine; Amyloidose Knochenröntgen, Knochenmarkzytologie
Schilddrüsenerkrankungen	Schilddrüsenhormonstatus, Schilddrüsen-Autoantikörper

D 6.2. Verlauf

Die Zahl der Neuerkrankungen hat mit erhöhter Aufmerksamkeit über die Jahre zugenommen. Epidemiologische Untersuchungen ermittelten 1975 eine Prävalenz der RZA bei über 50-Jährigen von 133 pro 100 000 Einwohnern. In dieser Altersgruppe ist die Inzidenz einer RZA bei 18 pro 100 000 (Frauen 25, Männer 9; Nordburg und Bengtsson, 1990) die einer PMR 54 pro 100 000 (Chuang et al., 1982). Das mittlere Erkrankungsalter liegt bei mehr als 70 Jahren. Der natürliche Verlauf erstreckt sich über mindestens 2 bis 7 Jahre und ist selbstlimitierend. Vor der Einführung der Steroide waren Komplikationen häufig, 55 von 250 bekannten Fällen erlitten seinerzeit einen Visusverlust, der häufig beide Augen betraf (nach Turnbull, 1996). Auch heute kann bei 3 bis 4 % ein Visusverlust nicht verhindert werden (Fledelius und Nissen, 1992). Unter einer adäquaten Therapieführung können 50 % der Patienten Steroide innerhalb von 2 Jahren absetzen (Van der Veen et al., 1996). Manche Patienten benötigen kleine Steroiddosen (2 bis 5 mg Prednisolon) auf Dauer. Die Vaskulitis-bedingten Todesfälle sind durch zerebrale Insulte, Herzinfarkte und selten durch ein rupturiertes Aortenaneurysma bedingt. Die Lebenserwartung erscheint gegenüber der Gesamtbevölkerung nicht eingeschränkt (Hunder et al., 1990).

D 6.3. Therapeutische Prinzipien

Die Ätiologie der RZA und PMR ist unbekannt. Die Häufung von bestimmten HLA-Merkmalen (Assoziation mit HLA-DR4 und DR3) sprechen für eine immungenetische Prädisposition. Neuere Untersuchungen nehmen einen T Zell-vermittelten Antigen-spezifischen Pathomechanismus an (Weynand und Goronzy, 1995), der sich gegen Bestandteile der elastischen Fasern richtet. Die Elastica fehlt bei intrazerebralen Arterien, so daß diese nur sehr selten direkt befallen sind. 50 % der Biopsien zeigen das typische Bild einer granulomatösen Entzündung mit multinukleären Riesenzellen. Die andere Hälfte weist ein gemischtes, lymphomonozytäres arteriitisches Zellinfiltrat auf, das alle Wandschichten einbezieht (Panarteriitis). Vereinzelt finden sich fibrinoide Nekrosen. Die Entzündung führt zu einer Zerstörung der elastischen Fasern und einer zunehmenden Auftreibung der Tunica media mit subintimaler Proliferation, die das Lumen einengt. Hämodynamische Stenosen und thrombotische Verschlüsse führen zu Durchblutungsstörungen und bleibenden Ausfällen in den abhängigen Gefäßterritorien. Die entzündete Gefäßwand größerer Arterien (v.a. der Aorta) kann dissezieren und ein Aneurysma ausbilden. Am Auge werden vor allem die postziliaren und choroidalen Arterien, seltener die A. centralis retinae selbst befallen.

Diese entzündlichen und immunologischen Befunde sind die rationale Begründung zum Einsatz von Kortikosteroiden, deren prompte Wirkung auf die klinischen Symptome und die Entzündungsparameter diagnostisch gewertet werden darf. Trotz der zahlreichen pathologisch veränderten Laborparameter ist bisher kein spezifischer Labor-Test vorhanden. Die BSG (und CRP) hat weiterhin die größte Bedeutung für die Diagnostik und Therapiekontrolle.

Die frühen Studien, die zur Etablierung der heute allgemein praktizierten Steroidbehandlung führten, genügen nicht den heutigen Ansprüchen (Turnbull, 1996). Auch läßt sich der Behandlungserfolg für die z. T. überlappenden Verlaufsformen nicht getrennt ermitteln, so daß sehr unterschiedliche Dosierungsempfehlungen existieren, die bei der PMR im allgemeinen niedriger sind. Eine Behandlung ist mindestens über 4 bis 6 Monate, meist aber über 2 bis 4 Jahre erforderlich. Bei ca. 50 % der Patienten können Steroide innerhalb von 2 Jahren abgesetzt werden (Van der Veen et al., 1996 B). Manche Patienten benötigen kleine Steroiddosen (2 bis 5 mg Prednisolon) auf Dauer (Kyle und Hazleman, 1990; Turnbull, 1996). Über den Einsatz neuerer Kortisonderivate, denen ein geringeres Nebenwirkungsprofil zugeschrieben wird (z. B. Deflacort) liegen keine Studienergebnisse vor.

D 6.4. Pragmatische Therapie

Bei jedem älteren Patienten mit den Kardinal-Symptomen neu aufgetretener Kopfschmerzen, Krankheitsgefühl und Polymyalgie und einer stark beschleunigten BSG sollte die Diagnose einer RZA gestellt und unverzüglich mit Kortikosteroiden (Prednison, Prednisolon) behandelt werden. Bei der RZA sollte die initiale Dosierung ca. 1 mg/kg KG oder 60 bis 80 mg Prednison-Äquivalent betragen. Bei einer PMR *ohne* Kopfschmerzen erscheinen 20 bis 40 mg Prednisolon im allgemeinen ausreichend. Die prompte Besserung der Beschwerden, oft innerhalb von 1 bis 2 Tagen, kann diagnostisch gewertet werden, insbesondere wenn eine Temporalisbiopsie nicht vorgenommen wurde oder negativ war. Nach 4 Wochen können Glukokortikoide unter Kontrolle der BSG (wenn < 30 mm in der ersten Stunde) schrittweise z. B. 5–10 mg alle 2 bis 4 Wochen zunächst bis auf 20 mg reduziert werden. Die weitere Reduktion sollte wegen der Gefahr einer Exazerbation langsamer erfolgen. Die meisten Patienten benötigen eine Erhaltungsdosis von 7,5 bis 10 mg Prednison/Prednisolon über mindesten 18 bis 24 Monate (Van der Venn et al., 1996). Manche Patienten benötigen 2 bis 5 mg Prednisolon auf Dauer (Kyle und Hazleman, 1990). Bei eine Exazerbation sollte die Steroiddosis sofort um mindestens 20 mg erhöht werden. Im ersten Behandlungsjahr ist die Gefahr einer Exazerbation mit Visusverlust am größten.

Patienten mit einem akuten Visusverlust sollten mit 1 000 mg Prednisolon i. v. über mehrere Tage behandelt werden, insbesondere um eine Erblindung des zweiten Auges zu verhindern. Dies ist nicht in allen Fällen zuverlässig möglich. Die Wirksamkeit dieses Vorgehens ist im Vergleich zu einer hochdosierten oralen Behandlung ebenso wie eine Antikoagulation nicht durch Studien belegt (Caselli und Hunder, 1994).

Die Compliance der Patienten kann verbessert werden, wenn sie ausführlich über die Therapieziele und Behandlungsdauer informiert sind. Die Nebenwirkungsrate korreliert mit der initialen und kumulativen Steroid-Dosis (Kyle und Hazleman, 1989) 30 bis 50 % der Patienten haben erhebliche Nebenwirkungen, etwa 25 % erleiden Wirbelkörperfrakturen 16 % entwickeln Zeichen einer Steroidmyopathie und 3 % eine Steroid-induzierte Psychose (Vilaseca et al., 1987). Alle Patienten sollten daher eine Osteoporoseprophylaxe mit Kalzium und Vitamin D erhalten.Weitere Nebenwirkungen wie Magenulzera, Diabetes und Kataraktbildung müssen beachtet werden. Nach einer erfolgreich abgeschlossenen Behandlung sollten die Patienten engmaschig über 12 Monate kontrolliert werden, um frühzeitig ein arteriitisches Rezidiv zu erkennen.

Andere immunsuppressive Medikamente können bei der Einsparung von Steroiden wirksam sein. Die wenigen vorliegenden Studien und Fallberichte zur Kombination mit Azathioprin, Methotrexat oder Cyclophosphamid haben bisher noch keinen überzeugenden Vorteil erbracht (Kyle und Hazleman, 1986; Van der Venn et al., 1996; Caselli und Hunder, 1994), so daß keine allgemeine Empfehlung gegeben werden kann.

Literatur

Bengtsson BA, Malmvall BE (1981) The epidemiology of giant cell arteritis including temporal arteritis and polymyalgia rheumatica. Arthritis Rheum 24: 899–904

Berlit P (1996) Vaskulitis. Ther Umsch 53: 559–567

Caselli RJ, Hunder GG (1994) Neurologic complications of giant cell (temporal) arteritis. Sem Neurol 14: 349–353

Caselli RJ, Hunder GG, Whisnant JP (1988) Neurologic disease in biopsy-proven giant cell (temporal) arteritis. Neurology 38: 352–359

De Silva M, Hazleman BL (1986) Azathioprine in giant cell arteritis/polymyalgia rheumatica: a double blind study. Ann Rheum Dis 45: 136–138

Desmet GD, Knockaert DC, Bobbaers HJ (1990) Temporal arteritis: the silent presentation and delay in diagnosis. J Intern Med 227: 237–240

Fledelius HC, Nissen KR (1992) Giant cell arteritis and visual loss. A. 3-year retrospective hospital investigation in a Danish county. Acta Ophthalmol 70: 801–805

Hunder GG, Bloch DA, Michel BA, Stevens MB, Arend WP, Calabrese LH, Edworthy SM, Fauci AS, Leavitt RY, Lie JT, Lightfoot RW, Masi AT, McShane DJ, Mills JA, Wallace SL, Zvaifler NJ (1990) The American College of Rheumatology 1990 criteria for the classification of giant cell arteritis. Arthritis Rheum 33: 1122–1128

Ishikawa K (1978) Natural history and classification of occlusive thromboaortopathy (Takayasu's disease). Circulation 57: 28–39

Kraft HE, Möller DE, Volker L, Schmid WA (1996) Color Doppler ultrasound of the temporal arteries – A. new method for diagnosing temporal arteritis. Klin Monatsbl Augenheilkd 208: 93–95

Kyle V, Hazlemann BL (1990) Stopping steroids in polymyalgia rheumatica and giant cell arteritis. Brit Med J 300: 344–345

Lie JT (1987) The classification and diagnosis of vasculitis in large and medium-sized blood vessels. Pathol Annu 22: 125–162

Meliconi R, Pulsatelli L, Uguccioni M, Salvarani C, Macchioni P, Melchiorri C (1996) Leukocyte infiltration in synovial tissue from the shoulder of patients with polymyalgia rheumatica. Quantitative analysis and influence of corticosteroid treatment. Arthritis Rheum 39: 1199–1207

Mertens JC, Willemsen G, van Saase JL, Bolk JH, Dijkmans BA (1995) Polymyalgia rheumatica and temporal arteritis: a retrospective study in 111 patients. Clin Rheumatol 14: 650–655

Nordburg E, Bengtsson BA (1990) Epidemiology of biopsy-proven giant cell arteritis. J Intern Med 227: 233–236

Van der Venn MJ, Dinant HJ, van Boona-Frankfort C, van Albada-Kuipers GA, Bijlsma JW (1996) Can methotrexate be used as a steroid sparing agent in the treatment of polymyalgis rheumatica and giant cell arteritis? Ann Rheum Dis 55: 218–223

Vilaseca J, Gonzales A, Cid MC, Lopez-Vivancos J, Ortega A. (1987) Clinical usefulness of temporal artery biopsy. Ann Rheum Dis 46: 282–285

Weynand CM, Goronzy JJ (1995) Molecular approaches toward pathologic mechanisms in giant cell arteritis and Takayasu's arteritis. Curr Opin Rheumatol 7: 30–36

D 7. Neuroendovaskuläre Therapie

von *A. K. Wakhloo, M. Bitzer* und *K. Voigt*

D 7.1. Einleitung

Unter dem Begriff der minimal-invasiven endovaskulären Neuroradiologie werden im wesentlichen perkutane endovaskuläre Eingriffe unter Durchleuchtungskontrolle verstanden.
Bei diesen Maßnahmen ist zu unterscheiden zwischen okklusiven (gefäßverschließenden) und nicht okklusiven (gefäßrekanalisierenden) Interventionen. Gefäßobliterierende Eingriffe werden an Ästen der A. carotis externa, den hirnversorgenden Arterien und an Rückenmarks- und Wirbelsäulenarterien durchgeführt. Die endovaskuläre okklusive Therapie beinhaltet den Verschluß von Aneurysmen, arteriovenösen Mißbildungen (Angiome) und Fisteln sowie die Devaskularisierung von kraniellen und spinalen Tumoren. Zu den nicht okklusiven Maßnahmen gehören die lokale intraarterielle und intravenöse Thrombolyse, die intrakranielle Angioplastie und die lokale intraarterielle Papaverininfusion beim Vasospasmus sowie die perkutane Angioplastie und die Stentimplantation bei Gefäßstenosen. Aufgrund des hohen technischen Aufwandes, der raschen Entwicklung der interventionellen Technologie und der erforderlichen Erfahrung des Untersuchers auf dem Gebiet des zerebrovaskulären Systems sind diese Eingriffe an wenige spezialisierte Zentren gebunden.

1. Generelles Vorgehen
Vor jeder interventionellen endovaskulären Behandlung steht die diagnostische Angiographie. Sie wird üblicherweise über einen transfemoralen Zugang durchgeführt und dient zur Abklärung der Angioarchitektur, zur Klassifikation der Gefäßerkrankung sowie zur Planung der endovaskulären Behandlung. Falls eine endovaskuläre Therapie vorgesehen ist, wird eine Katheterschleuse in eine größere Arterie, üblicherweise die Femoralarterie, eingelegt, die den anschließenden Wechsel von verschiedenen Spezial- und Superselektivkathetern möglich macht. Die Eingriffe können auch über eine direkte Punktion der A. carotis oder A. axillaris/brachialis erfolgen. Die technischen Fortschritte in den letzten Jahren haben es ermöglicht, Mikrokatheter zu entwickeln, die in nahezu alle wichtigen Gefäßabschnitte des ZNS ohne größere Gefahr gebracht werden können. Die Entwicklung der digitalen Subtraktionsangiographie (DSA) mit einer verbesserten Bildqualität und der Einsatz nicht-ionischer Kontrastmittel mit niedriger Osmolarität haben erheblich zur Sicherheit von diagnostischen und therapeutischen Interventionen beigetragen.
Nach superselektiver Sondierung von zerebralen oder spinalen Gefäßen wird vor einer Embolisation angiographisch gesichert, daß distal der Katheterspitze kein normales Parenchymgewebe des ZNS mehr versorgt wird.

2. Embolisationsvorgang
Gebräuchliches Embolisationsmaterial im Carotis-externa-Bereich sind Partikel, die in verschiedenen Größen kommerziell zu erhalten sind. Sie bestehen aus Polyvinylalkohol (PVA) und Gelfoam. Gelfoampartikel werden während des Eingriffes entsprechend dem Gefäß- und Katheterdurchmesser zugeschnitten. Bei der Wahl kleinster PVA-Partikel kann eine gute und definitive präkapilläre Tumordevaskularisation erzielt werden. Bei Gefäßfehlbildungen hingegen sind partikuläre Embolisate keine dauerhafte Therapie, da eine sekundäre Revaskularisierung und/oder Rekanalisierung eintritt. PVA beispielsweise führt zu einer nur geringen Fremdkörperreaktion der Gefäßwand mit Arealen fokaler Angionekrosen und weist hohe Rekanalisationsraten auf (Germano et al., 1992). Die PVA Embolisation zeichnet sich durch eine gute Steuerbarkeit aus. Experimentelle Studien haben bei der Induktion einer intravasalen Thrombose auch mit einer Mischung aus mikrofibrillärem Kollagen (Avitene) und verdünntem Alkohol sehr gute Ergebnisse gezeigt (Lee et al.,1989). Flüssige, polymerisierende Embolisationsmaterialien sowie hochprozentiger Alkohol (96 %) ermöglichen einen definitiven Verschluß der Gefäßmalformation. Jedoch zeigen histologische Studien über Isobutyl 2-zyanoakrylat (Histoacryl), daß vor allem bei großen komplexen arteriovenösen Malformationen (Angiome) ein Teil des Embolisates resorbiert und der Angiomnidus rekanalisiert werden kann (Rao et al., 1989). Gefäßläsionen mit größeren arterio-venösen Shunts, z. B. Fisteln, werden mit kleinen Metallspiralen und/oder ablösbaren Ballons verschlossen.

Bei der Embolisation sind folgende *Voraussetzungen* und *Vorsichtsmaßnahmen* zu beachten:

1. Ausschluß gefährlicher Anastomosen zur A. vertebralis/basilaris, A. carotis int. und A. ophthalmica. Gegebenfalls Provokations-Tests mit Brevital oder Amytal bei nicht ausreichend

selektiver Position des Mikrokatheters und angiographisch nicht nachweisbaren Anastomosen. Gelegentlich können sich auch gefährliche Anastomosen während der Embolisation öffnen.
2. Superselektive Applikation des Embolisates, insbesondere bei Anwendung kleiner Partikel oder flüssiger Embolisationsmaterialien (Alkohol, Histoacryl). Protektion gesunder Gefäßareale und gefährlicher Anastomosen durch proximale temporäre Okklusion von Carotis-externa-Ästen (Gelfoam, nicht-ablösbare Ballons) oder durch permanenten Verschluß (Metallspiralen, ablösbare Ballons, Gewebekleber).
3. Embolisation unter Durchleuchtung. Prolongierte Injektion des Embolisates und Vermeidung von Reflux in normale Gefäßareale.
4. Bei katheterinduzierten Gefäßspasmen Behandlung mit Lidocain und/oder Papaverin vor der Fortsetzung einer Embolisation.
5. Eventuell Gabe von Steroiden bei Tumordevaskularisationen zur Vermeidung von Schwellungen, insbesondere bei intrakranieller oder intraspinaler Lokalisation.
6. Kontinuierliches Monitoring des neurologischen Status während der Embolisation und in kurzen Intervallen nach der Embolisation.
7. Applikation von Analgetika bei Auftreten von Ischämieschmerzen im embolisierten Areal.
8. Endovaskuläre Eingriffe sollten bevorzugt in Lokalanästhesie am wachen Patienten durchgeführt werden; eine leichte Sedierung kann bei unruhigen Patienten oder langen Eingriffen notwendig sein.
9. Embolisationen in Vollnarkose sollten nur bei Kindern und extrem unruhigen Patienten durchgeführt werden.

D 7.2. Endovaskuläre Tumorbehandlung im Carotis-externa-Stromgebiet

Zunächst müssen physiologische oder normvariante Anastomosen zum intrakraniellen Stromgebiet ausgeschlossen werden. Erst dann kann eine Embolisation vorgenommen werden. In Abhängigkeit von der Gefäßerkrankung, der Angioarchitektur und der lokalen arteriellen Flußgeschwindigkeit können verschiedene Embolisationsmaterialen eingegeben werden (**Tab. D 7.1.**).
Die direkte perkutane Punktion mit intratumoraler Injektion des Embolisates stellt ein Alternativverfahren der Embolisation dar. Casasco et al. (1994) haben diese Technik zur direkten Applikation von Histoacryl oder hochprozentigem Alkohol bei vaskularisierten extrakraniellen Tumoren und Läsionen im Hals- und Kopfbereich eingesetzt und haben in allen Fällen eine Tumorregression gesehen. Jedoch fehlen derzeit Langzeitverläufe.
Eine Übersicht über die endovaskulär im Carotis-externa-Stromgebiet angehbaren Läsionen und die erreichbaren therapeutischen Resultate zeigt **Tab. D 7.2.**

Tab. D 7.1: Embolisationsmaterial

1) Partikel	- PVA - Gelatine-Schaum (Gelfoam) - Lyodura
2) Flüssig-Embolisate	- Akrylate (IBCA, NBCA) - Äthanol (96 %) - Ethibloc
3) nicht ablösbare und ablösbare Ballons	
4) mechanisch und elektrisch ablösbare Metallspiralen	

Grundsätzlich dient die Embolisation von Tumoren und Gefäßmißbildungen der Reduktion des intraoperativen Blutverlustes und der Erleichterung der Operation (Kendall et al., 1977; Valavanis, 1986). Dies ist vor allem dann von Vorteil, wenn Tumoren im Bereich der Schädelbasis gelegen sind, wo eine intraoperative Kauterisierung der zuführenden Gefäße nicht ohne weiteres möglich ist, wie beispielsweise bei einem Schädelbasismeningeom. Auch kann eine Nekrotisierung des Tumorgewebes erreicht werden, so daß der Tumor weicher, eventuell sogar verflüßigt wird. Gelegentlich kann die Embolisation, die zu einer ausgedehnten Devaskularisierung der Tumormasse oder einer Gefäßmalformation geführt hat, den chirurgischen Eingriff ersetzen (Laurent et al., 1989; Wakhloo et al., 1993). Präoperativ wird die Embolisation bei Schädelbasis- und Konvexitätsmeningeomen (**Abb. D 7.1.**), Paragangliomen (**Abb. D 7.2.**), Hämangioblastomen, vestibulären Schwannomen, juvenilen Nasenrachenfibromen, malignen Tumoren und Metastasen des Gesichtsschädels eingesetzt (**Tab. D 7.2.**). Das Risiko einer Embolisation im Hals- und Kopfbereich ist gering. Bei hohem operativen Allgemeinrisiko und schlechtem Allgemeinzustand des Patienten kann die Embolisation durch Reduktion der Tumormasse und der assoziierten raumfordernden Wirkung die einzige palliative Maßnahme darstellen. Der optimale Zeitpunkt der Operation nach einer Embolisation von Meningiomen wird kontrovers diskutiert. In der Literatur wird ein mehrtägiges bis zu mehreren Wochen dauerndes Intervall zwischen Embolisation und Operation vorgeschlagen (Brismar et al., 1978; Hieshima et al., 1980; Manelfe et al., 1975). Aufgrund der Erfahrung der Autoren ist bei einer primär ausgedehnten Tumordevaskularisierung ein Zuwarten nicht erforderlich (Jüngling et al., 1993). Nach der Embolisation größerer Tumoren können allerdings ein Hirnödem oder eine Tumorschwellung auftreten, die entweder medikamentös durch Steroide beherrschbar sind oder eine rasche Entlastungsoperation erfordern.
Massive, ätiologisch uneinheitliche Blutungen im Nasenrachenraum stellen häufig eine Notfallindikation für die endovaskuläre Behandlung dar

Tab. D 7.2: Indikationen zur Embolisationsbehandlung intra- und extrazerebraler Erkrankungen

	Embolisationsmaterial**	Therapieziel
Gefäßläsionen		
Arterio-venöse Malformationen	1,2	präoperativ/palliativ/kurativ
Kapilläre Gesichtshämangiome	1,2	präoperativ/kurativ
venöse Gesichtshämangiome	2	präoperativ/kurativ
Durale arterio-venöse Fisteln	1,2	kurativ
Carotis-Sinus-cavernosus-Fisteln	1,2	kurativ
Aneurysmen	3,4	kurativ
Blutungen		
Traumatisch oder iatrogen (Nasen-Rachenraum)	1,3,4	präoperativ/kurativ
Tumorblutungen (Nasen-Rachenfibrom, Angiofibrom)	1	präoperativ/palliativ
Systemische Gefäßerkrankungen (z. B. M. Rendu-Osler-Weber)	1	palliativ
Tumoren		
Angiofibrome, juvenile Nasen-Rachenfibrome	1,2	präoperativ
Paragangliome	1,2	präoperativ/palliativ/adjuvant*
Meningeome	1,2	präoperativ
Schwannome	1,2	präoperativ
Maligne Gesichtstumoren	1,2	präoperativ/palliativ/adjuvant*
Maligne Schädelbasistumoren	1,2	präoperativ/palliativ/adjuvant*
Metastasen	1,2	präoperativ/adjuvant*
Tumoren nicht OP-fähiger Patienten	1,2	palliativ/adjuvant*

* Bei Embolisation vor Strahlentherapie und intraembolisatorischer Zytostatikabehandlung; als Schmerzbehandlung
** Zahlen wie Tab. D 7.1.

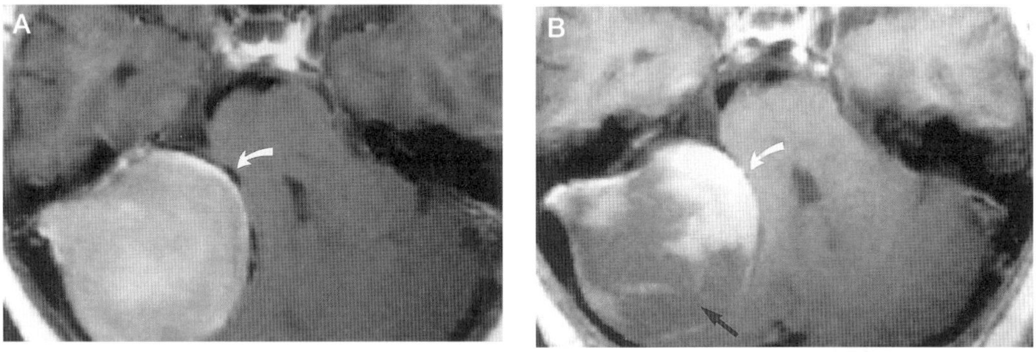

Abb. D 7.1: Meningeom-Embolisation
Superselektive Embolisation eines petrösen Meningeoms mit 50–150 μm PVA Partikeln.
A: Das axiale SE 500/20/2 MRT nach Gd-DTPA vor der Embolisation zeigt eine homogene Tumoranfärbung und dilatierte drainierende Venen der Tumorkapsel (Pfeil). Deutliche Verlagerung des Kleinhirnschenkels und Kompression des 4. Ventrikels.
B: Kontroll-MRT 4 Tage nach der Embolisation. Nachweis ausgedehnter Nekrosen (gerader Pfeil). Größenabnahme tumordrainierender Venen (gebogener Pfeil). Das Meningeom wurde 7 Tage nach der Embolisation mit nur geringem Blutverlust komplett reseziert.

(Tab. D 7.2). Als Ursache für diese Blutungen kommen neben Tumoren und Gefäßmalformationen auch traumatische oder iatrogen (postoperativ) bedingte Gefäßverletzungen in Frage. Blutungen nach Mittelgesichtsfrakturen können eine notfallmäßig durchgeführte endovaskuläre Behandlung erfordern.

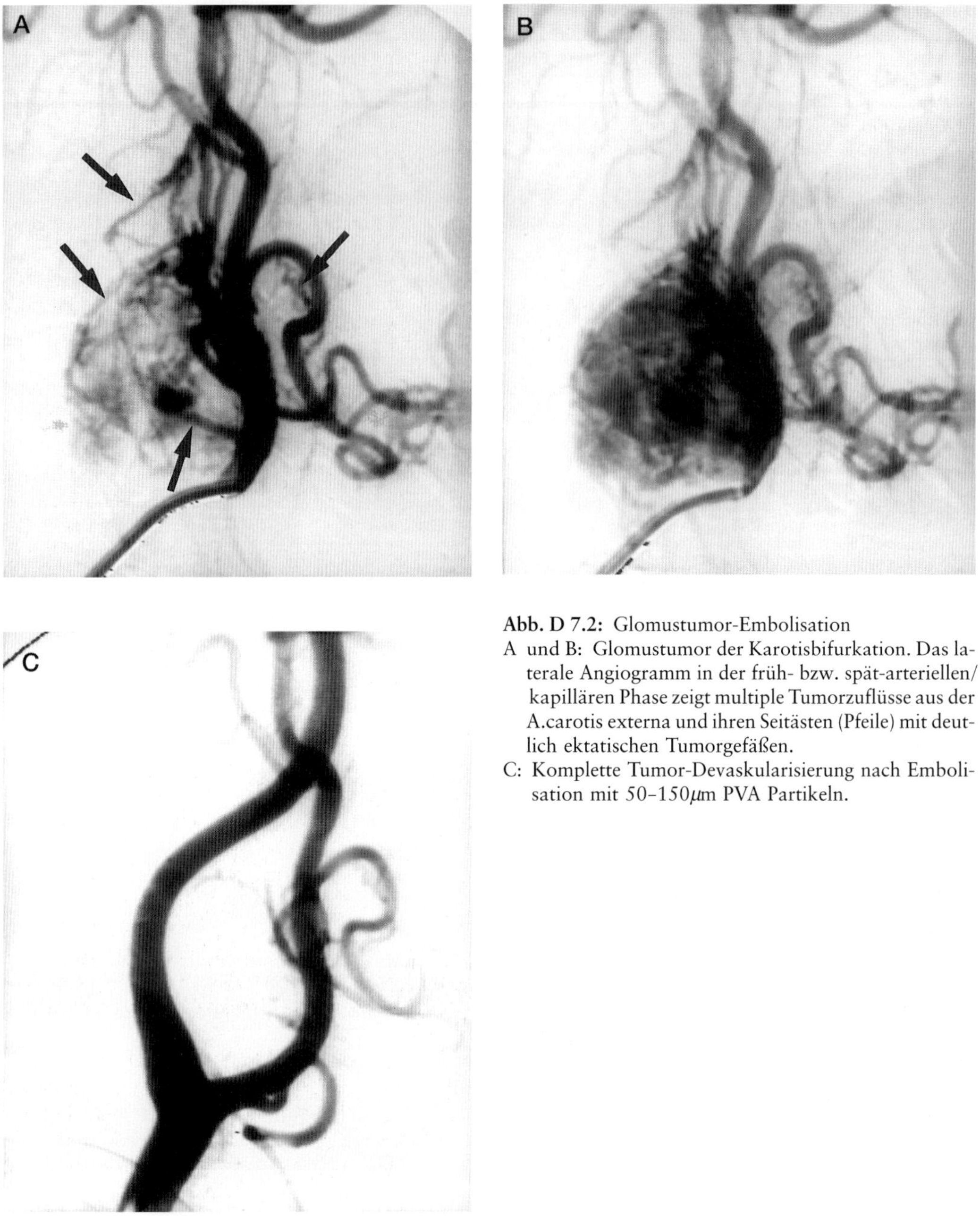

Abb. D 7.2: Glomustumor-Embolisation
A und B: Glomustumor der Karotisbifurkation. Das laterale Angiogramm in der früh- bzw. spät-arteriellen/kapillären Phase zeigt multiple Tumorzuflüsse aus der A.carotis externa und ihren Seitästen (Pfeile) mit deutlich ektatischen Tumorgefäßen.
C: Komplette Tumor-Devaskularisierung nach Embolisation mit 50–150μm PVA Partikeln.

D 7.3. Arteriovenöse Fisteln

Unter einer arteriovenösen Fistel (AVF) versteht man eine Kurzschlußverbindung vom arteriellen zum venösen Schenkel, die sowohl auf der Ebene der Kapillaren und Arteriolen als auch auf der Ebene größerer Arterien auftreten kann. Pathogenetisch liegen der AVF uneinheitliche Mechanismen zugrunde, wie Arteriosklerose, Trauma, Sinusthrombose, iatrogene oder kongenitale Ursachen. Die Größe der Fistel bestimmt das Ausmaß des Shuntsvolumens und eventuell die Entstehung einer venösen Hypertonie. Die klinische Symptomatik wird bestimmt durch die Lokalisation der Fistel bzw. durch die pathologische venöse Drainage. Diese kann retrograd über ophthalmische Venen und über kortikale Venen erfolgen. Die Arterialisierung von kortikalen Venen kann zu einer dramatischen Erhöhung des intrakraniellen Druckes mit der Gefahr einer zerebralen Blutung führen.

Durafistel

Durale arteriovenöse Fisteln (DAVF) sind abnorme Fistelverbindungen innerhalb der Dura, die z. B. in der Sinuswand, in den venösen Plexus der Schädelbasis sowie in den parasinusoidalen kortikalen Venen gelegen sind. Manche Autoren bezeichnen diese Läsionen als durale arteriovenöse Malformationen. Sie werden nach der anatomischen Lage der Fistel, dem drainierenden Sinus sowie nach der Pathogenese klassifiziert (Mironov, 1995).

Carotis-Sinus-cavernosus-Fistel

Die Carotis-Sinus-cavernosus-Fistel (CCF) ist eine pathologische arteriovenöse Verbindung zwischen der A. carotis und dem Sinus (Plexus) cavernosus. Unterschieden wird zwischen einer spontanen und einer traumatischen CCF. Die Klassifikation spontaner CCF nach Barrow et al (1985) hat sich in der Klinik und für die Behandlungstrategie etabliert. Traumatische CCF sind nahezu immer direkte (Typ A) Fisteln mit einer Zerreißung der A. carotis interna in ihrem kavernösen Segment.

Die meisten klinischen Symptome entstehen durch Arterialisierung des Sinus cavernosus mit erhöhtem venösen Druck. Der Sinus cavernosus weißt vier Abschnitte auf, nämlich den vorderen unteren, vorderen oberen, den hinteren unteren und hinteren oberen. Durch interkavernöse Verbindungen können bilaterale Symptome entstehen. Eine vordere Drainage über die V. ophthalmica ist verantwortlich für das dramatische Bild eines pulsierenden Exophthalmus oder einer Ptosis und Chemosis. Retinale Blutungen und vaskulär bedingte Glaukome entstehen durch einen erhöhten Druck in episkleralen Venen. Die vordere Drainage über den Sinus sphenoparietalis mit einem retrograden Fluß in den temporalen zerebralen Venen führt zu einem erhöhten Druck in zerebralen Venen. Dies kann zu intrazerebralen Blutungen, fokalen neurologischen Symptomen und epileptischen Anfällen führen. Ohrgeräusche, Kopfschmerzen und retroorbitale Schmerzen werden häufig nach posttraumatischen, direkten Fisteln angegeben. Gelegentlich tritt eine Epistaxis auf, die häufigste Todesursache einer CCF. Die hintere Drainage über den basilären Venenplexus kann zu einem erhöhten Druck in der hinteren Schädelgrube und zu Hirnstamm- und zerebellären Symptomen führen. Ein zerebraler Steal ist besonders von Bedeutung bei direkten Fisteln mit einem hohen Shuntvolumen.

Die Ätiologie einer spontanen CCF wird sehr kontrovers diskutiert. Bei der Entstehung einer spontanen CCF scheint eine intrakavernöse Wandschädigung der A. carotis interna oder ihrer Äste auszureichen, ohne daß eine Läsion im venösen Schenkel vorhanden sein muß. Arteriosklerose und Hypertonie dürften eine Rolle vor allem bei der Entstehung von duralen CCF Typ B, C, und D spielen. Diese Fisteln weisen einen langsamen Fluß auf, da die arteriovenösen Übergänge kleinkalibrig sind. Sie werden auch als indirekte CCF bezeichnet. Häufig sind Frauen im postmenopausalen Alter und während der Schwangerschaft betroffen. Die Versorgung der Fistel erfolgt aus den Arterien der basalen Dura. In einfachen Fällen versorgt lediglich die homolaterale A. carotis externa über Zuflüsse aus der A. meningea media die Fistel. Die A. carotis interna kann ebenfalls an der Versorgung der indirekten Fistel teilnehmen, da sie in ihrem intrakavernösen Abschnitt durale Gefäße wie den Truncus meningeo-hypophyseus und Truncus infero-lateralis aufweist. Komplexe indirekte CCF können Zuflüsse über die kontralaterale A. carotis interna und/oder A. carotis externa erhalten. Die Fistel selbst befindet sich dabei in der Regel nur in einem Abschnitt des Sinus cavernosus.

Der natürliche Verlauf einer CCF mit einem langsamen Fluß ist variabel. Spontanverschlüsse ohne Behandlung werden in bis zu 60 % der Fälle gesehen, in einigen Fällen nach diagnostischer Angiographie (Debrun et al., 1981 a; Debrun et al.,1988). Allgemein empfohlen wird eine Verlaufskontrolle über 6 Monate, wobei der Patient die A. carotis mit der gegenseitigen Hand zunächst 1–2 mal über 10 Sekunden und später mehrmals am Tag über 30 Sekunden komprimiert, bis das Ohrgeräusch, falls vorhanden, nachläßt.

Die invasive Behandlung der CCF hat eine rasche Entwicklung in den letzten 20 Jahren erfahren. Ausgehend von zunächst chirurgischen Behandlungsverfahren hat die Entwicklung der Kathetertechnologie und von Embolisationsmaterialien ein minimal-invasives endovaskuläres Vorgehen ermöglicht. Das chirurgische Verfahren bestand zunächst aus einfacher Ligatur der A. carotis interna. Später wurden eine intrakranielle und extrakranielle Ligatur der ACI vorgenommen und z. T. die Fistel mit Muskelgewebe verschlossen. Eine sogenannte Elektrothrombose nach direkter Punktion des Sinus cavernosus führte häufig zu Karotisspasmen und Hirnnervenverletzungen. Heute werden die chirurgischen Verfahren nur bei endovaskulär inkomplett verschlossenen oder bei endovaskulär nicht zugänglichen CCF eingesetzt. Dabei wird nach entsprechender Freilegung des Sinus cavernosus eine Tamponade des Sinus mit Baumwolle, Gelfoam, Muskelgewebe, Ballons oder Schnellklebern vorgenommen.

Die transarterielle endovaskuläre Therapie erfolgt über eine perkutane Punktion der A. femoralis. Ziel der Behandlung ist stets der Verschluß der Fistel unter Erhaltung der A. carotis. Eine komplette Angiographie aller hirnversorgenden Gefäße sollte vor jeder endovaskulären therapeutischen Planung durchgeführt werden, um alle Fistelzuflüsse zu erfassen. Zum Verschluß der Fistel Typ A hat sich der Einsatz von ablösbaren Silikon- oder Latexballons als komplikationsarm und einfach durchführbar gezeigt. Die anfängliche Letalität einer CCF Behandlung mit der Ballontechnik wurde mit 1,8 % angegeben; die der zerebralen Infarkte durch abgeschwemmte Ballons lagen mitunter bei 2 %. Durch Entwicklung von neueren Embolisationsmaterialien, wie beispielsweise elektrisch ablösbare Metallspiralen, ist eine Alternative gegeben, die insbesondere dann Einsatz findet, wenn Bindegewebsschwäche als Ursache der Fistel in Frage kommt (**Abb. D 7.3.**). Damit kann die Gefahr einer Ruptur der Fistel durch einen Ballon vermieden werden. Kombiniert werden oft sehr thrombogene Bart-Metallspiralen mit elektrisch ablösbaren, weniger thrombogenen Me-

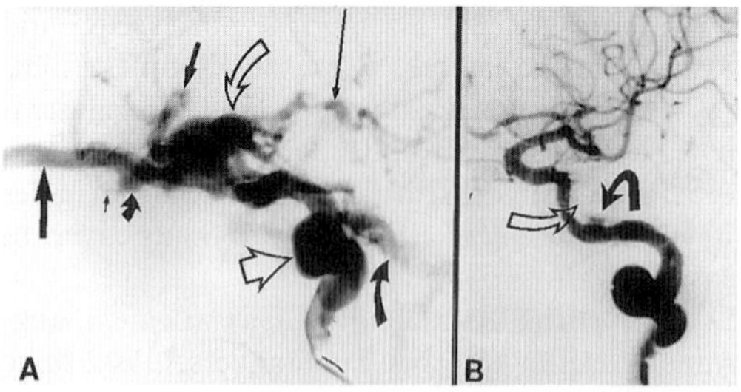

Abb. D 7.3: CCF-Okklusion
A. carotis interna-Angiogramm (laterale Projektion) bei einer 30-jährigen Patientin mit einer seltenen Erkrankung der Tunica media und typischen initialen Symptomen einer Carotis-Sinus-cavernosus-Fistel (Lidödem, konjunktivale Injektion, Chemosis, Ptosis). Rückbildung der Symptome nach endovaskulärer Behandlung.
A: Dysplastische, ektatische A. carotis interna (offener Pfeil) und Minderfüllung zerebraler Gefäße (gerader Pfeil) auf Grund des hohen Shuntvolumens bei einer direkten CCF. Erheblich dilatierter Sinus cavernosus (gebogener offener Pfeil) mit retrograder Füllung der dilatierten V. ophthalmica superior (großer gerader Pfeil), inferior (kleiner gerader Pfeil) und communis (gebogener kleiner Pfeil) sowie der zerebralen Venen (langer dünner Pfeil). Hohes Shuntvolumen im Sinus petrosus inferior (gebogener Pfeil).
B: Kontrollangiographie nach Fistelokklusion durch Einbringen von Metallspiralen. Kleiner, restlich verbliebener Anteil des ehemaligen Fisteleingangs erkennbar (gebogener Pfeil). Aufgrund der veränderten Hämodynamik gute Kontrastierung von zerebralen Arterien. Kaliberreduktion der A. carotis interna (offener Pfeil).

tallspiralen (GDC-Coils). Einige Untersucher favorisieren die Behandlung der CCF mit dem Gewebekleber Histoakryl, wobei die Handhabung des Akrylates bei hohem Fluß eine ausgiebige Erfahrung voraussetzt. Jedoch kann der Fluß durch eine proximale temporäre Okklusion des Hauptgefäßes mit nicht ablösbaren Ballons reduziert werden.

Falls ein transarterieller Verschluß der Fistel nicht gelingt, besteht die Möglichkeit einer transvenösen Okklusion entweder der Fistel oder des gesamten dilatierten Sinus cavernosus. Dies kann nach Punktion der V. femoralis über die V. jugularis und den Sinus petrosus inferior oder superior oder aber über die V. facialis erfolgen. Eine weitere Sondierungsmöglichkeit des Sinus cavernosus besteht über eine operative Freilegung der V. Labbe oder – falls ausreichend dilatiert – die der V. ophthalmica. Auch der Zugang über die V. sphenoparietalis stellt eine Kombination aus einem offenen operativen Vorgehen und der Möglichkeit einer endovaskulären Applikation von Embolisat in den Sinus cavernosus dar.

Gelingt ein direkter Fistelverschluß weder transarteriell noch transvenös, besteht die Möglickeit eines Fisteltrappings. Dabei wird die A. carotis interna oberhalb und unterhalb des Fistelpunktes mit ablösbaren Ballons oder Spiralen verschlossen. Dies ist jedoch nur dann möglich, wenn eine Okklusion der A. carotis vom Patienten klinisch-neurologisch toleriert wird. Um dies festzustellen, wird eine temporäre Ballonokklusion, kombiniert mit einer medikamentös induzierten Hypotonie, beim wachen Patienten vorgenommen. Bei einer CCF vom Typ A mit hohem Blutfluß wird ein ACI Verschluß in der Regel gut toleriert, da durch die Fistel bereits ein deutlicher Stealeffekt mit einer Minderversorgung der ipsilateralen Hemisphäre besteht. Wird eine temporäre Ballontestokklusion nicht toleriert, kann ein extra/intrakranieller oder ein C3/C5 Karotisbypass der definitiven Ballonokklusion vorgeschaltet werden. Im Falle einer bilateralen Fistel kann dies auch beidseits erfolgen. Eine sich z. Z. im experimentellen Stadium befindende endovaskuläre Behandlung stellt die Implantation von beschichteten Stents (Gefäßprothesen) dar. Sie entsprechen einem endovaskulären Bypass aus Drahtgeflecht und können ins Gefäßlumen über den transfemoralen Zugang eingebracht werden (Geremia et al., 1997). Carotis-Sinus-cavernosus-Fisteln vom Typ B, C und D werden, falls eine Behandlung erforderlich ist, mit Gewebsklebern nach selektiver Sondierung der Gefäße verschlossen. Dabei ist die direkte Behandlung der kombinierten Fistel vom Typ D besonderes schwierig, weil häufig die parakavernösen Zuflüsse aus der A. carotis interna auf Grund des geringen Gefäßkalibers eine selektive Sondierung nicht ermöglichen. Auch in diesen Fällen ist der transvenöse Zugang effektiv und rasch durchführbar.

Mit einer spontanen CCF vom Typ A können folgende Erkrankungen assoziiert sein: Ehlers-Danlos Syndrom Typ IV, fibromuskuläre Dysplasie und Pseudoxanthoma elasticum. Spontane Fisteln vom Typ A entstehen häufig auf dem Boden eines rupturierten Aneurysmas im intrakavernösen Abschnitt der A. carotis interna. Sie weisen im Gegensatz zu den Fisteln vom Typ B-D einen hohen Fluß auf.

Arteria vertebralis-Fisteln

Unterschieden wird zwischen spontanen Fisteln (Hieshima et al., 1986; Merland et al., 1986b; Reizine et al., 1985) und posttraumatischen Fisteln (Cosgrove et al., 1987; Merland, 1986 b; Reizine et al., 1985). Erstere sind wahrscheinlich angeboren und werden klinisch im Laufe der Kindheit oder später manifest. Auffällig werden die Patienten entweder durch ein pulssynchrones Geräusch im Nackenbereich oder in seltenen Fällen durch ein zunehmendes Shuntvolumen mit konsekutiver Minderdurchblutung im vertebrobasilären System. Sie können auch Komplikationen oder Begleiterscheinung anderer Grundkrankheiten, z. B. der Neurofibromatose (Deans et al., 1982) oder der fibromuskulären Dysplasie, sein. Posttraumatische Fisteln treten nach Stich- und Schußverletzungen oder iatrogen nach Operationen oder Punktionen auf. Aufgrund des hohen Flußes ist der selektive Verschluß der Fisteln durch ablösbare Ballons, durch Metallspiralen oder Gewebekleber durchführbar. Die A. vertebralis wird dabei durchgängig gehalten.

Zerebrale arteriovenöse Fisteln
Zerebrale av-Fisteln treten solitär oder in Kombination mit zerebralen arteriovenösen Malformationen auf. Die Therapie besteht in einem selektiven Verschluß der Fistel mit einem ablösbaren Ballon (Biondi et al.,1989; Merland und Rüfenacht, 1986 a; Vinuela 1983). Alternativ kommen Gewebekleber in Betracht, vor allem wenn kleinere Fistelzuflüße vorhanden sind.
Die Vena Galeni-Malformation ist eine Sonderform, bei der es sich um av-Fisteln zwischen mehreren Arterien und der nicht atretischen medianen Vene des Prosenzephalon handelt und nicht, wie fälschlicherweise bezeichnet, der Vena Galeni (Raybaud et al., 1989). Aufgrund der meist sehr großen Shuntvolumina zeichnet sich diese embryonale Gefäßmißbildung häufig postpartal durch eine schwere Herzinsuffizienz aus. In Fällen, bei denen die zerebrale Vorschädigung nicht deutlich ausgeprägt ist, sollte eine endovaskuläre Therapie eingeleitet werden (Lasjaunias et al., 1996). Diese besteht aus einem transarteriellen Fistelverschluß (Ballon, Kleber, Metallspiralen) oder einem transvenösen Zugang mit Verschluß der dilatierten medianen Vene des Prosenzephalon. Aufgrund der normal perfusion pressure breakthrough-Theorie (Spetzler et al., 1978) ist ein mehrzeitiger Verschluß anzustreben, um eine Hirnblutung zu vermeiden.

D 7.4. Arteriovenöse Malformationen

Klinik
Zerebrale av-Malformationen (AVM) können auf folgende Arten klinisch manifest werden: 1. durch subarachnoidale oder parenchymatöse Blutungen, 2. durch zerebrale Durchblutungsstörungen infolge des Stealeffektes, 3. durch neurologische Ausfälle und 4. durch ein Anfallsleiden.
Neben diesen klinisch apparenten Malformationen findet sich durch die modernen bildgebenden Verfahren eine zunehmende Anzahl von Patienten, deren Läsion zufällig entdeckt wird, z. B. im Rahmen einer Diagnostik nach Schädel-Hirn-Trauma oder bei Kopfschmerzen.
Aus mehreren Langzeitstudien von nicht behandelten AVM-Patienten, deren Malformation zufällig entdeckt wurde, ist bekannt, daß das spontane Risiko einer Erstblutung bei etwa 1–3 % pro Jahr liegt (Graf et al., 1983; Heros et al., 1987; Jane et al., 1985; Luessenhop et al., 1984). Das Risiko einer Rezidivblutung kann sich nach einer Erstblutung verdoppeln, wobei insbesondere für die ersten Jahre ein hohes Risiko bestehen bleibt (Brown et al., 1988; Crawford et al., 1986; Forster et al., 1972). Das Morbiditäts- und Mortalitätsrisiko pro Blutung wird unterschiedlich hoch zwischen 10 % und 30 % angegeben (Michelsen et al., 1979; Graf et al., 1983; Brown et al., 1988). Die Beziehung zwischen der Größe einer AVM und dem Blutungsrisiko wird kontrovers diskutiert. Die meisten Studien zeigen, daß kleine AVM häufiger bluten als große Malformationen (Drake, 1978; Parkinson et al., 1980; Graf et al., 1983; Spetzler et al., 1992). Möglicherweise ist das erhöhte Blutungsrisiko kleiner Angiome nur vorgetäuscht, da sie sich in der Regel nur durch Blutungen manifestieren können, wohingegen große Angiome neben Blutungen auch durch epileptische Anfälle und durch ihre Stealeffekte symptomatisch werden können. Hiermit wird die Blutungsinzidenz für kleine AVM scheinbar größer als die für große.
Die endovaskuläre Embolisation hat eine herausragende Stellung bei der Behandlung von zerebralen AVM. Der offene operative Eingriff war früher die einzige therapeutische Option. Spetzler und Martin entwickelten 1986 eine präoperative Klassifikation für AVM mit 5 verschiedenen Schweregraden. Die Einteilung berücksichtigt die Größe der AVM, den venösen Abfluß (oberflächlich oder tief gelegen) und die Lokalisation (eloquente oder nicht eloquente Hirnareale). Die *Spetzler-Martin-Klassifikation* hat eine hohe prognostische Bedeutung, um die chirurgische Morbidität und Mortalität vorauszusagen. In einer prospektiven Studie bei 120 Patienten evaluierten Hamilton und Spetzler die Klassifikation und fanden eine chirurgische Morbidität von 0 % für AVM vom Spetzlergrad I und II; AVM vom Spetzlergrad III wiesen eine transiente chirurgische Morbidität von 2,8 % auf. Permanente neurologische Defizite traten bei keinem der Patienten auf. Die Resektionen der AVM vom Spetzlergrad IV und V führten zu einer permanenten Morbidität von 16,7 % bzw. 21,9 % der behandelten Patienten. Keiner der behandelten Patienten verstarb infolge des operativen Eingriffs. Aufgrund der niedrigen operativen Morbidität der Angiome vom Spetzlergrad I–III ziehen manche Neurochirurgen eine präoperative endovaskuläre Behandlung nur für die AVM vom Spetzlergrad IV und V und für nicht operable AVM (manchmal als Spetzlergrad VI bezeichnet) in Betracht. Etwa 10 bis 15 % aller AVM können alleine durch eine endovaskuläre Embolisation verschlossen werden (Hurst et al., 1995; Wikholm, 1995). Durch die Entwicklung moderner Kathetersysteme und die zunehmende Erfahrung in der Embolisationtechnik liegt das Risiko bleibender neurologischer Ausfallserscheinungen durch die Embolisation bei unter 5 %. Die Mortalität wird in verschiedenen Serien mit 0 % bis 5 % angegeben (Picard et al., 1984; Stein et al., 1977). Das Embolisationsrisiko und das durch die Embolisation verminderte Operationsrisiko sollte bei der Indikationsstellung gegeneinander abgewogen werden. Das zu erwartende Risiko einer kombinierten Therapie aus Embolisation und Operation sollte geringer sein als das Risiko einer isolierten neurochirurgischen Intervention. In einigen Fällen kann durch die

endovaskuläre Behandlung ein primär inoperables Angiom in ein therapierbares Stadium gebracht werden, so daß sekundär eine Strahlenbehandlung und/oder eine neurochirugische Resektion möglich wird. Durch Embolisationen von höhergradigen Angiomen wird der operative Blutverlust und die Resektionsdauer reduziert (Jafar et al., 1993).

Angioarchitektur und Hämodynamik der AVM

Die Angioarchitektur sowie die Hämodynamik einer arteriovenösen Malformation muß vor jeder Embolisation genau studiert werden, um die Therapie zu optimieren und Komplikationen der endovaskulären Behandlung zu vermeiden. Die arteriovenösen Malformationen bestehen aus einem oder mehreren Kompartimenten, die zusammen den sogen. Angiomnidus bilden (**Abb. D 7.4**). Der Angiomnidus wird je nach Anzahl seiner Kompartimente über eine oder mehrere arterielle Feeder versorgt. Der venöse Abstrom erfolgt dementsprechend über eine oder mehrere Drainagevenen, die in tiefe und/oder oberflächliche Hirnvenen münden. Angiom-assoziierte Aneurysmen können sowohl innerhalb des Nidus als auch an den arteriellen Feedern und den Drainagevenen vorkommen. Perret und Nishioka berichteten 1966, daß 8 % der Patienten mit einer intrakraniellen AVM ein assoziertes Aneurysma aufwiesen. Die Aneurysmen waren in 34 % der Fälle an der hauptzuführenden Arterie sowie in 25 % der Fälle am proximalen Abschnitt des arteriellen Feeder gelegen. Die Studie konnte zeigen, daß die Blutungsinzidenz einer Malformation durch das Vorliegen eines Aneurysmas geringfügig erhöht wird.

Turjman et al. (1995) korrelierten die angiographischen Charakteristika einer AVM mit der Blutungsinzidenz anhand von selektiven und superselektiven Angiogrammen bei 100 Patienten. Die Autoren fanden folgende Parameter, die die Blutungsinzidenz beeinflußten: tiefe (vs. oberflächliche) Venendrainagen, arterielle Zuflüsse aus Aa. perforantes (vs. kortikale Arterien), im Nidus gelegene Aneurysmen, multiple Aneurysmen, vertebrobasiläre Zuflüsse und Lokalisationen der Malformationen im Bereich der Basalganglien. Kleine Angiomvolumina, Lokalisationen der Läsionen in tiefen Hirnabschnitten, Fisteln innerhalb des Nidus, singuläre Venendrainagen und venöse Stenosen korrelierten nicht mit einer Blutung.

Das der Malformation angrenzende Gefäßsystem weist eine gestörte Autoregulation auf als Folge eines verminderten Perfusionsdruckes durch den bestehenden arteriovenösen Shunt (Spetzler et al., 1978). Xenon-CT Untersuchungen mit und ohne Azetazolamid konnten die fehlende Autoregulation nachweisen (Tarr et al., 1991).

Histologische Untersuchungen von AVM zeigten, daß alle Abschnitte der Gefäßwand angiopathische Veränderungen infolge des hohen Blutflusses aufwiesen (Pile-Spellman et al., 1986).

Embolisation

Die meisten interventionellen Neuroradiologen empfehlen, bei einer vorausgegangenen zerebralen Blutung ein 4–8wöchiges Intervall zu einer Embolisation einzuhalten (Vinuela, 1992). Die Patienten erhalten vor der Therapie Nimodipin und Dexamethason. Abhängig von der Größe des Niduskompartimentes werden in jeder Sitzung etwa 1–3 Feeder verschlossen. Zwischen den Sitzungen sollte 1–4 Wochen gewartet werden, um die hämodynamische Umstellung des zerebralen Systemes zu begünstigen und einer Blutung durch einen erhöhten Perfusionsdruck vorzubeugen (Spetzler et al., 1978; Tarr et al., 1991). Zur Embolisation von zerebralen AVM werden über einen Mikrokatheter, der superselektiv in die Nähe des Nidus plaziert wird, verschiedene Materialen eingebracht. Vor der definitiven Okklusion wird im zerebralen Kreislauf Amobarbital (Kurzzeitbarbiturat, Amytal-Test für kortikale Funktionen, ähnlich dem Wada-Test), im Externakreislauf Lidocain (Überprüfung der Funktion der Hirnnerven) injiziert, um den Verschluß von angiographisch nicht sichtbaren Normalgefäßen zu vermeiden (Wada et al., 1960; Horton et al., 1986 a, Rauch et al., 1992).

Derzeit werden Seide, Gelfoam, Alkohol (96 %), Polyvinyl-Alkohol-Partikel (PVA) in der Größe von 50–1 000μm, Gewebekleber (Akrylate) sowie Dacron-Metallspiralen zur AVM-Embolisation eingesetzt. PVA Partikeln führen nach einer initialen Thrombose der zuführenden Feeder zu einer Vaskulitis, die bereits nach 3 Tagen auftritt und ein Maximum nach 2 Wochen erreicht (Germano et al., 1992). Diese frühen Veränderungen werden allmählich durch eine Fibrose ersetzt. Eine Rekanalisation wird in ca. 18 % der embolisierten Gefäße nachgewiesen. Folglich werden vermehrt Flüssigembolisate (n-Butylzyanoakrylat, NBCA) eingesetzt. Wikholm et al. (1996) berichteten über 150 endovaskulär embolisiete AVM. In 13 % der Fälle konnte die Malformation durch eine Embolisation allein behandelt werden. Die Zahl permanent behandelter AVM kann durch eine bessere Embolisationtechnik mit einer tiefen Penetration des Flüssigembolisates in den Nidus erhöht werden (Debrun et al., 1997).

Flüssigembolisate haben sich auch in der Behandlung zentral lokalisierter AVM mit Einbeziehung des Dienzephalon, der Basalganglien sowie der inneren Kapsel bewährt. Hurst et al. (1995) berichteten über 14 tief, zentral gelegene AVM, die mit IBCA (Isobutyl-2-Zyanoakrylat) oder NBCA embolisiert wurden. Die Embolisation führte in 15 % der Fälle zu einer kompletten Ausschaltung der AVM und einer Größenreduktion in 50 % der Fälle, die eine Radiochirurgie der AVM ermöglichte. Die Morbidität lag bei 14,3 %, und keiner der Patienten verstarb infolge des Eingriffs. Ähnlich gute Ergebnisse konnten Lawton et al. (1995) bei 32 Patienten mit Angiomen des Thalamus, der Basalganglien und des Hirnstammes erzielen. 21 der Patienten erhielten eine Embolisationsbehandlung

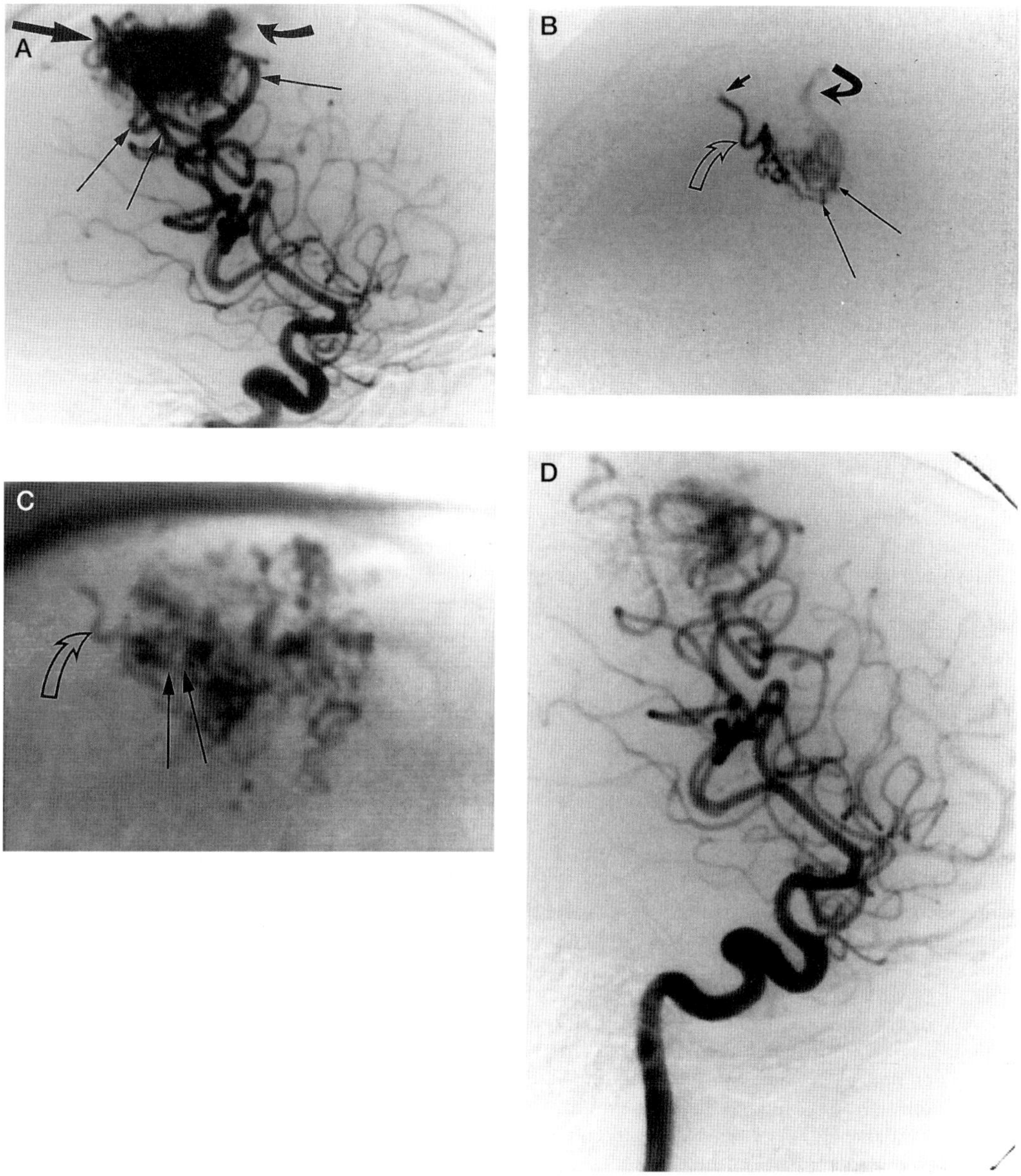

Abb. D 7.4: Zerebrale AVM-Embolisation

A: Arteriovenöse Malformation (AVM) in der prä- und postzentralen Region (laterale Projektion). Aufgrund des hohen Flusses erweiterte AVM-zuführende Äste aus der A. cerebri media (Pfeile) und dilatierte AVM drainierende kortikale Vene (gebogener Pfeil).

B: Superselektive Sondierung eines konvexitätsnahen AVM Feeders (Mikrokatheterspitze: gerader Pfeil). Kontrastierung eines singulären AVM-Kompartiments (Doppel-Pfeil) über einen kleinen Feeder (gebogener offener Pfeil) und Nachweis einer dilatierten kortikal drainierenden Vene (gebogener Pfeil).

C: Das Röntgenbild des Schädels im seitlichen Strahlengang zeigt den AVM-Nidus nach mehrfacher Embolisation mit einer Mischung aus Flüssigkleber (NBCA) und Ethiodol (Aufnahme vergrößert). Das Embolisat liegt z. T. im zuführenden Feeder (gebogener offener Pfeil) und Nidus (Doppel-Pfeil) des in (B) beschriebenen Kompartiments.

D: Das Kontrollangiogramm nach mehrfacher Embolisation zeigt eine deutliche Größenreduktion des Nidus und der Äste der A.cerebri media. Die Resektion der AVM konnte ohne bleibende neurologische Ausfälle erfolgen.

mit NBCA. In Abhängigkeit von der Operabilität wurde eine Radiochirugie oder eine offene Operation angeschlossen. Mit Hilfe einer kombinierten Behandlung konnten 72 % der Patienten therapiert werden. Keiner der Patienten verstarb, 9 % der Fälle wiesen ein permanentes neurologisches Defizit auf.

D 7.5. Zerebrale Aneurysmen

Indikation für die endovaskuläre Behandlung
Die minimal-invasive endovaskuläre Technik hat sich zwischenzeitlich bei der Behandlung von intrakraniellen Aneurysmen etabliert. An den größeren Zentren ist das endovaskuläre Verfahren für nachfolgende Indikationen vorbehalten, da bislang Erfahrungen über Langzeiterfolge fehlen:

1. Patienten, die aufgrund des klinischen Zustandes nach stattgehabter Subarachnoidalblutung (Grad III, IV oder V nach Hunt und Hess) oder aufgrund von Begleiterkrankungen für die operative Ausschaltung zu der Hochrisikogruppe gehören.
2. Aneurysmen, die aufgrund ihrer anatomischen Lage oder Konfiguration schlecht oder nicht operabel sind.
3. Nach erfolglosen Aneurysmaoperationen.
4. Patienten, die eine Kraniotomie ablehnen.

Die endovaskuläre Behandlung bietet zahlreiche Vorteile gegenüber der offenen Operation, einschließlich der Vermeidung von Komplikationen, die mit einer Kraniotomie und einer Allgemeinnarkose verbunden sein können. Eine Neuroleptanalgesie, d. h. eine Sedierung bei der Patienten jederzeit erweckbar sind, ermöglicht während endovaskulärer Interventionen ein kontinuierliches Monitoring der neurologischen Funktionen. Im Normalfall verkürzt die endovaskuläre Behandlung die Rekonvaleszenzdauer und den Krankenhausaufenthalt des Patienten deutlich. Solange allerdings die Vorteile einer endovaskulären gegenüber operativen Aneurysmabehandlung nicht durch randomisierte Studien belegt sind, ist dieses Verfahren noch als experimentell anzusehen.

Aneurysmabehandlung durch Ballonokklusion des Trägergefäßes
Mit der Entwicklung von neuen endovaskulären Techniken haben die ablösbaren Ballons ihre Bedeutung für die Aneurysmabehandlung verloren. Ballons werden zur Okklusion nur noch dann eingesetzt, wenn das Trägergefäß zur Ausschaltung des Aneurysmas okkludiert werden muß. Larson et al. (1995) berichteten über ihre Behandlungsergebnisse bei 58 Aneurysmen der A. carotis interna. Vierzig der Aneurysmen lagen im kavernösen Segment, 5 im petrösen, 3 im zervikalen und 10 im ophthalmischen Abschnitt. Vor einer definitiven Karotisokklusion wurde eine temporäre Ballontestokklusion (BTO), kombiniert mit einer medikamentös induzierten Hypotonie, durchgeführt. Der zerebrale Blutfluß wurde unter der BTO gemessen. Zwei der Patienten, die während der BTO neurologische Symptome entwickelten, erhielten vor der permanenten Okklusion einen extra-intrakraniellen Bypass. In 97 % der Fälle war angiographisch eine vollständige Ausschaltung des Aneurysmas möglich. 10 % der Patienten entwickelten eine transiente zerebrale Ischämie. Die Behandlung wies eine permanente, ischämiebedingte Morbidität und eine Mortalität von jeweils 5 % auf. Standard et al. (1995) berichteten über eine Ballontestokklusion bei 47 Patienten. Die BTO wurde über 20 Minuten unter normalen Blutdruckverhältnissen durchgeführt und über weitere 20 Minuten unter Hypotonie. Vier Patienten (9 %) entwickelten ein Defizit unter einer Normotonie und weitere 9 Patienten (21 %) unter einer Hypotonie. Einer der 19 Patienten, welcher die BTO unter Hypotension tolerierte, entwickelte einen kleinen embolischen Infarkt nach der permanenten Karotisokklusion; erholte sich aber klinisch vollständig.

Direkte Aneurysmaokklusion
Eine ganz wesentliche Weiterentwicklung bei der endovaskulären Aneurysmabehandlung war die Einführung von Platinspiralen im Jahr 1988. Schließlich kam es mit der Einführung von elektrisch ablösbaren Platinspiralen (GDC-Coils) durch Guglielmi et al. (1991) zu einem entscheidenden Fortschritt. Der Vorteil des GDC-Systems liegt darin, daß die Spiralen, nachdem sie in das Aneurysma eingebracht worden sind, wieder in den Einführungskatheter zurückgezogen werden können. Dadurch können die Spiralen kontrolliert im Aneurysmalumen abgesetzt werden. Der Führungsdraht, an den die Spirale gelötet ist, wird im Falle einer regelrechten Coilplazierung an eine Stromquelle (Gleichspannung) von 1 mA angeschlossen. Durch den einsetzenden elektrolytischen Vorgang an der Lötstelle wird die Platinspirale abgelöst und verbleibt im Aneurysma. Guglielmi et al. (1992) berichteten über die GDC-Behandlung von 43 Aneurysmen im Bereich der hinteren Schädelgrube. Eine vollständige Ausschaltung konnte bei 13 von 16 Aneurysmen mit einem schmalen Hals erzielt werden, jedoch nur bei 4 von 26 Aneurysmen mit einem breiten Hals.

Technisches Vorgehen
Vor einer endovaskulären Behandlung erhalten die Patienten Nimodipin (60 mg, p. o., alle 4 Stunden) und Dexamethason (4–10 mg, i. v. oder p. o., alle 6 Stunden). Phenytoin wird generell zur Prävention von Krampfleiden eingesetzt und Famotidine (20 mg i. v., alle 12 Stunden) zur Prophylaxe eines Streßulkus. Eine externe Ventrikeldrainage wird plaziert, falls ein Hydrozephalus infolge einer SAB vorliegt.
Der Patient erhält zur Sedierung vor dem Eingriff Midazolamhydrochlorid (1 mg i. m.) und Hydromorphonhydrochlorid (1 mg i. m.) sowie Atropin (0,4 mg i. m.) zur Prävention einer Bradykardie.

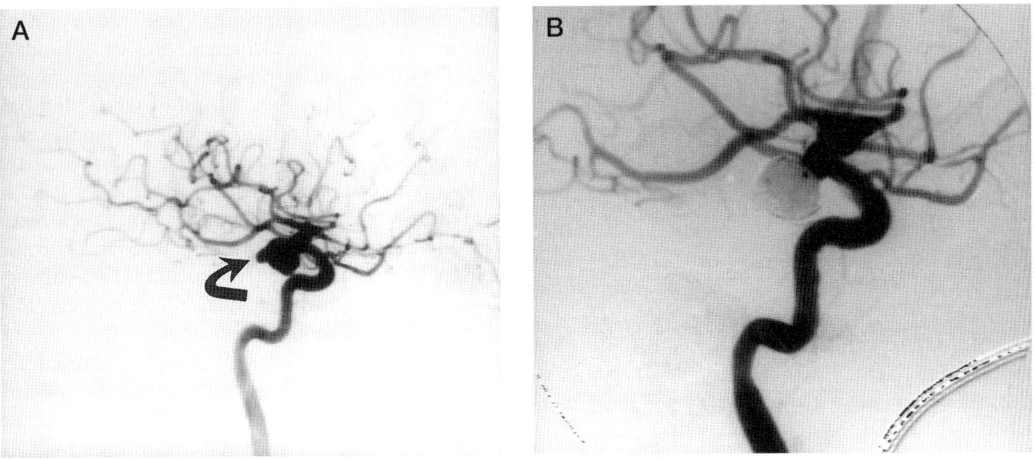

Abb. D 7.5: Aneurysma-Okklusion

A: 75jährige Patientin mit mehrfacher SAB (Hunt & Hess Grad III). Ca. 15 × 15 mm großes Aneurysma der A. cerebri posterior (Direktabgang aus der A. carotis interna, fötaler Typ) mit Nachweis eines Satellitaneurysmas (wahrscheinliche Lokalisation der Perforation: gebogener Pfeil).

B: Die Kontrollangiographie zeigt das mit elektrisch ablösbaren Platinspiralen (GDC-System) gefüllte Aneurysma. Kontrastmittelstase im Satellitaneurysma aufgrund der Flußverlangsamung. Dieser Teil wurde nicht mit Spiralen gefüllt, um die Gefahr einer eventuellen Ruptur zu vermeiden.

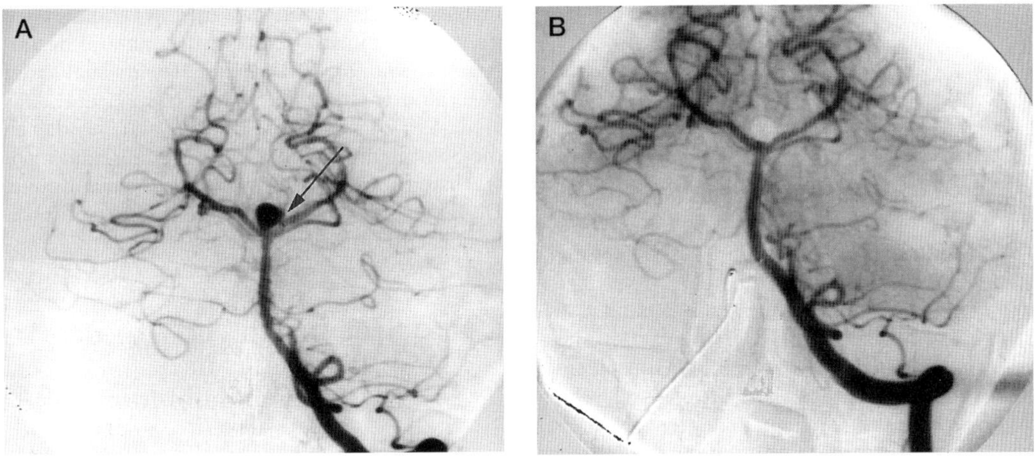

Abb. D 7.6: Aneurysma-Okklusion

A: Ca. 4 × 5 mm großes Basilariskopfaneurysma, das eine SAB verursachte mit einem Satellitenaneurysma (Pfeil).

B: Fehlende Kontrastierung des Aneurysmas und regelrechte Lage der Spiralen (Kontrollangiographie nach der endovaskulären Okklusion).

Eine Intubationsnarkose ist nicht erforderlich und wird nur bei mangelhafter intravenöser Sedierung eingesetzt. Während der Intervention wird für eine ausreichende Oxygenierung gesorgt. Der Patient erhält vor dem Eingriff einen intravenösen Heparinbolus von 100 IU/kg KG, und die aktivierte Gerinnungszeit (ACT) wird während des Eingriffs durch weitere Gaben von Heparin auf dem 2–3fachen des Ausgangswertes gehalten. Zur Prophylaxe eines katheterinduzierten Spasmus wird Nitroglyzerinpaste (ca. 10 cm Streifen) auf die Haut aufgetragen. Nachdem angiographisch die Größe des Aneurysmas bestimmt wird, wird das Aneurysmalumen mit einem Mikrokatheter in der Regel über den transfemoralen Zugang sondiert. Danach wird in das Aneurysma eine ablösbare Metallspirale (GDC-System) von optimaler Größe eingebracht, gefolgt von weiteren, in der Regel kleiner werdenden Spiralen, bis das Aneurysma ausreichend dicht gepackt ist. Am Ende der Behandlung sollte der Aneurysmahals vollständig verschlossen sein, ohne das Trägergefäß zu kompromittieren (**Abb. D 7.5** und **Abb. D 7.6**). Nach dem Eingriff bleiben die Patienten zur Überwachung auf der Neurointensiveinheit über 24 Stunden und erhalten Heparin und Nimodipin über 24–72 Stunden. Patienten mit einem Vasospasmus können im Anschluß an die endovaskuläre Intervention mit einer Hypervolämie- und einer Hypertensionstherapie (Triple H) behandelt werden. Bei Bedarf kann eine superselektive intraarterielle Papaverininfusion oder eine Ballonangioplastie vorgenommen werden (s. a. Kap. D 7.6.). Eine Kontrollangiographie wird vor der Entlassung des Patienten, nach 6 Monaten sowie nach einem Jahr wiederholt.

Ergebnisse

Chirurgisch inkomplett okkludierte Aneurysmen bergen die Gefahr einer Ruptur. Feuerberg et al. (1987) berichteten über 28 operativ inkomplett geklippte Aneurysmen bei 27 von 715 Patienten (3,8 %). Die Blutungsrate von Restaneurysmen lag zwischen 0,38 % und 0,79 % pro Jahr.

Eine nordamerikanische Multizenterstudie konnte zeigen, daß kleine Aneurysmen (4–10 mm Fundusgröße) mit einem kleinen Hals (< 4 mm), welche mit dem GDC-System behandelt wurden, eine komplette Okklusion in etwa 60 % der Fälle aufwiesen. Hingegen konnte bei kleinen Aneurysmen mit einem breiten Hals (> 4 mm) eine vollständige Okklusion nur in ca. 30 % der Fälle erzielt werden. Ähnliche Ergebnisse wiesen Riesenaneurysmen auf (Okklusionsrate ca. 40 %). Komplikationen, die auf der GDC-Technik basierten, traten in 10 % auf und führten zu einer Morbidität und einer Mortalität von insgesamt 5 %.

Einige Zentren kombinieren die endovaskuläre Aneurysmabehandlung als eine temporäre Maßnahme zur Prävention einer Rezidivblutung im frühen Stadium nach einer stattgehabten SAB mit einer späteren elektiven Operation. Aneurysmen werden locker mit Platinspiralen gefüllt, um die Komplikationen einer dichten Packung zu vermeiden.

Dies setzt die Gefahr einer frühen Rezidivblutung signifikant herab. Graves et al. (1995) veröffentlichten kürzlich ihre Erfahrung mit dem GDC-System bei der Therapie von 13 Patienten mit Aneurysmen, die innerhalb von 72 Stunden nach einer SAB behandelt wurden. Patienten im schlechten Allgemeinzustand oder mit operativ schwer zugänglichen Aneurysmen wurden für die endovaskuläre Behandlung ausgesucht. Keiner der Patienten erlitt eine Rezidivblutung innerhalb der ersten 2 Wochen nach der primären SAB. Das Risiko einer Rezidivblutung innerhalb der ersten 2 Wochen nach der primären SAB liegt bei unbehandelten Patienten bei 30 % (Broderick et al., 1994).

Ein weiteres wesentliches Risiko für eine erhöhte Morbidität und Mortalität nach einer SAB ist der Vasospasmus. Eine frühzeitige Eliminierung des Aneurysmas aus der Blutzirkulation ermöglicht eine aggressive Behandlung des Vasospamus mit einer Hypervolämie- und einer Hypertensiontherapie sowie mit einer intraarteriellen Papaverininfusion bzw. einer Angioplastie.

Zukunftsperspektiven

Die derzeitige endovaskuläre Weiterentwicklung in der Aneurysmabehandlung versucht die Thrombogenität von Okklusionsmaterialen zu erhöhen, um so der späteren Revaskularisation vorzubeugen (Szikora et al., 1997). Dawson et al. (1995) berichteten über den Einsatz von mit Kollagen und Dacron beschichteten Platinspiralen bei experimentellen Aneurysmen. Jene Aneurysmen, die mit Kollagen-beschichteten Spiralen behandelt wurden, waren vollständig mit Narbengewebe gefüllt. Weder verbliebenes thrombotisches Material noch eine Rekanalisierung des Aneurysmas konnte nachgewiesen werden. Der Aneurysmahals war von einer Endothelschicht überzogen. Jedoch waren in Aneurysmen, die mit Dacron-beschichteten Metallspiralen verschlossen wurden, Thromben im Bereich der Aneurysmakavität und ein verbliebenes Restlumen nachweisbar. Eine neue Endothelschicht (Neointima) fehlte im Bereich der Aneurysmaöffnung. Diese Ergebnisse sind jedoch aufgrund speziesabhängiger Endothelreaktion auf das eingebrachte Okklusivmaterial nur bedingt auf das menschliche Gefäßsystem übertragbar.

Ein weiterer therapeutischer Ansatz zielt auf die Beeinflussung des gestörten Blutstroms im Aneurysma und im angrenzenden Trägergefäß durch die Implantation eines Stents vor dem Aneurysmaeingang. Stents sind zylindrisch geformte poröse Gefäßprothesen (s. a. Kap. D 7.8) aus Metallegierungen oder aus Polymeren, die perkutan endovaskulär im Trägergefäß vor dem Aneurysmahals abgesetzt werden. Der Stent verändert den komplexen Blutstrom im Aneurysma und begünstigt so eine Thrombose der Aneurysmakavität (Wakhloo et al., 1995; Marks et al., 1994; Änis et al., 1997; Lieber et al., 1997). Zusätzlich dienen die Stentfilamente als eine Matrix für Endothelwachstum im Bereich der Aneurysmaöffnung. Derzeit werden Bifurkationsstents für den intrakraniellen Einsatz entwickelt.

D 7.6. Symptomatischer Vasospasmus nach Subarachnoidalblutung

Klinik

Der Vasospasmus nach einer Subarachnoidalblutung (SAB) ist neben der Rezidivblutung aus intrakraniellen Aneurysmen die Hauptursache für die Morbidität (in 6,3 % aller Patienten) und Mortalität (in 7,2 %) im weiteren Verlauf dieses Krankheitsbildes (Kassell et al., 1990). Angiographisch zeigen sich 3–12 Tagen nach einer SAB bei 62 % aller Patienten mit einer Aneurysmaruptur (Dorsch, 1990) deutliche fokale, segmentale oder diffuse arterielle Einengungen im Bereich des Circulus Willisii. Der Vasospasmus kann mit der Zunahme von Kopfschmerzen und Meningismus sowie einer Verschlechterung des allgemeinen Bewußtseinzustandes vergesellschaftet sein. Klinisch können Zeichen einer zerebralen Ischämie oder eines Infarktes mit Nachweis von umschriebenen neurologischen Ausfällen vorliegen. Klinische Symptome zeigen sich zwischen dem 4. und 12. Tag nach einer SAB, mit einem Häufigkeitsgipfel am 7.–8. Tag. In etwa 75 % der Patienten ist die klinische Symptomatik auf eine Ischämie im Versorgungsgebiet der A. cerebri media und in 25 %

im Versorgunsgebiet der A. cerebri anterior zurückzuführen.
Innerhalb der ersten 10–12 Tage nach einer SAB sind an den spastischen zerebralen Gefäßen nur geringe pathologische Veränderungen nachweisbar. Die Tunica media und die Lamina elastica interna weisen in Längsrichtung Falten auf. Die Veränderung der glatten Muskelzellen sind vereinbar mit einer muskulären Kontraktion (Findlay et al., 1989), die durch intraarterielle Papaverin- oder Nicardipin-Infusion reduziert werden kann. Die Tunica adventitia zeigt eine entzündliche Infiltration, die jedoch nur selten in die Tunica media übergreift. Nach 10–12 Tagen tritt eine Fibrose in der Tunica media auf, und die Intima kann aufgrund einer myointimalen Proliferation verdickt sein. Eine fehlende Kontraktion spastischer Arterien nach transluminaler Angioplastie beim SAB-induzierten Vasospasmus unterstützen die Bedeutung struktureller Veränderung der Arterienwand (Coyne et al., 1990; Kataoka et al., 1993, LeRoux et al., 1994a).
Ätiologisch verantwortlich für den Vasospamus sind Blutkoagel im Subarachnoidalraum. Kontrovers hingegen wird diskutiert, welche Blutbestandteile bzw. Blutabbauprodukte für den Vasospasmus einschließlich der Entzündungsreaktion, der strukturellen Veränderung und der gestörten Innervation der Arterie zuständig sind.
Differentialdiagnostisch muß an eine kongenitale arterielle Hypoplasie, an atherosklerotische Gefäßveränderungen, an eine diffuse Gefäßeinengung aufgrund einer intrakraniellen Hypertonie und an eine umschriebene Gefäßeinengung durch den Masseneffekt eines Hämatoms gedacht werden.

Therapie

Medikamentöse Behandlung

Die hypervolämisch-hypertensive Therapie mit Hämodilution (bekannt als Triple-H Therapie) sowie der Einsatz von Kalzium-Antagonisten sind in der Behandlung des Vasospasmus wirksam. Ca. 40 % der Patienten mit einem vasospastisch-bedingten neurologischen Defizit reagieren jedoch auf diese Therapie nicht, so daß eine neurologische Funktionsstörung persistiert oder gar progredient ist (Findlay et al., 1991).
Die endovaskuläre Therapie hat sich bei der Behandlung des symptomatischen Vasospasmus etabliert. Es liegen jedoch derzeit noch keine längeren Nachbeobachtungen und Multizenterstudien vor. Die Indikation sollte daher streng gestellt werden und die Therapie folgenden Fällen vorbehalten sein:

1. neu aufgetretene neurologische Symptomatik nach einer SAB, die nicht erklärbar ist z. B. durch einen Hydrozephalus, eine Rezidivblutung, ein Hämatom oder durch die Aneurysmaoperation selbst;
2. fehlender Erfolg einer hypervolämisch-hypertensiven Therapie;
3. das vom Vasospasmus betroffene Stromgebiet sollte für die neurologische Symptomatik verantwortlich sein;
4. im CT sollte kein Hinweis für einen Infarkt im zu behandelnden vaskulären Gebiet vorliegen.

Transluminale Ballondilatation

Zubkov et al. (1984) führten die transluminale Angioplastie in die Therapie des symptomatischen Vasospasmus ein. Bei 33 Patienten wurden 105 zerebrale Gefäße mit einem Ballonkatheter dilatiert. Die Therapie wurde bei 28 Patienten vor der Aneurysmaoperation durchgeführt. Komplikationen wurden bei keinem der Patienten gesehen. Die Kontrollangiographie bis zu einem Monat nach der Behandlung zeigte kein Rezidiv in dilatierten Gefäßabschnitten. Tierexperimentelle Untersuchungen (Konishi et al., 1992) sowie eine histologische Untersuchung bei 2 Patienten (Honma et al., 1995) konnten zeigen, daß die Angioplastie sowohl das extrazelluläre Kollagen als auch die Matrix der Arterienwand zerstört und die kontraktilen glatten Muskelzellen schädigt. Wie tierexperimentell gezeigt werden konnte, führt die mechanische Dehnung der glatten Muskeln zu einer Beeinträchtigung der Gefäßreaktion auf Vasodilatatoren oder Vasokonstriktoren (Chan et al., 1995). Welche der Mechanismen die Ursachen für ein fehlendes Rezidiv sind, wird gegenwärtig untersucht.
Zwischenzeitlich liegen Ergebnisse bei ca. 200 Patienten vor, die einer Angioplastie bei Vasospasmus nach einer SAB aufgrund einer Aneurysmaruptur unterzogen wurden. Angiographisch wurde eine Besserung in mehr als 95 % der Fälle gesehen. Eine klinische Besserung trat in etwa 63 % der Fälle auf. Komplikationen wurden in etwa 10 % der Fälle beobachtet. Die meisten Komplikationen traten aufgrund einer erneuten Blutung auf, meist durch eine Ruptur nicht behandelter Aneurysmen. Weitere Komplikationen waren Gefäßrupturen durch die Balloninsufflation, hämorrhagische Infarkte sowie Gefäßokklusionen (Newell et al., 1989; Brothers et al., 1990; Nemoto et al., 1990; Takahashi et al., 1990; Konishi et al., 1992, Higashida et al., 1992; LeRoux et al., 1994 b). Die Angioplastie kann bei Patienten mit einer schweren generalisierten Atherosklerose, insbesondere im Bereich des vertebrobasilären Kreislaufes, erschwert sein.
Der Zeitpunkt, wann eine Angioplastie nach Auftreten von neurologischen Symptomen durchgeführt werden sollte, wird kontrovers diskutiert. Gute Ergebnisse mit der Angioplastie konnten 6–12 Stunden, in wenigen Fällen sogar noch 48 Stunden nach Auftreten von neurologischen Ausfallserscheinungen erzielt werden (Eskridge et al., 1990).
Aufgrund der Gefahr einer Reperfusionsblutung halten die meisten Untersucher eine im CT bereits nachweisbare Hypodensität für eine Kontradindikation für die Angioplastie im entsprechenden Gefäßareal. Die Ballondilatation sollte einer Aneu-

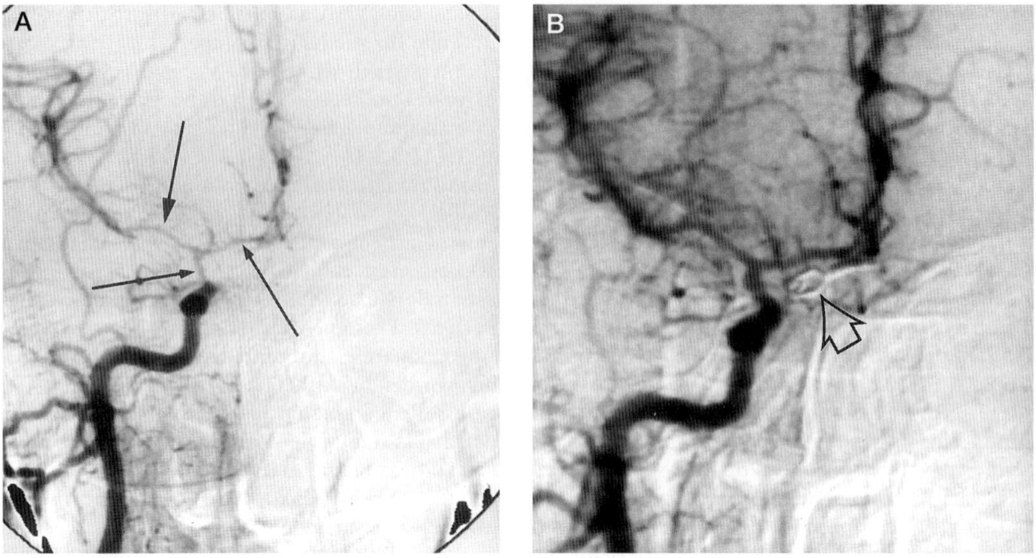

Abb. D 7.7: Papaverin-Infusion bei symptomatischem Vasospasmus nach SAB
45jährige Patientin mit einer SAB und einem A. communicans anterior-Aneurysma (SAB Hunt & Hess Grad II). Z. n. operativer Ausschaltung des Aneurysmas (offener Pfeil in B). Die Patientin entwickelte eine linksseitige Hemiparese am 5. Tag nach der SAB.

A: Die Karotisangiographie (ap-Strahlengang) zeigt einen ausgeprägten Vasospasmus der distalen A. carotis interna (C1-und C2-Abschnitt), der M1- und A1-Abschnitte der A. cerebri media bzw. anterior (Pfeile) mit verminderter Perfusion der rechten Hemisphäre.

B: Kontrollangiographie nach selektiver Infusion von 300 mg Papaverin über 1,5 Stunden in das supraophthalmische Segment der A. carotis interna sowie superselektiv in den A1-Abschnitt. Deutliche Zunahme der Perfusion bei Erweiterung der Gefäßkaliber. Vollständige Rückbildung der Hemiparese noch während der Behandlung; kein Rezidiv.

rysmaoperation oder einer endovaskulären Aneurysmaokklusion nachgeschaltet sein. Falls aufgrund des schlechten Allgemeinzustandes des Patienten eine Operation als hochrisikoreich eingestuft wird, ist eine endovaskuläre Aneurysmaokklusion vorzuziehen (s. Kap. D 7.5).

Superselektive intraarterielle Papaverin-Infusion
Trotz erheblicher Fortschritte auf dem Gebiet der Kathetertechnologie kann ein Vasospasmus von kleineren Gefäßabschnitten, wie beispielsweise dem A2- und M2-Abschnitt der A. cerebri anterior bzw. der A. cerebri media, aufgrund anatomischer Gegebenheiten eine Ballondilatation verhindern. Indikationen für eine Papaverin-Infusion liegen bei Spasmen im distalen Stromgebiet und im Bereich perforierender Gefäße sowie bei besonders hohem Risiko für eine Angioplastie vor. Gelegentlich kann die Papaveringabe mit einer Angioplastie kombiniert werden oder diese erst ermöglichen (Kaku et al., 1992; Livingston et al., 1993). Papaverin-Hydrochlorid ist ein Derivat eines Opiumalkaloids (wird auch synthetisch hergestellt) und wirkt offensichtlich als ein starker Vasodilatator über einen direkten Effekt auf die Muskelzellen. Papaverin wird über einen superselektiv gelegten Mikrokatheter direkt proximal des eingeengten Gefäßabschnittes infundiert (**Abb. D 7.7.**). Die in der Literatur angegebene, über einen Zeitraum von 30 bis 60 Minuten infundierte Gesamtdosis variiert zwischen 6–600 mg (Clouston et al., 1995; Kaku et al., 1992). Im Vergleich zur Angioplastie ist die Papaverin-Infusion technisch einfach und komplikationsärmer. Jedoch werden Rezidive in bis zu 20 % der Fälle gesehen, die auf eine wiederholte Papaverin-Therapie gut ansprechen können (Marks et al., 1993; Clouston et al., 1995). Eine verspätete Papaverin-Infusion oder eine insuffiziente Dosierung bzw. Infusionsdauer kann eine fehlende klinische Besserung bedingen.
Die Kombination von intraarteriellem Papaverin mit einer hochdosierten intravenösen Gabe des Kalzium-Antagonisten Nicardipin kann zu einer signifikanten Reduktion des symptomatischen Vasospasmus führen (Yoshimura et al., 1995). Ein symptomatischer Vasospasmus trat in 18 % der Patienten auf, die mit dem Kalzium-Antagonisten behandelt wurden, gegenüber 39 % in der Kontrollgruppe. Die Kombinationstherapie führte zu einer Reduktion der Morbidität (3 %) sowie der Mortalität (0 %). Die hochdosierte Gabe von Nicardipin hat wahrscheinlich einen größeren vasodilatativen Effekt auf kleinere Gefäße als auf größere zerebrale Arterien (Yoshimura et al., 1995). Kristallembolien können bei einer Mischung von Papaverin mit Heparin, Serum, ionischem Kontrastmittel oder Pufferlösung (pH $>$ 5,0) auftreten und neurologische Ausfälle verursachen (Mathis et al., 1994 a). Die Instabilität von Papaverin

kann durch Reduktion der Konzentration der Lösung (< 0,3 %) minimalisiert werden. Bei infraophthalmischer Lage des Katheters während der Papaverin-Infusion kann eine temporäre Mydriasis auftreten, die Pilocarpin-resistent ist (Hendrix et al., 1994). Tachykardien, temporäre Atemdepressionen oder Atemstillstände, generalisierte, tonisch-klonische Krampfanfälle und passagere fokal neurologische Ausfälle sind vereinzelt beschrieben worden (Mathis et al., 1994 b; Clouston et al., 1995).
Die Kontraindikationen für eine intraarterielle Papaverin-Infusion entsprechen etwa denen der Angioplastie.

D 7.7. Thromboembolische Gefäßverschlüsse

Mehrere, teilweise randomisierte Multizenterstudien konnten zeigen, daß eine innerhalb der ersten 6 Stunden nach Gefäßverschluß durchgeführte intravenöse Thrombolyse mit Streptokinase signifikant die Mortalität beim akuten Myokardinfarkt herabsetzt. Dieses in der Kardiologie etablierte Verfahren wird beim zerebralen Infarkt derzeit kontrovers diskutiert. Die MAST-E Studie (The Multizenter Acute Stroke Trial - Europe Study Group, 1996) mußte frühzeitig abgebrochen werden, da die intravenöse Gabe von 1,5 Millionen IU Streptokinase bei einem MCA-Verschluß (Gabe innerhalb von 6 Stunden nach Einsetzen von Symptomen) zu einer signifikant höheren Mortalität (34,0 %) im Vergleich zur Placebo-Gruppe (18,2 %) führte. Eine Besserung von neurologischen Ausfällen in der behandelten Gruppe konnte im Vergleich zur Placebo-Gruppe nicht nachgewiesen werden.
Unter den vor kurzem durchgeführten Thrombolyse-Studien (Hacke et al., 1995; The Multizenter Acute Stroke Trial - Italy, 1995) konnte lediglich die NINDS Studie (The National Institute of Neurological Disorders and Stroke rt-PA Stroke Study Group, 1995), die rt-PA (recombinant tissue plasminogen activator) einsetzte, keine vermehrte Mortalität in der behandelten Gruppe verzeichnen. Des weiteren fand diese Studie, daß die Patienten von der Therapie profitierten. Unterschiede in der Selektion der Patienten könnte hierfür verantwortlich sein. Es gibt jedoch derzeit nicht ausreichende Beweise, daß Patienten mit einem zerebralen Infarkt von einer systemischen intravenösen Thrombolyse profitieren (Ferguson et al., 1994).
Die lokale intraarterielle Fibrinolyse (LIF) hat in nichtrandomisierten Studien, bestehend aus einem sehr inhomogenen Patientenkollektiv, zeigen können, daß sie teilweise bei der Behandlung von thromboembolischen Verschlüssen eine hohe Rekanalisierungsrate erzielen kann (del Zoppo et al., 1988; Mori et al., 1988; Zeumer et al., 1989; Hacke et al., 1988; Theron et al., 1989; Zeumer et al., 1993). Jedoch beweist letztlich keine der Arbeiten die klinische Effizienz der LIF Therapie. Die verbleibende regionale zerebrale Perfusion nach einem ischämischen Infarkt sowie ein gut ausgebildeter Kollateralkreislauf scheinen für ein gutes klinisches Ergebnis entscheidend zu sein. Das Risiko einer LIF Therapie ist akzeptabel niedrig. Die LIF sollte aber nur an Zentren mit Erfahrung in der Neurointervention durchgeführt werden.
Wegen raschen Wandels der Techniken bei der endovaskulären Therapie sowie der Entwicklung neuerer potenter Fibrinolytika ist derzeit aus ethischen Gründen die Planung einer Phase III Studie schwierig (Ferguson et al., 1994; del Zoppo et al.,1994).
Bei der LIF Therapie wird zur Infusion des Fibrinolytikums ein Mikrokatheter in den Thrombus eingebracht. Viele Untersucher favorisieren die mechanische Zerstörung des Thrombus durch den Führungsdraht vor der LIF, um so die Gesamtoberfläche des Thrombus für die Fibrinolytika zu erhöhen (Barnwell et al., 1994). Derzeit werden verschiedene Verfahren einer mechanischen Thrombuszerstörung in der Peripherie erprobt. Die LIF kann sowohl mit rt-PA als auch mit Urokinase durchgeführt werden. Eine Pilotstudie konnte keine bessere Wirksamkeit von rt-PA, welches teurer ist, gegenüber Urokinase nachweisen (Zeumer et al., 1993; Sasaki et al., 1995). Eine Gesamtdosis von 1,0 Millionen IU Urokinase sollte bei einer Infusiondauer von insgesamt 2 Stunden wegen der Gefahr einer zerebralen Blutung aufgrund der systemischen Wirkung (Fibrinogenolyse) nicht wesentlich überschritten werden; für rt-PA (duteplase) werden 30 MIU als Maximum angegeben (Sasaki et al., 1995). Nach einer LIF Behandlung werden die Patienten heparinisiert: (PTT > 2 × des Ausgangswertes).

Die meisten Autoren halten eine LIF für *kontraindiziert* wenn:
1. die Akut-Symptomatik oder ein Koma länger als 6 Stunden (therapeutisches Fenster) bestehen;
2. der Ausfall von Hirnstammreflexen oder Zeichen einer Dezerebration vorliegen;
3. eine ausgedehnte Hirnschwellung oder Hypodensität im CT nachweisbar ist;
4. eine zerebrale Blutung vorliegt.

Aufgrund der hohen Inzidenz von zerebralen Infarken hat die LIF-Therapie auch eine wirtschaftliche Bedeutung. Der notfallmäßige Einsatz einer LIF-Therapie mit Urokinase bei Patienten mit einem Verschluß der MCA zeigte eine signifikante Besserung des National Institute of Health score, ohne jedoch vermehrte Kosten im Vergleich zu der nicht behandelten Gruppe zu verursachen (Lanzieri et al., 1995).

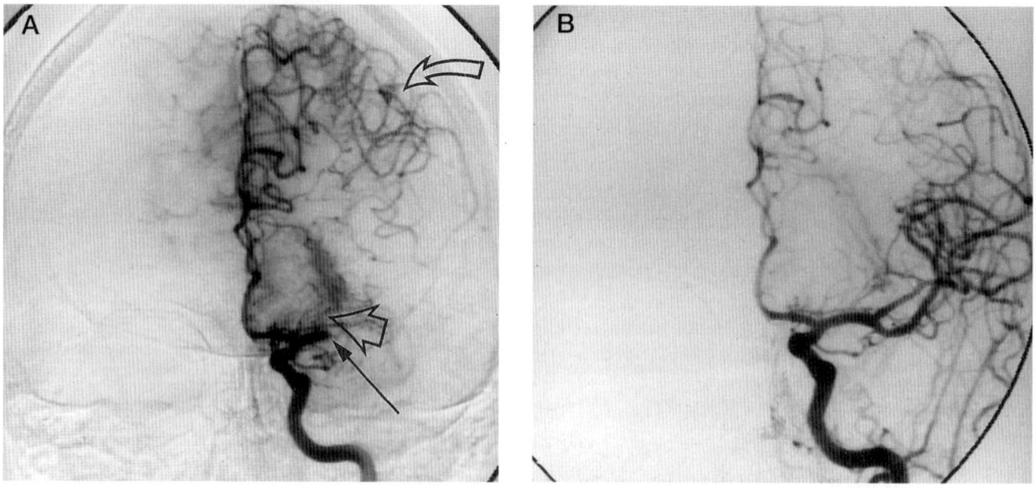

Abb. D 7.8: Intraarterielle Fibrinolyse bei Mediathrombose
50jährige Patientin mit einer rechtsseitigen Hemiplegie und globalen Aphasie. Die klinische Aufnahme erfolgte ca. 1,5 Stunden nach dem Akutereignis. Nach lokaler intraarterieller Fibrinolyse mit insgesamt 1,4 Mill. IE Urokinase über 2 Stunden bestand nur noch eine geringe Aphasie.
A: Nachweis eines thrombotischen Verschlusses der Mediabifurkation (Pfeil) bis zum Ursprung der äußeren Gruppe der lateralen Aa. lenticulostriatae (offener Pfeil). Gut ausgebildeter leptomeningealer Kollateralkreislauf über die A. cerebri anterior (gebogener Pfeil).
B: Die Kontrolle nach Lyseabschluß zeigt eine vollständige Auflösung des Thrombus mit Reperfusion der linken Hemisphäre.

D 7.7.1. Karotisstromgebiet

Die Ergebnisse einer intravenösen und auch lokalen intraarteriellen Fibrinolyse beim Verschluß der intrakraniellen Karotisaufzweigung sind schlecht. Angiographisch wird eine Rekanalisation in 12,5–20 % der Patienten angegeben (von Kummer et al., 1991; Sasaki et al., 1995; Jansen et al., 1995). Mäßige und gute klinische Ergebnisse konnten in 16 % der Patienten gefunden werden; 31 % zeigten einen schlechten klinischen Zustand und 53 % verstarben (Jansen et al., 1995). Ein initial schlecht ausgebildeter leptomeningealer Kollateralkreislauf und ausgedehnte Hypodensitäten im CT waren prognostisch ungünstige Parameter. 92 % der behandelten Patienten überlebten einen ICA-Verschluß bei gut ausgebildetem Kollateralkreislauf gegenüber 20 % bei schlechter Kollateralisierung. Eine zerebrale Blutung wurde häufiger nach einer LIF als nach einer intravenösen Thrombolyse gesehen.
Eine komplette Rekanalisation im Bereich der A. cerebri media wurde nach einer LIF in etwa 70 % der Patienten gesehen (Sasaki et al., 1995) (**Abb. D 7.8**). Dies führte zu einer Reduktion des Infarktareales. Eine hämorrhagische Transformation wurde bei 25 % der Patienten mit einem distalen Karotisbifurkationverschluß und bei 16 % mit einem MCA-Verschluß beschrieben. Del Zoppo et al. (1988) fanden eine Rekanalisation bei 56 % der MCA-Verschlüsse. Zur Vermeidung einer Rethrombosierung beim Vorliegen einer MCA-Stenose kann eine transluminale Angioplastie angeschlossen werden (Tsai et al., 1994).

Der Nachweis einer ausgedehnten Hypodensität oder einer Hirnschwellung im CT bei einem MCA-Verschluß hat trotz aggressiver Therapie mit einer intravenösen oder intraarteriellen Gabe von rt-PA oder einer chirurgischen Dekompression eine ungünstige Prognose (von Kummer et al., 1994).

D 7.7.2. Vertebrobasiläres Stromgebiet

Etwa 15 % der zerebralen thromboembolischen Verschlüsse treten im vertebrobasilären Stromgebiet auf (**Abb. D 7.9**). Eine unbehandelte Basilaristhrombose wird selten überlebt (Archer et al., 1977, Hacke et al., 1992). Eine Antikoagulation alleine oder die intravenöse rt-PA-Behandlung hat unbefriedigende Ergebnisse gezeigt (von Kummer et al., 1991).Durch lokal intraarteriell applizierte Urokinase konnte bei 19 (65 %) von 29 Patienten mit einem vertebrobasilären Verschluß angiographisch eine Rekanalisation erzielt werden (Schumacher et al., 1994). Nach der LIF Behandlung waren keine oder nur minimale neurologische Ausfälle in 45 % der Patienten nachzuweisen. 10 % der Patienten hatten mäßige neurologische Ausfälle und 45 % der Patienten wiesen ausgeprägte neurologische Symptome auf oder verstarben. Wichtig für eine erfolgreiche Behandlung ist die rechtzeitig Erkennung der Prodromi, wie Vertigo, Nausea und Kopfschmerzen. Patienten mit zerebellären Symptomen, milder Hirnstamm-Symptomatik und guter Bewußtseinslage weisen nahezu viermal höhere Rekanalisationsraten auf als

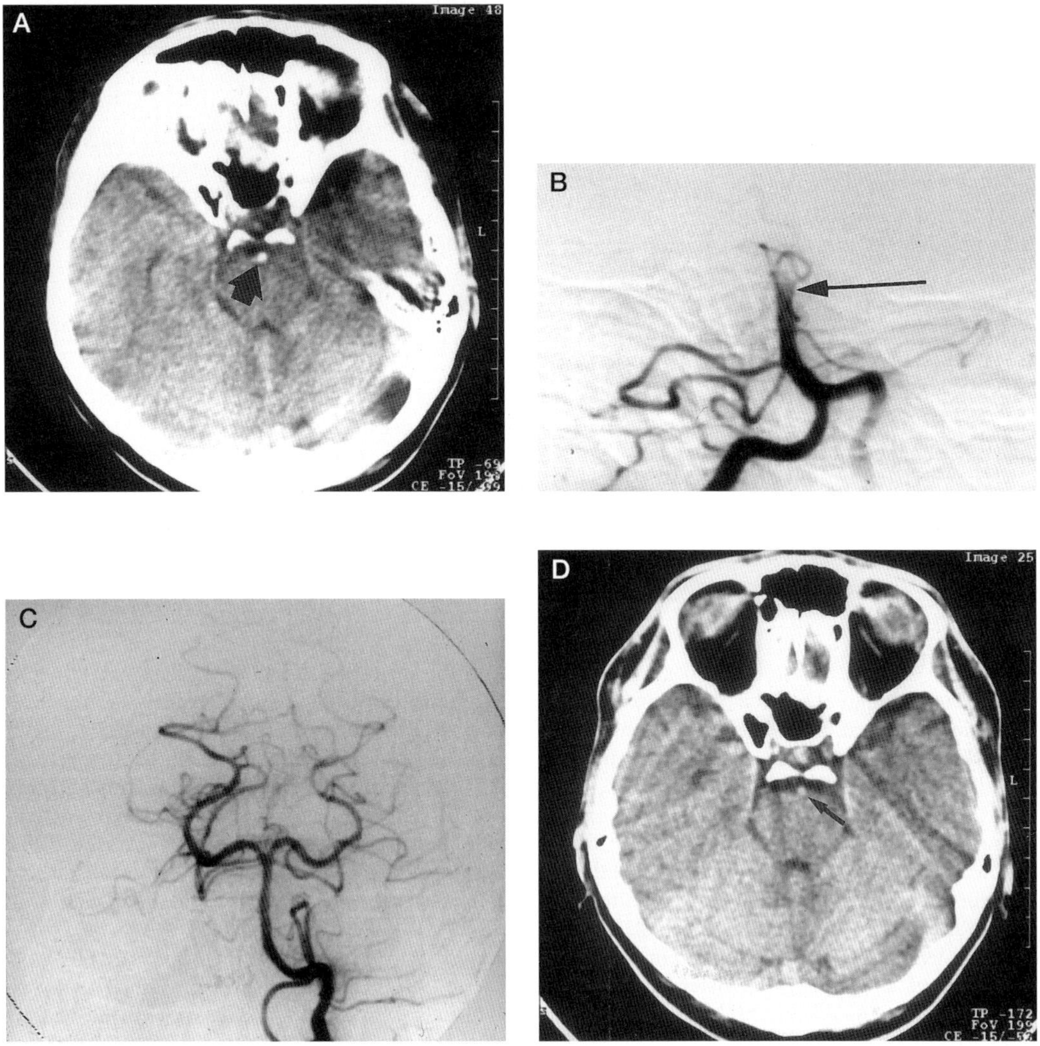

Abb. D 7.9: Intraarterielle Fibrinolyse bei Basilaristhrombose
39jährige Patientin mit zunehmender Bewußtseinseintrübung. Die klinische Aufnahme erfolgte ca. 6,0 Stunden nach den initialen Symptomen. Zwischen der CT-Untersuchung und vor Fibrinolysebeginn wurde die Patientin komatös. Wenige Tage nach der lokalen intraarteriellen Infusion von insgesamt 1,25 Mill. IE Urokinase über 2 Stunden bestand nur noch eine geringe Ataxie.
A: Die CT ohne Kontrastmittel stellt die A. basilaris zum umliegenden Parenchym und zur A. carotis hyperdens dar (Pfeil). Dies ist ein indirektes Zeichen für eine Thrombose.
B: Die Vertebralisangiographie (ap Strahlengang) zeigt den thrombotischen Verschluß der A. basilaris im distalen Drittel (Pfeil) unterhalb der Aa. cerebelli superiores (SCA).
C: Die Abschlußkontrolle stellt die vollständige Rekanalisierung des vertebrobasilären Systems dar.
D: Die CT wenige Tage nach der Fibrinolyse zeigt eine Normalisierung der Gefäßdichte (Pfeil).

Patienten mit schweren neurologischen Symptomen wie Tetraplegie oder Koma. Patienten mit Verlust von Hirnstammreflexen und Patienten, die länger als 6 Stunden im Koma waren, wurden von der Behandlung ausgeschlossen.

D 7.7.3. Zentralarterienverschluß der Retina

Die Prognose bei embolischem oder thrombotischem Verschluß der Zentralarterie der Retina ist ungünstig, insbesondere wenn der Verschluß mehrere Stunden besteht oder ein ausgeprägter Visusverlust oder Makulaödem vorliegen (Augsburger und Margargal, 1980). Eine spontane Besserung von Visus und Gesichtsfeld werden selten gesehen. Konventionelle Therapien wie die isovolämische Hämodilution, die Bulbusmassage, die Parazen-

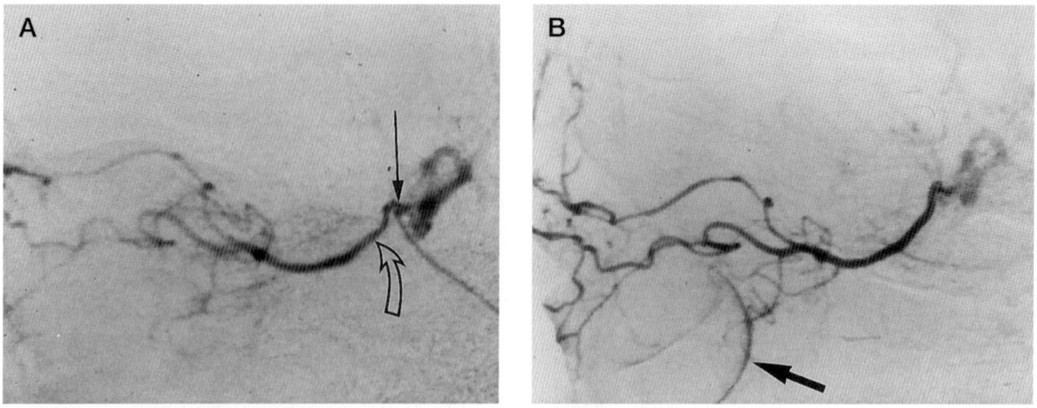

Abb. D 7.10: Intraarterielle Fibrinolyse bei Zentralarterienverschluß der Retina

A: Die selektive Ophthalmika-Angiographie vor Fibrinolyse zeigt einen fehlenden choroidalen Blush. Mikrokatheter (gerader Pfeil) liegt proximal in der A. ophthalmica (gebogener Pfeil).

B: Die Kontrolle nach Infusion von 500 000 I E. Urokinase zeigt eine deutlich verbesserte Perfusion mit Nachweis eines choroidalen Blush (Pfeil).

these, die sublinguale Gabe von Nitroglyzerin oder die lokale Gabe von Medikamenten zur Reduktion des intraokulären Druckes zeigen nur mäßige therapeutische Effekte (Schmidt et al., 1989 und 1992; Mames et al., 1995). Basierend auf Ergebnissen der LIF im vertebrobasilären Stromgebiet wurde die Möglichkeit einer lokalen Fibrinolyse für den Zentralarterienverschluß untersucht (Schmidt et al., 1992; Schumacher et al., 1995).

Zur lokalen Fibrinolyse wird über ein koaxiales, transfemoral eingeführtes Kathetersystem die A. ophthalmica mit einem Superselektivkatheter sondiert (**Abb. D 7.10.**). Falls die A. carotis interna aufgrund einer Dissektion verschlossen ist, wird die Lyse über Kollateralgefäße der A. carotis externa durchgeführt (Schumacher et al., 1993). Insgesamt werden bis zu 1 Mill. IU Urokinase über eine Gesamtdauer von ca. 2 Stunden infundiert.

Gute Ergebnisse, mit teilweise vollständiger Wiederherstellung des Visus und des Gesichtsfeldes, können erzielt werden, wenn:

1. die lokale intraarterielle Fibrinolyse innerhalb der ersten 6–8 Stunden nach Auftreten der Symptome eingeleitet wird;
2. initial der Visus besser ist als nur das Erkennen von Handbewegungen;
3. nur ein geringes Retinaödem vorliegt.

D 7.7.4. Lokale Lyse bei Hirnvenen- und Sinusthrombose (s. Kap. D 4.)

Die Diagnose der Hirnvenen- und Sinusthrombose ist erschwert durch unspezifische klinische Symptome wie Kopfschmerzen, fokale neurologische Ausfälle, psychische Veränderungen, epileptische Anfälle bis hin zu Somnolenz oder Koma. Da die hochdosierte Heparinisierung im akuten Stadium mit anschließender Antikoagulation (falls nicht kontraindiziert) sehr gute Ergebnisse aufweist (Einhäupl et al., 1991), ist die frühzeitige Verifizierung der Verdachtsdiagnose entscheidend. Preter et al. (1996) berichteten, daß bei 66 (86 %) von 77 Patienten über einen Beobachtungszeitraum von im Mittel 63 Monaten keine bleibenden neurologischen Ausfälle nachweisbar waren. Eine hochdosierte Heparintherapie im Akutstadium mit anschliessender Antikoagulation wurde in 80 % der Fälle durchgeführt.

Jedoch wird trotz einer hochdosierten Heparintherapie von einer Morbidität zwischen 14–25 % und einer Mortalität zwischen 5,5–30 % berichtet (Bousser et al., 1985; Preter et al., 1996). Die Prognose ist insbesondere bei der Beteiligung von tiefen zerebralen Hirnvenen schlecht. Falls die Heparintherapie nicht rasch zu einer Befundbesserung führt, sollte eine selektive lokale intravenöse Fibrinolyse entweder mit Urokinase oder r-TPA eingeleitet werden (Tsai et al., 1992). Die Fibrinolyse kann von wenigen Stunden bis Tage dauern, bis der thrombotische Verschluß rekanalisiert (Scott et al., 1988; Smith et al., 1994). Verbleibende Stenosen können mechanisch durch eine Angioplastie mit oder ohne Stentimplantation beseitigt werden (Marks et al., 1994; Eskridge et al., 1991; Smith et al., 1994). Zur lokalen Fibrinolyse wird ein Mikrokatheter in den Thrombus eingeführt. Nach einer Bolusinjektion von 80 000–250 000 IU Urokinase werden 20 000–150 000 IU/Std Urokinase infundiert, bis eine klinische Besserung eintritt bzw. sich der Thrombus aufgelöst hat. Anschließend wird, falls keine Kontraindikationen bestehen (z. B. Hämaturie), eine Antikoagulationstherapie mit Heparin eingeleitet, die später auf Warfarin umgestellt wird.

Eine neurochirurgische Thrombektomie kann beim Versagen der Fibrinolyse oder bei akut lebensbedrohlichem Zustand des Patienten, mit anschließender lokaler Gabe von Fibrinolytika (zur

Prävention einer Rethrombosierung), durchgeführt werden (Estanol et al., 1979; Wakhloo et al., 1995).

D 7.8. Degenerative Gefäßprozesse

Die Thrombendarteriektomie (TEA) der A. carotis wurde zwischen 1953–54 zur Prävention eines ischämischen Infarktes eingeführt (Debakey, 1975; Eastcott et al., 1954). Die ersten Studien konnten die Effizienz der Chirurgie nicht nachweisen (Fields et al., 1970; Kurtzke, 1974; Shaw et al., 1984). Jedoch gewann die TEA der A. carotis an Popularität und die Komplikationsrate sank (Baker et al. 1987; Sundt et al. 1990). 1971 wurden in den USA 15 000 TEA der A. carotis durchgeführt, 1985 waren es schon 107 000. Die NASCET-Studie (North American Symptomatic Carotid Endarterectomy Trial, 1991) und European Carotid Surgery Trial (1991) zeigten den Nutzen der TEA gegenüber einer medikamentösen Therapie dann, wenn eine symptomatische Stenose von über 70 % vorlag. Die NASCET-Studie zeigte, daß im Zeitraum von 2 Jahren 26 % der medikamentös behandelten Patienten einen zerebralen Infarkt erlitten und 13,1 % an einen schweren Infarkt erkrankten oder dessen Folgen verstarben. Demgegeüber waren es im operierten Kollektiv nur 9 % der Patienten, die einen Infarkt erlitten, und nur 2,5 % mit schwerer Morbidität oder Mortalität.

Bei symptomatischen Karotisstenosen liegt die Morbidität einer TEA der A. carotis im Mittel bei 5,6 %. Die Mortalität wird mit 0,7–1,9 % angegeben (Rothwell et al., 1996). Bei Patienten mit kardialen Erkrankungen nimmt die chirurgische Morbidität und Mortalität signifikant zu (Ennix et al., 1979; Brott et al., 1984; Herzter et al., 1984). Hieraus leitet sich das Interesse für einen endovaskulären Zugang zur Behandlung der Karotisstenosen ab.

D 7.8.1. Angioplastie und Stentimplantation im Karotisstromgebiet

1964 berichteten Dotter und Judkins über den Einsatz von Dilatationskathetern zur Behandlung von peripheren Gefäßerkrankungen (Dotter et al., 1964). Die erste perkutane transluminale koronare Angioplastie (PTCA) wurde 1977 von Grüntzig durchgeführt (Grüntzig et al., 1979). Dieses Verfahren hat sich in der Kardiologie etabliert. Jedoch zeigten Langzeitverläufe eine Restenoserate von 30–50 % (Holmes et al., 1984). Vergleichbare Ergebnisse der PTA im peripheren Gefäßsystem und intrinsische Probleme der PTA, wie z. B. Gefäßdissektionen, haben die Entwicklung von intravaskulären Gefäßprothesen (Stents) bei der endovaskulären Behandlung von Stenosen gefördert (Dotter, 1969; Palmaz et al., 1986; Palmaz et al., 1987).

Wenige Jahre später berichteten mehrere Autoren über den Einsatz der Angioplastie bei der Behandlung von Karotisstenosen (Kerber et al., 1980; Mullan et al., 1980). Die PTA wurde bei nichtoperablen Patienten durchgeführt. Die Restenoserate lag bei 16 % und trat gewöhnlich innerhalb des ersten Jahres nach der Angioplastie auf (Porta et al., 1991, Munari et al., 1992). Das Risiko eines durch den Eingriff bedingten Infarktes lag bei ca. 7 %. Kachel et al. (1991) berichteten über eine PTA bei mehr als 100 Patienten mit einer Karotis-, Vertebralis- oder einer Subklaviastenose. Wesentliche Komplikationen wurden in weniger als 1 % der Fälle gesehen. Angiographisch lag die Erfolgsrate bei 95 %. Hingegen berichteten andere Zentren (Theron et al., 1996; Gil-Peralta et al., 1996) von einer Dissektionsrate von 5–27 % und von embolischen Komplikationen in 5–8 % der Patienten nach einer PTA, sofern diese ohne eine zerebrale Protektion durchgeführt wurde. Dies entspricht auch eigenen Erfahrungen bei nahezu 100 PTA mit und ohne Stentimplantation im Bereich der A. carotis interna bzw. Karotisbifurkation. Eine hämodynamisch signifikante Restenose nach einer Karotis-PTA wird mit 8–16 % angegeben (Theron et al., 1996; Gil-Peralta et al., 1996).

Die Restenoserate kann durch eine Stentimplantation im Anschluß an eine PTA auf 4 % herabgesetzt werden (Theron et al., 1996). Erste Ergebnisse der PTA kombiniert mit Stentimplantationen scheinen erfolgversprechend, auch die von behandelten Restenosierungen nach TEA (Yadav et al., 1996). Das Behandlungsverfahren zeigt eine Komplikationsrate (zerebraler Infarkt) von 2–4 %. Der Stent wird am wachen, vollheparinisierten Patienten über einen femoralen Zugang in der Leiste in die A. carotis implantiert (**Abb. D 7.11**). Der intravaskuläre Ultraschall (IVUS) dient zur besseren Charakterisierung der Gefäßwandschädigung und Stentimplantation (Birgelen et al., 1996). Ein vollständiges Einbetten der Stentfilamente in die Gefäßwand ist entscheidend für gute Langzeitergebnisse und zur Vermeidung von thromboembolischen Komplikationen. Da während der PTA oder/und Stentimplantation im Bereich der Karotisgabel eine schwerwiegende Bradykardie auftreten kann, erhalten die Patienten Atropin i. v. Gelegentlich kann, abhängig von den angewandten Druckwerten bei der PTA, ein temporärer Schrittmacher notwendig werden. Über die Notwendigkeit und Gefahren einer distalen Protektion während der Angioplastie und Stentimplantation durch einen zweiten Ballon distal der Läsion wird derzeit kontrovers diskutiert (Theron et al., 1996; Hurst, 1996).

In mehreren Multizenterstudien in den USA werden gegenwärtig verschiedene Stents – u. a. der Palmaz-Stent (Johnson & Johnson Interventional Systems, Warren, NJ) und Wallstent (Schneider USA, Minnetonka, MN) – bei der Behandlung der Karotisstenose mit der Karotisendarteriektomie verglichen. Bis ausreichende Daten über die Langzeiterfolge vorliegen, handelt es sich bei der

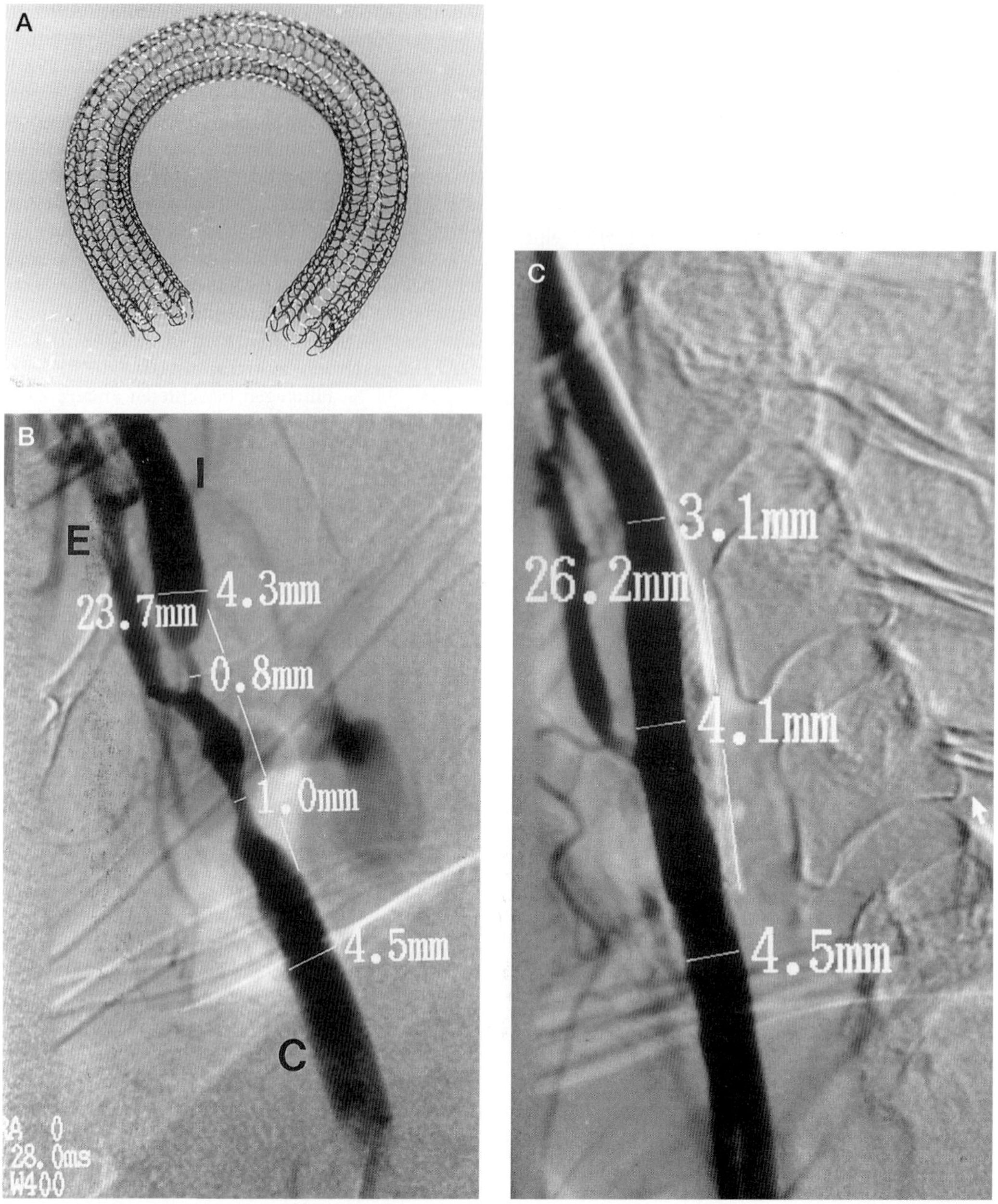

Abb. D 7.11: Karotis PTA und Stenting

A: Selbstexpandierbarer Nitinol (Nickel-Titanium Legierung) Strecker-Stent, ∅ 6 mm, Filamentstärke 100 μm (Boston Scientific Corporation, Natick, MA).

B: Die Karotisangiographie (seitlicher Strahlengang) zeigt eine höhergradige, z. T. exzentrische Tandemstenose im Bereich der Bifurkation mit mäßiger poststenotischer Dilatation (C = A. carotis communis; E = A. carotis externa; I = A. carotis interna).

C: Kontrollangiogramm nach PTA und endovaskulärer Implantation eines selbstexpandierbaren Wallstent (Schneider USA, Minnetonka, MN). Der Stent überbrückt den ACE-Abgang und überbrückt beide Läsionen.

Stentimplantation im Bereich der Karotis zunächst nur um ein experimentelles Verfahren.

D 7.8.2. Angioplastie und Stentimplantation im vertebrobasilären Stromgebiet

Die PTA des vertebrobasilären Stromgebietes ist umstritten und bedarf einer strengen Patientenselektion. Permanente Komplikationen (Infarkt, Blutung) sowie transiente neurologische Aufälle und Vasospamen wurden in 7,1 % bzw. 9,5 % der Fälle berichtet (Higashida et al., 1993). Eine klinische Befundbesserung wurde in 92,9 % der Patienten gesehen.

Die Vertebralisabgangsstenosen sind in der Regel fibrotische Gefäßeinengungen und im Gegensatz zu den Karotisstenosen in der Regel glatt und nicht exulzeriert. Die Ergebnisse einer PTA der proximalen Vertebralarterie sind ebenso wie die beim Subclavian-Steal-Syndrom exzellent (Schutz et al., 1981; Theron et al., 1984; Courtheoux et al., 1985; Higashida et al., 1987, 1993) und die Komplikationsraten niedrig. Jedoch werden einseitige Stenosen und Verschlüsse der Vertebralarterien häufig symptomlos toleriert, so daß der Indikationsbereich für eine PTA sich auf Patienten beschränken muß, die eine höhergradige doppelseitige Abangsstenose mit fehlender Kollateralisierung vom vorderen Kreislauf oder eine Stenose mit kontralateraler Vertebralisaplasie aufweisen, dies mit Symptomen einer vertebrobasilären Insuffizienz. Falls die PTA auf Grund eines sogenannten Recoil-Mechanismus zu einer nicht ausreichenden Dilatation der Arterie oder zu einer Dissektion mit einem drohenden Gefäßverschluß führt, kann eine Stentimplantation erwogen werden. Wie experimentelle Untersuchungen zeigen, kann eine verbesserte Stenttechnologie (Material und Design) die Behandlung auch von erkrankten kleineren zerebralen Gefäßen (2–3 mm) ermöglichen (Wakhloo et al., 1995).

Die technische Verfeinerung von Kathetersystemen erlaubt eine transluminale Angioplastie auch an der A. basilaris. Kontrolluntersuchungen bis zu einem Jahr nach der PTA zeigten in 4 von 5 Patienten eine Besserung der klinischen Symptomatik sowie der Hämodynamik (Higashida et al., 1993; Nakatsuka et al., 1996). Die PTA in dieser Gefäßregion ist jedoch komplikationsreicher als im Bereich anderer Abschnitte des extra- und intrakraniellen Gefäßsystems und liegt bei ca. 30 % (Sundt et al., 1980; Higashida et al., 1993). Hirnstamminfarkte, Infarzierungen im Bereich des Rückenmarkes sowie des Thalamus können auf Grund von thromboembolischen Gefäßverschlüssen und Dissektionen auftreten. Die Indikation sollte folglich streng gestellt werden.

D 7.9. Spinale vaskuläre Malformationen

Spinale arteriovenöse Malformationen sind sehr selten und betreffen häufiger Männer als Frauen (Stein, 1979). Die Malformationen sind meist im thorakalen Abschnitt lokalisiert. Patienten mit einer duralen Fistel weisen meist radikuläre Schmerzen und eine motorische Schwäche der unteren Extremitäten auf. Hingegen wird die Diagnose bei 50 % der Patienten mit einer intramedullären vaskulären Läsion aufgrund einer Blutung gestellt (Ommaya et al., 1969).

Djindjian und seine Mitarbeiter beschrieben 1973 die superselektive spinale Angiographie und Embolisation von vaskulären Malformationen (Djindjian et al., 1973 a and, 1973 b; Houdart et al., 1974; Hurth et al., 1978). Neben der operativen Therapie hat sich das endovaskuläre Verfahren in der Behandlung von spinalen AVM etabliert. Die Embolisation mit flüssigen Materialien oder PVA Partikeln (s. **Tab. D 7.1**) kann eine permanente Okklusion der Malformation erzielen bzw. dient präoperativ zur Größen- und Flußreduktion. Das therapeutische Vorgehen wird durch die spezifische Angioarchitektur vorgegeben, welche auch zur Klassifikation der spinalen Malformationen dient.

D 7.9.1. Die normale spinale Gefäßanatomie

Das Rückenmark wird durch eine vordere und durch zwei hintere Spinalarterien versorgt. Die A. spinalis anterior verläuft in dem vorderen medianen Sulkus und wird zervikal aus beiden Vertebralarterien versorgt. 6–8 zuführende Radikulararterien versorgen die vordere Spinalarterie. Im Zervikalabschnitt sind die Anastomosen bevorzugt in der Höhe C3, C6, und C8 vorzufinden. Der obere Thorakalabschnitt hat oft nur eine Radikulararterie. Der untere Thorakalabschnitt des Rückenmarkes bis zum Konus wird hauptsächlich über die A. radicularis magna (Adamkiewicz) perfundiert. Die A. radicularis magna entspringt meist links aus den Interkostalarterien bzw. aus den Lumbalarterien der Höhen Th8 bis L4. Die Radikulararterien ziehen durch die Foramina intervertebralia entlang der vorderen Oberfläche der Nervenwurzel und überschreiten ventral und kaudal des Spinalnerven die Dura mater.

Die hinteren Spinalarterien werden kranial ebenfalls von beiden Vertebralarterien versorgt. Sie verlaufen dorsolateral auf der Rückfläche des Rückenmarkes und anastomosieren mit 10–23 Radikulararterien. Die dorsalen Radikulararterien verlaufen entlang der oberen Begrenzung der Wurzeltaschen und treten zusammen mit den Nerven durch die Dura mater.

D 7.9.2. AVM-Klassifikation und Therapie

Spinale AVM sind von verschiedenen Autoren klassifiziert worden. Wyburn-Mason (1943) entwickelte eine komplizierte Klassifikation mit histologischer Einteilung der Läsionen in arteriovenöse und venöse Angiome, die später von Ommaya et al. (1969) vereinfacht wurde. Die Klassifikation erfolgt heute nach der Angioarchitektur der Läsion (**Tab. D 7.3**), die für die klinische Symptomatik entscheidend ist und die dann auch die endovaskuläre bzw. chirurgische Behandlung bestimmt. Die Embolisation von spinalen AVM folgt den gleichen Prinzipien wie die der zerebralen AVM. Unbeabsichtigte Obliterationen der A. spinalis anterior, der A. Adamkiewicz oder einer drainierenden Rückenmarksvene während der endovaskulären Behandlung können zu einem Infarkt oder zu einer Blutung mit konsekutiver Para- bzw. Tetraplegie führen.

Durale arteriovenöse Fisteln (Typ I AVM)

Angioarchitektur

Die arteriovenösen Übergänge finden sich bei der spinalen Durafistel innerhalb der Dura mater der Spinalwurzel, häufig im thorakalen (T7–T12) und lumbalen (L1–L3) Abschnitt (Merland et al., 1980; Rosenblum et al., 1987). Meist findet sich ein einzelner zuführender arterieller Feeder einer Segmentarterie, der ein in der Dura gelegenenes Gefäßnetz versorgt, welches mit intraduralen, extramedullären Venen anastomosiert (**Abb. D 7.12**). Die Feeder, welche die spinale durale av-Fistel (SDAVF) versorgen, sind gewöhnlich kleiner als die av-Fistel selbst (Nichols et al., 1992) und können auch sakrale oder hypogastrische Zuflüsse haben. In etwa 10 % finden sich zwei oder multiple Zuflüsse aus anderen Segmenthöhen. Die auf Grund der Arterialisierung dilatierten, intrathekal verlaufenden Venen drainieren mit einer langsa-

Tab. D 7.3: Klassifikation der spinalen arteriovenösen Malformationen

Malformation	Alter	Verlauf	SAB	Lokalisation	Angioarchitektur	Therapie
Typ I Durale av-Fistel	> 40. Lebensjahr	chronisch progredient akute Verschlechterung möglich	-	T4–S1	Zuflüsse über Duragefäße der A. radicularis, Nidus in der Dura der Spinalwurzel gelegen, Drainage über wenig dilatierte Rückenmarksvenen, langsamer Blutfluß	Embolisation (mit NBCA) und/oder Operation
Typ II Intramedulläre AVM	10.–30. Lebensjahr	schnell progredient	gelegentlich	C2–T1 T4–L3	Zuflüsse über A. spinalis anterior et posterior, Nidus intramedullär gelegen, Drainage über deutlich dilatierte Rückenmarksvenen, hoher Blutfluß	Embolisation (mit NBCA/ PVA) und/ oder Operation
Typ III Juvenile AVM	Adoleszent frühes Erwachsenenalter	progredient akute Verschlechterung	häufig	zervikal thorakal	multiple Feeder spinal und paraspinal, Beteiligung der para- und spinalen Strukturen, ausgedehnter AVM Nidus im Mediastinum, Becken, Retroperitoneum, mit hohem Blutfluß, häufig Aneurysmen	Embolisation (mit NBCA/ PVA) und/ oder Operation
Typ IV Perimedulläre av-Fistel Subtyp I–III	20.–40. Lebensjahr	schnell progredient	gelegentlich	thorakal thorakolumbal selten zervikal	singulärer Feeder oder multiple Zuflüsse über A. spinalis anterior et posterior, av-Fistel auf dem Rückenmark/Konus gelegen, Drainage über Rückenmarksvenen, Blutfluß und Größe der Feeder sowie Dilatation der Vene abhängig von der Fistelgröße	Embolisation (mit NBCA, PVA, Ballons) und/ oder Operation

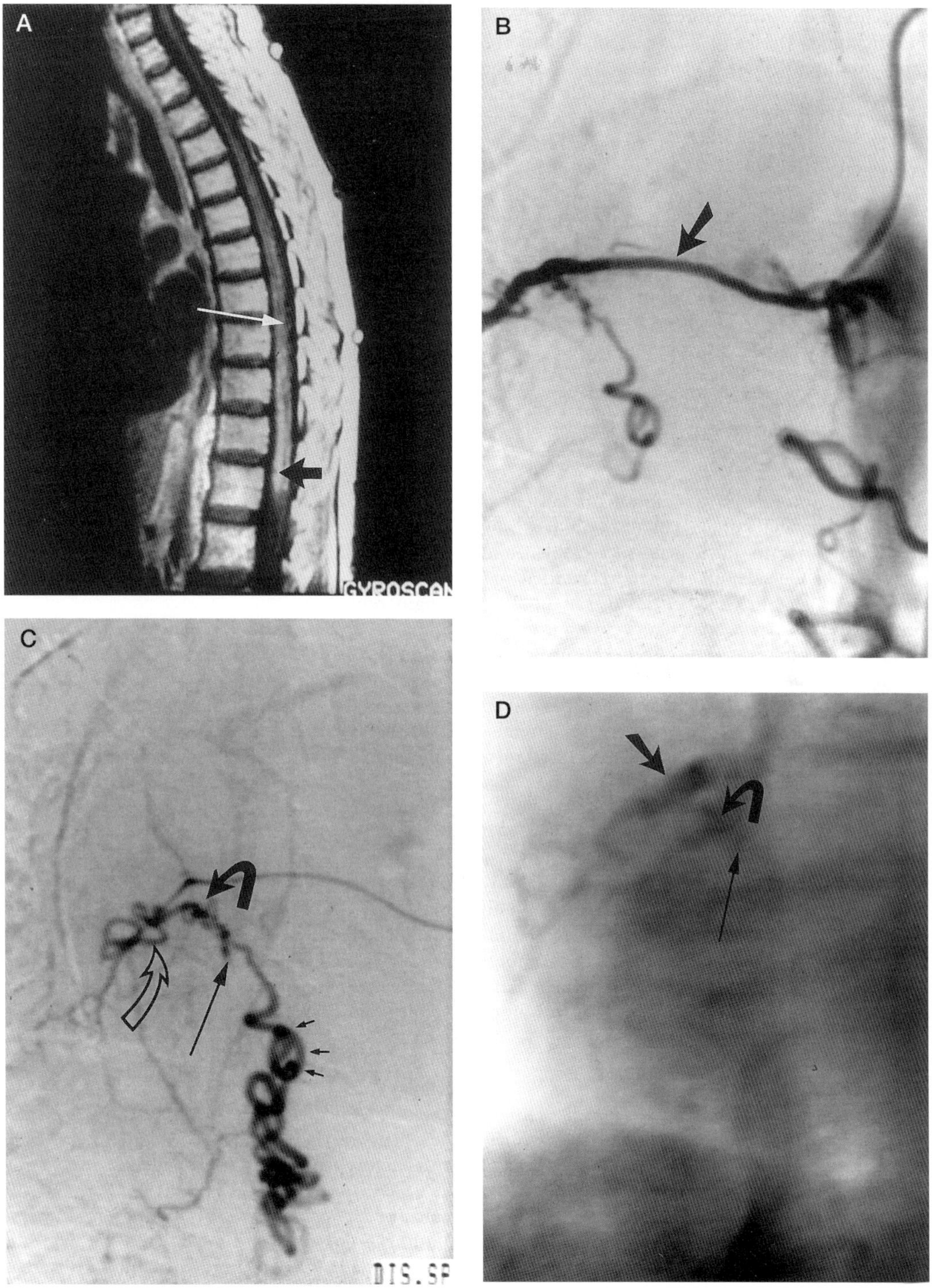

Abb. D 7.12: Spinale durale arteriovenöse Fistel (Typ I)

A: Die sagittale SE 500/25 MRT nach Gd-DTPA vor der Embolisation zeigt ein nicht spezifisches, homogen kräftiges Signal im Bereich des Konus sowie der geschwollenen thorako-lumbalen Medulla (schwarzer Pfeil) und dilatierte Rückenmarkvenen (weißer Pfeil).

B und C: Die selektive bzw. superselektive Angiographie über eine rechte Interkostalarterie (ap Projektion) (Pfeil) demonstriert eine arteriovenöse Fistel, innerhalb der Dura im Bereich des Foramen intervertebrale gelegen (gebogener Pfeil). Die Fistel wird über Duraäste der Radikulararterie versorgt (offener gebogener Pfeil) und drainiert langsam über die dilatierte, intrathekal verlaufende, medulläre Vene (langer Pfeil) nach kaudal in den auf der Rückenmarkoberfläche gelegenen Venenplexus (kleine Pfeile).

D: Das Kontrollangiogramm nach NBCA-Embolisation zeigt eine Kontrastmittelstase in der Interkostalarterie (offener Pfeil). Aushärten des Embolisates im zuführenden Gefäß (gerader Pfeil) und Nidus (gebogener Pfeil) sowie im proximalen Segment der drainierenden Vene (langer Pfeil).

men Flußgeschwindigkeit retrograd zur normalen Flußrichtung. Gelegentlich lassen sich dilatierte, langsam durchströmte Venen von einer lumbalen Fistel bis zum Foramen magnum, in seltenen Fällen sogar bis in die hintere Schädelgrube, nachweisen. Die perimedullären Venen, die unter physiologischen Umständen die venöse Drainage des Rückenmarkes übernehmen, weisen einen deutlich erhöhten mittleren Druck auf, welcher bei 60–88 % des mittleren arteriellen Druckes liegt (Hassler et al., 1989). Die venöse Kongestion und Hypertonie bei der SDAVF führt über eine reduzierte intramedulläre Drainage zu einer Myelopathie. Die Ursache der Erkrankung ist unbekannt. Da jedoch meist Patienten im höheren Alter betroffen sind, dürfte die Erkrankung erworben sein.

Klinik

Die langsam progrediente Symptomatik besteht in einem unabhängig von der Lokalisation der Fistel von unten langsam aufsteigenden, sensiblen und motorischen Querschnitt, häufig verbunden mit Lumbago, aber auch mit in das Gesäß und die Beine austrahlenden Schmerzen. Die Symptomatik kann durch eine vertikale Körperposition und durch körperliche Betätigung verstärkt werden. Ein akuter Krankheitsbeginn (11 %) oder ein in Schüben progressiver Verlauf mit Zwischenremissionen (11 %) gehören zu den seltenen Verlaufsformen (Symon et al., 1984). Zum Zeitpunkt der Diagnosestellung haben fast alle Patienten auch Sphinkterstörungen (Hassler et al., 1989). Wegen des wenig bekannten Krankheitsbildes und der unspezifischen, langsam progredienten Klinik erfolgt die Diagnosestellung häufig erst spät, und etwa 50 % der Patienten sind 3 Jahre nach initialer Symptomatik schwerst behindert. Differentialdiagnostisch müssen neben dem lumbalen Banscheibenvorfall vor allem intramedulläre Raumforderungen ausgeschlossen werden.

Therapie

Die Behandlung der SDAVF besteht aus der Obliteration des duralen Fistelpunktes bzw. des Fistelnetzes, was zu einer Entlastung der venösen Kongestion führt. Die medullären Venen, die das normale Parenchym drainieren, müßen unbedingt geschont werden. Eine unzureichende Obliteration oder eine Embolisation mit Polyvinylalkohol (PVA)-Partikeln führt zu einer Revaskularisierung der Fistel in etwa 70 % der Fälle (Criscuolo et al., 1989; Hall et al., 1989; Nichols et al., 1992). Hingegen ist die endovaskuläre Behandlung mit Gewebeklebern (IBCA, NBCA) in ca. 2/3 der Patienten erfolgreich (Merland et al., 1986 c). Komplikationen sind vereinzelt beschrieben worden und treten durch ungewollte Embolisationen von drainierenden medullären Venen des Rückenmarkes auf. Die chirurgische Entfernung der SDAVF ist einfach, führt nahezu immer zur Obliteration (Mourier et al., 1989; Symon et al., 1984) und stellt somit eine Option dar, falls die endovaskuläre Behandlung nicht erfolgreich oder durchführbar ist. Manche Autoren empfehlen bei einer ungewollten proximalen endovaskulären Okklusion der zuführenden Arterie eine unmittelbare chirurgische Intervention zur Obliteration der Fistel, um so einem Rezidiv vorzubeugen (Nichols et al., 1992).

Bei der klinischen Verdachtsdiagnose einer SDAVF sollte eine Kernspintomographie durchgeführt werden. Der Befund kann durch eine anschließende spinale Angiographie verifiziert und in gleicher Sitzung endovaskulär behandelt werden. Nach erfolgter Embolisation sollten Kontrollangiographien in 6 Monaten und einem Jahr erfolgen, es sei denn, die klinische Symptomatik hat sich vollständig zurückgebildet. Dies ist nur selten die Regel, da meistens die Symptome vor der Diagnosesicherung schon längere Zeit bestehen und die Ausfälle erheblich sind (Criscuolo et al., 1989; König et al., 1989; Merland et al., 1986 c; Mourier et al., 1989; Symon et al., 1984).

Intramedulläre AVM (Typ II AVM)

Angioarchitektur

Spinale AVM Typ II liegen intramedullär (**Abb. D 7.13**). Die Versorgung erfolgt über Zuflüsse aus den Aa. spinales anteriores et posterolaterales, und die Drainage findet über die Rückenmarksvenen statt. Venöse Aneurysmen sind häufig innerhalb des Nidus gelegen (Stein et al., 1990). Es findet sich eine erhöhte Inzidenz von arteriellen Aneurysmen (20 %), insbesondere bei der angiomatösen Form (Typ III s. u.). Die Aneurysmen sind meist an der vorderen und den hinteren Spinalarterien gelegen (Biondi et al., 1992 a). Der Blutfluß und der Druck sind abhängig von der Nidusstruktur hoch. Eine Myelopathie kann als Folge eines arteriellen Stealeffektes oder einer venösen Kongestion entstehen. Die Läsion betrifft sowohl die zervikalen als auch die thorakolumbalen WS-Abschnitte.

Klinik

Betroffen sind meist jüngere Menschen zwischen dem 10.–30. Lebensjahr. Ätiologisch wird eine Störung der vaskulären Embryogenese in der frühen Gestation diskutiert. Eine Geschlechtsdominanz findet sich nicht. Die Symptomatik kann akut als Folge einer intramedullären Blutung und einer spinalen Subarachnoidalblutung auftreten, welche in bis zu 70 % der Fälle gesehen wird (Biondi et al., 1992 a; Rosenblum et al., 1987). In Abhängigkeit von der Lage der AVM können auch die oberen Extremitäten betroffen sein. Progrediente neurologische Ausfälle ohne eine Blutung werden bei ca. 30 % der Patienten gesehen (Biondi et al., 1992 a).

Therapie

Wegen der intramedullären Lage ist die chirurgische Resektion der Läsion schwierig und kann zu einem schweren neurologischen Defizit führen. Daher hat sich als therapeutische Alternative die

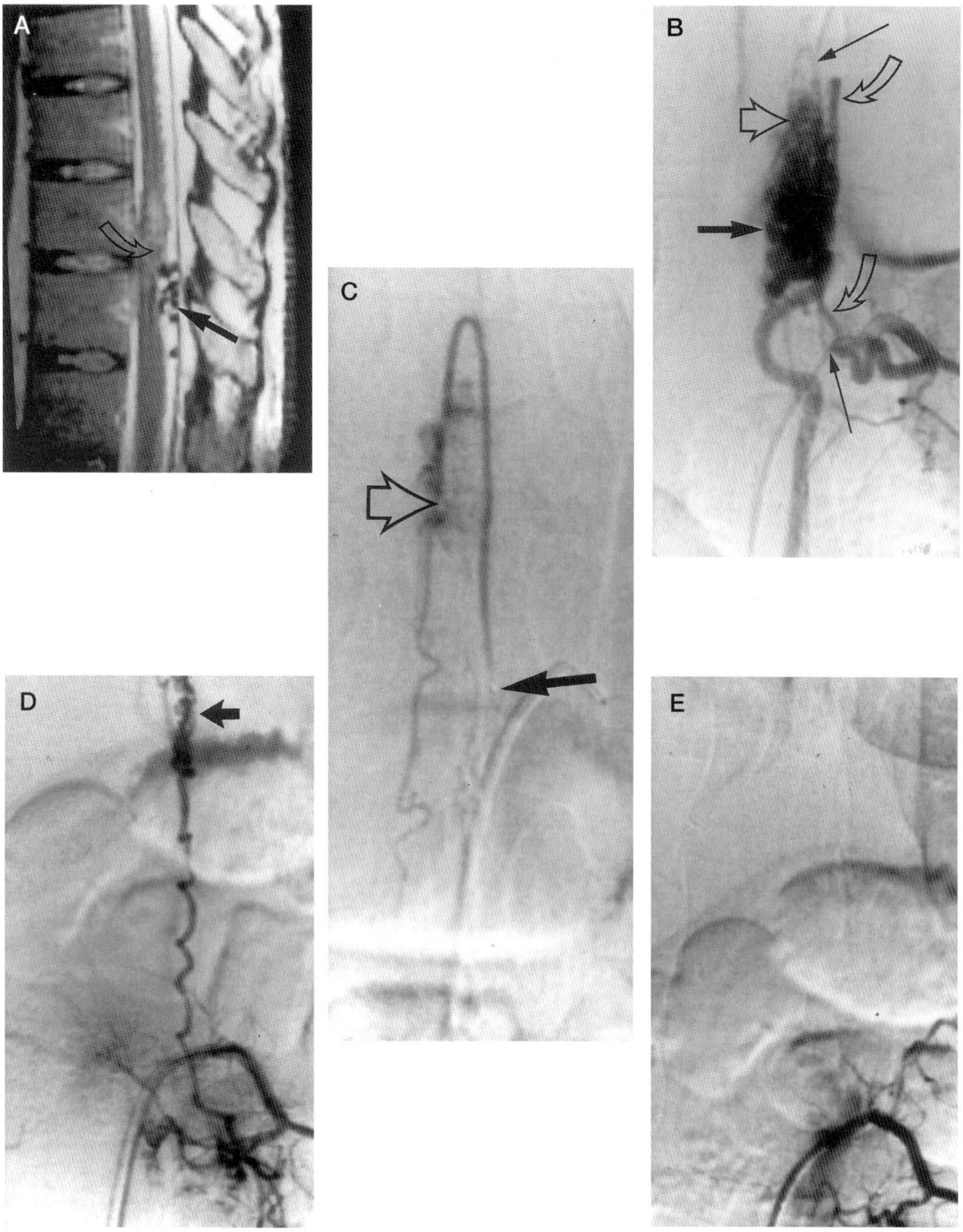

Abb. D 7.13: Spinale intramedulläre AVM (Typ II)

A: Das sagittale T2gewichtete MRT zeigt eine intramedulläre arteriovenöse Malformation (gebogener Pfeil) im thorako-lumbalen Rückenmark mit Hinweis auf eine Markschwellung. Subdural gelegene flow-void Areale entsprechen den die AVM drainierenden, dilatierten, intra-und extramedullären Venen (gerader Pfeil).

B: Die selektive Angiographie über eine linke Interkostalarterie stellt die AVM-Vaskularisierung über die A. spin. ant. (gerader langer Pfeil) und die A. spin.post. (offener gebogener Pfeil) dar (ap Projektion). Nachweis des intra- und extramedullär gelegenen Nidus (offener Pfeil) und des dilatierten venösen Abflusses (gerader Pfeil)

C: Die superselektive Kontrastierung der A. spinalis anterior zeigt den vorderen Anteil des AVM-Nidus (offener Pfeil), der über zahlreiche kleine, perforierende Arterien versorgt wird. Die Mikrokatheterspitze wurde proximal in der Medullararterie plaziert (Pfeil).

D: Die selektive Darstellung einer weiteren Interkostalarterie links (ap Projektion) zeigt einen fistulösen Anteil der AVM (Pfeil), versorgt über eine vergrößerte, dorsale Spinalarterie.

E: Zustand nach Embolisation mit NBCA. Das Kontrollangiogramm demonstriert die vollständige Obliteration der Feeder unter Erhalt der Interkostalarterie. Anschließend wurde die Resektion der AVM chirurgisch vorgenommen.

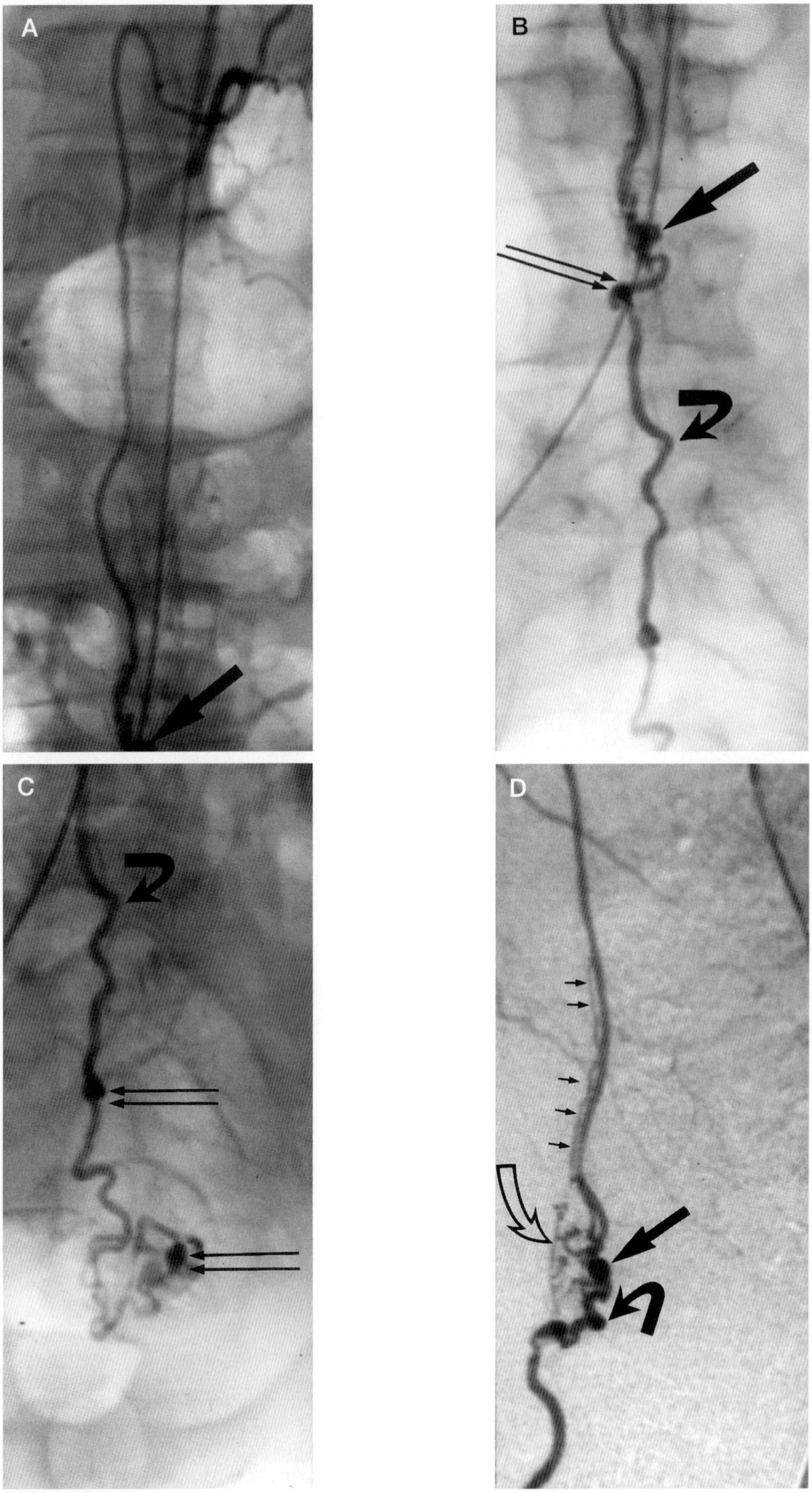

Abb. D 7.14: Spinale perimedulläre Fistel (Typ IV)
A–C: Angiographie der linken Interkostalarterie Th-11 im anterior-posterioren und D: im seitlichen Strahlengang. Nachweis einer perimedullär gelegenen Fistel des Konus (gerade Pfeile), die teilweise in den gestauten, sakral gelegenen intrathekalen Venenplexus drainiert. Angiogramme in der spätarteriellen/venösen Phase (B–D) demonstrieren dysplastische, ektatische Venen (gebogene Pfeile) des deutlich dilatierten perimedullären Venenplexus des Konus (offener gebogener Pfeil) und gestaute, aszendierende perimedulläre Venen (kleine Pfeile). Mehrere dysplastische, venöse Aneurysmen erkennbar (Doppelpfeil).

endovaskuläre Therapie etabliert. Die Embolisation zur Reduktion der Nidusgröße kann der offenen Resektion vorangestellt werden (Latchaw et al., 1980). Nach einer superselektiven Sondierung des Angiomes erfolgt die Obliteration mit PVA-Partikeln oder NBCA (Ausman et al., 1977; Djindjian, 1975; Djindjian et al., 1973 a und b; Dopmann et al., 1971; Horton et al., 1986 b; Houdart et al., 1974). Biondi et al. (1990) berichteten über 158 Embolisationssitzungen bei 35 intramedullären AVM unter Einbeziehung angiomatöser AVM (Beteiligung extraduraler Strukturen wie Wirbelkörper, Muskel, Haut und Viszera mit Metamerie).
In den meisten Fällen wurde PVA eingesetzt, und viele Patienten bedurften einer wiederholten Behandlung wegen einer Revaskularisierung. 54 % der Fälle zeigten nach der ersten Behandlung keine Befundänderung, 26 % der Patienten besserten sich und 20 % der Fälle verschlechterten sich klinisch. Da eine Embolisation mit PVA eine Revaskularisierung aufweist (Biondi et al., 1992 b), müssen diese Patienten in etwa jährlichem Abstand reangiographiert und ggf. erneut behandelt werden.

Juvenile AVM (Typ III AVM)
Juvenile AVM sind extrem selten. Die Malformation ist meist groß und betrifft angrenzende Anteile der Dura, der Haut, des Muskelgewebes sowie der Wirbelkörper (Biondi et al., 1992 a and b; Ommaya et al., 1969). Ausgedehnte Gefäßkonvolute können im Mediastinum, im Becken und Retroperitoneum nachgewiesen werden. Der Fluß in der AVM ist hoch. Aneurysmen werden häufig im zuführenden Gefäß gefunden (Biondi et al., 1992 a). Die Patienten können progrediente neurologische Ausfälle aufweisen oder sich akut verschlechtern. Die Akut-Symptomatik kann durch eine SAB verursacht sein (Biondi et al., 1992 a). Auf Grund der hohen Vaskularisierung wird eine kombinierte endovaskuläre und chirurgische Behandlung empfohlen (Spetzler et al., 1989). Versuche einer kompletten Ausschaltung oder Resektion der Läsion sind meist erfolglos. Malis (1982) berichtete über die Behandlung von 3 Patienten mit einer juvenilen spinalen AVM. Einer der Patienten verstarb; die anderen Patienten verschlechterten sich nach der Therapie (Paraplegie) oder zeigten keine Befundänderung ihrer primär schweren neurologischen Ausfälle.

Perimedulläre arteriovenöse Fisteln (Typ IV AVM)

Angioarchitektur und Therapie
Perimedulläre Fisteln sind intradural und extramedullär gelegene arteriovenöse Kurzschlüsse, die ventral oder dorsal dem Rückenmark oder dem Konus aufliegen (**Abb. D 7.14**). Üblicherweise sind sie thorako-lumbal, gelegentlich thorakal und selten zervikal gelegen. Versorgt werden Typ IV AVM über die A. spinalis anterior, wenn sie ventral gelegen sind, oder über die A. posterolateralis, wenn sie dorsal gelegen sind. Die Drainage erfolgt über Rückenmarkvenen, die bis zum kranio-zervikalen Übergang und sogar bis in die hintere Schädelgrube nachweisbar sein können. Sie wurden erstmals von Djindjian et al., 1977 beschrieben und später als Typ IV AVM von Heros et al. (1986) klassifiziert. Basierend auf der Angioarchitektur haben Merland und seine Mitarbeiter (Guegen et al., 1987; Merland et al., 1980; Mourier et al., 1989) die Läsion in 3 Subtypen unterteilt:
Die *perimedulläre Fistel vom Subtyp 1* wird über eine schmale und lange, nur wenig dilatierte Arterie versorgt, die einen langsamen Fluß aufweist. Die Drainage erfolgt in ein mäßig dilatiertes Gefäß. Da es sich um Rückenmarkgefäße handelt, muß die Embolisation möglichst nah am Fistelpunkt erfolgen. Aufgrund des dünnen Kalibers der Feeder ist dies nur selten möglich, so daß die Fistel chirurgisch obliteriert werden muß. Lediglich bei den ventral gelegenen, perimedullären Fisteln kann eine Embolisation mit Partikeln versucht werden.
Subtyp 2 wird über mehrere, bereits gut dilatierte Arterien gespeist. Der Fluß ist deutlich erhöht, die Fistel hat eine venöse Dilatation im Shuntbereich und die drainierenden Venen sind deutlich erweitert und verlaufen geschlängelt. Die Fistel kann endovaskulär kurativ behandelt oder mit einem chirurgischen Eingriff kombiniert werden. Die Embolisation kann mit Spiralen, Flüssigembolisaten oder kleineren ablösbaren Balloons erfolgen. Bei komplexen AVF kann die chirurgische Intervention mit einer intraoperativen transvenösen Embolisation kombiniert werden (Touho et al., 1995).
Subtyp 3 entspricht großen av-Fisteln mit multiplen zuführenden, großkalibrigen Arterien, die ein hohes Shuntvolumen und entsprechend stark dilatierte Venen aufweisen. Primär wird die Obliteration endovaskulär mit ablösbaren Ballons, Bartspiralen oder NBCA durchgeführt.

Klinik
Symptomatisch werden perimedulläre Fisteln im 30.–60. Lebensjahr durch schnell progrediente, aufsteigende, sensible und motorische Ausfälle mit Sphinkterstörung. Da ihre Lage intradural ist, gehört auch die spinale Subarachanoidalblutung zu den gelegentlich auftretenden Symptomen. Zwischen Beginn der Symptomatik und Diagnosestellung und Therapie liegen meist viele Jahre.

D 7.10. Spinale Tumoren

Spinale Tumoren sind Raumforderungen, die die Wirbelkörper sowie die intra-und extramedullären Strukturen einbeziehen. Hauptziel einer endovaskulären Behandlung ist die Devaskularisierung vor einer geplanten Biopsie oder Operation. Embolisation gut vaskularisierter, intra- und extraduraler, spinaler Tumoren führt zur Reduktion des intraoperativen Blutverlustes und verbessert die Operabilität (Broaddus et al., 1990; Gellad et al., 1990; Hilal et al., 1975; King et al., 1991). Da die Embolisation mit Partikeln (PVA oder Gelfoam) durchgeführt wird, muß auf die Radikulararterien geachtet werden, um eine Okklusion von rückenmarksversorgenden Spinalarterien zu vermeiden. Da eine Embolisation zu einer Tumornekrose und Ödem führt mit der Gefahr einer Rückenmarkkompression, wird eine hochdosierte Kortikosteroid-Behandlung vor und nach dem Eingriff empfohlen (Jensen et al., 1993).

In selektionierten, nicht operablen Fällen dient die Embolisation zur Schmerztherapie und Behandlung einer Wurzelkompression (Jensen et al., 1993). Die Embolisation ist kein kuratives Verfahren für maligne spinale Tumoren (z. B. Metastasen, Riesenzelltumoren), obwohl häufig ein verlangsamtes Tumorwachstum nach Embolisation gesehen wird. Intramedulläre Tumoren, deren chirurgische Resektion durch eine präoperative Embolisation signifikant vereinfacht wird, sind stark vaskularisierte Hämangioblastome (Eskridge et al., 1996; Tampieri et al., 1993). Die Embolisation von gutartigen spinalen Raumforderungen (Wirbelkörperhämangiome, aneurysmatische Knochenzysten) kann kurativ sein.

Die spinale Embolisation kann endovaskulär oder aber über eine CT- oder durchleuchtungsgesteuerte Direktpunktion der Raumforderung erfolgen (Gangi et al., 1994). Dabei kann NBCA oder hochprozentiger Alkohol injiziert werden (Chiras et al., 1993; Heiss et al., 1994). Einige Autoren favorisieren die perkutane Vertebroplastie kombiniert mit der perkutanen Embolisation, die durch Injektion von künstlichem Zement (Methylmetakrylat) in den Wirbelkörper zu einer mechanischen Stabilisierung führt (Cotton et al., 1996).

Literatur

Aenis M, Stancampiano AP, Wakhloo AK, Lieber BB (1997) Modeling of flow in a straight stented and nonstented side wall aneurysm model. J Biomech Eng

Archer CR, Horenstein S (1977) Basilar artery occlusion. Clinical and radiological correlation. Stroke 8: 383–390

Augsburger JJ, Magargal LE (1980) Visual prognosis following treatment of acute central retinal artery obstruction. Br J Ophthalmol 64: 913–917

Ausman JI, Gold LH, Tadavarthy SM, Amplatz K, Chou SN (1977) Intraparenchymal embolization for obliteration of an intramedullary AVM of the spinal cord. Technical note. J Neurosurg 47: 119–125

Baker WH, Littooy FN, Greisler HP, Dorner DB, Ford JJ Jr, Mungas JE, Saletta CW, Stern ME, Van Speybroeck JA, Halstuk KS et al. (1987) Carotid endarterectomy in private practice by fellowship-trained surgeons. Stroke 5: 957–958

Barnwell SL, Clark WM, Nguyen TT, O'Neill OR, Wynn ML, Coull BM (1994) Safety and efficacy of delayed intraarterial urokinase therapy with mechanical clot disruption for thromboembolic stroke. Am J Neuroradiol 15: 1817–1822

Barrow DL, Spector RH, Braun IF, Landman JA, Tindall SC, Tindall GT (1985) Classification and treatment of spontaneous carotid-cavernous sinus fistulas. J Neurosurg 62: 248–256

Biondi A, Rüfenacht D, Merland JJ (1989) Cerebral arterio-venous fistulas treated by endovascular procedure. In: *Nadjmi M* (Hrsg.) Imaging of brain metabolism, spine and cord, interventional neuroradiology. Springer, Berlin, 283

Biondi A, Merland JJ, Reizine D et al. (1990) Embolization with particles in thoracic intramedullary arteriovenous malformations: long-term angiographic and clinical results. Radiology 177: 651–658

Biondi A, Merland JJ, Hodes JE, Pruvo JP, Reizine D (1992 a) Aneurysms of spinal arteries associated with intramedullary arteriovenous malformations. I. Angiographic and clinical aspects. Am J Neuroradiol 13: 913–922

Biondi A, Merland JJ, Hodes JE, Aymard A, Reizine D (1992 b) Aneurysms of spinal arteries associated with intramedullary arteriovenous malformations. II Results of AVM endovascular treatment and hemodynamic considerations. AJNR Am J Neuroradiol 13: 923–931

Bousser MG, Chiras J, Bories J, Castaigne P (1985) Cerebral venous thrombosis: a review of 38 cases. Stroke 16: 199–213

Broaddus WC, Grady MS, Delashaw JB, Ferguson RDG, Jane JA (1990) Preoperative superselective arteriolar embolization: a new approach to enhance resectability of spinal tumors. Neurosurgery 27: 755–759

Broderick JP, Brott TG, Duldner JE, Tomsick T, Leach A (1994) Initial and recurrent bleeding are the major causes of death following subarachnoid hemorrhage. Stroke 25: 1342–1347

Brothers MF, Holgate RC (1990) Intracranial angioplasty for treatment of vasospasm after subarachnoid hemorrhage: technique and modifications to improve branch access. Am J Neuroradiol 11: 239–247

Brott T, Thalinger K (1984) The practice of carotid endarterectomy in a large metropolitan area. Stroke 15: 950–955

Brown RD, Wiebers DO, Forbes G (1988) The natural history of unruptured intracranial arteriovenous malformations. J Neurosurg 68: 352–357

Brismar J, Cronqvist S (1978) Therapeutic embolization in the external carotid artery region. Acta Radiol 19: 715–731

Casasco A, Herbreteau D, Houdart E, George B, Tran Ba Huy P, Deffresne D, Merland JJ (1994) Devascularization of craniofazialtumors by percutaneous tumor puncture. Am J Neuroradiol 15: 1233–1239

Chan PDS, Findlay JM, Vollrath B, Cook DA, Grace M, Chen MH, Ashforth RA (1995) Pharmacological and morphological effects of in vitro transluminal balloon angioplasty on normal and vasospastic canine basilar arteries. J Neurosurg 83: 522–530

Chiras J, Cognard C, Rose M, Dessauge C, Martin N, Pierot L, Plouin PF (1993) Percutaneous injection of an alcoholic embolizing emulsion as an alternative preoperative embolization for spine tumor. AJNR Am J Neuroradiol 14: 1113–1117

Clouston JE, Numaguchi Y, Zoarski GH, Aldrich EF, Simard JM, Zitnay KM (1995) Intraarterial papaverine infusion for cerebral vasospasm after subarachnoid hemorrhage. AJNR Am J Neuroradiol 16: 27–38

Cosgrove G, Theron J (1987) Vertebral arteriovenous

fistula following anterior cervical spine surgery. J Neurosurg 66: 297–299

Cotton A, Deramond H, Cortet B (1996) Preoperative percutaneous injection of methyl methacrylate and n-butyl cyanoacrylate in vertebral hemangiomas. AJNR Am J Neuroradiol 17: 137–142

Courtheoux P, Tournade A, Theron J et al. (1985) Transcutaneous angioplasty of vertebral artery atheromatous ostial stricture. Neuroradiology 27: 259–264

Coyne T, Montanera WJ, Macdonald RL, Wallace MC (1990) Tansluminal angioplasty for cerebral vasospasm – the Toronto Hospital experience. In: *Sano K, Takakura K, Kassell NF, Sasaki T* (Hrsg.) Cerebral vasospasm. University of Tokyo Press, Tokyo, 333–336

Crawford PM, West CR, Chadwick DW (1986) Arteriovenous malformations of the brain: natural history in unoperated patients. J Neurol Neurosurg Psychiatry 49: 1–10

Criscuolo GR, Oldfield EH, Doppman JL (1989) Reversible acute and subacute myelopathy in patients with dural arteriovenous fistulas. Foix-Alajouanine syndrome reconsidered. J Neurosurg 70: 354–359

Dawson RC, Krisht AL, Barrow DL, Joseph GJ, Shengelaia GG, Bonner G (1995) Treatment of experimental aneurysms using collagen-coated microcoils. Neurosurgery 36: 133–140

Deans W, Bloch S, Leibrock L, Berman BM, Skultety FM (1982) Arteriovenous fistula in patients with neurofibromatosis. Radiology 144: 103–107

Debakey M (1953) Successful carotid endarterectomy for cerebrovascular insufficiency. JAMA 233: 1083–1085

Debrun G, Lacour P, Vinuela F, Fox A, Drake CG, Caron JP (1981) Treatment of 54 traumatic carotid-cavernous fistulas. J Neurosurg 55: 678–692

Debrun GM, Vinuela F, Fox AJ, Davis KR, Ahn HS (1988) Indications for treatment and classification of 132 carotid-cavernous fistulas. Neurosurgery 22: 285–289

Debrun GM, Aletich V, Ausman JI, Charbel F, Dujovny M (1997) Embolisation of the nidus of brain arteriovenous malformations with n-butyl cyanoacrylate. Neurosurgery 40: 112–121

Del Zoppo GJ, Ferbert A, Otis S et al. (1988) Local intra-arterial fibrinolytic therapy in acute carotid territory stroke: a pilot study. Stroke 19: 307–313

Del Zoppo GJ, Higashida RT, Furlan AJ (1994) The case for a phase III trial of cerebral intraarterial fibrinolysis. AJNR Am J Neuroradiol 15: 1217–1222

Djindjian R (1975) Embolization of angiomas of the spinal cord. Surg Neurol 4: 411–420

Djindjian R, Cophignon J, Theron J, Merland JJ, Houdart R (1973 a) Superselective arteriographic embolization by the femoral route in neuroradiology. Study of 50 cases. I Technique, indications, complications. Neuroradiology 6: 20–26

Djindjian R, Cophignon J, Rey A, Theron J, Merland JJ, Houdart R (1973 b) Superselective arteriographic embolization by the femoral route in neuroradiology. Study of 50 cases. II Embolization in vertebromedullary pathology. Neuroradiology 6: 132–142

Djindjian R, Djindjian R, Rey A, Hurth M, Houdart R (1977) Intradural extramedullary spinal arteriovenous malformation fed by the anterior spinal artery. Surg Neurol 8: 85–94

Doppman JL, DiChiro G, Ommaya AK (1971) Percutaneous embolization of spinal cord arteriovenous malformations. J Neurosurg 34: 48–55

Dorsch NWC (1990) Incidence, effects and treatment of ischämia following aneurysm rupture. In: *Sano K, Takakura K, Kassell NF, Sasaki T* (Hrsg.) Cerebral vasospasm. University of Tokyo Press, Tokyo, 495–498

Dotter CT (1969) Transluminally-placed coilspring endarterial tube grafts: long-term patency in canine popliteal artery. Invest Radiol 4: 329–332

Dotter CT, Judkins MP (1964) Transluminal treatment of arteriosclerotic obstruction. Description of a new technique and a preliminary report of its application. Circulation 30: 654–670

Drake CG (1978) Cerebral arteriovenous malformations: considerations for and experience with surgical treatment in 166 cases. Clin Neurosurg 26: 145–208

Eastcott HHG, Pickering GW, Rob CG (1954) Reconstruction of internal carotid artery in a patient with intermittent attacks of hemiplegia. Lancet 2: 994–996

ECST Collaborative Group (1991) MRC European carotid surgery trial: interim results for symptomatic patients with severe (70–99 %) or with mild (0–29 %) carotid stenosis. Lancet 337: 1235–1243

Einhäupl KM, Villringer A, Meister W, Mehraein S, Garner C, Pellkofer M, Haberl RL, Pfister HW, Schmiedek P (1991) Heparin treatment in sinus venous thrombosis. Lancet 338: 597–600

Ennix CL, Lawrie GM, Morris GC, Crawford ES, Howell JF, Reardon MJ, Weatherford SC (1979) Improved results of carotid endarterectomy in patients with symptomatic coronary: an analysis of 1,546 consecutive carotid operations. Stroke 10: 122–125

Eskridge JM, Wessbecher FW (1991) Thrombolysis for superior sagittal sinus thrombosis. JVIR 2: 89– 94

Eskridge JM, Newell DW, Pendleton GA (1990) Transluminal angioplasty for treatment of vasospasm. In: *Mayberg MR* (Hrsg.) Cerebral Vasospasm. Neurosurgery Clinics of North America. Saunders, Philadelphia, 387–399

Eskridge JM, McAuliffe W, Harris B, Kim DK, Scott J, Wim HR (1996) Preoperative endovascular embolization of craniospinal hemangioblastomas. Am J Neuroradiol 17: 525–531

Estanol B, Rodriguez A, Conte G, Aleman JM, Loyo M, Pizzuto J (1979) Intracranial venous thrombosis in young women. Stroke 10: 680–684

Ferguson RDG, Ferguson JG (1994) Cerebral intraarterial fibrinolysis at the crossroads: is a phase III trial advisable at this time. Am J Neuroradiol 15: 1201–1216

Feuerberg I, Lindquist C, Lindqvist M, Steiner L (1987) Natural history of postoperative aneurysm rests. J Neurosurg 66: 30–34

Fields WS, Maslenikov V, Meyer JS, Hass WK, Remington RD, Macdonald M (1970) Joint study of extracranial arterial occlusion. V. Progress report of prognosis following surgery or nonsurgical treatment for transient cerebral ischemic attacks and cervical carotid artery lesions. JAMA 211 : 1993–2003

Findlay JM, Weir BKA, Kanamaru K, Espinosa F (1989) Arterial wall changes in cerebral vasospasm. Neurosurgery 25: 736–746

Findlay JM, Macdonald RL, Weir BKA (1991) Current concepts of pathophysiology and management of cerebral vasospasm following aneurysmal subarachnoid hemorrhage. Cerebrovasc Brain Metab Rev 3: 336–361

Forster DMC, Steiner L, Hakanson S (1972) Arteriovenous malformations of the brain. A long-term clinical study. J Neurosurg 37: 562–570

Gangi A, Kastler BA, Dietemann JL (1994) Percutaneous vertebroplasty guided by a combination of CT and fluoroscopy. Am J Neuroradiol 15: 83–86

Gellad FE, Sadato N, Numaguchi Y, Levine AM (1990) Vascular metastatic lesions of the spine: preoperative embolization. Radiology 176: 683–686

Germano IM, Davis RL, Wilson CB, Hieshima GB (1992) Histopathological follow-up study of 66 cerebral arteriovenous malformations after therapeutic embolisation with polyvinyl alcohol. J Neurosurg 76: 607–614

Geremia G, Bakon M, Brennecke L, Haklin M, Silver B (1997) Experimental arteriovenous fistulas: treatment with silicone-covered metallic stents. Am J Neuroradiol 18: 271–277

Gil-Peralta A, Mayol A, Marcos JRG et al. (1996) Percutaneous transluminal angioplasty of the symptomatic atherosclerotic carotid arteries: results, complications, and follow-up. Stroke 27: 2271–2273

Graf CJ, Perret GE, Torner JC (1983) Bleeding from cerebral arteriovenous malformations as part of their natural history. J Neurosurg 58: 331–337

Graves VB, Strother CM, Duff TA, Perl J, II (1995) Early treatment of ruptured aneurysms with Guglielmi detachable coils: effect on subsequent bleeding. Neurosurgery 37: 640–648

Grüntzig AR, Senning A, Siegenthaler WE (1979) Nonoperative dilatation of coronary-artery stenosis. Percutaneous transluminal coronary angioplasty. N Engl J Med 301: 61–68

Gueguen B, Merland JJ, Riche MC, Rey A (1987) Vascular malformations of the spinal cord: intrathecal perimedullary arteriovenous fistulas fed by medullary arteries. Neurology 37: 969–979

Guglielmi G, Vinuela F, Sepetka I, Macellari V (1991) Electrothrombosis of saccular aneurysms via endovascular approach. Part 1: Electrochemical basis, technique, and experimental results. J Neurosurg 75: 1–7

Guglielmi G, Vinuela F, Duckwiler G et al. (1992) Endovascular treatment of posterior circulation aneurysms by electrothrombosis using electrically detachable coils. J Neurosurg 77: 515–524

Hacke W, Hirschberg (1992) Zerebrovaskuläre Verschlüße. Indikation zur Thrombolysetherapie. Internist 33: 241–246

Hacke W, Zeumer H, Ferbert A, Brückman H, del Zoppo GJ (1988) Intra-arterial thrombolytic therapy improves outcome in patients with acute vertebrobasilar occlusive disease. Stroke 19: 1216–1222

Hacke W, Kaste W, Fieschi C, Toni D, Lesaffre E, von Kummer R, Boysen G, Bluhmki E, Hoxter G, Mahagne MH et al. (1995) Intravenous thrombolysis with recombinant tissue plasminogen activator for acute hemispheric stroke: the European Cooperative Acute Stroke Study (ECASS). JAMA 274: 1017–1025

Hall WA, Oldfield EH, Doppman JL (1989) Recanalization of spinal arteriovenous malformations following embolization. J Neurosurg 70: 714–720

Hassler W, Thron A, Grote EH (1989) Hemodynamics of spinal dural arteriovenous fistulas: an intraoperative study. J Neurosurg 70: 360–370

Heiss JD, Doppman JL, Oldfield EH (1994) Brief report: relief of spinal cord compression from vertebral hemangioma by intralesional injection of absolute ethanol. N Engl J Med 331: 508–511

Hendrix LE, Dion JE, Jensen ME, Phillips CD, Newman SA (1994) Papaverine-induced mydriasis. Am J Neuroradiol 15: 716–718

Heros RC, Tu YK (1987) Is surgical therapy needed for unruptured arteriovenous malformations? Neurology 37: 279–286

Heros RC, Debrun GM, Ojemann RG, Lasjaunias PL, Naessens PJ (1986) Direct spinal arteriovenous fistula: a new type of spinal AVM. Case report. J Neurosurg 64: 134–139

Hertzer NR, Avellone JC, Farrell CJ et al. (1984) The risk of vascular surgery in a metropolitan community with observations on surgeon experience and hospital size. J Vasc Surg 1: 13–21

Hieshima GB, Everhart FR, Mehringer CM, Tsai F, Hasso AH, Grinnell VS, Pribram HF, Mok M (1980) Preoperative embolization of meningiomas. Surg Neurol 14: 119–127

Hieshima GB, Cahan LD, Mehringer CM, Bentson JR (1986) Spontaneous arteriovenous fistulas of cerebral vessels in association with fibromuscular dysplasia. Neurosurgery 18: 454–458

Higashida RT, Hieshima GB, Tsai FY, Halbach VV, Norman D, Newton TH (1987) Transluminal angioplasty of the vertebral and basilar artery. Am J Neuroradiol 8: 745–749

Higashida RT, Halbach VV, Dowd CF, Dormandy B, Bell J, Hieshima GB (1992) Intravascular balloon dilatation therapy for intracranial arterial vasospasm: patient selection, technique, and clinical results. Neurosurg Rev 15: 89–95

Higashida RT, Tsai FY, Halbach VV, Dowd CF, Smith T, Fraser K, Hieshima GB (1993) Transluminal angioplasty for atherosclerotic disease of the vertebral and basilar arteries. J Neurosurg 78: 192–198

Hilal SK, Michelsen JW (1975) Therapeutic percutaneous embolization for extra-axial vascular lesions of the head, neck, and spine. J Neurosurg 43: 275–287

Holmes DR, Vlietstra RE, Smith HC, Vetrovec GW, Kent KM, Cowley MJ, Faxon DP, Gruentzig AR, Kelsey SF, Detre KM, van Raden MJ, Mock MB (1984) Restenosis after percutaneous transluminal coronary angioplasty (PCTA): a report from the PTCA registry of the National Heart, Lung, and Blood Institute. Am J Cardiol 53 (Suppl): 77C–81C

Honma Y, Fujiwara T, Irie K, Ohkawa M, Nagao S (1995) Morphological changes in human cerebral arteries after percutaneous transluminal angioplasty for vasospasm caused by subarachnoid hemorrhage. Neurosurgery 36: 1073–1081

Houdart R, Djindjian R, Hurth M, Rey A (1974) Treatment of angiomas of the spinal cord. Surg Neurol 2: 186–194

Hurth M, Houdart R, Djindjian R, Rey A, Djindjian M (1978) Arteriovenous malformations of the spinal cord: clinical, anatomical and therapeutic considerations – a series of 150 cases. Progr Neurol Surg 9: 238–266

Hurst RW (1996) Carotid Angioplasty [editorial]. Radiology 201: 613–616

Hurst RW, Berenstein A, Kupersmith MJ, Madrid M, Flamm ES (1995) Deep central arteriovenous malformations of the brain – the role of endovascular treament. J Neurosurg 82: 190–195

Jafar JJ, Davis AJ, Berenstein A, Choi IS, Kupersmith MJ (1993) The effect of embolization with n-butyl cyanoacrylate prior to surgical resection of cerebral arteriovenous malformations. J Neurosurg 78: 60–69

Jane JA, Kassell NF, Torner JC, Winn HR (1985) The natural history of aneurysms and arteriovenous malformations. J Neurosurg 62: 321–323

Jansen O, von Kummer R, Forsting M, Hacke W, Sartor K (1995) Thrombolytic therapy in acute occlusion of the intracranial internal carotid artery bifurcation. AJNR Am J Neuroradiol 16: 1977–1986

Jensen ME, Hendrix LE, Dion JE et al. (1993) Preoperative and palliative embolization of vertebral body metastases. Proceedings of the 31st Annual Meeting of the American Society of Neuroradiology. Vancouver, British Columbia

Jüngling FD, Wakhloo AK, Hennig J (1993) In vivo proton spectroscopy of meningioma after preoperative embolization. Magn Reson Med 30: 155–160

Kachel R, Basche ST, Heerklotz I, Grossmann K, Endler S (1991) Percutaneous transluminal angioplasty (PTA) of supra-aortic arteries especially the internal carotid artery. Neuroradiology 33: 191–194

Kaku Y, Yonekawa Y, Tsukahara T, Kazekawa K (1992) Superselective intraarterial infusion of papaverine for the treatment of cerebral vasospasm after subarachnoid hemorrhage. J Neurosurg 77: 842–847

Kassell NF, Torner JC, Haley EC Jr, Jane JA, Adams HP, Kongable GL and participants (1990) The international cooperative study on the timing of aneurysm surgery. Part 1: overall management results. J Neurosurg 73: 18–36

Kataoka T, Hoygo T, Sasaki T et al. (1993) Balloon angioplasty in the management of symptomatic vasospasm in patients with unclipped cerebral aneurysm. In: *Findlay JM* (Hrsg.) Cerebral vasospasm. Elsevier, Amsterdam, 337–340

Kendall B, Moseley J (1977) Therapeutic embolisation of the external carotid artery tree. J Neurol Neurosurg Psychiat 40: 937–950

Kerber CW, Cromwell LD, Loehden OL (1980) Catheter dilatation of proximal carotid stenosis during distal bifurcation endarterectomy. AJNR Am J Neuroradiol 1: 348–349

King GJ, Kostuik JP, McBroom RJ, Richardson W (1991) Surgical management of metastatic renal carcinoma of the spine. Spine 16: 265–271

König E, Thron A, Schrader V, Dichgans J (1989) Spinal arteriovenous malformations and fistulae: clinical, neuroradiological and neurophysiological findings. J Neurol 236: 260–266

Konishi Y, Maemura E, Shiota M, Hara M, Takeuchi K, Saito I (1992) Treatment of vasospasm by balloon angioplasty: experimental studies and clinical experience. Neurol Res 14: 273–281

Kurtzke J (1974) Formal discussion. In: *Whisnant JP, Sandok BA* (Hrsg.) Cerebral vascular disease – Ninth Princeton Conference. Grune & Stratton, New York, 190, 193

Lanzieri CF, Tarr RW, Landis D, Selman WR, Lewin JS, Adler LP, Silvers JB (1995) Cost-effectiveness of emergency intraarterial intrazerebral thrombolysis: a pilot study. Am J Neuroradiol 16: 1987–1993

Larson JL, Tew JM, Jr, Tomsick TA, van Loveren HR (1995) Treatment of aneurysms of the internal carotid artery by intravascular balloon occlusion: long-term follow-up of 58 patients. Neurosurgery 36: 23–30

Lasjaunias P, Magufis G, Goulao A et al. (1996) Anatomoclinical aspects of dural arteriovenous shunts in children. Interventional Neuroradiology 2: 179–191

Latchaw RE, Harris RD, Chou SN, Gold LHA (1980) Combined embolization and operation in the treatment of cervical arteriovenous malformations. Neurosurgery 6: 131–137

Laurent A, Gobin YP, Rogopoulos A et al. (1989) Embolisation: A definitive treatment for meningiomas? In: *Nadjmi M* (Hrsg.) Imaging of brain metabolism, spine and cord, interventional neuroradiology. Springer, Berlin, 320

Lawton MT, Hamilton MG, Spetzler RF (1995) Multimodality treatment of deep arteriovenous malformations: thalamus, basal ganglia, and brain stem. Neurosurgery 37: 29–36

Lee DH, Wriedt CH, Kaufmann JCE, Pelz DM, Fox AJ, Vinuela F (1989) Evaluation of three embolic agents in pig rete. Am J Neuroradiol 10: 773–776

LeRoux PD, Mayberg MR (1994 a) Management of vasospasm: angioplasty. In: *Ratcheson RA, Wirth FP* (Hrsg.) Concepts in neurosurgery. Williams & Wilkins, Baltimore, 155–167

LeRoux PD, Newell DW, Eskridge JM, Mayberg MR, Grady MS, Winn HR (1994 b) Severe symptomatic vasospasm: the role of immediate postoperative angioplasty. J Neurosurg 80: 224–229

Lieber BB, Stancampiano AP, Wakhloo AK (1997) Alteration of hemodynamics in aneurysm model by stenting: influence of stent porosity. Ann Biomed Eng, 1997 •

Livingston K, Hopkins LN (1993) Intra-arterial papaverine as an adjunct to transluminal angioplasty for vasospasm induced by subarachnoid hemorrhage. Am J Neuroradiol 14: 346–347

Luessenhop AJ (1984) Natural history of cerebral arterio-venous malformations. In: *Wilson CB, Stein BM* (Hrsg.) Intracranial arteriovenous malformations. William & Wilkins, Baltimore London Malis LI (1982) Arteriovenous malformations of the spinal cord. In: *Youmans JR* (Hrsg.) Neurological surgery, 2nd ed. WB Saunders, Philadelphia, 1850–1874

Mames RN, Shugar JK, Levy N, Brasington A, Margo CE (1995) Peripheral thrombolytic therapy for central retinal artery occlusion. Arch Ophthalmol 113: 1094

Manelfe C (1975) Transfemoral catheter embolization of intracranial meningiomas. *Salomon G.* (Hrsg.) Advances in cerebral angiography. Springer, Wien, New York, 134–191

Marks MP, Steinberg GK, Lane B (1993) Intraarterial papaverine for the treatment of vasospasm. Am J Neuroradiol 14: 822–826

Marks MP, Dake MD, Steinberg GK, Norbash AM, Lane B (1994) Stent placement for arterial and venous cerebrovascular disease: preliminary clinical experience. Radiology 191: 441–446

Mathis JM, DeNardo AJ, Thibault L, Jensen ME, Savory J, Dion JE (1994 a) In vitro evaluation of papaverine hydrochloride incompatibilities: a simulation of intraarterial infusion for cerebral vasospasm. Am J Neuroradiol 15: 1665–1670

Mathis JM, DeNardo AJ, Jensen ME, Scott J, Dion JE (1994 b) Transient neurologic events associated with intraarterial papaverine infusion for subarachnoid hemorrhage-induced vasospasm. Am J Neuroradiol 15: 1671–1674

Merland JJ, Rüfenacht D (1986 A) detachable latex balloon with valvemechanism for the permanent occlusion of large brain av-fistulas and of cerebral arteries. Neuroradiology 28: 291–293

Merland JJ, Riche MC, Chiras J (1980) Les fistules arterio-veineuses intra-canalaires, extramedullaires a drainage veineux medullaire. J Neuroradiol 7: 271–320

Merland JJ, Reizine D, Riche MC et al. (1986 a) Traitement endovasculaire des fistules arterio-veineuses vertebrales: a propos de vingtdeux cas. Ann Chir Vasc 1: 73–78

Merland JJ, Assouline E, Rüfenacht D, Guimaraens L, Laurent A (1986 b) Dural spinal arteriovenous fistulae draining into medullary veins. Clinical and radiological results of treatment (embolization and surgery)

in 56 cases. In: *Valk J* (Hrsg.) Neuroradiology. Elsevier Amsterdam, 283–289

Michelsen JW (1979) Natural history and pathophysiology of arteriovenous malformations. Clin Neurosurg 26: 307–313

Mironov A (1995) Angiomorphologie, Ätiopathogenese, und endovasale Behandlung von Duraangiomen. Habilitationsschrift, Medizinische Fakultät der Universität Bern

Mori E, Tabuchi M, Yoshida T, Yamadori A (1988) Intracarotid urokinase with thromboembolic occlusion of the middle cerebral artery. Stroke 19: 802–812

Mourier KL, Gelbert F, Rey A et al. (1989) Spinal dural arteriovenous malformations with perimedullary drainage. Indications and results of surgery in 30 cases. Acta Neurochir (Wien) 100: 136–141

Mullan S, Duda E, Petronas N (1980) Some examples of balloon technology in neurosurgery. J Neurosurg 52: 321–329

Multizenter Acute Stroke Trial – Italy (MAST-I) Group (1995) Randomised controlled trial of streptokinase, aspirin, and combination of both in treatment of acute ischämic stroke. Lancet 346: 1509–1514

Munari LM, Belloni G, Perretti A, Ghia HF, Moschini L, Porta M (1992) Carotid percutaneous angioplasty. Neurol Res 14 (suppl): 156–158

Nakatsuka H, Ueda T, Ohta S, Sakaki S (1996) Successful percutaneous transluminal angioplasty for basilar artery stenosis: technical case report. Neurosurgery 39: 161–164

Nemoto S, Abe T, Tanaka H, Sakamoto T, Aruga T, Takakura K (1990) Percutaneous transluminal angioplasty for cerebral vasospasm following subarachnoid hemorrhage. In: *Sano K, Takakura K, Kassell NF, Sasaki T* (Hrsg.) Cerebral vasospasm. University of Tokyo Press, Tokyo, 437–439

Newell DW, Eskridge JM, Mayberg MR, Grady MS, Winn HR (1989) Angioplasty for the treatment of symptomatic vasospasm following subarachnoid hemorrhage. J Neurosurg 71: 654–660

Nichols DA, Rüfenacht DA, Jack CR, Jr, Forbes GS (1992) Embolization of spinal dural arteriovenous fistula with polyvinyl alcohol particles: experience in 14 patients. AJNR Am J Neuroradiol 13: 933–940

North American Symptomatic Carotid Endarterectomy Trial Collaborators (1991) Beneficial effect of carotid endarterectomy in symptomatic patients with high-grade carotid stenosis. N Engl J Med 325: 445–453

Ommaya AK, Di Chiro G, Doppman J (1969) Ligation of arterial supply in the treatment of spinal cord arteriovenous malformations. J Neurosurg 30: 679–692

Palmaz JC, Sibbitt RR, Tio FO, Reuter SR, Peters JE, Garcia F (1986) Expandable intraluminal vascular graft: a feasibility study. Surgery 99: 199–205

Palmaz JC, Richter GM, Noeldge G, Kauffmann GW, Wenz W (1987) Die intraluminale Stent-implantation nach Palmaz. Erster klinischer Fallbericht über eine ballonexpandierte Gefäßprothese. Radiologe 27: 560–563

Perret G, Nishioka H (1966) Report on the cooperative study of intracranial aneurysms and subarachnoid hemorrhage: arteriovenous malformations. An analysis of 545 cases of craniocerebral arteriovenous malformations and fistulae reported to the cooperative study. J Neurosurg 25: 467–490

Picard L, Moret J, Lepoire J (1984) Endovascular treatment of intrazerebral arteriovenous angiomas. J Neuroradiol 11: 9–28

Pile-Spellman JMD, Baker KF, Liszczak TM (1986) High-flow angiopathy: cerebral blood vessel changes in experimental chronic arteriovenous fistula. Am J Neuroradiol 7: 811–815

Porta M, Munari LM, Belloni G, Moschini L (1991) Percutaneous angioplasty of atherosclerotic carotid arteries. Cerebrovasc Dis 1: 265–272

Preter M, Tzourio C, Ameri A, Bousser MG (1996) Long-term prognosis in cerebral venous thrombosis. Follow-up of 77 patients. Stroke 27: 243–246

Rao VRK, Mandalam KR, Gupta AK, Kumar S, Joseph S (1989) Dissolution of isobutyl 2-cyanoacrylate on long-term follow-up. Am J Neuroradiol 10: 135–141

Rauch RA, Vinuela F, Dion JE et al. (1992) Preembolization functional evaluation in brain arteriovenous malformations: the superselective Amytal test. AJNR Am J Neuroradiol 13: 303–308

Raybaud CA, Strother CM, Hald JK (1989) Aneurysms of the vein of Galen: embryonic considerations and anatomical features relating to the pathogenesis of the malformation. Neuroradiology 31 : 109–128

Reizine D, Laouiti M, Guimaraens L, Riche MC, Merland JJ (1985) Vertebral arteriovenous fistulas-clinical presentation, angiographical appearance and endovascular treatment. A review of twenty-five cases. Ann Radiol 28: 425–438

Rosenblum B, Oldfield EH, Doppman JL, DiChiro G (1987) Spinal arteriovenous malformations: a comparison of dural arteriovenous fistulas and intradural AVM's in 81 patients. J Neurosurg 67: 795–802

Rothwell PM, Slattery J, Warlow CP (1996 A) systematic review of the risks of stroke and death due to endarterectomy for symptomatic carotid stenosis. Stroke 27: 260–265

Sasaki O, Takeuchi S, Koike T, Koizumi T, Tanaka R (1995) Fibrinolytic therapy for acute embolic stroke: intravenous, intracarotid, and intra-arterial local approaches. Neurosurgery 36: 246–253

Schmidt D (1989) Opticus-Sehbahn im Alter. In: *Platt D* (Hrsg.) Handbuch der Gerontologie. Bd 3, Augenheilkunde. Fischer Verlag, Stuttgart New York, 226–260

Schmidt D, Schumacher M, Wakhloo AK (1992) Microcatheter urokinase infusion in central retinal artery occlusion. Am J Ophthalmol 113: 429–434

Schumacher M, Schmidt D, Wakhloo AK (1993) Intra-arterial fibrinolytic therapy in central retinal artery occlusion. Neuroradiology 35: 600–605

Schumacher M, Siekmann R, Radü W, Wakhloo AK (1994) Local intra-arterial fibrinolytic therapy in vertebrobasilar occlusion. In: *Bauer BL, Brock M, Klinger M* (Hrsg.) Advances in Neurosurgery. Springer, Berlin 22: 30–34

Schutz H, Yeung HP, Chiu MC, et al. (1981) Dilatation of vertebral-artery stenosis [Letter]. N Engl J Med 304: 732

Scott JA, Pascuzzi RM, Hall PV, Becker GJ (1988) Treatment of dural sinus thrombosis with local urokinase infusion. J Neurosurg 68: 284

Shaw DA, Venables GS, Cartlidge NEF, Bates D, Dikkinson PH (1984) Carotid endarterectomy in patients with transient cerebral ischaemia. J Neurol Sci 64: 45–53

Smith TP, Higashida RT, Barnwell SL, Halbach VV, Dowd CF, Fraser KW, Teitelbaum GP, Hieshima GB (1994) Treatment of dural sinus thrombosis by urokinase infusion. Am J Neuroradiol 15: 801–807

Spetzler RF, Martin NA (1986 A) proposed grading system for arteriovenous malformations. J Neurosurg 65: 476–483

Spetzler RF, Wilson CB, Weinstein P, Mehdorn M,

Townsend J, Telles D (1978) Normal perfusion pressure breakthrough theory. Clin Neurosurg 25: 651–672

Spetzler RF, Zabramski JM, Flom RA (1989) Management of juvenile spinal AVM by embolization and operative excision. Case report. J Neurosurg 70: 628–632

Spetzler RF, Hargraves RW, McCormick PW, Zabramski JM, Flom RA, Zimmermann RS (1992) Relationship of perfusion pressure and size to risk of hemorrhage from arteriovenous malformations. J Neurosurg 76: 918–923

Standard SC, Ahuja A, Guterman LR, et al. (1995) Balloon test occlusion of the internal carotid artery with hypotensive challenge. Am J Neuroradiol 16: 1453–1458

Stein BM (1979) Arteriovenous malformations of the brain and spinal cord. In: *Hoff J* (Hrsg.) Pratice of surgery. Harper & Row, New York

Stein BM, Solomon RA (1990) Arteriovenous malformations of the brain. In: *Youmans JR* (Hrsg.) Neurological surgery, 3rd ed. WB Saunders Company, Philadelphia, 1831–1863

Stein BM, Wolpert SM (1977) Surgical and embolic treatment of cerebral arterio-venous malformations. Surg Neurol 7: 359–369

Sundt TM Jr, Smith HC, Campbell JK, Vlietstra RE, Cucchiara RF, Stanson AW (1980) Transluminal angioplasty for basilar artery stenosis. Mayo Clinic Proc 55: 673–680

Sundt TM Jr, Whisnant JP, Houser OW, Fode NC (1990) Prospective study of the effectiveness and durability of carotid endarterectomy. Mayo Clinic Proc 65: 625–635

Symon L, Kuyama H, Kendall B (1984) Dural arteriovenous malformations of the spine: clinical features and surgical results in 55 cases. J Neurosurg 60: 238–247

Szikora I, Wakhloo AK, Guterman LR, et al. (1997) Initial experience with collagen-filled Guglielmi detachable coils for endovascular treatment of experimental aneurysms. Am J Neuroradiol 18: 1997

Takahashi A, Yoshoto T, Mizoi K, Sugawara T, Fujii Y (1990) Tansluminal balloon angioplasty for vasospasm after subarachnoid hemorrhage. In: *Sano K, Takakura K, Kassell NF, Sasaki T* (Hrsg.) Cerebral vasospasm. University of Tokyo Press, Tokyo, 429–432

Tampieri D, Leblanc R, TerBrugge K (1993) Preoperative embolization of brain and spinal hemangioblastomas. Neurosurgery 33: 502–505

Tarr RW, Johnson DW, Horton JA, Yonas H, Penthenv S, Durham S, Jungreis CA, Hecht ST (1991) Impaired cerebral vasoreactivity after embolization of arteriovenous malformations: assessment with serial acetazolamide challenge xenon CT. Am J Neuroradiol 12: 417–423

The Multicenter Acute Stroke Trial – Europe Study Group (1996) Thrombolytic therapy with streptokinase in acute ischemic stroke. N Engl J Med 335: 145–150

The National Institute of Neurological Disorders and Stroke rt-PA Stroke Study Group (1996) Tissue plasminogen activator for acute ischemic stroke. N Engl J Med 333: 1581–1587

Theron J, Courtheous P, Henriet JP, Pelouze G, Derlon JM, Maiza D (1984) Angioplasty of supraaortic arteries. J Neuroradiol 11 : 187–200

Theron J, Courtheoux P, Casasco A, Alachkar F, Notari F, Ganem F, Maiza D (1989) Local intraarterial fibrinolysis in the carotid territory. Am J Neuroradiol 10: 753–765

Theron J, Payelle GG, Coskun O, et al. (1996) Carotid artery stenosis: treatment with protected balloon angioplasty and stent placement. Radiology 201: 627–636

Touho H, Monobe T, Ohnishi H, Karasawa J (1995) Treatment of type II perimedullary arteriovenous fistulas by intraoperative transvenous embolization: case report. Surg Neurol 43: 491–496

Tsai FY, Higashida RT, Matovich V, Alfieri K (1992) Acute thrombosis of the intracranial dural sinus: direct thrombolytic treatment. AJNR Am J Neuroradiol 13: 1137–1141

Tsai FY, Berberian B, Matovich V, Lavin M, Alfieri K (1994) Percutaneous transluminal angioplasty adjunct to thrombolysis for acute middle cerebral artery rethrombosis. AJNR Am J Neuroradiol 15: 1823–1829

Turjman F, Massoud TF, Vinuela F, et al. (1995) Correlation of the angioarchitectural features of cerebral arteriovenous malformations with clinical presentation of hemorrhage. Neurosurgery 37: 856–862

Valavanis A (1986) Preoperative embolization of the head and neck: indications, patient selection, goals and precautions. AJNR Am J Neuroradiol 7: 943–952

Vinuela F (1992) Functional evaluation and embolization of intracranial arteriovenous malformations: In: *Vinuela F, Halbach VV, Dion JE* (Hrsg.) Interventional neuroradiology: endovascular therapy of the central nervous system. Raven Press, New York, 77–86

Vinuela F, Fox AJ, Kan S, Drake CG (1983) Ballon occlusion of a spontaneous fistula of the posterior inferior cerebellar artery. J Neurosurg 58: 287–290

von Birgelen C, Gil R, Ruygrok P, Prati F, Di Mario C, van der Giessen WJ, de Feyter PJ, Serruys PW (1996) Optimized expansion of the Wallstent compared with the Palmaz-Schatz stent: on-line observations with two- and threedimensional intracoronary ultrasound after angiographic guidance. Am Heart J 131:1067–1075

von Kummer, Forsting M, Sartor K, Hacke W (1991) Intravenous recombinant tissue plasminogen activator in acute stroke. In: *Hacke W, del Zoppo GJ, Hirschberg M* (Hrsg.) Thrombolytic therapy in acute ischemic stroke. Springer, Berlin Heidelberg New York, 161–167

von Kummer R, Meyding-Lamade U, Forsting M, Rosin L, Rieke K, Hacke W, Sartor K (1994) Sensitivity and prognostic value of early CT in occlusion of the middle cerebral artery trunk. Am J Neuroradiol 15: 9–15

Wada J, Rasmussen T (1960) Intracarotid injection of sodium Amytal for the lateralization of cerebral speech dominance. J Neurosurg 17: 266–282

Wakhloo AK, Jüngling FD, Van Velthoven V, Schumacher M, Hennig J, Schwechheimer K (1993) Extended preoperative polyvinyl alcohol microembolization of intracranial meningiomas: Assessment of two embolization techniques. Am J Neuroradiol 14: 571–582

Wakhloo AK, Schellhammer F, de Vries J, Haberstroh J, Schumacher (1994) Self-expanding and balloon-expandable stents in the treatment of carotid aneurysms: an experimental study in a canine model. Am J Neuroradiol 15: 493–502

Wakhloo AK, Johnson BA, Kraus GE, Spetzler RF (1995 a) Cerebral sinus and venous thrombosis. In: *Carter LP, Spetzler RF, Hamilton MG* (Hrsg.) Neurovascular Surgery. McGraw-Hill, New York, 1337-1363

Wakhloo AK, Tio FO, Lieber BB, Schellhammer F, Graf M, Hopkins LN (1995 b) Self-expanding nitinol stents in canine vertebral arteries - hemodynamics and tissue response. Am J Neuroradiol 16: 479-482

Wikholm G (1995) Occlusion of cerebral arteriovenous malformations with n-butyl cyano-acrylate is permanent. AJNR Am J Neuroradiol 16: 479-482

Wikholm G, Lundqvist C, Svendsen P (1996) Embolization of cerebral arteriovenous malformation: Part I - technique, morphology, and complications. Neurosurgery 39: 448-459

Wyburn-Mason R (1943) The vascular abnormalities and tumors of the spinal cord and its membranes. H. Kimpton, London

Yadav JS, Roubin GS, King P, Iyer S, Vitek J (1996) Angioplasty and stenting for restenosis after carotid endarterectomy: initial experience. Stroke 27: 2075-2079

Yoshimura S, Tsukahara T, Hashimoto N, Kazekawa K, Kobayashi A (1995) Intra-arterial infusion of papaverine combined with intravenous administration of highdose nicardipine for cerebral vasospasm. Acta Neurochir (Wien) 135: 186-190

Zeumer H, Freitag HJ, Grzyska U, Neunzig HP (1989) Local intraarterial fibinolysis in acute vertebrobasilar occlusion: technical developments and recent results. Neuroradiology 31: 336-340

Zeumer H, Freitag HJ, Zanella F, Thie A, Arning C (1993) Local intra-arterial fibrinolytic therapy in patients with stroke: urokinase versus recombinant tissue plasminogen activator (rt-PA). Neuroradiology 35: 159-162

Zubkov YN, Nikiforov BM, Shustin VA (1984) Balloon catheter technique for dilatation of constricted cerebral arteries after aneurysmal SAH. Acta Neurochir (Wien) 70: 65-79

E. Infektions- und Entzündungskrankheiten

1. Bakterielle Infektionen
   von H.W. Pfister
2. Intrakranielle und spinale Abszesse
   von H. W. Pfister und A. Steinbrecher
3. Tuberkulöse Meningitis
   von H. W. Pfister und S. Lorenzl
4. Neurosarkoidose
   von N. Sommer
5. Neurolues
   von A. Steinbrecher
6. Andere Spirochäteninfektionen
   von H. W. Pfister
7. Parasitosen
   von M. Rösener
8. Virale Entzündungen des ZNS
   von R. Malessa
9. HIV-Infektionen und AIDS: Neurologische Manifestationen
   von R. Malessa und H. W. Pfister
10. Pilzinfektionen des ZNS
   von M. Rösener
11. Multiple Sklerose
   von R. Martin und R. Hohlfeld
12. Prion-Erkrankungen
   von J. B. Schulz und M. Weller

Therapieempfehlungen

Wo beurteilbar, wird die wissenschaftliche Evidenz der *Wirksamkeit der Therapie* im Abschnitt »Therapeutische Prinzipien« mit * markiert.

- *** Ergebnisse randomisierter, prospektiver Therapiestudien mit ausreichender Fallzahl, um eine Beeinflussung der klinischen Endpunkte valide erfassen zu können.
- ** Ergebnisse nicht randomisierter Fallkontrollstudien oder großer retrospektiver Studien.
- * Nicht randomisierte Kohortenstudien mit historischen Kontrollen oder anekdotische Fallberichte.

Im Abschnitt »Pragmatische Therapie« wird – noch nicht ganz durchgängig – die *Qualität der Therapieempfehlung* mit Buchstaben graduiert:

A Therapieempfehlung stützt sich auf mehr als eine prospektive randomisierte, placebokontrollierte Studie oder eine Metaanalyse

B Therapieempfehlung stützt sich auf mindestens eine randomisierte, prospektive Therapiestudie mit einer ausreichenden Patientenzahl

C Rein empirische Therapieempfehlung ohne sicheren wissenschaftlichen Beweis.

E 1. Bakterielle Infektionen

von *H. W. Pfister*

E 1.1. Bakterielle Meningitis

E 1.1.1. Klinik

Die bakterielle (eitrige) Meningitis wird unterteilt in die:
- primäre bakterielle Meningitis ohne nachweisbaren Fokus, und die
- sekundäre bakterielle Meningitis als Komplikation einer Infektion in der Nachbarschaft (»Durchwanderungsmeningitis«, z. B. Otitis, Sinusitis, Mastoiditis, Hirnabszeß, subdurales Empyem) oder in der Ferne (z. B. Pneumonie, Endokarditis, Sepsis) sowie als Inokulationsmeningitis (z. B. nach Lumbalpunktion, epiduraler Anästhesie, paravertebraler Injektion, Ventrikeldrainage).

Die häufigsten Erreger sind Pneumokokken, Meningokokken, Listerien, Staphylokokken und *Haemophilus influenzae.* Allerdings konnte die Inzidenz der *H. influenzae*-Erkrankungen bei Kindern unter 5 Jahren seit Einführung der *H. influenzae*-Impfung Ende der 80er Jahre drastisch gesenkt werden (MMWR, 1994; von Kries et al., 1994). In der Häufigkeit der Erreger folgen die gramnegativen Enterobakterien inkl. *Pseudomonas aeruginosa* (sog. »gramnegative Meningitis«; ca. 10 %). Bei ca. 10–30 % der eitrigen Meningitiden ist kein Erregernachweis möglich. Anaerobe Bakterien sind die Ursache von < 1 % der bakteriellen Meningitisfälle (Anderson, 1993). Mehr als 1 Erreger werden bei etwa 1 % der Fälle im Liquor nachgewiesen, insbesondere bei Patienten mit Abwehrschwäche, bekanntem Schädel-Hirn-Trauma oder vorausgegangener neurochirurgischer Operation. Für die Wahl der Antibiotika (bei fehlendem Erregernachweis) ist das Erregerspektrum der bakteriellen Meningitis wichtig, das im wesentlichen vom Patientenalter, von Grund- und Begleitkrankheiten und klinisch prädisponierenden Faktoren abhängig ist (**Tab. E 1.1, E 1.2 und E 1.3**).

Klinische Charakteristika der bakteriellen Meningitis sind Kopfschmerzen, Meningismus, Übelkeit, Erbrechen, Lichtscheu, Fieber, Verwirrtheit (selten akute Psychose), Vigilanzstörung und epileptische Anfälle. Der **Meningismus** ist auch bei der Mehrzahl der bewußtseinsgestörten (komatösen) Patienten mit bakterieller Meningitis noch nachweisbar (Lambert, 1994). Der Meningismus kann gering ausgeprägt sein oder sogar fehlen bei
- Kindern
- älteren Patienten
- sehr früh im Krankheitsverlauf.

Der **Liquorbefund** zeigt typischerweise eine Pleozytose über 3 000/3 Zellen/mm^3; bei der Zelldifferenzierung finden sich überwiegend Granulozyten (80–90 % der Patienten haben > 80 % Granulozyten). Niedrige Liquorzellzahlen (< 3 000/3 Zellen/mm^3) finden sich bei der bakteriellen Meningitis
- sehr früh im Krankheitsverlauf
- bei der anbehandelten bakteriellen Meningitis
- bei fulminanten Krankheitsverläufen (»apurulente bakterielle Meningitis«)
- bei abwehrgeschwächten und leukopenischen Patienten.

In einer retrospektiven Datenanalyse von 493 Fällen einer bakteriellen Meningitis hatten initial 13 % der Patienten mit ambulant erworbener (»community acquired«) Meningitis und 19 % der Patienten mit nosokomialer Meningitis eine Liquorzellzahl unter 300/3 Zellen/mm^3 (Durand et al., 1993), so daß z. B. eine Virusmeningitis, Sinus-/Venenthrombose oder eine beginnende *Meningeosis carcinomatosa* initial wichtige Differentialdiagnosen sein können. Die Proteinkonzentration im Liquor ist typischerweise > 120 mg/dl, der Liquor-/Serum-Glukose-Quotient < 0,3 (Li-

Tab. E 1.1: Erregerspektrum im Liquor bei 131 erwachsenen Patienten mit bakterieller Meningitis, die an der Neurologischen Universitäts-Klinik Großhadern, München, behandelt wurden

Positiver Erregernachweis im Liquor	**98 (74.8 %)**
Streptococcus pneumoniae	55 (42,0 %)
Neisseria meningitidis	10 (7,6 %)
Haemophilus influenzae	7 (5,3 %)
Listeria monocytogenes	6 (4,6 %)
Staphylococcus aureus	5 (3,8 %)
Streptococcus viridans	2 (1,5 %)
Escherichia coli	2 (1,5 %)
Streptococcus bovis	1 (0,8 %)
Gruppe B-Streptokokken	1 (0,8 %)
Peptostreptococcus-Spezies	1 (0,8 %)
Staphylococcus epidermidis	1 (0,8 %)
Pseudomonas aeruginosa	1 (0,8 %)
Grampositive Diplokokken	6 (4,6 %)
Gramnegative Kokken	1 (0,8 %)
Gramnegative Stäbchen	1 (0,8 %)

Tab. E 1.2: Häufige Erreger der bakteriellen Meningitis, in Abhängigkeit vom Alter des Patienten, und entsprechende Empfehlungen zur Antibiotika-Therapie

Alter	Typische Erreger	Empfohlenes Antiotika-Regime
< 1 Monat	Gramnegative Enterobacteriaceae (*Escherichia coli, Klebsiella, Enterobacter, Proteus, Pseudomonas aeruginosa*) Streptokokken, insbesondere Gruppe B-Streptokokken *Listeria monocytogenes*	Cefotaxim plus Ampicillin
1 Monat - 6 Jahre	*Haemophilus influenzae*⋆ *N. meningitidis* *S. pneumoniae*, Streptokokken, *Staphylokokken, gramnegative Enterobakterien (inkl. Pseudomonas aeruginosa)*	Cephalosporin der 3. Generation
> 6 Jahre	*N. meningitidis* *S. pneumoniae* Streptokokken, *H. influenzae*, Listerien, Staphylokokken, gramnegative Enterobacteriaceae (inkl. *Pseudomonas aeruginosa*)	Cephalosporin der 3. Generation plus Ampicillin

⋆ Seit Einführung der *H. influenzae*-Impfung hat die Inzidenz deutlich abgenommen

quor-Glukosekonzentration meist < 30 mg/dl). Durch Listerien verursachte Meningitiden können sowohl einen eitrigen Liquor als auch eine gemischte granulozytär/lymphozytäre Pleozytose zeigen (Khayr et al., 1992). Die Diagnose wird gesichert durch die folgenden Nachweismethoden im Liquor:

- mikroskopisch in der Gramfärbung,
- Antigennachweis mit der Latexagglutinations-Methode. Diese Methode steht für den Antigennachweis von *N. meningitidis, S. pneumoniae, H. influenzae* und Gruppe B-Streptokokken *(S. agalactiae)* zur Verfügung. Die Sensitivität liegt bei etwa 85 %, die Spezifität bei etwa 95 % (Camargos et al., 1995),
- bakteriologisch in der Kultur.

Der Nachweis von Bakterien im Liquor ist mit mindestens einer der genannten Methoden bei 70–80 % der Patienten möglich. Der Erregernachweis im Liquor mit der Gramfärbung gelingt bei 80–90 % der Patienten mit positivem bakteriologischen Kulturergebnis. Zur ergänzenden Diagnostik haben sich die Bestimmung von Laktat und C-reaktivem Protein im Liquor als hilfreich erwiesen. Bei knapp der Hälfte der Patienten mit bakterieller Meningitis sind die Blutkulturen positiv. Der Nachweis einer Bakteriämie kann Ausdruck einer hämatogen entstandenen Meningitis sein; andererseits kann es aber auch sekundär als Folge einer bakteriellen Penetration der Blut-Liquor-Schranke vom Subarachnoidalraum in das Blutkompartiment zu einer Bakteriämie kommen.

Möglichst rasch nach Aufnahme des Patienten sollte ein **kraniales CT durchgeführt werden, mit dem folgende Befunde nachgewiesen** werden können: Hirnschwellung (Hirnödem oder Hirnvolumenzunahme bei Sinus-/Venenthrombose); beginnender Hydrozephalus; Infarkte bei Vaskulitis; Hirnabszeß oder subdurales Empyem (die sekundär zu einer Meningitis geführt haben); parame-

Tab. E 1.3: Erregerspektrum und prädisponierende Faktoren

Prädisponierende Faktoren*	Wahrscheinlicher Erreger
Sinusitis, Mastoiditis, Otitis media	Pneumokokken, Meningokokken, *H. influenzae*
Schädelhirntrauma, Durafistel	Pneumokokken, *Staph. aureus, H. influenzae,* gramneg. Enterobakterien
Nosokomiale Meningitis (z. B. nach neurochirurgischer Operation)	gramneg. Enterobakterien, *Pseudomonas aeruginosa*, Staphylokokken
Ventrikulitis bei externer Liquordrainage, Shuntinfektion	*Staph. epidermidis, Staph. aureus,* gramneg. Enterobakterien
Pneumonie	Pneumokokken, Streptokokken, *H. influenzae*
Endokarditis	*Staph. aureus,* Pneumokokken
Rezidivierende Meningitis	Pneumokokken, *H. influenzae*
Petechien	Meningokokken, Pneumokokken, *Staph. aureus*
Immunsuppression (z. B. Diabetes mellitus, chronischer Alkoholismus, immunsuppressive Therapie, AIDS, Malignom)	*Listeria monocytogenes,* gramneg. Enterobakterien
Splenektomie, Alkoholismus	Pneumokokken, *Listeria monocytogenes*
i. v. Drogenabhängigkeit	Staphylokokken, *Pseudomonas aeruginosa,* Candida

* Mehr als die Hälfte der erwachsenen Patienten mit bakterieller Meningitis haben prädisponierende Faktoren.

ningealer Infektionsherd im Knochenfenster, z. B. Sinusitis, Mastoiditis; intrakranielle freie Luft bei Durafistel; meningeale und ventrikuläre ependymale Kontrastmittelaufnahme; basales eitriges Exudat (Anderson, 1993; Pfister et al., 1993).
Differentialdiagnostisch sind vor allem die Virusmeningitis/Enzephalitis (z. B. Herpes simplex-Enzephalitis), tuberkulöse Meningitis, Pilzmeningitis, Meningealkarzinose, Mollaret-Meningitis, Rickettsiose, parameningeale Eiterherde (Hirnabszeß, epiduraler Abszeß, subdurales Empyem), Subarachnoidalblutung, Tumor in der hinteren Schädelgrube und das maligne neuroleptische Syndrom abzugrenzen (Pfister und Roos, 1994).

E 1.1.2. Verlauf

Die Inzidenz der akuten bakteriellen Meningitis wird auf 5–10 Fälle pro 100 000 Einwohner/Jahr geschätzt. Nach Einführung der *H. influenzae* Typ B-Impfung (Robbins und Schneerson, 1990) fand sich z. B. in den USA ein Rückgang der Inzidenz der *H. influenzae*-Erkrankungen der Kinder von 41 Fällen/100 000 Kinder im Jahre 1987 auf nunmehr 2 Fälle/100 000 Kinder im Jahre 1993 (MMWR, 1994). Schätzungen der Inzidenz der *H. influenzae*-Meningitis bei Kindern unter 5 Jahren vor Einführung der Impfung beliefen sich auf 23/100 000 in Deutschland und 22/100 000 in den Niederlanden (von Alphen et al., 1994; von Kries et al., 1994). Durch die zunehmende Verbreitung der *H. influenzae*-Impfung konnte nunmehr die Inzidenz der Haemophilus-Erkrankungen bei Kindern unter 5 Jahren in Deutschland auf 1,9/100 000 und in den Niederlanden auf 0,6/ 100 000 gesenkt werden.
Die bakterielle Meningitis wird sehr häufig in Entwicklungsländern und in bestimmten geographischen Regionen, wie z. B. dem sog. »Meningitisgürtel« in Afrika beobachtet, wo die geschätzte Inzidenz etwa 70 Fälle/100 000 Einwohner/Jahr beträgt. Während einer Meningitis-Epidemie in West- und Zentralafrika (insbesondere in Nigeria) wurden 1996 innerhalb von 4 Monaten 54 600 Fälle (davon 7 877 mit tödlichem Verlauf) der Weltgesundheitsorganisation gemeldet (Tastemain, 1996).

Prädiktoren für einen ungünstigen Verlauf der Erkrankung sind:
- »Apurulente bakterielle Meningitis«, d. h. geringe Zellzahl bei hoher Bakteriendichte im Liquor (Felgenhauer und Kober, 1985),
- Alter > 40 Jahre,
- zugrundeliegende oder begleitende Krankheit, z. B. Z. n. Splenektomie oder Endokarditis
- Art des Erregers (z. B. gramnegative Enterobakterien, Pneumokokken),
- lange Krankheitsdauer vor Therapiebeginn.

Die klinische Symptomatik entwickelt sich in der Regel rasch innerhalb von einigen Stunden bis zu wenigen Tagen. Wegen des meist typischen klinischen Bildes wird bei etwa der Hälfte der Patienten bereits innerhalb der ersten 48 Stunden mit einer Antibiotikatherapie begonnen. Unter adäquater Therapie bilden sich die Symptome innerhalb weniger Tage zurück. Bei fehlender klinischer Besserung muß nach einem persistierenden infektiösen Fokus (z. B. Sinusitis, Mastoiditis, Endokarditis) und nach zerebralen Komplikationen (z. B. Hydrozephalus, zerebrale Gefäßbeteiligung) gefahndet werden; evtl. muß eine Änderung des Antibiotikaregimes erwogen werden. Die Komplikationen (s. u.) entwickeln sich in der Regel in der ersten Woche, gelegentlich noch nach zwei bis drei Wochen. Das im CT nachweisbare Hirnödem ist eine sehr frühe Komplikation und tritt meist innerhalb der ersten 3 Tage auf. Bereits am 1. Krankheitstag kann eine lebensbedrohliche Liquorabflußstörung (Hydrozephalus) auftreten (Pfister et al., 1993).
Als kritische Zeit im Verlauf der bakteriellen Meningitis muß die erste Woche der Erkrankung angesehen werden, so daß Patienten mit einer bakteriellen Meningitis in der Initialphase der Erkrankung auf einer Intensivstation behandelt werden sollen.
Im Verlauf können sich folgende **intrakranielle Komplikationen** der bakteriellen Meningitis entwickeln:
- Hirnödem (bei einem Drittel der verstorbenen Patienten autoptisch nachweisbar, Dodge und Swartz, 1965) mit der Gefahr der Einklemmung (spontan oder nach Liquorpunktion). In einer prospektiven klinischen Studie bei Erwachsenen mit bakterieller Meningitis zeigte sich bei 7 von 86 Patienten eine zerebrale Einklemmung (Pfister et al., 1992), von denen 3 verstarben. In retrospektiven Studien bei Kindern mit bakterieller Meningitis hatten 4,3 % (19/445 Kinder; Rennick et al., 1993) bzw. 5,6 % (17/302 Kinder; Horwitz et al., 1980) klinische Zeichen der Einklemmung.
- zerebrale arterielle Gefäßkomplikationen (Arteriitis, Vasospasmus, fokale kortikale Hyperperfusion, zerebrale Autoregulationsstörung); (Paulson et al.,1974; Igarashi et al., 1984; Pfister et al., 1992),
- septische Sinusthrombosen (überwiegend des Sinus sagittalis superior) und kortikale Venenthrombosen (Dodge und Swarz, 1965; Southwick et al., 1986, DiNubile et al., 1990; Pfister et al., 1992),
- Zerebritis,
- Hydrozephalus (bei 20 % der Meningitiden der Neugeborenen). Bei 10 % der erwachsenen Patienten mit bakterieller Meningitis findet sich im CT ein Hydrozephalus, der eine externe Liquordrainage erfordert (Pfister et al., 1993),
- sterile subdurale Effusion (bei 15–45 % der bakteriellen Meningitiden bei Kindern < 18 Monate, Syrogiannopoulos et al., 1987; Snedeker et al., 1990)

- selten: Hirnabszeß, subdurales Empyem (Jacobson und Farmer, 1981).

Der Nachweis dieser Komplikationen erfolgt computertomographisch (z. B. Nachweis von Hydrozephalus, Hirnödem, subduralem Empyem, Hirnabszeß) oder kernspintomographisch (z. B. Nachweis ischämischer Infarkte oder einer Sinusthrombose). Eine zerebrovaskuläre Beteiligung kann mit der Kernspintomographie/Kernspin-Angiographie (z. B. Nachweis einer Sinusthrombose), der arteriellen digitalen Subtraktions-Angiographie (z. B. Nachweis kortikaler Venenthrombosen), mit der HMPAO-SPECT-Methode (Nachweis einer fokalen Hypoperfusion) oder der transkraniellen Dopplersonographie (z. B. Nachweis von beschleunigten Blutflußgeschwindigkeiten in der Arteria cerebri media) nachgewiesen werden (Ashwal et al., 1990; Pfister et al., 1992; Förderreuther et al., 1992; Haring et al., 1993; Goh und Minns, 1993).

Die Prognose der angiographisch dokumentierten Gefäßkomplikationen ist ungünstig; etwa die Hälfte der Patienten versterben (Pfister et al., 1992). Eine zerebrovaskuläre Beteiligung, sowohl der Arterien als auch der Venen, kann zu einem Hirninfarkt und in Folge eines zytotoxischen Ödems zu einem Hirndruckanstieg führen. Weitere Ursachen eines Hirndruckanstiegs (siehe Kap. F 2) mit der Gefahr einer Einklemmung sind eine Zunahme des intrakraniellen Blutvolumens als Folge einer gestörten zerebrovaskulären Autoregulation oder einer septischen Sinus-/Venenthrombose (siehe Kap. D 4). Die Gefahr kortikaler Nekrosen droht, wenn der zerebrale Perfusionsdruck (definiert als Differenz zwischen systemischem arteriellen Druck und Hirndruck) als Folge einer Zunahme des Hirndrucks und einer Blutdruckabnahme sinkt. Ein interstitielles Ödem kann durch transependymalen Liquoraustritt aus dem Ventrikelsystem in das umgebende Hirnparenchym infolge eines Verschlußhydrozephalus entstehen.

Bei etwa 10–15 % der Patienten mit einer eitrigen Meningitis finden sich als Folge einer Zerebritis oder einer zerebralen Ischämie fokale zerebrale Zeichen in Form von Hemi- oder Tetraparesen, Aphasien und Hemianopsien (Swartz, 1984). Epileptische Anfälle werden bei 20–30 % der Patienten beobachtet. Etwa 10 % der Patienten haben Hirnnervenläsionen (bei etwa 3 % der Patienten bleibende Läsionen), der Häufigkeit nach des III., VI., VII. und VIII. Hirnnerven; ein Papillenödem ist nur sehr selten nachweisbar. Bleibende Hörstörungen mit oder ohne bilaterale Vestibulopathie (Kap. B 4) lassen sich bei etwa 10 % der Patienten nachweisen (Fortnum, 1992), bei Patienten mit Pneumokokkenmeningitis sogar bei bis zu 30 % (Dodge et al., 1984).

Häufigste **extrakranielle Komplikationen** in der Akutphase der bakteriellen Meningitis sind septischer Schock (ca.10 %), Verbrauchskoagulopathie, adult respiratory distress syndrome (ARDS), Arthritis (septisch und reaktiv), seltener Elektrolytstörungen (Hyponatriämie, Syndrom der inadäquaten ADH-Sekretion, zentraler Diabetes insipidus), Rhabdomyolyse (Spataro und Marone, 1993), Pankreatitis, septische Panophthalmitis und spinale Vaskulitis (Greger et al., 1986; Kaplan und Feigin, 1987; Pfister et al., 1993; Durand et al., 1993).

5–10 % der Meningokokkeninfektionen haben einen fulminanten Verlauf mit Entwicklung eines Waterhouse-Friderichsen-Syndroms (große petechiale Blutungen der Haut und Schleimhäute, Verbrauchskoagulopathie, Kreislaufversagen). Osler-Knötchen an Fingern oder Zehen sollten den Verdacht auf eine zugrundeliegende septische Endokarditis lenken. Eine Herpes simplex-Infektion der Lippen findet sich bei etwa 10 % der Patienten mit eitriger Meningitis.

Seit Einführung der Antibiotika konnte die Letalität der eitrigen Meningitis deutlich gesenkt werden. Während vor der Antibiotika-Ära ein *letaler Ausgang* bei 95–100 % der Patienten mit einer Pneumokokkenmeningitis, bei 90 % mit einer *Haemophilus-influenzae*-Meningitis und bei 70–90 % mit einer Meningokokkenmeningitis erwartet werden mußte, konnte die Letalität durch die Entwicklung antibakterieller Substanzen für die Pneumokokkenmeningitis auf 20–40 %, *H. influenzae*-Meningitis auf 5–15 % und Meningokokkenmeningitis auf 5–30 % gesenkt werden (Swartz, 1984). Durch den Einsatz der Cephalosporine der dritten Generation wurde die Letalität der gramnegativen Meningitis von über 50 % auf 10–20 % gesenkt. Allerdings hat sich die Letalität der Pneumokokken-Meningitis (*Streptococcus pneumoniae* ist der häufigste Erreger der bakteriellen Meningitis im Erwachsenenalter) nicht nennenswert verändert und liegt immer noch bei etwa 20–30 % (Durand et al., 1993; Pfister et al., 1993). Die ungünstigen klinischen Verläufe sind in der Regel mit intrazerebralen und systemischen Komplikationen verknüpft, die in der Akutphase der Erkrankung auftreten können.

Insgesamt wird der Anteil von neurologischen **Residuen** (insbesondere Hörstörungen, neuropsychologische Auffälligkeiten, Hemiparese, epileptische Anfälle, seltener Ataxie, Hirnnervenparesen und Sehstörungen wie z. B. homonyme Hemianopsie) mit 10–30 % angegeben (Swartz, 1984; Pomeroy et al., 1990). In Verlaufsuntersuchungen bis zu 20 Jahren nach bakterieller Meningitis zeigte sich, daß 2 % (Annegers et al., 1988) bis 7 % (Pomeroy et al., 1990) der Patienten weiterhin epileptische Anfälle haben.

E 1.1.3. Therapeutische Prinzipien

Pathophysiologie

Durch experimentelle Untersuchungen, sowohl in Tiermodellen als auch in Zellkultursystemen, konnte unser Verständnis der komplexen pathophysiologischen Mechanismen der bakteriellen Meningitis wesentlich verbessert werden (Berkowitz, 1993; Pfister et al., 1994). Man muß davon ausgehen, daß subkapsuläre bakterielle Oberflächenkomponenten (z. B. Zellwandbestandteile der grampositiven Erreger und Lipopolysacharide der gramnegativen Erreger) im Subarachnoidalraum die lokale Produktion verschiedener inflammatorischer Mediatoren induzieren, z. B. Plättchen-aktivierenden Faktor und bestimmte Zytokine, z. B. Interleukin (IL)-1, IL-6, IL-8 und Tumor-Nekrose-Faktor-α (Leist et al., 1988; Arditi et al., 1990; Cabellos et al., 1992; Quagliarello und Scheld, 1992). Die Zytokine können zu einer vermehrten Expression von Adhäsionsmolekülen führen, sowohl auf Endothelzellen als auch auf Leukozyten. Es kommt zu einer vermehrten Adhäsion von Leukozyten an das zerebrale Endothel und schließlich zu einer Auswanderung der Leukozyten in den Subarachnoidalraum. Wahrscheinlich sind Leukozyten im Subarachnoidalraum eher schädlich als nützlich; es kommt zu keiner Eradikation der Erreger aus dem Subarachnoidalraum (Roos, 1995). Die Phagozytose von bekapselten Mikroorganismen, die wichtigste Abwehrfunktion der Leukozyten, ist im Liquor unzureichend in Folge niedriger Konzentrationen von antikapsulären Antikörpern und Komplement (Scheld, 1984). Einige potentiell toxische Mediatoren wie freie Sauerstoffradikale, Stickstoffmonoxid, Peroxynitrit und exzitatorische Aminosäuren sind an der Entstehung der Blut-Hirn-Schrankenstörung und der neuronalen Schädigung beteiligt (Pfister et al., 1990; Koedel et al., 1995; Buster et al., 1995). In fortgeschrittenen Krankheitsphasen kann es zur Liquorabflußstörung (Scheld et al., 1980), zum Verlust der zerebrovaskulären Autoregulation (Tureen et al., 1990) und zu einer Verminderung des zerebralen Blutflusses mit der Gefahr zerebraler Sekundärschäden kommen.

Antibiotikatherapie der bakteriellen Meningitis
Bei bekanntem Erreger wird ein Antibiotikum mit hoher Wirksamkeit gegen den Erreger, guter Liquorgängigkeit und dadurch wirksamer Liquorkonzentration mit möglichst geringen Nebenwirkungen gewählt. Experimentelle und klinische Studien zeigen, daß der beste klinische Erfolg bei Konzentrationen des Antibiotikums im Liquor über dem Zehnfachen der minimalen bakteriziden Konzentration (MBK) zu erwarten ist (Scheld, 1989). Bei unbekanntem Erreger wird empirisch unter Berücksichtigung des Alters des Patienten, der prädisponierenden Faktoren und der damit wahrscheinlichsten Bakterien behandelt (s. **Tab. E 1.2, E 1.3** und **E 1.4**).

Tab. E 1.4: Antibiotika-Therapie der bakteriellen Meningitis bei bekanntem Erreger

Erreger	Mittel der Wahl	Alternativen
N. meningitidis	Penicillin G	Cephalosporin der 3. Generation[1], Ampicillin, Chloramphenicol
S. pneumoniae, Penicillin-empfindlich	Penicillin G	Cephalosporin der 3. Generation[1], Vancomycin, Chloramphenicol
S. pneumoniae, Penicillin-intermediär empfindlich (MIC 0,1–1 µg/mL)	Cephalosporin der 3. Generation[1]	Vancomycin
S. pneumoniae, Penicillin-resistent (MIC > 1 µg/mL)	Ceftriaxon + Vancomycin oder Ceftriaxon + Rifampicin	Hoch-Dosis-Cefotaxim-Regime
H. influenzae	Cephalosporin der 3. Generation[1]	Ampicillin plus Chloramphenicol
Streptokokken (Gruppe B)	Ampicillin plus Gentamicin	Cephalosporin der 3. Generation[1], Vancomycin
Gramnegative Enterobacteriaceae (z. B. *Klebsiella, E. coli, Proteus)*	Cephalosporin der 3. Generation[1] plus Aminoglykosid[2,3]	Breitspektrum-Penicillin[4] plus Aminoglykosid[2,3]
Pseudomonas aeruginosa	Ceftazidim plus Aminoglykosid[2,3]	Piperacillin plus Aminoglykosid[2,3]
Staphylokokken (Methicillin-empfindlich)	Flucloxacillin oder Nafcillin	Fosfomycin oder Vancomycin
Staphylokokken (Methicillin-resistent)	Vancomycin	Trimethoprim-Sulfamethoxazol[3]
Listeria monocytogenes	Ampicillin (plus Aminoglykosid[2])	Trimethoprim-Sulfamethoxazol
Bacteroides fragilis	Metronidazol	Chloramphenicol

[1] Cefotaxim, Ceftriaxon oder Ceftizoxim
[2] Gentamicin oder Tobramycin
[3] Bestätigung der Wirksamkeit durch Empfindlichkeitstests erforderlich
[4] Piperacillin oder Mezlocillin

Im folgenden sind einige häufig in der Meningitistherapie *eingesetzte Antibiotika* näher beschrieben.

Penicillin G (Penicillin G®) ist sehr gut wirksam gegen grampositive und gramnegative Kokken (Ausnahmen: Penicillinase bildende Staphylokokken und Enterokokken) und Anaerobier (Ausnahme: *Bacteroides fragilis*). Es wirkt nicht oder unzureichend gegen *H. influenzae,* gramnegative Enterobakterien und *Pseudomonas aeruginosa.* Die Liquorpenetration ist bei entzündeten Meningen ausreichend, dagegen sehr schlecht bei intakter Blut-Liquorschranke (< 1 %).

Ampicillin (Binotal®) ist im Vergleich zu Penicillin gegen Streptokokken und Pneumokokken weniger wirksam, äquivalent gegenüber Meningokokken und überlegen in der Wirksamkeit gegen Listerien, *H. influenzae* und Enterokokken. Es ist nicht oder unzureichend wirksam gegen gramnegative Enterobakterien und *Pseudomonas aeruginosa.*

Die **Breitspektrum-Penicilline** wie Piperacillin (Pipril®), Azlocillin (Securopen®) und Mezlocillin (Baypen®) sind vor allem gegen *Pseudomonas aeruginosa,* Enterobakterien und Enterokokken wirksam. Cefotaxim ist ihnen in der Wirksamkeit gegen Enterobakterien überlegen. Da die Liquorkonzentrationen meist nicht über der MBK für *Pseudomonas aeruginosa* liegen, empfiehlt sich aufgrund eines synergistischen Effekts die Kombination mit einem Aminoglykosid.

Die penicillinasefesten **Oxacilline,** wie z. B. Flucloxacillin (Staphylex®), gelten neben Fosfomycin und Vancomycin als Mittel in der Behandlung der Staphylokokkenmeningitis.

Die **Cephalosporine** der ersten Generation und die meisten der zweiten Generation wie Cefamandol (Mandokef®) und Cefoxitin (Mefoxitin®) erwiesen sich wegen ihrer relativ schlechten Liquorgängigkeit mit Liquorkonzentrationen meist unter der minimalen bakteriziden Konzentration als ungeeignet für die Behandlung der bakteriellen Meningitis. Der Vorteil gegenüber den Cephalosporinen der dritten Generation liegt allerdings in ihrer guten Wirksamkeit gegen Staphylokokken. Deutliche Fortschritte in der Behandlung der bakteriellen Meningitis erbrachte die Entwicklung der Cephalosporine der dritten Generation. Von den Cephalosporinen der dritten Generation wie Cefotaxim (Claforan®), Ceftizoxim (Ceftix®), Ceftriaxon (Rocephin®), Ceftazidim (Fortum®) und Cefsulodin (Pseudocef®) sind die am häufigsten eingesetzten und am besten untersuchten Substanzen Cefotaxim (Claforan®) und Ceftriaxon (Rocephin®).

- **Cefotaxim** (Claforan®) hat eine ausreichende Liquorgängigkeit und wurde erfolgreich in der Behandlung der Pneumokokken-, Meningokokken-, *Haemophilus-influenzae*-Meningitis und der durch gramnegative Erreger verursachten Meningitiden (Liquorkonzentrationen 10-500mal über der MBK von *E. coli* und *Klebsiella*) eingesetzt, ist allerdings nicht oder nur bedingt wirksam gegen Listerien, *Pseudomonas aeruginosa,* Enterokokken, *Staph. aureus, Acinetobacter* und *Clostridium difficile.*
- **Ceftriaxon** (Rocephin®) hat eine dem Cefotaxim vergleichbare Aktivität und den Vorteil einer langen Serumhalbwertszeit von etwa 8 Stunden. Es kann daher in einer täglichen Einmalgabe verabreicht werden. In der Behandlung der bakteriellen Meningitis im Kindesalter war Ceftriaxon dem Cefuroxim (Zinacef®) überlegen.
- **Ceftazidim** (Fortum®) gilt als sehr wirksames Antibiotikum gegen *Pseudomonas aeruginosa* und ist in vitro dem Cefsulodin (Pseudocef®) und Piperacillin (Pipril®) überlegen. Gegen grampositive Erreger ist es allerdings weniger wirksam als Cefotaxim. Es hat einen hohen Grad an Betalactamase-Stabilität und eine dem Cefotaxim vergleichbare Liquorgängigkeit.

Das Breitspektrum-Cephalosporin **Cefepim** (Maxipime®), ein Cephalosporin der vierten Generation, wird überwiegend bei Infektionen durch gramnegative Erreger (vor allem *Pseudomonas* und Enterobakterien) eingesetzt, die gegen andere Cephalosporine resistent sind. Es gibt erste Berichte über die Wirksamkeit des gut liquorgängigen Cefepim bei der bakteriellen Meningitis (Dosierung bei 50 mg/kg/die i. v.) (Saez-Llorens et al., 1995). Cefepim ist nicht wirksam gegen Listerien, Enterokokken, Legionellen, Mykoplasmen und Chlamydien.

Das neue Carbapenem **Meropenem** (Meronem®) scheint ebenfalls für die Meningitistherapie (initiale empirische Antibiotikamonotherapie) geeignet zu sein (Klugman und Dagan, 1995; Schmutzhard et al., 1995). Meropenem ist in vitro gegen die wichtigsten Meningitiserreger wirksam (Pneumokokken, Meningokokken, *H. influenzae* und auch gegen Listerien), ferner auch gegen *Bacteroides fragilis* und andere Anaerobier. Meropenem war bei der experimentellen bakteriellen Meningitis wirksam und zeigte bei Patienten mit eitriger Meningitis eine gute Liquorgängigkeit (Dosierung bei Erwachsenen 3×2 g/die i. v.). Die bei Imipenem (Zienam®) beobachteten Nebenwirkungen (z. B. epileptische Anfälle) scheinen bei Meropenem wesentlich geringer zu sein.

Die **Aminoglykoside** wie Gentamicin (Refobacin®), Tobramycin (Gernebcin®), Netilmicin (Certomycin®) und Amikacin (Biklin®) sind vor allem gegen gramnegative Erreger (Enterobakterien und *Pseudomonas aeruginosa*), aber auch gegen Staphylokokken wirksam, nicht oder unzureichend gegen Meningokokken, Pneumokokken, Streptokokken, Enterokokken, Listerien, *H. influenzae* und Anaerobier. Wegen der geringen therapeutischen Breite sollten die Serumspiegel der Aminoglykoside regelmäßig bestimmt werden, z. B. Gentamicin-Spitzenspiegel (15–30 Minuten nach Infusionsende) 5–10 μg/ml, Gentamicin-Talspiegel (direkt vor der nächsten Antibiotikagabe) < 2 μg/ml (siehe **Tab. E 1.6**). Die Liquorkonzentrationen der Aminoglykoside, deren Aktivität im sauren Milieu sinkt, sind aufgrund der schlechten und sehr variablen Liquorgängigkeit – auch bei entzündeten Meningen – meist unter der minimalen bakteriziden Konzentration für die meisten gramnegativen Bakterien. Die aus diesem Grund früher propagierte intraventrikuläre Gabe von Aminoglykosiden ist mit der Entwicklung der ausreichend liquorgängigen Cephalosporine in den Hintergrund gerückt. Die intraventrikuläre Gentamicinapplikation (Refobacin-L®; Dosierung 5–10 mg/die bei Erwachsenen, 1–2 mg/die bei Kindern) bleibt daher Einzelfällen einer gramnegativen Meningitis vorbehalten, wenn eine externe Liquordrainage aufgrund einer Liquorabflußstörung bereits gelegt wurde, eine Ventrikulitis nachgewiesen ist, ein schweres klinisches Bild vorliegt (Koma) und keine klinische und mikrobiologische Besserung unter intravenöser Antibiotika-Therapie zu erkennen ist.

Fosfomycin (Fosfocin®) hat eine gute Liquorgängigkeit und wird in der Behandlung der Staphylokokkenmeningitiden eingesetzt. Es ist ferner wirksam gegen *H. influenzae,* Meningokokken und gramnegative Enterobakterien (z. B. *E. coli,* Citrobacter, Serratia). Es zeigt eine geringere Aktivität gegen Pneumokokken, Enterobacter, Klebsiellen, Proteus und ist nicht wirksam gegen Bacteroides-Arten und Listerien. Da Fosfomycin mit keinem anderen Antibiotikum chemisch verwandt ist, gibt es keine Kreuzresistenzen und Allergien (Milatovic und Braveny, 1995). Da die in vitro-Resistenztestung nicht immer zuverlässig ist, sollte Fosfomycin mit einem anderem Antibiotikum (z. B. β-Laktam-Antibiotikum) kombiniert werden.

Vancomycin (Vancomycin®) gilt als Ausweichpräparat bei einer Meningitis, die durch Methicillinresistente Staphylokokken hervorgerufen wird. Der Einsatz von Vancomycin wird häufig bei einer durch *Staph. epidermidis* verursachten Shunt-Infektion oder Ventrikulitis bei externer Liquordrainage erforderlich. Es ist außerdem noch wirksam gegen Streptokokken inkl. Enterokokken und Pneumokokken.

Trimethoprim-Sulfamethoxazol (Cotrimoxazol, Bactrim®, Eusaprim®) hat eine gute Liquorgängigkeit und eignet sich als Ausweichpräparat in der Therapie der Listerienmeningitis bei Ampicillinallergie. Zudem wurde es erfolgreich in der Therapie von Meningitiden durch Enterobacter, Acinetobacter und Serratia eingesetzt.

Metronidazol (Clont®, Flagyl®) ist gut liquorgängig und hat seinen Einsatzbereich in der Behandlung des Hirnabszesses und der seltenen »anaeroben Meningitis« (z. B. durch *Bacteroides fragilis,* Fusobakterien, *Peptococcus, Veilonella* und *Peptostreptococcus* verursachte Meningitiden).

Chloramphenicol (Paraxin®) gilt in Europa aufgrund seiner Nebenwirkungen (**Tab. E 1.7**) nicht als Antibiotikum der ersten Wahl in der Meningitistherapie. Seine Rolle in der Meningitistherapie ist durch die Einführung der Cephalosporine der dritten Generation stark eingeschränkt worden. Chloramphenicol hat eine gute Liquorgängigkeit, auch bei intakten Meningen, und ist sehr gut wirksam gegen Meningokokken, Pneumokokken und *H. influenzae,* weist jedoch eine hohe Versagerquote bei »gramnegativen Meningitiden« auf, da es hierbei nur bakteriostatische Konzentrationen im Liquor erreicht. Chloramphenicol antagonisiert die bakterizide Aktivität von Penicillinen, Cephalosporinen und Aminoglykosiden in vitro (Milatovic und Braveny, 1995). Die Konzentrationen von Chloramphenicol im Serum müssen regelmäßig bestimmt und die Spitzenwerte zwischen 15 und 20 μg/ml gehalten werden.

Adjuvante Therapieformen

Die Chance, die Prognose der bakteriellen Meningitis zu verbessern, liegt vor allen Dingen in einer verbesserten Behandlung der Komplikationen. In mehreren klinischen und experimentellen Studien wurde in den letzten Jahren die Wirksamkeit adjuvanter Therapieformen (in Kombination mit Antibiotika) bei der bakteriellen Meningitis untersucht.

Kortikosteroide

Dexamethason zeigte günstige Effekte in Tiermodellen der bakteriellen Meningitis (Täuber et al., 1985; Pfister et al., 1990). Es hemmt die Bildung und Freisetzung inflammatorischer Mediatoren, die in der komplexen Pathophysiologie der bakteriellen Meningitis beteiligt sind. In prospektiven, Placebo-kontrollierten klinischen Studien bei Kindern mit bakterieller Meningitis (am häufigsten mit *H. influenzae* Typ B-Meningitis) konnte mit einer 4tägigen Dexamethason-Therapie (4 × 0,6 mg/kg/die) die Inzidenz von Hörstörungen und neurologischen Residuen im Vergleich zur Placebogruppe gesenkt werden (Lebel et al.,1988; Odio et al., 1991). Ferner war in einer klinischen Studie bei Kindern mit bakterieller Meningitis eine 2-tägige Dexamethason-Behandlung gleich gut wirksam wie eine 4-tägige (Syrogiannopoulos et al., 1994). Hinweise auf einen günstigen Effekt von Dexamethason bei der Pneumokokken-Meningitis ergaben sich a) in einer retrospektiven Datenanalyse bei Kindern mit Pneumokokken-Meningitis, in der neurologische Residuen in der Dexamethason-Gruppe seltener beobachtet wurden als in der Gruppe der Kinder, die nur mit Antibiotika behandelt wurden (Kennedy et al., 1991), und b) in einer offenen randomisierten ägyptischen Studie, in der mit Dexamethason die Letalität der Pneumokokken-Meningitis im Erwachsenenalter gesenkt werden konnte (Girgis et al., 1989). Allerdings wurden die oben angegebenen klinischen Studien in mehreren Punkten kritisiert (z. B. Einsatz verschiedener Antibiotika in den Vergleichsgruppen; unterschiedlicher klinischer Schweregrad der Therapiegruppen bei Krankenhausaufnahme; Nachuntersuchungen nur bei einem Teil der Patienten) (Prasad und Haines, 1995). Zudem konnte in weiteren Studien kein signifikant günstiger Effekt von Dexamethason nachgewiesen werden (Schaad et al., 1993; King

et al., 1994; Wald et al., 1995). Der wissenschaftliche Beleg der Wirksamkeit von Dexamethason bei der bakteriellen Meningitis steht daher noch aus (Obare, 1996).
Dennoch ist der Einsatz von Dexamethason auf der Grundlage der zur Verfügung stehenden klinischen und experimentellen Daten bei der *H. influenzae*-Meningitis im Kindesalter und bei der Pneumokokken-Meningitis im Erwachsenenalter gerechtfertigt (American Academy of Pediatrics, 1990). Es ist anzustreben, die erste Dexamethason-Dosis unmittelbar vor der ersten Antibiotika-Gabe zu geben, um eine maximale Blockade der inflammatorischen Kaskade zu erreichen, die durch die Antibiotika-induzierte Bakteriolyse und die Freisetzung von Zellwandkomponenten induziert wird.

Experimentelle Therapieansätze
In tierexperimentellen Untersuchungen konnten freie Sauerstoffradikale, Zyklooxygenase-Metaboliten und Zytokine (Tumor-Nekrose Faktor α, Interleukin 1) als pathogenetisch relevante Mediatoren identifiziert werden (Tuomanen, 1987; Tuomanen et al., 1989; Saez-Llorens et al.,1990; Pfister et al.,1990; Quagliarello und Scheld, 1992). Hieraus könnten sich mögliche Therapieansätze mit Superoxid-Dismutase, nicht-steroidalen Antiphlogistika oder spezifischen monoklonalen Antikörpern als adjuvante Therapieformen in Kombination mit einer Antibiotikabehandlung ergeben (Townsend und Scheld, 1993; Tuomanen, 1995). Verschiedene antiinflammatorische Substanzen zeigten in Tiermodellen der bakteriellen Meningitis (insbesondere bei der Ratte und beim Kaninchen) günstige Effekte, z. B. nicht-steroidale Antiphlogistika (z. B. Indomethacin), Pentoxifyllin, monoklonale Antikörper gegen Leukozyten-Endothel-Zell-Adhäsionsmoleküle, monoklonale Antikörper gegen Zytokine, Antagonisten gegen Plättchen-aktivierenden Faktor, freie Radikalfänger und Stickstoffmonoxid-Synthasehemmer (Pfister et al., 1994). Mit Ausnahme von Dexamethason wurden diese Substanzen bisher bei Menschen mit bakterieller Meningitis nicht eingesetzt. Weitere experimentelle Studien, insbesondere Untersuchungen in fortgeschrittenen Meningitis-Stadien, sind erforderlich, um zu klären, welche dieser Therapieformen Eingang in die klinische Praxis finden kann.

E 1.1.4. Pragmatische Therapie

Allgemeines Vorgehen bei Patienten mit bakterieller Meningitis
In der Behandlung einer schweren lebensbedrohlichen Meningitis ist die wichtigste Behandlungsmaßnahme die rasche Gabe von Antibiotika (Auswahl der Antibiotika siehe **Tab. E 1.5**). Bei nicht bewußtseinsgestörten Patienten mit V. a. bakterielle Meningitis sollte unmittelbar nach der klinischen Untersuchung die lumbale Liquoruntersuchung angeschlossen werden; nach Abnahme von Blutkulturen wird rasch mit der Antibiotika-Therapie begonnen (Tunkel und Scheld, 1995). Wir empfehlen, daß bei bewußtseinsgestörten Patienten mit Verdacht auf eine bakterielle Meningitis unmittelbar nach Blutentnahme (für das Anlegen einer Blutkultur) Antibiotika appliziert werden. Bei bewußtseinsgestörten Patienten mit fokalneurologischen Symptomen, bei denen der Verdacht auf eine bakterielle Meningitis besteht, sollte nach Beginn der Antibiotika-Therapie ein Computertomogramm durchgeführt werden, anschließend eine Liquorpunktion. Kontraindikationen für die Liquorpunktion sind klinische Zeichen der Einklemmung (z. B. einseitig erweiterte und nicht reagible Pupille, Streckkrämpfe) oder eine Raumforderung (z. B. Hirnabszeß im CT). Wenn sich im CT Hinweise auf ein Hirnödem zeigen, sollten vor der lumbalen Liquoruntersuchung hyperosmolare Substanzen (z. B. 250 ml 20 %iges Mannit) intravenös gegeben werden. Jedoch gibt es keinen wissenschaftlich Beleg für die Wirksamkeit dieser Behandlungsmaßnahme.
Es sollte eine HNO-ärztliche Konsiliaruntersuchung erfolgen. Wenn im CT mit Knochenfenster-Technik ein parameningealer Entzündungsherd (z. B. Otitis, Mastoiditis, Sinusitis) als mögliche Ursache für die bakterielle Meningitis nachgewiesen wird, sollte möglichst rasch (d. h. am Aufnahmetag) die operative Sanierung erfolgen. Im Gegensatz dazu erfolgt die chirurgische Versorgung von Duradefekten (z. B. bei Patienten mit voraus-

Tab. E 1.5: Initiale empirische Antibiotika-Therapie der bakteriellen Meningitis bei Neugeborenen, Kindern und Erwachsenen (ohne Erregernachweis)

Altersgruppe	Empfohlenes Antibiotika-Regime
Neugeborene	Cefotaxim plus Ampicillin
Kleinkinder und Kinder	Cephalosporin der 3. Generation[a]
Erwachsene	
gesund, keine Abwehrschwäche, ambulant erworben (community acquired)	Cephalosporin der 3. Generation plus Ampicillin
nosokomial (z. B. nach neuro-chirurgischer OP oder Schädel-Hirn-Trauma)	Cephalosporin der 3. Generation plus Flucloxacillin[b] plus Aminoglykosid[c]
abwehrgeschwächte, ältere Patienten	Cephalosporin der 3. Generation plus Ampicillin plus Aminoglykosid[c]
Shunt-Infektion	Cephalosporin der 3. Generation plus Vancomycin

[a] Cefotaxim oder Ceftriaxon
[b] Alternativen: Vancomycin oder Nafcillin
[c] Gentamicin oder Tobramycin

gegangenem Schädel-Hirn-Trauma) nach Abklingen der akuten Meningitis, meist 10–14 Tage nach Antibiotika-Therapie. Die Empfindlichkeit der verursachenden Erreger gegen Antibiotika sollte in vitro getestet werden; nach Wirkungsprofil sollte die Antibiotika-Therapie entsprechend angepaßt werden. Wenn der Erreger der eitrigen Meningitis nicht isoliert werden konnte, sollte bei fehlendem Ansprechen auf die Antibiotika-Therapie eine Erweiterung bzw. ein Umsetzen der Antibiotika in Erwägung gezogen werden. Neben der Antibiotikatherapie kommt der Behandlung der Komplikationen entscheidende Bedeutung zu.

In der **Tab. E 1.6** sind die altersabhängige Dosierung, die Serumhalbwertszeit und die Liquorpenetrationsrate der in der Therapie der bakteriellen Meningitis gebräuchlichsten Antibiotika zusammengestellt. In der **Tab. E 1.7** sind die wichtigsten Nebenwirkungen der in der Meningitistherapie häufig eingesetzten Antibiotika zusammengefaßt. Abgesehen vom Gentamicin (Refobacin®), das auch intraventrikulär (Refobacin L®, siehe oben) verabreicht werden kann, sollten die aufgeführten Antibiotika intravenös appliziert werden.

Nach Behandlungsbeginn sind im allgemeinen tägliche Liquorkontrollen erforderlich, bis die Keimfreiheit des Liquors nachgewiesen ist. Die Erregerempfindlichkeit sollte quantitativ durch Bestimmung der minimalen Hemmkonzentration ermittelt werden. Die Liquorkulturen werden üblicherweise innerhalb von 24 bis 48 Stunden nach Therapiebeginn steril; bei Enterobakterien und *Pseudomonas aeruginosa* jedoch können sie zwei bis drei Tage oder länger positiv bleiben. Wenn der Liquor innerhalb von drei Tagen nicht steril wird, muß ein Wechsel der Antibiotika in Erwägung gezogen werden. Innerhalb von 24 Stunden nach Beginn der Antibiotikatherapie findet sich bei knapp der Hälfte der Patienten ein Anstieg der Liquorzellzahl, dem keine prognostische Bedeutung zukommt (Arevalo et al., 1989).

Initiale empirische Antibiotika-Therapie

Die häufigsten Erreger bakterieller Meningitiden im **Neugeborenenalter** sind gramnegative Enterobakterien, Gruppe B-Streptokokken und *Listeria monocytogenes* (siehe **Tab. E 1.2**). Daher wird in dieser Altersgruppe meist eine empirische Initialtherapie mit einem Cephalosporin der 3. Generation (z. B. Cefotaxim) in Kombination mit Ampicillin empfohlen (Tunkel et al., 1990; Helwig, 1993). Alternativ wird von einigen Autoren auch die Kombination Ampicillin plus Aminoglykosid eingesetzt. Da Cephalosporine der 3. Generation nicht gegen *Listeria monocytogenes* wirksam sind, sollte eine Cephalosporin-Monotherapie in dieser Altersgruppe nicht durchgeführt werden.

Bei Kleinkindern (Lebensalter über 2 Monate) und Kindern wird meist eine Cephalosporin-Therapie empfohlen, die in kontrollierten klinischen Studien gleich gut wirksam wie Ampicillin plus Chloramphenicol war. Zudem wurden in den letzten Jahren Resistenzentwicklungen von *H. influenzae* gegenüber Ampicillin und Chloramphenicol berichtet. Als initiale Monotherapie der bakteriellen Meningitis im Kindesalter bei unbekanntem Erreger wird daher eine Monotherapie mit Cephalosporinen der dritten Generation empfohlen (Tunkel et al.,1990; Helwig, 1993).

Die initiale Antibiotika-Therapie gesunder, nicht abwehrgeschwächter **erwachsener Patienten** mit sogenannter »community-acquired« bakterieller Meningitis, die meist durch Pneumokokken und Meningokokken verursacht wird, besteht in der Gabe eines Cephalosporins der 3. Generation (die am meisten eingesetzten Präparate sind Cefotaxim oder Ceftriaxon). Der Anteil von Listerien am Gesamterregerspektrum der bakteriellen Meningitis im Erwachsenenalter lag in vielen klinischen Studien zwischen 2 und 5 %; allerdings gab es in den letzten Jahren klinische Berichte, die auf ein häufigeres Vorkommen von Listerien hinwiesen: In Süd-Niedersachsen lag der Anteil von *Listeria monocytogenes* am Erregerspektrum der bakteriellen Meningitis bei 10 % (Zysk et al., 1994), in einer Untersuchung in Augsburg bei 8 % (Pfadenhauer et al., 1995). In letzter Zeit ist man daher vielerorts dazu übergegangen, *Listeria monocytogenes* in der initialen »Blindbehandlung« einer eitrigen Meningitis im Erwachsenenalter zu berücksichtigen. Dies ist von Bedeutung, da die üblicherweise eingesetzten Cephalosporine der 3. Generation keine Wirksamkeit gegenüber *Listeria monocytogenes* haben.

An unserer Klinik wird derzeit folgendermaßen vorgegangen: Sind im Liquor-Gram-Präparat Kokken nachweisbar, behandeln wir initial nur mit einem Cephalosporin der 3. Generation; lassen sich im Gram-Präparat des Liquors keine Bakterien nachweisen, wird initial ein Cephalosporin in Kombination mit dem gegen Listerien wirksamen Ampicillin (oder Amoxicillin) eingesetzt. Mehr als die Hälfte der Patienten mit einer ZNS-Listeriose haben eine Abwehrschwäche (z. B. maligne Grundkrankheit, immunsuppressive Therapie, Zustand nach Nierentransplantation, Alkoholiker).

Die Liquorisolate von Pneumokokken und Meningokokken werden auf ihre Empfindlichkeit gegenüber Penicillin G und Cephalosporinen untersucht. In bestimmten Regionen wurden innerhalb der letzten Jahre zunehmende Penicillin-Resistenzraten von *Streptococcus pneumoniae* berichtet, insbesondere in Spanien, Ungarn, Australien, Neuguinea, Südafrika und in einzelnen Gebieten in Amerika (Appelbaum, 1992). Antibiotika-Empfindlichkeitsuntersuchungen in Deutschland zeigten niedrige Penicillin-Resistenzraten von Pneumokokken (Reinert et al., 1994). Von 588 untersuchten Stämmen von *Streptococcus pneumoniae* konnten keine Penicillin-resistenten Stämme mit einer minimalen Hemmkonzentration $>$ 2 mg/l nachgewiesen werden; 8 Stämme

(1,4 %) zeigten eine relative Penicillin-Resistenz mit minimalen Hemmkonzentrationen zwischen 0,1 und 1 mg/l (Reinert et al., 1994).

Auch gibt es zunehmend Berichte über Penicillin-resistente Stämme von Meningokokken (z. B. in Spanien und Südafrika). Für Penicillin-resistente

Tab. E 1.6: Antibiotika in der Therapie der bakteriellen Meningitis (ges. gesch. Präparatenamen z. T. in Auswahl)

Substanzen und Handelsnamen	Tagesdosis und Dosierungsintervall[1]				Serum HWZ (Std.)	Liquor/ Serum (%)[2]
	Erwachsene	Kinder	1-4 Wochen	< 1 Woche		
Penicillin G (Penicillin G®)	30 × 10^6 U/die (4-6 stdl.)	250 000 U/ kgKG/die (4-6 stdl.)	150 000-250 000 U/kg/ KG/die (6 stdl.)	50-150 000 U/ kgKG/die (8 stdl.)	0,6-1	3-5
Ampicillin (Binotal®)	8-12 g/die (6 stdl.)	300-400 mg/ kgKG/die (6 stdl.)	100-200 mg/ kgKG/die (6 stdl.)	50-150 mg/ kgKG/die (12 stdl.)	0,5-1	5-10
Flucloxacillin (Staphylex®)	8-12 g/die (6 stdl.)	100-200 mg/ kgKG/die (6 stdl.)	100 mg/kgKG/ die (6 stdl.)	50 mg/kgKG/ die (8 stdl.)	0,5-0,75	5-10
Cefotaxim (Claforan®)	6 g/die (8 stdl.)	200 mg/kgKG/ die (8 stdl.)	150 mg/kgKG/ die (8 stdl.)	100 mg/kgKG/ die (12 stdl.)	~ 1	6-16
Ceftazidim (Fortum®)	6 g/die (8 stdl.)	150-200 mg/ kgKG/die (8 stdl.)	100-150 mg/ kgKG/die (8 stdl.)	100 mg/kgKG/ die (12 stdl.)	1,8	~ 20
Piperacillin (Pipril®)	12 g/die (8 stdl.)	200-300 mg/ kgKG/die (8 stdl.)	200-300 mg/ kgKG/die (8 stdl.)	200-300 mg/ kgKG/die (8 stdl.)	1,3-1,5	~ 15
Ceftriaxon (Rocephin®)	2 g/die (24 stdl.)	80-100 mg/ kgKG/die (24 stdl.)	-	-	6-8	4-9
Fosfomycin (Fosfocin®)	15 g/die (8 stdl.)	200-300 mg/ kgKG/die (8 stdl.)	100 mg/kgKG/ die (12 stdl.)	100 mg/kgKG/ die (12 stdl.)	2	20-30
Gentamicin (Refobacin®)[3,4] Tobramycin (Gernebcin®)	240-360 mg/ die (8 stdl.)	5 mg/kgKG/die (8 stdl.)	5-7,5 mg/ kgKG/die (8 stdl.)	5 mg/kgKG/die (12 stdl.)	2-3	< 10
Trimethoprim (TMP) + Sulfamethoxazol (SMZ) (Eusaprim®, Bactrim®)	480 mg/die TMP + 2,4 g/ die SMZ (8 stdl.)	10 mg/kgKG/ die TMP + 50 mg/kgKG/ die SMZ (8 stdl.)	10 mg/kgKG/ die TMP + 50 mg/kgKG/ die SMZ (8 stdl.)	10 mg/kgKG/ die TMP + 50 mg/kgKG/ die SMZ (8 stdl.)	11 bzw. 9	30-50 bzw. 25-30
Metronidazol (Clont®)	1,5 g/die (8 stdl.)	20-30 mg/ kgKG/die (8 stdl.)	15 mg/kgKG/ die (12 stdl.)	15 mg/kgKG/ die (12 stdl.)	6-14	90-100
Chloramphenicol (Paraxin®)	3 g/die (8 stdl.) (Gesamtdosis max. 25 g)	100 mg/kgKG/ die (6 stdl.) (Gesamtdosis max. 700 mg/kgKG)	50 mg/kgKG/ die (12 stdl.)	25 mg/kgKG/ die (24 stdl.)	1,5-3,5	40-90
Vancomycin (Vancomycin®)[4]	2 g/die (6 stdl.)	40 mg/kgKG/ die (6 stdl.)	30 mg/kgKG/ die (8 stdl.)	20 mg/kgKG/ die (12 stdl.)	6	10-30

[1]) Dosisreduktion der aufgelisteten Antibiotika (außer Ceftriaxon) bei Niereninsuffizienz erforderlich
[2]) Bei entzündeten Meningen
[3]) Dosierung bei intraventrikulärer Gabe: Neugeborene und Kinder 1-2 mg/die; Erwachsene 5-10 mg/die
[4]) Serumspiegelbestimmungen erforderlich; empfohlene Spitzenspiegel (15-30 Minuten nach Infusionsende) für Gentamicin 5-10 µg/ml, für Tobramycin 5-10 µg/ml und für Vancomycin 20-40 µg/ml; empfohlene Talspiegel (direkt vor der nächsten Antibiotikagabe) für Gentamicin < 2 µg/ml, für Tobramycin < 2 µg/ml und für Vancomycin 5-10 µg/ml

Tab. E 1.7: Nebenwirkungen der Antibiotika (ges. gesch. Präparatenamen z. T. in Auswahl)

Penicillin G (Penicillin G®)	Allergische Reaktionen (1–5 %): Fieber, Urtikaria, anaphylaktische Reaktionen (ungefähr 1 : 10 000); pos. Coombs-Test (bei hohen Dosen etwa 3 %), hämolytische Anämie (sehr selten), intertitielle Nephritis (sehr selten); Neurotoxizität: meningeale Reizsymptome und epileptische Anfälle (bei hohen Dosen von > 30 Mega i. v./die); Hyperkaliämie bei hochdosierter i. v.-Anwendung von Penicillin G-Kalium-Präparaten.
Ampicillin (Binotal®)	Diarrhö (10–20 %, am häufigsten bei oraler Gabe); allergische Reaktionen, insbes. Urtikaria, wie bei Penicillin (1–5 %), nichtallergisches makulopapulöses Exanthem (1–5 %); pseudomembranöse Kolitis (< 1 %, bei hoher Dosierung); Leukopenie (reversibel), Thrombopenie, hämolytische Anämie; interstitielle Nephritis (sehr selten), Neurotoxizität wie bei Penicillin bei hoher Dosierung; Thrombophlebitis bei i. v.-Gabe.
Piperacillin (Pipril®)	Allergische Reaktionen wie Fieber, Exanthem (6 %); Eosinophilie, Leukopenie (1–6 %). Diarrhö. GOT-Erhöhung, Bilirubinerhöhung. Thrombophlebitis bei i. v.-Gabe, Hypokaliämie, Nephropathie (selten).
Flucloxacillin (Staphylex®)	Allergische Reaktionen (z. B. Exanthem, Urtikaria, Erythema nodosum), gastrointestinale Störungen; Thrombopenie, Anämie, Leukopenie, Eosinophilie, Anstieg der Leberenzyme, selten: interstitielle Nephritis, Hypernatriämie.
Ceftriaxon (Rocephin®)	Allergisches Exanthem (2 %), Eosinophilie (6 %), Leukopenie (2 %), Thrombozytose (5 %), Anstieg von GOT (3 %), Pseudocholelithiasis (30–50 %), Diarrhö (3 %), lokale Thrombophlebitis (2 %).
Cefotaxim (Claforan®), Ceftazidim (Fortum®)	Allergisches Exanthem (2 %), Kreuzallergie bei bekannter Penicillinallergie (5–10 %), Eosinophilie (1 %), positiver Coombs-Test (5 %), Leukopenie (1 %), Anstieg von GOT (1 %), Diarrhö (1 %), lokale Thrombophlebitis (2–5 %).
Fosfomycin (Fosfocin®)	Allergische Reaktionen; gastrointestinale Störungen: Erbrechen, Appetitlosigkeit, Diarrhö, Geschmacksirritationen, passagere Erhöhung von GOT, GPT und AP. Thrombophlebitis bei i. v.-Gabe; Natrium-Belastung (Dinatriumsalz).
Vancomycin (Vancomycin®)	Phlebitis (10 %), Fieber (1 %), Exanthem (3 %), Übelkeit, Ototoxizität (< 1 %), Nephrotoxizität (5–35 %), Leukopenie (2 %), Eosinophilie, anaphylaktische Reaktionen (sehr selten). Red-neck-Syndrom.
Gentamicin (Refobacin®) Tobramycin (Gernebcin®)	Ototoxizität (bis 3 %, bes. Gleichgewichtsstörungen, seltener meist irreversible Hörschäden); Nephrotoxizität (1–10 %, proximaler Tubulus, meist reversibel); selten: neuromuskuläre Blockade, allergische Reaktionen (< 1 %), Anstieg von GOT, GPT und AP, Übelkeit, Erbrechen, Kopfschmerzen, Parästhesien.
Trimethoprim-Sulfamethoxazol (Bactrim®, Eusaprim®)	Gastrointestinale Störungen (selten), allergische Reaktionen (1 %), reversible Knochenmarksdepression nach längerer Anwendung.
Metronidazol (Clont®)	Gastrointestinale Störungen: Übelkeit, Erbrechen, Diarrhö, Mundtrockenheit, metallischer Geschmack, Glossitis, Stomatitis, pseudomembranöse Kolitis; Neurotoxizität (selten, bes. bei hoher Dosierung und langer Therapiedauer): Epileptische Anfälle, Kopfschmerzen, Polyneuropathie, zerebelläre Störung (Ataxie); Leukopenie (reversibel); Urtikaria, makulopapulöses Exanthem; Disulfiram-ähnliche Alkoholunverträglichkeit; dunkler Urin.
Chloramphenicol (Paraxin®)	Aplastisches Syndrom (1 : 30 000, nicht dosisabhängig, meist irreversibel), Knochenmarksdepression (dosisabh., reversibel); Gray-Syndrom bei Früh- und Neugeborenen bei Dosierung über 25 mg/kg/die durch physiologische Enzyminsuffizienz (Erbrechen, Meteorismus, Blässe, Zyanose, Kreislaufkollaps); allergische Reaktionen: Fieber, Exanthem, anaphylaktische Reaktionen (sehr selten); Neuritis nervi optici, Polyneuropathie, Depression, Verwirrtheit, Ophthalmoplegie (selten), gastrointestinale Störungen.

Meningokokken und Pneumokokken kommen Cephalosporine der 3. Generation, Vancomycin oder Rifampicin (je nach Resistenzspektrum) in Betracht.

Bei der eitrigen Meningitis im Rahmen einer **Otitis, Mastoiditis** oder **Sinusitis** werden mit der Kombination Cephalosporin der 3. Generation und Flucloxacillin die häufigsten Erreger Pneumokokken, *H. influenzae* und Meningokokken (durch das Cephalosporin) und Staphylokokken (durch Flucloxacillin) erfaßt. Die empirische Antibiotika-Therapie eines Patienten mit bakterieller Meningitis nach einem vorausgegangenen **Schä-**

del-Hirn-Trauma oder einer vorausgegangenen **neurochirurgischen** Operation (nosokomiale Meningitis) beinhaltet ein Cephalosporin der 3. Generation in Kombination mit einem Anti-Staphylokokken-Antibiotikum (z. B. Flucloxacillin, Fosfomycin, Nafcillin oder Vancomycin) und einem Aminoglykosid.
Die **Ventrikulitis** infolge einer externen Liquordrainage sollte mit Fosfomycin (alternativ Vancomycin bei Fosfomycin resistenten Staphylokokken) in Kombination mit einem Cephalosporin der 3. Generation behandelt werden. Bei einer **Shuntinfektion** sollte der Shunt entfernt und vorübergehend eine externe Liquordrainage angelegt werden. Bei schwerem klinischen Bild und nachgewiesener Aminoglykosidempfindlichkeit der verursachenden Erreger können Aminoglykoside intravenös und intraventrikulär verabreicht werden. Liegt eine schwere **abwehrschwächende interne Grundkrankheit,** z. B. ein Malignom vor, so sollte ein breites Erregerspektrum inkl. Listerien und Staphylokokken mit Ampicillin, Flucloxacillin und einem Cephalopsorin der 3.Generation abgedeckt werden.

Antibiotika-Therapie bei bekanntem Erreger
Bei nachgewiesenem Erreger wird entsprechend den Empfindlichkeitstests ein hochwirksames, ausreichend liquorgängiges Antibiotikum empfohlen (siehe **Tab. E 1.4** und **E 1.6**). Die Antibiotika-Therapie der Meningitiden mit bekanntem Erreger ist in **Tab. E 1.4** zusammengefaßt.

Therapie der Komplikationen
Für die angiographisch (oder kernspintomographisch) nachweisbaren **arteriellen und venösen zerebralen Gefäßkomplikationen** (Arteriitis, septische Sinusthrombose oder kortikale Venenthrombose) gibt es bislang keine gesicherten Therapieformen. Wir behandeln Patienten mit einer Meningitis-assoziierten Arteriitis mit Dexamethason (Decadron® 3 × 8 mg/die i. v. über 4 Tage). Bei angiographischem Nachweis eines Vasospasmus großer Hirnbasisarterien kann eine Nimodipingabe und hypertensive/hypervolämische Therapie erwogen werden. Die Wirksamkeit dieser Therapieformen ist allerdings wissenschaftlich nicht gesichert. Bei venösen Gefäßkomplikationen führen wir eine Antikoagulation mit Heparin durch (Zielwert: Verdopplung des PTT-Ausgangswertes).
Hirnödem; Hirndruck: Osmotherapie mit Mannit, Oberkörperhochlagerung (30 °), evtl. Hyperventilation. Bei Vorliegen einer Liquorabflußstörung (Hydrozephalus) externe intraventrikuläre Liquordrainage zur Abnahme von Liquor und Registrierung des Hirndrucks (s. Kap. E 2). **Hydrozephalus:** Externe intraventrikuläre Liquordrainage, später wird bei etwa 10 % der Patienten ein ventrikuloperitonealer Shunt erforderlich.
Hirnabszeß und subdurales Empyem: siehe Kap. E 2.1 und E 2.2.
Bei Auftreten eines epileptischen Anfalls werden Antiepileptika (z. B. Phenytoin) gegeben.

Die **subdurale Effusion** (steril!) bildet sich in der Regel spontan zurück und erfordert keine Therapie (Snedeker et al.,1990). Nur bei klinischer Verschlechterung und Verdacht auf Empyembildung sollte aus diagnostischen und therapeutischen Gründen eine Aspiration durchgeführt werden.

Kortikosteroide
In der klinischen Situation eines erwachsenen Patienten mit einem meningitischen Syndrom geben wir bei mikroskopischem Nachweis von grampositiven Diplokokken im Liquor-Gram-Präparat (also Verdacht auf Pneumokokken) 8 mg Dexamethason i. v.; unmittelbar darauf wird mit der intravenösen Antibiotika-Therapie begonnen. Bei einer kurzzeitigen Dexamethason-Behandlung (z. B. 3 × 8 mg/Tag i. v. über 4 Tage) sind das Risiko einer verzögerten Liquor-Sterilisation und die Nebenwirkungsrate aufgrund der zur Verfügung stehenden Daten wahrscheinlich sehr gering (Lebel et al., 1988; Ioannidis et al., 1994). Allerdings scheint Dexamethason die Liquorgängigkeit von Vancomycin in der Therapie der Penicillin-resistenten Pneumokokkenmeningitis zu beeinträchtigen (Paris et al., 1994). Daher sollte in der Behandlung der Penicillin-resistenten Pneumokokkenmeningitis der Kombination Ceftriaxon/Rifampicin gegenüber Ceftriaxon/Vancomycin der Vorzug gegeben werden, wenn gleichzeitig Dexamethason verabreicht wird. Ein günstiger Effekt von Dexamethason ist besonders bei der »apurulenten bakteriellen Meningitis« (geringe Zellzahl bei hoher Bakteriendichte im Liquor) zu erwarten. Es gibt keine gesicherten experimentellen oder klinischen Daten über die Wirksamkeit von Dexamethason bei der Meningokokken-Meningitis und bei der bakteriellen Meningitis im Neugeborenenalter (Schaad et al., 1995). Bei Patienten mit einer Meningitis als Folge einer bakteriellen Endokarditis wird der Einsatz von Kortikosteroiden nicht empfohlen.

Therapiedauer
Die Behandlungsdauer der bakteriellen Meningitis richtet sich nach dem Ansprechen auf die Therapie und nach der Erregerart. In der Behandlung der Pneumokokken-, Meningokokken-, *H. influenzae-* und Gruppe B-Streptokokken-Meningitis wird meist eine intravenöse Therapie über 10–14 Tage empfohlen. Es gibt jedoch auch einzelne klinische Beobachtungen, in denen eine kürzere Behandlungsdauer von 7, 5 oder sogar 4 Tagen für die Meningokokken-Meningitis ausreichte (Lambert, 1994). In der Behandlung der Listerien-Meningitis und der durch gramnegative Enterobakterien verursachten Meningitis wird meist über 3–4 Wochen therapiert.

Isolierung
Für Patienten mit Verdacht auf eine Meningokokkenmeningitis (z. B. petechiales Exanthem, gramnegative Kokken im Liquor-Gram-Präparat) ist

eine Isolierung bis 24 Stunden nach Therapiebeginn empfehlenswert.

Chemoprophylaxe

Das Erkrankungsrisiko für enge Kontaktpersonen von Patienten mit *H. influenzae* Typ B oder Meningokokkenmeningitis liegt etwa 200- bis 1 000mal über dem Risiko der Allgemeinbevölkerung.

Meningokokkenmeningitis. Eine Chemoprophylaxe (zur Eradikation von Erregern aus dem Nasopharynx) ist indiziert für

- Mitglieder desselben Haushaltes,
- Personen, die engen Kontakt zum Erkrankten von mehr als vier Stunden täglich während der Woche vor Krankheitsbeginn hatten,
- Krankenhauspersonal, das einen potentiellen Kontakt mit Sekreten des Respirationstraktes des Patienten, z. B. Mund-zu-Mund-Beatmung, vor Therapiebeginn hatte (Cuevas und Hart, 1993).

Derzeit ist das Rifampicin (Rifa®, Rimactan®) Mittel der Wahl für die Chemoprophylaxe. Rifampicin scheint bei einer derart kurzen Anwendung ohne Nebenwirkungen zu sein. Alternativ können Ceftriaxon, Minocyclin oder Ciprofloxacin gegeben werden. Eine Einzeldosis von Ciprofloxacin (z. B. 500 oder 750 mg p. o.) scheint ähnlich wirksam zu sein wie Rifampicin. Minocyclin (2 × 100 mg/die p. o. für 5 Tage) ist etwas weniger wirksam als Rifampicin. Rifampicin, Minocylin und Ciprofloxacin sollten während der Schwangerschaft nicht gegeben werden. Auch sind Ciprofloxacin und Minocyclin für die Prophylaxe bei Kindern ungeeignet. Schwangere und Kinder können eine Prophylaxe mit Ceftriaxon (Rocephin®, 250 mg i. m. bei Erwachsenen und 125 mg i. m. bei Kindern) erhalten. Da die Erreger bei einem Patienten mit einer Meningokokkenmeningitis trotz erfolgreicher systemischer Therapie meist nicht aus dem oberen Respirationstrakt eradiziert sind und der Patient somit ein möglicher Überträger sein kann, sollte auch bei dem Patienten vor Krankenhausentlassung eine Chemoprophylaxe durchgeführt werden (**Tab. E 1.8**).

Haemophilus-influenzae-Meningitis. Im Gegensatz zur Meningokokkenmeningitis scheint bei *Haemophilus-influenzae*-Meningitis das Infektionsrisiko fast ausschließlich für Kinder unter sechs Jahren zu bestehen. Eine Chemoprophylaxe mit Rifampicin wird empfohlen für Haushalte, denen mindestens ein Kind unter 4 Jahre angehört.

Impfungen

Es stehen verschiedene *H. influenzae* Typ B-Impfstoffe für Säuglinge und Kleinkinder zur Verfügung: Act-HIB®, HIB Merieux®, Hibtiter®, HIB-Vaccinol®, HIB-DPT Merieux®, HibDPT-Vaccinol®, HIB-DT Merieux®, HibDT-Vaccinol®. Ab dem dritten Lebensmonat sollten 2 Impfungen im Abstand von mindestens 6 Wochen, zweckmäßigerweise simultan mit der ersten und dritten DPT-Impfung (kontralaterale Injektion) oder 3 Impfungen mit kombiniertem DPT-HIB-Impfstoff im Abstand von 4 Wochen erfolgen. Im zweiten Lebensjahr erfolgt die dritte *H. influenzae* Typ B-Impfung, zweckmäßigerweise simultan mit der 4. DPT-Impfung oder 4. Impfung mit kombiniertem DPT-HIB-Impfstoff. Die Wiederimpfung im zweiten Lebensjahr kann, unabhängig von dem bei der Impfung im ersten Lebensjahr verwendeten Impfstoff, mit jedem zugelassenen HIB-Impfstoff oder DPT-HIB-Kombinationsimpfstoff durchgeführt werden.

Zur aktiven Immunsierung von Kindern nach vollendetem 2. Lebensjahr und Erwachsenen gegenen Pneumokokken-Infektionen steht eine 23-valente Vakzine (Pneumovax®23) zur Verfügung. Der Impfschutz ist durch die schlechte Impfantwort bei Kindern und die reduzierte Antikörperbildung bei abwehrgeschwächten Personen eingeschränkt. Die Impfung wird überwiegend bei Personen mit einem hohen Risiko bzgl. einer Pneumokokken-Infektion (z. B. Asplenie, Sichelzellanämie, nephrotisches Syndrom) eingesetzt. Es wird eine einmalige Impfdosis (0,5 ml Pneumovax® 23 s. c. oder i. m.) verabreicht; selten kann es zu anaphylaktischen Reaktionen kommen. Eine Wiederholungsimpfung vor Ablauf von 5 Jahren bei Erwachsenen bzw. 3 Jahren bei Kindern kann zu schweren Impfreaktionen, meistens an der Impfstelle, manchmal auch allgemeiner Art (z. B. Fieber, Krankheitsgefühl) führen. Bei Erwachsenen wird eine Wiederimpfung nur bei Patienten mit fortdauernder Gefährdung einer Pneumokokken-Infektion nach einem Intervall von 5 oder mehr Jahren empfohlen, vorausgesetzt, daß bei der Vorimpfung keine schweren Nebenreaktionen

Tab. E 1.8: Chemoprophylaxe der bakteriellen Meningitis mit Rifampicin (ges. gesch. Präparatenamen z. T. in Auswahl)

Erreger	Dosierung von Rifampicin (Rifa®, Rimactan®*)		
	Erwachsene	1 Monat–12 J.	< 1 Monat
Haemophilus influenzae Typ B	600 mg/die p. o. 4 Tage lang	20 mg/kgKG/die p. o. (max. 600 mg/die) 4 Tage lang	10 mg/kgKG/die p. o. 4 Tage lang
Meningokokken	600 mg/12 Std. p. o. 2 Tage lang	10 mg/kgKG/12 Std. p. o. 2 Tage lang	5 mg/kgKG/12 Std. p. o. 2 Tage lang

* nicht bei Schwangeren anwenden

Tab. E 1.9: Andere bakterielle Infektionen des Zentralnervensystems

Krankheit, Erreger	Epidemiologie, klinische Symptome	Diagnostik	Therapie, Verlauf
Neurobrucellose *Brucella melitensis* (Maltafieber) *Brucella abortus* (Bangsche Krankheit *Brucella suis*	Zoonose, ~ 500 000 Fälle weltweit jährlich, endemisch z. B. in der Golf-Region (z. B. Saudi-Arabien, Kuwait) und in Mittelmeerregionen (z. B. Spanien, Portugal). Brucellen werden über nicht pasteurisierte Milch/Milchprodukte aufgenommen oder durch Kontakt mit infizierten Tieren (z. B. Schafen, Ziegen, Rindern, Schweinen, Kamelen) übertragen. Klinik: Fieber, Schüttelfrost, Nachtschweiß, Hepatosplemomegalie, Lymphadenopathie, Arthralgie, Myalgie, Gewichtsverlust, Spondylitis, Endokarditis (Weissenborn et al., 1987; Mousa et al., 1988). Die Neurobrucellose entwickelt sich bei 2–5 % der Infizierten (Bahemuka et al., 1988): • subakute oder chronische Meningitis oder Meningoenzephalitis, selten Myelitis • Radikuloneuritis (Hirnnervenparesen) • zerebrovaskuläre Beteilung (Vaskulitis, Vasospasmus, mykotisches Aneurysma, septische Embolie)	Erhöhte IgG-Antikörpertiter gegen Brucella im Serum und Liquor (ELISA; Agglutinationstiter > 1 : 160, McLean et al., 1992), positive Liquor- oder Blutkulturen in < 30 % der Patienten; Liquor: lymphozytäre Pleozytose (meist < 500 Zellen/µl), Eiweißerhöhung (bis 500 mg/dl) und Glukoseerniedrigung (Shakir et al., 1987; Al Deeb et al., 1989).	Doxycyclin (200 mg/Tag p. o.) plus Co-trimoxazol (z. B. 320 mg/Tag TMP-Dosis) p. o. (oder Doxycyclin plus Rifampicin 10 mg/kg/Tag p. o.) für 3 bis 4 Monate in Abhängigkeit vom klinischen Verlauf und Liquorbefund, orale Gabe nach 2 Wochen intravenöser Therapie möglich; alternative Medikamente (evtl. in Kombination): Ceftriaxon (2 g/Tag i. v.), Gentamicin (240 mg/Tag i. v.), Streptomycin (1 g/Tag i. m.) (Hall, 1990). Corticosteroide (z. B. Dexamethason 3 × 8 mg/Tag i. v. in absteigender Dosierung) sollen in der Akutphase der Erkrankung hinzugegeben werden. Komplikationen: Infektiöse Endokarditis; Intrazerebrale Blutung bei mykotischem Aneurysma; zerebrale Ischämie; Letalität der unbehandelten Brucellose 2 %, Restitutio ad integrum > 50 % der behandelten Patienten
Morbus Whipple *Whipple's bacillus*⋆ *(Tropheryma whippelii)*	Sehr seltene Erkrankung, meist bei Männern mittleren Alters. Klinische Charakteristika: Polyarthritis, Fieber, Malabsorption, Diarrhö, Gewichtsverlust, Adenopathie (mesenteriale Lymphadenopathie), Augenbeteiligung (Uveitis). Neurologische Manifestationen (5–10 % der Patienten), meist nach mehrjährigem Krankheitsverlauf, selten auch primäre ZNS-Manifestation möglich: chronische granulomatöse Enzephalitis mit folgenden Symptomen (geordnet nach Häufigkeit): Demenz, supranukleäre Ophthalmoplegie, Myoklonien⋆⋆ bes. fazial und fazioskapulo-humeral, hypothalamische Funktionsstörung (z. B. Schlafstörung, Hyperphagie, Polydypsie); Ataxie, epileptische Anfälle, selten: Meningitis, Radikuloneuritis, Myositis.	Nachweis von Makrophagen mit sichelförmigen PAS-positiven Einschlüssen (sickle form particles containing cells = SPC-Zellen) in der Lamina propria in der Dünndarmbiopsie, beim ZNS-Whipple selten auch im Liquor und im Hirnbiopsat nachweisbar (Daiss et al., 1986). PCR-Diagnostik in Speziallaboratorien (Relman et al., 1992). Liquorzellzahl und Eiweiß sind meist normal, selten lymphozytäre Pleozytose bis 400 Zellen/µl. CT (MRT): hypodense Läsionen (Granulome) insbesondere im Hypothalamus, Hirnstamm, Kleinhirn, Hydrozephalus (Aquäduktstenose).	Co-trimoxazol (z. B. 320 mg/Tag TMP-Dosis) oder Doxycyclin (200 mg/Tag) für 2–4 Wochen i. v., dann Erhaltungstherapie für 1–3 Jahre zur Rezidivprophylaxe, z. B. Co-trimoxazol (320 mg TMP-Dosis/Tag) oder Doxycyclin (100 mg/Tag p. o.). Alternative wirksame Medikamente: Ceftriaxon, Cefixim, Chloramphenicol, i. v. Penicillin (Cooper et al., 1994). Klinische Stabilisierung oder Besserung unter dem gut liquorgängigen Co-trimoxazol meist zu erreichen.

Aktinomykose*** *Actinomyces israelii*	ZNS-Aktinomykose sehr selten; neurologische Manifestationen bei 3 % der Patienten mit einer pulmonalen, zervikofazialen oder abdominalen Aktinomykose (Smego, 1987; Burden, 1989): Hirnabszeß (2/3 der ZNS-Aktinomykose-Fälle), subdurales Empyem, epiduraler Abszeß, spinaler epiduraler Abszeß, Meningitis.	Mikroskopischer und kultureller Nachweis der Aktinomyzeten im Hirnabszeß (meist gemischte Flora) oder im Liquor (nur selten möglich). Der Liquor zeigt eine gemischte granulozytäre/ lymphozytäre Pleozytose, selten eitriger Liquor.	Penicillin G 20 Mega/Tag i. v. für 4–6 Wochen, dann orale Weiterbehandlung mit Phenoxymethyl-Penicillin 3 Mega/Tag für 6–12 Monate zur Rezidivprophylaxe. Alternative Medikamente: Erythromycin oder Chloramphenicol. Chirurgische Interventionen bei Vorliegen eines Abszesses oder Empyems. 75 % der behandelten Patienten überleben, Residuen sind häufig.
Nokardiose*** *Nocardia asteroides*	ZNS-Nokardiose sehr selten, die Nokardiose ist eine opportunistische Infektion bei abwehrgeschwächten Patienten. Neurologische Komplikationen entstehen bei etwa 20–30 % der Patienten nach hämatogener Streuung einer pulmonalen Infektion. Der Hirnabszeß (häufig multiple Abszesse) ist die häufigste neurologische Manifestation, selten Meningitis ohne Nachweis eines Abszesses.	Nachweis der Bakterien durch mikroskopische Untersuchung (Ziehl-Neelsen-Färbung, grampositive säurefeste Bakterien) und Kultur des Abszeßmaterials oder der Bronchiallavage; der Liquor zeigt eine gemischte granulozytäre/ lymphozytäre Pleozytose, selten eitriger Liquor.	Co-trimoxazol (z. B. 480 mg/ Tag i. v. TMP-Dosis) für 6–8 Wochen, gefolgt von einer oralen Behandlung über 6–12 Monate zur Rezidivprophylaxe (Ryser et al., 1984). Alternatives Medikament: Cefotaxim; chirurgische Interventionen bei Vorliegen eines Hirnabszesses. Die Prognose der ZNS-Nokardiose ist ungünstig; Gesamtletalität etwa 50 %, bis 90 % bei Vorliegen multipler Hirnabszesse (Barnicoat et al., 1989).
Mykoplasmen-Infektion *Mycoplasma pneumoniae*	*M. pneumoniae* ist der Erreger von etwa 20 % der Fälle einer »community-acquired«-Pneumonie. Neurologische Manifestationen treten bei etwa 1 von 1 000 Patienten mit *M. pneumoniae*-Infektionen wenige Tage bis Wochen nach Beginn der Atemwegserkrankung (röntgenologisch Nachweis einer atypischen Pneumonie) auf. Neurologische Manifestationen: Enzephalitis (diffus oder fokal, z. B. zerebelläre Ataxie), Querschnittsmyelitis, ischämischer Hirninfarkt, Guillain-Barré-Syndrom, Polyneuropathie, Myositis (Johnson und Cumba, 1993; Thomas et al., 1993).	Entzündliche Liquorveränderungen (lymphozytäre Pleozytose) bei 40 % der Patienten nachweisbar. Einzelberichte in der Literatur über den Nachweis von Mykoplasmen im Liquor sowohl kulturell als auch mittels PCR (Narita et al., 1992). Nachweis spezifischer IgM-Antikörpertiter im Serum; mindestens 4-facher Anstieg der Serum-Antikörper in der Komplement-Bindungsreaktion. Bei etwa der Hälfte der Patienten können Kälteagglutinine im Serum nachgewiesen werden. Kernspintomographisch können periventrikuläre Marklagerläsionen und hyperintense Läsionen auf T2-gewichteten Schichten intramedullär nachgewiesen werden.	Erythromycin (2 g/Tag i. v.) für 2–3 Wochen. Alternativ Doxycyclin (200 mg/Tag i. v.). Mykoplasmen haben keine Zellwand und sind daher gegenüber Penicillin und Cephalosporinen resistent. Meist kommt es zu einer kompletten Rückbildung der Symptome; Residualschäden finden sich bei 10–25 % der Patienten. Selten wurden tödliche Verläufe mitgeteilt (Koskiniemi, 1993).

TMP: Trimethoprim

* Durch Isolierung der Bakterien-DNA aus dem peripheren Blut und Sequenzanalyse des 16S Ribosomalen RNA (rRNA)-Gens konnte der grampositive Erreger in den letzten Jahren identifiziert werden (Relman et al., 1992). Der den Aktinomyzeten nahestehende grampositive Erreger, der bisher nicht anzüchtbar war, wurde *Tropheryma whippelii* genannt (Dobbins, 1995).

** Demenz, supranukleäre Ophthalmoplegie und Myoklonie gelten als typische Trias der Erkrankung. Differentialdiagnostisch müssen vor allem die Creutzfeldt-Jakob-Erkrankung und progressive supranukleäre Blicklähmung abgegrenzt werden

*** Die Aktinomyzeten-Erkrankungen (Aktinomykose, Nokardiose) sind chronisch-verlaufende, eitrige, zur Abszedierung (Pseudotumor), Fibrosierung, Granulom- und Fistelbildung neigende Entzündungen.

auftraten (bei Kindern Wiederimpfung im Abstand von 3–5 Jahren).

Es stehen Impfstoffe gegen *Neisseria meningitidis* der Serogruppen A, C, W135 und Y zur Verfügung (Mencevax ACWY®, Meningokokken-Impfstoff A + C Merieux®). Es gibt bisher keine wirksame Vakzine gegen Meningokokken der Serogruppe B, die in Deutschland die überwiegende Zahl der Meningokokkeninfektionen verursachen. Eine Impfung mit einer tetravalenten Meningokokken-Vakzine (Mencevax ACWY®) ist für Militärs oder Reisende in Länder mit epidemischem Auftreten von Meningokokkeninfektionen, z. B. Nigeria, Kamerun, empfehlenswert.

Meldepflicht

Meldepflichtig nach dem Bundesseuchengesetz zur Verhütung und Bekämpfung übertragbarer Krankheiten sind die Meningokokkenmeningitiden und andere durch Erregernachweis gesicherte bakterielle Meningitiden.

E 1.2. Andere bakterielle Infektionen des Zentralnervensystems

Die klinischen Charakteristika, diagnostischen Methoden sowie Angaben zum Verlauf und zur Therapie der Neurobrucellose, des Morbus Whipple, der Aktinomykose, Nokardiose und der Mykoplasmeninfektion sind in der **Tab. E 1.9** zusammengefaßt.

Literatur

Al Deeb SM, Yaqub BA, Sharif HS, Phadke JG (1989) Neurobrucellosis: Clinical characteristics, diagnosis, and outcome. Neurology 39: 498–501

Alphen von L, Lodwijk S, Ende van der A, Dankert J (1994) Predicted disappearance of Haemophilus influenzae type b meningitis in Netherlands. Lancet 344: 195

American Academy of Pediatrics-Commitee on Infectious Diseases (1990) Dexamethasone therapy for bacterial meningitis in infants and children. Pediatrics 86: 130–133

Anderson M (1993) Management of cerebral infection. J Neurol Neurosurg Psychiatr 56: 1243–1258

Annegers JF, Hauser WA, Beghi E, Nicolosi A, Kurland LT (1988) The risk of unprovoked seizures after encephalitis and meningitis. Neurology 38: 1407–1410

Appelbaum PC (1992) Antimicrobial resistance in Streptococcus pneumoniae: an overview. Clin Infect Dis 15: 77–83

Arditi M, Manogue KR, Caplan M, Yogev R (1990) Cerebrospinal fluid cachectin/tumor necrosis factor-α and platelet-activating factor concentrations and severity of bacterial meningitis in children. J Infect Dis 162: 139–147

Arevalo CE, Barnes PF, Duda M, Leedom JM (1989) Cerebrospinal fluid cell counts and chemistries in bacterial meningitis. South Med J 82: 1122–1127

Ashwal S, Stringer W, Tomasi L, Schneider S, Thompson J, Perkin R (1990) Cerebral blood flow and carbon dioxide reactivity in children with bacterial meningitis. J Pediatr 117: 523–530

Bahemuka M, Shemena AR, Panayiotopoulos CP, Al-Aska AK, Obeid T, Daif AK (1988) Neurological syndromes of brucellosis. J Neurol Neurosurg Psychiatr 51: 1017–1021

Barnicoat MJ, Wierzbicki AS, Norman PM (1989) Cerebral nocardiosis in immunosuppressed patients: five cases. Quart J Med 268: 689–698

Berkowitz ID (1993) Update: meningitis. Crit Care Med 21: 9 (Suppl) S316–S319

Burden P (1989) Actinomycosis. J Infect 19: 95–99

Buster BL, Weintrob AC, Townsend GC, Scheld WM (1995) Potential role of nitric oxide in the pathophysiology of experimental bacterial meningitis in rats. Infect Immun 63: 3835–3839

Cabellos C, MacIntyre DE, Forrest M, Burroughs M, Prasad S, Tuomanen E (1992) Differing roles of platelet-activating factor during inflammation of the lung and subarachnoid space: the special case of Streptococcus pneumoniae. J Clin Invest 90: 612–618

Camargos PAM, Almeida MS, Cardoso I, Filho GL, Filho DM, Martins JI, Batista KWB, Silva RCO, Antunes CMF (1995) Latex particle agglutination test in the diagnosis of Haemophilus influenzae type B, Streptococcus pneumoniae and Neisseria meningitidis A and C meningitis in infants and children. J Clin Epidemiol 48: 1245–1250

Cooper GS, Blades EW, Remler BF, Salata RA, Bennert KW, Jacobs GH (1994) Central nervous system Whipple's disease: relapse during therapy with Trimethoprim-Sulfamethoxazole and remission with cefixime. Gastroenterology 106: 782–786

Cuevas LE, Hart CA (1993) Chemoprophylaxis of bacterial meningitis. J Antimicrob Chemother 31 (Suppl. B): 79–91

Daiss W, Wiethölter H, Schumm F (1986) Cerebraler Morbus Whipple. Nervenarzt 57: 476–479

DiNubile MJ, Boom WH, Southwick FS (1990) Septic cortical thrombophlebitis. J Infect Dis 161: 1216–1220.

Dobbins WO (1995). The diagnosis of Whipple's disease. N Engl J Med 332: 390–392

Dodge PR, Swartz MN (1965) Bacterial meningitis: A review of selected aspects. N Engl J Med 272: 725–731, 1003–1010

Dodge PR, Davis H, Feigin RD, Holmes SJ, Kaplan SL, Jubelirer DP, Stechenberg BW, Hirsh SK (1984) Prospective evaluation of hearing impairment as a sequela of acute bacterial meningitis. N Engl J Med 311: 869–874

Durand ML, Calderwood SB, Weber DJ, Miller SI, Southwick FS, Caviness VS, Jr, Swartz MN (1993) Acute bacterial meningitis. A review of 493 episodes. N Engl J Med 328: 21–28

Felgenhauer K, Kober D (1985) Apurulent bacterial meningitis (compartmental leucopenia in purulent meningitis). J Neurol 232: 157–161

Förderreuther S, Tatsch K, Einhäupl KM, Pfister HW (1992) Abnormalities of cerebral blood flow in the acute phase of bacterial meningitis in adults. J Neurol 239: 431–436

Fortnum HM (1992) Hearing impairment after bacterial meningitis: a review. Arch Dis Child 67: 1128–1133

Girgis NI, Farid Z, Mikhail IA, Farrag I, Sultan Y, Kilpatrick ME (1989) Dexamethasone treatment for bacterial meningitis in children and adults. Pediatr Infect Dis J 8: 848–851.

Goh D, Minns RA (1993) Cerebral blood flow velocity monitoring in pyogenic meningitis. Arch Dis Child 68: 111–119

Greger NG, Kirkland RT, Clayton GW, Kirkland JL (1986) Central diabetes insipidus: 22 years experience. Am J Dis Child 140: 551–554.

Hall WH (1990) Modern chemotherapy for brucellosis in humans. Rev Infect Dis 12: 1060–1099

Haring HP, Rötzer HK, Reindl H, Berek K, Kampfl A, Pfausler B, Schmutzhard E (1993) Time course of cerebral blood flow velocity in central nervous system infections. Arch Neurol 50: 98–101

Helwig H (1993) Therapie der bakteriellen Meningitis im Kindesalter. Dt Ärztebl 90: 158–159

Horwitz SJ, Boxerbaum B, O'Bell J (1980) Cerebral herniation in bacterial meningitis in childhood. Ann Neurol 7: 524–528.

Igarashi M, Gilmartin RC, Gerald B, Wilburn F, Jabbour JT (1984). Cerebral arteritis and bacterial meningitis. Arch Neurol 41: 531–535

Ioannidis JPA, Samarel MD, Lau J, Drapkin MS (1994) Risk of gastrointestinal bleeding from dexamethasone in children with bacterial meningitis. Lancet 343: 792

Jacobson PL, Farmer TW (1981) Subdural empyema complicating meningitis in infants: improved prognosis. Neurology 31: 190–193.

Johnson DH, Cunha BA (1993) Atypical pneumonias. Postgrad Med 93: 69–81

Kaplan SL, Feigin RD (1978) The syndrome of inappropriate secretion of antidiuretic hormone in children with bacterial meningitis. J Pediatr 92: 758–761.

Keinath RD, Merrell DE, Vlietstra R, Dobbins WO (1985) Antibiotic treatment and relapse in Whipple's disease. Gastroenterology 88: 1867–1873

Kennedy WA, Hoyt MJ, McCracken GH Jr (1991) The role of corticosteroid therapy in children with pneumococcal meningitis. AJDC 145: 1374–1378

Khayr WF, Cherubin CE, Bleck TP (1992) Listeriosis: Review of a protean disease. Infect Dis Clin Pract 1: 291–298

King SM, Law B, Langley JM, Heurter H, Bremner D, Wang EE, Gold R (1994) Dexamethasone therapy for bacterial meningitis: better never than late? Can J Infect Dis 5: 210–215

Klugman KP, Dagan R (1995) Carbapenem treatment of meningitis. Scand J Infect Dis Suppl 96: 45–48

Koedel U, Bernatowicz A, Paul R, Frei K, Fontana A, Pfister HW (1995) Experimental pneumococcal meningitis: cerebrovascular alterations, brain edema and meningeal inflammation are linked to the production of nitric oxide. Ann Neurol 37: 313–323

Koskiniemi M (1993) CNS manifestations associated with Mycoplasma pneumoniae infections: summary of cases at the University of Helsinki and review. Clin Inf Dis 17: 52–57

Kries R von, Windfuhr A, Lücking A, Helwig H (1994) Preventing Haemophilus influenzae meningitis: Germany's experience. Lancet 344: 469

Lambert HP (1994) Meningitis. J Neurol Neurosurg Psychiatr 57: 405–415

Lebel MH, Freji BJ, Syrogiannopoulos GA, Chrane DF, Hoyt MJ, Stewart SM, Kennard BD, Olsen KD, McCracken GH, Jr. (1988) Dexamethasone therapy for bacterial meningitis: results of two double-blind, placebo-controlled trials. N Engl J Med 319: 964–971

Leist TP, Frei K, Kam-Hansen S, Zinkernagel RM, Fontana A. (1988) Tumor necrosis factor alpha in cerebrospinal fluid during bacterial but not viral meningitis. J Exp Med 167: 1743–1748

McLean DR, Russell N, Khan MY (1992) Neurobrucellosis: Clinical and therapeutic features. Clin Infect Dis 15: 582–590

Milatovic D, Braveny I (1995) Infektionen. MMV Medizin Verlag, Braunschweig.

MMWR (1994) Progress toward elimination of Haemophilus influenzae type b disease among infants and children in the United States, 1987–1993, 43: 144

Mousa ARM, Elhag KM, Khogali M, Marafie AA (1988) The nature of human brucellosis in Kuwait: study of 379 cases. Rev Infect Dis 10: 211–217

Narita M, Matsuzono Y, Togashi T, Kajii N (1992) DNA Diagnosis of central nervous system infection by Mycoplasma pneumoniae. Pediatrics 90: 250–253

Obaro SK (1996) Management of acute bacterial meningitis. Lancet 347: 538

Odio CM, Faingezicht I, Paris M, Nassar M, Baltodano A, Rogers J, Saez-Llorens X, Olsen KD, McCracken GH, Jr. (1991) The beneficial effects of early dexamethasone administration in infants and children with bacterial meningitis. N Engl J Med 324: 1525–1531

Paris MM, Hickey SM, Uscher MI, Shelton S, Olsen KD, McCracken GH jr (1994) Effect of dexamethasone on therapy of experimental penicillin- and cephalosporin-resistant pneumococcal meningitis. Antimicrob Agents Chemother 38: 1320–1324

Paulson OB, Brodersen P, Hansen EL, Kristensen HS (1974) Regional cerebral blood flow, cerebral metabolic rate of oxygen and cerebrospinal fluid acid-base variables in patients with acute meningitis and with encephalitis. Acta Med Scand 196: 191–198

Pfadenhauer K, Stapf U, Barnert J, Wienbeck M, Niculescu E (1995) Aktuelle Situation der bakteriellen Meningitis. Münch Med Wschr 137: 592–595

Pfister HW (1996) Seltene bakterielle Infektionskrankheiten des ZNS. Akt Neurol 23: 189–196

Pfister HW, Roos KL (1994) Bacterial meningitis. In: Hacke W, Hanley DF, Einhäupl KM, Bleck TP, Diringer MN (Hrsg.). Neurocritical care. Springer Verlag, Berlin, 377–397

Pfister HW, Koedel U, Haberl R, Dirnagl U, Feiden W, Ruckdeschel G, Einhäupl KM (1990) Microvascular changes during the early phase of experimental pneumococcal meningitis. J Cereb Blood Flow Metab 10: 914–922

Pfister HW, Borasio GD, Dirnagl U, Bauer M, Einhäupl KM (1992) Cerebrovascular complications of bacterial meningitis in adults. Neurology 42: 1497–1504

Pfister HW, Feiden W, Einhäupl KM (1993) The spectrum of complications during bacterial meningitis in adults: Results of a prospective clinical study. Arch Neurol 50: 575–580

Pfister HW, Fontana A, Täuber MG, Tomasz A, Scheld WM (1994) Bacterial meningitis – mechanisms of brain injury. Clin Infect Dis 19: 463–479

Pomeroy SL, Holmes SJ, Dodge PR, Feigin RD (1990) Seizures and other neurologic sequelae of bacterial meningitis in children. New Engl J Med 323: 1651–1657

Prasad K, Haines T (1995) Dexamethasone treatment for acute bacterial meningitis: how strong is the evidence for routine use? J Neurol Neurosurg Psychiatr 59: 31–37

Quagliarello VJ, Scheld WM (1992) Bacterial meningitis: pathogenesis, pathophysiology, and progress. N Engl J Med 327: 864–872

Reinert RR, Queck A, Kaufhold A, Kresken M, Lüttikken R (1994) Antibiotic sensitivity of Streptococcus pneumoniae isolated from normally sterile body sites:

first results of a multicenter study in Germany. Infection: 22: 113

Relman DA, Schmidt TM, MacDermott RP, Falkow S (1992) Identification of the uncultured bacillus of Whipple's disease. New Engl J Med 327: 298–301

Rennick G, Shann F, deCompo J (1993) Cerebral herniation during bacterial meningitis in children. BMJ 306: 953–955

Robbins JB, Schneerson R (1990) Polysaccharide-Protein Conjugates: a new generation of vaccines. J Infect Dis 161: 821–832

Roos KL (1995) The use of adjunctive therapy to alter the pathophysiology of bacterial meningitis. Clin Neuropharmacol 18: 138–147

Ryser RJ, Locksley RM, Eng SC, Dobbins WO, Schoenknecht FD, Rubin CE (1984) Reversal of dementia associated with Whipple's disease by trimethoprim-sulfamethoxazole, drugs that penetrate the blood-brain barrier. Gastroenterology 86: 745–752

Saez-Llorens X, Ramilo O, Mustafa MM, Mertsola J, deAlba C, Hansen E, McCracken GH Jr. (1990) Pentoxifylline modulates meningeal inflammation in experimental bacterial meningitis. Antimicrob Agents Chemother 34: 837–843

Saez-Llorens X, Castano E, Garcia R, Baez C, Perez M, Tejeira F, McCracken GH jr (1995) Prospective randomized comparison of cefepime and cefotaxime for treatment of bacterial meningitis in infants and children. Antimicrob Agents Chemother 39: 937–940

Schaad UB, Lips U, Gnehm HE, Blumberg A, Heinzer I, Joanna Wedgwood for the Swiss Meningitis Study Group (1993) Dexamethasone therapy for bacterial meningitis in children. Lancet 342: 457–461

Schaad UB, Kaplan SL, McCracken GH Jr. (1995) Steroid therapy for bacterial meningitis. Clin Infect Dis 20: 685–690

Scheld WM (1984) Bacterial meningitis in the patient at risk: intrinsic risk factors and host defense mechanisms. Am J Med 76 (5A): 193–207

Scheld WM (1989) Drug delivery to the central nervous system: general principles and relevance to therapy for infections of the central nervous system. Rev Infect Dis 11 (Suppl.7): 1669–1690

Scheld WM, Dacey RG, Winn HR, Welsh JE, Jane JA, Sande MA (1980) Cerebrospinal fluid outflow resistance in rabbits with experimental meningitis. J Clin Invest 66: 243–253

Schmutzhard E, Williams KJ, Vukmirovits G, Chmelik V, Pfausler B, Featherstone A and the Meropenem Meningitis Study Group (1995 A) randomised comparison of meropenem with cefotaxime or ceftriaxone for the treatment of bacterial meningitis in adults. J Antimicrob Chemothep Suppl A36: 85–97

Shakir RA, Al-Din ASN, Araj GF, Lulu AR, Mousa AR, Saadah MA (1987) Clinical categories of neurobrucellosis. Brain 110: 213–223

Smego RA (1987) Actinomycosis of the central nervous system. Rev Infect Dis 9: 855–865

Snedeker JD, Kaplan SL, Dodge PR, Holmes SJ, Feigin RD (1990) Subdural effusion and its relationship with neurologic sequelae of bacterial meningitis in infancy: a prospective study. Pediatrics 86: 163–170

Southwick FS, Richardson EP Jr, Swartz MN (1986) Septic thrombosis of the dural venous sinuses. Medicine 65: 82–106.

Spataro V, Marone C (1993) Rhabdomyolysis associated with bacteremia due to Streptococcus pneumoniae: case report and review. Clin Infect Dis 17: 1063–1064

Swartz MN (1984) Bacterial meningitis. More involved than just the meninges. N Engl J Med 311: 912–914

Syrogiannopoulos GA, Nelson JD, McCracken GH (1987) Subdural collections of fluid in acute bacterial meningitis. Pediatr Infect Dis J 5: 343–352.

Syrogiannopoulos GA, Lourida AN, Theodoridou MC, Pappas IG, Babilis GC, Economidis JJ, Zoumboulakis DJ, Beratis NG, Matsaniotis (1994) Dexamethasone therapy for bacterial meningitis in children: 2- versus 4-day regimen. J Infect Dis 169: 853–858

Tastemain C (1996) Meningitis alert in Africa. Nature Medicine 5: 499

Täuber MG, Khayam-Bashi H, Sande MA (1985) Effects of ampicillin and corticosteroids on brain water content, cerebrospinal fluid pressure, and cerebrospinal fluid lactate levels in experimental pneumococcal meningitis. J Infect Dis 151: 528–534

Thomas NH, Collins JE, Robb SA, Robinson RO (1993) Mycoplasma pneumoniae infection and neurological disease. Arch Dis Child 69: 573–576

Townsend GC, Scheld WM (1993) Adjunctive therapy for bacterial meningitis: rationale for use, current status, and prospects for the future. Clin Infect Dis 17 (Suppl 2): S537–549

Tunkel AR, Scheld WM (1995) Acute bacterial meningitis. Lancet 346: 1675–1680

Tunkel AR, Wispelwey B, Scheld WM (1990) Bacterial meningitis: recent advances in pathophysiology and treatment. Ann Intern Med 112: 610–623

Tuomanen E (1987) Molecular mechanisms of inflammtion in experimental pneumococcal meningitis. Ped Infect Dis 6: 1146–1149

Tuomanen E (1995) Mediators of inflammation and the treatment of bacterial meningitis. Curr Opin Infect Dis 8: 218–223

Tuomanen E, Saukkonen K, Sande S, Cioffe C, Wright SD (1989) Reduction of inflammation, tissue damage, and mortality in bacterial meningitis in rabbits treated with monoclonal antibodies against adhesion-promoting receptors of leucocytes. J Exp Med 170: 959–969

Tureen JH, Dworkin RJ, Kennedy SL, Sachdeva M, Sande MA (1990) Loss of cerebrovascular autoregulation in experimental meningitis in rabbits. J Clin Invest 85: 577–581

Wald ER, Kaplan SL, Mason EO, Sabo D, Ross L, Arditi M, Wiedermann BL, Barson W, Kim KS, Yogev R, Hofkosh D (1995) Dexamethasone therapy for children with bacterial meningitis. Pediatrics 95: 21–28

Weissenborn K, Wiehler S, Malin JP (1987) Meningoenzephalitis durch Brucella-abortus-Infektion. DMW 112: 57–59

Zysk G, Nau R, Prange HW (1994) Bakterielle ZNS-Infektionen bei Erwachsenen in Süd-Niedersachsen. Nervenarzt 65: 527–535

E 2. Intrakranielle und spinale Abszesse

von *H. W. Pfister* und *A. Steinbrecher*

E 2.1. Hirnabszeß

E 2.1.1. Klinik

Zur Entwicklung eines Hirnabszesses kann es kommen:

- bei fortgeleitetem parameningealen entzündlichen Herd (40–50 % aller Hirnabszesse), z. B. Otitis media (20–40 %) oder paranasaler Sinusitis (15–25 %)
- durch hämatogen metastatische Absiedlung eines fernen Eiterherdes (25–30 %)
- posttraumatisch durch offene Schädelhirnverletzung oder postoperativ nach neurochirurgischen Eingriffen (10–20 %) und
- ohne erkennbare Ursache (10–20 %) (Wispelwey und Scheld, 1987; Anderson, 1993).

Hirnabszesse infolge benachbarter Entzündungen (z. B. Otitis media, Mastoiditis, paranasale Sinusitis, kraniofaziale Osteomyelitis, dentaler Eiterherd, Gesichtsfurunkel, Hordeolum, Tonsillitis, Gingivitis, bakterielle Meningitis) entstehen durch die Ausbreitung per continuitatem oder über eine retrograde septische Thrombophlebitis (Juneau und Black, 1993; Wispelwey et al., 1991). Wie Erreger die intakte Dura passieren können, ist nicht geklärt. Otogene Abszesse (z. B. infolge einer Otitis media oder eines Cholesteatoms) oder Abszesse infolge einer Mastoiditis sind überwiegend solitäre Abszesse und meist im Temporallappen oder seltener im Kleinhirn lokalisiert. Mehr als 85 % der Kleinhirnabszesse sollen Folge einer otogenen Infektion sein (Wispelwey et al., 1991). Hirnabszesse sind außer im Kindesalter bei chronischer Otitis media oder Mastoiditis wesentlich häufiger als bei den entsprechenden akuten Erkrankungsformen (Wispelwey und Scheld, 1995). Die Entzündung der paranasalen Sinus (am häufigsten in Form einer Sinusitis frontalis und Sinusitis ethmoidalis, seltener einer Sinusitis maxillaris oder sphenoidalis) kann durch eine Hirnabszeßentwicklung im Frontallappen oder seltener im Temporallappen kompliziert sein. Seltenere Ursachen eines Hirnabszesses sind odontogene Infektionen, in der Mehrzahl nach Zahnextraktionen.
Hämatogen-metastatisch entstandene Hirnabszesse sind häufig im Strombahngebiet der Arteria cerebri media (subkortikal) lokalisiert. Die häufigsten primären Infektionsquellen sind die Lungen (insbesondere Bronchiektasen oder Lungenabszeß), Zähne und Tonsillen, eitrige Haut- und Wundinfektionen, abdominelle und pelvine Herde, eine Osteomyelitis sowie das Herz. Vor allem zyanotische, kongenitale Herzerkrankungen sind mit mehr als 60 % die häufigste Ursache von Hirnabszessen im Kindesalter, während nur 5 % der Erwachsenen mit kongenitaler Herzerkrankung einen Hirnabszeß entwickeln. Die bakterielle Endokarditis verursacht seltener (1–5 %) einen Hirnabszeß, die akute Form häufiger als die subakuten Formen. In den letzten Jahren wurden schließlich pulmonale und andere periphere arteriovenöse Malformationen als Ursache sonst kryptogener Hirnabszesse beschrieben (Wispelwey und Scheld, 1995).
Hirnabszesse nach offenen Schädel-Hirn-Verletzungen machen weniger als 10 % der Hirnabszesse aus. Etwa 10 % der Hirnabszesse geht eine neurochirurgische Operation voraus (z. B. transsphenoidale Hypophysen-Operation, Ventrikeldrainage).
Immunsupprimierte Patienten (z. B. AIDS, Diabetes mellitus, Lymphom, Leukämie, Karzinom, Sarkoidose, i. v. Drogenabhängigkeit) haben ein erhöhtes Risiko, an einem Hirnabszeß zu erkranken.
Solitäre Hirnabszesse (etwa 75 % der Patienten) sind überwiegend frontal oder temporal lokalisiert, in abnehmender Häufigkeit parietal, zerebellär und okzipital. Hirnabszesse finden sich selten im Hirnstamm, in der Hypophyse, in den Basalganglien (mit Ausnahme von *Toxoplasma gondii*-Infektionen) und im Thalamus. Multiple Hirnabszesse (25 %) sind in der Regel die Folge einer hämatogenen Erregeraussaat.
Die klinische Symptomatik des Hirnabszesses ist in **Tab. E 2.1** zusammengefaßt Nur etwa die Hälfte der Patienten zeigen die typische klinische Trias Kopfschmerzen, Fieber und herdneurologisches Defizit.

Diagnostik: Diagnostische Methode der Wahl ist die *kraniale Computertomographie* oder Kernspintomographie. Im kranialen CT zeigt sich in der Frühphase der Zerebritis, ein hypodenses Areal mit geringer oder fehlender Kontrastmittelaufnahme. Nach Formation des Abszesses mit Bildung einer Bindegewebskapsel kommt es typischerweise zu einer ringförmigen Kontrastmittelaufnahme mit perifokalem Ödem und Raumforderung. Selten können im CT eine Spiegelbildung nach Kolliquationsnekrose des Hirnabszesses oder Luft durch gasbildende Bakterien nachgewiesen werden. Ein Hydrozephalus kann zur Darstellung

Tab. E 2.1: Klinik des Hirnabszesses[1]

Symptome und Laborbefunde	**Häufigkeit (in %)**
Kopfschmerzen	70–90
Fieber[2]	50
Fokalneurologische Symptome	20–50
Bewußtseinsstörung	20–30
Übelkeit, Erbrechen	25–50
Stauungspapille	25–40
Meningismus	25–30
Epileptische Anfälle	20–30
Leukozytose im Blut (> 10 000/µl)	60–70
beschleunigte BKS (> 40 mm in der 1. Stunde)	40
erhöhtes C-reaktives Protein	80–90
Liquor:	
Pleozytose (meist < 300/3 Zellen/µl); überwiegend Lymphozyten	60–70
Eiweißerhöhung (bis einige 100 mg/dl)	70–80
Unauffällig	10–20

[1] nach Yang, 1981; Kaplan, 1985; Wispelwey und Scheld, 1987; Yand und Zhao, 1993; Juneau und Black, 1993)

[2] meist < 39 °C

kommen, wenn der Hirnabszeß zu einer Liquorabflußstörung führt. Die Schädel-Computertomographie mit Knochenfenster kann Entzündungsherde im Schädel, Knochendefekte, Frakturen, eine paranasale Sinusitis oder Mastoiditis zeigen. Die *Kernspintomographie* ist im Nachweis des zerebritischen Frühstadiums sensitiver als das CT, erlaubt eine präzisere Einschätzung der Ausdehnung von Nekrosebezirk, Kapsel und Ödem und kann in der Unterscheidung z. B. von Malignomen hilfreich sein.

Bei einem Patienten mit einem nachgewiesenen Hirnabszeß ist in der primären Fokussuche die Durchführung folgender Untersuchungen empfehlenswert: Schädelcomputertomographie in Knochenfenstertechnik zur Beurteilung der Nasennebenhöhlen und des Mastoids, HNO-ärztliche Konsiliaruntersuchung, zahnärztliche Untersuchung (evtl. mit entsprechender Röntgendiagnostik), Röntgen-Thorax und Abdomen-Ultraschalluntersuchung (evtl. CT), Echokardiogramm, HIV-Serologie. Blutkulturen sollten angelegt werden, obwohl sie bei nur weniger als 10 % der Patienten positiv sind (Henson und Ferraro, 1993).

Eine Lumbalpunktion sollte bei Patienten mit Verdacht auf einen Hirnabszeß oder nachgewiesenem Hirnabszeß nicht durchgeführt werden, da die diagnostische Aussagekraft gering ist; im Liquor finden sich nur eine unspezifische, überwiegend lymphozytäre Pleozytose und Eiweißerhöhung (**Tab. E 2.1**). Bei 20 % der Patienten ist der Liquor normal. Liquorkulturen sind steril, wenn nicht zusätzlich eine Meningitis vorliegt. Ferner besteht bei einer intrazerebralen Raumforderung mit erhöhtem Hirndruck die Gefahr einer Einklemmung.

Mikrobiologie: Die häufigsten aus intrakraniellem Eiter isolierten Erreger sind in der **Tab. E 2.2** zusammengestellt. Die für die bakterielle Meningitis typischen Erreger finden sich beim Hirnabszeß sehr selten. Der typische Erreger eines Hirnabszesses bei abwehrgeschwächten Patienten mit einem T-Zell-Defekt (z. B. AIDS, lymphatische Leukämie, Z. n. Organtransplantation) ist *Toxoplasma gondii;* seltenere Erreger in dieser Patientengruppe sind *Nocardia asteroides, Cryptococcus neoformans, Aspergillus-Spezies,* Mykobakterien und *Listeria monocytogenes.* Die Neutropenie nach Chemotherapie ist mit einem erhöhten Risiko für Meningitis und Hirnabszeß durch Enterobakterien, Pseudomonas und Pilze verbunden.

Nach operativer Gewinnung von Eiter und sofortiger Gramfärbung sollten eine bakteriologische Routinekultur, eine anaerobe Kultur sowie bei prädisponierten (immungeschwächten) Patienten auch eine Kultur auf Pilze und Mykobakterien angelegt werden. Bei 30–60 % der Patienten können 2 oder mehr Erreger identifiziert werden. Anaerobier sind in 30–60 % der Fälle vorhanden (insbesondere anaerobe Streptokokken und *Bacteroides*-Spezies, *Fusobacterium, Pepto-Streptococcus* und *Propionibacterium*) (Kaplan, 1985). Verbesserte Kulturmethoden haben dazu geführt, daß bei mehr als 80 % der Patienten ein Erregernachweis aus dem Abszeßeiter gelingt (Henson und Ferraro, 1993); anaerobe Bakterien sind die am häufigsten nachgewiesenen Erreger (Juneau und Black, 1993). Der von einigen Autoren berichtete hohe Anteil steriler Kulturen (bis 60 %) ist meist Resultat unsachgemäßer Asservierung, inadäquater Kulturmethoden (keine anaerobe Kultur) oder ei-

Tab. E 2.2: Erregerspektrum des Hirnabszesses

Erreger	**Häufigkeit (in %)**
Streptokokken (Überwiegend *Streptococcus milleri; Peptostreptococcus)*	60–70
Bacteroides-Spezies (überwiegend *Bacteroides fragilis, B. melaninogenicus)*	20–40
Enterobakterien (*Proteus*-Spezies, *E. coli, Pseudomonas*-Spezies, *Klebsiella, Enterobacter, Citrobacter)*	15–30
Staphylococcus aureus	10–15
Pilze *(Aspergillus, Candida, Cryptococcus),* Protozoen (z. B. *Toxoplasma gondii, Entamoeba histolytica*), Helminthen, *Nocardia, Actinomyces, Mycobacterium tuberculosis*	5–15
Haemophilus influenzae	< 1
Pneumokokken	< 1

ner vorausgegangenen Antibiotika-Therapie (Yang 1981; Kaplan, 1985). Der Erregernachweis im primären Fokus hat nur begrenzten diagnostischen Wert, da nicht zwangsläufig auf die den Hirnabszeß verursachenden Erreger geschlossen werden kann.
Die prädisponierenden Faktoren, die damit verbundene Abszeßlokalisation und die typischen Erreger sind in **Tab. E 2.3** zusammengestellt.
Die **Differentialdiagnose** beinhaltet vor allem primäre Hirntumoren und Metastasen (bei ringförmiger Kontrastmittelaufnahme und perifokalem Ödem). Hier kann die Durchführung einer ^{99m}Tc-HMPAO (Hexamethylpropyleneaminoxim)-Leukozytenszintigraphie hilfreich sein. Das CRP ist außerdem beim Hirnabszeß meist erhöht, bei Neoplasien seltener (Grimstadt et al., 1992; Wispelwey und Scheld, 1995). Weitere Differentialdiagnosen sind die Herpes simplex-Enzephalitis (bei temporaler Abszeßlokalisation) und zerebrovaskuläre Erkrankungen (z. B. Hirninfarkt im Stadium der Luxusperfusion, Sinus-/Venenthrombose mit venösem Infarkt). Bei AIDS sind Hirnabszesse überwiegend durch *Toxoplasma gondii* verursacht; meist ist hierbei die differentialdiagnostische Abgrenzung zum intrazerebralen Lymphom erforderlich (s. Kap. E 9).

E 2.1.2. Verlauf

Die jährliche Inzidenz des Hirnabszesses liegt bei 0,3–1,3 pro 100 000 Einwohner (Schielke, 1995). Der Hirnabszeß wird in allen Altersgruppen beobachtet. Das Durchschnittsalter liegt bei 30–40 Jahren. Kinder unter 15 Jahren repräsentieren ungefähr 25 % aller Hirnabszeßfälle; hier liegt der Erkrankungsgipfel zwischen 4 und 7 Jahren (Kaplan, 1985; Wispelwey et al., 1991). Männer erkranken 1,2–3,1 × häufiger als Frauen.
Die Symptome entwickeln sich meist innerhalb von 2 Wochen; jedoch kann die Krankheitsdauer bis zum Zeitpunkt der Diagnosenstellung wenige Stunden bis wenige Monate betragen. Experimentelle Untersuchungen zeigten, daß die Entwicklung eines Hirnabszesses von der Zerebritis bis zur Abszeßkapselbildung etwa 14 Tage dauert (Enzmann et al., 1979).
Ungünstige Prädiktoren für den Verlauf sind: Koma (Letalität > 80 %), »Einbruch« des Ab-

Tab. E 2.3: Prädisponierende Faktoren und wahrscheinliche Erreger des Hirnabszesses

Prädisponierende Faktoren	Abszeßlokalisation	Wahrscheinlich Erreger
Otitis/Mastoiditis	Temporallappen- oder Kleinhirnhemisphäre	Bacteroides (insbesondere *B. fragilis*), Streptokokken (aerobe und anaerobe), Enterobakterien (insbesondere *Proteus*-Spezies)
Paranasale Sinusitis	Frontal/temporal	*B. fragilis,* anaerobe und aerobe Streptokokken, *Staphylococcus (S.) aureus, Haemophilus influenzae,* Enterobakterien
Eiterherd im Zahn	Frontal	Gemischte Flora: *Bacteroides, Fusobacterium,* Streptokokken
Offenes Schädel-Hirn-Trauma, postoperativ nach neurochirurgischen Operationen	Im Bereich der Wunde	*S. aureus, S. epidermidis,* Streptokokken, Enterobakterien
Pulmonale Infektion (Lungenabszeß, Empyem, Bronchiektasen)	Multiple Abszesse, meist im Versorgungsgebiet der Art. cerebri media	*Fusobacterium*-Spezies, Streptokokken (aerobe und anaerobe), Actinomyceten, *Bacteroides, S. aureus, Pseudomonas aeruginosa,* Enterobakterien
Kongenitaler Herzfehler (Rechts-Links-Shunt)	Multiple Abszesse, meist im Versorgungsgebiet der Art. cerebri media	*Streptococcus viridans,* anaerobe und mikroaerophile Streptokokken, *Haemophilus aphrophilus*
Akute bakterielle Endokarditis	Multiple Abszesse, meist im Versorgungsgebiet der Art. cerebri media	Staphylokokken, *β*-hämolysierende Streptokokken, Pneumokokken
Subakute bakterielle Endokarditis	Multiple Abszesse, meist im Versorgungsgebiet der Art. cerebri media	*α*- oder *β*-Streptokokken
Abwehrschwäche	Multiple Abszesse, meist im Versorgungsgebiet der Art. cerebri media	*Toxoplasma gondii,* Nocardien, Pilze *(Aspergillus, Candida, Cryptococcus neoformans), Listeria monocytogenes,* Mycobakterien

szesses in die Ventrikel (Letalität > 80 %), multiple Abszesse, Pilze als Erreger. Vor der Antibiotika-Ära lag die Gesamtletalität bei 40–60 %. Durch den Einsatz der Antibiotika, die Weiterentwicklung mikrobiologischer Methoden und bildgebender Verfahren wie CT und MRT konnte sie auf 3–10 % gesenkt werden (Alderson et al.,1981; Yang, 1981; Niellsen et al., 1982; Kaplan, 1985; Yang und Zhao, 1993; Juneau und Black, 1993).
Häufigste Todesursachen sind erhöhter Hirndruck mit Einklemmung und Durchbruch des Abszesses mit Entwicklung eines Pyozephalus oder einer eitrigen Meningitis. Trotz adäquater operativer und antibiotischer Therapie werden Rezidive des Hirnabszesses in 5 % der Fälle beobachtet. Nach Therapie zeigen 70 % der Überlebenden eine Restitutio ad integrum; etwa 30 % haben Residuen (z. B. Psycho-Syndrom, Epilepsie, Hemiparese, Aphasie, Hemianopsie) (Kaplan, 1985; Juneau und Black, 1993).

E 2.1.3. Therapeutische Prinzipien

Die Behandlung des Hirnabszesses besteht in der operativen Entfernung von Eitermaterial, in der Behandlung des primären Fokus der Infektion und einer systemischen antibiotischen und gegebenenfalls antiödematösen und antiepileptischen Therapie.

Operative Verfahren
Operative Maßnahmen beim Hirnabszeß werden durchgeführt, um die raumfordernde Wirkung zu reduzieren, die Diagnose zu bestätigen und den Erregernachweis zu erbringen (Anderson, 1993). An operativen Verfahren kommen zur Anwendung:

- CT-gesteuerte stereotaktische Aspiration mit oder ohne Drainage nach Anlegen eines Bohrlochs,
- Exzision des Abszesses (mit Kapsel) nach Trepanation.

Es gibt bisher keine prospektiven klinischen Studien, in denen diese chirurgischen Verfahren beim Hirnabszeß verglichen wurden.
Derzeit ist die CT-gesteuerte stereotaktische Punktion die am häufigsten eingesetzte Methode in der Behandlung des Hirnabszesses, insbesondere, wenn dieser in eloquenten Hirnarealen oder in tiefergelegenen Regionen (z. B. Basalganglien, Thalamus, Hirnstamm) lokalisiert ist oder wenn multiple Hirnabszesse vorliegen (Anderson, 1993; Levy, 1994). Die stereotaktische Punktion kann unter Lokalanästhesie durchgeführt werden. Bei 95 % der Patienten kann mit der Punktion die Diagnose bestätigt werden und somit die Abgrenzung zu einem hirneigenen Tumor erfolgen (Apuzzo et al., 1987); ferner erlaubt der Erregernachweis die Durchführung einer gezielten Antibiotika-Therapie (Stapleton et al., 1993). Das Aspirationsmaterial sollte sofort mikroskopisch untersucht werden; ferner werden aerobe und anaerobe Kulturen angelegt. Ein Verlaufs-CT wird in der Regel einen Tag nach der stereotaktischen Biopsie durchgeführt. Bei mehr als 20 % der Patienten kann allerdings eine erneute stereotaktische Aspiration notwendig werden. Dies ist vermeidbar, wenn im Anschluß an die erste Aspiration für einige Tage ein Katheter zur externen Drainage und Spülung (z. B. mit isotoner Kochsalzlösung) in die Abszeßhöhle eingelegt wird.
Wenn eine zweite Aspiration erforderlich wird und diese zu keiner dauerhaften Besserung führt, sollte eine Exzision des Abszesses angestrebt werden. Risiken der Aspiration sind die Induktion einer Ventrikulitis oder Meningitis durch Verschleppung von eitrigem Material und eine durch die Aspiration selten ausgelöste zerebrale Blutung im Stichkanal oder in der Abszeßhöhle (Lunsford, 1987).
Wenn CT-Verlaufsuntersuchungen durchgeführt werden, sollte berücksichtigt werden, daß die im CT dokumentierte Besserung der klinischen Besserung meist nachfolgt. Eine Kontrastmittelaufnahme in dem betroffenen Hirnareal kann regelmäßig noch 3–4 Monate, in Einzelfällen noch 6–9 Monate nach der klinischen Heilung nachgewiesen werden.

> Die Exzision des Abszesses wird grundsätzlich empfohlen,
> - wenn ein Fremdkörper (wie z. B. Knochensplitter oder Haare) entfernt werden muß,
> - bei Nachweis eines Kleinhirn-Abszesses oder
> - einer Gasbildung im Abszeß (nachgewiesen im CT oder in der Röntgen-Übersichtsaufnahme des Schädels) und
> - bei Pilzabszessen (Wispelwey et al.,1991; Juneau und Black, 1993).

Die Exzision beinhaltet das Risiko einer Schädigung des benachbarten Hirnparenchyms mit entsprechendem neurologischen Defizit.
Bei einer Ruptur des Abszesses in die Ventrikel wird eine externe Ventrikeldrainage angelegt (evtl. 2 Drainagen bei Vorliegen einer Foramen Monroi-Blockade), über die auch eine Spülung mit isotoner Kochsalzlösung möglich ist.

Behandlung des primären Fokus
Beim Nachweis einer primären Infektionsquelle (siehe Kap. E 2.1.1.) wie z. B. einer Otitis, Sinusitis oder von Bronchiektasen ist eine rasche operative Sanierung anzustreben. Der operativen Behandlung des Hirnabszesses ist jedoch bei zunehmendem neurologischen Defizit immer der Vorrang zu geben.

Medikamentöse Therapie
Das Hauptproblem der antibiotischen Behandlung besteht in der teilweise schlechten und inkonstanten Penetration von antimikrobiellen Substanzen in die Abszeßhöhle. Penicillin, Chlorampheni-

col, Metronidazol, einzelne Cephalosporine der 3. Generation, Nafcillin, Cotrimoxazol und Vancomycin penetrieren gut, Aminoglykoside dagegen sehr schlecht (De Louvois 1983; Yamamoto et al., 1993; Levy, 1994).
Da die Hirnabszesse sehr häufig polymikrobiell verursacht sind und die Mikroorganismen in der Regel zum Zeitpunkt des Therapiebeginns noch nicht identifiziert sind, werden üblicherweise Antibiotikakombinationen eingesetzt. Prospektive kontrollierte Studien, in denen verschiedene Antibiotikaregime beim Hirnabszeß verglichen wurden, liegen bisher nicht vor. Überwiegend wird eine Kombination aus

- einem Cephalosporin der 3. Generation (z. B. Cefotaxim oder Ceftriaxon),
- einem gegen Staphylokokken wirksamen Antibiotikum (z. B. Flucloxacillin, Nafcillin oder - Vancomycin) und
- einem gegen anaerobe Bakterien wirksamen Antibiotikum (z. B. Metronidazol)

empfohlen.
Alternativ kann bei Patienten, bei denen der Hirnabszeß nicht Folge eines Traumas oder einer neurochirurgischen Operation ist, die Kombination von Penicillin G und Metronidazol verabreicht werden (Patrick und Kaplan, 1988). Mit dieser Kombination besteht allerdings keine ausreichende Wirksamkeit gegen Staphylokokken und gramnegative Enterobakterien. Penicillin ist sehr gut gegen Streptokokken und die meisten Anaerobier (außer *Bacteroides fragilis*) wirksam. Metronidazol ist dem Chloramphenicol vorzuziehen, da a) Metronidazol gegenüber *Bacteroides fragilis* bakterizid ist, während Chloramphenicol häufig nur bakteriostatisch wirkt, b) Chloramphenicol im Abszeßeiter durch Deazetylierung abgebaut werden kann (experimentelle Untersuchungen), c) mit Metronidazol in retrospektiven Untersuchungen ein günstigeres Ergebnis als mit Chloramphenicol erzielt wurde (Wispelwey und Scheld, 1987), und d) Chloramphenicol gravierendere Nebenwirkungen als Metronidazol hat. Die Wirksamkeit der im Rahmen der Aspirationsbehandlung häufig durchgeführten Spülung mit Bacitracin und Neomycin (Nebacetin) ist nicht gesichert (De Louvois, 1983). Die lokale Instillation von Antibiotika in die Abszeßhöhle kann in Einzelfällen bei schwer behandelbaren Hirnabszessen erwogen werden, z. B. die Gabe von Gentamicin (Refobacin L®) bei Hirnabszessen, die durch Gentamicin-empfindliche Erreger verursacht wurden oder die Gabe von Amphotericin B beim durch Aspergillen verursachten Hirnabszeß (Levy, 1994).
Die rein konservative Therapie mit Antibiotika erzielt die besten Resultate in zerebritischen Frühstadien vor Bildung einer Abszeßmembran. In Einzelfällen wurden auch Erfolge mit der alleinigen Antibiotika-Therapie bei Patienten mit kleinen (< 3 cm), multiplen oder tiefer gelegenen Hirnabszessen berichtet. Regelmäßige CT-Verlaufsuntersuchungen sollten erfolgen, um eine Größenzunahme des Abszesses rasch zu erfassen, die eine chirurgische Intervention erforderlich macht (Juneau und Black, 1993).
Einheitliche Angaben über die Therapiedauer liegen in der Literatur nicht vor. Von den meisten Autoren wird eine intravenöse Antibiotikagabe von mindestens 4–6 Wochen (bis zu 3 Monaten) empfohlen, um Rezidive zu vermeiden. Der Effekt einer oralen Weiterbehandlung mit Antibiotika (nach 4–6-wöchiger intravenöser Therapie) ist nicht systematisch untersucht. In Betracht kommt eine Therapie mit Cotrimoxazol (Eusaprim®).
Bei klinischen Zeichen einer intrakraniellen Druckerhöhung (z. B. zunehmende Bewußtseinsstörung) sollten Osmotherapeutika wie Mannit (Eufusol 20®) und kurzzeitig über wenige Tage auch Kortikosteroide (Decadron®) verabreicht werden. Es gibt keine kontrollierten klinischen Studien zur Kortikoidtherapie bei Hirnabszessen. Ihr routinemäßiger Einsatz bleibt umstritten, da möglicherweise der kapselbildende Prozeß verzögert und die Antibiotikapenetration in die Abszeßhöhle vermindert wird. In experimentellen Untersuchungen konnte keine signifikante Reduktion der Letalität durch die Dexamethasongabe gezeigt werden (Black und Farhat, 1984; Schroeder et al., 1987). Wenn das CT ein deutliches perifokales Ödem zeigt, wird meist die zusätzliche Gabe von Dexamethason in Kombination mit den Antibiotika empfohlen; allerdings sollte Dexamethason (in Abhängigkeit vom CT-Verlauf) innerhalb von Tagen bis zu 2 Wochen wieder ausschleichend abgesetzt werden.
Beim Auftreten eines epileptischen Anfalls oder epilepsietypischer Muster im EEG sollte eine antiepileptische Therapie (Phenytoin oder Carbamazepin) begonnen werden; es gibt keine gesicherten Daten, die belegen, daß eine prophylaktische Antiepileptikatherapie den Verlauf der Erkrankung verbessert (Anderson, 1993). Die antikonvulsive Therapie sollte für 1 Jahr fortgeführt werden. Wenn der Patient anfallsfrei ist und das EEG keine epilepsietypischen Muster zeigt, können die Antiepileptika ausschleichend abgesetzt werden.

Obsolete Behandlung

Die freihändige Aspiration eines Abszesses sollte nicht mehr erfolgen, da mit dieser Technik der Abszeß verfehlt oder eitriges Material in gesundes Hirnparenchym (oder in die Ventrikel) verschleppt werden kann.

E 2.1.4. Pragmatische Therapie

Die Wahl der Antibiotika mit Dosierungsangaben kann den **Tab. E 2.4** und **E 2.5** entnommen werden, die Operationsindikation und die Wahl der Operationsmethode der **Tab. E 2.6** (Rosenblum et al., 1980; 1984; Rousseaux et al.,1985; Wispelwey, 1991; Stapleton et al., 1993). Zur Wahl der Medikamente bei Pilzinfektion siehe Kap. E 10 und bei Parasitosen siehe Kap. E 7.

Tab. E 2.4: Empirische Antibiotikatherapie des Hirnabszesses (für 4–6 Wochen)

Cephalosporin der 3. Generation[a] + Flucloxacillin[b] + Metronidazol[c]

[a] Cefotaxim oder Ceftriaxon.
[b] Alternativ: Oxacillin, Nafcillin; bei Methicillin-resistenten Staphylokokken Vancomycin.
[c] Alternativ: Chloramphenicol

E 2.2. Subdurales Empyem

E 2.2.1. Klinik und Verlauf

Subdurale Empyeme sind selten. Sie entstehen fortgeleitet von einer paranasalen Sinusitis (50–80 %), Otitis media oder Mastoiditis (10–20 %), einem Kopfschwartenabszeß, einer Osteomyelitis oder einem epiduralen Abszeß, als Folge einer bakteriellen Meningitis (in 2 % bei Kindern, sehr selten bei Erwachsenen), durch Infektion eines subduralen Hämatoms oder Hygroms (Infektion einer subduralen Effusion bei Kindern mit bakterieller Meningitis); nach neurochirurgischen Operationen und penetrierenden Verletzungen und (sehr selten) hämatogen metastatisch.

Die subduralen Empyeme finden sich überwiegend diffus über der Konvexität, entlang der Falx oder in unmittelbarer Nachbarschaft zum primären entzündlichen Fokus (z. B. frontotemporal im Falle einer Otitis media oder Mastoiditis), sehr selten (3 %) infratentoriell (Pathak et al.,1990; Borovich et al.,1990). Mehr als die Hälfte der Patienten sind jünger als 20 Jahre. Die häufigsten Erreger sind aerobe und anaerobe Streptokokken, Staphylokokken und Enterobakterien (z. B. *Proteus* und *Pseudomonas-Spezies*). Das subdurale Empyem infolge einer bakteriellen Meningitis im Kindesalter wird überwiegend durch *Haemophilus influenzae,* Pneumokokken und gramnegative Bakterien verursacht (Anderson, 1993). Anaerobe Bakterien (besonders anaerobe Streptokokken und *Bacteroides-Spezies*) werden in etwa 10 % der Fälle berichtet, sollen jedoch bei sorgfältigen Kulturverfahren bei mehr als 30 % der Patienten nachweisbar sein. Bei etwa 1/4 der Fälle können keine Erreger nachgewiesen werden.

Das subdurale Empyem ist seltener als der Hirnabszeß (1 : 4). Im klinischen Bild dominieren Fieber (70 %), Bewußtseinsstörungen (60 %), epileptische Anfälle (50 %), Kopfschmerzen (40 %) und Hemiparese (25 %).

Die **Diagnose** wird mittels CT oder MRT gestellt. Das CT zeigt typischerweise eine extrazerebrale Flüssigkeitsansammlung über der Konvexität der Hemisphären oder im Bereich der Falx mit einer

Tab. E 2.5: Empfohlene Antibiotikadosierung beim Hirnabszeß und spinalen Abszeß

Antibiotikum	Tagesdosis: Erwachsene	Tagesdosis: Kinder	Dosierungsintervall
Cefotaxim	6 g/die i. v.	200 mg/kg/die i. v.	alle 8 Std.
Ceftriaxon	2(–4) g/die i. v.	100 mg/kg/die i. v.	alle 12–24 Std.
Oxacillin, Flucloxacillin	(8–)12 g/die i. v.	150 mg/kg/die i. v.	alle 4 Std.
Vancomycin	2 g/die i. v.	40(–60) mg/kg/die i. v.	alle 6 Std.
Tobramycin, Gentamicin	240–360 mg/die i. v.	5 mg/kg/die i. v.	alle 8 Std.
Metronidazol	1.5 g/die i. v.	22.5 mg/kg/die i. v.	alle 8 Std.
Chloramphenicol	2(–3) g/die i. v.	50–100 mg/kg/die i. v.	alle 6Std.

Tab. E 2.6: Therapie des Hirnabszesses

CT-Befund	Therapie
Frühes Stadium der Zerebritis ohne Abszeßkapsel	Antibiotika i. v.
Großer oberflächlich gelegener Hirnabszeß; ungünstige Abszeßlokalisation (z. B. Stammganglien, Thalamus, Hirnstamm) bei zunehmendem neurologischen Defizit; multiple Abszesse (> 3 cm Durchmesser) mit zunehmendem neurologischen Defizit	CT-gesteuerte stereo-taktische Aspiration + Antibiotika i. v.
ungünstige Abszeßlokalisation mit geringem neurologischen Defizit; multiple, keine Abszesse (< 3 cm Durchmesser) mit geringem neurologischen Defizit	Antibiotika i. v. (bei Größenzunahme der Abszesse oder klinischer Verschlechterung zusätzlich CT-gesteuerte stereotaktische Aspiration)
Fremdkörper- und Knochenfragmente in der Abszeßhöhle; Gasbildung im Abszeß; Durch Pilze verursachter Abszeß; Kleinhirn-Abszeß	Antibiotika i. v. + Exzision

Anmerkungen:
Allgemeine Therapie: Dexamethason 3 mal 8 mg/die i. v. für wenige Tage bis 2 Wochen in absteigender Dosierung bei Nachweis eines deutlichen, raumfordernden perifokalen Ödems im CT; zusätzliche Gabe von osmotisch wirksamen Substanzen (z. B. Mannit) bei klinischen Zeichen des erhöhten Hirndrucks; Antiepileptikatherapie bei Auftreten eines epileptischen Anfalls oder Nachweis epilepsietypischer Muster im EEG.

niedrigeren Dichte als das Hirnparenchym und einem Kontrastmittel-aufnehmenden Randsaum. Die Kernspintomographie ist die Methode der Wahl, da mit ihrer Hilfe auch kleine, im CT nicht sichtbare Empyeme nachgewiesen werden können und besser von anderen eitrigen, intrakraniellen Prozessen unterschieden werden kann. Der Liquorbefund ist unspezifisch (steril; bis einige 100/3 Zellen/mm^3, bis 300 mg/dl Eiweißerhöhung). Die Lumbalpunktion sollte bei im CT oder MRT diagnostizierten Fällen nicht erfolgen. Wichtigste Komplikationen sind epiduraler Abszeß, eitrige Meningitis und septische Sinus-/Venenthrombose.
Differentialdiagnose: Fokale Enzephalitis (Zerebritis), bakterielle Meningitis, Hirnabszeß oder epiduraler Abszeß, septische Sinus-/Venenthrombose.
Das subdurale Empyem verläuft in der Regel akut, breitet sich rasch über die Konvexität aus und führt unbehandelt innerhalb von Tagen bis wenigen Wochen zum Tod. Seltener entwickeln sich die Symptome langsam innerhalb von einigen Wochen. Durch verbesserte diagnostische Möglichkeiten und die Verbesserung der Antibiotikabehandlung und der chirurgischen Maßnahmen konnte die Letalität des subduralen Empyems von 27–35 % auf etwa 7–10 % gesenkt werden. Prognostisch ungünstige Faktoren sind höheres Alter, ein perakuter Beginn, eine höhergradige Bewußtseinsstörung zum Zeitpunkt der Diagnose und eine längere Dauer der Symptomatik bis zum Therapiebeginn (Mauser et al., 1987; Bok und Peter, 1993; Wagner und Preuss, 1993; Greenlee, 1995; Dill et al., 1995). Etwa 20–30 % der Überlebenden haben neurologische Residuen, insbesondere epileptische Anfälle.

E 2.2.2. Therapie

Das akute subdurale Empyem ist ein neurologisch-neurochirurgischer Notfall. Nach Diagnosestellung im CT oder MRT erfolgt die Operation mit Trepanation, Eröffnung der Dura, Entleeren des Eiters, intraoperativer Spülung der Empyemhöhle mit Bacitracin und Neomycin (Nebacetin®) und Drainage für wenige Tage. Es gibt keine allgemeine Übereinkunft, ob unter den operativen Verfahren der Kraniotomie oder der Aspiration über ein oder mehrere Bohrlöcher der Vorzug gegeben werden sollte. In einigen Studien wurde eine niedrigere Letalität des subduralen Empyems bei kraniotomierten Patienten mitgeteilt (Bannister et al., 1981; Feuerman et al., 1989). Der Hauptgrund der besseren Prognose der kraniotomierten Patienten scheint die niedrigere Rezidivquote zu sein. Es wurde in der Literatur berichtet, daß etwa 20 % der Patienten, die zunächst mit Aspiration über ein Bohrloch behandelt wurden, zur definitiven Sanierung schließlich doch eine Kraniotomie benötigen (Wagner und Preuss, 1993). Problematisch sind ältere Empyeme, die organisiert und mehrfach gekammert sein können. Wie beim Hirnabszeß sollten parenteral Antibiotika (z. B. Cefotaxim + Flucloxacillin + Metronidazol) verabreicht und der primäre Entzündungsherd (z. B. Sinusitis frontalis, Mastoiditis) baldmöglichst saniert werden (siehe **Tab. E 2.4** und **E 2.5**). Bei Vorliegen einer Osteomyelitis sollte der infizierte Knochendeckel entfernt werden. Bei Auftreten epileptischer Anfälle ist eine antiepileptische Therapie indiziert. Bei klinischen Zeichen eines erhöhten intrakraniellen Drucks sollten Kortikosteroide (z. B. Dexamethason) und Osmotherapeutika (z. B. Mannit) gegeben werden.

E 2.3. Epiduraler Abszeß

Noch seltener als subdurale Empyeme werden epidurale Abszesse beobachtet, die meist Folge einer frontalen Sinusitis, Otitis, Mastoiditis, Infektion der Orbita oder Schädeldachosteomyelitis sind (Wagner und Preuss, 1993). Epidurale Abszesse und subdurale Empyeme unterscheiden sich nicht im Erregerspektrum, klinischen Bild und Verlauf. Komplikationen unbehandelter epiduraler Abszesse sind subdurales Empyem, eitrige Meningitis, Hirnabszeß und septische Sinus-/Venenthrombose.
Therapeutisch sollen rasch operative Freilegung, Entleeren des Eiters, Spülung und Drainage, Antibiotika-Therapie (wie beim Hirnabszeß), Antiepileptikatherapie (bei Auftreten epileptischer Anfälle oder Nachweis epilepsietypischer Muster im EEG) und Sanierung des primären Entzündungsherdes erfolgen. Bei Vorliegen eines kleinen epiduralen Abszesses kann eine Aspiration über ein Bohrloch mit anschließender Drainage über einige Tage ausreichen (Wagner und Preuss, 1993).

E 2.4. Abszesse des Spinalkanals

E 2.4.1. Spinaler epiduraler Abszeß

Klinik
Den größten Anteil unter den insgesamt seltenen spinalen Abszessen machen die epiduralen Abszesse aus; sehr selten werden spinale subdurale Empyeme (oder ein subduraler Abszeß) und intramedulläre Abszesse beobachtet. Die spinalen Abszesse entstehen:

- überwiegend durch eine fortgeleitete Entzündung bei Osteomyelitis der Wirbelkörper (bei 35–38 % der Patienten), Diszitis, retropharyngealem, perinephritischem oder Psoasabszeß und bei ausgeprägtem dekubitalem Geschwür
- hämatogen (z. B. Furunkel, Zahninfektion, Pneumonie, infiziertes spinales Hämatom)
- durch penetrierende Verletzungen (z. B. Operation, Lumbalpunktion, paravertebrale oder peridurale Injektion, spinale epidurale Anästhesie)
- ohne erkennbare Ursache (bei 16 % der Patienten, Maslen et al., 1993).

Prädisponierende Faktoren sind Diabetes mellitus, Malignom, intravenöse Drogenabhängigkeit, Alkoholismus, Leberzirrhose, chronische Niereninsuffizienz oder Abwehrschwäche (z. B. Kortikosteroidtherapie, vorausgegangene Organtransplantation).

Die typischen klinischen Symptome des spinalen epiduralen Abszesses sind Rückenschmerzen (94 % der Patienten), Paresen (64 %), radikuläre Symptome (19 %), Parästhesien (17 %) und Fieber (64 %) (Maslen et al., 1993). Die Blutkörperchen-Senkungsgeschwindigkeit ist bei nahezu allen Patienten erhöht; eine Blutleukozytose findet sich bei etwa 80 % der Patienten. Positive Abszeßkulturen finden sich nach Literaturangaben bei 50–90 % der Patienten, positive Blutkulturen bei 60–70 % und positive Liquorkulturen bei 20 %. Die in Abszeßeiter und Blutkultur nachgewiesenen Erreger sind nahezu immer identisch. Bei etwa 10 % der Patienten kann mehr als ein Erreger im Abszeßeiter nachgewiesen werden. Am häufigsten finden sich *Staphylococcus aureus* (50–90 %, in einigen Berichten in der Literatur bis 100 %), danach Streptokokken (10–20 %) und gramnegative Enterobakterien (10–20 %, insbesondere *Escherichia coli, Pseudomonas*-Spezies, *Serratia marcescens, Enterobacter cloacae, Enterobacter aerogenes*) (Baker et al., 1975; Kaufman et al., 1980; Danner und Hartmann, 1987; Wheeler et al., 1992; Corboy und Price, 1993). Seltene Erreger eines spinalen Abszesses sind Tuberkelbakterien, Pilze (z. B. *Cryptococcus neoformans, Aspergillus*-Spezies, *Actinomyces israelii, Nocardia* und Parasiten, z. B. Echinococcus, Zystizerkus). Im Gegensatz zum Erregerspektrum beim Hirnabszeß spielen anaerobe Bakterien (z. B. *Fusobacterium*-Spezies, *Bacteroides*-Spezies) in der Entstehung spinaler Abszesse eine geringe Rolle; sie können bei etwa 5 % der Patienten nachgewiesen werden.

Eine *notfallmäßige Diagnostik* ist erforderlich, wenn zu radikulären Schmerzen neurologische Symptome in Form einer Para- oder Tetraparese, Gefühlsstörungen mit Nachweis eines Sensibilitätsniveaus oder Blasen- und Mastdarmentleerungsstörungen hinzukommen. Mittel der Wahl in der Diagnostik eines spinalen epiduralen Abszesses ist die spinale Kernspintomographie, die auf den T2-gewichteten Sequenzen eine hyperintense, auf den T1-gewichteten Sequenzen eine isointense Raumforderung mit homogener oder randständiger Kontrastmittelaufnahme zeigt (Corboy und Price, 1993; Pfister, 1994). Alternativ zur Kernspintomographie kann eine Myelographie mit Postmyelo-CT durchgeführt werden (Hlavin et al., 1990); diese Methode erlaubt allerdings nur den indirekten Nachweis der extraduralen Raumforderung mit komplettem oder inkomplettem Kontrastmittelstop. Ferner kann im Kernspintomogramm mit Kontrastmittelgabe eine Osteomyelitis der Wirbelkörper und evtl. eine Diszitis als Ausgang für den spinalen Abszeß zur Darstellung kommen.

Epidurale Abszesse und subdurale Empyeme liegen in 80–90 % der Fälle dorsal des Rückenmarks und sind vorwiegend thorakal und lumbal lokalisiert (Shulman und Blumberg, 1991), seltener zervikal (Nussbaum et al., 1992; Redekop und Del Maestro, 1992). Sie erstrecken sich meist über wenige Wirbelsegmente, können sich jedoch in seltenen Fällen auch über die gesamte Länge des Wirbelkanals ausdehnen. Vereinzelt wurden auch Fälle von epiduralen Abszeßlokalisationen in 2 nicht-benachbarten Regionen der Wirbelsäule (z. B. zervikal und lumbal) berichtet (Pfister et al., 1996). Kombinationen von epiduralem Abszeß und subduralem Empyem sind möglich. Mit einer Diszitis oder Osteomyelitis assoziierte epidurale Abszesse können den anterioren Epiduralraum und die Zirkumferenz einbeziehen, wahrscheinlich, da bei diesen oft postoperativen Zuständen die anatomisch vorgegebene Segmentierung des Epiduralraumes nicht mehr vorhanden ist (Martin und Yuan, 1996).

Der Liquor zeigt typischerweise eine gemischte granulozytär/lymphozytäre Pleozytose mit bis zu wenigen 100/3 Zellen/mm^3 und ein erhöhtes Gesamteiweiß mit Werten bis zu mehreren 100 mg/dl im Falle eines Stopliquors. Wichtige Differentialdiagnosen sind spinale Tumoren (primäre Tumoren oder Metastasen), eine Querschnittsmyelitis, ein epidurales Hämatom, eine Osteomyelitis und spinale Ischämie-Syndrome.

Verlauf

Spinale epidurale Abszesse werden bei etwa 0,2–1,2 Fälle pro 10 000 stationäre Aufnahmen in großen Versorgungskrankenhäusern diagnostiziert (Baker et al., 1975). Die Geschlechterverteilung ist etwa 1 : 1 (Gellin et al., 1991). Spinale epidurale Abszesse kommen in allen Altersgruppen vor (3 Monate – 81 Jahre); am häufigsten in der 6. und 7. Dekade; bei Kindern sind sie sehr selten (Martin und Yuan, 1996).

Rankin und Flothow (1946) und Heusner (1948) haben folgende **klinischen Stadien** des epiduralen spinalen Abszesses vorgeschlagen:

- **Stadium I,** Rückenschmerzen, lokaler Druckschmerz, Fieber;
- **Stadium II,** radikuläre Schmerzen, Fieber, Leukozytose, Kopfschmerzen oder Nackensteifigkeit, Reflexauffälligkeiten;
- **Stadium III,** Paresen, Gefühlsstörungen, Blasen-Mastdarm-Entleerungsstörung,
- **Stadium IV,** Paraplegie oder Tetraplegie mit Sensibilitätsniveau.

Die neurologischen Symptome entwickeln sich üblicherweise über einen Zeitraum von wenigen Tagen bis zu 2 Wochen (akute Form der Erkrankung) oder innerhalb von einigen Wochen (chronische Form der Erkrankung). Dementsprechend läßt sich operativ bei den akuten Verlaufsformen Eiter und bei den chronischen Formen organisiertes Granulationsgewebe nachweisen. Die akuten Formen des spinalen epiduralen Abszesses sind häufig Folge einer hämatogenen Erregeraussaat bei einem

septischen Herd, während bei den chronischen Formen meist eine Ausbreitung der Entzündung per continuitatem, ausgehend von einem benachbarten Infektionsherd (z. B. einer Osteomyelitis) vorliegt. Bei den chronischen Verlaufsformen können Fieber und eine Blut-Leukozytose fehlen.
Wichtige Komplikationen sind die spinale Gefäßbeteiligung (Vaskulitis oder mechanische Gefäßkompression) mit nachfolgender medullärer Infarzierung sowie eine eitrige Meningitis und der septische Schock.
Das klinische Ergebnis des spinalen epiduralen Abszesses wurde anhand der Auswertung von 188 Fällen wie folgt angegeben (Danner und Hartman, 1987): Restitutio ad integrum 39 %, Paresen 26 %, Plegie 22 %, Todesfälle 13 %.
Durch Verbesserungen in der Diagnostik (Kernspintomographie) und der Antibiotika-Therapie wurden in den letzten Jahren bessere Ergebnisse erzielt: Etwa 80 % der Patienten erreichten eine Restitutio ad integrum oder hatten geringgradige Paresen und waren mit Hilfe gehfähig; die Letalität liegt unter 10 % (Del Curling et al., 1990; Corboy und Price, 1993). Die Chance einer vollständigen Rückbildung der Symptome liegt in einer frühen Diagnosestellung und Behandlung. Eine Rückbildung der neurologischen Symptome ist wahrscheinlich, wenn Operation und Antibiotika-Therapie innerhalb von 24 Stunden erfolgen. Eine Restitutio ad integrum ist unwahrscheinlich, wenn eine Para- oder Tetraplegie über einen Zeitraum von mehr als 36–48 Stunden bestand (Shulman und Blumberg, 1991).

Therapie

Die spinalen Abszesse und Empyeme sind als neurologisch-neurochirurgische Notfälle anzusehen und daher unverzüglich nach Diagnosestellung zu operieren, um dauerhafte Schäden zu vermeiden. Die Therapie des spinalen epiduralen Abszesses beinhaltet die rasche operative Dekompressions-Operation mit Drainage (Lange et al., 1993) und die intravenöse Gabe von Antibiotika, die gegen die wahrscheinlichsten Erreger (insbesondere *Staphylococcus aureus, Streptokokken*, gramnegative Enterobakterien) gerichtet sind (**Tab. E 2.7**). Geeignet erscheint die Kombination eines gegen Staphylokokken wirksamen Penicillins (z. B. Flucloxacillin oder Nafcillin), eines Cephalosporins der 3. Generation (z. B. Cefotaxim oder Ceftriaxon) und eines Aminoglykosids (z. B. Gentamicin oder Tobramycin). Bei einer nosokomialen Infektion durch Methicillin-resistente Staphylokokken sollte Vancomycin eingesetzt werden. Bei kulturellem Nachweis der Erreger sollte das Antibiotikaregime entsprechend den Empfindlichkeits-Tests angeglichen werden. Meist wird eine 3–4wöchige, bei Vorliegen einer Osteomyelitis eine 6–8wöchige Antibiotika-Therapiedauer empfohlen.
Der Einsatz von Kortikosteroiden ist umstritten. Eine günstige Wirkung von Kortikosteroiden beim spinalen epiduralen Abszeß ist nicht belegt, kontrollierte Studien liegen nicht vor.
In der Literatur gibt es Berichte über eine erfolgreiche ausschließlich *konservative Therapie* des spinalen epiduralen Abszesses mit Antibiotika bei ausgewählten Patienten mit

- ausgedehntem, multisegmentalen spinalen Abszeß,
- leichtem neurologischen Defizit oder
- Paraplegie (Tetraplegie) über einen Zeitraum von mehr als 3 Tagen (Leys et al., 1985; Wheeler et al., 1992).

Kontrollierte klinische Studien zur Bedeutung der ausschließlich konservativen Therapie beim spinalen epiduralen Abszeß liegen bisher nicht vor. Da

Tab. E 2.7: Therapie spinaler Abszesse

	Operativ	Antibiotika
Epiduraler Abszeß	**Notfallmäßig:** (Hemi-)Laminektomie (nicht mehr als 3 Höhen, um die Stabilität der Wirbelsäule zu gewährleisten) im Bereich des Abszesses ohne Eröffnen der Dura, bei längerstreckigen Abszessen evtl. multiple Fensterungen bzw. Laminotomie; Entleeren des Eiters (bei chron. Fällen Abtragen des Granulationsgewebes); Anlegen einer Saug-Spül-Drainage (Ringer- oder NaCl-Lösung) für einige Tage	Initial bei unbekanntem Erreger: Flucloxacillin (Staphylex®, Dosis Erw. 6 × 2 g/die i. v.)* und Ceftriaxon (Rocephin®, Dosis: Erw. 1 mal 2 g/die i. v.) und Tobramycin (Gernebcin®, Dosis Erw. 3 × 120 mg/die i. v.)
Subdurales Empyem (oder Abszeß)	Wie bei spinalen, epiduralen Abszessen, nur mit Eröffnen der Dura, Drainage für einige Tage	Therapiedauer: in Anhänigkeit von der Symptomatik 4–6 Wochen
Intramedullärer Abszeß (sehr selten)	(Hemi-)Laminektomie, Eröffnen der Dura, Spaltung des Rückenmarks, Entleeren des Eiters.	

* alternativ: Fosfomycin (Fosfocin®) Erw. 3 × 5 g/die i. v. oder Vancomycin (Vancomycin®) Erw. 4 × 500 mg/die i. v.

sich eine klinische Verschlechterung rasch und unerwartet entwickeln kann, muß ein Patient mit einem spinalen Abszeß, der zunächst rein konservativ behandelt wird, engmaschig klinisch und mit bildgebenden Verfahren kontrolliert werden; ferner sollte die Möglichkeit einer raschen chirurgischen Intervention gegeben sein (Corboy und Price, 1993). Eine rasche Sanierung des primären Entzündungsherdes ist anzustreben und erfolgt evtl. in der gleichen Sitzung (z. B. Osteosynthese bei Osteodestruktion durch eine Osteomyelitis).

E 2.4.2. Spinales subdurales Empyem

Ein spinales subdurales Empyem ist seltener als ein spinaler epiduraler Abszeß. Lokal-Symptome (Druckschmerz) fehlen oft, sonst entspricht die klinische Symptomatik der des spinalen epiduralen Abszesses. Die Diagnose wird mit der Kernspintomographie oder dem Postmyelo-CT gestellt. Ein spinales subdurales Empyem ist überwiegend die Folge einer hämatogenen Erregeraussaat von einem septischen Herd; die häufigsten Erreger sind *Staphylococcus aureus*, Streptokokken und gramnegative Stäbchen.

Die *Therapie* beinhaltet wie beim spinalen epiduralen Abszeß die rasche chirurgische Dekompression und die intravenöse Antibiotikagabe.

Literatur

Alderson D, Strong AJ, Ingham HR et al. (1981) Fifteen year review of the mortality of brain abscess. Neurosurgery 8: 1–6

Anderson M (1993) Management of cerebral infection. J Neurol Neurosurg Psychiat 56: 1243–1258

Apuzzo MLJ, Chandrasoma PT, Cohen D, Chi-Shing Zee, Zelman V (1987) Computed imaging stereotaxy: experience and perspective related to 500 procedures applied to brain masses. Neurosurgery 20: 930–937

Baker AS, Ojemann RG, Swartz MN, Richardson EP Jr (1975) Spinal epidural abscess. N Engl J Med 293: 463–468

Bannister G, Williams B, Smith S (1981) Treatment of subdural empyema. J Neurosurg 32: 35

Black KL, Farhat SM (1984) Cerebral abscess: loss of computed tomographic enhancement with steroids. Neurosurgery 14: 215–217

Bok APL, Peter JC (1993) Subdural empyema: burr holes or craniotomy? J Neurosurg 78: 574–578

Borovich B, Johnston E, Spagnuolo E (1990) Infratentorial subdural empyema: clinical and computerized tomography findings. J Neurosurg 72: 299–301

Corboy JR, Price RW (1993) Myelitis and toxic, inflammatory, and infectious disorders. Curr Opinion Neurol Neurosurg 6: 564–570

Danner RL, Hartman BJ (1987) Update of spinal epidural abscess: 35 cases and review of the literature. Rev Infect Dis 9: 265–274

Del Curling O, Gower DJ, McWhorter JM (1990) Changing concepts in spinal epidural abscess a report of 29 cases. Neurosurgery 27: 185–192

De Louvois J (1983) Antimicrobial chemotherapy in the treatment of brain abscess. J Antimicrob Chemother 12: 205–207

Dill SR, Cobbs CG, McDonald CK (1995) Subdural empyema: analysis of 32 cases and review. Clin Infect Dis 20: 372–386

Enzmann DR, Britt RH, Yeager AS (1979) Experimental brain abscess evolution: computed tomographic and neuropathologic correlation. Radiology 133: 113–122

Feuerman T, Wackym PA, Gade GF, Dubrow T (1989) Craniotomy improves outcome in subdural empyema. Surg Neurol 32: 105

Greenlee J (1995) Subdural empyema. In: Mandell GL, Bennett JE, Dolin R (Hrsg.) Principles and Practice of Infectious Diseases, 4. Auflage; Churchill Livingstone, New York, 900–903

Grimstadt IA, Hirschberg H, Rootwelt K (1992) ^{99}Tc Hexamethylpropyleneamine oxime leukocyte scintigraphy and C-reactive protein levels in the differential diagnosis of brain abscesses. J Neurosurg 77: 732–736

Henson JW, Ferraro MJ (1993 A) 71-year old women with confusion, hemianopia, and an occipital mass. N Engl J Med 329: 1335–1341

Heusner AP (1948) Nontuberculous spinal epidural infections. N Engl J Med 239: 845–854

Hlavin ML, Kaminski HJ, Ross JS, Ganz E (1990) Spinal epidural abscess: a ten-year perspective. Neurosurgery 27: 177–184

Juneau P, Black PM (1993) Intraaxial cerebral infectious processes. In: Brain Surgery, Vol 1, Apuzzo MLJ (Hrsg.), Churchill Livingstone, New York, 1411–1414

Kaplan K (1985) Brain abscess. Medical clinics of North America. 69(2): 345–360

Kaufman DM, Kaplan JG, Litman N (1980) Infectious agents in spinal epidural abscesses. Neurology (Minneap) 30: 844–850

Lange M, Tiecks F, Schielke E, Yousry T, Haberl R, Oeckler R (1993) Diagnosis and results of different treatment regimens in patients with spinal abscesses. Acta Neurochir, Wien, 125: 105–114

Levy RM (1994) Brain abscess and subdural empyema. Curr Opinion Neurol 7: 223–228

Leys D, Lesoin F, Viaud C, Pasquier F, Rousseaux M, Jomin M, Petit H (1985) Decreased morbidity from acute bacterial spinal epidural abscesses using computed tomography and nonsurgical treatment in selected patients. Ann Neurol 17: 350–355

Lunsford LD (1987) Stereotactic drainage of brain abscess. Neurol Res 9: 270–274

Martin RJ, Yuan HA (1996) Neurosurgical care of spinal epidural, subdural, and intramedullary abscesses and arachnoiditis. Orthop Clin North America 27: 125–136

Maslen DR, Jones SR, Crislip MA, Bracis R, Dworkin RJ, Flemming JE (1993) Spinal epidural abscess. Optimizing patient care. Arch Intern Med 153: 1713–1721

Mauser HW, VanHouwelingen HC, Tulleken CAF (1987) Factors affecting the outcome in subdural empyema. J Neurol Neurosurg Psychiatr 50: 1136

Nielsen H, Gyldensted C, Harmsen A (1982) Cerebral abscess. Aetiology and pathogenesis, symptoms, diagnosis and treatment. Acta Neurol Scand 65: 609–622

Nussbaum ES, Rigamonti D, Standiford H, Numaguchi Y, Wolf AC, Robinson WL (1992) Spinal epidural abscess: a report of 40 cases and review. Surg Neurol 38: 225–231

Pathak A, Sharma BS, Mathuriya SN, Khosla VK, Khandelwal N, Kak VK (1990) Controversies in the management of subdural empyema. Acta Neurochir (Wien) 102: 25–32

Patrick CC, Kaplan SL (1988) Current concepts in the pathogenesis and management of brain abscesses in children. Ped Clin North America 35: 625–636

Pfister HW (1994) Spinal abscesses. In: Neurocritical care. Hacke W, Hanley DF, Einhäupl KM, Bleck TM, Diringer MN (Hrsg.). Springer Verlag, Berlin, 446–451

Pfister HW, von Rosen F, Yousry T (1996) MRI detection of epidural spinal abscesses at noncontiguous sites. J Neurol 243: 315–317

Rankin RM, Flothow PG (1946) Pyogenic infection of the spinal epidural space. West J Surg Obstet Gynecol 54: 320–323

Redekop GJ, Del Maestro RF (1992) Diagnosis and management of spinal epidural abscess. Can J Neurol Sci 19: 180–187

Rosenblum ML, Hoff JT, Norman D, Edwards MS and Berg BO (1980) Nonoperative treament of brain abscesses in selected high-risk patients. J Neurosurg 52: 217–225

Rousseaux M, Lesoin F, Destee A, Jomin M and Petit H (1985) Developments in the treatment and prognosis of multiple cerebral abscesses. Neurosurgery 16: 304–308

Schielke E (1995) Der bakterielle Hirnabszeß. Nervenarzt 66: 745–753

Schroeder KA, McKeever PE, Schaberg DR, Hoff JT (1987) Effect of dexamethasone on experimental brain abscess. J Neurosurg 66: 264–269

Shulman JA, Blumberg HM (1991) Paraspinal and spinal infections. In: Infections of the Central Nervous System. HP Lambert (Hrsg.), Decker Inc., Philadelphia, 374–391

Stapleton SR, Bell BA, Uttley D (1993) Stereotactic aspiration of brain abscesses: Is this the treatment of choice? Acta Neurochir,Wien, 121: 15–19

Wagner FC, Jr, Preuss JM (1993) Supratentorial epidural abscess and subdural empyema. In: Brain Surgery, Vol. 1, Apuzzo MLJ (Hrsg.), Churchill Livingstone, New York, 1401–1409

Wheeler D, Keiser P, Rigamonti D, Keay S (1992) Medical management of spinal epidural abscesses: case report and review. Clin Infect Dis 15: 22–27

Wispelwey B, Dacey RG Jr, Scheld WM (1991) Brain abscess. In: Infections of the Central Nervous System. Scheld WM, Whitley RJ, Durack DT (Hrsg.), Raven Press Ltd, New York, 457–485

Wispelwey B, Scheld WM (1987) Brain abscess. Clin Neuropharmacol 10: 483–510

Wispelwey B, Scheld WM (1995) Brain abscess. In: Mandell GL, Bennett JE, Dolin R (Hrsg.) Principles and Practice of Infectious Diseases, 4. Auflage; Churchill Livingstone, New York, 887–900

Yamamoto M, Jimbo M, Ide M, Tanaka N, Umebara Y, Hagiwara S (1993) Penetration of intravenous antibiotics into brain abscesses. Neurosurgery 33: 44–49

Yang SY (1981) Brain abscess: A review of 400 cases. J Neurosurg 55: 794–799

Yang SY, Zhao C (1993) Review of 140 patients with brain abscess. Surg Neurol 39: 290–296

E 3. Tuberkulöse Meningitis

von *H. W. Pfister* und *S. Lorenzl*

E 3.1. Klinik

Die tuberkulöse Primärinfektion (nach Inhalation von *Mycobacterium tuberculosis*) kann über eine hämatogene Erregerdissemination zu einer klinisch-asymptomatischen Bildung von Tuberkeln in den Meningen führen (sog. Rich-Fokus). Im Rahmen einer allgemeinen Abwehrschwäche kann es zu einer Verflüssigung des verkästen Zentrums, zu einer Vermehrung der Organismen und Größenzunahme der Tuberkel kommen; es folgt die Ruptur mit Erregeraussaat in den Subarachnoidalraum (Berger, 1994): die tuberkulöse Meningitis. Die tuberkulöse Primärinfektion mit hämatogener Dissemination und klinisch asymptomatischer Manifestation im Bereich der Meningen kann Jahre oder Jahrzehnte zurückliegen. Das ist der Grund dafür, daß bei den meisten Patienten mit dem Krankheitsbild einer tuberkulösen Meningitis nicht gleichzeitig Zeichen einer aktiven systemischen Tuberkulose (aktive Tuberkulose der Lunge oder anderer Organe oder Miliartuberkulose) nachweisbar sind. Sehr selten ist die tuberkulöse Meningitis Folge einer Ausbreitung der Entzündung per continuitatem bei einer tuberkulösen Spondylitis, Otitis oder Mastoiditis. Die tuberkulöse meningeale Inflammation ist typischerweise im Bereich der basalen Meningen nachweisbar; selten sind primär oder auch sekundär die spinalen Meningen und Radizes beteiligt (Bötzel, 1993).
Die klinische Symptomatik ist in der **Tab. E 3.1** zusammengefaßt.
Der *Liquor* zeigt typischerweise eine lymphomonozytäre Pleozytose (meist weniger als 1 500/3 Zellen/μl). Im eigenen Patientenkollektiv von 25 Patienten mit tuberkulöser Meningitis lag die höchste Zellzahl bei 3 600/3 Zellen/μl. Initial dominiert im Krankheitsverlauf eine granulozytäre Pleozytose, die jedoch in der Regel nach wenigen Tagen Krankheitsdauer in eine lymphozytäre Pleozytose umschlägt. Selten können Plasmazellen und Eosinophile im Liquor nachgewiesen werden. Das Gesamteiweiß im Liquor ist bei 95 % der Patienten erhöht; bei 2/3 der Patienten finden sich Werte zwischen 100 und 500 mg/dl. In fortgeschrittenen Krankheitsstadien können Liquor-Eiweiß-Werte von 1 000–1 500 mg/dl und mehr beobachtet werden. Ein erniedrigter Liquor-/Serum-Glukose-Quotient von < 0,5 findet sich bei etwa 80–90 % der Patienten. Sehr selten wurden in der Literatur tuberkulöse Meningitisfälle mit normaler Liquor-Zellzahl und normalem Liquor-Eiweiß-Gehalt mitgeteilt (Berger, 1994). Insbesondere bei abwehrgeschwächten Patienten können normale Liquorbefunde gefunden werden: Beispielsweise hatten 4 von 25 AIDS-Patienten mit tuberkulöser Meningitis normale Liquorzellzahlen- und Eiweißwerte (Laguna et al., 1992).

Tab. E 3.1: Neurologische Symptome bei tuberkulöser Meningitis (zum Zeitpunkt der Klinikaufnahme)

Fieber	> 90 %
Meningeale Zeichen	60–90 %
Kopfschmerzen	70–85 %
Bewußtseinsstörung	40–60 %
Verwirrtheit	30 %
Stauungspapille	30 %
Hirnnervenparesen (bes. VI., III., seltener IV., VII., II.)	15–40 %
Epileptische Anfälle	5–10 %
Fokalneurologisches Defizit[1]	5 %

[1] Fokalneurologische Defizite (z. B. Hemiparese, zerebelläre Ataxie, Chorea, Hemiballismus, Athetose) sind die Folge eines Infarkts bei Vaskulitis, eines Tuberkuloms oder von tuberkulösen Abszessen (Pfister, 1996).

Klinisch kann der Verdacht auf eine tuberkulöse Meningitis geäußert werden, wenn bei einem Patienten mit einer subakuten/chronischen Meningitis in Verlaufsuntersuchungen des Liquors ein Eiweißanstieg und eine Abnahme der Liquor-Glukose nachweisbar sind, in der Zelldifferenzierung eine primär granulozytäre Pleozytose in eine lymphozytäre Pleozytose innerhalb weniger Tage umschlägt und andere Differentialdiagnosen (siehe unten) ausgeschlossen wurden.
Beweisend für die Diagnose einer tuberkulösen Meningitis ist nur der **direkte Erregernachweis** im Liquor:

- mikroskopischer Nachweis säurefester Stäbchen mit der Ziehl-Neelsen-Färbung im Liquor-Ausstrichpräparat (positiv bei etwa 10–40 % der Patienten; wiederholte Liquor-Untersuchungen können die Trefferquote bis über 80 % erhöhen);
- kultureller Nachweis von Mykobakterien im Löwenstein-Jensen-Medium (positive Befunde bei 45–90 % der Patienten); da die positive Kul-

tur erst durchschnittlich nach 30 Tagen zu erhalten ist, ist sie für die Therapieentscheidung in der Akutphase der Erkrankung nicht hilfreich und dient lediglich der retrospektiven Diagnosesicherung;
- Polymerase-Kettenreaktion (PCR) zum Nachweis von Mykobakterien-DNA im Liquor. Die PCR ist aufgrund der bisher zur Verfügung stehenden klinischen Daten eine sehr hoffnungsvolle Methode zur raschen Diagnose der tuberkulösen Meningitis, da das Ergebnis innerhalb weniger Tage erhalten werden kann (Kaneko et al., 1990; Shankar et al., 1991; Lee et al., 1994). Die Sensitivität liegt je nach Untersuchung bei 48 bis über 90 %; die Spezifität erreicht in mehreren Untersuchungen 100 % (Kox et al., 1995; Lin et al., 1994; Liu et al., 1995). Die Unterschiede in den Sensitivitätsangaben ergeben sich vor allem durch methodische Unterschiede (z. B. single-step PCR versus nested PCR, unterschiedliche amplifizierte Regionen) und nicht-einheitliche Definitionen der klinischen Diagnose einer wahrscheinlichen tuberkulösen Meningitis. Positive PCR- Liquorbefunde wurden noch nach mehr als 3 bis 4wöchiger Tuberkulostatika-Therapie berichtet (Donald et al., 1993).

20–50 % der Patienten haben prädisponierende Grund- oder Begleitkrankheiten wie z. B. Alkoholismus, Leberzirrhose, Diabetes mellitus, Malignom oder eine Immunsuppression (z. B. HIV-Infektion). Ein vorausgegangener enger Kontakt mit Tuberkulosekranken ist bei etwa 20–50 % der Patienten zu eruieren (Kennedy und Fallon, 1979). Die klinische Symptomatik, Verlauf und Prognose der tuberkulösen Meningitis sind bei HIV-Infizierten und Nicht-HIV-Infizierten sehr ähnlich; lediglich sind bei HIV-Infizierten mit tuberkulöser Meningitis häufiger intrazerebrale Tuberkulome beobachtet worden (Dube et al., 1992). Röntgenologisch finden sich bei 25–50 % der erwachsenen Patienten mit tuberkulöser Meningitis typische Veränderungen einer pulmonalen Tuberkulose (apikale Läsionen, hiläre Lymphadenopathie, Miliartuberkulose).
In den bildgebenden Verfahren (CT oder Kernspintomogramm) können bei der tuberkulösen Meningitis vor allem folgende Veränderungen zur Darstellung kommen: Basale meningeale KM-Aufnahme, Kontrastmittelaufnahme und Verdickung des N. oculomotorius und N. trigeminus, Hydrozephalus, Tuberkulom, Abszeß und ischämische Infarkte als Folge einer Vaskulitis (Gupta et al., 1994).
Der Mendel-Mantoux-Test (initial bei ca. 75 % der Fälle einer tuberkulösen Meningitis negativ) ist diagnostisch nicht hilfreich (Stockstill and Kauffman, 1983; Newton, 1994). Serologische Nachweismethoden (z. B. ELISA) und der Latexagglutinations-Test haben nur eine geringe diagnostische Bedeutung (Newton, 1994).
Wichtige *Differentialdiagnosen* sind die Kryptokokkenmeningitis (s. Kap. E 10), die septische Herdenzephalitis, die Listerienmeningoenzephalitis, die Neurobrucellose (s. Kap. E 1) und Spirochäten-Infektionen (Lyme-Neuroborreliose, Neurosyphilis, Leptospirose; s. Kap. E 6), nicht- infektiöse Ursachen (Meningeosis carcinomatosa, Meningeosis lymphomatosa und leucaemica, Neurosarkoidose, Vaskulitiden; s. Kap. D 5, E 4, G 4) sowie bei Vorliegen eines fokalneurologischen Defizits ein parameningealer Infektionsherd (z. B. subdurales Empyem) und intrazerebrale Läsionen, z. B. Aspergillose, Zystizerkose, Toxoplasmose (s. Kap. E 7, E 9, E 10).

E 3.2. Verlauf

Die Inzidenz der tuberkulösen Meningitis wird auf 2 : 100 000 Einwohner pro Jahr geschätzt. In den USA wurden etwa 5 % von 4 000 extrapulmonalen Verläufen der Tuberkulose durch eine tuberkulöse Meningitis manifest (Ogawa et al., 1987). Die Erkrankung kommt in allen Altersstufen vor, selten bei Säuglingen unter 6 Monaten, bevorzugt zwischen dem 3.–6. sowie 20.–40. Lebensjahr.
Die neurologischen Symptome der tuberkulösen Meningitis entwickeln sich subakut innerhalb weniger Wochen (Median 2 Wochen, Spanne 2 Tage bis 180 Tage; Newton, 1994). Es können 3 verschiedene klinische Stadien unterschieden werden (Medical Research Council, 1948):
- **Stadium I:** Unspezifische Symptome (z. B. Kopfschmerzen, Fieber, Nachtschweiß, Übelkeit, Gewichtsverlust, Müdigkeit, Myalgien), kein neurologisches Defizit, keine Vigilanzstörung;
- **Stadium II:** Meningeale Symptome, Bewußtseinsstörung oder geringgradiges neurologisches Defizit (z. B. Hirnnervenparesen);
- **Stadium III:** Schwere Bewußtseinsstörung, epileptische Anfälle, ausgeprägtes neurologisches Defizit (z. B. Hemiplegie).

Prädiktoren für einen ungünstigen Verlauf der Erkrankung sind:
- Alter < 5 und > 50 Jahre;
- fortgeschrittenes Krankheitsstadium bei Therapiebeginn;
- Hirninfarkt;
- Miliartuberkulose oder schwere Grundkrankheit;
- schwere seröse Meningitis (Eiweiß > 300 mg/dl) (Berger, 1994; Misra et al., 1996).

Bei AIDS-Patienten mit tuberkulöser Meningitis wurden eine Krankheitsdauer von mehr als 2 Wochen und eine T4-Helfer-Zellzahl $< 22/mm^3$ als prognostisch ungünstig angegeben (Berenguer et al., 1992).

Komplikationen im Verlauf der tuberkulösen Meningitis sind:
- Hydrozephalus (bei 40 % der Patienten, bei

über 90 % der Patienten mit einer Krankheitsdauer von mehr als 4–6 Wochen);
- zerebrale Vaskulitis mit Stenosen oder Verschlüssen im supraklinoidalen Anteil der Arteria carotis interna, in der Arteria cerebri media und anterior und/oder in der Arteria basilaris; ischämische Hirninfarkte (oft in den Basalganglien und der Capsula interna lokalisiert) können computertomographisch bei 20–30 % der Patienten nachgewiesen werden;
- Tuberkulome (bei 10–25 % der Patienten, Davis et al., 1993; Hojer et al., 1993), die bei etwa 5 % der Patienten verkalken;
- tuberkulöse Abszesse (selten);
- spinale Beteiligung:
  a) Ausbreitung des Entzündungsprozesses auf die spinalen Meningen mit nachfolgender Myeloradikulitis,
  b) arachnitische Adhäsionen,
  c) Vaskulitis mit medullären Infarkten,
  d) Tuberkulom,
  e) Syringomyelie (Schon und Bowler, 1990);
- Hyponatriämie oder Syndrom der inadäquaten Sekretion von antidiuretischem Hormon (Davis et al., 1993).

Während vor der Tuberkulostatika-Ära die Letalität der tuberkulösen Meningitis bei nahezu 100 % lag (spontane Ausheilung sehr selten möglich), konnte sie durch die Weiterentwicklung tuberkulostatischer Medikamente auf etwa 10–20 % gesenkt werden, wobei in der Literatur die Letalitätszahlen von 7 % (Kent et al., 1993) bis 59 % (Girgis et al., 1991) streuen. Etwa 25–45 % der Überlebenden haben neurologische Residual-Symptome, meist in Form eines organischen Psychosyndroms, eines Hydrozephalus, einer Hemiparese, einer Ataxie sowie in Form von Hirnnervenparesen oder epileptischen Anfällen.

E 3.3. Therapeutische Prinzipien

E 3.3.1. Tuberkulostatikatherapie

Da die mikrobiologischen Befunde meist zu Erkrankungsbeginn keine Sicherung der klinischen Verdachtsdiagnose erlauben, ist die Entscheidung für eine Tuberkulostatikatherapie mit einem hohen Maß an Unsicherheit verknüpft. Mit der Tuberkulostatikatherapie sollte unverzüglich bei einem Patienten mit dem klinischen Bild einer subakuten lymphozytären Meningitis begonnen werden, wenn
- der Liquor die für die tuberkulöse Meningitis typische Konstellation zeigt und Zeichen einer extrameningealen Tuberkulose (z. B. Lungentuberkulose) vorliegen oder ein enger Kontakt mit Tuberkulosekranken anamnestisch zu erfassen ist
- im Liquor ein Umschlagen der granulozytären in eine lymphozytäre Pleozytose, eine Eiweißerhöhung und ein Abfall des Glukosewertes bei negativen bakteriologischen Kulturen und negativem Tuschepräparat (Ausschluß einer eitrigen Meningitis und Kryptokokkose) nachzuweisen sind
- die DNA-Polymerase-Kettenreaktion im Liquor positiv ist.

Wiederholte mikrobiologische Untersuchungen des Liquors sind empfehlenswert, da auch nach Therapiebeginn in etwa 40 % der tuberkulösen Meningitiden noch für einige Tage ein positiver mikroskopischer und kultureller Befund erhoben werden kann und die PCR im Liquor noch mehrere Wochen nach Beginn der Tuberkulostatikatherapie positiv sein kann.
Da die Diagnose der tuberkulösen Meningitis auch bei negativen Ergebnissen des Ziehl-Neelsen-Präparates, der Kultur und der PCR nicht ausgeschlossen werden kann, sollte stets – auch bei fehlendem Erregernachweis – die gesamte Therapiedauer von 12 Monaten angestrebt werden (Rieder et al., 1991). In der Initialphase der Erkrankung sollten für die Dauer von 2 Monaten 3 Tuberkulostatika gegeben werden, um eine Resistenzentwicklung zu verhindern (Holdiness, 1990; **Tab. E 3.2**). Daraufhin wird die Therapie mit 2 Tuberkulostatika fortgesetzt. Beispielsweise ist die Primärresistenz gegenüber Isoniazid selten (1–4 %); da es jedoch unter Monotherapie zu einer raschen Resistenzentwicklung kommen kann, sollte immer mit anderen Tuberkulostatika kombiniert werden. Die Besserung der neurologischen

Tab. E 2.2: Behandlung der tuberkulösen Meningitis des Erwachsenen über 12 Monate

Isoniazid (z. B. Isozid®)	Einzeldosis p. o.; Erwachsene 10 mg/kg/Tag (max. Tagesdosis 600 mg)
+ Rifampicin (z. B. Rifa®, Rimactan®)	Einzeldosis p. o.; Erwachsene 10 mg/kg/Tag (max. Tagesdosis 600 mg)
+ Pyrazinamid (z. B. Pyrafat®*)	Einzeldosis p. o.; Erwachsene 35 mg/kg/Tag (max. Tagesdosis 2 500 mg)
+ Vitamin B6 (z. B. Vitamin B_6-Hevert®)	25–50 mg/Tag p. o. zur Prophylaxe der Polyneuropathie
+ Kortikosteroide, z. B. Methylprednisolon (Urbason® 1 mg/kg/Tag p. o.) oder Dexamethason (Decadron® 24 mg/Tag p. o.) in absteigender Dosierung über ca. 4 Wochen bei Patienten im klinischen Stadium II und III	

Anmerkung:
Regelmäßige HNO- und ophthalmologische Kontrollen sind erforderlich.
* Absetzen von Pyrazinamid nach 2 Monaten; alternative Tuberkulostatika sind: Ethambutol (Myambutol®) Einzeldosis p. o. Erwachsene 15–25 mg/kg/Tag (Max. Tagesdosis 2 500 mg); Streptomycin (Streptomycin®) Einzeldosis i. m. Erwachsene 0,75–1 g/Tag; Protionamid (Peteha®) 3 Dosen/die p. o., Erwachsene 10–20 mg/kg/Tag (maximale Tagesdosis 600 mg)

Symptome und die Normalisierung der Liquorzellzahl und des Liquor-Eiweiß-Wertes dauern unter Tuberkulostatika-Therapie meist mehrere Wochen bis Monate. Liquorkontrollpunktionen sollten initial wöchentlich und dann 3, 6 und 12 Monate nach Beginn der Tuberkulostatika-Therapie erfolgen. 6 Monate nach Beginn der Therapie haben immer noch 25 % der Patienten eine Liquorpleozytose und 40 % eine Liquoreiweißerhöhung. Die erniedrigte Liquorglukose normalisiert sich bei der Hälfte der Patienten innerhalb von 2 Monaten nach Therapiebeginn und bei nahezu allen Patienten innerhalb von 6 Monaten (Berger, 1994). Auch unter tuberkulostatischer Therapie kann es zur Entwicklung von Tuberkulomen, tuberkulösen Abszessen oder eines Hydrozephalus kommen (Resch et al., 1992; Berger, 1994). Ferner kann es nach Beginn der tuberkulostatischen Therapie zu einer vorübergehenden klinischen Verschlechterung (mit transienter granulozytärer Liquor-Pleozytose und Anstieg des Liquoreiweißwertes, möglicherweise auch Nachweis von säurefesten Stäbchen im Liquor bei vorher negativem mikroskopischen Befund) kommen. Diese Beobachtung untermauert die Verdachtsdiagnose einer tuberkulösen Meningitis.

Bei etwa 10 % der Patienten muß die Tuberkulostatikatherapie aufgrund von schwerwiegenden Nebenwirkungen (**Tab. E 3.3**) modifiziert werden (Senderovitz und Viskum, 1994). Wenn es unter einer Behandlung mit Isoniazid, Rifampicin und Pyrazinamid zu einem ausgeprägten Leberenzymanstieg und zum Ikterus kommt, müssen die Medikamente abgesetzt und mit Streptomycin und Ethambutol weiterbehandelt werden (Kocen und Pfister, 1996). Wenn sich die Leberenzyme normalisiert haben, werden die initial verwendeten Präparate der Reihe nach wieder angesetzt, in der Reihenfolge Pyrazinamid, dann – vorausgesetzt, es kommt zu keiner erneuten Leberenzymerhöhung – Isoniazid und schließlich Rifampicin. Häufig ist es dann möglich, diese Medikation fortzuführen, ohne daß es erneut zu einer Leberfunktionsstörung kommt. Streptomycin und Ethambutol können dann abgesetzt werden.

E 3.3.2. Dreifachtherapie während der ersten 2 Monate

Kontrollierte klinische vergleichende Therapiestudien liegen bei der tuberkulösen Meningitis nicht vor. Wenngleich in früheren Jahren über therapeutische Erfolge mit einer Dreifachtherapie von Isoniazid (INH), Streptomycin und Para-Aminosalicylsäure (PAS) berichtet wurde, sollten Streptomycin und PAS heutzutage wegen ihrer sehr schlechten Liquorgängigkeit möglichst nicht gegeben werden. Mittel der ersten Wahl sind:

- Isoniazid (INH)
- Rifampicin und
- Pyrazinamid in oraler Applikationsform.

Isoniazid weist sowohl bei intakten als auch bei entzündeten Meningen eine gute Liquorgängigkeit auf (Parsons, 1988). Während Rifampicin im akuten meningitischen Stadium eine ausreichend gute Liquorgängigkeit aufweist, nimmt diese in der Rekonvaleszenz bei Besserung der meningealen Entzündung deutlich ab. Ethambutol penetriert bei intakten Meningen nicht in den Liquor, wirkt bakteriostatisch und kann schwere Nebenwirkungen wie z. B. eine Optikusneuritis hervorrufen. Protionamid ist zwar gut liquorgängig, soll jedoch zu einer raschen Resistenzentwicklung führen.

Ist eine parenterale Behandlung erforderlich (z. B. bewußtseinsgestörte Patienten mit Aspirationsgefahr oder Darmatonie), wird intravenös mit Isoniazid (tebesium®), Rifampicin (Rifa®, Rimactan®) und Ethambutol (Myambutol®) behandelt. Pyrazinamid und Protionamid stehen nicht für die parenterale Applikation zur Verfügung.

Die aus dem Liquor isolierten Stämme von *M. tuberculosis* sollten gegen alle gebräuchlichen Tuberkulostatika getestet werden, um eine Resistenz rasch zu erfassen und die Therapie entsprechend anzugleichen. Die Häufigkeit der *Tuberkulostatikaresistenz* beträgt etwa 5–10 %, wobei ungefähr die Hälfte der resistenten Stämme eine Resistenz gegenüber Isoniazid aufweisen. Einige Autoren empfehlen sogar eine initiale Vierfachtherapie mit Isoniazid, Rifampicin, Ethambutol und Pyrazinamid, insbesondere für Patienten, die aus Gebieten mit hoher primärer Tuberkulostatikaresistenz (Asien, Lateinamerika, Afrika) stammen (Sheller und Des Prez, 1986; Berger, 1994).

E 3.3.3. Zweifachtherapie nach Ablauf von 2 Monaten

Bei Empfindlichkeit der Erreger gegen Isoniazid, Rifampicin und Pyrazinamid sollte nach 2 Monaten Pyrazinamid abgesetzt und die Zweifachtherapie mit Isoniazid und Rifampicin für weitere 10 Monate fortgeführt werden (Ormerod, 1990; Newton, 1994).

Therapiedauer: Es liegen keine prospektiven kontrollierten Untersuchungen zur Erfassung der optimalen Therapiedauer vor. Meist wird derzeit eine Gesamttherapiedauer von 12 Monaten empfohlen (Holdiness, 1990; Newton, 1994). Nur vereinzelt wurden kürzere Behandlungsphasen (z. B. 6 Monate) empfohlen (Alarcon et al., 1990).

E 3.3.4. Kortikosteroide

In einer prospektiven, randomisierten, Placebo-kontrollierten Doppelblindstudie konnte mit Dexamethason die Letalität der tuberkulösen Meningitis nicht signifikant gesenkt werden (O'Toole et al., 1969). Allerdings war die Patientenzahl in dieser Studie mit insgesamt 23 sehr niedrig. Prospektive, randomisierte, Placebo-kontrollierte Doppelblindstudien an größeren Patientenkollektiven liegen nicht vor. Kasuistisch wurde eine nied-

Tab. E 3.3: Nebenwirkung der Tuberkulostatika

Tuberkulostatikum	Nebenwirkung	Besonderheiten, Anmerkungen
Isoniazid (Isozid®, tebesium®)	Hepatotoxizität: passagerer GOT-Anstieg (15 %), INH-**Hepatitis** (1 %, meist 4–8 Wochen nach Therapiebeginn, bes. bei höherem Alter); zentralvenöse Symptome, Merkfähigkeitsstörungen, Psychose, epilept. Anfälle, Optikus-Neuropathie; **Polyneuropathie;** allerg. Reaktionen: Fieber, Exanthem, LE-Syndrom (reversibel); gastrointestinale Störungen; Anämie, Leuko-, Thrombopenie	Prophylaxe der Polyneuropathie mit Pyridoxin 25–50 mg/die p. o.; Kontrollen der Leberparameter und des Blutbildes; Erhöhung der Serum-Spiegel von Carbamazepin und Phenytoin, verminderte Alkoholtoleranz
Rifampicin (Rifa®, Rimactan®)	**Hepatotoxizität:** passagerer Transaminasenanstieg, Ikterus (etwa 1 %, meist 1–3 Wochen nach Therapiebeginn); allerg. Reaktionen: Urtikaria, Eosinophilie, Hämolyse; interstitielle Nephritis, sehr selten Nierenversagen; Thrombozytopenie; Leukopenie; »Flu-Syndrome« (z. B. Fieber, Schüttelfrost, Kopfschmerzen) z. B. gastrointestinale Störungen; orange-bräunliche Verfärbung von Körperflüssigkeiten (z. b. Urin, Schweiß); Hemmung des humoralen und zellulären Immunsystems (Leicht-Ketten-Proteinurie 85 %)	Verminderte Wirkung von Azathioprin, oralen Antikoagulanzien, oralen Kontrazeptiva und Phenytoin; Kontrolle der Leberparameter und des Blutbildes Kontraindikationen: Schwangerschaft, schwerer Leberschaden, Ikterus
Pyrazinamid (Pyrafat®, pezetamid®)	Hepatotoxizität (Hepatitis – 2 %); Exanthem, **Arthralgie,** Photosensibilisierung; diabetogen; **Hyperurikämie;** gastrointestinale Störungen	Kontrollen der Leberparameter und der Harnsäure; Verstärkung der Wirkung oraler Antidiabetika und Herabsetzung der Wirkung von Urikosurika
Ethambutol (Myambutol®)	**Retrobulbärneuritis** (2 %, dosisabhängig > 25 mg/kg/die, meist reversibel), Polyneuropathie; allerg. Reaktionen: Fieber, Exanthem, Arthralgie; gastrointestinale Störungen, Hyperurikämie	Monatliche augenärztliche Kontrollen (Visus, Gesichtsfeld, Farbensehen), Dosisreduktion bei Niereninsuffizienz
Protionamid (ektebin®, Peteha®)	**Gastroint. Störungen** (–50 %); Hepatotoxizität: GOT-Anstieg (5 %), Hepatitis (< 1 %; Hypoglykämie bei Diabetes mellitus; psych. Störungen, Polyneuropathie, epilept. Anfälle; Exanthem; Stomatitis; Gynäkomastie, Menstruationsstörungen, Neutropenie, Photodermatose	Kontrollen der Leberparameter; Prophylaxe der Polyneurophatie mit Pyridoxin 25–50 mg/die p. o. Kontraindikationen: Schwangerschaft 1. Trimenon, schwerer Leberschaden, Einsatz vorwiegend bei Patienten mit INH-resistenter Tb
Streptomycin (Streptomycin®)	Schädigung des N. vestibularis (25 %) u. N. cochlearis (2–10 %), **Ototoxizität** häufiger bei Tagesdosis > 1 g und Therapiedauer > 60 Tage; Nephrotoxizität (selten); allerg. Hautreaktionen (5 %), Fieber, anaphyl. Reaktionen (selten), Lymphadenopathie; Polyneuropathie (selten); Anämie, Thrombopenie und Neutropenie (sehr selten)	Monatliche Audiogrammkontrollen; bei Niereninsuffizienz Dosierung nach Serumspiegelbestimmung. Kontraindikationen: Schwangerschaft, schwerer Leberschaden, Einsatz vorwiegend bei Patienten mit INH-resistenter Tb

rigere Letalität bei Kortison-behandelten Patienten im Vergleich zu ausschließlich tuberkulostatisch Behandelten im klinischen Stadium II und III berichtet (5 % versus 12 % im Stadium II und 30 % versus 61 % im Stadium III; Shaw et al., 1984). In einer prospektiven, nicht kontrollierten Studie bei 33 Patienten mit tuberkulöser Meningitis wurde darauf hingewiesen, daß Kortikosteroide die Letalität der mittelschwer- und schwerkranken Patienten verminderte (Voljavec und Corpe, 1960). In einer weiteren prospektiven, randomisierten Studie bei 160 Patienten mit Kultur-positiver Meningitis erhielten 75 Patienten Tuberkulostatika und Dexamethason und 85 Patienten nur Chemotherapie (Girgis et al., 1991). Die Letalität war in der Dexamethason-Gruppe signifikant niedriger (43 versus 59 % in der Placebo-Gruppe), insbesondere bei den bewußtseinsgestörten Patienten (d. h. Stadium II–III). Der Anteil neurologischer Komplikationen und Residualstörungen war signifikant niedriger in der Steroid-Gruppe. In einer retrospektiven Studie bei 99 Kindern mit tu-

berkulöser Meningitis konnte durch die adjuvante Therapie mit Prednisolon in Verbindung mit Streptomycin und PAS die Letalität signifikant gesenkt werden (Escobar et al., 1975). Es zeigte sich, daß die niedrigdosierte Prednisolon-Therapie (1 mg/kg/Tag) genauso wirksam war wie die Hochdosistherapie (10 mg/kg/Tag) (Escobar et al., 1975). Der immer wieder geäußerte Verdacht, daß Steroide die Liquor-Penetration von Tuberkulostatika vermindern, konnte nicht bestätigt werden (Kaojarern et al., 1991).
Wenngleich keine prospektiven, randomisierten Placebo-kontrollierten Studien an größeren Patientenkollektiven vorliegen, scheint aufgrund der zur Verfügung stehenden klinischen Daten der Einsatz von Kortison bei Patienten im klinischen Stadium II und III gerechtfertigt (Ormerod, 1990; Senderovitz und Viskum, 1994). ZNS-Komplikationen, bei denen der Einsatz von Kortikosteroiden hilfreich sein könnte (ohne daß der wissenschaftliche Beleg erbracht ist), sind die zerebrale Vaskulitis, spinale Arachnoiditis, erhöhter Hirndruck und »tuberkulöse Enzephalopathie« bei Kindern (Berger, 1994). Meist wird eine etwa 4-wöchige Therapie mit Prednisolon (initial 1 mg/kg/Tag p. o.) in absteigender Dosierung empfohlen (Newton, 1994).

E 3.3.5. Operative Maßnahmen

Beim Auftreten eines *Hydrozephalus* in der Akutphase der Erkrankung ist eine externe intraventrikuläre Liquordrainage erforderlich. Bei Persistenz der Liquor-Abflußstörung sollte ein ventrikuloperitonealer Shunt angelegt werden; das Risiko einer systemischen Erregeraussaat nach Shunt-Implantation scheint auch im Stadium der akuten tuberkulösen Meningitis gering zu sein (Zuger und Lowy, 1991). *Tuberkulome* sollen im akuten Stadium der Erkrankung wegen der Gefahr einer Ausbreitung des entzündlichen Prozesses möglichst nicht operiert werden. Unter Tuberkulostatikatherapie bilden sich die Tuberkulome meist zurück. Eine operative Entlastung ist anzustreben, wenn epileptische Anfälle nicht zu beherrschen sind oder wichtige intrakranielle Strukturen, wie z. B. das Chiasma opticum, gefährdet sind. *Abgekapselte tuberkulöse Abszesse* mit ringförmiger Kontrastmittelaufnahme im CT werden bei günstiger supra- und infratentorieller Lokalisation in der Regel computergesteuert stereotaktisch punktiert mit anschließender Anlage einer Drainage für wenige Tage. Bei Lokalisation des Abszesses in funktionell bedeutsamer Region (z. B. Thalamus, Stammganglien, Hirnstamm) kann man bei geringem neurologischen Defizit mit der Operation zunächst warten; bei rasch zunehmenden neurologischen Ausfällen muß jedoch eine sofortige operative Intervention erfolgen.

E 3.4. Pragmatische Therapie

In den **Tab. E 3.2** und **E 3.3** ist das Therapieschema mit Dosierungsangaben und Nebenwirkungen der Tuberkulostatika zusammengestellt.

E 3.5. Obsolet

Nicht gebräuchliche Tuberkulostatika in der Therapie der tuberkulösen Meningitis sind heutzutage Cycloserin und Para-Aminosalicylsäure.

Literatur

Alarcon F, Escalante L, Perez Y, Banda H, Chacon G, Duenaz G (1990) Tuberculous meningitis. Short Course of Chemotherapy. Arch Neurol 47: 1313–1317

Berenguer J, Moreno S, Laguna F, Vincente T, Adradas M, Ortega A, Gonzalez-Lattoz J, Bovza E (1992) Tuberculous meningitis in patients infected with the human immunodeficiency virus. N Engl J Med 326: 668–672

Berger JR (1994) Tuberculous meningitis. Curr Opin Neurol 7: 191–200

Bötzel K (1993) Tuberkulöse Radikulomyelitis – gut therapierbar nur bei frühem Erkennen. Nervenarzt 64: 282–283

Davis LE, Rastogi KR, Lambert LC, Skipper BJ (1993) Tuberculous meningitis in the Southwest United States. Neurology 43: 1775–1778

Donald, PR, Victor TC, Jordaan AM, Schoeman JF, Van Helden PD (1993) Polymerase chain reaction in the diagnosis of tuberculous meningitis. Scand J Infect Dis 25: 613–617

Dube MP, Holtom PD, Larsen RA Tuberculous meningitis in patients with and without human immunodeficiency virus infection. Am J Med 1992, 93: 520–524

Escobar J A, Belsey MA, Duenas A, Medina P (1974) Mortality from tuberculous meningitis reduced by steroid therapy. Pediatrics 56: 1050–1055

Girgis NI, Farid Z, Kilpatrick ME, Sultan Y, Mikhail IA (1991) Dexamethasone adjunctive treatment for tuberculous meningitis. Pediatr Infect Dis J 10: 179–83

Gupta RK, Gupta S, Singh D, Sharma B, Kohli A, Gujral RB (1994) MR imaging and angiography in tuberculous meningitis. Neuroradiology 36: 87–92

Hojer C, Bamborschke S, Huber M, Bewermeyer H, Neveling M, Schröder R (1993) Vergleich klinischer und pathoanatomischer Befunde bei 26 Fällen von tuberkulöser Meningitis. Akt Neurol 20: 5–10

Holdiness MR (1990) Management of tuberculosis meningitis. Drugs 39: 224–233

Kaneko K, Onodera O, Miyatake T, Tsuji S (1990) Rapid diagnosis of tuberculous meningitis by polymerase chain reaction (PCR). Neurology 40: 1617–1618

Kaojarern S, Supmonchai K, Phuapradit P, Mokkhavesa C, Krittiyanunt S (1991) Effect of steroids on cerebrospinal fluid penetration of antituberculous drugs in tuberculous meningitis. Clin Pharmacol Ther 49: 6–12

Kennedy DH, Fallon RJ (1979) Tuberculous meningitis. JAMA 241: 261–268

Kent SJ, Crowe SM, Yung A, Lucas CR, Mijch AM (1993) Tuberculous meningitis: a 30-year review. Clin Infect Dis 17: 987–94
Kocen RS, Pfister HW (1996) Tuberculous meningitis. In: Brandt Th, Caplan LR, Dichgans J, Diener HC, Kennard C (Hrsg.) Neurological Disorders: Course and Treatment, Academic Press, San Diego, 405–408
Kox LFF, Kuijper S, Kolk AHJ (1995) Early diagnosis of tuberculous meningitis by polymerase chain reaction. Neurology 45: 2228–2232
Laguna F, Adrados M, Ortega A, Gonzalez-Lahoz JM (1992) Tuberculous meningitis with acellular cerebrospinal fluid in AIDS patients. AIDS 6: 1165–1167
Lee BW, Tan J, Wong SC, et al. (1994) DNA amplification by polymerase chain reaction for the rapid diagnosis of tuberculous meningitis: comparison of protocols involving three mycobacterial DNA sequences, IS6110, 65kDa antigen, and MPB64. J Neurol Sci 123: 173–179
Lin JJ, Harn HJ, Hsu YD, Tsao WL, Lee HS, Lee WH (1995) Rapid diagnosis of tuberculous meningitis by polymerase chain reaction assay of cerebrospinal fluid. J Neurol 242: 147–152
Liu PYF, Shi ZY, Lau YI, Hu BS (1994) Rapid diagnosis of tuberculous meningitis by a simplified nested amplification protocol. Neurology 44: 1161–1164
Medical Research Council. Streptomycin in Tuberculosis Trials Committee (1948) Streptomycin treatment of tuberculous meningitis. Lancet i: 582–596
Misra UK, Kalita J, Srivastava M, Mandal SK (1996) Prognosis of tuberculous meningitis: a multivariate analysis. J Neurol Sci 137: 57–61
Newton RW (1994) Tuberculous meningitis. Arch Dis Child 70: 364–366
Ogawa SK, Smith MA, Brennessel DJ, Lowry FD (1987) Tuberculosis meningitis in an urban medical centre. Medicine 66: 317–326
O'Toole RD, Thornton GF, Mukherjee MK and Nath RL (1969) Dexamethasone in tuberculous meningitis. Ann Intern Med 70: 39–47
Ormerod, L. P. for a subcommittee of the Joint Tuberculosis Committee (1990) Chemotherapy and management of tuberculosis in the United Kingdom: recommendations of the Joint Tuberculosis Committee of the British Thoracic Society. Thorax 45: 403–408
Parsons M (1988) Tuberculous Meningitis. A Handbook for Clinicians, 2nd ed. Oxford University Press, New York, Toronto
Pfister HW (1996) Seltene bakterielle Infektionskrankheiten des ZNS. Akt Neurol 23: 189–196
Resch T, Wessel K, Dahlhoff K (1992) Tuberkulöse Meningoenzephalitis. Drei Fälle mit unspezifischer Symptomatik. Akt Neurol 19: 137–141
Rieder G, Pfister HW, Einhäupl KM (1991) Ursache von therapeutischen Fehlentscheidungen und klinisches Ergebnis bei der tuberkulösen Meningitis (Abstrakt). 8. Arbeitstreffen der Arbeitsgemeinschaft für Neurologische Intensivmedizin, Bad Homburg
Schon F, Bowler JV (1990) Syringomyelia and syringobulbia following tuberculous meningitis. J Neurol 237: 122–12
Senderovitz T, Viskum K (1994) Corticosteroids and tuberculosis. Respir Med 88: 561–565
Shankar P, Manjunath N, Mohan KK, Prasad K, Behari M, Ahuja GK (1991) Rapid diagnosis of tuberculous meningitis by polymerase chain reaction. Lancet 337: 5–7
Shaw PP, Wang SM, Tung SG et al. (1984) Clinical analysis of 445 adult cases of tuberculous meningitis. Chinese J Tuberc Respir Dis 3: 131–132
Sheller JR, Des Prez RM (1986) CNS Tuberculosis. In: Boos J, Thornton GF (Hrsg.) Neurologic Clinics-Infectious Diseases of the Central Nervous System. Saunders Company, Philadelphia, 4: 143–158
Stockstill MT, Kauffman CA (1983) Comparison of cryptococcal and tuberculous meningitis. Arch Neurol 40:81–85
Voljavec BF, Corpe RF (1960) The influence of corticosteroid hormones in the treatment of tuberculous meningitis in negroes. Am Rev Respir Dis 81: 539–545
Zuger A, Lowy FD (1991) Tuberculosis of the central nervous system. In: Scheld WM, Whitley RJ, Durack DT (Hrsg.) Infections of the Central Nervous System. Raven Press, New York, 425–456.

E 4. Neurosarkoidose

von N. *Sommer*

Klinik

Die Sarkoidose ist eine entzündliche Erkrankung unbekannter Ursache, die histopathologisch durch epitheloidzellige, nicht-verkäsende Granulome charakterisiert ist. Mehrere Organsysteme können befallen sein, am häufigsten sind Lunge, mediastinale Lymphknoten, Haut und Auge beteiligt. Neurologische Manifestation finden sich bei etwa 5 % der Patienten; darunter sind am häufigsten Fazialisparese und andere Hirnnervenausfälle (bei etwa 50 % der Patienten mit Neurosarkoidose) sowie Beteiligung des ZNS mit zerebralen oder spinalen Raumforderungen, hypothalamischer und neuroendokriner Dysfunktion, Enzephalopathie oder epileptischen Anfällen (jeweils um 10 %). Die Häufigkeit einer peripheren Neuropathie wird mit 15 % angegeben. Bei etwa der Hälfte der Patienten mit Neurosarkoidose findet sich mehr als eine neurologische Manifestation (Stern, 1996).

Bei Patienten mit bekannter systemischer Sarkoidose und Verdacht auf eine Mitbeteiligung des Nervensystems gilt es zunächst andere neurologische Erkrankungen differentialdiagnostisch auszuschließen. Dazu gehören insbesondere (a) entzündliche Autoimmunerkrankungen und Vaskulitiden (z. B. Multiple Sklerose, systemischer Lupus erythematodes), (b) Infektionen (z. B. Neuroborreliose, Neurosyphilis, HIV-Infektion) und (c) Tumoren (z. B. Lymphom, Kraniopharyngeom).

Bei Patienten mit neurologischer Manifestation ohne bekannte systemischen Sarkoidose muß durch sorgfältige Untersuchung der typischerweise betroffenen Organsysteme der Nachweis oder Ausschluß einer Sarkoidose – im Idealfall histologisch – angestrebt werden. Dies beeinhaltet zunächst eine internistische und ophthalmologische Untersuchung, Serum Angiotensin-Converting-Enzyme und Kalzium Bestimmung (beide Werte sind bei einer Sarkoidose häufig erhöht, jedoch nicht spezifisch), Thorax-Röntgen und Lungenfunktionstestung. Weiterhin kommen eine transbronchiale Biopsie, Lymphknoten-, Leber- sowie Hautbiopsie in Frage. Eine Neurosarkoidose ohne jede Beteiligung übriger Organsysteme ist selten und die Diagnose letztlich schwierig zu sichern (Sommer et al., 1991).

Die wichtigsten neurologischen Zusatzuntersuchungen sind Kernspintomographie und Liquordiagnostik. Die Kernspintomographie zeigt bei der Neurosarkoidose ein großes Spektrum möglicher Veränderungen, vor allem (a) periventrikuläre Signalhyperintensitäten besonders basal in T2-gewichteten Aufnahmen, (b) leptomenigeale Kontrastanreicherung nach Gabe von Gadoliniumhaltigem Kontrastmittel auf T1-gewichteten Aufnahmen, (c) extrakraniale oder intraaxiale Raumforderungen und (d) Hydrozephalus (Lexa und Grossman, 1994). Die Kernspintomographie mit Konstrastmittel ist die sensitivste bildgebende Methode zur Diagnose einer Neurosarkoidose und eignet sich auch gut zur Verlaufskontrolle (Lexa und Grossman, 1994).

Die Liquordiagnostik zeigt typischerweise eine leichte bis mäßige mononukleäre Pleozytose. Gesamteiweiß und IgG-Index können über der Norm liegen, oligoklonale Banden finden sich oft nur bei hohem Liquor-IgG. Der Liquor-Druck kann erhöht sein. Keine dieser Veränderungen ist spezifisch für eine Sarkoidose. Das Angiotensin-Converting-Enzyme im Liquor ist gelegentlich, jedoch nicht obligat erhöht.

Die histologische Sicherung bei den seltenen Fällen einer isolierten Neurosarkoidose ist naturgemäß schwierig. Die Indikation zur Biopsie einer ZNS-Läsion muß von der Zugänglichkeit des Herdes abhängig gemacht werden und ist nicht immer zu erzwingen (Sommer et al., 1991). In diesem Fall ist es sinnvoll, nach Ausschluß anderer Erkrankungen (insbesondere Infektionen) eine Steroidtherapie unter begleitenden kernspintomographischen Kontrollen durchzuführen.

Verlauf

Die Prävalenz der Sarkoidose wird auf bis zu 60 auf 100 000 geschätzt. Die jährliche Inzidenz beträgt etwa 10 auf 100 000. Sie tritt am häufigsten in der dritten und vierten Lebensdekade auf ohne eindeutige Geschlechtspräferenz (Stern, 1996). Neurologische Manifestationen lassen sich bei etwa 5 % der Patienten mit Sarkoidose nachweisen, bei etwa der Hälfte dieser Patienten als Erstmanifestation der Erkrankung (Oksanen, 1986; Stern et al., 1985; Wiederholt und Siekert, 1965).

Der Spontanverlauf der Neurosarkoidose wird heute fast immer durch die immunsuppressive Therapie beeinflußt. Allerdings sind die meisten vorgeschlagenen Therapiemaßnahmen keineswegs gesichert. Spontanremissionen und klinisch blande Verläufe über viele Jahre wurden ebenfalls berichtet. Die Neurosarkoidose verläuft meist subakut monophasisch, bei einem Drittel der Patienten jedoch chronisch-rezidivierendend (Luke et al., 1987). Die Letalität der Neurosarkoidose wird in älteren Patientensammlungen mit etwa 10 % angegeben.

Therapeutische Prinzipien

Die genaue Pathogenese der Sarkoidose ist nicht bekannt. Aktivierte CD4+ T-Zellen und Monozyten/Makrophagen kumulieren am Ort der entzündlich-granumomatösen Veränderungen und produzieren eine Reihe von Zytokinen, u. a. Interleukin-1, -2, -6, -8 sowie Tumor Nekrose Faktor, Interferon-γ, Transforming growth factor-β und Granulocyte-macrophage-colony stimulating factor. Es ist noch umstritten, ob die entzündlich-granulomatösen Veränderungen auf einen Defekt der Zellregulation mit überschießender Lymphozytenproliferation zurückzuführen sind oder als Folge der Persistenz eines nicht näher definierten Mikroorganismus entstehen.
Kortikosteroide sind die Standardtherapie der Sarkoidose. Kontrollierte prospektive Therapiestudien bei der Neurosarkoidose liegen nicht vor. Die Therapieempfehlungen stützen sich demnach vor allem auf Erfahrungsberichte einiger Experten mit spezieller Erfahrung bei dieser Erkrankung (Oksanen, 1986; Stern, 1996)(⋆).
Andere Immunsuppressiva, vor allem Azathioprin und Cyclosporin A werden empfohlen, wenn Steroide nicht ausreichen oder über einen längeren Zeitraum nicht ohne klinische Verschlechterung reduziert werden können (Stern et al., 1992)(⋆). In Einzelfällen wurden auch Methotrexat und Cyclophosphamid angewandt.
Bei therapierefraktärer Neurosarkoidose wurde auch eine Bestrahlung des ZNS mit 20 Gy empfohlen. Die praktischen Erfahrungen mit dieser Strategie sind jedoch spärlich (Agbogu et al., 1995; Ahmad, et al., 1992)(⋆).
Zusätzlich können symptomorientierte Therapien in speziellen klinischen Situationen notwendig werden. Hierzu gehören Hormonsubstitution bei Endokrinopathien infolge von Hypothalamusläsionen, antikonvulsive Therapie bei epileptischen Anfällen, Shuntanlage bei Hydrozephalus und neurochirurgische Intervention bei Raumforderungen im Gehirn und insbesondere auch im Rückenmark.

Pragmatische Therapie

Kortikosteroide sind die Therapie der Wahl bei der Sarkoidose. Indikation zur Therapie sowie Dosis und Dauer der Behandlung müssen sich in erster Linie an der Krankheitsaktivität, der klinischen Beurteilung und dem Verlauf orientieren. (C) Bei gesicherter Neurosarkoidose wird typischerweise mit 1 (0,5 bis 1,5) mg/kg Prednisolon (Decortin H®) begonnen und die Dosis parallel zum klinischen Erfolg reduziert. Bei einer Fazialisparese oder anderen leichten neurologischen Ausfällen kann eine Therapie von wenigen Wochen bereits zu einer deutlichen Besserung führen. In den meisten Fällen, insbesondere bei basaler meningealer Beteiligung, diffuser Enzephalopathie oder auch peripherer Neuropathie wird in der Regel eine Langzeittherapie mit dem entsprechenden Nebenwirkungspotential notwendig. Bei der Entscheidung zur Dosisreduktion sollte der kernspintomographische Verlauf berücksichtigt werden. Nach monatelanger Steroidtherapie sollte die Reduktion nicht schneller als 5 mg in vier Wochen erfolgen. Ob die Gabe der doppelten Dosis an alternierenden Tagen der täglichen Gabe überlegen ist, ist nicht bekannt. Bei akuter schwerer Verschlechterung kann eine hochdosierte Steroid-Infusionstherapie (z. B. 1 000 mg Methylprednisolon, Urbason®, über 3–5 Tage) erwogen werden, die dann als orale Therapie nach obigem Schema fortgeführt wird. (C)
Wenn die Steroidtherapie nicht ausreicht bzw. keine befriedigende Dosisreduktion möglich ist, sollten zusätzliche Immunsuppressiva erwogen werden. Diese sollten in jedem Fall mit Steroiden kombiniert werden, über die alleinige Gabe dieser Substanzen ohne Steroide liegen keine oder schlechte Erfahrungen vor. In Frage kommen Azathioprin oder Cyclosporin A.
Azathioprin (Imurek®) wird mit 2–2,5 mg/kg pro Tag dosiert. Blutbild und Leberwerte sollten anfangs wöchentlich, nach 8 Wochen monatlich kontrolliert werden. Ein Anstieg des mittleren Erythrozytenvolumens auf über 96 fl ist ein guter Indikator für eine adäquate Dosierung. Ein kleiner Teil der Patienten (etwa 5–10 %) tolerieren die Substanz nicht und zeigen Übelkeit und Erbrechen bei Beginn der Azathioprintherapie. (C)
Cyclosporin A (Sandimmun®) wird am besten mit 2 × 2 mg/kg Körpergewicht pro Tag begonnen. Die weitere Dosierung richtet sich nach dem individuellen Basalspiegel und sollte in den jeweils laborspezifischen therapeutischen Bereich gebracht werden. Hauptnebenwirkungen sind Beeinträchtigung der Nierenfunktion und Hypertonie. (C)
Als zusätzliche symptomatische Maßnahmen im Rahmen einer Neurosarkoidose können Hormonsubstitution bei Endokrinopathien, Antikonvulsiva bei epileptischen Anfällen, und neurochirurgische Intervention bei Raumforderungen oder Hydrozephalus notwendig werden. (C)

Literatur

Agbogu BN, Stern BJ, Sewell C, Yang G (1995) Therapeutic considerations in patients with refractory neurosarcoidosis. Arch Neurol 52: 875–879

Ahmad K, Kim YH, Spitzer AR, Gupta A, Han IH, Herskovic A, Sakr WA (1992) Total nodal radiation in progressive sarcoidosis. Am J Clin Oncol 15: 311–313

Lexa FJ, Grossman RI (1994) MR of sarcoidosis in the head and spine: spectrum of manifestations and radiographic response to steroid therapy. AJNR Am J Neuroradiol 15: 973–982

Luke RA, Stern BJ, Krumholz A, Johns CJ (1987) Neurosarcoidosis: The long-term clinical course. Neurology 37: 461–463

Oksanen V (1986) Neurosarcoidosis: clinical presentations and course in 50 patients. Acta Neurol Scand 73: 283–290.

Sommer N, Weller M, Petersen D, Wiethölter H, Dichgans J (1991) Neurosarcoidosis without systemic sarcoidosis. Eur Arch Psychiatry Clin Neurosci 240: 334–338

Stern BJ (1996) Neurosarcoidosis In: *T. Brandt, L. Caplan, J. Dichgans, C. Diener, C. Kennard* (Hrsg.) Neurological Disorders: Course and Treatment, Academic Press, San Diego, 409–415

Stern BJ, Krumholz A, Johns C, Scott P, Nissim J (1985) Sarcoidosis and its neurological manifestation. Arch Neurol 42: 909–917

Stern BJ, Schonfeld SA, Sewell C, Krumholz A, Scott P, Belendiuk G (1992) The treatment of neurosarcoidosis with cyclosporine. Arch Neurol 49: 1065–1072

Wiederholt WC, Siekert RG (1965) Neurological manifestations of sarcoidosis. Neurology 15: 1147–1154.

E 5. Neurolues

von *A. Steinbrecher**

E 5.1. Klinik

Definitionen und Stadieneinteilung

Die Lues wird willkürlich in verschiedene klinische Stadien eingeteilt. Obwohl der Erreger, die Spirochäte *Treponema pallidum,* innerhalb weniger Stunden nach Ansteckung über Lymphe und Blut eine systemische Infektion verursacht, tritt die

- **primäre Lues** als *Primäraffekt* (Schanker) an der Inokulationsstelle mit lokaler Lymphadenopathie auf. Die Inkubationszeit beträgt etwa 3 Wochen (10 Tage bis 10 Wochen). Der Primäraffekt heilt innerhalb von 4–6 Wochen spontan ab.
- die **sekundäre Lues** als Stadium der klinischen Generalisation beginnt etwa 6–8 Wochen nach Verschwinden des Primäraffektes. Es zeigen sich mukokutane, konstitutionelle und parenchymatöse Manifestationen. Vielgestaltige Exantheme, typischerweise mit Beteiligung der Handflächen und Fußsohlen, Plaques muqueuses, Condylomata lata und fleckförmige Alopezien bestehen neben Fieber, Krankheitsgefühl, Anorexie, Gewichtsverlust, generalisierter Lymphadenopathie, Kopfschmerzen und Meningismus.

Eine klinisch manifeste, akute frühluische Meningitis tritt in 1–2 % auf (Hook, 1991). Hepatitis, Glomerulonephritis, Kolitis, Arthritis, Osteitis oder auch okuläre Syndrome (Optikusneuritis, Iritis, Uveitis, Retinitis) sind Zeichen der parenchymatösen Beteiligung. Das Sekundärstadium wird durch die sich allmählich entwickelnde Immunreaktion gegen *T. pallidum* beendet. Auch ohne antibiotische Therapie geht die Lues daher spontan in das *Stadium der latenten, d. h. asymptomatischen Infektion* über. Weil die infektiösen Rezidive der sekundären Lues innerhalb von 4 Jahren und zu über 75 % im 1. Jahr nach Ansteckung auftreten (Hook und Marra, 1992; Tramont, 1995), unterscheidet die WHO in der Latenzphase willkürlich die Stadien der

- **Frühlatenz:** Infektionsdauer bis zu 2 Jahren.
- **Spätlatenz:** Infektionsdauer länger als 2 Jahre.

Unter praktischen Gesichtspunkten gelten Patienten in der Spätlatenz als immun gegen infektiöse Rezidive und Reinfektion und selbst nicht mehr als infektiös (Ausnahme diaplazentare Übertragung). Nach unterschiedlicher Dauer des Latenzstadiums treten bei einem Drittel der unbehandelten Patienten die verschiedenen Syndrome der tertiären Lues auf.

- zur **tertiären Lues** gehören die *benigne Spätlues mit Gummen* (luischen Granulomen), die v. a. die Pars ascendens der Aorta betreffende *kardiovaskuläre Lues* und verschiedene Formen der *Neurolues.* **Abb. E 5.1.** zeigt den Zeitverlauf der Lues-

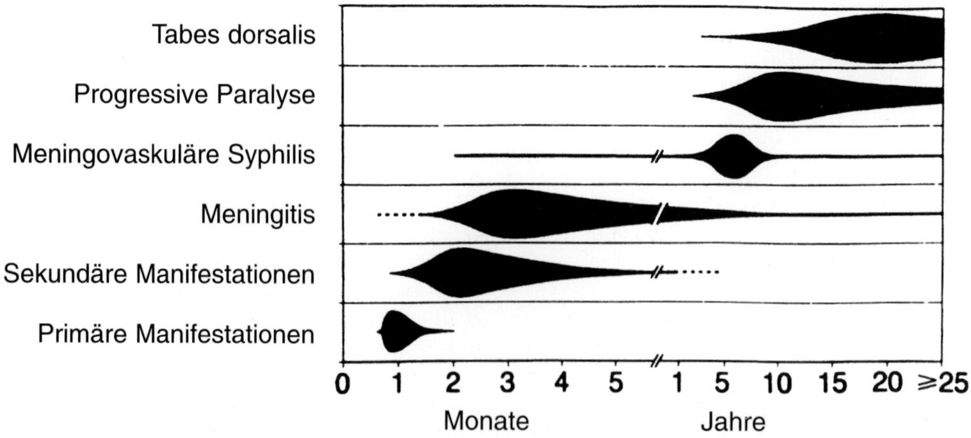

Abb. E 5.1.: Die klinischen Manifestationen bei Frühlues und Neurolues im Zeitverlauf. Die schwarzen Flächen repräsentieren den relativen Anteil der Patienten mit einem bestimmten Syndrom über die Zeit, gemessen an der Gesamtzahl der an diesem Syndrom Erkrankenden (Abbildung nach Hook und Marra, 1992).

* Autor dieses Kapitels in der 2. Aufl.: Heinz Angstwurm

Manifestationen. Frühformen der tertiären Neurolues sind die meningeale und meningovaskuläre Lues. Später treten die parenchymatösen Formen der Neurolues, die progressive Paralyse und die Tabes dorsalis auf.
Die *Frühlues,* die alle Stadien bis zur Frühlatenz umfaßt, wird v. a. auch aus therapeutischen Gründen von der *Spätlues,* die mit der Spätlatenz beginnt, abgegrenzt.

ZNS-Beteiligung bei Lues
Die Neurolues ist nicht auf das Tertiärstadium beschränkt, ihre Manifestationen treten zu jeder Zeit, in allen Stadien der Erkrankung und häufig überlappend auf (Hook und Marra, 1992; Tramont, 1995).
Pathologisches Charakteristikum aller Formen ist eine unterschiedlich ausgeprägte chronische Meningitis (Hook, 1991). Da bei der **asymptomatischen Neurolues,** d. h. dem Fehlen neurologischer Symptome bei gleichzeitig pathologischen Liquorveränderungen, das Risiko der Entwicklung einer späteren symptomatischen Neurolues erhöht sein soll (Moore und Hopkins, 1936), ist ihre Identifizierung prognostisch und therapeutisch wichtig.
Bei der meist afebril verlaufenden **akuten luischen Meningitis** treten häufig Hirnnervenläsionen (v. a. II, VII, VIII) auf, seltener ein Hydrozephalus, eine Myelitis oder lokalisierte meningeale Gummen (Hook und Marra, 1992; Simon, 1985). Im Liquor finden sich eine lymphozytäre Pleozytose mit bis zu mehreren Hundert Zellen/μl, eine Erhöhung des Gesamtproteins und eine leichte Verminderung der Glucosekonzentration.
Die **meningovaskuläre Lues,** früher wichtigste Differentialdiagnose des Schlaganfalls jüngerer Erwachsener, manifestiert sich als zerebrales oder selten spinales vaskuläres Syndrom auf dem Boden einer Endarteriitis obliterans. Die neurologischen Ausfälle sind variabel, am häufigsten dem Gefäßversorgungsgebiet der A.cerebri media zuzuordnen. Nicht selten ist ein enzephalitisches Prodromalstadium von Wochen bis Monaten mit Kopfschmerzen, Schwindel, Schlafstörungen und psychiatrischen Aufälligkeiten (Merritt et al., 1946). Computer- und kernspintomographisch und angiographisch zeigen sich oft multifokale Kaliberveränderungen größerer und kleiner Gefäße.
Bei der **progressiven Paralyse** (Dementia paralytica) steht eine chronisch progrediente Demenz im Vordergrund. Psychotische Symptome, Wesensänderung und psychische Störungen jeder Art können hinzutreten. Als charakteristisch gelten die entdifferenzierte Motorik mit verplumpt-zittrigen Bewegungen der Extremitäten, der mimischen Muskulatur und der Zunge (»mimisches Beben«, Dysarthrophonie), eine schlaffe Gesichtsmuskulatur, gesteigerte Muskeleigenreflexe und Pupillenstörungen. In späten Stadien können Krampfanfälle auftreten (Hook, 1991). Die »klassische« expansive Psychose mit Größenwahn war immer eine eher seltene Verlaufsform (Simon, 1985). Neben der ausgeprägten chronischen Meningitis besteht eine diffuse corticale Atrophie mit Neuronenuntergang.
Die **Tabes dorsalis** ist Folge einer lumbosakral betonten, entzündlichen und degenerativen Zerstörung der Hinterwurzeln und Hinterstränge. Klassische Symptome und Befunde sind lanzinierende Schmerzen mit radikulärer Ausstrahlung meist in die Beine, Blasenentleerungsstörung (atone Blase), Impotenz, eine ausgeprägte spinale Ataxie durch Verlust der Tiefensensibilität, eine verzögerte Schmerzwahrnehmung und fleckförmige analgetische Zonen, Areflexie und Hypotonie. Pupillenstörungen finden sich in über 90 % der Patienten, in der Hälfte der Fälle als Argyll Robertson-Pupille (eng, entrundet, lichtstarr, erhaltene Konvergenzreaktion). Nicht selten sind ein- oder beidseitige progrediente Optikusatrophien (20 %), Okulomotoriuslähmungen (10 %), viszerale Schmerzkrisen (10–20 %) und trophische Störungen wie die tabische Arthropathie oder perforierende Ulzera an Zehen und Fußsohlen (2–10 %). Die Symptome der Tabes dorsalis und progressiven Paralyse bestehen gelegentlich gleichzeitig *(Taboparalyse). Gummen* können sich in jedem Organ, selten auch im ZNS entwickeln, gelten dann jedoch nicht als Manifestation einer Neurolues (Hook, 1991).

Diagnostik
Die kulturelle Anzüchtung von *T. pallidum* in vitro ist nicht möglich. Aus den infektiösen Läsionen des Primär- und Sekundärstadiums kann *T. pallidum* direkt mittels **Dunkelfeldmikroskopie** nachgewiesen werden. Die Differenzierung verschiedener Treponemen ist nicht möglich. Die mikrobiologische Diagnose einer Luesinfektion wird *serologisch* gestellt. Man unterscheidet treponemenspezifische von *erregerunspezifischen* Testverfahren. Zu letzteren, auch **»Kardiolipin-« oder »Reagin-Tests«** genannt, gehörte der Wassermann-Test, der durch VDRL-Test (Venereal Disease Research Laboratory) und den technisch einfacheren RPR-Test (rapid-plasma-reagin) ersetzt wurde. Diese Tests verwenden Kardiolipin-Lezithin-Cholesterin-Antigene zum Nachweis von Antikörpern, die durch Interaktion des Erregers mit humanen Antigenen entstehen. Sie dienen als einfache und billige Screeningverfahren, werden jedoch im Primärstadium erst (kurz) nach den treponemenspezifischen Tests positiv.
Für die Neuroluesdiagnostik in der Spätphase sind die Kardiolipin-Tests nicht ausreichend, da sie im Serum in bis zu einem Drittel der Fälle negativ sind (Jaffe und Musher, 1990) und die Sensitivität auch im Liquor nur 30–70 % beträgt. Der VDRL-Test kann gleichzeitig im Serum negativ und im Liquor positiv ausfallen. Ein positiver VDRL-Test im Liquor gilt als Beweis einer aktiven Neurolues, da falsch positive Ergebnisse praktisch nur bei makroskopisch sichtbarer Blutbeimengung beobachtet wurden. Da der VDRL-Titer nach Therapie abfällt, dient er zur Verlaufskontrolle (Hook, 1994; Hook und Marra, 1992). Falsch positive

Kardiolipin-Tests im Serum kommen in höherem Alter, bei Kollagenosen, chronischen Lebererkrankungen, fortgeschrittenen Malignomen, bakterieller Endokarditis und bei verschiedenen Infektionskrankheiten (nicht bei Borreliose) vor.

Treponemenspezifische Tests sollten bei Verdacht auf Spätlues bereits als Such-Tests eingesetzt werden. Bei Frühlues dienen sie zur Bestätigung eines positiven Kardiolipin-Tests. Gebräuchlich sind FTA-ABS- (fluorescent treponemal-antibody absorption-), TPHA- (T. p. hemagglutination-) und MHA-TP-Tests (microhemagglutination assay for T.p.) Tests. Sie werden im Serum vor den Kardiolipin-Tests positiv und bleiben dies in der Regel lebenslang, auch nach erfolgreicher antibiotischer Therapie. Ein negativer FTA-ABS im Liquor schließt zwar eine späte, nicht jedoch eine frühe Neurolues aus (Lukehart et al., 1988; Marra et al., 1995). Ein positiver FTA-ABS im Liquor kommt bei asymptomatischer, bei aktiver und bei behandelter Neurolues vor. Die autochthone Antikörperproduktion im ZNS kann durch serologische Indizes erfaßt werden, die die Liquor/Serum-Quotienten von treponemen-spezifischen Antikörpern im TPHA und anderen Proteinen ins Verhältnis setzen (z. B. Albumin, Gesamt-IgG). Liquor-FTA-ABS und TPHA-Index sind sensitiver als der VDRL (Davis und Schmitt, 1989; Tomberlin et al., 1994); die klinische Relevanz positiver Befunde in diesen Tests ohne weitere Liquorveränderungen ist aber unklar (Hook, 1991; Hook, 1994).

Falsch positive treponemenspezifische Tests finden sich v. a. bei der Borreliose, bei anderen Spirochäteninfektionen und beim systemischen Lupus erythematodes. Treponemenspezifische IgM-Antikörper im Serum, nachgewiesen im 19S-(IgM)-FTA-ABS Test, sollen ein zusätzliches Aktivitätskriterium der Lues darstellen und sich nach Therapie normalisieren (Ritter und Prange, 1987). Spezifische IgM können im Liquor auch mittels ELISA (enzyme-linked immunosorbent assay), ebenfalls mit der Möglichkeit der Indexbildung, gemessen werden. Auch die PCR (polymerase chain reaction) wurde für die Diagnostik der Neurolues verwendet. IgM-Bestimmungen und PCR sind in ihrem Wert für die Diagnose der aktiven Neurolues umstritten und haben sich international noch nicht durchgesetzt (Hook, 1994; Tramont, 1995).

Der **Liquor** zeigt bei Neurolues im typischen Fall eine lympho-monozytäre Pleozytose (10–400/μl) und eine Erhöhung des Gesamtproteins (46–200 mg/dl). Oligoklonale Banden mit Spezifität für T. pallidum sind bei mindestens 75 % aller Patienten vorhanden (Davis und Schmitt, 1989). Bei der Tabes dorsalis sind die entzündlichen Liquorveränderungen im Vergleich zu den anderen Formen der Neurolues weniger ausgeprägt. In 4 % der Fälle mit symptomatischer Neurolues sollen die Liquorbefunde normal sein (Tramont, 1995).

Zu jeder Luesdiagnostik sollten TPHA und/oder FTA-ABS Test im Serum gehören. Bei positivem Ergebnis sollten der VDRL Test und der 19S-IgM-FTA-ABS im Serum als Aktivitätsmarker durchgeführt werden. Die Diagnose einer aktiven Neurolues erfordert neben der Sicherung der Luesinfektion:

1) einen positiven Liquor -VDRL-Test oder
2) passende Zellzahl- und/oder Proteinveränderungen im Liquor mit Ausschluß differentialdiagnostisch zu erwägender Erkrankungen.

Außer bei bestehendem Verdacht auf Neurolues sollte der Liquor in folgenden Situationen untersucht werden:

1) bei jeder neu diagnostizierten Lues von unbekannter Dauer oder einer Dauer > 1 Jahr;
2) bei Patienten, deren Frühlues nicht mit Penicillin G, sondern mit Benzathin-Penicillin, anderen Präparaten oder gar nicht behandelt wurde;
3) bei HIV-Patienten mit Lues.

Differentialdiagnose: Jedes subakut bis chronisch verlaufende entzündliche ZNS-Syndrom, v. a. eine basale Meningitis, sollte Anlaß zur Luesdiagnostik geben. Ähnliche klinische Syndrome finden sich u. a. bei tuberkulöser (Kap. E 3) und Pilzmeningitis (Kap. E 10), Neurosarkoidose (Kap. E 4), zerebraler Vaskulitis (Kap. D 5), Neurobrucellose und Meningeosis neoplastica (Kap. G 4). Jede Lues ist (ohne Namensnennung) beim zuständigen Gesundheitsamt meldepflichtig.

E 5.2. Verlauf

Die Lues tritt weltweit mit sehr unterschiedlicher Inzidenz auf. In europäischen Ländern fiel die Inzidenz der gemeldeten Lues-Neuerkrankungen nach 1980 unter 10/1 000 000 Einwohner. Die reale Häufigkeit ist nicht bekannt und wird um 50 % höher geschätzt. Die Inzidenz der Neurolues wurde in Südniedersachsen von 1960–1980 mit 1/1 000 000 Einwohner angegeben (Prange, 1987). In den USA stieg die Inzidenz von 1985–1990 um 75 % auf 20/1 000 000 und fiel bis 1994 wieder auf 8,4/1 000 000 ab. Während vor 1985 homo- und bisexuelle Männer am häufigsten erkrankten, sank der Anteil dieser Patienten danach aufgrund von Verhaltensänderungen in Folge der AIDS-Epidemie. Der vorübergehende dramatische Anstieg betraf v. a. heterosexuelle männliche Schwarze in den Großstädten und wurde z. T. durch den steigenden Konsum von »Crack« Kokain und das damit assoziierte riskante Sexualverhalten erklärt (Hook und Marra, 1992; MMWR, 1996).

Nach frühen Studien sind bis zu 40 % mit früher und 31 % aller Fälle mit später Neurolues **asymptomatisch** (Merritt et al., 1946). Neuere Studien an unbehandelten Patienten fanden im Primär-

und Sekundärstadium bei 43 % bzw. 58 % Liquorbefunde, die für eine Beteiligung des ZNS sprachen (Pleozytose, Proteinvermehrung, positiver VRDL). In 30 % der Fälle konnte T. pallidum aus dem Liquor isoliert werden, davon in einem Drittel ohne weitere Liquorveränderungen (Hook, 1991; Lukehart et al., 1988). Bei latenter Lues soll in 10–30 % eine asymptomatische Neurolues vorliegen (Hook und Marra, 1992). Das kumulative Risiko, bei unbehandelter asymptomatischer Neurolues innerhalb von 10 Jahren eine symptomatische Form zu entwickeln, beträgt etwa 20 %, steigt mit zunehmender Dauer und ist um so höher, je ausgeprägter Pleozytose und Proteinvermehrung im Liquor sind (Lukehart und Holmes, 1994; Moore und Hopkins, 1936). Eine Studie mit mehr als 700 Patienten zeigte, daß trotz (variabler) Penicillin-Behandlung einer asymptomatischen Neurolues 3,3 % der Patienten während der nachfolgenden Beobachtungszeit von bis zu 7 Jahren symptomatisch wurden (Hook, 1991).
4–9 % aller Patienten mit unbehandelter Lues entwickeln eine **symptomatische** Neurolues (Zeitverlauf in **Abb. E 5.1.**). Ihre Seltenheit im heutigen Krankengut dürfte zum Teil durch die Effektivität der Penicillintherapie in den Frühstadien bedingt sein.
Die **akute (früh-)luische Meningitis** (1–2 % der Infizierten) entwickelt sich innerhalb der ersten 2 Jahre und verläuft auch unbehandelt im allgemeinen gutartig. Die Penicillintherapie führt innerhalb von Tagen bis mehreren Wochen zur Rückbildung aller Symptome; nur gelegentlich bleiben Residuen der Hirnnervenausfälle zurück (z. B. Hörstörung).
Die **meningovaskuläre Lues** (2–3 % der Infizierten) tritt nach 4–7 Jahren (wenigen Monaten bis 12 Jahren) auf. Unbehandelt führt sie über die Endarteriitis zu Gefäßverschlüssen und irreversiblen neurologischen Defiziten, selten zum Tod. Behandelt bildet sie sich meist gut zurück, bleibende neurologische Residuen sind oft erstaunlich gering (Hook, 1991).
Die Inkubationszeit der **progressiven Paralyse** (2–5 % der Infizierten) beträgt 10–20 (3–30) Jahre. Nach oft schleichendem Beginn verläuft sie progredient und führt unbehandelt in 2–5 Jahren zum Tod. Temporäre Remissionen sind ebenso wie ein innerhalb von Monaten letaler Verlauf selten (Storm-Mathisen, 1978). Nach Penicillintherapie normalisieren sich die entzündlichen Liquorveränderungen, die klinische Progression wird gestoppt. Die Ausfälle bei den parenchymatösen Formen der Neurolues bilden sich nur teilweise zurück, abhängig vom Ausmaß der bereits eingetretenen strukturellen ZNS-Schädigung. Eine Besserung ist bei 60 % der Patienten mit einem klinischen Verlauf von unter 1 Jahr erreichbar, in weniger als 50 % bei einem Verlauf von mehr als 3 Jahren. Bei immerhin 81 % der Patienten mit milden psychiatrischen Störungen tritt eine Besserung auf (Hahn et al., 1959). Trotz Behandlung entwickelten mehr als ein Drittel der Patienten noch nach Jahren neue neurologische Ausfälle (z. B. Optikusatrophie, Augenmuskellähmungen, Zeichen der Tabes dorsalis), deren Ursache Narbenbildung sein könnte (Wilner und Brody, 1968).
Die **Tabes dorsalis** (1–5 % der Infizierten) tritt nach 10–20 (5–50) Jahren auf. Auch unbehandelt nimmt sie einen langsam progredienten Verlauf und kann in einem Defektzustand ohne weitere Verschlechterung enden. Die mittlere Lebenserwartung wird nicht verkürzt (Storm-Mathisen, 1978). Die Therapie beendet die Progression und normalisiert den Liquor. Auch bei der Tabes ist Defektheilung die Regel. Schmerzen, Ataxie, vegetative und trophische Störungen persistieren häufig, selten kommt es nach Therapie zur Verschlechterung oder zum Auftreten neuer Symptome. Eine wiederholte Antibiotikatherapie ist in beiden Situationen nicht sinnvoll.

HIV-Infektion und Neurosyphilis
Aufgrund ähnlicher Risikofaktoren ist die Koinzidenz von Lues und HIV-Infektion zu erwarten. Die genitalen Läsionen der Primärlues erhöhen das Risiko einer HIV-Infektion (Hutchinson et al., 1991). Wenig ist über Art und Ausmaß der Interaktion zwischen beiden Infektionen bekannt. In Fallberichten und kleineren Studien wurde behauptet, daß die Neurolues bei HIV-Infizierten früher auftritt, rascher und aggressiver verläuft und andere klinische Syndrome verursacht als bei HIV-negativen Personen. Dies ist jedoch umstritten (Lukehart und Holmes, 1994; Musher und Baughn, 1994; Simon, 1994). Okuläre Manifestationen (v. a. Uveitis) und frühe meningeale und meningovaskuläre Formen der Neurolues wurden z. B. bei HIV-Infektion, unbehandelt und nach adäquater Antibiotikatherapie, gehäuft berichtet. Die Häufigkeit der ZNS-Invasion durch T. pallidum bei der frühen Lues ist unabhängig vom HIV-Status. Möglicherweise ist jedoch die Eliminierung von *T. pallidum* aus dem ZNS bei HIV-Infizierten weniger effizient (Lukehart et al., 1988). Es wird vermutet, daß eine intakte zelluläre Immunabwehr die Treponemen an den Orten eliminiert, wo sie durch Antibiotika nicht vollständig erreicht werden (Marra, 1992; Musher und Baughn, 1994). Bei HIV-Infizierten mit latenter Lues besteht in etwa 9 % der Patienten eine asymptomatische Neurolues (Holtom et al., 1992; Tomberlin et al., 1994), bei HIV-negativen in 10–30 % (Hook und Marra, 1992). Retrospektive Studien zeigen eine niedrige Prävalenz der Neurosyphilis bei HIV-Infizierten (Esselink et al., 1993; O'Farrell und Thin, 1993). Differentialdiagnostische Probleme können durch ähnliche (unspezifische) klinische Symptome und Liquorveränderungen entstehen. Die serologische Luesdiagnostik ist trotz HIV-Infektion im allgemeinen verläßlich und nach den üblichen Kriterien zu interpretieren (Lukehart und Holmes, 1994). Im Frühstadium der HIV-Infektion können die Reagintests falsch positiv sein. Bei der Sekundärlues HIV-Infizierter wurden außerdem signifikant höhere Reagintiter gemessen als

bei HIV-Negativen (Hutchinson et al., 1991). Eine falsch negative Lues-Serologie trotz gesicherter Sekundärlues wurde lediglich im Spätstadium der HIV-Erkrankung beschrieben. Erhöhte Titer in den treponemenspezifischen Tests normalisieren sich bei HIV-positiven Personen häufiger als bei HIV-negativen (Hook und Marra, 1992).

Bei HIV-Infizierten wurde in allen Stadien der Lues ein Versagen der antibiotischen Therapie beschrieben, für Benzathin-Penicillin G ebenso wie für die intravenöse Therapie mit Penicillin G oder Ceftriaxon (Dowell et al., 1992; Gordon et al., 1994; Hook und Marra, 1992; Malone et al., 1995). Auch über eine normale Effizienz verschiedener Regime wurde berichtet (Gourevitch et al., 1993). Es ist nicht definitiv geklärt, ob im Fall einer HIV-Infektion eine aggressivere antibiotische Therapie notwendig ist. Die Liquoruntersuchung ist bei jedem HIV-positiven Lues-Patienten sinnvoll. Meist wird empfohlen, entweder alle Patienten mit Zellzahl- und Proteinerhöhungen oder grundsätzlich alle Patienten nach den Empfehlungen für die Neurolues zu behandeln (Lukehart und Holmes, 1994; Tramont, 1995). Prospektive Studien zum Langzeitverlauf nach Antibiotikatherapie sind notwendig, um das Risiko eines Rezidivs oder einer Progression der Erkrankung bei HIV -Infizierten besser zu definieren.

E 5.3. Therapeutische Prinzipien

Pathogenese

T. pallidum wird in erster Linie beim Geschlechtsverkehr durch infektiöse Haut- und Schleimhautläsionen übertragen, sehr selten durch gemeinsames Benutzen von Kanülen bei Drogenabhängigen. Etwa ein Drittel der Sexualpartner eines Patienten mit Frühlues werden angesteckt (Hook und Marra, 1992).

Die Infektion führt bereits in der Frühphase hämatogen zur Ausbreitung von *T. pallidum* ins ZNS. Die Bedeutung einer asymptomatischen, nicht von Liquorveränderungen begleiteten Besiedelung ist unklar. Zunächst kommt es zu einer perivaskulären und meningealen Entzündungsreaktion. Später erst infiltrieren die Treponemen von den Virchow-Robinschen Räumen aus das umliegende Gewebe. Bei der progressiven Paralyse sind Treponemen im Hirnparenchym nachweisbar. Meningitis, Ependymitis, Vaskulitis aller Gefäßkaliber, neuronale Degeneration, Demyelinisierung und Gliose treten häufig kombiniert auf (Hook, 1991).

Die Mechanismen, die zur Entstehung der unterschiedlichen Formen der Neurolues führen, sind unbekannt. Warum der klinischen Manifestation eine Latenzperiode vorausgeht und warum sich deren Dauer bei den verschiedenen Formen unterscheidet, ist ebenfalls nicht geklärt.

Therapie der Neurosyphilis

Bei der asymptomatischen Neurolues beugt die *antibiotische Therapie* Symptomen von Seiten des Nervensystems vor. Bei der symptomatischen Neurolues kann die Progression verhindert werden; die Folgen der bereits eingetretenen Parenchymschädigung werden bestenfalls vermindert.

Penicillin G ist seit über 40 Jahren als wirksame Substanz eingeführt. Obwohl in Treponemen Plasmide mit Synthese von Penicillinase nachgewiesen wurden, gibt es bislang keine klinischen Hinweise für eine Resistenzentwicklung. Optimale Dosis und Dauer der Penicillintherapie sind für kein Stadium der Lues definitiv geklärt. Die heutigen Empfehlungen zur Penicillintherapie basieren auf multizentrischen, z. T. prospektiven Studien der 1950er Jahre(**) mit Dutzenden verschiedener Therapieschemata und bis zu 40fachen Unterschieden in der Gesamtdosis, daneben späteren kleineren Studien mit sehr variablen Endpunktkriterien zum Vergleich verschiedener Penicilline und anderer Präparate, Untersuchungen der Antibiotikaeffekte im Tiermodell und der Pharmakokinetik im ZNS (Literatur bei Goldmeier und Hay, 1993; Hook, 1991).

Die minimale therapeutisch wirksame Serumkonzentration, die aufgrund der niedrigen Teilungsrate der Treponemen in vivo bei der Frühlues mindestens 7 Tage aufrechterhalten werden muß, beträgt 0,03 U/ml; gleiches gilt für den Liquor (Hook und Marra, 1992). Bei Absinken der Konzentration unter diesen Wert für 18–24 h tritt bereits wieder eine Vermehrung der Treponemen auf. Die Rezidivraten nach Therapie steigen mit zunehmender Krankheitsdauer bzw. in den späteren Stadien der Lues an (Lukehart und Holmes, 1994). Für die Spätlues und die Neurolues wurde in den USA die Therapie mit Benzathin-Penicillin in 3 intramuskulären Injektionen von je 2,4 Millionen Einheiten in wöchentlichem Abstand empfohlen. Nachdem bekannt wurde, daß damit keine meßbaren Spiegel im ZNS erzielt werden, daß nach dieser Therapie lebensfähige Treponemen nachweisbar waren und insbesondere bei Neurolues und okulärer Lues Rezidive in bis zu einem Viertel der Fälle beschrieben wurden, wird international jetzt empfohlen, die Neurolues mit hohen Dosen von kristallinem, wässrig gelöstem Penicillin G über 10–14 Tage intravenös zu behandeln (**Tab. E 5.1.**) (Cintron und Pachner, 1994; MMWR, 1989; Lukehart und Holmes, 1994; Tramont, 1995). Damit werden im Liquor zuverlässig treponemizide Penicillinkonzentrationen erreicht (Literatur bei Goldmeier und Hay, 1993). Als Alternative gilt die intramuskuläre Behandlung mit Procain-Penicillin in Kombination mit Probenecid.

Die Deutsche Gesellschaft zur Bekämpfung der Geschlechtskrankheiten e. V. empfahl 1992 eine intravenöse Behandlung mit 6 x 5 Millionen Einheiten Penicillin G über 10 Tage intravenös, mit anschließend täglicher Gabe von 1 Million Einheiten Clemizol-Penicillin intramuskulär über 21 Tage.

Größere Studien zu Alternativpräparaten existieren nicht. In einer unkontrollierten Studie erhielten HIV-Infizierte mit latenter - oder Neurolues 1-2 g Ceftriaxon pro Tag über 10-14 Tage. Die serologische und klinische Rezidivrate dieses Regime, das sicher treponemizide Konzentrationen erreicht, lag bei 23 % (Dowell et al., 1992⋆). Tetrazykline und Chloramphenicol sind gegen *T. pallidum* grundsätzlich wirksam, sind aber bzgl. Wirksamkeit, Dosis und notwendiger Therapiedauer durch kontrollierte Studien nicht untersucht und können nicht generell empfohlen werden. Sie kommen z. B. bei Penicillin-Allergie in Frage, sollten bei Schwangeren jedoch wegen möglicher fruchtschädigender Wirkungen nicht eingesetzt werden. Doxycyclin erreicht eine höhere Liquorkonzentration im Liquor als Tetrazyklin. Von Erythromycin wird ganz abgeraten, da es schlecht ins ZNS penetriert, bei der Neurolues eine noch höhere Versagerquote als Benzathin-Penicillin hat und zudem nicht die intrauterine Übertragung verhindert (Goldmeier und Hay, 1993). Vom Einsatz bakteriostatischer Substanzen (z. B. Tetrazykline) wird bei HIV-Patienten und bei fraglicher Compliance grundsätzlich abgeraten (Tramont, 1995). Die Sicherung der Allergie durch einen Haut-Test und ggf. die Durchführung einer Penicillintherapie nach Desensibilisierung (Wendel et al., 1985) wird jedoch von einigen Autoren generell, zumindest aber für die Therapie in der Schwangerschaft empfohlen (Lukehart und Holmes, 1994; Tramont, 1995). Sexualpartner sollten möglichst identifiziert, diagnostiziert und gegebenenfalls behandelt werden.

Verlaufsbeurteilung nach Therapie

Die besten Verlaufsparameter der Erkrankungsaktivität sind Zellzahl und danach Gesamtprotein und VDRL-Titer im Liquor. Kontrollen sollen unter oder sofort nach Therapie und mindestens nach 6, 12 und 24 Monaten erfolgen. Die Zellzahl normalisiert sich in 95 % innerhalb von 3-12 Monaten, in allen Fällen innerhalb von 2-4 Jahren. Liquorprotein und VDRL-Titer sinken langsamer als die Zellzahl, ein niedriger VDRL Titer kann persistieren. Der treponemenspezifische IgM-Titer im Serum im 19S-FTA-ABS normalisiert sich nach 1(-3) Jahren. Die Kontrollen sollten bis zur Normalisierung der Werte, mindestens aber 2 Jahre und bei Persistenz pathologischer Werte nach Meinung einiger Autoren 3-5 Jahre fortgeführt werden (Lukehart und Holmes, 1994; Tramont, 1995). Rezidive sollen nach Sanierung des Liquors mehr als 2 Jahre nach Therapie nicht mehr vorkommen (Dattner et al., 1951; Simon, 1985).
Kriterien für die erneute Behandlung sind eine persistierende oder zunehmende Pleozytose nach 6 Monaten, ein steigender VDRL-Titer im Liquor, das erneute Erscheinen von treponemenspezifischen IgM im Serum und ein klinisches Rezidiv. Die fehlende oder unvollständige Rückbildung der neurologischen Symptome v. a. bei der Tabes und der progressiven Paralyse und die Persistenz treponemenspezifischer Antikörper und oligoklonaler Banden im Liquor stellen keine Indikationen zur erneuten Behandlung dar. Die Isolierung von *T. pallidum* trotz Normalisierung der übrigen Parameter im Liquor wurde vereinzelt beschrieben (Tramont, 1976). Dies erinnert an Fälle mit persistierender Borrelienbesiedelung des ZNS nach sonst suffizienter Therapie einer Neuroborreliose (Pfister et al., 1991). Die klinische Bedeutung dieser in der Routine nicht erfaßten Befunde ist nicht geklärt.

Tab. E 5.1.: Empfehlungen zur antibiotischen Neuroluestherapie (ges. gesch. Päparatenamen z. T. in Auswahl). Die Mittel der 1. Wahl sind fettgedruckt. Doxycyclin und Ceftriaxon sind Ausweichpräparate.

Antibiotikum	Präparat	Tagesdosis	Applikation	Dauer
Penicillin G		6 × (2-) 4 Mill. E.	i. v.	(10-) 14 Tage
Procain-Penicillin	Jenacillin®	2-4 Mill. E.	i. m.	(10-) 14 Tage
plus Probenecid	Probenecid®	4 x 500 mg	p. o.	(10-) 14 Tage
Doxycyclin	Vibravenös®	2 x 100 mg	i. v.	30 Tage
	Vibramycin®	2 x 100 mg	p. o.	30 Tage
Ceftriaxon	Rocephin®	1 g	i. v.	14 Tage

E 5.4. Pragmatische Therapie

Die Indikation zur Therapie mit intravenösem Penicillin G besteht bei allen Patienten mit aktiver, symptomatischer oder asymptomatischer Neurolues, wenn bislang keine sicher suffiziente Therapie durchgeführt wurde. In der Spätlatenz oder bei latenter Lues unklarer Dauer kann bei normalen Liquorbefunden mit Depot-Penicillinen behandelt werden. Die einzelnen medikamentösen Schemata können **Tab. E 5.1.** entnommen werden. Bei HIV-infizierten Lues-Patienten wird unabhängig vom Stadium der Lues eine Penicillintherapie wie bei Neurolues empfohlen (Johnson und White, 1992; Marra, 1992). Mittel der Wahl in der Schwangerschaft ist Penicillin G, da es die Placentaschranke überschreitet und der kindliche Organismus intrauterin mitbehandelt wird. Die Therapie sollte stationär begonnen werden, da auch bei Neurolues innerhalb der ersten 12-14 Stunden eine Jarisch-Herxheimer-Reaktion auftreten kann. Diese wird mit Bettruhe, ASS oder Paracetamol behandelt. Bei Penicillin-Allergie kann ein Alternativpräparat der **Tab. E 5.1.** verwendet werden.

Symptomatische Therapie

Die symptomorientierte Therapie entspricht der bei anderen Erkrankungen. Lanzinierende Schmerzen können mit Carbamazepin (Tegretal®), Phenytoin (Zentropil®), Amitriptylin (Saroten®) oder Neuroleptika wie Neurocil® behandelt werden. Viszerale Krisen sollen gelegentlich auf Anticholinergika wie Atropin gut ansprechen (Storm-Mathisen, 1978). Wichtig ist zuvor der Ausschluß anderer Schmerzursachen. Der Entstehung neuropathischer Ulzera sollte möglichst vorgebeugt werden, Gelenkdeformitäten müssen orthopädischerseits versorgt werden. Selten erfordert das Auftreten eines Hydrocephalus die Anlage eines Shunts. Steroide sind in der Behandlung der Neurosyphilis nicht von nachgewiesenem Nutzen.

Literatur

Cintron R, Pachner AR (1994) Spirochetal diseases of the nervous system. Curr Opin Neurol 7: 217–222

Dattner B, Thomas EW, Demelio DM, Helio L (1951) Criteria for the management of neurosyphilis. Am J Med 10: 463–467

Davis LE, Schmitt JW (1989) Clinical significance of cerebrospinal tests for neurosyphilis. Ann Neurol 25: 50–55

Dowell ME, Ross PG, Musher DM, Cate TR, Baughn RE (1992) Response of latent syphilis or neurosyphilis to Ceftriaxone therapy in persons infected with human immunodeficiency virus. Am J Med 93: 481–488

Esselink R, Enting R, Portegies P (1993) Low frequency of neurosyphilis in HIV-infected individuals. Lancet 341: 571

Goldmeier D, Hay P (1993 A) review and update on adult syphilis, with particular reference to its treatment. Int J Std Aids 4: 70–82

Gordon SM, Eaton ME, George R, Larsen S, Lukehart SH, Kuypers J, Marra CM, Thompson S (1994) The response of symptomatic neurosyphilis to high-dose intravenous Penicillin G in patients with human immunodeficiency virus infection. N Engl J Med 331: 1469–1473

Gourevitch MN, Selwyn PA, Davenny K, Buono D, Schoenbaum EE, Klein RS, Friedland GH (1993) Effects of HIV infection on the serologic manifestations and response to treatment of syphilis in intravenous drug users. Ann Intern Med 118: 350–355

Hahn RD, Webster B, Weickhardt G, Thomas E, Timberlake W, Solomon H, Stokes JH, Moore JE, Heyman A, Gammon G, Gleeson GA, Curtis AC, Cutler JC (1959) Penicillin treatment of general paresis (Dementia paralytica). Arch Neurol Psychiat 81: 557–590

Holtom PD, Larsen RA, Leal ME, Leedom JM (1992) Prevalence of neurosyphilis in human immunodeficiency virus-infected patients with latent syphilis. Am J Med 93: 9–12

Hook III EW (1991) Central nervous system syphilis. In: *Scheld WM, Whitley RJ, Durack DT* (Hrsg.) Infections of the Central Nervous System. Raven Press, New York, 639–656

Hook III EW (1994) Editorial response: Diagnosing neurosyphilis. Clin Infect Dis 18: 295–297

Hook III EW, Marra CM (1992) Acquired syphilis in adults. N Engl J Med 326: 1060–1069

Hutchinson CM, Rompalo AM, Reichart CA, Hook III EW (1991) Characteristics of syphilis in patients attending Baltimore STD clinics: multiple bugle risk subgroups. Arch Int Med 151: 511–516

Jaffe H, Musher D (1990) Management of the reactive syphilis serology. In: *Holmes KK, Mardh P-A, Sparling PF, Wiesner PJ (Hrsg.)* Sexually transmitted diseases. McGraw-Hill, New York, 935

Johnson RA, White M (1992) Syphilis in the 1990s: Cutaneous and neurologic manifestations. Semin Neurol 12: 287–298

Lukehart SA, Holmes KK (1994) Syphilis. In: *Isselbacher KJ, Braunwald E, Wilson JD, Martin JB, Fauci AJ, Kasper DL (Hrsg.)* Principles of Internal Medicine, 13. Ed., McGraw-Hill, New York, Vol. 1: 726–737

Lukehart SA, Hook III EW, Baker-Zander SA, Collier AC, Critchlow CW, Handsfield HH (1988) Invasion of the central nervous system by Treponema pallidum: Implications for diagnosis and treatment. Ann Int Med 109: 855–862

Malone JL, Wallace MR, Hendrick BB, LaRocco AJ, Tonon E, Brodine SK, Bowler WA, Lavin BS, Hawkins RE, Oldfield EC III (1995) Syphilis and neurosyphilis in a human immunodeficiency virus type-1 seropositive population: evidence for frequent serologic relapse after therapy. Am J Med 99: 55–63

Marra CM (1992) Syphilis and human immunodeficiency virus infection. Semin Neurol 12: 43–50

Marra CM, Critchlow CW, Hook III EW, Collier AC, Lukehart SA (1995) Cerebrospinal fluid treponemal antibodies in untreated early syphilis. Arch Neurol 52: 68–72

Merritt HH, Adams RD, Solomon HC (1946) Neurosyphilis. New York: Oxford University Press

MMWR (1989) Sexually transmitted diseases guidelines. Morbid Mortal Weekly Rep 38: Suppl. 8: 1–13 (Erratum, MMWR 1989; 38:644)

MMWR (1996) Outbreak of primary and secondary syphilis – Baltimore City, Maryland, 1995. Morbid Mortal Weekly Rep 45: 166–169

Moore JE, Hopkins HH (1936) Asymptomatic neurosyphilis. VI. The prognosis of early and late asymptomatic neurosyphilis. J Am Med Assoc 95: 1637–1641

Musher DM, Baughn RE (1994) Neurosyphilis in HIV-infected persons. N Engl J Med 331: 1516–1517

O'Farrell N, Thin RN (1993) Neurosyphilis and HIV. Lancet 341: 1224

Pfister HW, Preac-Mursic V, Wilske B, Schielke E, Sörgel F, Einhäupl KM (1991) Randomized comparison of ceftriaxone and cefotaxime in Lyme neuroborreliosis. J Infect Dis 163: 311–318

Prange HW (1987) Neurosyphilis. Weinheim: VCH Edition Medizin

Ritter G, Prange HW (1987) Clinical features, diagnosis and treatment of neurosyphilis. Nervenarzt 58: 265–271

Simon RF (1985) Neurosyphilis. Arch Neurol 42: 606–613

Simon RP (1994) Neurosyphilis. Neurology 44: 2228–2230

Storm-Mathisen A (1978) Syphilis. In: *Vinken PJ, Bruyn GW, Klawans HL (Hrsg.)* Handbook of Clinical Neurology. Elsevier, Amsterdam, Vol. 33: 337–394

Tomberlin MG, Holton PD, Ovens JL, Larsen RA (1994) Evaluation of neurosyphilis in human immunodeficiency virus-infected individuals. Clin Infect Dis 18: 288–294

Tramont EC (1976) Persistence of Treponema pallidum following penicillin G therapy. J Am Med Assoc 236: 2206–2207

Tramont EC (1995) Treponema pallidum (Syphilis). In: *Mandell GL, Bennett JE, Dolin R (Hrsg.)* Principles and Practice of Infectious Diseases. 4. Ed, Churchill Livingstone, New York, Vol. 2: 2117–2133

Wendel GDJ, Stark BJ, Jamison RB, Molina RD, Sullivan TJ (1985) Penicillin allergy and desensitization in serious infections during pregnancy. N Engl J Med 312: 1229–1232

Wilner E, Brody JA (1968) Prognosis of general paresis after treatment. Lancet II: 1370–1371

E 6. Andere Spirochäteninfektionen

von *H. W. Pfister*

E 6.1. Lyme-Neuroborreliose

E 6.1.1. Klinik

Borrelia (B.) burgdorferi ist der Erreger der Lyme-Borreliose, einer in mehreren Stadien verlaufenden Infektionskrankheit. Überträger von *B. burgdorferi* sind in Europa *Ixodes ricinus*-Zecken, die auch als Überträger des Frühsommermeningoenzephalitis-Virus fungieren. Ferner wurden folgende Zecken als Überträger von *B. burgdorferi* nachgewiesen: *Ixodes persulcatus* in Asien, sowie *I. scapularis (dammini)* und *I. pacificus* in den USA. Außer durch Zecken wird *B. burgdorferi* vermutlich in seltenen Fällen auch durch Bremsen und Stechfliegen übertragen (Magnarelli et al., 1986). Die wichtigsten Reservoire für *B. burgdorferi* stellen freilebende Nager (z. B. Weißfußmaus) und andere Wildtiere (z. B. Hirsche) dar. Zugvögel sind an der Verbreitung infizierter Zecken beteiligt (Olsen et al., 1993). Dermatologische und neurologische Manifestationen sind in Europa seit 1883 bzw. 1922 bekannt. Die Spirochäte *B. burgdorferi* konnte erstmals 1981 in *Ixodes dammini*-Zecken in Amerika nachgewiesen und erfolgreich kultiviert werden (Burgdorfer et al., 1982). Aufgrund von DNA-Analysen wurden 3 verschiedene Genospezies von *B. burgdorferi* unterschieden: *B. burgdorferi* sensu stricto, *B. garinii* und *B. afzelii* (Baranton et al., 1992). Alle bisher in den USA isolierten Borrelienstämme gehörten zur Genospezies *B. burgdorferi* sensu stricto, während bei europäischen Isolaten alle 3 Genospezies nachgewiesen werden konnten. Es ergaben sich Hinweise auf einen Organotropismus der verschiedenen Borrelien-Genospezies, z. B. gehörten die meisten Hautisolate von Patienten mit dermatologischen Manifestationen der Lyme-Borreliose der Genospezies *B. afzelii* (identisch mit Serotyp 2) an (Wilske et al., 1993a; van Dam et al., 1993). Aufgrund unterschiedlicher Reaktivitäten mit monoklonalen Antikörpern gegen verschiedene Epitope der äußeren Membranproteine OspA (=outer surface protein A) wurden 7 verschiedene Serotypen von *B. burgdorferi* charakterisiert (Wilske et al., 1993a). Es zeigte sich insbesondere bei europäischen Borrelienisolaten eine antigenetische Heterogenität.
Die Lyme-Borreliose ist durch einen stadienhaften Verlauf gekennzeichnet (Steere, 1989):

- Stadium 1 (lokalisierte Infektion),
- Stadium 2 (disseminierte Infektion),
- Stadium 3 (persistierende Infektion).

Im Krankheitsverlauf müssen aber nicht alle Stadien klinisch manifest werden. So finden sich beispielsweise anamnestisch nur bei etwa 40 % der Patienten mit einem Bannwarth-Syndrom Hinweise auf ein vorausgegangenes **Erythema migrans** (Pfister et al., 1993). Die Stadien 1 und 2 werden zur Frühphase der Erkrankung gerechnet, Stadium 3 wird als Spätphase bezeichnet. In allen klinischen Stadien können neurologische Symptome beobachtet werden. Die neurologischen Manifestationen im Rahmen der Lyme-Borreliose werden als Lyme-Neuroborreliose zusammengefaßt. Berichte über Reinfektionen wurden in der Literatur mitgeteilt; auch gibt es Fälle von Superinfektionen, z. B. Entwicklung eines Erythema migrans bei einem Patienten mit Acrodermatitis chronica atrophicans.

Stadium 1: Das Erythema migrans, ein nach peripherwärts expandierendes, ringförmiges (85 %) oder homogenes (15 %) Erythem, entwickelt sich 3 Tage bis 16 Wochen (Median 1.5 Wochen) nach der Infektion. Es bildet sich spontan innerhalb von Wochen bis Monaten (Spanne 1 Tag bis 14 Monate) zurück (Steere, 1989). In diesem Stadium kann es gelegentlich zum Auftreten grippeähnlicher Allgemeinsymptome wie Abgeschlagenheit, Kopfschmerzen, Arthralgien, Myalgien, Fieber und Nackensteifigkeit kommen (Weber et al., 1993). Diese Symptome sind vermutlich Ausdruck einer Spirochätämie. In diesem Stadium finden sich keine entzündlichen Liquorveränderungen.

Stadium 2: Etwa 15 % der Infizierten entwickeln nach einer Inkubationszeit von 3 bis 4 Wochen (Spanne 1 bis 18 Wochen) neurologische Manifestationen (Steere, 1989). 40 bis 50 % der Patienten erinnern einen Zeckenstich (Stiernstedt et al., 1986; Kristoferitsch, 1989; Pfister et al., 1993a). Auch finden sich bei knapp der Hälfte der Patienten Hinweise auf ein vorausgegangenes Erythema migrans, wobei bei 10 bis 20 % der Patienten das Erythema migrans zum Zeitpunkt der neurologischen Manifestation noch vorhanden ist. Die häufigste neurologische Manifestation im Stadium 2 in Europa – etwa 80 % der Lyme-Neuroborreliosen – ist das Bannwarth-Syndrom (Bannwarth, 1941). Kardinalsymptome des Bannwarth-Syndroms sind radikuläre Schmerzen, periphere

Paresen, insbesondere des Nervus facialis, und ein entzündliches Liquor-Syndrom mit einer lymphomonozytären Pleozytose mit Werten zwischen 10 und 1 000 Zellen/μl (Pfister et al., 1993; Pfister, 1993).

Seltener finden sich im Stadium 2 der Lyme-Borreliose: Lymphozytäre Meningitis (mit Kopfschmerzen, Meningismus, Hirnnerven-Paresen); Plexusneuritis; Mononeuritis multiplex; Enzephalitis; Myelitis und zerebrale Vaskulitis (Pfister et al., 1993; Pfister et al., 1994; Halperin, 1995).

Die häufigste nicht-neurologische Manifestation im Stadium 2 ist die Myoperikarditis mit transientem AV-Block unterschiedlichen Grades. Weitere klinische Manifestationen sind multiple Erythema- chronicum-migrans-artige Hautveränderungen, das Borrelien-Lymphozytom, Arthralgie, Myalgie, selten Arthritis und Myositis, regionale oder generalisierte Lymphadenopathie, okuläre Manifestationen (Konjunktivitis, Iridozyklitis, Choroiditis, Optikus-Neuropathie mit Papillenödem, Panophthalmitis) sowie Hepatitis und Hepatomegalie (Steere, 1989; Pfister et al., 1994).

Stadium 3: Monate bis Jahre nach der Primärinfektion kann es im klinischen Stadium 3 zur Entwicklung neurologischer Spätmanifestationen (chronische Lyme-Neuroborreliose) kommen. Hierzu zählen:
- chronisch progrediente Enzephalitis oder Enzephalomyelitis (Ackermann et al., 1985)
- zerebrale Vaskulitis (May und Jabbari, 1990)
- Myositis (Schmutzhard et al., 1986; Reimers et al., 1989);
- chronische Polyneuropathie (meist primär axonale Manifestation), alleine oder in Kombination mit einer Acrodermatitis chronica atrophicans (Hopf, 1975; Meier und Grehl, 1988; Kristoferitsch, 1989; Halperin et al., 1990);
- »Post-Lyme-Disease-Syndrom« oder »chronische Lyme Enzephalopathie« (Logigian et al., 1990; Halperin, 1995).

Weitere nicht-neurologische Manifestationen im Stadium 3 sind: Lyme-Arthritis mit bevorzugtem Befall großer Gelenke, insbesondere der Kniegelenke, Acrodermatitis chronica atrophicans, Keratitis, dilatative Kardiomyopathie, ein Dermatomyositis-ähnliches Syndrom und Einzelfälle einer zirkumskripten Sklerodermie (Steere, 1989; Weber et al., 1993; Herzer, 1993).

Differentialdiagnostisch sind aufgrund des meningitischen Syndroms vor allem auszuschließen: virale Meningitis, Meningeosis carcinomatosa, Neurosarkoidose, Pilz-Meningitis, tuberkulöse Meningitis, Mollaret-Meningitis, andere Spirochäteninfektionen wie Syphilis, Leptospirose, Rückfallfieber. Periphere Fazialisparesen erfordern die Abgrenzung zum Guillain-Barré-Syndrom, Miller-Fisher-Syndrom und zu der idiopathischen Fazialisparese. Die intensiven radikulären Schmerzen beim Bannwarth-Syndrom lassen häufig initial an einen Bandscheibenprolaps, eine Zosterradikulitis oder eine Polymyalgia rheumatica denken. Bei der chronischen Lyme-Enzephalomyelitis stehen klinisch oft spastische oder zerebelläre Symptome im Vordergrund. Im Kernspintomogramm sind auf den T2-gewichteten Bildern periventrikuläre Zonen erhöhter Signalintensität nachweisbar. Daher können sich differentialdiagnostische Schwierigkeiten in der Abgrenzung zur Multiplen Sklerose ergeben. Beide Krankheitsbilder können folgendermaßen unterschieden werden: Die chronische Lyme-Neuroborreliose verläuft progredient. Der für die Multiple Sklerose typische schubförmige Verlauf ist bisher bei der chronischen Lyme-Neuroborreliose nur sehr selten beobachtet worden. Im Gegensatz zur Multiplen Sklerose finden sich bei der chronischen Lyme-Neuroborreliose meist deutlich erhöhte Liquorzellzahlen (> 100/3 Zellen/μl) und Liquoreiweißwerte (> 100 mg/dl). Die entscheidende differentialdiagnostische Bedeutung kommt jedoch dem Nachweis einer intrathekalen Antikörperproduktion gegen *B. burgdorferi* zu, mit dem die Diagnose der Lyme-Neuroborreliose belegt werden kann und eine Abgrenzung zur Multiplen Sklerose möglich ist.

Diagnostik: Im Gegensatz zu *Treponema pallidum* kann *B. burgdorferi* in künstlichen Nährmedien (modifiziertes Kelly-Medium) kultiviert werden. Der kulturelle Erregernachweis ist aus Hautbiopsien beim Erythema migrans oder der Acrodermatitis chronica atrophicans in etwa 50 % positiv, gelingt dagegen aus dem Liquor nur bei weniger als 10 % der Patienten mit einem Bannwarth-Syndrom. Bei neurologischen Spätmanifestationen ist bisher der kulturelle Erregernachweis aus dem Liquor nicht gelungen. Berichte über den Nachweis von *B. burgdorferi*-DNA im Liquor mittels Polymerase-Kettenreaktion haben nicht die erhoffte hohe Sensitivität dieser Methode erbracht. Daher werden meist in der Diagnostik der Lyme-Neuroborreliose neben dem klinischen Befund serologische Methoden herangezogen. Die am häufigsten verwendeten Testverfahren sind der Enzym-Immuno-Assay (ELISA), der indirekte Immunfluoreszenz-Test (IFT) und der Western-Blot (Wilske und Preac-Mursic, 1993).

Die Häufigkeit positiver serologischer Befunde ist abhängig von der Krankheitsdauer und der Art der klinischen Manifestation. Im Stadium 1 finden sich bei 20–50 % der Patienten erhöhte Antikörper – überwiegend IgM-Antikörpertiter –, im Stadium 2 bei 70 bis 90 % -initial überwiegend IgM-, später IgG-Antikörper-, und im Stadium 3 bei nahezu 100 % der Patienten, wobei in diesem Stadium fast ausschließlich IgG-Antikörper nachweisbar sind (Pfister et al., 1994).

Zum Nachweis einer intrathekalen Borrelien-spezifischen Antikörperproduktion dient vor allem die Bestimmung des Liquor-Serum-Index. Dieser Index ist der Quotient aus den erregerspezifischen Antikörper-Konzentrationen in Liquor und Serum, der auf identische Konzentrationen von Gesamt-IgG oder eines nicht intrathekal gebildeten Antikörpers anderer Spezifität bezogen wird (Wilske et al., 1986). Beim Bannwarth-Syndrom ist bei etwa 70 bis 80 % der Patienten eine intrathekale Antikörperproduktion gegen *B. burgdorferi* nachweisbar. Für die Diagnosenstellung einer chronischen Lyme-Enzephalitis oder Lyme-Enzephalomyelitis oder atypischer neurologischer Borrelien-assoziierter Syndrome wird eine entzündliche lymphozytäre Liquor-Pleozytose *und* der Nachweis einer intrathekalen Borrelien-spezifischen Antikörperproduktion gefordert (Halperin et al., 1996).

Mit dem alleinigen Nachweis erhöhter Serum-IgG-Antikörpertiter gegen *B. burgdorferi* kann ein kausaler Zusammenhang zwischen einer neurologischen Symptomatik und einer *B. burgdorferi*-Infektion nicht bewiesen werden, da dieser Befund durch eine früher durchgemachte *B. burgdorferi*-Infektion bedingt sein kann.

Die hohe Prävalenz von Serum-IgG-Antikörpern gegen *B. burgdorferi* in der Bevölkerung in Endemiegebieten und bei Personen mit erhöhtem Risiko für Zeckenstiche (z. B. Waldarbeitern) trägt zu den Schwierigkeiten der Serodiagnostik bei. Insbesondere muß berücksichtigt werden, daß Personen mit erhöhten Serum-IgG-Antikörpertitern gegen *B. burgdorferi* häufig klinisch asymptomatisch sind.

Probleme der Serodiagnostik: Die serologischen Ergebnisse verschiedener Labors ergeben oft Diskrepanzen, da die in der Praxis angewandten serologischen Testverfahren nicht standardisiert sind und somit häufig unterschiedliche

- Testmethoden (z. B. Immunfluoreszenz-Test oder ELISA),
- *B. burgdorferi*-Stämme,
- Antigenpräparationen,
- diagnostische »cut-off«-Werte für die Bewertung positiv/negativ,
- Vorbehandlungen der Seren (z. B. Absorption mit *Treponema phagedenis* oder Rheumafaktor-Absorption)

verwendet werden. Das Westernblot-Verfahren, das in der Literatur als serologischer Bestätigungs-Test empfohlen wird, führt häufig zu Interpretationsschwierigkeiten, da spezifische und nicht-spezifische kreuzreagierende Banden häufig eng benachbart liegen. Ein vielversprechender Ansatz zur Standardisierung des Westernblots ist der Einsatz von rekombinanten Antigenen (Wilske et al., 1993b; Wilske und Pfister, 1995). In der IgM-Serodiagnostik muß berücksichtigt werden, daß falsch-positive Reaktionen durch Rheumafaktor-Aktivität oder akute Epstein-Barr-Virus-Infektionen und falsch-negative Reaktionen durch kompetitive Hemmung bei Vorliegen hoher IgG- Antikörpertiter verursacht werden können. Die Spezifität kann durch die Vorbehandlung der Seren mit Anti-IgG-Immun-Serum, durch den Einsatz des μ-Capture-ELISA oder durch den Flagellen-ELISA erhöht werden (Wilske und Preac-Mursic, 1993).

E 6.1.2. Verlauf

In einer Untersuchung an der Neurologischen Universitätsklinik Großhadern fanden wir bei 3,7 % von über 3 000 untersuchten Patienten erhöhte Serum IgG- und/oder IgM- Antikörpertiter gegen *B. burgdorferi.* Ein Drittel der Patienten hatte eine klinisch-manifeste Neuroborreliose, bei einem weiteren Drittel der Patienten erschien die Diagnose einer Lyme-Neuroborreliose aufgrund des klinischen Befundes als möglich und schließlich bei dem letzten Drittel der Patienten waren die erhöhten spezifischen Antikörpertiter als Zufallsbefund (z. B. bei einem Patienten mit einem Hirntumor) erhoben worden. Bei stark Zecken-exponierten Personen wie Waldarbeitern findet man häufig (14 %) erhöhte Antikörpertiter im Gegensatz zur gesunden Normalbevölkerung mit weniger als 2 % (Münchhoff et al., 1986).

Epidemiologische Untersuchungen haben gezeigt, daß in einzelnen Endemiegebieten in Europa bis zu 85 % und in Amerika sogar bis zu 100 % der Zecken *B. burgdorferi* enthalten. Die höchste Prävalenz infizierter Zecken fand sich bei adulten Zecken und Nymphen, während die niedrigste Infektionsrate mit *B. burgdorferi* bei den Zeckenlarven nachweisbar war (Wilske et al., 1987). Der Anteil Borrelien-tragender Zecken (in einer epidemiologischen Studie in Süddeutschland 13,6 %) ist deutlich höher als derjenige von Zecken, die das Frühsommer-Meningoenzephalitis-(FSME) Virus tragen (in FSME-Endemiegebieten etwa 1 ‰).

Fälle einer Lyme-Borreliose wurden von mehr als 40 Staaten der USA und nahezu allen Ländern in Europa und Asien berichtet. Die Lyme-Borreliose kommt in allen Altersgruppen vor. Frühmanifestationen der Erkrankung können überwiegend zwischen Juni und Oktober beobachtet werden, während Spätmanifestationen über das gesamte Jahr verteilt diagnostiziert werden. Bei 86 % der Patienten mit einem Bannwarth-Syndrom liegt der Erkrankungsbeginn im Sommer oder Herbst; lediglich 14 % erkranken in den Wintermonaten und im Frühling (Pfister et al., 1993).

Die Frühmanifestationen (Stadium 1 und 2) haben meist eine günstige Prognose, da sie überwiegend spontan abheilen. Kontrollierte klinische Studien haben gezeigt, daß 1,2 % von 786 Patienten mit Erythema migrans trotz Antibiotikatherapie (Doxycyclin, Amoxicillin, Penicillin V, Cefuroxim oder Azithromycin) in der Folgezeit neurologische Symptome (Meningitis, Meningoenzephalitis, Meningoradikuloneuritis, Enzephalopathie) entwickelten (zusammengefaßt in Weber und Pfister, 1994).

Im Rahmen einer kardialen Manifestation der Lyme-Borreliose muß mit lebensbedrohlichen Rhythmusstörungen gerechnet werden (McAlister et al., 1989). Bisher wurde ein Todesfall infolge einer Pankarditis in der Literatur mitgeteilt (Marcus et al., 1985). Jedoch lag bei diesem Patienten eine Doppelinfektion mit *B. burgdorferi* und *Ba-*

besia microti vor, so daß der ursächliche Zusammenhang zwischen der *B. burgdorferi*-Infektion und dem letalen Verlauf nicht bewiesen werden konnte.
Wie wir aus der Vorantibiotika-Ära wissen, ist der Spontanverlauf des Bannwarth-Syndroms günstig (Pfister et al., 1993). Die neurologischen Symptome klingen unter einer rein symptomatischen Therapie innerhalb von mehreren Wochen bis Monaten ab. Dennoch ist eine Antibiotikatherapie empfehlenswert, da zum einen die intensiven radikulären Schmerzen gebessert werden, zum anderen die Entwicklung von Spätmanifestationen verhindert werden soll. Eine Besserung der radikulären Schmerzen beim Bannwarth-Syndrom kann meist zwischen dem 2. und 5.Tag der Antibiotikatherapie beobachtet werden (Pfister et al., 1991). Bei etwa 10–20 % der Patienten mit einem Bannwarth-Syndrom sind ein halbes Jahr nach der Antibiotikatherapie noch neurologische Symptome in Form von Restparesen, geringgradigen Sensibilitätsstörungen oder intermittierenden radikulären Schmerzen nachweisbar.
Die Erfolgsquote einer Antibiotikatherapie ist bei den Spätmanifestationen geringer. Etwa 60–70 % der Patienten mit einer Lyme-Arthritis sprechen auf die Antibiotikabehandlung an (Herzer, 1993). Dagegen bessern sich die meisten Patienten mit einer Acrodermatitis chronica atrophicans unter einer Antibiotikatherapie, wenngleich die Rückbildung der Symptome viele Monate dauern kann (Hopf, 1975). Auch kommt es bei den meisten Patienten mit einer chronischen Lyme-Polyneuropathie unter einer Antibiotikatherapie mit Cephalosporinen zu einer klinischen und elektrodiagnostischen Besserung (Halperin et al., 1990). Zur Behandlung chronischer Lyme-Enzephalomyelitiden gibt es bisher nur Einzelfallberichte. Auch nach jahrelangem klinischen Verlauf kann es nach einer Antibiotikatherapie noch zu einer klinischen Besserung kommen (Weber und Pfister, 1994).

E 6.1.3. Therapeutische Prinzipien

Pathogenese

Es gibt einzelne klinische Beobachtungen, die dafür sprechen, daß es im Verlauf der *B. burgdorferi*-Infektion zu einer frühen Invasion des Zentralnervensystems mit den Erregern kommen kann (Pfister et al., 1989a, 1991). Ferner gibt es auch tierexperimentelle Untersuchungen, die nach systemischer Gabe von Borrelien eine frühe Migration der Erreger durch die Blut-Hirn-Schranke zeigten (Garcia-Monco et al., 1990). Die definitiven pathophysiologischen Mechanismen der verschiedenen klinischen Manifestation der Lyme-Borreliose sind jedoch im Detail noch unbekannt (Coyle, 1995).
Aufgrund experimenteller Untersuchungen sind Zytokine, insbesondere Interleukin-6 (Weller et al., 1991; Benach und Garcia-Monco, 1992), Stickstoffmonoxid (Tatro et al., 1994) und vermutlich auch durch den Erreger getriggerte Autoimmunmechanismen (Martin et al., 1988; Aberer et al., 1989) in der Pathogenese der Lyme-Neuroborreliose beteiligt. *B. burgdorferi,* ein überwiegend extrazellulär lokalisierter Erreger, kann an verschiedene Zelltypen adhärieren und nach intrazellulär (z. B. in Endothelzellen und Fibroblasten) wandern (Comstock und Thomas, 1989; Klempner et al., 1993). Intrazellulär lokalisierte Borrelien können sich möglicherweise den Abwehrmechanismen des Wirtes entziehen, eine Antibiotikatherapie überstehen, persistieren und Spätmanifestationen hervorrufen. In Amerika scheinen chronische Verlaufsformen der Lyme-Arthritis bei genetisch prädisponierten Personen (insbesondere bei HLA-DR7- und HLA-DR4-Positivität) vorzukommen, wenngleich eine derartige Assoziation bei europäischen Patienten nicht nachweisbar war (Steere, 1991; Herzer, 1993).
Die Entwicklung einer Meningitis oder Enzephalitis im Stadium 2 ist Folge einer hämatogenen Erregeraussaat. Das Bannwarth-Syndrom entsteht wahrscheinlich durch Ausbreitung der Borrelien vom Stichort entlang peripherer Nerven zum Subarachnoidalraum. Für diese Hypothese spricht die Tatsache, daß die radikulären Schmerzen bei etwa 70 % der Patienten initial in der Extremität auftreten, in der vorher der Zeckenstich oder das Erythema migrans beobachtet worden waren (Stiernstedt et al., 1986; Pfister et al., 1993a). Weitgehend unklar ist derzeit noch die Pathogenese der Spätmanifestationen. Die Besserung von Patienten mit chronischer Lyme-Neuroborreliose unter einer Antibiotikatherapie spricht dafür, daß der Erreger wahrscheinlich noch präsent ist. Bei chronischen Lyme-Polyneuritiden wurden in histologischen Untersuchungen von Nervenbiopsien perivaskuläre Infiltrate und Gefäßthrombosierungen beobachtet, die zu einer ischämisch bedingten Läsion des peripheren Nerven führen können (Meier und Grehl, 1988). Die Pathogenese des sog. Post-Lyme-Disease-Syndroms (chronische Lyme-Enzephalopathie) ist bislang völlig unklar.

Antibiotikatherapie

Stadium 1: In kontrollierten klinischen Studien waren in der Behandlung des Erythema migrans Doxycyclin, Amoxicillin, Cefuroxim, Penicillin V, Azithromyzin, Minocyclin und auch Ceftriaxon wirksam (zusammengefaßt in Weber und Pfister, 1994). Es fanden sich in diesen Studien keine signifikanten Unterschiede zwischen den genannten Antibiotika.
Stadium 2: Klinische, nicht-kontrollierte Studien sprachen für die Wirksamkeit von intravenösem Penicillin G bei Patienten mit Bannwarth-Syndrom (Steere et al., 1983; Kristoferitsch et al., 1986). Kopfschmerzen, Nackensteifigkeit und radikuläre Schmerzen besserten sich unter Penicillin G rascher im Vergleich mit einer historischen Kon-

trollgruppe, bei der Prednison gegeben worden war (Steere et al., 1983). Allerdings gab es keine Unterschiede zwischen den beiden Gruppen in der Rückbildung der Paresen. In prospektiven randomisierten Therapiestudien waren Penicillin G, Cefotaxim, Ceftriaxon und Doxycyclin wirksam (Pfister et al., 1989b, 1991; Kohlhepp et al., 1989; Müllegger et al., 1991; Karlsson et al., 1994). Liquoruntersuchungen haben gezeigt, daß die Ceftriaxon-Liquorspiegel bei allen untersuchten Patienten über der minimalen Hemmkonzentration 90 (MHK) für *B. burgdorferi* lagen (Pfister et al. 1991).

Stadium 3: In einer prospektiven Studie in den USA wurde Penicillin G und Ceftriaxon bei 23 Patienten mit verschiedenen Spätmanifestationen wie Arthritis, Arthralgie, Polyneuropathie, »chronischer Müdigkeit« und Enzephalopathie verglichen (Dattwyler et al., 1988). Das klinische Ergebnis war in der Ceftriaxongruppe besser als in der Penicillingruppe. Als Therapieversager wurden nur 1 von 13 Patienten der Ceftriaxongruppe, dagegen 5 von 10 Patienten der Penicillingruppe bewertet. Diese Untersuchung wurde allerdings in mehreren Punkten kritisiert: unterschiedliche Behandlungsdauer in den Therapiegruppen mit 10 bzw. 14 Tagen, sehr heterogene Diagnosen, keine Liquoruntersuchungen, Beurteilung des Therapieeffektes bereits nach 3 Monaten.

Kontrollierte klinische Studien bei Patienten mit chronischer Lyme-Enzephalitis/Enzephalomyelitis konnten bisher nicht durchgeführt werden, da das Krankheitsbild relativ selten ist. Die parenterale Antibiotikatherapie mit Penicillin G, Cefotaxim oder Ceftriaxon führte zu einer Besserung der klinischen Symptomatik bei 65–90 % der Patienten mit einer *B. burgdorferi*-assoziierten Polyneuropathie (Dattwyler et al., 1988; Hassler et al., 1990; Logigian et al., 1990). Alternativ kann Doxycyclin verabreicht werden, das relativ gut liquorgängig ist, jedoch einen höheren MHK-90-Wert gegenüber *B. burgdorferi* hat als Cefotaxim und Ceftriaxon.

Kortikosteroide

Klinische Beobachtungen bei Patienten mit einem Bannwarth-Syndrom zeigten eine rasche Besserung der radikulären Schmerzen unter Kortikosteroiden. Wir untersuchten daher den Effekt von Kortikosteroiden in einer Placebo-kontrollierten Doppelblind-Studie bei Patienten mit einem Bannwarth-Syndrom (Pfister et al., 1988). Die Patienten erhielten zusätzlich zu den Antibiotika für 7 Tage Methylprednisolon (Urbason®, 60 mg/die p. o.) oder Placebo. In den ersten beiden Behandlungstagen besserten sich die Schmerzen unter einer Antibiotikum/Kortikosteroid-Therapie signifikant schneller als unter einer alleinigen Antibiotikumtherapie. Am Ende der Behandlungsperiode hatten sich die Schmerzen in beiden Gruppen vollständig zurückgebildet, so daß der routinemäßige Einsatz von Kortikosteroiden beim Bannwarth-Syndrom nicht empfohlen werden kann. Es gibt bislang keine gesicherten Daten über die Wirkung von Kortikosteroiden bei den neurologischen Spätmanifestationen.

E 6.1.4. Pragmatische Therapie

Stadienbezogene Antibiotikatherapie

In der Behandlung des Erythema migrans wird meist eine Therapie mit Doxycyclin oder Amoxi-

Tab. E 6.1: Therapie der Lyme-Borreliose

Stadium	Antibiotikum*	Tagesdosis (Erwachsene)	Applikationsart	Dauer (Tage)
1	Doxycyclin**	1 x 200 mg	p. o.	14
	Amoxicillin	3 x 500 mg	p. o.	14
	Cefuroxim	2 x 500 mg	p. o.	14
	Azithromycin	1 x 500 mg	p. o.	14
	Penicillin V	3 x 1 Mega	p. o.	14
2	Ceftriaxon	1 x 2 g	i. v.	14
	Cefotaxim	3 x 2 g	i. v.	14
	Penicillin G	4 x 5 Mega	i. v.	14
	Doxycyclin oder Amoxicillin wie oben angegeben †			14
3	Doxycyclin oder Amoxicillin wie oben angegeben †			21
	Ceftriaxon‡	1 x 2 g	i. v.	21
	Cefotaxim‡	3 x 2 g	i. v.	21
	Penicillin G‡	4 x 5 Mega	i. v.	21

Anmerkungen:
Die optimale Therapiedauer ist derzeit noch nicht bekannt. Probenezid kann der Therapie mit Penicillin V oder Amoxicillin hinzugefügt werden.
* Alternative Antibiotika, die in klinischen Studien wirksam waren.
** Nicht bei Kindern < 9 Jahre und bei Schwangeren
† Bei leichten klinischen Verläufen
‡ Bei schweren klinischen Verläufen

cillin empfohlen (Weber und Pfister, 1994; **Tab. E 6.1**). Bei Kindern unter 9 Jahren und bei Schwangeren, bei denen Doxycyclin kontraindiziert ist, wird meist Amoxicillin in der Therapie des Erythema migrans eingesetzt.
Das am häufigsten eingesetzte Antibiotikum in der Therapie der Lyme-Neuroborreliose (Stadium 2 und 3) ist Ceftriaxon (2 g/Tag i. v. über 14 bzw. 21 Tage), das bei leichteren Krankheitsverläufen auch ambulant verabreicht werden kann. Alternativ werden oft Cefotaxim sowie bei Penicillin-Allergie Doxycyclin gegeben (siehe **Tab. E 6.1**).

Wer soll behandelt werden?
Eine Antibiotikatherapie ist indiziert, wenn eine der folgenden klinischen Konstellationen vorliegt:
- typische klinische Symptome des Bannwarth-Syndroms: intensive, nächtlich betonte radikuläre Schmerzen, lymphozytäre Liquorpleozytose, Paresen (der Extremitäten oder Hirnnerven) nach vorausgegangenem Zeckenstich und/oder Erythema migrans
- lymphozytäre Meningitis mit den anamnestischen Angaben eines Zeckenstichs und/oder Erythema migrans und erhöhtem Serum-Antikörpertiter gegen *B. burgdorferi* und Nachweis einer intrathekalen Borrelien-Antikörperproduktion
- andere entzündliche ZNS-Erkrankung (Liquorpleozytose, Eiweißerhöhung, oligoklonale Gammopathie im Liquor) und Nachweis einer intrathekalen Antikörperproduktion gegen *B. burgdorferi.*

Die Entscheidung für eine Antibiotikatherapie ist schwieriger, wenn bei einem neurologischen Krankheitsbild unklarer Ätiologie erhöhte Antikörpertiter gegen *B. burgdorferi* im Serum, jedoch nicht im Liquor nachgewiesen werden können, und damit der kausale Zusammenhang nicht bestätigt werden kann. Unter der Voraussetzung, daß andere Krankheitsbilder ausgeschlossen wurden, scheint eine Antibiotikatherapie dann gerechtfertigt, wenn erhöhte Serum IgM-Antikörpertiter nachgewiesen wurden oder eine entzündliche lymphozytäre Liquorpleozytose und erhöhte Serum-IgG-Antikörpertiter vorliegen. Eine »Behandlung von erhöhten Antikörpertitern« bei gesunden Personen wird nicht empfohlen.

Therapiekontrolle
Eine Kontroll-Liquorpunktion ist 6 Monate nach der Antibiotikatherapie zu empfehlen. Wie bei der Neurosyphilis ist zu erwarten, daß sich die Liquorpleozytose bei adäquater Behandlung nach 1/2 Jahr zurückbildet. Findet sich noch eine erhöhte Liquorzellzahl, sollte ein erneuter Therapiezyklus mit einem alternativen Antibiotikum durchgeführt werden. Oligoklonale IgG-Banden im Liquor und eine intrathekale Borrelien-spezifische Antikörperproduktion können viele Monate und Jahre nach der Antibiotikatherapie noch nachweisbar sein und gelten nicht als Parameter für eine aktive Erkrankung (Hammers-Berggren et al., 1993). Der Verlauf der Serum-IgG-Antikörpertiter gegen *B. burgdorferi* nach Antibiotikatherapie ist sehr variabel und für die Beurteilung eines Therapieerfolges nicht geeignet. Der Nachweis von unverändert erhöhten Serum-IgG-Antikörpertitern nach Antibiotikatherapie belegt nicht eine persistierende Infektion. Daher sollte der Therapieerfolg aufgrund der Besserung der neurologischen Symptomatik und der Normalisierung der Liquor-Pleozytose beurteilt werden.

Jarisch-Herxheimer-Reaktionen
Innerhalb der ersten 3 Tage nach Beginn der Antibiotikatherapie kann bei etwa 10 % der Patienten mit einem Bannwarth-Syndrom eine Jarisch-Herxheimer-Reaktion mit Zunahme der radikulären Schmerzen oder Kopfschmerzen, Übelkeit, Erbrechen und leichtem Fieber beobachtet werden (Pfister et al., 1989b). Kortikosteroide konnten die Jarisch-Herxheimer-Reaktionen nicht verhindern (Pfister et al., 1988).

Probleme und offene Fragen in der Therapie der Lyme-Neuroborreliose:

1. Die Beurteilung des Therapieeffektes wird bei der Lyme-Neuroborreliose des klinischen Stadiums 2 durch den günstigen Spontanverlauf erschwert (Kristoferitsch et al., 1986; Krüger et al., 1989; Pfister et al., 1994).
2. Prospektive Therapiestudien mit höheren Patientenzahlen sind erforderlich, um kleine Unterschiede zwischen verschiedenen Therapieregimen nachzuweisen.
3. Die optimale Behandlungsdauer ist noch nicht bekannt. Die bisher empfohlene Therapiedauer von 10 bis 14 Tagen wurde willkürlich gewählt (Steere et al., 1983; Dattwyler et al., 1988; Pfister et al., 1989b). Die Beobachtung einer Erregerpersistenz im Liquor nach einer 10-tägigen Ceftriaxonbehandlung legt nahe, daß länger als 10 Tage behandelt werden sollte (Preac-Mursic et al., 1989). Überwiegend wird derzeit eine Behandlung über einen Zeitraum von 14 bis 21 Tagen empfohlen (Pfister et al., 1994). Es gibt keine Studien, die zeigen, daß eine längere Therapiedauer zu günstigeren klinischen Ergebnissen führt. Auch gibt es keine gesicherten Daten, die die Überlegenheit einer Antibiotika-Pulstherapie im Vergleich zur Standard-Antibiotikatherapie belegen. Prospektive Langzeituntersuchungen sind notwendig, um die definitive Anzahl von Spätkomplikationen oder Rezidiven nach einer Antibiotikatherapie zu erfassen.

Prophylaxe
In tierexperimentellen Untersuchungen waren aktive und passive Immunisierungsversuche erfolgreich (Preac-Mursic et al., 1992; Schaible et al.,

1993). Für die Lyme-Borreliose steht bisher keine Impfung zur Verfügung. Derzeit wird in den USA die Wirksamkeit eines OspA-Impfstoffes in einer großen Placebo-kontrollierten Studie untersucht (die Ergebnisse liegen derzeit noch nicht vor). Die immunologische Heterogenität europäischer *B.burgdorferi*-Stämme muß bei der Impfstoffentwicklung in Europa berücksichtigt werden (Wormser, 1995). Bisherige Untersuchungen legen nahe, daß eine wirksame Vakzine sowohl OspA als auch OspC enthalten sollte, zumal *B. burgdorferi* in der Expression dieser Proteine variabel ist. Im Falle eines Zeckenstiches muß die Zecke zur Verminderung des Infektionsrisikos möglichst rasch entfernt werden. Bei der Entfernung der Zecke innerhalb von 24-Stunden nach Beginn des Saugaktes scheint das Risiko einer Borrelien-Übertragung sehr gering zu sein (Piesman, 1993). Die Entfernung der Zecke erfolgt mittels Pinzette (oder Skalpell). Öl, Klebstoff oder Nagellack sollten nicht verwendet werden (Weber und Pfister, 1994). Anschließend sollte die Stichstelle desinfiziert werden. Eine prophylaktische Antibiotikatherapie ist nicht empfehlenswert, da das Risiko einer klinisch manifesten Infektion nach Zeckenstich vermutlich sehr gering ist (< 1 %).

E 6.2. Leptospirose

Klinik und Verlauf

Die Leptospirose (Erreger: *Leptospira interrogans* mit zahlreichen Serotypen, z. B. *Leptospira icterohaemorrhagiae, Leptospira canicola*) wird vorwiegend in Südostasien, im mittleren Osten, in Afrika, und in Mittel- und Südamerika beobachtet. Erregerreservoir sind Ratten, Mäuse, und Haustiere wie Hunde, Schweine und Rinder, die die Erreger im Urin ausscheiden. Der Mensch infiziert sich durch Kontakt mit kontaminiertem Wasser. Exponiert sind daher alle in der Landwirtschaft tätigen Personen sowie andere Berufsgruppen wie Bergleute, Kanalarbeiter, Metzger und Schlachthausarbeiter (Ferguson, 1993).

Mehr als 90 % der Fälle einer Leptospirose verlaufen als milde anikterische fieberhafte Erkrankung. Nach einer Inkubationszeit von durchschnittlich 10 Tagen (2 bis 26 Tage) verläuft die Krankheit typischerweise biphasisch. In der ersten Phase (leptospirämische Phase), die etwa 4 bis 7 Tage dauert, finden sich uncharakteristische Allgemeinsymptome wie Fieber, Schüttelfrost, Kopfschmerzen, gastrointestinale Beschwerden und Myalgien; als typisch gilt das Auftreten konjunktivaler Blutungen (33 bis 85 % der Patienten). Nach einem afebrilen Intervall von 1 bis 3 Tagen folgt die zweite Krankheitsphase (leptospirurische Phase oder Immunphase). Die häufigste Komplikation in dieser Phase ist eine lymphozytäre Meningitis (bis 1 500/3 Zellen/μl, mäßiggradige Eiweißerhöhung). Entzündliche Liquorveränderungen finden sich bei 70–90 % der Patienten; allerdings bleibt etwa die Hälfte klinisch asymptomatisch (Schmidt et al., 1989; Sperber und Schleupner, 1989). Sehr selten manifestiert sich die Krankheit in diesem Stadium als Enzephalitis, Myelitis, Polyneuritis, Uveitis oder Endokarditis. Der Morbus Weil bezeichnet die schweren ikterischen Verlaufsformen, die etwa 5–10 % aller Fälle einer Leptospirose ausmachen.

Die Diagnose kann durch den Erregernachweis (PCR, direkte Immunfluoreszenz, Kultur) aus Blut und Liquor (leptospirämische Phase) und aus dem Urin (Immunphase) sowie durch serologische Untersuchungen (mindestens 4-facher Titeranstieg im Mikroagglutinationstest; Nachweis der spezifischen Antikörperantwort ca. 8–10 Tage nach Krankheitsbeginn) bestätigt werden (Watt et al., 1988; Sperber und Schleupner, 1989; Merien et al., 1995).

Die Leptospirose heilt überwiegend innerhalb von zwei bis vier Wochen aus; Rezidive sind sehr selten. Prognostisch ungünstig sind ein höheres Lebensalter (> 60 Jahre) und ein schweres klinisches Bild mit Ikterus. Die Letalität liegt unter 10 % (Shpilberg et al., 1990). Die häufigste Todesursache ist ein Multiorganversagen (Leberversagen und akute Tubulusnekrose) (Biegel und Mortensen, 1995).

Therapie

Doxycyclin (200 mg/die p. o.) gilt als Mittel der Wahl (McCalin et al., 1984). Alternativ können Penicillin G (z. B. Penicillin G Hoechst® 4mal 5 Mega /die i. v.) oder Cephalosporine der 3. Generation (z. B. Claforan® 3mal 2 g/die i. v. oder Rocephin® 1mal 2 g/die i. v.) verabreicht werden (Watt et al., 1988; Thangkhiew, 1987). Die empfohlene Therapiedauer liegt bei 7–10 Tagen. Eine positive Beeinflussung des Krankheitsverlaufs scheint nur möglich zu sein, wenn innerhalb der ersten vier Tage nach Krankheitsbeginn mit der Antibiotikatherapie begonnen wird. Einige Stunden nach Beginn der Antibiotikatherapie kann sehr selten eine Jarisch-Herxheimer-artige Reaktion (z. B. Fieber, Schüttelfrost, Kopfschmerzen, Myalgie) auftreten (Watt und Warrel, 1995).

E 6.3. Rückfallfieber

Klinik und Verlauf

Das epidemische *Läuserückfallfieber* (Erreger *B. recurrentis)* kommt vorwiegend in Zentral- und Ostafrika (z. B. Äthiopien) und Südamerika vor (Sundnes, 1993). Das durch verschiedene Borrelienarten (z. B. *B. duttoni)* verursachte endemische *Zeckenrückfallfieber* wird besonders in Afrika, Mittelamerika und im Nahen Osten bis Indien beobachtet und durch Lederzecken übertragen (Spach et al., 1993; Colebunders et al., 1993).

Nach einer Inkubationszeit von etwa sieben Tagen (Spanne 4–18 Tage) beginnt die Erkrankung akut mit hohem Fieber (39–40 °C), Kopfschmerzen, Schläfrigkeit, Lichtscheu, Myalgie, Arthralgie und Husten. Fakultative Begleitsymptome sind Exanthem, Hepatosplenomegalie, Lymphadenopathie, Ikterus und Iridozyklitis; neurologische Manifestationen in Form einer Meningitis, Neuritis, seltener einer Enzephalitis oder Myelitis werden in 10–30 % der Fälle beobachtet. Der Liquor zeigt eine geringgradige lymphozytäre Pleozytose (50–2 000/3 Zellen/µl) und Eiweißerhöhung. Im Liquor gelingt der Erregernachweis in etwa 10 % der Fälle. Die Diagnose kann während der Fieber-Attacke durch den Nachweis von Borrelien im Blut (Giemsafärbung, Dunkelfeldmikroskop) bestätigt werden.

Die erste Fieberepisode endet abrupt nach drei bis sechs Tagen mit der Gefahr des Blutdruckabfalls und Schocks. Nach einem fieberfreien Intervall von 8 Tagen (Spanne 3–36 Tage) folgt ein Rezidiv. Dauer und Intensität der Symptome nehmen mit jedem Rezidiv ab. Das Läuserückfallfieber hat typischerweise ein Rezidiv, während beim Zeckenrückfallfieber mehrere Rezidive (durchschnittlich drei) vorkommen.

Bei 95 % der behandelten Patienten heilt das Rückfallfieber mit einer Restitutio ad integrum aus. Die Letalität der unbehandelten Patienten mit einem Läuserückfallfieber liegt bei 40 %, beim Zeckenrückfallfieber bei 5 %. Häufigste Todesursachen sind Myokarditis, Schock und Leberversagen.

Wichtigste Differentialdiagnosen sind während der initialen Fieberepisode: Malaria, Typhus, Brucellose, 5-Tage-Fieber, Leptospirose und Dengue-Fieber.

Therapie

Tetracycline gelten als Mittel der Wahl (z. B. Doxycyclin); in seltenen Fällen wurden allerdings Therapieversager berichtet (Liles und Spach, 1993). Alternativ wird Erythromycin (4 x 500 mg/die p. o.) eingesetzt. Wenige Stunden nach Therapiebeginn kann es bei bis zu 50 % der Patienten zu einer Jarisch-Herxheimer-Reaktion (z. B. Fieber, Schüttelfrost, Tachykardie, Blutdruckabfall) kommen (Seboxa und Rahlenbeck, 1995). Die Jarisch-Herxheimer-Reaktion scheint mit der Freisetzung von Zytokinen und endogenen Opioiden assoziiert zu sein (Teklu et al., 1983; Negussie et al., 1992). Um das Ausmaß der Jarisch-Herxheimer-Reaktion zu reduzieren, werden niedrige initiale Antibiotikadosen (z. B. 100 000 U Procain-Penicillin) empfohlen (Seboxa und Rahlenbeck, 1995).

Literatur

Aberer E, Brunner C, Suchanek G, Klade H, Barbour A, Stanek G, Lassmann H (1989) Molecular mimicry and Lyme borreliosis: a shared antigenic determinant between *Borrelia burgdorferi* and human tissue. Ann Neurol 26: 732–737

Ackermann R, Gollmer E, Rehse-Küpper B (1985) Progressive Borrelien- Enzephalomyelitis. Dtsch med Wschr 110: 1039–1042

Bannwarth A (1941) Chronische lymphozytäre Meningitis, entzündliche Polyneuritis und Rheumatismus. Arch Psychiat Nervenkr 113: 284–376

Baranton G, Postic D, Girons IS, Boerlin P, Piffaretti JC, Assous M, Grimont PAD (1992) Delineation of *Borrelia burgdorferi* sensu stricto, *Borrelia garinii* sp. nov., and group VS461 associated with Lyme borreliosis. Int J Syst Bacteriol 42: 378–383

Benach JL, Garcia Monco JC (1992) Aspects of the pathogenesis of neuroborreliosis. In: Schutzer SE (Hrsg.) Lyme Disease: Molecular and Immunologic Approaches. Cold Spring Harbor Laboratory Press, 1–10

Biegel E, Mortensen H (1995) Leptospirosis. Ugeskr-Laeger 157: 153–157

Burgdorfer W, Barbour AG , Hayes SF, Benach JL, JP Davis Grunwaldt (1982) Lyme-disease- a tick borne spirochetosis? Science 216: 1317–1319

Colebunders R, DeSerrano P, van Gompel A, Wynants H, Blot K, van den Enden E, van den Ende J (1993) Imported relapsing fever in European tourists. Scand J Infect Dis 25: 533–536

Comstock LE, Thomas DD (1989) Penetration of endothelial cell monolayers by *Borrelia burgdorferi.* Infect Immun 57: 1626–28

Coyle PK (1995) Neurological Lyme disease: Is there a true animal model? Ann Neurol 38: 560–562

Dam van AP, Kupier H, Vos K, Widjojokusumo A, Jongh de BM, Spanjaard L, Ramselaar ACP, Kramer MD, Dankert J (1993) Different genospecies of *Borrelia burgdorferi* are associated with distinct clinical manifestations of Lyme borreliosis. Clin Infect Dis 17: 708–17

Dattwyler RJ, Halperin JJ, Volkman DJ, Luft BJ (1988) Treatment of late Lyme borreliosis- randomised comparison of ceftriaxone and penicillin. Lancet ii:1191–1194

Ferguson IR (1993) Leptospirosis surveillance: 1990–1992. Commun Dis Rep CDR Rev 3: R 47–48.

Garcia-Monco JC, Villar BF, Alen JC, Benach JL (1990) *Borrelia burgdorferi* in the central nervous system: experimental and clinical evidence for early invasion. J Infect Dis 161: 1187–93

Halperin J, Luft BJ, Volkman DJ, Dattwyler RJ (1990) Lyme Neuroborreliosis. Peripheral nervous system manifestations. Brain 113: 1207–1221

Halperin JJ (1995) Neuroborreliosis. Am J Med 37: 131–140

Halperin JJ, Logigian EL, Finkel MF, Pearl RA (1996) Practice parameters for the diagnosis of patients with nervous system Lyme borreliosis (Lyme disease). Neurology 46: 619–627

Hammers-Berggren S, Hansen K, Lebech AM, Karlsson M (1993) *Borrelia burgdorferi*-specific intrathecal antibody production in neuroborreliosis: A follow-up study. Neurology 43: 169–175

Hassler D, Zöller L, Haude M, Hufnagel HD, Heinrich F, Sonntag HG (1990) Cefotaxime versus penicillin in the late stage of Lyme disease – prospective, randomized therapeutic study. Infection 18: 16–20

Herzer, P (1993) Clinical features of Lyme borreliosis: joint manifestations. In: Weber K, Burgdorfer W (Hrsg.) Aspects of Lyme borreliosis. Springer, Berlin, 168–184

Hopf HC (1975) Peripheral neuropathy in acrodermatitis chronica atrophicans (Herxheimer). J Neurol Neurosurg, Psychiat 38: 452–458

Karlsson M, Hammers-Berggren S, Lindquist L, Stiernstedt G, Svenungsson B (1994) Comparison of intravenous penicillin G and oral doxycycline for treatment of Lyme neuroborreliosis. Neurology 44: 1203–1207

Klempner MS, Noring R, Rogers R (1993) Invasion of human skin fibroblasts by the Lyme disease spirochete, *Borrelia burgdorferi*. J Infect Dis 167: 1074–81

Kohlhepp W, Oschmann P, Mertens HG (1989) Treatment of Lyme borreliosis. Randomized comparison of doxycycline and penicillin G. J Neurol 236: 464–469

Kristoferitsch W, Baumhackl U, Sluga E, Stanek G, Zeiler K (1986) High dose penicillin in meningopolyneuritis Garin-Bujadoux-Bannwarth. Zbl Bakt Hyg A 263:357–364

Kristoferitsch W (1989) Neuropathien bei Lyme-Borreliose. Springer Verlag, Wien, New York,

Krüger H, Reuss K, Pulz M, Rohrbach E, Pflughaupt KW, Martin R, Mertens HG (1989) Meningoradiculitis and encephalomyelitis due to *Borrelia burgdorferi* : a follow-up study of 72 patients over 27 years. J Neurol 236: 322–328

Liles WC, Spach DH (1993) Late relapse of tick-borne relapsing fever following treatment with doxycycline. West J Med 158: 200

Logigian EL, Kaplan RF, Steere AC (1990) Chronic neurologic manifestations of Lyme disease. N Engl J Med 323: 1438–1444

Magnarelli LA, JF Anderson, AG Barbour (1986) The etiologic agent of Lyme disease in deer flies, horse flies, and mosquitoes. J Infect Dis 154: 355–357

Marcus LC, Steere AC, Duray PH, Anderson AE, Mahoney EB (1985) Fatal pancarditis in a patient with coexistent Lyme disease and babesiosis. Ann Intern Med 103: 374–376

Martin R, Ortlauf J, Sticht-Groh V, Bogdahn U, Goldmann SF, Mertens HG (1988) *Borrelia burgdorferi*-specific and autoreactive T-cell lines from cerebrospinal fluid in Lyme radiculomyelitis. Ann Neurol 24: 509–516

May EF, Jabbari B (1990) Stroke in Neuroborreliosis. Stroke 21: 1232–1235

McAlister HF, PT Klementowicz, C Andrews, JD Fisher, M Feld, S Furman (1989) Lyme carditis: an important cause of reversible heart block. Ann Intern Med 110: 339–345

McCalin BL, Ballou WR, Harrison SM, Steinweg DL (1984) Doxycycline therapy for leptospirosis. Ann Intern Med 100: 696–698

Meier C, Grehl H (1988) Vaskulitische Neuropathie bei Garin-Bujadoux-Bannwarth-Syndrom. Dtsch med Wschr 113: 135–138

Merien F, Baranton G, Perolat P (1995) Comparison of polymerase chain reaction with microagglutinationtest and culture for diagnosis of leptospirosis. J Infect Dis 172: 281–285

Müllegger RR, Milner MM, Stanek G, Spork KD (1991) Penicillin sodium and ceftriaxone in the treatment of neuroborreliosis in children – a prospective study. Infection 19: 279–283.

Münchhoff P, Wilske B, Preac-Mursic V, Schierz G (1986) Antibodies against *Borrelia burgdorferi* in Bavarian forest workers. Zbl Bakt Hyg A 263: 412–419

Negussie Y, Remick DG, DeForge LE, Kunkel SL, Eynon A, Griffin GE (1992) Detection of plasma tumor necrosis factor, interleukin-6, and -8 during the Jarisch-Herxheimer-reaction of relapsing fever. J Exp Med 175: 1207–1212

Olsén B, Jaenson TGT, Noppa L, Bunikis J, Bergström SA (1993) Lyme borreliosis cycle in seabirds and *Ixodes uriae* ticks. Nature 362: 340–42.

Pfister HW (1993) Catatonic syndrome in acute severe encephalitis due to *Borrelia burgdorferi* infection. Neurology 43: 433–435

Pfister HW, Einhäupl KM, Franz P, Garner C (1988) Corticosteroids for radicular pain in Bannwarth's syndrome. A double-blind, randomized, placebo-controlled trial. Ann NY Acad Sci 539: 485–487

Pfister HW, Preac-Mursic V, Wilske B, Einhäupl KM, Weinberger K. (1989a) Latent Lyme neuroborreliosis: Presence of *Borrelia burgdorferi* in the cerebrospinal fluid without concurrent inflammatory signs. Neurology 39: 1118–1120

Pfister HW, Preac-Mursic V, Wilske B, Einhäupl KM (1989b) Cefotaxime versus Penicillin G for acute neurological manifestations in Lyme borreliosis: a prospective randomized study. Arch Neurol 46: 1190–1193

Pfister HW, Preac-Mursic V, Wilske B, Schielke E, Sörgel F, Einhäupl KM (1991) Randomized comparison of ceftriaxone and cefotaxime in Lyme-neuroborreliosis. J Infect Dis 163: 311–318

Pfister HW, Kristoferitsch W, Meier C (1993) Early neurological involvement (Bannwarth's syndrome). In: Weber K, Burgdorfer W (Hrsg.) Aspects of Lyme Borreliosis. Springer, Berlin, 152–167

Pfister HW, Wilske B, Weber K (1994). Lyme Borreliosis: basic science and clinical aspects. Lancet 343: 1013–1016

Piesman, J (1993). Dynamics of *Borrelia burgdorferi* transmission by nymphal *Ixodes dammini* ticks. J Infect Dis 167: 1082–85

Preac-Mursic V, Weber K, Pfister HW, Wilske B, Gross B, Baumann A, Prokop J (1989) Survival of *Borrelia burgdorferi* in antibiotically treated patients with Lyme borreliosis. Infection 17:355–359

Preac-Mursic V, Wilske B, Patsouris E, Jauris S, Will G, Soutschek E, Reinhardt S, Lehnert G, Klockmann U, Mehraein P (1992) Active immunization with pC protein of *Borrelia burgdorferi* protects gerbils against *Borrelia burgdorferi.* Infection 20: 342–349

Reimers CD, Pongratz DE, Neubert U, Pilz A, Hübner G, Naegele M, Wilske B, Duray PH, DeKoning J (1989) Myositis caused by *Borrelia burgdorferi.* Report of 4 cases. J Neurol Sci 91: 215–226

Schaible UE, Wallich R, Kramer MD, Gern L, Anderson JF, Museteanu C, Simon MM (1993) Immune sera to individual *Borrelia burgdorferi* isolates or recombinant OspA thereof protect SCID mice against infection with homologous strains but only partially or not at all against those of different OspA/OspB genotype. Vaccine 11: 1049–1054

Schmidt DR, Winn RE, Keefe TJ (1989) Leptospirosis. Arch Intern Med 149:1878–1880

Schmutzhard E, Willeit J, Gerstenbrand F (1986) Meningopolyneuritis Bannwarth with focal nodular myositis. Klin Wochenschr 64:1204–1208

Seboxa T, Rahlenbeck SI (1995) Treatment of louse-borne relapsing fever with low dose penicillin or tetracycline: a clinical trial. Scand J Infect Dis 27: 29–31

Shpilberg O, Shaked Y, Mair MK, Samra D, Samra Y (1990) Long term follow-up after leptospirosis. South Med J 83: 405–407

Spach DH, Liles WC, Campbell GL, Quick RE, Anderson Jr DE, Fritsche TR (1993) Tick-borne diseases in the United States. N Engl J Med 329: 936–947

Sperber SJ, Schleupner CJ (1989) Leptospirosis: a forgotten cause of aseptic meningitis and multisystem febrile illness. South Med J 82: 1286–1288

Steere AC, Pachner AR, Malawista SE (1983) Neurologic abnormalities of Lyme disease: successful treatment with high-dose intravenous penicillin. Ann Intern Med 99: 767–772

Steere AC (1989) Lyme Disease. New Engl J Med 321: 586–596

Stiernstedt GT, Sköldenberg BR, Garde A, Kolmodin G, Jörbeck H, Svenungsson B, Carlström A (1986) Clinical manifestations of borrelia infections of the nervous system. Zbl Bakt Hyg A 263: 289–296

Sundnes KO (1993) Epidemic of louse-borne relapsing fever in Ethiopia. Lancet 342: 1213–1215.

Tatro JB, Romero LI, Beasley D, Steere AC, Reichlin S (1994) *Borrelia burgdorferi* and *Escherichia coli* lipopolysaccharides induce nitric oxide and Interleukin-6 production in cultured brain cells. J Infect Dis 169: 1014–1022

Teklu B, Habte-Michael A, Varrell DA, White NJ, Wright DJ (1983) Meptazinol diminishes the Jarisch-Herxheimer-reaction of relapsing fever. Lancet i: 835–839.

Thangkhiew I (1987) Cefotaxime for therapy of acute leptospirosis (letter). Antimicrob Agents Chemother 31: 1656

Watt G, Tuazon MA, Santiago E (1988) Placebo-controlled trial of intravenous penicillin for severe and late leptospirosis. Lancet i:433–435

Watt G, Warrel DA (1995) Leptospirosis and the Jarisch-Herxheimer reaction. Clin Infect Dis 20: 1437–1438

Weber, K., Pfister, H. W., Reimers CD (1993) Clinical features of Lyme borreliosis: clinical overview. In: Weber K, Burgdorfer W (Hrsg.) Aspects of Lyme borreliosis. Springer, Berlin, 93–104.

Weber K, Pfister HW (1994). Clinical management of Lyme borreliosis. Lancet 343: 1017–1020.

Weller M, Stevens A, Sommer N, Wiethölter H, Dichgans J (1991) Cerebrospinal fluid interleukins, immunoglobulins, and fibronectin in neuroborreliosis. Arch Neurol 48: 837–841

Wilske B, Schierz G, Preac-Mursic V, v Busch K, Kühbeck R, Pfister HW, Einhäupl K (1986) Intrathecal production of specific antibodies against *Borrelia burgdorferi* in patients with lymphocytic meningoradiculitis (Bannwarth's syndrome). J Infect Dis 153: 304–314

Wilske B, Steinhuber R, Bergmeister H, Fingerle V, Schierz G, Preac-Mursic V, Vanek E, Lorbeer B (1987) Lyme-Borreliose in Süddeutschland. Dtsch Med Wschr 112: 1730–1736

Wilske B, Preac-Mursic V, Göbel UB, Graf B, Jauris S, Soutschek E, Schwab E, Zumstein G (1993a) An OspA serotyping system for *Borrelia burgdorferi* based on reactivity with monoclonal antibodies and OspA sequence analysis. J Clin Microbiol 31: 340–350

Wilske B, Fingerle V, Herzer P, Hofmann A, Lehnert G, Peters H, Pfister HW, Preac-Mursic V, Soutschek E and Weber K (1993b) Recombinant immunoblot in the serodiagnosis of Lyme-borreliosis. Comparison with indirect immunofluorescence and enzyme-linked immunosorbent assay. Med Microbiol Immunol 182: 255–270

Wilske B, Preac-Mursic V (1993) Microbiological diagnosis of Lyme borreliosis. In: Weber K, Burgdorfer W (Hrsg.) Aspects of Lyme borreliosis. Springer, Berlin, 267–300

Wilske B, Pfister HW (1995) Lyme borreliosis research. Curr Opin Infect Dis 8: 137–144

Wormser GP (1995) Prospects for a vaccine to prevent Lyme disease in humans. Clin Infect Dis 21: 1267–1274

E 7. Parasitosen

von *M. Rösener**

E 7.1. Erkrankungen durch Protozoen

E 7.1.1. Toxoplasmose des ZNS

Klinik und Verlauf

Die Durchseuchung der Bevölkerung im deutschsprachigen Raum mit *Toxoplasma gondii,* dem Erreger der weltweit verbreiteten Toxoplasmose, beträgt 50–90 %. Die Infektion erfolgt nach Aufnahme des Erregers mit der Nahrung (z. B. rohes oder unzureichend gegartes Fleisch). Transplazentare Übertragung ist möglich.

Die aufgenommenen Toxoplasmaformen breiten sich nach Penetration der Darmwand hämatogen aus und befallen Muskeln oder auch das Zentralnervensystem. Die akute Toxoplasmainfektion verläuft bei immunkompetenten Patienten in der Regel klinisch inapparent oder mit nur milden Symptomen wie Fieber, Lymphadenopathie und Splenomegalie. Sie heilt innerhalb weniger Monate spontan aus und geht in ein chronisches Latenzstadium über.

Eine schwere Infektion entsteht eher bei immunsupprimierten Patienten (z. B. AIDS, Neoplasma, Organtransplantation). Es handelt sich dabei häufiger um eine reaktivierte latente nur selten um eine neu erworbene Toxoplasmoseinfektion. Manifestationen sind Pneumonie, Myokarditis, Myositis und Chorioretinitis. Eine neurologische Beteiligung kann unterschiedlich verlaufen. Bei einer subakuten bis chronischen Enzephalopathie finden sich Verwirrtheit, Delir, Bewußtseinstrübung bis zum Koma und nur gelegentlich epileptische Anfälle. Eine andere Manifestationsform ist die akute Meningoenzephalitis mit Kopfschmerzen, Nackensteifigkeit, fokalen und generalisierten epileptischen Anfällen bis zum Status epilepticus und Koma. Die häufigste Manifestationsform nimmt meist einen chronischen Velauf. Durch einzelne oder mehrere intrazerebrale Raumforderungen kommt es zu fokalen neurologischen Ausfällen. Eine Kombination dieser drei Verlaufformen ist häufig. Patienten mit AIDS haben häufiger fokale neurologische Ausfälle als Patienten ohne AIDS. Die Toxoplasmose ist die häufigste opportunistische ZNS Infektion bei Patienten mit AIDS (Navia et al., 1986) (siehe auch Kap. E.9).

In der **Diagnostik** der akuten ZNS Toxoplasmose kommt folgenden Untersuchungen Bedeutung zu:

- Im *kranialen CT und MRI* finden sich multiple (selten solitäre) Raumforderungen. Diese sind hypodens im CT und zeigen ein hyperintenses Signalverhalten auf T2-gewichteten MRI. Sie sind meist im Marklager der Großhirnhemisphären oder in den Stammganglien lokalisiert und nehmen ringförmig Kontrastmittel auf.
- Der *Liquor* zeigt eine inkonstante lymphomonozytäre Pleozytose mit Zellzahlen bis zu mehreren Tausend/µl und meist eine mäßiggradige Eiweißerhöhung. Der Liquordruck kann deutlich erhöht sein, die Liquorglucose ist meist normal oder gering erniedrigt. Der mikroskopische Nachweis von *Toxoplasma gondii* mittels Giemsa-Färbung des zentrifugierten Liquors oder die Isolation in Gewebekultur ist selten erfolgreich.
- Der diagnostische Wert von *serologischen Untersuchungen* (z. B. Komplementfixation, Sabin-Feldman-Test, indirekter Immunfluoreszenz-Test, Hämagglutination) ist meist gering, weil die Durchseuchung der Bevölkerung hoch und das Ausbleiben eines Antikörpertiteranstiegs bei abwehrgeschwächten Patienten häufig ist.
- Die histologische und immunhistochemische Untersuchung stereotaktischer *Hirnbiopsien* kann bei diagnostisch unergiebiger Serologie und Liquorbefund und leicht zugänglicher Läsion erwogen werden. Bei Patienten mit AIDS sollte die Hirnbiopsie erst dann erwogen werden, wenn die Toxoplasmose-Therapie nach zwei Wochen keine klinische oder radiologische Besserung gezeigt hat.

In die differentialdiagnostischen Überlegungen müssen Herpes-simplex-Enzephalitis, Lues, Ebstein-Barr-, und Zytomegalievirus-Infektion, Pilzenzephalitis, bakterieller Hirnabszeß, Tuberkulose, progressive multifokale Leukenzephalopathie und Tumorerkrankungen (z. B. Lymphom) einbezogen werden.

Die **konnatale Toxoplasmose** als Folge einer Erstinfektion der Mutter während der Schwangerschaft führt bei etwa 40 % der Säuglinge zu klinisch manifesten Symptomen wie Chorioretinitis (70 %), Mikrozephalie (20 %), disseminierte intrakranielle Verkalkungen (35 %), Hydrocephalus occlusus (20 %) und Epilepsie (30–40 %). Daneben kommen Anämie, Exanthem, Pneumonie

* Autoren dieses Kap. in der 2. Auflage: Horst Wiethölter und Hans Walter Pfister

und Hepatosplenomegalie mit Ikterus vor (Frenkel, 1985).
Die **Prognose** der konnatalen Toxoplasmose ist schlecht, mehr als 50 % der betroffenen Säuglinge sterben innerhalb weniger Wochen nach der Geburt. Überlebende haben meist schwere Defekt-Syndrome in Form von psychomotorischer und mentaler Retardierung, Epilepsie, spastischen Lähmungen, Taubheit und Visusstörungen.
Die meisten erworbenen Infektionen bei immunkompetenten Patienten sind selbstlimitierend und erfordern keine Therapie. Die schweren erworbenen oder reaktivierten Infektionen, die meist bei Immunsupprimierten auftreten, verlaufen häufig tödlich, auch wenn initial 80–90 % der Patienten auf die Toxoplasmose-Therapie klinisch und radiologisch ansprechen.

Therapie
Therapie der Wahl der ZNS-Toxoplasmose ist die Kombination von Pyrimethamin (Daraprim®, Pyrimethamin-Heyl®) mit Sulfadiazin (Sulfadiazin-Heyl®). Spiramycin (Rovamycine®, Selectomycin®) ist weniger aktiv, aber auch weniger toxisch als die Kombination von Pyrimethamin und Sulfadiazin und daher als Therapie der zweiten Wahl anzusehen. Das Risiko einer Pyrimethamin-induzierten dosisabhängigen Knochenmarksschädigung wird durch gleichzeitige Verabreichung von Folinsäure (z. B. Leucovorin®, Rescuvorin®) vermindert. Anders als Folsäure verhindert Folinsäure die Wirkung von Pyrimethamin auf *Toxoplasma gondii* nicht. Die optimale Dauer der spezifischen Therapie ist noch unklar. Um Rezidive zu vermeiden, sollte die Therapie bei immunkompetenten Patienten mindestens 4–6 Wochen nach Rückbildung der klinischen Symptome und radiologischen Veränderungen fortgeführt werden. Patienten mit fortbestehender Immunschwäche einschließlich AIDS werden lebenslang behandelt. Gegebenenfalls kann auf eine reduzierte Erhaltungsdosis von 50 mg Pyrimethamin und 1 000 mg Sulfadoxin (2 Tabletten Fansidar®) pro Woche übergegangen werden. Neugeborene mit einer konnatalen Toxoplasmose sollten 6–12 Monate behandelt werden, um ein Fortschreiten der Erkrankung zu verhindern (Couvreur und Desmonts, 1988; McCabe und Oster, 1989). Schwangere mit akuter Toxoplasmainfektion werden bis zur Geburt behandelt, um das Risiko einer fetalen Infektion zu minimieren. Dabei sollte einer Monotherapie mit Spiramycin der Vorzug gegeben werden, weil Pyrimethamin während der Schwangerschaft kontraindiziert ist. Dosierungsempfehlungen finden sich in **Tab. E 7.1.**

Tab. E 7.1: Therapie der Toxoplasmose

1. **Therapie der akuten Toxoplasmose der ZNS:**
   - Pyrimethamin: 100–200 mg/Tag für 2 Tage, dann 25–50 mg/Tag in Kombination mit
   - Sulfadiazin: 75–100 mg/kg/Tag in 4 Dosen und
   - Folinsäure: 5–15 mg/Tag

   Therapiedauer: mind. 4–6 Wochen nach Rückbildung der Symptomatik, bei AIDS lebenslang.
2. **Therapie Schwangerer mit akuter Toxoplasma-Infektion:**
   - Spiramycin: 2–3 g/Tag in 4 Dosen für 3 Wochen
   - Therapiepause: für 2 Wochen

   alternierend bis zur Geburt.

E 7.1.2. Zerebrale Malaria

Klinik und Verlauf
Die Malaria betrifft etwa 300 Millionen Menschen weltweit. Sie kommt in Asien, in Afrika südlich der Sahara, im Mittleren Osten, in Zentral- und Südamerika vor. Etwa 1–3 % der Patienten mit Malaria tropica (Erreger: *Plasmodium falciparum*) entwickeln eine zerebrale Malaria. Besonders bisher nicht exponierte Personen (Kinder, Reisende), Schwangere und Immunsupprimierte haben ein erhöhtes Risiko für einen schweren Verlauf. Die neurologischen Symptome entwickeln sich einige Tage bis zwei Wochen nach der klinischen Erstmanifestation. Eine wesentliche pathogenetische Rolle in der Entstehung neurologischer Symptome spielt der Verschluß von Kapillaren und Venolen in Groß- und Kleinhirn durch parasitenbeladene Erythrozyten. Die dadurch bedingte Störung der Mikrozirkulation führt zu Hirnödem und petechialen Blutungen (Sein et al., 1993). Zusätzlich kommt es zur Ausschüttung toxischer Substanzen wie TNF-α, Sauerstoff-Radikalen und NO (Grau et al., 1989; Thumwood et al., 1989; Kwiatkowski et al., 1990). Das Erscheinungsbild der zerebralen Malaria ist vielfältig. Es umfaßt Somnolenz bis Koma, Verwirrtheit, epileptische Anfälle, akute Psychosen, Bewegungsstörungen wie Chorea, Myoklonien und Tremor, fokale neurologische Ausfälle wie Hemiparese, Meningismus und retinale Einblutungen (bei 15 % der Patienten). Häufig und insbesondere bei Schwangeren findet sich eine Hypoglykämie. Sie ist möglicherweise durch den Glukosebedarf der Parasiten, die verminderte Aufnahme von Glucose im Darm oder die durch Chinin bedingte Hyperinsulinämie verursacht (Anderson, 1993). Schwer betroffene Patienten können außerdem eine akute tubuläre Nekrose, ein ARDS (acute respiratory distress syndrome) oder eine disseminierte intravasale Gerinnung entwickeln. Eine gramnegative Sepsis kann die Erkrankung komplizieren. Der Liquor ist in der Regel unauffällig und zeigt nur selten eine geringradige Zellzahl- und Eiweißerhöhung. Meist ist auch das craniale CT unauffällig, nur gelegentlich findet sich ein Hirnödem. Die Diagnose wird durch mikroskopische Untersuchung dünner und dicker peripherer Blutausstriche gesichert. Die ringförmigen Trophozoiten sind in der Erythrozyten klar zu sehen (Cook, 1991). In einzelnen Fallberichten wurde über das Vorliegen einer zerebralen Malaria ohne Nachweis von *Plasmodium falciparum* im Blutausstrich berichtet.

Die klinischen Symptome einer zerebralen Malaria entwickeln sich häufig rasch mit Anfällen und fortbestehender Bewußtseinsstörung. Sie können sich allerdings auch subakut innerhalb mehrerer Tage oder sogar über mehrere Wochen nach vermeindlich adäquater Therapie der Malaria entwickeln. Die Letalität zerebraler Malaria beträgt zwischen 5 und 20 % (Brewster et al., 1990), es wurden auch bis zu 50 % angegeben. Sie hängt von der Dauer der Bewußtlosigkeit, der Hypoglykämie und dem Auftreten epileptischer Anfälle ab. Sie ist bei Kindern höher als bei Erwachsenen. Hohe Dichte von Parasiten und niedrige IgG-Antikörper-Titer sind mit einer schlechten Prognose vergesellschaftet (Brasseur et al., 1990). Der Tod tritt meist nach ein bis zwei Wochen ein. Bei den überlebenden Erwachsenen kommt es meist zur kompletten Restitution. Bei den überlebenden Kindern sind Residual-Symptome wie Hirnleistungs- und Verhaltensstörungen, Ataxie, Hemiparese, Aphasie, kortikale Blindheit und Anfallsleiden häufiger (6–12 %). Prädiktoren für neurologische Folgeschäden sind protrahierte Anfälle, lange Bewußtlosigkeit und schwere Anämie (Steele und Baffoe-Bonnie, 1995).

Therapie

Das bei zerebraler Malaria am häufigsten verwendete Medikament ist Chinin (Warrell, 1989). Die empfohlene Dosis beträgt 8–30 mg/kg/Tag Chinin-HCL (Chininum dihydrochloricum »Buchler«®) in drei Dosen als intravenöse Infusion in physiologischer Kochsalzlösung oder Glucose über jeweils 2–8 Stunden. Die Tageshöchstdosis beträgt 1 800 mg Chinin. Um rasch adäquate Serumspiegel zu erreichen kann eine hohe Erstdosis (15–20 mg/kg) erforderlich sein. Diese ist jedoch mit einer höheren Nebenwirkungsrate einschließlich Hypoglykämie verbunden. Andere Nebenwirkungen sind arterielle Hypotonie, Herzrhythmusstörungen, Übelkeit, Erbrechen, Kopfschmerzen, Tinnitus und selten Sehstörungen (Visusminderung, Gesichtsfeldeinengung, Doppelbilder, Farbenfehlsichtigkeit), Agranulozytose, Thrombozytopenie und anaphylaktische Reaktionen. Plasmakonzentrationen von 8 bis 20 mg/l sollten für eine sichere Wirkung erreicht werden. Da bei parenteraler Gabe mit einer höheren Nebenwirkungssrate zu rechnen ist, ist die Umstellung auf orale Gabe so schnell wie möglich anzustreben. Tägliche Kontrolluntersuchungen des Blutausstriches und des »Dicken Tropfens« mit Bestimmung der Parasitendichte sind zur Therapiekontrolle erforderlich. Bei Parasitenpersistenz muß ein Therapieversagen angenommen und ggf. auf eine Kombinationstherapie übergegangen werden. Die Dauer der Therapie beträgt üblicherweise 5–7 Tage. Die Nebenwirkungen begrenzen meist Dauer und Dosis der Chinin-Therapie.

Eine Kombinationstherapie mit Pyrimethamin-Sulfadoxin (Fansidar®), Doxycyclin (Vibramycin®), Clindamycin (Sobelin®), Trimethoprim-Sulfamethoxazol (Bactrim®), Mefloquin (Lariam®) oder Halofantrin (Halfan®) wurde empfohlen (Cook, 1991). Wann eine Kombinationstherapie eingesetzt werden soll, ist noch nicht geklärt. Artemether, ein Derivat des Artemisinin, welches in China aus der traditionellen Medizin »ginghaosu« entwickelt wurde, ist in der Behandlung der zerebralen Malaria von Kindern und Erwachsenen gleich wirksam wie Chinin (Boele van Hensbroek et al., 1996; Hien et al., 1996). Dosierungsempfehlungen zur parenteralen Behandlung der zerebralen Malaria finden sich in **Tab. E 7.2.**

Da Kortikoide den klinischen Krankheitsverlauf nicht verbessern und teilweise sogar ungünstig wirken, sollten sie nicht eingesetzt werden (Hoffman et al., 1988).

In einigen Fällen wurden bei schweren klinischen Verläufen Erfolge mit Blutaustauschtransfusionen berichtet (Looareesuwan et al., 1990). Sie ist angezeigt, wenn im Falle von pulmonalen oder renalen Komplikationen die Parasitenbeladung 20 % oder ohne systemische Komplikationen 50 % übersteigt. Antiepileptika, Glucoseinfusionen bei Hypoglykämie, Natriumbicarbonat bei metabolischer Azidose oder Dialyse werden je nach klinischer Notwendikeit zusätzlich angewandt.

Tab. E 7.2: Empfohlene Dosierungen zur Behandlung der zerebralen Malaria bei Erwachsenen und Kindern

Substanz	Parenterale Behandlung der zerebralen Malaria
Nicht-resistente Malaria	
Cloroquin	10 mg Base/kg als Dauerinfusion über 8 h, dann 15 mg Base/kg über 24 h, oder 3,5 mg Base/kg i. m. oder s. c. alle 6 h (Gesamtdosis 25 mg Base/kg)
Resistente Malaria	
Chinin	20 mg des Dihydrochloridsalzes/kg als Dauerinfusion über 4 h, dann 10 mg/kg über 2–8 h alle 8 h, oder 7 mgf/kg über 30 Min, dann 10 mg/kg über 4 h
Artemether	3,2 mg/kg i. m., dann 1,6 mg/kg/Tag; darf nicht i. v. gegeben werden.

Prophylaxe

Wichtig bleibt eine sachgemäße Prophylaxe für alle, die in mögliche Endemiegebiete fahren. Vor allem kann die konsequente Anwendung von Maßnahmen zur Vermeidung von Insektenstichen das Malariarisiko erheblich verringern. Die Wahl der Chemoprophylaxe (z. B. Chloroquin-Base (Resochin®) 300 mg/Woche, Proguanil (Paludrine®) 2 × 100 mg/Tag, Mefloquin (Lariam®) 250 mg/Woche) hängt von dem Reiseziel und der lokalen Resistenzsituation ab (Burchard et al., 1996). Die Prophylaxe sollte eine Woche vor der Einreise in das Endemiegebiet begonnen werden und 4–6 Wochen nach der Ausreise fortgeführt werden.

Eine Impfung gegen die *Plasmodium falciparum* Malaria steht noch nicht zur Verfügung. Eine erste Untersuchung der Impfung mit einem rekombinanten Circumsporozoiten Protein rechtfertigen jedoch größer angelegte Studien in den nächsten Jahren (Stoute et al., 1997).

E 7.1.3. Sekundäre zerebrale Amöbiasis (Infektion mit *Entamoeba histolytica*)

Klinik und Verlauf

Die in tropischen und subtropischen Gebieten vorkommende Amöbenruhr wird durch orale Aufnahme infektiöser Zysten von *Entamoeba histolytica* mit kontaminiertem Wasser und Nahrungsmitteln verursacht. Extraintestinale Manifestationen entstehen hämatogen und betreffen die Leber (90 %) und die Lunge (10–20 %). In 5–10 % dieser Fälle folgt innerhalb weniger Monate eine hämatogene Aussaat ins Gehirn mit der Entwicklung von meist multiplen, vorwiegend frontal und in den Stammganglien lokalisierten Hirnabszessen (Bia und Barry, 1986).

Die Diagnose der zerebralen Amöbiasis wird durch serologische Untersuchungen (indirekter Hämagglutinations-Test, indirekter Immunfluoreszenz-Test, ELISA) und den sonographischen bzw. CT Nachweis von hepatischen Manifestationen (95 %) gestellt. Die Patienten leiden meist an abdominellen und thorakalen Schmerzen sowie Dyspnoe als Folge der Leber- und Lungenbeteiligung (Campbell, 1993). In die Differentialdiagnose sollte ein Hirnabszeß durch Bakterien einschließlich Mykobakterien oder Pilze und die zerebrale Toxoplasmose eingeschlossen werden.

Als Komplikation der Abszesse kann sich eine eitrige Meningitis entwickeln. Das neurologische Bild entsteht innerhalb weniger Stunden bis Tage. Die Krankheitsdauer vom Auftreten der ersten neurologischen Symptome bis zum Tod beträgt in den meisten Fällen nur 10–15 Tage (Patterson et al., 1990). Die Letalität der unbehandelten zerebralen Amöbiasis beträgt mehr als 90 %. Todesursache ist meist die Hirndrucksteigerung mit transtentorieller Herniation. Die kombinierte neurochirurgische und medikamentöse Therapie hat zu vollständigen Remissionen geführt (Shah et al., 1994).

Therapie

Die zerebrale Amöbiasis wird bei Erwachsenen mit Metronidazol (Clont®) 2–3 g/Tag in 3 Einzeldosen oral oder ggf. i.v. behandelt. Bei Unwirksamkeit kann Chloroquin (Resochin®) 600 mg/Tag für 2 Tage, danach 300 mg/Tag gegeben werden. Kinder erhalten 10 mg/kg/Tag Chloroquin. Der Übergang auf die orale Medikation sollte erfolgen, wenn der Patient wieder schlucken kann, um eine intestinale Manifestation ebenfalls zu erfassen. Die Therapiedauer beträgt 2–4 Wochen.

Metronidazol scheint gut in die Abszeßhöhle zu penetrieren. Bei steigendem intracraniellen Druck kann es dennoch notwendig sein, solitäre Amöbenabszesse zu exzidieren und multiple Abzesse CT-gesteuert stereotaktisch zu aspirieren. Medikamentös sollten zur Senkung des intrakraniellen Drucks hyperosmolare Lösungen (z. B. Mannitol) und kurzfristig auch Kortikoide (z. B. Dexamethason) gegeben werden, wenn im CT ein ausgeprägtes perifokales Ödem zur Darstellung kommt.

E 7.1.4. Primäre Amöben-Menigoenzephalitis *(Naegleria fowleri)*

Klinik und Verlauf

Die primäre Amöben-Meningoenzephalitis ist eine sehr seltene, vor allem in den Südstaaten der USA, Tschechien, der Slowakei und in Australien vorkommende Infektion mit *Naegleria fowleri,* einer freilebenden Wasseramöbe. Die Erkrankung tritt bevorzugt bei Kindern und jungen Erwachsenen während der Sommermonate nach vorausgegangenem Baden in stehenden Gewässern auf. Über die Nasenschleimhaut gelangt der Erreger entlang des N. olfactorius zum Gehirn. Hier entwickelt sich innerhalb weniger Tage eine fulminant verlaufende, eitrige, gelegentlich hämorrhagisch-nekrotisierende Meningoenzephalitis mit vorwiegend basaler Lokalisation. Klinische Charakteristika sind Anosmie, Geschmacksstörung, Kopfschmerzen, Fieber, Meningismus, epileptische Anfälle und eine rasch zunehmende Bewußtseinsstörung. Der Liquor ist eitrig und hämorrhagisch mit einer granulozytären Pleozytose von mehr als 20 000 Zellen/μl. Es bestehen weiter ein hoher Eiweiß – und ein niedriger Glukosegehalt. Die Diagnose wird durch den mikroskopischen Nachweis von freibeweglichen Amöben im ungefärbten Liquorpräparat gestellt (Campbell, 1993). Wichtigste Differentialdiagnose ist die eitrige, bakterielle Meningitis.

Noch seltener als die primäre Amöben-Meningoenzephalitis ist die durch freilebende Wanderamöben der Gattung *Acanthamoeba* verursachte, in der Regel tödlich verlaufende granulomatöse Amöben-Enzephalitis. Diese tritt meist bei immunsupprimierten und schwer kranken Patienten (z. B. Leukämie, Lymphom, Neoplasma, Mangelernährung, AIDS, Organtransplantation, Diabetes mellitus, Alkoholkrankheit) auf. Die Primärinfektion betrifft wahrscheinlich Haut oder Lunge, das ZNS wird durch hämatogene Aussaat erreicht. Der Verlauf ist subakut bis chronisch über Tage bis wenige Monate. Bei den Symptomen stehen Kopfschmerzen, Fieber, Bewußtseinstrübung, epileptische Anfälle und fokale neurologische Ausfälle im Vordergrund (Martinez, 1991).

Therapie

In der Literatur werden nur wenige Überlebende der primären Amöben-Meningoenzephalitis berichtet (Wang et al., 1993). Amphotericin B

(Amphotericin B®) 1–1,5 mg/kg/Tag i. v. für 10 Tage ist die Therapie der Wahl. Oft wurden zusätzlich oder alternativ Rifampicin (Rimactan®, Rifampicin-Hefa®, Eremfat®) 10 mg/kg/Tag für 9 Tage (Bia und Barry, 1986; Niu und Duma, 1988), Miconazol (Daktar®) 350 mg/m^{2}KO/Tag i. v. in Verbindung mit intrathekaler Gabe (lumbal oder besser ventrikulär über Ommaya Reservoir) von 10 mg jeden 2. Tag und Chloramphenicol (Paraxin®) 40–80 mg/kg/Tag gegeben. Zur Senkung des intrakraniellen Druckes sollten Osmotherapeutika (Mannitol) und kurzfristig Kortikoide (Dexamethason) gegeben werden. Große Zysten sollten exzidiert werden.
Für die Behandlung der granulomatösen Amöben-Enzephalitis steht bisher noch keine wirksame Therapie zu Verfügung. Die Gabe von Pentamidin (Pentacarinat®) i. v. scheint nützlich für die Behandlung der systemischen Infektion vor Befall des ZNS zu sein (Slater et al., 1994). Solitäre Hirnabszesse sollten neurochirurgisch entfernt werden.

E 7.2. Wurmerkrankungen

E 7.2.1. Neurozystizerkose

Klinik
Die Zystizerkose ist die häufigste Wurmerkrankung des ZNS. Der Mensch wird dabei zum Träger der Larven (Zystizerken oder Finnen) des Schweinebandwurms (Taenia solium). Die Infektion erfolgt durch Aufnahme von Wurmeiern mit fäkal verunreinigter Nahrung oder durch anoorale Autoinfektion von Trägern adulter Bandwürmer. Die schlüpfenden Larven penetrieren die Magenwand und werden hämatogen in Gehirn (60–80 %), Muskeln (20–50 %), Augen (10–20 %) und selten ins Rückenmark verschleppt (Patterson et al., 1990). Zystizerken können sich intrazerebral, in den basalen Zisternen und intraventrikulär ansiedeln und mehrere Jahre persistieren.
Neurologische Ausfälle werden durch lebende und abgestorbene Zystizerken verursacht. Die aktive Form findet sich in 80 % der Patienten als Meningitis, Enzephalitis, solitäre oder multiple Zysten im Hirnparenchym, selten als Vaskulitis, intraventrikuläre oder spinale Zysten. Inaktive Zysten finden sich bei 60 % der Patienten als parenchymatöse Verkalkungen, Granulome und Fibrosierung.
Klinisch dominieren epileptische Anfälle, Kopfschmerzen, Hirndruckzeichen mit Stauungspapillen, Vewirrtheit und fokal-neurologische Ausfälle. In CT und MRI können Zysten (20–30 %), Granulome (20 %), Verkalkungen (70 %, häufig disseminiert), Verschlußhydrozephalus (10 %) und Infarkte nachgewiesen werden.
Der Liquor zeigt eine mäßiggradige lymphozytäre Pleozytose (80 %), Eiweißerhöhung (40–50 %) mit verminderter Glukose (80 %) sowie Eosinophilie (10–40 %). Die Diagnose wird durch serologische Untersuchungsmethoden (z. B. indirekter Hämagglutinations-Test und IgG/IgM-ELISA) sowie den Nachweis von subkutanen Zysten (25–50 %) und Skelettmuskelverkalkungen besonders im Oberschenkel im Röntgenbild oder CT bestätigt. Parasiteneier werden im Stuhl nur bei 25 % der Patienten meist Kindern nachgewiesen. Differentialdiagnostisch sind andere Parasitosen wie Echinokokkose, Toxoplasmose und Trichinose abzugrenzen.

Verlauf
Die Zystizerkose kommt vor allem in Mittel- und Südamerika, Afrika und Asien vor. Die Erkrankung tritt gleich häufig bei beiden Geschlechtern bevorzugt in der dritten bis fünften Lebensdekade auf. Die Inkubationszeit beträgt einige Monate bis 30 Jahre. In endemischen Regionen verläuft die Erkrankung bei 20 % der Betroffenen asymptomatisch.
Verlauf und Prognose sind von der individuellen Immunantwort und der Anzahl und Lokalisation der Zysten abhängig. Die Progredienz der Zysten ist sehr variabel, bei 15 % nehmen sie in einem Jahr an Größe zu, ihre Anzahl steigt nach Diagnosestellung bei 5 % der Kranken. Remissionen mit symptomfreien Intervallen von mehreren Jahren sind möglich. Ein Verschlußhydrozephalus entwickelt sich bei 30–40 % der Patienten als Folge einer Meningitis oder der Kompression durch ventrikuläre oder zisternale Zysten. Die Letalität ausschließlich operativ und mit Kortikoiden behandelter Patienten beträgt 40 % innerhalb von 40 Monaten (Torrealba et al., 1984). Unter Therapie mit Praziquantel (Biltricide®) bessern sich klinisch 80–90 % der Patienten mit parenchymatösen Zysten und 50 % mit Meningitis. 15 % entwickeln trotz Therapie einen Hydrozephalus, bei 25 % werden die zerstörten Zysten durch Granulome ersetzt. Nach medikamentöser Therapie mit Albendazol (Eskazole®), Praziquantel (Biltricide®) oder beidem ergab sich eine 82 %ige Reduktion der Zystenzahl und eine 95 %ige Reduktion der Anfallshäufigkeit (Vazquez und Sotelo, 1992). Die MRT eignet sich für Verlaufsuntersuchungen und kann degenerative Veränderungen der Parasiten darstellen (Martinez et al., 1995).

Therapie
Albendazol (Eskazole®), ein Imidazolderivat mit antiparasitären Eigenschaften und Praziquantel (Biltricide®), ein Isoquinolinderivat mit einem breiten anthelmintischen Wirkungsspektrum sind gegen die aktive Form der Neurozystizerkose wirksam. Albendazol scheint das Mittel der Wahl für Hirnparenchym-Zysten zu sein (Del Brutto et al., 1993). Die Überlegenheit von Albendazol wurde durch kontrollierte Studien bewiesen (Sotelo et al., 1988; Cruz et al., 1991; Takayanagui und Jardim, 1992). Eine 8tägige Therapie war ebenso wirksam wie ein 15- oder 30tägiger Therapiezyklus (Cruz et al., 1995). Albendazol ist im Gegen-

satz zu Praziquantel auch in der Behandlung von großen subarachnoidalen Zysten wirksam.
Die aktive Neurozystizerkose wird mit Albendazol (15 mg/kg/Tag für 8 Tage) oder mit Praziquantel (50 mg/kg/Tag in drei Einzeldosen für 15 Tage) behandelt. Verkalkte inaktive Zysten werden nur symptomatisch behandelt; z. B. mit Antiepileptika beim Auftreten epileptischer Anfälle. Während der Therapie mit Albendazol oder Praziquantel kommt es bei vielen Patienten zum Auftreten von Fieber, Kopfschmerzen, Übelkeit und Erbrechen, möglicherweise als Folge der entzündlichen Reaktion des Organismus auf die zerfallenden Parasiten im Gehirn (Del Brutto et al., 1993). Im CT und MRT kann dann eine ringförmige Kontrastmittelanreicherung zum Teil mit ausgedehntem Umgebungsödem zur Darstellung kommen. Die Verabreichung von Kortikoiden kann Frequenz, Intensität und Dauer dieser Symptome reduzieren (Ciferri, 1988). Weil die Reaktionen jedoch häufig gering und von kurzer Dauer sind und Dexamethason (Fortecortin®) den Plasmaspiegel von Praziquantel senkt wird eine routinemäßige Anwendung von Kortikoiden nicht empfohlen (Del Brutto et al., 1993). Die vorübergehende Gabe von Kortikoiden sollte Patienten mit steigendem Hirndruck während der Therapie vorbehalten bleiben.
Zysten in der hinteren Schädelgrube und kortikal gelegene solitäre Zysten mit rasch progredienter neurologischer Symptomatik sowie intraventrikuläre und spinale Zysten sollten operiert werden. Ein Verschlußhydrozephalus erfordert die Anlage eines externen Ventrikelkatheters oder Shunts.

E 7.2.2. Echinokokkose

Klinik und Verlauf

Die menschliche Echinokokkose wird durch die Larven (Hydatiden, Finnen) von *Echinococcus granulosus* (Hundebandwurm) und *Echinococcus multilocularis* (Fuchsbandwurm) hervorgerufen. Die Echinokokkuseier werden durch Kontakt mit Bandwurmträgern (z. B. Hund, Katze, Fuchs) oder durch kontaminierte Nahrung aufgenommen. Vorwiegend wird die Leber befallen, in 1–4 % kommt es zu einer Zystenabsiedlung ins ZNS (intrazerebral, sehr selten intraventrikulär, subdural und intraspinal) (Kammerer, 1988).
Echinococcus granulosus ist weltweit verbreitet und kommt besonders häufig in Südamerika, Australien, Nord- und Ost-Afrika sowie im Mittelmeerraum vor. Er ist durch ein langsames verdrängendes Wachstum der in 80 % solitären Zysten charakterisiert (zystische Echinokokkose). Die vor allem in Mitteleuropa (Österreich, Schweiz, Deutschland), Nord-Amerika, Kanada, Alaska, Japan, Türkei und Iran vorkommende Infektion mit *Echinococcus multilocularis* zeichnet sich durch multizystisch, infiltratives Wachtum aus (alveoläre Echinokokkose). Die Zysten können metastasieren.

Das kranielle CT zeigt scharf begrenzte, meist runde, zystische, liquorisodense Raumforderungen mit einem Durchmesser von mehreren Zentimetern. Eine Eosinophilie im Blut, die Erhöhung von IgE im Serum und serologische Untersuchungen (z. B. indirekte Hämagglutination, indirekte Immunfluoreszenz, ELISA) können diagnostisch hilfreich sein. Der Liquor zeigt meist einen Normalbefund, nur selten findet sich eine Eosinophilie.

Therapie

Die Therapie der Wahl ist die operative Entfernung der Zysten ohne Ruptur, weil bei Entleerung des Zysteninhalts die Gefahr der anaphylaktischen Reaktion und Zystenaussaat besteht. Bei etwa 74 % der inoperablen Patienten kommt es unter medikamentöser Therapie zu einer klinischen Besserung (Bia und Barry, 1986). Die Zysten von *Echinococcus multilocularis* haben keine Kapsel, wachsen infiltrativ und sind daher nicht vollständig zu entfernen. Nur 20–40 % sind operabel, die Letalität inoperabler Patienten beträgt 90 % innerhalb von 10 Jahren (Schantz, 1985).
Benzoimidazolderivate (Albendazol (Eskazole®), Mebendazol (Vermox®) sind bei menschlichen Echinokokkenerkrankungen wirksam (Teggi et al., 1993). Die präoperative Behandlung mit Albendazol (15 mg/kg/Tag für 30 Tage; alternativ Mebendazol 50 mg/kg/Tag) wird empfohlen. Sind die Zysten inoperabel oder nur subtotal entfernt worden, empfehlen sich eine mindestens 3-monatige Therapiedauer und CT Kontrollen (Singounas et al., 1992). Bei unvollständig entfernten *Echinococcus multilocularis* Zysten kann wegen des hohen Rezidivrisikos eine lebenslange Therapie in der angegebenen Dosierung unter sorgfältiger Kontrolle der Nebenwirkungen (Blutbild, Leberwerte) notwendig sein. Nebenwirkungen von Albendazol und Mebendazol sind Panzytopenie, Leberfunktionsstörungen, Fieber, Bauchschmerzen, Kopfschmerzen, Haarausfall und Urtikaria (Teggi et al., 1993). Fettreiche Kost verbessert die Wirkstoffresorption.

E 7.2.3. Schistosomiasis (Bilharziose)

Klinik und Verlauf

Etwa 200 Millionen Menschen der Landbevölkerung Afrikas, Südamerikas und Asiens sind mit Trematoden (Saugwürmer) der Gattung *Schistosoma* infiziert. Die Aufnahme der Larven erfolgt perkutan bei Kontakt mit zerkarienhaltigem Wasser. Die Trematoden siedeln sich in den Venengeflechten der ableitenden Harnwege sowie des Darms an und stoßen dort Eier ab, die sehr selten nach Monaten bis mehreren Jahren über eine hämatogene Aussaat ins Gehirn und Rückenmark verschleppt werden (Patterson et al., 1990; Pittella, 1989). Dort entstehen granulomatöse Entzündungen und Mikroabszesse, in späteren Stadien fibrosierende Gewebsveränderungen.
Die Beteiligung des ZNS bei einer Infektion mit

Tab. E 7.3: Neurologisch relevante Parasitosen

Erkrankung, Erreger	Vorkommen	Neurologische Manifestatationen	Klinische Besonderheiten	Therapie, Verlauf
Protozoen Toxoplasmose des ZNS *Toxoplasma gondii*	weltweit	erworbene Toxoplasmose: nekrotisierende, granulomatöse Meningoenzephalitis; konnatale Toxoplasmose: Hydrozephalus, Mikrozephalie, intrazerebrale Verkalkungen, Anfälle, Minderbegabung	subklinisch bei immunkompetenten Patienten, Reaktivierung einer latenten Infektion (selten Neuinfektion) bei Abwehrgeschwächten (z. B. AIDS, Transplantation), CT: lokale Raumforderung; Serologie bei Abwehrgeschwächten wenig hilfreich	Pyrimethamin 50 mg/Tag und Sulfadiazin 2 g/Tag in 4 Dosen mit Folinsäure 5–15 mg/Tag Therapiedauer 4–6 Wochen, lebenslang bei AIDS
Zerebrale Malaria *Plasmodium falciparum*	Asien, Afrika und Naher und Mittlerer Osten, Mittel- und Süd-Amerika	1–3 % der Patienten mit Malaria tropica entwickeln neurologische Komplikationen (Anfälle, hirnorganisches Psychosyndrom, Koma)	Diagnose wird durch Nachweis von Plasmodien im Blutausstrich gestellt; CT und Liquor meist normal	Chinin Infusionen 20 mg/kg Erstdosis, 30 mg/kg/Tag in 3 Dosen; orale Therapie so früh wie möglich; Letalität bei hoher Parasitenbeladung höher; 6–12 % neurologische Folgeschäden bei Kindern
Amöbeninfektionen Entamoeba *Hirnabszeß* *Enstamoeba histoloytica*	weltweit (besonders in tropischen Regionen)	Solitäre oder multiple Hirnabszesse, selten Meningitis	Hirnabszesse in 0,6–8 % der Patienten mit Leberabszessen; ohne Leberabszeß ist die ZNS Beteiligung sehr selten; Diagnose durch Serologie (positive indirekte Härnagglutination > 90 %, *Entamoeba* Trophozoiten oder Zysten im Stuhl (< 30 %)	Metronidazol 2–3 g/Tag über 14 Tage, Chloroquin und Trinidazol scheinen ebenfalls wirksam; Entfernung von Hirnabszessen; Letalität 90 %
Primäre Amöben-Meningoenzephalitis *Naegleria fowleri*	weltweit	akute eitrige Meningoenzephalitis	häufig bei Kindern oder Erwachsenen die in stehenden Gewässern gebadet haben; bewegliche Amöben im nativen Liquor	Amphotericin B 0,25 mg/kg steigern auf 1 mg/kg i. v./Tag; Kombination mit Rifampicin und Tetrazyklinen möglich; tödlich
Granulomatöse Amöben-Enzephalitis *Acanthamoeba* Spezies	weltweit besonders USA	subakute oder chronische, nekrotisierende, hämorrhagische, granulomatöse Meningoenzephalitis	bei Abwehrgeschwächten; Nachweis von Amöben durch Hirnbiopsie und Histologie	keine effektive Chemotherapie verfügbar; innerhalb von 2–3 Wochen tödlich

Erkrankung, Erreger	Vorkommen	Neurologische Manifestatationen	Klinische Besonderheiten	Therapie, Verlauf
Trypanosomiasis Afrikanische Trypanosomiasis *Trypanosoma gambiense et rhodesiense*	Afrika	afrikanische Schlafkrankheit, chronische Meningoenzephalitis	Übertragung durch die Tsetse-Fliege; mikroskopischer Nachweis der Trypanosomen im Blutausstrich, Lymphknoten und Liquor	Melasoprol 3,6 mg/kg/Tag i. v. für 3 Tage, Wiederholung nach 1 und 3 Wochen; ggf. Suramin Erstdosis 0,2 g, dann 1 g/Tag an Tag 1, 3, 7, 14, 21; Difluoromethylornithin (DFMO) 400 mg/kg/Tag i. v. für 2 Wochen, dann 4 × 75/kg/Tag für 4 Wochen
Amerikanische Trypanosomiasis (Chagas Krankheit) *Trypanosoma cruzi*	Südamerika	akute und subaktue Meningoenzephalitis (häufig bei Kindern)	Übertragung durch Wanzen; spastische Paresen, Ataxie, häufig Beteiligung des autonomen Systems, Endocarditits	Nifurtimox 5–15 mg/kg/Tag p. o. in 3 Dosen für 2–4 Monate; alternativ Benznidazol 5 mg/kg p. o. für 1–2 Monate
Nematoden (Fadenwürmer) Trichinillose *Trichinella spiralis*	Weltweit (besonders USA, Mexiko, Chile, Thailand, Kenia, Tansania, Senegal)	Myositis (Myalgie); Meningoenzephalitis, intrazerebrale Blutung, Vaskulitis	Übertragung durch Aufnahme von Fleisch infizierter Wildtiere oder Schweine, Muskelbiopsie, Antikörper-ELISA	Thiabendazol 50 mg/kg/Tag für 5–7 Tage oder Mebendazol; Letalität unter Behandlung < 1 %
Toxocariasis *Toxocara canis*	weltweit	Enzephalitis, Myelitis, zerebrale Vaskulitis, selten Meningitis, Anfälle, Diabetes insipidus, Chorioretinitis	Übertragung der Wurmeier von Hunden auf den Menschen; meist Kinder betroffen; Hepatomegalie, chronische Bronchitis, Splenomegalie, Lymphknotenschwellung, subkutane Granulome; Eosinophilie, spezifische Antikörper (indirekte Immunfluoreszenz); MRI: Marklagerläsionen	keine wirksame Therapie bekannt; ggf. -Thiabendazol 25–50 mg/kg/Tag für 7–10 Tage; Kortikoide bei Augenbeteiligung
Eosinophile Meningoenzephalitis *Angiostrongylus cantonensis*	Südostasien (z. B. Thailand) Neuguinea, Pazifische Inseln, Australien	akute eosinophile Meningitis oder Enzephalitis, selten intrazerebrale Blutungen, Radikulitis	Übertragung der Larven durch Aufnahme mit rohen oder nicht ausreichend gekochten Schnecken, Krebsen, Krabben oder Schnecken-haltigem Gemüse; Eosinophilie im Liquor; gelegentlich Nachweis der Larven	Albendazol unter Kortikoid-Schutz scheint wirksam zu sein
Gnathostoma spinigerum	Asien (Thailand, Japan), Mittlerer Osten, Europa, Afrika	Eosinophile Meningoenzephalitis, intrazerebrale Blutungen, Rückenmarks- und Nervenwurzelbeteiligung	Eosinophile und Xanthochromie im Liquor, multiple Hautabzesse, selten Augenbefall; Nachweis des Wurmes durch Biopsie	Albendazol 800 mg/Tag für 21 Tage; Letalität 15–20 %

Erkrankung, Erreger	Vorkommen	Neurologische Manifestatationen	Klinische Besonderheiten	Therapie, Verlauf
Zestoden (Bandwürmer)				
Neurozystizerkose *Taenia solium*	Mittelamerika, Asien, Afrika	Verkalkung und Zysten im Hirnparenchym, Enzephalitis, Hydrozephalus, subarachnoidale Riesenzysten, intraventrikuläre, spinale und intraokuläre Zysten	CT und MRI: zystische Raumforderungen, Verkalkungen, aktive Zysten, eosinophile Pleozytose im Liquor, Serologie	Albendazol 15 mg/kg/Tag für 8 Tage; alternativ Praziquantel 50 mg/kg/Tag für 14 Tage; in 20 % asymptomatisch, häufige Spontanremissionen, unter Chemotherapie ca. 85 % Reduktion der Zystenzahl
Echinokokkose *Echinococcus granulosus sive multilocularis*	weltweit	ZNS-Beteiligung bei 1–2 % aller Echinococcus granulosus Infektionen; Anfälle, fokale neurologische Ausfälle, Querschnitt-Symptomatik	CT: solitäre *(Echinococcus granulosus)* oder multiple *(Echinococcus multilocularis)* intrakranielle Zysten, Serologie, Eosinophilie	vollständige chirugische Entfernung; Albendazol 15 mg/kg/Tag in 2 Dosen für 2 Wochen; 2 Wiederholungen nach jeweils 2 Wochen; kontraindiziert bei Schwangeren und Kindern unter 6 Jahren; alternativ Mebendazol 50 mg/kg/Tag; Letalität < 10 %
Trematoden (Saugwürmer)				
Schistosomiasis *Schistosoma mansoni sive haematobium*	tropisches Afrika, Mittlerer Osten, Südamerika	Querschnittsmyelitis, Spinalis-anterior-Syndrom, Nervenwurzelbeteiligung	Hepatosplenomegalie, Beteiligung des Darmes, der harnableitenden Organe und von Herz und Lunge; ZNS Beteiligung selten; Eosinophilie, geringe Liquor-Pleozytose, Serologie	Schistosoma mansoni: Praziquantel Einzeldosis 40–50 mg/kg oder Oxamniquin 15–30 mg/kg für 1–2 Tage; Schistosoma haematobium: Praziquantel 40 mg/kg als Einzeldosis oder Metrifonat 10 mg/kg 3 Dosen jede 2. Woche
Schistosoma japonicum	China, Philippinen, Indonesien, Laos, Kambodscha	granulomatöse Meningoenzephalitis, fokale und generalisierte Anfälle	Beteiligung des Gehirns häufiger als des Rückenmarks	Praziquantel Einzeldosis 40–50 mg/kg
Paragonimiasis *Paragonimus Spezies*	Südostasien, Indien, Korea, Süd- und Mittelamerika, Afrika	in 20–30 % zystische, zerebrale Granulome, selten Meningitis, Myelitis	Übertragung durch Aufnahme von Metazerkarien mit kontamierten Krabben und Krebsen; chronische Bronchitis, Bronchiektasen, Pleuraerguß, Lungenfibrose	Praziquantel 75 mg/kg/Tag an 2–3 Tagen; Spontanremission möglich; unbehandelt hohe Letalität innerhalb von Jahren

nach Dumas und Boa (1988); Spina-Franca und Mattosinho-Franca (1988); Cook (1991); Schmutzhard (1994); Del Brutto et al. (1993); Ersahin et al. (1993); Teggi et al. (1993); Campbell (1993); Anderson (1993); Sommer et al. (1994).

Schistosoma mansoni und *haematobium* ist charakterisiert durch einen granulomatösen Prozeß des unteren Rückenmarks, der im MRI des thorako-lumbalen Überganges durch eine Auftreibung der Cauda equina imponiert. *Schistosoma japonicum* kann eine granulomatöse Enzephalitis verursachen. Selten entsteht eine intrazerbrale Blutung, die zu epileptischen Anfällen und fokalen neurologischen Ausfällen führt (Pittella, 1989; Cook, 1991; Haribhai et al., 1991). Die Diagnose der Schistosomiasis wird durch den Nachweis von *Schistosoma mansoni* oder *Schistosoma japonicum* Eiern im Stuhl, in der Rektum- oder Leberbiopsie gestellt. *Schistosoma haematobium* Eier können im Urin oder der Harnblasenwand gefunden werden. Mittels ELISA können Antikörper in Serum und Liquor nachgewiesen werden. Meist besteht eine Eosinophilie im peripheren Blutausstrich und eine mäßige Pleozytose und Eiweißvermehrung im Liquor. Mit Praziquantel ist eine Heilung in 80 % der Fälle möglich (Blansjaar, 1988). Es wurden Spontanremissionen beobachtet (Haribhai et al., 1991).

Therapie

Bei der Behandlung aller Formen der Schistosomiasis ist Praziquantel (Biltricide®) das Mittel der Wahl. An Nebenwirkungen können Bauchschmerzen, Übelkeit, Diarrhö, Fieber und Kopfschmerzen auftreten. Bei einer Infektion mit *Schistosoma mansoni* wird eine Einzeldosis Praziquantel 40 mg/kg gegeben. Als Alternative wird Oxamniquin (in Deutschland nicht im Handel) 15 mg/kg als Einzeldosis (in Ostafrika 30 mg/kg/Tag, in Ägypten und Südafrika 30 mg/kg/Tag für 2 Tage) gegeben. Für die Infektion mit *Schistosoma haematobium* wird die gleiche Dosierung verwendet. Alternative ist hier Metrifonat (in Deutschland nicht im Handel) 10 mg/kg jede zweite Woche insgesamt 3 Dosen. Die Infektion mit *Schistosoma japonicum* wird mit 3 Dosen Praziquantel 20 mg/kg an einem Tag behandelt. Die gleichzeitige Verabreichung von Kortikoiden (z. B. Dexamethason 12–16 mg/Tag) ist zur Verminderung der entzündlichen Gewebsreaktion auf die Parasiteneier zu empfehlen (Patterson et al., 1990).

E 7.3. Andere Parasiteninfektionen des ZNS

Die wichtigsten klinischen Merkmale, der Verlauf und die Therapie der Toxoplasmose, der zerebralen Malaria, der Amöbeninfektion des ZNS, der Neurozystizerkose, der Echinokokkose, der Schistosomiasis und anderer Parasiteninfektionen des ZNS sind in **Tab. E 7.3** zusammengefaßt.

Literatur

Anderson M (1993) Management of cerebral infection. J Neurol Neurosurg Psychiatry 56: 1243–1258

Bia FJ, Barry M (1986) Parasitic infections of the central nervous system. In: Boos J, Thornton GF (Hrsg.) Neurologic Clinics Vol 4, Saunders, Philadelphia, Pennsylvania, 171–206

Blansjaar BA (1988) Schistosomiasis. In: Harris AA (Hrsg.) Handbook of clinical neurology. Vol. 8 (52): Microbial disease, Elsevier, Amsterdam, 535–543

Boele van Hensbroek M, Onyiorah E, Jaffar S, Schneider G, Palmer A, Frenkel J, Enwere G, Forck S, Nusmeijer A, Bennett S, Greenwood B, Kwiatkowski D (1996) A trial of artemether or quinine in children with cerebral malaria. N Engl J Med 335: 69–75

Brasseur P, Ballet JJ, Druilhe P (1990) Impairment of *Plasmodium falciparum*-specific antibody response in severe malaria. J Clin Microbiol 28: 265–268

Brewster DR, Kwiatkowski D, White NJ (1990) Neurological sequelae of cerebral malaria in children. Lancet 336: 1039–1043

Burchard GD, Bialek R, Schönfeld C, Nothdurft HD (1996) Aktuelle Malariaprophylaxe. Dt Ärztebl 93: A-1955–1960.

Campbell S (1993) Amebic brain abscess and meningoencephalitis. Semin Neurol 13: 153–160

Ciferri F (1988) Delayed CSF reaction to praziquantel. Lancet 1: 642–643

Cook GC (1991) Protozoan and helminthic infections. In: Lambert HP (Hrsg.) Infections of the central nervous system. Decker, Philadelphia, Pennsylvania 264–282

Couvreur J, Desmonts G (1988) Acquired and congenital toxoplasmosis. In: Harris AA (Hrsg.) Handbook of clinical neurology. Vol 8 (52): Microbial disease, Elsevier, Amsterdam, 351–363

Cruz I, Cruz M, Carrasco F, Horton J (1995) Neurocysticerkosis: optimal dose treatment with albendazole. J Neurol Sci 133: 142–154

Cruz M, Cruz I, Horton J (1991) Albendazole versus praziquantel in the treatment of cerebral cysticercosis: clinical evaluations. Trans R Soc Trop Med Hyg 85: 244–247

Del Brutto OH, Sotelo J, Roman GC (1993) Therapy of neurocysticercosis: a reappraisal. Clin Infect Dis 17: 730–735

Dumas M, Boa FY (1988) Human african trypanosomiasis. In: Harris AA (Hrsg.) Handbook of clinical neurology. Vol 8 (52): Microbial disease, Elsevier, Amsterdam, 339–344

Ersahin Y, Mutluer S, Guzelbag E (1993) Intracranial hydatid cysts in children. Neurosurgery 33: 129–224

Frenkel JK (1985) Toxoplasmosis. Pediatr Clin North Am 32: 917–932

Grau GE, Piquet PF, Vassalli P, Lambert PH (1989) Tumor-necrosis factor and other cytokines in cerebral malaria: experimental and clinical data. Immunol Rev 112: 49–70

Haribhai HC, Bhigjee AI, Bill PL, Pammenter MD, Modi G, Hoffmann M, Kelbe C, Becker P (1991) Spinal cord schistosomiasis. A clinical, laboratory and radiological study, with a note on therapeutic aspects. Brain 114: 709–726

Hien TT, Day NPJ, Phu NH, Mai NTH, Chau TTH, Loc PP, Sinh DX, Chuong LV, Vinh H, Waller D, Peto TEA, White NJ (1996) A controlled trial of artemether or quinine in vietnamese adults with severe falciparum malaria. N Engl J Med 335: 76–83

Hoffman SL, Rustama D, Punjabi NH, Surampaet B, Sanjaya B, Dimpudus AJ, McKee KT, Paeologo FP, Campbell JR, Marwoto H, Laughlin L (1988) High-dose dexamethasone in quinine-treated patients with cerebral malaria: a double-blind, placebo-controlled trial. J Infect Dis 158: 325–331

Kammerer WS (1988) Echinococcosis. In: Harris AA (Hrsg.) Handbook of clinical neurology. Vol 8 (52): Microbial disease, Elsevier, Amsterdam, 523–527

Kwiatkowski C, Hill AV, Samboui I, Twumasi P, Castracane J, Manogue KR, Cerami A, Brewster DR, Greenwood BM (1990) TNF concentration in fatal cerebral, nonfatal cerebral, and uncomplicated Plasmodium falciparum malaria. Lancet 336: 1201–1204

Looareesuwan S, Phillips RE, Karbwang J, White NJ, Flegg PJ, Warrell DA (1990) Plasmodium falciparum hyperparasitaemia: use of exchange transfusion in seven patients and a review of the literature. Q J Med 75: 471–481

Martinez AJ (1991) Infection of the central nervous system due to *Acanthamoeba.* Rev Infect Dis 13: Suppl 5: 399–402

Martinez HR, Rangel-Guerra R, Arredondo-Estrada JH, Marfil A, Onofre J (1995) Medical and surgical treatment in neurocysticercosis a magnetic resonance study of 161 cases. J Neurol Sci 130: 25–34

McCabe RE, Oster S (1989) Current recommendations and future prospects in the treatment of toxoplasmosis. Drugs 38: 973–987

Navia BA, Petito CK, Gold JW, Cho ES, Jordan BD, Price RW (1986) Cerebral toxoplasmosis complicating the acquired immune deficiency syndrome: clinical and neuropathological findings in 27 patients. Ann Neurol 19: 224–238

Niu MT, Duma RJ (1988) Amebic infections of the nervous system. In: Harris AA (Hrsg.) Handbook of clinical neurology. Vol 8 (52): Microbial disease, Elsevier, Amsterdam, 309–337

Patterson TF, Patterson JE, Barry M, Bia FJ (1990) Parasitic infectons of the central nervous system. In: Schlossberg D (Hrsg.) Infections of the nervous system. Springer Verlag, New York, 234–261

Pittella JE (1989) Partial hypotrophy of the posterior and lateral columns of the spinal cord, representing a sequela of schistosomiasis mansoni: report of an autopsied case and review of the literature. Clin Neuropathol 8: 257–262

Schantz PM (1985) Effective medical treatment for hydatid disease? JAMA 253: 2095–2097

Schmutzhard E (1994) Parasitic infections. In: Hacke W, Hanley DF, Einhäupl KM, Bleck TP, Diringer MN (Hrsg.) Neurocritical care. Springer-Verlag, Berlin, 530–542

Sein KK, Maeno Y, Thuc HV, Anh TK, Aikawa M (1993) Differential sequestration of parasitized erythrocytes in the cerebrum and cerebellum in human cerebral malaria. Am J Trop Med Hyg 48: 504–511

Shah AA Shaikh H, Karim M (1994) Amoebic brain abcess: a rare but serious complication of Entamoeba histolytica infection. J Neurol Neurosurg Psychiatry 57: 240–241

Singounas EG, Leventis AS, Sakas DE, Hadley DM, Lampadarios DA, Karvounis PC (1992) Successful treatment of intracerebral hydatid cysts with albendazole: case report and review of the literature. Neurosurgery 31: 571–574

Slater CA, Sickel JZ, Visvesvara GS, Pabico RC, Gaspari AA (1994) Brief report: successful treatment of disseminated acanthamoeba infection in an immunocompromised patient. N Engl J Med 331: 85–87

Sommer C, Ringelstein EB, Biniek R, Glockner WM (1994) Adult toxocara canis encephalitis. J Neurol Neurosurg Psychiatry 57: 229–231

Sotelo J, Escobedo F, Penagos P (1988) Albendazol vs praziquantel for therapy for neurocysticercosis: a controlled trial. Arch Neurol 45: 532–534

Spina-Franca A, Mattosinho-Franca LC (1988) South American trypanosomiasis (Chagas disease). In: Harris AA (Hrsg.) Handbook of clinical neurology. Vol 8 (52): Microbial disease, Elsevier, Amsterdam, 345–349

Steele RW, Baffoe-Bonnie B (1995) Cerebral malaria in children. Pediatr Infect Dis J 19: 281–285

Stoute JA, Slaoui M, Heppner DG, Momin P, Kester KE, Desmons P, Wellde BT, Garçon N, Krzych U, Marchand M, Ballou WR, Cohen JD (1997) A preliminary evaluation of a recombinant circumsporozoite protein vaccine against *Plasmodium falciparum* malaria. N Engl J Med 336: 86–91

Takayanagui OM, Jardim E (1992) Therapy for neurocysticercosis: comparison between albendazole and praziquantel. Arch Neurol 49: 290–294

Teggi A, Lastilla MG, DeRosa F (1993) Therapy of human hydatid disease with mebendazole and albendazole. Antimicrob Agents Chemother 37: 1679–1684

Thumwood CM, Hunt NH, Cowden WB, Clark IA (1989) Antioxidants can prevent cerebral malaria in Plasmodium berghei-infected mice. Br J Exp Pathol 70: 293–303

Torrealba G, Del Villar S, Tagle P, Arriagada P, Kase CS (1984) Cysticercosis of the central nervous system: clinical and therapeutic considerations. J Neurol Neurosurg Psychiatry 47: 784–790

Vazquez V, Sotelo J (1992) The course of seizures after treatment for cerebral cysticercosis. N Engl J Med 327: 696–701

Wang A, Kay R, Poon WS, Ng HK (1993) Successful treatment of amoebic meningoencephalitis in a chinese living in Hong Kong. Clin Neurol Neurosurg 95: 249–252

Warrell DA (1989) Treatment of severe malaria. J R Soc Med 82 (Suppl. 17): 44–50

E 8. Virale Entzündungen des ZNS

von *R. Malessa**

Virale Infektionen des zentralen Nervensystems (ZNS) sind meist die Folge einer systemischen Virusinfektion. Die Viren gelangen entweder über den Blutstrom oder entlang peripherer Nerven ins ZNS. Zu den typischen Vertretern mit hämatogener Ausbreitung zählen beispielsweise Togaviren, die für einen Großteil epidemischer Enzephalitiden verantwortlich sind, sowie das Zytomegalie-Virus (CMV) und Epstein-Barr-Virus (EBV) aus der Herpesgruppe. Dagegen ist bei der Herpes simplex-Enzephalitis, der Tollwut und wahrscheinlich auch der Poliomyelitis die neurale Ausbreitung der entscheidende Pathomechanismus der ZNS-Invasion.
Anhand des klinischen Bildes und der Pathogenese lassen sich virale Infektionen des ZNS unterteilen in

1. Akute Virusinfektionen (am häufigsten)
2. Chronische ZNS-Infektionen: Human immunodeficiency virus (HIV), Human T cell lymphotrophic virus (HTLV), CMV, Rötelnvirus, lymphozytäre Choriomeningitis Virus (LCM)
3. Latente ZNS-Infektionen (Herpes Viren)
4. Übertragbare neurodegenerative Erkrankungen durch Viren: subakut sklerosierende Panenzephalitis (SSPE), progressive multifokale Leukenzephalopathie (PML) und übertragbare neurodegenerative Erkrankungen durch Prione (z. B. Creutzfeldt-Jakob-, Gerstmann-Sträussler-Scheincker-Erkrankung, Kuru)

E 8.1. Klinik

Das klinische Erscheinungsbild viraler Infektionen des ZNS ist nur selten ausreichend spezifisch, um eine präzise diagnostische Zuordnung zu erlauben. Die Identifikation des Virus gelingt in etwa 20 % der Meningitiden und in 30 % der Enzephalitiden (Mateos-Mora und Ratzan, 1990). Moderne Techniken zum direkten Nachweis viraler DNA (z. B. Polymerasekettenreaktion) und zur Erfassung der intrathekalen Synthese virusspezifischer Antikörper gewinnen bei der sensitiven, spezifischen und schnellen Diagnose viraler ZNS-Infektionen zunehmend an Bedeutung (Aurelius, 1993; Anderson et al., 1993; Pohl-Koppe et al., 1992).

E 8.1.1. Meningitis

Die virale Meningitis läßt sich definieren als Infektion des kranialen und spinalen Subarachnoidalraumes. Sie ist mindestens doppelt so häufig wie die virale Enzephalitis oder Meningoenzephalitis (Evans, 1976). Zu den führenden klinischen Symptomen der akuten viralen Meningitis gehören Kopfschmerz, Fieber und meningeale Reizung. Zusätzlich können in variabler Ausprägung Übelkeit, Erbrechen, Photophobie, Irritabilität und Bewußtseinsstörungen beobachtet werden. Nach weiteren, nicht-neurologischen Krankheitszeichen sollte gezielt gefahndet werden, da sie entscheidende diagnostische Hinweise geben können. So kann eine begleitende Parotisschwellung auf eine Mumpsinfektion seltener auch auf eine Enterovirusinfektion oder LCMV Infektion hinweisen, eine typische genitale Effloreszenz eine HSV-2 Infektion nahelegen oder ein entsprechendes Exanthem den Verdacht auf eine Maserninfektion, eine Enterovirusinfektion, oder eine Varizella-Zoster-Infektion lenken (Tyler, 1984). Das Fehlen eines typischen Exanthems darf andererseits nicht als Ausschlußkriterium, z. B. einer Varizella-Infektion, gewertet werden (Jacobs et al., 1996).
Neurologische Fokalzeichen sind als Hinweis auf eine Beteiligung des Hirnparenchyms zu werten. Milde radikuläre Symptome oder umschriebene Hirnnervenausfälle werden gelegentlich beobachtet. Enteroviren (Coxsackie A, -B und ECHO-Viren) gehören mit einer Häufigkeit von etwa 50–80 % aller diagnostizierten Fälle zu den häufigsten Erregern viraler Meningitiden in Europa, es folgen Mumps (10–20 % d. F. bei nichtgeimpften Personen), Arboviren in variabler Häufigkeit, sowie Herpesviren (5–10 %), HIV und LCMV (< 1 %). Normalerweise zeigen virale Meningitiden einen benignen klinischen Verlauf über etwa 10–14 Tage (90 % d. F.). Etwa 10 % d. F. verlaufen protrahiert, jedoch sind auch hier Residual-Symptome selten und Todesfälle sehr ungewöhnlich. Bei begleitender Ependymitis ist die Entwicklung eines Hydrozephalus möglich.

* Autor dieses Kap. in der 2. Auflage: A. Wiethölter

E 8.1.2. Enzephalitis

Viren sind die bei weitem häufigste Ursache (ca. 90 % d. F.) einer erregerbedingten Infektion des Hirngewebes. Virale Enzephalitiden sind nicht selten kombiniert mit Zeichen der meningealen (Meningoenzephalitis) oder spinalen (Enzephalomyelitis) Begleitinfektion. Bisweilen treten auch radikuläre Symptome hinzu (Enzephalomyeloradikulitis).

Meist erleben die Patienten ein kurzes Prodromalstadium mit Fieber, Kopfschmerz mit oder ohne Meningismus, Photophobie, Abgeschlagenheit, Übelkeit, oder Erbrechen, das typischerweise gefolgt wird von qualitativen oder quantitativen Bewußtseinsstörungen (z. B. Verwirrtheit, Delir, Psychose, Somnolenz, Sopor), neurologischer Fokalsymptomatik (z. B. Hemiparese, Aphasie, Myoklonien, faziale Mono/Diplegie, Okulomotorikstörungen etc.) und häufig auch epileptischen Anfällen. Die Bewußtseinsstörung kann bis zum Koma fortschreiten und begleitet sein von Zeichen des zunehmenden Hirndrucks (Booss und Esiri, 1986).

Der Krankheitsverlauf erstreckt sich von 2 Wochen bis über mehrere Monate. Zu Zeiten, in denen noch keine effektiven Virusstatika verfügbar waren, belief sich die Gesamtletalität auf etwa 10 %, betrug jedoch vor der Einführung von Aciclovir bei der Herpes simplex-Enzephalitis (HSE) bis zu 70–80 %.

Eine subakute Enzephalitis kann sich 3–50 Tage nach Herpes zoster Infektion (meist Zoster opthalmicus) besonders bei Patienten mit relativer Immunschwäche entwickeln (Jemseck et al., 1983). VZV führt dabei zu einer umschriebenen zerebralen Vaskulitis oder Vaskulopathie oder infiziert Oligodendrogliazellen direkt (Gilden et al., 1988; Amlie-Lefond et al., 1995).

Zu den wichtigsten Erregern akuter Meningoenzephalitiden in Europa zählen HSV-1, Arboviren, Enteroviren, Masern, Mumps (nicht geimpfte Personen), EBV, HIV und, deutlich seltener, LCMV. Besonders häufig betroffen sind Kinder und junge Erwachsene.

Die Rolle des humanen Herpesvirus Typ 6 (HHV-6) als Agens humaner Enzephalitiden ist noch nicht abschließend geklärt. Zumindest bei Patienten mit Immunsuppression und Zustand nach Organ- oder Knochenmarktransplantation sind eine ganze Reihe von gut dokumentierten Fällen beschrieben, auch konnte in-vitro eine produktive Infektion von menschlichen Astrozyten nachgewiesen werden (He, 1996; Knox und Carrigan, 1995). Ähnlich dem Zytomegalie-Virus zeigt auch HHV 6 nur eine geringe Empfindlichkeit gegenüber Aciclovir, so daß hier Ganciclovir und Foscarnet bevorzugt gegeben werden sollte (Singh und Carrigan, 1996).

Prinzipiell ist bei differentialdiagnostischen Erwägungen zu viralen Enzephalitiden auch die Jahreszeit zu bedenken, – so werden sowohl Arbovirusals auch Enterovirusinfektionen vornehmlich im Sommer angetroffen, Mumps- und LCMV-Infektionen dagegen im Winter.

E 8.1.3. Myelitis

Die häufigsten Erreger akuter viraler Myelitiden auf dem europäischen Festland sind Coxsackie A und -B Viren, ECHO Viren, Varizella-Zoster-Virus (VZV) und FSME Virus. Bei HIV infizierten Patienten (Kap. E 9) können akute Myelitiden durch HSV und/oder CMV sowie VZV hervorgerufen werden, zudem kann auch die AIDS Myelopathie eine myelitische Komponente aufweisen (Guiloff und Tan, 1992; Malessa, 1991; Brew, 1994). Bei immunkompromittierten Patienten muß mit persistierenden Infektionen und atypischen klinischen Verläufen gerechnet werden.

Manchmal ist es schwierig zwischen einer akuten, direkten Virusinfektion des Myelons und einer parainfektiösen, immunvermittelten Rückenmarkschädigung zu unterscheiden. Eine sorgfältige Anamnese ist für die Differentialdiagnose entscheidend. Für eine parainfektiöse Ätiologie spricht eine Infektion oder Impfung in den vorausgegangenen 1–4 Wochen meist gefolgt von einem freien Intervall vor Einsetzen der neurologischen Symptomatik. In diesen Fällen bleiben in aller Regel Viruskultur- und Liquor-PCR ohne Erregernachweis. Multifokale KM-anreichernde Marklagerläsionen im Kernspintomogramm können ein wichtiges diagnostisches Indiz sein für eine immunvermittelte akute disseminierte Enzephalomyelitis (ADEM) sein.

Die Poliomyelitis, die typischerweise die motorischen Neurone der Vorderhörner des Rückenmarks und des Hirnstamms betrifft, ist seit Einführung der oralen Polioimpfung selten geworden. In Einzelfällen (< 1/2 000 000 Impfungen) werden Poliomyelitiden bei Patienten nach Impfung mit Lebendimpfstoff bzw. bei nichtimmunisierten Kontaktpersonen im Umfeld eines Geimpften beobachtet. Die vakzinale Polio tritt innerhalb von 1–3 Wochen nach erfolgter Impfung auf und wird eher bei jüngeren Kindern (< 4. Lebensjahr) beobachtet. Im Gegensatz dazu tritt die Polio bei Kontaktpersonen von Geimpften etwa 3–4 Wochen nach der Impfung auf und betrifft typischerweise Erwachsene. Dem initialen viralen Syndrom (Fieber, Kopfschmerz, Übelkeit) folgen Muskelschmerzen mit Entwicklung asymmetrischer schlaffer Paresen innerhalb von Tagen. Proximale Muskeln sind häufiger betroffen als distale und die Beine häufiger als die Arme.

Bei viralen Infektionen der Spinalganglien ist ein Übergreifen auf das Rückenmark mit konsekutiver Myelitis möglich (speziell bei HZV-, HSV-2 oder CMV- Infektionen des immunkompromittierten Patienten).

E 8.2. Diagnostik

Der entscheidende Schritt in der Diagnostik aller viralen Infektionen des ZNS ist die **Untersuchung des Liquors.** Das typische Profil zeigt eine lymphozytäre Pleozytose mit Zellzahlen von weniger als 500 Zellen/mm^3, in 5–10 % d. F. können auch höhere Zellzahlen beobachtet werden, so etwa bei Mumps oder LCMV Infektionen (Tyler, 1984). Sollte initial eine polymorphkernige Pleozytose vorliegen, wird die Kontrollpunktion nach 12–24 Stunden ein zunehmend lymphozytäres Zellbild zeigen. Persistiert die polymorphkernige Pleozytose liegt eine bakterielle Infektion nahe, obwohl vereinzelt auch virale Meningitiden, insbesondere durch bestimmte Echoviren (z. B. E 9) ein solches Zellbild aufweisen können. Der Liquorzucker ist bei 90 % der Patienten unauffällig, kann aber bei Infektionen mit LCMV oder Mumps gelegentlich auch erniedrigt sein. Bei Liquorzuckererniedrigung sind eine tuberkulöse Meningitis, eine Pilzmeningitis, eine Meningeosis carcinomatosa, und die Sarkoidose des ZNS sorgsam auszuschließen. Das Liquorgesamtprotein ist bei viraler Infektion des ZNS typischerweise leicht erhöht, überschreitet aber meist nicht 800 mg/dl. Diese Liquorbefunde sind typisch, aber nicht spezifisch, da sie ebenfalls angetroffen werden können bei parainfektiöser Enzephalomyelitis, unzureichend vorbehandelter bakterieller Meningitis, parameningealen Infektionen, parasitären ZNS-Infektionen oder in Frühstadien einer tuberkulösen Meningitis oder Pilzmeningitis.

Das **EEG** ist bei viralen Enzephalitiden häufig pathologisch, mit Verlangsamung des Grundrhythmus und einem Herdbefund in 60–80 % der Fälle. Manchmal legen EEG Veränderungen eine spezifische Diagnose nahe (z. B. periodische, bilateral symmetrische, hochgespannte stereotype Komplexe langsamer Wellen im 4–8 Sekunden-Intervall bei subakut sklerosierender Panenzephalitis (SSPE); repetitive Komplexe mit oder ohne Spikes und steilen Wellen im 1–5 Sekundenintervall über den Temporalregionen bei HSE; periodische, bilateral synchrone, bi- oder triphasische scharfe Wellen mit einer Frequenz von 0,5–2 pro Sekunde bei fortschreitender Jakob-Creutzfeld-Erkrankung, die zeitlich mit Myoklonien korrespondieren können). Die EEG-Veränderungen bei Jacob-Creutzfeld-Patienten sind so häufig (75–95 %), daß ihr Fehlen nach drei- bis viermonatiger Krankheitsdauer Zweifel an der Richtigkeit der Verdachtsdiagnose begründen.

Zerebrale Computertomographie (CCT) und **Magnetresonanztomographie** (**MRT**) können wichtige Indizien für das Vorliegen einer viralen Enzephalitis oder parainfektiösen Enzephalomyelitis liefern und werden außerdem benötigt, um nichtvirale Ursachen einer Enzephalitis oder Enzephalopathie auszuschließen. Bei HSE lassen sich innerhalb weniger Tage nach Beginn der Erkrankung hyperintense Läsionen in frontotemporalen Hirnarealen im T2 gewichteten Bild nachweisen, selbst dann wenn das CCT noch einen Normalbefund aufweist oder nur geringe Auffälligkeiten zeigt (Schroth et al., 1987).

Patienten mit parainfektiöser Enzephalomyelitis zeigen häufig multiple Marklagerläsionen mit Signalintensitätserhöhung im T2 gewichteten Bild, die während der ersten 4–8 Wochen in bis zu 25 % d. F. eine simultane Anreicherung nach Gadoliniumgabe zeigen als Folge lokaler Schrankenfunktionsstörungen (Atlas et al., 1986; Lukes und Norman, 1983). Das synchrone Anreicherungsverhalten der disseminierten Läsionen und das Fehlen neu hinzutretender Läsionen ist in diesen Fällen ein wichtiges Argument für das Vorliegen einer akuten dissemierten Enzephalomyelitis (ADEM) und hilfreich in der Abgrenzung zur Multiplen Sklerose.

Kulturelle Züchtung und **serologische Tests** gehören zur Standarddiagnostik viraler ZNS-Infek-

Tab. E 8.1: Virusisolation und -identifikation (modifiziert nach Tyler, 1984)

	Rachen-spül-wasser	Urin	Liquor	Blut	Stuhl	Anderes	Sero-logie
Adenovirus	++	–	+	–	+		±
FSME Virus	–	–	±	+	–		++
LCM Virus	–	–	++	+	–		+
Herpes simplex-Virus	–	–	–	–	–	Hirnbiopsie	+
Varizella-Zoster-Virus	–	–	+	–	–	Bläschen-Inhalt	±
Epstein-Barr-Virus	+	–	±	+	–		++
Zytomegalie-Virus	+	+	–	±	–		+
Influenza Virus	++	–	–	+	–		±
Mumpsvirus	++	++	++	±	–		+
Masernvirus	++	+	–	+	–		+
Poliomyelitisvirus	+	–	–	–	++		+
Coxsackie-A + -B Virus	++	–	++	–	++		+
Echovirus	–	–	+	–	++		+
Pockenvirus	+	–	–	±		Exanthem	+
Rötelnvirus	+	+	+	±	+		+
Tollwutvirus	+	–	–	–	–	Hirnbiopsie	+

++ = sehr hilfreich, + = hilfreich, – = wenig hilfreich

tionen, auch wenn der Versuch der Virusanzüchtung häufig nicht erfolgreich ist. Am ehesten gelingt die Anzüchtung bei Infektionen mit Enteroviren, Mumps, und LCM.
Tab. E 8.1 gibt Hinweise für die Wahl des adäquaten Untersuchungsmaterials zur kulturellen Züchtung.
Ein Titeranstieg von mindestens 4 Stufen innerhalb von 2 bis 4 Wochen nach Beginn der Erkrankung ist als Hinweis auf eine akute spezifische Infektion zu werten. Das relativ lange Zeitintervall bis zum Aufbau der Immunantwort bedingt per se, daß sich die Serologie in erster Linie für die retrospektive Bestätigung einer Diagnose eignet, in der akuten Entscheidungssituation aber nur sehr begrenzten Wert besitzt. Die vergleichende quantitative Bestimmung virusspezifischer Antikörper in Serum und Liquor unter Berücksichtigung der aktuellen Schrankenfunktion kann die Sensitivität und Spezifität der serologischen Diagnostik erhöhen. Werden virusspezifische IgM-Antikörper in Serum oder Liquor nachgewiesen, ist vom Vorliegen einer akuten Infektion auszugehen.
Mit der **Polymerase-Kettenreaktion (PCR)** gelingt der Nachweis auch geringer Mengen viraler DNA oder RNA in verschiedenen Körperflüssigkeiten. Sie gehört inzwischen zum diagnostischen Repertoire von Infektionen mit HSV, VZV, CMV, HIV, Enterovirus und Masernvirus (Mustafa et al., 1993; Cinque et al., 1992; Goswami et al., 1991; Klapper et al., 1993; Puchammer et al., 1991; Aurelius, 1993; Anderson et al., 1993; Pohl-Koppe et al., 1992).
Differentialdiagnose: Die Diagnose einer viralen Meningoenzephalitis erfordert den differentialdiagnostischen Ausschluß von bakteriellen Meningitiden, Sinusvenenthrombosen, Hirnhautreizung mit Fokal-Symptomatik anderer Genese (z. B. Subarachnoidalblutung), sowie von metabolischen und toxisch-allergischen Enzephalopathien (**Tab. E 8.2**). Die Möglichkeit einer parameningealen Infektion (Abszeß, Empyem) ist ebenfalls zu bedenken (Reik und Barwick, 1990). Wie bereits im Abschnitt Myelitis angesprochen, kann die Differenzierung zwischen einer akuten Infektion und einer parainfektiös-immunvermittelten akuten disseminierten Enzephalomyelits (ADEM) schwierig sein. Letztere kann sich 1–4 Wochen nach Infektion mit Masern (Wahrscheinlichkeit 1 : 1 000), Windpocken (1 : 2 500), Herpes zoster, Mumps, Röteln (1 : 6 000), Influenza, Mononukleose oder auch nach Impfungen, etwa gegen Pocken oder Tollwut, entwickeln. Das Risiko postvakzinaler Enzephalomyelitiden wurde durch die Anwendung moderner Impfstoffe allerdings erheblich reduziert. Das klinische Bild der ADEM wird geprägt durch akutes Fieber, eine multifokale neurologische Symptomatik und häufig auch hinzutretende epileptische Anfälle. Die Liquorveränderungen erlauben keine Unterscheidung zur akuten viralen Enzephalitis (Kerkar und Molavi, 1990). Ein Therapieversuch mit Kortikosteroiden sollte bei Vorliegen einer ADEM versucht werden.

Tab. E 8.2: Differentialdiagnose viraler Enzephalitiden

Infektionen bakteriell	Hirnabszeß, Endokarditis lenta, Tuberkulose, Lues, Mycoplasma pneumoniae-Infektion, M. Whipple
mykotisch	Kryptokokkose, Kandidose, Aspergillom
parasitär	Malaria, Toxoplasmose, Zystizerkose, Trichinose
Toxisch-allergisch	Schwermetalle, nichtsteroidale Antiphlogistika (Ibuprofen, Naproxen), Acetylsalizylsäure, Sulfamethoxazol, Trimethoprim, Isoniazid, Azathioprin, Cytosin-Arabinosid, Barbiturate, Reye-Syndrom
Metabolische Erkrankungen	Elektrolytstörungen, diabetisches oder hypoglykämisches Koma, akute Porphyrie, Phäochromozytom
Systemische Erkrankungen	Sarkoidose, Kollagenosen
Degenerative Erkrankungen	Adrenoleukodystrophie, Leigh's Enzephalopathie
Vaskuläre Erkrankungen	zerebraler Infarkt, Vaskulitis, Sinusvenenthrombose, Dissekat
Neoplasien	Filiae (Karzinom, Lymphom etc.), paraneoplastische Enzephalitis, Meningeosis

Auch, wenn keine kontrollierten Studien für dieses doch eher seltene Krankheitsbild vorliegen, wird immer wieder über Therapieerfolge, insbesondere nach hochdosierter Cortisonpulstherapie berichtet (Ellis et al., 1994; Amit et al., 1992). Vereinzelt wurden auch Erfolge mit Plasmapheresebehandlung beobachtet (Kanter et al., 1995; Stricker et al., 1992).

E 8.3. Verlauf

In den **Tab. E 8.3 und E 8.4** sind die klinischen Verläufe und Besonderheiten der häufigsten akuten und chronischen viralen Infektionen des zentralen Nervensystems aufgeführt.

E 8.4. Therapie

E 8.4.1. Aktive und passive Immunisierung

Die Impfung gegen Viruserkrankungen ist ein wesentlicher Bestandteil der Prävention entsprechender Infektionen auch des ZNS. Besonders wichtig sind Impfungen gegen Poliomelitis, Masern, Mumps und Röteln. Weiterhin sind nach jeweiliger Indikation auch Impfungen gegen Gelbfieber,

Tab. E 8.3: Akute Virusinfektionen des ZNS

Virusgruppe	Virustyp	Neurologische Manifestation	Klin. Besonderheiten	Verlauf
Adenoviren	Adenovirus	Meningitis, Meningoenzephalitis	akute fieberhafte Pharyngitis, Konjunktivitis, epidemische Keratokonjunktivitis	bei Kleinkindern manchmal schwerer Verlauf
Arboviren	FSME Virus (Früh-Sommer-Meningoenzephalitis; syn CEE Virus = Central European Encephalitis)	Meningitis, Meningoenzephalitis nach Zeckenbiß	grippale Allgemeinsymptome, häufig biphasischer Verlauf	isolierte Meningitis 25 %, Meningoenzephalitis 75 %, Letalität 0,8-2 %, poliomyelitisähnlicher Verlauf 10 % mit einer Letalität bis zu 20 %
	EEE Virus (Eastern Equine encephalitis)	schwere Enzephalitis nach Moskitostich, häufig Basalganglienbeteiligung (Ostküste und Golfküste der USA)	epidemisches Auftreten vor allem Ostküste der USA, Verwechslung mit Herpesenzephalitis auch neuroradiologisch möglich (fokale Läsionen 25 %)	Letalität 30-80 %, Residualsymptome 20-70 %
	Californiavirus (mehr als 10 unterschiedliche Bunyavirusserotypen)	Enzephalitis, Meningoenzephalitis nach Moskitostich (mittlerer Westen, Osten und Süden der USA), meist Kinder	Krampfanfälle in etwa 40 %	relativ niedrige Letalität (< 2 %), Residualsymptome (2 %)
	St. Louis Enzephalitis Virus	Meningoenzephalitis nach Moskitostich (weit verbreitet in USA)	Hirnnervenbeteiligung möglich (10-25 %)	Letalität 2 % bis 20 %, Residualsymptome um 5 %, im Alter häufiger
	Western Equine Enzephalitis	Enzephalitis nach Moskitostich (im Westen und Südwesten der USA)	eher milder Verlauf, bei jüngeren Kindern häufig Krampfanfälle, Pyramidenbahnbeteiligung, Tremor ausgeprägte Residualsymptomatik bei Kindern unter 1 Jahr möglich	Gesamtletalität 3-4 %
Arenaviren	LCM Virus (lymphozytäre Choriomeningitis)	Meningoenzephalitis und -myelitis, übertragen durch Mäuse und Hamster	grippale Allgemeinsymptome	protrahierter Verlauf, Wochen bis Monate, Residual-Symptome eher selten, Letalität 2,5 %
Herpesviren	HSV Typ 1 (Herpes simplex-Virus).	Temporallappenenzephalitis	Prodromalstadium, Wernicke-Aphasie, fokale epileptische Anfälle	unbehandelt mit Letalität bis zu 80 %, dagegen < 20 % bei Aciclovir-Therapie, Residual-Symptome in ca. 50 %

Virusgruppe	Virustyp	Neurologische Manifestation	Klin. Besonderheiten	Verlauf
Herpesviren (Fortsetzung)	VZV (Varizella-Zoster-Virus)	Varizellen-Enzephalitis, -Cerebellitis oder zerebrale Vaskulitis	meist Zoster opthalmicus	Letalität 5–10 %, Defektheilung bis 20 %
		Zosterganglionitis, -radikulitis, selten -Myelitis	Herpes zoster-Exanthem	postherpetische Neuralgie in 10 %, aber bei 50 % der > 60jährigen
		aufsteigende Enzephalitis bei Immundefizienz möglich		
	EBV (Epstein-Barr-Virus)	Meningitis, Enzephalitis (als Hirnstamm-Enzephalitis), Zerebellitis, Polyneuritis	infektiöse Mononukleose, Fieber, Lymphadenopathie	Heilung in 80–90 %, Letalität 2–5 %
	CMV (Zytomegalie-Virus)	Meningoenzephalitis, Polyneuritis, Myelitis (meist Reaktivierung bei Immunsuppression oder nach Knochenmarktransplantation)	Lympho-Monozytose, nicht selten mit Hepatitis, Myokarditis, Pneumonie	akute oder subakute Bewußtseinsstörung, fokale Defizite
	Humanes Herpes Virus Typ 6 (HHV-6)	selten Meningoenzephalitis, fokal oder diffus	Erreger der Roseola infantum. Meist Kinder oder immunkompromittierte Patienten, aber auch bei erhaltener Immunkompetenz	leichte und schwerste Verläufe möglich, auch Todesfälle
Myxoviren	Influenza-A, -B-Virus	Enzephalitis, Enzephalomyelitis (parainfektiös)	Grippe, Bronchitis, Pneumonie, Myalgien, Exanthem	meist benigner Verlauf, aber auch schwere progressive Enzephalitis möglich (Gesamtletalität < 10 %)
	Mumpsvirus	Meningitis, Meningoenzephalitis (manchmal vor Parotitis)	Parotitis, Orchitis, Pankreatitis, Oophoritis	meist kurzdauernd und gutartig, bei Erwachsenen aber auch schwerste Verläufe möglich; selten Hydrozephalus durch Ependymitis
	Masernvirus	parainfektiöse Enzephalitis	zweiphasiger Verlauf, katarrhalisches Stadium, makulo-papulöses Exanthem, evtl. Bronchopneumonie	schlechte Prognose bei Koma oder Anfällen, Letalität ca. 20 %, Defektheilung ca. 30–40 %
	Parainfluenzavirus	Meningitis	Atemwegserkrankungen	häufig gutartiger Verlauf
Enteroviren	Poliomyelitis Virus Type 1–3	Poliomyelitis	zweiphasiger Verlauf mit katarrhalischer Vorphase und paralytisch-meningitischem Stadium	Gesamtletalität ca. 10 %, bei > 40jährigen 30 %, Restparesen bei ca. 30 %
	Coxsackie Virus – A	Meningitis, selten Enzephalitis	Herpangina, Sommergrippe	benigne Meningitis bis zu 10 Tagen
	– B	Meningitis, selten Enzephalitis	Pleurodynie, Myo- und Perikarditis	
	ECHO-Viren	Meningitis, selten Meningomyelitis	gastrointestinale Störungen, grippeähnliche Symptome	benigne Meningitis

Virusgruppe	Virustyp	Neurologische Manifestation	Klin. Besonderheiten	Verlauf
Pockenvirus	Pockenvirus	Enzephalomyelitis, fast immer parainfektiös	zyklischer Verlauf mit Initialstadium (Fieber, Exanthem), Eruptions-Suppurationsstadium (charakteristisches Exanthem)	zerebrale Beteiligung in 2,7 %
Rötelnvirus	Rötelnvirus	Enzephalitis (parainfektiös)	Rötelnexanthem, nuchale Lymphadenopathie	Letalität der Enzephalitis 20 %
Rhabdoviren	Tollwutvirus	Tollwut (Lyssa)-Enzephalitis	Prodromalstadium mit Kopfschmerz, Fieber; Exzitationsstadium mit Erregungszuständen, Hydrophobie, Aerophobie, paralytisches Stadium und Tod	Letalität nahezu 100 %

Tab. E 8.4: Chronische Virusinfektionen des ZNS

Erreger	Krankheitsbild	Klinische Besonderheiten
Konventionelle Erreger		
Masernvirus	SSPE (subakut sklerosierende Panenzephalitis)	Häufigkeit: 1/1 Mio. nach Maserninfektion, Auftreten bei Kindern: 1. Stadium: Psychische Störungen, Intelligenzabbau 2. Stadium: Neurologische Herd-Symptome, Myoklonien, Ataxie, Virusstörungen 3. Stadium: Bewußtseinsstörungen, Koma, Tod nach Monaten bis wenigen Jahren
Rötelnvirus	PRP (progressive Röteln-Panenzephalitis)	extrem seltene Erkrankung, ähnlich SSPE, aber prolongierter Verlauf, langsam progressiver intellektueller Abbau, Demenz, Tod
JC- oder SV40-PML Virus	PML (progressive multifokale Leukenzephalopathie)	subakut demyelisierende Leukenzephalopathie bei immunkompromittierten Patienten, relativ häufige Komplikation bei AIDS (vgl. Kap. E 9.)
HIV (Humanes Immundefizienz Virus)	AIDS-Enzephalopathie	Enzephalopathie mit progredienten kognitiven und motorischen Störungen bis hin zum AIDS-Dementia-Komplex, vakuoläre AIDS-Myelopathie. Als sekundäre Folge der Immunschwäche Toxoplasma-Enzephalitis, Kryptokokkenmeningitis, PML, zerebrale Lymphome etc. (vgl. Kap. E 9.)
Unkonventionelle Erreger (Prione)		
	Kuru	endemisch in Papua-Neu Guinea, übertragen duch Kannibalismus, schleichender Beginn, progressiver Verlauf mit Ataxie, Tremor, Myoklonien, Rigor, Demenz, Tod innerhalb von 9 bis 24 Monaten
	CJD (Creutzfeldt-Jacob-Erkrankung)	weltweites Auftreten, mittleres Alter 50–60 Jahre, familiäre Fälle bis zu 15 % Stadium 1: Persönlichkeitsveränderungen, Depressionen Stadium 2: Myoklonien, Spastik, Sehstörungen, Ataxie, extrapyramidale Zeichen Stadium 3: Demenz, Rigor, Tod innerhalb von Monaten (maximal 2 Jahre)
	Gerstmann-Sträussler-Scheinker-Erkrankung	extrem selten; zum Teil Mutationen auf dem PRNP-Gen auf Chromosom 20p nachweisbar; meist familiär; zerebelläre Dysfunktion, Hyporeflexie, langsam progressive Demenz, mittlere Überlebenszeit 5 Jahre

Influenza, FSME, Hepatitis B, Tollwut und Adenovirus Typ 4 und 7 verfügbar.
Die Gabe von polyvalentem Immunglobulin und speziellen Hyperimmunglobulinen kann sowohl in der Prävention, als auch in der Behandlung akuter viraler Infektionen sinnvoll sein (**Tab. E 8.5**) (Berlit, 1989). Unter den aktuell verfügbaren Präparationen sind solche gegen CMV und VZV besonders hervorzuheben. In der Postexpositionsprophylaxe der Tollwut wird Tollwut-Hyperimmunglobulin und -Impfstoff kombiniert gegeben (**Tab. E 8.6**). Varizella-Zoster-Hyperimmunglobulin kann eingesetzt werden, um die Disseminierung einer Varizella-Infektion bei immunkompromittierten Patienten insbesondere bei Antikörpermangel-Syndrom zu vermeiden (Stevens und Marigan, 1980). Hyperimmunglobuline und polyvalente Immunglobulinpräparationen finden darüber hinaus Anwendung in der Behandlung chronischer enteroviraler Meningitiden und Meningoenzephalitiden, die bei Kleinkindern und Kindern mit Immundefekt lebensbedrohlich sein können. Bei Kindern unter 1 Jahr und bei immunkompromittierten Kindern wird nach Masernexposition eine prophylaktische Immunisierung mit humanen Immunglobulinen und eine anschließende aktive Immunisierung empfohlen. Empfehlungen

Tab. E 8.5: Prophylaxe und Therapie viraler Infektionen mit Immunoglobulin (Schumacher, 1986)

	Prophylaxe	Therapie
1)	CMV-Prophylaxe bei Polytransfusion und Immundefizit	500 mg IgG (z. B. Gamma-Venin) i. v. pro Blutkonserve
2)	CMV-Prophylaxe nach Knochenmarktransplantation	CMV-Hyperimmunglobulin i. v. (Cytotect®)
3)	Prophylaxe generalisierter Varizella-Zoster-Infektionen bei Hypo-(a-)gammaglobulinämie und intakter T-Zell-Funktion	> 10 g IgG i. v. oder HZV-Hyperimmun-globulin i. m. (Varizellon®)
4)	Kontaktpersonen von Pockenerkrankten	Pockenvirus-Hyperimmunglobulin i. m.
5)	Personen mit Kontakt zu Tollwut-Tieren	Rabies Immunglobulin i. m. und aktive Immunisierung
6)	Nach Zeckenstich im FSME-Endemiegebiet	FSME Virus-Hyperimmunglobulin i. m.[1], Anwendung nur innerhalb der ersten 96 Stunden nach Zeckenstich

[1] Anmerkung: aktuell ruht die Zulassung für FSME Bulin für Kinder bis zum 14. Lebensjahr, da schwere FSME-Erkrankungen nach passiver Immunisierung gemeldet wurden. Nach Einschätzung der Arzneimittelkommision der Deutschen Ärzteschaft (1995) ist derzeit die Wirksamkeit der passiven FSME-Immunisierung beim Menschen insgesamt nicht ausreichend belegt.

Tab. E 8.6: Anpassung des Aciclovir-Dosierungsintervalls bei Patienten mit Niereninsuffizienz

Kreatinin-Clearance ml/Min	Dosierungsintervall
> 50	alle 8 Std.
50–25	alle 12 Std.
25–10	alle 24 Std.
< 10	alle 24 Std. in halber Dosis

zum aktuellen Stand der FSME Postexpositionsprophylaxe nach Zeckenstich in Endemiegebieten siehe **Tab. E 8.5**.

E 8.4.2. Antivirale Therapie

Nucleosid-Analoga (Aciclovir, Famciclovir, Valaciclovir, Ganciclovir, Vidarabin): Nukleosidanaloga wirken über die kompetitive Hemmung der viralen DNA- Polymerase und dem daraus resultierenden vorzeitigen Abbruch der DNA-Kettensynthese. Da die Aktivität dieser Wirkstoffe von ihrer Phosphorylierung durch die virale Thymidinkinase abhängt, entfaltet sich ihre Wirkung relativ selektiv in virusinfizierten Zellen. Klinisch wichtige DNA Viren, die mit Nukleosidanaloga behandelt werden können, sind Viren der Herpesgruppe: Herpes simplex Typ 1 und 2 (HSV-1, HSV-2), Epstein-Barr-Virus, Varizella-Zoster-Virus und Zytomegalie-Virus.
Das Deoxyguanosinanalogon **Aciclovir** (z. B. Zovirax®) besitzt Effektivität gegen HSV-1, HSV-2, VZV und EBV. Es besitzt nur ungenügende Aktivität gegen CMV, da es in CMV-infizierten Zellen unzureichend phosphoryliert wird. Die Entwicklung Aciclovir-resistenter Viren mit Mutation der Thymidinkinase oder DNA-Polymerase-Enzyme ist möglich und wird zunehmend häufig bei immunkompromittierten Patienten beobachtet. Aciclovir wird primär über die Nieren ausgeschieden (circa 70 %), die Halbwertzeit liegt bei normaler Nierenfunktion bei etwa 2 bis 3 Stunden. Die Liquorkonzentration beträgt etwa 50 % der koinzidenten Plasmakonzentration. Die Bioverfügbarkeit nach oraler Gabe ist mit ca. 20 % relativ gering (de Miranda und Blum, 1983). Da Aciclovir seine Wirkung weitgehend spezifisch in infizierten Zellen entfaltet, hat es verhältnismäßig geringe Nebenwirkungen. Gelegentlich zeigen sich kurzfristige Anstiege von Harnstoff und Kreatinin, in Einzelfällen werden aber auch ausgeprägte Nierenfunktionsstörungen bis zum akuten Nierenversagen beobachtet. Bei vorbestehender Niereninsuffizienz ist eine Dosisanpassung erforderlich (siehe **Tab. E 8.6**). Reversible neurologische Störungen wie Verwirrtheit, Tremor oder epileptische Anfälle sind insbesondere bei Patienten mit Zustand nach Knochenmarktransplantation beobachtet worden (ca. 4 %).
Die Effektivität von Aciclovir in der Behandlung der Herpes simplex-Enzephalitis wurde eindrucks-

voll belegt (O'Brien und Campoli-Richards, 1989; Whitley, 1988a). In einer prospektiven, doppelblind randomisierten Multizenterstudie konnte die Letalität auf 19 % gesenkt werden (Skoldenberg et al., 1984). Etwa 50 % der Patienten sind nach Ablauf eines halben Jahres in der Lage wieder zu ihrem Alltagsleben zurückzukehren. Gleichzeitig bedeutet dies, daß relevante neurologische Residual-Symptome in fast der Hälfte der Fälle zu erwarten sind (Whitley et al., 1986; Prange et al., 1985). Zur Therapie der Herpes simplex-Enzephalitis wird die intravenöse Gabe von 10 mg pro kg Körpergewicht Aciclovir in 8-stündigen Intervallen über einen Zeitraum von 14 Tagen empfohlen (Skoldenberg, 1991). Bei Patienten mit Immundefizit oder mit unzureichendem Ansprechen auf die Therapie können höhere Dosierungen und eine längere Therapiedauer erforderlich sein.

Famciclovir und **Valaciclovir** sind neu zugelassene Substanzen zur Frühbehandlung des Herpes zoster bei immunkompetenten Patienten. Famciclovir ist ein synthetisches Guaninderivat, das rasch metabolisiert wird zu Penciclovir, das Aktivität gegen HSV-1, HSV-2 und Varizella-Zoster-Virus besitzt. Nach kontrollierten Studien verkürzt Famciclovir die Dauer der postherpetischen Neuralgie, und ist auch in der Behandlung des rekurrenten Herpes genitalis effektiv (Perry und Wagstaff, 1995; Tyring et al., 1995).

Valaciclovir weist aufgrund besserer gastrointestinaler Resorption eine 3–5 mal höhere Bioverfügbarkeit auf als Aciclovir und wird rasch in Aciclovir umgewandelt. In einer großen multizentrischen Studie führte Valaciclovir 3 × 1 000 mg/die im Vergleich zu Aciclovir 5 × 800 mg/die zu einer signifikant schnelleren Befreiung zosterassoziierter Schmerzen und zu einer geringeren Inzidenz (-26 %) postherpetischer Neuralgien (Beutner et al., 1995). Valaciclovir ist auch für die Behandlung des primären und rezidivierenden Herpes genitalis zugelassen.

Dosierungsempfehlung zur Frühbehandlung des Herpes Zoster:

Famciclovir (Famvir®)	3 × 250 mg/die,
Valaciclovir (Valtrex®)	3 × 1 000 mg/die bei Herpes Zoster, 2 × 500 mg/die bei Herpes genitalis

Vidarabin (Adenin-Arabinosid) zeigt Wirksamkeit gegen HSV-1, HSV-2 und VZV. Heute ist es weitgehend durch Aciclovir verdrängt worden (Whitley et al., 1986; Skoldenberg et al., 1984). In Einzelfällen kommt es noch zum Einsatz bei Enzephalitiden mit Aciclovir-resistenten Herpes simplex-Stämmen. Vidarabin wird relativ rasch zu weniger aktiven Metaboliten abgebaut, seine Halbwertzeit beträgt ungefähr 3 bis 4 Stunden. Da ca. 60 % der Substanz über die Nieren ausgeschieden werden, ist bei Niereninsuffizienz eine Dosisanpassung erforderlich (McKendall, 1982). Da Vidarabin nur wenig löslich ist, werden relativ große Volumina zur intravenösen Therapie benötigt (15 mg/kg/die als 12-Stunden-Infusion). Die Liquorkonzentrationen erreichen ca. 30–50 % der Serumkonzentrationen. Als Nebenwirkungen werden Übelkeit, Diarrhö und Erbrechen beobachtet, bei höheren Dosierungen (20 mg/kg/die) können Tremor, Ataxie, Psychosen und epileptische Anfälle ausgelöst werden.

Ganciclovir ist ebenso wie Aciclovir ein Desoxyguanosinanalogon und zeigt Effektivität gegen Viren der Herpesgruppe und andere DNA Viren. Ganciclovir ist derzeit das Medikament der Wahl zur Behandlung schwerer CMV Infektionen sowohl bei immunkompetenten als auch immunkompromittierten Patienten nach Knochenmarktransplantation, Organtransplantation oder bei AIDS (Faulds und Heel, 1990; Cohen et al., 1993; Dieterich et al., 1993). Wesentliche Nebenwirkung ist die Knochenmarksuppression mit Neutropenie (< 1 000 Zellen/mm³ in 40 % d. F.) und Thrombozytopenie (< 50 000 Thrombozyten/mm³ in 20 % d. F.). Neurologische Nebenwirkungen umfassen Kopfschmerz, Verwirrung, Halluzinationen, Psychosen und Krampfanfälle. Bei persistierender, ausgeprägter Immunschwäche ist eine Dauertherapie erforderlich.

Das Virusstatikum **Foscarnet** (Foscarvir®) ist ein Pyrophosphatanalogon, das die DNA Polymerasen von HSV-1, HSV-2, CMV, EBV und VZV inhibiert (Crumpacker, 1992; Tyms et al., 1989), und relativ gute Liquorgängigkeit besitzt (Hengge et al., 1993). Bei AIDS-Patienten mit CMV-Retinitis wird Foscarnet mit vergleichbarem Erfolg wie Ganciclovir eingesetzt (Ansprechrate 60–90 %) (Fletcher, 1992). Patienten, die mit Foscarnet behandelt wurden, zeigten sogar eine längere Überlebensdauer als solche, die Ganciclovir erhalten hatten (AIDS Research Group, AIDS Clinical Trials Group, 1992). Bei AIDS-assoziierter CMV-Retinitis ist immer eine Dauerbehandlung erforderlich. Andere mögliche Einsatzgebiete von Foscarnet sind die Behandlung Aciclovir-resistenter HSV-, VZV-Stämme oder Herpesvirus Typ 6 Infektionen, die insbesondere nach Organtransplantation zur interstitiellen Pneumonie, aber auch zur Enzephalitis führen können. Ähnlich wie CMV ist Herpesvirus Typ 6 weitgehend resistent gegenüber Aciclovir, aber empfindlich gegen Ganciclovir und Foscarnet (Singh und Carrigan, 1996). Hauptnebenwirkung von Foscarnet ist die Nephrotoxizität, die bis zum akuten Nierenversagen führen kann. Adäquate Hydratation ist deshalb ein wesentlicher Bestandteil der Foscarnettherapie und reduziert signifikant die nephrotoxischen Nebenwirkungen (Jacobson, 1992). Auf Elektrolytverschiebungen muß besonders geachtet werden, insbesondere Hypo- und Hyperkalzämien, Hypo- und Hyperphosphatämien und Hypokaliämie. Bei etwa 10 % der Patienten ist mit neurologischen Nebenwirkungen zu rechnen, wie Kopfschmerz, Tremor, Krampfanfälle und Bewußtseinsstörungen.

Azidothymidin (AZT), Didesoxycytosin (DDC) und **Didesoxyinosin (DDI)** sind Nukleosidanaloga mit Aktivität gegen HIV-1 und HIV-2. Das Nebenwirkungsspektrum von Azidothymidin umfaßt Knochenmarksuppression mit Granulozytopenie und Anämie. Auf neurologischem Gebiet können Kopfschmerzen und Schlaflosigkeit und nach längerer Einnahme (> 200 Tage, Mhiri et al., 1991) eine schmerzhafte Myopathie beobachtet werden, die ein Absetzen des Präparates erforderlich machen kann. Azidothymidin ist nach wie vor ein wichtiges Präparat in der Behandlung der HIV-Infektion und wird in letzter Zeit in zunehmenden Maße und mit vielversprechendem Erfolg kombiniert mit anderen Nukleosidanaloga und mit neuartigen Proteinaseinhibitoren (s. a. Kapitel E 9).

Amantadin und **Rimantadin.** Diese trizyklischen Amine hemmen die Replikation von Influenza A Virus durch eine Suppression des Virus-Uncoating. Beide Substanzen können sowohl in der Therapie, als auch in der Prophylaxe gegen Influenza A eingesetzt werden. Bei saisonaler sechswöchiger Gabe von 100–200 mg Amantadin oder Rimantadin pro Tag wird eine 75 %ige Prävention gegen Influenza A Infektion erreicht. Sowohl Amantadin, als auch Rimantadin können den Verlauf einer Influenza A Infektion abschwächen, wenn sie binnen 24–48 Stunden nach Symptombeginn gegeben werden (Little et al., 1978; Kubar et al., 1989).

Ribavirin ist ein synthetisches Guanosinanalogon, das in den Vereinigten Staaten zur Behandlung von Infektionen mit RS Virus (respiratory syncytial virus) zugelassen ist, darüber hinaus aber auch die Nukleinsäuresynthese anderer DNS und RNS Viren hemmt. Gegen HIV ist Ribavirin unwirksam (Spector et al., 1989; Spanish Ribavirin Trial Group, 1991).

Interferone sind Glycoproteine, die neben antiproliferativen und immunmodulierenden Effekten auch antivirale Eigenschaften besitzen. Endogene Interferone werden in der Frühphase viraler Infektionen produziert und ausgeschüttet. Sie binden an spezifische Zellrezeptoren und initiieren dadurch die Produktion antiviraler Proteine. Nach spezifischer Stimulation (z. B. viral) können verschiedene natürliche Interferone (Humaninterferon-Alpha, -Beta und -Gamma) von Leukozyten, Fibroblasten und T-Lymphozytenkulturen isoliert werden. Alle drei Klassen menschlicher Interferone stehen heute in rekombinant synthetisierter Form als Arzneimittel zur Verfügung.

In-vitro-Testungen haben ergeben, daß Beta-Interferon die Replikation von über 100 verschiedenen Virusarten hemmt. Kontrollierte Studien zur klinischen antiviralen Effektivität bei ZNS-Infektionen liegen bislang noch nicht vor. In anekdotischen Berichten wurde Beta-Interferon ein positiver Effekt in der Therapie schwerer Herpes simplex-Enzephalitiden zugeschrieben. Kontrollierte klinische Studien zur Indikation und Effektivität dieser Therapie existieren nicht. Möglicherweise begrenzen auch die relativ niedrigen Liquorkonzentrationen von Beta-Interferon (2–3 % der Serumkonzentration) den therapeutischen Wert bei viralen ZNS-Infektionen. Aufgrund der kurzen Halbwertzeit von Beta-Interferon ist eine kontinuierliche Infusion erforderlich. Zu den typischen Nebenwirkungen gehören grippeähnliche Symptome mit Fieber, Abgeschlagenheit, Myalgien und Kopfschmerz. Andere unerwünschte Wirkungen sind Knochenmarksuppression mit Anämie, Neutropenie und Thrombozytopenie sowie Koagulopathien.

E 8.4.3. Allgemeine Maßnahmen

Allgemeine Maßnahmen richten sich gegen die primären und sekundären Komplikationen viraler ZNS Infektionen.

Ventilationsstörungen: Zur Erkennung und frühzeitigen Behandlung von Ventilationsstörungen werden die Atmungsparameter engmaschig kontrolliert. Auf eine adäquate Oxygenation und Prävention pulmonaler Infektionen und Aspiration ist besonders zu achten.

Die Indikation zur Intubation und maschinellen Beatmung ist individuell zu stellen, Alarmzeichen sind

- Tachypnoe > 25 Atemzüge/Minute,
- Vitalkapazität unter 15 ml/kg Körpergewicht,
- Absinken des pO_2 Partialdrucks unter 65 mm Hg,
- Ansteigen des pCO_2 Partialdrucks über 55 mm Hg (Ausnahme: chronische Hyperkapnie),
- Bewußtseinsstörung mit drohender Aspiration,
- hyperventilationsbedürftige Hirndruckerhöhung.

Detailliertere Angaben finden sich im Kap. F 1. Ein zytotoxisches Hirnödem kann zur Erhöhung des intrakraniellen Druckes führen bis hin zur transtentoriellen Herniation.

Intrakranielle Druckerhöhung. Die Behandlung des erhöhten intrakraniellen Druckes umfaßt eine adäquate Lagerung des Patienten (30°–45° Oberkörperhochlagerung, vermeiden einer Kopfrotation oder Anteflexion (Jugularvenenkompression), Intubation und Hyperventilation (Zielwert pCO_2 zwischen 25 und 30 mm Hg, Flüssigkeitsrestriktion, wenn erforderlich Osmotherapie (z. B. Mannit 20 %, 125 ml in 10 Minuten bis zu 6 mal täglich) (vgl. Kap. F 2.)

Kortikosteroide. Da durch die Gabe von Kortikosteroiden keine relevante Reduzierung eines zytotoxischen Hirnödems erreicht wird, andererseits durch Immunsuppression die Ausbreitung der Virusinfektion gefördert werden kann, ist die Gabe von Kortikosteroiden bei viraler ZNS Infektion nicht zu empfehlen.

Prophylaxe und Behandlung von Anfällen. Epileptische Anfälle bei viraler Enzephalitis sind mitunter schwierig zu behandeln. Zu empfehlen ist die Gabe von Phenytoin, das auch als Infusionskonzentrat zur Schnellaufsättigung zur Verfügung steht. Wird ein noch schnellerer Wirkungseintritt benötigt, kann Clonazepam oder Diazepam intravenös verabreicht werden. Wegen möglicher Atemdepression, Sedierung und Hypotension sollten diese Präparate vorwiegend unter Intensivbedingungen bei intubierten Patienten Anwendung finden. Eine antikonvulsive Prophylaxe ist besonders bei Herpes simplex-Enzephalitis und anderen fokalen Enzephalitiden oder epilepsietypischen EEG-Veränderungen zu empfehlen.

E 8.5. Pragmatische Therapie

E 8.5.1. Herpes simplex-Enzephalitis

Die Therapie der Herpes simplex-Enzephalitis wird nur dann erfolgreich sein, wenn sie frühzeitig einsetzt. Therapeutisch entscheidend ist deshalb, daß frühzeitig an die Erkrankung gedacht wird und bereits im Verdachtsfall eine empirische Therapie mit Aciclovir begonnen wird. Der Verdacht gründet sich auf die Kombination klinischer und zusatzdiagnostischer Befunde:

- grippeähnliches Prodromalstadium über Tage, gefolgt von typischen Zeichen einer Enzephalitis,
- fakultativ Wernicke-Aphasie oder fokale Anfälle, gegebenenfalls mit sekundärer Generalisierung
- temporaler Herdbefund im EEG, periodische paroxysmale Entladungen (siehe oben), meist kombiniert mit Allgemeinveränderung,
- lymphozytäre Pleozytose (Zellzahl üblicherweise unter 300/mm^3) und leichte Eiweißerhöhung bei normaler Liquorglukose,
- innerhalb der ersten 2–3 Tage nach Beginn der neurologischen Symptomatik kann das CT noch normal sein, anschließend Entwicklung hypodenser Läsionen frontotemporal, zum Teil hämorrhagisch,
- hyperintense Läsionen frontotemporal im T2-gewichteten Kernspintomogramm meist innerhalb von 2–3 Tagen nach Beginn der Symptomatik,
- Nachweis HSV-spezifischer DNA in der Liquor PCR, die bereits in sehr frühen Stadien der HSE die Diagnose sichern kann und heute als sensitivster und spezifischster diagnostischer Test gilt. Das Testergebnis ist innerhalb weniger Tage verfügbar (Aurelius, 1993; Anderson et al., 1993; Pohl-Koppe et al., 1992).

Die zunehmende Verfügbarkeit von Kernspintomographie und Liquor-PCR hat die diagnostische Treffsicherheit heute deutlich verbessert, so daß die Hirnbiopsie allenfalls in seltenen Einzelfällen bei atypischer Manifestation und unzureichendem Behandlungserfolg erwogen wird.

Die Indikation zur probatorischen Aciclovir-Therapie ist gegeben, wenn bei charakteristischer klinischer Symptomatik und Dynamik der Liquorbefund auf eine Virusenzephalitis hinweist. Auf den oft zitierten »typischen EEG-Befund« darf nicht gewartet werden. Ob die Verdachtsdiagnose zutreffend war, klärt sich meist innerhalb weniger Tage durch neuroradiologische Verlaufskontrollen und die PCR-Befunde.

Therapieschema

1. **Aciclovir** (Zovirax®) 10 mg/kg Körpergewicht 8stündlich über 14 Tage als i. v. Infusion in 100 ml physiologischer Kochsalzlösung (Infusionsdauer mindestens 1 Stunde), Verlängerung der Dosierungsintervalle bei Niereninsuffizienz (**Tab. E 8.6**).
2. Bei Aciclovirallergie bzw. bei aciclovirresistenten HSV Stämmen kann **Vidarabin** verabreicht werden als langsame i. v. Infusion, 15 mg/kg/die über 14 Tage (Whitley, 1988b). Da zur adäquaten Verdünnung der Infusion relativ hohe Volumengaben erforderlich sind, gilt besondere Vorsicht bei Patienten mit relevantem Hirnödem oder Massenverlagerung.
3. Zur Thromboseprophylaxe werden zweimal täglich 7 500 I. E. Heparin subkutan verabreicht.
4. Antikonvulsive Therapie, z. B. mit Phenytoin (z. B. 3 × 125 mg/die Phenhydan® langsam i. v.).

E 8.5.2. Herpes zoster-Myelitis und -Enzephalitis

Die Behandlung von HZV Infektionen des ZNS entspricht der der Herpes simplex-Enzephalitis. In seltenen Fällen, insbesondere wenn eine chronische Aciclovir-Therapie beispielsweise im Rahmen eines rezidivierenden Herpes simplex vorausgegangen war, kann Varizella-Zoster-Virus eine Resistenz gegen Aciclovir zeigen. Bei diesen Patienten ist ein Therapieversuch mit Foscarnet sinnvoll (Nikkels und Pierard, 1994).

In der Frühbehandlung des lokalen Herpes zoster erweitern die neu auf den Markt gekommenen Substanzen Famciclovir und Valaciclovir das therapeutische Spektrum (siehe Kap. E 8.4.2.). Wegen der deutlich besseren Bioverfügbarkeit von Valaciclovir (Valtrex®) gegenüber Aciclovir (Zovirax®) lassen sich durch die orale Gabe von Valaciclovir (3 × 1 000 mg/die) Aciclovir-Serumspiegel erreichen, die bisher nur durch eine intravenöse Aciclovirbehandlung (5 mg/kg Körpergewicht/die) zu realisieren waren bei offenbar vergleichbar günstigem Sicherheitsprofil der Substanzen.

E 8.5.3. CMV-Infektionen

50–60 % der Erwachsenen auf dem europäischen Festland sind CMV-seropositiv. Während CMV bei immunkompetenten Erwachsenen nur sehr selten zu neurologischen Komplikationen führt, ist es ein wichtiger Erreger von ZNS Infektionen bei immunkompromittierten Patienten, etwa nach Knochenmark- oder Organtransplantationen und bei fortgeschrittener HIV Infektion. CMV kann bei diesen Patienten schwere Enzephalitiden, Myelitiden und Radikulomyelitiden hervorrufen. Der Befall des zentralen Nervensystems kann mit oder ohne Zeichen des systemischen Befalls (z. B. CMV-Retinitis, Kolitis oder Pneumonie) einhergehen (Cohen, 1996).

> **CMV-Akuttherapie**
> Ganciclovir (Cymeven®) 5 mg/kg Körpergewicht alle 12 Stunden i. v. oder Foscarnet (Foscavir) 60 mg/kg Körpergewicht 8 stündlich i. v.
>
> **CMV-Erhaltungstherapie**
> Ganciclovir (Cymeven®) 5 mg/kg Körpergewicht/die oder Foscarnet (Foscavir) 90–120 mg/kg/die i. v.

Als mögliche Alternative kann bei therapieresistenten Fällen die kombinierte Gabe von Ganciclovir und Foscarnet versucht werden (Peters et al., 1992).

E 8.5.4. EBV Enzephalitis

EBV Infektionen mit zerebraler Beteiligung nehmen meist einen leichten Verlauf. Insbesondere bei Kindern und immunkompromittierten Patienten werden aber auch schwere Krankheitsbilder beobachtet. Kontrollierte Therapiestudien zur EBV Enzephalitis liegen nicht vor. Therapeutisch steht neben Aciclovir alternativ auch Ganciclovir zur Verfügung. Über die komplette Remission einer EBV Meningoenzephalitis unter Ganciclovir-Therapie bei einem knochenmarktransplantierten Patienten wurde berichtet (Dellemijn et al., 1995).

E 8.5.5. Frühsommermeningoenzephalitis

Da keine sicher wirksame Therapie der FSME zur Verfügung steht, ist die Möglichkeit der aktiven Immunisierung wichtig, insbesondere für beruflich Gefährdete (z. B. Forstarbeiter) in den Endemiegebieten Deutschlands, - zur Zeit: südlicher Bayerischer Wald, Auen der Donauseitentäler, südlicher Schwarzwald, in Baden-Württemberg zusätzlich die Waldgebiete entlang des Rheins und des Neckars bis Heidelberg, die Stuttgarter Umgebung, in Hessen der Odenwald. Auch bei Aufenthalten in Naturherden Deutschlands, Österreichs, Ungarns, Tschechiens, der Slowakei, Südosteuropas, Osteuropas sowie Südschwedens und der baltischen Staaten kann eine aktive FSME-Impfung empfohlen werden (ständige Impfkommission des Robert-Koch-Instituts, 10/95).

Die saisonale Aktivität von Ixodes ricinus erstreckt sich von März bis Oktober, die Monate April bis Juli gelten als Zeiten höchster Zeckenaktivität, aber auch im September wird eine hohe Aktivität verzeichnet. Die Übertragung des FSME Virus auf den Menschen durch Trinken nichtpasteurisierter Milch von Haustieren (Kuh, Ziege, Schaf) ist nur selten beobachtet worden und hat untergeordnete Bedeutung. Ein fernöstlicher Subtyp des FSME Virus, auch als Russian-Spring-Summer-Enzephalitis (RSSE Virus) bezeichnet, wird ebenfalls hauptsächlich durch Zecken übertragen. Die gegenwärtig erhältlichen Totimpfstoffe erzeugen eine Immunität gegenüber beiden Subtypen (BgVV und RKI, 1996).

Nach Zeckenstich kann in Endemiegebieten eine Postexpositionsprophylaxe durch passive Immunisierung mit FSME Immunglobulin innerhalb

Tab. E 8.7: Postexpositionsprophylaxe der Tollwut (WHO Expert Committee on Rabies 1992)

Kategorie	**Art des Kontaktes** zu einem tollwutverdächtigen oder tollwutkranken Haustier oder Wild-Tier [a]	Empfohlene Behandlung
I	Kontakt ohne Verletzung, indirekter Kontakt, Lecken intakter Haut	Keine, wenn die Anamnese zuverlässig ist.
II	Leichte Verletzung unbedeckter Haut, kleine Kratz- oder Schürfwunden ohne Blutaustritt, Belecken verletzter Haut	Umgehende aktive Immunisierung. Abbruch der Behandlung, wenn das Tier innerhalb der Beobachtungszeit[b] gesund verbleibt oder das Tier getötet wurde und eine Tollwut ausgeschlossen werden konnte.
III	Einzelne oder multiple Bisse oder tiefe Kratzer, Kontamination von Schleimhäuten mit Speichel (z. B. durch Lecken)	Umgehende Gabe von Tollwut-Immunglobulin und aktive Immunisierung. Abbruch der Behandlung, wenn das Tier innerhalb der Beobachtungszeit[b] gesund verbleibt oder das Tier getötet wurde und eine Tollwut ausgeschlossen werden konnte.

[a] die Exposition zu Nagetieren und Kaninchen erfordert nur selten eine Tollwutimpfung

[b] die Beobachtungszeit (10 Tage) betrifft nur Hunde und Katzen. Außer, wenn es sich um eine bedrohte Tierart handelt, werden andere tollwutverdächtige Tiere auf humane Art und Weise getötet, um eine sofortige Gewebeuntersuchung durchführen zu können.

von 96 Stunden durchgeführt werden (FSME Bulin®, Encegam®), deren Wirksamkeit nach Einschätzung der Arzneimittelkommission der Deutschen Ärzteschaft (1995) jedoch insgesamt nicht ausreichend belegt ist. Aktuell ruht zudem die Zulassung für FSME Immunglobulin für Kinder bis zum 14. Lebensjahr, da schwere FSME Erkrankungen nach passiver Immunisierung gemeldet wurden.
Für die aktive Immunisierung stehen Impfstoffe mit inaktivierten FSME Viren zur Verfügung, die auf Hühnerfibroblastenzellkulturen angezüchtet und anschließend gereinigt wurden. Der Impfstoff wird zur Grundimmunisierung dreimal verabreicht, die ersten beiden Impfungen erfolgen im Abstand von 1 bis 3 Monaten, die dritte Impfung nach 9–12 Monaten. Der erreichbare Impfschutz beträgt 98–99 %. Eine Booster-Injektion sollte nach 3–5 Jahren vorgenommen werden.
Daneben sind unterschiedliche Schnellimmunisierungsschemata zugelassen. Auf die entsprechenden Impfempfehlungen der ständigen Impfkommission am Robert-Koch-Institut (STIKO) wird verwiesen.

E 8.5.6. Tollwut

Die Tollwutinfektion führt zu einer deletären Enzephalitis mit Schwerpunkt im Hirnstamm und den limbischen Strukturen. In den wenigen Fällen, in denen die Enzephalitis überlebt wurde, ist eine Postexpositionsprophylaxe erfolgt oder es bestand eine Restimmunität durch vorherige Impfung. Durch das vermehrte Auslegen von Impfködern ist es in Deutschland zu einem deutlichen Rückgang der Tollwutfälle bei Tieren gekommen (4. Quartal 1994: 455 Fälle, 1. Quartal 1996: 65 Fälle, 2.Quartal: 26 Fälle). Anders ist die Situation in Osteuropa, wo v. a. infizierte Füchse (Polen, Ungarn, Rußland, Kroatien, Slowenien, Slowakische und Tschechische Republik) bzw. Hunde (Türkei) nach wie vor häufig betroffen sind (1. Quartal 1996: 2831 Fälle in Europa) und die Hauptinfektionsquellen darstellen.
Das Virus wird typischerweise durch den Biß eines infizierten Tieres übertragen, doch sind auch andere Übertragungswege berichtet worden, wie etwa die Inhalation eines virushaltigen Aerosols. Das Virus vermehrt sich innerhalb der Inkubationszeit von etwa 3–8 Wochen im Muskelgewebe im Bereich der Bißverletzung, bevor es in intramuskuläre Nervenendigungen eindringt und durch retrograden, axonalen Transport zum Rückenmark gelangt. Zu diesem Zeitpunkt erleben etwa 50 % der Patienten schmerzhafte Parästhesien im Bereich der Eingangspforte (z. B. Bißwunde). Gleichzeitig können Allgemein-Symptome wie Kopfschmerz, Fieber und Abgeschlagenheit auftreten. Nach diesem Prodromalstadium entwickelt sich ein Psychosyndrom mit Unruhe und Logorrhö gefolgt von Hydro- und Aerophobie (50–90 %), Lähmungen (20 %) und epileptischen Anfällen (10 %). Schließlich führt die schwere Enzephalitis, die besonders hippokampale Strukturen betrifft zum Koma und in nahezu 100 % d. F. innerhalb weniger Tage zum Tod.
Bei möglicher Tollwutexposition wird die Prophylaxe und Behandlung entsprechend den Richtlinien der WHO (**Tab. E 8.6**) umgehend durchgeführt. Das Impfschema richtet sich nach dem verwendeten Vakzinetyp (z. B. 1 ml Tollwut-Impfstoff HDC®, Rabivac®) an den Tagen 0, 3, 7, 14, 30 und 90 intramuskulär. Alle Injektion sollen am Musculus deltoideus appliziert werden, bei kleinen Kindern in die anterolaterale Portion des Quadrizeps. Vakzine soll nicht in die Glutealregion injiziert werden. Eine intradermale Applikation oder ein verkürztes intramuskuläres Injektionsschema können alternativ angewendet werden. Das Letztgenannte kann insbesondere dann von Vorteil sein, wenn postexpositionell kein Tollwutimmunglobulin gegeben wurde (zur detaillierten Information: WHO Expert Committee on Rabies, 1992).
Bei der passiven Immunisierung (z. B. Berirab® Tollwutimmunserum 20 i. E. pro kg Körpergewicht) soll ein Großteil der Dosis um die Wunde infiltriert werden, der Rest wird intramuskulär in der Glutealregion injiziert, gefolgt von einem vollständigen aktiven Immunisierungszyklus.

Literatur

AIDS Research Group, in collaboration with the AIDS Clinical Trials Group (1992) Mortality in patients with the acquired immunodeficiency syndrome treated with either foscarnet or ganciclovir for cytomegalovirus retinitis. N Engl J Med 326: 213–220

Amit R, Glick B, Itzchak Y, Dgani Y, Meyeir S (1992) Acute severe combined demyelination. Childs Nerv Syst 8 (6): 354–6

Amlie-Lefond C, Kleinschmidt-DeMasters K, Mahalingam R, Davis LE, Gilden DH (1995) The vasculopathy of varicella-zoster virus encephalitis. Ann Neurol 37: 784–790

Anderson NE, Powell KF, Croxson MC (1993 A) polymerase chain reaction assay of cerebrospinal fluid in patients with suspected herpes simplex encephalitis. J Neurol Neurosurg Psychiatry 56: 520–5

Atlas SW, Grossman RI, Goldber HI, Hackney DB, Bilaniuk LT, Zimmerman RA (1986) MR diagnosis of acute disseminated encephalomyelitis. J Comput Assist Tomogr 10 (5): 798–801

Aurelius E (1993) Herpes simplex encephalitis. Early diagnosis and immune activation in the acute stage and during long-term follow-up. Scand J Infect Dis Suppl 89: 3–62

Berlit P (1989) Immunoglobulin therapy in neurologic diseases. Klin Wochenschr 67: 967–970

Beutner KR, Friedman DJ, Forszpaniak C, Andersen PL, Wood MJ (1995) Valaciclovir compared with acyclovir for improved therapy for herpes zoster in immunocompetent adults. Antimicrob Agents Chemother. 39 (7): 1546–53

BgVV und RKI (1996) Merkblatt Frühsommer-Meningoenzephalitis (FSME). Deutscher Ärzteverlag: 1–4

Booss J, Esiri MM (1986) Viral encephalitis – Pathology,

diagnosis and management. Blackwell Scientific Publication, Oxford London Edinburgh

Brew BJ (1994) The clinical spectrum and pathogenesis of HIV encepahlopathy, myelopathy, and peripheral neuropathy. Curr Opinion Neurol 7: 209–216

Cinque P, Vago L, Brytting M, Castagna A, Accordini A, Sundqvist VA, Zanchetta N, Monforte AD, Wahren B, Lazzarin A, et al. (1992) Cytomegalovirus infection of the central nervous system in patients with AIDS: diagnosis by DNA amplification from cerebrospinal fluid. J Infect Dis 166: 1408–1411

Cohen BA (1996) Prognosis and response to therapy of cytomegalovirus encephalitis and meningomyelitis in AIDS. Neurology 46(2): 444–50

Cohen BA, McArthur JC, Grohman S, Patterson B, Glass JD (1993) Neurologic prognosis of cytomegalovirus polyradiculomyelopathy in AIDS. Neurology 43: 493–499

Crumpacker CS (1992) Mechanism of action of foscarnet against viral polymerases. Am J Med 92: 3

de Miranda P, Blum MR (1983) Pharmacokinetics of acyclovir after intravenous and oral administration. J Antimicrob Chemother 12, Suppl B: 29–37

Dieterich DT, Kotler DP, Busch DF, Crumpacker C, Du Mond C, Dearmand B, Buhles W (1993) Ganciclovir treatment of cytomegalovirus colitis in AIDS: a randomized, double-blind, placebo-controlled multicenter study. J Infect Dis 167: 278–282

Ellis BD, Komorsky GS, Cohen BH (1994) Medical and surgical management of acute disseminated encephalomyelitis. J Neuroopthalmol 14 (4): 210–3

Evans AS (1976) (Hrsg.) Viral infections of humans. Epidemiology and control. Wiley, London New York Sydney Toronto

Faulds D, Heel RC (1990) Ganciclovir. A review of its antiviral activity, pharmacokinetic properties and therapeutic efficacy in cytomegalovirus infections. Drugs 39: 597–638

Fletcher CV (1992) Treatment of herpesvirus infections in HIV-infected individuals. Ann Pharmacother 26: 955–962

Gilden DH, Murray RS, Wellish M, et al. (1988) Chronic progressive varicella-zoster virus encephalitis in an AIDS patient. Neurology 38: 1150–1153

Goswami KK, Miller RF, Harrison MJ, Hamel DJ, Daniels RS, Tedder RS (1991) Expression of HIV-1 in the cerebrospinal fluid detected by the polymerase chain reaction and its correlation with central nervous system disease, AIDS 5: 797–803

Guiloff RJ, Tan SV (1992) The clinical spectrum and pathogenesis of HIV encepahlopathy, myelopathy, and peripheral neuropathy. Curr Opinion Neurol 7: 473

He J (1996) Infection of primary human fetal astrocytes by human herpesvirus 6. J Virol 70 (2): 1296–300

Hengge UR, Brockmeyer NH, Malessa R, Ravens U, Goos M (1993) Foscarnet penetrates the blood-brain barrier: rationale for therapy of cytomegalovirus encephalitis. Antimicrob Agents Chemother 37: 1010–1014

Jacobs A, Bamborschke S, Szelies B, Lanfermann H, Schroder R, Heiss WD (1996) Varicella-zoster-virus myelitis without herpes. An important differential diagnosis of the radicular syndrome. Dtsch Med Wochenschr 121 (11): 331–5

Jacobson MA (1992) Review of the toxicities of foscarnet. J Acquir Immune Defic Syndr 5: 11–17

Jemsek J, Greenberg SB, Taber L, Harvey D, Gershon A, Couch RB (1983) Herpes zoster-associated encephalitis: Clinicopathologic report of 12 cases and review of the literature. Medicine 62: 81–97

Kanter DS, Horensky D, Sperling RA, Kaplan JD, Malachowski ME, Churchill WH Jr (1995) Plasmapheresis in fulminant acute disseminated encephalomyelitis. Neurology 45 (4): 824–7

Kerkar S, Molavi A (1990) Postinfection complications of the central nervous system. In: Schlossberg D (Hrsg.) Infections of the nervous system. Springer, New York Berlin Heidelberg, 135–142

Klapper PE, Cleator GM, Tan SV, Guiloff RJ, Scaravilli F, Ciardi M, Aurelius E, Forsgren M (1993) Diagnosis of herpes simplex encephalitis with PCR. Lancet 341: 691

Knox KK, Carrigan DR (1995) Active human herpesvirus (HHV-6) infection of the central nervous system in patients with AIDS. J Acquir Immune Defic Syndt Hum Retovirol 9 (1): 69–73

Kubar OL, Brjantseva EA, Nikitina LE, Zlydnikov DM (1989) The importance of virus drug-resistance in the treatment of influenza with rimantadine. Antiviral Res 11: 313–315

Little JW, Hall WJ, Douglas RG Jr, Mudholkar GS, Speers DM, Patel K (1978) Attenuation of airway hyperreactivity by amantadine in natural influenza A infection. Am Rev Respir Dis 118: 295–303

Lukes S A, Norman D (1983) Computed tomography in acute disseminated encephalomyelitis. Ann Neurol 13 (5): 567–72

Malessa R (1991) Veränderungen am Rückenmark: Vakuoläre Aids-Myelopathie und andere Myelopathien bei HIV-Infektion. In: HIV-Infektion und Nervensystem. Thieme Verlag Stuttgart - New York: 97–100

Mateos-Mora M, Ratzan KR (1990) Acute viral encephalitis. In: Schlossberg D (Hrsg.) Infections of the nervous system. Springer, New York Berlin Heidelberg, 105–134

McKendall RR (1982) Pharmacology of antiviral chemotherapeutic agents useful in human viral infections of the nervous system. Clin Neuropharmacol 5: 115–129

Mhiri C, Baudrimont M, Bonne G, Geny C, Degoul F, Marsac C, Roullet E, Gherardi R (1991) Zidovudine myopathy: a distinctive disorder associated with mitochondrial dysfunction. Ann Neurol 29: 606–614

Mustafa MM, Weitman SD, Winick NJ, Bellini WJ, Timmons CF, Siegel JD (1993) Subacute measles encephalitis in the young immunocompromised host: report of two cases diagnosed by polymerase chain reaction and treated with ribavirin and review of the literature. Clin Infect Dis 16: 654–660

Nikkels AF, Pierard GE (1994) Recognition and treatment of shingles. Drugs 48(4): 528–48

O'Brien JJ, Campoli-Richards DM (1989) Acyclovir. An updated review of its antiviral activity, pharmacokinetic properties and therapeutic efficacy. Drugs 37: 233–309

Perry CM, Wagstaff AJ (1995) Famciclovir. A review of ist pharmacological properties and therapeutic efficacy in herpesvirus infections.

Peters M, Timm U, Schurmann D, Pohle HD, Ruf B (1992) Combined and alternating ganciclovir and foscarnet in acute and maintenance therapy of human immunodeficiency virus-related cytomegalovirus encephalitis refractory to ganciclovir alone. Clin Investig 70: 456–458

Pohl-Koppe A, Dahm C, Elgas M, Kuhn JE, Braun RW, ter Meulen V (1992) The diagnostic significance of the polymerase chain reaction and isoelectric focusing in herpes simplex virus encephalitis. J Med Virol (36): 147–54

Prange HW, Hacke W, Felgenhauer K (1985) Diagnostik und Therapie der Herpessimplex-Enzephalitis. Akt Neurol 12: 217–225

Puchhammer-Stockl E, Popow-Kraupp T, Heinz FX, Mandl CW, Kunz C (1991) Detection of varicella-zoster virus DNA by polymerase chain reaction in the cerebrospinal fluid of patients suffering from neurological complications associated with chicken pox or herpes zoster. J Clin Microbiol (29): 1513–6

Reik Jr L, Barwick MC (1990) Noninfectious causes of acute CNS inflammation. In. Schlossherg D (Hrsg.) Infections of the nervous system. Springer, New York Berlin Heidelberg, 73–89

Schroth G, Gawehn J, Thron A, Vallbracht A, Voigt K (1987) Early diagnosis of herpes simplex encephalitis by MRI. Neurology 37: 179–183

Schumacher K (1986) Therapie mit Immunglobulinen. Dtsch med Wschr 111: 550–556

Singh N, Carrigan DR (1996) Human herpesvirus-6 in transplantation: an emerging pathogen. Ann intern Med 124 (12): 1065–71

Skoldenberg B (1991) Herpes simplex encephalitis. Scand J Infect Dis Suppl 80: 40–46

Skoldenberg B, Alestig K, Burman L, Forkman A, Lövgren K et al. (1984) Acyclovir versus vidarabine in herpes simplex encephalitis. Lancet II: 707–711

Spanish Ribavirin Trial Group (1991) Comparison of ribavirin and placebo in CDC group III human immunodeficiency virus infection. Lancet 338: 6–9

Spector SA, Kennedy C, McCutchan JA, Bozzette SA, Straube RG, Connor JD, Richman DD (1989) The antiviral effect of zidovudine and ribavirin in clinical trials and the use of p24 antigen levels as a virologic marker. J Infect Dis 159: 822–828

Stevens DA, Marigan TC (1980) Zoster immune globulin prophylaxis of disseminated zoster in compromised hosts. A randomized trial. Arch intern Med 140: 52–54

Stricker RB, Miller RG, Kiprov DD (1992) Role of plasmapheresis in acute disseminated (postinfectious) encephalomyelitis. J Clin Apheresis 7 (4): 173–9

Tyler KL (1984) Diagnosis and management of acute viral encephalitis. Sem Neurol 4: 480–489

Tyms AS, Taylor DL, Parkin JM (1989). Cytomegalovirus and the aquired immunodeficiency syndrome. J Antimicrob Chemother 23 (Suppl A): 89–105

Tyring S, Barbarash RA, Nahlik JE, Cunningham A, Marley J, Heng M, Jones T, Rea T, Boon R, Saltzman R (1995) Famciclovir for the treatment of acute herpes zoster: effects on acute disease and postherpetic neuralgia. A randomized, double-blind, placebo-controlled trial. Collaborative Famciclovir Herpes Zoster Study Group. Ann intern Med 123 (2): 89–96

Whitley RJ (1988 a) Herpes simplex infections of the central nervous system. A review. Am J Med 85 (Suppl 2A): 61–67

Whitley RJ (1988b) Editorial: the frustrations treating herpes simplex virus infections of the central nervous system. J Am Med Assoc 259: 1067

Whitley RJ, Alford CA, Hirsch MS, Schooley RT, Luby JP, Aoki FY, Hanley D, Nahmias AJ, Soong SJ (1986) Vidarabine versus acyclovir therapy in herpes simplex encephalitis. N Engl J Med 314: 144–149

World Health Organization (1992) Prevention of rabies in humans and annex 2. In: WHO expert committee on rabies: eighth report. 21–25 and 53–56

E 9. HIV-Infektion und AIDS: Neurologische Manifestationen

von *R. Malessa* und *H. W. Pfister*

Definitionen

Die übertragbare Immunschwächekrankheit AIDS (acquired immunodeficiency syndrome) wurde erstmals 1981 beschrieben (Gottlieb et al., 1981; Masur et al., 1981). Als Ursache dieser Immunschwäche wird heute das **humane Immundefizienzvirus Typ 1 (HIV-1)** angesehen, früher auch humanes T-lymphotropes Virus Typ 3 (HTLV-3), Lymphadenopathie-assoziiertes Virus (LAV) und AIDS-related Virus (ARV) genannt (Barré-Sinoussi et al., 1983; Gallo et al., 1984; Levy et al., 1984). AIDS kann außerdem durch die westafrikanische Variante HIV-Typ 2 (HIV-2) hervorgerufen werden (Clavel et al., 1987). Auf HIV-2-assoziierte Erkrankungen, die ebenfalls das zentrale Nervensystem einbeziehen können, wird in diesem Beitrag nicht gesondert eingegangen.

HIV wird hauptsächlich durch Sexualkontakt, Blut, kontaminierte Blutprodukte und kontaminierte Injektionsnadeln übertragen oder von der Mutter aufs Kind durch prä-, peri- oder postnatale (durch Stillen) Infektion. Die neurologischen Komplikationen der HIV-Infektion sind entweder Folge der induzierten Immunschwäche (opportunistische Infektionen, HIV-assoziierte Neoplasien), Ausdruck einer direkten Schädigung von Nervengewebe durch HIV oder die Konsequenz infektionsassoziierter immunpathologischer Mechanismen, die mittelbar zur Schädigung führen. Eine Reihe verschiedener Zellen des Immunsystems können direkt mit HIV-infiziert werden. Dazu zählen Makrophagen, Promyelozyten, Fibroblasten, Langerhans-Zellen und die T-Helferzellen, deren extreme Reduktion im Verlauf der Infektion zu einer ausgeprägten **Schwächung der zellulären Immunität** führt und das Überwiegen von Virus-, Mykobakterien- und Pilzinfektionen unter den sekundären neurologischen Komplikationen bei AIDS erklärt. Die zusätzliche und bereits früh einsetzende **Beeinträchtigung der humoralen Komponente des Immunsystems** ist gekennzeichnet durch eine ungezielte, polyklonale B-Zell-Aktivierung (Hypergammaglobulinämie) mit Produktion funktionell oft minderwertiger Antikörper. Sind die Antikörper gegen normale Zellproteine gerichtet, können **Autoimmunphänomene** die Folge sein (z. B. Immunthrombozytopenie, Guillain-Barré-Syndrom) (Levy, 1990; Biniek et al., 1986). Die spezifische humorale Immunantwort auf neue *Antigene* ist dagegen herabgesetzt. Da die Immunschwäche nicht nur für das Auftreten opportunistischer Infektionen und für uncharakteristische Erscheinungsbilder »normaler Infektionen« bei AIDS verantwortlich ist, sondern auch die Befunde serologischer, neuroradiologischer, liquordiagnostischer und histologischer Untersuchungen erheblich beeinflußt, erfordert die differentialdiagnostische Abgrenzung viel Erfahrung.

Diagnose, Stadien und Klassifikation

Die Diagnose der HIV-Infektion beruht auf dem Nachweis von HIV-Antikörpern durch ELISA (Screening-Test) und Western Blot (Bestätigungs-Test). Spezifische HIV-Antikörper sind üblicherweise 4 Wochen bis 3 Monate post infektionem erstmals nachzuweisen (Horsburgh et al., 1989). Jede Person mit positivem HIV-Nachweis ist potentiell infektiös. In manchen Fällen kann vor Auftreten von HIV-Antikörpern passager p24-Antigen nachgewiesen werden. Zum Immunstatus gehört die Analyse der Lymphozytensubpopulation mit Bestimmung der absoluten CD4 Helferzellzahl und Berechnung des CD4/CD8 Quotienten. HIV p24-Antigen, Neopterin und Beta-2-Microglobulin werden als zusätzliche Verlaufsindikatoren und zur Evaluierung in klinischen Studien verwendet. In letzter Zeit wird der im Blut nachweisbaren Menge von HIV, dem sog. »Virus-Load« (HIV-RNA-Kopien pro ml Plasma), zunehmend Bedeutung beigemessen, sowohl zur Prognoseabschätzung, als auch zum Therapiemonitoring.

Der **akute HIV-Infekt** ist in mehr als 50 % d. F. assoziiert mit einem mononukleoseartigen Bild, der sogenannten Serokonversionskrankheit. Diese wird von den Betroffenen meist als banaler Infekt interpretiert und ist deshalb anamnestisch oft nicht mehr zu eruieren (Tindall et al., 1990). Relativ selten kann zu diesem frühen Zeitpunkt eine akute aseptische Meningitis hinzutreten (siehe unten). Der primären Infektion folgt üblicherweise eine **oligo- oder asymptomatische Phase** (sogenannte AIDS-Inkubationszeit), deren durchschnittliche Dauer etwa 10–11 Jahre beträgt. Sie kann von einer persistierenden multilokulären Lymphknotenschwellung, dem sogenannten Lymphadenopathiesysndrom (LAS), begleitet sein, dem offenbar keine negative prognostische Bedeutung zukommt. Das Hinzutreten konstitutioneller Symptome wie rekurrentes Fieber, Gewichtsverlust und chronische Diarrhö kennzeichnet den sog. AIDS-related complex (ARC).

Das Vollbild AIDS liegt definitionsgemäß vor bei

Auftreten opportunistischer Infektionen, HIV-assoziierter Neoplasien (z. B. Kaposi-Sarkom, B-Zell-Lymphom, invasives Zervixkarzinom), eines Wasting-Syndroms (Gewichtsabnahme von > 10 % des Körpergewichts) oder einer manifesten HIV-Enzephalopathie.
Das wichtigste Klassifikationssystem der HIV-Infektion ist die **CDC-Klassifikation** (Centers for Disease Control, Atlanta, Georgia), die in ihrer revidierten Fassung von 1987 und zuletzt von 1993 in vielen klinischen und epidemiologischen Studien Anwendung gefunden hat (CDC, 1987, 1993; Castro et al., 1993) (**Tab. E 9.1**). Erst seit der letzten Revision gelten auch die pulmonale Tuberkulose, innerhalb eines Jahres rekurrierende Pneumonien und das invasive Zervixkarzinom als AIDS-definierende Erkrankungen. Anders als in Europa, werden in den USA Patienten mit Helferzellzahlen unter 200/μl generell als AIDS-krank eingestuft (Ancelle-Park, 1993).

HIV-Infektion und Nervensystem

Seit der Erstbeschreibung des acquired immunodeficiency syndrome (AIDS) ist bekannt, daß das Nervensystem ein häufiger Manifestationsort der Infektion ist. Die Invasion des ZNS erfolgt möglicherweise über die Einwanderung extrazerebral

Tab. E 9.1: CDC-Klassifikation der HIV Infektion (revidierte Fassung, 1993)

Laborkategorien 1–3	**Klinische Kategorien A–C**		
CD4-Lymphozyten	A Asymptomatisch, akute HIV-Infektion oder Lymphadenopathie-Syndrom (LAS)[1]	B Symptomatisch[2], aber *keine* Erkrankung der Kategorie C	C AIDS-definierende Erkrankungen[3]
1 ≥ 500/μl	A1	B1	C1
2 200–499/μl	A2	B2	C2
3 < 200/μl	A3	B3	C3

[1] Definiert als tastbare Lymphknotenschwellungen (> 1 cm) in mindestens zwei extrainguinalen Regionen über einen Zeitraum von mehr als drei Monaten (nach Ausschluß anderer Ursachen)

[2] Erkrankungen, die nicht in die Kategorie (C) fallen, aber dennoch der HIV-Infektion bzw. der damit verbundenen Immundysregulation, zuzuordnen sind. Beispiele:

n Bazilläre Angiomatose
n Entzündungen i. B. des kleinen Beckens, insbesondere mit Tuben- oder Ovarialabszess
n Herpes Zoster polysegmental oder rezidivierend
n Idiopathische thrombozytopenische Purpura
n Konstitutionelle Symptome: Fieber über 38,5 °C, länger als vier Wochen bestehende Diarrhö
n Listeriose
n Orale Haarleukoplakie
n Oropharyngeale Candida-Infektion
n Periphere Neuropathie
n Vulvovaginale Candida-Infektionen, rezidivierend, chronisch (> 1Monat) oder schlecht therapierbar
n Zervikale Dysplasie oder Carcinoma in situ

[3] AIDS-definierende Erkrankungen:

n Chronische Herpes simplex-Ulzera oder Herpes-Bronchitis, -Pneumonie oder -Ösophagitis
n Chronische intestinale Infektion mit Isospora belli
n Chronische intestinale Kryptosporidien-Infektion
n CMV-Retinitis
n Disseminierte oder extrapulmonale Histoplasmose
n Extrapulmonale Kryptokokken-Infektionen
n generalisierte CMV-Infektion (nicht von Leber oder Milz)
n HIV-Enzephalopathie
n Infektionen mit Mykobakterium avium complex oder M. kansasii, disseminiert oder extrapulmonal
n Invasives Zervix-Karzinom
n Kaposi-Sarkom
n Maligne Lymphome (Burkitt's, immunoblastisches oder primäres ZNS-Lymphom)
n Ösophageale Candida-Infektion oder Befall von Bronchien, Trachea oder Lunge
n Pneumocystis carinii-Pneumonie
n Progredient multifokale Leukenzephalopathie
n Rezidivierende Pneumonien innerhalb eines Jahres
n Rezidivierende Salmonellen-Septikämien
n Toxoplasma-Enzephalitis
n Tuberkulose
n Wasting-Syndrom

infizierter Makrophagen und Monozyten, die quasi als Trojanisches Pferd das Virus durch die Bluthirnschranke transportieren (Ho et al., 1987). Im Hirngewebe läßt sich eine produktive HIV-Infektion vor allem in Makrophagen, residenter Mikroglia und multinukleären Zellen nachweisen (Brinkmann et al., 1992; Epstein und Gendelman, 1993). Die auffallende Diskrepanz zwischen der relativ kleinen Zahl produktiv infizierter Zellen und den zum Teil ausgeprägten neuropathologischen Veränderungen sowie die schlechte Korrelation dieser Befunde zur Klinik ist auf komplexe pathogenetische Vorgänge zurückzuführen. Man vermutet, daß die Schädigung des Nervengewebes indirekt über HIV-Genprodukte oder über die Ausscheidung neurotoxischer Substanzen durch HIV-infizierten Makrophagen erfolgt. Insbesondere dem HIV-Hüllprotein gp120 wird eine Schlüsselrolle in der HIV-assoziierten Schädigung des Nervensystems zugeschrieben (Toggas et al., 1994), unter anderem aufgrund seiner partiellen Strukturähnlichkeit mit Neuroleukin und dem vasoaktiven intestinalen Polypeptid (VIP). Darüber hinaus führen Interaktionen zwischen HIV-infizierten Makrophagen und Neuroglia zur Zytokinproduktion (z. B. Tumornekrosefaktor, Interleukin-1 Beta) und Entstehung von Eicosanoiden, Quinolinsäuremetaboliten und Stickoxyd, die vermutlich zur Neuronenschädigung und Astrogliaproliferation beitragen (Milstien et al., 1994; Bukrinsky et al., 1995; Nottet et al., 1995; Tyor et al., 1992, 1993; Pietraforte et al., 1994; Griffin et al., 1994; Dawson et al., 1993). Veränderungen im Neuropeptid-Y Stoffwechsel und im Endothelinstoffwechsel sind als weitere potentielle neuropathogenetische Komponenten angesprochen worden (Malessa et al., 1996d; Schielke et al., 1990; Tyor et al., 1993; Ehrenreich et al., 1993).

E 9.1. Neurologische Manifestationen

E 9.1.1. Klinik

Mehr als 50 % der Erwachsenen und bis zu 90 % der Kinder zeigen im Verlauf der HIV-Infektion neurologische Komplikationen (Guiloff et al., 1988; American Academy of Neurology, 1989). Bei etwa 10 % der HIV-Infizierten ist eine neurologische Komplikation die Initialmanifestation von AIDS. Neuropathologisch lassen sich bei 70–90 % der AIDS- Patienten HIV-assoziierte Veränderungen nachweisen (Petito et al., 1986; Lantos et al., 1989). Die relativen Häufigkeiten der wichtigsten HIV-assoziierten neurologischen Komplikationen sind in **Tab. E 9.2** aufgeführt.

Bei der differentialdiagnostischen Einordnung neurologischer Komplikationen bei HIV-Infizierten sind drei wesentliche Punkte zu bedenken:

1. *Der aktuelle Immunstatus des Patienten* ist zu berücksichtigen. Die Wahrscheinlichkeit des Vorliegens bestimmter Komplikationen ist abhängig vom Grad der Immunschwäche, die approximativ über die absolute CD4-Helferzellzahl beurteilt werden kann. In **Tab. E 9.3** ist deshalb verschiedenen Erkrankungen, die gehäuft HIV-assoziiert auftreten, der Zellzahlbereich zugeordnet, in dem sie typischerweise angetroffen werden.
2. Im fortgeschrittenen AIDS-Stadium muß damit gerechnet werden, daß *multiple ZNS-Komplikationen simultan oder in rascher Folge* auftreten.
3. Bei multimorbiden Patienten resultiert das klinische Bild häufig aus *Interaktionen zwischen infektiösen, nutritiven, toxischen und metabolischen Faktoren.*

Im weiteren wird zwischen *HIV-induzierten* und *HIV-assoziierten* neurologischen Komplikationen unterschieden. In der letztgenannten Gruppe sind die Mechanismen, die zur Schädigung führen, noch weitgehend ungeklärt.

Tab. E 9.2: Häufigkeit wichtiger neurologischer Komplikationen bei HIV-1 Infektion

	Frequenz
HIV-1 assoziierte Erkrankungen[b]	
Aseptische Meningitis	1–6 %
Akute Meningoenzephalitis	1–2 %
HIV-1 Enzephalopathie/Demenz	10–15 %
Myelopathie	6–10 %
Periphere Neuropathie	15 %
Myopathie	< 5 %
Opportunistische Infektionen	
Toxoplasma Enzephalitis	5–20 %
Kryptokokken-Meningoenzephalitis	2–13 %
Progressive multifokale Leukoenzephalopathie	2 %
CMV-Enzephalitis	?[c]
CMV-Polyradikulopathie	1 %
Neoplasien des Nervensystems	
Primäres ZNS-Lymphom	2–3 %
Metastatisches systemisches Lymphom	2–3 %
Zerebrovaskuläre Komplikationen	
Ischämische ZNS-Infarkte und -Hämorrhagien bei HIV-1 Vaskulopathie, thrombotischer Mikroangiopathie, Endokarditiden, Vaskulitiden (z. B. Neurosyphilis, CMV, HZV, Toxoplasmose, Tuberkulose)	1–4 %

[a] Die Häufigkeit ist angegeben in Prozent der AIDS-Patienten. Die Angaben beziehen sich auf publizierte klinische Studien und sind demnach approximativ.

[b] Im Text werden diese Erkrankungen weiter unterteilt in solche, die vermutlich als *direkt HIV-1 induziert* und solche, die lediglich als HIV-1 *assoziiert* anzusehen sind.

[c] Keine verläßlichen Angaben möglich; in neuropathologischen Untersuchungsserien finden sich Zeichen der CMV-Enzephalitis in bis zu 30–40 % der Gehirne von AIDS-Patienten. Klinisch manifeste CMV-Enzephalitiden sind weitaus seltener (ca. 1–2 %).

Tab. E 9.3: HIV-assoziierte Erkrankungen und die Helferzellzahlbereiche, in denen sie gehäuft auftreten

	CD4-Helferzellzahl/μl			
	> 500	500–200	< 200	< 100
Neurosyphilis	•	•	•	•
Tuberkulöse Meningitis		•	•	•
Toxoplasma-Enzephalitis			•	•
Kryptokokken-Meningoenzephalitis			•	•
CMV Enzephalitis/Polyradikulopathie				•
Primäres ZNS-Lymphom				•
Progressive multifokale Leukoenzephalopathie				•

E 9.1.2. HIV-induzierte neurologische Komplikationen

Die **akute aseptische HIV-Meningitis** ist eine relativ seltene Komplikation, die zur Zeit der Serokonversion, aber auch in späteren HIV-Stadien auftreten kann. Das klinische Bild und der Liquorbefund unterscheiden sich nicht von denen einer akuten aseptischen Meningitis bei immunkompetenten Patienten. Kopfschmerzen sind häufig, passagere Hirnnervenausfälle können hinzutreten (insbesondere Nervus V, VI, VII, VIII). Meningoenzephalitische Verläufe sind die Ausnahme. Während sich die klinischen Symptome üblicherweise spontan innerhalb von Tagen oder Wochen zurückbilden, kann eine leichte Erhöhung der Liquorzellzahl und eine intrathekale Synthese von HIV-Antikörpern persistieren. Gleichartige Liquorveränderungen werden jedoch auch bei asymptomatischen HIV-Infizierten in 40–80 % d. F. angetroffen (Einhäupl et al., 1992; Lüer et al., 1988; Elovaara et al., 1988; Appleman et al., 1988). Insbesondere bei Hirnnervenausfällen wird man andere Ursachen, wie eine Neurosyphilis, eine Neuroborreliose, eine tuberkulöse Meningitis, eine Pilzmeningitis und eine Meningeosis lymphomatosa/carcinomatosa durch Liquordiagnostik und Kernspintomographie ausschließen. Eine akute Myelopathie zum Zeitpunkt der HIV-Serokonversion wurde beschrieben, ist aber sehr selten (Denning et al., 1987).

Die **HIV-Enzephalopathie** wird überwiegend in fortgeschrittenen HIV-Stadien angetroffen, kann bei manchen Patienten aber auch bei noch gut erhaltenem Immunstatus und vor Einsetzen anderer systemischer Komplikationen auftreten. Sie umfaßt ein weites Spektrum klinischer Präsentationen. Die Klassifizierung erfolgt vereinfachend in zwei Schweregrade:

1. Der sogenannte AIDS-Demenz-Komplex mit ausgeprägten kognitiven Defiziten, die den Patienten im Alltagsleben erheblich beeinträchtigen und nicht selten kombiniert sind mit motorischen Störungen oder einer AIDS-Myelopathie,
2. eine mildere Form mit leicht bis mäßig ausgeprägten Konzentrationsstörungen, Vergeßlichkeit, Verlangsamung, Interessenverlust, Apathie oder psychomotorischer Verlangsamung. In manchen Fällen finden sich zusätzlich gesteigerte Reflexe, eine Tonuserhöhung, Koordinations- oder Gangstörungen (American Academy of Neurology AIDS Task Force, 1991)

Abgesehen von meist gering ausgeprägten Okulomotorikstörungen und einer gelegentlich nachweisbaren leichten zerebellären Ataxie sind fokale neurologische Symptome bei der HIV-Enzephalopathie ausgesprochen selten und müssen differentialdiagnostisch immer an das Vorliegen einer opportunistischen Infektion oder Neoplasie des ZNS denken lassen (Hamed et al., 1988; Pfister et al., 1989; Malessa et al., 1996).

Computer- und kernspintomographisch läßt sich bei 75 % der Patienten mit manifester HIV-Enzephalopathie eine supratentoriell betonte Hirnatrophie nachweisen, die aber auch bei etwa 50 % nicht betroffener AIDS-Patienten beobachtet wird (Gelman und Guinto, 1992). Häufig finden sich im T2-gewichteten MRT kleinfleckige oder konfluierende Hyperintensitäten, die im Hemisphärenmarklager entweder mit periventrikulärer Betonung oder diffuser Verteilung imponieren. Das EEG zeigt im Verlauf oft eine Grundrhythmusverlangsamung und eine vermehrte Einlagerung frontotemporaler Theta-(Delta)-Dysrhythmien. Auch im EEG ist eine fokale Störung immer ein ernstzunehmender Anlaß, sekundäre HIV-Komplikationen (z. B. zerebrale Toxoplasmose oder primäres ZNS-Lymphom) auszuschließen.

Das Fehlen eines ausreichend sensitiven und spezifischen Markers für die HIV-Enzephalopathie macht die Diagnose stets zur Ausschlußdiagnose.

Die **HIV-Myelitis** ist eine neuropathologische Diagnose, die sich auf den Nachweis multinukleärer Riesenzellen im Rückenmarksgewebe gründet (Geny et al., 1991). Da multinukleäre Riesenzellen als typisches Merkmal einer produktiven HIV-Infektion angesehen werden, wird hier, im Gegensatz zur vakuolären Myelopathie, ein direkter pathogenetischer Zusammenhang zwischen HIV-Infektion und Rückenmarksschädigung diskutiert (Budka, 1991; Grafe und Wiley, 1989). Die HIV-Myelitis kann isoliert oder in Kombination mit der vakuolären HIV-Myelopathie auftreten, ein direkter Zusammenhang zwischen diesen Entitäten besteht nicht (Petito et al., 1994).

E 9.1.3. HIV-assoziierte neurologische Komplikationen

Vakuoläre Myelopathie: Fast ausschließlich in fortgeschrittenen Krankheitsstadien entwickeln etwa 10–20 % der AIDS Patienten eine zumeist schleichend einsetzende, spinale Symptomatik mit beinbetonter Hyperreflexie, positiven Pyramidenbahnzeichen, in ausgeprägten Fällen auch mit schwerer spastischer Paraperese, Inkontinenz und Hinterstrang-Symptomen. Bei begleitender HIV-Polyneuropathie können die Muskeleigenreflexe auch abgeschwächt oder erloschen sein und Pyramidenbahnzeichen fehlen. Die histopathologisch nachweisbare vakuoläre Degeneration der weißen Substanz, insbesondere im Bereich der Hinterstränge und Vorderseitenstränge des thorakalen Rückenmarkes, gab der Erkrankung ihren Namen. Die neuropathologischen Veränderungen ähneln denen der funikulären Myelose. Die Liquordiagnostik zeigt allenfalls unspezifische Veränderungen, ist aber unabdingbar, um differentialdiagnostisch in Frage kommende Myelitiden, z. B. durch Infektion mit Varizella zoster-Virus, Herpes simplex-Virus (Typ 1 und Typ 2), Zytomegalievirus, Treponema pallidum, Mykobakterien und Toxoplasma oder eine Meningeosis lymphomatosa auszuschließen. Zum Ausschluß einer spinalen Raumforderung, etwa einer epiduralen oder meningealen Invasion eines HIV-assoziierten systemischen B-Zell Lymphoms oder, sehr viel seltener, eines primären ZNS-Lymphom des Rückenmarks, wird man zudem eine spinale Kernspintomographie durchführen (Malessa, 1991; Guiloff und Tan, 1992).

HIV-assoziierte periphere Neuropathien: Sie lassen sich unterscheiden in

1. eine distal symmetrische sensomotorische Polyneuropathie (DSPN),
2. eine chronisch entzündliche demyelinisierende Polyneuroradikulopathie (CIDP),
3. eine Mononeuropathie vom Multiplex-Typ sowie
4. eine Polyradikulitis vom Guillain-Barré-Typ.

Sowohl für die **CIDP**, als auch für die **Polyradikulitis vom Guillain-Barré-Typ** wird heute weniger eine direkte Affektion mit HIV verantwortlich gemacht, als vielmehr eine relativ unspezifische Immunreaktion, wie sie auch bei Infektionen mit anderen Erregern (z. B. Campylobacter jejuni, CMV, EBV) beobachtet werden kann. Allerdings ist die Häufigkeit des Guillain-Barré-Syndroms in der HIV-seropositiven Population nicht eindeutig höher als bei Nichtinfizierten, so daß bei den bisher in der Literatur beschriebenen Fällen auch eine zufällige Assoziation nicht auszuschließen ist (Guiloff und Fuller, 1992).

Die Genese der Vaskulitis bei der gleichfalls seltenen **HIV-assoziierten Multiplexneuropathie** ist nicht abschließend geklärt (Said et al., 1988). Bei ausgeprägtem Immundefizit sind Vaskulitiden durch opportunistische und andere Erreger, etwa CMV, Toxoplasma und VZV immer abzugrenzen. Während in den Frühphasen der HIV-Infektion eine Polyneuropathie selten ist (Fuller et al., 1993), lassen sich im ARC- und v. a. im AIDS-Stadium **sensomotorische Polyneuropathien vom distal symmetrischen Typ (DSPN)** in bis zu 15–30 % d. F. beobachten (Cornblath und McArthur, 1988; Levy et al., 1985; Parry, 1988; Snider et al., 1983). Elektrophysiologische und histologische Untersuchungen zeigen zumeist ein axonal betontes Schädigungsmuster. Bei einem Teil der Patienten kann eine latente Affektion des peripheren Nervensystems durch HIV bereits zu einem sehr frühen Zeitpunkt nachgewiesen werden (Malessa, 1996c) (Husstedt et al., 1994). Ob derartige Veränderungen den Beginn einer sich erst später klinisch manifestierenden HIV-Polyneuropathie markieren und ihnen ein prädiktiver Wert zukommt, ist ungeklärt. Gerade bei besonders **schmerzhaften und rasch progredienten Neuropathien** ist differentialdiagnostisch an eine **Polyneuroradikulitis** durch CMV zu denken (Fuller et al., 1989b, 1990a, 1993).

In den letzten Jahren hat außerdem die Häufigkeit **medikamentös toxischer Polyneuropathien** bei Patienten im HIV-Spätstadium deutlich zugenommen. Verantwortlich dafür sind meist Zytostatikatherapien, antimykobakterielle Kombinationsbehandlungen und der vermehrte Einsatz antiretroviraler Substanzen mit neurotoxischem Nebenwirkungsprofil, wie DDC (Dideoxyzytidin), DDI (Dideoxyinosin) und d4T. Dem Neurologen kommt die wichtige Aufgabe zu, vor Einsatz dieser Präparate eine vorbestehende Polyneuropathie auszuschließen und den Patienten über die ersten Zeichen neurotoxischer Nebenwirkungen aufzuklären, um das nötigenfalls rasche Absetzen vorab zu bahnen.

Die **Differentialdiagnose** der HIV-assoziierten Polyneuropathien umfaßt darüber hinaus Polyneuroradikulitiden durch VZV und HSV, die direkte Infiltration peripherer Nerven und die Meningeosis bei HIV-assoziiertem B-Zell-Lymphom und Polyneuropathien infolge Malnutrition und/oder Vitaminmangel, z. B. bei chronischer Diarrhö und Kachexie.

HIV-assoziierte autonome Dysfunktion (HIVAD): Manifeste Störungen autonomer Funktionen werden ganz überwiegend in den Spätstadien der HIV-Infektion angetroffen. Typische Beispiele sind orthostatische Hypotension, Impotenz, Blasenfunktionsstörungen, Diarrhö und Schweißsekretionsstörungen (Cohen et al., 1991; Lin-Greenberg und Taneja-Uppal, 1987, Welby et al.,

1991). Auch Synkopen und lebensbedrohliche kardiale Arrhythmien bei Feinnadelaspiration der Lunge sind beobachtet worden (Craddock et al., 1987). Da Patienten in den HIV-Spätstadien häufig unter multiplen Begleiterkrankungen leiden, ist die ätiologische Zuordnung autonomer Störungen oft nicht sicher zu treffen. *Für* die Existenz einer spezifischen HIV-assoziierten Dysfunktion sprechen die Ergebnisse kontrollierter Studien, die mittels autonomer Testbatterien eine Beeinträchtigung der autonomen Regulation bereits bei asymptomatischen Patienten in Frühphasen der HIV-Infektion belegen konnten (Villa et al., 1992; Malessa et al., 1995b, 1996e; Freeman et al., 1990). Eine HIV-assoziierte Schädigung enterischer autonomer Nervenfasern ist möglicherweise an der Pathogenese chronischer Diarrhön bei HIV-infizierten Patienten beteiligt (Batman et al., 1991).

HIV-assoziierte Myopathie: Skelettmuskelveränderungen bei HIV-Infektion können verschiedene Ursachen haben. In Frage kommen die HIV-assoziierte Myopathie, die Azidothymidin-induzierte Myopathie, die Myopathie beim Wasting-Syndrom und bei Kachexien anderer Genese in den AIDS-Spätstadien sowie Myopathien und Myositiden bei opportunistischen Infektionen, Myopathien vaskulitischer Genese und eine Tumorinfiltration des Skelettmuskels. Bei der HIV-Myopathie dominiert ein polymyositisartiges Bild mit subakut einsetzender, proximal betonter, oft schmerzhafter Muskelschwäche mit erhöhter, manchmal aber auch normaler Serum-CK und myopathischen Veränderungen im Elektromyogramm (Snider et al., 1983; Dalakas et al., 1986, Dalakas und Pezeshkpour, 1988; Simpson und Bender, 1988). Die bioptisch nachweisbaren entzündlichen Infiltrate sind denen bei HIV-negativer Polymyositis ähnlich, mit Ausnahme einer auffälligen Reduktion von CD4-Zellen im Muskelgewebe (Illa et al., 1991). In einigen Fällen fehlen entzündliche Infiltrate, und es dominiert eine Typ 2 Faseratrophie oder eine Nemalinmyopathie. Häufiger als die HIV-Myopathie selbst ist die Azidothymidin (Retrovir®) induzierte Myopathie, somit die wichtigste Differentialdiagnose. Azidothymidin (AZT) führt zu einer mitochondrialen Myopathie, die klinisch, laborchemisch und elektromyographisch nicht von der HIV-Myopathie zu unterscheiden ist. Eine sichere Abgrenzung ist auch bioptisch oft nicht möglich. An die AZT-Myopathie ist zu denken bei einer Behandlungsdauer von mehr als 200 Tagen (Mhiri et al., 1991) und einer kumulativen Gesamtdosis von mehr als 250 g Azidothymidin. Die Inzidenz der AZT-Myopathie beträgt bei Langzeitbehandlung (> 270 Tage) etwa 17 % (Peters et al., 1993).

In seltenen Fällen kann bei HIV-infizierten Personen auch eine akute Rhabdomyolyse auftreten mit CK-Werten > 1 500 IU pro Liter. Die Genese der Erkrankung ist unklar, sowohl eine direkte HIV-Induktion als auch neurotoxische Reaktionen (z. B. DDI, Sulfadiazin, Pentamidin) und opportunistische Infektionen kommen in Frage (Chariot et al., 1994). Bei der akuten HIV-Serokonversionskrankheit wurden Rhabdomyolysen ebenfalls vereinzelt beschrieben (Mahe et al., 1989; Pedersen und Pedersen, 1996).

E 9.1.4. HIV-assoziierte opportunistische Infektionen und Neoplasien des Nervensystems

Unter den vielfältigen sekundären neurologischen Komplikationen der HIV-Infektion (vgl. **Tab. E 9.2**) kommt der Toxoplasma-Enzephalitis und der Kryptokokkenmeningoenzephalitis wegen ihrer Häufigkeit, der oft guten Behandelbarkeit und des infausten Spontanverlaufs eine besondere klinische Bedeutung zu. Aufgrund der verbesserten diagnostischen und therapeutischen Möglichkeiten gilt dies nunmehr auch für die neurologischen CMV-Manifestationen.

Toxoplasma-Enzephalitis: Die Toxoplasma-Enzephalitis ist die häufigste Ursache einer akuten oder subakuten neurologischen Fokal-Symptomatik bei AIDS. In etwa 70 % d. F. ist ein fokales Defizit (z. B. Hemiparese, Hemianopsie, Aphasie, zerebelläre Ataxie) auch das Initial-Symptom, oft begleitet von Kopfschmerzen, Verwirrtheit oder Fieber. In selteneren Fällen kann es zu einer diffusen Enzephalitis mit Verwirrtheit, Lethargie und progredienter Bewußtseinstrübung kommen, die sich prekärerweise dem neuroradiologischen Nachweis entziehen kann (Arendt et al., 1991; Gray et al., 1989). Ursache einer Toxoplasma-Enzephalitis bei AIDS ist gewöhnlich die Reaktivierung einer meist inapparent verlaufenen früheren Toxoplasmose. Die CD4-Zellzahl der Patienten liegt fast immer unter 200/μl. Das Aufbrechen residualer Toxoplasmazysten in Muskulatur oder Gehirn mit erneuter hämatogener Streuung erklärt die häufig multiplen, simultan auftretenden zerebralen Toxoplasmaherde. Computertomographisch zeigen sich mehrere (65 %) oder singuläre (30 %) hypodense Läsionen mit ringförmiger oder nodulärer, aber in etwa 10 % auch fehlender Kontrastmittelanreicherung. Die höhere Sensitivität des Kernspintomgramms kann genutzt werden, um auch kleinere, vor allem infratentorielle Herde nachzuweisen. Serologie und Liquoranalyse sind für die Diagnosestellung wenig hilfreich, jedoch unverzichtbar, um andere opportunistische Infektionen und eine Meningeosis lymphomatosa auszuschließen.

Unter probatorischer antibiotischer Therapie zeigt sich der klinische Erfolg meist innerhalb weniger Tage, die oft erstaunlich gute Rückbildung der CT-Herde ist innerhalb weniger Wochen zu erwarten. Sollte sich innerhalb von 10–14 Tagen keine klinische oder radiologische Besserungstendenz ergeben, ist eine Hirnbiopsie zu erwägen. Ein negativer Toxoplasma-Serumtiter schließt das Vorliegen einer Toxplasmose-Enzephalitis nicht mit Sicherheit aus (Price et al., 1988).

Die **wichtigste Differentialdiagnose** ist das **primäre ZNS-Lymphom** (s. u.), weitaus seltener sind zerebrale Metastasen eines systemischen Lymphoms, mykobakterielle oder Pilzabszesse (insbesondere Aspergillus und Candida), oder eine Enzephalitis durch Zytomegalie-Virus, Herpes simplex-Virus oder Varizella zoster-Virus. Eine progressive multifokale Leukoenzephalopathie wird wegen des differenten radiologischen Befundes nur selten als Differentialdiagnose in Frage kommen (s. u.) (Navia et al., 1986; Guiloff, 1991).

Toxoplasma gondii kann in seltenen Fällen auch eine **Myelitis** hervorrufen. Bei rasch progredienter Querschnitts-Symptomatik und kernspintomographischem Nachweis eines intramedullären Prozesses mit oder ohne Gadoliniumaufnahme sollte an diese Möglichkeit gedacht und eine probatorische Therapie eingeleitet werden (Mehren et al., 1988; Overhage et al., 1990). Differentialdiagnostisch ist an eine transverse Myelitis, an virale (z. B. CMV, VZV, HSV) und mykobakterielle Myeloradikulopathien, an die Neurosyphilis (Berger, 1991) und extra/intramedulläre Raumforderungen (z. B. als Lymphommanifestation) zu denken.

Die **Kryptokokken-Meningoenzephalitis** wird hervorgerufen durch den ubiquitär vorkommenden Pilz Cryptococcus neoformans, der besonders im Vogelkot und Taubenmist in hohen Konzentrationen anzutreffen ist. Der Pilz wird durch Inhalation aufgenommen, nistet sich klinisch meist inapparent in der Lunge ein und disseminiert hämatogen. Der ZNS-Befall ist dabei so häufig, daß bei positivem Kryptokokkus-Antigennachweis im Serum auch an das mögliche Vorliegen einer Kryptokokken-Meningoenzephalitis gedacht werden muß. Die Patienten entwickeln innerhalb von Tagen bis wenigen Wochen Kopfschmerzen, Übelkeit, Schwindel, Bewußtseinstrübung oder epileptische Anfälle, seltener auch fokale Symptome (DD fokale Enzephalitis, Kryptokokkom). Das Fehlen meningitischer Zeichen ist nicht ungewöhnlich. Treten basale Hirnnervenausfälle hinzu, wird das klinische Bild einer tuberkulösen Meningitis täuschend nachgeahmt. In etwa 20 % d. F. finden sich systemische Manifestationen, v. a. pulmonale Infiltrate und Harnwegsinfektionen, seltener polymorphe kutane Effloreszenzen. Computertomogramm und Kernspintomogramm sind meist unauffällig, zeigen mitunter aber auch eine basale meningeale Anreicherung, erweiterte Virchow-Robinsche Räume oder zystenartige Strukturen (gelatinöse Pseudozystsen) und ependymale Granulome (Andreula et al., 1993; Popovich et al., 1990). Im Liquor finden sich meist leichte bis mäßige entzündliche Veränderungen, in bis zu 30 % d. F. aber auch ein Normbefund. Der Liquorzucker ist nur in etwa einem Drittel d. F. erniedrigt. Die Diagnose wird gesichert durch den Nachweis des Pilzes im Liquortuschepräparat (Sensitivität ca. 75 %), durch kulturelle Anzüchtung (nahezu 100 %) und den Kryptokokkus-Antigen-Test in Serum und Liquor (> 90 %) (Nelson et al., 1990). Häufigkeit und klinische Bedeutung einer konsekutiven Liquordruckerhöhung bei Kryptokokkenmeningoenzephalitis sind in der Vergangenheit möglicherweise unterschätzt worden. Therapieresistenter progredienter Kopfschmerz, Hirndruckzeichen oder progrediente Sehstörungen, selbst unter suffizienter antimykotischer Therapie (Kryptokokkus-Antigen Titerabfall), müssen an diese Komplikation denken lassen (Malessa et al., 1994b). Computer- und Kernspintomogramm können selbst bei lebensbedrohlicher Liquordrukkerhöhung unauffällig bleiben, so daß in diesen Fällen nur die Messung des Liquoröffnungsdrucks die Diagnose ermöglicht.

CMV-Infektionen des Nervensystems treten erst im AIDS-Stadium auf und lassen sich post mortem bei etwa einem Drittel der Patienten nachweisen. Die CMV-Infektion ist in diesen Fällen nicht selten nur eine unter verschiedenen koexistenten ZNS-Infektionen, wie Toxoplasma-Enzephalitis, Kryptokokken-Meningoenzephalitis und progressive multifokale Leukoenzephalopathie.

Das klinische Erscheinungsbild der CMV-Enzephalitis ist geprägt durch die akute oder subakute Entwicklung eines Psycho-Syndroms (z. T. auch produktiv gefärbt), in einigen Fällen verbunden mit extrapyramidalmotorischer Symptomatik, Hirnstamm-Symptomen oder epileptischen Anfällen (Fuller et al., 1989a). Schreitet die Erkrankung fort, folgen Bewußtseinstrübung und Koma. Eine isolierte hemisphärielle Fokal-Symptomatik und eine langsam progrediente chronische Enzephalitis mit demenzieller Entwicklung wurden ebenfalls beschrieben (Morgello et al., 1987; Grafe et al., 1990; Masdeu et al., 1988). Auch die Kombination mit einem AIDS-Demenz-Komplex ist möglich (Fiala et al., 1993). Die klinische Diagnose ist schwierig, da die Kultivierung von CMV aus dem Liquor nur ausnahmsweise gelingt und Liquorveränderungen unspezifisch sind bzw. auch fehlen können. Die Diagnose wurde noch vor wenigen Jahren ganz überwiegend erst post mortem gestellt. Die Einführung der CMV-spezifischen Liquor-PCR hat die Diagnosesstellung deutlich erleichtert, so daß eine gezielte antivirale Therapie durchgeführt werden kann. In einigen, aber nicht in allen Fällen geht eine CMV-Retinitis, -Kolitis, oder -Pneumonie der ZNS-Manifestation voraus. Das Computertomogramm ist meist unauffällig oder zeigt eine Hirnatrophie, kernspintomographisch finden sich mitunter periventrikuläre Hyperintensitäten oder kleinfleckige kortikale und subkortikale Veränderungen mit oder ohne KM-Anreicherung (Post et al., 1986; Grafe et al., 1990; Hassine et al., 1995; Kalayjian et al., 1993).

Post mortem lassen sich neben diffusen entzündlichen Infiltraten v. a. ependymale und periventrikuläre Nekroseherde nachweisen (Berman und Kim, 1994; Hassine et al., 1995; Fiala et al., 1993), oft auch ein systemischer Befall mit CMV-Adrenalitis (92 %) oder -Pneumonie (42 %) (Holland et al., 1994).

Eine weitere wichtige CMV-Komplikation ist die

aufsteigende Polyneuroradikulitis, die meist lumbosakral beginnt und auf das Myelon, selten auch auf das Gehirn, übergreifen kann (Chimelli et al., 1990; Kim und Hollander, 1993). Die CMV-Polyneuroradikulitis beginnt meist subakut mit radikulären Parästhesien und/oder Schmerzen im Bereich der unteren Extremitäten, gefolgt von einer progredienten Paraparese mit Areflexie und Inkontinenz innerhalb von 1–4 Wochen. Im Liquor findet sich oft eine polymorphkernige Pleozytose mit erhöhtem Gesamteiweiß und gelegentlich reduzierter Liquorglukose. Der Nachweis neutrophiler Granulozyten im Liquor stützt die Verdachtsdiagnose (Granter et al., 1996). Nur in wenigen Fällen gelingt die Isolierung von CMV aus dem Liquor oder der liquorzytologische Nachweis von sog. Eulenaugenzellen (Stark et al., 1993). Die Diagnosesicherung erfolgt in der Regel über die positive Liquor-PCR oder den Nachweis einer spezifischen intrathekalen Antikörperproduktion. CMV-Infektionen des Nervensystems werden gewöhnlich erst bei weit fortgeschrittenem Immundefizit (CD4-Zellen meist unter 50/μl) angetroffen.

Differentialdiagnostisch ist an die Meningeosis lymphomatosa, die tuberkulöse Meningitis, die Neurosyphilis und an eine polyradikuläre Herpes zoster-Infektion (z. B. auch sine herpete) sowie an Herpes simplex-Infektionen (meist Typ II) zu denken (So und Olney, 1994).

CMV kann periphere Nerven direkt infizieren und dadurch umschriebene Neuropathien verursachen, die besonders schmerzhaft sind (Fuller et al., 1993). Auch multifokale Polyneuropathien, die klinisch, elektrophysiologisch und neuropathologisch als Mononeuritis multiplex imponieren, werden beobachtet (Said et al., 1991; Roullet et al., 1994).

Eine vergleichsweise häufige Komplikation ist die CMV-Retinitis mit retinalen Einblutungen und typischen perivaskulären Exudaten. Die Entzündung kann den Nervus opticus einbeziehen (Grossniklaus et al., 1987; Fabricius et al., 1991; Bylsma et al., 1995).

Progressive multifokale Leukoenzephalopathie (PML): Die produktive Infektion des Gehirns mit JC-Virus, einem Papova-Virus, führt zu einer progressiven multifokalen Leukoenzephalopathie mit zunächst mono-, später multifokalen neurologischen Symptomen durch Läsionen im Hemisphärenmarklager, in den Basalganglien, im Kleinhirn und/oder Hirnstamm. Im CCT und Kernspintomogramm finden sich entsprechend solitäre oder multifokale Demyelisierungsherde ohne Raumforderungseffekt und fehlender, allenfalls marginaler Kontrastmittelanreicherung. Der Liquor ist normal oder zeigt unspezifische HIV-assoziierte Veränderungen. Neuropathologisch finden sich in den Demyelisierungsarealen Oligodendrozyten mit großen intranukleären Einschlüssen und eine reaktive Astrozytose. Gelegentlich ist auch die graue Substanz in den Prozeß einbezogen (Sweeney et al., 1994). Die Kombination aus Klinik, typischem neuroradiologischen Befund und positiver Liquor-PCR auf Papova Virus macht die Diagnose so wahrscheinlich, daß auf die Hirnbiopsie zumeist verzichtet werden kann (Weber et al., 1994).

Herpes zoster- und Herpes simplex-Infektionen: Die Herpes zoster-Radikulitis ist eine relativ häufige Komplikation, die in allen HIV-Stadien beobachtet wird. Sie betrifft besonders häufig thorakale und lumbosakrale Segmente, zeigt nicht selten eine polysegmentale Ausprägung, in schweren Fällen mit hämorrhagisch-nekrotisierender Komponente, oder einen Zoster generalisatus. Zum Spektrum möglicher Komplikationen zählen u. a. Herpes zoster-Enzephalitiden mit oder ohne Vaskulitis, Myelitiden, Optikusneuritiden, Retinanekrosen und Hirnnervenparesen (Gilden et al., 1988; Uldry und Regli, 1988; Rostad et al., 1989; Gray et al., 1992).

Die gleichen Strukturen können prinzipiell auch durch Herpes simplex (meist Typ 2) betroffen werden (Tan et al., 1993). Die jeweilige Diagnose wird gestellt durch den Nachweis einer virusspezifischen intrathekalen Antikörperproduktion, einen signifikanten Titeranstieg, positive Viruskulturen oder den Nachweis viraler DNA im Liquor mit der PCR.

ZNS-Infektionen mit typischen und atypischen Mykobakterien: Systemische Infektionen mit Mykobakterium tuberkulosis und atypischen Mykobakterien zählen zu den weitaus häufigsten bakteriellen Erkrankungen bei AIDS-Patienten (Nightingale, 1992).

Während Infektionen mit Mykobakterium tuberkulosis in allen HIV-Stadien vorkommen, sind Infektionen mit atypischen Mykobakterien nur bei schwerem Immundefizit anzutreffen (CD4-Zahl unter 100/μl, oft unter 50/μl).

Der Mykobakterien-Befall des ZNS ist vergleichsweise selten. Das klinische Bild der tuberkulösen Meningitis entspricht im Wesentlichen dem bei HIV-negativen Patienten mit Ausnahme einer erhöhten Inzidenz zerebraler Tuberkulome (Bishburg et al., 1986; Dube et al., 1992). Bemerkenswert ist eine fehlende Liquoreiweißerhöhung bei ca. 40 % der Patienten (Berenguer et al., 1992). Das zerebrale Computertomogramm zeigt pathologische Veränderungen in bis zu 70 % d. F., meist in Form basaler menginealer Anreicherungen, intrazerebraler Läsionen/Abszesse (mit und ohne Kontrastmittelanreicherung) oder eines Hydrozephalus. Die Diagnosesicherung gelingt durch Liquor-PCR, positives Ziehl-Neelsen-Präparat, positive Liquorkultur und bei nicht schlüssigen Befunden durch die Hirnbiopsie. Der Nachweis des systemischen Befalls erfolgt durch mikroskopische und kulturelle Untersuchung von provoziertem Sputum, Urin, Stuhl, Magensaft, Blut und Biopsiematerial. Anders als bei der Tuberkulose ist bei systemischer Infektion mit atypischen Myko-

bakterien ein unauffälliger pulmonaler Befund nicht ungewöhnlich, da die Primärinfektion hier häufig über den Magen-Darm-Trakt erfolgt. Meningoenzephalitiden durch atypische Mykobakterien, z. B. Mykobakterium avium intracellulare (MAI), gelten unter Klinikern zwar als Rarität (Jacob et al., 1993), wurden andererseits in neuropathologischen Untersuchungen aber in bis zu 1,5–4 % der AIDS-Fälle beschrieben (Anders et al., 1986; Gray et al., 1991). Auch hier erfolgt die Diagnosesicherung über die Liquor-PCR, Liquorkultur oder CT-gesteuerte stereotaktische Hirnbiopsie (bei Nachweis eines Herdbefundes im CT); (Pons et al., 1988; Hance et al., 1989).
Seit Einführung neuer Antibiotika, wie Clarithromycin und Rifabutin, sind auch atypische Mykobakteriosen einer Therapie zugänglich. Die erfolgreiche Behandlung einer AIDS-assoziierten Mycobacterium avium intrazellulare-Infektion des ZNS wurde beschrieben (Malessa et al., 1994a).

Neurosyphilis: Eine positive Syphilisserologie wird bei etwa 46–63 % HIV-seropositiver Patienten angetroffen (Sindrup et al.,1986; Berger, 1991). Die Prävalenz der Neurosyphilis wird demgegenüber mit ca. 2 % deutlich niedriger eingeschätzt (Berger, 1991). Eine Neurosyphilis ist bei HIV-seropositiven Patienten nicht vom Vorliegen eines manifesten Immundefizits abhängig; lediglich 44 % der Patienten befinden sich zum Zeitpunkt der Erkrankung bereits im AIDS-Stadium (Katz und Berger, 1989). Das klinische Spektrum umfaßt die syphilitische Meningitis, Infarkte, Hirnnervenausfälle, Polyradikulopathien, seltener auch Myelitiden, – häufig dagegen ist die okuläre Beteiligung i.S. einer Uveitis und Neuroretinitis. Spätstadien mit progressiver Paralyse, spastischer Paraparese oder Gummenbildung werden nur selten beobachtet (Smith et al., 1990). Im Liquor findet sich meist eine Pleozytose und/oder eine Eiweißerhöhung (Katz et al., 1993). Der VDRL- und FTA-ABS-Test können sowohl im Serum als auch im Liquor negativ sein (Malessa et al., 1996b; Feraru et al., 1990). Durch die potentiell eingeschränkte Zuverlässigkeit der Syphilisserologie bei Koinfektion mit HIV und die Überlappung HIV-assoziierter und neurosyphilitischer Symptome und Befunde (z. B. Kopfschmerz, Konzentrationsminderung, Psycho-Syndrom, Liquorveränderungen) können sich erhebliche differentialdiagnostische Schwierigkeiten ergeben, die in Zweifelsfällen eine probatorische Therapie rechtfertigen (Malessa et al., 1996b).

Andere HIV-assoziierte Infektionen

Andere HIV-assoziierte Infektionen des ZNS sind vergleichsweise selten, für die Differentialdiagnose im Einzelfall aber durchaus relevant. Zu ihnen zählen Infektionen mit Protozoen, wie Amöben, Trypanosoma cruzi und Pneumozystis carinii, mit Pilzen, wie Histoplasma capsulatum, Candida albicans, Aspergillus, Coccidioides, und weitere Bakterien wie Listeria monocytogenes, Nocardia asteroides, aber auch Klebsiella pneumoniae, Pseudomonas aeruginosa, Streptococcus pneumoniae, Escherichia coli, und Metazoen wie Strongyloides stercoralis (Guiloff und Tan, 1992).

Das primäre ZNS-Lymphom: Es ist mit einer Prävalenz von etwa 2–3 % bei HIV-infizierten Patienten um ein vielfaches häufiger anzutreffen als in der Normalbevölkerung. Das klinische Bild bei Erstmanifestation wird geprägt durch eine meist subakute Fokal-Symptomatik und/oder ein Psycho-Syndrom oder durch das Auftreten epileptischer Anfälle. Es ist die wichtigste Differentialdiagnose zur zerebralen Toxoplasmose und von dieser weder kernspin- noch computertomographisch sicher zu unterscheiden. Anders als beim primären ZNS-Lymphom des Immunkompetenten zeigen sich nicht selten multiple Herde und unregelmäßige Anreicherungsmuster. Auch mittels moderner szintigraphischer Methoden (FDG-PET, SPECT) ist eine sichere Differenzierung von Toxoplasmaherden nicht möglich (Berry et al., 1995; Laissy et al., 1995). Die Liquorzytologie ist nur in wenigen Fällen positiv, so daß im Regelfall erst die Biopsie die Diagnose sichert. Ähnlich wie bei den systemischen Lymphomen bei AIDS, handelt es sich auch hier meist um ein hochmalignes B-Zell-Lymphom. In mehr als zwei Drittel der HIV-assoziierten primären ZNS-Lymphome läßt sich eine EBV-Genomexpression nachweisen, so daß eine spezifische virale Induktion der Onkogenese naheliegt (MacMahon et al., 1991; Cinque et al., 1993; Jellinger und Paulus, 1995). Ob die EBV-PCR im Liquor sich als diagnostischer Marker für das primär zerebrale ZNS-Lymphom eignet, läßt sich derzeit noch nicht abschließend beantworten. Ein fehlendes Ansprechen auf Kortison spricht keinesfalls gegen das HIV-assoziierte primäre ZNS-Lymphom, da die Kortikoidsensitivität erfahrungsgemäß in den meisten Fällen gering ist.
Die Beteiligung des Nervensystems beim **systemischen Non-Hodgkin-Lymphom** kann vielgestaltig sein. Typische Manifestationen sind die meningeale Aussaat, fakultativ mit multipler Hirnnervenbeteiligung bzw. polyradikulärer Symptomatik, oder auch mit zerebralen Infiltraten in Form periventrikulärer und/oder subkortikaler, z. T. primär hyperdenser und kontrastmittelanreichender Läsionen (Loureiro et al., 1988). In manchen Fällen findet sich ein basales meningeales Enhancement, das, ebenso wie die klinische Symptomatik, die Differentialdiagnose einer basalen Meningitis (z. B. Kryptokokkenmeningitis, tuberkulöse Meningitis) nahelegt. Die Liquorzytologie, ggf. mit Immunphänotypisierung, sichert die Diagnose. Epidurale Infiltrate können zur Myelokompression führen (Snider et al., 1983), auch die direkte Infiltration des Plexus brachialis/lumbosakralis und peripherer Nerven ist möglich.

Kaposi-Sarkom: Eine Beteiligung des zentralen Nervensystems beim Kaposi-Sarkom ist eine ausgesprochene Rarität. Nicht so selten sind periphere Nervenkompressions-Syndrome durch sarkomatöse Raumforderungen, etwa im Bereich der relativ häufig betroffenen Füße i. S. eines Tarsaltunnel-Syndroms oder Kompressions-Syndroms der Nervi plantares, oder auch bei ausgeprägten Kaposi-Sarkomen im Inguinalbereich, supraklavikulär oder axillär.

E 9.1.5. Zerebrovaskuläre Komplikationen

Hirninfarkte und Blutungskomplikationen sind bei HIV-Patienten relativ selten, aber häufiger als in der Allgemeinbevölkerung. Hirninfarkte werden verursacht durch eine nichtbakterielle thrombotische Endokarditis (Cammarosamo und Lewis, 1985; Pinto, 1996), eine thrombotische Mikroangiopathie (Thompson et al., 1992), eine HIV-assoziierte Vaskulopathie (Mizusawa et al., 1988; Calabrese et al., 1989), oder eine Vaskulitis im Rahmen opportunistischer Infektionen wie Toxoplasmose, Kryptokokkose, Tuberkulose, Neurosyphilis, CMV oder Varizella zoster-Infektion (Engstrom et al., 1989). Intrazerebrale, subarachnoidale und subdurale Hämorrhagien wurden ebenfalls beschrieben. Sie stehen häufig im Zusammenhang mit einer HIV-assoziierten Thrombozytopenie oder Vaskulitis (Snider et al., 1983; Biniek et al., 1986). Eine disseminierte, primär hämorrhagische Toxoplasma-Enzephalitis gehört zu den ausgesprochenen Seltenheiten, ist aber wegen der therapeutischen Implikationen eine wichtige Differentialdiagnose (Wijdicks, 1991; Berlit et al., 1996).

E 9.2. Verlauf

Sechzehn Jahre nachdem die HIV-Epidemie wahrscheinlich in den USA und Europa ihren Ausgang nahm, wurde die Zahl der HIV-infizierten Menschen Ende 1996 weltweit auf 20 bis 22 Mio., die der AIDS-Patienten auf 7–8 Mio. geschätzt (Gürtler, 1997). Mehr als die Hälfte aller Infizierten lebt in Afrika. Das **Geschlechtsverhältnis** von Männern zu Frauen beträgt in Europa 7,4 : 1, in Afrika ist es nahezu ausgeglichen. Während in den nördlichen europäischen Ländern mehr als 70 % der Betroffenen homosexuelle oder bisexuelle Männer sind, überwiegt im Süden Europas, speziell in Italien und Spanien, der Anteil drogenabhängiger Menschen. Hauptübertragungsweg ist nach wie vor der Sexualkontakt. Ungeschützter rezeptiver analer Geschlechtsverkehr birgt die größte Infektionsgefahr, auch insertiver Analverkehr zeigt ein höheres Risiko als vaginaler Geschlechtsverkehr. Die Übertragungsgefahr bei einem einzelnen ungeschützten Geschlechtsverkehr zwischen einem asymptomatischen HIV-infizierten Mann und einer Frau wird auf weniger als 1 % geschätzt (Perriens und Piot, 1993). Das Risiko steigt deutlich an bei Sexualkontakt während der Menstruation, bei fortgeschrittener HIV-Infektion, Benutzung vaginaler Gleitmittel und beim Vorliegen anderer sexual übertragbarer Erkrankungen oder Haut/Schleimhautläsionen im Genitalbereich. **Kontaminierte Blutprodukte,** insbesondere aus gepooltem Plasma, haben zu einer großen Zahl von HIV-Infektionen unter Hämophiliekranken geführt.

Viele drogenabhängige Personen haben sich über **kontaminiertes Injektionsmaterial** (needle sharing) oder über den Sexualkontakt mit betroffenen drogenabhängigen Partnern infiziert.

Infektionen bei Krankenhaus- und Laborpersonal durch Verletzung mit HIV-kontaminierten Instrumenten sind vergleichsweise sehr selten. Das Infektionsrisiko nach akzidentellem Nadelstich mit kontaminiertem Injektionsmaterial wird auf etwa 0,3 % geschätzt (Henderson et al., 1990; Klein und Friedland, 1990).

Seit 1985 werden alle Blutspenden auf HIV-Antikörper getestet, um Übertragungen durch **Blut und Blutprodukte** weitgehend zu vermeiden. Das Risiko einer Infektion durch eine zum Zeitpunkt der Spende nicht erkennbare HIV-Infektion des Spenders wird in der Bundesrepublik auf etwa 1 : 500 000 bis 1 : 1 000 000 geschätzt.

Das Risiko einer **prä- oder perinatalen Infektion** des Kindes über die HIV-infizierte Mutter liegt bei etwa 13–40 % (Quinn, 1990; European Collaborative Study, 1991). Durch eine Retrovirprophylaxe der Mutter wird das kindliche Infektionsrisiko deutlich verringert, allerdings ist das Risiko möglicher Spätfolgen der AZT-Therapie noch nicht abzuschätzen (Connor et al., 1994).

HIV verliert unter Umweltbedingungen rasch seine Infektiosität. Eine Übertragung durch Schmier- oder Tröpfcheninfektion (z. B. Händeschütteln, Niesen, Husten, Sprechen, Umarmen, gemeinsame Toilettenbenutzung) ist bislang nicht beobachtet worden. Ebenso gibt es keine Evidenz für eine HIV-Übertragung durch Insekten.

E 9.2.1. Serokonversion und frühe HIV-Stadien

Innerhalb von 2 bis 4 Wochen (Spanne 4 Tage bis 3 Monate) nach der Infektion kommt es in mehr als 50 % d. F. zu einem grippeähnlichen oder mononukleoseartigen Bild, der sog. Serokonversionskrankheit, mit Fieber, Lymphknotenschwellungen, seltener einem Exanthem. Diese meist flüchtige Erkrankung wird aber zum Zeitpunkt des oft Jahre später erfolgenden HIV-Nachweises von den Patienten nur noch selten erinnert bzw. retrospektiv korrekt zugeordnet (Tindall et al., 1990). Obwohl das ZNS früh in die Infektion einbezogen wird, zeigen sich in der Regel zunächst keine klinischen neurologischen Symptome (Resnick et al., 1988). Nur in seltenen Fällen entwickelt sich eine akute lymphozytäre HIV-Meningitis, die meist einen milden Verlauf zeigt, innerhalb von 1–2 Wochen spontan ausheilt und nur selten mit enzephalitischer Beteiligung einhergeht. In Einzelfällen wurde auch über das frühe Auftreten einer Myelopathie, einer brachialen Plexopathie und über pe-

riphere Neuropathien berichtet (Fischer und Enzensberger, 1987; Wiley und Price, 1993).
In mehr als der Hälfte asymptomatischer HIV-seropositiver Patienten finden sich pathologische Liquorveränderungen mit lymphozytärer Pleozytose (< 35 Zellen/μl), einer meist leichten Proteinerhöhung (< 100 mg/dl), positive oligoklonale IgG-Banden, eine intrathekale Synthese HIV-spezifischer Antikörper oder eine kulturelle Anzüchtung von HIV. Bei fortgeschrittener HIV-Infektion steigt der Anteil der Patienten mit entsprechenden Liquorveränderungen auf über 80 % (Ackermann et al., 1986; Diederich et al., 1988; Lüer et al., 1988; van Wielink et al., 1990; Einhäupl et al., 1992). Der Nachweis basischen Markscheidenproteins im Liquor hat keine wesentliche diagnostische Bedeutung (Pfister et al., 1989; Marshall et al., 1989). Subklinische Veränderungen des Nervensystems lassen sich im HIV-Frühstadium durch elektrophysiologische Untersuchungen (Farnarier et al., 1987; Malessa et al., 1989, 1995a; Hall et al., 1991; Arendt et al., 1989, 1990, 1992), funktionelle Bildgebung (Schielke et al., 1990), autonome Funktions-Tests (Freeman et al., 1990, Malessa et al., 1995b, 1996b) und durch neuropathologische Untersuchungen (Gray et al., 1993) nachweisen.

E 9.2.2 Fortgeschrittene HIV-Stadien und AIDS

Die mittlere AIDS-Inkubationszeit, d. h. der Zeitraum von der Infektion bis zur ersten AIDS-definierenden Erkrankung, beträgt etwa 10–11 Jahre. In einer amerikanischen multizentrischen Kohortenstudie entwickelten 21 von 318 (6,6 %) HIV-seropositiven homo- und bisexuellen Männern AIDS bereits innerhalb von 54 Monaten nach Serokonversion (Phair, 1990). Vor Einführung von AZT (Retrovir®) betrug die mittlere Überlebenszeit nach AIDS-Diagnose etwa 9 Monate (Guiloff et al., 1988). Durch antiretrovirale Therapie und Antibiotikaprophylaxen gegen die häufigsten opportunistischen Infektionen hat sich die mittlere Überlebenszeit auf etwa 2 Jahre erhöht. Etwa 90 % der Patienten versterben innerhalb von 5 Jahren nach AIDS-Erstdiagnose. Die Ursache ist in mehr als 90 % d. F. eine opportunistische Infektion. Die Prognose neurologischer Komplikationen wird häufig wesentlich durch begleitende systemische opportunistische Infektionen beeinflußt.

E 9.2.3. Neurologische Manifestationen

Das charakteristische »timing« neurologischer Komplikationen im Verlauf der HIV-Infektion ist in **Abb. E 9.1** dargestellt.
Die **aseptische Meningitis** wird vorwiegend in frühen Stadien der HIV-Infektion angetroffen, kann aber gelegentlich auch bei fortgeschrittener HIV-Erkrankung beobachtet werden. Ein **AIDS-Demenz-Komplex** und die **vakuoläre Myelopathie** manifestieren sich üblicherweise in den Spätstadien. Die klinischen Zeichen der HIV-Enzephalopathie entwickeln sich meist über einige Wochen bis Monate langsam progredient. Die mittlere absolute Helferzellzahl der Patienten mit HIV-Enzephalopathie beträgt ca. 100/μl (Portegies et al., 1993). Die Überlebenszeit nach Diagnosestellung eines AIDS-Demenz-Komplex beträgt im Durchschnitt etwa 5–6 Monate (Guiloff et al., 1988; McArthur et al., 1993).
Neuromuskuläre Komplikationen können in allen

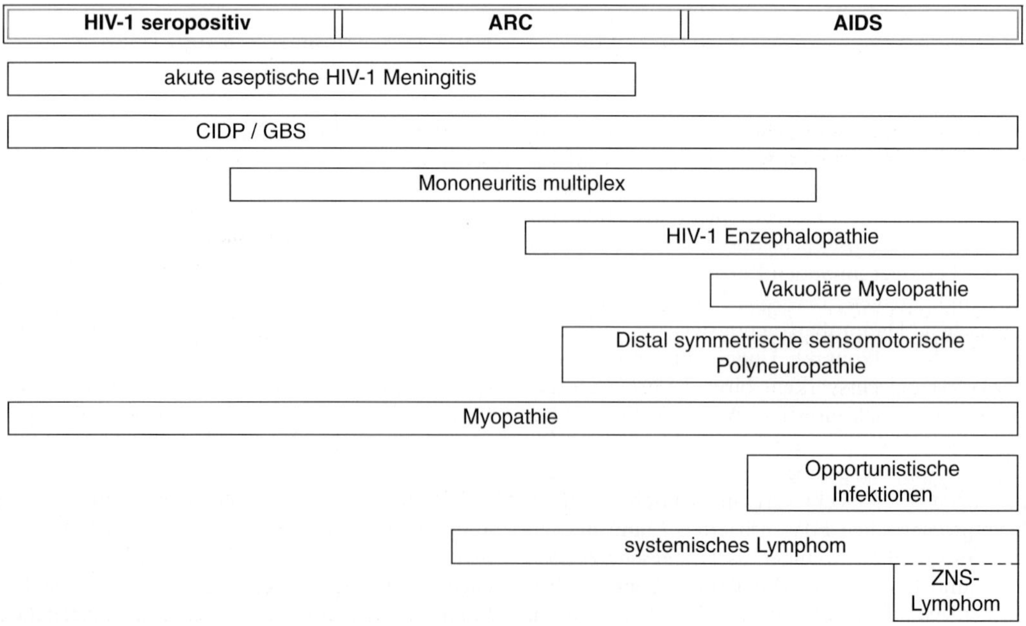

Abb. E 9.1: »Timing« wichtiger neurologischer Komplikationen der HIV-1 Infektion bezogen auf die klinischen Stadien asymptomatische HIV-Seropositivität, ARC und AIDS.

HIV-Stadien auftreten, wobei sich die relativ seltenen entzündlichen Polyneuropathien und die Mononeuritis multiplex eher früh manifestieren, die distal symmetrische sensomotorische Polyneuropathie dagegen eine typische Komplikation der Spätstadien darstellt.

Der klinische Verlauf der primären neurologischen Komplikationen bei HIV-Infektion findet sich in **Tab. E 9.4** noch einmal zusammengefaßt, der der wichtigsten opportunistischen Infektionen und Neoplasien des ZNS in **Tab. E 9.5**.

Die Toxoplasma-Enzephalitis, das primäre ZNS-Lymphom und die progressive multifokale Leukoenzephalopathie sind typische Komplikationen der fortgeschrittenen HIV-Stadien. Zum Zeitpunkt der Manifestation einer **ZNS-Toxoplasmose** beträgt die mittlere Helferzellzahl der Patienten etwa 50/μl (Porter und Sande, 1992). Mehr als 90 % dieser Patienten zeigen innerhalb von 14 Tagen ein gutes Ansprechen auf die antibiotische Therapie. Die mittlere Überlebenszeit nach Erstmanifestation einer Toxoplasmose beträgt 265 Tage (Porter und Sande, 1992), doch sind vereinzelt auch Verläufe von mehr als vier Jahren möglich. Die mittlere Überlebenszeit bei **progressiver multifokaler Leukoenzephalopathie** liegt bei unter einem Jahr. Nur sehr vereinzelt wird über längere Überlebenszeiten, spontane klinische Besserungen oder Besserungen der Befunde in der Kernspintomographie nach Besserung des Immunstatus unter antiviraler Therapie berichtet (Berger und Mucke, 1988; Elliot et al., 1997).

Die **Kryptokokkenmeningitis** tritt gewöhnlich erst bei ausgeprägter Immundefizienz auf (Helferzellzahl in der Regel < 100/μl), so daß opportunistische Koinfektionen häufig sind, insbesondere die Pneumozystis carinii-Pneumonie in bis zu 15–35 % d. F. Die Akutletalität unter antimykotischer Therapie liegt bei etwa 10–25 %, die Einjahresüberlebensrate aller betroffenen Patienten beträgt 30–60 % (Powderly, 1993). Ungünstige prognostische Faktoren sind initiale Bewußtseinsstörung, ein Kryptokokkusantigentiter von > 1 : 1054, eine Pleozytose *unter* 20/μl und ein Lebensalter *unter* 35 Jahren (Saag et al., 1992; Powderly, 1993). Nach Beginn der antimykotischen Therapie kann es einige Wochen dauern bis keine Kryptokokken mehr aus dem Liquor angezüchtet werden können (Spanne 15–41 Tage). In einem Viertel d. F. wird eine klinische Besserung erzielt, ohne daß die Kryptokokken komplett eradiziert werden konnten (Saag et al., 1992; Powderly, 1993). Über die Prognose dieser sozusagen ruhenden Erkrankung (»quiescent disease«) liegen keine gesicherten Daten vor. Unter Fortführung der Therapie kommt es bei einigen Patienten zu einem Rezidiv, bei anderen letztlich doch zur Liquorsanierung. Wegen der hohen Spontanrezidivrate ist sowohl bei der Kryptokokkenmeningitis als auch bei der Toxoplasma-Enzephalitis eine Er-

Tab. E 9.4: Verlauf und Therapie HIV-1 assoziierter neurologischer Komplikationen*

Diagnose	Verlauf	Therapie
HIV-1 Enzephalopathie	chronisch progredient, milde/mäßige kognitive Defizite oder AIDS Demenz (10–15 %)	Azidothymidin 3 × 250 mg/die bis zu 5 × 400 mg/die p. o.
HIV-1 Myelopathie	langsam progredient, spastische Paraparese, Inkontinenz	empirisch Azidothymidin 5 × 200 mg/die p. o.
Distal symmetrische sensomotorische HIV-1 Polyneuropathie (DSPN)	oft mild, schmerzhafte Dysästhesie (60 %), langsam progredient, stabil, oder regredient über Monate	Symptomatisch: Amitriptylin (1–3 mal 25 mg/die z. N., p. o.), und/oder Carbamazepin (300–600 mg/die, p. o.), ggfs. auch Versuch mit Alpha-Liponsäure, Capsaicin-Creme
Akut- oder chronisch-entzündliche demyelinisierende Polyneuritiden	progredient, oder rezidivierend, Spontanremissionen	Plasmapherese, Kortikosteroide, Immunglobuline
Mononeuritis multiplex	akuter oder subakuter Beginn, oft Remissionen, gelegentlich rezidivierend	Bei rascher Progredienz: Plasmapherese, Kortikosteroide, Immunglobuline
HIV-1 Myopathie	subakuter Beginn, chronisch, manchmal progredient	AZT absetzen (DD: AZT-Myopathie). Falls keine Besserung: Prednison 20–60 mg/die, p. o. (nach Ausschluß anderer spezifischer Myositiden)

* Im Text werden diese Erkrankungen weiter unterteilt in solche, die vermutlich direkt HIV-1 induziert sind, und solche, die HIV-1 assoziiert auftreten.

Tab. E 9.5: Klinik, Verlauf und Therapie HIV-1 assoziierter neurologischer Komplikationen

Diagnose	Klinik	Verlauf	Akuttherapie	Erhaltungstherapie
Toxoplasma-Enzephalitis	fokale neurologische Defizite (70 %), Kopfschmerz (51 %), Verwirrtheit (50 %), Fieber (40 %), epileptische Anfälle (30 %). CCT/NMR: singuläre (30 %) oder multiple (65 %) hypodense Läsion(en). Ringförmiges, noduläres oder unregelmäßiges Enhancement (90 %), Ödem, Raumforderungseffekt. Liquor: Pleozytose (50 %), Eiweißerhöhung (79 %) oder normal! (14 %), Zuckererniedrigung (17 %). Serologie: IgG-Antikörper nur selten negativ (3–10 %).	akuter oder subakuter Beginn, ohne Therapie tödlicher Verlauf. Probatorische Therapie mit Besserung innerhalb von Tagen (1–2 Wochen). Gutes Ansprechen in ca. 90 % d. F. Auch unter Erhaltungstherapie Rezidive in bis zu 10 % d. F.	Pyrimethamin, 3tägige »loading dose«: 100–200 mg/die, dann 3 mal 25 mg/die p. o. + Sulfadiazin 3 mal 2 g/die p. o. + Folinsäure 15–30 mg/die p. o. *oder* Pyrimethamin (s. o.) + Clindamycin 4 mal 600 mg/die i. v. + Folinsäure 15–30 mg/die p. o. Die Dauer der Akut-Therapie ist abhängig vom klinischen u. radiologischen Ansprechen (im Mittel ca. 6 Wochen)	Pyrimethamin 25–50 mg/die + Sulfadiazin 500 mg/die + Folinsäure 10 mg/die *oder* Pyrimethamin 25–50 mg/die p. o. + Clindamycin 300–600 mg/die p. o. Bei Rezidiv erneute Akut-Therapie, danach höhere Erhaltungsdosis *(falls Compliance vor Rezidiv gesichert):* Pyrimethamin 3 mal 25 mg/die + Sulfadiazin 3–4 mal 500 mg/die
Kryptokokken-Meningoenzephalitis	Kopfschmerz (80 %), Fieber (75 %), Übelkeit, Erbrechen (50 %), Meningismus (35 %!), Bewußtseinsstörung (30 %), Photophobie (25 %), epileptische Anfälle (5 %). Kryptokokkus-Antigen im Serum positiv (98 %). Liquor: Zellzahl normal (50 %), Protein > 40 mg/dl (50 %), Kryptokokkus-Antigen positiv (95 %); Tusche-Präparat positiv (75 %), Kultur positiv (nahezu 100 %). CCT/NMR: Kryptokokkome selten, Hydrozephalus (9 %)	subakuter (2–4 Wochen) oder akuter Beginn, progredient. Therapieerfolg 70–85 % d. F. Rezidivrate unter Erhaltungstherapie mit Fluconazol 200 mg/die p. o.: 2 % bzw. Amphotericin 1 mg/kg/Woche i. v.: 18 % (Powderly et al., 1992)	Amphotericin B 0,4–1,0 mg/kg/die i. v. + Flucytosin 150 mg/kg/die p. o. evtl. + Fluconazol 200–400 mg/die i. v. über ca. 6 Wochen	bei negativer Liquor-Kultur und rückläufigen Antigen-Titern: Fluconazol 200–400 mg/die p. o.
Primäres ZNS-Lymphom	meist protrahierter aber sonst vergleichbar der Toxoplasma-Enzephalitis, kein Fieber. CT/NMR: singuläre oder multiple Läsion(en), sichere Differenzierung zu Toxoplasma-Abszessen nicht möglich. Liquor: maligne Zellen in < 20 % d. F. Häufigste Differentialdiagnose, wenn empirische Toxoplasma-Therapie ohne Effekt. Diagnosesicherung: stereotaktische Biopsie.	mäßig bis rasch progredient. Unter Radiatio und Kortikosteroiden Besserung oder Stabilisierung in 90 % d. F.; mittlere Überlebenszeit 134 Tage vs. 42 Tage ohne Therapie (Baumgartner et al., 1990). In Einzelfällen, insbes. nach additiver Chemotherapie, auch Überlebenszeiten von > 1 Jahr	Ganzhirnbestrahlung: 4 000 rad über 3 Wochen + Dexamethason 4–24 mg/die evtl. + Chemotherapie (Forsyth et al., 1994)	falls kortikoidsensitiv: Dexamethason 4–12 mg/die

Tab. E 9.5: Fortsetzung

Diagnose	Klinik	Verlauf	Akuttherapie	Erhaltungstherapie
PML	(multi-)fokale neurologische Defizite. CCT/NMR: solitäre oder multifokale Läsionen ohne Raumforderungseffekt. Kein oder allenfalls geringes Kontrast- Enhancement. NMR sensitiver als CCT. Liquor: JC-Virus PCR in ≥ 80 % d. F. positiv.	subakut oder protrahierter Verlauf; Tod innerhalb von Monaten; klinische Stabilisierung oder sogar Besserung unter antiviraler HIV-Therapie durch Besserung der Immunitätslage in Einzelfällen berichtet	keine gesicherte Therapie; selten passageres Ansprechen auf Cytosin-Arabinosid (Portegies et al., 1991). Optimierung der antiretroviralen Therapie.	keine
CMV-Enzephalitis und Polyradikulopathie	progredientes Psycho-Syndrom, Eintrübung, aufsteigende Polyradikulopathie mit schlaffer Paraparese/ Tetraparese und Inkontinenz, z. T. schmerzhaft. Liquor: polymorphkernige Pleozytose, CMV-IgG Index, CMV-PCR.	Enzephalitis: akute oder subakute Entwicklung; Polyradikulopathie: subakut progredient;	Ganciclovir 2x5 mg/kg/die i. v. oder Forscarnet 3 × 60 mg/kg/die i. v. oft prolongierte Therapie, ggf. über Monate, erforderlich.	Ganciclovir 5 mg/ kg oder Foscarnet 120 mg/ kg/die i. v. an 5 Tagen in der Woche
ZNS-Beteiligung bei HSV-1, HSV-2 oder VZV Infektion	selten diffuse oder fokale zerebrale Beteiligung, Hautläsionen nicht obligat; Liquor: Kultur oft negativ (außer für HSV-2); HSV/VZV-PCR, -IgG Index.	akuter oder subakuter Beginn, progredient; kombinierte HSV-und CMV-Enzephalitis möglich	Aciclovir 10–20 (–30) mg/kg/die i. v. über 14 Tage. Bei Aciclovir-Resistenz: Vidarabin 15 mg/kg/die oder Foscarnet 3 × 60 mg/kg/die i. v.	Aciclovir 4 × 200–400 mg/die p. o.
Neurosyphilis (überwiegend meningovaskulärer Typ)	Kopfschmerz, Konzentrationsstörungen, fokale Defizite (Vaskulitis), oft okuläre Beteiligung, auch blande Verläufe; selten Radikulitis oder Myelitis; Serologie: VDRL und FTA positiv im Serum und CSF (z. T. falsch negativ!) Liquor: Pleozytose und Proteinerhöhung können fehlen.	subakut, langsam progredient oder apoplektiform (Vaskulitis). Rezidive möglich (selbst nach hochdosieter Penicillin-Therapie)	Penicillin G, 24(–48) Mio. U/die i. v. über 14–21 Tage. Bei Penicillinallergie oder unzureichendem Effekt: Ceftriaxon 2 g/die über 14–21 Tage	Liquorkontrollen erst 3-, dann 6monatlich über 2 Jahre. Evtl. mehrmalige antibiotische Therapie erforderlich

haltungstherapie nach Abschluß der Akuttherapie unabdingbar (s. u.).

E 9.3. Therapeutische Prinzipien

E 9.3.1. Antivirale Therapie

Da die Entwicklung von HIV-Impfstoffen bisher zu keinen klinisch relevanten Ergebnissen geführt hat, konzentrieren sich die Bemühungen heute vor allem auf die Optimierung der antiretroviralen Therapie. Die überwiegende Zahl der Substanzen, die gegen HIV eingesetzt werden, inhibieren die reverse Transkriptase des Virus, ein Enzym, das die virale RNA in DNA umsetzt. Da die Transkription oft fehlerbehaftet ist, zeichnet die reverse Transkriptase gleichzeitig verantwortlich für die hohe Mutationrate von HIV. Das daraus resultierende Nebeneinander unterschiedlicher HIV-Populationen in ein und demselben Individuum bietet die Grundlage für multiple Resistenzentwicklungen. Man versucht dieses Problem derzeit durch den kombinierten Einsatz verschiedener Virusstatika in den Griff zu bekommen; die jüngsten Ergebnisse sind durchaus ermutigend.
Zu den aktuell eingesetzten Substanzen (ges. gesch. Handelsnamen z. T. in Auswahl) zählen die reversen Transkriptasehemmer Azidothymidin (Zidovudin, Retrovir®), Dideoxyinosin (DDC, Zalcitabin, Videx®), Dideoxyzytidin (DDI, Didanosin, Hivid®), 3TC (Lamivudin, Epivir®), D4T (Stavudin, Zerit®), des weiteren die Proteasehem-

mer Saquinavir (Invirase®), Indinavir (Crixivan®) und Ritonavir (Norvir®) sowie nichtnukleosidale reverse Transkriptaseinhibitoren, wie die TIBO (Tetrahydroimidazolbenzodiazepin)-Derivate Nevirapin und Pyridinon und das BHAP (Bisheteroarylpiperazin)-Derivat Delavirdine, die sich z. T. noch in klinischen Studien befinden.

Azidothymidin (AZT, Zidovudin) verringert die **maternale HIV-Transmission** von ca. 25 % auf 8 % (Connor et al., 1994). In Placebo-kontrollierten Doppelblindstudien bei Patienten mit symptomloser Infektion oder früher symptomatischer HIV-Infektion zeigte AZT eine mäßige Effektivität hinsichtlich einer Verzögerung der Erkrankungsprogression mit einem Anstieg der Helferzellzahl und Abfall des p24-Antigen (Fischl et al., 1987; Volberding et al., 1990; Hamilton et al., 1992; Cooper et al., 1993). In der Concorde-Studie ließ sich bei asymptomatischen HIV-seropositiven Personen über einen mittleren Beobachtungszeitraum von 3,3 Jahren hingegen kein signifikanter Unterschied in der Progressionsrate (Endpunkte: AIDS oder Tod) bei frühem versus verzögertem Einsatz von AZT nachweisen, trotz deutlicher Unterschiede in der mittleren Helferzellzahl der Gruppen im Verlauf (Concorde coordinating committee, 1994). Die Standardtagesdosis von AZT beträgt 500–600 mg, seitdem gezeigt werden konnte, daß diese genauso effektiv, aber mit deutlich weniger Nebenwirkungen behaftet ist, wie die früher übliche 1200–1500 mg Dosis (Fischl et al., 1990). Patienten mit Therapieversagen nach AZT-Behandlung profitierten etwa gleich gut vom Umsteigen auf DDI oder DDC (Abrams et al., 1994).

Welche Kombinationstherapie einen besonders großen und vor allem langfristigen Benefit für die Patienten bedeuten könnte, wird sich erst nach Abschluß laufender multizentrischer Doppelblindstudien zeigen. Bevorzugt werden derzeit Dreier-Kombinationen aus AZT, einem weiteren reverse Transkriptasehemmer (3TC, DDI oder DDC) und einem Proteasehemmer (z. B. Saquinavir, Indinavir oder Ritonavir). Überlegungen, daß Kombinationstherapien durch additive oder synergistische Interaktionen die antivirale Effektivität deutlich erhöhen und die Resistenzentwicklung verzögern könnten, scheinen sich in den jüngsten Studien nachdrücklich zu bestätigen. Nach ersten Mitteilungen (Dr. J. Lange, Universität Amsterdam, AIDS-Konferenz, Vancouver, 1996) führte etwa die Kombinationstherapie aus dem Proteasehemmer Indinavir mit den Nukleosidanaloga AZT und 3TC bei bis zu 90 % der Behandelten zu einer Reduktion der Virusmenge (HIV-RNA im Plasma) unter die Nachweisgrenze, mit z. T. anhaltendem Effekt (Beobachtungszeitraum 1–2 Jahre). Vielversprechend erscheint auch die Kombination aus Ritonavir, AZT und 3TC und die Gabe der Proteasehemmstoffe Ritonavir und Saquinavir bei bereits antiretroviral vorbehandelten Patienten.

In der Entwicklung sind derzeit Hemmstoffe eines weiteren Enzyms von HIV, der Integrase, als möglicher dritter Angriffspunkt im Replikationszyklus des Virus.

Überzeugende Daten für **positive Effekte auf die HIV-Enzephalopathie** haben sich bislang nur für AZT ergeben (Schmitt et al., 1988; Yarchoan et al., 1988; Portegies et al., 1989; Sidtis et al., 1993). Bei AZT-vorbehandelten Patienten ließen sich neuropathologisch signifikant weniger multinukleäre Riesenzellen im Hirn nachweisen (Gray et al., 1991). Die Liquorkonzentrationen von AZT erreichen etwa 60 % der korrespondierenden Serumwerte. Bei **progressiver HIV-Enzephalopathie** empfiehlt sich eine Aufdosierung des AZT bis zur höchstmöglichen, auf Dauer tolerablen Dosis, die in den meisten Fällen zwischen 750 und 1 000 mg/die liegt (Brew, 1994).

Eine Effektivität anderer antiretroviral wirksamer Substanzen bei der HIV-Enzephalopathie ist nicht belegt. Neurotoxische Nebenwirkungen und die relativ schlechte Liquorgängigkeit der in Frage kommenden Substanzen (Liquor/Serum-Ratio DDC: 0,2, DDI: 0,2, 3TC: 0,06) begrenzen zudem ihren Einsatz. Allenfalls dem D4T mit einer Liquor/Serum-Ratio von 0,4 könnte zukünftig potentiell Bedeutung zukommen.

Die Hauptnebenwirkung von AZT ist eine Knochenmarksuppression mit Anämie und Leukopenie. Weitere Nebenwirkungen sind Übelkeit, Myalgien, Schlafstörungen, Kopfschmerz, Kardiomyopathie und Exantheme. Wenn erforderlich, können Erythropoietin und koloniestimulierende Faktoren (CSF) wie Granulozyten-Makrophagen-CSF eingesetzt werden, um die Knochenmarksuppression zu reduzieren. Auf die AZT-induzierte Myopathie wurde bereits verwiesen.

Zu den Nebenwirkungen von DDI zählen eine Pankreatitis (4–6 % aller Patienten und 28 % der Patienten mit einer Tagesdosis von mehr als 12,5 mg/kg) und eine toxische Polyneuropathie (9–16 % aller Patienten, 37 % der Patienten mit einer Tagesdosis von mehr als 12,5 mg/kg). Weitere Nebenwirkungen sind Übelkeit und Erbrechen (8 %), Fieber (5 %), Kopfschmerz (5 %), Exantheme (4 %), Verwirrtheit (2 %) und epileptische Anfälle (3 %) (Moyle et al., 1993; Abrams et al., 1994).

DDC kann eine toxische Polyneuropathie (45 %), Leberfunktionsstörungen (15 %), Übelkeit/Erbrechen (13 %), eine Neutropenie (11 %) und Anämie (9 %), sowie Hautreaktionen (10 %) und Kopfschmerz (6 %) hervorrufen (Abrams et al., 1994). Bei DDC-induzierter Polyneuropathie kann es auch nach Absetzen der Substanz noch über einige Wochen zu einem »Nachbrennen« mit Symptomprogression kommen, bevor sich eine Besserung einstellt (Berger et al., 1993).

E 9.3.2. HIV-assoziierte neurologische Komplikationen

Der klinische Verlauf dieser Erkrankungen und die therapeutischen Optionen finden sich zusammengefaßt in **Tab. E 9.4.**

Vakuoläre Myelopathie: Die vakuoläre Myelopathie ist keiner antiretroviralen Therapie zugänglich. So beschränken sich die therapeutischen Möglichkeiten auf die symptomatische krankengymnastische und die medikamentöse Behandlung der Spastik (z. B. Baclophen oder Dantrolen) und der Blasenfunktionsstörung (z. B. Oxybutinin oder Flavoxat).

Distal symmetrische sensomotorische Polyneuropathie (DSPN): AZT zeigt keinen klinisch relevanten Effekt bei der DSPN. Zur symptomatischen Behandlung von Schmerzen und Parästhesien werden Carbamazepin und Antidepressiva, z. B. vom Amitriptylin-Typ, eingesetzt. Bei zu ausgeprägten anticholinergen Nebenwirkungen kann alternativ Nortriptylin oder Desipramin eingesetzt werden (Mahieux et al., 1989). Bei manchen Patienten sprechen die Mißempfindungen auf die topische Anwendung von Capsaicincreme an. In therapieresistenten Fällen kommen Morphine mit langer Halbwertzeit, z. B. Morphinsufat (MST Mundipharma®), in Betracht (Galer, 1994). Wichtig bleibt der Ausschluß der relativ häufigen toxischen Neuropathien (z. B. Alkohol, DDC, DDI, d4T, INH, Vincristin), die sich nach Absetzen des schädigenden Agens meist bessern.
Chronisch inflammatorische demyelinisierende Polyneuropathien und das HIV-assoziierte Guillain-Barré-Syndrom können, ähnlich wie bei HIV-negativen Patienten, auf die Gabe von Kortikosteroiden, bzw. Immunglobulintherapie oder Plasmapherese ansprechen (Cornblath, 1988; Wiley und Price, 1993). Auch bei HIV-assoziierter Mononeuritis multiplex wird, nach Ausschluß anderer Ursachen (s. o.), eine empirische Behandlung mit Kortikosteroiden, ggf. auch mit intravenösen Immunglobulinen eingeleitet (Brew, 1994; Lange, 1994).
Zeigt die Muskelbiopsie bei **HIV-Myopathie** entzündliche Infiltrate ohne Erregernachweis oder eine Nemalinmyopathie, wird empirisch Prednison gegeben (**Tab. E 9.4**). Bei fehlendem Effekt kann eine Azathioprinbehandlung oder eine Plasmapheresebehandlung versucht werden. In manchen Fällen werden auch spontane Besserungen beobachtet (Dalakas et al., 1986, 1990; Parry, 1988; Simpson und Bender, 1988).

E 9.3.3. Opportunistische Infektionen und primäres ZNS-Lymphom

In **Tab. E 9.5.** werden die Therapien der wichtigsten opportunistischen Infektionen und des primären ZNS-Lymphoms zusammengefaßt dargestellt.

Toxoplasma-Enzephalitis: Patienten mit akuter oder subakuter Fokal-Symptomatik und korrespondierenden CT/NMR-Läsionen erhalten eine probatorische Toxoplasmatherapie. Dies gilt auch für Patienten mit akut oder subakut aufgetretenem Psycho-Syndrom, wenn eine diffuse Toxoplasmose-Enzephalitis nicht ausgeschlossen werden kann. Therapie der ersten Wahl ist die Kombination aus **Pyrimethamin und Sulfadiazin** (Katlama et al., 1996). Folinsäure (nicht Folsäure) wird hinzugegeben, um der Pyrimethamin-induzierten Knochenmarksuppression entgegenzuwirken. Alternativ kann auch eine Kombination aus **Pyrimethamin und Clindamycin** gegeben werden, die in einer kontrollierten Studie eine vergleichbare Effektivität gezeigt hat (Dannemann et al., 1992).
Die wichtigsten Nebenwirkungen des Pyrimethamins sind Leukopenie, Thrombozytopenie und Anämie, während Sulfadiazin häufig zu Hautreaktionen führt, die mitunter den Therapieabbruch bzw. -wechsel erzwingen und die Gabe von Antihistaminika erforderlich machen.
In etwa 90 % d. F. zeigt sich ein gutes Ansprechen auf dieses Antibiotikaregime, allerdings erfordern die erwähnten Nebenwirkungen in bis zu 40 % d. F. ein Umsetzen der Therapie (Porter und Sande, 1992; Haverkos, 1987). Da der Effekt von Pyrimethamin potentiell durch AZT antagonisiert wird, und eine Potenzierung der knochenmarksuppressiven Nebenwirkungen von Pyrimethamin möglich ist, sollte AZT während der Akuttherapie der Toxoplasmosa-Enzephalitis nicht gegeben werden (Israelski, et al., 1989).
Die Dauer der Akuttherapie richtet sich nach der Besserung der klinischen Symptome und des CT-/MRT-Befundes. Sie beträgt in den meisten Fällen etwa 6 Wochen, kann in Einzelfällen aber auch deutlich länger erforderlich sein. Besteht initial ein ausgeprägtes Hirnödem mit Einklemmungsgefahr, werden zusätzlich Kortikosteroide gegeben, ggf. auch Osmodiuretika. Bei ausbleibender klinischer und radiologischer Besserung nach adäquater antibiotischer Therapie über 10–14 Tage ist die Indikation zur Hirnbiopsie zu prüfen (Luft et al., 1993; Feiden et al., 1993).
Muß wegen intolerabler Nebenwirkungen oder fehlender Effektivität nach **therapeutischen Alternativen** gesucht werden, kommen am ehesten Atovaquon, ein Hydroxynaphtoquinin (4 × 750 mg/die) oder die Makrolide Azithromycin (500 mg/die) und Chlarithromycin (2 g/die) in Betracht, jeweils in Kombination mit Pyrimethamin (Tomavo und Boothroyd, 1995; Haile und Flaherty, 1993; Guelar et al., 1994; Kovacs, 1992; Araujo et al., 1992, 1993; Wynn et al., 1993). In einer Pilotstudie war die Behandlung mit der Kombination Pyrimethamin (75 mg/die) und Chlarithromycin (2 g/die) bei 80 % der Patienten wirksam bei allerdings hohen Nebenwirkungsraten: Übelkeit und Erbrechen (38 %), Exanthem (38 %), Leberenzymanstieg (24 %), Hörminderung (15 %), hämatologische Nebenwirkungen (31 %) (Fernandez-Martin et al., 1991).

Eine **Erhaltungstherapie** ist immer erforderlich, da alle verfügbaren Chemotherapeutika ausschließlich gegen die Tachyzoiten wirken. Unter der Behandlung differenzieren diese zu therapieresistenten Bradyzoiten, der ruhenden Zystenform von Toxoplasma gondii, die jederzeit wieder zu einer Reaktivierung führen können. Die Wahrscheinlichkeit eines Rezidivs wird durch die Erhaltungstherapie von ca. 50 % auf 10 % gesenkt (Leport et al., 1988, 1991).

Eine Primärprophylaxe erscheint sinnvoll bei Helferzellzahlen < 200/μl und positivem Toxoplasma-Serumtiter. Die 12-Monatsinzidenz der zerebralen Toxoplasmose liegt bei Patienten mit positivem Serumtiter und Helferzellzahlen unter 100/μl bei ca. 25 % (Oksenhendler et al., 1994; Grant et al., 1990; Zangerle et al., 1991). Als Primärprophylaxe hat sich Cotrimoxazol (z. B. 960 mg/die) als effektiv erwiesen (Gallant et al., 1994; Jacobson et al., 1994; Antinori et al., 1995; Leport et al., 1996).

Kryptokokkenmeningitis: Die Therapie der ersten Wahl bei akuter Kryptokokkenmeningitis ist nach wie vor die Kombination aus Amphotericin B i. v. und oralem Flucytosin über etwa sechs Wochen. Zwar haben die Ergebnisse retrospektiver Studien vermuten lassen, daß eine Amphotericin-Monotherapie vergleichbar effektiv wie die Kombinationstherapie sein könnte (Kovacs et al., 1985; Chuck und Sande, 1989), doch sprechen die Daten insgesamt eher *für* die zusätzliche Gabe von Flucytosin (Eng et al., 1986; Bennet et al., 1979; Larsen et al., 1990).

Amphotericin B weist eine hohe Plasmaeiweißbindung (95 %) auf und ist schlecht liquorgängig. Wegen der Gefahr von Thrombophlebitiden wird es über einen zentralen Venenkatheter verabreicht. Während oder kurz nach der Infusion kann es zu Fieber, Rigor, Abgeschlagenheit und Erbrechen kommen. Weitere Nebenwirkungen sind Anämie, Thrombozytopenie, eine renale tubuläre Azidose, Hypokaliämie und Hypomagnesiämie. Eine dosisabhängige Nierenfunktionsstörung ist üblicherweise nach Absetzen der Therapie reversibel. Flucytosin kann zur Knochenmarksuppression (Neutropenie) und zu gastrointestinalen Symptomen führen. Bemühungen, die Verträglichkeit von Amphotericin B zu verbessern, haben zur Entwicklung verschiedener Amphotericin B Formulierungen, etwa als kolloidale Dispersion, Lipidkomplex und als liposomal verkapseltes Amphotericin B geführt. Die ersten klinischen Daten sind vielversprechend, speziell für das liposomal verkapselte Amphotericin B (AmBisome), so daß bei **Therapieversagen unter konventionellem Amphotericin B** ein entsprechender Therapieversuch gerechtfertigt erscheint (Coker et al., 1993; Leake et al., 1994; Viviani et al., 1994; Valero und Graybill, 1995).

Die relativ gut verträglichen, oral applizierbaren Triazole Fluconazol und Itraconazol sind in der Akutbehandlung der Kryptokokkenmeningitis **Therapie der zweiten Wahl,** da sowohl für die Monotherapie mit Amphotericin B als auch für die Kombinationstherapie Amphotericin B + Flucytosin eine bessere klinische und mykologische Wirksamkeit nachgewiesen werden konnte (Larsen et al., 1990; Saag et al., 1992; de Gans et al., 1992).

Von einigen Experten wird in der Akuttherapie der Kryptokokkenmeningitis die additive Gabe von Fluconazol (2 × 200 mg/die i. v.) zusätzlich zur Kombinationstherapie aus Amphotericin B und Flucytosin empfohlen (Just Nubling und Stille, 1991).

Nach der ca. 6 wöchigen Akuttherapie ist wegen der hohen Rezidivgefahr eine **Erhaltungstherapie** erforderlich. Diese wird mit oralem Fluconazol in einer Dosis von 200 mg/Tag durchgeführt. Die früher übliche Gabe von Amphotericin B, 1 mg/kg Körpergewicht i. v. pro Woche, zeigte sich in einer großen multizentrischen Studie der Fluconazoltherapie in der Sekundärprophylaxe der Kryptokokkenmeningitis unterlegen (Bozette et al., 1991, Powderly et al., 1992). Kommt es zu einem Rezidiv, wird erneut auf die Akutbehandlung umgestellt.

Fluconazol hat eine Halbwertzeit von etwa 30 Stunden, zeigt gute Liquorgängigkeit (Liquor/Serum-Ratio 0,6–0,8) und führt nur relativ selten (in ca. 20 % d. F.) und dann zu meist milden Nebenwirkungen (Abgeschlagenheit, Übelkeit, allergisches Exanthem, gastrointestinale Beschwerden, Diarrhö, symptomloser Leberenzymanstieg).

Kommt es unter suffizienter antimykotischer Therapie zur klinischen Verschlechterung mit Hirndruck-Symptomatik und/oder Sehstörungen ist differentialdiagnostisch an ein Liquorüberdruck-Syndrom zu denken. Dieses wird wahrscheinlich durch eine Liquorresorptionsstörung hervorgerufen und kann in Einzelfällen wiederholte Liquorentnahmen oder das Anlegen einer Liquordrainage erforderlich machen (Malessa et al., 1994). In weniger ausgeprägten Fällen kann Acetazolamid (z. B. Diamox®) verabreicht werden, um die Liquorproduktion zu senken. Die routinemäßige Gabe von Kortikosteroiden ist nicht zu empfehlen.

Für die **progressive multifokale Leukoenzephalopathie** gibt es keine effiziente Therapie. Der Einsatz von Cytosinarabinosid führt entgegen hoffnungsvollen Einzelbeobachtungen (Portegies et al., 1991) zu keiner Verbesserung der infausten Prognose. Versucht werden sollte eine Optimierung der antiretroviralen Therapie, um über die Verbesserungen der Immunlage das Fortschreiten der Erkrankung eventuell hinauszuzögern (Elliot et al., 1997).

Bei frühzeitiger Diagnose, z. B. durch die Liquor-PCR, kann die **CMV-Enzephalitis** durch gezielte antivirale Therapie in einigen Fällen erfolgreich therapiert werden (Cohen, 1996). Zur Mono- und Kombinationstherapie stehen die Substanzen Ganciclovir und Foscarnet zur Verfügung. Beide Substanzen haben ihre antivirale Potenz in der Behandlung der CMV-Retinitis unter Beweis gestellt. Aufgrund seiner Liquorgängigkeit erreicht Foscarnet virustatische Konzentrationen im ZNS (Hengge et al., 1993).

Auch bei der **CMV-Polyradikulopathie** und der **Mononeuritis multiplex bei CMV-Infektion** wurde über Therapieerfolge berichtet (Fuller et al., 1990 b; Miller et al., 1990). Entscheidend ist, daß die Therapie ausreichend lange, d. h. meist über Monate, durchgeführt wird (Kim und Hollander, 1993).

Zur Behandlung der **tuberkulösen Meningitis** wird eine 3monatige 4fach Kombination aus Isoniazid, Ethambutol, Rifampizin und Pyrazinamid empfohlen, gefolgt von einer (6-)9monatigen Kombinationsbehandlung mit Isoniazid und Rifampizin. Zusätzlich werden Pyridoxin (100 mg/die) und Allopurinol (300 mg/die) verabreicht. Bei disseminierter Tuberkulose oder deutlich erniedrigter Helferzellzahl kann zusätzlich Streptomycin (1 × 1 g/die) eingesetzt werden. Zur Erhaltungstherapie werden INH und Pyridoxin gegeben. Die Dosierungen entsprechen denen bei nicht-HIV-infizierten Patienten (Guiloff und Tan, 1992; Bass et al., 1994).

Ergeben sich Hinweise auf eine **atypische Mykobakteriose des ZNS**, etwa i. S. einer Mycobacterium avium intrazellulare-Meningoenzephalitis, erscheinen Mehrfachkombinationen, die die Substanzen Chlarithromycin, Rifabutin und Ethambutol enthalten, am aussichtsreichsten (Bessesen et al., 1993; Malessa et al., 1994; Kemper et al., 1994).

Bei klinischem Verdacht auf **Neurosyphilis** oder bei Vorliegen positiver FTA-ABS- und VDRL-Tests im Liquor wird eine hochdosierte intravenöse Penicillin-Therapie über mindestens 14 Tage durchgeführt. Wegen der möglichen geringeren therapeutischen Effektivität bei HIV-Koinfektion sollten Tagesdosen zwischen 24 und 48 Mio. Einheiten gewählt werden (Gordon et al., 1994; Malessa et al., 1996). Nach der Behandlung werden über 2 Jahre in 3–6monatigen Abständen Liquorkontrollen durchgeführt, um mögliche Rezidive nicht zu übersehen (Musher, 1991).

Ist die Diagnose eines **primären ZNS-Lymphoms** gesichert (z. B. durch stereotaktische Biopsie, seltener durch den Nachweis von Lymphomzellen im Liquor) wird bei Patienten mit hinreichendem Allgemeinzustand eine Ganzhirnbestrahlung durchgeführt, die in etwa 50–75 % der Patienten zu einer Besserung der klinischen Symptomatik und des CT-Befundes führt (Baumgartner et al., 1990; Donahue et al., 1995). Zusätzlich sollte eine Kortikosteroidbehandlung (Dexamethason 12–24 mg/die) eingeleitet werden, die bei Kortikoidsensitivität auf Dauer fortgeführt wird.

Durch eine **Ganzhirnbestrahlung** wird die mittlere Überlebenszeit signifikant erhöht, sie bleibt aber mit 3–5 Monaten deutlich unter der von 12–20 Monaten, die bei nicht HIV-infizierten Patienten erreicht wird. Durch **zusätzliche Chemotherapie** werden in wenigen Fällen Überlebenszeiten von mehr als einem Jahr erreicht, die mittlere Überlebenszeit wird aber, anders als bei HIV-seronegativen Patienten, nicht signifikant verlängert (Forsyth, et al., 1994; Ling, et al., 1994; Deangelis, 1995). Die häufigsten Todesursachen behandelter Patienten sind opportunistische Infektionen, während unbehandelte Patienten nach durchschnittlich 30 Tagen durch Tumorprogression versterben (Baumgartner et al., 1990). Da sich die Therapie des **systemischen Non-Hodgkin-Lymphoms** (NHL) von der des primär zerebralen Lymphoms unterscheidet, ist vor Behandlungsbeginn eine Ausschlußdiagnostik inklusive Knochenmarksbiopsie, Computertomographie von Hals, Thorax, Abdomen und Becken und ein Knochenszintigramm erforderlich (Formenti et al., 1989). Die Behandlung des systemischen Non-Hodgkin-Lymphoms mit ZNS-Beteiligung umfaßt die intrathekale und systemische Chemotherapie kombiniert mit kraniospinaler Radiatio oder auch lokaler Bestrahlung bei epiduralem Infiltrat. Die mittlere Überlebenszeit erhöht sich dadurch von wenigen Wochen auf etwa 4 Monate. Liegt ein NHL ohne zentrale Beteiligung vor, kann auch eine niedrigdosierte Polychemotherapie durchgeführt werden, worunter 51 % der Patienten ein positives Ansprechen mit einer Komplettremission in 46 % d. F. zeigten. Während dabei die mittlere Überlebenszeit aller Patienten bei nur etwa 6 Monaten lag, erreichte sie bei Patienten mit Komplettremission 15 Monate, in manchen Fällen überlebten die Patienten länger als 2 Jahre (Levine et al., 1991). Die Wahl zwischen hochdosierter bzw. niedrigdosierter Polychemotherapie sollte davon abhängig gemacht werden, in welchem klinischen und immunologischen Zustand sich die Patienten zum Zeitpunkt der Lymphommanifestation befinden. Patienten mit relativ intaktem Immunsystem und gutem Allgemeinzustand sprechen auf hochdosierte Polychemotherapie z. T. gut an und tolerieren diese erstaunlich gut (Levine, 1992; Irwin und Kaplan, 1993; Gisselbrecht et al., 1993).

E 9.3.4. Prävention

Die Gefahr der sexuellen Übertragung von HIV wird deutlich reduziert durch den Gebrauch von Kondomen und durch Safer-Sex Praktiken. Homo- oder heterosexuelle Partner von HIV-positiven Personen sollten Sekret- und Schleimhautkontakt vermeiden. Bei Vorliegen einer weiteren sexuell übertragbaren Erkrankung ist diese so früh als möglich zu behandeln und der Sexualkontakt bis zum Abheilen der Hautläsionen zu meiden. Eine Übertragung durch übliche Sozialkontakte, gemeinsames Wohnen, gemeinsame Benutzung von Eß- oder Trinkgeschirr oder sanitären Einrichtungen ist nicht zu befürchten. Die Gefährdung von Pflegepersonal im Umgang mit AIDS-Kranken ist bei entsprechenden Vorsichtsmaßnahmen sehr gering. Die **Isolierung** HIV-positiver Personen »zum Schutz« der Umgebung vor einer HIV-Infektion ist unnötig und stellt eine nicht zu rechtfertigende Belastung für den Kranken dar.

Es werden die gleichen **Hygienemaßnahmen** empfohlen, die sich zur Verhinderung einer Hepatitis B-Virusinfektion bewährt haben. Bei möglichem Kontakt mit virushaltigen Körperflüssigkeiten (Blut, Liquor, Exsudate, Samen) müssen flüssigkeitsdichte Einmalhandschuhe getragen werden. Mundschutz, Schutzbrille und Kittel werden verwendet, wenn mit der Entstehung viruskontaminierter Aerosole oder mit einem Verspritzen kontaminierter Flüssigkeiten gerechnet werden muß (Recommendations for prevention of HIV transmission in health-care settings, 1987) (Gerberding, 1990).

Kanülen dürfen nach Gebrauch nicht in ihre Schutzhülle zurückgesteckt werden, sie werden in stich- und bruchfesten Behältern abgelegt.

Zur Sensibilitätstestung sollten gebrochene Wattestäbchen verwendet werden; von Nadelrädern ist abzuraten. Für EMG-Untersuchungen sind Einmalnadeln zu bevorzugen. Werden wiederverwendbare Elektroden benutzt, so sind diese vorsichtig von Blutresten zu reinigen und 90 Minuten in 70 %igen Isopropyl-Alkohol einzulegen. Anschließend werden die Elektroden in üblicher Weise sterilisiert. Für die chemische Instrumentendesinfektion sollten Mittel auf Wirkstoffbasis von Formaldehyd und Glutaraldehyd verwendet werden. Präparate auf Alkoholbasis (70–85 % Alkohol) sind für die hygienische Händedesinfektion zu empfehlen. Bei Stich- oder Schnittverletzung sollte die Blutung aus der Wunde gefördert und die Wunde unmittelbar mit PVP-Jod oder alkoholischen Präparaten desinfiziert werden (Goebel, 1989). Die optimale Dosierung und Dauer einer Postexpositionprophylaxe nach Nadelstichverletzung ist nicht bekannt. Sie soll so früh als möglich (optimalerweise innerhalb von wenigen Minuten, maximal 60 Minuten, keinesfalls später als 12 Stunden) begonnen werden. Es wird eine Prophylaxe mit AZT (Retrovir®, 2 mal 250 mg/Tag) plus Lamivudin (Epivir®, 2 mal 150 mg/Tag) plus Indinavir (Crixivan®, 3 mal 800 mg/Tag) durchgeführt; bei Schwangeren sollte auf Indinavir zum gegenwärtigen Zeitpunkt verzichtet werden (Robert-Koch-Institut, 1996). Die empfohlene Dauer der Prophylaxe liegt bei mindestens 2 Wochen, besser über einen Zeitraum von 4 Wochen. Der Patient muß über die potentiellen Nebenwirkungen der antiviralen Therapie umfassend aufgeklärt werden. Es sind einige Fälle beschrieben, in denen es auch nach adäquater Postexpositionsprophylaxe mit AZT zu einer HIV-Infektion gekommen ist (Lange et al., 1990; Jones, 1991; Palmer et al., 1994). Nach akzidenteller Nadelstichverletzung ist ein D-Arzt Verfahren einzuleiten. Ferner wird eine HIV-Testung und eine Untersuchung des Krankheitsstadiums des Patienten (vermeintliche Infektionsquelle) sowie eine wiederholte HIV-Testung bei der verletzten Person (sofort, nach 6 Wochen und 3 Monaten) durchgeführt (Gürtler, 1989; Robert-Koch-Institut, 1996).

Trotz erheblicher Anstrengungen ist es bisher nicht gelungen, eine wirksame Vakzine gegen HIV zu entwickeln.

E 9.4. Pragmatische Therapie

In dem vorliegenden Artikel werden schwerpunktmäßig die neurologischen Manifestationen bei der

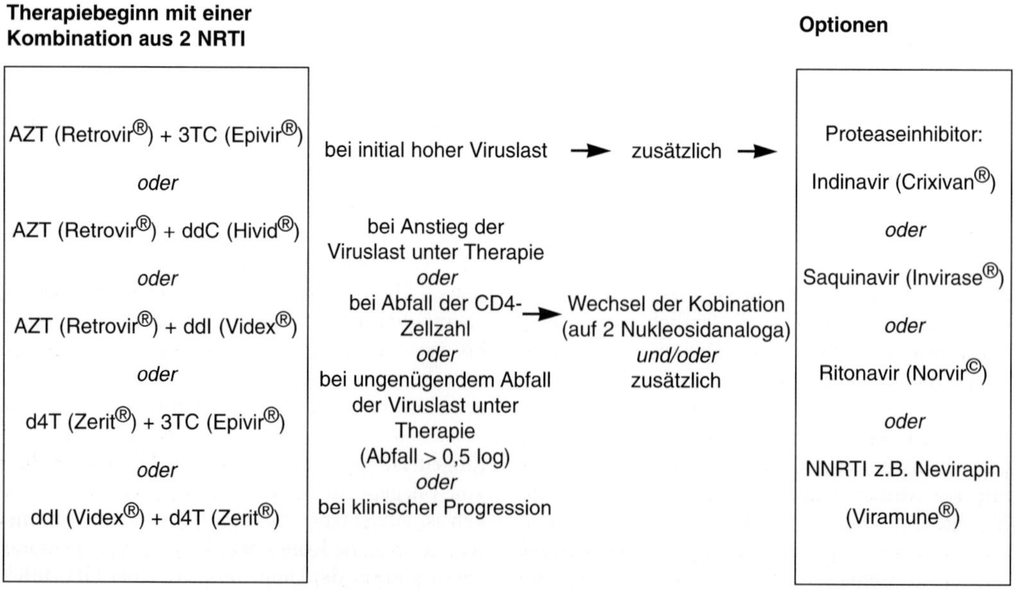

Abb. E 9.2: Aktuelle antivirale HIV-Therapie (ges. gesch. Präparatenamen z. T. in Auswahl). Abkürzungen: NRTI = Nukleosidale Reverse Transkriptasehemmer; NNRTI = Nicht-Nukleosidale Reverse Transkriptasehemmer

Tab. E 9.6: Dosierungen und Einnahmehinweise wichtiger antiretroviraler Medikamente (ges. gesch. Präparatenamen z. T. in Auswahl)

Substanzgruppen, Substanz	Handelsname	Dosierung	Einnahmehinweise
Nukleosidale Reverse Transkriptasehemmer			
3 TC (Lamivudin)	Epivir®	2 mal 150 mg/die (12 stdl.)	sollte normalerweise nicht, aber kann zu den Mahlzeiten eingenommen werden
DDC (Zalcitabin)	Hivid®	3 mal 0,75 mg/die (8 stdl.)	nüchtern, mind. 30 Min vor den Mahlzeiten
AZT (Zidovudin)	Retrovir®	2 mal 250 mg/die (12 stdl.)	keine
DDI (Didanosin)	Videx®	2 mal 200 mg/die (12 stdl.)	mind. 30 Min vor den Mahlzeiten; es müssen pro Einzelgabe immer 2 Tbl. sein; zerkauen oder in 30 ml Wasser auflösen (zur Geschmacksverbesserung ist klarer Apfelsaft erlaubt, 15 ml Saft + 15 ml Wasser)
D4T (Stavudin)	Zerit®	2 mal 40 mg/die (12 stdl.)	keine
Nicht-Nukleosidale Reverse Transkriptasehemmer			
Nevirapin	Viramune®	Therapie einschleichend beginnen: 14 Tage 1 mal 200 mg, dann 2 mal 200 mg/die (Erhaltungsdosis)	keine
Proteasehemmer			
Indinavir	Crixivan®	3 mal 800 mg/die (stdl.)	nüchtern (1 Std. vor oder 2 Std. nach den Mahlzeiten), möglich ist die Einnahme mit einer fettfreien Mahlzeit, 1,5–3 Ltr. Flüssigkeit/Tag
Saquinavir	Invirase®	3 mal 600 mg/die (8 stdl.)	Unmittelbar bis 2 Std. nach den Mahlzeiten, Grapefruitsaft verbessert die Resorption
Ritonavir	Norvir®	Therapie einschleichend beginnen: 1. Tag 2 mal 300 mg/die, 2. u. 3. Tag 2 mal 400 mg/die, 4. Tag 2 mal 500 mg/die, dann 2 mal 600 mg/die (12 stdl.)	zu den Mahlzeiten

HIV-Infektion behandelt. Die Einstellung auf die antiretrovirale HIV-Therapie und entsprechende laborchemische Verlaufsuntersuchungen erfolgen meist nicht durch Neurologen, sondern durch Internisten. Da jedoch die meisten der HIV-infizierten neurologischen Patienten antiretroviral therapiert werden, ist die Kenntnis einiger wesentlicher Grundsätze der antiretroviralen Therapie auch für den Neurologen von Bedeutung.
Der *optimale Zeitpunkt des Beginns einer antiretroviralen Therapie* ist immer wieder Gegenstand von Diskussionen. Derzeit werden folgende Empfehlungen gegeben:

- Patienten mit Helferzellzahlen > 500/µl und einem Virusload < 10 000 Kopien/µl erhalten keine antiretrovirale Therapie, Kontrolle der Helferzellzahlen 3monatlich,
- gesicherte, dringende Behandlungsindikationen bestehen für Patienten mit AIDS, Virusload > 30 000 Kopien/µl oder CD4-Zellen < 350/µl,
- Patienten mit Helferzellzahlen < 500/µl und Virusload > 10 000 Kopien/µl mit HIV-assoziierten Symptomen erhalten meist eine antiretrovirale Therapie.

Therapeutische Empfehlungen für den Beginn einer antiviralen Therapie:

- Zweifachkombination mit AZT + 3TC oder AZT + ddI oder AZT + ddC.
- bei AZT Unverträglichkeit: Zweifachkombination mit d4T + 3TC oder d4T + ddI
- Die Kombination mit einem Proteaseninhibitor verstärkt die antiretrovirale Wirsamkeit: z. B.: Gabe von zwei Nukleosidanaloga plus Indinavir oder Saquinavir oder Ritonavir
- Gegebenenfalls kann mit einem nicht nukleosidalen Reverse Transkriptase-Inhibitor kombiniert werden: z. B.: zwei Nukleosidanaloga plus Nevirapin oder Delavirdin.

Patienten mit Helferzellzahlen $< 200/\mu l$ erhalten neben der antiretroviralen Therapie eine Pneumozystis carinii Pneumonie (PCP) Prophylaxe mit 960 mg Cotrimoxazol 3 × pro Woche (oder 1 mal 1 Tbl. à 480 mg/Tag), die gleichzeitig als Primärprophylaxe gegen Toxoplasmose dient (Antinori et al., 1995). Alternativ kann als PCP-Prophylaxe auch eine 3wöchentliche Inhalation (nach Bronchodilatation) von 300 mg Pentamidin durchgeführt werden.

Die aktuellen Therapiekonzepte einer Behandlung mit antiretroviralen Substanzen ist in der **Abb. E 9.2** dargestellt. In der **Tab. E 9.6** sind die Dosierungen und Einnahmehinweise der wichtigen antiviralen HIV-Therapeutika zusammengefaßt.

Die Therapie der häufigsten neurologischen Komplikationen der HIV-Infektion finden sich zusammengefaßt in den **Tab. E 9.4** und **E 9.5**.

E 9.5. HIV- und AIDS-Meldesystem in der Bundesrepublik Deutschland

AIDS-Fallregister: Seit 1982 gibt es in der Bundesrepublik Deutschland ein vom Bundesgesundheitsamt geführtes zentrales AIDS-Fallregister, in dem neu auftretende AIDS-Erkrankungen und AIDS-Todesfälle anonymisiert erfaßt werden. Die Meldung erfolgt auf freiwilliger Basis durch die behandelnden Ärzte betroffener Patienten auf besonderen Fallberichtsbögen des Bundesgesundheitsamtes. Da es sich um freiwillige Fallmeldungen handelt, muß von einer Dunkelziffer ausgegangen werden, die auf etwa 20 % geschätzt wird.

Laborberichtspflicht: Seit 1987 besteht die Laborberichtsverordnung, die alle Laboratorien, die HIV-Bestätigungs-Test (Western-Blot, Immunfluoreszenz-Test) durchführen, zur anonymen Meldung der positiven Befunde an das Bundesgesundheitsamt verpflichtet.

E 9.6. Wichtige Kontaktadressen

In allen Gesundheitsämtern größerer Städte sind AIDS-Beratungsstellen eingerichtet worden. Überregional und in vielen Städten sind außerdem Selbsthilfegruppen entstanden, deren Kontaktadressen über die Gesundheitsämter erfragt werden können.

Wichtige Verbände: Deutsche Arbeitsgemeinschaft niedergelassener Ärzte in der Versorgung HIV-Infizierter e. V. (DAGNÄ e. V.), Blondelstr. 9, 52062 Aachen, Tel.: 02 41-2 67 99

DAIG – Deutsche AIDS-Gesellschaft e. V., Vorsitzender Dr. Norbert Brockmeyer, Klinik für Dermatologie, Hufelandstr. 55, 45147 Essen, Tel. 02 01/7 23 22 39

Österreichische AIDS-Gesellschaft, Wiener Medizinische Akademie, Alser Str. 4, A-1090 Wien (c/o Prim. Dr. Norbert Vetter, Pulmologisches Zentrum, Baumgartner Höhe, Sanatoriumsstr. 2, A-1160 Wien, Tel. ++43/1/9 10 60/4 00 02

Wichtige Universitätsspitäler mit HIV-Sprechstunde in der Schweiz:

Division des Maladies Infectieuses, Hôpital Cantonal, Rue Micheli-du-Crest 24, 1211 Genève 4, Tel. ++41-22-372 98 10

Division des Maladies Infectieuses, CHUV, 1011 Lausanne, Tel. ++41-21-314 10 10

Abteilung für Infektionskrankheiten, Universitätsspital, 8091 Zürich, Tel. ++41-1-255 25 41

Literatur

Abrams DI, Goldman AI, Launer C, Korvick JA, Neaton JD, Cranme LR, Grodesky M, Wakefiled S, Muth K, Kornegay S, Cohn DL, Harris A, Luskin-Hawk R, Markowitz N, Sampson JH, Thompson M, Deyton L, The Terry Beirn Community Programs for Clinical Research on AIDS (1994) A comparative trial of didanosine or zalcitabine after treatment with zidovudine in patients with human immunodeficiency virus infection. N Engl J Med 330: 657–662

Ackermann R, Nekic M, Jürgens R (1986) Locally synthesized antibodies in cerebrospinal fluid of patients with AIDS. J Neurol 233: 140–141

AIDS Task Force Working Group of the American Academy of Neurology (1991) Nomenclature and research case definitions for neurologic manifestations of human immunodeficiency virus-type 1 (HIV-1) infection. Neurology 41: 778–785

American Academy of Neurology (1989) Human immunodeficiency virus (HIV) infection and the nervous system. Neurology 39: 119–122

Ancelle-Park R (1993) Expanded European AIDS case definition. Lancet 341: 441

Anders KH, Guerra WF, Tomiyasu U, Verity MA, Vinters HV (1986) The neuropathology of AIDS. UCLA experience and review. Am J Pathol 124: 537–558.

Andreula CF, Burdi N, Carella A (1993) CNS cryptococcosis in AIDS: spectrum of MR findings. J Comput Assist Tomogr 17: 438–441

Antinori A, Murri R, Ammassari A, De Luca A, Linzalone A, Cingolani A, Damiano F, Maiuro G, Vecchiet J, Scoppettuolo G (1995) Aerosolized pentamidine, cotrimoxazole and dapsone-pyrimethamine for primary prophylaxis of Pneumocystis carinii pneumonia and toxoplasmic encephalitis. AIDS 9: 1343–1350

Appleman ME, Marshall DW, Brey RL, Houk RW, Beatty DC, Winn RE, Melcher GP, Wise MG, Sumaya CV, Boswell RN (1988) Cerebrospinal fluid abnormalities in patients without AIDS who are seropositive for the human immunodeficiency virus. J Infect Dis 158: 193–199

Araujo FG, Lin T, Remington JS (1993) The activity of atovaquone (566C80) in murine toxoplasmosis is markedly augmented when used in combination with pyrimethamine or sulfadiazine. J Infect Dis 167: 494–497

Araujo FG, Prokocimer P, Lin T, Remington JS (1992) Activity of clarithromycin alone or in combination with other drugs for treatment of murine toxoplasmosis. Antimicrob Agents Chemother 36: 2454–2457

Arendt G, Hefter H, Elsing C, Neuen Jakob E, Strohmeyer G and Freund HJ (1989) Neue elektrophysiologische Befunde zur Haufigkeit der Gehirnbeteiligung bei klinisch-neurologisch asymptomatischen HIV-Infizierten. EEG-EMG Zeitschrift für Elektroenzephalographie, Elektromyographie und Verwandte Gebiete 20: 280–287

Arendt G, Hefter H, Elsing C, Strohmeyer G, Freund HJ (1990) Motor dysfunction in HIV-infected patients without clinically detectable central-nervous deficit. J Neurol 237: 362–368

Arendt G, Hefter H, Figge C, Neuen Jakob E, Nelles HW, Elsing C, Freund HJ (1991) Two cases of cerebral toxoplasmosis in AIDS patients mimicking HIV-related dementia J Neurol 238: 439–442

Arendt G, Maecker HP, Jablonowski H, Homberg V (1992) Magnetic stimulation of motor cortex in relation to fas-Test voluntary motor activity in neurologically asymptomatic HIV-positive patients. J Neurol Sci 112: 76–80

Barré-Sinoussi F, Chermann JC, Rey F, Nugeyre MT, Chamaret S, Gruest J, Dauguet C, Axler-Blin C, Vézinet-Brun F, Rouzioux C, Rozenbaum W, Montagnier L (1983) Isolation of a T-lymphotropic retrovirus from a patient at risk for acquired immune deficiency syndrome (AIDS). Science 220: 868–871

Bass Jr JB, Farer LS, Hopewell PC, O'Brien R, Jacobs RF, Ruben F, Snider Jr DE, Thornton G (1994) Treatment of tuberculosis and tuberculosis infection in adults and children. American Thoracic Society and The Centers for Disease Control and Prevention. Am J Respir Crit Care Med 149: 1359–1374

Batman PA, Miller AR, Sedgwick PM, Griffin GE (1991) Autonomic denervation in jejunal mucosa of homosexual men infected with HIV. AIDS 5: 1247–1252

Baumgartner JE, Rachlin JR, Beckstead JH, Meeker TC, Levy RM, Wara WM, Rosenblum ML (1990) Primary central nervous system lymphomas: natural history and response to radiation therapy in 55 patients with acquired immunodeficiency syndrome. J Neurosurg 73: 206–211

Bennett JE, Dismukes WE, Duma RJ, Medoff G, Sande MA, Gallis H, Leonard J, Fields BT, Bradshaw M, Haywood H, McGee ZA, Cate TR, Cobbs CG, Warner JF, Alling DW (1979) A comparison of amphotericin B alone and combined with flucytosine in the treatment of cryptococcal meningitis. N Engl J Med 310: 126–131

Berenguer J, Moreno S, Laguna F, Vicente T, Adrados M, Ortega A, Gonzalez LaHoz J, Bouza E (1992) Tuberculous meningitis in patients infected with the human immunodeficiency virus. N Engl J Med 326: 668–672

Berger AR, Arezzo JC, Schaumburg HH, Skowron G, Merigan T, Bozzette S, Richman D, Soo W (1993) 2',3'dideoxycytidine (ddC) toxic neuropathy: a study of 52 patients. Neurology 43: 358–362

Berger JR (1991) Neurosyphilis in human immunodeficiency virus type I seropositive individuals. A prospective study. Arch Neurol 48: 700–702

Berger JR, Mucke L (1988) Prolonged survival and partial recovery in AIDS-associated progressive multifocal leucoencephalopathy. Neurology 38: 1060–1065

Berlit P, Popescu O, Wenig Y, Malessa R (1996) Disseminated cerebral hemorrhages as unusual manifestation of toxoplasmic encephalitis in AIDS. J Neurol Sci 143: 187–189

Berman SM, Kim RC (1994) The development of cytomegalovirus encephalitis in AIDS patients receiving ganciclovir. Am J Med 96: 415–419

Berry I, Gaillard JF, Guo Z, Cordoliani YS, Massip P, Manelfe C, Danet B (1995) Lesions cerebrales du SIDA: que peut-on attendre de la scintigraphie? La tomoscintigraphie cerebrale au thallium-201: une contribution au diagnostic differentiel des lymphomes et des lesions infectieuses. J Neuroradiol 22: 218–228

Bessesen MT, Shlay J, Stone Venohr B, Cohn DL, Reves RR (1993) Disseminated Mycobacterium genavense infection: clinical and microbiological features and response to therapy. AIDS, 7: 1357–1361

Biniek R, Malessa R, Brockmeyer NH, Luboldt W (1986) Anti-Rh(D) immunoglobulin for AIDS-related thrombocytopenia. Lancet ii: 627

Bishburg E, Sunderam G, Reichman LB, Kapila R (1986) Central nervous system tuberculosis with the acquired immunodeficiency syndrome and its related complex. Inn Intern Med 105: 210–213

Bozette SA, Larsen RA, Chiu J, Leal MAE, Jacobsen J, Rothman P, Robinson P, Gilbert G, McCutchan JA, Tilles J, Leedom JM, Richman DD, California Collaborative Treatment Group (1991 A) placebo-controlled trial of maintenance therapy with fluconazole after treatment of cryptococcal meningitis in the acquired immunodeficiency syndrome. N Engl J Med 324: 580–584

Brew BJ (1994) The clinical spectrum and pathogenesis of HIV encepahlopathy, myelopathy, and peripheral neuropathy. Curr Opinion Neurol 7: 209–216

Brinkmann R, Schwinn A, Narayan O, Zink C, Kreth HW, Roggendorf W, Dörries R, Schwender S, Imrich H, terMeulen V (1992) Human immunodeficiency virus infection in microglia: correlation between cells infected in the brain and cells cultured from infectious brain tissue. Ann Neurol 31: 361–365

Budka H, Maier H, Pohl P (1988) Human immunodeficiency virus in vacuolar myelopathy of the acquired immunodeficiency syndrome. N Eng J Med 319: 1667–1668

Bukrinsky MI, Nottet HS, Schmidtmayerova H, Dubrovsky L, Flanagan CR, Mullins ME, Lipton SA Gendelman HE (1995) Regulation of nitric oxide synthase activity in human immunodeficiency virus type 1 (HIV-1)-infected monocytes: implications for HIV-1-associated neurological disease. J Exp Med 181: 735–745

Bylsma SS, Achim CL, Wiley CA, Gonzalez C, Kuppermann BD, Berry C, Freeman WR (1995) The predictive value of cytomegalovirus retinitis for cytomegalovirus encephalitis in acquired immunodeficiency syndrome. Arch Ophthalmol 113: 89–95

Calabrese LH, Estes M, Yen-Lieberman B (1989) Systemic vasculitits in association with human immunodeficiency virus infection. Arthritis and Rheumatism 32: 569–576

Cammarosamo C Lewis W (1985) Cardiac lesions in acquired immune deficiency syndrome. (AIDS) Journal of American College of Cardiology 5: 703–706

Castro KG, Ward JW, Slutsker L, Buehler JW, Jaffe HW, Berkelman RL, Curran JW (1993), 1993 revised classification system for HIV-infection and expanded surveillance case definition for AIDS among adolescents and adults. J Infect Dis 17: 802–810

Center for Disease Control (1987) Revision of the CDC surveillance case definition for Acquired Immunodeficiency Syndrome. Morbidity and Mortality Weekly Report 36 (suppl): 1–5

Center for Disease Control (1993) Revised classification system for HIV-infection and expected surveillance case definition for AIDS among adolescents and adults. JAMA 269: 729–730

Chariot P, Ruet E, Authier FJ, Levy Y, Gherardi R (1994) Acute rhabdomyolysis in patients infected by human immunodeficiency virus. Neurology 44: 1692–1696

Chimelli L, de Freitas MR, Bazin AR, Mhiri C, Scaravilli F, Gray F (1990) Cytomegalovirus encephalomyeloradiculitis in acquired immunodeficiency syndrome. Rev Neurol 146: 354–360

Chuck SL, Sande MA (1989) Infections with Cryptococcus neoformans in the acquired immunodeficiency syndrome. N Engl J Med 321: 794–799

Cinque P, Brytting M, Vago L, Castagna A, Parravicini C, Zanchetta N, D'Arminio Monforte A, Wahren B, Lazzarin A, Linde A (1993) Epstein-Barr virus DNA in cerebrospinal fluid from patients with AIDS-related lymphoma of the central nervous system. Lancet 342: 398–401

Clavel F, Mansinho K, Chamaret S, Guetard D, Favier V, Nina J, Santos-Ferreira MO, Champalimaud JL, Montagnier L (1987) Human immunodeficiency virus type 2 infection associated with AIDS in West Africa. N Engl J Med 316: 1180–1185

Cohen BA (1996) Prognosis and response to therapy of cytomegalovirus encephalitis and meningomyelitis in AIDS. Neurology 46: 444–450

Cohen JA, Miller L, Polish L (1991) Orthostatic hypotension in human immunodeficiency virus infection may be the result of generalized autonomic nervous system dysfunction. J Acquir Immune Defic Syndr 4: 31–33

Coker RJ, Viviani M, Gazzard BG, Du Pont B, Pohle HD, Murphy SM, Atouguia J, Champalimaud JL Harris JR (1993) Treatment of cryptococcosis with liposomal amphotericin B (AmBisome) in 23 patients with AIDS. AIDS 7: 829–835

Concorde (1994) MRC/ANRS randomised double-blind controlled trial of immediate and deferred zidovudine in symptom-free HIV-infection. Concorde Coordinating Committee [see comments]. Lancet 343: 871–881

Connor RI Ho DD (1994) Transmission and pathogenesis of human immunodeficiency virus type 1. AIDS Res Hum Retroviruses 10: 321–323

Cooper DA, Gatell JM, Kroon S, Clumeck N, Millard J, Goebel FD, Bruun JN, Stingl G, Melville RL, Gonzalez-Lahoz J, Stevens JW, Fiddian AP, and the European-Australian Collaborative Group (1993) Zidovudine in persons with asymptomatic HIV-infection and CD4+ cell counts greater than 400 per cubic millimeter. N Engl J Med 329: 297–303

Cornblath DR McArthur JC (1988) Predominantly sensory neuropathy in patients with AIDS and AIDS related complex. Neurology 38: 794–796

Cornblath DR (1988) Treatment of the neuromuscular complications of human immunodeficiency Virus Infection. Ann Neurol 23(suppl): 88–91

Craddock C, Pasvol G, Bull R (1987) Cardiorespiratory arrest and autonomic neuropathy in AIDS. Lancet ii: 16–18

Dalakas MC Pezeshkpour GH (1988) Neuromuscular diseases associated with human immunodeficiency virus infection. Ann Neurol 23 (suppl): 38–48

Dalakas MC, Illa I, Pezeshkpour GH, Laukaitis JP, Cohen B, Griffin JL (1990) Mitochondrial myopathy caused by long-term zidovudin therapy. N Engl J Med 322: 1098–1105

Dalakas MC, Pezeshkpour GH, Gravell M, Sever JL (1986) Polymyositis associated with AIDS retrovirus. J Am Med Assoc 256: 2381–2383

Dannemann B, McCutchan JA, Israelski D, Antoniskis D, Leport C, Luft B, Nussbaum J, Clumeck N, Morlat P, Chiu J (1992) Treatment of toxoplasmic encephalitis in patients with AIDS. A randomized trial comparing pyrimethamine plus clindamycin to pyrimethamine plus sulfadiazine. The California Collaborative Treatment Group. Ann Intern Med 116: 33–43

Dawson VL, Dawson TM, Uhl GR, Snyder SH (1993) Human immunodeficiency virus type-1 code protein neurotoxicity mediated by nitric oxide in primary cortical cultures. Proc Natl Acat Sci USA 90: 3256–3259

Deangelis LM (1995) Current management of primary central nervous system lymphoma. Oncology 9: 63–71

de Gans J, Portegies P, Tiessens G, Eeftinck-Schattenkerk JK, van Boxtel CJ, van Ketel RJ, Stam J (1992) Itraconazole compared with amphotericin B plus flucytosine in AIDS patients with cryptococcal meningitis. AIDS 6: 185–190

Denning DW, Anderson J, Rudge P (1987) Acute myelopathy associated with primary infection with human immunodeficiency virus. BMJ 294: 143–149

Diederich N, Ackermann R, Jurgens R, Ortseifen M, Thun F, Schneider M, Vukadinovic I (1988) Early involvement of the nervous system by human immune deficiency virus (HIV). A study of 79 patients. Eur Neurol 28: 93–103

Donahue BR, Sullivan JW, Cooper JS (1995) Additional experience with empiric radiotherapy for presumed human immunodeficiency virus-associated primary central nervous system lymphoma [see comments]. Cancer 76: 328–332

Dube MP, Holtom PD, Larsen RA (1992) Tuberculous meningitis in patients with and without human immunodeficiency virus infection. Am J Med 93: 520–524

Ehrenreich H, Rieckmann P, Sinowatz F, Weih KA, Arthur LO, Goebel FD, Burd PR, Coligan JE, Clouse KA (1993) Potent stimulation of monocytic endothelin-1 production by HIV glycoprotein 120. J Immunol 150: 4601–4609

Einhäupl KM, Schielke E, Pfister HW (1992) HIV related central nervous system manifestations. In: *Weiss S, Hippius, H* (Hrsg.) HIV-infection of the central nervous system. Hofgrefe u. Huber, Göttingen Bern 1–16

Elliot B, Aromin I, Gold R, Flanigan T, Mileno M (1997) 2.5 year remission of AIDS-associated progressive multifocal leukoencephalopathy with combined antiretroviral therapy. Lancet 349: 850 (Letter)

Elovaara I, Seppälä I, Poutiainen, Suni J, Valle SL (1988) Intrathecal humoral immunologic response in neurologically symptomatic and asymptomatic patients with human immunodeficiency virus infection. Neurology 38: 1451–1456

Eng RHK, Bishburg E, Smith SM, Kapila R (1986) Cryptococcal infections in patients with acquired immune deficiency syndrome. Am J Med 81: 19–23

Engstrom JW, Lowenstein DH, Bredesen DE (1989) Cerebral infarctions and transient neurologic deficits associated with acquired immunodeficiency syndrome. Am J Med 86: 528–532

Epstein LG, Gendelman HE (1993) Human Immunodeficiency virus type 1 infection of the nervous system: pathogenetic mechanisms. Ann Neurol 33: 429–436

European Collaborative Study (1991) Children born to women with HIV-infection: natural history and risk of transmission. Lancet 337: 253–260

Fabricius EM, Moller AA, Prantl F (1991) Erkrankungen der afferenten Sehbahn bei HIV-Infektion. 1. Sehnerv und 2. Sehstrahlung/Sehrinde. Fortschr Ophthalmol 88: 721–730

Farnarier G, Somma Mauvais H, Regis H, Gastaut JL, Gastaut JA (1987) Interet des potentiels evoques multimodalitaires chez les sujets HIV positifs. Presse Med 16: 1287

Feiden W, Bise K, Steude U, Pfister HW, Moller AA (1993) The stereotactic biopsy diagnosis of focal intrazerebral lesions in AIDS patients. Acta Neurol Scand 87: 228–233.

Feraru ER, Aronow HA, Lipton RRB (1990) Neurosyphilis in AIDS patients: initial CSF VDRL may be negative. Neurology 40: 541–543

Fernandez-Martin J, Leport C, Morlat P, Meyohas MC, Chauvin JP, Vilde JL (1991) Pyrimethamine-clarithromycin combination for therapy of acute Toxoplasma encephalitis in patients with AIDS. Antimicrob Agents Chemother 35: 2049–2052

Fiala M, Singer EJ, Graves MC, Tourtellotte WW, Stewart JA, Schable CA (1993) AIDS dementia complex complicated by cytomegalovirus encephalopathy. J Neurol 240: 223–231

Fischer PA, Enzensberger W (1987) Neurological complications in AIDS. J Neurol 234: 269–279

Fischl MA, Parker CB, Pettinelli C, Wulfsohn M, Hirsch MS, Collier AC, Antoniskis D, Ho M, Richman DD, Fuchs E, Merigan TC, Reichman RC, Gold J, Steigbigel N, Leoung GS, Rasheed S, Tsiatis A, and the AIDS clinical trials group (1990) A randomized controlled trial of a reduced daily dose of zidovudine in patients with the acquired immunodeficiency syndrome. N Engl J Med 323: 1009–1014

Fischl MA, Richman DD, Grieco MH, Gottlieb MS, Volberding PA, Laskin OL, Leedom JM, Groopman JE, Mildvan D, Schooley RT, Jackson GG, Durack DT, King D, and the AZT Collaborative Working Group (1987) The efficacy of azidothymidine (AZT) in the treatment of patients with AIDS and AIDS-related complex: a double blind, placebo-controlled trial. N Engl J Med 317: 185–191

Formenti SC, Gill PS, Lean E (1989) Primary central nervous system lymphoma in AIDS. Results of radiation therapy. Cancer 63: 1101–1107

Forsyth PA, Yahalom J, DeAngelis LM (1994) Combinedmodality therapy in the treatment of primary central nervous system lymphoma in AIDS. Neurology 44: 1473–1479

Freeman R, Roberts MS, Friedman LS, Broadbridge C (1990) Autonomic function and human immunodeficiency virus infection. Neurology 40: 575–580

Fuller GN, Guiloff RJ, Scaravilli F, Harcourt-Webster JN (1989 a) Combined HIV-CMV encephalitis presenting with brain stem signs. J Neurol Neurosurg Psychiatry 52: 975–979

Fuller GN, Jacobs JM, Guiloff RJ (1989 b) Association of painful peripheral neuropathy in AIDS with cytomegalovirus infection. Lancet ii: 937–941

Fuller GN, Jacobs JM, Guiloff RJ (1990 a) Axonal atrophy in the painful peripheral neuropathy in AIDS. Acta Neuropathologica 81: 198–203

Fuller GN, Gill SK, Guiloff RJ, Kapoor R, Lucas SB, Sinclair E, Scaravilli F, Miller RF (1990 b) Ganciclovir for lumbosacral polyradiculopathy in AIDS. Lancet ii: 48–49

Fuller GN, Jacobs JM, Guiloff RJ (1993) Nature and incidence of peripheral nerve syndromes in HIV-infection. J Neurol Neurosurg Psychiatr 56: 372–381

Galer BS (1994) Painful polyneuropathy: Diagnosis, Pathophysiolology, and management. Sem Neurol 14: 237–324

Gallant JE, Moore RD, Chaisson RE (1994) Prophylaxis for opportunistic infections in patients with HIV-infection. Ann Intern Med 120: 932–944

Gallo RC, Salahuddin SZ, Popovic M, Shearer GM, Kaplan M, Haynes BF, Palker TJ, Redfield R, Oleske J, Safai B, White G, Foster P (1984) Frequent detection and isolation of cytopathic retroviruses (HTLV-III) from patients with AIDS and at risk for AIDS. Science 224: 500–503

Gelman BB, Guinto FC Jr (1992) Morphometry, histopathology, and tomography of cerebral atrophy in the acquired immunodeficiency. Ann Neurol 32: 31–40

Geny C, Gherardi R, Boudes P, Lionmet F, Cesaro P, Gray F (1991) Multifocal multinucleated giant cell myelitis in an AIDS patient. Neuropathol Appl Neurobiol 17: 157–162

Gerberding JL (1990) Occupational HIV transmission: Issues for Health Care Workers. In: *The medical management of AIDS. Sande M, Volberding PA* (Hrsg.) WB Saunders Company, 57–67

Gilden DH, Murray RS, Wellish M, Kleinschmidt DeMasters BK Vafai A (1988) Chronic progressive varicella-zoster virus encephalitis in an AIDS patient. Neurology 38: 1150–1153

Gisselbrecht C, Oksenhendler E, Tirelli U, Lepage E, Gabarre J, Farcet JP, Gastaldi R, Coiffier B, Thyss A, Raphael M (1993) Human immunodeficiency virusrelated lymphoma treatment with intensive combination chemotherapy. Am J Med 95: 188–196

Goebel F (1989) Berufsbedingte HIV-Infektion bei medizinischem Personal. Münch med Wschr 131: 310–312

Gordon SM, Eaton ME, George R, Larsen S, Lukehart SA, Kuypers J, Marra CM, Thompson S (1994) The response of symptomatic neurosyphilis to highdose intravenous penicillin G in patients with human immunodeficiency virus infection [see comments]. N Engl J Med 331: 1469–1473

Gottlieb MS, Schroff R, Schanker HM (1981) Pneumocystis carinii pneumonia and mucosal candidiasis in previously healthy homosexual men: evidence of a new acquired cellular immunodeficiency. N Eng J Med 305: 1425–1431

Grafe MJ, Wiley CA (1989) Spinal cord and peripheral nerve pathology in AIDS: the roles of cytomegalovirus and human immunodeficiency virus. Ann Neurol 25: 561–566

Grafe MR, Press GA, Berthoty DP, Hesselink JR, Wiley CA (1990) Abnormalities of the brain in AIDS patients: correlation of postmortem MR findings with neuropathology. Am J Neuroradiol 11: 905–911

Grant IH, Gold JW, Rosenblum M, Niedzwiecki D, Armstrong D (1990) Toxoplasma gondii serology in HIV-infected patients: the development of central nervous system toxoplasmosis in AIDS. AIDS 4: 519–521

Granter SR, Doolittle MH and Renshaw AA (1996) Predominance of neutrophils in the cerebrospinal fluid of

AIDS patients with cytomegalovirus radiculopathy. Am J Clin Pathol 105: 364–366

Gray F, Hurtrel M, Hurtrel B (1993) Early central nervous system changes in human immunodeficiency virus (HIV)-infection. Neuropathol Appl Neurobiol 19: 3–9

Gray F, Geny C, Dournon E, Fenelon G, Lionnet F, Gherardi R (1991) Neuropathological evidence that zidovudine reduces incidence of HIV-infection of brain. Lancet 337: 852–853

Gray F, Gherardi R, Wingate E, Singate J, Fenelon G, Gaston A, Sobel A (1989) Diffuse encephalitic cerebral toxoplasmosis in AIDS. Report of four cases. J Neurol 236: 273–277

Gray F, Mohr M, Rozenberg F, Belec L, Lescs MC, Dournon E, Sinclair E, Scaravilli F (1992) Varicella-zoster virus encephalitis in acquired immunodeficiency syndrome: report of four cases. Neuropathol Appl Neurobiol 18: 502–514

Griffin DE, Wesselingh SL, McArthur JC (1994) Elevated central nervous system prostaglandins in human immunodeficiency virus-associated dementia. Ann Neurol 35: 592–597

Grossniklaus HE, Frank KE, Tomsak RL (1987) Cytomegalovirus retinitis and optic neuritis in acquired immune deficiency syndrome. Report of a case. Ophthalmology 94: 1601–1604

Guelar A, Miro JM, Mallolas J, Zamora L, Cardenal C, Gatell JM, Soriano E (1994) Alternativas terapeuticas para casos de toxoplasmosis cerebral en pacientes con SIDA: claritromicina y atovacuona. Enferm Infecc Microbiol Clin 12: 137–140

Gürtler L (1989) Vorschlag zum Verhalten und Handeln nach Kontamination mit HIV-haltiger Flüssigkeit. Dt Ärztebl 86: 1027–1028

Gürtler L (1997) Recent aspects of HIV and HIV-related diseases. Infection 25: 71–73

Guiloff RJ (1989) Neurological opportunistic infections in Central London. J Roy Soc Med 82: 278–280

Guiloff RJ (1991) Aidsrelated neurological disorders. Compr Ther 17: 57–68

Guiloff RJ, Fuller GN (1992) Other neurological diseases in HIV-infection: clinical aspects. In: *Rudge P* (Hrsg.) Clinical Neurology. Neurological Aspects of Human Retroviruses, Baillière Tindall, London, 175–209

Guiloff RJ, Fuller GN, Roberts A, Hargreaves M, Gazzard B, Scaravilli F, Harcourt-Webster JN (1988) Nature, incidence and prognosis of neurological involvement in the acquired immunodeficiency syndrome in central London. Postgraduate Medical Journal 64: 919–925

Guiloff RJ, Tan SV (1992) Central nervous system opportunistic infections in HIV disease: clinical aspects. In: *Rudge P* (Hrsg.) Clinical Neurology. Neurological Aspects of Human Retroviruses. Baillière Tindall, London, 103–154

Haile LG, Flaherty JF (1993) Atovaquone: a review. Ann Pharmacother 27: 1488–1494

Hall CD, Snyder CR, Messenheimer JA, Wilkins JW, Robertson WT, Whaley RA Robertson KR (1991) Peripheral neuropathy in a cohort of human immunodeficiency virus-infected patients. Incidence and relationship to other nervous system dysfunction. Arch Neurol 48: 1273–1274

Hamed LM, Schatz NJ, Galetta SL (1988) Brainstem ocular motility defects and AIDS. Am J Othalmol 106: 437–442

Hamilton JD, Hartigan PM, Simberkoff MS, Day PL, Diamond GR, Dickinson GM, Drusano GL, Egorin MJ, George WL, Gordin FM, Hawkes CA, Jensen PC, Klimas NG, Labriola AM, Lahart CJ, O'Brien WA, Oster CN, Weinhold KJ, Wray NP, Zolla-Pazner SB, and The Veterans Affairs Cooperative Study Group on AIDS Treatment (1992 A) controlled trial of early versus late treatment with zidovudine in symptomatic human immunodeficiency virus infection. N Engl J Med 326: 437–443

Hance AJ, Grandchamp B, Levy-Frebault V, Lecossier D, Rauzier J, Bocart D, Gicquel B (1989) Detection and identification of mycobacteria by amplification of mycobacterial DNA. Mol Microbiol 7: 843–849

Hassine D, Gray F, Chekroun R, De Truchis P, Schouman Claeys E, Vallee C (1995) Encephalites a CMV et VZV au cours du SIDA. J Neuroradiol 22: 184–192

Haverkos HW (1987) Assessment of therapy for toxoplasma encephalitis. The TE study group. Am J Med 82: 907–914

Henderson DK, Fahey BJ, Willy M, Schmitt JM, Carey K, Koziol DE, Lane HC, Fedio J, Saah AJ (1990) Risk of occupational transmission of human immunodeficiency virus type 1 (HIV-1) associated with clinical exposures. A prospective evaluation. Ann Intern Med 113: 740–746

Hengge U, Brockmeyer NH, Malessa R, Ravens U, Goos M (1993) Foscarnet penetrates the blood brain barrier: rationale for the therapy of CMV-encephalitis. Antimicrob Agents Chemother Vol. 37, 1010–1014

Ho DD, Pomerantz RJ, Kaplan JC (1987) Pathogenesis of infection with human immunodeficiency virus. N Engl J Med 317: 278–286

Holland NR, Power C, Matthews VP, Glass JD (1994) Cytomegalovirus encephalitis in acquired immunodeficiency syndrome (AIDS). Neurology 44: 507–514

Horsburgh CR, Jason J, Longini IM (1989) Duration of human immunodeficiency virus infection before detection of antibody. Lancet ii: 637–639

Husstedt IW, Grotemeyer KH, Busch H Zidek W (1994) Early detection of distal symmetrical polyneuropathy during HIV-infection by paired stimulation of sural nerve. Electroencephalogr Clin Neurophysiol 93: 169–174

Illa I, Nath A, Dalakas M (1991) Immunocytochemical and virological characteristics of HIV-associated inflammatory myopathies – similarities with seronegative polymyositis. Ann Neurol 29: 474–481

Irwin D and Kaplan L (1993) Clinical aspects of HIV-related lymphoma. Curr Opin Oncol 5: 852–860

Israelski DM, Tom C, Remington JS (1989) Zidovudine antagonises the action of pyrimethamine in experimental infection with toxoplasma gondii. Antimicrob Agents Chemother 33: 30–34

Jacob CN, Henein SS, Heurich AE, Kamholz S (1993) Nontuberculous mycobacterial infection of the central nervous system in patients with AIDS. South Med J 86: 638–640

Jacobson MA, Besch CL, Child C, Hafner R, Matts JP, Muth K, Wentworth DN, Neaton JD, Abrams D, Rimland D (1994) Primary prophylaxis with pyrimethamine for toxoplasmic encephalitis in patients with advanced human immunodeficiency virus disease: results of a randomized trial. J Infect Dis 169: 384–394

Jellinger KA, Paulus W (1995) Primary central nervous system lymphomas – new pathological developments. J Neurooncol 24: 33–36

Jones PD (1991) HIV transmission by stabbing despite zidovudine prophylaxis [letter]. Lancet 338: 884

Just Nubling G, Stille W (1991) Therapie von Systemmykosen bei Abwehrschwäche. Immun Infekt 19: 116–120

Kalayjian RC, Cohen ML, Bonomo RA, Flanigan TP (1993) Cytomegalovirus ventriculoencephalitis in AIDS. A syndrome with distinct clinical and pathological features. Medicine 72: 67–77

Katlama C, De Wit S, O-Doherty E, Van Glabeke M et al. (1996) Pyrimethamine-clindamycin vs. pyrimethamine-sulfadiazine as acute and long-term therapy for toxoplasmic encephalitis in patients with AIDS. Clin Infect Dis 22: 268–275

Katz DA, Berger JR (1989) Neurosyphilis in acquired immunodeficiency syndrome. Arch Neurol 46: 895–898

Katz DA, Berger JR, Duncan RC (1993) Neurosyphilis. A comparative study of the effects of infection with human immunodeficiency virus. Arch Neurol 50: 243–249

Kemper CA, Havlir D, Haghighat D, Dube M, Bartok AE, Sison JP, Yao Y, Yangco B, Leedom JM, Tilles JG (1994) The individual microbiologic effect of three antimycobacterial agents, clofazimine, ethambutol, and rifampin, on Mycobacterium avium complex bacteremia in patients with AIDS. J Infect Dis 170: 157–164

Kim YS, Hollander H (1993) Polyradiculopathy due to cytomegalovirus: report of two cases in which improvement occurred after prolonged therapy and review of the literature. Clin Infect Dis 17: 32–37

Klein RS, Friedland GH (1990) Transmission of Human Immunodeficiency Virus Type 1 (HIV-1) by exposure to blood: defining the risk. Ann Intern Med 113: 729–730

Kovacs JA (1992) Efficacy of atovaquone in treatment of toxoplasmosis in patients with AIDS. The NIAID-Clinical Center Intramural AIDS program. Lancet 340: 637–638

Kovacs JA, Kovacs AA, Polis M, Wright WC, Gill VJ, Tuazon CU, Gelmann EP, Lane HC, Longfield R, Overturf G, Macher AM, Fauci AS, Parrillo JE, Bennett JE, Masur H (1985) Cryptococcosis in the acquired immunodeficiency syndrome. Ann Intern Med 103: 533–538

Laissy JP, Lebtahi R, Cordoliani YS, Henry Feugeas MC, Schouman Claeys E (1995) Diagnostic du lymphome cerebral primitif du SIDA. Apport de l'imagerie. J Neuroradiol 22: 207–217

Lange DJ (1994) AAEM minimonograph: 41 neuromuscular diseases associated with HIV-infection. Muscle & Nerve 17: 16–30

Lange JMA, Boucher CAB, Hollak CEM, Wiltink EHH, Reiss P, van Royen EA, Roos M, Danner SA, Goudsmit J (1990) Failure of zidovudin prophylaxis after accidental exposure to HIV-1. N Engl J Med 322: 1375–1377

Lantos PL, McLaughlin JE, Scholtz CL, Berry CL, Tighe JR (1989) Neurpathology of the brain in HIV-infection. Lancet I: 309–311

Larsen RA, Leal MAE, Chan LS (1990) Fluconazole compared with amphotericin B plus flucytosine for cryptococcal meningitis in AIDS. A randomized trial. Ann Intern Med 113: 183–187

Leake HA, Appleyard MN and Hartley JP (1994) Successful treatment of resistant cryptococcal meningitis with amphotericin B lipid emulsion after nephrotoxicity with conventional intravenous amphotericin B. J Infect 28: 319–322

Leport C, Chene G, Morlat P, Luft BJ, Rousseau F, Pueyo S, Hafner R, Miro J, Aubertin J, Salamon R, Vilde JL (1996) Pyrimethamine for primary prophylaxis of toxoplasmic encephalitis in patients with human immunodeficiency virus infection: a double-blind, randomized trial. ANRS 005-AZTG 154 Group Members. Agence Nationale de Recherche sur le SIDA. J Infect Dis 173: 91–97

Leport C, Raffi F, Matheron B, Katlama, C Regnier, B Saimot, A G Marche, C Vedrenne, C Vilde, JL (1988) Treatment of central nervous system toxoplasmosis with pyrimethamine/sulfadiazine combination in 35 patients with acquired immunodeficiency syndrome: efficacy of long term continuous therapy. Am J Med 84: 94–100

Leport C, Tournerie C, Raguin G, Fernandez Martin J, Niyongabo T, Vilde JL (1991) Long-term follow-up of patients with AIDS on maintenance therapy for toxoplasmosis. Eur J Clin Microbiol Infect Dis 10: 191–193

Levine AM (1992) AIDS-associated malignant lymphoma. Med Clin North Am 76: 253–268.

Levine AM, Wernz JC, Kaplan L (1991) Lowdose chemotherapy with central nervous system prophylaxis and zidovudine maintenance in AIDS-related lymphoma. A prospective multi-institutional trial. J Am Med Assoc 266: 84–88

Levy JA (1990) Features of HIV and the host response that influence progession to disease. In: *Sande MA, Volberding PA* (Hrsg.) The Medical Management of AIDS, WB Saunders Company, Philadelphia, 23–37

Levy RM, Bredesen DE, Rosenblum ML (1985) Neurological manifestations of the acquired immunodeficiency syndrome (AIDS): experience at UCSF and review of the literature. J Neurosurg 62: 475–495

Levy JA, Hoffman AD, Kramer SM, Landis JA, Shimabukuro JM (1984) Isolation of lymphocytopathic retroviruses from San Francisco patients with AIDS. Science 225: 840–842

Ling SM, Roach M, Larson DA, Wara WM (1994) Radiotherapy of primary central nervous system lymphoma in patients with and without human immunodeficiency virus. Ten years of treatment experience at the University of California San Francisco. Cancer 73: 2570–2582

Lin-Greenberg A Taneja-Uppal N (1987) Dysautonomia and infection with the human immunodeficiency virus. Ann Intern Med 106: 167

Loureiro C, Gill PS, Meyer PR (1988) Autopsy findings in AIDS related lymphoma. Cancer 62: 735–739

Lüer W, Poser S, Weber T, Jürgens S, Eichenlaub D, Pohle HD, Felgenhauer K (1988) Chronic HIV encephalitis-I Cerebrospinal fluid diagnosis. Klin Wochenschr 66: 21–25

Luft BJ, Hafner R, Korzun AH, Leport C, Antoniskis D, Bosler EM, Bourland DD, Uttamchandani MSR, Fuhrer J,Jacobsen J, Morlat P, Vilde JL, Remington JS (1993) Toxoplasmic encephalitis in patients with the acquired immunodeficiency syndrome. N Engl J Med 329: 995–1000

MacMahon EME, Glass JD, Hayward SD (1991) Epstein-Barr virus in AIDS-related primary central nervous system lymphoma. Lancet 338: 969–973

McArthur JC, Hoover DR, Bacellar MA (1993) Dementia in AIDS patients: Incidence and risk factors. Neurology 43: 2245–2252

Mahe A, Bruet A, Chabin E, Fendler JP (1989) Acute rhabdomyolysis coincident with primary HIV-infection [letter]. Lancet 2: 1454–1455

Mahieux F, Gray F, Fenelon G, Gherardi R, Adams D, Guillard A, Poirier J (1989) Acute myeloradiculitis due to cytomegalovirus as the initial manifestation of AIDS. J Neurol Neurosurg Psychiatry 52: 270–274

Malessa R (1991) Veränderungen am Rückenmark In: *HIV-Infektion und Nervensystem, Moller AA* (Hrsg)

Backmund H, Georg Thieme Verlag, Stuttgart New York 97–100

Malessa R (1996) Neuro-AIDS. Akt Neurol 54–62

Malessa R, Heuser Link M, Brockmeyer N, Goos M, Schwendemann G (1989) Evoked potentials in neurologically asymptomatic persons during the early stages of HIV-infection. EEG EMG Z Elektroenzephalogr Elektromyogr Verwandte Geb 20: 257–266

Malessa R, Diener HC, Olbricht T, Böhmer B, Brockmeyer NH (1994a) Successful treatment of meningoencephalitis caused by Mycobacterium avium intracellulare in AIDS. Clin Investig 72: 850–852

Malessa R, Krams M, Hengge U, Weiller C, Reinhardt V, Volbracht L, Rauhut F, Brockmeyer NH (1994b) Elevation of intracranial pressure in acute AIDS-related cryptococcal meningitis. Clin Investig 72 (1994) 1020–1026

Malessa, R, Agelink, MW, Diener, HC (1995a) Dysfunction of visual pathways in HIV-1 infection. J Neurol Sci 130 82–87

Malessa R, Agelink M, van Schayck R, Mertins L, Brockmeyer NH (1995b) Elektrodermale Reflexaktivität und 30: 15 Ratio bei HIV-infektion. Akt. Neurol. 22 131–135

Malessa R, Krams M, Hengge U, Weiller C, Reinhardt V, Volbracht L, Rauhut F, Brockmeyer NH (1996a) Elevation of intracranial pressure in acute AIDS-related cryptococcal meningitis. In: *G Keusch, MJ Barza, ML Bennish, MS Klempner, PR Skolnik, DR Snydman* (Hrsg.) »1996 Year Book of Infectious Diseases«. Mosby: 338–339

Malessa R, Agelink M, Hengge U, Mertins L, Gastpar M, Brockmeyer NH (1996b) Oligosymptomatic neurosyphilis with false negative CSF-VDRL in HIV-infected individuals. Eur J Med Res 1: 1–4

Malessa R, Agelink M, Himmelmann M, Kloss T, Mertins L, Brockmeyer NH (1996c) Nerve conduction changes in asymptomatic HIV seropositive individuals in the absence of other risk factors for neuropathy. Electromyogr clin Neurophysiol 36: 3–8

Malessa R, Heimbach M, Brockmeyer NH, Hengge U, Rascher W, Michel, MC (1996d) Increased neuropeptide Y-like immunoreactivity in cerebrospinal fluid and plasma of human immunodeficiency virus-infected patients: relationship to HIV encephalopathy. J Neurol Sci 136: 154–158

Malessa R, Ohrmann P, Agelink M, Brockmeyer NH (1996e) HIV-assoziierte autonome Dysfunktion (HIVAD). Nervenarzt 67: 147–154

Marshall DW, Brey RL, Butzin CA (1989) Lack of cerebrospinal fluid myelin basic protein in HIV-infected asymptomatic individuals with intrathecal synthesis of IgG. Neurology 39: 1127–1129

Masdeu JC, Small CB, Weiss L (1988) Multifocal cytomegalovirus encephalitis in AIDS. Ann Neurol 23: 97–99

Masur H, Michelis MA, Greene JB (1981) An outbreak of community acquired pneumocystis carinii pneumonia: initial manifestation of cellular immune dysfunction. N Eng J Med 305: 1431–1438

McArthur JC, Cohen BA, Selnes OA (1989) Low prevalence of neurological and neuropsychological abnormalities in otherwise healthy HIV-infected individuals; results from the multicenter AIDS cohort study. Ann Neurol 26: 601–611

McArthur JC, Hoover DR, Bacellar MA (1993) Dementia in AIDS patients: Incidence and risk factors. Neurology 43: 2245–2252

Mehren M, Burnes PJ, Mamani F (1988) Toxoplasmic myelitis mimicking intramedullary spinal cord tumour. Neurology 36: 1648–1650

Mhiri C, Baudrimont M, Bonne G (1991) Zidovudine myopathy: a distinctive disorder associated with mitochondrial dysfunction. Ann Neurol 29: 606–614

Miller RG, Storey JR, Greco CM (1990) Ganciclovir in the treatment of progressive AIDS-related polyradiculopathy. Neurology 40: 569–574

Milstien S, Sakai N, Brew BJ, Krieger C, Vickers JH, Saito K,Heyes MP (1994) Cerebrospinal fluid nitrite/nitrate levels in neurologic diseases. J Neurochem 63: 1178–1180

Mizusawa H, Hirano A, Llena JF, Shintaku M (1988) Cerebrovascular lesions in acquired immune deficiency syndrome (AIDS). Acta Neuropathol 76: 451–457

Morgello S, Cho ES, Nielsen S, Devinsky O, Petito CK (1987) Cytomegalovirus encephalitis in patients with acquired immunodeficiency syndrome: an autopsy study of 30 cases and a review of the literature. Hum Pathol 18: 289–297

Moyle GJ, Nelson MR, Hawkins D,Gazzard BG (1993) The use and toxicity of didanosine (ddI) in HIV antibody-positive individuals intolerant to zidovudine (AZT) [see comments]. Q J Med 86: 155–163

Musher DM (1991) Syphilis, neurosyphilis, penicillin, and AIDS. J Infect Dis 163: 1201–1206

Navia BA, Petito CK, Gold JWM, Cho ES, Jordan BD, Price RW (1986) Cerebral toxoplasmosis complicating the acquired immune deficiency syndrome: clinical and neuropathological findings in 27 patients. Ann Neurol 19: 224–238

Nelson MR, Bower M, Smith D (1990) The value of serum cryptococcal antigen in the diagnosis of cryptococcal infection in patients infected with the human immunodeficiency virus. J Infect 21 : 175–181

Nightingale SD (1992) Incidence of Mycobacterium avium-intracellulare complex bacteremia in human immunodeficiency virus-positive patients. J Infect Dis 165: 1082–1085

Nottet HS, Jett M, Flanagan CR, Zhai QH, Persidsky Y, Rizzino A, Bernton EW, Genis P, Baldwin T, Schwartz J (1995) A regulatory role for astrocytes in HIV encephalitis. An overexpression of eicosanoids, platelet-activating factor, and tumor necrosis factor-alpha by activated HIV-1-infected monocytes is attenuated by primary human astrocytes. J Immunol 154: 3567–3581

Oksenhendler E, Charreau I, Tournerie C, Azihary M, Carbon C, Aboulker JP (1994) Toxoplasma gondii infection in advanced HIV-infection. AIDS 8: 483–487

Overhage JM, Greist A, Brown DR (1990) Conus medullaris syndrome resulting from toxoplasma gondii infection in a patient with the acquired immunodeficiency syndrome. Am J Med 89: 814–815

Palmer DL, Hjelle BL, Wiley CA, Allen S, Wachsman W, Mills RG, Davis LE, Merlin TL (1994) HIV-infection despite immediate combination antiviral therapy after infusion of contaminated white cells. Am J Med 97: 289–295

Parry GJ (1988) Peripheral neuropathies associated with human immunodeficiency virus infection. Ann Neurol 23 (suppl): S49–S53

Pedersen C, Pedersen BK (1996) Primaer HIV-infektion. En roekke sygehistorier. Ugeskr Laeger 158: 2530–2531

Perriens J, Piot P (1993) Worldwide epidemiology of HIV-infection. In: *HC Neu, JA Levy, RA Weiss*

(Hrsg.) Focus on HIV. Churchill Livingstone, Edinburgh 3-19

Peters BS, Winer J, Landon DN, Stoffer A, Pinching AJ (1993) Mitochondrial myopathy associated with chronic zidovudine therapy in AIDS. Q J Med 86: 5-15

Petito CK, Vecchio D, Chen YT (1994) HIV antigen and DNA in AIDS spinal cords correlate with macrophage infiltration but not with vacuolar myelopathy. J Neuropathol Exp Neurol 53: 86-94

Petito CK, Cho ES, Lemann W (1986) Neuropathology of acquired immunodeficiency syndrome (AIDS): An autopsy review. J Neuropath & Exper Neurol 45: 635-646

Pfister HW, Einhäupl KM, Büttner U, Goebel F, Matuschke A, Schielke E, Fröschl M (1989) Dissociated nystagmus as a common symptom of oculomotor disorders in HIV-infected patients. Eur Neurol 29: 277-280

Pfister HW, Einhäupl KM, Wick M, Fateh-Moghadam A, Huber M, Schielke E, Goebel FD, Matuschke A, Heinrich B, Bogner JR, Fröschl M, Pfäffl W, Ackenheil M (1989) Myelin basic protein within the cerebrospinal fluid of HIV-infected patients. J Neurol 236: 288-291

Phair JP (1990) Natural history of HIV-infection. In: *Sande MA, Volberding PA* (Hrsg.) The Medical Management of AIDS, WB Saunders Company, Philadelphia, 85-90

Pietraforte D, Tritarelli E, Testa U, Minetti M (1994) gp120 HIV envelope glycoprotein increases the production of nitric oxide in human monocytederived macrophages. J Leukoc Biol 55: 175-182

Pinto AN (1996) AIDS and cerebrovascular disease. Stroke 27: 538-543

Pons VG, Jacobs RA, Hollander H (1988) Nonviral infections of the nervous system in patients with the acquired immunodeficiency syndrome. In: *Rosenblum ML, Levy RM, Bredesen DE* (Hrsg.) AIDS and the central nervous system. New York, Raven Press, 263-283

Popovich MJ, Arthur RH, Helmer E (1990) CT of intracranial cryptococcosis. Am J Roentgenol 154: 603: 606

Portegies P, de Gans J, Lange JMA, Derix MMA, Speelman H, Bakker M, Danner SA, Goudsmit J (1989) Declining incidence of AIDS dementia complex after introduction of zidovudine treatment. Br Med J 299: 819-821

Portegies P, Algra PR, Hollak CEM, Prins JM, Reiss C, Valk J, Lange JM (1991) Response to zytarabine in progressive multifocal leucoencephalopathy in AIDS. Lancet 1: 680-681

Portegies P, Enting RH, de Gans J, Algra PR, Derix MMA, Lange JMA, Goudsmit J (1993) Presentation and course of AIDS dementia complex: 10 years of follow up in Amsterdam, The Netherlands. AIDS 7: 669-675

Porter SB, Sande MA (1992) Toxoplasmosis of the central nervous system in the acquired immunodeficiency syndrome. N Engl J Med 327: 1643-1648

Post MJD, Hensley GT, Moskowitz LB, Fischl M (1986) Cytomegalic inclusion virus encephalitis in patients with AIDS: CT, clinical and pathologic correlation. Am J Roentgenology 146: 1229-1234

Powderly WG (1993) Cryptococcal meningitis and AIDS. Clin Infect Dis 17: 837-842

Powderly WG, Saag MS, Cloud GA, Robinson P, Meyer RD, Jacobsen JM, Graybill JR, Sugar AM, McAuliffe VJ, Follansbee SE, Carmelita UT, Stern JJ, Feinberg J, Hafner R, Dismukes WE, the NIAID AIDS Clinical Trials Group and the NIAID Mycoses Study Group (1992) A controlled trial of fluconazole or amphotericin B to prevent relapse of cryptococcal meningitis in patients with the acquired immunodeficiency syndrome. N Engl J Med 326: 793-798

Price RW, Brew BJ (1988) The AIDS dementia complex. J Infect Dis 158: 1079-1083

Price RW, Sidtis J Rosenblum M (1988) The AIDS Dementia Complex: Some Current Questions. Ann Neurol Sonderheft 27-33

Quinn TC (1990) Global epidemiology of HIV-infections. In: *Sande MA, Volberding PA* (Hrsg.) The Medical Management of AIDS, WB Saunders Company, Philadelphia, 3-22

Resnick L, Berger JR, Shapshak P, Tourtellotte WW (1988) Early penetration of the blood-brain barrier by HIV. Neurology 38: 9-14

Robert Koch Institut (1996) Überlegungen zur medikamentösen Postexpositionsprophyalxe nach beruflicher HIV-Exposition. Epidemiologisches Bulletin 43/96: 292-302

Rostad SW, Olson K, McDougall J, Shaw CM, Alvord Jr EC (1989) Transsynaptic spread of varicella zoster virus through the visual system: a mechanism of viral dissemination in the central nervous system [published erratum appears in Hum Pathol Aug;20(8): 820]. Hum Pathol 20: 174-179

Roullet E, Assuerus V, Gozlan J, Ropert A, Said G, Baudrimont M, el Amrani M, Jacomet C, Duvivier C, Gonzales Canali G (1994) Cytomegalovirus multifocal neuropathy in AIDS: analysis of 15 consecutive cases. Neurology 44: 2174-2182

Saag MS, Powderly WG, Cloud GA, Robinson P, Grieco MH, Sharkey PK, Thompson SE, Sugar AM, Tuazon CU, Fisher JF, Hyslop N, Jacobsen JM, Hafner R, Dismukes WE, and the NIAID Mycoses Study Group and the AIDS Clinical Trials Group (1992) Comparison of amphotericin B with fluconazole in the treatment of acute AIDS-associated cryptococcal meningitis. N Engl J Med 326: 83-89

Said G, Lacroix-Ciado C, Fujimura H (1988) The peripheral neuropathy of necrotizing arteritis; a clinicopathological study. Ann Neurol 23: 461-465

Said G, Lacroix C, Chemouilli P, Goulon-Goeau C, Roullet E, Penaud D, deBroucker T, Meduri G, Vincent D, Torceht M, Vittcoq D, Leport C, Vilde JL (1991) Cytomegalovirus neuropathy in acquired immunodeficiency syndrome: a clinical and pathological study. Ann Neurol 29: 139-146

Schielke E, Tatsch K, Pfister HW, Trenkwalder C, Leinsinger G, Kirsch CM, Matuschke A, Einhäupl KM (1990) Reduced cerebral blood flow in early stages of HIV-infection. Arch Neurol 47: 1342-1345

Schmitt FA, Bigley JW, McKinnis R, Logue PE, Evans RW, Drucker JL, and the AZT Collaborative Working Group (1988) Neuropsychological outcome of zidovudine (AZT) treatment of patients with AIDS and AIDS-related complex. N Engl J Med 319: 1573-1578

Sidtis JJ, Gatsonis C, Price RW, Singer EJ, Collier AC, Richman DD, Hirsch MS, Schaerf FW, Fischl MA, Kieburtz K, Simpson D, Koch MA, Feinberg J, Dafni U and the AIDS Clinical Trials Group (1993) Zidovudine treatment of the AIDS dementia complex: results of a placebo-controlled trial. Ann Neurol 33: 343-349

Simpson DM, Bender AN (1988) Human immunodeficiency virus associated myopathy: analysis of 11 patients. Ann Neurol 24: 79-84

Sindrup JH, Weismann K, Wantzin GL (1986) Syphilis in HTLV-III infected male homosexuals. AIDS Res 2: 285–288

Smith JL, Byrne SF, Cambron CR (1990) Syphiloma/gumma of the optic nerve and human immunodeficiency virus seropositivity. J Clin Neuro-Ophthalmol 10: 175–184

Snider WD, Simpson DM, Nielsen S, Gold JW, Metroka CE, Posner JB (1983) Neurological complications of acquired immune deficiency syndrome: analysis of 50 patients. Ann Neurol 14: 403–418

So YT, Olney RK (1994) Acute lumbosacral polyradiculopathy in acquired immunodeficiency syndrome: experience in 23 patients. Ann Neurol 35: 53–58

Stark E, Haas J, Schedel I (1993) Diagnosis of cytomegalovirus infections of the nervous system by immunocytochemical demonstration of infected cells in cerebrospinal fluid. Europ J Med 2: 223–226

Sweeney BJ, Manji H, Miller RF, Harrison MJ, Gray F, Scaravilli F (1994) Cortical and subcortical JC virus infection: two unusual cases of AIDS associated progressive multifocal leukoencephalopathy. J Neurol Neurosurg Psychiat 57: 994–997

Tan SV, Guiloff RJ, Scaravilli F, Klapper PE, Cleator GM, Gazzard BG (1993) Herpes simplex type 1 encephalitis in acquired immunodeficiency syndrome. Ann Neurol 34: 619–622

Thompson CE, Damon LE, Ries CA, Linker CA (1992) Thrombotic microangiopathies in the 1980s: clinical features, response to treatment, and the impact of the human immunodeficiency virus epidemic. Blood 80: 1890–1895

Tindall B, Imrie A, Domovan B, Penny R, Cooper DA (1990) Primary HIV-infection: Clinical, immunologic and serologic aspects. In: *Sande MA, Volberding PA* (Hrsg.) The Medical Management of AIDS, WB Saunders Company, Philadelphia, 68–84

Toggas SM, Masliah E, Rockenstein EM, Rall GF, Abraham CR, Mucke L (1994) Central nervous system damage produced by expression of the HIV coat protein gp120 in transgenic mice. Nature 367: 188–193

Tomavo S, Boothroyd JC (1995) Interconnection between organellar functions, development and drug resistance in the protozoan parasite, Toxoplasma gondii. Int J Parasitol 25: 1293–1299

Tyor WR, Glass JD, Baumrind N, McArthur JC, Griffin JW, Becker PS, Griffin DE (1993) Cytokine expression of macrophages in HIV-associated vacuolar myelopathy. Neurol 43: 1002–1009

Tyor WR, Glass JD, Griffin JW, Becker PC, McArthur JC, Bezman L, Griffin DE (1992) Cytokine expression in the brain during the acquired immunodeficiency syndrome. Ann Neurol 31: 349–360

Uldry PA Regli F (1988) Multinevrite des nerfs craniens et syndrome d'immunodeficience acquise (SIDA): 5 cas. Rev Neurol (Paris) 144: 586–589

Valero G Graybill JR (1995) Successful treatment of cryptococcal meningitis with amphotericin B colloidal dispersion: report of four cases. Antimicrob Agents Chemother 39: 2588–2590

VanWielink G, McArthur JC, Moench T, Farzadegan H, McArthur JH, Johnson RT, Saah A (1990) Intrathecal synthesis of anti-HIV IgG: Correlation with increasing duration of HIV-infection. Neurology 40: 816–819

Villa A, Foresti V, Confalonieri F (1992) Autonomic nervous system dysfunction associated with HIV-infection in intravenous heroin users. AIDS 6: 85–89

Viviani MA, Rizzardini G, Tortorano AM, Fasan M, Capetti A, Roverselli AM, Gringeri A, Suter F (1994) Lipid-based amphotericin B in the treatment of cryptococcosis. Infection 22: 137–142

Volberding PA, Lagakos SW, Koch MA, Pettinelli C, Myers MW, Booth DK, Balfour HH Jr, Reichman RC, Bartlett JA, Hirsch MS (1990) Zidovudine in asymptomatic human immunodeficiency virus infection. A controlled trial in persons with fewer than 500 CD4-positive cells per cubic millimeter. N Engl J Med 322: 941–949

Weber T, Turner RW, Frye S (1994) Progressive multifocal leukoencephalopathy diagnosed by amplification of JC virus-specific DNA from cerebrospinal fluid. AIDS 8: 49–57

Weber T, Turner RW, Frye S, Ruf B, Haas J, Schielke E, Pohle HD, Luke W, Luer W, Felgenhauer K (1994) Specific diagnosis of progressive multifocal leukoencephalopathy by polymerase chain reaction. J Infect Dis 169: 1138–1141

Welby SB, Rogerson SJ, Beeching NJ (1991) Autonomic neuropathy is common in human immunodeficiency virus infection. J Infect 23: 123–128

Wijdicks EF, Borleffs JC, Hoepelman AI, Jansen GH (1991) Fatal disseminated hemorrhagic toxoplasmic encephalitis as the initial manifestation of AIDS. Ann Neurol 29: 683–686

Wiley JM, Price RW (1993) Management of neurologic complications of HIV-1-infection and AIDS. In: *Sunday MA, Volberding PA* (Hrsg.)The Medical Management of AIDS. 3rd edition. WB Saunders Company, Philadelphia, 193–217

Wynn RF, Leen CL, Brettle RP (1993) Azithromycin for cerebral toxoplasmosis in AIDS. Lancet 341: 243–244

Yarchoan R, Thomas RV, Grafman J, Wichman A, Dalakas M, McAtee N, Berg G, Fischl M, Perno CF, Klecker RW, Buchbinder A, Tay S, Larson SM, Myers CE, Broder S (1988) Long-term administration of 3'-Azido-2',3'-Dideoxythymidine to patients with AIDS-related neurological disease. Ann Neurol 23 (suppl): S82–S87

Zangerle R, Allerberger F, Pohl P, Fritsch P, Dierich MP (1991) High risk of developing toxoplasmic encephalitis in AIDS patients seropositive to toxoplasma gondii. Med Microbiol Immunology 180: 59–66

E 10. Pilzinfektionen des ZNS

von *M. Rösener**

E 10.1. Klinik und Verlauf

Pilzinfektionen des ZNS treten besonders bei Immunsupprimierten, z. B. bei erworbenenen (AIDS, s. Kap. E 9) oder angeborenen Immundefekten, bei schweren Grunderkrankungen (z. B. Malignome, Sarkoidose, Diabetes mellitus), Langzeitbehandlung mit Antibiotika, Kortikosteroiden und Zytostatika, oder nach Immunsuppression (z. B. Transplantationen) auf. Es ist daher mit einer Zunahme der Inzidenz zu rechnen.

In unseren Breiten treten am häufigsten opportunistische Infektionen des ZNS durch *Cryptococcus neoformans, Candida albicans* und *Aspergillus fumigatus* auf. Deutlich seltener finden sich ZNS-Infektionen mit den pathogenen Saprophyten *Histoplasma capsulatum* oder *Coccidioides immitis*, die vor allem in Nordamerika vorkommen. Ganz selten werden Mukormykosen oder nach Auslandsaufenthalten tropische Mykosen wie die nord- oder südamerikanische Blastomykose diagnostiziert. Die Infektion des ZNS erfolgt am häufigsten hämatogen bei ausgedehnter Dissemination oder seltener fortgeleitet aus der Nachbarschaft bei Sinusitis oder Otitis. Sie führt zu subakuten bis chronischen, selten akuten Meningoenzephalitiden oder basalen Meningitiden und kann bei Bildung von Granulomen, Abszessen oder Zysten unter dem Bild einer intrakraniellen Raumforderung verlaufen.

Der Liquor ist meist wie bei primären subakuten Entzündungen verändert und zeigt eine leichte bis mäßige gemischtzellige Pleozytose, häufig mit Eosinophilen, Eiweißerhöhung und leicht erniedrigtem Zucker. Dies erklärt die differentialdiagnostischen Schwierigkeiten in Abgrenzung zur tuberkulösen Meningitis. Als Ausdruck einer intrathekalen Immunantwort ist der IgG-Index erhöht. Bei der isoelektrischen Fokussierung findet sich oligoklonales IgG nur im Liquor.

Kryptokokkose: Die Kryptokokkose durch *Cryptococcus neoformans* ist die häufigste Mykose mit selektivem ZNS-Befall und die häufigste zerebrale Pilzerkrankung bei AIDS. Der Erreger mit bevorzugtem Lebensraum in Fäkalien von Tauben und Stubenvögeln wird über die Lunge aufgenommen und gelangt hämatogen ins ZNS. Klinisch stehen bitemporale Kopfschmerzen (bis zu 100 % der ZNS-Kryptokokkosen) als Ausdruck einer Meningoenzephalitis mit Mikrogranulomen im Vordergrund. CT und MRI lassen die Zahl der vorhandenen Granulome unterschätzen. Die Läsionen nehmen kein Kontrastmittel auf (Mathews et al., 1992). Raumfordernde Granulome sind selten. Der Nachweis kann im Liquor mikroskopisch (Tuschepräparate, PAS-Färbung des Sedimentes), kulturell oder sehr effektiv durch Antigenbestimmung im Latex-Agglutinations-Test erfolgen. Der Antigen-Titer (fast ausschließlich Serotyp A und D) gibt gute Anhaltspunkte für den Erfolg einer fungostatischen Therapie (Diamond und Bennett, 1974).

Der Spontanverlauf ist sehr variabel. Obwohl unerkannte Meningitiden nahezu ausnahmslos tödlich enden, sind auch ohne Therapie Überlebenszeiten bis zu mehreren Jahren beschrieben.

Kandidose: Eine zerebrale Kandidose wird meist durch *Candida albicans* verursacht. Sie wird häufig bei der Autopsie diagnostiziert, ist jedoch antemortem eine seltene Diagnose. Sie ist regelmäßig auf die hämatogene Aussaat einer nosokomialen Infektion anderer Organe, insbesondere des Gastrointestinaltraktes zurückzuführen und tritt meist bei prädisponierten Personen auf.

Die häufigste Form der zerebralen Beteiligung mit multiplen, kleinen (< 2 mm), subkortikal gelegenen Mikroabszessen wird wegen fehlender meningealer Reiz-Symptome und spärlicher Fokal-Symptome häufig übersehen (Pendlebury et al., 1989). Selten finden sich chronische Meningitiden, raumfordernde Granulome oder Abszesse.

Der kulturelle und Antigennachweis im Liquor gelingt meistens auch ohne direkte mikroskopische Sicherung. Eine Anzüchtung mit Resistenzbestimmung sollte unbedingt angestrebt werden (eventuell nach Anreicherung). Trotz antimykotischer Chemotherapie kommen Todesfälle und Defektheilungen in bis zu 33 % der behandelten Patienten vor (Voice et al., 1994).

Aspergillose: Obwohl *Aspergillus fumigatus* (seltener *Aspergillus niger* und *flavus*) vornehmlich im Getreide, Heu oder bei Haustieren auftritt, sind Infektionen primär der Lunge bei resistenzgeminderten Personen meistens nosokomial erworben. Nach hämatogener Aussaat führen Infektionen vorwiegend zu raumfordernden zerebralen Abszessen (s. Kap. E 2) und, die Gefäße infiltrierend,

* Autor dieses Kap. in der 2. Auflage: Horst Wiethölter

zu thrombotischen Verschlüssen mit hämorrhagischen Infarzierungen. Eine meningeale Reizung ist selten.
Der Nachweis ist schwierig, gelingt mikroskopisch und über Antigennachweis nur ausnahmsweise und kulturell gelegentlich. Der serologische Nachweis ist zwar spezifisch, aber wenig sensitiv (Casey et al., 1994).
Wegen dieser Schwierigkeiten wird die zerebrale Aspergillose nur selten rechtzeitig entdeckt und behandelt. Trotz chirurgischer und medikamentöser Therapie beträgt die Mortalität bei immunsupprimierten Patienten über 90 %. Es werden 25 Überlebende beschrieben (Coleman et al., 1995).

Histoplasmose: Die Infektion mit *Histoplasma capsulatum* ist in manchen Gebieten endemisch, z. B. in den USA. Bei uns ist sie eine seltene Ursache zerebraler Mykosen. Histoplasmasporen werden aerogen mit Staub aufgenommen und führen primär zum Lungenbefall. Bei Generalisation wird in 10–20 % auch das ZNS im Sinne einer chronischen Meningoenzephalitis, selten mit Granulomen oder Abszessen, befallen. Die Letalität ist ohne Therapie auch bei Jahre dauerndem Verlauf hoch. Rezidive innerhalb von Jahren treten trotz hochdosierter Amphotericin B Behandlung in mehr als 50 % auf (Wheat et al., 1990). Selten gelingt der mikroskopische oder kulturelle Nachweis im Liquor. Als Parameter für Diagnose und Therapie gilt der Titer der Komplement-Bindungsreaktion.

Coccidioidomykose: Die durch Inhalation erworbene pulmonale Infektion mit *Coccidioides immitis* ist nur bei 40 % der Betroffenen symptomatisch und meist selbstlimitierend. Wie die Histoplasmose ist sie im Südwesten der USA endemisch. Nur selten kommt es zu einer hämatogenen Ausbreitung in das ZNS unter dem Bild einer chronischen Meningitis. Unbehandelt ist die ZNS Beteiligung fast immer tödlich. Sind die Meningen die einzige extrapulmonale Manifestation beträgt die mediane Überlebenszeit 11 Monate, bei weiteren extrapulmonalen Manifestationen 2 Monate (Galgiani, 1993). Der Nachweis von Antikörpern gegen ein 33-kDa Antigen im Liquor ist ein sensitiver Marker für Diagnose und Verlauf der Meningitis durch *Coccidioides immitis* (Galgiani et al., 1996).

E 10.2. Therapeutische Prinzipien

Zur Behandlung zerebraler Mykosen stehen Polyen-Antimykotika (Amphotericin B), Flucytosin und Azolderivate (Fluconazol, Itraconazol, Miconazol, Ketoconazol) zur Verfügung. Sämtliche Antimykotika zeichnen sich durch eine enge therapeutische Breite aus, so daß mit zum Teil erheblichen Nebenwirkungen zu rechnen ist. Die wichtigsten pharmakologischen Eigenschaften finden sich in **Tab. E 10.1**, die häufigsten Nebenwirkungen und Kontraindikationen zeigt **Tab. E 10.2.**
Amphotericin B (Amphotericin B) ist trotz der häufigen und schweren Nebenwirkungen, wegen der guten Wirksamkeit das Mittel der ersten Wahl bei allen Pilzinfektionen des ZNS. Die geringe Liquorgängigkeit kann eine intrathekale Gabe (maximal 0,5 mg/Injektion) notwendig machen, wenn die intravenöse systemische Therapie versagt oder nach komplett durchgeführter Infusionsbehandlung ein Rezidiv auftritt. Auch bei schwerkranken, moribunden Patienten oder bei deutlicher Immunsuppression ist die intrathekale Applikation erforderlich. Die intrakranielle Verteilung von Amphotericin B nach lumbaler Eingabe ist wegen arachnitischer Verklebung meist ungenügend, so daß eine intraventrikuläre Applikation über ein Ommaya-Reservoir angestrebt werden sollte. Hierbei auftre-

Tab. E 10.1: Pharmakologische Eigenschaften der Antimykotika

Eigenschaft	Amphotericin B	Flucytosin	Fluconazol	Itraconazol	Miconazol	Ketoconazol
Orale Bioverfügbarkeit (%)	< 5	> 80	> 80	> 70	25	75
Proteinbindung (%)	91–95	4	11	> 99	91–93	99
Max. Plasmakonz. (µg/ml)	1,2–2,0	30–45	10,2	0,2–0,4	1,2–2,5	1,5–3,1
Dosis (mg)	50 i. v.	2 000 p. o.	200 p. o.	200 p. o.	400 i. v.	200 p. o.
Zeit bis zur max. Plasmakonz. (h)	–	2	2–4	4–5	–	1–4
Eliminationshalbwertszeit	15 Tage	3–6 h	22–31 h	24–42 h	20–24 h	7–10 h
Urinausscheidung der unveränderten Substanz (%)	3	> 75	80	< 1	1	2–4
Liquorgängigkeit	2–4	> 75	> 70	< 1	5–10	< 10

(modifiziert nach Como und Dismukes, 1994)

tende Komplikationen sind insbesondere Shunt-Infektionen mit *Staphylococcus epidermidis,* Shunt-Verschlüsse, Ventrikulitiden, Enzephalopathien und epileptische Anfälle.
Liposomal gebundenes Amphotericin B (AmBisome®) zeigt eine geringere Toxizität und hat möglicherweise eine bessere Wirkung als konventionelles Amphotericin B, weil es die Gabe höherer Dosen (bis zu 3 mg/kg) zuläßt (Hay, 1994). Wegen der noch geringen Erfahrung und der erheblichen Kosten, die liposomal gebundenes Amphotericin B verursacht, ist die Indikation zurückhaltend zu stellen. Indikationen sind die Behandlung schwerer zerebraler Mykosen bei Patienten,

Tab. E 10.2: Nebenwirkungen und Kontraindikationen der Antimykotika

Organ oder System	Amphotericin B	Flucytosin	Fluconazol	Itraconazol	Miconazol	Ketoconazol
Gastrointestinaler Trakt	Übelkeit, Erbrechen, Anorexie	Übelkeit, Erbrechen (5 % der Patienten), Druchfall, abdominelle Schmerzen	Übelkeit, Erbrechen (< 10 % der Patienten)	Übelkeit, Erbrechen (< 5 % der Patienten)	Übelkeit, Erbrechen (< 15 % der Patienten)	Übelkeit, Erbrechen (< 10 % der Patienten), abdominelle Schmerzen, Anorexie
Haut	-	Ausschlag	Juckreiz, Ausschlag	Ausschlag, Stevens-Johnson-Syndrom	Juckreiz, Ausschlag	Juckreiz, Ausschlag
	-	asymptomat. Leberenzymerhöhung (7 %), selten Hepatitis	asymptomat. Leberenzymerhöhung (< 1–5 %), selten Hepatitis	asymptomat. Leberenzymerhöhung (< 1–7 %), selten Hepatitis	-	asymptomat. Leberenzymerhöhung (2–10 %), Hepatitis
Knochenmark	Anämie	Leukopenie, Thrombopenie, selten Anämie	-	-	Anämie, Leukopenie, Thrombozytose oder Thrombopenie	-
Niere	Azotämie (80 %), renale tubuläre Azidose, Hypokaliämie, Hypomagneslämie	-	-	-	-	-
Endokrines System	-		Hypokaliämie, Hypertension, Ödeme, selten Impotenz	-	Hyperlipidämie, Hyponatriämie	selten Nebenniereninsuff., verminderte Libido, Impotenz, Gynäkomastie, Menstruationsstörungen
Andere	Thrombophlebitis, Kopfschmerzen, Fieber	Kopfschmerzen, Verwirrtheit	Kopfschmerzen, Schwindel	Kopfschmerzen, Krampfanfälle	Phlebitis, Fieber, Psychose	Kopfschmerzen, Fieber, Schüttelfrost, Lichtscheu
Kontraindikationen	schwere Leber- oder Nierenfunktionsstörung	-	schwere Leberfunktionsstörung, Kinder unter 16 Jahren	-	Paragruppenallergie	akute oder chron. Lebererkrankung
Schwangerschaft	nur bei strenger Indikationsstellung	nur bei strenger Indikationsstellung	kontraindiziert	kontraindiziert	kontraindiziert	kontraindiziert

- die auf konventionelles Amphotericin B nicht ansprechen.
- bei denen es unter konventionellem Amphotericin B zu nephrotoxischen Nebenwirkungen gekommen ist.
- bei denen konventionelles Amphotericin B wegen einer Niereninsuffizienz kontraindiziert ist.

Anaphylaktische Reaktionen bei Patienten, die konventionelles Amphotericin B vertrugen, wurden beschrieben (Laing et al., 1994).

Nachteilig in der Behandlung mit Flucytosin (5-Fluorocytosin, Ancotil®) ist die primäre oder sekundär während der Behandlung erworbene Resistenz einiger Pilze. Letztere läßt sich durch frühzeitige Kombination mit Amphotericin B teilweise verhindern. Für Kryptokokken ist sogar eine synergistische Wirkung belegt, die sich mit der Permeabilitätserhöhung der Zytoplasmamembran durch Amphotericin B und Eindringen größerer Mengen Flucytosin erklären läßt. Die Kombinationsbehandlung erlaubt, die Amphotericin B-Dosis und damit die toxische Wirkung erheblich (auf weniger als 50 %) zu senken. Für Kryptokokken ist diese Kombination die Behandlung der Wahl, leider mit einer Versagerquote von 30 % (Sugar et al., 1990). Für die Kandidiose und Aspergillose ist sie als Initialbehandlung bis zur Resistenzbestimmung anzustreben. Eine Monotherapie mit Flucytosin ist wegen der Resistenzentwicklung nicht sinnvoll.

Fluconazol (Diflucan®, Fungata®) hat im Vergleich zu Amphotericin B nur geringe und passagere Nebenwirkungen. Nur in Einzelfällen wurden tödliche Lebernekrosen beschrieben (Jacobson et al., 1994). Wegen der guten Liquorgängigkeit ist es in der Behandlung der Kryptokokkenmeningitis gleich wirksam wie die Gabe von Amphotericin B (Saag et al., 1992). Zur Prophylaxe nach durchgemachter Kryptokokkenmeningitis sind 400 mg/Tag Fluconazol wirksamer als niedrigere Dosierungen (Nelson et al., 1994).

Itraconazol (Sempera®, Siros®) wurde trotz der schlechten Liquorgängigkeit erfolgreich mit einer Dosis von 600 mg/Tag in der Behandlung der Coccidioidomeningitis eingesetzt (Tucker et al., 1990). Es wird weiter eingesetzt zur Rezidivprophylaxe nach durchgemachter Kryptokokkenmeningitis bei Patienten mit AIDS (Just-Nübling, 1994).

Wegen der schlechten Liquorgängigkeit ist Miconazol (Daktar®) in der Behandlung von Pilzinfektionen des ZNS nur ein Reservemedikament, wenn alle anderen Alternativen versagt haben. Neben der intravenösen Kurzinfusion (etwa 30 Min)

Tab. E 10.3: Therapie der wichtigsten zerebralen Mykosen

Mykose	Immunkompetenz	Immunsuppression ohne AIDS	mit AIDS
Kryptokokkose	AMB (0,4 mg/kg/Tag) und 5-FC (150 mg/kg/Tag) für 4 Wochen; alternativ FLU (400 mg/Tag für 6–12 Monate)	AMB (0,7 mg/kg/Tag) und 5-FC (150 mg/kg/Tag) für 6 Wochen; alternativ FLU (400 mg/Tag für 6–12 Monate)	AMB (0,7 mg/kg/Tag) und 5-FC (150 mg/kg/Tag) bis zur Stabilisierung, dann FLU (200–400 mg/Tag) lebenslang
Histoplasmose	AMB (500–1 000 mg) bis zur Stabilisierung, dann ITRA (400 mg/Tag für 6 Mon.) oder AMB (40 mg/kg Gesamtdosis)	AMB (1 000 mg), dann ITRA (400 mg/Tag für 6 Mon.) oder AMB (40 mg/kg Gesamtdosis)	AMB (1 000 mg), dann ITRA (400 mg/Tag lebenslang)
Coccidioidomykose	Patient wach FLU (400–800 mg/Tag für 12 Monate oder Symptom-abhängig länger)	FLU (400–800 mg/Tag), wahrscheinlich lebenslang	FLU (400–800 mg/Tag lebenslang) oder AMB (2 000–3 000 mg systemisch und intrathekal 3 ×/Woche); nach Stabilisierung und neg. Kulturen FLU (400–800 mg/Tag lebenslang)
	Patient bewußtseinsgetrübt AMB (2 000–3 000 mg systemisch und intrathekal 3 ×/Woche bis Kulturen negativ, dann seltener); nach Stabilisierung FLU (400–800 mg/Tag für mind. 12 Monate)	AMB (2 000–3 000 mg systemisch und intrathekal 3 ×/Woche bis Kulturen negativ, dann seltener); nach Stabilisierung FLU (400–800 mg/Tag lebenslang)	

AMB Amphotericin B;
5-FC 5-Fluorocytosin (Flucytosin);
FLU Fluconazol;
ITRA Itraconazol.

von 10–30 mg/kg Körpergewicht alle acht Stunden kann eine langsame intrathekale Instillation von 20 mg notwendig sein. Vorteilhaft sind die gegenüber Amphotericin B geringeren toxischen Nebenwirkungen.
Auch Ketoconazol (Nizoral®) ist wegen der schlechten Liquorgängigkeit nur ein Reservemedikament in der Behandlung von ZNS-Mykosen. Ketoconazol wird nach oraler Gabe abhängig vom Säuregehalt des Magens resorbiert und sollte deshalb nicht zusammen mit Antazida, Anticholinergika oder H_2-Blockern zusammen verabreicht werden. Theoretisch ist denkbar, daß effektive Hemmkonzentrationen im Liquor von 3,5 µg/ml durch eine Mehrfacherhöhung der üblichen oralen Dosierung von 200–400 mg auf bis zu 1 200 mg (Craven et al., 1983) erreicht werden können.

E 10.3. Pragmatische Therapie

Vor jedem Behandlungsbeginn steht der Versuch, den Erreger anzuzüchten und seine Resistenz gegenüber Antimykotika auszutesten. Bei Verdacht auf eine Pilzinfektion und schwerem Krankheitsverlauf, sollte vor dem Ergebnis der Resistenzbestimmung immer die Behandlung mit Amphotericin B in Kombination mit Flucytosin begonnen werden. Einen Überblick über die Behandlung der verschiedenen Pilzinfektionen gibt **Tab. E 10.3.**
Wegen der Seltenheit des Auftretens gibt es für die Behandlung der ZNS Infektion mit *Candida albicans* oder *Aspergillus fumigatus* keine gesicherten Daten. Da beide Infektionen oft nosokomial bedingt sind, ist zunächst jegliches Fremdmaterial (Shunts, zentralvenöse Katheter usw.) zu entfernen. Abszesse sind wenn möglich neurochirurgisch zu operieren. Begleitend erfolgt eine Behandlung mit Amphotericin B (0,7 mg/kg/Tag) systemisch und intrathekal 3 × pro Woche in Kombination mit Flucytosin (150 mg/kg/Tag). Die Dauer der Behandlung ist nach dem klinischen Zustand zu richten, beträgt jedoch mindestens 4 Wochen nach Liquorsanierung. Art und Dauer der Rezidivprophylaxe orientiert sich an dem Immunstatus. Für die Rezidivprophylaxe der Aspergillose wurden gute Erfahrungen mit Itraconazol (200 mg/Tag) berichtet (Coleman et al., 1995)
Amphotericin B (Amphotericin B®) vor jeder intravenösen Anwendung:
Prämedikation, um Nebenwirkungen zu mildern:
- Paracetamol 500 mg (Benuron Tabl.®), ggf. Pethidin (Dolantin®), 25–50 mg i. v.
- Alizaprid (Vergentan®) 100 mg i. v. vor und 4 Std. nach Infusion.

Angestrebte Dosis für Amphotericin B ist 0,4–0,7 mg/kg/Tag oder 0,8–1,0 mg/kg jeden 2. Tag. Bei Kombination mit Flucytosin oder intolerablen Nebenwirkungen kann die Dosis ggf. reduziert werden.
Ein Schema zur Eindosierung von Amphotericin B zeigt **Tab. E 10.4.**

Tab. E 10.4: Eindosierung von Amphotericin B

Tag 1:	Testdosis 1 mg Amphotericin B in 20 ml 5 % Glucose i. v. bei guter Verträglichkeit 4 Std. später: 0,2 mg/kg Amphotericin B in 500 ml 5 % Glucose i. v.
Tag 2:	0,4 mg/kg Amphotericin B in 500 ml 5 % Glucose i. v.
Auf angestrebte Dosis mit 0,2 mg/kg täglicher Zugabe steigern, ggf. auf alternierende Gabe umstellen.	

Präparation der Infusionslösung:

- Jede Infusion muß unmittelbar vor Gebrauch hergestellt werden.
- Die Konzentration darf 0,1 mg AmphotericinB/ml 5 % Glucose nicht überschreiten.
- 10 ml Wasser für Injektionszwecke (ohne Konservierungsmittel) werden der Trockensubstanz (Amphotericin B + Desoxycholat) zugesetzt und geschüttelt. Von der klaren Suspension werden entsprechende Mengen in 5 % Glucose (250 ml oder 500 ml) gegeben.
- Elektrolytlösungen oder andere Medikamente (außer Heparin) dürfen nicht kombiniert werden.
- Die Infusionsflaschen (einschließlich Schlauch) müssen lichtgeschützt werden (Aluminiumfolie).
- Zur Vorbeugung einer Phlebothrombose können 1 000 IE Heparin der Infusion zugefügt werden, wenn die Infusion nicht über einen zentralvenösen Zugang erfolgt.

Die Infusionsdauer kann entsprechend der Nebenwirkungen variiert werden. Sie sollte möglichst zwischen vier und sechs Stunden liegen.
Die **Dauer der Monotherapie** für Amphotericin B beträgt je nach Erfolg sechs bis acht Wochen oder bis zu einem Monat nach der letzten positiven Kultur.
Die Kombinationstherapie von Amphotericin B mit Flucytosin dauert drei bis sechs Wochen.
Die kumulative Gesamtdosis für Amphotericin B beträgt 1 500–2 000 mg, wobei 4 000 mg wegen der Gefahr einer irreversiblen Nephropathie nicht überschritten werden sollten.
Die Empfehlung, Amphotericin B in Fettlösungen (Intralipid®) zu verabreichen, ist wieder verlassen worden, weil die dabei beobachtete geringere Nebenwirkungsrate (Moreau et al., 1992), zumindest zum Teil darauf zurückzuführen ist, daß Amphotericin B in Fettlösung unlöslich ist wodurch eine entsprechend geringere Substanzmenge appliziert wird (Trissel, 1995).
Liposomales Amphotericin B (AmBisome®) wird zubereitet, indem man der Substanz 12 ml steriles Wasser für Injektionszwecke (ohne Konservierungsmittel) zugibt und 15 sec kräftig schüttelt.

Die Konzentration der Lösung beträgt 4 mg/ml. Die benötigte Menge des rekonstituierten liposomalen Amphotericin B wird über einen 5 µm Filter zu der Menge 5 % Glucose gegeben, so daß eine Konzentration von 2,0–0,2 mg/ml entsteht. Vor der Infusion ist ein liegender Katheter mit 5 % Glucose zu spülen oder ein neuer Zugang zu legen, da rekonstituiertes liposomales Amphotericin B nicht mit Salzen oder anderen Medikamenten zusammengebracht werden darf.

Intrathekale Anwendung von Amphotericin B:

Indikation zur zusätzlichen intrathekalen Therapie:
- Die systemische Therapie hat versagt (keine eindeutige Besserung nach vierwöchiger Behandlung).
- Rezidiv nach komplett durchgeführter Therapie.
- Patient ist zu Beginn der Therapie schwerkrank oder moribund.
- Bei ausgeprägter Immunsuppression.

Amphotericin B kann durch Lumbalpunktion oder über Ommaya-Reservoir intraventrikulär appliziert werden. Die intraventrikuläre Gabe kann bei Hydrozephalus infolge zisternaler Verklebungen notwendig sein.

Präparation der Injektionslösung:
- Die Injektionslösung muß unmittelbar vor Gebrauch hergestellt werden.
- Es wird eine Lösung von 0,025 mg Amphotericin B /ml 5 % Glucose hergestellt.

Nach Testdosis von 0,025 mg (entsprechend 1 ml Lösung) wird Amphotericin B jeden zweiten Tag um 0,025 mg erhöht i. th. injiziert, bis maximal 0,50 mg erreicht sind. Dann erfolgt Injektion von 0,50 mg 2–3 mal pro Woche.

Kontrolluntersuchungen:
2mal wöchentlich: Blutbild, Retikulozyten, Elektrolyte, Kreatinin, Harnstoff, GOT, GPT, LDH, alkalische Phosphatase, Bilirubin,
1 mal wöchentlich: Kreatininclearance, Liquor auf Zellen, Gesamteiweiß, Zucker, Laktat, Kultur und Antigen (bei intrathekaler Therapie wird jeder Liquor untersucht).
Alle 2 Wochen: CT, um rechtzeitig Verklebungen mit Hydrocephalus occlusus zu erkennen.
Bei akuter Niereninsuffizenz muß die Therapie für zwei bis drei Tage unterbrochen und die Amphotericin B-Dosis zeitweise auf höchstens 0,2–0,4 mg/kg Körpergewicht gesenkt werden.

Fluzytosin (Ancotil®) wird nur in Kombination mit einem anderen Mykostatikum gegeben. Mindestens 150 mg/kg Körpergewicht werden täglich, verteilt auf drei bis vier Einzeldosen (z. B. 50 mg/kg alle acht Stunden peroral oder intravenös gegeben).
Bei eingeschränkter Nierenfunktion muß die Dosis reduziert werden:
- Kreatinin 2,0–3,5 mg/dl (GFR 40–25 ml/Min): 50 mg/kg/12 h
- Kreatinin 3,5–6,0 mg/dl (GFR 20–10 ml/Min): 50 mg/kg/24 h
- Kreatinin > 6,0 mg/dl (GFR > 10 ml/Min): 50 mg/kg/48 h

Empfehlenswert ist die Bestimmung der Serumspiegel und dementsprechende Dosierung für therapeutische Konzentrationen von 30–45 µg/ml.
Die Sensibilität der Pilze gegenüber Flucytosin muß vor Therapiebeginn und während der Therapie alle 2 Wochen in Kultur geprüft werden.
Fluconazol (Diflucan®, Fungata®) kann oral oder parenteral verabreicht werden. Es kann mit anderen Antimykotika kombiniert werden (z. B. wird bei der Kryptokokkose von Patienten mit AIDS manchmal die Dreifachtherapie mit Amphotericin B, Flucytosin und Fluconazol empfohlen) (Just-Nübling, 1994). In einer Dosierung von 200–400 mg/Tag eignet es sich zur Rezidivprophylaxe nach Pilzinfektionen vor allem bei AIDS-Patienten.
Wöchentliche Kontrolle von Transaminasen und Kreatinin.
Itraconazol (Sempera®, Siros®) kann oral gegeben werden. Weil ein saurer pH-Wert im Magen die Resorption verbessert, sollten Magensekretionvermindernde Medikamente (z. B. Antazida, H_2-Blocker) frühestens 2 h nach Itraconazol eingenommen werden. Die übliche Dosierung beträgt 200–400 mg/Tag.
Miconazol (Daktar®) ist ein Mittel der zweiten Wahl, falls andere Medikamente nicht wirken oder wegen Nebenwirkungen (Niere) nicht weiter gegeben werden können.
1. *Tag:* 2 mg/kg Körpergewicht alle acht Stunden als intravenöse Kurzinfusion über 30 Minuten.
2. *Tag und folgende:* 10 mg/kg Körpergewicht alle acht Stunden als intravenöse Kurzinfusion über 30 Minuten.

Die Behandlung muß in der Regel auch nach saniertem Liquor mehrere Monate beibehalten werden.
Zusätzliche intrathekale Therapie ist nötig mit 15–20 mg/Tag nach initialer Testdosis von 0,5 mg. Bei liegender Nadel wird die zu injizierende Menge Miconazol zunächst mit 6–8 ml Liquor gemischt und langsam in zwei bis drei Minuten injiziert. Wegen des hohen spezifischen Gewichtes ist eine Kopftieflagerung nach Injektion für einige Minuten sinnvoll. Später reichen 15–20 mg 2 ×/Woche.
Ketoconazol (Nizoral®) wird oral in einer Dosierung von üblicherweise 200–400 mg/die auf nüchternen Magen gegeben. Bei zerebraler Mykose ist vermutlich eine Steigerung auf 1 200 mg/Tag (3 × 400 mg/Tag) nötig. Ausreichende Erfahrungen liegen noch nicht vor.

E 10.3.1. Behandlung besonderer Probleme

Der **Hydrozephalus** gehört zu den häufigen (etwa 10 %) Komplikationen einer zerebralen Mykose. Wegen der hohen Komplikationsrate wie Verschleppung von Pilzen, Shunt-Sepsis, Shunt-Verschlüssen (Young et al., 1985) ist eine abwartende Haltung bis zur Liquorsterilität anzustreben. Ist eine Entlastung nicht aufschiebbar, muß eine externe Ventrikeldrainage angelegt werden (s. Kap. F 2 und F 7).
Insbesondere *Aspergillus*, aber auch *Cryptococcus, Candida* und *Histoplasma* können parenchymatöse Infektionen mit **raumfordernden Abszessen** und **Granulomen** verursachen. Diese werden wie bakterielle Hirnabszesse behandelt (s. Kap. E 2). Bei Solitärabszessen bzw. -granulomen günstiger Lokalisation wird man nicht abwarten, sondern eine operative Entlastung evtl. auch durch stereotaktische Punktion (Goodman und Coffey, 1989) und damit möglichst die diagnostische Klärung suchen. Bei bekanntem Erreger und dringendem Verdacht wird 48 Stunden vor neurochirurgischer Intervention die maximal tolerable antimykotische Therapie eingeleitet. Multiple Abszesse und Granulome werden medikamentös unter laufender CT-Kontrolle behandelt. Unter maximaler Therapie mit aggressivem neurochirurgischem Eingreifen und mit Chemotherapie bei frühzeitiger Diagnose konnte die Mortalitätsrate in einer größeren Verlaufsuntersuchung (Young et al., 1985) auf fast die Hälfte (von 64 % auf 39 %) reduziert werden.

Literatur

Casey AT, Wilkins P, Uttley D (1994) Aspergillosis infection in neurosurgical practice. Br J Neurosurg 8: 31-39

Coleman JM, Hogg GG, Rosenfeld JV, Waters KD (1995) Invasive central nervous system aspergillosis: cure with liposomal Amphotericin B, Itraconazole, and radical surgery - case report and review of the literature. Neurosurgery 36: 858-863

Como JA, Dismukes WE (1994) Oral azole drugs as systemic antifungal therapy. N Engl J Med 330: 263-272

Craven PC, Graybill JR, Jorgensen JH, Dismukes WE, Levine BE (1983) High-dose ketoconazole for treatment of fungal infections of the central nervous system. Ann intern Med 98: 160-167

Diamond RD, Bennett JE (1974) Prognostic factors in cryptococcal meningitis. A study in 111 cases. Ann intern Med 80: 176-181

Galgiani JN (1993) Coccidioidomycosis. West J Med 159: 153-171

Galgiani JN, Peng T, Lewis ML, Coud GA, Pappagianis D (1996) Cerebrospinal fluid antibodies detected by ELISA against a 33-kDa antigen from spherules of Coccidioides immitis in patients with coccidioidal meningitis. The National Institute of Allergy and Infectious Diseases Mycoses Study Group. J Infect Dis 173: 499-502

Goodman ML, Coffey RJ (1989) Stereotactic drainage of Aspergillus brain abscess with long-term survival: case report and review. Neurosurgery 24: 96-99

Hay RJ (1994) Liposomal amphotericin B, AmBisome. J Infect 28 (Supp 1): 35-43

Jacobson MA, Hanks DK, Ferrell LD (1994) Fatal acute hepatic necrosis due to fluconazole. Am J Med 96: 188-190.

Just-Nübling G (1994) Die Therapie der Candidose und Cryptococcose bei AIDS. Mycoses 37 (Suppl 2): 56-63

Laing RBS, Milne LJR, Leen CLS, Malcolm GP, Steers AJW (1994) Anaphylactic reactions to liposomal amphotericin. Lancet 344: 682

Mathews VP, Alo PL, Glass JD, Kumar AJ, McArthur JC (1992) AIDS-related CNS cryptococcosis: radiologic-pathologic correlation. Am J Neuroradiol 13: 1477-1486

Moreau P, Milpied N, Fayette N, Ramée JF, Harousseau JL (1992) Reduced renal toxicity and improved clinical tolerance of amphotericin B mixed with Intralipid compared with conventional amphotericin B in neutropenic patients. J Antimicrob Chemother 30: 535-541

Nelson MR, Fisher M, Cartledge J, Rogers T, Gazzard BG (1994) The role of azoles in the treatment and prophylaxis of cryptococcal disease in HIV infection. AIDS 8: 651-654

Pendlebury WW, Perl DP, Munoz DG (1989) Multiple microabscesses in the central nervous system: a clinicopathologic study. J Neuropathol Exp Neurol 48: 290-300

Saag MS, Powderly WG, Cloud GA, Robinson P, Grieco MH, Sharkey PK, Thompson SE, Sugar AM. Tuazon CU, Fisher JF, Hyslop N, Jacobson JM, Hafner R, Dismukes WE and the NIAID Mycoses Study Group and the AIDS Clinical Trials Group (1992) Comparison of amphotericin B with fluconazole in the treatment of acute AIDS-associated cryptococcal meningitis. N Engl J Med 326: 83-89

Sugar AM, Stern JJ, Dupont B (1990) Overview: treatment of cryptococcal meningitis. Rev Infect Dis 12 (Suppl 3): 338-348

Trissel LA (1995) Amphotericin B does not mix with fat emulsion. Am J Health Syst Pharm 52: 1463-1464

Tucker RM, Denning DW, Dupont B, Stevens DA (1990) Itraconazole therapy for chronic coccidioidal meningitis. Ann intern Med 112: 108-112

Wheat LJ, Batteiger BE, Sathapatayavongs B (1990) Histoplasma capsulatum infections of the central nervous system. A clinical review. Medicine Baltimore 69: 244-260

Voice RA, Bradley SF, Sangeorzan JA, Kauffman CA (1994) Chronic candidal meningitis: an uncommon manifestation of candidiasis. Clin Infect Dis 19: 60-66

Young RF, Gade G, Grinnell V (1985) Surgical treatment for fungal infections in the central nervous system. J Neurosurg 63: 371-381

E 11. Multiple Sklerose

von *R. Martin* und *R. Hohlfeld**

E 11.1. Klinik

Nach wie vor gibt es kein für die MS spezifisches, diagnostisches Kriterium. Die Diagnose stützt sich auf den klinischen Verlauf mit mindestens zwei voneinander unabhängigen Schüben (RR-MS) oder einer stetigen Verschlechterung über mindestens ein Jahr (pCP-MS) sowie Symptome und Krankheitszeichen, die sich zwei unterschiedlichen neurologischen Systemen zuordnen lassen. Neue klinische Ausfälle und Symptome oder solche, die zuvor bereits einmal aufgetreten waren, werden als Schub angesehen, wenn sie länger als 24 Stunden anhalten. Schwierigkeiten in der Abgrenzung eines Uhthoff-Phänomens (s. u.) können bei einer fieberhaften Erkrankung bestehen. In diesem Fall wird man besonders auf neue Krankheitszeichen achten. Die von Poser et al. (1983) erarbeiteten diagnostischen Kriterien sind in **Tab. E 11.1** zusammengefaßt. Elektrophysiologische- (visuell-, somatosensorisch- und auditorisch evozierte Potentiale) und kernspintomographische Befunde sowie die Liquoruntersuchung unterstützen die Diagnose, falls bisher nur ein Schub aufgetreten war oder mehrere Schübe mit jeweils ähnlicher klinischer Symptomatik abliefen. Die Häufigkeit, mit der diese unterstützenden Befunde positiv ausfallen, ist in **Tab. E 11.2** aufgeführt. Bei den evozierten Potentialen finden sich im akuten Stadium Amplitudenminderung und Verzögerung der Potentiale, später besonders Latenzverzögerungen. Im Kernspintomogramm (MRI) zeichnet sich ein MS-typischer Befund in den Frühstadien durch mehrere, bevorzugt im periventrikulären Marklager anzutreffende Läsionen aus. Diese erscheinen im T1-gewichteten Bild als dunkle Läsionen, bei T2-Wichtung aufgrund des höheren Flüssigkeitsgehalts als signalintense, helle Flecken. Frische Entzündungsaktivität mit Öffnung der Blut-Hirn-Schranke läßt sich nach Übertritt von Kontrastmittel als Gadolinium-kontrastierender Herd nachweisen. Hinsichtlich anderer MRI-Parameter wird auf Spezialliteratur verwiesen (zur Übersicht s. a. Kesselring, 1997). Der charakteristische Liquorbefund bei MS umfaßt bei dem Großteil der Patienten eine mäßige Pleozytose aus Lymphozyten und Monozyten (< 30 Zellen/μl), eine autochthone Immunglobulinsekretion (IgG Index nach Delpech und Lichtblau > 0.7) sowie oligoklonale Banden in der isoelektrischen Fokussierung als Hinweis für die persistierende Sekretion von Antikörpern durch einzelne Plasmazellklone (**Tab. E 11.3**).

Tab. E 11.1: Diagnostische Kriterien der schubförmigen MS nach Poser et al. (1983)

Gesicherte MS:
- Histopathologische Diagnose post mortem

Klinisch gesicherte MS:
- Zwei Schübe und klinisch Hinweise für zwei getrennte Läsionen des ZNS
- Zwei Schübe; klinische Hinweise für eine Läsion **und** paraklinische Hinweise für eine weitere Läsion

Labor-unterstützt gesicherte MS:
- Zwei Schübe; klinische Hinweise für eine Läsion **oder** paraklinische Hinweise für eine weitere, separate Läsion **und** passender Liquorbefund (oligoklonale Banden, erhöhter IgG Index)
- Ein Schub; klinische Hinweise für zwei separate Läsionen **und** passender Liquorbefund (oligoklonale Banden/erhöhter IgG Index)
- Ein Schub; klinische Hinweise für eine Läsion **und** paraklinische Hinweise für eine andere, separate Läsion **und** passender Liquorbefund (oligoklonale Banden/erhöhter IgG Index)

Klinisch wahrscheinliche MS:
- Mindestens zwei Schübe mit monofokalen, klinischen Befunden
- Ein Schub mit multifokalen, klinischen Befunden und zusätzlichen mono- oder multifokalen neurophysiologischen oder neuroradiologischen Befunden

Laborunterstützte, wahrscheinliche MS:
- Mindestens zwei Schübe mit monofokalen, klinischen Befunden und erhöhtem, intrathekalem IgG Index mit oder ohne oligoklonale Banden
- Ein Schub mit multifokalen, klinischen oder monofokalen neurophysiologischen oder neuroradiologischen Befunden und erhöhter intrathekaler Ig Produktion mit oder ohne oligoklonale Banden

Klinisch mögliche oder fragliche MS:
- Klinische, neurophysiologische und neuroradiologische Befunde mit oder ohne passendem Liquorbefund, die nicht ausreichend charakteristisch sind; es wird keine andere Erkrankung vermutet.

* Autoren dieses Kap. in der 2. Aufl.: H. Angstwurm und R. Hohlfeld

Tab. E 11.2: Häufigkeit von Laborbefunden, die die Diagnose der MS unterstützen (adaptiert nach Diener und Dichgans, 1989)

	VEP	SEP	BAEP	MRI	CSF
MS I#	81 %	70 %	57 %	93 %	87 %
MS II	63 %	51 %	30 %	68 %	74 %
MS III	35 %	39 %	24 %	66 %	45 %
Keine passenden klin. Symptome	39 %	28 %	18 %		
Rein spinal	43 % (VEP + BAEP)				
Isolierte Optikusneuritis	23 % (VEP + BAEP)				
Verzögerte, zentral-motorische Überleitungszeit nach transkutaner Magnetstimulation bei 80 % der Patienten mit klinisch gesicherter MS positiv; wenn Pyramidenbahnzeichen fehlen bei 50–70 %.					

I = klinisch gesicherte MS, II = wahrscheinliche MS, III = mögliche MS

Tab. E 11.3: Typische Liquorbefunde bei Multipler Sklerose

Lymphomonozytäre Pleozytose:	bei etwa 30–70 % der Patienten; gewöhnlich unter 30 Zellen/µl
Gesamteiweiß:	gewöhnlich unauffällig
Intrathekale IgG Synthese:	bei > 80 % der Patienten erhöht
Oligoklonale Ig Banden:	bei bis zu 95 % der Patienten positiv

E 11.2. Verlauf

E 11.2.1. Epidemiologie und Genetik

Die Inzidenz der MS liegt in Nordeuropa und Nordamerika bei 4–8 neu diagnostizierten Fällen pro 100 000 Einwohnern, die Prävalenz zwischen 60–100/100 000. Auf beiden Hemisphären nimmt die Prävalenz mit zunehmendem Breitengrad, also zu den Polen hin, zu. Das nahezu vollständige Fehlen in einzelnen ethnischen Gruppen, z. B. bei Yakuts und Inuit oder in Ungarn lebenden Zigeunern, die mit einer Prävalenz von 2/100 000 deutlich niedriger liegen als die übrige ungarische Bevölkerung (30–50/100 000), sowie die Unterschiede zwischen den verschiedenen Rassen (Kaukasier haben eine deutlich höhere Prävalenz als z. B. Asiaten, die in gleichen Breitengraden leben), lassen verschiedene Interpretationen zu. Es ist bisher aus epidemiologischen Untersuchungen nicht klar geworden, ob die unterschiedlichen Prävalenzraten auf die genetischen Unterschiede zwischen den Rassen, in bestimmten Breitengraden bevorzugt vorkommende Krankheitserreger oder auf die allgemeinen Lebensbedingungen wie sozioökonomische Faktoren, z. B. die Hygienebedingungen und Ernährung, zurückgehen. Es ist davon auszugehen, daß jeder dieser Faktoren zum Erkrankungsrisiko beiträgt. Das Auftreten von »MS-Epidemien« (z. B. die von Kurtzke auf den Faroern beschriebene) in Bevölkerungen, die vorher die Erkrankung nicht kannten, ist ein Hinweis, daß Umweltfaktoren eine wichtige Rolle für die Ausprägung der Erkrankung spielen (Martin et al., 1992). Unterstützt wird diese Vermutung durch den Befund, daß Krankheitsschübe bevorzugt in Begleitung von viralen Infektionen gefunden werden (Sibley et al., 1991). Die in den letzten Jahren ansteigende Prävalenz geht vermutlich am ehesten auf die längere Lebenserwartung sowie die verbesserten diagnostischen (insbesondere MR) und therapeutischen Bedingungen zurück.

Epidemiologische (s. o.), Familien- und Zwillingsstudien haben gezeigt, daß genetische Faktoren zur Krankheitsempfänglichkeit beitragen, obwohl die MS sicher nicht auf ein einzelnes Gen zurückzuführen ist. Die Prävalenz ist bei Verwandten ersten Grades eines MS-Patienten 20–50fach erhöht (etwa 2 % gegenüber 0,1 % der allgemeinen Bevölkerung). Töchter von MS-Patientinnen tragen hiervon das höchste Risiko. Die Konkordanzrate eineiiger Zwillinge hinsichtlich der Erkrankung liegt zwischen 25 % und 35 %. Populations- und Familienstudien haben Gene des Haupthistokompatibilitäts-Komplexes (HLA beim Menschen, MHC für alle Spezies) identifiziert, die ähnlich anderen Autoimmunerkrankungen mit der MS assoziiert sind. In nordeuropäischen und -amerikanischen Bevölkerungen wurden insbesondere HLA-DR15 Dw2 (früher DR2 Dw2) und HLA-DQw6 (früher DQw1), in italienischen und arabischen MS-Populationen zusätzlich DR4, in mexikanischen und japanischen MS-Populationen auch DR6 mit der MS assoziiert gefunden. Aus weiteren genetischen Untersuchungen der letzten Jahre wurde klar, daß andere Gene wie z. B. für den T-Zell Rezeptor (TCR), Immunglobuline, Myelinproteine oder Zytokine ebenfalls zur Suszeptibilität beitragen können, obwohl die häufig widersprüchlichen Befunde in unterschiedlichen Studien eine endgültige Beurteilung noch nicht erlauben.

Die Konkordanzrate eineiiger Zwillinge von deutlich unter 100 % sowie die übrigen genetischen Untersuchungen belegen jedoch zum einen, daß Umweltfaktoren die Ausprägung der Erkrankung selbst bei genetisch identischen Individuen maßgeblich mitbestimmen, und zum anderen, daß vermutlich mehrere Gene zur MS Empfänglichkeit beitragen. Erst bei Zusammentreffen dieser genetischen Prädisposition und kritischer Umweltfaktoren, wie z. B. noch nicht näher definierter viraler Infekte, in einer ontogenetisch wichtigen Phase (möglicherweise bereits in der Kindheit) des Individuums kommt es zum Ausbruch der Erkrankung, wobei die einzelnen Schritte noch nicht genau verstanden werden.

E 11.2.2. Klinische Verlaufsformen und Prognose

Wie bereits erwähnt, verläuft die MS sehr unterschiedlich. Bei etwa drei Vierteln der Patienten kommt es in wechselnden Abständen zu Krankheitsschüben, die anfangs z. B. bei Parästhesien häufig erst verzögert diagnostiziert werden und eine gute Rückbildungstendenz aufweisen. Diese schubförmig-remittierende MS (RR-MS) beginnt bevorzugt im Alter von 20–40 Jahren und betrifft Frauen etwa doppelt so häufig wie Männer. Ein erster Schub kann vom Kindesalter bis etwa zum 60. Lebensjahr aufteten, wobei besonders bei sehr jungen und alten Patienten andere Differentialdiagnosen in Betracht gezogen werden müssen **(Tab. E 11.4)**. In etwa 75 % der Fälle beginnt die MS plötzlich mit einem Schub, der sich anfangs meist vollständig zurückbildet. Bereits zu diesem Zeitpunkt oder sogar vorher können jedoch Hinweise für die Entmarkungserkrankung in Form neurophysiologischer-, Liquor- oder besonders kernspintomographischer Befunde bestehen. Nach wechselnd langem Verlauf mit klar abgegrenzten Schüben können Residuen der neurologischen Ausfälle zurückbleiben oder die einzelnen Schübe ineinanderübergehen, bis es zu einem stetigen Fortschreiten der Ausfälle kommt. Diese möglichen Spätformen der schubförmigen Verlaufsform der MS werden als schubförmig-progrediente (RP-MS) oder sekundär chronisch-progrediente MS (sCP-MS) zusammengefaßt **(Abb. E 11.1)**. Hiervon abzugrenzen ist die primär chronisch-progrediente MS (pCP-MS), bei der es nie zu Schüben kommt, die ein höheres Erkrankungsalter von etwa 40 Jahren aufweist und in gleicher Häufigkeit bei beiden Geschlechtern auftritt. Klinische, genetische und kernspintomographische Befunde sprechen dafür, daß es sich bei der pCP-MS wahrscheinlich um ein pathogenetisch anderes Krankheitsbild als die RR-MS handelt.

Bei den meisten jüngeren Patienten, beginnt die RR-MS monosymptomatisch entweder mit einer Optikusneuritis (36 %) oder sensiblen Störungen (Parästhesien; 33 %). Paresen mit und ohne sensible Ausfälle werden häufiger bei älteren Patienten angetroffen. Neue Krankheitszeichen entwickeln sich typischerweise über mehrere Stunden bis wenige Tage. Häufig berichten die Patienten, daß der Schweregrad anfangs fluktuiert. Paroxysmal auftretende Symptome, die nur für Sekunden bis Minuten anhalten, werden nicht als separate Schübe betrachtet. Lediglich neue Krankheitszeichen oder das Wiederauftreten bereits früher einmal bestandener Symptome werden als Schub definiert, sofern diese länger als 24 Stunden anhalten und die Verschlechterung nicht durch Temperatursteigerung, z. B. einen hochfieberhaften Infekt erklärt werden kann. Eine Optikusneuritis geht oft in eine MS über. Neuere Studien haben gezeigt, daß 75–80 % der Patienten, bei denen sich zum Zeitpunkt einer Optikusneuritis hyperintense Läsionen in typischer Lokalisation (s. u.) im Kernspintomogramm (MR) nachweisen lassen, später klinisch

Tab. E 11.4: Differentialdiagnose der Multiplen Sklerose (modifiziert nach Angstwurm und Hohlfeld, 1993)

Symptome die wiederholt auftreten, aber einem einzelnen Herd zugeordnet werden können:
Prozesse in der Mittellinie, des Hirnstammes, der Hirn- und Schädelbasis, des atlantooccipitalen Übergangs, des Rückenmarks (Neoplasmen, Granulome, Angiome, Meningoenzephalitiden, Arachnopathien, vaskuläre Myelopathien, Syringomyelien, Skeletdeformitäten)
Symptome, die multiplen, fokalen Läsionen anderer Ursache zugeordnet werden können: Infektionen und entzündliche Erkrankungen:
Para- und postinfektiöse und postvakzinale Enzephalomyelitiden (Lyme-Enzephalomyelitis, Syphilis, Zystizerkose, Echinokokken, Multiple Abszesse z. B. bei *Toxoplasma gondii* Infektionen, *HTLV-I*-assoziierte Myelopathie/tropische spastische Paraparese [HAM/TSP], M.Behçet, Systemischer Lupus erythematodes und andere zerebrale Vaskulitiden, progressive, multifokale Leukoenzephalopathie [PML])
Vaskuläre Erkrankungen
Vaskulitiden unterschiedlichen Ursprungs; multiple Emboli; CADASIL
Neoplastische Erkrankungen:
Metastasen, Lymphome, Leukämien, Histiozytosis
Heredodegenerative Erkrankungen:
Leukodystrophien, insbesondere Adrenoleukodystropie und Adrenomyeloneuropathie; Axonale Dystrophien, zerebelläre Atrophien, Multisystematrophie
Chronische Intoxikationen:
durch Brom, Barbiturate, Diphenylhydantoin, Subakute Myelo-Optico-Neuropathie (SMON)
Monofokale oder Monosymptomatische Multiple Sklerose:
Hemiplegische MS
Rein spinale Verlaufsform der MS
Optikusneuritis ohne andere Krankheitszeichen und Symptome
Syndrome, die die Diagnose MS zweifelhaft erscheinen lassen:
Fehlende Augenbeteiligung (keine Optikusneuritis, keine Okulomotorikstörung)
Fehlen sensibler Ausfälle; Fehlen vegetativer Symptome (keine Blasen-, Mastdarmstörungen oder sexuelle Störungen)
Fehlen multifokaler Ausfälle; Fehlen typischer Liquorbefunde; Fehlen verzögerter evozierter Potentiale; Fehlen von Läsionen im T2-gewichteten, zerebralen MRI; Fehlen klinischer Remissionen besonders bei jungen Patienten

eine MS entwickeln. Derartige Läsionen im MR können dann post-hoc als Zeichen einer klinisch stummen, aber bereits manifesten MS interpretiert werden. Bei neuen Schüben kommt es entweder zum Wiederauftreten oder der Verschlechterung bereits bekannter Symptome, in etwa 20 % der Schübe auch zu neuen Krankheitszeichen. Zumindest in der Frühphase der RR-MS werden Schubfrequenzen von 0,5–1,5/Jahr beobachtet. Ein einzelner Schub dauert meist 1–3 Wochen, selten länger als 8 Wochen, wobei letztere eine schlechtere Rückbildungstendenz aufweisen. Ob es zu einer vollständigen Besserung kommt, hängt jedoch nicht nur von der Schubdauer, sondern auch von den jeweiligen Krankheitszeichen ab. Parästhesien, eine Optikusneuritis oder Doppelbilder bilden sich zumindest zu Beginn der Erkrankung gut zurück, während Paresen, zerebelläre Ausfälle oder autonome Störungen eine schlechtere Prognose haben. Um die Langzeitprognose einigermaßen abschätzen zu können, ist es wichtig einen Patienten minimal zwei, besser fünf Jahre verfolgt zu haben. Neuere MR-Verlaufsbeobachtungen (s. u.) können helfen, diese Zeit abzukürzen. Hinweise für eine gute Prognose sind weibliches Geschlecht, früher Krankheitsbeginn, wenige und kurze Schübe mit vollständiger Rückbildungstendenz, sowie sensible Ausfälle und Störungen von Visus oder Okulomotorik. Zerebelläre Ausfälle, pyramidalmotorische Störungen, autonome (Blase, Mastdarm, Potenz) und psychoorganische Auffälligkeiten, häufige und schwere Schübe mit

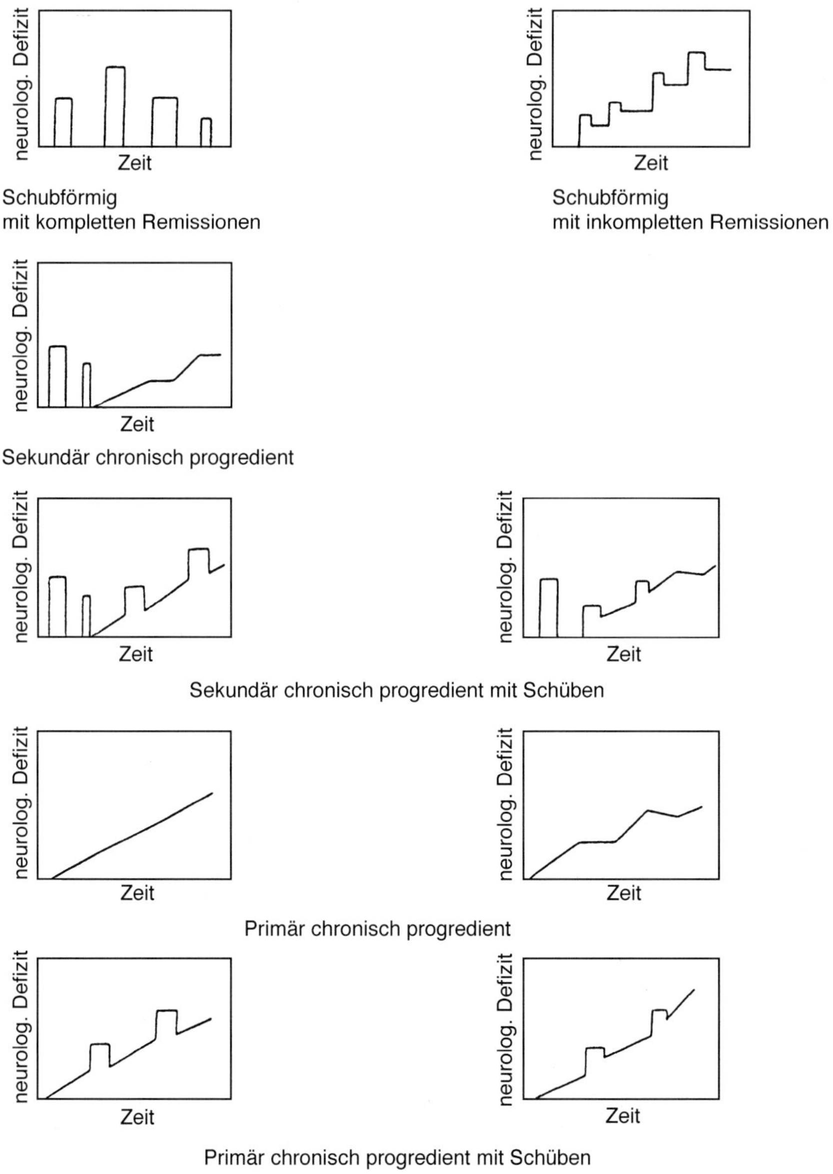

Abb. E 11.1: Verlaufsformen der MS

schlechter Rückbildungstendenz, später Krankheitsbeginn und männliches Geschlecht weisen ebenso wie eine höhere Pleozytose, deutliche intrathekale IgG Synthese, basisches Myelinprotein (MBP) im Liquor sowie EEG Abnormitäten auf eine schlechtere Prognose hin. Trotz dieser Anhaltspunkte bleibt die Beurteilung der individuellen Prognose schwierig und ist naturgemäß umso schwieriger, je kürzer der Beobachtungszeitraum ist. Die pCP-MS hat insgesamt eine schlechtere Prognose als die RR-MS.

Die mittlere Krankheitsdauer liegt heute bei mehr als 25 Jahren. Die MS wird nicht als lebensverkürzende Erkrankung angesehen. Hinsichtlich des Gesamtveraufes kann man davon ausgehen, daß etwa 1/3 der Patienten während ihres ganzen Lebens nur geringgradige oder kaum nachweisbare Zeichen aufweisen und nicht sichtbar behindert sind. Etwa ein weiteres Drittel wird einen mäßigen Behinderungsgrad entwickeln, der nicht zu einer ausgeprägten Einschränkung im privaten- oder Berufsleben führt. Ebenfalls etwa 30 % weisen einen ungünstigeren Verlauf mit deutlicher Behinderung auf. Sehr schwere Verläufe sind selten (weniger als 5 %). Hierbei kann innerhalb weniger Jahre durch stetige Progression oder schwere Schübe in vitalen Bereichen des ZNS (Hirnstamm) der Tod eintreten. Bei schwer behinderten Patienten, die para- oder tetraplegisch sind, Ausfälle der kaudalen Hirnnerven mit Schluckstörungen oder schwere Blasen/Mastdarmfunktionsstörungen aufweisen, können wiederholte Infektionen der Atem- oder ableitenden Harnwege letztlich zum Tode führen.

Wegen der immer noch erheblichen Stigmatisierung, die Patienten durch die Diagnosestellung einer MS erfahren, ruht auf dem diagnostizierenden Arzt die besondere Verantwortung, sorgfältig und umfassend aufzuklären. **Auf die insgesamt gute Prognose und die vielfältigen therapeutischen Möglichkeiten sollte schon beim ersten aufklärenden Gespräch besonders hingewiesen werden. Der Patient verübelt dem erstdiagnostizierenden Arzt kaum etwas mehr als das Versäumnis, sich die Zeit für eine gründliche Aufklärung zu nehmen.** Immer dann, wenn der Patient nach einem ersten Aufenthalt im Krankenhaus von seinem Hausarzt oder Neurologen brüsk und im Rahmen eines kurzen Besuches über die Diagnose MS informiert wird oder sich diese aus dem Arztbrief selbst mit einem Wörterbuch erschließt, ist das Vertrauen für die Zukunft meist nachhaltig untergraben. Dies bedeutet nicht, daß es nicht Patienten und bestimmte Lebenssituationen gibt, in denen Zurückhaltung mit der Aufklärung angebracht ist, besonders, wenn aus den Befunden ein milder Krankheitsverlauf zu erwarten ist. In den meisten Fällen wird der Patient die Diagnose wissen wollen. Die umfassende Information ist eine wichtige Voraussetzung, sich mit der chronischen Erkrankung auseinandersetzen zu können. Erst dann ist der Patient für die teilweise eingreifenden Therapien ausreichend zu motivieren und kann sich bewußt auf eventuell eintretende Behinderungen oder vorübergehende Ausfälle einstellen.

E 11.2.3. Bedeutung der Kernspintomographie für die Beobachtung des natürlichen Verlaufs

Der Einsatz der Kernspintomographie für Diagnostik und Therapiebewertung der MS hat unser Verständnis der Erkrankung in den letzten Jahren nachhaltig verändert. Der typische MR Befund der MS umfaßt hyperintense, teils konfluierende und bevorzugt im periventrikulären Marklager gelegene Läsionen bei Verwendung T2-gewichteter Bildsequenzen. Das veränderte Signalverhalten im Vergleich zur übrigen weißen Substanz geht auf den Verlust von Myelin sowie die Entzündung und Glianarbe und, damit einhergehend, den erhöhten Wassergehalt zurück. In T1-gewichteten Aufnahmen imponieren diese Herde als dunklere, teils ausgestanzte Herde. Die Zahl und Fläche dieser Läsionen bei Erstmanifestation der Erkrankung korreliert mit dem weiteren Krankheitsverlauf (Filippi et al., 1994). Je mehr weiße Substanz betroffen ist, umso wahrscheinlicher ist ein rascheres Fortschreiten in den folgenden Jahren. Lassen sich bei einem Patienten mit Optikusneuritis bereits mehrere MRI Läsionen nachweisen, handelt es sich in der Mehrzahl der Fälle um die Erstmanifestation einer MS, während bei Fehlen von Herden kaum zu erwarten ist, daß sich später eine MS entwickelt. Neben den T1- und T2-gewichteten Bildsequenzen, die zur Dokumentation der bereits betroffenen weißen Substanz verwendet werden, zeigt das Übertreten des paramagnetischen Kontrastmittels Gadolinium (Gd) in das Parenchym die gestörte Blut-Hirn-Schranke und frische Entzündungsaktivität an. Durch Verfolgung des natürlichen Verlaufs der MS in seriellen MRI Untersuchungen in monatlichem Abstand ist mittlerweile klar, daß derartige frische Entzündungsherde im Durchschnitt nur etwa 2–3 Wochen aktiv bleiben und auch in Zeiten gefunden werden, in denen die Erkrankung klinisch stumm ist (McFarland et al., 1992). Dieser wichtige Befund hat die frühere Annahme widerlegt, daß die Krankheit nur aktiv ist, wenn es klinisch zu Schüben kommt. Die Dokumentation der Gd-kontrastierenden Herde im Verlauf, z. B. vor und während einer Behandlung, erlaubt es mittlerweile, rasch und an kleinen Patientenzahlen die Wirksamkeit einer neuen Therapie auf die Entzündungsaktivität zu bewerten und ist als Zielparameter für klinische Studien akzeptiert worden. Darüberhinaus unterstreichen diese Befunde die Bedeutung, die Erkrankung frühzeitig zu behandeln und nicht erst, nachdem viele klinische Schübe aufgetreten sind (Smith et al., 1993).

Der Einsatz verschiedener MRI Parameter (T1- und T2-gewichtete Sequenzen, Gd-Kontrastierung, Magnetisierungstransfer und Spektroskopie) erlaubt in zunehmendem Maße die Beurteilung verschiedener pathogenetischer Schritte von der frühen Entzündung mit Blut-Hirn-Schranken Störung bis hin zum Ausbildung von Glianarbe und axonalem Verlust. Es ist anzunehmen, daß wir diese Zusammenhänge in Kürze noch besser dokumentieren können und dann z. B. auch verstehen, welcher Parameter am besten mit dem klinischen Verlauf korreliert und parallel hierzu verfolgt werden sollte. Darüberhinaus deutet die geringe Zahl der MRI Läsionen, die die pCP-MS im Gegensatz zur RR-MS im MRI aufweist, darauf hin, daß es sich zumindest bei der primär-chronischen Verlaufsform um eine pathogenetisch andere Entität handelt.

E 11.3. Therapeutische Prinzipien

Da die Ätiologie der MS nach wie vor unbekannt ist und man im Einzelfall nicht weiß, wann die Erkrankung begonnen hat, versucht man mit den therapeutischen Maßnahmen, die angenommene Pathogenese zu beeinflussen. Basierend auf den einleitend erwähnten Befunden, gehen wir heute davon aus, daß es sich bei der MS um eine T Zell-vermittelte Autoimmunerkrankung handelt. Um die Grundlagen der heute angewendeten Behandlungsstrategien besser zu verstehen, sind die Überlegungen zu den pathogenetischen Schritten im folgenden Kapitel zusammengefaßt.

E 11.3.1. Pathogenese der MS und Experimentell-Allergischen Enzephalomyelitis (EAE) und deren Bedeutung für die Therapie

Die Rolle pathogenetisch möglicherweise bedeutsamer Faktoren kann bei MS-Patienten nur aufgrund indirekter Hinweise abgeschätzt werden. Unser gegenwärtiges Verständnis stammt zu einem großen Teil von Studien, in denen man versuchte, klinische oder immunologische Parameter vor und unter der Behandlung mit dem Krankheitsverlauf zu korrelieren. Aufgrund des sehr variablen Verlaufs und des Fehlens eindeutiger Marker wurden während der letzten Jahre entscheidende Fortschritte vor allem durch Erforschung von tierexperimentellen Modellerkrankungen der MS, insbesondere der EAE, gemacht. Zwar ähnelt keine der verschiedenen EAE Varianten der MS in jeder Hinsicht, doch erlaubte die Untersuchung der Parallelen zwischen MS und akuten und chronischen EAE Formen wertvolle Schlußfolgerungen zur Pathognese und möglichen Therapie von Entmarkungserkrankungen.

Die EAE kann in empfänglichen Stämmen verschiedener Tierspezies (Mäuse, Ratten, Meerschweinchen, Rhesusaffen, Marmosets) durch Injektion von Myelinantigenen, wie z. B. dem basischen Myelinprotein (MBP), Proteolipid Protein (PLP) oder Myelin Oligodendroglia Glykoprotein (MOG), in Adjuvans induziert werden. Darüberhinaus läßt sich die Erkrankung mit T Zellen mit Spezifität für diese Markscheidenbestandteile auf naive Tiere übertragen, womit gezeigt wurde, daß es sich bei der EAE um eine T Zell-vermittelte Autoimmunerkrankung handelt. Antikörper gegen MOG oder gegen Galaktozerebroside (Gal-C) können das Ausmaß der Demyelinisierung beeinflussen. Nach gegenwärtigem Wissensstand sind autoreaktive T Zellen fester Bestandteil des T Zell Repertoires jedes Individuums. Umweltfaktoren (z. B. Infektionen) oder somatische Ereignisse können im peripheren Blut zur Aktivierung potentiell enzephalitogener T Zellen führen. Im aktivierten Zustand sind diese in der Lage, die Blut-Hirn-Schranke zu durchdringen und ins Parenchym einzuwandern. Es ist nicht klar, ob die von diesen Zellen feigesetzten proinflammatorischen Zytokine (Interferon-γ, IFN-γ; Tumor-Nekrose-Faktor-α/β, TNF-α/β) und andere Faktoren wie Sauerstoff- (O_{2-}) und Stickstoffradikale (NO) allein oder in Kombination mit Zell- und Antikörper-vermittelter Lyse für die Entmarkung verantwortlich sind oder ob die sekundär in die Entzündungsläsion gelangten Zellen ebenfalls eine Rolle spielen. Lympho- und Zytokine induzieren lokal die Expression von HLA-Klasse I und -Klasse II Molekülen auf Endothel- und Gliazellen und erleichtern hierdurch sowohl die Antigenpräsentation als auch den Gewebeschaden durch zytolytische T Zellen. Enzephalitogene T Zellen konnten bereits in den Frühstadien der Plaqueentwicklung im Gewebe nachgewiesen werden, wohingegen später auch andere Zellen angetroffen werden. Makrophagen wandern, angelockt durch Chemokine, in die Läsion, werden lokal aktiviert und lösen die Myelinscheide von Axonen ab, bevor sie Markscheidenbestandteile phagozytieren und das fragmentierte Myelin abbauen. Viele dieser Funktionen wie die Freisetzung von Zytokinen, Phagozytose und Antigenprozessierung können vermutlich auch von ortsständigen Zellen wie der Astro- und besonders der Mikroglia ausgeübt werden.

Während der letzten Jahre wurden die T Zellen, die in empfänglichen Tierstämmen wie der Lewis Ratte, SJL- oder PL Maus EAE auslösen im Detail charakterisiert. Bevor wir auf die einzelnen Behandlungen eingehen, sollen die Eigenschaften der enzephalitogenen T Zellen kurz zusammengefaßt werden. Sie sind CD4+ Helfer T Zellen und erkennen das jeweilige Myelinpeptid im Kontext der MHC-Klasse II Moleküle, die im jeweiligen Tierstamm mit der Krankheitsempfänglichkeit assoziiert sind. Da sie bevorzugt die Zytokine IFN-γ und TNF-α/β freisetzen, gehören sie zur Klasse der T Helfer-1 Zellen. Für jeden empfänglichen Tierstamm wurden ein einziges oder einige wenige verschiedene Peptide der Myelinproteine MBP, PLP oder MOG als immundominant und enzephalitogen beschrieben. In der PL Maus sind z. B. die N-terminalen Aminosäuren des MBP (Ac 1–9), in der SJL Maus und Lewis Ratte die mittlere Region (89–101 in der SJL Maus; 68–86 und 87–99 in der Lewis Ratte) enzephalitogen. Neben diesem krankheitsassoziierten MHC-Peptid-Komplex zeigte sich, daß die enzephalitogenen T Zellen interessanterweise nur ein sehr beschränktes Repertoire an T Zell Rezeptoren (TCR) exprimieren. In der PL und B10/PL Maus sowie in der Lewis Ratte wurden ganz bevorzugt Vβ8.2 und Vα4 gefunden. Basierend auf diesen Untersuchungen des trimolekularen Komplexes enzephalitogener T Zellen, der aus TCR, MHC Molekül und autoantigenem Peptide besteht, wurden Behandlungen entwickelt, die in deren Wechselwirkung hochspezifisch eingreifen (Hohlfeld, 1997). Diese Behandlungen umfassen MHC-blockierende Peptide, die Anergisierung enzephalitogener T Zellen durch Gabe inaktivierter Antigen-präsentierender Zellen (APC), die mit Peptid beladen wurden, und weiterhin monoklonale Antikörper gegen das MHC-Klasse II Molekül, gegen den CD4 Rezeptor oder den TCR. Andere Behandlungsstrategien benutzen Peptide des TCR enzephalitogener T Zellen oder die inaktivierten T Zellen selbst, um gegen diese zu vakzinieren. Die Inaktivierung autoreaktiver T Zellen kann auch durch intravenöse, orale oder transnasale Gabe des Autoantigens erfolgen, wobei in Abhängigkeit von verabreichter Dosis und Weg Anergie oder Deletion der enzephalitogenen Zellen erfolgen kann. Die orale Tolerisierung induziert darüberhinaus vermutlich regulatorische CD8+ T Zellen, die Transforming Growth Faktor-β (TGF-β), ein immunsupprimierendes Zytokin, sezernieren und auf diese Weise die Autoimmunantwort hemmen. In ähnlicher Weise wirken möglicherweise sogenannte veränderte Peptidliganden (APL Peptide). Dies sind Peptide, die auf der Aminosäurensequenz des enzephalitogenen Peptids beruhen und in Positionen, die mit dem TCR Kontakt eingehen, modifiziert wurden. Für derartige APL Peptide wurde gezeigt, daß sie entweder das Zytokinmuster der autoreaktiven T Zellen verschieben können oder gar eine neue Population von T Zellen induzieren, die regulatorische Zytokine wie Interleukin-4 (IL-4) freisetzen und mit dem nativen, enzephalitogenen Peptid kreuzreagieren. Da die oben zusammengefaßten, spezifischen Therapien die genaue Kenntnis des trimolekularen Komplex erfordern und davon ausgehen, daß nur eine kleine Zahl bekannter Moleküle interagieren, wurden in letzter Zeit auch Behandlungen verfolgt, die gegen Effektormechanismen der T Zellen und Makrophagen gerichtet sind. Zu diesen gehören Antikörper gegen TNF-α/β, lösliche TNF Rezeptoren, Antikörper, die die Adhäsion enzephalitogener T Zellen an Hirnendothelien verhindern und die Interaktion der Adhäsionsrezeptoren alpha-4 Integrin (VLA-4) und Vascular Cell Adhesion Molecule-1 (VCAM-1) bzw. Leukocyte Function Associated Antigen-1 (LFA-1) und Intercellular Cell Adhesion Molecule-1 (ICAM-1) blockieren. Ebenfalls auf die Blockade der TNF-Freisetzung wirken unspezifische Phosphodiesterase Hemmer sowie die wirksameren Phosphodiesterase Typ-IV Inhibitoren und Hemmstoffe der Matrix-Metalloproteasen.

Diese interessanten Befunde in der EAE und die Zulassung des immunmodulierenden Zytokins IFN-β haben das Interesse daran verstärkt, auch für die MS neue Behandlungsstrategien zu entwickeln (Hohlfeld, 1997). Die MBP-spezifische T Zell Antwort beim Menschen ist mittlerweile gut untersucht. MBP-spezifische T Zellen sind CD4+, in der Regel durch die MS-assoziierten HLA-DR Moleküle restringiert, produzieren TNF-α/β und IFN-γ, sind häufig zytotoxisch aktiv und reagieren gegen immundominante Abschnitte des MBP, die mit denen überlappen, die in verschiedenen Tierspezies enzephalitogen sind. Nach wie vor kontrovers diskutiert wird die Frage, ob menschliche MBP-spezifische T Zellen ein restringiertes TCR Repertoire exprimieren und ob ihre Zahl in MS-Patienten gegenüber Gesunden deutlich erhöht ist. Gegenwärtig wird davon ausgegangen, daß MBP-spezifische T Zellen und vermutlich auch T Zellen mit anderer Spezifität Bestandteil des T Zell Repertoires von MS-Patienten und auch Gesunden sind. Hinsichtlich ihrer Feinspezifität erkennen sie lediglich bei einem Teil der Patienten nur ein Peptid, während bei den meisten Individuen Reaktivität gegen mehrere Epitope gefunden wird. Exogene Faktoren wie z. B. virale Infekte sind voraussichtlich an der Aktivierung dieser Zellen beteiligt. Nach wie vor unzureichend geklärt bleiben die Fragen, ob in einzelnen Patienten jeweils ein Myelinprotein Ziel der Autoimmunantwort ist, welches dies ist, und ob es in späteren Stadien der Erkrankung regelhaft zu einer Verbreiterung der Reaktivität kommt.

Im folgenden werden die gegenwärtig eingesetzten Therapienprinzipien, die theoretischen Grundlagen und die Ergebnisse der wichtigsten kontrollierten Studien sowie die in Entwicklung befindlichen Behandlungen vorgestellt.

E 11.3.2. Feststellung des Behandlungserfolges

Aufgrund des wechselhaften und schwer vorherzusagenden Verlaufs der MS ist die Bewertung des Behandlungserfolges sehr schwierig. Details hierzu können in Übersichten wie der von Paty et al. (1992) nachgelesen werden. Ohne alle Faktoren aufzählen zu können, gehören zu den Zielparametern der Grad klinischer Behinderung (anhand von klinischen Skalen, z. B. EDSS, Ambulation Index, etc.) und dessen Auswirkung auf das tägliche Leben, die Zahl und Schwere der Schübe, die Zeit bis zum Auftreten eines neuen Schubes sowie die im MRI dokumentierte Entzündungsaktivität und elektrophysiologische- oder Liquorparameter. Trotz vieler Versuche, Krankheitsaktivität und -progression auf diese Weise quantitativ zu erfassen, haben insbesondere frühere, teils umfangreiche und sorgfältig geplante Studien häufig kein eindeutiges Ergebnis geliefert. Die Zulassung des IFNβ beruhte unter anderem auf der Messung der MRI Aktivität und hat dazu geführt, daß diese leichter zu quantifizierenden Entzündungsparameter im MRI als sekundärer Zielparameter in Phase III Studien sowie als primärer Zielparameter in Phase II Untersuchungen nun akzeptiert sind, obwohl noch nicht geklärt ist, inwieweit sie mit dem langfristigen klinischen Verlauf korrelieren.

E 11.3.3. Gegenwärtige Therapiestrategien

Glukortikosteroide (GCS)

Fast jede der neueren Behandlungsstrategien der MS zielt darauf ab, die Autoimmunantwort zu hemmen. Frühere Therapien strebten eine globale Immunsuppression an. Glukokortikosteroide (GCS) und adrenokortikotropes Hormon (ACTH) waren über lange Zeit die einzigen Behandlungen, die einen positiven Effekt zeigten, und werden auch heute noch bei Schüben eingesetzt (Myers, 1992). GCS wirken entzündungshemmend und immunsuppressiv. Sie beeinflussen die Immunantwort auf verschiedenen Ebenen. Durch Umverteilung und Zerstörung kommt es zu einem raschen Abfall der Lymphozyten (um etwa 70 %) und Monozyten/Makrophagen (um etwa 90 %). T Lymphozyten, besonders Helfer T Zellen, sind ausgeprägter betroffen als B Lymphozyten. Gleichzeitig steigt durch Freisetzung aus dem Knochenmark und von endothelialen Oberflächen die Zahl der Neutrophilen an. Darüberhinaus werden Antikörper-Antworten und auch allergische Rektionen sowie die Transplantatabstoßung supprimiert. Obwohl unter verlängerter GCS Gabe die Masse des lymphoiden Gewebes abnimmt, bleibt die zelluläre und humorale Immunantwort nahezu intakt. Neben dem Einfluß auf die Zahl der Immunzellen, unterdrücken GCS die Freisetzung verschiedener Zyto- und Lymphokine, unter anderem IL-1, IL-2, IL-4, IL-5, IL-6, IFN-γ und TNF-α/β, wobei davon auszugehen ist, daß noch weit mehr Mediatoren beeinflußt werden. Die entzündungshemmenden Effekte umfassen die Inhibition von Arachidonsäuremetaboliten wie der Prostaglandine und Leukotriene, die Abnahme der Gefäßdilatation, des Ödems, der Fibrinablagerung und Migration von Entzündungszellen in das Gewebe sowie die Hemmung der Degranulierung lysosomaler Enzyme. Berücksichtigt man die zuvor erwähnte Pathogenese des Entmarkungsprozesses, so erklärt sich die Wirkung der GCS zwanglos. Der rasch einsetzende Effekt nach hochdosierter i. v. Gabe beruht vermutlich auf der Wirkung auf die Blut-Hirn-Schranke. Die im MRI nachweisbare Gd-Kontrastierung, die die Öffnung der Blut-Hirn-Schranke und die Flüssigkeitsvermehrung im Gewebe anzeigt, wird durch GCS innerhalb weniger Stunden gehemmt (Miller et al., 1992). Darüberhinaus unterbricht die Hemmung der Zytokinfreisetzung autoreaktiver Zellen die Kaskade, die letztlich zur Entmarkung führt. Die Wirkungen der GCS sind jedoch nur von kurzer Dauer und unterbrechen die Autoimmunreaktion nicht anhaltend. Obwohl bei weitem nicht alle denkbaren Behandlungsvariablen (Dauer, Dosis, Intervalle bis zum nächsten Zyklus) systematisch untersucht wurden, herrscht dennoch gegenwärtig weitgehende Übereinstimmung über die Art und Weise, wie GCS eingesetzte werden sollten (Myers, 1992). Hier sollen lediglich die wichtigsten Prinzipien kurz zusammengefaßt werden. Für die Beurteilung ist wichtig, daß – mit wenigen Ausnahmen – keine Studien vorliegen, die modernen Kriterien genügen. Sofern nicht anders vermerkt, basieren diese Feststellungen und Empfehlungen somit weitgehend auf ungeprüften (aber dennoch Konsensfähigen!) Erfahrungen.

- Die Langzeitbehandlung mit hohen oder niedrigen Dosen von GCS oder ACTH reduziert weder die Zahl der Schübe noch hält sie die Progression auf. Sie ist darüberhinaus durch eine hohe Nebenwirkungsrate gekennzeichnet.
- Es gibt keine Vorteile des ACTH im Vergleich zu GCS. ACTH hat mehr Nebenwirkungen und ist hinsichtlich seiner Pharmakokinetik weniger vorhersagbar.
- Hochdosierte, i. v. GCS (500 mg/Tag oder mehr) über 5–10 Tage verkürzen die Zeit und verringern die Schwere eines Schubes.
- Bisher gibt es keine einheitliche Meinung zur Frage, wie lange die i. v. Gabe durchgeführt werden sollte und ob es vorteilhaft ist, eine orale Ausschleichphase anzuschließen.
- Einzelne Berichte deuten an, daß hochdosierte, i. v. GCS auch die Progression der pCP-MS für einige Monate anhält.
- Eine Studie hochdosierter GCS bei Neuritis n. optici deutet an, daß diese Behandlung einen prophylaktischen Effekt hat (Beck et al., 1993).
- Eine kontrollierte Vergleichsstudie ergab keinen sicheren Vorteil der i. v. Hochdosistherapie (ein Gramm Methylprednisolon täglich i. v. über drei Tage) gegenüber einer über 3 Wochen ausschleichenden oralen Therapie (beginnend mit 48 mg Methylprednisolon in der ersten Woche; Barnes et al., 1997).

GCS sind sicher nicht ideal, bleiben aber die Behandlung der Wahl bei Schüben in allen Fällen, in denen andere Behandlungen noch nicht begonnen wurden oder die Krankheitsaktivität nicht ausreichend unterdrücken. Obwohl GCS bereits seit langer Zeit bekannt sind, kann die Art und Weise, in der sie verabreicht werden, noch weiter verbessert werden. Obgleich die Überlegenheit der i. v. Therapie gegenüber der oral ausschleichenden Therapie bisher nicht bewiesen ist, wird die kurzzeitige i. v. Therapie derzeit bervorzugt.

Immunsuppressive Behandlungen

Immunsuppressive Behandlungen wurden aus der Tumortherapie oder Transplantationsmedizin übernommen. Die verschiedenen Substanzen und ihr Wirkmechanismus werden unten zusammengefaßt. Sie können in breit immunsuppressiv wirkende Substanzen wie Azathioprin (AZA), Cyclophospamid (CTX), Methotrexat (MTX) und Mitoxantron (MIX), unterteilt werden sowie in

Substanzen, die spezifischer einzelne immunologische Funktionen beeinflussen. Zu letzteren gehören Cyclosporin A (CSA), FK506 und Deoxyspergualin (DSG). Nur die gegewärtigen eingesetzten Substanzen werden erwähnt.

Azathioprin (AZA): AZA wurde und wird in der Behandlung der RR-MS breit eingesetzt und ist in einer Reihe europäischer Länder nach wie vor eine Substanz der ersten Wahl (Hughes, 1992). Die Wirkung des AZA geht auf seinen Metaboliten 6-Mercaptopurin zurück, der mit seinem Analogon, Hypoxanthin, einem zentralen Baustein der Nukleinsäurebiosynthese, kompetitiert und deshalb vielfältige Wirkungen auf die DNA und RNA Synthese hat. In vitro Untersuchungen haben Einflüsse auf die T und B Zell Funktion gezeigt, wobei die Hemmung der Expression von Oberflächenrezeptoren (z. B. CD2) sowie die Inhibition von Mitogenantwort und der Induktion der Antikörperbildung im Vordergrund stehen. Verabreicht man die Substanz zum Zeitpunkt der Induktion einer Autoimmunerkrankung (EAE) oder einer Transplantation, so unterdrückt sie die EAE und Transplantatabstoßung. Diese Wirkung beruht jedoch vermutlich auf einer generellen Immunsuppression und nicht auf einem spezifischen Eingriff. Basierend auf diesen Ergebnissen, der Wirksamkeit bei anderen Autoimmunerkrankungen wie der rheumatoiden Arthritis, Myasthenie und Polymyositis, der relativ geringen Nebenwirkungsrate und der oralen Einnahme wurde AZA auch bei der MS eingesetzt. Eine Reihe offener und kontrollierter Studien wurden durchgeführt (British and Dutch Multiple Sclerosis Azathioprine Trial Group, 1988; Hughes, 1992). Eine Metaanalyse all dieser Untersuchungen kam zu folgenden Schlußfolgerungen (Yudkin et al., 1991): Jede Studie zeigte hinsichtlich der klinischen Progressionsrate, des Schubrisikos und der Kurtzke Skala oder des Ambulation Index einen Trend in Richtung Besserung unter AZA verglichen mit Placebo. Diese Trends erreichten in der Regel keine statistische Signifikanz. Der Effekt ist also gering ausgeprägt. Trotz der Tatsache, daß es gegenwärtig das Immunsuppressivum darstellt, mit dem die meisten Erfahrungen vorliegen, ist die langjährige Anwendung, insbesondere bei jungen Patienten, nicht unproblematisch (erhöhtes Infektionsrisiko und Tumorrisiko, wobei beide Risiken im Einzelfall nicht kalkulierbar sind!).

Cyclophosphamid (CTX): Cyclophosphamid (CTX) interkaliert in die DNA und gehört deshalb zur Gruppe der Alkylantien. Es wirkt vorwiegend auf Zellen, die sich rasch teilen, wie z. B. Zellen des lymphoiden, gastrointestinalen, urothelialen Systems, der Haarfollikel, Zellen der Keimgewebe und Tumorzellen. Seine Wirksamkeit bei Autoimmunerkrankungen wie der Lupus Nephritis, der Wegenerschen Granulomatose und verschiedener Vaskulitiden hat dazu geführt, das CTX auch bei der MS eingesetzt wird. Die erwünschten Wirkungen, insbesondere die Immunsuppression und die Verminderung des Tumorwachstums, aber auch die Nebenwirkungen, Leukopenie, hämorrhagische Zystitis, Amenorrhoe, Oligospermie und vorübergehende oder dauerhafte Alopezie, werden durch die Quervernetzung der DNA verursacht. CTX wirkt in vielfältiger Weise auf das Immunsystem. Es führt z. B. zur Reduktion verschiedener T Zell Klassen, ausgeprägter noch der B Zell Zahl und Funktion. In den klinischen MS Studien mit CTX wurden reduzierte CD4+ T Zell Zahlen und normal oder leicht erhöhte CD8+ T Zellen berichtet und spekuliert, daß dies mit der klinischen Wirkung korrelieren könnte. Die EAE kann durch Gabe von CTX blockiert werden, der genaue Mechanismus ist jedoch nicht klar. CTX wurde in unterschiedlichen Dosen allein oder in Kombination mit Steroiden bei der RR- und s- und pCP-MS eingesetzt (Mackin et al., 1992; Weiner et al., 1993). Diese Studien sind jedoch umstritten, wobei auch methodische Einwände angeführt werden. Daher gibt es noch immer keine einheitliche Meinung darüber, ob die Substanz wirkt und wie sie am besten eingesetzt werden sollte. Aufgrund verschiedener Zielparameter, Dosierungsschemata und Verabreichungsformen sind die bisher durchgeführten Studien nur bedingt vergleichbar. Die Zusammenfassungen von Mackin et al. (1992) und Weiner et al. (1993) weisen jedoch darauf hin, daß eine Induktionstherapie mit i. v. CTX in den unten angegebenen Dosen und eine begleitende Erhaltungstherapie alle zwei Monate die Zahl der Schübe reduziert und die Progression vermindert oder aufhält, solange die Erhaltungstherapie erfolgt. Die signifikanten Nebenwirkungen, die Malignome der Blase und des lymphatischen Systems umfassen, beschränken den Einsatz von CTX jedoch auf MS-Patienten mit sehr häufigen und schweren Schüben und rascher Progression, wenn andere Behandlungen ausgeschöpft sind. Darüberhinaus weisen Mackin et al. (1992) darauf hin, daß zukünftige klinische Studien die Fragen klären sollten, in welchen Dosen und welcher Route CTX verabreicht werden sollte, ob eine Induktionstherapie und die begleitende Gabe von Steroiden erforderlich ist, um das wirksamste Therapieschema mit der geringsten Nebenwirkungsrate bei bester Wirksamkeit herauszufinden.

Methotrexat (MTX): Methotrexat (MTX) gehört in die Gruppe der Folsäure-Antagonisten und greift über die Hemmung der Dihydrofolatreduktase an vielfältigen Stellen in die Purin- und Pyrimidinbiosynthese ein. Seine Wirksamkeit bei Leukämien und auch bei soliden Tumoren, z. B. den Chorionkarzinomen, sowie die Entdeckung der »Rescuetherapie« mit Leukovorin bei Einsatz hoher Dosen von MTX haben dazu geführt, daß die Substanz auch in der Behandlung der Psoriasis verwendet wurde. Der Nachweis einer wirksamen Hemmung zellulärer Immunreaktionen leitete den Einsatz bei Knochenmark- und Organtransplantationen, bei Dermatomyositis, Wegenerscher Granulomatose und Morbus Crohn ein. Ähnlich anderen Zytostatika zeigen sich Nebenwirkungen bei Einsatz von MTX in der Tumortherapie besonders an sich rasch teilenden Zellen des Knochenmarks und des Gastrointestinaltraktes und äußern sich in Mukositis, Myelosuppression und Thrombozytopenie, die ihr Maximum 5–10 Tagen nach Gabe erreichen und dann rasch abklingen. Besonders der erfolgreiche Einsatz intermittierender, niedriger Gaben von MTX bei der rheumatoiden Arthritis hat in den letzten Jahren neues Interesse am MTX bei MS geweckt. Eine kürzlich an Patienten mit sekundär und primär-CP-MS durchgeführte Therapiestudie, in der neben den üblichen Zielparametern (Goodkin et al., 1995) besonders Meßmethoden zur Dokumentation der Handmotorik und Geschicklichkeit (Nine peg in hole- und block in box Test) eingesetzt wurden, dokumentierte neben der guten Verträglichkeit der wöchentlichen oralen Einmalgabe von 7,5 mg MTX, daß diese Substanz in weiter fortgeschrittenen Stadien die Verschlechterung der Funktion der oberen Extremitäten aufhalten oder verhindern kann (Goodkin et al., 1995). Das auf den ersten Blick ungewöhnliche Ergebnis einer Wirkung nur an den oberen Extremitäten erklärt sich dadurch, daß bei eher spinalen Verlaufsformen die oberen Extremitäten später betroffen sind und hier dementsprechend auch noch eher ein therapeutischer Effekt zu erwarten ist. Die an den unteren Extremitäten schon länger bestehenden Defizite sind hingegen fixiert und durch Hemmung neuer Entzündungsaktivität einer therapeutischen Wirkung nicht mehr zugänglich. Obwohl eine Bestätigung dieser Ergebnisse an größeren Patientenzahlen noch aussteht, bietet sich mit MTX gerade bei Patienten in späteren Stadien somit eine alternative Behandlung, die ambulant erfolgen kann und relativ gut vertragen wird.

Cyclosporin A (CSA): Cyclosporin A (CSA), ein von Pilzen gebildetes, zyklisches Undekapeptid, dessen immunsuppressive Effekte von Borel zuerst beschrieben wurden, greift spezifischer in die zelluläre Immunantwort ein als AZA und CTX (Wolinsky, 1992). CSA hat zu drastisch verbesserten Ergebnissen in der Transplantationschirurgie geführt. Die Substanz hemmt über die intrazelluläre Bindung an Cyclophilin Calcineurin A/B und greift auf diesem Wege in die T Zell Aktivierung und Transkription der Lympho-/Zytokine IL-2, IL-3, IL-4, TNF-α und GM-CSF ein. Darüberhinaus werden proinflammatorische Schritte über die CSA-induzierte TGF-β Sekretion antagonisiert. Die meisten der in vitro Effekte wie die Hemmung der Mitogenantwort, der Antwort auf Alloantigene in der gemischten Lymphozytenkultur sowie die Blockade von T-Helfer (Th) Zellen erklären sich durch den molekularen Wirkmechanismus des CSA, das darüberhinaus aber auch die Prostaglandinsynthese von Monozyten stimuliert. In vivo verbessert CSA das Langzeitüberleben von Transplantaten. In akuten und chronisch-relapsierenden EAE Modellen wurden sowohl die komplette Hemmung der Induktion der EAE als auch die Verbesserung einer schon begonnenen Erkrankung beschrieben, wobei bei Gabe niedriger Dosen von CSA auch ein Wechsel einer akuten EAE Form in eine chronisch-relapsierende beobachtet wurde. CD4+ T Zellen, die aus CSA-behandelten Tieren isoliert und in vitro weiterkultiviert wurden, waren in der Lage den adoptiven Transfer enzephalitogener T Zellen zu unterdrücken. Es wurde deshalb spekuliert, daß es unter CSA Gabe in vivo zur Expansion von T Zellen mit einem Suppressor-Phänotyp kommt. In der MS wurde CSA in drei großen, multizentrischen, kontrollierten Studien untersucht, eine in Deutschland (Kappos et al., 1988), eine in England und den Niederlanden (Rudge et al., 1989) und eine in den USA (Multiple Sclerosis Study Group, 1990). Die eingesetzten Dosen bewegten sich zwischen 5 mg/kg KG/Tag und 10 mg/kg KG/Tag. Die deutsche Studie, in der CSA und AZA verglichen wurden, sowie die beiden anderen Studien, die CSA und Placebo gegenüberstellten, kamen zu folgenden Ergebnissen:

- Die Behandlung mit CSA ist der mit AZA *nicht* überlegen, führt jedoch zu häufigeren und schwereren Nebenwirkungen, insbesondere Nephrotoxizität (Kappos et al., 1988).
- In der britisch-niederländischen Studie wurde bei den niederländischen Patienten kein therapeutischer Effekt gesehen, während bei den britischen eine statistisch signifikante Wirkung (weniger Schübe und längere Intervalle bis zum ersten Schub) des CSA beobachtet wurde (Rudge et al., 1989). Die Endauswertung zeigte, daß die CSA-behandelten Patienten während der ersten 6 Behandlungsmonate stabiler waren, sowie über die ganze Studiendauer zahlenmäßig weniger und leichtere Schübe aufwiesen.
- Die amerikanische Studie dokumentierte, daß CSA die Zeit, bis ein Patient auf den Rollstuhl angewiesen ist, verlängerte und daß die Behinderung der oberen Extremitäten weniger ausgeprägt war. Es wurde kein Effekt auf die Zeit bis zu anhaltender Progression beobachtet, die durch den Ambulation Index gemessene Verschlechterung war jedoch verlangsamt, und es kam zu einer abgeschwächten Progression unter längerer Behandlung (> 15 Monate). Am meisten profitierten Patienten, die in der Frühphase behandelt wurden. Eine Verminderung der – allerdings damals noch nicht systematisch – durch das MRI dokumentierten Krankheitsaktivität wurde nicht beobachtet.
- Aufgrund der teilweise schweren Nebenwirkungen erfordert die Behandlung enge medizinische Überwachung, insbesondere um das Risiko der Nephrotoxizität zu minimieren.

Bei insgesamt nur geringer Wirkung des CSA (s. a. AZA) und des ungünstigen Nebenwirkungsprofils wird CSA heute bei der MS nur in Ausnahmesituationen eingesetzt. Eine wichtige Anmerkung sollte jedoch an dieser Stelle erfolgen: Beim Vergleich mit den jüngst eingeführten und bevorstehenden

Substanzen wie IFNβ und Cop-1 ist zu berücksichtigen, daß die früher mit CSA (und AZA) durchgeführten Studien im Durchschnitt deutlich schwerer betroffene Patienten umfaßten und andere Zielparameter hatten!

Immunmodulatorische Behandlungen

Nachdem die Daten zu den oben beschriebenen Substanzen insgesamt nicht überzeugend waren und diese aufgrund ihres breiten Eingriffs in das Immunsystems oder gar viele andere Organsysteme erhebliche Nebenwirkungen aufweisen, hat man in den letzten Jahren versucht, weniger schädliche Immunmodulatoren oder gar hochspezifische Immuntherapien zu entwickeln. Die Interferone und Copolymer-1 (Cop-1) gehören in die Gruppe der immunmodulierenden Substanzen. IFN-γ wird von T Lymphozyten und natürlichen Killer (NK) Zellen sezerniert und verstärkt auf vielfältige Weise die T Zell Antwort gegen Fremd-, aber auch Autoantigene. Neben seinen antiviralen Wirkungen aktiviert es zytolytische T Zellen, stimuliert die Freisetzung anderer Zytokine und steigert die Expression von HLA/MHC-Molekülen auf einer Vielzahl von Zellen, unter anderem auch Astro- und Mikroglia sowie Endothelzellen. Wie oben ausgeführt, geht man gegenwärtig davon aus, daß Th1 Zellen aufgrund ihrer Fähigkeit, proinflammatorische Zytokine (IFN-γ und TNF-α/β) zu bilden, maßgeblich an der Pathogenese der EAE und der MS beteiligt sind. Als IFN-γ aufgrund seiner antiviralen Wirkung bei der MS eingesetzt wurde, führten vermutlich die zuletzt genannten proinflammatorischen Wirkungen zu einer deutlichen Zunahme der Schübe, so daß die Studie nach wenigen Monaten abgebrochen werden mußte (Panitch et al., 1987). Ein anderes Interferon, IFNβ, hat neben seinen antiviralen Wirkungen deutlich modulierende Effekte auf das Immunsystem hat und wurde für die Behandlung der MS zugelassen (Jacobs und Munschauer, 1992; The IFNB Multiple Sclerosis Study Group, 1993 und 1995; Paty et al., 1993). Auch eine an anderer Stelle angreifende Substanz, das Cop-1, wird in die MS Therapie eingeführt. Die Ergebnisse der wichtigsten Therapiestudien mit verschiedenen Formen des IFNβ und mit Cop-1, sowie die Befunde zu ihrer Wirkung werden im folgenden behandelt. Im Anschluß wird kurz auf in Erprobung befindliche, bereits bekannte Substanzen sowie zukünftige Therapiestrategien eingegangen.

Interferon-beta (IFNβ): Eine Reihe von Zelltypen, unter anderem Fibroblasten, epitheliale Zellen, Lymphozyten, Macrophagen und dendritische Zellen, sezernieren während viraler Infektionen IFNβ. Neben der antiviralen Aktivität wirkt IFNβ immunmodulatorisch und hemmt z. B. die Immunreaktion vom verzögerten Typ (delayed type hypersensitivity; DTH), sowie die Freisetzung von IFN-γ und TNF-α/β und viele der durch diese Zytokine ausgelösten, proinflammtorischen Effekte. Zu diesen gehören die Induktion von HLA-Antigenen, Adhäsions- und kostimulatorischen Molekülen, die voraussichtlich alle an der Induktion der Autoimmunantwort (sie oben) beteiligt sind. Somit werden eine Vielzahl von Prozessen, die während der Aktivierung des Immunsystems ablaufen und später auch an der Effektorphase beteiligt sind, durch IFNβ wünschenswert beeinflußt. Inwieweit IFNβ direkt in Mechanismen der Antigenpräsentation und -prozessierung eingreift und die Proliferation von Lymphozyten hemmt, wird gegenwärtig noch untersucht.

Der Einsatz von IFNβ in der Therapie der MS gründete ursprünglich auf der Überlegung, daß die Erkrankung durch ein oder mehrere Viren ausgelöst und unterhalten wird. Anschließend an die frühe Beobachtung eines günstigen Effektes bei intrathekaler Gabe und nach kleineren Studien (Jacobs und Munschauer, 1992), untersuchten in den letzten Jahren zwei große, multizentrische, Placebo-kontrollierte und doppelblinde Studien die Wirkung von IFNβ-1b (rekombinant in Bakterien hergestelltes, unglykosyliertes IFN-β, in dem das Cystein in Position 17 durch ein Serin ausgetauscht wurde und das N-terminale Methionin fehlt, Betaferon®; The IFNB Multiple Sclerosis Study Group, 1993 und 1995; Paty et al., 1993) und IFNβ-1a (rekombinante, in Hamster-Ovarzellen hergestellte, voll glykosylierte Substanz ohne weitere Veränderungen des Moleküls, Avonex®; Jacobs et al., 1996) bei RR-MS. Diese Untersuchungen schlossen neben klinischen Zielparametern erstmals auch MRI-Befunde als wichtige Zielgrößen mit ein. Die deutliche Wirkung auf die Verlängerung des schubfreien Intervalls, die Zeit bis zum ersten Schub, die Zahl der Schübe (Reduktion der jährlichen Schubrate von 1,27 auf 0,84), die Schwere der Schübe und insbesondere die MRI Aktivität, die später in einer weiteren Untersuchung untermauert wurden (The IFNB Multiple Sclerosis Study Group, 1993 und 1995; Paty et al., 1993), führten 1993 zur Zulassung des IFNβ-1b (Betaseron®) in den USA und Ende 1995 auch in Deutschland (Betaferon®). IFNβ-1b hat sich in den letzten Jahren in den USA und zunehmend in Europa als Mittel der Wahl für die RR-MS durchgesetzt. Aufgrund der ebenfalls positiven Befunde mit IFNβ-1a (Avonex®) und der in dieser Studie gezeigten Abschwächung der Krankheitsprogression wurde diese zweite Substanz im Frühjahr 1996 ebenfalls in den USA zugelassen. Mittlerweile liegen publizierte, klinische Erfahrungen für einen Behandlungszeitraum von 5 Jahren mit IFNβ-1b vor (The IFNB Multiple Sclerosis Study Group et al., 1995). Die in der ersten Publikationen für einen kürzeren Zeitraum gezeigten Resultate wurden bestätigt. Da während der letzten zwei Jahre aber insbesondere Placebopatienten mit schwereren Verläufen aus dem Placeboarm ausgeschieden waren, war diese Gruppe nicht mehr representativ und die vergleichbaren Patientenzahlen so reduziert worden, daß die Wirkung auf die Krankheitsprogression zwar im Trend gezeigt wurde, aber keine statistische Signifikanz erreichte. Im Gegensatz hierzu war die Wirkung auf die klinische Krankheitsprogression in der IFNβ-1a Untersuchung primärer Zielparameter (Jacobs et al., 1996), und wegen dieses unterschiedlichen Studiendesigns signifikant ausgefallen. Aufgrund einer Vielzahl von Überlegungen ist nicht zu erwarten, daß die biologischen Wirkungen der beiden IFNβ Präparationen sich unterscheiden. Eher denkbar wäre, daß die unterschiedlichen Dosen und Verabreichungswege (8×10^6 IU s. c. jeden zweiten Tag beim IFNβ-1b; 6×10^6 IU i. m. einmal wöchentlich beim IFNβ-1a) zu Unterschieden in Nebenwirkungsprofil und Wirkdauer führen könnten, wobei dieser Punkt bisher nicht systematisch untersucht wurde. Ebenso unklar ist die Wirkung der IFNβ Präparationen auf die sekundär- oder primär chronische progredienten Verlaufsformen. Gegenwärtig wird die Wirkung auf die RP-MS und sCP-MS in Nordamerika und Europa in multizentrischen, Placebo-kontrollierten und doppelblinden Studien untersucht. Obwohl IFNβ vielerorts als Standardtherapie der RR-MS mittlerweile eingeführt ist, bleibt dennoch eine Vielzahl von Fragen offen. Zu diesen gehören die Ermittlung der besten Dosis und Verabreichungsform, die Bedeutung der neutralisierenden Antikörper, die erforderliche Dauer der Behandlung, der möglichen Langzeitnebenwirkungen, die Fragen, welche Mechanismen dem Nichtansprechen von Patienten zugrunde liegen und ob Kombinationsbehandlungen mit anderen Substanzen die moderate Wirksamkeit deutlich verbessern.

Neutralisierende Antikörper können sich sowohl bei Therapie mit IFNβ-1b als auch bei Therapie mit IFNβ-1a entwickeln. Größere und längere Erfahrungen hierzu bestehen bisher für IFNβ-1b (The IFNB Multiple Sclerosis Study Group and the University of British Columbia MS/MRI Analysis Group, 1996). Die Antikörper entwickelten sich bei mehr als einem Drittel der behandelten Patienten, und zwar meist innerhalb des ersten Therapiejahres. In den meisten Fällen ist davon auszugehen, daß die anti-IFNβ Antikörper die therapeutischen Effekte des IFNβ zumindest vorübergehend abschwächen. Weiterhin ist zumindest theoretisch damit zu rechnen, daß Antikörper gegen IFNβ-1b auch mit IFNβ-1a reagieren, und umgekehrt. Allerdings liegen hierzu noch keine gesicherten Ergebnisse vor.

Copolymer-1 (Cop-1): Ähnlich wie beim IFNβ erhoffte man sich mit der Entwicklung von Cop-1, die Pathogenese der MS gezielter und nebenwirkungsärmer beeinflussen zu können. Vor mehr als zwei Jahrzehnten begann man deshalb mit synthetischen Polypeptiden bei der EAE zu experimentieren. Eines dieser Polypeptide oder Copolymere, Cop-1, das sich aus den Aminosäuren L-Alanin, L-Glutaminsäure, L-Lysin und L-Tyrosin in den molaren Verhältnissen 4,2 : 1,4 : 3,4 : 1 und zufälliger Abfolge zusammensetzt (Molekulargewicht 4,7–13 kDa), erwies sich in der MBP-induzierten EAE als äußerst wirksam und wurde in folgenden Jahren sowohl experimentell als auch klinisch intensiv weiteruntersucht (Bornstein et al., 1992). Man geht davon aus, daß dieses Cop-1 oder Bruchstücke davon mit der Bindung von Peptiden der Myelinproteine MBP, PLP und MOG an die krankheitsassoziierten HLA/MHC-Molekülen interferiert. Weiterhin gibt es Hinweise, daß Cop-1-spezifische T Zellen, die nach Verabreichung der Substanz induziert werden, z. B. mit MBP kreuzreagieren, jedoch augrund ihres Zytokinmusters immunmodulierend wirken. Obwohl somit der molekulare Wirkmechanismus nicht abschließend geklärt ist, hat nach anfänglich nicht eindeutigen klinischen Befunden eine kürzlich veröffentlichte, Placebo-kontrollierte, doppelblinde und multizentrische Studie gezeigt, daß Cop-1 bei Patienten mit früher RR-MS nahezu ähnlich wirksam ist wie IFNβ (Reduktion der Schubrate um 29 %), aber ein deutlich günstigeres Nebenwirkungsprofil aufweist (Johnson et al., 1995). Cop-1 wird subkutan einmal täglich verabreicht (20 mg/Tag) und zeigt außer geringgradigen Reaktionen an der Einstichstelle und selten einem Engegefühl im Brustbereich, Flushing, Herzrasen und Dyspnoe keine Nebenwirkungen (Johnson et al., 1995). Cop-1 wurde aufgrund der positiven Erfahrungen in den USA im Herbst 1996 zugelassen.

Experimentelle und zukünftige Behandlungen

Einige der unten als experimentelle und zukünftig aufgeführten Behandlungen werden gegenwärtig bereits in der Therapie der MS eingesetzt oder geprüft. Da noch keine definitiven Studienergebnisse vorliegen und die Substanzen folglich noch nicht zugelassen sind, werden sie in diesem Absatz abgehandelt.

Mitoxantron (MIX): Mitoxantron, ein bei Leukämien und Mamma-Karzinomen eingesetztes, synthetisches Anthrazyklinderivat, das mit Epirubicin und Doxyrubicin chemisch verwandt ist, wurde bisher nur in kleinen Phase II Untersuchungen bei RP-MS und CP-MS untersucht (Übersicht bei Spuler und Hohlfeld, 1994). Vorteilhafte Wirkungen wurden berichtet, sind aber aufgrund des Studiendesigns und der Patientenzahlen als vorläufig zu werten. Eine größere, kontrollierte Untersuchung wird gegenwärtig durchgeführt. Mitoxantron stimuliert DNA Strangbrüche und interkaliert in die DNA Helix. Wie andere Zytostatika wirkt MIX auf sich rasch teilende Zellen, z. B. des hämatopoetischen Systems, des Gastrointestinaltrakts, der Haarbälge sowie Tumorzellen. MIX wird in der Therapie der MS als Einmalinfusion (10–12 mg/m^{2}KOF; s. u.) in dreimonatigem Abstand gegeben. Die Kardiotoxizität ist geringer ausgeprägt ist als bei Doxorubicin. Ab einer kumulativen Gesamtdosis von ca. 70–80 mg/m^2 wird jedoch die Kardiotoxizität zum begrenzenden Faktor für die Anwendung, so daß die Behandlungsdauer in der Regel auf ein bis anderthalb Jahre beschränkt ist. Vor und unter Therapie müssen folgende Vorsichtmaßnahmen eingehalten werden (Spuler und Hohlfeld, 1994):

- Schwangerschaft ausschließen bzw. verhüten
- Kardiale Verlaufsuntersuchungen (EKG, Echo)
- Wöchentliche Blutbildkontrollen für die ersten 4 Wochen nach jeder Infusion und 7 Tage vor nächster geplanter Infusion
- Wenn Leukopenie < 4×10^9/L oder Thrombopenie < 100×10^9/L oder sonstige Toxizitätszeichen auftreten, Behandlung aussetzen; ggf. zukünftige Dosen reduzieren
- Nach sekundärer Amenorrhö fragen
- Gesamtdosis von 70–80 mg/m^2 nicht überschreiten

2.2-Chlorodeoxyadenosine (2-CdA): Das Adenin-Deaminase resistente Purinanalogon, 2-Chlorodeoxyadenosine (2-CdA) hat sich bei Haarzell-Leukämie, chronisch-lymphozytischen Leukämien und bei niedriggradigen Lymphomen als wirksam erwiesen. Nach intrazellulärer Phosphorylierung durch Deoxycytidin-Kinase wird es in die DNA eingebaut und führt neben Strangbrüchen zur NAD und ATP Verarmung sowie zu Apoptose mancher Zell-Linien. Der Mechanismus ist bisher nicht ganz verstanden. 2-CdA hat sich in einer kleinen Studie an Patienten mit CP-MS, denen es als i. v. Dauerinfusion über einen zentralen Venenkatheter verabreicht wurde (4 Zyklen je 0,7 mg/kg KG), als wirksam erwiesen (Sipe et al., 1994). Diese Ergebnisse wurden bisher von anderen Untersuchern noch nicht bestätigt. Gegenwärtig versucht eine offene Studie zu klären, ob die Substanz auch bei oraler Verabreichung wirkt. Hauptnebenwirkungen sind Myelosuppression und Thrombozytopenie.

Deoxyspergualine (DSG): 15-Deoxyspergualin (DSG) ist ein synthetisches Derivat des von *Bacillus laterosporus* produzierten Spergualin. Während der letzten Jahre erwies es sich als potentes Immunsuppressivum, das besonders zur Prävention der Allotransplantatabstoßung eingesetzt wird (Ameyima et al., 1990), aber auch in der Behandlung experimenteller Autoimmunerkrankungen wirksam war (Schorlemmer et al., 1991). DSG hemmt die Ornithindecarboxylase und wirkt auf intrazelluläre Heat-Shock-Proteine; der molekulare Wirkmechanismus ist jedoch nicht vollständig geklärt. Auf zellulärer Ebene interferiert DSG mit der Reifung von T- und B Zellen sowie Effektorfunktionen von Makrophagen. Aufgrund der vielversprechenden Ergebnisse in der Transplantationsmedizin, des günstigen Nebenwirkungsprofils (Übelkeit, Erbrechen, Parästhesien, vorübergehende Blutdruckanstiege, Flush, vorübergehender Abfall von Leukozyten, Erythrozyten oder Thrombozyten, jeweils bei einigen Patienten) und insbesondere aufgrund des weitpublizierten Selbstversuches eines deutschen Anästhesisten wurde in Europa eine placebo-kontrollierte, doppelblinde und multizentrische Studie (zwei Dosen DSG verglichen mit Placebo) durchgeführt, deren abschließende Ergebnisse noch nicht vorliegen.

Ganzkörperbestrahlung (total lymphoid irradiation, TLI) und Knochenmarkstransplantation: Vorläufige und später umfangreichere Ergebnisse zeigten, daß die Bestrahlung des gesamten lymphatischen Systems bei CP-MS in einigen Fällen wirksam war. Diese frühen Resultate wurden jedoch in einer kürzlich publizierten, randomisierten, doppelblinden und Placebo-kontrollierten Studie der Ganzkörperbestrahlung bei CP-MS *nicht* bestätigt (Wiles et al., 1993). Diese Behandlung kann deshalb für die Behandlung der CP-MS nicht empfohlen werden.
Einzelne Fallberichte über Besserung von Autoimmunerkrankungen nach – aus anderer Indikation durchgeführter – Knochenmarkstransplantation führen gelegentlich zu Patientenanfragen, ob die Knochenmarkstransplantation auch für die Therapie der MS in Frage komme. Angesichts der hohen Risiken auch der autologen Knochenmarkstransplantation ist ungewiß, ob diese Frage in ausreichend großen Studien geprüft werden kann.

Plasmapherese und i. v. Immunglobulin: Wie die meisten in der MS eingesetzten Therapien, erschien die Plasmapherese in Einzelfällen vorteilhaft, kann jedoch insgesamt aufgrund des gegenwärtigen Erkenntnisstandes nicht als wirksames Verfahren empfohlen werden. In lebensbedrohlichen Situationen, z. B. bei akuten Schüben mit Hirnstammbeteiligung, die auf die alleinige Gabe hochdosierter Steroide nicht ansprechen, ist ein Versuch mit Plasmapherese jedoch gerechtfertigt. Auch i. v. Immunglobuline werden bei MS geprüft, wobei experimentelle Befunde dafür sprechen, daß i. v. Immunglobuline neben der immunmodulierenden Wirkung möglicherweise einen günstigen Effekt auf die Remyelinisierung haben. Ermutigend sind die Ergebnisse einer österreichischen kontrollierten Studie, in der monatliche Infusionen von i. v. Ig (0,15–0,2 g/kg) einen günstigen Effekt auf Schubrate und Progression hatten (Fazekas et al., 1997). Allerdings fehlen kernspintomographische Vergleichdaten, so daß diese Ergebnisse als vorläufig angesehen müssen und weiterer Bestätigung bedürfen, bevor der Stellenwert der i. v. Ig Therapie eingeschätzt werden kann.

Experimentelle Behandlungen in Planung: Nachdem mit zwei IFNβ Präparationen und Cop-1 erstmals gezeigt wurde, daß MS Therapien sich in großen, kontrollierten Studien als wirksam erwiesen, begannen in den letzten Jahren eine Vielzahl von Labors und Firmen, neue Behandlungsstrategien zu entwickeln (Hohlfeld, 1997). Diese basieren in der Mehrzahl auf experimentellen Untersuchungsergebnissen bei der EAE oder theoretischen, pathogenetisch orientierten Überlegungen. Eine Reihe dieser noch experimentellen Behandlungsansätze wird in Kürze in Phase I- und II Untersuchungen klinisch geprüft werden oder wurden bereits getestet (Antikörper gegen CD4; erwies sich als nicht wirksam). Diese umfassen Antikörper gegen Adhäsionsmoleküle wie ICAM-1 oder VLA-4, die Impfung mit inaktivierten autoreaktiven T Zellen oder mit TCR Peptiden potentiell bedeutsamer, Myelin-spezifischer T Zellen, die orale Tolerisierung mit Myelin, die Blockade der Antigen Präsentation durch HLA-Peptid Komplexe, regulatorische Zytokine wie Transforming Growth Factor-β (TGF-β) und IL-10 und intravenöse Immunglobuline, von denen man sich eine Hemmung myelin-spezifischer Antikörper und einen positiven Einfluß auf die Remyelinisierung verspricht. Ebenfalls in Kürze getestet werden veränderte Peptidliganden (APL Peptide), die auf dem bei MS-Patienten immundominanten MBP Peptid (83–99) basieren und in einer wichtigen TCR Kontaktstelle mutiert wurden. Von diesen erhofft man sich eine Verschiebung der von autoreaktiven T Zellen sezernierten, proinflammatorischen Zytokine zu den regulatorischen Interleukinen IL-4 und IL-10, Ein weiterer vielversprechender Ansatz nutzt die Hemmung einer Gruppe von Enzymen (Phosphodiesterase (PDE) Typ IV und ihre Isoformen), die unter anderem differentiell im Gehirn und lymphoiden System exprimiert werden. Rolipram, der Prototyp der PDE Typ IV Inhibitoren, ist seit langem durch seine antidepressive Wirkung bekannt und erwies sich darüberhinaus als hochwirksame Behandlung der EAE (Sommer et al., 1995). PDE Typ IV Inhibitoren und, weniger ausgeprägt, auch unspezifische PDE Hemmer wie Pentoxyphyllin hemmen präferentiell die Freisetzung proinflammatorischer Zytokine (IFN-γ, TNF-α/β). Bei PDE Typ IV Hemmern wie Rolipram erscheint die zusätzliche antidepressive Wirkung besonders bei MS-Patienten attraktiv, bei denen eine mehrfache erhöhte Rate depressiver Syndrome und Suizide lange bekannt ist. Abschließend bleibt zu erwähnen, daß die Forschung sich seit kurzem auch mit späteren pathogenetischen Schritten in der MS wie der Gliaproliferation und der Remyelinisierung befaßt. Eine Substanz, der Insulin-ähnliche Wachstumsfaktor (insulin-like growth factor; IGF), unterstützt die Remyelinisierung und hat sich in der EAE als wirksam erwiesen. Eine Therapiestudie bei MS-Patienten wird in Kürze beginnen. Diese Liste ist nicht vollständig. Weitergehende Informationen zu experimentellen Behandlungen der MS findet der Leser in Übersichten zu diesem Thema (z. B. Hohlfeld, 1997).

E 11.4. Pragmatische Therapie

Nachdem die Ätiologie der MS nach wie vor nicht bekannt ist, konzentriert sich die Behandlung auf die Unterdrückung oder Modulation der angenommenen, pathogenetischen Schritte auf unterschiedlichen Ebenen. Aus unserem unvollständigen Verständnis ergibt sich notgedrungen, daß diese Therapien mehr oder weniger unspezifisch sind. Die nächsten Punkte dieses Kapitels werden die gegenwärtigen empfohlenen und in der Praxis eingesetzten Behandlungsschemata zusammenfassen. Auf die Therapien der Wahl in den verschiedenen Stadien der Erkrankung, deren praktische Durchführung und die eventuell auftretenden Nebenwirkungen wird ebenso eingegangen wie auf MS-spezifische, symptomatische Behandlungen und das Vorgehen in besonderen Situationen wie z. B. bei einer Schwangerschaft. Die Autoren sind sich darüber im Klaren, daß eine Reihe der erwähnten Behandlungen noch umstritten sind, da die vorliegenden Daten aus kontrollierten Studien eine abschließende Bewertung noch nicht zulassen. Wir schlagen jedoch nur Therapien vor, mit denen wir zum einen über umfangreiche eigene Erfahrungen verfügen und die sich zum anderen auf publizierte Therapieschemata stützen. Keine, auch nicht die für die MS zugelassenen Substanzen (IFNβ; Cop-1), kommt dem Idealziel nahe, nämlich zukünftige Schübe ganz zu vermeiden, die klinische Progression langfristig anzuhalten und wenig Nebenwirkungen aufzuweisen. Dies bedeutet, daß nicht selten, z. B. bei Versagen der Standardtherapie und rascher Progredienz oder Auftreten schwerer Schübe, individuelle Therapieentscheidungen notwendig sind. Es ist die Überzeugung beider Autoren, daß der früher häufig beobachtete, therapeutische Nihilismus nicht angebracht ist. Es erscheint nicht akzeptabel, den Verlauf einer Erkrankung untätig zu beobachten, die bevorzugt junge Erwachsene und das die Person und ihren Aktionsradius repräsentierende ZNS befällt und zu irreversibler Schädigung mit erheblichen Behinderungen führt. Die Erkenntnis, daß die Entzündung bereits lange vorhanden sein kann, bevor sie klinisch manifest wird, und sich auch zwischen den Schüben immer wieder klinisch stumme, d. h. dem groben diagnostischen Raster entgehende Entzündungsherde bilden, zusammen mit der geringen Regenerationskapazität des ZNS Myelins, erfordern darüberhinaus eine Behandlung in den Frühstadien der MS, bevor ein dauerhaftes neurologisches Defizit vorliegt. Voraussetzung für die frühe Behandlung ist eine gute Prognoseabschätzung, damit die in der Regel jungen Patienten nur dann mit potentiell schädlichen Substanzen therapiert werden, wenn der zu erwartende ungünstige Verlauf dies rechtfertigt. Hieraus ergibt sich, daß neben Diagnose und prognostischer Abschätzung die Indikationsstellung zu einer differenzierten, wirksamen und nebenwirkungsarmen Therapie durch einen Neurologen erfolgen sollte, der die/den Patientin/en gut kennt und den klinischen Verlauf verfolgt.

E 11.4.1. Behandlung des Schubes und der Neuritis nervi optici

Bei Erstmanifestation einer MS, z. B. durch eine Optikusneuritis, und zur Behandlung von Schüben einer RR- oder RP-MS sind Glucocorticosteroide (GCS) die Behandlung der Wahl (**Tab. E 11.5**). Eine vorübergehende Verlangsamung der Progression kann manchmal auch bei sekundär- oder primär chronisch progredienter MS erzielt werden. Aufgrund der guten Verträglichkeit der kurzfristigen hochdosierten i. v. Steroidmedikation ist es gerechtfertigt, diese auch bei chronischer Verlaufsform zu versuchen, bevor Behandlungen mit deutlich höheren Nebenwirkungsraten begonnen werden. Methylprednisolon ist das GCS der Wahl; ACTH und fluorierte Steroide sollten wegen der schlechten Steuerbarkeit (ACTH) oder höheren Nebenwirkungsrate (z. B. Steroidmyopathie bei fluorierten GCS) nicht gegeben werden. Bisher neigen viele Neurologen dazu, nur Schübe mit motorischen, zerebellären, vegetativen oder spinalen Ausfällen, aber nicht solche mit rein sensiblen Störungen zu behandeln. Unter Berücksichtigung der oben erwähnten MRI Befunde, daß nur ein kleiner Teil der entzündlichen Herde im ZNS auch zu klinischen Ausfällen führt, empfehlen wir, jede Verschlechterung, die die Kriterien eines Schubs erfüllt, mit i. v. GCS zu behandeln. Hochdosiertes, i. v. verabreichtes Methylprednisolon vermindert innerhalb weniger Stunden das parenchymatöse Ödem und führt zum Verschluß der Blut-Hirn-Schranke, so daß kein Gd-Übertritt mehr nachweisbar ist. Darüberhinaus wird die Dauer des Schubes abgekürzt und seine Schwere verringert. Eine multizentrische Studie zum Einsatz von i. v. GCS bei Optikusneuritis dokumentierte darüberhinaus, daß durch diese Therapie die Rate der Patienten, die später eine MS entwickelten, gesenkt wurde, die i. v. Steroidgabe also möglicherweise auch einen prophylaktischen Effekt hat (Beck et al., 1993). Dies ist konsistent mit Befunden aus MRI Verlaufsuntersuchungen. Auch dort wurde ein vorübergehendes Sistieren der Entzündungsaktivität dokumentiert. Ob die einmalige oder wiederholte Gabe von i. v. GCS tatsächlich den Beginn einer MS verschiebt oder verhindert, kann jedoch noch nicht abschließend beurteilt werden.

Weder die exakte Dosis noch die Dauer der i. v. Steroidgabe wurden bisher in kontrollierten Studien ermittelt. Bei der Mehrzahl der Neurologen besteht jedoch Konsens, daß i. v. Methylprednison (500–1 000 mg/Tag in 250 ml 5 % Glukoselösung als Kurzinfusion über 30 Minuten–1 Stunde) zumindest an drei, besser an fünf aufeinanderfolgenden Tagen verabreicht werden sollte, bevor sich eine kurze orale Ausschleichphase (siehe **Tab. E 11.5**) anschließen kann, aber nicht muß. Für orales Ausschleichen spricht die Beobachtung, daß bei manchen Patienten, die nur 3 oder 5 Tage i. v. behandelt werden, die klinische Aktivität wieder aufflackert.

Dieses Vorgehen der i. v. Steroidgabe wird nun breit eingesetzt und ist insgesamt sicher und von weniger Nebenwirkungen begleitet, als dies bei

Tab. E 11.5: Schubbehandlung mit hochdosierten i. v. Kortikosteroiden. Die orale Auschleichphase ist nicht obligat. Die Dosen während der oralen Ausschleichphase können leicht modifiziert werden (siehe Text) (ges. gesch. Präparatenamen z. T. in Auswahl)

Tag 1–5:	500–1000 mg Methyprednisolon i. v. in 250 ml 5 % Glukose Lsg. als Kurzinfusion über 30 Min bis 1 Stunde; morgens.
	Falls keine oder nur leichte Besserung orales Ausschleichen:
Tage 6 and 7:	80 mg Methylprednisolon (z. B. Urbason®), oral
Tage 8 and 9:	60 mg Methylprednisolon oral
Tage 10 and 11:	40 mg Methylprednisolon oral
Tage 12 and 13:	20 mg Methylprednisolon oral, dann ab
Tag 1–15:	2 × 150 mg Ranitidin (z. B. Sostril®, Zantic®)

Vorsichtsmaßnahmen während der hochdosierten i. v. Kortikosteroidtherapie:

- Gabe als Kurzinfusion über 30–60 Minuten ist der Injektion als Einzeldosis vorzuziehen. Falls ambulante Behandlung geplant, sollte die erste Dosis in Anwesenheit eines Arztes oder einer Schwester mit den Möglichkeiten zur Notfallbehandlung durchgeführt werden, falls anaphylaktische Reaktionen oder kardiovaskuläre Probleme auftreten.
- Obwohl Magenulzera selten auftreten, ist die Gabe von H2-Blockern (Ranitidin-HCL 150 mg 2 × täglich) oder Antazida bis zum Abschluß des oralen Ausschleichens zu empfehlen. Besondere Vorsicht (Gastroskopie vor Beginn der Therapie!) sollte bei Patienten mit Magenulkus in der Vorgeschichte eingehalten werden. Falls florides Ulkus, keine Kortikosteroidtherapie!
- Patienten mit Thromboserisiko sollten Low Dose Heparin s. c. erhalten.
- Orale K^+ Substitution, falls erforderlich (Kalium unter Therapie alle zwei Tage bestimmen).
- Eine vernarbte Tuberkulose in der Anamnese ist keine Kontraindikation. Aus juristischen Gründen sollte jedoch vor Behandlung immer ein Röntgen-Thorax erfolgen.
- Fetale Mißbildungen können bei Steroidgabe während der ersten drei Schwangerschaftsmonate auftreten. Später sind selbst hohe Steroiddosen relativ sicher. Die Patienten sollten dennoch von einem Gynäkologen mitbetreut werden.
- Während der gesamten Steroidstoßbehandlung sollten die Kranken zu Hause bleiben und sich ausruhen. Stationäre Aufnahme ist nicht erforderlich.
- Hochdosierte i. v. Steroide sollten bei Patienten mit Zeichen akuter Infektionen (Fieber > 38,5 °C oder/und Leukozytose, BSG/CRP Erhöhung) nicht gegeben werden.
- Jedes Zeichen einer akuten Psychose wie Depression, Halluzinationen, formale oder inhaltliche Denkstörungen erfordert psychiatrische Intervention. Patienten mit derartigen Zeichen in der Vorgeschichte sollten nicht ambulant behandelt werden. Ruhelosigkeit und Schlaflosigkeit werden mit Benzodiazepinen (z. B. Lormetazepam (Noctamid®) 1 mg oder Nitrazepam (Mogadam®) 2,5–5 mg vor dem Einschlafen) behandelt.
- Latenter oder manifester Diabetes erfordern regelmäßige Überwachung von Blut- und Urinzucker und ggf. Adaptation der Diabetes-Therapie.
- Hypertonus: Regelmäßiges Messen des RR. Antihypertensiva müssen eventuell angepaßt werden. Thiazid-Diuretika können zu vermehrtem K^+ Verlust führen!
- Glaukom: Regelmäßige Untersuchung des Augeninnendrucks und Anpassung der spezifischen Therapie.

der früher durchgeführten längeren oralen Gabe der Fall war, obwohl eine deutliche Überlegenheit der Wirksamkeit der i. v. Therapie bisher nicht gelang (Barnes et al., 1997). Die Probleme, die bei der oral ausschleichenden Therapie (z. B. 100 mg oral für 2–4 Wochen und dann langsame Dosisreduktion) auftraten, sind gut bekannt und umfassen unter anderem: Osteoporose, Magenulzera, Hyperglykämie, Glukosurie, Umverteilung des Körperfetts mit Autreten einer Stammfettsucht, Myopathien, Neuropathien, Katarakt, Glaukom, Hypertonus und organische Psychosen, um nur die wichtigsten zu nennen. Diese Nebenwirkungen treten bei der kurzzeitigen und hochdosierten i. v. Gabe von Methylprednisolon nicht auf. Die Patienten berichten hingegen häufig über innere Unruhe und Getriebenheit sowie ein Wärmegefühl. Die Infusion sollte deshalb, um Schlafstörungen zu vermeiden, wenn möglich morgens verabreicht werden. Aseptische Osteonekrosen von Humerus- oder Femurkopf stellen irreversible, wenn auch sehr seltene Nebenwirkungen dar. Auch peptische Ulzera des Gastrointestinaltraktes, schwere anaphylaktische Reaktionen sowie plötzliches Herz-Kreislauf-Versagen stellen extrem seltene Nebenwirkungen dar. Psychotische Episoden hingegen werden insbesondere bei Patienten mit affektiven oder paranoiden Störungen in der Vorgeschichte etwas häufiger beobachtet. Insgesamt stellt die hochdosierte i. v. Gabe von GCS nicht nur hinsichtlich ihrer Wirksamkeit, sondern mehr noch bezüglich des günstigen Nebenwirkungsprofils einen großen Fortschritt dar.

Obwohl diese Frage bisher nicht in kontrollierten Studien untersucht wurde, erscheint es sicher, bis zu vier i. v. Steroid-Stoßtherapien pro Jahr zu verabreichen. Möglicherweise bestätigt sich der in MRI Verlaufsbeobachtungen und der Optikusneuritis-Studie gefundene, prophylaktische Effekt dieser Behandlung.

E 11.4.2. Immunmodulierende Dauerbehandlung der schubförmigen MS

Allgemeine Empfehlungen

Der erste Schub wird nur mit i. v. Steroiden behandelt (s. o.). Wenn danach häufige Schübe folgen, d. h. ein oder mehr Schübe pro Jahr auftreten, sollte eine immunmodulatorische Dauertherapie begonnen werden (**Tab. E 11.6**). Bei Patienten mit besonders schweren Schüben (Paresen, Ataxie, Okulomotorikstörungen) und bei Patienten mit nur partieller oder fehlender Remission nach Schüben (akkumulierende Defizite) sollte eine Dauertherapie auch dann in Betracht gezogen werden, wenn die Schubfrequenz niedriger ist, d. h. mindestens ein Schub in 2 Jahren auftritt. Bei Patienten mit seltenen Schüben (weniger als ein Schub in 2 Jahren), sehr leichten Schüben (rein sensible Ausfälle) und/oder voller Remission der Schübe besteht keine sichere Indikation zur Dauertherapie, insbesondere dann nicht, wenn auch im MRI keine Hinweise für umfangreiche Entzündungsaktivität vorliegen (geringe Zahl von T2-Läsionen; keine Gd-kontrastierenden Läsionen). Patienten mit chronischem schweren Defizit (Verlust der Gehfähigkeit, schwere Ataxie) profitieren von immunmodulierenden Therapien nicht mehr, so daß die symptomatische Therapie ganz in den Vordergrund tritt. **Es sei ausdrücklich betont, daß diese allgemeinen Empfehlungen nicht auf vergleichenden Studien beruhen, sondern auf der pragmatischen Einschätzung der gegenwärtigen Therapiemöglichkeiten.**

Für alle unten zusammengefaßten Therapien ist es sowohl für die Indikationsstellung als auch für die späteren Therapieentscheidungen (Wann kann ich davon ausgehen, daß die eingesetzte Substanz nicht wirkt? Wann wechsele ich auf eine neue Substanz?) von außerordentlicher Bedeutung, daß Anamnese, neurologischer Befund und die wichtigsten Funktionsskalen (**Tab. E 11.7**) idealerweise von einem Untersucher gut dokumentiert werden. Zu achten ist hier neben Schubfrequenz, Schwere der Schübe, subjektiven Beschwerden, neuropsychologischen Ausfällen (s. o.) und Uhthoff Phänomen auf die Gehstrecke und andere, genau zu erfragende Funktionsdefizite. Nur wenn dies festgehalten wird, sind die therapeutischen

Tab. E 11.6: Therapeutische Überlegungen in den verschiedenen Stadien und Verlaufsformen der MS basierend auf den gegenwärtig verfügbaren und zugelassenen Medikamenten

Stadium/Verlaufsform	Behandlung der Wahl
Optikusneuritis	Hochdosierte i. v. Kortikosteroide
RR-MS (seltene Schübe) (< 2/Jahr, bes. sensible Zeichen, geringe MRI Aktivität)	Hochdosierte i. v. Kortikosteroide im Schub
RR-MS (häufige Schübe) (> 2/Jahr, schwer, hohe MRI Aktivität)	Kontin. **IFN-β** oder **COP-1**; Kontin. **Azathioprin** (zweite Wahl); Zusätzlich bei Schüben hochdosierte i. v. Kortikosteroide
RRMS mit sek. chronisch-progredientem oder schubförmig progredienter MS (schwere Schübe, rasche Progression) und **Primär CP-MS** (rasche Progredienz)	**Cyclophosphamid** Kurzinfusionen jeden zweiten Monat mit oder ohne Induktionsbehandlung (s. Text) Hochdosierte i. v. Kortikosteroide können die Induktionsbehandlung in solchen Fällen ersetzen (Alternativschema s. Text); **Methotrexat** oral **Mitoxantron** i. v.

Entscheidungen trotz der nicht zu umgehenden Unschärfen rational begründet und nachvollziehbar. Auch neuropsychologische Defizite müssen erfaßt werden, da sie bei Fehlen motorischer oder sensibler Schübe ein Hinweis für weiter ablaufende Entzündungsaktivität sein können. Unter der Therapie mit IFNβ kann die MRI Untersuchung zusätzlichen Aufschluß darüber geben, ob die Substanz wirkt oder nicht. Allerdings ist der Stellenwert der MRI bei der Indikationsstellung und der Verlaufsbeobachtung unter Therapie bisher nicht genau definiert.

Immunmodulierende Behandlung der schubförmigen MS mit IFN-beta

Für die Behandlung von Patienten mit RR-MS stehen verschiedene rekombinante IFN-beta Präparate zur Verfügung. IFNβ-1b (Betaferon) wird in einer Dosierung von 8×10^6 IU in zweitägigem Abstand s. c. durch den Patienten selbst injiziert. Die Selbstinjektion kann der Kranke entweder im Rahmen eines kurzen stationären Aufenthaltes oder ambulant, jeweils unter geschulter Anleitung, erlernen. Zu dieser Anleitung gehört die genügende Aufklärung über mögliche Nebenwirkungen und die dann zu treffenden Maßnahmen. Als weitere Voraussetzung gilt eine sichere Kontrazeption. IFNβ-1a (Avonex) wird in einer Dosierung von 6×10^6 IU einmal wöchentlich i. m. appliziert. Auch hier ist sichere Kontrazeption vorgeschrieben.

Die unter der Therapie mit IFNβ beobachteten **Nebenwirkungen** sind in der Mehrzahl nicht ernst. Besonders zu Beginn der Behandlung kommt es zu Symptomen eines grippalen Infektes in Form von Myalgien, Kopfschmerzen, Müdigkeit, Temperaturerhöhungen, Schüttelfrost und allgemeinem Unwohlsein. Um die insbesondere in den ersten Wochen auftretenden, grippalen Nebenwirkungen zu minimieren, soll während der ersten zwei Wochen nur die halbe Dosis IFNβ-1b (Betaferon) einjiziert werden. Darüberhinaus lassen sich diese mit Antiphlogistika gut koupieren (z. B. Ibuprofen 400 bis 1 200 mg pro Tag in 2–3 Tagesdosen) und

Tab. E 11.7: EDSS Skala nach Kurtzke.
Die EDDS Skala ist die am weitesten gebräuchliche Behinderungsskala bei MS. Im ersten Schritt werden die Funktionellen Systeme (FS) standardisiert untersucht (I). Im zweiten Schritt wird daraus die Leistungsskala (EDSS) ermittelt (II).

I. Funktionelle Systeme (FS)
(Funktionsbeeinträchtigung.
Nach WHO: Impairment)

1. **Pyramidenbahn**
(Kraftmaß nach Medical Research Council)
0 - keine Aktivität
1 - Muskelkonzentrationen ohne Bewegungseffekt
2 - Bewegung unter Ausschaltung der Schwerkraft
3 - Bewegung gegen der Schwerkraft
4 - Bewegung gegen einigen Widerstand
5 - Bewegung gegen maximalen Widerstand (normal)

0 - normal
1 - abnorme Befunde ohne Behinderung
2 - minimale Behinderung
3 - leichte oder mittelschwere Paraparese oder Hemiparese (5 bis 3); schwere Monoparese (3 bis 1)
4 - ausgeprägte Paraparese oder Hemiparese (3 bis 1); mittelschwere Tetraparese (4 bis 2); Monoplegie (0)
5 - Paraplegie, Hemiplegie, ausgeprägte Tetraparese (2 bis 1)
6 - Tetraplegie
9 - unbekannt

2. **Kleinhirn**
0 - normal
1 - abnorme Befunde ohne Behinderung
2 - leichte Ataxie (benötigt keine Hilfe). Erkennbarer Tremor
3 - mäßige Rumpf- oder Extremitätenataxie (benötigt Stock, Abstützen an Wänden, etc. Funktionen zeitweise erschwert)
4 - schwerer Extremitätenataxie (benötigt Stützen oder Hilfsperson. Funktion konstant erschwert)
5 - Unfähigkeit zu koordinierten Bewegungen infolge Ataxie
9 - unbekannt

Zusatzbefunde (bezüglich Kraft)
0 - Schwäche beeinflußt Untersuchungsergebnisse nicht
1 - Schwäche (Grad 3 oder schwächer bei Pyramidenfunktion), beeinflußt Untersuchung
9 - unbekannt

3. **Hirnstamm**
0 - normal
1 - abnorme Untersuchungsbefunde
2 - mäßiger Nystagmus oder anderweitig leichte Behinderung
3 - ausgeprägter Nystagmus, deutliche Paresen von äußeren Augenmuskeln, mäßige Funktionsstörungen anderer Hirnnerven
4 - deutliche Dysarthrie oder andere ausgeprägte Funktionsstörungen
5 - Unfähigkeit zu sprechen oder zu schlucken
9 - unbekannt

4. **Sensorium**
0 - normal
1 - Abschwächung von Vibrationssinn oder Zahlen-Erkennen an einer oder zwe Extremitäten
2 - leichte Verminderung von Berührungs-, Schmerz oder Lageempfindung; und/oder mäßige Abschwächung des Vibrationssinnes in einer oder zwei Extremitäten; oder Verminderung entweder des Vibrationssinnes oder des Zahlenerkennens allein an drei oder vier Extremitäten
3 - mäßige Verminderung von Berührungs-, Schmerz- oder Lageempfindung sowie/oder Verlust der Vibrationsempfindung in einer oder zwei Extremtitäten; oder leichte Verminderung von Berührungs- oder Schmerzempfindung sowie/oder mäßige Verminderung in allen propriozeptiven Tests in drei oder vier Extremitäten

4 - deutliche Verminderung von Berührungs-, Schmerzempfindung und Propriozeption an einer oder kombiniert an einer oder zwei Extremitäten; oder mäßige Verminderung von Berührungs- oder Schmerzempfindung sowie/ oder schwere Einschränkung der Propriozeption in mehr als zwei Extremitäten
5 - weitgehender Sensibilitätsverlust in einer oder zwei Extremitäten; oder mäßige Verminderung der Berührungs- oder Schmerzempfindung und/oder Verlust der Propriozeption am größten Teil des Körpers
6 - weitgehender Sensibilitätsverlust unterhalb des Kopfes
9 - unbekannt

5. **Blasen- und Mastdarmfunktionen**
(Bewertung dr schlechteren Funktionen)
0 - normal
1 - leichtes Harnverhalten, leichter Harndrang
2 - mäßig ausgeprägtes und/oder Stuhlverhalten. Mäßig ausgeprägter imperativer Harn-, beziehungsweise Stuhldrang. Seltene Harninkontinenz. Gelegentliche Verwendung von Laxanzien, intermittierend Selbstkatheterisierung, manuelle Blasen- beziehungsweise Darmentleerung
3 - häufige Urinkontinenz
4 - beinahe konstante Katheterisierung und konstante Verwendung von Hilfsmitteln zur Stuhlentleerung
5 - Verlust der Blasenfunktion
6 - Verlust von Blasen- und Darmfunktion
9 - unbekannt

6. **Sehfunktionen** (Visus korrigiert)
0 - normal
1 - Skotom, Visus größer als 1,2
2 - schwächeres Auge mit Skotom und Visus 1,2 bis 0,6
3 - schwächeres Auge mit ausgedehntem Skotom oder mäßige Gesichtsfeldeinschränkung, aber mit maximalem Visus von 0,6 bis 0,4
4 - schwächeres Auge mit deutlicher Gesichtsfeldeinschränkung und maximalem Visus von 0,4 bis 0,2; Grad 3 plus maximaler Visus des besseren Auges 0,6 oder weniger
5 - schwächeres Auge mit maximalem Visus unter 0,2. Grad 4 plus maximaler Visus des besseren Auges 0,6 oder weniger
6 - Grad 5 plus maximaler Visus des besseren Auges von 0,2 oder weniger
9 - unbekannt

7. **Zerebrale Funktionen**
0 - normal
1 - Stimmungsschwankungen
2 - leichte organische Wesensveränderungen
3 - mäßiggradige organische Wesensveränderungen
4 - ausgeprägte organische Wesensveränderungen
5 - schwere Demenz
9 - unbekannt

8. **Andere Funktionen**
0 - keine
1 - andere neurologische Befunde, die auf die MS zurückzuführen sind
9 - unbekannt

A **Zusatzbefund Spastizität**
0 - nicht vorhanden
1 - vorhanden
9 - unbekannt

B **Zusatzbefund Kontrakturen**
0 - nicht vorhanden
1 - vorhanden
9 - unbekannt

C **Zusatzbefund Haut**
0 - keine Dekubitus
1 - mindestens ein Dekubitus
9 - unbekannt

D **Zusatzbefund Harnwegsinfekt**
0 - selten HWI
1 - häufig HWI
9 - unbekannt

A **Zusatzbefund Sehnervenpapille**
0 - temporale Ablassung nicht vorhanden
1 - temporale Ablassung vorhanden
9 - unbekannt

II. **Leistungsskala**
[Nach Kurtzke J. F.: Rating neurologic impairment in multiple sclerosis: an expanded disability status scale (EDSS)]. Neurology (1983), 33, 1444–1452

(Die Angaben der Grade beziehen sich auf die Untersuchung der funktionellen Systeme (FS).
0.0- normale neurologische Untersuchung (Grad 0 in allen funktionellen Systemen)
1.0- keine Behinderung, minime Abnormität in einem funktionellen System (d. h. Grad 1)
1.5- keine Behinderung, minime Abnormität in mehr als eine FS* (mehr als einmal Grad 1)
2.0- minimale Behinderung in einem FS (ein FS Grad 2, andere 0 oder 1)
3.0- mäßiggrade Behinderung in einem FS (ein FS Grad 3, andere 0 oder 1) oder leichte Behinderung in drei oder vier FS (3 oder 4 FS Grad 2, andere 0 oder 1), aber voll gehfähig.
3.5- voll gehfähig, aber mit mäßiger Behinderung in einem FS (Grad 3) und ein oder zwei FS Grad 2; oder zwei FS Grad 3; oder fünf FS Grad 2 (andere 0 oder 1)
4.0- gehfähig ohne Hilfe und Rast für mindestens 500 m. Aktiv während ca. 12 Stunden pro Tag trotz relativ schwerer Behinderung (ein FS Grad 4, übrige 0 oder 1)
4.5- gehfähig ohne Hilfe und Rast für mindestens 300 m. Ganztätig arbeitsfähig. Gewisse Einschränkung der Aktivität, benötigt minimale Hilfe, relativ schwere Behinderung (ein FS Grad 4, übrige 0 oder 1)
5.0- gehfähig ohne Hilfe und Rast für etwa 200 m. Behinderung schwer genug, um tägliche Aktivität zu beeinträchtigen (z. b. ganztägig zu arbeiten ohne besondere Vorkehrungen). Ein FS Grad 5, übrige 0 oder 1; oder Kombination niedriger Grade, die aber über die Stufe 4.0 geltenden Angaben hinausgehen)
5.5- gehfähig ohne Hilfe und Rast für etwa 100 m. Behinderung schwer genug, um normale tägliche Aktivität zu verunmöglichen (FS Äquivalente wie Stufe 5.0)

6.0- bedarf intermittierend, oder auf einer Seite konstant, der Unterstützung (Krücke, Stock, Schiene) um etwa 100 m ohne Rast zu gehen (FS-Äquivalente: Kombinationen von mehr als zwei FS Grad 3 plus)
6.5- benötigt konstant beidseits Hilfsmittel (Krücke, Stock, Schiene), um etwa 20 m ohne Rast zu gehen (FS-Äquivalente wie 6.0)
7.0- unfähig, selbst mit Hilfe, mehr als 5 m zu gehen. Weitgehend an den Rollstuhl gebunden. Bewegt den Rollstuhl selbst und transferiert ohne Hilfe (FS-Äquivalente Kombinationen von mehr als zwei FS Grad 4 plus, selten Pyramidenbahn Grad 5 allein)
7.5- unfähig, mehr als ein paar Schritte zu tun. An den Rollstuhl gebunden. Benötigt Hilfe für Transfer. Bewegt Rollstuhl selbst, aber vermag nicht den ganzen Tag im Rollstuhl zu verbringen. Benötigt eventuell motorisierten Rollstuhl (FS-Äquivalente wie 7.0)
8.0- Weitgehend an Bett oder Rollstuhl gebunden; pflegt sich weitgehend selbständig. Meist guter Gebrauch der Arme (FS-Äquivalente Kombinationen meist von Grad 4 plus in mehreren Systemen)
8.5- Weitgehend ans Bett gebunden, auch während des Tages. Einiger nützlicher Gebrauch der Arme, einige Selbstpflege möglich (FS-Äquivalente wie 8.0)
9.0- Hilfloser Patient im Bett. Kann essen und kommunizieren (Fs-Äquivalente sind Kombinationen, meist Grad 4 plus)
9.5- Gänzlich hilfloser Patient. Unfähig zu essen, zu schlucken oder zu kommunizieren (FS-Äquivalente sind Kombinationen von lauter Grad 4 plus)
10- Tod infolge MS

* Ausgenommen zerebrale Funktionen (7), Grad 1

sistieren nach den ersten Wochen oder gehen zumindest in der Intensität deutlich zurück. An Laborbefunden werden mäßig ausgeprägte Leuko- und Lymphopenien sowie Transaminasenanstiege beobachtet.

Bei Behandlung mit IFNβ1-b (Betaferon) treten anfangs bei den meisten Patienten lokale Reizungen (Rötung, Induration) an der Einstichstelle auf. Diese lassen sich in der Regel leicht durch lokale Kühlung und Vermeidung dieser Lokalisation bei der nächsten Injektion vermeiden. Fortan wird der Injektionsort dann häufiger gewechselt. Hiervon abzugrenzen sind sich durch eine retikuläre Gefäßzeichnung ankündigende, flächige Hautnekrosen (1–3 %). Beim Auftreten dieser Nebenwirkungen sollte die Therapie bis zum Abheilen ausgesetzt werden. Detaillierte Empfehlungen zur Vermeidung bzw. Behandlung der Nebenwirkungen von IFNβ1-b finden sich bei Walther et al., 1996.

Seltener als die flüchtigen Hautreizungen wird eine meist vorübergehende Vermehrung vorbestehender Tonuserhöhungen bebachtet. Seltene Nebenwirkungen stellen allergische Reaktionen, kardiale Arrhythmien und Depressionen bis zur Suizidalität dar. Bei Vorliegen einer affektiven Psychose oder schweren depressiven Episoden in der Vorgeschichte sollte die Behandlung mit IFN-βnur nach sorgfältigem Abwägen der Risiken und engmaschiger, nervenärztlicher/psychiatrischer Kontrolle erfolgen.

Über die erforderliche Therapiedauer liegen keine gesicherten Erkenntnisse vor. Der Therapieerfolg läßt sich naturgemäß erst nach ein bis zwei Jahren Behandlung beurteilen. Verändert sich unter der Behandlung die zuvor beobachtete Schubfrequenz nicht, oder kommt es unter Therapie zu einer deutlichen Progression, sollte die Therapie abgesetzt werden. In solchen Fällen gibt die Bestimmung von neutralisierenden anti-IFN Antikörpern einen zusätzlichen Anhalt für den Wirkungsverlust. Auch der kernspintomographische Verlauf gibt einen Anhalt für die Wirksamkeit der Therapie. Da IFNβ-1b besonders auf die frühen Schritte der ZNS Entzündung wie Störung der Blut-Hirn-Schranke wirkt, stellt das Verschwinden Gd-kontrastierender Läsionen einen Parameter für die Wirksamkeit der Therapie dar. Der weitere Nachweis Gd-kontrastierender Läsionen sollte bei Fehlen von Schüben und subjektivem Wohlbefinden des Patienten aber nicht zum Abbruch der Behandlung führen. Praktisch gehen wir so vor, daß wir vor Beginn der Therapie eine MRI Untersuchung nach einem standardisierten Protokoll durchführen und diese bei klinisch nicht eindeutigem Ansprechen nach 6 Monaten und nach einem Jahr wiederholen. Klinischer und MRI Befund zusammen erlauben dann in der Regel, über die Weiterführung der Therapie zu entscheiden. Da die IFNβTherapie mit erheblichen Kosten verbunden ist, erscheint dieses Vorgehen gerechtfertigt, da hierdurch Therapieversager relativ früh identifiziert werden können.

Eine zusätzliche Entscheidungshilfe, ob ein Therapieversagen vorliegt oder ob die Therapie weitergeführt soll, bietet die (standardisierte!) Bestimmung neutralisierender Antikörper. Entscheidendes Kriterium ist aber der klinische Verlauf. Wenn es unter Therapie mit IFN-βzu einer Häufung von Schüben kommt, oder der zunächst schubförmige in einen chronischen Verlauf übergeht, sollte die Therapie in jedem Fall abgesetzt werden.

Wenn es unter Gabe von IFNβzu Schüben kommt, werden diese, wie oben beschrieben, mit hochdosierten i. v. Steroiden behandelt.

Immunmodulierende Behandlung der schubförmigen MS mit Copolymer-1 (Cop-1)

Cop-1 wird subkutan einmal täglich selbst injiziert (20 mg/Tag) und zeigt außer geringgradigen Reaktionen an der Einstichstelle und – selten – einem für Sekunden bis 30 Min anhaltendem Engegefühl im Brustbereich verbunden mit Flushing, Herzrasen und Dyspnoe keine Nebenwirkungen. Der Indikationsbereich ist ähnlich wie für die anderen immunmodulierenden Dauertherapien (s. allgemeine Empfehlungen, Abschnitt E 11.4.2.). Zur wichtigen (!) Frage, ob die immunmodulierende

Dauertherapie im Einzelfall mit Cop-1 oder mit IFN-β begonnen werden soll, lassen sich noch keine allgemeinen Empfehlungen geben. Dasselbe gilt für Kombinationstherapien.

Immunsuppressive Behandlung der schubförmigen MS mit Azathioprin (AZA)

Obwohl die Wirksamkeit von Azathioprin (Imurek) international kontrovers diskutiert wird, wird AZA insbesondere in vielen europäischen Ländern seit langem als Immunsuppressivum mit relativ günstigem Nebenwirkungsprofil für die Therapie der RR-MS eingesetzt. Wie oben bereits ausgeführt, haben alle Studien einen Trend zur Verminderung der Schubfrequenz gezeigt (Yudkin et al., 1991). Deshalb ist AZA keineswegs völlig obsolet. Allerdings sind die vorliegenden Daten insgesamt weniger »hart« als beim IFN-β. Deshalb und wegen der insgesamt schwerer wiegenden Nebenwirkungen gilt AZA heute als Behandlung zweiter Wahl für Patienten mit RR-MS. Bei Patienten mit chronisch-progredienten Verlauf ist AZA unwirksam. Eine Indikation für AZA ergibt sich somit bei Patienten, bei denen Cop-1 und IFN-β unwirksam, unverträglich oder kontraindiziert sind. Bei Patienten, die unter AZA einen stabilen guten Verlauf zeigen, ergibt sich *keine* Indikation für ein Umstellen der Therapie auf eine der neuen Substanzen.

AZA wird in einer Dosierung von 2–3 mg/kg Körpergewicht in 1–3 Einzeldosen oral eingenommen. Gastrointestinale Nebenwirkungen können durch Aufteilung in kleinere Einzeldosen vermindert werden. Viele Patienten bevorzugen jedoch die einmalige Einnahme von 3–4 Tabletten zu 50 mg als Einmaldosis morgens. Die volle immunsuppressive Wirkung entfaltet sich erst nach etwa 3 Monaten und läßt sich an einer Zunahme des mittleren, erythrozytären Volumens (MCV) um 10–15 % sowie einer Retikulozytenzahl > 15 ‰ ablesen. Liegen die Leukozytenzahlen kontinuierlich unter 3 000/μl, sollte die Dosis reduziert werden, wobei eine derartige Sollwertverstellung der Leukozytenzahl bei onkologischen Langzeittherapien nicht selten beobachtet wird und dort bei Werten zwischen 3 000–4 000/μl nicht notgedrungen zur Dosisreduktion veranlaßt. Die absoluten und relativen Leukozyten- und Lymphozytenzahlen sollten nicht als Wirksamkeitsparameter verwendet werden, und Dosissteigerungen sollten nicht aufgrund dieser Zahlen durchgeführt werden. Wie bei anderen Immuntherapien sind sichere kontrazeptive Maßnahmen vorgeschrieben. Bei männlichen Patienten sollte die Kontrazeption nach Absetzen von AZA noch mindestens 6 Monate (etwa zwei Spermatogenese-Zyklen) fortgesetzt werden. Folgende Blutuntersuchungen sollen erfolgen: Blutbild mit Zelldifferenzierung und Retikulozytenzahl jede Woche während des ersten Monats, alle zwei Wochen in den Monaten zwei und drei sowie später in vierwöchentlichem Abstand; Leberwerte (SGOT, SGPT), konjugiertes und unkonjugiertes Bilirubin und alkalische Phosphatase sollen während der ersten drei Monate alle vier Wochen, danach alle drei Monate untersucht werden.

Kontraindikationen stellen chronische Lebererkrankungen, chronische Infektionen, Schwangerschaft und AZA Unverträglichkeit dar. Neben der erwünschten Wirkung auf Funktionen des Immunsystems und des Knochenmarks können folgende **Nebenwirkungen** auftreten:

- Neigung zur intrahepatischen Cholostase (Alkoholkonsum und andere, potentiell lebertoxische Substanzen sollten abgesetzt werden.)
- Übelkeit, Brechreiz, Erbrechen (s. o.)
- Während fieberhafter Infektionen mit Temperaturen über 38,5 °C sollte die AZA Therapie vorübergehend unterbrochen und Antibiotika verabreicht werden.
- Theoretisch besteht die Möglichkeit, daß es bei MS-Patienten nach mehrjähriger AZA Therapie gehäuft zu Tumoren des lymphatischen Systems kommt, wie dies bei Patienten nach Organtransplantation beobachtet wurde. Die Mehrzahl der Langzeitbeobachtungen spricht jedoch nicht hierfür.

Wichtig ist die Arzneimittelaktion zwischen AZA und Xanthinoxidasehemmern wie Allopurinol: Bei gleichzeitiger Allopurinolgabe wird die immunsuppresive Wirkung und Toxizität von AZA verstärkt. Daher muß die AZA Dosis auf etwa ein Viertel reduziert werden (Blutbildkontrollen!).

Sollte es während der AZA Behandlung zu einer Schwangerschaft kommen, ist dies keine absolute Indikation für einen Abbruch, da teratogene Effekte nicht belegt sind. Eine entsprechende Beratung der Patientin/des Paares über die möglichen Risiken sollte durch einen in dieser Hinsicht erfahrenen Gynäkologen erfolgen. Da während einer Schwangerschaft davon auszugehen ist, daß Schübe selten oder nicht auftreten, kann die Therapie relativ gefahrlos unterbrochen werden.

E 11.4.3. Behandlung der chronisch progredienten MS

Cyclophosphamid (CTX)

Cyclophosphamid (CTX) ist indiziert bei besonders schwerem chronisch-progredientem Verlauf, z. B. bei Kranken, die einen Grad klinischer Ausfälle erreicht haben, bei dem weitere Verschlechterung in Kürze zu einer ernsten Behinderung (Rollstuhl!) führen würde (**Tab. E 11.6**). Diese Form der aggressiven Immuntherapie sollte nur an speziell in der MS Therapie erfahrenen Zentren durchgeführt werden.

Im folgenden werden zwei Protokolle aufgeführt, von denen das erste (mit Induktion) zwar von einem geprüften Protokoll abgeleitet ist, jedoch deutlich mehr Nebenwirkungen aufweist als das zweite Protokoll ohne Induktionsphase.

CTX Protokoll mit Induktionsphase: Die Induktionsbehandlung umfaßt Kurzinfusionen mit 600 mg/m^2 Körperoberfläche i. v. in 250 ml 0,9 % NaCl Lösung über 30 Min an den Tagen 1,

4, 7, 10 und 13. Zeigen die täglichen Blutbilder mit Zelldifferenzierung während der Induktionsbehandlung eine Lymphopenie von < 5 % oder Leukozytenzahlen < 4 000/μl bereits vor der fünften Dosis, so werden die nachfolgenden Dosen ausgelassen. Die Infusionen sollten morgens verabreicht werden, da Übelkeit, Brechreiz und Erbrechen nachmittags eher auftreten.

- Zur Minderung/Vermeidung der Blasentoxizität wird neben einer ausreichenden Flüssigkeitszufuhr von mindestens 3 L/Tag i. v. jeweils eine Ampulle (200 mg) Mesna (Uromitexan®) zu den Stunden 1, 4, 8 und 12 nach Infusion verabreicht.
- Zur Minderung/Vermeidung von Übelkeit und Erbrechen werden 15–30 Minuten vor der CTX Infusion und 4 Stunden nachher Antiemetika gegeben (Ondansetron-HCL oder Tropisetron-HCL). Tropisetron-HCL (Navoban®) kann einmalig (5 mg oral oder i. v.) verabreicht werden; Ondansetron-HCL (Zofran®) wird entweder in drei Dosen oral (8 mg) oder als Kurzinfusion (32 mg) 30 Minuten vor sowie 4 und 8 Stunden nach CTX verabreicht.
- Prednison oral oder Methylprednisolon 1 mg/kg KG werden am Morgen der CTX Infusion ebenfalls gegeben, um die gastrointestinale Unverträglichkeit zu vermindern.

Nach der Induktionstherapie werden jeden zweiten Monat Boosterinfusionen mit 700 mg/m^2 KOF CTX verabreicht. Während der ersten Zyklen sollte wöchentlich ein Blutbild mit Zelldifferenzierung angefertigt werden, um den Leukozyten- und Lymphozytennadir zu erfassen. Das oben skizzierte Protokoll unterscheidet sich von dem der Northeast Cooperative MS Treatment Group (Weiner et al., 1993) dadurch, daß die Induktionsphase über einen längeren Zeitraum ausgedehnt wird. Dies Vorgehen wird vorgezogen, weil bei Anwendung des Originalprotokolls häufig schwere Leukopenien mit WBZ unter 700/μl beobachtet wurden, wenn CTX Infusionen in so kurzen Abständen verabreicht werden. Da das Abfallen der Leukozyten erst mit einigen Tagen Verzögerung erfolgt, kommt es bei CTX Gabe in kurzem Abstand plötzlich zu einem deutlichen Sturz der Zellzahlen, bevor adäquat reagiert werden kann. Da schwere und länger andauernde Leukopenien eine Isolierung des Patienten erfordern und das Infektrisiko erhöhen, sollen die Einzelinfusionen wie beschrieben auseinandergezogen werden.

CTX Protokoll ohne Induktionsphase (C): Die Daten der oben erwähnten, multizentrischen Studie und anderer Untersuchungen legen nahe, daß die Boosterinfusionen in zweimonatigem Abstand für die Wirkung der Behandlung wichtiger sind als die Induktionstherapie. Es sollte deshalb in Zukunft untersucht werden, ob die Induktion durch einen Zyklus mit hochdosierter Steroidtherapie ersetzt werden kann oder ob man sie ganz weglassen kann. Aufgrund der deutlich höheren Nebenwirkungsrate während der Induktionsbehandlung und aufgrund von Erfahrungen an den National Institutes of Health (Dr. H. F. McFarland) ist einer der Autoren (RM) in den letzten zwei Jahren dazu übergegangen, CTX in Anlehnung an ein in der Lupus-Therapie verwendetes Schema zu verabreichen. Hierbei werden über 9 Monate jeweils eine CTX Infusion/Monat (beginnend mit 600 mg/m^2 KOF; dann monatliche Steigerung der Dosis um 100 mg/m^2 KOF bis ein Leukozytennadir von 2 000/μl erreicht wird; Maximaldosis 1 000 mg/m^2 KOF). Im Anschluß an die ersten 9 monatlichen Infusionen werden 6 Infusionen (mit der ermittelten Höchstdosis) im Abstand von 2 Monaten und dann 3 Infusionen im Abstand von 3 Monaten verabreicht, bevor die Behandlung abgesetzt wird. Dieses Schema wird insgesamt deutlich besser vertragen als das von der Northeast Cooperative MS Treatment Group empfohlene. Publikationen, die die Wirksamkeit in einer kleinen MRI-kontrollierten Verlaufsbeobachtung dokumentieren und die Verträglichkeit an einer größeren Patientenzahl zusammenfassen, befinden sich in Vorbereitung.

Kontraindikationen und Nebenwirkungen: Diese sind denen des Azathioprins ähnlich, jedoch deutlich ausgeprägter. Es werden alle sich rasch teilenden Zelle und Gewebe betroffen. Aufgrund des Ausscheidungsweges sind bei unzureichender Flüssigkeitszufuhr besonders die ableitenden Harnwege (hämorrhagische Zystitis) betroffen. Da hierdurch auch das langfristige Risiko eine Urothelcarcinoms ansteigt, ist auf die Vermeidung der Blasentoxizität sorgfältig zu achten. Neben der Blasentoxizität kann es besonders während der Induktionstherapie zu Übelkeit, Erbrechen und Haarausfall als Akutnebenwirkungen kommen (ob Kühlen der Kopfhaut hier vorbeugt, ist fraglich). Haarausfall tritt nach Induktionstherapie häufig, bei Anwendung des Alternativprotokolls allerdings deutlich seltener und weniger ausgeprägt auf. Neben den akuten Nebenwirkungen stellen Infertilität und Neoplasmen (blutbildendes System oder Harnwege) die schwersten, möglicherweise auftretenden Langzeitnebenwirkungen dar. CTX sollte wegen der deutlich höheren Nebenwirkungsrate nicht oral in der Behandlung der MS eingesetzt werden. Da Patienten, die älter sind als 50 Jahre, deutlich mehr Nebenwirkungen während der CTX Behandlung aufweisen, sollte die Substanz jenseits dieses Alters nur in Ausnahmefällen gegeben werden. Kontraindikationen: Schwangerschaft und Stillzeit, akute Infektionen, vorbestehende Myelosuppression.

Methotrexat (MTX)

Die niedrig dosierte (7,5 mg oral/Woche) MTX Gabe ist aufgrund der von Goodkin et al. (1995) vorgelegten, positiven Ergebnisse bei sekundär und primär chronisch-progredienten Verlaufsformen der MS aufgrund der einfachen Verabreichung und des vergleichbar günstigen Nebenwirkungsprofils eine Therapieoption. Eine Bestätigung der genannten Resultate an einem größeren Patientenkollektiv steht allerdings noch aus. Nach der Goodkin-Studie ist ein Therapieversuch gerechtfertigt bei Patienten mit mäßig rasch fortschreitender Beeinträchtigung insbesondere der Armfunktion.

Darüberhinaus kommt diese Therapie in Betracht bei Patienten, bei denen andere immunsuppressive Maßnahmen ausgeschöpft wurden oder versagt haben, bei Patienten, bei denen nebenwirkungsreichere (z. B. CTX) Therapien nicht in Frage kommen oder aufgrund des Behinderungsgrades und des sozialen Umfeldes selbst kurze stationäre Aufenthalte nur schwer möglich sind. Wir halten eine Behandlung mit MTX z. B. für gerechtfertigt, wenn bei einem rollstuhlpflichtigen Patienten durch weitere Progression oder Schübe eine Einschränkung der Funktion der oberen Extremitäten zu befürchten ist, die zu einer erheblichen weiteren Minderung der Lebensqualität führen würde. Gerade für diese Patienten wurde in der MTX Studie eine Verlangsamung der Progression der Funktionseinschränkung der Arme gezeigt (Goodkin et al., 1995).

MTX wird oral (7,5 mg/Woche) verabreicht. Vor Therapie sowie wöchentlich während der ersten vier Wochen sollten Blutbild mit Zelldifferenzierung, Transaminasen, direktes und indirektes Bilirubin, Creatinin und Harnstoff untersucht werden. Im zweiten Monat werden diese Untersuchungen in zweiwöchigem Abstand, später einmal monatlich angefertigt. Eine begleitende Therapie mit Leukovorin ist nicht erforderlich. Sollten Leukozytenabfall oder Aphten im Bereich des Mund- und Rachenraumes auf Toxizität hinweisen, wird vorübergehend die Dosis reduziert, bzw. die Gabe ausgesetzt. Über die Länge der Therapie liegen keine gesicherten Erkenntnisse vor. In Anlehnung an die Empfehlungen bei rheumatoider Arthritis und Psoriasis sollte die Behandlung allerdings für mindestens 2 Jahre durchgeführt werden.

Kontraindikationen/Nebenwirkungen: Am besten bekannt sind aus der Tumortherapie Nebenwirkungen an rasch teilenden Zellen des Knochenmarks und des Gastrointestinaltraktes. Diese äußern sich in Mukositis, Myelosuppression und Thromobozytopenie, die ihr Maximum 5–10 Tagen nach Gabe erreichen und dann rasch abklingen. Obwohl diese Nebenwirkungen bei der niedrig dosierten Gabe deutlich seltener sind, können sie dennoch jederzeit auftreten. Neben der Myelotoxizität müssen insbesondere Nebenwirkungen an Leber, Lunge und Niere sorgfältig beobachtet werden. Sorgfältige Aufklärung über die potentiellen Nebenwirkungen, die hier nicht alle aufgezählt werden können, sowie über die zu ergreifenden Vorsichtsmaßnahmen ist selbstverständliche Voraussetzung auch dieser Therapie. Sulfonamide bzw. Trimethoprim/Sulfamethoxazol, Aspirin, Probenecid, Antikoagulantien und Alkohol sollten Patienten während der MTX Behandlung nicht erhalten, da sie ebenfalls mit dem Folsäuremetabolismus interferieren und die Toxizität von MTX erheblich erhöhen können. Gesicherte Erkenntnisse über die Induktion von Neoplasmen liegen nicht vor, obwohl dies wie bei vergleichbaren Substanzen denkbar ist. Während der MTX Therapie muß für eine sichere Kontrazeption gesorgt werden. Kontraindikationen sind Schwangerschaft und Stillzeit, andere systemische Erkrankungen, Myelosuppression und zweifelhafte Compliance.

Mitoxantron (MIX)

Mitoxantron (Novantron®) ist eine Alternative zum Cyclophosphamid, mit i. w. demselben Indikationsbereich und ähnlichen Kautelen und Risiken. MIX wird als Einzelinfusion (10–12 mg/m² KOF in 250 ml 0,9 % NaCl Lösung oder 5 % Dextrose) über 30 Minuten verabreicht. Begleitend werden Antiemetika so, wie dies oben bei der Therapie mit Cyclophosphamid angegeben wurde, verabreicht, um Übelkeit und Erbrechen vorzubeugen. Um die Immunsuppression über längere Zeit aufrechtzuerhalten, werden die MIX Einzelinfusionen alle 3 Monate gegeben. **Wie die Therapie mit CTX sollte auch die MIX Therapie nur an speziell in der MS Therapie erfahrenen Zentren durchgeführt werden.**

Nebenwirkungen: Obwohl die Akuttoxizität in dieser Dosierung niedriger ist als z. B. bei der Cyclophosphamid-Induktionsbehandlung, ist bei MIX wie bei anderen Anthracyclinderivaten die kumulative Kardiotoxizität zu beachten. Kardiomyopathien und Abfälle der linksventrikulären Ejektionsfraktion wurden mit Dosen von 100–140 mg/m² KOF und höher beobachtet. **Über die kumulativen Höchstdosen gibt die toxikologische Literatur unterschiedliche Zahlen an. Es ist davon auszugehen, daß unterhalb einer kumulativen Dosis von 80–100 mg/m² KOF keine Kardiotoxizität auftritt, sofern keine Vorschädigung vorlag. Diese Höchstdosis limitiert die Dauer der Therapie auf etwa 2 Jahre.** Jeder Patient sollte deshalb vor Beginn der MIX Therapie und ein Jahr später ein EKG und ein Echokardiogramm erhalten, um die Therapie bei kardialer Vorschädigung gar nicht erst zu beginnen bzw. die Toxizität unter Behandlung frühzeitig zu erkennen. Die Myelosuppression tritt innerhalb weniger Tage nach Infusion auf. Blutbild mit Zelldifferenzierung, Harnsäure, Leber- und Nierenwerte sollten daher während der ersten 2 Wochen in zweitägigem Abstand, dann wöchentlich, sowie ab der 4. Woche zweiwöchentlich untersucht werden. Die Patienten sollten über eine bläuliche Verfärbung von Harn und Skleren während der ersten 24 Stunden nach Infusion informiert werden. Neben der Kardiotoxizität kann es Blutungen, Übelkeit, Erbrechen, Ikterus, Infektionen, Nierenversagen, Haarausfall, Krampfanfällen, Kopfschmerzen, Husten und Dyspnoe sowie allergischen Reaktionen kommen. Wie bei den anderen Chemotherapeutika müssen wegen der möglichen, erheblichen Nebenwirkungen Nutzen und Risiken sorgfältig abgewogen und der Patient umfänglich informiert werden. Es ist darüberhinaus ratsam, sich das schriftliche Einverständnis für die Behandlung einzuholen, da die Substanz bisher nur in kleinem Rahmen bei der MS eingesetzt wurde. Bevor nicht umfangreichere, kontrollierte Ergebnisse zur Wirksamkeit des MIX vorliegen, empfehlen wir, es nur in Ausnahmesituationen einzusetzen. Kontraindikationen stellen Schwangerschaft, Stillzeit, Myelosuppression und kardiale Vorschädigung dar.

Weitere Alternativen
Da mit Cladribine in oraler Verabreichungsform, das bei chronisch progredienter MS ebenfalls eingesetzt werden könnte, noch weniger Erfahrungen vorliegen als mit Mitoxantrone, verabreichen wir diese Substanz gegenwärtig nicht, sondern empfehlen, die Studienergebnisse abzuwarten. Linomide, eine andere zunächst vielversprechend scheinende Substanz, zeigte in Phase III-Studien so schwere kardiale Nebenwirkungen, daß die Studien abgebrochen werden mußten.

E 11.4.4. Therapie in speziellen Situationen

Schwangerschaft und Kontrazeption
Der Langzeitverlauf einer MS ändert sich weder durch eine Schwangerschaft noch durch Kontrazeptiva. Während der Schwangerschaft kann die Schubfrequenz abnehmen, in den ersten 6 Monaten nach Entbindung ist das Risiko für einen Schub hingegen erhöht.
Bei Patienten mit MS ist kein erhöhtes Risiko embryonaler oder fetaler Malformationen bekannt. Ähnlich wie bei anderen Autoimmunerkrankungen haben erstgradige Verwandte ein deutlich (20-50fach) erhöhtes Risiko, selbst eine MS zu entwickeln.
Bei immunsuppressiver Therapie und auch bei Behandlung mit IFNβ ist eine sichere Kontrazeption erforderlich. Sie sollte bis 6 Monate nach Absetzen (etwa 2 Spermatogenesezyklen bei Männern) der jeweiligen Behandlung fortgeführt werden. Eine Schwangerschaft während einer immunsuppressiven Behandlung ist per se keine Indikation für einen Schwangerschaftsabbruch. Die medizinischen und sozialen Probleme und Risiken sollten unabhängig von der Immunsuppression im Einzelfall sorgfältig abgewogen und zwischen Patient, Neurologe und Gynäkologe besprochen werden.
Eine Spinalanästhesie bei Entbindung könnte das Risiko eines Schubes leicht erhöhen. Dies gilt nicht für die heute in der Regel eingesetzte Epiduralanästhesie, wobei insgesamt wenig Daten hierzu vorliegen. Solange die Patienten während der Stillzeit keine das Kind gefährdenden Substanzen einnimmt, bestehen keine Einwände gegen das Stillen.
Trotz der potentiellen Risiken der Steroidgabe bei Schwangeren, sind diese nach dem ersten Trimester relativ sicher. Bei schweren Schüben (deutliche motorische, zerebelläre oder visuelle Ausfälle, jedoch nicht bei gering ausgeprägten sensiblen Ausfällen) können Steroide i. v. nach dem oben genannten Schema verabreicht werden.

Epileptische Anfälle
Bei »Anfällen« ist zwischen epileptischen Anfällen i.e.S. und »paroxysmalen Phänomenen«, z. B. tonischen Hirnstammanfällen zu unterscheiden. Letztere werden wahrscheinlich u. a. durch ephaptische Erregungsstörungen partiell demyelinisierter Axone verursacht (s. u.). Das Risiko epileptischer Anfälle ist bei MS-Patienten statistisch auf das zwei- bis dreifache erhöht, obwohl epileptische Anfälle nicht zu den »typischen« Symtomen der MS zählen. Eine Anfallsprophylaxe kann in Abhängigkeit von Anfallstyp, Häufigkeit und Schwere in Einzelfällen erforderlich sein.

Paroxysmale Phänomene
Hierzu zählen paroxysmale Symptome wie tonische Verkrampfungen der Rumpfmuskulator (»tonische Hirnstammanfälle«), paroxysmale Dysarthrie, Ataxie, Akinesie, Hemifazialer Spasmus, paroxysmale Sensibilitätsstörungen und Schmerz-Attacken. Charakteristischerweise halten diese Attacken nur für Minuten oder allenfalls Stunden an und sind somit definitionsgemäß nicht als Schübe zu werten. Oft läßt sich ein Triggermechanismus der paroxysmalen Symptome eruieren (z. B. bestimmte Willkürbewegungen oder sensible Reize). Die Symptome lassen sich fast immer gut mit mittleren Dosen Antikonvulsiva therapieren, z. B. Carbamezepin (Tegretal®, Timonil®) zwei-bis dreimal 400 mg.

Impfungen
Es gibt keine kontrollierten Studien zur Auslösung einer MS durch Impfung und wenig Information zur Frage, ob Schübe durch Impfungen ausgelöst werden können.
Fallberichte erwähnen den möglichen Zusammenhang mit Lebendvakzinen und wenigen inaktivierten, viralen Vakzinen wie z. B. gegen die Hepatitis B Virus Infektion. Epidemiologische Untersuchungen haben gezeigt, daß Virusinfektionen generell und Elektrotraumen, nicht jedoch andere Traumen oder allgemeiner Stress, Schübe auslösen können (Sibley et al., 1985). Die Auslösung eines Schubes ist deshalb theoretisch auch durch eine Lebendvakzine (z. B. Polio) möglich, das Risiko der natürlichen Infektion mit dem jeweiligen Virus ist jedoch als ungleich größer anzusehen. Da die meisten Vakzinen in Kindheit und Jugend verabreicht werden, stellt dies kein Problem dar. Die orale Polio-Lebendimpfung sollte bei MS-Patienten nach dem 30, Lebensjahr durch die subkutan verabreichte, inaktivierte Vakzine (Salk) ersetzt werden. Wenn Familienangehörige eines MS-Patienten die orale Vakzine erhalten, sollte der Patient besonders auf die Hygiene achten, um Infektionen mit der Impfvakzine zu vermeiden. Influenza Impfungen sollten nur Patienten mit erhöhtem Komplikationsrisiko gegeben werden.

Wärme
Viele MS-Patienten tolerieren Hitze (heißes Bad, heißer Sommertag) nur schlecht und bemerken eine Verschlechterung oder ein Wiederauftreten vorbestehender motorischer oder sensibler Ausfälle (Uhthoff-Phänomen). Darüberhinaus geben viele Patienten raschere Erschöpfbarkeit an. Da diese Verschlechterungen nur vorübergehender Natur sind und auf Leitungsverminderungen in früher demyelinisierten ZNS Arealen zurückgehen, sollte der Patient darüber informiert werden, daß es sich hierbei nicht um frische Entzündungsaktivität handelt.

Chirurgische Eingriffe/Narkose
Zum Einfluß von chirurgischen Eingriffen bzw. Narkosen liegen kaum systematische Erfahrungen vor. Weder operative Eingriffe noch Allgemeinnarkose lösen nach gegenwärtigem Erkenntnisstand Schübe mit nennenswert erhöhter Häufigkeit aus. Elektive Eingriffe sollten jedoch in einer stabilen Krankheitsphase oder nach Beginn der entsprechenden Therapie geplant werden.

E 11.4.5. Unterstützende Maßnahmen und symptomatische Behandlung

Unterstützende und symptomatische Maßnahmen sind in der MS Therapie mindestens ebenso wichtig wie die Immuntherapie und sollten immer optimal eingesetzt (»ausgeschöpft«) werden, bevor eine immunmodulierende oder immunsuppressive Therapie eingesetzt wird!

Physiotherapie
Während akuter und schwerer Schübe werden bevorzugt passive Übungen durchgeführt. Die aktive kontinuierliche Physiotherapie sollte begonnen werden, sobald die Rückbildung des Schubes einsetzt bzw. eine stabile Phase erreicht ist. Kontinuierliche Physiotherapie ist allen Patienten mit schweren motorischen Defiziten hilfreich. Sie soll nicht nur dem Patienten helfen, seine Kraft und Beweglichkeit nach einem Schub rasch zurückzuerwerben, sondern auch verbliebene motorische Funktionen so weit wie möglich erhalten. Darüberhinaus ist es wichtig, den Patienten Ersatzstrategien zu lehren und bei fluktuierender oder einschießender Spastik Entspannungstechniken und – soweit möglich – Vermeidungsstrategien. Schließlich, und dies ist möglicherweise der wichtigste Aspekt, motiviert die regelmäßige, körperliche Betätigung den Patienten, durch eigene Kraft körperliche Behinderungen und Einschränkungen zu meistern.

Berufstätigkeit, körperliche Aktivität und MS
Die Erkrankung per se bedeutet weder eine Verpflichtung zur körperlichen Schonung noch eine Einschränkung der geistigen Belastbarkeit. Dies gilt für Berufs- und Privatleben. Einschränkungen bestehen für extreme körperliche Belastungen, z. B. Langstreckenlaufen, weil dabei ein Uhthoff-Phänomen zu Beschwerden führen kann. Patienten sollten ermutigt werden, ihre körperlichen und beruflichen Aktivitäten möglichst lange beizubehalten. Patienten, die sich wenig bewegen, sollten ermuntert werden, körperliche Aktivitäten zu steigern. Daß ausreichende und regelmäßige, körperlich Betätigung sich auf den Verlauf der Erkrankung günstig auswirkt, wurde kürzlich in einer kontrollierten Untersuchung gezeigt (Petajan et al., 1996).

Abnorme Müdigkeit/Konzentrationsstörungen/ Mnestische Störungen
Abnorme Müdigkeit, die nicht selten mit Konzentrations- und mnestischen Störungen einhergeht und bevorzugt an den frühen Nachmittagsstunden auftritt, stellt eine häufige Beschwerde bei MS-Patienten dar. Sie wurde früher auch als »Neurasthenie« der MS-Patienten bezeichnet und ist Folge disseminierter Herde in sonst neurologisch stummen Regionen. Sofern regelmäßige körperliche Bewegung, Übungsprogramme und die entsprechende Einplanung von Pausen während des Tagesverlaufs keine Besserung bewirken, sollte Amantadin-HCL (PK-Merz®, 100–200 mg in zwei Einzeldosen oder nur morgens) oder Pemolin (Tradon, 10–30 mg) in den Morgenstunden versucht werden (C).

Psychische Störungen
Sowohl inadäquate, hypomane als auch depressive Auslenkungen des Affektes werden bei MS-Patienten beobachtet. Die Rate depressiver Störungen und von Suiziden ist bei MS-Patienten etwa sieben mal höher als in der Allgemeinbevölkerung. Häufig ist die Depression nicht schwer. Dann sind unterstützende Maßnahmen ausreichend. In allen schweren Fällen sollte ein Nervenarzt oder Psychiater hinzugezogen werden und die entsprechende Behandlung eingeleitet werden.

Spastik
Spastische Tonuserhöhungen sind eines der häufigsten Krankheitszeichen. Es stehen verschiedene Pharmaka (Baclofen, Tizanidin, Tetrazepam, Diazepam) sowie bei schweren Fällen die Implantation von Kathetern zur intrathekalen Baclofen Applikation zur Verfügung. Die Prinzipien der antispastischen Therapie sowie die exakte Dosierung und die Frage, wann intrathekale Ports und subkutan implantierte Pumpen indiziert sind, sind in Kap. I 12 aufgeführt.

Schmerzen und paroxysmale Phänomene
Die Prinzipien der Schmerztherapie sind in Kap. A 9 skizziert. Eine Reihe paroxysmaler Sensationen (z. B. Trigeminusneuralgie, Lhermittesches Zeichen bei Nackenbeugung) beruht auf ephaptischer Reizleitung; in diesen Fällen sollte Carbamazepin versucht werden (beginnend mit 2 × 100 mg Carbamazepin (z. B. Tegretal® Sirtal®, Timonil®)

langsam bis zur befriedigenden Wirkung oder maximalen therapeutischen Spiegeln (8–12 ug/ml) steigern). Bei Trigeminusneuralgien im Rahmen der MS wurden darüberhinaus gute Erfahrungen mit dem lange wirkenden Prostaglandin E 1 Analog Misoprostol (Cytotec®) gemacht (Reder et al., 1995). Zur Therapie anderer paroxysmaler Symptome s. Kap. A 6 und C 2.

Tremor

Bei einzelnen Patienten entwickelt sich ein schwerer Intentionstremor, dessen teilweise ballistische Bewegungen so heftig werden können, daß sie den Patienten bei allen Verrichtungen erheblich behindern oder diese unmöglich machen (Essen, Trinken, aus dem Bett aufstehen). Carbamazepin sollte in diesen Fällen zuerst versucht werden. Betablokker (Propranolol 3–4 × 10–20 mg/Tag), Clonazepam (beginnend mit 0,5 mg langsam auf 2–4 mg/Tag steigernd), Isoniazid (800–1 200 mg/Tag in drei oder vier Dosen plus Pyridoxin) und Ondansetron (Zofran®, 8 mg einmal tgl. morgens), können ebenfalls versucht werden. Keine dieser Substanzen hat jedoch bei einer größeren Gruppe von Patienten einen konsistenten Effekt gezeigt. Stereotaktische Interventionen sollten nur einseitig und nur in den schwersten Fällen in einem speziell erfahrenen Zentrum durchgeführt werden (weitere Einzelheiten zur Tremortherapie s. Kap. I 11).

Nystagmus

Hier ist insbesondere der erworbene Fixationspendel-Nystagmus zu nennen, der oft mit sehr beeinträchtigenden Oszillopsien einhergeht. Nach neueren Untersuchungen ist hier Memantin (Akatinol Memantine; Beginn mit 3 × 5 mg tgl., Steigerung auf 3 × 20 mg tgl. innerhalb zwei bis drei Wochen; Starck et al., 1997) gut wirksam. Clonazepam (Rivotril®) und Trihexiphenidyl (Artane®) können ebenfalls versucht werden. Einzelheiten zur Therapie von Störungen der Okulomotorik finden sich in Kap. B 2.

Blasenfunktionsstörungen

Die Mehrzahl der Patienten entwickelt irgendwann im Verlauf der Erkrankung Blasenstörungen – zu Beginn meist Dranginkontinenz, später häufiger Harnverhalt oder Inkontinenz. Die in individuellen Situationen erforderlichen Behandlungen werden an anderer Stelle des Buches abgehandelt (s. Kap. G 7 und K 3). Die Verwendung intraurethraler oder suprapubischer Katheter sollten, ebenso wie operative Interventionen, so lang wie möglich vermieden werden. Regelmäßige Einmalkatheterisierung oder Implantation eines suprapubischen Dauerkatheters wird jedoch notwendig, wenn die Restharnmengen post mictionem mehrfach über 100 ml betragen (bestimmt durch Einmalkatheterisierung oder besser durch Ultraschall). Wegen des erhöhten Risikos, einen Harnwegsinfekt zu entwickeln, ist auf ausreichende Flüssigkeitszufuhr zu achten.

Stuhlentleerungsstörungen

MS-Patienten leiden sehr viel häufiger an Verstopfung als an Stuhlinkontinenz. Eingeschränkte Flüssigkeitszufuhr aus Furcht vor der Dranginkontinenz, Mangel an körperlicher Aktivität und MS-assoziierte Störungen der Darmmotilität stellen die wichtigsten Ursachen der Obstipation dar. Diese Zusammenhänge sollten mit dem Patienten diskutiert werden. Die Behandlung wird sich anfangs auf die Steigerung der körperlichen Aktivittät und der Flüssigkeitszufuhr sowie auf eine ballaststoffreiche Diät konzentrieren. Bei Versagen dieser Maßnahmen sollten zuerst Ballaststoffe (Weizenkleie und Leinsamen) und dann z. B. Lactulose (z. B. Bifiteral Sirup, 10–15 ml ein- bis zweimal tgl) verwendet werden. Auf ausreichende Flüssigkeitsaufnahme ist zu achten.

Sexuelle Funktionsstörungen

Ähnlich den Problemen bei Stuhl- und Blasenentleerung kommt es bei bis zu 70 % der MS-Patienten während des Verlaufs der Erkrankung intermittierend oder dauerhaft zu sexuellen Funktionsstörungen. Diese können eine organische Ursache haben, z. B. Demyelinisierungen in zentralen vegetativen Bahnsystemen. Alternativ ist eine psychogene Störung zu erwägen. Eine sorgfältige Anamnese zu Auftreten und Art der Störung sollte erhoben werden, um zu klären, ob z. B. Potenzstörungen zusammen mit anderen Symptomen während eines Schubes aufgetreten sind. In diesem Fall ist zu erwarten, daß die Störung nur vorübergehender Natur ist. Dies sollte mit dem Patienten besprochen werden. Die Therapie der sexuellen Funktionsstörungen bei MS unterschiedet sich darüberhinaus nicht von der bei anderen neurologischen Ursachen (s. Kap. K 3).

Temperatur-induzierte Symptome

Bei Patienten mit ausgeprägtem Uhthoff-Phänomen und anderen Symptomen, die sich in der Wärme deutlich verschlechtern und deutlich beeinträchtigend empfunden werden, ist ein Therapieversuch mit dem K^+-Kanalblocker 4-Aminopyridin (4-AP) gerechtfertigt. 4-AP führt zu einer Verlängerung des Nervenaktionspotentials und Verbesserung der Reizleitung in vormals demyelinisierten Axonen, wodurch sich die Symptome bei MS-Patienten symptomatisch bessern lassen. Die experimentell gezeigte Wirksamkeit von i. v. verabreichtem 4'-Aminopyridin wurde in einer randomisierten, doppelblinden, Placebo-kontrollierten Cross-over Studie bei MS-Patienten bestätigt (van Diemen et al., 1993). Die orale Gabe von 4'-Aminopyridin ist ebenfalls möglich, jedoch stellt die kurze Halbwertszeit der Substanz ein Problem dar. Eine orale Formulierung mit langsamer Freisetzung wird voraussichtlich in Kürze verfügbar sein. Bisher ist das Präparat nicht im Handel. Therapeutische Dosen liegen im Bereich von 3 × 5 bis 3–4 × 10 mg/Tag in drei Einzeldosen. Die maximale, wirksame Dosis sollte vorsichtig titriert werden. An **Nebenwirkungen** treten bei Dosen oberhalb von 30 mg Unwohlsein, Schwindel, Übelkeit und Brechreiz und in sehr seltenen Fällen (meist bei höheren Dosen) Krampfanfälle auf. 4'-Aminopyridin ist wirksamer als 3'-4'-Diaminopyridin.

Ernährung und Diäten
Es sind eine Reihe spezieller Diäten (Evers, Swank) für MS-Patienten vorgeschlagen und von den jeweiligen Beschreibern auch über lange Zeit an größeren Patientenzahlen untersucht worden. Obwohl Vergleiche mit Placebokollektiven oder Alternativdiäten nicht vorliegen und die Kriterien, die heute in der Prüfung eines neuen Medikamentes gefordert werden, nicht angelegt werden können, sollten die positiven Beobachtungen mit den genannten Diäten nicht abgetan werden. Grundlage der Evers-Diät ist die Forderung, alle Lebensmittel im Rohzustand, also nicht durch Braten, Kochen etc. zubereitet, aufzunehmen. Dies stellt an den Patienten zumindest zu Beginn nicht unerhebliche Anforderungen und ist z. B. in einer Familie nicht leicht durchzuhalten. Basis der von Swank propagierten Diät ist die Reduktion tierischer Fette und Fette allgemein auf weniger als 20 g/Tag. Da für Diäten, die reich an mehrfach ungesättigten Fettsäuren sind, gezeigt werden konnte, daß hierunter Entzündungsmediatoren im peripheren Blut reduziert sind, ist ein positiver Effekt auf Autoimmunerkrankungen denkbar, wenn auch bisher nicht systematisch untersucht. Falls Patienten eine der speziellen Diäten aufnehmen möchten, raten wir nur davon ab, wenn diese unausgewogen ist und essentielle Nahrungsbestandteile nicht zuführt. Der psychologische Wert einer gezielten Ernährung, Lebensführung und körperlicher Betätigung darf sicher nicht unterschätzt werden, da Patienten hierdurch aus eigener Kraft zur Auseinandersetzung mit der Erkrankung beitragen.

Komplikationen
Die Häufigkeit und Schwere von Komplikationen nimmt mit der Dauer der Erkrankung zu. Spastische Tonuserhöhung, Paresen, Ataxie, Tremor und Beeinträchtigung der Koordination und des Lagesinns können alle zu Auftreten von Komplikationen, z. B. in Form von Stürzen beitragen. Darüberhinaus führen Blasen- und Stuhlentleerungsstörungen bei deutlich behinderten Patienten nicht selten zu Blasenentzündungen und Dekubitalulzera. Patienten mit rezidivierenden, bilateralen Optikusneuritiden können erblinden. Wie bei anderen bettlägerigen Patienten treten Thromboembolien und Pneumonien in Spätstadien auf. Die früher oft durchgeführte, prolongierte Steroidtherapie sowie die Immobilität können zu Osteoporose führen. Bei Einsatz der i. v. Steroidtherapie sollte diese Komplikation seltener auftreten. Zur Vermeidung tragen eine kontinuierliche Physiotherapie und entsprechende Übungsbehandlung, eine ausgewogene, ausreichend Calcium enthaltende Diät und, falls bei Frauen in der Postmenopause erforderlich, eine Östrogensubstitution bei. Schwere Komplikationen wie Schluckbeschwerden oder respiratorische Probleme, die beide im Rahmen eines Schubes mit Hirnstammbeteiligung auftreten können, können ebenso wie rezidivierende Harnwegsinfekte oder Pneumonien, die beide von einer Sepsis begleitet sein können, zum Tode des Patienten führen. Die zuletzt genannten Komplikationen haben jedoch in den letzten Jahrzehnten deutlich abgenommen.

Akute Verlaufsform der Multiplen Sklerose (Typ Marburg) und Akute Disseminierte Enzephalomyelitis (ADEM)
Eine akute, nicht-eitrige und häufig schwer verlaufende Enzephalomyelitis ist unter dem Namen Marburgsche Erkrankung oder Marburg Typ der MS bekannt. Wegen des perakuten Verlaufs der Marburg-Erkrankung, die unbehandelt tödlich verlaufen kann, werden aggressive Behandlungsschemata empfohlen, ohne daß hierzu gesicherte klinische Daten vorliegen. Folgendes pragmatische Vorgehen erscheint sinnvoll **(C)**: Zunächst wird hochdosiert mit i. v. Kortikosteroiden behandelt, wie oben für die Therapie des akuten Schubs angegeben. Wenn hierunter weitere Verschlechterung eintritt, sollte das unter **E 11.4.3.** angegebene Endoxan-Induktionsschema durchgeführt werden. Ob und wie lange dann weitere (zweimonatliche) Endoxaninfusionen erfolgen sollen, hängt vom individuellen Verlauf ab.
Die Akute Disseminierte Enzephalomyelitis (ADEM) ist eine monophasische, meist postvirale Erkrankung. Klinisch verläuft die ADEM milder als die Marburg-Enzephalomyelitis. Im Einzelfall kann die Differentialdiagnose zwischen ADEM und erstem MS Schub schwierig oder unmöglich sein. Ausgeprägte Leukozytose und fehlende Liquor-spezifische oligoklonale Banden sprechen für ADEM, sind aber nur »weiche« Kriterien. Als pragmatische Therapie empfiehlt sich die hochdosierte i. v. Therapie mit Kortikosteroiden wie für den MS Schub und Beobachtung des weiteren Verlaufs.

E 11.5. Unwirksam, obsolet

Die zur Verfügung stehenden Behandlungen sind noch bei weitem nicht ideal. Besonders Patienten, die schwer betroffen sind oder an einer rasch progredienten Form leiden, werden deshalb häufig nach Alternativen suchen, wie z. B. naturheilkundlichen oder homöopathischen Therapien. Diese Behandlungen sind in der Regel nicht standardisiert getestet worden. Gewöhnlich ist ihre Wirksamkeit deshalb nicht bekannt. Solange sie nicht schädlich oder zu kostenträchtig sind, sollte man dem Patienten hiervon nicht abraten, da derartige Behandlungen häufig zumindest einen Placeboeffekt haben und dem Patienten das Gefühl lassen, aktiv etwas gegen seine Krankheit zu unternehmen. Die Injektion von nicht definierten Serumbestandteilen, Seren, Organextrakten von Tieren oder ganz allgemein tierischen Proteinen oder gar von Frischzellen sollte jedoch wegen der zahlreichen Risiken vermieden werden.

Selbsthilfegruppen:
Deutsche Multiple Sklerose Gesellschaft
Bundesverband
Vahrenwalder Str. 205–207
D30165 Hannover

Literatur

Ameyima H, Suzuki S, Ota K, Takahashi K, Sonoda T, Ishibashi M, Omoto R, Koyama I, Dohi K, Fukuda Y, Fukao K (1990 A) novel rescue drug, 15-deoxyspergualin. First clinical trials for recurrent rejection in renal recipients. Transplantation 49: 337–343

Angstwurm H, Hohlfeld R (1993) Multiple Sklerose. In: *T Brandt, J Dichgans, HC Diener* (Hrsg.) Therapie und Verlauf neurologischer Erkrankungen. 2. Aufl., Kohlhammer, Stuttgart: 550–564

Barnes D, Hughes RAC, Morris RW, Wade-Jones O, Brown P, Britton T, Francis DA, Perkin GD, Rudge P, Swash M, Katafi H, Farmer S, Frankel J. (1997) Randomised trial of oral and intravenous methylprednisolone in acute relapses of multiple sclerosis. Lancet 349: 902–906

Beck RW, Cleary PA, Trobe JD, Kaufman DI, Mark DO, Kupersmith MJ, Paty DW, Hendricks Brown C and The Optic Neuritis Study Group (1993) The effect of corticosteroids for acute optic neuritis on the subsequent development of multiple sclerosis. N Engl J Med 329: 1764–1769

Bornstein MB, Johnson KP (1992) Treatment of Multiple Sclerosis with Copolymer I. In: *RA Rudick and DE Goodkin* (Hrsg.) Treatment of Multiple Sclerosis – Trial Design, Results and Future Perspectives. Springer, London, 173–198

British and Dutch Multiple Sclerosis Azathioprine Trial Group (1988) Double-masked trial of azathioprine in multiple sclerosis. Lancet 2: 179–183

Diener HC, Dichgans J (1989) Wertigkeit der somatosensorisch, visuell und akustisch evozierten Potentiale in der Diagnostik der Multiplen Sklerose. In: *M Stöhr, J Dichgans, HC Diener, UW Buettner* (Hrsg.) Evozierte Potentiale. Springer, Berlin: 455–464

Fazekas F, Deisenhammer F, Strasser-Fuchs S, Nahler G, Mamoli B, for the Austrian Immunoglobulin in Multiple Sclerosis Study Group. (1997) Randomised placebo-controlled trial of monthly intravenous immunoglobulin therapy in relapsing-remitting multiple sclerosis. Lancet 349: 589–593

Filippi M, Horsfield MA, Morissey SP, MacManus DG, Rudge P, McDonaldWI, Miller DH (1994) Quantitative brain MRI lesion load predicts the course of clinically isolated syndromes suggestive of multiple sclerosis. Neurology 44: 635–641

Goodkin DE, Rudick RA, VanderBrug Medendorp S, Daughtry MM, Schwetz KM, Fischer J, Van Dyke C (1995) Low-dose (7,5 mg) oral methotrexate reduces the rate of progression in chronic progressive multiple sclerosis. Ann Neurol 37: 30–40

Hohlfeld R (1997) Biotechnological agents for the immunotherapy of multiple sclerosis: Principles, problems, and perspectives. Brain 120: 865–916

Hughes RAC (1992) Treatment of multiple sclerosis with azathioprine. In: *RA Rudick and DE Goodkin* (Hrsg.) Treatment of Multiple Sclerosis – Trial Design, Results and Future Perspectives. Springer, London, 157–172

Jacobs L, Munschauer F (1992) Treatment of Multiple Sclerosis with Interferons. In: *RA Rudick, DE Goodkin* (Hrsg.) Treatment of Multiple Sclerosis – Trial Design, Results and Future Perspectives. Springer, London, 233–250

Jacobs LD, Cookfair DL, Rudick RA, Herndon RM, Richert JR, Salazar AM, Fischer JS, Goodkin DE, Granger CV, Simon JH, Alam JJ, Bartoszak DM, Bourdette DN, Braiman J, Brownscheidle CM, Coats ME, Cohan SL, Dougherty DS, Kinkel, RP, Mass MK, Munschauer FE, Priore RL, Pullicino PM, Scherokman BJ, Weinstock-Guttman B, Whitham RH and the The Multiple Sclerosis Collaborative Research Group (1996) Intramuscular interferon beta-1a for disease progression in relapsing multiple sclerosis. Ann Neurol 39: 285–294

Johnson KP, Brooks BR, Cohen JA, Ford CC, Goldstein J, Lisak RP, Myers LW, Panitch HS, Rose JW, Schiffer RB, Vollmer T, Weiner LP, Wolinsky JS and Copolymer 1 Multiple Sclerosis Study Group (1995) Copolymer 1 reduces relapse rate and improves disability in relapsing-remitting multiple sclerosis. Results of phase III multicenter, double-blind, placebo-controlled trial. Neurology 45: 1268–1276

Kappos L (1990) Multiple Sklerose. In: *HG Mertens, R Rohkamm* (Hrsg.) Therapie neurologischer Krankheiten und Syndrome. Thieme, Stuttgart, 194–204

Kappos L, Patzold U, Dommasch D, Poser S, Haas J, Krauseneck P, Malin JP, Fierz W, Graffenried BU, Gugerli US (1988) Cyclosporine versus azathioprine in long-term treatment of multiple sclerosis – results of the German multicenter study. Ann Neurol 23: 56–63

Kesselring J (Hrsg.) (1997) Multiple Sklerose. 3. Aufl., Kohlhammer, Stuttgart

Mackin GA, Dawson DM, Hafler DA, Weiner HL (1992) Treatment of multiple sclerosis with cyclophosphamide. In: *RA Rudick, DE Goodkin* (Hrsg.) Treatment of Multiple Sclerosis – Trial Design, Results and Future Perspectives. Springer, London, 199–216

Martin R, McFarland HF, McFarlin DE (1992) Immunological aspects of demyelinating diseases. Annu Rev Immunol 10: 153–187

McFarland HF, Frank JA, Albert PS, Smith ME, Martin R, Harris JO, Patronas N, Maloni H, McFarlin DE (1992) Using gadolinium enhanced MRI lesions to monitor disease activity in multiple sclerosis. Ann Neurol: 758–766

Miller DH, Thompson AJ, Morrissey SP, MacManus DG, Moore SG, Kendall BE, Moseley IF, McDonald WI (1992) High dose steroids in acute relapses of multiple sclerosis: MRI evidence for a possible mechanism of therapeutic effect. J Neurol Neurosurg Psychiatry 55: 450–453

Multiple Sclerosis Study Group (1990) Efficacy and toxicity of cyclosporine in chronic progressive multiple sclerosis: A randomized, double-blinded, placebo-controlled clinical trial. Ann Neurol 27: 591–605

Myers L (1992) Treatment of multiple sclerosis with ACTH and corticosteroids. In: *RA Rudick, DE Goodkin* (Hrsg.) Treatment of Multiple Sclerosis – Trial Design, Results and Future Perspectives. Springer, London, 135–156

Panitch HS, Hirsch RL, Schindler J, Johnson KP (1987) Treatment of multiple sclerosis with gamma interferon: exacerbations associated with activation of the immune system. Neurology 37: 1097–1102

Paty D, Wiloughby E, Whitaker J (1992). Assessing the Outcome of Experimental Therapies in Multiple Sclerosis Patients. In: *RA Rudick, DE Goodkin* (Hrsg.) Treatment of Multiple Sclerosis – Trial Design, Results and Future Perspectives. Springer, London, 47–90

Paty DW, Li DKB, the UBC MS/MRI Study Group and the IFNB Multiple Sclerosis Study Group (1993) Interferon beta-1b is effective in relapsing-remitting multiple sclerosis. II. MRI analysis results of a multicenter, randomized, double-blind, placebo-controlled trial. Neurology 43: 662–667

Petajan JH, Gappmeier E, White AT, Spencer MK, Mino L, Hicks RW (1996) Impact of aerobic training on fitness and quality of life in multiple sclerosis. Ann Neurol 39: 432–441

Poser CM, Paty DW, Scheinberg L, McDonald WI, Davis FA, Ebers GC, Johnson KP, Sibley WA, Silberberg DH, Tourtellotte WW (1983). New diagnostic criteria for multiple sclerosis: Guidelines for research protocols. Ann Neurol 13: 227–231

Reder AT, Arnason BGW (1995) Trigeminal neuralgia in multiple sclerosis relieved by a prostaglandin E analogue. Neurology 45: 1097–1100

Rudge P, Koetsier JC, Mertin J et al. (1989). Randomised double blind controlled trial of cyclosporin in multiple sclerosis. J Neurol Neurosurg and Psychiatry 52: 559–565

Rudick RA, Goodkin DE (Hrsg.) (1992) Treatment of Multiple Sclerosis – Trial Design, Results and Future Perspectives. Springer, London

Schorlemmer HU, Seiler FR (1991) 15-deoxyspergualin (15-DOS) for therapy in an animal of multiple sclerosis (MS): Disease modifying activity on acute and chronic relapsing experimental allergic encephalomyelitis (EAE). Agents Actions 34: 156–160

Sibley WA, Bamford CR, Clark K, Smith MS, Laguna JF (1991) A prospective study of physical trauma and multiple sclerosis. J Neurol Neurosurg Psychiatry 54: 584–589

Sipe JC, Romine JS, Koziol JA, McMillan R, Zyroff J, Beutler E (1994) Cladribine in treatment of chronic progressive multiple sclerosis. Lancet 344: 9–13

Smith ME, Stone LA, Albert PS, Frank JA, Martin R, Armstrong M, Maloni H, McFarlin DE, McFarland HF (1993) Clinical worsening in MS is associated with increased frequency and area of gadopentate dimeglumine enhancing MRI lesions. Ann Neurol 33: 480–489

Sommer N, Löschmann PA, Northoff GH, Weller M, Steinbrecher A, Steinbach JP, Lichtenfels R, Meyermann R, Riethmüller A, Fontana A, Dichgans J, Martin R (1995) The antidepressant rolipram suppresses cytokine production and prevents autoimmune encephalomyelitis. Nature Med 1: 244–248

Spuler S, Hohlfeld R (1994) Aktuelle Therapie der Multiplen Sklerose: Mitoxantron. Nervenarzt 65: 136–138

Starck M, Albrecht H, Pöllmann W, Straube A, Dieterich M (1997) Drug therapy for acquired pendular – Nystagmus in multiple sclerosis. J Neurol 244: 9–16

The IFNB Multiple Sclerosis Study Group (1993) Interferon beta-1b is effective in relapsing-remitting multiple sclerosis. I. Clinical results of a multicenter, randomized, double-blind, placebo-controlled trial. Neurology 43: 655–661

The IFNB Multiple Sclerosis Study Group and the University of British Columbia MS/MRI Analysis Group (1995) Interferon beta-1b in the treatment of multiple sclerosis: Final outcome of the randomized controlled trial. Neurology 45: 1277–1285

The IFNB Multiple Sdclerosis Study Group and the University of British Columbia MS/MRI Analysis Group (1996) Neutralizing antibodies during treatment of multiple sclerosis with interferon beta-1b: Experience during the first three years. Neurology 47: 889–894

van Diemen HAM, Polman CH, van Dongen MMMM, Nauta JJP, Strijers RLM, van Loenen AC, Bertelsmann FW, Koetsier JC (1993). 4-aminopyridine induces functional improvement in multiple sclerosis patients: a neurophysiological study. J Neurol Sci 116: 220–226

Walther EU, Dieterich E, Hohlfeld R (1996) Therapie der multiplen Sklerose mit Interferon-β-1b: Aufklärung des Patienten und Umgang mit Nebenwirkungen. Nervenarzt 67: 452–456

Weiner HL, Mackin GA, Orav EJ, Hafler DA, Dawson DM, LaPierre Y, Herndon R, Lehrich JR, Hauser SL, Turel A, Fisher M, Birnbaum G, McArthur J, Butler R, Moore M, Sigsbee B, Safran A and the Northeast Cooperative Multiple Sclerosis Treatment Group (1993) Intermittent cyclophosphamide pulse therapy in progressive multiple sclerosis: Final report of the Northeast Cooperative Multiple Sclerosis Treatment Group. Neurology 43: 910–918

Wiles CM, Omar L, Swan AV, Sawle G, Frankel J, Grunewald R, Joannides T, Jones P, Laing H, Richardson PH, Hamblin AS, Harris J, Thomas G, Miller DH, Moseley IF, McDonald WI, MacManus DG (1994) Total lymphoid irradiation in multiple sclerosis. J Neurol Neurosurgery and Psychiatry 57: 154–163

Wolinsky JS. Treatment of multiple sclerosis with cyclosporin A (1992) In: *RA Rudick, DE Goodkin* (Hrsg.) Treatment of Multiple Sclerosis – Trial Design, Results and Future Perspectives. Springer, London, 217–232

Yudkin PL, Ellison GW, Ghezzi A, Goodkin DE, Hughes RAC, McPherson, K, Mertin J, Milanese C (1991) Overview of azathiopreine in multiple sclerosis. Lancet 338: 1051–1055

E 12. Prion-Erkrankungen

von *J. B. Schulz* und *M. Weller*

Prion-Erkrankungen sind seltene atypische übertragbare Erkrankungen des Zentralnervensystems, die mit spezifischen neuropathologischen Veränderungen wie ausgedehnter Vakuolenbildung, Neuronenverlust und Gliose einhergehen (Prusiner und Hsiao, 1994; Budka et al., 1995b; Aguzzi, 1996). Entzündungsreaktion und Immunantwort fehlen. Die Inkubationszeit beträgt Monate bis Jahre. Der Verlauf ist progredient. Prion-Erkrankungen verlaufen obligat tödlich. Zu den Prion-Erkrankungen des Menschen zählen Kuru, verschiedene Formen der Creutzfeldt-Jakob-Erkrankung, das Gerstmann-Sträussler-Scheinker-Syndrom und die familiäre fatale Insomnie (Budka et al., 1995) (**Tab. E 12.1**). Durch die Diskussion über die Übertragbarkeit der bovinen spongiformen Enzephalopathie (BSE) auf den Menschen sind Prion-Erkrankungen zu einem neuen Schwerpunkt in der neurologischen Forschung geworden (s. u.). Die häufigste Prion-Erkrankung bei Tieren, Scrapie, betrifft vor allem Schafe, aber auch Ziegen, und wurde vermutlich bereits zur Zeit der Römer beschrieben (**Tab. E 12.2**). Besonderes Interesse riefen Prion-Erkrankungen des Menschen hervor, als Gajdusek und Mitarbeitern in den 60iger-Jahren der Nachweis gelang, daß Kuru bei Ureinwohnern Neu-Guineas durch Kannibalismus und Einreibung mit konjunktivalem Kontakt infektiösen Hirngewebes übertragen wurde und daß Inokulation solchen Gewebes bei Labortieren eine Prion-Erkrankung hervorrief. Bei Kuru handelte es sich um ein epidemisches progredientes zerebelläres Syndrom ohne wesentliche kognitive Beeinträchtigung und ohne periodische EEG-Veränderungen. Die Suche nach dem Erreger von Kuru und anderen Prion-Erkrankungen, insbesondere der Creutzfeldt-Jakob-Erkrankung, und die Entwicklung der Prion-Hypothese durch Prusiner und Mitarbeiter in den 80iger-Jahren gehört auch heute noch zu den spektakulärsten Kontroversen der modernen molekularen Medizin.

Die Prion-Hypothese

Die mutmaßlichen Errreger der Prion-Erkrankungen, die **Prionen,** sind infektiöse proteinhaltige Partikel, die Nukleinsäure-frei und resistent gegenüber Ribonukleasen, Desoxyribonukleasen, Hitze, Formaldehyd und UV-Bestrahlung sind. Sie sind jedoch nicht komplett Protease-resistent. Prionen bestehen vermutlich u. a. aus modifizierten Formen des normalen PrP-Proteins (PrP^{C}), das im gesundem Gehirn exprimiert wird. PrP^{C} wird nicht nur im Gehirn exprimiert, sondern auch in Herz und Skelettmuskel und in den meisten anderen Organen außer Leber und Pankreas. Die Funktion des PrP^{C}-Proteins, das durch ein einziges auf Chromosom 20 gelegenes Gen kodiert wird, ist unbekannt. Es handelt sich um ein Protein, daß unter physiologischen Bedingungen an der Zelloberfläche verankert ist. Nach aktuellem Wissensstand werden Prion-Erkrankungen durch eine abnorm konfigurierte Form des PrP^{C}-Protein, das nach der am längsten bekannten Prion-Erkrankung von Schafen und Ziegen, *Scrapie,* als PrP^{Sc} bezeichnet wird, übertragen. PrP^{Sc} ist bezüglich der Aminosäuresequenz bei sporadischen Prion-Erkrankungen identisch mit normalem PrP^{C}. Das PrP^{Sc}-Protein katalysiert die sich vermutlich exponentiell ausbreitende Umwandlung von normal konfiguriertem körpereigenen PrP^{C} in pathologisches PrP^{Sc}. Möglicherweise kommt es zur Umwandlung einer α-helikalen Struktur in eine β-Faltblattstruktur. Die Transportwege von PrP^{Sc} im Gehirn sind nicht genau bekannt. PrP^{Sc} bildet Aggregate, die auf noch ungeklärte Art und Weise zu den neuropathologischen Veränderungen im Gehirn führen.

Für die Prion-Hypothese sprechen vor allem folgende Beobachtungen: (i) familiäre Formen der Creutzfeldt-Jakob-Erkrankung wie auch das Gerstmann-Sträussler-Scheinker-Syndrom und die fatale familiäre Insomnie (s. u.) gehen mit Mutationen im PrP-Gen einher; (ii) PrP^{C} und PrP^{Sc} unterscheiden sich bei sporadischen Prion-Erkrankungen zwar bezüglich biochemischer Eigenschaften, nicht jedoch bezüglich der primären Aminosäuresequenz; (iii) PrP-*knock out*-Mäuse, die kein endogenes PrP^{C} exprimieren, erkranken bei intrazerebraler PrP^{Sc}-Inokulation nicht; (iv) die PrP-*knock out*-Mäuse entwickeln nach Keimbahntransfer des Hamster-PrP-Gens präferentiell nach Infektion mit Hamster-PrP^{Sc} und bei Infektion mit Maus-PrP^{Sc} erst nach deutlich verlängerter Inkubationszeit eine Prion-Erkrankung. Das endogene PrP ist demnach essentiell für die Entwicklung der Prion-Erkrankung. Die Speziesbarriere, die auch für die Einschätzung des Erkrankungsrisikos des Menschen bei exogener Prion-Exposition von Bedeutung ist, bezieht sich auf PrP^{C} selbst und weniger auf andere Wirtsfaktoren (Büeler et al., 1993; Sailer et al., 1994; Brandner et al., 1996). Die Prion-Hypothese löst auch das Rätsel einer infektiösen Erkrankung, die dennoch ebenso autosomal dominant vererbt werden kann (s. u.). Die

Hypothese einer Krankheitsübertragung durch ein Nukleinsäure-freies, Protein-haltiges Agens, die initial wegen ihres Widerspruchs zur klassischen Genetik heftig kritisiert wurde, kann heute die wesentlichen klinischen und epidemiologischen Beobachtungen und experimentellen Befunde zu den Prion-Erkrankungen erklären. Für die Beteiligung eines Nukleinsäure-haltigen Erregers gibt es keine überzeugenden Belege, auch wenn immer wieder virale Partikel im Zusammenhang mit Prion-Erkrankungen beobachtet werden (Manuelidis et al., 1995).

Die *Ursache* der sporadischen Prion-Erkrankungen des Menschen ist unbekannt. In Gebieten mit hoher Scrapie-Inzidenz bei Schafen hat sich nie eine erhöhte Inzidenz menschlicher Prion-Erkrankungen gezeigt. Das Risiko für die Erkrankung des Menschen bei **exogener PrP^{Sc}-Exposition** wird vermutlich durch mehrere Faktoren bestimmt: (i) den eigenen PrP-Genotyp, (ii) die Quelle des PrP^{Sc} (Speziesbarriere), (iii) die Dosis des Inokulats und (iv) den Inokulationsweg. Erwähnenswert ist in diesem Zusammenhang die Beobachtung, daß sich die durch subkutane Applikation von Hormonpräparaten übertragenen iatrogenen Prion-Erkrankungen (s. u.) durch extrem lange Inkubationszeiten von bis zu 25 Jahren und klinisch vor allem zerebelläre Störungen auszeichneten. Experimentelle Übertragungsversuche durch intrazerebrale Inokulation haben gezeigt, daß vor allem – aber nicht nur – Gehirn, Rückenmark und Auge erkrankter Menschen eine Prion-Erkrankung bei Labortieren auslösen können (Brown et al., 1994).

Alternative Ursache für sporadische Prion-Erkrankungen wäre eine singuläre **somatische Mutation** des PrP-Gens, die zur einer Konformationsänderung von PrP führt und einen katalytischen Prozeß der Umwandlung von PrP^{C} in PrP^{Sc} einleitet. Diese Hypothese ist vereinbar mit der Beobachtung, daß sich bei sporadischer Creutzfeldt-Jakob-Erkrankung keine Keimbahnmutationen des PrP-Gens nachweisen lassen. Während letztere Annahme die sporadischen Fälle der Creutzfeldt-Jakob-Erkrankung erklären kann, bleibt das Auftreten der neuen Variante der Prion-Erkrankung in England (Will et al., 1996; Collinge et al., 1996) ohne das Postulat einer exogenen Verursachung schwer zu begreifen. Der der BSE-Epidemie zugrundeliegende »Prion-Stamm« unterscheidet sich von anderen Prion-Stämmen einschließlich verschiedener Scrapie-Stämme dadurch, daß er effizient alle bisher untersuchten Spezies bei oraler Zufuhr kontaminierten Gewebes infiziert und die Speziesbarriere bereits bei der ersten Passage überspringt, d. h. die Inkubationszeit ist bei Übertragung von Rind auf Maus genau so lang wie bei Übertragung von Maus auf Maus (Narang, 1996). So war der Befund überraschend, daß erhöhte Expression des humanen PrP^{C}-Proteins in Mäusen nicht zu einer Verkürzung der Inkubationszeit bei BSE-Prionexposition führte (Collinge et al., 1995). Zudem findet man bei der experimentellen BSE-Übertragung nicht wie bei anderen Prion-Stämmen einen starken genetischen Einfluß auf das Erkrankungsrisiko. Auch dies unterscheidet den BSE-Erreger von anderen Prionen. Wenn die Verfütterung infizierten Tierfutters der wesentliche Faktor für die Entstehung der BSE-Epidemie war, sollten nach der Revision der Fütterungspraktiken geborene Kälber nicht an BSE erkranken. Erste Fälle von vertikaler Übertragung sollen jedoch beobachtet worden sein (Narang, 1996). Obwohl eine Kontamination der Nahrung der Kühe durch Scrapie-Gewebe von Schafen wahrscheinlichste primäre Ursache der BSE-Epidemie ist, könnte auch eine besonders virulente Spontanmutation von PrP^{C} beim Rind entstanden und durch forcierten Kanni-

Tab. E 12.1: Prion-Erkrankungen des Menschen

Prion-Erkrankung	Ursachen
Creutzfeldt-Jakob-Erkrankung	
familiär (ca. 10 %)	PrP-Mutation (häufig Codon 200)
iatrogen (selten)	Übertragung durch kontaminierte Wachstumshormonpräparate, Hornhauttransplantation, Dura-mater-Implantate und intrazerebrale EEG-Elektroden; häufig Codon 129-Homozygotie
atypisch *(new variant)*	? Übertragung durch BSE-Prion-kontaminierte Nahrungsmittel
spontan (ca. 90 %)	? somatische Mutation oder Spontankonversion von PrP^{C} zu PrP^{Sc}, Prädisposition bei Codon 129-Homozygotie
Gerstmann-Sträussler-Scheinker-Syndrom	PrP-Mutation (häufig Prolin → Leucin in Codon 102)
Familiäre fatale Insomnie	PrP-Mutation (Aspartat → Asparagin in Codon 178)
Kuru	Übertragung durch Kannibalismus

Tab. E 12.2: Prion-Erkrankungen bei Tieren

Prion-Erkrankung	Spezies
Scrapie	Schaf, Ziege
Transmissible mink encephalopathy (TME)	Nerz
Wasting disease	Esel, Maultier, Katze

balismus über Tiermehl rasch propagiert worden sein.
Eine konkrete Empfehlung zu diätetischen Maßnahmen kann und soll aus verständlichen Gründen hier nicht gegeben werden. Es ist davon auszugehen, daß die signifikanteste Exposition des Menschen bereits stattgefunden hat, und zwar während der Jahre von 1985 bis Anfang der 90er-Jahre in England. Ob die Titer an Prionen in Geweben, die nicht Gehirn, Rückenmark oder Auge entsprechen, etwa Muskelgewebe, für eine Infektion ausreichen, ist unbekannt. Zu beachten ist, daß die Längsspaltung des Spinalkanals bei der Aufbereitung der Kühe im Schlachthof durchaus zu einer Kontamination nichtnervösen Gewebes durch Rückenmark führen kann. Nach experimenteller intrazerebraler Injektion von Prionen werden diese zunächst in die Milz transportiert und dort vermehrt (Sailer et al., 1994). Aus diesem Grund sind lymphatische Gewebe grundsätzlich auch als besonders infektiös zu bewerten. Langfristig könnte eine effektive Kontrolle von Prion-Erkrankungen durch die Zucht von PrP-*knock out*-Schafen oder -Kühen erfolgen, die in Analogie zu Nagern resistent gegenüber Prion-Erkrankungen sein sollten.

E 12.1. Creutzfeldt-Jakob-Erkrankung

Die **Creutzfeldt-Jakob-Erkrankung** ist eine seltene Erkrankung, deren Diagnose nur histologisch zu sichern ist (**Tab. E 12.3**). Etwa ein Drittel der Patienten zeigt initial psychische Auffälligkeiten, ein Drittel neurologische Störungen vorwiegend zerebellär, okulomotorisch oder visuell, und ein Drittel die Kombination aus psychischen und neurologischen Störungen. Typische Symptome sind Myoklonien und Demenz. Gelegentlich ist präferentiell der okzipitoparietale Kortex betroffen (Heidenhain-Variante). Das EEG zeigt in der Regel, aber nicht immer ein typisches Muster periodisch auftretender triphasischer Komplexe. Der Liquor ist bezüglich der Routineparameter Zellzahl, Schrankenfunktion, IgG-Synthese und isoelektrische Fokussierung unauffällig. Die neuronenspezifische Enolase (NSE) im Liquor ist bei typischem Verlauf vermutlich immer erhöht (> 25 μg/ml), jedoch kein spezifischer Parameter der Prion-Erkrankungen, sondern lediglich ein Hinweis auf raschen Neuronenuntergang. Die Häufigkeit der Creutzfeldt-Jakob-Erkrankung wird meist mit 1 : 1 000 000 angegeben (Parchi et al., 1996). Die mit 90 % häufigste Form tritt spontan um das 60. Lebensjahr auf und führt meist innerhalb von 6 Monaten zum Tod. Homozygotie für Valin oder Methionin im polymorphen Codon 129 des PrP-Gens erhöht wahrscheinlich das Risiko für die Erkrankung. Mutationen des PrP-Gens werden nicht gefunden. Die Ursache der sporadischen Creutzfeldt-Erkrankungen ist unbekannt. Denkbar

Tab. E 12.3: Diagnose der Creutzfeldt-Erkrankung

Diagnose	Kriterien
sicher	Histologie
klinisch wahrscheinlich	periodische EEG-Komplexe (obligat) **plus** progressive Demenz < 2 Jahre (obligat) **plus** 2 von 4 Symptomen: Myoklonien; visuelle oder zerebelläre Störungen; pyramidale oder extrapyr. Störungen; akinetischer Mutismus
klinisch möglich	progressive Demenz < 2 Jahre (obligat) **ohne** EEG-Veränderungen, **plus** 2 von 4 Symptomen (s. o.)

wären spontane somatische Mutationen des PrP-Gens oder noch aufzuklärende Wege der exogenen PrP^{Sc}-Exposition.
Iatrogene Creutzfeldt-Jakob-Erkrankungen wurden durch kontaminierte Wachstumshormonpräparate, intrazerebrale EEG-Elektroden und Hornhauttransplantationen übertragen. Neuropathologisch entspricht das Bild der sporadischen Form. Betroffene Patienten zeigen häufig Homozygotie für Codon 129 des PrP-Gens (Parchi et al., 1996). Von besonderem Interesse angesichts der Epidemie der **BSE** in England ist eine neue atypische Variante der Creutzfeldt-Jakob-Erkrankung *(new variant)*, die bei etwa 30 Patienten in England und einmalig in Frankreich beobachtet wurde, jüngere Patienten betrifft, meist früh mit psychopathologischen Auffälligkeiten einhergeht, häufig mit Ataxie beginnt und einen protrahierteren Verlauf aufweist (Will et al., 1996) (**Tab. E 12.4**). Alle Patienten zeigen Homozygotie für Methionin in Codon 129. Diese Variante der Prion-Erkrankung soll durch ein spezifisches Bandenmuster bei partiellem proteolytischen Verdau der Prionen gekennzeichnet sein, das sich von klassischer Creutzfeldt-Jakob-Erkrankung unterscheidet, jedoch dem Muster übertragener BSE im Tiermodell entspricht (Collinge et al., 1996). Dieses Bandenmuster könnte auch als diagnostischer Test genutzt werden, um die Erkrankung aus einer Hirnbiopsie oder in Zukunft vielleicht auch aus einer Lymphknotenbiopsie nachzuweisen.
Kuru wird seit der Abstinenz vom Kannibalismus nicht mehr beobachtet. Interessant ist die Parallele zur BSE, weil der BSE-Epidemie, aufgrund der Rückfütterung kontaminierter Rinderhirne im Tiermehl, ebenfalls eine Form des forcierten großangelegten Kannibalismus vorausging (Narang, 1996).
Mit etwa 10 % ist die **familiäre Creutzfeldt-Jakob-Erkrankung** deutlich seltener als sporadische Formen. Sie entsteht durch Mutationen des PrP-Gens besonders in den Codonen 200, 178, 129 und

Tab. E 12.4: Unterschiede zwischen klassischer und atypischer *(new variant)* Creutzfeldt-Jakob-Erkrankung

	Sporadische Creutzfeldt-Jakob-Erkrankung	**Atypische *(new variant)* Creutzfeldt-Jakob-Erkrankung**
Erkrankungsalter	55–70 Jahre	19–39 Jahre
Früh-Symptome	Demenz, Myoklonien	Psychische Veränderungen, Ataxie
Klinische Dynamik	rasch progredienter Verlauf	schleichender Beginn und protrahierter Verlauf
PrP-Genotyp (Codon 129)	überwiegend homozygot in Codon 129 (z. B. Met/Met oder Val/Val)	100 % Met/Met-Homozygotie in Codon 129
PrP^{Sc}-Ablagerungen	Synaptische Ablagerungen, selten Plaques	deutliche floride Plaques
PrP^{Sc}-Bandenmuster nach Proteaseverdau	Typ 1, 2	Typ 4 (100 %, entsprechend experimenteller BSE bei Mäusen, Makaken und anderen Tieren)

102, sowie durch Insertionen, nicht jedoch durch Deletionen oder Strangabbruchmutationen (Prusiner und Hsiao, 1994). Im Vergleich zu sporadischen Erkrankungen sind beim familiären Typ der Beginn im Median einige Jahre früher, der Verlauf weniger rasch und periodische EEG-Muster seltener. Der Verlauf der Erkrankung kann sich über wenige Jahre erstrecken. Weitere syndromale Unterschiede zwischen sporadischer und familiärer Creutzfeldt-Jakob-Erkrankung gibt es nicht. Familiäre Erkrankungen lassen sich deutlich schlechter auf Labortiere übertragen als sporadische Erkrankungen (Brown et al., 1994; Tateishi et al., 1996). Das **Gerstmann-Sträussler-Scheinker-Syndrom** ist eine seltene autosomal dominant vererbte progrediente zerebelläre Ataxie mit Demenz, die durch charakteristische multizentrische Plaqueablagerungen in Groß- und Kleinhirnrinde und spongiforme Veränderungen gekennzeichnet und auf Mutationen des PrP-Gens zurückzuführen ist (Hainfellner et al., 1995). Aus heutiger Sicht kann das Gerstmann-Sträussler-Scheinker-Syndrom ätiopathogenetisch dem Formenkreis der familiären Creutzfeldt-Jakob-Erkrankung zugeordnet werden. Entsprechend sind der klinische Beginn früher und der Verlauf protrahierter als bei sporadischer Creutzfeldt-Jakob-Erkrankung. Auch die sehr seltene **familiäre fatale Insomnie** ist eine Prion-Erkrankung, die mit charakteristischen Mutationen im PrP-Gen assoziiert ist. Klinisch stehen Thalamusdegeneration, ausgeprägte vegetative Entgleisungen und Störungen der zirkadianen Rhythmik im Vordergrund (Montagna et al., 1995). Verschiedene Mutationen im PrP-Gen führen demnach zu unterschiedlichen klinischen Phänotypen. Da andererseits die gleiche Mutation in Kodon 178 z. B. entweder zu familiärer Creutzfeldt-Jakob-Erkrankung oder familiärer fataler Insomnie führen kann (Prusiner und Hsiao, 1994), spielen auch andere genetische oder exogene Faktoren eine Rolle bei der Ausprägung des Krankheitsbilds.

E 12.2. Therapeutische Prinzipien

Eine kausale Therapie manifester Prion-Erkrankungen steht derzeit nicht zur Verfügung. Behandlungsversuche mit Amantadin, Acyclovir und Vidarabin, die unter der Annahme einer nicht nachweisbaren viralen Infektion als Ursache der Prion-Erkrankungen durchgeführt wurden, waren nicht erfolgreich. Theoretische Angriffsmöglichkeiten wären die Hemmung der PrP^{C}-Synthese, da die Entwicklung und Progredienz experimenteller Prion-Erkrankungen von dem endogenen PrP^{C}-Expressionsniveau abhängt, sowie die Hemmung der vermuteten Konversion von PrP^{C} in PrP^{Sc}.

E 12.3. Therapie

Zur symptomatischen Therapie der Myoklonien bei Creutzfeldt-Jakob-Erkrankung können Clonazepam (Rivotril®) oder Valproinsäure (Orfiril®, Ergenyl®) eingesetzt werden.
Die Prävention von Prion-Erkrankungen ist angesichts fehlender therapeutischer Optionen (s. u.) derzeit von herausragender Bedeutung, jedoch bei Betrachtung der bekannten Prion-Erkrankungen des Menschen kompliziert. Kuru wurde nach Ende des Kannibalismus auf Neu-Guinea nicht mehr beobachtet. Die kasuistischen iatrogenen Prion-Erkrankungen (**Tab. E 12.1**) sollten ebenfalls nicht mehr auftreten. Die Umstellung auf gentechnisch hergestellte Hormonpräparate verhindert die Infektion durch infizierte Hormonpräparate. Die Prävention der Übertragung der Creutzfeldt-Jakob-Erkrankung im Krankenhaus und bei der Sektion (Budka et al., 1995 a) erfordert das Befolgen spezifischer Richtlinien. Isolierpflege ist nicht erforderlich. Mit Liquor, Hirngewebe oder inneren Organen kontaminierte Arbeitsflächen werden für 60 Min mit 2 N Natronlauge (80 g/l) behandelt. Instrumente werden für 60 Min bei

136 °C autoklaviert oder für 2 × 30 Min in 2 N Natronlauge eingelegt. Kontaminierte Haut wird für 10 Min mit 1 N Natronlauge behandelt und danach unter fließendem Wasser gründlich abgespült. Vordringlich ist die Entwicklung eines einfachen diagnostischen Tests zum Ausschluß infizierter, noch nicht klinisch erkrankter Personen von Organspenden.

Eine Prävention familiärer autosomal-dominant vererbter Prion-Erkrankungen ist nur im Rahmen genetischer Beratung möglich. Bereits vor der BSE-Epidemie betrugen diese Typen der Prion-Erkrankungen nur 10 %, während 90 % sporadische Erkrankungen waren, deren Ursache bis auf eine genetische Prädisposition unbekannt war und ist. Es gibt keine Hinweise dafür, daß jemals eine Creutzfeldt-Jakob-Erkrankung durch normalen Kontakt mit einem Erkrankten etwa im Rahmen der häuslichen Pflege oder der Krankenhausbetreuung übertragen wurde. Auch Geschlechtsverkehr überträgt die Erkrankung nach aktuellem Erkenntnisstand nicht.

Prion-Erkrankungen sind bei Verdacht meldepflichtig. Empfohlen wird die Kontaktaufnahme mit der Prion-Forschungsgruppe der Universität Göttingen:

Prof. Dr. S. Poser, Prof. Dr. H. A. Kretzschmar, Neurologische Klinik der Universität Göttingen, Robert-Koch-Straße 40, 37075 Göttingen, Tel.: 05 51 / 39 66 36

Literatur

Aguzzi A (1996) Pathogenesis of spongiform encephalopathies: an update. Int Arch Allergy Immunol 110: 99–106

Brandner S, Isenmann S, Raeber A, Fischer M, Sailer A, Kobayashi Y, Marino S, Weissmann C, Aguzzi A (1996) Normal host prion protein necessary for scrapie-induced neurotoxicity. Nature 379: 339–343

Brown P, Gibbs CJ, Rodgers-Johnson P, Asher DM, Sulima MP, Bacote A, Goldfarb LG, Gajdusek DC (1994) Human spongiform encephalopathy: the National Institutes of Health series of 300 cases of experimentally transmitted disease. Ann Neurol 35: 513–529

Budka H, Aguzzi A, Brown P, Brucher JB, Bugiani O, Collinge J, Diringer H, Gullotta F, Haltia M, Hauw JJ, Ironside JW, Kretzschmar HA, Lantos PL, Masullo C, Pocchiari M, Schlote W, Tateishi J, Will RG (1995 a) Tissue handling in suspected Creutzfeldt-Jakob disease (CJD) and other human spongiform encephalopathies (prion diseases). Brain Pathol 5: 319–322

Budka H, Aguzzi A, Brown P, Brucher JB, Bugiani O, Gullotta F, Haltia M, Hauw JJ, Ironside JW, Jellinger K, Kretzschmar HA, Lantos PL, Masullo C, Schlote W, Tateishi J, Weller RO (1995 b) Neuropathological diagnostic criteria for Creutzfeldt-Jakob disease (CJD) and other human spongiform encephalopathies (prion diseases). Brain Pathol 5: 459–466

Büeler H, Aguzzi A, Sailer A, Greiner RA, Autenried P, Aguet M, Weissmann C (1993) Mice devoid of PrP are resistant to scrapie. Cell 73: 1339–1347

Collinge J, Palmer MS, Sidle KCL, Hill AF, Gowland I, Meads J, Asante E, Bradley R, Doey LJ, Lantos PL (1995) Unaltered susceptibility to BSE in transgenic mice expressing human prion protein. Nature 378: 779–783

Collinge J, Sidle KCL, Meads J, Ironside J, Hill AF (1996) Molecular analysis of prion strain variation and the aetiology of »new variant« CJD. Nature 383: 687–690

Hainfellner JA, Brandtner-Inthaler S, Cervenáková L, Brown P, Kitamoto T, Tateishi J, Diringer H, Liberski PP, Regele H, Feucht M, Mayr N, Wesely P, Summer K, Seitelberger F, Budka H (1995) The original Gerstmann-Sträussler-Scheinker family of Austria: divergent clinicopathological phenotypes but constant PrP genotype. Brain Pathol 5: 201–211

Manuelidis L, Sklaviadis T, Akowitz A, Fritch W (1995) Viral particles are required for infection in neurodegenerative Creutzfeldt-Jaskob disease. Proc Natl Acad Sci USA 92: 5124–5128

Montagna P, Cortelli P, Gambetti P, Lugaresi E (1995) Fatal familial insomnia: sleep, neuroendocrine and vegetative alterations. Adv Neuroimmunol 5: 13–21

Narang H (1996) Origin and implications of bovine spongiform encephalopathy. Proc Soc Exp Biol Med 211: 306–322

Parchi P, Castellani R, Capellari S, Ghetti B, Young K, Chen SG, Farlow M, Dickson DW, Sima AAF, Trojanowski JQ, Petersen RB, Gambetti P (1996) Molecular basis of phenotypic variability in sporadic Creutzfeldt-Jakob disease. Ann Neurol 39: 767–778

Prusiner SB, Hsiao KK (1994) Human prion diseases. Ann Neurol 35: 385–395

Sailer A, Büeler H, Fischer M, Aguzzi A, Weissmann C (1994) No propagation of prions in mice devoid of PrP. Cell 77: 967–968

Tateishi J, Kitamoto T, Hoque MZ, Furukawa H (1996) Experimental transmission of Creutzfeldt-Jakob disease and related diseases to rodents. Ann Neurol 46: 532–537

Will RG, Ironside JW, Zeidler M, Cousens SN, Estibeiro K, Alperovitch A, Poser S, Pocchiari M, Hofman A, Smith PG (1996) A new variant of Creutzfeldt-Jakob disease in the UK. Lancet 347: 921–925

F. Intensivneurologie

Therapieempfehlungen

Wo beurteilbar, wird die wissenschaftliche Evidenz der *Wirksamkeit der Therapie* im Abschnitt »Therapeutische Prinzipien« mit * markiert.

*** Ergebnisse randomisierter, prospektiver Therapiestudien mit ausreichender Fallzahl, um eine Beeinflussung der klinischen Endpunkte valide erfassen zu können.
** Ergebnisse nicht randomisierter Fallkontrollstudien oder großer retrospektiver Studien.
* Nicht randomisierte Kohortenstudien mit historischen Kontrollen oder anekdotische Fallberichte.

Im Abschnitt »Pragmatische Therapie« wird – noch nicht ganz durchgängig – die *Qualität der Therapieempfehlung* mit Buchstaben graduiert:

A Therapieempfehlung stützt sich auf mehr als eine prospektive randomisierte, placebokontrollierte Studie oder eine Metaanalyse
B Therapieempfehlung stützt sich auf mindestens eine randomisierte, prospektive Therapiestudie mit einer ausreichenden Patientenzahl
C Rein empirische Therapieempfehlung ohne sicheren wissenschaftlichen Beweis.

F 1. Neurologische Intensivmedizin

von *C. S. Padovan*, *G. Leonhardt* und *H. W. Pfister**

F 1.1. Intensivpflichtige neurologische Erkrankungen

Intensivpflichtigkeit liegt bei neurologischen Patienten vor, wenn entweder die Vitalparameter wie Atem- oder Herz-Kreislauf-Funktion gestört sind oder wenn eine Intensivtherapie Voraussetzung für eine gezielte Behandlung der neurologischen Grundkrankheit, wie z. B. bei einer progredienten Hirndruckerhöhung, ist. Meistens bedingt eine Verschlechterung der neurologischen Erkrankung, die zur Intensivpflichtigkeit führt, auch die Notwendigkeit einer Erhaltung von Vitalfunktionen, z. B. in Form einer Schutzintubation (Verhinderung einer Aspiration) bei zunehmender Vigilanzstörung. Hauptursachen für Intensivpflichtigkeit bei neurologischen Erkrankungen sind Bewußtseinsstörungen, zunehmender Hirndruck, schwere ZNS-Infektionen, der Status epilepticus, Intoxikationen und eine neurogen neuromuskuläre Ateminsuffizienz (**Tab. F 1.1**).

Tab. F 1.1: Hauptursachen für Intensivpflichtigkeit bei neurologischen Erkrankungen (modifiziert nach Ropper, 1992)

Häufige Krankheiten auf neurologischen Intensivstationen
Großer ischämischer Hirninfarkt
Parenchym-Blutung mit Bewußtseinsstörung
Subarachnoidal-Blutung
Guillain-Barré-Syndrom mit Ateminsuffizienz oder autonomen Störungen
Myasthenia gravis mit Ateminsuffizienz
Status epilepticus
Dekompensierter Hirntumor
Enzephalitis, Meningitis, Hirnabszeß, spinaler Abszeß, akute disseminierte Enzephalomyelitis
Allgemeinmedizinische Ursachen (z. B. Sepsis, Aspiration, Pneumonie, Lungenembolie, gastrointestinale Blutung, Herzrhythmus-Störungen)
Globale zerebrale Hypoxie
Intoxikationen
Schädel-Hirn-Trauma, spinales Trauma
Postoperative neurochirurgische Patienten

* Autor dieses Kap. in der 2. Aufl.: K. M. Einhäupl

Hirndruck und Bewußtseinsstörungen

Sowohl bei einer diffusen, progredienten Hirndruckerhöhung als auch bei einer lokalen Raumforderung mit Hirnstammkompression kommt es neben einer Bewußtseinsstörung zu einer Atemantriebsstörung und einem zunehmenden Ausfall von Schutzreflexen (Schluckreflex, Hustenreflex). Supratentoriell lokalisierte Läsionen, wie z. B. raumfordernde ischämische Infarkte, Parenchymblutungen, Abszesse, epidurale oder subdurale Hämatome führen in Abhängigkeit von der mit bildgebenden Verfahren nachweisbaren Raumforderung und Mittellinienverlagerung zu einer progredienten Bewußtseinsstörung. Entzündliche ZNS-Erkrankungen, wie bakterielle oder tuberkulöse Meningoenzephalitiden und virale Enzephalitiden, können sowohl primär als auch durch eine Komplikation wie z. B. ein diffuses Hirnödem, eine Vaskulitis oder einen Hydrozephalus zu einer Bewußtseinsstörung führen. Schwere Subarachnoidal-Blutungen, Schädel-Hirn-Traumata (ohne ausgeprägte Kontusionsherde) oder ein Hydrozephalus stellen diffuse Hirnfunktionsstörungen meist mit Hirndruckerhöhung dar, die ebenfalls zu Bewußtseinsstörungen führen. Im Gegensatz dazu führen infratentorielle Schädigungen, je nach Lokalisation und Ausmaß auch ohne Raumforderung, variabel zu Bewußtseinsstörungen und Hirnnervenausfällen mit eingeschränkten oder fehlenden Schutzreflexen.

In Abhängigkeit von der Dynamik einer Bewußtseinsstörung sollte unserer Erfahrung nach die Verlegung auf eine Intensivstation bereits bei Patienten mit zunehmender Vigilanzstörung erfolgen, da soporöse Patienten meist ohne ausreichende Schutzreflexe und deshalb stark Aspirations- und Pneumonie-gefährdet sind.

Zentrale Aufgabe der neurologischen Intensivmedizin bei Patienten mit erhöhtem Hirndruck ist die kontinuierliche Überwachung und Therapie von intrakraniellem Druck und die Aufrechterhaltung einer adäquaten zerebralen Perfusion, um sekundäre Ischämien zu verhindern (s. Kap. F 2). Dazu können als neue, vielversprechende Monitoring-Verfahren die jugularvenöse Sauerstoff-Sättigungsmessung als indirektes Maß für den zerebralen Blutfluß (Kirkpatrick et al., 1996) und die regionale, invasive Sauerstoff-Partialdruckmessung zur Überwachung der zerebralen Oxygenierung eingesetzt werden (van Santbrink et al., 1996; Kiening et al., 1996), wobei erst anhand von Studien an größeren Patientenkollektiven die klinische Wertigkeit dieser Methoden beurteilt werden kann.

ZNS-Infektionen
In der Akutphase der *eitrigen Meningitis* entwickeln etwa 50 % der erwachsenen Patienten intra- oder extrakranielle Komplikationen (s. Kap. E 1). Da sich sowohl extrakranielle (z. B. septischer Schock, ARDS, Verbrauchskoagulopathie) als auch intrakranielle (z. B. Hirnödem, Liquorabflußstörung) Komplikationen innerhalb von Minuten bis wenigen Stunden entwickeln und zu einer lebensbedrohlichen Situation führen können, sollten in der Initialphase der Erkrankung alle Patienten mit einer eitrigen Meningitis grundsätzlich auf einer Intensivstation behandelt werden. Bei fehlender klinischer Besserung unter einer Antibiotikatherapie innerhalb von 2–3 Tagen sind vor allen Dingen folgende Möglichkeiten in Erwägung zu ziehen:
a) Persistierender Infektionsherd;
b) Entwicklung von ZNS-Komplikationen;
c) Inadäquate Antibiotikabehandlung.

Die Behandlung der *Herpes simplex-Enzephalitis* (s. Kap. E 8) beinhaltet die intravenöse Aciclovir-Applikation, die Gabe von Antiepileptika (bei Vorliegen epileptischer Anfälle oder Nachweis epilepsietypischer Muster im EEG) sowie bei Vorliegen eines raumfordernden, zytotoxischen Hirnödems hirndrucksenkende Maßnahmen (ultima ratio: Dekompressionsoperation). In der Therapie der *tuberkulösen Meningitis* kommt neben der Gabe von Tuberkulostatika der Behandlung der typischen Komplikationen (z. B. Hydrozephalus, Vaskulitis, tuberkulöser Abszeß, SIADH) große Bedeutung zu (s. Kap. E 3).

Status epilepticus
Treten tonisch-klonisch generalisierte Anfälle als Status epilepticus auf, so ist der Patient akut durch zerebralen Zelluntergang und durch die Entwicklung eines diffusen Hirnödems massiv gefährdet (Cascino, 1996). Seltener treten diese Komplikationen auch bei einer Serie generalisierter epileptischer Anfälle (ohne Wiedererlangen des Bewußtseins zwischen den einzelnen Anfällen), bei einem fokalen oder einem nicht-konvulsiven Status epilepticus auf (Sammaritano et al., 1985). Jeder Status epilepticus erfordert eine schnellstmögliche medikamentöse Durchbrechung durch Antikonvulsiva (s. Kap. C 2), wobei Benzodiazepine nur unter Intensivbedingungen ausreichend dosiert werden können. Empfohlen wird z. B. Midazolam (Dormicum®: Dosis 5 mg i. v. bis max. 20 mg), alternativ Diazepam (Valium®: Dosis 10 mg i. v. bis max. 40 mg) oder Clonazepam (Rivotril®: Dosis 2 mg i. v.; max. 8 mg/24 h). Clobazam (Frisium®, z. B. 3 × 10 mg p. o.) kann nur als Dauermedikation nach Durchbrechen des Status epilepticus eingesetzt werden. Bei Persistenz des Status epilepticus ist eine tiefe Barbiturat-Narkose mit z. B. Thiopental (Trapanal®) unter kontinuierlicher EEG-Aufzeichnung mit Nachweis eines »burst-suppression Musters« notwendig (Shepherd, 1994). Alternativ kann eine kontinuierliche Diazepam-Gabe oder eine tiefe Propofol-Sedierung (Disoprivan®) unter EEG-Kontrolle erwogen werden (Parent und Lowenstein, 1994; Borgeat et al., 1994), die aber nicht in größeren, randomisierten Studien untersucht sind.

Neurogene/neuromuskuläre Ateminsuffizienz
Eine Reihe von neurogenen oder neuromuskulären Erkrankungen führen bei wachen, bewußtseinsklaren Patienten zu einer respiratorischen Insuffizienz und somit zu einer zwingenden Intensivpflichtigkeit. Häufigste Ursachen sind die krisenhafte Verschlechterung bei Myasthenia gravis (s. Kap. J 8) und das akute Guillain-Barré-Syndrom (Hahn, 1996; Naguib et al., 1996). Selten liegt ein traumatischer, entzündlicher oder vaskulärer hoher Querschnitt mit Beteiligung der Atemmuskulatur vor, der ebenfalls eine respiratorische Insuffizienz oder einen Ausfall von Schutzreflexen verursachen kann.

Eine im Krankheitsverlauf sorgfältige Überwachung der Atemmechanik mit spirometrischer Bestimmung der Vitalkapazität, Messung der »negativen inspiratorischen Kraft« und regelmäßiger Blutgasanalyse läßt Verschlechterungen rechtzeitig erkennen und stellt dann die Indikation zur Verlegung auf eine Intensivstation dar.

Als Besonderheiten in der Intensivtherapie des Guillain-Barré-Syndroms sind die Notwendigkeit einer Intubation bei neurogen-muskulärer Insuffizienz (Intubation bei einer VK < 0,01 l/kg KG) und die Schutzintubation bei Beteiligung kaudaler Hirnnerven zu nennen, ferner die Notwendigkeit einer strikten Thromboseprophylaxe mittels PTT-wirksamer Heparinisierung und die häufig auftretende autonome Beteiligung. Dabei können z. B. Phasen mit fehlender Herzfrequenz-Variabilität gefolgt sein von akuten, meist auf vagale Reize auftretende Bradykardien, die ggf. mit einem passageren Schrittmacher behandelt werden müssen (s. Kap. F 1.5 und J 1).

Überwachungpflichtige neurologische Erkrankungen
Bei ausgewählten neurologischen Patienten, die nicht aufgrund einer Bewußtseins- oder Atemantriebsstörung primär intensivpflichtig sind, ist eine engmaschige Überwachung der Herz-Kreislauf-Funktion mit aggressiver Behandlungsmöglichkeit notwendig, die nur unter Intensivbedingungen durchführbar ist. Dazu zählen vaskuläre Erkrankungen, wie z. B. Patienten mit einem progredienten Schlaganfall bei hochgradigen, intra- oder extrakraniellen Gefäßstenosen oder Patienten nach Subarachnoidal-Blutung, die entweder vor Aneurysmaklippung antihypertensiv oder bei Vasospasmus hypertensiv-hypervolämisch behandelt werden müssen. Überwachungspflichtig sind auch Patienten mit ausgeprägten autonomen Störun-

gen, wie z. B. Herzrhythmusstörungen bei einem akuten Guillain-Barré-Syndrom.
Spezialisierte Überwachungseinheiten sind Voraussetzung für die Durchführung und Akutversorgung nach therapeutischen Interventionen wie der systemischen Lysetherapie bei zerebraler Ischämie, da bei diesen Patienten eine optimale Einstellung von Kreislaufparametern, Blutgerinnung, Glukose, Flüssigkeits- und Elektrolythaushalt gewährleistet sein muß. Erst die zunehmende Einrichtung von Schlaganfalleinheiten (»Stroke Units«) wird den Anforderungen dieser nicht streng intensivpflichtigen Patienten gerecht (Diener et al., 1996).

F 1.2. Respiratorische Insuffizienz

Das Spektrum spezieller respiratorischer Störungen auf der neurologischen Intensivstation umfaßt, im Gegensatz zu sonstigen Intensiv-Patienten, oft keine primären pulmonologischen oder kardialen Erkrankungen. Man unterscheidet einerseits Hyperventilations- und Hypoventilations-Syndrome wie Tachypnoe, Dyspnoe, oder Orthopnoe, die meist Ausdruck einer gestörten Atemmechanik sind, wie sie bei Patienten mit Guillain-Barré-Syndrom, Myasthenia gravis, Myopathien, Myositis, hohem Querschnitts-Syndrom, Botulismus oder Tetanus vorkommen. Im Gegensatz dazu sind Störungen des Atemmusters wie Cheyne-Stokes-Atmung, Maschinenatmung, Clusteratmung, Biot-Atmung, Kußmaul-Atmung oder verlängerte Apnoe-Phasen zentral durch erhöhten intrakraniellen Druck, durch eine entzündliche oder vaskuläre Hirnstammläsion oder metabolisch bedingt. Verminderte oder ausgefallene Schutzreflexe bei Vigilanzstörungen oder als Folge von kaudalen Hirnnervenparesen können zu einer Aspirationspneumonie und sekundär zu einer respiratorischen Insuffizienz führen.

Indikationen zur Intubation
Ein erhöhtes Sauerstoff-Angebot z. B. über Nasensonde oder Maske mit O_2-Vernebler kann beim spontan atmenden Patienten zu einer Verbesserung des pulmonalen Gasaustausches führen, wobei aber nicht eine bessere Ventilation zur Atelektasenprophylaxe erreicht wird. Ein weiterer Nachteil ist bei zu hoher inspiratorischer Sauerstoffkonzentration ein verminderter Atemantrieb.
Anhand der in **Tab. F 1.2** aufgefährten allgemeinen Richtwerte für Erwachsene ist für jeden Patienten individuell die Intubationsindikation zu stellen, wobei bei zu erwartender progredienter neurologischer Grunderkrankung der Verlauf entscheidend ist. Ebenso spricht die Kombination mehrerer grenzwertiger Parameter für eine frühe Intubation, da bei fast allen ZNS-Erkrankungen eine optimale Oxygenierung wichtig ist.
Neurogene oder myogene Störungen der Atemmechanik führen bei initial noch ausreichendem pulmonalen Gasaustausch regelhaft zu einer respiratorischen Insuffizienz, sobald die Vitalkapazität 0,01 l/kg KG unterschreitet. Bei Patienten mit erhöhtem Hirndruck stellt eine Hyperkapnie eine absolute Intubationsindikation dar. Patienten mit chronisch-obstruktiver Lungenerkrankung sind an niedrigere pO_2- und höhere pCO_2-Werte gut adaptiert, weshalb die in **Tab. F 1.2** aufgeführten Kriterien in Abhängigkeit von klinischem Befund und subjektivem Wohlbefinden zu bewerten sind. Die pragmatische Gewichtung von respiratorischen Parametern bei verschiedenen neurologischen Erkrankungen ist in **Tab. F 1.3** aufgeführt.
Die Intubation sollte mit ausreichender Anästhesie (z. B. Fentanyl 0,1–0,2 mg, Diazepam 20–30 mg und Vecuromium 4–8 mg i. v.) und unter Überwachung von Herzfrequenz, Blutdruck und Sauerstoffsättigung mittels EKG, RR-Manschette oder arterieller Messung sowie Pulsoximetrie durchgeführt werden. Nach erfolgreicher Intubation ist die korrekte Tubuslage auskultatorisch und anschließend radiologisch zu überprüfen.

Beatmungsformen
Unterschieden wird die assistierte Beatmung, die kontrollierte Beatmung und die kombinierte assistiert-kontrollierte Beatmung (Sassoon et al., 1990). Durch die Beatmung muß ein ausreichender pulmonaler Gasaustausch gesichert sein, wobei die Beatmungsform individuell an die Bedürfnisse des Patienten angepaßt wird. Notfalls muß nach Analgosedierung kontrolliert beatmet werden.
Bei wachen, pulmonal gesunden Patienten mit einer neurogenen oder myogenen Atemstörung ist in der Regel die assistierte, druckunterstützte Beatmung indiziert. Hierbei bestimmt der Patient durch einen inspiratorischen Sog sowohl Frequenz, Dauer als auch Tiefe der Atemzüge in Abhängigkeit von der eingestellen Druckunterstützung. Bei der volumenkontrollierten Beatmung wird durch eingestelltes Atemzugvolumen und Atemfrequenz, unabhängig vom Atemantrieb des Patienten, ein fixes Atemminutenvolumen durch den Respirator verabreicht. Notwendig wird diese Beatmungsform bei nicht ausreichendem Atemantrieb oder bei sekundären pulmonalen Komplikationen, wobei häufig der Patient analgosediert werden muß. Bei hohen Atemwegsdrucken, wie z. B. beim ARDS, kann die druckkontrollierte Beatmung als Sonderform eingesetzt werden. Die relativ neue BIPAP-Beatmung (biphasic positive airway pressure) stellt einen Mischtyp zwischen kontrollierter Beatmung und Spontanatmung dar und bringt bei manchen Patienten Vorteile in der Entwöhnungsphase.
Die kombinierte assistiert-kontrollierte Beatmung (SIMV; synchronized intermittant mandatory ventilation) kann bei Patienten mit noch nicht ausreichendem Atemantrieb oder mit flacher Hyperventilation eingesetzt werden, wobei wenige, kontrollierte Atemzüge/Minute zur Atelektasenprophylaxe bei sonst assistierter Beatmung verabreicht werden.

Tab. F 1.2: Allgemeine Richtwerte zur Intubation (für Erwachsene) (modifiziert nach Planck und Briegel, 1998)

	Intubationsindikation bei	**Normwerte/Normalbefunde**
paO_2 (mm Hg)	< 50*	75–100
$paCO_2$ (mm Hg)	> 55* und < 25	35–45
Atemfrequenz (min^{-1})	> 40	12–20
Vitalkapazität (ml/kg KG)	< 10	55–75
Inspiratorischer Sog (mbar)	< 25	75–100
Bewußtseinslage	soporös-komatös	wach
Schutzreflexe	eingeschränkt/fehlend	erhalten

* bei Patienten mit erhöhtem Hirndruck sollte die Intubation frühzeitig bei einem paO_2 < 60 mm Hg und einem $paCO_2$ > 40 mm Hg erfolgen.

Tab. F 1.3: Art der respiratorischen Störung und Intubationsindikation

	Wichtige Krankheiten	**Relevante Parameter/Befunde**
Zentrale Atemantriebsstörung	Erhöhter Hirndruck Intoxikation Metabolische Störung	paO_2 < 60 mm Hg $paCO_2$ > 55 mm Hg ($paCO_2$ > 40 mm Hg bei Hirndruck) Schwere Vigilanzstörung
Insuffiziente Atemmechanik	GBS, Myasthenie, Tetanus, Polio, Botulismus, Myositis, Myopathien, hoher Querschnitt	Vitalkapazität < 1 l Inspirator. Sog < 25 mbar Atemfrequenz > 40/Min
Kaudale Hirnnervenparesen	Hirnstamminfarkt, Miller-Fisher-Syndrom, basale Meningitis, Trauma oder Blutung in der hinteren Schädelgrube	Speichelsee im Rachen Schluckstörung Fehlender Hustenreflex V. a. Aspiration
Obstruktion der Luftwege	bds. Recurrensparese, Glottisödem, Tracheomalazie	$paCO_2$ > 55 mm Hg paO_2 < 55 mm Hg Atemfrequenz > 40/Min
Pulmonale Erkrankung	Pneumonie, Lungenödem, ARDS, Atelektase, COPD, Lungenembolie	paO_2 < 60 mm Hg $paCO_2$ > 55 mm Hg Atemfrequenz > 40/Min

GBS = Guillain-Barré-Syndrom, ARDS = adult respiratory distress syndrome, COPD = chronic obstructive pulmonary disease

Zur Verbesserung des pulmonalen Gasaustausches und zur Verhinderung von Atelektasen können alle bisher genannten Beatmungsformen mit einem positiven endexspiratorischen Druck (PEEP: positive endexspiratory pressure) kombiniert werden. Auch bei Patienten mit erhöhtem Hirndruck sind PEEP-Werte von 5–10 cm H_2O ohne negativen Effekt. Bei wachen Patienten werden PEEP-Werte über 5 cm H_2O als unangenehm empfunden.

Eine Entwöhnung vom Respirator ist bei ausreichendem Atemantrieb durch eine SIMV-Beatmung mit konsekutiver Reduktion der kontrollierten Atemzüge und anschließender Umstellung auf eine assistierte, druckunterstützte Beatmung möglich (Marini et al., 1988); bei ausreichender Vigilanz kann anschließend eine Spontanatmung über einen O_2-Vernebler versucht werden. Eine zumindest alternative Weaning-Methode stellt – bei ausreichendem Atemantrieb – der 1 × täglich durchgeführte Umstellungsversuch von kontrollierter Beatmung auf Spontanatmung am Vernebler (mit Abbruch bei respiratorischer Erschöpfung) dar (Esteban et al., 1995).

Unabhängig von der Art der Entwöhnung ist eine Extubation nur bei wachen Patienten mit ausreichenden Schutzreflexen, normalen Atemfrequenzen und regelrechtem Gasaustausch (normale Blutgasparameter bei Spontanatmung über Vernebler mit Sauerstoffgehalt von 28 %–40 % O_2) erfolgversprechend. Voraussetzung ist eine ausreichende Atemmechanik, als Kriterien gelten normale Atemzugvolumina bei einer Druckunterstützung von ≤ 14 mmHg (gilt für Tubusgrößen

$\geq$ 7,5 Ch) und einem maximalen inspiratorischen Sog $\geq$ 25 mbar.

Indikation zur Tracheotomie
Der optimale Zeitpunkt für eine Tracheotomie, d. h. einen Wechsel vom endotrachealen Tubus auf eine Trachealkanüle, wird kontrovers diskutiert (Berlauk, 1986). Bei länger liegendem oralen Tubus ist die Mundpflege erschwert und die Gefahr einer Kehlkopfschädigung erhöht; eine nasotracheale Intubation hat als Nachteil die lokale Sekretretention mit der erhöhten Gefahr von Sinusitiden und Schleimhautulzerationen (Deutschman et al., 1986). Hauptvorteil der Beatmung über eine Trachealkanüle ist die bessere Toleranz bei wachen Patienten. Neben dem Wegfall des Fremdkörpergefühls erleichtert die verminderte Totraumventilation die Entwöhnung von der Beatmungsmaschine. Dies trifft insbesondere für neurogene/neuromuskuläre Erkrankungen mit Ateminsuffizienz zu, weshalb bei diesen Patienten mit wahrscheinlich längerer Beatmungspflichtigkeit frühzeitig zu einer Tracheotomie geraten wird.
Nachteile der Tracheotomie sind das geringe perioperative Blutungs- und Infektionsrisiko, und die Spätkomplikationen wie Tracheomalzie mit nachfolgender Trachealstenose, die seltene tracheoösophageale Fistel und später die kosmetisch störende Narbe (Hazard et al., 1991). Alternativ zum operativ angelegten, epithelialisierten Stoma wurde als neue Methode die Punktionstracheotomie beschrieben, bei der nach Punktion in Seldinger-Technik über einen Draht Dilatatoren und dann eine Kanüle eingeführt werden (Walz und Eigler, 1996); dieses auf der Station bettseitig durchführbare Verfahren soll schonender und weniger risikobehaftet sein und hat ferner den Vorteil des fast narbenlosen, spontanen Verschlusses durch Granulationsgewebe (sobald die Trachealkanüle nicht mehr benötigt wird), ist jedoch für die ambulante Patientenversorgung nicht geeignet. Generell sollte bei einer zu erwartenden längeren Beatmungspflichtigkeit aufgrund einer neurogenen oder neuromuskulären Erkrankung eine Tracheotomie nach 2 Wochen erwogen werden. Eine Tracheotomie sollte auch bei manifester, prognostisch unklarer Schluckstörung bei wachen Patienten - als Voraussetzung für ein effizientes Schlucktraining - durchgeführt werden. Bei allen anderen Patienten wird in der Akutsituation die orale Intubation und bei voraussichtlich längerer Beatmungszeit die nasotracheale Intubation empfohlen; erst bei zu erwartender Langzeit-Beatmung oder bei „Weaning-Problemen" sollte eine Tracheotomie erfolgen.

Pneumonieprophylaxe
Zur Prophylaxe von Atelektasen und sekundären Pneumonien ist eine geeignete Beatmungsform mit einem positiven endexspiratorischen Druck wichtig. PEEP-Werte von 2-4 mbar haben keine Hypotonie oder Hirndruckanstieg als Nebenwirkung (Cooper et al., 1985). Daneben kommt den physikalischen Maßnahmen, wie Absaugen, Abklopfen und manuellem Blähen, eine große Bedeutung zu. Trotz widersprüchlicher Studienergebnisse wird bei langzeitbeatmeten Patienten mit erhöhtem Pneumonierisiko vielerorts eine regelmäßig Dekontamination durch oropharyngeale und gastrale Gabe von nicht resorbierbaren Antiobiotika und Antimykotika (4x täglich 50 mg Polymyxin B, 80 mg Gentamicin und 300 mg Amphotericin B) empfohlen (Unertl et al., 1987).
Bei Patienten mit wahrscheinlicher Aspiration (zähes Absaugsekret nach Intubation, primäre Schluckstörung) wird nach Abnahme von Kulturen eine prophylaktische antibiotische Behandlung empfohlen. Besteht der Verdacht auf eine subklinische Aspiration bei möglicher Schluckstörung, muß diese nach Extubation mit einer Laryngoskopie oder radiologisch mit einem Ösophagus-Breischluck ausgeschlossen oder bestätigt werden. Führt ein Schlucktraining nicht zu einer raschen Besserung oder treten rezidivierend Aspirationspneumonien auf, ist eine Tracheotomie notwendig.

F 1.3. Hyperthermie-Syndrome

Hohe Temperaturen ohne Hinweis auf eine infektiologische Genese können sowohl durch vital bedrohliche Erkrankungen wie dem malignen neuroleptischen Syndrom, der malignen Hyperthermie (s. Kap. F 4) und dem zentralen Anticholinergika-Syndrom verursacht sein, als auch bei Läsionen der Temperaturregulationszentren vorkommen (**Tab. F 1.4**).

Zentrales Fieber
Differentialdiagnostisch kann bei Temperaturerhöhung neben systemischen bakteriellen oder viralen Infektionen ein zentrales Fieber vorliegen, das pathogenetisch durch eine Temperatur-Sollwert-Verstellung in den ventromedialen Kernen des Hypothalamus zu erklären ist. Zentrales Fieber kann bei diffusen entzündlichen Prozessen, bei hypothalamischen traumatisch-, ischämisch- oder neoplastisch-bedingten Läsionen vorkommen (Lausberg, 1972); beschrieben wurde eine zentrale Hyperthermie aber auch bei Vorliegen von Mittelhirn- oder Ponsläsionen (z. B. bei vertebrobasilärer Ischämie).
Das zentrale Fieber kann wie bei einer Sepsis Werte bis zu 42 °C erreichen, wobei sich charakteristisch ein langsamerer Temperaturanstieg (in 3-12 Stunden), fehlendes Kältezittern, fehlendes Schwitzen und meist eine arterielle Hypertonie findet. Tachykardie und Tachypnoe liegen sowohl bei infektiologisch-bedingtem als auch bei zentralem Fieber vor. Bei Persistenz der extrem erhöhten Körpertemperatur droht als Komplikation eine Rhabdomyolyse bis hin zu einem Kreislaufversagen.

Tab. F 1.4: Hyperthermie-Syndrome

	Malignes Neuroleptisches Syndrom	Maligne Hyperthermie	Zentrales Anticholinerges Syndrom
Klinik	Fieber, Schwitzen, extrapyramidales-rigides Syndrom, Vigilanzminderung	Fieber, Muskelrigidität, Tachykardie	Agitiertheit, Halluzinationen, Vigilanzminderung, Anhidrose, Mydriasis
Labor	CK-Erhöhung, Leukozytose, Myoglobinurie	CK-Erhöhung	-
Pathogenese	Blockade von zentralen Dopaminrezeptoren	exzessiver Kalziumeinstrom in die Muskelzellen	anticholinerge Nebenwirkungen
Auslöser	Neuroleptika, Antidepressiva, Dopamin-Entzug	Inhalationsnarkotika, depolarisierende Muskelrelaxantien	Neuroleptika, Anti-Parkinson-Medikamente, Opiate, Benzodiazepine
Komplikationen	Rhabdomyolyse, Nierenversagen	Rhabdomyolyse, Nierenversagen	-
Genetik	keine	autosomal-dominant	keine
Therapie	Neuroleptika reduzieren/absetzen, Dopaminerge und GABAerge Substanzen, Dantrolen	Anästhetika/Muskelrelaxantien stoppen, Dantrolen 2 mg/kgKG i. v. (ggf. wiederholen)	Physostigmin 2 mg/10 Minuten i. v. (ggf. Wiederholen)

Therapeutisch werden physikalische Maßnahmen wie Kühlung durch feuchte Umschläge an den Extremitäten, Verabreichung von gekühlten Infusionen und antipyretische Pharmaka empfohlen. Paracetamol (ben-u-ron® Supp., 1000–3000 mg/die) ist typischerweise wenig wirksam, wohingegen Metamizol (Novalgin®, 0,5–1 g i. v. als Kurzinfusion) zwar eine Hypotension und sehr selten eine Agranulozytose als Nebenwirkung hat, zentrale Temperaturen aber wesentlich besser beeinflußt. Bei Versagen können niedrig-dosierte Betablocker (Metoprolol®, 1–3 mg/h i. v.) oder eine Kombination aus Pethidin (Dolantin®, 50–75 mg i. v.), Promethazin (Atosil®, 50 mg i. v.) und Chlorpromazin (Megaphen®, 50–400 mg/die) versucht werden. Als ultima ratio kann eine venovenöse Hämofiltration mit Blutkühlung während der extrakorporalen Passage durchgeführt werden.

Malignes neuroleptisches Syndrom

Die Pathophysiologie des malignen neuroleptischen Syndroms, das unter Neuroleptika oder als L-Dopa-Entzugs-Syndrom auftreten kann, ist unklar, wobei Störungen des zentralen Dopamin-Stoffwechsels mit Blockade von Rezeptoren in Basalganglien und im Hypothalamus postuliert werden. Meistens tritt es unter normal-dosierten hochpotenten Neuroleptika wie Haloperidol oder Fluphenacin sowohl bei Erstanwendung als auch bei Dauerbehandlung auf.

Klinisch finden sich neben der Hyperthermie ein diffuses Schwitzen und extrapyramidale Symptome wie Rigor, okulogyre Krisen und Tremor. Im Rahmen einer autonomen Beteiligung kann es zur Hypertension, zu kardialen Rhythmusstörungen und zu einer Hypovolämie als Folge des Schwitzens kommen. Mutismus, leichte Vigilanzstörungen oder Bewußtseinsminderungen bis hin zum Koma sind ebenfalls beschrieben. Eine CK-Erhöhung (> 1000 U/l) findet sich fast immer, schwere Formen können mit einer Rhabdomyolyse, einer Myoglobinurie und einem Nierenversagen einhergehen.

Differentialdiagnostisch muß an ein toxisches Serotonin-Syndrom durch Serotonin-Reuptake-hemmende Antidepressiva oder an eine Ecstasy-Intoxikation gedacht werden (Fink, 1996; Demirkiran et al., 1996).

Bei leichten Formen des malignen neuroleptischen Syndroms mit nur gering erhöhten Temperaturen besteht die Behandlung in einer Dosisreduktion des Neuroleptikums und in der Verabreichung von anticholinergen Medikamenten (Biperiden, Akineton®). Bei schwereren Formen muß das Neuroleptikum abgesetzt werden und eine umfassende supportive Therapie der Komplikationen wie Hypovolämie, Elektrolytstörungen und Ateminsuffizienz geleistet werden. Neben der Alkalisierung des Urins zur Prophylaxe einer Crush-Niere in Folge der Rhabdomyolyse werden Dopamin-Agonisten wie Amantadin (Pk-Merz®, 200–300 mg/die), Bromocriptin (Pravidel®, 5–30 mg/die), L-Dopa (100–200 mg/die) und Lisurid (Dopergin®, 1–2 mg/die s. c.) empfohlen (Gratz et al., 1992). Symptomatisch wird Dantrolen als peripheres Muskelrelaxans bei erhöhtem Muskeltonus und bei extremen Temperaturerhöhungen eingesetzt (Dantrolen®, 0,8–2,5 mg/kg KG i. v. alle 6 Stunden). Beim malignen neuroleptischen Syndrom und beim toxischen Serotonin-Syndrom wurden Lorazepam (Tavor®, 2–8 mg/die i. v.) und, bei Versagen der medikamentösen Therapie, die Elektrokrampftherapie erfolgreich eingesetzt (Fink, 1996).

Eine *Differentialdiagnose* zum malignen neuroleptischen Syndrom aufgrund der in der Regel identischen Vorbehandlung stellt die febrile Katatonie dar. Neben den psychiatrischen Symptomen einer schizophrenen Psychose kommt bei Verschlechterung eine vegetative Instabilität mit Blutdruckschwankungen, Tachykardie und Schwitzen vor. Therapeutisch kann Lorazepam (Tavor® 2–8 mg/die i. v.) oder Clozapin (Leponex® 100–300 mg/die i. m. oder p. o.) versucht werden. Bei Versagen der medikamentösen Therapie ist die Elektrokrampftherapie indiziert.

Zentrales Anticholinergika-Syndrom
Das zentrale Anticholinergika-Syndrom ist durch periphere Symptome wie trockene und gerötete Haut, trockene Schleimhäute, Fieber, Tachykardie, Urinretention und Obstipation sowie durch zentrale Manifestationen wie Unruhe, Verwirrtheit, Halluzinationen, Sehstörungen und Desorientiertheit charakterisiert. Das zentrale Anticholinergika-Syndrom kann aber auch mit einer von Somnolenz bis zum Koma reichenden Vigilanzstörung, mit einer Hypokinese der Extremitätenmuskulatur, mit einer Dysarthrie oder mit Koordinationsstörungen einhergehen. Liegt auch eine motorische Überaktivität vor, wird der Begriff »anticholinerges Delir« synonym verwendet. Zentral wirkende Medikamente mit anticholinergen Nebenwirkungen wie Neuroleptika, Antidepressiva, Spasmolytika, Antiparkinson-Medikamente, Antihistaminika, Benzodiazepine oder Opiate können ein zentrales Anticholinergika-Syndrom auslösen. Die Differentialdiagnose umfaßt eine hypertensive Enzephalopathie, Entzugs-Syndrome, Intoxikationen (Amphetamine, Kokain) oder metabolische Störungen wie Hypoglykämie oder Elektrolytentgleisungen. In der Regel läßt sich bei Intensiv-Patienten meist nicht ein einzelner Auslöser erkennen, weshalb die Diagnose probatorisch durch Physostigmin-Gabe (Anticholium®, 2 mg/10 Minuten i. v.) gestellt werden muß (Kotterba et al., 1995). Bei promptem Ansprechen müssen potentielle Auslöser abgesetzt werden; eine Wiederholungsinjektion von Physostigmin ist nach 15–30 Minuten möglich, sehr selten ist eine niedrig-dosierte Dauertherapie über Perfusor notwendig.

F 1.4. Elektrolyt-Störungen

Störungen des Elektrolyt- und Wasserhaushalts finden sich gehäuft bei neurologischen Patienten mit hypothalamischen und hypophysären Läsionen; ferner stellen sie aufgrund des nicht beurteilbaren Durstgefühls bei sedierten Patienten ein allgemeines intensivmedizinisches Problem dar. Für die ätiologische Einordnung müssen Natriumgehalt im Serum, die Serum- und Urinosmolarität, das spezifische Uringewicht und der Hydratationszustand bekannt sein. Ursache einer Hypernatriämie kann der Verlust von freiem Wasser bei längerdauernder Osmotherapie mit z. B. Mannit, bei Erbrechen, Diarrhö, oder hyperosmolarem Koma diabeticum sein; selten liegt eine Niereninsuffizienz, eine längerdauernde Hyperhydrosis oder eine pathologische Zufuhr (Natriumbicarbonat-Substitution, Penicillin-Therapie, Sedierung mit Hydroxybuttersäure, Somsanit®) zugrunde. Die Hyponatriämie ist als häufige iatrogene Störung des Elektrolythaushalts durch eine zu hohe Flüssigkeitseinfuhr und zusätzliche Gabe von Diuretika verursacht. Abzugrenzen sind Elektrolyt-Störungen bei Nebennierenrindeninsuffizienz (M. Addison).
ADH bewirkt im distalen Nierentubulus die Reabsorption von Wasser und somit eine Volumenretention. Über Osmorezeptoren bei Hyperosmolarität und auch über Volumenrezeptoren bei Hypovolämie wird die Freisetzung von ADH aus dem Hypophysenhinterlappen stimuliert. Traumatische, vaskuläre oder entzündliche Läsionen im Hypothalamus oder jede Form der Hirndrucksteigerung können entweder eine verminderte Produktion von ADH und damit zum Diabetes insipidus führen, oder eine vermehrte Produktion von ADH (SIADH, Syndrom der inadäquaten ADH-Sekretion oder Schwartz-Bartter-Syndrom) bedingen, die in **Tab. F 1.5** im Überblick dargestellt sind.
Klinisch äußert sich sowohl eine Hypernatriämie als auch eine Hyponatriämie mit Übelkeit, Erbrechen und Fieber bei milderen Verläufen, sowie Verwirrtheit und Vigilanzstörungen bis hin zum Koma bei schwereren Verläufen; beschrieben wurden auch epileptische Anfälle, Myoklonien und Pyramidenbahnzeichen (Johnson und Edleman, 1992).

Diabetes insipidus
Beim zentralen Diabetes insipidus ist die Harnkonzentrierung in den distalen Nierentubuli in Folge eines ADH-Mangels nicht möglich, wohingegen beim seltenen renalen Diabetes insipidus die Nieren auf den vorhandenen ADH-Stimulus nicht ansprechen. Beide Formen des Diabetes insipidus führen zu einer hypertonen Dehydratation, zu einer Polydypsie und Polyurie mit erniedrigter Urinosmolalität (< 150 mosm/l) und erniedrigtem spezifischen Uringewicht (1,001 bis 1,005 kg/l) bei gleichzeitigem Unvermögen zur Harnkonzentrierung. Differentialdiagnostisch ist an einen Diabetes mellitus, an eine psychogene Polydypsie, an einen Diuretika-Mißbrauch oder an eine polyurische Phase nach Niereninsuffizienz zu denken. Gesichert werden kann ein Diabetes insipidus durch einen Durstversuch mit Flüssigkeitsrestriktion von < 800 ml/die und Bestimmung der Urinosmolalität und Urinmenge. Fehlende Urinkonzentrierung (normal > 800 mosm/l) und weiterhin hohe Urinausscheidung (normal < 30 ml/h) belegen die Diagnose.
Therapeutisch werden neben Flüssigkeitsbilanzierung und engmaschigen Elektrolytkontrollen beim zentralen Diabetes insipidus Vasopressin-Analoga eingesetzt (Shucart und Jackson, 1976). Sowohl intravenös gegebenes Desmopressin (Minirin®,

Tab. F 1.5: Elektrolytstörungen

	Diabetes insipidus	SIADH	Zerebraler Salzverlust
Serum-Natrium	erhöht	erniedrigt	erniedrigt
Serum-Osmolarität	erhöht	erniedrigt	erniedrigt
Urin-Osmolarität	erniedrigt (< 150mosm/l) spezifisches Gewicht: 1,001–1,005 kg/l	erhöht (Urin-Osmolarität > Serum-Osmolarität)	erhöht
Bilanz	negativ	positiv	negativ
Therapie	Vasopressin-Analoga (z. B. Minirin® 2–4 μg i. v.)	Flüssigkeitsrestriktion 0,5–1 l/die, evtl. 10 % NaCl-Substitution	Flüssigkeitsrestriktion Fludrocortison (Astonin H® 0,05 mg–0,1 mg tgl. p. o.)

Dosis 2–4 μg i. v.) oder Desmopressin als Nasenspray (Minirin®, Dosis 5–20 μg) haben eine Wirkdauer von 12–24 Stunden und müssen daher 1–2 × täglich verabreicht werden. Alternativ kann zur Dauertherapie Vasopressin (Pitressin®, Dosis von 5–10 IE s. c.) 4–8 × täglich s. c. oder aber ein Depot-Präparat (Vasopressin-Tannat®, Pitressin-Tannat®) mit einer Wirkungsdauer von 24–72 Stunden gegeben werden. Die Therapie sollte niedrig dosiert begonnen werden, da sonst eine überschießende Wasserretention mit Hyponatriämie auftreten kann.

Syndrom der inadäquaten ADH-Sekretion (SIADH)

Die bei Schädel-Hirn-Trauma, Subarachnoidal-Blutung, zerebralen Infektionen, zerebralen Ischämien und Tumoren sowie als Psychopharmaka-Nebenwirkung vorkommende, erhöhte Sekretion von ADH (Haycock, 1995) führt zu einer verstärkten Rückresorption von freiem Wasser im distalen Nierentubulus. Es besteht eine Oligurie mit erhöhtem Natriumgehalt; durch die Wasserretention kommt es zu einem Abfall des Serum-Natriums und der Serum-Osmolarität (Urin-Osmolarität > Serum-Osmolarität). Besteht neben der Hyponatriämie eine Dehydratation, sollte dies in Abgrenzung zu dem klassischen SIADH »zerebrales Salzverlust-Syndrom« genannt werden (Spigset und Hedenmalm, 1995). Zu beachten ist, daß durch die niedrige Osmolarität und die Hyponatriämie jedes vorbestehende Hirnödem verschlechtert werden kann.

Behandelt man ein SIADH symptomatisch durch Zufuhr von isotonen oder hypertonen Natriumlösungen, so wird das zugeführte Natrium rasch wieder ausgeschieden, was den zugrundeliegenden Prozeß weiter unterstützt (Narins, 1986). Therapeutisch steht deshalb die Flüssigkeitsrestriktion im Vordergrund, wobei aber die empfohlene tägliche Flüssigkeitszufuhr von 500–1 000 ml bei Intensiv-Patienten nicht realistisch ist, da in der Regel durch die notwendige parenterale Ernährung und die Applikation von erforderlichen Medikamenten 3–4 l Einfuhr gegeben werden. Auch führt eine Volumenrestriktion zwangsläufig zu einem erhöhten Hämatokrit, zu einer Zunahme der Blutviskosität und damit zu einer Abnahme der zerebralen Perfusion. Bei Patienten mit erhöhtem intrakraniellen Druck oder mit einer Subarachnoidal-Blutung sind nach therapeutischer Volumenrestriktion bei SIADH vermehrt sekundäre zerebrale Ischämien aufgetreten (Wijdicks et al., 1985). Unter Intensivbedingungen besteht die pragmatische Therapie des SIADH aus einer milden Volumenrestriktion (Einfuhr z. B. 1,5 l/die) in Kombination mit einer Natriumchlorid-Substitution und Diuretika-Gabe (z. B. 10 % NaCl 1 ml/h i. v. und Furosemid 4 × 20 mg i. v.). Nicht durch größere Studien belegt ist der Effekt von Demeclocyclin (Ledermycin®, 900–1 200 mg/die p. o.) und von Lithium (300 mg/die, Plasmaspiegel 0,3–0,6 mmol/l). Die früher häufig empfohlene Behandlung mit Diphenylhydantoin (Phenytoin®) wurde wegen widersprüchlicher Daten weitgehend verlassen. Liegt ein zerebraler Salzverlust mit Hyponatriämie und Dehydratation vor, sollte mit Mineralokortikoiden wie Fludrocortison (Astonin H® 0,05 mg–0,1 mg tgl. p. o.) behandelt werden (Ishikawa et al., 1996); bei Versagen muß zusätzlich eine hypertone Natriumlösung (z. B. 10 % NaCl) verabreicht werden.

Zentrale pontine Myelinolyse

Prädisponierende Faktoren für eine zentrale pontine Myelinolyse (ZPM) sind ein akutes Alkoholentzugsdelir oder die rasche Korrektur einer ausgeprägten Hyponatriämie (Brunner et al., 1990). Daneben kann eine ZPM bei verschiedenen, schweren ZNS-Erkrankungen auftreten. Bei letztlich unklarer Pathogenese finden sich histologisch Parallelen zum Marchiafava-Bignami-Syndrom als extrapontine Myelinolyse im Corpum callosum und im Marklager (Chang et al., 1992).

Klinisch manifestiert sich eine ZPM typischerweise mit einer Trias aus Okulomotorikstörung, Hirnnervenausfällen und Pyramidenbahnzeichen. Insbesondere wenn ein Alkoholentzugsdelir oder eine längere Intensivtherapie vorliegen, muß bei Patienten mit pontinem Syndrom differentialdiagnostisch an eine ZPM gedacht werden. In der Magnetresonanztomographie sprechen linsenförmige, in T2 gewichteten Sequenzen hyperintense Areale im Pons für eine ZPM, wobei aber mikroangiopathische Veränderungen abgegrenzt werden müssen; spinale Manifestationen wurden ebenfalls beschrieben. Wurde früher die ZPM nur autoptisch nachgewiesen, können heute auch milde Formen mit Entmarkungen im Zentrum des Pons durch die Magnetresonanztomographie entdeckt werden. Die Prognose dieser potentiell letalen Erkrankung ist variabel, wobei z. T. auch bei großen Herden in der Bildgebung eine erstaunliche Verbesserung möglich ist. Diskrete Befunde im MRT haben in der Regel eine günstige Prognose (Pfister et al., 1985).

Therapeutisch ist eine manifeste ZPM nicht zu beeinflussen. Entscheidend ist, daß bei einer Hyponatriämie die Substitution bzw. die Verminderung der Natrium-Ausscheidung nicht zu einem sprunghaften oder zu raschem Anstieg des Natriums führen darf. Das Serum-Natrium sollte um nicht mehr als 0,5 mmol/l pro Stunde (12 mmol/l innerhalb von 24 Stunden) angehoben werden (Laureno und Karp, 1997); nach Korrektur sollte eine milde Hyponatriämie mit Werten um 130 mmol/l angestrebt werden.

F 1.5. Besonderheiten bei neurologischen Intensiv-Patienten

Neurologische Intensiv-Patienten weisen neben den Symptomen der jeweiligen Grunderkrankung besondere respiratorische und thrombo-embolische Komplikationen sowie Störungen des autonomen Nervensystems auf, die im folgenden abgehandelt werden. Differentialdiagnostische Überlegungen bei sekundären Verschlechterungen von neurologischen Intensiv-Patienten werden im Überblick dargestellt.

Neurogenes Lungenödem

Das neurogene Lungenödem, das als seltene Komplikation bei neurologischen Intensiv-Patienten auftritt, ist definiert als rasch auftretendes, eiweißreiches Lungenödem ohne kardiozirkulatorische oder pulmonale Ursachen. Nach Schädel-Hirn-Trauma, Subarachnoidal-Blutung, intrazerebralen Blutungen, bei epileptischen Anfällen, zerebralen Tumoren, Erkrankungen mit erhöhtem intrakraniellen Druck und bei Läsionen in der Medulla oblongata wurde ein neurogenes Lungenödem beschrieben.

Als Pathogenese werden eine Druckerhöhung im Lungenkreislauf durch überschießende Sympathikusstimulation mit konsekutiver Schädigung der Lungenkapillaren oder alternativ ein direkter neurogener Einfluß auf die pulmonale Gefäßpermeabilität für Proteine diskutiert (Simon, 1993).

Differentialdiagnostisch muß man an ein neurogenes Lungenödem denken, wenn Patienten mit entsprechender neurologischer Grunderkrankung perakut ein Lungenödem ohne erkennbare Volumenüberlastung und ohne kardiovaskuläre oder pulmonale Ursachen entwickeln. Bevor die Diagnose eines neurogenen Lungenödems gestellt wird, müssen eine Volumenüberlastung oder ein Adult-Respiratory-Distress-Syndrom (ARDS) ausgeschlossen sein; der pulmonal-kapilläre Verschlußdruck (PCWP) kann, obwohl meistens erhöht, bei Patienten mit neurogenem Lungenödem auch normal sein.

Gesicherte Therapieformen des neurogenen Lungenödems liegen nicht vor. Tierexperimentell konnte ein neurogenes Lungenödem durch plötzliche Hirndrucksteigerung oder durch Läsion im Hypothalamus ausgelöst, nach vorheriger Gabe von Sympathikusblockern oder von Narkotika aber verhindert werden. Klinisch kann ein Therapieversuch mit kurz wirksamen Alphablockern wie Urapidil (Ebrantil®, 25 mg als Bolus i. v., je nach Wirkung wiederholbar) unternommen werden.

Neurogene Hyperventilation

Ein organisch bedingtes Hyperventilations-Syndrom tritt bei einer Vielzahl von primären respiratorischen Störungen oder als Homöostase-Regulation auf eine metabolische Azidose auf. Als seltene *Differentialdiagnose* kommt eine zentrale Atemregulationsstörung in Betracht, sofern eine psychogene Hyperventilation ausgeschlossen ist. Diese als zentrale neurogene Hyperventilation klassifizierte Störung kommt bei zerebralen Tumoren und Entzündungen, die um den 4. Ventrikel herum lokalisiert sind, vor und wurde kasuistisch bei Patienten mit pontinen Lymphomen, Gliomen oder Medulloblastomen beschrieben (Siderowf et al., 1996; Krendel et al., 1991); nach eigenen Beobachtungen kann eine neurogene Hyperventilation auch nach Einklemmungs-Syndromen auftreten.

Die Diagnose einer neurogenen Hyperventilation kann nach Ausschluß einer pulmonalen Erkrankung nur bei einem deutlich erniedrigten $PaCO_2$ (Werte 5–15 mmHg), einem normalen oder erhöhten PaO_2 und einer respiratorischen Alkalose gestellt werden. Therapeutisch steht die Behandlung der Grunderkrankung im Vordergrund; symptomatisch werden Opiate (MST 3 × 10 mg p. o.) eingesetzt (Jaeckle et al., 1990).

Thromboseprophylaxe

Obwohl prinzipiell bei allen intensivpflichtigen Patienten aufgrund der Immobilisierung ein erhöhtes Thromboserisiko und eine damit verbundene Gefahr einer Lungenembolie besteht, neigen Patienten mit verminderter Muskelpumpe verstärkt zu tiefen Beinvenenthrombosen. Vor allem bei schlaffer Para- oder Tetraparese, z. B. bei Guillain-Barré-Syndrom, bei Querschnitts-Syndromen oder sonstigen neuromuskulären Erkrankungen ist das Thromboserisiko stark erhöht.

Mechanische Methoden der Thromboseprophylaxe stellen eine frühe Mobilisierung, die Unterstützung des venösen Rückstroms durch Kompres-

Tab. F 1.6: Ursachen der sekundären klinischen Verschlechterung bei verschiedenen neurologischen Erkrankungen

Schädel-Hirn-Trauma	Subarachnoidal-Blutung	Massen-blutung	Bakterielle Meningitis	Enzephalitis	Ischämie
Hirnödem	Hydrozephalus	Hirnödem	Hydrozephalus	Hirnödem	Hirnödem
Sek. Subduralhämatom	Re-Blutung	Hydrozephalus (z. B. bei Ventrikeleinbruch)	Hirnödem	Vaskulitis	Sek. hämorrh. Infarkt
Sek. Ischämie	Vasospasmus		Sinus-/Venen-Thrombose	Epileptische Anfälle	Reinfarkt
Bakterielle Meningitis	SIADH Komplikationen bei Liquordrainage (z. B. Dysfunktion, Ventrikulitis)		Vaskulitis persistierender Entzündungsfokus		»Progressive Stroke«
Allgemeine Ursachen:	Neurologische Komplikationen bei Sepsis (z. B. critical-illness Polyneuropathie, Myopathie, septische Enzephalopathie), pharmakogen (z. B. Sedativa, H2-Blocker, Steroide), Entzugsdelir, metabolisch/endokrin (z. B. ACTH, M. Addison, T3, T4, Phosphat, urämisch, hepatisch), Elektrolytstörungen (z. B. Hypo-/Hypernatriämie), globale zerebrale Hypoxie				

sionsstrümpfe (bei Hochrisikopatienten nicht alleine ausreichend wirksam) und pneumatische Kompressionsverfahren dar; bei letzteren wird die physiologische Muskelpumpe durch intermittierendes Aufblasen einer Kompressionsmanschette imitiert.

Die zusätzliche medikamentöse Thromboseprophylaxe kann für Patienten mit durchschnittlichem Risiko in Form einer subkutanen Heparingabe durchgeführt werden; dabei ist die subkutane Gabe eines niedermolekularen Heparins 1–2 × täglich (z. B. 2 500 IE Fragmin P®) wirksamer als die Gabe von 3 × 5 000 IE s. c. unfraktioniertem Heparins. Für Hochrisikopatienten mit schlaffer Tetraparese wird die PTT-wirksame Heparinbehandlung mit dem Ziel einer Verdoppelung der Ausgangs-PTT empfohlen (erforderliche Dosis individuell unterschiedlich, z. B. 800–1 500 IE Heparin/Stunde i. v.). Eine Antikoagulation mit Cumarinderivaten (z. B. Marcumar®) ist nur als Langzeitprophylaxe sinnvoll und aufgrund der schlechten Steuerbarkeit auf Intensivstation nicht indiziert.

Störungen des autonomen Nervensystems

Eine ausgeprägte autonome Beteiligung findet sich vor allem bei Polyradikulitis-Patienten, die in der Regel auf vagale Reize überschießend reagieren. Generell können die autonomen Neuropathien eingeteilt werden in Störungen mit erhöhtem Sympathiko-Tonus (Hypertonie, Tachykardie, Vasokonstriktion, Hyperhidrosis) oder erniedrigtem Sympathiko-Tonus (Hypotonie schon bei geringer Hypovolämie, Orthostase-Syndrom, Miktionssynkopen, gutes Ansprechen auf Volumensubstitution), ferner in Störungen mit erhöhtem Parasympathiko-Tonus (Bradykardie auf Absaugen, Umlagern, Intubation, Flush, Wärmegefühl) und erniedrigtem Parasympathiko-Tonus (Ileus, Sphinkterstörung, ST-Senkung im EKG). Zur Diagnostik der praktisch relevanten Parasympathikus-Überfunktion wird die Reaktion auf Karotissinus-Druck geprüft (Atropin bereitliegend, Reanimationsbereitschaft, pathologisch bei: Asystolie > 2 sec, Bradykardie < 51 sec für > 30 sec, AV-Block II°/III°). Parasympathikus-Unterfunktion kann durch Aufzeichnung der Herzfrequenz unter forcierter Atmung, unter Valsalva-Manöver und nach Aufstehen untersucht werden. Sympathikus-Aktivität kann als Reaktion auf Schmerzreize (Überfunktion) und nach Aufstehen aus dem Liegen (Schellong-Test bei V. a. Unterfunktion) getestet werden. Therapeutische Konsequenz haben vor allem Bradykardien/Asystolien auf vagale Reize, die mit einem passageren oder dann permanenten Schrittmacher gut therapierbar sind. Sympathische Störungen werden symptomatisch medikamentös (z. B. mit Betablockern, zentralen Sympathikolytika oder Antihypertensiva bei Überfunktion) behandelt.

Ursachen der sekundären klinischen Verschlechterung

Bei intensivpflichtigen neurologischen Erkrankungen ist die Unterscheidung zwischen einer Verschlechterung aufgrund der progredienten Grunderkrankung und einer sekundären, davon evtl. sogar unabhängigen Komplikation mit zerebraler

Manifestation aufgrund der ähnlichen Symptomatik schwierig. Bei jeder Verschlechterung des klinischen Zustands oder beim Fehlen der zu erwartenden Besserung ist deshalb an die Möglichkeit einer sekundären Komplikation zu denken. Die wichtigsten Ursachen einer klinischen Verschlechterung sind in **Tab. F 1.6** zusammengestellt.
Als weitere Ursache einer sekundären neurologischen Verschlechterung können zwei Sepsis- oder Intensivmedizin-assoziierte Erkrankungen auftreten, die als Critical-Illness-Polyneuropathie und als septische Enzephalopathie bei einer Vielzahl von Intensiv-Patienten beschrieben wurden (Bolton et al., 1993). Fast immer hatten die Patienten einen schweren septischen Verlauf, weshalb die sekundäre Störung erst nach Ausschleichen der Analgosedierung auffällt. Bei der ätiologisch unklaren CI-PNP, die sich klinisch mit einer schlaffen Tetraparese oder -plegie, mit Areflexie und fakultativ mit einer diskreten Sensibilitätsstörung manifestiert, handelt es sich um eine vorwiegend motorische, distal-betonte axonale Polyneuropathie (Zochodne und Bolton, 1996). Der Verlauf ist in der Regel günstig, wofür aber ein Ausheilen der ätiologisch ursächlichen septischen Erkrankung Voraussetzung ist. Die septische Enzephalopathie stellt bei identischen Risikofaktoren eine unspezifische Enzephalopathie dar, die erst nach Ausschluß von anderen metabolischen oder infektiösen Ursachen diagnostiziert werden kann (Bolton et al., 1993).

Literatur

Berlauk JF (1986) Prolonged endotracheal intubation vs. tracheostomy. Crit Care Med 14: 742-5

Bolton CF, Young GB, Zochodne DW (1993) The neurological complications of sepsis. Ann Neurol 33: 94-100

Borgeat A, Wilder Smith OH, Jallon P, Suter PM (1994) Propofol in the management of refractory status epilepticus: a case report. Intensive Care Med 20: 148-9

Brunner JE, Redmond JM, Haggar AM, Kruger DF, Elias SB (1990) Central pontine myelinolysis and pontine lesions after rapid correction of hyponatremia: a prospective magnetic resonance imaging study. Ann Neurol 27: 61-6

Cascino GD (1996) Generalized convulsive status epilepticus. Mayo Clin Proc 71: 787-92

Chang KH, Cha SH, Han MH, Park SH, Nah DL, Hong JH (1992) Marchiafava-Bignami disease: serial changes in corpus callosum on MRI. Neuroradiology 34: 480-2

Cooper KR, Boswell P, Choi S (1985) Safe use of PEEP in patients with severe head injury. J Neurosurg 63: 552-5

Demirkiran M, Jankovic J, Dean JM (1996) Ecstasy intoxication: an overlap between serotonin syndrome and neuroleptic malignant syndrome. Clin Neuropharmacol 19: 157-64

Deutschman CS, Wilton P, Sinow J, Dibbell D, Jr., Konstantinides FN, Cerra FB (1986) Paranasal sinusitis associated with nasotracheal intubation: a frequently unrecognized and treatable source of sepsis. Crit Care Med 14: 111-4

Diener HC, Berlit P, Busse O, Haberl RL, Hacke W, Harms L, Kaps M, Kessler C, Ringelstein EB (1996) Empfehlungen für die Einrichtung von Schlaganfallspezialstationen (»Stroke Units«). Akt Neurol 23: 171-175

Esteban A, Frutos F, Tobin MJ, Alia I, Solsona JF, Valverdu I, Fernandez R, de la Cal MA, Benito S, Tomas R et al. (1995) A comparison of four methods of weaning patients from mechanical ventilation. Spanish Lung Failure Collaborative Group. N Engl J Med 332: 345-50

Fink M (1996) Toxic serotonin syndrome or neuroleptic malignant syndrome? Pharmacopsychiatry 29: 159-61

Gratz SS, Levinson DF, Simpson GM (1992) The treatment and management of neuroleptic malignant syndrome. Prog Neuropsychopharmacol Biol Psychiatry 16: 425-43

Hahn AF (1996) Management of Guillain-Barré syndrome (GBS). Baillieres Clin Neurol 5: 627-44

Haycock GB (1995) The syndrome of inappropriate secretion of antidiuretic hormone. Pediatr Nephrol 9: 375-81

Hazard P, Jones C, Benitone J (1991) Comparative clinical trial of standard operative tracheostomy with percutaneous tracheostomy. Crit Care Med 19: 1018-24

Ishikawa S, Fujita N, Fujisawa G, Tsuboi Y, Sakuma N, Okada K, Saito T (1996) Involvement of arginine vasopressin and renal sodium handling in pathogenesis of hyponatremia in elderly patients. Endocr J 43: 101-8

Jaeckle KA, Digre KB, Jones CR, Bailey PL, McMahill PC (1990) Central neurogenic hyperventilation: pharmacologic intervention with morphine sulfate and correlative analysis of respiratory, sleep, and ocular motor dysfunction. Neurology 40: 1715-20

Johnson C, Edleman KJ (1992) Malignant hyperthermia: a review. J Perinatol 12: 61-71

Kiening KL, Unterberg AW, Bardt TF, Schneider G-H, Lanksch WR (1996) Monitoring of cerebral oxygenation in patients with severe head injuries: brain tissue PO_2 versus jugular vein oxygen saturation. J Neurosurg 85: 7-13

Kirkpatrick PJ, Czosnyka M, Pickard JD (1996) Multimodal monitoring in neurointensive care. J Neurol Neurosurg Psychiatry 60: 131-9

Kotterba S, Gillissen A, Schroeder B, May B, Malin J-P (1995) Zentrales anticholinerges Syndrom bei Intensivpatienten. Akt Neurol 22: 140-4

Krendel DA, Pilch JF, Stahl RL (1991) Central hyperventilation in primary CNS lymphoma: evidence implicating CSF lactic acid. Neurology 41: 1156-7

Laureno R, Karp BI (1997) Myelinolysis after correction of hyponatremia. Ann Intern Med 126: 57-62

Lausberg G (1972) Zentrale Störungen der Temperaturregulation. Eine klinisch-experimentelle Studie. Acta Neurochir Wien 19: Suppl: 1-168

Marini JJ, Roussos CS, Tobin MJ, MacIntyre NR, Belman MJ, Moxham J (1988) Weaning from mechanical ventilation. Am Rev Respir Dis 138: 1043-6

Naguib M, el Dawlatly AA, Ashour M, Bamgboye EA (1996) Multivariate determinants of the need for postoperative ventilation in myasthenia gravis. Can J Anaesth 43: 1006-13

Narins RG (1986) Therapy of hyponatremia: does haste make waste? N Engl J Med 314: 1573-5

Parent JM, Lowenstein DH (1994) Treatment of refractory generalized status epilepticus with continuous infusion of midazolam. Neurology 44: 1837-40

Pfister HW, Einhäupl KM, Brandt T (1985) Mild central pontine myelinolysis: a frequently undetected syndrome. Eur Arch Psychiatry Neurol Sci 235: 134–9

Planck JH, Briegel J (1998) Allgemeine Maßnahmen bei intensivpflichtigen Erkrankungen des Nervensystems. In: *Stöhr M, Brandt T, Einhäupl KM* (Hrsg.) Neurologische Syndrome in der Intensivmedizin. 2. Aufl. Kohlhammer Verlag, Stuttgart, 317–349

Ropper AH (1992) Neurological intensive care. Ann Neurol 32: 564–9

Sammaritano M, Andermann F, Melanson D, Pappius HM, Camfield P, Aicardi J, Sherwin A (1985) Prolonged focal cerebral edema associated with partial status epilepticus. Epilepsia 26: 334–9

Sassoon CS, Mahutte CK, Light RW (1990) Ventilator modes: old and new. Crit Care Clin 6: 605–34

Shepherd SM (1994) Management of status epilepticus. Emerg Med Clin North Am 12: 941–61

Shucart WA, Jackson I (1976) Management of diabetes insipidus in neurosurgical patients. J Neurosurg 44: 65–71

Siderowf AD, Balcer LJ, Kenyon LC, Nei M, Raps EC, Galetta SL (1996) Central neurogenic hyperventilation in an awake patient with a pontine glioma. Neurology 46: 1160–2

Simon RP (1993) Neurogenic pulmonary edema. Neurol Clin 11: 309–23

Spigset O, Hedenmalm K (1995) Hyponatraemia and the syndrome of inappropriate antidiuretic hormone secretion (SIADH) induced by psychotropic drugs. Drug Saf 12: 209–25

Unertl K, Ruckdeschel G, Selbmann HK, Jensen U, Forst H, Lenhart FP, Peter K (1987) Prevention of colonization and respiratory infections in long-term ventilated patients by local antimicrobial prophylaxis. Intensive Care Med 13: 106–13

van Santbrink H, Maas AI, Avezaat CJ (1996) Continuous monitoring of partial pressure of brain tissue oxygen in patients with severe head injury. Neurosurgery 38: 21–31

Walz M, Eigler F (1996) Methodik der Punktionstracheotomie. Chirurg 67: 436–43

Wijdicks EF, Vermeulen M, Hijdra A, van Gijn J (1985) Hyponatremia and cerebral infarction in patients with ruptured intracranial aneurysms: is fluid restriction harmful? Ann Neurol 17: 137–40

Zochodne DW, Bolton CF (1996) Neuromuscular disorders in critical illness. Baillières Clin Neurol 5: 645–71

F 2. Hirndruck

von C. *Büchel* und *J. H. Planck**

Verschiedene neurologische Erkrankungen, metabolische Entgleisungen und einige Intoxiationen können zu einer intrakraniellen Druckerhöhung führen (**Tab. F 2.1**). Oftmals bestimmt der Hirndruck bei diesen Erkrankungen das klinische Bild, die Therapie und nicht zuletzt die Prognose (**Tab. F 2.2**). Die Prinzipien der Hirndrucktherapie sind unabhängig von der Grunderkrankung. Bei einigen Erkrankungen besteht die Möglichkeit der kausalen Therapie (**Tab. F 2.5**). Die Domäne der konservativen Hirndrucktherapie sind Erkrankungen mit langsam progredienter Hirndrucksteigerung (z. B. Hirninfarkte, Enzephalitiden, Tumore). Bei rasch progredienten Verlaufsformen (meist sub- und epidurale sowie intrazerebrale Blutungen) ist oft eine schnelle neurochirurgische Intervention erforderlich.
Das therapeutische Procedere der hirndrucksenkenden Therapie richtet sich auch nach der Lokalisation (primär supra- oder infratentoriell) und nach der Art (fokaler oder diffuser Prozeß) des Hirndrucks.

F 2.1. Pathophysiologie

Hirndruck
Der durch den Schädelknochen begrenzte intrakranielle Raum beinhaltet die Kompartimente Hirngewebe, Extrazellularflüssigkeit, Liquor und Blut. Das Gesamtvolumen des intrakraniellen Raumes ist konstant. Gemäß der Monro-Kellie-Doktrin kommt es bei Volumenzunahme in eines der Kompartimente durch z. B. Hydrozephalus, Hirnblutung, Tumor oder Hirnödem kompensatorisch zu einer Umverteilung des enstandenen Drucks innerhalb der Kompartimente.
Der intrakranielle Druck (ICP) schwankt lageabhängig beim gesunden Erwachsenen normalerweise zwischen 5–10 mmHg. Ein erhöhter ICP liegt bei Werten über 15 mmHg vor. Beim Husten, Niesen, Bücken, Pressen können Drücke bis zu 60 mmHg auftreten, die kurzzeitig gut toleriert werden. Bei akutem progredientem Anstieg des intrakraniellen Volumens ist die rasche Kompensation nur durch Änderung des Liquor- und Blutkompartiments möglich. Bei langsam progredienter Volumenzunahme bleibt der ICP solange konstant bis sämtliche Kompensationsmechanismen (Kompression der Kompartimente) ausgeschöpft sind. Schon eine geringe weitere Volumenzunahme (z. B. Flachlagerung zur Messung des ZVD) kann dann zu einem massiven ICP-Anstieg führen (**Abb. F 2.1**).
Ein atrophisches Gehirn mit weiten, liquorgefüllten Sulci wird eine intrakranielle Raumforderung besser tolerieren als ein Gehirn mit engen Sulci und in Relation weniger Liquorflüssigkeit.

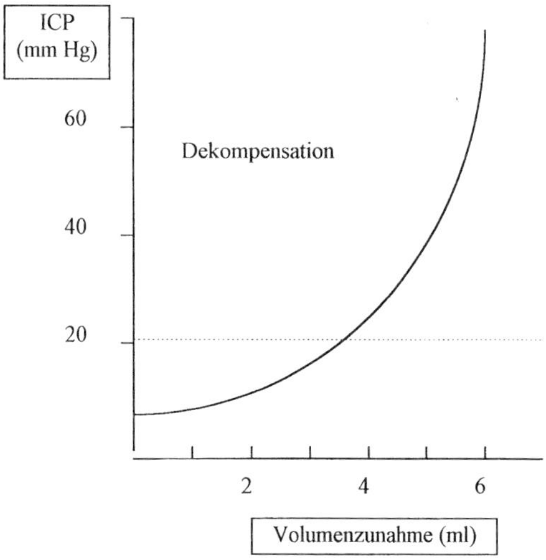

Abb. F 2.1: Druck-Volumenkurve des intrakraniellen Raumes (nach Gobiet, 1984)

Hirnödem
Nach einer akuten intrazerebralen Läsion ist die sekundäre Ausbildung eines Hirnödems die häufigste Komplikation. Die Volumenzunahme durch vermehrte parenchymatöse Flüssigkeitsansammlung kann zu Massenverschiebung von Hirngewebe und Herniation (s. Kap. F 2.2.1) und somit konsekutiv zu einer Verschlechterung der Prognose führen. Nach den verschiedenen pathophysiologischen Mechanismen wird das zytotoxische von dem vasogenen und interstitiellen Hirnödem unterschieden. Beim **zytotoxischen Hirnödem** kommt es durch Störung des Na^+-abhängigen Flüssigkeitstransportes über die Zellmembran zu einem vermehrten Flüssigkeitseintritt in die ge-

* Autoren dieses Kap. in der 2. Auflage: C. G. Garner und F. v. Rosen

schädigte Zelle. Zu einem zytotoxischen Hirnödem kommt es durch Hypoxie (z. B. nach prolongierter kardio-pulmonaler Reanimation, beinahe Ertrinken), in der Frühphase des akuten Hirninfarkts (»early ischemic signs« im CCT), nach Wasserintoxikation oder auch im Rahmen einer hepatischen- oder renalen Enzephalopathie.
Vermehrter Austritt von Wasser und Proteinen in den interzellulären Raum bei gestörter Blut-Hirn-Schranke ist die Ursache des **vasogenen Hirnödems.** Es tritt vor allem bei Hirntumoren, nach Schädel-Hirn-Trauma, Enzephalitiden, parenchymatösen Hirnblutungen oder nach Bestrahlungstherapie des Gehirns auf. Durch transependymalen Liquoraustritt in das periventrikuläre Marklager kommt es beim Hydrozephalus occlusus zum **interstitiellen Hirnödem.** In den meisten Fällen einer Hirnschädigung findet man eine Kombination aus zytotoxischem und vasogenen Hirnödem.

Zerebraler Blutfluß und zerebraler Perfusionsdruck

Zur Aufrechterhaltung eines suffizienten zerebralen Metabolismus ist ein konstanter zerebraler Blutfluß (CBF) und deswegen ein adäquater zerebrale Perfusionsdruck (CPP) notwendig. Beim normotensiven Patienten wird der CBF über den Mechanismus der zerebralen Autoregulation im Bereich eines mittleren arteriellen Blutdrucks von 60–160 mmHg konstant gehalten und dadurch ein CPP (Differenz zwischen mittlerem arteriellen Blutdruck und intrakraniellem Druck) von > 60 mmHg gewährleistet (Chan et al., 1992).
Bei ansteigendem intrazerebralen Druck unabhängig vom arteriellen Blutdruck wird somit bei intakter Autoregulation in bestimmten Grenzen ein adäquater CBF gewährleistet. Ist die Autoregulation gestört (z. B. durch Hirninfarkt, Hirnblutung, post-traumatisch, Tumor, entzündliche Hirner-

Tab. F 2.1: Ursachen erhöhten intrakraniellen Druckes

Erkrankung	Diffuse Hirnschwellung	Raumforderung	Hydrozephalus
Trauma	schweres Trauma[1,2] Luft- oder Fettembolie-Syndrom[3]	epidurale oder subdurale Hämatome, Kontusionsblutungen und Kontusionsödem[4]	selten, meist als Späthydrozephalus
Tumoren	Gliomatosis[3] Meningeosis carcinomatosa Chemotherapie mit Cisplatin i. a., Nitrosourea i. a., Interleukin i. v.	primäre ZNS-Tumoren und Filiae Tumorblutungen Strahlennekrosen	Ventrikeltumoren Tumoren der hinteren Schädelgrube; Meningeosis
Vaskulär	hypertensive Enezphalopathie[3] primär bei schwerer SAB Sinusvenenthromobose[1]	Massenblutungen[1,4] großer Hemisphäreninfarkt [1,4] Kleinhirninfarkt[4]	Subarchanoidalblutungen[5] (SAB) Ventrikelblutung Verschlußhydrozephalus bei KH-Blutung/Infarkt
Hypoxie und Substratmangel	Z. n. Herzstillstand[4] (Reanimation, Ertrinken) Z. n. schwerer Hypoglykämie Z. n. CO-Intoxikation	Grenzzoneninfarkte[3]	
Metabolisch	hepatische Enzephalopathie (Grad III und IV) Reye-Syndrom; Hyperammonämie bei Enzymmangel im Harnstoffzyklus diabetische Ketoazidose[6]		
Entzündlich	bakt. Meningitis[1,7] Virusenzephalitits[1,8] zerebrale Malaria[3] Guillain-Barré-Syndrom[3] akute Encepahlomyelitis disseminata	Hirnabzesses[1]; Herdenzephalitis[8] epidurale oder subdurale Empyeme Pilzenzephalitiden intrazerebrale Parasitosen	insbesondere bei tuberkulöser, seltener bei bakt. Meningitis und bei intraventrikulären Parasitenzysten
Sonstige	Pseudotumor crebri[9] Intoxikation u. a. mit Aspirin, Blei, Heroin, Methanol, Vitamin A		

[1] Hirndruck häufig [2] Diffuse Schwellungen insbesondere bei Kindern (Vasoparalyse) [3]Seltene Komplikation [4] Raumforderung über Tage [5] Vorwiegend bei schwerer SAB (Grad 3–5 nach Hunt und Hess) und bei Ventrikeleinbruchsblutung [6]Diffuse Hirnschwellung kann in den ersten Stunden der Therapie noch zunehmen [7] Insbesondere bei Infektion mit Pneumokokken oder Hämophilus spp. [8] Hirndruck insbesondere bei Herpes-Enzepahlitis, Hirndruckmaximum bei Enzephalitiden oft erst in der 2.–4. Woche [9] Pseudotumor cerebri kasuistisch als Nebenwirkung zahlreicher Medikamente beschrieben

krankungen) ändert sich der CBF passiv analog zum arteriellen Blutdruck. Eine systemische Hypotension und/oder ein erhöhter intrakranieller Druck kann unter diesen Umständen zu einer inadäquaten Gewebeperfusion und somit zu einer sekundären Hirnschädigung führen (Ropper und Rockoff, 1993).
Bei Patienten mit arteriellem Hypertonus ist der Autoregulationsbereich zu höheren Blutdruckwerten hin verschoben (Powers, 1993). Diese Patienten tolerieren einen niedrigeren systemischen Blutdruck schlechter und benötigen einen höheren CPP.

Tab. F 2.2: Erkrankung mit Hirndruck als wesentliche Todesursache

Schädelhirntrauma
Bakterielle Meningitis
Herpes-Enzephalitis
Hirnabszeß
Empyem (subdural und epidural)
Intrazerebrale Blutung
Kleinhirninfartkt
Großer Mediainfarkt
Sinusvenenthromobose
Hirntumoren
Schwere Salicylatintoxikation

F 2.2. Klinik

F 2.2.1. Einklemmungs-Syndrome

Sind die Kompensationsmechanismen ausgeschöpft und steigt der Hirndruck weiter an kommt es sekundär zur Massenverschiebung von Hirngewebe. Je nach Lokalisation der Hirnläsion (diffus oder fokal, infra- oder supratentoriell) kann es an vorgegebenen anatomischen Strukturen (Falx cerebri, Tentorium, Foramen occipitale magnum) dadurch zur Herniation kommen **Abb. F 2.2**).
Cinguläre Herniation: Eine parietal gelegene Raumforderung führt durch Massenverschiebung von Hirngewebe zur Einklemmung des ipsilateralen Gyrus cinguli unter die Falx cerebri. Bei weitere Drucksteigerung kommt es zur Kompression der A. cerebri anterior.
Unkale Herniation: Ist die Läsion temporal gelegen kommt es zur Herniation medialer Anteile des Temporallappens am Tentoriumschlitz mit Kompression des Mesenzephalons (Mittelhirn-Syndrom). Durch Vorwölbung von Hirngewebe im Tentoriumschlitz kommt es ipsilateral zur Läsion gelegen zur Kompression des 3. Hirnnerven.
Zentrale transtentorielle Herniation: Eine supratentorielle Druckerhöhung führt zu einer Verschiebung des Dienzephalons durch die Incisura tentorii mit Kompression des Mesenzephalons, des Pons und zuletzt der Medulla oblongata (Foramen occipitale magnum). Durch Kompression der A. cerebri posterior kommt es zur Infarzierung des okziptal- und mediobasalen Temporallappens. Analog zu den rostro-kaudal gelegenen anatomischen Strukturen kommt es bei steigendem supratentoriellen Druck mit fortschreitender Einklemmung zu Bewußtseinsstörungen, pathologischen Atemmuster, Pyramidenbahnzeichen, Okulo- und Pupillomotorikstörungen, zentraler Temperatur- und Blutdruckdysregulation, und Ausfall sämtlicher Hirnnerven und Atemstillstand.
Foraminale Herniation: Bei Progredienz einer supratentoriellen Druckerhöhung (s. o.) oder bei primär infratentorieller Raumforderung kommt es zur Verlegung der Kleinhirntonsillen in das Foramen occipitale magnum mit Kompression der Medulla oblongata. Selten kommt es zur sogenannten »**Aufwärts-Herniation**«. Bei bestehendem infratentoriellen Hirndruck kann eine supratentorieller Druckentlastung (z. B. Überdrainage mittels einer externen Ventrikelsonde) zur Verschiebung der oberen Anteile des Vermis cerebelli in die Incisura tentorii führen.

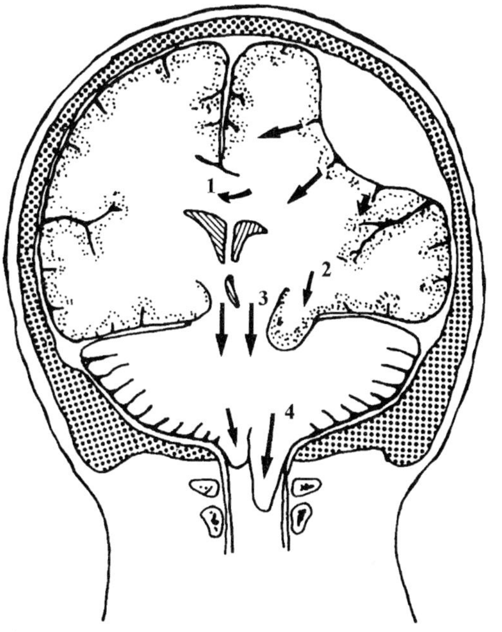

Abb. F 2.2: Formen der Herniation
(1) **Cinguläre Herniation** des Gyrus cinguli unter die Falx cerebri besonders bei parietal gelegenen Raumforderungen. (2) **Unkale Herniation** medialer Anteile des Temporallappens (Gyrus parahippocampalis) am Tentoriumschlitz mit Kompression des Mesenzephalons. (3) **Zentrale transtentorielle Herniation** durch Verschiebung des Dienzephalons durch die Incisura tentorii mit Kompression des Mesenzephalons. (4) **Foraminale Herniation** mit Verlegung der Kleinhirntonsillen in das Foramen occipitale magnum und Kompression der Medulla oblongata.

F 2.2.2. Klinische Symptome und Zeichen

Abhängig von der Lokalisation (dienzephal, mesenzephal, pontin, medullär) und der Akuität der intrakraniellen Drucksteigerung finden sich verschiedenen Symptome und Zeichen.

Papillenödem: Eines der häufigsten Zeichen bei Patienten mit chronisch erhöhtem Hirndruck (z. B. Pseudotumor cerebri) sind Visusstörungen mit Einengung des Gesichtsfeldes und Vergrößerung des »blinden Flecks« als Ausdruck des Papillenödems. Eher selten tritt es in der Frühphase nach akuter intrakranieller Drucksteigerung auf (Selhorst et al., 1985)

Kopfschmerzen: Vor allem morgendlicher Kopfschmerz z. T. in Zusammenhang mit Übelkeit und Erbrechen, verstärkt bei Pressen, Niesen oder Husten findet sich häufig in der Frühphase einer akuten intrakraniellen Drucksteigerung. Okzipitaler Kopfschmerz und Nackensteifigkeit tritt häufig bei Raumforderungen in der hinteren Schädelgrube auf. Die Lokalisation der Raumforderung aufgrund der Schmerzsymptomatik ist bei supratentoriellen Läsionen nur schwer zu bestimmen. Ein langsamer intrakranieller Druckanstieg muß zu Beginn nicht mit Kopfschmerzen assoziiert sein.

Störung der Pupillomotorik: Früh-Symptom der cingulären Herniation ist die ipsilaterale Pupillenerweiterung mit träger Lichtreaktion. Steigt der Hirndruck weiter an entwickelt sich eine komplette Okulomotoriusparese mit Ptose und maximal weiter, lichtstarrer Pupille. Es kommt zur ipsilateralen Hemiparese, zunehmender Vigilanzstörung und Übergang in das mesenzephale Syndrom.

Dienzephales Syndrom: Vigilanzminderung und Orientierungsstörungen, gelegentlich auch ein ein- oder beidseitiges Horner-Syndrom sind die Frühzeichen der Zwischenhirnschädigung bei zentraler transtentorieller Herniation. Schmerzreize werden gezielt abgewehrt, spontane Massenbewegungen können auftreten. Bei zunehmenden Hirndruck kommt es zu engen, schwach lichtreagiblen, isokoren Pupillen. Der Patient entwickelt ein periodisches Atemmuster (Cheyne-Stokes), ist soporös bis komatös und reagiert auf Schmerzreize mit Beugesynergismen der oberen Extremität, Streckung der unteren Extremität und des Rumpfes (Dekortikationshaltung). Der okulozephale Reflex bei Kopfdrehung ist noch auslösbar.

Mesenzephales Syndrom: Das mesenzephale Syndrom ist gekennzeichnet durch Störung der Okulo- und Pupillomotorik mit lichtstarren, mittelweiten, anisokoren und entrundeten Pupillen. Auf Schmerzreize reagiert der Patient mit Strecksynergismen der Extremitäten (Dezerebrationshaltung). Es kommt zur Maschinenatmung, dyskonjugiertem okulozephalen Reflex sowie Kreislauf- und Temperaturdysregulation (Tachykardie, Hypertonie, Hyperthermie) bzw. Cushing-Reflex (Hypertonie, Bradykardie) (Plum and Posner, 1984)

Pontines Syndrom: Zeichen des pontinen Syndroms ist der beginnende Ausfall der Hirnstammreflexe (Kornelareflex, okulozephaler Reflex, Pupillenreflex). Die Atmung wird flach und ataktisch, der Muskeltonus schlaff und auf Schmerzreize erfolgt nur noch eine geringe Streckreaktion.

Medulläres Syndrom: Charakterisiert durch den Ausfall sämtlicher Hirnstammreflexe (Pupillen-, Korneal-, Husten-, Würg-, okulozephaler- und vestibulo-okulärer Reflex) und Absinken von Blutdruck- und Körpertemperatur, ist das medulläre Syndrom bei fortschreitender transtentorieller Herniation prognostisch ungünstig. Der Muskeltonus ist schlaff, eine Reaktion auf zentrale Schmerzreize ist nicht mehr zu erhalten. Die Atmung ist verlangsamt, ataktisch und geht in die Cluster- und Schnappatmung über bis zum Eintritt des Atemstillstands.

Die Möglichkeit eines erhöhten Hirndrucks muß auch ohne sichere klinische Zeichen bei jedem unklaren Koma, insbesondere bei den in **Tab. F 2.1** aufgelisteten Erkrankungen, in Erwägung gezogen werden.

Daran zu denken ist, daß die klinische Beurteilbarkeit bei Patienten mit tiefem Koma im Rahmen der Grunderkrankung, tiefer Analgosedierung und Relaxierung, ophtalmologischen Vorerkrankungen oder nach Mydriatikumgabe und bei Trauma-Patienten mit Querschnitt oder Orbitaverletzungen erschwert ist.

F 2.2.3. CT- und MRT-Kriterien bei erhöhtem intrakraniellen Druck

Mittels Computertomographie (CT) und Kernspintomographie (MRT) wird es in den meisten Fällen möglich sein eine intrakranieller Drucksteigerung festzustellen. Raumforderungen (ischämischer Hirninfarkt, intrakranielle Blutungen, Tumoren, Hydrozephalus) können in der Bildgebung erkannt werden. Die Computertomographie ist einfacher durchführbar und in vielen Kliniken in der Akutphase schneller zu erhalten. Die Kernspintomographie ist sensitiver in der Erfassung intrakranieller Läsionen (z. B. Hirnstamm).

Diffuse supratentorielle Drucksteigerungen führen zu einer Verschmälerung der Seitenventrikel (»Schlitz-Ventrikel«) und einer verstrichenen Rindenzeichnung durch Kompression des Subarachnoidalraumes. Bei Progredienz der diffusen Hirnschwellung lassen sich die suprasellären- und perimesenzephalen Zisternen (Cisterna ambiens, Cisterna laminae quadrigemina) nicht mehr abgrenzen. Bei Patienten mit Schädel-Hirn-Trauma oder Kleinhirnblutung ist die Weite der perimesenzephalen Zisternen von prognostischer Bedeutung. Sind sie nicht mehr abgrenzbar, ist die Prognose mit einer Wahrscheinlichkeit von über 80 % schlecht (Tod oder apallisches Syndrom) (Toutant et al., 1984).

Eine diffuse Hirndrucksteigerung in der hinteren Schädelgrube führt zur Kompression des 4. Ventrikels und damit konsekutiv zu einem Hydrozephalus occlusus mit einer Erweiterung der Temporal-

hörner der Seitenventrikel als Frühzeichen. Die Kleinhirntonsillen können die Cisterna magna und die Medulla oblongata komprimieren.
Eine supratentoriell gelegene Raumforderung ist in der Regel mittels CT oder MRT gut abgrenzbar durch die damit verbundene horizontale Mittellinienverlagerung, meßbar durch Verlagerung des Septum pellucidums und der Epiphysenposition. Durch Verschiebung des Mittelhirns kommt es zur Kompression der kontralateralen perimesenzephalen Zisterne und Kompression der ipsilateralen Zisterne durch den Gyrus parahippocampalis. Bei akuten Raumforderungen korreliert der Grad der Vigilanzstörung mit der horizontalen Verschiebung des Mittel- und Zwischenhirns. Eine Verschiebung um 6 mm findet sich beim soporösen eine Verlagerung um 8 mm beim komatösen Patienten (Ropper, 1989).
Bei weiter ansteigendem Hirndruck kommt es zur rostro-kaudalen Hirnstammverlagerung, die in der Kernspintomographie besser darstellbar ist (Feldmann et al., 1988; Reid et al., 1993).
Bei deutlichen Hirndruckzeichen (Klinik, Bildgebung) verbietet sich, aufgrund der Gefahr der Herniation, die oft zur differentialdiagnostischen Einordnung notwendige Liquorpunktion.

F 2.3. Verlauf und Prognose

F 2.3.1. Dynamik der fokalen oder diffusen Hirnschwellung

In Abhängigkeit der Ursache (**Tab. F 2.1**), Lokalisation und Größe der Hirnschwellung zeigt sich auch unter Hirndrucktherapie eine unterschiedliche zeitliche Dynamik.
Ein ausgedehntes Hirnödem nach großem ischämischen Hirninfarkt entwickelt sich typischerweise ab dem 2. Tag, erreicht sein Maximum am 3. bis 5 Tag und kann bei schwerem Verlauf bis zum 10. Tag zunehmen (Ropper und Shafran, 1984). Das perifokale Ödem einer Hirnkontusion oder parenchymatösen Hirnblutung kann über einen Zeitraum von 3–10 Tagen zunehmen (Ropper und King, 1984). Nach einer hypoxischen Hirnschädigung (z. B. prolongierte kardiopulmonale Reanimation) kommt es innerhalb der ersten Stunden zur Ausbildung eines Hirnödems mit einem Maximum am 3.–5. Tag. Im Rahmen einer fulminanten bakteriellen Menigitis/Meningoenzephalitis kann es innerhalb der ersten 3 Tage zu einem Hirnödem kommen (Pfister et al., 1993). Hirnödeme bei Intoxikation oder metabolischem Komata bilden sich unter kausaler Therapie der Grunderkrankung meist rasch zurück. Nach schwerem Schädel-Hirn-Trauma entwickelt sich innerhalb von Stunden ein Hirnödem, das über die nächsten 3–5 Tage zunehmen kann.
Prognostisch bedeutsam ist neben der Größe auch die Lokalisation einer intrakraniellen Raumforderung. Bei gleichem Volumen führen temporale Blutungen oder ischämische Hirninfarkte häufiger zu einer transtentoriellen Herniation als okzipital oder frontal gelegene (Andrews et al., 1988). Bei medialer Lokalisation (Thalamus) hypertensiver Massenblutungen kommt es häufiger zur Herniation und dissoziiertem Hirntod als bei Blutungen ins Putamen. Supratentorielle Raumforderungen werden bei gleichem Volumen besser kompensiert als infratentoriell gelegene.

F 2.3.2. Hirndruckwerte und Verlauf

Bei manifester oder zu erwartender bedrohlicher intrakranieller Drucksteigerung ist eine Hirndruckmessung zu empfehlen, wenn sich daraus therapeutische Konsequenzen ergeben. Insbesondere bei komatösen, klinisch schlecht beurteilbaren Patienten ist zur Steuerung der Therapie das Hirndruckmonitoring sinnvoll. Ein Anstieg des intrakraniellen Drucks kann durch eine kontinuierliche Hirndruckmessung früher als durch die klinische Untersuchung erkannt werden. Abhängig von individuellen Fähigkeit der Kompensation einer intrakraniellen Drucksteigerung gibt es keine festen Grenzen bei deren Überschreitung es zwangsläufig zu einer irreversiblen Schädigung des Hirnparenchyms oder zur Herniation kommt. Zum Zeitpunkt der transtentoriellen Herniation liegen die Druckwerte bei den meisten Patienten zwischen 30–50 mmHg. Für schwere Schädel-Hirn-Traumen, intrakranielle Blutungen, ausgedehnte ischämische Hirninfarkte, virale Enzephalitiden, hepatische Enzephalopathien und das Reye-Syndrom ist die Bedeutung der Höhe des intrakraniellen Drucks für den Verlauf und die Prognose nachgewiesen. Kontinuierliche Hirndruckwerte über 30–40 mmHg und ein länger andauernder Abfall des zerebralen Perfusionsdrucks unter 60 mmHg verschlechtern die Prognose deutlich.

F 2.3.3. Prognose nach Einklemmungs-Symptomen

Die meisten Patienten mit akuter, ausgedehnter Hirnstammkompression (lichtstarre weite Pupillen, Strecksynergismen auf Schmerzreize, tiefes Koma) nach transtentorieller Herniation entwickeln ohne Therapie ein Bulbärhirn-Syndrom und versterben im dissoziierten Hirntod (s. Kap. F 9). Überlebt der Patient aufgrund hirndrucksenkender Maßnahmen die Akutphase ist die Prognose abhängig ob und in welcher Ausdehnung es zur Infarzierung mittelliniennaher ponto-mesenzephaler Strukturen einschließlich der Formatio reticularis gekommen ist. Eine langsam zunehmende Hirndrucksteigerung (z. B. Herpes-Enzephalitis, subdurales Hämatom) wird besser toleriert und ist mit einer günstigeren Prognose verbunden. 20–50 % der Patienten mit Streck- und Beugesynergismen, einseitiger lichtstarrer Pupille und operativer

Intervention überleben ein akutes subdurales Hämatom (Seelig et al., 1981). Bei Patienten mit beidseits lichtstarrern Pupillen liegt die Letalität bei 80–95 %. Die Prognose ist noch schlechter bei Patienten mit akutem epiduralen oder parenchymatösen Hämatomen (Seelig et al., 1981). Bei weniger akut aufgetretener Mittelhirnkompression kann ein Mittelhirn-Syndrom mit lichtstarren Pupillen noch nach Stunden vollständig reversibel sein (Delashaw et al., 1990).
Häufig kommt es nach tentorieller Herniation zu peripheren Okulomotoriusparesen seltener, meist bilateral auftretend zu Abduzensparesen. Häufig, und in der Regel mit anderen Zeichen dienzephaler und mesenzephaler Schädigung kombiniert kommt es nach überlebter tentorieller Herniation zu persistierenden Pupillomotorikstörungen, Ptose, vertikaler Blickparese und Okulomotoriuskernläsionen (Keane, 1986).
Eine relativ häufige Komplikation nach tentorieller Herniation sind unterschiedlich ausgeprägte ischämische Infarkte im Versorgungsgebiet einer/beider A. cerebri posterior durch Kompression des P2-Segmentes gegen den freien Tentoriumrand. Sie können entsprechend der Ausdehnung zu Gesichtsfeldeinschränkungen bis hin zu kortikaler Blindheit führen.
Nach cingulärer Herniation kann es zu A. pericallosa-Infarkten mit kontralateraler Beinparese kommen. Beschrieben sind auch Infarkte im Versorgungsgebiet der A. choroidea anterior, A. cerebri anterior und Aa. thalamoperforatae (Mirvis et al., 1990).
Ohne Dekompression der hinteren Schädelgrube und Anlage einer Ventrikeldrainage hat eine Kompression des Hirnstammes durch eine infratentorielle Raumforderung die zu Sopor oder Koma führt eine ungünstige Prognose. Liegt bereits ein Bulbärhirn-Syndrom vor, so überlebt der Patientauch nach Dekompression nicht oder nur mit schwerstem Defizit (Waidhauser et al., 1990). Dagegen kann eine primäre Foramen occipitale magnum Herniation mit Atemstillstand, kreislaufinsuffizienz und Querschnitts-Syndrom auf Höhe des Foramen magnum durch sofort einsetzende Beatmung, Kreislauf- und Hirndrucktherapie mit gutem Ergebnis überlebt werden.

F 2.4. Therapeutische Prinzipien

Die Therapie beim Hirndruckpatienten verfolgt zwei Ziele: Durch eine kausale Therapie die Ursache des gesteigerten Hirndrucks auszuschalten und durch eine symptomatische Therapie das Gehirn während der reparativen Vorgänge zu unterstützen.
Die Hauptgefahr bei Hirndruck sind, neben der Herniation, ischämische Veränderungen, die dann eintreten, wenn der zerebrale Perfusionsdruck (CPP) unter eine kritische Schwelle fällt. Die Ischämie und mit ihr einhergehende metabolische Störungen verstärken das bestehende Hirnödem und führen zu einer weiteren Erhöhung des intrakraniellen Drucks (ICP) (**Abb. F 2.3**).
Der wichtigste Parameter in der Hirndrucktherapie ist der zerebrale Perfusionsdruck (CPP), der sich aus der Differenz zwischen mittlerem arteriellen Blutdruck und dem intrakraniellen Druck (ICP) ergibt. Therapeutische Ansätze, die den CPP als zentrale Größe betrachten, haben sich in den letzten Jahren bei der Therapie des Hirndruck-Patienten weitgehend durchgesetzt (Rosner et al., 1995 **). Entgegen dem traditionellen Ansatz, der lediglich eine Reduktion des ICP verfolgt, versucht das CPP Management die Perfusionssituation global zu verbessern, d. h. nicht ausschließlich den ICP zu manipulieren, sondern auch andere Größen, die den CPP beeinflussen. **Tab. F 2.3** faßt die wichtigsten Unterschiede zwischen CPP orientierter und ICP orientierter Therapie zusammen.
Therapeutische Prinzipien zur Aufrechterhaltung eines ausreichenden zerebralen Blutflusses müssen die drei Variablen des Hagen-Poseuille'schen Gesetzes berücksichtigen: Erstens den Druckgradienten entlang des Gefäßes, zweitens den Radius des Gefäßes und drittens die Blutviskosität. Es gibt zwei Möglickeiten den Druckgradienten, der dem zerebralen Perfusionsdruck (CPP) entspricht, zu

Tab. F 2.3: Cerebral perfusion pressure (CPP) versus intracranial pressure (ICP) Ansatz

Modalität	Traditionelle Therapie	CPP orientierte Therapie
Position	30 Grad Oberkörperhochlagerung	Flache Lagerung
Flüssigkeitsbilanz	Leicht negativ bilanzieren	Leicht positiv bilanzieren
Hypertonie	Vermeiden, durch Antihypertensiva, Schonung	Ermöglichen, durch Katecholamine, aktive Stimulation
Mannitol	Osmolalität zwischen 310 und 320 mOsmol/l, Diurese zu 2/3 ausgleichen	Normale Osmolarität, Bolusgaben, Diurese voll ausgleichen
Barbiturate	‚Burst supression'	Kardiodepressiva vermeiden
Hyperventilation	durchgehend	nur bei akuten ICP-Anstiegen

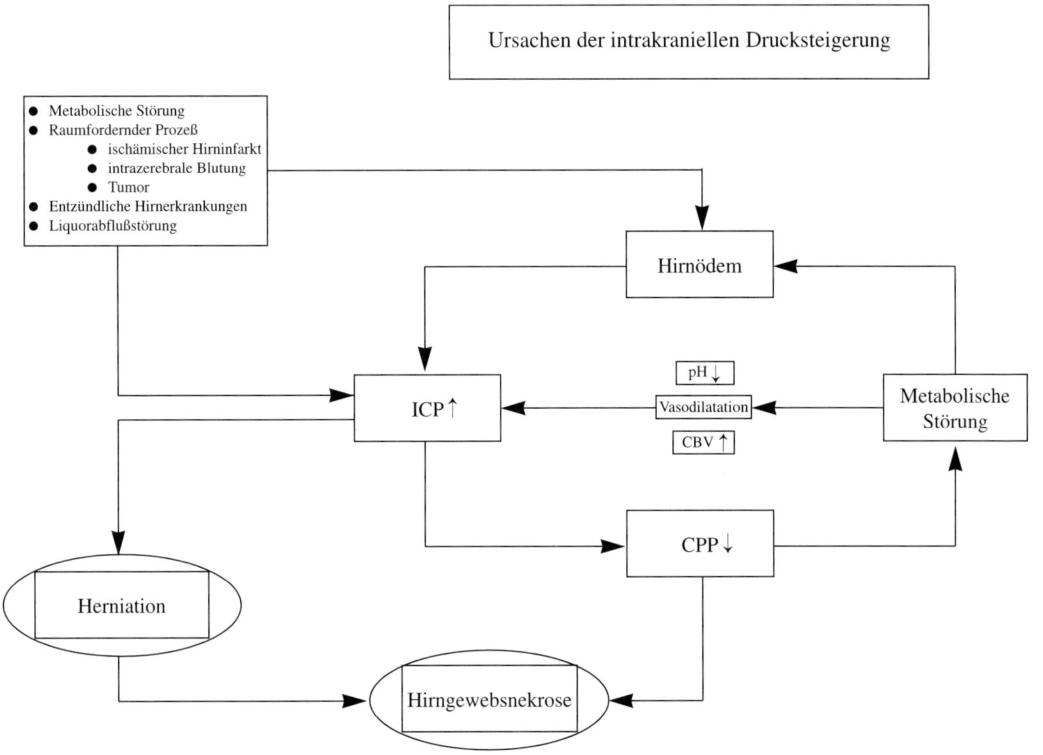

Abb. F 2.3: Ursache der intrakraniellen Drucksteigerung
Eine Steigerung des intrakraniellen Drucks (ICP) führt bei gleichbleibendem arteriellen Blutdruck zu einer Reduktion des intrakraniellen Perfusionsdruck (CPP). Wird eine kritische Grenze unterschritten, kommt es infolge der Minderperfusion zu einer metabolischen Störung, die zur Ausbildung oder Zunahme eines Hirnödems führen kann. Daneben verursacht die durch die metabolische Störung verursachte Azidose über eine Vasodilatation eine Zunahme des zerebralen Blutvolumens (CBV). Beide Mechanismen (Zunahme des Ödems und des CBV) führen zu einer weiteren Hirndrucksteigerung. Wird dieser Kreislauf nicht unterbrochen, so kommt es schließlich entweder zur Herniation oder über eine kritische Senkung des CPP zu kortikalen Nekrosen.

beeinflussen: Eine Steigerung des CPP kann sowohl durch eine Erhöhung des arteriellen Blutdrucks als auch durch eine Senkung des Hirndrukkes erreicht werden. Eine Änderung des Gefäßradius läßt sich zwar pharmakologisch erreichen, zeigt aber keine positiven Effekte, da eine Vasodilatation auch zu einer Erhöhung des ICP führt und dadurch der CPP abnimmt. Die Blutviskosität hängt im wesentlichen vom Hämatokrit und von der Fibrinogenkonzentration ab. Bei Manipulation des Hämatokrits ist zu bedenken, daß sich dadurch auch die Sauerstofftransportkapazität verändert. Der Hämatokritwert sollte nicht unter 30 bis 35 % gesenkt werden (Messmer, 1987).
Anstatt den zerebralen Blutfluß zu steigern, ist es auch möglich, durch Barbiturate den zerebralen Metabolismus zu erniedrigen und somit das Mißverhältnis zwischen Angebot und Nachfrage zu verbessern. Barbiturate senken allerdings den systemischen Blutdruck, was gegebenenfalls durch Katecholamingaben ausgeglichen werden muß.

F 2.4.1. Systemischer arterieller Blutdruck

Die reflektorische Hypertonie des Hirndruck-Patienten ist essentiell, um einen adäquaten CPP aufrechtzuerhalten. Der arterielle Mitteldruck sollte nicht unter 80–110 mmHg gesenkt werden (Hacke et al., 1995 ⋆⋆). Bei Patienten, die an chronischer arterieller Hypertonie leiden, können reflektorische Blutdruckwerte um 240/120 mmHg auftreten, die – wenn es die kardiopulmonale Situation zuläßt – nicht gesenkt werden sollten. Zum Beispiel benötigt der chronisch hypertensive Patient nach einer hypertensiven Massenblutung einen wesentlich höheren zerebralen Perfusionsdruck im Bereich zwischen 110 und 140 mmHg als der Normotoniker. Um einen adäquaten CPP aufrechtzuerhalten, kann zusätzlich pharmakologisch der arterielle Erfordernishochdruck durch Katecholamine unterstützt werden (Rosner et al., 1995⋆⋆). Eine Katecholamintherapie ist allerdings nur bei normovolämischen Patienten wirkungsvoll.

Der systemische arterielle Blutdruck unter einer Katecholamintherapie ist nicht geeignet, um hypovolämische Zustände zu erkennen. Hier sollte der zentralvenöse Druck (ZVD) als Parameter herangezogen werden. Ein instabiler systemischer arterieller Blutdruck unter Katecholamingaben, verbunden mit normalem ZVD deutet auf Hypovolämie hin. Bei einem Hämatokrit von unter 30 %, ist die Gabe von Erythrozytenkonzentraten indiziert, ansonsten sollten kolloidale Lösungen infundiert werden. Insbesondere bei jungen, kardio-vaskulär gesunden Trauma-Patienten ist eine pharmakologische Unterstützung des Erfordernishochdruckes angebracht. Patienten, deren erhöhter ICP durch einen raumfordernden Schlaganfall bedingt ist, weisen oft aufgrund erhöhter Komorbidität ein instabiles kardio-vaskuläres System auf. Hier ist die Katecholamintherapie meistens mit unkalkulierbaren Risiken verbunden.

F 2.4.2. Lagerung

Obwohl die Oberkörperhochlagerung von 30° in den meisten Zentren standardmäßig durchgeführt wird, sollte man dieses Vorgehen vor dem Hintergrund des zerebralen Perfusionsdrucks (CPP) kritisch betrachten. Die Oberkörperhochlagerung um 30–50° führt bei 50 bis 70 % der Patienten, bedingt durch einen verbesserten venösen Abfluß, zu einer Senkung des ICP um 7–10 mmHg (Rosner et al., 1986 **). Bei den übrigen Patienten führt die Oberkörperhochlagerung durch eine Abnahme des arteriellen Blutdruckes auf Kopfniveau (Differenz zwischen Kopf- und Herzhöhe) insgesamt zu einer Abnahme des CPP.

F 2.4.3. Beatmungsparameter

Hyperventilation führt durch eine Erniedrigung des pCO_2 zu einer reaktiven Vasokonstriktion und damit zu einer Abnahme des ICP. Bei intubierten Patienten läßt sich diese Maßnahme rasch einleiten und der pCO_2 über einen geeigneten Sensor direkt kontrollieren ($etCO_2$). Der ideale pCO_2 liegt bei 30 mmHg, eine weitere Senkung führt zu keiner weiteren ICP Veränderung, birgt jedoch die Gefahr einer reflektorischen Hypoperfusion. Eine Erniedrigung des pCO_2 führt nach 30 Sekunden zu einer Abnahme des ICP. Allerdings ist die Hyperventilation nur als kurzfristige Maßnahme zu sehen, die dazu geeignet ist, akute Herniationen zu verhindern. Nach längerer Hyperventilationstherapie (> 24 h), darf der pCO_2 nicht abrupt auf physiologische Werte angehoben werden, da dies zu einer reaktiven Hyperämie führen kann. Bei der Manipulation der Beatmungsfrequenz und des Atemzugvolumens zur Senkung des pCO_2 ist zu bedenken, daß eine Erhöhung beider Parameter zu einer Abnahme der kardialen Vorlast und damit zu einem erniedrigten systemischen arteriellen Blutdruck führt.

Der positiv endexpiratorische Druck (PEEP) wird in der Therapie des Hirndrucks kontrovers diskutiert. Es wurde angenommen, daß dieser Druck direkt auf das venöse System übertragen wird und dadurch die zerebrale Abflußbedingung verschlechtert. Verschiedene Studien (Shapiro und Marshall, 1978**; Frost, 1977**) zeigen allerdings, daß PEEP erst dann zu einer ICP Veränderung führt, wenn er mit dem systemischen arteriellen Druck interferiert. Bei schlechter pulmonaler Compliance wird der PEEP zudem nicht vollständig auf daß venöse System übertragen. Insgesamt wird eine Beatmung des Hirndruck-Patienten mit mittlerem positiv endexpiratorischem Druck empfohlen.

F 2.4.4. Osmotherapie und Flüssigkeitsbilanz

Die osmotisch wirksame Substanz Mannitol ermöglicht es den Hirndruck rasch und effektiv zu therapieren. Mannit erhöht den systemischen arteriellen Blutdruck, verbessert die Rheologie und bewirkt eine Dehydratation des Gehirns. Nach Gabe von Mannit normalisiert sich die Serumosmolalität durch die Zunahme des intravaskulären Volumens entlang des osmotischen Gradienten bereits nach 5 Minuten. Durch diesen Verdünnungseffekt wird gleichzeitig auch die Blutviskosität erniedrigt. Weiterhin führt der osmotische Gradient zu einem Schrumpfen und damit zu einer verbesserten Verformbarkeit der Erythrozyten. Die Tatsache, daß Mannit zu einer Vasokonstriktion führt ist kein direkter Effekt, sondern beruht eher auf der Tatsache, daß Mannit es dem Gehirn erlaubt, eine suffiziente Versorgung über engere Gefäße zu gewährleisten.

Die diuretische Wirkung der Osmotherapeutika kann zu einer negativen Flüssigkeitsbilanz führen. Durch korrekte Bilanzierung kann eine Hypovolämie erkannt und ausgeglichen werden. Hypovolämie erhöht die Nephrotoxizität von Mannit. Mannit sollte wiederholt als rasche Einzelgabe verabreicht werden. Eine kontinuierliche Therapie ist obsolet, da hierbei die Nephrotoxizität zunimmt. Alternativ zu Mannit können Glycerol oder Sorbit eingesetzt werden. Diese Osmotherapeutika werden im Gegensatz zu Mannit metabolisiert und können eventuell auch bei niereninsuffizienten Patienten eingesetzt werden (Haaß et al., 1987**).

Neuere Studien zeigen, daß in Fällen von gegenüber Mannit refraktärem Hirndruck durch hypertone (3 %) NaCl Lösung eine Hirndruckabnahme erreicht werden kann (Worthley et al., 1988*; Zornow, 1996*). Eine prospektive Studie, die die Wirksamkeit von hypertoner Kochsalzlösung gegenüber Mannit vergleicht, steht allerdings noch aus (Schell et al., 1996).

Die hirndrucksenkende Wirkung von THAM (Trometamol; Tris 36,34 % Braun®, THAM Köhler®), das eine pH-Anhebung mit erhöhter Pufferkapazität bewirkt, beruht wahrscheinlich auf dem

Azidoseausgleich und dadurch verminderten Vasodilatation im geschädigten Hirngewebe. Der genaue Wirkmechanismus ist noch nicht bekannt. Der hirndrucksenkende Effekt von THAM entspricht dem von Mannit, mit einer längeren Wirkdauer (Gaab et al., 1990⋆). Die Dauerinfusion von THAM mit einer initialen Dosis von 0,3 mol/kg KG/h i. v. ist der Bolusgabe vorzuziehen (Wolf et al., 1993⋆⋆). THAM ist hepato- und nephrotoxisch und sollte unter engmaschiger Kontrolle des Säuren-Basen-Status (bei pH > 7,55 pausieren) gegeben werden, wobei ein Basenüberschuß von + 5 mEq angestrebt wird.

F 2.4.5. Glukokortikoide

Die Therapie mit hochdosierten Glukokortikoiden hat einen nachgewiesenen positiven Effekt auf perifokale Ödeme bei primären Hirntumoren, zerebralen Metastasen, Abszessen und Lymphomen. Nebenwirkungen der Steroidtherapie sind Folge der hyperglykämischen, immunsuppressiven und thrombogenen Effekte der Glukokortikoide. Eine Therapie des Hirndrucks mit Steroiden bei Hirnödem nach Schädel-Hirn-Trauma oder bei Hirnödem nach Schlaganfall ist kontraindiziert.

F 2.4.6. Barbiturattherapie

Supranarkotische Dosen von Thiopental (Trapanal®) senken den zerebralen Metabolismus und führen zu einer Abnahme des CBF. Mehrere randomisierte klinische Studien haben jedoch keine Verbesserung der Morbidität und Mortalität, der mit Barbituraten behandelten Patienten ergeben (Ward et al., 1985). Trotzdem zeigen kleinere Studien, die Barbiturate als Ultima ratio eingesetzt haben, durchaus Erfolge (Eisenberg et al., 1988⋆). Die Barbiturattherapie kann mit anderen Ultima ratio-Verfahren vor allem der operativen Dekompression kombiniert werden. Fokale Raumforderungen, wie ischämische Infarkte, intrakranielle Blutungen oder Kontusionen sollten eher einer operativen Entlastung zugeführt werden, während diffuse globale Schwellungen (z. B. metabolische Enzephalopathie) eher einer Barbiturattherapie zugänglich sind. Typische Komplikationen der Therapie sind vor allem die kardiovaskuläre Depression (negative Inotropie) und schwere pulmonale Infektionen (Sato et al., 1989⋆). Besonders die Kreislaufdepression und der damit verbundene, teilweise massive Abfall des systemischen arteriellen Blutdrucks kann zur Abnahme des CPP unter eine kritische Schwelle und damit zur akuten zerebralen Hypoperfusion führen (Ward et al., 1985⋆). Zur Durchführung der supranarkotischen Barbiturattherapie siehe **Tab. F 2.4**.

Tab. F 2.4: Supranarkotische Barbiturattherapie

Voraussetzungen
• Zentralvenöser Katheter (mehrlumig) • Separater venöser Zugang für Barbiturate • Arterieller Zugang zur kontinuierlichen Blutdruckmessung • Hirndruckmessung • Dopaminperfusor (250 mg in 50 ml) und Adrenalin (10 ml 1 : 10 000) vorbereiten • 2 g Trapanal® zur i. v. Gabe vorbereiten
Aufsättigung • 200–400 mg Trapanal® als Bolus i. v. • Langsame Gabe von etwa 0,5–2,0g (maximal 30 mg/kg KG) Trapanal® i. v. über 10–15 Min • Gleichzeitige Infusion von 250–750 ml 5 % Humanalbumin • Absinken des Blutdruckes durch Dopamininfusion oder Bolusgabe von Adrenalin ausgleichen
Dauertherapie
• Trapanal®-Dauerinfusion von 2–5 mg/kg KG/h • Therapiekontrolle mit EEG: Angestrebt wird ein Burst-Suppression Muster mit Suppressionsphasen von etwa 30 sec • Arterielle Hypotension mit Katecholaminen ausgleichen • Gegebenenfalls Swan-Ganz-Katheter zur Steuerung der Katecholamintherapie • Evtl. Kontrolle der Serumspiegel

F 2.4.7. Operative Dekompression

Abgesehen von epi- und subduralen intrakraniellen Blutungen sowie von Abszessen, stellt die operative Dekompression ebenso wie die supranarkotische Barbiturattherapie eine ultima ratio Therapie dar. Gesicherte Verfahren sind die Implantation eines Ventrikelkatheters bei akutem Hydrozephalus und die operative Entlastung von Raumforderungen in der hinteren Schädelgrube, die noch nicht zur Einklemmung geführt haben (Waidhauser et al., 1990⋆⋆). Tumore und Abszesse mit Gefahr der unkalen Einklemmung sollten operativ entfernt werden. Hemisphärische Großhirninfarkte (maligner Mediainfarkt) und fokal entzündliche Schwellungen (z. B. Herpes-Enzephalitis) können über die Entfernung eines großen fronto-temporo-parietalen Knochendeckels und Erweiterung der Dura therapiert werden (Hacke et al., 1995⋆⋆).

F 2.5. Pragmatische Therapie

Patienten die zunehmende klinische Zeichen des erhöhten Hirndrucks zeigen, müssen umgehend auf eine Intensivstation verlegt werden, deren Personal mit den Verfahren des Hirndruckmonitorings und der Hirndrucktherapie vertraut sind. Transporte in ein geeignetes Zentrum sollten vor

Alarm-Symptome einer drohenden Einklemmung sind:
- bei Raumforderung in der hinteren Schädelgrube: rasch zunehmende Bewußtseinsstörung, Nackenstarre evtl. mit hyperextendierter Kopfzwangshaltung (Zeichen der beginnenden Foramen magnum Einklemmung), Pupillomotorikstörungen, arterielle Hypertonie in Verbindung mit Bradykardie sowie ataktische oder Maschinenatmung;
- bei einseitiger supratentorieller Raumforderung: klassische Triade der unkalen Einklemmung mit Bewußtseinsverschlechterung (Sopor, Koma), ipsilateral abgeschwächter Reaktion der meist erweiterten Pupille und kontralateraler Streckhaltung. In 5 %–10 % treten Pupillomotorikveränderungen zunächst kontralateral und Strecksynergismen zunächst ipsilateral auf;
- bei diffuser supratentorieller Hirnschwellung: »Beruhigung« eines vorher psychomotorisch unruhigen Patienten, Bewußtseinsverlust; bei zentraler Einklemmung zusätzlich periodische Atmung, bilaterale Strecksynergismen, enge oder mittelweite, träge reagierende Pupillen.

der vollständigen Manifestation von Hirndruckzeichen durchgeführt werden. Insbesondere sollte auch die Möglichkeit der neurochirurgischen Intervention gegeben sein.

F 2.5.1. Notfalltherapie

Der therapeutische Notfall ist durch eine Verschlechterung des Allgemeinbefindens (z. B. Bewußtseinsstörung) mit deutlichen klinischen Hirndruckzeichen (siehe Kasten, »Alarm-Symptome«) angezeigt. Folgendes Vorgehen wird empfohlen:
- großlumiger i. v. Zugang
- Hyperventilation, notfalls durch Maskenbeatmung
- Mannit 20 % 250 ml rasch (10–15 Min) infundieren
- wenn notwendig systemischen arteriellen Blutdruck mit Katecholaminen (Suprarenin und Dopamin) anheben; gegebenenfalls Volumengabe
- Intubation (cave: Blutdruckabfall mit Katecholaminen ausgleichen)
- Notfall CCT (wenige Schichten oder Spiral CCT)
- OP Indikation klären
- parallel dazu Verlegung auf geeignete Intensivstation veranlassen

Die Intensivtherapie des sich weniger akut entwickelnden Hirndrucks leitet sich von dem Flußdiagramm in **Abb. F 2.4** ab.

F 2.5.2. Pragmatische Intensivtherapie

Kausale Therapie
An erster Stelle steht die Frage, ob die den Hirndruck verursachende Erkrankung kausal therapierbar ist. **Tab. F 2.5** gibt eine Übersicht über verschiedene Erkrankungen, die zum erhöhten ICP führen und deren kausale Therapie.

Hyperventilation (A)
Nach rascher Intubation unter Vermeidung hirndrucksteigernder Manöver (Husten, Pressen, Hypoventilation) kann zur akuten Intervention eine Hyperventilation durchgeführt werden. Ein pCO_2 von 30 mmHg sollte angestrebt werden. Die Hy-

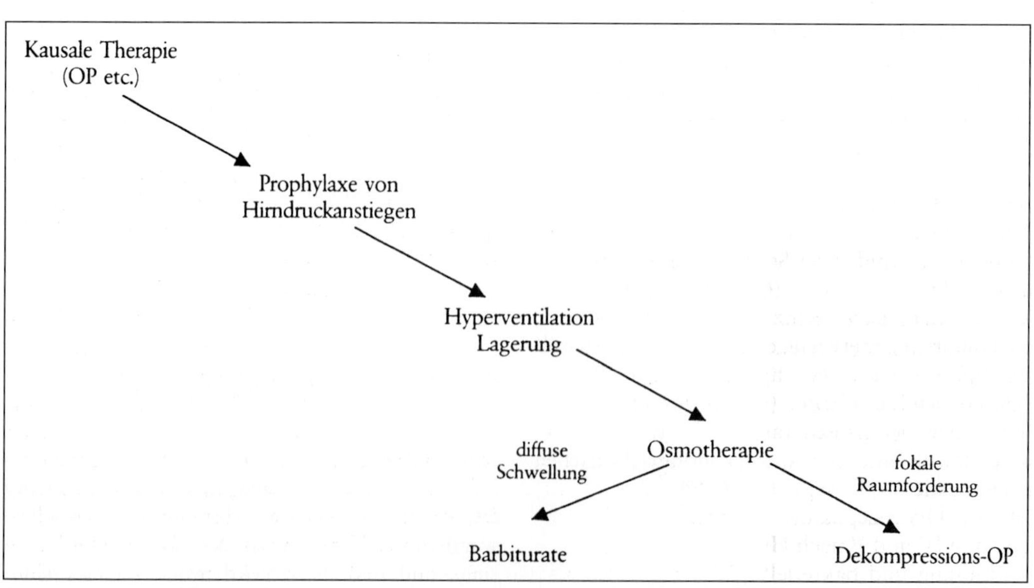

Abb. F 2.4: Reihenfolge der therapeutischen Maßnahmen in der Therapie des erhöhten intrakraniellen Drucks

Tab. F 2.5: Kausale Therapie bei Hirndruck (Buchstaben = Qualität der Therapieempfehlung)

Erkrankung	Kausale Therapie	siehe Kapitel
Empyeme	Operative Ausräumung, Antibiotika (A)	Kap. E 1
Enzephalitis	Virostatika, Antibiotika (A)	Kap. E 8
Hepat. Enzephalopathie	Ammoniakspiegel senken; evtl. Lebertransplantation (A)	
Hirnabszeß	Operative Ausräumung; Antibiotika (A)	Kap. E 2
Hydrozephalus	Ventrikeldrainage, Shunt; cave: bei Raumforderung in der hinteren Schädelgrube (A)	Kap. F 7
Intoxikationen	spezifische Antidote, Entgiftungsmaßnahmen (cave: Dialyse) (A)	Kap. F 6
Intrazerebrales Hämatom	Operation bei drohender Einklemmung (B)	Kap. D 2
Ischämischer Infarkt bei kompl. Media-Infarkt	evtl. Kraniotomie (B)	Kap. D 1
Meningitis	Antibiotika, Herdsanierung (z. B. HNO) (A)	Kap. E 1, E 3
Subarachnoidalblutung	Induzierte arterielle Hypertonie (A)	Kap. D 3
Akutes sub- oder epidurales Hämatom	Notfall-Operation (A)	Kap. F 3
Venenthrombose	Heparin (A)	Kap. D 4

perventilation sollte wenn möglich über eine Steigerung der Beatmungsfrequenz und nicht über das Zugvolumen erreicht werden. Eine längerdauernde Hyperventilation (> 24 h) ist nicht sinnvoll.

Lagerung (A)
Oberkörperhochlagerung führt nach klinischen Studien (Rosner et al., 1986**; Feldman et al., 1992**) bei 50–70 % der Patienten zu einer Abnahme des ICP. Da gleichzeitig der arterielle Blutdruck in der A. carotis auf Hirnebene abfällt, ist der Nutzen dieser Maßnahme nicht überzubewerten. Bei 30 % der Patienten führt die Oberkörperhochlagerung sogar zu einer Verschlechterung des CPP, da hier der Abfall des systemischen arteriellen Blutdrucks die Reduktion des ICP übertrifft. Eine begründete Entscheidung für oder gegen Oberkörperhochlagerung ist demnach nur möglich, wenn eine direkte oder indirekte Messung des ICP durchgeführt wird.

Hirndruckmessung
Eine Indikation zur kontinuierlichen Hirndruckmessung mit epiduraler Sonde sollte bei schweren Schädel-Hirn-Traumen (Glasgow Coma Scale kleiner oder gleich 7 trotz initialer Stabilisierung), fulminantem Leberversagen mit hepatischer Enzephalopathie Grad IV, hypoxischem Hirnödem und Herpes-Enzephalitis (mit Koma) gestellt werden. Auch bei großen raumfordernden ischämischen Infarkten ist eine kontinuierliche Druckmessung indiziert. Die Messung mit Ventrikelkatheter ist bei Hydrozephalus, Subarachnoidalblutung Stadium IV und V nach Hunt und Hess, Ventrikeleinblutung und bakterieller Meningitis mit Verschlußhydrozephalus sinnvoll. Bei primär intrazerebralen Massenblutungen und großen Hemisphäreninfarkten lassen sich beide Methoden der Druckmessung anwenden. Bei fokalen Hirnödemen kann es allerdings auch bei gering erhöhtem ICP und normalem CPP zur Herniation durch lokale Scherkräfte an Falx- oder Tentoriumkante kommen, die durch ICP Monitoring alleine nicht oder zu spät erkannt werden.
Eine kontinuierliche Messung des ICP ermöglicht ein effektives Management des CPP. Der CPP ist die Differenz zwischen arteriellem Mitteldruck und ICP und sollte beim Normotoniker zwischen 70 und 90 mmHg liegen. Der chronisch hypertensive Patient benötigt einen wesentlich höheren zerebralen Perfusionsdruck zwischen 120 und 130 mmHg.

Osmotherapie (A)
Mannit verbessert den zerebralen Blutfluß durch eine Erhöhung des systemischen Blutdruckes, Verbesserung der Rheologie und Dehydratation des Gehirns. Durch den Ausgleich des osmotischen Gradienten nimmt das intravaskuläre Volumen und der systemische arterielle Blutdruck zu. In der Regel können diese Effekte durch die Gabe von 0,35 g/kg KG Mannit über 10 Minuten i. v. (entsprechend etwa 125 ml einer handelsüblichen 20 %igen Lösung, möglichst über einen zentralvenösen oder zumindestens großlumigen peripheren Katheter) erzielt werden. Wenn möglich sollte die Dosierung dem Hirndruckverhalten angepaßt werden. Wenn eine Hirndruckmessung nicht möglich ist, sollten Standardgaben von 0,35 mg/kg KG wiederholt werden. Häufig genügen 3–4 Einzeldosen pro Tag, selten sind 2–4stündliche Gaben erforderlich. Die kontinuierliche Gabe von Mannit ist aufgrund der erhöhten Nephrotoxizität

obsolet. Weitere Nebenwirkungen sind die Hyponatriämie und das Lungenödem insbesondere bei vorbestehender Linksherzinsuffizienz. Die Osmotherapie kann nach längerer Anwendung zu Reboundphänomen führen und sollte deswegen nicht abrupt abgebrochen, sondern über 2 Tage ausgeschlichen werden. Dabei werden nicht die Intervalle der Gabe verlängert, sondern die Einzelmenge verringert. Durch Kontrolle der Serumosmolalität kann eine mögliche Akkumulation von Mannit frühzeitig erkannt und die Therapie angepaßt werden. Bei Werten um 320 mOsmol/l sollte die Mannitdosierung verringert werden, ab 340 mOsmol/l sollte kein weiteres Mannit verabreicht werden. Insbesondere in Kombination mit anderen nephrotoxischen Substanzen (z. B. THAM, Aminoglykoside) sollte die Nierenfunktion regelmäßig überprüft werden. Bei akutem oder chronischen Nierenversagen ist die Therapie mit Mannit kontraindiziert. Weitere Osmotherapeutika, die alternativ zu Mannit verwendet werden können, sind Sorbit 40 % (Eufusol S40, Jonosteril® S40) und Glycerol 10 % (Glycerosteril® 10 %) (Haaß et al., 1987).
Sorbit 40 % (250 ml i. v. in 10–20 Min) hat eine deutlich kürzere Wirkdauer als Mannit, wird hepatisch metabolisiert und führt in Einzelfällen zu Fruktoseintoleranz. Der hirndrucksenkende Effekt von Glycerol 10 % (500 ml i. v. über 3–4 Stunden oder 250 ml i. v. bis 4 mal täglich über 1 Stunde) tritt verzögert nach 20–30 Minuten ein. Als Nebenwirkungen können intravasale Hämolyse, Laktatazidose und Elektrolytverschiebungen auftreten.

Glukokortikoide (A)
Bei Tumoren, Metastasen und Lymphomen mit perifokalem Ödem werden initial 3 × 8 mg Dexamethason i. v. verabreicht. Im weiteren Verlauf wird nach Klinik therapiert, zumeist sind geringere Dosen von 3 × 2–4 mg ausreichend. Glukokortikoide haben sich zur Therapie des Hirndrucks bei ischämischen Hirninfarkten, Hirnblutungen und Schädel-Hirn-Traumen nicht bewährt. Zudem können sich die begleitende Immunsuppression, Hyperglykämie und die thrombogenen Eigenschaften von Glukokortikoiden negativ auf das globale Krankheitsbild auswirken.

Barbiturate (B)
Bei diffuser Hirnschwellung, die auf eine konventionelle Hirndrucktherapie nicht anspricht, stellt die supranarkotische Barbituratthерapie (**Tab. F 2.4**) eine Ultima ratio dar. Mit wiederholten Bolusgaben von 200–400 mg Thiopental (Trapanal®) und dann kontinuierlicher i. v. Gabe von 3–5 mg/kg KG wir die Dosis unter EEG-Monitoring bis zum Erreichen des »burst-suppression« Musters angehoben. Diese Therapieform kann in Fällen, bei denen der Hirndruck eher fokaler Natur ist (z. B. Herpes-Enzephalitis) eventuell mit einer operativen Dekompression kombiniert werden.

F 2.5.3. Vermeidung von hirndrucksteigernden Noxen

Hypoventilation
Ein durch Hypoventilation bedingter erhöhter pCO_2 führt zu einem Anstieg des ICP.
Th: Sehr frühe Intubation und kontrollierte Beatmung.

Hypoxie
Bei zusätzlicher Verringerung des pO_2 kommt es insbesondere in geschädigten Hirnarealen zur Azidose mit Vasodilatation.
Th: Angleichen der Beatmungsparameter auf einen pO_2 von 80 mmHg (cave: Hohe Beatmungsdrücke und Atemzugvolumina vermeiden).

Hohe Beatmungsdrücke
Hohe Beatmungsdrücke erhöhen den ICP durch verminderten venösen Abfluß und beeinflußen den CPP durch eine Verminderung des HZV bzw. systemischen arteriellen Blutdruck negativ.
Th: Möglichst niedrige thorakale Mitteldrücke anstreben. Falls indiziert, Hyperventilation über eine Erhöhung der Atemfrequenz, bei gleichem Atemzugvolumen herbeiführen. Positiv endexpiratorische Drücke (PEEP) auf mittlerem Niveau auch prophylaktisch anstreben. Bei schlechter Lungencompliance sind auch höhere PEEP Werte tolerierbar, da nur ein Teil des Druckes auf das Gefäßsystem übertragen wird. Insgesamt wiegt die langfristige Verbesserung der pulmonalen Situation den Nachteil des verminderten venösen Abflußes auf (Einhäupl et al., 1985; Cooper et al., 1985**).

Hyperviskosität
Verschlechterung der Mikrozirkulation durch hohe Hämatokritwerte bei Dehydratation, kann zu lokaler Azidose mit Vasodilatation in geschädigten Hirnarealen führen.
Th: Ausreichende Elektrolytzufuhr, Patient leicht positiv bilanzieren. Mannit erhöht das intravasale Volumen und führt durch eine Schrumpfung der Erythrozyten zu einer verbesserten Rheologie.

Blutdruckschwankungen
Eine plötzlich einsetzende Hypertension kann Zeichen einer akuten Hirndruckerhöhung sein (Cushing-Reflex). Dieser Erfordernishochdruck darf keinesfalls gesenkt werden. Eine medikamentöse Erniedrigung des systemischen Blutdrucks sollte immer vor dem Hintergrund des CPP gesehen werden. Falls trotzdem eine Senkung des Blutdrucks indiziert ist, sind Urapidil (Ebrantil®) oder Clonidin (Catapresan®) Mittel der Wahl. Obsolet sind Vasodilatoren wie Nifedipin (Adalat®), Glyceroltrinitrat (Nitrolingual®) und Dihydralazinsulfat (Nepresol®), die zur Hirndrucksteigerung führen können. Eine suffiziente Analgesierung zur Vermeidung von streßbedingter Hypertonie sollte vor pharmakologischen Intervention sichergestellt sein.

Hyperglykämie
Verstärkung einer lokalen Laktatazidose in minderversorgten Hirnarealen mit Vasodilatation (Raichle, 1984*).
Th: Strenge Blutzuckereinstellung mit Insulin auf Werte zwischen 100 und 200 mg/dl. Insbesondere bei Glukokortikoidtherapie muß mit Hyperglykämie gerechnet werden.

Unruhe, Schmerz, Husten, Pressen, Absaugen
Unruhe eines Intensivpatienten deutet immer auf eine nicht ausreichende Sedierung hin. Insbesondere intubierte und beatmete Patienten bedürfen einer ausreichenden Analgosedierung. Husten und Pressen bei nicht ausreichender Sedierung können unnötig hohe Beatmungsdrücke nach sich ziehen.
Th: Analgosedierung mit kurzwirkenden Substanzen (neurologische Beurteilung!), z. B. 0,05–0,3 mg/h Fentanyl®-Janssen zusammen mit Midazolam (Dormicum®) 5–30 mg/h kontinuierlich i. v. über Perfusor. Zur Intubation oder zur Anlage von Kathetern ist das nur kurz wirksame und den Hirndruck senkende Etomidate (z. B. 10–20 mg Hypnomidate®) als Bolusinjektion i. v. geeignet.

Hyperthermie
Fieber, zentral oder infektbedingt führt zu erhöhtem Hirnmetabolismus und dadurch zu einer für den Hirndruck-Patienten ungünstigen Stoffwechsellage.
Th: Physikalische Kühlung mit Eisbeutel, Wadenwickel; Antipyretika wie Paracetamol 1 000 mg (ben-u-ron®) als Supp., Metamizol (Novalgin®) 1 000 mg langsam i. v. (cave: Blutdruckabfall möglich!); Infekte werden antibiotisch therapiert. Hierbei auf Potenzierung der Nephrotoxizität von Antibiotika (z. B. Aminoglykoside) und Osmotherapeutika (z. B. Mannit) achten.

Epileptische Anfälle
Epileptische Anfälle führen zu erhöhtem Hirnmetabolismus und dadurch zu einem reflektorischen CBF Anstieg. Die begleitende Hypoxie wird in vorgeschädigten Hirnarealen schlechter toleriert.
Th: Frühe, auch schon prophylaktische Gabe von Antiepileptika insbesondere wenn epileptische Anfälle wahrscheinlich sind (z. B. bei eitriger Meningoenzephalitis oder Sinusvenenthrombose). Therapie mit Phenytoin (Phenhydan® oder Zentropil®) Aufsättigung mit 250 mg i. v. als Kurzinfusion, danach 750 mg über 6–8 Stunden; Erhaltungsdosis 250–400 mg/die langsam i. v. (Serumspiegelkontrolle und kardiales Monitoring!)

Pharmaka
Vasodilatoren zur Blutdruckeinstellung wie Nitroglyzerin (Nitrolingual®), Kalziumantagonisten (Adalat®), Dihydralazin (Nepresol®), Nitroprussid-Na (nitropruss®), Inhalationsnarkotika (Enfluran®) sowie Ketamin (Ketanest®) können über Anstieg des CBF den ICP erhöhen.
Th: Ersatz dieser Substanzen, durch hirndruckneutrale Pharmaka. Zur Narkose hat sich die Neuroleptanalgesie bewährt. Analgosedierung mit einer Kombination aus Opiat und Benzodiazepin (z. B. Fentanyl®-Janssen zusammen mit Midazolam [Dormicum®])

Elektrolytstörungen
Insbesondere eine Hyponatriämie und die damit verbundene Hyposmolalität können zum Hirnödem führen; besonders beim Einsatz von Diuretika und beim zentralbedingten Diabetes insipidus.
Th: Engmaschige Kontrolle der Serum- und Urinelektrolyte. Eine Hyposmolalität muß langsam ausgeglichen werden, da sonst die Gefahr der zentralen pontinen Myelinolyse besteht.

Hämodialyse
Hämodialyse, weniger auch die Hämofiltration, können durch schnelle Senkung der Serumosmolaltität zu einem ausgeprägten osmotischen Gradienten führen und den ICP erhöhen.
Th: Bei Patienten mit Hirndruck ist die kontinuierliche Hämofiltration vorzuziehen.

Transporte
Bei Transporten ist die Überwachung des Patienten nur bedingt möglich. Die Intervention bei neu eintretenden Ereignissen (z. B.Blutdruckabfall) ist erschwert
Th: Zur Mindestausrüstung eines Transportes gehören außer dem intensivmedizinisch erfahrenen Arzt auch die wichtigsten Medikamente (z. B. Katecholamine) zur raschen pharmakologischen Intervention. Eine portable Überwachungseinheit erleichtert dabei das Monitoring.

Literatur

Andrews BT, Chiles BW, Olsen WL, Pitts LH (1988) The effect of intracerebral hematoma location on the risk of brain-stem compression and on clinical outcome. J Neurosurg 69: 518–522
Chan KH, Miller JD, Dearden NM, Andrews PJ, Midgley S (1992) The effect of changes in cerebral perfusion pressure upon middle cerebral artery blood flow velocity and jugular bulb venous oxygen saturation after severe brain injury. J Neurosurg 77: 55–61
Cooper KR, Boswell P, Choi S (1985) Safe use of PEEP in patients with severe head injury. J Neurosurg 63: 552–555
Delashaw JB, Broaddus WC, Kassel NF, et. al. (1990) Treatment of right hemispheric cerebral infarction by hemicraniectomy. Stroke 21: 874–881
Einhäupl KM, Garner CG, Schmieder G, Kerscher G, Sigel K, Wieczorek R (1985) Effect of different ventilation poarameters on the intracranial pressure in neurologic patients with mechanical ventilation. In: Oswald PM (Hrsg.) Computers in critical care and pulmonary medicine. Springer, Berlin Heidelberg New York Tokio, 38–42
Eisenberg HM, Frankowski RF, Contant CF, Marshall LF, Walker MD (1988) High-dose barbiturate control of elevated intracranial pressure in patients with severe head injury J Neurosurg 69: 15–23

Feldmann E, Gandy SE, Beacker R, Zimmermann R, Thaler HT, Posner JB, Plum F (1988) MRI demonstrates descending transtentorial herniation. Neurology 38: 697–701

Feldman Z, Kanter MJ, Robertson CS, Contant CF, Hayes C, Sheinberg MA, Villareal CA, Narayan RK, Grossman RG (1992) Effect of head elevation on intracranial pressure, cerebral perfusion pressure, and cerebral blood flow in head injured patients. J Neurosurg 76: 207–211

Frost EAM (1977) Effects of positive end-expiratory pressure on intracranial pressure and compliance in brain-injured patients. J Neurosurg 47: 195–200

Gaab MR, Seegers K, Smedema RJ, Heissler HE, Goetz C (1990) A comparative analysis of THAM (Tris-Puffer) in traumatic brain edema. Acta Neurochir Suppl (Wien) 51: 320–323

Haaß A, Kloß R, Brenner G, Hamann G., Harms M, Schimrigk K (1987) ICP-gesteuerte Hirnödembehandlung mit Glyzerin und Sorbit bei intrazerebralen Blutungen. Nervenarzt 58: 22–29

Hacke W, Schwab S, DeGeorgia M (1995) Intensive care of acute ischemic stroke. Cerebrovasc Dis 5: 385–392

Keane JR (1986) Bilateral ocular motor signs after tentorial herniation in 25 patients. Arch Neurol 43: 806–807

Marshall LF, Becker DP, Bowers SA, Cayard C, Eisenberg H, Gross CR, Grossman RG, Jane JA, Kunitz SC, Rimel R, Tabaddor K, Warren J (1983) The National Traumatic Coma Data Bank. Part 1: Design, purpose, goals, and results. J Neurosurg 59: 276–84

Messmer KFW (1987) Acceptable hematocrit levels in surgical patients. World J Surg 11: 41–46

Mirvis SE, Wolf AL, Numaguchi Y, Corradino G, Joslyn JN (1990) Posttraumatic cerebral infarction diagnosed by CT: Prevalence, origin and outcome. Am J Neurol Res 11: 355–360

Pfister HW, Feiden W, Einhäupl KM (1993) Spectrum of complications during bacterial meningitis in adults. Arch Neurol 50: 575–581

Plum F, Posner JB (1984) The diagnosis of stupor and coma. F. A. Davis Company, Philadelphia

Powers WJ (1993) Acute hypertension after stroke: the scientific basis for treatment decisions. Neurology 43: 461–467

Raichle ME (1984) The pathophysiology of brain ischemia. Ann Neurol 13: 2–10

Reid JB, Sierra F, Camp W, Zanzonico P, Deck MDF, Plum F (1993) Magnetic resonance imaging measurements and clinical changes accompanying transtentorial and foramen magnum brain herniation. Ann Neurol 33: 159–170

Ropper AH (1986) Displacement of the brain and level of consciousness in patient with an acute hemispherical mass. N Engl J Med 314: 953–956

Ropper AH (1989) A preliminary MRI study of the geometry of brain displacement and level of consciousness with acute intracranial masses. Neurology 39: 622–627

Ropper AH, King RB (1984) Intracranial pressure monitoring in comatose patients with cerebral hemorrhage. Arch Neurol 41: 725–728

Ropper AH, Shafran B (1984) Brain edema after stroke. Clinical syndrome and intracranial pressure. Arch Neurol 41: 26–29

Ropper AH, Rockoff MA (1993) Physiology and clinical aspects of raised intracranial pressure. In: AH Ropper (Hrsg.) Neurological and Neurosurgical Intensive Care 3. Aufl., Raven Press, New York, 11–27

Rosner MJ, Coley IB (1986) Cerebral perfusion pressure, intracranial pressure, and head elevation. J Neurosurg 65: 636–41

Rosner MJ, Rosner SD, Johnson AH (1995) Cerebral perfusion pressure: management protocol and clinical results. J Neurosurg 83: 949–62

Sato M, Tanaka S, Suzuki K, Kohama A, Fuji C (1989) Complications associated with barbiturate therapy. Resuscitation 17: 233–241

Schell RM, Applegate II RL, Cole DJ (1996) Salt, starch, and water on the brain. J Neurosurg Anesthesiol 8: 178–182

Shapiro HM, Marshall LF (1978) Intracranial pressure responses to PEEP in head-injured patients. J Trauma 18: 254–256

Seelig JM, Becker DP, Miller JD (1981) Traumatic acute subdural hematoma. Major motality reduction in comatose patients treated within four hours. N Engl J Med 304: 1511–1518

Selhorst JB, Gudeman SK, Butterworth JF, Harbison JW, Miller JD, Becker DP (1985) Papilloedema following acute head injury. Neurosurgery 16: 357–363

Shigemori M, Nakashima H, Moriyama T, Tokutomi T, Nishio N, Harada K, Kuramoto S (1989) Noninvasive study of critical thresholds of intracranial pressure and cerebral perfusion pressure for cerebral circulation and brain function. Neurol Res 11: 165–8

Toutant SM, Klauber MR, Marshall LF, Toole BM, Bowers SA, Seelig JM, Varnell JB (1984) Absent or compressed basal cisterns on first CT scan: ominous predictors of outcome in severe head injury. J Neurosurg 61: 691–694

Waidhauser E, Hamburger C, Marguth F (1990) Neurosurgical management of cerebellar hemorrhage. Neurosurg Rev 13: 211–217

Ward JD, Becker DP, Miller JD (1985) Failure of prophylactic barbiturate coma in the treatment of severe head injury. J Neurosurg 62: 383–388

Wolf AL, Levi L, Marmarou A, Ward JD, Muizelaar PJ, Choi S, Young H, Rigamonti D, Robinson WL (1993) Effect of THAM upon outcome in severe head injury: a randomized prospective clinical trial. J Neurosurg 78: 54–59

Worthley LIG, Cooper DJ, Jones N (1988) Treatment of resistant intracranial hypertension with hypertonic saline. J Neurosurg 68: 478–81

Zornow MH (1996) Hypertonic saline as a safe and efficacious treatment of intracranial hypertension. J Neurosurg Anesthesiol 8: 175–177

F 3. Schädel-Hirn-Trauma

von *M. Keidel* und *M. Poremba*

F 3.1. Epidemiologie

Schädel-Hirn-Traumen (SHT) haben im angelsächsischen Raum eine Inzidenz von 180–220/100 000 (Kurtzke und Kurland, 1993; Kraus et al., 1996). Übertragen auf Deutschland liegt die Inzidenz des SHT bei 348/100 000/Jahr (zum Vergleich: Schlaganfall 319/100 000/Jahr) bzw. bei 300 000 SHT pro Jahr in Deutschland (bei ca. 80 Millionen Einwohnern) (Frommelt, 1995). In eine Klinik überwiesene leichtgradige SHT (GCS = Glasgow Coma Scale 13–15; vgl. Kap. F 3.5.) sind mit 80 % am häufigsten, gefolgt von mittelschweren (GCS 9–12) und schweren SHT (GCS < 8), die mit der gleichen Häufigkeit von jeweils 10 % auftreten.

Das leichtgradige SHT (früher Commotio cerebri) ist eine der häufigsten Erkrankungen des neurologischen Fachgebietes. Nur Migräne und Herpes zoster haben eine höhere Inzidenz, und nur Migräne hat eine höhere Prävalenz. Die Inzidenz von Patienten mit bleibenden Beschwerden im Rahmen eines posttraumatischen Syndroms nach leichtgradigem SHT liegt bei nahezu 27/100 000 (entsprechend 15 % der leichtgradigen SHT, deren Inzidenz bei 180/100 000 liegt). Dies bedeutet, daß Patienten mit einem chronischen posttraumatischen Syndrom nach SHT zahlreicher sind als Patienten mit einem Parkinson-Syndrom (20/100 000), Multipler Sklerose (3/100 000), Guillain-Barré-Syndrom (2/100 000) oder Myasthenia gravis (0,4/100 000). Die Zahlen entsprechen jährlichen Inzidenzen (Kurtzke und Kurland, 1993).

In den USA ereignen sich jährlich etwa 1 975 000 SHT bei einer extrapolierten Bevölkerungszahl von 249 000 000 (Collins, 1990). 4 % aller Todesfälle in der USA entstehen durch SHT (Kraus et al., 1996). Bei 28 % aller unfallbedingter Todesfälle ist ein SHT maßgebliche Todesursache (Collins, 1990). Nur 16 % aller SHT werden zur stationären Betreuung in eine Klinik eingewiesen. Die Mortalität der Patienten mit SHT liegt bei 14–30/100 000/Jahr.

Das höchste Risiko, ein SHT zu erleiden, haben junge Personen im Alter von 15–25 Jahren mit einer Inzidenz von bis zu 600/100 000 (Kraus, 1993). Die Inzidenz in dieser Altersgruppe kann bis zum 6-fachen der durchschnittlichen Inzidenz ansteigen. Männer erleiden 2–3mal häufiger als Frauen ein SHT (m : w = 2–2,8 : 1). SHT treten bei Patienten mit niedrigem sozio-ökonomischen Status besonders häufig auf (Whitman et al., 1984; Kraus et al., 1986; Collins, 1990). Die häufigsten SHT ereignen sich bei Verkehrsunfällen (ca. 60 %), gefolgt von Stürzen vorwiegend älterer Patienten (24–32 %), von Körperverletzungen im Rahmen von Tätlichkeiten und von Sportunfällen (Kraus, 1996; Tiret et al., 1990; Vasquez-Barquero et al., 1992). Bei Alkoholkonsum nimmt das SHT-Risiko zu (Smith und Kraus, 1988): 71 % der Patienten mit der Diagnose eines leichtgradigen SHT standen zum Zeitpunkt des Ereignisses unter Alkoholeinfluß (Kraus et al., 1989).

F 3.2. Definition und Klassifikation

SHT können nach dem Trauma-Mechanismus, nach dem klinischen Erscheinungsbild und nach der Art der Schädigung von Schädel und Hirn eingeteilt werden.

Die SHT werden klinisch nach dem Schweregrad der traumatischen Hirnschädigung, nach der Dauer der Bewußtlosigkeit oder Erinnerungslücke und nach dem neurologischen Defizit in leicht, mittelschwer und schwer eingeteilt. Der Schweregrad kann hierbei mit Hilfe der Glasgow Coma Scale quantifiziert werden (**Tab. F 3.1**) Der Score errechnet sich als Summe von 3 Skalierungskomponenten: Augen öffnen, motorische Reaktion und verbaler Reaktion. Je niedriger der Score, um so ausgeprägter ist die Hirnschädigung (Minimal-Score = 3, Maximal-Score = 15). Die klinischen Klassifikationskriterien des SHT mit korrespondierenden GCS-Werten sind in **Tab. F 3.2** wiedergegeben. Früher im deutschsprachigen Raum gebräuchliche Einteilungschemata der SHT (wie Commotio, SHT I oder Contusio, SHT II bzw. III) werden durch die GCS orientierte Klassifikation in den Hintergrund gedrängt.

Abhängig von dem Traumamechanismus werden offene und geschlossene SHT unterschieden. Ein offenes SHT liegt vor, wenn eine Verbindung zwischen dem subduralen und epigalealen Raum, d. h. zwischen Liquorraum und Außenluft entstanden ist. Offene SHT treten meist durch penetrierende Hirnverletzungen auf (z. B. durch Schuß- oder Pfählungsverletzungen) oder bei Durazerreißung mit Liquorfisteln durch Schädelbasisfrakturen (**Tab. F 3.3**).

Tab. F 3.1: Die Glasgow Coma Scale (GCS) zur Skalierung des Schweregrades der Hirnschädigung nach Schädel-Hirn-Trauma (aus Poremba, 1993)

Kategorie	Reaktion	Punktwert
Augenöffnen	spontan	4
	auf akustische Stimuli	3
	auf Schmerzreiz	2
	Fehlen	1
Motorische Reaktionen	befolgt Aufforderungen	6
	lokalisiert Stimulus	5
	zieht die Extremität zurück	4
	Flexionshaltung	3
	Extensionshaltung	2
	keine Bewegung	1
Sprachliche Reaktionen	orientiert	5
	verwirrt	4
	einzelne Wörter	3
	unartikulierte Laute	2
	keine	1

Tab. F 3.2: Einteilung der Schweregrade des Schädel-Hirn-Traumas nach klinischen Kriterien und entsprechend der Glasgow Coma Scale (GCS) (modifiziert nach Todorow et al., 1997 und nach Stein, 1996)

Schweregrad	Klinische Kriterien	GCS
Leicht	Bewußtlosigkeit und Bewußtseinstrübung < /= 1 Std. Komplette Remission Kein fokales neurologisches Defizit	14
Mittelschwer	Bewußtlosigkeit und Bewußtseinstrübung < /= 24 Std. Fokales neurologisches Defizit möglich	9–13
Schwer	Bewußtlosigkeit und Bewußtseinstrübung < 24 Std. mit Zeichen der Hirnstammdysfunktion oder Bewußtlosigkeit und Bewußtseinstrübung > 24 Std. ohne Zeichen der Hirnstammdysfunktion oder traumatische Psychose > 24 Stunden	5–8

Die Morphologie traumatischer Schädel- oder Hirnschädigungen läßt eine zusätzliche Einteilung in SHT mit oder ohne knöcherne Verletzungen bzw. mit oder ohne fokale/diffuse intrakranielle Läsionen zu. Die Klassifikationsmöglichkeiten des SHT an Hand des Unfallmechanismus, des klinischen Bildes und der bildgebend nachweisbaren Formen der Schädel- und Hirnschädigung sind zusammenfassend in **Tab. F 3.3** zusammengestellt.

F 3.3. Pathogenese

Primäre und sekundäre Hirnschädigung

Für die posttraumatische Symptomatik mit Bewußtseinslagenveränderung bis zum Koma und fakultativer fokal-neurologischer Reiz- und Ausfallerscheinungen werden pathogenetisch primäre und sekundäre Hirnschädigungen verantwortlich gemacht (**Tab. F 3.4**). Primäre Hirnschädigungen sind meist Folge einer punktuellen Energie-Einwirkung am Kopf (Kontaktverletzung) sowie einer Be- und Entschleunigung des Kopfes inklusive des massenträgen Gehirns (vgl. Kap. A 8). Hierdurch entstehen Scher-, Zug- und Druckeinwirkungen auf das Gehirn sowie intrakranielle und intrazerebrale Druckgradienten. Die primäre Schädigung tritt direkt zum Unfallzeitpunkt auf und besteht in Verletzungen der Kopfschwarte, Kalottenfrakturen, Hirnquetschungen oder Kontusionen, intrakraniellen Blutungen oder einer diffusen axonalen Hirnschädigung (Graham, 1996).

Sekundäre Hirnschädigungen manifestieren sich klinisch verzögert als Verlaufskomplikationen und können auf Hypoxie, Freisetzung exzitatorischer Aminosäuren, Bildung freier Radikale, Ischämie, Hirnschwellung, erhöhtem intrakraniellen Druck, Infektion oder verzögerten (subakuten) intrakraniellen Blutungen beruhen (**Tab. F 3.4**).

Kontusion

Traumatische zerebrale Kontusionsherde haben eine typische Verteilung: Frontalpole, orbitale Gyri, Temporalpole und laterale und basale Anteile der Temporallappen (Graham, 1996). Je nach Kontakt der Hirnmasse mit Schädelknochen oder

Tab. F 3.3: Klassifikation des Schädel-Hirn-Traumas nach biomechanischen, klinischen und morphologischen Aspekten (modifiziert nach Valadka und Narayan, 1996). GCS = Glasgow Coma Scale

	Mechanismus der Schädigung	
Gedeckt	Hohe Geschwindigkeit (PKW Kollision)	
	Niedrige Geschwindigkeit (Sturz, Körperverletzung)	
Offen	Schußverletzung Andere penetrierende Verletzungen	
	Grad der Schädigung (GCS)	
Leicht	14 oder 15	
Mittelschwer	9–13	
Schwer	3–8	
	Morphologie der Schädigung	
Schädelfraktur	Kalotte	Längs/Quer Impression/Nicht-Impression Offen/Geschlossen
	Basis	Mit/ohne Liquorfistel Mit/ohne Facialisparese
Intrakranielle Läsion	Fokal	Epidural Subdural Intrazerebral
	Diffus	Diffuse axonale Schädigung

Tab. F 3.4: Primäre und sekundäre Verletzungsfolgen nach Schädel-Hirn-Trauma (nach Graham, 1996)

Primäre Hirnschädigung (Akutmanifestation)	**Sekundäre Hirnschädigung (Verzögerte Manifestation)**
Skalpverletzung Schädelverletzung Hirnprellung oder -quetschung Intrakranielle Blutung Diffuse axonale Hirnschädigung	Hypoxie/Ischämie Hirnschwellung Intrakranielle Druckerhöhung Hydrozephalus Verzögerte intrakranielle Hämatomausbildung Infektion

Tentorium werden verschiedene Kontusionstypen voneinander abgegrenzt: Fraktur-Kontusion am Ort der Fraktur, Coup-Kontusion am Aufprallort ohne Fraktur, Contre-coup-Kontusion entgegengesetzt zu dem Ort der Energieeinwirkung oder Herniationskontusion (z. B. bei Herniation des Temporallappens am Tentorium oder der Kleinhirntonsillen am Foramen magnum). Die kontusionelle Hirnschädigung ist schwerwiegender bei Patienten mit Schädelfrakturen oder bei Patienten mit primär beeinträchtigter Bewußtseinslage ohne initialem luziden Intervall. Kontusionsherde sind stattdessen geringer ausgeprägt bei Patienten mit diffuser axonaler Hirnschädigung (Adams et al., 1982).

Diffuse axonale Schädigung

Bei 50 % der Patienten mit schwerem SHT besteht eine diffuse axonale Hirnschädigung (ohne begleitende raumfordernde fokale Läsion). Diffuse axonale Hirnschädigungen sind für 35 % aller Todesfälle nach SHT verantwortlich zu machen. Eine diffuse axonale Hirnschädigung ist die häufigste Ursache eines traumatisch bedingten vegetativen Status oder bleibender schwerer Hirnschäden (McLellan, 1986). Sie unterliegt neben den meisten posttraumatischen Defekt-Syndromen vielen langdauernden ‚Postcommotions-Syndromen', bleibenden neuropsychologischen Störungen nach trivial anmutenden SHT und neuropsychologischen Defiziten nach repetitiven SHT (Dementia pugilistica). Apikale, Vertex-nahe Kontusionen und Hämatome in den Basalganglien oder im Hippocampus weisen zusätzlich auf eine diffuse axonale Hirnschädigung hin (Adams et al., 1986a, b). Nur bei schwerer diffuser axonaler Hirnschädigung lassen sich zusätzlich fokale Läsionen im Corpus callosum und in dorso-lateralen Anteilen des rostralen Hirnstammes in der Umgebung der oberen Kleinhirn-Pedunkel nachweisen. Mikroskopisch läßt sich in Post-mortem-Untersuchungen der diffuse axonale Schaden belegen (Graham, 1996). Bei Patienten mit diffuser axonaler Hirnschädigung ist die Inzidenz von initialer Bewußtseinsklarheit, von Schädelfrakturen, von Rindenkontusionen, von intrazerebralen Hämatomen und von Hirndruckerhöhungen signifikant erniedrigt im Vergleich zu Patienten mit einem anderen Hirnschädigungstyp (Adams et al., 1982). Der axonale Hirnschädigungstyp wird vorwiegend bei Verkehrsunfällen beobachtet (Adams et al., 1982). Hierbei kommt es besonders häufig zu Scherverletzungen des Gehirns (‚shearing injury') mit dem morphologischen Substrat der diffusen Axonschädigung. Diese kann auch durch eine traumainiziierte Kaskade von Gewebsveränderungen via neurotoxischer Mediatorsubstanzen mit finalem Zusammenbruch der Axonfunktionen entstehen (Povlishock und Coburn, 1989).

Die klinische Verdachtsdiagnose einer diffusen Axonschädigung ist gerechtfertigt, wenn sich bei komatösen SHT-Patienten, häufig mit Dezerebrations- oder Dekortikationshaltung und anhaltender autonomer Dysfunktion (Fieber, arterielle Hypertonie, Hyperhidrose) im Notfall-CT keine fokale Läsion oder allenfalls eine leichte Hirnschwellung nachweisen läßt.

F 3.4. Diagnostik

Die entscheidene Erstdiagnostik findet zumeist bereits im Rahmen der Primärversorgung am Unfallort statt. Hier gilt es, den Schweregrad des SHTs einzuschätzen anhand der anamnestischen Angaben, der Bewußtseinslage und des Neurostatus mit besonderer Berücksichtigung der Pupillomotorik, Okulomotorik und Hirnstammreflexe sowie der Spontan- und Abwehrmotorik und Kommunikationsfähigkeit des Patienten (cave: keine Prüfung des Nackenbeuge-Zeichens oder okulozephalen Reflexes wegen einer möglichen HWS-Instabilität).

Bei Klinikaufnahme erfolgt bei unklarer Sturzursache neben notfall-serologischen Untersuchungen auch die Bestimmung des Alkoholspiegels im Blut sowie ein Drogenscreening im Urin, bei Patientinnen im gebärfähigen Alter ein Schwangerschafts-Test. Noch vor bildgebender Diagnostik muß bei anhaltender Schock-Symptomatik eine Stabilisierung der Vitalparameter erfolgen. In kritischen Fällen muß vor neuroradiologischer Diagnostik laparoskopisch einer abdominellen Blutungsquelle im Rahmen eines Polytraumas nachgegangen werden. Auf eine rechtzeitige Blutgruppenbestimmung, Durchführung der Kreuzproben und Bereitstellung von Blutkonserven sollte geachtet werden.

Die neuroradiologische Basisdiagnostik besteht in der Durchführung eines kranialen CTs zum Ausschluß von intrakraniellen Traumafolgen wie etwa einer diffusen Hirnschwellung, Kontusionsherden oder akuten intrakraniellen Blutungen (epidurales, subdurales oder intrazerebrales Hämatom, Kontusionsblutung oder Subarachnoidalblutung). Die zusätzliche Darstellung der knöchernen kranialen Strukturen im Knochenfenster des cCTs ist zum Ausschluß von Basis- oder Kalottenfrakturen erforderlich. Ist dies apparativ nicht möglich, sind Nativ-Röntgenaufnahmen des Schädels inklusive Schädelbasis nötig. Diese erlauben auch die Beurteilung von Gesichtsschädelverletzungen. Zur kosteneffizienten Erfassung intrakranieller Traumafolgen, die eine neurochirurgisch-operative Intervention erforderlich werden lassen, ist das kraniale CT Methode der Wahl. Dies gilt insbesondere, da das kostenintensive kraniale MRT bezüglich der Objektivierung pathologischer Befunde mit operativer Konsequenz dem cCT nicht überlegen ist (Evans, 1992). Allerdings ist das MRT in dem Nachweis nicht hämorrhagischer Kontusionsherde deutlich sensitiver als das cCT (Yokota et al., 1991). Zerebrale Kontusionsherde können in 98 % mittels kranialem MRT, aber nur in 56 % mittels cCT nachgewiesen werden (Hesselink et al., 1988). In ca. 85 % der SHT-Patienten können frontal und temporal gelegene traumatische kontusionelle Parenchymläsionen mittels MRT aufgezeigt werden, die sich im cCT nicht nachweisen lassen. Indikation und optimaler Zeitpunkt der Durchführung eines cCT's werden aus **Tab. F 3.5** ersichtlich.

Bei begleitenden Nackenschmerzen und klinischen Hinweisen auf eine zusätzliche HWS-Verletzung, die in bis zu 50 % der SHT vorliegen kann (vgl. Kap. A 8), wird zusätzliche Röntgen-Nativdiagnostik der HWS erforderlich. HWS-Aufnahmen sollten in 2 Ebenen (lateral und p. a. Aufnahmen) zum Nachweis von Frakturen, Luxationen oder Knickbildung angefertigt werden; darüberhinaus fakultativ Schrägaufnahmen zur Beurteilung der Foramina sowie zusätzliche gehaltene (!) Funktionsaufnahmen mit maximaler Re- und Inklination der HWS zum Nachweis möglicher ligamentärer Läsionen durch vermehrte Aufklappbarkeit (inkl. atlanto-dentaler Lockerung) sowie zum Nachweis einer möglichen Spondylolisthesis. Perorale Densdarstellung kann eine Densfraktur oder -luxation aufzeigen. Bei begleitendem spinalen Trauma mit medullärer Läsion wird Nativdiagnostik der gesamt WS sowie entsprechend der Höhe des Transversal-Syndroms ein spinales CT (Hämatomnachweis) oder NMR (Contusio spinalis mit Ödemnachweis in T2-Gewichtung) erforderlich. Elektrophysiologische Leitungsuntersuchungen (transkranielle Magnetstimulation, Tibialis SEP, Medianus SEP) sollten die Diagnostik komplettieren. Seltene posttraumatische Dissekate (A. vertebralis und A. carotis) und mitunter auch eine traumatische AV-Fistelung müssen doppler- bzw. duplexsonographisch und gegebenenfalls angiographisch nachgewiesen werden.

Der Neurotrauma-Diagnostik muß sich eine vom

Tab. F 3.5: Zeitpunkt und Indikation der kranialen CT-Diagnostik nach Schädel-Hirn-Trauma (aus Poremba, 1993)

Dringlichkeit	Klinische Indikation	Erläuterung
Sofort	Sekundäres laterales Hirnstamm-Syndrom Kalottenfraktur temporal oder okziptal Risikogruppe (z. B. Antikoagulation)	Epidurales Hämatom?
Frühzeitig, d. h. innerhalb von 2–3 h nach Trauma	Dringliche Indikation: - Sekundäre Verschlechterung von Bewußtseinslage und/oder neurologischem Befund - Ausbleibende Besserungstendenz eines Bewußtlosen (cave: Begleitverletzungen, z. B. Abdomen, Thorax!) - Neurologischer Status nicht zu beurteilen: - Starke medikamentöse Sedierung - Barbiturat-Therapie - Relaxation	Sekundäre raumfordernde Blutung (extra- oder intrazerebrales Hämatom?)
	Ggf. erforderlich: - Vorgesehene längerdauernde Narkose zur Versorgung andersartiger Verletzungsfolgen - Vor Anlage einer Crutchfield-Extension bei zusätzlichen HWS-Verletzungen	 CT nicht beurteilbar, Metallartefakte!
Kontroll-CT erforderlich	Erst-CT mit pathologischem Befund ohne unmittelbare OP-Indikation z. B. - Schmales extrazerebrales Hämatom (»Pfannkuchenhämatom«)	Vergrößerungstendenz!
	- Hypodense Marklagerläsion	Einblutungsgefahr!
	- Intrakranieller Lufteinschluß	Abszeßentwicklung?
	- V. a. Hirnödem	Herniationszeichen
	Erst-CT ohne pathologischen Befund, jedoch mittelschweres oder schweres Hirntrauma ohne klinische Besserungstendenz	Sekundäre Blutung? Hirnödem und/oder Herniation?
	Post-OP-Kontrolle nach Ausräumung eines traumatischen Hämatoms	Nachblutung?
CT-Verlauf (2.–3. Woche)	Ausschluß verzögert auftretender Traumakomplikationen	chronisches Subduralhämatom?

klinischen Befund geleitete Polytrauma-Diagnostik im Verbund mit den chirurgischen Fächern anschließen. Dies gilt insbesondere für den Ausschluß von begleitenden Gesichtsschädelfrakturen sowie von Frakturen im Bereich des Thorax, des Beckenringes und der langen Röhrenknochen. Bei anhaltender Schock-Symptomatik müssen im Rahmen der Suche nach einer Blutungsquelle innere thorakale oder abdominelle Organverletzungen computertomographisch oder laparoskopisch ausgeschlossen werden. Eine Zusammenstellung der neurologisch relevanten apparativen Diagnostik im Rahmen des posttraumatischen Syndroms nach SHT ist in **Tab. F 3.6** wiedergegeben.

Tab. F 3.6: Diagnostische Möglichkeiten nach Schädel-Hirn-Trauma entsprechend Klinik und Verlauf

Nativ-Röntgen (knöcherne Verletzung; Schädel, HWS, Polytrauma)
CCT (Kontusion, Blutung, Ödem)
NMR (z. B. Fokalneurologie bei unauffälligem CCT)
EEG (Allgemeinveränderung, Fokus; posttraumatische Epilepsie)
Evozierte Potentiale (Prognose, Hirnstamm-Syndrom, Testung spinaler Bahnen)
Liquor (fortgeleitete Meningoenzephalitis, offenes SHT)
Ultraschall-/Duplexsonographie (Dissekat)
Neuropsychologische Testung (Hirnleistungsdefizit)

F 3.5. Leichtes Schädel-Hirn-Trauma

Definition

Das leichte SHT (‚Commotio cerebri', ‚SHT Grad I') wird klinisch wie folgt charakterisiert (Alexander, 1995):

1. Das posttraumatische Syndrom wird durch direkte äußere Gewalteinwirkung auf den Schädel als Kontaktverletzung des Kopfes oder durch eine zerviko-zephale Beschleunigungsverletzung mit akzelerations- und/oder dezelerationsbedingter Erschütterung des Gehirns verursacht.
2. Es tritt nur eine kurzdauernde Bewußtlosigkeit auf (meist < 15 Minuten; selten Sekunden, nie > 1 Stunde). Vereinzelt zeigt sich lediglich eine Veränderung der Bewußtseinslage im Sinne eines posttraumatischen Dämmerzustandes.
3. Die Dauer einer Erinnerungslücke als Summe von retro- und anterograder Amnesie und der Dauer der Bewußtlosigkeit ist kürzer als 24 Stunden (meist < 1 Std.; nie > 24 Std.; wenn fehlend DD Contusio capitis). Die Dauer der anterograden Amnesie nach dem Unfall entspricht weitgehend dem posttraumatischen Dämmerzustand.
4. Es lassen sich keine neurologischen Fokalzeichen im Sinne von zerebralen Reiz- oder Ausfallerscheinungen nachweisen.
5. Der Score der Glasgow Coma Scale liegt im Bereich von 14–15, meist bei 15.
6. Die bildgebende Diagnostik (z. B. cCT) bleibt im Regelfall ohne pathologische Herdbefunde. Darstellung knöcherner Verletzungsfolgen ist möglich.

Symptomatik

Das posttraumatische Syndrom nach leichtgradigem SHT ist gekennzeichnet durch Schmerzen, vegetative und neurasthenische Störungen.

Im Vordergrund steht ein posttraumatischer Kopfschmerz, der meist dem Kopfschmerz vom Spannungstyp ähnelt. Der Kopfschmerz ist in der Regel holozephal, von dumpf-drückendem oder ziehendem Charakter und meist okzipital betont. 50 % der Patienten haben zusätzlich zum SHT eine HWS-Distorsion erlitten. Diese äußert sich in einem begleitenden Zervikal-Syndrom mit schmerzhafter Bewegungseinschränkung der HWS, Nackensteife und Verspannung der paravertebralen HWS-Muskulatur.

Vegetative Beschwerden nach einem SHT können sich manifestieren als Nausea, Emesis, Vertigo, meist als unsystematisierter Schwankschwindel mit vestibulärer Gangunsicherheit (insbesondere Treppensteigen), als Benommenheit, orthostatische (hypotone) Dysregulation, Thermodysregulation mit Neigung zu Hyperhidrose oder als vegetativer Tremor.

Neurasthenische Beschwerden nach leichtgradigem SHT äußern sich in einer depressiven Verstimmung, Störung der Befindlichkeit, Reizbarkeit, rascher Erschöpfbarkeit und Schlafstörung (Bohnen et al., 1992; Dikmen et al., 1989; Rutherford et al., 1989) sowie in einer transienten Hirnleistungsschwäche mit Störung von Konzentration, Aufmerksamkeit, Gedächtnis oder Kognition (Dikmen et al., 1992; Evans, 1994; Gentilini et al., 1985, 1989; Hugenholtz et al., 1988; Levin et al., 1987; Newcombe et al., 1994; Stuss et al., 1989). Die Beschwerden sind vergleichbar mit dem posttraumatischen Syndrom nach HWS-Distorsion (Keidel und Diener, 1993; Keidel und Pearce, 1995; Langohr et al. 1994). Neurologische, zerebral bedingte Ausfallerscheinungen werden per definitionem bei leichtgradigem SHT vermißt. Die Klinik des posttraumatischen Syndroms nach SHT wird in **Tab. F 3.7** zusammengefaßt.

Tab. F 3.7: Klinik des leichten Schädel-Hirn-Traumas. Das posttraumatisches Syndrom nach leichtem SHT ist geprägt von Kopfschmerz mit fakultativem Nackenschmerz und von vegetativen Beschwerden mit fakultativem neurasthenisch-depressiven Syndrom (nach Keidel et al., 1997)

Schmerz-Syndrom
Kopfschmerz
Nackenschmerz/-steife
Vegetatives Syndrom
Übelkeit/Erbrechen
Schwindel
Orthostatische Dysregulation
Distale Hyperhidrose
Vegetativer Tremor
Neurasthenisches Syndrom
Depressive Verstimmung
Leistungseinbußen
Schlafstörungen
Sensorisches Syndrom
Licht-/Geräuschempfindlichkeit
Geruchs-/Geschmacksstörungen

Verlauf

Jüngere Patienten mit einem leichten SHT (GCS 15) und nur sehr kurzer Bewußtlosigkeit, aber mit vegetativen Auffälligkeiten und posttraumatischem Syndrom erholen sich von den Unfallfolgen innerhalb einiger Tage (Barth et al., 1989). Patienten mit kurzer Bewußtlosigkeit und einer Erinnerungslücke von weniger als 60 Minuten erholen sich im Regelfall innerhalb von 6–12 Wochen vollständig (Levin et al., 1987). Das posttraumatische Syndrom nach SHT mit einer Bewußtlosigkeit > 10 Minuten und einer Erinnerungslücke > 4–6 Stunden remittiert meist innerhalb von Monaten bis Jahren (Hugenholtz et al., 1988; Rimel et al., 1981). Ältere Patienten und Patienten mit hohen Ansprüchen an das eigene Leistungsniveau zeigen längere Verläufe (Marshall und Ruff, 1989; Mazzuchi et al., 1992; Binder, 1986).

Nach einem Vierteljahr nach dem Trauma lassen sich neurasthenische Beschwerden mit neuropsychologischen Defiziten nur noch bei 30–50 % der Patienten mit leichtem SHT nachweisen (Keidel et al., 1997). Zu vollständigen Remissionen neuropsychologischer Defizite kommt es meist innerhalb von 9 Monaten nach dem Ereignis (MacFlynn et al., 1984). Ein subjektives Gefühl der verminderten geistigen Leistungsfähigkeit, das sich testpsychologisch nicht sicher objektivieren läßt, kann länger bestehen bleiben (Marshall und Ruff, 1989; Stuss et al., 1985). Diese Patienten geben eine intermittierende, subjektiv empfundene Beeinträchtigung an, die unter Streßbedingungen auftritt, ebenso nach Schlafentzug, anstrengenden Reisen oder erhöhten Anforderungen am Arbeitsplatz. Häufig ist eine bleibende erhöhte Empfindlichkeit auf Alkoholgenuß.

90 % der Patienten mit leichtem SHT sind nach 1 Jahr beschwerdefrei. 10–15 % entwickeln ein chronisches posttraumatisches Syndrom mit Kopfschmerz, Nackenschmerz, Schwindel, neuropsychologischen Defiziten und Störungen in der Affektivität und Befindlichkeit (Bohnen et al., 1992; McLean et al., 1983; Middleboe et al., 1992; Rutherford et al., 1978; Rutherford, 1989; Dikmen et al., 1989).

Folgende Faktoren begünstigen die Entstehung eines chronischen posttraumatischen Syndroms (Rutherford, 1989): weibliches Geschlecht, anhängige Rechtsstreitigkeiten, niedriger sozio-ökonomischer Status, SHT in der Vorgeschichte, positive Kopfschmerzanamnese und ernsthafte zusätzliche unfallbedingte Verletzungen. Die Auswirkungen prämorbid erhöhter und zum Unfallzeitpunkt bestehender psychosozialer Belastungsfaktoren auf den posttraumatischen Beschwerdeverlauf werden kontrovers diskutiert. Patienten mit chronischem posttraumatischen Syndrom leiden meist unter einem als belastend empfundenen Streßniveau zum Unfallzeitpunkt, neigen zu affektiven und vegetativen Beschwerden (McLean et al., 1984; Parodi et al., 1992) und zeigen gehäuft depressive Verstimmungen, ein erhöhtes Angstniveau, chronischen Schmerz (insbesondere Kopfschmerz) und sekundäre soziale Probleme (Dikmen et al., 1989; Ettlin et al., 1993; Fenton et al., 1993; Packard, 1994; Schönhuber und Gentilini, 1988).

Pragmatische Therapie

Akutstadium: Nach bildgebendem Ausschluß knöcherner Verletzungsfolgen des Kraniums oder der Wirbelsäule und nach Ausschluß einer intrakraniellen Traumafolge (cCT) sind die Zielbeschwerden einer medikamentösen Therapie Kopfschmerz, evtl. begleitender Nackenschmerz und vegetatives Syndrom mit Schwindel, Nausea, Emesis und orthostatischer hypotoner Dysregulation.

Der akute posttraumatische Kopfschmerz wird mit peripher wirksamen Analgetika behandelt: Paracetamol (ben-u-ron®, 500 mg 3 × 1 Tablette oder supp/die) oder Metamizol-Natrium (Novalgin®, 500 mg 3 × 1 Tablette/die oder 3 × 20 Tropfen/die). Bei dem nicht seltenen begleitenden zervikalen Schmerz-Syndrom empfehlen wir die Gabe von Antiphlogistika und/oder von Myotonolytika: Diclofenac (Voltaren®, 3 × 50 mg/die) und ggf. Tetrazepam (Musaril®, 50 mg 2 × 1 Tablette/die; ambulant maximal 4 Tabletten/die).

Bei heftigen vegetativen Beschwerden und Vertigo mit Emesis kann die Gabe von Dimenhydrinat (Vomex A®) 150 mg 3 × 1 supp/die erforderlich werden. Bei Nausea mit Hyperemesis sollte Metoclopramid (Paspertin®) 3 × 20 gtt.* oder Domperidon (Motilium®) Susp. 3 × 1 ml (=3 × 10 mg) verabreicht werden. Bei ausgeprägter Emesis kann parenterale Gabe von Metoclopramid (Paspertin®) 3 × 1 Supp (= 3 × 20 mg) oder 3 × 1 Ampulle (á 2 ml) i. m. oder i. v. erforderlich werden. Bei posttraumatischer orthostatischer hypotoner Dysregulation mit rezidivierendem präkollaptischem Syndrom oder Synkopen ist die Gabe von Etilefrin (Effortil®) 3 × 20 gtt./die oder Dihydroergotamin 3 × 1 ml/die (= 3 × 2 mg/die) indiziert. Zu lange Bettruhe sollte vermieden werden, da diese die orthostatische hypotone Dysregulation fördert. Meist ist bei leichtem SHT ohnehin nur eine 24-stündige stationäre Beobachtung zum Ausschluß einer Verlaufskomplikation wegen einer sekundären Hirnschädigung erforderlich. Die Akutbehandlung des posttraumatischen Syndroms nach leichtem SHT wird in **Tab. F 3.8** schematisch dargestellt.

Chronisches Stadium: In 10–20 % der leichtgradigen SHT (s. o. Verlauf) kann sich ein chronisches posttraumatisches Syndrom entwickeln, wenn die Akutbeschwerden nicht innerhalb von 3–6 Monaten remittieren. Meist entwickelt sich ein chronisches (zerviko)-zephales Schmerz-Syndrom im Sinne eines posttraumatischen Kopfschmerzes, begleitet von Befindlichkeitsstörungen, depressiver Verstimmung und subjektiven Defiziten im Leistungsbereich. Der chronische posttraumatische Kopfschmerz ähnelt dem Kopfschmerz vom Spannungstyp und wird entsprechend den Therapieempfehlungen in Kap. A 3. behandelt. Die medikamentöse Behandlung des chronischen posttraumatischen Kopfschmerzes besteht in der Gabe von Amitriptylin (Saroten® retard) oral bis 25–0–75 mg/die oder in der Gabe von Amitriptylin-Oxid (Equilibrin®) oral bis 0-0-90 mg/die. Ergänzend sollte bei häufig begleitender Verspannung der Schulter-Nacken-Muskulatur eine physikalische Therapie, z. B. mit Wärmeapplikation wie Fango oder Rotlicht erfolgen. Im Rahmen einer begleitenden krankengymnastischen Behandlung gilt es, vor allem die paravertebrale HWS-Muskulatur zu lockern (Massagen).

* gtt. = guttae, lat. für Tropfen

Tab. F 3.8: Therapie des *akuten* posttraumatischen Syndroms (Stufe I) nach leichtem Schädel-Hirn-Trauma (GCS 14/15), (nach Keidel und Diener, 1997), (ges. gesch. Präparatenamen z. T. in Auswahl)

Leichtes Schädel-Hirn-Trauma

Nativ-Röntgen der Kalotte und Schädelbasis,
falls erforderlich stattdessen CCT einschließlich Knochenfenster,
Nativ-Röntgen der HWS mit Funktionsaufnahmen und Densdarstellung

↓

Therapie

Akutstadium (< 4 Wochen)
(Initial klinische Beobachtung über 24 Std.)

Kopfschmerz:	
Analgetika (nicht länger als 4 Wochen)	Paracetamol (Supp. o. Tabl.) 3 × 500 mg/die Acetylsaticylsäure (ASS) 1 000 mg/die
Nackenschmerz:	
Antiphlogistika	Diclophenac (Voltaren®) 3 × 50 mg/die
Myotonolytika	Tetrazepam (Musaril®) 2 mal 50 mg/die
Physikalische Therapie (vgl. HWS-Schleudertrauma*)	Immobilisation (Camp-Kragen: so kurz wie möglich, meist nur nur einige Tage) Wärme/Kälte (Fango, Rotlicht, Eisbeutel)
Schwindel:	
Antivertiginosa	Dimenhydrinat (Vomex A®) 150 mg 3 × 1 Supp./die
Übelkeit/Brechreiz:	
Antiemetika	Metoclopramid (Paspertin®) 3 × 20 gtt./die oder 3 × 1 Supp. (à 20 mg) oder 3 × 1 Amp. (à 2 ml) i. m. oder i. v., alternativ Domperidon (Motilium®) Susp. 3 × 1 ml/die (= 3 × 10 mg)
Orthostatische (hypotone) Dysregulation:	
Antihypotonika	Etilefrin (Effortil®) 3 × 20 gtt./die oder Dihydroergotamin 3 × 1 ml/die (= 3 × 2 mg/die)

* vgl. Kap. A 8

Der Patient selbst sollte eine Entspannungstechnik, wie etwa die muskelzentrierte Relaxationstechnik nach Jacobson, erlernen und als Eigenbehandlung auch selbständig durchführen.
Bei anhaltendem Zervikal-Syndrom mit schmerzhafter Verspannung der Schulter-Nacken-Muskulatur und Nackensteife, Muskeldruckschmerzhaftigkeit, Schonhaltung und passiver Einschränkung der HWS-Beweglichkeit nach SHT mit begleitender HWS-Distorsion ist die zusätzliche konsequente Mobilisation der HWS mit passiven und insbesondere aktiven Bewegungsübungen (ohne Traktionen; cave: Dissekat-Gefahr) unverzichtbar. Darüber hinaus werden isometrische Spannungsübungen, Kräftigungsübungen und Haltungsaufbau der Muskulatur in Ergänzung zu der physikalischen Therapie erforderlich.
Bei begleitenden Befindlichkeitsstörungen mit neurasthenisch-vegetativen Beschwerden kann eine Stabilisierung des Vegetativum mit roborierenden Maßnahmen versucht werden. Als roborierende Maßnahmen, die von dem Patienten auch selbständig durchgeführt werden können, sind erwähnenswert: Wechseldusche, Bürstenmassage, regelmäßige sportliche Betätigung, geregelter Tagesablauf, ausreichender Nachtschlaf sowie Meidung von Genußmitteln (Alkohol, Nikotin, Coffein).
Stehen ein chronisches neurasthenisch-depressives Syndrom mit subjektiver Hirnleistungsschwäche oder mit Ausbildung eines (sehr seltenen) ‚posttraumatic stress disorder' (PSD) oder einer abnormen depressiven Entwicklung im Vordergrund, können in Einzelfällen psychotherapeutische Interventionen erforderlich werden, die im Rahmen einer psychosomatischen oder psychiatrischen Mitbetreuung Anwendung finden: abhängig von den peristatischen Belastungsfaktoren z. B. Gesprächstherapie, Verhaltenstherapie, Partner- oder Familientherapie, Entwicklung von Konfliktbewältungsstrategien, Anwendung von schmerzpsychologischen Therapieansätzen, Streßbewältigungstraining oder alternative Entspannungstechniken, falls erforderlich mit EMG-Biofeedback. Sind neuropsychologische Defizite auch testpsychologisch objektivierbar, ist eine rehabilitative

Tab. F 3.9: Therapie des *chronischen* postraumatischen Syndroms nach leichtem Schädel-Hirn-Trauma (GCS 14/15). Die Therapieempfehlungen insbesondere der Stufe II (prolongierte Remission) sind in Abhängigkeit von dem Stadium des Erholungsverlaufes auch auf das mittelschwere und schwere SHT übertragbar (nach Keidel und Diener, 1998)

Leichtes Schädel-Hirn-Trauma

Nativ-Röntgen der Kalotte und Schädelbasis, falls erforderlich stattdessen CCT einschließlich Knochenfenster, Nativ-Röntgen der HWS mit Funktionsaufnahmen und Densdarstellung bei Begleit-HWS-Distorsion

↓

Therapie

Prolongierte Remission
(Zerviko-zephales Schmerz-Syndrom, vegetatives und neurasthenisch-depressives Syndrom)

Physiotherapie	Lockerung der Nackenmuskulatur, isometrische Spannungsübungen, passive und aktive Bewegungsübungen, Kräftigungsübungen, Haltungsaufbau Progressive muskelzentrierte Relaxationstechnik nach Jacobson
Medikamentöse Therapie	Amitriptylin (Saroten® retard) oral bis 25–0–75 mg/die Amitriptylin-Oxid (Equilibrin®) oral bis 0–0–90 mg/die
Roborierende Maßnahmen	Vegetative Stabilisierung (Wechselduschen, Bürstenmassagen, Sport, geregelter Tagesablauf, ausreichend Nachtschlaf, Meidung von Genußmitteln wie Alkohol, Nikotin, Koffein)
Schmerzpsychologische Therapie Psychosomatische/psychiatrische Therapie	Psychotherapeutische Verfahren, u. a. Verhaltenstherapie, Stressbewältigungstraining
Neuropsychologische Therapie	Neuropsychologisches Leistungstraining (Konzentration, Kognition, Mnestik)
Soziotherapie, berufliche Rehabilitation	Arbeitserprobung und berufliche Wiedereingliederung

Therapie mit konzentrativem, mnestischem und kongnitivem Leistungstraining und Soziotherapie mit Arbeitserprobung und Wiedereingliederung in das Berufsleben sinnvoll. Die einzelnen Therapieschritte sind in **Tab. F 3.9** als Organogramm zusammengefaßt. Keine dieser Therapieformen ist allerdings durch prospektive Studien belegt.

Operative Therapie

Operative therapeutische Maßnahmen sind bei leichtgradigem SHT in der Regel nicht erforderlich. Ausnahmen sind offene SHT oder gedeckte Traumen mit begleitenden knöchernen Verletzungsfolgen des Kraniums (Impressions- oder Trümmerfraktur der Kalotte), Jochbeinfraktur mit N. infraorbitalis Läsion, Kiefer- oder Kiefergelenksfraktur, Impression der Stirnhöhlenvorderwand, Orbitabodenfraktur mit Doppelbildern bzw. weitere Gesichtsschädelfrakturen oder begleitende Verletzungsfolgen der HWS (vgl. Kap. A 8), begleitende Polytraumatisierung oder komplizierte Verläufe mit Ausbildung einer epiduralen, subduralen, subarachnoidalen oder intrazerebralen Blutung (siehe **Tab. F 3.10**). Besondere Umsicht bezüglich der Therapieentscheidung ist bei marcumarisierten Patienten und bei Alkoholikern (Blutungsneigung) geboten, ebenso bei dem »akut intoxikierten SHT«, da hier eine exakte Schmerz- und Verletzungsanamnese häufig erst nach Ausnüchterung erhältlich ist.

Obsolete Maßnahmen

Nicht angezeigt ist bei leichtgradigem SHT eine zu lange Bettruhe des Frischverunfallten bei initialer stationärer Beobachtung, da hierdurch die posttraumatischen vegetativen Beschwerden (u. a. orthostatische Dysregulation) verstärkt werden können. Meist ist nur eine 24stündige klinische Beobachtung erforderlich. Prinzipiell sollte eine baldige Aufnahme der beruflichen Tätigkeit nach leichtgradigem SHT angestrebt werden. Die ärztlicherseits festgestellte Arbeitsunfähigkeit, die in der Regel ca. 2–4 Wochen beträgt, sollte nur bei körperlicher Begründbarkeit lediglich in kurzen Zeitspannen von jeweils 1 Woche verlängert werden und spätestens nach 3 Monaten beendet werden,

Tab. F 3.10: Interdisziplinäre, fachspezifische Therapie des SHT mit neurologischen Ausfallerscheinungen und/oder apparativ-diagnostischen Auffälligkeiten

Leichtes Schädel-Hirn-Trauma

Nativ-Röntgen der Kalotte und Schädelbasis, falls erforderlich stattdessen CCT einschließlich Knochenfenster, Nativ-Röntgen der HWS mit Funktionsaufnahmen und Densdarstellung bei Begleit-HWS-Distorsion

↓

Mit Komplikation
selten

↓

Ossär:	Fraktur von Kalotte, Gesichtsschädel, Schädelbasis oder HWS Sonstige Mehrfachverletzungen
Disko-ligamentär:	HWS-Gefügeschaden, Instabilität
Peripher-/zentral-nervös:	Leichtes SHT: Epidurale, subdurale, subarachnoidale Blutung, epi-/ subdurales Hygrom mit Sek. – Kompl. z. B. Hirndruck, Hydrozephalus; diffuse Hirnschwellung, traumat. Epilelpsie (‚Immediate'-Anfälle) Contusio labyrinthi Begleit-HWS-Distorison*: Plexus-, Radix-, Myelon-Schädigung (Zerrung, Hämatom, Diskusprolaps, Myelonkompression, Contusio spinalis)
Vaskulär:	Dissekat (A. carotis int., A. vertebralis)

↓

Unverzügliche Abklärung der Operationsbedürftigkeit bzw. der fachspezifischen Therapie (Unfallchirugie, Neurochirugie, Orthopädie, Neurologie, Opthalmologie, HNO)

* vgl. Kap. A 8

da sonst eine Chronifizierung des posttraumatischen Syndroms gefördert werden kann.

Bei SHT mit Begleit-HWS-Distorsion sind in der Akutphase nicht angezeigt: Akupunktur, Akupressur, Reflexzonenmassage, lokale Anästhesie mit subkutaner, perineuraler oder intraartikulärer Infiltration oder Quaddelung, manuelle Traktionen oder Zugbehandlung der HWS mittels Glissonschlinge, Immobilisation der HWS mit Gipskrawatte (Minervagips), lokale nuchale Salbenbehandlung oder systemische Einnahme von Antihistaminika.

Bei posttraumatischem Kopfschmerz ist obsolet: Gabe von Steroiden, darüberhinaus Gabe von Opioiden und/oder Benzodiazepinen aufgrund des Abhängigkeitspotentials. Längere Gabe peripher wirksamer Analgetika (> 4 Wochen) und die Gabe von Mischpräparaten sind zu vermeiden, da sich darunter gehäuft ein medikamenten-induzierter Dauerkopfschmerz entwickelt (vgl. Kap. A 4).

F 3.6. Mittelschweres Schädel-Hirn-Trauma

Definition

Das mittelschwere SHT ist anamnestisch durch eine Bewußtlosigkeit oder Bewußtseinstrübung bis zu 24 Stunden gekennzeichnet. Es wird an Hand der Glasgow Coma Scale durch einen Score von 9–12 (13) definiert (Stein, 1996; Rimel et al., 1982). Die Beurteilung des Schweregrades eines SHT aufgrund der Dauer der Bewußtlosigkeit ist im initialen Akutstadium häufig schwierig, wenn

Zeugen zur Beurteilung fehlen und wenn der Patient intoxikiert war und (iatrogen) mediziert oder intubiert wurde. Zeigt sich im cCT eine traumatisch bedingte Hirnschädigung (mit oder ohne neurochirurgischer Intervention) oder läßt sich bildgebend eine Fraktur mit Durazerreißung nachweisen, kann nicht mehr von einem leichten SHT ausgegangen werden, und es muß ein zumindest mittelschweres SHT angenommen werden (Kraus et al., 1984; Levin et al., 1988).

Epidemiologie

Die Inzidenz des mittelschweren SHT variiert von 7–28 % der Gesamtheit aller Schädel-Hirn-Traumen (Stein und Ross, 1992; Annegers et al., 1980; Kraus et al., 1984; Frankowski, 1986; Whitman et al., 1984). Männliche Patienten überwiegen mit 77 %. Das mittlere Alter liegt bei 33 Jahren. Die Altersgipfel der Inzidenz liegen zwischen 0–9 Jahren und 20–29 Jahren mit jeweils 23 % der Gesamtinzidenz (100 %) der Altersgruppe 0–70 Jahre (Stein, 1996). Bei mehr als Dreiviertel der Patienten (79 %) läßt sich zum Unfallzeitpunkt ein Alkoholspiegel im Blut nachweisen (Rimel et al., 1982). Bei nahezu der Hälfte der Patienten mit mittelschwerem SHT ist ein vorausgegangenes SHT (42 %) bekannt, 34 % betreiben einen Alkoholmißbrauch und ca. 20 % sind arbeitslos. Mittelschwere SHT entstehen meist bei PKW-Unfällen (42 %), gefolgt von einer hirntraumatischen Schädigung als Fußgänger oder Radfahrer (22 %), als Folge eines Sturzes (20 %) oder als Folge von Sportunfällen (5 %), (Stein, 1996).

Symptomatik

Klinisch wird das mittelschwere SHT durch eine Bewußtseinsstörung bestimmt, die über die Dauer von einer Stunde (leichtgradiges SHT) hinausgeht und bis zu einem Tag anhalten kann. Alarmierend ist eine erneute Verschlechterung der Bewußtseinslage im Verlauf nach zwischenzeitlicher Bewußtseinsklarheit aufgrund des Auftretens sekundärer Schädigungen durch Hirnschwellung oder raumfordernde intrakranielle Hämatombildung. Entsprechend finden sich in 40–70 % pathologische CT-Befunde (30 % intrakranielle Auffälligkeiten, 10 % Schädelfrakturen; Stein und Ross, 1992; Rimel et al., 1982). Bei mittelschwerem SHT mit pathologischen CT-Befunden finden sich am häufigsten Kontusionsherde (33 %), Schädelfrakturen (29 %), intrakranielle Hämatome (15 %) oder eine Hirnschwellung in 13 % (Stein und Ross, 1992). Nahezu die Häfte der Patienten mit Schädelfrakturen (42 %) haben assoziierte Hirnschädigungen. Nur 20 % der Patienten, bei denen sich im cCT intrakranielle Auffälligkeiten nachweisen lassen, haben eine begleitende nativ-radiologisch faßbare Schädelfraktur. Bei 4 % der Patienten mit mittelschwerem SHT muß ein Hirndruck-Monitoring erfolgen oder eine Kraniotomie durchgeführt werden. 1 % der Patienten versterben an dem SHT während des stationären Aufenthaltes (Stein und Ross, 1992). Bei der Hälfte der Patienten werden aufgrund des Verlaufes kraniale Kontroll-CT's erforderlich, womit sich bei einem Drittel der Patienten eine Verschlechterung der intrakraniellen Traumafolgen mit progressiver oder verzögerter Hirnschädigung nachweisen läßt.

Verlauf

Einen guten Outcome zeigen 38 % der Patienten mit mittelschwerem SHT drei Monate nach dem Trauma (Rimel et al., 1982) und 60–73 % nach einem halben Jahr (Stein, 1996; Williams et al., 1990). Ungünstigere Verläufe mit einem Defekt-Syndrom mit mäßiggradiger Behinderung nach einem halben Jahr finden sich bei einem Viertel der Patienten (26 %: Stein, 1996; 27 %: Williams et al., 1992). 7 % der Verläufe münden in eine schwere Behinderung und 7 % in ein apallisches Syndrom oder sterben (Clifton et al., 1993). 15 % der mittelschweren SHT-Patienten benötigen eine stationäre Rehabilitation oder werden pflegebedürftig. 3 Monate nach einem mittelschweren SHT sind nur 31 % der Patienten wieder in das Berufsleben integriert (Rimel et al., 1982). Im Vergleich zum leichtgradigen SHT bilden sich neurologische Auffälligkeiten bei dem mittelschweren SHT langsamer und unvollständiger zurück. Auffälligkeiten lassen sich noch länger als ein Jahr nach dem SHT nachweisen (Rappaport et al., 1989; Stuss et al., 1985; Levin, 1989; Middelboe et al., 1992). Traumatische Beeinträchtigungen mnestischer Funktionen bilden sich besonders langsam zurück (Tabaddor et al., 1984; Levin et al., 1988).

Erwartungsgemäß haben Patienten mit pathologischen intrakraniellen CT-Befunden im Vergleich zu Patienten mit normalem cCT oder alleinigem Vorliegen von Schädelfrakturen einen signifikant schlechteren Outcome nach 6 Monaten sowie ein höheres Risiko bezüglich der Entwicklung einer sekundären traumatischen Hirnschädigung, bezüglich der Erfordernis einer neurochirurgischen Intervention sowie bezüglich der Mortalität (Stein, 1996). Eine Verschlechterung der Kontroll-CT Befunde korreliert mit einem schlechteren Outcome (Stein et al., 1993). Ungünstigere Verläufe werden beobachtet bei SHT in der Vorgeschichte, Alkoholmißbrauch, höherem Alter und schweren, nicht neurologischen Begleitverletzungen (Miller und Pentland, 1989; Berrol, 1989).

Pragmatische Therapie

Aufgrund der häufigen intrakraniellen Komplikationen nach mittelschwerem SHT ist eine Behandlung im stationären Rahmen erforderlich. Notarzt oder Notaufnahmen müssen darauf achten, den Patienten in eine Klinik mit der Möglichkeit zur raschen neurochirurgischen Intervention zu verbringen. Patienten mit pathologischem intrakraniellem CT müssen auf einer Überwachungsstation behandelt werden, da in über 25 % eine neurochirurgische Intervention erforderlich werden kann und fast die Häfte der Patienten eine sekundäre Hirnschädigung entwickelt. Ein Kontroll-cCT wird bei klinischer Verschlechterung oder fehlender Besserung bis zu einem Normalbefinden (GCS 14–15) innerhalb von 12 Stunden erforderlich. Auf intensiv-medizinische Maßnahmen wird in dem Abschnitt der Therapie des schweren SHT eingegangen. Darüber hinaus wird auf Kap. F 1 verwiesen. Die Therapie der sekundären Hirnschädigungen ist in folgenden Kapiteln dargelegt: Intrazerebrale Blutung D 2, Subarachnoidalblutung D 3, Hirndruck F 2, Hydrozephalus F 7, zerebrale Ischämie D 1, entzündliche ZNS-Affektion E 1 und E 2, posttraumatische Epilepsie C 2, Fazialisparese B 3; s. u. **Tab. F 3.12**). Unterschiedliche medikamentöse Therapieansätze zur Minimierung der primären oder sekundären traumatischen Hirnschädigung werden derzeit in zahlreichen kontrollierten Studien erprobt, können jedoch noch nicht allgemein gültig empfohlen werden (Muizelaar et al., 1993; Garcia, 1993; Bullock, 1996; McIntosh und Vink, 1989). Die erprobten Substanzen umfassen: hohe Dosen von Kortikoiden, Glutamat-Antagonisten, Glycin-Antagonisten, Fänger freier Radikale und Wachstumsfaktoren. Der frühstmögliche Beginn einer psychologischen Mitbetreuung wird für diejenigen Patienten empfohlen, die ein erhöhtes Risiko für die Entwicklung eines chronischen posttraumatischen Syndroms mit neuropsychologischen, neurasthenisch-depressiven und psychosozialen Problemen aufweisen (Teasdale, 1989; Sahgal und Heinemann, 1989).

F 3.7. Schweres Schädel-Hirn-Trauma

Definition

Ein schweres SHT liegt vor, wenn eine initiale Bewußlosigkeit und Bewußtseinstrübung oder aber auch eine posttraumatische Psychose länger als 24 Stunden anhalten. Hierbei können die Zeichen einer Hirnstammdysfunktion fehlen. Ein Hirnstamm-Syndrom muß vorliegen, wenn sich die Bewußtlosigkeit oder Bewußtseinstrübung innerhalb von 24 Stunden wieder zurückbildet (vgl. **Tab. F 3.2**; Todorow et al., 1997). Bei schwerem SHT liegt der Score der Glasgow Coma Scale bei < 9 (3–8).

Symptomatik

Patienten mit schwerem SHT sind komatös, kommen Aufforderungen nicht nach und imponieren häufig als Hirnstamm-Syndrom mit unterschiedlicher Höhenlokalisation (vgl. **Tab. F 3.11**). Die Beurteilung der Bewußtseinslage wird erschwert durch eine trauma-begleitende Alkoholintoxikation oder Medikamenten- bzw. Drogenintoxikation, ebenso durch (iatrogene) Analgosedierung zur Intubation oder zum Transport.

Begleitverletzungen im Sinne eines Polytraumas bei schwerem SHT dürfen klinisch nicht übersehen werden. Am häufigsten sind begleitende Frakturen der langen Röhrenknochen oder des Beckens (32 %), gefolgt von thorakalen Traumata (23 %) und Kieferfrakturen (22 %). Begleitende abdominelle Organverletzungen (7 %) und Rückenmarkverletzungen (2 %) sind selten (Miller et al., 1978).

Aufgrund der Begleitverletzungen mit Blutungskomplikationen in Körperhöhlen oder Weichteile sind zumindest 13 % der Patienten mit schwerem SHT in einem hypovolämischen Schock mit arterieller Hypotonie (systolischer RR < 95 mmHg) und Anämie (Hämatokrit < 30), (Miller et al., 1978). Ein Drittel der Patienten sind auf Grund zentraler oder peripherer Ventilationsstörungen hypoxämisch (PO_2 < 65 mmHg). Auf das Vorliegen eines Schock-Syndroms muß besonders geachtet werden, da das Vorliegen einer arteriellen Hypotonie die Mortalität eines schweren SHT mehr als verdoppelt (60 % statt 27 %) und die Kombination von Hypoxie und Hypotonie die Mortali-

Tab. F 3.11: Klinik des schweren SHT, die meist als Hirnstamm-Syndrom mit unterschiedlicher Höhenlokalisation imponiert (aus Todorow et al., 1997)

	Atmung	Pupillen	Augenbewegung	Motorik
Zwischenhirn	- Eupnoe, unterbrochen durch Seufzer und Gähnen - Cheyne-Stokes-Atemtyp	eng, reaktiv	konjugiert; okulozephale Reflexe erhalten	Gegenhalten, Babinski
Mittelhirn	Cheyne-Stokes-Atemtyp, Übergang in Hyperpnoe (»Maschinenatmung«)	mitteweit, reaktionslos, entrundet	okulozephale Reflexe dissoziiert (nur noch Abduktion)	Dekortikationshaltung
Unteres Mittelhirn, rostraler Pons	»Apneutische« Atmung (lange Apnoepausen)	eng, reaktionslos	okulozephale Reflexe dissoziiert (nur noch Abduktion)	Dezerebrationshaltung
Kaudale Pons, rostrale Medulla	Ataktische Atmung	eng, reaktionslos	erloschen	schlaff

tätsrate auf 75 % anhebt und somit nahezu verdreifacht (Valadka und Narayan, 1996).
Die neurologische Untersuchung im Rahmen einer Primärversorgung des Bewußtlosen sollte vor einer erforderlich werdenden Intubation erfolgen. Es kann so Seiten- und Herdhinweisen (pathologische Reflexe; asymmetrische Spontanbewegungen oder asymmetrische schmerzbedingte Abwehrbewegungen der Extremitäten; asymmetrische mimische Abwehr auf Schmerzreiz) nachgegangen werden. Auf Untersuchung der Pupillomotorik, der Okulomotorik und der Hirnstammreflexe einschließlich der Untersuchung des okulo-zephalen Reflexes (cave: HWS-Instabilität) sowie des vestibulo-okulären Reflexes (cave: Trommelfellruptur, Otorhö, Liquorrhö) muß zum Nachweis einer lateralen zerebralen Herniation oder einer drohenden axialen Herniation mit Hirnstammkompression besonderes Schwergewicht gelegt werden.

Verlauf

Das schwere SHT hat eine schlechte Prognose. Die Mortalität liegt im Durchschnitt bei 36 % (Vollmer et al., 1991). Jüngere Patienten zeigen bessere Verläufe (in 55 % guter Outcome nach 1 Jahr) als ältere Patienten, bei denen sich in nur 21 % nach 1 Jahr ein guter Outcome findet (Alberico et al., 1987). Die Mortalität für ältere Patienten (> 56 Jahre) liegt bei 80 % (Vollmer et al., 1991); kein Patient dieser Altersgruppe zeigt einen guten Erholungsverlauf. Alle Patienten in höherem Alter, die länger als 72 Stunden komatös waren, sterben innerhalb eines halben Jahres (Ross et al., 1992). Ältere Patienten sind signifikant länger in stationärer Betreuung, versterben häufiger auf Intensivstationen und bleiben pflegebedürftig (Fife et al., 1986). Selbst wenn sich der Patient körperlich gut erholt, überdauern die Störungen im Hirnleistungsbereich, der Affektivität und der Persönlichkeit häufig. 6 Jahre nach schwerem SHT waren deshalb 76 % nicht ausreichend sozial reintegriert. Auch Patienten mit gutem Outcome oder nur geringer körperlicher Restbehinderung waren nur zur Hälfte zufriedenstellend sozial reintegriert (Tate et al., 1989). Faktoren wie Hypoxie, Schock und erhöhter intrakranieller Druck bestimmen den schlechten Outcome (Jane und Rimel, 1982). Protrahierter Schock mit verlängerter arterieller Hypotonie verdoppelt die Mortalitätsrate nach schwerem SHT (Chesnut et al., 1993; Kohi et al., 1984). Entsprechend senkt eine aggressive Schockbehandlung die Mortalitätsrate auf 34 % und erhöht die Erholungsrate mit gutem Outcome bzw. nur mäßiger Behinderung auf 56 % (Bowers und Marshall, 1980; Miller et al., 1981).
Wenngleich Verlaufsvorhersagen als Entscheidungshilfe für die Therapieplanung und als Aufklärungshilfe für die Angehörigen in der posttraumatischen Akutphase besondere Bedeutung haben, lassen sich korrekte Vorhersagen in den ersten 24 Stunden nach einem schweren SHT meist nicht treffen. Prognostisch ungünstige Faktoren sind: lange Komadauer, lange posttraumatische Erinnerungslücke, hohes Alter, pathologischer CT-Befund (diffuses Hirnödem, subdurales Hämatom, ausgedehnte Kontusionsherde; Lipper et al., 1985; Marshall et al., 1991), aufgebrauchte basale Zisternen, Mittellinienverlagerung von > 15 mm (Young et al., 1981), das Auftreten neuer pathologischer Befunde im Kontroll-CT (Kobayashi et al., 1983), erhöhte CK-BB Konzentrationen im Liquor (Hans et al., 1989), erhöhte Werte für 5-Hydroxy-indol-essigsäure im Liquor (Markianos et al., 1992).
Bei weiten lichtstarren Pupillen, niedrigem motorischem Score der GCS und einem Alter von über 60 Jahren ist eine guten Erholung kaum zu erwarten. Tod oder schwerwiegende Defektheilung sind wahrscheinlich (Choi et al., 1988). Neben Alter und GCS Score sind im klinischen Alltag Pupillomotorik und Okulomotorik wichtigste Verlaufsprädiktoren (Braakman et al., 1980).

Pragmatische Therapie

Unfallort: Oberstes Gebot der Primärversorgung des schweren SHT ist die Stabilisierung vitaler Parameter entsprechend notfallmedizinischer ABC-Regeln. Entscheidend für das Outcome des Patienten ist die rasche und konsequente Vermeidung einer Hypoxämie und arteriellen Hypotonie mit sekundärer zerebraler Minderperfusion und Hypoxie. Zur Vermeidung einer Hypoxie ist frühzeitige endotracheale Intubation erforderlich. Der Patient sollte zunächst mit 100 % Sauerstoff ventiliert werden, bis Blutgase erhältlich sind und entsprechende Anpassungen erfolgen können. Hyperventilation mit einem Ziel-pCO_2 zwischen 25 und 35 mmHg kann vorsichtig durchgeführt werden bei Patienten mit Befundverschlechterung oder weiten Pupillen zur Reduktion von zerebraler Azidose und intrakranieller Druckerhöhung. Auf dem Transport sollte eine Oberkörperhochlagerung auf ca. 15–30° gewährleistet sein. Osmotherapeutika (z. B. Mannit) dürfen am Unfallort zur Drucksenkung nicht verabreicht werden, da zunächst eine traumatische intrakranielle Blutung ausgeschlossen werden muß, um eine Nachblutung unter Osmodiurese zu vermeiden. Bei arterieller Hypotonie z. B. im Rahmen eines hypovolämischen Schocks ist Flüssigkeitssubstitution (z. B. Humanalbumin 20 % und 5 %ige Glucose) über einen venösen Zugang erforderlich (cave: Schocklunge durch Überwässerung von Verletzten ohne Schock-Symptome). Sichtbare offene Blutverluste als Ursache einer Hypovolämie müssen schon am Unfallort unterbunden werden. Okkulten Blutverlusten in thorakale oder abdominelle Körperhöhlen kann erst in dem aufnehmenden Krankenhaus nachgegangen werden.
Prinzipiell ist die Indikation zur Intubation großzügig zu stellen. Sie muß ohne Verzug vorgenommen werden. In einzelnen Fällen mit noch mittelschwerem SHT bei Vorliegen einer Bewußtseinstrübung mit erhaltener ungestörter Spontanatmung und gerichteten Abwehrbewegungen kann eine Hypoxie mit Sauerstoffgabe (4 l O_2/Min.)

über eine nasopharyngeale Sonde verhindert werden.

Transport: Patienten mit schwerem SHT müssen bei der Bergung am Unfallort und bei der Lagerung während des Transportes als polytraumatisiert angesehen werden. Die Inzidenz begleitender HWK-Frakturen liegt bei < 5 % (Michael et al., 1989; O'Malley und Ross, 1988; Soicher und Demetriades, 1991). Die Inzidenz eines begleitenden Rückenmarktraumas bei 2 % (Miller et al., 1978). Für den Transport ist zu beachten, daß auf Analgesie, Sedierung und Muskelrelaxation verzichtet werden sollte, da ansonsten eine spätere Beurteilung der Pupillomotorik (pharmakogene Miosis), der Bewußtseinslage und der Extremitäten- bzw. Sprachmotorik nicht mehr möglich ist. Kann auf die Therapiemaßnahme nicht verzichtet werden, sollte die Medikation prinzipiell möglichst niedrig dosiert erfolgen. Empfohlen werden Opioide zur Analgesie, die im Bedarfsfall antagonisiert werden können, relativ kurz wirksame Benzodiazepine (z. B. Dormicum®) zur Sedierung, und die Gabe von kurz wirksamem Succinylcholin oder Vecuronium statt des länger wirksamen Pancuroniums zur Muskelrelaxation. Der Transport sollte in eine Klinik mit neurochirurgischer Behandlungsmöglichkeit erfolgen.

Notaufnahme: Spätestens in der Notaufnahme oder auf Intensivstation kann der Patient mit Sonden (Magensonde) und Kathetern (zentrale Zugänge, Blasenkatheter) versorgt werden. Darüberhinaus werden serologische Untersuchungen als »Notfalllabor« (Blutbild, inkl. Thrombozytenzahl, Blutgruppe, Kreuzprobe, Gerinnungsstatus, Blutzucker, Hb, HK, Leberwerte, Amylase, Elektrolyte u. a.) und eine arterielle Blutgasbestimmung möglich. Bei bewußtlosen Frauen im gebärfähigen Alter sollte ein Schwangerschafts-Test im Rahmen der Urinanalyse erfolgen. Therapeutisch vorangig bleibt weiterhin die Stabilisierung der Vitalparameter, auch vor weiterer Zusatzdiagnostik inkl. kranialem CT. Bei chirurgischerseits erforderlicher Notoperation (z. B. Blutungsquelle) soll auf Inhalationsnarkotika verzichtet werden, da diese zu einer Hirndrucksteigerung führen.

Intensivstation: Die intensivmedizinische Therapie hat folgende *Zielsetzungen:* Vermeidung einer Hypoxämie durch kontrollierte Beatmung; Sicherstellung eines ausreichenden systemischen Blutdrucks durch medikamentöse Maßnahmen und/oder Flüssigkeitszufuhr, der bei möglicher (zerebraler) Vasoparalyse dennoch eine ausreichende zerebrale Perfusion gewährleistet; Durchführung effektiver Hirndrucktherapie bei diffusem Hirnödem (z. B. transiente Hyperventilation mit Oberkörperhochlagerung, Osmodiurese mit Mannit oder Glycerosteril Infusionen, externe Ventrikeldrainage); rechtzeitige Erfassung verzögert eintretender sekundärer Hirnschädigungen z. B. durch intrakranielle Blutungen (wie epidurales, subdurales, subarachnoidales oder intrazerebrales Hämatom) mit zeitgerechter Zuführung zu einer neurochirurgischen Therapie unter Monitorbedingungen (ICP); zudem Behandlung fortgeleiteter meningo-enzephalitischer Komplikationen bei offenen SHT und Basisfrakturen mit Durazerreißung (Liquorrhö als Rhino- oder Otorhö). Die konkrete intensiv-medizinische Vorgehensweise ist detailliert in Kap. F 1 dargestellt.

Die *medikamentöse Behandlung* einer traumatischen Hirnschädigung richtet sich nach den Zielkriterien der Therapie und besteht aus folgenden Medikamentengruppen: 1) Verhütung oder Behandlung eines Hirnödems (Diuretika, Barbiturate). 2) Minderung einer verzögert primären oder sekundären Hirnschädigung (Steroide?). 3) Behandlung von Einzel-Symptomen (Sedativa, Stimulantien). 4) Stabilisierung physiologischer Parameter zur Optimierung des zerebralen Substratangebotes und zur Vorbeugung paroxysmaler Hirndruckspitzen (Muskelrelaxantien, Analgetika). 5) Vorbeugung oder Behandlung von Verlaufskomplikationen (Antikonvulsiva, Antibiotika).

Da in zahlreichen Studien eine positive Auswirkung von Kortikosteroiden auf den Hirndruck im Verlauf eines halben Jahres nicht bewiesen werden konnte, und in manchen Studien Steroide den neurologischen Outcome sogar verschlechtern (Dearden et al., 1986; Saul et al., 1981), ist die Gabe von Kortikosteroiden derzeit zur Behandlung des schweren SHT nicht indiziert. Ausnahmen sind SHT-Patienten mit einem begleitenden Rückenmarktrauma, auf das sich eine vorübergehende, höher dosierte Gabe von Methylprednisolon innerhalb der ersten 8 Stunden nach dem Trauma positiv auswirkt (30 mg als Bolus über 15 Minuten, anschließend für 23 Stunden kontinuierliche Gabe von 5,4 mg Methylprednisolon pro kg/h mit Beginn 45 Minuten nach Bolusgabe). Derzeit werden ‚Megadosen' von Cortison bei schwerem SHT untersucht.

Die Behandlung einer traumatischen Hirnschädigung nach schwerem SHT mit Barbituraten kann in Einzelfällen erwogen werden, wenn unter intrakraniellem Druckmonitoring der Hirndruck trotz standardisierter Vorgehensweisen (Osmodiurese, Liquordrainage) nicht ausreichend niedrig (< 20 mmHg) gehalten werden kann. Diese Bedingungen gelten allenfalls für 12 % der Patienten mit schwerem SHT (Eisenberg et al., 1988).

Zahlreiche Neuroprotektiva zur Behandlung der traumatischen Hirnschädigung befinden sich derzeit in *experimenteller und klinischer Prüfung,* ohne daß sich bislang ein signifikanter Nutzen nachweisen läßt, der einen klinischen Einsatz rechtfertigt. Es handelt sich hier um Glutamat-Antagonisten (NMDA-Antagonisten, AMPA-Antagonisten, Blocker präsynaptischer Glutamatfreisetzung), um Kalzium-Antagonisten, um Adenosin-Antagonisten, um Ionenkanalblocker und um freie Radikalfänger (Bullock, 1996). In der präklinischen Phase der Erprobung befinden sich Substanzen, die eine traumatisch bedingte neuronale Membrandepolarisation und Störungen der Mikrozirkulation in den Randbezirken eines Kontusionsherdes verhindern sollen. Eine synergistische Therapie mit einem neuroprotektiven Medikamenten-‚Cocktail' zur gleichzeitigen Einflußnahme auf unterschiedliche Wirkmechanismen wird angestrebt.

Obsolete Therapie
In der Primärversorgung des schweren SHT am Unfallort verhindert die Gabe eines lang wirksamen Muskelrelaxans (z. B. Pancuronium) die Überprüfung der Motorik zur Einteilung des SHT-Schweregrades und zur Verlaufskontrolle. Gleiches gilt für eine unnötige Sedierung, die die Bewußtseinslage verschleiert, sowie Analgesie mit Opiaten, die aufgrund der pharmakogenen Miosis die Höhenlokalisation eines möglichen Hirnstamm-Syndroms nicht mehr zuläßt. Eine »see and wait«-Haltung in der Akutversorgung des Patienten kann fatale Folgen haben, da ein prolongierter Schock mit arterieller Hypotonie und Hypoxämie die Mortalität des schweren SHT um das 3-fache erhöht. Forcierte Flüssigkeitszufuhr sollte nur im Schock erfolgen, da sonst die Gefahr der Entwicklung einer »Schocklunge« besteht, die wegen sekundärer Hypoxie das Mortalitätsrisiko verdoppelt. Wegen der Gefahr einer vital bedrohlichen Nachblutung darf eine Osmodiurese zur Behandlung des Hirnödems nur nach computertomographischem Ausschluß einer intrazerebalen Blutung erfolgen. Für die Behandlung des schweren SHT mit Steroiden besteht derzeit keine Indikation. Barbituratgabe ist allenfalls als ultima ratio anzusehen. Die Wirksamkeit von Neuroprotektiva ist nicht gesichert. Die Effizienz einer Behandlung des schweren SHT mit hyperbarer Oxygenierung oder mit Hypothermie ist durch klinische Studien noch nicht ausreichend belegt.

F 3.8. Therapie spezieller Krankheitsbilder

Bezüglich der Behandlung posttraumatischer intrakranieller Blutungen oder sekundärer Hirnschädigungen bei Hirndruck, Hydrozephalus oder fortgeleiteter Enzephalitis wird auf die entsprechenden Therapiekapitel verwiesen. Eine Zusammenstellung ist in **Tab. F 3.12** wiedergegeben.

Tab. F 3.12: Ausführliche Angaben zu Diagnose und Therapie der aufgeführten Schädigungsfolgen nach Schädel-Hirn-Trauma finden sich in den spezifizierten Kapiteln in diesem Buch

	Kapitel
(Begleitende) HWS-Distorsion	A 8
N. facialis Läsion (Basisfraktur)	B 3
(Posttraumatische) Epilepsie	C 2
Zerebrale Ischämie (Dissekat, Fettembolie)	D 1
Intrazerebrale Blutung	D 2
Subarachnoidalblutung	D 3
(Fortgeleitete) Meningoenzephalitis	E 1, E 2
Hirndruck	F 2
Hydrozephalus	F 7

Literatur

Adams JH, Doyle D, Graham DI, et al. (1986a) Deep intracerebral (basal ganglia) hematoms in fatal non-missile head injury in man. J Neurol Neurosurg Psychiatry 49: 1039

Adams JH, Doyle D, Graham DI, et al. (1986b) Gliding contusions in non-missile head injury in humans. Arch Pathol Lab Med 110: 485

Adams JH, Graham DI, Murray LS, Scott G (1982) Diffuse axonal injury due to non-missile head injury in humans: An analysis of 45 cases. Ann Neurol 12: 557

Alberico AM, Ward JD, Choi SC, et al. (1987) Outcome after severe head injury. Relationship to mass lesions, diffuse injury and ICP course in pediatric and adult patients. J Neurosurg 67: 648–656

Alexander MP (1995) Mild traumatic brain injury: pathophysiology, natural history and clinical management. Neurology 45: 1253–1260

Annegers JF, Grabow JD, Kurland LT, et al. (1980) The incidence, causes and secular trends of head trauma in Olmstead County, Minnesota, 1935–1974. Neurology 30: 912–919

Barth JT, Alves WM, Ryan TV, et al. (1989) Mild head injury in sports: neuropsychological sequelae and recovery of function. In: *Levin HS, Eisenberg HM, Benton AL* (Hrsg.) Mild head injury. New York: Oxford University Press, 257–275

Berrol S (1989) Other factors: age, alcohol and multiple injuries. In: *Hoff JT, Anderson TE, Cole TM* (Hrsg.) Mild to moderate head injury. Blackwell Scientific, Boston: 135–142

Binder LM (1986) Persisting symptoms after mild head injury: a review of the postconcussive syndrome. J Clin Exp Neuropsychol 8: 323–346

Bohnen N, Twijnstra A, Jolles J (1992) Post-traumatic and emotional symptoms in different subgroups of patients with mild head injury. Brain Inj 6: 481–487

Bowers SA, Marshall LF (1980) Outcome in 200 consecutive cases of severe head injury treated in San Diego County: A prospective analysis. Neurosurgery 6: 237–242

Braakman R, Geloke GJ, Habbema JD, et al. (1980) Systematic selection of prognostic features in patients with severe head injury. Neurosurgery 6: 362–370

Bullock R (1996) Experimental drug therapies for head injury. In: *Narayan RK, Wilberger JE, Povlishock JT* (Hrsg.) Neurotrauma. McGraw-Hill, New York, 375–391

Chesnut RM, Marshall LF, Klauber MR, et al. (1993) The role of secondary brain injury in determining outcome from severe head injury. J Trauma 34: 216–222

Choi SC, Narayan RK, Anderson RL, Ward JD (1988) Enhanced specificity of prognosis in severe head injury. J Neurosurg 69: 381–385

Clifton GL, Kreutzer JS, Choi SC, et al. (1993) Relationship between Glasgow Outcome Scale and neuropsychological measures after brain injury. Neurosurgery 33: 34–39

Collins JG (1990) Types of injuries by selected characteristics: United States, 1985–1987. Vital Health Stat 10: 175

Dearden N, Gibson JS, McDowall DG, et al. (1986) Effect of high-dose dexamethasone on outcome from severe head injury. J. Neurosurg 64: 81–88

Dikmen SS, Mclean A, Temkin N, et al. (1992) Neuropsychological and psychosocial consequences of minor head injury. J. Neurol Neurosurg Psychiatry 49: 1227–1232

Dikmen SS, Temkin N, Armsden G (1989) Neuropsychological recovery: relationship to psychosocial functioning and postconcussional complaints. In: *Levin HS, Eisenberg HG, Benton AL* (Hrsg.) Mild head injury. Oxford University Press, New York: 229–241

Eisenberg HM, Frankowski RF, Contant CF, et al. (1988) High-dose barbiturate control of elevated intracranial pressure in patients with severe head injury. J Neurosurg 69: 15–23

Ettlin TM, Kischka U, Reichmann S, et al. (1993) Cerebral symptoms after whiplash injury of the neck: a prospective clinical and neuropsychological study of whiplash injury. J Neurol Neurosurg Psychiatry 55: 943–948

Evans RW (1992) The postconcussion syndrome and the sequelae of mild head injury. Neurol Clin 10: 814–847

Evans RW (1994) The postconcussive syndrome: 130 years of controversy. Semin Neurol 14: 32–39

Fenton G, McDelland R, Montgomery A, et al. (1993) The postconcussional syndrome: social antecedents and psychological sequelae. Br J Psychiatry 162: 493–497

Fife D, Faich G, Hollinshead W, Boynton W (1986) Incidence and outcome of hospital-treated head injury in Rhode Island. Am J Public Health 76: 773–778

Frankowski RF (1986) Descriptive epidemiological studies of head injury in the United States, 1974–84. Adv Psychosom Med 16: 163

Frommelt P (1995) Neurologische Erkrankungen. In: Sozialmedizinische Begutachtung in der gesetzlichen Rentenversicherung. Verband deutscher Rentenversicherungsträger (Hrsg.) Fischer, Stuttgart: 409–451

Garcia JH (1993) Prehospital management of head injuries: International perspectives. Acta Neurochir (Suppl) 57: 145–151

Gentilini M, Nichelli P, Schoenhuber R et al. (1985) Neuropsychological evaluation of mild head injury. J Neurol Neurosurg Psychiatry 48: 137–140

Gentilini M, Nichelli P, Schoenhuber R (1989) Assessment of attention in mild head injury. In: *Levin HS, Eisenberg HM, Benton AL* (Hrsg.) Mild head injury. Oxford University Press, New York: 163–175

Graham ID (1996) Neuropathology of head injury. In: *Narayan RK, Wilberger J JE, Povlishock JT* (Hrsg.) Neurotrauma. McGraw-Hill, New York: 43–59

Hans P, Albert A, Franssen C, Born J (1989) Improved outcome prediction based on CSF extrapolated creatine kinase BB isoenzyme activity and other risk factors in severe head injury. J Neurosurg 71: 54–58

Hesselink JR, Dow CF, Healy ME et al. (1988) MR imaging of brain contusions. A comparative study with CT. AJR 150: 1133–1142

Hugenholtz H, Stuss DT, Stethem LL, Richard MT (1988) How long does it take to recover from a mild concussion? Neurosurgery 22: 853–858

Jane JA, Rimel RW (1982) Prognosis in head injury. Clin Neurosurg 29: 346–352

Keidel M, Diener HC (1993) Schleudertrauma der Halswirbelsäule. In: *Brandt Th, Dichgans J, Diener HC* (Hrsg.) Therapie und Verlauf neurologischer Erkrankungen. 2. Aufl. Kohlhammer, Stuttgart: 640–650

Keidel M, Kischka U, Schäfer-Krajewski C, Di Stephano G, Radanov B (1997) Neuropsychologische Aspekte der Beschleunigungsverletzung der Halswirbelsäule. In: *Hülse M, Neuhuber W, Wolff HD* (Hrsg.) Der kranio-zervikale Übergang. Springer, Heidelberg, Berlin, New York: 99–127

Keidel M, Pearce JMS (1996) Whiplash injury. In: *Brandt Th, Dichgans J, Diener HC, Caplan LR, Kennard Ch* (Hrsg.) Neurological Disorders: Course and Treatment. Academic Press, San Diego: 65–76

Keidel M, Diener HC (1998) Commotio cerebri. In: Pschyrembel Therapeutisches Wörterbuch. Walter De Gruyter, Berlin, New York

Keidel M, Diener HC (1997) Der posttraumatische Kopfschmerz. Nervenarzt 68: 790–799

Keidel M, Neu IS, Langohr HD, Göbel H (1998) Therapie des posttraumatischen Kopfschmerzes nach Schädel-Hirn-Trauma und HWS-Distorsion. In: Migräne und andere Kopf- und Gesichtsschmerzen. Therapieempfehlungen der Deutschen Migräne- und Kopfschmerzgesellschaft (Hrsg.) Arcis Verlag, München

Kobayashi S, Nakazawa S, Otsuka T (1983) Clinical value of serial computed tomography with severe head injury. Surg Neurol 20: 25–29

Kohi YM, Mendelow AD, Teasdale GM, Allardice GM (1984) Extracranial insults and outcome in patients with acute head injury – relationship to the Glasgow Coma Scale. Injury 16: 25–29

Kraus F, Fife D, Conroy C, Nourjah P (1989) Alcohol and brain injuries: Persons blood-tested prevalence of alcohol involvement and early outcome following injury. Am J Public Health 79: 294

Kraus JF, Black MA, Hessol N, et al. (1984) The incidence of acute brain injury and serious impairment in a defined population. Am J Epidemiol 119: 186–201

Kraus JF, McArthur DL, Silverman TA, Jayaraman M (1996) to the incidence, external causes an outcomes of serious brain injury, San Diego Country, California. Am K Public Health 76: 1345.

Kurtzke JF, Kurland LT (1993) The epidemiology of neurological disease. In: *Joynt RJ* (Hrsg.) Clinical neurology. Lippencott, Philadelphia: chapter 66

Langohr HD, Keidel M, Göbel H, Baar T, Wallasch TM (1994) Kopfschmerz nach Schädel-Hirn-Trauma und HWS-Distorsion: Diagnose und Therapie. In: Migräne und andere Kopf- und Gesichtsschmerzen. Therapieempfehlungen der Deutschen Migräne- und Kopfschmerz-Gesellschaft (Hrsg.). Arcis Verlag, München: 49–57

Levin HS, Goldstein FC, Hihg WM JR, et al. (1988) Disproportionately severe memory deficit in relation to normal intellectual functioning after closed head injury. J Neurol Neurosurg Psychiatry 51: 1294–1301

Levin HS, Mattis S, Ruff RM, et al. (1987) Neurobehavioral outcome following minor head injury. J Neurosurg 66: 234–243

Levin HS (1989) Neurobehavioral outcome of mild to moderate head injury. In: *Hoff JT, Anderson TE, Cole TM* (Hrsg.) Mild to moderate head injury. Blackwell Scientific, Boston: 153–185

Lingenberg (1971) Trauma of meninges and brain. In: *Minckler J* (Hrsg.) Pathology of the nervous system, vol 2, McGraw-Hill, New York: 1705–1765

Lipper MH, Kishore PR, Enas GG, et al. (1985) Computed tomography in the prediction of outcome in head injury. Am J Roentgenol 144: 483–486

MacFlynn G, Montgomery E, Fenton GW, Rutherford W (1984) Measurement of reaction time following minor head injury. J Neurol Neurosurg Psychiatry: 137–140

Markianos M, Seretis A, Kotsou et al. (1992) CSF neurotransmitter metabolites and short-term outcome of patients in coma after head injury. Acta Neurol Scand 86: 190–193

Marshall LF, Gautille T, Klauber MR, et al. (1991) The outcome of severe closed head injury. J Neurosurg 75: S28–SW36

Marshall LF, Ruff RM (1989) Neurosurgeon as victim. In: *Levin HS, Eisenberg HM, Benton AL* (Hrsg.) Mild head injury. Oxford

Mazzuchi A, Cattelani R, Missale G, et al. (1992) Head-injured subjects aged over 50 years: correlations between variables of trauma and neuropsychological follow-up. J Neurol 239: 256–260

McIntosh TK, Vink R (1989) Biochemical and pathophysiological mechanism in mild to moderate traumatic brain injury. In: *Hoff JT, Anderson TE, Cole TM* (Hrsg.) Mild to moderate head injury. Blackwell Scientific, Boston: 35–46

McLean A, Dikmen SS, Temkin N, et al. (1984) Psychosocial functioning at one month after head injury. Neurosurgery 14: 393–399

McLean A, Temkin NR, Dikmen S, et al. (1983) The behavioral sequelae of head injury. J Clin Neuropsychol 5: 361–376

McLellan DR, Adams JH, Graham DI (1986) The structural basis of the vegetative state and prolonged coma after non-missile head injury. In: *Papo I, Cohadon F, Massarotti M* (Hrsg.) Le Coma Traumatique. Padova: 165

Michael DB, Gujot DR, Darmody WR (1989) Coincidence of head and cervikal spine injury. J Neurotrauma 6: 177–189.

Middleboe T, Andersen HS, Birket-Smith M, et al. (1992) Minor head injury: impact on general health after 1 year. A prospective follow-up study. Acta Neurol Scand 85: 5–9

Miller JD, Butterworth JF, Gudeman SK, et al. (1981) Further experience in the management of severe head injury. J Neurosurg 54: 289–299

Miller JD, Pentland B (1989) The factors of age, alcohol and multiple injury in patients with mild and moderate head injury. In: Hoff JT, Anderson TE, Cole TM (Hrsg.) Mild to moderate head injury. Blackwell Scientific, Boston: 125–133

Miller JD, Sweet RC, Narajan R, Becker DP (1978) Early insults to the injured brain. JAMA 240: 439–442

Muizelaar JP, Marmarou A, Young HT, et al. (1993) Improving the outcome of severe head injury with oxygen radical scavenger polyethylene glycol-conjugated superoxide dismutase: Phase II trial. J Neurosurg 78: 375–382

Newcombe F, Rabbitt P, Briggs M. (1994) Minor head injury: pathophysiological or iatrogenic sequelae? J Neurol Neurosurg Psychiatry 57: 709–716

O'Mally KF, Ross SE (1988) The incidence of injury to the cervical spine in patients with craniocerebral injury. J Trauma 28: 1476–1478.

Packard RC (1994) Posttraumatic headache. Semin Neurol 14: 40–45

Parodi CI, Cammarata S, Pizio N, et al. (1992) Traumatic basal ganglia haemorrhage with slight clinical signs and complete recovery (letter). J Neurol Neurosurg Psychiatry 55: 72

Poremba M (1993) Schädel-Hirn-Trauma. In: *Brandt Th, Dichgans J, Diener HC* (Hrsg.) Therapie und Verlauf neurologischer Erkrankungen. 2. Aufl. Kohlhammer, Stuttgart: 624–641

Povlishock JT, Coburn TH (1989) Morphopathological changes associated with mild head injury. In: *Levin HS, Eisenberg HM, Benton AL* (Hrsg.) Mild head injury. Oxford University Press, New York: 37–52

Rappaport M, Herrero-Backe C, Rappaport ML, et al. (1989) Head injury outcome up to ten years later. Arch Phys Med Rehabil 70: 885–892

Rimel RW, Giordani B, Barth JT et al. (1981) Disability caused by minor head injury. Neurosurgery 9: 221–228

Rimel RW, Giordani B, Barth JT et al. (1982) Moderate head injury: Completing the clinical spectrum of brain trauma. Neurosurgery 11: 344–351

Ross AM, Pitts LH, Kobayashi S (1992) Prognosticators of outcome after major head injury in the elderly. J Neurosci Nurs 24: 88–93

Rutherford WH (1989) Concussion symptoms: relationship to acute neurological indices, individual differences and circumstances of injury. In: *Levin HS, Eisenberg HM, Benton AL* (Hrsg.) Mild head injury. Oxford University Press, New York: 217–228

Sahgal V, Heinemann A (1989) Recovery of function during inpatient rehabilitation for moderate traumatic brain injury. Scand J Rehabil Med 21: 71–79

Saul TG. Drucker TB, Salcman M, Carro E (1981) Steroids in severe head injury: A prospective randomized clinical trial. J Neurosurg 54: 596–600

Schoenhuber R, Gentilini M (1988) Anxiety and depression after mild head injury: a case control study. J Neurol Neurosurg Psychiatry 51: 722–724

Smith G, Kraus K (1988) Alcohol and residential, recreational and occupational injuries: A review of the epidemiologic evidence. Ann Rev Public Health 9: 99

Soicher E, Demetriades E (1991) Cervical spine injures in patients in head injuries. Br J Surg 78: 1013–1014.

Stein SC (1996) Classification of head injury. In: *Narayan RK, Wilberger JE, Povlishock JT* (Hrsg.) Neurotrauma. McGraw-Hill, New York: 31–41

Stein SC, Ross SE (1992) Moderate head injury: A guide to initial management. J Neurosurg 77: 562–564

Stein SC, Spettell C, Young GS, et al. (1993) Delayed and progressive brain injury in closed-head trauma: Radiological demonstration. Neurosurgery 32: 25–31

Stein SC, Spettell C (1995) The Head Injury Severity Scale (HISS). A practical classification of head injury. Brain Injury 5: 437–444

Stuss DT, Ely P, Hugenholtz H, et al. (1985) Subtile neuropsychological deficits in patients with good recovery after closed head injury. Neurosurgery 17: 41–47

Stuss DT, Stethem LL, Hugenholtz H, et al. (1989) Reaction time after traumatic brain injury. Fatigue, divided and focused attention and consistency of performance. J Neurol Neurosurg Psychiatry 52: 742–748

Tabaddor K, Mattis S, Zazula T (1984) Cognitive sequelae and recovery course after moderate and severe head injury. Neurosurgery 14: 701–708

Tate RL, Lulham JM, Broe GA et al. (1989) Psychosocial outcome for the survivors of severe blunt head injury: The results from a consecutive series of 100 patients. J Neurol Neurosurg Psychiatry 52: 1128–1134

Teasdale G (1989) Workshop consensus: clinical management of mild to moderate head injury. In: *Hoff JT, Anderson TE, Cole TM* (Hrsg.) Mild to moderate head injury. Blackwell Scientific, Boston: 227–229

Tiret L, Hausherr E, Thicoipe M, et al. (1990) The epidemiology of head trauma in Aquitaine (France), 1986: A community-based study of hospital admissions and deaths. Int J Epidemiol 19: 133

Todorow S, Oldenkott P, Poremba M, Petersen D (Hrsg) (1998) Praktische Hirntraumatologie. Beurteilung und Behandlung frischer Schädel-Hirnverletzungen unter Berücksichtigung von HWS-Traumen. Deutscher Ärzte-Verlag, 4. überarbeitete und erweiterte Auflage, Köln

Valadka AB, Narayan RK (1996) Emergency room management of the head-injured patient. In: *Narayan RK, Wilberger JE, Povlishock JT* (Hrsg.) Neurotrauma. McGraw-Hill, New York: 119–135

Vasquez-Barquero A, Vasquez-Barquero JL, Austin O, et al. (1992) The epidemiology of head injury in Cantabria. Eur J Epidemiol 8: 832

Vollmer DG, Torner JC, Jane JA et al. (1991) Age and outcome following traumatic coma: Why do older patients fare worse? J Neurosurg 75: S37–S49

Whitman S, Coonley-Hoganson R, Desai BT (1984) Comparative head trauma experiences in two socioeconomically different Chicago-area communitites: a population study. Am J Epidemiol 119: 570–580

Williams DH, Levin HS, Eisenberg HM (1990) Mild head injury classification. Neurosurgery 27: 422–428

Yokota H, Kurokawa A, Otsuka T et al. (1991) Significance of magnetic resonance imaging in acute head injury. J Trauma 31: 351–357

Young B, Rapp RP, Norton JA et al. (1981) Early prediction of outcome in head-injured patients. J Neurosurg 54: 300–303

F 4. Hyperthermie

von *M. Weller*

F 4.1. Fieber, zentrales Fieber und Hyperthermie

Die Regulation der Körpertemperatur wie auch vieler anderer zentraler Funktionen des Körpers wie Wasserhaushalt und Energiestoffwechsel erfolgt im Hypothalamus. Unter dem Begriff des Fiebers im engeren Sinne wird eine Sollwertverstellung im Hypothalamus verstanden, die vorübergehend ist, von humoralen Mediatoren wie den Zytokinen Interleukin-1β und Tumornekrosefaktor-α, den Interferonen-β und -γ und Metaboliten des Prostaglandinstoffwechsels kontrolliert wird und oft einer spezifischen Funktion, z. B. der Eliminierung einer bakteriellen Infektion, dient (Saper und Breder, 1994). Die Effektormechanismen dieser Sollwerterhöhung entsprechen den physiologischen Mechanismen, die die Aufrechterhaltung der Körpertemperatur bei kalter Außentemperatur gewährleisten. Zu den physiologischen Regulationsmechanismen der Wärmekonservierung gehören die Zentralisierung der Durchblutung mit Reduktion der Wärmeabgabe über die Haut, verminderte Schweißsekretion und Wärmeproduktion durch Zittern. Die Wärmeabgabe erfolgt entsprechend über eine Steigerung von peripherer Durchblutung und Schweißsekretion. Bei **hyperthermen** Zuständen (**Tab. F 4.1**), im Gegensatz zum Fieber, liegt nicht eine Sollwertverstimmung im Hypothalamus vor, sondern ein Mißverhältnis zwischen Wärmeproduktion und Wärmeabgabe, d. h., eine Überforderung der endogenen Mechanismen der Wärmeregulation. Typisches

Tab. F 4.1: Klinik und Therapie hyperthermer Syndrome (⋆C: empirische Therapie, durch klinische Erfahrung belegt) (ges. geschl. Präparatenamen z. T. in Auswahl)

	Klinik	**Therapie**	**Qualität der Therapie-empfehlung**
Maligne Hyperthermie	Hyperthermie Rigor Tachyarrhythmie Zyanose Myoglobinurie	Abbruch der Narkose oder Wechsel der Narkotika und Muskelrelaxantien Kontrolle der Vitalparameter, Elektrolyte (Kalium) und Säuren/Basenbilanz Senkung der Körpertemperatur Flüssigkeitszufuhr, Ausscheidung Dantrolen (Dantamacrin®)	C
MNS	Rigor und andere extrapyramidalmotorische Störungen Hyperthermie Vigilanzstörungen	**obligat:** **Absetzen der Neuroleptika** Rehydratation Thromboseprophylaxe (Heparin 2 × 5 000–7 500 I. E. s. c.) Lorazepam (Tavor®), 3 × 1–2,5 mg bei Unruhe **fakultativ:** Amantadin (PK-Merz®), 1–3 × 200 mg i. v. L-DOPA (Madopar®, Nacom®), 3 × 62,5–250 mg p. o. Bromocriptin (Pravidel®), 3 × 2,5–5 mg p. o. Lisurid (Dopergin®), 1–4 mg/die als Perfusor Dantrolen (Dantamacrin®), 4 × 25–50 mg i. v./p. o.	C
Malignes DOPA-Entzugs-Syndrom und akinetisch-rigide Krise	Symptome der Grunderkrankung Hyperthermie Vigilanzstörungen Exsikkose	**obligat:** Rehydratation Thromboseprophylaxe (Heparin 2 × 5 000–7 500 I. E. s. c.) **Reinstitution der Parkinson-Medikation**	C

Beispiel ist die Überwärmung nach exogener Hitzebelastung (»Hitzschlag«) bei gleichzeitiger Therapie mit Anticholinergika, die mit der physiologischen Wärmeabgabe interferieren. Das **zentrale Fieber,** das häufig als Ursache einer Temperaturerhöhung bei Erkrankungen des Zentralnervensystems postuliert wird, ist ein durch experimentelle und klinische Daten unzureichend gestütztes Konzept. Bei einer Dysfunktion der temperatur-regulierenden Strukturen des Hypthalamus resultiert nicht eine Hyperthermie, sondern eine Hypo- oder Poikilothermie, d. h., die Körpertemperatur paßt sich der Außentemperatur an. Deshalb sollte jedes Fieber bei neurologischen Patienten sorgfältig abgeklärt werden, bevor ein zentrales Fieber diagnostiziert und weitere diagnostische Maßnahmen eingestellt werden.

F 4.2. Maligne Hyperthermie

F 4.2.1. Klinik

Die maligne Hyperthermie ist eine pharmakogenetische Erkrankung, d. h., eine hereditär bedingte, abnorme Reaktion der Muskulatur auf Inhalationsnarkotika wie Halothan, Methoxyfluran, Isofluran, Sevofluran, Enfluran, Zyklopropan und Äther sowie depolarisierende Muskelrelaxantien wie Suxamethonium und Dekamethonium. Das klassische Syndrom der malignen Hyperthermie, das bei der Narkoseeinleitung oder auch während und seltener nach der Narkose auftritt, ist durch Rigor, v. a. der Massetermuskulatur, tachykarde Herzrhythmusstörungen, metabolische und respiratorische Azidose, Rhabdomyolyse, Myoglobinurie und disseminierte intravasale Gerinnung gekennzeichnet. Die Hyperthermie selbst ist Folge der metabolischen Entgleisung und bereits ein Spätzeichen des Krankheitsbilds (Lehmann-Horn et al., 1991; Strazis und Fox, 1993; Gronert und Antognini, 1994, Urwyler und Hartung, 1994). Wichtigstes pathophysiologisches Kennzeichen der malignen Hyperthemie ist ein pathologischer Anstieg der myoplasmatischen Kalziumkonzentration. Typisches Frühzeichen der malignen Hyperthermie ist ein Trismus nach der Injektion von Suxamethonium. Dieses Zeichen ist aber nicht spezifisch für die maligne Hyperthermie, sondern kann auch bei zahlreichen anderen Muskelerkrankungen ausgelöst werden, ohne daß sich obligat eine maligne Hyperthermie entwickelt (Vita et al., 1995). Der Trismus bei der Narkoseeinleitung erfordert eine erhöhte Aufmerksamkeit, nicht aber obligat den Abbruch der Narkose, wenn der Trismus nicht persistiert. Betroffene Patienten sollten sich aber einer Muskelbiopsie zur Prüfung der Vulnerabilität für maligne Hyperthermie unterziehen (s. u.). Histologisch zeigt der Muskel der Anlageträger im Intervall keine typischen Veränderungen. Ausgangspunkt der Erkrankung ist die Stoffwechselentgleisung, speziell des Kalziumhaushalts, im Muskel. Peripheres und zentrales Zentralnervensystem werden sekundär in die Pathogenese der Erkrankung einbezogen. Auch der Herzmuskel ist bei der malignen Hyperthermie vermutlich nicht primär betroffen. Es gibt einige vorläufige Hinweise darauf, daß Anlageträger eine maligne Hyperthermie auch ohne den spezifischen Auslöser der Narkoseeinleitung entwickeln können (Gronert und Antognini, 1994).

Die Veranlagung zur malignen Hyperthermie wird autosomal dominant vererbt und wurde in Analogie zu einem ähnlichen Syndrom beim Schwein *(porcine stress syndrome)* auf Veränderungen des Ryanodinrezeptors auf Chromosom 19q 13.1 zurückgeführt. Dieser Rezeptor ist mit einem Kalziumfreisetzungskanal des muskulären sarkoplasmatischen Retikulums assoziiert und erhielt seinen Namen wegen der agonistischen Wirkung des Pflanzenalkaloids Ryanodin. Während die Hyperthermie beim Schwein jedoch durch eine einzige spezifische Punktmutation des Ryanodinrezeptors RYR-11 verursacht wird, sind RYR-11-Mutationen beim Menschen allenfalls für 5–10 % der malignen Hyperthermien verantwortlich (Fletcher et al., 1995; Steinfath et al., 1995). Weitere vermutete Suszeptibilitätsloci liegen auf den Chromosomen 3q, 7q und 17q (Ball und Johnson, 1993; Sudbrak et al., 1995). Wegen dieser genetischen Heterogenität des Syndroms ist eine einfache molekulargenetische Diagnostik auch in Zukunft nicht zu erwarten.

Ein wichtiger Test für die Identifizierung von Merkmalsträgern ist der invasive *in vitro*-Muskelkontraktions-Test, der am frisch entnommenen Muskel eine abnorme Kontraktion bei Halothan- und Koffeinexposition zeigt (EMHG, 1984; Ording, 1988; Larach, 1989). Der EHMG-Test klassifiziert die Testpersonen bei positiver Reaktion auf beide Substanzen als MHS *(malignant hyperthermia-susceptible),* MHE *(malignant hyperthermia-equivocal)* bei nur einem positiven Test und MHN *(malignant hyperthermia-normal)* bei negativen Tests (EMHG, 1984). Vor der Muskelbiopsie sollte keine Therapie mit Dantrolen, Kalzium-Antagonisten oder Beta-Rezeptorenblockern erfolgt sein. Die Spezifität des *in vitro*-Muskelkontraktions-Tests ist vermutlich überschätzt worden, weil auch Patienten mit zahlreichen anderen Muskelerkrankungen wie nichtdystrophischen Myotonien und mytoner Dystrophie einen pathologischen Test aufweisen können (Lehmann-Horn und Iaizzo, 1990; Mortier und Breukking, 1993; Vita et al., 1995). Die Durchführung des Tests ist deshalb wenig hilfreich und obsolet, wenn eine mit einem erhöhten Risiko assoziierte neuromuskuläre Erkrankung bereits sicher diagnostiziert ist. Andererseits sollte bei stattgehabter maligner Hyperthermie oder positivem Kontraktions-Test das Vorliegen einer solchen Erkrankung in Betracht gezogen werden. Gesunde Personen mit unklarer CK-Erhöhung haben möglicherweise ein statistisch signifikant erhöhtes Narkoserisiko, weil etwa jeder zweite Anlageträger für die maligne Hyperthermie eine CK-Erhöhung im Serum zeigt. Wenn Angehörige eines Anlageträgers eine erhöhte CK im Serum aufweisen, sollten sie ohne weitere Testung als potentiell gefährdet angesehen werden. Ist die CK normal, so sollte vor einer Operation der *in vitro*-Muskelkontraktions-Test durchgeführt werden. Verschiedene Zentren im deutschsprachigen Raum führen den Test durch und stehen für eine Risikoberatung bereit (Lehmann-Horn et al., 1991; Urwyler und Hartung, 1994) (s. u.).

Angesichts der genetischen Heterogenität der malignen Hyperthermie und der Invasivität und unzureichenden Spezifität des *in vitro*-Muskelkontraktions-Tests ist die Entwicklung eines nichtinvasiven sensitiven und spezifischen Tests für die maligne Hyperthermie erforderlich. Sie steht aus. Vorläufige Befunde weisen auf den potentiellen Nutzen einer NMR-spektroskopischen Untersuchung unter Provokation hin (Gronert und Antognini, 1994).

Die klinische Diagnose stützt sich initial auf die typische Manifestation während einer Narkose. Differentialdiagnostisch ist vor allem an andersartige Unverträglichkeitsreaktionen, andere toxische Rhabdomyolysen, Sepsis und thyreotoxische Krisen zu denken. Die Konstellation von Rigor und Hyperthermie findet sich desweiteren beim malignen neuroleptischen Syndrom, bei katatonen Psychosen, beim malignen DOPA-Entzugs-Syndrom und bei der akinetisch-rigiden Parkinson-Krise (s. u.). Die differentialdiagnostische Abgrenzung zu diesen Syndromen bereitet aber aufgrund der unterschiedlichen Anamnese selten Probleme (Kornhuber und Weller, 1994).

F 4.2.2. Verlauf

Die Inzidenz der malignen Hyperthermie per Narkose beträgt etwa 1 : 20 000 bei Kindern und 1 : 100 000 bei Erwachsenen. Männer sind häufiger betroffen, nach dem 30. Lebensjahr nimmt die Inzidenz ab. Patienten mit einer *central core*-Erkrankung, einer morphologisch definierten, klinisch meist leichten Myopathie unklarer Genese, sind obligate Risikopatienten für eine maligne Hyperthermie. Auch bei der *central core*-Erkrankung kann das RYR-11-Gen betroffen sein (Quane et al., 1993). Bei weiteren Muskelerkrankungen einschließlich der Duchenne'schen Dystrophie, des King-Denborough-Syndroms und des Schwartz-Jampal-Syndroms besteht ein erhöhtes Risiko für maligne Hyperthermie, ohne daß der *in vitro*-Muskelkontraktions-Test pathologisch ausfallen muß. Mehrere komplikationsfreie Narkosen in der Anamnese schließen eine maligne Hyperthermie nicht aus, d. h., die Vulnerabilität zeigt eine verminderte Penetranz. Exogene Faktoren wie Koexposition mit Inhalationsnarkotika und Suxamethonium, die Dosis der Pharmaka und fraglich körperliche Beanspruchung spielen demnach bei der Erstmanifestation eine wichtige Rolle. Auch Patienten mit Polymyositis oder einer Erhöhung des Kalziums im Serum aufgrund anderer Erkrankungen wie Morbus Paget, Hyperparathyreoidismus und Knochenmetastasierung sollen ein erhöhtes Risiko für eine maligne Hyperthermie haben. Die maligne Hyperthermie ist ein schweres Krankheitsbild, dessen Letalität von 75 % in den 60iger Jahren dank verbesserter intensivmedizinischer Kenntnisse und Überwachung sowie der Einführung des Dantrolens (Dantamacrin®) auf unter 10 % gesunken ist. Todesursachen sind in der Frühphase Herzrhythmusstörungen, Linksherzversagen mit Lungenödem und Verbrauchskoagulopathien sowie im Verlauf einiger Tage Nierenversagen und malignes Hirnödem. Nach Abklingen einer Episode der malignen Hyperthermie besteht meist eine protrahierte proximal betonte Myopathie mit Schwellung und Druckempfindlichkeit. Eine abnorme Ermüdbarkeit besteht über Monate fort.

F 4.2.3. Therapeutische Prinzipien

Die therapeutischen Prinzipien bei maligner Hyperthermie beziehen sich auf die symptomatische Behandlung des akuten Krankheitsbilds und auf die Prophylaxe erneuter Krankheitsepisoden bei Patienten mit positiver Anamnese oder hohem Risiko aufgrund familiärer Belastung und erhöhter CK-Werte im Serum. Obwohl keine kontrollierten Studien vorliegen, gilt der Einsatz von Dantrolen heute als die wesentliche und spezifische Maßnahme, die in aller Regel zu einer Abschwächung des Verlaufs und rascherer Rückbildung der Symptome führt. Dantrolen hemmt die Freisetzung von Kalzium aus den intrazellulären Speichern des sarkoplasmatischen Retikulums, ohne die Wiederaufnahme von Kalzium zu blockieren. Angriffspunkt von Dantrolen ist möglicherweise die Kopplung zwischen Dihydropyridinrezeptor und Ryanodinrezeptor. Die Substanz muß bei jeder Narkose verfügbar sein. Die Gabe von Dantrolen hat bei begründetem Verdacht auf maligne Hyperthermie Vorrang vor symptomatischen Therapiemaßnahmen und muß erfolgen, so lange noch eine adäquate Perfusion der Muskulatur gewährleistet ist.

Wenn Patienten mit einer abgelaufenen malignen Hyperthermie erneut operiert werden müssen, sollten eine regionale Anästhesie nach Möglichkeit erwogen oder Narkotika und Pharmaka mit geringem Risiko verabreicht werden. Solche Pharmaka sind Lachgas, Barbiturate, Opioide, Etomidate, Ketamin, Benzodiazepine und nichtdepolarisierene Muskelrelaxantien wie Pankuronium, nicht jedoch das partiell depolarisierende Curare (Gronert und Antognini, 1994). Die Durchführung der diagnostisch wegweisenden Muskelbiopsie mit Narkose bei Kindern mit zuvor durchgemachter maligner Hyperthermie erfordert besondere Aufklärung der betroffenen Familien (Breukking und Mortier, 1993). Eine prophylaktische

Gabe von Dantrolen bei Risikopatienten ist in Erwägung gezogen worden. Bei oraler Prämedikation wird die maligne Hyperthermie jedoch nicht sicher verhindert. Die intravenöse Prophylaxe mit Dantrolen (2,5 mg/kg) kurz vor der Narkoseeinleitung verzögert die Operation nicht und ist der oralen Verabreichung therapeutisch überlegen. Ein absoluter Schutz vor maligner Hyperthermie besteht aber auch bei intravenöser Prämedikation mit Dantrolen nicht. Derzeit wird bei Risiko-Patienten überwiegend auf die Dantrolenprophylaxe verzichtet und primär auf risikoarme Narkotika und Muskelrelaxantien zurückgegriffen (Gronert und Antognini, 1994).

F 4.2.4. Pragmatische Therapie

Kontrollierte Studien fehlen. Die Früherkennung der malignen Hyperthermie ist eine wichtige Voraussetzung für die erfolgreiche Therapie. Wenn sich bei der Narkose die Entwicklung einer malignen Hyperthermie ankündigt, sollten die Narkose nach Möglichkeit abgebrochen und eine symptomatische Therapie eingeleitet werden: Temperatursenkung auf 38–38,5 °C und Kontrolle von Vitalparametern, Säuren- und Basenhaushalt, Elektrolyten und Flüssigkeitshaushalt. Es herrscht aber kein Konsensus darüber, bei welcher Symptomkonstellation die Narkose abzubrechen oder Dantrolen zu geben ist. Vermutlich sollte schon bei persistierendem Trismus auf provozierende Narkotika und Muskelrelaxantien verzichtet und Dantrolen i. v. verabreicht werden (Urwyler und Hartung, 1994). Die Kombination aus Erhöhung des endexspiratorischen CO_2 und metabolischer Azidose ist ein spezifisches Frühzeichen der malignen Hyperthermie. Bei fortbestehendem Verdacht auf maligne Hyperthermie müssen die Applikation der auslösenden Pharmaka abgebrochen und bei Anästhesie mit Halothan oder Methoxyfluran die zuführenden Schläuche gewechselt werden. Bei absoluter Notwendigkeit zur Operation muß auf andere Narkotika und Muskelrelaxantien umgestellt werden (s. o.). Zur Behandlung der metabolischen und respiratorischen Azidose wird mit 100 % O_2 hyperventiliert und intravenös Natriumbikarbonat (2–4 meq/kg Körpergewicht) verabreicht. Die weitere Behandlung richtet sich nach Blutgasen und Säuren- und Basenhaushalt. Ausreichende Flüssigkeitszufuhr und Diurese sind unter besonderer Berücksichtigung häufiger Hyperkaliämien zu gewährleisten. Die Nierenfunktion ist durch die Myoglobinurie gefährdet. Die erwünschte Senkung der erhöhten Körpertemperatur auf 38–38,5 °C sollte durch physikalische Maßnahmen angestrebt werden: Kühlung der Haut durch Wasser bzw. feuchte Umschläge, Eispacks in Axillae und Leisten, kühlende Decken und, bei Versagen dieser Maßnahmen, intravenöse Verabreichung gekühlter Infusionslösungen sowie kalte Spülungen von Magen, Darm oder Blase.
Die sofortige intravenöse Gabe von Dantrolen (Dantamacrin®), initial in einer Dosis von 3 mg/kg verabreicht und anschließend mit 1 mg/kg/h als Dauerinfusion, ist der wichtigste Schritt in der Therapie der malignen Hyperthermie. Die Tagesdosis von Dantrolen sollte 10 mg/kg nicht überschreiten. Auch bei hoher Dosierung induziert Dantrolen bei Gesunden keine Paresen, Patienten mit Myopathien können jedoch vereinzelt mit einer Muskelschwäche reagieren. Bis auf ein erhöhtes Cholestaserisiko bei mehrwöchiger Behandlung hat Dantrolen keine schwerwiegenden Nebenwirkungen. Nach Rückbildung der malignen Hyperthermie ist zunächst bis zur Stabilisierung der Vitalparameter eine intensivmedizinische Überwachung erforderlich. Wie lange Dantrolen gegeben werden sollte, ist umstritten. Eine mehrtägige Gabe ist eher die Ausnahme. Während der ersten Tage sollten Digitalispräparate, Sympathomimetika, Parasympatholytika und Kalzium-haltige Präparate gemieden werden. CK-Werte im Serum und Myoglobinausscheidung im Urin sind nützliche Verlaufsparameter, die initiale Schwere und Rückbildung des Krankheitsbilds dokumentieren.

F 4.2.5. Unwirksam, obsolet

Zahlreiche pharmakologische Therapieansätze haben sich bei der Therapie der malignen Hyperthermie als unwirksam erwiesen. Zu diesen zählen Kalziumkanalblocker, Procainamid, Lidocain, Katecholaminrezeptor-Agonisten- und -Antagonisten sowie Kortikosteroide. Obsolet ist auch die präoperative orale Prophylaxe mit Dantrolen bei Risiko-Patienten.

F 4.3. Malignes neuroleptisches Syndrom

F 4.3.1. Klinik

Das maligne neuroleptische Syndrom (MNS) wurde initial als lebensbedrohliche Komplikation der Pharmakotherapie schizophrener Psychosen mit Neuroleptika beschrieben. Die Kardinal-Symptome des MNS, extrapyramidalmotorische Störungen und Hyperthermie, werden auf einen akuten relativen Dopaminmangel in Basalganglien und Hypothalamus zurückgeführt (Kornhuber und Weller, 1994). Das gleiche Syndrom wurde auch nach Gabe des Antiemetikums Metoclopramid (Paspertin®, Gastrosil®) vor allem bei Kindern und bei der Behandlung der Chorea Huntington mit Tetrabenazin (Nitomane) beobachtet. Die strikte Abgrenzung des MNS als eigenständiges Krankheitsbild ist wegen der Beschreibung ähnlicher Krankheitsbilder nach Verabreichung anderer Pharmaka, die entweder nicht als Neuroleptika einzustufen sind oder keine dopamin-antagonistische Wirkung entfalten, kaum aufrechtzuerhalten. Zu diesen Pharmaka zählen Lithium und trizyklische Antidepressiva. Das *maligne neuroleptische* Syndrom ist somit ein Misnomer. Zudem gibt es eine syndromale Überlappung mit der akinetisch-rigiden Parkinson-Krise und dem malignen DOPA-Entzugs-Syndrom (s. Kap. F 4.2.3.).

Die typischen klinischen Kennzeichen, extrapyramidalmotorische Störungen und Zeichen der autonomen Dysregulation, vor allem Hyperthermie, entwickeln sich innerhalb von Stunden, Tagen oder auch Wochen nach Beginn einer Neuroleptikatherapie. Zu den extrapyramidalen Störungen beim MNS zählen Tremor, Rigor, Retrocollis, Opisthotonus, Trismus, okulogyre Krisen und choreatiforme Bewegungsstörungen. Autonome Störungen sind neben der Hyperthermie Blässe, Diaphorese, Tachypnoe, Tachykardie, Hypertonie oder Hypotonie und Harnverhalt. Die Bewußtseinslage fluktuiert und ist meist reduziert. Im Labor finden sich häufig eine Erhöhung der Kreatinkinase (CK) und anderer Enzyme im Serum, eine BSG-Erhöhung und eine Leukozytose mit Linksverschiebung. Die CK-Erhöhung ist kein unabhängiger diagnostischer Parameter des MNS, da CK-Erhöhungen MNS-unabhängig mit hyperthermen Reaktionen auf Neuroleptika einhergehen (O'Dwyer und Sheppard, 1993).

Im Gegensatz zur malignen Hyerthermie, bei der die primäre Störung zweifelsfrei im Muskel liegt, tragen beim MNS vermutlich sowohl zentralnervöse als auch muskuläre Prozesse zur Entstehung des Krankheitsbilds bei. Wie bei der malignen Hyperthermie entstammt die CK dem Muskel, aber der Pathomechanismus der CK-Erhöhung beim MNS ist unklar. Vermutlich spielen Rigor und Hyperthermie eine synergistische Rolle. Gegen eine toxische Neuroleptikawirkung allein spricht die CK-Erhöhung beim malignen DOPA-Entzugs-Syndrom (s. Kap. F 4.3.). Gegen eine Verursachung der CK-Erhöhung nur durch den Rigor spricht das Fehlen einer solchen bei anderen neurologischen Erkrankungen, die mit einem Rigor einhergehen. Umstritten ist die diagnostische Aussagekraft erniedrigter Eisenspiegel im Serum. MNS-Patienten haben kein erhöhtes Risiko, bei einer Narkose eine maligne Hyerthermie zu entwickeln.

Operationale Kriterien für die Diagnose des MNS haben sich nicht durchgesetzt (Gurrera et al., 1992). Die wichtigsten Differentialdiagnosen sind psychiatrische katatone Syndrome, insbesondere die akute letale Katatonie (Fleischhacker et al., 1991), und fieberhafte Erkrankungen bei Neuroleptika-behandelten Patienten, die als MNS verkannt werden. Aufgrund der Anamnese bestehen kaum Verwechslungsmöglichkeiten mit der malignen Hyperthermie (s. Kap. F 4.2.). Beim Hitzeschlag finden sich anamnestisch Hinweise auf extreme körperliche Belastung und Hitzeexposition, CK-Erhöhung und extrapyramidalmotorische Störungen fehlen. Mit dem MNS verwandt ist das Serotonin-Syndrom (Sternberg, 1993), das vor allem bei kombinierter Behandlung mit L-Tryptophan, Inhibitoren der synaptischen Wiederaufnahme von Serotonin und Monaminoxidasehemmern beobachtet wird. Zu den diagnostischen Kriterien für das Serotonin-Syndrom zählen neben der Hyperthermie Schweißneigung, Tremor, Diarrhöen und psychoorganische Veränderungen, vermutlich jedoch nicht eine CK-Erhöhung.

F 4.3.2. Verlauf

Das Inzidenz des MNS nach Neuroleptikagabe liegt in verschiedenen größeren Studien mit unterschiedlichen diagnostischen Kriterien zwischen 0,1 und 2,5 %, nach eigenen Beobachtungen an der Univ.-Nervenklinik Würzburg etwa bei 0,3–0,4 % (Weller und Kornhuber, 1992 b). Zu den Risikofaktoren für die Entwicklung eines MNS zählen rasche Aufdosierung und Depotgabe von Neuroleptika, Dehydratation, ein idiopathisches Parkinson-Syndrom, vorbestehende Hirnschädigung und Oligophrenie. Der natürliche Verlauf hängt im wesentlichen davon ab, ob und zu welchem Zeitpunkt die Diagnose des MNS gestellt wird. In den ersten Jahren der Neuroleptikaära waren tödliche Verläufe häufig. Diese waren durch Nierenversagen bei massiver Rhabdomyolyse, Lungenembolie und interkurrente Infektionen bedingt. Bei Entzug des auslösenden Pharmakons und suffizienter supportiver Therapie wird das MNS heute fast immer folgenlos überstanden. Spätschäden wurden nicht objektiviert. Schwerere Verläufe finden sich aus verschiedenen Gründen oft bei älteren Patienten. Diese werden häufig mit hochpotenten Neuroleptika behandelt, um die bei den niederpotenten Medikamenten gefürchteten kardiovaskulären Nebenwirkungen zu vermeiden, neigen eher zur Einnahme falsch hoher Medikamentendosierungen, zeigen initial weniger dramatische autonome Symptome und werden oft zunächst weder in eine neurologische noch in eine psychiatrische Abteilung eingewiesen. Frühe Symptome des MNS wie Verwirrtheitserscheinungen werden gelegentlich einer neurologischen Grunderkrankung, so dem idiopathischen Parkinson-Syndrom oder einem Morbus Alzheimer zugeordnet.

F 4.3.3. Therapeutische Prinzipien

Erstes Prinzip der MNS-Therapie ist das Absetzen des auslösenden Pharmakons. In zweiter Linie sind supportive Maßnahmen wie Hydratation, Senkung der Körpertemperatur und Prophylaxe internistischer Komplikationen wie Thrombosen, Lungenembolie und, bei Rhabdomyolyse, Nierenschädigung wichtig. Neben diesen gesicherten therapeutischen Maßnahmen wurden aufgrund der pathophysiologischen Modelle der MNS-Genese spezifischere Therapieformen entwickelt, die in ihrer Wirksamkeit umstritten sind. In Analogie zur Behandlung der malignen Hyperthermie und unter der Vorstellung, daß eine primäre Störung im

Muskel vorliegen könnte, wurde Dantrolen in die MNS-Therapie eingeführt. Zu den neurochemischen Veränderungen beim MNS zählen ein iatrogen verursachter, zumindest funktioneller Dopaminmangel in Basalganglien und Hypothalamus und vermutlich eine erhöhte Aktivität exzitatorischer Aminosäuretransmitter wie Glutamat (Weller und Kornhuber, 1992 a). Dementsprechend liegen zahlreiche, überwiegend positive Kasuistiken zur Wirkung von L-DOPA, Bromocriptin und Lisurid bei MNS-Patienten vor. Ebenso gibt es positive Erfahrungen mit der antiviralen Substanz Amantadin, die vermutlich über eine Hemmung der exzitatorischen Aminosäuretransmitteraktivität antiakinetisch wirkt. Ob die Gabe von Dantrolen sowie dopamin-agonistischer oder glutamat-antagonistischer Pharmaka eine günstige Wirkung auf den Verlauf des MNS haben, ist umstritten (Rosenberg und Green, 1989; Rosebush et al., 1991; Sakkas et al., 1991).
Psychiatrische Patienten mit einer positiven MNS-Anamnese haben bei Fehlen zusätzlicher Risikofaktoren vermutlich kein erhöhtes Risiko für ein MNS-Rezidiv bei erneuter neuroleptischer Medikation, selbst wenn sie in einschleichender Aufdosierung wieder mit dem gleichen Pharmakon behandelt werden. Aus theoretischen Erwägungen und vor allem bei Risiko-Patienten ist der Einsatz eines atypischen Neuroleptikums wie Clozapin (-Leponex®) in Erwägung zu ziehen, das sich durch die niedrige Inzidenz extrapyramidalmotorischer Nebenwirkungen auszeichnet (Weller und Kornhuber, 1992 b). Falls aufgrund einer psychiatrischen Erkrankung eine dringende Behandlungsindikation innerhalb von 10–14 Tagen nach Abklingen des MNS gegeben ist, wird von einigen Autoren der Einsatz der Elektrokonvulsionstherapie befürwortet (Davis et al., 1991). MNS-Patienten sollten eine Notiz mit Vermerk des stattgehabten MNS und des auslösenden Pharmakons mit sich führen.

F 4.3.4. Pragmatische Therapie

Kontrollierte Studien fehlen. Die wichtigste therapeutische Maßnahme nach der klinischen Diagnose des MNS ist das sofortige Absetzen des vermutlich MNS-auslösenden Pharmakons. Eine Dehydratation muß unter Beachtung möglicher Elektrolytentgleisungen ausgeglichen werden. Die Körpertemperatur sollte durch Wadenwickel und Antipyretika wie Paracetamol (ben-u-ron®) unter 39 °C gesenkt werden. Eine subkutane Heparinisierung sollte auch bei unruhigen Patienten erfolgen. Zur Ruhigstellung empfiehlt sich der Einsatz von Lorazepam (Tavor®, 3 × 2,5 mg), das wegen seiner besonderen antistuporösen und antikatatonen Wirkung eine Sonderstellung unter den Benzodiazepinen einnimmt und vermutlich auch bei der differentialdiagnostisch häufig nicht sicher ausschließbaren akuten letalen Katatonie günstig wirkt.

Die spezifische pharmakologische Therapie des MNS ist, wie oben ausgeführt, umstritten. Falls nach Absetzen aller fraglich MNS-auslösender Pharmaka innerhalb von 24 h keine wesentliche Rückbildung der Symptome erfolgt, behandeln wir zunächst mit Amantadin (PK-Merz®) i. v. bis zu 3 × 200 mg/die. Bei Ansprechen kann innerhalb von 3 Tagen auf eine orale Gabe von 3 × 100 mg gewechselt werden. Die Wirksamkeit dieser Therapie ist ebenso wenig gesichert wie der Versuch, die dopaminerge Transmission mit Pharmaka wie L-DOPA, Bromocriptin oder Lisurid zu verbessern (s. o.) (Weller und Kornhuber, 1992). Schwere Verläufe und fortdauernde Psychose können in seltenen Fällen eine Elektrokonvulsionsbehandlung erfordern (Davis et al., 1991; Hanin und Lerer, 1993).

F 4.3.5. Unwirksam, obsolet

Bei Verdacht auf MNS sollte auf die Gabe von Anticholinergika verzichtet werden, weil diese die Hitzeabgabe über die Peripherie erschweren und durch ihre prodeliranten Effekte das klinische Monitoring beeinträchtigen. Wenn differentialdiagnostisch nicht zwischen MNS und akuter letaler Katatonie entschieden werden kann, dürfen klassische Neuroleptika nicht weiter gegeben werden.

F 4.4. Malignes DOPA-Entzugs-Syndrom und akinetisch-rigide Parkinson-Krise

F 4.4.1. Klinik

Ein klinisch und pathophysiologisch vom MNS kaum abgrenzbares Krankheitsbild kann sich nach raschem Entzug dopamin-agonistischer Medikation bei Patienten mit idiopathischem Parkinson-Syndrom entwickeln (Cordt et al., 1986; Granner und Wooten, 1991). Das Absetzen aller Pharmaka, das als *drug holiday* propagiert wurde, ist deshalb nicht nur therapeutisch nicht hilfreich, sondern zudem bei Fehlen engmaschiger Kontrollen gefährlich und kontraindiziert. Zu den Pharmaka, deren Entzug ein MNS-ähnliches Bild auslösen können, zählen nicht nur L-DOPA und der direkte Dopamin-Agonist Bromocriptin (Pravidel®), sondern auch der Glutamatrezeptor-Antagonist Amantadin (PK-Merz®). Diese Beobachtung entspricht der klinischen Erfahrung, daß Amantadininfusionen bei akinetisch-rigiden Parkinson-Krisen eine günstige Wirkung haben. Die Parkinson-Krise ist ein weiteres, dem MNS sehr ähnliches Krankheitsbild, das ebenfalls durch Hyperthermie und CK-Erhöhung gekennzeichnet sein kann. Risikofaktoren für die Parkinson-Krise sind Infektionen, exogene Hitzebelastung und Flüssigkeitsentzug (Pfeiffer und Sucha, 1989; Kornhuber et al., 1993). Derartige Konstellationen treten häufig bei schlechter Versorgung der Patienten auf, tragen zu unregelmäßiger Medikamenteneinnahme bei und prädisponieren dadurch zu einem malignen DOPA-Entzugs-Syndrom.

F 4.4.2. Verlauf

Malignes DOPA-Entzugs-Syndrom und akinetische Parkinson-Krise sind schwere Krankheitsbilder, deren Inzidenz vermutlich unterschätzt wird, weil die meist älteren Patienten oft nicht oder erst spät in einer neurologischen Fachklinik behandelt werden. Internistische Komplikationen in Form interkurrenter Infektionen, v. a. Pneumonie und Harnwegsinfekte, sind häufig. Die Prognose hängt wesentlich von der frühen Diagnose ab.

F 4.4.3. Therapeutische Prinzipien

Die therapeutischen Prinzipien entsprechen denen der MNS-Therapie. Malignes DOPA-Entzugs-Syndrom und Parkinson-Krisen sind meist iatrogene oder akzidentelle, gescheiterte *drug holidays*, die die Notwendigkeit einer medikamentösen Neueinstellung des idiopathischen Parkinson-Syndroms belegen. Bezüglich der Prophylaxe sind regelmäßige Medikamenteneinnahme und häusliche Versorgung betroffener Patienten zu prüfen und gegebenfalls geeignete Maßnahmen einzuleiten, diese zu gewährleisten.

F 4.4.4. Pragmatische Therapie

Kontrollierte Studien fehlen. Die symptomatische Therapie entspricht der des MNS. Zusätzlich ist die Neueinstellung der Parkinson-Medikation erforderlich. Auch wenn Amantadin (PK-Merz®) zuvor kein Bestandteil der Medikation war, empfiehlt sich immer ein Therapieversuch mit Amantadininfusionen (PK-Merz® i. v., 2–3 × 200 mg/die) für einige Tage, bis das akute Krankheitsbild abgeklungen ist.

F 4.4.5. Unwirksam, obsolet

Ähnlich wie beim MNS ist die Gabe von Anticholinergika beim malignen DOPA-Entzugs-Syndrom und bei akinetisch-rigider Parkinson-Krise obsolet (Weller und Kornhuber, 1992; Kornhuber et al., 1993).

Zentren für Maligne Hyperthermie und die Durchführung des Muskelkontraktions-Tests

Abteilung für Anästhesiologie, Univ.-Krankenhaus **Hamburg-Eppendorf,** Eppendorf, Martinistraße 52, D-20251 Hamburg (Tel.: 0 40/47 17 46 04, Fax: 0 40/47 17 49 63)

Klinik für Anästhesie und operative Intensivmedizin, Städtisches Krankenhaus **Heilbronn,** Am Gesundbrunnen 20, 74024 Heilbronn (Tel.: 0 71 31/48 20 50, Fax: 0 71 31/91 08 49)

Klinik für Anästhesiologie und Intensivtherapie des Bereich Medizin der Univ. **Leipzig,** Liebigstr. 20 a, D-04347 Leipzig (Tel.: 03 41/39 73 29, Fax: 03 41/29 73 29)

Institut für angewandte Physiologie der Univ. **Ulm,** Albert-Einstein-Allee 11, D-89081 Ulm (Tel.: 07 31/5 02 32 51, Fax: 07 31/5 02 32 60)

Institut für Anästhesiologie der Univ. **Würzburg,** Josef-Schneider-Str. 2, 97080 Würzburg (Tel.: 09 31/2 01 33 59, Fax: 09 31/2 01 34 44)

Kinderklinik der Kliniken der Stadt **Wuppertal,** Heusnerstr. 40, 42283 Wuppertal (Tel.: 02 02/8 96 24 41, FAX: 02 02/8 96 27 26)

Departement Anästhesie, Universitätskliniken, Kantonsspital, 4031 **Basel** (Tel.: 0 61/2 65 72 54, Fax: 0 61/2 65 73 20)

Klinik für Anästhesie und allgemeine Intensivmedizin der Univ. **Wien,** Spitalgasse 23, 1090 Wien (Tel.: 02 22/40/4 00 25 19, Fax: 02 22/40/4 00 45 19)

Literatur

Ball SP, Johnson KJ (1993) The genetics of malignant hyperthermia. J Med Genet 30: 89–93

Breucking E, Mortier W (1993) Diagnostik der Disposition zur malignen Hyperthermie. Anästhesie zur Muskelbiosie. Differentialdiagnosen bei negativem Testergebnis. Anaesthesist 42: 684–690

Cordt A, Schlegel U, Jerusalem F (1986) Malignes Dopa-Entzugs-Syndrom (MDES). Akt Neurol 13: 99–101

Davis JM, Janicak PG, Saccas P, Gilmore C, Wang Z (1991) Electroconvulsive therapy in the treatment of the neuroleptic malignant syndrome. Convulsive Therapy 7: 111–120

European Malignant Hyperthermia Group (EMHG) (1984 A) protocol for the investigation of malignant hyperpyrexia (MH) susceptibility. Br J Anaesth 56: 1267–1269

Fleischhacker WW, Unterweger B, Kane JM, Hinterhuber H (1990) The neuroleptic malignant syndrome and its differentiation from lethal catatonia. Acta Psychiatr Scand 81: 3–5

Fletcher JE, Tripolitis L, Hubert M, Vita GM, Levitt RC, Rosenberg H (1995) Genotype and phenotype relationships for mutations in the ryanodine receptor in patients referred for diagnosis of malignant hyperthermia. Br J Anaesth 75: 307–310

Granner MA, Wooten GF (1991) Neuroleptic malignant syndrome or parkinsonism hyperpyrexia syndrome. Semin Neurol 11: 228–235

Gronert GA, Antognini JF (1994) Malignant hyperthermia. In: Miller RD (Hrsg.) Anesthesia. Churchill Livingstone. New York, 1075–1093

Gurrera RJ, Chang SS, Romero JA (1992) A comparison of diagnostic criteria for neuroleptic malignant syndrome. J Clin Psychiatry 53: 56–62
Hanin B, Lerner Y (1993) Neuroleptic malignant syndrome: neuroleptic rechallenge after electroconvulsive therapy. Convulsive Therapy 9: 198–204
Kornhuber J, Weller M (1994) Neuroleptic malignant syndrome. Curr Opin Neurol 7: 353–357
Kornhuber J, Weller M, Riederer P (1993) Glutamate receptor antagonists for neuroleptic malignant syndrome and akinetic hyperthermic parkinsonian crisis. J Neural Transmission [P-D Sect] 6: 63–72
Larach MG (1989) Standardization of the caffeine halothane muscle contracture test. Anesth Analg 69: 511–515
Lehmann-Horn F, Iaizzo PA (1990) Are myotonias and periodic paralyses associated with susceptibility to malignant hyperthermia? Br J Anaesth 65: 692–697
Lehmann-Horn F, Klein W, Spittelmeister W (1991) Neurologisch relevante Aspekte der malignen Hyperthermie. Akt Neurol 18: 117–123
Mortier W, Breucking E (1993) Diagnostik der Disposition zur malignen Hyperthermie. Bedeutung des *in vitro*-Kontraktur-Tests. Anaesthesist 42: 675–683
O'Dwyer AM, Sheppard NP (1993) The role of creatine kinase in the diagnosis of neuroleptic malignant syndrome. Psychol Med 23: 323–326
Ording H (1988) Diagnosis of susceptibility to malignant hyperthermia in man. Br J Anaesth 60: 287–302
Pfeiffer RF, Sucha EL (1989) On-off-induced lethal hyperthermia. Movement Disorders 4: 338–341
Quane KA, Healy JMS, Keating KE, Manning BM, Couch FJ, Palmucci LM, Doriguzzi C, Fagerlund TH, Berg K, Ording H, Bendixon D, Motier W, Linz U, Müller CR, McCarthy TV (1993) Mutations in the ryanodine receptor gene in central core disease and malignant hyperthermia. Nat Genet 5: 51–55
Rosenberg MR, Green M (1989) Neuroleptic malignant syndrome: review of response to therapy. Arch intern Med 149: 1927–1931
Rosebush PI, Stewart T, Mazurek MF (1991) The treatment of neuroleptic malignant syndrome. Are dantrolene and bromocriptine useful adjuncts to supportive care? Br J Psychiatry 159: 709–712
Sakkas P, Davis JM, Janicak PG, Wang Z (1991) Drug treatment of the neuroleptic malignant syndrome. Psychopharmacol Bull 27: 381–384
Saper CB, Breder CD (1994) The neurologic basis of fever. N Engl J Med 330: 1880–1886
Steinfath M, Singh S, Scholz J, Becker K, Lenzen C, Wappler F, Köchling A, Roewer N, Schulte am Esch J (1995) C1840-T mutation in the human skeletal muscle ryanodine receptor gene: frequency in northern German families susceptible to malignant hyperthermia and the relationship to in vitro contracture response. J Mol Med 73: 35–40
Sternberg H (1991) The serotonin syndrome. Am J Psychiatry 148: 705–713
Strazis KP, Fox AW (1993) Malignant hyperthermia: a review of published cases. Anesth Analg 77: 297–304
Sudbrak R, Procaccio V, Klausnitzer M, et al., (1995) Mapping of a further malignant hyperthermia susceptibility locus to chromosome 3q13.1. Am J Hum Genet 56: 684–691
Urwyler A, Hartung E (1994) Die maligne Hyperthermie. Anaesthesist 43: 557–569
Vita GM, Olckers A, Jedlicka AE, George AL, Heiman-Patterson T, Rosenberg H, Fletcher JE, Levitt RC (1995) Masseter muscle rigidity associated with glycine^{1306}-to-alanine mutation in the adult muscle sodium channel α-subunit gene. Anesthesiology 82: 1097–1103
Weller M, Kornhuber J (1992 a) Pathophysiologie und Therapie des malignen neuroleptischen Syndroms. Nervenarzt 63: 645–655
Weller M, Kornhuber J (1992 b) Clozapine rechallenge after an episode of »neuroleptic malignant syndrome«. Br J Psychiatry 161: 855–856

F 5. Delir

von *F. P. Tiecks*

F 5.1. Klinik

Der Begriff des Delirs wurde in den letzten Jahren zunehmend operational definiert. Sein Hauptmerkmal ist die rasch einsetzende, fluktuierende Bewußtseins- und Aufmerksamkeitsstörung, die in der Regel zusammen mit kognitiven und psychomotorischen Auffälligkeiten und Veränderungen des Schlaf-/Wachrhythmus auftritt. Das Delir ist somit ein Syndrom, keine Diagnose.

Delirante Syndrome treten bei einer Vielzahl neurologischer und internistischer Erkrankungen auf, insbesondere aber im Entzug von Substanzen mit Abhängigkeits- und Toleranzentwicklung (u. a. Alkohol, Tranquilizer, Stimulanzien). Die Diagnose des Delirs stützt sich dabei weitgehend auf (Fremd-) Anamnese und klinische (Verlaufs-) Untersuchung, wobei im Alkoholdelir in der Regel zusätzlich typische Zeichen einer chronischen Alkoholkrankheit auffallen (hepatische Veränderungen, typische Hauterscheinungen, Polyneuropathie etc.). Als mögliche Ursache kommen aber neben Intoxikationen und Medikamentenwirkungen (z. B. anticholinerges Syndrom) u. a. auch metabolische, entzündliche und vaskuläre Erkrankungen in Betracht (siehe **Tab. F 5.2**). Daher sollten beim geringsten Zweifel an der Diagnose eines Entzugsdelirs weitere Zusatzuntersuchungen (insbesondere Labordiagnostik, CCT, EEG und Liquoruntersuchung) zur ätiologischen Klärung durchgeführt werden. Differentialdiagnostisch ist ein Delir in erster Linie von einer Demenz (relativ langsamere Entwicklung, geringere Bewußtseins- und Aufmerksamkeitsstörung, geringere Fluktuation) und von Psychosen, z. B. Schizophrenie (geringere Bewußtseins- und Orientierungsstörungen, »stabilere« Wahnsysteme), abzugrenzen (Taylor und Lewis, 1993).
Dem Alkoholentzugsdelir kommt im Hinblick auf die Schwere der Symptomatik und aufgrund therapeutischer Unterschiede eine besondere Bedeutung zu. Es wird daher in diesem Kapitel vor allem unter intensivmedizinischen Aspekten gesondert behandelt (siehe auch Kap. H1). Neben den obli-

Tab. F 5.1: Diagnostische Kriterien des Delirs nach ICD-10 und DSM-IV

	ICD-10	DSM-IV
Klinik:	• **Bewußtseins-/Aufmerksamkeitsstörung** • **kognitive Störung und Auffassungsstörung** meist (Ultra)-Kurzzeitgedächtnis **und** Desorientierung **und** Halluzinationen/Illusionen • **psychomotorische Störung** z. B. rasch fluktuierende Aktivität/Redefluß verlängerte Reaktionszeit verstärkte Schreckreaktion • **Störung des Schlaf-Wach-Rhythmus** z. B. Schlafstörung/Alpträume nächtliche Verschlimmerung • **emotionale Störung** z. B. Angst/Depression/Apathie Reizbarkeit/Verwunderung Euphorie	• **Bewußtseins-/Aufmerksamkeitsstörung** • **kognitive Störung oder Auffassungstörung** z. B. Gedächtnis **oder** Desorientierung **oder** Sprachstörung **(jeweils nicht demenzbedingt)**
Verlauf:	• **plötzlicher Beginn; Fluktuationen**	**Entwicklung in Stunden bis Tagen; Fluktuationen**
Dauer:	• < 6 Monate	< 6 Monate
Ätiologie:	• **organische Genese (nicht psychotrope Substanzen)**	**Unterteilung je nach Ursache (z. B. allgemeinmed., Intoxikation, Entzug)**

gaten psychotischen Symptomen (Bewußtseins-/Orientierungsstörungen und Halluzinationen) bestimmen im Alkoholentzug *vegetative Zeichen* (Tremor, Hyperhydrosis, Tachykardie) das klinische Erscheinungsbild. Zudem besteht eine erhöhte Gefahr primär generalisierter *epileptischer Anfälle*. Eine allgemein akzeptierte, verbindliche

Tab. F 5.2: Ursachen des Delirs

- **Medikamenten-/Drogenentzug**
  u. a. Alkohol, Benzodiazepine, Barbiturate
- **Intoxikationen**
  u. a. Alkohol, Halluzinogene, Opiate, Alkylphosphate, Schwermetalle, CO
- **Medikamentenwirkung***
  u. a. anticholinerges Syndrom, maligne Hyperthermie, L-Dopa, Benzodiazepine, Lithium
  (* siehe auch Kapitel **L 1**)
- **metabolische Enzephalopathien**
  u. a. SIADH, hepatisch, renal, Hyperthyreose, Hypoglykämie, Vit.-Mangel
- **entzündliche ZNS-Prozesse**
  u. a. septische Enzephalopathie, (Meningo-) Enzephalitis, Abszesse, AIDS
- **vaskuläre ZNS-Prozesse**
  u. a. Infarkte, intrakranielle Blutungen
  typ. Lokalisationen: medialer Temporallappen, Gyrus cinguli, Thalamus, Nucleus caudatus
- **intrakranielle Tumoren**
  hirneigene Tumoren, Lymphome, Metastasen
- **Schädel-Hirn-Trauma**
  »Durchgangs-Syndrome«, Blutungen
- **postoperativ**
  insbesondere bei älteren Patienten, nach Kardiotomie
- **Epilepsie**
  Status komplex fokaler Anfälle, postiktaler Dämmerzustand
- **kardiovaskuläre Prozesse**
  u. a. Myokardinfarkt, Lungenembolie, Arrhythmien
- **Infektionen**
  u. a. Pneumonien, Harnwegsinfekte, Cholezystitis
- **Neoplasien**
  insbesondere humoral aktive Tumoren, Terminalstadien
- **Hämatologische Veränderungen**
  u. a. Polyglobulie, Leukosen

Stadieneinteilung deliranter Syndrome fehlt trotz einer Vielzahl entsprechender Einteilungsversuche bisher, was u. a. die Vergleichbarkeit von Studien und Therapieempfehlungen stark erschwert.
Klinisch relevant ist jedoch die Unterscheidung zwischen einem unterschiedlich stark ausgeprägtem Entzugs-Syndrom, das teils die formalen Delirkriterien erfüllt, und dem voll ausgebildetem intensivpflichtigem »Delirium tremens« (DT). Das Entzugs-Syndrom ist gekennzeichnet durch vegetative Zeichen des erhöhten Sympathikotonus und Störungen des Schlaf-Wach-Rhythmus, sowie typischerweise fluktuierend verminderte Aufmerksamkeit mit erhöhter Schreckhaftigkeit. Hier treten die meisten epileptischen Anfälle auf. Später kommen Gedächtnisstörungen und beginnende Desorientiertheit hinzu (sogenanntes »Prädelir«). Dagegegen zeigt das Vollbild des DT schwere Halluzinationen und Bewußtseinsstörungen, sowie erhebliche psychomotorische Aktivitätsschwankungen. Wesentlich im DT ist die vegetative Entgleisung mit gestörter Blutdruck- und Temperaturregulation, sowie teils lebensbedrohlichen Störungen des Wasser- und Elektrolythaushalts. Manche Autoren unterscheiden hier noch zusätzlich ein »lebensbedrohliches« DT-Stadium, das vorwiegend durch die vegetativ bedingten kardiopulmonalen Komplikationen gekennzeichnet ist (Finzen und Kruse, 1980; Schuchardt und Hacke, 1995).

F 5.2. Verlauf

Delirante Syndrome sind häufig und werden z. B. postoperativ nach einer Metaanalyse von 26 Studien mit einer Inzidenz von 36,8 % beobachtet (range 0 %–73,5 %!; Dyer et al., 1995). Die große Spannbreite belegt, wie unterschiedlich der Begriff des Delirs trotz entsprechender Standardisierungsversuche (s. o.) klinisch gehandhabt wird. Als Ursachen postoperativer Delire wird u. a. das Zusammenwirken von Streß, postoperativem Schmerz, Schlafstörungen, Blutverlust, Fieber, Infektionen, Elektrolytschwankungen und Medikamenten angesehen (Dyer et al., 1995; Kaplan et al., 1994). Allgemeine prädisponierende Faktoren zur Entwicklung eines Delirs sind hohes oder kindliches Lebensalter, zerebrale Vorschädigung (Oligophrenie, Demenz, Tumor, Infarkt), metabolische Störungen (Diabetes, Alkoholkrankheit, Mangelernährung) und Beeinträchtigung sensorischer Modalitäten (z. B. Blindheit). Bei geriatrischen internistischen Allgemein-Patienten soll der Anteil deliranter Syndrome 17–50 % betragen (Taylor und Lewis, 1993), wobei wohl 20–30 % am realistischsten erscheinen (Lipwoski et al., 1992).
Die Dauer eines Delir ist definitionsgemäß auf 6 Monate beschränkt. Insbesondere bei älteren Patienten sind dabei mehrwöchige Verläufe keine Seltenheit (Lipwoski et al., 1992). Prognose und Verlauf der nicht-alkoholbedingter Delirformen variieren stark mit der zu Grunde liegenden Erkrankung, wobei ein Delir jedoch generell als prognostisch ungünstiges Zeichen angesehen wird (Taylor und Lewis, 1993). So soll die Mortalität für die ersten drei Monate nach einem Delir bis zu 23–33 % betragen. (Kaplan et al., 1994).
Das Vollbild eines DT entwickelt sich dagegen fast ausschließlich bei Alkoholikern (circa 3 % der Ge-

samtbevölkerung), wobei circa 5 % der Trinker, überwiegend nach jahrelangem Abusus (> 5 Jahre in 85 % der Fälle; Salum 1987), einmal oder mehrfach ein DT entwickeln (Feuerlein, 1967). In einem ostdeutschen Bezirk lag die jährliche Inzidenz des DT 1978 bei 35/100 000 Einwohnern (Keyserlingk, 1978). Genetische Unterschiede bezüglich der Bereitschaft, ein DT zu entwickeln, werden angenommen (Mochly-Rosen et al., 1988). Obwohl ein DT in circa einem Drittel der Fälle auch unter fortgesetztem Alkoholkonsum auftritt (Schuchardt und Hacke, 1995), kommt es dazu meist im Entzug, z. B. im Krankheitsfall, insbesondere bei Hospitalisierung. Während ein Entzugs-Syndrom durch Wiederaufnahme des Trinkens meist reversibel ist, kann ein DT hierdurch nicht mehr aufgehalten werden. Die ersten klinischen Zeichen lassen sich meist zwölf bis 72 Stunden nach Ende des Alkoholkonsums erwarten, wobei das DT im Spontanverlauf circa fünf bis sieben Tage dauert. Schwere DT-Verläufe können jedoch auch unter Therapie weit über 10 Tage dauern (Pfitzer et al., 1988; Dittmar, 1991). Aufgrund vielfältiger Komplikationsmöglichkeiten (kardiopulmonal, Elektrolytstörung, sekundäre Infektionen) weist das Vollbild eines DT unbehandelt eine Letalität von circa 15–30 % auf (Bischof, 1969). Der Übergang in eine Wernicke-Enzephalopathie oder ein Korsakoff-Syndrom ist möglich. Unter moderner Intensivtherapie liegt die Letalität auch schwerer DT-Formen bei den oft multimorbiden Patienten bei 2–6 % (Schuchardt und Hakke, 1995; Dittmar, 1991; Pfitzer et al., 1988). Während epileptische Anfälle im beginnenden Alkoholentzug-Syndrom häufig sind (4–40 %; Soyka, 1995) und keine wesentliche prognostische Relevanz zu haben scheinen, gelten epileptische Anfälle im vollausgebildeten DT als prognostisch ungünstig (Koufen und Becker, 1980; Pfitzer et al., 1988). Vier Jahre nach Behandlung eines DT waren 15,3 % der entlassenen Patienten verstorben (gegenüber 7,6 % bei Klinikaufnahme wegen anderer Alkoholfolgeerkrankungen; Feuerlein et al., 1994).

F 5.3. Therapeutische Prinzipien

Beim nicht-alkoholbedingten Delir muß primär die zu Grunde liegende Erkrankung behandelt werden. Daneben sollten auch möglichst rasch nicht-spezifische Maßnahmen ergriffen werden (Taylor und Lewis, 1993). Unabhängig von der Ätiologie kann der Verlauf eines Delirs durch beruhigende Gespräche (evtl. unter Anwesenheit eines Angehörigen), die Raumgestaltung (hell, keine Reizdeprivation, weitgehender Verzicht auf »Fesseln«) und Vermeidung delirogener Substanzen (insbesondere Anticholinergika; siehe auch Kap. L1) günstig beeinflußt werden (Dyer et al., 1995; Soyka, 1995).

Angesichts der Vielzahl der möglichen Ursachen eines Delirs durch primäre oder sekundäre zerebrale Beeinträchtigungen gibt es jedoch beim nicht-alkoholbedingten Delir kein allgemein gültiges pathophysiologisches Konzept (Taylor und Lewis, 1993). Es ist auch umstritten, ob hypoaktive Delirformen (»akute Verwirrtheitszustände«), z. B. nach metabolischer Entgleisung oder bei Infekten, die meist ohne produktive Elemente, emotionale Ausbrüche oder Schlafunterbrechungen einhergehen, zusammen mit hyperaktiven, DT artigen, Formen unter einer Krankheitsentität subsumiert werden können (Victor und Adams, 1993). Eine gewisse Übereinstimmung besteht allenfalls darin, daß ein Acetylcholinmangel der Formatio reticularis wesentlich für die Entstehung deliranter Syndrome sein könnte (Lipwoski et al., 1992; Taylor und Lewis, 1993; Kaplan et al., 1994).
Wahrscheinlich ist jedoch auch eine multifaktorielle Genese mit Beteiligung mehrer Transmittersysteme und unterschiedlicher anatomischer Bahnen. So wurden plötzlich auftretende delirante Zustände mit produktiver Symptomatik nach Infarkten im medialen Temporallappen (Caplan et al., 1986), im Basilarisendstromgebiet (Caplan, 1990) und im Gyrus cinguli, aber auch im Nucleus caudatus beobachtet (Folstein und Caplan, 1996). Als mögliche, allen Läsionsorten zu Grunde liegende Genese wird ein Einfluß auf mesenzephalfrontale Bahnen angesehen, die Handlungsimpulse vermitteln. Diese sollen über die Formatio reticularis und den Thalamus rückgekoppelt werden. Eine Schädigung frontaler Hirnareale habe dabei eher aktivitätshemmende, eine Schädigung posteriorer Areale aktivitätssteigernde modulierende Wirkung (Fischer, 1983).
Neben einem generalisierten und/oder fokalen Acetylcholinmangel werden eine Überfunktion des dopaminergen und noradrenergen Systems, sowie eine vermehrte Ausschüttung von Endorphinen und eine Schädigung intraneuronaler Enzymsysteme diskutiert (Adams, 1988).
Im nicht alkoholbedingten Delir werden symptomatisch hochpotente Neuroleptika (1. Wahl Haloperidol parenteral, Shapiro et al., 1995***) evtl. in Kombination mit mittellang- bis kurzwirksamen Benzodiazepinen gegeben (Kaplan et al., 1994; Taylor und Lewis, 1993; Adams, 1988*). Auch Physostigmin kann – nicht nur nach Gabe von anticholinergen Substanzen- hilfreich sein.

Dagegen wurden bezüglich des Alkoholentzuges weitreichende theoretische Erkenntnisse gewonnen. Auch hier gilt es, mangels kausaler Therapie möglichst *frühzeitig* symptomatisch der Ausbildung eines DT vorzubeugen (Palsson, 1986; Chick, 1989). Im DT finden sich fast regelmäßig eine Reihe pathogenetisch wichtiger Veränderungen (u. a. Elektrolytstörungen, Vitaminmangel, Ammoniakerhöhung), wobei jedoch die durch chronischen Alkoholabusus hervorgerufenen elektrophysiologischen Veränderungen mit resultierender Hyperexzitabilität (evtl. im Sinne eines

Kindling; Ballenger und Post, 1978) als ätiologisch entscheidend gelten.
Bei chronischer Alkoholzufuhr wurden kurzfristige und chronische Veränderungen verschiedener wichtiger Neurotransmittersysteme nachgewiesen (Übersicht in: Rommelspacher et al., 1991 und Soyka, 1995). Diese können, z. T. auch therapierelevant, bestimmten Zielsymptomen des DT zugeordnet werden, wobei zusätzlich vielfältige Interaktionen zwischen den einzelnen Transmittersystemen bestehen (Glue und Nutt, 1990).

Beeinflussung des GABA-ergen Systems
Alkohol gleicht in seiner klinischen Wirkung derjenigen von Barbituraten und Benzodiazepinen. Diese entfalten ihren Effekt hauptsächlich über die Verstärkung des inhibitorischen Transmitters Gamma-Aminobuttersäure (GABA) am sog. GABA$_A$ – Benzodiazepin-Rezeptorkomplex (Übersicht in Benkert und Hippius, 1996). Zwischen Barbituraten und Benzodiazepinen einerseits sowie Alkohol andererseits bestehen klinisch Wirkungsverstärkung und Kreuztoleranz. Entsprechend fanden sich bei chronischen Alkoholikern stark erniedrigte GABA-Plasmaspiegel (Coffman und Petty, 1985). Alkohol erleichtert dabei die GABA-erge Transmission durch Potenzierung des Chlorideinstroms am GABA$_A$ – Benzodiazepin – Rezeptorkomplex (Metha und Ticku, 1988). Dieser Effekt wird ebenso wie die typischen Auswirkungen von Alkohol auf das Verhalten von Versuchstieren durch den partiell inversen Benzodiazepin-Agonist Ro 15-4513 (ein Azidderivat des Flumazenil) selektiv aufgehoben (Sudzak et al., 1986). Im Tierversuch verschlimmert Ro 15-4513 erwartungsgemäß ein Alkoholentzugs-Syndrom (Lister und Karanian, 1987). In der Zusammenschau von Tierverhaltens-, Radioliganden- und Ionenkanalstudienstudien ist somit anzunehmen, daß der Großteil des pharmakologischen Effekts von Alkohol auf der Interaktion mit der GABA-ergen Transmission beruht (Ticku, 1989).
Die antikonvulsiven und sedierenden Eigenschaften der am GABA-Rezeptorkomplex angreifenden Pharmaka sind seit langem bekannt, sodaß insbesondere die erhöhte Anfallsbereitschaft und die Schlafstörungen im Alkoholentzug durch die Minderung der GABA vermittelten Inhibition auf nachgeschaltete Neurone gut erklärbar sind. Der GABA-Mangel im Alkoholentzug führt aber nicht nur zu erhöhter Anfallsbereitschaft, sondern trägt aufgrund verminderter GABA-erger Inhibition des Noradrenalin- bzw. Dopaminausschüttung auch zu den vegetativen bzw. psychotischen Symptomen bei (Glue und Nutt, 1990). Somit ergibt sich seit den letzten Jahren eine zunehmend klarere Rationale zum Einsatz GABA-erger Substanzen im DT, welche auch bereits zuvor empirisch breit eingesetzt wurden.
Mittel der ersten Wahl ist hierbei in Deutschland Clomethiazol, das über einen direkten Angriffspunkt am Chloridkanal wohl hauptsächlich GABA-erg, sowie in geringerem Maße auch über die Glycinbindungsstelle wirkt (Benkert und Hippius, 1996). Obwohl gerade im DT Vergleichsstudien schwierig sind (hohe Komorbidität, geringe Akzeptanz von Skalen zur Stadieneinteilung/Messung des Therapieerfolges, unklare Äquivalenzdosen), bewies Clomethiazol in einer Reihe von Studien Überlegenheit oder Gleichwertigkeit mit allen anderen praktisch relevanten Substanzen (McGrath, 1975★★; Athen et al., 1977★★; Holzbach und Bühler, 1978★; Ritola und Malinen, 1981★★★; Robinson et al., 1989★★★; Palsson 1986★★; Lapierre et al., 1986★★★; Caspari et al., 1992★★).
Ähnlich effektiv sind Benzodiazepine (Lapierre et al., 1986★★★; Nickel et al., 1986★★; Caspari et al., 1992★★★), wobei z. B. Chlordiazepoxid in den USA als Mittel der Wahl gilt. Allerdings bestehen wohl keine wesentlichen Unterschiede zu anderen Benzodiazepinen. Einige Autoren beurteilen dabei z. B. Diazepam aufgrund seiner besseren und rascheren Bioverfügbarkeit etwas günstiger (Nutt et al., 1989). Der Vorteil der besseren Steuerbarkeit kurzwirksamer Verbindungen wie Midazolam ist bei mehrtägiger Behandlung mit entsprechender Kumulation eher gering. Im Vergleich zu Clomethiazol scheinen Benzodiazepine jedoch insbesondere bei schwerer Delirausprägung leicht unterlegen (Mc Grath, 1975★★).
In jüngerer Zeit konnte für Benzodiazepine gezeigt werden, daß eine bedarfsorientierte Therapie einem fixen Dosierungsschema überlegen ist (Saitz et al., 1994★★★). Zur besseren Objektivierung eines gegebenen Bedarfs erwiesen sich dabei auch die bisher noch relativ wenig in Studien verwandten quantitativen Skalen, z. B. die CIWA-Ar Skala, (Clinical Institute Withdrawal Assessment for Alcohol, revised; Sullivan et al., 1989) zur Beurteilung der Schwere eines Alkoholentzugsdelirs als hilfreich.
Weitere wahrscheinlich GABA-erge Substanzen (u. a. Barbiturate, Paraldehyd, Chloralhydrat, -Valproat) sind den obigen Pharmaka unterlegen (Shaw, 1986) oder noch nicht hinreichend geprüft (z. B. Gamma-Hydroxybuttersäure; Gallimberti et al., 1989).

Beeinflussung des dopaminergen Systems
Angesichts der psychotischen Symptome, die teils ausgeprägte produktive Elemente enthalten, liegt in Analogie zur »Dopamin-Hypothese« der Schizophrenie eine Beteiligung des dopaminergen Systems nahe. Chronische Alkoholzufuhr führt zu einem gesteigerten Dopaminmetabolismus u.a im mesolimbischen System (Pellegrino und Druse, 1992). Nach einer vorübergehenden »Downregulation« von Dopamin-Rezeptoren unter Alkoholeinfluß ließ sich im Tierversuch nach mehrtägigem Alkoholentzug entsprechend eine Hochregulierung dopaminerger Rezeptoren im N. caudatus und N. accumbens zeigen (Rommelspacher et al., 1991). Es wurde deshalb die Hypothese aufgestellt, daß die Halluzinationen im Alkoholdelir dann auftreten, wenn sich die in der Frühphase des Entzugs supprimierten dopaminergen Neuronen

erholen und gleichzeitig heraufregulierte Rezeptoren bestehen.

Die an alkoholentwöhnten Tieren deutlich gesteigerten Dopamineffekte ließen sich dabei durch - Haloperidol spezifisch antagonisieren (Engel und Liljequist, 1976). Klinische Studien mit Haloperidol erbrachten zunächst ermutigende Ergebnisse (Greenberg, 1969). Es zeigte sich jedoch, daß hochpotente Neuroleptika in Monotherapie den entscheidenden Nachteil einer erniedrigten Anfallsschwelle aufweisen und den GABA-ergen Substanzen unterlegen sind (Bischof, 1969⋆⋆; Athen et al., 1977⋆⋆; Holzbach und Bühler, 1978⋆). Auch in Kombination mit Carbamazepin erscheinen Neuroleptika nicht überlegen (Palsson, 1986⋆⋆). Dagegen wurde in jüngerer Zeit im DT die Kombination von hochpotenten Neuroleptika mit GABA-ergen Substanzen unter dem Argument einer Dosisersparnis, insbesondere von Clomethiazol, empfohlen (Finzen und Kruse, 1980⋆⋆; Nickel et al., 1986⋆⋆; Pfitzer et al., 1988⋆⋆; Braun 1991⋆⋆). Prospektive kontrollierte Studien zur Überlegenheit dieser oder anderer Kombinationstherapien (z. B. Clomethiazol versus Clomethiazol/ Haloperidol) fehlen jedoch weitgehend.

Beeinflussung des noradrenergen Systems

Insbesondere die im DT beobachteten vegetativen Symptome können durch eine Hyperaktivität des noradrenergen Systems gut erklärt werden. Erhöhte Liquorkonzentrationen des wichtigsten Noradrenalin-metaboliten (3-methoxy-4-hydroxyphenylethylen-glykol; MOPEG) wurden sowohl während Alkoholintoxikation als auch im DT nachgewiesen (Borg et al., 1981). Es konnte auch gezeigt werden, daß die Noradrenalinausschüttung und die Schwere des Delirs positiv korrelieren. Auch die Zahl der (inhibitorischen) zentralen alpha-2 Rezeptoren, die sich nicht nur im Locus coeruleus, sondern auch in limbischen Strukturen und im Kortex finden, ist nach chronischem Alkoholkonsum vermindert (Rommelspacher et al., 1991). Ihre Empfindlichkeit ist im Alkoholentzug erheblich reduziert, was sich an Hand von Studien mit Clonidin zeigen ließ (Linnoila et al., 1987). Somit lag es nahe, zentrale alpha-2 Agonisten, insbesondere Clonidin und Lofexidin auch klinisch im Delir zu nutzen.

Nachdem Clonidin im Alkoholentzugs-Syndrom bereits zuvor in mehreren Doppelblindstudien (Bjorkqvist, 1975; Wilkins, 1983) seine Wirksamkeit gegenüber Placebo bewiesen hatte, erwies es sich in einer Doppelblindstudie gegenüber Chlordiazepoxid als in etwa gleichwertig (Baumgartner und Rowen, 1987⋆⋆⋆). Im DT war es jedoch im direkten Doppelblindvergleich gegenüber Clomethiazol (Robinson et al., 1989⋆⋆⋆) klar unterlegen. Auch im postoperativen Alkoholentzug konnte Clonidin gegenüber Midazolam und Alkoholsubstitution (!) nicht überzeugen (Huber et al., 1990⋆⋆).

Beeinflussung weiterer Transmittersysteme

Eine Reihe weiterer bedeutsamer Transmitter-, Hormon- und Ionenkanalsysteme wird durch Alkoholzufuhr beeinflußt. Dazu zählen u. a. insbesondere Glutamat (Lovinger et al., 1989; Grant et al., 1990), Serotonin (Suzuki et al., 1993), Acetylcholin (Rommelspacher et al., 1991), die Cortisolachse (Heuser et al., 1980) und Nifidipin-empfindliche Kalziumkanäle (Gandhi, 1989). Die daraus resultierenden Therapieversuche, z. B. mit Physostigmin und Kalzium-Antagonisten (Deckert et al., 1990), stellen aber für die Routinebehandlung des Alkoholentzuges (insbesondere des DT) bisher keine ernstzunehmende Alternativen dar. Zukünftige Ansätze könnten darüberhinaus den Einsatz von Serotonin- oder N-Methyl - D-Aspartat (NMDA) - Antagonisten beinhalten, wobei letztere jedoch selbst delirante Zustände verursachen können.

Korrektur des Wasser- und Elektrolythaushalts

Im DT kommt es regelmäßig zu Veränderungen des Wasser- und Elektrolythaushaltes, die auch pathogenetisch bedeutsam sein könnten (Glue und Nutt, 1990). Dabei korrelieren die Ausprägung einer reversiblen Hypokaliämie bzw. Hypomagnesiämie mit der Schwere des Delirs (Carl und Holzbach, 1994). Möglicherweise trägt der im DT erhöhte Katecholaminspiegel über eine beta-Stimulation zur Hypomagnesiämie bei (Whyte et al., 1987). Dabei ist der bei Alkoholikern chronische Magnesiummangel eine wichtige Teilursache der erhöhten Anfallsbereitschaft, da Magnesium wahrscheinlich Glutamat an den (im Entzug vermehrten) NMDA-Rezeptoren nicht-kompetetiv hemmt (Rommelspacher et al., 1991). Die i. v. Gabe von Magnesium wirkt somit antikonvulsiv und könnte die einzige klinisch verfügbare Maßnahme zur Vermeidung eines durch Überaktivität des NMDA-Rezeptors bedingten Zelltods im Hippokampus sein (Glue und Nutt, 1990).

Neben der u. U. lebensbedrohlichen Hypokaliämie erfordern auch eine mögliche Hyponatriämie und Hypokalziämie engmaschige Elektroytkontrollen und sorgfältigen -ausgleich (Soyka, 1995). Meist besteht durch Hyperhydrosis, Temperaturerhöhung und verminderte orale Flüssigkeitszufuhr ein Volumendefizit, dem allerdings eine erhöhte ADH-Sekretion entgegenwirkt (Glue und Nutt, 1990). Somit ist in jedem Fall eine bilanzierte Flüssigkeitszufuhr, günstigerweise unter Kontrolle des zentralvenösen Druck erforderlich.

F 5.4. Pragmatische Therapie

Aufgrund der unterschiedlichen Ätiologie deliranter Syndrome umfaßt deren Behandlung die schnellst mögliche Diagnose und Therapie der zu Grunde liegenden Erkrankung. Diese ist in den entsprechenden Kapiteln nachzulesen. Wichtig ist in jedem Fall die Optimierung des Stoffwechsels

(Oxygenierung, pH, Elektrolyte, Glucose, Nieren-, Leber- und Pankreasfunktion, Hormon- und Vitaminhaushalt) und der Kreislaufverhältnisse, sowie eine eventuelle Hirndruckbehandlung.

Zur symptomatischen Therapie eignet sich insbesondere bei agitierten Patienten die intravenöse Gabe von Haloperidol (A) (Wise, 1983; Adams, 1988; Lipowski, 1992; Shapiro et al., 1995). Im Alkohol- und Benzodiazepinentzugsdelir (s. u.), bei Leberversagen und Intoxikation mit anticholinergen Substanzen ist jedoch besondere Vorsicht geboten (Taylor und Lewis, 1993). Die Dosierung muß individuell erfolgen und orientiert sich an der erforderlichen Sedierung, wobei der Patient auf nicht schmerzhafte Berührung erweckbar sein sollte. Allgemein werden Startdosen zwischen 0,5 mg und 10 mg empfohlen, wobei 3–6 Einzeldosen über den Tag erforderlich sind (Taylor und Lewis, 1993; Shapiro et al., 1995). Dosissteigerungen bis 350 mg/die wurden zwar vereinzelt problemlos vertragen (Adams, 1988), erscheinen aber theoretisch nicht sinnvoll (Benkert und Hippius, 1996) und bleiben auch klinisch in der Regel ohne weiteren Effekt. Adams (1988) empfiehlt daher aufgrund von Erfahrungen an über 2 000 internistischen Patienten bereits initial die Kombination von 5 mg Haloperidol mit 0,5 mg Lorazepam (C). Bei nicht ausreichender Sedierung werden danach 10 mg Haloperidol und 0,5–2 mg Lorazepam bis zu zweimal in jeweils 20minütigen Abständen, danach in 30minütigen Abständen verabreicht. Nach Erreichen einer ausreichenden Sedierung wird Lorazepam abgesetzt und Haloperidol reduziert (um 50 %), bzw. das Dosierungsintervall verlängert. Auch die kontinuierliche Gabe von Haloperidol i. v. wurde in jüngerer Zeit erfolgreich durchgeführt (Seneff und Mathews, 1995). Zusätzlich wird – insbesondere bei schmerzgeplagten terminal kranken Patienten – die regelmäßige bzw. kontinuierliche Gabe eines Opiats (B), z. B. Morphin 5 mg/h i. v. oder bei kreislaufinstabilen Patienten Fentanyl 0,1 mg/h i. v., (Shapiro et al., 1995) empfohlen. Opiate sollten jedoch vorsichtig gehandhabt werden, da sie selbst ein Delir hervorrufen können (Kuzma et al., 1995). Laut Adams (1988) scheint das in Deutschland weniger gebräuchliche Hydromorphon (Dilaudid® 5 mg/alle 3 Stunden) in Bezug auf die delirogene Wirkung günstiger als Morphin.

Bei Patienten mit Morbus Parkinson ziehen wir Clozapin wegen der weitgehend fehlenden extrapyramidalen Wirkung vor, bei Patienten mit anticholinergem Syndrom ist Physostigmin Mittel der Wahl (s. **Tab. F 5.4**).

Die weitere pragmatische symptomatische Behandlung des nicht-alkoholbedingten Delirs ist in **Tab. F 5.4** zusammengefaßt.

Im Alkoholdelir stellen sich unter Zusammenfassung obiger Therapieprinzipien folgende praktischen Anforderungen an ein geeignetes Medikament:

Entscheidend sind die antiadrenergen, antipsychotischen und antikonvulsiven Eigenschaften einer Substanz zusammen mit ihrer Steuerbarkeit/Darreichungsform und therapeutischen Breite. **Tab. F 5.3** zeigt die klinisch relevanten Pharmaka mit ihrem Wirkprofil (nach Tiecks und Einhäupl, 1994).

Clomethiazol (z. B. Distraneurin®)

In Deutschland ist Clomethiazol auch heute das wahrscheinlich am häufigsten verwendete Arzneimittel zur Behandlung des DT (Schied et al., 1986). Es wirkt sehr gut antikonvulsiv, mäßig antiadrenerg, sowie schwächer antipsychotisch. Wegen seiner kurzen Halbwertszeit (bei Alkoholikern ohne schwere Leberschädigung ca. 3 Std.) und des schnellen Wirkeintritts ist die Medikation gut steuerbar. Somit ist Clomethiazol eine sowohl oral als auch i. v. verfügbare Substanz, die ihre Wirkung auf alle wesentlichen Zielsymptome des Delirs entfaltet und zudem – bei allerdings geringer therapeutischer Breite – nicht akkumuliert. Ein eigenständiges Suchtpotential, über das Clomethiazol verfügt, spielt nur bei ambulanter Behandlung eine wesentliche Rolle. Nachteilig wirken sich eine insbesondere bei intravenöser Gabe vermehrte Bronchialsekretion, und eine bei höherer Dosis wirksame Atemdepression aus. Auch Erbrechen, Hypersalivation und Hyperhidrosis unter Clomethiazol sind beschrieben, wodurch es zu bedrohlicher Hypovolämie kommen kann, die zusammen mit den meist bestehenden Elektrolytstörungen (Hypokalämie!), dem erhöhten O_2-Verbrauch (Sympathikotonus!) und einer Hypoxie (Bronchosekretion!) zum akuten Herz-Kreislauf-Versagen führen kann. Bei pulmonalen Grunderkrankungen sollte deswegen auf andere Substanzen (in erster Linie Benzodiazepine) ausgewichen werden. Zur Dosierung im **Entzugs-Syndrom** siehe **Tab. F 5.5** und Kap. H 1. Bei nicht ausreichendem

Tab. F 5.3: Vergleich der Wirkprofile wichtiger Medikamente zur Delirtherapie

	anti-adrenerg	anti-konvulsiv	anti-psychotisch	Steuerbarkeit	therapeutische Breite
Clomethiazol	+	++	(+)	++	–
Benzodiazepine	(+)	++	(+)	(–) bis +*	++
Haloperidol	(–)	– –	++	+	++
Clonidin	++	–	(–)	+	+/–
Carbamazepin	(–)	++	(+)	(–)	(+)

++ = sehr gut; + = gut, (+) = gering, (-) = sehr gering, – = nicht vorhanden, – – = gegenteiliger Effekt; * = je nach Präparat

Tab. F 5.4: Pragmatische Therapie des Delirs (allgemein) (ges. gesch. Präparatenamen z. T. in Auswahl)

wo immer möglich: **ERMITTLUNG UND THERAPIE DER URSACHE!**	
allgemeine Maßnahmen:	
- geeignete Raumgestaltung	(hell, weder Reizüberflutung noch -deprivation, Uhr/Kalender in Sichtweite)
- persönliche Zuwendung	(beruhigende Gespräche, evtl. Angehörige)
- Minimierung von Rückhalte-»fesseln«	
- medikamentöse Zurückhaltung (cave: Polypragmasie, anticholinerge Medikation)	
- bestmögliche Schlafhygiene (Tagesstruktur, Vermeidung unnötiger nächtlicher Störung)	
bei ausgeschlossenem Alkoholdelir:	
Haloperidol (Haldol®) (A)	initial z. B. 2–10 mg i. v.; ggf. Wiederholung nach 20 min.–1h Tagesdosen circa 5–60 mg in 3–6 (ggf. mehr) Einzeldosen bei Stabilisierung/geringer Symptomatik orale Gabe bei nicht ausreichendem Effekt frühzeitig Kombination mit Lorazepam (s. u.)
nicht bei Parkinson-Syndromen (hier: Clozapin < Leponex® > 12,5–25 mg p. o.; ggf. Wiederholung)	
bei Angst/Schlafstörungen:	
Lorazepam (Tavor®)	0,5–2,0 mg i. v.
evtl. Zolpidem (Stillnox®)	10 mg p. o.
bei (geriatrischen) Patienten mit paradoxer Reaktion: Chloralhydrat (Chloraldurat®) 0,5–2g p. o.	
bei Schmerzen:	
Morphin (Morphin Merck®)	5 mg/h kontinuierlich i. v. oder 10 mg 2–3 stdl. i. v.
Fentanyl (Fentanyl Janssen®)	0,1 mg/h kontinuierlich i. v. bei kreislaufinstabilen Patienten
Hydromorphon (Dilaudid®)	5 mg alle drei Stunden
bei V. a. anticholinerges Syndrom:	
Physostigmin (Anticholium®) bis zu 2 mg i. v. (evtl. Dauergabe mittels Perfusor)	

Ansprechen auf die maximale orale Dosis, ggf. in Kombination mit bis zu 60 mg/die Haloperidol, oder im **Vollbild des DT** muß der Patient auf eine Intensivstation verlegt werden, wo die Substanz nach einer i. v.-Bolus-Gabe von 40–200 ml in 3–10 Minuten per Infusions-Pumpe mit 10–120 ml/h verabreicht wird. Dabei soll der Patient gerade noch erweckbar bleiben. Tageshöchstdosen sollen 20 g (= 2,5 l der 0.8 % Lösung) nicht überschreiten. Eine Dosiseinsparung scheint durch Kombination mit Haloperidol möglich (Finzen und Kruse, 1980; Pfitzer et al., 1988) und wird hier im Vollbild des DT trotz fehlender kontrollierter Studien empfohlen (**Tab. F 5.5**) Eine Umstellung auf orale Gabe ist meist innerhalb von drei Tagen möglich. Diese wird dann über circa 8–14 Tage ausgeschlichen.

Benzodiazepine (z. B. Diazepam = Valium®)
Aufgrund ihrer fast unbegrenzten therapeutischen Breite bevorzugen wir Benzodiazepine bei nicht primär intensivpflichtigen Patienten mit erheblichen Restalkoholmengen, bzw. unklarer Prämedikation mit anderen GABA-ergen Substanzen. Insbesondere erscheinen Benzodiazepine aber bei allen Patienten mit pulmonalen Vorerkrankungen überlegen (Bronchialsekretion!). Das hier beispielhaft verwendete Diazepam zeigt einen sehr guten antikonvulsiven sowie einen mäßigen vegetativ dämpfenden Effekt, während seine antipsychotische Wirkung gering ist. Die Nebenwirkungen entsprechen bei deutlich geringerer Bronchialsekretion ansonsten im Wesentlichen denen des Clomethiazol. Bezüglich Dosierung siehe **Tab. F 5.5.** Auch hier empfehlen wir bei nicht beherrschbaren psychotischen Symptomen und generell im DT eine Kombination mit hochpotenten Neuroleptika. Alternativ scheint eine kontinuierliche Applikation von Midazolam mittels Perfusor sinnvoll. Aufgrund der großen therapeutischen Breite können auch sehr hohe Dosen (bis 2 000 mg/Tag, Lineweaver et al., 1988) verabreicht werden, wobei allerdings Dosierungen um 20 mg/h Midazolam wohl am häufigsten, u. U. auch in Kombination mit hochpotenten Neuroleptika eingesetzt werden.

Hochpotente Neuroleptika (z. B. Haloperidol = Haldol®)
Haloperidol gilt als Modellsubstanz der hochpotenten Neuroleptika und wird von uns aufgrund größerer Erfahrung bevorzugt. Inzwischen steht mit Droperidol eine noch stärker antipsychotisch, antiemetisch und auch etwas stärker adrenolytische Substanz zur Verfügung, die als Monotherapie den Vorteil einer nur geringen Sedierung besitzt (Braun, 1991). Bei relativ guter Steuerbarkeit fehlendem Suchtpotential und großer therapeutischer Breite zeigen hochpotente Neuroleptika bei alleiniger Gabe den entscheidenden Nachteil einer Senkung der im Entzugs-Syndrom bereits erniedrigten Anfallsschwelle, weshalb die Substanz immer mit einem Sedativum, meist einem Benzodiazepinderivat kombiniert werden muß. Dadurch

Tab. F 5.5: Pragmatische Therapie des Alkoholdelirs (ges. gesch. Präparatenamen z. T. in Auswahl; Buchstaben = Qualität der Therapieempfehlung))

Adiuvante Therapie (immer) (A):			
- Thiamin (Betabion®)	100 mg i. v. für 5 Tage		
- Kalium	40–120 mval/die		
- Magnesium (Magnorbin 20 %®)	3 x 65 mg/die (bzw. nach Labor *langsam* i. v.		
- Natrium	vorsichtiger Ausgleich nach Bilanz; Serumspiegel um max. 0,6 mval/h anheben		
Basistherapie (im Entzugs-Syndrom) (A):			
Clomethiazol (Distraneurin®)			
oral:	initial 2–8 Kps. à 192 mg;		dann bis max. 2 Kps/2 h;
oder: bei obstruktiver Atemwegserkrankung bzw. bekanntem Clomethiazolabusus			
Diazepam (Valium®) oral/i. v.:	initial 10–40 mg		dann circa 4 x 10–20 mg;
bei schwer beherrschbaren psychotischen Symptomen (C): plus Haloperidol (Haldol®) bis 6 x 10 mg i.v			
im Vollbild des Delirium tremens:			
Verlegung auf Intensivstation; Intubationsbereitschaft bzw. großzügige Indikationsstellung zur Intubation (A)			
Clomethiazol i. v. (A):	kont. bis ca. 120 ml/h	plus (C)	Haloperidol bis 6 x 10 mg i. v
oder:			
Diazepam i. v. (A):	kont. bis ca. 20 mg/h	plus (C)	Haloperidol bis 6 x 10 mg i. v
nur bei therapieresistenter Tachykardie/Hypertonie (selten) zusätzlich (C):			
Clonidin (Catapressan®)i. v.	nach Wirkung bis 6 x 150 ug/die		

entfällt der Vorteil der sonst geringen Sedierung und Atemdepression sowie auch der guten Steuerbarkeit, da es zumeist zur Akkumulation auch kurz wirksamer Substanzen wie Midazolam kommt.

Weitere Nachteile bestehen in unangenehmen (Dyskinesien) oder gefährlichen (Hepato- und Kardiotoxizität) Nebenwirkungen bis hin zum malignen Neuroleptika-Syndrom mit ausgeprägtem Rigor, lebensbedrohlicher Hyperthermie, Myoglobinzerfall und Nierenversagen. Bei letzteren handelt es sich allerdings um seltene Nebenwirkungen. Relevant erscheinen gelegentlich berichtete, potentiell lebensbedrohliche QT-Zeit Verlängerungen mit Torsade de pointes, die ein entsprechendes kardiales Monitoring erfordern (Huyse und van Schijndel, 1988; Di Salvo und O'Gara, 1995).

Empfohlene Dosierungen schwanken zwischen 10 und 120 mg/die i. v. per Dauerinfusion oder Bolusgabe, wobei meist Dosen von 10–20 mg alle 4–6 Stunden appliziert wurden. Nach neueren Rezeptorstudien erscheinen diese Dosen allgemein eher zu hoch (Benkert und Hippius, 1996).

Alpha-2-Agonisten (z. B. Clonidin = Catapressan®)

Clonidin hat die hochgesteckten Erwartungen, die in diese Substanz beim Alkoholentzugsdelir gesetzt wurden, eher enttäuscht und scheint nur bei leichteren Formen des Entzugs-Syndrom den GABA-ergen Substanzen gleichwertig. Sein Hauptangriffspunkt besteht in dem sehr guten antiadrenergen Effekt, obwohl hier auch paradoxe Blutdruckreaktionen möglich sind. Diese werden im Delir aufgrund einer vorangegangenen »down-regulation« (peripherer) alpha-Rezeptoren jedoch kaum beobachtet. Relevanter erscheinen eine Bradykardie und eine zu starke antihypertensive Wirkung. Letztere nimmt zwar in höheren Dosen ab, kann aber im Einzelfall zu Dosisreduktion oder Therapieabbruch zwingen. Weiter ist ein Rebound-Effekt bei zu schnellem Absetzen der Substanz zu beachten, der die sonst gute Steuerbarkeit negativ beeinflußt. Dem Vorteil einer nur mäßigen Sedierung, stehen die gravierenden Nachteile einer nur fraglichen antipsychotischen Wirkung und fehlender Anfallsprotektion gegenüber. Wir empfehlen deshalb Clonidin nur als (selten erforderliche) Zusatzmedikation bei sonst nicht mehr beherrbaren Zeichen sympathischer Übererregbarkeit.

Als Dosierungsschema gilt z. B. die Gabe von 3 x 300 µg p. o. mit Reduktion auf die halbe Dosis am 3. Tag, bzw. 2 x 150 µg an den darauffolgenden Tagen; es wurden aber auch höhere Dosierungen bis 2 mg/die eingesetzt.

Carbamazepin (= z. B. Tegretal®, Timonil®)

Carbamazepin (CBZ) ist im leichteren bis mäßigen Alkoholentzugs-Syndrom den GABA-ergen Substanzen durchaus gleichwertig, wobei es in therapeutischen Dosen hervorragend antiepileptisch wirkt und keine übermäßige Sedierung oder Atemdepression hervorruft (Thome et al., 1994). Relevante Nebenwirkungen bestehen neben neurotoxischen Zeichen (Nystagmus, Ataxie, Dysmetrie) in der Gefahr einer Knochenmarksdepression, Hyponatriämie oder Leberschädigung. Gegen den Einsatz von CBZ im DT sprechen aber neben der eher geringen therapeutischen Breite und ungünstigen Darreichungsform (keine i. v. Medikation verfügbar) auch insbesondere seine im fortgeschrittenen Delir wohl unzureichende antipsychotische und antiadrenerge Wirkung. In großen retrospektiven Studien schnitt CBZ in Kombination mit Neuroleptika deutlich schlechter als Clomethiazol ab (Palsson, 1986). Es kann deshalb bis zum Vorliegen größerer kontrollierter Studien im DT nicht empfohlen werden.

Adjuvante Maßnahmen

Bei jedem Alkoholentzugs-Syndrom muß von Anfang an auch der adiuvanten Therapie beim multiorganisch oft erheblich vorgeschädigten Alkohol-Patienten große Beachtung geschenkt werden: Das durch Hyperhidrosis, verminderte Flüssigkeitsaufnahme oder Erbrechen in der Regel deutlich reduzierte Flüssigkeitsvolumen muß durch bilanzierte Zufuhr, günstigerweise unter Kontrolle des zentralvenösen Drucks (ZVD), ausgeglichen werden. Dabei empfiehlt sich eine Gesamtvolumenfuhr von circa 3 000–4 000 ml/die (im Einzelfall erheblich mehr), wobei gelegentlich auch hohe Plusbilanzen erforderlich sind. Der Kalorienbedarf im Delir ist erhöht (motorische Erregung, Schwitzen, Hyperthermie), was eine Kalorienzufuhr von bis zu 30–40 kcal/kg KG pro Tag erfordern kann. K^+- (Einfuhr maximal 20 mval/h über einen zentralen Zugang, cave Anstieg in der Spätphase!) und Na^+-Serumspiegel (Anhebung um maximal 0,6 mval/l pro Stunde, cave: pontine Myelinolyse) sollten unter engmaschiger Kontrolle normalisiert werden. Daneben wird Magnesium selbst bei normalem Serumspiegel substituiert. Besonders gefährdet ist der Alkoholiker auch durch einen häufigen Vitamin B 1-Mangel mit dem Risiko einer Wernicke-Enzephalopathie und der Störung enzymatischer Reaktionen, weshalb immer parenteral Thiamin (z. B. Betabion®; Aneurin®; 100 mg langsam i. v.) gegeben werden sollte. Nicht selten kommt es durch Schädigung extracerebraler Organe (insbesondere Leber, Pankreas und Myokard) zu Störungen (z. B. Mangel an fettlöslichen Vitaminen, Hypalbuminämie oder Kreislaufinsuffizienz), die symptomatisch therapiert werden müssen, um Komplikationen vorzubeugen.

F 5.5. Nicht oder weniger wirksam bzw. obsolet

Aufgrund der unübersichtlichen Anzahl der bisher zur Delirtherapie verwendeten Substanzen (n > 135; Schuchardt und Hacke, 1995) sind gängige potentielle Pharmaka dieser Kategorie ohne Anspruch auf Vollständigkeit hier nur tabellarisch zusammengefaßt (weitere Angaben z. B. bei Shaw, 1986 und Nutt et al., 1989). Wichtig erscheint dabei insbesondere der Verzicht auf anticholinerge Medikamente (z. B. niederpotente Neuroleptika) aufgrund ihrer delirogenen Wirkung. Hochpotente Neuroleptika in Monotherapie senken die Krampfschwelle und sind kontraindiziert. Starke Sedativa (Barbiturate, Narkotika) erschweren die klinische Beurteilung des Patienten und sind deshalb ebenso abzulehnen wie eine polypragmatische Behandlung des Patienten mit mehreren verschiedenen Substanzen. Aus diesem Grund erscheinen uns u. a. Carbamazepin und Clonidin auch bei leichteren Entzugs-Syndromen nicht als Mittel der 1. Wahl, da im Falle eines sich entwickelnden DT oft ein Austausch oder die Zugabe weiterer Substanzen erforderlich wird. Dies gilt auch für die Zufuhr von Ethanol, das zwar in frühen Stadien ein Entzugs-Syndroms zur Rückbildung bringen kann, aber auch dort aus psychologischen Gründen und angesichts geeigneterer Alternativen nicht indiziert ist.

Tab. F 5.6: Komplikationen des Delirs

- Volumen-/Elektrolytentgleisung
- Wernicke-Enzephalopathie
- Subdurales Hämatom
- (Aspirations-) Pneumonie
- Sepsis
- Lungenödem
- Herz-/Kreislaufversagen (Rhythmusstörungen, Ischämie)
- ösophageale Blutungen
- Magen-/Duodenalulkus
- Leberversagen
- Pankreatitis
- Ileus
- Frakturen

Tab. F 5.7: Unwirksame, weniger wirksame und obsolete Substanzen im Alkoholdelir

- Alkohol
- Alkoholderivate (z. B. Paraldehyd, Chloralhydrat)
- Antidepressiva
- »reine« Antiepileptika (z. B. Valproat, Phenytoin)
- Antiparkinsonmedikamente (z. B. Bromocriptin)
- Barbiturate
- Betablocker
- Kalzium-Antagonisten
- Kortikoide
- Narkotika (z. B. Ketamin, Propofol, Hypnomidate)
- »Nootropika« (z. B. Piracetam)

kontraindiziert:
- anticholinerge Medikamente
- schwach wirksame Neuroleptika
- hochpotente Neuroleptika in *Monotherapie*
- Polypragmasie

Literatur

Adams F (1988) Emergency intravenous sedation of the delirious, medically ill patient. J Clin Psychiatry 49: 22–26

Adams RD, Victor M (1993) Delirium and other acute confusional states. In: Adams RD, Victor M (Hrsg.) Principles of Neurology. 353–363

Athen D, Hippius H, Meyendorf R, Reimer C, Steiner C (1977) Ein Vergleich der Wirksamkeit von Neuroleptika und Clomethiazol bei der Behandlung des Alkoholdelirs. Nervenarzt 48: 528–532

Ballenger JC, Post RM (1978) Kindling as a model for alcohol withdrawal syndromes. Br J Psychiat 133: 1–14

Baumgartner GR, Rowen RC (1987) Clonidine vs chlordiazepoxide in the management of acute alcohol withdrawal syndrome. Arch Intern Med 147: 1223–1226

Benkert O, Hippius H (1996) Psychiatrische Pharmakotherapie. 6. Aufl., Springer, Heidelberg 284–291

Bischof HL (1969) Zur Pathogenese des Alkoholdelirs. Nervenarzt 40: 318–325

Bjorkqvist SE (1975) Clonidine in alcohol withdrawal. Acta Psychiatr Scand 52: 256–263

Borg S, Kvande H, Sedvall G (1981) Central norepinephrine metabolism during alcohol intoxication in addicts and healthy volunteers. Science 213: 1135–1137

Braun U (1991) Therapie des perioperativen Alkoholdelirs. Dtsch med Wschr 116: 501–503

Caplan LR (1980) »Top of the basilar« syndrome. Neurology 30: 72–79

Caplan LR, Kelly M, Kase CS, Hier DB, White JL, Tatemichi T, Mohr J, Price T, Wolf P (1986) Infarcts of the inferior division of the right middle cerebral artery. Neurology 36: 1015–1020

Caspari D, Wappler M, Bellaire W (1992) Zur Behandlung des Delirium Tremens – ein Vergleich von Clomethiazol und Clorazepat hinsichtlich Effektivität und Nebenwirkungsrate. Psychatr Prax 19: 23–27

Chick J (1989) Delirium tremens. Brit Med J 298: 3–4

Coffman JA, Petty F (1985) Plasma GABA levels in chronic alcoholics. Am J Psychiatry 142 (10): 1204–1205

Deckert J, Müller T, Becker T, Lanczik M, Fritze J (1990) Nimodipin in der Behandlung des Alkoholentzugssyndroms; Erfahrungen aus einer offenen Studie. Fortschr Neurol Psychiatr 58 (Suppl): 36–37

Di Salvo TG, O'Gara PT (1995) Torsade de pointes caused by high-dose intravenous haloperidol in cardiac patients. Clin-Cardiol. 18: 285–90

Dittmar G (1991) Das Alkoholdelir – Pathogenese und Therapie. Med Klinik 86: 607–612

Dyer CB, Ashton CM, Teasdale TA (1995) Postoperative delirium. Arch Intern Med 155: 461–465

Feuerlein W (1967) Neuere Ergebnisse der Alkoholforschung. Nervenarzt 38: 492–500

Feuerlein W, Kufner H, Flohrschutz T (1994) Mortality in alcoholic patients given inpatient treatment. Addiction 89: 841–849

Finzen C, Kruse G (1980) Kombinationstherapie des Alkoholdelirs mit Haloperidol und Clomethiazol. Psych Prax 7: 50–56

Folstein M, Caplan LR (1996) Delirium In: Brandt T, Caplan LR, Dichgans J, Diener HC, Kennard C (Hrsg). Neurological Disorders: Course and Treatment. Academic Press San Diego 237–244

Gallimberti L, Canton G, Gentile N, Ferri M, Cibin M, Ferrara SD, Fadda F, Gessa GL (1989) Gamma hydroxybutyric acid for treatment of alcohol withdrawal syndrome. Lancet II: 787–789

Gandhi CR (1989) Influence of ethanol on calcium, inositol phospholipids and intracellular signalling mechanisms. Experentia 45: 407–412

Glue P, Nutt D (1990) Overexcitement and disinhibition. Dynamic neurotransmitter interactions in alcohol withdrawal. Br J Psych 157: 491–499

Grant KA, Valverius P, Hudspith M, Tabakoff B (1990) Ethanol withdrawal seizures and the NMDA receptor complex. Eur J Pharmacol 176: 289–296

Greenberg LA (1969) Haloperidol in the treatment of acute alcoholism. Psychosomatic 10: 172–195

Heuser I, Bardeleben v U, Boll E, Holsboer F (1988) Response of ACTH and cortisol to human corticotropin-releasing hormone after short-term abstention from alcohol abuse. Biol Psychiatry 24: 316–321

Holzbach E, Bühler KE (1978) Die Behandlung des Deliriums tremens mit Haldol. Nervenarzt 49: 405–409

Huber FT, Bartels H, Siewert JR (1990) Behandlung des postoperativen Alkoholdelirs. Langenbecks Arch Chir (Suppl II) 1141–43

Huyse F, van Schijndel RS (1988) Haloperidol and cardiac arrest. Lancet II: 568–568

Kaplan HI, Sadock BJ, Grebb JA (1994) Kaplan and Sadock's synopsis of psychiatry: behavioral sciences, clinical psychiatry. Wilkins & Wilkins, Baltimore MD 338–344

Keyserlingk v H (1978) Zur Epidemiologie des Delirium tremens im Bezirk Schwerin. Psychiat Neurol med Psychol 30: 483–490

Koufen H, Becker W (1980) Klinische und EEG-Untersuchungen zum Problem der sogenannten Alkohol-Epilepsie. Nervenarzt 51: 100–105

Kuzma PJ; Kline MD; Stamatos JM; Auth DA (1995) Acute toxic delirium: an uncommon reaction to transdermal fentanyl. Anesthesiology. 83: 869–871

Lapierre YD, Bulmer DR, Oyewumi LK, Mauguin ML, Knott VJ (1983) Comparison of chlormethiazole (Heminevrin) und chlordiazepoxide (Librium) in the treatment of acute alcohol withdrawal. Neuropsychobiol 10: 127–130

Lineweaver WC, Anderson K, Hing DN (1988) Massive doses of midazolam infusion for delirium tremens without respiratory depression. Crit Care Med 16(3): 294–295

Linnoila M, Mefford I, Nutt D, Adinoff B (1987) Alcohol withdrawal and noradrenergic function. Ann Int Med: 107: 875–889

Lipowski ZJ (1992) Update on delirium. Psychiatr clin North Am 15(2): 335–347

Lovinger DM, White G, Weight FF (1989) Ethanol inhibits NMDA-activated ion current in hippocampel neurons. Science 243: 1721–1724

McGrath SD (1975) A controlled trial of clomethiazol and chlordiazepoxide in the treatment of the acute withdrawal phase of alcoholism. Conference on alcoholism. Longman, London, 81–90

Metha T, Ticku MK (1988) Ethanol potentiation of GABAergic transmission in cultured spinal cord neurons involves aminobutyric acidagated chloride channels. J Parmacol Exp Ther 246: 558–564

Mochly-Rosen D, Chang FH, Cheever L, Kim M, Diamond I, Gordon AS (1988) Chronic ethanol causes heterologous desensitation of receptor by reducing alpha-2 messenger RNA. Nature 333: 848–850

Nickel B, Schmickaly R, Kursawe HK (1986) Beitrag zur Therapie des Delirium tremens. Z Klin Med 41: 1643–1646

Nutt D, Adinoff B, Linnoila M (1989) Benzodiazepines in the treatment of alcoholism. Recent Dev Alcohol 7: 283–313

Palsson A (1986) The efficacy of early chlormethiazole medication in the prevention of delirium tremens. A retrospective study of the outcome of diferent drug treatment strategies at the Helsingborg psychiatric clinics, 1975-1980. Acta Psychiatr Scand (Suppl) 329: 140–145

Pellegrino SM, Druse MJ (1992) The effects of chronic

ethanol consumption on the mesolimbic and nigrostriatal dopamine systems. Alcohol clin exp res 16: 275-280

Pfitzer F, Schuchardt V, Heitmann R (1988) Die Behandlung schwerer Alkoholdelirien. Nervenarzt 59: 229-236

Ritola E, Malinen L (1981) A double blind comparison of carbamazepine and clomethiazole in the treatment of alcohol withdrawal syndrome. Acta Psychiatr. Scand 64: 254-259

Robinson BJ, Robinson GM, Maling TJB (1989) Is clonidine useful in the treatment of alcohol withdrawal? Alcoholism Clin Exp Res 13: 95-98

Rommelspacher H, Schmidt LG, Helmchen H (1991) Pathobiochemie und Pharmakotherapie des Alkoholentzugssyndroms. Nervenarzt 62: 649-657

Salum J (1972) Delirium tremens and certain other acute sequels of alcohol abuse. Acta Psychiatr Scand 235 (Suppl): 1-143

Saitz R, Mayo-Smith MF, Roberts MS, Redmond HA, Bernard DR, Calkins DR (1994) Individualized treatment for alcohol withdrawal. JAMA 272: 519-523

Sano H, Suzuki Y, Yazaki R, Tamefusa K, Ohara K, Yokoyama T, Miyasato K, Ohara K (1993) Circadian variation in plasma 5-hydroxyindoleactic acid level during and after alcohol withdrawal: phase advances in alcoholic patients compared with normal subjects. Acta Psychiatr Scand 87: 291-296

Schied HW, Braunschweiger M, Schupmann A (1986) Treatment of delirium tremens in German psychiatric hospitals: results of a recent study. Acta Psychiatr Scand (Suppl) 329: 153-156

Schuchardt V, Hacke W (1995) Klinik und Therapie alkoholassoziierter ZNS-Schäden und peripherer Neuropathie. In: Seitz HK (Hrsg.) Handbuch Alkohol, Alkoholismus, alkoholbedingte Organschäden. Barth Leipzig. 493-515

Seneff MG, Mathews RA (1995) Use of haloperidol infusions to control delirium in critically ill adults. Ann-Pharmacother. 29: 690-693

Shapiro BA, Warren J, Egol AB, Greenbaum DM, Jacobi J, Nasraway SA, Schein RM, Spevetz A, Stone JR (1995) Practice parameters for intravenous analgesia and sedation for adult patients in the intensive care unit: an executive summary. Society of Critical Care Medicine. Crit-Care-Med. 23: 1596-600

Shaw GK (1986) Chlormethiazole in the management of alcohol withdrawal. Acta Psychiatr Scand (Suppl) 329: 162-166

Soyka M (1995) Das Delirium tremens. In: Soyka M. (Hrsg.) Die Alkoholkrankheit, Diagnose und Therapie. Chapman & Hall, Weinheim. 205-224

Sudzak PD, Glowa JR, Crawley JN, Schwartz RD, Skolnick P, Paul SM (1986) A selective imidazobenzodiazepine-Antagonist of ethanol in the rat. Science 234: 1243-1247

Sullivan JT, Sykora K, Schneidermann J, Naranjo CA, Sellers EM (1989) Assessment of alcohol withdrawal: the revised clinical institute withdrawal assessment for alcohol scale (CIWA Ar). Br J Addict 84: 1353-1357

Taylor D, Lewis S (1993) Delirium. J Neurol Neurosurg Psychiatry 56: 742-751

Thome J, Wiebeck GA, Vince GH (1994) Carbamazepin in der Behandlung des Alkoholentzugssyndroms – Eine Übersicht zum aktuellen Forschungsstand. Fortschr Neurol Psychiat 62: 125-133

Ticku MK (1989) Ethanol and the benzodiazepine-GABA receptor-ionophore complex. Experentia 45: 413-417

Tiecks FP, Einhäupl KM (1994) Behandlungsalternativen des Alkoholdelirs. Nervenarzt 65: 213-219

Tune L, Carr S, Hoag E, Cooper T (1992) Anticholinergic effects of drugs commonly prescribed for the elderly: Potential means for assessing risk of delirium. Am J Psychiatr 149: 1393-1394

Wilkins AJ, Jenkins WJ, Steiner JA (1983) Efficacy of clonidine in treatment of alcohol withdrawal state. Psychopharmacology 81: 78-80

Wise TN (1983) Delirium. Curr Ther 898-900

World Health Organisation (1992) The ICD-10 Classification of mental and behavioural disorders. Clinical descriptions and diagnostic guidelines. F05 WHO Geneva

F 6. Akute Intoxikation

von *F. von Rosen*

F 6.1. Häufigkeit und Bedeutung von Intoxikationen

Die Inzidenz akuter Exposition gegenüber potentiell toxischen Substanzen liegt bei 10–20 pro Jahr auf 1 000 Einwohner. Diese führen in 10–20 % zu Symptomen. Symptome sind zu etwa 90 % geringfügig, zu 10 % mäßig schwer und zu 1 % schwer. Über die Hälfte der Giftexpositionen treten bei Kindern unter 6 Jahren auf. Es gibt keine generellen Geschlechtsunterschiede; Drogenmißbrauch mit Vergiftungserscheinungen ist jedoch häufiger bei Männern und Suizidversuch mit Medikamenten häufiger bei Frauen.

Während bei Kindern unter 10 Jahren üblicherweise eine akzidentelle Exposition vorliegt, sind Drogenmißbrauch oder Suizidversuch bei älteren Kindern und Erwachsenen häufig. Akzidentelle oder iatrogene Medikamentenüberdosierung kommt vorwiegend bei geriatrischen Patienten vor. Die umfassendste Statistik über toxische Expositionen bietet der jährliche Bericht der amerikanischen Vereinigung der Giftinformationszentren (American Association of Poison Controll Centers AAPCC) (Litovitz et al., 1994). Jedoch ist auch diese Datensammlung lückenhaft, der überwiegende Anteil der tödlichen Vergiftungen und wahrscheinlich auch ein hoher Anteil der schweren nicht tödlichen Vergiftungen sind nicht enthalten. Todesfälle und schwere Vergiftungen mit bekannten Substanzen werden toxikologischen Beratungszentren meist nicht gemeldet (Soslow und Woolf, 1992). 1994 wurden laut dem Jahresbericht der AAPCC 828 000 Personen mit Vergiftungen in medizinischen Einrichtungen behandelt, davon 52 000 auf Intensivstation. Häufigste Substanzen waren Reinigungsmittel, Analgetika, Kosmetika, Erkältungsmedikamente und Pflanzen. Krankenhausaufnahmen waren häufig bei Intoxikationen mit Äthanol, Sedativa, Antidepressiva, Drogen, Analgetika und Antidiabetika. Traditionelle Heilmittel und Pestizide sind die führenden Ursachen schwerer Intoxikationen in vielen Entwicklungsländern (Nhachi und Kasilo, 1992). In der Vereinigten Staaten schätzt man mindestens 10 000 tödliche Intoxikationen pro Jahr, in Deutschland führen Rauschgifte allein zu 1 800–2 000 Todesfällen pro Jahr. Unter den tödlichen Intoxikationen treten 60–90 % der Fälle bei Einnahme in suizidaler Absicht auf. Kohlenmonoxid, Opiate, Alkohol-Drogenkombinationen, trizyklische Antidepressiva, Kokain und Schlafmittel stellen die Mehrheit der letalen Intoxikationen (Frommer et al., 1987) dar. 80–90 % der Opfer werden tot aufgefunden oder versterben vor Erreichen des Krankenhauses (Chafee-Bahamon, 1983). Todesfälle bei Patienten, die das Krankenhaus erreichen, werden überwiegend durch Analgetika (überwiegend Paracetamol und Salicylat), Antidepressiva (zyklische Antidepressiva und irreversible MAO-Hemmer), Kokain, andere Psychostimulantien, Narkotika und Herz-Kreislauf-Medikamente herbeigeführt.

F 6.2. Symptome, Komplikationen und diagnostische Strategien

Jeder Patient mit diagnostisch unklaren, nicht fokalen neurologischen Symptomen kann Opfer einer akuten Intoxikation sein. Bei einem Schädel-Hirn-Trauma liegt oft gleichzeitig eine Alkohol- oder Drogenintoxikation vor. In einer Studie hatten 42 % der SHT-Patienten bei Aufnahme einen hohen Ethanolspiegel (Dikmen et al., 1995).

Hinweise auf eine Intoxikation sind eine bekannte Drogenabhängigkeit, eine psychiatrische Vorerkrankung oder ein kurz zurückliegendes einschneidendes Lebensereignis. Begleitumstände (Spritzen, Medikamentenpackungen, Abschiedsbrief) können auf eine Intoxikation hindeuten, doch sind Hinweise auf bestimmte Substanzen oft irreführend.

Kardiopulmonale und neurologische Symptome lassen sich oft einem der folgenden Syndrome einordnen. Die meisten toxischen Substanzen führen in genügend hoher Dosierung zu Bewußtseinsstörung und Koma. Ein vorhergehender Erregungszustand, Pupillenzeichen, Myoklonien, epileptische Anfälle, eine Hyperthymie oder ein Hirnödem im CT können differentialdiagnostisch hilfreich sein (**Tab. F 6.1**). Substanzspezifische, klinische Symptome und Zeichen liegen allerdings nur bei 5 % der Patienten vor:

1. **Sympathomimetisches Syndrom.** Tachykardie, arterielle Hypertension, Schwitzen, Hyperventilation, Pupillenerweiterung, Erregung, epileptische Anfälle: Kokain oder Amphetamine, Methylxanthine, irreversible MAO-Inhibitoren.
2. **Cholinerges Syndrom.** Muscarin-artige Symptome sind Bradykardie, vermehrte Sekretion

von Speichel, Bronchialsekret und Magensaft, Schwitzen, Erbrechen, Einnässen und Einkoten und Miose. Nikotinartige Symptome sind Tachykardie, Bluthochdruck, Muskelfaszikulationen und Muskellähmung. Das nikotinerge Syndrom findet sich auch bei Vergiftung mit Acetylcholin-Esterase hemmenden Insektiziden und bei Tabakvergiftung (bei Kindern) und kann bei Intoxikationen mit Pyridostigmin im Vordergrund stehen. Das muscarinerge Syndrom kann durch Acetylcholin, Pilocarpin, Carbachol, Pyridostigmin und einige Pilzarten hervorgerufen werden. Organophosphat- und Carbamat-Insektizide führen zu einer Kombination von muscarinergen und nikotinergen Symptomen.

3. **Anticholinerges Syndrom.** Tachykardie, Trockenheit von Haut und Schleimhäuten, Hyperthermie, Mydriasis und Areaktivität der Pupillen, Harnverhalt, Verwirrtheit, Halluzinationen: Zyklische Antidepressiva, Antihistaminika, Anticholinergika, anticholinerge Parkinson-Medikamente, Neuroleptika, Datura Stramonium.
4. **Opiat-Syndrom.** Arterielle Hypotension, Hypoventilation, miotische reaktive Pupillen, ZNS-Depression: Morphium, Heroin und andere Opiate.
5. **Hypnotika-Syndrom.** Somnolenz, Stupor oder Koma; verminderter Muskeltonus kombiniert mit Hypoventilation und Hypotension: Vergiftung mit Sedativa, Hypnotika oder Äthanol.

Eine spontane Hyperventilation wird bei vielen neurologischen Notfällen beobachtet. In Kombination mit ausgeprägter metabolischer Azidose (und einem erhöhten Anionengap), kann sie hervorgerufen sein durch eine diabetische Ketoazitose, Urämie, Laktazidose oder Intoxikationen mit Äthanol, Methanol, Ethylenglykol, Paraldehyd oder Salicylsäure.

Streck- oder Beugesynergismen, die bei komatösen Patienten üblicherweise als Zeichen einer strukturellen Hirnläsion angesehen werden, wurden auch bei Vergiftung mit Sedativa beschrieben (Greenberg und Simon, 1982). Eine Suppression oder ein Fehlen der okulozephalen und vestibulookulären Reflexe sollten nicht als Beweis einer Hirnstammschädigung (z. B. Basilaristhrombose) angesehen werden, da sie auch bei einigen Intoxikationen vorkommen können (**Tab. F 6.1**). Die Pupillenreaktivität wird nur durch anticholinerge Medikamente direkt beeinflußt. Pupillenareaktivität nach Überdosierung anderer Stoffe ist Folge von Anoxie, Ischämie oder terminaler ZNS-Depression. Zusätzliche Hirnstammzeichen wie Pupillenasymmetrie, horizontale Bulbusfehlstellung oder »ocular bobbing« weisen auf eine strukturelle Läsion hin.

F 6.3. Allgemeine therapeutische Maßnahmen

Todesfälle bei Vergiftungen treten meist innerhalb den ersten Stunden in Folge von Atemstillstand, Lungenödem, Herzversagen oder schweren kardialen Arrhythmien auf. Die Stabilisierung der kardio-pulmonalen Funktion und die Verhütung einer irreversiblen Organschädigung sind die primären Therapieziele der Notfallbetreuung. Die spezifische Verwundbarkeit des Gehirns bei kurzzeitiger Unterbrechung des Energiestoffwechsels stellt eine besondere Gefahr dar.

Arterielle Hypotonie mit ungenügender zerebraler Durchblutung, ausgeprägte Hypoventilation oder Hypoxämie (PaO_2 < 30–40 mmHg), Blockade des Sauerstofftransports (Kohlenmonoxid, Methämoglobinbilder) oder der Atemkette (Zyanid, Hydrogensulfid) können ebenso wie eine ausgeprägte Hypoglykämie innerhalb von Minuten zu einer irreversiblen Hirnschädigung führen. Eine selektive Neurotoxizität mit struktureller Schädigung des zentralen oder peripheren Nervensystems ist bei akuten Intoxikationen selten. Akut neurotoxische Substanzen sind u. a. Methanol, Ätylenglykol 1-Metyl-4-Phenyl-1,2,3,6-Tetrahydrophyridin (MPTP) (Langston et al., 1983; Tipton und Singer, 1993) und die in einige Muscheln enthaltene exzitotoxische Aminosäure Domoinsäure (Krogsgaard-Larsen und Hansen, 1992).

Tab. F 6.1: Die Behandlung einer akuten Vergiftung sollte die folgenden Punkte umfassen

1. Stabilisierung der Vitalfunktionen und ZNS-orientierte Notfalltherapie
2. Komplette Untersuchung (Anamnese, körperliche Untersuchung, diagnostische Tests)
3. Dekontamination
4. Maßnahmen zur Beschleunigung der Giftelimination
5. Einsatz spezifischer Antidote
6. Überwachung und supportive Intensivtherapie

F 6.3.1. Initiale Stabilisierung

Die Stabilisierung der Atmung und des Kreislaufs folgt den etablierten -ABC-Prinzipien- der Reanimation: Unmittelbar lebensbedrohliche Probleme von Luftwegen (*A*irway), Atmung (*B*reathing) und Kreislauf (Circulation) müssen identifiziert und behandelt werden (American Medical Association, 1992). Die Vitalzeichen müssen engmaschig überwacht werden. Ein intravenöser Zugang sollte gelegt werden.

Die neurologische Untersuchung umfaßt die Beurteilung des Bewußtseinszustandes, der Atemtiefe und des Atemmusters, der Pupillen, der spontanen und reflektorischen Augenbewegungen und der Art und Symmetrie von Extremitätenbewegungen

und Muskeleigenreflexen. Der okulozephale Reflex sollte nur dann getestet werden, wenn ein Trauma der Halswirbelsäule sicher ausgeschlossen ist. Mydriatika erschweren die weitere neurologische Beurteilung und sollten daher möglichst nicht angewandt werden.
Die *initiale* Therapie schließt ein: Glucose i. v. (1 mL/kg KG einer 40 oder 50 %igen Lösung bei Erwachsenen, 4 mL/kg KG einer 10 %igen Lösung bei Säuglingen und Kindern), Thiamin (100 mg) plus Multivitamin i. v., Sauerstoff 5 l/Min. über Nasenmaske bzw. bei V. a. Kohlenmonoxid- oder Zyanidintoxikation die Beatmung mit reinem Sauerstoff. Naloxon in steigender Dosierung bis 2 mg oder mehr i. v. sollte bei Koma und V. a. Opiatintoxikation gegeben werden. Vor der Gabe von Glukose oder Antidoten sollte Blut für Laborbestimmungen asserviert werden.
Ein Status epilepticus sollte parenteral mit Benzodiazepinen behandelt werden (siehe Kap. C 2). Diazepam kann bei Erwachsenen langsam i. v. in einer Anfangsdosis von 5–10 mg und wiederholt bis zu einer Gesamtdosis von 30 mg gegeben werden. Midazolam kann initial oder nach Versagen von Diazepam (Parent und Lowenstein, 1994) (initial 5–10 mg, wiederholte Injektionen oder Dauerinfusion nur nach Intubation) eingesetzt werden. Zusätzlich sollte eine Phenytoin-Infusion (siehe Kap. C 2) unter Überwachung von EKG und Blutdruck begonnen werden. Bei Intoxikationen, die den zerebralen Energiestoffwechsel beeinträchtigen (Hypoglykämie, Zyanid, Kohlenmonoxid) ist nur eine spezifische Therapie erfolgsversprechend. Ein Status epilepticus bei INH-Vergiftung erfordert zusätzlich die Gabe von Pyridoxin hochdosiert langsam i. v. oder i. m. (5–10 mg/kg KG). Medikamentös nicht beherrschbare epileptische Anfälle bei Theophyllinintoxikation stellen eine Indikation zum Einsatz der Hämoperfusion dar.

F 6.3.2. Evaluation und Dokumentation

Die Evaluation umfaßt die Erhebung der Fremdanamse, eine ausführliche körperliche Untersuchung und Notfall-Laborbestimmungen einschließlich Drogenscreening.
Neurologische Herdzeichen, Drogen- oder Alkoholvergiftungen und äußere Verletzungen sollten zum Ausschluß eines Schädel-Hirn-Traumas führen.
Bei Intoxikationsverdacht oder Koma unklarer Genese sollten die folgenden *Laborwerte* innerhalb weniger Minuten bestimmt werden: Blutbild, arterielle Blutgase, Carboxyhämoglobin, Methämoglobin, Serumosmolalität, Elektrolyte, Glukose, Harnstoff und Quickwert. Anionen- und Osmolalitätslücke können aus diesen Werten errechnet werden (Emmett und Narins, 1977).
Zur toxikologischen Analyse werden Blut (≥ 10 ml EDTA-, Heparin- oder Zitratblut), erster Urin (≥ 20 ml) und die erste Magenlavageportion asserviert. Ein toxikologisches Screening sollte so umfassend wie möglich sein, obwohl unerwartete Ergebnisse selten sind (Brett, 1988). Zur Einleitung einer Therapie genügt der klinische Verdacht, eine toxikologische Bestätigung kann in der Regel nicht abgewartet werden.
Einfache, rasche Testverfahren (Dünnschichtchromatographie und Enzym-Immunoassay) können bei 94–98 % der Intoxikationsfälle Substanzgruppe oder Agens erfassen. Quantitative Bestimmungen und forensisch beweisende Bestätigungs-Tests erfordern den Einsatz teurerer und zeitaufwendigerer Verfahren (Gaschromatographie, HPLC, Atomabsorptionspektrometrie).
Quantitative Bestimmungen haben bei den folgenden Intoxikationen Einfluß auf die Therapie:

Tab. F 6.2: Evaluation

Intoxikation	Bedeutung der quantitativen Bestimmung
Äthanol	Diagnosesicherung; Wert über 500 mg/dL beim komatösen Nichtalkoholiker bedeutet Indikation zur Hämodialyse.
Carboxyhämoglobin	Hohe COHb Werte sichern die Diagnose. Symptomatische Patienten mit einem COHb über 40 % bei Aufnahme sollten als Kandidaten für hyperbare Sauerstofftherapie angesehen werden.
Digoxin	Indikation zur Behandlung mit Fab; Spiegel über 15 ng/mL zeigen eine schwere Intoxikation an.
Lithium	Indikation zur Hämodialyse: Serumspiegel über 4 mval/L oder Serumspiegel von 2,5–4,0 mval/L mit kardialen oder ZNS-Symptomen (Ellenhorn und Barceloux, 1988)
Methämoglobin	Methämoglobinspiegel > 30 % bei symptomatischen Patienten: Indikation für Methylenblau
Methanol, Ethylenglykol	Indikation zur Hämodialyse bei Methanol > 50 mg/dL (Osterloh et al., 1986)
Paracetamol	Indikation zur Antidotbehandlung (N-Acetyl Cystein gemäß Rumack-Matthew Nomogram, Rumack et al., 1981) und ggf. zur Hämoperfusion.
Schwermetalle	Indikation zur Chelattherapie
Theophyllin	Indikation zur Hämoperfusion: Plasmaspiegel > 60 mg/L, bei deutlicher Klinik > 30 mg/L (Park et al., 1983)

F 6.3.3. Dekontamination

Bei mehr als 90 % der Patienten mit neurologischen Symptomen erfolgte die Giftaufnahme oral. Traditionell ist die Magenentleerung die erste the-

rapeutische Maßnahme, die beim wachen Patienten durch Trinken von 2 Gläsern lauwarmer hypertoner Kochsalzlösung, durch Apomorphin (Apomorphin Woelm® 0,15 mg/kg KG i. m., bei Kleinkindern bis 2 Jahre Gesamtdosis 1-2 mg, Antagonisierung durch Lorfan® 0,01-0,02 mg/kg KG möglich) oder Ipecac®-Syrup (15 ml bei Kindern von 1-12 Jahren, 30 ml bei Kindern über 12 Jahren) ausgelöst werden kann.
Eine Magenspülung ist bei bewußtlosen Vergiftungsopfern innerhalb der ersten Stunden nach Giftaufnahme in der Regel indiziert. Um einer Aspiration vorzubeugen, muß der Patient in eine stabile Seitenlage gebracht oder, besser, intubiert werden. Nach Prämedikation mit Atropin (0,5 mg i. v.) wird ein dicker (mindestens 18 mm) Magenschlauch oral einführt und der Mageninhalt abgesaugt, die erste Probe wird asserviert. Danach wird solange mit lauwarmem Wasser (bei Kindern isotones Wasser verwenden!) gespült, bis die Lavageflüssigkeit klar ist (in der Regel mindestens 10 Liter). Kontraindikationen gegen forciertes Erbrechen und Magenspülung sind Vergiftungen mit Laugen oder Säuren, Strychnin, Benzol oder Detergentien.
Die intestinale Resorption vieler Toxine wird durch Bindung an Aktivkohle vermindert (wichtige Ausnahmen sind Alkohole, Eisen und Lithium). Eine Anfangsdosis von 0,5-1 g/kg KG wird über nasogastrale Sonde gegeben. Aktivkohlegabe (ggf. auch vorherige Magenspülung) kann nach 2-4 h wiederholt werden. Bei fettlöslichen Giftstoffen kann auch das unresorbierbare Paraffin (100-200 mL) gegeben werden.
Bei allen Vergiftungen, die nicht primär zu einer Darmatonie führen (z. B. Anticholinergika, Opiate), sind osmotische Laxantien wie Natriumsulfat (30-50 g über Magensonde) indiziert.
Eine Darmspülung (»whole bowel irrigation«) ist nach Aufnahme großer Mengen Eisen oder bei Schmuggel von Drogenpacketen im Darm (»body packer« und »body stuffer«) indiziert.

Bei Giftaufnahme über die Haut: Fettlösliche Gifte können in erheblichen Mengen auch über die Haut aufgenommen werden (Benzol, Kohlenwasserstoffe, Parathion, Alkylphosphate). Wichtigste Sofortmaßnahme ist die *Dekontamination durch Abwaschen* mit Seife unter fließendem Wasser.

F 6.3.4. Elimination

Wichtige Verfahren zur Beschleunigung der Giftelimination sind wiederholte Aktivkohlegabe, forcierte Diurese, Hämodialyse und Hämoperfusion. Plasmapherese und Blutaustausch werden selten eingesetzt. Die Behandlung mit hyperbarem Sauerstoff wird bei Kohlenmonoxidvergiftung empfohlen.
Wiederholte Aktivkohlegabe beschleunigt die Elimination von Substanzen, die einem enterohepatischen oder enteroenterischen Kreislauf unterliegen. Nachgewiesen ist dies u. a. für Carbamazepin, Dapson, Digoxin, Digitoxin, Nadolol, Phenobarbital und Theophyllin (Park et al., 1986). Manche Autoren empfehlen den universellen Einsatz dieser simplen Therapie (30g Aktivkohle alle 2-4 h).
Forcierte Diurese mindert die renale Rückresorption einiger Substanzen. Sie kann bei mittelschweren Intoxikationen mit Salicylaten, Lithium oder Phenobarbital eingesetzt werden. Eine zusätzliche Urinansäuerung kann bei Intoxikation mit Amphetaminen oder Kokain in Erwägung gezogen werden, falls eine Myoglobinurie ausgeschlossen wurde.
Hämodialyse ist wirksam bei Intoxikationen mit niedermolekularen Substanzen, falls Eiweißbindung und Verteilungsvolumen gering sind. Sie wird bei schweren Vergiftungen mit Bromid, Chloraldurat, Lithium, Methanol ($>$ 50 mg/dL), Ethylenglykol ($>$ 50 mg/dL), Äthanol, Procainamid (Kar et al., 1992) und Salizylat empfohlen (Yip et al., 1994).
Hämoperfusion ist der Hämodialyse überlegen bei Substanzen mit hoher Proteinbindung. Bei hohem Verteilungsvolumen ist sie unwirksam (z. B. bei Organophosphat-Insektiziden (Martinez-Chuecos et al., 1992)). Hämoperfusion wird empfohlen bei Vergiftungen mit Knollenblätterpilzen (Feinfeld et al., 1994), Barbituraten in hoher Dosis (Lindberg et al., 1992), Carbamazepin, Chloramphenicol, Disopyramid, Ethylchlorvynol, Glutethimid, Methaqualon (Baggish et al., 1981), Methotrexat (Giardino et al., 1993; Frappaz et al., 1988), Paraquat (Suzuki et al., 1993) und Theophyllin (Serumspiegel $>$ 60 mg/l oder Vorliegen eines Status epilepticus).
Hyperbarer Sauerstoff, d. h. die Behandlung mit reinem Sauerstoff in einer Überdruckkammer (üblich sind 1-2 h bei 2-2,5 Athmosphären) wird für schwere CO-Vergiftungen (Koma oder epileptische Anfälle) empfohlen (Tibbles und Perrotta, 1994).

Tab. F 6.3: Praktisches Vorgehen

1. Die (wiederholte) Aktivkohlegabe über Magensonde kann großzügig eingesetzt werden.
2. Forcierte Diurese (in Kombination mit 1.) nur bei leichten oder mittelschweren Intoxikationen mit Salicylat, Lithium oder Phenobarbital.
3. Hämodialyse oderr Hämoperfusion nur bei schweren Intoxikationen (bei drohender Organschädigung oder Langzeitbeatmung) mit den unten aufgeführten Substanzen. Falls indiziert, frühzeitiger Einsatz.
4. Rasche Entscheidung für oder gegen hyperbare Sauerstofftherapie bei CO-Vergiftung unter Abwägung von Behandlungschancen und Risiko des Transports zur Überdruckkammer.

Tab. F 6.4: Differentialdiagnose neurologischer Zeichen und Symptome bei akuten Intoxikationen

Weite Pupillen	Sympatikomimetika (Amphetamine, »Ecstasy«, Clonidin, Kokain, LSD); Entzugs-Syndrom (Alkohol, Opiate); Pupillenerweiterung und fehlende Lichtreaktion: Anticholinergika (Atropin, Scopolamin, trizyklische Antidepressesiva, Gluthetimid; Antihistaminika)
Enge Pupillen	Barbiturate; Bromide; Chloraldurat; Opiate; Benzodiazepine; Ethanol; Cholinergika (Pilocarpin, Nicotin, Physostigmin, Organophosphate); Propoxyphen
Blicklähmung und Parese des vestibulokulären Reflexes	Bei wachen Patienten: Botulismus; Phenytoin; Wernicke Syndrom. Bei komatösen Patienten: die vorgenannten und Barbiturate; Benzodiazepine; andere Sedativa; Carbamazepin; Ethanol; andere Alkohole; Narkotika
Dystonie	Neuroleptika; Metoclopramid; Kokain; L-Dopa und Dopa-Agonisten; Thallium; Carbamazepin, Felbamat
Ataxie	Ethanol und andere Alkohole; Antiepileptika (u. a. Carbamazepin, Phenytoin, Primidon); Sedativa und Hypnotika; Organische Lösungsmittel
Verminderter Muskeltonus, Hyporeflexie	Sedativa oder Hypnotika in hoher Dosierung (nicht bei Methaqualon); Muskelrelaxantien; Organophosphate; Carbamat; Botulinus-Toxin, N-Hexan
Erhöhter Muskeltonus, Hyperreflexie	Methaqualon; Phenothiazine; Tricyklische Antidepressiva; Phencyclidin; irreversible MAO-Hemmer; Strychnin
Faszikulationen	Organophosphate (Früh-Symptom); Lithium
Myocloni	Bismuth; Cadmium; Chloralose; Methylbromid; Phencyclidin; zyklische Antidepressiva; MAO-Hemmer; Serotonin-Syndrom; Tetraethyl Blei; organische Quecksilberverbindungen; Methaqualon
Epileptische Anfälle	Amphetamine; Kokain; Kohlenmonoxid; Methylxanthine (insbesondere Theophyllin); zyklische Antidepressiva; Lokalanästhetika; Neuroleptika; Salicylate; Kampher; Ergotamine; Isoniazid; Blei; Lithium; LSD; Phencyclidin; Strychnin; sekundär bei Hypoglykämie (Insulin; orale Antidiabetika) oder Hyperglykämie
Hirnschwellung	Salicylate; Methanol; Ethylenglycol; Blei (bei Kindern); Zink; Vitamin A; Valproat; »Ecstasy«; sekundär bei fulminantem Leberversagen (Paracetamol, Paraquat, »Ecstasy«; Amanita phalloides); sekundär bei Hypoventilation und Hypoxie (z. B. Opiate)
Hypoventilation	Sedativa-Hypnotika und Narkotika (z. B. Barbiturate, Benzodiazepine, Opiate); Ethanol; Organophosphate; sekundär bei tiefer Bewußtseinsstörung bei vielen schweren Intoxikationen
Hyperventilation	Toxine, die zu einer metabolischen Azidose führen (z. B. Methanol, Ethylenglycol, Paraldehyd, Salicylate; Kohlenmonoxid; Dinitrophenol); sekundär aufgrund einer Hypoxie bei Rauchvergiftung
Hyperthermie	Anticholinergika; Salicylate; Amphetamine; LSD; Kokain; Phencyclidin; Mescalin; MAO-Hemmer; Methaqualon; zyklische Antidepressiva; Phenothiazine und Butyrophenone (malignes neuroleptisches Syndrom!); Diphenhydramin; Schilddrüsenhormone; Entzug dopaminerger Medikamente

F 6.3.5. Einsatz von Antidoten

Nur ein geringer Teil der Intoxikationen kann mit Antidoten behandelt werden (22 000 Fälle von Antidotanwendung im Jahresbericht 1994 der AAPCC). Auch beim Einsatz kann die Antidotgabe nur ein Bestandteil der Behandlung sein. Einige Antidote, insbesondere Flumazenil und Naloxon, haben eine kürzere Halbwertzeit als die meisten der von ihnen antagonisierten Substanzen, so daß erfolgreich behandelte Patienten weiterhin überwacht und ggf. die Antagonisten erneut gegeben werden müssen.

F 6.3.6. Indikationen zur Intensivüberwachung

Patienten mit den folgenden Symptomen oder Problemen sollten auf einer Intensivstation überwacht und behandelt werden:

- Status epilepticus oder Serie von Anfällen
- Stupor oder Koma
- Ateminsuffizienz
- Lungenödem

- Herzrhythmusstörungen einschließlich Verlängerung der QRS-Zeit
- Arterielle Hypotonie
- Verdacht auf Vergiftung mit verzögerter Symptomatik (z. B. Botulinustoxin, Diquat, Ethylenglykol, Knollenblätterpilze, Methanol, MAO-Hemmer, Methanol, Paraquat oder Schwermetalle)

Bei möglicher suizidaler Gifteinnahme muß der Patient bis zur Entscheidung über die Notwendigkeit einer Einweisung in eine psychiatrische Abteilung überwacht werden.

F 6.4. Spezifische Therapie von Intoxikationen

Mehr als 7 000 Substanzen können zu akuten Intoxikationen führen. In diesem Kapitel können nur die häufigsten Intoxikationen mit neurologischer Manifestation und Intoxikationen mit neurologischen oder psychiatrischen Medikamenten aufgeführt werden. Für ausführliche Informationen sei auf toxikologische Standardwerke verwiesen (Ellenhorn und Barceloux, 1988; Haddad und Winchester, 1990; Goldfrank et al., 1990). Sofortige Kontaktaufnahme mit einer Vergiftungszentrale und der Zugriff auf elektronische Datenbanken wird empfohlen.

Behandlungsempfehlungen stammen aus klinischer Erfahrung. Mit wenigen Ausnahmen basieren sie nicht auf klinischen Studien.

F 6.4.1. Analgetika

Paracetamol (Acetaminophen)

Gebräuchliches, rezeptfreies Analgetikum und Antipyretikum. Akzidentelle Vergiftung relativ selten, überwiegend bei Kindern und Patienten mit vorbestehender Leberschädigung. Suizidale Vergiftungen häufig, insbesondere in Großbritannien. Aufgrund der Häufigkeit von Vergiftungen trotz geringer Letalität insgesamt beträchtliche Zahl von Todesfällen. Bei Alkoholikern kann die toxische Interaktion mit Ethanol schon bei hoch-therapeutischer Dosierung zum akuten Leberversagen führen (Seeff et al., 1986).

Aufnahme: oral oder rektal. Letale Dosis bei Erwachsenen 13–25 g (> 250 mg/kg).

Wirkung: Akkumulation toxischer Metabolite bei Saturierung des Glutathion-abhängigen Abbaus.

Symptome: anfangs gastrointestinale Symptome; nach kurzer Latenz Zeichen des fulminanten Leberversagens mit Gelbsucht, Gerinnungsstörung und hepatischer Enzephalopathie sowie Nierenfunktionsstörung. Tod durch Hirnödem, diffuse Blutungen oder Sepsis.

Therapie: gastrointestinale Dekontamination (Lavage, Aktivkohle) innerhalb von 4 Stunden. Hämoperfusion innerhalb der ersten Stunden bei hohen Serumspiegeln.

N-Acetylcystein als Antidot (regeneriert Glutathion) i. v. (300 mg/kg KG pro 24 h) möglichst binnen 8 Stunden. Selbst eine verspätete ACC-Therapie innerhalb der ersten 72 h kann die Prognose noch bessern (Prescott, 1981).

Patienten mit akutem Leberversagen und hepatischer Enzephalopathie sind Kandidaten für eine konventionelle oder eine auxilliäre Lebertransplantation (Lee, 1994; Mrvos et al., 1992; Mutimer et al., 1994; Oldhafer et al., 1996).

Salicylate

Weitverbreitet als Analgetikum, Antipyretikum, Antiphlogistikum, Thrombozytenaggregationshemmer und Keratolytikum. Akzidentelle (Kinder, alte Menschen) und suizidale Intoxikationen häufig und oft nicht erkannt.

Aufnahme: oral, selten kutan oder parenteral. Schwere Vergiftungen ab 300–500 mg/kg KG, bei Kindern schon bei geringeren Mengen.

Wirkung: Steigerung der Empfindlichkeit des Atemzentrums, Entkopplung der oxidativen Phosphorylierung, Behinderung des Kohlehydrat- und Lipidmetabolismus, führt damit zu Hyperventilation mit respiratorischer Alkalose, später zur metabolischen Azidose, zu Hirnödem, Leber- und Nierenzellschädigung, Blutungsneigung, Dehydration und Elektrolytstörungen.

Symptome: neurologische Symptome sind Tinnitus, Hörminderung (cochleär), Kopfschmerzen, Nausea, Erbrechen, Agitiertheit oder Somnolenz und später Koma und epileptische Anfälle. Eine Hirnschwellung ist häufig. Bei mittelschweren Intoxikationen liegt eine Kombination von metabolischer Azidose und respiratorischer Alkalose vor, bei schweren Intoxikationen kann es zu einer schweren, kombiniert metabolisch-respiratorischen Azidose kommen. Kardiovaskuläres und respiratorisches Versagen, Gerinnungsstörungen, Blutungen und Hypoglykämie können bei schweren Intoxikationen auftreten (Thisted et al., 1987).

Therapie: Magenlavage innerhalb der ersten 12–24 Stunden indiziert.

Wiederholte Aktivkohle-Gabe.

Forcierte Diurese.

Korrektur von metabolischer Azidose (Natrium-Bikarbonat), Hypokaliämie (Kalium als Dauerinfusion), Hypoglykämie (Glucose-Infusion).

Hämodialyse bei schwerer Überdosierung.

Mannitol kann bei vermuteter (bei komatösen Patienten) oder dokumentierter Hirnschwellung eingesetzt werden.

F 6.4.2. Antiepileptika

Carbamazepin

Antiepileptikum der ersten Linie; Schmerztherapeutikum bei neuralgischen Schmerzen, insbeson-

dere bei Trigeminusneuralgie; zunehmender Einsatz in der Psychiatrie (insbesondere bei affektiven Psychosen zur Phasenprophylaxe) .
Aufnahme: oral (tödliche Dosis 100–500 mg/kg KG; eine Gesamtdosis von 20 g kann überlebt werden).
Wirkung: Inhibition der Natriumleitfähigkeit der Nervenzellmembran.
Symptome: Übelkeit, Erbrechen, Bradykardie, Hypotension, Ateminsuffizienz. Immer neurologische Symptome: Mydriasis, Nystagmus, Ophthalmoparese, Ataxie, Dystonien, Verwirrtheit, Somnolenz, Koma. Schwere Vergiftungen führen zu tiefem Koma, Myokarddepression und Hypoventilation (Tibballs, 1992; Schmidt und Schmitz Buhl, 1995). Epileptische Anfälle können insbesondere bei schweren Intoxikationen (Serumspiegel > 150 μmol/L) auftreten, Anfälle und eine Dosis von über 24 g waren in einer Studie Prädiktoren eines tödlichen Ausgangs (Schmidt und Schmitz Buhl, 1995)
Hyponatriämie ist eine bekannte Nebenwirkung von Carbamazepin. Sie tritt bei einigen Patienten unter therapeutischer Dosierung von Carbamazepin auf und wird mit einer Hypersekretion von antidiuretischem Hormon erklärt. Bei akuten Intoxikationen scheint sie keine Rolle zu spielen. Schwere Hyponatriämie kann zu Verwirrtheit, Stupor und Koma führen.
Therapie: Magenlavage ist auch lange nach Ingestion von Carbamazepin indiziert, da die Aufnahme verzögert sein kann. Da Carbamazepintabletten Klumpen bilden können, ist eine endoskopische Lavage sinnvoll.
Wiederholt Aktivkohle.
Magnesiumsulfat als Laxans.
Hämoperfusion und Plasmapherese zur Giftelimination sind pharmakokinetisch mäßig effektiv, kontrollierte Studien liegen nicht vor.
Physostigmin kann bei dystonen Symptomen versucht werden.

Phenytoin
Antiepileptikum der ersten Wahl. Vergiftungen durch akzidentelle oder gewollte Überdosis oder subakut infolge von Akkumulation nach Dosiserhöhung oder Änderung der Komedikation. Relativ häufige Intoxikation, Sterblichkeit gering.
Aufnahme: oral, intravenös. Letale Dosis für Erwachsene ≥ 7 500 mg.
Wirkung: Hemmung der Natriumleitfähigkeit von Nervenzellmembranen.
Symptome: Nystagmus, Ataxie, Nausea und Benommenheit bei leichter Intoxikation. Verwirrtheit, Hyperreflexie, ausgeprägte Ataxie, Hypermetabolismus und Herzrhythmusstörungen (Bradykardie, Leitungsblock, Kammerrhythmus, Kammerflimmern) bei schwererer Intoxikation. Epileptische Anfälle können auftreten. Selten Hyperglykämie.
Therapie: induziertes Erbrechen und Lavage innerhalb von 12 h.
Aktivkohle und Laxantien.
Eliminationsverfahren sind nicht wirksam.
Ein kompletter AV-Block sollte mit Atropin 0,5–1,0 mg i. v. und gegebenfalls mit temporärem Einsatz eines Herzschrittmachers (ventrikuläre Stimulationssonde!) behandelt werden.
Benzodiazepine (Diazepam oder Midazolam i. v.) können bei epileptischen Anfällen eingesetzt werden.
Supportive Behandlung, EKG-Überwachung, bei Arrhythmie oder Bewußtseinsstörung Intensivstationsbehandlung.

Valproinsäure und Natriumvalproat
Antiepileptikum der ersten Wahl. Vergiftungen betreffen in der Regel Patienten mit Epilepsie, selten deren Familienmitglieder, und sind überwiegend benigne.
Aufnahme: oral, selten parenteral
Wirkung: Inhibition des GABA-Abbaus oder Verstärkung der GABA-Wirkung.
Symptome: Nausea, Miose, Somnolenz, Verwirrtheit, Koma (tiefes Koma ist selten), Atemdepression.
Valproat kann auch bei normaler Dosierung bei Kindern (in der Regel mehrfachbehinderte Kinder) hepatotoxisch wirken und eine Hyperammoniämie und Enzephalopathie auslösen (innerhalb der ersten Wochen einer Behandlung). Massiver Ammoniakanstieg und Hirnödem wurde bei schweren Intoxikationen auch bei Erwachsenen beschrieben (Bourrier et al., 1988), ebenso wie Hirnödem ohne Ammoniakanstieg (Hintze et al., 1987). Hepatotoxizität und Pankreasschädigung sind selten.
Therapie: Dekontamination ist insbesondere nach Einnahme von Retardtabletten sinnvoll. Aktivkohle und Kathartika (Farrar et al., 1993).
Eliminationsmaßnahmen sind nicht indiziert.
Supportive Behandlung.

F 6.4.3. Antidepressiva

Zyklische Antidepressiva
Tri- und tetrazyklische Antidepressiva sind die »klassischen Antidepressiva«. Sie werden auch zur Behandlung chronischer Schmerzen eingesetzt. Häufige Vergiftung bei Selbstmordversuchen, viele schwere und tödliche Vergiftungen (besonders bei den Substanzen Amitriptylin, Desipramin und Nortryptilin). Therapeutische Breite und letale Dosis der verschiedenen Substanzen differieren weit (generell sind die neueren Substanzen weniger toxisch)
Aufnahme: oral.
Wirkung: Blockiert die präsynaptische Wiederaufnahme von Noradrenalin, Serotonin und Dopamin im ZNS. Periphere und zentrale anticholinerge Wirkung. Quinidin-artige Wirkung am Herz.

Symptome: Kombination von zentral-nervösen, autonomen und kardialen Symptomen, die innerhalb von 0,5–6 Stunden auftreten. Periphere anticholinerge Effekte einschließlich Mydriasis, Mundtrockenheit, Urinretention, Tachykardie, vermindertem Schwitzen mit Risiko der Hyperthermie. ZNS-Symptome reichen von Verwirrtheit, Agitiertheit und Halluzinationen bis zum tiefen Koma. Epileptische Anfälle und Status epilepticus sind häufig bei schweren Vergiftungen, doch sind kardiotoxische Effekte entscheidend: verlängerter QRS-Komplex, schwere Arrhythmien, verminderte Kontraktilität. Diese sind für die meisten Todesfälle, die in der Regel innerhalb von 6 Stunden auftreten, verantwortlich.

Therapie: allenfalls vorsichtiger Einsatz von Emetika (Patienten können vor Wirkungseintritt komatös werden oder epileptische Anfälle entwickeln).

Magenspülung bei V. a. auf Aufnahme größerer Mengen.

Wiederholte Aktivkohlegabe.

Benzodiazepine und (sehr vorsichtig) Phenytoin bei epileptischen Anfällen.

Die Therapie kardialer Störungen umfaßt Lidocain bei Tachyarrhythmie, Anwendung eines temporären Herzschrittmachers bei Bradykardie, Noradrenalin bei ausgeprägter arterieller Hypotonie (Noradrenalin ist wahrscheinlich wirksamer als Dopamin) und Einsatz der Herz-Lungen-Maschine bei Auftreten eines therapierefraktären Kreislaufversagens (Goodwin et al., 1993; Williams et al., 1994).

Physostigmin kann zentrale und periphere anticholinerge Effekte zyklischer Antidepressiva antagonisieren, erhöht aber die Gefahr von epileptischen Anfällen, Bradykardie und Asystolie (Pentel und Peterson, 1980). Es sollte bei schweren Vergiftungen nicht verwendet werden.

Selektive Serotonin-Wiederaufnahme-Hemmer (SSRI)

SSRI Fluoxetin, Fluvoxamin, Paroxetin, Sertralin und Citalopram werden bei Depressionen, Angst- und Zwangserkrankungen eingesetzt. Eine Überdosis von SSRI alleine führt selten zu bedrohlichen Intoxikationen.

Aufnahme: Oral.

Wirkung: Selektive Inhibition der Serotoninwiederaufnahme an der präsynaptischen Membran. Keine Hemmung der Noradrenalinaufnahme, nur geringe Wirkung auf andere Rezeptoren.

Symptome: Tachykardie, Benommenheit, Tremor, Übelkeit, oft auch Fehlen aller Symptome (Borys et al., 1992). Die Kombination von SSRI mit irreversiblen Monoamin-Oxidase Inhibitoren, aber auch mit dem reversiblen MAO-Hemmer Moclobemid (Neuvonen et al., 1993), oder mit Lithium kann ein Serotonin-Syndrom auslösen. Symptome eines Serotonin-Syndroms sind psychische Erregung (innere Unruhe, Verwirrtheit, Insomnie), motorische Symptome (Myoklonien, Rigor und Hyperreflexie in unterschiedlicher Kombination), und autonome Symptome (u. a. Diaphorese, Herzrhythmusstörungen, Fieber, Mydriasis). Todesfälle infolge von Hyperthermie, Rhabdomyolyse, diffuser intravasaler Gerinnung und folgendem Multiorganversagen sind beschrieben (Sternberg, 1991; Bodner et al., 1995)

Therapie: induziertes Erbrechen und Magenspülung

Aktivkohlegabe.

Eliminationsverfahren sind nicht indiziert.

Supportive Behandlung

Lithium

Anwendung in der Psychiatrie zur Phasenprophylaxe bei bipolaren affektiven Erkrankungen und in der Behandlung von Manien und schizoaffektiven Psychosen.

Aufnahme: oral, leichte Intoxikationszeichen bei Serumspiegel > 1,2–2,0 mmol/L, schwere Intoxikation bei höheren Spiegeln.

Wirkung: Inhibition der zellulären Adenylatcyclase-Aktivierung und der Ausschüttung verschiedener Neurotransmitter.

Symptome: Tremor, Ataxie, Rigor, Myoklonien, Choreoathethose, Verwirrtheit, epileptische Anfälle, Koma (Amdisen, 1988). Renaler Diabetes insipidus. Kardiale Arrhythmien, arterielle Hypotonie. Bleibende neurologische Schädigung (überwiegend zerebelläre Symptome) in 10 % aller schweren Intoxikationen (Sheean, 1991).

Therapie: Emesis oder Magenspülung innerhalb von 4 Stunden.

Aktivkohle ist unwirksam.

Forcierte alkalische Diurese.

Hämodialyse bei schweren Intoxikationen (Okusa und Crystal, 1994).

Symptomatische Therapie von arterieller Hypotonie, Herzrhythmusstörungen und epileptischen Anfällen.

Monoaminooxidase-Inhibitoren (MAO)

Irreversible Hemmstoffe der Enzyme MAO A und B (Tranylcypromin, Phenelzin, Isocarboxazid) werden bei schweren Depressionen eingesetzt. Moclobemid ist ein vor wenigen Jahren eingeführter reversibler selektiver Hemmstoff der MAO A. Vergiftungen mit dem selektiven Inhibitor der MAO B Selegelin sind bisher kaum beschrieben.

Aufnahme: oral, lethale Dosis der irreversiblen Hemmer 4–8 mg/kg KG. Unter therapeutischer Dosierung von irreversiblen MAO-Inhibitoren kann der Verzehr von Tyramin-haltigen Speisen (abgelagerter Weichkäse, Hefeprodukte, Rotwein etc.) oder die gleichzeitige Einnahme von Sympathikomimetika eine ausgeprägte sympatikotone Symptomatik mit Hypertonie auslösen.

Wirkung: Akkumulation der Monoamin-Neurotransmitter.

Symptoms: verzögert (6–12 h), langanhaltend. Sympathomimetisches Syndrom mit Mydriasis, Erregung, Tremor, Rigor, Myoklonien, epileptischen Anfällen, Tachykardie, Bluthochdruck,

Hyperthermie. Hypotension und Koma bei schwerer Vergiftung. Rhabdomyolyse, disseminierte intravasale Gerinnung und akutes Nierenversagen sind Komplikationen.
Eine Moclobemid-Überdosis ist meist benigne. Die Kombination von Moclobemid mit trizyklischen Antidepressiva oder SSRI kann jedoch zu einer schweren Vergiftung führen, die einer Intoxikation mit irreversiblen MAO-I gleicht (Myrenfors et al., 1993; Neuvonen et al., 1993).
Therapie: Gastrointestinale Dekontamination einschließlich Lavage und Aktivkohlegabe.
Eliminationsverfahren sind unwirksam
Überwachung einschließlich EKG-Monitor für mindestens 24 h.
Natrium-Nitroprussid oder Phentolamin zur Behandlung krisenhaft erhöhter Blutdruckwerte. Arterielle Hypotension im Rahmen einer schweren Vergiftung sollte mit hochdosiert Dopamin oder Noradrenalin behandelt werden.
Behandlung einer Hyperthermie mit physikalischer Kühlung, Sedierung und Gabe von Dantrolen (1–2,5 mg/kg KG i. v.) (Kaplan, 1986; Myrenfors et al., 1993). Muskelrelaxation bei Bedarf nach Intubation und Beatmungsbeginn.

F 6.4.4. Neuroleptika

Eingesetzt zur Behandlung von Psychosen, chronischen Schmerzzuständen und als Tranquilizer. Gewollte oder akzidentelle Überdosierung ist bei psychiatrischen Patienten häufig.
Aufnahme: oral, sehr selten intramuskulär oder intravenös.
Wirkung: Blockade von postsynaptischen Dopamin-Rezeptoren. Zentrale und periphere anticholinerge Effekte (einige Phenothiazine und Clozapin), Beeinflußung auch anderer Transmittersysteme. Einige Phenothiazine haben Quinidinartige Effekte am Herz
Symptome: Verwirrtheit, Somnolenz, Koma, arterielle Hypotonie, Hypoventilation, Herzrhythmusstörungen. Dystonien treten nach Überdosis bei etwa 10 % auf.
Akute dystone Reaktionen (bis zu 23 %), Akathisie (bis zu 20 %), Parkinson Syndrom und tardive Dyskinesien (15–20 % der dauerbehandelten Patienten (Kane et al., 1988)) sind die häufigen neurologischen Nebenwirkungen unter therapeutischer Dosierung.
Das maligne neuroleptische Syndrom wird charakterisiert durch Muskelrigor und andere extrapyramidale Symptome, Hyperthermie, Zeichen der autonomen Dysregulation, Bewußtseinsstörung und Anstieg der Serum Creatinkinase. Es tritt nach Beginn einer Neuroleptikabehandlung in der Regel innerhalb von 1–3 Tagen bei 0,1 %–2,5 % der Patienten auf.
Therapie der akuten Vergiftung: rasche gastrointestinale Dekontamination.
Eliminationsverfahren sind unwirksam.
Benzodiazepine und Phenytoin zur Behandlung von Anfällen.
Lidocain und Phenytoin bei Tachyarrhythmie.
Plasmaexpander und Pressoren (Katecholamine) bei arterieller Hypotonie

F 6.4.5. Sedativa und Hypnotika

Barbiturate
Einsatz als Hypnotika und Antikonvulsiva. Abusus, Abhängigkeit, bewußte Überdosierung und Todesfälle waren bis in die 70er Jahre häufig, bevor Benzodiazepine die Rolle der Barbiturate als führende Schlafmittel übernahmen. Kurzwirksame Barbiturate werden in der Anästhesie verwendet, aber auch mißbräuchlich als Rauschmittel benutzt. Überdosierung bei Süchtigen, Suizidversuche oder akzidentelle Einnahme sind die Ursache von Intoxikationen.
Aufnahme: oral, selten intravenös. Tödliche Dosis bei Erwachsenen je nach Substanz 10–20 g, teilweise auch weniger.
Wirkung: Agonist am GABA A-Rezeptor, führt zur ZNS-Depression. Gleichzeitiger Äthanolkonsum aggraviert die Symptome. Myokardiale Depression und Gefäßrelaxation treten nach hoher Dosierung auf.
Symptome: ZNS-Depression, die von Somnolenz, Ataxie, Nystagmus und Schwindel bis zu tiefem Koma mit Verlust aller Hirnstammreflexe mit Ausnahme der Pupillenlichtreaktion reichen kann. Hypoventilation und arterielle Hypotonie vor Beginn der Therapie stellen die Hauptbedrohung bei Barbituratintoxikation dar.
Therapie: rasche gastrointestinale Dekontamination.
Wiederholte Aktivkohlegabe (beschleunigt die Elimination, verkürzt die Halbwertzeit um 50 %)
Forcierte alkalische Diurese bei leichten und mittelschweren Intoxikationen durch langwirksame Barbiturate.
Hämodialyse bei schweren Intoxikationen mit langwirksamen Barbituraten (Lindberg et al., 1992).
Supportive Intensivtherapie mit kontrollierter Beatmung und Kreislaufstützung bei schweren Vergiftungen.

Benzodiazepine
Große Gruppe verschreibungspflichtiger Schlafmittel, Sedativa, Anxiolytika, Muskelrelaxantien und Antikonvulsiva. Mißbrauch und Abhängigkeit häufig. Sehr häufige Medikamentenvergiftung mit relativ benignem Verlauf. Kombination mit anderen Substanzen insbesondere bei Drogensüchtigen häufig (insbesondere mit Opiaten und Äthanol). Iatrogene Vergiftungen infolge Akkumulation langwirksamer Benzodiazepine sind nicht selten.
Aufnahme: oral (rasche Aufnahme), seltener intravenös.

Wirkung: Bindung an die Alpha-Untereinheit des GABA-A-Benzodiazepin-Chloridionenkanal-Komplexes mit Verstärkung der Wirkung von GABA.
Symptome: Muskelschwäche, Ataxie, Benommenheit, Somnolenz, Koma, leichte Hypoventilation (potentiiert durch Opiate oder Äthanol). Todesfälle sind bei alleiniger Einnahme von Benzodiazepinen selten.
Therapie: Überwachung und supportive Therapie sind meist ausreichend. Stuporöse und komatöse Patienten sollten auf einer Intensivstation überwacht werden.
Rasche gastrointestinale Dekontamination und Aktivkohle sind indiziert.
Der kurzwirksame (20–45 Min) Benzodiazepin-Antagonist Flumazenil (Anexate®) kann diagnostisch (Einmalgabe) oder therapeutisch (wiederholte Injektionen oder Dauerinfusion) eingesetzt werden. Bis zu 5 mg Flumazenil können diagnostisch fraktioniert gegeben werden, beginnend mit 0,2 mg i. v. und zusätzlichen Injektionen von 0,5 mg alle 60 Sekunden (Spivey et al., 1993). Bleibt der Patient komatös, so muß dies andere Ursachen als eine Benzodiazepinintoxikation haben. Im Fall einer schweren Benzodiazepintoxikation kann eine Dauerinfusion (in der Regel reichen 0,5–1 mg/h) begonnen werden.
Die Elimination von Benzodiazepinen, insbesondere von Diazepam, Chlordiazepoxid, Nitrazepam, Flurazepam und deren aktiver Metaboliten kann bei alten oder leberinsuffizienten Patienten massiv verlängert sein (Barton et al., 1989).

F 6.4.6. **Rauschgifte** (Brust, 1993)

Opiate

Natürlich vorkommende (Morphin, Codein), semisynthetische (z. B. Heroin, Oxycodone) und synthetische Substanzen (z. B. Meperidin, Methadon, Pentazocin, Fentanyl). Medizinische Anwendung als starke Analgetika (Morphin und synthetische Substanzen) und als Antitussiva (z. B. Codein). Opiate bewirken Euphorie und können zu körperlicher und psychischer Abhängigkeit führen. Illegaler Konsum von Heroin und anderen Opiaten ist ein weltweites Problem. Bewußte oder akzidentelle Überdosierung und Vergiftungen durch eine Kombination verschiedener Opiate mit Benzodiazepinen oder Kokain sind bei Rauschgiftabhängigen häufig und oft tödlich. Heroinsüchtige sind zu einem hohen Prozentsatz mit HIV infiziert.
Aufnahme: intravenös (Heroin), Inhalation (Heroin, Opium), oral (Methadon, Codein, Hydrocodein).
Wirkung: Bindung an Mü, Kappa und Delta Endorphin-Rezeptoren vermittelt analgetische, atemdepressive, antitussive und sedative Effekte. Toleranzentwicklung für alle diese Wirkungen. Ausgeprägtes Entzugs-Syndrom.
Symptome: eine Opiatüberdosis führt zu der klinischen Trias Koma, Atemdepression und Miose und in schweren Fällen zum Tod durch Apnoe. Nach initialer medizinischer Stabilisierung können als Folge einer hypoxischen Organschädigung Hirnschwellung, Lungenödem und Rhabdomyolyse auftreten. Epileptische Anfälle sind selten, sie können auf gleichzeitige Einnahme von Kokain hindeuten.
Therapie: Stabilisierung der Vitalfunktionen (Intubation, Beatmung, Kreislaufstützung).
Dekontamination, falls orale Aufnahme wahrscheinlich.
Naloxon initial 0,4 mg in steigender Dosierung bis zu insgesamt 10 mg i.v. Sublinguale oder endotracheale Gabe bei fehlendem venösen Zugang ist wahrscheinlich ebenfalls wirksam. Die kurze Halbwertzeit von Naloxon kann wiederholte Gaben erforderlich machen. Naloxon kann ein akutes Entzugs-Syndrom auslösen.
Drogenscreening wegen häufiger Mehrfachvergiftung. Ausschluß eines Schädel-Hirn-Traumas.
Supportive Intensivtherapie.
Überwachung für mindestens 24 h bei schwerer Heroin- und 72 h bei schwerer Methadonvergiftung.

Kokain

Psychostimulierende Droge extrahiert aus Coca-Blättern. Hohe Prävalenz des (illegalen) Konsums in vielen Ländern (z. B. in den USA 0,9 % der Erwachsenen). Begleitkonsum mehrerer Drogen (z. B. Kokain in Kombination mit Heroin) ist häufig.
Aufnahme: intranasal, Inhalation (Rauchen), intravenös, oral (selten, kann aber massiv sein bei Schmuggel von verschluckten Rauschgiftbeuteln = »body packing«).
Wirkung: Blockade der Dopaminwiederaufnahme der präsynaptischen Membran. Zentrale und periphere Noradrenalin-artige Wirkung. Potenter Vasokonstriktor im systemischen Kreislauf, insbesondere auch an Herzkranz- und Hirnarterien. Lokalanästhetische Wirkung.
Symptome: arterielle Hypertonie, Tachykardie und Herzryhthmusstörungen, Tachypnö, Hyperthermie, Tremor, Dyskinesien, Hyperreflexie, Verwirrtheit, Agitation, Halluzinationen, Delir, Mydriasis, tonisch-klonische Anfälle und Koma. Bei schweren Intoxikationen mit Hyperthermie nicht selten Auftreten einer Rhabdomyolyse mit sekundärem Nierenversagen (Daras et al., 1995).
Subarachnoidale und intrazerebrale Blutungen (teilweise aufgrund extremer Blutdruckspitzen, bei vielen Patienten liegen allerdings Aneurysmen oder arteriovenöse Mißbildungen vor, so daß eine zerebrale Angiographie indiziert ist) und ischämische Hirninfarkte (möglicherweise infolge ausgeprägter Vasokonstriktion) sind zahlreich beschrieben und stellen in den USA bei jungen Erwachsenen eine führende Schlaganfallursache dar (Sloan et al., 1991; Sloan, 1993).

Therapie: Dekontaminations- und Eliminationsverfahren sind aufgrund der raschen Aufnahme und der kurzen Halbwertzeit von Kokain sinnlos. Ausnahme sind »Bodypacker«, bei denen eine Darmspülung indiziert sein kann. Supportive und symptomatische Therapie, bei schweren Intoxikationen auf Intensivstation.
Diazepam (bis 30 mg i. v.) und Phenytoin bei epileptischen Anfällen.
Alphablocker oder Natrium-Nitroprussid bei Tachykardie und Hypertension.
Bei Azidose Natriumbikarbonat intravenös.
Physikalische Maßnahmen, Antipyretika und falls notwendig, nicht-depolarisierende Muskelrelaxantien bei schwerer Hyperthermie.
Identifizierung und Behandlung von Begleitvergiftungen.

Amphetamine und verwandte Psychostimulantien
Gruppe von psychostimulierende Substanzen mit erheblichem Mißbrauchspotential. Medizinische Anwendung einiger Amphetamin-artiger Substanzen als Appetitzügler, zur Behandlung von Narkolepsie und schweren kindlichen Aufmerksamkeitsstörungen. Illegale Anwendung als Doping- und Suchtmittel. Die verwandten Substanzen 3,4-Methylendioxymethamphetamin (MDMA, »Ecstasy«), 3,4-Methylendioxyamphetamin (MDA) und 3,4-Methylendioxyethyamphetamin (MDEA) werden seit 1994 in Mitteleuropa in epidemisch wachsendem Ausmaß mißbraucht.
Aufnahme: überwiegend oral, in der »harten Drogenszene« auch parenteral (Amphetamin und Dextroamphetamin).
Wirkung: Amphetamine stimulieren die Ausschüttung von Dopamin im ZNS. MDMA, MDA und MDEA wirken vorwiegend als Serotonin-Agonisten. Zentralnervös stimulierende und peripher sympatikomimetische Effekte. Rasche Toleranzentwicklung.
Symptome: Erregung, Verwirrtheit, Kopfschmerzen, Tachykardie, arterielle Hypertonie, Erythem, Mydriasis, profuses Schwitzen. Zeichen bedrohlicher Intoxikationen sind Hyperventilation, Delir, Herzrythmusstörungen, schwere Hyperthermie und schließlich Schock, Koma und Multiorganversagen. Epileptische Anfälle und Koronararterienspasmen sind seltener als bei Kokain.
Nach Konsum von MDMA sind ebenfalls Hyperthermie und Multiorganversagen beschrieben, aber auch hyponatriämisches Koma (Holden und Jackson, 1996) und akutes Leberversagen mit Todesfolge.
Therapie: nach oraler Einnahme Magenspülung. Aktivkohle.
Forcierte Diurese, Ansäuerung nur nach Ausschluß einer metabolischen Azidose.
Gegebenenfalls Hämodialyse.
Aggressive Behandlung einer Hyperthermie, ggf. mit Sedierung, Beatmung und Muskelrelaxierung.
Bei fulminantem Leberversagen durch MDMA auxilliäre oder konventionelle Lebertransplantation

Cannabis (Haschisch und Marijuana)
Die Blätter (Marijuhana) und die konzentrierte Paste (Haschisch) der Pflanze Cannabis sativa enthalten die psychotrope Substanz Tetrahydrocannabinol. Der Konsum von Cannabis ist in den meisten Ländern zwar illegal, aber geläufig (nur Tabak und Alkohol werden häufiger genossen). Geringe akute Toxizität.
Aufnahme: Inhalation, Ingestion.
Wirkung: Bindung an Cannabis-Rezeptoren im ZNS (Matsuda et al., 1990).
Symptome: milde Euphorie, Einschränkung von Denken, Konzentration und motorischer Koordination. Halluzinationen und Psychosen bei hoher Dosierung. Panik-Attacken können auch bei geringer Dosierung auftreten. Rötung der Konjunktiven. Tachykardie, Blutdruckanstieg. Bei kardialer Vorerkrankung Auslösung von Angina pectoris Attacken. Selten epileptische Anfälle. Tödliche Vergiftungen sind nicht dokumentiert.
Therapie: Krankenhausbehandlung selten erforderlich (Angina pectoris, Psychosen).
Keine spezifische Therapie.

Phencyclidin (PCP)
Synthetische Droge, die in der Veterinärmedizin als dissoziatives Anästhetikum eingesetzt wurde (Ketamin, eine nahverwandte Substanz, wird in der Humanmedizin verwendet). Phencyclidin ist in den USA eine populäre und relativ billige Straßendroge.
Aufnahme: Inhalation, orale bzw. intravenöse Einnahme.
Wirkung: Antagonist am NMDA Glutamat Rezeptor. Kompetitiver Inhibitor der Dopamin-, Noradrenalin- und Serotoninaufnahme. Relativ lange Halbwertzeit (10–50 h).
Symptome: Erregtheit, Psychose, Halluzinationen, Aggressivität, Ataxie, Nystagmus, Miose, Hyperreflexie, Tremor, profuses Schwitzen. Bei schwerer Intoxikation epileptische Anfälle, Hyperthermie, Hypersalivation, Koma und Atemdepression.
Therapie: Bei weniger schwerer Intoxikation mit Erregtheit Verbringen in ruhige Umgebung, bei aggressivem Verhalten Fixierung, bei im Vordergrund stehender Psychose Haldol i. m. bis zu 5 mg jede Stunde (Cave: malignes neuroleptisches Syndrom). Keine Phenothiazine.
Magenspülung nur nach oraler Einnahme.
Forcierte Diurese.
Für schwerer Vergiftung supportive Intensivtherapie, Intubation, häufiges Absaugen (Hypersalivation!), aggressive Behandlung einer Hyperthermie.

Inhalantien-Abusus
Organische Lösungsmittel, Benzin, Lachgas und Nitrite sind volatile Substanzen mit Mißbrauchspotential und potentiell toxischer Wirkung. Der Mißbrauch organischer Lösungsmittel wird erklärt durch ihre euphorisierende Wirkung, den geringen Preis und ihre freie Verfügbarkeit. Es wird

geschätzt, das z. B. in Großbritannien 3,5–10 % der Jugendlichen regelmäßig Lösungsmittel schnüffeln (Ramsey et al., 1989). Kunststoffzement, Klebstoff, Farbsprays, Lackverdünner, Benzin, Reiningungslösungen und industrielle Lösungsmittel werden inhaliert. Sie enthalten oft mehrere organische Lösungsmittel, unter denen Xylol, Azeton, n-Butan (Flüssiggas), Benzol und Trichlorethylen (Trockenreinigungsmittel) akut toxisch sind und als Ursache plötzlicher Todesfälle angeschuldigt werden. Die wichtigsten Ursachen chronischer Neurotoxizität sind Toluol (Enzephalopathie), N-Hexan (Polyneuropathie) und Lachgas (Myeloneuropathie).

Toluol
Farbloses, flüssiges volatiles aromatisches Hydrocarbon, Bestandteil von Klebern, Farben und Verdünnern. Toluol als Reinsubstanz oder als Bestandteil von Industrieprodukten ist wahrscheinlich das gebräuchliste Schnüffelgift.
Aufnahme: mißbräuchliche, seltener akzidentelle Inhalation
Wirkung: Ethanol-artige Effekte, exakter Mechanismus nicht bekannt.
Symptome: Müdigkeit, Schwindelgefühl, Übelkeit; nach höherer Dosierung Euphorie, Ataxie, Bewußtseinsverlust, Erbrechen, Bauchschmerzen. Muskelschwäche aufgrund von Hypokaliämie, Hypophosphatämie oder Rhabdomyolyse.
Eine chronische Enzephalopathie kann sich bei längerem Mißbrauch entwickeln. Symptome sind Pyramidenbahnzeichen, Ataxie, Tremor, Dysarthrie, Hörminderung, Opticusatrophie und Demenz (Hormes et al., 1986; Cassitto, 1994). Die MRT kann fokale oder diffuse Signalveränderungen der weißen Substanz und eine zerebelläre und zerebrale Atrophie zeigen (Yamanouchi et al., 1995). Chronische Nieren- und Lebertoxizität.
Therapie: supportive Behandlung akuter Intoxikationen.
Abstinenz bzw. Beendigung der Exposition.
Langzeitbehandlung Süchtiger zur Gewährleistung der Abstinenz.

N-Hexan und Methyl-N-Butyl-Keton
Farblose, volatile aliphatische Kohlenwasserstoffe. N-Hexan ist Bestandteil von Klebstoffen, Verdünnern, Reinigungsmitteln und industriellen Lösungsmitteln.
Aufnahme: Inhalation
Wirkung: 2,5-Hexanedion (2,5-HD) ist der toxische Metabolit beider Substanzen. Es reagiert mit e-Aminogruppen und führt letztendlich zu einer Schädigung der Neurofilamente und einer Störung des axonalen Transports.
Symptome: subakute progressive sensorimotorische Neuropathie bei chronischer Exposition am Arbeitsplatz. »Schnüffler« können hingegen eine akute oder subakute, oft schwere gemischt axonal-demyelinisierende Polyneuropathie mit autonomer Beteiligung entwickeln (Differentialdiagnose Guillain-Barré-Syndrom). Zusätzliche Pyramidenbahnzeichen sind Manifestation einer ZNS-Beteiligung. Nach Ende der Exposition Verschlechterung über bis zu 5 Monate (»Coasting«), gefolgt von langsamer, oft inkompletter Erholung innerhalb von 1–3 Jahren (Bruyn und Yaqub, 1994).
Therapie: Beendigung der Exposition.
Keine Pharmakotherapie, keine spezifische Therapie.

Lachgas
Farbloses Anästhetikum.
Aufnahme: mißbräuchliche bewußte Inhalation (überwiegend durch medizinisches Personal)
Wirkung: Inhibition des Vitamin B_{12}-abhängigen Enzyms Methionin-Synthetase, das Homozystein zu Methionin regeneriert. Dadurch kommt es zu einem Mangel des wichtigsten Methylgruppendonors S-Adenosylmethionin.
Symptome: Lachgas führt zu einer subakuten Myeloneuropathie (wie bei Vitamin B12-Mangel). Bei subklinischem Vitamin B12-Mangel können wiederholte Lachgasnarkosen eine Myeloneuropathie auslösen (Kinsella und Green, 1995).
Therapie: Aufgabe des Lachgas-Abusus, Gabe von Vitamin B12 und Methionin (Stacy et al., 1992).

F 6.4.7. Alkohole und Glykole

Ethanol
Alkohol (Äthanol) allein oder in Kombination mit anderen Mitteln ist die häufigste und wahrscheinlich auch die häufigste tödliche akute Intoxikation. Die chronische Neurotoxizität von Äthanol wird in Kap. H1 diskutiert.
Aufnahme: oral. Lethale Dosis 5–8 g/kg KG, bei Alkoholtoleranz höher. Bei der Mehrzahl der tödlichen Intoxikationen liegt eine Mischvergiftung mit Alkohol und anderen Substanzen (z. B. Sedativa) vor.
Wirkung: ZNS-dämpfend, erhöht die Fluidität der Nervenzellmembran mit sekundären Veränderungen vieler Transmittersysteme einschließlich GABA.
Symptome: Euphorie, psychomotorische Unruhe, leichte Beeinträchtigung der motorischen Koordination und der Kognition bei niedrigen Serumspiegeln (bis 100 mg/dL). Disinhibition, Koordinationsstörungen bei Spiegeln unter 200 mg/dL. Deutliche Ataxie, Somnolenz oder Stupor bei 200 to 300 mg/dL. Koma, Atemdepression bei Spiegeln über 200–300 mg/dL. Tod aufgrund Atemdepression kann bei Spiegeln über 300 mg/dL auftreten. Hypoglykämie ist insbesondere bei Kleinkindern häufig.
Therapie: Gastrointestinale Dekontamination nur nach Ingestion sehr großer Mengen.
Thiamin 100 mg i. v.
Glucoseinfusion bei Verdacht auf Hypoglykämie.
Drogenscreening wegen der häufigen Begleitver-

giftungen. Diagnose oder Ausschluß anderer Ursachen einer Bewußtseinstörung (Schädel-Hirn-Trauma, Meningitis, Leberversagen, Hypoglykämie etc.).
Supportive Behandlung (Intubation und Beatmung tief komatöser Patienten).
Hämodialyse, falls Äthanolspiegel sehr hoch (> 300–500 mg/dL) und Patient tief komatös.

Methanol

Methanol wird als Treibstoff, Bestandteil verschiedenster industrieller Lösungen und zum Vergällen von Äthanol verwendet. »Selbstgebrandte« Destillate sind nicht nur in Entwicklungsländern, sondern auch in den Industrieländern immer wieder Ursache von Gruppenintoxikationen.
Aufnahme: oral, selten über Inhalation. Rasche Aufnahme, minimale tödliche Dosis bei Erwachsenen 30 mL.
Wirkung: die ZNS-supprimierende Wirkung gleicht der von Äthanol. Methanol wird durch das Enzym Alkoholdehydrogenase zu den toxischen Metaboliten Formaldehyd und Ameisensäure umgewandelt. Ameisensäure inhibiert die Cytochrom-c-Oxidase und führt so zu einer Störung des Zellstoffwechsels mit metabolischer Azidose. Klinisch bewirkt sie Kreislaufsuppression und ZNS-Schädigung mit vorwiegender Schädigung von Retina, Basalganglien, subkortikalem Marklager und Kleinhirnrinde (Bruyn et al., 1994).
Symptome: frühe Manifestationen sind Nausea, Erbrechen, Schwindel, Ataxie und Somnolenz, später kommt es bei schwerer Vergiftung zu Koma und epileptischen Anfällen. Hyperventilation, visuelle Symptome und Myokarddepression treten mit Verzögerung auf und sind durch die Akkumulation der toxischen Metabolite bedingt.
Es kommt zur Hyperosmolalität mit erhöhter Osmolalitätslücke und zur metabolischen Azidose mit auffälliger Anionenlücke. Ein Ameisensäurespiegel über 50 mg/dL ist prognostisch ungünstig. Erblindung und Parkinsonismus können die bleibenden Folgen einer schweren Vergiftung sein.
Therapie: Behandlung innerhalb von 8 Stunden verbessert die Prognose (Anderson et al., 1989).
Gastrointestinale Dekontamination ist nur in den ersten Minuten bis Stunden indiziert. Aktivkohle ist unwirksam.
Eine Dauerinfusion von Äthanol (Serumspiegel für Äthanol > 100 mg/dL) ist bei allen symptomatischen Patienten indiziert. Alkoholdehydrogenase zeigt eine höhere Affinität zu Äthanol als zu Methanol. Damit wird die Umwandlung von Methanol zu Formaldehyd blockiert.
Hämodialyse (bei Methanolspiegel > 50 mg/dL oder bei visuellen oder neurologischen Symptomen).
Natriumbicarbonat bei metabolischer Azidose.
Benzodiazepine und Phenytoin bei epileptischen Anfällen.
Supportive Intensivbehandlung.

Ethylenglykol

Farblose, wasserlösliche, süßlich-schmeckende Flüssigkeit, die als Lösungs- und Frostschutzmittel Verwendung findet. Mehrere Weinpansch-Skandale mit Ethylenglykol wurden in den letzten Jahren bekannt. Intoxikationen sind selten, aber gefährlich und meist durch suizidales oder akzidentelles Trinken von Frostschutzmitteln hervorgerufen.
Aufnahme: oral mit rascher Absorption.
Wirkung: ZNS-Depression ähnlich wie bei Äthanol. Eine schwere metabolische Azidose hervorgerufen durch den Metaboliten Glykolsäure tritt nach 4–12 Stunden auf. Oxalsäure, ein weiterer toxischer Metabolit, cheliert Kalzium und führt so zu Tetanie, Herzrhythmusstörungen und später zum Nierenversagen.
Symptome: Dosisabhängige Zeichen einer ZNS-Depression (Ataxie, Dysarthrie, Nystagmus, Somnolenz, Koma, Atemdepression und Kreislaufkollaps) ähneln einer Äthanolintoxikation (Karlson-Stiber, Persson, 1992). Die verzögert beginnenden Symptome infolge toxischer Metabolite sind Hyperventilation, arterielle Hypotension, Lungenödem, Koma und epileptische Anfälle.
Laborchemisch ist eine metabolische Azidose mit erhöhter Anionenlücke auffällig. Kalziumoxalatkristalle im Urin können die Diagnose erleichtern. Die Bestimmung der Osmolalitätlücke ist von zweifelhaftem Wert (Glaser, 1996).
Therapie: Magenspülung und Aktivkohlegabe nur in den ersten Stunden nach Ingestion indiziert.
Dauerinfusion von Äthanol mit einem Zielspiegel von 100 mg/dL oder höher für 3 bis 6 Tage.
Hämodialyse bei einem Ethylenglykolspiegel über 8 mmol/L bzw. 50 mg/dL oder bei eingeschränkter Nierenfunktion (Stokes und Aueron, 1980).
Natriumbikarbonat zur Korrektur einer metabolischen Azidose.
Supportive Intensivtherapie.
Behandlung von Anfällen mit Diazepam und Phenytoin.

Literatur

Amdisen A (1988) Clinical features and management of lithium poisoning. Med Toxicol Adverse Drug Exp 3: 18–32
American Medical Association (1992) Guidelines for cardiopulmonary resuscitation and emergency cardiac care. JAMA 268: 2171–2302
Anderson TJ, Shuaib A, Becker WJ (1989) Methanol poisoning: factors associated with neurologic complications. Can J Neurol Sci 16: 432–435
Baggish D, Gray S, Jatlow P, Bia MJ (1981) Treatment of methaqualone overdose with resin hemoperfusion. Yale J Biol Med 54: 147–150
Barton K, Auld PW, Scott MG, Nicholls DP (1989) Chlordiazepoxide metabolite accumulation in liver disease. Med Toxicol Adverse Drug Exp 4: 73–76
Bodner RA, Lynch T, Lewis L, Kahn D (1995) Serotonin syndrome. Neurology 45: 219–223
Borys DJ, Setzer SC, Ling LJ, Day LC, Krenzelok EP (1992) Acute fluoxetine overdose: a report of 234 cases. Am J Emerg Med 10: 115–120

Bourrier P, Varache N, Alquier P, Rabier D, Kamoun P, Lorre G, Alhayek G (1988) Oedeme cérébral avec hyperammoniémie au cours d'une intoxication par le valpromide. Presse Medicale 17: 2063–2066

Brett AS (1988) Implications of discordance between clinical impression and toxicology analysis in drug overdose. Arch Intern Med 148: 437–441

Brust JCM (1993) Neurological aspects of substance abuse. Butterworth-Heinemann, Boston

Bruyn GW, al-Deeb SM, Yaqub BA, Vielvoye GJ (1994), Methanol intoxication. In: *de Wolff FA.* (Hrsg.) Handbook of Clinical Neurology, Vol 20 (64): Intoxications of the Nervous System, Part I, Elsevier, Amsterdam 95–106

Bruyn GW, Yaqub BA (1994), Neurotoxic effects of n-hexane and methyl-n-butyl ketone. In: *de Wolff FA.* (Hrsg.) Handbook of Clinical Neurology, Vol 20 (64): Intoxications of the Nervous System, Part I, Elsevier, Amsterdam 81–94

Cassitto MG (1994), Organic solvents and the nervous system. In: *de Wolff FA.* (Hrsg.)Handbook of Clinical Neurology, Vol 20 (64): Intoxications of the Nervous System, Part I, Elsevier , Amsterdam 39–61.

Chafee-Bahamon C (1983) Epidemiology of serious poisonings. Clin Toxicol Rev 5: 1–2

Daras M, Kakkouras L, Tuchman AJ, Koppel BS (1995) Rhabdomyolysis and hyperthermia after cocaine abuse: a variant of the neuroleptic malignant syndrome? Acta Neurol Scand 92: 161–165

Dikmen SS, Machamer JE, Donovan DM, Winn HR, Temkin NR (1995) Alcohol use before and after traumatic head injury. Ann Emerg Med 26: 167–176

Ellenhorn MJ, Barceloux DG (1988) Medical toxicology, diagnosis and treatment of human poisoning. Elsevier, Amsterdam

Emmett M, Narins RG (1977) Clinical use of the anion gap. Medicine 56: 38–54

Farrar HC, Herold DA, Reed MD (1993) Acute valproic acid intoxication: enhanced drug clearance with oral-activated charcoal. Crit Care Med 21: 299–301

Feinfeld DA, Mofenson HC, Caraccio T, Kee M (1994) Poisoning by amatoxin-containing mushrooms in suburban New York-report of four cases. J Toxicol Clin Toxicol 32: 715–721

Frappaz D, Bouffet E, Cochat P, Laville M, Finaz de Vilaine J, Philip T, Biron P, Zanettini MC, Latour JF, Guebo A, Ardiet C, Brunat Mentigny M (1988) Hémoperfusion sur charbon activé et hémodialyse dans l'intoxication aigue au méthotrexate. Presse Med 17: 1209–1213

Frommer DA, Kulig KW, Marx JA, Rumack B (1987) Tricyclic antidepressant overdose. JAMA 257: 521–526

Giardino R, Fini M, Giavaresi G, Spighi M, Faenza S, Orlandi M, Florio ML (1993) In vitro and ex vivo evaluation of methotrexate removal by different sorbents haemoperfusion. Biomater Artif Cells Immobilization Biotechnol 21: 447–454

Glaser DS (1996) Utility of the serum osmol gap in the diagnosis of methanol or ethylene glycol ingestion. Ann Emerg Med 27: 343–346

Goldfrank LR, Flomenbaum NE, Levin NA (1990) Toxicologic emergencies. Appleton and Lange, Norwalk 4th ed.

Goodwin DA, Lally KP, Null DM, Jr. (1993) Extracorporeal membrane oxygenation support for cardiac dysfunction from tricyclic antidepressant overdose. Crit Care Med 21: 625–627

Greenberg DA, Simon RP (1982) Flexor and extensor postures in sedative drug-induced coma. Neurology 32: 448–451

Haddad LM, Winchester JF (1990) Clinical management of poisoning and drug overdose. W. B. Saunders, Philadelphia 2nd ed.

Hintze G, Klein HH, Prange H, Kreuzer H (1987 A) case of valproate intoxication with excessive brain edema. Klin Wochenschr 65: 424–427

Holden R, Jackson MA (1996) Near-fatal hyponatraemic coma due to vasopressin over-secretion after »ecstasy« (3,4-MDMA) [letter]. Lancet 347: 1052

Hormes JT, Filley CM, Rosenberg NL (1986) Neurologic sequelae of chronic solvent vapor abuse. Neurology 36: 698

Kane JM, Woerner M, Lieberman J (1988) Tardive dyskinesia: prevalence, incidence, and risk factors. J Clin Psychopharmacol 8: 52s–56s

Kaplan RF (1986) Phenelzine overdose treated with dantrolene sodium. JAMA 255: 642

Kar PM, Kellner K, Ing TS, Leehey DJ (1992) Combined high-efficiency hemodialysis and charcoal hemoperfusion in severe N-acetylprocainamide intoxication. Am J Kidney Dis 20: 403–406

Karlson-Stiber C, Persson H (1992) Ethylene glycol poisoning: experiences from an epidemic in Sweden. J Toxicol Clin Toxicol 30: 565–574

Kinsella LJ, Green R (1995) ‚Anesthesia paresthetica': nitrous oxide-induced cobalamin deficiency. Neurology 45: 1608–1610

Krogsgaard-Larsen P, Hansen JJ (1992) Naturally occuring excitatory amino acids as neurotoxins and leads in drug design. Toxicol Lett 64–65: 409–416

Langston JW, Ballard P, Tetrud JW, Irwin I (1983) Chronic Parkinsonism in humans due to a product of meperidine-analog synthesis. Science 219: 979–980

Lee WM (1994) Acute liver failure. Am J Med 96: 3S–9S

Lindberg MC, Cunningham A, Lindberg NH (1992) Acute phenobarbital intoxication. South Med J 85: 803–807

Litovitz TL, Clark LR, Soloway RA (1994) 1993 annual report of the American association of poison control centers toxic exposure surveillance system. Am J Emerg Med 12: 546–584

Martinez-Chuecos J, del Carmen Jurado M, Gimenez MP, Martinez D, Menendez M (1992) Experience with hemoperfusion for organophosphate poisoning. Crit Care Med 20: 1538–1543

Matsuda LA, Lolait SJ, Brownstein BJ, Young AC, Bonner TI (1990) Structure of a cannabinoid receptor and functional expression of the cloned cDNA. Nature 346: 561–564

Mrvos R, Schneider SM, Dean BS, Krenzelok EP (1992) Orthotopic liver transplants necessitated by acetaminophen-induced hepatotoxicity. Vet Hum Toxicol 34: 425–427

Mutimer DJ, Ayres RC, Neuberger JM, Davies MH, Holguin J, Buckels JA, Mayer AD, McMaster P, Elias E (1994) Serious paracetamol poisoning and the results of liver transplantation. Gut 35: 809–814

Myrenfors PG, Eriksson T, Sandsted CS, Sjoberg G (1993) Moclobemide overdose. J Intern Med 233: 113–115

Neuvonen PJ, Pohjola-Sintonen S, Tacke U, Vuori E (1993) Five fatal cases of serotonin syndrome after moclobemide-citalopram or moclobemide-clomipramine overdoses. Lancet 342: 1419

Nhachi CF, Kasilo OM (1992) The pattern of poisoning in urban Zimbabwe. J Appl Toxicol 12: 435–438

Okusa MD, Crystal LJ (1994) Clinical manifestations and management of acute lithium intoxication. Am J Med 97: 383–389

Oldhafer KJ, Böker KHW, Gubernatis G, Maschek H,

Schlitt HJ, Gratz KF, Rodeck B, Manns MP, Pichlmayr R (1996) Temporäre Leberunterstützung durch auxiliäre Lebertransplantation. Dtsch Ärzteblatt 93: A 3398–3404

Osterloh JD, Pond SM, Grady S, Becker CE (1986) Serum formate concentrations in methanol intoxication as a criterion for hemodialysis. Ann Intern Med 104: 200–203

Parent JM, Lowenstein DH (1994) Treatment of refractory generalized status epilepticus with continous infusion of midazolam. Neurology 44: 1837–1840

Park GD, Spector R, Roberts RJ, Goldberg MJ, Weismann D, Stillerman A, Flanigan MJ (1983) Use of hemoperfusion for treatment of theophylline intoxication. Am J Med 74: 961–966

Park GD, Spector R, Goldberg MJ, Johnson GF (1986) Expanded role of charcoal therapy in the poisoned and overdosed patient. Arch Intern Med 146: 969–973

Pentel P, Peterson CD (1980) Asystole complicating physostigmine treatment of tricyclic antidepressant overdose. Ann Emerg Med 9: 588–590

Prescott LF (1981) Treatment of severe acetaminophen poisoning with intravenous acetylcysteine. Arch Intern Med 141: 386–389

Ramsey J, Anderson HR, Bloor K, Flanagan RJ (1989) An introduction to the practice, prevalence and chemical toxicology of volatile substance abuse. Hum Toxicol 8: 261–269

Rumack BH, Peterson RC, Koch GG, Amara IA (1981) Acetaminophen overdose. 662 cases with evaluation of oral acetylcysteine treatment. Arch Intern Med 141: 380–385

Schmidt S, Schmitz Buhl M (1995) Signs and symptoms of carbamazepine overdose. J Neurol 242: 169–173

Seeff LB, Cuccherini BA, Zimmerman HJ, Adler E, Benjamin SB (1986) Acetaminophen hepatotoxicity in alcoholics. Ann Intern Med 104: 399–404

Sheean GL (1991) Lithium neurotoxicity. Clin Exp Neurol 28: 112–127

Sloan MA (1993), Cerebrovascular disorders associated with licit and illicit drugs. In: *Fisher M, Bogousslavsky J.* (Hrsg.) Current review of cerebrovascular disease, Current Medicine, Philadelphia: 48–62.

Sloan MA, Kittner SJ, Rigamonti D, Price TR (1991) Occurence of stroke associated with use/abuse of drugs. Neurology 41: 1358–1364

Soslow AR, Woolf AD (1992) Reliability of data sources for poisoning deaths in Massachusetts. Am J Emerg Med 10: 124–127

Spivey WH, Roberts JR, Derlet RW (1993 A) clinical trial of escalating doses of flumazenil for reversal of suspected benzodiazepine overdose in the emergency department. Ann Emerg Med 22: 1813–1821

Stacy CB, Di Rocco A, Gould RJ (1992) Methionine in the treatment of nitrous-oxide-induced neuropathy and myeloneuropathy. J Neurol 239: 401–403

Sternberg H (1991) The serotonin syndrome. Am J Psychiatry 148: 705–713

Stokes JBIII, Aueron F (1980) Prevention of organ damage in massive ethylene glycol ingestion. JAMA 243: 2065–2066

Suzuki K, Takasu N, Okabe T, Ishimatsu S, Ueda A, Tanaka S, Fukuda A, Arita S, Kohama A (1993) Effect of aggressive haemoperfusion on the clinical course of patients with paraquat poisoning. Hum Exp Toxicol 12: 323–327

Thisted B, Krantz T, Strom J, Sorensen MB (1987) Acute salicylate self-poisoning in 177 consecutive patients treated in ICU. Acta Anaesthesiol Scand 31: 312–316

Tibballs J (1992) Acute toxic reaction to carbamazepine: clinical effects and serum concentrations. J Pediatr 121: 295–299

Tibbles PM, Perrotta PL (1994) Treatment of carbon monoxide poisoning: a critical review of human outcome studies comparing normobaric oxygen with hyperbaric oxygen. Ann Emerg Med 24: 269–276

Tipton KF, Singer TP (1993) Advances in our understanding of the mechanisms of the neurotoxicity of MPTP and related compounds. J Neurochem 61: 1191–1206

Williams JM, Hollingshed MJ, Vasilakis A, Morales M, Prescott JE, Graeber GM (1994) Extracorporeal circulation in the management of severe tricyclic antidepressant overdose. Am J Emerg Med 12: 456–458

Yamanouchi N, Okada S, Kodama K, Hirai S, Sekine H, Murakami A, Komatsu N, Sakamoto T, Sato T (1995) White matter changes caused by chronic solvent abuse. AJNR 16: 1643–1649

Yip L, Dart RC, Gabow PA (1994) Concepts and controversies in salicylate toxicity. Emerg Med Clin North Am 12: 351–364

F 7. Hydrozephalus

von *M. Bähr* und *B. E. Will**

F 7.1. Definitionen und Pathophysiologie

Der Liquor cerebro-spinalis wird im wesentlichen von den Choroidalplexus in den Seitenventrikeln gebildet, ein geringer Teil auch vom Ventrikelependym und vom Hirnparenchym. Liquor fließt von den Seitenventrikeln über die Foramina Monroi in den 3. Ventrikel, dann über den Aquädukt in den 4. Ventrikel, aus diesem über die Forminae Luschkae und das Foramen Magendie in den Subarachnoidalraum der hinteren Schädelgrube und schließlich in den spinalen Subarachnoidalraum, zum größten Teil aber in den supratentoriellen Subarachnoidalraum, wo er über die Pacchionischen Granulationen in das venöse Blut aufgenommen wird (McComb, 1983).

Liquor ist eine wasserklare Flüssigkeit, die wenig Eiweiß, kaum Zellen und nur Bikarbonat als Puffer enthält. Er dient als Transportmedium für verschiedene Neurotransmitter und Gewebshormone, und als modifiziertes Lymphsystem für das Gehirn und das Rückenmark. Die im Liquor gelöste Glukose trägt wahrscheinlich zur Ernährung von Nervenzellen bei.

Die Hauptaufgabe des Liquors ist sicher eine mechanische. Das weiche Gehirn erhält Auftrieb und wird durch die schwimmende Aufhängung vor Traumen bei den alltäglichen Bewegungen geschützt. Außerdem ist Liquor das Puffervolumen, welches zum Ausgleich für das Blutvolumen, das mit jedem Pulsschlag in den intrakraniellen Raum gepumpt wird, in den Spinalkanal ausweicht.

Unter **Hydrozephalus** versteht man eine dynamische Störung des Gleichgewichtes von Liquorbildung auf der einen und Liquorabfluß bzw. Resorption auf der anderen Seite. Die Ventrikelerweiterung erfolgt auf Kosten der periventrikulären weißen Substanz. Die graue Substanz wird ausgespart bis der Prozeß weit fortgeschritten ist. Bei Erhöhung des intraventrikulären Druckes nimmt zunächst die Durchblutung der periventrikulären weißen Substanz unverhältnismäßig ab. Tierversuche zeigen, daß die Diapedese von Liquor durch das Ventrikelependym in die periventrikuläre weiße Substanz die erste pathophysiologische Veränderung ist. Der daraus resultierende erhöhte hydrostatische Druck im Gewebe führt zur Störung der Durchblutung, die Hypoxämie ihrerseits wiederum zur Schädigung des Myelins. Die Folge ist eine Ausdünnung der periventrikulären weißen Substanz. Bei fortschreitender Ventrikelvergrößerung kommt es dann in der periventrikulären weißen Substanz zu einer irreversiblen Gliose, der Kortex flacht ab und das Ependym kann sogar einreißen (Del Bigio, 1993). Bei Normalisierung der Druckverhältnisse sind nur die erstgenannten Veränderungen reversibel (Pickard, 1984). Durch Störung des Liquorabflusses oder vermehrte Liquorbildung kommt es zu einer intrakraniellen Drucksteigerung und meist auch zu einer Erweiterung der Ventrikel.

Hydrozephalus entsteht selten als Folge einer Überproduktion von Liquor durch einen Tumor des Choroidalplexus (Plexuspapillom). Meist ist die Ursache eine Verlegung des Abflusses (**Hydrocephalus occlusus**) oder eine Verminderung der Resorption (**Hydrocephalus malresorptivus**).

Man spricht von **aktivem Hydrozephalus,** wenn der intraventrikuläre Druck dauerhaft erhöht ist. Werden die Ventrikel im Zeitverlauf nicht größer und bleiben die klinischen Symptome konstant, liegt ein **kompensierter aktiver Hydrozephalus.** vor. Verschlechtert sich die klinische Symptomatik und werden die Ventrikel ständig weiter, spricht man von einem **unkontrollierten Hydrozephalus** (Raimondi, 1994).

Bei einem **arretierten Hydrozephalus** kehrt der intraventrikuläre Druck auf normale Werte zurück und die Ventrikelerweiterung nimmt nicht weiter zu. Langfristig können hier die Ventrikel erweitert bleiben oder an Größe wieder abnehmen. Klinisch bestehen keine Zeichen eines erhöhten intrakraniellen Druckes. Es muß angenommen werden, daß dies eher selten geschieht und wenn, dann eher beim Hydrozephalus malresorptivus als beim Hydrocephalus occlusus (Matsumoto und Tanaki, 1991).

Beim **kommunizierenden Hydrozephalus** besteht eine freie Passage des Liquors vom Ventrikelsystem bis zu den subarachnoidalen Zisternen (Pikkard, 1984), wohingegen beim **nicht-kommunizierenden** Hydrozephalus eine Flußbehinderung innerhalb des Ventrikelsystems vorliegt und deshalb keine Verbindung zu den liquorresorbierenden Strukturen besteht (Dandy und Blackfan, 1914; **Tab. F 7.1**), oder diese Verbindung nur mit erhöhtem Druck offengehalten werden kann.

Unter pragmatischen Gesichtpunkten wird man einen Hydrozephalus 1. nach der Lokalisation der Abflußbehinderung, 2. nach der nachgewiesenen

* Autor dieses Kap. in der 2. Auflage: M. Poremba

Tab. F 7.1: Definitionen des Hydrozephalus

Nicht-kommunizierender Hydrozephalus		Kommunizierender Hydrozephalus	
Klassifikation	Ätiologie	Klassifikation	Ätiologie
A) Aquäduktstenose oder -verschluß		A) Erkrankungen der liquorresorbierenden Strukturen	
- kongenital	kompletter Verschluß (Atresie) oder inkompletter Verschluß (Stenose)	- kongenital	Aplasie oder Hypoplasie der Paccionischen Granulationen
- erworben	Pinealistumoren, Gliome der Vierhügel-Platte, Arachnoidalzysten	- erworben	Arachnitis Subarachnoidal-Blutung Meningeosis Chronische Eiweißerhöhung
B) Mißbildungen	Dandy-Walker-Malformation Chiari-Malformationen Vaskuläre Malformationen Arachnoidalzysten	B) Mißbildungen	Chiari-Malformationen Enzephalozelen Lissenzephalie
C) Tumoren	Kolloidzysten des 3. Ventrikels Chiasma- oder Hypothalamus-Tumoren Mesenzephale und Mittellinien-Tumoren	C) Tumoren, mechanische Obstruktion	Tumoren der hinteren Schädelgrube Platybasie
D) Entzündungen	Ventrikulitis Ependymitis		

oder wahrscheinlichen Ätiologie und 3. nach dem dynamischen Status (aktiver, arretierter Hydrozephalus) klassifizieren (z. B. Aktiver Hydrozephalus bei kongenitaler Aquäduktstenose).

Das Krankheitsbild des sogenannten **Normal-Druck-Hydrozephalus** (Kap. I.2) und die angeborenen Anomalien, die zu einem Hydrozephalus führen, werden in Kap. G.8 und 9 dargestellt Mit dem Begriff **Hydrocephalus ex vacuo** wird eine Erweiterung der inneren und äußeren Liquorräume bezeichnet, die als Folge von atrophiertem Gehirngewebe z. B. bei neurodegenerativen Erkrankungen, nach Trauma oder Ischämie auftreten kann. Der Liquordruck ist in solchen Fällen nicht erhöht. Es handelt sich somit nicht um einen Hydrozephalus im eigentlichen Sinne, weshalb die Verwendung dieses Begriffes obsolet ist und auf die weitere Erörterung hier verzichtet wird.

F 7.2. Klinische Befunde und natürlicher Verlauf

F 7.2.1 Hydrozephalus bei Neugeborenen und Kindern

Die Häufigkeit des Hydrozephalus in den ersten drei Lebensmonaten beträgt 0,1 bis 4 %. Ungefähr die Hälfte dieser Kinder zeigen eine Spina bifida-Mißbildung oder haben eine Ventrikelblutung erlitten. 80 bis 95 % der Kinder, die mit Spina bifida geboren werden, entwickeln einen shuntpflichtigen Hydrozephalus.

Beim Neugeborenen und im ersten Lebensjahr ist die klinische Symptomatik des Hydrozephalus deutlich anders als im späteren Leben. Da in dieser Lebensphase üblicherweise das Gehirnvolumen deutlich zunimmt und die Schädelnähte noch nicht verschlossen sind, ist der Kopf auf eine Größenzunahme eingerichtet und vergrößert sich bei Erhöhung des intrakraniellen Druckes.

Auffallend sind also vor allem das Kopfwachstum durch Größenzunahme des Hirnschädels im Vergleich zum Gesichtsschädel, das Klaffen der Schädelnähte, die Stauung der Hautvenen am Kopf, die vorgewölbte Stirn (Balkonstirn) und die pralle Vorwölbung der Fontanelle. Beim Beklopfen des Kopfes kann ein schepperndes Geräusch (MacEwens Zeichen) ausgelöst werden (**Tab. F 7.2**).

Da durch die Vergrößerung des Schädels der intrakranielle Druck längere Zeit moderat bleibt, kann es klinisch den Kindern zunächst recht gut gehen, bis bei Dekompensation des Hydrozephalus schließlich Hirndruckzeichen mit Erbrechen (auch Nüchternerbrechen oder Erbrechen im Schwall), ein Sonnenuntergangsphänomen (Blickheberparese) und eine allgemeine Irritierbarkeit und Gedeihstörungen auftreten.

Heutzutage ist durch die routinemäßige pränatale Ultraschalldiagnostik die Diagnose einer Ventrikelerweiterung oft schon vor der Geburt zu stellen. Beim geringsten Verdacht kann auch durch Ultraschalluntersuchung durch die offenen Fontanellen nach der Geburt die Ventrikelerweiterung nachgewiesen und quantifiziert werden. Die regelmäßige Messung des Kopfumfanges und die Dokumentation auf den dafür vorgesehenen Wachstumskur-

Tab. F 7.2: Symptome des Hydrozephalus

Neugeborene	Kinder	Erwachsene
Kopfwachstum Klaffende Schädelnähte Gestaute Hautvenen am Kopf Vorgewölbte Stirn (Balkonstirn) Vorwölbung Fontanelle MacEwens Zeichen (Schepperndes Geräusch bei Perkussion des Kopfes) Sonnenuntergangsphänomen Opisthotonus	Kopfwachstum Wolkenschädel Erbrechen, Nüchternerbrechen Stauungspapillen Sehstörungen Leistungsabfall Reizbarkeit Kopfschmerzen, Nackenschmerzen	Kopfschmerzen Müdigkeit Übelkeit, Erbrechen Parinaud-Syndrom Stauungspapillen Leistungsabfall Benommenheit

ven ist von großer Bedeutung zur Verlaufsbeurteilung und zur rechtzeitigen Intervention.
Die Ultraschalldiagnostik sollte durch CT oder MR ergänzt werden, um behandelbare Ursachen des Hydrozephalus zu erkennen und andere Ursachen des überproportionalen Kopfwachstums wie subdurale Hämatome und Hygrome oder die familiäre Makrozephalie abzugrenzen. Nach dem Schluß der Schädelnähte ist die klinische Symptomatik des Hydrozephalus wie beim Erwachsenen.
Der klinische Verlauf und die Langzeitprognose des Hydrozephalus bei Kindern wird im wesentlichen durch die zugrunde liegenden Fehlbildungen und durch begleitende Erkrankungen bestimmt.
Die Prognose der Neugeborenen mit Ventrikelblutung hängt stark vom Ausmaß und der Lokalisation der Blutung ab. Die Frühsterblichkeit der Neugeborenen mit kleinen subependymalen Blutungen beträgt etwa 15 % und steigt auf 20 bis 40 % bei Ventrikeleinbruch und auf 60 % bei größerer Parenchymbeteiligung.
Bei Verlaufskontrollen finden sich bei den Überlebenden einer Blutung in der Folgezeit neurologische Auffälligkeiten in 15 %, 40 % bzw. 90 % der vorgenannten Gruppen (Volpe, 1987). Nur etwa 20 % der Frühgeborenen, die zur Behandlung eines Hydrozephalus einen Shunt benötigen, werden sich normal entwickeln, bei 60 % ist mit Mehrfachbehinderungen zu rechnen (Boynton et al., 1986). Dabei sind die nichtverbalen Fähigkeiten in der Regel schlechter als die verbalen ausgebildet und es scheint eine direkte Beziehung zwischen Größe des Balkens, periventrikulären Veränderungen, Läsionen der Fasertrakte der periventrikulären Marklager und und den späteren Beeinträchtigungen der kognitiven Fähigkeiten zu bestehen (Fletcher et al., 1992).
Ältere Serien von Kindern mit Hydrozephalus, die nicht adäquat behandelt wurden, zeigten eine schlechte Prognose. Die Sterblichkeit betrug in den ersten 5 Lebensjahren etwa 50 %. Diese Serien zeigten aber auch, daß sich etwa 20 % der unbehandelten Kinder normal entwickelten und ein unauffälliges Leben führen konnten. Die Mehrheit dürfte jedoch schwer behindert sein.
Auch bei behandelten Kindern beträgt die Sterblichkeit in den ersten 5 Jahren etwa 20 %. Die Mehrheit der Kinder stirbt an den Grunderkrankungen, die den Hydrozephalus verursachen, ein kleinerer Teil an Komplikationen der Hydrozephalustherapie.
Etwa 60 % der Kinder mit behandeltem Hydrozephalus werden selbständig und unabhängig, die übrigen sind mehr oder minder abhängig und pflegebedürftig. Allerdings können sich auch Kinder mit massiv erweiterten Ventrikeln normal entwickeln.

F 7.2.2. Hydrozephalus bei Erwachsenen

Bei Auftreten des Hydrozephalus nach Schluß der Schädelnähte oder im Erwachsenenalter bestimmen Zeichen des erhöhten intrakraniellen Druckes mit Kopfschmerzen, Übelkeit, Erbrechen vor allem morgendliches Nüchternerbrechen und Erbrechen im Schwall, Nackensteifigkeit, Fehlhaltungen des Kopfes, Opisthotonus, Zeichen der meningealen Reizung mit Empfindlichkeit und Lichtscheu die Klinik (**Tab. F 7.2**). Im Verlauf können eine zunehmende Müdigkeit, Leistungsabfall, Gangunsicherheit, Ausfälle der Hirnnerven (besonders häufig des N. abducens), ein Parinaud-Syndrom, Stauungspapillen und Bewußtseinsstörungen hinzutreten.
Durch eine CT- oder Kernspintomograpische Untersuchung kann die Ventrikelerweiterung leicht nachgewiesen werden. Das Ungleichgewicht zwischen der Erweiterung der inneren und der Verminderung der äußeren Liquorräume ist diagnostisch führend. Die Ballonierung des 3. Ventrikels und der Aufstau der Temporalhörner ist vor allem beim Hydrozephalus occlusus in Folge einer Verlegung des 4. Ventrikels besonders auffallend. Oft besteht eine periventrikuläre Dichteminderung. Diese kann aber vor allem bei längerer Anamnese auch bei stark erhöhtem intraventrikulärem Druck völlig fehlen, so daß das Fehlen derselben einen aktiven Hydrozephalus nicht ausschließt.
Bei chronisch gesteigertem intrakraniellem Druck kommt es zur Ausdünnung der Kalotte, z. T. mit Nachweis von Abdrücken der Hirnwindungen im Schädelknochen (Wolkenschädel) und Arrosion der Sella turcica. Es können sogar spontane Liquorfisteln auftreten.

Die Ursache des Hydrozephalus wird meist durch die bildgebende Diagnostik (CT, MR) erfaßt, vor allem wenn es sich um Tumoren im Ventrikel oder in Ventrikelnähe handelt, die zum Aufstau des Liquors vor dem Hindernis bei normal weiten Liquorwegen hinter dem Hindernis führen. Bei Kolloidzysten im dritten Ventrikel sind der dritte und 4. Ventrikel normal weit. Bei einer Aquäduktstenose sind nur Aquädukt und 4. Ventrikel normal weit. Bei einer Raumforderung im vierten Ventrikel kann auch der Aquädukt massiv aufgeweitet sein. Andere Ursachen eines Hydrozephalus können u.U. durch die Anamnese (durchgemachte Meningitis, Subarachnoidal- oder Ventrikelblutung, Schädel-Hirn-Trauma, größere Trepanation) geklärt werden.

In Zweifelsfällen kann es notwendig sein, eine epidurale oder intraparenchymale Druckmessung über Tage durchzuführen, um den erhöhten intrakraniellen Druck zu beweisen, da durch die Schwankungen des Liquordruckes bei einmaliger Messung manchmal falsch negative Befunde erhoben werden. Bei unklaren Verhältnissen kann zusätzlich nach Anlage einer externen Ventrikeldrainage durch Ventrikulographie der gestörte Liquorfluß nachgewiesen oder eine Passagebehinderung ausgeschlossen werden.

F 7.3. Behandlung des Hydrozephalus

F 7.3.1. Medikamentöse Behandlung

Nicht alle Störungen des Gleichgewichts von Liquorbildung und Abfluß bzw. Resorption sind anhaltend und führen zu zunehmender intrakranieller Drucksteigerung, so daß auch nichtchirurgische Maßnahmen ausreichen können. Frühgeborene oder mehrfach mißgebildete Kinder können für eine operative Versorgung zu instabil sein, so daß vorübergehend eine medikamentöse Behandlung gewählt werden muß, bis die chirurgische Behandlung möglich erscheint.

Carboanhydrasehemmer (Diamox®) sowie Schleifendiuretika (Furosemid®, Lasix®) senken die Liquorproduktion, Osmodiuretika (Mannitol®, Osmofundin®) senken den intrakraniellen Druck und können so vorübergehend zur Behandlung eingesetzt werden.

F 7.3.2. Operative Behandlung

Erst seit Beginn der fünfziger Jahre (Nulsen und Spitz, 1952) sind Shuntsysteme im Handel, die eine zuverlässige Liquordrainage ermöglichen. Vor der Einführung dieser Ventilsysteme wurde die Prognose des Hydrozephalus mit der der malignen Gliome verglichen (Riechert und Umbach, 1960).

Externe Drainagen

Indikationen zur Anlage einer externen Ventrikeldrainage

Bei blutigem Liquor, bei hohem Liquoreiweiß und bei fraglich infiziertem Liquor ist die Implantation eines Shuntsystems kontraindiziert. Hier wird der erhöhte intrakranielle Druck durch eine kontinuierliche Ableitung nach außen über einen Silikonschlauch oder eine Metallnadel (Meyer et al., 1995; Reiß et al., 1995) behandelt. Möglich sind auch wiederholte Lumbalpunktionen oder beim Neugeborenen auch Ventrikelpunktionen durch die Fontanelle (Entnahmemenge 1–15 ml je nach Größe des Säuglings). Bei Neugeborenen oder Frühgeborenen, denen man noch nicht die Belastung einer Shuntimplantation zumuten möchte, besteht auch die Möglichkeit, ein Reservoir zu implantieren und dieses regelmäßig zu punktieren.

Eine externe Drainage wird auch angelegt, wenn sofort eingegriffen werden muß. Weiter wenn Aussicht besteht, daß die Ursache des Hydrozephalus (Tumor, Zyste) beseitigt und somit der Hydrozephalus kausal behandelt werden kann (Taylor et al., 1992).

Durchführung der externen Liquordrainage

Für die kontinuierliche externe Drainage werden zahlreiche Auffangsysteme angeboten, die zum Teil Vorrichtungen zur kontinuierlichen Druckmessung aufweisen. Alle Systeme ermöglichen durch eine Tropfkammer oder ein Ventil den Abfluß des Liquors druckgesteuert zu begrenzen.

Es empfiehlt sich nicht, volumengesteuert zu drainieren (›Es sind schon 300 ml gelaufen, jetzt wird abgeklemmt‹), sondern es sollte druckgesteuert drainiert werden, da Beobachtungen an Patienten mit externen Liquordrainagen zeigen, daß die tägliche Liquorproduktion erheblich (zwischen 100 und 500 ml) schwanken kann. Ziel der Drainage ist nicht die Entnahme einer definierten Liquormenge, sondern die Normalisierung des intrakraniellen Druckes.

Lumbale Liquordrainagen werden häufig nach Operationen oder Unfällen mit Liquorfisteln gewählt, wo eine dosierte Senkung des Liquordrukkes erfolgen soll. Eine weitere Indikation für lumbale Drainagen besteht bei Patienten mit engen Ventrikeln, bei denen die Anlage eines Ventrikelshuntes technisch schwierig ist. Bei lumbalen Drainagen besteht die Gefahr der Einklemmung im Tentoriumsschlitz und im Foramen magnum.

Es ist deshalb zu betonen, daß Patienten mit externen Liquordrainagen überwacht werden müssen und daß auf Zeichen der Überdrainage wie Kopfschmerzen, Übelkeit, Erbrechen, Bewußtseinsstörungen, Hirnnervenstörungen bis hin zur Bewußtlosigkeit und Einklemmungs-Symptome geachtet werden muß. Die pathophysiologische Grundlage einer Einklemmung bleibt häufig unklar. Wahrscheinlichste Ursache ist eine schnelle Senkung des Liquordruckes, die z. B. beim Herabfallen des Beutels beobachtet wurde, was in kurzer Zeit zur Drainage von 100 ml Liquor führen kann. Chro-

nische Überdrainage kann zu Hygromen, subduralen Hämatomen oder sogar zu intrazerebralen Blutungen führen.
Besonders gefährlich sind externe Drainagen bei Raumforderungen in der hinteren Schädelgrube, da die Möglichkeit der Einklemmung nach oben im Tentoriumsschlitz besteht.
Weiter besteht jederzeit die Möglichkeit einer aufsteigenden Infektion durch das Drainagesystem. Es empfiehlt sich deshalb die Drainagemenge regelmäßig zu messen und den Liquor täglich auf Eiweiß, Zellzahl und bakterielle Besiedlung zu untersuchen.
Das Risiko einer Infektion steigt mit der Liegedauer einer Drainage stetig an. Bei weichen Drainagen sollten 10, bei Metallnadeln 14 Tage Liegedauer nicht überschritten werden.

Anlage eines Shuntsystemes

Indikationen zur Anlage eines Shuntsystemes

Wenn der Liquordruck durch die oben genannten medikamentösen Verfahren oder die externe Drainage nicht langfristig normalisiert werden kann, sollte die Indikation zur Anlage eines Shunts gestellt werden.

Wahl des Shuntsystems

Seit den 50er Jahren wurden mehr als 84 verschiedene Ventile konstruiert, 1994 waren 69 Ventile mit 187 verschiedenen Druckformen im Handel (Aschoff, 1994). Diese hohe Zahl verschiedener zur Auswahl stehender Ventilsysteme und die Tatsache, daß ständig neue Ventile entwickelt (z. B. Chhabra et al. 1993; Miethke und Affeld, 1994) und in den Handel gebracht werden, zeigt, daß das optimale Ventil/Verfahren noch nicht entwickelt wurde. Entsprechend schwierig ist die Auswahl eines der Ventilsysteme, zumal bislang keine prospektiven und kontrollierten Studien zum Einsatz der unterschiedlichen Systeme vorliegen. Ein Operateur sollte deshalb solche Ventile einbauen, die er gut kennt und von denen ausreichende Kenntnisse vorliegen. Aschoff (1994) hat ausgiebige in-vitro-Tests zahlreicher Ventile vorgelegt. Hier ist anzumerken, daß auch bei ausgeklügelten Testverfahren das in-vivo-Verhalten eines Ventils nicht sicher vorhergesagt werden kann.
Verstellbare Ventile scheinen in der Lage zu sein, einige Komplikationen, die bei Ventilen mit feststehender Druckcharakteristik auftreten können, zu vermeiden wie die Über- oder Unterdrainage. Allerdings haben verstellbare Ventile auch Nachteile. Es kann sowohl beim Arzt als auch beim Patienten eine »Verstell-Neurose« auftreten, wenn scheinbare Dysfunktionen auftreten. Außerdem können sich Ventile u.U. selbst verstellen oder durch Magnetfelder (z. B. Kernspinuntersuchungen) akzidentiell verstellt werden. So muß z. B. beim Sophy-Ventil SU8 oder beim programmierbaren Medos-Ventil von Codman nach jeder Kernspin-Untersuchung die Stellung des Ventils kontrolliert und eventuell neu justiert werden. Das Sophy-Ventil SU8 kann nicht gepumpt werden, das programmierbare Medos-Ventil kann nur mittels Röntgenaufnahme in seiner Stellung kontrolliert werden.
Die verschiedenen Ventile selbst können zum einen technisch danach unterschieden werden, ob sie eine Kugel im Konus, eine Membran oder einen proximalen oder distalen Schlitz enthalten. Die Ventile dienen grundsätzlich dazu eine Flußumkehr zu verhindern und einer Überdrainage vorzubeugen. Da der Liquordruck lageabhängigen Schwankungen unterliegt, wurden zusätzlich Anti-Syphon-Vorrichtungen entwickelt, die verhindern sollen, daß bei aufrechter Körperhaltung die Wassersäule im Shuntsystem einen Unterdruck im Schädel erzeugt. Es werden aber auch verstellbare Ventile angeboten (erstmals von Hakim, 1973), die im Schließ- oder Öffnungsdruck reguliert und somit wechselnden Erfordernissen angepaßt werden können. Einzelne Ventile haben Vorrichtungen zum Öffnen oder Schließen (On/Off-Schalter). Vom Wirkprinzip her arbeiten die meisten Ventile druckgesteuert, d. h., es wird ein bestimmter Druck benötigt, um das Ventil zu öffnen, darunter schließt sich das Ventil. Öffnungs- und Schließdruck können dabei z. T. unterschiedlich eingestellt werden. Flußgesteuerte Ventile, die unabhängig vom Liquordruck immer die gleiche Menge Liquor drainieren (Saint-Rose et al., 1987), sollten aus den bereits oben ausgeführten Erwägungen nicht eingesetzt werden.
Die Shuntsysteme selbst bestehen in der Regel aus 3 bis 4 mm dicken Silikonschläuchen, die röntgendicht imprägniert, weich, elastisch, dehnbar und gewebeverträglich sein sollten. Weiterhin sollte ein Reservoir eingebaut sein, das eine Punktion zur Druckmessung, Shuntdarstellung und Liquorentnahme (z. B. zur Diagnose einer Shuntinfektion) ermöglicht.
Hilfreich sind Pumpvorrichtungen, die durch Betätigung Hinweise auf mögliche Ursachen einer Shuntdysfunktion geben können.
Nach unserer Erfahrung stellt das programmierbare Medos-Ventil derzeit die beste Variante dar.

Grundsätzlich bestehen **folgende Möglichkeiten der Liquordrainage:**
Ableitung vom Ventrikelsystem in den rechten Vorhof *(Ventrikulo-atrialer [V.-A.] Shunt)*, Ableitung vom Ventrikelsystem in den Peritonealraum *(Ventrikulo-peritonealer [V.-P.] Shunt)*, Ableitung vom Ventrikelsystem in den Pleuraspalt *(Ventrikulo-pleuraler Shunt)* oder Ableitung vom lumbalen Liquorraum in den Peritonealraum *(Lumbo-peritonealer Shunt)*.
Peritoneal-Ableitungen scheinen von der Komplikationsrate her den atrialen Ableitungen überlegen zu sein (Scott, 1990). Sie sind derzeit das Verfahren der ersten Wahl in den meisten Zentren. Atriale Ableitungen tragen das Risiko multipler Lungenembolien (Drucker et al., 1984). Weiter steht zu befürchten, daß bei solchen Shuntsystemen durch das Auftreten von Bakteriämien sekundäre Shuntinfektionen auftreten. Aber auch peri-

toneale Shuntverfahren sind mit Problemen behaftet. So können Resorptionsstörungen intraperitoneal zu Aszites oder lokalen Retentionszysten führen. Darmerkrankungen, Operationen oder Peritonitiden bergen die Gefahr aufsteigender Shuntinfektionen.

Die **Ableitung in den Pleuraspalt** ist sicher derzeit am wenigsten verbreitet. Hier besteht die Gefahr eines Pneumothorax oder eines Pleuraergusses. Diese Möglichkeit sollte daher nur als Ultima ratio angesehen werden, wenn sich bei einem Patienten andere Ableitungsverfahren verbieten.

Lumbo-peritoneale Shuntsysteme können nur bei H. aresorptivus implantiert werden und wurden früher vor allem bei Patienten mit engem Ventrikelsystem bevorzugt. Langzeitbeobachtungen legen nahe, diese Systeme nicht mehr zu implantieren, da es oft zu einem Tonsillentiefstand mit entsprechenden Symptomen der Einklemmung in der hinteren Schädelgrube kommt (Chumas et al., 1993). Auch klemmen die Ventileschläuche häufiger ab als bei anderen Verfahren und die Systeme sind schlechter zu überprüfen.

Alternativ zu diesen nach extrakraniell ableitenden Verfahren kann in manchen Fällen die Umgehung des Drainagehindernisses (z. B. durch Ventrikulostomie mit Öffnung des Bodens des 3. Ventrikels, oder durch Einlegen einer Drainage in den Aquädukt, durch Implantation einer Torkildson-Drainage [vom Hinterhorn des Seitenventrikels zur Zysterna magna]) das Mittel der Wahl sein. **Torkildson-Drainagen** können nur bei H. occlusus implantiert werden. Es ist zu bemerken, daß der Eingriff schwerer und risikoträchtiger ist als die Implantation eines ventrikuloperitonealen oder ventrikulo-atrialen Shunts und somit nicht mehr empfohlen werden kann. Allerdings scheint die Gefahr einer Über- oder Unterdrainage nicht zu bestehen, solange die Drainage durchgängig ist.

Ventrikulostomien (Goodman, 1993) sind nur bei occlusus-Formen möglich. Diese Behandlungsform scheint aber mit dem Aufkommen endoskopischer Eingriffe zunehmend sicherer zu werden und dürfte langfristig der Shuntanlage bei dieser Indikation deutlich überlegen sein. Vergleichende Studien hierzu liegen allerdings noch nicht vor.

Die **Koagulation der Plexus** (Griffith und Tamjoon, 1990) wurde in den letzten Jahren immer wieder befürwortet. Sie ist mit einer signifikanten Morbidität verbunden, die deutlich über der einer Shuntimplantation liegt. So gibt Scarff (1970) in einer ersten Serie eine Mortalität von 15 %, in einer zweiten Serie eine Mortalität von 5 % an. Auch wenn in neueren Arbeiten niedrigere Mortalitätszahlen angegeben werden, muß die Methode als obsolet bezeichnet werden, zumal im Verlauf nur 20–33 % der so behandelten Patienten ohne Shunt auskommen (Pople und Griffith, 1993).

F 7.3.3. Shuntkomplikationen

Shuntoperationen sind technisch einfache Routineoperationen. Trotzdem zählen sie zu den neurochirurgischen Operationen mit den höchsten Komplikationsraten (Guazzo, 1993). Häufigste Ursachen einer Komplikation sind Shuntinfektionen, Verlegung des Ventrikelkatheters, Verlegung des distalen Katheters, Zerreissung oder Diskonnektion des Katheters, Über- oder Unterdrainage durch ein ungeeignetes Ventil und subdurale Hygrome oder Hämatome. Die Wahrscheinlichkeit, daß es zu einer Shuntkomplikation kommt beträgt im ersten Jahr 30 %, innerhalb von 12 Jahren nach Shuntanlage sogar 80 % (Saint-Rose, 1993).

Vorgehen bei Verdacht auf Shuntdysfunktion:
Bei Verdacht auf Shuntdysfunktion sollte eine differenzierte Untersuchung durchgeführt werden:

Bei Erhebung der **Anamnese** ist eine genaue Shuntanamnese extrem wichtig. Speziell zu fragen ist nach der Klinik einer möglicherweise vorangegangenen Shuntdysfunktion (s. o.). Bei Kindern ist den Schilderungen und Erfahrungen der Eltern besondere Beachtung zu schenken. Sie kennen die klinische Symptomatik ihrer Kinder oft am besten. Bei der **neurologischen Untersuchung** des Patienten ist auf Stauungspapillen, Koordinationsstörungen, Gangstörungen und Reflexsteigerungen zu achten, da bei Vorliegen dieser Auffälligkeiten Hinweise für eine insuffiziente Drainage und intrakranieller Drucksteigerung bestehen (**Tab. F 7.2**). Bei der weiteren Untersuchung sollte eine genaue Inspektion und Palpation des Shuntverlaufes vorgenommen werden. Hier finden sich u. U. als Ursache für eine Shuntdysfunktion Lücken, Fluktuationen oder Rötungen. Erschwerend für die Beurteilung einer Shuntdysfunktion ist, daß im Kindesalter banale Infekte mit Übelkeit, Erbrechen, Krankheitsgefühl und Somnolenz, die sehr häufig auftreten, eine Shuntdysfunktion vortäuschen können. Im Zweifelsfall wird man hier das Kind stationär aufnehmen und zunächst beobachten.

Durch Manipulation am Ventil kann man feststellen, ob sich die Pumpkammer auspressen läßt. Ist dies der Fall, ist der periphere Teil intakt, füllt sich die Kammer prompt wieder, ist der zentraler Teil wahrscheinlich funktionstüchtig. Allerdings kann bei Zystenbildung im Abdomen, die Pumpkammer problemlos betätigt werden und bei engen Ventrikeln auch bei tadellos funktionierendem Shunt das Wiederfüllen der Pumpkammer verzögert erfolgen.

In jedem Verdachtsfall mit Shuntdysfunktion sollte eine **CT-Kontrolle** erfolgen. Wichtig ist die Frage nach Zeichen der intrakraniellen Drucksteigerung und Hinweisen für Liquordiapedese. Entscheidend ist auch die Weite der äußeren Liquorräume im Vergleich zu Voraufnahmen zu bestimmen.

Es ist anzumerken, daß bei dem sogenannten Slit-Ventrikel-Syndrom durch eine langdauernde

Überdrainage die Ventrikelwände sehr hart werden können und auch bei stark erhöhtem Ventrikeldruck eine Aufweitung des Ventrikelsystems ausbleiben kann. Ebenso können dann bei stark erhöhtem Druck die Ventrikelkanten im CT oder MR scharf gezeichnet zeigen und periventrikuläre Dichteminderungen ausbleiben. Läßt sich die Frage der Dysfunktion mit Anamnese, klinischer und radiologischer Untersuchung nicht sicher klären, sollte eine Punktion des Reservoirs mit Druckmessung und Liquorentnahme (auch zur Erregeranzüchtung und ggfs. Resistenzbestimmung) vorgenommen werden. Diese Maßnahme sollte aber erst dann durchgeführt werden, wenn mit den vorgenannten Maßnahmen keine befriedigende Klärung erzielt werden konnte, da jede Shuntpunktion das Risiko der Shuntinfektion in sich trägt. Zur Klärung der Ursache einer nachgewiesenen Shuntdysfunktion kann manchmal eine Sonographie des Abdomens beitragen, bei der manchmal Zystenbildungen am Shuntende oder ein Aszites bei peritonealer Resorptionsstörung nachgewiesen werden können. Eine Röntgenkontrolle des Shuntverlaufes dient zur Klärung der Frage, ob im Shuntverlauf eine Dyskonnektion vorliegt oder der Shunt aus dem Peritoneum oder dem Herzen herausgewachsen ist (speziell bei Kindern und Jugendlichen).

Shuntinfektion

Shuntinfektionen gehören zu den häufigsten und schwerwiegendsten Komplikationen. Bei Neugeborenen, bei Patienten mit Immunschwäche und sehr alten Patienten treten Infektionen häufiger auf. Ursache der Infektion ist meist die Kontamination des Shunts bei der Implantation. Seltener sind sekundäre Infektionen durch eine Besiedelung des intravasalen Katheters bei Bakteriämie. Statistisch wird die Infektion meist durch grampositive Staphylokokken ausgelöst (ca 80 %) und nur in 20 % von gramnegativen Bakterien. Insgesamt treten 90 % der Shuntinfektionen innerhalb von 6 Monaten nach Shuntanlage auf, davon 70 % bereits innerhalb des ersten Monats (Choux et al., 1992).

Klinisch ist die Diagnose dann einfach zu stellen wenn Fieber, erhöhte Entzündungsparameter, Rötung und Schmerzen über dem Shuntverlauf vorliegen. In diesem Fall sollte Liquor zum Erregernachweis (inkl. Erregeranzüchtung und Resistenzbestimmung) aspiriert werden. Die Symptome können aber auch weniger eindeutig sein. Systemische Entzündungszeichen können fehlen und demgegenüber Zeichen der Shuntdysfunktion dominieren. In solchen Fällen wird man zunächst die Shuntfunktion prüfen (s. o.), bevor eine Liquorentnahme durchgeführt wird. Bei unerkannter chronischer Shuntinfektion kann es zur Nephritis und zum Nierenversagen kommen. Weitere Komplikationen bei VA-Shunts können septische Embolien oder Zeichen der Endokarditis sein, bei VP-Shunts können abdominelle Symptome im Vordergrund stehen. Manchmal können bei einer Shuntinfektion aber auch Zeichen einer Meningitis oder Ventrikulitis führend sein.

In der Regel wird man beim Nachweis einer Shuntinfektion den Shunt insgesamt entfernen, vorübergehend eine externe Drainage anlegen und unter antibiotischer Behandlung nach Austestung der Resistenzen eine Sanierung des Liquors abwarten und dann ein neues Shuntsystem implantieren.

Der Versuch eine Sanierung der Infektion durch systemische und intrathekale Antibiotikagabe bei Belassen des Shuntsystems wird zunehmend bei blanden Verläufen empfohlen. Da aber in größeren Serien eine Sanierung nur in 30–40 % der Fälle gelingt (Schoenbaum et al., 1975; Walters et al., 1984), sollte dieses Vorgehen nur besonderen Einzelfällen vorbehalten bleiben.

Shunt-Überdrainage

Eine Shuntüberdrainage kann sich in lageabhängigen Beschwerden äußern wie Kopfschmerzen, Übelkeit und allgemeiner Leistungsminderung die im Liegen deutlich rückläufig sind oder verschwinden. Es gibt ferner Hinweise dafür, daß eine chronische Überdrainage zu einer Hypervaskularisation der Dura führt (Müffelmann et al., 1994). Bei Kindern kann es zur vorzeitigen Verknöcherung der Schädelnähte, zur Ausbildung eines Mikrozephalus oder zur Verdickung der Kalotte kommen. Auch bei klinisch unauffälligen Patienten kann die Überdrainage zur Ausbildung von subduralen Hygromen oder Hämatomen führen. Während bei schmäleren Hygromen versucht werden kann, durch Änderung des Ventilcharakters die Hygrome zum Verschwinden zu bringen, müssen subdurale Hämatome in der Regel operativ angegangen werden.

Bei Patienten mit stark erweiterten Ventrikeln wird man ein regulierbares Ventil implantieren und dies zunächst auf 14 bis 16 cm Wassersäule einstellen. Im weiteren Verlauf kann dann bei zunehmender langsamer Verkleinerung der Ventrikel das Ventil schrittweise heruntergestellt werden.

Bei Patienten mit nicht sehr stark erweiterten Ventrikeln kann man einen normalen Druck (10 bis 12 cm Wassersäule) schon bei der Operation wählen.

Bei stärker ausgeprägten Symptomen wird man das Ventil auswechseln müssen und ein Ventil mit höherem Schließ- und Öffnungsdruck implantieren. Hier ist die Domäne der verstellbaren Ventile. Oft lassen sich durch Verstellung der Ventile die Symptome beseitigen.

Etwa 20 % der Patienten mit einem V.-P. Shunt entwickeln im Verlauf ein sogenanntes Slit-Ventricle-Syndrom bei dem es trotz enggestelltem Ventrikelsystem zu intermittierendem oder chronisch-progredientem Hirndruck (Wisoff und Epstein, 1990) kommt. Die Ursache dieses Syndroms ist wahrscheinlich eine verringerte Elastizität der Ventrikelwände durch subependymale Gliose und eine intermittierende Verlegung der Öffnungen des Ventrikelkatheters durch die enganliegenden Ventrikelwände. Die Behandlung dieser Komplikation ist schwierig. Pragmatisch wird man zunächst das Ventil auf einen etwas höheren Öffnungsdruck einstellen. Gelingt damit keine Besserung der Beschwerden sollte ein neues Ventil implantiert werden. In Einzelfällen ist eine subtemporale Dekompression notwendig um eine Wiederentfaltung des Ventrikelsystems zu ermöglichen.

Shuntunterdrainage
Ist die Liquor-Drainage auch nach Shuntanlage insuffizient, bestehen die oben bereits ausgeführten Symptome der intrakraniellen Drucksteigerung fort oder treten wieder auf. Bei Ausschluß einer Verlegung der Drainage wird man einen Ventilaustausch erwägen. Bei Nachweis einer Verlegung des Katheters muß der entsprechende Shuntteil ausgetauscht werden.

Literatur

Aschoff A (1994) In-vitro-Testung von Hydrozephalus-Ventilen. Habilitationsschrift. Universität Heidelberg

Boynton BR, Boynton CA, Merritt TA, Vaucher YE, James HE, Bejar RF (1986) Ventriculoperitoneal shunts in low birth weight infants with intracranial hemorrhage: neurodevelopmental outcome. Neurosurgery 18: 141–145

Choux M, Genitori L, Lang D, Lena G (1992) Shunt implantation: reducing the incidence of shunt infection. J Neurosurg 77 : 875–880

Chhabra DK, Agrawal GD, Mittal P (1993) »Z« flow hydrocephalus, a new approach to the problem of hydrocephalus, the rationale behind its design and the initial results of pressure monitoring after »Z« flow shunt implantation. Acta Neurochir (Wien) 121, 43–47

Chumas PD, Armstrong DC, Drake JM, Kulkarni AV, Hoffman HJ, Humphreys RP, Rutka JT, Hendrick, EB (1903) Tonsillar herniation: the rule rather than the exception after lumboperitoneal shunting in the pediatric population. J Neurosurg 78: 568–573

Dandy WE, Blackfan KD (1914) Internal hydrocephalus. An experimental, clinical and pathological study. Amer J Dis Child 8, 406–482

Del Bigio MR (1993) Neuropathological changes caused by hydrocephalus. Acta Neuropathol (Berl.) 85: 573–585

Drucker MH, Vanek VW, Franco AA, Hanson M, Wood L (1984) Thrombotic complications of ventriculoatrial shunts. Surg Neurol 22, 444–448

Fletcher JM, Bohan TP, Brandt ME, Brookshire BL, Beaver SR, Francis DJ, Davidson KC, Thompson NM, Miner ME (1992) Cerebral white matter and cognition in hydrocephalic children. Arch Neurol 49: 818–824

Griffith HB, Tamjoom AB (1990) The treatment of hydrocephalus by choroid plexus coagulation and artificial cerebrospinal fluid perfusion. Br J Neurosurg 4: 95–100

Goodman RR (1993) Magnetic resonance imaging-directed stereotactic endoscopic third ventriculostomy. Neurosurg 32: 1043–1047

Guazzo EP (1993) Recent advances in paediatric neurosurgery. Archives of Disease in Childhood 69: 335–338

Hakim S (1973) Hydraulic and mechanical mismatching of valve shunts used in the treatment of hydrocephalus: the need for a servo-valve shunt. Develop. Med Child Neurol 15, 646–653

Matsumoto S, Tamaki N (Hrsg.) (1991) Hydrozephalus. Pathogenesis and Treatment. Springer, Tokyo-Berlin.

Mc Comb G (1983) Recent research into the nature of cerebrospinal fluid formation and absorption. J Neurosurg 59: 369–383

Meyer B, Schaller K, Rohde V, Haßler W (1994) Percutaneous needle trephination. Experience in 200 cases. Acta Neurochir (Wien) 127, 232–235

Miethke C, Affeld K (1994) A new valve for the treatment of hydrocephalus. Biomed Techn 39, 181–187

Müffelmann B, Salbeck R, Busse O (1994) Primäre intrakranielle Hypotension mit Kontrastmittelenhencement der Meningen im MRT. Akt Neurologie 21, 185–187

Nulsen FE, Spitz EB (1952) Treatment of hydrocephalus by direct shunt from ventricle to jugular vein. Surg Forum 2, 399–403

Pickard JD (1984) Adult communicating hydrocephalus. In: MJG Harrison (Hrsg.) Contemporary Neurology, London: Butterworth, 543–54

Pople IK, Griffith HB (1993) Control of hydrocephalus by endoscopic choroid plexus coagulation. Long-term results and complications. Eur J Pediatric Surgery 3 (Suppl. I), 17–18.

Raimondi AJ (1994) A unifying theory for the definition and classification of hydrocephus. Child's Nerv Syst 10: 2–12.

Reiß G, Andersch G, Handrick W, Kellner C, Koy J; Pinzer T, Schap SP (1995) Percutaneous burrhole trephination of the skull: a study of 519 cases. Neurosurgical Review 17, 181–184

Riechert T, Umbach W (1960) Die operative Behandlung des Hydrozephalus. In: Olivecrona H, Tönnis W (Hrsg.) Handbuch der Neurochirurgie IV. Klinik und Behandlung der raumbeengenden intrakraniellen Prozesse. Berlin Göttingen Heidelberg: Springer (600–672)

Saint-Rose C (1993) Shunt obstruction: a preventable complication? Pediatr Neurosurg 19(3): 156–164

Saint-Rose C, Hooven MD, Hirsch JF (1987) A new approach in the treatment of hydrocephalus. J Neurosurg 66: 213–226

Scarf JF (1970) The treatment of nonobstructive (communicating) hydrocephalus by endoscopic cauterization of choroid plexuses. J Neurosurg 33, 1–18

Schoenbaum SC, Gardner P, Shillito J (1975) Infection of cerebrospinal fluid shunts: epidemiology, clinical manifestations and therapy. J Infekt Dis 131: 543–552

Scott RM (Hrsg.) (1990) Concepts in neurosurgery, Vol 3: Hydrocephalus. Williams & Wilkins, Baltimore

Taylor WAS, Todd NV, Leighton SE (1992) CSF drainage in patients with posterior fossa tumours. Acta Neurochir (Wien), 117: 1–6

Volpe JJ (1987) Intracranial hemorrhage, periventricular-intraventricular hemorrhage of the premature infant. In: Neurology of the newborn. WB Saunders, Philadelphia, 311–361

Walters BC, Hoffman HJ, Hendrick EB, Humphreys RP (1984) Cerebrospinal fluid shunt infection. Influences on initial management and subsequent outcome. J Neurosurg. 60: 1014–1021

Wisoff J H., Epstein FJ (1990) Diagnosis and treatment of the slit ventricle syndrom. In: Concepts in neurosurgery, Vol 3: Hydrocephalus (Scott RM, ed). Williams & Wilkins, Baltimore, 79–85

F 8. Palliative Therapie

von *R. Voltz* und *G. D. Borasio*

Ziel palliativer Therapiemaßnahmen ist die Wiederherstellung und Erhaltung einer möglichst hohen Lebensqualität für Patienten, bei denen eine fortgeschrittene, in absehbarer Zeit zum Tode führende Erkrankung besteht. Den Ansatz palliativer Therapie hat die moderne Hospizbewegung, beginnend 1967 am St. Christopher's Hospice in London, in die Medizin eingeführt (Saunders, 1987).
Dem klinisch tätigen Neurologen steht heute ein weites Spektrum an palliativmedizinischen Maßnahmen zur Verfügung (Voltz und Borasio, 1994; The AAN Ethics and Humanities Subcommittee, 1996). Palliative Therapie hat nichts mit Euthanasie zu tun; adäquate Palliativtherapie kann in fast allen Fällen den Ruf nach Euthanasie zum Verstummen bringen. Dieses Kapitel gibt eine Übersicht über die Therapiemöglichkeiten der wichtigsten Symptome in der letzten Lebensphase bei neurologischen Erkrankungen.

F 8.1. Die letzte Lebensphase bei neurologischen Erkrankungen

Gemäß der Hirntoddefinition stirbt ein Mensch bei irreversibler globaler Schädigung seines Gehirns (s. a. Kap. F 9). Häufigste direkt oder indirekt (z. B. durch eine Pneumonie als Folge der Immobilität) zum Tode führende neurologische Erkrankung ist der zerebrale Infarkt, gefolgt von Multipler Sklerose (MS) und zerebralen Tumoren (Jellinek, 1984). Seltener ist die amyotrophe Lateralsklerose (ALS). Patienten mit M. Parkinson versterben oft an anderen Ursachen, da die Krankheit meist erst im höheren Lebensalter beginnt. Soweit sich AIDS zuerst zerebral manifestiert, werden diese Patienten ebenfalls in der Neurologie betreut, meist bis zum Tod. Patienten mit muskulären Dystrophien versterben so früh, daß sie meist von Pädiatern betreut werden, ausgenommen diejenigen Patienten, die in spezialisierten Zentren einer Langzeitbeatmung zugeführt werden können (Bockelbrink, 1991).
Eine erhöhte Suizidrate ist bei Patienten mit MS, Rückenmarksläsionen und bestimmten Epilepsieformen festgestellt worden (Stenager und Stenager, 1992). Es soll hier nicht diskutiert werden, inwiefern der Suizid bei Patienten mit schweren neurologischen Ausfällen in Einzelfällen ethisch akzeptierbar sein kann; Ziel ärztlichen Handelns sollte es jedenfalls sein, dem Patienten eine Lebensqualität zu bieten, die Suizidgedanken vermeiden hilft. Unabhängig davon hat aber jeder Patient das Recht, lebensverlängernde Maßnahmen (z. B. künstliche Beatmung) oder deren Fortsetzung abzulehnen (Bernat et al., 1996; Borasio, 1996).
In der letzten Lebensphase gibt es je nach Grunderkrankung typische Symptome und Befunde, die teilweise auch von den Angehörigen erkannt werden, wie z. B. die terminale Rasselatmung (Übersicht in **Tab. F 8.1**). Diese Symptome sollten vom betreuenden Arzt *vor* ihrem Auftreten angekündigt und erklärt werden, um so die Angst von Patient und Angehörigen zu mildern. Eine umfassende Aufklärung von Patient und Angehörigen ist wesentlicher Bestandteil der palliativen Therapie.
Es sollte in diesen Gesprächen immer wieder betont werden, daß ausreichende Medikamente zur Verfügung stehen, so daß der Patient nicht leiden muß. Insbesondere ist es unerläßlich, den Patienten frühzeitig darüber aufzuklären, daß er aufgrund der vorhandenen therapeutischen Optionen kein qualvolles Sterben (z. B. durch Ersticken) zu befürchten hat, und daß der Tod meistens während des Schlafes eintritt. Hoffnungen des Patienten und der Angehörigen, auch irrationaler Natur, dürfen durch den Arzt nicht zerstört werden. Oft sind es einfache Details, die den Unterschied zwischen einem friedvollen und qualvollen Sterben ausmachen. Humor kann gerade in schweren Situationen wichtig sein (Killeen, 1991).

Tab. F 8.1: Wichtige Symptome in der letzten Lebensphase bei neurologischen Erkrankungen

Angst	Insomnie
Bewußtseinsstörung	Kontrakturen
Crampi	Myoklonien
Dekubitus	Obstipation/Inkontinenz
Delir	Ödeme
Fieber	Schmerzen
Depression	Schwäche, Bewegungsunfähigkeit
Dyspnoe	terminale Rasselatmung
epileptische Anfälle	Übelkeit und Erbrechen
Hunger und Durst	Unruhe
Hypersalivation/Mundtrockenheit	

Eine unnötige oder unerwünschte stationäre Aufnahme, mit Intubation oder anderen intensivmedizinischen Maßnahmen, kann ein friedliches Sterben unmöglich machen. Eine solche Entwicklung kann durch eine Patientenverfügung verhindert werden. Wenn ein Patient sich, nach entsprechender Aufklärung, gegen intensivmedizinische Maßnahmen entscheidet, sollte dies so frühzeitig und so genau wie möglich schriftlich festgelegt werden. Die Diskussion über diese Fragen muß zu einem Zeitpunkt erfolgen, zu dem der Patient noch geschäfts- und entscheidungsfähig ist.
In der Terminalphase, d. h. in den letzten 48–72 Lebensstunden, können neue Symptome auftreten bzw. vorbestehende Symptome exazerbieren, was eine prompte medizinische Intervention notwendig macht. Ist eine Medikamentengabe erforderlich, sollte sie soweit möglich oral, rektal (alle Suppositorien können auch vaginal gegeben werden) oder subkutan (evtl. mit Pumpe) erfolgen, also möglichst nicht intravenös, um dem Patienten das Gefühl zu nehmen, angebunden zu sein. Ziel jeglicher palliativen Therapie ist, neben der Linderung körperlicher Beschwerden, die Erhaltung eines alerten Bewußtseins bis zum Schluß. Dies schließt eine Therapie mit dem Ziel der völligen Sedierung (z. B. mit hohen Dosen Morphin im Perfusor) aus, es sei denn, der Patient wünscht dies in äußerst seltenen Extremfällen. Barbiturate sind dann gegenüber Benzodiazepinen oder Opioiden zu bevorzugen (Truog et al., 1992).

F 8.2. Pragmatische Therapie von Symptomen in der letzten Lebensphase

Unruhe: Häufiges Symptom in der Endphase ist die Unruhe des Patienten, die eine Vielzahl verschiedener Ursachen haben kann (u. a. Schmerzen, Augen- oder Mundtrockenheit, Dekubitus, Harnverhalt, Durst, Dyspnoe, Lagerung, Medikamente (Steroide, Neuroleptika), Obstipation, Pruritus, terminale Agitation, »restless legs« z. B. bei chronischer Urämie). Oft wird eine verbale Kommunikation mit dem Patienten nicht mehr möglich sein, was die Diagnostik der Ursachen erschwert. Wegen der therapeutischen Konsequenzen muß sorgfältig zwischen Myoklonien, Delir, oder reiner »motorischer« Unruhe unterschieden werden. Reversible Ursachen müssen möglichst behoben werden, die weitere Therapie erfolgt gemäß **Tab. F 8.2.**

Tab. F 8.2: Therapie der Unruhe (ges. gesch. Präparatenamen z. T. in Auswahl)

1. möglichst Ursachen beheben
2. ruhige Anwesenheit von Angehörigen oder vertrauten Personen
3. Benzodiazepine, z. B.:
   Lorazepam (z. B. Tavor®): 0,5–2 mg alle 1–4 h (p. o., s. l., i. v., i. m.)
   Midazolam (z. B. Dormicum®): Einzeldosis 2,5–10 mg; 30–60 mg/24 h (i. v., i. m., s. c.)
   Diazepam (z. B. Valium®): 5–10 mg alle 4–12 h (p. o., rektal, i. v.)
4. falls nötig, zusätzlich niederpotente Neuroleptika
   Levomepromazin (z. B. Neurocil®): 25–200 mg (p. o., s. c., i. v.)
   Melperon (Eunerpan®): 25–200 mg/die p. o., akut 50 mg i. m.
5. evtl. Versuch mit Clomethiazol (Distraneurin®)

Delir: Bis zu 85 % der onkologischen Patienten (es sind keine Daten für neurologische Patienten bekannt) entwickeln ein terminales delirantes Syndrom, das in bis zu 50 % der Fälle von Halluzinationen und paranoiden Symptomen begleitet wird und als agitierte, hyper- oder hypoaktive Form auftreten kann (Lipowsky, 1989; Smith, 1995). Als Ursachen kommen u. a. eine Hyperhydratation, eine Hyperkalzämie oder Medikamentennebenwirkungen in Frage (de Stoutz, 1995). Die Therapie ist in **Tab. F 8.3** zusammengefaßt (mod. nach Breitbart, 1995). Neuroleptika sollten nicht mit trizyklischen Antidepressiva kombiniert werden. Benzodiazepine können als Erstmedikamente ein Delirium sogar verstärken. In letzter Zeit wurde wegen günstiger pharmakologischer Eigenschaften eine Therapie mit Propofol von einigen Autoren favorisiert (Mercadante et al., 1995).

Tab. F 8.3: Therapie des Delirs (ges. gesch. Präparatenamen z. T. in Auswahl)

1. Ursachen beheben (z. B. Hyperhydratation, Hyperkalzämie oder Medikamente)
2. ruhige Anwesenheit von Angehörigen oder vertrauten Personen
3. Neuroleptika, z. B.
   Haloperidol (z. B. Haldol®): 5–20 mg (p. o., s. c., i. v.), oder
   Levomepromazin (z. B. Neurocil®): 25–200 mg (p. o., s. c., i. v.)
   Perazin (z. B. Taxilan®) akut 50 mg i. m., ggf. nach 30 Min. wdh., p. o. bis max 300 mg/die
4. falls nötig, zusätzlich Benzodiazepine
   Lorazepam (z. B. Tavor®): 0,5–2 mg (p. o., s. l., i. m., i. v.), oder
   Midazolam (z. B. Dormicum®): 2,5–10 mg (i. v., s. c.), oder
   Diazepam (z. B. Valium®): 5–10 mg (rektal)
5. ggf. Propofol (Disoprovan®)

Bewußtseinsstörung: Eine Vielzahl von Ursachen kann zu quantitativen Bewußtseinsstörungen führen (**Tab. F 8.4**). Hier gilt es ebenso, soweit möglich reversible Ursachen zu beheben. Die Medikation sollte soweit möglich vereinfacht werden

Tab. F 8.4: Differentialdiagnose Bewußtseinsstörung

erhöhter Hirndruck
epileptischer Anfall
O_2-Mangel
Infektion
Nebenwirkung von Medikamenten (Anticholinergika, Benzodiazepine, Opioide, H_2-Blocker, Phenothiazine, Steroide)
Labor (Kalzium, Natrium, Glukose, Ketone, Urämie, Hepatopathie, endokrin)
Depression, Psychose
Vitaminmangel
hämatologisch (Anämie, Koagulopathie, Leukose)
Intoxikation (Alkohol, Medikamente)
Nebenwirkung Bestrahlung

Tab. F 8.5: Therapie der terminalen Rasselatmung (ges. gesch. Präparatenamen z. T. in Auswahl)

1. Gespräch mit Angehörigen
2. Infusionen beenden
3. Seitenlagerung (Abfließen des Sekrets ermöglicht)
4. Absaugen (nur kurzfristiger Erfolg)
5. N-Butyl-Scopolamin (z. B. Buscopan®) 10–20 mg s. c. oder Scopolamin (z. B. Scopolamin Eifelfango®) 0,5 mg s. c., i. v.
6. bei Bedarf zusätzlich Midazolam (z. B. Dormicum®), 2,5–5 mg s. c.

(wenn zutreffend, kann ein Opioidwechsel hilfreich sein). Bei einer mit Agitation einhergehenden Bewußtseinsstörung sollte nach **Tab. F 8.3** vorgegangen werden. Die Angehörigen sollen darüber informiert werden, daß eine Bewußtseinsstörung nicht notwendigerweise mit einem reduzierten oder erloschenen Wahrnehmungsvermögen des Patienten für seine Umwelt gleichzusetzen ist, sie also trotzdem den Patienten z. B. ansprechen sollten.

Terminale Rasselatmung: Sekretionen der Trachea und des Larynx führen häufig in den letzten Stunden zu einer typischen Rasselatmung, die meist von den Angehörigen als beunruhigend empfunden wird. Es ist nicht bekannt, aber möglich, daß die Patienten dies als (quälende) Dyspnoe empfinden. Daher sollte die terminale Rasselatmung nach den Empfehlungen aus **Tab. F 8.5** (mod. nach Twycross und Lichter, 1993) konsequent therapiert werden. Anticholinergika verhindern nur die weitere Sekretproduktion, so daß zusätzlich abgesaugt werden muß.

Komatöse Patienten entwickeln gelegentlich eine geräuschvolle Tachypnoe um 30–50/Min, die den Eindruck schweren Leidens vermittelt. Eine parenterale Morphingabe, titriert auf eine Atemfrequenz von 10–15/Min kann hilfreich sein (Twycross und Lichter, 1993).

Dyspnoe: Führt die neurologische Grunderkrankung (z. B. ALS) zu einer irreversiblen Schädigung der Atemmuskulatur und ihrer Nervenversorgung, so empfindet der Patient das - solange unbehandelt - grausame Symptom der Atemnot, welches Todesängste hervorrufen kann. Wichtig ist zunächst, den Circulus vitiosus Dyspnoe – Angst – Dyspnoe zu durchbrechen. Dazu sollte der Patient durch die Information beruhigt werden, daß ein befürchtetes Ersticken durch pflegerische Maßnahmen (z. B. Absaugen, Atemgymnastik) und Medikamente verhindert werden kann (O'Brien, 1992). Ebenso sollte rechtzeitig darauf hingewiesen werden, daß es vor einem für den Patienten spürbaren O_2-Mangel zu einer CO_2-Narkose kommt, und somit der Patient am Ende ruhig »einschlafen« wird. Zu den Therapiemöglichkeiten siehe **Tab. F 8.6** (mod. nach Ahmedzai, 1993; Twycross und Lichter, 1993). Die für den Patienten dyspnoelindernde Wirkung von Opioiden und Benzodiazepinen in den angegebenen Dosierungen beruht auf einer leichten Dämpfung des Atemzentrums. Eine weitere Steigerung der Dosis kann zur

Tab. F 8.6: Therapie der Dyspnoe (ges. gesch. Präparatenamen z. T. in Auswahl)

1. Ausschluß behandelbarer Ursachen z. B. Bronchospasmus, Herzinsuffizienz, Pneumonie, Überwässerung
2. nicht medikamentös Informationen über Therapiemöglichkeiten, leichter Luftzug, Atemgymnastik, Befeuchter, Vernebler, Ventilator, ruhige Anwesenheit, möglichst großes Zimmer
3. intermittierende Dyspnoe Angst reduzieren: Lorazepam (z. B. Tavor®) 0,5–1 mg s. l. oder Diazepam (z. B. Valium®) 2,5–5 mg rektal Opioide zur Inhalation (z. B. 5 mg Morphin) nicht-invasive Beatmung mit Patient diskutieren
4. ständige Dyspnoe Sekretolytika: Ambroxol (z. B. Mucosolvan®) besser als Acetylcystein (z. B. Fluimucil®), da Acetylcystein Schleim vermehrt Morphin 2,5 mg p. o. alle 4 h (oder MST® 10 2x/die), bei Bedarf steigern ggf. alternativ: Opioide zur Inhalation fest ansetzen falls antitussiver Effekt erwünscht: Hydrocodon (Dicodid®) 3 x 1/2 Tbl bzw. 1/2 Amp. alle 6–8 h Diazepam (z. B. Valium®) oder Midazolam (z. B. Dormicum®) 2,5–5 mg, besonders abends ergänzend zu empfehlen
5. Sauerstoff nur bei klinisch manifester Hypoxie (z. B. nach körperlicher Belastung und nach dem Essen), cave Atemdepression bei Hyperkapnie, Verringerung der Mobilität
6. in Akutsituationen Midazolam (z. B. Dormicum®) 5–10 mg langsam i. v.

Tab. F 8.7: Differenzierte Schmerztherapie (ges. gesch. Präparatenamen z. T. in Auswahl)

Ursachen	Maßnahmen
Muskelkrampf	Krankengymnastik, Vitamin E (z. B. Eplonat®), Chininsulfat (z. B. Limptar®), Magnesium, Carbamazepin (z. B. Tegretal®), Baclofen (z. B. Lioresal®)
neuralgisch	Carbamazepin (z. B. Tegretal®), Amitryptilin (z. B. Saroten®), Mexiletin (z. B. Mexitil®), Versuch mit Opioid, Nervenblockade
dysästhetisch	Amitriptylin (z. B. Saroten®), Clomipramin (z. B. Anafranil®), Mexiletin (z. B. Mexitil®), Levomepromazin (z. B. Neurocil®), Versuch mit Opioid
Nervenkompression	Dexamethason (z. B. Fortecortin®), Versuch mit Opioid, Nervenblockade
Kopfschmerz bei Hirndruck	Dexamethason (z. B. Fortecortin®), Nicht-steroidale Antiphlogistika, Versuch mit Opioid
Knochenmetastasen	Steroide, Nicht-steroidale Antiphlogistika, Biphosphonate, Bestrahlung, Versuch mit Opioid
sonstige Tumorschmerzen	WHO-Stufenplan

klinischen Atemdepression führen, was jedoch nicht das medizinische Ziel dieser Maßnahme ist. Sauerstoff sollte nicht routinemäßig verabreicht werden, ist aber bei nachgewiesener Hypoxie dyspnoelindernd (Bruera et al., 1993).

Schmerzen: Zuerst ist eine genaue Schmerzdiagnostik erforderlich. Reversible Ursachen, z. B. eine Obstipation, sollten behoben werden. Die weitere Schmerztherapie muß nach Ursachen differenziert erfolgen (**Tab. F 8.7**, mod. nach Hanks et al., 1993), wobei eine regelmäßige, gegen den Schmerz titrierte Therapie (ggf. nach dem WHO-Stufenplan, **Tab. F 8.8**; WHO, 1990) gerade bei irreversiblen Schmerzursachen unabdingbar ist (s. a. Kap. A.9). Dabei sollte die individuelle Dosisfindung möglichst schnell erfolgen und eine parenterale Applikation die Ausnahme sein. Eine Erfolgskontrolle muß regelmäßig durchgeführt werden. Dabei dürfen die Hemmungen vieler Patienten, über ihre Schmerzen zu berichten, nicht übersehen werden (Ward et al., 1993).
Opioide sind auch bei nicht-onkologischen Schmerzen erfolgreich (Portenoy, 1996). Viele Mythen über Opioide sind durch die Hospiz-Erfahrungen falsifiziert worden: Morphin-Unverträglichkeit ist selten; Gewöhnung oder Bewußtseinstrübung stellen kein Problem dar; Atemdepression kommt bei den analgetisch wirksamen Dosierungen praktisch nicht vor; die orale Applikation ist einfach; andere starke Opioide sind nicht unbedingt besser als Morphin; Morphin ist nicht immer die beste Schmerzmedikation; Morphin ist nicht nur ein Medikament für Sterbende (WHO, 1990).
Bei der Gabe von Opioiden sollten Patienten und Angehörige über den großen Nutzen und die gute Steuerbarkeit dieser Substanzen, aber auch über die möglichen Nebenwirkungen und Zeichen der Überdosierung informiert sein (siehe **Tab. F 8.9**). Als obligate Komedikation müssen Laxantien gegeben werden, am besten die Kombination eines salinischen Laxans, wie Natriumpicosulfat (z. B. Laxoberal® 5–40 gtt) mit einem Gleitmittel, z. B. Paraffin (Agarol® 10–20 ml). Anhaltende Übel-

Tab. F 8.8: WHO-Stufenplan der Tumorschmerztherapie (ges. gesch. Präparatenamen z. T. in Auswahl)

Stufe I:	peripher wirkende Analgetika Diclofenac (z. B. Voltaren®) 2–3 x 50–100 mg /die Paracetamol (z. B. Ben-u-ron®) 4–6 x 500–1000 mg/die, ggf. auch als Saft Metamizol (z. B. Novalgin®) 4–6 x 750–1000 mg/die
Stufe II:	Kombination Stufe I mit zentral wirkenden Opioiden Dextropropoxyphen (Develin ret®) 2 x 150–300mg/die Dehydrocodein ret. (z. B. DHC Mundipharma®) 2–3 x 30–120 mg/die Tramadol (z. B. Tramal®) oder Tilidin (Valoron®) 4–6 x 100mg/die (wegen kurzer Halbwertszeit nicht bevorzugt)
Stufe III:	Kombination peripher wirkender Analgetika mit Opioiden Morphin HCl-Lösung, beginnend bei 2,5–10mg 4 stdl. oder MST®, beginnend bei 10–30 mg alle 8–12 h später Kombination MST® mit Morphin-Tropfen für Schmerzspitzen bei Schluckstörungen Capros® Retardkapseln, evtl. über Magensonde

Tab. F 8.9: Nebenwirkungen von Opioiden

frühe vorübergehende Nebenwirkungen:
Übelkeit/Erbrechen, Singultus, Somnolenz, Schwindel, Unsicherheit, Verwirrtheit, Desorientiertheit, Halluzinationen, Myoklonien

anhaltende Nebenwirkungen:
Obstipation, Pyloruskonstriktion, Miktionsstörung, Übelkeit/Erbrechen, Singultus, Somnolenz, Schwitzen

späte Nebenwirkungen:
Depression

Zeichen der Überdosierung:
Miosis, Sedierung, Koma, Atemdepression, Zyanose, Areflexie, Bradykardie, Blutdruckabfall; Antidot: Naloxon (z. B.Narcanti®)

Tab. F 8.10: Antiemetische Therapie (ges. gesch. Präparatenamen z. T. in Auswahl)

1. bei Hirndruck
   Dexamethason (z. B. Fortecortin®) max. 3 x 8 mg/die
   Haloperidol (z. B. Haldol®) 3 x 0,5–1,5 mg
   Chlorpromazin (Propaphenin®) 4 x 10–25 mg
   Alizaprid (Vergentan®) 3–6 x 50 mg
   Versuch mit Ondansetron (Zofran®)
2. bei Opioidtherapie
   Wechsel des Opioids
   Chlorpromazin (Propaphenin®) 4 x 10–25 mg
   Haloperidol (z. B. Haldol®) 2–3 x 1 mg/die p. o.
3. bei Magenentleerungsstörung
   Metoclopramid (z. B. Paspertin®) 3–6 x 10 mg
   Domperidon (Motilium®) 3–6 x 10 mg

keit sollte nach **Tab. F 8.10** therapiert werden (mod. nach Allan, 1993). Verschiedene Applikationsformen für Opioide stehen zur Verfügung (Expert Working Group, 1996). Falls in der Terminalphase toxische Konzentrationen auftreten, kann eine Opioidrotation mit Hydrierung die entstehenden Symptome (wie Myoklonien, Delir und Übelkeit) verringern (de Stoutz et al., 1995). Als Ultima ratio kann die intraspinale Analgesie angewendet werden (Hassenbusch et al., 1995).

Epileptische Anfälle: Terminal auftretende epileptische Anfälle, sei es bei bekannter Epilepsie oder bei Gehirntumoren, können am besten steuerbar mit Phenytoin (z. B. Phenhydan®) behandelt werden (1 g Aufsättigungsdosis i. v. oder oral/Magensonde). Bei jedem plötzlichen Vigilanzwechsel sollte auch ein nicht-konvulsiver Status erwogen werden. Bei Status oder Serien empfiehlt sich Clonazepam i. v. (längste Halbwertszeit, z. B. Rivotril®) oder Midazolam im Perfusor i. v. oder s. c. (am besten steuerbar, z. B. Dormicum®). Die Dosis muß jeweils gegen die Wirkung titriert werden, außerdem muß bei den Benzodiazepinen die mögliche atemdepressive Wirkung gegen den palliativen Effekt abgewogen werden.

Myoklonien: Ursache für terminale Myoklonien können zerebrale Hypoxie, Hypoglykämie, Anticholinergika und Morphin sein (Sjögren et al., 1993). Bei hypoxischen Myoklonien ist Piracetam (z. B. Nootrop®) hilfreich, bei anderen Ursachen sollten Benzodiazepine eingesetzt werden.

Hirndruck-Symptomatik: Die Symptomatik steigenden Hirndruckes, z. B. bei intrakraniellen Tumoren, beinhaltet Bewußtseinseintrübung, Kopfschmerz (Therapie siehe **Tab. F 8.7**), Übelkeit und Erbrechen (Therapie siehe **Tab. F 8.10**), sowie epileptische Anfälle (Therapie siehe dort). Es ist überlegenswert, bei zunehmender terminaler Bewußtseinstrübung die Steroide abzusetzen, um die Leidenszeit nicht unnötig zu verlängern. Dabei sollte jedoch ggf. die Dosis der antiepileptischen und analgetischen Medikamente prophylaktisch erhöht werden.

Hunger und Durst: Hunger und Durst sollten nur behandelt werden, wenn sie auftreten, d. h. eine prophylaktische parenterale Gabe von Flüssigkeit oder gar eine vollständige parenterale Ernährung sind in der palliativen Situation nicht indiziert (Twycross und Lichter, 1993). Einzige Ausnahme kann die Dysphagie darstellen, wo eine parenterale Ernährung nach Ausnutzen sämtlicher Möglichkeiten (wie Magensonde, PEG, Senkung der Speichelsekretion durch Alaunwundspülung oder Atropin) notwendig sein kann. Einen leichten appetitanregenden Effekt – meist nur ca. 3 Wochen andauernd – haben niedrige Dosen von Steroiden (z. B. 25–50 mg Prednisolon).
Insbesondere sollte eine Hyperhydratation, mit daraus resultierender vergrößerter Harnmenge, vermehrten gastrointestinalen und pulmonologischen Sekreten und einem verstärkten Hirnödem, vermieden werden. Eine gewisse Dehydratation kann sogar über die Produktion körpereigene Opioide und Ketone einen euphorisierenden und analgesierenden Effekt haben (Andrews et al., 1993). Einziges Symptom der leichten Dehydratation ist die Mundtrockenheit, welche konsequent nach **Tab. F 8.11** behandelt werden kann (mod. nach Fainsinger und Bruera, 1994). Schwere Dehydratation kann andererseits zu Unruhe oder De-

Tab. F 8.11: Therapie der Mundtrockenheit (ges. gesch. Präparatenamen z. T. in Auswahl)

- gründliche Mundpflege (alle 2 Std., Angehörige anlernen)
- kleine Mengen Flüssigkeit, z. B. mittels Plastikpipette
- Lippen mit Vaselin oder Bepanthen® einreiben
- Raumbefeuchter
- ggf. bei Candidiasis Nystatin (z. B. Moronal®)
- Salbei-Lutschtabletten, Ananasstückchen kauen, Speiseeis in kleinen Portionen, gestoßene Eiswürfel in feinem Tuch eingebunden, etc.

Tab. F 8.12: Therapie der Depression (ges. gesch. Präparatenamen z. T. in Auswahl)

1. zugrundeliegende Symptome behandeln (z. B. Schmerz)
2. psychosoziale Faktoren eruieren
3. falls rascher Wirkungseintritt erwünscht: Psychostimulantien, z. B.:
   Methylphenidat (Ritalin®) 10–40 mg/die p. o.
   Pemolin (Tradon®) 10–40 mg/die p. o.
4. falls verzögerter Wirkungseintritt vertretbar
   trizyklische Antidepressiva (cave: anticholinerge Nebenwirkungen)
   Serotonin-Wiederaufnahmehemmer, wie Paroxetin (z. B. Seroxat®) 20 mg/die p. o.

lir führen, so daß bei Patienten, die über längere Zeit komatös sind, auf eine ausreichende Substitution (ca. 700 ml/24 h) geachtet werden muß.

Depression: Bei onkologischen (und sehr wahrscheinlich auch neurologischen) Patienten, wird eine behandlungsbedürftige Depression in der Terminalphase häufig übersehen. Die Diagnose basiert auf den Nachweis affektiver und kognitiver Störungen, da somatische Störungen in der Terminalphase nicht gewertet werden können. Bis zu 50 % der Patienten können von einer Pharmakotherapie (**Tab. F 8.12**) profitieren (Breitbart et al., 1995).

F 8.3. Psychosoziales Umfeld

Während etwa 80 % der Bevölkerung zuhause sterben möchten, sterben in Deutschland etwa 55 % im Krankenhaus. Bestrebungen, die letzte Lebensphase der Patienten durch ambulante Betreuung zu Hause zu ermöglichen, sind in den letzten Jahren in Deutschland vor allem durch die Hospizbewegung vertreten worden. In der Praxis scheitert eine adäquate terminale Betreuung zu Hause vor allem an der mangelnden Koordination bereits vorhandener ambulanter Hilfsdienste und an der Pflegeproblematik.

Für das psychosoziale Umfeld des Patienten spielt die Familie naturgemäß die entscheidende Rolle. Eine einfühlsame Einbindung der Angehörigen in die Betreuung kann entscheidend zur Verbesserung der Lebensqualität des Patienten beitragen. Wichtig ist es, den Patienten frühzeitig über einen absehbaren Verlust höherer Hirnleistungen, und damit der Geschäftsfähigkeit (z. B. bei Hirntumoren), zu informieren. Die genaue Aufklärung von Patient und Angehörigen über Art und Zweck der angeordneten Palliativmaßnahmen sollte zwar selbstverständlich sein, scheitert aber allzuoft an Zeitmangel, insbesondere in Akutkrankenhäusern. Nicht vergessen werden sollte, den Patienten oder die Angehörigen rechtzeitig nach einem Wunsch nach geistlichem Beistand zu fragen, zumal die Unterlassung schwere Schuldgefühle der Hinterbliebenen zur Folge haben kann. Wo immer möglich, sollte es den Angehörigen ermöglicht werden, in Ruhe vom verstorbenen Patienten Abschied zu nehmen. Dies kann eine pathologische Trauerreaktion vermeiden helfen (Cathcart, 1988).

Wichtige Adressen für weiterführende Information:
Deutsche Gesellschaft für Palliativmedizin c/o Prof. Dr. E. Klaschik, Malteser Krankenhaus, von-Hompesch-Str.1, 53123 Bonn;
Bundesgemeinschaft Hospiz c/o Dr. G. Everding, Christophorus Hospiz, Rotkreuzplatz 2a, 80634 München

Literatur

Ahmedzai S (1993) Palliation of respiratory symptoms. In: Doyle D, Hanks GWC, Macdonald N (Hrsg.) Oxford Textbook of Palliative Medicine. Oxford University Press, Oxford, 349-378

Allan SG (1993) Nausea and vomiting. In: Doyle D, Hanks GWC, Macdonald N (Hrsg.) Oxford Textbook of Palliative Medicine. Oxford University Press, Oxford, 282-290

Andrews M, Bell ER, Smith SA, Tischler JF, Veglia JM (1993) Dehydration in terminally ill patients - Is it appropriate palliative care? Postgrad Med 93: 201-208

Bernat JL, Goldstein ML, Viste KM (1996) The neurologist and the dying patient. Neurology 46: 598-599

Bockelbrink A (1991) Häusliche Langzeitbeatmung - beeindruckender Erfolg und gute Resonanz. Therapiewoche 41: 1792-1797

Borasio GD (1996) Beendigung der Beatmung bei Patienten mit amyotropher Lateralsklerose: medizinische, juristische und ethische Aspekte. Med Klinik 91(S2):51-52

Breitbart W, Bruera E, Chochinov H, Lynch M (1995) Neuropsychiatric syndromes and psychological symptoms in patients with advanced cancer. J Pain Symptom Manage 10: 131-141

Bruera E, de Stoutz N, Velasco-Leiva A, Schoeller T, Hanson J (1993) Effects of oxygen on dyspnoea in hypoxaemic terminal cancer patients. Lancet 342: 13-14

Cathcart F (1988) Seeing the body after death. Brit Med J 297: 997-998

de Stoutz ND, Tapper M, Fainsinger RL (1995) Reversible delirium in terminally ill patients. J Pain Symptom Manage 10: 249-253

Expert Working Group of the European Association for Palliative Care (1996) Morphine in cancer pain: modes of administration. Brit Med J 312: 823-826

Fainsinger R, Bruera E (1994) The management of dehydration in terminally ill patients. J Pall Care 10: 55-59

Hanks GWC, Portenoy RK, MacDonald N, O'Neill WM (1993) Difficult pain problems. In: Doyle D, Hanks GWC, Macdonald N (Hrsg.) Oxford Textbook of Palliative Medicine, Oxford University Press, Oxford, 257-274

Hassenbusch SJ, Stanton-Hicks M, Covington EC, Walsh JG, Guthrey DS (1995) Long-term intraspinal infusions of opioids in the treatment of neuropathic pain. J Pain Symptom Manage 10: 527-543

Jellinek E (1984) Palliative care in neurological disorders. In: Doyle D (Hrsg.) Palliative Care: The management of far advanced illness. Croom Helm, Beckenham, Kent, 188-199

Killeen ME (1991) Clinical clowning: Humor in hospice care. Am J Hospice Pall Care 5/6: 23-27

Lipowski ZJ (1989) Delirum in the elderly patient. N Engl J Med 320: 578-582.

Mercadante S, DeConno F, Ripamonti C (1995) Propofol in terminal care. J Pain Symptom Manage 10: 639-642

O'Brien T, Kelly M, Saunders C (1992) Motor neuron disease: a hospice perspective. Brit Med J 304: 471-473

Portenoy RK (1996) Opioid therapy for chronic nonmalignant pain: A review of the critical issues. J Pain Symptom Manage 11: 203-217

Saunders C (1987) Terminal care. In: Weatherall DJ, Ledingham DJJ, Warvell DA (Hrsg.) Oxford Textbook of Medicine, Oxford University Press, Oxford, 28.1-28.13

Sjögren P, Jonsson T, Jensen N-H, Drenck N-E, Jensen TS (1993) Hyperalgesia and myoclonus in terminal cancer patients treated with continous intravenous morphine. Pain 55: 93–97

Smith MJ, Breitbart WS, Platt MM (1995) A critique of instruments and methods to detect, diagnose, and rate delirium. J Pain Symptom Manage 10: 35–77

Stenager EN, Stenager E (1992) Suicide and patients with neurologic diseases - Methodologic problems. Arch Neurol 49: 1296–1303

The American Academy of Neurology Ethics and Humanities Subcommittee (1996) Palliative care in neurology. Neurology 46: 870–872

Truog RD, Berde CB, Mitchell C, Grier HE (1992) Barbiturates in the care of the terminally ill. N Engl J Med 327: 1678–1682

Twycross RG, Lichter I (1993) The terminal phase. In: Doyle D, Hanks GWC, Macdonald N (Hrsg.) Oxford Textbook of Palliative Medicine, Oxford University Press, Oxford, 651–661

Voltz R, Borasio GD (1994) Palliative Therapie in der Neurologie. Nervenarzt 65: 220–225

Ward S, Goldberg N, Miller-McCauley V, Mueller C, Nolan A, Pawlik-Plank D, Robbins A, Stormoen D, Weissman DE (1993) Patient-related barriers to management of cancer pain. Pain 52: 319–324

World Health Organization (1990) Cancer pain relief and palliative care. Geneva, Technical Report Series No. 804

F 9. Hirntod und postmortale Organexplantation

von *H. Angstwurm*

F 9.1. Klinik und Verlauf

Hirntod heißt:
- *pathogenetisch:* hirndruckbedingte Abnahme und schließlicher Stillstand der Hirnzirkulation,
- *klinisch:* vollständiger und irreversibler Ausfall der gesamten Hirnfunktion, wobei die kontrollierte Beatmung und die übrige Intensivbehandlung die Herzaktion, den Kreislauf und damit die Funktion der anderen Organe aufrechterhalten,
- *morphologisch:* ischämischer Infarkt des gesamten Gehirns.

Als Ursachen des 1959 von Mollaret und Goulon zunächst Coma dépassé bezeichneten Phänomens finden sich alle mit einer Hirndrucksteigerung verbundenen primären und sekundären Hirnerkrankungen und -schäden. Die Häufigkeit des Hirntods insgesamt und bei seinen einzelnen Ursachen sowie die Häufigkeit und die Schwere gleichzeitiger anderer Organschäden sind unbekannt. Unter postmortalen Organspendern überwiegen in Deutschland seit einigen Jahren die atraumatischen Grundkrankheiten (spontane intrakranielle Blutungen wie SAB, Hirninfarkte und -tumoren, Sinusthrombosen, Hydrozephalus, sekundäre, meist ischämisch-hypoxische Enzephalopathien) gegenüber den Hirntraumen, deren Anteil mit dem erreichten Rückgang tödlicher Verkehrsunfälle von 70 % auf unter 50 % abgefallen ist. Primär infratentorielle Ursachen sind vergleichsweise selten, aber diagnostisch wichtig, weil bei zunächst isoliertem Hirnstammausfall (»Hirnstammtod«) das Großhirn nur apparativ untersucht werden kann. Allerdings läßt sich keine Bedeutung entsprechender isolierter apparativer Großhirnbefunde für den betroffenen Menschen nennen.

Der Hirntod ereignet sich häufig innerhalb von (Stunden bis) Tagen nach Beginn oder Verschlechterung der Grundkrankheit, selten später und dann meist infolge von Komplikationen.

Die Entwicklung des Hirntods entspricht bei primär supratentoriellen Ursachen der rostro-kaudal fortschreitenden Hirnstamm-Kompression: Erweiterung und Lichtstarre der Pupillen, Erlöschen weiterer Hirnstammreflexe bis zum Ausfall der Reaktion beim Absaugen, Übergang einer (Streck-) Spastik in Muskelhypotonie, häufig: Polyurie, Hypothermie, plötzlicher und nicht extrazerebral erklärbarer Blutdruckabfall mit von da an erforderlicher medikamentöser Blutdruckstützung, besonders nach vorherigem Blutdruckanstieg (»Druckpuls«, »Cushing-Reflex«). Auch eine progrediente Abflachung, Verlangsamung und Diskontinuität (»burst-suppression«) des EEGs sowie die therapieresistente intrakranielle Drucksteigerung weisen auf den drohenden Hirntod hin.

F 9.2. Diagnose und Dokumentation

Die Diagnose des Hirntodes erfolgt in 3 Schritten:

Überprüfung der Voraussetzungen = vor allem Ausschluß reversibler Einflüsse auf den jetzigen Befund

Bekannte Grundkrankheit? Bisheriger Verlauf? Auszuschließen sind

- Intoxikationen und Medikamenteneffekte
- Schockzustände
- metabolische Komata
- primäre Hypothermie
- entzündliche Erkrankungen wie Hirnstammenzephalitis, »kraniale Polyneuritis«.

Bedeutung von Medikamenteneffekten für den jetzigen Befund erkennbar durch

- Korrelation des bisherigen klinischen Befunds mit Dosis und bisherigem Blutspiegel der Medikation
- Antidotgabe
- eventuell Spiegelbestimmung
- (bei klinischer Anwendung der fraglichen Medikamente nicht aufgehobene) akustisch oder somatosensibel evozierte Hirnpotentiale bei primär supratentoriellen und sekundären Hirnschäden
- (von der Medikation unabhängige) Hirnperfusionsbefunde.

Klinischer Befund fehlender Hirnfunktion

Es fehlen
- das Bewußtsein,
- die spontane zerebrale Motorik (epileptische Anfälle, extrapyramidale Hyperkinesen, Rigor, Spastik, »Dekortikation«, »Dezerebrierung«),
- die reflektorische zerebrale Motorik sowie die Hirnstamm- und Hirnnervenreflexe (»Primitivbewegungen« wie Greif-, Saug- und Schnauz-

Reflex, Lichtreflex der Pupille, Cornealreflex, vestibulookulärer Reflex,« Puppenkopfphänomen«, thermischer Vestibularisreflex, Würg- und Hustenreflex),
- die Vitalfunktion des Hirnstamms (Tagesrhythmus der Körpertemperatur, Blutdruck- und Herzfrequenz unbeeinflußt von Karotis-Sinus- und Bulbusdruck sowie durch 2 mg Atropin i. v., Apnoe). Apnoe heißt fehlender zentraler Atemantrieb bei bisher gesunden Menschen trotz $p_a CO_2 > 60$ mmHg (Testung in verschiedener Weise möglich, etwa Beatmung mit 100 % O_2, dann Hypoventilation mit 1–2 l 100 % O_2/Minute bis $p_a CO_2 > 60$ mmHg).

Fakultativ	*Obligat*
Mydriasis	Lichtstarre Pupillen
Hypothermie	Fehlende Tagesrhythmik der Temperatur (s. o.)
Blutdruckabfall	Fehlende Reaktion auf Karotis- und Bulbusdruck sowie 2 mg Atropin (s. o.)
Diabetes insipidus	

Diagnostisch verunsichernde Befunde

- spinal-motorische Phänomene wie komplexe Armbewegungen (Auslösung und Antwort ausschließlich auf spinaler Ebene). Spinale reflektorische Bewegung oft nur im Bereich der gereizten Extremität und nur zeitweilig nachweisbar, mit zunehmender Dauer des Hirntods eher zunehmend. Zerebrale reflektorische Bewegungen mit Abnahme der Hirnfunktion abnehmend, praktisch nie mehr nach der Apnoe provozierbar,
- spinale vegetative Phänomene wie Blutdrucksteigerung bei Manipulation am Peritoneum oder bei zunehmender Blasenfüllung (nicht provozierbar durch Schmerzreiz im Hirnstammbereich),
- geringe Luftbewegung im Tubus durch und deshalb synchron mit Herzschlag (erkennbar an der Frequenz und besonders bei Extrasystolen an der Korrelation zur Herzaktion),
- falsch positiver Atropin-Test (Folge der Injektion über eine Dopamin-Infusion, nach getrennter Atropin-Gabe keine Herzbeschleunigung),
- postmortale Pupillenverengung (Folge des Flüssigkeitsverlusts aus dem Bulbus).

Feststellung des irreversiblen Hirnfunktionsausfalls

Entweder allein durch klinische Verlaufsbeobachtung oder durch apparative Zusatzbefunde, die eine Erholung der bereits fehlenden Hirnfunktion ausschließen und deshalb keine weitere Verlaufsbeobachtung erfordern.

Mindestbeobachtungszeit

(nach Empfehlung des Wissenschaftlichen Beirats der Bundesärztekammer zur Zeit)

- bei Erwachsenen und Kindern ab dem 3. Lebensjahr mit primären und supratentoriellen Hirnschäden 12, mit sekundären Hirnschäden 72 Stunden,
- bei Kindern ab der 5. Woche bis zum vollendeten 2. Lebensjahr immer 24 Stunden mit zusätzlicher EEG-Ableitung bei beiden klinischen Untersuchungen,
- bei Neugeborenen und Kindern bis zur vollendeten 4. Lebenswoche immer 72 Stunden mit zusätzlicher EEG-Ableitung bei beiden klinischen Untersuchungen.

Bei primär infratentoriellen Läsionen immer EEG-Ableitung, visuell-evozierte Potentiale oder Perfusionspotentiale erforderlich.

Apparative Befunde

Folgende apparative Befunde schließen nach allgemeiner Erfahrung die Erholung einer krankheits- oder schädigungsbedingt fehlenden Hirnfunktion aus:
- fehlende bioelektrische Großhirnaktivität in kontinuierlich mindestens 30minütigem standardisiertem EEG,
- fehlende akustisch oder somatosensibel evozierte Hirnpotentiale bei primär supratentorieller oder sekundärer Hirnschädigung, wobei die SEP auch am kraniospinalen Übergang fehlen müssen,

- fehlende Hirnzirkulation bei zweimaliger dopplersonographischer Untersuchung im Abstand von wenigstens 30 Min.
- fehlende intrakranielle Tc 99m HMPAO Isotopen-Aktivität im Perfusionsszintigramm
- fehlende zerebrale Gefäßfüllung im Angiogramm.

Die Deutsche Gesellschaft für klinische Neurophysiologie hat die EEG-Ableitung und die Untersuchung der evozierten Potentiale im Zusammenhang der Hirntod-Dokumentation standardisiert:

Kontinuierliche, mindest 30-minütige, einwandfrei auswertbare, artefaktarme EEG-Registrierung auf mindestens 8 Kanälen, Elektrodenpositionen nach dem 10:20-System mit doppelten Elektrodenabständen, Elektrodenübergangswiderstände zwischen 1 und 10 Kiloohm, Zeitkonstante 0,3 s, obere Grenzfrequenz 70 Hz, zeitweilig Zeitkonstante 1 s, zeitweilig Verstärkung entsprechend 2 μV/mm, gleichzeitig Registrierung eines EKGs, Überprüfung durch absichtliche Artefakte.

Für die Untersuchung der evozierten Potentiale und für die Perfusionsuntersuchungen sind die Hinweise in den Texten des Wissenschaftlichen Beirats der Bundesärztekammer zu beachten; sie gelten auch für die Angiographie.

Probleme apparativer Befunde

- EEG: Keine Information über den Hirnstamm, daher Hirntod nur durch Synopse von Voraussetzungen, klinischem und EEG-Befund zu belegen. Praktische Schwierigkeiten durch Artefakte.

- evozierte Potentiale: Nicht verwendbar bei primär infratentoriellen, die SEP auch nicht bei Querschnittsläsionen.
- Perfusionsuntersuchungen: Radiologische Untersuchungen häufig nur außerhalb Intensivstation möglich mit Risiken des Transports, sonst bei Vorliegen der Voraussetzungen (2.1) und des klinischen Befundes (2.2.) und damit bei Verwendung radiologischer Befunde ausschließlich zur Dokumentation keine grundsätzlichen Einwände.

Dokumentation der Diagnose

Die Voraussetzungen und die klinischen Befunde müssen von zwei Ärzten übereinstimmend festgestellt, protokolliert und unterschrieben werden auf dem vom Wissenschaftlichen Beirat der Bundesärztekammer vorgelegten Formular (s. oben). Beide Ärzte müssen eine mehrjährige Erfahrung in der Intensivbehandlung schwerer Hirnschäden haben; gemäß den Anforderungen der »Richtlinien zum Inhalt der Weiterbildung«.
Das Transplantationsgesetz sieht vor, daß die beiden Ärzte die Voraussetzungen und die klinischen Befunde der Diagnose unabhängig voneinander überprüfen müssen, und daß Angehörige in die Unterlagen der Todesfeststellung Einblick nehmen können.

F 9.3. Konsequenzen

Mit dem Hirntod ist der Tod des Menschen festgestellt. Als Todeszeit wird die Uhrzeit registriert, zu der erstmals die Diagnose gesichert und dokumentiert ist.
Nach der Feststellung des Hirntods wird die Therapie entweder beendet, was keine Rücksprache mit den Angehörigen erfordert, oder für eine postmortale Organexplantation fortgesetzt.
Die Bedeutung des Hirntods muß Angehörigen, aber auch Schwestern, Pflegern und Ärzten sowohl einfühlend wie auch unmißverständlich erläutert werden. Dies erfordert Sachkenntnis, Takt bei der Untersuchung, Verständnis für Angehörige und eine sorgsame Wortwahl. Der hirntote Mensch wird nicht nur »so genannt« und ist nicht nur »so gut wie« oder »praktisch« tot, sondern real tot. Je einfacher und klarer der Sachverhalt dargelegt wird, desto besser wird er verstanden und hingenommen. Dem hirntoten Menschen gebührt die gleiche Pietät wie jedem toten Menschen.

F 9.4. Vorgehen bei postmortaler Organspende

Der Hirntod gefährdet unmittelbar die übrigen Organe

- das Myokard durch die Apnoe,
- den Blutdruck durch den Ausfall der Medulla oblongata,
- den Kreislauf durch den Diabetes insipidus mit Hypovolämie
- den Elektrolyt-, Hormon- und Zuckerstoffwechsel sowie die Temperaturregulation durch den Ausfall des Hypothalamus und damit der Hypophyse.

Die Intensivtherapie bemüht sich deshalb um

- eine ausreichende Oxygenierung mit Anpassung des Beatmungsdrucks und des prozentualen O_2-Anteils an den Lungenbefund und die Blutgase,
- einen systolischen Blutdruck von über 80 mmHg durch Flüssigkeitszufuhr einschließlich Bluttransfusion und Humanalbumingabe, erst dann eventuell Dopamin® 2–10μg/kg/Min., notfalls noch höher dosiert, außerdem Dobutrex® 2,5–10 μg/kg/Min., erforderlichenfalls noch mehr,
- eine ausreichende Harnausscheidung, von mindestens 50 ml/Std. durch Flüssigkeitszufuhr, eventuell zusätzlich 40–120 mg Lasix®,
- einen Ausgleich des Diabetes insipidus durch 0,5–1 ml Minirin®, gegebenenfalls wiederholt,
- einen Ausgleich der Elektrolyte,
- wärmedämmende Maßnahmen.

Voraussetzungen einer postmortalen Organexplantation

1. Medizinische Voraussetzungen
Frühere Altersgrenzen durch die medizinische Entwicklung derzeit fließend. Für die Entnahme der Cornea und der Gehörknöchelchen gibt es keine Altersgrenze.
Ausschluß verschiedener Vor- und Grunderkrankungen: Maligne Systemerkrankungen und Tumoren außer primären Hirntumoren, ansteckungsfähige Infektionskrankheiten und Sepsis.
Intakte Funktion des zur Transplantation vorgesehenen Organs:
Anamnese
Routine (!) -Tests für
Niere: Serum Kreatinin und- Harnstoff, Urinstatus und -Kultur;
Leber: Transaminasen, LDH, alkalische Phosphatase, Bilirubin;
Pankreas: Blutzucker, Amylase, Lipase;
Herz: CK-MB, EKG, Rö.-Thorax, Herzecho.

2. Rechtliche Voraussetzungen
Entweder Spenderausweis oder Gespräch mit Angehörigen; bei unnatürlichem Tod Rücksprache mit dem für den Sterbeort zuständigen Staatsanwalt.
Das über die Explantation entscheidende Gespräch sollte nach Möglichkeit der bisher behandelnde und den Angehörigen bereits bekannte Arzt führen. Die Angehörigen sollen den ihnen bekannten oder von ihnen begründet vermuteten Willen des Verstorbenen bekunden und brauchen nicht selbst zu entscheiden. Beide christlichen Kirchen sehen in der postmortalen Organspende ei-

nen Akt der christlichen Nächstenliebe über den Tod hinaus. Angehörige eines plötzlich verstorbenen Menschen brauchen unabhängig von Fragen der postmortalen Organspende die ärztliche Zuwendung und Hilfe für organisatorische Belange wie auch für die beginnende Trauerarbeit.

3. Organisatorische Voraussetzungen
Telefonische Rücksprache mit dem regional zuständigen Transplantationszentrum, wobei anhand der Anamnese und der Befunde über die medizinischen und organisatorischen Umstände der postmortalen Explantation entschieden wird.

Protokoll zur Feststellung des Hirntodes

Name: ____________ Vorname: ____________ geb.: ____________ Alter: ____________

Klinik: ________________________________

Untersuchungsdatum: ____________ Uhrzeit: ____________ Protokollbogen-Nr.: ____________

1.Vorraussetzungen:

1.1 Diagnose ________________________________

Primäre Hirnschädigung: supratentoriell ____________ infratentoriell ____________

Sekundäre Hirnschädigung: ________________________________

Zeitpunkt des Unfalls/Krankheitsbeginn: ________________________________

1.2 Folgende Feststellungen und Befunde bitte beantworten mit ja oder nein

Intoxikation ausgeschlossen: ____________

Relaxation ausgeschlossen: ____________

Primäre Hypothermie ausgeschlossen: ____________

Metabolisches oder endokrines Koma ausgeschlossen: ____________

Schock ausgeschlossen: ____________

Systolischer Blutdruck ____________ mmHg

2. Klinische Symptome des Ausfalls der Hirnfunktion

2.1 Koma ________________________________

2.2 Pupillen weit/mittelweit

Lichtreflex beidseits fehlt ____________

2.3 Okulo-zephaler Reflex beidseits (Puppenkopf-Phänomen) fehlt ____________

2.4 Korneal-Reflex beidseits fehlt ____________

2.5 Trigeminus-Schmerz-Reaktion beidseits fehlt ____________

2.6 Pharnyngeal-/Tracheal-Reflex fehlt ____________

2.7 Apnoe-Test bei p_a CO_2......mmHg erfüllt ____________

3. Irrevisibilitätsnachweis durch 3.1 oder 3.2

3.1 Beobachtungszeit

Zum Zeitpunkt der hier protokollierten Untersuchungen bestehen die obengenannten Symptome seit ________ Std.

Weitere Beobachtung ist erforderlich
mindestens 12/24/72 Stunden

ja	nein	Datum	Uhrzeit	Arzt

3.2. Ergänzende Untersuchungen

3.2.1. Isolektrisches (Null-Linien-) EEG,
30 Min. abgeleitet

ja	nein	Datum	Uhrzeit	Arzt

3.2.2. Frühe akustisch evozierte Hirnstammpotentiale Welle III - V beidseits erloschen

ja	nein	Datum	Uhrzeit	Arzt

Medanius-SEP hochzerv. + zerebr. beidseits erloschen

ja	nein	Datum	Uhrzeit	Arzt

3.2.3. Zerebraler Zirkulationsstillstand beidseits
festgestellt durch:
Dopplersonographie: ________ Perfusions-Szintigraphie ________ Zerebrale Angiographie: ________

Datum	Uhrzeit	untersuchenderArzt

Abschließende Diagnose:
Aufgrund obiger Befunde, zusammen mit den Befunden der Protokollbögen Nr.________, wird der Hirntod und somit der **Tod des Patienten** festgestellt am:________ um ________Uhr.

Untersuchender Arzt: ____

Name Unterschrift

Literatur

Conci F, Procaccio F, Arosio M (1986) Viscero-somatic and viscero-visceral reflexes in brain death. J Neurol Neurosurg Psychiat 49: 695–698

Crankshaw DP (1987) Hypnotics in infusion anaesthesia with particular reference to thiopentone. Anesth Intensive Care 15: 90–96

Crankshaw DP, Edwards NE, Blaakmann GL, Boyd MD, Chan HNJ, Morgan DJ (1985) Evaluation of infusion regimens for thiopentone as a primary anaesthetic agent. Eur J Clin Pharmacol 28: 543–552

Downman CBB, Mc Swiney B (1946) Reflexes elicited by visceral stimulation in the acute spinal animal. J Physiol 105: 80–94

Kneisley L (1977) Hyperhydrosis in paraplegia. Arch Neurol 34: 536–539

Kroiß H, Trost E, Riffel B, Stöhr M, Wengert P (1993) Klinisch-neurologische und neurophysiologische Befunde unter Thiopental-Infusionstherapie. Z EEG-EMG 24: 155–161

Lauven PM, Schwilden H, Stoeckel H (1987) Threshold hypnotic con-centration of methohexitone. Eur J Clin Pharmacol 33: 261–265

Mollaret P, Goulon M (1959) Le coma dépassé. Rev Neurol 101: 5–15

Mollaret P, Bertrand I, Mollaret H (1959) Coma dépassé et nécroses nerveuses centrales massives. Rev Neurol 101: 116–139

Nanassis K, Richard KE, Frowein RA (1995) Vegetative Störungen und Entwicklung des sekundären Hirntodsyndroms. Zbl.Neurochir 56: 73–77

Plough IC, Waldstein SS, Barila TG, Goldbaum LR (1956) The rate of disapearance of thiopental from the plasma in the dog and in man. Anesthesiology 18: 171

Stellungnahme des Wissenschaftlichen Beirats der Bundesärztekammer »Kriterien des Hirntods«. Dritte Fortschreibung 1997 (1997) Dtsch Ärztebl Ärztl Mitteilg 94: 1032–1039

Todd MM, Drummond JC, U HS (1984) The hemodynamic consequences of high-dose methohexital anesthesia in humans. Anesthesiology 61: 495–501

Todd MM, Drummond JC, Sang H (1985) The hemodynamic consequences of high-dose thiopental anesthesia. Anesth analg. 64: 681–687

Turcant A, Delhumeau A, Premel-Cabic A, Granry JC, Cottineau C, Allain P (1985) Thiopental pharmacokinetics under conditions of long-term infusion. Anesthesiology 63: 50–54

Walker AE (1982) Cerebral Death. 3rd Ed., Urban & Schwarzenberg, Baltimore München

Wetzel RC, Setzer N, Stiff JL, Rogers MC (1985) Hemodynamic responses in brain dead organ donor patients. Anesth Analg 64: 125–128

Wijdicks EFM (1995) Determining brain death in adults. Neurology 45: 1003–1011

G. Neoplasien und Mißbildungen

Therapieempfehlungen

Wo beurteilbar, wird die wissenschaftliche Evidenz der *Wirksamkeit der Therapie* im Abschnitt »Therapeutische Prinzipien« mit * markiert.

- *** Ergebnisse randomisierter, prospektiver Therapiestudien mit ausreichender Fallzahl, um eine Beeinflussung der klinischen Endpunkte valide erfassen zu können.
- ** Ergebnisse nicht randomisierter Fallkontrollstudien oder großer retrospektiver Studien.
- * Nicht randomisierte Kohortenstudien mit historischen Kontrollen oder anekdotische Fallberichte.

Im Abschnitt »Pragmatische Therapie« wird – noch nicht ganz durchgängig – die *Qualität der Therapieempfehlung* mit Buchstaben graduiert:

A Therapieempfehlung stützt sich auf mehr als eine prospektive randomisierte, placebokontrollierte Studie oder eine Metaanalyse
B Therapieempfehlung stützt sich auf mindestens eine randomisierte, prospektive Therapiestudie mit einer ausreichenden Patientenzahl
C Rein empirische Therapieempfehlung ohne sicheren wissenschaftlichen Beweis.

G 1. Primäre intrakranielle und spinale Tumoren

von *M. Schabet* und *M. Weller**

Hier werden die primären Tumoren des ZNS besprochen mit zwei Ausnahmen: Die primären Non-Hodgkin-Lymphome des ZNS werden zusammen mit den ZNS-Metastasen systemischer Lymphome in Kap. G 2, die Hypophysentumoren in Kap. K 1 behandelt. Die Hirnmetastasen systemischer solider Tumoren bzw. leptomeningeale Metastasen werden in den Kapiteln G 3 und G 4 besprochen, die epiduralen Metastasen im Kap. G 7.

Das vorliegende Kap. ist in 3 Hauptabschnitte gegliedert. Im ersten allgemeinen Abschnitt werden Epidemiologie, neuropathologische Aspekte, klinische Symptomatik, diagnostische Verfahren, therapeutische Prinzipien und Nebenwirkungen der Therapie bei primären Tumoren des ZNS diskutiert, im zweiten bzw. dritten Abschnitt Klinik und Verlauf, Therapiestudien und pragmatische Therapie individueller intrakranieller bzw. spinaler Tumoren.

G 1.1. Allgemeiner Teil

G 1.1.1. Epidemiologie

In den Jahren 1973 und 1974 betrug die Inzidenz der primären intrakraniellen Tumoren in den USA 8,2: 100 000. Die Inzidenz nahm mit dem Alter zu und erreichte bei den über 65-Jährigen 18: 100 000. Gliome stellten 58 %, Meningeome 20 %, Hypophysenadenome 14 % und Neurinome 7 % der Tumoren (Walker et al., 1985). Im Bundesstaat Victoria in Australien fand sich in den Jahren 1982 bis 1991 eine globale jährliche Inzidenz von 8,4: 100 000 für Frauen und von 8,9 für Männer. Die relative Häufigkeit von Glioblastomen betrug 22 % (32 %), von anderen Gliomen 23 % (28 %), von Meningeomen 32 % (14 %), von Neurinomen 4 % (4 %) und von anderen Tumoren 19 % (22 %) für Frauen (Männer). Im Alter von 0 bis 14 Jahren stellten Astrozytome 47 % (42 %), Medulloblastome 7 % (24 %), Ependymome 10 % (6 %) und andere Tumoren 26 % (23 %) der primären Tumoren bei Mädchen (Jungen) (Giles und Gonzales, 1995).

In einer von 1980 bis 1985 durchgeführten epidemiologischen Untersuchung in den USA wurden die relative klinische Häufigkeit primärer Hirntumoren und das mediane Erkrankungsalter bei 11 185 Patienten erfaßt (Mahaley et al., 1989). Die wesentlichen Ergebnisse dieser Studie, in der Zysten und Tumor-ähnliche Läsionen, Tumoren der Sellaregion sowie regionale Tumoren mit intrakranieller Ausdehnung nicht berücksichtigt wurden, sind in **Tab. G 1.1** wiedergegeben. Die relative Häufigkeit von Epidermoiden und Dermoiden wird in der Literatur mit 1–2 %, die Häufigkeit von Hypophysenadenomen (s. Kap. K 1) mit 5–10 % und die von Kraniopharyngeomen mit etwa 3 % angegeben (Russell und Rubinstein, 1989).

Spinal wachsende primäre Tumoren des ZNS stellen etwa 2,5 % aller Tumoren des ZNS (Preston-Martin, 1990). Die relative Häufigkeit der wichtigsten primären spinalen Tumoren ist in **Tab. G 1.2** wiedergegeben.

Eine Rolle von *Umweltfaktoren* für die Entstehung von Hirntumoren ist nicht gesichert. Meningeome treten allerdings mit langjähriger Latenz gehäuft auf nach höherdosierter Schädelbestrahlung. Auch bei niedrig dosierter Bestrahlung zur Behandlung einer Tinea capitis im Kindesalter wurde ein erhöhtes Risiko für Neurinome, Meningeome und Gliome beschrieben (Ron et al., 1988).

Genetische Faktoren im Sinne von Keimbahnmutationen spielen nur bei wenigen Patienten eine Rolle. Bei Neurofibromatose Typ I und II (s. Kap. G 9) kommt es zu Neurofibromen und Optikusgliomen bzw. zu Akustikusneurinomen und Meningeomen, beim Hippel-Lindau-Syndrom neben Nierenzellkarzinomen zu Hämangioblastomen im ZNS und im Auge, beim seltenen Li-Fraumeni-Syndrom, das in über 50 % der Fälle auf eine Keimbahnmutation des p53-Gens zurückzuführen ist, bereits im jungen Erwachsenenalter zu Gliomen, Sarkomen und Kolonkarzinomen. Weitere seltene Syndrome mit einem erhöhten Risiko für primäre Hirntumoren sind die familiäre Gliom-Krankheit, das Retinoblastom-Syndrom, die Tuberöse Sklerose (s. Kap. G 9), das Turcot-Syndrom (Glioma-Polyposis-Syndrom), das Gorlin-Syndrom (Basalzellnävus-Syndrom mit gehäuftem Auftreten von Medulloblastomen), das Cowden-Syndrom (Lhermitte-Duclos-Syndrom, s. Kap. G 1.2.1.7) und die multiple endokrine Neoplasie (Louis und Deimling, 1995).

* Autor dieses Kap. in der 2. Aufl.: G. Rieder

Tab. G 1.1: Primäre Hirntumoren: relative klinische Häufigkeit und medianes Erkrankungsalter (nach Mahaley et al., 1989)

Tumor[1]	relative klin. Häufigkeit (%)	medianes Erkrank.-alter
pilozyt. Astrozytom (WHO I)	1,2	13
Astrozytom WHO II	26,6	50
Astrozytom WHO III	2,8	54
Glioblastom (WHO IV)	27,7	62
Oligodendrogliom WHO II	2,1	43
Oligodendrogliom WHO III	0,2	43
Ependymom WHO I-II	1,2	25
Ependymom WHO III	0,2	21
Subependymom	0,3	27
Mischgliom WHO II+III	1,3	41
Choroidplexus-Papillom	0,2	27
Choroidplexus-Karzinom	0,1	2
Gangliogliom	0,3	25
Neuroblastom	0,2	20
Pineozytom	0,1	23
Pineoblastom	0,0	8
Medulloblastom	2,2	12
Neurinom	3,5	52
malignes Neurinom	0,1	49
Meningeom	21,9	61
malignes Meningeom	1,2	59
Hämangioperizytom	0,8	54
Hämangioblastom	1,1	43
primäres NHL[2] des ZNS	1,3	64
Germinom	0,2	17
Chordom	0,2	49
andere Tumoren	3,0	

[1] Die Reihenfolge der Tumoren ergibt sich aus der WHO-Klassifikation (s. Tab. G 1.3 und Text)
[2] Non-Hodgkin-Lymphom

G 1.1.2. Histologische Klassifikation

Die histologische Klassifikation der WHO berücksichtigt die zytogenetische Herkunft der Hirntumoren. Es werden gliale (astrozytäre, oligodendrogliale, ependymale, gemischte, Plexus-), neuronale, »primitiv« neuroepitheliale, pineale, von Hirn- oder peripheren Nerven ausgehende, meningeale, hämatopoetische, Keimzell-, Mißbildungs-, neuroendokrine Tumoren sowie in der Nachbarschaft des ZNS und seiner Hüllen wachsende, sich lokal ins ZNS ausdehnende Tumoren, Metastasen und nicht-klassifizierbare Tumoren unterschieden (**Tab. G 1.3**). Die Malignität eines Tumors wird nach histologischen Kriterien in vier Graden – WHO I bis IV – bestimmt, die innerhalb der jeweiligen Tumorentität direkt mit der Prognose korrelieren. Dieses Gradierungssystem hat sich besonders für die glialen Tumoren mit ihrem breiten zytogenetischen und prognostischen Spektrum bewährt: WHO Grad I-Gliome sind das pilozytische Astrozytom mit dem typischen Merkmal Rosenthalscher Fasern und das myxopapilläre Ependymom. Grad II-Tumoren (Astrozytom, Oligodendrogliom, Oligo-Astrozytom, Ependymom) sind durch nukleäre Atypien charakterisiert. Grad III-Tumoren (anaplastisches (malignes) Astrozytom, Oligodendrogliom, Oligo-Astrozytom, Ependymom) zeigen zusätzlich erhöhte mitotische Aktivität. Grad IV-Malignome (Glioblastome) weisen zusätzliche Endothelproliferation und/oder Nekrosen auf (Kleihues et al., 1993; **Tab. G 1.3**). Das aktuelle WHO-Gradierungssystem ist eine Vereinfachung des St. Anne-Mayo-Gradierungssystems für Gliome (Daumas-Duport, 1988; Revesz et al., 1993). Die Klassifikation von Kernohan et al. (1949), in der zum ersten Mal die glialen Tumoren zytogenetisch differenziert und vier Malignitätsgrade unterschieden wurden, ist wegen ihrer geringeren prognostischen Aussagekraft obsolet.

Tab. G 1.2: Relative klinische Häufigkeit primär spinaler Tumoren

Tumor	intradural[1] (%)	intradural-intramedullär[2] (%)
Astrozytom WHO I+II		26
Astrozytom WHO III + Glioblastom		7
»Astrozytom«	11	
»anderes Gliom«	2	
Ependymom	15	40
Neurinom und Neurofibrom	23	
Meningeom	44	
Lipom		6
Hämangioblastom		12
Epidermoid/Dermoid		2
Andere Tumoren	5	7

[1] Daten von 453 Pat. mit histologisch gesichertem spinalen Tumor (Preston-Martin, 1990)
[2] gepoolte Daten von 187 Pat. aus 3 Publikationen (Cooper, 1989; Brotchi et al., 1991; Cristante und Herrmann, 1994)

G 1.1.3. Klinische Symptomatik

Hirntumoren werden symptomatisch mit fokalneurologischen Störungen, einschließlich fokalen Anfällen und Persönlichkeitsveränderungen, mit Hirndruckzeichen (s. u.) und/oder generalisierten zerebralorganischen Anfällen. Die von McKeran und Thomas (1980) in einem großen, zwischen 1955 und 1975 behandelten Kollektiv von Gliom-Patienten erfaßten relativen Häufigkeiten verschiedener neurologischer Symptome zu Anfang der Erkrankung und zum Diagnosezeitpunkt sind in **Tab. G 1.4** wiedergegeben. Eine vergleichbar umfangreiche neuere Studie gibt es nicht. Die relativen Häufigkeiten initialer neurologischer Symptome bei Gliomen dürften sich allerdings in der Zwischenzeit nicht verändert haben, wohl aber die Frequenz verschiedener Symptome zum Zeitpunkt

Tab. G 1.3: WHO-Klassifikation der Hirntumoren (nach Kleihues et al., 1993)

1	**Neuroepitheliale Tumoren**
1.1	**Astrozytäre Tumoren**
1.1.1	Astrozytom
	histologische Varianten:
1.1.1.1	fibrillär
1.1.1.2	protoplasmatisch
1.1.1.3	gemistozytisch
1.1.2	Anaplastisches (malignes) Astrozytom
1.1.3	Glioblastom
	histologische Varianten:
1.1.3.1	gigantozelluläres Glioblastom
1.1.3.2	Gliosarkom
1.1.4	Pilozytisches Astrozytom
1.1.5	Pleomorphes Xanthoastrozytom
1.1.6	Subependymales Riesenzellastrozytom (bei Tuberöser Sklerose)
1.2	**Oligodendrogliale Tumoren**
1.2.1.1	Oligodendrogliom
1.2.2.2	Anaplastisches (malignes) Oligodendrogliom
1.3	**Ependymale Tumoren**
1.3.1	Ependymom
	histologische Varianten:
1.3.1.1	zellulär
1.3.1.2	papillär
1.3.1.3	klarzellig oder gemischt
1.3.2	Anaplastisches (malignes) Ependymom
1.3.3	Myxopapilläres Ependymom
1.3.4	Subependymom
1.4	**Mischgliome**
1.4.1	Gemischtes Oligoastrozytom (Mischgliom)
1.4.2	Anaplastisches (malignes) Oligoastrozytom
1.4.3	Andere
1.5	**Choroidplexus-Tumoren**
1.5.1	Choroidplexus-Papillom
1.5.2	Choroidplexus-Karzinom
1.6	**Neuroepitheliale Tumoren unklaren Ursprungs**
1.6.1	Astroblastom
1.6.2	Polares Spongioblastom
1.6.3	Gliomatosis cerebri
1.7	**Neuronale und gemischte neurogliale Tumoren**
1.7.1	Gangliozytom
1.7.2	Dysplastisches Gangliozytom des Kleinhirns (Lhermitte-Duclos)
1.7.3	Desmoplastisches infantiles Gangliogliom
1.7.4	Dysembryoplastischer neuroepithelialer Tumor
1.7.5	Gangliogliome
1.7.6	Anaplastisches (malignes) Gangliogliom
1.7.7	Zentrales Neurozytom
1.7.9	Neuroblastom des Olfaktorius (Ästhesioneuroblastom)
	histologische Variante: Neuroepitheliom des Olfaktorius
1.8	**Pinealistumoren**
1.8.1	Pineozytom
1.8.2	Pinealoblastom
1.8.3	Gemischtes Pineozytom-Pineoblastom
1.9	**Embryonale Tumoren**
1.9.1	Medulloepitheliom
1.9.2	Neuroblastom
	histologische Variante:
1.9.2.1	Ganglioneuroblastom
1.9.3	Ependymoblastom
1.9.4	Primitive neuroektodermale Tumoren (PNET) mit multiplen Differenzierungsmöglichkeiten: neuronal, astrozytär, ependymal, Muskel, melanozytisch, etc.
1.9.4.1	Medulloblastom
	histologische Varianten:
1.9.4.1.1	desmoplastisches Medulloblastom,
1.9.4.1.2	Medullomyoblastom
1.9.4.1.3	melanozytisches Medulloblastom
	spinale primitive neuroektodermale Tumoren (PNET)
2	**Tumoren der Hirnnerven und der peripheren Nerven**
2.1	**Schwannome** (Neurinom, Neurilemmom)
	histologische Varianten:
2.1.1	zellulär
2.1.2	plexiform
2.1.3	melanotisch
2.2	**Neurofibrome**
2.2.1	Zirkumskriptes Neurofibrom (solitär)
2.2.2	Plexiformes Neurofibrom
2.3	**Maligne Nervenscheidentumoren des peripheren Nervensystems** (neurogenes Sarkom, anaplastisches Neurofibrom, malignes Schwannom)
	histologische Varianten:
2.3.1	epitheloid
2.3.2	maligner Nervenscheidentumor des peripheren Nervensystems mit mesenchymaler und/oder epithelialer Differenzierung
2.3.3	melanotisch
3	**Meningeale Tumoren**
3.1	**Tumoren der Meningothelzellen**
3.1.1	Meningeom
	histologische Varianten:
3.1.1.1	meningothelial (synzytial)
3.1.1.2	transitional/gemischt
3.1.1.3	fibrös (fibroblastisch)
3.1.1.4	psammomatös
3.1.1.5	angiomatös
3.1.1.6	mikrozytisch
3.1.1.7	sekretorisch
3.1.1.8	klarzellig
3.1.1.9	choroidal
3.1.1.10	lympho-plasmazellreich
3.1.1.11	metaplastisch (xanthomatös, myxoid, ossär, chondromatös, etc.)
3.1.2	Atypisches Meningeom
3.1.3	Papilläres Meningeom
3.1.4	Anaplastisches (malignes) Meningeom selten mit histologischer Differenzierung

3.2	**Mesenchymale, nicht meningotheliale Tumoren**
	Benigne Neoplasien
3.2.1	Osteochondrärer Tumor
3.2.2	Lipom
3.2.3	Fibröses Histiozytom
3.2.4	Andere
	Maligne Neoplasien:
3.2.5	Hämangioperizytom
3.2.6	Chondrosarkom
3.2.7	Malignes fibröses Histiozytom
3.2.8	Rhabdomyosarkom
3.2.9	Meningeale Sarkomatose
3.2.10	Andere (Fibrosarkome, Osteosarkome, Leiomyosarkome)
3.3	**Primär melanozytische Veränderungen**
3.3.1	Diffuse Melanose
3.3.2	Melanozytom
3.3.3	Malignes Melanom
	Histologische Variante:
3.3.3.1	Meningeale Melanomatose
3.4	**Tumoren unklarer Herkunft**
3.4.1	Hämangioblastom (kapilläres Hämangioblastom)
4	**Lymphome**
4.1	**Non-Hodgkin-Lymphom des ZNS** (primäres), Klassifikation möglich nach NCI Working Formulation oder KIEL-Klassifikation
4.2	**Plasmozytom**
5	**Keimzelltumoren**
5.1	**Germinome (Dysgerminom)**
5.2	**Embryonales Karzinom**
5.3	**Dottersacktumor (Endodermalsinus-Tumor)**
5.4	**Chorionkarzinom**
5.5	**Teratom**
5.5.1	unreifes Teratom
5.5.2	reifes Teratom
5.5.3	Teratom mit maligner Transformation (sarkomatöse und Karzinom-Anteile).
5.6	**Gemischtes Germinom**
6	**Zysten und tumorähnliche Läsionen**
6.1	**Zyste der Rathkeschen Tasche**
6.2	**Epidermoidzyste**
6.3	**Dermoidzyste**
6.4	**Kolloidzyste des 3. Ventrikels**
6.5	**Enterogene Zyste**
6.6	**Neurogliale Zyste**
6.7	**Granularzelltumor (Choristom, Pituizytom)**
6.8	**Hypothalamisches neuronales Hamartom**
6.9	**Nasale gliale Heterotopie**
6.10	**Plasmazellgranulom**
7	**Tumoren der Sellaregion**
7.1	**Hypophysenadenom** (benigne)
7.2	**Hypophysenkarzinom** (maligne, sehr selten)
7.3	**Kraniopharyngeom** (benigne)
	histologische Varianten:
7.3.1	adamantinös
7.3.2	papillär
8	**Lokale Ausdehnung regionaler Tumoren**
8.1	**Paragangliom**
8.2	**Chordom**
8.3	**Chondrom**
	Chondrosarkom
8.4	**Karzinom**
9	**Metastasen**
10	**Nicht klassifizierte Tumoren**

der histologischen Diagnosesicherung, da Hirntumoren vor allem aufgrund der Fortschritte in der bildgebenden Diagnostik heute früher diagnostiziert werden. So hatten in einer Erhebung von Forsyth und Posner (1993) immerhin auch 47 % der Patienten mit primärem Hirntumor zum Diagnosezeitpunkt Kopfschmerzen, während Black und Wen (1995) Stauungspapillen, deren Häufigkeit von McKeran und Thomas (1980) mit 54 % angegeben wurde, nur noch bei 8 % der Patienten nachweisen konnten.

Zur *Trias der Hirndruckzeichen* gehören Kopfschmerzen, Übelkeit mit Erbrechen, Singultus und Stauungspapillen. Kopfschmerzen sowie Übelkeit und Erbrechen treten oft am frühen Morgen auf und bessern sich im Laufe des Tages. Bei Kindern sind Übelkeit und Erbrechen manchmal die einzigen Symptome eines Hirntumors. Stauungspapillen können auch bei erhöhtem Hirndruck fehlen. Unbehandelte Stauungspapillen führen zu Visus- und Gesichtsfeldstörungen, wobei sich drohende Erblindungen oft mit Obskurationen durch leichte weitere Erhöhung des Hirndrucks beim Aufstehen aus dem Liegen oder Sitzen ankündigen. Mediale Keilbeinflügelprozesse können zu einer ipsilateralen Optikusatrophie und einer kontralateralen Stauungspapille führen (Foster-Kennedy-Syndrom). Atrophische Papillen schwellen nicht. Auch sind Stauungspapillen im Alter seltener als bei Kindern. Bei progredienter Hirndrucksteigerung kommt es zu psychoorganischer Verlangsamung, zunehmender Bewußtseinstörung und Einklemmungserscheinungen (s. Kap. F 2). Auf die spezielle Symptomatologie einzelner Hirntumoren in Abhängigkeit von ihrer Vorzugslokalisation und Wachstumscharakteristik wird im jeweiligen Abschnitt eingegangen.

Extra- oder intramedulläre spinale Tumoren führen ebenso wie maligne Hirntumoren, die im Liquorraum metastasieren, zu segmentalen Störungen durch Schädigungen von Nervenwurzeln oder grauer Substanz und/oder zur Querschnitt-Symptomatik durch Schädigung langer Bahnen. Segmentale Störungen beinhalten radikulär ausstrahlende Schmerzen sowie radikuläre sensible Ausfälle und schlaffe Paresen in Höhe der Läsion. Querschnittsyndrome sind gekennzeichnet durch ein Niveau in Höhe der Läsion mit segmentalen Störungen sowie spastische Paresen, sensible Ausfälle und Störungen der Sphincter- und Sexualfunktionen unterhalb der Läsion. Bei zentraler

Rückenmarkläsion ergeben sich dissoziierte Empfindungsstörungen, bei halbseitiger Schädigung das klassische Brown-Séquard-Syndrom. Lokale Schmerzen über der Wirbelsäule entstehen durch Dehnung der Dura (s. auch Kap. G 7).
Systemische Metastasen von primären Hirntumoren oder spinalen Tumoren sind selten.
Ein klinisch relevantes Maß für den Allgemeinzustand eines Patienten ist der Aktivitätsindex nach Karnofsky (**Tab. G 1.5**). Der postoperative Index hat bei Patienten mit malignen Hirntumoren erhebliche prognostische Bedeutung und wird deshalb implizit oder explizit auch zu Therapieentscheidungen herangezogen (s. u.).

Tab. G 1.4: Relative Häufigkeit neurologischer Symptome bei 653 Patienten mit Gliomen (nach McKeran und Thomas, 1980)

Symptom	initial (%)	bei OP (%)
zerebralorganische Anfälle	38	54
Grand mal-Anfälle	16	20
Fokale Anfälle	15	23
Andere Anfälle	7	11
Kopfschmerzen	35	71
Persönlichkeitsstörungen	17	52
Hemiparese	10	43
Erbrechen	8	32
Sprachstörung	7	27
Vigilanzstörung	5	25
Visusverlust	4	18
Hemihypästhesie	3	14
Hemianopie	2	8
Hirnnervenstörung	2	11
Andere	2	7
Stauungspapillen		54

Tab. G 1.5: Aktivitätsindex nach Karnofsky et al. (1948)

100 %	normal, keine Beschwerden oder Krankheitszeichen
90 %	normale Lebensführung, geringfügige Symptome
80 %	normale Lebensführung mit Anstrengung
70 %	Selbstversorgung, regelmäßige Arbeit nicht möglich
60 %	Selbstversorgung mit gelegentlicher Hilfe möglich
50 %	fremde Hilfe häufig erforderlich, häufige Arztbesuche
40 %	fremde Hilfe regelmäßig erforderlich, pflegebedürftig
30 %	stark geschwächt, hospitalisiert, noch stabiler Zustand
20 %	stark geschwächt, hospitalisiert, bedrohlicher Zustand
10 %	moribund

G 1.1.4. Diagnostische Verfahren

Übersicht

Die bildgebende Diagnostik stützt sich auf CT und MRT. Präoperativ wird oft noch eine Angiographie durchgeführt, die in speziellen Fällen, insbesondere bei Meningeomen, zu einem therapeutischen Eingriff mit Embolisation des Tumors ausgeweitet wird (s. Kap. G 1.2.3; Kap. D 7).
Konventionelle Röntgenaufnahmen des Schädels haben bei primären Hirntumoren keine diagnostische Bedeutung mehr, sind aber für die Operationsplanung und postoperative Verlaufskontrollen nützlich. Pneumographie und Ventrikulographie sind obsolet.
Bei Hirntumoren, die zur Metastasierung in den Liquor mit spinalen Absiedlungen neigen, z. B. bei Medulloblastomen und Ependymomen, gehören zur Primärdiagnostik auch eine spinale MRT oder eine Myelographie und eine im Zweifel mehrfach wiederholte Liquoruntersuchung (s. auch Kap. G 4).
Das EEG kann bei Patienten mit Hirntumoren Allgemeinveränderungen, Herdbefunde und epilepsiespezifische Potentiale zeigen. Es hat nur geringe diagnostische Bedeutung, ist aber nützlich zur Verlaufskontrolle.
Perimetrie und visuell evozierte Potentiale sind bei Tumoren im Bereich der nn. optici, des Chiasmas und der Sehbahn manchmal mitentscheidend für das chirurgische oder strahlentherapeutische Vorgehen. Akustisch evozierte Hirnstammpotentiale sind bei über 90 % aller Patienten mit Akustikusneurinomen pathologisch und eignen sich deshalb zum »prädiagnostischen« Screening (Welling et al., 1990). Audiometrische Untersuchungen haben diesbezüglich einen geringeren Stellenwert.
Bei Tumoren der Hypophyse ist eine umfangreiche endokrinologische Diagnostik erforderlich (s. Kap. K 1).
Die Positronen-Emissions-Tomographie (PET) und die Single-Photon-Emissions-Computer-Tomography (SPECT) ermöglichen die direkte Untersuchung des Stoffwechsels von Hirntumoren. Gängige PET-Tracer sind ^{18}F-Deoxy-Glukose, ^{11}C-Methionin, ^{11}C-Thymidin und ^{124}I-Deoxyuridin. SPECT-Untersuchungen erfolgen mit ^{201}Thallium, das aktiv in Tumorzellen aufgenommen wird, oder mit ^{99}Tc-Hexamethylpropylenaminoxim (^{99}Tc-HMPAO), das die Gewebsdurchblutung darstellt. Mittels PET und ^{201}Thallium-SPECT kann besser als mit CT und MRT der Malignitätsgrad eines Tumors abgeschätzt und bei malignen Tumoren die Prognose in Abhängigkeit von der postoperativ verbliebenen Tumoraktivität bestimmt sowie im weiteren Verlauf zwischen Radionekrose und Tumorrezidiv unterschieden werden (DiChiro, 1986; Olivero et al., 1995; Roelcke et al., 1996; Vander Borght et al., 1994; Yue, 1993). Die Sensitivität und Spezfität für die Unterscheidung zwischen raumfordernder Tumornekrose und vitalem Tumorrezidiv beträgt 80 bzw. 90 % für ^{18} FDG-PET (Kim et al., 1992) und liegt

niedriger für SPECT (Carvalho et al., 1992). Für die Routine spielen PET und SPECT derzeit allerdings keine Rolle, auch weil diese Verfahren nur an wenigen Zentren verfügbar sind.
Die funktionelle MRT und die MRT-Spektroskopie von Hirntumoren stehen noch am Anfang der Entwicklung (Pardo et al., 1994; Heesters et al., 1993).
Im Folgenden sollen die Grundzüge der Diagnostik mit den klinisch relevanten bildgebenden Verfahren besprochen werden. Spezielle Befunde werden bei den jeweiligen Tumoren angeführt.

Kraniale bildgebende Diagnostik

CT und MRT konkurrieren grundsätzlich in der Diagnostik kranialer Raumforderungen und ergänzen sich in einigen Fällen. Der höheren Aussagekraft einer adäquat durchgeführten MRT-Untersuchung stehen gegenwärtig noch bessere Verfügbarkeit, kürzere Untersuchungszeiten, geringere Kosten, überlegene Darstellung knöcherner Veränderungen bzw. von Verkalkungen sowie bessere Überwachungsmöglichkeiten Schwerstkranker bei der CT gegenüber.
Bei begründetem Tumorverdacht wird die **CT** zunächst nativ und dann erneut nach intravenöser Gabe eines jodhaltiges Kontrastmittels (KM) durchgeführt. Maligne Gliome stellen sich nativ meist hypodens dar. WHO Grad II-Gliome nehmen kein KM auf. Maligne Gliome zeigen in der Regel eine Schrankenstörung mit oft ring- oder girlandenförmiger KM-Aufnahme. Neurinome und Meningeome sind - soweit keine Verkalkungen vorliegen - primär iso- oder hypodens und nehmen meist homogen KM auf (Osborn, 1994).
Das Ausmaß der Resektion sollte insbesondere bei KM-aufnehmenden malignen Tumoren mit einem **postoperativen CT (oder MRT) innerhalb von 72 h** dokumentiert werden, da spätere Aufnahmen wegen reaktiver Gewebsveränderungen monatelang keine sichere Differenzierung von tumorbedingten Schrankenstörungen erlauben (Forsting et al., 1993).
Kontraindikationen für KM-Gabe sind Allergie, Hyperthyreose, Paraproteinämie und Niereninsuffizienz. Zur Beurteilung des postoperativen Verlaufs ist die CT Standardmethode.
Die **MRT** zeichnet sich gegenüber der CT durch geringere Knochenartefakte in basisnahen Regionen, die Möglichkeit direkter Abbildungen in allen Raumebenen und sehr guten Weichteilkontrast sowohl für Parenchymveränderungen als auch für den Nachweis von Schrankenstörungen mit Hilfe von paramagnetischem KM (Gadolinium) aus. Die höhere Sensitivität geht allerdings nicht notwendigerweise mit größerer Spezifität einher. T1-gewichtete Aufnahmen zeigen Gliome meist als signalhypointense Läsionen. Wie bei der CT nehmen höher maligne Gliome KM auf. T2-gewichtete Aufnahmen stellen den Tumor und das umgebende Ödem hyperintens dar. Die Darstellung von Neurinomen und Meningeomen ist analog wie bei der CT (Osborn, 1994).
Sofern die MRT nicht primär eingesetzt wird, kann sie als sekundäres Verfahren indiziert sein bei unklarem oder verdächtigem CT-Befund, bei negativem CT-Befund trotz eindeutiger klinischer Symptomatik und bei positiven CT-Befunden, wenn eine bessere Abgrenzung einer Läsion von wichtigen neuroanatomischen Strukturen und Gefäßen notwendig ist oder zystische und solide Raumforderungen differenziert werden sollen. Darüberhinaus ist die MRT grundsätzlich zu erwägen bei Läsionen in Regionen wie der hinteren Schädelgrube, die durch CT wegen Knochenartefakten nicht optimal dargestellt werden können. Kontraindiziert ist die MRT bei Patienten mit Metallimplantaten, Fremdkörpern und Herzschrittmachern.
Die **zerebrale Angiographie** soll die Gefäßversorgung des Tumors klären und artdiagnostische Hinweise geben, pathologische Gefäßveränderungen, z. B. in Form blush-artiger Tumoranfärbung oder früher Venen, bzw. Verlagerungen des Gefäßsystems dokumentieren und vaskuläre Malformationen ausschließen. Sie wird inzwischen nicht mehr routinemäßig vor jeder Tumorresektion oder Biopsie durchgeführt und in Zukunft wohl zunehmend von der diesbezüglich immer sensitiveren MRT-Angiographie ersetzt. Die superselektive Angiographie zur Embolisation von Tumorgefäßen wird bei Meningeomen eingesetzt (s. Kap. G 1.2.3; Kap. D 7).
Die **konventionelle Röntgendiagnostik** des Schädels wird zur Operationsplanung, zur postoperativen Dokumentation der Trepanation, zur Kontrolle von Shunt-Systemen und zur Verlaufskontrolle von Osteomyelitiden, insbesondere bei Knochendeckel-Infektionen, eingesetzt. Die Röntgennativdiagnostik ist auch nach wie vor sinnvoll zum Nachweis von Knochenmetastasen. Je nach Lokalisation und Art des Tumors können zur Erfassung von osteolytischen, osteoblastischen, arrodierenden und hyperostotischen Knochenveränderungen spezielle Aufnahmen indiziert sein (z. B. Sellaschicht, Schädelbasisaufnahme).

Spinale bildgebende Diagnostik

Die **konventionelle Röntgendiagnostik** steht bei klinischem Verdacht auf eine spinale Raumforderung oft noch am Anfang der bildgebenden Diagnostik. In der Regel werden anterior-posteriore und laterale Aufnahmen der Wirbelsäule, gegebenfalls zusätzlich Tomogramme angefertigt, die knöcherne Destruktionen und Arrosionen erfassen und eine Beurteilung der Statik erlauben.
Zum Nachweis von spinalen Raumforderungen ist die **MRT** Methode der Wahl, weil sie bei hohem Weichteilkontrast und fehlenden Knochenartefakten auch die direkte Darstellung einer Raumforderung in Längsrichtung des Spinalkanals ermöglicht. Die primären spinalen Tumoren haben das gleiche Signalverhalten wie die entsprechenden Hirntumoren (s. oben). Mittels nativer und sekundär kontrastangehobener **CT** gelingt der direkte Tumornachweis häufig nur bei extradura-

len Läsionen. Auch die Erfassung der kraniokaudalen Ausdehnung kann schwierig oder unmöglich sein. Eine spinale CT-Untersuchung kann im übrigen nur sinnvoll durchgeführt werden, wenn die Untersuchungsregion aufgrund neurologischer und/oder konventionell-radiologischer Befunde auf wenige Segmente eingeengt werden kann.
Die **Myelographie** ist alternativ und ergänzend zur MRT oder CT vor allem dann sinnvoll, wenn auch eine Liquoruntersuchung erforderlich ist. Myelographische Befunde in Form von Füllungsdefekten, Verlagerung bzw. Kompression von Nervenwurzeln oder des Rückenmarks sowie Blockade des Liquorflusses lassen sich durch postmyelographische Computertomographie, das sogenannte **Myelo-CT**, weiter differenzieren. Die Myelographie ist grundsätzlich indiziert in Notfallsituationen, bei nicht ausreichender Kooperationsfähigkeit des Patienten für die MRT oder bei Kontraindikationen für die MRT. Sie ermöglicht eine exakte Höhenlokalisation, den Nachweis einer kompletten oder inkompletten Unterbrechung des Liquorflusses und die Erfassung begleitender Knochenveränderungen. Eine Liquorpunktion kaudal des Tumors kann bei komplett blockiertem Liquorfluß allerdings zu akuter klinischer Verschlechterung führen! Aus diesem Grund sollten Myelographien bei ausgeprägtem neurologischem Syndrom nur in Kliniken mit neurochirurgischer Abteilung durchgeführt werden.
Die **spinale Angiographie** ist indiziert bei Hämangioblastom-Verdacht (s. Kap. G 1.2.3.4) oder präoperativ zur Klärung des Höhenabgangs und des Verlaufs rückenmarksversorgender Gefäße aus den Segmentarterien (Osborn, 1994). Dies gilt vor allem für Tumoren im thorakolumbalen Übergangsbereich.

Biopsie
Grundsätzlich sollte jeder bildgebend diagnostizierte Hirntumor histologisch untersucht werden, damit Artdiagnose, Malignitätsgrad und Prognose bestimmt und das therapeutische Procedere sinnvoll festgelegt werden können. Ausnahmen werden gemacht bei Patienten mit asymptomatischem oder oligosymptomatischem Kalottenmeningeom (s. Kap. G 1.2.3) und bei Patienten mit Verdacht auf ein niedrig-malignes Gliom in einer eloquenten Hirnregionen (s. Kap. G 1.2.1.2). Hier sollte zunächst engmaschig der Verlauf kontrolliert werden. Bei älteren Patienten in schlechtem Allgemeinzustand, bei denen aufgrund der Bildgebung ein malignes Gliom wahrscheinlich ist, kann in Einzelfällen auch ohne histologische Diagnose eine palliative Radiotherapie oder eine rein supportive Therapie mit Kortikosteroiden gerechtfertigt sein. In allen anderen Fällen sollte eine offene oder stereotaktische Biopsie erfolgen, wenn eine Tumorresektion nicht möglich ist oder bildgebend nicht zwischen einem Tumorrezidiv und einer Radionekrose unterschieden werden kann (s. oben und Kap. G 1.2.1.1). Bei Verdacht auf ein Germinom (s. Kap. G 1.2.5) oder ein Lymphom (s. Kap. G 2) sollte ebenfalls biopsiert und nicht reseziert werden. Die sterotaktische Biopsie kann in Lokalanästhesie über ein kleines Bohrloch durchgeführt werden. Ihre Morbidität und Mortalität wird mit 0–6 % bzw. 0–3 % angegeben (Apuzzo et al., 1987; Thomas und Nouby, 1989), in kritischen Hirnregionen bei vorbestehendem Defizit allerdings mit bis zu 31 % beziffert (Cook und Guthrie, 1994). Die stereotaktische Serien-Biopsie ist das Verfahren der Wahl an Zentren mit entsprechend ausgerüsteter Neurochirurgie und im Umgang mit kleinen Gewebsproben erfahrener Neuropathologie. Ihre Trefferquote wird für CT- und/oder MRT-gesteuerte Biopsien mit 90–95 % angegeben (Kiessling et al., 1988; Revesz et al., 1993). Bei Gliomen ist die histologische Ausbeute am größten im KM-aufnehmenden Tumorrandbereich, gefolgt vom hypodensen Zentrum und von der hypodensen Umgebung des Tumors (Greene et al., 1989). ^{18}FDG-PET gesteuerte Biopsien haben eine noch höhere Trefferquote (Levivier et al., 1995).

G 1.1.5. Therapeutische Prinzipien

In diesem Abschnitt werden die symptomatische Therapie mit Kortikosteroiden und Antikonvulsiva sowie die operativen Maßnahmen zur Liquorableitung nicht nur in ihren Prinzipien dargestellt, sondern gleich als **pragmatische Empfehlungen** formuliert, da sie für alle Hirntumoren gelten. Im übrigen werden die Prinzipien des operativen Vorgehens, der Strahlentherapie und der Chemotherapie sowie die Komplikationen bzw. Nebenwirkungen dieser Therapiemodalitäten und ihre Behandlungsmöglichkeiten dargestellt. Die Ergebnisse klinischer Therapiestudien finden sich im speziellen Teil bei der Besprechung der einzelnen Tumoren. Die Prinzipien der Immuntherapie und der noch experimentellen Gentherapie werden nur kurz vorgestellt, da sie derzeit noch keine klinische Relevanz haben.

Symptomatische Therapie
Die **Kortikosteroid-Therapie** ist indiziert bei perifokalem Ödem mit oder ohne neurologische Ausfälle oder Hirndruckzeichen, während der Strahlentherapie und als Behandlungsversuch bei Spätfolgen der Strahlentherapie. Bei Verdacht auf ein primäres Non-Hodgkin-Lymphom des ZNS sollten Kortikosteroide wegen ihrer lympholytischen Wirkung bis zur bioptischen Sicherung der Diagnose nicht gegeben werden (s. Kap. G 2). Als Alternative kommen Osmotherapeutika in Frage (s. Kap. F 2). Die antiödematöse Wirkung der Kortikosteroide ist nach wie vor im einzelnen nicht geklärt. Wichtig erscheinen auf pharmakologischer Ebene die Hemmung der Phospholipase A_2 und damit der Arachidonsäuresynthese sowie die Stabilisierung von Lysosomen, auf funktioneller Ebene die Verminderung der Kapillarpermeabilität und die Verbesserung der Mikrozirkulation im peritumorösen Gewebe (Yamada et al., 1989). In

der Regel wird Dexamethason (z. B. Fortecortin®) gegeben, das kaum mineralokortikoide Wirkung hat, alternativ Methlyprednisolon (z. B. Urbason®). Je nach Ausmaß des Ödems wird initial mit einem i. v. Bolus von 40 mg Dexamethason und anschließend oral mit 4 x 6 mg oder, bei Fehlen von Hirndruckzeichen, bereits initial oral mit 4 × 4 mg behandelt. Die Wirkung setzt rasch ein und erreicht ihr Maximum nach 3–4 Tagen. Bei Gliomen spricht das Ödem besser an als bei Meningeomen, aber schlechter als bei Metastasen (Yu et al., 1981; s. Kap. G 3). Postoperativ wird Dexamethason in Abhängigkeit vom Verlauf langsam abgesetzt, im Fall einer anschließenden Bestrahlung allerdings zunächst nur auf minimal 3 x 1 mg reduziert (s. unten). Bei Rückenmarkskompression soll initial noch höher mit einem i. v. Bolus von 100 mg Dexamethason behandelt werden. Unter der Kortikosteroid-Therapie muß eine **Ulkus-Prophylaxe** erfolgen, z.B mit 40 mg Famotidin (z. B. Pepdul®) zur Nacht. Unter langdauernder Kortikosteroid-Therapie entwickeln etwa 2 % der Patienten – oft in der Ausschleichphase – eine Pneumocystis carinii-Pneumonie, die ohne rechtzeitige Behandlung mit Trimethoprim und Sulfamethoxazol (z. B. Bactrim®) letal verläuft (Henson et al., 1991). Zu den übrigen Nebenwirkungen der Kortikosteroid-Therapie sei auch auf Kap. L 1 verwiesen.

Bei Verlegung der Liquorwege mit Liquoraufstau und Hydrozephalus internus, insbesondere bei Raumforderungen im Bereich der hinteren Schädelgrube, wird vorübergehend eine externe **Liquordrainage** aus einem Seitenventrikel angelegt. Ein ventrikuloperitonealer oder -atrialer Shunt wird erst gelegt, wenn der Liquorabluß auch nach Tumorresektion gestört bleibt und birgt bei Tumoren, die zur Liquoraussaat neigen, die Gefahr der systemischen Metastasierung.

Patienten, deren Hirntumoren sich mit Anfällen manifestieren, erhalten eine medikamentöse **Anfallsprophylaxe.** Von den meisten Autoren wird auch bei anfallsfreien Patienten mit supratentoriellen Tumoren eine perioperative, über 3 Monate fortgesetzte Prophylaxe propagiert, deren Nutzen wegen der Gefahr akuter weiterer Verschlechterung durch einen Anfall, z. B. bei bereits bestehendem Hirndruck, plausibel erscheint, aber nicht durch entsprechende Studien gesichert ist (Cucchiara et al., 1995). Die Therapie erfolgt nach den in Kap. C 2 dargelegten Prinzipien meist mit Phenytoin (z. B. Phenhydan®), das auch parenteral gegeben werden kann, und nur ausnahmsweise mit Carbamazepin (z. B. Tegretal®). Dabei ist zu berücksichtigen, daß Phenytoin durch Enzyminduktion in der Leber den Stoffwechsel zahlreicher Medikamente, einschließlich der Kortikosteroide, beschleunigt.

Operation

Ziele operativer Eingriffe bei Patienten mit Hirn- oder Rückenmarkstumoren sind die akute Druckentlastung durch Beseitigung von Liquorabflußstörungen (s. oben) und Tumorvolumenreduktion, die Gewebsgewinnung (s. auch G 1.1.4) und die Tumorentfernung, die bei parenchymalen Tumoren in kritischen Hirnregionen – im sensomotorischen Kortex, in den Sprach- und Sehzentren, im Zwischenhirn und im Hirnstamm – allerdings oft nicht oder nur teilweise möglich ist. Die mikrochirurgische »makroskopisch komplette« Tumorentfernung von WHO Grad I-Tumoren (s. dort) und selten auch von WHO Grad II-Gliomen (s. dort) ist kurativ und verzögert bei infiltrierend wachsenden WHO Grad II-IV-Gliomen (s. dort) sowie anderen malignen Hirntumoren im Vergleich zur Teilresektion das Rezidiv. Sie dürfte aufgrund weiterer Verfeinerungen der operativen Technik durch sonographische und stereotaktische Tumorlokalisation sowie bildgesteuerte Instrumentenführung in Zukunft noch sicherer und effizienter werden. Der prognostisch relevante und in manchen Situationen die weitere Therapie mitbestimmende Operationserfolg sollte innerhalb von 72 h nach dem Eingriff durch eine KM-CT oder -MRT dokumentiert werden (s. Kap. G 1.1.4). Beim Germinom (s. Kap. G 1.2.5) und beim Non-Hodgkin-Lymphom des ZNS (s. Kap. G 2) begünstigt die operative Resektion nicht die Prognose und erhöht überdies die Gefahr neurologischer Defizite, so daß bei entsprechendem Verdacht ebenso wie bei inoperabler Lokalisation (s. o.) anderer Tumoren lediglich biopsiert wird, um die Diagnose zu sichern (s. Kap. G 1.1.4).

Reoperationen sind indiziert bei Rezidiven gutartiger Tumoren. Bei Rezidiven maligner Hirntumoren muß über das therapeutische Procedere individuell entschieden werden.

Komplikationen operativer Eingriffe: Komplikationen operativer Eingriffe sind Blutungen, fokales oder globales Hirnödem, Hydrozephalus, Pneumozephalus, Infarzierungen, Liquorfisteln. Hinzu kommen das Syndrom der inadäquaten ADH-Sekretion, bei Operationen im Bereich der Hypophyse oder des Hypothalamus Diabetes insipidus (Kap. K 1) und Meningoenzephalitis (Kap. E 1). Wundinfektionen führen manchmal zur Osteomyelitis, die oft eine Entfernung des Knochendekkels und eine sekundäre Schädeldachplastik erfordert. In einer größeren neurochirurgischen Patientenserie betrug die Mortalität bei supratentoriellen Tumorresektionen 3 %, die Häufigkeit wesentlicher neurologischer Verschlechterung 19 % und die Gesamtmorbidität 32 %. Die Komplikationsrate hing dabei vom Ausmaß der Resektion und der Tumorlokalisation ab. Nach makroskopisch kompletter Tumorresektion kam es in keinem Fall zu einer Blutung, nach inkompletter Tumorresektion oder ausschließlicher Biopsie in 6 % der Fälle, bei tiefsitzenden oder bihemisphärischen Tumoren in 11 % (Fadul et al., 1988).

Strahlentherapie

Die Strahlentherapie von Hirn- und Rückenmarkstumoren orientiert sich an der Histologie und an der Ausbreitungscharakteristik des jeweiligen Tumors hinsichtlich lokaler Infiltration und Tendenz zu spinaler Absiedlung sowie an der Tumorlokalisation mit Berücksichtigung der Wirkungen und Nebenwirkungen auf Tumor- und gesundes Gewebe. Diese Faktoren bestimmen Zielvolumina, Dosierungen, Fraktionierungen und Bestrahlungstechniken. Die drei wesentlichen Zielvolumina sind die erweiterte Tumorregion (»involved field«), das »Gesamthirn« und der gesamte Liquorraum (Bamberg et al., 1996). Die Strahlentherapie ist grundsätzlich indiziert beim malignen Gliom (s. Kap. G 1.2.1.1), Medulloblastom (s. Kap. G 1.2.1.9), Non-Hodgkin-Lymphom (s. Kap. G 2) und Germinom (s. Kap. G 1.2.5), fallweise beim niedrig-malignen Gliom (Kap. G 1.2.1.2), bei anderen Keimzelltumoren (s. Kap. G 1.2.5), beim Neurinom (Kap. G 1.2.2.1) und beim Kraniopharyngeom (Kap. G 1.2.7.2), selten beim Meningeom (Kap. G 1.2.3.1) und beim Hypophysentumor (Kap. K 1). In der Regel erfolgt eine konventionell fraktionierte **Photonen-Megavolt-Therapie** mit Einzeldosen zwischen 1,5 und 2 Gy, die an 5 Tagen der Woche appliziert werden. Im Gehirn wird die erweiterte Tumorregion maximal mit 60 Gy, im Rückenmark maximal mit 50,4 Gy bestrahlt. Die Höchstdosis für das Gesamthirn beträgt 54 Gy und für die spinale Achse 40 Gy. Hyperfraktionierte Therapien mit höheren Gesamtdosen haben sich bisher ebensowenig durchgesetzt wie die Verwendung von Strahlensensitizern wie Hydroxyharnstoff, 6-Mercaptopurin, -Metronidazol oder Misonidazol. Die Bestrahlung erfolgt unter dem Schutz von Kortikosteroiden. Wenn keine lokalen Raumforderungs- oder Hirndruckzeichen vorliegen, werden während der ersten 14 Bestrahlungstage 3 x 1 mg, bei computertomographisch bzw. kernspintomographisch nachweisbarem Hirn- oder Rückenmarksödem mindestens 3 x 2 mg, bei Hirndruckzeichen initial mindestens 3 x 4 mg Dexamethason (z. B. Fortecortin®) gegeben. Bei anhaltender Beschwerdefreiheit wird das Dexamethason bis zum Ende der Bestrahlung auf 2 x 1 mg reduziert und anschließend langsam abgesetzt.

Die **stereotaktische Strahlentherapie** ist bei malignen oder benignen Tumoren bis zu 3 cm Durchmesser eine Alternative zur Operation. Die größte Erfahrung liegt bisher für die Behandlung von Akustikusneurinomen vor (s. Kap. G 1.2.2.1). Aufgrund des steilen Dosisabfalls zum umliegenden Gewebe sind einzeitige Bestrahlungen mit 10–20 Gy möglich. Zur stereotaktischen Strahlentherapie bei Hirnmetastasen sei auf Kap. G 3 verwiesen.

Die **interstitielle Radiotherapie** oder Brachytherapie wurde bisher vor allem bei inoperablen niedrig-malignen Gliomen eingesetzt (s. Kap. G 1.2.1.2). Die Brachytherapie und die stereotaktische Strahlentherapie erfordern eine begleitende Kortikosteroid-Medikation (s. o.).

Mit individuell angepaßten stabilen Maskenhalterungen ist inzwischen als Alternative zur stereotaktischen Einzeitbestrahlung auch eine präzise **stereotaktische Konformationsbestrahlung** in konventioneller Dosierung und Fraktionierung möglich. Diese Methode wird in Zukunft bei Bestrahlungen in der Nähe von Risikostrukturen wohl vielseitigen Einsatz finden (Bamberg et al., 1996).

Nebenwirkungen der Strahlentherapie: Unterschieden werden während der Bestrahlung auftretende frühe akute Reaktionen, innerhalb von 3 Monaten nach der Bestrahlung auftretende frühe Spätreaktionen und Langzeitfolgen. Häufigkeit und Ausmaß dieser Nebenwirkungen hängen ab von der Fraktionierung, der Gesamtdosis und dem Bestrahlungsvolumen (Leibel and Sheline, 1987; Karim, 1995) sowie Art und Umfang zusätzlicher zytostatischer Therapie (s. unten). Zu den Nebenwirkungen der Gesamthirn-Bestrahlung mit 30 Gy in 3 Gy Einzelfraktionen bei Hirnmetastasen sei auf Kap. G 3 verwiesen. Bei der üblichen Bestrahlung maligner Gliome mit einer Tumordosis von 60 Gy in Einzelfraktionen von 1,8 Gy sind **frühe akute Reaktionen** in Form eines fokalen oder globalen Hirnödems mit Verschlechterung der neurologischen Symptomatik oder Hirndruckzeichen in 1 % der Fälle zu erwarten. Sie werden auf Gefäßwandschädigungen zurückgeführt und sprechen gut auf eine Erhöhung der Kortikosteroid-Dosis von 3 x 1 mg auf z. B. 4 x 4 mg Dexamethason (z. B. Fortecortin®) an (s. oben). Temporären Haarausfall haben die meisten Patienten, leichte bis mäßige Hautreaktionen 5 %. Hörstörungen treten gelegentlich bei Bestrahlung der Schädelbasis, Sehstörungen bei den heutigen Bestrahlungstechniken nur noch selten auf. Viele Patienten empfinden während der Strahlentherapie eine leichte Müdigkeit (Karim, 1995). Die Knochenmarksuppression ist nur bei Bestrahlung der Neuroachse, dann allerdings häufig ein Problem. **Frühe Spätreaktionen** treten innerhalb von 3 Monaten nach Abschluß der Bestrahlung auf. Sie äußern sich ebenfalls mit einer Verschlechterung der neurologischen Symptomatik, häufig verbunden mit leichter Somnolenz, Kopfschmerzen und Übelkeit und sind in unterschiedlichem Ausmaß bei 20–25 % der Patienten zu erwarten. Ursächlich wird eine vorübergehend Funktionsstörung der Oligodendrozyten mit passagerer Demyelinisierung angenommen. Die Störungen sprechen auf Kortikosteroide nur mäßig an, bilden sich in der Regel aber über Monate wieder vollständig zurück (Leibel und Sheline, 1987). **Langzeitfolgen** im Sinne von Radionekrosen sollen bei Gesamthirn-Bestrahlung mit 45–55 Gy in Einzelfraktionen unter 2 Gy bei weniger als 5 % aller Patienten auftreten (Marks et al., 1981; Leibel und Sheline, 1987). Diese insgesamt vagen Zahlen beziehen sich allerdings auf leicht faßbare, schwerwiegende Störungen und beinhalten nicht die erst bei entsprechender Prüfung erkennbaren kognitiven, psychomotorischen und emotionalen Beeinträchtigungen (s. Kap. G 1.1.6). Sie entstehen durch strahlenbedingte Schädigung von Arteriolen mit sekundären

Gefäßobliterationen und Parenchymnekrosen, die bereits wenige Monate, aber auch erst Jahre nach Therapieende symptomatisch werden können. Sie stellen sich computer- und kernspintomographisch als leukoenzephalopathische und atrophische Veränderungen (Constine et al., 1988) dar und entwickeln sich oft progredient. Wenn das ganze Gehirn oder große Teile davon betroffen sind, wird bei Kindern und Jugendlichen die intellektuelle Entwicklung schwer gestört. Bei Erwachsenen kommt es zur Demenz, bei weiter fortschreitender Leukoenzepalopathie zu sensomotorischen Ausfällen, Koma und Tod. Vorübergehend können Kortikosteroide helfen. Manche Autoren haben auch mit hochdosierter Heparin- und/oder Marcumar-Therapie Effekte gesehen (Glantz et al., 1994). Als experimentell ist die hyperbare Sauerstoff-Therapie zu betrachten (Angibaud et al., 1995). Bei lokaler Radionekrose, die nach stereotaktischer Bestrahlung oder interstitieller Radiotherapie in 3–7 % der Fälle zu erwarten ist (Fuller et al., 1992; Engenhart et al., 1993; Alexander et al., 1996, s. Kap. G 3), kommt es oft zu einer KM-aufnehmenden Raumforderung, die mit PET oder SPECT, in der Regel aber nicht mit CT und MRT von einem Tumorrezidiv unterschieden werden kann (s. Kap. G 1.1.4). Es empfiehlt sich eine Kortikosteroid-Therapie (s. oben) und bei anhaltender Symptomatik eine operative Entlastung. Histologisch wird sich bei Patienten mit malignen Gliomen trotz vorrangiger Nekrose dann in der Regel auch Tumorgewebe finden (Forsyth et al., 1995).

Das Risko einer Strahlenmyelopathie mit Querschnittsymptomatik bei Bestrahlung des zervikalen Rückenmarks mit 45–55 Gy in Einzeldosen unter 2 Gy wird mit weniger als 1 % beziffert (Marcus und Million, 1990). Die Bestrahlung des Hypothalamus und/oder der Hypophyse – auch im Rahmen einer Neuroachsen-Bestrahlung – führt mit monate- bis jahrelanger Latenz zur endokrinen Unterfunktion, die bei Erwachsenen vor allem die Schilddrüsenfunktion betrifft und bei Kindern das Wachstum einschränkt (Kap. K 1). Strahlenkatarakte sind bei den heutigen Bestrahlungstechniken mit Ausblendung der Linsen kein Problem mehr. Zweitmalignome enstehen mit langjähriger Latenz. Beobachtet wurden Meningeome, Gliome und Fibrosarkome (Perry et al., 1995; Tsang et al., 1993; Russell und Rubinstein, 1989).

Chemotherapie

Die Wirksamkeit der in der Regel adjuvant oder beim Rezidiv in mehreren Zyklen durchgeführten systemischen Chemotherapie bei Hirntumoren hängt ab von Dosis, Pharmakokinetik und Blut-Hirn-Schrankengängigkeit der verwendeten Zytostatika sowie Durchblutung und Chemosensitivität des Tumors. Die Blut-Hirn-Schrankengängigkeit spielt eine kritische Rolle vor allem dort, wo der Tumor das gesunden Hirngewebe infiltriert und noch keine pathologische Vaskularisation besteht. Klassischerweise unterscheidet man zellzyklusunabhängige Zytostatika wie Procarbazin, -Nitrosoharnstoffe, Cisplatin, Cyclophosphamid, -Temozolomid, und zellzyklusabhängige wie Vincristin, Ara-C, Methotrexat und Topoisomerase I-Hemmer (Teniposid, Etoposid). Für den Topoisomerase II-Hemmer Topotecan ist die Zuordnung nicht eindeutig. Bei Monotherapie wird in der Regel ein zyklusunabhängiges Zytostatikum eingesetzt, bei Polychemotherapien werden zyklusabhängige mit zyklusunabhängigen Zytostatika kombiniert. Die zyklusunabhängigen werden dann vor den zyklusabhängigen Zytostatika gegeben, um zunächst ruhende und proliferierende Zellen zu treffen und anschließend vorgeschädigte Zellen, die in die empfindliche Mitose eintreten. Die Wirksamkeit der Chemotherapie ist deshalb auch von der Proliferationsrate maligner Hirntumoren abhängig, die für maligne Gliome in Form des Bromodesoxyuridin-Anfärbung-Index mit 0–38 % (Median 3–7) angegeben wird (Hoshino et al., 1993). In vitro Daten sprechen für eine verminderte Wirksamkeit der Chemotherapie unter gleichzeitiger Kortikosteroid-Medikation (Weller et al., 1997), wie sie bei einem Teil der Patienten mit malignen Hintumoren auch postoperativ in höherer Dosierung erforderlich ist und für die Dauer der Strahlentherapie propagiert wird (s. oben). Bei malignen Gliomen (s. Kap. G 1.2.1.1) erfolgt üblicherweise eine systemische intravenöse und/oder orale Chemotherapie in konventioneller Dosierung. Hochdosis-Protokolle werden z. T. beim Medulloblastom (s. Kap. G 1.2.1.9) eingesetzt. Die vorübergehend propagierte intraarterielle Chemotherapie bei malignen Gliomen hat sich nicht bewährt. Auch konzeptuell erscheint diese Applikationsform eines Zytostatikums nicht sinnvoll, da Gliome das Hirngewebe diffus infiltrieren und sich nicht an Gefäßgrenzen halten.

Die Testung der Chemosensitivität maligner Gliome in vitro ergibt 50–70 % richtige Voraussagen für das Ansprechen einer Therapie und 80–90 % richtige Voraussagen für fehlendes Ansprechen (Hoffmann, 1991). Da statistisch gesehen aber überhaupt nur 20–30 % der Patienten von einer Chemotherapie profitieren, würde etwa die Hälfte dieser Patienten nicht therapiert, falls die in vitro-Chemosensitivität Grundlage für die Therapieentscheidung wäre. Aus diesem Grund hat sich die ursprünglich attraktive in vitro-Testung nicht durchgesetzt. In Zukunft könnte sie allerdings zur individuellen Auswahl des bestgeeigneten Protokolls beitragen.

Nebenwirkungen der Chemotherapie: Unterschieden werden allgemeine und substanzspezifische Nebenwirkungen. Bei Patienten mit Hirntumoren sind auch neurotoxische Effekte der Chemotherapie bzw. der kombinierten Radiochemotherapie zu berücksichtigen. Die systemische- und Neurotoxizität des hauptsächlich in der Behandlung primärer Non-Hodgkin-Lymphome des ZNS und bei der Meningosis neoplastica eingesetzten Methotrexat werden in den Kap. G 2 und G 4 besprochen. Auch Nitrosoharnstoffe wie BCNU, ACNU und Cisplatin können zu Leukoenzephalopathie führen wie die intraarteriellen Therapieversuche zeigen, bei denen auch Schädigungen der Retina bis hin zur Erblindung auftraten. Für diese und andere Zytostatika ist die Neurotoxizität bei konventioneller intravenöser und/oder oraler Applikation nicht systematisch untersucht. Hochberg et al. (1985) geben für kumulative BCNU-Dosen von > 1 500 mg eine 2 %ige Leukoenzephalopathie-Rate an. Gut dokumentiert ist das seltene Auftreten eines passageren Psycho-Syndroms oder einer Ataxie unter AraC-Therapie. Es ist unklar, ob der Beginn einer adjuvanten Chemotherapie vor, während oder nach der Strahlentherapie die Toxizität beeinflußt. Akute Übelkeit und Erbrechen sowie Myelosuppression sind mögliche Nebenwirkungen sämtlicher Zytostatika, am geringsten ausgeprägt bei Vincristin (s. auch **Tab. G 1.8**). Der Leukozyten- und Thrombozytennadir tritt bei AraC, Teniposid, Etoposid und Cisplatin 10–20 Tage, bei Nitrosoharnstoffen 4–6 Wochen nach Therapie auf. BCNU führt bei kumulativen Dosen von über 1 500 mg/m^2 in 50 % zu Nierenschäden, in 20 % zu oft irreversibel fortschreitender Lungenfibrose und in 10 % zu Lebertoxizität (Hochberg et al., 1985). Allergien kommen selten vor bei Teniposid und Etoposid. Polyneuropathien manifestieren sich mit abnehmender Häufigkeit und Schwere bei Vincristin, -Cisplatin und Teniposid.

Experimentelle Therapien

Immuntherapien: Immuntherapien haben bisher keinen festen Platz in der Therapie maligner Gliome (Weller und Fontana, 1995). Man unterscheidet **passive** und **aktive** Formen der Immuntherapie.

Zu den passiven Therapien zählen vor allem die Therapieversuche mit **Immuntoxinen,** meist Antikörpern, die gegen ein auf Tumorzellen exprimiertes Protein gerichtet sind und durch Kopplung an ein Toxin, z. B. Diphterietoxin, oder radioaktive Jodierung zytotoxische Aktivität entfalten. Die Therapie mit Antikörpern ist problematisch, weil bisher keine echten Gliom-spezifischen Antigene bekannt sind und weil Antikörper als große Moleküle kaum ausreichende Diffusionsstrecken im Gehirn zurücklegen können, um das meist diffuse Tumorwachstum zu kontrollieren. Riva et al. (1995) sahen nach lokaler Infusion von jodierten Antikörpern gegen das von Gliomzellen exprimierte Glykoprotein Tenascin bei Patienten mit rezidivierten Gliomen immerhin noch mehrmonatige Überlebenszeiten. **Zytokine** wie TNF-α, IFN-α oder IFN-γ zeigen keine relevante Wirkung auf maligne Gliome. Eine Sonderstellung unter den Zytokinen nimmt der CD95 (APO-1/Fas)-Ligand ein, der ein potenter Induktor apoptotischen Zelltods in Gliomzellen ist (Weller et al. 1994). Problematisch ist hier vermutlich weniger die mangelnde Wirksamkeit als die möglichen Nebenwirkungen bei systemischer Aktivierung des CD95-Systems (Weller und Fontana 1995, Weller, 1996).

Aktive Immuntherapien beruhen auf intravenöser oder lokaler Applikation von verschiedenen Immuneffektorzellen, die meist ex vivo isoliert und in vitro expandiert werden. **Lymphokin-aktivierte Killerzellen** (LAK)-Zellen werden durch Stimulation peripherer Blutlymphozyten mit Interleukin-2 gewonnen und entfalten in vitro unspezifische Aktivität gegen homologe Tumorzellen. Mehrere klinische Studien haben die mangelnde Wirksankeit dieser Therapie belegt (Weller und Fontana, 1995). Theoretisch attraktiver, jedoch aufwendiger und bisher ebenfalls nicht erfolgreich waren Versuche, Tumor-infiltrierende T-Zellen aus operativ entferntem Tumorgewebe zu gewinnen, in vitro zu expandieren und dann in die Resektionshöhle zu applizieren. Ideal wäre die Gewinnung spezifischer Tumor-zytotoxischer T-Zellklone, deren Entwicklung jedoch die Charakterisierung spezifischer, von T-Zellen erkannter Tumorantigene erfordert. Dies ist beim Gliom bisher nicht gelungen. Wesentliches Problem aller dieser aktiven zellulären Immuntherapien ist das ungünstige Verhältnis von Tumorgröße zur Zahl der applizierbaren Immuneffektorzellen. Eine deutliche Überzahl der Immunzellen, die auch in vitro für tumorlytische Effekte benötigt wird, läßt sich in vivo nicht realisieren. Auch in der Therapie extrazerebraler Neoplasien spielen die genannten aktiven Immuntherapien keine wesentliche Rolle.

Schließlich werden derzeit verschiedene **Vakzinierungsstrategien** evaluiert, die auf der Applikation autologer inaktivierter Tumorzellen beruhen. Autologe Tumorzellen werden hier zum Teil genetisch manipuliert, z. B. mit Vektoren transfiziert, die für immunstimulierende Zytokine kodieren, um eine immunvermittelte Abstoßung des Tumors zu erreichen (Herrlinger et al. 1996). Auch dieser Ansatz ist theoretisch sehr attraktiv, könnte jedoch an den besonderen immunologischen Bedingungen der Immunantwort im Gehirn scheitern (Weller und Fontana, 1995).

Gentherapie: Die bisher am weitesten entwickelte somatische Gentherapie beruht auf dem Suizidgen-Konzept. Hierbei werden Tumorzellen mit retroviralen Vektoren infiziert, die das Thymidinkinase-Gen des Herpes simplex-Virus in die Zellen einschleusen (Kramm et al., 1995). Anschließend erfolgt die Behandlung mit der Substanz Gancyclovir, die als Prodrug zu einer toxischen Substanz phosphoryliert werden muß. Die Kinasen des Menschen haben eine niedrige Affinität zu Gancyclovir, während die virale Thymidinkinase Gancyclovir effizient aktiviert und so zur Entstehung toxischer Metaboliten in infizierten Zellen führt. Trotz erfolgreicher tierexperimenteller Studien (Culver et al., 1992; Ram et al., 1993) hat die Suizid-Gentherapie bei Patienten mit malignen Gliomen bisher offensichtlich enttäuscht. Die Ergebnisse der ersten klinischen Studien gelangen nur sehr zögerlich an die Öffentlichkeit, obwohl auf zahlreichen Kongressen die Offenlegung der Daten gefordert wurde. Weitere gentherapeutische Ansätze, die auf dem Transfer Apoptose-induzierender Gene wie p53 beruhen oder die Immunogenität der Gliome durch Transfer eines IGF-Rezeptor-Antisense-Konstrukts oder eines TGF-ß-Antisense-Konstrukts erhöhen sollen, haben im Tiermodell gute Wirkungen gezeigt und stehen vermutlich kurz vor der klinischen Evaluation (Weller, 1996).

Andere experimentelle Therapien: Neben immuntherapeutischen und gentherapeutischen Strategien gibt es weitere pharmakologische Therapieansätze, die derzeit intensiv diskutiert werden und z. T. noch nicht hinreichend evaluiert sind. Retinoide sind vermutlich wenig wirksam. Auch Tamoxifen als Monotherapie ist u.E. wenig erfolgversprechend. Hypericin ist ein Inhaltsstoff aus dem Johanniskraut, das derzeit vielfältige Anwendung, z. B. in der AIDS-Therapie und als Antidepressivum erfährt, und in den USA auch zur Gliomtherapie eingesetzt wird. Wir haben eingehende Zellkulturuntersuchungen mit Hypericin durchgeführt und beobachtet, daß Hypericin nur dann zytotoxische Wirkungen auf Gliomzellen entfaltet, wenn gleichzeitig eine Lichtaktivierung erfolgt. Aus diesem Grund vermuten wir, daß Hypericin bei oraler Zufuhr ohne zusätzliche Aktivierung durch lokale Lichtapplikation einem Placebopräparat nicht überlegen sein wird (Weller et al. 1996). Boswelliensäuren, als H15® kommerziell erhältlich, werden derzeit vor allem als Mittel zur Ödembehandlung bei Gliomen eingesetzt, sollen aber auch zytotoxische Wirkungen auf Gliomzellen haben (Winking et al., 1996). Eine weitergehende Stellungnahme oder Empfehlung ist zum jetzigen Zeitpunkt nicht möglich. Schließlich werden auch Antiangiogenese-Faktoren in der experimentellen Therapie maligner Gliome evaluiert (Salcman, 1995).

G 1.1.6. Lebensqualität

In klinischen Studien zur Behandlung von Hirntumoren stehen bei der Erfolgsbeurteilung in der Regel einfache quantitative Betrachtungen wie Heilungsraten, Remissionsraten, Zeit bis zur Tumorprogression und Überlebenszeit im Vordergrund. Die Lebensqualität während der Therapie und in der gegebenfalls gewonnenen Überlebenszeit wird meist nur über einfache Maße wie den Karnofsky-Index (**Tab. G 1.5**) oder indirekt über die Dokumentation von Nebenwirkungen der Therapie erfaßt. Sie ist aber ein sehr wichtiges Maß für die Bewertung einer Therapie, ganz gleich ob es sich um einen heilbaren Tumor, einen Tumor mit langjährigem Verlauf oder einen malignen Tumor handelt, dessen Prognose auch bei maximaler Therapie infaust ist. Dies gilt umso mehr, als bei Patienten mit Hirntumoren die Beeinträchtigungen primär im kognitiven, psychomotorischen und emotionalen Bereich und damit im Zentrum der Persönlichkeit liegen. So wie neurochirurgische Eingriffe in eloquenten Hirnregionen aus ethischen Gründen begrenzt sind, müßten auch für andere Therapiemodalitäten schwieriger zu bestimmende, intuitiv aber meist berücksichtigte Grenzen definiert werden. Im übrigen stellt sich wie in vielen anderen Bereichen der Medizin die Frage, unter welchen Umständen eine nebenwirkungsreiche und damit lebensqualitätsmindernde Therapie einer größeren Zahl von Patienten angeboten werden darf, wenn diese Therapie auch nach den gängigen zeitlichen Maßstäben nur wenigen Patienten nützt. Hierbei wird deutlich, daß der verständliche Wunsch des Patienten nach maximaler Therapie nicht das alleinige Maß sein kann, sondern eine grundsätzliche ethische Bewertung erforderlich ist.

Umfangreiche Langzeiterhebungen zur Lebensqualität liegen für geheilte Patienten mit Medulloblastomen vor (s. auch Kap. G 1.2.1.9). Sie zeigen neben körperlichen Wachstumsdefiziten deutliche, alters- und therapieabhängige kognitive und psychosoziale Beeinträchtigungen, die überwiegend auf die Bestrahlung zurückgeführt werden (Dennis et al., 1996; s. Kap. G 1.1.5). Dieser Erkenntnis wird in neueren Therapieprotokollen Rechnung getragen. So wird z. B. bei kleinen Kindern zunächst eine Chemotherapie durchgeführt und die Bestrahlung der Neuroachse hinausgezögert.

Zur Lebensqualität von Patienten mit Gliomen gibt es bisher nur wenige differenzierte Untersuchungen. Taphoorn et al. (1994) erfaßten bei 41 Patienten mit niedrig-malignen Gliomen die kognitiven Funktionen und die Lebensqualität im Median 3 Jahre nach Diagnosestellung. Im Vergleich zu Patienten mit systemischem, niedrigmalignem Non-Hodgkin-Lymphom oder chronischer lymphatischer Leukämie hatten die Gliom-Patienten signifikant stärkere kognitive Beeinträchtigungen. Auch klagten sie öfter über Müdigkeit und depressive Stimmungen. Patienten, die zum Zeitpunkt der Diagnose eine lokale Tumorbestrahlung mit 45–63 Gy in 1,8–2 Gy Einzelfraktionen erhalten hatten, waren nicht stärker beeinträchtigt als Patienten, die nicht bestrahlt worden waren. Dieses letztere Ergebnis erscheint für die kontroverse Diskussion bezüglich der Indikation zur Radiotherapie bei niedrig-malignen Gliomen (s. Kap. G 1.2.1.2) wichtig, muß aber noch durch längerfristige und Längsschnittuntersuchungen gesichert werden. Hochberg et al. (1979) berichteten von 74 unausgelesenen Glioblastom-Patienten, die eine Ganzhirnbestrahlung mit 37,5–45 Gy und einen Tumorboost mit 12,5–15 Gy in 2–2,4 Gy Einzeldosen sowie eine Chemotherapie mit BCNU erhalten hatten. Im postoperativen Verlauf waren alle Patienten zeitweise Selbstversorger und immerhin 40 % auch während der Chemotherapie berufstätig. 70 % der durchschnittlich 8-monatigen Überlebenszeit waren die Kranken in einem »zufriedenstellenden« Zustand. Die in der Regel gute vorübergehende Palliation durch alleinige Radiotherapie oder kombinierte Radiochemotherapie bei der Mehrzahl der Patienten mit malignem Gliom ist unbestritten. Umstritten ist aber die Bewertung der Lebensqualität der »Langzeitüberleber«. Hochberg und Slotnik (1980) fanden bei differenzierter neuropsychologischer Untersuchung von 13 Patienten, die nach o. g. Therapie länger als 1 Jahr überlebten, in allen Fällen mehr oder wenig ausgeprägte kognitive Defizite. Ähnliche Ergebnisse und eine kontinuierlich Zunahme der Defizite im Laufe der Zeit berichteten Archibald et al. (1994) für 22 Langzeitüberleber von malignen Gliomen. Kleinberg et al. (1993) untersuchten den Verlauf des Karnofsky-Index von 30 Gliom-Patienten, die nach Erstbehandlung mindestens 1 Jahr rezdivfrei waren. Nach Abschluß der Bestrahlung blieb der Karnofsky-Index in diesem Zeitraum im wesentlichen unverändert. Der positiven Interpretation dieses Befundes durch die Autoren ist entgegenzuhalten, daß der Karnofsky-Index nur ein grobes Maß für die Erfassung der Lebensqualität ist und auch bei der Evaluation kognitiver Defiziten von Medulloblastom-Patienten nicht brauchbar war. Die differenzierte Bewertung der Lebensqualität von Hirntumor-Patienten wird deshalb in Zukunft neuropsychologische Funktionstests einschließen müssen (Aiken, 1994; Giovagnoli et al., 1996).

G 1.2. Spezielle intrakranielle Tumoren

Die einzelnen Hirntumoren werden im wesentlichen in der Reihenfolge besprochen, die die WHO-Klassifikation vorgibt (**Tab. G 1.3**). Abweichungen hiervon ergeben sich dort, wo es aus klinischer Sicht sinnvoll erscheint. Die Gliome werden mit Ausnahme der Ependymome entsprechend ihrem WHO-Grad als maligne und niedrigmaligne Gliome zusammengefaßt. Die seltenen Tumoren werden nur kursorisch besprochen.

G 1.2.1. Tumoren des neuroepithelialen Gewebes

Die häufigsten neuroepithelialen Tumoren sind die astrozytären Tumoren, einschließlich der Glioblastome. Ebenso wie die Oligodendrogliome, Ependymome und Mischgliome gelten sie als Gliome. WHO Grad III- und IV-Tumoren werden als maligne Gliome, WHO Grad I- und Grad II-Tumoren als niedrig-maligne Gliome zusammengefaßt. Die Ependymome werden gesondert betrachtet. Von den übrigen neuroepithelialen Tumoren sind zahlenmäßig die Medulloblastome bzw. die primitiven neuroektodermalen Tumoren relevant.

G 1.2.1.1. Maligne Gliome

Hierzu gehören das **WHO Grad IV-Glioblastom** sowie die (anaplastischen) **WHO Grad III-Astrozytome, -Oligodendrogliome und -Mischgliome (Oligoastrozytome)**. Neben dem Haupttyp gibt es beim Glioblastom 2 seltene histologische Varianten, das **gigantozelluläre Glioblastom** und das **Gliosarkom.** Während sich letzteres prognostisch nicht vom Glioblastom unterscheidet (Perry et al., 1995), bedeutet eine riesenzellige Histologie eine deutlich bessere Prognose (Margetts and Kalyan-Raman, 1989). Ein Viertel bis die Hälfte aller WHO Grad II- und III-Astrozytome und der Glioblastome haben Mutationen des Tumorsuppressor-Gens p53 auf Chromosom 17p. Glioblastom-Patienten mit dieser genetischen Veränderung sind jünger als die übrigen Patienten, bei denen häufig der Verlust genetischen Materials auf Chromosom 10 mit einer Amplifikation des EGF-Rezeptors assoziiert ist. Hier wird eine de novo-Enstehung des Glioblastoms angenommen, bei mutiertem p53 eine sekundäre Glioblastom-Entstehung durch Malignisierung eines vorbestehenden WHO II- oder III-Glioms (Von Deimling et al., 1993). Die möglichen therapeutische Implikationen dieser genetischen Subklassifikation sind bisher nicht geklärt.

Klinik und Verlauf

Maligne Gliome stellen etwa einen Drittel der primären Hirntumoren (**Tab. G 1.1**). Sie wachsen meist supratentoriell, wobei insgesamt der Frontal-, Temporal- und Parietallappen etwa gleich häufig, der Okzipitallappen selten betroffen ist. Initial sind 3–6 % der Tumoren multifokal. Zum Zeitpunkt der Diagnose besteht bereits in 5 % der Fälle eine leptomeningeale Aussaat (Chang et al., 1983; Levin et al., 1979; Walker et al., 1978). Bei Patienten mit primär multifokalen Tumoren sind Keimbahnmutationen des p53-Gens, Zweitmalignome und Krebserkrankungen in der Familie gehäuft (Kyritsis et al., 1994). In der Regel entwickeln sich fokalneurologische Ausfälle innerhalb weniger Wochen. Bei 80–90 % der Patienten ist die Anamnese tumorbedingter Symptome kürzer als 6 Monate. Die Häufigkeit für Kopfschmerzen und Paresen wird jeweils mit 20–60 % angegeben, die für psychoorganische Veränderungen mit 15–40 %, und für epileptische Anfälle mit 10–40 % (Chang et al., 1983; Green et al., 1983; Walker et al., 1978; Walker et al., 1980, s. auch **Tab. G 1.4**). Das Haupterkrankungsalter beträgt bei Patienten mit Glioblastomen 55–65 Jahren, bei Patienten mit anaplastischen Gliomen 40–50 Jahre. Bei etwa der Hälfte der Patienten mit anaplastischem Gliom handelt es sich um ein im Verlauf malignisiertes, ursprünglich niedrig-malignes Gliom.

CT und MRT zeigen üblicherweise eine im Marklager gelegene, durch nekrotische Veränderungen zentral hypodense bzw. auf T1-gewichteten Aufnahmen signalhypointense Läsion, die ring- oder girlandenförmig KM aufnimmt und von einem oft ausgedehnten (vasogenen) Ödem umgeben ist. In 15–20 % der Fälle findet sich ein homogenes Enhancement. Verkalkungen kommen fast nur bei

Tab. G 1.6: Ergebnisse der wesentlichen prospektiven randomisierten Studien zur Therapie maligner Gliome. Die Chemotherapie erfolgte in diesen Studien adjuvant.

Studie	Pat. (n)	Anteil GBL (%)	Alter (Median in J.)[a]	KI (Median)[a]	Therapie	Überlebenszeit (Median in M.)	(18 M. in %)	(24 M. in %)
Walker et al., 1978	42	89	57	?	OP	3,5	0	0
	68	92	57	?	OP+BCNU	5	4	0
	93	92	56	?	OP+RAD	9	4	1
	100	90	57	?	OP+RAD+BCNU	9	19	5
Walker et al., 1980	81	86	57	60	OP+MeCCNU	6	10	8
	94	87	57	60	OP+RAD	9	15	10
	92	81	53	65	OP+RAD+BCNU	13	27	12
	91	82	54	60	OP+RAD+MeCCNU	10,5	23	12
Chang et al., 1983	167	87[b]	40-59	60-70	OP+RAD	10	19	?
	114	82[b]	40-59	60-70	OP+RAD+Tumor-Boost	9	22	?
	185	80[b]	40-59	60-70	OP+RAD+BCNU	10	29	?
	160	81[b]	40-59	60-70	OP+RAD+MeCCNU+DTIC	10	26	?
Green et al., 1983	141	86	57	70	OP+RAD+CO	10	15	6
	124	89	56	70	OP+RAD+BCNU	12,5	24	16
	134	85	56	70	OP+RAD+BCNU+CO	10	23	18
	128	89	56	70	OP+RAD+PCZ	12	29	23
Shapiro et al., 1989	166	81	55-64	70-80	OP+RAD+BCNU	13	29	21
	176	79	55-64	70-80	OP+RAD+BCNU/PCZ	11	32	22
	168	79	55-64	70-80	OP+RAD+BCNU+VM26+HU/PCZ	14	37	26
	117		15-44		alle Behandlungsgruppen	24	60	50
	110		45-54		alle Behandlungsgruppen	14	40	30
	176		55-64		alle Behandlungsgruppen	11	24	13
	107		65+		alle Behandlungsgruppen	6,6	10	3
	136			90-100	alle Behandlungsgruppen	20	55	40
	173			70-80	alle Behandlungsgruppen	13	28	20
	156			50-60	alle Behandlungsgruppen	7,5	20	13
	45			30-40	alle Behandlungsgruppen	5	18	10
Deutsch et al., 1989	140	87	55-64	70-80	OP+RAD+BCNU	10	16	10
	136	84	55-64	70-80	OP+RAD+STZ	10	24	19
	142	83	55-64	70-80	OP+HF-RAD+BCNU	10,4	25	16
	139	91	55-64	70-80	OP+RAD+MISO+BCNU	9	17	9
Levin et al., 1990	29	100	57[c]	90-100	OP+RAD+HU+BCNU	14	15	10
	31	100	54[c]	70-80	OP+RAD+HU+PCV	12,5	32	22
	37	nur AA	46[c]	90-100	OP+RAD+HU+BCNU	22	60	40
	36	nur AA	42[c]	90-100	OP+RAD+HU+PCV	36	75	60
Bleehen et al., 1991	144	62	50-59	?	OP+RAD (45 Gy)	9	11	8
	299	61	50-59	?	OP+RAD (60 Gy)	12	18	12
Dinapoli et al., 1993	166	72	59	?	OP+RAD+BCNU	11	30	20
	168	70	58	?	OP+RAD+PCNU	11	25	18
Halperin et al., 1993	128	86	50[c]	70-80	OP+RAD+BCNU	12	32	25
	121	79	51[c]	80-90	OP+RAD+AZQ	11	30	22
Hildebrand et al., 1994	134	79	54	80	OP+RAD	11	20	12
	135	73	54	80	OP+RAD+BCNU+DBD	13	32	20
Krauseneck et al., 1995	242	82	54	75	OP+RAD+BCNU	12	29	15
	259	81	55	75	OP+RAD+BCNU+VM26	13	34	21
Halperin et al., 1996	116	66	50[c]	90-100	OP+RAD+BCNU ± MITO	12	32	20
	117	77	51[c]	90-100	OP+RAD+BCNU+6MP ± MITO	9,5	25	24

◀ **Abk.**: GBL = Glioblastom, AA = anaplastisches Astrozytom, KI = Karnofsky-Index, OP = Operation, RAD = Radiotherapie; HF-RAD = hyperfraktionierte Radiotherapie, PCV = Procarbazin+CCNU+Vincristin, CO = hochdosiertes Methylprednisolon über 7 Tage alle 4 Wochen, PCZ = Procarbazin, VM26 = Teniposid, HU = Hydroxyharnstoff, STZ = Streptozotocin, MISO = Misonidazol, AZQ = Aziridinylbenzoquinon, DBD = Dibromodulcitol, MITO = Mitomycin C, 6MP = 6-Mercaptopurin,? = nicht angegeben
[a]Angabe des genauen Medians oder des Bereiches für den Median, [b]Anteil GBL bei Patienten mit Referenz-gesicherter Histologie, [c] mittleres Alter

anaplastischen Oligodendrogliomen vor. Angiographisch finden sich neben Verlagerungszeichen pathologische Gefäße mit blush-artiger Tumoranfärbung und frühen Venen (Osborn, 1994; s. Kap. G 1.1.4). Mit bildgebender Diagnostik kann in der Regel nicht sicher zwischen einem malignen Gliom, einer Metastase oder einem Abszess unterschieden werden.

Die **Prognose** von Patienten mit malignen Gliomen ist schlecht. Die mediane Überlebenszeit beträgt bei dem statistisch üblichen Anteil an der Gesamtgruppe von 80 % Glioblastomen und 20 % anaplastischen Gliomen nach alleiniger Operation 3–5 Monate, nach Operation und Radiotherapie 9–12 Monate. Die zusätzliche Chemotherapie verlängert die mediane Überlebenszeit nur unwesentlich, erhöht aber den Anteil der Patienten, die 2 Jahre oder länger überleben, von etwa 10 auf 20 % (**Tab. G 1.6**). Therapieunabhängige prognostische Faktoren sind Anamnesedauer, Alter, postoperativer Karnofsky-Index (**Tab. G 1.5**) und die Histologie. Je länger die Anamnese, je jünger die Patienten und je höher der Karnofsky-Index, desto besser ist die Prognose (Shapiro et al., 1989). In einer retrospektiven Analyse von Krankheitsverläufen nach Standardbehandlung mit Operation und Bestrahlung betrug die mediane Lebenserwartung von Patienten mit anaplastischem Oligodendrogliom 64 Monate, bei Patienten mit anaplastischem Mischgliom oder Astrozytom 13 bzw. 15 Monate (Winger et al., 1989).

Therapiestudien (Tab. G 1.6)

Bei symptomatischer Therapie mit Kortikosteroiden beträgt die mediane Überlebenswahrscheinlichkeit von Patienten mit malignem Gliom nach bioptischer Diagnosesicherung bzw. Tumorresektion 3,5 Monate (Walker et al., 1978). In sämtlichen Studien war die Prognose für ausschließlich biopsierte Patienten schlechter als für Patienten, die eine Tumorresektion erhalten hatten. Der prognostische Unterschied zwischen partieller und makroskopisch kompletter Resektion war in den einzelnen Studien oft gering, in einer Metaanalyse von Simpson et al. (1993) allerdings signifikant. In einer aktuellen prospektiven Studie wurde das **Ausmaß der Tumorresektion** durch frühe postoperative MRT statt durch CT oder durch Eindruck des Operateurs erfaßt (Albert et al., 1994). Dabei korrelierte die Prognose hochsignifikant mit der Radikalität: Patienten mit Resttumor hatten eine mediane Überlebenszeit von 10 Monaten, Patienten ohne Resttumor überlebten im Median 20 Monate. Hieraus ergibt sich als Therapieziel die komplette Tumorresektion dort, wo sie ohne wesentliche Gefahr zusätzlicher neurologischer Defizite möglich ist. Bei älteren Patienten und Patienten in schlechtem Allgemeinzustand relativiert sich allerdings der Gewinn operativer Radikalität aufgrund der schlechteren Ausgangsprognose (Kelly und Hunt, 1994; Kreth et al., 1993). Die Reoperation eines Tumorrezidivs wird propagiert bei jüngeren Patienten in gutem Allgemeinzustand, wenn das Rezidiv länger als ein halbes Jahr nach der Erstoperation auftritt. Die in der Literatur berichteten medianen Überlebenszeiten dieser oft zusätzlich auch erneut chemotherapierten und/oder fokal bestrahlten Patienten nach der Zweitoperation liegen bei 9 Monaten (Landy et al., 1994).

Die **Strahlentherapie** verlängert die mediane postoperative Überlebenszeit auf 9–12 Monate (**Tab. G 1.6**). Die in frühen Studien übliche nebenwirkungsträchtige Ganzhirnbestrahlung wurde inzwischen durch die gleich wirksame und mit weniger Nebenwirkungen behaftete Bestrahlung der erweiterten Tumorregion ersetzt. Bestrahlt werden der KM-aufnehmende Tumor und ein Umgebungssaum von 2 cm. Die Gesamtdosis von 60 Gy wird in in 1,8 Gy Einzelfraktionen appliziert (Hess et al., 1994). Trotz dieser lokalisierten Bestrahlung rezidivieren etwa 90 % der Tumoren innerhalb des Bestrahlungsfeldes. Höhere Gesamtdosen, hyperfraktionierte Bestrahlung, der Einsatz von Strahlensensitizern (s. Kap. G 1.1.5) oder Neutronenbestrahlung konnten die Ergebnisse nicht verbessern (Urtasun et al., 1993; Bamberg und Hess, 1992; **Tab. G 1.6**).

Bei Patienten mit einem Karnofsky-Index < 50 % wurde von Bauman et al. (1994) auch eine Kurzzeittherapie mit 30 Gy Ganzhirnbestrahlung in 2 Gy Einzelfraktionen wie bei Hirnmetastasen propagiert (s. Kap. G 3). Die kombinierte externe Bestrahlung der erweiterten Tumorregion und lokale Brachytherapie mit ^{125}Jod-Seeds oder stereotaktische Radiotherapie ergeben eine bessere lokale Tumorkontrolle, werden aber relativiert durch raumfordernde Radionekrosen, die bei der Brachytherapie in 46–64 %, bei der sterotaktischen Strahlentherapie in 20 % der Fälle eine Reoperation erfordern (Wen et al., 1994; Prados et al., 1992; Loeffler et al., 1992). Ähnliches gilt für die Brachytherapie und stereotaktische Radiotherapie beim Tumorrezidiv (Laing et al., 1993; Kitchen et al., 1994; Scharfen et al., 1992)

Die **Chemotherapie** wird in der Regel in konventioneller Dosierung systemisch durchgeführt. Hochdosis-Protokolle und lokoregionäre Chemotherapie mit intraarterieller Applikation von ACNU, BCNU oder Cisplatin haben bei erheblicher Toxizität und Morbidität die Prognose bisher nicht verbessert (Rosen et al., 1989; Shapiro et al., 1992; Hiesiger et al., 1992; Petersdorf und Livingston, 1994). Die adjuvante Chemotherapie mit Nitrosoharnstoffen allein oder in Kombination mit anderen Zytostatika (s. **Tab. G 1.6**) hat bei der Gesamtgruppe der Patienten mit malignen Gliomen nur einen moderaten Effekt. Nach einer Metaanalyse von Fine et al. (1992), die alle 16 zwischen 1976 und 1988 publizierten prospektiven randomisierten klinischen Studien einschloß, erhöht sie die 1-, 1 1/2- und 2-Jahres-Überlebenswahrscheinlichkeit von 43 auf 53 %, von 22 auf 33 % bzw. von 16 auf 25 %. Dabei erwies sich für die Gesamtgruppe der Patienten mit malignen Gliomen die BCNU-Monotherapie als gleichwertig oder überlegen gegenüber jeder anderen bisher evaluierten Mono- oder Polychemotherapie. Das im Rahmen der aktuellen Gliom-Studie der Deutschen Krebsgesellschaft (s. u.) eingesetzte ACNU war in kleineren Studien sowohl in der Primärtherapie als auch beim Rezidiv in gleicher Größenordnung wie die anderen Nitrosoharnstoffe wirksam, wurde bisher aber nicht vergleichend mit BCNU untersucht (Krauseneck et al., 1992; Takakura et al., 1986). Bei differenzierter Betrachtung ergibt sich ein besseres Ansprechen der Polychemotherapie, z. B. mit BCNU und Teniposid bzw. mit Procarbazin, CCNU und Vincristin im Vergleich zur BCNU-Monotherapie bei Patienten mit anaplastischem Astrozytom und bei Patienten mit besserem Karnofsky-Index (> 70 %) (Levin et al., 1990; Krauseneck et al., 1995). Ausgehend vom letzteren Befund erfolgt die zytostatische Behandlung im Rahmen der aktuellen Studie der Neuroonkologischen Arbeitsgemeinschaft der Deutschen Krebsgesellschaft zur »Risikoadaptierten multimodalen Therapie maligner Gliome« Karnofsky-abhängig. Bei einem Karnofsky-Index > 70 % erhalten die Patienten ACNU und Teniposid oder ACNU und Ara-C, bei niedrigerem Index wird zwischen einer postoperativ und einer erst beim Rezidiv oder bei Tumorprogression einsetzenden ACNU-Monotherapie randomisiert (Protokoll erhältlich im Studienskretariat bei Fr. Dr. B. Müller, Abteilung Neuroonkologie, Klinik Bavaria, O1731 Kreischa).

Die höhere Chemosensitivität der selteneren anaplastischen Mischgliome und Oligodendrogliome mit bis zu 70 %iger Ansprechrate ist in kleineren Studien für die primäre Chemotherapie und für die Rezidivtherapie gut belegt (Cairncross et al., 1992; Kyritsis et al., 1993). Längere Nachbeobachtungszeiten an größeren Patientenkollektiven liegen noch nicht vor. In einer von Cairncross initiierten kanadisch-amerikanischen Studie und in einer aktuellen Phase III-Studie der European Organization for Research on Treatment of Cancer (EORTC) werden bei Patienten mit neu diagnostiziertem Oligodendrogliom prospektiv Wirksamkeit und Nebenwirkungen einer adjuvanten Chemotherapie untersucht. Die Patienten erhalten 6 Zyklen PCV-Therapie (s. **Tab. G 1.8**) oder eine alleinige Strahlentherapie der Tumorregion mit 59,4 Gy (Studienkoordinator: M. J. van den Bent, Department of Neuro-Oncology, Dr. Daniel den Hoed Cancer Center, Groene Hilledijk 301, 3075 Amsterdam).

Neuere Substanzen, die in Phase II-Studien bei Gliomrezidiven Wirksamkeit zeigten und derzeit zur Evaluation in die Primärtherapie übernommen werden, sind Temozolomid (Newlands et al., 1996) und Topotecan (Blaney et al., 1996; MacDonald et al., 1996).

Der optimale Zeitpunkt der Chemotherapie im Rahmen der Primärbehandlung ist unklar. In der Regel wird sie nach Abschluß der primären Wundheilung zusammen mit der Bestrahlung, oft aber auch nach dem Ende der Bestrahlung begonnen. Der frühere Beginn der Chemotherapie läßt grundsätzlich synergistische Effekte der Zytostatika mit der Bestrahlung zu und verkürzt die Gesamtbehandlungsdauer. Ein Einwand gegen die frühe Chemotherapie ist die Kortikosteroid-Behandlung unter der Strahlentherapie, die nicht nur in vitro, sondern auch klinisch die Wirksamkeit der Zytostatika reduzieren könnte (Weller et al., 1997).

Beim Tumorrezidiv ist die Chemotherapie in vielen Fällen die einzig verbliebene therapeutische Option und deshalb in ihrer Wirksamkeit gut evaluierbar. Unter Einbeziehung der stable disease als Erfolgskriterium wurden in Studien mit 40 bis 80 Patienten je nach experimentellem, meist aggressivem Chemotherapie-Protokoll für Glioblastome und anaplastische Astrozytome Ansprechraten in der Größenordnung von 40–60 % bzw. 60–90 % und mediane Überlebenszeiten (oder mediane Zeit bis zur Tumorprogression) nach Beginn der Rezidivtherapie von 5–8 bzw. 11–19 Monaten berichtet (Boiardi et al., 1992; Levin und Prados, 1992; Rostomily et al., 1994). Auf die besondere Chemosensitivität der anaplastischen Astrozytome wurde schon hingewiesen. Da keine komplette Kreuzresistenz zwischen verschiedenen Nitrosoharnstoffen besteht (Krauseneck et al., 1992), können bei einer zweiten Chemotherapie andere Nitrosoharnstoffe zusammen mit anderen Zytostatika eingesetzt werden. Die Ansprechraten und die Zeit bis zur Tumorprogression sind, unabhängig vom jeweiligen Protokoll, niedriger bzw. kürzer bei Patienten mit vorangegangener Chemotherapie, niedrigerem Karnofsky-Index und größerem Tumorvolumen. Patienten mit stärkerer Myelosuppression im Rahmen der Chemotherapie zeigen ein besseres Ansprechen (Rostomily et al., 1994). Dieser Befund stellt die eher konservative Dosierung der Chemotherapie bei Patienten mit malignen Gliome in Frage. Die interstitielle Chemotherapie mit Zytostatika-getränkten Polymeren, die den Wirkstoff langsam freisetzen, ist ein wirksames Prinzip, dessen Stellenwert im Rahmen der Primärtherapie bisher nicht untersucht wurde (Brem et al., 1995).

Pragmatische Therapie und Nachsorge (Tab. G 1.7)

Die symptomatische Therapie des Ödems wird in der Regel mit 4 x 4 mg Dexamethason (Fortecortin®) begonnen. Auch wenn keine Anfälle aufgetreten sind, werden zumindest perioperativ Antikonvulsiva gegeben (s. Kap. G 1.1.5, Kap. C 2).

Mit der Operation wird eine möglichst komplette Resektion des makroskopisch und operationsmikroskopisch faßbaren Tumors angestrebt, wenn dies ohne wesentliches Risiko zusätzlicher neurologischer Defizite möglich erscheint (s. Kap. G 1.1.5). In eloquenten Hirnregionen wird der Tumor lediglich biopsiert, um die Diagnose zu sichern (s. Kap. G 1.1.4). Bei älteren Patienten mit schlechtem Karnofsky-Index wird in Einzelfällen auch auf die Biopsie verzichtet. Das Ausmaß der Resektion sollte innerhalb von 72h mit einer KM-gestützen CT oder MRT dokumentiert werden (s. Kap. G 1.1.4).

Tab. G 1.7: Therapeutisches Procedere bei Patienten mit malignem Gliom

Tumorresektion
- makroskopisch komplette Resektion nur in risikoarmen Lokalisationen
- partielle Resektion oder Biopsie in eloqenten Hirnregionen

Strahlentherapie
- erweiterte Tumorregion (Kontrastmittel-aufnehmender Tumor und 2 cm Umgebung, bei kleineren Tumoren mindestens ödemerfassend)
- 60 Gy Gesamtdosis, 5 x 1,8 Gy/Woche

Chemotherapie
- Monotherapie mit Nitrosoharnstoff oder Polychemotherapie (s. Tab. G 1.8) bei Patienten mit einem oder mehreren günstigen prognostischen Faktoren (anaplastisches Gliom, Alter < 60, Karnofsky-Index ≥ 70 %)

Die postoperative Bestrahlung erfolgt auf die erweiterte Tumorregion. Zu dieser gehören der bei der ersten diagnostischen Bildgebung nachgewiesene KM-aufnehmende Tumorbereich und 2 cm Umgebung. Bei kleineren Tumoren wird die gesamte Ödemzone zum Zeitpunkt der Diagnosestellung einbezogen. Es werden 5 x pro Woche 1,8 Gy Einzelfraktionen bis zur Gesamtdosis von 60 Gy appliziert (s. Kap. G 1.1.5). Die Strahlentherapie wird nach Abschluß der primären Wundheilung begonnen und zur Vermeidung von frühen Strahlenreaktionen von einer Kortikosteroid-Medikation mit 3 x 1 mg Dexamethason begleitet.

Die Chemotherapie wird in Abhängigkeit von der Prognose des Patienten individuell indiziert. Sie sollte immer erwogen werden bei Patienten mit anaplastischem Astrozytom, malignem Oligodendrogliom oder Mischgliom, bei jüngeren Patienten (≤ 60 Jahre) und bei Patienten in gutem Allgemeinzustand ohne wesentliche neurologische Behinderung (Karnofsky-Index ≥ 70 %). Falls bei Patienten mit vergleichsweise ungünstigeren Voraussetzungen eine Monotherapie durchgeführt wird, favorisieren wir wegen geringerer Nebenwirkungen ACNU (ACNU® 50) gegenüber BCNU (Carmubris®), auch wenn die Wirksamkeit von ACNU bei malignen Gliomen nicht in prospektiven randomisierten Studien belegt ist wie für BCNU (s. Kap. G 1.1.5; **Tab. G 1.8**). Im Falle einer Kombinationstherapie behandeln wir außerhalb von Studien je nach Gesamtsituation in der Regel mit Procarbazin (Natulan®), CCNU (Cecenu®) und Vincristin (z. B. Vincristin-Liquid, Lilly®; PCV-Protokoll) oder mit ACNU und Teniposid (VM 26-Bristol®) (s. auch Tab. 8). Bei Patienten mit anaplastischem Oligodendrogliom sollte außerhalb klinischer Studien das PCV-Protokoll angewendet werden, dessen Wirksamkeit bei diesem Tumor gut belegt ist (s. o.). Auch die Chemotherapie wird in der Regel nach Abschluß der primären Wundheilung begonnen und in Abhängigkeit von den hämatologischen Parametern in 6–8 wöchigen Abständen insgesamt 5 mal bzw. bis zum Tumorrezidiv oder bei postoperativ bildgebend nachgewiesenem Resttumor bis zur Tumorprogression fortgeführt (**Tab. G 1.8**, s. u.). Das jeweilige Therapieprotokoll wird als erfolglos betrachtet, wenn unter 2 Zyklen der Tumor progredient ist bzw. rezidiviert.

An den Tagen der intravenösen Chemotherapie führen wir eine Thrombose-Prophylaxe mit niedrig dosiertem Heparin (z. B. Liquemin®) durch. Bei Beinvenenthrombosen erfolgt trotz grundsätzlich erhöhten Blutungsrisikos in Abhängigkeit von der Gesamtsituation nach den üblichen Kriterien eine Vollheparinisierung und anschließend eine Behandlung mit Antikoagulanzien (z. B. Marcumar®).

Unter der Chemotherapie sind wöchentliche Blutbildkontrollen und monatliche Kontrollen der Leber- und Nierenwerte sowie der Elektrolyte erforderlich. Beim Abfall der Leukozyten (Granulozyten) auf < 1 000/µl (< 500/µl) empfehlen wir dem Patienten, Kontakte mit infektiös Erkrankten zu meiden und sich nach Kontakt mit Personen, die nicht zum engeren Familienkreis gehören, die Hände zu desinfizieren. Darüber hinaus erfolgt eine antibiotische und antimykotische Prophylaxe mit 2 x 200 mg Ofloxacin (2 x 1 Tbl. Tarivid®) bzw. 4 x 500 mg (4 x 5 ml Ampho-Moronal®) oder 2 x 50 mg Fluconazol (z. B. 2 x 1 Tbl. Diflucan®). Falls Fieber (1 Meßwert > 38,5 °C oder 2 Meßwerte > 38 °C) auftritt, werden die Patienten umgehend stationär aufgenommen und derzeit zunächst mit Azlocillin (Securopen®) und Gentamicin (z. B. Refobacin®), bei Pneumonie zusätzlich mit Amphotericin B behandelt. Bei fehlendem Ansprechen wird Vancomycin (z. B. Vancomycin CP Lilly®) oder – bei Darminfektion – Metronidazol (Clont®) hinzugegeben. Bei Patienten mit Kortikosteroid-Medikation muß auch eine Pneumocystis carinii-Infektion bedacht und probatorisch mit Trimethoprim und Sulfamethoxazol (z. B. Bactrim®) behandelt werden (s. Kap.

Tab. G 1.8: Aktuelle Chemotherapie-Protokolle für maligne Gliome (BCNN, ACNU, ACNU + VM26, ACNU + Ara-C, Procarbazin + CCNU + Vincristin)

Protokoll	Dosierung	Nadir (Zyklustage)[1]	Antiemese[2]	Spezielle Nebenwirkungen[3]
BCNU	Tag 1–3: 80 mg/m²xdie	> 25	Alizaprid (z. B. Vergentan®) MCP (z. B. Paspertin®)	Lungenfibrose
ACNU	Tag 1: 100 mg/m²xdie	> 25	Alizaprid/ MCP (s. o.)	(Lungenfibrose)
ACNU + VM26	Tag 1: 90 mg/m² Tag 1–3: 60 mg/m²xdie	> 25 10–20	Alizaprid/ MCP (s. o.) Alizaprid/ MCP (s. o.)	(Lungenfibrose) Allergie, (PNP)
ACNU + Ara-C	Tag 1: 90 mg/m² Tag 1–3: 120 mg/m²xdie	> 25 10–20	5-HT_3-Antagonist[4] 5-HT_3-Antagonist[4]	(Lungenfibrose) (Fieber, Allergie, Psycho-Syndrom, Ataxie)
Procarbazin + CCNU + Vincristin (PCV)	Tag 8–21: 60 mg/m²xdie Tag 1: 110 mg/m²xdie Tag 8 und Tag 29: 1,4 mg/m² (max. 2 mg)	10–20 > 25 gering	MCP (s. o.) 5-HT_3-Antagonist[4] MCP bei Bedarf (s. o.)	Infertilität, (Allergie, PNP) Lungenfibrose PNP

Abk.: MCP = Metoclopramid (z. B. Paspertin®), PNP = Polyneuropathie

[1] Während der Chemotherapie wird das Blutbild wöchentlich kontrolliert. Bei Leukozyten- und/oder Thrombozytennadires < 1 500/μl bzw. < 50 000/μl an den angegebenen Zyklustagen wird im nächsten Zyklus die Dosis des jeweiligen Zytostatikums auf 75 % reduziert. Vincristin wird bei symptomatischer Polyneuropathie abgesetzt. Die NOA-Protokolle mit ACNU+VM26 bzw. ACNU+Ara-C sehen in Abhängigkeit von den Nadires auch Dosissteigerungen vor. Die Zyklen werden alle 6–8 Wochen wiederholt, wenn Leukozytenzahl > 4 000/μl und Thrombozytenzahl > 100 000/μl.

[2] Es handelt sich hier um Vorschläge zur antiemetischen Therapie entsprechend der emetogenen Potenz der Zytostatika. Die Therapie muß individuell angepaßt werden.

[3] Angaben in Klammern bedeuten geringes Ausmaß oder seltenes Auftreten der Nebenwirkungen.

[4] Als 5-HT_3-Antagonisten sind in der Reihenfolge zunehmender Wirkdauer Ondansetron (Zofran®), Tropisetron (Navoban®) und Granisetron (Kevatril®) verfügbar.

G 1.1.5). Falls der Infekt mit den genannten Antibiotika nicht beherrschbar ist, wird die antibiotische Therapie weiter eskaliert und eine intravenöse oder subkutane Therapie mit rekombinantem Granulozyten-Kolonien stimulierendem Faktor (G-CSF) (Neupogen®) eingeleitet. Sie wird solange durchgeführt bis die Leukozyten (Granulozyten) auf 3 000/μl (1 500/μl) angestiegen sind.

Beim Abfall der Thrombozyten auf < 100 000/μl werden die Thrombozyten alle 2–3 Tage kontrolliert. Falls die Thrombozytenzahl rasch weiter sinkt, werden die Patienten zur Beobachtung stationär aufgenommen. Bei Werten unter 20 000/μl werden 1–2 Thrombozytenkonzentrate oder 3–4 Beutel Plättchen-reiches Plasma transfundiert.

Die **Nachsorge** mit neurologischer Untersuchung und CT oder MRT erfolgt in 3-monatigen Abständen bzw. im Rhythmus der Chemotherapie. Bei Tumorprogression oder -Rezidiv wird die laufende Chemotherapie abgebrochen und gegebenfalls mit einem anderen Protokoll fortgesetzt (s. u.). Beim Rezidiv sollte immer auch die Möglichkeit einer Reoperation oder auch einer fokalen Strahlentherapie erwogen werden, insbesondere bei längerem Verlauf und gutem Allgemein- und neurologischem Zustand des Patienten. In manchen Fällen kann bei einer erneuten Raumforderung mit der üblichen Bildgebung, aber auch mit PET oder SPECT nicht bzw. nicht sicher zwischen einem Tumorrezidiv und einer vorrangigen, in der Regel als radiogen verstandenen Tumor- und Gewebsnekrose unterschieden werden (s. Kap. G 1.1.4). Eine raumfordernde Nekrose ist in Abhängigkeit von der Gesamtsituation eine Operationsindikation, so daß in Zweifelsfällen ein operatives Vorgehen favorisiert wird.

Bei Tumorprogression bzw. Rezidivwachstum (s. o.) wird unter den wiederholt genannten günstigen Voraussetzungen die Chemotherapie mit einer anderen Standard-Therapie (s. **Tab. G 1.8**) oder einem experimentellen Protokoll fortgesetzt bzw. erstmals begonnen. Nach Möglichkeit sollte allerdings vorher reoperiert und das Tumorvolumen reduziert werden.

Eine leptomeningeale Metastasierung verschlechtert die Prognose (Elliott et al., 1994). Im Rahmen der Primärtherapie führen wir in diesem Fall über die systemische Therapie hinaus keine intrathekale Chemotherapie durch, bei Liquorzellaussaat im Verlauf nur in begründeten Einzelfällen mit Ara-C (z. B. Alexan®), dessen Wirksamkeit in dieser Situation nicht durch Studien belegt ist. Methotrexat (z. B. Methotrexat – »Lederle«®) darf nicht gegeben werden, weil es nach der vorangegangenen hochdosierten Bestrahlung sehr rasch zu schweren leukoenzephalopathischen Veränderungen führen kann (s. Kap. G 4).

Bei nicht mehr beherrschbarem Tumorwachstum

beschränkt sich die palliative Therapie auf Kortikosteroide (maximal 4 x 8 mg Dexamethason), Antiepileptika und pflegerische Maßnahmen. Bei zunehmendem Hirndruck kommt es oft zu vorübergehenden stärkeren Kopfschmerzen, Übelkeit und Erbrechen, die mit Opioiden analgetisch behandelt werden müssen. Viele Patienten gelangen aber auch ohne solche Beschwerden ins Koma. 15–20 % der Patienten sterben nicht am Tumor, sondern an therapiebedingten oder therapieunabhängigen Komplikationen, wie Myelosuppression und Lungenfunktionsstörungen bzw. Lungenembolien (zur Lebensqualität s. auch Kap. G 1.1.6).

G 1.2.1.2. Niedrig-maligne Gliome

Astrozytome, oligoastrozytäre Mischgliome und Oligodendrogliome der WHO Grade I und II gelten als niedrig-maligne Gliome. Diese Tumoren können zu den bereits besprochenen anaplastischen (malignen) WHO Grad III-Gliomen oder zum Glioblastom (WHO Grad IV) dedifferenzieren.

Niedrig-maligne Astrozytome

Zu den niedrig-malignen Astrozytomen gehören die **WHO Grad II-Astrozytome** mit überwiegend fibrillärer, weniger häufig protoplasmatischer oder gemistozytischer Histologie, die gutartigen **pilozytischen WHO Grad I-Astrozytome,** das seltene lipidhaltige pleomorphe **WHO Grad I-Xanthoastrozytom** und das subependymale **WHO Grad I-Riesenzellastrozytom.** Die WHO Grad II-Astrozytome wachsen bei Erwachsenen diffus infitrierend im Marklager der Hemisphären, wobei die verschiedenen Hirnlappen etwa entsprechend ihrem Volumen betroffen sind, bei Kindern vor allem im Hirnstamm. Die klassischerweise Rosenthalsche Fasern ausbildenden pilozytischen Astrozytome kommen hauptsächlich bei Kindern vor und wachsen im Kleinhirn, Optikus, Chiasma oder Thalamus, weniger häufig in der Pons bzw. im Hirnstamm. Bei der Bewertung von Therapieergebnissen und bei Therapieempfehlungen ist zu berücksichtigen, daß die oft nur klinisch definierten »Optikus-, Chiasma-, Thalamus- und Hirnstammgliome« verschiedene gliale Tumoren unterschiedlicher Malignität repräsentieren. In einer Serie von 61 Patienten mit Opticus-, Chiasma- oder hypothalamischem Gliom ergaben z. B. 26 von 44 Biopsien ein pilozytisches, 17 ein fibrilläres Astrozytom und eine ein Gangliogliom (Hoffman et al., 1993). In einer anderen Studie mit insgesamt 33 Patienten erwiesen 19 von 22 Biopsien niedrig-maligne Astrozytome, eine ein malignes Astrozytom und 2 niedrig-maligne Oligoastrozytome (Kovalic et al., 1990). Guiney et al. (1993) biopsierten 18 von 53 Patienten mit klinisch diagnostizierten Hirnstammgliomen und fanden 7 niedrig-maligne, 5 maligne und 6 nicht näher spezifizierte Gliome (Guiney et al., 1993).

Das im folgenden nicht mehr berücksichtigte seltene **pleomorphe Xanthoastrozytom** manifestiert sich meist mit Anfällen im Kindes- und frühen Erwachsenenalter. Es wächst kortikal im Bereich des Großhirns und imponiert zystisch mit einem randständig KM-aufnehmenden Tumorknoten. Bei kompletter Tumorresektion ist die Prognose günstig, auch bezüglich der Anfälle. Dedifferenzierung zum Glioblastom ist selten (Chen et al., 1995). Die Wirksamkeit adjuvanter Therapien ist nicht systematisch untersucht.

Das subependymale WHO Grad I-**Riesenzellastrozytom** manifestiert sich bei etwa 10 % der Patienten mit tuberöser Sklerose bis zum 20. Lebensjahr durch Verschlußhydrozephalus. In der Regel findet sich dann eine zystische, teilverkalkte, KM-aufnehmende Raumforderung im Bereich des Foramen Monroi. Bildgebend lassen sich meist weitere verkalkte subependymale Knoten entlang der Seitenventrikel nachweisen. Nach Resektion oder Teilresektion der symptomatischen Raumforderung ist die langfristige Prognose gut (Chen et al., 1995).

Klinik und Verlauf

Niedrig-maligne Astrozytome stellen etwa 30 % der primären Hirntumoren (**Tab. G 1.1**). Der Altersgipfel für diffus wachsende WHO Grad II-Astrozytome liegt bei 40 Jahren. Die Tumoren manifestieren sich mit Kopfschmerzen, epileptischen Anfällen und neurologischen Herdsymptomen. CT und T1-gewichtete MRT zeigen hypo- oder isodense, T2-gewichtete hyperintense Läsionen, die kein oder nur gering KM aufnehmen. 10 % der Tumoren weisen Verkalkungen auf (Osborn, 1994). Nach makroskopisch kompletter Tumorresektion oder inkompletter Resektion mit Nachbestrahlung liegt die 5- und 10-Jahres-Überlebenswahrscheinlichkeit in der Größenordnung von 40–60 bzw. 20–40 % (**Tab. G 1.9**). Therapieunabhängige prognostische Faktoren sind Alter und Allgemeinzustand.

Pilozytische Astrozytome machen insgesamt 5–10 %, im Kindesalter allerdings etwa ein Drittel aller zerebralen Gliome aus. Die Hälfte der niedrig-malignen Gliome bei Kindern sind pilozytische Kleinhirn-Astrozytome, die sich meist mit Hirndruckzeichen durch Verschlußhydrozephalus manifestieren. Zum bildgebenden Spektrum gehören eine oder mehrere gut abgegrenzbare Zysten im Kleinhirnwurm oder in einer -hemisphäre mit einem intensiv KM-aufnehmenden Tumorknoten in der Zystenwand, aber auch durchgehend solide Tumoren. Verkalkungen sind vergleichsweise selten (Osborn, 1994). Die pilozytischen Astrozytome in den o. g. anderen Lokalisationen führen zu Sehstörungen, endokrinen Störungen und Verhaltensauffälligkeiten sowie zu Hirnstamm-Symptomen. CT und MRT zeigen im Hirnstamm manchmal ebenfalls zystische, im Optikus, Chiasma und Hypothalamus häufiger solide, primär iso- oder hypodense Tumoren mit geringer KM-Aufnahme. Kleinhirn-Astrozytome können in der Regel komplett reseziert und damit geheilt werden. Pilozytische Astrozytome in anderen Lokalisationen haben gegebenfalls mit Bestrahlung ebenfalls einen relativ günstigen Verlauf (Shaw et al., 1989; **Tab. G 1.9**). Bei Patienten mit Neurofibromatose Typ 1, die mit 15 %iger Wahrscheinlichkeit ein Optikusgliom entwickeln, ist der Verlauf günstiger (Hoffman et al., 1993).

Therapiestudien (Tab. G 1.9)

Bei den niedrig-malignen Astrozytomen bedeutet die makroskopisch komplette Resektion in der Regel eine bessere Prognose als eine Teilresektion. Zahlreiche retrospektive Studien zeigen bei Patienten mit inkomplett resezierten WHO Grad I- oder II-Astrozytomen auch eine Verbesserung der Prognose durch Bestrahlung. Umstritten sind allerdings der optimale Zeitpunkt und die erforderliche Dosis, insbesondere unter dem Aspekt möglicher Spätfolgen der Therapie bei mittelfristig relativ günstiger Prognose quoad vitam. Außerdem ist der Vorteil einer frühen Resektion und Strahlentherapie nicht belegt bei Patienten, die mit Anfällen symptomatisch werden (Smith et al., 1991). Jüngere Patienten haben auch bei nicht-pilozytischer Histologie unabhängig von der Therapie eine bessere Prognose als ältere. Vecht (1993) propagierte deshalb ein individualisiertes therapeutisches Vorgehen, wonach Patienten unter 35 Jahren, bei denen Anfälle zur Diagnose geführt haben oder der Tumor inoperabel ist, zunächst nur beobachtet werden. In gut zugänglichen Lokalisationen sollen Patienten dieser Altersgruppe eine makroskopisch komplette Tumorresektion ohne Nachbestrahlung erhalten. Bei Patienten über 35 Jahren soll eine Biopsie bzw. eine Tumorresektion erfolgen, wenn diese gefahrlos möglich ist, und eine lokale Strahlentherapie angeschlossen werden. Diese Empfehlung entspricht in weiten Teilen der gängigen klinischen Praxis (s. u.). Als Alternative zur Operation und Bestrahlung favorisieren Kreth et al. (1995) aufgrund sehr guter Ergebnisse die interstitielle Radiotherapie

Tab. G 1.9: Ergebnisse wesentlicher retrospektiver Studien zur Therapie der pilozytischen (WHO Grad I) und anderer niedrig-maligner Astrozytome (WHO Grad II)

Studie	Pat. (n)	Alter[1]	WHO II (%)	Kriterium bzw.Therapie (Anz. Pat.)	Überleben (%) 5 J.	10 J.
Fazekas et al., 1977	68	> 16	82	alle: OP+RAD(45)	?	?
				Grad 1/ Grad 2	20?/ 53	?/ 30
				OP+RAD/ OP	54/ 32	26/ 32
				Komplett-OP/ Teil-OP	90/ 25	41/ 28
				Teil-OP+RAD/Teil-OP	41/ 13	28/?
Laws et al., 1984	461	20–49	73	alle: OP+RAD (74)	37	22
				Alter 0–19/ 20–49/ ≥ 50	83/ 35/ 12	73/ 19/ 5
				KI »gut/ mäßig/ schlecht«	42/ 27/ 9	?
				Grad 1/ Grad 2	44/ 34	?
				OP+RAD/ OP	49/ 34	?
				Komplett-OP/ Teil-OP	60/ 32	45/ 18
Shaw et al., 1989	167	30	75[3] (supratentoriell)	alle: OP+RAD (139)	?	?
				PA/ anderes Astrozytom	85/ 51	79/ 23
				OP/ RAD > 53 Gy/< 53 Gy	32/ 68/47	11/ 39/ 21
				PA: Teil-OP+RAD/ Teil-OP	85/50	85/ 50
				Alter > 34 J.: OP+RAD > 53 Gy/ < 53 Gy	67/ 37	45/ 5
				Alter < 34 J.: OP+RAD > 53 Gy/ < 53 Gy	70/ 53	?
Philippon et al., 1993	179	?	100 (supratentoriell)	alle: OP+RAD (118)	61	40
				Komplett-OP/Teil-OP/ Biopsie	80/ 50/ 45	?
				Teil-OP+RAD/ Teil-OP	50/ 35	?
				> 40 Jahre: Teil-OP+RAD/ Teil-OP	50–70/ 25	?
Eyre et al., 1993[2]	19	36	95	alle: Teil-OP+RAD	42	22
	35	39	91	alle: Teil-OP+RAD+CCNU	50	38
Kreth et al., 1995	455	29	79[4]	alle: ^{125}J 60–100 Gy (Tumorrand)	?	?
				PA/ gemistozyt./ anderes Astrozytom	85/ 32/ 61	83/?/ 51
				Oligoastrozytom/ Oligodendrogliom	49/50	?
				WHO Grad II: KI > 80 %/< 80 %	72/ 40	?
				WHO Grad II: Alter < 18/18–40/> 40 J.	84/ 57/ 43	?

Abk.: OP = Komplett- oder Teil-OP, RAD = Radiotherapie, KI = Karnofsky-Index, PA = pilozytisches Astrozytom,? = nicht angegeben

[1] Angabe des genauen Medians oder des Bereiches für den Median in Jahren

[2] prospektive randomisierte Studie

[3] einschl. 35 Pat. mit Oligoastrozytom

[4] einschl. 60 Pat. mit Oligoastrozytom und 27 Pat. mit Oligodendrogliom

mit ^{125}J (s. **Tab. G 1.9**). Eine randomisierte Studie zur adjuvanten Chemotherapie mit CCNU ergab bei Patienten mit inkomplett resezierten und nachbestrahlten niedrig-malignen Gliomen keinen Vorteil für die Chemotherapie (Eyre et al., 1993). Packer et al. (1993) behandelten 23 Kinder mit rezidivierten vorbestrahlten und 37 kleine Kinder mit neu diagnostizierten, nicht näher spezifizierten, niedrig-malignen Gliomen, mit Carboplatin und Vincristin. Bei Rezidivtumoren betrug die objektive Remissionsrate (stable disease-Rate) 52 % (22 %), bei neu diagnostizierten Tumoren 62 % (32 %). Alle Patienten mit Remissionen oder stable disease zeigten in der 14monatigen (Median) Nachbeobachtungszeit keine Progredienz. Bei inoperablen, nach Bestrahlung progredienten pilozytischen Astrozytomen erreichten Brown et al. (1993) mit 10 verschiedenen Chemotherapie-Protokollen bei bei 4 von 11 Patienten objektive Remissionen und bei 3 Patienten eine stable disease. Nishio et al. (1995) berichteten über 4 Kinder mit pilozytischen Astrozytomen, die primär mit ACNU und/oder MCNU chemotherapiert wurden. Drei Kinder zeigten Remissionen, das vierte zunächst eine Tumorprogression, unter erneuter Therapie mit Carboplatin und Etoposid aber ebenfalls eine Remission. Die Remissionen hielten bis zum Ende des Beobachtungszeitraums nach 43 Monaten (Median) an.

Niedrig-maligne Astrozytome rezidivieren bzw. progredieren meist lokal. WHO Grad II-Astrozytome dedifferenzieren nach einer Literaturübersicht von Karim (1995) in 30–80 % der Fälle im Verlauf zum anaplastischen Astrozytom oder zum Glioblastom, pilozytische Astrozytome vergleichsweise selten.

Neue therapeutische Erkenntnisse sind von 4 derzeit laufenden prospektiven randomisierten Studien zur Radiotherapie niedrig-maligner Gliome zu erhoffen: Eine Studie der EORTC sowie eine gemeinsame Studie der amerikanischen Brain Tumor Cooperative Group (BTCG) und der Radiation Therapy Oncology Group (RTOG) untersuchen die Prognose nach postoperativer Bestrahlung der erweiterten Tumorregion mit 5 x 1,8 Gy/Woche bis 54 Gy im Vergleich zur Bestrahlung beim Rezidiv bzw. bei Tumorprogression. Beide Studien kranken an schleppender Rekrutierung, weil sich sowohl »believer«- als auch »nonbeliever«-Therapeuten vieler Zentren wegen der offensichtlich weit auseinanderliegenden Behandlungsalternativen nicht beteiligen und auch die Patienten entsprechend zögerlich sind. Hinzu kommt, daß viele nicht primär bestrahlte Patienten im nachhinein oft doch eine Bestrahlung wünschen. Eine gemeinsame Studie der Mayo-Klinik und der North Central Cancer Treatment Group (NCCTG) sowie eine Studie der EORTC dienen der Dosisfindung. Die Mayo-NCCTG-Studie randomisiert zwischen 50,4 und 64,8 Gy in 28 bzw. 36 Einzeldosen, die EORTC-Studie zwischen 45 und 54 Gy in 25 bzw. 33 Einzeldosen. Die EORTC-Studie ist bereits geschlossen. Erste Zwischenergebnisse lassen weder für das rezidiv- bzw. progressionsfreie Intervall noch für das Gesamtüberleben Unterschiede in den beiden Behandlungsgruppen erkennen. Die 4-Jahres-Überlebensrate liegt bei oder über 70 % für die wenigen Patienten in der Studie mit pilozytischem Astrozytom, für Patienten zwischen 16 und 30 Jahren, für Patienten mit höherem Karnofsky-Index, peripher lokalisiertem Tumor < 3 cm oder WHO Grad II-Oligodendrogliom (Karim, 1995).

Patienten im Alter von 18 bis 65 Jahren werden derzeit auch in der multizentrischen Fallsammelstudie zur »Therapie der differenzierten Großhirngliome (NOA-2)« der Deutschen Krebsgesellschaft erfaßt. Diese Studie nimmt keinen Einfluß auf Therapieentscheidungen, sondern dokumentiert die Ergebnisse der an verschiedenen Zentren durchgeführten Therapien, einschließlich der Lebensqualität (Studienkoordination: Prof. Dr. J.C. Tonn, Neurochirurgische Universitätsklinik, Joseph-Schneider-Str. 11, 97080 Würzburg).

Die Gesellschaft für Pädiatrische Onkologie und Hämatologie hat 1996 eine »Internationale multizentrische Therapiestudie zur Behandlung von niedrig-malignen Gliomen bei Kindern und Jugendlichen« begonnen. Aufgenommen werden Kinder unter 16 Jahren mit pilozytischen oder WHO Grad II-Astrozytomen, niedrig-malignen oligodendroglialen Tumoren, Gangliogliomen oder desmoplastischen infantilen WHO Grad I- Gangliogliomen. Das Protokoll sieht nach inkompletter Resektion eines niedrig-malignen Glioms bei Kindern über 5 Jahren eine Bestrahlung der erweiterten Tumorregion mit 5 x 1,8 Gy/Woche bis 54 Gy vor und bei Rezidiv oder Tumorprogression eine etwa einjährige Chemotherapie mit Vincristin und Carboplatin. Bei jüngeren Kindern wird zuerst chemotherapiert und bei Rezidiv bzw. Tumorprogression bestrahlt (Studienkoordination: Dr. A. K. Gnekow, I. Kinderklinik des KZVA, 86156 Augsburg).

Pragmatische Therapie und Nachsorge

In gut zugänglichen Lokalisationen werden **WHO Grad II-Astrozytome** nach Möglichkeit makroskopisch komplett reseziert und erst bei wiederholtem Rezidiv bestrahlt. Die Bestrahlung erfolgt mit 5 x 1,8 Gy/Woche bis 54 Gy auf die erweiterte Tumorregion. Bei erneutem Rezidiv kann danach zusätzlich eine stereotaktische Bestrahlung und/oder Chemotherapie mit dem PCV-Protokoll (**Tab. G 1.8**) versucht werden. Bei Malignisierung erfolgt die weitere Behandlung wie bei den malignen Gliomen (s. Kap. G 1.2.1.1). Patienten, bei denen zufällig oder nach langjähriger Anfallsanamnese in einer eloquenten Hirnregion eine Astrozytom-verdächtige Raumforderung ohne Malignitätszeichen entdeckt wird, beobachten wir zunächst in 3monatigem, dann in 6monatigen Abständen den Verlauf, um erst bei Tumorprogredienz eine bioptische Diagnosesicherung mit anschließender Bestrahlung durchzuführen. Bei kurzer Anamnese mit progredienten neurologischen Störungen wird gleich biopsiert und gegebenenfalls bestrahlt. Bei inoperablen, vorbestrahlten Rezidiven empfehlen wir eine Chemotherapie nach dem PCV-Protokoll (s. **Tab. G 1.8**).

Auch bei den **pilozytischen Astrozytomen** ist die komplette Tumorresektion das Ziel. Sie wird bei Kleinhirn-Astrozytomen in der Regel gelingen, nicht aber bei pilozytischen Astrozytomen im Opticus, Chiasma, Hypothalamus oder Hirnstamm, die ohne Gefährdung vitaler Funktionen oft nur biopsiert oder allenfalls teilreseziert werden können. Eine Bestrahlung wird bei den nicht resezierbaren pilozytischen Astrozytomen erst durchgeführt, wenn eine funktionell beeinträchtigende Raumforderung besteht. Die Gesamtdosis beträgt 45 Gy und wird in 1,8 Gy-Einzeldosen innerhalb von 4 Wochen verabreicht. Alternativ oder zusätzlich kann auch eine Chemotherapie nach dem PCV-Protokoll (s. **Tab. G 1.8**) oder einem aktuellen Studienprotokoll durchgeführt werden (s. oben).

Nachsorge-Untersuchungen mit CT-Kontrollen erfolgen unmittelbar sowie 6 und 12 Monate nach der Primärtherapie, dann in größeren Abständen. Beim Rezidiv oder weiterer Progression, die nur selten mit einer Malignisierung des pilozytischen Tumors einhergeht, wird stereotaktisch bestrahlt und/oder erneut chemotherapiert.

Niedrig-malignes Oligodendrogliom und Oligoastrozytom

Hier werden die niedrig-malignen Oligodendrogliome und Oligoastrozytome (WHO II) abgehandelt, aber auch vergleichend Therapieergebnisse für die anaplastischen Oligodendrogliome (WHO III) dargestellt, die im übrigen bereits bei den malignen Gliomen besprochen wurden. Die Oligodendrogliome wachsen fast ausschließlich supratentoriell, meist frontal und/oder temporal, weniger häufig parietal oder okzipital (Chin et al., 1980). Sie infiltrieren häufig den Kortex und die darüberliegende Leptomeninx. Eine klinisch relevante Tumorzellaussaat im Liquor kommt dennoch nur in weniger als 1 % vor (Mørk et al., 1985).

Klinik und Verlauf

Niedrig-maligne Oligodendrogliome und Oligoastrozytome machen 2–5 % der primären Hirntumoren aus (Russell und Rubinstein, 1989; **Tab. G 1.1**). Der Häufigkeitsgipfel liegt zwischen 26 und 46 Jahren. Hinzu kommt ein kleinerer Gipfel zwischen 6 und 12 Jahren. Mehr als die Hälfte aller Oligodendrogliome und Oligoastrozytome manifestieren sich mit fokalen und/oder generalisierten epileptischen Anfällen, die übrigen mit anderen neurologischen Herdsymptomen oder Kopfschmerzen. Computertomographisch sind in 70–90 % aller Oligodendrogliome noduläre oder schollige Verkalkungen und häufig auch zystische Veränderungen nachweisbar. Auch niedrig-maligne oligodendrogliale Tumoren können in geringem Umfang KM aufnehmen. Die T1-gewichtete MRT zeigt gemischt hypo- und isointense Tumoranteile, die T2-gewichtete umschriebene hyperintense Areale. Die Gadolinium-Aufnahme ist in der Regel fleckförmig und moderat. Verkalkungen kommen mit der MRT weniger gut zur Darstellung als mit der CT. Intraventrikuläre Oligodendrogliome können bildgebend nicht von Neurozytomen (s. unten) unterschieden werden (Osborn, 1994). Patienten mit niedrig-malignem Oligodendrogliom haben nach Operation und Bestrahlung eine globale 5- und 10-Jahres-Überlebenserwartung von 34–66 bzw. 5–41 % (**Tab. G 1.10**). Die Rezidive treten in etwa 90 % der Fälle lokal auf. Bei etwa 50 % der Patienten ist im Verlauf mit einer Malignisierung zum anaplastischen Oligodendrogliom oder zum Glioblastom zu rechnen. Die langjährige Anamnese einer Epilepsie vor der Diagnose Oligodendrogliom und jüngeres Alter sind therapieunabhängige günstige prognostische Faktoren. Die Oligoastrozytome sind prognostisch ungünstiger (Winger et al., 1989).

Therapiestudien (Tab. G 1.10)

In einer Reihe von retrospektiven Studien erwies sich bei den niedrig-malignen Oligodendrogliomen die makroskopisch komplette Tumorresektion als wirkungsvollste Therapiemaßnahme. Wie bei den niedrig-malignen Astrozytomen ergibt sich in den meisten Studien auch ein prognostischer Vorteil der postoperativen Bestrahlung nach makroskopisch inkompletter Tumorentfernung. Nach kompletter Tumorresektion scheint die Bestrahlung nicht vorteilhaft zu sein. Problematisch ist bei den Betrachtungen zur Therapie neben ihrem retrospektiven Charakter, daß verschiedene histologische Klassifikationen verwendet und meist auch anaplastische Oligodendrogliome in die gesamtstatistische Auswertung von Therapieeffekten einbezogen werden. Da Patienten mit einem WHO Grad II-Oligodendrogliom eine vergleichsweise günstige Prognose haben und deshalb mögliche Spätfolgen der Strahlentherapie besonders zu Buche schlagen, wird die Bestrahlung bei der gegenwärtigen Datenlage von vielen Autoren deshalb eher zurückhaltend indiziert und in der Regel nur bei Patienten mit bioptisch gesicherten inoperablem Tumor, größerem postoperativem Tumorrest oder wiederholt rezidivierten Läsionen durchgeführt. Ausgehend von der Chemosensitivität anaplastischer Oligodendrogliome (Kyritsis et al., 1993; Cairncross et al., 1992; s. oben) wurde die Chemotherapie inzwischen auch bei niedrig-malignen oligodendroglialen Tumoren eingesetzt. Glass et al. (1992) beobachteten bei 2 Patienten mit niedrig-malignem Oligoastrozytom unter PCV-Therapie (s. **Tab. G 1.8**) länger als 16 bzw. 54 Monate dauernde partielle Remissionen und bei einem von 2 Patienten mit Oligodendrogliom einen mehr als 7jährigen Wachstumsstillstand. Mason et al. (1996) sahen mit dem gleichen Protokoll bei 6 bzw. 3 von insgesamt 9 behandelten Patienten partielle Remissionen und Wachstumsstillstände, die bisher 10 bis 45 Monate (Median 25 Monate) anhielten. Längerfristige Beobachtungen zur 5- und 10-Jahres-Überlebensrate entsprechend chemotherapierter Patienten liegen noch nicht vor. Der günstigste Zeitpunkt für die Chemotherapie bei den niedrig-malignen Oligodendrogliome und Oligoastrozytomen muß noch definiert werden. In Frage käme es, die Chemotherapie bereits nach Ausschöpfen der chirurgischen Möglichkeiten noch vor der Bestrahlung einzusetzen. Die Zwischenergebnisse der im Abschnitt über Astrozytome (s. oben) ausführlich dargestellten EORTC-Studie zur Radiotherapie niedrigmaligner Gliome mit 45 oder 54 Gy zeigen dosisunabhängig eine signifikant günstigere Prognose für Oligodendrogliome als für Astrozytome und eine dazwischen liegende Prognose für Oligoastrozytome.

Patienten im Alter von 18 bis 65 Jahren sollten in der Fallsammelstudie zur »Therapie der differenzierten Großhirngliome (NOA-2)« der Deutschen Krebsgesellschaft erfaßt werden (zu Einzelheiten s. Therapiestudien bei niedrig-malignen Astrozytomen).

Pragmatische Therapie

Wie bei Patienten mit niedrig-malignem Astrozytom sollte bei zufällig oder nach langer Anfallsanamnese entdeckter Oligodendrogliom-verdächtiger Raumforderung in einer eloquenten Hirnregion zunächst in 3-monatigem, dann in 6-monatigen Abständen der Verlauf beobachtet und erst bei Tumorprogredienz eine bioptische Diagnosesicherung und anschließend je nach Gesamtsituation eine lokale Bestrahlung, eine Chemotherapie nach dem PCV-Protokoll (s. **Tab. G 1.8**) oder beides erfolgen. Tendenziell ziehen wir die Chemothera-

Tab. G 1.10: Ergebnisse wesentlicher retrospektiver Studien zur Therapie von Oligodendrogliomen, Oligoastrozytomen (WHO Grad II) und anaplastischen Oligodendrogliomen (WHO Grad III)

Studie	Pat. (n)	Alter[1]	Histologie	Kriterium bzw.Therapie (Anz. Pat.)	Überleben (%) 5 J.	10 J.
Mørk et al., 1985	208	47	O: Grad 2+3 (WHO)	alle: OP+RAD (107)	34	5
Lindegaard et al., 1987	170	40–50	O: Grad 2+3 (WHO)	alle: OP+RAD (108) OP+RAD (108)/ OP Komplett-OP/ Teil-OP Teil-OP+RAD/ Teil-OP	? 36/ 27 55/ 33 32/ 23	? ? ? ?
Winger et al., 1989	10	> 18	O: Grad 3–4 (Kernohan)	alle: OP+RAD (?)	72	?
Whitton et al., 1990	24	41	O: Grad 1+2 (Kernohan)	alle: OP+RAD (24) 16–45 Jahre/ > 46 Jahre Komplett-OP/ Teil-OP	64 75/ 38 84/ 40	35 65/ 0 63/?
Shaw et al., 1992	81	44	O: Grad 1–4 (Kernohan)	alle: OP+RAD(63) Grad 1+2/ Grad 3+4 Komplett-OP/ Teil-OP Teil-OP+RAD > 50/ < 50 Gy	54 75/ 41 74/ 46 62/ 39	34 46/ 20 59/ 23 31/ 20
Shimizu et al., 1993	47	36	O/OA: Grad 2+3 (WHO)	alle: OP+RAD (26) Grad 2/ Grad 3 < 40 Jahre/ > 40 Jahre OP+RAD/ OP	61 74/ 38 70/ 40 74/ 25	41 ? ? ?
Nijjar et al., 1993	66	46	O/OA: Grad 2+3 (WHO)	alle: OP+RAD (48)+CHT(4) O Grad 2/ OA Grad 2 O Grad 3	66 72/ 66 36	30 ? 8
Shaw et al., 1994	71	37	OA: Grad 1–4 (Kernohan)	alle: OP+RAD (66) Grad 1+2/ Grad 3+4 < 37 Jahre/> 37 Jahre OP+RAD/ OP RAD > 50/ < 50 Gy	55 5/36 66/ 46 80/51 71/ 36	29 32/9 44/ 17 48/26 21/ 34

Abk.: O = Oligodendrogliom, OA = Oligoastrozytom, OP = Komplett- oder Teil-OP, RAD = Radiotherapie, CHT = nicht näher spezifizierte oder variable Chemotherapie,? = nicht angegeben

[1] Angabe des genauen Medians oder des Bereiches für den Median in Jahren

pie vor und bestrahlen nur im Bedarfsfall anschließend. Im Falle einer kurzen Anamnese mit progredienten neurologischen Störungen sollte gleich biopsiert, bestrahlt und/oder chemotherapiert werden. Tumoren in operabler Lokalisation sollten makroskopisch komplett reseziert und erst bei wiederholtem Rezidiv oder Malignisierung (s. Kap. maligne Gliome) bestrahlt und/oder chemotherapiert werden. Die Bestrahlung der erweiterten Tumorregion erfolgt mit 5 x 1,8 Gy/Woche bis 54 Gy.

G 1.2.1.3. Ependymale Tumoren

Die folgenden Ausführungen beziehen sich im wesentlichen auf das **Ependymom (WHO II)** und das **anaplastische Ependymom (WHO III)**. Dedifferenzierte anaplastische Ependymome gelten als Glioblastome. Die intrakraniellen, in der Regel von den Ventrikelwänden ausgehenden Ependymome wachsen in 60 % der Fälle primär infra-, in 40 % supratentoriell . Das gutartige **myxopapilläre Ependymom (WHO I)** geht meist vom Filum terminale aus (s. Kap. G 1.3.2). Es kann ebenso wie das seltene, sich meist bei älteren Erwachsenen durch Verlegung des 4. Ventrikels manifestierende, oft aber auch asymptomatische **Subependymom (WHO I)** operativ saniert werden. Das Ependymoblastom gilt nicht als ependymaler, sondern als embryonaler Tumor (s. unten).

Klinik und Verlauf

Ependymome machen 1,4–6 % aller primären Hirntumoren aus (Russell und Rubinstein, 1989; Tab. 1). Bei Kindern stellen sie nach Medulloblastomen und Astrozytomen mit etwa 20 % die drittgrößte Gruppe der Hirntumoren. Ependymome treten gehäuft auf vor dem 10. und zwischen dem 20. und 50. Lebensjahr. Infratentorielle Tumoren führen zum Verschlußhydrozephalus mit Hirndruckzeichen und zu zerebellären Störungen, supratentorielle zu Kopfschmerzen, Anfällen und entsprechenden Herd-Symptomen. In der CT stellen sich die Ependymome primär hyperdens oder mit gemischten Dichtewerten dar. Etwa die Hälfte der Tumoren ist zystisch, ein Viertel weist Verkalkungen auf. Die KM-Aufnahme ist ebenso wie bei der MRT mäßig bis intensiv. T1-gewichtete MRT-Aufnahmen ergeben iso- oder hypointense, T2-gewichtete Aufnahmen hyperintense Läsionen (Osborn, 1994). Zur prä- oder postoperativen Diagnostik gehören auch spinale MRT und Liquoruntersuchung, die in weniger als 20 % der Fälle eine oft asymptomatische spinale Metastasierung und/oder eine Liquoraussaat aufdecken (Pollack et al., 1995). Die Wahrscheinlichkeit einer Metastasierung im Liquorraum ist größer bei infratentoriellen und anaplastischen Ependymomen. Die globale 5- und 10-Jahre-Überlebensrate wird in neueren Fallserien mit 46–57 % bzw. 42–45 % angegeben (**Tab. G 1.11**). Die Prognose ist günstiger bei Alter > 3 Jahre, längerer Anamnese, kompletter Resektion und Nachbestrahlung. Der histologische Malignitätsgrad (WHO II oder III) ist nicht in allen Studien ein Prädiktor für die Prognose (Ernestus et al., 1996; Pollack et al., 1995).

Therapiestudien (Tab. G 1.11)

Verschiedene retrospektive Studien haben gezeigt, daß makroskopisch komplette Tumorresektion

Tab. G 1.11: Ergebnisse wesentlicher retrospektiver Studien zur Therapie von intrakraniellen Ependymomen

Studie	Pat. (n)	Alter[1]	Kriterium bzw. Therapie (Anz. Pat.)	Rezidivfrei (%) 5 J.	Rezidivfrei (%) 10 J.	Überleben (%) 5 J.	Überleben (%) 10 J.
Goldwein et al., 1990	51	5; 0–20	alle: OP+RAD(47)+CHT(30)	30	?	46	?
			4 Jahre/< 4 Jahre	?	?	55/ 30	?
Rousseau et al., 1994	80	3;0–16	alle: OP+RAD(65)+CHT(33)	38	?	56	?
			WHO II/ WHO III	45/ 22		65/ 40	?
			Komplett-OP/ Teil-OP	51/ 26	?	75/ 41	?
			RAD ja/ nein	45/ 0	?	63/ 0	?
Vanuytsel et al., 1992	93	?; 0–55	alle: OP+RAD(88)+CHT(19)	41	38	51	42
			Komplett-OP/ Teil-OP	58/ 36	58/ 32	69/ 46	63/ 36
			RAD ja/ nein	46/ 38	43/ 33	62/ 36	50/ 32
Pollack et al., 1995	40	»Kinder«	alle: OP+RAD(27)+CHT(25)	45	36	57	45
			> 3 Jahre/ < 3 Jahre	60/ 12	45/ 12	75/ 22	57/ 22
			Anamnese > 1 Monat/< 1 Monat	53/ 33	53/ 0	64/ 33	64/ 17
			Komplett-OP/ Teil-OP	68/ 9	54/ 0	80/ 22	71/ 0
Ernestus et al., 1996	45	7; 0–34	alle: OP+RAD (29)	?	?	?	?
			WHO II/ WHO III	61/ 27	?	?	?

Abk.: OP = Komplett- oder Teil-OP, RAD = Radiotherapie, CHT = nicht näher spezifizierte oder variable Chemotherapie, ? = nicht angegeben

[1] Alter: Median; Bereich

und Bestrahlung sowohl bei WHO Grad II- als auch bei anaplastischen Ependymomen die Prognose entscheidend begünstigen. Die makroskopisch komplette Entfernung eines myxopapillären Ependymoms ist kurativ. Die lokal erforderliche Bestrahlungsdosis liegt zwischen 50 und 55 Gy. Die früher für alle Patienten propagierte Bestrahlung der Neuroachse hat keinen Vorteil erbracht und erscheint nach neueren Studien nur bei bildgebend oder liquorzytologisch nachgewiesener leptomeningealen Metastasierung sinnvoll. Die Chemotherapie hat in der Primärtherapie der Ependymome keinen sicheren Stellenwert (s. Literatur in **Tab. G 1.11**). Unabhängig von einer Bestrahlung der Neuroachse rezidivieren über 90 % der intrakraniellen Ependymome lokal, die restlichen meist spinal. Systemische Metastasen sind sehr selten. Auch beim Rezidiv ist die oft erneut mögliche Tumorresektion die wirksamste therapeutische Maßnahme. Die Möglichkeiten der Strahlentherapie sind dann meist eng begrenzt. In verschiedenen Chemotherapie-Protokollen hatten Cisplatin und Etoposid noch die beste, insgesamt aber bescheidene Wirkung. Patienten mit dem 1. Rezidiv eines WHO Grad II-Ependymoms haben nach erneuter Operation und Chemotherapie eine 2-Jahres-Überlebenswahrscheinlichkeit von etwas über 50 %, Patienten mit einem anaplastischen Tumor von unter 10 % (Goldwein et al., 1990). Wie beim Medulloblastom und bei den Keimzelltumoren (s. Kap. G 1.2.5) ist bei den langfristig überlebenden Patienten nach Neuroachsen-Bestrahlung in Abhängigkeit vom Alter bei der Primärtherapie mit neuropsychologischen Defiziten und Hormonstörungen zu rechnen (Dennis et al., 1996; Kap. G 1.1.6).

Pragmatische Therapie und Nachsorge

Therapieziel ist die makroskopisch komplette Tumorresektion. Unabhängig vom Ausmaß der Resektion erfolgt bei WHO Grad II- und III-Ependymomen eine Nachbestrahlung der Tumorregion mit einem Sicherheitssaum von 2 cm mit 5 x 1,8 Gy/Woche bis 56 Gy. Bei komplett reseziertem spinalem myxopapillärem Ependymom besteht keine Bestrahlungsindikation. Nach inkompletter Entfernung kann eine abwartende Haltung gerechtfertigt sein (s. auch Kap. G 1.3.2). Nur bei bildgebend oder liquorzytologisch nachgewiesener Metastasierung erfolgt die Bestrahlung der Neuroachse mit 5 x 1,8 Gy/Woche bis 36 Gy und eine anschließende Aufsättigung der Tumorregion bis 56 Gy. Bei Kindern unter 3 Jahren wird wie beim Medulloblastom und bei Keimzelltumoren in der Regel nicht bestrahlt, sondern mit einem Cisplatin-haltigen Protokoll chemotherapiert. 3 Monate nach Operation sollte eine MRT des gesamten Spinalkanals durchgeführt werden. Anschließend sind bei komplikationslosem Verlauf nur noch lokale MRT-Kontrollen indiziert, die beim anaplastischen Ependymom bis zum Ende des 2. Jahres alle 6 Monate und dann jährlich, bei WHO Grad II-Ependymomen von vornherein jährlich durchgeführt werden sollten. Liquorkontrollen werden nur bei primärer Liquorbeteiligung oder entsprechendem Verdacht durchgeführt. Bei Rezidiven sind je nach Situation erneute Operation und Chemotherapie sinnvolle therapeutische Optionen.

G 1.2.1.4. Mischgliome

(s. Kap. maligne und niedrig-maligne Gliome)

G 1.2.1.5. Tumoren des Plexus chorioideus

Plexuspapillome (WHO I-II) und Plexuskarzinome (WHO III-IV) machen 0,2–0,6 % der primären Hirntumoren aus (Russell und Rubinstein, 1989; **Tab. G 1.1**). Plexuspapillome sind 2–4 mal so häufig wie Plexuskarzinome. Beide Tumoren manifestieren sich in 65 % der Fälle im 1. oder 2., in 80 % der Fälle bis zum 12. Lebensjahr. Bei Kindern wächst die Mehrzahl der Tumoren in den Seitenventrikeln, bei Erwachsenen im 4. Ventrikel. In der Regel manifestieren sich Plexustumoren mit den Symptomen eines Hydrozephalus, der durch Überproduktion von eiweißreichem Liquor und rezidivierende Liquoreinblutungen mit konsekutiver Resorptionsstörung sowie durch Verlegung der Liquorwege entsteht (Ellenbogen et al., 1989). Die CT zeigt eine meist hyper- oder isodense, die MRT eine isointense intraventrikuläre Raumforderung mit intensiver KM-Aufnahme als Ausdruck einer angiographisch nachweisbaren Hypervaskularisation. 25 % der Tumoren haben Verkalkungen. Sowohl Plexuspapillome als auch -karzinome können das Hirnparenchym infiltrieren (Osborn, 1994). Therapieziel ist die komplette Tumorresektion. Sie ist auch bei Plexuskarzinomen in der Regel kurativ. In verschiedenen retrospektiven Studien wurden Langzeitüberlebensraten um 90 % für Patienten mit Plexuspapillom und um 50 % für Patienten mit Plexuskarzinom berichtet. Die Ansprechrate von Rest- oder Rezidivkarzinom, einschließlich leptomeningealer Aussaat, auf Bestrahlung und Chemotherapie ist gering. Ein Standard ist nicht definiert (Packer et al., 1992; Ellenbogen et al., 1989).

G 1.2.1.6. Neuroepitheliale Tumoren unsicherer Herkunft

Diese Tumoren sind sehr selten. Bei den **Astroblastomen** werden als Ursprung embryonale Vorläuferzellen der Astroglia, dedifferenzierte Astrozyten, aber auch Tanyzyten diskutiert. Sie treten meist im Kindesalter oder bei jungen Erwachsenen auf und wachsen supratentoriell kortikal oder subkortikal. Die Symptomatik ist unspezifisch. Das CT zeigt eine hypodense, KM-aufnehmende Läsion. Für niedrig-maligne Astroblastome wurden 3–20jährige Überlebenzeiten, für maligne Tumoren nach Operation und Bestrahlung Überlebenszeiten von 1,5–2,5 Jahren beschrieben (Bonnin und Rubinstein, 1989).
Als Herkunft der **polaren Spongioblastome** wer-

den die embryonale radiale Glia oder neuroendokrine Zellen diskutiert. Sie treten ebenfalls bei Kindern und jungen Erwachsenen auf und wachsen meist in Mittellinienstrukturen mit entsprechender Symptomatik. In der CT können sich die Tumoren hypodens darstellen und Verkalkungen aufweisen. Die Prognose ist auch nach Teilresektion ohne Nachbestrahlung günstig (Ng et al., 1994).

Die von der WHO separat klassifizierte **Gliomatosis cerebri** tritt im mittleren Erwachsenenalter auf. Sie ist durch diffuse Proliferation von Astrozyten und/oder Oligodendrozyten bei grundsätzlich erhaltener Zytoarchitektur gekennzeichnet und führt zu globaler Hirnschwellung mit entsprechend unspezifischer und vielgestaltiger Symptomatik, einschließlich Hirndruckzeichen. CT und T1-gewichtete MRT zeigen hypo- oder isodense, T2-gewichtete MRT ausgedehnte hyperintense Veränderungen der Marklager mit oder ohne KM-aufnehmende Foci. In manchen Fällen findet sich auch ein meist zentral gelegener umschriebener Tumor als wahrscheinlicher Augangspunkt der malignen Infiltration. Die Diagnose sollte bioptisch gesichert werden. In Abhängigkeit vom Malignitätsgrad wurden auch ohne Therapie mittlere Überlebenszeiten von 6 Monaten bis 3 Jahren beschrieben. Die pragmatische Therapie beinhaltet eine Ganzhirn-Bestrahlung mit 5 x 1,8 Gy/Woche bis zur Gesamtdosis von 54 Gy. Zur Chemotherapie gibt es keine wesentliche Erfahrung (Chen et al., 1995).

G 1.2.1.7. Neuronale und gemischte neurogliale Tumoren

Diese Tumoren sind selten. Das **Gangliozytom** oder zentrale Ganglioneurom ensteht durch lokale nicht-invasive Proliferation atypisch großer und geformter Neurone mit oft massiven Aussprossungen irregulär ausgerichteter myelinisierter Axone. Es wächst vor allem temporal, grundsätzlich aber überall im ZNS. Das **dysplastische Gangliozytom des Kleinhirns** ist durch Verlust der normalen Zytoarchitektur mit gangliozytären Wucherungen in einem umschriebenen Abschnitt der Kleinhirnrinde gekennzeichnet und gilt als hamartomatöse Läsion im Rahmen der Lhermitte-Duclos-Krankheit, die mit anderen kongenitalen Malformationen, z. B. Megalozephalie, verbunden sein kann. Gangliozytome manifestieren sich im Kindes- und frühen Erwachsenenalter. Die Läsionen sind meist hypodens, weisen Verkalkungen auf und nehmen nur gering KM auf. Auch nach Tumorteilresektion ist die langfristige Prognose günstig. Maligne Entartungen sind selten (Russell und Rubinstein, 1989). Nur dann wird bestrahlt.

Das **desmoplastische infantile Gangliogliom** tritt in den ersten beiden Lebensjahren auf und bevorzugt frontoparietale kortikale Lokalisationen. Namensgebend für die oft ausgedehnten Tumoren ist ihr Bindegewebsreichtum. Zwischen neuronal und astroglial differenzierten Tumorzellen befinden sich primitivere, mitotisch aktive Zellen. Die Kinder werden durch Hirndruckzeichen einschließlich zunehmenden Kopfumfang und neurologische Herdsymptome auffällig. CT und MRT zeigen zystische, KM-aufnehmende Läsionen. Die Therapie ist vor allem chirurgisch, die Langzeitprognose gut (Vandenberg, 1993). Bei inoperablen Tumoren oder Rezidiven sollte eine Cisplatinhaltige Polychemotherapie versucht werden (Duffner et al., 1994).

Die gutartigen **dysembryoblastischen neuroepithelialen Tumoren** (DNT) sind meist im temporalen Kortex lokalisiert und werden typischerweise diagnostiziert bei Kindern und jungen Erwachsenen mit langjähriger Anamnese von fokalen Anfällen. Histologisch imponieren neben der kortikalen Lage multiple Astrozytom-, Oligodendrogliom- und Oligoastrozytom-artige Knötchen, umschriebene Rindendysplasien und senkrecht zur Oberfläche angeordnete spezifische »glioneuronale Elemente« aus dicken Bündeln von Axonen, die von kleinen Oligodendrozyten und scheinbar in interstitieller Flüssigkeit schwimmenden Neuronen umgeben sind. Falls nur das »glioneurale Element« vorhanden ist, wird von einfachem, sonst von komplexem DNT gesprochen. CT und T1-gewichtete MRT zeigen hypodense, teilweise verkalkte Läsionen. Komplexe DNT nehmen teilweise ringförmig KM auf. Die Entfernung der DNT ist eine oft effektive epilepsiechirurgische Maßnahme. Nicht-operierte DNTs zeigen auch im langjährigen Verlauf kein Wachstum (Daumas-Duport, 1993).

Das **Gangliogliom** setzt sich aus atypischen Neuronen (s. o.) und pilozytischen oder fibrillären Astrozyten zusammen. Meist überwiegt die gliale Komponente. Die Tumoren treten bei Kindern und jungen Erwachsenen auf, bevorzugt temporal und in der Mittellinie. Meist manifestieren sie sich mit Anfällen. CT und MRT zeigen hypodense Läsionen mit geringer KM-Aufnahme. Therapieziel ist die komplette Tumorresektion. Nach inkompletter Resektion sollte in der Regel der Verlauf beobachtet und nicht bestrahlt werden. Beim selteneren **anaplastischen (malignen) Gangliogliom** ist eine Nachbestrahlung angezeigt (Chen et al., 1995).

Das **zentrale Neurozytom** besteht aus neuronal differenzierten, in eine fibrilläre Matrix eingebetteten Zellen und wächst in den Seitenventrikeln, tyischerweise in der Nähe des Foramen Monroe. Es kommt vor allem bei jungen Erwachsenen vor und manifestiert sich meist mit Hirndruckzeichen. CT und MRT zeigen oft große Tumoren mit ausgedehnten Verkalkungen. Wichtigste Differentialdiagnose ist das Oligodendrogliom. Die komplette Tumorresektion bedeutet Heilung. Nach inkompletter Resektion sollte der Verlauf beobachtet und nicht bestrahlt werden (Hassoun et al., 1993).

Das **Paragangliom des Filum terminale** (s. auch G 1.2.8) tritt bevorzugt im höheren Erwachsenenalter auf und geht vermutlich von lokal verbliebenen peripheren Neuroblasten aus, die sich zu

Ganglienzellen oder Chemorezeptorzellen differenzieren können. Sie werden durch ein Konus-Kauda-Syndrom symptomatisch. Die Therapie ist primär chirurgisch (Russell und Rubinstein, 1989).

Das **olfaktorische Neuroblastom (Ästhesioneuroblastom)** geht von Zellen des Riechepithels im oberen Nasenschacht aus, von wo es sich in die Nasennebenhöhlen, die Orbita und durch die Lamina cribriformis nach frontobasal ausdehnt. Es tritt im Unterschied zu anderen Neuroblastomen in jedem Lebensalter auf und manifestiert sich mit Nasenkongestion und -bluten. CT und MRT zeigen variable Dichtewerte und eine mäßige inhomogene KM-Aufnahme. Die Tumoren werden nach Hyams et al. (1988) in 4 Malignitätsgrade eingeteilt, die mit der Aggressivität der lokalen Tumorausbreitung und der Prognose korrelieren. Nach kompletter Resektion rezidivieren 25 % der niedrig-malignen und 65 % der höher malignen Tumoren innerhalb von 5 Jahren. Durch postoperative Strahlentherapie kann die Rezidivrate auf etwa 20 % gesenkt werden. Cyclophosphamid und Vincristin sowie Cisplatin-haltige Protokolle haben sich bei rezivierenden Tumoren und Fernmetastasen, die in 20 % der Fälle im Verlauf zu erwarten sind, als ausgesprochen wirksam erwiesen. Im Rahmen der Primärtherapie wurde die Chemotherapie bisher nicht systematisch untersucht (Ebersold et al., 1995a). Pragmatisch erscheint uns die postoperative Bestrahlung mit 5 x 1,8 Gy/Woche bis 54 Gy und bei den höher malignen Ästhesioneuroblastomen zusätzliche adjuvante Chemotherapie mit einem Cisplatin-haltigen Protokoll. Das **olfaktorische Neuroepitheliom** ähnelt dem Medulloblastom im Sinne eines primitiven neuroektodermalen Tumors.

G 1.2.1.8. Parenchymale Tumoren der Pinealis

Die etwa gleich häufigen **Pineozytome** und **Pineoblastome** stellen ein Drittel der Tumoren der Pinealisregion. Sie treten vorwiegend zwischen dem 20. und 40. Lebensjahr auf und manifestieren sich in gleicher Weise wie die in dieser Region wachsenden primären Keimzelltumoren des ZNS (s. Kap. G 1.2.5). CT und MRT zeigen hypodense, teilweise zystische und verkalkte Läsionen mit weitgehend homogener KM-Aufnahme. Pineoblastome weisen häufiger Einblutungen oder Nekrosen auf und ähneln histologisch Medulloblastomen (s. auch PNETs). Pineozytome, Pineoblastome und Übergangsformen der beiden Tumoren können neuronal und/oder glial, Pineoblastome auch retinoblastisch differenzieren (Russell und Rubinstein, 1989). Pineoblastome führen in 50 % der Fälle zur Liquoraussaat. Nach Operation und Strahlentherapie beobachteten Schild et al. (1993) 5-Jahres-Überlebensraten von 67 % bzw. 58 % für 13 Patienten mit Pineozytomen und 17 Patienten mit Mischtumoren oder Pineoblastomen. Chemotherapie mit Vincristin, Cyclophosphamid, Cisplatin und Etoposid erwies sich bei Kindern nicht als wesentlich wirksam (Duffner et al., 1995). Pragmatisch erscheint bei inkomplett resezierten Pineozytomen und Pineoblastomen eine lokale Nachbestrahlung mit 5 x 1,8 Gy/Woche bis 54 Gy, bei Pineoblastomen zusätzlich eine Bestrahlung der Neuroachse mit 5 x 1,8 Gy/Woche bis 36 Gy. Eine klare Empfehlung zur Chemotherapie ist angesichts des Mangels an dokumentierter Erfahrung derzeit nicht möglich. Rational erscheint die Orientierung an Behandlungsprotokollen für das Medulloblastom (s. unten).

G 1.2.1.9. Embryonale Tumoren

Medulloepitheliome, Neuroblastome und Ependymoblastome sind im Unterschied zu Medulloblastomen und Primitiven neuroektodermalen Tumoren (PNETS) anderer Lokalisation sehr seltene Tumoren. Das **Medulloepitheliom** ahmt Strukturen des primitiven Neuralrohrs nach und entwickelt sich meist im Bereich der Seitenventrikel, in der Regel innerhalb der ersten 5 Lebensjahre. Im Unterschied zu anderen embryonalen Tumoren zeigt es keine KM-Anreicherung in der CT. Nach Operation, Bestrahlung und Chemotherapie überleben die Patienten nur 1–2 Jahre (Molloy et al., 1996). Das primär cerebrale **Neuroblastom** kommt mit oder ohne ganglionäre Differenzierung vor und manifestiert sich in 80 % der Fälle bis zum 10. Lebensjahr. Die CT zeigt primär hypodense, oft verkalkte und zystische Läsionen, die intensiv KM aufnehemen. In der bisher größten retrospektiven Studie betrug die postoperative 3- und 5-Jahres-Überlebensrate von 70 Patienten 60 bzw. 30 %. Die 30 nachbestrahlten und 9 nach verschiedenen Protokollen chemotherapierten Patienten hatten keine erkennbar günstigere Prognose als die übrigen Patienten (Bennett und Rubinstein, 1994). Das **Ependymoblastom** ist gekennzeichnet durch mehrreihige, mitosenreiche Rosetten und tritt in in den ersten Lebensjahren, meist supratentoriell, auf. Die Prognose ist sehr schlecht. Zu den embryonalen Tumoren wird auch das primär intraokuläre **Retinoblastom** gerechnet.

Medulloblastom und andere Primitive Neuroektodermale Tumoren (PNETs)

Medulloblastome entstehen aus der äußeren Körnerzellschicht des Kleinhirns. Zusammen mit morphologisch identischen Tumoren außerhalb des Kleinhirns werden sie in der neuen WHO-Klassifikation als PNETs bezeichnet (Kleihues et al., 1993). PNET als Oberbegriff für alle embryonalen Tumoren (Rorke, 1983) hat sich bisher nicht durchgesetzt, weil die Annahme einer gemeinsamen primitiven Vorläuferzelle für diese Tumoren unbewiesen ist. Der immer wieder kolportierte Eindruck einer besseren Prognose für die desmoplastische Variante des Medulloblastoms ist statistisch nicht gesichert. Die myoblastische und melanotische Variante des Medulloblastoms ist sehr selten.

Klinik und Verlauf

In der Erhebung von Mahaley et al. (1989) hatte das Medulloblastom eine relative Häufigkeit von 2,2 % (**Tab. G 1.1**). Andere Autoren berichteten relative Häufigkeiten von 7–8 % (Russell und Rubinstein). Mit einem Anteil von 20–30 % ist das Medulloblastom jedenfalls der häufigste Hirntumor im Kindesalter. Knaben sind im Verhältnis 2:1 häufiger betroffen als Mädchen. Etwa 50 % der Medulloblastome manifestieren sich bis zum 10., 75 % bis zum 15. Lebensjahr. Die Tumoren gehen meist vom Dach des 4. Ventrikels aus, weniger häufig von den Kleinhirnhemisphären, füllen den 4. Ventrikel und infiltrieren relativ früh den Hirnstamm bzw. die Kleinhirnstiele. Bei Kindern führen meist Hirndruckzeichen in Form von Kopfschmerzen, Erbrechen und Lethargie, gefolgt von Rumpfataxie, Nystagmus und Abduzensparesen, zur Diagnose. Ein subakutes meningitisches Bild kann bei Tumorzellaussaat im Liquor im Vordergrund stehen (Berger et al., 1995). Das CT zeigt neben dem Hydozephalus primär hyperdense, klar abgegrenzte Läsionen mit meist homogener KM-Anreicherung. T1-gewichtete MRT-Aufnahmen stellen den Tumor hypointens dar, T2- gewichtete hyperintens. Die Gadolinium-Aufnahme ist meist inhomogen (Osborn, 1994). Zur präoperativen Evaluation gehören die vorzugsweise kernspintomographische kraniale und spinale Bildgebung. Nach der Operation erfolgt auch eine liquorzytologische Untersuchung. In 10–40 % der Fälle sind positive Befunde zu erwarten (Cohen und Packer, 1996). Die globale 5- und 10-Jahres-Überlebensrate liegt mit der aktuellen Radiotherapie aller Patienten und zusätzlicher Chemotherapie bei Vorliegen ungünstiger prognostischer Faktoren bei 50–80 % bzw. bei 40–50 % (**Tab. G 1.12**). Therapieunabhängige prognostische Faktoren sind in-

Tab. G 1.12: Ergebnisse wesentlicher Studien zur Therapie von Medulloblastomen

Studie	Pat. (n)	Alter[1]	Kriterium bzw. Therapie (Anz. chemotherapierter Pat.)	Rezidivfrei (%) 5 J.	Rezidivfrei (%) 10 J.	Überleben (%) 5 J.	Überleben (%) 10 J.
Berry et al., 1981	122	7; 1–47	OP+RAD+CHT(25)	49	38	56	43
Packer et al., 1991	41	8; 0,1–21	alle: OP+RAD+CHT(2) Standard-/ Hochrisiko-Gruppe	49 67/ 44	? ?	? ?	? ?
Packer et al., 1991	67	7; 0,5–21	OP+RAD+CCNU+VCR+CDDP(51) Standard-/ Hochrisiko-Gruppe	82 52/ 88	? ?	? ?	? ?
Packer et al., 1994	63	?; 1,5–21	OP+RAD+CCNU+VCR+CDDP(63)	85	85	?	?
Khafaga et al., 1996	149	8;?	OP+RAD+CHT(6)	?	?	53	38
Evans et al., 1990[2]	118	?; 2–16	OP+RAD	50	50	65	?
Evans et al., 1990[2]	115	?; 2–16	OP+RAD+CCNU+VCR+PRED (115) Standardrisiko-Gruppe ohne/ mit CHT Hochrisiko-Gruppe ohne/mit CHT	59 62/ 65 0/ 46	53 58/ 52 0/ 46	65 ? ?	? ? ?
Tait et al., 1990[2]	145	?; 0–16	OP+RAD	42	40	?	?
Tait et al., 1990[2]	141	?; 0–16	OP+RAD+CCNU+VCR	55	46	?	?
Bloom & Bessel, 1990	47	25;16–54	OP+RAD+CHT(20)	?	?	54	40
Frost et al., 1995	48	25;16–48	OP+RAD+CHT(1)	47	38	62	41
Prados et al., 1995	26[3] 21[4]	28;16–56	OP+RAD+CHT(21) OP+RAD+CHT(11)	38 58	? ?	54 81	? ?
Carrie et al., 1994	156	28;18–58	OP+RAD+CHT(75)	61	48	70	51
Steinbrecher et al., 1997	7 7	22;20–29 24;17–45	OP+RAD+CHT (7) OP+RAD	83 25	50 0	71 50	67 0

Abk.: OP = Komplett- oder Teil-OP, RAD = Radiotherapie, CHT = nicht näher spezifizierte oder variable Chemotherapie, VCR = Vincristin, CDDP = Cisplatin, PRED = Prednison, ? = nicht angegeben

[1] Alter: Median; Bereich

[2] prospektive, randomisierte Studie

[3] Hochrisiko-Patienten

[4] Standardrisiko-Patienten

itiale Tumorausdehnung und Metastasierung. Kleinkinder haben eine schlechtere Prognose.
Die seltenen PNETs in Lokalisationen außerhalb des Kleinhirns sind bei gleicher Therapie prognostisch ungünstiger als Medulloblastome. Die 5-Jahres-Überlebensrate liegen bei 20 % (Cohen und Packer, 1996).

Therapiestudien (Tab. G 1.12)
In den 70er Jahren lagen die besten 5- und 10-Jahres-Überlebensraten für Patienten mit Medulloblastom bei 40 bzw. 30 % (Bloom, 1977). Die seitherige Verbesserung der Prognose ist auf die Verbesserung der Diagnostik durch CT und MRT, neue chirurgische und strahlentherapeutische Techniken sowie den zunehmenden Einsatz der Chemotherapie zurückzuführen. Das prognostisch und damit auch therapeutisch relevante Ausmaß der lokalen Tumorausdehnung und der Metastasierung wird nach Chang et al. (1969) in 4 bzw. 5 Stadien (T_1-T_4 bzw. M_0-M_5) angegeben. Patienten mit Hirnstamminfiltration ($> T_2$), Metastasierung innerhalb oder außerhalb des ZNS, einschließlich der Aussaat von Tumorzellen im Liquor ($> M_0$), und/oder makroskopisch inkompletter Tumorresektion sowie Patienten unter 4 Jahren zählen zur Hochrisiko-, die übrigen Patienten zur Standardrisiko-Gruppe. In der Hochrisiko-Gruppe erhöht die adjuvante Chemotherapie die rezidivfreie 5- und 10-Jahres-Überlebensrate um 20–40 % (Tait et al., 1990; **Tab. G 1.12**). Für Patienten der Standardrisiko-Gruppe scheint die Chemotherapie keinen Vorteil zu bringen. Im adjuvanten oder neoadjuvanten Setting wurden vor und nach Radiotherapie am häufigsten Kombinationen aus Vincristin mit CCNU und/oder Cisplatin, Etoposid, Cyclophosphamid eingesetzt (Cohen und Packer, 1996). Neuere in vitro Daten sprechen für eine höhere Effizienz von Teniposid im Vergleich zu Etoposid (Schabet et al., 1996).
Das noch aktuelle HIT91-Protokoll der Gesellschaft für Pädiatrische Onkologie und Hämatologie randomisiert Risikogruppen-unabhängig zwischen der von Packer et al. (1991) eingeführten Erhaltungs-Chemotherapie mit CCNU, Cisplatin und Vincristin in 8 Zyklen und einer intensiven neoadjuvanten Chemotherapie zwischen Operation und Bestrahlung in 5 Blöcken: Im 1. Block wird Procarbazin, im 2. Ifosfamid und Etoposid, im 3. und 4. hochdosiertes Methotrexat und im 5. Block Cisplatin und Ara-C gegeben. Nach der Bestrahlung folgt noch eine Erhaltungstherapie mit 6 Zyklen CCNU und Procarbazin (Kühl et al., 1993; Protokoll erhältlich beim Studienleiter: PD Dr. Kühl, Abteilung Pädiatrische Onkologie, Universitätskinderklinik, Joseph-Schneider-Str. 2, 97080 Würzburg).
Verschiedene Studien haben eine Mindestdosis von 50 Gy für die lokale Tumorkontrolle ergeben. Die zusätzliche Bestrahlung der Neuroachse ist essentiell und hat überhaupt erst zum Langzeitüberleben von Patienten mit Medulloblastom geführt. Als Standard gilt eine Gesamtdosis von 36 Gy. Die Reduktion dieser Dosis ist zur Vermeidung von Spätfolgen der Radiotherapie (s. u.) zwar wünschenswert, führte aber in mehreren Studien trotz adjuvanter Chemotherapie auch bei Standardrisiko-Patienten zur Zunahme spinaler und supratentorieller Rezidive (Jenkin, 1996). Kinder werden dennoch erst ab einem Alter von 3 Jahren bestrahlt. Vorher wird versucht, das Tumorwachstum mit systemischer Chemotherapie aufzuhalten. Etwa die Hälfte der Medulloblastom-Patienten braucht auch postoperativ längerfristig eine Liquordrainage. Die klinisch Relevanz peritonealer bzw. systemischer Metastasierung über Liquordrainagen wird kontrovers diskutiert (Sure et al., 1996; Lefkowitz et al., 1988; Berger et al., 1991). Die Verwendung von durchaus auch problematischen Shunt-Systemen mit Zellfiltern hat sich bisher nicht durchgesetzt.
Im langfristigen Verlauf ist bei 40–50 % aller Patienten mit Rezidiven zu rechnen. 90 % der Rezidive wachsen im ZNS, meist lokal im Bereich der hinteren Schädelgrube, 10 % systemisch, meist im Knochen (Sure et al., 1996; Tarbell et al., 1991). Mit erneuter Strahlentherapie und/oder Chemotherapie überleben fast die Hälfte dieser Patienten 2 Jahre, aber nur wenige Patienten langfristig (Garton et al., 1990). Monotherapien mit Cisplatin, Cyclophosphamid und hochdosiertem Methotrexat (trotz vorangegangener Bestrahlung eingesetzt!) ergaben in kleinen Studien objektive Remissionen in 71–100 % der Fälle, die im Median 8, mehr als 9 bzw. im Mittel 6 Monate anhielten. Gleiche Remissionsraten mit progressionsfreier 2-Jahres-Überlebensraten bis zu 60 % wurden berichtet für Kombinationstherapien mit dem 8-in-1-Protokoll (8 Zytostatika an einem Tag), mit CCNU, Vincristin und Cisplatin, mit Carboplatin und Etoposid sowie mit hochdosiertem Carboplatin, Etoposid und Thiotepa, gefolgt von einer autologen Knochenmarktransplantation (Übersicht bei Cohen und Packer, 1996).
Kognitive Beeinträchtigungen und Hormonstörungen mit Wachstumsverzögerung sind hauptsächlich auf die Strahlentherapie zurückgeführte Spätfolgen der Therapie bei langzeitüberlebenden Patienten (s. Kap. G 1.1.6). Die intellektuellen Beeinträchtigungen sind umso ausgeprägter, je jünger die Patienten zum Zeitpunkt der Primärtherapie waren (Dennis et al., 1996). Kinder unter 3 Jahren werden deshalb in der Regel nicht bestrahlt, sondern auuschließlich systemisch behandelt. Sekundärmalignome treten bei etwa 10 % der Patienten auf (Jenkin, 1996).

Pragmatische Therapie und Nachsorge
Operationsziel ist die makroskopisch komplette Tumorentfernung. Anschließend folgen die Bestrahlung der Neuroachse mit 5 x 1,8 Gy/Woche bis 36 Gy und die Aufsättigung der Tumorregion, gegebenfalls auch spinaler oder supratentorieller Absiedlungen, mit 5 x 2 Gy/Woche auf 56 Gy. Bei Kindern unter 3 Jahren wird in der Regel nicht

bestrahlt, sondern nur chemotherapiert. Adjuvante Chemotherapie ist im übrigen unabhängig vom Alter indiziert für poor risk-Patienten mit makroskopisch inkompletter Tumorresektion und Metastasierung innerhalb oder außerhalb des ZNS, einschließlich Tumorzellaussaat im Liquor. Außerhalb von Studien empfehlen wir eine Kombinationstherapie mit CCNU (Cecenu®), Cisplatin (z. B. Cisplatin-Hexal®) und Vincristin (z. B. Vincristin-Liquid, Lilly®) (Packer et al., 1991). Kraniale MRT-Kontrollen erfolgen im 1. und 2. Jahr alle 4 Monate, bis zum Ende des 5. Jahres alle 6 Monate, danach, bis zum 10. Jahr, alle 12 Monate. Liquorkontrollen werden nur bei primärer Liquorbeteiligung oder entsprechendem Verdacht durchgeführt. Bei Rezidiven sind je nach Situation erneute Operation und Chemotherapie sinnvolle therapeutische Optionen.
Bei PNETs außerhalb des Kleinhirns sollte in gleicher Weise bestrahlt und in der Regel chemotherapiert werden.

G 1.2.2. Tumoren von Hirnnerven und peripheren Nerven

Zu diesen Tumoren gehören das **Neurinom (Schwannom,** s. u.), das **Neurofibrom** und der **maligne periphere Nervenscheidentumor.** Letzterer wird synonym auch als Neurogenes Sarkom, anaplastisches Neurofibrom oder malignes Schwannom bezeichnet. Sämtliche dieser Tumoren bilden, wenn auch selten, Melanin, und zeigen damit die zytogenetische Verwandtschaft von Schwannschen Zellen und Melanozyten an. Neurofibrome bestehen aus Schwannschen Zellen und kollagenfaserigem Bindegewebe. Sie kommen als umschriebene kutane, von Hautnervenendigungen ausgehende, oder als plexiforme, im Verlauf peripherer Nerven entstehende Läsionen vor. Letztere sind fast pathognomonisch für die Neurofibromatose Typ 1. Neurofibrome sind häufiger peripher als zentral und häufiger spinal als intracraniell lokalisiert, oft klein und asymptomatisch. Sie manifestieren sich mit Schmerzen bereits im Kindes- oder frühen Erwachsenenalter und können oft operativ saniert werden (s. auch Kap. G 1.3.3). Plexiforme Neurofibrome malignisieren in etwa 5 % der Fälle und damit ungleich häufiger als Neurinome. Maligne Neurinome und Neurofibrome verlieren ihre Charakteristika und werden als maligne periphere Nervenscheidentumoren (MPNST) bezeichnet. Sie können in verschiedene Richtungen mesenchymal (Knochen, Fett, Muskel) und/oder epithelial differenzieren (Russell und Rubinstein, 1989). Nach Operation und Bestrahlung betrug die 5-Jahres-Überlebensrate von 28 Patienten mit MPNST 39 % (deChou et al., 1995)

G 1.2.2.1. Neurinom/ Akustikusneurinom

Neurinome (Schwannome) sind gutartige Tumoren, die von Schwannschen Zellen ausgehen. Sie betreffen die sensorischen oder sensiblen Nerven bzw. Nervenanteile häufiger als die motorischen und kommen vor allem intrakraniell, weniger oft spinal oder im peripheren Nerven vor. Über 90 % der Neurinome sind sogenannte Akustikusneurinome, die fast immer vom vestibulären Anteil des 8. Hirnnerven ausgehen. Akustikusneurinome stellen 3–8 % aller intrakraniellen Tumoren und 70–80 % aller Tumoren im Kleinhirn-Brücken-Winkel. Die übrigen intrakraniellen Neurinome betreffen mit abnehmender Häufigkeit den 5., 7., die 9.–12., den 3., 4. und 1. Hirnnerven. Akustikusneurinome sind bei Frauen häufiger als bei Männern und manifestieren sich meist zwischen dem 40. und 60. Lebensjahr (Russell und Rubinstein, 1989; s. **Tab. G 1.1**). Sie treten gehäuft bei der Neurofibromatose Typ 2 (s. Kap. G 9) auf, einer früher als zentrale Neurofibromatose bezeichneten autosomal dominanten Erkrankung. Neben ein- oder beidseitigen Akustikusneurinomen finden sich bei diesem Erbleiden andere Neurinome, Neurofibrome, Meningeome, Gliome und/oder Linsentrübungen. Das betroffene Gen liegt auf dem langen Arm von Chromosom 22 und kodiert ein fetales Membranprotein (Louis und von Deimling, 1995). Im folgenden sollen hier nur die klinisch besonders wichtigen Akustikusneurinome besprochen werden.

Klinik und Verlauf

Akustikusneurinome manifestieren sich meist mit langsam progredienter Hörstörung, die zunächst die hohen Frequenzen betrifft und oft mit Tinnitus verbunden ist, seltener mit Gangunsicherheit durch Labyrinthausfall. Fortschreitendes Wachstum führt zu Fazialisparesen, Trigeminusstörungen, einschließlich Neuralgie, gleichseitigen cerebellären Störungen und schließlich zur Kompression von Hirnstamm und 4. Ventrikel mit konsekutivem Verschlußhydrozephalus. In einer Untersuchung von Grabel et al. (1991) hatten von 56 Patienten mit einseitigem Akustikusneurinom 28 keine evozierbaren, 22 pathologische und 6 Patienten mit intracanaliculären Tumoren normale akustisch evozierte Hirnstammpotentiale. CT und MRT zeigen hypo- oder isodense Läsionen mit homogener KM-Aufnahme im Falle kleiner Tumoren und oft inhomogener KM-Aufnahme aufgrund regressiver zystischer Veränderungen in größeren Tumoren (Osborn, 1994). Die Wachstumsdynamik von Akustikusneurinomen ist sehr verschieden. In einem 2-jährigen Beobachtungszeitraum zeigte sich bei 37 von 70 Patienten ein durchschnittliches Tumorwachstum um 3,8 mm/Jahr, das in 9 Fällen Anlaß für eine chirurgische Intervention war, bei 28 Patienten kein meßbares Wachstum und in 4 Fällen eine Tumorregression (Bederson et al., 1991). Die Prognose quoad vitam ist exzellent. Die Prognose bezüglich Hirnnervenfunktionen hängt von den bereits prätherapeutisch bestehenden Ausfällen, der Größe des Tumors und dem therapeutischen Verfahren ab.

Therapiestudien
In großen neurochirurgischen Patientenserien stehen Morbidität und operative Mortalität in klarem Bezug zur Größe des Tumors. »Sehr gute« klinische Ergebnisse und normale Fazialisfunktion werden für kleine Tumoren mit 94–100 % bzw. 98–100 %, für mittelgroße Tumoren mit 82–100 % bzw. 98 % und für große Tumoren mit 56–93 % bzw. 20–45 % angegeben. Eine bereits bestehende Fazialisparese, deren Häufigkeit bei Tumoren < 3 cm mit 24 % (8 % leicht, 4 % mittelschwer, 6 % schwer, 6 % komplett) angegeben wird, bessert sich postoperativ meist nicht. Das Hörvermögen kann nur in etwa einem Drittel der Fälle erhalten oder gelegentlich sogar gebessert werden und auch nach kompletter Resektion im Verlauf weiter abnehmen. Bei großen Tumoren beträgt die operative Mortalität bis zu 4 % (Samii et al., 1992; Yokoh et al., 1993; Fischer et al., 1992; Flickinger et al., 1991). Nach »vollständiger« Tumorresektion liegen die Rezidivraten unter 2 %. Bei inkompletter Resektion ist mit einer Rezidivquote von 46 % zu rechnen, die durch postoperative Bestrahlung mit 50–55 Gy auf 6 % reduziert werden kann (Wallner et al., 1987). Mit der stereotaktischen Einzeitbestrahlung von Tumoren < 3 cm mit 15–20 Gy am Tumorrand und 20–25 Gy im Tumorzentrum wird eine 86–95 %ige lokale Tumorkontrolle erreicht (Linskey et al., 1993). Dabei schrumpfen über die Hälfte der Tumoren, während etwa ein Drittel in der Größe unverändert bleibt. Das (restliche) Hörvermögen läßt sich immerhin in 40–70 % der Fälle erhalten. In 15–36 % der Fälle kommt es im Verlauf zu Fazialis- und Trigeminusfunktionsstörungen, die sich allerdings oft wieder gut zurückbilden (Flikkinger et al., 1991; Noren et al., 1993). Zur stereotaktischen Konformationsbestrahlung von Akustikusneurinomen in konventioneller Fraktionierung und Dosierung mit 50 Gy liegen noch keine längerfristige Erfahrungen vor (Becker et al., 1995).

Pragmatische Therapie und Nachsorge
Nur bei älteren Patienten mit zufällig entdecktem oder oligosymptomatischem Akustikusneurinom kann eine abwartende Haltung mit engmaschiger Verlaufskontrolle gerechtfertigt sein. Bei jüngeren Kranken werden auch kleine Neurinome operiert. Tumoren von < 5 mm Größe werden mit dem Ziel der Hörerhaltung über den subtemporalen Zugang operiert. Bei ertaubten Patienten erfolgt die Tumorresektion am besten translabyrinthär, in den anderen Fällen von subokzipital. Bei Tumoren < 3 cm ist die stereotaktische Einzeitbestrahlung eine Alternative zur Operation, insbesondere bei älteren Patienten, erhöhtem Operationsrisiko und nur noch auf der Tumorseite erhaltenem Hörvermögen. Die stereotaktische Konformationsbestrahlung kann eine Alternative auch für größere Tumoren sein. Bei primär chirurgischem Vorgehen und inkompletter Resektion ist in Abhängigkeit von der Gesamtsituation eine abwartende Haltung mit engmaschigen Kontrollen gerechtfertigt. Beim Rezidiv bzw. Tumorprogression wird erneut operiert oder bestrahlt.

G 1.2.3. Tumoren der Meningen

G 1.2.3.1. Meningeome

Meningeome entstehen aus meningothelialen Zellen. In der Mehrzahl der Fälle handelt es sich um verdrängend wachsende **gutartige (WHO Grad I) Tumoren** mit zahlreichen Varianten (**Tab. G 1.3**), die mit Ausnahme der ungünstigen angioblastischen Variante keine prognostische Bedeutung haben. Etwa 10 % der Meningeome haben eine **atypische (WHO Grad II)**, papilläre oder **maligne (WHO Grad III)** Histologie. Meningeome haben Gendefekte auf dem langen Arm von Chromosom 22 und exprimieren Progesteron-, Androgen-, Somatostatin-, Epidermal growth factor- und Platelet derived growth factor-Rezeptoren (DeMonte und Al-Mefty, 1995).

Klinik und Verlauf
Meningeome haben einen Anteil von etwa 20 % an den primären Hirntumoren (**Tab. G 1.1**). (Auch niedrig dosierte) Schädel-Bestrahlung, Mammakarzinom und Neurofibromatose Typ 2 prädisponieren für Meningeome, entgegen früherer Annahmen aber nicht Schädel-Hirn-Traumata (Longstreth et al., 1993). Gutartige Meningeome sind bei Frauen doppelt so häufig wie bei Männern, maligne gleich häufig. Mit zunehmendem Alter nimmt die Frequenz der Meningeome zu. In älteren Studien werden Maxima zwischen dem 50. und 60. Lebensjahr angegeben, in einer neueren Studie Häufigkeitsgipfel zwischen dem 70. und 80. für Frauen und zwischen dem 60. und 70. Lebensjahr für Männer (Rohringer et al., 1989). Der Häufigkeitsrückgang danach reflektiert nicht eine biologische Abnahme, sondern die zurückhaltendere Diagnostik. Etwa 25 % der intrakranielen Meningeome wachsen parasagittal oder im Bereich der Falx, 19 % über der Konvexität, 17 % am Keilbein, 9 % im Bereich der Sella (Tuberculum), jeweils 8 % frontobasal (Olfaktoriusrinne) und in der hinteren Schädelgrube, 4 % am Boden der mittleren Schädelgrube, jeweils 3 % im Bereich des Tentoriums und des Confluens sinuum, die übrigen 4 % im Seitenventrikel, im Foramen magnum oder an der Optikusscheide bzw. in der Orbita (DeMonte und Al-Mefty, 1995). Die klinische Symptomatik ist lokalisationsabhängig. Im Gesamtkollektiv haben u. a. 36 % der Patienten Kopfschmerzen, 33 % generalisierte oder fokale Anfälle, 22 % Persönlichkeitsveränderungen und 30 % Paresen. Parietale und Konvexitätsmeningeome führen bei der Mehrzahl der Patienten zu Anfällen, frontobasale Tumoren zu Anosmie, Tuberculum sellae- Meningeome zu Chiasmaläsionen. 26 % aller Patienten, darunter auch solche mit asymptomatischen zufallsentdeckten Tumo-

ren, haben einen normalen neurologischen Befund (Rohringer et al., 1989). Röntgenaufnahmen des Schädels und CT zeigen typischerweise Hyperostosen oder Sklerosierungen des Knochens im Bereich des Tumoransatzes. Primär sind Meningeome meist leicht hyperdens. In 20 % der Fälle weisen sie Verkalkungen auf und öfter haben sie ein Umgebungsödem, das sehr ausgedehnt sein kann. In der Regel nehmen sie intensiv und homogen KM auf. Die MRT zeigt sowohl bei T1- als auch bei T2-Gewichtung meist isointense Läsionen, die intensiv Gadolinium anreichern. Die Beziehungen zum Knochen kommen weniger gut zur Darstellung als mit der CT. Die Tumorversorgung über meningeale Äste der A. carotis externa und bei größeren Tumoren zusätzlich über piale Äste der Hirnarterien sowie die Flußverhältnisse in den Sinus werden konventionell angiographisch, neuerdings auch kernspinangiographisch dargestellt. Die komplette Resektion eines gutartigen Meningeoms ist in der Regel kurativ. Auch bei inkompletter Resektion ist der Verlauf relativ günstig, ohne bzw. mit Nachbestrahlung werden rezidivfreie 10-Jahres-Überlebensraten von bis zu 45 % bzw. 82 % beschrieben (**Tab. G 1.13**). Ähnliches gilt für den Spontanverlauf asymptomatischer nicht-operierter Meningeome (Gut et al., 1991; Olivero et al., 1995). Bei atypischen Meningeomen beträgt die rezidivfreie 5-Jahres-Überlebenszeit nach kompletter Tumorresektion bis zu 62 %, bei malignen Tumoren nach Operation und Bestrahlung bis zu 48 % (**Tab. G 1.14**).

Therapiestudien (Tab. G 1.13 und 14)
Aus zahlreichen retrospektiven Studien zur Behandlung von Meningeomen ergibt sich die prognostische Relevanz der kompletten Tumorentfernung sowohl bei benignen als auch bei atypischen und malignen Meningeomen. In der repräsentativen Studie von Mirimanoff et al. (1985) gelang eine komplette Tumorentfernung über der Konvexität in 96 % der Fälle, parasagittal oder im Be-

Tab. G 1.13: Ergebnisse wesentlicher retrospektiver Studien zur Therapie gutartiger Meningeome

Studie	Zeitraum der 1. OP	Pat. (n)	Therapie	Rezidivfrei (%) 5 J.	10 J.	15 J.
Wara et al., 1975	1942–1972	84	Komplett-OP	100	100	?
Mirimanoff et al., 1985	1962–1980	145	‘	93	80	63
Barbaro et al., 1987	1968–1978	51	‘	96	?	?
Taylor et al., 1988	1964–1985	90	‘	86	73	65
Wara et al., 1975	s. o.	58	Teil-OP	53	38	?
Mirimanoff et al., 1985	s. o.	80	‘	63	45	10
Barbaro et al., 1987	s. o.	30	‘	60	?	?
Taylor et al., 1988	s. o.	29	‘	42	18	18
Miralbell et al., 1992	1962–1986	19	‘	60	?	?
Wara et al., 1975	s. o.	34	Teil-OP+RAD	82	78	?
Barbaro et al., 1987	s. o.	54	‘	76	?	?
Taylor et al., 1988	s. o.	13	‘	82	82	?
Miralbell et al., 1992	s. o.	79	‘	88	?	?
Glaholm et al., 1990	1963–1983	46	‘	81	68	60
Goldsmith et al., 1994	1967–1990	117	‘	89	77	77

Tab. G 1.14: Ergebnisse wesentlicher retrospektiver Studien zur Therapie atypischer und maligner Meningeome

Studie	Pat. (n)	Histologie[1]	Therapie	Rezidivfrei (%) 5 J.	10 J.	MÜZ (Jahre)
Jääskelainen et al., 1986	45	atypisch	Komplett-OP	62	52	?
Jääskelainen et al., 1986	15	maligne	Komplett-OP ± RAD	22	?	?
Glaholm et al., 1990	28	atypisch	OP+RAD	44	13	7
Glaholm et al., 1990	8	maligne	OP+RAD	35	?	3
Wilson, 1994	24	»maligne«	OP	?	?	< 2
Goldsmith et al., 1990	23	»maligne«	Teil-OP+RAD	48	?	?
Milosevic et al.,1996	59	»maligne«	OP+RAD	?	?	3
Chamberlain et al., 1996	14	»maligne«	OP+RAD+CHT	64	0	5

Abk.: OP = Komplett- oder Teil-OP; RAD = Radiotherapie; CHT = Chemotherapie, MÜZ = mediane Überlebenszeit
[1] die histologische Klassifikation ist uneinheitlich und erfolgt oft nur in Anlehnung an die WHO (»maligne« faßt atypische und maligne Meningeome zusammen)

reich der Falx in 76 %, im Bereich der Olfaktoriusrinne in 77 %, im Bereich der Sella in 57 %, in der hinteren Schädelgrube in 32 % und am Keilbein in 28 %. Neben den grundsätzlichen operationstechnischen Schwierigkeiten verschiedener Lokalisationen wirken sich hier die Adhärenz der Meningeome an vitale Strukturen wie Gefäße oder Hirnnerven, die Infiltration von Venen und Sinus und das osteoplastische Wachstum der Meningeome aus. In schwierigen Lokalisationen können durch präoperative Embolisation der Gefäßzuflüsse über die A. carotis externa die operativen Bedingungen verbessert werden (s. Kap. D 7). Die retrospektiven Studien belegen die Wirksamkeit der Bestrahlung inkomplett resezierter Meningeome (**Tab. G 1.13**), lassen aber offen, ob unter dem Aspekt möglicher Langzeitfolgen der Zeitpunkt nach der ersten Operation am günstigsten ist oder erst nach wiederholten Teilresektionen bestrahlt werden sollte. Die erforderliche Gesamtdosis ist ebenfalls nicht klar definiert. Goldsmith et al. (1994) berichteten eine rezidivfreie 5-Jahres-Überlebensrate von 93 % bei Gesamtdosen über 52 Gy bzw. von 63 % bei kleineren Dosen. Bei Patienten mit malignen Meningeomen lag die rezidivfreie 5-Jahres-Überlebensrate bei 63 % für Gesamtdosen über 53 Gy und bei 17 % für kleinere Dosen. Die meisten Autoren favorisieren bei inkompletter Resektion von gutartigen Meningeomen Gesamtdosen zwischen 50 und 55 Gy, bei malignen Meningeomen um 60 Gy. Kondziolka et al. (1991) bestrahlten 50 Patienten mit inoperablen oder rezdivierenden Meningeomen, darunter 13 im Sinus cavernosus, mit dem Gammaknife. Die Tumorranddosis lag zwischen 10 und 25 Gy. In 54 % der Fälle kam es zu einer Tumorvolumenreduktion. Bei 3 Patienten entwickelten sich Radionekrosen mit vorübergehender neurologischer Symptomatik. Die 2-Jahres-Tumorkontrollrate betrug 96 %. Noch günstigere Ergebnisse berichteten Kumar et al. (1993) für die Brachytherapie mit ^{125}J-Seeds bei 15 Patienten mit inoperablen Meningeomen der Schädelbasis. Mit Tumordosen von 100 bis 500 Gy erreichten sie in 11 Fällen komplette und in 4 Fällen partielle Remissionen ohne akute oder späte Toxizität bei einer medianen Nachbeobachtunsgszeit von 2,5 Jahren. Die Wirksamkeit der Chemotherapie beim malignen Meningeom ist kasuistisch belegt, wird aber im adjuvanten Setting gegenüber der Radiotherapie nicht deutlich (Stewart et al., 1995; Chamberlain, 1996). Die adjuvante Therapie mit dem Antiöstrogen Tamoxifen oder dem Antiprogesteron Mifepriston (RU486) hat bisher keine überzeugenden Ergebnisse erbracht (Goodwin et al., 1993; Lamberts et al., 1992).

Pragmatische Therapie und Nachsorge

Bei älteren oder multimorbiden Patienten mit asymptomatischen oder schwierig lokalisierten verkalkten Meningeomen sollte zurückhaltend therapiert und in der Regel erst der Verlauf beobachtet werden, da diese Tumoren oft sehr langsam oder gar nicht mehr wachsen. Im übrigen ist – in Abhängigkeit vom operativen Risiko – die komplette Tumorresektion das Therapieziel. Symptomatische, inoperable oder teilresezierte Tumoren und inoperable Rezidive werden mit 5 x 1,8–2 Gy/Woche bis zur Gesamtdosis von 54 Gy bestrahlt. In der Nähe von Risikostrukturen, z. B. im Sinus cavernous, empfiehlt sich bei Progredienz nach Teilresektion oder bei primär inoperablen, bioptisch gesicherten Meningeomen eine stereotaktische (Konformations-) Bestrahlung. Beim atypischen und beim anaplastischen (malignen) Meningeom beträgt die Gesamtdosis 60 Gy. Bei diesen Tumoren ist nach inkompletter Resektion die Bestrahlung indiziert. Nach makroskopisch kompletter Resektion favorisieren wir engmaschige Verlaufskontrollen. Bei malignen Meningeomen kann, individuell indiziert, eine Polychemotherapie mit Cyclophosphamid (z. B. Endoxan®), Doxorubicin (z. B. Adriblastin®) und Vincristin (z. B. Vincristin-Liquid, Lilly®), durchgeführt werden (Chamberlain, 1996). Hormontherapie und Gabe von Wachstumsfaktor-Inhibitoren haben (noch?) keinen festen Platz in der Therapie von Meningeomen.

G 1.2.3.2. Mesenchymale, nicht-meningotheliale Tumoren

Gutartige Neoplasien

Der wichtige Tumor dieser Gruppe ist das **Lipom.** Es findet sich vor allem in der Mittellinie, intracraniell meist im Balken, spinal im Bereich der Cauda equina und ist mit anderen Mißbildungen, z. B. Spina bifida, assoziert. Lipome können bereits bei Geburt symptomatisch sein oder erst im Kindes- bzw. Erwachsenenalter manifest werden. Gutartige, primär in den Meningen oder im Hirnparenchym entstehende **Knorpel- und Knochentumoren** (Chondrome, Osteome), fibröse Histiozytome u. a. sind Raritäten (Russell und Rubinstein, 1989). Symptomatische Raumforderungen werden reseziert.

Bösartige Neoplasien

Das früher als angioblastisches Meningeom klassifizierte meningeale **Hämangioperizytom** entsteht wahrscheinlich aus Perizyten meningealer Kapillaren. Es ist tritt im mittleren Erwachsenenalter auf und ist bei Männern und Frauen etwa gleich häufig. Lokalisationen, Symptomatik und Bildgebung gleichen denen des Meningeoms (s. Kap. G 1.2.3). Die postoperative 5- und 10-Jahres-Überlebensrate betrug in der bisher größten Studie mit 44 Patienten 67 bzw. 40 % und war günstiger bei makroskopisch kompletter Resektion und/oder Strahlentherapie im Rahmen der Primärtherapie (Guthrie et al., 1989).
Das **Chondrosarkom** (s. auch Kap. G 1.2.8) und das **Rhabdomyosarkom** treten häufiger bei Kindern, das **maligne fibröse Histiozytom,** das **Fibro-**

sarkom und das **meningeale Sarkom** häufiger bei Erwachsenen auf. Bei den Sarkomen ist die Tumorresektion die wirkungsvollste Maßnahme. Nach Operation und Bestrahlung liegt die 5-Jahres-Überlebensrate bei 20 %. Langzeitüberlebende haben häufiger ein primär gut abgegrenztes Chondrosarkom oder ein malignes fibröses Histiozytom. Mit kombinierter intensiver Radiochemotherapie wurde bei Kindern mit parameningealem Sarkom und primärer Tumorzellaussaat im Liquor eine 3-Jahres-Überlebensrate von 68 % erreicht (Raney et al., 1987).

G 1.2.3.3 Primäre melanozytische Läsionen

Piale Melanozyten sind seltener Ausgangspunkt für die mit entsprechenden Hautveränderungen einhergehende, in der Regel gutartige **diffuse leptomeningeale Melanose,** das prognostisch günstige solitäre **Melanozytom** und das multifokal oder diffus wachsende **maligne Melanom.** Melanose, Melanozytome und Melanome können in jedem Alter und in jeder Lokalisation im ZNS auftreten. Melanome sind doppelt so häufig wie Melanozytome und haben eine infauste Prognose (Russell und Rubinstein, 1989).

G 1.2.3.4 Tumoren unklarer Herkunft

Hämangioblastom

Das benigne kapilläre Hämangioblastom gilt nach der neuen WHO-Klassifikation (**Tab. G 1.3**) als Tumor unbekannter zytogentischer Herkunft. Meist wächst es im Kleinhirn, weniger häufig im Bereich des Hirnstamms oder spinal (Russell und Rubinstein, 1989).

Klinik und Verlauf

Hämangioblastome stellen 1–2 % der intrakraniellen Tumoren (Russell und Rubinstein, 1989; **Tab. G 1.1**). Ihr Häufigkeitgipfel liegt zwischen 40 und 50 Jahren. 75 % der Patienten haben solitäre Tumoren und keine erbliche Disposition, 25 % der Patienten leiden an der autosomal dominanten **von-Hippel-Lindau-Erkrankung** (VHL) mit einem auf Chromosom 3p lokalisierten Gendefekt (Latif et al., 1993). Diese Erkrankung führt neben oft multiplen Hämangioblastomen im Bereich von Gehirn und Rückenmark zu Angiomen der Retina, Zysten in Pankreas, Leber und Nieren, Pankreastumoren, Nierenzellkarzinomen, Phäochromozytom sowie Polyglobulie. Die intracraniellen Hämangioblastome manifestieren sich mit Kopfschmerzen, Verschlußhydrozephalus und Ataxie, die spinalen mit Querschnitt- oder Syrinx-Symptomen bzw. Subarachnoidalblutung. CT und MRT zeigen typischerweise hypodense Zysten mit einem KM-aufnehmenden, auch angiographisch stark angefärbten Knoten in der Zystenwand (Osborn, 1994). Hämangioblastome sind durch vollständige Resektion kurabel, rezidivieren aber in etwa 25 %, vor allem bei Patienten mit VHL, bei denen sie in 82 % letzlich zum Tode führen (Neumann et al., 1992)

Therapiestudien

Smalley et al. (1990) berichteten für 27 Patienten, einschließlich 4 Patienten mit VHL, die nach inkompletter Resektion bestrahlt wurden, 5-, 10- und 20-Jahres-Überlebensraten von 85, 58 bzw. 46 %. Die lokale Tumorkontrollrate betrug bei Herddosen von mehr als 50 Gy 57 %, bei geringeren Dosen 33 %. Die Hälfte aller lokalen Rezidive traten innerhalb der ersten beiden Jahre nach Behandlung auf. In einer aktuellen Studie wurden 22 Patienten mit 38 Tumoren mit einer medianen minimalen Tumordosis von 12–20 Gy radiochirurgisch behandelt. Bei einer medianen Nachbeobachtungszeit von 2 Jahren betrug die hochgerechnete 2-Jahres-Überlebensrate 88 %, die lokale Tumorkontrollrate 86 % (Patrice et al., 1996). In der Annahme, daß die Hälfte aller Lokalrezidive innerhalb der ersten beiden Jahre auftreten, wären diese Ergebnisse etwa gleichwertig mit denen der konventionellen Bestrahlung.

Pragmatische Therapie und Nachsorge

Hämangioblastome sollten nach Möglichkeit vollständig reseziert werden, weil nur so eine Heilung erreicht werden kann. Inkomplett resezierte, inoperable oder multiple Tumoren sollten mit 5 x 1,8 Gy bis zur Gesamtdosis von 45 Gy bzw. in geeigneten Fällen stereotaktisch konformiert bestrahlt werden. Die Nachsorge erfolgt in Abhängigkeit von der individuellen Situation.

G 1.2.4. Lymphome und hämatopoetische Neoplasien (s. Kap. G 2)

G 1.2.5. Keimzelltumoren

Bei den primären Keimzelltumoren des ZNS handelt es sich um Germinome, Teratome, Mischtumoren, Endodermalsinus- (Dottersack-)Tumoren, Embryonalzell-Tumoren und Chorionkarzinome. Sie sind histologisch mit entsprechenden Tumoren des Hodens, des Ovars sowie anderer extrakranieller Mittellinienstrukturen identisch. Ihre relative Häufigkeit und ihre Bildung von Tumormarkern ist in **Tab. G 1.15** wiedergegeben. Die Dignität der Mischtumoren ergibt sich aus dem malignesten Anteil. Endodermalsinus-Tumoren sind maligner als Embryonalzellkarzinome. Im übrigen entspricht die Reihung der Tumoren nach abnehmenden Häufigkeit gleichzeitig zunehmender biologischer Malignität. Etwa 50 % der Keimzelltumoren des ZNS wachsen primär in der Pinealisregion, 40 % supraselIär (Jennings et al., 1985).

Klinik und Verlauf

Die primären Keimzelltumoren des ZNS machen in Europa und Amerika zwischen 0,4 und 3,4 %, in Japan 2,1 bis 9,4 % aller primären Hirntumoren aus. Etwa 10 % der Keimzelltumoren manifestieren sich bis zum 10., 70 % bis zum 22. und 95 % vor dem 33. Lebensjahr. Das männliche Geschlecht überwiegt im Verhältnis von etwa 2:1 bei Germinomen, im Verhältnis von 3:1 bei den übrigen Tumoren. Supraselläre Tumoren manifestieren sich typischerweise mit Visus- und Gesichtsfeldstörungen, Diabetes insipidus und anderen endokrinen Funktionsstörungen sowie Verhaltensauffälligkeiten,Tumoren der Pinealisregion mit Kopfschmerzen bzw. Hirndruckzeichen durch Kompression des Aqädukts mit sekundärem Hydrozephalus, vertikaler Blickparese nach oben und/oder Konvergenzschwäche (Parinaud-Syndrom) sowie anderen okulomotorischen Störungen, Hörstörungen, Pyramidenbahnzeichen und Ataxie durch Kompression entsprechender Strukturen im Hirnstamm. Selten kommt es zur Pubertas praecox (Jennings et al., 1985). Verschiedene Keimzelltumoren sezernieren AFP und/oder beta-HCG, die als Tumormarker im Liquor und/oder Serum nachweisbar und sowohl diagnostisch als auch für die Therapieentscheidung und zur Verlaufskontrolle wichtig sind (**Tab. G 1.15**). Die berichteten Häufigkeiten für den Nachweis von Tumorzellen im Liquor liegen zwischen 3 und 60 % (Jennings et al., 1985; Shibamoto et al., 1994; Wolden et al., 1995). Germinome stellen sich mit CT und MRT meist primär hyperdens bzw. isodens dar. Sie nehmen intensiv und homogen KM auf. Oft finden sich asymptomatische Absiedlungen von Germinomen der Pinealisregion im 3. Ventrikel. Sie wachsen von hier aus oder primär auch infiltrierend in den Thalamus und benachbarte Strukturen, entlang des Ependyms und im Subarachnoidalraum. Die übrigen Keimzelltumoren stellen sich vergleichsweise unspezifisch dar mit gemischter Dichte und variablem KM-Verhalten (Osborn, 1994). Bei Verdacht auf Germinom erfolgt eine (stereotaktische) Biopsie zur Diagnosesicherung, in den übrigen Fällen wird offen biopsiert bzw. eine Tumorresektion angestrebt (s. u.). Bei histologisch gesichertem intracraniellem Keimzelltumor muß auch die Möglichkeit einer zerebralen Metastasierung bei systemischer Grunderkrankung bedacht werden. Zur Diagnostik gehören bei Patienten mit Keimzelltumoren des ZNS auch eine spinale MRT, eine Röntgenuntersuchung des Thorax und Funktionsuntersuchungen der hypothalamisch-hypophysären Achse. Die Prognose hängt ab von der Histologie (s. unten).

Keimzelltumoren stellen etwa 50 % der Tumoren in der Pinealisregion, Pinealiszelltumoren und Astrozytome jeweils 20–30 %. Weitere, seltenere Tumoren in dieser Lokalisation sind Epidermoide, Dermoide, Ependymome, Oligodendrogliome und Meningeome (s. dort). Differentialdiagnostisch müssen auch Pinealiszysten und Aneurysmata der Vena magna Galeni bedacht werden.

Therapiestudien

Die Interpretation älterer retrospektiver Studien ist schwierig, weil in vielen Fällen die Diagnose nicht histologisch gesichert wurde und Therapiemodalitäten sowie -ergebnisse oft gemeinsam für Keimzelltumoren und die übrigen Tumoren der Pinealisregion dargestellt wurden. Für Germinome werden nach unterschiedlich dosierter lokaler oder ausgedehnter Bestrahlung 5- und 10-Jahres-Überlebensraten zwischen 60 und 100 % angegeben, für Teratome 5-Jahres-Überlebensraten von etwa 30 % und für die übrigen Keimzelltumoren mediane Überlebenszeiten unter einem Jahr (**Tab. G 1.15**). Für Patienten mit Germinom ergaben ältere Studien teilweise deutlich bessere Überlebensraten nach Neuroachsen-Bestrahlung statt Ganz- oder Teilhirnbestrahlung. Kersh et al. (1988) beobachteten eine Langzeit-Überlebensrate von 88 % für ausgedehnt bestrahlte Patienten gegenüber 56 % nach lokaler Bestrahlung. Gegen die Interpretation dieser Ergebnisse zugunsten einer Neuroachsen-Bestrahlung ist einzuwenden, daß viele Patienten in diesen Studien bereits vor der CT-Ära behandelt wurden, in der die Tumorausdehnung bei den vergleichsweise wenigen Pa-

Tab. G 1.15: Relative Häufigkeit (Jennings et al., 1985), Tumormarker (Edwards et al., 1985) und Prognose (Wolden et al., 1995; Fuller et al., 1993; Dearnaley et al., 1990; Jennings et al., 1985) bei intrakraniellen Keimzelltumoren

Keimzelltumor	relative Häufigkeit (%)	AFP	beta-HCG	5-Jahres-Überleben (%)	10-Jahres-Überleben (%)
Germinom	52	–	–/+	60–100	60–85
andere:	48			18–36	18–36
Teratom	19			32	
reif (Grad 0–1)		–	–		
unreif (Grad 2–3)		–/+	–		
Mischtumor	16	–/+	–/+		
Endodermalsinustumor	5	++	–	0 (5[a])	
Embryonalzelltumor	4	+	+	0 (8[a])	
Chorionkarzinom	4	–	++	0 (1[a])	

Abk.: AFP = alpha-Foetoprotein, beta-HCG = humanes-beta-Choriongonadotropin;
– = negativ; + = positiv, ++ = meist stark positiv [a] mediane Überlebenszeit in Monaten

tienten, die keine Neuroachsenbestrahlung erhielten, nicht sicher bestimmt werden konnte. Hinzu kommt, daß in vielen Fällen die Diagnose aufgrund der Radiosensitivität des Tumors nach einer »Tumor-Testdosis« von 20 Gy gestellt wurde und damit auch benigne Läsionen in den größeren Behandlungsgruppen stärker zu Buche schlagen konnten. Schließlich fanden sich in neueren Studien ähnliche oder bessere Langzeitüberlebensraten bei Teil- oder Ganzhirnbestrahlung als bei Neuroachsen-Bestrahlung (Wolden et al., 1995; Fuller et al., 1993). Das Risiko eines isolierten spinalen Rezidivs mit einer dann auf 20 % herabgesetzten 5-Jahres-Lebenserwartung liegt für beide Bestrahlungsmodi unter 10 %. Bei bildgebend oder zytologisch nachgewiesener spinaler Metastasierung gilt eine Neuroachsen-Bestrahlung als indiziert, ebenso bei sezernierenden Keimzelltumoren (Fuller et al., 1993; **Tab. G 1.15**). Die empirisch ermittelten Dosen liegen bei alleiniger Bestrahlung zwischen 20 und 30 Gy für die Neuroachse und zwischen 40 und 55 Gy für die Tumorregion. Die in Zeiten hoher operativer Mortalität gerechtfertigte »Testbestrahlung« gilt heute als obsolet. Um die Langzeitfolgen der Neuroachsen-Bestrahlung vor allem bei Kindern und Jugendlichen mit Germinomen zu vermindern wird in neueren Studien versucht, durch Einbeziehung der Chemotherapie die Bestrahlungsfelder und -dosen zu reduzieren. In einer deutschen Studie lagen die 5-Jahres-Überlebensraten nach Platin-haltiger Chemotherapie und lokaler Tumorbestrahlung mit 40 Gy sowie Neuroachsen-Bestrahlung mit 25 Gy im Falle spinaler Metastasen bei 92 %. Sie waren damit genausogut wie die 90 %ige Überlebensrate nach Neuroachsen-Bestrahlung mit 30 Gy und Aufsättigung der Tumorregion auf 45 Gy. Durch neoadjuvante Platin-haltige Chemotherapie vor Operation und Bestrahlung wurden auch für Patienten mit sezernierenden Keimzelltumoren Langzeitüberlebensraten von 80 % berichtet (Calaminus et al., 1994; Göbel et al., 1993). Die meisten Rezidive treten lokal und/oder spinal auf (s. o.). Für systemische Rezidive wird eine Häufigkeit von 4 % angegeben, wobei vor allem Patienten mit ventrikuloperitonealem Shunt betroffen sind (Wolden et al., 1995; Fuller et al., 1993).

Das aktuelle Protokoll der International Society of Pediatric Oncology zur Behandlung intrakranieller Keimzelltumoren bietet für die Behandlung reiner Germinome nach bioptischer Diagnosesicherung oder Tumorresektion 2 Alternativen an: die Bestrahlung der Neuroachse mit 5 × 1,6 Gy/Woche bis 24 Gy und der Tumorregion bis 40 Gy oder – bei Fehlen spinaler Absiedlungen und negativer Liquorzytologie – die 2 Zyklen umfassende neoadjuvante Chemotherapie mit Etoposid, Ifosfamid und Cisplatin (oder Carboplatin) mit anschließender Bestrahlung der erweiterten Tumorregion mit 5 × 1,6 Gy/Woche bis 40 Gy. Bei Neuroachsenbestrahlung werden spinale Metastasen mit 5 × 1,6 Gy/Woche bis 40 Gy aufgesättigt. Die übrigen Keimzelltumoren werden wie unten ausgeführt behandelt (SIOP CNS GCT 96; Internationales Koordinationszentrum: Dr. G. Calaminus, Abteilung für Pädiatrische Hämatologie und Onkologie der Universitätskinderklinik Düsseldorf).

Pragmatische Therapie und Nachsorge

Patienten mit reinen Germinomen erhalten nach bioptischer Diagnosesicherung oder Tumorresektion eine Bestrahlung der Neuroachse mit 5 x 1,6 Gy/Woche bis 24 Gy und der Tumorregion bis 40 Gy. Spinale Metastasen werden mit 5 x 1,6 Gy/Woche bis 40 Gy aufgesättigt.

Bei reifen Teratomen ist die komplette Resektion kurativ. Inkomplett resezierte reife Teratome werden mit 5 x 2 Gy/Woche bis 50 Gy lokal bestrahlt. Inkomplett resezierte unreife Teratome werden mit 2 Zyklen einer Polychemotherapie mit Etoposid (Vepesid®), Ifosfamid (z. B. Holoxan®) und Cisplatin (z. B. Cisplatin-Hexal®) behandelt. Anschließend wird die Neuroachse mit 5 x 1,5 Gy/Woche bis 30 Gy bestrahlt und die Tumorregion mit 5 x 2 Gy/Woche auf 50 Gy aufgesättigt.

Die anderen, durch den Nachweis von Tumormarkern im Blut und im Liquor klinisch diagnostizierbaren Keimzelltumoren werden neoadjuvant zunächst mit 2 Zyklen o. g. Chemotherapie behandelt. Falls der Tumor anspricht und die Konzentration der Tumormarker sinkt, folgen 2 weiteren Zyklen. Bei fehlendem Ansprechen nach den ersten beiden Zyklen oder Resttumor nach 4 Zyklen folgt die Operation mit dem Ziel der kompletten Tumorresektion. Danach wird die Neuroachse mit 5 x 1,5 Gy /Woche bis 30 Gy bestrahlt und die Tumorregion mit 5 x 2 Gy/Woche auf 50 Gy aufgesättigt.

Gemischte Keimzelltumoren werden in Abhängigkeit vom malignesten Tumoranteil behandelt.

Nach Abschluß der Therapie folgen Nachsorgeuntersuchungen bei Patienten mit sezernierenden Keimzelltumoren alle 4 Monate bis zum Ende des 2. Jahres, alle 6 Monate bis zum Ende des 4. Jahres, dann jährlich, bei Patienten mit Germinomen alle 6 Monate bis zum Ende des 2. Jahres, dann jährlich bis zum 5. Jahr. Beim Rezidiv wird individuell vorgegangen mit erneuter Chemotherapie und/oder fokaler Radiotherapie.

G 1.2.6. Zysten und Tumor-ähnliche Läsionen

Rathke-Zysten entstehen wie Kraniopharyngeome (s. Kap. G 1.2.7) und möglicherweise auch Kolloidzysten und neurenterogene Zysten (s. u.) aus apikalen Resten der Rathkeschen Tasche in der Rathke-Spalte zwischen Adeno- und Neurohypophyse und liegen deshalb in der Regel intrasellär, nur selten supraselllär. Asymptomatische Zysten sind häufig. Symtomatische Zysten werden operativ saniert (Naylor et al., 1995).

Die in der Regel gestielt wachsende, im Dach des 3. Ventrikels unmittelbar dorsal vom Foramen Monroe adhärente und oft bewegliche **Kolloidzyste** manifestiert sich meist im Erwachsenenalter, klassischerweise mit lageabhängigen Kopfschmerzen durch intermittierenden Verschluß des Foramen Monroe, häufiger aber mit anhaltenden, manchmal akut einsetzenden Hirndruckzeichen oder Symptomen eines Normaldruckhydrozephalus. Gut dokumentiert sind darüberhinaus plötzliche Todesfälle, die nicht nur mit akuter Hirndrucksteigerung erklärt werden können, sondern möglicherweise auch reflektorisch durch Irritation der kardiovaskulären Zentren im Bereich des 3. Ventrikels bedingt sind. CT und T1-gewichtete MRT zeigen primär hyperdense Läsionen mit nur gelegentlicher KM-Aufnahme in der Zystenwand. Symptomatische Kolloidzysten wurden bisher meist offen chirurgisch entfernt. Die zunehmend alternativ eingesetzte endoskopische und die stereotaktische Aspiration des Zysteninhaltes gelingt in Abhängigkeit von dessen Viskosität und ist dann langfristig erfolgreich (Laidlaw und Kaye, 1995).

Enterogene oder neuroenterogene Zysten kommen zervikothorakal vor und sind intradural gelegen. Sie haben ein intestinales Wandepithel und gelten als embryonale Fehlbildungen. Sie manifestieren sich vom frühen Kindes- bis ins junge Erwachsenenalter mit Kompressions-Syndromen des Rückenmarkes. Die Therapie ist rein chirurgisch (Russell und Rubinstein, 1989).

Der **Granularzelltumor (Choristom, Pituizytom)** ist ein gutartiger Mikrotumor der Neurohypohyse, der vermutlich aus Schwannschen Zellen entsteht und bei etwa 10 % aller Autopsien nachgewiesen wird. Die seltenen, vermutlich von Astrozyten ausgehenden cerebralen Varianten dieses Tumors sind oft maligne. Sie werden operiert und bestrahlt.

Das **hypothalamische neuronale Hamartom** ist mit Balkenagenesie und Fehlbildungen des Opticus assoziiert. Es gleicht normalem Rindengewebe ohne Anzeichen neoplastischer Veränderungen und manifestiert sich im frühen Kindesalter oft mit einer Pubertas praecox. Die Prognose ist gut. Falls die Tumoren nicht chirurgisch entfernt werden können, wird mit GnRH-Antagonisten, z. B. Leuprorelin (Enantone®) behandelt (Chen et al., 1995).

Die **nasale gliale Heterotopie** hat keine klinische Bedeutung.

Das auch als entzündlicher Pseudotumor bezeichnete **Plasmazellgranulom** tritt üblicherweise in der Orbita, in der Lunge oder im oberen Respirationstrakt und nur sehr selten im ZNS auf. Es besteht aus tumorös proliferierten polyklonalen reifen Plasmazellen. Nach operativer Entfernung ist die Prognose gut (Dardas et al., 1996).

Die **Epidermoid(zysten)** und **Dermoid(zysten)** werden im Folgenden ausführlicher dargestellt.

G 1.2.6.1 Epidermoid, Dermoid

Epidermoide bestehen aus aberranter Epidermis, Dermoide enthalten auch Hautanhangsgebilde. Epidermoide wachsen häufiger mittelliniennah, Dermoide eher lateral, vor allem im Kleinhirn-Brücken-Winkel. Beide Mißbildungstumoren bilden Zysten, deren Ruptur zu Granulomen oder granulomatöser Meningitis führen kann.

Klinik und Verlauf

Epidermoide und Dermoide machen 1–2 % aller Hirntumoren aus. In der Regel manifestieren sie sich im 4. Lebensjahrzehnt. Supratentorielle, meist suprasellär wachsende Tumoren können zu Kopfschmerzen, Visus- und Gesichtsfeldstörungen und Anfällen führen, infratentorielle zu Hirnnervenausfällen und Kleinhirn-Symptomen, spinale zu Schmerzen, sensiblen, motorischen und vegetativen Ausfällen. Die Bildgebung ergibt stark hypodense, allenfalls randständig KM-aufnehmende, irregulär begrenzte Läsionen, in Dermoiden auch Verkalkungen (Osborn, 1994). Die 20-Jahres-Überlebenswahrscheinlichkeit liegt bei 90 % (Yamakawa et al., 1989).

Therapiestudien

Die vollständige Tumorentfernung ist wegen der Adhärenz dieser Tumoren an vitale Strukturen nicht immer möglich. Auch nach Teilresektion ist der Verlauf aber langfristig günstig. Yamakawa et al. (1989) erreichten bei 28 von 33 Patienten mit intrakraniellen Epidermoid eine vollständige Resektion und beobachteten bei 7 Patienten Rezidive, die im Mittel 9 Jahre nach der Erstoperation auftraten und ebenso wie spätere Zweitrezidive erfolgreich chirurgisch angegangen wurden. Yasargil et al. (1989) berichteten über 35 Patienten mit intrakraniellem Epidermoid und 8 Patienten mit Dermoid, bei denen mit jeweils einer Ausnahme eine komplette Resektion möglich war. In der durchschnittlich 5-jährigen Nachbeobachtungszeit traten keine Rezidive auf. Lunardi et al. (1989) untersuchten die Langzeitverläufe von jeweils 8 Patienten mit spinalen Epidermoiden und Dermoiden. Nur einer von 9 Patienten mit inkompletter Resektion der Kapsel hatte nach einer Beobachtungsdauer von 14 Jahren ein Rezidiv, das reoperiert wurde. Kasuistisch wurde über die erfolgreiche Bestrahlung von spinalen Rezidiven berichtet (Parikh et al., 1995).

Pragmatische Therapie

Bei asymptomatischen Läsionen kann eine abwartende Haltung gerechtfertigt sein. Bei symptomatischen Tumoren wird eine komplette Resektion angestrebt. In etwa einem Viertel der Fälle ist postoperativ mit einer transienten abakteriellen bzw. granulomatösen Meningitis durch freigewordene Zysteninhalte zu rechnen (Yasargil et al., 1989). Es besteht keine Bestrahlungsindikation.

G 1.2.7. Tumoren der Sellaregion

G 1.2.7.1. Hypophysenadenom und -karzinom (s. Kap. K 1)

G 1.2.7.2 Kraniopharyngeom

Die histologisch gutartigen Kraniopharyngeome entwickeln sich aus Resten des embryonalen craniopharyngealen Ganges. Histologisch werden eine adamantinöse und eine papilläre Variante unterschieden. Letztere ist häufiger bei Erwachsenen und wächst weniger invasiv, ohne daß dies allerdings eine prognostische Bedeutung hätte (Crotty et al., 1995; Weiner et al., 1994). 80 % der Kraniopharyngeome liegen supra-, 20 % intrasellär.

Klinik und Verlauf

Kraniopharyngeome, die 2–3 % der primären Hirntumoren ausmachen, treten mit zwei Häufigkeitsgipfeln zwischen dem 5. und 10. bzw. dem 50. und 60. Lebensjahr auf, in 60 % der Fälle nach dem 16. Lebensjahr. Bei Kindern stellen sie 50 %, bei Erwachsenen 20 % der supraselläreren Tumoren (Choux et al., 1991). Ihre enge anatomische Beziehung zum 3. Ventrikel, zum Hypothalamus und zur Hypophyse erklärt die Symptomatik mit Hirndruckzeichen durch Foramen Monroe-Blockade, die bei Kindern im Vordergrund steht, und Visusminderungen, bitemporalen Gesichtsfeldstörungen, Hypophysenvorderlappeninsuffizienz oder Diabetes insipidus, die häufiger bei Erwachsenen auftreten (Cobb und Youmans, 1982). CT und MRT zeigen zystische Veränderungen und Verkalkungen sowie inhomogene KM-Anreicherung (Osborn, 1994). Mit optimaler Therapie beträgt die globale 10-Jahres-Überlebensrate von Patienten mit Kraniopharyngeomen etwa 90 %. Die meisten Patienten haben eine substitutionsbedürftige Hypophyseninsuffizienz und mehr oder weniger ausgeprägte Sehstörungen (Yasargil et al., 1990). Die Häufigkeit bleibender neuropsychologischer Defizite liegt zwischen 30 und 60 % (Choux et al., 1991).

Therapiestudien

Komplette Tumorresektion bedeutet Heilung, ist aber wegen der grundsätzlich schwierigen anatomischen Lage trotz mikrochirurgischer Techniken risikoreich und deswegen oft nicht möglich. Yasargil et al. (1990) berichteten für ihre Serie von 144 Patienten mit überwiegend komplett resezierten Kraniopharyngeomen eine globale perioperative Mortalität von 17 % und eine Morbidität von 16 % (Erblindung, Psycho-Syndrom, Diabetes insipidus). Die Ergebnisse waren deutlich besser bei kleineren Tumoren und Erstoperation. Die Wirksamkeit der Strahlentherapie ist gut belegt. In einer Studie von Manaka et al. (1985) betrug die 5- und 10-Jahres-Überlebensrate nach subtotaler Tumorresektion für mit 45–60 Gy nachbestrahlte Patienten 89 bzw. 76 %, für nicht bestrahlte Patienten 35 bzw. 27 %. Mark et al. (1995) beobachteten eine 5- und 10-Jahres-Überlebensrate von 78 % nach kompletter Tumorresektion und von 96 % nach inkompletter Resektion mit Nachbestrahlung mit 46–63 Gy. Fischer et al. (1990) berichteten ähnliche bzw. bessere Ergebnisse bezüglich Überlebensrate, Rezidivrate und Morbidität für ein konservatives chirurgisches Vorgehen mit nachfolgender Bestrahlung im Vergleich zu alleinigem aggressiven chirurgischen Vorgehen. Allerdings wurden für die konventionelle externe Radiotherapie von Kraniopharyngeomen mit Gesamtdosen von etwa 60 Gy in 30 % der Fälle nach 5 Jahren Visusminderungen und in 12 % Radionekrosen des Chiasmas und angrenzender Hirnstrukturen berichtet (Flickinger et al., 1990). Durch lokalisiertere Formen der Strahlentherapie wie die intrakavitäre Applikation von Radionukliden (^{90}Y, ^{32}P) bei zystischen Tumoren, die Radiochirurgie mit dem Gammaknife (Punt et al., 1995) sowie neuerdings die stereotaktische Konformationsbestrahlung können diese Nebenwirkungen reduziert und möglicherweise in Zukunft weitgehend vermieden werden. Auch die intrakavitäre Gabe von Zytostatika (Bleomycin, Methotrexat) und systemische Polychemotherapie mit BCNU, Vincristin und Procarbazin oder mit Nitrogen Mustard, Vincristin und Procarbazin wurden als wirksam beschrieben (Punt et al., 1995).

Pragmatische Therapie und Nachsorge

Grundsätzlich besteht das Ziel der kurativen radikalen Tumorentfernung. Dies gilt vor allem für Kinder, während bei Erwachsenen mit asymptomatischer Raumforderung in Einzelfällen auch eine abwartende Haltung mit regelmäßigen klinischen und bildgebenden Kontrollen vertretbar erscheint. Falls eine gestörte Liquorpassage nicht restituiert werden kann, ist ein ventrikuloperitonealer Shunt, in manchen Fällen auch eine Y-Drainage erfoderlich. Große Zysten können temporär über ein Ommaya-Reservoir oder permanent über einen zystoperitonealen Shunt drainiert werden. Bei inoperablem symptomatischem Tumor, inkompletter Resektion oder inoperablem Rezidiv empfiehlt sich eine Bestrahlung in Konformationstechnik mit 5 x 1,8 Gy/Woche bis zur Gesamtdosis von 50,4 Gy. Bei hierfür geeigneten zystischen Tumoranteilen kommt auch eine Radionuklid-Therapie, z. B. mit dem Beta-Strahler ^{90}Yttrium, in Frage. Die fast regelhaft zu erwartende hypophysäre bzw. hypothalamische Insuffizienz erfordert entsprechende endokrinologische Kontrollen je nach Ausgangssituation in 1- bis 3-monatigen Abständen und eine sorgfältige Substitutionstherapie (s. Kap. K 1). Nachuntersuchungen mit bildgebender Diagnostik erfolgen in der Regel nach einem halben Jahr und danach – falls keine Tumorprogredienz sichtbar ist – ebenso wie die opthalmologischen Kontrollen in jährlichen Abständen. Beim Rezidiv kommen eine im Vergleich zur Erstoperation wegen narbiger Veränderungen noch risikoreichere Reoperation oder eine gegebenfalls erneute fokale Radiotherapie und nur ausnahmsweise eine Chemotherapie, z. B. nach dem PCV-Protokoll (s. **Tab. G 1.8**), in Frage.

G 1.2.8. Lokale Ausdehnung regionaler Tumoren

Chondrome der Schädelbasis und der Wirbelsäule sind sehr selten. **Paragangliome** sind Tumoren extraadrenaler, nicht-chromaffiner Paraganglien, die manchmal Katecholamine produzieren und sezernieren. Da sie meist im Glomus caroticum, tympanicum oder intervagale entstehen, werden sie oft vereinfachend auch als **Glomustumoren** oder **Chemodektome** bezeichnet. In der Regel handelt es sich um gutartige, verdrängend wachsende, aber auch lokal infiltrierende Tumoren, die die Schädelbasis und das Felsenbein destruieren können. Glomustumoren treten im mittleren Erwachsenenalter auf und sind bei Frauen häufiger als bei Männern. Frühsymptome der Glomus caroticum-Tumoren sind eine schmerzlose Schwellung im Kieferwinkel und ein Horner-Syndrom, während sich Glomus tympanicum- und Glomus jugulare-Tumoren meist mit Hörstörungen manifestieren. Hinzu kommen bei allen Glomus-Tumoren im weiteren Verlauf multiple Ausfälle kaudaler Hirnnerven. Die stark vaskularisierten Tumoren werden über Äste der a. carotis externa versorgt, die zur Verbesserung der intraoperativen Bedingungen embolisiert werden können (s. Kap. D 7). Heilung wird nur durch komplette Tumorresektion erreicht, die aber in vielen Fällen nicht möglich ist. Mit Radiotherapie in Gesamtdosen von 40–50 Gy kann bei 80–90 % der Patienten eine langfristige Tumorkontrolle erreicht werden. Die Möglichkeiten der stereotaktischen Bestrahlung sind noch nicht ausgelotet (Ebersold et al., 1995b). Malignisierte und metastasierte Paragangliome sprechen auf Polychemotherapie mit Cyclophosphamid (z. B. Endoxan®), Doxorubicin (z. B. Adriblastin®) und Dacarbazin (z. B. DETIMEDAC®) an (Patel et al., 1995).
Nasennebenhöhlen-**Karzinome** und andere Kopf-Hals-Tumoren können sich per continuitatem nach intrakraniell ausdehnen oder innerhalb der Schädelbasis Hirnnerven lädieren. Wegen ihrer klinische Bedeutung werden im folgenden das **Chordom** und das **Chondrosarkom** ausführlicher besprochen.

G 1.2.8.1. Chordom und Chondrosarkom

Das Chordom ist ein langsam, lokal infiltrierend wachsender Tumor, der sich aus Resten der Chorda dorsalis im knöchernen Achsenskelett entwickelt. Das Chondrosarkoms entsteht wahrscheinlich aus embryonalen Resten der Knorpelmatrix des Schädels. Die meist niedrig malignen Chondrosarkome im Bereich des Achsenskelettes und die Chordome werden wegen der Ähnlichkeiten der Lokalisation und des klinischen Verhalten in der Regel gemeinsam betrachtet. Chondrome sind biologisch und klinisch gutartige Tumoren, die hier nicht weiter diskutiert werden.

Klinik und Verlauf
Chordome und Chondrosarkome machen weniger als 1 % der intracraniellen bzw. -spinalen Tumoren aus. Chordome und Chondrosarkome treten meist zwischen dem 20. und 40. bzw. 10. und 20. Lebensjahr auf. Für beide Tumoren wird eine Häufung beim männlichen Geschlecht angegeben. Ein Drittel der Chordome wächst intrakraniell, meist klival, die Hälfte sakrokokzygeal, der Rest im Bereich von Wirbelkörpern. Chondrosarkome wachsen häufiger intrakraniell, meist parasellär, petroklival bzw. im Bereich des Felsenbeins (Gay et al., 1995). Sowohl die Tumoren an der Schädelbasis als auch sakrokokzygeale Tumoren manifestieren sich in etwa 80 % der Fälle mit Schmerzen. Hinzu kommen Hirnnervenausfälle bzw. Paraparesen und/oder Störungen der Blasen-/Darmfunktion. Die Symptomatik beginnt schleichend und führt vor allem bei den sakrokokzygealen Tumoren oft erst nach Jahren zur Diagnose. Sowohl Chordome als auch Chondrosarkome sind computer- und kernspintomographisch meist isodens zum Hirnparenchym und nehmen gering und inhomogen KM auf. Sie destruieren lokal den Knochen, die Hälfte enthält Verkalkungen. Die Prognose ist günstiger für jüngere Patienten, bei sakrokokzygealer Lokalisation, bei kompletter Tumorresektion und bei Nachbestrahlung . In verschiedenen Studien werden 5-Jahres-Überlebensraten zwischen 50 und 76 %, und 10-Jahres-Überlebensraten von etwa 50 % angegeben (Gay et al., 1995).

Therapiestudien
Gay et al. (1995) geben für 60 Patienten mit intrakraniellem Tumor, von denen 48 lediglich operiert und 12 von insgesamt 20 Patienten mit inkomplett reseziertem Tumor nachbestrahlt wurden, eine rezidivfreie 3- und 5-Jahres-Überlebensrate von 80 bzw. 76 % an. Dabei schnitten die 14 Patienten mit niedrig-malignem Chondrosarkom günstiger ab als die 46 Patienten mit Chordom. In einer Rezidiv-Studie, die 63 ursprünglich operierte und mit 67–77 Gy Herddosis nachbestrahlte Patienten mit kranialem Chordom einschloß, hatten 60 Patienten Lokalrezidive und 13 Patienten Metastasen in Lunge oder Knochen. Nach erneut operativ behandeltem Lokalrezidiv betrug die 2- und 5-Jahres-Überlebensrate 60 bzw. 6 % (Fagundes et al., 1995). In einer großen Übersicht konnten Tai et al. (1995) keine klare Dosis-Wirkungs-Beziehung für die Bestrahlung aufzeigen, wohl aber eine Verlängerung der Überlebenszeit für nachbestrahlte Patienten. Alternativen zur konventionellen Bestrahlung sind die sterotaktische Konformationsbestrahlung und die Protonen-Bestrahlung, mit denen aufgrund des steilen Dosisabfalls am Tumorrand auch hohe Dosen in unmittelbarer Nähe des Hirnstamms sicher appliziert werden können (Latz et al., 1994; Hug et al., 1995). Zur Chemo-

therapie liegen bisher nur kasuistische Berichte mit mäßigen Ergebnissen vor (Gay et al., 1995).

Pragmatische Therapie und Nachsorge
Die grundsätzlich anzustrebende komplette Tumorresektion ist wegen der schwierigen anatomischen Lokalisation oft nicht möglich. Bei inkompletter Resektion sollte eine stereotaktische Konformationsbestrahlung mit 65–70 Gy Herddosis in 1,8 Gy Einzelfraktionen, bei Infiltration des Hirnstamms eine entsprechend dosierte, derzeit nur in Boston in den USA. mögliche, Protonen-Bestrahlung durchgeführt werden. Beim Rezidiv kann in vielen Fällen erneut operiert und gegebenfalls auch ein zweites Mal streng fokussiert bestrahlt werden. Die Nachsorge mit Bildgebung erfolgt in etwa 1/2jährlichen Abständen.

G 1.2.9. **Metastasen** (s. Kap. G 3)

G 1.3. Spezielle spinale Tumoren

Primäre spinale Tumoren (spinale Metastasen s. Kap. G 7) repräsentieren etwa 5 % aller primären Tumoren des ZNS. Bei der Hälfte dieser Tumoren handelt es sich um extramedullär wachsende Meningeome, Neurinome oder Neurofibrome, bei den übrigen hauptsächlich um niedrig-maligne Gliome, vor allem Ependymome (Helseth und Mørk, 1989; Preston-Martin, 1990). Astrozytäre Tumoren sind häufiger im Kindesalter, die übrigen Tumoren häufiger im Erwachsenenalter (zur relativen Häufigkeit spinaler Tumoren s. auch **Tab. G 1.2,** zur Symptomatik s. Kap. G 1.1.3; zum Paragangliom des Filum terminale s. Kap. G 1.2.1.7). Die insgesamt relativ seltenen Hämangioblastome, Lipome, Epidermoide, Dermoide, Chondrosarkome und Chordome sind vergleichsweise häufig spinal lokalisiert (s. Kap. spezielle Hirntumoren). Bei Neurinomen und Meningeomen lassen sich radiologisch und computertomographisch knochenatrophische Veränderungen, bei Meningeomen in 20 % der Fälle auch Verkalkungen nachweisen. Die übrige CT- und MRT-Darstellung entspricht dem jeweiligen intrakraniellen Tumor. Die Tumoren im Spinalraum werden nach den gleichen Prinzipien behandelt wie die entsprechenden intrakraniellen Tumoren. Die maximale lokale Bestrahlung beträgt allerdings nur 50,4 Gy in 28 Fraktionen. Bei spinalen Tumoren sollten Angaben zur Prognose nicht nur die Überlebenszeit oder die Zeit bis zum Tumorrezidiv, sondern auch die Zeit bis zum funktionellen Querschnitt beinhalten. Dieser Aspekt wird in den bisherigen, ausschließlich retrospektiven Studien allerdings nicht berücksichtigt.

G 1.3.1. Astrozytäre Tumoren

Meist handelt es sich um zystische oder mit einer Syrinx einhergehende niedrig-maligne Astrozytome, die sich mit langsam über Jahre progredienten, oft auch schubartig zunehmenden und remittierenden zentromedullären Symptomen manifestieren. Maligne Astrozytome und Glioblastome sind selten. Nach meist nur inkomplett möglicher Resektion und lokaler Nachbestrahlung liegen die 5- und 10-Jahres-Überlebensraten ohne Berücksichtigung der gutartigen polaren Spongioblastome (s. Kap. G 1.2.1.6) bei 60 % bzw. 40 % (Chun et al., 1990; Hulshof et al., 1993). Die pragmatische Therapie besteht derzeit in einer funktionell schonenden Tumorresektion und einer Bestrahlung der Tumoregion mit 5 x 1,8 Gy/ Woche bis 50,4 Gy unabhängig vom Malignitätsgrad.

G 1.3.2. Ependymom

Etwa die Hälfte der spinalen Ependymome wächst im Bereich des Conus medullaris und der Cauda equina, wo die Tumoren in der Regel vom Filum terminale ausgehen und eine myxopapilläre WHO Grad I-Histologie haben (Celli et al., 1993). Die Symptomatik entspricht dann einem Conus-Cauda-Syndrom, in den übrigen Lokalisationen, wo es sich meist um einen WHO Grad II-Tumor handelt, einem zentromedullären Syndrom. Therapieziel ist die im Bereich des Filum terminale in 10–30 % der Fälle mögliche mikroskopisch komplette Tumorresektion, nach der die Prognose auch ohne Bestrahlung exzellent ist (McCormick et al., 1990). Nach inkompletter Resektion und lokaler Bestrahlung liegen die 5- und 10-Jahres-Überlebensraten in der Größenordnung von 80–100 bzw. 70–90 % (Hulshof et al., 1993; Waldron et al., 1993; Linstadt et al., 1989). Daten zum Verlauf ohne Nachbestrahlung sind nur spärlich verfügbar. Hulshoff et al. (1993) berichteten gleiche Überlebenszeiten für Patienten mit inkomplett resezierten niedrig-malignen Ependymomen mit und ohne Nachbestrahlung. Allerdings hatten innerhalb von 5 Jahren 2 von 5 unbestrahlten und nur 2 von 11 bestrahlten Patienten lokale Rezidive. Die Bestrahlung erfolgt wie bei den spinalen Astrozytomen mit 5 x 1,8 Gy/ Woche bis 50,4 Gy. Falls bei anaplastischen Ependymomen kernspintomographisch oder liquorzytologisch eine leptomeningeale Metastasierung nachgewiesen wird, erfolgt vor der lokalen Aufsättigung eine Bestrahlung der Neuroachse mit 5 x 1,8 Gy/Woche bis 36 Gy (s. auch Kap. G 1.2.1.3).

G 1.3.3. Neurinom (Schwannom) und Neurofibrom

Neurinome (s. auch Kap. G 1.2.2.1) wachsen intradural-extramedullär oder – im Bereich der durch Druckusur häufig erweiterten Foramina intervertebralia - sanduhrförmig intradural-extradural. Neurofibrome gehen in der Regel von der Hinterwurzel aus. Sie kommen hauptsächlich bei Patienten mit Neurofibromatose Typ 1 vor und verteilen sich fast gleichmäßig über den Spinalraum (Levy et al., 1986). Klinisch imponieren bei beiden Tumoren zunächst radikuläre Symptome, meist Schmerzen, dann je nach Lokalisation Symptome einer lateralen Rückenmarkkompression. Die Therapie ist rein chirurgisch.

G 1.3.4. Meningeom

Spinale Menigeome sind bei Frauen 4-5mal häufiger als bei Männern. Sie wachsen meist intradural-extramedullär, in mehr als 80 % der Fälle thorakal. Sie manifestieren sich mit einem langsam, bei funktioneller Dekompensation manchmal aber auch rasch progredienten Querschnitt-Syndrom, oft ohne klares sensibles Niveau (Solero et al., 1989). Im Falle einer spinalen Dekompensation sind rasche bildgebende Diagnostik, vorzugsweise durch Kernspintomographie, und eine sofortige symptomatische Kortikosteroid-Behandlung indiziert, die mit 40 mg Dexamethason (z. B. Fortecortin®) begonnen und zunächst mit 4 x 8 mg fortgesetzt wird. In der Regel können die Tumoren komplett reseziert werden. Dann ist bei kurzer Anamnese gute Erholung zu erwarten. Die Strahlentherapie wird wie bei den intrakraniellen Meningeomen (s. Kap. G 1.2.3) zurückhaltend indiziert.

Literatur

Aiken RD (1994) Quality of life issues in patients with malignant gliomas. Semin Oncol 21: 273-275

Albert FK, Forsting M, Sartor K, Adams HP, Kunze S (1994) Early postoperative magnetic resonance imaging after resection of malignant glioma: objective evaluation of residual tumor and its influence on regrowth and prognosis. Neurosurgery 34: 45-60

Alexander E III., Moriarty TM, Loeffler JS (1996) Radiosurgery for metastases. J Neurooncol 27: 279-285

Angibaud G, Ducasse JL, Baille G, Clanet M (1995) Potential value of hyperbaric oxygenation in the treatment of post-radiation myelopathies. Rev Neurol Paris 151: 661-666

Appuzzo MJ, Chandrasoma PT, Cohen D (1987) Computing imaging stereotaxy. Experience and perspective related to 500 procedures applied to brain masses. Neurosurgery 20: 930-937

Archibald YM, Lunn D, Ruttan LA, Macdonald DR, Del Maestro RF, Barr HW, Pexman JH, Fisher BJ, Gaspar LE, Cairncross JG (1994) Cognitive functioning in long term survivors of high grade glioma. J Neurosurg 80: 247-253

Bamberg M, Hess CF, Kortmann RD (1996) Zentralnervensystem. In: Scherer E, Sack H (Hrsg.) Strahlentherapie - Radiologische Onkologie. Springer Verlag, Berlin Heidelberg, 763-808

Bamberg M, Hess CF (1992) Radiation therapy of malignant gliomas. Onkologie 15: 178-189

Barbaro NM, Gutin PH, Wilson CB, Sherline GE, Boldrey EB, Wara WM (1987) Radiation therapy in the treatment of partially resected meningiomas. J Neurosurg 20: 525-528

Becker G, Schlegel W, Major J, Grote EH, Bamberg M (1995) Stereotactic convergent beam radiosurgery versus stereotactic conformation beam radiotherapy. Acta Neurochir 63 (Suppl): 44-51

Bederson JB, von Ammon K, Wichmann WW, Yasargil MG (1991) Conservative treatment of patients with acoustic tumors. Neurosurgery 28: 646-650

Bennett JP Jr, Rubinstein LJ (1984) The biological behavior of primary cerebral neuroblastoma: a reappraisal of the clinical course in a series of 70 cases. Ann Neurol 16: 21-27

Berger MS, Magrassi L, Geyer R (1995) Medulloblastoma and primitive neuroectodermal tumors. In: Kaye AH, Laws ER (Hrsg.) Brain Tumors. Churchill Livingstone, Edinburgh, 561-574

Berger MS, Baumeister B, Geyer JR, Milstein J, Kanev PM, LeRoux PD (1991) The risks of metastases from shunting in children with primary central nervous system tumors. J Neurosurg 74: 872-877

Berry MP, Jenkins DT, Keen CW, Mair BD, Simpson WJ (1981) Radiation treatment for medulloblastoma. A 21-year review. J Neurosurg 55: 43-51

Black P, Wen PY (1995) Clinical, imaging and laboratory diagnosis of brain tumors. In: Kaye AH, Laws ER (Hrsg.) Brain Tumors. Churchill Livingstone, Edinburgh, 191-237

Bloom HJG, Bessel EM (1990) Medulloblastoma in adults: [A] review of 97 patients treated between 1956 and 1981. Int J Radiat Oncol Biol Phys 18: 763-773

Blaney SM, Phillips PC, Packer RJ, Heideman RL, Berg SL, Adamson PC, Allen JC, Sallan SE, Jakacki RI, Lange BJ, Reaman GH, Horowitz ME, Poplack DG, Balis FM (1996) Phase II evaluation of topotecan for pediatric central nervous system tumors. Cancer 78: 527-531

Bleehen NM, Stenning SP (1991) A Medical Research Council trial of two radiotherapy doses in the treatment of grades 3 and 4 astrocytoma - the Medical Research Council Brain Tumour Working Party. Br J Cancer 64: 769-774

Bloom HJ (1977) Medulloblastoma: prognosis and prospects. Int J Radiat Oncol Biol Phys 2: 1031-1033

Boiardi A, Silvani A, Milanesi I, Broggi G, Fariselli L (1992) Efficacy of »8 drugs in one day« combination in treatment of recurrent GBM patients. J Neurooncol 12: 153-158

Bonnin JM, Rubinstein LJ (1989) Astroblastomas: a pathological study of 23 tumors, with a postoperative follow up in 13 patients. Neurosurgery 25: 6-13

Brem H, Ewend MG, Piantadosi S, Greenhoot J, Burger PC, Sisti M (1995) The safety of interstitial chemotherapy with BCNU loaded polymer followed by radiation therapy in the treatment of newly diagnosed malignant gliomas: phase I trial. J Neurooncol 26: 111-123

Brotchi J, Dewitte O, Levivier M, Baleriaux D, Vandesteene A, Raftopoulos C, Flament Durand J, Noterman J (1991) A survey of 65 tumors within the spinal cord: surgical results and the importance of preoperative magnetic resonance imaging. Neurosurgery 29: 651-656

Brown MT, Friedman HS, Oakes WJ, Boyko OB, Hokkenberger B, Schold SC Jr (1993) Chemotherapy for pilocytic astrocytomas. Cancer 71: 3165-72

Cairncross JG, Macdonald DR, Ramsay DA (1992) Aggressive oligodendroglioma: a chemosensitive tumor. Neurosurgery 31: 78–82

Calaminus G, Bamberg M, Baranzelli MC, Benoit Y, di Montezemolo LC, Fossati Bellani F, Jürgens H, Kühl HJ, Lenard HG, Curto ML, Mann JR, Patte C, Pearson A, Perilongo G, Schmidt G, Schober R, Göbel U (1994) Intracranial germ cell tumors: a comprehensive update of the European data. Neuropediatrics 25: 26–32

Carrie C, Lasset C, Alapetite C, Haie-Meder C, Hoffstetter S, Demaille MC, Kerr C, Wagner JP, Lagrange JL, Maire JP, Seng SK, Man YOCTK, Murraciole X, Pinto N (1994) Multivariate Analysis of prognostic factors in adult patients with medulloblastoma. Cancer 74: 2352–2360

Carvalho PA, Schwartz RB, Alexander E 3d, Garada BM, Zimmerman RE, Loeffler JS, Holman BL (1992) Detection of recurrent gliomas with quantitative thallium 201/technetium 99m HMPAO single photon emission computerized tomography. J Neurosurg 77: 565–570

Celli P, Cervoni L, Cantore G (1993) Ependymoma of the filum terminale: treatment and prognostic factors in a series of 28 cases. Acta Neurochir Wien 124: 99–103

Chamberlain MC (1996) Adjuvant combined modality therapy for malignant meningiomas. J Neurosurg 84: 733–736

Chang CH, Housepian EM, Herbert C Jr (1969) An operative staging system and a megavoltage radiotherapeutic technic for cerebellar medulloblastomas. Radiology 93: 1351–1359

Chang CH, Horton J, Schoenfeld D, Salazer O, Perez Tamayo R, Kramer S, Weinstein A, Nelson JS, Tsukada Y (1983) Comparison of postoperative radiotherapy and combined postoperative radiotherapy and chemotherapy in the multidisciplinary management of malignant gliomas – a joint Radiation Therapy Oncology Group and Eastern Cooperative Oncology Group study. Cancer 52: 997–1007

Chen TC, Gonzalez-Gomez, McComb JG (1995) Uncommon glial tumors. In: Kaye AH, Laws ER (Hrsg.) Brain Tumors. Churchill Livingstone, Edinburgh, 525–557

Choux M, Lena G, Genitori L (1991) Le craniopharyngiome de l'enfant. Neurochirurgie (Paris) 37(Suppl): 12–165

Chun HC, Schmidt Ullrich RK, Wolfson A, Tercilla OF, Sagerman RH, King GA (1990) External beam radiotherapy for primary spinal cord tumors. J Neurooncol 9: 211–217

Cobb CA, Youmans JR (1982) Brain tumor of disordered embryogenesis in adults. In: JR Youmans (Hrsg.), Neurological Surgery, 2nd ed WB Saunders, Philadelphia. 5: 2899 ff

Cobb CA, Youmans JR (1982a) Glial and neuronal tumors or the brain in adults. In: Youmans JR (Hrsg) Neurocogical Surgery, 2nd ed. W.B. Saunders, Philadelphia 5: 2759–2835

Cohen BH, Packer RJ (1996) Chemotherapy for medulloblastomas and primitive neuroectodermal tumors. J Neurooncol 29: 55–68

Constine LS, Konski A, Ekholm S, McDonald S, Rubin P (1988) Adverse effects of brain irradiation correlated with MR and CT imaging. Int J Radiat Oncol Biol Phys 15: 319–30

Cook A, Guthrie A (1994) »Handbook of STEREOTAXY Using the CRW Apparatus«: Williams and Wilkins, Baltimore.

Cooper PR (1989) Outcome after operative treatment of intramedullary spinal cord tumors in adults: intermediate and long term results in 51 patients. Neurosurgery 25: 855–859

Cristante L, Herrmann HD (1994) Surgical management of intramedullary spinal cord tumors: functional outcome and sources of morbidity. Neurosurgery 35: 69–74

Crotty TB, Scheithauer BW, Young WF Jr, Davis DH, Shaw EG, Miller GM, Burger PC (1995) Papillary craniopharyngioma: a clinicopathological study of 48 cases. J Neurosurg 83: 206–214

Cucchiara RF, Black S, Stachniak J, Layon AJ (1995) Anesthesia and intensive care management of patients with brain tumors. In: Kaye AH, Laws ER (Hrsg.) Brain Tumors. Churchill Livingstone, Edinburgh, 263–292

Dardas G, Walz ET, Newton HB, Slivka AP (1996) Extracranial plasma cell granuloma presenting as a diffuse meningeal and intraparenchymal mass. J Neuroimaging 6: 58–60

Daumas-Duport C, Scheithauer BW, O-Fellon J, Kelly P (1988) Grading of astrocytomas. A simple and reproducible method. Cancer 62: 2152–2165

Daumas-DuportC (1993) Dysembryoblastic neuroepithelial tumours. Brain Pathol 3: 283–296

Dearnaly DP, A'Hern RP, Whittaker S, Bloom HJG (1990) Pineal and CNS germ cell tumors Royal Marsden Hospital experience 1962–1987. Int J Radiat Oncol Biol Phys 18: 773–781

DeCou JM, Rao BN, Parham DM, Lobe TE, Bowman L, Pappo AS, Fontanesi J (1995) Malignant peripheral nerve sheath tumors: the St Jude Children's Research Hospital experience. Ann Surg Oncol 2: 524–529

DeMonte F, Al-Mefty O (1995) Meningiomas. In: Kaye AH, Laws ER (Hrsg.) Brain Tumors. Churchill Livingstone, Edinburgh, 675–704

Dennis M, Spiegler BJ, Hetherington CR, Greenberg ML (1996) Neuropsychological sequelae of the treatment of children with medulloblastoma. J Neurooncol 29: 91–101

Deutsch M, Green SB, Strike TA, Burger PC, Robertson JT, Selker RG, Shapiro WR, Mealey J, Ransohoff J, Paoletti P, Smith KR, Odeom GL, Hunt WE, Young B, Alexander E, Walker MD, Pistenmaa DA (1989) Results of a randomized trial comparing BCNU plus radiotherapy, streptozotozin plus radiotherapy, BCNU plus hyperfractionated radiotherapy, and BCNU following misonidazole plus radiotherapy in the postoperative treatment of malignant glioma. Int J Radiat Oncol Biol Phys 16: 1389–1396

Di Chiro G (1987) Positron emission tomography using [18F] fluorodeoxyglucose in brain tumors: a powerful diagnostic and prognostic tool. Invest Radiol 22: 360–371

Dinapoli RP, Brown LD, Arusell RM, Earle JD, O'Fallon JR, Buckner JC, Scheithauer BW, Krook JE, Tschetter LK, Maier JA, Pfeifle DM, Gesme DH (1993) Phase III comparative evaluation of PCNU and carmustine combined with radiation therapy for high grade glioma. J Clin Oncol 11: 1316–1321

Duffner PK, Cohen ME, Sanford RA, Horowitz ME, Krischer JP, Burger PC, Friedman HS, Kun LE (1995) Lack of efficacy of postoperative chemotherapy and delayed radiation in very young children with pineoblastoma – Pediatric Oncology Group. Med Pediatr Oncol 25: 38–44

Ebersold MJ, Olsen KD, Foote RL, Buckner JC, Quast LM (1995a) Esthesioneuroblastoma. In: Kaye AH,

Laws ER (Hrsg.) Brain Tumors. Churchill Livingstone, Edinburgh, 825–838
Ebersold MJ, Morita A, Olsen KD, Quast LM (1995b). Glomus jugulare tumors. In: Kaye AH, Laws ER (Hrsg.) Brain Tumors. Churchill Livingstone, Edinburgh, 795–807
Edwards MS, Davis RL, Laurent JP (1985) Tumor markers and cytologic features of cerebrospinal fluid. Cancer 56: 1773–1777
Ellenbogen RG, Winston KR, Kupsky WJ (1989) Tumors of the choroid plexus in children. Neurosurgery 25: 327–335
Elliott JP, Keles GE, Waite M, Temkin N, Berger MS (1994) Ventricular entry during resection of malignant gliomas: effect on intracranial cerebrospinal fluid tumor dissemination. J Neurosurg 80: 834–839
Engenhart R, Kimmig BN, Hover KH, Wowra B, Romahn J, Lorenz WJ, van Kaick G, Wannenmacher M (1993) Long term follow up for brain metastases treated by percutaneous stereotactic single high dose irradiation. Cancer 71: 1353–1361
Ernestus RI, Schröder R, Stützer H, Klug N (1996) Prognostic relevance of localization and grading in intracranial ependymomas of childhood. Child Nerv Syst 12: 522–526
Evans AE, Jenkin RD, Sposto R, Ortega JA, Wilson CB, Wara W, Ertel IJ, Kramer S, Chang CH, Leikin SL, Hammond GD (1990) The treatment of medulloblastoma – Results of a prospective randomized trial of radiation therapy with and without CCNU, vincristine, and prednisone. J Neurosurg 72: 572–582
Eyre HJ, Crowley JJ, Townsend JJ, Eltringham JR, Morantz RA, Schulman SF, Quagliana JM, al Sarraf M (1993) A randomized trial of radiotherapy versus radiotherapy plus CCNU for incompletely resected low grade gliomas: a Southwest Oncology Group study. J Neurosurg 78: 909–914
Fadul C, Wood J, Thaler H, Galicich J, Patterson RH, Posner JB (1988) Morbidity and mortalitity of craniotomy for excision of supratentorial gliomas. J Neurosurg 38: 1374–1379
Fagundes MA, Hug EB, Liebsch NJ, Daly W, Efird J, Munzenrider JE (1995) Radiation therapy for chordomas of the base of skull and cervical spine: patterns of failure and outcome after relapse. Int J Radiat Oncol Biol Phys 33: 579–584
Fazekas J (1977) Treatment of grades 1 and 2 brain stem astrocytomas. The role of radiotherapy. Int J Radiat Oncol Biol Phys 2: 661–666
Fine HA, Dear KB, Loeffler JS, Black PM, Canellos GP (1993) Meta-analysis of radiation therapy with and without adjuvant chemotherapy for malignant gliomas in adults. Cancer 71: 2585–2597
Fischer G, Fischer C, Remond J (1992) Hearing preservation in acoustic neurinoma surgery. J Neurosurg 76: 910–917
Fischer EG, Welch K, Shillito J Jr, Winston KR, Tarbell NJ (1990) Craniopharyngiomas in children – long term effects of conservative surgical procedures combined with radiation therapy. J Neurosurg 73: 534–540
Flickinger JC, Lunsford LD, Singer J, Cano ER, Deutsch M (1990) Megavoltage external beam irradiation of craniopharyngiomas: analysis of tumor control and morbidity. Int J Radiat Oncol Biol Phys 19: 117–122
Flickinger JC, Lunsford LD, Coffey RJ, Linskey ME, Bissonette DJ, Maitz AH, Kondziolka D (1991) Radiosurgery of acoustic neurinomas. Cancer 67: 345–353
Forsting M, Albert FK, Kunze S, Adams HP, Zenner D, Sartor K (1993) Exstirpation of glioblastomas: MR and CT follow up of residual tumor and regrowth patterns AJNR Am J Neuroradiol 14: 77–87
Forsyth PA, PosnerJB (1993) Headaches in patients with brain tumors: a study of 111 patients. Neurology: 43: 1678–1683
Forsyth PA, Kelly PJ, Cascino TL, Scheithauer BW, Shaw EG, Dinapoli RP, Atkinson EJ (1995) Radiation necrosis or glioma recurrence: is computer assisted stereotactic biopsy useful? J Neurosurg. 82: 436–444
Frost PJ, Laperriere NJ, Wong CS, Milosevic MF, Simpson WJ, Pintilie M (1995) Medulloblastoma in adults. Int J Radiat Oncol Biol Phys 32: 951–957
Fuller BG, Kaplan ID, Adler J, Cox RS, Bagshaw MA (1992) Stereotaxic radiosurgery for brain metastases: the importance of adjuvant whole brain irradiation: Int J Radiat Oncol Biol Phys 23: 413–418
Fuller BG, Kapp DS, Cox R (1994) Radiation therapy of pineal region tumors: 25 new cases and a review of 208 previously reported cases. Int J Radiat Oncol Biol Phys 28: 229–245
Garton GR, Schomberg PJ, Scheithauer BW, Shaw EG, Ilstrup DM, Blackwell CR, Laws ER Jr, Earle JD (1990) Medulloblastoma prognostic factors and outcome of treatment: review of the Mayo Clinic experience. Mayo Clin Proc 65: 1077–1086
Gay E, Sekhar LN, Wright DC (1995) Chordomas and chondrosarcomas of the cranial base. In: Kaye AH, Laws ER (Hrsg.) Brain Tumors. Churchill Livingstone, Edinburgh, 777–794
Giles GG, Gonzalez MF (1995) Epidemiology of brain tumors and factors in prognosis. In: Kaye AH, Laws ER (Hrsg.) Brain Tumors. Churchill Livingstone, Edinburgh, 47–67
Glaholm J, Bloom HJG, Crow JH (1990) The role of radiotherapy in the management of intracranial meningiomas: the Royal Marsden Hospital experience with 186 patients. Int J Radiat Oncol Biol Phys 18: 755–761
Glantz MJ, Burger PC, Friedman AH, Radtke RA, Massey EW, Schold SC Jr (1994) Treatment of radiation-induced nervous system injury with heparin and warfarin. Neurology 44: 2020–2027
Glass J, Hochberg FH, Gruber ML, Louis DN, Smith D, Rattner B (1992) The treatment of oligodendrogliomas and mixed oligodendroglioma-astrocytomas with PCV chemotherapy. J Neurosurg 76: 741–745
Göbel U, Calaminus G, Teske C, Bamberg M, Bokkerink JP, Haas RJ, Holschneider AM, Schaub G, Jurgens H, Mittler U, von der Ölsnitz G, Pelzer V, Urban CH, Weißbach G, Harms D (1993) BEP/VIP bei Kindern und Jugendlichen mit malignen nichttestikulären Keimzelltumoren – Ein Vergleich der Behandlungsergebnisse der Therapiestudien MAKEI 83/86 und 89P/89. Klin Pädiatr 205: 231–240
Goldsmith BJ, Wara WM, Wilson CB, Larson DA (1994) Postoperative irradiation for subtotally resected meningiomas: a retrospective analysis of 140 patients treated from 1967 to 1990. J Neurosurg 80: 195–201
Goldwein JW, Glauser TA, Packer RJ, Finlay JL, Sutton LN, Curran WJ, Laehy JM, Rorke LB, Schut L, D'Angio GJ (1990) Recurrent intracranial ependymomas in children – survival, patterns of failure, and prognostic factors. Cancer 66: 557–563
Goodwin JW, Crowley J, Eyre HJ, Stafford B, Jaeckle KA, Townsend JJ (1993) A phase II evaluation of tamoxifen in unresectable or refractory meningiomas: a Southwest Oncology Group study. J Neurooncol 15: 75–77

Grabel JC, Zappulla RA, Ryder J, Wang WJ, Malis LI (1991) Brain stem auditory evoked responses in 56 patients with acoustic neurinoma. J Neurosurg 74: 749–753

Green SB, Byar DP, Walker MD, Pistenmaa DA, Alexander E Jr, Batzdorf U, Brooks WH, Hunt WE, Mealey J Jr, Odom GL, Paoletti P, Ransohoff J 2d, Robertson JT, Selker RG, Shapiro WR, Smith KR Jr, Wilson CB, Strike TA (1983) Comparisons of carmustine, procarbazine, and high dose methylprednisolone as additions to surgery and radiotherapy for the treatment of malignant glioma. Cancer Treat Rep 67: 121–132

Greene GM, Hitchon PW, Schelper RI, Yuh W, Dyste GN (1989) Diagnostic yield in CT-guided stereotactic biopsy of gliomas. J Neurosurg 71: 494–497

Gut E, Schabet M, Dichgans J, Voigt K (1991) Klinische und CT-Befunde zum Spontanverlauf 18 nichtoperierter Meningeome. Akt Neurol 18: 204–209

Guthrie BL, Ebersold MJ, Scheithauer BW, Shaw EG (1989) Meningeal hemangiopericytoma: histopathological features, treatment, and long term follow up of 44 cases. Neurosurgery 25: 514–522

Guiney MJ, Smith JG, Hughes P, Yang C, Narayan K (1993) Contemporary management of adult and pediatric brain stem gliomas. Int J Radiat Oncol Biol Phys 25: 235–241

Halperin EC, Herndon J, Schold SC, Brown M, Vick N, Cairncross JG, Macdonald DR, Gaspar L, Fischer B, Dropcho E, Rosenfeld S, Morowitz R, Piepmeier J, Hait W, Byrne T, Salter M, Imperato J, Khandekar J, Paleologos N, Burger P, Bentel GC, and Friedman A for the CNS Cancer Consorium (1996) A phase III randomized prospective trial of external beam radiotherapy, mitomycin C, carmustine, and 6-mercaptopurine for the treatment of adults with anaplastic glioma of the brain. Int J Radiat Oncol Biol Phys 34: 793–802

Hassoun J, Soylemezoglu F, Gambarelli D, Figarella Branger D, von Ammon K, Kleihues P (1993) Central neurocytoma: a synopsis of clinical and histological features. Brain Pathol 3: 297–306

Henson JW, Jalaj JK, Walker RW, Stover DE, Fels AO (1991) Pneumocystis carinii pneumonia in patients with primary brain tumors. Arch Neurol 4: 406–409

Herrlinger U, Yu SU, Kramm CM, Johnston K, Breakefield XO (1996) Subcutaneous vaccination with irradiated murine GL261 glioma cells engineered to secrete granulocyte-macrophage colony-stimulating factor (GM-CSF) induces a potent immune response to GL261 glioma in brains of syngeneic C57BL/6 mice. J Neuroncol 30: 101

Hess CF, Schäfer JC, Kortmann RD, Schabet M, Bamberg M (1994) Malignant glioma: patterns of failure following individually tailored limited volume irradiation. Radiother Oncol 30: 146–149

Heesters MA, Kamman RL, Mooyaart EL, Go KG (1993) Localized proton spectroscopy of inoperable brain gliomas. Response to radiation therapy. J Neurooncol 17: 27–35

Hiesiger EM, Green SB, Shapiro WR, Burger PC, Selker RG, Mahaley MS Jr, Ransohoff J 2nd, VanGilder JC, Mealey J Jr, Robertson JT, et al. (1995) Results of a randomized trial comparing intra-arterial cisplatin and intravenous PCNU for the treatment of primary brain tumors in adults: Brain Tumor Cooperative Group trial 8420A. J Neurooncol 25: 143–154

Hildebrand J, Sahmoud T, Mignolet F, Brucher JM, Afra D (1994) Adjuvant therapy with dibromodulcitol and BCNU increases survival of adults with malignant gliomas – EORTC Brain Tumor Group. Neurology 44: 1479–1483

Hochberg FH, Linggood R, Wolfson L, Baker WH, Kornblith P (1979) Quality and duration of survival in glioblastoma multiforme-combined surgical, radiation, and lomustine therapy. JAMA 241: 1016–1018

Hochberg FH, Pruitt AA, Beck DO, DeBrun G, Davis K (1985)The rationale and methodology for intra-arterial chemotherapy with BCNU as treatment for glioblastoma. J Neurosurg 63: 876–880

Hoffman HJ, Humphreys RP, Drake JM, Rutka JT, Becker LE, Jenkin D, Greenberg M (1993) Optic pathway/hypothalamic gliomas: a dilemma in management. Pediatr Neurosurg 19: 186–195

Hoffman RM (1991) In vitro sensitivity assays in cancer: a review, analysis, and prognosis. J Clin Lab Anal 5: 133–143

Hoshino T, Ahn D, Prados MD, Lamborn K, Wilson CB (1993) Prognostic significance of the proliferative potential of intracranial gliomas measured by bromodeoxyuridine labeling. Int J Cancer 53: 550–555

Hyams VJ, Batsakis JG, Michaels L (1988) Tumors of the upper respiratory tract and ear. In: Atlas of tumor pathology , second series, fascicle 25., Armed forces institute of pathology, Washington, Seiten 240–248

Hug EB, Fitzek MM, Liebsch NJ, Munzenrider JE (1995) Locally challenging osteo- and chondrogenic tumors of the axial skeleton: results of combined proton and photon radiation therapy using three dimensional treatment planning. Int J Radiat Oncol Biol Phys 31: 467–476

Hulshof MC, Menten J, Dito JJ, Dreissen JJ, van den Bergh R, Gonzalez Gonzalez D (1993) Treatment results in primary intraspinal gliomas. Radiother Oncol 29: 294–300

Jääskeläinen J, Haltia M, Servo A (1986) Atypical and anaplastic meningiomas: radiology, surgery, radiotherapy, and outcome. Surg Neurol 25: 233–242

Jenkin D (1996) The radiation treatment of medulloblastoma. J Neurooncol 29: 45–54

Jennings MT, Gelman R, Hochberg F (1985) Intracranial germ-cell tumors: Natural history and pathogenesis. J Neurosurg 63: 155–167

Kahn D, Follett KA, Bushnell DL, Nathan MA, Piper JG, Madsen M, Kirchner PT (1994) Diagnosis of recurrent brain tumor: value of 201Tl SPECT vs 18F-fluorodeoxyglucose PET. AJR Am J Roentgenol 63: 1459–1465

Karim ABMF (1995) Radiation therapy and radiosurgery for brain tumors. In: Kaye AH, Laws ER (Hrsg.): Brain Tumors. Churchill Livingstone, Edinburgh, 331–348

Karnofsky DA, Abelmann WH, Craver LF, Burchenal JM (1948) The use of the nitogen mustards in the palliative treatment of carcinoma: with particular reference to bronchogenic carcinoma. Cancer 1: 634–656

Kelly PJ, Hunt C (1994) The limited value of cytoreductive surgery in elderly patients with malignant gliomas. Neurosurgery 34: 62–66

Kernohan JW, Mabon RF, Svien HJ, Adson AW (1949) A simplified classification of gliomas. Proceed Staff Meet Mayo Clin 24: 71–75

Kersh CH, Constable WC, Eisert DR, Spaulding CA, Hahn SS, Jenrett JM, Marks RD (1988) Primary central nervous system germ cell tumors: Effect of histologic confirmation on radiotherapy. Cancer 61: 2148–2152

Khafaga Y, Kandil AE, Jamshed A, Hassounah M, DeVol E, Gray AJ (1996) Treatment results for 149 medulloblastoma patients from one institution. Int J Radiat Oncol Biol Phys 35: 501–506

Kiessling M, Ostertag CB, Volk B (1988) Stereotaktische Hirnbiopsie. Akt Neurol 15: 68–74

Kitchen ND, Hughes SW, Taub NA, Sofat A, Beaney RP, Thomas DG (1993) Survival following interstitial brachytherapy for recurrent malignant glioma. J Neurooncol 18: 33–39

Kleihues P, Burger PC, Scheithauer BW (1993) Histological Typing of Tumors of the Central Nervous System. World Health Organization, International Histological Classification of Tumors, Springer-Verlag, Berlin Heidelberg

Kleinberg L, Wallner K, Malkin MG (1993) Good performance status of long term disease free survivors of intracranial gliomas. Int J Radiat Oncol Biol Phys 26: 129–133

Kondziolka D, Lunsford LD, Coffey RJ, Flickinger JC (1991) Stereotactic radiosurgery of meningiomas. J Neurosurg 74: 552–559

Kondziolka DS, Gutin PH, Wara WM, McDermott MW, Lunsford LD, Loeffler JS (1996) Radiosurgery for hemangioblastoma: results of a multiinstitutional experience. Int J Radiat Oncol Biol Phys 35: 493–9

Kovalic JJ, Grigsby PW, Shepard MJ, Fineberg BB, Thomas PR (1990) Radiation therapy for gliomas of the optic nerve and chiasm. Int J Radiat Oncol Biol Phys 18: 927–932

Kramm CM, Sena-Esteves M, Barnett FH, Rainov NG, Schuback DE, Yu JS, Pechan PA, Paulus W, Chiocca EA, Breakefield XO (1995) Gene therapy for brain tumors. Brain Pathol 5: 345–381

Krauseneck P, Müller B (1995). Chemotherapy of malignant brain tumors. In: Thomas DGT, Graham DI (Hrsg.) Malignant Brain Tumours. Springer Verlag, Berlin, 329–354

Krauseneck P, Müller B, Aydemir Ü, Heuser KH, Makoski H-B, Ransmayr G (1992) ACNU und Ara-C in der Rezidivtherapie maligner Gliome – randomisierte Phase-II-Studie. Akt Neurol 19: 89–96

Kreth FW, Warnke PC, Scheremet R, Ostertag CB (1993) Surgical resection and radiation therapy versus biopsy and radiation therapy in the treatment of glioblastoma multiforme. J Neurosurg 78: 762–766

Kreth FW, Faist M, Warnke PC, Rossner R, Volk B, Ostertag CB (1995) Interstitial radiosurgery of low grade gliomas. J Neurosurg 82: 418–429

Kühl J, Berthold F, Bode U, Bucsy P, Graf N, Gnekow A, Maass E, Bamberg M, Kaatsch P, Kleihues P, Rating D, Riehm H, Sörensen N – German Pediatric Brain Tumor Study Group (1993) Preradiation chemotherapy of children with poor-prognosis medulloblastoma: response rate and toxicity of the ifosfamide-containing multidrug regimen HIT »88/89«. Am J Ped Hematol Oncol 15(Suppl A): 67–71

Kumar PP, Patil AA, Syh HW, Chu WK, Reeves MA (1993) Role of brachytherapy in the management of the skull base meningioma Cancer 71: 3726–3731

Kyritsis AP, Yung WK, Bruner J, Gleason MJ, Levin VA (1993) The treatment of anaplastic oligodendrogliomas and mixed gliomas. Neurosurgery 32: 365–370

Kyritsis AP, Bondy ML, Xiao M, Berman EL, Cunningham JE, Lee PS, Levin VA, Saya H (1994) Germline p53 gene mutations in subsets of glioma patients. J Natl Cancer Inst 86: 344–349

Laidlaw J, Kaye AH (1995) Colloid cysts. In: Kaye AH, Laws ER (Hrsg.) Brain Tumors. Churchill Livingstone, Edinburgh, 907–919

Laing RW, Warrington AP, Graham J, Britton J, Hines F, Brada M (1993) Efficacy and toxicity of fractionated stereotactic radiotherapy in the treatment of recurrent gliomas (phase I/II study). Radiother Oncol 27: 22–29

Lamberts SW, Tanghe HL, Avezaat CJ, Braakman R, Wijngaarde R, Koper JW, de Jong H (1992) Mifepristone (RU 486) treatment of meningiomas. J Neurol Neurosurg Psychiatry 55: 486–490

Landberg TG, Lindgren ML, Cavallin Stahl EK, Svahn Tapper GO, Sundbarg G, Garwicz S, Lagergren JA, Gunnesson VL, Brun AE, Cronqvist SE (1980) Improvements in the radiotherapy of medulloblastoma, 1946–1975. Cancer 45: 670–678

Landy HJ, Feun L, Schwade JG, Snodgrass S, Lu Y, Gutman F (1994) Retreatment of intracranial gliomas. South Med J 87: 211–214

Latif F, Tory K, Gnarra J, Yao M, Duh FM, Orcutt ML, Stackhouse T, Kuzmin I, Modi W, Geil L, et al. (1993) Identification of the von Hippel Lindau disease tumor suppressor gene. Science 260: 1317–1320

Latz D, Gademann G, Hawighorst H, Engenhart R, van Kaick G, Wannenmacher M (1995) The initial results in the fractionated 3 dimensional stereotactic irradiation of clivus chordomas. Strahlenther Onkol 171: 348–355

Laws ER Jr, Taylor WF, Clifton MB, Okazaki H (1984) Neurosurgical management of low grade astrocytoma of the cerebral hemispheres. J Neurosurg 61: 665–673

Lefkowitz IB, Packer RJ, Ryan SG, Shah N, Alavi J, Rorke LB, Sutton LN, Schut L (1988) Late recurrence of primitive neuroectodermal tumor/medulloblastoma. Cancer 62: 826–830

Leibel SA, Sheline GE (1987) Radiation therapy for brain tumors (review article). J Neurosurg 66: 1–22

Levin VA, Prados MD (1992) Treatment of recurrent gliomas and metastatic brain tumors with a polydrug protocol designed to combat nitrosourea resistance. J Clin Oncol 10: 766–771

Levin VA, Silver P, Hannigan J, Wara WM, Gutin PH, Davis RI, Wilson CB (1990) Superiority of postradiotherapy adjuvant chemotherapy with CCNU, procarbazine, and vincristine (PCV) over BCNU for anaplastic gliomas: NCOG 6G61 final report. Int J Radiat Oncol Biol Phys 18: 321–324

Levin VA, Wilson CB, Divis R, Wara WM, Pischer TL, Irwin L (1979) A phase III comparison of BCNU, hydrooxyurea and radiation therapy for treatment of primary malignant gliomas. J Neurosurg 51: 526–532

Levine PA, McLean WC, Cantrell RW (1985) Esthesioneuroblastoma: the University of Virginia experience 1960–1985. Laryngoscope 96: 742–746

Levivier M, Goldman S, Pirotte B, Brucher JM, Baleriaux D, Luxen A, Hildebrand J, Brotchi J (1995) Diagnostic yield of stereotactic brain biopsy guided by positron emission tomography with [18F]fluorodeoxyglucose. J Neurosurg 82: 445–452

Levy WJ, Latchaw J, Hahn JF, Sawhny B, Bay J, Dohn DF (1986) Spinal neurofibromas: a report of 66 cases and a comparison with meningiomas. J Neurosurg 18: 331–334

Lindegaard, KF, Mork SJ, Eide GE, Halvorsen TB, H atlevoll R, Solgaard T, Dahl O, Ganz J (1987) Statistical analysis of clinicophatological features, radiotherapy and survival in 170 cases of oligodendroglioma. J Neurosurg 67: 224–230

Linskey ME, Flickinger JC, Lunsford LD (1993) Cranial nerve length predicts the risk of delayed facial and trigeminal neuropathies after acoustic tumor stereotactic radiosurgery. Int J Radiat Oncol Biol Phys 25: 227–233

Linstadt DE, Wara WM, Leibel SA, Gutin PH, Wilson CB, Sheline GE (1989) Postoperative radiotherapy of primary spinal cord tumors. Int J Radiat Oncol Biol Phys 16: 1395–1403

Loeffler JS, Larson DA (1992) Subspecialization in radiation oncology: impact of stereotactic radiosurgery. Int J Radiat Oncol Biol Phys 24: 885–887

Longstreth WT Jr, Dennis LK, McGuire VM, Drangsholt MT, Koepsell TD (1993) Epidemiology of intracranial meningioma. Cancer 72: 639–648

Louis DN, von Deimling A (1995) Hereditary tumor syndromes of the nervous system: overview and rare syndromes. Brain Pathol 5: 145–151

Lunardi P, Missori P, Gagliardi FM, Fortuna A (1989) Long term results of the surgical treatment of spinal dermoid and epidermoid tumors. Neurosurgery 25: 860–864

Macdonald D, Cairncross G, Stewart D, Forsyth P, Sawka C, Wainman N, Eisenhauer E (1996) Phase II study of topotecan in patients with recurrent malignant glioma. National Clinical Institute of Canada Clinical Trials Group. Ann Oncol 7: 205–207

Mahaley MS, Mettlin C, Natarajan N, Laws ER, Peace-BB (1989) National survey of patterns of care for brain tumor patients. J Neurosurg 71:826–836

Manaka S, Teramoto A, Takakura K (1985) The efficacy of radiotherapy for craniopharyngioma. J Neurosurg 62: 648–656

Marcus RB, Million RR (1990) The incidence of myelitis after irradiation of the cervical spinal cord. Int J Radiat Oncol Biol Phys 19: 3–8

Margetts JC, Kalyan Raman UP (1989) Giant celled glioblastoma of brain: a clinicopathological and radiological study of ten cases (including immunohistochemistry and ultrastructure). Cancer 63: 524–531

Mark RJ, Lutge WR, Shimizu KT, Tran LM, Selch MT, Parker RG (1995) Craniopharyngioma: treatment in the CT and MR imaging era. Radiology 197: 195–8

Marks JE, Baglan RJ, Prassad SC, Blank WF (1981) Cerebral radionecrosis: incidence and risk in relation to dose, time, fractionation and volume. Int J Radiat Oncol Biol Phys 7: 243–252

Mason WP, Krol GS, DeAngelis LM (1996) Low grade oligodendroglioma responds to chemotherapy. Neurology 46: 203–207

McCormick PC, Torres R, Post KD, Stein BM (1990) Intramedullary ependymoma of the spinal cord. J Neurosurg 72: 523–532

McKeran RO, Thomas DGT (1980) The clinical study of gliomas. In: Thomas DGT, Graham DI (Hrsg.) Brain Tumors: scientific basis, clinical investigation and current therapy. Butterworth, London, 194–230

Milosevic MF, Frost PJ, Laperriere NJ, Wong CS, Simpson WJ (1996) Radiotherapy for atypical or malignant intracranial meningioma. Int J Radiat Oncol Biol Phys 34: 817–822

Mirimanoff RO, Dosoretz DE, Linggood RM, Ojemann RG, Martuza RL (1985) Meningioma: analysis of recurrence and progression following neurosurgical resection. J Neurosurg 62: 18–24

Molloy PT, Yachnis AT, Rorke LB, Dattilo JJ, Needle MN, Millar WS, Goldwein JW, Sutton LN, Phillips, PC (1996) Central nervous system medulloepithelioma: a series of eight cases including two arising in the pons. J Neurosurg 84: 430–436

Mork SJ, Lindegaard KF, Halforsen TB, Lehmann EM, Solgaard T, Hatlevoll R, Harvel S, Gans J (1985) Oligodendroglioma: incidence and biological behaviour in a defined population. J Neurosurg 63: 881–889

Naylor MF, Scheithauer BW, Forbes GS, To mlinson FH, Young WF (1995) Rathke cleft cyst: CT, MR, and pathology of 23 cases. J Comput Assist Tomogr 19: 853–859

Neumann HP, Eggert HR, Scheremet R, Schumacher M, Mohadjer M, Wakhloo AK, Volk B, Hettmannsperger U, Riegler P, Schollmeyer P, Wiestler O (1992) Central nervous system lesions in von Hippel-Lindau syndrome. J Neurol Neurosurg Psychiatry 55: 898–901

Newlands ES, Evans H, Brock C, Brampton MH (1996) Current status of development of Temozolomide in patients with gliomas. J Neurooncol 30: 149

Ng HK, Tang NL, Poon WS (1994) Polar spongioblastoma with cerebrospinal fluid metastases. Surg Neurol 41: 137–142

Nijjar TS, Simpson WJ, Gadalla T, McCartney M (1993) Oligodendroglioma – The Princess Margaret Hospital experience (1958–1984). Cancer 71: 4002–4006

Nishio S, Morioka T, Takeshita I, Shono T, Inamura T, Fujiwara S, Fukui M (1995) Chemotherapy for progressive pilocytic astrocytomas in the chiasmo-hypothalamic regions. Clin Neurol Neurosurg 97: 300–306

Noren G, Greitz D, Hirsch A, Lax I (1993) Gamma knife surgery in acoustic tumours. Acta Neurochir 58 (Suppl): 104–107

Olivero WC, Dulebohn SC, Lister JR (1995) The use of PET in evaluating patients with primary brain tumours: is it useful? J Neurol Neurosurg Psychiatry 58: 250–252

Olivero WC, Lister JR, Elwood PW (1995) The natural history and growth rate of asymptomatic meningiomas: a review of 60 patients. J Neurosurg 83: 222–224

Osborn AG (1994) Diagnostic Neuroradiology, Mosby Verlag, St Louis

Packer RJ, Sutton LN, Goldwein JW, Perilongo G, Bunin G, Ryan J, Cohen BH, D'Angio G, Kramer ED, Zimmerman RA, et al. (1991) Improved survival with the use of adjuvant chemotherapy in the treatment of medulloblastoma. J Neurosurg 74: 433–440

Packer RJ, Perilongo G, Johnson D, Sutton LN, Vezina G, Zimmerman RA, Ryan J, Reaman G, Schut L (1992) Choroid plexus carcinoma of childhood. Cancer 69: 580–585

Packer RJ, Lange B, Ater J, Nicholson HS, Allen J, Walker R, Prados M, Jakacki R, Reaman G, Needles MN, et al. (1993) Carboplatin and vincristine for recurrent and newly diagnosed low grade gliomas of childhood. J Clin Oncol 11: 850–856

Packer RJ, Sutton LN, Elterman R, Lange B, Goldwein J, Nicholson HS, Mulne L, Boyett J, D'Angio G, Wechsler Jentzsch K, Reaman G, Cohen BH, Bruce DA, Rorke LB, Molloy P, Ryan J, LaFond D, Evans AE, Schut L (1994) Outcome for children with medulloblastoma treated with radiation and cisplatin, CCNU, and vincristine chemotherapy. J Neurosurg 81: 690–698

Pardo FS, Aronen HJ, Kennedy D, Moulton G, Paiva K, Okunieff P, Schmidt EV, Hochberg FH, Harsh GR, Fischman AJ, Linggood RM, Rosen BR (1994) Functional cerebral imaging in the evaluation and radiotherapeutic treatment planning of patients with malignant glioma. Int J Radiat Oncol Biol Phys 30: 663–669

Parikh S, Milosevic M, Wong CS, Laperriere N (1995) Recurrent intracranial epidermoid cyst treated with radiotherapy. J Neurooncol 24: 293–297

Patel SR, Winchester DJ, Benjamin RS (1995) A 15-year experience with chemotherapy of patients with paraganglioma. Cancer 76: 1476–1480

Patrice SJ, Sneed PK, Flickinger JC, Shrieve DC, Pollock BE, Alexander E 3rd, Larson DA, Miralbell R, Linggood RM, de la Monte S, Convery K, Munzenrider JE, Mirimanoff RO (1992) The role of radiotherapy in the treatment of subtotally resected benign meningiomas. J Neurooncol 13: 157–164

Perry JR, Ang LC, Bilbao JM, Muller PJ (1995) Clinicopathologic features of primary and postirradiation cerebral gliosarcoma. Cancer 75: 2910–2918

Petersdorf SH, Livingston RB (1994) High dose chemotherapy for the treatment of malignant brain tumors.J Neurooncol 20: 155–163

Philippon JH, Clemenceau SH, Fauchon FH, Foncin JF (19933) Supratentorial low grade astrocytomas in adults. Neurosurgery 32: 554–559

Pollack IF, Gerszten PC, Martinez AJ, Lo KH, Shultz B, Albright AL, osky J, Deutsch M (1995b) Intracranial ependymomas of childhood: long term outcome and prognostic factors. Neurosurgery 37: 655–666

Prados MD, Gutin PH, Phillips TL, Wara WM, Sneed PK, Larson DA, Lamb SA, Ham B, Malec MK, Wilson CB (1992) Interstitial brachytherapy for newly diagnosed patients with malignant gliomas: the UCSF experience. Int J Radiat Oncol Biol Phys 24: 593–597

Prados MD, Warnick RE, Wara WM, Larson DA, Lamborn K, Wilson CB (1995) Medulloblastoma in adults. Int J Radiat Oncol Biol Phys 32: 1145–1152

Preston Martin S (1990) Descriptive epidemiology of primary tumors of the spinal cord and spinal meninges in Los Angeles County, 1972–1985. Neuroepidemiology 9: 106–111

Punt J (1995) Management of brain tumors in childhood. In: Thomas DGT, Graham DI (Hrsg.) Brain Tumors. Springer Verlag, London, 171–192

Ram Z, Culver KW, Walbridge S, Blaese RM, Oldfield EH (1993) In situ retroviral mediated gene transfer for the treatment of brain tumors in rats. Cancer Res 53: 83–88

Raney RB Jr, Tefft M, Newton WA, Ragab AH, Lawrence W Jr, Gehan EA, Maurer HM (1987) Improved prognosis with intensive treatment of children with cranial soft tissue sarcomas arising in nonorbital parameningeal sites. A report from the Intergroup Rhabdomyosarcoma Study. Cancer 59: 147–155

Revesz T, Scaravilli F, Coutinho L, Cockburn H, Sacares P, Thomas DG (1993) Reliability of histological diagnosis including grading in gliomas biopsied by image-guided stereotactic technique. Brain: 116: 781–793

Riva P, Arista A, Franceschi G, Ftattarelli M, Sturiale C, Riva N, Casi M, Rossitti R (1995) Local treatment of malignant gliomas by direct infusion of specific monoclonal antibodies labeled with ^{131}I: comparison of the results obtained in recurrent and newly diagnosed tumors. Cancer Res 55: 5592–5596

Rohringer M, Sutherland GR, Louw DF, Sima AAF (1989) Incidence and clinicopathological features of meningioma. J Neurosurg 71: 665–672

Roelcke U (1994) PET: brain tumor biochemistry. J Neurooncol 22: 275–279

Ron E, Modan B, Boice JD (1988) Tumors of the brain and central nervous system after radiotherapy in childhood. New Eng J Med 319: 1033–1039

Roosen N, Kiwit JC, Lins E, Schirmer M, Bock WJ (1989) Adjuvant intraarterial chemotherapy with nimustine in the management of World Health Organization Grade IV gliomas of the brain – experience at the Department of Neurosurgery of Düsseldorf University. Cancer 64: 1984–1994

Rorke LB (1983) The cerebellar medulloblastoma and its relationship to primitive neuroectodermal tumors. J Neuropathol Exp Neurol 42: 1–15

Rostomily RC, Spence AM, Duong D, McCormick K, Bland M, Berger MS (1994) Multimodality management of recurrent adult malignant gliomas: results of a phase II multiagent chemotherapy study and analysis of cytoreductive surgery. Neurosurgery 35: 378–388

Rousseau P, Habrand JL, Sarrazin D, Kalifa C, Terrier Lacombe MJ, Rekacewicz C, Rey A (1994) Treatment of intracranial ependymomas of children: review of a 15 year experience. Int J Radiat Oncol Biol Phys 28: 381–386

Russel DS, Rubinstein LJ (1989) Pathology of tumours of the nervous system. 5. Auflage, Edward Arnold, London

Salcman M (1995) Experimental therapy for brain tumors. In: Kaye AH, Laws ER (Hrsg.) Brain Tumors. Churchill Livingstone, Edinburgh, 369–385

Samii M, Tatagiba M, Matthies C (1992) Acoustic neurinoma in the elderly: factors predictive of postoperative outcome. Neurosurgery 31: 615–619

Schabet M, Herrlinger U, Schuster M, Pietsch T (1996) Human medulloblastomas are highly sensitive to epipodophyllotoxins. J Neurooncol 30: 136

Scharfen CO, Sneed PK, Wara WM, Larson DA, Phillips TL, Prados MD, Weaver KA, Malec M, Acord P, Lamborn KR, Lamb SA, Ham B, Gutin PH (1992) High activity iodine 125 interstitial implant for gliomas. Int J Radiat Oncol Biol Phys 24: 583–591

Schild SE, Scheithauer BW, Schomberg PJ, Hook CC, Kelly PJ, Frick L, Robinow JS, Buskirk SJ (1993) Pineal parenchymal tumors: clinical, pathologic, and therapeutic aspects. Cancer 72: 870–880

Schold SC Jr, Herndon JE, Burger PC, Halperin EC, Vick NA, Cairncross JG, Macdonald DR, Dropcho EJ, Morawetz R, Bigner DD, et al. (1993) Randomized comparison of diaziquone and carmustine in the treatment of adults with anaplastic glioma. J Clin Oncol 11: 77–83

Shapiro WR, Green SB, Burger PC, Mahaley MS, Selker RG, VanGilder JC, Robertson JT, Ransohoff J, Mealy J, Strike TA, Pistenmaa TA (1989) Randomized trial of three chemotherapy regimens and two radiotherapy regimens in postoperative treatment of malignant glioma. Brain tumor cooperative group trial 8001. J Neurosurg 71: 1–9

Shapiro WR, Green SB, Burger PC, Selker RG, VanGilder JC, Robertson JT, Mealey J Jr, Ransohff J, Mahaley MS Jr (1992) A randomized comparison of intraarterial versus intravenous BCNU, with or without intravenous 5-fluorouracil, for newly diagnosed patients with malignant glioma. J Neurosurg 76: 772–781

Shaw EG, Scheithauer BW, O'Fallon JR, Tazelaar HD, Davis DH (1992) Oligodendrogliomas: the Mayo Clinic experience. J Neurosurg 76: 428–434

Shaw EG, Daumas-Dupont C, Scheithauer BW, Gilbertson DT, O'Fallon JR, Earle JD, Laws ER, Okazaki H (1989) Radiation therapy in the management of low grade supratentorial astrocytomas. J Neurosurg 70: 853–861

Shibamoto Y, Oda Y, Yamashita J, Takahashi M, Kikuchi H, Abe M (1994) The role of cerebrospinal fluid cytology in radiotherapy planning for intracranial germinoma. Int J Radiat Oncol Biol Phys 29: 1089–1094

Shimizu KT, Tran LM, Mark RJ, Selch MT (1993) Management of oligodendrogliomas. Radiology 186: 569–572

Smalley SR, Schomberg PJ, Earle JD, Laws ER Jr, Scheithauer BW, O'Fallon JR(1990) Radiotherapeutic considerations in the treatment of hemangioblastomas of the central nervous system. Int J Radiat Oncol Biol Phys 18: 1165–1171

Smith DF, Hutton JL, Sandemann D, Foy PM, Shaw MD, Williams IR, Chadwick DW (1991) The prognosis of primary intracerebral tumours presenting with epilepsy: the outcome of medical and surgical management. J Neurol Neurosurg Psychiatry 54: 915–920

Solero CL, Fornari M, Giombini S, Lasio G, Oliveri G, Cimino C, Pluchino F (1989) Spinal mengiomas: review of 174 operated cases. Neurosurg 25: 153–160

Steinbrecher A, Schabet M, Hess C, Bamberg M, Dichgans J (1994) Adjuvant chemotherapy for medulloblastoma. J Neurol 241 (Suppl): S11

Steinbrecher A, Schabet M, Hess C, Bamberg M, Dichgans J (1997) Prognosis of cerebellar medulloblastoma in adults with and without multimodality treatment (in Vorbereitung)

Stewart DJ, Dahrouge S, Wee M, Aitken S, Hugenholtz H (1995) Intraarterial cisplatin plus intravenous doxorubicin for inoperable recurrent meningiomas. J Neurooncol 24: 189–194

Sure U, Bertalanffy H, Isenmann S, Brandner S, Berghorn WJ, Seeger W, Aguzzi A (1995) Secondary manifestation of medulloblastoma: metastases and local recurrences in 66 patients. Acta Neurochir Wien 136: 117–126

Tai PT, Craighead P, Bagdon F (1995) Optimization of radiotherapy for patients with cranial chordoma – a review of dose response ratios for photon techniques. Cancer 75: 749–756

Tait DM, Thornton Jones H, Bloom HJ, Lemerle J, Morris Jones P (1990) Adjuvant chemotherapy for medulloblastoma: the first multi centre control trial of the International Society of Paediatric Oncology (SIOP I). Eur J Cancer 26: 464–469

Takakura K, Abe H, Tanaka R, Kitamura K, Miwa T, Takeuchi K, Yamamoto S, Kageyama N, Handa H, Mogami H, Nishimoto A, Uozumi T, Matsutani M, Nomura K (1986) Effects of ACNU and radiotherapy on malignant glioma. J Neurosurg 64: 53–57

Taphoorn MJ, Heimans JJ, Snoek FJ, Lindeboom J, Karim AB (1994) Quality of life and neuropsychological functions in long term low grade glioma survivors. Int J Radiat Oncol Biol Phys 29: 1201–1202

Tarbell NJ, Loeffler JS, Silver B, Lynch E, Lavally BL, Kupsky WJ, Scott RM, Sallan SE (1991) The change in patterns of relapse in medulloblastoma. Cancer 68: 1600–1604

Taylor BW, Marcus RB, Friedman WA, Ballinger WE, Million RR (1988) The meningioma controversy: postoperative radiation therapy. Int J Radiat Oncol Biol Phys 15: 299–304

Thomas DG, Nouby RM (1989) Experience in 300 cases of CT directed stereotactic surgery for lesion biopsy and aspiration of haematoma. Br J Neurosurg 3: 321–325

Tsang RW, Laperriere NJ, Simpson WJ, Brierley J, Panzarella T, Smyth HS (1993) Glioma arising after radiation therapy for pituitary adenoma. A report of four patients and estimation of risk. Cancer 72: 227–233

Urtasun RC, Cosmatos D, DelRowe J, Kinsella TJ, Lester S, Wasserman T, Fulton DS (1993) Iododeoxyuridine (IUdR) combined with radiation in the treatment of malignant glioma: a comparison of short versus long intravenous dose schedules (RTOG 86-12). Int J Radiat Oncol Biol Phys 27: 207–214

VandenBerg SR (1993) Desmoplastic infantile ganglioglioma and desmoplastic cerebral astrocytoma of infancy. Brain Pathol 3: 275–281

Vander Borght T, Pauwels S, Lambotte L, Labar D, De Maeght S, Stroobandt G, Laterre C (1994) Brain tumor imaging with PET and 2 [carbon 11]thymidine. J Nucl Med 35: 974–982

Vanuytsel LJ, Bessell EM, Ashley SE, Bloom HJ, Brada M (1992) Intracranial ependymoma: long term results of a policy of surgery and radiotherapy. Int J Radiat Oncol Biol Phys 23: 313–319

Vecht CJ (1993) Effect of age on treatment decisions in low grade glioma. J Neurol Neurosurg Psychiatry 56: 1259–1264

Von Deimling A, von Ammon K, Schoenfeld D, Wiestler OD, Seizinger BR, Louis DN (1993) Subsets of glioblastoma multiforme defined by molecular genetic analysis. Brain Pathol 3: 19–26

Waldron JN, Laperriere NJ, Jaakkimainen L, Simpson WJ, Payne D, Milosevic M, Wong CS (1993) Spinal cord ependymomas: a retrospective analysis of 59 cases. Int J Radiat Oncol Biol Phys 27: 223–229

Walker AE, Robins M, Weinfeld FD (1985) Epidemiology of brain tumors: The national survey of intracranial neoplasms. Neurology 35: 219–226

Walker MD, Green SB, Byas DP, Alexander E, Batzdorf U, Brooks W, Hunt WE, MacCarty CS, Mahaley MS, Mealy J, Owens G, Ransohoff J, Robertson JT, Shapino WR, Smith KR, Strike TA, Wilson CB (1980) Randomized comparison of radiotherapy and mitrosurea for the treatment of malignant glioma after surgery N Engl J Med 303: 1323–1329

Walker MD, Alexander E, Hunt WE, MacCarty CS, Mahaley MS, Mealey J, Novell HA, Owens G, Ransoff J, Wilson GB, Gehan EA, Strike TA (1978) Evaluation of BCNU and/or radiotherapy in the treatment of anaplastic gliomas. A cooperative trial. J Neurosurg 49: 333–343

Wallner KE, Sheline GE, Pitts LH, Wara WM, Davis RL, Boldrey EB (1987) Efficacy of irradiation for incompletely excised acoustic neurilemomas. J Neurosurg 67: 858–863

Wara MW (1985) Radiation therapy for brain tumors. Cancer 55: 2291–2295

Wara WM, Sheline GE, Newman M, Townsend JJ, Boldery EB (1965) Radiation therapy of meningiomas. Am J Roentgenol 123: 453–458

Weiner HL, Wisoff JH, Rosenberg ME, Kupersmith MJ, Cohen H, Zagzag D, Shiminski Maher T, Flamm ES, Epstein FJ, Miller DC (1994) Craniopharyngiomas: a clinicopathological analysis of factors predictive of recurrence and functional outcome. Neurosurgery 35: 1001–1010

Weller M, Schmidt C, Roth W, Dichgans J (1997) Chemotherapy of human malignant glioma: prevention of efficacy by dexamethasone? Neurology 48: 1704–1709

Weller M, Trepel M, Schabet M, Krajewski S, Reed JC (1996a) Hypericin-based phototoxic proapoptotic pharmacotherapy of human malignant glioma. J Neurooncol 30: P48

Weller M (1996b) Genetic regulation and therapeutic modulation of apoptosis in human malignant glioma. Cell Physiol Biochem 6: 376–380

Weller M, Fontana (1995) The failure of current immunotherapy for malignant glioma. Tumor-derived TGF-ß, T cell apoptosis, and the immune privilege of the brain. Brain Res Rev 21: 128–151

Weller M, Frei K, Groscurth P, Krammer PH, Yonekawa Y, Fontana A (1994) Anti-Fas/APO-1 antibodymediated apoptosis of cultured human glioma cells. Induction and modulation of sensitivity by cytokines. J Clin Invest 94: 954–964

Welling DB, Barnes DE (1995) Acoustic stimulation of the semicircular canals. Otolaryngol Clin North Am 28: 207–219

Wen PY, Alexander E 3rd, Black PM, Fine HA, Riese N, Levin JM, Coleman CN, Loeffler JS (1994) Long term results of stereotactic brachytherapy used in the initial treatment of patients with glioblastomas. Cancer 73: 3029–3036

Whitton AC, Bloom HJG (1990) Low grade gliomas of the cerebral hemispheres in adults: a retrosective analysis of 88 cases. Int J Radiat Oncol Biol Phys 18: 783–786

Wilson CB (1994) Meningiomas: genetics, malignancy, and the role of radiation in induction and treatment – the Richard C Schneider Lecture. J Neurosurg 81: 666–675

Winger MJ, MacDonald DR, Cairncross JG (1989) Supratentorial anaplastic gliomas in adults. The prognostic importance of extent of resection and prior low-grade glioma. J Neurosurg 71: 487–493

Winking M, Böker DK, Simmet Th (1996) Boswellic acid as an inhibitor of the perifocal edema in malignant glioma in man. J Neurooncol 30: P39

Wolden SL, Wara WM, Larson DA, Prados MD, Edwards MS, Sneed PK (1995) Radiation therapy for primary intracranial germ cell tumors. Int J Radiat Oncol Biol Phys 32: 943–949

Yamada K, Ushio Y, Hayakawa T (1989) Effects of steroids on the blood brain barrier. In: Neuwelt EA (Hrsg) Implications of the blood-brain barrier and its manipulation, volume 2, Plenum Press, New York, 53–76

Yamakawa K, Shitara N, Genka S, Manaka S, Takakura K (1989) Clinical course and surgical prognosis of 33 cases of intracranial epidermoid tumors. Neurosurgery 24: 568–573

Yasargil MG, Abernathey CD, Sarioglu AC (1989) Microneurosurgical treatment of intracranial dermoid and epidermoid tumors. Neurosurgery 24: 561–567

Yasargil MG, Curcic M, Kis M, Siegenthaler G, Teddy PJ, Roth P (1990) Total removal of craniopharyngiomas: approaches and long-term results in 144 patients. J Neurosurg 73: 3–11

Yokoh A, Kobayashi S, Tanaka Y, Gibo H, Sugita K (1993) Preservation of cochlear nerve function in acoustic neurinoma surgery. Acta Neurochir Wien 123: 8–13

Yu ZY, Wrange O, Boethius J, Hatam A, Granholm L, Gustafsson JA (1981) A study of glucocorticoid receptors in intracranial tumors. J Neurosurg 55: 757–60

Yue NC (1993) Advances in brain tumor imaging. Curr Opin Neurol 6: 831–840

G 2. Primäre ZNS-Lymphome und ZNS-Manifestationen bei systemischen Lymphomen

von *M. Schabet* und *M. Deckert*

Bei Patienten mit malignem Lymphom kann das Nervensystem durch Tumorwachstum innerhalb des Nervensystems oder in benachbarten Strukturen, durch paraneoplastische Syndrome (s. Kap. F 5) oder durch opportunistische Infekte (Kap. D 1–D 8) betroffen sein. Im vorliegenden Kapitel werden die primären Non-Hodgkin-Lymphome (NHL) des ZNS sowie ZNS-Metastasen systemischer NHL und von Hodgkin-Lymphomen besprochen.

G 2.1. Primäres Non-Hodgkin-Lymphom (NHL) des ZNS

G 2.1.1. Klinik

Die primären NHL des ZNS wurden erstmals von Bailey (1929) als perivaskuläre oder peritheliale Sarkome beschrieben. Später wurden sie als Retikulumzellsarkome oder als Mikrogliome bezeichnet (Schaumburg et al., 1972). Nach heutiger Betrachtung handelt es sich um extranodale NHL, die primär im Gehirn entstehen und zunächst auf das Gehirn beschränkt bleiben. Sie unterscheiden sich grundsätzlich weder morphologisch noch immunphänotypisch von primär systemischen NHL (Jellinger und Paulus, 1992). Bei 60–90 % der primären NHL des ZNS handelt es sich um mittelgradig bis hochmaligne Lymphome, in 90 % der Fälle um B-Zell-Lympome, die typische B-Zell-Marker und Oberflächen-Immunglobulin exprimieren (Übersicht bei Schabet et al., 1997).

Die primären NHL des ZNS manifestieren sich in der Regel als intrazerebrale Tumoren, die zu neurologischen Herdstörungen – mit abnehmender Häufigkeit zu Wesensänderung, zerebellären Störungen und Hemiparese – sowie Hirndruckzeichen führen. Bei etwa der Hälfte immunkompetenter Patienten und noch häufiger bei AIDS-Patienten finden sich bereits initial multiple Läsionen. Etwa 10 % der Patienten haben ein diffuses periventrikuläres Wachstum mit Persönlichkeitsveränderungen als Leit-Symptom. Bei weniger als 10 % der Patienten findet sich initial ausschließlich leptomeningeales Wachstum mit Hirnnervenausfällen, radikulären Schmerzen und Lähmungen, Rücken- und Kopfschmerzen sowie organischem Psycho-Syndrom. Eine primäre Mitbeteiligung der Leptomeningen ist aber in 30–40 % der Fälle anzunehmen (Hochberg und Miller, 1988; De Angelis et al., 1990; Fine und Mayer, 1993; Balmaceda et al., 1995; Tomlinson et al., 1995). In der amerikanischen Literatur werden für 10 % der Fälle Sehstörungen aufgrund von Absiedlungen im Glaskörper oder in der Uvea berichtet. Bei der augenärztlichen Untersuchung mit der Spaltlampe finden sich nach diesen Autoren bei weiteren 10 % der Patienten asymptomatische Absiedlungen (Whitcup et al., 1993; Peterson et al., 1993). Primäres Wachstum im Rückenmarksbereich ist sehr ungewöhnlich und manifestiert sich dann in der Regel durch progredrienten sensomotorischen Querschnitt (Hochberg und Miller, 1988).

Das **Nativ-CT** zeigt in 90 % der Fälle iso- oder hypodense, in 10 % hyperdense Läsionen, die vor allem im subkorticalen Marklager, oft in Ventrikelnähe, lokalisiert sind. In jeweils etwa der Hälfte der Fälle sind sie solitär bzw. multifokal und dann oft bilateral. 90 % der Tumoren zeigen eine Kontrastmittelaufnahme, die bei immunkompetenten Patienten meist homogen, bei AIDS-Patienten in 50 % der Fälle ringförmig erfolgt. Die Grenze der kontrastmittelaufnehmenden Läsionen zum umliegenden Gewebe ist in der Regel etwas unscharf. Im Vergleich zu Metastasen oder malignen Gliomen haben NHL des ZNS oft ein geringes Umgebungsödem. In Fällen mit diffusem periventrikulärem Wachstum findet sich eine subependymale Kontrastmittelanreicherung. Verkalkungen sind selten (Jack et al., 1988; Hochberg und Miller, 1988; Braus et al., 1992; Fine und Mayer, 1993). Wie üblich, hat die **MRT** eine höhere Sensitivität für multiple Läsionen. Auf T1-gewichteten Aufnahmen sind die Läsionen iso- oder hypointens. Sie nehmen Gadolinium auf. Auf T2-gewichteten Aufnahmen stellen sich die NHL des ZNS iso- oder hyperintens dar (Zimmerman, 1990; Roman-Goldstein et al., 1992). Das **Angiogramm** zeigt eine avaskuläre Raumforderung und nur gelegentlich eine diffuse Tumoranfärbung. Kalibervariationen der Arterien und arteriovenöse Shunts sind selten, frühe Venen fehlen (Petersen und Voigt, 1986). Die bildgebenden Befunde bei leptomeningealer Tumorausbreitung werden im Abschnitt G 2.2 und in Kap. G 4 dargestellt.

Im lumbalen **Liquor** findet sich bei 70–90 % aller Patienten eine leichte bis mäßige Erhöhung des

Gesamteiweißes (< 1 000 mg/l) und eine leichte Laktaterhöhung (< 4 mmol/l). Die Zellzahl ist in der Hälfte der Fälle erhöht. Maligne Zellen finden sich zum Zeitpunkt der Erstdiagnose bei 20–30 % aller Patienten. Ihr Nachweis ist oft schwierig, besonders bei niedriger Zellzahl oder reaktiver Lymphozytose. Da es sich fast ausschließlich um B-Zell-Lymphome handelt, kann aber der immuncytologisch oder mittels FACS-Analyse mögliche Nachweis eines monoklonalen Oberflächen-Immunglobulins auf mehr als 15 % aller Zellen im Liquor diagnostisch sein. Oligoklonale Banden sind bei etwa 30 % aller Patienten nachweisbar, eine erniedrigte Glucose-Konzentration in etwa 10 % der Fälle. Unspezifische Tumormarker wie Beta2-Mikroglobulin, Beta-Glukuronidase und Laktat-Dehydrogenase Isoenzym 5 ergeben nur in 15–30 % der Fälle pathologische Werte (Li et al., 1986; Hochberg und Miller, 1988; Weller et al., 1992; Balmaceda et al., 1995).

Differentialdiagnostisch abzugrenzen sind maligne Gliome und Hirnmetastasen bei maligner Systemerkrankung, auch wenn diese Tumoren selten diffus Kontrastmittel anreichern, sondern üblicherweise ein nekrotisches Zentrum aufweisen. Primär systemische NHL metastasieren nur selten ins ZNS-Parenchym, sondern meist in die Leptomeningen oder epidural (s. Kap. G 2.2). Fokale erregerbedingte Entzündungen, z. B. eine Toxoplasmose, müssen vor allem bei AIDS-Patienten bedacht werden (Baumgartner et al., 1990; Goldstein et al., 1991) Untypisch für NHL des ZNS sind Verkalkungen, Blutungen oder zystische Veränderungen (Jack et al., 1986). Typisch für ein Lymphom ist die schnelle Rückbildung der Raumforderung unter Kortikosteroid-Therapie und/oder Bestrahlung (Hochberg et al., 1991; Herrlinger et al., 1996). Die Kortikosteroid-Sensitivität kann bei periventrikulären Läsionen in seltenen Fällen auch zur Verwechslung mit einer Multiplen Sklerose führen (DeAngelis, 1990). Die Diagnose eines primären NHL des ZNS sollte durch eine stereotaktische Hirnbiopsie oder den Nachweis maligner Lymphozyten im Liquor, in besonderen Fällen auch durch Aspirationszytologie des Glaskörpers gesichert werden. Nach vorangegangener Kortikosteroid-Therapie mit Teilremission des Tumors ist die Biopsie allerdings häufig negativ. Da eine mit Kortikosteroiden induzierte Teil- oder Vollremission eines NHL des ZNS in der Regel aber nur kurze Zeit anhält (Herrlinger et al., 1996), kann in diesen Fällen die Diagnose nach Absetzen der Kortikosteroide meist bald durch Biopsie einer Rezidiv-Läsion gesichert werden. In wenigen Fällen ist sie nur durch Ausschluß anderer Ursachen und gerade aufgrund der Kortikosteroid-Sensibilität des Tumors mit computertomographisch nachweisbarer Tumorregression zu stellen.

Eine aufwendige Tumorsuche ist bei klinischem und bildgebendem Verdacht auf ein primäres NHL des ZNS vor der bioptischen Diagnosesicherung nicht sinnvoll, da wertvolle Zeit verlorengeht und auch extensive Diagnostik in dieser Situation nur selten zum Nachweis eines systemischen Malignoms führt (Hochberg und Miller, 1988; DeAngelis et al., 1992; Braus et al., 1992; Cristea, 1994; O'Neill et al., 1995). Sinnvoll sind neben der üblichen körperlichen Untersuchung eine Röntgenaufnahme des Thorax, eine Abdomensonographie sowie Routine-Blutuntersuchungen, einschließlich Differentialblutbild und ein HIV-Test. Darüberhinaus sollte eine Spaltlampen-Untersuchung des Auges durchgeführt werden.

Bei histologisch gesichertem »primärem« NHL des ZNS finden sich asymptomatische systemische, meist abdominelle Manifestationen in etwa 4 % der Fälle (O'Neill et al., 1995). Sie müßten in der Regel sonographisch erfaßbar sein. Die meisten Autoren halten deshalb auch nach bioptischer Sicherung eines NHL des ZNS ein weitergehendes staging mit Thorax-, Abdomen- und Becken-CT sowie eine Knochenmarkbiopsie zum Ausschluß eines systemischen NHL nicht für zwingend erforderlich.

G 2.1.2. Verlauf

Die Inzidenz der primären NHL des ZNS bei immunkompetenten Patienten hat sich in den letzten 20 Jahren verdreifacht und beträgt derzeit etwa 0,1:100 000. Die Ursache für diese Zunahme ist unklar. Sie ist nicht durch die verbesserten diagnostischen Möglichkeiten oder das zunehmende klinische Bewußtsein zu erklären (Eby et al., 1988). Die NHL stellen inzwischen etwa 2 % aller extranodalen Non-Hodgkin-Lymphome und 1–6 % aller primären Tumoren des ZNS (Übersichten bei Jellinger und Paulus, 1992; Ling et al., 1994). Männer sind etwas häufiger betroffen als Frauen. Das mediane Erkrankungsalter für die primären NHL des ZNS beträgt bei immunkompetenten Patienten 55 Jahre, das mediane Intervall zwischen Erst-Symptom und Diagnose zwei bis drei Monate. Etwa drei Viertel der Patienten erkranken zwischen dem 45. und 70. Lebensjahr.

Prädisponierend für ein NHL des ZNS sind immunsuppressive oder zytostatische Therapie sowie angeborene (Ataxia teleangiectatica, Wiskott-Aldrich-Syndrom, schwerer kombinierter Immundefekt) oder erworbene Immundefekte bei systemischem Lupus erythematodes, Tuberkulose, Vaskulitis, insbesondere aber AIDS (DeAngelis, 1991; Übersicht bei Schabet et al., 1997).

Das Risiko beträgt etwa 2 % für nierentransplantierte Patienten und scheint für herz- oder lebertransplantierte noch etwas höher, für knochenmarktransplantierte Patienten niedriger zu liegen (Patchell, 1988). Das Risiko für einzelne Immunsuppressiva und weniger intensive Immunsuppression, wie sie bei Autoimmunerkranungen auch häufig in der Neurologie durchgeführt wird, ist zahlenmäßig nicht bekannt. Die für Azathioprin vorliegenden Daten sprechen allerdings gegen ein erhöhtes Risiko (Confavreux et al., 1996). Bei

AIDS-Patienten wird von einer 2–6 %igen Erkrankungsrate ausgegangen (Baumgartner et al., 1990; Ling et al., 1994). Das mediane Erkrankungsalter immunsupprimierter und immunkranker Patienten liegt derzeit bei 37 bzw. 39 Jahren. Bei nieren- und herztransplantierten Patienten treten die NHL des ZNS in Abhängigkeit von Dauer und Intensität der immunsuppressiven Therapie im Median 9 Monate (Bereich: 5 bis 46 Monate) nach der Organtranstransplantation auf (Übersicht bei Hochberg und Miller, 1988). Bei AIDS-Patienten treten NHL des ZNS grundsätzlich in jedem, vor allem aber in späteren Stadien der Erkrankung mit T-Helfer-Zellzahlen unter 200/μl auf (Chamberlain, 1994; Forsyth et al., 1994). Mit der Zunahme von AIDS wird erwartet, daß das primäre NHL des ZNS, jedenfalls in den USA, noch in diesem Jahrzehnt der häufigste ZNS-Tumor wird (Eby et al., 1988; Fine und Mayer, 1993).

Bei **immunkompetenten Patienten** beträgt die mediane Überlebenszeit bei supportiver Therapie, einschließlich Kortikosteroiden, 3 Monate, bei rein chirurgischer Therapie etwa fünf Monate und bei zusätzlicher zerebraler Bestrahlung 12–18 Monate. 15–30 % der Patienten überleben zwei Jahre. Zusätzliche Chemotherapie mit Methotrexat- bzw. Procarbazin- und CCNU-haltigen Protokollen verlängert die Überlebenszeit deutlich. Die günstigsten Phase-II-Studien berichten mediane Überlebenszeiten von 3 bis 4 Jahren und 2- bzw. 5-Jahresüberlebenszeiten von 60–76 % bzw. 19–45 % (**Tab. G 2.1**). Die Lebensqualität der kombiniert radiochemotherapeutisch behandelten Patienten ist in der Regel gut. Kasuistisch wird auch über jahrelange Remissionen nach alleiniger Kortikosteroid-Therapie berichtet (Herrlinger et al., 1996).

Bei erneutem Auftreten neurologischer Symptome kann bei den mit Methotrexat behandelten Patienten die Unterscheidung zwischen einem diffusen bzw. umschriebenen Rezidiv und einer in etwa 10 % der Fälle zu erwartenden therapieinduzierten ausgeprägten Leukoenzephalopathie bzw. Strahlennekrose schwierig sein (De Angelis et al., 1992; Glass et al., 1994). Die wesentliche Todesursache ist der nicht beherrschbare Tumor des ZNS. Das Rezidiv erfolgt meist an der Stelle der Erstmanifestation. In 20–40 % der Fälle finden sich zu diesem Zeitpunkt auch Hinweise auf eine Liquorzellaussaat. In 5–20 % der Fälle kommt es zum isolierten leptomeningealen Rezidiv. Bei 10 % der Patienten – nur sehr selten jedoch bei systemisch chemotherapierten Patienten – entwickeln sich systemische Metastasen (Balmaceda et al., 1995).

Von verschiedenen Autoren wurden therapieunabhängige Faktoren auf ihre prognostische Relevanz untersucht. Für histologisch niedrig maligne NHL fand sich dabei meist eine signifikant günstigere Prognose als für höher maligne NHL. Ein günstigerer Verlauf wurde bei Fehlen regressiver histologischer Veränderungen im Tumor und bei computertomographisch hypodensen statt hyperdensen Läsionen im CT beschrieben. Das Vorhandensein einzelner statt multipler ZNS-Läsionen hatte in der Mehrzahl der Studien keinen Einfluß auf die Prognose. Eine initiale leptomeningeale Aussaat erwies sich bei chemotherapierten Patienten nicht als prognostisch relevant. In manchen Studien hatten jüngere Patienten eine bessere Prognose. Bei ausschließlich strahlentherapierten Patienten erwies sich ein guter Karnofsky-Index (s. Kap. G 1) als günstig. Eine bessere Prognose wurde auch für Patienten ohne herdneurologische Störungen und ohne maligne Erkrankungen in der Familie beschrieben (Übersicht bei Schabet et al., 1997).

AIDS-Patienten haben ohne spezifische Behandlung eine mediane Überlebenszeit von einem Monat. Nach Ganzhirnbestrahlung überleben 50 % der Patienten 3–5 Monate und 10–20 % 1 Jahr. Zwei Drittel der Patienten sterben schließlich nicht am Tumor, sondern an opportunistischen Infekten. Eine grundsätzliche Verbesserung der Prognose durch zusätzliche Chemotherapie konnte bisher nicht nachgewiesen werden, erscheint aber für eine Untergruppe von Patienten möglich (**Tab. G 2.2**). Der Karnofsky-Index ist auch bei AIDS-Patienten ein wesentlicher therapieunabhängiger prognostischer Faktor. Nach Transplantation immunsupprimierte Patienten haben eine schlechtere Prognose als Immunkompetente (Patchell, 1988).

G 2.1.3 Therapeutische Prinzipien

Die wesentlichen klinischen Phase II-Studien zur Behandlung der NHL des ZNS bei immunkompetenten Patienten sind in **Tab. G 2.1** zusammengefaßt. Eine Übersicht über die wesentlichen Therapiestudien bei AIDS-Patienten ist in **Tab. G 2.2** gegeben.

Die alleinige Kortikosteroid-Gabe führt aufgrund ihres zytotoxischen Effektes auf Lymphoidzellen bei etwa 40 % der Patienten innerhalb von 1–2 Wochen zu einer Tumorregression, die Wochen bis wenige Monate, in Einzelfällen auch Jahre anhalten kann (Hochberg und Miller, 1988).

Die alleinige Tumorresektion verlängert die mediane Überlebenszeit nur um 2 Monate. Radikale Entfernung der oft tiefsitzenden Läsionen birgt zudem die Gefahr schwerer neurologischer Defizite (Henry et al., 1974; Kawakami et al., 1985; Hochberg und Miller, 1988; De Angelis et al., 1990). Als chirurgische Maßnahme erfolgt deshalb lediglich die vorzugsweise stereotaktische Biopsie zur Diagnosesicherung. Dann wird mit Chemotherapie und Radiotherapie begonnen.

Wegen des primär oder sekundär multifokalen Wachstums der NHL des ZNS ist eine Ganzhirnbestrahlung indiziert, die bei immunkompetenten und in wesentlich geringerem Umfang bei AIDS-Patienten (s. u.) zu einer signifikanten Verlängerung der Überlebenszeit führt (**Tab. G 2.1 und G 2.2**). Verschiedene Autoren haben eine Dosisab-

Tab. G 2.1: Therapiestudien zum primären Non-Hodgkin-Lymphom des ZNS bei immunkompetenten Patienten

Studie	Pat.	Therapie (Anzahl Patienten) Operation	Bestrahlung	Chemotherapie	Überlebenszeit Median (Monate)	1	2	3	4	5 J.
Henry et al.,1974	64	B, TU-Res (?)	G ? (?) TU 15–50 Gy (21)		3[d] (unbehandelt) 5[d] (OP) 15[d] (RAD ± OP)	? ? ?	0/15 0/28 1/21			 1/21
Kawakami et al.,1985	21	TU-Res (21)	G 39–52 Gy (14) G 60 Gy (1)	CHOP iv (5) VEMP iv (4) ACNU iv (2)	6 (OP) 14 (OP+RAD) 11 (OP+RAD+VEMP) 20 (OP+RAD ± CHOP)	0/4 4/6 2/4 5/5	 0/6 0/4 2/5	 1/5	 0/5	
Hochberg und Miller, 1988	61	B, TU-Res(61)	G 30 Gy (13) G 50–60 ± Neuroachse 40 Gy (44)	MTX iv[a] (13)	2 (unbehandelt) 14 (alle)	56 %	40 %	30 %	10 %	5 %
Brada et al.,1990	10	B (7) TU-Res (2)	G 30–40 Gy (9) TU 55 Gy (9) N 30 Gy (6)	MACOP-B iv (10)	14	60 %	10 %	10 %		
Brada et al.,1990	25	? (?)	? (?)		16	58 %	25 %	20 %	4 %	
Nelson et al.,1992	41	B (41)	G 40 Gy (41) TU 20 Gy (41)	MTX it (1) M-BACOD iv (1) iv[c] (7)	12 (alle) 21 (KI 70–100 %) 20 (KI 40–60 %) 14 (Alter < 60 Jahre) 27 (Alter > 60 Jahre)	48 % 71 % 25 % 70 % 37 %	28 % 16 % 10 % 47 % 19 %			
Braus et al., 1992	54	B (54)	G 30–54 Gy (35)	MTX iv (5) Ara-C iv (4) andere (2)	11	29 %	13 %			
Chamberlain und Levin, 1992	16	B, TU-Res(14)	G 55–62 Gy (16)	HU,PCV iv (16)	41	75 %	70 %	62 %	25 %	19 %
DeAngelis et al.,1992	31	B (15), TU-Res (8)	W 40 Gy (31) TU 54 Gy (31)	MTX it/iv[a], Ara-C iv[b] (31)	43	83 %	76 %	53 %		
DeAngelis et al.,1992	16	B (5), TU-Res (8)	W 40 Gy (16)		22[c]	62 %	43 %	33 %		

Tab. G 2.1: Therapiestudien (Fortsetzung)

Studie	Pat.	Therapie (Anzahl Patienten) Operation	Bestrahlung	Chemotherapie	Überlebenszeit Median (Monate)	1	2	3	4	5 J.
Ferracini et al., 1993	147	B (18), TU-Res (129)	G 45–50 Gy (126)	CVP iv (80)	10 (alle) 1 (unbehandelt) 12 (OP+RAD) 14 (OP+RAD+CVP)	36 % 0 % 50 % 61 %	18 % 30 % 34 %	12 % 23 % 21 %	11 % 13 % 15 %	4 % 8 % 11 %
Grangier et al., 1994	27	B (10), TU-Res (16)	G 20–60 Gy (25) TU? (2)	MTX it, CHOP iv (7); MTX it (2) MTX it, MACOP-B (1), andere (1)	24 (alle) 24 (B+RAD) 30 (B+RAD+CHT)	59 %	46 %	29 %		
Glass et al., 1994	25	B (20)	G 30–44 Gy (20)	MTX iv[a] (25)	33	83 %	60 %	46 %	40 %	35 %
Schultz et al., 1995	52	B (26), TU-Res (25)	G 41 Gy (52) TU 59 Gy (52)	CHOD iv[a] (52)	16 (alle) 33 (Alter < 60 Jahre) 11 (Alter > 60 Jahre)	57 % ? ?	42 % 62 % 30 %			
Neuwelt et al., 1995	19	B,TU-Res (19)	G? (19)	MTX ia, CPM ± PCZ iv[a] (19)	16	?				
Neuwelt et al., 1995	39	B,TU-Res (39)		MTX ia, CPM ± PCZ iv[a] (39)	41	?				

Abkürzungen: Pat. = Patienten, B = Biopsie, TU-Res = subtotale oder komplette Tumorentfernung, G = Gesamthirn, TU = Tumorregion, N = Neuroachse, RAD = Bestrahlung, CHT = Chemotherapie, KI = Karnofsky-Index, it = intrathekal/-ventrikulär, iv = intravenös, ia = intraarteriell, ? = nicht angegeben.

MTX = Methotrexat, PVCC= Procarbazin, Vincristin, CCNU, Cyclophosphamid, MELP = Melphalan, Prednison, CVP = Cyclophosphamid, Vincristin, Prednison, CHOP = Cyclophosphamid, Adriamycin, Vincristin, Prednison, VEMP = Vincristin, Cyclophosphamid, Procarbazin, Mercaptopurin, MACOP-B = Cyclophosphamid, Doxorubicin, und Vincristin + Methotrexat oder Vincristin + Bleomycin + Prednisolon, M-BACOD = Methotrexat, Bleomycin, Doxorubicin, Cyclophosphamid, Vincristin, Dexamethason, Ara-C = Cytosinarabinosid, HU = Hydroxyharnstoff, PCV = Procarbazin, CCNU, Vincristin, CHOD = Cyclophosphamid, Adriamycin, Vincristin, Dexamethason, CPM = Cyclophosphamid, PCZ = Procarbazin

[a]vor Radiotherapie

[b]nach Radiotherapie

[c]Chemotherapie beim Rezidiv nach verschiedenen Protokollen

[d]mittlere Überlebenszeit

hängigkeit der Überlebenszeit beobachtet. Pollack et al. (1989) berichteten über eine Zunahme der Überlebenszeit bei höheren Dosen von 40–50 Gy. Murray et al. (1986) und Berry und Simpson (1981) fanden eine entsprechend höhere Effektivität für Ganzhirnbestrahlung mit 50 Gy oder noch höheren Dosen. Als Standard gilt danach derzeit die Ganzhirnbestrahlung mit 40–50 Gy. Der Nutzen eines zusätzlichen Boosts auf den Tumor ist umstritten. Die lokale Kontrollrate wird dadurch nicht sicher erhöht. Einige Autoren haben wegen der häufigen leptomeningealen Aussaat eine regelmäßige Bestrahlung auch der spinalen Achse mit Dosen von 24–40 Gy empfohlen (Gonzalez und Schuster-Uitterhoeve, 1983; Loeffler et al., 1984). Sie ist wegen ihres Nebenwirkungsrisikos allerdings umstritten und ohne Nachweis von spinalen Absiedlungen nicht angezeigt, wenn eine intrathekale oder hochdosierte systemische Chemotherapie durchgeführt wird.

Die adjuvante systemische Chemotherapie wurde in den letzten 10 Jahren an vielen Zentren zu einem festen Bestandteil der Therapie von NHL des ZNS. Mit Methotrexat-, Methotrexat- und Ara-C- bzw. Procarbazin-, CCNU- und Vincristinhaltigen Protokollen wurden im Vergleich zu alleiniger Strahlentherapie Verlängerungen der medianen Überlebenszeit auf bis zu 4 Jahre berichtet (**Tab. G 2.1**). Die Öffnung der Blut-Hirn-Schranke durch Infusion hyperosmolarer Lösungen in die Karotiden mit nachfolgender lokaler Gabe von ACNU oder Methotrexat bei gleichzeitiger konventioneller systemischer Therapie mit Cyclophosphamid, Procarbazin und Dexamethason hat sich in gleichem Maße als wirksam erwiesen (Neuwelt et al., 1991 und 1995; Yamasaki et al., 1993). Die Kombination eines Kortisonpräparates mit Cyclophosphamid, Vincristin und Adriamycin (CHOP oder CHOD) führte zwar ebenfalls zu Remissionen, verlängerte aber nicht die Zeit bis zum Rezidiv und die Überlebenszeit (Lachance et al., 1994; Schultz et al., 1995; **Tab. G 2.1**). Wahrscheinlich liegt dies an der mangelnden Blut-Hirn-Schrankengängigkeit dieser bei systemischen NHL sehr wirksamen Substanzkombinationen (Chamberlain, 1995). Neuere Entwicklungen gehen dahin, Patienten mit primärem NHL des ZNS zur Vermeidung von Neurotoxizität zunächst mit MTX-haltigen Protokollen chemotherapeutisch zu behandeln und die Strahlentherapie bis zum Rezidiv hinauszuschieben (Cher et al., 1996; Freilich et al., 1996).

Über die Therapie von Rezidiven nach primärer Radiochemotherapie liegen nur wenige Daten vor. De Angelis et al. (1992) behandelten 5 Patienten mit Protokollen, die schrankengängige Zytostatika enthielten. Zum Berichtszeitpunkt waren alle diese Patienten in Remission, ein Patient bereits 28 Monate, die 4 anderen durchschnittlich 10 Monate. Vier weitere Patienten wurden mit CHOP be-

Tab. G 2.2: Therapiestudien zum primären Non-Hodgkin-Lymphom des ZNS bei AIDS-Patienten

Studie	Pat.	Therapie (Anzahl Patienten) Operation	Bestrahlung	Chemotherapie	Überlebenszeit Median (Monate)	1	2 J.
Formenti et al., 1989	10	B (10)	G 20–50 Gy (10)		2,5	20 %	?
Baumgartner et al., 1990	55	B (55)	G 40 Gy (29)		1 (unbehandelt) 4 (B+RAD)	10 %	?
Goldstein et al., 1991	17	B (16), TU-Res (1)	G 30–45 Gy (17) TU 40–55 Gy (3)		$2{,}5^{b}$	0 %	
Ling et al., 1994	41	B (33)	G 38–62 Gy (35)		3	18 %	0 %
Forsyth et al., 1994	10	B (7)	G 40 Gy (9) TU 54 Gy (9)	MTX it/iv[a] (9), PCZ, TTP (8) MTX, PCZ, TTP (1)	3,5	20 %	?
Chamberlain, 1994	40	B (?)	G 30 Gy (30)		1,5 (unbehandelt) 3,5 (B+RAD)	? ?	
Chamberlain, 1994	4	B (4)	G 30 Gy (4)	HU, PCV (4)	13,5	50 %	0 %

Abkürzungen: Pat. = Patienten, B = Biopsie, TU-Res = subtotale oder komplette Tumorentfernung, G = Gesamthirn, TU = Tumorregion, RAD = Bestrahlung, it = intrathekal/-ventrikulär, iv = intravenös, ? = nicht angegeben. MTX = Methotrexat, PCZ = Procarbazin, TTP = Thiotepa, HU = Hydroxyharnstoff, PCV = Procarbazin, CCNU, Vincristin

[a] vor Radiotherapie

[b] mittlere Überlebenszeit

handelt und hatten eine durchschnittliche Überlebenszeit von nur 4 Monaten. Diese Ergebnisse zeigen die Wirksamkeit erneuter Chemotherapie beim Rezidiv und weisen wiederum auf die geringe Wirksamkeit von CHOP hin.

Bei AIDS-Patienten wird in der Regel – oft auch angesichts der fortgeschrittenen Grunderkrankung – keine Chemotherapie durchgeführt. In den wenigen vorliegenden Kasuistiken über chemotherapierte Patienten zeigte sich kein sicherer Gewinn an Überlebenszeit. Nach einer Schätzung von Chamberlain (1994) könnten etwa 10 % aller AIDS-Patienten mit günstigen prognostischen Faktoren bezüglich der immunologischen Grunderkrankung, nämlich einer Lebenserwartung von über 6 Monaten, Fehlen wesentlicher Komorbidität (CD4 Zahl > 200/μl, keine gleichzeitige Therapie mit anderen zytotoxischen Substanzen, z. B. Zidovudin, Ganciclovir), sowie auf das Gehirn beschränktem NHL und einem Karnofsky-Index > 70 % von einer zusätzlichen Chemotherapie profitieren. 10 % aller AIDS-Patienten mit NHL des ZNS überleben allerdings auch nach alleiniger Strahlentherapie 9 Monate oder länger (**Tab. G 2.2**), so daß der Vorteil einer zusätzlichen Chemotherapie auch für die als Untergruppe definierten Patienten offensteht.

G 2.1.4. Pragmatische Therapie (Abb. G 2.1)

Bei Verdacht auf ein NHL des ZNS wird zunächst eine bioptische Diagnosesicherung angestrebt. Bei initialem Hirndruck oder behandlungsbedürftigem perifokalem Ödem sollten präoperativ Osmotherapeutika, z. B. Mannit, statt Kortikosteroide gegeben werden.

Bei AIDS-Patienten sollte beim Nachweis von Toxoplasmose-Antikörpern im Serum zunächst eine 10–14tägige probatorische Toxoplasmose-Therapie durchgeführt und erst bei Erfolglosigkeit eine Biopsie angestrebt werden (Fine und Miller, 1993; Forsyth, 1994).

Nach bioptischer Sicherung der Diagnose wird eine Kortikosteroid-Therapie mit 4 x 4 mg Dexamethason begonnen, die erst im Laufe der Strahlentherapie (s. u.) auf 2 x 2 mg reduziert und danach langsam abgesetzt wird. Bei Patienten mit NHL des ZNS nach Organtransplantation sollte die immunsuppressive Therapie reduziert werden. Zur klinischen Stabilisierung mit oder ohne Tumorregression kommt es unter der Kortikosteroid-Therapie meist innerhalb weniger Tage.

Bei immunkompetenten Patienten in gutem Allgemeinzustand führen wir in Anlehnung an das Protokoll von DeAngelis et al. (1992) vor der Ganzhirnbestrahlung mit 45 Gy in 1,8 Gy Einzelfraktionen eine intrathekale und systemische Methotrexat-Therapie unter Folsäure-Schutz durch. Dabei werden alle 3 bis 4 Tage insgesamt 6 mal 12 mg Methotrexat vorzugsweise über ein Ommaya-Reservoir gegeben. Parallel hierzu wird im Abstand von 7 Tagen insgesamt 2 mal systemisch 1 g/m² Methotrexat appliziert. Anschließend folgt die Ganzhirnbestrahlung mit 45 Gy in 1.8 Gy Einzeldosen. Patienten mit Absiedlungen in der Uvea oder im Glaskörper erhalten zusätzlich eine okuläre Bestrahlung mit 30–40 Gy Gesamtdosis. Drei Wochen nach Beendigung der Strahlentherapie folgen zwei Zyklen einer jeweils 2-tägigen systemischen Therapie mit 3 g/m² Ara-C in 3-wöchigem Abstand (**Abb. G 2.1**).

Bei Patienten mit unvollständiger Remission unter dieser Therapie und bei primär bestrahlten Patienten mit Rezidiven verwenden wir das bei NHL des ZNS ebenfalls wirksame PCV-Protokoll (Chamberlain und Levin, 1992; **Tab. G 2.1**; **Abb. G 2.2**). Bei Patienten, die primär bestrahlt wurden, wird 2 bis 4 Wochen nach dem Ende der Bestrahlung mit dem ersten Behandlungszyklus begonnen, der dann in Abhängigkeit von den hämatologischen

Abb. G 2.1: Behandlungsprotokoll bei primärem NHL des ZNS (modifiziert nach De Angelis et al., 1992)

Biopsie zur Bestätigung der Diagnose
↓
p. o. **Dexamethason** 16 mg/Tag
↓
i. v.**MTX** (1 g/m²), Tag 1,8
i.t. **MTX** (12 mg), Tag 1,4,8,11,15,18
p. o. **Dexamethason** 16 mg/Tag
↓
Ganzhirnbestrahlung (45 Gy)
p. o. **Dexamethason** 4 mg/Tag
↓
3 Wochen Pause
↓
i. v. **Ara-C** (3 g/m²), Tag 1,2
↓
3 Wochen Pause
↓
i. v. **Ara-C** (3 g/m²), Tag 1,2

Abb. G 2.2: PCV-Chemotherapieprotokoll bei primärem NHL des ZNS (Chamberlain und Levin, 1992)

Zyklus
p. o. CCNU (110 mg/m²), Tag 1
i. v. Vincristin (1,4 mg/m², max. 2 mg!), Tag 8,29
p. o. Procarbazin (60 mg/m²), Tag 8–21

Anzahl Zyklen
4–6 in 6–8wöchigen Abständen
neuer Zyklus, wenn Leukozyten > 4 000/μl,
Thrombozyten > 100 000/μl

Dosisanpassungen
CCNU:Reduktion auf 75 % der letzten Dosis, wenn nach 25.Tag des letzten Zyklus Leukozyten < 1500 oder Thrombozyten < 50 000/μl
Procarbazin: Reduktion auf 2/3 der letzten Dosis, wenn zwischen 10. und 20. Tag des letzen Zyklus Leukozyten < 2500/μl oder Thrombozyten < 50 000/μl
Vincristin: Absetzen bei symptomatischer Polyneuropathie

Parametern im ersten Jahr alle 6–8 Wochen bzw. bis zum Rezidiv oder zur Progression wiederholt wird. Dosis-Modifikationen erfolgen in Abhängigkeit von der Myelosuppression nach den Kriterien der Northern California Oncology Group (Levin et al., 1985).
Immunkompetente Patienten in schlechtem Allgemeinzustand und AIDS-Patienten erhalten in der Regel eine palliative Ganzhirnbestrahlung mit 45 Gy. Bei dann günstigem Verlauf erfolgt anschließend eine systemische Chemotherapie nach dem PCV-Protokoll.
Für die Nachsorge gibt es keinen allgemeinen Standard. Der Liquor sollte jedoch unmittelbar nach der Bestrahlung und nach Abschluß der Chemotherapie bzw. bei Rezidivverdacht kontrolliert werden. CT- oder MR-Kontrollen sind bei alleiniger Bestrahlung oder Sandwich-Therapie mit Methotrexat, Bestrahlung und Ara-C jeweils vor und nach den Chemotherapie-Blöcken bzw. Bestrahlung angezeigt. Wenn nach initialer Bestrahlung eine PCV-Therapie durchgeführt wird, erfolgen die weiteren CT- oder MRT-Kontrollen im ersten Jahr immer vor dem nächsten Zyklus. Im übrigen sollten klinische internistische und neurologische Nachuntersuchungen mit CT oder MRT im 1. Jahr in 3-monatigen, im 2. Jahr in 4-monatigen, im 3. und 4. Jahr in halbjährlichen Abständen, danach jährlich durchgeführt werden. Bei Rezidiven nach erfolgreicher primärer Radiochemotherapie behandeln wir in Abhängigkeit von der Gesamtsituation und vom Therapiewunsch des Patienten nach dem PCV- oder einem experimentellem Protokoll.

G 2.1.5. Nebenwirkungen der Therapie

Die Nebenwirkungen der intrathekalen Chemotherapie und der Ganzhirnbestrahlung werden in den Kap. G 3 und G 4 dargestellt. Hier soll nur auf die wesentlichen Komplikationen der im vorigen Abschnitt empfohlenen speziellen Therapien eingegangen werden: Unter der systemischen hochdosierten Methotrexat-Therapie ist in weniger als 5 % der Fälle mit einer passageren Nephrotoxizität oder einer klinisch relevanten hämatologischen Toxizität (WHO Grad 3) zu rechnen (Cher et al., 1996; De Angelis et al., 1992). Die hochdosierte intravenöse Ara-C-Therapie führt regelhaft zu einer vorübergehenden, klinisch relevanten Myelosuppression. Diese macht in etwa 10 % der Fälle eine Hospitalisierung erforderlich (DeAngelis et al., 1992). Akute Neurotoxizität unter Ara-C-Therapie ist selten. Etwa 10 % aller und 40 % der über 50jährigen Patienten, die eine Sandwich-Therapie nach dem DeAngelis-Protokoll erhalten und länger als ein Jahr überleben, entwickeln eine Leukoenzephalopathie mit Demenz und Ataxie. Bei alleiniger Strahlentherapie in gleicher Dosierung ist eine Leukoenzephalopathie deutlich seltener (DeAngelis et al., 1992, Freilich et al., 1996). Die PCV-Chemotherapie führt in der Regel nur zu einer mäßigen Myelosuppression, die in weniger als 20 % der Zyklen eine Dosisreduktion von CCNU und Procarbazin erfordert (s. **Abb. G 2.2**). Leukoenzepahlopathische Veränderungen wurden bei Anwendung dieses Protokolls nicht beobachtet (Chamberlain und Levin, 1992).

G 2.2. Sekundäre ZNS-Manifestationen bei systemischem NHL

G 2.2.1. Klinik

Bei bis zu 10 % aller Patienten mit einem systemischen NHL kommt es im Krankheitsverlauf zum Befall des ZNS. In 75 % der Fälle handelt es sich dabei um eine leptomeningeale Metastasierung, in den übrigen Fällen um eine epidurale oder – seltener – um eine intrazerebrale Manifestation.
Die Meningeosis lymphomatosa kann symptomatisch werden mit hirnorganischem Psycho-Syndrom, Kopfschmerzen Übelkeit und Erbrechen, Hirnnervenausfällen mit Bevorzugung des 3., 6. und 7. Hirnnerven sowie radikulären Syndromen mit Schmerzen, sensiblen und motorischen Ausfällen. Die höchste diagnostische Wertigkeit hat der Nachweis von Lymphomzellen im Liquor. Häufig sind hierfür mehrfache Punktionen und zusätzliche immunzytologische Untersuchungen nötig (Ersboll et al., 1985). Kernspintomographisch können eine vermehrte Kontrastmittelaufnahme im Bereich der Meningen bzw. entlang verdickter Wurzeln oder kleine Tumorknoten im Subarachnoidalraum zur Darstellung kommen (Recht et al. 1988; zur Symptomatik und Diagnostik der leptomeningealen Metastasierung s. auch Kap. G 4).
Die umschriebene oder manchmal auch ausgedehnte epiduraler Metastasierung erfolgt in der Regel spinal. Dabei kommt es zu Rückenschmerzen und radikulären Schmerzen sowie zum progredienten Querschnitt-Syndrom (s. auch Kap. G 7). Der seltene intrazerebrale Befall führt zu Hirndruckzeichen und progredienten herdneurologischen Störungen (s. auch Abschnitt G 2.1 und Kap. G 1).

G 2.2.2. Verlauf

Die Inzidenz systemischer NHL beträgt derzeit 5:100 000. Der Häufigkeitsgipfel der Erkrankung liegt zwischen dem 45. und 50. Lebensjahr. Im Mittel tritt der sekundäre ZNS-Befall 6–9 Monate nach Diagnose der systemischen Grunderkrankung auf. Das Risiko für einen ZNS-Befall beträgt etwa 10 % bei einem Erkrankungsalter unter 40 Jahren, fortgeschrittenem Krankheitsstadium und bei hochmalignem NHL (Mackintosh et al., 1982; Mead et al., 1986; Recht et al., 1988; Liang et al., 1989). In 20 % der Fälle ist die leptomeningeale Metastasierung die Erstmanifestation des systemischen NHL, in 15 % der Fälle tritt sie während der Induktionsbehandlung auf, in 15 % als isoliertes Rezidiv und in 50 % der Fälle im Rahmen einer

systemischen Progression (Mead et al., 1986). Der spinale epidurale Tumorbefall steht in 50 % der Fälle am Anfang der Erkrankung. Die selteneren intraparenchymalen ZNS-Metastasen können in jedem Stadium der Erkrankung auftreten.
Die Prognose bei sekundärem ZNS-Befall durch ein systemisches NHL ist schlecht. Die mediane Überlebenszeit bei leptomeningealer Metastasierung liegt bei etwa 3 Monaten (Sheehan et al., 1989; s. auch **Tab. G 2.3**). Die mediane Überlebenszeit der Patienten mit epiduralem Lymphombefall liegt zwischen 12 und 18 Monate (**Tab. G 2.3**). Über 80 % der Patienten sterben an den Folgen der systemischen Krankheitsprogression, die fortschreitende ZNS-Metastasierung ist bei weniger als 20 % der Patienten Todesursache (Hoerni-Simon et al., 1987; Recht et al., 1988; Liang et al., 1989).

G 2.2.3. Therapeutische Prinzipien

Randomisierte Behandlungsstudien liegen nicht vor. Die Ergebnisse der relevanten klinischen Studien sind in **Tab. G 2.3** wiedergegeben. In den meisten Studien wird nicht zwischen Patienten mit einer Meningeosis lymphomatosa und den selteneren Fällen eines intraparenchymalen ZNS-Befalls unterschieden.
Bei **leptomeningealer Metastasierung** wird grundsätzlich intrathekal mit MTX und/oder Ara-C therapiert und der neurologische Fokus bestrahlt. Die Kombination einer intrathekalen Therapie mit Ganzhirnbestrahlung erwies sich in einer Studie von Mackintosh et al. (1982) als besonders günstig für Patienten unter 30 Jahren und ohne progrediente systemische Erkrankung (Mackintosh et al., 1972). Dabei waren Ganzhirn-Bestrahlungsdosen zwischen 20 und 40 Gy gleichwertig. Für Patienten mit geringen neurologischen Ausfällen propagierten Recht et al. (1988) eine alleinige intrathekale Therapie. Die genannten Autoren und Raz et al. (1984) beobachteten günstigere Verläufe bei intraventrikulärer Chemotherapie über ein Ommaya-Reservoir als bei lumbaler Eingabe des Zytostatikums. Unter der lokalen Chemotherapie kommt es in 80 % der Fälle zur klinischen Remission mit wenigstens vorübergehendem Verschwinden von Lymphomzellen aus dem Liquor. Da bei 80 % aller Patienten letztlich die systemische Progression des NHL zum Tode führt, empfehlen manche Autoren auch bei fehlenden Zeichen systemischer Krankheitsaktivität zum Zeitpunkt der ZNS-Metastasierung eines NHL grundsätzlich eine systemische Chemotherapie (Recht et al., 1988; Liang et al., 1989). Alternativ zur intrathekalen Chemotherapie wird – insbesondere bei **intraparenchymalen Absiedlungen** – wie bei den primären NHL des ZNS eine systemische Hochdosis-Therapie mit MTX oder Ara-C durchgeführt (s. Abschnitt G 2.1.3 und G 2.1.4; **Abb. G 2.1**). Nach Einzelfallberichten ist diese Therapie ähnlich effektiv wie eine intrathekale Chemotherapie, allerdings mit mehr systemischen Nebenwirkungen behaftet (Skarin et al., 1977; Amadori et al., 1984; Frick et al., 1984). Nitrosoharnstoffe wie ACNU, BCNU und CCNU erbrachten keine überzeugenden Therapieerfolge (Mackintosh et al., 1982).
Bei **epiduraler Metastasierung** mit oder ohne Myelonkompression ist die alleinige lokale Strahlentherapie mit 30 bis 40 Gy hinsichtlich des funktionellen Ergebnisses und der Prognose ebensogut wie die operative Entlastung mit Nachbestrahlung. Ein operatives Vorgehen ist deshalb nur zur Gewinnung der Histologie bei diagnostischer Unsicherheit sinnvoll (Haddad et al., 1976; Raz et al., 1984).
Verschiedene Autoren fordern für Patienten mit hochmalignem NHL oder fortgeschrittenem Krankheitsstadium die frühe Behandlung mikroskopischer Absiedlungen im Rahmen der Primärtherapie durch eine sogenannte ZNS-Prophylaxe. Diese erfolgt in Form einer intrathekalen MTX- oder Ara-C-Gabe zeitgleich mit der systemischen Chemotherapie (Recht et al., 1988; Dhaliwal et al., 1993) oder in Form einer sechsmaligen intrathekalen MTX-Gabe mit nachfolgender Ganzhirnbestrahlung mit 2 Gy Einzelfraktionen bis zu einer Gesamtdosis von 24 Gy (Colgan et al., 1994). Der Stellenwert dieser »Prophylaxen« ist bisher nicht klar definiert, auch wenn sie in kleineren, nicht-randomisierten klinischen Studien bei Patienten mit lymphoplastischem NHL oder Burkitt-Lymphom die Häufigkeit späterer ZNS-Metasierung reduzieren konnten (Weinstein et al., 1979; Dhaliwal et al., 1993)

G 2.2.4. Pragmatische Therapie (Abb. G 2.3)

Die Diagnose einer **leptomeningealen Metastasierung** sollte durch den Nachweis maligner Zellen im Liquor gesichert oder wenigstens durch den kernspintomographischen Nachweis kontrastmittelanreichernder nodulärer Läsionen im Subarachnoidalraum gestützt werden.
Grundsätzlich führen wir eine intrathekale Chemotherapie und eine Bestrahlung des neurologischen Fokus durch. Die intrathekale Therapie sollte aus pharmakokinetischen Gründen besser intraventrikulär als lumbal erfolgen. Wir geben 2 oder 3 Wochen lang jeden 3. oder 4. Tag intraventrikulär 12 mg MTX oder 50 mg Ara-C bzw. lumbal 15 mg MTX oder 50 mg Ara-C. Anschließend wird der symptomatische Abschnitt des Nervensystems mit 2 Gy Einzeldosen bis 36 Gy Gesamtdosis bestrahlt. Die intrathekale Therapie wird während der Radiotherapie zur Vermeidung von Nebenwirkungen unterbrochen und anschließend in Abhängigkeit von der klinischen Situation in größeren Abständen fortgesetzt. In Fällen ohne bildgebend nachweisbare Tumorabsiedlungen und ohne fokalneurologische Ausfälle führen wir eine intraventrikuläre Chemotherapie auch ohne nachfolgende Radiotherapie durch. Die Details

der intrathekalen Chemotherapie und ihrer möglichen Neurotoxizität sind in Kap. G 4 dargestellt. Patienten mit **intrazerebralen Absiedlungen** eines systemischen NHL werden initial hochdosiert mit Kortikosteroiden behandelt. Abhängig vom Stadium der Grunderkrankung ist u. U. die gleiche Behandlung wie beim primären NHL des ZNS sinnvoll (siehe Abschnitt G 2.4). Bei Patienten in schlechtem Allgemeinzustand mit fortgeschrittener systemischer Erkrankung, ist eine palliative Ganzhirnbestrahlung mit 36 Gy in Einzelfraktionen von 2 Gy angezeigt. Bei zusätzlichem leptomeningealem Befall sollte darüberhinaus eine intrathekale Chemotherapie durchgeführt werden (s. o.).

Patienten mit bekanntem NHL und Rückenmarkskompression durch spinale **epidurale Metastasierung** erhalten zunächst eine einzelne hochdosierte Kortikosteroid-Gabe, z. B. 100 mg Dexamethason, gefolgt von 4 x 8 mg Dexamethason während der ersten Woche der Strahlentherapie. Die Tumorregion wird mit einer Wirbelkörperhöhe Sicherheitsabstand mit 2 Gy Einzelfraktionen bis zur Gesamtdosis von 36 Gy bestrahlt. Die Kortikosteroide werden bis zum Ende der Bestrahlung ausgeschlichen. Eine operative Dekompression ist

Tab. G 2.3: Therapiestudien bei Patienten mit sekundären ZNS-Manifestationen systemischer Non-Hodgkin-Lymphome (Anzahl der behandelten Patienten in Klammern) a) meningeale/intrazerebrale Manifestation; b) spinale epidurale Manifestation

Studie	Anz. Pat.	Therapie (Anzahl Patienten) Operation	Bestrahlung	Chemotherapie	Überlebenszeit Median (M.)	1	2	5 J.
a) Griffin et al., 1971	21		G 30 Gy (8) TU 45–60 Gy (?)	MTX it (13)	3	5 %	5 %	
Young et al., 1979	38		G? (28) N? (4)	MTX/Ara-C it (24)	3	11 %	8 %	
Herman et al.,1979	49		G? (?) N? (?)	MTX/Ara-C it (?)	2	10 %	4 %	
Mackintosh et al.,1982	97		G 20–40 Gy (66)	MTX/Ara-C it (64) MTX iv (9)	2 22[b]	11 % 50 %	8 % 40 %	2 % 20 %
Ersboll et al.,1985	38		G 20–? Gy (26)	MTX/Ara-C it (29) CCNU iv (1)	2.5			
Hoerni-Simon et al.,1987	30		G 17–36 Gy (9)	MTX it (20) ? iv (24)	3.5[c]			
Recht et al.,1988	90		G 24–30 Gy (68) N? (?)	MTX/Ara-C it (70)	0.5[d] 2[e] 4[f]	20 %	13 %	10 %
Liang et al.,1989	41		G? (34) N? (2)	MTX/Ara-C it (25) iv[a] (30)	3	20 %	7 %	7 %
b) Haddad et al.,1976	72	TU-Res (72)	TU 35–40 Gy (66)	? iv (2)	14	54 %	42 %	35 %
Raz et al., 1984	7	TU-Res (4)	TU 40 Gy (7)		12	3/7	2/7	
Mead et al.,1986	9	TU-Res (5)	TU 30–40 Gy (7)	? iv (3)	18	4/9	4/9	

Abkürzungen: Pat. = Patienten, TU-Res = subtotale oder komplette Tumorentfernung, G = Gesamthirn, N = Neuroachse, TU = Tumorregion, it = intrathekal/-ventrikulär, iv = intravenös, ? = nicht angegeben, MTX = Methotrexat, Ara-C = Cytosinarabinosid

[a] CHOP(6), HOAP-Bleo(4), COPP(4), COMLA(3), PAC(2), MACOP-B(2), COMP(1), MTX(2), andere (6)

[b] Patienten unter 30 Jahre ohne progrediente systemische Erkrankung

[c] mittlere Überlebenszeit, [d]unbehandelt, [e]mit Bestrahlung,

[f] mit intrathekaler/-ventrikulärer MTX-Therapie mit oder ohne Bestrahlung

nur bei Patienten mit unsicherer Dignität der epiduralen Raumforderung indiziert und kann bei Patienten mit Lokalrezidiv nach Strahlenbehandlung sinnvoll sein.
Auch bei fehlenden Zeichen systemischer Krankheitsaktivität weist die sekundäre ZNS-Manifestation eines NHL auf ein fortgeschrittenes Krankheitsstadium hin. Immerhin sterben mehr als 80 % der Patienten mit einer ZNS-Metastasierung an Komplikationen der systemischen Krankheitsprogression. Deshalb sollte zusätzlich zur lokalen Therapie immer auch eine systemische Chemotherapie erwogen werden (Recht et al., 1988; Liang et al., 1989). Eine systemische Hochdosistherapie mit Ara-C stellt eine zusätzliche Option dar bei Patienten mit ZNS-Rezidiv nach abgeschlossener Strahlentherapie.

Abb. G 2.3: Standardtherapie bei sekundärem ZNS-Befall durch systemische Non-Hodgkin-Lymphome

Meningosis lymphomatosa
- intraventrikuläre oder lumbale intrathekale Chemotherapie
- Bestrahlung des neurologischen Fokus (36 Gy)
- systemische Chemotherapie

Intrazerebrales sekundäres NHL
- Kortikosteroide
- systemische Chemotherapie
- Ganzhirnbestrahlung (36 Gy)

Spinales epidurales sekundäres NHL
- Kortikosteroide
- systemische Chemotherapie
- Bestrahlung des spinalen Fokus (36 Gy)

G 2.3. Sekundäre ZNS-Manifestationen bei systemischem Hodgkin-Lymphom

G 2.3.1. Klinik

Sekundäre ZNS-Manifestationen sind beim Hodgkin-Lymphom selten. In über 90 % der Fälle handelt es sich um spinale epidurale Metastasen, die in 2 Drittel der Fälle thorakal und im restlichen Drittel häufiger lumbal als zervikal lokalisiert sind (Petersen und Voigt, 1986). Klinisch imponieren Rückenschmerzen und ein progredientes Querschnitt-Syndrom. Die seltenen, in der Regel kortikalen Absiedlungen im Hirnparenchym und/oder in den Leptomeningen führen zu fokalneurologischen Defiziten, zu Hirnnervenausfällen sowie Hirndruckzeichen (siehe auch Abschnitt G 2.2 und Kap. G 4). Spinale epidurale Metastasen können kernspintomographisch meist besser als myelographisch dargestellt werden. Mit der Kernspintomographie und der Computertomographie werden gleichzeitig auch paraspinale Läsionen erfaßt. Die Myelographie birgt bei größeren epiduralen Metastasen mit Unterbrechung des Liquorflusses die Gefahr einer akuten klinischen Verschlechterung. Intrakranielle Metastasen werden computer- oder kernspintomographisch dargestellt. Eine maligne Zellaussaat im Liquor ist selten, auch in nachgewiesenen Fällen eines meningealen Tumorwachstums (Sapozink und Kaplan, 1983; Shenoy et al., 1987). Die Differentialdiagnose des spinalen Querschnitt-Syndroms ist in Kap. G 7 ausgeführt.

G 2.3.2. Verlauf

Die Inzidenz der Hodgkin-Lymphome beträgt 2 bis 6: 100 000 mit einem Häufigkeitsgipfel im 3. und nach dem 4. Lebensjahrzehnt. Männer sind doppelt so häufig betroffen wie Frauen. Zwei Drittel der Patienten mit sekundärer ZNS-Beteiligung sind zwischen 20 und 40 Jahre alt. Die ZNS-Metastasierung tritt typischerweise 2 bis 5 Jahre nach Erstdiagnose auf. Vier bis 8 % der Patienten mit nodulär sklerosierender oder gemischtzelliger Histologie (Klassifikation nach Lukes und Butler, 1966) entwickeln spinale epidurale Metastasen. Nur etwa 0,5 % aller Patienten entwickeln intrakranielle Metastasen (Sapozink und Kaplan, 1983). Bei Patienten mit spinalen epiduralen Metastasen liegt die mediane Überlebenszeit nach kombinierter Radiochemotherapie zwischen 2 und 5 Jahren, bei Patienten mit intrakraniellen Metastasen nach alleiniger Strahlentherapie bei 10 Monaten und bei 2 Monaten, wenn keine spezifische Therapie erfolgt (Glanzmann, 1985; Aabo et al., 1986, **Tab. G 2.4**).

G 2.3.3. Therapeutische Prinzipien

Die Ergebnisse der wenigen verfügbaren retrospektiven Studien sind in **Tab. G 2.4** zusammengefaßt. Bei Hodgkin-Patienten mit spinalen epiduralen Metastasen erfolgt in der Regel eine Bestrahlung der Tumorregion mit einer Wirbelkörperhöhe Sicherheitsabstand in Einzeldosen von 2 Gy bis zur Gesamtdosis von 36 Gy, die meist zu einer guten klinischen Besserung führt. Nach chirurgischer Tumorentfernung mit nachfolgender Strahlentherapie beobachteten Haddad et al. (1976) eine 5-Jahres-Überlebensrate von 50 %. Die Autoren selbst führten diese günstige 5-Jahres-Überlebensrate auf eine Selektion von Patienten mit weniger fortgeschrittener Grunderkrankung und nicht auf das operative Vorgehen zurück. Durch die zusätzliche Operation konnte keine Verbesserung des funktionellen Ergebnisses erreicht werden. Eine systemische Chemotherapie ist nicht nur bei zusätzlichen systemischen Metastasen indiziert. Sie kann auch bei einzelnen Patienten mit isolierten epiduralen Metastasen sinnvoll sein.
Bei Hodgkin-Patienten mit zerebralen Metastasen

wird durch Ganzhirnbestrahlung mit einer Gesamtdosis von 36 Gy und einem Tumor-Boost von 14 Gy in drei Viertel der Fälle eine klinische Remission erreicht (**Tab. G 2.4**). Der therapeutische Nutzen einer operativen Tumorentfernung vor Durchführung der Bestrahlung ist nicht untersucht. Einzelne Patienten, die wegen gleichzeitig mit ZNS-Absiedlungen aufgetretener systemischer Metastasen zusätzlich zur Ganzhirnbestrahlung eine systemische Chemotherapie erhielten, zeigten eine komplette Rückbildung der Metastasen und hatten in einem Beobachtungszeitraum von mehr als 2 Jahren kein ZNS-Rezidiv (Sapozink und Kaplan, 1983). Der Stellenwert der systemischen Chemotherapie in der Behandlung von ZNS-Metastasen des Hodgkin-Lymphoms kann allerdings aus solchen Einzelbeobachtungen nicht bestimmt werden.

Abb. G 2.4: Standardtherapie bei sekundärem ZNS-Befall durch systemische Hodgkin-Lymphome

Spinales epidurales Hodgkin-Lymphom
- Kortikosteroide
- systemische Chemotherapie
- Bestrahlung der Tumorregion (40 Gy)

Intrazerbrales Hodgkin-Lymphom
- Kortikosteroide
- systemische Chemotherapie
- Ganzhirnbestrahlung (36 Gy) und Tumorboost (14 Gy)

Meningosis lymphomatosa
- intraventrikuläre/intrathekale Chemotherapie
- Bestrahlung des neurologischen Fokus (36 Gy)
- systemische Chemotherpie

Tab. G 2.4: Therapiestudien bei Patienten mit sekundären ZNS-Manifestationen bei Hodgkin-Lymphomen (Anzahl der behandelten Patienten in Klammern)

Studie	Therapie (Anzahl Patienten) Anz. Pat.	Lokalisation	Operation	Bestrahlung	Chemotherapie	Überlebenszeit Median	2	5	10 J.
Haddad et al.,1976	22	epidural/spinal	TU-Res (22)	TU 35–40 Gy (22)		5 J.	80 %	50 %	30 %
Schertel et al.,1985	18 2	epidural/spinal intramedullär	TU-Res (5)	TU 36 Gy (?)	iv[a] (3) iv[a] (3)	2 J.	50 %	30 %	10 %
Schertel et al.,1985	9 6	zerebral/mening. intrazerebral	TU-Res (7)	G 45 Gy (8)	iv[a](6)	10 M.	15 %	7 %	7 %
Sapozink und Kaplan,1983	12	zerebral	B (4)	G 20–40 Gy TU 20–50 Gy	iv[b](6) MTX it (1)	10 M.	25 %	8 %	8 %

Abkürzungen: Pat. = Patienten, B = Biopsie, TU-Res = subtotale oder komplette Tumorentfernung, G = Gesamthirn, T = Tumorregion, iv = intravenös, it = intrathekal/-ventrikulär, ? = nicht angegeben
[a] Cyclophosphamid, CCNU, BCNU, COPP- oder ABVD-Protokoll
[b] Cyclophosphamid, CCNU, Vinblastin, Vincristin, Chlorambucil, TOPP (Thiotepa)-, MOPP- oder ABVD-Protokoll

G 2.3.4 Pragmatische Therapie (Abb. G 2.4)

Die Behandlung von Patienten mit bekanntem Hodgkin-Lymphom und spinaler Tumormanifestation mit Rückenmarkskompression erfolgt nach den in Abschnitt G 2.2.4 angegebenen Richtlinien. Die Bestrahlung erfolgt allerdings mit einer etwas höheren Gesamtdosis von 40 Gy in Einzeldosen von 2 Gy. Eine operative Entlastung ist angezeigt bei Unsicherheit bezüglich der Histologie und bei Patienten mit einem erneuten Rezidiv in einem vorbestrahlten Rückenmarksabschnitt. Bei den seltenen Patienten mit intrakraniellen Metastasen sollte eine Biopsie durchgeführt werden zum Ausschluß eines Tumors anderer Histologie. Anschließend folgt die Ganzhirnbestrahlung mit 36 Gy in 2 Gy Einzelfraktionen und ein Tumor-Boost mit 14 Gy. Bei einer leptomeningealen Aussaat, die in der Regel klinisch ohne Tumorzellnachweis im Liquor diagnostiziert werden muß, ist eine intrathekale Chemotherapie und eine auf den Einzelfall zugeschnittene Strahlentherapie indiziert wie im Abschnitt G 2.2.4 und in Kap. G 4 dargelegt. Bei allen Hodgkin-Patienten mit sekundärem ZNS-Befall sollte eine zusätzliche systemische Chemotherapie in Betracht gezogen werden.

Literatur

Aabo K, Walbom-Joergensen S (1986) Central nervous system complications by malignant lymphomas: radiation schedule and treatment results. Int J Radiat Oncol Biol Phys 12: 187–202

Amadori S, Papa G, Avvisati G, Petti MC, Motta M, Salvagnini M, Meloni G, Martelli M, Monarca B, Mandelli F (1984) Sequential combination of systemic high-dose Ara-c and asparaginase for the treatment of central nervous system leukemia and lymphoma. J Clin Oncol 2: 98–101

Bailey P (1929) Intracranial sarcomatous tumors of leptomeningeal origin. Arch Surg 18: 1359–1402

Balmaceda C, Gaynor JJ, Sun M, Gluck JT, DeAngelis LM (1995) Leptomeningeal Tumor in primary central nervous system lymphoma: recognition, significance, and implications. Ann Neurol 38: 202–209

Baumgartner JE, Rachlin JR, Beckstead JH, Meeker TC, Levy RM, Wara WM, Rosenblum ML (1990) Primary central nervous system lymphomas: natural history and response to radiation therapy in 55 patients with acquired immunodeficiency syndrome. J Neurosurg 73: 206–211

Berry MP, Simpson WJ (1981) Radiation therapy in the management of primary malignant lymphoma of the brain. Int J Radiat Oncol Biol Phys 7: 55–59

Brada M, Dearnaley D, Horwich A, Bloom HJG (1990) Management of primary cerebral lymphoma with initial chemotherapy: preliminary results and comparison with patients treated with radiotherapy alone. Int J Radiat Oncol Biol Phys 18: 787–792

Braus DF, Schwechheimer K, Müller-Hermelink HK, Schwarzkopf G, Volk B, Mundinger F (1992) Primary cerebral malignant non-Hodgkin's lymphomas: a retrospective clinical study. J Neurol 239: 117–124

Chamberlain MC (1994) Long survival in patients with acquired immune deficiency syndrome-related primary central nervous system lymphoma. Cancer 73: 1728–1730

Chamberlain MC (1995) CNS lymphoma. Neurology 45: 1233

Chamberlain MC, Levin VA (1992) Primary central nervous system lymphoma: a role for adjuvant chemotherapy. J Neuro-Oncol 14: 271–275

Cher L, Glass J, Harsh GR, Hochberg FH (1996) Therapy of primary central nervous system lymphoma with methotrexate-based chemotherapy and deferred radiotherapy: preliminary results. Neurology 46: 1757–1759

Colgan JP, Andersen J, Habermann TM, Earle JD, O'Connell MJ, Neimann RS, Mann RB, Glick JH (1994) Long-term follow up of a CHOP-based regimen with maintenance therapy and central nervous system prophylaxis in lymphoblastic non-Hodgkin's lymphoma, leukemia and lymphoma 15: 291–296

Cristea R, Benabdis S, Rogers L, Estes M (1994) Yield of systemic staging in patients presenting with parenchymal brain lymphoma. Neurology 36: 294

DeAngelis LM (1990) Primary central nervous system lymphoma imitates multiple sclerosis. J Neuro-Oncol 9: 177–181

DeAngelis LM (1991) Primary central nervous system lymphoma as a secondary malignancy. Cancer 67: 1431–1435, 1991

DeAngelis LM, Yahalom J, Heinemann J-H, Cirrincione C, Thaler HT, Krol G (1990) Primary CNS lymphoma: combined treatment with chemotherapy and radiotherapy. Neurology 40: 80–86

DeAngelis LM, Yahalom J, Thaler HT, Kher U (1992) Combined modality therapy for primary CNS lymphoma. J Clin Oncol 10: 635–643

Dhaliwal HS, Rohatiner AZS, Gregory W, Richards MA, Johnson PWM, Whelan JS, Gallagher CJ, Matthews J, Ganesan TS, Barnett MJ, Waxman JH, Stansfeld AG, Wrigley PFM, Slevin ML, Malpas JS, Lister TA (1993) Combination chemotherapy for intermediate and high grade non-Hodgkin's lymphoma. Br J Cancer 68: 767–774

Eby NL, Gruffermann S, Flannelly CM, Schold SC, Vogel FS, Burger PC (1988) Increasing incidence of primary brain lymphoma in the US. Cancer 62: 2461–2465

Ersboll J, Schultz HB, Thomsen BL, Keiding N, Nissen NI (1985) Meningeal involvement in non-Hodgkin's lymphoma: Symptoms, incidence, risk factors and treatment. Scand J Haematol 35: 487–496

Ferracini R, Pileri S, Bergmann M, Sabattini E, Rigobello L, Gambacorta M, Galli C, Manetto V, Frank G, Godano U, Spagnolli F, Casadei G, Azzolini U, Falini B, Gullotta F (1993) Non-Hodgkin's lymphomas of the central nervous system. Pathol Res Pract 189: 249–260

Fine H, Mayer R (1993) Primary central nervous system lymphomas. Ann Intern Med 119: 1093–1104

Formenti SC, Gill PS, Lean E, Rarick M, Meyer PR, Boswell W, Petrovich Z, Chak L, Levine AM (1989) Primary central nervous system lymphoma in AIDS. Cancer 63: 1101–1107

Forsyth PA, Yahalom J, De Angelis LM (1994) Combined-modality therapy in the treatment of primary central nervous system lymphoma in AIDS. Neurology 44: 1473–1479

Freilich RJ, Delattre JY, Moujour A, DeAngelis L (1996) Chemotherapy without radiation therapy as initial treatment for primary CNS lymphoma in older patients. Neurology 46: 435–439

Frick J, Ritch PS, Hansen RM, Anderson T (1984) Successful treatment of meningeal leukemia using systemic high-dose cytosine arabinoside. J Clin Oncol 2: 365–368

Glanzmann Ch (1985) Maligne Systemerkrankungen. In: Diethelm L, Heuck F, Olsson O, Strnad F, Vieten H, Zuppinger A (Hrsg.) Handbuch der Medizinischen Radiologie. Springer, Berlin Heidelberg New York Tokyo, Band XIX, Teil 6, 111–465

Glass J, Gruber ML, Cher L, Hochberg FH (1994) Preirradiation methotrexate chemotherapy of primary central nervous system lymphoma: long-term outcome. J Neurosurg 81: 188–195

Goldstein JD, Dickson DW, Moser FG, Hirschfeld AD, Freeman K, Llena JF, Kaplan B, Davis L (1991) Primary central nervous system lymphoma in acquired immune deficiency syndrome. Cancer 67: 2756–2765

Gonzalez GD, Schuster-Uitterhoeve ALJ (1983) Primary non-Hodgkin's lymphoma of the central nervous system. Cancer 51: 2048–2052

Grangier C, Coucke P, Croisille P, Guillemin C, Mirimanoff RO (1994) Primary cerebral lymphoma. Strahlenther Onkol 170: 206–212

Griffin JW, Thompson RW, Mitchinson MJ, de Kiewiet JC, Welland FH (1971) Lymphomatous leptomeningitis. Am J Med 51: 200–208

Haddad P, Thaell JF, Kiely JM, Harrison Jr EG, Miller RH (1976) Lymphoma of the spinal extradural space. Cancer 38: 1862–1866

Henry JM, Heffner Jr RR, Dillard SH, Earle KM, Davis RL (1974) Primary malignant lymphomas of the central nervous system. Cancer 34: 1293–1302

Herman TS, Hammond N, Jones SE, Butler JJ, Byrne Jr GE, McKelvey EM (1979) Involvement of the central nervous system by non-Hodgkin's lymphoma. Cancer 43: 390–397

Herrlinger U, Schabet M, Eichhorn M, Petersen D, Grote EH, Meyermann R, Dichgans J (1996) Prolonged corticosteroid induced remission in primary central nervous system lymphoma – report of a case and review of the literature. Eur Neurol 36: 241–243

Hochberg FH, Miller DC (1988) Primary central nervous system lymphoma. J Neurosurg 68: 835–853

Hoerni-Simon G, Suchaud JP, Eghbali H, Coindre JM, Hoerni B (1987) Secondary involvement of the central nervous system in malignant non-Hodgkin's lymphoma: A study of 30 cases in a series of 498 patients. Oncology 44: 98–101

Jack CR, Reese DF, Scheithauer BW (1986) Radiographic findings in 32 cases of primary CNS lymphoma. AJR 146: 271–276

Jack CR, O'Neill BP, Banks PM, Reese DF (1988) Central nervous system lymphoma histologic types and CT appearance. Radiology 167: 211–215

Jellinger KA, Paulus W (1992) Primary central nervous system lymphomas – an update. J Cancer Res Clin Oncol 119: 7–27

Kawakami Y, Tabuchi K, Ohnishi R, Asari S, Nishimoto A (1985) Primary central nervous system lymphoma. J Neurosurg 62: 522–527

Lachance DH, Brizel DM, Gockermann JP, Halperin EC, Burger PC, Boyko OB, Brown MT, Schold SC (1994) Cyclophosphamide, doxorubicin, vincristine, and prednisone for primary central nervous system lymphoma: short-duration response and multifocal intracerebral recurrence preceding radiotherapy. Neurology 44: 1721–1727

Levin VA, Wara WM, Davis RL, Vestnys P, Resser KJ, Yatsko K, Nutik S, Gutin PH, Wilson CB (1985) Phase III comparison of BCNU and the combination of procarbazine, CCNU, and vincristine administered after radiotherapy with hydroxyurea for malignant gliomas. J Neurosurg 63: 218–223

Li CY, Witzig TE, Phyliky RL, Ziesmer SC, Yam LT (1986) Diagnosis of B-cell non-Hodgkin's lymphoma of the central nervous system by immunocytochemical analysis of cerebrospinal fluid lymphocytes. Cancer 57: 737–744

Liang RH, Woo EK, Yu YL, Todd D, Chan TK, Ho FC, Tso SC, Chum JS (1989) Central nervous system involvement in non-Hodgkin's lymphoma. Eur J Cancer Clin Oncol 25: 703–710

Ling SM, Roach M, Larson DA, Wara WM (1994) Radiotherapy of primary central nervous system lymphoma in patients with and without human immunodeficiency virus. Cancer 73: 2570–2582

Loeffler JS, Ervin TJ, Mauch P, Skanin AT, Canellos GP, Cassady R (1984) Factors influencing survival in primary central nervous system lymphomas. ASCO Abstracts 951

Lukes RJ, Butler JJ (1966) The pathology and nomenclature of Hodgkin's disease. Cancer Res 26: 1063–1081

Mackintosh FR, Colby TV, Podolsky WJ, Burke JS, Hoppe RT, Rosenfelt FP, Rosenberg SA, Kaplan HS (1982) Central nervous system involvement in non-Hodgkin's lymphoma: an analysis of 105 cases. Cancer 49: 586–595

Mead GM, Kennedy P, Smith JL, Thompson J, Macbeth FR, Ryall RD, Williams CJ, Whitehouse JM (1986) Involvement of the central nervous system by non-Hodgkin's lymphoma in adults: a review of 36 cases. Q J Med 60: 699–714

Murray K, Kun L, and Cox J (1986) Primary maligant lymphoma of the central nervous system: results of treatment of 11 cases and review of the literature. J Neurosurg 65: 600–607

Nelson DF, Martz KL, Bonner H, Nelson JS, Newall J, Kerman HD, Thomson JW, Murray KJ (1992) Non-Hodgkin's lymphoma of the brain: can high dose, large volume radiation therapy improve survival? Report on a prospective trial by the radiation therapy oncology group (RTOG): RTOG 8315. Int J Radiat Oncol Biol Phys 23: 9–17

Neuwelt EA, Goldman D, Dahlborg SA, Crossen J, Ramsey F, Roman- Goldstein S, Braziel R, Dana B (1991) Primary CNS lymphoma treated with osmotic blood-brain barrier disruption: prolonged survival and preservation of cognitive function. J Clin Oncol 9: 1580–1590

Neuwelt EA, Dahlborg SA, Henner WD, Crossen JR, Tableman M, Grummel A (1995) Non-AIDS primary CNS lymphoma: the first example of a durable response in a primary brain tumor using enhanced chemotherapy delivery without cognitive loss and without radiotherapy. Neurology 45 (Suppl 4): A400

O'Neill BP, Dinapoli RP, Kurtin PJ, Habermann TM (1995) Occult systemic non-Hodgkin's lymphoma (NHL) in patients initially diagnosed as primary central nervous system lymphoma (PCNSL): how much staging is enough? J Neuro-Oncol 25: 57–71

O'Neill BP, Kelly PJ, Earle JD, Scheithauer B, Banks PM (1987) Computer-assisted stereotaxic biopsy for the diagnosis of primary central nervous system lymphoma. Neurology 37: 1160–1164

Patchell RA (1993) Primary central nervous system lymphoma in the transplant patient. Neurol Clin 6: 297–303

Petersen D, Voigt K (1986) Neuroradiologische Diagnostik maligner Lymphome. In: Pirschel J, Hübener KH (Hrsg) Radiologische Diagnostik und Strahlentherapie maligner Lymphome. Thieme, Stuttgart New York, 174–183

Peterson K, Gordon KB, Heinemann MH, DeAngelis L (1993) The clinical spectrum of ocular lymphoma. Cancer 72: 843–849

Pollack IF, Lunsford LD, Flickinger JC, Dameshek HL (1989) Prognostic factors in the diagnosis and treatment of primary central nervous system lymphoma. Cancer 63: 939–947

Raz I, Siegal T, Siegal T, Polliack A (1984) CNS involvement by non-Hodgkin's lymphoma. Arch Neurol 41: 1167–1171

Recht L, Straus DJ, Cirrincione C, Thaler HT, Posner JB (1988) Central nervous system metastases from non-Hodgkin's lymphoma: treatment and prophylaxis. Am J Med 84: 425–435

Roman-Goldstein SM, Goldmann DL, Howieson J, Belkin R, Neuwelt EA (1992) MR of primary CNS lymphoma in immunologically normal patients. AJNR 13: 1207–1213

Sapozink MD, Kaplan HS (1983) Intracranial Hodgkin's disease. Cancer 52: 1301–1307

Schabet M, Bamberg M, Dichgans J (1992) Diagnose und Therapie der Meningosis neoplastica. Nervenarzt 63: 317–327

Schabet M, Herrlinger U, Weller M, Bamberg M, Clemens R, Dichgans J (1997) Neue Entwicklungen in Diagnostik und Therapie pimärer Non-Hodgkin-Lymphome des zentralen Nervensystems. Nervenarzt 68: 298–308

Schaumburg HH, Plank CR, Adams RD (1972) The

reticulum cell sarcoma – microglioma group of brain tumours. Brain 95: 199–212

Schertel L, Fischer G, Mohring R, Ritter S (1985) Zur Strahlentherapie zerebralen und spinalen Hodgkin-Befalls. Röntgenpraxis 38: 400–407

Schultz C, Scott C, Sherman W, Donahue B, Fields J, Murray K, Fisher B, Abrams R, Meis-Kindblom J (1995) Pre-irradiation chemotherapy with cytoxan, adriamycin, vincristine, and decadron (CHOD) for primary central nervous system lymphomas (PCNSL): initial report of radiation therapy oncology group (RTOG) protocol 88-06. Asilomar Conference, 31. 10.-3. 11. 95, Silverado, Kalifornien

Sheehan T, Cuthbert RJG, Parker AC (1989) Central nervous system involvement in haematological malignancies. Clin Lab Haemat 11:331–338

Shenoy UA, Kushner JP, Schumann GB (1987) Cytologic diagnosis and monitoring of Hodgkin's disease in cerebrospinal fluid: A case report. Diagn Cytopathol 3: 323–325

Skarin AT, Zuckermann KS, Pitman SW, Rosenthal DS, Moloney W, Frei E, Canellos GP (1977) High-dose methotrexate with folinic acid in the treatment of advanced non-Hodgkin' lymphoma including CNS involvement. Blood 50: 1039–1047

Tomlinson FH, Kurtin PJ, Suman VJ, Scheithauer BW, O'Fallon JR, Kelly PJ, Jack CR, O'Neill BP (1995) Primary intracerebral malignant lymphoma: a clinicopathological study of 89 patients. J Neurosurg 82: 558–566

Weinstein HJ, Vance ZB, Jaffe N, Buell D, Cassady JR, Nathan DG (1979) Improved prognosis for patients with mediastinal lymphoblastic lymphoma. Blood 53: 687–694

Weller M, Stevens A, Sommer N, Schabet M, Wiethölter H (1992) Humoral CSF parameters in the differential diagnosis of hematologic CNS neoplasia. Acta Neurol Scand 86: 129–133

Withcup SM, de Smet MD, Rubin BI, Palestine AG, Martin DF, Burnier M, Chan CC, Nussenblatt RB (1993) Opthalmology 100: 1399–1406

Yamasaki T, Kikuchi H, Shima N, Paine JT, Moritake K, Yamabe H (1993) Chemotherapeutic effects of intraarterial administration of ACNU in primary intracerebral non-Hodgkin's lymphoma. Surg Neurol 40: 383–389

Young RC, Howser DM, Anderson T, Fisher RI, Jaffe E, DeVita Jr VT (1979) Central nervous system complications of non-Hodgkin's lymphoma. The potential role for prophylactic therapy. Am J Med 66: 435–443

Zimmerman RA (1990) Central nervous system lymphoma. Radiol Clin N Am 28: 697–721

G 3. Hirnmetastasen systemischer solider Tumoren

von *M. Schabet*

Dieses Kapitel behandelt die Therapie von Patienten mit Hirnparenchymmetastasen von systemischen soliden Tumoren. Die Hirnmetastasierung bei systemischen Lymphomen, die Meningosis neoplastica und spinale Metastasen systemischer Tumoren werden in den Kapiteln G 2, G 4 bzw. G 7 behandelt.

G 3.1. Klinik

Hirnmetastasen sind häufig bei Patienten mit Bronchialkarzinom, Mammakarzinom, Melanom und urogenitalen Neoplasien (**Tab. G 3.1**). Tumorzellen erreichen das ZNS vor allem über die Blutbahn und neigen zur Absiedlung in kleinen arteriellen Gefäßen oder Kapillaren an der Mark-Rinden-Grenze, vor allem in den Grenzflächen der Gefäßversorgung. Die verschiedenen Hirnregionen sind im wesentlichen gleichmäßig entsprechend ihrem Volumen betroffen, etwas überproportional häufig allerdings siedeln Metastasen in tiefgelegenen und Mittellinienstrukturen, einschließlich der Basalganglien, und im Kleinhirn. Uteruskarzinome und gastrointestinale Tumoren metastasieren aus unbekannten Gründen vorzugsweise in die hintere Schädelgrube. Lymphatisch und venös drainierte Tumorzellen systemischer Malignome müssen in der Regel die Lunge passieren, bevor sie ins ZNS gelangen. Deshalb haben die meisten Patienten mit Hirnmetastasen auch Lungenmetastasen, die manchmal erst autoptisch entdeckt werden. Etwa 50 % der Hirnmetastasen stellen sich klinisch als solitäre Metastasen dar. Autoptisch sind allerdings in 75 % der Fälle die Hirnmetastasen multipel (Cairncross und Posner, 1983; Jellinger, 1984; Delattre et al., 1988).

Die neurologische Symptomatik entwickelt sich meist innerhalb von Wochen. Etwa die Hälfte der Patienten leidet unter Kopfschmerzen, hirnorganischer Wesensänderung oder Halbseitenlähmung, ein Drittel unter epileptischen Anfällen, Hirnnervenausfällen oder Symptomen des erhöhten Hirndrucks. Metastasen in der hinteren Schädelgrube führen in zwei Drittel der Fälle zu Hirndruckzeichen (Hendrickson, 1977; Yardeni et al., 1984; Posner, 1995a). Bei 5–10 % der Kranken, vor allem bei Patienten mit Melanom oder Choriokarzinom, entwickeln sich die Symptome akut durch Tumoreinblutung oder durch Verschlußhydrozephalus (Cairncross und Posner, 1983).

Das CT zeigt meist runde, hypo- oder isodense Läsionen mit unterschiedlich ausgeprägtem perifokalem Ödem. Metastasen von Melanomen, Colonkarzinomen oder Choriokarzinomen können auch hyperdens sein. Die KM-Anreicherung

Tab. G 3.1: Tumorbezogene Häufigkeit von solitären oder multiplen Hirnmetastasen, die klinisch oder autoptisch diagnostiziert wurden, und Intervall (Monate) bis zu ihrer klinischen Manifestation nach Erstdiagnose des Tumors (Zimm et al., 1981; Robin et al.,1982; Doyle, 1982; Reddy et al., 1983; Cascino et al., 1983a; Jellinger, 1984; Rosner et al., 1986; Retsas und Gershuny, 1988; Sörensen et al., 1988)

Primärtumor	Häufigkeit		Intervall	
	klinisch (%)	autoptisch (%)	Median (Monate)	Bereich
Bronchialkarzinom				
kleinzelliges Karzinom	30–45	30–70	2,6	0–15
Adenokarzinom	24–30	50	2,0	0–66
Plattenepithelkarzinom	30	40	0,2	0–31
Mammakarzinom	10–20	20–40	23	0–121
Melanom	20–45	40–90	36	3–83
Urogenitale Karzinome	10–20	10–20	39	19–119
Kolorektale Karzinome	4	6–10	22	0–48

ist meist homogen, bei Metastasen mit zentralen Nekrosen ringförmig (Bentson et al., 1988). MRT mit Gadolinium-Gabe ist beim Nachweis kleiner Läsionen sensitiver als CT (Taphoorn et al., 1989; Sze et al., 1990; Cherryman und Golfieri, 1990). Differentialdiagnosen von Hirnmetastasen sind primäre maligne oder benigne Hirntumoren, Abszesse sowie hämorrhagische oder ischämische Infarkte mit Luxusperfusion.

In der Regel gibt es eine Tumoranamnese. Bei einem Drittel der Patienten ist die Hirnmetastasierung allerdings die erste Malignom-Manifestation, in etwa 50 % der Fälle handelt es sich dann um ein Bronchialkarzinom. Neben der gründlichen klinischen Untersuchung sind bei diesen Patienten zur Tumorsuche sinnvoll: Röntgenaufnahmen und CT des Thorax, Mammographie, Abdomensonographie (Nieren!), BSG, Differentialblutbild, für den jeweiligen Fall geeignete Tumormarker (CEA, NSE, AFP, ß-HCG) und Stuhluntersuchungen auf okkultes Blut. In etwa der Hälfte der Fälle bleibt die Tumorsuche erfolglos (Delattre et al., 1988; Hamann et al., 1993). Dann ist zweifellos die Indikation zur Resektion des Hirntumors oder - bei multiplen Läsionen oder inoperabler Lokalisation - zur Biopsie gegeben (s. Kap. G 3.4.2). Einzelne Autoren plädieren auch bei Patienten mit bekannter maligner Grunderkrankung für eine Biopsie, da immerhin 5 % der Biopsien in diesen Fällen eine andere Histologie, einschließlich gutartiger Läsionen, ergibt (Patchell et al., 1990). In der Praxis werden Patienten mit bekanntem Tumorleiden allerdings nach den für den jeweiligen Tumor geltenden Therapieprinzipen behandelt (s. Kap. G 3.4.3-G 3.4.5).

Falls gleichzeitig eine Meningosis neoplastica vermutet wird, sollte nach Stabilisierung der neurologischen Symptomatik eine Lumbalpunktion erfolgen, wenn kein erhöhter Hirndruck vorliegt (s. Kap. G 4).

G 3.2. Verlauf

10-20 % aller Patienten mit systemischen Malignomen entwickeln im Laufe ihrer Erkrankung Hirnmetastasen. Häufigkeiten bis zu 45 % werden beschrieben für Patienten mit Melanom oder kleinzelligem Bronchialkarzinom, bis zu 20 % für Patienten mit Mammakarzinom oder urogenitalen Tumoren. Bronchialkarzinome sind die Ausgangstumoren für etwa 50 % aller Hirnmetastasen, während Mammakarzinome bei etwa 20 %, gastrointestinale Tumoren bei 8 %, Melanome und urogenitale Tumoren bei jeweils 6 % und andere, einschließlich unbekannter Primärtumoren, etwa 10 % aller Hirnmetastasen zu Grunde liegen (Delattre et al., 1988; Wright et al., 1993; Posner, 1995a). Hirnmetastasen treten bei Patienten mit Bronchialkarzinom früh und bei Patienten mit anderen Primärtumoren üblicherweise spät im Krankheitsverlauf auf (**Tab. G 3.1**).

Nach Diagnose einer Hirnmetastasierung beträgt die mediane Überlebenszeit ohne jede Therapie etwa 1 Monat, bei symptomatischer Therapie, einschließlich der Gabe von Kortikosteroiden, 2 bis 3 Monate. Die Patienten sterben meist am zunehmenden Hirndruck, der zu zerebralen Herniationen und zur Hirnstammkompression führt (Berlit und Gänshirt, 1985; Posner, 1995a). Alleinige Radiotherapie bessert bei etwa 70 % der Patienten die neurologischen Symptome und verlängert die mediane Überlebenszeit auf 3 bis 6 Monate. Bei Patienten mit solitären Hirnmetastasen wenig strahlensensibler Tumoren verlängert sich die mediane Überlebenszeit durch Resektion der Metastase und nachfolgende Ganzhirnbestrahlung von 2 auf bis zu 20 Monate (**Tab. G 3.4**). Echte Heilungen sind sehr selten (Cairncross et al., 1979). Günstige prognostische Faktoren für ein längeres Überleben nach Manifestation von Hirnmetastasen sind fehlende oder stabile systemische Manifestationen der Grunderkrankung, ein langes Intervall zwischen der Diagnose des Primärtumors und der Hirnmetastasierung, supratentoriell lokalisierte Metastasen, eine solitäre Hirnmetastase, ein guter neurologischer Status und jüngeres Alter. Obwohl die Histologie des Primärtumors keinen großen Einfluß auf die mediane Überlebenszeit hat, überleben manche Patienten mit Mammakarzinom oder nicht-kleinzelligem Bronchialkarzinom viele Jahre symptomfrei. Umgekehrt bedeuten ein kleinzelliges Bronchialkarzinom, höheres Alter, schlechter neurologischer Zustand, multiple Hirnmetastasen, infratentorielle Läsionen, fortgeschrittene Grunderkrankung und akute Symptomentwicklung mit oder ohne Eintrübung eine schlechtere Prognose (Borgelt et al., 1980; Zimm et al., 1981, Diener et al., 1989; Wright et al., 1993).

G 3.3. Therapeutische Prinzipien

Bei Patienten mit Hirnmetastasen entstehen neurologische Symptome durch umschriebene Raumforderungen mit perifokalem Ödem und sekundär erhöhtem Hirndruck. Erstes Behandlungsziel ist deshalb die Reduktion des Ödems und der Tumormasse.

G 3.3.1. Therapie des Hirnödems

Bei akut dekompensierenden Patienten mit drohender Einklemmung kann zusätzlich zur hochdosierten Gabe von Kortikosteroiden eine Osmotherapie, z. B. mit Mannit, und die Intubation mit kontrollierter Hyperventilation erforderlich sein. In allen anderen Fällen kann das perifokale Ödem in der Regel mit Dexamethason ausreichend behandelt werden (s. auch Kapitel G 3.4.1). Vecht et al. (1994) haben gezeigt, daß bei den meisten Patienten 4 mg Dexamethason täglich nebenwirkungsärmer und genauso effektiv sind wie die üblicherweise gegebenen 16 mg. Alleinige Kortikosteroid-Therapie führt bei etwa 70 % der Patienten zur Besserung neurologischer Symptome, die etwa einen Monat anhält (Cairncross und Posner, 1983; Weissman, 1988; Posner 1995a). Unter Kortikosteroid-Gabe während der Bestrahlung bessert sich die neurologische Symptomatik signifikant schneller und ist auch das Endergebnis bei Patienten mit schlechtem neurologischem Status signifikant besser als mit alleiniger Radiotherapie (Borgelt et al., 1980).

G 3.3.2. Ganzhirnbestrahlung

Die Ergebnisse repräsentativer Therapiestudien zur alleinigen Strahlentherapie von Hirnmetastasen sind in **Tab. G 3.2** zusammengefaßt. In retrospektiven Studien, die nach verschiedenen Protokollen behandelte Patienten mit sämtlichen Tumorentitäten in wechselnder Zusammensetzung einschließen, werden globale mediane Überlebenszeiten von 3,5 bis 6,5 Monate berichtet. Die von 1971 bis 1978 durchgeführten prospektiven, randomisierten Studien der Radiation Therapy Oncology Group (RTOG) mit mehr als 2000 Patienten kamen im wesentlichen zum selben Ergebnis. **Fraktionierte Bestrahlungen** mit 20 Gy/1 Woche, 30 Gy/2 Wochen, 30 Gy/3 Wochen, 40 Gy/3 Wochen, 40 Gy/4 Wochen, oder 50 Gy/4 Wochen ergaben keine signifikanten Unterschiede bezüglich der Besserung des neurologischen Status, der Remissionsdauer und der Überlebenszeit (Hendrickson 1977; Borgelt et al., 1980; Kurtz et al., 1981). Mit 30 Gy/2 Wochen oder 20 Gy/1 Woche kam es am schnellsten – bei der Hälfte der Patienten bis zum Ende der 2. Bestrahlungswoche – zur Besserung der neurologischen Symptomatik. Auch bei 570 Patienten mit günstigeren prognostischen Faktoren wie gutem neurologischem Status und Beschränkung der Metastasierung auf Lunge und Gehirn ergab sich kein Vorteil eines der anderen Fraktionierungsschemata (Gelber et al., 1981). Ganzhirnbestrahlung mit 30 Gy/2 Wochen hatte starke Nebenwirkungen, die in 7 % der Fälle zum Therapieabbruch zwangen. Die Behandlung mit 20 Gy/1 Woche hatte in 21 % der Fälle schwerwiegende Nebenwirkungen. Patienten, die mit

Tab. G 3.2: Ergebnisse der Ganzhirnbestrahlung bei Patienten mit multiplen oder solitären Hirnmetastasen (in verschiedenen Studien wurde ein Teil der Patienten zusätzlich operiert und/oder chemotherapiert, ohne daß eine separate Analyse der Krankheitsverläufe erfolgte)

Studie		Primärtumor	Pat. (n)	Radatio (Dosis in Gy/Zeit in Wochen)	klinische Besserungsrate (%)	Überlebenszeit Median (Monate)	Überlebenszeit 1 Jahr (%)
Studien von 1954–81[a]		alle	2257	10/1–40/4	57–80	3,5–6,5	5–20
RTOG, prospektiv[b]		alle	2249	20/1–50/4	35–70	3,5–5,0	15
Flentje et al.,	1987	alle	159	40/4–60/6	47	4,9	22
Chassard et al.,	1988	alle	196	24/4–50/4–5	65	4,2	11
Hoskin et al.,	1990	alle	164	35/3	86	3,7	15
RTOG, prospektiv[b]		BronchialCa[d]	1067	20/1–50/4	37–67	4,0	?
Mandell et al.,	1986	BronchialCa[e]	69	25/1–39/4	83	4,0	30
Patchell et al.,	1986	BronchialCa[e]	43	30–55/?	83	9,0	42
Carmichael et al.,	1988	BronchialCa[f]	59	40/3	63	3–7[h]	?
Ryan et al.,	1995	BronchialCa[d]	416	20/1–30/2	?	3,3	8
RTOG,prospektiv[b]		MammaCa	312	20/1–50/4	35–66	5,2	12
Kamby und S. ,	1988	MammaCa	108	30/2–40/3	?	3,0	17
Boogerd et al.,[c]	1993	MammaCa	137	30/3	60	4,0	19
Corn et al.,	1995	OvarialCa	32	20/1–52/4	71	4,0	19
RTOG,prospektiv[b]		Melanom	60	20/1–50/4	29–55	3,0	?
Choi et al.,	1985	Melanom	162	30/1–48/2	40	3,0	12
Ziegler et al.,	1986	Melanom	72	30/2	63	5,0	?
Retsas und G.,	1988	Melanom	100	23/1	?	2,5	8
RTOG,prospektiv[b]		urogen.[g]	69	20/1–40/4	28–54	?	?
Maor et al.,	1988	NierenzellCa	39	30/2	30	2,0	15

[a] s. Review von Cairncross und Posner, 1983; [b] s. Review von Hendrickson, 1977; Borgelt et al., 1980; Kurtz et al., 1981; Reddy et al., 1983;[c] 18 Pat. erhielten keine Therapie oder Dexamethason, 14 wurden operiert, 80 chemotherapiert; [d] alle; [e] nicht-kleinzellige; [f] kleinzellige; [g] NierenzellCa (n=43), HodenCa (n=11), BlasenCa (n=7), ProstataCa (n=7); [h] 3 = Pat. mit später Hirnmetastasierung, 7 = Pat. mit Hirnmetastasen bei Erstdiagnose; ? = nicht angegeben

10 Gy in 1 Fraktion oder mit 12 Gy in 2 Fraktionen behandelt wurden, hatten signifikant geringere Besserungsraten und noch mehr Nebenwirkungen (Harwood und Simpson, 1977; Borgelt et al., 1981). Ein Tumorboost zusätzlich zur Ganzhirnbestrahlung verbesserte das Endergebnis nicht (Hoskin et al., 1990).

Die computertomographisch dokumentierte **Radiosensitivität** von Hirnmetastasen hängt von der Tumorhistologie ab. Entsprechend der klinischen Besserungsrate zeigen 60 bis 80 % der Hirnmetastasen von nicht-kleinzelligen und kleinzelligen Bronchialkarzinomen und etwa 75 % der Metastasen von Mammakarzinomen eine Größenabnahme oder ein komplettes Verschwinden unter der Strahlentherapie, während Hirnmetastasen von Melanomen nur in 10 % der Fälle remittieren. Die auch hier bei 40–70 % der Patienten eintretende klinische Besserung ist zum Teil auf die Kortikosteroid-Gabe zurückzuführen (Cairncross und Posner, 1983; Katz, 1981; Madajewicz et al., 1984; s. Literatur in **Tab. G 3.2**). Eine geringere klinische Besserungsrate von 30 bis 50 % durch Ganzhirnbestrahlung wurde für Patienten mit urogenitalen (Niere, Blase, Prostata, Hoden) oder gastrointestinalen Tumoren berichtet. Bei diesen Malignomen liegt die radiologisch dokumentierte Tumorregressionsrate ebenfalls bei etwa 10 % (Cascino et al., 1983a; Reddy et al., 1983; Maor et al., 1988). Hirnmetastasen von urogenitalen oder gastrointestinalen Karzinomen sind allerdings oft solitär und können somit reseziert werden (s. Abschnitt G 3.3.3). Keimzelltumoren sind strahlensensibel (Higi et al., 1981; Logothesis et al., 1982; Lester et al., 1984; Jelsma und Carroll, 1989). Hirnmetastasen von Schilddrüsenkarzinomen können u. U. mit Radiojod behandelt werden (Salvati et al., 1995a).

Bei älteren Patienten mit schlechtem Karnofsky (s. **Tab. G 1.5.**) beträgt die mediane Überlebenszeit nach Ganzhirnbestrahlung nur 1 bis 2 Monate (Nieder et al., 1995).

Der Einsatz von **Strahlensensitizern** bei weniger radiosensitiven Tumoren mit hypoxischen Anteilen wurde wiederholt propagiert. Eine randomisierte Studie mit 151 Patienten, in der während der Ganzhirnbestrahlung mit 30 Gy zusätzlich Metronidazol gegeben wurde, zeigte keinen Vorteil im Vergleich zu alleiniger Strahlentherapie bezüglich klinischer Besserung und Größenabnahme des Tumors im CT (Aiken et al., 1984). Zum gleichen negativen Ergebnis kam eine 60 Patienten einschließende prospektive, randomisierte Studie mit Lonidamin (DeAngelis et al., 1989a). Auch in geringer Dosis als Strahlensensitizer gegebenes Cisplatin konnte die Wirksamkeit der Ganzhirnbestrahlung bei Patienten mit Melanommetastasen nicht erhöhen (Stewart et al., 1983).

Wegen der häufigen ZNS-Metastasierung **kleinzelliger Bronchialkarzinome** haben verschiedene Autoren bei Patienten mit chemotherapeutisch induzierter Vollremission des Primärtumors oder bei »limited disease« die Wirksamkeit **»prophylaktischer« Ganzhirnbestrahlung** untersucht. In den meisten Studien konnte mit Bestrahlungsdosen von 20 bis 30 Gy in 2 Gy Einzelfraktionen eine signifikante Verringerung der ZNS-Metastasierung und eine bessere Lebensqualität im Vergleich zu »therapeutisch« bestrahlten Patienten, aber keine Verlängerung der medianen Überlebenszeit erreicht werden (Lucas et al., 1986; Rusch et al., 1989; Arriagada et al., 1995; zur »ZNS Prophylaxe« bei Patienten mit Non-Hodgkin-Lymphomen s. auch Kap. G 2.2).

Die Nebenwirkungen der Ganzhirnbestrahlung sind in Abschnitt G 3.4.8 dargestellt.

Die seltenen Hirnmetastasen von Schilddrüsenkarzinomen können im Falle einer **Jodspeicherung** mit Jod-131 effektiv behandelt werden (Salvati et al., 1995a).

G 3.3.3. Operation mit nachfolgender Bestrahlung

Patienten mit multiplen Hirnmetastasen erhalten meist eine Ganzhirnbestrahlung. Wenige dieser Patienten und etwa ein Drittel der Patienten mit solitären Hirnmetastasen erfüllen die in **Tab. G 3.3** aufgeführten **Selektionskriterien für eine Metastasenresektion.** Die Ergebnisse der Operation mit in der Regel nachfolgender Ganzhirnbestrahlung sind in **Tab. G 3.4** dargestellt. Nach Reduktion der perioperativen Mortalität von 20 bis 30 % vor 1980 auf 5 bis 10 % danach hat die globale mediane Überlebenszeit von 3 bis 7 Monaten auf 6 bis 21 Monate und die Einjahres-Überlebenszeit von 17 bis 38 % auf 4 bis 68 % zugenommen. Diese Verbesserungen sind auf die Einführung der Mikrochirurgie, neue anästhesiologische Verfahren und die Fortschritte in der Intensivmedizin, aber auch auf eine bessere Patientenauswahl mittels CT und MRT zurückzuführen.

Die Ganzhirnbestrahlung nach makroskopisch kompletter Resektion von Hirnmetastasen gründet sich auf die Annahme, daß am Operationsort mikroskopische Tumorreste und an anderen Stellen im Gehirn bildgebend nicht faßbare Mikrometastasen vorliegen können. Diese Vorstellung wird gestützt durch die Ergebnisse mehrerer retrospektiver Studien (mit allerdings relativ kleinen Patientenzahlen), die auch Patienten mit weniger strahlensensiblen Tumoren wie Melanomen einschlossen. Diese Studien zeigten durchweg bessere klinische Ergebnisse und lokale Tumorkontrollraten für Patienten, die operiert und nachbestrahlt wurden, als für Patienten, die ausschließlich operiert wurden (Smalley et al., 1987; DeAngelis et al., 1989b; Hagen et al., 1990). In einer weiteren retrospektiven Anlayse der Krankheitsveläufe von Patienten mit nicht-kleinzelligem Bronchialkarzinom, die nach prognostischen Faktoren gematcht wurden, ergab sich allerdings kein Überlebensvorteil bei postoperative Nachbestrahlung (Armstrong et al., 1994). Der Stellenwert der Ganzhirnbestrahlung nach vollständiger Entfernung einer solitären Hirnmetastase wird zur Zeit in einer pro-

Tab. G 3.3: Selektionskriterien für Operation bei Patienten mit solitären Hirnmetastasen

- guter Allgemeinzustand und guter neurologischer Status (z. B. Karnofsky-Index > 70 %)
- keine oder stationäre extrakranielle Tumormanifestation(en), d. h. keine systemische Progression in den vorangegangenen 3 Monaten
- relativ strahlenresistenter Tumor, d. h. kein kleinzelliges Bronchialkarzinom oder Lymphom
- unbekannter Primärtumor oder diagnostische Unsicherheit
- leicht erreichbare Läsion(en), d. h. kein größeres Operationsrisiko bezüglich neurologischer Defizite

spektiven randomisierten Studie evaluiert. Ihre Ergebnisse sind von speziellem Interesse für die Langzeitüberlebende in dieser Patientengruppe, da diese am ehesten unter Spätfolgen der Ganzhirnbestrahlung leiden (s. Abschnitt G 3.4.8).

Der Vorteil der Operation mit Nachbestrahlung gegenüber alleiniger Ganzhirnbestrahlung ist für Patienten mit solitären Hirnmetastasen gut dokumentiert. Nach Operation und Nachbestrahlung ergab sich in den in Abschnitt G 3.3.2 zitierten RTOG-Studien eine länger anhaltende Besserung des neurologischen Status als nach alleiniger Bestrahlung (Hendricksen et al., 1983). Die Metastasenresektion erwies sich als besonders vorteilhaft bei Patienten mit gutem neurologischem Status sowie bei Patienten mit Melanomen oder Nierenzellkarzinomen. Die zusätzliche Operation war weniger vorteilhaft bei Patienten mit nicht-kleinzelligem Bronchialkarzinom und hatte keinen sicheren Effekt bei Patienten mit Mammakarzinom oder kolorektalen Tumoren. Spätere Studien, einschließlich zweier prospektiver randomisierter Studien zeigten dagegen ein signifikant längeres Überleben von Patienten mit solitären Hirnmetastasen von nicht-kleinzelligen Bronchialkarzinomen und anderen Karzinomen nach Operation und Nachbestrahlung im Vergleich zu alleiniger Ganzhirnbestrahlung (Mandell et al., 1986; Patchell et al., 1986; Patchell et al., 1990; Vecht et al., 1993).

Auch die Reoperation rezidivierender Hirnmetastasen ist bei Patienten mit günstigen prognostischen Faktoren sinnvoll. Es wurden mediane Überlebenszeiten von bis zu 11, 5 Monaten nach der 2. Operation berichtet (Sundaresan et al., 1988; Bindal et al., 1995).

G 3.3.4. Radiochirurgie

Eine Alternative zur operativen Tumorresektion ist die einzeitige perkutane stereotaktische Radiotherapie oder Radiochirurgie. Mit dem »Gammaknife«, das mit multiplen, auf den Tumor konvergierenden Cobalt^{60}-Strahlenquellen arbeitet, oder neueren Verfahren der stereotaktischen Bestrahlung durch Linearbeschleuniger können kugelförmige Volumina bestrahlt werden, mit dem aufwendigeren Linearbeschleuniger grundsätzlich auch beliebige Konformationen kleiner Volumina. Die Radiochirurgie könnte die invasivere interstitielle Radiotherapie oder Brachytherapie mit radioaktivem Jod oder Iridium ersetzen, welche an wenigen Zentren seit vielen Jahren eingesetzt wird (Mundinger et al., 1984; Heros et al., 1988; Kreth et al., 1993). Die Radiochirurgie kann in der Primärtherapie singulärer oder multipler, weniger als 3 cm im Durchmesser messender Metastasen oder auch beim Tumorrezidiv in einer bereits bestrahlten Region eingesetzt werden. Die in einer Sitzung applizierten Einzeldosen liegen zwischen 15 und 25 Gy. Die lokale Tumorkontrollrate ist bei strahlensensitiven und »strahlenresistenten« Tumoren gleich. Sie wird in verschiedenen Studien mit 73 bis 94 % angegeben (Alexander et al., 1996). Fuller et al. (1992) empfehlen nach primärer radiochirurgischer Behandlung eine anschließende Ganzhirnbestrahlung. Die Begründung hierfür ist die gleiche wie bei der Metastasenresektion. Die anfänglichen Ergebnisse der stereotaktischen Radiotherapie bezüglich Morbidität und Überleben waren bereits günstiger als nach alleiniger Ganzhirnbestrahlung, aber nicht so gut wie nach Operation und Nachbestrahlung (**Tab. G 3.4**). Dies mag Folge der bisherigen Selektionskriterien für die Radiochirurgie sein. Sie wurde zunächst bei Patienten mit inoperablen solitären, multiplen oder rezidivierenden Hirnmetastasen sowie teilweise fortgeschrittener systemischer Grunderkrankung eingesetzt, die von vornherein eine schlechtere Prognose haben als die üblicherweise operierten Patienten. In neueren klinischen Serien liegen die Ergebnisse der Radiochirurgie bezüglich Tumorkontrolle und Überlebenszeit im unteren Bereich der operativen Ergebnisse. Der Stellenwert der stereotaktischen Radiotherapie wird derzeit in prospektiven randomisierten Studien geklärt. Ihre Vorteile im Vergleich zur Operation sind zweifellos die kurze Hospitalisierungsdauer und die fehlende perioperative Morbidität und Mortalität. Nebenwirkungen der Radiochirurgie sind akute, meist leichte Kopfschmerzen mit Übelkeit, und ein subakutes, in der Regel steroidsensitives Ödem mit vorübergehender Verschlechterung der neurologischen Symptomatik bei etwa 10 % der Patienten. Das Risiko für Radionekrosen wird mit 3 bis 7 % angegeben (Fuller et al., 1992; Engenhardt et al., 1993; Alexander et al., 1993).

G 3.3.5. Chemotherapie und Hormontherapie

Die Mikrovaskularisation der Hirnmetastasen ist fenestriert und enthält keine »tight junctions«. Hirnmetastasen sollten deshalb auch einer Chemotherapie mit hydrophilen Zytostatika zugänglich sein. Die mitotisch aktivsten und deshalb besonders chemosensitiven Zellen, die im Randbe-

Tab. G 3.4: Ergebnisse der Operation (OP), der Operation mit Nachbestrahlung (OP+RAD), alleiniger Ganzhirnbestrahlung (RAD) und der stereotaktischen Radiotherapie (SRAD) bei Patienten mit (überwiegend) solitären Hirnmetastasen

Studie		Primärtumor[a]	Pat. (n)	Therapie	Mortalität[b] (%)	Überlebenszeit Median (M.)	1 (%)	2 (%)	4 J. (%)
Stortebecker,	1954	alle	125	OP	25	3,6	21		3
Lang und Slater,	1964	alle	208	OP	22	4,0	20	13	
Haar und Patt.,	1972	alle	167	OP	11	6,0	22		4
Winston et al.,	1980	alle	79	OP±RAD	10	5,0	22	10	
Gagliardi und M.,	1983	alle	325	OP+RAD	10	6,0	20	7	
Sundaresan und G.,	1985	alle	125	OP±RAD	6	12,0	50	25	12
Smalley et al.,	1987	alle	34	OP+RAD	?	21,0	68	46	23
		alle	51	OP	?	11,5	46	23	14
DeAngelis et al.,	1989	alle	79	OP+RAD	7	21,0	?		
DeAngelis et al.,	1989	alle	19	OP	7	14,0	?		
Patchell et al.,	1990	alle	25	OP+RAD	4	9,0	45	0	
Patchell et al.,	1990	alle	23	RAD	4	3,5	4	4	
Vecht et al.,	1993	alle	32	OP+RAD	9	10,0	41	19	
Vecht et al.,	1993	alle	31	RAD		6,0	23	10	
Bindal et al.,	1993	alle	30	OP+RT[c]	3	6,0	23	0	
Bindal et al.,	1993	alle	26	OP+RT[d]	3	14,0	55	32	
Bindal et al.,	1993	alle	26	OP+RT[e]	0	14,0	50	30	
Coffey et al.,	1991	alle	24	SRAD		10,0	33		
Fuller et al.,	1992	alle	27	SRAD[f]		5,0			
Mehta et al.,	1992	alle	40	SRAD[g]		6,5	30		
Engenhardt et al.,	1993	alle	69	SRAD[h]		6,0	28	28	
Voges et al.,	1994	alle	46	SRAD[i]		11,5	45		
Jokura et al.,	1994	alle	25	SRAD[k]		8,5	9		
Alexander et al.,	1995	alle	248	SRAD[l]		9,4	44	20	
Flickinger et al.,	1995	alle	116	SRAD[m]		11,0	45	20	
Gagliardi und M.,	1983	BronchialCa	150	OP+RAD	10	5,8*	17	3	
Sundaresan und G.,	1985	BronchialCa	50	OP±RAD	6	18,0		38	
Mandell et al.,	1986	BronchialCa	35	OP+RAD	3	16,0	66	31	
Patchell et al.,	1986	BronchialCa	43	OP+RAD	2	19,0	65	32	
Armstrong et al.,	1994	BronchialCa	32	OP[n]		14,0	55	30	12
Armstrong et al.,	1994	BronchialCa	32	OP+RAD[n]		10,0	30	19	8
Wronski et al.,	1995a	BronchialCa	231	OP	3	11,0	46	24	14
Gagliardi und M.,	1983	MammaCa	98	OP+RAD	10	7,0*	23	6	
Sundaresan und G.,	1985	MammaCa	8	OP±RAD	6	12,0	?	25	
Gagliardi und M.,	1983	Melanom	7	OP+RAD	10	7,2*	10		
Sundaresan und G.,	1985	Melanom	14	OP±RAD	6	6,0	?	14	
Choi et al.,	1985	Melanom	32	OP+RAD	?	3,9	?		
Hagen et al.,	1990	Melanom	19	OP+RAD	?	6,5	41	30	
Hagen et al.,	1990	Melanom	16	OP	?	8,5	36	15	
Gagliardi und M.,	1983	NierenzellCa	14	OP+RAD	10	10,5*	25	25	
Sundaresan und G.,	1985	NierenzellCa	14	OP±RAD	6	6,0	?	31	
Wronski et al.,	1995b	Sarkom	25	OP±RAD		6,6	40	16	
Gagliardi und M.,	1983	unbekannt	127	OP+RAD	10	6,1	19		
Sundaresan und G.,	1985	unbekannt	6	OP±RAD	6	5,0		17	
Eapen et al.,	1988	unbekannt	27	OP+RAD	?	7,0	25		
Salvati et al.,	1995b	unbekannt	100	OP+RAD	6	10,8	30	11	

[a] keine strahlensensiblen Tumoren (kleinzelliges Bronchialkarzinom, Non-Hodgkin-Lymphom, Germinom); perioperative Mortalität (innerhalb von 30 Tagen); [c] Resektion von 1, 2 oder mehreren Metastasen; [d] Resektion von 2 oder mehreren Metastasen; [e] Resektion von solitären Metastasen;[f] 27 Pat. mit 47 Läsionen; [g] 40 Pat. mit 58 Läsionen;[h] 69 Pat. mit 102 Läsionen; [i] 17 Pat. mit Rezidiven von Hirnmetastasen nach Voroperation, 15 mit Rezidiven nach Ganzhirnbestrahlung; [k] 25 Pat. mit 77 Läsionen; [l] 248 Pat. mit 421 Läsionen, alle Pat. erhielten auch eine Ganzhirnbestrahlung mit 40 Gy in 2 Gy Einzelfraktionen; [m] 45 Pat mit Rezidiven von Hirnmetastasen nach Ganzhirnbestrahlung, 65 Patienten erhielten eine Ganzhirnbestrahlung nach SRAD;[n] nach prognostischen Faktoren gematchte Gruppen; * mittlere Überlebenszeit; ? = nicht angegeben

reich des Tumors das Hirngewebe infiltrieren, werden allerdings von normalen Hirngefäßen mit intakter Blut-Hirn-Schranke versorgt. Diese Umstände erklären einerseits das Auftreten von Hirnmetastasen während einer chemotherapeutisch induzierten Remission des Primärtumors und systemischer Metastasen (Greig, 1984) und andererseits die immer wieder beobachtete Remission von Hirnmetastasen unter einer systemischen Chemotherapie mit nicht-schrankengängigen Substanzen (Krauseneck, 1984; Unger et al., 1985; Krauseneck, 1990). Die mit schweren Nebenwirkungen behaftete lokale intraarterielle Applikation von Zytostatika erhöht zwar deren Konzentration im tumortragenden Hirnabschnitt, verbessert aber nicht die Wirksamkeit. Sie begünstigt die Prognose nicht (Madajewicz et al., 1981; Cascino et al., 1983b; Feun et al., 1984).

Die besten Ergebnisse der mit den üblichen Protokollen durchgeführten systemischen Chemotherapie von Hirnmetastasen mit Ansprechraten von etwa 50 % und medianen Überlebenszeiten von 3 bis 8 Monaten wurden für Patientinnen mit Mammakarzinomen berichtet (Rosner et al., 1986; Kreuser et al., 1991; Boogerd et al., 1992). Die Wirksamkeit kombinierter systemischer Chemotherapie und Ganzhirnbestrahlung bei Hirnmetastasen wurde bisher nicht systematisch untersucht. Viele Patienten mit Mammakarzinom, die gleichzeitig systemische und Hirnmetastasen haben, erhalten allerdings zusätzlich zur Ganzhirnbestrahlung ohnehin eine systemische Chemotherapie. Sie erreichen anscheinend keinen besseren neurologischen Status als ausschließlich strahlentherapierte Patienten. Hirnmetastasen von kleinzelligen Bronchialkarzinomen sprechen nur in 25 % der Fälle auf systemische Chemotherapie mit Etoposid oder Cisplatin an (Groen et al., 1993; Postmus et al., 1995). Hirnmetastasen von Melanomen sowie von urogenitalen oder gastrointestinalen Karzinomen sind wie die Primärtumoren überwiegend chemoresistent. Kleeberg et al. (1995) fanden partielle Remissionen zerebraler Melanommetastasen lediglich bei 11 % der mit dem Nitrosoharnstoff Fotemustin behandelten Patienten. Die Ergebnisse der ausschließlichen Chemotherapie von Hirnmetastasen bleiben bei den häufigsten Tumoren somit deutlich hinter den Ergebnissen der alleinigen Ganzhirnbestrahlung zurück und zeigen auch keinen klaren Vorteil einer kombinierten Radiochemotherapie (Posner, 1995a).

Die systemische Chemotherapie ist wirksam bei Hirnmetastasen von Keimzelltumoren und wird in Kombination mit der Ganzhirnbestrahlung auch mit kurativer Intention eingesetzt (Rustin et al., 1986; Spears et al., 1991; Raina et al., 1993). Gleiches gilt für Hirnmetastasen von Choriokarzinomen (Athanassiou et al., 1983; Rustin et al., 1989).

In einer Reihe von Kasuistiken wurde über Remissionen von Hirnmetastasen bei Patienten mit Mammakarzinom durch Antiöstrogene berichtet (Hansen et al., 1986; Kreuser et al., 1991).

G 3.4. Pragmatische Therapie

Die symptomatische Behandlung von Patienten mit Hirnmetastasen muß manchmal mit Notfallmaßnahmen beginnen und beinhaltet dann immer auch die Gabe von Kortikosteroiden. Manche Patienten brauchen eine antiepileptische Therapie. Die Metastasenresektion ist vor allem indiziert bei singulären, leicht erreichbaren Läsionen, besonders bei strahlenresistenten Tumoren. Ein radiochirurgisches Vorgehen kann angezeigt sein bei kleinen, inoperablen Läsionen oder bei Patienten mit erhöhtem Operationsrisiko. In beiden Fällen erfolgt auch eine Ganzhirnbestrahlung, die im übrigen bei den meisten Patienten die einzige Therapieform darstellt. Die Strahlentherapie wird bei Patienten mit ungünstiger Prognose in höheren Einzelfraktionen appliziert, um die Hospitalisationsdauer möglichst kurz zu halten. Bei Patienten mit günstigeren prognostischen Faktoren werden kleinere Einzelfraktionen appliziert, um das Risiko für spätere leukoenzephalopathische Veränderungen zu reduzieren (s. Abschnitt G 3.4.8). Bei allen Therapieentscheidungen müssen die zu erwartende klinische Besserung, die verbliebene Lebensqualität und die Gesamtprognose berücksichtigt werden, die oft vom Stadium der systemischen Grunderkrankung bestimmt wird. Moribunde Patienten und ältere Patienten mit schlechtem Karnofsky sollten ausschließlich symptomatisch therapiert werden, was auch die Gabe von Kortikosteroiden einschließt.

G 3.4.1. Initiale und Symptomatische Therapie von Hirnmetastasen

Die meisten Patienten werden vorstellig mit leichten oder mäßig ausgeprägten Symptomen erhöhten Hirndrucks und/oder neurologischen Herd-Symptomen, die in der Regel durch das perimetastatische Ödem bedingt sind. Es sollte deshalb umgehend mit einer Dexamethason-Therapie und erst 2 bis 3 Tage später – außer bei Indikation zur notfallmäßigen externen Ventrikeldrainage (s. unten) – die Bestrahlung begonnen bzw. die Tumorresektion durchgeführt werden. Wir beginnen in der Regel mit einer intravenösen Bolus-Injektion von 40 mg Dexamethason. Entsprechend den Empfehlungen von Vecht et al. (1994) geben wir dann zunächst 4 x 1 mg Dexamethason täglich. Bis zum Ende der Bestrahlung wird das Kortikosteroid langsam wieder ausgeschlichen. Die Dosis wird erhöht, wenn ein Patient auf die Standarddosis nicht reagiert oder sich verschlechtert. Während der Kortikosteroid-Gabe erfolgt eine kontinuierliche Ulkus-Prophylaxe mit Antazida oder H_2-Rezeptor-Antagonisten.

Bei Patienten mit drohendem Verschlußhydrozephalus aufgrund einer raumfordernden infratentoriellen Metastase wird meist umgehend eine externe Ventrikeldrainage angelegt. In manchen Fällen führt aber auch die intensive antiödematöse

Therapie allein zur ausreichenden Druckentlastung der Liquorwege. Das therapeutische Vorgehen sollte bei diesen akut bedrohten Patienten immer in enger Abstimmung mit dem Neurochirurgen festgelegt werden.
Patienten mit potentiell beherrschbarer Erkrankung, die bewußtseinsgetrübt mit drohender Einklemmung zur Aufnahme kommen, sollten intensivmedizinisch behandelt werden mit hohen Kortikosteroid-Dosen, Osmotherapeutika und kontrollierter Hyperventilation (Kap. F 2). Im Falle eines Verschlußhydrozephalus muß eine vorübergehende externe Ventrikeldrainage angelegt werden. Nach klinischer Stabilisierung erfolgt die weitere Therapie bei diesen Kranken nach denselben Prinzipien wie bei allen anderen Patienten. Hospitalisierte Patienten mit fortgeschrittener systemischer Grunderkrankung und Patienten, die nicht mehr kommunizieren können oder aufgrund vorbekannter progredienter Hirnmetastasen bewußtlos geworden sind, sollten rein symptomatisch behandelt werden, wobei diese Behandlung oft auch die Gabe von Kortikosteroide einschließt.
Bei etwa einem Drittel aller Patienten mit Hirnmetastasen kommt es zu Anfällen. Bei diesen Patienten ist eine antiepileptische Medikation zweifellos indiziert (Kap. C 2). Patienten mit Hirnmetastasen von Melanomen, bei denen Anfälle in bis zu 50 %iger Häufigkeit auftreten (Byrne et al., 1983) sollten individuell abgewogen prophylaktisch behandelt werden. Bei Patienten mit anderen Primärtumoren ist eine prophylaktisch antikonvulsive Behandlung nicht sicher indiziert (Cohen et al., 1988).

G 3.4.2. Vorgehen bei Patienten mit unbekanntem Primärtumor

Bei fehlender Tumoranamnese, fehlenden Hinweisen auf eine systemische Grunderkrankung nach gründlicher klinischer Untersuchung (s. Kap. G 3.1) oder bei diagnostischer Unsicherheit sollte eine metastasenverdächtige intrakranielle Läsion reseziert oder bioptisch untersucht werden, um die Histologie des Tumors zu klären bzw. eine entzündliche Erkrankung auszuschließen, damit gegebenfalls eine spezifische Therapie durchgeführt werden kann. Bei Patienten in gutem Allgemeinzustand empfiehlt sich eine offene Biopsie in Allgemeinnarkose, da nach der Schnellschnittuntersuchung gegebenenfalls eine Tumorresektion unmittelbar angeschlossen werden kann. Die stereotaktische Biopsie kann in Lokalanästhesie durchgeführt werden und ist deshalb auch bei Patienten möglich, die sonst nicht operationsfähig sind. In erfahrenen Händen hat die stereotaktische Biopsie eine Trefferquote von etwa 90 %. Ihre Mortalitätsrate liegt bei 1 bis 3 %, ihre Morbiditätsrate bei 3 bis 7 % (Kiessling et al., 1988; Ostertag, 1988).

G 3.4.3. Operation und Nachbestrahlung bei solitären und multiplen Hirnmetastasen

Solitäre und in prognostisch günstigen Fällen auch multiple Hirnmetastasen von gering strahlensensiblen Tumoren wie Melanomen, Nierenzell-, nichtkleinzelligen Bronchial- und Mammakarzinomen sollten reseziert werden, wenn die in **Tab. G 3.3** aufgeführten Kriterien erfüllt sind. Bei inoperablen Lokalisationen und schlechtem Karnofsky-Index (z. B. < 70 %) favorisieren wir eine stereotaktische Radiotherapie, falls der Durchmesser der Läsion nicht größer als 3 cm ist. Patienten mit fortgeschrittener systemischer Grunderkrankung erhalten lediglich eine Ganzhirnbestrahlung wie unten und in Kap. G 3.4.4 beschrieben.
Nach Operation und stereotaktischer Radiotherapie einer solitären Hirnmetastase führen wir in der Regel eine Ganzhirnbestrahlung mit 36 Gy in 4 x 3 Gy Fraktionen/Woche durch. Im Falle einer inkompletten Tumorresektion wird zusätzlich ein lokaler Boost von 9 Gy in 3 Einzelfraktionen gegeben. Bei mehreren günstigen prognostischen Faktoren neigen wir zu einer höheren Gesamtdosis von 45 Gy in 5 x 2 Gy Fraktionen/Woche. Möglicherweise können mit diesem Regime die Spätfolgen der Strahlentherapie (s. Kap. G 3.4.8) verringert und die neurologischen Remissionszeiten verlängert werden. Zur Vermeidung von Spätfolgen verzichten wir auf die Ganzhirnbestrahlung bei Patienten mit vollständig entfernten solitären Hirnmetastasen von nicht-kleinzelligen Bronchialkarzinomen, Nierenzell- sowie gastrointestinalen Karzinomen, wenn die Metastase viele Jahre nach Diagnose des Primärtumors als einzige Tumormanifestation aufgetreten ist, da diese Patienten auch nach alleiniger Operation eine vergleichsweise günstige Prognose haben.
Die Behandlung singulärer Hirnmetastasen von systemischen Non-Hodgkin-Lymphomen oder Hodgkin-Lymphomen wird in den Kapiteln G 2.2 und G 2.3 diskutiert.

G 3.4.4. Primäre Radiotherapie von solitären und multiplen Hirnmetastasen

Bei solitären Hirnmetastasen von strahlensensiblen Tumoren wie kleinzelligen Bronchialkarzinomen wird ausschließlich eine Ganzhirnbestrahlung mit 36 Gy in 4 x 3 Gy Fraktionen/Woche durchgeführt und ein lokaler Boost von 9 Gy in 3 Einzelfraktionen gegeben. Die Ganzhirnbestrahlung schließt die Optikusscheiden und die hintere Schädelgrube voll ein (Bamberg, 1987). Patienten mit multiplen Hirnmetastasen erhalten in der Regel unabhängig von der Strahlensensitivität des Tumors eine Ganzhirnbestrahlung. Falls günstige prognostische Faktoren vorliegen (s. Abschnitt G.3.2), behandeln wir sowohl bei solitären als auch bei multiplen Hirnmetastasen mit 5 x 2 Gy

Fraktionen/Woche bis zu einer Gesamtdosis von 45 Gy.

G 3.4.5. Chemotherapie und Hormontherapie von Hirnmetastasen

Bei Patienten mit Hirnmetastasen wenden wir üblicherweise eine für den jeweiligen Tumor etablierte adjuvante Chemotherapie nur an, um gleichzeitig vorhandene systemische Metastasen zu behandeln. Bei Patienten mit Mammakarzinom kann die Chemotherapie eine Alternative zur Bestrahlung darstellen oder ebenso wie die systemische Chemotherapie von nicht-kleinzelligen Bronchialkarzinomen bei Progredienz von Hirnmetastasen nach bereits erfolgter Ganzhirnbestrahlung in Frage kommen. Patienten mit Hirnmetastasen von Keimzelltumoren müssen mit kurativer Intention nach etablierten Protokollen chemotherapiert oder kombiniert radiochemotherapiert werden. Patienten mit Hirnmetastasen von Mammakarzinomen mit positivem Östrogen-Rezeptorstatus sollten auch mit Antiöstrogenen, z. B. mit 2 x 20 mg Tamoxifen täglich, behandelt werden.

G 3.4.6. Therapie einer gleichzeitigen Meningosis neoplastica

Eine Meningosis neoplastica ist bei 20 % aller Patienten mit Hirnmetastasen zu erwarten, vor allem bei infratentorieller Metastasenlokalisation (Posner, 1995b). Bei Patienten mit entsprechenden Symptomen sollte nach klinischer Stabilisierung von Seiten der Hirnmetastasen eine Liquoruntersuchung erfolgen. Einzelheiten der Diagnose und Therapie bei leptomeningealer Metastasierung sind in Kap. G 4 dargestellt.

G 3.4.7. Therapie rezidivierender Hirnmetastasen

Nach vorangegangener Ganzhirnbestrahlung können unter Berücksichtigung der Gesamtsituation bei günstigen prognostischen Faktoren eine Reoperation oder eine stereotaktische Radiotherapie erwogen werden (Sundaresan et al., 1988; Davey et al., 1994; Bindal et al., 1995).

G 3.4.8. Nebenwirkungen der Ganzhirnbestrahlung

Eine nur partiell reversible Alopezie ist bei allen Patienten zu erwarten. Frühe neurologische Nebenwirkungen treten bei etwa 20 % der Patienten in Form von Übelkeit und Erbrechen, Fieber, und/ oder Zunahme neurologischer Symptome auf. Diese Störungen enstehen durch Gefäßwandschädigungen mit nachfolgendem Ödem und können durch Erhöhung der Kortikosteroid-Dosis behandelt werden (Cairncross und Posner, 1983; Weissman, 1988). Das sogenannte Somnolenz-Syndrom mit Schwindel, Übelkeit und Abgeschlagenheit wird 1 bis 3 Monate nach Beginn der Radiotherapie bei 20 bis 25 % aller Patienten beobachtet. Es ist meist mild und klingt in der Regel spontan ab. Diese Komplikation wird einer leichten vorübergehenden Demyelinisierung zugeschrieben und reagiert oft nicht auf Kortikosteroide (Sheline, 1983; Bleyer and Byrne, 1988). Eine Leukoenzephalopathie mit globaler Hirnatrophie und Demenz oder eine Radionekrose, die sich oft als raumfordernde Läsion manifestiert, entwickeln sich bei etwa 10 % aller Patienten, die nach Bestrahlung von Hirnmetastasen 1 Jahr oder länger überleben (Sundaresan und Galicich, 1985; DeAngelis et al., 1989b). Das Risiko für eine Leukoenzephalopathie hängt ab von der Fraktionierung und der kumulativen Dosis der Bestrahlung (Marks et al., 1981; Fike et al., 1984). DeAngelis et al. (1989c) berichteten über 12 Patienten, bei denen eine ausgeprägte Hirnatrophie oder eine Radionekrose 5 Monate bis 3 Jahre nach Ganzhirnbestrahlung mit 25 bis 39 Gy in 3 bis 6 Gy Einzelfraktionen aufgetreten waren.

Radionekrosen und Tumorrezidive können mit CT und MRT oft nicht sicher differenziert werden. In diesen Fällen kann der Einsatz der Positronenemissions-Tomographie (PET) hilfreich sein, bei der sich Tumorgewebe in der Regel metabolisch aktiv, nekrotisches Gewebe inaktiv darstellt. Falls die PET keinen eindeutigen Befund ergibt oder diese Untersuchung nicht verfügbar ist, muß in Abhängigkeit von der Gesamtsituation eine bioptische Klärung erfolgen (s. auch Kap. G 1.1.5.). Patienten mit raumfordernden Radionekrosen und perifokalem Ödem können hochdosiert mit Kortikosteroiden behandelt oder chirurgisch entlastet werden (Kaufman et al., 1989).

Die Nebenwirkungen der kombinierten Radiochemotherapie, einschließlich der intrathekalen Chemotherapie, werden in Kap. G 4 dargestellt.

G 3.5. Nicht mehr empfohlene Therapien

Eine zweite Ganzhirnbestrahlung bei Patienten mit rezidivierenden oder progredienten Hirnmetastasen ist ausgesprochen neurotoxisch. Sie hat eine Ansprechrate von 30 % und verlängert die Überlebenszeit allenfalls um Wochen (Hazuka und Kinzie, 1988). Die intraarterielle Chemotherapie von Hirnmetastasen mit oder ohne osmotische Öffnung der Blut-Hirn-Schranke kann schwerwiegende Nebenwirkungen haben und bringt keine besseren Ergebnisse als die Standardtherapie (Neuwelt und Dahlborg, 1987).

Literatur

Aiken R, Leavengood JM, Kim JH, Deck MDF, Thaler HT, Posner JB (1984) Metronidazole in the treatment of metastatic brain tumors. J Neurooncol 2: 105–111

Alexander E III, Moriarty TM, Loeffler JS (1996) Radiosurgery for metastases. J Neuro-Oncol 27: 279–285

Alexander E III, Moriarty TM, Davis RB, Wen PY, Fine HA, Blck PM, Kooy HM, Loeffler JS (1995) Stereotactic radiosurgery for the definitive, noninvasive treatment of brain metastases. J Natl Cancer Inst 87: 34–40

Armstrong JG, Wronski M, Galicich J, Arbit E, Leibel SA, Burt M (1994) Postoperative radiation for lung cancer metastatic to the brain. J Clin Oncol 12: 2340–2344

Arriagada R, Le Chevalier/ T, Borie F, Rivière A, Chomy P, Monnet I, Tardivon A, Viader F, Tarayre M, Benhamou S (1995) Prophylactic cranial irradiation for patients with small-cell lung cancer in complete remission. J Natl Cancer Inst 87: 183–190

Athanassiou A, Begent RH, Newlands ES, Parker D, Rustin GJ, Bagshawe KD (1983) Central nervous system metastases of choriocarcinoma. 23 years experience at Charing Cross Hospital. Cancer 52: 1728–1735

Bamberg M (1987) Nervensystem In: Scherer E (Hrsg.) Strahlentherapie. Radiologische Onkologie. Springer, Berlin Heidelberg New York, 964–1079

Bentson JR, Steckel RJ, Kagan AR (1988) Diagnostic imaging in clinical cancer management: brain metastases. Invest Radiol 23: 335–341

Berlit P, Gänshirt H (1985) Metastasen des Nervensystems. Nervenarzt 56: 410–416

Bindal RK, Sawaya R, Leavens ME, Lee JJ (1993) Surgical treatment of multiple brain metastases. J Neurosurg 79: 210–216

Bindal RK, Sawaya R, Leavens ME, Hess KR, Taylor SH (1995) Reoperation for recurrent metastatic brain tumors. J Neurosurg 83: 600–604

Bleyer WA, Byrne TN (1988) Leptomeningeal cancer in leukemia and solid tumors. Curr Probl Cancer 12: 181–238

Boogerd W, Dalesio O, Bais EM, van der Sande JJ (1992) Response of brain metastases from breast cancer to systemic chemotherapy. Cancer 69: 972–980

Boogerd W, Vos VW, Hart AAM, Baris G (1993) Brain metastases in breast cancer: natural history, prognostic factors and outcome. J Neurooncol 15: 165–174

Borgelt B, Gelber R, Kramer S, Brady LW, Chang CH, Davis LW, Perez CA, Hendrickson FR (1980) The palliation of brain metastases: Final results of the first two studies by the Radiation Therapy Group. Int J Radiat Oncol Biol Phys 6: 1–9

Borgelt B, Gelber R, Larson M, Hendrickson F, Griffin T, Roth R (1981) Ultra-rapid high dose irradiation schedules for the palliation of brain metastases: final results of the first two studies by the Radiation Therapy Group. Int J Radiat Oncol Biol Phys 7: 1633–1638

Byrne TN, Cascino TL, Posner JB (1983) Brain metastasis from melanoma. J Neuro-Oncol 1: 313–317üs

Cairncross JG, Posner JB, (1983) The management of brain metastases. In: Walker MD (Hrsg.) Oncology of the Nervous System. Martinus Nijhoff, Boston The Hague Dordrecht Lancaster, 341–377

Cairncross JG, Chernik NL, Posner JB (1979) Sterilization of cerebral metastases by radiation therapy. Neurology 29: 1195–1202

Carmichael J, Crane JM, Bunn PA, Glatstein E, Ihde DC (1988) Results of therapeutic cranial irradiation in small cell lung cancer. Int J Radiat Oncol Biol Phys 14: 455–459

Cascino TL, Leavengood JM, Kemeny N, Posner JB (1983a) Brain metastases from colon cancer. J Neurooncol 1: 203–209

Cascino TL, Byrne TN, Deck MDF, Posner JB (1983b) Intra-arterial BCNU in the treatment of metastatic brain tumors. J Neurooncol 1: 211–218

Chan RC, Steinbok P (1982) Solitary cerebral metastasis: the effect of craniotomy on the quality and the duration of survival. Neurosurgery 11: 254–257

Chassard JL, Zouai ME, Gerard JP, DutouL Mornex F, Lacroze M, Ardiet JM, Chauvin F (1988) La radiothérapie des metastases cerebrales. 196 cas traités de 1973 à 1981. Rev Neurol Paris 144: 489–493

Cherryman G Golfieri R (1990) Comparison of spin echo T1-weighted and flash 90 degrees gadolinium-enhanced magnetic resonance imaging in the detection of cerebral metastases. Br J Radiol 63: 712–715

Choi KN, Miters HR, Rotman M (1985) Intracranial metastases from melanoma. Clinical features and treatment by accelerated fractionation. Cancer 56: 1–9

Cohen N, Strauss G, Lew R, Silver D, Recht L (1988) Should prophylactic anticonvulsants be administered to patients with newly-diagnosed cerebral metastases? A retrospective analysis. J Clin Oncol 6: 1621–1624

Coffey RJ, Flickinger JC, Bissonette DJ, Lunsford LD (1991) Radiosurgery for solitary brain metastases using the cobalt-60 gamma unit: methods and results in 24 patients. Int J Radiat Oncol Biol Phys 20: 1287–1295

Corn BJ, Greven KM, Randall ME, Wolfson AH, Kim RY, Lanciano RM (1995) The efficacy of cranial irradiation in ovarian cancer metastatic to the brain: analysis of 32 cases. Obstet Gynecol 86: 955–959

Davey P, O'Brien PF, Schwartz ML, Cooper PW (1994) A phase I/II study of salvage radiosurgery in the treatment of recurrent brain metastases. Brit J Neurosurg 8: 717–723

DeAngelis LM, Currie VE ,Kim JH, Krol G, O'Hehir MA, Farag FM, Young CW, Posner JB (1989a) The combined use of radiation therapy and lonidamine in the treatment of brain metastases. J Neurooncol 7: 241–247

DeAngelis LM, Mandell LR, Thaler HT, Kimmel DW, Galicich JH, Fuks Z, Posner JB (1989b) The role of postoperative radiotherapy after resection of single brain metastases. Neurosurgery 24: 798–805

DeAngelis LM, Delattre JY, PosnerJB (1989c) Radiation-induced dementia in patients cured of brain metastases. Neurology 39: 789–796

Delattre JY, Krol G, Thaler HT, Posner JB (1988) Distribution of brain metastases. Arch Neurol 45: 741–744

Diener West M, Dobbins TW, Phillips TL, Nelson DF (1989) Identification of an optimal subgroup for treatment evaluation of patients with brain metastases using RTOG study 7916. Int J Radiat Oncol Biol Phys 16: 669–673

Doyle TJ (1982) Brain metastasis in the natural history of small-cell lung cancer. Cancer 50: 752–754

Eapen L, Vachet M, Catton G, Danjoux C, McDermot R, Nair B, Girard A, Genest P, Stewart D, Gerig L (1988) Brain metastases with an unknown primary: a clinical perspective. J Neurooncol 6: 31–35

Engenhardt R, Kimmig BN, Höver K-H, Wowra B, Romahn J, Lorenz WJ, van Kaick G, Wannenmacher M (1993) Long-term follow-up for brain metastases treated by percutaneous stereotactic single high-dose irradiation. Cancer 71: 1353–1361

Feun LG, Wallace S, Stewart DJ, Chuang VP, Yung WKA, Leavens ME, Burgess MA, Savaraj N, Benjamin RS, Young SE, Tang RA, Handel S, Mavligit G, Fields WS (1984) Intracarotid infusion of cis-diamminedichloroplatinum in the treatment of recurrent malignant brain tumors. Cancer 54: 749–799

Fike JR, Sheline GE, Cann CE, Davis RL (1984) Radiation necrosis. In: Rosenblum ML, Wilson CB (Hrsg.) Brain tumor therapy. Karger, Basel München Paris London New York Tokyo Sydney, 136–151

Flentje M, Kober B, Kohlmann H, Schneider G, Kimmig B (1987) Ergebnisse der Strahlentherapie bei Hirnmetastasen unter Berücksichtigung der Computertomographie. Strahlenther Onkol 163: 148–153

Flickinger JC, Kondziolka D, Lunsford LD, Coffey RJ, Goodman ML, Shaw EG, Hudgins WR, Weiner R, Harsh GR IV, Sneed PK, Larson DA (1994) A multiinstitutional experience with stereotactic radiosurgery for solitary brain metastases. Int J Radiat Biol Phys 28: 797–802

Fuller BG, Kaplan ID, Adler J, Cox RS, Bagshaw MA (1992) Stereotaxic radiosurgery for brain metastases: the importance of adjuvant whole brain irradiation. Int J Radiat Oncol Biol Phys 23: 413–418

Gagliardi FM, Mercuri S (1983) Single metastases in the brain: late results in 325 cases. Acta Neurochir 68: 253–262

Galicich JH, Sundaresan N, Arbit E, Passe S (1980) Surgical treatment of single brain metastasis: factors associated with survival. Cancer 45: 381–386

Gelber RD, Larson M, Borgelt BB, Kramer S (1981) Equivalence of radiation schedules for the palliative treatment of brain metastases in patients with favorable prognosis. Cancer 48: 1749–1753

Gottlieb JA, Frei E, Luce JK (1972) An evaluation of the management of patients with cerebral metastases from malignant melanoma. Cancer 29: 701–705

Greig NH (1984) Chemotherapy of brain metastases: current status. Cancer Treat Rev 11: 157–186

Groen HJM, Smit EF, Haaxma-Reiche H, Postmus PE (1993) Carboplatin as second line treatment for recurrent or progressive brain metastases from small cell lung cancer. Eur J Cancer 29A: 1696–1699

Haar F, Patterson RH (1972) Surgical treatment for intracranial neoplasm. Cancer 30: 1241–1245

Hagen NA, Cirrincione C, Thaler HT, DeAngelis LM (1990) The role of radiation therapy following resection of single brain metastasis from melanoma. Neurology 40: 158–160

Hamann G, Meier T, Schimrigk K (1993) Hirnmetastasen als Erstmanifestation einer Tumorerkrankung. Nervenarzt 64: 104–107

Hansen SB, Galsgard H, von Eyben FE, Westergaard Nielsen V, Wolf Jensen J (1986) Tamoxifen for brain metastases from breast cancer [letter]. Ann Neurol 20: 544

Harwood AR, Simpson WJ (1977) Radiation therapy of cerebral metastases: a randomized prospective clinical trial. Int J Radiat Oncol Biol Phys 2: 1091–1094

Hazuka MB, Kinzie JJ (1988) Brain metastases: results and effects of re-irradiation. Int J Radiat Oncol Biol Phys 15: 433–437

Hendrickson FR (1977) The optimum schedule for palliative radiotherapy for metastatic brain cancer. Int J Radiat Oncol Biol Phys 2: 165–168

Hendrickson FR, Lee MS, Larson M, Gelber RD (1983) The influence of surgery and radiation therapy on patients with brain metastases. Int J Radiat Oncol Biol Phys 9: 623–627

Heros DO, Kasdon DL, Chun M (1988) Brachytherapy in the treatment of recurrent solitary brain metastases. Neurosurgery 23: 733–737

Higi M, Scheulen ME, Schmidt CG, Seeber S (1981) Hirnmetastasen bei malignen Hodenteratomen. Onkologie 4: 84–86

Hoskin PJ, Crow J, Ford HT (1990) The influence of extent and local management on the outcome of radiotherapy for brain metastases. Int J Radiat Oncol Biol Phys 19: 111–115

Jellinger K (1984) Häufigkeit und Charakteristik der zerebralen Karzinommetastasen. In: von Heyden HW, Krauseneck P (Hrsg.) Hirnmetastasen. Pathophysiologie, Diagnostik und Therapie. Zuckschwerdt, München Bern Wien, 49–79

Jokura H, Takahashi K, Kayama T, Yoshimoto T (1994) Gamma knife radiosurgery of a series of only minimally selected metastatic brain tumors. Acta Neurochir (Suppl) 62: 77–82

Kamby C, Soerensen PS (1988) Characteristics of patients with short and long survivals after detection of intracranial metastases from breast cancer. J Neurooncol 6: 37–45

Katz HR (1981) The relative effectiveness of radiation therapy, corticosteroids, and surgery in the management of melanoma metastatic to the central nervous system. Int J Radiat Oncol Biol Phys 7: 897–906

Katz HR, Goodman RL (1983) Applied radiophysics for neurooncology. In: Walker MD (Hrsg.) Oncology of the Nervous System. Nijhoff, Boston The Hague Dordrecht Lancaster, 193–222

Kaufman M, Swartz BE, Mandelkern M, Ropchan J, Gee M, Blahd WH (1990) Diagnosis of delayed cerebral radiation necrosis following proton beam therapy. Arch Neurol 47: 474–476

Kiessling M, Ostertag CB, Volk B (1988) Stereotaktische Hirnbiopsie. Akt Neurol 15: 68–74

Kleeberg UR, Engel E, Israels P, Bröcker EB, Tilgen W, Kennes C, Gérard B, Lejeune F, Glabbeke MV, Lentz MA (1995) Palliative therapy of melanoma patients with fotemustine. Inverse relationship between tumor load and treatment effectiveness. A multicentre phase II trial of the EORTC-Melanoma Cooperative Group (MCG). Melanoma Res 5: 195–200

Krauseneck P (1984) Chemotherapie von Hirnmetastasen. In: von Heyden HW, Krauseneck P (Hrsg.) Hirnmetastasen. Pathophysiologie, Diagnostik und Therapie. Zuckschwerdt, München Bern Wien, 167–179

Krauseneck P (1990) Hirnmetastasen. In: Huhn D, Herrmann R (Hrsg.) Medikamentöse Therapie maligner Erkrankungen. Gustav Fischer, Stuttgart New York, 360–363

Kreth FW, Warnke PC, Ostertag CB (1993) Stereotactic interstitial radiosurgery and percutaneous radiotherapy for treatment of cerebral metastases. Nervenarzt 64: 108–113

Kreuser ED, Herrmann R, Krauseneck P, Mende S, Thiel (1991) Systemische Therapie zerebraler Metastasen beim Mammakarzinom. Dtsch Med Wschr 116: 1203–1207

Kurtz JM, Gelber R, Brady LW, Carella RJ, Cooper JS (1981) The palliation of brain metastases in a favorable patient population: a randomized clinical trial by the Radiation Therapy Oncology Group. Int J Radiat Oncol Biol Phys 7: 891–895

Lang EF, Slater J (1964) Metastatic brain tumors: results of surgical and nonsurgical treatment. Surg Clin North Am 44: 865-872

Lester SG, Morphis II JG, Hornback NB, Williams SD, Einhorn LH (1984) Brain metastases and testicular tumors: need for aggressive therapy. J Clin Oncol 2: 1397-1403

Logothesis CJ, Samuels ML, Trindade A (1982) The management of brain metastases in germ cell tumors. Cancer 49: 12-18

Lucas CF, Robinson B, Hoskin PJ, Yarnold JR, Smith IE, Ford HT (1986) Morbidity of cranial relapse in small cell lung cancer and the impact of radiation therapy. Cancer Treat Rep 70: 565-70

Madajewicz S, West CR, Park HC, Ghoorah J, Avellanosa AM, Takita H, Karakousis C, Vincent R, Caracandas J, Jennings E (1981) Phase II study - intra-arterial BCNU therapy for metastatic brain tumors. Cancer 47: 653-657

Madajewicz S, Karakousis C, West CR, Caracandas J, Avellanosa AM (1984) Malignant melanoma brain metastases. Cancer 53: 2550-2552

Mandell L, Hilaris B, Sullivan M, Sundaresan N, Nori D, Kim JH, Martini N, Fuks Z (1986) The treatment of single brain metastasis from non-oat cell lung carcinoma. Surgery and radiation versus radiation therapy alone. Cancer 58: 641-649

Maor MH, Frias AE, Oswald MJ (1988) Palliative radiotherapy for brain metastases in renal carcinoma. Cancer 62: 1912-1917

Marks JE, Baglan RJ, Prassad SC, Blank WF (1981) Cerebral radionecrosis: incidence and risk in relation to dose, time, fractionation and volume. Int J Radiat Oncol Biol Phys 7: 243-252

Mehta MP, Rozental JM, Levin AB, Mackie TR, Kubsad SS, Gehring MA, Kinsella TJ (1992) Defining the role of radiosurgery in the management of brain metastases. Int J Radiat Oncol Biol Phys 24: 619-625

Mundinger F, Weigel K, Mohadjer M (1984) CT-stereotaktische Biopsie und/oder interstitiell-extern kombinierte Strahlenbehandlung von Hirnmetastasen. In: von Heyden HW, Krauseneck P (Hrsg) Hirnmetastasen. Pathophysiologie, Diagnostik und Therapie. Zuckschwerdt, München Bern Wien, 128-143

Nedzi LA, Kooy H, Alexander E, Gelman RS, Loeffler JS (1991) Variables associated with the development of complications from radiosurgery of intracranial tumors. Int J Radiat Oncol Biol Phys 21: 591-599

Neuwelt EA, Dahlborg SA (1987) Chemotherapy administered in conjunction with osmotic blood-brain barrier modification in patients with brain metastases. J Neurooncol 4: 195-207

Nieder C, Niewald M, Schnabel K (1995) Ergebnisse der Strahlentherapie von Hirnmetastasen bei Patienten fortgeschrittenen Alters. Strahlenther Onkol 171: 646-648

Ostertag CB (1988) Reliability of stereotactic brain tumor biopsy. In: Lunsford LD (Hrsg.) Modern stereotactic neurosurgery. Martinus Nijhoff, Boston Dordrecht Lancaster, 129-136

Patchell RA, Cirrincione C, Thaler HT, Galicich JH, Kim JH, Posner JB (1986) Single brain metastases: surgery plus radiation or radiation alone. Neurology 36: 447-453

Patchell RA, Tibbs PA, Walsh JW, Dempsey RJ, Maruyama Y, Kryscio RJ, Markesbery WR Macdonald JS Young B (1990) A randomized trial of surgery in the treatment of single metastases to the brain. N Engl J Med 322: 494-500

Posner JB (1987) Secondary neoplastic disease. In: Asbury AK, McKhann GM, McDonald WI (Hrsg.) Diseases of the nervous system. Saunders, Philadelphia, and William Heinemann, London, 155-1168

Posner JB (1995a) Intracranial metastases. In: Posner JB: Neurologic complications of cancer. FA Davis Philadelphia, 77-110

Posner JB (1995b) Leptomeningeal metastases. In: Posner JB: Neurologic complications of cancer. FA Davis Philadelphia, 143-171

Postmus PE, Smit EF, Haaxma-Reiche H, van Zandwijk N, Ardizzoni A, Quoix E, irkpatrick A, Sahmoud T, Giaconne G, EORTC lung cancer cooperative group (1995) Teniposide for brain metastases of small-cell lung cancer: a phase II study. J Clin Oncol 13: 660-665

Raina V, Singh SP, Kamble N, Tanwar R, Rao K, Dawar R, Rath GK (1993) Brain metastasis as the site of relapse in germ cell tumor of testis. Cancer 72: 2182-2185

Reddy S, Hendrickson FR, Hoeksema J, Gelber R (1983) The role of radiation therapy in the palliation of metastatic genitourinary tract carcinomas. Cancer 52: 25-29

Retsas S, Gershuny AR (1988) Central nervous system involvement in malignant melanoma. Cancer 61: 1926-1934

Robin E, Bitran JD, Golomb HM, Newman S, Hoffman PC, Desser RK, DeMeester TR (1982) Prognostic factors in patients with non-small cell bronchogenic carcinoma and brain metastases. Cancer 49: 1916-1919

Rosenman J, Choi NC (1982) Improved quality of life of patients with small-cell carcinoma of the lung by elective irradiation of the brain. Int J Radiat Oncol Biol Phys 8: 1041-1043

Rosner D, Nemoto T, Lane WW (1986) Chemotherapy induces regression of brain metastases in breast carcinoma. Cancer 58: 832-839

Rusch VW, Griffin BR, Livingston RB (1989) The role of prophylactic cranial irradiation in regionally advanced non-small cell lung cancer. A Southwest Oncology Group Study. J Thorac Cardiovasc Surg 98: 535-539

Rustin GJS, Newlands ES, Bagshawe KD, Begent RHJ, Crawford SM (1986) Successful management of metastatic and primary germ cell tumors in the brain. Cancer 57: 2108-2113

Rustin GJS, Newlands ES, Begent RHJ, Dent J, Bagshawe KD (1989) Weekly alternating etoposide, methotrexate, and actinomycin/vincristine and cyclophosphamide chemotherapy for the treatment of CNS metastases of choriocarcinoma. J Clin Oncol 7: 900-903

Ryan GF, Ball DL, Smith JG (1995) Treatment of brain metastases from primary lung cancer. Int J Radiation Oncol Biol Phys 31: 273-278

Salvati M, Cervoni L, Celli P (1995a) Solitary brain metastases from thyroid carcinoma: study of 6 cases. Tumori 81: 142-143

Salvati M, Cervoni L, Raco A (1995b) Single brain metastases from unknown primary malignancies in CT-era. J Neuro-Oncol 23: 75-80

Sheline GE (1983) Radiotherapy of adult primary cerebral neoplasms. In: Walker MD (Hrsg.) Oncology of the Nervous System. Nijhoff, Boston The Hague Dordrecht Lancaster, 224-245

Smalley R, Schray MF, Laws ER, O'Fallon JR (1987) Adjuvant radiation therapy after surgical resection of solitary brain metastases: association with pattern of failure and survival. Int J Radiat Oncol Biol Phys 13: 1611–1616

Sorensen JB, Hansen HH, Hansen M, Dombernowsky P (1988) Brain metastases in adenocarcinoma of the lung: frequency, risk groups, and prognosis. J Clin Oncol 6: 1474–1480

Spears WT, Morphis JG, Lester SG, Williams SD, Einhorn LH (1991) Brain metastases and testicular tumors: long-term survival. Int J Radiation Biol Phys 22: 17–22

Stewart DJ, Feun LG, Maor M, Leavens M, Andrew B, Benjamin RS, Bodey Sr. GP (1983) Weekly cisplatin during cranial irradiation for malignant melanoma metastatic to brain. J Neurooncol 1: 49–51

Stortebecker TP (1954) Metastatic tumors of the brain from a neurosurgical point of view: follow-up study of 158 cases. J. Neurosurg 1: 84–111

Sundaresan N, Galicich JH (1985) Surgical treatment of brain metastases. Cancer 55: 1382–1388

Sundaresan N, Galicich JH, Beattie EJ (1983) Surgical treatment of brain metastases from lung cancer. J Neurosurg 58: 666–671

Sundaresan N, Sachdev VP, DiGiacinto GV, Hughes JE (1988) Reoperation for brain metastases. J Clin Oncol 6: 1625–1629

Sze G, Milano E, Johnson C, Heier L (1990) Detection of brain metastases: comparison of contrast-enhanced MR with unenhanced MR and enhanced CT. AJNR 11: 785–791

Taphoorn MJ, Heimans JJ, Kaiser MC, de Slegte RG, Crezee FC, Valk J (1989) Imaging of brain metastases. Comparison of computerized tomography (CT) and magnetic resonance imaging (MRI). Neuroradiology 31: 391–395

Unger C, Eibl H, von Heyden HW, Krisch B, Nagel GA (1985) Blut-Hirnschranke und Penetration von Zytostatika. Klin Wschr 63: 565–571

Vecht CJ, Haaxma-Reiche H, Noordijk EM, Padberg GW, Voormolen JHC, Hoekstra FH, Tans JTJ, Lambooij N, Metsaars JAL, Wattendorff AR, Brand R, Hermans J (1993) Treatment of single brain metastasis: radiotherapy alone or combined with neurosurgery? Ann Neurol 33: 583–590

Vecht CJ, Hovestadt A, Verbiest HBC, van Vliet JJ, van Putten WLJ (1994) Dose-effect relationship of dexamethasone on Karnofsky performance in metastatic brain tumors: a randomized study of doses of 4, 8, and 16 mg per day. Neurology 44: 675–680

Voges J, Treuer H, Erdmann J, Schlegel W, Pastyr O, Müller RP, Sturm V (1994) Linac radiosurgery in brain metastases. Acta Neurochir (Suppl) 62: 72–76

Walker AE, Robins M, Weinfeld FD (1985) Epidemiology of brain tumors. Neurology 35: 219–226

Weissman DE (1988) Glucocorticoid treatment for brain metastases and epidural spinal cord compression: a review. J Clin Oncol 6: 543–551

Wright DC, Delaney TF, Buckner JC (1993) Treatment of metastastatic cancer to the brain. In: De Vita VT, Hellman S, Rosenberg SA (Hrsg.) Cancer: Principles and practice of Oncology. Lippincott Washington Philadelphia, 2170–2186

Wronski M, Arbit E, Burt M, Galicich JH (1995a) Survival after surgical treatment of brain metastases from lung cancer. J Neurosurg 83: 605–616

Wronski M, Arbit E, Burt M, Perino G, Galicich JH, Brennan MF (1995b) Resection of brain metastases from sarcoma. Ann Surg Oncol 2:392–399

Yardeni D, Reichenthal E, Zucker G, Rubeinstein A, Cohen M, Israeli CB, Shalit MN (1984) Neurosurgical management of single brain metastasis. Surg Neurol 21: 377–384

Ziegler JC, Cooper JS (1986) Brain metastases from malignant melanoma: conventional vs. high-dose-perfraction radiotherapy. Int J Radiat Oncol Biol Phys 12: 1839–1842

Zimm S, Wampler GL, Stablein D, Hazra T, Young HF (1981) Intracerebral metastases in solid-tumor patients: natural history and results of treatment. Cancer 48: 384–394

G 4. Leptomeningeale Metastasen

von *M. Weller* und *M. Schabet*

G 4.1. Klinik

Leptomeningeale Metastasen sind Ausdruck der systemischen Ausbreitung einer malignen Grunderkrankung. Sie werden wegen der verbesserten systemischen Therapie vieler Tumoren zunehmend häufig (5 %) beobachtet (Bleyer und Byrne, 1988; Schabet et al., 1992; Chamberlain, 1994). Tumorzellen erreichen den Subarachnoidalraum über hämatogene Aussaat in die Leptomeningen, *per continuitatem* oder über Migration aus liquornahen, soliden intrazerebralen Tumoren, aus Absiedlungen im Plexus choroideus, aus epiduralen oder ossären kranialen oder vertebralen Metastasen und entlang der Spinal- und Hirnnerven. Sie breiten sich im Subarachnoidalraum und in den weichen Hirnhäuten aus und finden sich bevorzugt in den basalen Zisternen, der sylvischen Fissur und im lumbosakralen Duralsack. In Abhängigkeit von der Grunderkrankung wird die leptomeningeale Metastasierung auch als Meningeosis carcinomatosa, sarcomatosa, melanomatosa, myelomatosa, lymphomatosa oder neoplastische Meningitis bezeichnet. Eine leptomeningeale Metastasierung wird unter den soliden Tumoren besonders häufig bei Mammakarzinom, Bronchialkarzinom und malignem Melanom sowie lymphoproliferativen Neoplasien beobachtet. Bezüglich der Liquoraussaat primärer zerebraler Lymphome sei auf Kap. G 2 verwiesen (Balmaceda et al., 1995). Bei den soliden Tumoren entspricht dies weitgehend der relativen Häufigkeit solider Hirnmetastasen. Eine Ausnahme stellt das Nierenzellkarzinom dar, das sehr viel häufiger solide Hirnmetastasen setzt als leptomeningeal metastasiert. Die Verteilung der Primärtumoren bei Patienten mit leptomeningealer Aussaat, die von 1980 bis 1991 in der Neurologischen Klinik der Universität Tübingen diagnostiziert oder behandelt wurden, ist in **Tab. G 4.1** zusammengestellt.

Leptomeningeale Metastasen werden meist in einer fortgeschrittenen Phase der Tumorerkrankung klinisch manifest, können aber auch erstes Zeichen der Fernmetastasierung oder sogar die Primärmanifestation des Tumors sein. Die Hälfte aller betroffenen Patienten hat gleichzeitig solide Hirnmetastasen. Bei 2 von 3 Patienten liegen systemische Filiae vor.

Leptomeningeale Metastasen können auch bei primären Hirntumoren auftreten, insbesondere bei den liquornah wachsenden Germinomen, Medulloblastomen und anderen primitiven neuroektodermalen Tumoren (PNET) (Packer et al., 1991). Bei diesen Tumoren gehören Liquoruntersuchung auf Tumorzellen und kraniospinale Kernspintomographie zu den Staging-Untersuchungen bei der Erstdiagnose. Bei längeren Verläufen finden sich leptomeningeale Metastasen auch bei 5–15 % der Patienten mit malignen Gliomen und 20 % der Patienten mit malignen Ependymomen (Onda et al., 1989) (siehe auch Kap. G 1).

Typisch für leptomeningeale Metastasierung ist ein klinisch-neurologischer Befund, der sich topographisch nicht auf einen einzigen Läsionsort im Nervensystem zurückführen läßt, bei einem Patienten mit bekanntem Tumorleiden. **Führende klinische Zeichen** sind Übelkeit und Erbrechen, Symptome erhöhten intrakraniellen Drucks, Affektionen einzelner oder multipler Hirnnerven, vorwiegend der Nervi oculomotorius, facialis und vestibulocochlearis, Kopf-, Nacken- und Rückenschmerzen und spinale Störungen wie radikuläre

Tab. G 4.1: Primärtumoren bei 90 Patienten mit leptomeningealer Metastasierung (Neurologische Klinik der Universität Tübingen, 1980–1991)

Primärtumor	n
Mammakarzinom	24
Bronchialkarzinom, kleinzellig	6
Bronchialkarzinom, andere	11
Andere Karzinome	8
Malignes Melanom	8
Liposarkom	1
Non-Hodgkin-Lymphom	7
Morbus Hodgkin	2
Akute lymphatische Leukämie	1
Akute myeloische Leukämie	2
Primärer Hirntumor (3 Glioblastome, 3 Medulloblastome, 1 Germinom, 1 PNET, 1 Oligodendrogliom, 1 Mischgliom, 1 Ependymom)	11
Unbekannter Primärtumor	9
Gesamt	90

Schmerzen, Sensibilitätsstörungen oder Paresen sowie neurogene Blasen- und Mastdarmentleerungsstörungen. Hirnorganische Veränderungen, Hemisymptomatik und Krampfanfälle sind seltener, sprechen aber nicht gegen die Diagnose und können auch auf gleichzeitige solide Parenchymmetastasierung hinweisen. Wichtigste Differentialdiagnose bei Verdacht auf leptomeningeale Metastasierung sind subakute oder chronische Meningitiden etwa bei Tuberkulose, Borreliose oder Pilzerkrankung, Vaskulitiden und die Neurosarkoidose.

Neuroradiologische Zusatzuntersuchungen spielen eine wichtige Rolle in der Diagnostik leptomeningealer Metastasierung (Schabet et al., 1992; Chamberlain, 1994; Freilich et al., 1995). Die Computertomographie des Schädels zeigt bei 25–50 % der Patienten eine Erweiterung der inneren Liquorräume und bei Kontrastmittelgabe eine Anfärbung kleiner solitärer Tumorknoten und der Ventrikelkanten. Die Kernspintomographie ist der Computertomographie intrakraniell in der Sensitivität überlegen und erlaubt zudem den Nachweis spinaler Tumormanifestationen. Diese können vermutlich ebenso sicher mit der Myelographie und postmyelographischen Computertomographie erfaßt werden.

Der **Nachweis neoplastischer Zellen** im Liquor ist der wichtigste Schritt zur Diagnose der leptomeningealen Metastasierung. Nur bei etwa 60 % der Patienten gelingt der Nachweis maligner Zellen bei der ersten Liquoruntersuchung. Deshalb sind oft wiederholte Liquorpunktionen und spezielle, z. B. immunhistochemische, zytologische Zusatzuntersuchungen erforderlich, um den sicheren Nachweis einer leptomeningealen Tumoraussaat zu führen. Der diagnostische Wert einer Drittpunktion nach zwei negativen Lumbalpunktionen mit adäquater diagnostischer Aufbereitung ist gering. Auch die mit einer höheren Sensitivität assoziierte ventrikuläre Liquorentnahme kann negativ bleiben (Schabet et al., 1992; Chamberlain, 1994). Zu beachten ist, daß auch bei normaler Gesamtzellzahl im Liquor bei klinischem Verdacht spezifisch auf maligne Zellen hin untersucht werden muß. Bei sonst hochgradig verdächtiger klinischer Konstellation kann deshalb auch bei negativer Zytologie im Einzelfall die Indikation zur intrathekalen Chemotherapie gestellt werden. Die Zellzahl im Liquor ist bei über 70 % der Patienten erhöht. Über die Hälfte der Patienten zeigt einen Liquordruck über 150 mm H_2O. Bei mehr als 80 % der Patienten findet sich eine Erhöhung des Gesamtproteins und des Laktats im Liquor, während die Glukose bei 40–80 % erniedrigt ist. Erhöhter IgG-Index bei 40 % und oligoklonale Bandenbildung in der isoelektrischen Fokussierung bei 30 % der Patienten sind Hinweise auf eine inflammatorisch-immunologische Reaktion auf die Tumorzellaussaat im Liquorraum (Schipper et al., 1988; Weller et al., 1992a,b). Typisch und diagnostisch wegweisend, ohne positive Zytologie aber nicht beweisend für leptomeningeale Metastasierung sind fehlende oder mäßige Pleozytose, erhöhtes Laktat, mäßige Schrankenstörung und erhöhter Liquordruck. Geeignet für die Verlaufskontrolle während der Therapie sind Liquorzytologie, Zellzahl, Gesamteiweiß und Laktat.

Bei der Suche nach einfachen sensitiven und spezifischen biochemischen Parametern für den Nachweis leptomeningealer Metastasierung bei negativer oder grenzwertiger Liquorzytologie sind zahlreiche **Tumormarker** wie das karzinoembryonale Antigen (CEA), das humane Milchfettglobulin-1 (HMFG-1), ß-Glukuronidase, Laktatdehydrogenase (LDH) und Fibronektin bei Karzinomen, humanes Choriongonadotropin (ß-HCG) und Alphafetoprotein (AFP) bei malignen Keimzelltumoren und $ß_2$-Mikroglobulin bei hämatologischen und lymphatischen Neoplasien evaluiert worden (Malkin and Posner, 1987; Twijnstra et al., 1989; Nakagawa et al., 1992a; Weller et al., 1990, 1991, 1992a,b, 1993). In der Praxis des klinischen Liquorlabors hat sich die routinemäßige Bestimmung dieser Parameter im Liquor jedoch nicht bewährt, weil leptomeningeale Metastasen relativ selten, die Marker nicht hinreichend spezifisch sind und nur in wenigen Fällen trotz Kernspintomographie und wiederholter Lumbalpunktion eine sichere Diagnose nicht gelingt. Begrenzten diagnostischen Wert haben einzelne Tumormarker, wenn bei unbekanntem Primärtumor leptomeningeale Metastasen nachgewiesen werden, deren artdiagnostische Zuordnung zytologisch nicht gelingt.

G 4.2. Verlauf

Leptomeningeale Metastasen sind meist ein Hinweis auf eine ausgedehnte Disseminierung der malignen Grunderkrankung. In Neurologischen Kliniken werden überwiegend Patienten mit leptomeningealer Aussaat solider Tumoren behandelt, während Patienten mit hämatologischen und lymphatischen Systemerkrankungen auch bei isoliertem Befall des ZNS eher in Abteilungen der Inneren Medizin und der Pädiatrie behandelt werden. Die ersten grundlegenden Untersuchungen zum Wert intrathekaler Chemotherapie und kraniospinaler Bestrahlung bei der Behandlung leptomeningealer Tumoraussaat gehen in die 70er-Jahre zurück. Damals traten bei der Hälfte aller Kinder mit akuter lymphatischer Leukämie (ALL), die nach intensiver systemischer Chemotherapie eine Remission hatten, Rezidive im ZNS auf. Solche Rezidive sind bei den heutigen Behandlungsprotokollen, die eine ZNS-Prophylaxe einschließen, nur noch bei etwa 10 % der Kinder zu erwarten. Auch diese Kinder können dann mit aggressiver systemischer und intrathekaler Therapie häufig in die Remission oder Teilremission gebracht werden (Ribeiro et al., 1995).

Ohne spezifische Therapie ist die Prognose bei leptomeningealer Aussaat vor allem solider Tumoren ausgesprochen schlecht (**Tab. G 4.2**). Die mediane Überlebenszeit liegt bei 6–8 Wochen. Bei Radiotherapie fokaler, klinisch symptomatischer Läsionen und intrathekaler Chemotherapie kann die mediane Überlebenszeit auf 6 Monate angehoben werden (Wasserstrom et al., 1982; Schabet et al., 1986; Pfeffer et al., 1988; Grossman et al., 1993; Grant et al., 1994). Eine Überlebenszeit von einem Jahr wird von 5–25 % der Patienten erreicht, ein-

Tab. G 4.2: Therapiestudien bei Patienten mit leptomeningealer Metastasierung. Die Anzahl der Patienten ist in Klammern angegeben. Die Überlebenszeit ist als Median in Monaten mit Streubreite angegeben. + bedeutet, daß nicht alle Patienten am Ende des Beobachtungszeitraums verstorben waren. Zusammengestellt sind die wesentlichen Eckdaten der Studien. Für Details sei auf die Originalarbeiten verwiesen.

Referenz	Primärtumor	Chemotherapie	Radiotherapie	Überlebenszeit
Theodore und Gendelmann, 1981	gesamt (31) Mamma (21) Lunge (5) Melanom (5)	lumbal MTX 10–20 mg, 1–2 x /Woche	fokal (?), Gy (?)	alle 5,6 (1–23) Mamma 5,9 (2–23) Lunge 2–3 Melanom 2–3
Trump et al., 1982	alle (25) Mamma (16) Lunge (2) Lymphom (4) andere (3)	intraventrikulär MTX 10 mg und Thiotepa 10 mg alternierend alle 3–4 Tage	fokal (25) 25–30 Gy	alle 5,7
Wasserstrom et al., 1982	gesamt (90) Mamma (46) Lunge (23) Melanom (11) andere (10)	intraventrikulär MTX 7 mg/m^2 oder Ara-C 30 mg/m^2 2 x/Woche	fokal (86) 24 Gy	alle 5,8 (1–29) Mamma 7,2 (1–29) Lunge 4 (1–10) Melanom 3,6 (1–12)
Giannone et al., 1986	alle (22) Mamma (10) Lunge (7) andere (5)	intraventrikulär MTX 12 mg plus Ara-C 40 mg plus Thiotepa 15 mg 2 x/Woche	fokal (11), Gy (?)	alle 2,2 (1–6+)
Hitchins et al., 1987	alle (42) Mamma (11) Lunge (17) andere (14)	intraventrikulär oder lumbal (A) MTX 15 mg oder (B) MTX 15 mg plus Ara-C 50 mg 3 x/Woche	Ganzhirnbestrahlung (17) Gy (?)	(A) 2,8 (B) 1,6
Stewart et al., 1987	alle (23) Mamma (3) Lunge (7) Lymphom (7) andere (6)	Induktion meist intraventrikulär MTX 15 mg, Kortison 15 mg (Tag 1,8), Ara-C 75 mg (Tag 3,10), Thiotepa 7.5 mg (Tag 10)	Ganzhirnbestrahlung 30 Gy (13)	alle 2,2 (1–34+) Mamma 8,9 Lunge 2 Lymphom 3
Pfeffer et al., 1988	alle (98) Mamma (33) Lunge (8) Lymphom (36) Hirneigene Tumoren (8) andere (13)	intraventrikulär oder lumbal MTX 12.5 mg oder Ara-C/Thiotepa	Ganzhirnbestrahlung (?), 30–50 Gy	alle Mamma 2,5 (1–40+) Lunge 7 (2–10) Lymphom 6 (1–86+) Hirneigene Tumoren 24 (1–53+)
Nakagawa et al., 1992	alle (34) Lunge (14) Mamma (8) andere (12)	intraventrikulär oder lumbal MTX 5 mg oder MTX 5 mg und Ara-C 20 mg	Radiotherapie (10) 24–50 Gy	29 behandelte Patienten (1–16)
Grossman et al., 1993	alle (52) Lymphom (10) Mamma (25) Lunge (12) andere (5)	(A) MTX 10 mg oder (B) Thiotepa 10 mg alle 3–4 Tage	fokal oder Ganzhirnbestrahlung 30 Gy	(A) 4 (B) 3.5
Grant et al., 1994	alle (36) Adenokarzinome (28) Kleinzellige Karzinome (5) Melanom (3)	intraventrikulär oder lumbal MTX 7 mg/m^2 2 x/Woche	Bestrahlung fokal oder Ganzhirn oder Neuroachse (18)	alle 2,2 (1–8)

zelne Langzeitüberlebende mit guter Lebensqualität sind beschrieben worden. Zwei Drittel der spezifisch wegen der leptomeningealen Metastasen behandelten Patienten verstirbt nicht an progressiven Hirnmetastasen, sondern an anderen Tumormanifestationen und deren Folgen. Ungünstige Prognosefaktoren sind schlechter Karnofsky-Index (siehe Kap. G 1), Hirnnervenausfälle, hohes Lebensalter, erniedrigte Glukose und erhöhtes Gesamtprotein im Liquor (Boogerd et al., 1991; Grossman et al., 1993). Ein Vergleich der verschiedenen Primärtumoren zeigt, daß, adäquate Therapie vorausgesetzt, leptomeningeale Metastasen bei Mammakarzinom und lymphoproliferativen Neoplasien eine bessere Prognose aufweisen als solche bei Bronchialkarzinom oder malignem Melanom. Auch beim malignen Melanom sind jedoch bei intrathekaler Methotrexatherapie mehrmonatige Verläufe möglich (Weller et al., 1993). Bei aggressiv behandelten Germinomen und Ependymomen ist im Gegensatz zu Medulloblastomen die primäre leptomeningeale Aussaat kein Prädiktor für eine schlechtere Prognose (Packer et al., 1991).

Therapieversagen bei adäquater lokoregionärer Chemo- und Radiotherapie leptomeningealer Metastasen hat verschiedene Ursachen: konstitutive oder erworbene Zytostatikaresistenz, unzureichende Zytostatikaverteilung im Liquorkompartiment, intolerable neurologische oder systemische Toxizität, progrediente Hirnparenchymmetastasen oder systemische Tumorprogression.

G 4.3. Therapeutische Prinzipien

G 4.3.1. Einführung

Die Therapie leptomeningealer Metastasen ist in aller Regel und bei Metastasen solider Tumoren immer palliativ. Dies, und die Einschränkungen der Lebensqualität durch die therapeutischen Maßnahmen, ist zu beachten (**Tab. G 4.3**). Eine Sonderstellung nehmen die ALL und fraglich auch andere lymphoproliferative Systemerkrankungen ein, die jedoch in einer Neurologischen Klinik nur einen kleineren Anteil der Patienten mit leptomeningealer Tumoraussaat darstellen. Da beim klinischen oder neuroradiologischen Nachweis leptomeningealer Metastasen von einem ausgedehntem Tumorbefall des Subarachnoidalraums auszugehen ist, muß eine Behandlung des gesamten Kompartiments erfolgen. Bei der Auswahl der Therapiestrategie muß die systemische Tumorprogression berücksichtigt werden. Neurologische Kliniken werden vermutlich mit einem selektierten Kollektiv von Patienten mit leptomeningealen Metastasen konfrontiert, die eher nicht unter einer deutlichen systemischen Tumorprogression leiden. Gegebenenfalls ist ein Restaging der Tumorerkrankung erforderlich. Zunächst werden die ver-

Tab. G 4.3: Therapeutische Strategien bei leptomeningealer Metastasierung

Klinisches Bild	Therapieziel	Therapie der 1. Wahl	Therapie der 2. Wahl
Leptomeningeale Metastasen ohne solide Anteile oder Hirnparenchymmetastasen	Lebensverlängerung	Intraventrikuläre Chemotherapie über Reservoir; evtl. zusätzlich systemische Chemotherapie bei Metastasen außerhalb des ZNS	Lumbale intrathekale Chemotherapie plus Ganzhirnbestrahlung (36 Gy)
Leptomeningeale Metastasen mit soliden Anteilen ohne Hirnparenchymmetastasen	Lebensverlängerung	Intraventrikuläre Chemotherapie über Reservoir plus fokale Radiotherapie (36 Gy); evtl. zusätzlich systemische Chemotherapie mit oder ohne fokale Radiotherapie der ZNS-Herde bei zusätzlichen Metastasen außerhalb des ZNS	Lumbale intrathekale Chemotherapie plus Ganzhirnbestrahlung (36 Gy) plus fokale Radiotherapie (36 Gy) für spinale Herde
Leptomeningeale Metastasen mit soliden Anteilen und Hirnparenchymmetastasen	Lebensverlängerung	Intraventrikuläre Chemotherapie über Reservoir plus fokale Radiotherapie und Ganzhirnbestrahlung (36 Gy); evtl. zusätzlich systemische Chemotherapie bei Metastasen außerhalb des ZNS	Lumbale intrathekale Chemotherapie plus Ganzhirnbestrahlung (36 Gy) plus fokale Radiotherapie (36 Gy) für spinale Herde
Lumbosakrale Metastasen bei präterminaler Erkrankung	Schmerztherapie	Lumbale intrathekale Chemotherapie plus lokale Radiotherapie	Lokale Radiotherapie

schiedenen Therapieformen vorgestellt (Kap. G 4.3.2–6). Anschließend wird der Prozeß der Auswahl der besten therapeutischen Strategie erläutert (Kap. G 4.3.7).

G 4.3.2. Intrathekale Chemotherapie

Therapie der Wahl ist meist die intrathekale Chemotherapie. Diese sollte wegen der Dynamik der Liquorzirkulation möglichst intraventrikulär über ein Ommaya-Reservoir und nicht über wiederholte Lumbalpunktionen erfolgen. Die intraventrikuläre Verabreichung ist bezüglich Ansprechrate und Überlebenszeit der lumbalen Therapie überlegen, vermutlich weil höhere und gleichmäßiger verteilte Wirkspiegel erzielt werden. Sie ist weniger schmerzhaft als die Lumbalpunktionen und führt nicht zu postpunktionellen Beschwerden (Bleyer und Byrne, 1988). Längerfristig können bei lumbaler Gabe lokale Komplikationen auftreten, z. B. epidurale Liquoransammlungen und dadurch bedingte Applikation des Zytostatikums am falschen Ort, mit fehlender Wirksamkeit und lokaler Toxizität. Lumbale Portsysteme zeigen eine hohe lokale Komplikationsrate. Sie lösen die oben genannten Probleme, insbesondere die unzureichenden Wirkspiegel intraventrikulär, nicht. Indikation für die lumbale Therapie ist in erster Linie die Palliation schwerer lumbaler Schmerz-Syndrome bei terminaler Tumorerkrankung.
Die Anlage eines ventrikulären Katheters mit Reservoir hat eine Mortalität von 0.5 % und eine perioperative Morbidität in Form von Blutung, Infektion und reversiblen neurologischen Defiziten von 2–10 %. Dislokation und Leckage erfordern operative Revisionen bei 5 % der Patienten. Bei bis zu 5 % der Patienten entwickelt sich eine fokale Leukoenzephalopathie im Bereich der Katheterspitze, die vermutlich durch Liquordissektion in das Marklager bei chronischer Druckerhöhung entsteht und im Einzelfall die Entfernung des Katheters erforderlich macht (Lemann et al., 1988). Auf Sterilität bei der Therapie ist unbedingt zu achten. 5–10 % der Patienten mit Reservoir entwickeln eine Ventrikulitis oder Meningitis. Zu beachten ist in diesem Zusammenhang auch die geschwächte Immunkompetenz bei Patienten mit disseminierten Tumorleiden und stattgehabter Polychemo- und Radiotherapie. Obwohl Katheterinfektionen in vielen Institutionen durch systemische Antibiose behandelt werden, gelingt die endgültige Sanierung u. E. nur durch Entfernung von Reservoir und Katheter mit der Konsequenz einer Unterbrechung der Therapie. Häufigster Erreger bei Katheterinfektionen sind Staphylococcus epidermidis bei Erwachsenen und Propionebacterium acnes bei Kindern (Obbens et al., 1985; Browne et al., 1987; Pfeffer et al., 1988, Boogerd et al., 1991). Eine Myelosuppression aufgrund systemischer Nebenwirkungen der intrathekal verabreichten Zytostatika und gleichzeitig durchgeführter Radiotherapie wird bei 5–10 % der Patienten beobachtet. Die meisten Erfahrungen liegen mit der intrathekalen Applikation von MTX vor. Hinreichende klinische Daten gibt es außerdem für Ara-C und Thiotepa. Weitere Chemotherapeutika befinden sich in klinischer Evaluierung, sind aber zum jetzigen Zeitpunkt als experimentell zu betrachten. Andere Zytostatika sind bei intrathekaler Gabe neurotoxisch und potentiell oder wie Vincristin fast immer letal.

Standardpräparat für die intrathekale Chemotherapie ist **MTX.** MTX hemmt die Dihydrofolsäurereduktase, die reduzierte Folsäure als Kofaktor für die Purin- und somit DNA-Synthese bereitstellt. Die therapeutisch angestrebte Konzentration im Liquorraum liegt bei 10^{-6} M. MTX ist ein klassisches Zytostatikum für die Therapie hämatologischer und lymphoider Neoplasien. Es wird bei der intrathekalen Chemotherapie aber auch gegen Metastasen solider Tumoren eingesetzt, die bei Manifestationen außerhalb des ZNS nicht mit MTX behandelt werden. Die Wirksamkeit von MTX bei lumbaler oder intraventrikulärer Gabe ist unumstritten, auch wenn der Wirkungsnachweis nie durch eine kontrollierte Studie belegt wurde. Obsolet ist die ventrikulolumbale Zytostatikaperfusion mit MTX.
Bei den Nebenwirkungen der intrathekalen MTX-Therapie müssen akute reversible Störungen von schwerwiegenderen, meist irreversiblen Spätschäden, insbesondere der Marklagerschädigung , unterschieden werden. Bei 5–40 % der Patienten entwickelt sich wenige Stunden nach intrathekaler MTX-Gabe eine reversible aseptische, chemische Meningitis mit hohen Zellzahlen, deren Bedeutung vor allem in der Abgrenzung von einer potentiell iatrogenen bakteriellen Meningits bei wiederholten Lumbalpunktionen oder Applikation von Zytostatika über ein Ommaya-Reservoir liegt. Als subakute Nebenwirkungen werden neurologische Störungen in den ersten Wochen der MTX-Therapie klassifiziert, die ebenfalls meist reversibel und in ihrer Pathogenese ungeklärt sind. Zerebralorganische Anfälle wurden in bis zu 10 % der intrathekal mit MTX behandelten Patienten beobachtet. Allerdings ist zu berücksichtigen, daß der kausale Zusammenhang zwischen MTX-Gabe und Krampfanfällen bei Patienten mit leptomeningealen Metastasen nur selten gesichert werden kann. Zu den subakuten Nebenwirkungen zählt auch die Myelopathie nach intrathekaler MTX-Therapie. Die wichtigste Komplikation der intrathekalen MTX-Gabe ist die progressive irreversible Leukenzephalopathie, die zu Hirnatrophie, Demenz, Krampfanfällen und fokalen neurologischen Defiziten führt und sich wenige Wochen bis Jahre nach Beginn der Therapie manifestieren kann. Ältere Daten aus den Leukämietherapiestudien zeigen ein Risiko von 1 % bei kumulativen Dosen von über 50 mg MTX und von 5 % bei zusätzlicher Radiotherapie von 20 Gy. Das Risiko steigt auf 50 % bei MTX-Dosen über 150 mg und Bestrahlung von mehr als 35 Gy. Zu schweren Leukenzephalo-

pathien mit Demenz und tödlichem Ausgang kann es vor allem bei intrathekaler MTX-Therapie *nach* einer zuvor durchgeführten Radiotherapie des Gehirns kommen. Aus diesem Grund sollte MTX bei der kombinierten Radiochemotherapie leptomeningealer Metastasen zumindest zum Teil vor der Einleitung der Bestrahlung verabreicht werden.

Ara-C ist ein Cytidinanalog, das als Antimetabolit die DNA-Synthese hemmt. Zytotoxische Wirkspiegel für Leukämie- und Lymphomzellen in Höhe von 4×10^{-5} bis 10^{-7} M können auch durch intravenöse Ara-C-Therapie erreicht werden, da Liquorspiegel bei kontinuierlicher Applikation bis zu 40 % der Plasmaspiegel betragen können. Bei intrathekaler Gabe bleiben jedoch systemische Nebenwirkungen aus. Ara-C gilt als weniger wirksam bei leptomeningealen Metastasen solider Tumoren wie Karzinomen und Melanomen und hat eine kürzere Halbwertszeit als MTX. Ara-C wird deshalb bevorzugt bei intrathekaler Aussaat hämatologischer und lymphoider Neoplasien eingesetzt. Eine Depotform von Ara-C, die auch bei lumbaler Applikation zu zytotoxischen Wirkspiegeln im gesamten Liquorkompartiment führen soll, befindet sich in klinischer Erprobung (Chamberlain et al., 1995). Leukenzephalopathien und vor allem Myelopathien mit aszendierender Querschnitt-Symptomatik wurden auch bei intrathekaler Ara-C-Therapie beobachtet. Sie sind aber vermutlich seltener als bei MTX. Größere Studien liegen nicht vor.

Thiotepa ist eine alkylierende Substanz, die Tumorzellen zellzyklusunabhängig schädigen kann und wegen ihrer Lipophilie auch bei systemischer Gabe den Liquorraum ausreichend penetriert. Wie bei Ara-C ist auch bei Thiotepa die Vermeidung systemischer Nebenwirkungen der Hauptgrund für die intrathekale Applikationsroute. Bei intraventrikulärer Gabe von 10 mg Thiotepa werden Spiegel von 10^{-4} bis 10^{-3}M erreicht, die zytotoxisch auf Leukämiezellen, Mamma- und Bronchialkarzinomzellen, Melanomzellen und Gliomzellen wirken. Thiotepa war in einer kontrollierten Studie in der Therapie leptomeningealer Metastasen solider Tumoren ebenso wirksam wie MTX (Grossman et al., 1993). Das Risiko einer Leukenzephalopathie bei Thiotepatherapie und gleichzeitiger Bestrahlung ist möglicherweise geringer als bei MTX. Für diese Vermutung sprechen die bisherigen Erfahrungen mit Thiotepa in der Therapie leptomeningealer Metastasen sowie das Ausbleiben schwerer Leukoenzephalopathien bei Patienten, die nach einer Ganzhirnbestrahlung mit anderen alkylierenden Substanzen behandelt wurden.

Zuverlässige Hinweise auf einen Unterschied in der Wirksamkeit von MTX, Ara-C und Thiotepa bei bestimmten Tumoren fehlen. Die Reihenfolge des klinischen Einsatzes (s. u.) ergibt sich aus dem Umfang der klinischen Erfahrung mit diesen Substanzen.

Außer diesen drei Pharmaka sind verschiedene **andere Zytostatika** für die intrathekale Chemotherapie leptomeningealer Metastasen evaluiert worden, u. a. Dacarbazin für maligne Melanome (Champagne und Silver, 1992), ACNU für solide und vor allem hirneigene Tumoren (Levin et al., 1989; Kochi et al., 1993), Diaziquinon (Berg et al., 1992) und 4-Hydroperoxycyclophosphamid. Keines dieser Medikamente hat bisher einen festen Platz in der Therapie leptomeningealer Metastasen. Der klinische Einsatz dieser Medikamente sollte im Rahmen von Studien erfolgen.

In Analogie zur systemischen Polychemotherapie ist auch die Wirksamkeit einer intrathekalen **Kombinationschemotherapie** evaluiert worden. In einer kontrollierten Studie war die Kombination von MTX und Ara-C der alleinigen MTX-Therapie nicht überlegen (Hitchins et al., 1987). Weitere Fallsammelstudien zeigten nicht nur keine bessere Wirksamkeit der Kombinationsbehandlungen, sondern auch z. T. erhöhte Toxizität bei gleichzeitiger Gabe von MTX und Ara-C (Nakagawa et al., 1992b) oder von MTX, Ara-C und Thiotepa (Giannone et al., 1986) oder dieser Dreifachkombination und zusätzlicher Gabe von Steroiden (Stewart et al., 1987).

G 4.3.3. Systemische Chemotherapie

Die Wirksamkeit systemischer Chemotherapie auf leptomeningeale Metastasen ist umstritten. Die Penetration der meisten Zytostatika in den Liquorraum ist bei intravenöser Applikation unzureichend. Ausnahmen sind MTX, Ara-C und Thiotepa bei hoher Dosierung, d. h., die Zytostatika, die dennoch meist intrathekal verabreicht werden, weil auf diese Art und Weise höhere Liquorkonzentrationen erreicht und systemische Nebenwirkungen vermieden werden können. Die Frage der Wirksamkeit der systemischen Chemotherapie stellt sich vor allem bei Patienten mit systemischer Disseminierung chemosensitiver Tumoren, die ohnehin eine systemische Therapie erfordert. Hier muß im Einzelfall entschieden werden, ob eine kombinierte systemische und intrathekale Chemotherapie indiziert ist. Wenn die neurologischen Störungen im wesentlichen auf fokale solide leptomeningeale Metastasen mit wahrscheinlichem Anschluß an die Zirkulation bedingt sind, sollte die Indikation zur Anlage eines Reservoirs für die intraventrikuläre Therapie zurückhaltend gestellt werden. Stehen Allgemein-Symptome wie erhöhter Liquordruck, Kopf- und Nackenschmerzen und psychoorganische Veränderungen im Vordergrund, dann sollten eine Ganzhirnbestrahlung oder intrathekale Chemotherapie oder eine kombinierte Radiochemotherapie in Erwägung gezogen werden. Es gibt keinen Grund für die Annahme, daß leptomeningeale Metastasen weniger gut auf systemische Chemotherapie ansprechen als andere Metastasen oder der Primärtumor selbst, sofern sie an die Blutzirkulation angeschlossen sind. Beim Mammakarzinom etwa fand sich bezüglich der Überlebenszeit kein Unterschied zwischen intraventrikulärer Chemotherapie mit MTX und systemischer Chemotherapie kombiniert mit der Bestrahlung symptomatischer Herde (Boogerd et al., 1991). Auch bei kleinzelligen Bronchialkarzinomen kann eine systemische Behandlung, z. B. mit Etoposid, palliativ wirksam sein (Postmus et al., 1989). Bei leptomeningealer Aussaat hämatologischer und lymphoider Neoplasien zeigt die systemische Chemotherapie, etwa die Hochdosistherapie mit Ara-C, durchaus eine Wirkung (Morra et al., 1993). Allerdings muß bei systemischer Behandlung mit erheblichen Nebenwirkungen, insbesondere Myelosuppression und Infektanfälligkeit, gerechnet werden, die zu einer deutlichen Minderung der Lebensqualität führen. Die Auswahl der Zytostatika für die systemische Behandlung leptomeningealer Metastasen entspricht der Standardbehandlung der Grunderkrankung bei nachgewiesener Disseminierung.

G 4.3.4. Radiotherapie

Da mit der intrathekalen Chemotherapie solide Absiedlungen nicht oder zumindest nicht hinreichend schnell behandelt werden können, werden neuroradiologisch nachgewiesene solide Tumoren zusätzlich mit einer **fokalen Radiotherapie** behandelt. Dies ist vor allem dann von Bedeutung, wenn nicht gleichzeitig wegen Tumormanifestationen außerhalb des ZNS auch eine systemische Chemotherapie verabreicht wird. Obwohl die Radiotherapie eine wichtige Rolle bei der Therapie leptomeningealer Metastasen spielt, ist die differentielle Indikationsstellung umstritten. Die wegen des potentiellen Befalls des gesamten Liquorkompartiments grundsätzlich sinnvolle und in der Therapie der Leukämien und Medulloblastome früher routinemäßig durchgeführte Bestrahlung der Neuroachse und des Ganzhirns ist dosisabhängig mit erheblicher Toxizität verbunden, zumal viele Patienten wegen vorausgehender Tumormanifestationen vorbestrahlt sind. Wichtigste Nebenwirkungen der Radiotherapie sind Myelosuppression, Strahlenkolitis, Strahlenösophagitis und, seltener, eine Strahlenmyelopathie oder Strahlenenzephalopathie. Bei Bestrahlung der Neuroachse im Anschluß an oder bei gleichzeitiger systemischer Chemotherapie muß mit einer erheblichen Myelosuppression gerechnet werden. Nebenwirkungen der Ganzhirnbestrahlung werden in Kap. G 3 diskutiert. Zu beachten ist die zeitliche Abfolge von Radio- und Chemotherapie und die Auswahl der Zytostatika bei gleichzeitiger Radiotherapie (Kap. G 4.3.2).

Derzeitiger Standard der Behandlung leptomeningealer Metastasen ist am ehesten die fokale Radiotherapie symptomatischer spinaler Herde mit 36 Gy in Einzeldosen von 2 Gy. Bei Hirnparenchymmetastasen, Kleinhirnmetastasen und Hirnnervenausfällen wird meist eine Ganzhirnbestrahlung durchgeführt. Falls auf die intraventrikuläre Chemotherapie zugunsten einer lumbalen Chemotherapie verzichtet wird, erfolgt auch ohne fokale zerebrale Läsionen eine Ganzhirnbestrahlung. Sinnvoll ist der gezielte Einsatz der Radiotherapie eventuell auch *vor* einer intraventrikulären Chemotherapie zur Wiederherstellung einer normalen Liquorzirkulation (Glantz et al., 1995).

G 4.3.5. Immuntherapie

Immuntherapeutische Verfahren zur Behandlung leptomeningealer Metastasen lassen sich unterteilen in (i) Immuntoxintherapien, (ii) Zytokintherapien und (iii) zelluläre Immuntherapien. Die **Immuntoxintherapie** ist eine passive Immuntherapie, die in der Theorie auf der Applikation von Konjugaten aus einem die Tumorzellen selektiv erkennenden Antikörper und einem Toxin beruht. Als experimentelle Toxine wurden Rizin, Diphterietoxin oder radioaktives Jod evaluiert, als Zielantigen in der Klinik z. B. HMFG1. Umfangreiche Erfahrungen liegen nicht vor. Die klinische Ansprechrate ist mäßig. Aus dem Zentrum mit der vermutlich größten Erfahrung wurden erhebliche Nebenwirkungen berichtet, u. a. Myelotoxizität, arachnoidale Verklebungen, aseptische Meningitis und zerebralorganische Krampfanfälle (Moseley et al., 1991).

Die intrathekale Therapie mit **Zytokinen** wie Interferon-α/ß und Interleukin-2 zielt auf eine lokale Aktivierung von Immuneffektorzellen mit tumorzytotoxischer Aktivität im Subarachnoidalraum hin. Direkte zytotoxische Wirkungen von Zytokinen auf Tumorzellen können bei Interferonen und Interleukinen kaum erwartet werden. Auch der Tumornekrosefaktor-α entfaltet bei *in vivo* erreichbaren Wirkkonzentrationen vermutlich keine zytolytischen Effekte. Der CD95-Ligand, ein zytotoxisches Zytokin, das den Apoptose vermittelnden CD95 (Fas/APO-1)-Rezeptor aktiviert, könnte in Zukunft möglicherweise intrathekal in Kombination mit Zytostatika zur Tumorzellelimination eingesetzt werden (Roth et al., 1997).

Als Ansatz der **zellulären Immuntherapie** ist vor allem die Applikation Interleukin-2-aktivierter Killerzellen (LAK-Zellen) diskutiert worden (Shimizu et al., 1987). Keine der zum Teil sehr aufwendigen immuntherapeutischen Strategien der Therapie leptomeningealer Metastasen hat bisher breitere klinische Anwendung erfahren. Zahlreiche theoretische Erwägungen und experimentelle Befunde sprechen dafür, daß große Hoffnungen in die Entwicklung einer effektiven aktiven Immuntherapie im ZNS unberechtigt sind (Weller und Fontana, 1995).

G 4.3.6. Somatische Gentherapie

Die derzeit am weitesten entwickelte Form der somatischen Gentherapie für maligne Tumoren insbesondere des ZNS ist die klassische Suizidgentherapie. Sie beruht auf dem selektiven Transfer des Herpes-simplex-Thymidinkinase-Gens in den Tumor durch retroviralen Gentransfer. Durch anschließende Behandlung mit Gancyclovir werden selektiv die transduzierten Tumorzellen geschädigt, weil die Phosphorylierung durch Thymidinkinase für die Entfaltung der zytotoxischen Wirkung von Gancyclovir erforderlich ist. Diese Therapie ist vom Ansatz her für jede Form lokoregionärer Tumortherapie geeignet, sofern proliferierende Gewebe des Patienten geschont werden können. Sie zeigt zumindest im Tiermodell leptomeningealer Aussaat eines Gliosarkoms und eines Karzinosarkoms der Ratte günstige therapeutische Wirkungen (Ram et al., 1994; Vrionis et al., 1996). Erfahrungen bei Patienten mit leptomeningealen Metastasen wurden bisher nicht publiziert. Die Ergebnisse bei Patienten mit soliden malignen Gliomen sind trotz vielversprechender Erfolge im Tiermodell bisher enttäuschend.

G 4.3.7. Richtlinien zur Indikationsstellung und Auswahl der Therapie

Tab. G 4.3 nennt die wichtigsten Therapiestrategien in Abhängigkeit von der Befundkonstellation. Von Bedeutung ist außerdem die Chemosensitivität des Primärtumors. Diese entscheidet vor allem über die Entscheidung, ob bei solider Metastasierung initial bestrahlt werden muß oder nicht. Schließlich wird berücksichtigt, ob die leptomeningeale Metastasierung fokale Störungen wie Hirnnervenausfälle oder vorwiegend Allgemein-Symptome wie Kopfschmerzen, Meningismus, Übelkeit und Hirndruck verursacht. Für die folgenden Ausführungen werden als solider Tumor jede noduläre Tumormanifestation, einschließlich der häufig nachweisbaren knötchenförmigen Verdickungen auf den Nervenwurzeln, sowie auch eine neuroradiologisch nachweisbare Auskleidung der Ventrikelwände mit Tumorzellen gewertet.

Wenn in diesem Sinne lediglich eine Tumorzellaussaat im Liquorraum vorliegt, wird eine intraventrikuläre Chemotherapie über ein Reservoir durchgeführt. Diese Indikation gilt fast immer unabhängig von der systemischen Tumorprogression insofern, als lediglich eine Hochdosistherapie mit MTX oder Ara-C zu therapeutisch wirksamen Liquorspiegeln führt. Ausnahmen können deshalb bei lymphoproliferativen Erkrankungen und mit Einschränkung beim Mammakarzinom gegeben sein. Die myelosuppressiven Effekte der intrathekalen Therapie sind gering. Ob eine Dosisreduktion der systemisch verabreichten Pharmaka vorgenommen werden soll, muß internistisch entschieden werden. Eine Reduktion der intrathekalen Dosis ist nicht sinnvoll.

Wenn zusätzlich zur Liquoraussaat solide leptomeningealen Metastasen, jedoch keine Hirnparenchymmetastasierung nachgewiesen werden, erfolgt entweder zusätzlich eine fokale Bestrahlung dieser Herde oder, bei chemosensitiven Tumoren, zu denen hier neben lymphoproliferativen Erkrankungen auch Mammakarzinom und kleinzelliges Bronchialkarzinom zählen, eine systemische Chemotherapie. Für diese wird man sich insbesondere bei systemischer Disseminierung entscheiden, weil eine globale suffiziente Radiotherapie nicht möglich ist.

Der Nachweis gleichzeitiger solider Hirnmetastasen erfordert zumindest bei nicht-lymphoproliferativen Tumoren eine Ganzhirnbestrahlung. Die Bestrahlung der gesamten Neuroachse ist in der Regel keine gute Alternative zu der zusätzlichen intraventrikulären Chemotherapie, weil das Myelon strahlenempfindlich und eine intrathekaler Chemotherapie *nach* einer solchen Bestrahlung mit erheblichem Risiko einer Myelonschädigung verbunden ist. Bei gleichzeitiger systemischer Chemotherapie und Ganzhirnbestrahlung muß mit deutlicher Myelosuppression gerechnet werden. Bei Ganzhirnbestrahlung und mäßigem oder schlechtem Allgemeinzustand kann evtl. auf die intrathekale Chemotherapie verzichtet werden.

Bei der Auswahl der besten therapeutischen Strategie kann möglicherweise die Liquorraumszintigraphie mit Indium-111 oder Technetium-99 helfen (Chamberlain, 1994). Glantz et al. (1995) wiesen szintigraphisch Liquorzirkulationsstörungen bei 19 von 31 Patienten (61 %) nach und berichteten, daß (i) lokale Radiotherapie am Ort der Zirkulationsstörung zu einer Normalisierung der Flußverhältnisse bei 11 von 19 Patienten führte, daß (ii) Patienten mit initial regelrechten oder durch Radiotherapie korrigierbaren Flußverhältnissen eine bessere Prognose hatten als Patienten mit initial auffälliger und durch Radiotherapie nicht korrigierbarer Abflußstörung und daß (iii) bei Patienten mit gestörter Liquorzirkulation eher mit neurotoxischen Wirkungen der intrathekalen Chemotherapie zu rechnen ist. Vielleicht wird es sich in Zukunft als vorteilhaft erweisen, zunächst durch lokale Radiotherapie regelrechte Flußverhältnisse zu schaffen, um anschließend mit der intrathekalen Chemotherapie eine umfassende, den gesamten Liquorraum gleichmäßig erfassende Zytostase einzuleiten. Kompartimente, die aufgrund einer Zirkulationsstörung von der Zytostatikazirkulation nur unzureichend erfaßt werden, können der Ausgangspunkt des Rezidivs werden oder zu einer primären Therapieresistenz führen *(protected site effect)*. Gelingt die Korrektur der Liquorabflußstörung durch Strahlentherapie nicht, so ist die Prognose auch bei intrathekaler Chemotherapie sehr schlecht (Chamberlain und Kormanik, 1996). Zu beachten ist allerdings das erhöhte Risiko einer Marklagerschädigung, wenn nach einer Bestrahlung eine intrathekale Chemotherapie angeschlossen wird.

Die Ansprechrate bei kombinierter Radiochemotherapie, gemessen an der Stabilisierung der Erkrankung oder der Rückbildung neurologischer Defizite, liegt bei 40–80 % für Mamma- und Bronchialkarzinome und noch höher bei Leukämien und Lymphomen, jedoch nur bei 10–20 % für maligne Melanome. Auch Patienten mit meningealer Aussaat hirneigener glialer Tumoren können auf diese Therapie im Sinne einer Stabilisierung ansprechen (Grant et al., 1992). Bei mehr als 80 % der Patienten mit lymphoproliferativen Neoplasien und 20–50 % der Patienten mit soliden Tumoren gelingt eine Remission im Sinne einer negativen Liquorzytologie (Wasserstrom et al., 1982).

G 4.4. Pragmatische Therapie

G 4.4.1. Intrathekale Chemotherapie

Die Therapie leptomeningealer Metastasen erfordert aufgrund des palliativen Charakters der Behandlung eine kontinuierliche Neubewertung der Gesamtkonstellation und regelmäßige Überprüfung der Indikation und des Therapieerfolgs. Man wird sich deshalb zwar grundsätzlich an einem Standardprocedere orientieren, von diesem aber wegen des sehr variablen Krankheitsverlaufs oft abweichen müssen (**Tab. G 4.3**). Wir empfehlen die Anlage eines umfassenden Dokumentationsbogens, ähnlich einem Chemotherapiepaß, für jeden Patienten, der therapeutische Maßnahmen, Parameter der Myelosuppression, Verlauf und wichtige Therapieentscheidungen dokumentiert (**Abb. G 4.1**).
Die Aufbereitung der Zytostatika für die **intrathekale Chemotherapie** erfolgt strikt nach den Richtlinien der Hersteller. Auf eine Vorverdünnung in künstlichem Liquor kann verzichtet werden. Gegenüber dem Liquor hyperosmolare Lösungen dürfen nicht verwendet werden. Zu Beginn einer intrathekalen Chemotherapie sollten die Leukozyten über 3 000/μl und die Thrombozyten über 100 000/μl liegen. Der Kreatininspiegel sollte 1.5 mg/dl nicht übersteigen. Diese Grenzen sind jedoch nicht als absolut zu betrachten. Vielmehr ist bei Fehlen dieser Voraussetzungen und gegebener Behandlungsindikation eine engmaschigere Kontrolle notwendig. Nach Möglichkeit sollte die Therapie über ein Reservoir (Ommaya, Rickham) mit intraventrikulärem Zugang erfolgen. Die erste Zytostatikagabe kann intraoperativ erfolgen. Die neuerlich vorgeschlagene primäre Liquorzirkulationsdiagnostik (Glantz et al., 1995), deren Ziel der Nachweis einer intakten Liquorzirkulation ist (s. o.), wird derzeit in unserer Klinik nicht routinemäßig durchgeführt, könnte sich aber als Standarddiagnostik unter Elektivbedingungen bewähren. Bei akuter neurologischer Symptomatik wird man auch vor der Anlage eines Reservoirs für die intrathekale Applikation lumbal Zytostatika applizieren, jedoch baldmöglichst auf eine intraventrikuläre Applikation wechseln. Wöchentliche Blutbildkontrollen sind auch bei intrathekaler Chemotherapie, vor allem bei gleichzeitiger Radiotherapie, erforderlich. Zerebralorganische Anfälle erfordern eine antikonvulsive Dauereinstellung. Wegen der Anlage eines Reservoirs allein ist eine Antikonvulsivabehandlung nicht erforderlich.

Für den praktischen Ablauf der intrathekalen Zytostatikabehandlung ist das Einhalten steriler Bedingungen von größter Bedeutung. Vor der intraventrikulären Applikation wird die Haut über dem Reservoir sorgfältig desinfiziert. Mit dem Daumen wird das Reservoir durch Druck mehrfach entleert (und spontan wieder gefüllt). Nur bei freier Durchgängigkeit darf die Injektion erfolgen. Mittels einer 22G-Nadel wird ein dem injizierten Volumen entsprechendes Aliquot Liquor für die Analyse entnommen. Bei Hirndruck können 15–25 ml Liquor entnommen werden. Über einen Zeitraum von 10–15 Min wird das Zytostatikum durch partielle Injektion und Reaspiration mit dem Liquor vermischt. Nach der Injektion wird das Reservoir wiederholt mit dem Daumen entleert, um die rasche Verteilung des Zytostatikums im Liquorraum zu fördern. Bei lumbaler Applikation sollte nach Möglichkeit eine atraumatische Nadel (18–22G) zum Einsatz kommen. Nach Mischen mit dem Liquor und Abschluß der Injektion wird der Patient liegend mit einer Neigung von 10° zum Kopf hin gelagert, um die Diffusion des Zytostatikums in Richtung der kranialen Liquorräume zu fördern.

MTX ist unabhängig von der Grunderkrankung das Zytostatikum der ersten Wahl. Wir behandeln mit **Einzeldosen von 12 mg ventrikulär oder 15 mg lumbal.** Anschließend erfolgt über 48 h alle 6 h, erstmals 6 h nach Zytostatikaapplikation, die orale Gabe von 15 mg Folinsäure (Leukovorin®). Bei fehlendem Ansprechen auf MTX wechseln wir bei Leukämien und Lymphomen auf Ara-C (50 mg) und bei soliden Tumoren auf Thiotepa (10 mg). Individuelle Dosisanpassungen, z. B. auf die Körperoberfläche wie bei systemischer Chemotherapie, sind nicht erforderlich, weil das Liquorvolumen ab einem Alter von etwa 3 Jahren mit 150 ml konstant ist. Im Regelfall einer leptomeningealen Metastasierung mit einzelnen fokalen Herden verabreichen wir 4–6 x 12 mg MTX intraventrikulär in Abständen von 3–4 Tagen, bevor die fokale oder das ganze Cerebrum erfassende Radiotherapie eingeleitet wird (s. u., **Abb. G 4.1**). Während dieser Zeit wird MTX ausgesetzt. Nach der Radiotherapie betragen die Injektionsintervalle 1 Woche. Wir streben an, die **Gesamtdosis** auf 150 mg MTX oder 700 mg Ara-C zu begrenzen. Mit zunehmender Dauer der Therapie und spätestens nach Abschluß der Radiotherapie wird die Therapiestrategie zunehmend individualisiert.
Ziele der Therapie sind die Stabilisierung oder Rückbildung neurologischer Defizite und die Normalisierung des Liquorbefunds. Bei initial positiver Liquorzytologie, Zellzahl-, Gesamteiweiß- und Laktaterhöhung stehen gute Verlaufsparameter zu Verfügung, anhand derer die Therapie individualisiert werden kann. Bei **Normalisierung des Liquorstatus** wird man die Injektionsintervalle etwa ab der 10.–12. Woche strecken. Manche Autoren empfehlen bei drei konsekutiven normalen

Abb. G 4.1: Dokumentationsbogen für die Behandlung von Patienten mit leptomeningealen Metastasen. Erfaßt werden Chemotherapie und Radiotherapie mit Datum und Dosis, Verlauf der relevanten Liquorparameter Zellzahl, Laktat und Zytologie (pos./neg.), Verlauf der Blutbildparameter, Komedikation und Sonstiges (klinischer Verlauf, Therapieentscheidungen, etc.). Gezeigt ist das Standardprotokoll der kombinierten Therapie mit MTX und zeitlich versetzter Radiotherapie. Auf die wichtigsten Gründe für Änderungen dieses Schemas wird im Text eingegangen.

Dokumentationsbogen: Therapie leptomeningealer Metastasen

Name: Station:

Vorname: Arzt/Ärztin:

geb.:

D	Datum	Chemo-therapie	Radio-therapie	Zellzahl	Laktat	Zytolo-gie	Leuko-zyten	Throm-bozyten	Hämo-globin	Medika-tion	Sonsti-ges
1		MTX									
2											
3											
4		MTX									
5											
6											
7											
8		MTX									
9											
10											
11		MTX									
12											
13											
14											
15		MTX									
16											
17											
18		MTX									
19											
20											
21											
22			X								
23			X								
24			X								
25			X								
26			X								
27											
28											
29			X								
30			X								
31			X								
32			X								
33			X								
34											

D	Datum	Chemo-therapie	Radio-therapie	Zellzahl	Laktat	Zytolo-gie	Leuko-zyten	Throm-bozyten	Hämo-globin	Medika-tion	Sonsti-ges
35											
36			X								
37			X								
38			X								
39			X								
40			X								
41											
42											
43			X								
44			X								
45			X								
46											
47											
48											
49											
50		MTX									
51											
52											
53											
54											
55											
56											
57		MTX									
58											
59											
60											

Liquorbefunden die Umstellung auf eine Erhaltungstherapie in Form von Injektionen im Abstand von 3 Monaten. Diese Therapieentscheidung steht nur bei Patienten mit ungewöhnlich langer Überlebenszeit an. Sie ist nicht kontrolliert untersucht worden. Bei fehlender Liquornormalisierung wird man bis zur Normalisierung oder bis zum Dosislimit mit MTX weiterbehandeln und gegebenfalls auf eines der beiden Alternativpräparate wechseln. Hauptgrund für die zunehmende Streckung der Injektionsintervalle ist das mit der kumulativen Zytostatikadosis steigende Risiko einer schweren Leukoenzephalopathie vor allem bei vorbestrahlten Patienten. Die Risikoabwägung muß individuell erfolgen.

G 4.4.2. Systemische Chemotherapie

Wenn Patienten mit leptomeningealen Metastasen wegen Tumormanifestationen außerhalb des ZNS systemisch chemotherapeutisch behandelt werden, muß auf die Kompatibilität der systemischen und intrathekalen Therapien geachtet werden. Bei Leukämien und disseminierten Non-Hodgkin-Lymphomen ist die systemische Chemotherapie immer Bestandteil des Gesamtkonzepts und möglicherweise auch bezüglich der leptomeningealen Tumoraussaat hinreichend wirksam. In Neurologischen Kliniken werden jedoch häufiger Patienten mit leptomeningealen Metastasen solider Tumoren behandelt, insbesondere wenn Tumormanifestationen außerhalb des ZNS klinisch nicht im Vordergrund stehen. Hier erfolgt die intrathekale Chemotherapie in enger Zusammenarbeit mit den onkologischen Abteilungen anderer Kliniken. Das Risiko für Myelosuppression durch intrathekale Chemotherapie und fokale Radiotherapie ist bei gleichzeitiger systemischer Zytostase deutlich erhöht. Die Behandlung leptomeningealer Metastasen durch systemische Chemotherapie erfolgt nach den gleichen Protokollen wie die Systembehandlung bei disseminierter Metastasierung in anderen Organen.

G 4.4.3. Radiotherapie

Nur bei der seltenen disseminierten leptomeningealen Metastasierung ohne Nachweis solider Tumorknoten oder Herdsymptome als Ausdruck lokaler Tumorinfiltration kann auf eine begleitende Radiotherapie verzichtet werden. Fokale Tumorabsiedlungen, die herdneurologische Symptome verursachen oder neuroradiologisch als solide Tumoren imponieren, werden lokal mit 36 Gy in Einzeldosen von 2 Gy bestrahlt. Bei gleichzeitigem Vorliegen leptomeningealer Metastasierung und solider Parenchymmetastasen in Groß- oder Kleinhirn erfolgt eine Ganzhirnbestrahlung mit 36 Gy. Bei spinalen Herden umfaßt die lokale Radiotherapie die über und unter der Läsion liegenden Wirbelkörperhöhen als Sicherheitszone. Wir verzögern den Beginn der Radiotherapie um 2–3 Wochen nach Beginn der intrathekalen Chemotherapie, entsprechend 4–6 Zytostatikaapplikationen, um das Risiko einer Enzephalomyelopathie zu reduzieren (**Abb. G 4.1**). Wenn auf eine intraventrikuläre Zytostatikagabe verzichtet und lumbal chemotherapiert wird, führen wir zu den genannten Terminen zusätzlich eine Ganzhirnbestrahlung mit 36 Gy durch. Bei ausgedehnter partiell solider leptomeningealer Filiarisierung oder fehlender Wirksamkeit der Chemotherapie ist eine Radiotherapie der gesamten Neuroachse indiziert. Während dieser Behandlung wird zur Vermeidung neurotoxischer Komplikationen in aller Regel keine intrathekale Chemotherapie durchgeführt. Während der Radiotherapie erfolgt die Zytostatikagabe in wöchentlichen Abständen und eine Behandlung mit Steroiden, z. B. Dexamethason (Fortecortin®), 4 x 1 mg.

Literatur

Balmaceda C, Gaynor JJ, Sun M, Gluck JT, DeAngelis LM (1995) Leptomeningeal tumor in primary central nervous system lymphoma: recognition, significance, and implications. Ann Neurol 38: 202–209

Berg SL, Balis FM, Zimm S, Murphy RF, Holcenberg J, Sato J, Reaman G, Steinherz P, Gillespie A, Doherty K, Poplack DG (1992) Phase I/II trial and pharmacokinetics of intrathecal diaziquone in refractory meningeal malignancies. J Clin Oncol 10: 143–148

Bleyer WA, Byrne TN (1988) Leptomeningeal cancer in leukemia and solid tumors. Curr Probl Cancer 12: 181–238

Boogerd W, Hart AAM, Sande JJ, Engelsman E (1991) Meningeal carcinomatosis in breast cancer: prognostic factors and influence of treatment. Cancer 67: 1685–1695

Browne MJ, Dinndorf PA, Perek D, Commers J, Bleyer WA, Poplack DG, Pizzo PA (1987) Infectious complications of intraventricular reservoirs in cancer patients. Pediatr Infect Dis J 6: 182–189

Chamberlain MC (1994) New approaches to and current treatment of leptomeningeal metastases. Curr Opin Neurol 7: 492–500

Chamberlain MC, Kormanik PA (1996) Prognostic significance of ^{111}Indium-DPTA CSF flow studies in leptomeningeal metastases. Neurology 46: 1674–1677

Chamberlain MC, Kormanik P, Howell SB, Kim S (1995) Pharmacokinetics of intralumbar DTC-101 for the treatment of leptomeningeal metastases. Arch Neurol 52: 912–917

Champagne MA, Silver HKB (1992) Intrathecal dacarbazine treatment of leptomeningeal malignant melanoma. JNCI 84: 1203–1204

Freilich RJ, Krol G, DeAngelis LM (1995) Neuroimaging and cerebrospinal fluid cytology in the diagnosis of leptomeningeal metastasis. Ann Neurol 38: 51–57

Giannone L, Greco FA, Hainsworth JD (1986) Combination intraventricular chemotherapy for meningeal neoplasia. J Clin Oncol 4: 68–73

Glantz MJ, Hall WA, Cole BF, Chozik BS, Shannon CM, Wahlberg L, Akerley W, Marin L, Choy H (1995) Diagnosis, management, and survival of patients with leptomeningeal cancer based on cerebrospinal fluid-flow status. Cancer 75: 2919–2931

Grant R, Naylor B, Junck L, Greenberg HS (1992) Clinical outcome in aggressively treated meningeal gliomatosis. Neurology 42: 252–254

Grant R, Naylor B, Greenberg HS, Junck L (1994) Clinical outcome in aggressively treated meningeal carcinomatosis. Arch Neurol 51: 457–461

Grossmann SA, Finkelstein DM, Ruckdeschel JC, Trump DL, Moynihan T, Ettinger DS (1993) Randomized prospective comparison of intraventricular methotrexate and thiotepa in patients with previously untreated neoplastic meningitis. J Clin Oncol 11: 561–569

Hitchins RN, Bell DR, Woods RL, Levi JA (1987) A prospective randomized trial of single-agent versus combination chemotherapy in meningeal carcinomatosis. J Clin Oncol 5: 1655–1662

Kochi M, Kuratsu J, Mihara Y, Takaki S, Seto H, Uemura S, Ushio Y (1993) Ventriculolumbar perfusion of 3-((4-Amino-2-methyl-5-pyrimidinyl)methyl)-1-(2-chloroethyl)-1-nitrosourea hydrochloride. Neurosurgery 33: 817–823

Lemann W, Wiley RG, Posner JB (1988) Leukoencephalopathy complicating intraventricular catheters: clinical, radiographic and pathologic study of 10 cases. J Neuro-Oncol 5: 67–74

Levin VA, Chamberlain M, Silver P, Rodriguez L, Prados M (1989) Phase I/II study of intraventricular and intrathecal ACNU for leptomeningeal neoplasia. Cancer Chemother Pharmacol 23: 301–307

Malkin MG, Posner, JB (1987) Cerebrospinal fluid tumor markers for the diagnosis and management of leptomeningeal metastases. Eur J Cancer Clin Oncol 23: 1–4

Morra E, Lazzarino M, Brusamolino E, Pagnucco G, Castagnola C, Bernasconi P, Orlandi E, Corso A, Santagostino A, Bernasconi C (1993) The role of systemic high-dose cytarabine in the treatment of central nervous system leukemia. Cancer 72: 439–445

Moseley RP, Benjamin JC, Ashpole RD, Sullivan NM, Bullimore JA, Coakham HB, Kemshead JT (1991) Carcinomatous meningitis: antibody-guided therapy with I-131 HMFG1. J Neurol Neurosurg Psychiatry 54: 260–265

Nakagawa H, Kubo S, Murasawa A, Nakajima S, Nakajima Y, Izumoto S, Hayakawa T (1992a) Measurements of CSF biochemical tumor markers in patients with meningeal carcinomatosis. J Neuro-Oncol 12: 111–120

Nakagawa H, Murasawa A, Kubo S, Nakajima S, Naka-

jima Y, Izumoto S, Hayakawa T (1992b) Diagnosis and treatment of patients with meningeal carcinomatosis. J Neuro-Oncol 13: 81–89

Obbens EAMT, Leavens ME, Beal JW, Lee Y (1985) Ommaya reservoir in 387 cancer patients: a 15-year experience. Neurology 35: 1274–1278

Onda K, Tanaka R, Takahashi H, Takeda N, Ikuta F (1989) Cerebral glioblastoma with cerebrospinal fluid dissemination: a clinicopathological study of 14 cases examined by complete autopsy. Neurosurgery 25: 533–540

Packer RJ, Sutton LN, Goldwein JW, Perilongo G, Bunin G, Ryan J, Cohen BH, D'Angio G, Kramer ED, Zimmerman RA, Rorke LB, Evans AE, Schut L (1991) Improved survival with the use of adjuvant chemotherapy in the treatment of medulloblastoma. J Neurosurg 74: 433–440

Pfeffer MR, Wygoda M, Siegal T (1988) Leptomeningeal metastases. Treatment results in 98 consecutive patients. Isr J Med Sci 24: 611–618

Postmus PE, Haaxma-Reiche H, Berendsen HH, Sleijfer DT (1989) High-dose etoposide for meningeal carcinomatosis in patients with small cell lung cancer. Eur J Cancer Clin Oncol 25: 377–378

Ram Z, Walbridge S, Oshiro EM, Viola JJ, Chiang Y, Mueller SN, Blaese RM, Oldfield EH (1994) Intrathecal gene therapy for malignant leptomeningeal neoplasia. Cancer Res 54: 2141–2145

Ribeiro RC, Rivera GK, Hudson M, Mulhern RK, Hancock ML, Kun L, Mahmoud H, Sandlund JT, Crist WM, Pui CH (1995) An intensive re-treatment protocol for children with an isolated CNS relapse of acute lymphoblastic leukemia. J Clin Oncol 13: 333–338

Roth W, Fontana A, Trepel M, Dichgans J, Reed JC, Weller M (1997) Immunochemo therapy of malignant glioma: synergisti activity of CD 95 ligand and chemotherapeutics. Cancer Immunol Immunother 44: 55–63

Schabet M, Kloeter I, Adam T, Heidemann E, Wiethölter H (1986) Diagnosis and treatment of meningeal carcinomatosis in 10 patients with breast cancer. Eur Neurol 25: 403–411

Schabet M, Bamberg M, Dichgans J (1992) Diagnose und Therapie der Meningosis neoplastica. Nervenarzt 63: 317–327

Schipper HI, Bardosi A, Jacobi C, Felgenhauer K (1988) Meningeal carcinomatosis: origin of local IgG production in the CSF. Neurology 38: 413–416

Shimizu K, Okamoto Y, Miyao Y, Yamada M, Ushio Y, Hayakawa T, Ikeda H, Mogami H (1987) Adoptive immunotherapy of human meningeal gliomatosis and carcinomatosis with LAK cells and recombinant interleukin-2. J Neurosurg 66: 519–521

Stewart DJ, Maroun JA, Hugenholtz H, Benoit B, Girard A, Richard M, Russell N, Huebsch L, Drouin J (1987) Combined intraommaya methotrexate, cytosine arabinoside, hydrocortisone and thiotepa for meningeal involvement by malignancies. J Neuro-Oncol 5: 315–322

Theodore WH, Gendelmann S (1981) Meningeal carcinomatosis. Arch Neurol 38: 696–699

Trump DL, Grossman SA, Thompson G, Murray K, Wharam M (1982) Treatment of neoplastic meningitis with intraventricular thiotepa and methotrexate. Cancer Treat Rep 66: 1549–1551

Twijnstra A, Ongerboer de Visser BW, van Zanten, AP, Hart AA, Nooyen WJ (1989) Serial lumbar and ventricular cerebrospinal fluid biochemical marker measurements in patients with leptomeningeal metastases from solid and hematological tumours. J Neuro-Oncol 7: 57–63

Vrionis FD, Wu JK, Qi P, Canp WG, Cherington V (1996) Tumor cells expressing the herpes simplex virus-thymidine kinase gene in the treatment of Walker 256 meningeal neoplasia in rats. J Neurosurg 84: 250–257

Wasserstrom WR, Glass JP, Posner JB (1982) Diagnosis and treatment of leptomeningeal metastases from solid tumors. Cancer 49: 759–772

Weller M, Fontana A (1995) The failure of current immunotherapy for malignant glioma. Tumor-derived TGF-ß, T cell apoptosis, and the immune privilege of the brain. Brain Res Rev 21: 128–151

Weller M, Sommer N, Stevens A, Wiethölter H (1990) Increased intrathecal synthesis of fibronectin in bacterial and carcinomatous meningitis. Acta Neurol Scand 82: 138–142

Weller M, Stevens A, Sommer N, Melms A, Dichgans J, Wiethölter H (1991) Comparative analysis of cytokine patterns in immunologic, inflammatory, and oncological neurological disorders. J Neurol Sci 104: 215–221

Weller M, Stevens A, Sommer N, Schabet M, Wiethölter H (1992a) Tumor cell dissemination triggers an intrathecal immune response in neoplastic meningitis. Cancer 69: 1475–1480

Weller M, Stevens A, Sommer N, Schabet M, Wiethölter H (1992b) Humoral CSF parameters in the differential diagnosis of hematologic CNS neoplasia. Acta Neurol Scand 86: 129–133

Weller M, Stevens A, Sommer N, Wiethölter H (1993) Intrathecal IgM response in disseminated cerebrospinal metastasis from malignant melanoma. J Neuro-Oncol 16: 55–59

G 5. Paraneoplastische Syndrome

von *P. M. Faustmann**

Paraneoplastische Syndrome (PNS) sind tumorassoziierte autoimmun vermittelte Störungen des Organismus (Anderson, 1995). Sie sind abzugrenzen von tumorbedingten Syndromen, die auf Tumorkompression, -infiltration, -metastasierung und/oder -therapie zurückzuführen sind. PNS gehen häufig der faßbaren Tumormanifestation voraus, weshalb ihnen eine wesentliche diagnostische Bedeutung zukommt (Dalmau et al., 1992). Der klinische Verlauf wird in der Regel durch das Grundleiden bestimmt.

In allen Bereichen des Nervensystems (zentral, peripher, motorische Endplatte, Muskulatur) können PNS zu Funktionsstörungen führen (Grisold et al., 1995a; Peters, 1993). Zusätzlich müssen paraneoplastisch bedingte internistische Syndrome (Endokrinopathien, Störungen der Blutbildung und Gerinnung und des Elektrolythaushaltes) mit Auswirkungen auf die Funktionen des Nervensystems berücksichtigt werden (Rüther und Nunnensiek, 1993; Kath et al., 1995).

PNS des Nervensystems sind insgesamt selten (0,5–2,0 %) (Clouston et al., 1992). Aufgrund der therapiebedingten Verlängerungen der Überlebenszeiten bei Tumorerkrankungen ist aber mit einer zunehmenden Inzidenz der PNS zu rechnen (Rüther und Nunnensiek, 1993).

Die Autoimmunhypothese neurologischer PNS stützt sich auf den Nachweis antineuronaler Antikörper (AK). Es wird angenommen, daß eine Kreuzreaktion der initialen Autoimmunantwort auf ein Tumorantigen mit einem neuronalen Antigen zum neurologischen PNS führt (Anderson, 1995; Rosenblum, 1993). Der Nachweis antineuronaler AK wird als diagnostisch bedeutsam eingestuft. Jedoch lassen sich einerseits lediglich bei ca. 50 % der Patienten mit PNS antineuronale AK nachweisen (Anderson et al., 1988), andererseits finden sich z.B bei ca. 16 % der Patienten mit Bronchialkarzinom ohne PNS ebenfalls antineuronale AK (Dalmau et al., 1992).

Die Terminologie antineuronaler AK stützt sich auf die Nomenklaturen der Mayo Clinic (APCA-1, ANNA-1, ANNA-2)(Lennon, 1994a,b) und des Memorial Sloan-Kettering Cancer Center (MSKCC)(Anti-Yo, Anti-Hu, Anti-Ri) (Dalmau und Posner, 1994), welche derzeit synonym verwendet werden sollten (Neurology 1994, 44: 15A). Empfehlungen für die Bestimmung paraneoplastischer antineuronaler AK liegen nach einer Konsensus-Konferenz vor (Moll et al., 1995).

Die klinische Einteilung der neurologischen PNS erfolgt nach topologischen Gesichtspunkten (Grisold et al., 1995a); sie wird ergänzt durch die Zuordnung einzelnen Tumoren und spezifischer antineuronaler AK (Anderson, 1995; Dalmau und Posner, 1994; Moll et al., 1995) (siehe **Tab. G 5.1**).

Ausgehend von dem pathogenetischen Konzept der autoimmun gebahnten PNS wurden immunsuppressive und immunmodulierende Therapien durchgeführt, deren Ergebnisse bei den verschiedenen neurologischen PNS als Kasuistiken (siehe unten) oder unkontrollierte offene Studien (Uchuya et al., 1996) publiziert wurden.

Die serologische Verlaufskontrolle antineuronaler AK unter Therapie wird als zusätzliches Kriterium des Therapieerfolges gewertet (Moll et al., 1993; Phuphanich et al., 1996; Stark et al., 1995; Tanaka et al., 1995; Verschuuren et al., 1994; Yagi et al., 1996).

G 5.1. Paraneoplastische zerebelläre Degeneration (PZD)

Klinik und Verlauf

Die paraneoplastische zerebelläre Degeneration (subakute Kleinhirndegeneration) ist das häufigste zentrale PNS. Klinisch imponiert ein zerebelläres Syndrom, welches sich subakut mit Ataxie, Schwindel, Nystagmus und Dysarthrie entwickelt. Neuropathologisch findet sich ein überwiegend nicht entzündlich bedingter Purkinje-Zellausfall, Körnerzellen und Kleinhirnkerne sind normalerweise intakt. In Einzellfällen ist eine Kombination mit anderen klinischen zentralnervösen Symptomen möglich. Neuropathologisch finden sich dann eher entzündliche Infiltrate im Sinne einer Enzephalomyelitis (Tsukamoto et al., 1993) (siehe Kap. G 5.2.). Der klinische Verlauf ist in der Regel über wenige Monate progredient. Die PZD ist überwiegend assoziiert mit (siehe Übersicht in: Grisold et al., 1991; 1995a) gynäkologischen Tumoren (Ovar, Tube, Uterus, Mamma), selten mit

* Autor dieses Kap. der 2. Auflage: G. Schwendemann

Tab. G 5.1: Paraneoplastische Syndrome (PNS)

Syndrom	Assoziierte Neoplasmen	Häufigster Antikörper	Therapie-Empfehlung (rein empirisch)
Zerebelläre Degeneration (PZD)	*Häufig:* Gynäkologische Tumoren (Ovar, Tube,Uterus Mamma) Selten: kleinzelliges Bronchialkarzinom, M. Hodgkin, Adenokarzinom (Lunge, Kolon)	Anti-Yo= APCA-1	ivIgG, Zyklophosphamid
Enzephalomyelitis (PEM)	*in 75 %:* kleinzelliges Bronchialkarzinom *Selten:* Andere Karzinome (Uterus, Mamma, Ovar, Magen, Kolon, Niere, Blasen, Hoden), Thymom	Anti-Hu= ANNA-1	symptomatisch, Versuch: Kortikosteroide, ivIgG
Opsoklonus-Myoklonus-Syndrom (OMS)	Kinder: Neuroblastom, Erwachsene: *Häufig:* kleinzelliges Bronchialkarzinom, Adenokarzinom der Lunge *Sehr selten (Einzelfälle):* Gynäkologische Tumoren (Mamma, Uterus, Ovar), Schilddrüse, Blase, Knochen, Neurofibrosarkom, M. Hodgkin	Anti-Ri= ANNA-2	Kinder: Kortikosteroide, ACTH Erwachsene: Spontanverlauf, Kortikosteroide, ivIgG, symptomatisch
Subakute sensorische Neuropathie (SSN), in 40 % kombiniert mit Enzephalomyelitis (PEM)	*Häufig:* kleinzelliges Bronchialkarzinom *Sehr selten (Einzelfälle):* Andere Karzinome (Magen, Kolon, Rectum, Prostata, Mamma, Zervix, Uterus, Ovar)	Anti-Hu= ANNA-1	symptomatisch, Kortikosteroide, ivIgG
Sensomotorische Neuropathie (SMN)	*Häufig:* kleinzelliges Bronchialkarzinom, Lymphom *Selten:* Andere Karzinome (Mamma, Magen, Kolon)	Anti-Hu = ANNA-1	symtomatisch, Kortikosteroide, ivIgG
Vaskulitische Neuropathie	Bronchialkarzinom	Anti-Hu= ANNA-1	Kortikosteroide, Zyklophosphamid
Lambert-Eaton-Syndrom (LES)	Bronchialkarzinom	Anti-VGCC	s. Kap. J 8
Myasthenia gravis (MG)	Thymom	Acethylcholin Rezeptor-AK	s. Kap. J 8
Dermatomyositis (DM)	Bronchialkarzinom	–	s. Kap. J 9
Paraneoplastische Visusstörung (CAR-Syndrom)	Bronchialkarzinom	Anti-CAR	Kortikosteroide
Stiff-man-Syndrom	Mammakarzinom, Bronchialkarzinom, M. Hodgkin	Anti-128	Kortikosteroide

Abkürzungen: ANNA = antineuronal nuclear antibody, ANNA 1 = Anti-Hu, ANNA 2 = Anti-Ri, APCA = anti-Purkinje cell cytoplasmic antibody = Anti-Yo, VGCC = voltage-gated calcium channels, CAR = Cancer-associated retinopathy.

einem kleinzelligen Bronchialkarzinom (Wessel et al., 1988), dem Morbus Hodgkin (Wessel et al., 1987), Nierenzellkarzinom (Moll et al., 1996) oder einem Adenokarzinom der Lunge oder des Kolon (Tsukamoto et al., 1993).
Bei mehr als 50 % der Patienten mit PZD finden sich antineuronale Antikörper im Serum (überwiegend APCA-1 = Anti-Yo; selten ANNA-1 = Anti-Hu) (Grisold et al., 1991). Diagnostisch hilfreich ist das MRT, welches trotz schwerer Symptomatik zu Beginn eine allenfalls geringe Kleinhirnatrophie zeigt, welche erst im zweiten Jahr deutlich zunimmt.

Therapeutische Prinzipien

Die bisherigen therapeutischen Erfahrungen sind enttäuschend. Die Analyse von 134 Berichten in der Literatur zeigt, daß durch Chemotherapie und/oder Tumorchirurgie lediglich in 3,7 % der Fälle eine Besserung erreicht werden konnte (Grisold et al., 1995b⋆). Chemotherapie und Bestrahlung der Grunderkrankung gehen in Einzelfällen der PZD beim Hodgkin Lymphom mit einer Besserung der zerebellären Symtomatik einher (Schlake et al., 1989⋆), wobei der Zeitpunkt der Behandlung eine wichtige Rolle spielt.
Neuere Therapiestrategien orientieren sich an der Hypothese eines autoimmun vermittelten Prozesses. In fünf Kasuistiken wurde eine deutliche klinische Besserung der zerebellären Symptomatik nach intravenöser Immunglobulintherapie (ivIGg) (0,4 g/kg KG/Tag über 5 Tage, Blaes et al., 1996⋆; Moll et al., 1993⋆; Phuphanich et al., 1996⋆; 2 g/kg KG/Tag über 5 Tage, Counsell et al., 1994⋆) beschrieben. Hingegen fanden Uchuya et al. (1996⋆) in ihrer offenen Therapiestudie an 22 Patienten mit PNS bezüglich der vier Patienten mit PZD (Anti-Yo=APCA 1 positiv) unter einer ivIGg-Behandlung mit 0,5 g/kg KG über 5 Tage und Wiederholung dieses Therapieregimes alle 4 Wochen lediglich bei zwei der Patientinnen eine klinische Stabilisierung; die beiden anderen Patientinnen zeigten einen progredienten Verlauf. Allerdings bestand bei diesen Patientinnen das PNS schon 2–8 Monate. Möglicherweise ist der frühzeitige Therapiebeginn (ivIGg innerhalb von 2–4 Wochen nach Beginn der zerebellären Symptomatik) (Blaes et al., 1996; Counsell et al., 1994; Moll et al., 1993) für den Erfolg entscheidend, vielleicht auch in Kombination mit anderen Therapieschemata (Tumorchirurgie und -chemotherapie) (Phuphanich et al., 1996). Plasmapherese allein, Kortikosteroide und Zyklosporin sind bei der PZD unwirksam (Waterhouse et al., 1991⋆; Graus et al., 1992⋆; s. a. Stark et al. 1995⋆). Therapieversuche mit Cyklophosphamid (cave Leukopenie) haben in zwei kasuistisch berichteten Fällen zu einer Stabilisierung der klinischen Symptomatik geführt (Stark et al., 1995⋆).

Pragmatische Therapie

Pragmatisch ist bei klinischer Diagnose eine PZD eine frühzeitige Therapie mit wiederholten ivIGg-Therapiezyklen (0,4 g/kg KG/Tag über 5 Tage, monatlich) zu empfehlen. Unter Berücksichtigung der vergleichsweise höheren Nebenwirkungen (Leukopenie) bietet sich bei Erfolglosigkeit des ersten ivIgG-Therapiezyklus eine Cyklophosphamidtherapie (0,5 g/Tag über 2 bis 7 Tage, dann 1,0 bis 2,0 g in monatlicher Wiederholung) an.

G 5.2. Paraneoplastische Enzephalomyelitis (PEM)

Klinik und Verlauf

Die paraneoplastische Enzephalomyelitis findet sich bei ca. 0,4 % der Patienten mit Bronchialkarzinom und manifestiert sich überwiegend als subakute limbische Enzephalitis, seltener als Hirnstammenzephalitis und Cerebellitis, Myelitis oder zusätzliche Ganglioradikuloneuritis (s. u. Paraneoplastische Polyneuropathie) oder als unterschiedlich ausgeprägte Kombination dieser Syndrome (Felber et al., 1993; Grisold et al., 1995; Vollmer et al., 1993). Klinisch stehen im Vordergrund ein progredienter Gedächtnisverlust, epileptische Anfälle, Affektstörungen und produktiv psychotische Symtome. Der Verlauf ist in der Regel über wenige Wochen oder Monate chronisch progredient. In Einzelfällen kann der Verlauf perakut in einen komatösen Zustand münden (Zacharias et al., 1996). Differentialdiagnostisch müssen virale Enzephalitiden, insbesondere die Herpesenzephalitis, in Betracht gezogen werden. Neuropathologisch finden sich Zellverluste und lymphozytäre Infiltrate temporomesial betont. In 2/3 der Fälle wird im Liquor eine leichte bis mäßige lymphozytäre Pleozytose und Eiweißerhöhung nachgewiesen. In 12 von 15 publizierten NMR-Untersuchungen fanden sich temporal signalreiche Läsionen ohne Raumforderung und ohne Kontrastmittelanreicherung (Felber et al., 1993). In 75 % der Fälle ist die Erkrankung mit einem kleinzelligen Bronchialkarzinom assoziiert. Eine Assoziation der insgesamt seltenen Erkrankung (seit 1960 wurden weniger als 100 Fälle weltweit publiziert) findet sich auch mit anderen Tumoren: Uterus-, Mamma-, Ovarial-, Magen-, Nieren-, Blasen-, Hodenkarzinom, Thymom und Kolonkarzinom (siehe die Übersichten von Felber et al., 1993 und Tsukamoto et al., 1993). Antineuronale AK (Anti-Hu = ANNA-1) können in Serum und Liquor nachgewiesen werden. Sie finden sich mit niedrigen Titern auch bei kleinzelligen Bronchialkarzinomen ohne PNS (Anderson, 1995; Vega et al., 1994).

Therapeutische Prinzipien

Eine klinische Besserung der PEM ist auch unter Therapie der Grunderkrankung in der Regel nicht zu erwarten, wenngleich Einzelfälle berichtet werden. So führte die systemische Chemotherapie eines kleinzelligen Brochialkarzinoms zu einer vollständigen Remission der PEM (Kaniecki und Morris, 1993⋆). Im Vordergrund der Therapie steht die symptomatische Behandlung zerebraler Krampfanfälle und psychotischer Symptome. Die aufgrund der Autoimmunhypothese der Entstehung klinisch unterschiedlich imponierender PEM durchgeführten immunsuppressiven Therapien sind nur in Einzelfällen erfolgreich. Die Gabe von Kortikosteroiden führte bei nur 2,8 % der Patienten (2/71) zu einer vorübergehenden klinischen Besserung (Dalmau et al., 1992⋆). Eine ivIgG-Therapie konnte bei einem von drei Patienten mit limbischer Enzephalomyelitis eine klinische Stabilisierung erreichen; weitere zwei Patienten mit Hirnstammenzephalomyelitis zeigten unter ivIgG einen progredienten Verlauf (Uchuya et al., 1996⋆). Die bisher geringen Therapieerfolge sind möglicherweise Folge des sehr spät im Krankheitsverlauf der PEM initiierten Therapieversuches, da oftmals viele Wochen vergehen, bis die Diagnose einer PEM gestellt wird (siehe Diskussion in Uchuya et al., 1996). Blaes et al. (1996) konnten bei einem Patienten mit PNS (Hirnstammenzephalitis und Polyneuropathie) unter ivIgG (0,4 g/kg KG/Tag über 5 Tage) innerhalb von 2 Wochen nach Beginn der neurologischen Symptomatik eine klinische Besserung erzielen. Die Plasmapherese führt nicht zur klinischen Besserung (Graus et al., 1992⋆). Dem Titerabfall der antineuronalen AK im Serum unter Plasmapherese entspricht kein Titerabfall im Liquor (Graus et al., 1990).

Pragmatische Therapie

Die symtomatische Therapie zerebraler Krampfanfälle muß in der Regel per intravenöser Medikation mit Clonazepam und/oder Phenytoin oft hoher Dosierungen nach dem Prinzip individueller Wirksamkeit und Verträglichkeit erfolgen. Psychotische Symptome sollten frühzeitig ausreichend neuroleptisch (z. B. Haloperidol) und anxiolytisch (z. B. Diazepam) behandelt werden. Ein Behandlungsversuch initial mit Kortikosteroiden (C): 100 mg Prednisonäquivalent/Tag und bei fehlender Wirksamkeit nach 5–7 Tagen nachfolgend mit ivIgG (C): 0,4 g/kg KG/Tag über 5 Tage sollte unternommen werden.

G 5.3. Paraneoplastisches Opsoklonus-Myoklonus-Syndrom (OMS)

Klinik und Verlauf

Der Opsoklonus besteht in raschen, unwillkürlichen, konjugierten multidirektionalen Sakkaden, auch nach Lidschluß, und tritt als PNS meist mit polytopen Myoklonien und Rumpfataxie auf. Zusätzlich können weitere zerebelläre Symptome nachgewiesen werden. Die klinischen Übergänge zur PZD können fließend sein. Im Kindesalter ist das OMS mit dem Neuroblastom (2–7 %) assoziiert, differentialdiagnostisch muß besonders im Kindesalter aber auch ein parainfektiöses OMS (Kinsbourne-Enzephalitis) erwogen werden. Im Erwachsenenalter ist das OMS assoziiert mit dem kleinzelligen Karzinom oder Adenokarzinom der Lunge, in Einzelfällen auch mit Tumoren von Mamma (bis zu 20 %, Digre, 1986), Uterus oder Ovar (Scholz et al., 1994), Schilddrüse, Blase und Knochen (Giordana et al., 1989), einem Neurofibrosarkom (Mitoma et al., 1996) oder dem Morbus Hodgkin (Kay und Davies-Jones, 1995). Neuropathologisch kommt es zum Purkinjezellverlust im Kleinhirnwurm und zerebellären Neokortex. Perivaskuläre und interstitielle lymphozytäre Infiltrate finden sich auch in Kortex, Thalamus, Basalganglien und den pontinen und mesenzephalen Tegmenten. Immunhistochemisch finden sich IgG-Ablagerungen im Hirnstamm und zerebellären Kortex (Hormigo et al., 1994). Als charakteristisch mit dem OMS assoziierter antineuronaler AK wurde Anti-Ri (= ANNA-2) identifiziert (Luque et al., 1991), in einzelnen Fällen findet sich auch eine Assoziation mit Anti-Hu (= ANNA-1) (Fisher et al., 1994; Hersh et al., 1994).

2–7 % der Kinder mit Neuroblastom entwickeln (besonders vor dem 6. Lebensjahr) ein OMS. In etwa 50 % war das Neuroblastom (meist des Mediastinums) okkult, so daß dem OMS eine frühdiagnostische Bedeutung zukommt. Die Prognose des kindlichen paraneoplastischen OMS ist relativ günstig (90 % 2-Jahres-Überlebensrate), allerdings behalten 1/4 bis 4/5 der Kinder leichte neurologische Residualsyndrome (Palma, 1985). Der klinische Verlauf beim Erwachsenen jenseits des 40. Lebensjahres wird in der Regel vom Verlauf der Grunderkrankung bestimmt. Neurologische Exazerbationen unter einem Tumorrezidiv scheinen typisch. Spontane Teil- und Vollremissionen können vorkommen, so daß der Erfolg therapeutischer Interventionen schwer zu beurteilen ist (Grisold et al., 1995).

Therapeutische Prinzipien

Immunsuppressive Therapien (Kortikosteroide/ ACTH) bessern das OMS bei 2/3 der Kinder mit Neuroblastom. Die erfolgreiche Tumorbehandlung führt dann zu einer dauerhaften Remission des OMS in 50–75 % der Fälle (Dropcho, 1989⋆).

Die Spontanverläufe bei Erwachsenen mit unterschiedlichen Remissionen des OMS erschweren die Beurteilung positiver Berichte über Behandlungserfolge nach Tumortherapie, Gabe von Kortikosteroiden (Dropcho et al., 1993⋆) oder ivIgG-Therapie (Pless und Ronthal, 1996⋆). Symptomatisch findet Clonazepam als Mittel erster Wahl Anwendung (Dropcho et al., 1986; Leopold et al., 1986).

Pragmatische Therapie

Bei Kindern empfiehlt sich initial die Behandlung mit Prednison (C): 60mg/m^2 Körperoberfläche und Tag mit langsamer Reduktion nach Therapieeffekt. Bei Steroidresistenz kann ACTH (C) wirken, nach Alter für eine Woche 0,25–1 mg (Synacthen® Depot) i. m. täglich, dann eine Woche alternierend und dann einmal wöchentlich über 2–4 Wochen. Auch beim Erwachsenen rechtfertigt die Autoimmunhypothese einen Therapieversuch

mit Prednison (C): 1 m g/kg KG/Tag, dann langsame Reduktion über mehrere Wochen nach Therapieeffekt. Eine ivIgG-Therapie (C) über fünf Tage (1 m g/kg/d) kann versucht werden (Pless und Ronthal, 1996).
Symptomatisch können Therapieerfolge erzielt werden mit: Clonazepam, je nach Alter einschleichend bis 6 mg/Tag, Nitrazepam bis 30 mg/Tag, Baclofen bis 80 mg/Tag sowie Propranolol bis 240 mg/Tag. Widersprüchlich oder vergblich waren Behandlungsversuche u. a. mit Carbamazepin, Primidon, Valproat, Lisurid, Methysergid, Bromocriptin, Cinnarizin und Neuroleptika.

G 5.4. Paraneoplastische Polyneuropathie

Klinik und Verlauf
Die Häufigkeit paraneoplastischer Polyneuropathien (PPN) wird unterschiedlich beurteilt, sie hängt ab von den verwendeten Untersuchungsmethoden und wird damit mit zwischen 2 % und 50 % angegeben. Neurographische Untersuchungen zeigen bei 35–50 % der Karzinom-Patienten asymptomatische Neuropathien (Palma, 1985), welche aber nahezu nicht von möglichen chemotherapeutischen und/oder nutritiven Nervenschädigungen abgegrenzt werden können. PPN sind am häufigsten assoziiert mit Brochialkarzinomen, in Einzelfällen auch mit anderen Karzinomen (Magen-, Kolon-, Rectum-, Prostatakarzinom, Mamma-, Zervix-, Uterus- und Ovarialkarzinom)(Graus und Rene, 1993; Grisold, 1989; Grisold et al., 1995a; McLeod, 1993; Neundörfer, 1996). Differentialdiagnostisch zu den PPN müssen bei Erkrankungen des lymphatischen Systems paraproteinämische Polyneuropathien (Reiners und Hartung, 1996) in Betracht gezogen werden. Direkte lymphozytäre Infiltrationen der Nervenwurzeln können ein Guillain-Barré-Syndrom vortäuschen (Vital et al., 1990) (s. Kap. J 1, J 2).
Es werden verschiedene Manifestationstypen der PPN unterschieden:

1. Subakute sensorische Neuropathie (SSN)
Klinisch imponiert bei der SSN eine oft asymmetrisch distal und an den Händen beginnende Symptomatik mit überwiegend schmerzhaften Dysästhesien, die sich auf alle Extremitäten, Rumpf und Gesicht ausbreitet (Typ Denny-Brown, 1948). Zudem findet sich oft eine autonome Neuropathie (Dysautonomie). Im weiteren Verlauf stehen Tiefensensibilitätsstörungen im Vordergrund mit schweren ataktischen Gangstörungen: Pseudotabes peripherica. Neuropathologisch liegt der SSN eine Ganglioradikuloneuritis mit Untergang der Spinalganglienzellen und Degeneration der dorsalen Nervenwurzeln und der Hinterstränge zugrunde (Ohnishi und Ogawa, 1986). Im Liquor ist das Gesamteiweiß erhöht und zum Teil eine lymphozytäre Pleozytose nachweisbar. Bei 40 % der Betroffenen findet sich zusätzlich eine Enzephalomyelitis mit entsprechend kombinierter klinischer Symptomatik (Rosenblum, 1993). Serologisch lassen sich antineuronale AK (Anti-Hu = ANNA-1) nachweisen (Graus et al., 1994; Moll et al., 1996; Rosenblum, 1993). Die SSN ist überwiegend assoziiert mit dem kleinzelligen Bronchialkarzinom. Die Erkrankung kommt nach Wochen bis Monaten in einem den Betroffenen schwer behindernden Stadium zum Stillstand. Die Überlebenszeit hängt im wesentlichen von der Grunderkrankung ab und liegt selten über einem Jahr (Grisold et al., 1989).

Therapeutische Prinzipien
Die symtomatische Therapie des neuropathischen Schmerz-Syndroms steht im Vordergrund der Behandlung.
Obwohl die SSN unter dem, wenn auch nicht unumstrittenen, Oberbegriff eines Anti-Hu-Syndroms (Rosenblum, 1993) als autoimmun vermittelte Erkrankung definiert wird, spricht sie weder auf die bisherigen Therapieversuche mit Kortikosteroiden, anderen Immunsuppressiva oder Plasmapherese, noch auf die Tumorbehandlung an. Eine klinische Stabilisierung konnte in einer offenen Studie an 11 Patienten mit SSN und z. T. zusätzlichen PNS, insbesondere einer Enzephalomyelitis, bei sechs Patienten (54,5 %) unter ivIgG-Therapie erreicht werden (Uchuya et al., 1996⋆).

Pragmatische Therapie
Als symtomatische Therapie erster Wahl sollte Carbamazepin, am besten als retardiertes Präparat, ab 100 mg/die langsam steigernd nach dem Prinzip individueller Wirksamkeit und Verträglichkeit ausdosiert werden (s. Kap. A 6, J 1, J 2). Ein Behandlungsversuch mit ivIgG (0,5 g/kg/die über 5 Tage) kann unternommen werden (Uchuya et al., 1996, C).

2. Sensomotorische Neuropathie (SMN)
Sensomotorische Neuropathien kommen als PNS deutlich häufiger vor als die SSN. So findet sich klinisch bei ca. 5 % der Patienten mit einem Bronchialkarzinom eine SMN, bei Magen-, Mamma- und Kolonkarzinom in 1–3 %, beim Lymphom in 8 %.
Die SMN kann der Tumorerkrankung viele Monate (im Durchschnitt 22 Monate) als akute oder subakute Verlaufsform oder als remittierende und rezidivierende Neuropathie vorausgehen. Eine Assoziation mit antineuronalen AK (Anti-Hu = ANNA-1) wird gefunden (Uchuya et al., 1996).

Therapeutische Prinzipien
Immunsuppressive und/oder immunmodulierende Therapien führen ebenso wie die Tumorbehandlung nur in Einzelfällen zu einer klinischen Stabilisierung der SMN. Lymphom-assoziierte SMN sollen vorübergehend auf Kortikosteroide ansprechen (Swash und Schwarz, 1990). Bei den schmerzhaften Formen ist eine symptomatische Linderung durch Kortikosteroide zu erreichen.

Pragmatische Therapie
Bei den schmerzhaften Formen sollten Kortikosteroide (Prednison 1 mg/kg KG/die) probatorisch eingesetzt werden. Eine ivIgG-Therapie (0,5 g/kg KG/die über 5 Tage, alle 4 Wochen) führte bei zwei von vier Patienten zu einer Stabilisierung der klinischen Symtomatik (Uchuya et al., 1996, C). Symtomatisch wird mit Carbamazepin als Mittel erster Wahl behandelt. Weitere Hinweise zur symtomatischen Therapie schmerzhafter Neuropathien siehe Kap. J 1 und J 2.

3. Vaskulitische Polyneuropathie
Bei bioptisch gesicherten Fällen einer vakulitischen Polyneuropathie konnte in 9–14 % eine Assoziation mit einem Malignom nachgewiesen werden (Vincent et al., 1986; Harati und Niakan, 1986). Weitere Einzelfälle wurden berichtet (siehe Literatur in: Graus und Rene, 1993; Grisold et al., 1995a; Neundörfer, 1996). Eine Assoziation mit erhöhten antineuronalen AK-Titern (Anti-Hu = ANNA-1) wurde berichtet (Younger et al., 1994). Bei der vaskulitischen PNP als PPN ist therapeutisch ein aggressiveres Vorgehen, z. B. mit Zyklophosphamid angezeigt (Oh et al., 1991, C).

G 5.5. Paraneoplastische Erkrankungen der neuromuskulären Übertragung und der Muskulatur

Lambert-Eaton-Syndrom (LES)
Das LES kommt in etwa 3-5 % der Patienten mit kleinzelligem Bronchialkarzinom vor. Es kann dem Tumor um Jahre vorausgehen. 50–70 % der Patienten mit LES entwickeln ein kleinzelliges Bronchialkarzinom. Kombinationen des paraneoplastischen LES mit anderen PNS kommen vor (Counsell et al., 1994; Hennemann et al., 1993). Die jährliche Inzidenz wird auf 0,17/Million geschätzt. Klinisch findet sich eine proximale Muskelschwäche, die sich unter Belastung bessert. Pathogenetische Grundlage der Erkrankung sind zirkulierende AK (Anti-VGCC) gegen Antigendeterminanten, die Kalziumkanäle der Tumorzellen und Freisetzungszonen des Acethylcholin an der präsynaptischen Membran gemeinsam haben (Müller-Felber und Pongratz, 1993). Da das paraneoplastische vom nicht-paraneoplastischen LES klinisch und elektrophysiologisch nicht zu unterscheiden ist, wird es, einschließlich der Therapie, unter den myasthenischen Syndromen besprochen (s. Kap. J 8).

Myasthenia gravis pseudoparalytica (MG)
Die MG wird durch einen Autoimmunprozeß, der gegen die Acetylcholinrezeptoren der motorischen Endblatte gerichtet ist, hervorgerufen. Die jährliche Inzidenz liegt bei 4,4/Million. Bei ca. 10–15 % der Betroffenen findet sich ein Thymom. Etwa 30 % der Patienten mit Thymom erkranken an einer MG. 30 % der Thymome wachsen infiltrierend, Fernmetastasen kommen in weniger als 1 % vor. Andere Tumoren sind nicht mit der MG assoziiert (Müller-Felber und Pongratz, 1993). Die bei Thymomassoziation und Thymushyperplasie gleichen Therapiegrundsätze werden unter den myasthenischen Syndromen abgehandelt (s. Kap. J 8).

Polymyositis und Dermatomyositis (DM)
Die Inzidenz beträgt insgesamt 5/Million. Während die juvenile Dermatomyositis keine gesicherte Assoziation mit Malignomen hat, liegt diese für die adulte Form, vor allem in der Altersgruppe über 40 Jahre, bei 40–55 %. In 60–80 % der Fälle geht die Manifestation der DM dem Malignom um bis zu drei Jahre voraus. Am häufigsten findet sich eine Assoziation mit Bronchialkarzinomen. Die Polymyositis ist nicht mit einer erhöhten Tumorwahrscheinlichkeit verbunden. Die bisherigen Befunde lassen auf einen humoralen Mechanismus der Pathogenese der DM schließen. In der Pathogenese der PM scheinen zytotoxische T-Lymphozyten eine wesentliche Rolle zu spielen (Müller-Felber und Pongratz, 1993; Pongratz, 1996). Da sich die klinische Symptomatik der DM als PNS nicht von der »idiopathischen« Form unterscheidet, sollen Klinik und Therapie dort besprochen werden (s. Kap. J 9).

G 5.6. Seltene neurologische paraneoplastische Syndrome

Die **paraneoplastische Visusstörung** (cancer-associated retinopathy, CAR) ist klinisch durch einen progredienten beidseitigen Visusverlust gekennzeichnet und fast immer mit einem Bronchialkarzinom assoziiert. Seltener sind Retrobulbärneuritiden als Teil einer PEM (s. o.). Im Serum und Liquor finden sich hohe Titer von Autoantikörpern gegen Bronchialkarzinom-Zellinien und Ganglienzellen der Retina. Trotz Nachweis eines Passivtransfer von Patientenserum auf Meerschweinchen mit Induktion einer Demyelinisierung des N. opticus und dann Titerabfall der Autoantikörper unter Plasmapherese, trat eine klinische Besserung nicht ein. Therapieversuche mit Kortikosteroiden sind nur in Einzelfällen wirksam (Thirkill, 1994). Pragmatisch kann ein Therapieversuch mit Kortikosteroiden (1m g/kg KG/die) unternommen werden.
Das paraneoplastische **Stiff-man-Syndrom (SMS)** ist durch kontinuierliche Muskelfaseraktivität charakterisiert. Diese führt zu progredienter Rigidität mit schmerzhaften Muskelspasmen (s. Kap. I 6, I 10). Es kann sich als Teil einer PEM manifestieren. Pathogenetisch ist das SMS wahrscheinlich immunvermittelt, da in 60 % Auto-AK gegen GABA-erge Neurone nachgewiesen werden und andere Autoimmunerkrankungen, insbesondere Diabetes mellitus mit Auto-AK gegen Pankreasin-

selzellen, kombiniert sein können (Solimena et al., 1990). Das SMS ist besonders mit Mamma-, Bronchialkarzinomen oder dem M. Hodgkin assoziiert (Ferrari et al., 1990; Folli et al., 1993; Roobol et al., 1987). Therapeutisch sind Erfolge nach Tumortherapie und/oder Kortikosteroidgabe beobachtet worden. Zur symptomatischen Therapie s. Kap. I 6, I 10.

Paraneoplastische **Motorneuron-Erkrankungen** sind in Einzelfällen beschrieben worden, wobei der Untergang motorischen Vorderhornzellen überwiegt, so daß klinisch das Bild einer amyotrophen Lateralsklerose im Vordergrund steht (Forsyth et al., 1993)(s. Kap. I 6).

G 5.7. Internistische paraneoplastische Syndrome mit neurologischer Symptomatik

Auf weiterführende ausführliche Abhandlungen mit Literaturübersicht sei hierzu verwiesen (Rüther und Nunnensiek, 1993; Kath et al., 1995).

Paraendokrine Syndrome entstehen durch ektopische Hormonproduktion oder Bildung hormonaktiver Substanzen bzw. Prohormone durch dedifferenzierte Tumorzellen.

Ektopische Parathormonproduktion bei Nieren-, Pankreas- und Ovarialtumoren kann zu einem **Hyperkalzämie-Syndrom** mit Übelkeit, Erbrechen, Vigilanzstörungen bis zum Koma und Muskelschwäche führen (s. Kap. J 2, K 1). **Hypoglykämien** bei Insulinomen oder insulin-ähnlichen Aktivitäten von Lebertumoren und retroperitonealen Tumoren können zu z. T. anfallsartigen reversiblen und auch irreversiblen Bewußseinsstörungen aller Schweregrade führen. Organische Psycho-Syndrome und eine Steroidmyopathie mit proximal betonter Muskelschwäche findet sich beim paraendokrinen **Hyperkortizismus (Cushing-Syndrom)** bei ACTH- oder POMC-(Propiomelanocortin) Produktion durch ein kleinzelliges Bronchialkarzinom, aber auch bei Thymomen, Inselzelltumor, Bronchuskarzinoid und Ovarialtumoren. Das Syndrom der inadäquaten **ADH (SIADH)-Sekretion (Schwartz-Bartter-Syndrom)** führt zu Hyponatriämien, dadurch zu Wassereinlagerung (Gewichtzunahme) und zu Verwirrtheit bis zum Bewußtseinsverlust (u. U. epileptische Anfälle). Sekundär kann es zur zentralen pontinen Myelinolyse (s. Kap. F 1) kommen, vor allem wenn eine längerdauernde Hyponatriämie zu rasch ausgeglichen wird. Das SIADH ist ein seltenes PNS bei Bronchialkarzinom, Pankreaskarzinom, Thymom und Lymphosarkom.

Pragmatische Therapie

Mit der Tumorentfernung entfällt auch die endokrine Aktivität, so daß sich die paraendokrinen Syndrome zurückbilden können.

Vaskuläre Syndrome können Folge eines Hyperviskositäts-Syndroms sein (durch myeloproliferative Prozesse oder Paraproteinämie) oder von Thrombosen bei Koagulopathien, die durch Produktion von Substanzen mit Erythropoietin-, Leukopoietin- oder Thrombopoietin-Wirkungen zustande kommen (Tiede et al., 1994; Zieger, 1979). Insbesondere Nierenzell-, Ovarial-, Uterus-, Schilddrüsen- und Lebertumoren sowie Phäochromozytome müssen in Betracht gezogen werden.

Literatur

Anderson NE (1995) The immunobiology and clinical features of paraneoplastic syndromes. Curr Opinion Neurol 8: 424–429

Anderson NE, Rosenblum MK, Posner JB (1988) Paraneoplastic cerebellar degeneration: clinical-immunological correlations. Ann Neurol 24: 559–567

Blaes F, Merkelbach S, Hamann G, Strittmatter M, Jost V, Holzer G, Schimrigk K (1996) Intravenöse Immunglobuline (ivIG) in der Therapie paraneoplastischer Syndrome. Akt Neurol 23: S36

Clouston PD, DeAngelis LM, Posner JB (1992) The spectrum of neurological disease in patients with systemic cancer. Ann Neurol 31: 268–273

Counsell CE, McLeod M, Grant R (1994) Reversal of subacute paraneoplstic cerebellar syndrome with intravenous immunoglobulin. Neurology 44: 1184–1185

Dalmau J, Graus F, Rosenblum MK, Posner JB (1992) Anti-Hu-associated paraneoplastic encephalomyelitis/sensory neuronopathy. A clinical study of 71 patients. Medicine 71: 59–72

Dalmau J, Posner, JB (1994) Neurologic paraneoplastic antibodies (anti-Yo; anti-Hu; anti-Ri): The case for a nomenclature based on antibody and antigen specifity. Neurology 44: 2241–2246

Denny-Brown D (1948) Primary sensory neuropathy with muscular changes associated with carcinoma. J Neurol Neurosurg Psychiatry 11: 73–87

Digre KB (1986) Opsoclonus in adults. Report of three cases and review of the literature. Arch Neurol 43: 1165–1175

Dropcho EJ, Payne R (1986) Paraneoplastic opsoclonus-myoclonus. Arch Neurol 43: 410–415

Dropcho EJ (1989) The remote effects of cancer on the nervous system. Neurol Clinics 7: 579–603

Dropcho EJ, Kline LB, Riser J (1993) Antineuronal (anti-Ri) antibodies in a patient with steroid responsive opsoclonus myoclonus. Neurology 43: 207–211

Felber S, Henkes H, Terstegge K, Piepgras U (1993) Paraneoplastische limbische Enzephalitis. In: Henkes H, Kölmel HW (Hrsg.) Die entzündlichen Erkrankungen des Zentralnervensystem, Handbuch und Atlas, ecomed, Landsberg, VI-3, 1–14

Ferrari P, Federico M, Grimaldi LM, Silingardi V (1990) Stiff-man syndrome in a patient with Hodgkin's disease. An unusual paraneoplastic syndrome. Haematologica 75: 570–572

Fisher PG, Wechsler PG, Singer HS (1994) Anti-Hu antibody in a neuroblastoma-associated paraneoplastic syndrome. Pediatr Neurol 10: 309–312

Folli F, Solimena M, Cofiell R, Austoni M, Tallini G, Fassetta G, Bates D, Cartlidge N, Bottazzo GF, Piccolo G, Decamilli P (1993) Autoantibodies to a 128 kd synaptic protein in three women with the stiff-man syndrome and breast cancer. N Engl J Med 328: 546–551

Forsyth PA, Dalmau J, Graus F, Posner JB (1993) Paraneoplastic motor neuron disease. Ann Neurol 34: 277

Giordana MT, Soffietti R, Schiffer D (1989) Paraneoplastic opsoclonus: a neuropathologic study of two cases. Clin Neuropathol 8: 295–300

Graus F, Rene R (1993) Paraneoplastic neuropathies. Eur Neurol 33: 279–286

Graus F, Abos J, Roquer J, Mazzara R, Pereira A (1990) Effect of plasmapheresis on serum and CSF autoantibody levels in CNS paraneoplastic syndromes. Neurology 40: 1621–1623

Graus F, Vega F, Delattre JY, Bonaventura I, Rene R, Arbaiza D, Tolosa E (1992) Plasmapheresis and antineoplastic treatment in CNS paraneoplastic syndromes with antineuronal antibodies. Neurology 42: 536–540

Graus F, Bonaventura I, Uchuya M, Valls-Sole J, Rene R, Leger JM, Tolosa E, Delattre JY (1994) Indolent anti-Hu-associated paraneoplastic sensory neuropathy. Neurology 44: 2258–2261

Greenlee JE, Brashear HR (1983) Antibodies to cerebellar Purkinje cells in patients with paraneoplastic cerebellar degeneration and ovarian carcinoma. Ann Neurol 14: 609–613

Grisold W (Hrsg.) (1989) Neuromuskuläre Läsionen bei Malignomen. Springer Verlag, Wien-New York

Grisold W, Drlicek M, Jellinger K, Popp W (1989) Sensorische Neuronopathie bei kleinzeligem Bronchuskarzinom – Fallbericht und neuroimmunologische Befunde. Akt Neurol 16: 15–20

Grisold W, Drlicek M, Liszka U (1991) Antizerebelläre Antikörper – Anti-Hu und Anti-Yo – in der Diagnostik paraneoplastischer neurologischer Syndrome. Nervenarzt 62: 609–614

Grisold W, Drlicek M, Casati B, Setinek U, Wondrusch E (1995a) Paraneoplastische neurologische Syndrome. Klassifikation und Diagnostik. Nervenarzt 66: 736–744

Grisold W, Drlicek M, Liszka-Setinek U, Wondrusch E (1995b) Anti tumour therapy in paraneoplastic neurological disease. Clin Neurol Neurosurg 97: 107–112

Hammack JE, Kimmel DW, O'Neil BP, Lennon V (1990) Paraneoplastic cerebellar degeneration: a clinical comparison with and without Purkinje cell cytoplasmic antibodies. Mayo Clin Proc 65: 1423–1431

Harati Y, Niakan E (1986) The clinical spectrum of inflammatory-angiopathic neuropathy. J Neurol Neurosurg Psychiatry 49: 1313–1316

Hennemann B, Lange W, Andreesen R, Mertelsmann R (1993) Lambert-Eaton-Syndrom und Schwartz-Bartter-Syndrom bei kleinzelligem Bronchialkarzinom. Med Klinik 88: 393–395

Hersh B, Dalmau J, Dangond F, Gultekin S, Geler E, Wen PY (1994) Paraneoplastic opsoclonus-myoclonus associated with anti-Hu antibody. Neurology 44: 1754–1755

Hormigo A, Dalmau J, Rosenblum MK, River ME, Posner JB (1994) Immunological and pathological study of Anti-Ri associated encephalopathy. Ann Neurol 36: 896–902

Kaniecki R, Morris JC (1993) Reversible paraneoplastic limbic encephalitis. Neurology 43: 2418–2419

Kath R, Fricke HJ, Keil I, Höffken K (1995) Paraneoplastische Syndrome. Onkologe 1: 397–404

Kay CL, Davies-Jones GAB, Singal R, Winfield DA (1995) Paraneoplastic opsoclonus-myoclonus in Hodgkin's disease. J Neurol Neurosurg Psychiatry 58: 831–832

Lennon VA (1994a) Paraneoplastic autoantibodies: The case for a descriptive generic nomenclature. Neurology 44: 2236–2240

Lennon VA (1994b) The case for a descriptive generic nomenclature: Clarification of immunostaining criteria for PCA-1, ANNA-1, and ANNA-2 autoantibodies. Neurology 44: 2412–2415

Leopold HC, Möbius E, Paulus W (1986) Symptomatische Therapie von Myoklonien, Singultus und Opsoklonus. Nervenarzt 57: 1–13

Luque FA, Furneaux HM, Ferziger R, Rosenblum MK, Wray SH, Schold SC, Glantz MJ, Jaeckle KA, Biran H, Lesser M, Paulsen WA, River ME, Posner JB (1991) Anti-Ri: an antibody associated with paraneoplastic opsoclonus and breast cancer. Ann Neurol 29: 241–251

McLeod JG (1993) Paraneoplastic neuropathies. In: Dyck PJ, Thomas PK, Griffin JW, Low PA , Podulso JF (Hrsg.) Peripheral neuropathy. Vol. II, 3rd edition, Saunders, Philadelphia-London-Toronto, 1583–1590

Moll JWB, Henzen-Logmans SC, van der Mesche FGA, Vecht CJ (1993) Early diagnosis and intravenous immune globulin therapy in paraneoplastic cerebellar degeneration. J Neurol Neurosurg Psychiatry 56: 112

Moll JWB, Antoine JC, Brashear HR, Delattre J, Drlicek M, Dropcho EJ, Giometto B, Graus F, Greenlee J, Honnorat J, Jaeckle KA, Tanaka K, Vecht CJ (1995) Guidelines on the detection of paraneoplastic anti-neuronal-specific antibodies: Report from the workshop to the fourth meeting of the International Society of Neuro-Immunology on paraneoplastic neurological disease, held October 22–23, 1994, in Rotterdam, The Netherlands. Neurology 45: 1937–1941

Moll JWB, Hooijkaas H, van Goorbergh BCM, Roos LGE, Henzen-Logmans S. C., Vecht CJ (1996) Systemic and ant-neuronal auto-antibodies in patients with paraneoplatic neurological disease. J Neurol 243: 51–56

Mitoma H, Orimo S, Sodeyama N, Tamaki M (1996) Paraneoplastic opsoclonus-myoclonus syndrome and neurofibrosarcoma. Eur Neurol 36: 322

Müller-Felber W, Pongratz DE (1993) Paraneoplastische Myopathien. In: Rüther U, Nunnensiek C (Hrsg.) Paraneoplastische Syndrome, S. 93–107. In: Seeber S, Schlegel G, Lüthgens M (Hrsg.) Fortschritte der klinischen Onkologie, Band 5. TumorDiagnostik Verlag, Leonberg

Neundörfer B (1996) Paraneoplastische Polyneuropathien. Nervenheilkunde 15: 40–43

Oh SJ, Slaughter R, Harrell L (1991) Paraneoplastic vasculitis neuropathy: a treatable neuropathy. Muscle Nerve 14: 152–156

Ohnishi A, Ogawa M (1986) Preferential loss of large lumbar primary sensory neurons in carcinomatous sensory neuropathy. Ann Neurol 20: 102–104

Palma G (1985) Paraneoplastic syndroms of the nervous system. West J Med 142: 787–796

Peters J (1993) Neurologische paraneoplastische Syndrome. In: Rüther U, Nunnensiek C (Hrsg.) Paraneoplastische Syndrome, S. 54–70. In: Seeber S, Schlegel G, Lüthgens M (Hrsg.) Fortschritte der klinischen Onkologie, Band 5. TumorDiagnostik Verlag, Leonberg

Peterson K, Rosenblum MK, Kotanides H, Posner JB (1992) Paraneoplastic cerebellar degeneration. I. A clinical analysis of 55 anti Yo antibody positive patients. Neurology 42: 1931–1937

Phuphanich S, Brock C, Roberts W, Prockop L (1996) Neurologic improvement after high-dose intravenous immunoglobulin therapy in paraneoplastic cerebelar degeneration associated with anti-Purkinij cell antibody. Neurology 46: A129

Pless M, Ronthal M (1996) Treatment of opsoclonus-myoclonus with highdose intravenous immunoglobulin. Neurology 46: 583–584

Pongratz D (1996) Dermatomyositis/Polymyositis – Klinik, Diagnostik und Therapie. Nervenheilkunde 15: 4–10

Reiners K, Hartung HP (1996) Paraproteinämische Polyneuropathien. Nervenheilkunde 15: 27–39

Rodriguez M, Truh LI, O,Neill BP, Lennon VA (1988) Autoimmune paraneoplastic cerebellar degeneration: ultrastructural localisation of antibody binding sites in Purkinje cells. Neurology 38: 1380–1386

Roobol TH, Kazzaz BA, Vecht CJ (1987) Segmental regidity and spinal myoclonus as a paraneoplastic syndrome. J Neurol Neurosurg Psychiatry 50: 628–631

Rosenblum MK (1993) Paraneoplasia and autoimmunologic injury of the nervous system: The anti-Hu-Syndrom. Brain Pathol 3: 199–212

Rüther U, Nunnensiek C (Hrsg.) (1993) Paraneoplastische Syndrome. In: Seeber S, Schlegel G, Lüthgens M (Hrsg.) Fortschritte der klinischen Onkologie, Band 5. Tumor Diagnostik Verlag, Leonberg

Schlake HP, Husstedt IW, Grotemeyer KH, Potter R (1989) Paraneoplastic subacute cerebellar degeneration in Hodgkin's disease: Report of three cases and review of the literature. Clin Neurol Neurosurg 91: 329–335

Scholz J, Vieregge P, Ruff C (1994) Paraneoplastic opsoclonus-myoclonus syndrome in metastatic ovarian carcinoma. J Neurol Neurosurg Psychiatry 57: 763–764

Solimena M, Folli F, Aparisi R, Pozza G, De Camilli P (1990) Autoantibodies to GABA-ergic neurons and pancreatic beta cells in stiff-man syndrome. N Engl J Med 322: 1555–1560

Stark E, Wurster U, Patzold U, Sailer M, Haas J (1995) Immunological and clinical response to immunosuppressive treatment in paraneoplastic cerebellar degeneration. Arch Neurol 52: 814–818

Swash M, Schwartz MS (1990) Paraneoplastic syndroms. In: Johnson RT (Hrsg.) Current therapy in neurologic disease-3. Decker, Philadelphia-Toronto, 236–243

Tanaka K, Tanaka M, Igarashi S, Onodera O, Nakajima T, Yamazaki M, Miyatake T, Tsuji S (1995) Long term course in anti-Yo antibody content in paraneoplastic cerebellar degeneration. J Neurol Neurosurg Psychiatry 58: 256–257

Thirkill CE (1994) Cancer associated retinopathy – the CAR syndrome. Neuroophthalmology 14: 297–323

Tiede Dj, Tefferi A, Kochhar R, Thompson GB, Hay ID (1994) Paraneoplastic cholestasis and hypercoagulability associated with medullary thyroid carcinoma. Resolution with tumor debulking. Cancer 73: 702–705

Tsukamoto T, Mochizuki R, Mochizuki H, Noguchi M, Kayama H, Hiwatashi M, Yamamoto T (1993) Paraneoplastic cerebelar degeneration and limbic encephalitis in a patient with adenocarcinoma of the colon. J Neurol Neurosurg Psychiatry 56: 713–716

Uchuya M, Graus F, Vega F, Rene R, Delattre JY (1996) Intravenous immunoglobulin treatment in paraneoplastic neurological syndroms with antineuronal autoantibodies. J Neurol Neurosurg Psychiatry 60: 388–392

Vega F, Graus F, Chen QM, Poisson M, Schuller E, Delattre JY (1994) Intrathecal synthesis of the anti-Hu antibody in patients with paraneoplastic encephalomyelitis or sensory neuronopathy: Clinical-immunologic correlation. Neurology 44: 2145–2147

Verschuren J, Twijnstra A, de Baets M, Thunnissen F, Dalmau J, van Breda Vriesman P (1994) Hu antigens and anti-Hu antibodies in a patient with myxoid chondrosarcoma. Neurology 44: 1551–1552

Vincent D, Dubas F, Hauw JJ (1986) Nerve and muscle microvasculitis in peripheral neuropathy: a remote effect of cancer? J Neurol Neurosurg Psychiatry 49: 1007–1010

Vital C, Vital A, Julien J, Rivel J, De Mascarel A, Vergier B, Henry P, Barat M, Reiffers J, Broustet A (1990) Peripheral neuropathies and lymphoma without monoclonal gamopathy: [A] new classification. J Neurol 237: 177–185

Vollmer J, Ferbert A, Thron A (1993) Verlaufsbeobachtung bei paraneoplastischer limbischer Enzephalitis. Nervenarzt 64: 659–662

Waterhouse DM, Natale RB, Cody RL (1991) Breast cancer and paraneoplastic cerebellar degeneration. Cancer 68: 1835–1841

Wessel K, Diener HC, Schroth J, Dichgans J (1987) Paraneoplastic cerebellar degeneration associated with Hodgkin's disease. J Neurol 235: 122–124

Wessel K, Budde SC, Wiethölter H, Diener HC, Dichgans J (1988) Cerebellar dysfunction in patients with bronchiogenic carcinoma. Immunological investigations. J Neurol 235: 297–299

Yagi Y, Takada K, Takahashi M, Inuzuka T, Nakano R, Hozumi I, Yoshimoto H, Onodera O, Tanaka K, Sato S (1996) Changes in anti-HuD antibody titers in the long-term course in paraneoplastic sensory neuropathy. Neurology 46: A128

Younger DS, Dalmau J, Inghirami G, Sherman WH, Hays AP (1994) Anti-Hu-associated peripheral nerve and muscle microvasculitis. Neurology 44: 181–183

Zacharias AS, Brashear HR, Munoz EL, Alexander B, Gimple LW (1996) Paraneoplastic encephalomyeloneuritis obscured by coma. Neurology 46: 1177–1178

Zieger A (1979) Über rezidivierende paraneoplastische Hirnembolien. Fortschr Neurol Psychiatr 47: 377–383

G 6. Pseudotumor cerebri

von *U. Wüllner**

G 6.1. Klinik

Der Pseudotumor cerebri (PTC), im angelsächsischen Sprachraum auch als »idiopathic intracranial hypertension« bezeichnet, ist ein pathogenetisch heterogenes Syndrom mit Liquordrucksteigerung und Stauungspapille ohne intrakranielle Raumforderung oder Hydrozephalus. Er kann ohne erkennbare Ursache oder sekundär in Folge einer Sinusvenenthrombose, bei erhöhtem zentralvenösen Druck und medikamentös induziert auftreten.

Kopfschmerzen, ein- oder beidseitig, häufig von pulsierendem Charakter und gelegentlich begleitet von Übelkeit und Erbrechen, sind das häufigste (90–100 %) und in der Regel auch das erste Symptom, gefolgt von Obskurationen (60–70 %), Tinnitus (60 %), Gesichtsfeldausfällen (50 %), Doppelbildern (Abduzensparesen; 20–40 %) und einer Minderung der Sehschärfe (20 %) bis zur vollständigen Erblindung (1–5 %) (Giuseffi, 1991; Radhakrishnan, 1993b). Selten werden auch Fazialisparesen, Gesichtsschmerzen oder Sensibilitätsstörungen beobachtet (Round und Keane, 1988). Bewußtseinsstörungen gehören nicht zum Bild des PTC. Bei Kindern stehen weniger Kopfschmerzen oder Sehstörungen, sondern Müdigkeit und Irritabilität im Vordergrund (Lessell, 1992). Obwohl beidseitige Stauungspapillen ein charakteristisches diagnostisches Merkmal des PTC sind, kann der Papillenbefund variieren, sodaß in Einzelfällen nur eine Papille betroffen zu sein scheint (Chari und Rao, 1991; Marcelis und Silberstein, 1991). Wenn sich eine Optikusneuropathie entwickelt, zeigt die Perimetrie frühzeitig inferior und nasal betonte Gesichtsfelddefekte, sowie einen vergrößerten blinden Fleck.

Zur Diagnosestellung ist vor der Lumbalpunktion (LP) zumindest eine Computertomographie (CT) mit Kontrastmittel, oder besser eine Kernspintomographie (KST) des Schädels mit Venographie zur Darstellung der venösen Abflußverhältnisse durchzuführen. Die LP darf erst nach Ausschluß einer intrakraniellen Raumforderung durch bildgebende Verfahren erfolgen. Der Liquordruck, in der klinischen Routine lumbal im Liegen gemessen, ist auf mehr als 200 mm H_2O gesteigert, die Mehrzahl der Patienten weist Druckwerte über 250 mm H_2O auf. Der zytologische und chemische Liquorbefund ist normal. In einer älteren CT-Studie hatte der erhöhte Liquordruck bei fast der Hälfte der Patienten zu einer erweiterten, »leeren« Sella im CT geführt (Weisberg, 1985). Die Ventrikel sind hingegen eher schmal, niemals erweitert (Johnston, 1991). KST und Sonographie können eine Schwellung der Optikusscheide zeigen.

Differentialdiagnostisch müssen andere Ursachen einer Liquordrucksteigerung ausgeschlossen werden (**Tab. G 6.1**). Hierzu gehören insbesondere eine Raumforderung, eine (akute) Sinusvenenthrombose, chronische infektiöse oder tumoröse meningeale Reizzustände und Störungen der Liquorzirkulation durch erhöhten Liquoreiweißgehalt wie beim Guillain-Barré-Syndrom oder durch einen spinalen Tumor. Weiterhin kann eine Stauungspapille durch Anomalien bzw. Erkrankungen der Papille vorgetäuscht werden. Ein entzündliches oder ischämisches Papillenödem führt in der Regel zu sofortigem Visusverlust und ist wie die Zentralvenenthrombose (Retinopathie infolge venöser Stase) praktisch immer einseitig. Drusen können ein differentialdiagnostisches Problem darstellen, insbesondere wenn der Patient über Kopfschmerzen klagt. In diesem Fall zeigt die CT oder die Sonographie häufig Mikrokalzifikationen der Papille und der Liquordruck ist nicht erhöht.

Tab. G 6.1: Differentialdiagnose von Stauungspapillen und Kopfschmerzen

Pseudotumor cerebri
Intrakranielle Raumforderung
Sinusvenenthrombose
Dekompensierte Anlageanomalie des Ventrikelsystem
Chronische infektiöse oder tumoröse meningeale Reizung
Erhöhtes Liquoreiweiß
Papillenanomalie (Drusen)
Entzündliches Papillenödem
Zentralvenenthrombose der Retina

G 6.2. Verlauf

Es gibt keine statistisch aussagekräftige prospektive Studie, die den Spontanverlauf und die verschiedenen Behandlungsansätze vergleicht. In der Regel gelingt es, den intrakraniellen Druck zu senken, sodaß sich die Stauungspapillen zurückbilden. Bei etwa 10 % der Patienten kommt es trotz

* Autor dieses Kap. in der 2. Auflage: H. Wiethölter

Therapie zu einer irreversiblen Optikusschädigung (vollständiger Visusverlust in ca. 1–5 %); etwa 20 % der Patienten erleiden eine dauernde Visusminderung und etwa 70 % eine Gesichtsfeldeinschränkung (Corbett und Thompson, 1989, Wall und George, 1987). Fast ein Drittel der Patienten erlebt ein Rezidiv. Der Liquordruck kann bei schweren Verläufen über Jahre erhöht bleiben und die Kopfschmerzen können persistieren (Durcan, 1988).

Zur Verlaufskontrolle ist die regelmäßige ophthalmologische Untersuchung von großer Bedeutung. Eine Optikusschädigung kündigt sich meist durch nasal inferiore Gesichtsfeldeinschränkungen an. Da sie in aller Regel einseitig beginnt, wird auf der betroffenen Seite ein afferenter Pupillendefekt sichtbar. In der Regel kommt es erst nachfolgend zu einer Visusminderung (Wall und George, 1991). Die Ausprägung der Stauungspapillen erlaubt keine Voraussage zum Verlauf, wenn auch das Auftreten von Mikroinfarkten als ungünstiges Zeichen zu sehen ist (Wall, 1991).

Die Inzidenz des PTC in der Allgemeinbevölkerung liegt bei etwa 1 : 100 000, ist bei übergewichtigen Frauen im Alter von 15 bis 44 Jahren jedoch um das 10–20fache gesteigert. Frauen sind etwa achtmal häufiger betroffen als Männer. Anders ist die Situation bei Kindern: hier scheinen Übergewicht und Geschlecht keine Rolle zu spielen (Lessell, 1992; Radhakrishnan, 1993a; 1993b).

G 6.3. Therapeutische Prinzipien

Die pathogenetischen Mechanismen, die zur Entwicklung eines idiopathischen PTC führen, sind nicht hinreichend geklärt. In retrospektiven Fallstudien wurden u. a. Assoziationen mit verschiedenen endokrinen und metabolischen Störungen (Hypo- u. Hyperparathyreoidismus, M. Addison, M. Cushing) beschrieben. Auch läßt die hohe Inzidenz bei jungen, übergewichtigen Frauen eine endokrine Störung vermuten. Diese »endokrine Hypothese« konnte bisher jedoch nicht bestätigt werden. In zwei, allerdings relativ kleinen, fallkontrollierten Studien waren lediglich Übergewicht und hierbei insbesondere rasche Gewichtszunahme bei Patienten mit PTC häufiger als in der Kontrollgruppe (Giuseffi, 1991; Ireland, 1990). Weiterhin scheint eine Anzahl von Medikamenten (insbesondere Tetrazykline, Vitamin A, Absetzen einer Steroidbehandlung) das Auftreten eines PTC zu begünstigen (umfassende Übersicht: Fishman, 1995).

Sekundäre PTC-Syndrome können durch venöse Abflußstörungen, wie eine Sinusvenenthrombose, oder auch eine extrakraniell gelegene venöse Obstruktion verursacht werden. Zwei kürzlich veröffentlichte Studien legen nahe, daß auch einem großen Teil der bislang als »idiopathisch« geltenden PTC-Fälle venöse Abflußstörungen zugrunde liegen. Dabei konnten durch direkte Venographie und Manometrie Drucksteigerungen im Sinus sagittalis superior infolge von partiellen Lumeneinengungen besonders im Sinus transversus nachgewiesen werden (King, 1995). Es ist zu erwarten, daß solche, vermutlich auf dem Boden von Teilthrombosen entstandene Veränderungen in Zukunft häufiger auch in der Kernspinvenographie nachgewiesen werden können. Unklar bleibt jedoch, warum nur ein Bruchteil der Sinusvenenthrombosen zur Entwicklung eines PTC führt. Bei Patienten ohne Obstruktion der Sinus kann der intrakranielle venöse Druck infolge eines gesteigerten zentralvenösen Drucks (ZVD) erhöht sein (Karahalios, 1996). Die Annahme eines gesteigerten ZVD als auslösender pathogenetischer Mechanismus erscheint besonders attraktiv, da viele der bislang diskutierten möglichen Ursachen des PTC – so auch das Übergewicht – in einem erhöhten ZVD münden könnten. Hier fehlt es jedoch an größeren Studien, um die Befunde zu validieren.

Ziel der Behandlung ist es, durch Absenken des intrakraniellen Drucks einen Sehnerven- oder Netzhautschaden zu vermeiden (Corbett und Thompson, 1989). Alle Therapieempfehlungen resultieren bislang aus offenen Studien und persönlichen Erfahrungen.

Gewichtsreduktion ist eine effektive Maßnahme in der Behandlung des idiopathischen PTC, insbesondere in der Behandlung deutlich übergewichtiger Patienten. Dies wurde eindrucksvoll in einer amerikanischen Studie an 8 Patienten demonstriert, deren Symptome sich nach Gewichtsreduktion durch chirurgische Intervention (Roux-en-Y-Bypass) vollständig zurückbildeten (Sugerman, 1995⋆). Gewichtsreduktion erlaubt jedoch nicht, den gesteigerten intrakraniellen Druck akut zu senken. Hierzu eigenet sich die LP; 20–30 % der Patienten profitieren bereits von der ersten, »diagnostischen« LP (Fishman, 1995⋆).

Zur dauerhaften Liquordrucksenkung werden lumboperitoneale Shuntsysteme eingesetzt, die jedoch mit relativ hohen Komplikationsraten belastet sind, wie zwei retrospektive Studien belegen (Rosenberg, 1993⋆; Eggenberger, 1996⋆). Während jedoch in der ersten Analyse eine Verbesserung oder Stabilisation des Visus nur bei 71 % der Patienten erreicht wurde (37 Patienten; Shuntrevisionen waren bei 62 % nach durchschnittlich 9 Monaten erforderlich), profitierten in der zweiten Studie alle Patienten (27 Patienten; Shuntrevisionen waren bei 56 % nach durchschnittlich 32 Monaten erforderlich).

Jedoch wäre das Konzept der Liquorableitung in das Abdomen oder den rechten Vorhof theoretisch dann zweifelhaft, wenn ein erhöhter intraperitonealer bzw. zentralvenöser Druck kausal für die Entstehung des PTC verantwortlich wäre. In diesem Fall wäre auch das für die Funktion des Shuntsystems notwendige Druckgefälle vermindert.

Die *medikamentöse Behandlung* stützt sich bislang auf Acetazolamid und Furosemid (Wall und George, 1991⋆⋆). Acetazolamid, ein Carboanhydrase-inhibitor, senkt die Liquorproduktion und wirkt wie das Furosemid diuretisch. Unklar ist, ob die therapeutische Wirkung durch die verminderte Liquorproduktion oder die diuretischen Eigenschaften (und somit eine Senkung des ZVD) zurückzuführen ist. Steroide werden zwar mit Erfolg zur Behandlung des zytotoxischen Hirnödems eingesetzt, sind jedoch aufgrund der Nebenwirkungen (Gewichtszunahme, erhöhtes Thromboserisiko, vermehrte Flüssigkeitsretention), insbesondere aber wegen des Rezidivrisikos nach Absetzen, zur Behandlung des PTC nicht angezeigt. Mikrochirurgische Dekompresssion durch retrobulbäre Fensterung der Optikusscheide ist zur Zeit die Methode der Wahl um einen rasch fortschreitenden Visusverlust zu behandeln (Anderson und Flaharty, 1992; Kelman, 1991; Pearson, 1991⋆). Hierbei wird durch longitudinale Inzisionen der Optikusscheide ein Liquorabfluß geschaffen, der insbesondere den Sehnervenkopf zu entlasten scheint (Hamed, 1992). Etwa 80–90 % der Kranken profitieren von dieser Maßnahme. Der intrakranielle Druck und der Kopfschmerz werden nicht beeinflußt.

G 6.4. Pragmatische Therapie

Die therapeutischen Maßnahmen orientieren sich an der Abnahme des Sehvermögens bzw. der Zunahme der Gesichtsfeldeinschränkung; das Gesichtsfeld wird daher initial wöchentlich perimetrisch kontrolliert. Falls trotz konservativer therapeutischer Interventionen der Visus ab- oder die Gesichtsfeldeinschränkung zunimmt, erfolgt die Fensterung der Optikusscheide. Tritt Visusverlust als Initial-Symptom auf, sollte die Fensterung der Optikusscheide als *primäre* Maßnahme durchgeführt werden (Wall und George, 1991 [C]).
Die Mehrzahl der Patienten kann jedoch konservativ behandelt werden:
Alle übergewichtigen Patienten erhalten eine kontrollierte, ballaststoffreiche 1 200 kcal Diät; es wird eine Reduktion des Gewichts auf Normalwerte angestrebt (C). Besteht der Verdacht auf einen medikamentös induzierten PTC (Vitamin A, Tetrazykline, Phenothiazine), wird das entsprechende Medikament abgesetzt.
Zur Senkung des erhöhten intrakraniellen Drucks wenden wir in der Regel sowohl wiederholte Lumbalpunktionen als auch medikamentöse Behandlung an. Hierzu werden täglich 25 ml Liquor abgelassen, bis der Liquordruck unter 180 mm H_2O sinkt; anschließend werden die Intervalle ausgedehnt (wöchentlich bis monatlich) um den Liquordruck zu überwachen. Diese Maßnahme dürfte angesichts einer täglichen Liquorproduktion von ca. 250 ml nur erfolgreich sein, wenn durch die wiederholten Punktionen eine anhaltende Liquorleckage ermöglicht wird; wir verwenden daher scharfe 22 G Nadeln. Zur begleitenden medikamentösen Behandlung haben sich Acetazolamid (Diamox® 500 mg zweimal täglich) oder Furosemid (Lasix® 40 mg/Tag) bewährt (Wall und George, 1991 [B]). Dabei müssen die Serumkaliumwerte überwacht werden, um eine Hypokaliämie rechtzeitig zu erkennen. Regelmäßig tritt bei Acetazolamid eine metabolische Azidose auf. Sie limitiert u. U. die Einsatzmöglichkeit dieses Medikamentes. Außerdem klagen viele Patienten über Übelkeit und Parästhesien.

> Die Indikation zur Anlage eines lumboperitonealen Shuntsystems sollte erst nach Ausschöpfen aller anderen therapeutischen Möglichkeiten, etwa bei fortschreitendem Visusverlust nach Fensterung der Optikusscheide oder persistierenden Kopfschmerzen gestellt werden.

Während Patienten mit Sinusvenenthrombose wie in Kap. D4 dargestellt behandelt werden, ist es derzeit nicht klar, wie die Behandlung der PTC-Syndrome mit kernspinvenographisch nachgewiesener Einengung eines Sinus erfolgen sollte. Die bislang durchgeführten Lyseversuche haben durchweg keinen Erfolg gehabt (King, 1995). Eine Angioplastik z. B. im Bereich des Sinus transversus ist verhältnismäßig risikoreich. Ob in solchen Fällen eine Stenteinlage eine vertretbare therapeutische Alternative zur konservativen Therapie bzw. zur Optikusscheidenfensterung darstellen könnte, kann zum gegenwärtigen Zeitpunkt nicht entschieden werden.

Literatur

Anderson RL, Flaharty PM (1992) Treatment of pseudotumor cerebri by primary and secondary optic nerve sheath decompression. Am J Ophthalmol 113 (5): 599–601

Chari C, Rao NS (1991) Benign intracranial hypertension – its unusual manifestations. Headache 31 (9): 599–600

Corbett JJ, Thompson HS (1989) The rational management of idiopathic intracranial hypertension. Arch Neurol 46: 1049–1051

Durcan FJ, Corbett JJ, Wall M (1988) The incidence of pseudotumor cerebri: population studies in Iowa and Louisiana. Arch Neurol 45: 875–877

Eggenberger ER, Miller NR, Vitale S (1996) Lumboperitoneal shunt for the treatment of pseudotumor cerebri. Neurology 46: 1524–1530

Fishman RA (1995) Disorders of cerebrospinal and brain fluid. In: *Rowland MP* (Hrsg.) Merritt's Textbook of Neurology. Lea and Febiger, Philadelphia, 302-312

Giuseffi V, Wall M, Siegel PZ, Rojas PB (1991) Symptoms and disease associations in idiopathic intracranial hypertension (pseudotumor cerebri): a case-control study. Neurology 41: 239–244

Hamed LM, Tse DT, Glaser JS, Byrne SF, Schatz NJ (1992) Neuroimaging of the optic nerve after fenestration for management of pseudotumor cerebri. Arch Ophthalmol 110 (5): 636–639

Ireland B, Corbett JJ, Wallace RB (1990) The search for the cause of idiopathic intracranial hypertension. Arch Neurol 47: 315–320

Johnston I, Hawke S, Halmagyi M, Teo C (1991) The pseudotumor syndrome. Disorders of cerebrospinal fluid circulation causing intracranial hypertension without ventriculomegaly. Arch Neurol 48 (7): 740–747

Karahalios DG, Rekate HL, Khayata MH, Apostolides PJ (1996) Elevated intracraniel venous pressure as a universal mechanism in pseudotumor cerebri of varying etiologies. Neurology 46: 198–202

Kelman SE, Sergott RC, Cioffi GA, Savino PJ, Bosley TM, Elman MJ (1991) Modified optic nerve decompression in patients with functioning lumboperitoneal shunts and progressive visual loss. Ophthalmology 98 (9): 1449–1453

King JO, Mitchell PJ, Thomson KR, Tree BM (1995) Cerebral venography and manometry in idiopathic intracranial hypertension. Neurology 45: 2224–2228

Lessell S (1992) Pediatric pseudotumor cerebri (idiopathic intracraniel hypertension). Surv Ophthalmol 37 (3): 155–166

Marcelis J, Silberstein SD (1991) Idiopathic intracranial hypertension without papilledema. Arch Neurol 48 (4): 392–399

Pearson PA, Baker RS, Khorram D, Smith TJ (1991) Evaluation of optic nerve sheath fenestration in pseudotumor cerebri using automated perimetry. Ophthalmology 98 (1): 99–105

Radhakrishnan K, Ahlskog JE, Cross SA, Kurland LT, O'Fallon WM (1993a) Idiopathic intracranial hypertension (pseudotumor cerebri). Descriptive epidemiology in Rochester, Minn, 1976 to 1990. Arch Neurol 50 (1): 78–80

Radhakrishnan K, Thacker AK, Bohlaga NH, Maloo JC, Gerryo SE (1993b) Epidemiology of idiopathic intracranial hypertension: a prospective and case-control study. J Neurol Sci 116 (1): 18–28

Rosenberg ML, Corbett JJ, Smith C, Goodwin J, Sergott R, Savino P, Schatz N (1993) Cerebrospinal fluid diversion procedures in pseudotumor cerebri. Neurology 43: 1071–1072

Round R, Keane JR (1988) The minor symptoms of increased intracranial pressure: 101 patients with benign intracranial hypertension. Neurology 38: 1461–1464

Sugerman HJ, Felton WL III, Salvant JB, Sismanis A, Kellum JM (1995) Effects of surgically induced weight loss on idiopathic intracranial hypertension in morbid obesity. Neurology 45:1655–1659

Wall M (1991) Idiopathic intracranial hypertension. Neurol Clin 9 (1): 73–95

Wall M, George D (1991) Idiopathic intracranial hypertension. A prospective study of 50 patients. Brain 114: 155–180

Weisberg LA (1985) Computed tomography in benign intracranial hypertension. Neurology 35: 1075–1078

G 7. Syndrome der akuten und chronischen Rückenmarkschädigung

von *V. Dietz**

Für diagnostische und therapeutische Entscheidungen bei Rückenmarkschädigung spielt die Akuität der Entstehung eine wesentliche Rolle, dies unabhängig von der Ätiologie. Bei akuten und subakuten Rückenmarkschädigungen müssen Diagnose und entsprechende Behandlung innerhalb weniger Stunden erfolgen. Bei chronisch sich entwickelnden Querschnitt-Syndromen ist weniger Eile geboten, so daß diagnostische und therapeutische Maßnahmen nur unternommen werden sollten, wenn die Bedingungen hierfür optimal sind. Wird ein Tumor als Ursache vermutet, ist die radiologische Diagnose durch MRI der Myelographie überlegen. Die Einweisung in ein spezialisiertes Zentrum mit entsprechender Erfahrung ist nicht nur bei traumatischen Rückenmarkläsionen, sondern auch bei solchen unklarer Ätiologie erforderlich. In **Tab. G 7.1** sind die wichtigsten Querschnitt-Syndrome aufgelistet (siehe auch Woolsey und Young, 1995). Nach ihrer Ätiologie werden Querschnitt-Syndrome durch Trauma, Ischämie, Entzündung und Kompression (degenerative Myelopathie oder Tumor) unterschieden (Hughes, 1995).

Die Diagnostik und Behandlung von akut traumatisch oder ischämisch para- oder tetraplegischen Patienten beginnt unmittelbar nach Auftreten der Läsion. Dabei müssen verschiedene Untersuchungen schnell und in gut koordinierter Abfolge

Tab. G 7.1: Rückenmark-Syndrome

Syndrom	**Motorik/Reflexe**			**Sensibilität**		**Vegetativum**	
	Parese	**Eigenreflexe**	**Babinski**	**Tiefensensibilität**	**Schmerz/ Temperatur**	**Blasenfunktion**	**Blutdruck**
Rückenmarkläsion							
C1–C8	Spastische Tetraparese	++	++	–	–	Detrusor-/-Sphinkter Dyssynergie	–/Autonome Dysreflexie
Th1–L1	Spastische Paraparese	++	++	–	–	Detrusor-/-Sphinkter Dyssynergie	-/+
Konus/Kauda	Gemischte/ schlaffe Parese	(+)-	(+)	–	–	Detrusor-Areflexie	+
Brown Séquard	Spastische Monoparese	++ ipsilat.	+ ipsilat.	– ipsilat.	– contralat.	normal	+
Central Cord	Spastische Tetraparese Arme > Beine (proximal > distal)	+(+)	+	+/-	–	Detrusor-Dysreflexie	(+)
Spinalis anterior	Para (Tetra)parese	+	+	+	+/-	Detrusor-Dys-/ Areflexie	(+)
Spinaler Schock	Schlaffe Para-(Tetra)plegie	–	+/-	–	–	Detrusor-Areflexie	–

Beachte: Antworten + normal, vorhanden; ++ gesteigert; – vermindert, fehlend

* Autor dieses Kap. in der 2. Aufl.: U. W. Buettner

durchgeführt werden. Um die Prognose zu optimieren und die Verschlechterung einer akuten traumatischen Rückenmarkläsion einzuschränken, ist zu beachten (Braakman und Penning, 1976; Guttmann, 1976): Die Bergung soll rasch durch professionell ausgebildetes Personal erfolgen, das den Patienten zu einem medizinischen Zentrum begleitet. Dieses sollte spezialisierte Teams besitzen die die exakte Diagnose und entsprechende Behandlung innerhalb der ersten Stunden nach Trauma einleiten können (zur Übersicht siehe **Tab. G 7.2**).

Nach einer traumatischen Rückenmarkläsion muß sofort und sicher zwischen Para- und Tetraplegie unterschieden werden. Wenn die Höhe der Läsion innerhalb des Zervikalmark auch nur wenige Millimeter ansteigt, kann der funktionelle Status von relativer Unabhängigkeit zu kompletter Abhängigkeit führen. Anamnestisch ist wichtig zu erfahren, welche Kräfte bei dem Trauma auf den Patienten gewirkt haben. Das Nachvollziehen eines typischen Traumamechanismus erlaubt Rückschlüsse auf die Art der Rückenmarkläsion. Der Patient muß über die *Lokalisation von Schmerzen*

Tab. G 7.2: Leitfaden der Erstversorgung einer Querschnittlähmung

Unfallort	**Rettungs-Helikopter**	**Erstversorgungszentrum**		
Verhalten am Unfallsort	**Transport**	**Untersuchung**	**Behandlung**	
↓ Anamnese ↓		↓ Allgemeine Untersuchung ↓	↓ Medikamentöse Therapie durch Zentralvenen-Katheter ↓	→ *Kompensation des Volumenmangelschocks* → *Hochdosierte Kortikosteroid-Therapie* → *Blut-/Erythrozytenkonzentrat-Transfusion* → *Magenulkusprophylaxe* → *Thromboembolieprophylaxe* → *Hypoxie, Bradykardie*
Klinische Untersuchung ↓		Neurologische Untersuchung ↓	Versorgung von Begleit-Verletzungen ↓	→ *Allgemeine Chirurgie* → *Orthopädie* → *Behandlung eines Hämato-/Pneumothorax*
Bergung und Lagerung		Röntgen-Untersuchung ↓	Blasen und Darmbehandlung ↓	→ *Zystofix und geschlossenes System (eventuell DK)* → *Förderung der Darmmotilität (Paraffin Öl, Prostigmin)* → *Parenterale Ernährung*
		Labor-Untersuchungen	Lagerung ↓ Atemtherapie	

G 7.1. Traumatische Rückenmarkläsion

Klinik

In industrialisierten Staaten ist eine Inzidenz von 30–50 Fällen einer akuten Rückenmarkläsion pro Million Einwohner pro Jahr anzunehmen (Sett und Crockard 1991).

Lähmungen der oberen und unteren Extremitäten, d. h. eine Tetraplegie, betreffen 54 % der verletzten Patienten, die verbleibenden 46 % sind paraplegisch. Traumatische Rückenmarkläsionen betreffen vorwiegend junge Menschen, 61 % sind zwischen 16 und 30 Jahre alt; 20 % oder weniger der Patienten sind Frauen. Etwa die Hälfte der Verletzten sind bei der Erstuntersuchung komplett gelähmt (zur Übersicht siehe Dietz, 1996).

befragt werden. Bei bewußtseinsgestörten Patienten kann eine zervikale Rückenmarkläsion bei ausschließlich diaphragmatischer Atmung angenommen werden. Tiefere Rückenmarkläsionen können bei diesen Patienten meist erst in einem späteren Stadium erkannt werden. Deshalb sollte jeder bewußtlose Traumapatient als Querschnitt behandelt werden, bis eine Rückenmarkläsion ausgeschlossen ist.

Während des akuten Stadiums bestehen die wesentlichen Symptome in einer Störung oder einem Verlust von Willkürbewegung und Gefühlswahrnehmung, sowie von Blasen und und Mastdarmfunktion. Wenn eine Lähmung der Muskeln aller 4 Extremitäten besteht, verbunden mit fehlender Wahrnehmung von Nadelstichen im Bereiche der Dermatome C6 bis Th1 (Daumen C6, Kleinfinger C8, Ellbogen Th1) und vom Thorax abwärts, ist die Läsion im Bereich des Zervikalmarks anzunehmen, verbunden mit einer Tetraplegie. Wenn nur die willkürlichen Bewegungen der Beine gestört sind oder fehlen, verbunden mit Gefühlsstörungen nur der Beine, besteht eine Paraplegie.

Verlauf im Frühstadium

Die neurologische Untersuchung muß während der ersten Tage nach dem Trauma mehrmals wiederholt werden, um eindeutig die Höhe und Schwere der Rückenmarkläsion zu dokumentieren. Die American Spinal Cord Injury Association (ASIA) hat 1982 Standards für die neurologische und funktionelle Klassifikation von Rückenmarkschädigungen entwickelt, die 1992 revidiert wurden und inzwischen allgemeine Anwendung finden (Ditunno, 1992; Ditunno et al., 1994). Ein Patient kann entsprechend der ASIA-Schädigungsskala kategorisiert werden (**Tab. G 7.3**). Die motorischen und sensiblen Ausfälle müssen entsprechend dem ASIA-Untersuchungsbogen aufgelistet werden. Der Verlust der Muskeleigenreflexe im Frühstadium weist auf einen spinalen Schock hin, der über Wochen anhalten kann.

Eine traumatische Läsion ist meist mit einer Blutung und einem Ödem innerhalb des Rückenmark verbunden. Danach kommt es zur zellulären Infiltration und Ischämie, verbunden mit einer Gewebsnekrose im Bereich des Schädigungsbezirks. Später können degenerative Veränderungen des Knochens und der Bandscheibe hinzukommen, die dann sekundär zur Rückenmarkkompression führen. Zusätzlich kann sich ober- und unterhalb der Läsion eine *Syringomyelie* entwickeln (Schurch et al., 1996b).

Eine Commotio spinalis sollte schon früh von einer Rückennmarkläsion abgegrenzt werden. Die Commotio spinalis stellt eine transiente Beeinträchtigung der Rückenmarkfunktion mit klinischen Symptomen dar, die sich innerhalb von 72 Stunden vollständig zurückbilden (Zimpfer und Bernstein, 1990). Eine Rückenmarkläsion geht mit morphologischen Veränderungen und bleibenden klinischen Symptomen einher – sowohl bei der inkompletten wie der kompletten Para- oder Tetraplegie – unabhängig vom verursachenden Mechanismus. Trotzdem können sich die neurologischen Ausfälle noch innerhalb der ersten 3 Monate nach Trauma teilweise zurückbilden.

Nach Beobachtungen bei Tumor-Patienten, denen zur Schmerzbehandlung das Rückenmark teilweise durchtrennt wurde, führt eine einseitige Durchtrennung der deszendierenden motorischen Bahnen im Rückenmark kombiniert mit 85-90 %er Durchtrennung der kontralateralen Bahnen zunächst zur kompletten Paraplegie. Diese bildete sich jedoch innerhalb von 2 Monaten zurück. Es entwickelte sich eine spastische Parese. Das Gehen wurde wieder möglich (Nathan, 1994). Entsprechend tierexperimentellen Befunden kann als gemeinsamer Mechanismus angenommen werden, dass sich lokale neuronale Regelkreise im Rückenmark unterhalb der Läsion an die Signale der verbliebenen deszendierenden Axone adaptieren.

Tab. G 7.3: Schadenskala der ASIA (American Spinal Injury Association) zur groben Erfassung von motorischen und sensiblen Funktionsstörungen (modifiziert nach Frankel)

A = Komplett.	Keine sensible oder motorische Funktion, auch nicht in den sakralen Segmenten S4 bis S5.
B = Inkomplett.	Keine motorische Funktion. Sensible Funktion unterhalb des neurologischen Niveaus erhalten und dehnt sich bis in die sakralen Segmente S4/S5 aus.
C = Inkomplett.	Motorische Funktion ist unterhalb des neurologischen Niveaus erhalten. Die Mehrzahl der Kennmuskeln unterhalb des neurologischen Niveaus hat einen Kraftgrad von weniger als 3.
D = Inkomplett.	Motorische Funktion ist unterhalb der neurologischen Niveaus erhalten. Die Mehrzahl der Kennmuskeln unterhalb des neurologischen Niveaus hat einen Muskelkraftgrad größer oder entsprechend 3.
E = Normal.	Sensible und motorische Funktionen sind normal.

Autonome Störungen

Da die Sympathikus-Aktivität über Nervenfasern erfolgt, die zwischen Th1 und L2 das Rückenmark verlassen, besteht bei Rückenmarkläsionen, besonders oberhalb von Th 6, eine Beeinträchtigung des sympathischen Nervensystems mit erheblichen Folgen für die *kardiovaskuläre Funktion.* Bei Tetraplegikern und hohen Paraplegikern findet man (abhängig von der Höhe und Schwere der Läsion) eine Hypotonie, Bradykardie und einen Ausfall der circadianen Blutdruckvariabilität (Nitsche et al., 1996). Im Extremfall kann, besonders bei Manipulationen im Bereich der Mundhöhle und des Rachens (z. B. beim Absaugen), eine Asystolie auftreten. *Die Blutdruckregulation* ist zuerst besonders in Form einer *orthostatischen Hypotonie* gestört (aufgrund der fehlenden Vaskonstriktion und Pumpenfunktion der Beinmuskeln), später in Form einer *Dysreflexie* mit hypertonen Episoden. Letztere ist häufig Folge nozizeptiver Signale von der Blase (z. B. durch Überdehnung oder Entzündung) oder vom Darm (z. B. Dehnungsreiz) zum Rückenmark unterhalb der Läsion. Die Symptome der Dysreflexie, wie profuses Schwitzen und klopfender Kopfschmerz, gehen mit z. T. extrem hohen Blutdruckwerten einher (Spühler, 1996).

Die Regulation der *Körpertemperatur* ist üblicherweise bei Läsionen oberhalb Th10 gestört. Wenn die Läsion oberhalb von C6 lokalisiert ist, betrifft sie den gesamten Körper. Dies kann zur Hyperthermie führen, wenn der Patient in einer überhitzten Umgebung liegt, da ein Ausgleich der Körpertemperatur durch periphere Vasodilatation und Schwitzen unmöglich ist. Entsprechend resultiert eine Hypothermie, wenn die Umgebung des Patienten zu kalt ist, da Vasokonstriktion oder Muskelzittern zum Ausgleich nicht mehr erfolgen kann.

Die *Atmung* ist bei Läsionen oberhalb Th6 gestört, d. h. wenn ein Großteil der Interkostalmuskeln gelähmt ist. Bei Läsionen oberhalb von C5 ist auch die Zwerchfellatmung gestört. Diese Patienten müssen üblicherweise für einige Wochen beatmet werden, um die Gefahr von Atelektasen, bzw. einer Pneumonie zu vermindern. Respiratorische Komplikationen können zu jeder Zeit nach einer Rückenmarkläsion auftreten, besonders häufig bei Tetraplegien und hohen Paraplegien während des akuten Stadiums und nach Aspiration. Frakturierte Rippen und eine Lungenkontusion können zusätzliche Probleme bereiten. Die Vitalkapazität ist ein nützlicher Parameter zur Einschätzung der Atemfunktion. Sie sollte während des ersten Monats nach dem Trauma täglich bestimmt werden. Hohe Tetraplegiker (C5 und höher) benötigen eine Atmungsunterstützung, wenn die Vitalkapazität unter 1–1,2 l fällt oder wenn sich eine Pneumonie entwickelt. Da eine derartige Unterstützung oft für mehr als 10 Tage erforderlich ist, sollte eine Tracheotomie nicht unnötig verzögert werden. Atemprobleme bei gestörter Zwerchfellfunktion sind häufig mit unzureichendem Abhusten aufgrund der verminderten Expirationskraft gekoppelt. Bei Patienten mit Läsionen oberhalb der Zwerchfellmotoneurone (d. h. oberhalb C3) kann die funktionelle elektrische Stimulation der Phrenikusnerven ausreichende Atmung für mehrere Jahre gewährleisten (siehe Kap.I. 9).

Die Kontraktionsfähigkeit der *Blase* ist nach einer Rückenmarkläsion häufig erloschen. Die Blase bleibt über Wochen und Monate areflektorisch, auch bei Patienten mit Läsion des oberen motorischen Neurons, bei der eine Reflexrückkehr erwartet werden kann. Fortschritte bei der Therapie der neurogenen Blase stellen eine der wichtigsten Entwicklungen bei der Behandlung von Patienten mit Rückenmarkläsion dar. Eine Überlaufblase mit Urinabgang oder Reflux in die Ureteren kann sich entwickeln, wenn nicht früh genug nach dem Trauma eine Drainage (suprapubischer Katheter oder intermittierendes Katheterisieren über die Harnröhre) angelegt wird. Nach dem spinalen Schock hängt die Form der Blasendysfunktion von der Höhe der Läsion ab (s. **Tab. G 7.1**). Üblicherweise entwickelt sich bei Läsion des oberen motorischen Neurons eine reflektive Blasenfunktion, die benutzt werden kann, um die Blase ausreichend zu entleeren.

Nach einer Rückenmarkverletzung sistiert die *Darmperistaltik* innerhalb von 24 Stunden als Folge des spinalen Schocks, mit der Folge gastrointestinaler Probleme, die üblicherweise über 3–4 Tage anhalten. Die Befundkombination von fehlenden Darmgeräuschen, Hypotonie (bei Tetraplegikern) und niedrigem Hämatokrit kann zur Fehldiagnose eines akuten Abdomens führen. Im Extremfall kann ein paralytischer Ileus während der gesamten Phase des spinalen Schocks anhalten.

Schwere Rückenmarkläsionen sind immer mit einer gestörten *Sexualfunktion* gekoppelt. Bei Läsionen von oberhalb Th9/10 können sich Reflexerektionen und -ejakulationen entwickeln.

Entwicklung von Symptomen und Befunden nach der Initialphase

Eine schwere traumatische Rückenmarkläsion geht anfangs mit einem spinalen Schock unterhalb der Höhe der Läsion einher. Der spinale Schock ist durch schlaffe Parese, fehlende Eigenreflexe und Versagen des autonomen Nervensystems charakterisiert (paralytischer Ileus und fehlende Blasenfunktion). Einige Konusreflexe können erhalten sein (z. B. der Bulbocavernosus-/Analreflex). Der spinale Schock kann über einige (3–6) Wochen anhalten. Die Zurückbildung geht mit der Entwicklung gesteigerter Eigenreflexe einher. Das Persistieren einer Areflexie kann durch Myelomalazie unterhalb der Läsion bedingt sein.

Rückenmarkfunktionen können sich durch Rückbildung der Neurapraxie spinaler Bahnen während der ersten 2 –3 Monate nach Trauma teilweise erholen. Zusammen mit der klinischen Untersuchung kann mit Hilfe elektrophysiologischer Registrierungen schon in einem frühen Stadium eine Aussage über die Prognose von motorischen und sensiblen Ausfällen gemacht werden, dies auch bei bewußtseinsgestörten und unkooperativen Patienten. Die neurographische Untersuchung im Bereich der peripheren Nerven erlaubt die Erfassung einer Beteiligung des peripheren Nervensystems, bzw. einer Schädigung der Motoneurone innerhalb der ersten wenigen Wochen nach dem Trauma. Mit dieser Untersuchung kann die Entwicklung einer »schlaffen« gegenüber einer »spastischen« Hand bei Patienten mit zervikaler Rückenmarkschädigung prognostiziert werden (Curt und Dietz, 1996a) und – darauf basierend – eine entsprechende Physio- und Ergotherapie in einem frühen Stadium angesetzt werden. Mit der kombinierten Registrierung von somatosensorisch-evozierten Potentialen (SSEP) von N. ulnaris und N. medianus kann die sich entwickelnde Handfunktion (d. h. passive vs. aktive Handfunktion) vorausgesagt werden (Curt und Dietz, 1996b). Mit der Registrierung von N. tibialis-SSEP beider Beine, kombiniert mit den durch transkranielle Magnetstimulation (TMS) evozierten Beinmuskelantworten kann – im positiven Fall – schon früh die zu erwartende Gehfähigkeit prognostiziert werden (Curt und Dietz, 1997; Kiers und Chiappa, 1995; zur Übersicht siehe Curt, 1996).

Der *spastische Muskeltonus* entwickelt sich über Wochen und nimmt über mehrere Monate zu; diese Veränderungen im Muskeltonus sind nicht reversibel (zusätzliche Informationen über das spastische Syndrom siehe Kap. I 12). Wenn die Muskeleigenreflexe nach spinalem Schock wieder

auslöbsar sind, entwickelt sich üblicherweise eine Reflexblase, die spezifische urologische Maßnahmen notwendig macht.
Eine typische Spätkomplikation der traumatischen Rückenmarkläsion ist die Entwicklung einer *Syringomyelie* ober- oder unterhalb des Läsionsbereichs (Schurch et al., 1996 b). Sie tritt in 3,4 % der Fälle, gehäuft bei kompletten Läsionen, in einem Zeitraum von 6 Monaten bis zu 34 Jahren auf (El Masry und Biyani, 1996). Unklar ist in Fällen mit vielen Jahren Latenz ob die Syringomyelie nicht schon früher (asymptomatisch) bestand. Die frühe klinische, durch MRI bestätigte Diagnose und entsprechende Behandlung kann eine möglicherweise fatale Zunahme der neurologischen Ausfälle verhindern. Hierfür sind regelmäßige Kontrolluntersuchungen (alle 1–2 Jahre) erforderlich. Bei einer zunehmenden Syringomyelie mit neurologischer Befundverschlechterung ist eine chirurgische Intervention notwendig. Die Anlage eines syringo-arachnoidalen oder syringo-peritonealen Shunts (Biyani und El Masry, 1994) bringt lediglich eine kurzfristige Entlastung und klinische Verbesserung, während Operationsverfahren, die eine Beseitigung der Liquorpassagestörung zum Ziel haben, auch längerfristig bessere Ergebnisse zeigen (Klekamp et al., 1996).

Therapeutische Prinzipien

Über viele Jahre herrschte bei der Behandlung einer Querschnittlähmung das Gefühl der Hoffnungslosigkeit. Neuere klinische Hinweise auf neuroprotektive Effekte einer pharmakologischen Behandlung in der akuten Phase (Bracken et al., 1990; Geisler et al., 1991), sowie tierexperimentelle Hinweise auf Regeneration von Rückenmarkaxonen nach einer Läsion (Schnell und Schwab, 1990; zur Übersicht s. Schwab und Bartholdi, 1996) lassen die Aussichten etwas optimistischer erscheinen.
Die Behandlungskonzepte bei Rückenmarkläsion können in drei verschiedene Zeiträume eingeteilt werden: Die Behandlung der *akuten* Rückenmarkläsion ist darauf ausgerichtet, die Kaskade der sekundären Verletzungsprozesse zu unterbrechen und somit den Gewebeschaden zu limitieren. Dieser Ansatz versucht, die sensomotorischen Ausfälle anzuhalten oder gar zur Rückbildung zu bringen. Die zweite therapeutische Phase betrifft die *Konsequenzen* einer Rückenmarkläsion. Die rehabilitativen Ansätze zielen darauf ab, den aktuellen Status zu stabilisieren und verbliebene Funktionen und Reflexe zu trainieren, um auf den bestimmten Ausfall bezogen optimale Lebensbedinungen zu erreichen. In der Zukunft wird ein dritter Behandlungsansatz darauf ausgerichtet sein, die *axonale Regeneration* zu verstärken. Viele Substanzen wurden in experimentellen Neurotraumamodellen getestet (zur Übersicht siehe Faden und Salzmann, 1992), aber nur wenige wurden in ausreichend breit angelegten Dosis-Wirkungsstudien evaluiert. Da diese Daten fehlen, konnten vielversprechende Substanzen bisher nicht in klinischen Studien eingesetzt werden. So mußte dieser Ansatz auf experimenteller Ebene verbleiben.
Steroide wurden bisher sowohl im Tierexperiment wie auch in klinischen Studien eingehend untersucht (Bracken et al., 1985, 1990; Bartholdi und Schwab, 1995; Behrmann et al., 1994). Die Behandlung einer Rückenmarkläsion mit Steroiden zielte anfänglich auf deren antientzündliche Wirkung und daneben den antiödematösen Effekt bei Behandlung des zerebralen Ödems. Die Resultate der Behandlung mit Steroiden bei experimenteller Rückenmarkverletzung sind bei Faden und Salzmann (1992) zusammengefaßt (s. u.). Biochemische Untersuchungen zeigten darüber hinaus, daß sehr hohe Dosen des synthetischen Steroids Methylprednisolon unspezifische Effekte als freie Radikalenfänger haben (Braughler und Hall, 1982; siehe auch Francel et al., 1993).
Während die erste nationale US-Studie zur Behandlung einer akuten Rückenmarkläsion im Gange war (Nascis I) deutete eine Serie von Tierexperimenten darauf hin, daß möglicherweise höhere Dosen als die in dieser Studie verabreichten notwendig sind, um einen therapeutischen Effekt zu erzielen (Braughler und Hall, 1983). Deshalb begann 1985 Nascis II mit der randomisierten Behandlung von 487 Patienten mit Methylprednisolon (Dosis s. **Tab. G 7.4**), Naloxon oder Placebo (Bracken et al., 1990⋆⋆⋆). Die Gruppe der Patienten, die Methylprednisolon innerhalb von 8 Stunden nach Trauma erhielt, zeigte signifikant bessere sensomotorische Funktionen als die mit Placebo behandelte. Eine verzögerte Behandlung mit Methylprednisolon war jedoch mit verminderter neurologischer Erholung verbunden (Bracken und Holford, 1993⋆⋆⋆). Trotzdem ist Methylprednisolon wegen seiner systemischen Effekte bei multipel traumatisierten Patienten mit Vorbehalt anzuwenden.
Im Gegensatz zu den in Nascis II berichteten Ergebnissen konnten neuerliche Untersuchungen bei der Ratte keinen neuro-protektiven Effekt von *Methylprednisolon* (Dosis siehe **Tab. G 7.4**) während der frühen Phase einer ischämischen Nekrose aufweisen (Bartholdi und Schwab, 1995). Statt dessen fand sich ein ausgeprägter anti-entzündlicher Effekt mit deutlich verminderter Infiltration von Neutrophilen und Markophagen. Die ausgeprägte antientzündliche Wirkung von Methylprednisolon sollte bei derartigen Läsionen nicht unterschätzt werden (Hsu und Dimitrijevic, 1990).
Ganglioside sollen eine wichtige Rolle bei der normalen neuronalen Entwicklung und Differenzierung spielen (Gorio, 1988; Geisler, 1993). In tierexperimentellen Untersuchungen fand sich keine positiven Wirkung bei der Kombination von GM-1 mit Standardgaben hoher Dosen von Methylprednisolon (Constantini et al., 1994). In dieser Studie ergab sich im Gegenteil eine antagonisierende Wechselwirkung von GM-1 und Methylprednisolon.
Für den Opiatrezeptor-Antagonisten *Naloxon* konnte an Katzen eine Verstärkung der senso-motorischen Erholung nach Rückenmarkkontusion

und die Verhinderung der Entwicklung einer posttraumatischen Ischämie gezeigt werden (Faden et al., 1981; Young et al., 1981). Randomisierte klinische Studien bei rückenmarkverletzten Patienten ergaben jedoch keine signifikante Besserung mit Naloxon verglichen mit Placebo (Bracken et al., 1990).

Untersuchungen mit dem nicht-kompetitiven NMDA-Antagonisten *Dizocilpin* haben eine günstige Beeinflussung verschiedener pathophysiologischer Parameter nach Rückenmarkverletzung und Ischämie gezeigt (Faden et al., 1988; Gomez-Pinilla et al., 1989; Hao et al., 1992). Schwerere Nebenwirkungen sowohl der kompetitiven wie auch der nicht-kompetitiven NMDA-Blocker haben jedoch bisher die klinische Anwendung verhindert.

Generelle Maßnahmen im Akutstadium (Unfallort)

Bei der Bergung einer verletzten Person muß alles getan werden, um aktive und passive Bewegungen der Wirbelsäule zu verhindern. Nach Vergewisserung einer ausreichenden Atem- und Kreislauffunktion sollte der Patient auf den Rücken gelegt werden, mit den Extremitäten in anatomischer Mittelposition, wenn dagegen kein Widerstand besteht. Die natürlichen Hohlräume der zervikalen und lumbalen Lordose sollten durch Tücher oder Kleider unterstützt werden, ohne die Wirbelsäule zu überstrecken oder zu dehnen. Jede rasche Bewegung kann zu einer Verschlechterung der Rückenmarkläsion führen. Bei tetraplegischen Patienten sollten die Kopfbewegungen durch Anlegen eines Kragens minimiert werden. Da eine Vasmotorenlähmung besteht und das Kältezittern fehlt, muß der Patient durch Decken geschützt werden, um ein Absinken der Körpertemperatur zu verhindern. Der akut para- oder tetraplegische Patient sollte keine Nahrung oder Flüssigkeit zu sich nehmen, da möglicherweise ein paralytischer Ileus besteht. Zur Schmerzbehandlung sollten keine Opiate (oder deren Derivate) verabreicht werden, um eine Verschlechterung der Atmung und des Kreislaufs zu vermeiden.

Die verletzte Person soll zur Akutversorgung in ein Krankenhaus mit 24-Stunden Notfalldienst und Intensivbehandlungsmöglichkeiten von Unfallopfern gebrachten werden, wenn möglich in ein Spital, das mit einem Paraplegikerzentrum assoziiert ist, in dem der Patient zugleich auch rehabilitiert werden kann. Während des Transports sollte sich erfahrenes Personal der ausreichenden Atmung des Patienten vergewissern, gegebenenfalls Sauerstoff verabreichen, intravenöse Infusionen anlegen und, falls erforderlich, lebensrettende Maßnahmen, wie das Einführen einer Thoraxdrainage bei Entwicklung eines Pneumo- oder Hämatothorax, vornehmen.

Behandlung im Akutstadium (Krankenhaus)

Bei Ankunft des Patienen im medizinischen Zentrum ist es erforderlich, sofort den Atem- und Kreislauf-Status sowie die Bewußtseinslage zu erfassen, um die notwendigen Hilfsmaßnahmen rasch einleiten zu können (**Tab. G 7.4**), z. B. Atmungsunterstützung durch Intubation, kardiales Monitoring, Gabe vasoaktiver Substanzen oder Anlegen eines transvenösen Schrittmachers (zur Übersicht siehe Schurch und Dietz, 1995).

Ein *Zentralvenenkatheter* sollte gelegt werden, da ein rückenmarkverletzter Patient üblicherweise über mehrere Tage eine Infusionstherapie benötigt. Ein Zugang über die Armvenen sollte vermieden werden, da die Position der Arme und Hände kontinuierlich verändert werden muß. Um einen Kreislaufschock durch Blutverlust zu verhindern und die Durchblutung und Sauerstoffsättigung des Gewebes zu gewährleisten, sollten Infusionen mit Humanalbumin und Elektrolyten verabreicht werden. Das Infusionsvolumen sollte durch Registrierung des zentralen Venendrucks gesteuert werden, um ein Lungenödem zu vermeiden. Prophylaktische Antibiotikagaben sind nur in speziellen Fällen von Tetraplegie indiziert, um eine Pneumonie zu verhindern. Um eine sekundäre Zunahme der Rückenmarkläsion durch *Ödem* zu vermeiden, sollten monotraumatische Rückenmarkverletzungen mit hohen Dosen von Prednisolon (Nascis II, Braaken et al., 1990) behandelt werden.

Um ein *Streßulkus* des Magens oder Duodenums mit möglicher Blutung zu vermeiden, sollten zur Prophylaxe säurebindende und pepsinhemmende Substanzen verabreicht werden. Sucralfat kann zur Prophylaxe eines peptischen Magenulkus verabreicht werden. Im Fall einer sich entwickelnden Koagulopathie ist die Gabe von Omeprazol indiziert (Cook et al., 1994).

Die *Bradykardie* wird mit Anticholinergika behandelt. Wenn eine Bradykardie gehäuft (40–50/Min mehrmals täglich) auftritt, kann ein transvenöser Schrittmacher für 3–5 Tage implantiert werden, bis sich das kardiovaskuläre System angepaßt hat. Da die Bradykardie durch den nach zentraler Sympathikusläsion ungehemmten Vagotonus am Sinusknoten verursacht ist, sollte eine zusätzliche Vagusstimulation vermieden werden. Manipulationen im Bereich der Mundhöhle und Trachea, wie beim Absaugen, können zum Herzstillstand führen. Daher sollte die Herzaktion hierbei überwacht werden.

Da para- und tetraplegische Patienten während der ersten Wochen nach dem Trauma ein erhöhtes Risiko für *Venenthrombose* haben, sollte eine Prophylaxe mit niedermolekularem Heparin (ohne Dihydroergotamin) erfolgen. Eine derartige Therapie ist jedoch kontraindiziert, wenn ein Hämatothorax, eine Hirnverletzung oder schwere Begleitverletzungen bestehen.

Zur *Schmerzbehandlung* sollte Metamizol eingesetzt werden, während die Gabe von Opiaten zu vermeiden ist.

Außer bei wenigen Kontraindikationen (Antikoagulation, Schwangerschaft) stellt die suprapubische Drainage der *Blase* die Standardtherapie in der Frühphase nach Trauma dar. Diese Form der Drainage hat das geringste Infektionsrisiko. Die

Anlage der Drainage muß unter Ultraschallkontrolle erfolgen, wenn die Blase mit mehr als 400 ml Flüssigkeit gefüllt ist. Die Urindrainage über den suprapubischen, oder falls erforderlich, transurethralen Katheter, muß über ein geschlossenes System erfolgen. Die Drainage sollte während der polyurischen Phase von 1–2 Wochen kontinuierlich erfolgen, oder auch so lange eine intravenöse Infusionstherapie erforderlich ist.

Vor einer Normalisierung der *Darmtätigkeit* darf der Patient keine Nahrung oder Flüssigkeit peroral einnehmen. Bis die Darmtätigkeit wieder einsetzt, sollte eine Entleerung der Magensäfte über einen Magenschlauch erfolgen. Die meisten Patienten haben keine Kontrolle über die Stuhlentleerung, bzw. Willkürkontrolle des Analsphinkters. Daher sollte ein Darmprogramm zum Training der regelmässigen Darmentleerung so früh wie möglich beginnen, d. h. wenn Darmgeräusche wieder auftreten und der Patient oral oder über einen Magenschlauch ernährt wird. Die Darmmotilität kann zum Beispiel durch perorale Gabe von Paraffin-Oel oder Stuhlweichmacher unterstützt werden. Prostigmin (sc) kann appliziert werden, wenn die Darmtätigkeit sich nicht spontan erholt (zur Übersicht siehe Longo und Vernava, 1995).

Tetraplegische Patienten mit hohen Läsionen (C5 und höher) haben *Atemprobleme.* Sie benötigen häufig eine Atmungsunterstützung. Der Thorax ist bei diesen Kranken in permanenter Einatmungsstellung, was neben Atemproblemen auch ein gestörtes Abhusten zur Folge hat. Dies führt wiederum zur Ansammlung von Sekret in der Trachea und den Bronchien mit der Gefahr von Atelektasen. Die Patienten sollten alle 6 Stunden intensive Atemtherapie erhalten, einschließlich einer intermittierenden endexpiratorischen Druckbeatmung (peep), Beklopfen des Thorax und assistiertem Husten. Die Verabreichung von Mucolytica kann das Abhusten von Bronchialsekret erleichtern. Diese Therapie wird durch regelmäßiges Drehen des Körpers ergänzt.

Die richtige *Lagerung* des Körpers ist wichtig, um Kontrakturen der Gelenke zu vermeiden. Die Lagerung der Schultern in Abduktion muß bei Patienten mit Tetraplegie besonders sorgfältig erfolgen, da es sonst zur Kontraktur der Schulterkapsel kommen kann, die zu einer schmerzhaften Kapsulitis führt, welche wiederum eine schmerzhafte Bewegungseinschränkung zur Folge haben kann. Leichtes Anheben der Beine erleichtert die venöse Drainage und reduziert die Blutstase. Die Kranken müssen sicher und sorgfältig gedreht werden. Diese Drehung des Patienten muß »en bloc« alle 2–3 Stunden am Tag und in der Nacht erfolgen. Zusätzlich müssen die Füße so positioniert werden, daß eine Plantarflexion vermieden und damit Kontrakturen verhindert werden (Donovan und Bedbrook, 1982).

Für eine *operative Intervention* an der Wirbelsäule bestehen folgende Indikationen:1. Das Mißlingen des Versuchs mit konservativen Methoden eine Dislokation zu reduzieren und ein akzeptables Alignement zu erreichen; 2. Instabilität einer Fraktur. 3. Progredient ansteigende Ausfälle von mehr als zwei Segmenten über die initiale Höhe der Läsion hinaus, oder fortschreitende Ausfälle in Höhe der Knochenverletzungen bei Patienten mit initial geringen Ausfällen; 4. akute Dekompression des Rückenmark durch Ausräumung eines Hämatoms oder eines Knochen-, bzw. Bandscheibenfragments vom Neuralkanal um eine Progression der Rückenmarkverletzung zu vermeiden; 5. Stabilisierung der Wirbelsäule, um die Mobilisierung früher zu ermöglichen als sie bei Spontanheilung der Fraktur möglich wäre. – Bei geschlossenen, aber kompletten traumatischen Verletzungen des Rückenmark im Zervikalbereich besteht zwischen konservativer und chirurgischer Behandlung kein Unterschied in der Entwicklung der neurologischen Ausfälle (Katho und El Masry, 1994). Eine eingehendere Diskussion der Indikation für ein operatives Vorgehen kann in der entsprechenden Fachliteratur nachgelesen werden (Bohlmann und Ducker, 1992; Rüter et al., 1995).

G 7.2 Pragmatische Therapie (s. Tab. G 7.4)

Die pragmatische Therapie eines Patienten mit akuter Querschnittläsion ist in **Tab. G 7.4** zusammengefaßt. Die verschiedenen Maßnahmen gelten für die Behandlung eines tetraplegischen Patienten. Sie müssen für einen paraplegischen Patienten entsprechend der Läsionshöhe und -schwere individuell adaptiert werden.

Übergang der Akutbehandlung zur Rehabilitation: Therapieprinzipien und pragmatische Therapie

Die Behandlung von Patienten mit Rückenmarkläsion muß kontinuierlich von der Akutversorgung in die Rehabilitation übergehen, wobei die Rehabilitation anfangs mit der Akutversorgung einherzugehen hat. Die Zeitspanne, in der ein Patient immobilisiert werden sollte, variiert abhängig von der Art und Lokalisation der Verletzung und eventuell durchgeführter Operationen. Die operative Behandlung der Wirbelsäule erfolgt üblicherweise, um eine Frühmobilisation zu erleichtern. Nach zervikalen Verletzungen sollte eine frühe Mobilisation nur mit Vorsicht durchgeführt werden. Patienten, die gehen können, sollten noch für 6–8 Wochen eine Halo-Weste tragen. Ein Korsett sollte bei Patienten mit thorako-lumbalen und lumbalen Verletzungen angepaßt werden. Der Grad der funktionellen Unabhängigkeit der nach Mobilisation erreicht wird, hängt zum einen von der Höhe und Schwere der Läsion und zum anderen von der Form und Intensität des Trainings ab (zur Übersicht siehe Guttmann, 1976).

Das *kardiovaskuläre System* paßt sich relativ rasch an die Folgen der sympathischen Insuffizienz an, so daß die Behandlung der Bradykardie üblicherweise nach ungefähr 2 Wochen abgebrochen

Tab. G 7.4: Pragmatische Therapie einer akuten Rückenmarkläsion (ges. gesch. Präparatenamen z. T. in Auswahl)

Optimale Rückenlagerung des Körpers mit Unterstützung der zervikalen und lumbalen Lordosen.
»En bloc-Transport« (über längere Strecken mit dem Hubschrauber) zu einem medizinischen Zentrum.
Infusionen mit Humanalbumin und Elektrolyte über einen ***zentralen Venenkatheter***
Methylprednisolon i. v. (Urbason®) (A) Gabe innerhalb von 8 Stunden nach Trauma (nur bei monotraumatisierten Fällen): Bolusinjektion von 30 m g/kg Körpergewicht innerhalb von 15 Minuten; Infusion offenhalten mit 0,9 % NaCl-Lösung über 45 Min.; dann Erhaltungsdosis 5,4 mg/kg/Stunde Methylprednisolon über 23 Stunden.
Radiologische Diagnostik und Entscheidung bezüglich konservativer oder evtl. operativer Behandlung.
Antazida z. B. Sucralfat (Ulcogant®) 6 x 1 g/die) ab dem 4. Tag zur Vermeidung eines Stressulkus von Magen und Zwölffingerdarm. Bei Koagulopathie: Omeprazol (Antra®) 40 mg i. v./per os.
Bei Bradykardie: Atropin 0,25–0,5 mg s. c. alle 8 Stunden.
Thromboseprophylaxe gewichtsadaptiert mit niedermolekularem Heparin (B), (Fraxiparin®) 0,2 ml ($\leq$ 50 kg KG)–0,6 ml ($\geq$ 91 kg) s. c. 1 x die.
Soweit erforderlich ***Sauerstoffzufuhr.***
Schmerzbehandlung z. B. mit Metamizol (Novalgin®) 2–5 ml in 250 ml 0,9 % NaCl; bis zu 4 x/die
Harnableitung über suprapubischen Blasenkatheter.
Fehlende Darmmotilität: Neostigmin (Prostigmin®) 0,5 mg s. c., 3–4/die.
Physikalische ***Atemtherapie*** und passive Durchbewegung der Extremitäten.
Regelmäßiges (alle 3 Stunden) »en bloc« ***Umlagern*** des Patienten.
Ergotherapeutische Behandlung der ***Handfunktion.***

werden kann. Vagovasale Synkopen können bei allen Patienten mit kompletter oder nahezu kompletter Tetraplegie beim anfänglichen Aufrichten auftreten. Als **pragmatische Therapie** wird in der frühen Phase der Mobilisation zur Kreislaufanpassung ein Kipptisch benützt, der zunehmend senkrecht gestellt wird, wobei der Patient bei einem bestimmten Winkel einen Blutdruck von systolisch 80–90 mmHg über eine Stunde aufrecht erhalten sollte. Um den venösen Rückstrom zu fördern, sollten Tetraplegiker während der ersten 4 Monate beim Sitzen und beim Training auf dem Kipptisch elastische Strümpfe tragen.

Bei Patienten mit Läsionen oberhalb von Th6 treten häufig Episoden *autonomer Dysreflexie* auf. Diese sind durch extremen Blutdruckanstieg, klopfenden Kopfschmerz und Gesichtsrötung charakterisiert. Diese Komplikation entwickelt sich mit der Rückkehr der Reflexaktivität, besonders der des Blasendetrusors. Die Dysreflexie resultiert aus einem unkontrollierten Anstieg sympathischer Aktivität. Diese hat ihren Ursprung in den von ihrer supraspinalen Kontrolle abgetrennten sympathischen Rückenmarkzentren. Die kompensatorische Bradykardie wird durch die Aktivierung von Barorezeptoren hervorgerufen, da die Vagusinnervation intakt bleibt. Die autonome Dysreflexie wird meist durch Reize aus den inneren Organen (Überdehnung und Entzündung), die von Blase und Darm ausgehen, ausgelöst. Die **pragmatische Therapie** zielt darauf ab, die zugrundeliegenden Ursachen, z. B. eine Katheterobstruktion, zu beseitigen (Katheterwechsel) oder durch die lokale Anwendung von Anästhetika im Bereiche des Darmes oder der Blase die Reizintensität zu vermindern.

Patienten mit einer Rückenmarkverletzung haben ein erhöhtes Risiko der *thromboembolischen Erkrankung* durch Immobilisation, verminderte Pumpenfunktion der Beinmuskeln und Freisetzung entsprechender Gewebefaktoren durch die Verletzung. Das Risiko ist während der ersten 2 Monate nach dem Trauma am größten. Lungenembolien als Komplikation der Beinvenenthrombose sind, besonders bei Tetraplegikern, mit einem relativ hohen Morbiditäts- und Mortalistätsrisiko verbunden. Daher sind routinediagnostische Maßnahmen, wie tägliche Ober- und Unterschenkel-Umfangsmessungen und, bei Verdacht, eine Beinvenen-Dopplersonographie notwendig. Die Phlebographie ist für die Erfassung der Lokalisation und Ausdehnung eines Thrombus am aussagekräftigsten. Bei Lungenembolie ergeben sich klinische Hinweise aus akuter Atemnot, Husten, Hämoptyse, Zyanose und bei peripherer Manifestation atemabhängige Schmerzen. Abfall des pO2, Hinweise auf Rechtsherzbelastung in der Elektrokardiographie und verminderte Perfusion in der Lungenszintigraphie stützen die Diagnose. Die prophylaktische Gabe von niedermolekularem Heparin reduziert das Risiko der tiefen Venenthrombose. Die **pragmatische Therapie** umfaßt präventive Maßnahmen, wie die gewichtsadaptierte Gabe von niedermolekularem Heparin (1 x/die 0,3 ml, (50 kg KG) bis 0,8 ml (90 kg) Nadroparin (sc) über 3 Monate (Green et al., 1994 a,b**), das Tragen von elastischen Strümpfen und passives Durchbewegen der Extremitäten. Wenn die Diagnose einer tiefen Venenthrombose gestellt ist, sollte sofort eine intravenöse Vollheparinisierung begonnen und über 10–14 Tage fortgesetzt werden. Das betroffene Bein wird geschont und hochgestellt. Der Kranke bleibt eine Woche ruhiggestellt. Dann wird eventuell phlebographisch kontrolliert.

Das *respiratorische System* paßt sich üblicherweise rasch den veränderten Atmungsbedingungen an. Trotzdem sollte die Atemtherapie auch nach Adaptation fortgesetzt und die Vitalkapazität routinemäßig kontrolliert werden. Patienten mit Läsionen oberhalb C5 benötigen eine Atmungsunterstützung über längere Zeiträume. Da tetraplegische Patienten komplett auf die Zwerchfellatmung angewiesen sind und keine zusätzlichen Atmungsreserven haben, kann es leicht zur Ermüdung mit Ateminsuffizienz kommen. Dies ist besonders im Liegen und während der Nacht zu beachten und durch eine Atmungsunterstützung zu verhindern. Als **pragmatische Therapie** benötigt ein Teil der tetraplegischen Patienten mit hohen Läsionen eine Atmungsunterstützung für Wochen und Monate, andere benötigen diese permanent. Bei letzteren Patienten kann eine elektrische Stimulation der Phrenikusnerven zur Beatmung erfolgreich über Jahre durchgeführt werden (s. Kap. J9). Bei weniger schwer betroffenen Patienten sind eine zeitweilige positive endexpiratorische Druckbeamtung (peep) und die Gabe von Mukolytika sinnvoll.

Die *Stuhlentleerung* kann bei Patienten mit Läsionen des ersten motorischen Neurons und erhaltenen Konusreflexen relativ gut reguliert werden. Der gastrokolische Reflex wird durch die Nahrungsaufnahme ausgelöst. Die Peristaltik wird zusätzlich durch ein Glycerin-Suppositorium stimuliert. Bei Patienten mit Läsionen des zweiten motorischen Neurons mit schlaffem Anus können dieselben Maßnahmen durchführt werden, aber der Stuhl muß häufig manuell entleert werden. **Pragmatisch** sollte die Stuhlentleerung regelmäßig, täglich oder jeden zweiten Tag initiiert werden. Faserreiche Diät und Stuhlweichmacher sind hilfreich.

Für die Behandlung der *neurogenen Blase* ist die intermittierende Katheterisierung die Methode der Wahl. Sie erfolgt nach Entfernung der suprapubischen oder urethralen Drainage (nach der polyurischen Phase). Die Flüssigkeitsbilanz sollte überwacht und eine Überdehnung der Blase vermieden werden. Die Trinkmenge sollte in der frühen Phase der Rehabilitation auf 150–200 ml alle 2 Std. limitiert und der Patient alle 4–6 Stunden katheterisiert werden. Dieses Programm sollte so lange aufrecht erhalten werden, bis die endgültige Form der Blasenentleerung feststeht. Ist eine suprapubische Harnableitung über längere Zeit erforderlich, so entwickelt sich mit großer Wahrscheinlichkeit eine chronische Bakteriurie. Eine Balance zwischen Bakterien und Abwehrkräften kann durch hohe Flüssigkeitsaufnahme und damit hohen Urinabgang, sowie Aufrechterhaltung eines freien Urinablaufs der Blase erreicht werden. Ausserdem sollte der perineale Bereich so sauber wie möglich gehalten werden. Die Reflexentleerung der Blase kann alle 2–4 Stunden durch suprapubisches Beklopfen der Blase oder durch Crédé-Manöver (suprapubischer manueller Druck) erleichtert werden. Das Residualvolumen muß regelmäßig durch Ultraschall oder nach der Entleerung durch Katheterisierung erfaßt werden. Wenn das Restvolumen gleichbleibend unter 80–100 ml bleibt, kann das Katheterisieren reduziert oder gestoppt werden. Seltenes Katheterisieren bei hohem Residualvolumen prädisponiert zum Infekt. Patienten mit Blasenhypo- oder areflexie können ihre Blase mit Hilfe von suprapubischem Druck entleeren. – Die medikamentöse Therapie der Blasenentleerungsstörung (s. auch Kap. K3) hängt von der Form der Blasendysfunktion ab, die wiederum von der Höhe der Rückenmarkläsion bestimmt wird (**Tab. G 7.1**). Die medikamentöse Therapie ist darauf ausgerichtet, eine ausreichende Entleerung zu erreichen und dabei die Inkontinenz zu vermeiden. Die bei den verschiedenen Formen der Blasendysfunktion empfohlenen Medikamente sind in **Tab. G 7.5** aufgeführt. Bei der spastischen Blasendysfunktion kann die lokale Injektion von Botulinum-Toxin in den Sphincter externus der Urethra (Schurch et al., 1996a) oder, falls damit kein ausreichender Effekt erzielt wird, eine Sphinkterotomie die Entleerung verbessern. Außerdem kann dadurch der Entleerungsdruck und das residuale Urinvolumen vermindert und das Auftreten einer autonomen Dysreflexie reduziert werden. Bei Frauen mit Reflexblase und Inkontinenz kann die operative Behandlung der spastischen Blasenlähmung mit sakraler Deafferentierung und Vorderwurzelstimulation nach Brindley angezeigt sein (Brindley und Rushton, 1990). Der Hintergrund dieser Operation ist, daß die Wiederherstellung der Speicherfunktion der Harnblase nur gelingen kann, wenn die spinale Fehlsteuerung aufgehoben wird. Durch die sakrale Deafferentierung wird eine Harnkontinenz und physiologische Speicherphase erreicht. Durch die Vorderwurzelstimulation erfolgt eine vollständige Blasenentleerung (zur Übersicht siehe Schurch, 1996a). **Zur pragmatischen Therapie** (siehe **Tab. G 7.5**).

Tab. G 7.5: Medikamente zur Behandlung der Blasenentleerungsstörung (ges. gesch. Präparatenamen z. T. in Auswahl)

Hypoaktive Blase (Detrusorschwäche)	**Hyperaktive Blase**	**Blasenhals**	**Sphinkterspastik**
Parasympatikomimetika Distigminbromid, (Ubretid®) 1/2 -2 x5 mg/die; Carbachol (Doryl®) 1/2 -2 x 2 mg/die	*Anticholinergika* Oxybutynin (Dridase®) 2–3 x 5 mg/die	*Alpha-Blocker* Prazosin (Minipress®) 1–2 x 2 mg/die *Alpha-Stimulator* Midodrin (Gutron®) 1–2 x 2,5mg/die cave RR!	*Spasmolytika* Baclofen (Lioresal®) max. 3 x 25 mg/die *Lokale Injektion von Botulinumtoxin* 25 IU (Botox®) 3–4mal innerhalb v. 3 Monaten

Entscheidend für die Handhabung von *Hautproblemen* bei Patienten mit Rückenmarkläsion ist die Vermeidung von Druckulzera. Dies erfordert eine regelmäßige Entlastung belasteter Hautflächen und regelmäßige Inspektion dieser Hautpartien durch den Patienten oder das Pflegepersonal. Die konservative Behandlung von Druckulzera umfaßt die komplette Entlastung der betroffenen Hautpartien, ausreichende Proteinzufuhr und, falls notwendig, die Gabe von Erythrozyten-Konzentraten. Häufig ist eine chirurgische Behandlung nach Abheilen der Infektion erforderlich (Herceg und Harding, 1978). **Die pragmatische Therapie** besteht in Reinigung, Desinfektion und Débridement im Ulkusbereich, Stimulation der Granulation und Förderung der Epithelialisierung (z. B. Solcoseryl-Salbe).

Für die Behandlung von *spastischen Symptomen* sind bei mobilen Patienten physiotherapeutische Behandlungsmaßnahmen einer medikamentösen Therapie vorzuziehen. Neuere Untersuchungen (Dietz et al., 1994; 1995) haben gezeigt, daß Lokomotionsaktivität sowohl bei komplett wie bei inkomplett paraplegischen Patienten induziert und trainiert werden kann wodurch auch spastische Symptome vermindert werden. Es profitieren jedoch nur inkomplett paraplegische Patienten direkt von diesem Training bezüglich ihrer Gangfunktion. Bei immobilen Patienten mit schwerer Spastik spinalen Ursprungs hat sich die intrathekale Gabe von Baclofen über eine Infusionspumpe bewährt (Coffey et al., 1993). Weitere Einzelheiten, einschließlich der **pragmatischen Therapie,** siehe Kap. I.12.

Eine wichtige bei tetraplegischen Patienten nicht selten auftretende posttraumatische Komplikation, ist die *heterotope Ossifikation* (HO). Warum sich Knochen im periartikulären Bindegewebe, hauptsächlich im Bereich der Hüfte (gelegentlich des Knies) bei Patienten mit Rückenmarkverletzung bildet, ist nicht bekannt. Eine HO sollte vermutet werden, wenn Muskeln über den entsprechenden Gelenken anschwellen und wenn die alkalische Phosphatase im Serum ansteigt. Die Knochenbildung kann durch ein Dreiphasenszintigramm früh dokumentiert werden. Die Früherkennung ist notwendig, um rasch eine Behandlung einzuleiten (Stover et al., 1975). Die **pragmatische Therapie** besteht in der Bestrahlung des betroffenen Gewebes (2 Gy an 5 aufeinanderfolgenden Tagen) in Kombination mit der Gabe von Indometacin (3 × 15 mg/die) über 3 Monate (Schaeffer und Sosner, 1995). Nach Abschluß der Knochenbildung kann eine chirurgische Entfernung angezeigt sein, wenn der Prozeß inaktiv ist.

Die *Geschlechtsfunktion* ist bei jeder Verletzungshöhe gestört. Eine Rückenmarkverletzung beeinträchtigt generell nicht die Möglichkeit einer Schwangerschaft, da mit Wiedereinsetzen des Menstruationszyklus, ca. 3–8 Monate nach der Verletzung, keine Qualitätseinbuße des Eisprungs besteht. Bei paraplegischen Patientinnen ist eine vaginale Geburt üblicherweise möglich, wogegen bei tetraplegischen Patientinnen meist ein Kaiserschnitt erforderlich ist. Männliche Patienten werden häufig wegen der verminderten Anzahl und Qualität der Spermien infertil. Dieser Zustand tritt üblicherweise einige Monate nach der Verletzung auf. Zudem ist häufig die für die Ejakulation erforderliche synergistische Aktivität der glatten Muskulatur beeinträchtigt (besonders bei tetraplegischen Patienten), so daß die Spermien häufig in die Blase gelangen und dort inaktiviert werden. Die Veränderungen in der Potenz aufgrund der Rückenmarkläsion ist unterschiedlich, abhängig von der Schwere der Läsion. Generell sind Reflexerektionen bei tetraplegischen Patienten relativ einfach zu produzieren, aber eine Ejakulation eher selten. Die **pragmatische Therapie** der gestörten Sexualfunktion (Auslösung von Erektionen; s. auch Kap. K 3) besteht in der wiederholten Injektion von Prostaglandin E 1 (1 ml oder 10 µg und, falls erforderlich, auch höherer Dosen (20 µg) in das erektile Organ. Dies stellt derzeit die Therapie erster Wahl dar, um die sexuelle Funktion zu verbessern (Lue und Tanagho, 1987**). Wenn diese Therapie nicht erfolgreich ist, kann eine intrakavernöse Injektion mit Papaverin (12 mg) in Kombination mit Phentolamin (2 mg) versucht werden (Kapoor et al., 1993). Diese therapeutischen Maßnahmen sollten engmaschig kontrolliert werden (zur Übersicht siehe Mulcahy, 1995; Schurch, 1996b).

G 7.3. Nicht-traumatische Rückenmarkläsion

Die in **Tab. G 7.1** aufgeführten Rückenmark-Syndrome können sowohl traumatisch als auch nicht-traumatisch entstehen. Für die nicht-traumatischen Rückenmarkläsionen vaskulärer, entzündlicher oder neoplastischer Genese (z. B. degenerative Knochenbildung oder Tumoren) können, mit wenigen Ausnahmen (wie die nach einer traumatischen Verletzung auf wenige Stunden begrenzte Gabe von Methylprednisolon) die im vorangehenden Abschnitt dargestellten pragmatischen Therapiemaßnahmen entsprechend adaptiert. Darüber hinaus müssen einige zusätzliche Maßnahmen getroffen werden. Sie werden im folgenden ausgeführt.

G 7.3.1. Vaskuläre Rückenmarkläsion

Klinik

Eine vaskuläre Rückenmarkläsion tritt meist plötzlich auf. Sie ist häufig mit segmental ausstrahlenden Schmerzen verbunden. Sie kann Folge eines Aneurysma dissecans sein, aber auch erst bei einer Operation an der Aorta auftreten. Die Hauptdifferentialdiagnose betrifft vaskuläre Malformationen (Hughes, 1989, siehe auch Kap. D7) und durch einen Tumor verursachte Thrombosen. Die Diagnostik erfolgt durch radiologische Untersuchungen (Myelographie, MRI). Nur wenn diese Untersuchung für eine vaskuläre Malformation sprechen, ist eine spinale Angiographie indiziert. Die am häufigsten auftretende vaskuläre Läsion des Rückenmark ist das Spinalis anterior-Syndrom (siehe **Tab. G 7.1**).

Therapie

Die primäre Therapie sollte darauf ausgerichtet sein, die zugrundliegende Ursache der Thrombose zu behandeln. Wenn dies nicht möglich ist, sind generell den Kreislauf unterstützende Maßnahmen angezeigt. Rheologische oder Hämodilutionstherapien haben sich nicht als günstig erwiesen. Das Gleiche gilt für die Gabe von Steroiden. Keine klar vorteilhaften Effekte wurden bisher für Substanzen, die die Thrombozytenaggregation hemmen, beschrieben (z. B. Acetylsalicylsäure). Deren Wert in der Langzeitbehandlung wird derzeit noch untersucht.

Wenn eine *vaskuläre Malformation* zu einer spinalen Ischämie geführt hat, hängt das weitere Vorgehen von der Art der Malformation, ihrer Ausdehnung und Lokalisation ab. Die häufigsten Ausschaltverfahren sind Embolisation und operative Exstirpation der Malformation (siehe Kap. D7). Das Ziel muß die Elimination des Shunts sein, der meist in Form einer arterio-venösen Fistel besteht (Criscuolo et al., 1989; Krayenbühl et al., 1969; König et al., 1989). Epidurale Blutungen müssen, wie ein Tumor, rasch operativ entfernt werden, um das Rückenmark zu dekomprimieren.

G 7.3.2. Akute Myelitis

Klinik

Die akute Querschnittmyelitis tritt meist innerhalb von 24 Stunden ein, unabhängig vom infektiösen Agens. Das Ausmaß und die Schwere der Ausfälle hängen von der Lokalisation und der Ausdehnung der entzündlichen Läsion ab. Die oberen Extremitäten sind in weniger als 25 % betroffen. Die Hinterstränge sind signifikant seltener betroffen als die motorischen Bahnen. In der Höhe der Läsion besteht häufig eine symmetrische Zone von Allodyndie und Hyperpathie. Die Ausbildung der Symptome ist in ca. 50 % der Fälle mit Fieber gekoppelt. Der Verlauf ist schwer vorhersehbar. Etwa ein Drittel der Kranken zeigte keine Besserung, ein Drittel eine partielle Remission und ein Drittel eine gute Rückbildung der Ausfälle. Ein Persistieren der Ausfälle über mehr als 3 Monate weist auf eine schlechte Prognose hin. Ein Häufigkeitsgipfel der Myelitis besteht zwischen dem 15. und 40. Lebensjahr ohne Geschlechtsunterschied.

Die akute Querschnittmyelitis wurde mit verschiedenen viralen und bakteriellen infektiösen Erkrankungen in Verbindung gebracht. Bei den meisten Patienten (um 60 %) wird jedoch bei den Routine-Blut- und Liquoruntersuchungen kein infektiöses Agens gefunden, und es besteht kein zeitlicher Zusammenhang mit einer generalisierten Infektion. Menschen mit einem gestörten Immunsystem haben ein erhöhtes Risiko, an einer Myelitis zu erkranken. In ca. 60 % der Fälle stellt die Querschnittmyelitis die erste Manifestation einer Multiplen Sklerose dar (Berman et al., 1981; Litpon und Teasdall, 1973). Zur Diagnose sollte eine Untersuchung des Liquors, einschließlich Zytologie, erfolgen. Zusätzlich sollte eine serologische Untersuchung auf neurotrope Viren und Bakterien durchgeführt werden. Im Liquor findet man eine Erhöhung von Protein und Zellzahlen.

Therapie

Die Behandlung einer akuten Querschnittmyelitis besteht, falls angemessen, in einer spezifischen antiviralen Therapie (Acyclovir, Gancyclovir) oder der Gabe von Antibiotika, wenn eine bakterielle Infektion vermutet wird. Eine Kombination mit Steroiden ist zu empfehlen (1 mg/kg Prednison pro Tag über 14 Tage; danach Ausschleichen über 10 Tage) (Lisak, 1985) oder alternativ die Gabe von 1 g Methylprednisolon pro die (i. v.) über 7 Tage danach Ausschleichen über 2 Tage (Dowling et al., 1980; Kincaid und Dyken 1985).

G 7.3.3. Chronisch zervikale Myelopathie

Klinik

Die zervikale spondylotische Myelopathie ist die häufigste Ursache einer Myelopathie im höheren Alter. Sie wird durch fortschreitende degenerative Veränderungen der zervikalen Wirbelsäule hervorgerufen, meist auf der Grundlage eines primär engen Spinalkanals. Dieses Krankheitsbild wird ausführlich im Rahmen der spinalen Enge-Syndrome (Kap. I 13) besprochen.

Die chronisch-zervikale Myelopathie ist durch eine spastisch-ataktische Gangstörung charakterisiert, die sich mit der Zeit verschlechtert. Relativ häufig treten Faszikulationen und Parästhesien in den Armen auf. Störungen der Blasen- und Mastdarmfunktion sowie radikulär ausstrahlende Schmerzen bestehen weniger häufig. Die Kombination von spastischer Paraparese und atrophischer Parese im Bereiche der zervikalen Segmente ist für die Diagnose pathognomonisch.

Zur Sicherung der Diagnose tragen die Registrierung der somatosensorisch-evozierten Potentiale (SSEP) nach elektrischer Reizung der Arm- und Beinnerven, sowie die durch transkranielle magnetische Stimulation des motorischen Kortex ausgelösten EMG-Antworten in Hand- und Beinmuskeln bei (Kiers und Chiappa, 1995; Curt und Dietz, 1996b). Verzögerte und reduzierte Amplituden dieser Potentiale sind charakteristische Befunde. Bei Stimulation von N. medianus und N. ulnaris und fraktionierter Ableitung der SSEP kann häufig auch die Höhe der Rückenmarkkompression innerhalb der zervikalen Wirbelsäule erfaßt werden (Curt und Dietz, 1996b). Bestätigt wird die Diagnose dann durch MRI, Myelographie oder Myelo-CT.

Die *Differentialdiagnose* schließt die Kompression durch Bandscheibenprolaps, Ausbildung einer Syringomyelie (siehe Kap. G 8), spinale Tumoren (siehe später) und die amyotrophe Lateralsklerose (siehe Kap. J 6) ein. Weniger häufig muß auch an eine Multiple Sklerose oder funikuläre Myelopathie gedacht werden.

Therapie
Zur Therapie siehe Kap. I.13

G 7.3.4. Tumoren

Klinik
Spinale Läsionen als Folge von Tumoren werden auf unterschiedliche Art symptomatisch. Bei einem malignen spinalen Tumor oder einer spinalen Metastase kommt es zu rascher Zunahme der Ausfälle. Häufig bestand bereits einige Wochen oder Monate zuvor eine radikuläre Schmerzausstrahlung. Dagegen ist eine allmähliche Zunahme der Ausfälle, manchmal über Jahre, für einen benignen oder semi-benignen Tumor typisch. Bei gutartigen Tumoren ist es von entscheidender Bedeutung, diese früh zu diagnostizieren, da in einem frühen Stadium häufig die komplette operative Entfernung der Tumors möglich ist und sich die Rückenmarkfunktionen wieder voll erholen können. Um einen benignen Tumor früh zu diagnostizieren, muß man sich bewußt sein, daß die ersten sensiblen und motorischen Symptome meist mehrere Segmente kaudal von der Höhe der Läsion auftreten; im Extremfall, bei einem zervikalen Tumor, in den Füßen. Auch später, wenn schwerere sensible und motorische Ausfällen bestehen, ist der Tumor üblicherweise einige Segmente höher lokalisiert als die sensible Querschnitthöhe. Die Registrierung der SSEP bei Reizung der Arm- und Beinnerven kann Hinweise auf die Höhe der Läsion geben. Die weitere Lokalisation sollte über die MRI-Untersuchung erfolgen. Myelographie und Liquoruntersuchung sollten mit Vorsicht durchgeführt werden, da es hierbei zu einer Herniation des Tumors kommen kann. Im Falle einer plötzlichen Verschlechterung sollten die technischen Voraussetzungen für eine notfallmäßige operative Dekompression des Rückenmarks gegeben sein.

Neurinome treten vorwiegend im Bereich des zervikalen Spinalkanals auf. Sie sind primär durch eine radikuläre Läsion charakterisiert, die üblicherweise vor Kompression des Rückenmark manifest wird. Auch ist das Liquoreiweißs häufig auffallend hoch. *Meningeome* sind die typischen gutartigen Tumore bei Frauen über 40 Jahre. Die Rückenmarkkompression thorakal erfolgt und manifestiert sich durch langsam über Jahre progrediente, meist seitenbetonte Spastik. *Chordome, Ependymome* und *Lipome* sind eher seltene gutartige Tumoren, die im Bereiche der Lumbo-Sakralregion lokalisiert sind (McCormick et al., 1990). Die am häufigsten auftretenden malignen oder semimalignen intramedullären Tumore sind *Gliome* und *Glioblastome* (Cohen et al., 1989). (Siehe auch Kap. G 1).

Die übrigen gutartigen Tumore gehen meist von der Wirbelsäule aus (z. B. Hämangiome, Osteoblastome, eosinophile Granulome, Riesenzelltumoren). Maligne Tumoren (z. B. Plasmozytome, Lymphome und Osteo-, Chondro-, oder Ewing-Sarkome) der Wirbelsäule sind seltener (Greenberg et al., 1980). Metastasen komprimieren das Rückenmark meist von extradural (98 % der Fälle). Die häufigsten Metastasen stammen von Bronchial- und Mammakarzinomen, in der Häufigkeit gefolgt von Prostata- und Nierenzellkarzinomen (Mulder und Dale, 1985; Stark et al., 1982; Wong et al., 1990) sowie epidural wachsende Lymphomen.

Therapie
Bei benignen Tumoren ist die Therapie der Wahl die Dekompression des Rückenmarks, Entfernung des Tumors und, falls erforderlich, Stabilisation der Wirbelsäule. Bei Hämangiomen der Wirbel (50 % der gutartigen Tumoren der Wirbelsäule) ist eine operative Ausschaltung üblicherweise nicht möglich. In diesen Fällen kann eine Embolisation häufig den epiduralen Anteil der vaskulären Malformationen reduzieren. Bei intramedullären Tumoren (z. B. Gliome, Glioblastome) sowie für extramedulläre maligne Tumoren, bestehen keine Möglichkeiten der kurativen Therapie. Wenn eine spinale Raumforderung radiologisch diagnostiziert wird und der Verlauf einen malignen Tumor nahelegt, ist eine Therapie mit hohen Dosen von Methylprednisolon indiziert (initial 200 mg (i. v.) Ausschleichen über Wochen). Wenn möglich sollte mit Wirkungseintritt dieser Therapie eine operative Dekompression des Rückenmark erfolgen, was zugleich eine Biopsie des Tumors erlaubt. Daraufhin kann, abhängig von der Malignität des Tumors, eine Bestrahlung mit 36 Gy, in Fraktionen zwischen 1,5 und 1,8 Gy erfolgen (Mulder und Dale, 1985). Das gleiche Vorgehen ist zu empfehlen, wenn Metastasen die für den Patienten im Vordergrund stehenden Symptome verursachen. Die Bestrahlung eines Tumors ohne operative Dekompression kann zur Verschlimmerung der Ausfälle als Folge eines durch die Bestrahlung ausgelösten Ödems führen. Wenn eine komplette spinale Läsion bereits mehr als 24 Stunden besteht, kann unabhängig von der Art des Tumors, eine Rückbildung der Paraplegie nicht erwartet werden. In diesem Falle ist eine Operation nur indiziert, wenn ohnehin eine Stabilisation der Wirbelsäule und/oder eine Biopsie erforderlich ist.

Literatur

Bartholdi D, Schwab ME (1995) Methylprednisolone inhibits early inflammation processes but not ischemic cell death after experimental spinal cord lesion in the rat. Brain Res 672: 177–186

Berman M, Feldman S, Alber M, Zelber N, Kahann E (1981) Acute transverse myelitis; incidence and etiologic considerations. Neurology 31: 966–971

Behrmann DL, Bresnahan JC, Beattie MS (1994) Modeling of acute spinal cord injury in the rat: neuroprotection and enhanced recovery with methylprednisolone, U-74006F and YM-14673 high 1. Exp Neurol 126: 61–75

Biyani A, El Masry WS (1994) Post-traumatic syringomyelia: a review of the literature. Paraplegia 32: 723–731

Bohlman HH and Ducker TB (1992) Spine trauma in adults. In: The spine. (RH Rothman, FA Simeone, Hrsg.) WB Saunders, Philadelphia 973–1104,

Braakman R, Penning L (1976) Injuries of the cervical spine. In: Handbook of Clinical Neurology (Vinken PJ, Bruyn GW, Hrsg.). North Holland, Amsterdam

Bracken MB, Holford TR (1993) Effects of timing of methylprednisolone or naloxone administration on recovery of segmental and long-tract neurological function in NASCIS 2. J Neurosurg 79: 500–507

Bracken MB, Shepard MJ, Collins WF, Holford TR, Young W, Baskin DS, Eisenberg HM, Flamm E, Leo-Summers L, Maroon J, Marshall LF, Perot PL, Piepmeier J, Sonntag VKH, Wagner FC, Wilberger JE, Winn HR (1990) A randomized, controlled trial of methylprednisolone or naloxone in the treatment of acute spinal cord injury. N Engl J Med 322: 1405–1411

Bracken MB, Shepard MJ, Hellenbrand KG (1985) Methylprednisolone and neurological function one year after spinal cord injury. J Neurosurg 63: 704–713

Braughler JM, Hall ED (1982) Correlation of methylprednisolone levels in cat with its effects on (Na2+K+)-ATPase, lipid peroxidation, and alpha motor neuron function. J Neurosurg 56: 838–844

Braughler JM, Hall ED (1983) Lactate and pyruvate metabolism in injured cat spinal cord before and after a single large intravenous dose of methylprednisolone. J Neurosurg 59: 256–261

Brindley GS, Rushton DN (1990) Longterm follow-up of patients with sacral root stimulator implants. Paraplegia 41: 211–217

Coffey RJ, Cahill D, Steers W, Park TS, Ordia J, Meythaler J, Herman R, Shetter AG, Levy R, Gill B, Smith R, Wilberger J, Loeser JD, Chabal Ch, Feler, Robertson JT, Penn RD, Clarke A, Burchiel KZ, Leibrock LG (1993) Intrathecal baclofen for intractable spasticity of spinal origin: Results of a long-term multicenter study. J. Neurosurg 78: 226–232

Cohen AR, Wisoff JH, Allen JC, Epstein F (1989) Malignant astrozytomas of the spinal cord. J. Neurosurg 70:50–54

Constantini S, Young W (1994) The effects of prednisolone and the ganglioside GM1 on acute spinal cord injury in rats. J Neurosurg 80: 97–111.

Cook DJ, Fuller HD, Guyatt GH, Marshall JC, Leasa D, Hall R, Winton TL, Rutledge F, Todd TJR,Roy P, Lacroix J, Griffith L, Willan A (1994) Risc factors for gastrointestinal bleeding in critically patients. New Engl J Med 330: 377–380

Criscuolo GR, Oldfield EH, Doppmann JL (1989) Reversible acute and subacute myelopathy in patients with dural arteriovenous fistulas. Foix-Alajouanine syndrome reconsidered. J Neurosurg 70: 354–359

Curt A (1996) Klinische Neurophysiologie in der Paraplegiologie. In: Querschnittlähmung (V. Dietz, Hrsg.) Kohlhammer, Stuttgart 17–64

Curt A, Dietz V (1996a) Neurographic assessment of intramedullar motoneurone lesions in cervical spinal cord injury: Consequences for hand function.Spinal Cord 34: 326–332

Curt A, Dietz V (1996b) Traumatic cervical spinal cord injury. Relation between somato-sensory evoked potentials, neurological deficit, and hand function. Arch Phys Med Rehabil 77: 48–53

Curt A, Dietz V (1997) Ambulatory capacity in spinal injury: Significance of ASIA protocol and SSEP recordings in predicting outcome. Arch Phys Med Rehabil 78: 39–43

Dietz V (Hrsg.) (1996) Querschnittlähmung. Kohlhammer, Stuttgart

Dietz V, Colombo G, Jensen L (1994) Locomotor activity in spinal man. The Lancet 344: 1260–1263

Dietz V, Colombo G, Jensen L, Baumgartner L (1995) Locomotor capacity of spinal cord in paraplegic patients. Ann Neurol 37: 574–582.

Ditunno JF (1992) New spinal cord injury standards. Paraplegia 30: 90–91

Ditunno JF, Young W, Donovan WH, Creasey G (1994) The international standards booklet for neurological and functional classification of spinal cord injury. Paraplegia 32: 70–80

Donovan WH, Bedbrook G (1982) Comprehensive management of spinal cord injury. Clinical Symposia, Vol 34, 1–36, CIBA, New Jersey

Dowling PC, Bosch VV, Cook SD (1980) Possible beneficial effect of high-dose intravenous steroid therapy in acute demyelinating disease and transverse myelitis. Neurology 30: 33

El Masry WS, Biyani A (1996) Incidence, management and outcome of posttraumatic syringomyelia. In memory of Mr Benard Williams. J Neurol Neurosurg Psychiatry 60: 141–146

Faden AI, Jacobs TP, Mougey E, Holaday JW (1981) Endorphins in experimental spinal injury: Therapeutic effect of naloxon. Ann Neurol 10: 326–332

Faden AI, Lemke M, Simon RP, Noble LJ (1988) N-methyl-D-spartate -Antagonist MK801 improves outcome following traumatic spinal cord injury in rats: behavioral, anatomic and neurochemical studies. J Neurotrauma 5: 33–45.

Faden AI, Salzman S (1992) Pharmacological strategies in CNS trauma. TIPS 13: 29–35

Francel PC, Long BA, Malik JM, Tribble C, Jane JA, Kron IL (1993) Limiting ischemic spinal cord injury using a free radical scavenger 21-aminosteroid and/or cerebrospinal fluid drainage. J Neurosurg 79: 742–751

Geisler FH (1993) GM-1 ganglioside and motor recovery following human spinal cord injury. J Emerg Med 11: 49–55

Geisler FH, Dorsey FC and Coleman WP (1991) Recovery of motor function after spinal-cord injury -a randomized, placebo-controlled trial with GM-1 ganglioside. N Engl J Med 324: 1829–1838

Gomez-Pinilla F, Tram H, Cotman CW, Nieto-Sampedro M (1989) Neuroprotective effect of MK-801 and U-50488H after contusive spinal cord injury. Exp Neurol 104: 118–124

Gorio A (1988) Gangliosides as a possible treatment affecting neuronal repair processes. In: Advances in Neurology. Functional Recovery in Neurological Disease (SG Waxman Hrsg.), Raven Press, New York 523–530

Green D, Chen D, Chmiel JS, Olsen NK, Berkowitz M, Novick A, Alleva J, Steinberg D, Nussbaum S, Tolotta M, Weller KA (1994 a) Prevention of thromboembolism in spinal cord injury: role of low molecular weight heparin. Arch Phys Med Rehabil 75: 290–292

Green D, Twardowski P, Wei R, Rademaker AW (1994 b) Fatal pulmonary embolism in spinal cord injury. Chest 105: 853–855

Greenberg HS, Kim JH, Posner JB (1980) Epidural spinal cord compression from metastatic tumor: results with a new treatment protocol. Ann Neurol 8: 361–366

Guttmann Sir L (1976) Spinal cord injuries - comprehensive management and research, 2nd ed, Oxford Blackwell Scientific Publ, Oxford

Hao JX, Watson BD, Xu XJ, Wiesenfeld-Hallin Z, Seiger A, Sundstrom E (1992) Protective effect of the NMDA-Antagonist MK-801 on photochemically induced spinal lesions in the rat. Exp Neurol 118: 143–152

Herceg SJ, Harding RL (1978) Surgical treatment of pressure ulcers. Arch Phys Med Rehabil 59: 193–200

Hsu CY, Dimitrijevic MR (1990) Methylprednisolone in spinal cord injury: the possible mechanism of action. J Neurotrauma 7: 115–119

Hughes JT (1989) Vascular disorders of the spinal cord. In: Vascular Diseases, Part III, Handbook of Clinical Neurology, Vol. 55, (JF Toole Hrsg.), Elsevier, Amsterdam 95–106

Hughes JT (1995) Neuropathology of the spinal cord. In: Diagnosis and Management of Disorders of the Spinal Cord (RR Young, RM Woolsey, Hrsg.), WB Saunders, Philadelphia 48–66

Kapoor VK, Chakal AS, Jyoti SP, Mundkur YS, Kotwal SV, Metita VK (1993) Intracavernous papaverine for impotence in spinal cord injured patients. Paraplegia 31: 675–677

Katho S, El Masry WS (1994) Neurological recovery after conservative treatment of cervical cord injuries. J Bone Joint Surg 76 B: 225–228

Kiers L,Chiappa KH (1995) Motor and somatosensory evoked potentials in spinal cord disorders. In: Diagnosis and Management of Disorders of the Spinal Cord (RR Young, RM Woolsey, Hrsg.) WB Saunders, Philadelphia 153–169

Kincaid JC, Dyken ML (1985) Myelitis and myelopathy. In: Clinical Neurology (revised series), (Baker AB, Joint RJ, Hrsg.) Vol. 3: 48, Harper & Row, Philadelphia 1–32

Klekamp J, Batzdorf U, Samii M (1996) Die Wiederherstellung einer freien Liquorpassage als chirurgisches Behandlungsprinzip der Synringomyelie. Akt. Neurologie 23: 68–74

König E, Thron A, Schrader V, Dichgans J (1989) Spinal arteriovenous malformations and fistulae: clinical, neuro-radiological and neurophysiological findings. J Neurol 236: 260–266

Krayenbühl H, Yasargil MG, McClintock HG (1969) Treatment of spinal cord vascular malformation by surgical excision. J Neurosurg 30: 427

Lipton HL, Teasdall RD (1973) Acute transverse myelopathy in adults. Arch Neurol 28: 252–257

Lisak RP (1985) Acute transverse myelitis. In: Current Therapy in Neurologic Disease (RT Johnson, Hrsg.) Mosby Year Book, St. Louis, 398–400

Longo WE, Vernova AM (1995) The neurogenic bowel. In: Diagnosis and Management of Disorders of the Spinal Cord (RR Young, RM Woolsey, Hrsg.), WB Saunders, Philadelphia, 331–344

Lue TF, Tanagho EA (1987) Physiology of erection and pharmacological management of impotence. J Urol 134: 829

Mayo ME, Bradley WE (1995) The urinary bladder in spinal cord disease. In: Diagnosis and Management of Disorders of the Spinal Cord (RR Young, RM Woolsey, Hrsg.) WB Saunders, Philadelphia, 211–247

McCormick PC, Torres R, Post KD, Stein BM (1990) Intramedullary ependymoma of the spinal cord. J Neurosurg 72: 523–532

Mulcahy JJ (1995) Disturbed sexual function in patients with spinal cord disease. In: Diagnosis and Management of Disorders of the Spinal Cord (RR Young, RM Woolsey, Hrsg.), WB Saunders, Philadelphia, 248–264

Mulder DW, Dale AJD (1985) Spinal cord tumors and discs. In: Clinical Neurology (revised series) (Baker AB, Joint RJ, Hrsg.) Vol.3, 44, Harper & Row, Philadelphia 1–28

Nathan PW (1994) Effects on movement of surgical incisions into the human spinal cord. Brain 117: 337–346

Nitsche B, Perschak H, Curt A, Dietz V (1996) Loss of circadian blood pressure variability in complete tetraplegia. J Hum Hypertension10: 311–317

Rüter A, Trentz O, Wagner M (1995) Unfallchirurgie. Urban & Schwarzenberg, München

Schaeffer MA, Sosner J (1995 Heterotopic ossification: treatment of established bone with radiation therapy. Arch Phys Med Rehabil 76: 284–286

Schnell L, Schwab ME (1990) Axonal regeneration in the rat spinal cord produced by an antibody against myelin-associated neurite growth inhibitors. Nature 343: 269–272

Schurch B (1996a) Neurourologie. In: Querschnittlähmung (V. Dietz, Hrsg.) Kohlhammer, Stuttgart 91–168

Schurch B (1996b) Sexualfunktion. In: Querschnittlähmung (V. Dietz, Hrsg.) Kohlhammer, Stuttgart 169–176

Schurch B, Dietz V (1995) Akutversorgung der traumatischen Querschnittlähmung. In: Unfallchirurgie (A. Rüter, O. Trentz, M. Wagner, Hrsg.) Urban & Schwarzenberg, München 453–458

Schurch B, Hauri D, Rodic B, Curt A, Meyer M, Rossier AB (1996 a) Botulinum-A-toxin as a treatment of detrusor sphincter dyssynergia: a prospective study in 24 spinal cord injury patients. J Urology 155, 1023–1029

Schurch B, Wichmann W, Rossier AB (1996 b) Posttraumatic syingomyelia (cystic myelopathy): a prospective study of 449 patients with spinal cord injury. J Neurol Neurosurg Psychiatry 60: 61–67

Schwab ME, Bartholdi D (1996) Degeneration and regeneration of axons in the lesioned spinal cord. Physiol Rev76: 319–370.

Sett P, Crockard HA (1991) The value of magnetic resonance imaging (MRI) in the follow up management of spinal injury. Paraplegia 29: 396–410

Spühler Th (1996) Neurovegetative Regulation. In: Querschnttlähmung (V Dietz, Hrsg.) Kohlhammer, Stuttgart, 65–90

Stark RJ, Henson RA, Evans SJW (1982) Spinal metastases. Brain 105: 189–213

Stover SL, Mataway CJ, Zeiger HE (1975)Heterotopic ossification in spinal cord-injured patients. Arch Phys Med Rehabil 56: 199–204

Woolsey, R.M., Young RR (1995). The clinical diagnosis of disordes of the spinal cord. In: Diagnosis and Management of Disorders of the Spinal Cord (RR Young RM Woolsey, Hrsg.) WM Saunders, Philadelphia. 135–144

Wong DA, Fornasier VL, MacNab I (1990) Spinal metastases: The obvious, the occult, and the imposters. Spine 15: 1–4

Young W, Flamm ES, Demopoulos HV, Tomasula JJ, Decrescito V (1981) Effect of naloxone on posttraumatic ischemia in experimental spinal contusion. J Neurosurg 55: 209–219

Zimpfer TJ, Bernstein M (1990) Spinal cord concussion. J Neurosurg 72: 894–900

G 8. Syringomyelie und Syringobulbie

von *M. Bähr**

Der Begriff Syringomyelie bezeichnet eine Erkrankung, die durch Höhlenbildungen des Rückenmarks oder des Hirnstammes (Syringobulbie) gekennzeichnet ist. Pathoanatomisch lassen sich entsprechend ihrer Lokalisation verschiedene Formen der Syrinxbildung unterscheiden. Es handelt sich dabei um Erweiterungen des Zentralkanals, die enweder mit dem 4. Ventrikel kommunizieren oder auch nicht kommunizieren. Eine 3. Kategorie beschreibt extra-kanalikuläre Höhlenbildungen. Der Begriff Hydromeylie, der manchmal auch für kommunizierende Syrinxbildungen des Zentralkanals benutzt wird, bezeichnet eine idiopathische, kongenitale Variante der Syringomyelie mit freier Kommunikation zum Subarachnoidalraum. Der Begriff sollte nur gebraucht werden, wenn die Höhlenbildung bereits primär als angeborene Malformation vorliegt.

G 8.1. Klinik

Klinisch bestehen bei den meisten Patienten mit einer Syringomyelie durch Kompression der in den entsprechenden Segmenten kreuzenden spinothalamischen Bahnen Schmerz- und Temperaturempfindungsstörungen, umschriebene Paresen und Muskelatrophien aufgrund nukleärer Läsionen sowie segmentale Oberflächen-Sensibilitätsstörungen. Im Verlauf kommt es bei zunehmender Ausdehnung der Höhlenbildung zur Schädigung der langen Fasertrakte mit Auftreten von beinbetonten Paresen, Spastik und Störungen von Blasen-, Mastdarm- und genitalen Funktionen. Bei der Syringobulbie finden sich häufig eine unilaterale Atrophie der Zunge, eine Hyp- oder Analgesie im Gesicht und je nach Ausdehnung der Syrinx verschiedene Nystagmusformen.
Für ein rationales therapeutisches Vorgehen ist die initiale Klassifikation der Höhlenbildung entscheidend. Insbesondere muß zunächst mittels bildgebender Verfahren festgestellt werden, ob die Syrinx mit dem 4. Ventrikel oder dem Subarachnoidalraum kommuniziert oder nicht. Nach Park et al. (1989) scheint seltener eine Kommunikation vorzuliegen als bislang angenommen wurde. Das wichtigste *diagnostische Verfahren* zur Feststellung der Kommunikation einer Syrinx mit dem Subarachnoidalraum oder dem 4. Ventrikel ist die Kernspintomographie (Schroth und Palmbach, 1988; Tanghe, 1995). Mit Hilfe verschiedener Relaxationszeiten und von Gadolinium-Kontrast-Enhancement ist es in der Regel möglich, zwischen verschiedenen Formen von kommunizierenden und nicht kommunizierenden Syringomyelien oder anderen Formen der Syrinxbildung z. B. im Rahmen eines neoplastischen Geschehens zu differenzieren.
Zum Teil kommen hier auch neuere technische Varianten der Kernspintomographie zur Anwendung die bei der Analyse der Liquorzirkulation Aussagen über die Dynamik im Einzelfall erlauben (Terae et al., 1994). Die Myelographie zeigt lediglich eine Volumenvermehrung der Medulla (bei ca. 50 % der Patienten). Durch ein Myelo-CT ist weiterhin der Nachweis eines Kontrastmitteleinstroms in die Höhle möglich. Durch die neueren kernspintomographischen Techniken wurde jedoch der Stellenwert der Myelographie in der Diagnostik der Syringomyelie erheblich eingeschränkt. Elektrophysiologische Methoden (Elektromyographie, somatosensorisch evozierte Potentiale) können bei der Eingrenzung der Höhe und Ausdehnung der Läsion sowie Quantifikation des funktionalen Defizits hilfreich sein. Hier sind speziell fraktionierte SEP-Untersuchungen und die Messung der zentralmotorischen Latenz zu erwähnen.

Kommunizierende Syringes des Zentralkanals
Die einfachste Form einer Syrinx besteht aus einer tubulären Erweiterung des Zentralkanals, die bis zum 4. Ventrikel reicht. Bei den meisten kommunizierenden Syringomyelien besteht eine enge Assoziation mit einem Hydrozephalus. In der Regel besteht eine Erweiterung aller 4 Ventrikel und in direkter Angrenzung auch eine Erweiterung des Zentralkanals. Die Flüssigkeitszusammensetzung der Höhle entspricht in diesen Fällen dem normalen Liquor. In größeren Autopsiestudien fallen bis zu 50 % der dokumentierten Syringomyelien in diese Kategorie (Milhorat et al., 1995).

Nicht-kommunizierende Syringomyelien des Zentralkanals
Bei den nicht kommunizierenden Syringxbildungen besteht eine fokale Aufweitung des Zentralka-

* Autor dieses Kapitels in der 2. Auflage: U. W. Buettner

nals in deutlichem Abstand zum 4. Ventrikel mit einem syrinxfreien Segment normalen Rückenmarks rostral. Die Häufigkeit dieses Syringomyelietyps wird mit ca. 25 % angegeben. Es handelt sich um komplexe Höhlenbildungen, die zum Teil parazentrale Dissektionen und intrakanalikuläre Septen zeigen. Diese Septen bestehen häufig aus spongiösem glialem Gewebe. Im Gegensatz zu den kommunizierenden Syringomyelieformen, die selten parazentrale Dissektionen zeigen, ist dieser Befund bei nicht-kommunizierenden Syringomyelieformen sehr häufig. Die Dissektionen finden sich meist an den Polen der Syrinx oder direkt angrenzend an ihre dünnsten Segmente. Sie erstrecken sich vom Zentralkanal in die posterioren oder posterolateralen Kolumnen. In seltenen Fällen kommt es dabei zu Rupturen im Bereich der Eintrittszone der Hinterwurzeln (Milhorat et al., 1995).

Extrakanalikuläre Syringomyelie
Bei der 3. Form der Syrinxbildung handelt es sich um eine tubuläre oder zystische Höhlenbildung ohne direkte Kommunikation mit dem Zentralkanal. Diese Höhlenbildungen sind im Gegensatz zu den ersten beiden Syringomyelieformen in der Regel nicht mit Ependymzellen ausgekleidet und zeigen regressive Anteile, die von reaktiver Glia oder Bindegewebsmaterial umgeben sind (Milhorat et al., 1994, 1995). Die Flüssigkeit hat meist einen höheren Proteinanteil, speziell bei neoplastischen Syringes. Sie sind meist im Bereich der Wasserscheide zwischen anteriorer und posteriorer Spinalarterie lokalisiert. Größere Höhlenbildungen können dabei von dem Vorder- oder Hinterhorn bis in die angrenzenden Fasertrakte in der weißen Substanz reichen.

G 8.2. Ätiologie

Die pathophysiologischen Mechanismen, die zu einer Syringomyelie führen sind nach wie vor schlecht verstanden. Wegen der häufig assoziiert vorkommenden Erkrankungen lassen sich aber verschiedene Ätiologien vermuten:

Syringomyelien bei spinalen und zerebralen Mißbildungen
Bei einer Reihe von Entwicklungsstörungen des Nervensystems (siehe auch Kap. G.9) finden sich assoziiert Syringomyelien oder Syringobulbien. Die Entwicklungsstörungen, bei denen Syringomyelien nachweisbar sind, sind meist als Störungen der Neurulation klassifizierbar (z. B. Meningozelen, Meningoenzephalozelen oder Meningomyelozelen, die ihrerseits wieder gehäuft mit Chiari-Malformationen assoziiert sind; Iskandar et al., 1994). Ein wesentlicher Pathomechanismus bei der Entstehung und Progredienz der Syringomyelie in diesen Fällen ist die tonsilläre Herniation (Gardner, 1965, 1973). Durch die Pulsationen der tiefstehenden Tonsillen kommt es u. U. zu Liquorzirkulationsstörungen mit sekundärer Erweiterung des Zentralkanals und Ausbildung einer kommunizierenden Syringomyelie (Madsen et al., 1994).

Syrinxbildungen bei spinalen Neoplasien
Intramedulläre Tumoren speziell Gliome und Ependymome zeigen häufig zystische Komponenten, die dann als Syrinx imponieren. Der Zysteninhalt hat meist einen hohen Eiweißanteil und läßt sich dadurch in der Regel von anderen Syrinxformen differenzieren. Meist handelt es sich um nicht-kommunizierende Syringes.

Syringomyelie nach Entzündungen, Trauma oder Ischämie
Durch Rückenmarkstraumen, ischämische Infarkte, postmeningitische Infarkte oder spontane intramedulläre Blutungen sowie Querschnittsmyelitiden oder Strahlennekrosen kann es zur Ausbildung von extrakanalikulären Syringes kommen. Speziell nach Rückenmarkstraumen kommt es in der Regel erst nach einem längeren symptomfreien Intervall zu der Ausbildung einer Syringomyelie (Barnett et al., 1973; Rossier et al., 1985). Die Inzidenz beträgt in größeren Serien ca. 3 % (El Masry und Biyani, 1996). Die Entstehung dieser Spätveränderungen ist bislang nur unzureichend verstanden. Die häufige Lokalisation der Höhlenbildung im Bereich der Wasserscheide zwischen anteriorer und posteriorer Spinalarterie spricht aber für eine vaskuläre Komponente ähnlich wie bei anderen Formen der extrakanalikulären Syringomyelie (Caplan et al., 1990). Bei einer direkten Einblutung (Hämatomyelie) nach Trauma entsteht die Höhlenbildung durch Absorption der Blutbestandteile und Ausbildung einer reaktiven Gliose im Bereich der Blutungszyste (McDonald et al., 1988).

G 8.3. Verlauf

Die Prävalenz der Syringomyelie liegt bei etwa 8,4 auf 100 000, ca. 0,4 % der in einer Neurologischen Klinik behandelten Patienten haben eine Syringomyelie (Schliep, 1978). Die Entwicklung der Symptome ist abhängig von der Ätiologie der Grund- bzw. Begleiterkrankungen.
Bei den Syringomyelieformen, die mit zerebralen Mißbildungen assoziiert sind, treten die Beschwerden häufig erst spät, gewöhnlich in der 3. bis 5. Lebensdekade auf (Häufigste assoziierte zerebrale Fehlbildung: Chiari-Malformation). Ein häufiges Erst-Symptom sind Schmerzen im Bereich der Arme und Parästhesien (Van den Bergh et al., 1990), später auch nukleäre Atrophien. Die Spastik bevorzugt die unteren Extremitäten. Bei progredientem Verlauf kommt es infolge der Expansion der Höhlen zu Paresen und Atrophien häufig initial nur unilateral und zu einer Skoliose wegen der Parese der paravertebralen Muskulatur. Bei anderen Neurulationsstörungen ist schon bei Kin-

dern die Skoliose häufig das initial dominierende klinische Symptom (Zadeh et al., 1995). Die neurologischen Auffälligkeiten treten dann erst mit zeitlicher Verzögerung auf. Ein klinisches Zeichen für das Vorliegen einer Syrnix sind abgeschwächte oder erloschene Bauchhautreflexe, oft unilateral. Die Lokalisation der Syringes ist ganz überwiegend zervikal und in den oberen thorakalen Abschnitten, rostrale Ausdehnungen bis in den Hirnstamm (Syringobulbie) oder kaudal bis in die Sakralsegmente kommen gelegentlich vor.
Bei den extrakanalikulären Syringomyelieformen läßt sich in der Regel ein Trauma, eine entzündliche Erkrankung des Rückenmarks oder eine Durchblutungsstörung mit plötzlichem Beginn der Symptome eruieren. Während die kommunizierenden Syringomyelieformen durch Kompression der in den entsprechenden Segmenten kreuzenden spino-thalamischen Bahnen zu Störungen von Schmerz- und Temperaturempfindungen führen, finden sich bei parazentraler extrakanalikulärer Lokalisation der Höhlenbildung häufiger segmentale Störungen mit umschriebener Parese einzelner Muskelgruppen, muskulärer Atropie aufgrund einer nukleären Läsion sowie segmentale Sensibilitätsstörungen.
Erst im weiteren Verlauf kommt es bei progredienter Höhlenbildung der kommunizierenden Syringomyelieformen zur Schädigung der langen Fasertrakte mit Auftreten von beinbetonten Paresen, Spastik und Störungen von Blasen-, Mastdarm- und genitalen Funktionen. Bei der Syringobulbie finden sich häufig eine unilaterale Atrophie der Zunge, eine Hyp- oder Analgesie im Gesicht und je nach Ausdehnung der Syrinx verschiedene, meist rotierende Nystagmusformen. Bei analgetischen Extremitäten (bevorzugt den Händen) kommt es durch Traumen (z. B. Verbrennungen) zu chronischen Läsionen, die der bei Tabes dorsalis im Rahmen einer Lues ähneln können. Auch die als spitzstechend empfundenen Schmerzen sind den lanzinierenden Schmerzen bei Tabes dorsalis vergleichbar und werden nach 10jährigem Verlauf der Erkrankung von 2/3 der Patienten angegeben (Anderson, 1985).

Der natürliche Verlauf der Erkrankung ergibt sich in der Regel aus der Ätiologie. Durch fortbestehende Liquorzirkulationsstörungen kommt es bei tonsilliärer Herniation oder Raumforderungen im Bereich der hinteren Schädelgrube zu einer progredienten Syringomyelie, die nur durch Behandlung der Liquorabflußstörung im Bereich der hinteren Schädelgrube behoben werden kann. Bei spinalen Tumoren ist der Verlauf der sekundär durch den Tumor entstandenen Syrinx ebenfalls von der Behandlung der Raumforderung abhängig. Posttraumatische, postentzündliche und postischämische Syringes zeigen häufig einen sehr unvorhersehbaren Verlauf. Insgesamt kommt es bei ca. 60 % der Patienten mit einer Syringomyelie zu einem chronisch-progredienten, bei 25 % zu einem fluktuierender Verlauf mit Zeiten der Progression und Zeiten mit stationären Symptomen. Nur in ca. 15 % der Fälle kommt es zu keinerlei Progredienz der Ausfälle. Ohne Wissen der individuellen Ätiologie ist eine Vorhersage über den Verlauf in der Regel nicht möglich. Fallbeschreibungen erwähnen immer wieder, daß Manöver, die mit einem plötzlichen Anstieg des intraspinalen- oder intracerebralen Druckes vergesellschaftet sind, zu plötzlichen Verschlechterungen führen. Es handelt sich dabei z. B. um starkes Niesen oder Pressen. Klinisch kommt es häufig zu einer Zunahme oder zum erstmaligen Auftreten von Schmerzen. Sekundärprobleme entstehen weiterhin wegen Infektionen, bei autonomer Dysregulation und trophischen Störungen.

G 8.4. Therapeutische Prinzipien

Grundprinzip der Therapie muß es sein, nach Klassifikation der Höhlenbildung, den Prozeß, der zur Syrinxbildung geführt hat oder führt, zu beeinflussen. Hierzu zählt zum Beispiel die suboccipitale Dekompression bei Vorliegen einer Chiari-Malformation mit tonsillärem Tiefstand (siehe auch Kap. G 9). Andere Formen der Liquorzirkulationsstörung erfordern unter Umständen die Anlage eines ventrikulo-peritonealen oder ventrikulo-atrialen Shunts. Bei Tumoren mit Kompressionswirkung auf das Rückenmark ist unter Umständen ein neurochirurgisches oder strahlentherapeutisches Eingreifen erforderlich. An konservativen Therapiemaßnahmen stehen neben der physikalischen Therapie symptomatische Behandlung der Spastik und die Schmerzbehandlung im Vordergrund.

G 8.5. Pragmatische Therapie

In Abhängigkeit von Ätiologie und Pathogenese der Syringomyelie bieten sich verschiedene Formen der Therapie an. So besteht weitgehende Einigkeit, daß bei schneller Progression der Symptome und eindeutigem Nachweis einer zunehmenden Größe der Höhlenbildung eine chirurgische Intervention z. B. mit Drainage diskutiert werden sollte (Logue und Rice-Edwards, 1981**; Wiedemeyer et al., 1994). Bei langsam, chronisch progredientem Verlauf oder auch fluktuierendem Verlauf werden in der Regel nicht- chirurgische, symptomatische medikamentöse und physikalische Therapieformen bevorzugt. Ein langer Krankheitsverlauf (mehr als 2 Jahre) gilt in der Regel als unvorteilhafter Prädiktor für eine Intervention. Speziell die dann meist bereits vorliegenden Paresen und Atrophien bilden sich nach einem längeren Verlauf in der Regel nicht mehr zurück. Allein die begleitenden Schmerzen können zum Teil effektiv durch eine chirurgische Intervention mit Entlastung der Zyste gebessert werden. Allerdings liegen zu den verschiedenen chirurgischen

Therapieformen bei Syringomyelie keine kontrollierten prospektiven Studien vor. In größeren Fallberichten oder retrospektiven Studien werden meist verschiedene neurochirurgische Vorgehensweisen angewendet, so daß Vergleiche über die Effektivität der Methoden schwierig sind.

G 8.5.1. Neurochirurgische Therapie-Verfahren

Relativ gut belegt ist sowohl der Pathomechanismus bei der Entstehung wie auch die Verbesserung der klinischen Befunde nach Behandlung einer Chiari-Malformation mit tonsillärem Tiefstand durch subokzipitale Dekompression und ggfs. Rekonstruktion der hinteren Schädelgrube (Nogues, 1987; siehe Kap. G 9). Wegen der assoziierten Mißbildungen sind in diesen Fällen häufig neben der subokzipitalen Dekompression weitere Maßnahmen wie z. B. Anlage eines ventrikulo-peritonealen oder ventrikulo-atrialen Shuntes notwendig. Bei assoziierter Arachnoiditis oder anderen Hindernissen des Liquorflusses sind unter Umständen weitere rekonstruktive neurochirurgische Maßnahmen notwendig. Einige Autoren befürworten bei Vorliegen einer Liquorzirkulationsstörung und Nachweis einer Syringomyelie eine chirurgische Abtragung des Obex des 4. Ventrikels (Logue und Rice-Edwards, 1981). Diese Vorgehensweise ist jedoch in der Literatur umstritten (Batzdorf, 1988).

Bei nicht-kommunizierenden Syringomyelieformen und extrakanalikulären Syringes bieten sich bei progredienten klinischen Symptomen verschiedene neurochirurgische Verfahren an (Matsumoto und Symon, 1989). Ähnlich wie bei Shuntversorgung eines Hydrozephalus kann der distale Anteil des Katheters entweder in die Pleura (syringopleurale Shuntsysteme; Firsching und Sanker, 1993), in den Subarachnoidalraum (syringosubarachnoidale Shunts; Padovani et al., 1989; Tator und Briceno, 1988) oder nach peritoneal (syringo-peritoneale Shunts; Suzuki et al., 1985; Van Calenbergh et al., 1990) geführt werden. Die Anwendung entsprechender Shuntverfahren erscheint aus theoretischen Überlegungen nur dann sinnvoll, wenn der Druck der Flüssigkeit innerhalb der Zyste höher ist als im Bereich der als Drainage genützten abführenden Strukturen. Befürworter von syringo-subarachnoidalen Shuntsystemen gehen davon aus, daß der Subarachnoidalraum einen ausreichend niedrigen Druck bietet, um die Syrinx zu entlaßten. In einigen Fällen scheint dies in der Tat möglich zu sein, auch bei terminalen Syringxformen (Iskandar et al., 1994). Allerdings werden in der Literatur immer wieder Fälle berichtet, bei denen ein initial angelegter syringo-subarachnoidaler Shunt funktionell insuffizient ist. In solchen Fällen wurde häufig ein syringo-peritonealer Shunt als zweite Drainagemethode gewählt. Syringo-pleurale Shunts bieten den Vorteil, daß proximale und distale Operationsregionen ohne Repositionierung des Patienten auf dem Operationstisch erreichbar sind. Ein weiterer Vorteil dieser Drainagemethode liegt in dem niedrigen Druck im Pleuraraum, der einen Kollaps der Syrinxhöhle bewirken kann. Sowohl für syringosubarachnoidale wie auch für syringo-pleurale Shuntverfahren wurden in den zurückliegenden Jahren positive Ergebnisse berichtet. Allerdings sind sekundäre Shuntinsuffizienz und -obstruktion bei diesen Verfahren relativ häufig, so daß zuletzt das syringo-peritoneale Shuntverfahren bevorzugt wurde. Ob bei diesen Verfahren die Langzeitergebnisse wirklich besser sind als der Spontanverlauf oder der Verlauf bei den erstgenannten Shuntverfahren muß noch durch Studien abgeklärt werden. Größere neuere Fallkontrollstudien zeigen relativ akzeptable Früh- aber schlechte Spätergebnisse der verschiedenen Drainagemethoden (Sgouros und Williams, 1995**).

Zusammenfassend läßt sich feststellen, daß mit verschiedenen Drainageverfahren in der Regel nur kurzfristige Erfolge erzielt werden. Relativ gute Resultate sind zu erwarten, wenn wie bei den kommunizierenden Syringes bei Chiari-Malformationen der Füllmechanismus der zum Entstehen der Syringomyelie geführt hat direkt behandelbar ist. In solchen Fällen werden auch gute Langzeitergebnisse mit klinischer Besserung des Symptome im Verlauf bei bis zu 80 % der Patienten berichtet (Pillay et al., 1991**).

G 8.5.2. Konservative Behandlung

Schmerzbehandlung: Bei Behandlung der Syringomyelie und -bulbie stehen häufig therapierefraktäre Schmerzen im Vordergrund der klinischen Symptome. Bei erfolgloser operativer Behandlung oder fehlender Möglichkeit eines operativen Behandlungszuganges sollte ein medikamentöser Therapieversuch, bevorzugt mit trizyklischen Antidepressiva oder Carbamazepin, unternommen werden (siehe diesbezüglich auch Kap. A 9).

Behandlung der Skoliose: Speziell bei Kindern mit Neurulationsstörungen und assoziierter Syrinx steht häufig initial eine schwere Skoliose im Vordergrund der Symptomatik. Bei ausgeprägter Fehlstellung sind hier unter Umständen wirbelsäulenchirurgische und orthopädische Maßnahmen erforderlich. Grundsätzlich sollte bei allen Kindern mit idiopatischer Skoliose eine Kernspintomographie zum Ausschluß einer Syrinx als Ursache für die Skoliose durchgeführt werden. Hinweisend für das Vorliegen eines Syrinx sind, wie oben bereits erwähnt deutlich abgeschwächte oder fehlende Bauchhautreflexe.

Therapie autonomer Symptome und Arthropathien: In Abhängigkeit von Art und Ausmaß der autonomen Dysfunktionen sind zum Teil sympatikolytischer oder sympatomimetischer Medikation und bei Arthropathien unter Umständen eine Kalcitonin-Behandlung erforderlich.

Behandlung von Paresen und Spastik: Weder die die Liquorzirkulation normalisierenden operativen Verfahren noch die angewandten Shuntverfahren führen in der Regel zu einer deutlichen Besserung der vorliegenden Paresen und Spastik. Hier sind entsprechende medikamentöse Therapieverfahren (siehe Kap. I.12) und eine begleitende krankengymnastische Übungsbehandlung erforderlich.

G 8.6. Obsolete Therapieverfahren

Eine Strahlentherapie der Syringomyelie, die früher vor allem wegen der Schmerzen durchgeführt wurde, kann durch keine größere Studie gestützt werden. Chirurgische Verfahren wie z. B. die spinale Kortektomie nach kompletten spinalen Traumen sind wegen der häufig in der Folge auftretenden Arachnoiditis nicht indiziert.

Literatur

Anderson NE, Willoughby EW, Wrightson P (1985) The natural history of the influence of surgical treatment in syringomyelia. Acta Neurol. Scand. 71, 472–479

Batzdorf U, (1988) Chiari I malformation with syringomyelia. J. Neurosurg 68: 726–730

Barnett HJM, Jousse AT, Ball MJ (1973) Pathology and pathogenesis of progressive cystic myelopathy as a late sequel of a spinal cord injury. In: HJM Barnett, JB Foster, P Hudgson (Hrsg.) Syringomyelia, W.B. Saunders, London Philadelphia Toronto, 179–219

Caplan LR, Norohna AB, Amico LL (1990) Syringomyelia and arachnoiditis. J Neurol Neurosurg Psychiatr 53, 106–113

El Masry WS, Biyani A (1996) Incidence, management, and outcome of posttraumatic syringomyelia. J Neurol Neurosurg Psychiatry 60: 141–146

Firsching R, Sanker P (1993) MRI follow-up in syringomyelia: Observation from twelve cases. Acta Neurochirurgica 123, 206–207

Gardner WJ (1965) Hydrodynamic mechanismus of syringomyelia: Its relationsship to myelocele. J Neurol Neurosurg Psychiat 28, 247–259

Gardner WJ (1973) The Dysraphic States-From Syringomyelia to Anencephaly. Excerpta medica, Amsterdam

Iskandar BJ , Oakes WJ, McLaughlin C, Osumi AK, Tien RD (1994) Terminal syringohydromyelia and occult spinal dysraphism. J Neurosurg 81, 513–519

Logue V, Rice-Edwards M, (1981) Syringomyelia and its surgical treatment – An analysis of 75 patients. J Neurol Neurosurg Psychiat 44, 273–284

Madsen PW, Yezierski RP, Holets VR (1994) Syringomyelia: Clinical Observations and Experimental Studies. Journal of Neurotrauma Vol. 11, Number 3, 241–249

Matsumoto T, Symon L (1989) Surgical management of syringomyelia – Current results. Surg Neurol 32, 258–265

McDonald RL, Findlay JM, Tator CH (1988) Microcystic pinal cord degeneration causing posttraumatic myelopathy: Report of two cases. J Neurosurg 68, 466–471

Milhorat TH, Kotzen RM, Anzil AP (1994) Stenosis of central canal of spinal cord in man: Incidence and pathological findings in 232 autopsy cases. J Neurosurg 80, 716–722

Milhorat TH, Capocelli AL, Anzil AP, Kotzen RM, Milhorat RH (1995) Pathological basis of spinal cord cavitation in syringomyelia: analysis of 105 autopsy cases. J Neurosurg 82: 802–812

Nogues MA (1987) Syringomyelia and Syringobulbia. In: Malformations: Handbook of Clinical Neurology. NC Myrianthopoulos (Hrsg) Vol. 6 (50) 443–464, Elsevier, Amsterdam

Park TS, Cail WS, Broaddus WC, et al. (1989) Lumboperitoneal shunt combined with myelotomy for treatment of syringohydromyelia. J Neurosurg 70: 721–727

Padovani R, Cavallo M, Gaist G (1989) Surgical treatment of syringomyelia: Favourable results with syringosubarachnoid shunting. Surg Neurol 32, 173–180

Pillay PK, Awad IA, Little JR, Hahn JF (1991) Surgical management of syringomyelia: A five year experience in the era of magnetic resonance imaging. Neurological Res. 13, 3–9

Rossier AB, Foo D, Shillito J, Dyro FM (1985) Posttraumatic cervical syringomyelia. Incidence, clinical presentation, electrophysiological studies, syrinx protein and results of conservative and operative treatment. Brain 108, 439–461

Schliep G (1978) Syringomyelia and syringobulbia. In: Handbook of Clinical Neurology (PJ Vinken GW Bruyn, Hrsg.), Vol. 32, Elsevier, Amsterdam, 225–327

Schroth G, Palmbach M (1988) Syringomyelie: Korrelation kernspintomographischer und klinischer Befunde vor und nach Operation. RÖFO 149, 587–593

Suzuki M, Davis C, Symon L, Gentili F (1985) Syringoperitoneal shunt for treatment of cord cavitation. J Neurol Neurosurg Psychiat 48, 620–727

Sgouros S, Williams B (1995) A critical appraisal of drainage in syringomyelia, J Neurosurg 82: 1–10

Tanghe HLJ (1995) Magnetic Resonance Imaging (MRI) In: Syringomyelia. Acta Neurochir 134:93–99

Tator CH, Briceno C (1988) Treatment for syringomyelia with a syringosubarachnoid shunt. Can J Neurol Sci 15, 48–57

Terae S, Miyasaka K, Abe S, Abe H, Tashiro K (1994) Increased pulsatile movement of the hindbrain in syringomyelia associated with the Chiari malformation: cine-MRI with presaturation bolus tracking. Neuroradiology 36, 125–129

Van Calenbergh F, Hoorens G, Van den Bergh R (1990) Syringomyelia: A retrospective study. Part II. Diagnostic and therapeutic approach. Acta Neurol Belg 90, 100–110

Van den Bergh R, Hoorens G, Van Calenbergh F (1990) Syringomyelia: A retrospective study. Part I: Clinical features. Acta Neurol Bel 90, 93–99

Wiedemayer H, Nau HE, Rauhut F, Grote W, Gerhard L (1994) Operative treatment and prognosis of syringomyelia. Neurosurg Rev 17, 37–41

Zahdeh HG, Sakka SA, Powell MP, Mehta MH (1995) Absent superficial abdominal reflexes in children with scoliosis. An early indicator of syringomyelia. J Bone-Joint-Surg-Br 77 (5): 762–7

G 9. Zerebrale Mißbildungen und neurokutane Syndrome

von *M. Bähr**

Mißbildungen des ZNS sind in der Regel irreversible strukturelle Defekte durch Störungen der Organanlage oder -entwicklung während der Embryonalzeit. Beeinträchtigungen der normalen Reifung oder Ausdifferenzierung von ZNS-Strukturen werden dagegen als Fehlbildungen bezeichnet. Terminologisch sind vor allem letztere nicht immer scharf von sekundären, in dieser Phase erworbenen Läsionen zu trennen. Da sich die Entwicklung des Nervensystems in einer zeitlich genau festgelegten Abfolge von Einzelschritten vollzieht, werden Art und Ausmaß einer Miß- oder Fehlbildung des ZNS und seiner assoziierten extraneuralen Störungen im wesentlichen durch den Zeitpunkt der Schädigung und seine Dauer bestimmt. Man spricht in diesem Zusammenhang auch von der Determinationsperiode für eine Läsion (Barth, 1992), die einen klar definierten Zeitraum beschreibt, während dessen eine Noxe zu einer charakteristischen Läsion führt. Allerdings kann die unterschiedliche Dauer des Einwirkens einer Noxe zu einer Variabilität in der Ausprägung einer Schädigung führen. Extreme gegensätzliche Beispiele hierfür wären z. B. einerseits die kurzdauerende und einzeitige Toxin-Exposition im Gegensatz zu einem sich über die gesamte Dauer der Schwangerschaft hinstreckenden Diabetes mellitus oder Alkoholabusus der Mutter.

Oft sind die Konsequenzen, die sich aus einer Miß- oder Fehlbildung ergeben, bei Geburt noch nicht klar erkennbar, so daß die Diagnosestellung erst später im Leben, häufig im Rahmen der Abklärung unspezifischer Symptome wie Lernschwierigkeiten, Verhaltensauffälligkeiten oder zerebral-organischer Anfälle erfolgt. Die Prävalenz von Miß- und Fehlbildungen wird insgesamt auf 0,1–0,9 % geschätzt, wobei die wirklichen Zahlen wegen der Schwierigkeiten der frühen Diagnosestellung und der Vielzahl von klinisch inapparenten Läsionen deutlich höher liegen dürften.

Für die Beurteilung der Behandlungsbedürftigkeit einer Schädigung sollten die klinisch manifesten Störungen und nicht die (häufig klinisch stummen) neuroradiologischen Befunde herangezogen werden. Durch die Möglichkeiten mit Hilfe moderner bildgebender Verfahren die jeweils vorliegende Miß- oder Fehlbildung zu entdecken und ähnlich korrekt zu klassifizieren, wie es früher nur mit dem ›Goldstandart‹ der pathologischen Untersuchung (Friede, 1989) möglich war, ergeben sich auch neue Probleme für den Umgang mit den Betroffenen. So werden zunehmend frühzeitige, manchmal unnötige Operationen bei Betroffenen mit fehlenden oder nur geringen Beschwerden, z. B. bei Patienten mit Chiari-Malformationen, diskutiert und empfohlen, was nicht immer von Vorteil ist. Auch ist zu fragen, ob man inkurable Läsionen dem Patienten gegenüber überhaupt objektivieren soll oder muß, wenn diese keinerlei Beschwerden verursachen.

G 9.1. Klassifikation

Neurone und Gliazellen des ZNS sind ektodermalen Ursprungs. Während der ersten 4 Gestationswochen induziert das dem Ektoderm angrenzende Mesoderm die Bildung des Neuroektoderms. In einem Prozeß der Neurulation genannt wird bildet sich während der 3. und 4. Gestationswoche aus der Neuralplatte das Neuralrohr. Gleichzeitig trennen sich zuvor in lateralen Anteile der Neuralplatte gelegene Zellen vom Neuralrohr. Diese undifferenzierten Vorläuferzellen bilden eine Struktur, die Neuralleiste, die sich später in Hinterwurzelganglien, sensorische Ganglien der Hirnnerven, autonome Ganglien, Schwann-Zellen sowie Zellen der Pia und Arachnoidea differenziert. Aus dem Neuralrohr entstehen Gehirn und Rückenmark. Der Schluß des Neuralrohres vollzieht sich von rostral nach kaudal wobei sich der anteriore Anteil mit ungefähr 23–25 Tagen und das posteriore Ende mit ungefähr 25–27 Tagen schließen (McLone und Dias, 1994). Tritt eine Läsion zu diesem Zeitraum ein, so werden die daraus resultierenden Defekte als **Störungen der Neurulation** klassifiziert (**Tab. G 9.1, I.**). Im weiteren Verlauf entstehen im rostralen Teil des Neuralrohres 3 primäre Vesikel, aus denen das ZNS entsteht. Das am weitesten rostrale Vesikel bildet das Prosenzephalon, danach folgen nach kaudal Vesikel für das Mes- und Rhombenzephalon. Aus dem prosenzephalen Vesikel bilden sich 3 sekundäre Vesikel, das telenzephale, das optische und das dienzephale Vesikel aus denen Kortex, Bulbus olfactorius, Corpus Callosum, weiße Substanz des Kortex, innere Kapsel (telenzephales Vesikel), Retina und Seh-

* Autor dieses Kap. in der 2. Auflage: M. Poremba

nerv (optisches Vesikel) und Thalamus mit Hypothalamus (dienzephales Vesikel) entstehen. Beeinträchtigungen dieser Entwicklungsprozesse führen zu **Mißbildungen von Mittellinienstrukuren sowie des Pros- und Telenzephalons** (Tab. G 9.1, II.). Aus den inneren Hohlräumen des Neuralrohres entstehen später die Liquorräume des Gehirns während die proliferierenden neuroepithelialen Zellen der subependymalen Matrix des Neuralrohres Vorläuferzellen für Neurone und Gliazellen des Gehirns und Rückenmarkes bilden. Die Mehrzahl der zu diesem Zeitpunkt immer noch teilungsfähigen Vorläuferzellen verläßt dann die perventrikulären Regionen um entlang radialer Glia nach lateral zu wandern. **Störungen der Zellproliferation oder -migration** zwischen der 6. und 24. Schwangerschaftswoche führen zu einer fehlerhaften Schichtendifferenzierung (Lamination) kortikaler Strukturen (**Tab. G 9.1, III.**). Erst nachdem die Vorläuferzellen ihren endgültigen Zielort erreicht haben, differenzieren sie sich terminal in verschiedene Typen von Neuronen und Gliazellen. Entsprechend werden Beeiträchtigungen dieser Prozeße als **Differenzierungsstörungen** klassifiziert (**Tab. G 9.1, IV.**). Das Kleinhirn ist einer der Anteile des ZNS, der sich am spätesten und über einen langen Zeitraum (zwischen dem 1. Monat der Gestation bis über das 1. Lebensjahr) entwickelt. Entsprechend kann es sehr lange Schädigungen, die dann zu **zerebellären Miß- oder Fehlbildungen** führen, ausgesetzt sein (**Tab. G 9.1, V.**). Einer der letzten Schritte der Differenzierung des

Tab. G 9.1: Manifestationszeitpunkte zerebraler Mißbildungen (Erkrankungen, auf die im Text eingegangen wird, sind kursiv gedruckt)

Mißbildungstyp	Zeitpunkt der Manifestation
I. Störungen der Neurulation	**3.–4. Gestationswoche**
Craniorachischisis totalis	3. Woche
Anenzephalie	4. Woche
Enzephalozelen	4. Woche
Meningomyelozelen	4. Woche
II. Mißbildungen von Mittellinienstrukturen sowie des Pros- und Telenzephalons	**5.–10. Gestationswoche**
Atelenzephalie	5. Woche
Holoprosenzephalie	5.–6. Woche
Septo-optische Dysplasie	6.–7. Woche
III. Migrationsstörungen	**2.–5. Gestationsmonat**
Schizenzephalie	2. Monat
Lissenzephalie (Agyrie)	3. Monat
Pachygyrie, Polymikrogyrie	3.–5. Monat
Fokale kortikale Dysplasien und Heterotopien	
IV. Differenzierungstörungen	**2.–6. Gestationsmonat**
Microzephalie, Megalenzephalie	2.–4. Monat
Neurokutane Syndrome	2.–4. Monat oder später
Hypo-/Aplasie des Corpus Callosum	3.–5. Monat
Aicardi-Syndrom	
Colpozephalie	2.–3. Monat
Kongenital vaskuläre Malformationen und ZNS-Tumoren	2.–3. Monat
Aquäduktstenose	4. Monat
Multizystische Enzephalopathien, *Hydranenzephalie*	3.–6. Monat
V. Zerebelläre Malformationen	**4. Woche – 1. Lebensjahr**
Chiari-Malformationen	4. Woche
Zerebelläre Hemisphären-Hypo-/Aplasie	6. Woche
Zerebelläre Wurm-Hypo-/Aplasie	6.–10. Woche
Dandy-Walker-Malformation	7.–10. Woche
VI. Störungen der Myelinisierung	**7. Monat – 1. Lebensjahr**
Hypomyelinisierung, Dysmyelinisierung, verzögerte Myelinisierung	
VII. Andere Fehlbildungen	
Arachnoidalzysten	

ZNS ist die **Myelinisierung** von langen Projektionsbahnen, ein Prozeß der sich vom von den letzten Schangerschaftswochen bis über das Ende des ersten Lebensjahres und zum Teil noch länger erstreckt (**Tab. G 9.1, VI.**). Die Enstehung des Ventrikelsystems beginnt mit dem Schluß des Neuralrohres um den 25. Schwangerschaftstag, wo 3 Vesikel sichtbar werden. Aus den Zellen, die die Wand des anterioren Vesikels bilden entsteht das Prosenzephalon. Der zugehörige Vesikel selbst bildet den zukünftigen 3. Ventrikel. Zu Beginn der 5. Schwangerschaftswoche entstehen die telenzephalen Vesikel als Vorläufer der späteren Seitenventrikel. Miß- und Fehlbildungen der Ventrikel werden nur kurz besprochen, bezüglich der Klassifikation und Therapie des Hydrozephalus siehe Kap. F7. Entwicklungsabhängige Fehlbildungen der Leptomeningen können zu mit Liquor gefüllten Zysten (**Arachnoidalzysten**) führen, die normalerweise entsprechend ihrer Lokalisation entlang der Neuro-Achse klassifiziert werden (siehe **Tab. G 9.1, VII.**).

G 9.2. Therapie

G 9.2.1. Grundprinzipien der Therapie

Die therapeutischen Optionen zur Behandlung von zerebralen Miß- und Fehlbildungen sind in der Regel auf die Beeinflussung von Sekundärfolgen und Komplikationen beschränkt. Die meisten klinisch apparenten Migrationsstörungen und viele neurokutane Erkrankungen (siehe nachfolgend) manifestieren sich in zerebral-organischen Anfallsleiden, die eine medikamentös-antikonvulsive oder auch chirurgische Behandlung erfordern. Bei Störungen der Liquorzirkulation sind u. U. pharmakologische Maßnahmen zur Verringerung der Liquorbildung (z. B. Gabe von Acetazolamid oder Furosemid zur Behandlung des kommunizierenden Hydrozephalus) oder Shunt-Operationen (z. B. Analge eines ventrikulo-peritonealen Shunts zur Therapie des nicht-kommunizierenden Hydrozephalus infolge eines Dandy-Walker oder Chiari-Syndroms oder bei Aquäduktstenose) erforderlich. Andere Mißbildungen oder neurokutane Erkrankungen bei denen es zur Ausbildung von intrakraniellen Raumforderungen (z. B. Akustikusneurinome bei Neurofibromatose) oder Arachnoidalzysten (z. B. Aicardi-Syndrom) kommt, müssen häufig einer neurochirurgischen Behandlung zugeführt werden. Nur in Einzelfällen ist damit ein kurativer Behandlungsansatz verbunden, wie z. B. bei neurochirurgischer Therapie einer Chiari-I Malformation.

G 9.2.2. Spezifische Therapieansätze

Wegen der großen Heterogenität an Krankheitsbildern bei Miß- und Fehlbildungen des Nervensystems und den oft assoziierten extraneuralen Erkrankungen ist es in der Regel nicht möglich, generelle Behandlungsprinzipien zu entwerfen. Mögliche (meist palliative) Interventionsmöglichkeiten werden jeweils bei den einzelnen Krankheitsbildern besprochen (siehe unten). Kontrollierte Studien zu den entsprechenden Therapieverfahren liegen nur in Einzelfällen vor.

G 9.3.1. Störungen der Neurulation

Neuralrohrdefekte als Ausdruck einer inkompletten Bildung des Neuralrohres gehören zu den häufigsten Mißbildungen des ZNS. Ein unvollständiger Schluß des kranialen Abschnittes des Neuralrohres führt zur (letalen) *Anenzephalie* oder zu (behandelbaren) *Meningozelen, Meningoenzephalozelen* und *Meningomyelozelen.* Auf das Vorliegen einer Meningo- oder Meningomyelozele weist häufig ein erhöhter Alpha-Fetoprotein-Spiegel im Serum der Mutter oder in der Amnionflüssigkeit hin, eine daraufhin anberaumte pränatale Untersuchung mit Ultraschall erlaubt dann in den meisten Fällen eine frühe Diagnosestellung dieser oder anderer Mißbildungen. Die Wahrscheinlichkeit, daß bei signifikant erhöhtem Alpha-Fetoprotein-Spiegel eine Neurulationsstörung vorliegt, beträgt in größeren Amniozentese-Untersuchungsserien ca. 25 % für das Vorliegen einer offenen Neurulationsstörung allein und bis zu 75 %, wenn man auch andersartige Mißbildungen (z. B. Hydrozephalus) mit berücksichtigt. Die mütterlichen Vitaminspiegel bzw. der Vitaminstoffwechsel, in erster Linie der Vitamin B12 und Folsäuremetabolismus scheint bei der Pathogenese von Neurulationsstörungen involviert zu sein, ohne dass bislang die genauen zellulären und molekularen Mechanismen verstanden sind. Speziell bei Hyperhomocysteinämie wird deshalb eine Folsäuresubstitution während der Schwangerschaft empfohlen (Steegers et al., 1994).

Enzephalozelen

Meningoenzephalozelen (gewöhnlich abgekürzt in ›*Enzephalozelen*‹) sind mit einer Prävalenz von etwa 1 auf 10 000 seltener als Meningomyelozelen. In Ländern der westlichen Welt finden sich in ca. 85 % der Fälle posterior gelegene Zelen wohingegen anterior lokalisierte Enzephalozelen in Asien häufiger sind (Aicardi, 1992a). Bei posteriorer Lokalisation der Zele sind häufig Anteile des Okkzipitallappens, Kleinhirns oder Hirnstammes in dem Sack der Zele enthalten, deren Wände meist aus hamartomatösem Gewebe bestehen. Bei Ausdünnungen der Wand der Zele kommt es oft zu spontanen Rupturen mit Austritt von Liquor und sekundär auftretender Meningitis. Gleichzeitig liegen häufig (bei mehr als 1/3 der Patienten in größeren Studien) assoziierte Mißbildungen des Gehirns wie z. B. eine Agenesis des Corpus callosum vor. In etwa der Hälfte der Fälle muß mit dem Vorliegen eines Hydrozephalus gerechnet werden, extraneurale Fehlbildungen sind ebenfalls häufig. Die meisten (ca. 75 %) der Kinder mit Enzephalozelen kommen lebend zur Welt, ca. 1/4 stirbt in utero. Die Behandlung der Wahl bei kleineren Zelen (z. B. einer kraniellen Meningozele) die kein Gehirngewebe enthalten (10–20 % der okzipitalen Zelen) ist die Entfernung der Zele und der Verschluß des Hautdefektes. Enthält die Zele größere Anteile an Gehirngewebe ist die Prognose auch dann schlecht, wenn eine chirurgische Intervention möglich ist (Date et al., 1993⋆). Allgemein scheinen Patienten mit einer anterioren Zele eine bessere Prognose zu haben als solche mit einer posterior lokalisierten Encephalozele (Brown und Sheridan-Pereira, 1992⋆). Eine detaillierte Abhandlung zur Frage/Notwendigkeit einer chirurgischen Behandlung von Enzephalozelen findet sich bei Mori (1985⋆) und etwas neueren Datums bei Humphreys (1994⋆⋆).

Meningomyelozelen
Am häufigsten kommt es lumbal (ca. 80 % der Meningomyelozelen) zu einem unvollständigen Verschluß des kaudalen Anteils des Neuralrohres. Dieser Defekt führt analog zur Situation zerebral zu einer *Meningomyelozele* oder *Meningozele*. Ähnlich wie bei zerebralen Zelen wird das Vorgehen durch die Frage bestimmt, ob und wieviel Rückenmarksgewebe in der Zele enthalten ist. Die meisten Autoren befürworten eine frühe chirurgische Intervention, da die Wahrscheinlichkeit, daß assoziierte Läsionen behoben werden können, mit steigendem Alter abnimmt und sich umgekehrt Komplikationen häufen (May, 1992⋆). Bis auf seltene Ausnahmen sollten deshalb Meningozelen und Meningomyelozelen chirurgisch entfernt werden. Klinisch bestehen bei lumbalen (inklusive thorako-lumbaler und lumbo-sakraler) Meningomyelozelen meist schon initial eine Paraparese oder -plegie der Beine und in der Regel eine neurogene Blasendysfunktion. Diese bilden sich auch nach erfolgreicher chirurgischer Behandlung selten zurück. Wegen der Sekundärkomplikationen der neurogenen Blasendysfunktion muß schon früh mit den Eltern und den betroffenen Kindern die Selbstkathederisierung besprochen und eingeübt werden. Wegen ausgeprägter Kyphosen, speziell bei thorakalen Zelen sind oft stabilisierende neuro-orthopädische Maßnahmen erforderlich. Im Gegensatz zu den lumbalen Zelen haben Meningomyelozelen kaudal von S1 eine sehr viel bessere Prognose. Die meisten Betroffenen sind später ohne Hilfe gehfähig (Liptak et al., 1992⋆⋆). Kinder mit Meningomyelozelen sind in der Regel sehr klein. Sie erreichen auch im Erwachsenenalter selten eine normale Körpergröße. Bei bis zu 90 % der Patienten mit einer lumbalen Meningomyelozele entwickelt sich bei einer assoziierten Chiari-Malformation im Verlauf ein Hydrozephalus (In 40–75 % der Fälle in Kombination mit einer Aquäduktstenose). Bei okzipitaler, zervikaler, thorakaler oder sakraler Lokalisation der Zele ist die Inzidenz eines Hydrozephalus mit ca. 60 % deutlich niedriger (Aicardi, 1992a). Zur Therapie eines Hydrozephalus siehe Kap. F 7. Bei allen Patienten, bei denen eine Myelozele oder Meningomyelozele behandelt wurde, sind regelmäßige neurologische, orthopädische und urologische Verlaufsuntersuchungen erforderlich um Spätkomplikationen wie z. B. Verwachsungen (*›tethered cord Syndrom‹*) oder Kleinhirn/Hirnstamm-Herniationen im Rahmen einer Chiari-Malformation rechtzeitig erkennen und behandeln zu können.
Speziell das ›tethered cord‹-Syndrom, bei dem es infolge der Verwachsungen von Cauda/Rückenmark zu einer zunehmenden Dehnungs-Schädigung der beteiligten Strukuren kommt, wird bei geschlossenen dysraphischen Störungen erst spät im Erwachsenenalter apparent. Während bei im Kindesalter diagnostizierten ›tethered cord‹-Syndromen Fällen häufig Skoliosen und Fußdeformitäten assoziiert vorliegen, werden die im Erwachsenenalter diagnostizierten Patienten in der Regel durch Schmerzen im Ano-rektal-Bereich und senso-motorische Funktionsstörungen der Beine symptomatisch; der Lasegue ist bei solchen Patienten meist positiv. Blasenfunktionsstörungen sind im Kindes- wie auch Erwachsenenalter häufig. Wichtig ist es bei der klinischen Untersuchung auf Stigmata wie subkutane Lipome, eine Mittellinienhypertrichose und sakrale Naevi zu achten, die in ca. 43 % der Patienten feststellbar sind. Als Zusatzdiagnostik empfiehlt sich eine spinale Kernspintomographie bei der als indirekte Zeichen bei oligosymptomatischen Formen oft nur eine Kaudalverlagerung des Conus unter das L1–L2 Niveau vorliegt. Häufig finden sich aber zusätzliche Mißbildungen wie Myelozelen, spinale Lipome, eine (eher seltene) Diastematomyelie (Spaltung des Rückenmarkes/Conus durch ein/mehrere Septen) und andere zystische Fehlbildungen. Nach Diagnosestellung sollte in aller Regel möglichst frühzeitig ein chirurgisches Vorgehen mit Lösung der Verwachsungen und ggfs. weitergehender Behandlung der assoziierten Fehlbildungen erfolgen. Eine Operation hat hier fast immer prophylaktischen Charakter.

G 9.3.2. Mißbildungen von Mittellinienstrukturen, von Pros- und Telenzephalon

Holoprosenzephalie
Unter dem Begriff *Holoprosenzephalie* (Vorliegen eines ungeteilten Gehirnes) werden verschiedene Arten von Mißbildungen von Mittellinienstrukturen subsumiert, wobei die Schwere der Ausprägung die Klassifikation bestimmt. So finden sich alobäre, semilobäre und lobäre sowie abortive lobäre Formen (z. B. Arhinenzephalie) des Syndroms. Diese können mit Aplasie des Bulbus olfactorius und anderer Fasertrakte assoziiert sein. In seiner schwersten Form findet sich ein ungeteiltes Zerebrum mit einem gemeinsamen Ventrikel, einem membranösen Dach des IV. Ventrikels in Kombination mit einer Aplasie der bulbi olfactorii und hypoplastischen Sehnerven. Die kortikalen

Strukturen zeigen dann zusätzlich Zeichen einer Migrationsstörung mit aufgehobener oder gestörter Lamination. Daneben bestehen oft Fehlbildungen des Schädels (z. B. Mikrozephalie) und faziale Dysmorphien (z. B. Hypertelorismus, flache Nase sowie Kiefer-, Gaumen oder Lippenspalten). Auch Entwicklungsstörungen des Herzens, des Gastrointestinaltraktes, des Genito-urethralen Systems oder Skelett und Muskelfehlbildungen sind häufig (Volpe, 1995a). Die Häufigkeit beträgt ca. 1 auf 15. 000 Lebendgeburten wobei die Inzidenz bei Sponatanaborten mehr als 60 Mal höher liegt (Cohen, 1989). Chromosomale Aberrationen finden sich häufig, wobei speziell eine Trisomie 13 (seltener eine Trisomie 18 oder 21) berichtet wird. Eine Analyse familiärer Formen hat kein einheitliches Vererbungsmuster gezeigt. Sowohl autosomal dominate wie rezessive und x-Chromosomale Formen wurden beschrieben.

Das klinische Bild ist entsprechend den vielen Subformen extrem variabel. Die meisten Patienten sind mental schwer gestört und haben oft medikamentös nicht behandelbare Anfälle, speziell wenn assoziierte Migrationsstörungen vorliegen. Da klinisch oft zusätzlich endokrine Dysfunktionen und ein Hydrozephalus vorliegen, sind diesbezüglich oft weitere Interventionen erforderlich (siehe dort).

Die Diagnosestellung der Mißbildung mit Ultraschall ist ab der 16. Schwangerschaftswoche in der Regel möglich (Chervenak et al., 1985). Bei Vorliegen einer familiären Form ist eine humangenetische Diagnostik und Beratung erforderlich.

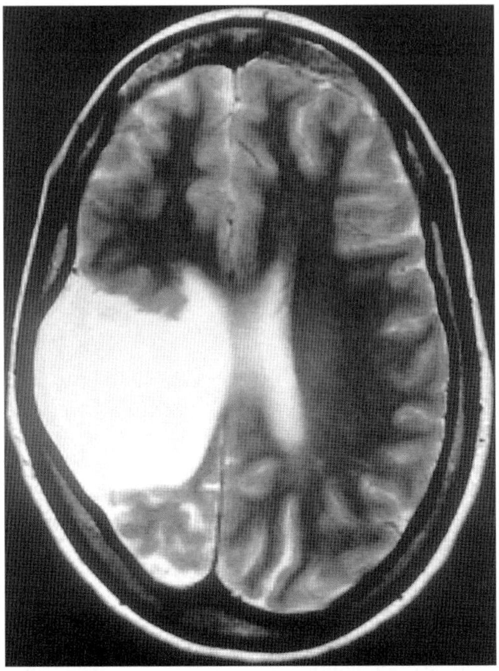

Abb. G 9.1: Schizenzephalie: Die Abbildung zeigt auf axialen T2-gewichteten Kernspintomogrammen eine Schizenzephalie mit offener Spaltbildung. Diese betrifft unilateral die rechte zerebrale Hemisphäre und erstreckt sich von der ependymalen Begrenzung des rechten Seitenventrikels bis zur Gehirnoberfläche.Die Ränder der Spalte sind durch fehlgebildeten, polymikrogyralen Kortex ausgekleidet.

Septo-optische Dysplasie

Bei der Septo-optischen Dysplasie handelt es sich um eine kombinierte Mißbildung mit Hypo- oder Aplasie des Septums, der Sehnerven und des Chiasmas mit oder ohne assoziierter hypothalamisch-hypophysärer Insuffizienz. Eine ›forme fruste‹ besteht in einer klinisch asymptomatischen Septum-pellucidum-Zyste. Begleitende Mißbildungen können das olfaktorische System inklusive Rhinencephalon und mittelliniennahe Strukturen betreffen, die in dieser Kombination als *de Morsier Malformation* klassifiziert werden. Die klinische Ausprägung der Erkrankung ist entsprechend variabel und kann neben Sehstörungen, einer geistigen und körperlichen Retardierung auch endokrine Funktionsstörungen beinhalten, die manchmal akut zu krisenhaften Verschlechterungen (z. B. im Rahmen eines Diabetes insipidus oder Hypothyreoidismus) führen (Aicardi, 1992a). Diese müssen frühzeitig erkannt und spezifisch behandelt werden (siehe Kap. K1).

G 9.3.3. Migrationsstörungen

Schizenzephalie

Diese Mißbildung besteht in einer Schlitz- oder Spaltbildung des Gehirns. Diese betrifft uni- oder bilateral die gesamte zerebrale Hemisphäre die sich von der ependymalen Begrenzung der Seitenventrikel bis zur pialen Gehirnoberfläche erstreckt (Barkovich, 1995). Es handelt sich der Genese nach um eine Störung der Migration von neuronalen und glialen Vorläuferzellen die zu fehlgebildeten Gyri führt. Über den Spalten, die entweder geschlossen oder offen (**Abb. G 9.1**) vorliegen können, erstreckt sich ein verdickter ›pachygyrischer‹ oder ›polymicrogyrischer‹ Kortex. Häufig findet sich assoziiert ein Hydrozephalus speziell bei ›offenen‹ Spalten (Yakovlev und Wadsworth, 1946; Byrd et al., 1989). Klinisch dominieren epileptische Anfälle, eine schwere geistige Retardierung und Hemi- oder Tetraparesen das Erscheinungsbild (Barkovich und Kjos, 1992). Nur bei abortiven Formen, z. B. bei unilateraler geschlossener Spaltbildung finden sich klinisch oligosymptomatische Formen mit normaler Intelligenz. Bei unilateralen offenen Spaltbildungen sind die mentalen Störungen variabel ausgeprägt, neben den bereits erwähnten Anfällen bestehen zusätzlich manchmal Sehstörungen bei Hypo- oder Aplasie des N. opticus (Barkovich, 1995).

Lissenzephalie und Miller-Dieker-Syndrom

Die schwerste bekannte Migrationsstörung ist die Lissenzephalie (›glattes‹ Gehirn), bei der das Gehirn keine oder nur wenige, mißgebildete Gyri zeigt. Sie betrifft ca. 1 auf 100 000 Lebendgeburten. Die Mißbildungen können mit Hilfe der CCT oder besser mit der Kernspintomographie diagnostiziert werden (Barkovich, 1995). Es werden in der Regel 2 Formen unterschieden. Bei der klassischen oder Typ I Lissenzephalie besteht der Kortex aus wenigen, undifferenzierten Schichten, wie man ihn bei einem ca. 12 Wochen alten Fötus erwarten würde. Histologisch findet man von der Oberfläche kommend zunächst eine zellarme dünne Lamina. Danach folgt ein Bereich der Zellen enthält, die eher subkortikalen Neuronentypen entsprechen. Darunter finden sich Kolumnen von heterotopen Neuronen angrenzend an ein dünnes Band weißer Substanz. Um das Ausmaß der Störung einzuordnen, wurden zusätzlich verschiedene Gradierungen (Grad 1–4) der Gyrierungsstörung von kompletter Agyrie (1) bis zur umgrenzten Pachygyrie (4) beschrieben.

Bei der Typ II Lissenzephalie besteht der Kortex aus Zellnestern und zirkulären Anordnungen von Neuronen ohne sichtbare Schichtendifferenzierung mit ausgeprägter Heterotypie. Eine strukturelle Organisation fehlt völlig und die einzelnen Ansammlungen von Neuronen sind unregelmäßig durch gliale und vaskuläre Septen voneinander getrennt (Volpe, 1995b).

Die Typ I Lissenzephalie tritt entweder isoliert oder in Assoziation mit kranio-fazialen und extrakraniellen Mißbildungen auf *(Miller-Dieker-Syndrom)*. Die Erkrankung ist in der Regel sporadisch, es wurden aber auch hereditäre Fälle mit autosomal-rezessivem Erbgang beschrieben (Dobyns, 1989). Bei molekulargenetischer Analyse finden sich in bis zu 40 % der Fälle mit isolierter Lissencephaly und ca. 90 % der Patienten mit einem Miller-Dieker-Syndrom Deletionen auf Chromosom 17 in einem Bereich von p13.3 des kurzen Armes (Dobyns et al., 1989). Ein in dieser Region lokalisiertes Gen (LIS1-Gen), das mit der Lissenzephalie assoziiert scheint, wurde kürzlich kloniert und zeigt interessante Homologien zu Genen die G-Proteine kodieren (Reiner et al., 1993). G-Proteine sind für die Signaltransduktion in der Zelle wichtig und können Signale z. B. aus der Umgebung weiterleiten und dadurch die zelleigene Genexpression beeinflussen. Durch Störung dieser Signaltransduktion könnten somit Prozeße wie die Neuron-Glia-Interaktion, die für die neuronale Migration entscheident sind, blockiert werden. Ein weiterer bekannter Genlocus, der mit der Lissenzepahlie assoziiert zu sein scheint, liegt auf dem X-Chromosom. Bei familiären Fällen besteht ein Wiederholungsrisiko von 5–7 %.

Klinisch zeigen Kinder mit der isolierten Typ I Lissenzephalie initial bitemporale Mulden, einen kleinen Kiefer, eine Hypotonie und entwickeln im Verlauf häufig eine spastische Tetraparese sowie epileptische Anfälle (beginnend im Verlauf des ersten Lebensjahres). Sie haben zusätzlich eine schwere mentale Retardierung bei Microzephalie. Durch kernspintomographische Untersuchung der Betroffenen lassen sich die glatte kortikale Oberfläche sowie die desorganisierte, relativ dicke Rinde gut darstellen. Auch begleitende Mißbildungen wie z. B. eine Colpozephalie (siehe unten) werden hierbei deutlich.

Kinder mit einem Miller-Dieker-Syndrom haben zusätzlich zu den oben beschriebenen Veränderungen charakteristische Gesichtsveränderungen mit einer kurzen, nach oben gebogenen Nase und einer langen, dünnen und hervorstehenden Oberlippe. Sie zeigen ein eher flaches Mittelgesicht. Daneben bestehen oft genitale und kardiale Veränderungen und Gliedmaßenmißbildungen. Neurologisch stehen wie bei unkompliziertem Typ I der Lissenzephalie die Tetraparese, epileptische Anfälle und eine schwere geistige Retardierung im Vordergrund der Symptomatik, wobei die Ausprägung eher schwerer ist. Sowohl bei Patienten mit Lissenzephalie wie auch bei Kindern mit dem komplexeren Miller-Dieker-Syndrom beobachtet man oft einen gastro-oesophagealen Reflux mit der Gefahr der Aspiration und Entstehung von Pneumonien.

Zwei weitere Mißbildungs-Syndrome treten gehäuft in Assoziation mit der Typ II Lissenzephalie auf. Es handelt sich zum einen um das *Walker-Warburg-Syndrom* bei dem zusätzlich zur Lissenzephalie eine bereits initial vorhandene oder sich im Verlauf des ersten Lebensjahres entwickelnde Makrocranie besteht mit okzipitaler Encephalozele, retinalen Mißbildungen, Hypoplasie oder Aplasie des Vermis Cerebelli, ein Hydrozephalus sowie kongenitaler Muskeldystrophie. Die Inzidenz beträgt ca. 0,2 auf 10 000 mit einer Häufung bei bestimmten ethnischen Gruppen. Neurologisch besteht neben schweren epileptischen Anfällen und der mentalen Retardierung wegen der ausgeprägten Muskeldystrophie eine muskuläre Hypotonie.

Das andere, mit der Lissenzephalie Typ II assoziierte Syndrom ist die Muskeldystrophie *Fukuyama,* die sich vom Walker-Warburg-Syndrome insofern unterscheidet, als die lissenzephalen Störungen weniger ausgeprägt sind und retinale Dysplasien fehlen. Beide Erkrankungen werden autosomal rezessiv vererbt (Dobyns, 1987) und haben eine extrem ungünstige Prognose, so daß die meisten Betroffenen in früher Kindheit sterben (Aicardi, 1992a).

Polymikrogyrie, fokale kortikale Dysplasie und Heterotopien

Bei der Polymikrogyrie ist der zerebrale Kortex in eine große Zahl kleiner Einfaltungen unterteilt, die der Oberfläche ein walnußartiges Aussehen verleihen. Dabei kann die Zytoarchitektonik der Hirnrinde 4 Schichten beinhalten (wie man es bei ischämischen oder infektiösen Enzephalopathien, z. B. im Rahmen einer Hydranenzephalie oder bei Infektion mit Kytomegalieviren sieht) oder keine erkennbare Schichtendifferenzierung zeigen (wie z. B. beim *Zellweger-Syndrom*). Bei der fokalen kortikalen Dysplasie sind die Gyrierungsstörungen lokal begrenzt und betreffen meist den frontalen Kortex. In der Hälfte der Fälle ist die Sylvische Fissur mitbetroffen. Häufig findet man in dysplastischen Regionen zusätzlich eine abnormale venöse Drainage. Die Diagnose erfolgt in der Regel durch die Kernspintomogaphie wobei die Abgrenzung der lokal begrenzten kortikalen Dysplasie von einer Neoplasie wie z. B. einem Astrozytom oder Oligodendrogliom Schwierigkeiten bereiten kann. Bei beiden Mißbildungs-Syndromen kommt es klinisch gehäuft zu Anfällen, die medikamentös

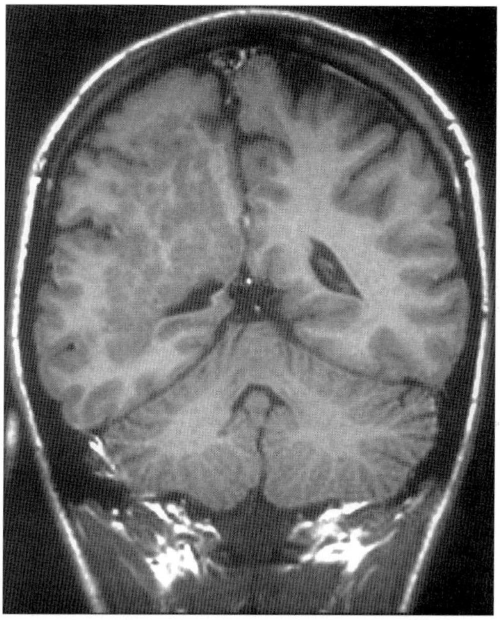

Abb. G 9.2: Heterotopie: Auf der T1-gewichten koronaren Kernspintomographie sieht man ektop gelegene, subkortikale Heterotopien im periventrikulären Marklager rechts von der Ventrikelwand bis nach kortikal reichend. Auf der Gegenseite ist das Marklager des Okzipitallappens normal dargestellt.

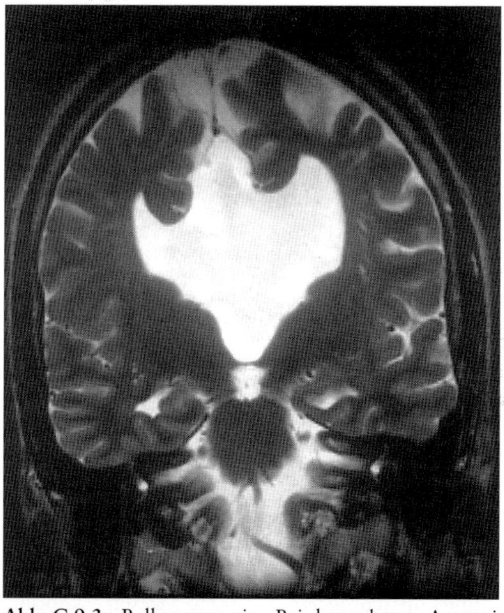

Abb. G 9.3: Balkenagenesie: Bei kompletter Agenesie des Balkens kommt es zu einer Ausziehung des 3. Ventrikels nach apikal, der nur noch durch eine dünne Membran von den äußeren Liquorräumen abgegrenzt ist. Das Ventrikelsystem hat auf den T2-gewichteten, koronaren Aufnahmen eine Stierhorn-Konfiguration.

oft nur unbefriedigend einstellbar sind und in vielen Fällen nur durch epilepsie-chirurgische Maßnahmen befriedigend beherrschbar sind.
Die mildeste Form der Migrationsstörung führt zu verschiedenen Formen der Heterotopie, bei denen Neuroblasten an irgendeinem Punkt ihrer Migration aus bislang ungeklärter Ursache stoppen und lokale Zellnester bilden. Man unterscheidet histologisch noduläre, laminäre und streifige Heterotopien. Durch die ektope Lage z. B. der nodulären Heterotopien im periventrikulären Marklager (**Abb. G 9.2**) lassen sich die Inseln oder Streifen grauer Substanz kernspintomographisch gut darstellen. Klinisch zeigen die Patienten in der Regel fokale Anfälle, wobei limbische, somatosensorische, auditorische und visuelle Auren typisch, und motorische Entäußerungen eher selten zu sein scheinenen. Bei regional umgrenzten Heterotopien, gut zugänglichen und medikamentös therapierefraktären Anfällen ist bei diesen Patienten die Epilepsiechirurgie die Therapie der Wahl.
Da die Migration von Neuroblasten von der subependymalen Matrix zur Gehirnoberfläche sowohl zeitlich wie auch strukturell mit der Bildung des Balkens assoziiert ist, kommt es im Rahmen von Migrationsstörungen häufig zu einer Hypo- oder Aplasie des Corpus Callosum (siehe unten).

G 9.3.4. Störung der Differenzierung

Balkenhypo- und aplasie, Aicardi-Syndrom, Colpozephalie

Eine Balkenhypo- oder -aplasie (**Abb. G 9.3**) ist eine relativ häufige Mißbildung deren Prävalenz in CT-Untersuchungen auf 0,7–2,3 % geschätzt wird (Sarnat, 1992). Wenn ausschließlich eine Balkenhypoplasie vorliegt fehlt meist der posteriore Anteil da sich das Corpus callosum in anteroposteriorer Richtung entwickelt. Bei isolierter Balkenhypo- oder aplasie fehlen neurologische Symptome oder sie sind nur mild ausgeprägt. Häufig wird die Diagnose per Zufall bei CT- der kernspintomograpischen Untersuchungen, die aus anderen Gründen durchgeführt wurden, gestellt. Meist aber liegen assoziierte Mißbildungs-Syndrome wie eine Chiari II-Malformation (siehe unten) oder Migrationsstörungen vor (Barkovich und Norman, 1988). Bei der Mehrzahl der Betroffenen lassen sich Störungen der kongnitiven Entwicklung nachweisen, die aber in der Regel durch das Ausmaß der begleitenden kortikalen Veränderungen bestimmt werden. Auch extrakranielle Veränderungen, die im Prinzip alle anderen Organsysteme betreffen können, lassen sich häufiger nachweisen (Kozlowski und Ouvrier, 1993).
Bei gleichzeitig bestehenden Chorio-retinalen Lacunen, Skelettanomalien, epileptischen Syndromen der Kindheit wie z. B. Blitz-Nick-Salaam-Krämpfen und einer Entwicklungsverzögerung spricht man von einem *Aicardi-Syndrom.* Neben Migrations- und Differenzierungsstörungen sind eine große Zahl weiterer Ursachen für Störungen

der Entwicklung des Balkens beschrieben worden, so eine Reihe von Chromosomen-Defekten (u. a. Trisomie 13, 18, 11, 8), Einwirkungen von Toxinen (z. B. mütterlicher Alkoholabusus) und verschiedene metabolische Syndrome (z. B. Hyperglyzinämie, Pyruvat-Dehydrogenase-Mangel und Laktat-Azidose) (Aicardi, 1992a).
Wird die Balkenaplasie von einem angehobenen 3.Ventrikel, einer eher radialen als horizontalen Ausrichtung der Gyri und mißgebildeten und erweiterten Hinterhörnern der Seitenventrikel begleitet (die u. U. auf eine Entwicklungsstörung des okzipitalen Kortex schließen lassen), so spricht man von einer *Colpozephalie* bezeichnet (Yakovlev und Wadsworth, 1946). Die Colpozephalie ist ihrerseits meist mit anderen Mißbildungen kombiniert. So wurden Colpozephalien bei Lissenzephalie (siehe dort), bei einer Reihe von Mosaik-Trisomien und anderen seltenen Mißbildungs-Syndromen beschrieben. Daneben bestehen oft andere Veränderungen wie z. B. periventrikuläre Leukenzephalopathien und Myelinisierungsstörungen (Herskowitz et al., 1985; Aicardi, 1992a). Die klinische Symtomatik hängt meist von Art und Ausmaß der begleitenden Mißbildungen ab, in der Regel handelt es sich um mentale Entwicklungsverzögerungen, Anfallsleiden, Sehstörungen, zentrale Paresen oder Dyskinesien (symptomatische Behandlung siehe jeweilige Kap.).
Isolierte Zysten des Septum pellucidum oder ein Cavum vergae sind in der Regel asymptomatisch, in seltenen Fällen kann es durch Kompression des Foramen Monroi oder des 4. Ventrikels zu Liquorzirkulationsstörungen kommen, die dann eine Intervention erforderlich machen.

Mißbildungen der Ventrikel und Porenzephalie
Entwicklungsabhängige Erweiterungen des Ventrikelsystems entstehen zum einen durch einen Verlust an Gehirngewebe (Hydrocephalus ex vacuo) oder aufgrund einer Entwicklungsstörung wie z. B. bei Colpozephalie. Der Begriff *Porenzephalie* bezieht sich auf Höhlenbildungen des Gehirns (Gr.: porus = Loch), die entweder in utero oder früh postnatal erworben wurden. Neben einer traumatischen, infektiösen oder hämorrhagischen Genese ist die Ischämie häufigste Ursache der Porenzephalie. Die Läsionen bei ischämischer Genese liegen meist im Versorgungsgebiet der A.cerebri media, wenn unilateral dann in 80 % der Fälle auf der linken Seite. Pathogenetisch können eine Reihe von Krankheitsbildern, so z. B. Gefäßmißbildungen, Vasospasmen (wie z. B. nach Kokainexposition), Thromboembolien (nach Plazentainfarkt) oder Thrombosen (z. B. bei hypernatriämischer Dehydratation, disseminierter intravasaler Gerinnung oder anderen Gerinnungsstörungen) zu peri- oder postnatalen Ischämien führen (Volpe, 1995c). Echte porenzephale Zysten kommunizieren immer mit dem Subarachnoidalraum und häufig auch mit dem Ventrikelsystem. Histologisch finden sich in der unmittelbaren Umgebung der porenzephalen Defekte in einigen Fällen Mikrogyri als Ausdruck des Zeitpunktes der Entstehung der Läsion während der Migration/Differenzierung des angrenzenden Hirngewebes (Aicardi, 1992a). Die meisten porenzephalen Zysten benötigen keine spezifische Therapie, nur selten kommt es durch Ventilmechanismen zu einer Vergrößerung der Zyste mit der Folge einer lokalen Kompression des Hirngewebes und u. U. erhöhtem intrakraniellen Druck. In diesen Fällen muß je nach Lage und Ausmaß der Zyste entweder eine Shunt-Versorgung oder eine Exstirpation erwogen werden. Liegen bilateral extrem große porenzephale Zysten und nur schmale Hemisphären vor, spricht man von einer *Hydranenzephalie.* Diese kann Folge z. B. einer bilateralen Infarzierung des gesamten Karotisstromgebietes sein (Halsey, 1987). Die Defekte bei Hydranenzephalie sind nicht behandelbar, ein begleitender oder ein extremer, eine Hydranenzephalie nur vortäuschender, Hydrozephalus müssen aber differentialdiagnostisch abgegrenzt und ggfs. behandelt werden.

G 9.3.5. Zerebelläre Mißbildungen

Chiari-Malformationen
Chiari-Malformationen sind komplexe Störungen der frühen Embryonalentwicklung (etwa zu Beginn der Neurulation) und wurden erstmals 1891 beschrieben. Es handelt sich meist um Dysplasien des Zerebellums in variabler Kombination mit rhombenzephalen, dienzephalen und mesenzephalen Mißbildungen. Die Chiari-Malformationen werden in die Typen I, II, III (und früher IV) unterteilt. Der Terminus Arnold-Chiari-Malformation sollte vermieden werden, da die von Arnold beschriebene Mißbildung am ehesten einer Chiari II-Malformation entspricht.
Diagnostisch ist die Durchführung einer Kernspintomographie mit saggitalen Aufnahmen wegweisend (siehe **Abb. G 9.4**). Dabei sollte auch eine komplette spinale Untersuchung zum Ausschluß einer häufig assoziierten Syringomyelie oder anderer Neurulationsstörungen (in ca. 50–70 % der Fälle) geführt werden.

Chiari I-Malformation
Klinik und Verlauf: Bei Chiari I-Malformationen finden sich uni- oder bilaterale Herniationen der zerebellären Tonsillen durch das Foramen magnum mit oder ohne gleichzeitige Kaudalverlagerung der Medulla oblongata (**Abb. G 9.4**). Ein Hydrozephalus, eine Syringomyelie und Mißbildungen der Schädelbasis sind häufig assoziiert. Zu klinischen Symptomen kommt es häufig erst in der 3. oder 4. Lebensdekade, meist (in ca. 80–90 % der Fälle) in Form von occipital betonten Nacken-Hinterkopfschmerzen. Später treten kaudale Hirnnervenausfälle (in ca. 60 %), senso-motorische Störungen (in ca. 70 %), zerebelläre Zeichen (in ca. 10 % der Fälle), ein horizontaler Blickrichtungs-Nystagmus und/oder ein als charakteristisch erachteter Downbeat-Nystagmus auf. Eine

relativ häufige Komplikation ist das Auftreten eines Schlaf-Apnoe-Syndroms. Mit speziellen Sequenzen lassen sich kernspintomograpisch die Bewegungen der Tonsillen bei Patienten mit Chiari-Malformationen darstellen. Dabei scheint das Ausmaß der Pulsationen und der dadurch enstehenden Liquorzirkulationsstörung mit dem Ausmaß der klinischen Befunde zu korrelieren (Pujol et al., 1995). Diese neue Methode erlaubt u. U. in Zukunft prognostisch, symptomatische und zum Untersuchungszeitpunkt noch klinisch asymptomatische Patienten zu selektionieren, bei denen frühzeitig eine subokzipitale Dekompression vorgenommen werden könnte, um die Liquorzirkulation zu normalisieren und die Entstehung von Kompressions-Symptomen zu vermeiden.

Therapeutische Prinzipien: Wenn klinische zerebelläre oder Hirnstammkompressions-Zeichen vorliegen, wird in der Regel eine subokziptiale Dekompression mit oder ohne Rekonstruktion der Liquorräume der hinteren Schädelgrube empfohlen. (Manche Autoren empfehlen zusätzlich den 4. Ventrikel und die Forminae Luschkae und Magendi zu explorieren). Kontrollierte Studien, die verschiedene chirurgische Vorgehensweisen vergleichen, liegen nicht vor. Durch die subokziptiale Dekompression kommt es zunächst bei 2/3 der Patienten zu einer Rückbildung der initialen Symptome. Im weiteren Verlauf muß man jedoch bei ca. 1/4 der Behandelten mit Rezidiven rechnen (Levy et al., 1983**). Der Nutzen durch eine subokziptiale Dekompression scheint vom Ausmaß der präoperativen morphologischen Veränderungen und der klinischen Symptome abhängig zu sein. Patienten mit nur geringer zerebellärer Ektopie scheinen eine bessere Prognose zu haben als solche mit erheblicher Dislokation unter das C1 Segement (Stevens et al., 1993**), weshalb zunehmend ein frühes chirurgisches Vorgehen propagiert wird. Durch die subokzipitale Dekompression kommt es nicht nur zu einer Rückbildung der klinischen Symptome, sondern auch häufig zum Kollaps der gleichzeitig bestehenden zervikalen Syrinx.

Chiari II-Malformation

Klinik und Verlauf: Bei der Chiari II-Malformation liegt eine kaudale Dislokation der Medulla, des 4. Ventrikels und von Teilen des Zerebellums durch das Foramen magnum in den zervikalen Spinalkanal vor. Gleichzeitig besteht eine Elongation and Verschmächtigung der oberen Medulla und der unteren Anteile der Pons, die eine persistierende embryonale Flexur zeigen. Diese Veränderungen sind mit knöchernen Defekten des Fora-

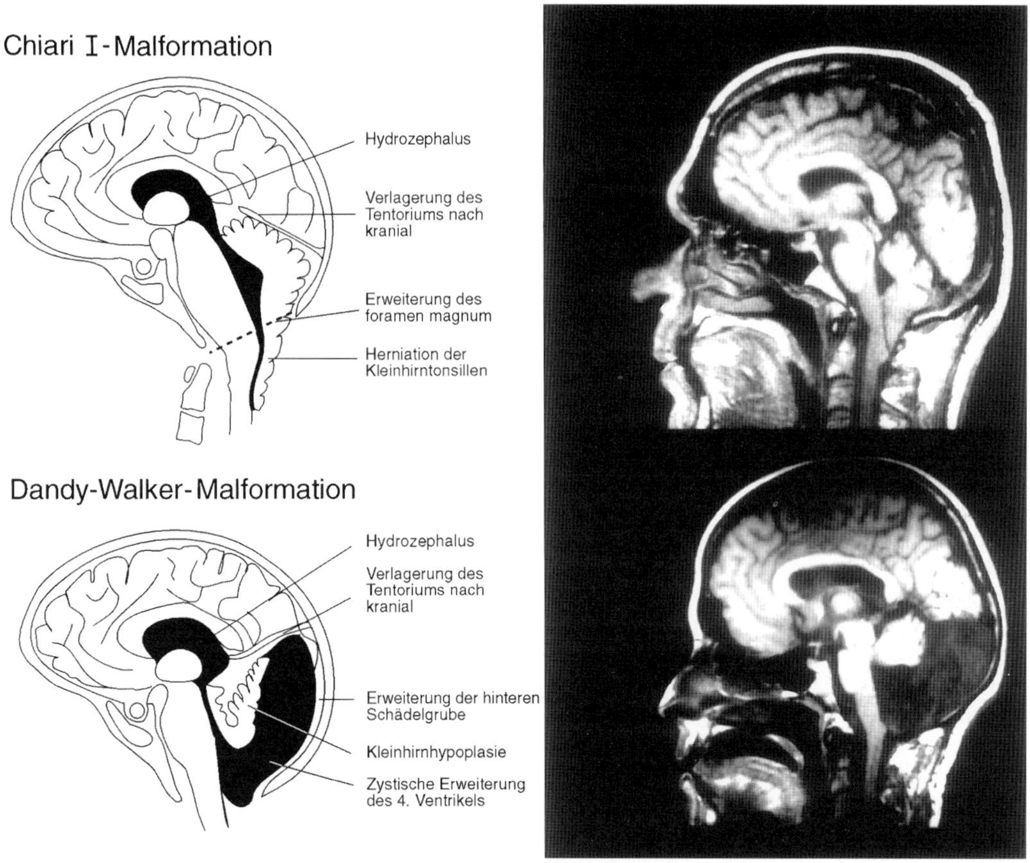

Abb. G 9.4: Chiari I- und Dandy-Walker-Malformation: Auf der Abbildung sind rechts auf sagittalen Kernspintomogrammen die typischen Befunde bei Chiari I- und Dandy-Walker-Malformation zu erkennen. Die Schemazeichnungen links beschreiben die wichtigsten Befunde.

men magnums, der Okkzipitalschuppe und der oberen zervikalen Wirbel vergesellschaftet. Normalerweise besteht daneben eine Myelomeningozele, oft lumbosakral lokalisiert und fast immer ein Hydrozephalus. Die klinische Symptomatik besteht in Zeichen der Hirnstammdysfunktion wie z. B. einer Stimmbandlähmung mit laryngealem Stridor, einer obstruktiven, zentralen Apnoe und einer Dysphagie und Schluckstörungen (mit der Gefahr des Entstehens von Aspirationspneumonien). Weiterhin können ein Torticollis oder Retrocollis, eine Skoliose und eine Syrinx (Hydromyelie) vorliegen (Paul et al., 1983). Die klinischen Symptome bestehen meist schon bei Geburt, nur in Ausnahmefällen wird die Diagnose erst später in der Kindheit gestellt. Liegt eine symptomatische zervikale Myelomeningozele vor, so finden sich in der Regel auch Störungen der kortikalen Entwicklung wie z. B. eine Polymikrogyrie und neuronale Heterotopien mit den entsprechenden Folgen wie z. B. Entwicklungsverzögerung, mentaler Retardierung und Anfällen (Gilbert et al., 1986).

Therapie: Falls eine Meningomyelozele vorliegt sollte diese, wie schon ausgeführt, chirurgisch innerhalb der ersten Lebenstage behandelt und ein begleitender Hydrozephalus mit einem Shunt (siehe Kap. F7) versorgt werden. Liegen bereits initial Zeichen der Hirnstammkompression vor, sollte gleichzeitig eine subokzipitale Dekompression durchgeführt werden (Carmel, 1983; Haines und Berger, 1991). Durch dieses Vorgehen können sich die Symptome zurückbilden, wobei allerdings die Ergebnisse in der Regel ungünstiger sind als bei Patienten mit einer Chiari I-Malformation, da häufiger extremere zerebelläre Ektopien vorliegen und die assoziierten Fehlbildungen die Prognose verschlechtern (Stevens et al., 1993**). So haben Patienten, bei denen eine kaudale Dislokation der zerebellären Tonsillen unter das C2 Segement vorliegt ein Risiko von ca. 69 % sich innerhalb der folgenden 18 Monate trotz Operation zu verschlechtern, wohingegen eine Verbesserung der Symptome bei ca. 50 % der Patienten zu erwarten ist, wenn die zerebelläre Ektopie nicht unterhalb des C1 Segmentes reicht.

Chiari III-Malformation

Klinik und Verlauf: Die Kombination einer Chiari II-Malformation mit einer okzipitalen oder hoch zervikal gelegenen Enzephalozele wird als Chiari III-Malformation klassifiziert. Die Enzephalozele enthält in fast allen Fällen Teile des Zerebellums und bei ca. 50 % der Patienten Teile des Okzipitallappens (Volpe, 1995a). Das therapeutische Vorgehen entspricht dem bei der Chiari II-Malformation bzw. dem bei Enzephalozelen (siehe dort).

Chiari IV-Malformation

Dieser Begriff bezeichnet eine zerebelläre Hypoplasie. Diese sollte nicht weiter den Chiari-Mißbildungen zugeordnet werden (Friede, 1989).

Dandy-Walker-Malformation

Klinik und Verlauf: Bei der *Dandy-Walker-Malformation* findet man eine Hypo- oder Aplasie des Vermis Cerebelli, eine zystische Dilatation des 4. Ventrikels, eine erweiterte hintere Schädelgrube, eine Kranialverlagerung der venösen Blutleiter der hinteren Schädelgrube und einen Tentoriumhochstand. Gleichzeitig besteht in der Regel ein Hydrozephalus (**Abb. G 9.4**). Ursache der Störung scheint eine verzögerte oder völlig fehlende Öffnung der Foramina Magendie zu sein, die zum Liquoraufstau und einer zystischen Dilatation des 4.Ventrikels führt. Obwohl sich die Foraminae Lushkae normal öffnen und meist funktionsfähig sind, persitiert in der Folgezeit die Liquorzirkulationsstörung mit der Erweiterung des 4.Ventrikels (Volpe, 1995a). Die pränatale Diagnosestellung ist relativ einfach. Sie sollte erst ab der 18.–20. Schwangerschaftswoche sonographisch erfolgen, da sich erst zu diesem Zeitpunkt der Vermis ausdifferenziert hat (Newman, 1982).

Die Prävalenz der Erkrankung beträgt zwischen 1: 25 000 und 1 : 35 000, wobei Mädchen häufiger betroffen sind als Jungen. Die überwiegende Mehrzahl der Fälle tritt sporadisch auf (Aicardi, 1992a). Ein möglicher Genlocus wurde auf Chromosom 3 lokalisiert (Rosenberg, 1993). Der wichtigste klinische Aspekt der Erkrankung ist der meist progrediente Hydrozephalus. Er führt zu einer okzipital betonten Vergrößerung des Schädels. Entsprechend finden sich Zeichen der intrakraniellen Drucksteigerung und Kompressions-Symptome der hinteren Schädelgrube mit Läsionen kaudaler Hirnnerven, Nystagmus und Ataxie. Begleitende Mißbildungen wie z. B. eine Balkenaplasie oder -hypoplasie und Migrationsstörungen liegen in ca. 70 % der Fälle vor. Entsprechend besteht klinisch häufig eine mentale Retardierung. Zusätzlich haben 20–80 % der Patienten Fehlbildungen innerer Organe (Volpe, 1995a). Liegt keine der zuletzt genannten Mißbildungen vor, so ist die Prognose nach suffizienter Behandlung des Hydrozephalus relativ gut. Die Mortalitätsziffern für die Erkrankung schwanken zwischen 10 % (Hirsch et al., 1984) und 40 % (Pascual-Castroviejo et al., 1991) in Abhängigkeit von der Frequenz assoziierter Fehlbildungen im jeweiligen Kollektiv. Für Patienten, bei denen bereits in utero oder früh postnatal wegen entsprechender Symptome die Erkrankung diagnostiziert wurde und bei denen ausgeprägte Mißbildungen vorliegen, ist die Prognose entsprechend schlechter. Die Mortalität liegt hier über 40 %. Die Überlebenden zeigen in ca. 75 % deutliche kognitive Störungen (Volpe, 1995a). Auch mit einer adäquten Therapie des Hydrozephalus und der assoziierten Mißbildungen erreichen nur 50 % dieser Kinder einen IQ von 80 oder mehr. Auch hier gilt, daß eine frühe chirurgische Intervention die Prognose eher günstig beeinflußt.

Therapie: Die chirurgische Behandlung von Patienten mit einer Dandy-Walker-Malformation wird durch das Vorhandensein der Zyste des 4.

Ventrikels erschwert. Das Dach der Zyste zu entfernen oder einen zysto-peritonealen Shunt zu legen ist normalerweise nicht effektiv, da eine Aquäduktstenose den Liquorfluß zusätzlich behindert (Edwards and Raffel, 1987). Man sollte deshalb in einer Sitzung einen zysto-peritonealen und ventrikulo-peritonealen Shunt legen und dabei die beiden proximalen Katheterteile mit einem Y-Stück mit dem nach peritoneal gelegten Katheter verbinden (Osenbach und Menezes, 1992⋆).

Arachnoidalzysten

Klinik und Verlauf: *Arachnoidalzysten* sind ein häufiger Nebenbefund bei CCT oder MR-Untersuchungen, wobei die Häufigkeit in größeren Serien mit ca. 4 % mit Überwiegen des männlichen Geschlechtes angegeben wird. Die Zysten sind flüssigkeitsgefüllte Hohlräume die durch eine Differenzierungsstörung der Leptomeningen entstehen. Sie liegen in einer Arachnoidea-Duplikation oder zwischen Arachnoidea und Pia. Die Zysten kommunizieren z. T. mit dem Subarachnoidalraum (Aicardi, 1992c). Klinische Symptome, die sich auf die Zysten beziehen lassen, bestehen allenfalls in 10–30 % der Fälle (Harsh et al., 1986). Die Klassifikationn der Zysten erfolgt in der Regel nach ihrer Lokalisation entlang der Neuroachse. Die meisten Arachnoidalzysten liegen supratentoriell zu 50–60 % in der mittleren Schädelgrube (**Abb. G 9.5**). Die Größe und Lokalisation der Zysten ist extrem variabel, ohne Korrelation dieser Parameter zur klinischen Symtomatik. Allein bei einer Lokalisation im Bereich der Mittellinie kommt es häufiger zur Kompression des Aquäduktes mit Ausbildung eines Verschluß-Hydrozephalus (Raimondi et al., 1980). In ähnlicher Weise kann eine Lage der Zyste in der hinteren Schädelgrube über eine Raumforderungswirkung zu gestörtem Liquorabfluß und Ausbildung eines Hydrozephalus führen. Nur selten kommt es bei den Zysten (z. B. porenzephalen Zysten) zu einem Ventilmechanismus durch den sich die Zyste zunehmend erweitert. Dadurch, aber auch durch Einblutung oder plötzliche Ruptur der Zystenwand können dann entsprechend der Lokalisation sehr variable klinische Symptome auch akut auftreten (De Meyer, 1985).

Therapie: Raumfordernde und sich durch einen Ventilmechanismus stetig vergrößernde Arachnoidalzysten sollten, soweit möglich, behandelt werden. Dazu bietet sich zum einen die Shunt-Versorgung eines durch die Zyste entstandenen Hydrozephalus wie auch ein Shunten der Zyste selbst an. Bei gleichzeitiger Versorgung von Zyste und Hydrozephalus durch einen Shunt sollten die beiden Systeme nach Möglichkeit über ein gemeinsames Ventil abgeleitet werden, um Druckunterschiede zwischen den beiden Systemen auszugleichen (Raimondi et al., 1980⋆). Diese Verfahren können dann zu den bekannten Problemen bei Shunt-Versorgung führen (siehe Kap. F7). Alternativ können die Zysten in manchen Fällen durch Fenestration der Zystenwand entlastet (Baskin und Wilson, 1984⋆; Raffel und McComb, 1994⋆) oder komplett exzidiert werden, wobei diese Verfahren häufig mit Komplikationen behaftet sind und deshalb nur in Einzelfällen zur Anwendung kommen sollten (Rappaport, 1993⋆).

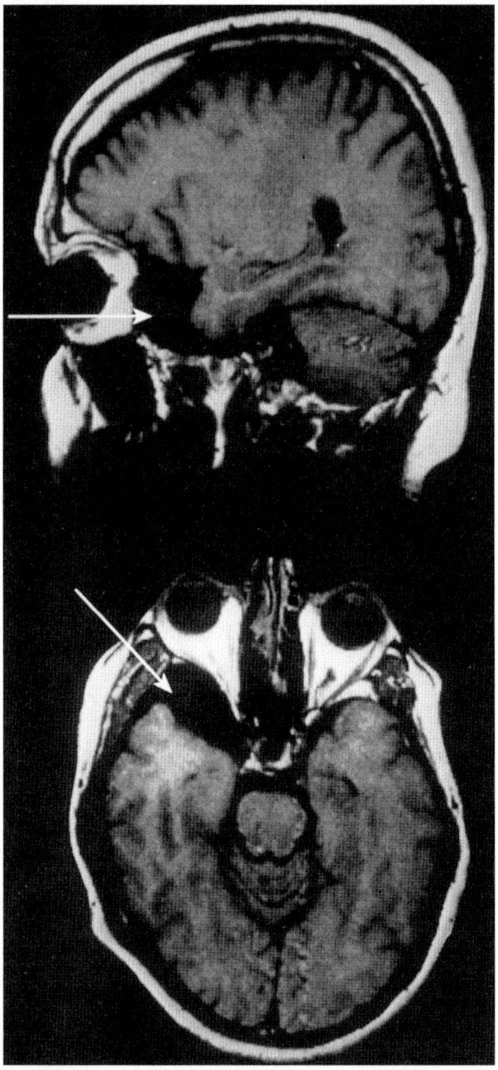

Abb. G 9.5: Arachnoidalzyste: auf T1-gewichteten Kernspintomographien (sagittale und axiale Schnittführung) ist eine temporo-polar gelegene Arachnoidalzyste zu sehen (Pfeile).

G 9.4. Neurokutane Erkrankungen

Die Haut, das Auge und das ZNS sind neuroektodermalen Ursprungs. Die neurokutanen Erkrankungen, früher auch *Phakomatosen* genannt (Gr. phakoma = Geburts- oder Muttermal), stellen eine komplexe Syndrom-Gruppe dar, bei denen jeweils 2 oder 3 der genannten Organsysteme gleichzeitig aufgrund eines genetischen Defektes betroffen sind. Systemische Manifestationen dieser Erkrankungen beinhalten häufig ein überschießendes Skelettwachstum, das Auftreten hamartomatöser

Tumoren (z. B. Fibrome und Myome) und vaskuläre Mißbildungen (speziell Angiome) von Haut, Auge oder ZNS in extrem variabler Ausprägung. Entsprechend sind die anzuwendenden therapeutischen Strategien sehr unterschiedlich und von den im Einzelfall vorliegenden Symptomen abhängig. So kann die Entfernung eines Tumors, eine Embolisation und/oder Exstirpation eines Angioms oder die Anlage eines Shunts bei Hydrozephalus notwendig werden. Durch moderne neurogenetische Methoden ist mittlerweile auch bei klinisch nur wenig betroffenen Patienten oft eine Diagnosestellung, eine genetische Beratung und manchmal die Abgabe einer Prognose möglich. In **Tab. G 9.2** sind die bekannten Vererbungsmuster der verschiedenen neurokutanen Erkrankungen übersichtsartig dargestellt. Erkrankungen, die im Text besprochen werden, sind kursiv gesetzt.

G 9.4.1. Neurofibromatose (NF)

Unter dem Begriff *Neurofibromatose* werden 2 unterschiedliche Erkrankungen mit autosomal dominanter Vererebung, die Neurofibromatose Typ 1 (kurz NF 1) und Typ 2 (kurz NF 2) zusammengefaßt. Beide Erkrankungen zeigen eine sehr varible klinische Ausprägung, ihre Klassifikation sollte entsprechend der ›recommendations of the National Institutes of Health Consensus Development Conference‹ (1988) erfolgen (siehe **Tab. G 9.3**). Die klassische Neurofibromatose (von Recklinghausen) wird demnach als NF 1 klassifiziert, wohingegen die reine ZNS-Form der Neurofibromatose, bei der im typischen Fall bilaterale Akustikusneurinome vorliegen, als NF 2 bezeichnet wird. Daneben wurden weitere Varianten der Erkrankung, die aber weniger als 1 % aller Neurofibromatose-Fälle ausmachen, als NF 3–8 beschrieben (Pont und Elster, 1992; Mackool und Fitzpatrick, 1992). Die NF 1 ist die häufigste Form der Neurofibromatose mit einer geschätzten Prävalenz von 1 zu 3 000 bis –4 000 (Listernick und Charrow, 1990; Gomez, 1991; Braffman und Naidich, 1994a). Sie ist für ca. 90 % aller NF-Fälle verantwortlich ist. In bestimmten ethnischen Gruppen werden auch höhere Prävalenzziffern mit bis zu 1:1 000 angegeben. Die Penetranz der

Tab. G 9.2: Neurokutane Erkrankungen (modifiziert nach Gomez, **1991**)

Erbgang	Neurokutanes Syndrom	Genlocus
Autosomal dominante Vererebung	*Neurofibromatose NFI*	17q–11.2
	Neurofibromatose NFII	22q11–q13.1
	Tuberöse Sklerose	*9q34.1–q34.2* *11q14–q23* *12q22–q24.1*
	v. Hippel-Lindau-Krankheit	*3p26–p25*
	Nävoid-Basalzellkarzinom-Syndrom (Gorlin-Goltz-Syndrom)	
	[Hypomelanosis Ito]	
Autosomal rezessive Vererbung	*Ataxia teleangiectatica*	*11q23*
	Louis-Bar*	
	[Xeroderma pigmentosum]	*2q21*
	Cockayne-Syndrom*	
	[Fucosidose]	*1p34*
	[Phenylketonurie]	*12q22–q24.2*
	[Homozystinurie]	*21q22.3*
	[Argininosuccinacidurie und Citrullämie]	*9q34*
	[Carboxylase-Mangel]	
	[Neuroichthyosis]	
	Sjögren-Larsson-Syndrom*	
	Refsumsche Erkrankung*	
	Giant-Axon Neuropathie*	
	[Werner-Syndrom]	
	[Progerie]	
	Familiäre Dysautonomie*	*9q31–q33*
	[Chediak-Higashi Krankheit]	
X-chromosomale Vererbung	Fabry Krankheit*	*Xq21.3–q22*
	[Kinky hair disease]	
	[Incontinentia pigmenti1]	*Xp11.21–cen*
	[Incontinentia pigmenti2]	*Xq27–q28*
Nichterbliche Neurokutane Erkrankungen	[Neurokutane Melanose]	
	Sturge-Weber-Syndrom	
	Klippel-Trenaunay-Syndrom*	

Syndrome die mit einem Stern gekennzeichnet sind (*) werden in anderen Kapiteln besprochen, zum weiteren Studium der mit Klammern [ ] gekennzeichneten Erkrankungen wird auf die Neuropädiatrische Spezialliteratur verwiesen. Kursiv gesetzte Erkrankungen werden im Text besprochen

NF1 beträgt fast 100 % mit einer variablen Expressivität; die Mutationsrate ist mit bis zu 50 % (Aoki et al., 1989) eine der höchsten unter allen bekannten autosomal dominant vererbten Erkrankungen. Das für die Krankheit verantwortliche Gen wurde auf Abschnitt 11.2 des langen Armes von Chromosom 17 lokalisiert (Barker et al., 1987). Das von diesem Gen physiologischerweise kodierte Protein mit einer Länge von 2818 Aminosäuren wurde Neurofibromin genannt. Neurofibromin wird in den unterschiedlichsten Geweben exprimiert und zeigt Sequenzhomologien zu einer Proteinfamilie, die als ›Guanidine triphosphatase-activating proteins‹ (GAPs) bezeichnet werden. Ihre Funktion liegt in der Aktivierung des Protoonkogenes Ras. Ras-Proteine spielen bei einer Reihe zellulärer Prozeße wie z. B. der Proliferation, der Differenzierung und der Tumor-Bildung eine wichtige Rolle. Neurofibromin wird in verschiedenen Organen und individuell unterschiedlich stark exprimiert, was die Heterogenität der klinischen Ausprägung und der zugrunde liegenden Pathologie erklären könnte. Zusätzlich liegen häufig sekundäre somatische Mutationen und ein ›alternatives splicing‹ (d. h. ein unterschiedliches Ablesen des Genes) vor (Gutmann und Collins, 1993; Danglot et al., 1995). Anhand von mittlerweile verfügbaren Mausmodellen, die den vom Menschen bekannten genetischen Defekt hetero- oder homozygot tragen, lassen sich z. T. die beim Menschen beobachteten Symptome nachvollziehen und detailliert analysieren. Die bisherigen Ergebnisse dieser Untersuchungen lassen vermuten, daß das NF1 Gen normalerweise als Tumor-Suppressor-Gen wirkt.

Bei der NF2 handelt es sich ebenfalls um eine autosomal dominante Erkrankung, deren Genlocus auf Abschnitt 11.2 des langen Armes von Chromosom 22 liegt (Aicardi, 1992b). Die NF2 betrifft ca. 1 auf 50 000 Personen und manifestiert sich gewöhnlich deutlich später als die NF1 (Mulvihill et al., 1990), oft während der Pubertät (Elster, 1992). Das vom NF2 Gen kodierte Protein wird Merlin (oder Schwannomin) genannt und scheint im normalen Zellstoffwechsel für die Verbindung von Zytoskelett und Zellmembran wichtig zu sein (Louis et al., 1995). Die meisten NF 2 Mutationen führen offensichtlich zu einem verkürzten, inaktiven Genprodukt mit entsprechender Störung der normalen Funktion (›loss-of-function‹ Mutation).

Klinik

Die Diagnose der NF 1 wird gestellt, wenn multiple hellbraune, ovale Hautläsionen, sogenannte cafe-au-lait Flecken (bei 99 % der Patienten, allerdings oft erst in der späteren Kindheit nachweisbar), axilläre oder inguinale hyperpigmentierte Maculae (gewöhnlich sehr zahlreich) und kutane oder subkutane Neurofibrome vorliegen. Die 1988 von der NIH festgelegten Diagnosekriterien für NF 1 und 2 sind in **Tab. G 9.3** aufgelistet.

Intrakranielle und intraspinale Tumoren

Etwa 5–10 % der NF 1 Patienten entwickeln intrakranielle Tumoren. Am häufigsten finden sich Optikus-oder Chiasma-Gliome, die bei 5–15 % von Kindern mit NF 1 nachweisbar sind (Gomez, 1991; Braffman and Naidich, 1994a) und somit eine der häufigsten Tumorarten der ersten Lebensdekade überhaupt darstellen. Unter allen Patienten, die ein Optikus- oder Chiasma-Gliom entwickeln haben ca. 25 % eine NF–1 (Pont und Elster, 1992). Andere Lokalisationen der NF1-assoziierten Gliome sind der Hirnstamm und der Hypothalamus (Braffman und Naidich, 1994a). Neurofibrome oder seltener Schwannome können auch die spinalen Nervenwurzeln, häufiger die dorsalen als die ventralen, betreffen.

Im Gegensatz zu NF 1 sind Hauteffloreszenzen bei NF 2 Patienten eher ungewöhnlich. Wenn, dann findet man nur einzelne Cafe-au-lait-Flecken. Bei Patienten mit NF 2 findet man weiterhin keine Optikus- oder Chiasma Gliome, aber häufig andere Arten von intrakraniellen Tumoren wie z. B. Meningiome und Schwannome sowie spinale Schwannome und Ependymome. Besonders charakteristisch für die Erkrankung sind die in mindestens 90 % der Fälle vorkommenden, meist bilate-

Tab. G 9.3: Klinische Merkmale der Neurofibromatose (NF) 1 und 2

NF–1

Zwei oder mehr der folgenden Merkmale

1. Sechs oder mehr Café-au-lait-Flecken größer als 5 mm Durchmesser vor Erreichen der Pubertät oder mehr als 15 mm Durchmesser nach der Pubertät
2. Ein plexiformes Neurofibrom oder zwei oder mehr Neurofibrome eines anderen Typs
3. Multiple axilläre oder inguinale hyperpigmentierte Maculae
4. Optikus oder Chiasma-Gliome
5. Zwei oder mehr Lisch Nodule (Iris-Hamartome)
6. Ausdünnung der Cortikalis eines langen Röhrenknochens mit oder ohne Pseudoarthrose
7. Ein Verwandter ersten Grades (Eltern, Geschwister, Kind)) mit den oben ausgeführten NF–1 Kriterien

NF-2

Eines der folgenden Merkmale

1. Bilaterale Akustikustumoren (im CCT oder MR nachgewiesen)

oder

2. Ein Verwandter ersten Grades mit NF-2 und ein unilateraler Akustikustumor

oder

Zwei der folgenden Merkmale:
- Plexiformes Neurofibrom
- Meningeom
- Gliom
- Schwannom
- Präseniler Katarakt

ralen Akustikusneurinome. Sie sind bei NF 1 sehr selten (Aicardi, 1992b).

Andere Tumormanifestationen bei NF
Erwachsene mit einer Neurofibromatose leiden gehäuft unter Phäochromozytomen (0,5–1 %), Ganglioneuromen, Glomus-Tumoren, Rhabdomyosarkomen, Wilms-Tumoren und Leukämie. Bei ca. 5 % der NF 1-Patienten kommt es im Alter von ca. 10 Jahren zu einer malignen Transformation eines Neurofibroms in ein Fibrosarkom. Eine solche Transformation wird meist bei plexiformen Neurofibromen, dem häufigsten extrakraniellen Tumor bei NF 1 beobachtet (Pont und Elster, 1992), der dann lokal aggressive Wachstumstendenzen zeigt (Braffman und Naidich, 1994a). Indikatoren für eine maligne Transformation sind neu auftretende Schmerzen und Größenzunahme bei bereits bekannten Tumormanifestationen.

Andere neurologische Symptome
Häufige neurologische Befunde bei NF 1 bestehen in einer mentalen Retardierung (8 %) und Lernschwierigkeiten (40 %). Daneben finden sich gehäuft (15–45 %) eine Makrokranie (Aicardi, 1992b), meist als Folge einer Makrenzephalie oder seltener infolge eines Hydrozephalus bei Aquäduktstenose. Neben der Makrenzephalie finden sich Gyrierungsstörungen sowie Veränderungen der kortikalen Differenzierung die z. T. die kognitiven Störungen erklären (Rosman und Pearce, 1975). Eine erhöhte Rate an Epilepsien bei NF 1-Kranken läßt sich teilweise durch kortikale gliale Knötchen (›nodules‹) erklären, die als kleine punktförmige oder konfluierende Foci erhöhter Signalintensität in T2-gewichteten MR-Bildern, vorwiegend im Zerebellum, Hirnstamm, Basalganglien, Thalamus und weißer Substanz imponieren. Histologisch handelt es sich dabei in der Regel wahrscheinlich um Hamartome. Sie lassen sich bei gründlicher Suche in 60–80 % der NF-Patienten nachweisen (Duffner et al., 1989; Elster, 1992), meist bei jüngeren NF1 Patienten unter 20 Jahren. Ihre Signifikanz für Klinik und Verlauf der Erkrankung ist bislang unbekannt (Aoki et al., 1989).

Skelettanomalien
Etwa 0,5 bis 1 % aller NF 1 Patienten haben kongenitale Pseudoarthrosen (meist der Tibia oder des Radius), ungefähr 2 % der Patienten entwickeln bei Wirbelfehlbildungen in der Mitte der 2. Lebensdekade eine Skoliose oder Kyphoskoliose (untere HWS bzw. obere LWS) die bei extremer Ausbildung zum Auftreten kardiorespiratorischer Komplikationen führen kann. Eine häufige begleitende Fehlbildung ist die Aplasie des großen Keilbeinflügels durch die es zu einem pulsierenden Exophthalmus kommt.

Gefäß-Fehlbildungen
Stenosierende Gefäßprozeße bei NF-Patienten finden sich meist in der Aorta, den großen Mesenterialgefäßen, den Nierengefäßen und hirnversorgenden Arterien. Eine arterielle Hypertonie liegt bei ca. 1 % der NF-Kranken bereits in der Adoleszenz infolge eines Phäochromozytoms oder wegen Nierenarterienstenosen vor.

Verlauf: Die ersten klinisch-neurologischen Zeichen der NF entwickeln sich mit Ausnahme der Optikus- und Chiasmagliome erst nach der Pubertät. Wie schon eingangs erwähnt sind die Symptome extrem variabel. Ihr Verlauf wird durch Art, Größe und Lokalisation der kranio-zerebralen Manifestationen sowie deren histologische Differenzierung bestimmt. Die Lebenserwartung bei NF ist generell verkürzt.

Therapie: Bislang ist nur eine symptomatische Therapie der NF möglich. Chirurgische Behandlung kann wegen entsprechender Symptome oder aus kosmetischen Gründen erforderlich werden. Eine Strahlentherapie ist nicht wirksam. Sie gilt bei Kindern als kontraindiziert (mit der Ausnahme des Optikus- und Chiasma-Glioms), da die Spätfolgen dieser Therapie (z. B. strahleninduzierte Enzephalopathien) oft den möglichen Nutzen in Frage stellen und schwerer zu behandeln sind als die Grunderkrankung (Gomez, 1991). Das biologische Verhalten der Optikus- und Chiasma-Gliome variiert mit ihrer Lokalisation. Tumoren vor dem Chiasma bleiben oft über Jahre stabil wohingegen hinter dem Chiasma gelegene Tumoren zum invasiven Wachstum neigen. Abhängig von einer Reihe von Begleitfaktoren kann die Behandlung dieser Tumoren reichen von engmaschigen neurologisch-neuroradiologischen und ophthalmologischen Kontrollen ohne Intervention bis zu einer Chemotherapie, Bestrahlung und/oder der chirurgischen Exstirpation der Gliome (Aicardi, 1992a). Die Indikation zum Eingreifen ergibt sich bei progredientem Wachstum der Gliome und Liquoraufstau. Häufig wird eine Shunt-Versorgung wegen eines Hydrozephalus infolge Kompression des 3. Ventrikels (bei Optikus-Gliom) oder bei Aqäduktstenose erforderlich. Akustikusneurinome sollten chirurgisch entfernt werden, was in den meisten Fällen möglich ist. Falls diese Therapie nicht durchgeführt werden kann (z. B. bei älteren Patienten oder solchen mit allgemein deutlich erhöhtem Operationsrisiko), kann eine stereotaktische Bestrahlung erwogen werden. Eine Radiatio kann auch bei Patienten ins Auge gefaßt werden, die bereits unilateral operiert wurden und dann einen kontralateralen Tumor entwickeln, wobei das Hörvermögen auf dieser Seite noch zufriedenstellend ist (Flickinger et al., 1993; Maire et al., 1992★★). Die Vor- und Nachteile bzw. Risiken einer Radiatio werden ausführlich im Kap. G 1 diskutiert. **Tab. G 9.4** zeigt die wichtigsten kranio-zerebralen Manifestationen der NF und therapeutische Optionen im Überblick. Spezielle soziale, psychologische und verhaltenstherapeutische Hilfen sollten Kindern mit Lern- und Verhaltensstörungen angeboten werden. In der Zukunft können u. U. maligne Dedifferenzierungen von NF-assoziierten Tumoren durch neue pharmakologische Strategien wie z. B. durch Einsatz von Farnesyl-Transferase-Hemmern verhindert oder verringert werden (Yan et al., 1995⋆).

Vereine/Selbsthilfegruppen
Adresse: Von Recklinghausen Gesellschaft e. V.
Langenhorner Chaussee 5560
22419 Hamburg

G 9.4.2. Tuberöse Sklerose (TS)

Die *Tuberöse Sklerose* (eponym: M. *Bourneville-Pringle*) ist ebenfalls, wie die NF, eine autosomal dominant vererbte neurokutane Erkrankung mit Befall mehrerer Organsysteme, vorwiegend von Gehirn, Retina, Haut, Herz, Nieren und Lungen mit Hamartomen. Bei ca. 60 % der Fälle handelt es sich um neu aufgetretene Spontanmutationen (Smirniotopoulos und Murphy, 1992). Die angenommene Prävalenz liegt zwischen 1:10 000 und 1:40.000, wobei die Zahlen wegen der ausgeprägten Variabilität der Symptome und ihrer oft nur minimalen (bis fehlenden) Ausprägung mit Vorsicht zu interpretieren sind. Die Dunkelziffer der nicht erfaßten Fälle dürfte aus den genannten Gründen erheblich sein (Ahlsen et al., 1994). Bislang konnte bei der Erkrankung kein einzelner Genlokus identifiziert werden; in einigen betroffenen Familien wurden Assoziationen mit Chromosom 9 (putatives TSC1-Gen) oder 11 (Gomez, 1991) und vor kurzem mit Chromosom 16 beschrieben (Nellist et al., 1993). Das Gen auf Chromosom 16, auch als TSC2-Gen klassifiziert, wurde bereits kloniert und sein Genprodukt als Tuberin bezeichnet. Es zeigt Homologien zu einem GTPase aktivierenden Protein mit Namen rap (Sampson und Harris, 1994). Zur Entstehung der Erkrankung sind wahrscheinlich neben Keimbahnmutationen somatische, sogenannte ›second-hit‹ Mutationen erforderlich.

Klinik
Die Tuberöse Sklerose (kurz TS) ist in ihrer klassischen Form durch die Symptomtrias geistige Retardierung, Epilepsie und Adenoma sebaceum (Angiofibrom, meist im Gesicht) sowie Erkrankungsbeginn vor dem Alter von 10 Jahren definiert. Viele Patienten haben, wie schon oben ausgeführt, nur inkomplette Formen des Syndroms. Im Vordergrund der klinischen Symptomatik stehen meist epileptische Anfälle, die bei 80–90 % der TS-Patienten vorliegen und die in bis zu 75 % der Fälle das Erst-Symptom darstellen. Die Anfälle beginnen gewöhnlich im Laufe des ersten Lebensjahres wobei sowohl partielle wie auch generalisierte Anfälle vorkommen; typische Anfallsmuster sind tonisch/klonische Krämpfe, atypische Absencen und Neugeborenenkrämpfe. Bei ca. 50 % der Patienten mit TS findet sich eine geistige Retardierung, meist in Assoziation mit früh im Kindesalter beginnenden Anfallsleiden. TS Patienten ohne Anfälle oder mit spätem Anfallsbeginn haben in der Regel eine normale Intelligenz (Wiss, 1992). Ne-

Tab. G 9.4: Kranio-zerebrale Manifestationen der Neurofibromatose, ihre klinische Relevanz und therapeutische Optionen

Art der Manifestation	Vorzugslokalisation	Klinische Bedeutung	Therapie
1. Tumoren			
Neurofibrome, Schwannome	Hirnnerven V, VIII, IX–XII Augenmuskelnerven	Häufig bilateral, VIII. Hirnnerv bevorzugt	Exzision, alternativ Stereotakische Bestrahlung
Meningeome	Konvexität, Falx cerebri	Multiple Tumoren, Rezidivneigung, Kombination mit anderen Störungen	Exzision
Vaskuläre Mißbildungstumoren	Kleinhirn	Symptome der Kompression der hinteren Schädelgrube	Exzision
Astrozytome	Vordere Sehbahn	Frühmanifestation vor Pubertät häufig	Chemotherapie Radiatio (Exzision)
Diffuse Gliomatose	Großhirn, Hirnstamm	Seltene Manifestation, klinisch lange stumm	Keine Behandlung (Radiatio erfolglos)
Hamartome	Hypothalamus	Endokrine Störungen	Exzision wenn möglich
2. Mißbildungen			
Migrationsstörungen	Großhirn	Epilepsie, geistige Retardierung	Behandlung der Anfälle
Aquäduktstenose	Aquädukt	Hydrozephalus occlusus	V-P Shunt
Skelettdysplasien	Pseudoarthrosen, Fehlen des großen Keilbeinflügels	Proptose und pulsierender Exophthalmus	Plastische Chirurgie
Vaskuläre Malformationen	Aorta, Aa. iliacae, mesentericae, Nieren- und renal gehirnversorgende Arterien	Sekundäre Hypertonie	Symptomatisch

ben den oft schwer therapierbaren Anfällen bestehen bei vielen TS-Patienten Verhaltensauffälligkeiten und psychiatrische Probleme, einige Patienten entwickeln einen Autismus (Curatolo et al., 1991; Ahlsen et al., 1994).

Weitere, systemische Organmanifestationen der TS sind Knochenzysten, (meist asymptomatische) Nierenzysten, periostotische Knochenanbauten, Rhabdomyome des Herzens (in ca. 40 %), Angiomyolipome der Nieren (in nahezu 50 %) sowie Milz- und Lungenzysten und eine Lungenfibrose (Gomez, 1991).

Die häufigsten Hautveränderungen sind hypopigmentierte Maculae (die bei 90 % der Patienten vorliegen und am besten unter UV-Licht erkannt werden können), Gesichtsangiofibrome (bei ca. 50 %, meist erst nach dem Alter von 5 Jahren), und fibröse Plaques (meist auf Stirn oder der behaarten Kopfhaut; Gomez, 1991).

Kernspin- und computertomograpisch lassen sich eine Reihe von Veränderungen nachweisen, so z. B. kortikale Tuber (Histologisch: harte Knötchen mit vermehrt nachweisbaren Astrozyten, nur wenigen Neuronen, Riesenzellen und gestörter Lamination), subependymale Knötchen (Histologisch: Astrozyten sowie Verkalkungen) und kontrast-aufnehmende subependymale Riesenzellastrozytome im Bereich des Foramen Monroi (in ca. 2–26 % der Fälle), die in seltenen Fällen eine maligne Transformation zeigen. Daneben finden sich kernspintomograpisch nachweisbare Läsionen der weißen Substanz, bei denen es sich histologisch um Anhäufungen von Riesenzellen handelt, die in ihrem Signalverhalten kortikalen Tubern ähneln (Braffman und Naidich, 1994a). Durch die subependymalen Riesenzellastrozytome kann es in der Folge zu einem obstruktiven Hydrozephalus durch Blockade des Foramen Monroi oder Kompression des 3. Ventrikels kommen. Bei mindestens 90 % der Patienten ist eines der genannten neuroradiologischen Zeichen nachweisbar, so daß der Kernspintomographie bei der Diagnosestellung der TS eine hohe Bedeutung zukommt. Etwa die Hälfte der TS-Patienten zeigt (astrozytäre) Hamartome von Retina oder Sehnerv, die im Verlauf meist stabil bleiben, verkalken und keiner weiteren Behandlung bedürfen. Seltener entwickeln sich neue Hamartome in zuvor normal erscheinenden Retinabereichen. In ca. 1/4 der Fälle findet man peri- oder subungual Fibrome (meist an den Zehen von weiblichen TS Patienten, die erst nach der Pubertät in Erscheinung treten). Daneben bestehen weitere, aber unspezifischere Hautveränderungen wie gruppierte Papeln (in ca. 20 % der Fälle) (Gomez, 1991).

Die **Diagnose** kann gestellt werden, wenn eines der nachfolgenden klinischen oder radiologischen Kriterien erfüllt ist:

I. *Klinisch* – (a) Gesichtsangiofibrome oder (b) unguale Fibrome oder (c) 2 oder mehr retinale Phakome oder (d) Fibröse Plaques des Schädels, speziell an der Stirn.
II. *Radiologisch* – (a) extraneural – multiple renale Angiomyolipome, speziell in Verbindung mit Nierenzysten; multiple intracardiale Rhabdomyome, die pränatal oder kurz nach Geburt diagnostiziert werden; (b) Gehirn – periventrikuläre subependymale Knötchen, ein Riesenzellastrozytom des Foramen Monroi oder ein oder mehrere kortikale Tuber (Rosman, 1991).

Verlauf

Die neurokutanen Manifestationen der TS sind bereits im frühen Kindesalter nachweisbar, nur ca. 1/5 der Kinder mit dem kompletten klinischen Syndrom erreicht ein normales Durchschnittsalter. Patienten mit Teilsymptomen oder oligosymptomatische Formen können eine normale Lebenserwartung haben.

Therapie

Die geistige Entwicklung bei TS-Patienten ist eindeuting am besten, wenn die Behandlung früh einsetzt und effektiv ist, speziell bezogen auf die Epilepsie (Gomez, 1985*). Neugeborenenkrämpfe werden am besten mit ACTH behandelt. Mit Valproat, Nitrazepam und Clonazepam stehen akzeptable Medikamente der 2. Wahl initial bzw. für die Dauertherapie zur Verfügung. Bezüglich der Behandlung spezieller Anfalls-Arten siehe Kap. C 2. Bei manchen Patienten, bei denen kortikale Tuber als Krampf-Foci fungieren, empfiehlt sich eine epilepsie-chirurgische Intervention, wenn die Anfälle medikamentös-therapieresistent sind (siehe Kap. C 2). Ein obstruktiver Hydrozephalus sollte mit einem Shunt versorgt werden, Riesenzellastrozytome können z. T. komplett entfernt werden. Gesichtsangiofibrome werden laser-chirurgisch behandelt.

G 9.4.3. Sturge-Weber-Syndrom (SWS, Enzephalo-Trigeminale-Angiomatose)

Klinik

Das Sturge-Weber-Syndrom (SWS) ist eine nichterbliche, sporadische Gefäß-Malformation der Kopfregion. Die Prävalenz ist unbekannt, man kann aber davon ausgehen das die Erkrankung seltener vorkommt als die NF oder TS. Ein Gendefekt konnte bislang nicht nachgewiesen werden.

Bei dem vollständig ausgebildeten Syndrom findet man uni- oder bilateral ein kapilläres/venöses Gesichts-Angiom (Naevus flammeus), charakteristischerweise meist über der Stirn und dem Oberlid (dem Ausbreitungsgebiet des 1. Astes des N. Trigeminus entsprechend) mit venöser Beteiligung von leptomeningealen Venen des ipsilateralen Okzipitallappens (**Abb. G 9.6**; Alexander und Norman, 1972) und der Chorioidea des ipsilateralen Auges. Entsprechend bereitet die Diagnosestellung in der Regel keine Probleme. Durch venöse Stase oder insuffiziente Drainage kommt es sekundär zu ischämisch-hypoxischen Läsionen des Gehirns in den betroffenen Abschnitten mit sekundären Verkalkungen entlang pialer Gefäße (Perlschnurartigam besten im CCT zu erkennen). Daneben bestehen häufig Störungen der Gyrierung und der kortikalen Lamination (Wohlwill und Yakovlev, 1957). Oft ist schon bei Geburt im CCT oder MR eine Hemiatrophie der betroffenen Hemisphäre feststellbar. Assoziiert findet man bei 2/3 der SWS Patienten eine kontralaterale Hemiparese und bei fast 100 % eine kontralaterale homonyme Hemianopie. Durch Angio-MR kann der typische piale ›blush‹ dargestellt werden, die konventionelle Angiographie zeigt eine gestörte Drainage oberflächlicher Venen sowie einen venösen Shunt mit vermehrter Drainage tiefer, abnorm dilatierter Hirnvenen (Benedikt et al., 1993; Vogl et al., 1993; Braffman und Naidich, 1994b).

Klinisch stehen bei über 90 % der Patienten epileptische Anfälle mit Beginn in der frühen Kindheit (ca. 75 % vor Ende des ersten Lebensjahres) im Vordergrund der Symptomatik (Braffman und Naidich, 1994b). Eine geistige Retardierung besteht bei 60 % der Patienten (Pascual-Castroviejo et al., 1993), besonders häufig bei solchen mit Anfällen und bilateraler Affektion (Gomez, 1991). Im Gegensatz dazu findet man normale Intelligenz auch bei Patienten mit bilateraler Beteiligung, wenn Anfälle ausbleiben. Das unterstreicht die Wichtigkeit der frühen suffizienten Anfallsprophylaxe (Gomez und Bebin, 1987). Migräne-artige Kopfschmerzen auf der Seite der Läsion werden von 30 % der Patienten mit SWS geklagt.

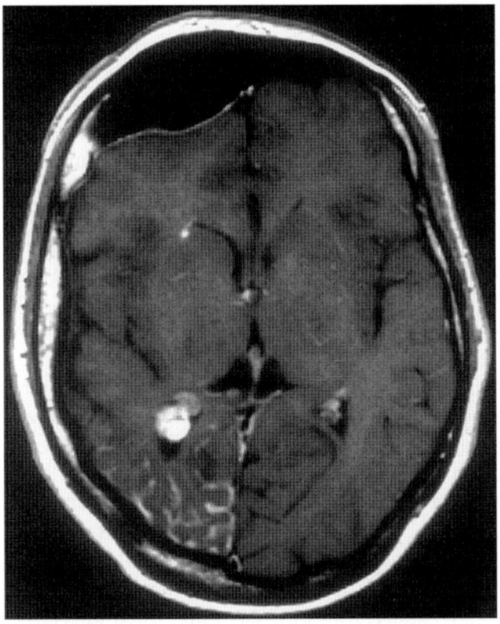

Abb. G 9.6: Sturge-Weber-Syndrom: Die Abbildung zeigt auf kontrast-angehobenen T1-gewichteten axialen Kernspintomogrammen die wichtigsten zerebralen Charakteristika bei Sturge-Weber-Syndrom. Man erkennt eine Hemiatrophia cerebri mit konsekutiver Verdickung der ipsilateralen Diploe, eine links-betonte Pneumatisation der Stirnhöhle, superfizielle Kontrastmittelanfärbung als Ausdruck einer pialen Angiomatose, kontrastmittelanreichernde transmedulläre Venen und eine angiomatöse Vergrößerung des Plexus chorioideus ipsilateral.

Verlauf

Die Prognose des Sturge-Weber-Syndroms hängt von der Lokalisation und dem Ausmaß der zerebralen und okulären Läsionen ab. Gefährdet ein Anfallsleiden oder andere zerebrale Komplikationen zu entwickeln sind vorallem Patienten, bei denen die vom 1.Ast des Trigeminus versorgte Gesichtsregion betroffen ist (Enjolras et al., 1985). Die epileptischen Anfälle beginnen häufig fokal mit sekundärer Generalisierung und nachfolgend ausgeprägter postiktaler Parese (Toddsches Phänomen). Blutungen aus den z. T. stark dilatierten Venen sind eher selten. Bei Beteiligung der Chorioidea kommt es oft zu Ausbildung eines Glaukoms (ca. 60 %) und zu einer Augenvergrößerung (Buphthalmos).

Therapie

Zerebrale Läsionen, speziell wenn sie nur unilateral vorkommen und mit medikamentös nicht behandelbaren Anfällen einhergehen, sollten durchweg möglichst früh chirurgisch behandelt werden (Gomez und Bebin, 1987). Verschiedene Vorgehensweisen wie Kortikektomie, Lobektomie oder auch Hemisphärektomie wurden empfohlen. Die besten Erfolge können erzielt werden, wenn junge Patienten mit bis dato wenigen oder fehlenden neurologischen Ausfällen behandelt werden. Kutane Naevi können mit guten kosmetischen Resultaten durch eine Laser-Behandlung entfernt werden. Glaukome können medikamentös oder chirurgisch behandelt werden. Bezüglich der Behandlung der epileptischen Anfälle oder der migräneartigen Kopfschmerzen gibt es keine speziellen Empfehlungen (siehe Kap. A 1 und C 2).

G 9.4.4. Von Hippel-Lindau-Krankheit (vHLK)

Klinik und Verlauf

Die *von Hippel-Lindau*-Krankheit (vHLK) ist eine autosomal dominant vererbte, komplexe mesenchymale Dysplasie mit Beteiligung mehrer Organsysteme. Die Inzidenz beträgt ca. 1:50 000 (Neumann et al., 1992). Typischerweise entwickeln vHLK Patienten Hämangioblastome (Vaskuläre Fehlbildungen mit Tumorzellen; ca. 35–60 % der Patienten) des Gehirns, bevorzugt im Kleinhirn (Hubschmann et al., 1981). Seltener betreffen die Hämangioblastome die Medulla oblongata, die Retina oder das Hals- und Brustmark (siehe Kap. G1). Daneben entwickeln die Patienten Tumor-Zysten (Lindau Zysten) in anderen Organen (speziell in der Niere, dem Pankreas und dem Nebenhoden). Da 60–75 % der ZNS-Hämangioblastome in der hinteren Schädelgrube lokalisiert sind entwickeln die Patienten zwischen dem 20. und 40. Lebensjahr charakteristischerweise Kopfschmerzen mit Übelkeit und Erbrechen sowie eine Gang- und Extremitätenataxie (Gomez, 1991; Braffman und Naidich, 1994b). Wenn ein Hämangioblastom des Zerebellums diagnostiziert wurde ist deshalb eine gründliche Suche nach weiteren

Manifestationen, speziell der Retina (bei 1/2 bis 2/3 der Patienten) und des Spinalkanales dringend erforderlich (Hardwig und Robertson, 1984). Multiple Hämangioblastome bestehen bei 1/3 bis 2/3 der Patienten, bei 20–50 % bilateral (Huson et al., 1986).

Die Diagnose kann gestellt werden, wenn eines der 3 folgenden Kriterien erfüllt ist:
(1) Nachweis eines Hämangioblastoms in der Retina **und** im ZNS;
(2) Nachweis eines Hämangioblastoms in der Retina **oder** im ZNS sowie eine Tumor-Manifestation in: der Niere, dem Pankreas, der Leber oder dem Nebenhoden; Nachweis eines Phäochromocytoms, eines Nierencarcinoms oder
(3) Einer positiven Familienanamnese sowie eines der folgenden Kriterien: Nachweis eines Hämangioblastoms in der Retina **oder** im ZNS; Manifestationen in: der Niere, dem Pankreas, der Leber oder dem Nebenhoden; Nachweis eines Phäochromocytoms oder eines Nierencarcinoms (Michels, 1987).

Der erste klinsche Verdacht auf Vorliegen einer vHLK ergibt sich meist durch Nachweis eines retinalen Hämangioms, meist in der 3. Dekade. Dabei sind die retinalen Läsionen oft multipel, durch ihr Größerwerden kommt es zu Netzhautablösungen. 10–20 % der Patienten mit retinalen Hämangioblastomen haben auch intrakranielle Manifestationen und somit per definitionem eine vHLK (Gomez, 1991). Bei 25–40 % der Patienten mit vHLK findet man Phäochromozytome (Horton et al., 1976). Bei Patienten mit zerebellären Hämangioblastomen findet man assoziiert oft eine Polyzythämie. Hämaturie ist ein häufiges Begleit-Symptom bei Vorliegen eines Nierencarcinoms. Wegen der initial manchmal fluktuieenden Beschwerden ist klinisch eine Verwechslung mit einer Multiolen sklerose möglich.

Die mittlere Lebenserwartung, die vorwiegend durch das Auftreten von Nierenzellcarcinomen oder zerebelläre Hämangioblastome bestimmt wird, beträgt ca. 50 Jahre.

Der Genlokus für die vHLK wurde auf Chromosom 3 identifiziert und das für die Erkrankung verantwortliche Gen kloniert. Das Genprodukt ist ein ca. 284 Aminosäuren langes, mit einem Glycan-Anker versehenes Protein ohne signifikante Homologie zu bereits bekannten Proteinen. Man geht davon aus, daß es bei der Signaltransduktion oder Zelladhäsion beteiligt sein könnte (Latif et al. 1993).

Wegen der unterschiedlichen Kombinationen von Mißbildungsmerkmalen bei Familein mit vHLK wurde eine Klassifikation in verschiedene Subtypen vogeschlagen. Typ 1: vHLK ohne Phäochromozytom, Typ 2A: vHLK mit Phäochromozytom und Typ 2B: vHLK mit Phäochromozytom und Nierenzellcarcinom. Dabei scheinen missense-Mutationen mit der Prävalenz eines Phäochromozytoms zu korrelieren (Typ 2), wohingegen Familien, die als Typ 1 klassifiziert werden Insertionen, Deletionen u. a. Veränderungen haben, die zu einem verkürzten Genprodukt führen.

Therapie

Die Therapie der Wahl bei Vorliegen eines Kleinhirnhämangioblastoms ist die chirurgische Exstirpation. Eine Radiotherapie sollte nur bei inoperablen Tumoren der hinteren Schädelgrube mit progredienten klinischen Ausfällen erwogen werden. In Zukunft könnte der stereotaktischen Bestrahlung eine größere Rolle zukommen, als bislang der konventionellen Bestrahlung. Entsprechende Studien bei vHLK liegen bislang nicht vor. Bei ca. 20 % der Patienten kommt es nach Entfernung eines Hämangioblastoms zu einem Rezidiv. Retinale Hämangiome werden in der Regel durch kryochirurgische Verfahren oder Photokoagulation behandelt (Huson et al., 1986). Patienten mit vHLK und Personen, bei denen aufgrund einer positiven Familienanamnese ein erhöhtes Risiko für die Erkrankung besteht, sollten regelmäßig klinisch und radiologisch untersucht werden, um Hämangioblastome oder andere Manifestationen der Erkrankung rechtzeitig erkennen und behandeln zu können. Die verschiedenen Tumoren zeigen dabei ein sehr heterogenes Wachstumsverhalten. Kardiale Rhabdomyome, die schon bei Kindern vorliegen können sind häufig asymptomatisch und bilden sich im weiteren Lebensverauf spontan wieder zurück. Gesichts-Angiofibrome, retinale Hamartome und subependymale Riesenzellastrozytome zeigen bis in die 3. Lebensdekade ein progredientes Wachstum. Danach sistiert das Wachstum häufig während die Tumoren gleichzeitig zur Kalzifierung neigen. Operable Tumoren (z. B. auch Nierenzellkarzinome oder Phäochromozytome) sollten dann umgehend entfernt werden, insbesondere wenn klinische Symptome vorliegen.

G 9.4.5. Nävoid-Basalzellkarzinom-Syndrom (Gorlin-Goltz-Syndrom)

Klinik und Verlauf

Das Nävoid-Basalzellkarzinom-Syndrom oder *Gorlin-Goltz- bzw. Gorlin-Syndrom,* ist eine autosomal dominant vererbte Erkrankung. Es ist klinisch charakterisiert durch multiple Basalzellkarzinome in Gesicht, Nacken und oberen Rumpfabschnitten, die sich zwischen der Pubertät und dem Alter von ca. 35 Jahren ausbilden. Allerdings bilden nur ca. 50 % der Patienten über 20 Jahren ein Basalzellkarzinom aus, das dann auch aggressive Wachstumstendenzen zeigt. Neben den Basalzelltumoren sind multilokuläre Kieferzysten (in ca. 90 %), Skelettfehlbildungen (z. B. eine Platybasie oder Kyphoskoliose) und zerebrale Migrationsstörungen mit daraus resultierenden Anfallsleiden charakteristisch für das Syndrom (Gorlin, 1987). Die Kieferzysten sind meist asymptomatisch, es sei denn sie entzünden sich; noch seltener sind Spontanfrakturen der Mandibula oder Maxilla. Weitere assoziierte Mißbildungen/Erkrankungen sind Gehirntumoren (z. B. zerebeläre Medulloblastome), ein Hydrozephalus, extraneurale Tumoren (z. B. ovarielle Sarkome) und endokrine Störungen (z. B. ein hypogonadotropher Hypogonadismus) (Gomez, 1991). Die Lebenserwartung scheint verkürzt zu sein, die Pathogenese ist bislang unbekannt.

Therapie

Der klinische Verlauf und die Ausprägung der Einzelsymptome beim Gorlin-Goltz-Snydrom sind extrem variabel. Die Hauttumoren sollten dermatologisch-chirurgisch behandelt werden. Komplikationen bzw. Begleiterkrankungen wie z. B. ein Hydrozephalus oder infizierte Zysten müssen entsprechend therapiert werden. Bei größeren Zysten ist manchmal eine Exzision erforderlich. Ein assoziiert vorkommendes Medulloblastom sollte, wenn möglich chirurgisch beahndelt und nicht bestrahlt werden, da eine Radiation die Entwicklung neuer Nävi oder Basalzelltumoren bzw. deren maligne Transformation begünstigt (Gomez, 1991).

Literatur

Ahlsen G, Gillberg IC, Lindblom R, Gillberg C (1994) Tuberous sclerosis in Western Sweden. Arch. Neurol. 51: 76–81

Aicardi J (1992a) Malformations of the CNS. In: Diseases of the Nervous System in Childhood, Clinics in Developmental Medicine, No. 115/118, MacKeith Press, London, Chapter 3, 108–202

Aicardi J (1992b) Neurocutaneous diseases and syndromes. In: Diseases of the Nervous System in Childhood, Clinics in Developmental Medicine, No. 115/118, MacKeith Press, London, Chapter 4, 203–39

Aicardi J (1992c) Tumours of the CNS and other spaceoccupying lesions. In: Diseases of the Nervous System in Childhood, Clinics in Developmental Medicine, No. 115/118, MacKeith Press, London, Chapter 14, 780–849

Alexander GL, Norman RM (1972) Sturge-Weber syndrome. In: Vinken PJ, Bruyn GW (Hrsg.) Handbook of Clinical Neurology, North-Holland Publishing Company, Amsterdam, Vol. 14, Chapter 7, 223–240

Aoki S, Barkovich AJ, Nishimura K, Kjos BO, Machida T, Cogan P, Edwards M, Norman G (1989) Neurofibromatosis types 1 and 2: Cranial MR findings. Radiology 172: 527–534

Barker D, Wright E, Nguyen K, Cannon L, Fain P, Goldgar D, Bishop DT, Carey J, Baty B, Kivlin J, Willard H, Waye JS, Creig G, Leinwand L, Nakamura Y, O'Connell P, Leppert M, Lalouel JM, White R, Scolnick M (1987) Gene for von Recklinghausen neurofibromatosis in pericentrometric region of chromosome 17. Science 236: 1100–1102

Barkovich AJ, Norman D (1988) Absence of the septum pellucidum: A useful sign in the diagnosis of congenital brain malformations. AJNR 9: 1107–1114

Barkovich AJ, Kjos BO (1992) Schizencephaly: Correlation of clinical findings with MR characteristics. AJNR 13: 85–94

Barkovich AJ (1995) Pediatric Neuroimaging. 2nd edition. Raven Press. New York.

Barth PG (1992) Migrational disorders of the brain. Curr. Opinion in Neurol. and Neurosurg. 5: 339–343

Baskin DS, Wilson CB (1984) Transsphenoidal treatment of non-neoplastic intrasellar cysts. A report of 39 cases. J. Neurosurg. 60: 8–13

Benedikt RA, Brown DC, Walker R, Ghaed VN, Mitchell M, Geyer CA (1993) Sturge-Weber syndrome: Cranial MR Imaging with Gd DTPA. AJNR 14: 409–15

Braffman B, Naidich TP (1994a) The phakomatoses: Part I. Neurofibromatosis and tuberous sclerosis, Neuroimaging Clinics No. Amer., W.B. Saunders Company, Philadelphia, 4: 299–324

Braffman B, Naidich TP (1994b) The phakomatoses: Part II. von Hippel-Lindau disease, Sturge-Weber syndrome, and less common conditions. Neuroimaging Clinics No. Amer., W.B. Saunders Company, Philadelphia, 4: 325–348

Brown MS, Sheridan-Pereira M (1992) Outlook for the child with a cephalocele. Pediatrics 90: 914–19

Byrd SE, Osborn RE, Bohan TP, Naidich TP (1989) The CT and MR evaluation of migrational disorders of the brain, Part II. Schizencephaly, heterotopia and polymicrogyria. Pediatr. Radiol. 19: 219–222

Carmel PW (1983) Management of the Chiari malformations in childhood. Clin. Neurosurg. 30: 385–406

Chervenak FA, Isaacson G, Hobbins JC, Chitkara U, Tortora M, Berkowitz RL (1985) Diagnosis and management of fetal holoprosenzephaly. Obstetrics and Gynecology 66: 322–326

Cohen MM (1989) Perspectives on holoprosenzephaly: Part I, Epidemiology, genetics, and syndromology. Teratology 40: 211–35

Curatolo R, Cusmai R, Cortesi F, Chiron C, Jambaque I, Dulac O (1991) Neuropsychiatric aspects of tuberous sclerosis. In: Proceedings, Annals of the New York Academy of Sciences: Tuberous Sclerosis and Allied Disorders: Clinical, Cellular, and Molecular Studies 615: 8–16

Danglot G, Regnier V, Fauvet D, Vassal G, Kujas M, Bernheim A (1995) Neurofibromatosis 1(NF1) mRNAs expressed in the CNS are differentially spliced in the 5' part of the gene. Hum Mol Genet 4(5): 915–920

Date I, Yagyu Y, Asari S, Ohmoto T (1993) Long-term outcome in surgically treated encephalocele. Surg Neurol 40: 125–130

De Meyer W (1985) Arachnoid and porencephalic cysts. In: Johnson RT (Hrsg.) Current Therapy in Neurologic Disease 1985–1986. BC Decker Inc, Philadelphia, 98–101

Dobyns WB (1987) Developmental aspects of lissencephaly and the lissencephaly syndromes. Birth Defects Original Article Series 23: 225–241

Dobyns WB (1989) The neurogenetics of lissencephaly. Neurologic Clinics 7: 89–105

Duffner PK, Cohen ME, Seidel FG, Shucard DW (1989) The significance of MRI abnormalities in children with neurofibromatosis. Neurology 39: 373–8

Edwards MS, Raffel C (1987) Discussion of articles by Maria et al. and Golden et al. ... Pediatr. Neurosci. 13: 45–51

Elster AD (1992) Radiologic screening in the neurocutaneous syndromes: Strategies and controversies. AJNR 13: 1078–1082

Enjolras O, Riche MC, Merland JJ (1985) Facial portwine stains and Sturge-Weber syndrome. Pediatrics 76: 48–51

Flickinger JC, Lunsford LD, Linskey ME, Duma CM, Kondziolka D (1993) Gamma knife radiosurgery for acoustic tumors: multivariate analysis of four year results. Radiotherapy and Oncology 27: 91–98

Friede RL (1989) Developmental Neuropathology. 2nd Ed., Springer-Verlag, Berlin, New York

Gilbert JN, Jones KL, Rorke LB, Chernoff GI, James HE (1986) Central nervous system anomalies associated with meningomyelocele, hydrocephalus, and the Arnold-Chiari malformation: Reappraisal of theories regarding the pathogenesis of posterior neural tube closure defects. Neurosurg. 18: 559-564

Gomez MR (1985) Phakomatoses. In: Johnson RT (Hrsg.) Current Therapy in Neurologic Disease 1985-1986. BC Decker Inc, Philadelphia, 119-122

Gomez MR, Bebin EM (1987) Sturge-Weber syndrome. In: Gomez MR (Hrsg.) Neurocutaneous diseases: A Practical Approach. Butterworths, Boston, Chapter 40, 356-367

Gomez MR (1991) Neurocutaneous diseases. In: Bradley WG, Daroff RB, Fenichel GM, Marsden CD (Hrsg.) Neurology in Clinical Practice. Vol. II, The Neurological Disorders, Butterworth-Heinemann, Boston-London, Chapter 67, 1323-1342

Gorlin RJ (1987) Nevoid basal cell carcinoma syndrome. In: Gomes MR (Hrsg.) Neurocutaneous diseases: A Practical Approach, Butterworths, Boston, Chapter 5, 67-79

Gutmann DH, Collins FS (1993) Neurofibromatosis Type I. Beyond positional cloning. Arch Neurol 50: 1185-1193

Halsey JH (1987) Hydranencephaly. In: Vinken PJ., Bruyn GW, Klawans HL, Myrianthopoulos NC (Hrsg.) Handbook of Clinical Neurology, Elsevier Science Publishers, Amsterdam, Vol. 50, Revised Series 6, Chapter 19, 337-353

Haines SJ, Berger M (1991) Current treatment of Chiari Malformations Types I and II: A Survey of the pediatric section of the American Association of Neurological Surgeons. Neurosurg 28: 353-357

Hardwig P, Robertson DM, (1984) Von Hippel-Lindau disease: A familial, often lethal, multi-system phakomatosis. Ophthalmology 91: 263-270

Harsh GR, Edwards MSB, Wilson CB (1986) Intracranial arachnoid cysts in children. J Neurosurg 64: 835-842

Herskowitz J, Rosman NP, Wheeler CB (1985) Colpocephaly: Clinical, radiologic, and pathogenetic aspects. Neurology 35:1594-98

Hirsch JF, Pierre-Kahn A, Renier D, Sainte-Rose C, Hoppe-Hirsch E (1984) The Dandy-Walker malformation. A review of 40 cases. J Neurosurg 61: 515-522

Horton WA, Wong V, Eldridge R (1976) Von Hippel-Lindau disease: Clinical and pathological manifestations in nine families with 50 affected members. Arch. Intern. Med. 136: 769-777

Hubschmann OR, Vijayanathan T, Countee RW (1981) Von Hippel-Lindau disease with multiple manifestations: Diagnosis and management. Neurosurgery 8: 92-95

Humphreys RP (1994) Enzephalocele and dermal sinuses. In: Cheek WR, Marlin AE, McLone DG, Reigel DH, Walker ML (Hrsg.) Pediatric Neurosurgery: Surgery of the Developing Nervous System, 3rd ed., Chapter 5, 96-103

Huson SM, Harper PS, Hourihan MD, Cole G, Weeks RD, Compston DAS (1986) Cerebellar hemangioblastoma and von Hippel-Lindau disease. Brain 109:1297-1310

Kozlowski K, Ouvrier RA (1993) Agenesis of the corpus callosum with mental retardation and osseous lesions. Am. J. Med. Genet. (Neuropsychiatric Genetics) 48: 6-9

Latif F, Tory K, Gnarra J, Yao M, Duh FM, Orcutt ML, Stackhouse T, Kuzmin I, Modi W, Geil L, Schmidt L, Zhou F, Li H, Chen MH, Glenn G, Choyke P, Walther MM, Weng Y, Duran DSR, Dean M, Glavac D, Richards FM, Crossey PA, Ferguson-Smith MA, Paslier DL, Chumakov I, Cohen DC, Chinault AC, Maher ER, Linehan WM, Zbar B, Lerman MI (1993) Identification of the Hippel-Lindau disease tumor suppressor gene, Science 260: 1317-1320

Levy WJ, Mason L, Hahn JF (1983) Chiari Malformation presenting in adults: a surgical experience in 127 cases. Neurosurgery 12: 377-390

Liptak GS, Shurtleff DB, Bloss JW, Baltus-Hebert E, Manitta P (1992) Mobility aids for children with high-level myelomeningocele: Parapodium versus wheelchair. Dev Med Child Neurol 34: 787-796

Listernick R, Charrow J (1990) Neurofibromatosis type 1 in childhood. J. Pediatr 116: 845-53

Louis DN, Ramesh V, Gusella JF (1995) Neuropathology and molecular genetics of neurofibromatosis 2 and related tumors. Brain Pathol. 5(2): 163-172

Mackool BT, Fitzpatrick TB (1992) Diagnosis of Neurofibromatosis by cutaneous examination. Sem Neurol 12: 358-363

Maire JP, Floquet A, Darrouzet V, Guerin J, Bebear JP, Caudry M (1992) Fractionated radiation therapy in the treatment of stage III and IV cerebello-pontine angle neurinomas: Preliminary results in 20 cases. Int. J. Radiation Oncology Biol Phys 23: 147-152

Marti-Bonmati L, Menor F, Poyatos C, Cortina H (1992) Diagnosis of Sturge-Weber syndrome: Comparison of the efficacy of CT and MR imaging in 14 cases. AJR 158: 867-71

May P (1992) Pediatric Neurosurgery. Curr. Opinion Neurol. Neurosurg 5: 25-29

McLone DG, Dias MS (1994) Normal and abnormal early development of the nervous system. In: Cheek WR, Marlin AE, McLone DG, Reigel DH, Walker ML (Hrsg.), Pediatric Neurosurgery: Surgery of the Developing Nervous System, 3rd ed., Chapter 1, 3-39

Michels VV (1987) Von Hippel-Lindau disease. In: Gomez MR (Hrsg.) Neurocutaneous Diseases: A Practical Approach, Butterworths, Boston, Chapter 4, 53-66

Mori K (1985) Anomalies of the Central Nervous System. Neuroradiology and Neurosurgery. Thieme-Stratton Inc, New York

Mulvihill JJ, Parry DM, Sherman, JL, Pikus A, Kaiser-Kupfer MI, Eldridge R (1990) Neurofibromatosis 1 (Recklinghausen disease) and neurofibromatosis 2 (bilateral acoustic neurofibromatosis). Ann Intern Med. 113: 39-52

National Institutes of Health Consensus Development Conference (1988) Neurofibromatosis. Conference statement. Arch Neurol 45: 575-578

Nellist M, Ward CJ, Roelfsema JH (1993) Identification and characterization of the tuberous sclerosis gene on chromosome 16. Cell 75:1305-15

Neumann HPH, Eggert HR, Scheremet R, Schumacher M, Mohadjer M, Wakhloo AK, Volk B, Hettmannsperger U, Riegler P, Schollmeyer P, Wiestler O (1992) Central nervous system lesions in von Hippel-Lindau syndrome, J Neurol Neurosurg Psychiatr 55: 898-901b

Newman GC, Buschi AI, Sugg NK, Kelly TE, Miller JQ (1982) Dandy-Walker syndrome diagnosed in utero by ultrasonography. Neurology 32: 180-184

Osenbach RK, Menezes AH (1992) Diagnosis and management of the Dandy-Walker malformation: 30 years of experience. Pediatr Neurosurg 18: 179-189

Pascual-Castroviejo I, Velez A, Pascual-Pascual SI, Roche MC, Villarejo F (1991) Dandy-Walker malformation: analysis of 38 cases. Child's Nerv Syst 7: 88–97

Pascual-Castroviejo I, Diaz-Gonzalez C, Garcia-Melian RM, Gonzalez-Casado I, Munoz-Hiraldo E (1993) Sturge-Weber Syndrome: Study of 40 Patients. Pediatric Neurology 9: 283–8

Paul KS, Lye RH, Strang FA, Dutton J (1983) Arnold-Chiari malformation. Review of 71 cases, J Neurosurg 58: 183–187

Pont MS, Elster AD (1992) Lesions of skin and brain: modern imaging of the neurocutaneous syndromes. AJR 158: 1193–1203

Pujol J, Roig C, Capdevila A, Pou A, Marti-Vilalta JL, Kulisevsky J, Escartin A, Zannoli G (1995) Motion of the cerebellar tonsils in Chiari type I malformation studied by cine phase-contrast MRI. Neurology 45: 1746–1753

Raffel C, McComb JG (1994) Arachnoid cysts. In: Cheek WR, Marlin AE, McLone DG, Reigel DH, Walker ML (Hrsg.)Pediatric Neurosurgery: Surgery of the Developing Nervous System, 3rd ed., Chapter 6, 104–110

Raimondi AJ, Skimoji T, Gutierrez FA (1980) Suprasellar cysts: surgical treatment and results. Child's Brain 7: 57–72

Rappaport ZH (1993) Suprasellar arachnoid cysts: Options in operative management. Acta Neurochir 122: 71–75

Reiner O, Carrozzo R, Shen Y, Wehnert M, Faustinella F, Dobyns WB, Caskey CT, Ledbetter DH (1993) Isolation of a Miller-Dieker lissencephaly gene containing G-protein-beta-subunit-like repeats, Nature (London) 364: 717–721

Rosenberg RN (1993) A neurological gene map. Arch. Neurol. 50: 1269–1271

Rosman NP (1991) Defining clinical and radiologic criteria required for the definitive diagnosis of tuberous sclerosis complex, Proceedings, Annals of the New York Academy of Sciences: Tuberous Sclerosis and Allied Disorders: Clinical, Cellular, and Molecular Studies 615: 123–4

Rosman NP, Pearce J (1967) The brain in multiple neurofibromatosis (von Recklinghausen's disease): A suggested neuropathological basis for the associated mental defect. Brain 90: 829–838

Sampson JR, Harris PC (1994) The molecular genetics of tuberous sclerosis. Hum Mol Genet 3: 1477–1480

Sarnat HB (1992) Disorders of the lamina terminalis: midline malformations of the forebrain. In: Sarnat HB (Hrsg.) Cerebral Dysgenesis: Embryology and Clinical Expression, Oxford University Press, New York, Chapter 4, 167–244

Smirniotopoulos JG, Murphy FM (1992) The phakomatoses. AJNR 13: 725–746

Steegers-Theunissen RP, Boers GH, Trijbels FJ, Finkelstein JD, Blom HJ, Thomas CM, Borm GF, Wouters MG, Eskes TK (1994) Maternal hyperhomocysteinemia: a risk factor for neural-tube defects? Metabolism 43(12): 1475–1480

Stevens JM, Serva WAD, Kendall BE, Valentine AR, Ponsford JR (1993) Chiari malformation in adults: relation of morphological aspects to clinical features and operative outcome. J Neurol Neurosurg Psychiatr 56: 1072–1077

Venes JL, Black KL, Latack JL (1986) Preoperative evaluation and surgical management of the Arnold-Chiari II malformation. J Neurosurg 64: 363–370

Vogl J, Stemmler J, Bergman C, Pfluger T, Egger E, Lissner J (1993) MR and MR Angiography of Sturge-Weber syndrome. AJNR 14: 417–25

Volpe JJ (1995a) Neural tube formation and prosenzephalic development in: Neurology of the Newborn 3rd ed., Chapter 1, 3–42

Volpe JJ (1995b) Neuronal proliferation, migration, organization, and myelination in: Neurology of the Newborn 3rd ed., Chapter 2, 43–92

Volpe JJ (1995c) Hypoxic-ischemic encephalopathy: neuropathology and pathogenesis in: Neurology of the Newborn, 3rd ed., Chapter 8, 279–313

Wiss K (1992) Neurocutaneous disorders: Tuberous sclerosis, incontinentia pigmenti and hypomelanosis of Ito, Sem Neurol 12: 364–373

Wohlwill FJ, Yakovlev PI (1957) Histopathology of meningo-facial angiomatosis (Sturge-Weber's disease), J Neuropath Exper Neurol 16: 341–364

Yakovlev PL, Wadsworth RC (1946) Schizencephalies, J Neuropath Exp Neurol 5: 116–206

Yan N, Ricca C, Fletcher J, Glover T, Seizinger BR, Manne V (1995) Farnesyltransferase inhibitors block the neurofibromatosis type I (NF1) malignant phenotype. Cancer Res 55(16): 3569–3575

H. Metabolisch-degenerative Erkrankungen

Therapieempfehlungen

Wo beurteilbar, wird die wissenschaftliche Evidenz der *Wirksamkeit der Therapie* im Abschnitt »Therapeutische Prinzipien« mit * markiert.

*** Ergebnisse randomisierter, prospektiver Therapiestudien mit ausreichender Fallzahl, um eine Beeinflussung der klinischen Endpunkte valide erfassen zu können.

** Ergebnisse nicht randomisierter Fallkontrollstudien oder großer retrospektiver Studien.

* Nicht randomisierte Kohortenstudien mit historischen Kontrollen oder anekdotische Fallberichte.

Im Abschnitt »Pragmatische Therapie« wird – noch nicht ganz durchgängig – die *Qualität der Therapieempfehlung* mit Buchstaben graduiert:

A Therapieempfehlung stützt sich auf mehr als eine prospektive randomisierte, placebokontrollierte Studie oder eine Metaanalyse

B Therapieempfehlung stützt sich auf mindestens eine randomisierte, prospektive Therapiestudie mit einer ausreichenden Patientenzahl

C Rein empirische Therapieempfehlung ohne sicheren wissenschaftlichen Beweis.

H 1. Alkoholfolgekrankheiten

von *P. Thier* und *R. van Schayck*

Alkoholabusus schädigt verschiedene Teile des peripheren und des zentralen Nervensystems. Zu welchen neurologischen Manifestationen es kommt, hängt von Ausmaß und Dauer des Abusus, der Ernährung und bislang nicht verstandenen individuellen Faktoren ab. Alkohol wird durch die hepatische Alkhoholdehydrogenase zu **Acetaldehyd** oxidiert, dem aufgrund seiner ausgeprägten Zytotoxizität eine wichtige Rolle in der Pathogenese von Alkoholschäden an inneren Organen und im Nervensystem zukommt. Acetaldehyd ist darüber hinaus auch ein Beitrag zur Entstehung der Alkoholabhängigkeit beigemessen worden, da es mit verschiedenen Monoaminen wie Serotonin, Adrenalin oder Noradrenalin zu morphinähnlichen Alkaloiden kondensiert, von denen Davis und Walsh (1970) vermuteten, daß sie die Alkhoholabhängigkeit vermitteln würden. Da aber im **Normalfall** der Acetaldehydabbau durch die Acetaldehyddehydrogenase der Mitochondrien (Acetatbildung) wesentlich schneller erfolgt als die Oxidation des Alkohols zu Acetaldehyd, werden kaum die für die Bildung pharmakologisch wirksamer Alkaloidmengen nötigen Acetaldehydkonzentrationen erreicht. Dementsprechend sind in jüngerer Zeit eine Reihe alternativer Erklärungsmodelle der Alkoholabhängigkeit erwogen worden (vgl. z. B. Merikangas, 1990; Rommelspacher et al., 1991).

Ein weiterer, für die Pathogenese von Alkoholfolgeschäden wichtiger Aspekt ist, daß chronischer Alkoholabusus in aller Regel von einer **Mangelernährung** begleitet wird: Alkoholismus ist in Ländern mit guter Nahrungsmittelversorgung die wesentliche Ursache einer Mangelernährung. Ganz im Vordergrund stehen hierbei Defizite verschiedener Vitamine, insbesondere der B-Gruppe. Der Alkoholiker bestreitet einen großen Teil seines Kalorienbedarfes durch Zufuhr alkoholischer Getränke, die wenig Vitamine und Mineralien enthalten (erst etwa 40 l Bier oder 200 l Wein enthalten die täglich erforderliche Menge an B-Vitaminen!). Auf der anderen Seite steigert der Alkoholmetabolismus den Vitaminbedarf über das normale Maß hinaus. Zur Entstehung eines Vitaminmangels tragen zusätzlich die Störungen der intestinalen Vitaminresorption (beschleunigte intestinale Passage, Zottenatrophie, Hemmung aktiver Transportmechanismen, häufiges Erbrechen) und eine Beeinträchtigung der hepatischen Vitaminspeicherung und Aktivierung infolge der alkoholischen Leberzellschädigung bei. Mit Blick auf die Substitutionstherapie mit Vitaminen folgt hieraus, daß im Unterschied zu den Verhältnissen beim Gesunden beim Alkoholiker im allgemeinen mit einer schlechten intestinalen Resorption wasserlöslicher Vitamine und bei Vorliegen von Leber- und Pankreasschäden auch mit einer unsicheren Resorption fettlöslicher Vitamine zu rechnen ist. Schließlich sei bereits an dieser Stelle auf Interaktionen des Alkohols mit dem GABA/Benzodiazepin-Rezeptor hingewiesen, die die wahrscheinliche **Basis** der vielfältigen Erscheinungen im Rahmen des Alkoholentzuges darstellen. Der Alkoholismus sollte möglichst frühzeitig diagnositiziert werden, um alkoholbedingte Organschäden rasch zu erkennen und zu behandeln. Unterstützend können dazu Fragebögen (z. B. Münchener Alkoholismus-Test, CAGE-Test, MAST-Test; Feuerlein et al., 1977; Ewing, 1984; Nyström et al., 1993) und Laboruntersuchungen (gGT, MCV, GOT/GPT-Verhältnis; Chan et al., 1987; Sillanaukee, 1992) eingesetzt werden.

H 1.1. Alkoholintoxikation

H 1.1.1. Klinik

Der **Alkoholrausch** ist eine passagere exogene Psychose infolge einer akuten, übermäßigen Alkoholzufuhr. Der resultierende Blutalkoholspiegel wird über die oral aufgenommene Alkoholmenge hinaus auch von Körpergewicht, Magenfüllung (Beeinflussung der Resorptionsgeschwindigkeit), Geschlecht (Fettgewebsanteil) und nicht zuletzt auch von der Alkoholgewöhnung bestimmt. Maßgeblich für das klinische Bild ist nicht allein die Höhe des Blutalkoholspiegels, sondern auch die aktuelle körperliche Verfassung, die Persönlichkeitsstruktur und die Umgebung. In der Praxis bewährt sich die Einteilung in 3 Rauschstadien (nach Feuerlein, 1989):

- ***leichter Rausch*** (Blutalkoholspiegel 0,5–1,5‰): psychomotorische Leistungsfähigkeit vermindert, Enthemmung, Stimulation, vermehrte Kontaktbereitschaft, vermehrter Rede- und Tätigkeitsdrang, verminderte Selbstkontrolle, alkoholischer Lage-Nystagmus.
- ***mittelgradiger Rausch*** (Blutalkoholspiegel 1,5–2,5‰): Euphorie oder aggressive Gereiztheit, verminderte Selbstkritik, Benommenheit, starke Abhängigkeit des Verhaltens von der äußeren Situation, primitive, explosive Reaktionsweisen.

- *schwerer Rausch* (Blutalkoholspiegel über 2,5‰): Bewußtseinsstörung, Desorientiertheit, motivationslose Angst und Erregung. Infolge der Alkoholwirkungen im vestibulozerebellären System: Ataxie, Schwindel, Dysarthrie, Nystagmus. Insbesondere bei fortschreitender Vertiefung der Bewußtseinsstörung müssen differentialdiagnostisch ein begleitendes Schädel-Hirn-Trauma mit komplizierender intrakranieller Blutung, eine Vergiftung mit Hypnotika oder Psychopharmaka, ein Koma bei Urämie oder infolge von Hypo- oder Hyperglykämie ausgeschlossen werden.

Der »**pathologische Rausch**« ist ein meist durch stärkere Alkoholisierung, seltener schon durch kleine Mengen Alkohol ausgelöster, Minuten bis Stunden andauernder Erregungs- oder Dämmerzustand bei verminderter Alkoholtoleranz, z. B. infolge vorausgegangener Hirnverletzung, mit Desorientiertheit, Situations- und Personenverkennung, Sinnestäuschungen, Angst, Wut und Neigung zu an sich persönlichkeitsfremden Gewalthandlungen mit meist vollständiger Amnesie für diesen Zustand. Die insgesamt seltene Diagnose der alkoholinduzierten, pathologischen Intoxikation hat vor allem forensische Bedeutung. Differentialdiagnostisch sollten andere Alkoholfolgezustände (Alkoholdelir und Alkoholhalluzinose, s. u.), psychiatrische Erkrankungen (schizophrene und affektive Psychosen) und metabolische Entgleisungen abgegrenzt werden.

H 1.1.2. Therapie

Der leichte bis mittelschwere Rausch erfordert keine spezifische Therapie. Bei schweren Erregungszuständen muß in jedem Fall von einer Gabe sedierender Substanzen aus der Gruppe der Tranquilizer abgesehen werden, da die Ursache des Erregungszustandes eine Intoxikation mit eben diesen Substanzen sein könnte und Wirkungsadditionen befürchtet werden müssen. Aus diesem Grunde sind Benzodiazepine und Clomethiazol kontraindiziert. Als Mittel der Wahl gilt das Haloperidol (Haldol®), das als hochpotententes Neuroleptikum eine gute antipsychotische und psychomotorisch dämpfende Wirksamkeit mit (im Vergleich zu den niedrigpotenten Neuroleptika) geringen kardiovaskulären Risiken verbindet. Haloperidol wird initial in einer Dosierung von 5–10 mg, vorzugsweise i. v., gegeben. Eine 1- bis 2malige Wiederholung der Gabe dieser Dosis in Abständen von 30 Min ist möglich. Die Maximaldosis sollte in 24h 60 mg, parenteral verabreicht, nicht überschreiten. Darüber hinaus erscheint allenfalls die Gabe stärker dämpfend wirkender niedrigpotenter Neuroleptika wie Levomepromazin (Neurocil®, 25 mg i. m.) oder Chlorprothixen (Truxal®, Taractan®, 30–50 mg i. m.) in vergleichsweise niedriger Dosierung vertretbar. Die Behandlung schwerer Alkoholintoxikationen erfolgt im übrigen nach den gleichen Regeln wie die von Intoxikationen anderer Ursache. Bei Bewußtlosigkeit und Beeinträchtigung vitaler Funktionen ist in jedem Falle eine intensivmedizinische Behandlung erforderlich (vgl. Kap. F).

H 1.1.3. Unwirksam oder obsolet

Die Hypothese, wonach zentralnervöse Alkoholeffekte teilweise über zentrale Opioidmechanismen vermittelt werden (s. Einleitung), führte zu Versuchen, den Opiat-Antagonisten **Naloxon** zur Therapie schwerer Räusche einzusetzen. Wie eine kontrollierte Studie von Nuotto et al. (1983) gezeigt hat, ist Naloxon in einer Dosierung von 0,4 mg wirkungslos in der Behandlung schwerer Intoxikationen mit Bewußtseinsstörungen, die noch nicht bis zum Stadium des Komas fortgeschritten sind. Auch in Tiermodellen erwies sich Naloxon als unwirksam: eine durch Äthanol hervorgerufene Atemdepression und Störung der motorischen Koordination wird durch Naloxon nicht gebessert (Lignian et al., 1983).

Ro 15–4513 ist ein Imidazodiazepin, das als sog. inverser Benzodiazepin-Agonist eine Reihe von Wirkungen entfaltet, die denen von Benzodiazepinen und Alkohol entgegengerichtet sind. Die ursprüngliche Hoffnung, diese Substanz künftig klinisch als »Ausnüchterungspille« nutzen zu können, hat sich nicht zuletzt durch ihr erhebliches krampfförderndes und angstförderndes Potential zerschlagen (Lister und Nutt, 1987). Auch der klinische Einsatz der alpha2-Antagonisten Atipamezol und Idazoxan, die ebenfalls alkoholantagonistische Eigenschaften besitzen sollen (Lister et al., 1989), hat sich nicht durchsetzen können.

H 1.2. Alkoholhalluzinose

H 1.2.1. Klinik

Diese seltene Erkrankung (Selzer, 1980; Glass, 1989; Soyka, 1989) ist charakterisiert durch akustische Halluzinationen bei meist ungetrübtem Sensorium: Familienmitglieder, Bekannte oder Nachbarn sprechen über den Patienten. Die Inhalte dieser Gespäche sind häufig Vorwürfe, Beschuldigungen und Drohungen, die dem Betroffenen wegen seines sozial negativen Verhaltens gemacht werden. Der Patient reagiert auf diese bedrohlichen Inhalte adäquat mit Rechtfertigungsversuchen, mit Depression und mit Angst bis zur Panik. Die Unwirklichkeit dieser Erscheinungen ist dem Betroffenen nicht bewußt. Die Halluzinationen treten vorzugsweise in der Nacht in Erscheinung. Visuelle Halluzinationen treten demgegenüber ganz zurück. Vegetative Begleitsymptome und motorische Unruhe fehlen. Bei einem kleinen Teil der Patienten nimmt die Erkrankung einen chronischen Verlauf: trotz Persistenz bedrohlicher Halluzinationen wird der Patient äußerlich ruhiger, und er zieht sich zunehmend zurück.

Die Alkoholhalluzinose tritt gewöhnlich in der Abstinenzphase 1 bis 2 Wochen nach einem Alkoholexzeß auf, ist aber in der Regel nicht Teil des eigentlichen Entzugs-Syndromes. Übergangsformen zwischen Alkoholdelir und Alkoholhalluzinose sind allerdings möglich. Für die differentialdiagnostische Abgrenzung zur Schizophrenie wichtig ist die Beziehung zu vorausgehenden Trinkexzessen, die meist kurze Dauer und prinzipielle Reversibilität der Psychose bei Abstinenz sowie eine Vorgeschichte ohne Hinweise auf eine Schizophrenie. Die Pathogenese ist unklar.

H 1.2.2. Verlauf

Die Alkoholhalluzinose beginnt akut oder auch allmählich. Sie klingt unbehandelt im Verlaufe von wenigen Tagen bis spätestens 6 Monaten ab. In 10–20 % der Fälle besteht die Halluzinose auch nach Ablauf dieses Zeitraumes fort. Sie nimmt dann einen chronischen Verlauf, der schließlich in ein schweres dementielles Syndrom oder einen Zustand einmündet, der eher einer chronischen Schizophrenie gleicht.

H 1.2.3. Therapie

Ergebnisse kontrollierter Studien zur Behandlung der Alkoholhalluzinose liegen nicht vor. Wir folgen hier der Empfehlung Selzers (1980), der dem vergleichsweise wenig sedierenden Anxiolytikum Chlordiazepoxid und nicht den Neuroleptika (prokonvulsive Wirkung) den Vorzug gibt. Von anderen (vgl. Soyka, 1989; Soyka et al., 1992) wird hingegen das Risiko epileptischer Anfälle als gemeinhin überschätzt erachtet und eine primäre, hochdosierte neuroleptische Therapie, wie sie weiter unten skizziert wird, propagiert.
Die Behandlung sollte laut Selzer stationär erfolgen. Der Patient wird in einer angenehmen, ruhigen, gutbeleuchteten Umgebung betreut. Er sollte ausreichende emotionale Unterstützung erfahren. Man gibt initial 25–100 mg Chlordiazepoxid (Librium®) oral, nach Bedarf erneut nach Ablauf von etwa 4 Stunden. Die intramuskuläre Applikation ist, sofern erforderlich, möglich, kann aber schmerzhaft sein und die Resorption erfolgt nur langsam und weniger verläßlich. Aktive Chlordiazepoxid-Metaboliten kumulieren bei Leberzirrhose und gleichzeitiger Gabe des H_2-Antagonisten Cimetidin (Tagamet®), nicht aber bei Gabe des H_2-Antagonisten Ranitidin (Sostril®). Für eine ausgewogene Ernährung und ausreichende Flüssigkeitszufuhr ist zu sorgen. Zur Prophylaxe einer Wernicke-Enzephalopathie wird Thiamin oral als Bestandteil eines B-Komplex-Präparates (BVK-Roche Forte®, Polybion Forte®, Vitamin B-Komplex Forte Ratiopharm® u. a., 3 x 1/die) gegeben. Neuroleptika werden dann eingesetzt, wenn mit Tranquillantien keine Stabilisierung erreicht werden kann. In Abhängigkeit von Alter, Gewicht und körperlicher Verfassung werden initial 2 bis 10 mg Haloperidol (Haldol®) oral oder, wenn nötig, auch intramuskulär oder intravenös gegeben. Maximale Tagesdosis 60 mg, bedarfsweise 10 mg in Stundenabständen.

H 1.3. Alkoholentzugs-Syndrome

H 1.3.1. Klinik

Mehr oder minder deutliche milde Entzugserscheinungen (das »unkomplizierte Alkoholentzugs-Syndrom« des DSMIII, **Prädelir**) finden sich bei den meisten Alkoholikern, die die Alkoholeinnahme vermindern oder einstellen. Die schwerwiegendere Form des Entzugs-Syndroms, das **Alkoholdelir** (Delirium tremens) entwickelt sich nur bei 1–15 % der Alkoholiker. Führendes Symptom aller akuten Entzugs-Syndrome ist der Tremor (6–8/sec) der Hände, mitunter auch der Zunge und der Augenlider mit Tendenz zur Verstärkung bei motorischer Aktivität und emotionaler Belastung. Daneben finden sich weniger häufig Nausea, Erbrechen, Schwächegefühl, Zeichen der vegetativen Hyperaktivität (Tachykardie, Hypertonie, Hyperhydrose), Angst, Niedergeschlagenheit, Schlaflosigkeit, lebhafte Sehnenreflexe, Myoklonien, Hyperkinesen und gegebenenfalls große Anfälle. Daneben werden Mundtrockenheit ohne Dehydration und Kopfschmerzen geklagt. Diese Symptomatik findet sich regelmäßig, wenn nach chronischem Alkoholabusus der Alkoholkonsum für einige Tage eingestellt oder reduziert wird. Kurzdauernde ungeformte Halluzinationen (visuell, akustisch oder taktil) können auch im Prädelir vorübergehend in Erscheinung treten, sind also nicht auf das Vollbild des Delirs beschränkt.
Das **Alkoholdelir** ist durch die Orientierungsstörung und die Bewußtseinseinengung klar vom akuten Entzugs-Syndrom (vgl. auch Kap. F.5) unterschieden. Der Delirante erlebt darüber hinaus lebhafte Halluzinationen aus verschiedenen Sinnessystemen, wobei die visuellen Halluzinationen (szenenhafte Abläufe mit Beteiligung kleiner, bewegter Dinge) überwiegen. Er ist hochgradig unruhig bis zur schweren Erregtheit. Das Delir ist infolge einer ausgeprägten vegetativen Entgleisung mit Hyperthermie, Atemstörungen und kardiovaskulärer Dekompensation stets lebensbedrohlich.

H 1.3.2. Verlauf

Das unkomplizierte Alkoholentzugs-Syndrom setzt nach etwa 8–12h ein, erreicht nach etwa 24–36h seinen Höhepunkt und klingt innerhalb von 5–7 Tagen ab. Unspezifische Symptome wie Unwohlsein, innere Unruhe u. a. können noch einige Wochen andauern und subtile Residuen des Alkoholentzuges, wie etwa eine veränderte Schlafarchitektur bleiben noch über Monate nachweisbar (Meyer, 1989). Eine Steigerung der Symptomatik zum vollentwickelten Delirium tremens oder ein Übergang in eine akute **Alkoholhalluzinose** (s. Kap. H 1.2) sind möglich. Das Vollbild des Delirs manifestiert sich meist am 2. bis 3. Tag nach Alkoholentzug. Bis zu einem Drittel der Patienten haben jedoch vor Ausbruch des Delirs ihren Alkoholkonsum nicht oder nur unwesentlich reduziert. Unbehandelt endet das Delir nach selten mehr als 3–5 Tagen in einem tiefen Terminalschlaf. Alkoholentzugsanfälle vom Grand mal-Typ treten vorzugsweise vor Ausbildung des Vollbildes des Alkoholdelirs auf. Bis vor 20 Jahren lag die Letalität des Alkoholdelirs unter einer Behandlung mit Alkohol oder Paraldehyd bei 10–20 % (Rommelspacher et al., 1991). Die modernen Therapieverfahren haben die Letalität des Delirs auf 1–5 % senken können.

H 1.3.3. Therapeutische Prinzipien

Ziel der Behandlung ist die Verhinderung eines voll ausgeprägten Delirs, die Verhinderung von Alkoholentzugsanfällen und im Falle eines bereits bestehenden Delirs die Verkürzung der Delir-Dauer und der lebensbedrohlichen Entgleisung vitaler Funktionen.

Das Alkoholentzugs-Syndrom ist Ausdruck einer gesteigerten zentralnervösen Erregbarkeit. Sie wird nach neuerer Ansicht darauf zurückgeführt, daß Alkohol in ganz ähnlicher Weise wie Benzodiazepine als Modulator am GABA/Benzodiazepin-Rezeptorkomplex Hemmung fördert (Mhatre et al., 1993; Sanna und Harris, 1993). Diese Förderung von Inhibition am GABA/Benzodiazepin-Rezeptorkomplex geht im Alkoholentzug verloren. Die Wirksamkeit von Benzodiazepinen in der Behandlung von Entzugserscheinungen erklärt sich daraus, daß der eine GABAerge Inhibition fördernde Modulator am GABA/Benzodiazepin-Rezeptorkomplex durch den anderen ersetzt wird. Die Zeichen der sympathischen Überaktivität (Tremor, Tachykardie etc.), die Bestandteil der Entzugs-Symptomatik sind, sind Folge eines Fortfalls GABAerger Inhibition noradrenerger Zellgruppen des Locus coeruleus. Die Wirkung der in der Behandlung der Entzugs-Syndrome eingesetzten Catecholamin-Agonisten bzw. -Antagonisten erklärt sich aus der Normalisierung der Aktivität zentraler noradrenerger Mechanismen (im Locus coeruleus) ungeachtet der verminderten GABAergen Einflüsse. Neben einer Drosselung GABAerger Inhibition werden als eine weitere Ursache der gesteigerten Erregbarkeit auch Elektrolytverschiebungen, hier insbesondere die Hypomagnesiämie, die häufig im Rahmen des chronischen Alkoholismus und des Alkoholentzugs zu beobachten sind (Flink, 1981; McIntyre, 1984), diskutiert. Alkoholentzug kann zu einer überschießenden dopaminergen Aktivität führen, die die Ursache psychotischer Erscheinungen im komplizierten Entzug sein dürfte. Die immer wieder diskutierte Bedeutung toxischer Metabolite (insbesondere Ammoniak) der geschädigten Leber für die Entwicklung des Vollbildes eines Delirs ist nicht überzeugend belegt.

Die in der Behandlung des Alkoholentzugs-Syndromes einschließlich des Delirs wirksamsten Medikamente, nämlich die Benzodiazepine und das Clomethiazol besitzen eine erhebliche suchterzeugende Potenz. Ihr Einsatz muß daher kontrolliert und auf die akute Entzugsphase beschränkt bleiben. Mehr als 150 Medikamente sollen bislang in der Therapie der Alkoholentzugs-Syndrome eingesetzt worden sein (Nutt et al., 1989). Es besteht nach wie vor keine Einigkeit darüber, welcher der vielen Substanzen der Vorzug zu geben sei. Diese Unsicherheit resultiert in erster Linie daraus, daß nicht immer zwischen einem unkomplizierten Alkoholentzugs-Syndrom und dem Vollbild des Alkoholdelirs unterschieden wird. Diese diagnostisch-terminologische Unschärfe (Schied und Mann, 1989) führt dann dazu, daß Substanzen, die milde Entzugserscheinungen in ausreichendem Maße beeinflussen als zur Behandlung des Delirs geeignet empfohlen werden. Unsere Empfehlungen resultieren aus dem Bemühen, diese Unschärfe zu vermeiden. Über den Versuch, aus der Vielfalt pharmakologischer Möglichkeiten die wirklich relevanten zu extrahieren, sollte nicht der Beitrag nicht-medikamentöser Maßnahmen übersehen werden. Tatsächlich kann nicht genug betont werden, daß auch die pflegerischen und im weitesten Sinne psychotherapeutischen Maßnahmen einen wichtigen Beitrag zur Stabilisierung des Patienten im Alkoholentzug leisten und Teil jeder Behandlung sein sollten (Castaneda und Cushman, 1989). Der delirante Patient sollte möglichst in heller, freundlicher Umgebung mit ausreichender Ansprache therapiert werden, da eine Reizabschirmung das Delir verschlechtern kann. Die regelmäßige Kontrolle von Blutdruck, Puls, Temperatur und psychischem Befund, ggf. unter Verwendung standardisierter Skalen, sind für die Steuerung der Therapie unverzichtbar. Nichtzuletzt können medikamentöse und physikalische Maßnahmen zur Thrombose- und Pneumonieprophylaxe indiziert sein.

H 1.3.4. Pragmatische Therapie

Nur bei milden Entzugserscheinungen kann gefahrlos auf eine medikamentöse Behandlung verzichtet werden. Unkomplizierte Alkoholentzugs-Syndrome mit intensiverer Symptomatik einschließlich des Alkoholdelirs werden entweder mit Clomethiazol oder mit Benzodiazepinen behandelt (vgl. **Tab. H 1.1**), die in ihrer Wirksamkeit von keinem anderen Medikament erreicht werden. Wir geben – aus Gründen, die nachfolgend deutlich gemacht werden sollen – Benzodiazepinen dann den Vorzug, wenn kardiovaskuläre Vorerkrankungen vorliegen, empfehlen im übrigen aber Clomethiazol als Mittel der ersten Wahl.

Benzodiazepine
Diese Substanzen erlauben eine zuverlässige Behandlung unkomplizierter Alkoholentzugs-Syndrome. Dem Nachteil einer im Vergleich zum Clomethiazol geringeren Effektivität in der Behandlung des Voll-Delirs (McGrath, 1975) steht der Vorteil entgegen, daß ihr Einsatz, anders als der von Clomethiazol (s. dort), mit vergleichsweise geringen Risiken (größere therapeutische Breite, geringere Suchtpotenz) verbunden ist. Benzodiazepine sind gut verträglich und erhöhen die Krampfschwelle. Als brauchbar erwiesen haben sich eine Vielzahl verschiedener Benzodiazepine, so u. a. Chlordiazepoxid, Diazepam, Oxazepam, Clobazepam, Lorazepam, Midazolam, Flunitrazepan, Phenyzepam, Alprazolam u. a. m. Für alle Benzodiazepine gilt, daß ihre Dosis so bemessen sein sollte, daß sämtliche Entzugs-Symptome unterdrückt werden oder aber der Patient sediert ist. Schwere Delire erfordern unter Umständen die zusätzliche Gabe von Betablockern oder Clonidin (Dosierung und Nebenwirkung: vgl. Kap. F 5), um Tremor und Bluthochdruck, die nicht genügend von den Benzodiazepinen beeinflußt werden, zu behandeln.
Es besteht in der Literatur keine Einigkeit darüber, welchem Benzodiazepin der Vorzug zu geben sei. Wir bevorzugen *Diazepam* (Valium®) als Benzodiazepin der Wahl in der Behandlung des Alkoholentzugs-Syndromes (**Tab. H 1.1**), weil es sich durch hohe therapeutische Breite, eine rasche Absorption nach oraler Gabe und die anschließende rasche Verteilung im Gehirn auszeichnet (vgl. z. B. Nutt et al., 1989). Vorteilhaft ist auch, daß die Wirkungen von Diazepam bzw. seines aktiven Metaboliten vergleichsweise lang anhalten, was eine stetigere Beeinflussung der Symptomatik erlaubt. Ein Dosierungsschema bietet **Tab. H 1.1.**
Als Alternative zum Diazepam kann *Chlordiazepoxid* (Librium®, Multum®) betrachtet werden. Als gewisser Nachteil des Chlordiazepoxid gegenüber dem Diazepam ist allerdings die vergleichsweise langsamere Resorption und Verteilung anzusehen. Die Dosierung erfolgt analog der von Diazepam (vgl. **Tab. H 1.1**). 25 mg Chlordiazepoxid vertreten hierbei 10 mg Diazepam. Weitere Hinweise zur Verwendung von Chlordiazepoxid: vgl. Therapie der Alkoholhalluzinose (H 1.2.3).
Die Elimination von Diazepam und Chlordiazepoxid erfolgt beim Vorliegen **schwerer Lebererkrankungen** verzögert. In diesem Falle wird von manchen Autoren den Benzodiazepinen *Lorazepam* (Tavor® u. a. m.) oder *Oxazepam* (Adumbran®, Azutranquil® u. a. m.) der Vorzug gegeben, deren Elimination nicht wesentlich von einer Oxidation in der Leber abhängt. Beide werden in 6stündlichen Abständen in einer Dosis von 1–3 mg (Lorazepam) bzw. 15–60 mg (Oxazepam) per os nach Maßgabe der Symptomatik verabreicht. Mit Blick auf die kurze Halbwertszeit der letztgenannten Benzodiazepine darf das Intervall zwischen nachfolgenden Verabreichungen nicht verlängert werden.

Tab. H 1.1: Behandlung von Prädelir und Delir (Mittel der ersten Wahl) (Präparatenamen z. T. in Auswahl)

Kardiopulmonale Vorerkrankungen	
ja: Diazepam (Valium®)	nein: Clomethiazol (Distraneurin®)
initial: 10 mg/h bis zur Symptomfreiheit (sog. diazepame loading*) **Erhaltungsdosis:** 20 mg/6 h **ab Tag 2:** allmähliche Dosisreduktion **cave:** Patient muß erweckbar bleiben, Aspirationsgefahr bei deliranten Patienten, daher hier: i. v. oder i. m. Applikation (M. deltoideus!) *alternativ:* Chlordiazepoxid (Librium®) 25 mg Chlordiazepoxid vertreten 10 mg Valium®! **Interaktion:** *Magenschutz vorzugsweise mit* Ranitidin (*Sostril®), da anders als Cimetidin (Targamet®) keine Hemmung der Elimination von Diazepam und Chlordiazepoxid durch die Leber*	**initial:** 2–4 Kapseln (à 192 mg) **30 Min** später: sofern keine Symptomfreiheit bis zu 6 weitere Kapseln in den ersten 2 Stunden. **Erhaltungsdosis:** 2 Kapseln alle 1–2 h **Maximaldosis:** 24 Kapseln in 24 h **ab Tag 2:** allmähliche Dosisreduktion **cave:** Überschreitung der Höchstdosis und parenterale Applikation zur Behandlung schwerer Delire nur unter intensivmedizinischen Bedingungen!
* **bei schweren Verläufen** *(Intensivstation)* unter Umständen bis zu 1 g Diazepam erforderlich. Bei unzureichender Kontrolle von Blutdruck und Tremor zusätzlich Gabe von **Clondin** oder **Betablockern** möglich.	Wenn orale Medikation nicht ausreichend und Intubations- und Beatmungsbereitschaft sowie Kontrolle kardiovaskulärer Funktionen gewährleistet *(Intensivstation):* **Parenterale Applikation:** **initial:** 60–150 Tropfen/Min. einer 0,8 % Lösung bis zum Eintritt eines oberflächlichen Schlafes, dann **Erhaltungsdosis:** 10–20 Tropfen/Min (max. 20 g/24 h) **ab Tab 1–3:** Übergang auf orale Medikation (s. o.), rasche Dosisreduktion

Clomethiazol (Distraneurin®)
Clomethiazol ist ein Fragment des Thiaminmoleküls, das GABAerge und glycinerge Mechanismen fördert (Majumdar, 1990). Clomethiazol wirkt ausgeprägt antikonvulsiv, sedierend und anxiolytisch und hat sich bislang allen anderen Substanzen in der Therapie des Voll-Delirs als überlegen erwiesen. Das ist der Grund dafür, daß es trotz seiner Risiken nach wie vor als Mittel der ersten Wahl in der Behandlung des voll ausgeprägten Delirs gilt. Seinem Einsatz wird in Europa die drastische Senkung der Delir-Mortalität von 10–15 % bis auf 0,5 % (günstigste Angabe) zugeschrieben. In den USA wird es wegen seiner starken Suchtpotenz und der Nebenwirkungen nicht verwendet und durch Benzodiazepine (s. o.) ersetzt. Ein weiterer Vorzug dieser Substanz sind die günstigen pharmakokinetischen Parameter, die auch bei oraler Gabe einen raschen Wirkungseintritt und eine gute Steuerbarkeit erlauben. Clomethiazol führt nach 2 bis 3 Wochen in einem hohen Prozentsatz zu einer Suchtverschiebung. Die Gabe von Clomethiazol ist daher nur unter stationären Bedingungen für eine begrenzte Zeit vertretbar. Nach Applikation höherer Dosen (s. u.), insbesondere in parenteraler Form, besteht die Gefahr schwerer Atemdepression, massiver, kaum beherrschbarer hypotoner Blutdruckreaktionen und der Atemwegsverlegung infolge bronchialer Hypersekretion mit unter Umständen tödlichem Ausgang (Schmehling, 1967; Pentikäinen et al., 1976). Das Risiko der genannten Nebenwirkungen wird durch kardiopulmonale Vorerkrankungen erhöht. In solchen Fällen können vergleichsweise geringe Dosen zu ernsten Komplikationen führen. Soll in diesen Fällen nicht, wie eingangs vorgeschlagen, Benzodiazepinen der Vorzug gegeben werden, dann erfordert die Gabe von Clomethiazol eine fortwährende Überwachung des Patienten unter intensivmedizinischen Bedingungen. Die auch bei nicht kardiopulmonal vorbelasteten Patienten risikoreiche Gabe hoher oraler Dosen und die Notwendigkeit einer parenteralen Verabreichung von Clomethiazol kann durch einen möglichst frühzeitigen Behandlungsbeginn in vielen Fällen vermieden werden.

Das milde Entzugs-Syndrom und leichte Alkoholdelirien werden mit einer **oralen** Gabe von Clomethiazol-Kapseln (Distraneurin®) behandelt. Auf die Gabe von Clomethiazol-Tabletten sollte wegen der Gefahr von Ösophagus-Ulzera verzichtet werden. Die Dosierung wird in **Tab. H 1.1** beschrieben.

Erfordert die Behandlung eines schweren Delirs die Überschreitung der **oralen Höchstdosis von 24 Kapseln in 24 h,** so ist unter intensivmedizinischen Bedingungen, d. h. unter Intubations- und Beatmungsbereitschaft sowie Kontrolle der kardiovaskulären Funktionen eine **parenterale Behandlung** mit Distraneurin möglich. Bezüglich der Dosierung wird auf die **Tab. H 1.1** verwiesen.

Weitere medikamentöse Optionen bei vollausgeprägtem Delir

Kombinationstherapie Clomethiazol/Haloperidol: Von verschiedenen Autoren wird als Alternative zu einer hochdosierten Monotherapie mit Clomethiazol die Kombinationstherapie mit Haloperidol (Haldol®; bis zu 60 mg/die), auf dessen Einsatz als Monotherapeutikum noch eingegangen wird (vgl. H 1.3.6.), empfohlen (Pfitzer et al., 1988). Dieser Empfehlung liegt die Hoffnung zugrunde, daß eine schwerpunktmäßige Beeinflussung der psychotischen Symptome auch die vegetative Entgleisung mindere. Ob die Kombination von Clomethiazol und Haloperidol oder die gleichfalls vorgeschlagene Kombination von Benzodiazepinen mit Haloperidol (oder auch die von Benzodiazepinen mit Clomethiazol) tatsächlich Vorteile gegenüber Monotherapien bietet, ist unseres Wissens nach nicht durch kontrollierte Studien belegt.

Kortikosteroide: Schwere Alkoholentzugs-Syndrome vom Ausmaß eines Delirs, die sich einer erfolgreichen Behandlung mit Benzodiazepinen oder Clomethiazol entziehen, können unter Umständen durch die Gabe vergleichsweise geringer Dosen von Kortikosteroiden (3 mg Dexamethason alle 12h), erfolgreich behandelt werden (Tormey und Chambers, 1988). Eine mögliche Erklärung ist, daß endogene Kortikosteroide, deren Spiegel übrigens im Rahmen des Entzuges ansteigen, mit dem GABA/Benzodiazepin-Komplex im Sinne einer Förderung von Inhibition interagieren (Majewska et al., 1986).

Unterstützende Maßnahmen: Unabhängig von der Wahl der spezifischen medikamentösen Behandlung des Alkoholentzugs-Syndromes ist für eine ausgewogene Ernährung, die Zufuhr **aller Vitamine des B-Komplexes** (vgl. Kap. H 1.4.) und eine Kontrolle des Elektrolythaushaltes (**cave:** Ausgleich von **Hyponatriämien,** vgl. Kap. H 1.7.) zu sorgen. Eine orale Magnesiumgabe, die vielfach bei milder Entzugs-Symptomatik auch als alleinige Maßnahme wirksam sein kann, kann zur Unterstützung der Behandlung mit Diazepam und Clomethiazol erwogen werden. Sie ist, sofern keine Niereninsuffizienz vorliegt, auch ohne Kontrolle des Serummagnesiumspiegels möglich. Man gibt 3 x 100–150 mg (Tagesbedarf eines Erwachsenen etwa 400–600 mg/die) Magnesium vor dem Essen, etwa in Form von Magnesiumaspartathydrochlorid (Magnesiocard®) oder Magnesiumcitrat (Magnesium Diasporal®) über längere Zeit. Die parenterale Substitution von Magnesium darf nur nach Maßgabe des gemessenen Magnesium-Defizites erfolgen.

Benzodiazepine und Clomethiazol gewährleisten einen ausreichenden Schutz vor Alkoholentzugsanfällen. Die zusätzliche Gabe anderer Antikonvulsiva bringt keinen Gewinn (vgl. auch Kap. H 1.3.6.).

H 1.3.5. Zukünftige Alternativen?

Die zuvor skizzierten Risiken und Nebenwirkungen der derzeit in der Behandlung der Alkoholentzugs-Syndrome bevorzugten Substanzen halten die Suche nach Alternativen in Gang. *Alprazolam* ist ein kurzwirkendes Benzodiazepin, das offenbar stärkere inhibitorische Wirkungen auf zentrale noradrenerge Mechanismen, deren Entfesselung für einen Teil der Entzugs-Symptomatik verantwortlich ist, entfaltet und sich dadurch als eine vielversprechende Alternative zu den bislang verwendeten Benzodiazepinen anbietet (Nutt et al., 1989). Eine erste Studie von Adinoff (1994) hat die prinzipielle Wirksamkeit von Alprazolam in der Behandlung des Alkoholentzugs-Syndromes belegt. Die theoretisch begründete Erwartung, daß Alprazolam die sympathische Entgleisung besser als andere Benzodiazepine beeinflusse, konnte durch diese erste Studie, die allerdings das Manko zu kleiner Fallzahlen aufweist und von daher sicher nicht als abschließend betrachtet werden kann, nicht erhärtet werden.
Ob *Clonidin,* das über einen Angriff an zentralen präsynaptischen alpha-2-Adrenorezeptoren den Sympathikotonus mindert, in seiner Wirksamkeit in der Behandlung des Alkoholentzugs-Syndromes einschließlich des Delirs den Benzodiazepinen und Clomethiazol vergleichbar ist, wird in der Literatur kontrovers diskutiert. Es besteht Einigkeit darüber, daß es gegen einige Zielsymptome des Alkoholentzugs-Syndromes, wie etwa Tremor und Schweißausbrüche, wirksam ist und mit Blick auf die Stabilisierung von Blutdruck, Herzfrequenz und Atmung gar dem Benzodiazepin Chlordiazepoxid überlegen zu sein scheint (Baumgartner, 1988). Andererseits ist sein Einfluß auf die Schlafstörungen (Björkvist, 1975), Entzugsanfälle und Halluzinationen (Robinson et al., 1989) doch wesentlich geringer. Es kann daher keine Empfehlung gegeben werden, Clomethiazol oder Benzodiazepine als Mittel der ersten Wahl in der Behandlung schwererer Alkoholentzugs-Syndromen durch Clonidin zu ersetzen. Mit Blick auf die unterschiedlichen Wirkungsschwerpunkte von Clonidin und Benzodiazepinen (oder auch Clomethiazol) mag in Zukunft ein wesentlicher Fortschritt von einer Kombinationstherapie erhofft werden.
Eine weitere, derzeit noch experimentelle Behandlungsperspektive ist die orale Gabe von *Gamma-Hydroxy-Buttersäure,* die in Dosen von 50 mg/kg in einer randomisierten Doppelblindstudie eine prompte Minderung der Entzugs-Symptome Tremor, Schweißausbruch, Nausea, depressive Verstimmung, Angst und Unruhe erbrachte (Gallimberti et al., 1989). Wesentliche Nebenwirkungen einschließlich Sedation wurden nicht verzeichnet.

H 1.3.6. Weniger wirksam, unwirksam oder obsolet

Betablocker beeinflussen lediglich Teile der Entzugs-Symptomatik. So mindert etwa Propanolol lediglich den Tremor und die Tachykardie, die übrige Entzugs-Symptomatik bildet sich gleich gut unter Placebo zurück (Ladewig et al., 1977). Ein anderer Betablocker, Atenolol, zeigte darüber hinaus auch eine positive Beeinflussung von Unruhe und Agitiertheit (Gottlieb, 1988), bietet aber, wie auch die übrigen Betablocker, keinen Anfallsschutz.
Günstige Wirkungen auf die Symptomatik des (milden) Entzugs-Syndroms zeigten die *Antikonvulsiva* Carbamazepin (Tegretal®), Valproinat (Ergenyl®) (Wilbur und Kulik, 1981; Stuppaeck et al., 1991) und Phenytoin (Ilyuchina und Nikitina, 1995). So erwiesen sich 800 mg/die *Carbamazepin* in ihrer Wirksamkeit als den Benzodiazepinen vergleichbar (Malcolm et al., 1989). Allerdings scheint es zumindest unter der Behandlung des Alkoholentzugs-Syndroms mit Carbamazepin weit häufiger als unter Clomethiazol zur Entwicklung des Voll-Delirs zu kommen (Palsson, 1981). Die Wirksamkeit einer Delirbehandlung mit *Valproinat* ist nicht belegt. Nicht nur der vergleichsweise geringere Nutzen der genannten Antikonvulsiva, sondern nicht zuletzt auch die zumindest im Vergleich zu den Benzodiazepinen wesentlich größeren Risiken, die diese Medikamente bieten (u. a. Todesfälle unter Carbamazepin-induzierten aplastischen Anämien, Carbamazepin-induzierte Herzrhythmusstörungen, akute Leberdystrophie unter Valproinat), sprechen gegen ihre Verwendung zur Behandlung von Alkoholentzugs-Syndromen. An dieser Stelle sei auch darauf hingewiesen, daß *Diphenylhydantoin* keinen Platz in der Prophylaxe von Alkoholentzugsanfällen hat. Es ist in der Verhinderung von Alkoholentzugsanfällen Placebo nicht überlegen (Alldredge et al., 1989; Chance, 1991). *Phenothiazine* sind in der Behandlung von Alkoholentzugs-Syndromen kontraindiziert. Unter der Behandlung mit Phenothiazinpräparaten wurden nicht nur vermehrt Grand mal-Anfälle, sondern auch vermehrt Delir-Verläufe gesehen, was einerseits auf ihre die Krampfschwelle senkenden Einflüsse, andererseits aber auf ihre anticholinergen Wirkungen, denen eine delirogene Potenz zukommt, zurückzuführen ist. Auch für Neuroleptika aus der Gruppe der *Butyrophenone* wie Haloperidol oder Benperidol gilt bei Würdigung der vorliegenden Literatur, daß ihr Einsatz unbefriedigend bleibt und die Risiken erheblich sind (Holzbach, 1981), aber immer wieder bis in jüngste Zeit propagiert wird. Zwar ist ihre, die zerebrale Krampfschwelle senkende und anticholinerge Wirkung geringer als die der Phenothiazine. Ihre sedierende und insbesondere auch ihre Wirkung auf die vegetative Entgleisung bleibt aber unzureichend, so daß es nicht überrascht, daß mit Haloperidol behandelte Delirien im Mittel länger und häufiger letal verlaufen als solche, die mit Clomethiazol behandelt wurden (Athen et al., 1977; Schied et al., 1986). Die Monotherapie mit Butyrophenonen wie Haloperidol sollte daher beschränkt bleiben auf Entzugs-Syndrome, die in eine Alkoholhalluzinose übergehen. Im übrigen

sollte grundsätzlich auf Neuroleptika verzichtet werden.
Eine Wirksamkeit des GABA-Derivates *Piracetam* ist nicht belegt, eine Verwendung der früher häufig verwendeten *Barbiturate* und des *Paraldehyds* ist heute mit Blick auf die verfügbaren weniger toxischen Alternativen entbehrlich. Bei leichten Entzugserscheinungen, nicht aber im vollentwickelten Delir, ist auch *Alkohol* wirksam. Gegen seine Verwendung in der Therapie des Alkoholentzugs-Syndroms, die gelegentlich immer noch empfohlen wird, sprechen die geringe therapeutische Breite, seine kurze Wirkungsdauer und seine Toxizität.

H 1.4. Wernicke-Enzephalopathie

H 1.4.1. Klinik

Die *Wernicke-Enzephalopathie* (Polioenzephalitis hämorrhagica superior) ist charakterisiert durch akut auftretende Augenmuskel- und konjugierte Blicklähmung, Nystagmus, Pupillenstörungen, vegetative Dysregulation mit Hypothermie und Hypotension, epileptische Anfälle, mentale Symptome wie Verwirrung, Desorientierung, Apathie, Schläfrigkeit oder tiefen Stupor bis zum Koma. Die genannten Symptome treten einzeln oder in verschiedenen Kombinationen auf. Gleichzeitig können eine zerebelläre Ataxie, wie sie auch bei der isolierten Kleinhirnvorderlappenatrophie des Alkoholikers beobachtet wird, und eine alkoholische Polyneuropathie vorliegen.
Ursache ist immer ein *Thiaminmangel,* möglicherweise vor dem Hintergrund einer genetischen Prädisposition. Der Thiaminmangel ist häufig, aber keineswegs immer Folge des Alkoholismus mit begleitender Fehlernährung. Weitere, seltenere Ursachen eines Thiaminmangels können sein: Fehlernährung anderer Ursache, exzessives Fasten, inadäquate parenterale Ernährung (zu hohe Kohlenhydratzufuhr), Hämodialyse, Urämie, Hyperemesis gravidarum, disseminierte Tuberkulose, Karzinome des oberen Verdauungstraktes und disseminierte Tumoren des lymphatisch-hämatopoetischen Systems. Thiamin ist in Form seines Pyrophosphates als Coenzym an der Glycolyse (Pyruvatdehydrogenase-Komplex), am Tricarbonsäurecyclus (Alphaketoglutaratdecarboxylase) und am Hexosemonophoshatshunt (Transketolase) beteiligt. Ob der Thiaminmangel sich am ZNS unmittelbar über einen gestörten Kohlenhydratstoffwechsel oder aber möglicherweise indirekt über Veränderungen des Metabolismus verschiedener ZNS-Transmitter (-kandidaten) (Serotonin, Glutamat, Aspartat und Histamin) auswirkt, ist nicht entschieden. Untersuchungen an Rattenmodellen der Wernicke-Enzephalopathie, die auf dem Einsatz des Thiamin-Antagonisten Pyrithiamin basieren, sprechen für die Bedeutung einer NMDA-vermittelten Exzitotoxizität (Langlais et al., 1994).
Die *Korsakow-Psychose* ist durch weitgehenden Verlust des Lang- und Kurzzeitgedächtnisses und Störungen des Erwerbs neuer Gedächtnisinhalte gekennzeichnet. Andere kognitive Funktionen sind im Vergleich dazu relativ gut erhalten. Konfabulationen werden v. a. in der Initial- und in der Rekonvaleszenzphase beobachtet. Wie die Wernicke-Erkrankung, so ist auch die Korsakow-Psychose häufig Folge eines Thiaminmangels bei Alkoholismus und tritt dann üblicherweise als psychische Manifestation der Wernicke-Erkrankung auf. Typische, isolierte Korsakow-Psychosen werden aber gleichermaßen beobachtet bei Schäden des Dienzephalons und der Temporallappen anderer Genese (Herpes simplex-Enzephalitis, bilaterale Thalamusinfarkte, Tumoren).
Die charakteristischen pathologisch-anatomischen Veränderungen der Wernicke-Enzephalopathie (symmetrische hämorrhagische, spongiforme Läsionen, periventrikulär im Thalamus und Hypothalamus, periaquäduktal und am Boden des vierten Ventrikels), die sich kernspintomographisch bei T2-Gewichtung bereits intra vitam als hyperintense Herde darstellen (Galluci et al., 1990), finden sich im neuropathologischen Sektionsgut mit einer Häufigkeit von 0,8–4,7 %, wobei die Diagnose klinisch nur in etwa 20 % der Fälle gestellt wurde (Harper, 1983; Harper et al., 1989). Die chronische Form der Erkrankung, resultierend aus einer Folge subklinischer Episoden ohne charakteristische Symptomatik, wird offenbar besonders häufig übersehen (Lishman, 1990).

H 1.4.2. Verlauf

Trotz früher und korrekter Behandlung bleibt die Mortalität in der akuten Phase der Wernicke-Enzephalopathie mit 17 % hoch. Sie geht auf das Konto der vegetativen Dysregulation infolge dienzephaler Läsionen. Die akuten okulären Symptome, auch milde mentale Symptome (Schläfrigkeit, Störung der Konzentration usw.) bessern sich im allgemeinen rasch (2–24 h) unter Gabe von Thiamin. Diese Störungen gehen wohl im wesentlichen auf das Konto (noch) nicht-struktureller Veränderungen. Horizontaler Nystagmus und Ataxie können allerdings in geringerer Ausprägung auch langfristig persistieren. Der Verlauf der amnestischen Störung, ist sie erst einmal in Erscheinung getreten, läßt sich hingegen nicht wesentlich durch Thiaminsubstitution beeinflussen. Das amnestische Bild ist wohl eher Ausdruck irreversibler morphologischer Veränderungen. Nur die frühzeitige Thiaminsubstitution vermag ein Fortschreiten der Erkrankung mit der Entwicklung einer Korsakow-Psychose (die sich nur in etwa 20 % der Patienten weitgehend zurückbildet) zu verhindern.

H 1.4.3. Therapeutische Prinzipien

Zur Therapie der Wernicke-Enzephalopathie wird in der Literatur übereinstimmend die parenterale

Gabe von Thiamin in Mengen empfohlen, die weit über das hinausgehen, was zur Wiederauffüllung der Gewebespeicher und zur Deckung des Tagesumsatzes erforderlich ist. Dosisangaben schwanken je nach Autor zwischen 50 und 300 mg/die. Thiamingaben in dieser Größenordnung sind völlig unbedenklich, da Thiamin erst in um ein vielfaches höheren Dosen toxische Wirkungen zeigt. Auch die langfristige Gabe von 150 mg/die Thiamin wird ohne Toxizitätserscheinungen toleriert. Häufig unterschätzt wird hingegen das Risiko schwerer *Anaphylaxie-ähnlicher Reaktionen* mit zum Teil letalem Ausgang, mit denen bei parenteraler Gabe von Thiamin unabhängig von der Dosis gerechnet werden muß. Exakte Zahlen zur Inzidenz liegen nicht vor. Einen Anhalt gibt jedoch, daß in den ersten 15 Jahren der Anwendung von Thiamin über etwa 200 Zwischenfälle nach parenteraler Applikation berichtet wurde. In der Weltliteratur sind mindestens 6 Todesfälle aufgrund parenteraler Thiamingabe dokumentiert. Möglicherweise geht mancher Todesfall in der Akutphase der Wernicke-Enzephalopathie auf das Konto einer nicht erkannten Thiaminreaktion, die u. a. auch mit Anfällen und schweren Bewußtseinsstörungen einhergehen kann.

Weitere Symptome einer Thiaminreaktion können sein: Erythem, Urtikaria, Purpura, präkordiale und epigastrische Schmerzen, Erbrechen, Atemnot, Tachykardie und Hypotension bis zum Bild des voll entwickelten Schocks. Ursache von Thiamin-Unverträglichkeiten ist höchstwahrscheinlich nicht das Thiamin selbst, sondern vielmehr eine bislang nicht identifizierte Verunreinigung in kommerziellen Präparaten (Blum et al., 1974). Das Risiko einer parenteralen Thiamingabe wird möglicherweise durch die gleichzeitige Gabe anderer B-Komplex-Vitamine gesenkt. Zu dieser vielfach in der Literatur mitgeteilten Vermutung liegen allerdings keine exakten Zahlen vor. Risikomindernd soll ebenfalls die Bevorzugung einer intramuskulären gegenüber der intravenösen Thiamingabe sein. Immerhin geht aber zumindest einer der oben genannten Todesfälle auf das Konto einer intramuskulären Thiamingabe. In der Literatur finden sich nur ganz vereinzelte Hinweise auf Unverträglichkeitsreaktionen nach oraler Gabe von Thiamin (z. B. Acharya et al., 1969). Im allgemeinen dürfte hier aber kaum mit Problemen zu rechnen sein.

Eine wirksame Behandlung der mnestischen Störungen der Patienten mit persistierender Korsakow-Psychose ist bis heute nicht bekannt. Einen Therapieansatz verspricht die *Noradrenalin-Hypothese* der Korsakow-Psychose: hiernach schädigen die typischen symmetrischen Läsionen um den dritten und vierten Ventrikel sowie den Aquäduct vorzugsweise noradrenerge Projektionen aus dem Locus coeruleus, die für Lern- und Gedächtnisfunktionen und die Verhinderung von Ablenkbarkeit wesentlich sein sollen (Coull, 1994). Eine Besserung der Gedächtnisleistung sollte demnach in Analogie zur Parkinsontherapie durch eine Substitution, hier von Noradrenalin, erzielbar sein. Ein in dieses Konzept passendes, von McEntee und Mair beobachtetes Noradrenalindefizit bei Korsakow-Patienten (McEntee und Mair, 1978) konnte allerdings von Martin et al. (1983) nicht bestätigt werden. McEntee und Mair (1980) beobachteten eine signifikante Besserung einzelner Gedächtnisfunktionen unter der Gabe des zentralen Noradrenalin-Agonisten Clonidin (2 x 0,3 mg/die oral). D-Amphetamin und Methysergid erwiesen sich hingegen als wirkungslos. Diese Verbesserung der Gedächtnisfunktionen von Korsakow-Patienten durch Clonidin konnten Martin et al. (1983) und O'Carroll et al. (1993) allerdings nicht bestätigen. Eine andere Substanz, die unter der Vorstellung eines Noradrenalindefizites erprobt wurde, ist *DL-threo-3,4-dihydrocyphenylserine* (DOPS), eine nicht-physiologische Noradrenalinvorstufe. Tatsächlich konnten Langlais und Mitarbeiter in einer ersten Untersuchung (1988) eine Verbesserung eines von mehreren Maßen der Gedächtnisleistung in einer Doppelblindstudie, in der DOPS mit Placebo verglichen wurde, nachweisen. Die anderen Maße wurden hingegen nicht beeinflußt, so daß der Nutzen einer Behandlung mit DOPS eher fraglich erscheint. Auf eine Unterfunktion eines anderen zentralnervösen monoaminergen Projektionssystems, nämlich das der serotoninergen Raphe-Zellen, weisen Untersuchungen von Martin und Mitarbeitern (1988) hin. Diese Autoren konnten unter der Gabe des Serotonin-Aufnahmeblockers Fluvoxamin in einer randomisierten, placebokontrollierten Studie eine Besserung von Gedächtnisfunktionen bei abstinenten Patienten mit einer Korsakow-Psychose nachweisen (Martin et al., 1995). Dieses Ergebnis wird durch Berichte anderer Autoren relativiert (O'Carroll et al., 1994), die unter Gabe von *Fluvoxamin* keine wesentliche Verbesserung des kognitiven Profils der behandelten Korsakow-Patienten erzielen konnten.

H 1.4.4. Pragmatische Therapie

Die Wernicke-Enzephalopathie ist die einzige neurologische Erkrankung, die die unbedingte parenterale Gabe von Thiamin erfordert! Wir empfehlen folgendes Vorgehen: Initial werden 50 mg Thiamin i. v. und 50 mg Thiamin (Betabion®, Vitamin B1-Ratiopharm® u. a.) i. m. verabfolgt. Daran anschließend werden 50 mg i. m./die gegeben, bis der Patient in der Lage ist, wieder eine normale, ausgewogene Nahrung zu sich zu nehmen. Die zusätzliche Gabe eines Polyvitaminpräparates empfiehlt sich. Auf die zur Prophylaxe anaphylaktischer Reaktionen von einigen Autoren empfohlende Gabe von Steroiden (z. B. initial 0,5 mg Synacthen® i. m.) sollte unseres Erachtens in Anbetracht der Seltenheit dieser Komplikation, insbesondere aber auch mit Blick auf den durch die Glucosemobilisation bedingten erhöhten Thiaminbedarf, schließlich aber auch wegen des beim

Alkoholiker erhöhten Ulkusrisikos verzichtet werden.
Gefährdete Patienten sollten prophylaktisch mit Thiamin in ausreichender Dosierung, also mit mindestens 5 mg/die, bei normalen Resorptionsverhältnissen oral verabreicht, versorgt werden.
Eine gesichert wirksame Therapie der Korsakow-Psychose ist bislang nicht verfügbar. Die Medikamente, die im vorausgehenden Abschnitt diskutiert wurden, bedürfen vielmehr weiterer Überprüfung ihrer Wertigkeit durch ergänzende, kontrollierte Studien.

H 1.5. »Alkoholische« Kleinhirnatrophie

H 1.5.1. Klinik

Diese Alkoholfolgekrankheit ist etwa doppelt so häufig wie die Wernicke-Enzephalopathie und betrifft ganz überwiegend Männer (11:1). Der Altersgipfel liegt in der 5. Dekade. Die Erkrankung ist klinisch charakterisiert durch eine schwere Stand- und Gangataxie, eine intersegmentale Instabilität beim Stehen mit typischem Vorwärts-Rückwärts-Schwingen des Beckens mit 2–4 Hz, akzentuiert bei Augenschluß. Der Kniehackenversuch ist ataktisch, die Koordination der oberen Extremitäten ist hingegen weit weniger gestört. Okulomotorische Störungen wie Sakkadierung der Blickfolge, Störung der Suppression des vestibulookulären Reflexes oder Blickrichtungs-Nystagmus können auftreten, sind aber nicht obligat. Als pathologisch-anatomisches Substrat der Erkrankung findet sich eine Degeneration des Zerebellums mit Schwerpunkt im vorderen und oberen Kleinhirnwurm und im medialen Kleinhirnvorderlappen (Adams, 1976). Die Degeneration der Purkinje-Zellen ist ausgeprägter als die der übrigen neuronalen Elemente. Wohl Ausdruck noch nicht verstandener physiologischer Kompensationsmechanismen ist die nur sehr lockere Korrelation zwischen klinischer Symptomatik und Ausmaß der Kleinhirnatrophie. Klinische Zeichen einer zerebellären Dysfunktion werden in etwa 1/3 aller chronischen Alkoholiker beobachtet (Scholz et al., 1986).

H 1.5.2. Verlauf

Die Symptomatik entwickelt sich in der Mehrzahl der Fälle schubförmig über einen Zeitraum von wenigen Wochen, seltener langsamer oder rascher. Bei Abstinenz sind zumindest eine langfristige Stabilisierung, teilweise auch eine eindrückliche Besserung der Symptomatik zu beobachten. Bei fortgesetztem Abusus ist das Krankheitsbild progredient. Akzentuierungen der Symptomatik während interkurrenter Erkrankungen (Infektionen, Alkoholdelir) werden beobachtet.

H 1.5.3. Therapeutische Prinzipien

Die Mehrzahl der vorliegenden Daten weisen auf einen *Thiaminmangel* als wesentlichen pathogenetischen Faktor hin. Adams und Victor (1989) betonen, daß sich die »alkoholische« Kleinhirnatrophie weder klinisch noch pathologisch-anatomisch von der Kleinhirnmanifestation der Wernicke-Enzephalopathie unterscheide, letztlich also eine Variante der Wernicke-Enzephalopathie darstelle. Die betroffenen Patienten sind regelmäßig deutlich fehlernährt. Gelegentlich läßt sich eruieren, daß der Exazerbation der Symptomatik ein besonders rapider Gewichtsverlust vorausging. In einigen Fällen kam es zur Entwicklung der Symptomatik erst während einer gesicherten Phase der Abstinenz. Schließlich sind zerebelläre Ataxien bei Malnutrition ohne jeglichen begleitenden Alkoholabusus bekannt. Es bleibt unklar, warum der Thiaminmangel im einen Falle zum Vollbild einer Wernicke-Enzephalopathie führt, im anderen Falle aber eine selektive Schädigung von Teilen des Zerebellums bedingt. Die Bedeutung des Thiaminmangels als wesentlicher Faktor für die Entwicklung einer Vorderlappenatrophie konnte allerdings in einer unpublizierten Untersuchung der eigenen Klinik nicht bestätigt werden. Inwieweit dem tierexperimentell geführten Nachweis von Veränderungen der Mikrotubuli von Purkinje-Zellen bei chronischer Alkoholfütterung eine Bedeutung für die Pathogenese der alkoholischen Kleinhirnatrohie des Menschen beizumessen ist, ist unklar.

H 1.5.4. Pragmatische Therapie

Wichtigste therapeutische Maßnahme ist die Alkoholabstinenz. Unter der Annahme, daß ein Thiaminmangel der wesentliche pathogenetische Faktor sei, werden zusätzlich wie bei der Wernicke-Enzephalopathie Thiamin und andere B-Vitamine gegeben (vgl. Kap. H 1.4.). Ergänzend empfiehlt sich ein krankengymnastisches Ataxietraining.

H 1.6. Zerebrale Atrophie des Alkoholikers und »Alkoholdemenz«

Alkoholiker ohne klinisch manifeste Ausfälle weisen computertomographisch bzw. kernspintomographisch im Vergleich zu gleichaltrigen gesunden Kontrollen im statistischen Mittel signifikant weitere innere und äußere Liquorräume auf. In psychometrischen Untersuchungen finden sich andererseits kognitive Defizite bei Hinweisen auf ein prämorbid normales kognitives Niveau. Die Korrelationen zwischen den psychometrischen und den morphologischen Variablen sind locker. Verschiedene Untersuchungen aus jüngerer Zeit kommen übereinstimmend zu dem Ergebnis, daß die zerebrale Atrophie bei konsequenter Abstinenz teilweise, aber keineswegs vollständig, reversibel ist (Carlen et al., 1978; Carlen und Wilkinson, 1987; Muuronen et al., 1989; Mann et al., 1993; Pfefferbaum et al., 1995). Die Rückbildung der zerebralen Atrophie wird von einer Verbesserung des kognitiven Leistungsprofils begleitet (Muuronen et al., 1989), dessen Ausmaß aber nach wie vor strittig bleibt. Das Substrat der neuroradiologisch sichtbaren »Atrophie« ist nicht gesichert, die Mechanismen ihrer Reversibilität sind nicht geklärt. Die Tatsache, daß die Rückbildung der zerebralen Atrophie offenbar einige Wochen bis Monate benötigt und, wie kernspintomographische Untersuchungen (Schroth et al., 1988) zeigen, nicht von einer wesentlichen Wasseraufnahme der weißen Substanz begleitet ist, spricht gegen eine Entfaltung des Gehirns infolge einer vermehrten Wasser- und Elektrolyteinlagerung und eher für Regenerationsprozesse auf zellulärem Niveau. Zu denken wäre etwa an eine Wiederausbildung dendritischer Arborisationen eventuell verbunden mit Modifikationen der Zahl und Morphologie dendritischer Spines (Carlen und Wilkinson, 1987, Lescaudron et al., 1989). Eine positive Beeinflussung dieses hypothetischen Regenerationsprozesses durch andere Faktoren als die konsequente Abstinenz ist nicht bekannt!

An das Vorliegen einer **Alkoholdemenz** muß gedacht werden, wenn Patienten mit chronischem Alkoholismus progrediente kognitive Ausfälle in Verbindung mit Persönlichkeitsveränderungen in Form von Kritiklosigkeit, Antriebsminderung und Affektlabilität aufweisen, Erscheinungen, die trotz Abstinenz persistieren. Der Begriff der Alkoholdemenz sollte mit Vorsicht verwendet werden, da andere Ursachen des intellektuellen Abbaues wie etwa ein Wernicke-Korsakow-Syndrom, eine hepatische Enzephalopathie, ein chronisches subdurales Hämatom und u. a. m. ausgeschlossen werden müssen. Es liegt auf der Hand, die Alkoholdemenz im engeren Sinne als eine Maximalvariante der zuvor besprochenen alkoholbedingten zerebralen Schädigung zu verstehen, die die Regenerations- und Kompensationsmöglichkeiten leichterer Stadien überschreitet und keiner bekannten spezifischen Behandlung zugänglich ist.

H 1.7. Zentrale pontine Myelinolyse

H 1.7.1. Klinik

Es handelt sich bei der zentralen pontinen Myelinolyse um eine demyelinisierende Erkrankung, die typischerweise die zentralen Anteile des Brückenfußes betrifft, hierauf aber keineswegs beschränkt bleiben muß. Begleitende extrapontine Herde können in etwa 10 % der Fälle im Bereich des Thalamus, des Zerebellums, der Kapsel oder anderer Anteile des Zerebrums beobachtet werden (Adams et al., 1959; Wright et al., 1979; Weissman und Weissman, 1989). Das Spektrum der klinischen Symptomatik reicht von Zeichen einer leichten pontinen Funktionsstörung bis zum vollausgeprägten Locked in-Syndrom. Typischerweise finden sich Zeichen der Pseudobulbärparalyse mit Sprech- und Schluckstörungen, Zeichen der Pyramidenbahnschädigung mit Hyperreflexie, Babinski-Zeichen und Quadriplegie und Bewußtseinsstörungen (Goebel und Herman-Ben Yur, 1976; Pfister et al., 1985).

Die überwiegende Mehrzahl der vorliegenden Studien spricht für die Richtigkeit der Auffassung, daß die zentrale pontine Myelinolyse Folge eines zu raschen Ausgleichs einer *Hyponatriämie* (z. B. Norenberg et al., 1982; Illowsky und Laureno, 1987; Tien et al., 1992; Sterns et al., 1994) mit der Folge einer vorübergehenden Hypernatriämie sei. Eine Elektrolytverschiebung im Rahmen eines chronischen Alkoholismus ist hierbei nur eine unter vielen möglichen Ursachen einer symptomatischen Hyponatriämie. Eine Reihe jüngerer Beobachtungen legt nahe, daß Leberfunktionsstörungen für die Folgen der Schwankungen der Natrium-Serumspiegel sensibilisieren (Estol et al., 1989).

H 1.7.2. Verlauf

In früheren Jahren wurde die zentrale pontine Myelinolyse als eine regelhaft zum Tode führende Krankheit angesehen, deren Diagnose fast ausschließlich post mortem gestellt wurde. Mit der Einführung bildgebender Verfahren (CT, MRT) mehrten sich die Berichte über intra vitam diagnostizierte Fälle mit teilweise milderer klinischer Symptomatik und der Möglichkeit einer Rückbildung bis zur Restitutio ad integrum.

H 1.7.3. Therapie

Eine zukünftige therapeutische Perspektive bietet die Hypothese (Norenberg, 1983; Norenberg und Papendick, 1984), daß der rasche Ausgleich der Hyponatriämie zu einer osmotischen Schädigung von Gefäßendothelien führe, die myelinolytische Faktoren freisetzen. Tierexperimentelle Beobachtungen legen nahe, daß in diesen Mechanismus sowohl durch Dexamethason, von dem ein Endothelschutz erwartet wird, aber auch durch Colchicin, das eine sekundäre Makrophageninvasion inhibiert, eingegriffen werden kann (Rojiani et al., 1988; Oh et al., 1990). Erfahrungen über einen therapeutischen Einsatz der genannten Medikamente bei zentraler pontiner Myelinolyse sind nicht bekannt geworden, so daß bislang von einer Therapieempfehlung abgesehen werden muß.

Da derzeit keine kausale Therapie der zentralen pontinen Myelinolyse möglich ist, muß sich die Behandlung auf *symptomatische Maßnahmen*, wie z. B. Embolie-, Pneumonie-, und Dekubitusprophylaxe bei bettlägrigen Patienten, sowie gegebenenfalls eine Beatmung bei Patienten mit Locked in-Syndrom beschränken.

Auf den *Ausgleich einer Hyponatriämie* wegen des Risikos einer zentralen pontinen Myelinolyse zu verzichten, ist nach Auffassung der Mehrzahl der Autoren verfehlt, da der Kranke durch schwere zentralnervöse Komplikationen der Hyponatriämie (Hirnödem, epileptische Anfälle, Bewußtseinsstörung, Atemstillstand etc.) bedroht wird. Allerdings muß der Ausgleich der Hyponatriämie behutsam und unter regelmäßiger Kontrolle erfolgen. Die Zunahme der Serumkonzentration darf 0,55 mmol/l/h nicht überschreiten (z. B. Brunner et al., 1990; Sterns et al., 1994). In jedem Falle muß eine vollständige Kompensation oder gar eine Konversion in eine Hypernatriämie vermieden werden. Die Natriumzufuhr muß daher eingestellt werden, wenn der Patient noch leicht hyponatriämisch (zwischen 121 und 134 mmol/l) ist (Ayus et al., 1987).

H 1.8. Marchiafava-Bignami-Syndrom

H 1.8.1. Klinik

Morphologische Grundlage des seltenen Marchiafava-Bignami ist eine Nekrose zentraler Anteile des Corpus callosum. Sie ist häufig mit einer glialen Sklerose der dritten Schicht der Großhirnrinde (Morelsche laminäre Sklerose) assoziiert, die das Hauptursprungs- bzw. Zielgebiet der kallosalen Fasern darstellt. Die Pathogenese der Nekrose des Corpus callosum ist ungeklärt. Sie tritt offenbar nach langjährigem, exzessiven Konsum von Alkohol, insbesondere in Form von Rotwein (2l/die über mehr als 20 Jahre), auf. Mit Blick auf eine gewisse Ähnlichkeit zu tierexperimentellen Enzephalopathien nach Cyanid-Intoxikation wird u. a. diskutiert (Brion, 1976), daß Alkohol indirekt über eine Störung des Vitamin B12-Stoffwechsels zu einer Freisetzung endogener, demyelinisierend wirkender Zyanide führen könnte.
Das vergleichsweise wenig scharf umrissene klinische Bild des Marchiafava-Bignami-Syndroms wird bestimmt durch einen zunehmenden Abbau von Persönlichkeit und Intelligenz, epileptische Anfälle, Dysarthrophonie, Astasie, Abasie, Greifreflexe, muskuläre Hypertonie, Pyramidenbahnzeichen und Bewußtseinsstörungen bis zum Koma. Augenmuskel- oder Blicklähmungen sprechen eher gegen das Vorliegen eines Marchiafava-Bignami-Syndroms.

H 1.8.2. Verlauf

Die Erkrankung setzt üblicherweise akut ein und führt nach stetiger Progredienz innerhalb von wenigen Tagen bis wenigen Monaten zum Tode. Hiervon abweichende Verläufe mit Wechsel von Remissionen und Exazerbationen sind selten. In Einzelfällen beschriebene Verläufe bis zu 10 Jahren oder gar Rückbildungen (Baron et al., 1989) sind die Ausnahme. Eine effektive, den Spontanverlauf beeinflussende Therapie ist nicht bekannt. Die Behandlung muß sich auf symptomatische Maßnahmen beschränken.

H 1.9. Alkoholische Pellagra-Enzephalopathie

Bei der alkoholischen Pellagra-Enzephalopathie handelt es sich um eine Alkoholfolgekrankheit, die durch ähnliche morphologische Veränderungen und klinische Erscheinungen gekennzeichnet ist, wie sie die *endemische Pellagra-Enzephalopathie* aufweist. Sie wird an dieser Stelle gesondert erwähnt, weil ihre Exazerbation im Rahmen des Alkoholismus möglicherweise Folge eines Ausgleiches des Vitaminmangels des Alkoholikers mit Thiamin und/oder Pyridoxin ohne begleitende Gaben von Nikotinsäure ist (Hauw et al., 1988; Serdaru et al., 1988).

H 1.10. Alkoholmyelopathie

H 1.10.1. Klinik

In sehr seltenen Fällen entwickelt sich im Rahmen eines chronischen Alkoholkonsums das Bild einer progressiven Myelopathie, die sowohl die lateralen als auch die dorsalen Anteile des Rückenmarks erfaßt. Im Vordergrund der Symptomatik stehen eine spastische Paraparese, Störungen sensibler Funktionen mit Paraesthesien sowie Blasenstörungen. Die in der älteren Literatur favorisierte Annahme einer toxischen Schädigung des Myelon infolge einer schweren Leberfunktionsstörung, vergleichbar der des Zerebrums im Rahmen der hepatischen Enzephalopathie, ist in jüngerer Zeit in Frage gestellt worden, nachdem mehrere Fälle alkoholischer Myelopathie auch ohne wesentliche Lebererkrankung bekannt wurden.

H 1.10.2. Verlauf

Die Symptomatik entwickelt sich progredient. Abstinenz führt zum Stillstand, nicht aber zu einer wesentlichen Besserung der Funktionsstörungen (Sage et al., 1984).

H 1.10.3. Pragmatische Therapie

Bei Vorliegen schwerer Leberfunktionsstörungen mit Zeichen des portokavalen Shunts folgt die Behandlung den im Kap. über die hepatische Enzephalopathie (vgl. Kap. H 2) gegebenen Empfehlungen. Im übrigen strikte Alkoholabstinenz, Ausgleich etwaig vorliegender Vitamindefizite sowie symptomatische Maßnahmen.

H 1.11. Alkoholpolyneuropathie

H 1.11.1. Klinik

Die alkoholische Polyneuropathie zeichnet sich durch distal- und beinbetonte sensomotorische Ausfälle bei vorwiegend axonaler Schädigung aus. Die Beine sind regelmäßig früher und stärker betroffen als die Arme. Im weiteren Verlauf kommt es zu einer Ausbreitung nach proximal. Im Vordergrund stehen für den Patienten Schmerzen, Parästhesien und eine Schwäche. Der Schmerzcharakter ist variabel: ein eher dumpfer und konstanter Schmerz oder aber ein Schmerz von eher lanzinierendem Charakter, scharf einschießend und nur momentan anhaltend. Weitere Beschwerden sind Krampfempfindungen, ein Kältegefühl in den Beinen oder umgekehrt ein Hitzegefühl und Brennen, v. a. in den Fußsohlen. Die Beschwerden werden durch Hautkontakt verstärkt. Der Befund ist gekennzeichnet durch Druckschmerzhaftigkeit der Muskulatur und exponierter Nerven, Verlust der Sehnenreflexe an den Beinen, weniger an den Armen, bein- und distalbetonte Paresen und Atrophien und Sensibilitätsstörungen in allen Modalitäten. Vegetative Symptome mit Störungen der Schweißsekretion (häufig Hyperhidrose der Volarseiten von Händen und Füßen), glänzender, dünner Haut, Veränderungen der Fußnägel oder Potenzstörung sind häufig. Selten sind Hirnnervenausfälle, v. a. von seiten des N. oculomotorius und der kaudalen Hirnnerven. Bisweilen stehen die subjektiven Beschwerden ganz im Vordergrund und die motorischen und sensorischen Störungen sind eher gering. In der betroffenen Muskulatur finden sich die Zeichen der Denervierung. Die sensiblen und die motorischen Nervenleitgeschwindigkeiten sind mehr oder minder reduziert.
Klinische Zeichen der Neuropathie beobachteten Scholz und Mitarbeiter (1986) in etwa der Hälfte, elektrophysiologische Hinweise gar in 2/3 einer Population chronischer Alkoholiker. Umgekehrt ist der Alkoholabusus mit einer Prävalenz von 31 % die häufigste Ursache einer Polyneuropathie (Neundörfer et al., 1990). Pathologisch-anatomisch zeigt sich eine axonale Degeneration mit Zerstörung von Axon und Myelinscheide. Daneben kann in variablem Ausmaß eine segmentale Demyelinisierung beobachtet werden. Die genannten Veränderungen betreffen schwerpunktmäßig die langen und kaliberstarken myelinisierten Fasern.

H 1.11.2. Verlauf

Die Alkoholpolyneuropathie kann trotz fortgesetztem Alkoholabusus subklinisch bleiben, ein über Jahre mehr oder minder konstantes klinisches Bild bieten oder aber eine progrediente Verschlechterung zeigen. Verläßliche Zahlen hierzu liegen nicht vor. Jüngere Arbeiten zeigen, daß bei Abstinenz mit einer zwar sehr langsamen (über viele Monate), jedoch insgesamt sehr weitgehenden Erholung, selbst in schweren Fällen, zu rechnen ist (Hillbom und Wennberg, 1984). Selbst bei initial an den Rollstuhl gefesselten Patienten kann eine Rehabilitation erreicht werden. Das Tempo der Erholung wird bestimmt durch das Tempo der Regeneration der betroffenen Nerven. Nur in leichten Fällen kann eine wesentliche Besserung innerhalb von Wochen beobachtet werden. Die Prognose ist unabhängig vom Alter.

H 1.11.3. Therapeutische Prinzipien

Man weiß, daß sowohl ein Thiaminmangel als auch ein Mangel an anderen Vitaminen des B-Komplexes zu Nervenschäden führen kann. Daß der Mangel an Thiamin, anderen B-Vitaminen oder an Folsäure, der bei Alkoholikern regelmäßig zu beobachten ist, den alleinigen oder zumindest wesentlichen pathogenetischen Faktor darstellt, wird aber in jüngerer Zeit zunehmend in Frage gestellt. Der ursprünglich vermutete regelhafte Zusammenhang zwischen Ausmaß der Polyneuropathie und Thiaminmangel konnte jedenfalls nicht bestätigt werden (z. B. Meyer et al., 1981). Zumindest eine parenterale Gabe von Thiamin ist daher also nicht gerechtfertigt. Immerhin scheint die von Gimsing et al. (1989) beobachtete positive Korrelation zwischen biochemischen Markern der Folat-Defizienz und dem elektrophysiologisch dokumentierten Ausmaß der Polyneuropathie auf eine pathogenetische Bedeutung einer gestörten Folat-Funktion hinzuweisen. Ungeachtet des möglichen Beitrags eines Vitaminmangels darf allerdings doch vermutet werden, daß dem Alkohol oder einem seiner Metabolite wie Acetaldehyd ein wichtiger direkter Beitrag zur Entstehung der Nervenschäden zukommen dürfte. Entscheidend ist somit die Alkoholabstinenz.
Der therapeutische Einsatz von Gangliosiden zur Förderung der Regeneration und Reinnervation der Zielorgane ist trotz einiger hoffnungsvoll stimmender Beobachtungen (Mamoli et al., 1980; Bassi et al., 1982) bislang den überzeugenden Nachweis seiner Wirksamkeit schuldig geblieben. Einem fraglichen Nutzen einer solchen Therapie steht das Risiko entgegen, durch die intramuskuläre Applikation von Gangliosidgemischen Guillain-Barré-Syndrome auszulösen (vgl. Dt. Ärztebl. 86, B-506, 1989). Eine Grundlage zur Behandlung der Alkoholpolyneuropathie mit Gangliosiden ist daher derzeit nicht gegeben. Die Zulassung des einzigen auf dem Markt befindlichen Präparates (Cronassial®) für diese Indikation ruht daher.

H 1.11.4. Pragmatische Therapie

Die kausale Therapie besteht in der Alkoholabstinenz. Daneben wird man für eine ausgewogene Nahrung, die die B-Vitamine in der nötigen

Menge enthalten sollte, sorgen. Die orale Gabe eines Vitamin-B-Komplexes (s. Alkoholhalluzinose) ist vertretbar. Die pflegerischen und krankengymnastischen Maßnahmen werden zusammenfassend in den Kap. J 1 und J 2 beschrieben. Dort und im Kap. A 9 finden sich Hinweise zur symptomatischen Therapie der Dysästhesien und Hyperpathien.

H 1.12. Optische Neuropathie (sog. Tabak-Alkohol-Amblyopie)

H 1.12.1. Klinik

Innerhalb von einigen Tagen bis wenigen Wochen entwickelt sich ein Visus-Verlust mit Verschwommensehen. Der ophthalmologische Befund ergibt typischerweise bilaterale, häufig symmetrische zentrale oder zentrocoecale Skotome, größer für Farbmarken als für weiße Testmarken und temporal abgeblaßte Papillen. Pathologisch-anatomisch findet man eine bilaterale symmetrische Demyelinisierung des papillomaculären Bündels des optischen Nerven mit nachfolgendem Faserverlust. Die Läsion beginnt retrobulbär und schreitet retinofugal fort. In der Retina findet sich ein Verlust parafovealer Ganglienzellen. Die Tabak-Alkohol-Amblyopie tritt bei etwa 1 von 200 hospitalisierten Alkoholikern auf. Männer überwiegen. Möglicherweise ist die sog. Tabak-Alkohol-Amblyopie nur eine Extremvariante einer Optikusaffektion, die in den meisten Fällen subklinisch bleibt: Meinck und Adler (1982) fanden bei mehr als 40 % eines Kollektivs Alkoholabhängiger leichte bis mittelgradige Veränderungen der VEP-Parameter bei überwiegend normalen ophthalmologischen Befunden. Es bestand keine Assoziation zu anderen Alkoholfolgen am Nervensystem.

H 1.12.2. Verlauf

Unbehandelt entwickelt sich eine irreversible Atrophie des N. opticus. Eine Rückbildung der Störungen kann nach Erfahrungen von Aulhorn (1989) trotz Therapie (s. u.) nicht mehr erwartet werden, wenn die Symptomatik bereits mehrere Monate bestanden hat.

H 1.12.3. Therapeutische Prinzipien

Das Bild einer Tabak-Alkohol-Amblyopie läßt sich durch Mangel eines jeden der B-Vitamine hervorrufen. Eine direkte Schädigung des N. opticus durch Bestandteile des Zigarettenrauches (z. B. Cyanide), durch den Alkohol oder durch eine Interaktion beider, ist durch keinerlei experimentelle Daten belegt. Unter einer Substitution von Vitaminen des B-Komplexes kommt es trotz eines weiterbestehenden Alkoholabusus zu einer wesentlichen Besserung (Dreyfus, 1977).

H 1.12.4. Pragmatische Therapie

Substitution von Vitaminen des B-Komplexes (BVK-Roche Forte®, Polybion Forte®, Vitamin B-Komplex forte-Ratiopharm® u. a., 3 × 1/die). Korrektur der Mangelernährung. Ausmaß und Geschwindigkeit der Erholung hängen von Ausmaß und Dauer der Sehstörung vor Therapiebeginn ab. Selbstverständlich wird man auf eine Alkoholabstinenz nicht verzichten.

H 1.13. Alkoholmyopathien

Man kann mindestens drei Myopathieformen unterscheiden, die in Begleitung des Alkoholismus beobachtet werden können: eine akute Myopathie mit Rhabdomyolyse und Myoglobinurie, eine hypokaliämische akute Myopathie und schließlich eine chronische Myopathie, zu der hier auch die subklinischen Formen gerechnet werden.

H 1.13.1. Akute alkoholische Myopathie

Klinik

Alkohol dürfte die häufigste Ursache einer akuten Rhabdomyolyse mit Myoglobinurie darstellen. Vergleichbare Bilder werden aber auch durch Intoxikationen anderer Art hervorgerufen (Kohlenmonoxid, Opiate, Schlafmittel, Schlangengifte, industrielle Toxine; vgl. Görtz et al., 1978). Das klinische Bild der akuten alkoholischen Myopathie ist geprägt von hochgradiger Schmerzhaftigkeit, Schwellung und Bewegungsunfähigkeit der betroffenen Muskelgruppen. Sämtliche Rumpf- und Extremitätenmuskeln können einbezogen sein, die Augenmuskeln und auch die übrige Schädelmuskulatur sind ausgespart. Der Zerfall der Muskulatur führt zu einer Hyperkaliämie, einem exzessiven Anstieg der Serumkreatinkinase und zu einem akuten Nierenversagen. Tierexperimentell kann man vergleichbare Bilder erzeugen, wenn es nach mehrwöchiger Alkoholexposition zu einem Nahrungsentzug kommt (Haller und Drachmann, 1980). Im übrigen ist die Pathogenese unbekannt. Verschiebungen des Serumkaliumspiegels spielen jedenfalls, anders als bei der in Kap. H 1.13.2. beschriebenen hypokaliämischen Alkoholmyopathie, keine Rolle (Perkoff, 1972; Hallgren et al., 1980; Haller et al., 1984).

Therapie und Verlauf

Eine kausale Behandlung der Rhabdomyolyse ist nicht bekannt. Im Vordergrund steht die Behandlung des akuten Nierenversagens (forcierte Dialyse, Regulation von Flüssigkeits-, Säure-, Basen- und Elektrolythaushalt, gegebenenfalls Hämodialyse). Bezüglich der Details wird auf die intensivmedizinische und internistische Literatur verwiesen. Die Mortalität der toxischen Rhabdomyolyse ist hoch: so verstarben 3 von 4 Patienten in einer von Görtz und Mitarbeitern (1978) vorgestellten Kasuistik unter den Zeichen eines protrahierten Herz-Kreislaufversagens trotz frühzeitiger Hämodialyse, so daß diese Autoren als Alternative einen frühzeitigen und wiederholten Plasma-Austausch diskutieren, ohne aber über Erfahrungen hiermit zu berichten. Wird das akute Nierenversagen überstanden, so ist bei strikter Alkoholabstinenz mit einer Rückbildung der motorischen Störungen im Verlaufe von Wochen bis Monaten zu rechnen. Bei erneuten Alkoholexzessen sind Rezidive zu erwarten.

H 1.13.2. Hypokaliämische Alkoholmyopathie

Klinik

Es handelt sich um eine Form der akuten Myopathie, die hinsichtlich des klinischen Bildes, der Pathogenese und der Therapie streng von der zuvor besprochenen akuten Rhabdomyolyse zu trennen ist. Ursache ist eine Hypokaliämie, die im Rahmen des Alkoholismus Folge vermehrten Erbrechens oder gastrointestinaler Kaliumverluste sein kann. Im Verlaufe einiger Tage bis zu weniger Wochen kommt es zur Ausbildung schmerzloser, proximal betonter Paresen. Im Serum zeigt sich eine schwere Hypokaliämie (Serumkalium unter 2 mval/l). Die renale Kaliumexkretion ist nicht vermehrt. Die Serumspiegel von Leber- und Muskelenzymen sind deutlich erhöht. Bioptisch finden sich in den betroffenen Muskeln Einzelfasernekrosen und Vakuolenbildungen.

Therapie

Langsame Infusion von bis zu 20 mval/h KCl oder K-Lactat unter fortlaufender EKG-Kontrolle. Gesamtzufuhr nach Maßgabe des Defizites. Vorsicht bei Nierenfunktionsstörungen! Die Paresen bilden sich hierunter innerhalb von 7 bis 14 Tagen zurück. In dieser Zeit normalisieren sich auch die Serumenzymspiegel.

H 1.13.3. Chronische alkoholische Myopathie

Klinik

Typischerweise entwickelt sich subakut oder chronisch eine teilweise recht erhebliche Atrophie und Schwäche der proximalen Extremitätenmuskulatur. Schmerzen treten nicht auf. In aller Regel ist die Beckenmuskulatur weit stärker als die Schultergürtelmuskulatur betroffen. Die Myopathie geht meist mit einer Kardiomyopathie einher. Die vorzugsweise proximale Myopathie wird häufig, aber nicht obligat, von einer alkoholinduzierten distal betonten Polyneuropathie begleitet (vgl. H 1.11.). Das Ausmaß der Myopathie (und übrigens auch das der Kardiomyopathie) nehmen linear mit der Gesamtlebens-Dosis konsumierten Alkohols zu (Urbano-Marquez et al., 1989). Klinisch-chemisch imponieren die Zeichen der alkoholischen Leberschädigung (Erhöhung von Gamma-GT, GOT, GPT), während eine Erhöhung der CPK selten anzutreffen ist. Laut Oh (1976) findet sich die chronische alkoholische Myopathie in knapp 1 % aller hospitalisierten Alkoholiker. Vermutlich ist aber zumindest eine subklinische Form dieser Erkrankung wesentlich häufiger. Hierfür spricht, daß sich elektromyographische und histopathologische Zeichen der Myopathie in 1/3 bis 2/3 hospitalisierter Alkoholiker finden lassen (Conde-Martel et al., 1992; Romero et al., 1994). Die Ätiologie der chronischen alkoholischen Myopathie, die offenbar ganz überwiegend die Typ II-Fasern betrifft (Langohr et al., 1989; Fernandez et al., 1995), ist nicht geklärt. Diskutiert werden Schädigungen der Muskelmembran oder der Mitochondrien durch toxische Alkoholmetabolite, intrazelluläre Ödeme im Rahmen der fast immer zu findenden Leberschädigung, Verminderung glykolytischer Enzyme in Anpassung an das alkoholische Milieu, immunologische Störungen u. a. m.

Verlauf und Therapie

Auch hier gilt, daß an erster Stelle für eine strikte Alkoholkarenz und ausgewogene Ernährung zu sorgen ist. Die Prognose gilt dann als günstig. Nach den Angaben der Literatur scheint die Myopathie bei Alkoholkarenz eine noch raschere und weitgehendere Besserung zu zeigen als die Neuropathie, deren Prognose ja auch nicht ungünstig ist. Für eine begleitende krankengymnastische Übungsbehandlung ist zu sorgen. Bezüglich der Therapie der assoziierten Kardiomyopathie sei hier auf die internistische Literatur verwiesen.

H 1.14. Behandlung der Alkoholabhängigkeit

Die vorausgegangene Diskussion der Therapie von Alkoholfolgekrankheiten hat deutlich gemacht, daß nur durch Alkoholabstinenz ein weiteres Fortschreiten der Folgekrankheiten zu verhindern und darüber hinaus eine Rückbildung der Schäden zu erwarten ist. Bei rechtzeitiger und langfristiger Alkoholabstinenz kann eine normale Lebenserwartung erzielt werden (Bullock et al., 1992). Nicht nur die psychosozialen Folgen des Alkoholismus, sondern auch die somatischen Folgen am Nervensystem erfordern somit eine intensive Behandlung der Alkoholabhängigkeit, die durch medikamentöse Therapie der somatischen Folgen allenfalls ergänzt, aber nie überflüssig gemacht werden kann. Ob dem Alkoholiker langfristig die Rückkehr zu kontrolliertem Trinken möglich ist, ist in der Literatur umstritten (vgl. Feuerlein, 1989). Alkoholiker, denen dies gelingt, stellen aber bestenfalls eine verschwindende Minderheit der Gesamtpopulation dar. Ziel bleibt daher unverändert die absolute Alkoholabstinenz auf Dauer.

Voraussetzung für eine erfolgversprechende Therapie ist, daß der Patient den vorliegenden Kontrollverlust und seine somatischen und sozialen Folgen einsieht und sich für die Abstinenz als einzige Möglichkeit entscheidet. Der Kranke muß ein Gefühl der Eigenverantwortlichkeit entwickeln. Das kann aber nicht bedeuten, daß das Therapieangebot nur von der Eigeninitiative des Patienten abhängig gemacht wird. Vielmehr ist es Aufgabe des Arztes und anderer Personen in der Umgebung des Patienten, die für die Behandlung unabdingbare Einsicht und Motivation zu wecken und zu fördern, andererseits aber auch bereits in einer frühen Phase der Behandlung durch eine Vermittlung von festen Strukturen Verhaltensänderungen zu bewirken. Hinsichtlich der verfügbaren psychosozialen Therapie-Instrumente muß auf die Spezialliteratur (z. B. Feuerlein, 1989; Schied, 1989) verwiesen werden.

Medikamentöse Maßnahmen spielen derzeit in der Behandlung der Alkoholabhängigkeit eine geringe Rolle. Sie basierten in der Vergangenheit ausschließlich auf der Verabreichung von alkoholsensibilisierenden Medikamenten, deren therapeutischer Wert fragwürdig ist und die als risikoreich gelten müssen (s. u.). Medikamentöse Maßnahmen könnten in naher Zukunft aber ein wichtiges Therapieelement werden, wenn sich die Erwartungen erfüllen sollten, die mit einer neuen Klasse von Substanzen verbunden ist, die das Verlangen nach Alkohol reduzieren *(Anti-Craving-Substanzen)* und hierdurch einen langfristigen Schutz vor Rückfällen versprechen.

Eine eingehendere Besprechung der medikamentösen Therapie der Alkoholabhängigkeit mit *alkoholsensibilisierenden Medikamenten* erfolgt an dieser Stelle ausschließlich deshalb, weil sie zu erheblichen somatischen Schäden und insbesondere Schäden am ZNS führen kann und nicht etwa deshalb, weil sie einen gesicherten Platz in der Behandlung der Alkoholabhängigkeit hätte. Ihr Wert muß nicht zuletzt mit Blick auf die Ergebnisse einer großen, multizentrischen Studie (Fuller et al., 1986) bezweifelt werden, die in überzeugender Weise zeigen konnte, daß der Anteil abstinenter Patienten unter Therapie mit dem alkoholsensibilisierenden Medikament Disulfiram (Antabus®) nicht höher als in der Gruppe der mit Placebo behandelten Patienten war. Als relevanter Prädiktor für den Therapieerfolg erwies sich vielmehr die Compliance mit der Medikamenteneinnahme. Die Menge konsumierten Alkohols war in der Gruppe der nicht-abstinenten Patienten, die Disulfiram einnahmen, niedriger als in der mit Placebo behandelten Gruppe. Diese Beobachtung spricht aber nur dann für eine Disulfiram-Therapie, wenn man die vielfältigen Nebenwirkungen und Risiken der Behandlung mit Disulfiram, die nachfolgend erörtert werden sollen, ignoriert. Die Therapie mit alkoholsensibilisierenden Medikamenten kommt nach derzeitiger Auffassung allenfalls noch für eine selektierte Untergruppe Alkoholabhängiger in Frage (vgl. z. B. Banys, 1988).

Disulfiram (Antabus®), das bekannteste und verbreitetste Medikament aus der Gruppe der alkoholsensibilisierenden Medikamente, führt zu einer Acetaldehyd-Akkumulation durch irreversible Hemmung der Acetaldehydehydrogenase. Disulfiram führt 10–30 Min nach Alkoholzufuhr zu einer subjektiv äußerst unangenehmen Reaktion mit Übelkeit, Brechreiz, Müdigkeit, Blutdruckabfall, Tachykardie und Gesichtsrötung. Dieses Bild wird durch eine Infusion von Acetaldehyd nur unvollständig reproduziert, so daß für Teile der Symptomatik die Hemmung anderer Enzyme (Dopamin-Beta-Hydroxylase) verantwortlich gemacht wird. Die Disulfiram- Alkoholreaktion kann durch intravenöse Gabe eines Antihistaminikums oder durch eine hohe Dosis von Ascorbinsäure unterbrochen werden. Disulfiram-Dosierung: 0,2–0,5 g/die oral unter Berücksichtigung des Körpergewichtes täglich, möglichst unter Aufsicht. Disulfiram wirkt über 3 bis max. 10 Tage nach der letzten Einnahme weiter. Es sind in Einzelfällen fehlende Alkohol-Disulfiramreaktionen bei gesicherter Disulfirameinnahme bekannt geworden. Auch ohne gleichzeitige Alkoholgabe kommt es relativ häufig zu milderen Symptomen wie Müdigkeit und Schwindel. In vereinzelten Fällen ohne gleichzeitige Alkoholgabe beobachtete Nebenwirkungen von Disulfiram sind Krämpfe (Price und Silberfarb, 1976), Leberschäden (Ranek und Buch Andreasen, 1977), teratogene Schäden im ersten Trimenon der Schwangerschaft (Nora, 1977), Psychosen (Reisner et al., 1968), Polyneuropathien, Geschmacksstörungen, Optikusneuritis und Ataxien (Kwentus und Major, 1979) und Knochenmarksdepression (Casagrande und Michot, 1989). Hieraus ergeben sich die streng zu beachtenden Kontraindikationen: Leberschäden, Epilepsien, Psychosen und Störungen der Hämatopoese. Als weitere Kontraindikationen gelten frische Magen- oder Duodenalulzera, koronare Herzkrankheit.

Nitrefazol (Altimol®), ein selektiver Blocker der Acetaldehyddehydrogenase, ist ein weiteres alkoholsensibilisierendes Präparat, dessen Wirkung weniger intensiv als die des Disulfiram ist. Vorteilhaft ist die lange Wirkungsdauer von 7 Tagen. Bei Gabe von 800–1 600 mg einmal wöchentlich scheint das Präparat bisherigen Erfahrungen nach untoxisch zu sein.

Anders als alkoholsensibilisierende Medikamente, die kaum eine Zukunft haben dürften, könnten Medikamente, die das Verlangen (engl.: *craving*) nach Alkohol dämpfen *(Anti-Craving Medikamente),* zukünftig eine erhebliche Bedeutung als Rezidivprophylaktika erlangen. Als ihr gemeinsamer Ansatz wird eine Bahnung zentraler Sättigungssignale diskutiert. Die verschiedenen Anti-Craving Substanzen finden sich in unterschiedlichen Stadien der Erforschung und Erprobung mit je nach Substanz unterschiedlichem Erfolg und eine Verwendungsempfehlung außerhalb von Studien kann bislang für keine gegeben werden. *Acamprosat* (Calcium-acetyl-homotaurinat) ist die derzeit vielleicht vielversprechendste Anti-Craving Substanz. Es handelt sich um ein GABA-Analogon, dessen pharmakologischer Ansatzpunkt noch unklar ist. Mehrere kontrollierte Studien haben inzwischen den Wert von Acamprosat als Rückfallprophylaktikum belegt (Ladewig et al., 1993; Sass et al., 1996). Die bislang bekannt gewordenen Nebenwirkungen betreffen den Gastrointestinaltrakt in Form von Übelkeit, Magenschmerzen und Durchfällen. Das Interesse an Substanzen, die in die serotoninerge Neurotransmission eingreifen, beruht auf der tierexperimentellen Beobachtung, daß eine Steigerung des Aktivitätsniveaus serotoninerger Strukturen mit einer Minderung des Alkoholkonsums einhergeht. Ob die *Serotonin-Aufnahme-Hemmer* Zimelidin, Citalopram, Fluoxetin und Fluvoxamin den Alkoholkonsum chronischer Alkoholiker senken und als Rezidivprophylaktika wirksam sind, läßt sich mit Blick auf widersprüchliche Ergebnisse in der Literatur derzeit nicht verläßlich entscheiden (Naranjo and Seller, 1989; Naranjo et al., 1990; Gorelick und Paredes, 1992; Balldin et al., 1994; Kranzler et al., 1995; Soyka, 1995). Unklarheit besteht auch über den Nutzen des (partiellen) 5-HT1A Serotonin-Agonisten Buspiron, der in ersten Studien zwar das Verlangen nach Alkohol reduzierte, nicht aber die Menge des aufgenommenen Alkohols (Naranjo und Bremner, 1993). Als wirksames Rückfallprophylaktikum hat sich zumindest in ersten Studien hingegen das dopamin-antagonistische atypische Neuroleptikum *Tiaprid* (Tiapridex®) erwiesen (Peters und Faulds, 1994; Shaw et al., 1994). Die Dopamin-Agonisten *Lisurid* (Dopergin®) und *Bromocriptin* (Pravidel®) haben sich hingegen in ersten Studien als nicht oder bestenfalls unwesentlich wirksam gezeigt (Borg, 1984; Schmid et al., 1993).

Literatur

Acharya V, Store SD, Golwalla, AF (1969) Anaphylaxis following ingestion of aneurine hydrochloride. J Indian Med Assoc 52: 84–85

Adams A (1976) Nutritional cerebellar degeneration. In: Vinken PJ, Bruyn GW (Hrsg.) Metabolic and deficiency diseases of the nervous system. Handbook of Clinical Neurology, Vol. 28. Elsevier, Amsterdam, 271–283

Adams A, Victor M (1989) Principles of Neurology. McGraw Hill, New York. 4th Edition.

Adams RD, Victor M, Mancall EL (1959) Central pontine myelinolysis: a hitherto undescribed disease occurring in alcoholic and malnourished patients. Arch Neurol Psychiatr 81: 154–172

Adinoff B (1994) Double-blind study of alprazolam, diazepam, clinidine, and placebo in the alcohol withdrawal syndrome: prelimary findings. Alcohol Clin Exp Res 18: 873–878

Alldredge BK, Lowenstein DH, Simon RP (1989) Placebo-controlled trial of intravenous diphenyhydantoin for short-term treatment of alcohol withdrawal seizures. Am J Med 87: 645–648

Athen D, Hippius H, Meyendorf R, Riemer CH, Steiner RH (1977) Ein Vergleich der Wirksamkeit von Neuroleptika und Clomethiazol bei der Behandlung des Alkoholdelirs. Nerverarzt 48: 528–532

Aulhorn E (1989) Die Tabak-Alkohol-Amblyopie. In: Schied HW, Heimann H, Mayer K (Hrsg.) Der chronische Alkoholismus. Grundlagen, Diagnositik, Therapie. Gustav Fischer Verlag. Stuttgart New York, 163–174

Ayus JC, Radha K, Krothapalli K, Arieff AI (1987) Treatment of symptomatic hyponatremia and its relation to brain damage. The New Engl J Med 317: 1190–1195

Balldin J, Bergren U, Engel J, Eriksson M, Hard E, Söderpalm B (1994) Effect of citaprolam on alcohol intake in heavy drinkers. Alcohol Clin Exp Res 18: 1133–1136

Banys P (1988) The clinical use of disulfiram (antabuse): a review. J Psychoact Drugs 20: 243–261.

Baron R, Heuser K, Moarioth G (1989) Marchiafava-Bignami disease with recovery diagnosed by CT and MRI: demyelination affects several CNS structures. J Neurol 236: 364–366

Bassi S, Albizzati MG, Calloni E, Frattola L (1982) Electromyographic study of diabetic and alcoholic polyneuropathic patients treated with gangliosides. Muscle Nerve 5: 352–356

Baumgartner GR (1988) Clonidine versus chlordiazepoxide in acute alcohol withdrawal: a preliminary report. South Med J 81: 56–60

Björkvist SE (1975) Clonidine in alcohol withdrawal. Acta Psych Scand 52: 256–263

Blum KU, Kasemir H, Scharfe W (1974) Untersuchungen zur Pathogenese der anaphylaktischen Reaktionen nach Thiaminapplikation. In: Verhandlungen der Dtsch. Gesells. Inn. Med. 80: 1569–1571

Borg V (1983) Bromocriptine in the prevention of alcohol abuse. Acta Psychiatr Scand 65: 101–111

Brion S (1976) Marchiafava-Bignami syndrome. In: Vinken PH, Bruyn GW (Hrsg.) Metabolic and deficiency diseases of the nervous system. Handbook of Clinical Neurology, Vol.28. Elsevier, Amsterdam, 317–332

Brunner JE, Redmond JM, Haggar AM, Kruger DF, Elias SB (1990) Central pontine myelinolysis and pontine lesions after rapid correction of hyponatremia: a prospective magnetic resonance imaging study. Ann Neurol 27: 61–66

Bullock KD, Reed RJ, Grant I (1992) Reduced mortality risk in alcoholics who achieved longterm abstinence. JAMA 257: 668–672

Carlen PL, Wortzmann G, Holgate RC, Wilkinson DA, Rankin JG (1978) Reversible cerebral atrophy in recently abstinent chronic alcoholics measured by computed tomography scans. Science 200: 1076–1078

Carlen PL, Wilkinson DA (1987) Reversibility of alcohol-related brain damage: clinical and experimental observations. Acta Med Scand Suppl 717: 19–26

Casagrande G, Michot F (1989) Alcohol-induced bone marrow damage: status before and after a 4-week period of abstinence from alcohol with or without disulfiram. A randomized bone marrow study in alcohol-dependent individuals. Blut 59: 231–236

Castaneda R, Cushman P (1989) Alcohol withdrawal: a review of clinical management. J Clin Psychiatry 50: 278–284

Chan AWK, Welte FW, Whitney RB (1987) Identification of alcoholism in young adults by blood chemistries. Alcohol 4: 175–179

Chance JF (1991) Emergency department treatment of alcohol withdrawal seizures with phenytoin. Ann. Ermerg Med 20: 520–522

Conde-Martel A, Gonzalez-Reimers E, Santolaria-Fernadez F, Romero-Perez JC, Gonzalez-Hernandez T (1992) Pathogenesis of alcolic myopathy: roles of ethanol and malnutrition. Drug Alcohol Depend 30: 101–110

Coull JT (1994). Pharmacological manipulations of the alpha 2-noradrenergic system. Effects on cognition. Drugs Aging 5: 116–126

Davis VE, Walsh MJ (1970) Alcohol, amines and alcaloids: a possible biochemical basis for alcohol addiction. Science 167: 1005–1006

Dreyfus PM (1977) Diseases of the nervous system in chronic alcoholics. The biology of alcoholism. Kissin B, Begleiter H (Hrsg.) Plenum Press, New York, London.

Estol CJ, Faris AA, Martinez AJ, Ahdab-Barmada M (1989) Central pontine myelinolysis after liver transplantation. Neurol 39: 493–498

Ewing JA (1984) Detecting alcoholism: The CAGE questionnaire. JAMA 252: 1905–1907

Fernandez-Sola J, Sacanella E, Estruch R, Nicolas JM, Grau JM, Urbano-Marquez A (1995) Significance of type II fiber atrophy in chronic alcoholic myopathy. J Neurol Sci 130: 69–76

Feuerlein W (1989) Alkoholismus – Mißbrauch und Abhängigkeit. 4. Auflage. Thieme Stuttgart, New York.

Feuerlein W, Ringer C, Kufner H, Antons K (1977) Diagnose des Alkoholismus mit dem Münchner Alkoholismus-Test (MALT). Münch Med Wschr 119: 1275–1282

Flink EB (1981) Magnesium deficiency. Etiology and clinical spectrum. Acta Med Scand Suppl 647: 125–137

Fuller RK, Branchey L, Brightwell DR, Derman RM, Emrick CD, Iber FL, James KE, Lacoursiere RB, Lee KK, Lowenstam I, Manny I, Neiderhiser D, Nocks JJ, Shaw S (1986) Disulfiram treatment of alcoholism. A veterans administration cooperative study. JAMA 256: 1149–1155

Gallimberti L, Canton G, Gentile N, Ferri M, Cibin M, Ferrara SD, Fadda F, Gessa GL (1989) Gammahydroxybutyric acid for treatment of alcohol withdrawal syndrome. Lancet 2: 787–789

Galluci M, Bozzao A, Splendiani A, Masciocchi C, Passariello R (1990) Wernicke encephalopathy: MR findings in five patients. Am J Neuroradiol 11: 887–892

Gimsing P, Melgaard B, Andersen K, Vilsstrup H, Hippe E (1989) Vitamin B12 and folate function in chronic alcoholic men with peripheral neuropathy and encephalopathy. J Nutr 119: 416–424

Glass IB (1989) Alcoholic hallucinosis: a psychiatric enigma. 1. The development of an idea. Brit J Addict 84: 29–41

Goebel HH, Herman-Ben Yur P (1976) Central pontine myelinolysis. In: Vinken PJ, Bruyn GW (Hrsg.) Handbook of Clinical Neurology. Vol. 28. Elsevier, Amsterdam, 285–316

Görtz B, Kunst H, Heitman R (1978) Toxische Rhabdomyolyse nach Alkohol- und Medikamentenvergiftungen. Dtsch Med Wochenschrift 103: 121–123

Gorelick DA, Paredes A (1992) Effect of Floxetine on alcohol consumption in male alcoholics. Alcohol Clin Exp Res 16: 261–265

Gottlieb LD (1988) The role of beta blockers in alcohol withdrawal syndrome. Postgrad Med Feb 29: 169–174

Haller RG, Drachman DB (1980) Alcoholic rhabdomyolysis: An experimental model in the rat. Science 208: 412–414

Haller RG, Carter NW, Ferguson E, Knochel JP (1984) Serum and muscle potassium in experimental alcoholic myopathy. Neurology 34: 529–532

Hallgren R, Lundin L, Roxin LE, Venge P (1980) Serum and urinary myoglobin in alcoholics. Acta Med Scand 208: 33–39

Harper C (1983) The incidence of Wernicke's encephalopathy in Australia – a neuropathological study of 131 cases. J Neurol Neurosurg Psychiatry 46: 593–598

Harper C, Gold J, Rodriguez N, Perdices N (1989) The prevalence of the Wernicke-Korsakoff syndrome in Sydney, Australia: a prospective necropsy study. J Neurol Neurosurg Psychiatry 52: 282–285

Hauw JJ, De-Baecque C, Hausser-Hauw C, Serdaru M (1988) Chromatolysis in alcoholic encephalopathies. Pellagra-like changes in 22 cases. Brain 111: 843–857

Hillbom M, Wennberg A (1984) Prognosis of alcoholic peripheral neuropathy. J Neurol Neurosurg Psychiat 47: 699–703

Holzbach E (1981) Vergleich heutiger Therapiemethoden beim Delirium tremens. In: Keup W (Hrsg.) Behandlung der Sucht und Mißbrauch chemischer Stoffe, 4. Wissenschaftliches Symposium der Deutschen Hauptstelle gegen die Suchtgefahren in Tutzing. Georg Thieme Verlag. Stuttgart New York, 54–64

Illowsky BP, Laureno R (1987) Encephalopathy and myelinolysis after rapid correction of hyponatremia. Brain 110: 855–867

Ilyuchina VA, Nikitana LI (1995) Clinical physiological study of the therapeutic effects of phenytoin in acute alcohol withdrawal and the asthenic-autonomic syndrome in patients with chronic alcoholism. Alcohol 12: 511–517

Kranzler HR, Burleson JA, Korner P, Del Boca FK, Bohn MJ, Brown J, Liebowitz N (1995) Placebo-controlled trial of fluoxetine as an adjunct to relapse prevention. Am J Psychiatry 152: 391–397

Kwentus J, Major LF (1979) Disulfiram in the treatment of alcoholism. J Stud Alc 40: 428–446

Ladewig D, Levin P, Gastpar M, Gerking P, Roth E (1977) In: Kielholz H (Hrsg.) Betablocker und Zentralnervensystem. Huber, Bern

Ladewig DT, Knecht P, Leher, Fendl A (1993) Acamprosat – ein Stabilisierungsfaktor in der Langzeitentwöhnung von Alkoholabhängigen. Ther Umschau 50: 182–188

Langlais PJ, Mair RG, Whalen PJ, McCourt W, McEntee WJ (1988) Memory effect of DL-threo-3,4-dihydroxyphenylserine (DOPS) in human Korsakoff's disease. Psychopharmacology (Berlin) 95: 250–254

Langlais PJ, Zhang SX, Weilerbacher G, Hough LB, Barke KE (1994) Histamine-mediated neuronal death in a rat model of Wernicke's encephalopathy. J Neurosci Res 38: 565–574

Langohr HD, Tröster H, Zimmermann CW (1989) Alkoholenzymopathie der Muskulatur. In: Schied HW, Heimann H, Mayer K (Hrsg) Der chronische Alkoholismus. Grundlagen, Diagnositik, Therapie. Gustav Fischer Verlag. Stuttgart New York, 229–238

Lescaudron L, Jaffard R, Verna A (1989) Modifications in number and morphology of dendritic spines resulting from chronic ethanol consumption and withdrawal: a Golgi study in the mouse anterior and posterior hippocampus. Exp Neurol 106: 156–163

Lignian H, Fontaine J, Askenasi R (1983) Naloxone and alcohol intoxication in the dog. Hum Toxicol 2: 221–225

Lishman WA (1990) Alcohol and the brain. Brit J Psychiat 156: 635–644

Lister RG, Nutt DJ (1987) Is Ro 15-4513 a specific alcohol antagonist? Trends Neurosci 10: 223–225

Lister RG, Durcan MJ, Nutt DJ, Linnoila M (1989) Attenuation of ethanol intoxication by alpha-2 adrenoceptor antagonists. Life Sci 44: 111–119

Majewska MD, Harrison NC, Schwartz RD, Barker JC, Paul SM (1986) Steroid hormone metabolites are barbiturate-like modulators of the GABA receptor. Science 232: 1004–1007

Majumdar SK (1990) Chlomethiazole: current status in the treatment of the acute ethanol withdrawal syndrome. Drug Alcohol Depend 27: 201–207

Malcolm R, Ballenger JC, Sturgis ET, Anton R (1989) Double-blind controlled trial comparing carbamazepine to oxacepam treatment of alcohol withdrawal. Am J Psychiatr 146: 617–621

Mamoli B, Brunner G, Mader R, Schanda H (1980) Effects of cerebral gangliosides in the alcoholic polyneuropathies. Eur Neurol 19: 320–326

Mann K, Mundle K, Längle G, Petersen D (1993) The reversibility of alcohol brain damage is not due to rehydratation: a CT study. Addiction 88: 649–653

Martin PR, Ebert MH, Gordon EK, Kopin IJ (1983) Central and peripheral catecholamine metabolism during clonidine treatment of alcohol amnestic disorder. Clin Pharmacol Ther 33: 19–27

Martin PR, Adinoff B, Eckardt MJ, Stapleton JM, Bone GA, Rubinow DA, Lane EA, Linnoila M (1988) Effective pharmacotherapy of alcoholic amnestic disorder with fluvoxamine. Preliminary findings. Arch Gen Psychiat 46: 617–621

Martin PR, Adinoff B, Lane E, Stapleton JM, Bone GA, Weingartner H, Linnoila M, Eckardt MJ (1995) Fluvoxamin treatment of alcoholic amnestic disorder. Eur Neuropsychopharmacol 5: 27–33

McEntee MJ, Mair RG (1978) Memory impairment in Korsakoff's psychosis: a correlation with brain noradrenergic activity. Science 202: 905–907

McEntee WJ, Mair RG (1980) Memory enhancement in Korsakoff's psychosis by clonidine: further evidence for a noradrenergic deficit. Ann Neurol 7: 466–470

McGrath SD (1975) A controlled trial of clomethiazole and chlordiazepoxide in the treatment of the acute withdrawal phase of alcoholism. Conference on alcoholism. Longman, London, 81–90

Meinck HM, Adler L (1982) Optikusaffektion bei Alkoholabhängigkeit – Früherkennung durch das visuell evozierte Potential. Nervenarzt 53: 644–646

McIntyre N (1984) The effects of alcohol on water, electrolytes and minerals. Contemp Issues Clin Biochem 1: 117–134

Meyer JG, Neundörfer B, Rether R, Walker G, Bayerl J (1981) Über die Beziehung zwischen alkoholischer Polyneuropathie und Vitamin B1, B12 und Folsäure. Nervenarzt 52: 329–332

Meyer RE (1989) Prospects for a rational pharmacotherapy of alcoholism. J clin Psychiat 50: 403–412

Merikangas KR (1990) The genetic epidemiology of alcoholism. Psychol Med 20: 11–22

Mhatre MC, Pena G, Sieghart W, Ticku MK (1993) Antibodies specific for GABA-A receptor alpha subunits reveal that chronic alcohol treatment downregulates alpha-subunit expression in rat brain regions. J Neurochem 61: 1620–1625

Muuronen A, Bergman H, Hindmarsh T, Telakivi T (1989) Influence of improved drinking habits on brain atrophy and cognitive performance in alcoholic patients: a 5-year follow-up study. Alcoholism NY 13: 137–141

Naranjo CA, Bremner KE (1993) Clinical pharmacology of serotonin-altering medications for decreasing alcohol consumption. Alcohol-Alcohol-Suppl 3: 221–229

Naranjo CA, Kadlec KE, Sanhuezza P, Woodley-Remus D, Sellers EM (1990) Fluoxetine differentially alters alcohol intake and other consumatory behaviours in problem drinkers. Clin Pharmacol Ther 47: 490–498

Naranjo CA, Sellers EM (1989) Serotonin uptake inhibitors attenuate ethanol intake in problem drinkers. Recent Dev Alcohol 7: 255–266

Neundörfer B, Claus D, Engelhardt A (1990) Diagnostik der Polyneuropathien. DMW 115: 220–223

Nora AH (1977) Limb-reduction anomalies in infants born to disulfiram-treated alcoholic mothers (letter). Lancet II: 664

Norenberg MD (1983) A hypothesis of osmotic endothelial injury: a pathogenetic mechanism in central pontine myelinolysis. Arch Neurol 40: 66–69

Norenberg MD, Papendick RE (1984) Pathogenetic factors in electrolyte-induced myelinolysis. Ann Neurol 16: 140

Norenberg MD, Leslie KO, Robertson AS (1982) Association between rise in serum sodium and central pontine myelinolysis. Ann Neurol 11: 128–135

Nuotto E, Palva ES, Lahdenranta U (1983) Naloxone fails to counteract heavy alcohol intoxication. Lancet I: 167

Nutt D, Adinoff B, Linnoila M (1989) Benzodiazepines in the treatment of alcoholism. Recent Dev Alcohol 7: 283–313

Nyström M, Peräsalo J, Salaspuro M (1993) Screening for heavy drinking and alcohol related problems in young university students: The CAGE, the MmMAST and the Trauma Score questionnaires. J Stud Alcohol 54: 528–533

O'Carroll RE, Moffoot A, Ebmeier KP, Murray C, Goodwin GM (1993) Korsakoff's syndrome, cognition and clonidine. Psychol Med 23: 341–347

O'Carroll RE, Moffoot AP, Ebmeier KP, Goodwin GM (1994) Effects of fluvoxamine treatment on cognitive functioning in the alcoholic Korsakoff syndrome. Psychopharmacoloy 116: 85–88

Oh MS (1990) Prevention of myelinolysis in rats by dexamethasone or colchicine. Am J Nephrol 10: 158–161

Oh SJ (1976) Alcoholic myopathy, an electrophysiological study. Electromyogr Clin Neurophysiol 16: 205–218

Palsson A (1981) Die Wirksamkeit frühzeitiger Clomethiazol-Medikation zur Prävention des Delirium tremens. Eine retrospektive Studie über das Ergebnis verschiedener medikamentöser Behandlungsstrategien in den Psychiatrischen Kliniken Helsingborgs 1975–1980. In: Evans JG et al. (Hrsg) Clomethiazol. Verlag für angewandte Wissenschaften. München, 114–119

Pentikäinen PJ, Valtonen VV, Miettinen TA (1976) Deaths in connection with chlomethiazole (hemineurin) therapy. Int J Clin Pharmacol Biopharm 14: 225–230

Peters DH, Faulds D (1994) Tiapride. A review of its pharmacology and therapeutic potential in the management of alcohol dependence syndrome. Drugs 47: 1010–1032

Perkoff GT (1972) Alcoholic Myopathy. Ann Rev Med 22: 125–132

Pfefferbaum A, Sullivan EV, Mathalon DH, Shear PK, Rosenbloom MJ, Lim KO (1995) Longitudinal changes in magnetic resonance imaging brain volumes in abstinent and relapsed alcoholics. Alcohol Clin Exp Res 19: 1177–1191

Price TR, Silberfarb PM (1976) Disulfiram-induced convulsions without challenge by alcohol. J Stud Alcohol 37: 980–982

Pfister HW, Einhäupl KM, Brandt T (1985) Mild central pontine myelinolysis: a frequently undetected syndrome. Eur Arch Psychiatr Neurol Sci 235: 134–139

Pfitzer F, Schuchardt V, Heitmann R (1988) Die Behandlung schwerer Alkoholdelirien. Nervenarzt 59: 229–236

Ranek L, Buch Andreasen P (1977) Disulfiram hepatotoxicity. Brit J Med 2: 94

Reisner H, Krypsin-Exner K, Mader R, Schnaberth G (1968) Zur Frage der Antabuspsychosen. Z Nervenheilk 26: 331

Robinson BJ, Robinson GM, Maling TJ, Johnson RH (1989) Is clonidine useful in the treatment of alcohol withdrawal? Alcoholism NY 13: 95–98

Rojiani AM, Prineas JW, Chow ES (1988) Alteration in myelin degradation in electrolyte induced demyelination (EID) by steroid/colchicine (abstract). J Neuropath Exp Neurol 47: 307

Romero JC, Santolaria F, Gonzalez-Reimers E, Diaz-Flores L, Conde A, Rodriguez-Morena F, Batista N (1994) Chronic alcoholic myopathy and nutritional status. Alcohol 11: 549–555

Rommelspacher H, Schmidt LG, Helmchen H (1991) Pathobiochemistry and pharmacotherapy of alcohol withdrawal. Nervenarzt 62: 649–657

Sage JI, Van Itert RL, Lepore FE (1984) Alcoholic myelopathy without substantial liver disease. A syndrome of progressive dorsal and lateral column dysfunction. Arch Neurol 41: 999–1001

Sanna E, Harris RA (1993) Recent developments in alcoholism: neuronal ion channels. Recent Dev Alcohol 11: 169–186

Sass H, Soyka M, Mann K, Zieglgänsberger W (1996) Relapse prevention by acamprosate : results from a placebo controlled study in alcohol dependence. Arch Gen Psychiatry 53:673–680

Schied HW (1989) Konzepte der Alkoholismus-Behandlung. In: Schied HW, Heimann H, Mayer K (Hrsg.) Der chronische Alkoholismus. Grundlagen, Diagnostik, Therapie. Gustav Fischer Verlag. Stuttgart New York, 253–266

Schied HW, Mann K (1989) Die Behandlung des Delirium tremens und des Alkoholentzugssyndroms. Schied HW, Heimann H, Mayer K (Hrsg.) Der chronische Alkoholismus. Grundlagen, Diagnostik, Therapie. Gustav Fischer. Stuttgart New York, 285–300

Schied HW, Braunschweiger M, Schupmann A (1986) Die Behandlung des Delirium tremens in den Psychiatrischen Krankenhäusern der Bundesrepublik Deutschland. In: Evans JG et al. (Hrsg.) Clomethiazol. Verlag für angewandte Wissenschaften. München, 121–125

Schmehling E (1967) Atemdepression nach Distraneurin? Nervenarzt 38: 266–269

Schmidt LG, Dufeu P, Rommelspacher H (1993) Diagnostik der Alkoholabhängigkeit. Nervenarzt 64: 36–44

Scholz E, Diener HC, Dichgans J, Langohr HD, Schied W, Schupmann A (1986) Incidence of peripheral neuropathy and cerebellar ataxia in chronic alcoholics. J Neurol 233: 212–217

Schroth G, Naegele T, Kloe U, Mann K, Petersen D (1988) Reversible brain shrinkage in abstinent alcoholics, measured by MRI. Neuroradiology 30: 385–389

Selzer ML (1980) Alcoholism and alcoholic psychoses. In: Kaplan HI, Freedman AM, Sadock BJ (Hrsg.) Comprehensive textbook of psychiatry. Vol. 1–3, 3rd Edition. Williams & Wilkins Company. Baltimore London, 1629–1644

Serdaru M, Hausser-Hauw C, Laplane D, Buge A, Castaigne P, Goulon M, Lhermitte F, Hauw JJ (1988) The clinical spectrum of alcoholic pellagra encephalopathy. A retrospective analysis of 22 cases studied pathologically. Brain 111: 829–842

Shaw GW, Waller S, Majumdar SK, Alberts JL, Latham CJ, Dunn G (1994) Tiapride in the prevention of relapse in recently detoxified alcoholics. Br J Psychiat 165: 515–523

Sillanaukee P (1992) The diagnostic value of a discriminant in the detection of alcohol abuse. Arch Pathol Lab Med 116: 924–929

Soyka M (1989) Die Alkoholhalluzinose – einige Überlegungen zu Ätiologie, Verlauf und Therapie. Nervenheilkunde 8: 128–133

Soyka M (1995) Die Alkoholkrankheit – Diagnose und Therapie. Chapman & Hall. London, Weinheim.

Soyka M, Botschev C, Völcker A (1992) Neuroleptic treatment in alcohol hallucinosis – no evidence for increased seizure risk. J Clin Psychopharmacol 12: 66–67

Sterns RH, Cappuccio JD, Silver SM, Cohen EP (1994) Neurologic sequelae after treatment of severe hyponatremia: a multicenter perspective. J Am Soc Nephrol 4: 1522–1530

Stuppaeck CH, Pycha R, Miller C, Whitworth AB, Oberbauer H, Fleischhacker WW (1991) Carbamazepine versus oxazepam in the treatment of alcohol withdrawal: a double-blind study. Alcohol Alcohol. 27: 153–158

Tien R, Arieff AI, Kucharczyk W, Warsik A, Kucharczyk J (1992) Hyponatremic encephalopathy: is central myelinolysis a component? Am J Med 92: 513–522

Tormey WP, Chambers JPM (1988) Efficacy of dexamethasone in benzodiazepine-resistant delirium tremens. The Lancet June 11: 1340f

Urbano-Marquez A, Estruch R, Navarro-Lopez F, Grau JM, Mont L, Rubin E (1989) The effects of alcoholism on skeletal and cardiac muscle. N Engl J Med 320: 409–415

Weissman JD, Weissman BM (1989) Pontine myelinolysis and delayed encephalopathy following the rapid correction of acute hyponatremia. Arch Neurol 46: 926–927

Wilbur R, Kulik FA (1981) Anticonvulsant drugs in alcohol withdrawal: use of phenytoin, primidone, carbamazepine, valproic acid, and the sedative convulsants. Am J Hosp Pharm 38: 1138–1143

Wright DG, Laureno R, Victor M (1979) Pontine and extrapontine myelinolysis. Brain 102: 361–385

H 2. Metabolische und toxische Enzephalopathien

von *J. B. Schulz**

Metabolische Enzephalopathien sind auf eine Beeinträchtigung des zerebralen Stoffwechsels und nicht auf strukturelle Läsionen des Zentralnervensystems zurückzuführen. Einzelne metabolische Enzephalopathien können jedoch sekundär zu strukturellen Läsionen führen. Klinisches Leit-Symptom der metabolischen Enzephalopathie ist das akute oder chronische hirnorganische Psycho-Syndrom mit Störungen des Bewußtseins, der Persönlichkeit und der Hirnleistung. Begleitend können neurologische Symptome, z. B. Myoklonien, Asterixis, Schwäche oder zerebral-organische Anfälle, auftreten. In diesem Kapitel werden die metabolischen Enzephalopathien infolge von Leber- und Nierenerkrankungen, Hyperkalzämie und mitochondrialen Energiestoffwechselstörungen sowie einige toxische Enzephalopathien nach chronischer Schwermetall-Exposition besprochen. Andere Ursachen metabolischer und toxischer Enzephalopathien werden an anderer Stelle abgehandelt: Alkoholismus (Kap. H 1), Delir (Kap. F 5) und Intoxikationen (Kap. F 6).

H 2.1. Hepatische Enzephalopathie

Klinik

Klinisch ist eine hepatische Enzephalopathie nur schwer von anderen metabolischen Enzephalopahtien zu unterscheiden. Die Anamnese und Laboruntersuchungen, die auf eine Lebererkrankung hindeuten, und erhöhte arterielle Ammoniak-Spiegel sind Grundlage der Diagnose. Selten sind die Ammoniak-Spiegel im arteriellen Blut im Normbereich (Fraser und Arieff, 1985). Bei diagnostisch schwierigen Fällen können paroxysmale triphasische Wellen im EEG zur Diagnosesicherung dienen.

Die klinische Manifestation einer hepatischen Enzephalopathie ist variabel (Fraser und Arieff, 1985). Die hepatische Enzephalopathie wird als latent bezeichnet, wenn noch keine klinischen Symptome bestehen, psychomotorische Tests jedoch bereits pathologisch ausfallen. Die manifeste hepatische Enzephalopathie wird nach ihrem Schweregrad in die Stadien 1 bis 4 eingeteilt. Die psychischen Störungen reichen von Konzentrationsstörungen, Verstimmtheit, Ruhelosigkeit in Stadium 1 über Persönlichkeitsveränderungen, zunehmende Lethargie und zeitliche Desorientiertheit bis zur Somnolenz oder Koma in den Stadien 3 und 4. Parallel entwickeln sich neurologische Symptome in Form eines zunehmenden »flapping tremor« (Asterixis), bei dem es sich um ein den Myoklonien verwandtes Phänomen handelt. Im Stadium 2 treten Ataxie, im Stadium 3 schließlich Rigor und und Hyperreflexie hinzu (**Tab. H 2.1**; Conn, 1994). Epileptische Anfälle werden nur selten beobachtet.

Verlauf

Die **chronische hepatische Enzephalopathie** ist durch eine chronische Leberinsuffizienz bedingt, deren Hauptursache in West-Europa und Nord-Amerika der Alkoholismus mit Zirrhose ist. Der Verlauf und die Prognose der chronischen hepatischen Enzephalopathie hängt von der zugrundeliegenden Lebererkrankung ab. Die latente hepatische Enzephalopathie kann durch gastrointestinale Blutungen, übermäßige Proteinzufuhr, Obstipation, Infektion, Alkohol, Sedativa, Analgetika, Diuretika und Narkose dekompensieren. Bei der chronischen hepatischen Enzephalopathie kann es auch ohne faßbare Auslöser zu rezidivierenden Verschlechterungen kommen. Die Prognose der komatösen Patienten (Stadium 4) ist unabhängig von der zugrundeliegenden Lebererkrankung schlecht: Nur 35 % der Patienten erholen sich innerhalb eines Jahres und erlangen wieder die Fähigkeit zu unabhängigem Leben, während alle übrigen entweder keine Besserung zeigen oder bleibende schwere Behinderungen behalten (Levy et al., 1981).

Die **akute hepatische Enzephalopathie** entwickelt sich im Verlauf eines akuten Leberversagens bedingt durch virale Hepatitis oder eine Intoxikation mit z. B. Pilztoxinen, Azetaminophen oder Ethylen-Glykol (Worthley, 1994). Im Stadium 3 und 4 tritt bei 50–85 % der Patienten mit akuter hepatischer Enzephalopathie als Komplikation ein zerebrales Ödem auf. Die Prognose ist schlecht. Ohne Lebertransplantation sterben 80 % dieser Patienten (Smith und Ciferni, 1993**). Die Prognose scheint bei Patienten mit akutem Leberversagen infolge von Hepatitis A und Azetaminophen-Toxizität besser zu sein (Conn und Lieberthal, 1978).

* Autor dieses Kap. in der 2. Aufl.: T. Klockgether

Therapeutische Prinzipien

Als Folge des porto-systemischen Shunts und der ausgefallenen Leberzellfunktion kommt die Leber ihren metabolischen Funktionen nicht nach. Dadurch steigen die Konzentrationen bestimmter im Darm gebildeter neurotoxischer Substanzen (Ammoniak, Merkaptane, Phenole, kurzkettige Fettsäuren) im Serum und sekundär im Gehirn. Diese Toxine werden gastrointestinal durch bakterielle Zersetzung von Proteinen und Lipiden gebildet. Erhöhte Ammoniak-Konzentrationen führen im Gehirn zu einer Reduktion der Energiesubstrate Phosphokreatin und ATP, zu einer Verminderung der lokalen Glukoseutilisation und des lokalen Blutflusses sowie zur vermehrten Produktion von Glutamin (Pulsinelli und Cooper, 1994). Ferner tragen Veränderungen der GABAergen und monoaminergen Neurotransmission im Gehirn zur klinischen Manifestation einer hepatischen Enzephalopathie bei. Dabei sollen (1) als Folge einer Störung der Blut-Hirn-Schranke GABA und Benzodiazepinrezeptorliganden vermehrt in das Gehirn übertreten (Mullen et al., 1990) und (2) durch verminderte Oxidation aromatischer Aminosäuren das Gleichgewicht zwischen aromatischen und verzweigtkettigen Aminosäuren zugunsten der aromatischen Aminosäuren verschoben werden. Durch erhöhte Konzentration aromatischer Aminosäuren im Gehirn kommt es zur Hemmung der Synthese von Noradrenalin und Dopamin und zur Bildung »falscher« Transmitter, z. B. Oktopamin, mit verminderter Aktivität (Fraser und Arieff, 1985).

Pragmatische Therapie

Die einzige gesicherte therapeutische Maßnahme bei der **akuten hepatischen Enzephalopathie** ist die Notfall-Lebertransplantation. Durch sie wird die Mortalität von über 80 % auf weniger als 30 % gesenkt (Smith und Ciferni, 1993 [A]; Bismuth et al., 1995 [B]). Zur Zeit erhalten jedoch nur etwa 10 % aller Patienten mit akutem Leberversagen eine Spenderleber. Hochvolumige Plasmapherese mit frischem Spenderplasma verbessert vorübergehend den klinischen Zustand von Patienten mit akutem Leberversagen, ist jedoch nicht kurativ. Der Plasmaaustausch kann helfen, den Patienten bis zur Durchführung einer Notfall-Lebertransplantation zu stabilisieren (Riviello et al., 1990 [B]). Bei vielen Patienten tritt im Stadium 3 und 4 der Enzephalopathie ein Hirnödem auf, das – bei begrenzten Therapiemöglichkeiten – einer intensivmedizinischen Behandlung bedarf (Ware et al., 1971; Davies et al., 1994; Worthley, 1994). Die Therapie besteht aus der raschen intravenösen Infusion von 100 bis 200 ml einer 20 %igen Mannitol-Lösung und der Induktion einer Hyperkapnie durch Hyperventilation und Thiopenton (Davies, et al., 1994 [C]). Dexamethason zeigt wenig Effekt. Der Oberkörper sollte auf 20° hochgelagert werden. Stärkere Hochlagerung auf mehr als 20° sollte vermieden werden, da sie bei hepatischer Enzephalopathie die zerebrale Perfusion kritisch reduzieren kann (Davenport et al., 1990 [C]; Lee, 1993).

Die Behandlung der **chronischen hepatischen Enzephalopathie** ist konservativ. Eine Reihe klar de-

Tab. H 2.1: Enzephalopathie-Index, modifiziert nach Conn (1994)

Symptom	Gewichtungsfaktor	Grad 0	1	2	3	4
Psychischer Befund	3	normal	Störung von Aufmerksamkeit und Konzentration, Euphorie, Angst	Lethargie, Desorientierung, inadäquates Verhalten, Persönlichkeitsänderungen	Somnolenz, Stupor, völlige Desorientierung	Koma
Zahlenverbindungstest	1	< 30 sec	31–50 sec	51–80 sec	81–120 sec	> 120 sec
Asterixis	1	0	selten (1–2/30 sec)	gelegentlich irregulär (3–4/30 sec)	häufig (5–30/30 sec)	ständig
EEG	1	normal	7–8/sec	5–7/sec	3–5/sec	< 3/sec
Arterieller Amoniak-Spiegel (nüchtern)	1	< 150 µg/dl	151–200 µg/dl	201–250µg/dl	251–300 µ/dl	> 300 µg/dl

Maximaler Index: 28 Punkte

finierter Ursachen (gastrointestinale Blutungen, übermäßige Proteinzufuhr, Obstipation, Infektion und Elektrolytstörungen) können bei gefährdeten Patienten zur akuten Exazerbation der chronischen Enzephalopathie führen. Sie sollten diagnostiziert und schnell behandelt werden. Zur Entgiftung des Gastrointestinaltrakts werden die Proteinzufuhr eingeschränkt, und Disaccharide und nicht-resorbierbare Antibiotika verabreicht (Conn et al., 1977 [B]; Worthley, 1994). Falls der hepatischen Enzephalopathie eine Obstipation, eine gastrointestinale Blutung oder eine übermäßige Proteinzufuhr vorausgingen, sollte als Akutmaßnahme mit oralen Abführmitteln und hohen Einläufen mit salinischen Abführmitteln eine Säuberung des Darms durchgeführt werden. Zusätzlich wurde häufig versucht, die Störung des Aminosäure- und Neurotransmitter-Metabolismus durch Administration von verzweigtkettigen Aminosäuren oder Benzodiazepin-Antagonisten zu behandeln. Die Dauer der Behandlung richtet sich ausschließlich nach dem klinischen (psychopathologischen) Bild. **Tab. H 2.2** gibt einen Überblick über das pragmatische Vorgehen bei dekompensierter chronischer hepatischer Enzephalopathie.

Bei akuter Exazerbation einer chronischen hepatischen Enzephalopathie wird die orale Proteinzufuhr für maximal 2–3 Tage auf täglich 20–30 g reduziert, danach täglich um 10 g gesteigert, bis wieder eine Proteinzufuhr von 1 g/kg Körpergewicht/die erreicht ist. Bei manchen Patienten mit chronischer hepatischer Enzephalopathie ist die Proteintoleranz so weit abgesunken, daß eine dauernde Einschränkung der Proteinzufuhr auf 0,5 mg/kg Körpergewicht/die erforderlich ist. Pflanzliches Eiweiß wird besser vertragen als tierisches (Uribe et al., 1982 [B]). Während der Proteinrestriktion muß eine ausreichende Kalorienzufuhr (mindestens 1 600 kcal) durch Infusion hochprozentiger Glukoselösungen gewährleistet sein.

Laktulose (z. B. Bifiteral®) und Laktitol (z. B. Zyma®) führen im Darm zu einer pH-Verschiebung in den sauren Bereich, wodurch die vermehrte Fixierung und Ausscheidung von Stickstoff möglich wird. Laktulose und Laktitol haben außerdem einen osmotisch laxierenden Effekt. Eine Reihe neuerer Studien hat gezeigt, daß Laktitol trotz geringerer Nebenwirkungen (Flatulenz) ebenso wirksam wie Laktulose ist. Die wirksamen Dosierungen sind identisch (Blanc et al., 1992 **B**). Bei akuter Verschlechterung einer hepatischen Enzephalopathie werden Laktulose oder Laktitol stündlich in einer Dosis von 20–30 g gegeben, bis eine Darmreinigung erzielt ist. Zur längerdauernden Behandlung ist die Dosis (3 × 10 g bis 4 × 50 g/die) individuell so zu wählen, daß 2 bis 3 weiche geformte Stuhlgänge abgesetzt werden.

»Nichtresorbierbare« Antibiotika vermindern durch Reduktion der intestinalen Bakterienflora die Produktion toxischer Abbauprodukte. Neomyzin (Bykomycin®) oder Paromomyzin (Humantin®) werden in schweren Fällen in Dosen von bis zu 6–8 g/die durch eine Magensonde gegeben. Zur Dauerbehandlung sind höchstens Dosen von 2 g/die erlaubt, da 1–3 % resorbiert werden und Oto- bzw. Nephrotoxizität entfalten können. Daher sind während der Behandlung regelmäßige Untersuchungen der otologischen und renalen Funktion unverzichtbar. Wird wegen einer Infektion eine systemische antibiotische Therapie durchgeführt, ist die zusätzliche Gabe von Neomyzin oder Paromomyzin nicht notwendig. Kombination von Laktulose und Neomyzin sind akut und chronisch sinnvoll. Als Reserveantibiotikum kommt Metronidazol (Clont®, 2–3 × 200–400 mg/die) in Frage.

Kommt es in schweren Fällen unter konventioneller Therapie mit Restriktion der Proteinzufuhr, Gabe von Disacchariden und Antibiotika zu keiner ausreichenden Besserung, kann ein Behand-

Tab. H 2.2: Pragmatische Therapie der dekompensierten chronischen hepatitischen Enzephalopathie (ges. gesch. Präparatenamen z. T. in Auswahl; Buchstaben = Wertigkeit der Studie)

	Substanz	Dosierung (Akutphase)	Dosierung (chronische Behandlung)	Studie
Proteinzufuhr		20–30 g/die	0,5–1 g(kg × die)	
nicht-resorbierbare Disaccharide	Laktulose (Bifiteral®) Laktitol (Zyma®)	20–30 g/h oral 20–30 g/h oral	individuelle Dosis oral individuelle Dosis oral	Conn et al., 1977 (**B**); Atterbury et al., 1978 (**B**) Morgan und Hawley, 1987 (**B**)
nicht-resorbierbare Antibiotika	Neomyzin (Bykomycin®)	6–8 g/die oral	max. 2 g/die oral	Conn, et al., 1977 (**B**); Atterbury et al., 1978 (**B**)
	Paromomyzin (Humantin®) Metronidazol (Clont®)	6–8 g/die oral 0,4–1,2 g/die oral	max. 2 g/die oral	Morgan et al., 1982 (**B**)
verzweigtkettige Aminosäuren	(Comafusion Hepar®)	1 g/(kg × die) i. v.	0,3 g/(kg × die) oral	Marchesini et al., 1990 (**B**)

lungsversuch mit parenteral verabreichten verzweigtkettigen Aminosäuren (500–1 000 ml Comafusin Hepar®/die) durchgeführt werden (Alexander et al., 1989 [B]). Bei chronischer hepatischer Enzephalopathie kann zusätzlich zur konventionellen Therapie supplementär eine orale Langzeit-Therapie mit verzweigtkettigen Aminosäuren (Falkamin®, 0,3 g/kg Körpergewicht/die) erfolgen (Marchesini et al., 1990 [B]). Eine Reihe von Studien weist auf eine Wirksamkeit des Benzodiazepin-Antagonisten Flumazenil (Anexate®) bei akuter oder dekompensierter hepatischer Enzephalopathie hin. Allerdings fehlen zur endgültigen Bewertung weiterhin Daten einer doppelblinden Placebo-kontrollierten Studie (Gyr und Meier, 1991 [C]).

H 2.2. Urämische Enzephalopathie

Klinik

Der urämischen Enzephalopathie liegen als Grunderkrankung ein akutes Nierenversagen oder eine dekompensierte chronische Niereninsuffizienz zugrunde. Früh-Symptome der urämischen Enzephalopathie sind Aufmerksamkeits- und Konzentrationsstörungen. Im weiteren Verlauf kann eine delirante Symptomatik auftreten mit Erregung, Fehlwahrnehmungen, Illusionen und visuellen Halluzinationen, die im fortgeschrittenen Stadium zum Koma führt. Neurologische Begleit-Symptome sind Myoklonien, auch in Form eines »flapping tremor« (Asterixis), in der Anfangsphase Ataxie und mit Fortschreiten der Urämie Hyperreflexie und Tonussteigerung. Früher wurden generalisierte tonisch-klonische Anfälle bei etwa der Hälfte der Patienten mit akutem Nierenversagen beobachtet. Heute treten sie infolge der Dialyse nur noch selten auf. Die Dialyse verbessert rasch die klinische Situation. Der langfristige Verlauf hängt im wesentlichen von der Grunderkrankung ab, obwohl ein Mortalitätsrisiko auch für Dialyse und Nierentransplantation besteht (Held et al., 1994).

Verlauf

Die Behandlung der chronischem Niereninsuffizienz durch Dialyse und Nierentransplantation hat in den letzten Jahrzehnten zur Lebensverlängerung und zur Verbesserung der Lebensqualität geführt. Dennoch leiden eine Reihe von Patienten mit Einschränkung der Nierenfunktion trotz adäquater Dialysetherapie weiterhin unter neurologischen Symptomen, wie Beeinträchtigung mentaler Funktionen, generalisierter Schwäche und peripherer Polyneuropathie (Fraser und Arieff, 1994).
Als urämische Enzephalopathie werden Erkrankungen des Zentralnervensystems bezeichnet, die infolge eines unbehandelten Nierenversagens oder aber trotz adäquater Dialysetherapie bestehen. Die Dialysebehandlung der terminalen Niereninsuffizienz ist ihrerseits mit dem Auftreten von zwei eigenständigen Erkrankungen des Zentralnervensystem verbunden: dem Dialyse-Dysäquilibrium-Syndrom (Kap. H 2.3.) und der Dialyse-Demenz (Kap. H 2.4.) (Fraser and Arieff, 1994). Das Dialyse-Dysäquilibrium-Syndrom tritt bei einer Minderheit der Patienten mit terminaler Niereninsuffizienz nach Beginn der Dialyse auf. Die Dialyse-Demenz ist eine progressive Enzephalopathie, die nach chronischer Dialyse oder bei Kindern mit chronischer Niereninsuffizienz auch ohne Dialyse auftreten kann (Andreoli et al., 1984).
Seit Einführung der chronischen Dialysebehandlung wird bei Patienten mit terminaler Niereninsuffizienz eine Reihe neurologischer Erkrankungen in zunehmender Frequenz beobachtet. Dazu zählen subdurale Hämatome, Elektrolytstörungen, Vitaminmangel-Syndrome, Medikamenten-Intoxikationen, hypertensive Enzephalopathien und akute Intoxikationen mit Spurenelementen. Diese Differentialdiagnosen sollten bei Patienten mit chronischer Niereninsuffizienz und Veränderungen der Persönlichkeit oder der Gedächtnisfunktionen erwogen werden (Fraser und Arieff, 1994).

Therapeutische Prinzipien

Durch unzureichende Ausscheidungsfunktion der Niere kommt es zum Konzentrationsanstieg einer Anzahl kleiner, wasserlöslicher Moleküle mit neurotoxischer Wirkung (Fraser und Arieff, 1994). Die Schwere der urämischen Enzephalopathie korreliert nur schlecht mit einzelnen Laborparametern, scheint jedoch von der Geschwindigkeit der Entwicklung des Nierenversagens abzuhängen. Hämodialyse, Hämofiltration und peritoneale Dialyse sind die einzigen therapeutisch effektiven Maßnahmen, die neurotoxischen Substanzen aus dem Serum zu entfernen. Eine definitive Behandlung kann durch Nierentransplantation erreicht werden.
Obwohl durch Nierenversagen hervorgerufene Krampanfälle heute nur noch sehr selten auftreten, müssen sie gelegentlich behandelt werden. Geeignetes Medikament zur Anfallsunterbrechung ist Diazepam (Valium®). Jedoch ist nahezu immer eine Dialyse induziert. Da die Pharmakokinetik von antikonvulsiven Medikamenten bei urämischen Patienten verändert ist, müssen bei einer Dauertherapie die folgenden Regeln berücksichtigt werden. Phenobarbital (Luminal®) kann bei Nierenversagen akkumulieren, da es zum erheblichen Teil unverändert über die Niere ausgeschieden wird. Unter Dialyse kommt es zu einem erheblichen Abfall der Plasmakonzentration. Die gleichen Überlegungen gelten für Primidon (Mylepsinum®). Daher sind beide Substanzen zur antikonvulsiven Therapie bei chronischer Niereninsuffizienz wenig geeignet.
Die Halbwertzeit von Diphenylhydantoin (Phenhydan®) ist bei chronischer Niereninsuffizienz verkürzt. Daher muß das Medikament in 3 Tagesdosen gegeben werden. Wegen der verminderten

Eiweißbindung sind die gemessenen Gesamt-Plasmakonzentrationen von Diphenylhydantoin niedriger. Dagegen ist der der Anteil des freien Diphenylhydantoin relativ erhöht. Die Tagesdosis sollte daher beim Nierenkranken gleich hoch wie beim Gesunden sein, auch wenn darunter niedrigere Gesamt-Plasmakonzentrationen gemessen werden. Die gleichen Überlegungen gelten für Valproinsäure (Ergenyl®), das zur Behandlung epileptischer Anfälle und Myoklonien bei Urämie sehr wirksam ist. Die Gefahr der Lebertoxizität ist erhöht. Carbamazepin (Tegretal®) wird in üblicher Weise verabreicht (s. Kap. C 2).

Pragmatische Therapie

Die Indikation zur Dialyse ist bei Kreatininwerten zwischen 10 und 12 mg/dl gegeben. Bei Auftreten neurologischer Komplikationen (Enzephalopathie, Krampfanfälle oder klinisch bedeutungsvolle Polyneuropathie), die auf eine urämische Stoffwechselsituation zurückgeführt werden können, sollte bereits früher dialysiert werden. Hämodialyse, Hämofiltration, Peritonealdialyse bzw. kontinuierliche ambulante peritoneale Dialyse sind die einzigen therapeutisch effektiven Maßnahmen, die neurotoxischen Substanzen aus dem Serum zu entfernen. Eine definitive Behandlung kann durch Nierentransplantation erreicht werden.

Tab. H 2.3: Pragmatische Therapie bei urämischer Enzephalopathie

Indikation zur Dialyse:	urämische Enzephalopathie Krampfanfälle klinisch bedeutungsvolle urämische Polyneuropathie Kreatinin > 10–12 mg/100 ml
Therapie von Krampfanfällen:	
1. Akut-Therapie:	Diazepam, Clonazepam,
2. Anfalls-Prophylaxe:	Diphenylhydantoin i. v. Carbamzepin: 2 × 200–400 mg/die (nach Plasmakonzentration) Diphenylhydantoin: 3 mal 100 mg* Valproinsäure: 2 × 300–900 mg/die*

* Wegen der verminderten Eiweißbindungen werden zu niedrige Gesamt-Plasmakonzentrationen gemessen. Der Anteil der freien Antikonvulsiva ist relativ erhöht.

H 2.3. Dialyse-Dysäquilibrium-Syndrom

Klinik

Das Dialyse-Dysäquilibrium-Syndrom ist ein klinisches Syndrom, das bei Dialyse-Patienten auftritt, auch ohne daß zuvor eine urämische Enzephalopathie besteht. Klinische Symptome dieses Syndroms sind Kopfschmerzen, Übelkeit, Erbrechen, verschwommenes Sehen, Muskelzuckungen, Desorientiertheit, arterielle Hypertonie, Tremor und tonisch-klonische Anfälle. Zum Dialyse-Dysäquilibrium-Syndrom werden heute auch mildere Symptome (Muskelkrämpfe, Anorexie, Unruhe und Schwindel) gezählt. Obwohl das Dialyse-Dysäquilibrium-Syndrom generell in allen Altergruppen beobachtet wird, tritt es gehäuft bei jungen und besonders bei pädiatrischen Patienten auf (Uysal et al., 1990). Meistens wird das Syndrom durch eine aggressive Dialyse bei Patienten mit akutem Nierenversagen hervorgerufen. Allerdings kann es auch während wiederholter Dialysen bei Patienten mit chronischer Niereninsuffizienz auftreten. Die Inzidenz ist besonders hoch bei Patienten mit vorbestehenden neurologischen Erkrankungen, z. B. Schädel-Hirn-Trauma, Insult oder maligner Hyperthermie. Die Pathogenese des Dialyse-Dysäquilibrium-Syndroms wurde intensiv untersucht (Arieff, 1994).

Therapie

Die Symptome des Dialyse-Dysäquilibrium-Syndroms limitieren sich unter normalen Umständen selbst; die Erholung kann jedoch bis zu einigen Tagen dauern. Die heutigen Methoden der Dialyse haben das Bild des Dialyse-Dysäquilibrium-Syndrom verändert. Die meisten Berichte über Krampfanfälle, Koma und Tod erschienen vor 1970. Die in der letzten Dekade (1980 bis 1990) publizierten Symptome des Dialyse-Dysäquilibrium-Syndrom waren milder. Sie bestanden in Übelkeit, Schwäche, Kopfschmerzen, Erschöpfung und Muskelkrämpfen. Es ist ferner nicht sicher, daß jemals ein Patient wirklich an den Folgen eines Dialyse-Dysäquilibrium-Syndroms und nicht an anderen neurologischen Komplikationen (akuter Insult, subdurales Hämatom, Subarachnoidalblutung oder Hyponatriämie) gestorben ist. Die Diagnose des Dialyse-Dysäquilibrium-Syndroms ist zum »Sammeltopf« für eine Reihe von Erkrankungen geworden, die bei Patienten mit Niereninsuffizienz auftreten und das Zentralnervensystem betreffen können. Das Dialyse-Dysäquilibrium-Syndrom ist eine Ausschlußdiagnose; andere, behandlungspflichtige neurologische Erkrankungen sollten nicht übersehen werden (Fraser und Arieff, 1994).

Das Dialyse-Dysäquilibrium-Syndrom kann durch Zugabe von osmotisch aktiven Lösungen (Glukose, Glyzerol, Albumin, Harnstoff, Fruktose, NaCl, Mannitol) zum Dialysat oder durch Ersatz von Natrium-Laktat oder Natrium-Azetat durch Natrium-Bikarbonat behandelt werden. Zur Zeit wird untersucht, ob eine der Hämodialyse vorangehende Ultrafiltration, die dem Blut und dem Körper Wasser entzieht, das Auftreten eines Dialyse-Dysäquilibrium-Syndroms verhindern kann. Das Dialyse-Dysäquilibrium-Syndrom kann vermieden werden durch Verkürzung der Dialyse-Zeit und Erhöhung der Dialyse-Frequenz zur Beginn einer Therapie (Fraser und Arieff, 1994).

Zur Zeit wird weltweit die chronische ambulante Peritonealdialyse durchgeführt. Mit dieser Technik wird eine kontinuierliche oder zyklische niedrigvolumige Peritonealdialyse über 24 Stunden am Tag durchgeführt (de Fijter et al., 1994 [B]). Bisher wurden bei Anwendung dieser Methode keine Symptome des Dialyse-Dysäquilibrium-Syndroms berichtet.

H 2.4. Dialyse-Demenz

Pathogenese

Die Dialyse-Demenz (synonym: Dialyse-Enzephalopathie) ist eine progressive, häufig zum Tode führende neurologische Erkrankung (Siddiqui et al., 1970). In den frühen 1970er Jahren wurde die Existenz dieses Syndroms von mehreren unabhängigen Gruppen bestätigt (Mahurkar et al., 1973). Bei Erwachsenen ist diese Form der Demenz nahezu ausschließlich bei chronisch mit Hämodialyse Behandelten zu beobachten. Sie kann isoliert auftreten oder Symptom einer Multisystem-Erkrankung mit Enzephalopathie, Osteomalazie, proximaler Myopathie und Anämie sein (Fraser und Arieff, 1994).

Die Ätiologie der Dialyse-Demenz ist bis heute ungeklärt geblieben. In einigen, aber nicht allen Gehirnen von Patienten mit Dialyse-Demenz wurden eindeutig erhöhte Aluminium-Konzentrationen gefunden. Vermutlich führt jedoch eine Mehrzahl ätiologischer Faktoren zum Symptomkomplex der Dialyse-Demenz. Die Dialyse-Demenz kann in drei Kategorien unterteilt werden: In (1) eine endemische Form, die vermutlich auf eine Aluminium-Kontamination des Dialysats zurückzuführen ist, (2) sporadische Fälle, bei denen die Aluminium-Toxizität vermutlich keine Rolle spielt und (3) eine Demenz, die mit einer kongenitalen oder frühkindlichen Nierenerkrankung assoziiert ist. Letztere Form wurde bei mehreren Kindern beschrieben, die weder eine Dialyse noch oral oder parenteral Aluminiumverbindungen erhalten hatten. Diese früh-kindlichen Erkrankungen könnten auf Veränderungen des sich entwickelnden Gehirns infolge der urämischen Exposition zurückzuführen sein.

In Gehirnen von Patienten mit endemischer Dialyse-Demenz wurden 11fach erhöhte Aluminium-Konzentrationen gemessen, während die Aluminium-Konzentrationen bei Dialyse-Patienten ohne klinische Zeichen der Dialyse-Demenz nur 3fach erhöht waren (Alfrey et al., 1976). Die Aluminium-Konzentrationen waren auch im Knochen und im Bindegewebe erhöht. Ursprünglich wurden Aluminium-haltige orale Phosphatbinder [$Al(OH)_3$ und $Al(OH)CO_3$] als Ursache angeschuldigt. Es konnte inzwischen gezeigt werden, daß das Aluminium aus der freien Dialysatflüssigkeit stammt. Durch die hohe Eiweißbindung von Aluminium im Plasma besteht ein dauerhafter Gradient vom Dialysat zum Plasma, der zu vermehrtem Übertritt von Aluminium zum Plasma führt und die Entfernung aus dem Plasma verhindert. Die Häufigkeit der progressiven Dialyse-Demenz ist mit Einführung Aluminium-freier Dialysatflüssigkeiten wesentlich zurückgegangen.

Klinik

Die meisten Patienten erkranken an der epidemischen Form der Dialyse-Demenz. Sie tritt nach chronischer Hämodialyse von mindestens einem bis zwei Jahren Dauer auf. Früh-Symptom sind eine Sprech- und Sprachstörung mit Dysarthie und Apraxie. Es folgen Persönlichkeitsveränderungen, eine dementielle Entwicklung, Myoklonien und tonisch-klonische Anfälle. In den meisten Fällen führt die Erkrankung in 6 bis 9 Monaten zum Tod. Sprechstörungen wurden bei 90 %, eine dementielle Entwicklung bei 80 %, motorische Symptome bei 75 % und Krampfanfälle bei 60 % bis 90 % der Patienten beobachtet.

Bereits im Frühstadium der Erkrankung kann das EEG multifokale Gruppen von Delta-Aktivität mit bilateral auftretenden Spike-Wave-Komplexen zeigen, die in Abschnitte normal erscheinender Grundaktivität eingestreut sind. Die EEG Veränderungen können den klinischen Symptomen um 6 Monate vorausgehen. Im weiteren Verlauf tritt eine Verlangsamung der Grundaktivität ein. Diese EEG Veränderungen sind nicht pathognomonisch sondern treten auch bei anderen metabolischen Enzephalopathien auf.

Die Dialyse-Demenz muß differentialdiagnostisch von anderen metabolischen Enzephalopathien abgegrenzt werden, die durch Hyperkalzämie, Hypophosphatämie, Hyperparathyreoidismus, akute Schwermetallintoxikation, Medikamentenintoxikation oder strukturelle neurologsiche Läsionen verursacht sein können (Fraser und Arieff, 1994). Aufgrund der niedrigen Inzidenz, der unsicheren Ätiologie und der schlechten Korrelation von Plasma- mit Gewebe-Aluminiumkonzentrationen, werden keine Routinebestimmungen von Aluminium durchgeführt. Neurologische Untersuchungen mit besonderer Berücksichtigung von Sprechstörungen und EEG Untersuchungen können bei der Frühdiagnose einer Enzephalopathie hilfreich sein.

Therapie

Ziel aller Bemühungen sollte – trotz der verbleibenden ätiologischen Unsicherheiten – die Vermeidung der Aluminiumzufuhr sein. Seitdem das zur

Herstellung des Dialysats verwendete Wasser deionisiert wird, ist die Inzidenz der Dialyse-Demenz deutlich zurückgegangen. Bei dieser Prozedur wird jedoch nicht nur Aluminium entfernt, sondern auch andere Spurenelemente, die zur Toxizität im Zentralnervensystem führen können. Dazu gehören Kadmium, Quecksilber, Blei, Mangan, Kupfer, Nickel, Thallium, Bor und Zinn. Auf das Antazidum Aluminiumhydroxid sollte trotz der bei nierenkranken Patienten erwünschten phosphatbindenden Eigenschaften verzichtet werden (C). Eine spezifische Therapie zur Elimination von Aluminium nach vorangegangener Aufnahme ist nicht bekannt.

H 2.5. Hyperkalzämische Enzephalopathie

Klinik

Die hyperkalzämische Enzephalopathie ist eine seltene, aber wegen ihrer therapeutischen Konsequenzen wichtige Differentialdiagnose eines hirnorganischen Psycho-Syndroms. Ursachen sind maligne Tumoren mit und ohne Knochenmetastasen, Plasmozytome, Sarkoidose, primärer Hyperparathyreoidismus (Hyperplasie, Adenom) oder Vitamin D Intoxikationen. Die hyperkalzämische Enzephalopathie kann bei langsamer Entwicklung isoliert, d. h. ohne internistische Begleit-Symptome bestehen. Die hyperkalzämische Krise ist Folge des sehr raschen Anstiegs der Hyperkalzämie. Sie ist gekennzeichnet durch eine Kombination renaler (Polyurie, Exsikkose, Nephrolithiasis, Nephrokalzinose), gastrointestinaler (Übelkeit, Erbrechen, Obstipation, selten akute Pankreatitis), kardiovaskulärer (verkürzte QT-Dauer im EKG, erhöhte Digitalis-Sensitivität) und neuropsychologischer Symptome (Desorientiertheit, Halluzinationen, Bewußtseinsstörungen, affektive Störungen, Muskelhypotonie) (Altmann, 1995).

Therapeutische Prinzipien

Die Entscheidung zur Behandlung hängt im wesentlichen vom Ausmaß der Hyperkalzämie ab. Eine Serum-Kalziumkonzentration über 3,5 mmol/l (14 mg/100 ml) verlangt eine sofortige aggressive Therapie, während bei Konzentrationen unter 3,5 mmol/l weniger agressiv behandelt werden muß. Für das Entstehen einer hyperkalzämischen Krise ist jedoch nicht nur der Kalziumspiegel im Serum sondern auch die Geschwindigkeit des Anstiegs entscheidend. Darüber hinaus hängt die klinische Symptomatik nur vom ionisierten Anteil des (normalerweise gemessenen) Gesamtkalziums ab. Der Anteil des ionisierten Kalziums schwankt abhängig vom Säuren-Basen-Status und von der Serumproteinkonzentration.

Die Therapie der Hyperkalzämie zielt auf eine vermehrte renale Ausscheidung des Kalziums und die verminderte Mobilisation des Kalzium aus den Knochen. Die wichtigste Maßnahme ist eine vermehrte Flüssigkeitszufuhr zur Korrektur der fast immer bestehenden Exsikkose. Die Flüssigkeitszufuhr führt über Verdünnung zur Abnahme der Serumkalziumspiegel und zum Anstieg der glomerulären Filtrationsrate. Die Zunahme der glomerulären Filtration und die vermehrte Natriumausscheidung steigern die renale Ausscheidung von Kalzium. Die renale Ausscheidung von Kalzium wird zusätzlich durch Schleifendiuretika und Calcitonin gefördert (Stevenson, 1988). Thiazide sollten nicht eingesetzt werden, da sie die Rückresorption von Kalzium fördern. Die Mobilisation von Kalzium aus dem Knochen wird durch Diphosphonate und Calcitonin gehemmt (Bilezekian, 1992). **Tab. H 2.4** gibt Entscheidungshilfen zur pragmatischen Therapie. In **Tab. H 2.5** sind die Dosierungen für Medikamente zur Behandlung der Hyperkalzämie zusammengefaßt.

Pragmatische Therapie

Die Rehydratation durch Infusion isotoner NaCl-Lösung ist der erste Schritt bei der Behandlung eines hyperkalzämischen Patienten. Es werden 3 000–5 000 ml/Tag isotonische NaCl-Lösung infudiert. Sollten Symptome einer Überwässerung auftreten wird Furosemid (Lasix®) in einer Dosis von 20–60 mg alle 2 Stunden gegeben. Bei älteren Patienten oder Patienten mit reduzierter Flüssigkeitstoleranz gibt man bereits zu Beginn der Infusionstherapie Furosemid in niedrigeren Dosierungen von 10–20 mg alle 6–12 Stunden. Diese Therapie mit Volumenbelastung und Diuretka erfordert die sorgfältige Kontrolle der Flüssigkeits- und Elektrolytbilanz sowie der Kreislaufsituation. Solange die Hyperkalzämie mäßig ausgeprägt ist (< 3,5 mmol/l) und nicht zu Symptomen führt, ist die Rehydratation alleine ausreichend. Ferner sollte eine kalziumarme Diät mit Ausschluß von Milch, Milchprodukten und kalziumreichen Mineralwässern durchgeführt werden. Bei Kalziumkonzentrationen über 3,5 mmol/l sollten zusätzlich Diphosphonate verabreicht werden. Zur Verfügung stehen Clodronsäure (Ostac®), Etidronsäure (Diphos®) und Pamidronsäure (Aredia®).

Tab. H 2.4: Pragmatische Therapie der hyperkalzämischen Enzephalopathie (nach Bilezekian, 1992 [A])

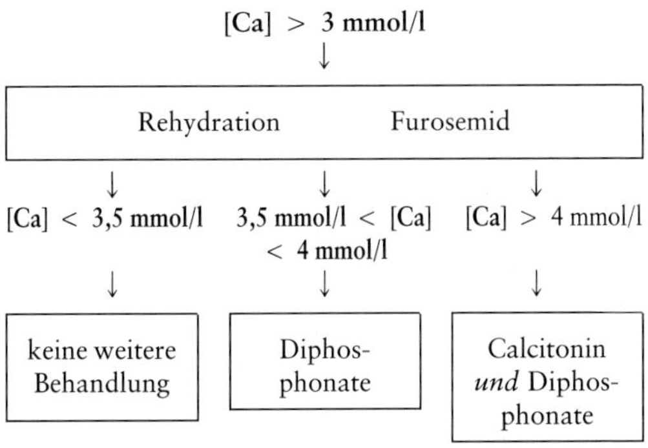

Die empfohlenen Dosierungen der einzelnen Präparate und die maximale Therapiedauer sind der **Tab. H 2.5** zu entnehmen. Pamidronsäure ist die wirksamste Substanz. Die Therapie mit Diphosphonaten sollte unterbrochen werden sobald die Serumkalziumspiegel im oberen Normbereich liegen oder falls sie um mehr als 0,5–0,75 mmol/l in den ersten 2 oder 3 Behandlungstagen abfallen. Längere Therapie kann zur Hypokalzämie führen. Eine Langzeitbehandlung mit Pamidronsäure (2 × 150 mg) oder Clodronsäure (4 × 400–800 mg pro Tag für längstens 6 Monate) kann das Wachstum von Knochenmetastasen blockieren und eine wiederholte Hyperkalzämie verhindern.
Bei höhergradiger, lebensgefährdender Hyperkalzämie (> 4 mmol/l) oder falls die klinischen Symptome eine rasche Senkung der Serumkalziumkonzentration erfordern, müssen zusätzliche Maßnahmen ergriffen werden (Bilezekian, 1992). Zusätzlich zur Rehydratation wird dann mit Calcitonin (Calcitonin L®, Karil®) behandelt. Calcitonin ist der schnellste und effektivste Inhibitor der Kalziummobiliserung aus dem Knochen und hat zusätzlich eine kalziurische Wirkung. Calcitonin wird in einer Dosis von 4 U/kg Körpergewicht alle 12 Stunden subkutan injiziert. Da die Wirkung von Calcitonin schwach und kurz ist, muß es in Kombination mit Diphosphonaten oder Mithramyzin gegeben werden. Mithramyzin wird mit einer Dosis von 25 µg/kg Körpergewicht über 6 Stunden intravenös appliziert. Diese Dosis kann mehrmals in Intervallen von mindestens 48 Stunden appliziert werden. Nieren- oder Leberversagen, Thrombozytopenie oder eine Koagulopathie sind relative Kontraindikationen für die Anwendung von Mithramyzin.
Nach Stabilisierung des Serumkalziums unter 3 mmol/l muß die zugrundeliegende Grunderkrankung (Malignom, Nebenschildrüsenadenom, Sarkoidose) so weit wie möglich ursächlich behandelt werden.

H 2.6. Mitochondriale Enzephalomyopathien

Klinik

Die mitochondrialen Zytopathien umfassen Erkrankungen mit spezifischer struktureller, biochemischer und genetischer Dysfunktion von Mitochondrien. Klinisch können zahlreiche Organsystme betroffen sein: Zentralnervensystem, peripheres Nervensystem, autonomes Nervensystem, N. opticus, Innenohr, Skelettmuskulatur, Herzmuskulatur und Inselzellen des Pankreas. Die Diagnose wird durch Muskelbiopsie mit Nachweis von ultrastrukturellen Mitochondrienveränderungen in der Elektronenmikroskopie, von *ragged-red fibers* in der Gomori-Trichrom-Färbung oder von verminderten Enzymaktivitäten der mitochondrialen Atemkette gesichert. Da die Funktion von Muskulatur und Gehirn auf einen oxidativen Metabolismus angewiesen ist, dominieren Symptome der muskulären und zerebralen Dysfunktion das klinische Bild vieler mitochondrialer Erkrankungen. Diese werden daher als mitochondriale Enzephalomyopathien bezeichnet und umfassen vier distinkte Syndrome (DiMauro und Moraes, 1993):
Das **Kearns-Sayre-Syndrom (KSS)** ist durch eine in der Kindheit beginnende progressive externe Ophthalmoplegie und Pigmentdegeneration der Retina charakterisiert. Ferner können Reizleitungsstörungen des Herzens, zerebelläre Syndrome und erhöhtes Liquorprotein auftreten. Nahezu alle Erkrankungsfälle sind sporadisch. Die **Myoklonus Epilepsie mit *ragged red fibers (MERRF)*** ist charakterisiert durch Myoklonus, Ataxie, Muskelschwäche und generalisierte Anfälle. An der **Mitochondrialen Myopathie, Enzephalopathie, Laktatazidose und *stroke-like episodes* (MELAS)** erkranken Jugendliche oder junge Erwachsene, die vermindertes Wachstum, episodisches Erbrechen, Kopfschmerzen, und rezidivierende zerebrale Infarkte mit Hemiparese, Hemianopsie oder kortikaler Blindheit zeigen. Das Syndrom mit **Neuropathie, Ataxie und Retinitis pigmentosa (NARP)** ist charakterisiert durch eine verzögerte kindliche Entwicklung, Retinitis pigmentosa, Demenz, Anfälle, Ataxie, proximale Muskelschwäche und Neuropathie. Im Gegensatz zum KSS treten das MERRF-, MELAS- und NARP-Syndrom familiär mit maternalem Erbgang auf. Dem KSS liegen genetisch häufig Deletionen der mitochondrialen DNA, und den anderen drei Syndromen Punktmutationen der mitochondrialen DNA zugrunde (DiMauro und Moraes, 1993).

Tab. H 2.5: Substanzen zur Behandlung der dekompensierten Hyperkalzämie (ges. gesch. Präparatenamen z. T. in Auswahl)

Substanz	Dosierung (pro Tag)	Dauer der Behandlung
Biphosphonate		
– Clodronsäure (Ostac®)	4–6 mg/kg i. v. über 2–5 h	5 Tage
– Etidronsäure (Diphos®)	7,5 mg/kg über 4 h	7 Tage
– Pamidronsäure (Aredia®)	15–45 mg i. v. über 4 h, oder	6 Tage
	90 mg i. v. über 24 h, oder	1 Tag
	1 200 mg oral	5 Tage
Calciton (Calcitonin L®, Karil®)	2 × U/kg s. c. oder i. m.	3 Tage
Mithramyzin	25 µ/kg i. v. über 6 h	10 Tage (nur jeden 2. Tag applizieren)

Verlauf

Da es zahlreiche Kopien der mitochondrialen DNA in jeder Zelle gibt, hängen das Erkrankungsalter, die klinische (phänotypische) Manifestation, die Progression der Erkrankung und die Lebenserwartung von dem Verhältnis von mutierter mitochondrialer DNA zur Wildtyp-DNA in den einzelnen Zellen und Organen ab (Dosiseffekt). Bei Zellteilung kann sich dieses Verhältnis ändern (mitotische Segregation) und zu einer Änderung des Phänotyps, z. B. zwischen verschiedenen Familienmitgliedern führen. Bei jüngerem Erkrankungsalter scheint die Progression rascher.

Therapeutische Prinzipien

In den überwiegenden Fällen mitochondrialer Enzephalomyopathien werden biochemisch Reduktionen der Enzymaktivität eines oder mehrerer Komplexe der mitchondrialen Atemkette in der Muskelbiopsie, in Leukozyten oder Thrombozyten gefunden (DiMauro and Moraes, 1993). Eine Therapie mit Substanzen, die den mitochondrialen Metabolismus fördern, scheint sinnvoll. Experimentell sind (a) Vitamine, die als Coenzyme respiratorischer Enzyme dienen (z. B. Thiamin, Biotin oder Riboflavin) oder (b) Substanzen, die einen Defekt der mitochondrialen Elektronentransportkette überbrücken oder als Elektronenakzeptor oder -donator dienen, (z. B. Vitamin C, Vitamin K_3 oder Coenzym Q_{10}) eingesetzt worden. Die Erfolge von Coenzym Q_{10} sind vielversprechend. Coenzym Q_{10} ist eine essentielle Komponente der mitochondrialen Atemkette, ein Akzeptor von Elektronen aus den Komplexen I und II und ein Antioxidanz. In Tiermodellen neurodegenerativer Erkrankungen führt die orale Behandlung mit Coenzym Q_{10} zu einer Protektion gegenüber Läsionen, die durch Inhibition der Komplexe I und II der mitochondrialen Atemkette hervorgerufen werden (Beal et al., 1994; Schulz et al., 1995). In mehreren Fallbeschreibungen wird über eine Besserung neurologischer Symptome, metabolischer Parameter und pathologischer EKG-Veränderungen bei Patienten mit KSS und MELAS-Sundrom berichtet (Übersicht bei Beal, 1995⋆). Es existieren keine randomisierten, prospektiven Therapiestudien.

Pragmatische Therapie

Bei Patienten mit reduzierter Enzymaktivität des Komplexes I oder II ist aufgrund der tierexperimentellen Ergebnisse und von klinischen Fallbeschreibungen zu einer Therapie mit 360 mg Coenzym Q_{10}/Tag zu raten (C). Patienten mit Huntingtonscher Erkrankung, bei denen sich biochemisch und mit kernspintomographischer Spektroskopie ein Energiedefekt nachweisen läßt, profitieren ebenfalls von einer Coenzym Q_{10} Behandlung in dieser Dosierung (Koroshetz et al., 1997). Zur Behandlung von Myoklonien und generalisierten Anfällen beim MERRF-Syndrom sei auf die Kap. C 2 und I 10, zur Behandlung der Leberschen Optikusatrophie, einer weiteren mitochondrialen Zytopathie auf das Kap. B 1 verwiesen.

H 2.7. Schwermetall-Enzephalopathien

Blei: Die chronische Bleivergiftung ist überwiegend Folge industrieller Exposition, meist durch Inhalation von Bleioxiden. Häusliche Vergiftungen (Trinkwasser aus Bleirohren, Farben, Glasuren) sind selten geworden. Steckschüsse können auch nach Jahren noch Ursache einer chronischen Bleivergiftung sein. Organische Bleiverbindungen (Tetraethylblei, Tetramethylblei) haben in großem Umfang als Antiklopfmittel im Benzin Verwendung gefunden.

Blei wird zu 90 % im Knochen gespeichert mit einer Halbwertzeit von ca. 20 Jahren. Blei in Blut und Weichteilgeweben hat eine Halbwertzeit von 30 bis 40 Tagen. Blei entfaltet seine toxische Wirkung bei der Porphyrinsynthese durch Blockade der δ-Aminolävulinsäure-Dehydrase.

Die Bleienzephalopathie kommt bei Kindern häufiger als bei Erwachsenen vor. Sie ist gekennzeichnet durch Lethargie bis zur Somnolenz, Wesensänderung und Ataxie. Chronische Bleivergiftung führt weiterhin zu chronisch motorischer Neuropathie, Bleikoliken und Anämie (Marsh, 1985).

Zur diagnostischen Sicherung sind bei akuter Exposition der Bleigehalt im Blut, die Bleiausscheidung im Urin und die Ausscheidung von δ-Aminolävulinsäure im Urin hilfreich. Bei chronischer Exposition ist die Bestimmung des freien Erythrozyten-Protoporphyrins aussagekräftiger, da es auch nach Beendigung der akuten Exposition erhöht bleibt. Nach einer mehrere Jahre zurückliegenden Exposition kann die Mobilisierung von Blei durch intravenöse Applikation von 0,5 g Kalzium-Dinatrium-Ethylendiamintetraazetat (EDTA) zur Diagnose führen.

Quecksilber: Metallisches Quecksilber wird durch Inhalation aufgenommen; zur Inhalation kann es durch Bruch technischer Geräte (Thermometer, Barometer, usw.) kommen. Endemische Vergiftungen sind nach Aufnahme organischer Quecksilberverbindungen durch Genuß von mit Dimethylquecksilber (Fungizid) gebeiztem Korn und von Fischen, in denen Quecksilber über die Nahrungskette angereichert wurde (Minimata disease, Japan) aufgetreten. Die toxische Wirkung von Quecksilber ist auf eine Reaktion von Quecksilber mit freien SH-Gruppen und nachfolgender Hemmung SH-Gruppen-haltiger Enzyme zurückzuführen.

Während bei akuter Aufnahme metallischen Quecksilbers gastrointestinale und renale Symptome im Vordergrund stehen, führen organische Quecksilberverbindungen zu sensiblen und visuellen Störungen (Parästhesien, Einschränkung des

Gesichtsfeldes). Chronische Vergiftungen mit organischen Quecksilberverbindungen führen zu einer Enzephalopathie mit Tremor, Ataxie, Dysarthrie, Irritabilität, dementieller Entwicklung und Bewegungsstörungen (Klaassen, 1991). Die diagnostische Sicherung erfolgt durch Bestimmung des Quecksilbergehaltes im Blut, im Urin und in den Haaren.

Thallium: Thallium(I)-sulfat hat weite Verbreitung als Mäuse- und Rattengift gefunden, wodurch es zu zahlreichen Vergiftungsfällen gekommen ist. Nach akuter Aufnahme beginnt die klinische Symptomatik erst mit einer Latenz von einigen Tagen. Auffälligstes Symptom ist der Haarausfall. Ferner verursacht Thallium wie bei der Arsen-Vergiftung eine vorwiegend sensible, schmerzhafte Polyneuropathie, die einer akuten Polyradikulitis ähnelt. Die Thalliumenzephalopathie ist durch Unruhe, Desorientiertheit, Krampfanfälle und Ataxie gekennzeichnet (Klaassen, 1991).
Akute Vergiftungen lassen sich diagnostisch durch Bestimmung des mit dem Urin ausgeschiedenen Thallium sichern. Bei chronischer Vergiftung ist die Bestimmung des Thalliumgehaltes im Haar hilfreich.

Mangan: Vergiftungen kommen in der gewerblichen Wirtschaft durch Aufnahme von Mangan(IV)-oxid vor. Bei längerer Exposition – bisweilen jedoch schon nach Wochen – kann sich eine Enzephalopathie mit einem Parkinson-ähnlichen Bild entwickeln (Huang et al., 1993). Ursache ist die Ablagerung von Mangan in Kernen der Basalganglien. Da die Mangantoxizität primär zu pathologischen Veränderungen im Globus pallidus und der pars reticulata (und nicht pars compacta) der Substantia nigra führt, handelt es sich um eine atypisches Parkinson-Syndrom, das in der Regel schlecht auf L-Dopa anspricht (Huang et al., 1993). Die diagnostische Sicherung einer chronischen Exposition erfolgt durch Bestimmung der Urinausscheidung von Mangan nach Mobilisierung mit EDTA.

Therapeutische Prinzipien
Die wesentlichen Therapieprinzipien einer Schwermetall-induzierten Enzephalopathie sind (1) die Vermeidung einer weiteren Exposition, (2) die Verhinderung einer gastrointestinalen Absorption oder Reabsorption (Cholestyramin bei der Quecksilber-Intoxikation, Eisen-Hexazyanoferrat(II) bei der Thallium-Intoxikation) und (3) die Entfernung von Schwermetallionen aus dem Körper durch Komplexbildung mit Chelatbildnern.
Tab. H 2.6 gibt einen Überblick über spezifische Antidota, ihre Applikation und Dosierungen. Die Therapiedauer richtet sich individuell nach klinischer Symptomatik und der Metallausscheidung im Urin. Der Einsatz von Chelatbildnern ist mit einem erheblichen Risiko an Nebenwirkungen verbunden (Knochenmarksdepression, Nierenschäden, Allergie), die zur Therapieunterbrechung führen können. Wichtig ist die engmaschige Überwachung der Granulo- und Thrombopoese sowie der tubulären Nierenfunktion. Unter der Therapie kann es durch Metallmobilisation aus den Geweben zu einer vorübergehenden Verschlechterung der Symptomatik kommen. In diesen Fällen ist eine zusätzliche forcierte Diurese oder Hämodialyse notwendig. Da dem Körper auch lebenswichtige Metalle (z. B. Magnsesium, Zink) entzogen werden, müssen diese bei längerfristiger Therapie kontrolliert und gegebenenfalls substituiert werden.

Pragmatische Therapie
Blei: Der klassische Chelatbildner bei Bleivergiftungen, EDTA, steht in Deutschland nicht mehr zur Verfügung. Die Behandlung besteht daher bei akuten Intoxikationen in der langsamen i. v. Injektion von 2,3-Dimercaptopropan-1-sulfonsäure (DMPS, DMPS-Heyl®) in einer initialen Dosierung von 6 × 250 mg am 1. Tag, 4 × 250 mg am 2. Tag und 3 × 250 mg am 3. Tag. Von da ab erfolgt die Dosierung entsprechend dem klinischen Status weiter parenteral (1–3 × 250 mg) oder (überwiegend) oral mit DMPS (3 × 100–200 mg; Dimaval®). Bei chronischen Vergiftungen wird von Anfang an oral mit Dimaval® in einer Dosis von täglich 3 × 100–200 mg behandelt (Kemper et al., 1990). Bei Vergiftungen mit mit organischen Bleiverbindungen kann eine orale Behandlung mit D-Penizillamin (Metallcaptase®, Trolovol®) in einer Dosis von 600 mg/die in mehreren Einzeldosen über mehrere Monate angeschlossen werden.

Quecksilber: Bei akuten Vergiftungen mit anorganischem Quecksilber sind unverzüglich Maßnahmen einzuleiten, um eine weitere Aufnahme aus dem Gastrointestinaltrakt zu verhindern (Magenspülung, Spülung mit eiweißreichen Lösungen). Bei schweren Vergiftungen ist die sofortige zusätzliche Durchführung einer Dialyse und/oder forcierten Dialyse erforderlich. Die klassische Behandlung erfolgt mit Dimercaprol (BAL), das in Deutschland jedoch nicht mehr zur Verfügung steht. Es wird jetzt sowohl bei Vergiftungen mit organischem und anorganischem Quecksilber eine Behandlung mit DMPS parenteral (DMPS-Heyl®) oder oral (Dimaval®) empfohlen. Die Dosierung entspricht der bei Bleivergiftung (Clarkson et al., 1981, Nadig et al., 1985). Um die Ausscheidung von organischem Quecksilber mit den Fäzes zu fördern, wird Cholestyramin (Quantalan® 50) in einer Dosis von 16–24 g/die in mehreren Einzeldosen oral gegeben.

Thallium: Die primäre Entgiftung erfolgt mit Magenspülung und Gabe von Eisen-III-hexazyanoferrat(II) (Berliner Blau) (Antidotum Thallii Heyl®) in einer Dosis von initial 3 g über eine liegende Magensonde und kontinuierlicher Weiterführung in einer Dosis von 3–20 g/die (Stevens et al., 1974). Die Dauer der Behandlung richtet sich nach dem Thallium-Nachweis im Stuhl. Gleichzeitig werden Abführmittel gegeben. Um die renale Ausscheidung zu fördern wird eine forcierte Diurese durchgeführt. Bei schwerer Intoxikation ist Hämodialyse erforderlich (De Groot und van Heijst, 1988).

Mangan: Im Frühstadium der Vergiftung kann eine Behandlung mit Kalzium-Trinatrium-Pentetat (DTPA) (Ditripentat-Heyl®) versucht werden. Von DTPA wird innerhalb der ersten 6 Stunden 1 g in 250 ml 0,9 % NaCl als i. v. Infusion gegeben (Wegener et al., 1983). Die weitere Behandlung erfolgt in gleicher Form in einer Dosis von 1 g/die über 6 Tage. Danach sollte eine 3tägige Pause eingehalten werden. Ein bestehendes Mangan-induziertes Parkinson-Syndrom spricht nicht auf die Behandlung mit Chelatbildnern an. Eine symptomatische Therapie mit dopaminergen Pharmaka kann versucht werden.

Tab. H 2.6: Spezifische Antidota bei Schwermetallintoxikationen (ges. gesch. Präparatenamen z. T. in Auswahl)

Substanz	Präparatename	Metalle	Applikation	Dosis (pro Tag)
Kalzium-Dinatrium-Etyhlendiamintetrazeat (EDTA)	Calciumedetat-Heyl®*	anorg. Pb, Mn	Infusion	20 mg/kg KG kontinuierlich oder in 3 Dosen
Kalzium-Trinatrium-Pentetat (DTPA)	Ditripentat-Heyl®	Mn, anorg. Pb	Infusion	initial 1 g, dann 2× 1 g
Dimercaprol (BAL)	Sulfaction Homburg®*	anorg. Hg, Pb	i. m Inj.	1.–2. Tag: 6 × 2,5 mg/kg KG 3.–4. Tag: 4 × 2,5 mg/kg KG 5.–6. Tag: 2 × 2,5 mg/kg KG
2,3-Dimercapto-Propan-1-Sulfonat (DMPS)	Dimaval® DMPS-Heyl®	Hg, Pb Hg, Pb	oral i. v. Inj.	3 × 100–200 mg 1. Tag: 6 × 250 mg 2. Tag: 4 × 250 mg 3. Tag: 3 × 250 mg
D-Penicillamin	Trolovol®, Metalcaptase®, Trisorcin®	Hg, Pb	Oral	600 mg, max 1 g in mehreren Einzeldosen
Cholestyramin	Quantalan®	org. Hg	oral	16–24 g in mehreren Dosen
Eisen-III-Hexazyano-Ferrat (II) (Berliner Blau)	Antidotum Thallii Heyl®	Th	oral	initial 3 g, dann 3–20 g kontinuierlich

* In Deutschland nicht mehr in Handel.

Literatur

Alexander WF, Spindel E, Harty RF, Cerda JJ (1989) The usefulness of branched chain amino acids in patients with acute or chronic hepatic encephalopathy. Am J Gastroenterol 84: 91–96

Alfrey AC, LeGendre GR, Kaehny WD (1976) The dialysis encephalopathy syndrome: possible aluminium intoxication. N Engl J Med 294: 184–188

Altmann P (1995) Clinical manifestations of electrolyte disorders. In: *Arieff AI, DeFronzo RA* (Hrsg.) Fluid, Electrolyte and Acid-Base Disorders. Chapter 13. Churchill Livingstone, New York, London

Andreoli SP, Beegstein JM, Sherrard DJ (1984) Aluminium intoxication from aluminium-containing phosphate binders in children with azotemia not undergoing dialysis. N Engl J Med 310: 1079

Arieff AI (1994) Dialysis disequilibrium syndrome: current concepts on pathogenesis and prevention. Kidney Int 45: 629–635

Beal MF (1995) Mitochondrial dysfunction and oxidative damage in neurodegenerative diseases. R G. Landes Company, Austin, U.S.A.

Beal MF, Henshaw DR, Jenkins BG, Rosen BR, Schulz JB (1994) Coenzyme Q_{10} and nicotinamide are neuroprotective against mitochondrial toxins in vivo. Ann Neurol 36: 882–888

Bilezekian JP (1992) Mangement of acute hypercalcemia. N Engl J Med 326: 1196–1203

Bismuth H, Samuel D, Castaing D, Adam R, Saliba F, Johann M, Azoulay D, Ducot B, Chiche L (1995) Orthopic liver transplantation in fulminant and subfulminant hepatitis. The Paul Brousse experience. Ann Surg 222: 109–119

Blanc P, Daures JP, Rouillon JM, Peray P, Pierruges R, Larrey D, Gremy F, Michel H (1992) Lactitol or lactulose in the treatment of chronic hepatic encephalopathy: results of a meta-analysis. Hepatology 15: 222–228

Clarkson TW, Magos I, Cox C, Greenwood M, Amin-

Zaki L, Majeed MA, Al-Damluji SF (1981) Tests of efficacy of antidotes for removal of methylmercury in human poisoning during the Iraq outbreak. J Pharmacol Exp Ther 218: 1–9

Conn HO, Leevy CM, Vlahcevic ZR, Rodgers JB, Maddrey WC, Seeff L, Levy LL (1977) Comparison of lactulose and neomycin in the treatment of portal systemic encephalopathy. Gastroenterology 72: 573–583

Conn HO (1994) Quantifying the severity of hepatic encephalopathy. In: *Conn HO, Bircher J* (Hrsg.) Hepatic encephalopathy: Syndromes and Therapies. Medi-Ed Press, Bloomington, 13–26

Conn HO, Lieberthal (1978) The hepatic coma syndromes and lactulose. Williams & Wilkins, Baltimore

Davenport A, Will EJ, Davison AM (1990) Effect of posture on intracranial pressure in patients with fulminant hepatic failure after acetaminophen self-poisoning. Crit Care Med 18: 286–289

Davies MH, Mutimer D, Lowes J, Elias E, Neuberger J (1994) Recovery despite impaired cerebral perfusion in fulminant hepatic failure. Lancet 343: 1329–1330

de Fijter CW, Oe LP, Nauta JJ, van der Meulen J, Verbrugh HA, Verhoef J, Donker AJ (1994) Clinical efficacy and morbidity associated with continuous cyclic compared with continuous ambulatory peritoneal dialysis. Ann Intern Med 120: 264–271

De Groot G, van Heijst AN (1988) Toxicokinetic aspects of thallium poisoning. Methods of treatment by toxin elimination. Sci Total Environ 71: 411–418

DiMauro S, Moraes CT (1993) Mitochondrial encephalomyopathies. Arch Neurol 50: 1197–1208

Fraser CL, Arieff AI (1985) Hepatic encephalopathy. N Engl J Med 313: 865–873

Fraser CL, Arieff AI (1994) Metabolic encephalopathy as a complication of renal failure: mechanisms and mediators. New Horizons 2: 518–526

Gyr K, Meier R (1991) Flumazenil in the treatment of portal systemic encephalopathy – an overview. Intensive Care Med 17, Suppl. 1: S39–S42

Held PJ, Port FK, Webb RL (1994) United States Renal Data System Annual Data Report. VI. Patient survival. Am J Kidney Dis 24 Suppl. 2: S76–S87

Huang CC, Lu CS, Chu NS (1993) Progression after chronic manganese exposure. Neurology 43: 674–684

Kemper FH, Jekat FW, Betram HP, Eckard R (1990) New chelating agents. In: *Volans E* (Hrsg.) Basic Science in Toxicology. Tayl & Turner Publ., New York, 523–546

Klaassen CD (1991) Heavy metals and heavy-metal antagonists. In: *Goodman Gilman A, Rall TW, Nies AS, Taylor P* (Hrsg.) Goodman and Gilman's The Pharmacological Basis of Therapeutics. Pergamon Press, New York, 1592–1614

Koroshetz WJ, Jenkins BG, Rosen BR, Beal MF (1997) Assessment of energy metabolism defects in Huntington's Disease and possible therapy with coenzyme Q_{10}. Ann Neurol: 41:160–165

Lee WM (1993) Acute liver failure. N Engl J Med 329: 1862–1872

Levy DE, Bates D, Caronna JJ, Cartlidge NEF, Knill-Jones RP, Lapinski RH, Singer BH, Shaw DA, Plum F (1981) Prognosis in nontraumatic coma. Ann Intern Med 94: 293–301

Mahurkar SD, Dkar SK, Salta R, Myers L, Smith LC, Dunea G (1973) Dialysis dementia. Lancet 1: 1412–1415

Marchesini G, Dioguarda FS, Bianchi GP, Zoli M, Bellati G, Roffi L, Martines D, Abbiati R (1990) Long-term oral branched amino acid treatment in chronic hepatic encephalopathy. A randomized double-blind casein-controlled trial. The Italian Multicenter Study Group. J Heptaol 11: 92–101

Marsh DO (1985) The neurotoxicity of mercury and lead. In: *O'Donoghue JL* (Hrsg.) Neurotoxicity of industrial and commercial chemicals. CRC Press, Boca Raton, 159–169

Mullen KD, Szauter KM, Kaminsky-Russ K (1990) »Endogenous« benzodiazepine activity in body fluids of patients with hepatic encephalopathy. Lancet 336: 81–83

Nadig J, Knutti R, Hany A (1985) DMPS-Behandlung bei einer akuten Sublimat-(Quecksilberchlorid) Vergiftung. Schweiz Med Wochenschr 115: 507–511

Pulsinelli WA, Cooper AJL (1994) Metabolic encephalopathies and coma. In: *Siegel GJ, Agranoff BW, Albers RW, Milinoff PB* (Hrsg.) Basic Neurochemistry. Raven Press, New York, 841–857

Riviello JJ, Haligan GE, Dunn SP, Widzer SJ, Foley CM, Breningstall GN, Grover WD (1990) Value of plasmapheresis in hepatic encephalopathy. Pediatr Neurol 6: 388–390

Schulz JB, Henshaw DR, Matthews RT, Beal MF (1995) Coenzyme Q_{10} and nicotinamide and a free radical spin trap protect against MPTP neurotoxicity. Exp Neurol 132: 1–5

Siddiqui JY, Fitz AE, Lawton RL, Kirkendall WM (1970) Causes of death in patients receiving long-term hemodialysis. JAMA 212: 1350

Smith SL, Ciferni M (1993) Liver transplantation for acute hepatic failure: a review of clinical experience and management. Am J Crit Care 2: 137–144

Stevens W, van Peteghem C, Heyndrickx A, Barbier R (1974) Eleven cases of thallium intoxication treated with prussian blue. Int J Clin Pharmacol Ther Toxicol 10: 1–22

Stevenson JC (1988) Current management of malignant hypercalcaemia. Drugs 36: 229–238

Uribe M, Marquez MA, Ramos GG, Ramos-Uribe MH, Vargas F, Villalobos A, Ramon C (1982) Treatment of chronic portal-systemic encephalopathy with vegetable and animal protein diets: a controlled crossover study. Dig Dis Sci 27: 1109–1115

Uysal S, Renda Y, Saatci U, Yalaz K (1990) Neurologic complications in chronic renal failure: a retrospective study. Clin Pediatr Phila 29: 510–514

Ware AJ, D'Agostino AN, Combes B (1971) Cerebral edema: a major complication of massive hepatic necrosis. Gastroenterology 61: 877–884

Wegener R, Lehnert G, Szadowski (1983) Therapie gewerblicher Schwermetallvergiftungen. Arbeitsmed Sozialmed Präventivmed 18: 140–143

Worthley LIG (1994) Hepatic failure. In: *Worthley LIG, Mathews N* (Hrsg.) Synopsis of Intensive Care Medicine. Churchill Livingstone, Edinburgh

H 3. Erbliche und nicht-erbliche Ataxien

von *T. Klockgether* und *J. Dichgans*

Die erblichen und nicht-erblichen Ataxien umfassen ein weites Spektrum von Erkrankungen, deren Haupt-Symptom die chronische, meist progressive Ataxie ist. **Tab. H 3.1** zeigt eine Klassifikation der Ataxien. Den meisten dieser Erkrankungen liegt eine Degeneration der Kleinhirnrinde oder ihrer spinalen Afferenzen zugrunde. Da es derzeit für die meisten Formen der erblichen und nicht-erblichen Ataxien keine spezifischen Therapien gibt, muß sich die Behandlung oft auf palliative und symptomatische Maßnahmen beschränken.

H 3.1. Symptomatische Behandlung

Die Wirksamkeit der bei Ataxien eingesetzten unspezifischen symptomatischen Therapien ist gering und in keinem einzigen Fall durch randomisierte, prospektive Therapiestudien sicher belegt. Eine Skala zur Erfassung möglicher therapeutischer Wirkungen wurde kürzlich publiziert (Trouillas et al., 1997). Für klinische Verlaufsuntersuchungen wenden wir derzeit noch eine eigene Skala an, die die einzelnen Ataxie-Symptome in Grade von 0 (normal) bis 5 (maximale Ausprägung) einteilt (Klockgether et al., 1990).
Die häufig vorhandene Gehbehinderung erfordert die Verordnung von Gehhilfen. In vielen Fällen ist die Benutzung eines Rollstuhls unumgänglich. Aktive krankengymnastische Übungsbehandlung und logopädische Behandlung werden oft verordnet. Sie scheinen sinnvoll, auch wenn sie nicht auf fundierten wissenschaftlichen Konzepten beruhen und ihre Wirksamkeit nicht überprüft ist.
Eine Reihe *zentral wirksamer Substanzen* ist zur symptomatischen Behandlung von Ataxien unterschiedlicher Genese verwendet worden.
5-Hydroxytryptophan (Levothym®) ist der unmittelbare Vorläufer von Serotonin. Mehrere Studien einer französischen Arbeitsgruppe legen eine gewisse Wirksamkeit von 5-Hydroxytryptophan (10 m g/kg/die) nahe (Trouillas et al., 1988, 1995***). Die Wirksamkeit wurde aber in einer deutschen Placebo-kontrollierten Studie nicht bestätigt (Wessel et al., 1995***).
Buspiron (Bespar®) ist ein Serotonin-Agonist mit anxiolytischer Wirkung. In einer achtwöchigen, offenen Studie an 20 Patienten mit unterschiedlichen Formen degenerativer Ataxie wurde eine Bes-

Tab. H 3.1: Klassifikation der erblichen und nicht-erblichen Ataxien

Erbliche Ataxien

- Friedreichsche Ataxie (FRDA)
- Andere autosomal rezessive Ataxien
  - Abetalipoproteinämie (Bassen-Kornzweig-Syndrom)
  - Refsumsche Krankheit
  - Zerebrotendinöse Xanthomatose
  - Ataxie-Teleangiektasie (Louis-Bar-Syndrom)
  - Ataxie mit isoliertem Vitamin E-Mangel
  - Früh beginnende zerebelläre Ataxie (early onset cerebellar ataxia, EOCA)
    - EOCA mit erhaltenen Muskeleigenreflexen
    - EOCA mit pigmentärer Retinadegeneration (Hallgren-Syndrom)
    - EOCA mit Hypogonadismus (Holmes-Syndrom)
    - EOCA mit Optikusatrophie (Behr-Syndrom)
    - EOCA mit Katarakt (Marinesco-Sjögren-Syndrom)
    - EOCA mit Myoklonus (Ramsay Hunt-Syndrom)
- Autosomal dominante zerebelläre Ataxie (ADCA)
  - mit zusätzlichen extrazerebellären Symptomen (ADCA-I)
    - SCA1
    - SCA2
    - SCA3
    - SCA4
  - mit pigmentärer Retinadegeneration (ADCA-II)
    - SCA7
  - mit rein zerebellärem Syndrom (ADCA-III)
    - SCA5
- Episodische Ataxien (EA)
  - EA-1
  - EA-2

Nicht-erbliche Ataxien

- Idiopathische zerebelläre Ataxie (IDCA)
  - mit rein zerebellärem Syndrom (IDCA-C)
  - mit zusätzlichen extrazerebellären Symptomen (IDCA-P, MSA-C)
- Symptomatische Ataxien
  - Ataxie bei chronischem Alkoholismus (alkoholische zerebelläre Degeneration)
  - Ataxie aufgrund anderer toxischer Ursachen
  - Ataxie bei Hypothyreoidismus
  - Ataxie bei Malabsorption
  - Paraneoplastische zerebelläre Degeneration

serung der Ataxie durch Buspiron in Dosen von 30–60 mg/die beobachtet (Lou et al., 1995⋆). Eine Placebo-kontrollierte Studie ist in Planung. Amantadin (PK Merz®) ist ein Antiparkinsonmedikament mit schwacher N-methyl-D-aspartatantagonistischer Wirkung. Die in zwei offenen Studien beobachtete symptomatische Wirkung von Amantadin (100–200 mg/die) bei Friedreichscher Ataxie (FRDA) (Peterson et al., 1988⋆) und zerebellärer Ataxie (Botez et al., 1991⋆) wurde in einer Placebo-kontrollierten Studie an Patienten mit FRDA nicht bestätigt (Filla et al., 1993a⋆⋆⋆). Höhere Dosen von Amantadin führen bei Versuchstieren zu Ataxie (Danysz et al., 1994), so daß eine günstige Wirkung bei menschlichen Ataxien kaum zu erwarten ist. Die beobachteten Wirkungen könnten auf positive Effekte von Amantadin auf ein begleitendes Parkinson-Syndrom bei Patienten mit Ataxie im Rahmen einer Multisystematrophie (MSA) sowie auf die Tremor-dämpfende Wirkung der Substanz zurückzuführen sein.
Zerebellärer Aktionstremor bei Ataxie-Patienten ist einer medikamentösen Behandlung nur in sehr beschränktem Umfang zugänglich. Eine Wirkung ist am ehesten von Medikamenten wie Propranolol (Dociton®) und Primidon (Mylepsinum®) zu erwarten, die zur Behandlung des essentiellen Tremors eingesetzt werden. Dosierungen und Anwendungsweise entsprechen denen bei Essentiellem Tremor (s. Kap. I 11). Auch ein Behandlungsversuch mit Amantadin (PK-Merz®) scheint gerechtfertigt.

Die Adresse der deutschen Selbsthilfeorganisation für Ataxie lautet: Deutsche Heredo-Ataxie Gesellschaft – Bundesverband e. V., Haußmannstraße 6, 70188 Stuttgart.

H 3.2. Friedreichsche Ataxie (FRDA)

Die Friedreichsche Ataxie (FRDA) ist eine autosomal rezessive Erkrankung. Angaben über die Prävalenz der FRDA variieren zwischen 0,4 und 4,7:100 000 (Filla et al., 1993b). Die Geschlechter sind gleich häufig betroffen. Das Gen der FRDA liegt in der zentromerischen Region von Chromosom 9q. Bei der Mutation handelt es sich bei über 95 % aller Patienten um eine Trinukleotid-Repeat-Expansion in einem Intron, die zu einer verminderten Expression des Genprodukts führt (Campuzano et al., 1996). Die klassischen, als obligat für die Diagnose einer FRDA angesehenen Kriterien sind progressive, anders unerklärte Ataxie mit einem Krankheitsbeginn vor dem 25. Lebensjahr, autosomal rezessiver Erbgang, Areflexie an den unteren Extremitäten, distale Verminderung des Lage- und Vibrationsempfindens und Auftreten von Dysarthrie innerhalb von 5 Jahren nach Krankheitsbeginn (Geoffrey et al., 1976; Harding, 1981a). Etwa 10 bis 20 % aller Patienten mit molekulargenetisch gesicherter Diagnose einer FRDA erfüllen diese Kriterien allerdings nicht und haben einen späteren Krankheitsbeginn oder erhaltene Muskeleigenreflexe (Klockgether et al., 1993, 1996b). Weitere nicht-essentielle neurologische Symptome sind Paresen, distale Muskelatrophie, Babinskizeichen, okulomotorische Störungen mit Fixationsgegenrucken und vermindertem vestibulo-okulärem Reflex. Nichtneurologische Symptome umfassen Skelettdeformitäten (Skoliose, Hohlfuß), hypertrophe obstruktive Kardiomyopathie und Diabetes mellitus. Die Ataxie beginnt im Durchschnitt mit 14 Jahren. Eine Skoliose kann Jahre vor der Ataxie vorhanden sein. Die Verlauf ist unaufhaltsam progressiv. FRDA-Patienten sind durchschnittlich 11 Jahre nach Erkrankungsbeginn (95 % Konfidenzintervall: 8 bis 14 Jahre) rollstuhlpflichtig. Die 10-, 20- und 30-Jahre-Überlebensraten nach Krankheitsbeginn betragen 96 %, 80 % und 61 %. Der Tod tritt wie bei anderen neurodegenerativen Erkrankungen durch Komplikationen der Bettlägerigkeit, insbesondere Bronchopneumonien ein. Es ist jedoch auch über Tod in Folge von Verkehrsunfall, Myokardinfarkt und diabetischem Koma berichtet worden (Leone et al., 1988).
Trotz der Fortschritte in der molekularen Erforschung der FRDA, ist ähnlich wie bei anderen degenerativen Ataxien die Pathogenese der FRDA noch nicht endgültig aufgeklärt. Es gibt daher auch keine rationale Behandlung. Zur symptomatischen Behandlung s. Kap. H 3.1. Bei einer geringen Anzahl sorgfältig ausgewählter Patienten sind orthopädische Operationen der Skelettdeformitäten sinnvoll. Obstruktive Kardiomyopathie und Diabetes mellitus verlaufen meist subklinisch und sind nicht lebensbegrenzend. Falls erforderlich, muß eine internistische Behandlung erfolgen.

H 3.3. Andere autosomal rezessive Ataxien

Abetalipoproteinämie (Bassen-Kornzweig-Syndrom)

Abetalipoproteinämie ist eine sehr seltene autosomal rezessiv vererbte Erkrankung. Bis Ende der siebziger Jahre wurde in der Literatur über etwa 50 Patienten berichtet. Die Geschlechter sind gleich häufig betroffen. Ursache der Abetalipoproteinämie ist eine Mutation des Gens für eine Untereinheit des mikrosomalen Triglycerid-Transferproteins (Wetterau et al., 1992; Sharp et al., 1993). Infolgedessen fehlt zirkulierendes Apolipoprotein B im Serum nachzu vollständig. Apolipoprotein B ist die Hauptkomponente der β-(low-density-)Lipoprotein-(LDL-)Fraktion und ist auch in prä-β-Lipoproteinen und Chylomikronen (very low density-Lipoprotein, VLDL) enthalten. Laboruntersuchungen zeigen verminderte Spiegel von Cholesterin und Triglyceriden. An frischen

Blutausstrichen läßt sich Akanthozytose nachweisen. Die klinische Symptomatik entsteht als Folge einer Malabsorption der fettlöslichen Vitamine A, E und K.
Klinisch ist die Abetalipoproteinämie durch Steatorrhö mit Beginn in der frühen Kindheit und ein nachfolgendes neurologisches Syndrom gekennzeichnet. Die neurologischen Symptome umfassen Ataxie, Areflexie, Sensibilitätsstörungen, Muskelatrophien und Pyramidenbahnstörungen. Bei einem Teil der Patienten kommt es zu progressivem Visusverlust aufgrund einer pigmentären Retinadegeneration. Ohne Behandlung verläuft die Krankheit unaufhaltsam progressiv. Im Alter von 20 bis 30 Jahren sind die meisten Patienten bettlägerig. Genaue Daten zur Lebenserwartung gibt es nicht.
Die Fettaufnahme mit der Nahrung sollte auf 8–12 % der Gesamtkalorienzufuhr beschränkt werden. Diese Diät führt zu wohlgeformten Stühlen (Illingworth et al., 1980). Außerdem erfolgt eine orale Gabe hoher Dosen fettlöslicher Vitamine: Vitamin E (Vitagutt® Vitamin E 1 000; 100 m g/kg/die zwei Stunden vor anderen Medikamenten), Vitamin A (Vitadral®-Tropfen; 200–400 IU/kg/die) und Vitamin K (Konakion®; 5 mg alle zwei Wochen). Einzelfallberichten zufolge führt diese Behandlung zu klinischer Verbesserung oder zu Krankheitsstillstand. Die Vitamingabe sollte so früh wie möglich beginnen (Muller et al., 1977).

Refsumsche Krankheit
Die Refsumsche Krankheit ist eine sehr seltene autosomal rezessive Erberkrankung, bei der es aufgrund defekter α-Oxidation von Phytansäure zu einer Akkumulation von Phytansäure kommt. Bis Anfang der neunziger Jahre wurde in der Literatur über etwa 120 Patienten, die meisten davon in Norwegen, berichtet. Die Diagnose der Refsumschen Krankheit wird durch Nachweis erhöhter Serumspiegel der Phytansäure gestellt.
Klinisch ist die Erkrankung durch Ataxie, demyelinisierende sensomotorische Neuropathie, pigmentäre Retinadegeneration, Taubheit, kardiale Arhythmien und Ichthyosis-ähnliche Hautveränderungen charakterisiert. Während die Seh- und Hörprobleme langsam zunehmen, kann es zu akuten Exazerbationen der Ataxie und der übrigen Symptome kommen, meist bedingt durch geringe Kalorienaufnahme und Mobilisation von Phytansäure aus dem Fettgewebe.
Die Refsumsche Krankheit wird durch Restriktion der Nahrungsaufnahme von Phytansäure behandelt. Details zur Diät finden sich bei Gibberd et al. (1986). Die Diät muß kalorisch ausreichend sein und durch orale Multivitamin-Supplementation ergänzt werden. Bei genauer Einhaltung der Diät kann es zu einer Besserung der Ataxie und Neuropathie kommen. Die progredienten Seh- und Hörstörungen werden nicht beeinflußt. Plasmaseparation (4 Separationen über 7–21 Tage) wird bei lebensbedrohlichen Exazerbationen, bei Patienten mit Phytansäure-Spiegeln über 900 μmol/l und bei Patienten mit unzureichender diätetischer Kontrolle angewendet (Harari et al., 1991).

Zerebrotendinöse Xanthomatose
Die zerebrotendinöse Xanthomatose ist eine sehr seltene Erkankung. Bis Anfang der neunziger Jahre wurde in der Literatur über etwa 140 Fälle berichtet (Kuriyama et al., 1991). Die zerebrotendinöse Xanthomatose wird durch eine rezessive Mutation des Gens für Sterol-27-Hydroxylase hervorgerufen. Dieser Defekt führt zu einer gesteigerten Produktion von Cholestanol, einem Abbauprodukt des Cholesterin (Leitersdorf et al., 1993). Laboruntersuchungen zeigen erhöhte Serumspiegel von Cholestanol und normale oder verminderte Spiegel von Cholesterin.
Klinisch ist die Erkrankung durch xanthomatöse Schwellungen der Sehnen, insbesondere der Achillessehne, und ein langsam progredientes Syndrom mit Ataxie, Pyramidenbahnzeichen, Katarakt und Demenz gekennzeichnet.
Die zerebrotendinöse Xanthomatose wird durch orale Gabe von Chenodeoxycholate (Chenofalk®, 3 × 250 mg/die) behandelt. Diese Behandlung verhindert eine weitere Progression der neurologischen Symptome. Katarakt und Sehnenschwellungen werden nicht beeinflußt (Berginer et al., 1984).

Ataxie-Teleangiektasie (AT, Louis-Bar-Syndrom)
Ataxie-Teleangiektasie (AT) ist eine autosomal rezessive Erkrankung. Die Prävalenz beträgt etwa 1:100 000 (Filla et al., 1993b). Das mutierte Gen, das auf Chromosom 11q lokalisiert ist, kodiert für ein Protein, das zur Superfamilie der Phosphatidylinositol-3'-kinasen gehört und vermutlich eine entscheidende Rolle in der Reaktion der Zelle auf Strahlung und radiomimetische Pharmaka spielt (Savitsky et al., 1995). Die Diagnose einer AT wird aufgrund des charakteristischen Syndroms und erhöhter Serumspiegel von α-Fetoprotein gestellt. Weitere zellbiologische Untersuchungen sichern die Diagnose. Der Nachweis der Genmutation ist wegen der Größe des Gens sehr aufwendig.
Charakteristische Kennzeichen der AT sind progrediente neurologische Störungen (progressive Ataxie, Dysarthrie, Choreoathetose, Dystonie, okulomotorische Apraxie) mit Beginn in der Kindheit, Teleangiektasien an lichtexponierten Körperpartien und immunologische und zytogenetische Abnormitäten, die zu rezidivierenden Infekten und gehäuften malignen Neubildungen (Lymphome, maligne Erkrankungen des blutbildenden Systems) prädestinieren.
Die AT verläuft stetig progredient. Rollstuhlpflicht besteht meist um das 10. Lebensjahr. AT-Patienten haben ein etwa 100fach erhöhtes Risiko, eine maligne Erkrankung zu entwickeln. Dies bedeutet für den einzelnen Patienten, daß sein individuelles Risiko, an einem Malignom zu erkranken, vom 10. Lebensjahr an jährlich 1 % beträgt. Aufgrund der rezidivierenden Infekte und der Nei-

gung zu bösartigen Neubildungen ist die Lebenserwartung erheblich eingeschränkt. Das mediane Alter beim Eintritt des Todes beträgt etwa 20 Jahre (Jeret und Lechtenberg, 1993).
Eine spezifische Therapie der AT ist nicht bekannt. Zur symptomatischen Behandlung siehe oben. Infektionen der Atemwege und Tumorerkrankungen bedürfen internistischer Therapie.

Ataxie mit isoliertem Vitamin E-Mangel
Ataxie mit isoliertem Vitamin E-Mangel ist eine sehr seltene, vor allem in Nordafrika vorkommende autosomal rezessive Erkrankung mit einem der FRDA ähnelnden Phänotyp. Das mutierte Gen, das auf Chromosom 8q lokalisiert ist, kodiert für das α-Tocopherol-Transportprotein (Ouahchi et al., 1995). Aufgrunddessen kann Vitamin E nicht ausreichend resorbiert werden. Die Diagnose läßt sich durch den Nachweis massiv erniedrigter Vitamin E-Spiegel im Serum sichern. Die Behandlung erfolgt durch orale Gabe von Vitamin E (Vitagutt® Vitamin E; 800–2000 mg/die) (Harding et al., 1985).

Früh beginnende zerebelläre Ataxie
Die früh beginnenden zerebellären Ataxien (early onset cerebellar ataxia; EOCA) sind eine heterogene Gruppe von Ataxie-Erkrankungen mit Krankheitsbeginn vor dem 20. Lebensjahr, deren Ursache unbekannt ist (Harding 1981b). Unserer eigenen Erfahrung nach ist EOCA etwa halb so häufig wie FRDA. Daraus ergibt sich eine geschätzte Prävalenz von 0,2 bis 2:100 000. In unserem Krankengut sind etwa 75 % der EOCA-Patienten männlich.
EOCA treten entweder bei mehreren Geschwistern einer Generation oder sporadisch auf. Die häufigste Form ist die EOCA mit erhaltenen Eigenreflexen, bei der im Gegensatz zur FRDA Areflexie und Kardiomyopathie fehlen. Bei anderen EOCA treten zusätzlich pigmentäre Retinadegeneration und Taubheit (Hallgren-Syndrom), Hypogonadismus (Holmes-Syndrom), Optikusatrophie, Spastik und mentale Retardierung (Behr-Syndrom), Katarakt und mentale Retardierung (Marinesco-Sjögren-Syndrom) oder Myoklonus (Ramsay Hunt-Syndrom) auf. Im Gegensatz zu den progressiven Myoklonusepilepsien fehlen bei der EOCA mit Myoklonus schwere Epilepsie und Demenz.
Eine kausale Behandlung der EOCA ist nicht möglich. Zur symptomatischen Behandlung siehe oben, zur Behandlung des Myoklonus bei der EOCA mit Myoklonus siehe Kap. C 2 und I 10.

H 3.4. Autosomal dominante zerebelläre Ataxie (ADCA)

Die autosomal dominanten zerebellären Ataxien (ADCA) umfassen eine heterogene Gruppe dominant vererbter Ataxien. Die Prävalenz der ADCA beträgt 1,2:100 000. Es sind sieben Genloci für die ADCA bekannt. Die Genloci für ADCA-I werden als SCA1 (Chromosom 6p), SCA2 (12q), SCA3 (14q) und SCA4 (16q) bezeichnet. SCA5 (11cen) und SCA6 (19p) wurden bei Familien mit ADCA-III und SCA7 (3p) bei Familien mit ADCA-II nachgewiesen. Bei SCA1, SCA2, SCA3, SCA6 und SCA7 handelt es sich instabile expandierte CAG-Trinukleotid-Repeats.
Klinisch wird zwischen (1) ADCA mit zusätzlichen extrazerebellären Symptomen (Sakkadenverlangsamung, Ophthalmoplegie, Optikusatrophie, Pyramidenbahnzeichen, Muskelatrophien) (ADCA-I), (2) ADCA mit pigmentärer Retinadegeneration (ADCA-II), und (3) ADCA mit rein zerebellärem Syndrom (ADCA-III) unterschieden (Harding, 1982). Gemeinsames klinisches Zeichen aller ADCA ist die progredient verlaufende Ataxie, die in fast allen Fällen im Laufe der Erkrankung zu schwerer Gehbehinderung führt. Bei ADCA-II kommt es außerdem zu Visusverlust. Die Diagnose einer ADCA wird klinisch aufgrund der Symptomatik und des dominanten Erbgangs gestellt. Durch molekulargenetische Untersuchungen läßt sich in vielen Fällen eine genetische Zuordnung treffen.
Der Krankheitsbeginn liegt durchschnittlich bei 30 bis 40 Jahren, ist aber auch innerhalb einzelner Familien sehr variabel. Die Erkrankung verläuft immer progredient. Rollstuhlpflicht tritt bei ADCA-I etwa nach 10 bis 15 Jahren ein, die Lebenserwartung nach Krankheitsbeginn beträgt 20 bis 25 Jahre. Die Progression ist rascher bei frühem Kankheitsbeginn und großer Repeatlänge (Klockgether et al., 1996a). Der Verlauf bei ADCA-II ist ähnlich ungünstig. ADCA-III ist dagegen langsamer progredient.
Trotz der Fortschritte in der molekularen Erforschung der ADCA gibt es bis jetzt keine rationale Behandlung. Zur symptomatischen Behandlung siehe oben.

H 3.5. Episodische Ataxie (EA)

Episodische Ataxien (EA) sind sehr seltene autosomal dominante Erkrankungen, die durch intermittierendes Auftreten von Ataxie gekennzeichnet sind. In der Literatur finden sich nur Berichte über einzelne Familien (Lubbers et al., 1995). Genaue Angaben zur Prävalenz gibt es nicht. Klinisch und genetisch werden zwei Typen, EA-1 und EA-2 unterschieden.
Ursache der EA-1 ist eine Mutation im Gen des menschlichen Kaliumkanals auf Chromosom 12p (Browne et al., 1994). Klinisch ist EA-1 durch Beginn in der frühen Kindheit und Sekunden anhaltende, oft durch Bewegung oder Schreck ausgelöste Attacken von Ataxie und Dysarthrie gekennzeichnet. Zwischen den Attacken sind Myokymien vor allem der periorbitalen und Handmuskeln zu beobachten. EA-1 hat eine günstige Prognose, da die Attacken nach der Kindheit seltener werden.

Ursache der EA-2 ist eine Mutation im Gen einer Untereinheit des Kalziumkanals auf Chromosom 19p.
Bei EA-2 treten mit Beginn in der Kindheit Attacken von Ataxie und Dysarthrie mit einer Dauer von Stunden bis Tagen auf. Die Attacken werden durch emotionalen Streß, Anstrengung und Müdigkeit, aber nicht durch Bewegungen oder Schreck ausgelöst. Zwischen den Attacken besteht eine leichtes zerebelläres Syndrom, das bei einem Teil der Patienten langsam progredient ist (Vahedi et al., 1995).
Sowohl EA-1, als auch EA-2 werden mit Acetazolamid (Diamox®; 2 × 250 mg/die) behandelt. Wegen schlechter Verträglichkeit von Acetazolamid (Parästhesien) kann die empfohlene Dosis nicht bei allen Patienten verabreicht werden. Es ist jedoch auch über Wirksamkeit von Tagesdosen unter 200 mg berichtet worden (Lubber et al., 1995). Nur ein Teil der Familien mit EA-1 sprechen auf Acetazolamid an. In älteren Arbeiten wird auch über die Wirksamkeit von Phenytoin (Phenhydan®, 3 × 100 mg/die) hingewiesen (van Dyke et al., 1975). Vergleichsstudien zwischen Acetazolamid und Phenytoin gibt es nicht. Bei EA-2 hören dagegen mit der Behandlung die Attacken völlig auf. Absetzen von Acetazolamid führt zu einem raschen Weiderauftreten der Attacken. Ob die Behandlung die bei manchen EA-2-Patienten vorhandene Progredienz aufhalten kann, ist nicht bekannt (Griggs et al., 1978).

H 3.6. Idiopathische zerebelläre Ataxie (IDCA)

Idiopathische zerebelläre Ataxie (IDCA) bezeichnet eine heterogene Gruppe sporadisch auftretender neurodegenerativer Erkrankungen, deren Hauptkennzeichen progressiv verlaufende Ataxie ist (Harding, 1981c). Studien zur Prävalenz der IDCA gibt es nicht. Die beiden Haupttypen der IDCA sind die rein zerebelläre Form (IDCA-C) mit einer zerebellären kortikalen Atrophie, zum anderen eine Plus-Form mit zusätzlichen extrazerebellären Symptomen (IDCA-P), der in vielen Fällen eine MSA zugrundeliegt (Klockgether et al., 1990). MSA bezeichnet die Kombination von olivo-ponto-zerebellärer Atrophie, striatonigraler Degeneration und Degeneration der Seitenhörner des Rückenmarks. Typische extrazerebelläre Symptome dieser Patienten sind autonomes Versagen (orthostatische Hypotonie, Sexualfunktionsstörungen, Blasen- und Mastdarmstörungen), Parkinson-Syndrom und Pyramidenbahnzeichen. IDCA-P/MSA-Patienten sind nur ein Teil aller Patienten mit MSA. Bei der Mehrzahl der Patienten mit MSA steht klinisch nicht die zerebelläre Ataxie, sondern das Parkinson-Syndrom im Vordergrund (Quinn, 1989).
Die IDCA beginnt meist um das 55. Lebensjahr. Während IDCA-C-Patienten eine nahezu normale Lebenserwartung haben, ist die Prognose bei IDCA-P/MSA schlecht. Die Patienten werden durchschnittlich innerhalb von 5 Jahren rollstuhlpflichtig und versterben meist 8 bis 10 Jahre nach Krankheitsbeginn.
Die Ätiologie der IDCA ist unbekannt. Es gibt derzeit keine rationale Behandlung. Zur symptomatischen Behandlung siehe oben. Bei IDCA-P/MSA-Patienten ist bei begleitendem Parkinson-Syndrom eine Behandlung mit Amantadin (PK-Merz®) sinnvoll. Zur weiteren Behandlung des Parkinson-Syndroms und des autonomen Versagens bei MSA siehe Kap. I 1 und K 2-4.

H 3.7. Symptomatische Ataxien

Sporadisch auftretende chronische Ataxien mit bekannter Ursache werden als symptomatische Ataxien bezeichnet. Ursachen sind chronischer Alkoholimus, Intoxikationen, Hypothyreose, Malabsorption und Malignome (paraneoplastische Kleinhirndegeneration).

Ataxie bei chronischem Alkoholismus (alkoholische zerebelläre Degeneration)
Ataxie bei chronischem Alkoholismus ist wahrscheinlich die häufigste Form chronischer zerebellärer Ataxie, obwohl genaue Zahlen zur Prävalenz nicht bekannt sind. Die pathologischen Veränderungen bestehen aus einem Verlust der Purkinjezellschicht des Kleinhirnwurms und der vorderen Anteile der zerebellären Hemisphären (Victor et al., 1959). Es ist nicht vollständig klar, ob dieses Syndrom wie die Wernicke-Enzephalopathie Folge eines Vitamin B1-(Thiamin-)Mangels ist, oder ob es aufgrund der toxischen Wirkungen von Alkohol und seinen Abbauprodukten entsteht.
Klinisch ist Ataxie bei chronischem Alkoholismus durch Gang- und Standataxie ohne ausgeprägte Beteiligung der oberen Extremitäten gekennzeichnet. Beim Stand haben die Patienten ein charakteristisches, rhythmisches Schwanken in anteroposteriorer Richtung mit einer Frequenz von 3 Hz. Die Ataxie entwickelt sich subakut und kann sich danach über Jahre stabilisieren. Progredienz der Ataxie tritt nur bei nicht abstinenten Patienten auf.
In jedem Fall sollte eine Vitamin B1-Substitution (Vitamin B1-ratiopharm®) erfolgen. Patienten erhalten initial jeweils 50 mg i. v. und i. m., dann über mehrere Tage jeweils 50 mg i. m. und anschließend orale Gaben von Vitamin B1 (Aneurin®). Da es bei strikter Abstinenz zu einer Verbesserung der Standataxie kommt, während die Ataxie bei nicht abstinenten Alkoholikern weiter zunimmt (Diener et al., 1984), ist die Behandlung des Alkoholismus mit dem Ziel der dauernden Abstinenz von überragender Bedeutung (siehe Kap. H 1).

Ataxie aufgrund anderer toxischer Ursachen
Eine Vielzahl von zentral wirksamen Medikamente (Amantadin, Baclofen, Barbiturate, Benzo-

diazepine, Carbamazepin, Memantine) können bei Überdosierung akute, reversible Ataxie hervorrufen. Antiepileptika, vor allem Phenytoin, Zytostatika wie Fluorouracil (Fluorouracil®) oder Cytarabin (Alexan®) und Lösungsmittel können bei chronischer Exposition zu irreversibler Degeneration der Kleinhirnrinde und Ataxie führen. Intoxikation mit Lithium (Quilonum®) kann vor allem bei gleichzeitigem Fieber mit Exsikkose und zusätzlicher Gabe von Antiphlogistika zu irreversibler Ataxie führen. Ataxie kann Symptom einer chronischen Enzephalopathie bei Intoxikation mit Schwermetallen (Blei, Quecksilber) sein. Um eine weitere Progression zu verhindern, muß die Exposition gegenüber dem toxischen Agens beendet werden. Bei Schwermetallintoxikation kann eine Behandlung mit Chelatbildnern durchgeführt werden (siehe Kap. H 2).

Ataxie bei Hypothyreose

Zerebelläre Ataxie ist eine seltene Komplikation der Hypothyreose. Die Pathogenese dieses Syndroms ist unbekannt. Es kommt zu einer vollständigen Restitution nach Substitution von Schilddrüsenhormon (Jellinek und Kelly, 1960).

Ataxie bei Malabsorption

Eine erworbene chronische Ataxie kann bei Kindern und Erwachsenen im Rahmen chronischer Malabsorption aufgrund eines Mangels an Vitamin E entstehen. Der Pathomechanismus ähnelt dem bei Abetalipoproteinämie und Ataxie mit isoliertem Vitamin E-Mangel. Ataxie bei Malabsorption ist bei Patienten mit intrahepatischer Cholestase, biliärer Atresie, zystischer Fibrose, Zoeliakie und Kurzdarm-Syndrom beobachtet worden (Harding et al., 1982). Malabsorption geht dem Beginn der Ataxie meist um 5 bis 20 Jahre voraus. Klinisch haben die Patienten Gang- und Standataxie, Dysarthrie, sensorische Neuropathie und Areflexie. Neuropathologisch besteht eine Kombination aus spinozerebellärer Degeneration und axonaler Neuropathie.

Substitution von Vitamin E verhindert die weitere Progredienz der Ataxie. Eine Verbesserung tritt bei etwa der Hälfte der Patienten auf. Entscheidend ist ein möglichst früher Beginn der Behandlung. Da die meisten Patienten außerdem einen Mangel an anderen Vitaminen haben, sollte ein Multivitaminpräparat zusammen mit Vitamin E gegeben werden. Es gibt kein Standardprotokoll für die Vitamin E-Substituion. Die Behandlung sollt mit oraler Gabe von Vitamin E (Vitagutt® Vitamin E; 100 m g/kg/die) beginnen. Wenn diese Behandlung nicht zu einer Normalisierung der Vitamin E-Spiegel und des Verhältnis von Vitamin E und Gesamtlipiden führt, wird eine parenterale Gabe empfohlen (Vitamin E Sanum®; 1–2 mg/kg/die i. m.) (Sokol et al., 1985).

Paraneoplastische zerebelläre Degeneration

Siehe Kap. G 5.

Literatur

Berginer VM, Salen G, Shefer S (1984) Long-term treatment of cerebrotendinous xanthomatosis with chenodeoxycholic acid. N Engl. J Med. 311: 1649–1652

Botez MI, Young SN, Botez T, Pedraza OL (1991) Treatment of heredo-degenerative ataxias with amantadine hydrochloride. Can J Neurol Sci 18: 307–311

Browne DL, Gancher ST, Nutt JG, Brunt ER, Smith EA, Kramer P, Litt M (1994) Episodic ataxia/myokymia syndrome is associated with point mutations in the human potassium channel gene, KCNA1. Nat Genet 8: 136–140

Campuzano V, Montermini L, Moltò MD, Pianese L, Cossée M, Cavalcanti F, Monros E, Rodius F, Duclos F, Monticelli A et al. (1996) Friedreich's ataxia: Autosomal recessive disease caused by an intronic GAA triplet repeat expansion. Science 271: 1423–1427

Danysz W, Essmann U, Bresink I, Wilke R (1994) Glutamate antagonists have different effects on spontaneous locomotor activity in rats. Pharmacol Biochem Behav 48: 111–118

Diener HC, Dichgans J, Bacher M, Guschlbauer B (1984) Improvement of ataxia in late cortical cerebellar atrophy through alcohol abstinence. J Neurol 231: 258–262

Filla A, De Michele G, Orefice G, Santorelli F, Trombetta L, Banfi S, Squitieri F, Napolitano G, Puma D, Campanella G (1993a) A double-blind cross-over trial of amantadine hydrochloride in Friedreich's ataxia. Can J Neurol Sci 20: 52–55

Filla A, DeMichele G, Santorelli F, Banfi S, Campanella G, Marconi R, Rossi F, Cavalcanti F (1993b) Epidemiological survey of hereditary ataxias and spastic paraplegias in Molise, Italy. In: R. Lechtenberg (Hrsg.). Handbook of cerebellar diseases Marcel Dekker, New York, 407–414

Geoffrey G, Barbeau A, Breton A, Lemieux B, Aube M, Leger C, Bouchard JB (1976) Clinical description and roentgenological evaluation of patients with Friedreich's ataxia. Can J Neurol Sci 3: 279–286

Gibberd FB, Billimoria JD, Goldman JM, Clemens ME, Evans R, Whitelaw MN, Retsas S, Sheratt RM (1985) Heredopathia atactica polyneuritiformis: Refsum's disease. Acta Neurol Scand 72: 1–17

Griggs RC, Moxley RT, Lafrance RA, McQuillen J (1978) Hereditary paroxysmal ataxia: response to acetazolamide. Neurology 28: 1259–1264

Harari D, Gibberd FB, Dick JPR, Sidey MC (1991) Plasma exchange in the treatment of Refsum's disease (heredopathia atactica polyneuritiformis). J Neurol Neurosurg Psychiatry 54: 614–617

Harding AE (1981a) Friedreich's ataxia: a clinical and genetic study of 90 families with analysis of early diagnostic criteria and intrafamilial clustering of clinical features. Brain 104: 589–620

Harding AE (1981b) Early onset cerebellar ataxia with retained tendon reflexes: a clinical and genetic study of a disorder distinct from Friedreich's ataxia. J Neurol Neurosurg Psychiatry 44: 503–508

Harding AE (1981c) ‚Idiopathic' late onset cerebellar ataxia. A clinical and genetic study of 36 cases. J Neurol Sci 51: 259–271

Harding AE (1982) Clinical features and classification of the late onset autosomal dominant cerebellar ataxias. A study of 11 families, including descendants of ‚The Drew Family of Walworth'. Brain 105: 1–28

Harding AE, Muller DPR, Thomas PK, Willison HJ

(1982) Spinocerebellar degeneration secondary to chronic intestinal malabsorption: A vitamin E deficiency syndrome. Ann Neurol 12: 419–424

Harding AE, Matthews S, Jones S, Ellis CJK, Booth IW, Muller DPR (1985) Spinocerebellar degeneration associated with a selective defect of vitamin E absorption. N Engl J Med 313: 32–35

Illingworth DR, Connor WE, Miller RG (1980) Abetalipoproteinemia. Report of two cases and review of therapy. Arch Neurol 37: 659–662

Jellinek EH, Kelly RE (1960) Cerebellar syndrome in myxoedema. Lancet 2: 225–227

Jeret JS, Lechtenberg R (1993) Ataxia-teleangiectasia. In: R. Lechtenberg (Hrsg.), Handbook of cerebellar diseases. Marcel Dekker, New York, 477–490

Klockgether T, Chamberlain S, Wüllner U, Fetter M, Dittmann H, Petersen D, Dichgans J (1993) Late onset Friedreich's ataxia (LOFA): molecular genetics, clinical neurophysiology and magnetic resonance imaging (MRI). Arch Neurol 50: 803–806

Klockgether T, Schroth G, Diener HC, Dichgans J (1990) Idiopathic cerebellar ataxia of late onset: natural history and MRI morphology. J Neurol Neurosurg Psychiatry 53: 297–305

Klockgether T, Kramer B, Lüdtke R, Schöls L, Laccone F (1996a) Repeat length and disease progression in spinocerebellar ataxia type 3. Lancet 348: 830

Klockgether T, Zühlke C, Schulz JB, Bürk K, Fetter M, Dittmann H, Skalej M, Dichgans J (1996b) Friedreich's ataxia with retained tendon reflexes: molecular genetics, clinical neurophysiology, and magnetic resonance imaging. Neurology 46: 118–121

Kuriyama M, Fujiyama J, Yoshidome H, Takenaga S, Matsumuro K, Kasama T, Fukuda K, Kuramoto T, Hoshita T, Seyama Y et al. (1991) Cerebrotendinous xanthomatosis: clinical and biochemical evaluation of eight patients and review of the literature. J Neurol Sci 102(2): 225–232

Leitersdorf E, Reshef A, Meiner V, Levitzki R, Schwartz SP, Dann EJ, Berkman N, Cali JJ, Klapholz L, Berginer VM (1993) Frameshift and splice-junction mutations in the sterol 27-hydroxylase gene cause cerebrotendinous xanthomatosis in Jews of Maroccan origin. J Clin Invest 91: 2488–2496

Leone M, Rocca WA, Rosso MG, Mantel MA, Schoenberg BS, Schiffer D (1988) Friedreich's disease: survival analysis in an Italian population. Neurology 38: 1433–1438

Lou JS, Goldfarb L, McShane L, Gatev P, Hallett M (1995) Use of buspirone for treatment of cerebellar ataxia. An open-label study. Arch Neurol 52: 982–988

Lubbers WJ, Brunt ER, Scheffer H, Litt M, Stulp R, Browne DL, van Weerden TW (1995) Hereditary myokymia and paroxysmal ataxia linked to chromosome 12 is responsive to acetazolamide. J Neurol Neurosurg Psychiatry 59: 400–405

Muller DPR, Lloyd JK, Bird AC (1977) Long-term management of abetalipoproteinaemia. Possible role for vitamin E. Arch Dis Child 52: 209–214

Ouahchi K, Arita M, Kayden H, Hentati F, Ben-Hamida M, Sokol R, Arai H, Inoue K, Mandel JL, Koenig M (1995) Ataxia with isolated vitamin E deficiency is caused by mutations in the alpha-tocopherol transfer protein. Nat Genet 9: 141–145

Quinn N (1989) Multiple system atrophy-the nature of the beast. J Neurol Neurosurg Psychiatry Suppl 78–89

Peterson PL, Saad J, Nigro MA (1988) The treatment of Friedreich's ataxia with amantadine hydrochloride. Neurology 38: 1478–1480

Savitsky K, Bar-Shira A, Gilad S, Rotman G, Ziv Y, Vanagaite L, Tagle DA, Smith S, Uziel T, Sfez S et al. (1995) A single ataxia telangiectasia gene with a product similar to PI-3 kinase. Science 268: 1749-1753

Sharp D, Blinderman L, Combs KA, Kienzle B, Ricci B, Wager-Smith K, Gil CM, Turck CW, Bouma ME, Rader DJ et al. (1993) Cloning and gene defects in microsomal triglyceride transfer protein associated with abetalipoproteinaemia. Nature 365: 65–69

Sokol RJ, Guggenheim MA, Iannanccone ST, Barkhaus PE, Miller C, Silverman A, Balistreri WF, Heubi JE (1985) Improved neurologic function after long-term correction of vitamin E deficiency in children with chronic cholestasis. N Engl. J Med 313: 1580–1586

Trouillas P, Brudon F, Adeleine P (1988) Improvement of cerebellar ataxia with levorotatory form of 5-hydroxytryptophan. Arch Neurol 45: 1217–1222

Trouillas P, Serratrice G, Laplane D, Rascol A, Augustin P, Barroche G, Clanet M, Degos CF, Desnuelle C, Dumas R et al. (1995) Levorotatory form of 5-hydroxytryptophan in Friedreich's ataxia. Results of a double-blind drug-placebo cooperative study. Arch Neurol 52: 456–460

Vahedi K, Joutel A, Van-Bogaert P, Ducros A, Maciazeck J, Bach JF, Bousser MG, Tournier-Lasserve E (1995) A gene for hereditary paroxysmal cerebellar ataxia maps to chromosome 19p. Ann Neurol 37: 289–293

van Dyke DH, Griggs RC, Murphy MJ, Goldstein MN (1975) Hereditary myokymia and periodic ataxia. J Neurol Sci 25: 109–118

Victor M, Adams RD, Mancall EL (1959) A restricted form of cerebellar degeneration occurring in alcoholic patients. Arch Neurol 1: 579–588

Wessel K, Hermsdorfer J, Deger K, Herzog,T, Huss GP, Kömpf D, Mai N, Schimrigk K, Wittkamper A, Ziegler W (1995) Double-blind crossover study with levorotatory form of hydroxytryptophan in patients with degenerative cerebellar diseases. Arch Neurol 52: 451–455

Wetterau JR, Aggerbeck LP, Bouma ME, Eisenberg C, Munck A, Hermier M, Schmitz J, Gay G, Rader DJ, Gregg RE (1992) Absence of microsomal triglyceride transfer protein in individuals with abetalipoproteinemia. Science 258: 999–1001

H 4. Vitaminstoffwechselstörungen

von *M. Dieterich*

Mangelernährung als Ursache einer Hypovitaminose wird in Westeuropa und Nordamerika immer seltener, kommt jedoch in Südostasien, Teilen Afrikas sowie Zentral- und Südamerika noch häufig vor. In Westeuropa spielen hingegen Hypovitaminosen durch chronischen Abusus vorwiegend von Alkohol (siehe Kap. H 1) – zusammen mit seinen Folgeschäden an Leber und Darm –, seltener von Drogen und anderen Arzneimitteln sowie Fehlernährungen durch Diäten und extrem vegetarische Kost eine zunehmend wichtige Rolle. Darüberhinaus darf nicht vergessen werden, daß der Vitaminbedarf während der Schwangerschaft und Laktation sowie z. B. unter Einnahme oraler Kontrazeption bei Frauen erhöht ist. Zu Mangelerscheinungen mit neurologischen Syndromen kommt es bei den Vitaminen A, E, B_1, Niacin, B_6, Biotin, Folsäure, B_{12}, selten D und Panthothensäure. Hypervitaminosen sind in der Neurologie nur bei den Vitaminen A und seltener B_6 sowie D von Bedeutung.

H 4.1. Vitamin A

H 4.1.1. Klinik der Vitamin A-Hypovitaminose

Der Mangel an Vit A führt zu Veränderungen an der Haut, den Schleimhäuten und der Retina. Früh-Symptome beim Erwachsenen sind die Verlangsamung der Dunkeladaptation und Nachtblindheit infolge eines Mangels des für das Dunkelsehen wichtigen Rhodopsins. Später folgen Veränderungen am äußeren Auge mit Xerosis conjunctivae (sog. Bitotsche Flecke), Korneatrübung (Xerophthalmie), Korneaatrophie (Keratomalazie) mit Narbenbildung, Korneaperforation, Iriskollaps und eventueller Erblindung. Pathologisch-anatomisch handelt es sich hier um den gleichen Vorgang epithelialer Metaplasie wie bei den Hautveränderungen (Follikulosis, follikuläre Hyperkeratose und Phrynodermie). Selten wurden Optikusatrophien und eine Hemmung der Spermatogenese bei Atrophie des germinalen Epithels der Testes beschrieben.
Bei fortgeschrittenem Mangel kommt es zu Liquorresorptionsstörungen mit Hirndrucksymptomatik (Pseudotumor cerebri) und selten epileptischen Anfällen.

Ursachen für eine Vit A-Hypovitaminose sind:

- **mangelhafte intestinale Resorption** bei Malabsoption mit Steatorrhö (Zöliakie, Sprue, Pankreasfibrose, andere Pankreaserkrankungen, Lebererkrankungen, Obstruktionsileus), Darminfektionen (bei Wurminfektionen zu 70 %) und bei Anorexia nervosa.
- **mangelhafte Konversion** von Karotin in Vit A (Diabetes mellitus, Hypothyreoidismus).
- **Störung der Abgabe** aus Leberreserven (Lebererkrankungen bes. bei Alkoholismus, Nephrosen).

seltener:
- **Abetalipoproteinämie.**
- **erhöhter Verbrauch** (fieberhafte Erkrankungen wie Scharlach, Pneumonie).

Diagnostische Kriterien sind die Bestimmung des Vit A- und Karotin-Spiegels im Blut. Normaler Spiegel von Retinol im Serum: 20–60 μg/dl, von Karotin im Serum: 50–250 μg/dl. Bei Retinol-Plasmaspiegeln unter 10–20 μg/dl entwickelt sich eine Hypovitaminose. (Bestimmung der Dunkeladaptation, Nachweis von Verhornungsprozessen im Abstrichpräparat von epithelialen Oberflächen).

H 4.1.2. Verlauf

Eine Vit A-Hypovitaminose durch Diät oder Malnutrition ist in Nordamerika und Westeuropa selten, repräsentiert jedoch eine häufige Ursache von Erblindung in Südostasien, Teilen Afrikas sowie Zentral-/Südamerika – vor allem in Gebieten mit Reisanbau. In diesen Ländern entsteht die Hypovitaminose durch eine generelle Malnutrition bei Säuglingen und Kleinkindern, häufig kombiniert mit Kwashiorkor. In den Industrieländern ist sie oft Folge einer gestörten Fettresorption. Der Verlauf ist chronisch progredient bis zum Ausgleich der Hypovitaminose. In nicht zu weit fortgeschrittenen Fällen sind alle Symptome unter hochdosierter Vit A-Gabe voll reversibel.

H 4.1.3. Pragmatische Therapie

Prophylaxe: Der tägliche **Vit A-Bedarf** gesunder Erwachsener beträgt 0,8–1,0 mg Retinol-Äquivalente (≙ 800–1 000 μg Retinol; 1 IE = 0,344 μg) und wird durch Normalkost gedeckt. Während der Schwangerschaft und Laktation steigt der Bedarf um ca. 50 % (+ 0,3–1,0 RÄ) an.
Die Leberreserven (ca. 100 μg/g Leber) sinken bei fehlender Vit A-Zufuhr mit einer Halbwertszeit von ca. 50 Tagen, so daß eine Reservekapazität für 1–2 Jahre besteht.
Vit A selbst kommt in Lebertran, Säugetierleber, Milch, Butter, Eigelb sowie in Form der Vorstufe Karotin in Karotten, Spargel, Blattgemüse und getrockneten Aprikosen vor. Für eine besonders günstige Ausnutzung ist die gleichzeitige Zufuhr von Milch oder Fett wichtig; aus rohen Karotten wird Karotin praktisch nicht resorbiert. Extrem hohe, toxische Dosen (bis 12 mg/g) finden sich in Eisbärleber (Russel, 1967) und können eine akute Hypervitaminose A (s. u.) verursachen.

Substitution: Milde Fälle von Nachtblindheit zeigen rasche Besserung nach einer einzelnen Dosis von 1 000 μg Retinol (z. B. Vogan®).
Bei Keratomalazie, Xerophthalmie und Hautveränderungen sollten hohe Dosen von 100 mg/die für mehrere Monate oral gegeben werden.
Bei Kwashiorkor und anderen schweren Vit A-Defiziten bei Kindern wird eine initiale intramuskuläre Injektion von 30 mg Retinol in wasserlöslicher Form und danach die intermittierende, orale Gabe von 60–120 mg alle drei bis sechs Monate in fettlöslicher Form bevorzugt (Bauernfeind et al., 1974).

H 4.2.1. Klinik und Verlauf der Vit A-Hypervitaminose

Die Symptome der Vit A-Hypervitaminose gleichen denen der Hypovitaminose, da beiden eine Instabilität biologischer Membranen zugrunde liegt. Sowohl bei akuter wie auch chronischer Intoxikation kann sich eine Symptomatik erhöhten Hirndruckes mit dem Bild eines Pseudotumor cerebri (s. Kap. G 6) entwickeln.
Bei der seltenen **akuten Vit A-Intoxikation** beginnen Kopfschmerzen, Nausea, Erbrechen ca. 4–8 Stunden nach der Vit A-Aufnahme (500 mg, toxischer Gehalt in Leber großer Meerestiere oder Eisbärleber). Nach 24 Stunden kommt es zu Schläfrigkeit und einer in den Mundwinkeln beginnenden Desquamation der Haut. Tödliche Komplikationen sind selten.
Eine **chronische Vit A-Intoxikation** (50 mg Retinol/die) manifestiert sich nicht vor dem 12. Lebensmonat. Beim Erwachsenen ist sie selten, wird aber gelegentlich verursacht durch die Einnahme von Karotin-Bräunungskapseln oder Vit A-Behandlung bestimmter Dermatosen (Akne vulgaris, Keratosis follicularis, Pityriasis rubra pilaris, Ichthyosis, Ekzem: meist 10 000–40 000 μg/die). Es kommt zunächst zu Haarausfall, Hautveränderungen (Desquamation), Pruritus, Lymphknotenvergrößerung, Knochen- und Gelenkschmerzen ohne Hyperostose, Anorexie, Gewichtsverlust, Nachtschweiß sowie später zur Symptomatik des Pseudotumor cerebri, eventuell Nystagmus und mildem Exophthalmus neben seltener Hepatomegalie und Leberzirrhosen. Eine Dosierung von 800–1 000 μg/die ist ohne toxische Nebenwirkung für Erwachsene (Säuglinge/Kleinkinder: 400–500 μg/die). In der Gravidität sollte keine zusätzliche Vit A-Gabe erfolgen (Teratogenität im Tierversuch, bei Schwangeren: Mißbildungen).
Diagnostisch finden sich erhöhte Retinolwerte im Serum: 300–2 000 μg/dl.

H 4.2.2. Pragmatische Therapie

Nach sofortigem Absetzen der übermäßigen Vit A-Zufuhr verschwinden die subjektiven Beschwerden (Knochenschmerzen, Nervosität, Anorexie) innerhalb von acht Tagen, auch wenn die Blutspiegel sich erst nach mehreren Wochen normalisieren. Das Papillenödem kann längere Zeit persistieren.

H 4.3. Vitamin B-Komplex

Zum Vitamin B-Komplex gehören elf chemisch sehr unterschiedliche, wasserlösliche Substanzen: Thiamin (B_1), Riboflavin (B_2), Nikotinsäure, Pyridoxin (B_6), Pantothensäure, Biotin, Folsäure, Cyanocobalamin (B_{12}), sowie Choline, Inositol, Paraaminobenzoesäure, von denen nur die ersten acht in der Neurologie eine Bedeutung haben.

H 4.4. Vitamin B_1 (Thiamin, Aneurin)

H 4.4.1. Klinik der Thiamin-Hypovitaminose

Der Mangel an Thiamin führt zu 3 neurologischen Krankheitsbildern, der Beriberi mit verschiedenen Verlaufsformen, der Wernicke-Enzephalopathie und seltener zum Strachans-Syndrom. Welches Krankheitsbild auftritt, scheint vom Ausmaß des Thiaminmangels abhängig zu sein (Mc Laren, 1978): bei leichterem, chronischen Mangel dominiert die Beriberi-Polyneuropathie, bei stärkerem die Beriberi-Herzerkrankung und bei akutem, schwerem die Wernicke-Enzephalopathie mit Ataxie, Augenmuskelparesen, Nystagmus, Pupillen- und mentalen Störungen wie z. B. dem Korsakoff-Syndrom (Kap. H 1). Die Wernicke-Enzephalopathie ist neuroanatomisch charakterisiert durch symmetrische hämorrhagische spongiforme Läsionen im Thalamus und Hypothalamus periventrikulär sowie im rostralen Mittelhirn am Boden des 4. Ventrikels und periaquäduktal. Weiterhin fanden sich in postmortem Untersuchungen bei Alkoholikern mit Thiamin-Mangel deutliche neurofibrilläre Degenerationen der Neurone des cholinergen Nucleus basalis im Frontalhirn, verursacht durch abnorme Einschlüsse Tau-positiver Granula und Fibrillen (Cullen und Halliday, 1995). Diese pathologische Anhäufung von Tau im Nucleus basalis, die zum Zelltod führt, scheint ein Thiamin-abhängiger Vorgang zu sein.

H 4.4.2. Beriberi

Kommt auch heute noch endemisch in Asien vor. In westlichen Ländern ist Alkoholismus die häufigste Ursache eines Thiaminmangels (Kap. H1), wobei jedoch in beiden Fällen der Thiaminmangel nicht der einzige kausale Faktor sein dürfte, da es im Tierexperiment durch Thiaminentzug allein nur in einzelnen Arbeitsgruppen gelungen ist, eine analoge Erkrankung zu erzeugen (Cohen, 1975; Bischoff et al., 1975). Einem zusätzlichen Proteinmangel kommt große Bedeutung zu.
Bei Beriberi werden zwei Verlaufsformen unterschieden. Eine *trockene, chronische Form* ist durch eine akrodistal betonte, symmetrische, sensomotorische, an den unteren Extremitäten beginnende Polyneuropathie vom aszendierenden Typ charakterisiert (Schretzenmayr, 1941; Farmer, 1976). In schweren Fällen wurden Heiserkeit oder Aphonie, Schwerhörigkeit, Optikusneuritis sowie selten Hirnnervenläsionen (N. facialis ein- oder beidseitig, N. vagus), Miktionsbeschwerden, Stuhl- und Harninkontinenz beobachtet (Denny-Brown, 1947, 1958). Erste Symptome manifestieren sich bei der orientalischen Beriberi im Alter von 20–30 Jahren, bei der Beriberi durch chronischen Alkoholismus im Alter von 30–60 Jahren. Zur Polyneuropathie bei chronischem Alkoholismus siehe Kap. H1 (Thiamin-, Pyridoxin-, Riboflavin-, Folsäuremangel). Neurophysiologisch und morphologisch findet sich an den betroffenen Nerven beim Menschen und im Tiermodell eine primär axonale Degeneration mit geringer sekundärer segmentaler Demyelinisierung, selten eine primär segmentale Demyelinisierung (Denny-Brown, 1958; Bischoff, 1971; Djoenaidi et al., 1995).
Die *akute, ödematöse Form* der Beriberi kann zu Symptomen am kardiovaskulären System (Dyspnoe, Tachykardie, große Blutdruckamplitude, Lungenödem, akutes Herzversagen) sowie zu serösen Ergüssen und peripheren Ödemen (nicht immer durch Hypoproteinämie) führen.

Ursachen für einen Thiaminmangel sind:

- **ungenügende Thiaminzufuhr** (Hauptnahrungsmittel: polierter Reis; Mangelernährung bei chronischem Alkoholabusus, Anorexia nervosa, Diät bei Übergewicht, einseitige oder lange parenterale Ernährung).
- **mangelhafte intestinale Resorption und Speicherung** (chronische Darmerkrankung mit Durchfällen und/oder Steatorrhö: Sprue/Zöliakie, Cholera; Magenkarzinom, Pylorusobstruktion, Gastroplastie bei Fettsucht, Diabetes mellitus, Leberparenchymstörungen, Thyreotoxikosen, chronische Infektionen).

  seltener:
- erhöhter Verbrauch (Schwangerschaft bei einseitiger Ernährung oder Hyperemesis gravidarum, Laktation, rasches Wachstum, Hyperthyreoidismus, gastrointestinale Erkrankungen, bakterielle und parasitäre Erkrankungen, Tuberkulose). Hierbei meist auch Mangelzustände von Riboflavin und Niacin.
- Zufuhr von Thiamin-Antagonisten (Genuß großer Mengen von Tee) oder Thiaminase (Konsum großer Mengen rohen Fisches).

Diagnostisches Kriterium: Neu entwickelt wurde die quantitative Bestimmung des Thiamin-Spiegels im Blut (Blut enthält nur 0,8 % des Ganzkörper-Thiamin): normal 6–12 μg/100 ml (Friedrich, 1987). Eine früher meist benutzte und verläßliche Methode ist die Messung der Aktivität der Erythrozyten-Transketolase (frühzeitige Verminderung auf 30–50 % der normalen Aktivität) verbunden mit deren Stimulierung in vitro durch Thiamindiposphat (TDP-Effekt: normal 0–14 % Aktivitätsanstieg der Transketolase; höherer Anstieg mit zunehmendem Defizit). Bei akuten Polyneuropathien ist der Pyruvat- und Laktatspiegel im Serum erhöht.

Differentialdiagnostisch müssen andere Ursachen einer Polyneuropathie ausgeschlossen werden (s. Kap. J 1; J 2).

Verlauf der Beriberi
Bei stärkerem Thiamindefizit in der Nahrung kommt es nach ca. drei Monaten (nach ~ 110 Tagen beim Menschen unter experimenteller »Thiamindiät«) zu Symptomen der trockenen Form der Beriberi mit Polyneuropathie. Dysenterische Erkrankungen beschleunigen den Beginn auf zwei Monate. Thiaminzufuhr führt oft zu akuter Besserung des subjektiven Befindens; in milden Fällen bilden sich die Symptome innerhalb von Wochen vollständig zurück, in schweren Fällen und bei Polyneuropathie innerhalb von Monaten bis zu einem Jahr. Bei lange bestehenden, ausgedehnten Paresen ist nur eine graduelle Besserung zu erwarten. Bei Alkoholikern führt die Gabe von 50 mg Thiamin/die zur Normalisierung des TDP-Effekts (s. o.) innerhalb von 10 Tagen.
Die unbehandelte kardiovaskuläre Beriberi kann innerhalb eines Jahres zum Tod führen. Übersteht der Patient die akute kardiovaskuläre Form, so erfolgt bei einer hohen Prozentzahl durch Thiamingabe völlige Heilung innerhalb kurzer Zeit.

Pragmatische Therapie
Prophylaxe: Es ist schwierig, den täglichen Bedarf gesunder Erwachsener anzugeben, da die benö-

tigte Vitaminmenge von der Zusammensetzung der Nahrung (Kohlenhydrate vermehren, Proteine/Fette vermindern den Bedarf) und der Stoffwechsellage (Fieber, Schwangerschaft, Laktation, Muskelarbeit erhöhen den Bedarf) abhängig ist. Der tägliche Mindestbedarf liegt im Allgemeinen bei ca. 0,5 mg/1 000 kcal, d. h. bei 1,0–1,5 mg. Er beträgt bei Schwangerschaft etc. 1,1 mg/1 000 kcal. Thiamin kommt in allen pflanzlichen und tierischen Nahrungsstoffen vor, in höheren Konzentrationen in Hefe, ungemahlenen Getreidesorten, Schweinefleisch, Leber, Herz, Nieren, Hülsenfrüchten und Kartoffeln. Die Reservekapazität reicht für 4–10 Tage.

Substitution: Polyneuropathie: rasche, tägliche Gabe von initial 2 × 50 mg Thiamin (z. B. Betabion®) oral für 3 Monate oder bei Malabsorption 100 mg/die Thiamin parenteral (cave: anaphylaktische Reaktion); später 40 mg/die oral, bei Leberschädigung: 2 × 100 mg/die; bei chronischem Alkoholismus 40 mg/die auf Dauer.
Kardiovaskuläre Beriberi: 100 mg/die Thiamin i. v. Ausgewogene orale oder parenterale Ernährung.

H 4.4.3. Wernicke-Enzephalopathie

(Pseudoencephalitis haemorrhagica superior) (s. Kap. H 1)

H 4.4.4. Strachan-Syndrom

Das Strachan-Syndrom ist eine seltene, 1897 erstmals beschriebene Erkrankung in einigen Gebieten Asiens und Afrikas, die hauptsächlich den peripheren Nerven und N. opticus betrifft. Die Symptomentrias aus Optikusatrophie (auch gelegentlich Hypakusis und Schwindel), sensorischer spinaler Ataxie und sensomotorische Polyneuropathie steht im Vordergrund (Fisher, 1955). Daneben kommt es häufig zu einer orogenitalen Dermatitis. Die genaue Ursache dieser Mangelerkrankung ist noch unklar. Bei ihrer Entstehung spielt das Thiamindefizit eine führende Rolle; möglicherweise kommt einem zusätzlichen Vit B_{12}-Mangel, toxischen Bestandteilen der Maniokfrucht oder Aminosäurenmangel eine Bedeutung zu (Osuntokun et al., 1969).

Eine **B_1-Hypervitaminose** ist nicht bekannt, doch sind Fälle berichtet, bei denen es meist nach wiederholter Injektion durch Sensibilisierung zu einer anaphylaktischen Reaktion (Thiamin-Schock) mit Kollaps, selten mit letalem Ausgang, kam. Kontaktekzeme sind beschrieben.

H 4.5. Niacin und Niacinamid (Nikotinsäure, -amid)

H 4.5.1. Klinik der Niacin-Hypovitaminose

Unter exogenem Niacinmangel kommt es zum klassischem Bild der **Pellagra** (Pelle agra = rauhe Haut), bei endogenem Mangel im Rahmen einer autosomal rezessiven Erbkrankheit zum Hartnup-Syndrom.
Bei der Pellagra sind drei Symptomgruppen zu unterscheiden: Hautveränderungen (Dermatitis) Schleimhautveränderungen des Gastrointestinaltraktes (Diarrhö) und zentralnervöse Symptome, die isoliert oder kombiniert auftreten können. **Prodromal-Symptome** sind Appetitlosigkeit, Gewichtsabnahme, Durchfälle, wunde Zunge, Schlaflosigkeit, Nervosität, rasche Ermüdbarkeit, Vergeßlichkeit, Ideenflucht, brennende Reizerscheinungen und neuralgiforme Schmerzen an den Extremitäten sowie Amenorrhö.
Haupt-Symptome des zentralnervösen Niacinmangels sind psychische Veränderungen (Enzephalopathie), Kopfschmerzen, Vergeßlichkeit, Apathie bis Koma, exogene Psychose, Depression, Verwirrtheit zum Teil mit Halluzinationen, in schweren Fällen auch Demenz. Daneben extrapyramidale Symptome (Tremor, Rigor), Zeichen einer Myelopathie (spastische Paresen), abgeschwächte oder gesteigerte Muskeleigenreflexe, zerebelläre Ataxie, generalisierte epileptische Anfälle, Saug- und Greifreflexe. Das Vorkommen einer Pellagra-Neuropathie wird kontrovers diskutiert.
Zu den Hautveränderungen zählt ein symmetrisches Erythem lichtexponierter Gebiete. Die gastrointestinalen Schleimhautveränderungen beinhalten eine Stomatitis (Himbeerzunge), Pharyngitis und Ösophagitis mit Erbrechen und wässrigschleimigen, eventuell blutigen Durchfällen, Achylie (50 %), Wandverdickungen des Kolons, Proktitis sowie Vaginitis. Darüber hinaus: makrozytäre Anämie.

Ursachen sind (Herbert, 1973; Sauberlich, 1984):

- **ungenügende Niacinzufuhr** (Mais als Hauptnahrungsmittel: Fehlen von Tryptophan; Alkoholismus, Mangeldiäten, Anorexia nervosa).
- **mangelhafte Resorption** (bei intestinalen Erkrankungen wie chronischen Diarrhöen: Sprue, Zöliakie, M. Whipple; Zollinger-Ellison-Syndrom, Pankreasinsuffizienz, Divertikulosis, intestinalem Parasitismus).
  selten:
- mangelhafte Niacinsynthese aus Tryptophan beim **Karzinoid-Syndrom** durch fast ausschließliche Synthese von Serotonin.
- angeborene Störung des Niacinstoffwechsels: Hartnup-Syndrom.

- Therapie mit Isoniazid (Pyridoxinmangel und dadurch bedingte verminderte Niacinsynthese aus Tryptophan) und L-Dopa.

Diagnostisches Kriterium: Es gibt keinen biochemischen Test. Die Diagnose muß aufgrund der Klinik und der Reaktion auf die Substitution erfolgen. Hilfreich ist die verminderte Ausscheidung von Niacin-Metaboliten (Methylnikotinamid) im Urin (normal 3 mg/24 Stunden). Falls eine Photodermatose vorliegt, ist diese wegweisend.
Differentialdiagnostisch muß bei den zentralnervösen Störungen der Pellagra an eine Enzephalitis oder Enzephalopathie anderer Ursache gedacht werden; bei den Hauterscheinungen an das Erythema multiforme, Ergotismus, systemischen Lupus erythematodes sowie Hautmanifestationen der Porphyrie.

H 4.5.2. Verlauf der Pellagra

In Nordamerika und Westeuropa kommt die Pellagra nur noch bei chronischem Alkoholabusus vor. Unter niacinarmer bis -freier Diät können nach 6–8 Wochen erste Symptome entstehen. Die Prodromalphase oder Präerythemphase dauert je nach Niacinzufuhr wenige Wochen bis in seltenen Fällen Jahre; die nachfolgende Phase mit symmetrischem Erythem, das sich unter Sonnenbestrahlung innerhalb von 24–36 Stunden entwickelt, dauert 3–4 Monate.
Das Stadium der Kachexie endet nach wenigen Monaten mit dem Tod, nachdem es durch ausgedehnte enzephalo-myelopathische Ausfälle, schwere Durchfälle, kardiale Dekompensation und allgemeine Abwehrschwäche gekennzeichnet war. Bei frühzeitigem Behandlungsbeginn ist vollständige Heilung möglich: es kommt zu einer raschen Besserung von zentralnervösen Störungen innerhalb von 24–48 Stunden, und der gastrointestinalen Schleimhautveränderungen innerhalb von 3–10 Tagen.

H 4.5.3. Pragmatische Therapie

Prophylaxe: Der *tägliche Bedarf* an Niacin ist von der Energiezufuhr sowie insbesondere vom Proteingehalt der Nahrung abhängig, da die Aminosäure Tryptophan einen großen Teil des Niacinbedarfs deckt. Bei gesunden Kindern und Erwachsenen sollte die tägliche Zufuhr 6,6 mg Niacin/ 1 000 kcal und damit ca. 10–20 mg betragen, jedoch insgesamt nicht unter 13 mg liegen. Die Reservekapazität reicht für 2–6 Wochen.
Niacin kommt vorwiegend als Niacinamid in Hefe, Leber, Nieren, Fleisch, Fisch, Geflügel und geröstetem Kaffee vor, Tryptophan in Milch und Eiern.

Substitution: Orale Gabe: initial 3 × 200 mg/die Niacin (z. B. Nicobion®), später 1–3 × 100 mg/ die.
Intravenös: 2–4 × 25 mg/die Niacin.

H 4.5.4. Hartnup-Syndrom

Das seltene Hartnup-Syndrom beruht auf einem endogenen Niacinmangel durch einen autosomal-rezessiv vererbten Defekt bei der Tryptophanabsorption (Darby et al., 1976) sowie möglicherweise einem zusätzlichen renalen Tryptophanverlust. Neben einer Störung des intestinalen und renalen Transports von Tryptophan bestehen auch Beeinträchtigungen des Transports anderer Monoaminomonocarbonsäuren, was zu einer der Pellagra ähnlichen Symptomatik führt.
Das klinische Bild beginnt in der frühen Kindheit und ist charakterisiert durch intermittierende Photodermatosen, ein polyneuropathisches Syndrom sowie ca. 2 Wochen dauernde Episoden von zerebellärer Ataxie und organischem Psycho-Syndrom bis zur exogenen Psychose (Neundörfer, 1980). Gelegentlich können in den Attacken auch Spastik, Doppelbilder, Ptose, Nystagmus und Schwindel auftreten. Die Episoden werden durch Sonnenlicht-Exposition, emotionalen Streß und die Einnahme von Sulfonamiden getriggert. Die Attakkenfrequenz nimmt mit dem Alter ab.
Die **pragmatische Therapie** besteht in der oralen oder parenteralen Niacinsubstitution (200 mg/ die).

Toxische Erscheinungen sind hier nicht bekannt.

H 4.6. Vitamin B_6 (Pyridoxin)

H 4.6.1. Klinik der Vit B_6-Hypovitaminose

Pyridoxinmangel-Symptome konnten tierexperimentell erzeugt werden und gleichen denen beim Menschen, wo sie insgesamt nur selten, am häufigsten bei Alkoholikern (zu 20–30 %) auftreten (Li, 1978). Gefährdet sind daneben Schwangere und Säuglinge.
Die wichtigsten Störungen betreffen das ZNS und den peripheren Nerven, die Haut und selten die Erythropoese. An der Haut zeigen sich eine floride Dermatitis, Hyperkeratose, Glossitis, Stomatitis und Kornealäsionen, neben einer seltenen mikrozytären, hypochromen Anämie.
Die **Störungen des ZNS** beinhalten zunächst Nervosität, später epileptische Anfälle, insbesondere bei Säuglingen und Kleinkindern (von Gelegenheitsanfällen bis zum Status epilepticus, häufig 6–10 Anfälle/die), bei denen bereits ein latenter Pyridoxinmangel durch die Mütter weitergegeben wurde und eventuell B_6-arme, künstliche Milchernährung erfolgte (Coursin, 1954). Vit B_6-Mangel findet sich aber auch bei Erwachsenen unter INH-Therapie. Die epileptischen Anfälle beruhen biochemisch möglicherweise auf einer Vit B_6-Mangel-induzierten Verminderung der GABA-Konzentration im ZNS. Eine INH-Behandlung kann häufiger dosisabhängig (Inzidenz bis 40 %) zu einer durch Pyridoxinmangel verursachten Polyneuropathie führen mit initialen Parästhesien an Zehen

und Füßen (burning feet), Krampi, Verminderung der Beineigenreflexe und späteren symmetrischen, distalbetonten sensomotorischen und vasomotorisch-neurotrophischen Ausfällen, aber nur selten Hirnnervenläsionen (Neundörfer, 1973; vgl. Kap. J 1; J 2). Auch bei der alkoholischen und diabetischen Polyneuropathie wird ein Pyridoxindefizit als Teilursache diskutiert.

Ursachen sind:

- **ungenügende Pyridoxinzufuhr** (bei Säuglingen am häufigsten durch langes Stillen mangelernährter Mutter, seltener durch einseitige Säuglingsnahrung besonders in Entwicklungsländern, bei Erwachsenen durch Alkoholabusus und Mangel-/Fehlernährung junger Frauen mit Schlankheitsidealen).
- **Aufnahme von Pyridoxin-Antagonisten** (z. B. INH, Hydralazin, Cycloserin) oder den Pyridoxinstoffwechsel beeinflussenden Präparaten (Penicillamin, östrogenhaltige orale Kontrazeptiva, Tranquillizer, diverse Kopfschmerzmittel, Drogen).
- **mangelhafte intestinale Resorption** (chronische Darmerkrankungen mit Malabsorption, Leberzirrhose).

Diagnostische Kriterien sind die vermehrte Ausscheidung der Tryptophanmetaboliten (Xanthurensäure, Hydroxykynurenin und Kynurensäure) im Urin nach oraler Belastung mit Tryptophan (Funktions-Test), die verminderte Aktivität von Transaminasen in den Erythrozyten und im Plasma, die Pyridoxalphosphatkonzentration im Plasma (n: 30–80 μg/l) sowie die verminderte Pyridoxinsäure-Exkretion im Urin (bei Hypovitaminose: < 1,0 mg Pyridoxinsäure).

H 4.6.2 Verlauf

Pyridoxinmangel ist in den zivilisierten Ländern selten und tritt in der Regel mit anderen Vit B-Defiziten auf, meist bei Alkoholikern. Unter pyridoxinarmer Mangelernährung - vorwiegend in den Entwicklungsländern - kommt es bei Erwachsenen nach 3 Wochen zu EEG-Veränderungen und gelegentlich zu Grand mal-Anfällen, bei Säuglingen nach 5–16 Wochen zu abrupt auftretenden epileptischen Anfällen, die unter Pyridoxinsubstitution mit 10–150 mg/die sofort sistieren. Bei Polyneuropathie kommt es unter einer täglichen Dosis von 300 mg Pyridoxin zu einer oft nur langsamen und unvollständigen Rückbildung der Ausfälle.

H 4.6.3. Pragmatischen Therapie

Prophylaxe: Der *tägliche Pyridoxinbedarf* ist wegen der Bedeutung für den Aminosäurestoffwechsel weitgehend von der zugeführten Proteinmenge abhängig: 1,5–2,0 mg (9–12 μmol) pro 100 g Protein. Bei Erwachsenen sollte die tägliche Zufuhr 2,0–2,2 mg betragen, bei Schwangeren und Stillenden 2,5–3,6 mg. Die Reservekapazität beträgt 2–6 Wochen. Pyridoxin kommt in hoher Konzentration in Hefe, Mais, Weizen, Sojabohnen, Fleisch, Fisch, Leber, Nieren und niedrigerer Konzentration in grünen Gemüsen, Milch und Eiern vor.
Prophylaxe einer Polyneuropathie: bei INH-Medikation orale Gabe von 40–100 mg Pyridoxin/die (10 mg Pyridoxin pro 100 mg INH), bei Penicillamin 100–200 mg/die.

Substitution: Epileptische Anfälle bei Säuglingen/Kindern: 10–150 mg/die Pyridoxinhydrochlorid (z. B. Benadon®, Hexobion®) oral; z. B. initial 100–150 mg als Einzeldosis, danach 10 mg/die auf Dauer.
Polyneuropathie bei Erwachsenen: 200–300 mg/die Pyridoxinhydrochlorid (z. B. Benadon®) oral oder intravenös.

H 4.6.4. Vitamin B_6-Hypervitaminose

Unter hochdosierter Vit B_6-Zufuhr (500 mg–3 g/die) - meist im Rahmen einer Megavitamintherapie - kann es zu einer peripheren, sensorischen Polyneuropathie und Ataxie kommen. Toxische Reaktionen sollen noch bei einer täglichen Dosis von 300–500 mg auftreten können. Schon durch niedrige Dosen (25 mg/die) wird der therapeutische Effekt von L-Dopa und Phenytoin vermindert (Berger und Schaumberger, 1984).

H 4.7. Biotin

H 4.7.1. Klinik der Biotin-Hypovitaminose

Es ist zweifelhaft, ob ein allein ernährungsbedingter Biotinmangel entstehen kann, da Biotin in großen Mengen von Darmbakterien synthetisiert wird. Neben einer biotinarmen Ernährung müßte demnach eine Elimination der Darmflora stattgefunden haben, damit folgende Mangel-Symptome entstehen: Glossitis, Dermatitis, Haarverlust, Anorexie, Müdigkeit, EKG-Veränderungen und selten Anämie und Hypercholesterinämie (Bonjour, 1977). Als **neurologische Symptome** wurden Somnolenz, Depression, Halluzinationen, Kopf- und Muskelschmerzen, fluktuierende Hemiparese, Hemianopsie und Hyperästhesien beobachtet (Wolf et al., 1985). Bei Kindern und Jugendlichen kann es im Rahmen angeborener Störungen biotinabhängiger Enzyme (Mangel an multipler Carboxylase) zu einer Enzephalopathie mit epileptischen Anfällen und Myoklonien (Myoklonusepilepsie), Ataxie, Hypotonie der Muskulatur, Hypakusis und Optikusatrophie kommen (Bressman et al., 1986). Ein Biotinmangel wird auch als Ursache von Myoklonien bei Urämie-Patienten unter chronischer Dialyse diskutiert (Yatzidis et al., 1984).

Ursachen sind:

- **eine ungenügende Biotinzufuhr** (Mangelernährung) bei **gleichzeitiger Störung der Synthese** durch die Darmbakterien (Antibiotikagabe, chronische Darmerkrankungen wie Diarrhöen etc.).

  selten:
- Zufuhr großer Mengen rohen Hühnereiweißes über mehrere Monate z. B. bei Diäten (Hühnereiweiß enthält das Biotin-bindende Glykoprotein Avidin).
- mehrere angeborene Defekte biotinabhängiger Enzyme (z. B. Multiple-Carboxylase-Mangel).
- chronische Dialyse bei Urämie-Patienten (zirkulierender Inhibitor der Carboxylase?).

Diagnostische Kriterien sind die Plasma-Biotinkonzentration (n: 160–810 ng/l), die Biotinexkretion im Urin (n: 6,26–32,7 µg/l), eine Aktivitätsminderung der Leukozyten-Pyruvat-Carboxylase und der Biotinidase im Serum.

H 4.7.2. Verlauf

Alle Symptome bilden sich nach hochdosierter oraler oder parenteraler Biotingabe innerhalb von zwei bis fünf Tagen zurück.

H 4.7.3. Pragmatische Therapie

Prophylaxe: Der tägliche Biotinbedarf Erwachsener liegt bei 0,1–0,3 mg (Committee on Dietary Allowances). Biotin kommt in höherer Konzentration in Hefe, Erdnüssen, Eigelb, Leber, Niere und Fleisch vor.
Substitution: Angeborene Störungen biotinabhängiger Enzyme: massive orale Biotindosis (5–20 mg/die) (kein offizielles Präparat, enthalten in z. B. Multibionta forte®, Wirkstoff kann über Firma direkt angefordert werden).
Ungenügende Zufuhr: 1,0 mg/die Biotin (z. B. in Multibionta forte®) oral.

Toxische Erscheinungen sind nicht bekannt.

H 4.8. Folsäure

H 4.8.1. Klinik der Folsäure-Hypovitaminose

Der Folsäuremangel – eine der häufigsten Hypovitaminosen – ist charakterisiert durch eine Störung des hämatopoetischen Systems in Form einer makrozytären, hyperchromen Anämie sowie eine Glossitis/Cheilosis. Zusammenhänge zwischen isoliertem Folsäuremangel und neurologischen Störungen werden kontrovers diskutiert. Das Auftreten einer sensiblen Polyneuropathie (s. Kap. J 2) scheint möglich, da sich diese nach parenteraler Substitution besserte. Symptome einer funikulären Myelose (Lever et al., 1986; Ravakhah and West, 1995), einer Depression, neuro-psychologische und mentale Symptome bei Hirnatrophie sowie ein Restless-legs-Syndrom wurden beschrieben (Reynolds et al., 1970,1973; Botez et al.,1977; Botez und Botez, 1982). Andererseits wurde bei 50–70 % der chronischen Alkoholiker ein verminderter Folsäurespiegel im Serum ohne Zusammenhang zu einer Neuropathie nachgewiesen (asymptomatischer Mangel?, Fennelly et al., 1964). Ein günstiger Effekt von niedrig dosierten Folsäure-Gaben (200 µg/die) bei Depression konnte in einer kontrollierten Doppelblind-Studie gezeigt werden (Coppen et al., 1986). Der Folsäure-Mangel führt möglicherweise zu einer Synthesestörung von Tetrahydrobiopterin (BH 4), das bei Patienten mit Depressionen signifikant vermindert ist, weshalb Folsäure eine antidepressive Wirkung haben könnte (Fleischhacker et al., 1985; Coppen et al., 1989). Folsäuregaben vermindern in der Frühschwangerschaft über einen Anstieg des Homocystein- und damit des Methionin-Spiegels im Blut die Bildung von Neuralrohrdefekten (Mills et al., 1996).

Ursachen eines Folsäuremangels sind (Herbert, 1973):

- **unzureichende Folsäurezufuhr** (akuter und chronischer Alkoholismus, Drogen, Mangeldiäten, Anorexia nervosa, Alter).
- **verminderte intestinale Absorption** oder Reabsorption über den enterohepatischen Kreislauf (Malabsorption bei chronischen Darmerkrankungen, Sprue etc., Leberzellschaden durch Alkoholismus o. ä.).
- **erhöhter Verbrauch** (Schwangerschaft, Laktation) oder Erkrankungen mit hoher Zellneubildungsrate (hämolytische Anämie, maligne Erkrankungen).
- **gestörte Utilisation** (Alkoholismus, Alter, kongenitale und erworbene Enzymdefekte, Vit B_{12}-Mangel).
- **Einnahme von Folsäure-Antagonisten** (Aminopterin, Amethopterin), Inhibitoren (Methotrexat, Trimetrexat, Trimethoprim) oder Substanzen, die mit der Absorption von Folsäure interferieren (Antikonvulsiva wie Primidon, Barbiturate, Phenytoin, Carbamazepin, Valproinsäure; orale Kontrazeptiva, Äthanol, Aspirin).

Diagnostische Kriterien sind der Nachweis einer megaloblastischen Anämie im peripheren Blut und Knochenmark sowie ein verminderter Homocystein- und Methylmalonyl-Spiegel im Blut. Bei Mangel an Folsäure und/oder Vit B_{12} ist die Ausscheidung von N-Formiminoglutamat im Urin nach Belastung mit Histidin vermehrt (Histidinbelastungs-Test =Figlu-Test) und die der DNA-Synthese im Deoxyuridin-Suppressions-Test (dU-Test) supprimiert. Der Folsäurespiegel im Serum (normal: 4–20 ng/ml) dient zur Orientierung; er ist leider unzuverlässig (Gimsing et al., 1989).

H 4.8.2. Verlauf

Der Folsäuremangel ist in Nordamerika und Westeuropa der häufigste Vitaminmangel, meist in Kombination mit Defiziten anderer Vitamine. Er betrifft vor allem chronische Alkoholiker (28–50 %) sowie Schwangere (30–60 % der Schwangeren haben einen verminderten Folsäure-Spiegel) und alte Menschen (ca.50 %). Unter folsäurearmer Diät kommt es nach 3 Wochen zu verminderten Folsäure-Spiegeln im Serum, nach 18 Wochen in den Erythrozyten, nach 19 Wochen zu megaloblastischem Knochenmark und nach 20 Wochen zur Anämie. Bei Alkoholikern kann diese je nach Zufuhr und Füllungszustand der Speicher schon nach ein bis vier Wochen auftreten. Unter hochdosierter Substitution setzt nach ca. 48 Stunden eine effiziente Erythropoese ein, die neurologischen Symptome bilden sich über Wochen zurück: Bei der funikulären Myelose besserten sich die spastischen Paresen innerhalb der ersten 2 Wochen und klangen über 10 Wochen langsam ab; psychometrische Tests zeigten nach 10 Wochen eine signifikante Verbesserung (Lever et al., 1986).

H 4.8.3. Pragmatische Therapie

Prophylaxe: Der minimale tägliche Folsäurebedarf gesunder Erwachsener liegt bei 50µg, während schwangere und stillende Frauen oder Patienten mit hoher Zellneubildungsrate *über* 100–200 µg aufnehmen sollten. Dieser Bedarf wird durch eine normale Ernährung (Gehalt der Nahrung 500–700 µg, 50 % werden resorbiert) meist, bei erhöhtem Bedarf aber nur knapp gedeckt. Die Reservekapazität liegt bei 2–4 Monaten. Folsäure kommt in höherer Konzentration in Leber, Niere, Fleisch, Blattgemüse und Hefe vor. Beim Kochen wird bis zu 90 % des Folsäuregehaltes zerstört.
Eine prophylaktische Gabe von 400–500 µg Folsäure/die ist in der Zeit der Konzeption, während der Schwangerschaft und Laktation (täglicher Verlust von etwa 50 µg Folsäure durch die Muttermilch) sinnvoll, besonders bei Epilepsie-Patienten (z. B. Lafol® 0,4 mg/die); bei erhöhtem Verbrauch anderer Ursache oder Einnahme von Folsäure-Antagonisten: 1–2 mg Folsäure/die.

Substitution: Im akuten Stadium einer megaloblastischen Anämie: Beginn mit 15 mg/die Folsäure i. m. (z. B. Folsan® Amp.) und sicherheitshalber gleichzeitig 100 µg Vit B_{12} i. m. vor Klärung der Ätiologie innerhalb der ersten Tage. Später: 2–3 × 5 mg/die Folsäure oral/i. m. für die nächsten 1–2 Wochen.
Bei *chronischen Erkrankungen:* Erwachsene 2–4 × 5 mg Folsäure/die (z. B. Folsan®, Folsäure Tbl. 5 mg®) oral, Kinder bis 1 mg/die oral.
Da die Gabe von Folsäure eine durch Vit B_{12}-Mangel verursachte hämolytische Anämie bessern, so den Nachweis einer Vit B_{12}-Hypovitaminose verzögern und damit das Fortschreiten der Polyneuropathie begünstigen kann, sollte Folsäure in Kombination mit Cobalamin verordnet werden.

Toxische Erscheinungen sind selbst bei einer täglichen Folsäure-Dosis über 15 mg nicht sicher nachgewiesen; in diesem Bereich kann es jedoch zu einer Wirkungsverminderung verschiedener Antiepileptika kommen (Butterworth und Tamura, 1989).

H 4.9. Vitamin B_{12} (Cobalamin)

Zur Resorption wird das Cobalamin aus der Nahrung in Gegenwart von Magensäure an den von den Belegzellen des Magens gebildeten Intrinsic factor, ein Glykoprotein, gebunden. Das gebundene Cobolamin erreicht das Ileum, wo es zur Resorption mit einem spezifischen Rezeptor der Mukosazellen interagiert und in die Blutbahn gelangt. Hier ist es an drei Transportproteine (Transcobalamin I, II, III) gebunden, mit denen es zu den Geweben und in die Leber, die 90 % des gespeicherten Vit B_{12} enthält (1–10 mg), transportiert wird. Über den enterohepatischen Kreislauf gelangt es mit der Galle (3–8 µg/die) zur Reabsorption in den Darm (Gräsbeck, 1969). Cobolamin wird von verschiedenen Bakterien im Darm gebildet (10–50 µg/die), kann in dieser Form jedoch nicht vom Menschen verwertet werden.
Es wird im Körper für Methylierungsreaktionen benötigt, weshalb heute aufgrund neuerer tierexperimenteller Untersuchungen angenommen wird, daß eine Hemmung dieser Methylierungen im Zentralnervensystem – z. B. über eine Blockade des Vit B_{12}-abhängigen Enzyms Methionin-Synthase die Schäden verursacht (Weir und Scott, 1995). So könnten auch angeborene Störungen im Metabolismus der beteiligten Enzyme mit der Cobalamin-Hypovitaminose vergleichbare Symptome einer Enzephalo-myelo-neuropathie hervorrufen.

H 4.9.1. Klinik der Vit B_{12}-Hypovitaminose

Der Vit B_{12}-Mangel betrifft bevorzugt Patienten mittleren und höheren Alters mit einem Gipfel bei den 50jährigen und den 65–70jährigen. Er ist charakterisiert durch Störungen an drei verschiedenen Organsystemen mit makrozytärer, hämolytischer Anämie (perniziöse A.), Schleimhautatrophie des oberen Intestinaltraktes sowie Veränderungen am ZNS, Rückenmark und peripheren Nerven (Enzephalo-myelo-neuropathie).
Zu den **zentral- und peripher-nervösen Störungen,** die bei 40 % der Patienten – auch isoliert – auftreten, zählen Enzephalopathie, Myelopathie und sensomotorische Polyneuropathie. Erste Störung ist meist eine sensorische, symmetrische, distal- und beinbetonte *Polyneuropathie* (s. Kap. J 2), gefolgt von einer Schädigung des kortikospinalen

Trakts (Savage und Lindenbaum, 1995). Die sich später entwickelnde *Enzephalopathie* beinhaltet psychopathologische Störungen vom leichten hirnorganischen Psycho-Syndrom mit Hirnleistungsminderung bis zur produktiven organischen Psychose, sog. Perniciosa-Psychose (Erbslöh, 1974; Werner und Rössler, 1973). Kognitive und neuropsychiatrische Störungen sind ebenso wie die des autonomen Nervensystems selten und manifestieren sich meist in Kombination mit neurologischen Defiziten (Savage und Lindenbaum, 1995). Sie gehen mit einer Leukoenzephalopathie im MRI in Form ausgedehnter, konfluierender Läsionen der weißen Substanz (bioptisch gesichert) einher, die unter Substitution parallel zur klinischen Besserung teilreversibel sind (Chatterjee et al., 1996). Diese Leukoenzephalopathie kann in Einzelfällen isoliert ohne Anämie und Myelopathie auftreten.

Bei der **funikulären Myelose** kommt es zu Entmarkungsherden besonders an den Hintersträngen (70–90 %) und Pyramidenbahnen (40–50 %) des Zervikal- und Thorakalmarkes, selten im Hirnstamm. Klinisch treten Parästhesien (80–85 %), Paresen (55–80 %), Minderungen des Lagesinns (70–90 %) und Vibrationsempfindens auf. Die Paresen können sowohl zentral als auch peripher (distalbetont) sein mit diversen Kombinationen aus verminderten/fehlenden und gesteigerten Muskeleigenreflexen sowie Pyramidenbahnzeichen. Blasenstörungen finden sich bei 20–35 %. Selten sind Hirnnervenausfälle (< 10 %), Okulomotorikstörungen, Optikusatrophien (< 5 %) und extrapyramidale Hyperkinesen (< 5 %).

An die Möglichkeit einer Vit B_{12}-Hypovitaminose sollte gedacht werden bei klinischen Syndromen mit der Kombination von Hinterstrang-Symptomen, Pyramidenbahnzeichen und Paresen mit verminderten/fehlenden Reflexen.

Übersichtstabelle: Wirkung, Bedarf und Vorkommen von Vitaminen

Vitamin	Biochemische Wirkung	Tagesbedarf	Vorkommen
A-Retinol	- Synthese und Resynthese des Sehpurpurs in der Retina - Zelldifferenzierung über den Zellkern u. die Messenger-RNA - Stabilisation von Zelloberflächen u. Zellmembranen - Kofaktor bei: Mukopolysaccharidsynthese, Aktivierung von Hydroxysteroiden, Cholesterolsynthese, Demethylierung u. Hydroxylierung von Medikamenten in Lebermikrosomem	800–1000 µg (+ 50 % bei SS, Laktation)	Retinol: Lebertran, Säugetierleber, Butter, Milch, Eigelb Karotin: Karotten, Spargel, Blattgemüse, getrocknete Aprikosen
B 1-Thiamin	- Koenzym bei dehydrierender Decarboxylierung von α-Ketosäuren - Koenzym der Transketolase - Beteiligung am aktiven Ionentransport an Nervenendigungen, Regeneration und Aufrechterhaltung von Membranpotentialen im ZNS u. peripheren Nerven	ca. 0,5 mg/ 1000 kcal	in allen pflanzlichen u. tierischen Nahrungsstoffen: bes. Hefe, ungemahl. Getreide, Schweinefleisch, Herz, Leber, Nieren
Niacin	- Bestandteil der Koenzyme NAD u. NADP, die als prosthetische Gruppen von Dehydrogenasen an Redoxreaktionen u. Wasserstoffübertragungen	≥ 13 mg (6,6 mg/1000 kcal)	Hefe, Leber, Nieren, Fleisch, Fisch, Geflügel, gerösteter Kaffee, Milch, Eier
B 6-Pyridoxin	- Koenzym des Aminosäurestoffwechsels - Kofaktor bei der Konversion von Tryptophan zu 5-Hydroxytryptamin und von Methionin zu Cystein - Bestandteil der Glykogenphosphorylase	2,0–2,2 mg (1,5–2,0 mg/ 100 g Protein)	Hefe, Mais, Weizen, Leber, Nieren, grünes Gemüse, Milch, Eier
Panthothensäure	- Koenzym A als Kofaktor für eine Vielzahl von Reaktionen des Transfers von Acetyl-CoA - in proteingebundener Form Bestandteil der Fettsäurebiosynthese	geschätzt: 4–7 mg	Normale Nahrung
Biotin	- Koenzym für verschiedene enzymkatalysierte Carboxylierungen	100–200 µg	Hefe, Erdnüsse, Eigelb, Leber, Nieren, Fleisch

SS = Schwangerschaft

Übersichtstabelle: Wirkung, Bedarf und Vorkommen von Vitaminen (Fortsetzung)

Vitamin	Biochemische Wirkung	Tagesbedarf	Vorkommen
Folsäure	- Konversion von Homocystein in Methionin (mit Vit B 12 als Kofaktor) - Konversion von Serin in Glycin (mit Pyridoxalphosphat als Kofaktor) - Synthese von Thymidylat - Histidin-Metabolismus: Umwandlung von Formiminoglutamat zu Glutamat - Biosynthese von Purinen u. Pyrimidinen	50 μg (> 100–200 μg bei SS, Laktation, hoher Zellneubildung)	Hefe, Leber, Nieren, Fleisch, Blattgemüse
B 12-Cobalamin	- Katalytische Funktion in der intramolekularen Umlagerung von Alkylresten (z. B. Isomerisierung von Methylmalonyl-CoA zu Succinyl-CoA, Remethylisierung von Homocystein zu Methionin, Methylierung von Uridin zu Thymidin, Ribonukleotidreduktase)	2–5 μg	in allen tierischen nicht jedoch vegetarischen Lebensmitteln, bes. Leber, Fisch, Eier, Milch, Käse
C-Ascorbinsäure	- Redoxsystem des Stoffwechsels (z. B. Hydroxylierung von Lysin u. Prolin bei der Kollagenbiosynthese, von Steroiden in der NNR, Serotoninbiosynthese, Bildung von Tetrahydrofolat aus Folat)	75	frisches Obst und Gemüse
D-Calciferol	- Regulation des Kalzium- u. Phosphatstoffwechsels mit Parathormon u. Thyreocalcitonin - direkter Effekt auf die Nieren: vermehrte Retention von Kalzium u. Phosphat durch Förderung der Reabsorption im proximalen Tubulus	2,5 μg (10 μg bei SS, Laktaktion, Kindern)	Fisch, Lebertran, Milchprodukte, Eier
E-Tocopherol	- Antioxydative Fähigkeit - Beteiligung am Protein- u. Nucleinsäurestoffwechsel - spezifische Effekte: Kontrolle von Membranpermeabilität u. -stabilität	25–30 mg (abhängig von Zufuhr hochungesättigter Fettsäuren)	ausschließlich in Pflanzen, bes. in Weizenkeimöl, Sonnenblumenöl

Ursachen des Vit B_{12}-Mangels sind:

- **unzureichende Zufuhr** (chronischer Alkoholismus, extreme vegetarische Ernährung, Mangelernährung, Anorexia nervosa).
- **Achlorhydrie.**
- **relativer oder absoluter Intrinsic factor-Mangel:** klassische perniziöse Anämie bei Störungen der Magenmukosa (Atropie der Parietalzellen meist kombiniert mit Antikörpern gegen Parietalzellen), Magenkarzinom, partieller oder totaler Magenresektion.
- **Antikörperbildung** gegen Vit B_{12}, intrinsic factor und Belegzellen des Magens.
- **gestörte Resorption** (Erkrankungen des Ileums: Ileitis terminalis, intestinale Tuberkulose, Colitis ulcerosa, Sprue; Resektion des Ileums; Pankreasinsuffizienz; Amyloidose, Kollagenosen; angeboren beim Imerslund-Gräsbeck-Syndrom).
- **Malabsorption von proteingebundenem Cobalamin** bei normaler Absorption von freiem Cobalamin (Carmel et al., 1988).

selten:

- **angeborener Mangel des Transportproteins** Transcobalamin II.
- **Störung der Vit B_{12}-Absorption** durch Antagonisten und andere Medikamente (Antikonvulsiva, Paraaminosalicylsäure, Biguanide, Zytostatika, Malariamittel, N_2O).
- **Störung des Metabolismus** (Barbiturate und evt. orale Kontrazeptiva) und Hypokalzämie.
- **erhöhter Vit B_{12}-Verbrauch** (Schwangerschaft, Laktation, bakterielle Überwucherung des Darmes, Parasiten z. B. Fischbandwurm).
- **angeborener Defekt des intrazellulären Vit B_{12}-Metabolismus:** Methylmalonurie und Homocystinurie bei Säuglingen.
- **Cobalamin – Inaktivierung** durch N_2O bei Lachgas-Abusus (Schnüffeln).

Diagnostische Kriterien sind die Minderung des Cobalaminspiegels im Serum (normal: 200–900 pg/ml), der Schilling-Test und Ganzkörper-Retentions-Test sowie die megaloblastische Hämopoese. Leider können Cobalaminspiegel und Schilling-Tests auch bei symptomatischen Patienten normal sein.

Die Gabe von Folsäure kann bei Vit B_{12}-Mangel die Diagnostik verschleiern, da es die Anämie heilt; eine Verschlechterung der Cobalamin-Mangel-Polyneuropathie konnte dabei nicht nachgewiesen werden (Savage and Lindenbaum, 1995). Schwierigkeiten in der Auswertung des semiquantitativen Schilling-Tests (die Ausscheidung umfaßt höchstens 30 % der applizierten Radioaktivität) ergeben sich durch unvollständiges Harnsammeln

über 24 Stunden und Nierenerkrankungen. Der Test ohne Intrinsic factor (IF) muß bei niedrigen Meßwerten frühestens nach 24 Stunden mit IF wiederholt werden, um Auskunft darüber zu erhalten, ob die Resorptionsstörung auf einem IF-Mangel beruht. Die genaueste Methode ist der Ganzkörper-Retentions-Test, bei dem die Aufnahme von oral verabreichtem radioaktivem Cobalamin direkt im Gesamtkörper gemessen wird. Um Meßfehler bei diesem Test zu verhindern, darf mindestens 4 Wochen zuvor kein Vit B_{12} gegeben werden.
Der Eidotter-Cobalamin-Absorptions-Test (Doscherholmen et al., 1983; Carmel et al., 1988) erlaubt, die Resorption von Vit B_{12} zu messen, das an Nahrungsproteine gebunden ist, in dieser Form schlecht resorbiert wird und bei manchen Patienten nicht ausreichend von den Proteinen abgespalten werden kann. In diesen seltenen Fällen von Vit B_{12}-Mangel-Symptomen bei Malabsorption proteingebundenen Cobalamins und regelrechter Absorption von freiem Cobalamin ist der Schilling-Test normal (Carmel et al., 1988).

H 4.9.2. Verlauf

Wegen der guten Vit B_{12}-Speicherung im Organismus treten Mangel-Symptome erst 2–7 Jahre nach Gastrektomie auf. Mentale Symptome bessern sich unter Substitutionstherapie häufig innerhalb von wenigen Tagen, vollständige Rückbildung benötigt meist Monate. Die anderen neurologischen Symptome erholen sich langsamer innerhalb von einigen Monaten, abhängig von Ausmaß und Dauer der Störung. Der Schweregrad der neurologischen Defizite vor Therapiebeginn korreliert mit der Symptomdauer und dem Hämoglobinabfall; alle drei Parameter korrelieren wiederum mit den Residuen nach Therapie (Savage and Lindenbaum, 1995). Trotz ausreichender Substitution kann es bei der funikulären Myelose, besonders bei leichten Formen, zunächst zu noch weiterer Progredienz kommen. Stärker ausgeprägte Formen reagieren eher mit Besserung oder Stillstand (Neundörfer, 1980). Die Polyneuropathie bildet sich offenbar am raschesten zurück.

H 4.9.3. Pragmatische Therapie

Prophylaxe: Der tägliche Vit B_{12}-Bedarf gesunder Erwachsener beträgt 2–5μg. Er wird durch normale Kost voll gedeckt. Die Reservekapazität reicht für 2–7 Jahre. Cobalamin kommt in allen tierischen Lebensmitteln vor bes. in Leber, geringer in Fisch, Eiern, Milch und Käse, nicht jedoch in vegetarischen Produkten.

Substitution: Bei allen zentral- und peripher-nervösen Störungen:
- akutes Stadium: 1 000 μg/die Hydroxycobalamin i. m. (z. B. Aquo-Cytobion®) für einige Wochen, ggf. zusätzlich 1- 5 mg Folsäure/die i. m., nach Besserung wie beim
- chronischen Stadium: 1 000 μg Hydroxycobalamin i. m. 2 × wöchentlich für ein Jahr, später einmal monatlich.

Toxische Erscheinungen sind nicht bekannt.

H 4.10. Vitamin E (Tocopherol)

H 4.10.1. Klinik der Vit E-Hypovitaminose

Vit E-Mangel führt zu einer progressiven spinozerebellären Degeneration mit Dysarthrie, zerebellärer Ataxie, Störung des Lagesinns und des Vibrationsempfindens, proximal betonten Paresen mit Minderung oder Verlust der Muskeleigenreflexe und Pyramidenbahnzeichen. Seltener sind Blickparesen, Ophthalmoplegien, Nystagmus, Ptosis, bulbäre Paresen, Visusverlust, VEP-Latenzverlängerungen, Störungen psychomotorischer Funktionen sowie Retinitis pigmentosa, Herzmuskelveränderungen, Akanthozytose (Satya-Murti et al., 1986). Bei der Polyneuropathie handelt es sich um eine »dying-back« Neuropathie, an den zentralen Fasern stärker als an den peripheren (Nelson et al., 1981). Im Tierversuch sind außerdem Myopathien beschrieben. Diese werden auch beim Menschen diskutiert, da in Einzelfällen Riesenlysosomen in den Muskelzellen histologisch nachgewiesen wurden (Neville et al., 1983).
Die klinische Symtomatik ähnelt sehr der häufigeren autosomal rezessiven Ataxie, Friedreichschen Ataxie, mit dem erkrankten Gen auf Chromosom 9. Im Unterschied zu dieser neurodegenerativen Krankheit liegt das erkrankte Gen bei der spinozerebellären Degeneration *mit* Vit E-Mangel (sog. Ataxie mit isoliertem Vit E-Mangel, AVED) auf Chromosom 8q13 (Belal et al., 1995). Hier führen verschiedene Mutationen zu Störungen, Vit A an Lipoproteine, z. B. an das Alpha-Tocopherol-Transportprotein, zu binden (Ouahchi et al., 1995).

Ursachen sind:

- die **Abetalipoproteinämie** Bassen-Kornzweig-Syndrom (mit angeborenem Defekt der Resorption und des Transportes von Vit E).
- ein **genetischer Defekt** auf Chromosom 8q13 durch verschiedene Mutationen, der zu Schädigungen des Alpha-Tocopherol-Transportproteins führt.
- die **verminderte Resorption** (Malabsorption mit Steatorrhö bei kongenitaler biliärer Atresie, Sprue, Mukoviszidose, chronischer Pankreatitis sowie chronischen Leber- und Gallenerkrankungen mit Cholestase).
  selten:
- Zeroid Lipofuscinose.
- Thalassämia major.
- gastrointestinale Resektion mit Anlage einer blinden Schlinge und bakterieller Überwucherung der Darmflora.

Möglicherweise spielt der Vit E-Mangel eine indirekte Rolle in der Pathogenese der infantilen spinalen Muskelatrophie.

Diagnostische Kriterien: Verhältnis von Vit E-Konzentration im Serum (in mg) zu Lipid-Konzentration im Serum (in g): normal > 0,8. Der Vit E-Serumspiegel ist abhängig vom Lipidspiegel (nur ca. 1 % des Gesamtbestandes an Vit E zirkuliert, der Rest befindet sich im Fettgewebe). Normaler Vit E-Serumspiegel: < 12 Jahre: 3,9–15,5 µg/ml; > 12 Jahre: 4,7–20,3 µg/ml. (Oraler Vit E-Belastungs-Test mit 2 g alpha-Tocopherolacetat).
Differentialdiagnostisch abzugrenzen ist die Friedreichsche Ataxie und andere Hypovitaminosen bei Malabsorption, z. B. Vit B_{12}-Hypovitaminose mit Polyneuropathie.

H 4.10.2. Verlauf

Bei angeborenen Störungen können im Kindesalter die beschriebenen Symptome nach zwei bis drei Jahren auftreten, bei erworbenen Störungen im Erwachsenenalter nach ca. 10 Jahren und später. Unter Vit E-Substitution zeigt sich eine langsame Besserung nach ca. sechs Monaten, eine eventuelle Normalisierung nach 18–48 Monaten. Bei frühzeitiger Substitution angeborener Störungen bleiben die Kinder asymptomatisch.

H 4.10.3. Pragmatische Therapie

Prophylaxe: Der **tägliche Bedarf** gesunder Erwachsener, der von der Zufuhr hochungesättigter Fettsäuren abhängt, liegt bei ca. 25–30 mg. Die Reservekapazität liegt bei 6–12 Monaten. Tocopherole kommen ausschließlich in Pflanzen vor, in besonders hoher Konzentration in keimendem Weizen. Prophylaxe bei Abetalipoproteinämie: hohe Dosen von 100 mg/kg KG/die oral.

Substitution: 2 g/die alpha-Tocopherol (z. B. E-Vitamin ratiopharm 400®, Evit®) oral für 14 Tage, danach 800 mg/die, nach einem Jahr reduziert auf 100 mg/die.
Bei zu geringem oder fehlendem Galleﬂuß: intramuskuläre Injektionen von zuerst 200–300 mg/die, später 100 mg/die (z. B. E-Vicotrat®, Spondyvit®).

Toxische Erscheinungen sind bei Vit E nicht bekannt; in hohen Dosen verstärkt es den antikoagulativen Effekt von Warfarin.
Die wichtigste Funktion von Vitamin E als fettlösliches Antioxidans ist der Schutz von mehrfach ungesättigten Fettsäuren in Membranen und Lipoproteinen vor einer Schädigung durch Sauerstoffradikale.

Übersichtstabelle: Vitaminstoffwechselstörungen

Vitamin	Hypovitaminose	Hypervitaminose	Diag. Kriterien	Therapie
A-Retinol	Nachtblindheit, Xerosis conjunctivae, Xerophthalmie, Keratomalazie, Korneaperforation, selten: Optikusatrophie, Hemmung der Spermatogenese; Hirndrucksymptomatik	Pseudotumor cerebri; **Kinder:** Kortikalishyperostosen, Hepatomegalie; **Erwachsene:** Hautveränderungen, unspezifische Symptome, selten: Nystagmus, Exophthalmus, Hepatomegalie, Leberzirrhose	**Hypovitaminose:** Retinol i. S. erniedrigt (normal: 20–60 µg/dl), Karotin i. S. erniedrigt (normal: 50–250 µg/dl); **Hypervitaminose:** Retinol i. S.: 300–2000 µg/dl	**Hypovitaminose:** 100 mg/die Retinol oral f. Monate (z. B. Vogan®) **Hypervitaminose:** sofortiges Absetzen
B1-Thiamin	Beriberi mit PNP, Wernicke-Enzephalopathie z. T. mit Korsakoff-S.; Strachan-Syndrom	nicht bekannt (evtl. anaphylaktische Reaktion nach wiederholter Injektion von Thiamin)	Thiamin i. S. erniedrigt (normal: 6–12 µg/100 ml), Verminderung der Aktivität der Erythrozyten-Transketolase auf 30–50 %, Pyruvat- und Laktatspiegel i. S. erhöht	2 x 50 mg/die Thiamin oral bei Beriberi, 100 mg i. v. bei Wernicke-E. (z. B. Betabion®)
Nicain	Pellagra (Haut-, Schleimhautveränderungen); Hartnup-S.; ZNS-Symptome: Enzephalopathie, extrapyramidale Symptome, Myelopathie	nicht bekannt	verminderte Ausscheidung von Niacinmetaboliten (Methylnikotinamid) i. U. (normal: 3 mg/24 h), Photodermatose	akut: 3 × 200 mg/die Niacin oral; später 1–3 × 100 mg/die Niacin oral (z. B. Nicobion®)

Übersichtstabelle: Vitaminstoffwechselstörungen (Fortsetzung)

Vitamin	Hypovitaminose	Hypervitaminose	Diag. Kriterien	Therapie
B6-Pyridoxin	Epilepsie PNP	sensorische PNP Ataxie	vermehrte Ausscheidung des Tryptophanmetaboliten Xanthurensäure i. U. nach oraler Belastung mit Tryptophan, Pyridoxin i. U. vermindert (< 1,0 mg)	50–150 mg/die Pyridoxinhydrochlorid; bei PNP: 300 mg/die (z. B. Benadon®)
Panthothensäure	Parästhesien, burning feet, Krampi, Ataxie	nicht bekannt	Panthothensäure i. S. erniedrigt (normal: 220–1900 µg/l)	Multivitamine 20–40 mg/die
Biotin	Hautveränderungen Depressionen	nicht bekannt	Biotin i. S. erniedrigt (normal: 160–810 ng/l)	1 mg/die oral (z. B. in Multibionta forte®)
Folsäure	Depression, sensible PNP, funikuläre Myelose, Hirnleistungsminderung, restless legs-Syndrom; makrozytäre, hyperchrome Anämie	nicht bekannt	Folsäure i. S. erniedrigt (normal: 4–20 ng/ml) Histidinbelastungs-Test, dU-Test Homocystein und Methylmalonyl i. S. erniedrigt	akut: 15 mg/die i. m. später: 2–3 × 5 mg/die oral für 1–2 Wochen chron.: 2–4 x 5 mg/die oral (z. B. Folsan®)
B12-Cobalamin	Enzephalopathie mit Psychose, Myelopathie, sensomotorische PNP	nicht bekannt	Cobalamin i. S. erniedrigt (normal: 200–900 pg/ml) Schilling-Test Eidotter-Cobalamin-Absorptions-Test	akut: 1000 µg/die i. m. 1-2 Wochen chron.: 1000 µg i. m. 2 ×/Woche später 1 × pro Monat (z. B. Aquo-Cytobion®)
C-Ascorbinsäure	hämorrhagische Diathese mit Blutungen intrakraniell oder in Nervenscheiden	nicht bekannt	Ascorbinsäure i. S. erniedrigt (normal: 2–14 mg/l)	150–2000 mg/die oral, i. m., i. v., (z. B. Cebion®)
D-Calciferol	»rachitische Myopathie«, Tetanie	Kopfschmerzen, Schmerzen in Kiefergelenk und Muskeln, MER abgeschwächt, epileptische Anfälle	**Hypovitaminose:** 25-Hydroxycholecalciferol i. S. erniedrigt (normal: 13–43 nmol/l) **Hypervitaminose:** röntgenologisch: Verdichtung, Hyperkalziurie, evtl. Hyperkalziämie	**Hypovitaminose:** 5–10 mg/die oral od. 15 mg/die i. m. (z. B. D 3-Vicotrat®) **Hypervitaminose:** Absetzen, NaCl-Infusion, 0,5 mg/kg KG Prednisolon/die für 2–3 Monate
E-Tocopherol	spinozerebelläre Degeneration, »dying-back«-Neuropathie, selten: Retinitis pigmentosa	nicht bekannt (verstärkt Wirkung von Warfarin)	Tocopherol i. S. erniedrigt in Abhängigkeit zu Lipiden (Erwachsene normal: 4,7–20,3 µg/ml)	akut: 2 g/die oral für 14 die, danach: 800 mg/die; nach 1 Jahr: 100 mg/die (z. B. Evion®); Abetalipoproteinämie: 100 mg/kg KG/die oral

Literatur

Bauernfeind JC, Newmark H, Brin M (1974) Vitamin A and E nutrition via intramuscular or oral route. Am J Clin Nutr 27: 234–253

Bauernfeind JC, Miller ON (1978) Vitamin B_6: nutritional and pharmaceutical usage, stability, bioavailability, antagonists and safety. In: *National Academy of Sciences, Human Vitamin B 6 Requirements*. Washington, DC, 78–110

Belal S, Hentati F, Ben-Hamida C, Ben-Hamida M (1995) Friedreich's ataxia – vitamin E responsive type. The chromosome 8 locus. Clin Neurosci 3: 39–42

Berger A, Schaumberger HH (1984) More on neuropathy from pyridoxine abuse. N Engl J Med 311: 986–987

Bischoff A (1971) Die alkoholische Polyneuropathie. Klinische, ultrastrukturelle und pathogenetische Aspekte. Dtsch Med Wschr 96: 317–322

Bischoff A, Kunze K, Bitsch J (1975) Neurophysiological and electronmicroscopic studies in experimental thiamine-deficient polyneuropathy. In: *Shavez A, Bourges H, Basta S* (Hrsg.) Nutrition. Karger, Basel, 254

Bonjour JP (1977) Biotin in man's nutrition and therapy – a review. Int J Vitam Nutr Res 47: 107–118

Botez MI, Botez T (1982) Folic acid deficiency in depression (letter). Psychosomatics 23: 63

Botez MI, Fontaine F, Botez T, Bachevalier J (1977) Folate-responsive neurological and mental disorders: report of 16 cases. Eur Neurol 16: 239–246

Bressman S, Fahn S, Eisenberg M, Brin M, Maltese W (1986) Biotin-responsive encephalopathy with myoclonus, ataxia, and seizures. In: *Fahn S et al.* (Hrsg.) Advances in Neurology, Vol. 43: Myoclonus. Raven Press, New York, 119–125

Butterworth CE, Tamura T (1989) Folic acid safety and toxicity: a brief review. Am J Clin Nutr 50: 353–358

Carmel R, Sinow RM, Siegel ME, Samloff M (1988) Food cobalamin malabsorption occurs fequently in patients with unexplained low serum cobalamin levels. Arch Intern Med 148: 1715–1719

Chatterjee A, Yapundich R, Palmer CA, Marson DC, Mitchell GW (1996) Leukoencephalopathy associated with cobalamin deficiency. Neurology 46: 832–834

Cohen MM (1975) Nutritional disorders involving the nervous system. Biochemistry of Neural Disease. Harper and Row, Hagerstown, 141–159

Coppen A, Chaudhury S, Swade C (1986) Folic acid enhances lithium prophylaxis. J Affect Disord 10: 9–13

Coppen A, Swade C, Jones SA, Armstrong RA, Blair JA, Leeming RJ (1989) Depression and tetrahydrobiopterin: the folate connection. J Affect Disord 16: 103–107

Coursin DB (1954) Convulsive seizures in infants with pyridoxine-deficient diet. JAMA 154: 406–408

Cullen KM, Halliday GM (1995) Mechanisms of cell death in cholonergic basal forebrain neurons in chronic alcoholics. Metab Brain Dis 10: 81–91

Darby WJ, Mc Nutt KW, Todhunter EN (1976) Niacin. In: *Hegsted DM, Chlichester CO, Darby WJ, Mc Nutt KW, Stalvey RM, Stolz EH (Hrsg.)* Present Knowledge in Nutrition. The Nutrition Foundation, Washington DC, 162–174

Denny-Brown D (1947) Neurological conditions resulting from prolonged and severe dietary restrictions. Medicine (Baltimore) 26: 41–113

Denny-Brown D (1958) The neurologic aspects of thiamine deficiency. Fed Proc (Supp 2) 17: 35–38

Djoenaidi W, Notermans SL, Gabreels-Festen AA, Lilisantoso AH, Sudanawidjaja A (1995) Experimentally induced beriberi polyneuropathy in chickens. Electromyogr Clin Neurophysiol 35: 53–60

Doscherholmen A, Silvis S, McMahon J (1983) Dual isotope Schilling-Test for measuring absorption of food-bound and free vitamin B_{12} simultaneously. Am J Clin Pathol 80: 490–495

Erbslöh F (1974) Dystrophische Prozesse des Zentralnervensystems. In: *Bodechtel G* (Hrsg.) Differentialdiagnose neurologischer Krankheitsbilder. Thieme, Stuttgart, 554– 606

Farmer TW (1971) Neurological complications of vitamin and mineral disorders. In: *Baker AB* (Hrsg.) Clinical Neurology, Vol. 3. Harper and Row, Hagerstown, 1–25

Farmer TW (1976) Vitamin B_1 deficiency (Nutritional polyneuropathy and Strachan's syndrome). In: *Vinken PJ, Bruyn GW* (Hrsg.) Handbook of clinical neurology, Vol. 28. Elsevier, North-Holland, Amsterdam, 49

Fennelly J, Frank O, Baker H, Leevy CM (1964) Peripheral neuropathy of the alcoholic. I. Aetiologic role of aneurin and other B-complex vitamins. Brit Med J II: 1290

Fisher CM (1955) Residual neuropathological changes in Canadians held prisoners of war by the Japanese (Strachan's Disease). Canad Serv Med J 11:157

Fleischhacker WW, Mease U, Schubert H (1985) Reevaluation of antidepressant effects of tetrahydrobiopterin. Lancet ii: 387

Friedrich W (1987) Handbuch der Vitamine. Urban & Schwarzenberg, München, Wien, Baltimore

Gershoff SN (1976) Vitamin B_6 In: *Hegsted DM, Chichester CO, Darby WJ, Mc Nutt KW, Stalvey RM, Stolz EA* (Hrsg.) Present Knowledge in Nutrition. The Nutrition Foundation, Washinton DC, 149–161

Gimsing P, Melgaard B, Andersen K, Vilstrup H, Hippe E (1989) Vitamin B_{12} and folate function in chronic alcoholic men with peripheral neuropathy and encephalopathy. J Nutr 119: 416–424

Goodman Gilmann A, Goodman LS, Gilman A (1980) The pharmacological basis of therapeutics. The vitamins, 6. Aufl. Macmillan Publishing, New York, 1551-1601

Gräsbeck R (1969) Intrinsic factor and other vitamin B_{12} transport proteins. Prog Hemat 6: 233–260

Harding AE, Muller PD, Thomas PK, Willison HJ (1982) Spinocerebellar degeneration secondary to chronic interstinal malabsorption: a vitamin E deficiency syndrome. Ann Neurol 12: 419–424

Herbert V (1973) The five possible causes of all nutrient deficiency: illustrated by deficiencies of vitamin B_{12} and folic acid. Amer J Clin Nutr 26: 77–78

Hillman RS (1980) Vitamin B_{12}, folic acid, and the treatment of megaloblastic anemias. In: *Goodman Gilman A, Goodman LS, Gilman A* (Hrsg.) The pharmacological basis of therapeutics, 6. Aufl. Macmillan Publishing, New York, 1331–1346

Lever EG, Elwas RDC, Williams A, Reynolds EH (1986) Subacute combined degeneration of the cord due to folate deficiency: response to methylfolate treatment. J Neurol Neurosurg Psychiat 49: 1203–1209

Li T (1978) Factors influencing vitamin B_6 requirements in alcoholism. In: National Academy of Sciences, Washington DC. Human B_6 Requirements, 210–225

Mc Laren D (1978) Metabolic disorders. In: *Conn HF* (Hrsg.) Current therapy. W. B. Saunders Co., Philadelphia, 409–410

Mills JL, Scott JM, Kirke PN, McPartlin JM, Conley MR, Weir DG, Molloy AM, Lee YJ (1996) Homocysteine and neural tube defects. J Nutr 126: 756–760

Nelson JS, Fitch CD, Fischer VW, Broun GO, Chou AC (1981) Progressive neuropathologic lesions in vitamin E-deficient rhesus monkeys. J Neuropathol Exp Neurol 40: 166–186

Neundörfer B (1973) Differentialtypologie der Polyneuritiden und Polyneuropathien. Springer, Berlin, Heidelberg, New York

Neundörfer B (1980) Neurologische Störungen bei Hyper- und Hypovitaminosen. Nervenarzt 51: 207–216

Neville HE, Ringel SP, Guggenheim MA, Wehling CA, Starcevich JM (1983) Ultrastructural and histochemical abnormalities of skeletal muscle in patients with chronic vitamin E deficiency. Neurology 33: 483–487

Osuntokun BO, Monekosso GL, Wilson J (1969) Relationship of a generative tropical neuropathy to diet: report of a field study. Brit Med J 1: 547–550

Ouahchi K, Arita M, Kayden H, Hentati F, Ben-Hamida M, Sokol R, Arai H, Inoue K, Mandel JL, Koenig M (1995) Ataxia with isolated vitamin E deficiency is caused by mutations in the alpha-tocopherol transfer protein. Nat Genet 9: 141–145

Ravakhah K, West BC (1995) Case report: subacute combined degeneration of the spinal cord from folate deficiency. Am J Med Sci 310: 214–216

Reynolds EH, Preece JM, Bailey J, Coppen A (1970) Folate deficiency in depressive illness. Br J Psychiatry 117: 287–292

Reynolds EH, Rothfeld P, Pincus JH (1973) Neurological disease associated with folate deficiency. Brit Med J 2: 398–400

Russel FE (1967) Vitamin A content of polar bear liver. Toxicon 5: 61–62

Satya-Murti S, Howard L, Krohel G, Wolf B (1986) The spectrum of neurological disorder from vitamin E deficiency. Neurology 36: 917–921

Sauberlich HE (1984) Newer laboratory methods for assessing nutriture of selected B-complex vitamines. Annu Rev Nutr 4: 377–407

Savage DG, Lindenbaum J (1995) Neurological complications of acquired cobalamin deficiency: clinical aspects. Baillieres Clin Haematol 8: 657–678

Schretzenmayr A (1941) VI. Die Beri-Beri des Menschen. Ergeb Inn Med Kinderheilkd 60: 314–366

Steinberg S, Campell C, Hillmann RS (1979) Kinetics of the normal folate enterohepatic cycle. J Clin Invest 64: 83–89

Sturman JA (1978) Vitamin B_6 and the metabolism of sulfur amino acids. In: National Academy of Science, Human Vitamin B_6 Requirements. Washington DC, 37–60

Ulmer HV (1985) Ernährung. In: *Schmidt RF, Thews G* (Hrsg.) Physiologie des Menschen. Springer, Berlin Heidelberg New York, 628–641

Victor M, Adams RD, Collins GH (1971) The Wernicke-Korsakoff-Syndrome. Davis, Philadelphia

Weir DG, Scott JM (1995) The biochemical basis of the neuropathy in cobalamin deficiency. Baillieres Clin Haematol 8: 479–497

Werner W, Rössler B (1973) Die neurologischen Folgen des Vitamin B_{12}-Mangels (1949–1970). Fortschr Neurol Psychiatr 41: 301–326

Wolf G (1984) Multiple functions of vitamin A. Physiol Rev 64: 873–937

Wolf B, Heard GS, Weissbecker KA, Secor McVoy JR, Grier RE, Leshner RT (1985) Biotinidase deficiency: initial clinical features and rapid diagnosis. Ann Neurol 18: 614–617

Yatzidis H, Koutsicos D, Agroyannis B, Papastephanidis C, Francos-Plemenos M, Delatola Z (1984) Biotin in the menagement of uremic neurologic disorders. Nephron 36: 183–186

I. Bewegungsstörungen

Therapieempfehlungen

Wo beurteilbar, wird die wissenschaftliche Evidenz der *Wirksamkeit der Therapie* im Abschnitt »Therapeutische Prinzipien« mit * markiert.

*** Ergebnisse randomisierter, prospektiver Therapiestudien mit ausreichender Fallzahl, um eine Beeinflussung der klinischen Endpunkte valide erfassen zu können.

** Ergebnisse nicht randomisierter Fallkontrollstudien oder großer retrospektiver Studien.

* Nicht randomisierte Kohortenstudien mit historischen Kontrollen oder anekdotische Fallberichte.

Im Abschnitt »Pragmatische Therapie« wird – noch nicht ganz durchgängig – die *Qualität der Therapieempfehlung* mit Buchstaben graduiert:

A Therapieempfehlung stützt sich auf mehr als eine prospektive randomisierte, placebokontrollierte Studie oder eine Metaanalyse

B Therapieempfehlung stützt sich auf mindestens eine randomisierte, prospektive Therapiestudie mit einer ausreichenden Patientenzahl

C Rein empirische Therapieempfehlung ohne sicheren wissenschaftlichen Beweis.

I 1. Parkinson-Syndrome

von *T. Klockgether* und *W. H. Oertel**

I 1.1. Definition, Klassifikation und Differentialdiagnose

Klinische Definition

Das Parkinson-Syndrom ist durch die in unterschiedlicher Gewichtung auftretenden Kardinal-Symptome Akinese, muskuläre Rigidität und Ruhetremor gekennzeichnet. Zusätzlich treten häufig Störungen der Körperhaltung und der Haltungsreflexe auf. Andere neurologische, autonome sowie psychische Symptome treten bei den einzelnen Parkinson-Syndromen mit unterschiedlicher Häufigkeit auf.

Akinese ist eine allgemein benutzte, aber im Grunde unzutreffende Bezeichnung für eine komplexe Bewegungsstörung, deren Hauptmerkmal die Verlangsamung und Reduktion willkürlicher und automatischer Bewegungen ist. Der präzisere Begriff der Brady-/Hypokinese ist jedoch unüblich und umständlich und wird deswegen im weiteren nicht verwendet. Leichte akinetische Störungen manifestieren sich in vermindertem Mitschwingen der Arme beim Gehen, verminderter mimischer Expression und Störungen der Feinmotorik mit Schwierigkeiten beim Knöpfen und Schreiben (Mikrographie). Bei ausgeprägter Akinese bestehen zusätzlich eine Gangstörung mit Start- und Stopschwierigkeiten, Pro- und Retropulsion, kleinschrittigem, vornübergebeugtem Gangbild und verstärkter Fallneigung sowie eine Sprechstörung mit monotoner, leiser und unpräziser Artikulation und heiserer Stimme. Plötzlich auftretende, kurz andauernde völlige Unbeweglichkeit beim Gehen wird als *freezing* bezeichnet (siehe unten). Die Akinese betrifft auch die proximale und Rumpfmuskulatur. Dies führt zu einem Symptomenkomplex, der als axiale Akinese bezeichnet wird und Schwierigkeiten beim Umdrehen im Liegen und Stehen sowie beim Hinsetzen und Aufstehen umfaßt. Ein typisches Merkmal der akinetischen Bewegungsstörung ist die verminderte Fähigkeit, die Frequenz repetitiver Bewegungen zu variieren. Dies führt dazu, daß Parkinson-Patienten beim Gehen, Sprechen und bei Fingerbewegungen in hochfrequente Bewegungen mit niedriger Amplitude verfallen können. Beim Gehen wird dieses Phänomen als Festination bezeichnet.

Muskuläre Rigidität bezeichnet eine Erhöhung des muskulären Widerstands bei passiven Bewegungen, die aufgrund anhaltender Kokontraktion antagonistischer Muskeln entsteht. Im Gegensatz zur spastischen Tonuserhöhung ist das Ausmaß der rigiden Tonuserhöhung unabhängig von der Dehnungsgeschwindigkeit. Als Zahnradphänomen wird ein ruckartiges Nachgeben des Muskelwiderstands bezeichnet, dessen Ursache ein begleitender Tremor ist.

Ruhetremor entsteht durch alternierende Kontraktionen vorwiegend distaler antagonistischer Muskeln. Ruhetremor hat meist eine Frequenz von 4 bis 6 Hz. Der für das Parkinson-Syndrom typische Ruhetremor wird häufig von einem Haltetremor höherer Frequenz begleitet.

Die Körperhaltung des Parkinson-Patienten ist typischerweise gebeugt. Die Haltungsreflexe sind vermindert. Dies trägt zu der vermehrten Fallneigung bei.

Klassifikation

Parkinson-Syndrome werden in drei Gruppen unterteilt (**Tab. I 1.1**):

Tab. I 1.1: Klassifikation der Parkinson-Syndrome

Idiopathisches Parkinson-Syndrom (IPS)
Symptomatische (sekundäre Parkinson-Syndrome)
Postenzephalitisch
Enzephalitis lethargica
AIDS-Enzephalopathie
Enzephalitis anderer Genese
Vaskulär
Toxin-induziert
Mangan, Kohlenmonoxid, MPTP
Medikamenten-induziert
Neuroleptika, Antiemetika, präsynaptische Monoamin-Depletoren (Reserpin, Tetrabenazin), Kalzium-Antagonisten (Flunarizin, Cinnarizin), Lithium
Posttraumatisch
Dementia pugulistica
Metabolisch
Wilsonsche Krankheit (siehe Kap. I 5)
Hypoparathyreoidismus (siehe Kap. K 1)
Neurodegenerative Erkrankungen
Multisystematrophie (MSA)
Progressive supranukleäre Blickparese (PSP)
Kortikobasale Degeneration (CBD)
Diffuse Lewy-Körperchen-Krankheit
Huntingtonsche Krankheit (Westphal-Variante) (siehe Kap. I 4)

* Autoren dieses Kap. in der 2. Aufl.: E. Scholz und W. H. Oertel

- Das idiopathische Parkinson-Syndrom (IPS) ist eine neurodegenerative Erkrankung unbekannter Ätiologie, die pathologisch durch den vorwiegenden Verlust dopaminerger Neurone der Substantia nigra und das Auftreten von Lewy-Körpern gekennzeichnet ist. Synonyme für IPS sind Parkinsonsche Krankheit und Morbus Parkinson.
- Symptomatische (sekundäre) Parkinson-Syndrome sind Erkankungen mit bekannter Ätiologie.
- Parkinson-Syndrome können auch im Rahmen anderer neurodegenerativer Erkrankungen auftreten. Dazu gehören die Multisystematrophie (MSA), die progressive supranukleäre Blickparese (PSP; alternative Bezeichnung: Steele-Richardson-Olszewski-Syndrom) und die kortikobasale Degeneration (CBD).

Differentialdiagnose
Durch genaue Beachtung der Kardinal-Symptome bei der Anamneseerhebung und klinischen Untersuchung lassen sich Fehldiagnosen des Parkinson-Syndroms, wie Essentieller Tremor, Erkrankungen des rheumatischen Formenkreis oder Depression vermeiden. Normaldruck-Hydrozephalus und subkortikal-vaskuläre Enzephalopathie können zu Gangstörungen - initial ohne Beeinträchtigung der Arme - führen, die denen beim Parkinson-Syndrom ähneln, ohne daß ein eigentliches Parkinson-Syndrom mit Akinese, muskulärer Rigidität und Ruhetremor vorliegt. Normaldruck-Hydrozephalus und subkortikal-vaskuläre Enzephalopathie führen zu typischen CT-Veränderungen, die bei der Abgrenzung von eigentlichen Parkinson-Syndromen hilfreich sind. In Einzelfällen können aber auch zwei Erkrankungen, z. B. ein IPS und eine subkortikal-vaskuläre Enzephalopathie gemeinsam auftreten (**Tab. I 1.2**).
Liegt nach klinischen Gesichtspunkten ein Parkinson-Syndrom vor, sollte eine weitere Unterteilung in die drei Hauptkategorien, IPS, symptomatische Parkinson-Syndrome und andere neurodegenerative Erkrankungen erfolgen. Symptomatische Ursachen des Parkinson-Syndroms lassen sich meist anamnestisch klären. Bei Patienten mit einem Erkrankungsbeginn vor dem 50. Lebensjahr sollte eine Wilsonsche Krankheit durch augenärztliche Untersuchung, Untersuchung des Kupferstoffwechsels und molekulargenetische Tests ausgeschlossen werden. Bei der Abgrenzung des IPS von Parkinson-Syndromen im Rahmen anderer neurodegenerativer Erkrankungen sind Anamnese und klinische Untersuchung von überragender Bedeutung: schwere, früh auftretende autonome Störungen, zerebelläre Zeichen, Pyramidenbahn-Symptome, Blickparesen und Demenz sind nicht mit einem IPS vereinbar und sprechen für eine andere neurodegenerative Erkrankung. Magnetresonanztomographie und bildgebende nuklearmedizinische Verfahren (SPECT, PET) können bei der Abgrenzung des IPS von anderen neurodegenerativen Erkrankungen hilfreich sein (Drayer et al., 1986; Brooks et al., 1992; Schwarz et al., 1993; Schulz et al., 1994) (**Tab. I 1.2**).

Tab. I 1.2: Diagnostik bei Parkinson-Syndromen (nach Oertel und Quinn, 1996)

Anamnese: Art der Symptome, Zeitpunkt der ersten Symptome, bisheriger Verlauf, Grad der Behinderung, psychologische und psychiatrische Auffälligkeiten, kognitive Fähigkeiten, Schlafstörungen, Stürze, autonome Symptome (Schwitzen, Temperaturregulation, Wasserlassen und Stuhlgang, erektile Funktion).

Medikamente: Einnahme von Neuroleptika, Kalzium-Antagonisten oder Lithium, andere Medikamente, illegale Drogen

Beruf: gewerbliche Exposition gegenüber Toxinen

Familienanamnese: Familiäres Auftreten von neurologischen oder psychiatrischen Erkrankungen.

Krankheiten: Arterielle Hypertonie, kardiale Arrhythmien, Diabetes mellitus, Schlaganfall, Enzephalitis, Meningitis, HIV-Infektion, Schädel-Hirn-Trauma.

Neurologischer Status: Mimische Expression, Sprechen (Lautstärke, Modulation, Stimme), okulomotorische Funktionen (vertikale supranukleäre Blickparese, zerebelläre Störungen der Okulomotorik), Körperhaltung, Armbewegungen beim Gehen, Anzahl der Zwischenschritte beim Umdrehen, Aufstehen und Hinsetzen, Feinmotorik, Muskeltonus, Tremor (Ruhetremor, Haltetremor, Aktionstremor), Ataxie, Reflexdifferenzen, Pyramidenbahnzeichen.
Abnorme unwillkürliche Bewegungen: Chorea, Athetose, Ballismus, Dystonie, Myoklonien.
Autonome Störungen: Bradykardie, Variation der Herzfrequenz bei In- und Exspiration, orthostatische Hypotonie (Schellong-Test), Schweißsekretion, Speichelfluß, Restharn.
Ausschluß Wilsonsche Krankheit bei Patienten unter 50 Jahren: Messung von Serum-Kupfer- und Coeruloplasmin-Spiegeln, Spaltlampenuntersuchungen (Kayser-Fleischerscher Cornealring). Eventuell: Ausscheidung von Kupfer im 24 h-Sammelurin, Penicillamin-Belastungs-Test, molekulargenetische Untersuchung.

Laboruntersuchungen: Routinelaboruntersuchungen unter Einschluß der Schilddrüsenwerte.

Bildgebende Verfahren (allgemein): Bei typischem klinischen Bild und gutem Ansprechen auf L-Dopa (siehe Tab. I 1.3) keine Bildgebung zwingend erforderlich. Andernfalls Bildgebung unbedingt erforderlich.

Computertomographie: Normaldruck-Hydrozephalus, Raumforderung, periventrikuläre Dichteminderungen, lakunäre Infarkte, Kalzifikationen.

Magnetresonanztomographie: Befunde bei MSA: Hypointense Areale im Putamen (T2, 1,5 T), streifenförmige hyperintense Läsion am lateralen Rand des Putamen (T2, 1,5 T), hyperintense Areale im mittleren Kleinhirnstiel (T2, 1,5 T), Atrophie der Basalganglien, des Kleinhirns und Hirnstamms (T1).
PSP: Atrophie der Basalganglien und des Hirnstamms (T1).

Pharmakologische Tests: L-Dopa, Apomorphin-Test.

I 1.2. Idiopathisches Parkinson-Syndrom (IPS)

I 1.2.1. Pathogenese und Klinik

Die neuropathologischen Veränderungen des IPS bestehen aus (1) fortschreitender Depigmentation und Verlust dopaminerger Neurone vor allem im ventrolateralen Teil der Substantia nigra pars compacta (Fearnley und Lees, 1991) und (2) dem Auftreten intrazytoplasmatischer eosinophiler Einschlußkörperchen (Lewy-Körperchen) in überlebenden nigralen Neuronen (Gibb und Lees, 1990). Lewy-Körperchen sind notwendige Voraussetzung für die Diagnose des IPS. Sie sind aber nicht spezifisch für das IPS. Neben der Substantia nigra sind beim IPS noch andere Teile des Nervensystems, insbesondere Cortex, Nucleus basalis Meynert, Locus coeruleus, Raphe-Kerne und sympathische Ganglien vom Zelluntergang betroffen. Der Zellverlust in diesen Kernen erreicht aber nie ein Ausmaß wie in der Substantia nigra.

Die beim IPS vorwiegend betroffenen nigralen Neurone projizieren zum Striatum. Als Folge ihrer Degeneration entsteht im Striatum ein Mangel des Neurotransmitters Dopamin. Klinisch wird ein Parkinson-Syndrom manifest, wenn etwa 50 % der dopaminergen Neurone der Substantia nigra untergegangen sind bzw. der striatale Dopamin-Gehalt um etwa 70–80 % vermindert ist (Bernheimer et al., 1973). Bei normaler Alterung kommt es zum Verlust nigraler Neurone und Reduktion des striatalen Dopamin-Gehalts, ohne daß die für das Auftreten eines Parkinson-Syndroms kritische Schwelle erreicht wird.

Trotz intensiver Forschung ist die Ursache der Degeneration der Substantia nigra beim IPS unbekannt. Das IPS ist eine in der Regel sporadisch auftretende Erkrankung. Es sind lediglich einzelne Familien mit autosomal dominant vererbtem IPS bekannt (Gasser et al., 1994; Markopoulou et al., 1995; Wszolek et al., 1995). Dennoch sprechen molekulare und epidemiologische Untersuchungen sowie Zwillingsstudien für eine genetische Komponente auch bei sporadischen Fällen (Smith et al., 1993; Holthoff et al., 1994; Seidler et al., 1996). In mehreren epidemiologischen Studien wurde versucht, exogene ätiologische Faktoren zu identifizieren. Während ländliche Umgebung, Pestizid-Exposition und Schädel-Hirn-Trauma als risikosteigernde Faktoren diskutiert werden, ist Zigarettenrauchen negativ mit dem Auftreten eines IPS assoziiert (Koller et al.,1990; Stern et al., 1991; Seidler et al., 1996).

Post mortem-Untersuchungen an Gehirnen von Patienten mit IPS legen nahe, daß Störungen des mitochondrialen Energiestoffwechsels und oxidativer Streß eine Rolle bei der Degeneration dopaminerger Neurone der Substantia nigra spielen (Fahn und Cohen, 1992). In den letzten Jahren wird intensiv die Hypothese geprüft, daß es beim degenerativen Zelltod zu einer Reaktivierung genetisch festgelegter Mechanismen kommt, die während der Embryonalentwicklung zum apoptotischen Zelltod führen.

Die klinische Diagnose eine IPS erfordert eine progressive, symptomatisch nicht erklärte neurologische Symptomatik mit mindestens zwei der drei Kardinal-Symptome, Akinese, muskuläre Rigidität und Ruhetremor. Andere neurologische Symptome sollten nicht vorhanden sein oder sich auf eine unabhängige neurologische Krankheit zurückführen lassen. Die Diagnose eines IPS wird weiter gestützt durch gutes Ansprechen der Symptome auf L-Dopa, Auftreten L-Dopa-assoziierter Wirkungsschwankungen und Dyskinesien im Verlaufe der Krankheit sowie asymmetrischen Beginn (Gibb und Lees,1990; Ward und Gibb, 1990) **(Tab. I 1.3).**

Tab. I 1.3: Diagnostische Kriterien des idiopathischen Parkinson-Syndroms (IPS) (nach Gibb und Lees (1990), Ward und Gibb (1990) und Oertel und Quinn (1996))

Mögliches IPS
Progressive Erkrankung mit mindestens zwei der drei Kardinal-Symptome: Akinese, muskuläre Rigidität, Ruhetremor. Keine atypischen Zeichen.
Wahrscheinliches IPS
Kriterien wie beim möglichen IPS und mindestens zwei der folgenden Zeichen: ausgeprägte Antwort auf L-Dopa, L-Dopa-induzierte Wirkungsschwankungen oder Dyskinesien, asymmetrische Symptomatik.
Sicheres IPS
Kriterien wie beim wahrscheinlichen IPS.
Post mortem: Degeneration pigmentierter Neurone der Substantia nigra pars compacta, vorwiegend im ventrolateralen Teil; Nachweis von Lewy-Körperchen in der Substantia nigra; keine oligodendroglialen Einschlußkörperchen.

Die einzelnen Symptome des IPS treten in unterschiedlicher Ausprägung auf. Dieser Variabilität wird durch Zuordnung zu einem der drei Prävalenztypen – Äquivalenztyp, akinetisch-rigider Typ und Tremor-dominanter Typ – Rechnung getragen.

Autonome Symptome beim IPS umfassen vermehrten Speichelfluß und Talgsekretion, Störungen des Schwitzens mit Hyper- und Hypohidrose, Verstopfung und bei fortgeschrittener Krankheit erektile Dysfunktion und Dranginkontinenz. Bei manchen Patienten kommt es trotz ausreichender Kalorienzufuhr zu erheblichem Gewichtsverlust, der bis zur Kachexie fortschreiten kann.

Zu den psychischen Symptomen des IPS gehören Depression, Verlangsamung des Denkens und eine verminderte Fähigkeit, Strategien und Denkkonzepte zu wechseln (Brown und Marsden, 1988; Seiler et al., 1992). Demenz kommt beim IPS gehäuft vor. Die Wahrscheinlichkeit, Demenz im Rahmen eines IPS zu entwickeln, steigt mit dem Alter. So soll nach Mayeux et al. (1992) eine Demenz bei 12 % der unter 65jährigen, bei 19 % der 65 bis 75jährigen und 59 % der über 75jährigen

IPS-Patienten vorkommen. Nach Rajput et al. (1984) und einer Übersicht von Quinn (1993) liegt die Wahrscheinlichkeit eines IPS-Patienten, eine Demenz zu entwickeln, bei bis zu 30 %. Das Demenz-Risiko ist vor allem bei Patienten mit Erkrankungsbeginn nach dem 65. Lebensjahr erhöht. Patienten mit früherem Krankheitsbeginn, vor allem solche mit einem Beginn vor dem 40. Lebensjahr werden dagegen nicht häufiger dement als Gesunde gleichen Alters.

I 1.2.2. Verlauf

Das durchschnittliche Erkrankungsalter liegt beim IPS zwischen 50 und 60 Jahren. Erkrankungsbeginn vor dem 30. Lebensjahr ist sehr selten. Eine obere Altersgrenze für das Auftreten des IPS gibt es nicht. Die Prävalenz des IPS liegt bei 100–200:100 000 und nimmt mit steigendem Alter kontinuierlich zu. In der Altersgruppe von 80 bis 90 Jahren wurde in mehreren Studien eine Prävalenz von mehr als 1 % gefunden. Die Inzidenz des IPS liegt bei 10 bis 20 : 100 000. Die meisten Studien zeigen eine altersabhängige Zunahme der Inzidenz mit einem Gipfel von etwa 250 : 100 000 zwischen dem 60. und 70. Lebensjahr, während die Inzidenz in der Bevölkerungsgruppe über 70 Jahren wieder zurückgeht (Rajput et al., 1984; de Pedro-Cuesta und Stawiarz, 1991).
Das IPS ist eine stetig progrediente neurodegenerative Erkrankung. Eine Studie aus der Zeit vor der Einführung von L-Dopa berichtet, daß 28 % der IPS-Patienten 5 Jahre nach Krankheitsbeginn behindert oder verstorben waren. Dieser Anteil stieg auf 61 % nach 5 bis 9 Jahren, 83 % nach 10 bis 14 Jahren und fast 90 % nach 15 Jahren (Hoehn und Yahr, 1967). Einer anderen Studie zufolge betrug die durchschnittliche Überlebenszeit von IPS-Patienten mit einem Krankheitsbeginn vor 1950 18 Jahre (Pollock und Hornabrook, 1966). Seit Einführung der L-Dopa-Behandlung in den 60iger Jahren wird der natürliche Verlauf des IPS nicht mehr beobachtet. Die Mortalität von IPS-Patienten, die vor der Einführung der L-Dopa-Therapie 1,5 bis 3 mal höher als die altersentsprechender Kontrollpersonen war, hat sich der der Normalbevölkerung angenähert. Seit Einführung von L-Dopa ist das Todesalter von IPS-Patienten um 4,5 Jahre gestiegen (Maier-Hoehn, 1983). Der Tremor-dominante Typ hat unter den klinischen Subtypen die beste Prognose (Pollock und Hornabrook, 1966; Zetusky et al., 1985). Der Tod tritt beim IPS wie bei anderen neurodegenerativen Erkrankungen in den meisten Fällen durch interkurrente Infekte, kardiale und respiratorische Insuffizienz ein (Roos et al., 1996).

I 1.2.3. Therapeutische Prinzipien

Pathophysiologie

Dopamin übt seine Wirkung im Striatum über vorwiegend postsynaptisch lokalisierte Rezeptoren aus, die pharmakologisch in D1- und D2-Rezeptoren unterteilt werden (Kebabian und Calne, 1979). Molekularbiologische Untersuchungen haben fünf verschiedene Rezeptorsubtypen identifiziert, die entsprechend ihren pharmakologischen Eigenschaften in D1-ähnliche (D1, D5) und D2-ähnliche (D2, D3, D4) unterteilt werden (Gingrich und Caron, 1993). Dopamin wird durch den hochaffinen Dopamin-Transporter in präsynaptische Nervenendigungen wiederaufgenommen und damit inaktiviert. Es wird außerdem enzymatisch durch die Catechol-O-Methyltransferase (COMT) und die vorwiegend glial lokalisierte Monoamin-Oxidase B (MAO B) abgebaut (**Abb. I 1.1**).
Experimentelle Untersuchungen zeigen, daß es als Folge des striatalen Dopamin-Mangels zu gesteigerter Aktivität cholinerger striataler Interneurone und vermehrter Ausschüttung von Acetylcholin kommt. Acetylcholin übt seine Wirkung im Striatum vorwiegend über zentrale muskarinische Rezeporen aus. Es hat komplexe Wirkungen auf striatale Projektionsneurone.
Der striatale Dopamin-Mangel führt zu tonisch gesteigerter neuronaler Aktivität in striatalen Projektionsneuronen zum externen Pallidum, im Nucleus subthalamicus und in den sogenannten Ausgangskernen der Basalganglien, dem internen Pallidum und der Substantia nigra pars reticulata. Ursache der tonischen Aktivitätsänderungen sind Dysbalancen zwischen hemmender γ-aminobutyraterger (GABAerger) und erregender glutamaterger Neurotransmission. Bei der Vermittlung der glutamatergen Transmission spielt der N-methyl-D-aspartat- (NMDA-) Rezeptor eine entscheidende Rolle. Außer gesteigerter tonischer Aktivität kommt es im Nucleus subthalamicus und den Ausgangskernen zu abnormen Aktivitätsmustern (Klockgether und Turski, 1989; Bergman et al., 1990; Wichmann et al., 1994; Albin et al., 1995). Die gesteigerte und abnorme Aktivität der Ausgangskerne der Basalganglien führt über verstärkte GABAerge Hemmung zu oszillatorischer Aktivität in den Basalganglien-Territorien des Thalamus. Es wird vermutet, daß sich abnorme Aktivitätsmuster durch intrathalamische Verbindungen in andere Territorien des Thalamus ausbreiten können.

Medikamentöse Behandlung (ges. gesch. Präparatenamen z. T. in Auswahl)

1) L-Dopa
Wirkmechanismus: L-Dopa ist die direkte Vorstufe von Dopamin. L-Dopa wird über aktive Mechanismen vom Gastrointestinaltrakt ins Blut und von dort ins ZNS transportiert. Es konkurriert dabei mit anderen neutralen Aminosäuren. Im

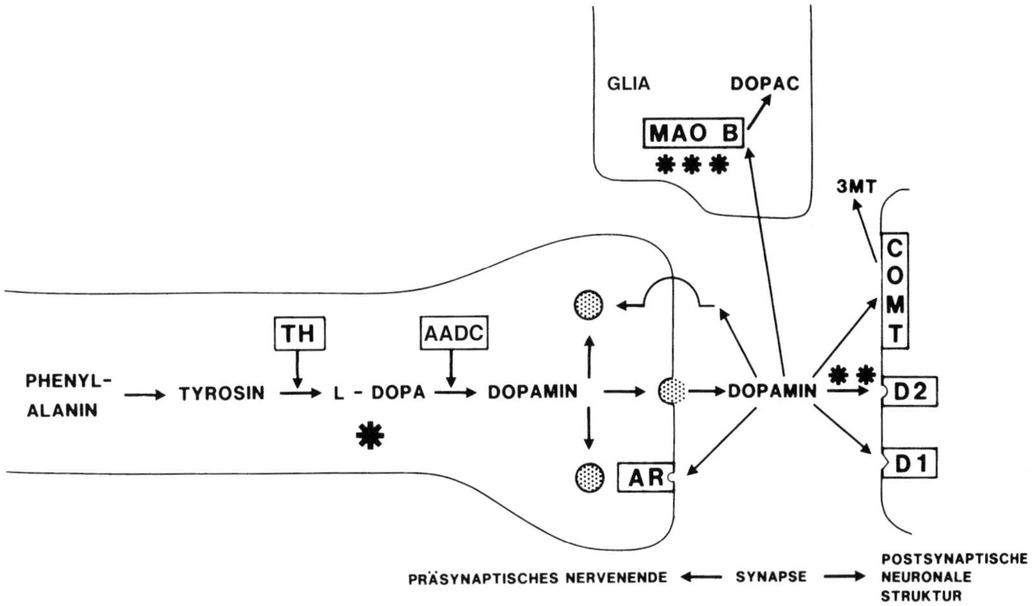

Abb. I 1.1 Schematische Darstellung einer dopaminergen nigrostriatalen Synapse
Im präsynaptischen Nervenende wird aus Phenylalanin über Tyrosin und L-Dopa der Transmitter Dopamin hergestellt. Dopamin wird freigesetzt und bindet postsynaptisch an den D1-Rezeptoren und D2-Rezeptoren und präsynaptisch an den Auto-Rezeptoren, die den D2-Rezeptoren entsprechen. Dopamin wird aus dem synaptischen Spalt über einen Rückaufnahmemechanismus entfernt bzw. über die Enzyme Monoaminooxidase B (MAO B) und Catechol-O-Methyltransferase (COMT) abgebaut. Die Sterne zeigen die unterschiedlichen Wirkorte von L-Dopa (★), D 2-Agonist (★★) und MAO-B-Hemmern (★★★).
L-Dopa kann auch in nicht-dopaminergen Zellen des Striatums zu Dopamin umgewandelt werden.

AR	= Auto-Rezeptor	TH	= Tyrosinhydroxylase
COMT	= Catechol-O-Methyltransferase	3 MT	= 3-Methoxytyramin
D 1	= Dopamin-1-Rezeptor	✱	= Wirkung von L-Dopa
D 2	= Dopamin-2-Rezeptor	✱✱	= Wirkung von Dopamin-Agonisten
AADC	= Decarboxylase für asomatische L-Aminosäuren	✱✱✱	= Wirkung von Monoaminooxidase B-Hemmern
DOPAC	= Dihydroxyphenylessigsäure	◎	= Vesikel
L-DOPA	= L-Dihydroxyphenylalanin	⌒	= Dopamin-Rückaufnahme
MOA B	= Monoaminooxidase B		

Striatum wird L-Dopa in verbliebene nigrostriatale dopaminerge Nervenendigungen aufgenommen und durch eine Decarboxylase für aromatische L-Aminosäuren (AADC) in Dopamin umgewandelt. Das dabei gebildete Dopamin ergänzt noch vorhandenes Dopamin und unterliegt den gleichen Mechanismen der Freisetzung und Inaktivierung wie endogenes Dopamin. L-Dopa führt aber auch zu einer Erhöhung von Dopamin-Spiegeln in Hirngebieten wie dem Cerebellum, die keine dopaminergen Terminalen besitzen (Lloyd et al., 1975). Möglicher Ort der Decarboxylierung von L-Dopa sind nicht-dopaminerge Nervenendigungen und Gliazellen. Dopamin, das auf diesem Weg gebildet wird, wird in nicht-physiologischer Weise gespeichert, freigesetzt und inaktiviert.
Die zur Behandlung des Parkinson-Syndroms erforderlichen Dosen von L-Dopa führen bei den meisten Patienten zu nicht tolerablen peripheren Wirkungen. L-Dopa wird deswegen ausschließlich in einer festen Kombination mit einem peripheren Hemmer der AADC (Benserazid oder Carbidopa) verabreicht.

Pharmakokinetik: Orale Standardpräparationen von L-Dopa (Isicom®, Madopar®, Nacom®, Striaton®) stehen als Kapseln oder Tabletten zur Verfügung. Die Bioverfügbarkeit beträgt 90 bis 100 %. Sie führen zu maximalen Plasma-Konzentrationen in etwa 1 Stunde und haben eine Plasma-Halbwertszeit von 0,5 bis 2 Stunden (Marsden et al., 1982; Cedarbaum et al., 1989; Yeh et al., 1989). Die periphere Pharmakokinetik von L-Dopa bleibt auch mit Fortschreiten des IPS unverändert (Nutt und Woodward, 1986).
Eine schnell-wirkende dispersible Form von L-Dopa steht in Form einer wasserlöslichen Tablette zur Verfügung (Madopar LT®). Die schnell-wirkende Form von L-Dopa ähnelt in ihren pharmakokinetischen Eigenschaften den Standardpräparationen von L-Dopa. Die maximale Plasma-Konzentration wird nach Herstellerangaben jedoch bereits nach 25 Minuten erreicht.
Retardpräparationen (Madopar® Depot, Nacom® Retard) setzen aufgrund einer besonderen galenischen Zubereitung L-Dopa im Magen verzögert frei. Sie haben eine Bioverfügbarkeit von etwa

70 %. Maximale Plasma-Konzentrationen werden nach 1,6 bis 2,6 Stunden erreicht. Die Plasma-Konzentrationen sind im Vergleich zu Standardpräparaten niedriger. Die Plasma-Halbwertszeit von Depotpräparaten unterscheidet sich nicht wesentlich von der eines Standardpräparats und wird mit 0,5 bis 2 Stunden angegeben (Cedarbaum et al., 1989; Yeh et al., 1989; Grahnén et al., 1992). Öffnen der Kapseln führt zum Verlust bzw. Teilen der Tabletten zum partiellen Verlust der Retardwirkung (**Tab. I 1.4**).

Klinische Studien (Standardpräparationen): Die Wirksamkeit von L-Dopa beim IPS ist in zahlreichen Studien belegt (Cotzias et al., 1969). Ansprechen auf L-Dopa gilt heute als ein Kriterium für

Tab. I 1.4: Pharmakokinetik der Antiparkinson-Medikamente (ges. gesch. Präparatenamen z. T. in Auswahl)

Substanz	Präparatenamen	Tages-Dosis (mg)	Appl.-art	Bioverfügbarkeit %)	Zeit bis max. Plasma-Konz. (Std.)	Plasma-Halbwertszeit (Std.)
L-Dopa						
L-Dopa, Standard	Isicom® Madopar® Nacom®	200–1 000	oral	90–100	1,0	0,5–2
L-Dopa, dispersibel	Madopar® LT	200–1 000	oral	90–100	0,4	0,5–2
L-Dopa, retardiert	Madopar® depot Nacom® retard	300–1 200	oral	70	1,6–2,6	0,5–2
Dopamin-Agonisten						
Apomorphin	Apomorphin®	5–60	subkutan	100	0,1–0,3	0,5
Bromocriptin	Kirim® Pravidel®	7,5–50	oral	3–6	0,5–3	3–6
α-Dihydroergocryptin	Almirid®	15–60	oral	?	1	10–19
Lisurid	Dopergin®	1,2–3	oral	14	0,5–2,5	2–3
Pergolid	Parkotil®	1,5–5	oral	?	1–2	15–42
MAO B-Hemmer						
Selegilin	Antiparkin® Deprenyl® Movergan® Selegam	5–10	oral	entfällt	entfällt	entfällt
Amantadin						
Amantadin-Hydrochlorid	Amantadin-ratiopharm® Viregyt®	200–300	oral	100	1–4	15
Amantadin-Sulfat	PK-Merz® Tregor®	200–300	oral	100	6–10	15
Amantadin-Sulfat	PK-Merz®	200–600	intravenös	100	?	?
Anticholinergika						
Benzatropin	Cogentinol®	3–6	oral	?	?	?
Biperiden, Standard	Akineton® Biperiden-neuraxpharm® Biperiden-ratiopharm® Desiperiden® Norakin®	6–12	oral	30	1,5	24
Biperiden, retardiert	Akineton® retard	6–12	oral	?	4,5	?
Bornaprin	Sormodren®	6–12	oral	?	1,5	30
Metixen	Metixen-Berlin Chemie® Tremarit®	15–30	oral	?	?	?
Procyclidin	Osnervan®	15–30	oral	?	?	10–14
Trihexyphenidyl, Standard	Artane® Parkopan®	6–15	oral	?	?	8–13
Trihexyphenidyl, retardiert	Artane retard®	6–15	oral	?	?	?
Clozapin	Leponex®	6,25–75	oral	27	1,1–3,6	9–17

Die Quellen für diese Angaben sind im Text bei den einzelnen Substanzen jeweils unter der Überschrift Pharmakokinetik aufgeführt.

die klinische Diagnose eines IPS. Parkinson-Patienten, die nicht auf L-Dopa ansprechen, haben in der Regel kein IPS, sondern ein symptomatisches Parkinson-Syndrom oder eine andere neurodegenerative Erkrankung.

Es gibt zwei Haupttypen von pharmakologischen Antworten auf L-Dopa: (1) Die kurzdauernde Antwort *(short duration response)* führt zu einer Minuten bis Stunden anhaltenden Besserung der Parkinson-Symptomatik, die zeitlich eng mit der Einnahme von L-Dopa verbunden ist. Bei vielen Patienten treten im Langzeitverlauf zusammen mit der kurzdauernden Antwort Nebenwirkungen in Form von Dyskinesien auf. (2) Die langdauernde Antwort *(long duration response)* entwickelt sich nach Beginn einer L-Dopa-Behandlung über Tage bis Wochen und hält nach Absetzen noch Tage an. Möglicherweise entspricht die kurzdauernde L-Dopa-Antwort der nicht-physiologischen L-Dopa-Wirkung, während die langdauernde Antwort auf der Umwandlung von L-Dopa zu Dopamin in dopaminergen Terminalen beruht (Nutt und Holford, 1996).

Die klinische Wirkung von L-Dopa ändert sich im Laufe einer mehrjährigen Behandlung erheblich. In den ersten Jahren führt dreimalige Einnahme am Tag zu gleichmäßig anhaltender Beweglichkeit. Absetzversuche bei solchen stabilen Patienten zeigen, daß ein erheblicher Teil der L-Dopa-Wirkung auf der langdauernden Antwort beruht. Nach 3 bis 5 Jahren treten bei den meisten Patienten Wirkungsschwankungen (Fluktuationen) auf. Es wird zwischen vorhersagbaren, von der L-Dopa-Einnahme abhängigen Fluktuationen und nicht-vorhersagbaren, von der L-Dopa-Einnahme unabhängigen Fluktuationen unterschieden. Vorhersagbare Fluktuationen bestehen in der Regel in einer zu kurzen L-Dopa-Wirkdauer mit Wiedereintreten oder Verstärkung der Parkinson-Symptomatik vor der nächsten L-Dopa Einnahme. Sie werden im englischsprachigen Schrifttum auch als *wearing-off* oder *end of dose*-Akinese bezeichnet. Für nicht-vorhersagbare Wirkungsschwankungen werden auch die Bezeichnungen *on-off*-Phänomen, *random oscillations* oder *yo yo-ing* verwendet. Bei Patienten mit Wirkungsschwankungen ist die Wahrscheinlichkeit, daß mit der Besserung der Parkinson-Symptomatik Dyskinesien auftreten, deutlich erhöht. Die langdauernde L-Dopa-Antwort ist bei Patienten mit Wirkungsschwankungen im Vergleich zu stabilen Patienten deutlich reduziert oder fehlt vollständig (Marsden et al., 1982).

Da die periphere Pharmakokinetik von L-Dopa im Verlauf der Krankheit und langjähriger Behandlung unverändert bleibt, scheiden Änderungen der peripheren Pharmakokinetik als Ursache der Wirkungsschwankungen aus. Modelluntersuchungen legen nahe, daß die Änderungen der L-Dopa-Wirkung im Laufe der Erkrankung (1) auf eine Erhöhung der erforderlichen L-Dopa-Konzentration am Wirkort, (2) ein kürzeres Verbleiben von L-Dopa am Wirkort und (3) eine steilere Dosis-Wirkungs-Beziehung zurückzuführen sind. Gleichzeitig sinkt die für das Auftreten von Dyskinesien erforderliche L-Dopa-Konzentration (Nutt und Holford, 1996).

Das neurobiologische Korrelat dieser Veränderungen ist nicht bekannt. Traditionell wird das Auftreten von Wirkungsschwankungen auf eine fortschreitende Degeneration dopaminerger Terminalen mit zunehmend geringerer Dopamin-Speicherkapazität zurückgeführt *(storage hypothesis)*. Die geringere Dopamin-Speicherkapazität bietet eine überzeugende Erklärung für die im Laufe der Krankheit abnehmende langdauernde L-Dopa-Antwort. Andere Beobachtungen sind jedoch durch diese Hypothese nicht zu erklären. So nimmt die Wirkdauer des direkten Dopamin-Agonisten Apomorphin im Laufe der Krankheit etwa im gleichen Maß ab wie die von L-Dopa (Bravi et al., 1994). Weiterhin ist die Dauer der L-Dopa-Wirkung bei Patienten mit asymmetrischem Parkinson-Syndrom auf beiden Körperseiten gleich (Kempster et al., 1989). Es wird daher angenommen, daß es zu behandlungsinduzierten Änderungen striataler Dopamin-Rezeptoren und konsekutiv der peptidergen und glutamatergen Neurotransmission in den Basalganglien kommt. Experimentelle Untersuchungen legen nahe, daß intermittierende Gabe von L-Dopa diese Veränderungen begünstigt (Engber et al., 1991).

Klinische Studien (Retardpräparationen): Retardpräparationen sind in einer großen Anzahl offener Studien an Patienten mit Wirkungsschwankungen geprüft worden. In den meisten dieser Studien wird über eine insgesamt verbesserte Beweglichkeit, Abnahme der *off*-Zeiten und geringere Wirkungsschwankungen berichtet. Oft nehmen jedoch Dyskinesien zu, und es besteht weiter Bedarf an nicht-retardiertem L-Dopa (Übersicht bei Koller und Pahwa, 1994). In einer großen, kontrollierten *crossover*-Vergleichsstudie zwischen retardiertem mit nicht-retardiertem L-Dopa kam es unter dem retardiertem Präparat zu einer signifikanten Besserung der globalen Einschätzung des klinischen Zustands mit längeren *on*- und kürzeren *off*-Phasen. Die Besserung schlug sich allerdings nicht in einer Änderung der klinischen Scores nieder (Hutton et al., 1989). In einer kleineren kontrollierten Studie an 14 Patienten besserten sich zwar die klinischen Scores, nicht aber die Selbsteinschätzung der Patienten. Etwa 25 bis 30 % der Patienten entwickelten Dyskinesien (de Michele et al., 1989). Bei Langzeitanwendung kommt es zu einer allmählichen Wirkungsabschwächung (Koller und Pahwa, 1994).

Unerwünschte Wirkungen: L-Dopa kann insbesondere bei jüngeren Parkinson-Patienten und im Langzeitverlauf zu abnormen unwillkürlichen Bewegungen führen, die unter dem Begriff der Dyskinesien zusammengefaßt werden. Die bei L-Dopa-behandelten Parkinson-Patienten auftretenden Dyskinesien werden in mobile (hyperkinetische), in der Regel schmerzlose Dyskinesien (an den Extremitäten betonte choreatiforme Bewegungen, choreodystone und selten choreoathetoide Bewegungen) und schmerzhafte Dystonien (langsame oder fixierte Dyskinesien) unterteilt. Bei Gesunden treten Dyskinesien selbst nach akuter Gabe hoher Dosen von L-Dopa nicht auf. Wie oben dargestellt, sinkt bei Patienten die Schwelle für das Auftreten von Dyskinesien im Laufe der Krankheit. Dyskinesien treten zuerst zum Zeitpunkt der maximalen L-Dopa-Spiegel auf (*peak dose*-Dyskinesien). Nach langdauernder L-Dopa-Behandlung können Dyskinesien während der gesamten *on*-Phase vorhanden sein (Plateau-Dyskinesien). Seltener kommt es zu biphasischen Dyskinesien, die beim Anstieg und Abfall der wirksamen L-Dopa-Konzentration auftreten.

Schmerzhafte Dystonien treten in der Regel in der beginnenden oder abklingenden *off*-Phase auf und sind somit durch die Behandlung induziert. Sehr selten sind Dystonien neben dem akinetisch-rigiden Syndroms bei unbehandelten Parkinson-Patienten vorhanden. Ebenfalls selten sind schmerzlose Dystonien in *on*-Phasen (on-Dystonien) (Poewe et al., 1988). Die Behandlung der L-Dopa-induzierten Dyskinesien ist unten dargestellt (siehe unten).

L-Dopa kann exogene Psychosen induzieren. Ähnlich wie die L-Dopa-induzierten Dyskinesien treten L-Dopa-induzierte Psychosen häufiger bei Patienten mit fortgeschrittener Krankheit und langer Behandlungsdauer auf. L-Dopa-induzierte Psychosen entwickeln sich oft in stereotyper Weise: Vorzeichen der Psychose sind lebhafte Träume. Die beginnende Psychose äußert sich in visuellen Illusionen (Pseudohalluzinationen), von denen sich die Patienten zunächst noch distanzieren können. Im weiteren Verlauf verlieren sie die Einsicht in den Trugcharakter ihrer gestörten Wahrnehmungen (Halluzinationen). Bei weiterem Fortschreiten kann es zu einem Beeinträchtigungs- und Verfolgungswahn mit dadurch bedingtem feindseligem Verhalten kommen. Die Behandlung der L-Dopa-induzierten exogenen Psychosen ist unten dargestellt (siehe unten).

Weitere unerwünschte Wirkungen von L-Dopa sind orthostatische Hypotonie und gastrointestinale Störungen in Form von Übelkeit und Brechreiz. Diese Wirkungen sind oft zu Beginn einer Behandlung ausgeprägt und lassen im weiteren Verlauf nach. Falls erforderlich, wird orthostatische Hypotonie mit physikalischen Maßnahmen (gesteigerte Flüssigkeits- und Salzzufuhr, körperliches Training, Stützstrümpfe) und medikamentös (3 × 20 mg Domperidon, Motilium®, in Ausnahmefällen 1–3 × 0,1 mg Fludrocortison, Astonin H®) behandelt. Übelkeit und Brechreiz können wirksam mit dem peripher wirksamen Dopamin-Rezeptor-Antagonisten Domperidon (Motilium®) in einer Dosis von 20 mg jeweils 30 Minuten vor Einnahme von L-Dopa verhindert werden. Weitere unerwünschte Wirkungen von L-Dopa sind in **Tab. I 1.5** aufgeführt. Ein Melanom stellt keine Kontraindikation für die Behandlung mit L-Dopa dar (Weiner et al., 1993 b).

Dopamin-Agonisten

Dopamin-Agonisten stimulieren direkt prä- und postsynaptische Dopamin-Rezeptoren. Sie müssen daher nicht wie L-Dopa enzymatisch in eine wirksame Form umgewandelt werden. Alle Dopamin-Agonisten üben ihre Wirkung vorwiegend durch Stimulation von D2-Rezeptoren aus. Die einzelnen Substanzen unterscheiden sich aber in ihrer Wirkung auf andere Dopamin-Rezeptoren und ihrer Wirkdauer.

2) Bromocriptin

Wirkmechanismus: Bromocriptin (Kirim®, Pravidel®) ist ein Ergolin, das als Tablette und Kapsel zur Verfügung steht. Es hat außer einer D2-Rezeptor-agonistischen Wirkung eine leichte D1-Rezeptor-antagonistische Wirkung.

Pharmakokinetik: Bromocriptin wird nur unvollständig intestinal absorbiert und unterliegt einem *first pass*-Effekt in der Leber. Die Bioverfügbarkeit liegt deswegen bei nur 3 bis 6 %. Die Zeit bis zum Erreichen maximaler Plasma-Konzentrationen beträgt 0,5 bis 3 Stunden, die Plasma-Halbwertszeit 3 bis 6 Stunden. Bromocriptin ist zu 90 bis 95 % an Plasma-Eiweiße gebunden (Liebermann und Goldstein, 1982; Marsden et al., 1982; Schran et al., 1985; Wachtel, 1992) (**Tab. I 1.4**).

Klinische Studien: Bromocriptin ist in Dosierungen von weniger als 30 mg bei der Behandlung von Patienten mit neu aufgetretenem IPS weniger wirksam als L-Dopa (Hely et al., 1994). Nur bei etwa 30 bis 40 % aller Patienten läßt sich mit einer derart dosierten Bromocriptin-Monotherapie eine befriedigende Wirkung erzielen. Bei diesen Patienten treten im weiteren Krankheitsverlauf seltener Wirkungsschwankungen auf. Es ist nicht klar, ob die günstigere Langzeitprognose von Patienten, die mit einer Bromocriptin-Monotherapie behandelt wurden, auf die Behandlung oder eine Selektion von Patienten zurückzuführen ist. Höhere Dosen von Bromocriptin (50 mg) sind ähnlich wirksam wie L-Dopa, bedürfen aber wegen häufiger Nebenwirkungen einer Kombination mit einem peripher wirksamen Dopamin-Rezeptor-Antagonisten. Eine dreijährige Behandlung mit einer hochdosierten Bromocriptin-Monotherapie gefolgt von einer Kombination von Bromocriptin und L-Dopa führt seltener zu Wirkungsschwankungen als eine L-Dopa-Monotherapie (Montastruc et al., 1994).

Zahlreiche Studien und Beobachtungen belegen, daß Bromocriptin die Wirkung von L-Dopa potenziert. Durch die Zugabe von Bromocriptin kann daher in allen Krankheitsphasen die erforderliche L-Dopa-Dosis reduziert werden. Wirkungsschwankungen unter einer L-Dopa-Monotherapie werden durch Bromocriptin reduziert. In mehreren Studien wurden eine initiale Kombinationsbehandlung aus Bromocriptin und L-Dopa mit einer L-Dopa-Monotherapie verglichen. Mit

Ausnahme der an einem sehr kleinen Patientenkollektiv durchgeführten und statistisch nicht aussagekräftigen Untersuchung von Weiner et al. (1993) ist das übereinstimmende Ergebnisse dieser Untersuchungen, daß die frühzeitige Kombinationsbehandlung mit L-Dopa und Bromocriptin die Wahrscheinlichkeit späterer Wirkungsschwankungen vermindert (Fischer et al., 1984; Rinne, 1985, 1987; Olsson, 1990; Nakanishi et al., 1992; Przuntek et al. 1996). Alle diese Studien weisen jedoch methodische Mängel auf (Factor und Weiner, 1993). Eine der Studien wurde wegen höherer Mortalität der allein mit L-Dopa behandelten Patienten vorzeitig abgebrochen (Przuntek et al., 1992, 1996).

Unerwünschte Wirkungen: Bromocriptin verursacht ähnlich wie L-Dopa unerwünschte zentralnervöse Wirkungen in Form von Dyskinesien und Psychosen. Auch die unerwünschten peripheren Wirkungen (orthostatische Hypotonie, Übelkeit, Erbrechen) von Bromocriptin ähneln denen von L-Dopa, sind aber oft stärker ausgeprägt. Alle Ergoline mit Dopamin-agonistischer Wirkung können pleuropulmonale Fibrosen hervorrufen (LeWitt et al., 1983; Bhatt et al., 1991) (**Tab. I 1.5**).

3) **Lisurid**

Lisurid (Dopergin®) ist ein oral wirksames Ergolin. Lisurid-Lösung zur subkutanen Dauerinfusion (Lisurid-Pumpe) steht nicht zur allgemeinen Verfügung. Lisurid besitzt neben einer D2-Rezeptor-agonistischen Wirkung eine geringe stimulierende Wirkung auf D1-Rezeptoren und bindet außerdem an 5-HT_{1A}-Rezeptoren (Azuma und Oshino, 1980).

Pharmakokinetik: Die Bioverfügbarkeit von Lisurid liegt bei nur 14 %. Die Plasma-Halbwertszeit beträgt etwa 2 bis 3 Stunden. Maximale Plasma-Konzentrationen werden nach 0,5 bis 2,5 Stunden erreicht. Lisurid wird zu 60 bis 70 % an Plasma-Eiweiße gebunden (Liebermann und Goldstein, 1982; Marsden et al., 1982; Humpel et al., 1984; Wachtel, 1992) (**Tab. I 1.4**).

Klinische Studien: Die klinischen Wirkungen von Lisurid ähneln weitgehend denen von Bromocriptin (Le Witt et al., 1983). Als Monotherapie ist Lisurid nur bei 30 bis 40 % bisher nicht behandelter Parkinson-Patienten wirksam (Giovannini et al., 1988). Lisurid verstärkt die Wirkung von L-Dopa und ist zur Behandlung von Patienten mit Wirkungsschwankungen geeignet (Liebermann et al., 1981; McDonald und Horowski, 1983; Meneghetti et al., 1986). In zwei Vergleichsstudien an L-Dopa-behandelten Patienten mit Wirkungsschwankungen zeigten sich keine Unterschiede zwischen Lisurid und Bromocriptin (Le Witt et al., 1982; Laihinen et al., 1992). Patienten, die früh mit einer Kombination von L-Dopa und Lisurid behandelt werden, entwickeln in geringerem Maß Wirkungschwankungen als Patienten mit einer L-Dopa-Monotherapie (Rinne, 1989).

Unerwünschte Wirkungen: Die unerwünschten Wirkungen von Lisurid entsprechen denen von Bromocriptin (**Tab. I 1.5**).

4) **Pergolid**

Wirkmechanismus: Pergolid (Parkotil®) ist ein oral wirksames Ergolin. Es ist ein voller Agonist sowohl an D1- als auch an D2-Rezeptoren.

Pharmakokinetik: Die orale Bioverfügbarkeit von Pergolid ist gering. Genaue Angaben sind der Literatur jedoch nicht zu entnehmen. Maximale Plasma-Konzentrationen werden 1 bis 2 Stunden nach oraler Einnahme von Pergolid erreicht. Die Plasma-Halbwertszeit beträgt 15 bis 42 Stunden. Pergolid ist zu 91 % an Plasma-Eiweiße gebunden (Wachtel, 1992) (**Tab. I 1.4**).

Klinische Studien: Monotherapie mit Pergolid führt bei etwa der Hälfte bisher nicht behandelter Patienten zu einer befriedigenden Besserung der Symptome (Wright et al., 1984; Mizuno et al., 1995). Bei gleichzeitiger Gabe von Domperidon können hohe Dosen von Pergolid (5 mg) gegeben werden, die es erlauben, eine Monotherapie für längere Zeit mit ausreichender Wirkung bei der Mehrzahl der Patienten durchzuführen (Wolters et al., 1994). In dieser Studie fanden sich bei den zwei Drittel der Patienten, die anhaltend eine Pergolid-Monotherapie erhielten, nach mehr als zwei Jahren keine Wirkungsschwankungen und Fluktuationen, insbesondere auch nicht bei Patienten mit frühem Erkrankungsalter.

Pergolid potenziert die Wirkung von L-Dopa. Bei Patienten mit Wirkungsschwankungen können durch Zugabe von Pergolid die L-Dopa-Dosis reduziert und Wirkungsschwankungen verbessert werden. Es ist auch möglich, mit sehr hohen Dosen von Pergolid (6–10 mg) in Kombination mit einer niedrigen L-Dopa-Dosis eine ausreichende Beweglichkeit bei deutlicher Reduktion von Dyskinesien bei ausgewählten Patienten mit fortgeschrittener Erkrankung zu erreichen (Facca und Sanchez-Ramos, 1996).

Während sich in einer *crossover*-Studien keine Unterschiede zwischen Bromocriptin und Pergolid zeigten (LeWitt et al., 1983), war die Wirkung von Pergolid in einer anderen Studie geringfügig besser (Pezzoli et al., 1994). In einer weiteren Vergleichsstudie waren Pergolid und Bromocriptin gleich wirksam, das mit Pergolid behandelte Kollektiv war jedoch in einem fortgeschritteneren Krankheitsstadium. Dies wurde als Hinweis für eine bessere Wirksamkeit von Pergolid gewertet (Liebermann et al., 1983). Etwa die Hälfte aller Patienten, die mit einer Kombination aus L-Dopa und Bromociptin nicht mehr befriedigend behandelt sind, bessern sich nach Umsetzen auf Pergolid (Factor et al., 1988). Untersuchungen, ob Patienten, die nicht mehr ausreichend auf Pergolid ansprechen, durch einen anderen Dopamin-Agonisten gebessert werden können, sind nicht publiziert.

Unerwünschte Wirkungen: Die unerwünschten Wirkungen von Pergolid entsprechen denen von Bromocriptin (**Tab. I 1.5**).

5) **α-Dihydroergocryptin**
Wirkmechanismus: α-Dihydroergocryptin (Almirid®) ist ein oral wirksames Ergotalkaloid. Es ist ein schwacher D1- und voller D2-Rezeptor-Agonist (Markstein, 1982).

Pharmakokinetik: α-Dihydroergocryptin hat eine geringe Bioverfügbarkeit von nur etwa 5 %. Die Zeit bis zum Erreichen maximaler Plasma-Spiegel beträgt etwa 1 Stunde, die Plasma-Halbwertszeit etwa 10 bis 19 Stunden. α-Dihydroergocryptin ist zu 50 bis 60 % an Plasma-Eiweiße gebunden (Übersicht bei Schneider, 1995) (**Tab. I 1.4**).

Klinische Studien: Zur klinischen Wirkung von α-Dihydroergocryptin ist eine einzige randomisierte, Placebo-kontrollierte Studie publiziert worden. Dieser Studie zufolge verbessert α-Dihydroergocryptin in einer mittleren Dosis von 40 mg die Symptomatik von L-Dopa-behandelten IPS-Patienten (Martignoni et al., 1991). Es gibt außerdem eine Reihe weiterer unveröffentlichter Studien, deren Ergebnisse lediglich in einem Buchartikel zusammengefaßt zugänglich sind. Diesen Studien zeigen, daß (1) α-Dihydroergocryptin allein eine Antiparkinson-Wirkung bei bisher nicht behandelten Patienten besitzt und (2) die Wirkung von L-Dopa verstärkt, so daß die L-Dopa-Dosis reduziert werden kann. Die Wirksamkeit von α-Dihydroergocryptin war vergleichbar mit Bromocriptin (Schneider, 1995).

Unerwünschte Wirkungen: Die unerwünschten Wirkungen von α-Dihydroergocryptin entsprechen denen von Bromocriptin (**Tab. I 1.5**).

6) **Apomorphin**
Wirkmechanismus: Das chemisch den Apomorphinalkaloiden zugehörige Emetikum Apomorphin
(Apomorphin Ampullen®) steht in Ampullenform zur subkutanen Anwendung zur Verfügung, ist derzeit in Deutschland aber nicht zur Behandlung des Parkinson-Syndroms zugelassen. Apomorphin ist ein D1- und D2-Rezeptor-Agonist.

Pharmakokinetik: Im Gegensatz zu den oral wirksamen Dopamin-Agonisten ist die Bioverfügbarkeit von subkutanem Apomorphin fast 100 %. Die maximale Plasma-Konzentration wird nach 5–20 Minuten erreicht. Die Plasma-Halbwertszeit beträgt etwa 30 Minuten (Gancher et al., 1989; Przedborski et al., 1995; Sam et al., 1995) (**Tab. I 1.4**).

Klinische Studien: In mehreren offenen Studien wurde beobachtet, daß wiederholte subkutane Injektionen oder subkutane Dauerinfusion von Apomorphin (Einzeldosis: 2–5 mg; Infusionsrate: 3–6 mg/h) bei Patienten mit ausgeprägten Wirkungsschwankungen zu einer deutlichen Verminderung der Dauer der *off*-Perioden und einer Reduktion des L-Dopa-Bedarfs führen. Apomorphin ist bei diesen Patienten besonders zur Behandlung schmerzhafter *off*-Dystonien geeignet (Stibe et al., 1988; Hughes et al., 1993; Kreczy-Kleedorfer et al., 1993). Dieser Befund wurde kürzlich in zwei Placebo-kontrollierten Doppelblindstudien an insgesamt 27 Patienten bestätigt (van Laar et al., 1993; Ostergaard et al., 1995).
Apomorphin wird außerdem zu diagnostischen Zwecken eingesetzt, um das individuelle Ansprechen auf dopaminerge Stimulation zu überprüfen (Oertel et al., 1989; Gasser et al., 1992).

Unerwünschte Wirkungen: Die unerwünschten Wirkungen von Apomorphin entsprechen denen von Bromocriptin. Psychiatrische Nebenwirkungen wurden aber seltener beobachtet (**Tab. I 1.5**). Wegen der ausgeprägten emetischen Wirkung ist die Gabe von Domperidon (Motilium®, 3 × 20 mg) zu Beginn unumgänglich. Domperidon sollte 1–3 Tage vor der ersten Injektion von Apomorphin begonnen werden. An der Injektionsstelle kann es zu allergischen Reaktionen, Nekrosen und lokalen Entzündungen kommen (**Tab. I 1.5**).

7) **Selegilin (MAO B-Hemmer)**
Wirkmechanismus: Selegilin ist die linksdrehende Form von Deprenyl, das eine racemische Mischung zwei optisch aktiver Formen darstellt. Selegilin (Antiparkin®, Deprenyl®, Movergan®, Selegam®) blockiert den oxidativen Abbau von Dopamin durch Hemmung der MAO B. Dadurch steht mehr Dopamin für die synaptische Transmission zur Verfügung. Außerdem führt die Hemmung der MAO B zu verminderter Bildung von Wasserstoffsuperoxid, aus dem das hochreaktive Hydroxyl-Radikal gebildet wird. Selegilin besitzt in vitro eine antiapoptotische Wirkung, die von der Hemmung der MAO B unabhängig ist (Tatton et al., 1994). In experimentellen Untersuchungen bessert Selegilin aufgrund dieser Eigenschaften nicht nur die Parkinson-Symptomatik, sondern hat auch eine neuroprotektive Wirkung auf dopaminerge Neurone. Selegilin wird zu Amphetamin-ähnlichen Substanzen abgebaut. Die pharmakologische Wirkung dieser Abbauprodukte ist aber gering, da sie in der wenig wirksamen linksdrehenden Form vorliegen (Heinonen und Lammintausta, 1991).

Pharmakokinetik: Selegilin ist in Dosen von 5–10 mg ein irreversibler Hemmer der MAO B. Nach Absetzen von Selegilin kommt es beim Menschen zu einer Erholung der Enzymaktivität mit einer Halbwertszeit von 40 Tagen (Fowler et al., 1994) (**Tab. I 1.4**).

Klinische Studien: Obwohl in früheren Studien eine symptomatische Antiparkinson-Wirkung von Selegilin verneint wurde (Übersicht bei The Parkinson Study Group, 1989), zeigen neuere Arbeiten, daß Selegilin eine zumindest einige Monate anhaltende geringe symptomatische Wirkung bei bisher nicht behandelten Parkinson-Patienten besitzt (Allain et al., 1991; Ziv et al., 1993). Die Wirkung von L-Dopa wird durch Selegilin verstärkt, so daß die erforderliche L-Dopa-Dosis gesenkt werden kann. Vorhersagbare Wirkungsschwankungen werden durch Selegilin gebessert.
Einer retrospektiven Untersuchung zufolge erhöht Selegilin-Behandlung die Lebenserwartung von Parkinson-Patienten (Birkmayer et al., 1985). Dieser Befund wurde allerdings in einer neueren prospektiven Studie nicht reproduziert. Lees (1995) berichtete über eine Erhöhung der Mortalität um 57 % bei Selegilin-behandelten Patienten. Diese randomisierte, jedoch offene Studie ist jedoch bezüglich der Planung und der statistischen Analyse angreifbar. Eine ähnliche Zunahme der Mortalität findet sich in anderen Studien nicht (Myllylä et al., 1994; The Parkinson Study Group, 1989, 1993).
Die ursprünglich von Birkmayer et al. (1985) publizierten Mortalitätsdaten und die oben diskutierten experimentellen Daten legten nahe, daß Selegilin neuroprotektiv wirkt, also die dem IPS zugrundeliegende fortschreitende Degeneration dopaminerger nigraler Neurone verlangsamt. Um diese Hypothese zu prüfen, wurde in den U.S.A. die DATATOP-Studie an 800 Patienten durchgeführt. Hauptergebnis dieser Studie ist, daß Selegilin den Zeitpunkt, an dem eine L-Dopa-Behandlung bei Patienten mit neu diagnostiziertem IPS notwendig scheint, um etwa neun Monate hinausschiebt (The Parkinson Study Group, 1989, 1993). Eine kleinere finnische Studie kam zu einem ähnlichen Ergebnis (Myllylä et al., 1994). Die Langzeitwirkungen einer frühen Selegilin-Behandlung sind jedoch nicht günstig. Weitere Auswertungen der DATATOP-Studie zeigen, (1) daß initiale Selegilin-Behandlung nicht vor Wirkungsschwankungen schützt, und (2) daß sich Patienten, die während der initialen Studie nicht L-Dopa-pflichtig wurden, im weiteren Verlauf schneller verschlechterten als Placebo-behandelte Patienten (Penney et al., 1996; Shoulson et al., 1996). Die Diskussion über mögliche neuroprotektive Wirkungen von Selegilin erhielt in jüngster Zeit neuen Auftrieb durch den Bericht von Olanow et al. (1995), daß Selegilin die klinische Verschlechterung von *de novo*-Patienten, die 14 Monate mit L-Dopa oder Bromocriptin behandelt wurden, verlangsamt. Dieser Effekt wurde zwei Monate nach Absetzen von Selegilin beobachtet. Zusammenfassend scheinen die beobachteten Wirkungen von Selegilin Folge einer schwachen symptomatischen Wirkung der Substanz zu sein, während neuroprotektive Wirkungen von Selegilin bis heute nicht zweifelsfrei bewiesen worden sind.

Unerwünschte Wirkungen: Die wichtigste unerwünschte Nebenwirkung von Selegilin ist die Verstärkung von Dyskinesien. Aus diesem Grund muß Selegilin bei Patienten mit Wirkungsschwankungen oft abgesetzt werden. Selegilin kann L-Dopa-induzierte Halluzinationen und Psychosen verstärken. Selegilin sollte nicht mit anderen MAO-Hemmern und selektiven Serotonin-Wiederaufnahme-Hemmern kombiniert werden. Wegen der langen Halbwertszeit der Selegilin-Wirkung sollte Selegilin mindestens 6 Wochen vor einer Behandlung mit diesen Substanzen abgesetzt werden (**Tab. I 1.5**).

8) Amantadin

Wirkmechanismus: Die Antiparkinson-Wirkung des ursprünglich als Virustatikum verwendeten Amantadin wurde zufällig entdeckt (Schwab et al., 1969). Amantadin liegt entweder als Hydrochlorid (Amantadin-ratiopharm®, Viregyt®) oder Sulfat (PK-Merz®, Tregor®) vor. In hohen Konzentrationen besitzt Amantadin schwache Dopamin-freisetzende und anticholinerge Wirkungen. Nach neueren Erkenntnissen ist die Wirkung von Amantadin in erster Linie auf nichtkompetitive Hemmung von NMDA-Rezeptoren zurückzuführen (Kornhuber et al., 1991).

Pharmakokinetik: Die Resorption von Amantadin aus dem Magen-Darm-Trakt ist nahezu vollständig. Maximale Plasmaspiegel werden nach oraler Applikation des Hydrochlorids nach 1 bis 4 Stunden und des Sulfats nach 6 bis 10 Stunden erreicht. Die Plasma-Halbwertszeit beträgt etwa 15 Stunden. Amantadin wird nahezu ausschließlich renal eliminiert. Bei Niereninsuffizienz kann es daher zu Akkumulation und ernsthaften Nebenwirkungen kommen (**Tab. I 1.4**).

Klinische Studien: Die klinische Wirksamkeit von Amantadin ist durch mehrere, zum Teil kontrolliert durchgeführte Studien belegt (Schwab et al., 1969; Fahn und Isgreen, 1975; Brenner et al., 1988). Diesen Studien zufolge ist Amantadin ein mittelstark wirksames Antiparkinson-Medikament und als Monotherapie und in der Kombination mit L-Dopa zur Behandlung des IPS geeignet. Bei vielen Patienten kommt es nach mehreren Wochen bis Monaten zu einem langsamen Wirkungsverlust. Kontrollierte Studien, die die Wirksamkeit von Amantadin mit der von anderen Substanzen vergleichen und die den Einfluß von Amantadin auf Wirkungsschwankungen untersuchen, sind nicht durchgeführt worden. Eine retrospektive Studie an über 800 Parkinson-Patienten zeigte, daß Amantadin-Behandlung ein unabhängiger Prädiktor für längeres Überleben ist (Uitti et al., 1996). Eine prospektive Untersuchung zu dieser Frage ist bisher nicht durchgeführt worden.

Unerwünschte Wirkungen: Amantadin kann zu visuellen Halluzinationen führen. Besonders gefährdet sind Patienten, die mit einer Kombinationsbehandlung aus Amantadin und L-Dopa bzw. Dopamin-Agonisten behandelt werden und Patienten mit eingeschränker Nierenfunktion. Amantadin führt bei einzelnen Patienten zu einer Livedo reticularis und zu Knöchelödemen. Beide Erscheinungen werden auf Wirkungen von Amantadin auf Hautgfäße zurückgeführt. Sie sind nach Absetzen von Amantadin reversibel. Bei Niereninsuffizienz und zerebraler Vorschädigung sind in Einzelfällen epileptische Anfälle beobachtet worden. Darüberhinaus wird über unspezifische Begleiterscheinungen wie Übelkeit, Appetitlosigkeit und Mundtrockenheit berichtet (**Tab. I 1.5**).

9) Anticholinergika

Wirkmechanismus: Anticholinergika sind die ältesten Antiparkinson-Medikamente. Sie wurden bereits im letzten Jahrhundert in Form von Belladonna-Extrakt verabreicht. Die Wirkung der Anticholinergika beim Parkinson-Syndrom beruht auf einer Blockade zentraler muskarinischer Rezeptoren im Striatum. Die derzeit benutzten Anticholinergika sind synthetische Substanzen: Benzatropin (Cogentinol®), Biperiden (Akineton®, Biperiden-neuraxpharm®, Biperiden-ratiopharm®, -Desiperiden®, Norakin®), Bornaprin (Sormodren®), Metixen (Metixen Berlin-Chemie®, Tremarit®), Procyclidin (Osnervan®) und Trihexyphenidyl (Artane®, Parkopan®). Die Wirkungen der verschiedenen Substanzen sind weitgehend ähnlich.

Pharmakokinetik: Die Pharmakokinetik der Anticholinergika ist schlecht untersucht. Biperiden hat eine Bioverfügbarkeit von etwa 30 %. Orale Gabe eines nicht-retardierten Präparats führt zu maximalen Plasmaspiegeln nach 1,5 Stunden, eines retardierten Präparats nach 4,5 Stunden. Die Halbwertszeit des nicht-retardierten Präparats liegt bei etwa 24 Stunden (Grimaldi et al., 1986; Hollmann et al., 1987). Bezüglich der Pharmakokinetik der anderen Anticholinergika verweisen wir auf die Übersicht von Przuntek (1992) (**Tab. I 1.4**).

Klinische Studien: Aussagekräftige Studien zur klinischen Wirksamkeit von Anticholinergika liegen kaum vor. Anticholinergika sollen vor allem den Tremor günstig beeinflussen. In einer 14tägigen Doppelblindstudie an 9 Patienten mit einseitigem Tremor reduzierten Trihexiphenidyl (4 × 2 mg) und L-Dopa (3 × 100 mg) den akzelerometrisch gemessenen Tremor in gleichem Ausmaß. Beide Behandlungen wurden von den Patienten als ähnlich wirksam eingeschätzt (Koller, 1986). In Übereinstimmung mit der klinischen Erfahrung ergeben sich aus publizierten Studien keine überzeugenden Hinweise für eine ausgeprägte antiakinetische Wirkung der Anticholinergika. Es ist jedoch berichtet worden, daß Absetzen von Anticholinergika bei etwa der Hälfte der Patienten zu einer Zunahme der Akinese führt (Hughes et al., 1971; Horrocks et al., 1973).

Unerwünschte Wirkungen: Alle zur Parkinson-Behandlung verwendeten Anticholinergika haben häufig unerwünschte Wirkungen. Dazu gehören Mundtrockenheit, Akkomodationsstörungen, Obstipation, Harnentleerungsstörungen und Tachykardie. Anticholinergika sind kontraindiziert u. a. bei Engwinkel-Glaukom, Prostata-Hypertrophie, Myasthenia gravis, tachykarden Herzrhythmusstörungen, mechanischen Stenosen im Magen-Darm-Trakt. Zu den zentralen Nebenwirkungen gehören Schwindel und Benommenheit. Anticholinergika führen vor allem bei älteren Patienten zu mnestischen und kognitiven Störungen (De Smet et al., 1982; Sadeh et al., 1984). Sie können dadurch Verwirrtheitszustände auslösen oder verstärken. Überdosierung kann ein delirantes Syndrom hervorrufen. Plötzliches Absetzen von Anticholinergika kann zu Verwirrtheit und Unruhe führen. Anticholinergika sollten daher immer schrittweise abgesetzt werden.
Retardierte Präparate sind wegen des langsameren Anflutens der Wirksubstanz besser verträglich (Cheung et al., 1988).

10) Clozapin

Wirkmechanismus: Clozapin (Leponex®) ist ein atypisches Neuroleptikum. Es besitzt eine potente antipsychotische Wirkung, hat aber nicht die für klassische Neuroleptika typischen motorischen Nebenwirkungen. Clozapin besitzt eine hohe Affinität zu D4-Rezeptoren und 5-HT_2-Rezeptoren sowie eine vergleichsweise geringe Affinität zu D1- und D2-Rezeptoren. Es besitzt außerdem eine anticholinerge Wirkung (Jann, 1991; Meltzer, 1995).

Pharmakokinetik: Clozapin wird vollständig und rasch enteral resorbiert, hat aber aufgrund eines *first pass*-Effekts in der Leber eine Bioverfügbarkeit von nur 27 %. Bei der Metabolisierung in der Leber durch mikrosomale Enzyme entstehen N-Desmethyl- und N-Oxid-Metabolite. Die pharmakokinetischen Parameter unterliegen starken interindividuellen Schwankungen: Die Zeit bis zum Erreichen maximaler Plasma-Spiegel wird mit 1,1 bis 3,6 Stunden, die Plasma-Halbwertszeit mit 9,1 bis 17,4 Stunden angegeben (Jann, 1991; Jann et al., 1993) (**Tab. I 1.4**).

Klinische Studien: Aufgrund seiner fehlenden motorischen Nebenwirkungen ist Clozapin in niedrigen Dosen (6,25–50 mg) das Mittel der Wahl zur Behandlung Medikamenten-induzierter exogener Psychosen (Scholz und Dichgans, 1985; Friedman und Lannon, 1989; Wolters et al., 1990; Factor et al., 1994). Eine Reihe neuerer Studien zeigen, daß Clozapin auch motorische Symptome des Parkinson-Syndroms bessern kann. So reduziert Clozapin (12,5–75 mg) den Tremor bei nicht-psychotischen Parkinson-Patienten (Pakkenberg und Pakkenberg, 1986; Fischer et al., 1990; Friedman und Lannon, 1990). In zwei Studien wurde gezeigt, daß Clozapin auch Dyskinesien und Wirkungsschwankungen bei L-Dopa-behandelten Patienten vermindert. Die effektiven Dosen lagen zwischen 25 und 200 mg (Arevalo et al., 1993; Bennett et al., 1993).

Unerwünschte Wirkungen: Clozapin wirkt blutdrucksenkend und sedierend. Aufgrund seiner anticholinergen Wirkung kann Clozapin Verwirrtheit auslösen oder verstärken. Es sollte deswegen nicht mit Benzodiazepinen und Anticholinergika kombiniert werden. Paradoxerweise führt Clozapin trotz seiner anticholinergen Wirkung zu starker, oft störender Hypersalivation.
Clozapin wirkt in Dosis-abhängiger Weise prokonvulsiv. In den bei Parkinson-Patienten niedrigen Dosierungen unter 300 mg kommt es bei 1 % aller Patienten zu Krampfanfällen. Hohe Dosierungen über 600 mg führen bei 4,4 % aller Behandelten zu Krampfanfällen (Devinsky et al., 1991).
Die ernsthafteste Nebenwirkung von Clozapin ist die allergische Agranulozytose. Das kumulative Risiko einer Agranulozytose liegt innerhalb des ersten vier Behandlungsmonate bei 0,7 % und steigt danach nur noch unwesentlich (1,5 Jahre: 0,9 %). Das Risiko ist bei Frauen höher, steigt mit dem Alter und ist von der Dosis unabhängig (Alvir et al., 1993). Clozapin darf wegen des Agranulozytose-Risikos in Deutschland nur von registrierten Ärzten unter bestimmten Sicherheitsmaßnahmen verordnet werden (siehe unten) (**Tab. I 1.5**).

Neu eingeführte Substanzen

In letzter Zeit sind in Deutschland mehrere Substanzen neu zur Anwendung bei Parkinson-Syndromen zugelassen worden. Naturgemäß ist die klinische Erfahrung mit diesen Substanzen noch begrenzt.

11) Budipin
Wirkmechanismus: Budipin (Parkinsan®) ist wie Amantadin ein nicht-kompetitiver NMDA-Antagonist. Budipin besitzt aber zusätzlich eine schwache antimuskarinische Wirkung (Klockgether et al., 1996).

Pharmakokinetik: Budipin wird nach oraler Gabe vollständig resorbiert, hat aber aufgrund hoher Affinität zu inneren Organen eine Bioverfügbarkeit von nur 47 %. Maximale Plasma-Konzentrationen werden nach 4 bis 10 Stunden erreicht. Die Plasma-Halbwertszeit beträgt 27,5 Stunden (Zech et al., 1985).

Klinische Studien: Eine Reihe offener Studien und eine kleinere Placebo-kontrollierte Doppelblindstudie zeigen, daß Budipin die Wirkung von L-Dopa verstärkt und eine günstige Wirkung auf den Tremor hat (Iizuka und Fischer, 1986; Jellinger und Bliesath, 1987; Spieker et al., 1995). Placebo-kontrollierte Doppelblindstudien, an denen einer

Tab. I 1.5: Unerwünschte Wirkungen von Antiparkinson-Medikamenten

Substanz	Gastrointestinal	Autonom	Motorisch	Psychisch	Andere
L-Dopa	Übelkeit Erbrechen	Orthostatische Hypotension Tachykardie Vermehrtes Schwitzen	Dyskinesien Dystonien	Halluzinationen Wahn Unruhe Verwirrtheit Hypersexualität	
Dopamin-Agonisten	Wie L-Dopa	Orthostatische Hypotension	Wie L-Dopa	wie L-Dopa	Pleuropulmonale Fibrose Magenblutung Raynaud-Phänomen
Selegilin			Wie L-Dopa	Wie L-Dopa	
Amantadin		Mundtrockenheit		Wie L-Dopa	Livedo reticularis Knöchelödeme
Anticholinergika	Übelkeit Erbrechen Ostipation	Mundtrockenheit Tachykardie Harnverhalt Erhöhung des Augeninnendrucks		Unruhe Mnestische und kognitive Störungen Verwirrtheit	
Clozapin		Vermehrter Speichelfluß		Wie Anticholinergika Sedierung	Epileptische Anfälle Agranulozytose

der Autoren teilgenommen hat, zeigen Wirksamkeit der Substanz sowohl bei bisher nicht behandelten Patienten, als auch in der Kombination mit L-Dopa.

Unerwünschte Wirkungen: Budipin hat nur geringe anticholinerge Nebenwirkungen., die aber geringer ausgeprägt sind als bei den Anticholinergika. Ein Kombination von Budipin mit Anticholinergika sollte aber vermieden werden.

12) Cabergolin (Cabaseril®)
Wirkmechanismus: Cabergolin ist ein synthetisches Ergolin-Derivat mit D2-Rezeptor-agonistischer Wirkung.

Pharmakokinetik: Cabergolin unterscheidet sich von den schon länger eingeführten Ergolin-Derivaten durch seine lange Halbwertszeit von etwa 65 Stunden. Aufgrund der langen Halbwertszeit reicht möglicherweise eine einmalige Einnahme pro Tag aus.

Klinische Studien: 65 % der Patienten mit neu aufgetretenem Parkinson-Syndrom können mit Cabergolin ausreichend behandelt werden, während die übrigen zusätzlich L-Dopa benötigen. Bei Patienten mit fortgeschrittener Erkrankung wurde eine Verringerung der *off*-Zeiten nachgewiesen. Dieser Effekt hielt über 3 Jahre an. Die erforderlichen Dosen liegen zwischen 0,5 bis 18 mg. Die meisten Erfahrungen liegen mit 5 mg vor. Der mögliche Vorteil von Cabergolin ist die Einmalgabe pro Tag, die aufgrund der langen Halbwertszeit bei den meisten Patienten möglich ist (Lera et al., 1993; Ahlskog et al., 1994; Inzelberg et al., 1995).

Unerwünschte Wirkungen: Die unerwünschten Wirkungen von Cabergolin entsprechen denen von Bromocriptin (**Tab. I 1.5**).

13) Ropinirol
Wirkmechanismus: Ropinirol (Requip®) ist anders als die zugelassenen oralen Dopamin-Agonisten kein Ergolin-Derivat, sondern eine Phenolindolon-Derivat. Es besitzt hohe Affinität zu D2-Rezeptoren (Eden et al., 1991).

Pharmakokinetik: Ropinirol wird oral gut resorbiert und besitzt eine Bioverfügbarkeit von etwa 50 %. Maximale Plasmaspiegel werden nach 1,5 Stunden erreicht. Die Plasma-Halbwertszeit beträgt 3 bis 10 Stunden.

Klinische Studien: Ropinirol ist in der Frühphase und in fortgeschrittenen Stadien der Erkrankung geprüft worden. Im Vergleich zu L-Dopa ist Ropinirol in frühen Krankheitsstadien etwa gleich wirksam, während es in späteren Stadien vergleichsweise geringer wirksam ist. Wirksame Dosierungen von bis zu 9 mg werden in einschleichender Dosierung in etwa 8 Wochen erreicht. Bei Patienten mit Wirkungsschwankungen erlaubt Ropinirol, die *off*-Phasen zu verkürzen und die Dosis von L-Dopa um bis zu 20 % zu reduzieren (Brooks et al., 1995; Rascol et al., 1996).

Unerwünschte Wirkungen: Die unerwünschten Wirkungen von Ropinirol entsprechen denen von Bromocriptin (**Tab. I 1.5**). Die Dopamin-Agonisten mit Nicht-Ergolin-Struktur wurden in der Hoffnung entwickelt, daß weniger unerwünschte Wirkungen auftreten. Dies ist zum Teil gefunden worden. Ein direkter Vergleich zwischen einem Ergolin-Derivat und Ropinirol ist aber bisher nicht durchgeführt worden.

14) Tolcapon
Wirkmechanismus: Tolcapon (Tasmar®) ist der erste in Deutschland zugelassene COMT-Inhibitor. COMT ist eines der Enzyme, das den Abbau von Dopamin und L-Dopa katalysiert. COMT-Inhibition führt deswegen zu einer Potenzierung und Verlängerung der Wirkungen von L-Dopa. COMT-Hemmung reduziert außerdem die Plasma-Spiegel von 3-O-Methyldopa, einem inaktiven Metaboliten von L-Dopa, der mit L-Dopa um die Aufnahme ins ZNS konkurriert (Brannan et al., 1992). In der eingesetzten Dosierung (Tolcapon: 3 × 100–200 mg) wirkt Tolcapon vorwiegend peripher. Wie experimentelle Untersuchungen zeigen, besitzt Tolcapon außerdem noch eine zentrale Wirkung. Ob diese Wirkung auch klinisch eine Bedeutung hat, bleibt derzeit offen.

Pharmakokinetik: Tolcapon wird nach oraler Gabe gut und vollständig resorbiert. Die Zeit bis zum Erreichen maximaler Plasma-Konzentration beträgt 1,5 Stunden, die Plasma-Halbwertszeit 2,3 Stunden (Dingemanse et al., 1995).

Klinische Studien: Bei Patienten mit gleichmäßiger L-Dopa-Wirkung führt Tolcapon zu einer Besserung der Gesamtsituation, so daß häufig eine Reduktion der L-Dopa-Dosis möglich wird. In mehreren Studien zeigte sich, daß Tolcapon bei Patienten mit Wirkungsschwankungen die *on*-Zeiten um 20 bis 30 % verlängert bei entsprechender Verkürzung der *off*-Zeiten. Insbesondere verlängert Tolcapon die Wirkdauer von L-Dopa, so daß Tolcapon vor allem für Patienten mit *wearing off*-Phänomen geeignet erscheint. Bei Patienten, die bereits vor der Gabe von Tolcapon Dyskinesien haben, können die Intensität und Dauer der Dyskinesien zunehmen. Dies erfordert meist eine Reduktion der L-Dopa-Dosis. Die Wirkung von Tolcapon tritt innerhalb des ersten Tages ein, so daß bei Beginn einer Behandlung ein enger Kontakt zwischen Arzt und Patient bestehen sollte (Limousin et al., 1993; Roberts et al., 1994).
Tolcapon ist nach heutiger Kenntnis nur in Kombination mit L-Dopa wirksam. Interaktionen mit anderen Dopamin-Agonisten und Selegelin sind nicht bekannt, so daß eine gleichzeitige Behandlung mit diesen Substanzgruppen möglich ist.

Unerwünschte Wirkungen: Da Tolcapon durch eine Potenzierung von L-Dopa wirkt, entsprechen die unrerwünschten Wirkungen weitgehend denen von L-Dopa. Dazu gehören Dyskinesien, seltener Halluzinationen und orthostatische Hypotension. Bei 5 bis 10 % aller mit Tolcapon behandelten Patienten tritt eine Diarrhö auf, die sich bei etwa der Hälfte der Patienten spontan wieder legt. Bei der anderen Hälfte ist ein Absetzen der Substanz erforderlich.

In Deutschland nicht zugelassene Substanzen

15) L-threo-Dops

Wirkmechanismus: L-threo-Dops (Dops®) ist in Deutschland nicht zugelassen. Es ist jedoch über die internationale Apotheke aus Japan erhältlich. Die Permeabilität der Blut-Hirn-Schranke für L-threo-Dops beträgt etwa 25 % der für L-Dopa. L-threo-Dops wird in noradrenerge Neurone aufgenommen und in einem durch die AADC katalysierten enzymatischen Schritt zu Noradrenalin decarboxyliert. Die maximale Geschwindigkeit dieser Reaktion beträgt 1 bis 4 % der entsprechenden Umwandlung von L-Dopa. In experimentellen Studien erhöht L-threo-DOPS die zerebralen Konzentrationen von Noradrenalin bei Monoamin-depletierten Tieren, nicht jedoch bei normalen Tieren. L-threo-Dops führt außerdem durch Verdrängung zu einer unspezifischen Freisetzung von Monoaminen und besitzt eine MAO-hemmende Wirkung (Kondo, 1991).

Pharmakokinetik: Einmalige orale Gabe von 300 mg L-threo-Dops führt zu einem Anstieg der Plasma-Konzentrationen von L-threo-Dops und Noradrenalin mit einem Maximum nach 5 bzw. 8 Stunden. Gleichzeitige Gabe eines peripheren Decarboxylase-Hemmers reduziert die Noradrenalin-Konzentration und erhöht die L-threo-Dops-Konzentration. Dauerbehandlung von Parkinson-Patienten mit 1 800 mg L-threo-Dops führt nicht zu einer Erhöhung der Noradrenalin-Spiegel im Liquor (Suzuki et al., 1984).

Klinische Studien: In einer Placebo-kontrollierten Doppelblindstudie an etwa 100 japanischen Patienten mit fortgeschrittenem Parkinson-Syndrom führte L-threo-Dops (600 mg, in Ausnahmefällen: 900 mg) zu einer allgemeinen Besserung der Symptomatik bei 55 %, Placebo jedoch nur bei 39 % der Patienten. Unter den verschiedenen Symptomen sprachen Gangstörungen, insbesondere *freezing* am besten auf L-threo-Dops an. Die Mehrzahl der Patienten erhielt in unveränderter Dosierung L-Dopa zusammen mit einem peripheren Decarboxylase-Hemmer (Narabayashi und Kondo, 1987).

Unerwünschte Wirkungen: In der bereits erwähnten japanischen Doppelblindstudie führte L-threo-Dops seltener zu unerwünschten Wirkungen als Placebo. Die Häufigkeit unerwünschter Wirkungen war mit 1 bis 2 % insgesamt ungewöhnlich niedrig. Die meisten unerwünschten Wirkungen waren unspezifisch und harmlos. Ernsthafteste und häufigste Nebenwirkungen (3,5 %) waren Alpträume, Halluzinationen und Wahnentwicklung (Narabayashi und Kondo, 1987).

16) Entacapon

Entacapon ist ein rein peripher wirksamer COMT-Inhibitor. Der Wirkmechanismus entspricht dem von Tolcapon. Die Wirkdauer beträgt etwa 1,5 Stunden. Entacapon muß daher in einer konstanten Dosis von 200 mg mit jeder L-Dopa-Dosis eingenommen werden.
Entacapon verlängert die Wirkung von L-Dopa. Bei Patienten mit Wirkungsschwankungen nehmen die täglichen Zeiten guter Beweglichkeit zu. Eine Reduktion der L-Dopa-Dosis um etwa 20 % ist in den meisten Fällen möglich (Merello et al., 1994; Ruottinen und Rinne, 1996).
Die *Nebenwirkungen* entsprechen denen von Tolcapon.

17) Pramipexol

Wirkmechanismus: Pramipexol ist anders als die zugelassenen oralen Dopamin-Agonisten keine Ergolin-Derivat, sondern ein synthetisches Aminobenzathiazol-Derivat (Hubble et al., 1995). Pramipexol ist ein voller Agonist an D2-Rezeptoren. Die Affinität zu D3-Rezeptoren ist jedoch höher als zu D2-Rezeptoren. Entsprechend der Verteilung von Dopamin-Rezeptoren erfolgt die Bindung von Pramipexol vor allem im Nucleus caudatus und im mesolimbischen System.

Pharmakokinetik: Pramipexol wird oral gut resorbiert. Die Plasma-Halbwertszeit beträgt 3 Stunden.

Klinische Studien: Die klinische Wirkung von Pramipexol ist in randomisierten, Placebo-kontrollierten Studien an *de novo*-Patienten und bei Patienten mit fortgeschrittener Erkrankung in der Kombination mit L-Dopa nachgewiesen worden. Danach ist Pramipexol sicher und effektiv in Frühstadien des IPS. Bei fortgeschrittenem IPS verlängert Pramipexol die Zeiten guter Beweglichkeit. Die L-Dopa-Dosis kann um etwa 20 % reduziert werden. Nach vorläufigen Beobachtungen eines Autors hat Pramipexol bei Patienten vom Tremor-Dominanztyp eine günstige Wirkung.

Unerwünschte Wirkungen: Die unerwünschten Wirkungen von Pramipexol entsprechen denen von Bromocriptin (**Tab. I 1.5**). Die Dopamin-Agonisten mit Nicht-Ergolin-Struktur wurden in der Hoffnung entwickelt, daß weniger unerwünschte Wirkungen auftreten. Dies ist zum Teil gefunden worden. So besitzt Pramipexol eine sehr geringe Potenz, orthostatische Hypotonie auszulösen. Ein direkter Vergleich zwischen einem Ergolin-Derivat und Pramipexol ist aber bisher nicht durchgeführt worden.

Nicht-medikamentöse konservative Therapie

Diät

Da L-Dopa bei der Aufnahme ins Blut und ins ZNS mit neutralen Aminosäuren um aktive Transportmechanismen konkurriert, führt bei manchen Patienten gleichzeitige Aufnahme von Nahrungseiweiß zu geringerer Bioverfügbarkeit von L-Dopa. L-Dopa sollte daher 30 bis 60 Minuten vor bzw. 1,5 bis 2 Stunden nach Mahlzeiten eingenommen worden. *Peak dose*-Dyskinesien können durch L-Dopa-Einnahme außerhalb der Mahlzeiten verstärkt werden. Patienten mit *peak dose*-Dyskinesien wird die Einnahme von L-Dopa mit den Mahlzeiten empfohlen.

Eine Alternative zur Einnahme von L-Dopa außerhalb von Mahlzeiten ist die Umverteilung der Eiweißaufnahme im Laufe des Tages. Dazu sollten sich die Patienten, die eine Abhängigkeit der L-Dopa-Wirkung von der Nahrungsaufnahme bemerken, tagsüber eiweißarm oder eiweißfrei ernähren, während sie zum Abendessen beliebig Eiweiß zu sich nehmen können. Eine solche Diät führte in einer offenen Studie bei 60 % der behandelten Patienten zu einer Besserung von Wirkungsschwankungen (Riley und Lang, 1988). Dieser Effekt wurde in einer kleinen Doppelblindstudie bestätigt (Tsui et al., 1989).

Physikalische Therapie

Physikalische Therapie ist ein wichtiges Element bei der Behandlung des Parkinson-Syndroms. Die physikalische Therapie verfolgt unterschiedliche Ziele. Zunächst soll unspezifisch die Beweglichkeit gefördert, der Kreislauf trainiert und bei Patienten mit fortgeschrittener Krankheit Gelenkkontrakturen vorgebeugt werden. Weiterhin sollen die Patienten Strategien lernen, die für das Parkinson-Syndrom spezifischen Störungen der Haltungsreflexe, der Bewegungsinitiierung und Bewegungsausführung zu kompensieren. Dazu gehören die Nutzung externer Stimuli und Zeitgeber. Als Beispiel seien Patienten genannt, die lernen, in *freezing*-Perioden das Gehen zu initiieren, indem sie sich selber durch lautes Zählen einen Rhythmus vorgeben. Durch Gruppentherapie kann außerdem ein Ausgleich für reduzierte soziale Kontakte geschaffen werden. Die Wirksamkeit physikalischer Therapie ist nur durch nicht kontrollierte Studien belegt.

Operative Behandlungsverfahren

Stereotaktische Operationen

Wie oben dargestellt führt der striatale Dopamin-Mangel beim Parkinson-Syndrom zu tonisch gesteigerter und abnormen Mustern neuronaler Aktivität im Nucleus subthalamicus, in den Ausgangskernen der Basalganglien, insbesondere dem internen Pallidum, und in motorischen Thalamuskernen. Ziel stereotaktischer Operationen ist die Ausschaltung dieser Kerne. Dazu werden derzeit zwei Techniken verwendet: (1) irreversible Läsion durch Radiofrequenz-Hitzeläsionen und (2) reversible Ausschaltung durch elektrische Hochfrequenz-Stimulation über dauerhaft implantierte Elektroden.

Die größte Erfahrung gibt es mit stereotaktischen Operationen des Thalamus. Die meisten Eingriffe werden in einem Gebiet an der Grenze zwischen dem posterioren Teil des ventrolateralen (VLp) und dem ventroposterioren Kern (VP) gemacht, das Afferenzen von den tiefen zerebellären Kernen erhält. Der entsprechende Kern der deutschen Terminologie ist der ventrale intermediäre Kern (Vim). Eingriffe in diesem Areal führen zu einer Besserung des Tremors ohne wesentliche Verbesserung der Akinese (Benabid et al., 1991). Thalamotomie kann zu Nebenwirkungen in Form von Sensibilitätsstörungen führen. Eine bilaterale Thalamotomie hat ein bis zu 25 %iges Risiko, Sprechstörungen zu induzieren. Eingriffe in weiter anterior gelegene Arealen, die direkte Basalganglien-Afferenzen erhalten, führen auch zu einer Besserung L-Dopa-induzierter Dyskinesien (Narabayashi et al., 1984; Caparros-Lefebvre et al., 1993). Hochfrequenz-Stimulation dieser Kerne ist genauso effektiv wie Läsionen. Hochfrequenz-Stimulation kann von ähnlichen, jedoch reversiblen unerwünschten Wirkungen begleitet sein wie Läsionen. Aufgrund der Reversibilität der unerwünschten Wirkungen sind bilaterale Eingriffe möglich. Es ist daher anzunehmen, daß die Hochfrequenz-Stimulation des Thalamus die klassische Thalamotomie verdrängen wird. Die Hochfrequenz-Stimulation ist allerdings technisch aufwendiger, teurer und erfordert langfristig einen Batteriewechsel und die dauernde Weiterbetreuung durch ein spezialisiertes Zentrum.

Durch mehrere Studien ist belegt, daß die posteroventrale Pallidotomie mittels Radiofrequenz-Hitzeläsion ein sehr wirksames Verfahren zur Behandlung aller Symptome des Parkinson-Syndroms ist (Laitinen et al., 1992). In einer kürzlich publizierten Studie an 15 Parkinson-Patienten mit ausgeprägten, medikamentös nicht zu bessernden Wirkungsschwankungen wurde gezeigt, daß einseitige Läsion des durch Mikroelektroden-Technik identifizierten sensomotorischen Areals des inneren Pallidum zu anhaltender Besserung aller Symptome und Rückgang der Wirkungsschwankungen und Dyskinesien führt. Die günstigen Effekte waren bilateral vorhanden, kontralateral zur Läsion jedoch stärker ausgeprägt (Baron et al., 1996). Neben unspezifischen Operationsrisiken birgt die Pallidotomie die Gefahr einer Läsion des Tractus opticus mit Hemianopie. Da das Pallidum eine stark vaskularisierte Hirnregion ist, beseht das Risiko von intracerebralen Blutungen oder Ischämien. Bilaterale Pallidotomien sind wegen danach auftretender kognitiver Funktionsstörungen kontraindiziert.

Publizierte Daten über bilaterale Hochfrequenzstimulation des Pallidum liegen bisher nur in geringem Umfang vor. In einer Studie an 3 Patienten wurden über der Pallidotomie vergleichbare positive klinische Effekte berichtet (Siegfried und Lip-

pitz, 1994). Möglicherweise ist das Blutungsrisiko bei der Hochfrequenzstimulation geringer als bei der Pallidotomie. Dies ist jedoch bisher in Studien nicht eindeutig bewiesen.
Wenig Erfahrungen liegen bisher mit Eingriffen am Nucleus subthalamicus vor. Da Läsionen zu Ballismus führen, kommt nur Hochfrequenz-Stimulation in Frage. Bilaterale Hochfrequenz-Stimulation führte bei 3 Patienten mit langdauerndem IPS und ausgeprägten Wirkungsschwankungen zu anhaltender deutlicher Besserung aller Parkinson-Symptome, so daß die L-Dopa-Medikation nach der Operation erheblich reduziert oder abgesetzt werden konnte. Bei einem Patienten kam es zu einem Thalamusinfarkt. Bei höheren Reizstärken traten Dyskinesien auf (Limousin et al., 1995). Es bleibt abzuwarten, welche Bedeutung der bilateralen Hochfrequenzstimulation des Nucleus subthalamicus in Zukunft zukommen wird.

Transplantation
Striatale Transplantationen von Dopamin-produzierendem Gewebe beim Parkinson-Syndrom werden mit dem Ziel durchgeführt, die endogene Synthese von Dopamin zu erhöhen und denervierte striatale Neurone zu reinnervieren (Sautter et al., 1995). Die ursprüngliche Strategie, autologes Nebennierenmark zu transplantieren (Madrazo et al., 1988) ist weitgehend aufgegeben worden, da der operative Eingriff mit erheblicher Morbidität und Mortalität belastet ist, die beobachteten klinische Effekte nicht überzeugen und Autopsien zeigen, daß die Transplantate nicht überleben (Hurtig et al., 1989; Goetz et al., 1991). Möglicherweise können durch gleichzeitige Transplantation eines autologen peripheren Nerven das Überleben des Transplantats und die klinische Wirkung verbessert werden (Date et al., 1995).
Putaminale Transplantationen von fetalem Mittelhirngewebe führen dagegen zu einer durch PET nachweisbaren zunehmenden Dopamin-Synthese- und Speicher-Kapazität. Diese neurochemischen Effekte werden von einer anhaltenden klinischen Besserung begleitet, die vorwiegend die Extremitätenfunktion, weniger die Gang- und Sprechstörung betrifft (Freed et al., 1992; Lindvall et al., 1992, 1994; Sawle, 1992; Defer et al., 1996). Die Frage, ob Empfänger von fetalem Mittelhirngewebe einer Langzeit-Immunsuppression bedürfen, ist nicht endgültig geklärt. Die weltweit führende schwedische Arbeitsgruppe um Lindvall behandelt ihre Patienten für 1 Jahr mit Erhaltungsdosen von 2 bis 4 mg/kg Cyclosporin, 1 bis 2 mg/kg Azathioprin und 10 mg Prednisolon.
Putaminale Transplantationen von fetalem Mittelhirngewebe stößt bei Teilen der Bevölkerung und der Ärzteschaft auf ethische Bedenken.

I 1.2.4. Praktisches Vorgehen

Die Übersicht über die verschiedenen Behandlungsmöglichkeiten beim IPS zeigt, (1) daß keineswegs alle für das praktische Vorgehen relevanten Fragen in Studien untersucht worden sind und (2) daß die Ergebnisse einzelner Studien widersprüchlich sind. Die hier gegebenen Empfehlungen zum praktischen Vorgehen geben daher die subjektive Einschätzung der Autoren wieder und sind nur zum Teil wissenschaftlich belegt. Im weiteren werden, sofern nicht anders vermerkt, Tagesdosierungen angegeben.

Klinische Skalen

Zur Erfassung des Schweregrads klinischer Symptome beim IPS stehen eine Vielzahl klinischer Skalen zur Verfügung: *Columbia Rating Scale, Hoehn und Yahr Scale, King's College Hospital Rating Scale, Northwestern University Disability Scale, Schwab und England Scale, Unified Parkin-*

Tab. I 1.6: Praktisches Vorgehen bei der Behandlung des idiopathischen Parkinson-Syndroms (IPS) – Initiale Behandlung

Standardvorgehen
Beginn mit 50 mg L-Dopa morgens, Steigerung um 50 mg alle 3 Tage bis zu einer Gesamtdosis von 3 × 100–200 mg.
Anschließend Zugabe eines Dopamin-Agonisten; anfangs jeweils 20 mg Domperidon 30 bis 60 Minuten vor Einnahme des Dopamin-Agonisten:
- *Bromocriptin:* Beginn mit 1,25 mg abends, Steigerung um 1,25 bis 2,5 mg pro Woche bis zu einer Gesamtdosis von 3 × 2,5–10 mg. In Einzelfällen Tagedosis bis 50 mg.
- *Lisurid:* Beginn mit 0,1 mg abends, Steigerung um 0,1 bis 0,2 mg pro Woche bis zu einer Gesamtdosis von 3 × 0,4–1 mg. In Einzelfällen Tagedosis bis 5 mg.
- *Pergolid:* Beginn mit 0,05 mg abends, Steigerung um 0,1–0,15 mg jeden 3. Tag bis zu einer Dosis von 3 × 0,25 mg. Danach weitere Steigerung um 0,25 mg jeden 3. Tag bis zu einer Gesamtdosis von 3 × 0,5–1 mg. In Einzelfällen Tagesdosis bis 5 mg.
- *α-Dihydroergocryptin:* Beginn mit 2,5 mg abends, Steigerung um 2,5 bis 5 mg pro Woche bis zu einer Gesamtdosis von 3 × 5–20 mg.

Alternative bei Unverträglichkeit von Dopamin-Agonisten
Kombinationstherapie mit L-Dopa (Dosierung siehe oben) und Selegilin (2 × 5 mg).

Alternative bei Patienten über 70 Jahren
Monotherapie mit L-Dopa (Dosierung siehe oben).

Alternative bei Patienten unter 55 Jahren
Monotherapie mit einem Dopamin-Agonisten (mit Domperidon, siehe oben). Gesamtdosis bis 50 mg Bromocriptin, 5 mg Lisurid oder 5 mg Pergolid.

Alternative bei leichter Symptomatik
Beginn mit 100 mg Amantadin morgens, Steigerung um 100 mg alle 3 Tage bis zu einer Gesamtdosis von 3 × 100 mg.
Alternativ Gabe von 2 × 5 mg Selegilin.

son's Disease Rating Scale (UPDRS) (Übersicht bei Martinez-Martin und Bermejo-Pareja, 1988; Masur, 1995). Die einfachste Skala ist die *Hoehn und Yahr Scale,* die fünf verschiedene Kranheitsstadien beschreibt, jedoch nicht sensitiv genug ist, um Therapieeffekte zu erfassen. Bei Therapiestudien wird heute meist die *UPDRS* benutzt.

Initiale Behandlung (Tab. I 1.6)

Eine Behandlung sollte immer dann begonnen werden, wenn der Patient in seinem alltäglichen Leben subjektiv oder objektiv beeinträchtigt ist. Der Zeitpunkt variiert individuell erheblich und hängt unter anderem von Alter, Berufstätigkeit und Lebensstil ab. Die Entscheidung, eine Behandlung zu beginnen, muß ausführlich mit dem Patienten und seinen Angehörigen besprochen und gemeinsam mit ihnen getroffen werden.

Da mehrere Studien nahelegen, daß eine initiale Kombinationsbehandlung zu besseren Langzeitergebnissen führt als eine L-Dopa-Monotherapie, besteht die initiale medikamentöse Standardbehandlung des IPS aus einer Kombination aus L-Dopa und einem Dopamin-Agonisten. L-Dopa wird zunächst in einer Dosis von 50 mg morgens verabreicht und alle 3 Tage um 50 mg bis zu einer Gesamtdosis von 3 × 100–200 mg gesteigert.

Unmittelbar anschließend wird ein Dopamin-Agonist in ansteigender Dosierung gegeben (**Tab. I 1.6**).

Die Behandlung mit Bromocriptin beginnt mit 1,25 mg abends und wird um 1,25–2,5 mg pro Woche bis zu einer Enddosis von 3 × 2,5–10 mg gesteigert.

Lisurid wird zunächst abends in einer Dosierung von 0,1 mg gegeben und anschließend um 0,1 bis 0,2 mg pro Woche bis zu einer Gesamtdosis von 3 × 0,4–1 mg gesteigert.

Entsprechend einem von der Herstellerfirma empfohlenen Schema wird eine Pergolid-Behandlung abends mit 0,05 mg abends begonnen und jeden 3. Tag um 0,1–0,15 mg bis zu einer Dosis von 3 × 0,25 mg gesteigert. Danach erfolgt eine weitere Steigerung um 0,25 mg jeden 3. Tag bis zu einer Gesamtdosis von 3 × 0,5–1 mg.

α-Dihydroergocryptin wird zunächst abends in einer Dosis von 2,5 mg gegeben und anschließend um 2,5 bis 5 mg pro Woche bis zu einer Gesamtdosis von 3 × 5–20 mg gesteigert.

Es sind keine Studien publiziert, die eindeutig die Überlegenheit eines Dopamin-Agonisten belegen. Unter den in Deutschland zugelassenen Substanzen ist α-Dihydroergocryptin am schlechtesten untersucht. Wir benutzen vorwiegend Bromocriptin und Pergolid. In den ersten Wochen einer Behandlung mit Dopamin-Agonisten ist häufig die zusätzliche Gabe von jeweils 20 mg Domperidon 30 bis 60 Minuten vor der Einnahme des Dopamin-Agonisten erforderlich. Die optimalen Dosen von L-Dopa und Dopamin-Agonisten müssen individuell gefunden werden.

Zu dieser Standardbehandlung gibt es zahlreiche Alternativen und Ausnahmen, deren Einsatz individuell erwogen werden muß.

Bei Unverträglichkeit von Dopamin-Agonisten, sollte mit einer Kombination aus L-Dopa und Selegilin in einer festen Dosis von 2 × 5 mg behandelt werden.

Patienten mit einem Erkrankungsbeginn nach dem 70. Lebensjahr entwickeln seltener als jüngere Patienten Wirkungsschwankungen. Bei diesen Patienten, die häufig multimorbide sind und bereits eine Vielzahl von Medikamenten einnehmen, ist daher eine Monotherapie mit L-Dopa vertretbar. Bei Patienten mit einem Erkrankungsbeginn vor dem 55. Lebensjahr kann zunächst ein Monotherapie mit einem Dopamin-Agonisten versucht werden in der Hoffnung, daß durch ein solches Vorgehen Wirkungschwankungen vermieden werden können. Monotherapie mit einem Dopamin-Agonisten ist weniger wirkungsvoll als eine Behandlung mit L-Dopa, so daß sie für Patienten, bei denen ein rascher und zuverlässiger Therapierfolg wünschenswert ist, nicht in Frage kommt. Unter gleichzeitiger Gabe von Domperidon können höhere Dosen von Dopamin-Agonisten (Bromocriptin: 50 mg; Lisurid: 5 mg; Pergolid: 5 mg) verabreicht werden, deren Wirksamkeit der von L-Dopa nahekommt.

Wenn die Parkinson-Symptomatik mäßig ausgeprägt ist, kann bei Patienten jeder Alterstufe zunächst eine Monotherapie mit Amantadin versucht werden. Die Behandlung beginnt mit 100 mg. Die Dosis wird alle 3 Tage um 100 mg bis zu einer Gesamtdosis von 3 × 100 mg gesteigert.

Wenn die Parkinson-Symptomatik nur gering ausgeprägt ist, so daß eine wirksame symptomatische Behandlung noch nicht erforderlich ist, kommt eine Monotherapie mit Selegilin in Frage. Durch eine solche Behandlung kann der Zeitpunkt, an dem eine L-Dopa-Behandlung erforderlich wird, um mehrere Monate hinausgezögert werden.

Spezielle Behandlungsprobleme

Tremor: (**Tab. I 1.7**) Ruhetremor ist ein auffälliges Symptom des IPS, das aber meist weniger behindernd als die akinetisch-rigide Symptomatik ist. Therapeutische Entscheidungen sollten sich an dem Ausmaß der durch den Tremor hervorgerufenen Behinderung und nicht an äußerlich-kosmetischen Gesichtspunkten orientieren.

Für Patienten mit vorherrschendem Tremor empfehlen wir wie bei anderen Patienten mit IPS eine Kombinationsbehandlung aus L-Dopa und einem Dopamin-Agonisten. Wenn bei ausreichender Dosierung der Tremor nicht gebessert ist, kann unter sorgfältiger Beobachtung von Kontraindikationen und Nebenwirkungen ein Anticholinergikum versucht werden. Die Behandlung mit dem häufig benutzten Anticholinergikum Biperiden beginnt mit 1 mg morgens und wird alle 3 Tage um 1 mg bis zu einer Enddosis von 3 × 2–4 mg gesteigert. Übliche Dosierungen anderer Anticholinergika sind in **Tab. I 1.6** aufgeführt. Die verfügbaren Anti-

Tab. I 1.7: Praktisches Vorgehen bei der Behandlung des idiopathischen Parkinson-Syndroms (IPS) – Tremor

Basistherapie
Kombinationstheraphie mit L-Dopa und Dopamin-Agonist (siehe Tab. I 1.6).

Bei unzureichender Wirkung
Zugabe eines Anticholinergikum unter genauer Beachtung der Kontraindikationen und unerwünschten Wirkungen.
Benzatropin: Beginn mit 0,5–1 mg abends, Steigerung um 1 mg alle 3 Tage bis zu einer Gesamtdosis von 3 × 1–2 mg.
Biperiden: Beginn mit 1 mg abends, Steigerung um 1 mg alle 3 Tage bis zu einer Gesamtdosis von 3 × 2–4 mg. Benutzung der retardierten Form.
Bornaprin: Beginn mit 1 mg abends, Steigerung um 1 mg alle 3 Tage bis zu einer Gesamtdosis von 3 × 2–4 mg.
Metixen: Beginn mit 2,5 mg abends, Steigerung um 1 mg alle 3 Tage bis zu einer Gesamtdosis von 3 × 5–10 mg.
Procyclidin: Beginn mit 2,5 mg abends, Steigerung um 1 mg alle 3 Tage bis zu einer Gesamtdosis von 3 × 5–10 mg.
Trihexyphenidyl: Beginn mit 1 mg abends, Steigerung um 1 mg alle 3 Tage bis zu einer Gesamtdosis von 3 × 2–5 mg. Benutzung der retardierten Form.
Alternativ zu Anticholinergika-Gabe von Amantadin siehe Tab. I 1.6.
Alternativ zu Anticholinergika-Gabe von Clozapin: Beginn abends mit 12,5 mg, Steigerung alle 3 Tage bis zu einer Gesamtdosis von 3 × 12,5–25 mg.
Alternativ zu Anticholinergika-Gabe von Budipin: Beginn mit 10 mg, Steigerung jede Woche bis zu einer Gesamtdosis von 3 × 10–20 mg.

Bei ausgeprägtem Haltetremor
Zugabe von Propranolol: Beginn mit 20 mg, Steigerung alle 2 Tage bis 3 × 40–80 mg (siehe Kap. I 11).
Alternativ zu Propranolol:-Gabe von Mylepsinum: Beginn mit 62,5 mg, Steigerung alle 3 Tage bis 3 × 125–250 mg (siehe Kap. I 11).

Bei medikamentös nicht behandelbarem Tremor
Thalamotomie (Vim) kontralateral zur stärker betroffenen Seite.
Alternativ uni- oder bilaterale Elektrodenimplantation zur Hochfrequenz-Stimulation des Thalamus (Vim).

cholinergika sind als weitgehend gleichwertig zu betrachten. Da retardierte Präparate wesentlich langsamer anfluten, sind weniger Nebenwirkungen zu erwarten. Alle Dosisänderungen, auch das Absetzen von Anticholinergika sollten schrittweise erfolgen.

Alternativ kommt eine Kombinationsbehandlung mit Amantadin in Frage (zur Dosierung siehe oben). Eine weitere Alternative ist Clozapin. Die Dosierungsempfehlungen entsprechen denen bei der Clozapin-Behandlung der Medikamenten-induzierten exogenen Psychose (siehe unten).

Die neu eingeführte Substanz Budipin (3 × 10–20 mg) stellt eine weitere Alternative bei der Tremor-Behandlung dar. Wegen der insgesamt besseren Verträglichkeit wird Budipin vermutlich die Anticholinergika als Mittel der Wahl nach Ausschöpfung der Behandlungsmöglichkeiten mit L-Dopa und Dopamin-Agonisten verdrängen. Budipin sollte nicht mit Anticholinergika kombiniert werden.

Bei im Vordergrund stehendem Haltetremor können wie bei Essentiellem Tremor Propranolol (Dociton®) und Primidon (Mylepsinum®) eingesetzt werden (siehe Kap. I 11).

Patienten mit ausgeprägtem, stark behinderndem, einer medikamentösen Therapie nicht zugänglichem Ruhetremor empfehlen wir eine Thalamotomie bzw. Elektrodenimplantation zur chronischen Hochfrequenz-Stimulation des Thalamus (Vim). Die Entscheidung zwischen beiden Verfahren hängt wesentlich von der Erfahrung des durchführenden Neurochirurgen ab. Wenn eine bilaterale Operation erforderlich ist, kommt nur die Hochfrequenz-Stimulation in Frage.

Vorhersagbare Wirkungsschwankungen: Vorhersagbare Wirkungsschwankungen (L-Dopa-abhängige Fluktuationen) bestehen meist aus einer zu kurzen L-Dopa-Wirkdauer mit Wiedereintreten oder Verstärkung der Parkinson-Symptomatik vor der nächsten L-Dopa Einnahme (*wearing-off* oder *end of dose*-Akinese). Zu den vorhersagbaren Wirkungsschwankungen werden auch die morgendliche Akinese vor der ersten Medikamenten-Einnahme, nächtliche Akinese und die am frühen Nachmittag nach dem Mittagessen im Rahmen des physiologischen Tagestiefs auftretende Akinese gerechnet.

Patienten, die mit einer L-Dopa-Monotherapie behandelt werden, sollten spätestens beim ersten Auftreten von vorhersagbaren Wirkungsschwankungen auf eine Kombinationstherapie mit Dopamin-Agonisten, Selegilin oder Amantadin umgestellt werden. L-Dopa sollte 30 bis 60 Minuten vor Mahlzeiten, morgens unmittelbar nach dem Aufstehen eingenommen werden.

Bisher mit Bromocriptin oder Lisurid behandelte Patienten können auf den länger wirksamen Dopamin-Agonisten Pergolid umgestellt werden. Die wirksamen Dosen von Pergolid sind etwa 10mal geringer als die von Bromocriptin und gleich hoch wie die von Lisurid. Unter klinischen Bedingungen kann die Umstellung von einem Tag auf den anderen erfolgen. Ambulant sollte die Umstellung schrittweise unter Beachtung der Äquivalenzdosen innerhalb von 2 Wochen erfolgen.

Zur Behandlung der morgendlichen und nachmittäglichen Akinese ist die schnell wirkende dispersible Form von L-Dopa geeignet. Nächtliche Akinese spricht gut auf Gabe eines L-Dopa-Retardpräparats zur Nacht an.

Zur Behandlung des *wearing-off* werden kleinere L-Dopa-Dosen in kürzeren Intervallen gegeben. In Einzelfällen muß L-Dopa in 10 und mehr Einzeldosen eingenommen werden. Bei der Umstellung auf kleine L-Dopa-Dosen ist zu bedenken, daß einzelne Dosen unterhalb der Wirkungsschwelle und damit wirkungslos bleiben können. Eine Alternative bei der Behandlung des *wearing-off* ist die Umstellung auf retardierte L-Dopa-Präparate. Ein Problem der Therapie mit retardiertem L-Dopa besteht in dem zu langsamen Wirkeintritt. Es ist daher häufig eine Kombination von retardiertem und herkömmlichem, eventuell auch dispersiblem L-Dopa erforderlich. Dies gilt vor allem für die erste Medikamenteneinnahme am Morgen. Wegen der schlechteren Bioverfügbarkeit muß retardiertes L-Dopa 20–30 % höher dosiert werden. Auch retardiertes L-Dopa muß bei Patienten mit *wearing-off* häufiger als dreimal pro Tag eingenommen werden.

Das neu eingeführte Tolcapon stellt eine weiter Behandlungsalternative bei L-Dopa-Patienten mit wearing off dar. Es kann mit Dopamin-Agonisten kombiniert werden. Die Standarddosis beträgt 3 × 100–200 mg. Eine Titrationsphase ist nicht erforderlich: Tolcapon kann von Beginn der Behandlung in der Dosis von 3 × 100 mg verabreicht werden. Die erste morgendliche Gabe erfolgt zusammen mit L-Dopa, die beiden weiteren Gaben in 6stündigem Abstand danach. Eventuell muß bereits am gleichen oder am nachfolgenden Tag die L-Dopa-Dosis gesenkt werden.

Nicht-vorhersagbare Wirkungsschwankungen:

Nicht-vorhersagbare Wirkungsschwankungen (*on-off*-Phänomen, *random oscillations, yo yoing*) treten zeitlich unabhängig von der L-Dopa-Einnahme auf. Die Behandlung nicht-vorhersagbarer Wirkungsschwankungen ist oft frustrierend. Zunächst sollte den oben für vorhersagbare Wirkungsschwankungen gemachten Behandlungsvorschläge gefolgt werden.

Bleibt die Situation darunter unbefriedigend, kommt als medikamentöse Behandlungsmöglichkeit die subkutane Injektion von Apomorphin in *off*-Phasen oder die kontinuierliche subkutane Dauerinfusion von Apomorphin in Frage. Die Dosis einer subkutanen Bolusinjektion von Apomorphin liegt bei 2 bis 5 mg. Domperidon (3 × 20 mg) sollte möglichst bereits 3 Tage vorher begonnen und kontinuierlich weiter gegeben werden. Die initiale Dosierung der subkutanen Dauerinfusion beträgt 1–2 mg/Stunde mit einer 8 bis 12stündigen Pause in der Nacht. Die Infusionsrate kann wöchentlich um 0,5–1 mg/Stunde bis zu einer maximalen Rate von 10 mg/Stunde erhöht werden (**Tab. I 1.8**).

Sind alle medikamentösen Möglichkeiten ausgeschöpft, kann bei Patienten jüngeren und mittleren Alters bei gutem Allgemeinzustand die Indikation zur posteroventralen Pallidotomie oder Hochfrequenzstimulation des Pallidum gestellt werden. Ist ein bilateraler Eingriff erforderlich, kommt nur Hochfrequenzstimulation in Frage. Wegen des möglicherweise geringeren Risikos bevorzugen wir trotz der geringeren Erfahrung mit dieser Methode die Hochfrequenzstimulation. Eine weitere Alternative bei dieser Patientengruppe ist die putaminale Transplantation fetalen mesenzephalen Gewebes.

Freezing: Freezing bezeichnet eine kurze, plötzlich beginnende Gangstörung mit Starthemmung, die häufig zu Stürzen nach vorne auf die Knie führt. *Freezing* kann oft durch externe visuelle (Markierung auf dem Boden, Spazierstock mit Querstrebe knapp über dem Boden) oder akustische Stimuli (Zählen, Melodie, Marschbefehl) überwunden werden. Wenn *freezing* vorhersagbar in *off*-Phasen auftritt, entspricht die medikamentöse Behandlung der bei vorhersagbaren Wirkungsschwankungen.

Unabhängig von der Medikamenteinnahme auftretendes *freezing* ist mit den in Deutschland zugelassenen Medikamenten kaum zu beeinflussen. Bei solchen Patienten ist ein Behandlungsversuch mit dem nicht zugelassenen Medikament L-threo-Dops möglich. Die Dosis von L-threo-Dops wird in 100 mg-Schritten alle 2 Tage bis 600 bis 900 mg gesteigert. Das Risiko durch L-threo-Dops Psychosen zu induzieren, wird von uns als hoch eingeschätzt.

Mobile Dyskinesien: Mobile Dyskinesien werden im Verlauf der Erkrankung häufiger und treten bei manchen Patienten während der gesamten *on*-Phase auf. Oft fühlen sich die Angehörigen von Patienten durch diese Dyskinesien stärker gestört als die Patienten selbst, die gelernt haben, Dyskinesien als notwendigen Preis der Beweglichkeit zu akzeptieren.

Patienten, die mit einer L-Dopa-Monotherapie behandelt werden, sollten spätestens zum Zeitpunkt des ersten Auftretens von Dyskinesien auf eine Kombinationstherapie mit Dopamin-Agonisten oder Amantadin umgestellt werden. Selegilin führt häufig zu einer Verstärkung von Dyskinesien. Auch COMT-Hemmer können Dyskinesien verstärken. Die L-Dopa-Dosis sollte, soweit vertretbar, reduziert werden. Die Umstellung auf retardiertes L-Dopa kann versucht werden, kann aber auch zu einer Verschlechterung führen. L-Dopa sollte nicht mehr außerhalb von Mahlzeiten, sondern zu Mahlzeiten eingenommen werden.

Dystonien: Dystonien bei unbehandelten Parkinson-Patienten verschwinden rasch mit Beginn der medikamentösen Behandlung.

Bei behandelten Patienten können *on*-Dystonien zum Zeitpunkt der maximalen L-Dopa-Wirkung auftreten. Ihre Behandlung entspricht der der mobilen Dyskinesien.

Die meisten der bei behandelten Parkinson-Patienten auftretenden Dystonien sind *off*-Dystonien. Typischerweise treten *off*-Dystonien morgens oder vor der L-Dopa-Einnahme auf. Es handelt sich um fokale Dystonien unterschiedlicher Lokalisation und Verteilung. Am häufigsten sind jedoch Füße und Zehen betroffen. Bei asymmetrischem Parkinson-Syndrom sind Dystonien auf der stärker betroffenen Seite häufiger und schwerer.

Bei morgendlichen *off*-Dystonien sollte die erste L-Dopa-Dosis so früh wie möglich eingenommen werden. Anstelle herkömmlicher L-Dopa-Präpa-

rate sollte dispersibes L-Dopa verabreicht werden. Um ausreichende Medikamenten-Konzentrationen am frühen Morgen zu gewährleisten, sollten zur Nacht ein L-Dopa-Retard-Präparat und ein Dopamin-Agonist mit langer Halbwertszeit, z. B. Pergolid verabreicht werden. Die Gabe von L-Dopa-Retardpräparaten am Tage ist meist nicht wirksam bei Dystonien. Dagegen sind Amantadin und Anticholinergika in manchen Fällen hilfreich.
Lassen sich Dystonien nicht durch orale Medikation befriedigend behandeln, sollte zum Zeitpunkt des Auftretens von Dystonien mit subkutaner Bolusinjektion von Apomorphin behandelt werden. Manche Patienten profitieren auch von einer subkutanen Dauerinfusion von Apomorphin (zur Dosierung siehe oben, Nicht-vorhersagbare Wirkungsschwankungen).
Wenn fokale Dystonien immer die gleiche Lokalisation haben, ist eine intramuskuläre Gabe von Botulinus-Toxin A zu erwägen (siehe Kap. I 3).

Akinetische Krise: (**Tab. I 1.8**) Eine akinetische Krise ist ein lebensbedrohlicher Zustand, der im Gegensatz zu den Minuten oder Stunden anhaltenden *off*-Phasen Tage anhält. Akinetische Krisen entwickeln sich langsam über Tage bis Wochen, können sich aber auch rasch innerhalb von 24 Stunden einstellen. Patienten in akinetischen Krisen sind vollständig immobil mit ausgeprägter Rigidität der Extremitäten. Die Sprache ist meist unverständlich und der Schluckakt unmöglich. Akinetische Krisen können innerhalb von Tagen zu Beinvenenthrombosen, Dekubitalgeschwüren, Pneumonien, Harnwegsinfekten und Elektrolytentgleisungen führen. Ursachen akinetischer Krisen sind Unterdosierung oder Absetzen der Medikation und gastrointestinale Erkrankungen, die zu verminderter Medikamentenabsorption führen.
Das maligne L-Dopa-Entzugs-Syndrom ist eine seltene Variante der akinetischen Krise, bei der es zusätzlich zu Hyperthermie, Tachykardie, Tachypnö, hirnorganisch-psychischen Störungen und Erhöhung der Creatinkinase (CK) im Serum kommt (siehe Kap. F 4) (Poewe und Oertel, 1994).
Die Behandlung einer akinetischen Krise sollte unter intensivmedizinischen Bedingungen stattfinden. Unspezifische medizinische Maßnahmen (Flüssigkeits- und Elektrolytausgleich, Kalorienzufuhr, Thromboseprophylaxe, Pneumonieprophylaxe) sollten sorgfältig durchgeführt werden.
Patienten, denen Schlucken möglich ist, können L-Dopa und andere Medikamente oral zugeführt werden. Wenn die akinetische Krise durch vollständigen Entzug von L-Dopa entstanden ist, sollte zunächst eine etwas niedrigere Dosis gegeben werden, die dann innerhalb von Tagen auf die Ausgangsdosis erhöht werden kann. Bei Patienten mit Schluckschwierigkeiten ist die Gabe von gelöstem dispersiblen L-Dopa oder die Gabe über eine Gastroduodenalsonde angezeigt.
Alternativ kommt parenterale Medikamentengabe in Form subkutaner Injektionen von Apomorphin oder intravenöser Infusion von Amantadin in Betracht. Parenterale Medikamentengabe ist immer dann unumgänglich, wenn gastrointestinale Absorptionshindernisse bestehen.
Apomorphin wird zunächst in einer einmaligen subkutanen Bolusinjektion von 2 bis 5 mg, selten 10 mg gegeben. Bei Ansprechen wird die Behandlung mit einer subkutanen Dauerinfusion fortgeführt. Die initiale Dosierung beträgt 1–2 mg/Stunde mit einer 8 bis 12stündigen Pause in der Nacht. Die Infusionsrate kann alle 12 Stunden um 0,5–1 mg/Stunde bis zu einer maximalen Rate von 10 mg/Stunde erhöht werden. Die gleichzeitige Gabe von Domperidon ist erforderlich.
Amantadin wird in einer Dosis von 1–2 × 200 mg als intravenöse Infusion (500 ml) über jeweils 3 Stunden verabreicht. Die Dosis kann auf 3 × 200 mg gesteigert werden.

Tab. I 1.8: Praktisches Vorgehen bei der Behandlung des idiopathischen Parkinson-Syndroms (IPS) – Akinetische Krise

Allgemeine Maßnahmen
Flüssigkeits- und Elektrolytausgleich
ausreichende Kalorienzufuhr
Thromboseprophylaxe
Pneumonieprophylaxe
Dekubitusprophylaxe
Behandlung internistischer Grundkrankheiten und Komplikationen.
Dopaminerge Medikation
Gabe von L-Dopa und Dopamin-Agonisten oral oder über Gastroduodenalsonde.
Bei vollständigem L-Dopa-Entzug mäßige Dosisreduktion.
Alternativ subkutane-Gabe von Apomorphin
Nach einmaliger Bolusinjektion (2–5 mg, selten 10 mg) Weiterführung mit subkutaner Dauerinfusion; initiale Dosierung 1–2 mg/Stunde mit 8–12stündiger Pause in der Nacht; Dosissteigerung alle 12 Stunden um 0,5–1 mg/Stunde bis zu einer maximalen Rate von 10 mg/Stunde.
Alternativ intravenöse-Gabe von Amantadin in einer Dosis von 1–2 × 200 mg über jeweils 3 Stunden; mögliche Dosissteigerung auf 3 × 200 mg.

Medikamenten-induzierte exogene Psychose: Medikamenten-induzierte exogene Psychosen (siehe oben) können unter allen Parkinson-Medikamenten auftreten. Das Risiko exogener Psychosen steigt mit Dauer der Krankheit und der Therapie. Internistische Erkrankungen und Operation können Psychosen auslösen.
Zur Behandlung sollten die Antiparkinson-Medikamente, soweit vertretbar, reduziert werden. Dabei wird man zunächst Anticholinergika, Amantadin und Selegilin und erst im Anschluß daran Dopamin-Agonisten und L-Dopa absetzen bzw. reduzieren. Ist eine Dosis-Reduktion nicht möglich oder nicht erfolgreich, muß eine eine antipsychotische Behandlung entweder mit einem niedrig potenten Neuroleptikum wie Thioridazin oder Melperon oder vorzugsweise mit dem atypischen Neuroleptikum Clozapin erfolgen. Mit Thiorida-

zin oder Melperon geht man allerdings das Risiko einer Verschlechterung der Parkinson-Symptomatik ein. Die Behandlung mit Clozapin wird abends mit einer Dosis von 6,25 mg oder 12,5 mg begonnen. Die Dosis wird schrittweise auf eine Dosis von 25–50 mg, in seltenen Fällen bis 100 mg angehoben.

Wegen der Gefahr einer allergischen Agranulozytose ist Verordnung von Clozapin in Deutschland nur durch bei der Herstellerfirma registrierte Ärzte zulässig. Die Behandlung darf nur bei normalem Differentialblutbild begonnen werden. In den ersten 18 Wochen der Behandlung müssen wöchentliche, danach monatliche Kontrollen der Leukozyten erfolgen. Nach Absetzen von Clozapin müssen die Kontrollen über mindestens 4 Wochen fortgesetzt werden. Wird eine länger als 18 Wochen durchgeführte Clozapin-Therapie weniger als 4 Wochen aus nicht-hämatologischen Gründen unterbrochen, müssen anschließend wöchentliche Kontrollen über 6 Wochen durchgeführt werden. Danach kann wieder monatlich kontrolliert werden. Bei längeren Therapieunterbrechungen müssen Kontrollen wie bei der Erstbehandlung durchgeführt werden. Bei Leukozyten von 3 000 bis 3 500/µl bzw. Neutrophilen von 1 500 bis 2 000/µl muß das Blutbild zweimal pro Woche kontrolliert werden. Bei Fieber sollte in jedem Fall eine Blutbildkontrolle erfolgen. Bei Leukozyten von weniger als 3 000/µl, Neutrophilen weniger als 1 500/µl, Thrombozyten weniger als 5 0000/µl und Eosinophilen mehr als 3 000/µl muß Clozapin sofort abgesetzt werden. Nach einer einmal aufgetretenen Agranulozytose darf nicht erneut mit Clozapin behandelt werden.

Das vor kurzem zugelassene atypische Neuroleptikum Olanzepin (Zyprexa®, 1–15 mg) stellt möglicherweise eine Alternative zu Clozapin dar (Wolters et al., 1996). Die bisherigen begrenzten Erfahrungen der Autoren weisen auf eine Wirksamkeit von Olanzepin hin. Es ist aber offen, ob Olanzepin Clozapin überlegen ist, oder ob eine bestimmte Untergruppe von Patienten besser auf Olanzepin oder Clozapin anspricht. Die ungünstige Portionierung von Olanzepin erschwert derzeit noch einen breiteren Einsatz des Präparats.

Demenz und Verwirrtheit: 30 bis 40 % aller Patienten mit IPS entwickeln eine Demenz. Das Risiko ist bei Patienten mit hohem Erkrankungsalter deutlich erhöht. Die Ursachen der Demenz beim IPS sind vielfältig. Bei sorgfältigen neuropathologischen Untersuchungen finden sich neben der Degeneration dopaminerger Neurone der Substantia nigra mit Auftreten von Lewy-Körperchen auch Nervenzelluntergänge im Vorderhirn. IPS kann außerdem in Kombination mit Demenz-Erkrankungen, wie einer subkortikal-vaskulären Enzephalopathie oder einer Alzheimer-Krankheit auftreten (Braak und Braak, 1990). Es gibt Hinweise, daß das Risiko einer Alzheimer-Krankheit bei IPS-Patienten erhöht ist. Bei dementen Parkinson-Patienten treten akute Verwirrtheitszuständen ohne Zeichen einer produktiven Psychose auf. Gabe von Anticholinergika, rasches Absetzen von Anticholinergika, internistische Erkrankungen (fieberhafte Erkrankungen, Entgleisungen des Wasser- und Elektrolythaushalts, kardiopulmonale Erkrankungen) und Operationen können solche Verwirrtheitszustände auslösen.

Zur Behandlung der Demenz verweisen wir auf Kap. C 9. Bei Verwirrtheitszuständen sollten zunächst internistische Grunderkrankungen konsequent behandelt werden. Anticholinergika, Begleitmedikamente mit anticholinerger Wirkung (z. B. trizyklische Antidepressiva) und Amantadin müssen abgesetzt werden. Um Entzugs-Symptome zu vermeiden, sollte das Absetzen schrittweise erfolgen.

Für unruhige, verwirrte Patienten, die medikamentös sediert werden müssen, gibt es nur wenige medikamentöse Optionen. Clozapin ist in der Regel nicht hilfreich, sondern kann aufgrund seiner anticholinergen Wirkung Verwirrtheitszustände verstärken. Andere Neuroleptika sind kontraindiziert. Benzodiazepine bringen meist nicht den gewünschten Effekt und können zu paradoxen Reaktionen führen. Eine Möglichkeit besteht in der Gabe von Clomethiazol (Distraneurin®; 192–384 mg).

Depression: Depression kommt bei etwa 30 bis 40 % aller IPS-Patienten vor. Bei einem Teil der Patienten korreliert das Ausmaß der Depression mit der Beweglichkeit und bessert sich mit Behandlung der motorischen Symptomatik. Bei anderen ist dies nicht der Fall. Die Ursache der Depression beim IPS ist nicht genau bekannt. Wie bereits oben erwähnt, kommt es beim IPS unabhängig von der Degeneration der Substantia nigra auch zu Nervenzelluntergängen in anderen Hirngebieten. Die häufige Beteiligung monoaminerger Kerne des Hirnstamms (Raphe-Kerne, Locus coeruleus) könnte eine organische Ursache der Depression beim IPS sein. Darüberhinaus spielen wahrscheinlich depressive Reaktionen auf die Krankheit und Behinderung eine Rolle (Seiler et al., 1992).

Zunächst sollte eine optimale Behandlung des Parkinson-Syndroms angestrebt werden. Selegilin hat einen schwachen antidepressiven Effekt, der bei leichteren Depressionen genutzt werden kann. Ist darüberhinaus eine medikamentöse antidepressive Behandlung erforderlich, werden tri- oder tetrazyklische Antidepressiva, selektive Serotonin-Wiederaufnahme-Hemmer oder MAO A-Hemmer in üblicher Weise eingesetzt. Bei Verordnung tri- und tetrazyklischer Antidepressiva müssen deren anticholinerge Wirkungen berücksichtigt werden. Serotonin-Wiederaufnahme-Hemmer dürfen nicht gemeinsam mit MAO-Hemmern verordnet werden. Ebenso ist die Kombination aus Selegilin und einem MAO A-Hemmer kontraindiziert.

Schlafstörungen: Ein- und Durchschlafstörungen bei Parkinson-Patienten sind häufig Folge nächtlicher Akinese. Weitere mögliche Ursache sind nächt-

liche Unruhe- und Verwirrtheitszustände und Medikamenten-induzierte exogene Psychosen. Parkinson-Patienten können außerdem an Schlafstörungen anderer Genese leiden (siehe Kap. C 1).
Die Behandlung von Schlafstörungen als Folge nächtlicher Akinese erfolgt mit 100–200 mg retardiertem L-Dopa, das zur Nacht eingenommen wird. Alternativ oder zusätzlich kommt ein Dopamin-Agonist mit langer Wirkdauer (Pergolid) in Frage. Die Behandlung nächtlicher Verwirrtheitszustände und exogener Psychosen erfolgt wie oben angegeben. Schlafstörungen anderer Art werden in üblicher Weise behandelt (siehe Kap. C 1). Neuroleptika sind kontraindiziert.

Operation und Narkose: Durch Operation und Allgemeinnarkose können Verwirrtheitszustände und Psychosen ausgelöst werden, die häufig nach ausreichender Flüssigkeitszufuhr oder spontan wieder verschwinden. Ist dies nicht der Fall, entspricht das Vorgehen dem oben geschilderten Vorgehen bei Medikamenten-induzierten exogenen Psychosen bzw. Demenz und Verwirrtheit.
Die orale Medikation sollte bis zum Abend vor der Operation gegeben und möglichst bald nach der Operation wieder begonnen werden. Wenn postoperativ über längere Zeit Schlucken nicht möglich ist, sollten die Medikamente über eine gastroduodenale Sonde verabreicht werden. Anticholinergika und Selegilin sollten möglichst vor einer geplanten Operation abgesetzt werden. Dies muß bei den Anticholinergika schrittweise im Verlauf von Wochen geschehen. Wegen der langsamen Resynthese der MAO B, sollte eine Selegilin-Behandlung 6 Wochen vor der Operation beendet werden. Wenn nach abdominalen Operationen parenterale Medikamenten-Gabe erforderlich ist, entspricht das Vorgehen dem bei akinetischen Krisen.
Allgemeinnarkosen sollten mit Barbituraten oder Benzodiazepinen eingeleitet werden und mit einem Lachgas/Sauerstoffgemisch bzw. Opioiden aufrechterhalten werden. Neuroleptika und Substanzen, die das Myokard gegen Katecholamine sensibilisieren (Halothan, Cyclopropan, Sympathikomimetika) sollten vermieden werden. Von den Inhalationsnarkotika wird Enfloran empfohlen. Bei Lokal- und Regionalästhesien dürfen nur Lokalanästhetika ohne Adrenalinzusatz verwendet werden. Im Einzelfall kann ein Octapressin-Zusatz verwendet werden.

Vegetative Symptome: Autonomes Versagen mit orthostatischer Hypotonie oder Blasenfunktionsstörungen kann nach langjährige Krankheitsverlauf beim IPS auftreten. Autonomes Versagen bereits zu Beginn der Krankheit spricht gegen die Diagnose eines IPS und ist ein wichtiger diagnostischer Hinweis auf eine MSA (siehe MSA). Die Behandlung des autonomen Versagens erfolgt bei IPS und MSA in gleicher Weise.
Viele Parkinson-Patienten leiden unter Obstipation. Die Behandlung erfolgt zunächst ohne Medikamente mit ausreichender Flüssigkeitszufuhr, faserreicher Kost und körperlicher Bewegung. Neben den üblichen Laxantien können zur Behandlung Domperidon (Motilium®, 3 × 20 mg) oder - Cisaprid (Propulsin®, 3 × 5–10 mg) eingesetzt werden (Jost und Schimrigk, 1993). Allerdings muß mit einem Verlust der Cisaprid-Wirkung im Lanzeitverlauf gerechnet werden.
Aufgrund der Akinese des Schluckakts leiden viele Patienten unter vermehrtem Speichelfluß. Die übliche dopaminerge Behandlung führt oft zu einer Besserung dieses Symptoms. Bei nicht ausreichender Wirkung können unter Beachtung der Kontraindikationen und Nebenwirkungen Anticholinergika eingesetzt werden, wobei sich peripher wirksame Substanzen wie Ipratropium-bromid (Itrop®, 2–3 × 10 mg) anbieten.

I 1.3. Symptomatische Parkinson-Syndrome

I 1.3.1. Postenzephalitisches Parkinson-Syndrom

Als Folge der Encephalitis lethargica (von Economo), einer am Ende des Ersten Weltkriegs im Rahmen der damaligen Influenza-Virus-Pandemie häufigen Form der Enzephalitis, sind zahlreiche postenzephalitische Parkinson-Syndrome aufgetreten. Die Encephalitis lethargica verlief unter dem Bild eines somnolent-ophthalmoplegischen Syndroms, eines hyperkinetischen Syndroms oder eines akinetischen Syndroms mit schweren Schlafstörungen und okulogyren Krisen. Das Parkinson-Syndrom entwickelte sich unmittelbar aus der Enzephalitis oder mit einer Latenz von Monaten bis Jahren. Wahrscheinlich sind inzwischen alle Patienten mit postenzephalitischem Parkinson-Syndrom nach Encephalitis lethargica verstorben. Die neuropathologischen Veränderungen im Gehirn von Patienten mit postenzephalitischem Parkinson-Syndrom ähneln denen bei der PSP und beim ausschließlich auf Guam vorkommenden Parkinson-Demenz-Komplex (Geddes et al., 1993).
Heute kommt es nur sehr selten zu persistierenden Parkinson-Syndromen nach akuten Enzephalitiden unterschiedicher Genese. Bei der AIDS-Enzephalopathie ist die Zahl dopaminerger Neurone in der Substantia nigra vermindert. Obwohl Parkinson-Syndrome bei AIDS-Patienten eine Rarität sind, ist bei einigen Patienten die Schwelle zu Neuroleptika-induzierten Parkinson-Syndromen deutlich vemindert (Reyes et al., 1991).
Die Behandlung des postenzephalitischen Parkinson-Syndroms entspricht dem des IPS. Es treten unter L-Dopa-Therapie schnell Wirkungsschwankungen und Dyskinesien auf. Wir empfehlen daher, so vorzugehen wie bei IPS-Patienten mit Erkrankungsbeginn vor dem 50. Lebensjahr.

I 1.3.2. Vaskuläres Parkinson-Syndrom

Wie oben dargestellt, führt die subkortikal-vaskuläre Enzephalopathie nicht zu einem eigentlichen Parkinson-Syndrom. Sie wird daher hier nicht abgehandelt (siehe Kap. D 1 und C 9). Krankheitsbezeichnungen wie arteriosklerotisches Parkinson-Syndrom, arteriosklerotisches Pseudoparkinson-Syndom oder *lower body parkinsonism* sind unzutreffend oder verwirrend und sollten deswegen vermieden werden.
In seltenen Einzelfällen kommt es zu einem echten L-Dopa-responsiven Parkinson-Syndrom aufgrund umschriebener Insulte im der Substantia nigra oder im Verlauf der nigrostriatalen Bahn. Die Behandlung dieser seltenen Fälle entspricht dem des IPS.

I 1.3.3. Toxin-induzierte Parkinson-Syndrome

Mangan: Bei Bergarbeitern in Manganbergwerken und Arbeitern in der Mangan-verarbeitenden Industrie kann nach mehrjähriger Exposition ein akinetisch-rigides Parkinson-Syndrom auftreten. Eine Verlaufsstudie an sechs taiwanesischen Patienten zeigte eine Progression der Parkinson-Symptomatik nach Beendigung der Exposition (Huang et al., 1993). Neuropathologisch liegen dem Mangan-induzierten Parkinson-Syndrom Neuronenverlust und Gliose in Basalganglienkernen, vor allem dem inneren Pallidum zugrunde. Die Pathogenese der neuronalen Degeneration ist unbekannt: erhöhte Mangan-Spiegel lassen sich in den betroffenen Kernen nicht nachweisen (Olanow et al.,1996). Durch L-Dopa kann bei einzelnen Patienten eine vorübergehende, aber keine anhaltende Besserung erzielt werden (Huang et al., 1993).

Kohlenmonoxid: Bei Überlebenden von Kohlenmonoxid-Vergiftungen kann mit der Erholung vom Koma ein Parkinson-Syndrom auftreten. Neuropathologisch finden sich bei diesen Patienten bilaterale Nekrosen des Pallidum zusammen mit ausgedehnten Destruktionen des Marklagers. Die Literaturangaben über das Ansprechen auf dopaminerge Medikation sind widersrpüchlich (Klawans et al., 1982; De Pooter et al., 1991). Ein Behandlung mit L-Dopa und Bromocriptin sollte daher zumindest versucht werden.

1-Methyl-4-phenyl-1,2,3,6-tetrahydropyridin (MPTP): MPTP, ein Nebenprodukt der Synthese des Heroinersatzstoffs Meperidin, führte Ende der 80iger Jahre bei amerikanischen Drogenabhängigen zu einem irreversiblen Parkinson-Syndrom (Langston et al., 1983). Im Gegensatz zu anderen Toxin-induzierten Parkinson-Syndromen, kommt es durch MPTP zu einer spezifischen Degeneration dopaminerger Neurone der Substantia nigra. Patienten mit MPTP-induziertem Parkinson-Syndrom sprechen gut auf L-Dopa an. Behandlungskomplikation können wie beim IPS auftreten. Die Richtlinien der Behandlung entsprechen denen beim IPS. Striatale Transplantation von fetalem mesenzephalem Gewebe führte bei zwei Patienten zu einer deutlichen und anhaltenden Besserung des Parkinson-Syndroms (Widner et al., 1992).

I 1.3.4. Medikamenten-induziertes Parkinson-Syndrom

Eine Vielzahl von Medikamenten unterschiedlicher chemischer Struktur kann zu einem reversiblen Parkinson-Syndrom führen oder ein subklinisches IPS demaskieren (**Tab. I 1.1**). Die wichtigste Substanzklasse sind die Neuroleptika. Parkinson-Syndrome können aber durch die Kalzium-Antagonisten Flunarizin (Sibelium®) und Cinnarizin (Stutgeron®) sowie Lithium induziert werden. Im Gegensatz zu anderen symptomatischen Parkinson-Syndromen sind Medikamenten-induzierte Parkinson-Syndrome häufig und von großer praktischer Bedeutung. Der Anteil der Medikamenten-induzierten Parkinson-Syndrome an allen Parkinson-Syndromen wird mit 7 % angegeben (Rajput et al., 1984). Neu aufgetretene Parkinson-Syndrome bei Patienten in geriatrischen Einrichtungen sind zu etwa 50 % Medikamenten-induziert (Stephen und Williamson, 1984). Bei Neuroleptika-behandelten hospitalisierten Kindern und Jugendlichen wurde eine Prävalenz des Parkinson-Syndroms von 34 % gefunden (Richardson et al., 1991).
Die Behandlung des Medikamenten-induzierten Parkinson-Syndroms besteht im Absetzen des verantwortlichen Medikaments. Die Rückbildung der Symptome kann sowohl nach Absetzen von Neuroleptika als auch von Kalzium-Antagonisten Wochen bis Monate dauern. Ein Absetzen der Neuroleptika ist bei psychiatrischen Patienten mit Schizophrenie häufig nicht möglich. Bei diesen Patienten sollte eine Umstellung auf ein atypisches Neuroleptikum (Clozapin, Zotepin, Olanzepin) erfolgen.
Alternativ kommt eine Behandlung mit Antiparkinson-Medikamenten in Frage. L-Dopa und Dopamin-Agonisten sind bei schizophrenen Patienten kontraindiziert, da sie zu einer Exazerbation der Psychose führen. Die medikamentöse Standardbehandlung des Neuroleptika-induzierten Parkinson-Syndroms erfolgt mit Anticholinergika. Den wenigen kontrollierten Studien zufolge sind Biperiden (3 × 2–4 mg) und Trihexyphenidyl (3 × 2–4 mg) gleich wirksam, während Benzatropin (Cogentinol®) weniger geeignet erscheint (Chouinard et al., 1979; Magnus, 1980). Amantadin (PK-Merz; 3 × 100 mg) ist ebenfalls wirksam, während Selegilin in einer Studie zu keiner Besserung des Neuroleptika-induzierten Parkinson-Syndroms führte (Fann und Lake, 1976; Perenyi et al., 1983).

I 1.4. Parkinson-Syndrome im Rahmen anderer neurodegenerativer Erkrankungen

I 1.4.1. Multisystematrophie (MSA)

Klinik

MSA ist eine sporadisch auftretenden degenerative Erkrankung des zentralen und autonomen Nervensystems. MSA umfaßt die früheren Krankheitsbezeichnungen striatonigrale Degeneration, sporadische olivopontozerebelläre Atrophie und Shy-Drager-Syndrom zusammen. Viele Patienten, bei denen klinisch eine idiopathische zerebelläre Ataxie (IDCA) diagnostiziert wird, leiden ebenfalls an einer MSA (siehe Kap. H 3).

MSA entsteht aufgrund von degenerativem Neuronenverlust mit Gliose im striatonigralen System, im pontozerebellären System, in den intermediolateralen Zellsäulen des Rückenmarks und im Onufschen Kern des Rückenmarks. Zusätzlich können die Pyramidenbahn, der dorsale vagale Kern, die vestibulären Kerne und die Motoneurone des Rückenmarks betroffen sein (Quinn, 1989). Ein charakteristischer, aber nicht spezifischer neuropathologischer Befund sind argyrophile, intrazytoplasmatische Einschlußkörperchen in Oligodendrozyten während Lewy-Körperchen bei MSA fehlen (Papp und Lantos, 1994).

Die Diagnose einer wahrscheinlichen MSA kann klinisch aufgrund der Kombination aus Parkinson-Syndrom mit fehlendem oder schlechtem Ansprechen auf L-Dopa und/oder zerebellärer Ataxie und schwerem symptomatischen autonomen Versagen gestellt werden. Es wird zwischen einem striatonigralen Typ (MSA-SND) und einem olivopontozerebellären Typ (MSA-OPCA) unterschieden (Quinn, 1989; Schulz et al., 1994) (**Tab. I 1.9**).

Tab. I 1.9: Diagnostische Kriterien der Multisystematrophie (MSA) (nach Quinn, 1989)

Mögliche MSA, striatonigraler Typ (MSA-SND) Sporadisches, nach dem 30. Lebensjahr auftretendes progressives Parkinson-Syndrom mit fehlendem oder schlechtem Ansprechen auf L-Dopa. Keine Demenz, Areflexie oder supranukleäre Blickparese.
Mögliche MSA, olivopontozerebellärer Typ (MSA-OPCA) Sporadisches, nach dem 30. Lebensjahr auftretendes progressives zerebelläres Syndrom mit begleitendem Parkinson-Syndrom. Keine Demenz, Areflexie oder supranukleäre Blickparese.
Wahrscheinliche MSA, striatonigrale Typ (MSA-SND) Kriterien wie bei möglicher MSA-SND Schweres autonomes Versagen (orthostatische Synkope oder Urininkontinenz oder Harnverhalt) oder zerebelläres Syndrom oder Pyramidenbahnzeichen.
Wahrscheinliche MSA, olivopontozerebellärer Typ (MSA-OPCA) Kriterien wie bei möglicher MSA-OPCA. Schweres autonomes Versagen (orthostatische Synkope oder Urininkontinenz oder Harnverhalt).
Sichere MSA Klinisch mögliche oder wahrscheinliche MSA und neuropathologischer Nachweis.

Die Parkinson-Symptomatik bei der MSA ähnelt der beim IPS. Es gibt aber eine Reihe von klinischen Zeichen *(red flags)*, die eher für eine MSA sprechen. Dazu gehören rasche Progression, schlechtes Ansprechen auf L-Dopa, atypische faziale Dyskinesien unter Behandlung mit L-Dopa und ausgeprägter Antecollis. Ein typischer Ruhetremor wird nur bei 9 % der MSA-Patienten beobachtet und spricht daher eher für ein IPS. Zur zerebellären Symptomatik verweisen wir auf Kap. H 3. Weitere Symptome, die im Rahmen einer MSA auftreten können, sind Pyramidenbahnzeichen, Myoklonien, Blepahrospasmus und Zeichen der Stimmbandparese mit seufzender Atmung und respiratorischem Stridor (Schulz et al., 1994; Wenning et al., 1994, 1995)

Die autonomen Symptome bei MSA umfassen urogenitale Symptome mit früh auftretender erektiler Dysfunktion bei nahezu allen Männern mit MSA, Dranginkontinenz (71 %) und Blasenretention mit Restharnbildung (30 %). 90 % aller MSA-Patienten haben ein abnormes EMG des urethralen oder analen externen Sphinkters. Abnorme Sphinkter-EMG's kommen beim IPS allenfalls in Spätstadien vor (Pramstaller et al., 1995).

Orthostatische Hypotension besteht, wenn der systolische Blutdruck innerhalb von 3 Minuten nach dem Aufstehen oder Kippen um mindestens 60 ° auf dem Kipptisch um mindestens 20 mm Hg oder der diastolische Blutdruck um mindestens 10 mm Hg absinkt. Orthostatische Hypotension kann symptomatisch oder asymptomatisch sein. Neben Synkopen mit Bewußtseinsverlust kann orthostatische Hypotension zu einer Reihe von Symptomen führen, die typischerweise nach dem Aufstehen oder Kippen auftreten und sich in der waagrechten Position wieder bessern. Zu diesen Symptome gehören verschwommenes Sehen, unsystematischer Schwindel, Benommenheitsgefühl, Übelkeit, Zittrigkeit, Schwächegefühl und Kopfschmerzen (The Consensus Committee, 1996). Nach diesen Definitionen besteht bei 68 % aller MSA-Patienten orthostatische Hypotension. Zu Synkopen kommt es bei 15 % (Wenning et al., 1994).

Bei der Einschätzung autonomer Symptome muß berücksichtigt werden, daß autonome Funktionen durch eine Vielzahl anderer Faktoren beeinflußt werden können. So kann ein Prostata-Adenom

Blasenretention bei Männern hervorrufen oder verstärken. Bei Frauen kann eine Gebärmuttersenkung zu Inkontinenz prädisponieren. Dopaminerge Medikamente wirken allgemein blutdrucksenkend.
Die klinische Differentialdiagnose zwischen einem IPS und einer MSA-SND ist manchmal nicht möglich, wenn im Anfangsstadium der MSA das autonome Versagen fehlt und noch keine weiteren neurologischen Symptome aufgetreten sind. Die oben genannten klinischen Zeichen *(red flags)*, die das Parkinson-Syndrom im Rahmen einer MSA vom im IPS unterscheiden, können dann hilfreich sein. Andererseits kann autonomes Versagen auch im Rahmen eines IPS mit Lewy-Körperchen-Pathologie auftreten und eine MSA vortäuschen. Ein Erkrankungsalter über 70 Jahren spricht eher für ein IPS.

Verlauf
Das durchschnittliche Erkrankungsalter liegt zwischen 50 und 60 Jahren. Publizierte epidemiologische Daten zur Prävalenz und Inzidenz der MSA liegen nicht vor. In einer neuropathologischen Untersuchung von 100 Fällen, bei denen klinisch die Diagnose eines IPS gestellt worden war, hatten 5 % eine MSA (Hughes et al., 1992). MSA verläuft stetig progredient. Die mediane Latenz bis zum Eintritt der Rollstuhlpflicht beträgt etwa 5 Jahre, die Latenz bis zum Tod 8 bis 10 Jahre (Schulz et al., 1994; Wenning et al., 1994). Die meisten MSA-Patienten versterben an Bronchopneumonie.

Therapeutische Prinzipien
Einer retrospektiven Studie an pathologisch gesicherten Fällen von MSA zufolge zeigten 15 von 23 Patienten eine Besserung auf L-Dopa. Die Besserung wurde bei neun Patienten als gut eingeschätzt und hielt bei 6 Patienten bis zum Tod an. Dyskinesien und Wirkungsschankungen traten bei der Mehrzahl der Patienten innerhalb von drei Jahren auf (Hughes et al., 1992). Das Ergebnis dieser Untersuchung entspricht dem vorhergehender kleiner Studien (Rajput et al., 1990). In einer prospektiven Untersuchung wurde die akute Antwort auf L-Dopa und Apomorphin an 11 Patienten mit klinisch wahrscheinlicher MSA untersucht. Dabei hatten 6 Patienten eine kurzdauernde Besserung mit begleitenden Dyskinesien, 3 Patienten hatten nur Dyskinesien (Hughes et al., 1992). In einer weiteren Studie wurden dagegen günstige Wirkungen von L-Dopa nur bei etwa einem Drittel aller MSA-Patienten beobachtet, die innerhalb von 1 bis 2 Jahren wieder verschwanden, so daß im Langzeitverlauf nur 13 % der Patienten von L-Dopa profitierten (Oertel und Quinn, 1996).

Praktisches Vorgehen
Alle MSA-Patienten mit Parkinson-Syndrom sollten mit L-Dopa in einschleichender Dosierung bis zu einer Maximaldosis vom 1 000 mg in Kombination mit Domperidon (Motilium®, 3 × 20 mg) behandelt werden, sofern diese Behandlung verträglich ist. Bei fehlendem oder unzureichendem Ansprechen auf L-Dopa kann zusätzlich ein Dopamin-Agonist gegeben werden. Die praktische Vorgehensweise entspricht dabei der beim IPS. Sind die Substanzen über sechs Monate unwirksam, kann die Behandlung ausschleichend abgebrochen werden. Amantadin kommt als weiteres Medikament in Frage, da es neben der Antiparkinson-Wirkung möglicherweise eine günstige Wirkung auf zerebelläre Ataxie besitzt (siehe Kap. H 3). Es muß individuell entschieden werden, ob Amantadin als Monotherapie oder in Kombination mit L-Dopa oder Dopamin-Agonisten eingesetzt wird. Alle Parkinson-Medikamente können die autonomen Funktionen von MSA-Patienten verschlechtern.
Die Behandlung der zerebellären Ataxie ist in Kap. H 4 erläutert.
Blepharospasmus kann erfolgreich mit Botulinus-Toxin A behandelt werden. Der für MSA typische ausgeprägte Antecollis spricht dagegen nicht auf Botulinus-Toxin A an. Inspiratorischer Stridor kann in Einzelfällen mit Botulinus-Toxin A behandelt werden. Eine Tracheostomie ist bei weniger als 5 % aller MSA-Patienten erforderlich.
Zur Behandlung der symptomatischen orthostatischen Hypotension werden zunächst physikalische Maßnahmen durchgeführt (Stützstrümpfe, erhöhte Salzzufuhr, Schlafen mit erhöhtem Oberkörper, langsames Aufstehen). Bei Versagen dieser Maßnahmen wird medikamentös mit Fludrocortison (Astonin H®, 1–3 × 0,1 mg) behandelt. Die Wirkungen anderer blutdrucksteigernder Medikamente sind schwächer und weniger zuverlässig.
Dranginkontinenz wird durch das vorwiegend peripher wirksame Anticholinergikum Oxybutynin (Dridase®, 2–3 × 2,5–5 mg) behandelt. Bei einer Oxbutynin-Behandlung müssen regelmäßig Restharnkontrollen erfolgen.
Bei unvollständiger Blasenentleerung mit Restharn von mehr als 150 ml sollten der Patient oder sein Partner intermittierende Katheterisierung erlernen und durchführen. Bei fortgeschrittener Erkrankung ist oft eine suprapubische Dauerkatheterisierung unumgänglich.
Angesichts der geringen Wirksamkeit medikamentöser Behandlung haben Physiotherapie, Ergotherapie, Logopädie und psychosoziale Maßnahmen eine besondere Bedeutung bei der Betreuung von MSA-Patienten.

Progressive supranukleäre Blickparese (PSP)

Klinik
Die PSP ist eine neurodegenerative Erkrankung mit Neuronenverlust und Gliose in den Basalganglien (Pallidum, Nucleus subthalamicus, Substantia nigra) und Hirnstamm (periaquäduktales Grau, Locus coeruleus, Nucleus interstitialis Cajal). Das charakteristische, aber nicht spezifische ultrastrukturelle Merkmal des PSP ist das Auftreten neurofibrillärer Tangles in Neuronen in den genannten Hirngebieten. Neuropathologische Zei-

chen der PSP können in Kombination mit Alzheimer-typischen Veränderungen auftreten (Gearing et al., 1994). Die Neuropathologie der PSP ähnelt der des postenzephalitischen Parkinson-Syndroms (Hauw et al., 1994).
PSP tritt in der überwiegenden Mehrzahl der Fälle sporadisch auf. Es gibt aber einzelne Berichte über Familien mit autosomal dominant vererbter, neuropathologisch gesicherter PSP (de Yebenes et al., 1995).
Die wichtigsten bei fast allen Patienten vorhandenen klinischen Zeichen der PSP sind ein Parkinson-Syndrom mit früh auftretender posturaler Instabilität, vorwiegend axialer Rigidität und Hypominie sowie supranukleäre Blickparese nach unten. Weitere häufige Symptome sind Demenz, pseudobulbäre Zeichen mit Dysarthrie, Dysphagie und Affektstörungen sowie Dystonien häufig in Form eines Blepharospasmus. Da selbst klassiche Symptome wie supranukleäre Blickparese nach mehrjähriger Krankengeschichte nur bei etwa 80 % der Patienten vorhanden sind (Collins et al., 1995; Litvan et al., 1996), sind die in **Tab. I 1.10** angegebenen diagnostischen Kriterien nur als vorläufig anzusehen.

Tab. I 1.10: Diagnostische Kriterien der progressiven supranukleären Blickparese (PSP) (nach Litvan et al., 1996)

Mögliche progressive supranukleäre Blickparese (PSP)
Sporadische, anders nicht erklärte, nach dem 40. Lebensjahr auftretende, progressive Erkrankung.
Entweder vertikale supranukleäre Blickparese oder sowohl verlangsamte vertikale Sakkaden als auch ausgeprägte posturale Instabilität mit Stürzen innerhalb des ersten Jahres nach Krankheitsbeginn.

Wahrscheinliche progressive supranukleäre Blickparese (PSP)
Sporadische, anders nicht erklärte, nach dem 40 Lebenjahr auftretende, progressive Erkrankung.
Vertikale supranukleäre Blickparese und ausgeprägte posturale Instabilität mit Stürzen innerhalb des ersten Jahres nach Krankheitsbeginn.

Sichere progressive supranukleäre Blickparese (PSP)
Klinisch mögliche oder wahrscheinliche PSP und neuropathologischer Nachweis.

Verlauf
Das durchschnittliche Erkrankungsalter liegt zwischen 60 und 70 Jahren. Nach einer einzigen Arbeit beträgt die Prävalenz der PSP 1,4:100 000 und damit etwa 1 % der Prävalenz des IPS. Die Inzidenz wird mit 0,3–0,4 : 100 000 angegeben (Golbe, 1994). Die mediane Überlebenszeit nach Beginn der Krankheit beträgt 5 bis 6 Jahre (Litvan et al., 1996).

Therapeutische Prinzipien
Aussagekräftige prospektive Untersuchungen an ausreichend großen Kollektiven von PSP-Patienten sind nicht durchgeführt worden. Dennoch lassen die veröffentlichten Studien den Schluß zu, daß eine zuverlässig wirksame medikamentöse Behandlung der PSP nicht bekannt ist. L-Dopa und Dopamin-Agonisten bessern bei manchen Patienten die Parkinson-Symptomatik (Jackson et al., 1983). Einer retrospektiven Studie an 136 PSP-Patienten zufolge, tritt eine Besserung unter L-Dopa aber nur bei 38 % der Patienten auf (Nieforth und Golbe, 1993). In einer einzigen *Crossover*-Studie an 4 PSP-Patienten wurde über eine generelle klinische Verbesserung durch Amitriptylin (Saroten®; 50–100 mg) berichtet (Newman, 1985). In der bereits erwähnten retrospektiven Studie sprachen aber nur 32 % der Patienten auf diese Substanz an (Nieforth und Golbe, 1993). Monotherapien führen zu besseren Resultaten als Kombinationsbehandlungen (Nieforth und Golbe, 1993).

Praktisches Vorgehen
Alle PSP-Patienten sollten mit L-Dopa in einschleichender Dosierung bis zu einer Maximaldosis vom 1 000 mg behandelt werden, sofern diese Behandlung verträglich ist. Bei fehlendem oder unzureichendem Ansprechen auf L-Dopa kann eine Behandlung mit einem Dopamin-Agonisten angeschlossen werden. Die praktische Vorgehensweise entspricht dabei der beim IPS. Alternativ kommt eine Behandlung mit Amitriptylin (50–100 mg) in Betracht. Die Behandlung mit Amitriptylin ist besonders geeignet für Patienten mit Affektstörungen und Depression. Bei Versagen von L-Dopa, Dopamin-Agonisten und Amitriptylin ist auch ein Versuch mit Amantadin (3 × 100–200 mg) gerechtfertigt.
Die Behandlung des Blepharospasmus erfolgt mit intramuskulärer Injektion von Botulinus-Toxin A (siehe Kap. I 3). Patienten mit schwerer Dysphagie müssen häufig über eine gastroduodenale Sonde ernährt werden. Die Anlage der Sonde sollte über eine perkutane endoskopische Gastrotomie erfolgen.
Angesichts der geringen Wirksamkeit medikamentöser Behandlung haben Physiotherapie, Ergotherapie, Logopädie und psychosoziale Maßnahmen eine besondere Bedeutung bei der Betreuung von PSP-Patienten.

Kortikobasale Degeneration (CBD)
Die CBD ist eine sporadisch auftretende progressive neurodegenerative Erkrankung. Neuropathologisch liegen der CBD immer Nervenzelluntergänge und Gliose im zerebralen Cortex und der Substantia nigra zugrunde. Charakteristisch ist das Auftreten geschwollener, achromatischer Neurone. Die Beteiligung subkortikaler Hirnregionen wie Thalamus, Basalganglien und Hirnstamm ist variabel (Gibb et al., 1989).
Klinisch ist CBD durch ein nicht auf L-Dopa ansprechendes asymmetrisches akinetisch-rigides Parkinson-Syndrom mit zusätzlichen atypischen Symptomen gekennzeichnet. Dazu gehören das *alien hand*-Phänomen, fokale Dystonie einer Ex-

tremität, schneller, irregulärer Halte- und Aktionstremor und Myoklonien (Gibb et al., 1989; Rinne et al., 1994) (**Tab. I 1.11**).
CBD beginnt meist um das 60. Lebensjahr. Die Krankheit ist sehr selten. In der Literatur gibt es lediglich Einzelfallberichte. Innerhalb von 3 bis 5 Jahren schreitet die Bewegungsstörung zu einem Zustand rigider Immobilität fort. Der Tod tritt meist nach 5 bis 10 Jahren ein.

Tab. I 1.11: Diagnostische Kriterien der Kortikobasalen Degeneration (CBD)

Wahrscheinliche Kortikobasale Degeneration (CBD)
Sporadisches, nach dem 30. Lebensjahr auftretendes, progressives, asymmetrisches Parkinson-Syndrom.
Mindestens drei der folgenden Zeichen:
fehlendes Ansprechen auf L-Dopa
alien hand-Zeichen
kortikale sensorische Störung oder Apraxie
fokale Dystonie einer Extremität
schneller, irregulärer Aktions- und Haltetremor
Myoklonien

Eine Therapie der CBD ist nicht bekannt. Das Parkinson-Syndrom spricht nicht oder nur unbefriedigend auf Parkinson-Medikamente an. Propranolol kann bei beginnender CBD den Aktionstremor manchmal geringfügig bessern. Der Muskeltonus kann gelgentlich durch Baclofen gesenkt werden. Dystonie und Myoklonien werden, falls erforderlich in üblicher Weise behandelt (siehe Kap. C 2, I 3 und I 10). Neuroleptika und Anticholinergika sind unwirksam.
Angesichts der geringen Wirksamkeit medikamentöser Behandlung haben Physiotherapie, Ergotherapie, Logopädie und psychosoziale Maßnahmen eine besondere Bedeutung bei der Betreuung von CBD-Patienten.

Literatur

Ahlskog JE, Muenter MD, Maraganore DM, Matsumoto JY, Lieberman A, Wright KF, Wheeler K (1994) Fluctuating Parkinson's disease. Treatment with the long-acting dopamine agonist cabergoline. Arch Neurol 51: 1236–1241

Albin RL, Young AB, Penney JB (1995) The functional anatomy of disorders of the basal ganglia. Trends Neurosci 18: 63–64

Allain H, Cougnard J, Neukirch HC (1991) Selegiline in de novo parkinsonian patients: the French selegiline multicenter trial (FSMT). Acta Neurol Scand Suppl 136: 73–78

Alvir JM, Lieberman JA, Safferman AZ, Schwimmer JL, Schaaf JA (1993) Clozapine-induced agranulocytosis. Incidence and risk factors in the United States. N Engl J Med 329: 162–167

Arevalo GJ, Gershanik OS (1993) Modulatory effect of clozapine on levodopa response in Parkinson's disease: a preliminary study. Mov Disord 8: 349–354

Azuma H, Oshino N (1980) Stimulatory action of lisuride on dopamine-sensitive adenylate cyclase in the rat striatal homogenate. Jpn J Pharmacol 30: 629–39

Baron MS, Vitek JL, Bakay RAE, Green J, Kaneoke Y, Hashimoto T, Turner RS, Woodard JL, Cole SA, McDonald WM, DeLong MR (1996) Treatment of advanced Parkinson's disease by posterior GPi pallidotomy: 1-year results of a pilot study. Ann Neurol 40: 355–366

Benabid AL, Pollak P, Gervason C, Hoffmann D, Gao DM, Hommel M, Perret JE, de Rougemont J (1991) Long-term suppression of tremor by chronic stimulation of the ventral intermediate thalamic nucleus. Lancet 337: 403–406

Bennett JPJ, Landow ER, Schuh LA (1993) Suppression of dyskinesias in advanced Parkinson's disease. II. Increasing daily clozapine doses suppress dyskinesias and improve parkinsonism symptoms. Neurology 43: 1551–1555

Bergman H, Wichmann T, DeLong MR (1990) Reversal of experimental parkinsonism by lesions of the subthalamic nucleus. Science 249: 1436–1438

Bernheimer H, Birkmayer W, Hornykiewicz O, Jellinger K, Seitelberger F (1973) Brain dopamine and the syndromes of Parkinson and Huntington. Clinical, morphological and neurochemical correlations. J Neurol Sci 20: 415–455

Bhatt MH, Keenan SP, Fleetham JA, Calne DB (1991) Pleuropulmonary disease associated with dopamine agonist therapy. Ann Neurol 30: 613–616

Birkmayer W, Knoll J, Riederer P, Youdim MB, Hars V, Marton J (1985) Increased life expectancy resulting from addition of L-deprenyl to Madopar treatment in Parkinson's disease: a longterm study. J Neural Transm 64: 113–127

Braak H, Braak E (1990) Cognitive impairment in Parkinson's disease: amyloid plaques, neurofibrillary tangles, and neuropil threads in the cerebral cortex. J Neural Transm Park Dis Dement Sect 2: 45–57

Brannan T, Martinez-Tica J, Yahr MD (1992) Catechol-O-methyltransferase inhibition increases striatal L-dopa and dopamine: an in vivo study in rats. Neurology 42: 683–685

Bravi D, Mouradian MM, Roberts JW, Davis TL, Sohn YH, Chase TN (1994) Wearing-off fluctuations in Parkinson's disease: contribution of postsynaptic mechanisms. Ann Neurol 36: 27–31

Brenner M, Haass A, Jacobi P, Schimrigk K (1988) Intravenöse und orale Behandlung mit Amantadin-Sulfat bei der Parkinsonkrankheit. Nervenarzt 59: 180–184

Brooks DJ, Ibanez V, Sawle GV, Playford ED, Quinn N, Mathias CJ, Lees AJ, Marsden CD, Bannister R, Frackowiak RS (1992) Striatal D2 receptor status in patients with Parkinson's disease, striatonigral degeneration, and progressive supranuclear palsy, measured with 11C-raclopride and positron emission tomography. Ann Neurol 31: 184–192

Brooks DJ, Torjanski N, Burn DJSO (1995) Ropinirole in the symptomatic treatment of Parkinson's disease. J Neural Transm Suppl. 45: 231–238

Brown RG, Marsden CD (1988) Internal versus external cues and the control of attention in Parkinson's disease. Brain 111: 323–345

Caparros-Lefebvre D, Blond S, Vermersch P, Pecheux N, Guieu JD, Petit H (1993) Chronic thalamic stimulation improves tremor and levodopa induced dyskinesias in Parkinson's disease. J Neurol Neurosurg Psychiatry 56: 268–273

Cedarbaum JM, Kutt H, McDowell FH (1989 A) pharmacokinetic and pharmacodynamic comparison of Sinemet CR (50/200) and standard Sinemet (25/100). Neurology 39 (11 Suppl 2): 38–44

Cheung WK, Stravinski SS, Engel SI, Sia LL, Yacobi A, Silber BM (1988) Pharmacokinetic evaluation of a sustained-release formulation of trihexyphenidyl in healthy volunteers. J Pharm Sci 77: 748–750

Chouinard G, Annable L, Ross-Chouinard A, Kropsky ML (1979) Ethopropazine and benztropine in neuroleptic-induced parkinsonism. J Clin Psychiatry 40: 147–152

Collins SJ, Ahlskog JE, Parisi JE, Maraganore DM (1995) Progressive supranuclear palsy: Neuropathologically based diagnostic clinical criteria.J Neurol Neurosurg Psychiatry 58: 167–173

Cotzias GC, Papavasiliou PS, Gellene R (1969) Modification of Parkinsonism-chronic treatment with L-dopa. N Engl J Med 280: 337–345

Date I, Asari S, Ohmoto T (1995) Two-year follow-up study of a patient with Parkinson's disease and severe motor fluctuations treated by co-grafts of adrenal medulla and peripheral nerve into bilateral caudate nuclei: case report. Neurosurgery 37: 515–518

De Michele G, Mengano A, Filla A, Trombetta L, Campanella G (1989 A) double-blind, cross-over trial with madopar HBS in patients with Parkinson's disease. Acta Neurol Napoli 11: 408–414

De Pedro-Cuesta J, Stawiarz L (1991) Evaluation of how age modifies the risk for Parkinson's disease, based on stratified comparisons of descriptive data. Acta Neurol Scand 84: 295–302

De Pooter MC, Leys D, Godefroy O, De-Reuck J, Petit H (1991) Syndrome parkinsonien post-oxycarboné. Rev Neurol Paris 147: 399–403

De Smet Y, Ruberg M, Serdaru M, Dubois B, Lhermitte F, Agid Y (1982) Confusion, dementia and anticholinergics in Parkinson's disease. J Neurol Neurosurg Psychiatry 45: 1161–1164

De Yebenes JG, Sarasa JL, Daniel SE, Lees AJ (1995) Familial progressive supranuclear palsy. Description of a pedigree and review of the literature. Brain 118: 1095–1103

Defer GL, Geny C, Ricolfi F, Fenelon G, Monfort JC, Remy P, Villafane G, Jeny R, Samson Y, Keravel Y, Gaston A, Degos JD, Peschanski M, Cesaro P, Nguyen JP (1996) Long-term outcome of unilaterally transplanted parkinsonian patients. I Clinical approach. Brain 119: 41–50

Devinsky O, Honigfeld G, Patin J (1991) Clozapine-related seizures. Neurology 41: 369–371

Dingemanse J, Jorga K, Zurcher G, et al. (1995) Pharmacokinetic-pharmacodynamic interaction between the COMT inhibitor tolcapone and single-dose levodopa. Br J Clin Pharmacol 40:253–262

Drayer BP, Olanow W, Burger P, Johnson GA, Herfkens R, Riederer S (1986) Parkinson plus syndrome: diagnosis using high field MR imaging of brain iron. Radiology 159: 493–498

Eden RJ, Costall B, Domeney AM, et al. (1991) Preclinical pharmacology of ropinirole (SK&F 101468-A) a novel dopamine D2 -Agonist. Pharmacol Biochem Behav 38: 147–154

Engber TM, Susel Z, Kuo S, Gerfen CR, Chase TN (1991) Levodopa replacement therapy alters enzyme activities in striatum and neuropeptide content in striatal output regions of 6-hydroxydopamine lesioned rats. Brain Res 552: 113–118

Facca A, Sanchez-Ramos J (1996) High-dose pergolide in the treatment of severe levodopa-induced dyskinesias. Movement Disord 11: 327–329

Factor SA, Brown D, Molho ES, Podskalny GD (1994) Clozapine: a 2-year open trial in Parkinson's disease patients with psychosis. Neurology 44: 544–546

Factor SA, Sanchez-Ramos JR, Weiner WJ (1988) Parkinson's disease: an open label trial of pergolide in patients failing bromocriptine therapy. J Neurol Neurosurg Psychiatry 51: 529–533

Factor SA, Weiner WJ (1993) Early combination therapy with bromocriptine and levodopa in Parkinson's disease. Mov Disord 8: 257–262

Fahn S, Cohen G (1992) The oxidant stress hypothesis in Parkinson's disease: evidence supporting it. Ann Neurol 32: 804–812

Fahn S, Isgreen WP (1975) Long-term evaluation of amantadine and levodopa combination in parkinsonism by double-blind corssover analyses. Neurology 25: 695–700

Fann WE, Lake CR (1976) Amantadine versus trihexyphenidyl in the treatment of neuroleptic-induced parkinsonism. Am J Psychiatry 133: 940–943

Fearnley JM, Lees AJ (1991) Ageing and Parkinson's disease: substantia nigra regional selectivity. Brain 114: 2283–2301

Fischer PA, Baas H, Hefner R (1990) Treatment of parkinsonian tremor with clozapine. J Neural Transm Park Dis Dement Sect 2: 233–238

Fischer PA, Przuntek H, Majer M, Welzel D (1984) Kombinationsbehandlung früher Stadien des Parkinson-Syndroms mit Bromocriptin und Levodopa. Ergebnisse einer multizentrischen Studie. Dtsch Med Wochenschr 109: 1279–1283

Fowler JS, Volkow ND, Logan J, Wang GJ, MacGregor RR, Schyler D, Wolf AP, Pappas N, Alexoff D, Shea C, et al. (1994) Slow recovery of human brain MAO B after L-deprenyl (Selegiline) withdrawal. Synapse 18: 86–93

Freed CR, Breeze RE, Rosenberg NL, Schneck SA, Kriek E, Qi JX, Lone T, Zhang YB, Snyder JA, Wells TH et al. (1992) Survival of implanted fetal dopamine cells and neurologic improvement 12 to 46 months after transplantation for Parkinson's disease. N Engl J Med 327: 1549–1555

Friedman JH, Lannon MC (1989) Clozapine in the treatment of psychosis in Parkinson's disease. Neurology 39: 1219–1221

Friedman JH, Lannon MC (1990) Clozapine-responsive tremor in Parkinson's disease. Mov Disord 5: 225-229

Gancher ST, Woodward WR, Boucher B, Nutt JG (1989) Peripheral pharmacokinetics of apomorphine in humans. Ann Neurol 26: 232–238

Gasser T, Schwarz J, Arnold G, Trenkwalder C, Oertel WH (1992) Apomorphine -Test for dopaminergic responsiveness in patients with previously untreated Parkinson's disease. Arch Neurol 49: 1131–1134

Gasser T, Wszolek ZK, Trofatter J, Ozelius L, Uitti RJ, Lee CS, Gusella J, Pfeiffer RF, Calne DB, Breakefield XO (1994) Genetic linkage studies in autosomal dominant parkinsonism: evaluation of seven candidate genes. Ann Neurol 36: 387–396

Gearing M, Olson DA, Watts RL, Mirra SS (1994) Progressive supranuclear palsy: neuropathologic and clinical heterogeneity. Neurology 44: 1015–1024

Geddes JF, Hughes AJ, Lees AJ, Daniel SE (1993) Pathological overlap in cases of parkinsonism associated with neurofibrillary tangles. A study of recent cases of postencephalitic parkinsonism and comparison with progressive supranuclear palsy and Guamanian parkinsonism-dementia complex. Brain 116: 281–302

Gibb WR, Lees AJ (1989) The significance of the Lewy body in the diagnosis of idiopathic Parkinson's disease. Neuropathol Appl Neurobiol 15: 27–44

Gibb WR, Luthert PJ, Marsden CD (1989) Corticobasal degeneration. Brain 112: 1171–1192

Gingrich JA, Caron MG (1993) Recent advances in the molecular biology of dopamine receptors. Annu Rev Neurosci 16: 299–321

Giovannini P, Scigliano G, Piccolo I, Soliveri P, Suchy I, Caraceni T (1988) Lisuride in de novo parkinsonian patients: a four-year follow-up. Acta Neurol Scand 77: 322–327

Goetz CG, Stebbins GT, Klawans HL, Koller WC, Grossman RG, Bakay RA, Penn RD (1991) United Parkinson Foundation Neurotransplantation Registry on adrenal medullary transplants: presurgical, and 1- and 2-year follow-up. Neurology 41: 1719–1722

Golbe LI (1994) The epidemiology of PSP. J Neural Transm Suppl 42: 263–273

Grahnén A, Eckernas SA, Collin C, Ling-Andersson A, Tiger G, Nilsson M (1992) Comparative multiple-dose pharmacokinetics of controlled-release levodopa products. Eur Neurol 32: 343–348

Hauw JJ, Daniel SE, Dickson D, Horoupian DS, Jellinger K, Lantos PL, McKee A, Tabaton M, Litvan I (1994) Preliminary NINDS neuropathologic criteria for Steele-Richardson-Olszewski syndrome (progressive supranuclear palsy). Neurology 44: 2015–2019

Heinonen EH, Lammintausta R (1991 A) review of the pharmacology of selegiline. Acta Neurol Scand Suppl 136: 44–59

Hely MA, Morris JG, Reid WG, O'Sullivan DJ, Williamson PM, Rail D, Broe GA, Margrie S (1994) The Sydney Multicentre Study of Parkinson's disease: a randomised, prospective five year study comparing low dose bromocriptine with low dose levodopa-carbidopa. J Neurol Neurosurg Psychiatry 57: 903–910

Hoehn MM, Yahr MD (1967) Parkinsonism: onset, progression and mortality. Neurology 17: 427–442

Hollmann M, Muller-Peltzer H, Greger G, Brode E, Perucca E, Grimaldi R, Crema A (1987) Pharmacokinetic-dynamic study on different oral biperiden formulations in volunteers. Pharmacopsychiatry 20: 72–77

Holthoff VA, Vieregge P, Kessler J, Pietrzyk U, Herholz K, Bonner J, Wagner R, Wienhard K, Pawlik G, Heiss WD (1994) Discordant twins with Parkinson's disease: positron emission tomography and early signs of impaired cognitive circuits. Ann Neurol 36: 176–182

Horrocks PM, Vicary DJ, Rees JE, Parkes JD, Marsden CD (1973) Anticholinergic withdrawal and benzhexol treatment in Parkinson's disease. J Neurol Neurosurg Psychiatry 36: 936–941

Huang CC, Lu CS, Chu NS, Hochberg F, Lilienfeld D, Olanow W, Calne DB (1993) Progression after chronic manganese exposure. Neurology 43: 1479–1483

Hubble JP, Koller WC, Cutler NR, Sramek JJ, Friedman J, Goetz C, Ranhosky A, Korts D, Elvin A (1995) Pramipexole in patients with early Parkinson's disease. Clin Neuropharmacol 18: 338–347

Hughes AJ, Colosimo C, Kleedorfer B, Daniel SE, Lees AJ (1992) The dopaminergic response in multiple system atrophy. J Neurol Neurosurg Psychiatry 55: 1009–1013

Hughes AJ, Daniel SE, Kilford L, Lees AJ (1992) Accuracy of clinical diagnosis of idiopathic Parkinson's disease: a clinico-pathological study of 100 cases. J Neurol Neurosurg Psychiatry 55: 181–184

Hughes AJ, Bishop S, Kleedorfer B, Turjanski N, Fernandez W, Lees AJ, Stern GM (1993) Subcutaneous apomorphine in Parkinson's disease: response to chronic administration for up to five years. Mov Disord 8: 165–170

Hughes RC, Polgar JG, Weightman D, Walton JN (1971) Levodopa in Parkinsonism: the effects of withdrawal of anticholinergic drugs. Br Med J 2: 487–491

Humpel M, Krause W, Hoyer GA, Wendt H, Pommerenke G (1984) The pharmacokinetics and biotransformation of 14C-lisuride hydrogen maleate in rhesus monkey and in man. Eur J Drug Metab Pharmacokinet 9: 347–357

Hurtig H, Joyce J, Sladek JRJ, Trojanowski JQ (1989) Postmortem analysis of adrenal-medulla-to-caudate autograft in a patient with Parkinson's disease. Ann Neurol 25: 607–614

Hutton JT, Morris JL, Bush DF, Smith ME, Liss CL, Reines S (1989) Multicenter controlled study of Sinemet CR vs Sinemet (25/100) in advanced Parkinson's disease. Neurology 39: 67–72

Iizuka J, Fischer R (1986) Beeinflussung des Parkinson-Tremors durch Budipin. Eine Vergleichsstudie mit Amantadin. Nervenarzt 57: 184–186

Inzelberg R, Nisipeanu P, Rabey MJ, Korczyn AD (1995) Long-term tolerability and efficacy of cabergoline, a new long-acting dopamine agonist, in Parkinson's disease. Mov Disord 10: 604–607

Jackson JA, Jankovic J, Ford J (1983) Progressive supranuclear palsy: clinical features and response to treatment in 16 patients. Ann Neurol 13: 273–278

Jaeckle RS, Nasrallah HA (1985) Major depression and carbon monoxide-induced parkinsonism: diagnosis, computerized axial tomography, and response to L-dopa. J Nerv Ment Dis 173: 503–508

Jann MW (1991) Clozapine. Pharmacotherapy 11: 179–195

Jann MW, Grimsley SR, Gray EC, Chang WH (1993) Pharmacokinetics and pharmacodynamics of clozapine. Clin Pharmacokinet 24: 161–176

Jellinger K, Bliesath H (1987) Adjuvant treatment of Parkinson's disease with budipine: a double-blind trial versus placebo. J Neurol 234: 280–282

Jost WH, Schimrigk K (1993) Cisapride treatment of constipation in Parkinson's disease. Mov Disord 8: 339–343

Kebabian JW, Calne DB (1979) Multiple receptors for dopamine. Nature 277: 93–96

Kempster PA, Lees AJ (1994) Motor response to apomorphine and levodopa in asymmetric Parkinson's disease. J Neurol Neurosurg Psychiatry 57: 1444

Klawans HL, Stein RW, Tanner CM, Goetz CG (1982) A pure parkinsonian syndrome following acute carbon monoxide intoxication. Arch Neurol 39: 302–304

Klockgether T, Turski L (1989) Excitatory amino acids and the basal ganglia: implications for the therapy of Parkinson's disease.Trends Neurosci 12: 285–286

Klockgether T, Wüllner U, Steinbach JP, Petersen V, Turski L, Löschmann P-A (1996) Effects of the antiparkinsonian drug budipine on central neurotransmitter systems. Eur J Pharmacol 301: 67–73

Koller W, Vetere-Overfield B, Gray C, Alexander C, Chin T, Dolezal J, Hassanein R, Tanner C (1990) Environmental risk factors in Parkinson's disease. Neurology 40: 1218–1221

Koller WC (1986) Pharmacologic treatment of parkinsonian tremor. Arch Neurol 43: 126–127

Koller WC, Pahwa R (1994) Treating motor fluctuations with controlled-release levodopa preparations. Neurology 44: S23–S28

Kondo T (1991) L-threo-DOPS – implications for pathophysiology of parkinsonian symptoms chronically treated with L-DOPA. In: Parkinson's disease. From clinical aspects to molecular basis (Hrsg. Nagatsu T,

Narabayashi H, Yoshida M) Springer, Wien, 201–215

Kornhuber J, Bormann J, Hubers M, Rusche K, Riederer P (1991) Effects of the 1-amino-adamantanes at the MK-801-binding site of the NMDA-receptor-gated ion channel: a human postmortem brain study. Eur J Pharmacol 206: 297–300

Kreczy-Kleedorfer B, Wagner M, Bosch S, Poewe W (1993) Langzeitergebnisse kontinuierlicher subkutaner Apomosphinpumpentherapie bei Patienten mit fortgeschrittener Parkinson-Krankheit. Nervenarzt 64: 221–225

Laihinen A, Rinne UK, Suchy I (1992) Comparison of lisuride and bromocriptine in the treatment of advanced Parkinson's disease. Acta Neurol Scand 86: 593–595

Laitinen LV, Bergenheim AT, Hariz MI (1992) Leksell's posteroventral pallidotomy in the treatment of Parkinson's disease. J Neurosurg 76: 53–61

Langston JW, Ballard P, Tetrud JW, Irwin I (1983) Chronic Parkinsonism in humans due to a product of meperidine-analog synthesis. Science 219: 979–980

Lees AJ (1995) Comparison of therapeutic effects and mortality data of levodopa and levodopa combined with selegiline in patients with early, mild Parkinson's disease. Parkinson's Disease Research Group of the United Kingdom. Br Med J 311: 1602–1607

Lera G, Vaamonde J, Rodriguez M, Obeso JA (1993) Cabergoline in Parkinson's disease: long-term follow-up. Neurology 43: 2587–2590

LeWitt PA, Burns RS, Calne DB (1983) Lisuride treatment in Parkinson's disease: clinical and pharmacokinetic studies. Adv Neurol 37: 131–140

LeWitt PA, Ward CD, Larsen TA, Raphaelson MI, Newman RP, Foster N, Dambrosia JM, Calne DB (1983) Comparison of pergolide and bromocriptine therapy in parkinsonism. Neurology 33: 1009–1014

Lieberman AN, Goldstein M (1982) Treatment of advanced Parkinson's disease with dopamine agonists. In: *Marsden CD, Fahn S*, (Hrsg.) Movement Disorders, Butterworth, London, 146–165

Lieberman AN, Goldstein M, Leibowitz M, Neophytides A, Gopinathan G, Walker R, Pact V (1981) Lisuride combined with levodopa in advanced Parkinson disease. Neurology 31: 1466–1469

Lieberman AN, Neophytides A, Leibowitz M, Gopinathan G, Pact V, Walker R, Goodgold A, Goldstein M (1983) Comparative efficacy of pergolide and bromocriptine in patients with advanced Parkinson's disease. Adv Neurol 37: 95–108

Limousin P, Pollak P, Benazzouz A, Hoffmann D, Le-Bas JF, Broussolle E, Perret JE, Benabid AL (1995) Effect of parkinsonian signs and symptoms of bilateral subthalamic nucleus stimulation. Lancet 345: 91–95

Limousin P, Pollak P, Gervason-Tournier CL, Hommel M, Perret JE (1993) Ro 40-7592, a COMT inhibitor, plus levodopa in Parkinson's disease. Lancet 341: 1605

Lindvall O, Sawle G, Widner H, Rothwell JC, Bjorklund A, Brooks D, Brundin P, Frackowiak R, Marsden CD, Odin P, et al. (1994) Evidence for long-term survival and function of dopaminergic grafts in progressive Parkinson's disease. Ann Neurol 35: 172–180

Lindvall O, Widner H, Rehncrona S, Brundin P, Odin P, Gustavii B, Frackowiak R, Leenders KL, Sawle G, Rothwell JC, et al. (1992) Transplantation of fetal dopamine neurons in Parkinson's disease: one-year clinical and neurophysiological observations in two patients with putaminal implants. Ann Neurol 31: 155–165

Litvan I, Agid Y, Calne D, Campbell G, Dubois B, Duvoisin RC, Goetz CG, Golbe LI, Grafman J, Growdon JH, Hallett M, Jankovic J, Quinn NP, Tolosa E, Zee DS (1996) Clinical research criteria for the diagnosis of progressive supranuclear palsy (Steele-Richardson-Olszewski syndrome): report of the NINDS-SPSP international workshop. Neurology 47: 1–9

Lloyd KG, Davidson L, Hornykiewicz O (1975) The neurochemistry of Parkinson's disease: effect of L-dopa therapy. J Pharmacol Exp Ther 195: 453–464

Madrazo I, Drucker-Colin R, Diaz V, Martinez-Mata J, Torres C, Becerril JJ (1987) Open microsurgical autograft of adrenal medulla to the right caudate nucleus in two patients with intractable Parkinson's disease. N Engl J Med 316: 831–834

Magnus RV (1980) A comparison of biperiden hydrochloride (Akineton) and benzhexol (Artane) in the treatment of drug-induced Parkinsonism. J Int Med Res 8: 343–346

Maier-Hoehn MM (1983) Parkinsonism treated with levodopa: progression and mortality. J Neural Transm Suppl 19: 253–264

Markopoulou K, Wszolek ZK, Pfeiffer RF (1995) A Greek-American kindred with autosomal dominant, levodopa-responsive parkinsonism and anticipation. Ann Neurol 38: 373–378

Markstein R (1982) Dopamine receptor profile of codergocrine (Hydergine) and its components. Eur J Pharmacol 86: 145–155

Marsden CD, Parkes JD, Quinn N (1982) Fluctuations of disability in Parkinson's disease – Clinical aspects. In: *Marden CD, Fahn S* (Hrsg.) Movement disorders, Butterworth, London, 96–122

Martignoni E, Pacchetti C, Sibilla L, Bruggi P, Pedevilla M, Nappi G (1991) Dihydroergocryptine in the treatment of Parkinson's disease: a six months' double-blind clinical trial. Clin Neuropharmacol 14: 78–83

Martinez-Martin P, Bermejo-Pareja F (1988) Rating scales in Parkinson's disease. In: *Jankovic J, Tolosa E*, (Hrsg.) Parkinson's disease and movement disorders. Urban und Schwarzenberg, München, 235–242

Masur H (1995) Skalen und Scores in der Neurologie. Thime, Stuttgart.

Mayeux R, Denaro J, Hemenegildo N, Marder K, Tang MX, Cote LJ, Stern Y (1992) A population-based investigation of Parkinson's disease with and without dementia. Relationship to age and gender. Arch Neurol 49: 492–497

McDonald RJ, Horowski R (1983) Lisuride in the treatment of parkinsonism. Eur Neurol 22: 240–255

Meltzer HY (1995) Role of serotonin in the action of atypical antipsychotic drugs. Clin Neurosci 3: 64–75

Meneghetti G, Bracco F, Giometto B, Ferla S, Schergna E (1986) Therapeutic effect of lisuride in advanced Parkinson's disease. Eur Neurol 25: 74–80

Merello M, Lees AJ, Webster R, Bovingdon M, Gordin A (1994) Effect of entacapone, a peripherally acting catechol-O-methyltransferase inhibitor, on the motor response to acute treatment with levodopa in patients with Parkinson's disease. J Neurol Neurosurg Psychiatry 57: 186–189

Mizuno Y, Kondo T, Narabayashi H (1995) Pergolide in the treatment of Parkinson's disease. Neurology 45: S13–S21

Montastruc JL, Rascol O, Senard JM, Rascol A (1994) A randomised controlled study comparing bromocriptine to which levodopa was later added, with levodopa alone in previously untreated patients with Parkin-

son's disease: a five year follow up. J Neurol Neurosurg Psychiatry 57: 1034–1038
Myllylä VV, Sotaniemi KA, Vuorinen JA, Heinonen EH (1993) Selegiline in de novo parkinsonian patients: the Finnish study. Mov Disord 8 Suppl 1: S41–S44
Nakanishi T, Iwata M, Goto I, Kanazawa I, Kowa H, Mannen T, Mizuno Y, Nishitani H, Ogawa N, Takahashi A, et al. (1992) Nation-wide collaborative study on the long-term effects of bromocriptine in the treatment of parkinsonian patients. Final report. Eur Neurol 32 Suppl 1: 9–22
Narabayashi L, Kondo T (1987) Results of a double-blind study of L-threo-DOPS in parkinsonism. In: *Fahn S, Marsden CD, Goldstein M, Calne DB,* Recent developments in Parkinson's disease, Vol. III, Macmillan, Florham Park, 279–291
Narabayashi H, Yokochi F, Nakajima Y (1984) Levodopa-induced dyskinesia and thalamotomy. J Neurol Neurosurg Psychiatry 47: 831–839
Newman GC (1985) Treatment of progressive supranuclear palsy with tricyclic antidepressants. Neurology 35: 1189–1193
Nieforth KA, Golbe LI (1993) Retrospective study of drug response in 87 patients with progressive supranuclear palsy. Clin Neuropharmacol 16: 338–346
Nutt JG, Holford NH (1996) The response to levodopa in Parkinson's disease: imposing pharmacological law and order. Ann Neurol 39: 561–573
Nutt JG, Woodward WR (1986) Levodopa pharmacokinetics and pharmacodynamics in fluctuating parkinsonian patients. Neurology 36: 739–744
Oertel WH, Quinn N (1996) Parkinsonism. In: *Brandt T, Caplan LR, Dichgans J, Diener HC, Kennard C,* (Hrsg.) Neurological disorders. Course and treatment, Academic Press, San Diego, 715–772
Oertel WH, Gasser T, Ippisch R, Trenkwalder C, Poewe W (1989) Apomorphine test for dopaminergic responsiveness. Lancet 1, 1262–1263
Olanow CW, Good PF, Shinotoh H, Hewitt KA, Vingerhöts F, Snow BJ, Beal MF, Calne DB, Perl DP (1996) Manganese intoxication in the rhesus monkey: a clinical, imaging, pathologic, and biochemical study. Neurology 46: 492–498
Olanow CW, Hauser RA, Gauger L, Malapira T, Koller W, Hubble J, Bushenbark K, Lilienfeld D, Esterlitz J (1995) The effect of deprenyl and levodopa on the progression of Parkinson's disease.Ann Neurol 38: 771–777
Olsson JE (1990) Bromocriptine and levodopa in early combination in Parkinson's disease: first results of the Collaborative European Multicentric Trial. Adv Neurol 53: 421–423
Ostergaard L, Werdelin L, Odin P, Lindvall O, Dupont E, Christensen PB, Boisen E, Jensen NB, Ingwersen SH, Schmiegelow M (1995) Pen injected apomorphine against off phenomena in late Parkinson's disease: a double blind, placebo controlled study. J Neurol Neurosurg Psychiatry 58: 681–687
Pakkenberg H, Pakkenberg B (1986) Clozapine in the treatment of tremor. Acta Neurol Scand 73: 295–297
Papp MI, Lantos PL (1994) The distribution of oligodendroglial inclusions in multiple system atrophy and its relevance to clinical symptomatology.Brain 117: 235–243
Penney JB, Jr., Oakes D, Shoulson I, Fahn S, Lang A, Langston JW, LeWitt P, Olanow CW, Tanner C, Kieburtz K (1996) Impact of deprenyl and tocopherol treatment on Parkinson's disease in DATATOP patients requiring levodopa. Ann Neurol 39: 37–45
Perenyi A, Bagdy G, Arato M (1983) An early phase II trial with L-deprenyl for the treatment of neuroleptic-induced parkinsonism. Pharmacopsychiatria 16: 143–146
Pezzoli G, Martignoni E, Pacchetti C, Angeleri VA, Lamberti P, Muratorio A, Bonuccelli U, De-Mari M, Foschi N, Cossutta E, et al. (1994) Pergolide compared with bromocriptine in Parkinson's disease: a multicenter, crossover, controlled study. Mov Disord 9: 431–436
Poewe WH, Lees AJ, Stern GM (1988) Dystonia in Parkinson's disease: clinical and pharmacological features. Ann Neurol 23: 73–78
Poewe W, Oertel WH (1994) Parkinson's disease: akinetic crisis and dopaminomimetica-induced psychosis. In: *Hacke W, Hanley DF, Einhäupl KM, Bleck TP, Diringer MN* (Hrsg.) Neurocritical care, Springer, Berlin, 883–887
Pollock M, Hornabrook RW (1966) The prevalence, natural history and dementia of Parkinson's disease. Brain 89: 429–448
Pramstaller PP, Wenning GK, Smith SJ, Beck RO, Quinn NP, Fowler CJ (1995) Nerve conduction studies, skeletal muscle EMG, and sphincter EMG in multiple system atrophy. J Neurol Neurosurg Psychiatry 58: 618–621
Przedborski S, Levivier M, Raftopoulos C, Naini AB, Hildebrand J (1995) Peripheral and central pharmacokinetics of apomorphine and its effect on dopamine metabolism in humans. Mov Disord 10: 28–36
Przuntek H (1992) Anticholinergika. In: *Riederer P, Laux G, Pöldinger W* (Hrsg.) Neuro-Psychopharmaka, Bd. 5 Springer, Wien, 77–100
Przuntek H, Welzel D, Blümner E, Danielczyk W, Letzel H, Kaiser HJ, Kraus PH, Riederer P, Schwarzmann D, Wolf H, Überla K (1992) Bromocriptine lessens the incidence of mortality in L-dopa-treated parkinsonian patients: prado-study discontinued. Eur J Clin Pharmacol 43: 357–363
Przuntek H, Welzel D, Blümner E, Danielczyk W, Kaiser HJ, Kraus PH, Letzel H, Riederer P, Überla K (1996) Early institution of bromocriptine in Parkinson's disease inhibits the emergence of levodopa-associated motor side effects. Long-term results of the PRADO-study. J Neural Transm 103: 699–715
Quinn N (1989) Multiple system atrophy – the nature of the beast. J Neurol Neurosurg Psychiatry Suppl: 78–89
Quinn N (1993) Dementia and Parkinson's disease. In: *Wolters EC, Scheltens P* (Hrsg.) Mental dysfunction in Parkinson's disease, ICG Printing, Dordrecht, 113-121
Rajput AH, Kazi KH, Rozdilsky B (1972) Striatonigral degeneration response to levodopa therapy. J Neurol Sci 16: 331–341
Rajput AH, Offord KP, Beard CM, Kurland LT (1984) Epidemiology of parkinsonism: incidence, classification, and mortality. Ann Neurol 16: 278–282
Rascol O, Lees AJ, Senard JM, Pirtosek Z, Montastruc JL, Fuell DAD (1996) Ropinirole in the treatment of levodopa-induced motor fluctuations in patients with Parkinson's disease. Clin Neuropharmacol 19: 234–245
Reyes MG, Faraldi F, Senseng CS, Flowers C, Fariello R (1991) Nigral degeneration in acquired immune deficiency syndrome (AIDS). Acta Neuropathol Berl 82: 39–44
Richardson MA, Haugland G, Craig TJ (1991) Neuroleptic use, parkinsonian symptoms, tardive dyskinesia, and associated factors in child and adolescent psychiatric patients. Am J Psychiatry 148: 1322–1328

Riley D, Lang AE (1988) Practical application of a low-protein diet for Parkinson's disease. Neurology 38: 1026–1031

Rinne JO, Lee MS, Thompson PD, Marsden CD (1994) Corticobasal degeneration. A clinical study of 36 cases. Brain 117: 1183–1196

Rinne UK (1985) Combined bromocriptine-levodopa therapy early in Parkinson's disease. Neurology 35: 1196–1198

Rinne UK (1987) Early combination of bromocriptine and levodopa in the treatment of Parkinson's disease: a 5-year follow-up. Neurology 37: 826–828

Rinne UK (1989) Lisuride, a dopamine agonist in the treatment of early Parkinson's disease. Neurology 39: 336–339

Roberts JW, Cora-Locatelli G, Bravi D, Amantea MA, Mouradian MM, Chase TN (1993) Catechol-O-methyltransferase inhibitor tolcapone prolongs levodopa/carbidopa action in parkinsonian patients. Neurology 43: 2685–2688

Roos RAC, Jongen JCF, van der Welde EA (1996) Clinical course of patients with idiopathic Parkinson's disease. Movement Disord 11: 236–242

Ruottinen HM, Rinne UK (1996) Entacapone prolongs levodopa response in a one month double blind study in parkinsonian patients with levodopa related fluctuations. J Neurol Neurosurg Psychiatry 60: 36–40

Sadeh M, Braham J, Modan M (1982) Effects of anticholinergic drugs on memory in Parkinson's disease. Arch Neurol 39: 666–667

Sam E, Jeanjean AP, Maloteaux JM, Verbeke N (1995) Apomorphine pharmacokinetics in parkinsonism after intranasal and subcutaneous application. Eur J Drug Metab Pharmacokinet 20: 27–33

Sautter J, Kupsch A, Oertel WH, Earl CD (1995) Neuronale Transplantation bei der Parkinson-Krankheit: Tierexperimentelle und klinische Forschung in München. Zentralbl Neurochir 56: 161–167

Sawle GV, Bloomfield PM, Bjorklund A, Brooks DJ, Brundin P, Leenders KL, Lindvall O, Marsden CD, Rehncrona S, Widner H, et al. (1992) Transplantation of fetal dopamine neurons in Parkinson's disease: PET [18F]6-L-fluorodopa studies in two patients with putaminal implants. Ann Neurol 31: 166–173

Schneider E (1995) Alpha-Dihydroergocryptin – Pharmakologie und klinische Effekte. In: Deuschl G (Hrsg.) Morbus Parkinson. Dihydroergocryptin – ein neuer Dopamin-Agonist. Thieme, Stuttgart, 17–42

Scholz E, Dichgans J (1985) Treatment of drug-induced exogenous psychosis in parkinsonism with clozapine and fluperlapine. Eur Arch Psychiatry Neurol Sci 235: 60–64

Schran HF, Tse FL, Bhuta SI (1985) Pharmacokinetics and pharmacodynamics of bromocriptine in the rat. Biopharm Drug Dispos 6: 301–311

Schulz JB, Klockgether T, Petersen D, Jauch M, Muller-Schauenburg W, Spieker S, Voigt K, Dichgans J (1994) Multiple system atrophy: natural history, MRI morphology, and dopamine receptor imaging with^{123}

IBZM-SPECT. J Neurol Neurosurg Psychiatry 57: 1047–1056

Schwab RS, England ACJ, Poskanzer DC, Young RR (1969) Amantadine in the treatment of Parkinson's disease. JAMA 208: 1168–1170

Schwarz J, Tatsch K, Arnold G, Ott M, Trenkwalder C, Kirsch CM, Oertel WH (1993) 123I-iodobenzamide-SPECT in 83 patients with de novo parkinsonism. Neurology 43: S17-S20

Seidler A, Hellenbrand W, Robra BP, Vieregge P, Nischan P, Joerg J, Oertel WH, Ulm G, Schneider E (1996) Possible environmental, occupational, and other etiologic factors for Parkinson's disease: a case-control study in Germany. Neurology 46: 1275–1284

Seiler S, Perleth B, Gasser T, Ulm G, Oertel WH, Ellgring H (1992) Partnership and depression in Parkinsons's disease. Behav Neurol 5: 75–81.

Shoulson I, Fahn S, Oakes D, Lang A, Langston JW, LeWitt P, Olanow CW, Penney JB, Tanner C, Kieburtz K, Koller W, Rodnitzky R, Fink JS, Growdon JH, Paulson G, Kurlan R, Friedman JH, Gancher S, Nutt J, Rajput AH, Bennett JB, Wooten GF, Goetz C, Shannon K (1996) Impact of deprenyl and tocopherol treatment on Parkinson's disease in DATATOP subjects not requiring levodopa. Ann Neurol 39: 29–36

Siegfried J, Lippitz B (1994) Bilateral chronic electrostimulation of ventroposterolateral pallidum: a new therapeutic approach for alleviating all parkinsonian symptoms. Neurosurgery 35: 1126–1129

Smith CA, Gough AC, Leigh PN, Summers BA, Harding AE, Maraganore DM, Sturman SG, Schapira AH, Williams AC, et al. (1992) Debrisoquine hydroxylase gene polymorphism and susceptibility to Parkinson's. Lancet 339: 1375–1377

Spieker S, Löschmann P, Jentgens C, Boose A, Klockgether T, Dichgans J (1995) Tremorlytic activity of budipine: a quantitative study with long-term tremor recordings. Clin Neuropharmacol 18: 266–272

Stephen PJ, Williamson J (1984) Drug-induced parkinsonism in the elderly. Lancet 2: 1082–1083

Stern M, Dulaney E, Gruber SB, Golbe L, Bergen M, Hurtig H, Gollomp S, Stolley P (1991) The epidemiology of Parkinson's disease. A case-control study of young-onset and old-onset patients. Arch Neurol 48: 903–907

Stibe CM, Lees AJ, Kempster PA, Stern GM (1988) Subcutaneous apomorphine in parkinsonian on-off oscillations. Lancet 1: 403–406

Suzuki T, Sakoda S, Ueji M, Kishimoto S, Hayashi A, Kondo T, Narabayashi H (1984) Treatment of parkinsonism with L-threo-3,4-dihydroxyphenylserine: a pharmacokinetic study. Neurology 34: 1446–1450

Tatton WG, Ju WY, Holland DP, Tai C, Kwan M (1994) (-)-Deprenyl reduces PC12 cell apoptosis by inducing new protein synthesis. J Neurochem 63: 1572–1575

The Consensus Committee of the American Autonomic Society and the American Academy of Neurology (1996) Consensus statement on the definition of orthostatic hypotension, pure autonomic failure, and multiple system atrophy. Neurology 46: 1470

The Parkinson Study Group (1989) Effect of deprenyl on the progression of disability in early Parkinson's disease. N Engl J Med 321: 1364–1371

The Parkinson Study Group (1993) Effects of tocopherol and deprenyl on the progression of disability in early Parkinson's disease. N Engl J Med 328: 176–183

Tsui JK, Ross S, Poulin K, Douglas J, Postnikoff D, Calne S, Woodward W, Calne DB (1989) The effect of dietary protein on the efficacy of L-dopa: a double-blind study. Neurology 39: 549–552

Uitti RJ, Rajput AH, Ahlskog JE, Offord KP, Schroeder DR, Ho MM, Prasad M, Rajput A, Basran P (1996) Amantadine treatment is an independent predictor of improved survival in Parkinson's disease. Neurology 46: 1551–1556

van Laar T, Jansen EN, Essink AW, Neef C, Oosterloo S, Roos RA (1993 A) double-blind study of the efficacy of apomorphine and its assessment in ‚off'-

periods in Parkinson's disease. Clin Neurol Neurosurg 95: 231–235

Wachtel H (1992) Dopamin-Agonisten. In: *Riederer P, Laux G, Pöldinger W*, (Hrsg.) In: Neuro-Psychopharmaka, Bd. 5 Springer, Wien, 15–21

Ward CD, Gibb WR (1990) Research diagnostic criteria for Parkinson's disease. Adv Neurol 53: 245–249

Weiner WJ, Factor SA, Sanchez-Ramos JR, Singer C, Sheldon C, Cornelius L, Ingenito A (1993) Early combination therapy (bromocriptine and levodopa) does not prevent motor fluctuations in Parkinson's disease. Neurology 43: 21–27

Weiner WJ, Singer C, Sanchez-Ramos JR, Goldenberg JN (1993) Levodopa, melanoma, and Parkinson's disease. Neurology 43: 674–677

Wenning GK, Ben Shlomo Y, Magalhaes M, Daniel SE, Quinn NP (1994) Clinical features and natural history of multiple system atrophy. An analysis of 100 cases.Brain 117: 835–845

Wenning GK, Ben-Shlomo Y, Magalhaes M, Daniel SE, Quinn NP (1995) Clinicopathological study of 35 cases of multiple system atrophy.J Neurol Neurosurg Psychiatry 58: 160–166

Wichmann T, Bergman H, DeLong MR (1994) The primate subthalamic nucleus. III. Changes in motor behavior and neuronal activity in the internal pallidum induced by subthalamic inactivation in the MPTP model of parkinsonism. J Neurophysiol 72: 521–530

Widner H, Tetrud J, Rehncrona S, Snow B, Brundin P, Gustavii B, Bjorklund A, Lindvall O, Langston JW (1992) Bilateral fetal mesencephalic grafting in two patients with parkinsonism induced by 1-methyl-4-phenyl-1,2,3,6-tetrahydropyridine (MPTP). N Engl J Med 327: 1556–1563

Wolters EC, Hurwitz TA, Mak E, Teal P, Peppard FR, Remick R, Calne S, Calne DB (1990) Clozapine in the treatment of parkinsonian patients with dopaminomimetic psychosis. Neurology 40: 832–834

Wolters EC, Jansen ENH, Tuynman-Qua HG, Bergmans PLM (1996) Olanzapine in the treatment of dopaminomimetic psychosis in patients with Parkinson's disease. Neurology 47: 1085–1087

Wolters EC, Vermeulen RJ, Kuiper MA, Stoof JC (1994) Dopamine agonist monotherapy in Parkinson's disease. In: *Wolters EC* (Hrsg.) Parkinson's disease: Symptomatic versus preventive therapy, ICG Publications, Dordrecht, 55–71

Wright A, Lees AJ, Stern GM (1987) Mesulergine and pergolide in previously untreated Parkinson's disease. J Neurol Neurosurg Psychiatry 50: 482–484

Wszolek ZK, Pfeiffer B, Fulgham JR, Parisi JE, Thompson BM, Uitti RJ, Calne DB, Pfeiffer RF (1995) Western Nebraska family (family D) with autosomal dominant parkinsonism. Neurology 45: 502–505

Yeh KC, August TF, Bush DF, Lasseter KC, Musson DG, Schwartz S, Smith ME, Titus DC (1989) Pharmacokinetics and bioavailability of Sinemet CR: a summary of human studies. Neurology 39 (11 Suppl 2): 25–38

Zech K, Sturm E, Ludwig G (1985) Pharmacokinetics and metabolism of budipine in animals and humans. In: *Gerstenbrand F, Poewe W, Stern G* (Hrsg.) Clinical experiences with budipine in Parkinson therapy, Springer, Berlin, 113–121

Zetusky WJ, Jankovic J, Pirozzolo FJ (1985) The heterogeneity of Parkinson's disease: clinical and prognostic implications. Neurology 35: 522–526

Ziv I, Achiron A, Djaldetti R, Dressler R, Melamed E (1993) Short-term beneficial effect of deprenyl monotherapy in early Parkinson's disease: a quantitative assessment. Clin Neuropharmacol 16: 54–60

I 2. Normaldruckhydrozephalus

von *C. Gerloff**

Gangstörung, Demenz und Urininkontinenz in Verbindung mit Ventrikelerweiterung und normalem Liquordruck bei Lumbalpunktion sind seit der Erstbeschreibung durch Hakim und Adams (1965) als Normaldruckhydrozephalus-Syndrom (»normal pressure hydrocephalus«, NPH) bekannt. In aller Regel handelt es sich beim NPH um einen kommunizierenden Hydrozephalus bei Patienten im höheren Lebensalter. Der NPH ist eines der wenigen neurologischen Krankheitsbilder, für das die Behandlung im Grunde einfach (Liquorableitung durch Shuntoperation) und oft von dramatischer Wirksamkeit ist. Auch diese Behandlung wurde bereits von Hakim and Adams (1965) in ihrer Originalbeschreibung des NPH genannt. Dennoch haben uns über 30 Jahre Erfahrung mit der Behandlung des NPH - und dabei eine große Zahl unbefriedigender Ergebnisse - gelehrt, daß das Problem der NPH-Therapie keinesfalls gelöst ist. Schwierig ist die korrekte Diagnosestellung. Die Wege dorthin bleiben umstritten. Die Herausforderung für den Kliniker besteht darin, aus der Gruppe der Patienten mit Verdacht auf NPH diejenigen zu herauszufinden, die eine gute Chance haben, von Liquorableitung zu profitieren und schließlich nur diese Patienten der Shuntoperation zuzuführen.

I 2.1. Klinik

I 2.1.1. Symptome

Die klassische Trias Gangstörung, Demenz und Urininkontinenz ist nach wie vor die häufigste klinische Präsentationsform des NPH; oligo- oder monosymptomatische NPH-Syndrome sind selten (siehe **Abb. I 2.1**).

Gangstörung
Der NPH verursacht ein »subkortikales« motorisches Defizit, das von Miller-Fisher (1982) als »hydrozephale Astasie-Abasie« charakterisiert wurde. Die Patienten klagen über Startschwierigkeiten beim Loslaufen (Magnetphänomen) und über Gleichgewichtsstörungen, vor allem beim Treppensteigen (Pickard, 1984). Das Gangbild ist breitbasig und unregelmäßig von Schritt zu Schritt. Schrittlänge und Geschwindigkeit sind reduziert. »Schlurfen«, Stolpern und Stürze (manchmal ähnlich wie »drop attacks«) sind häufig. Mit zunehmender Krankheitsschwere können schließlich Stehen, Sitzen und sogar selbständiges Wenden im Bett unmöglich werden und völlige Immobilität eintreten. In diesem Stadium können dann klinisch-neurologisch Zeichen der Pyramidenbahndegeneration (Spastizität mit Reflexsteigerung und positivem Babinski-Zeichen) und der frontalen Desintegration (pathologisches Greifen, Saugbewegungen) nachweisbar sein. Die Gangstörung geht häufig als erstes Symptom dem dementiellen Abbau voraus (Graff-Radford und Godersky, 1986).

Demenz
Dementielle Symptome sind üblicherweise nur mäßig ausgeprägt mit geringen oder ohne Zeichen kortikaler Dysfunktion (im Gegensatz zur Demenz vom Alzheimer-Typ) oder einem Vorherrschen von Gedächtnisstörungen ähnlich denen bei Frontallappen-Funktionsstörung. Massive kognitive Defizite und Gedächtnisstörungen sind selten. Schwere Demenz, akinetischer Mutismus, oder erhebliche Bewußtseinsstörungen sollten den Kliniker grundsätzlich an der Diagnose NPH zweifeln lassen. In unserer Erfahrung sind delirante, produktiv-psychotische oder Korsakow-Syndrom-artige Bilder in Ausnahmefällen beim NPH möglich und können nach Shuntoperation reversibel sein.

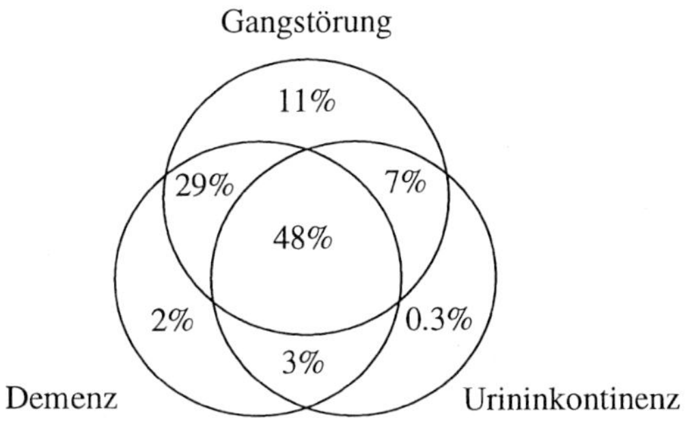

Abb. I 2.1: Klinisches Bild des NPH. Die Häufigkeiten von Symptomkombinationen sind in % angegeben (modifiziert nach Dauch und Zimmermann, 1990)

* Autor dieses Kap. in der 2. Auflage: M. Poremba

Urininkontinenz
Urininkontinenz tritt meist später im Verlauf der Erkrankung auf, dann zunächst als Dranginkontinenz. Dies kann sich bis hin zu einer »Frontallappen-Inkontinenz« entwickeln, bei der der/die Patient(in) schließlich indifferent gegenüber dem Einnässen ist. In seltenen Fällen kann sich die Sphinkterinkontinenz auch auf den Enddarm ausdehnen und zu Stuhlinkontinenz führen. Inkontinenz kann (selten) das Erst-Symptom eines NPH sein (Miller-Fisher, 1982). Monosymptomatische Sphinkterinkontinenz über mehr als 5 Jahre ist jedoch mit der Diagnose des NPH nicht vereinbar.

Nicht zum NPH-Syndrom gehören Kopfschmerzen, Papillenödem, Skotome, Augenmuskelparesen und sensorische Defizite.

I 2.1.2. Diagnose und Differentialdiagnose

Klinisch-neurologische Untersuchung, Computertomogramm (CT) und Lumbalpunktion (LP) sollten routinemäßig bei jedem Patienten mit Verdacht auf NPH durchgeführt werden. Die Diagnose NPH kann nie allein aufgrund neuroradiologischer Befunde gestellt werden.

Bei der *klinischen Untersuchung* können differentialdiagnostisch Probleme in der Abgrenzung gegenüber anderen Ursachen der Demenz auftreten, insbesondere gegenüber der Demenz vom Alzheimer-Typ und der subkortikalen vaskulären Enzephalopathie (siehe Kap. C 9). Auch die Gangstörung wie oben beschrieben ist nicht pathognomonisch für den NPH (vgl. Elble et al., 1992). Sie ist zwar in aller Regel leicht vom Gangbild bei zerebellären oder afferenten Ataxien (siehe Kap. H 3) zu differenzieren, ist jedoch ähnlich der Gangstörung bei der Demenz vom Alzheimer-Typ (siehe Kap. C 9) und bei subkortikaler vaskulärer Enzephalopathie und kann ebenso das Bild der axialen Apraxie bei Parkinson-Syndromen (siehe Kap. I 1) nachahmen. Wie bei Parkinson-Syndromen können auch beim NPH brady- und hypokinetische Bewegungsstörungen vorliegen, selbst Hypomimie, Ruhetremor und Rigor wurden beschrieben (Krauss et al., 1997). ähnliche Symptome wie beim NPH können darüber hinaus auch bei später Dekompensation eines nicht-kommunizierenden Hydrozephalus auftreten, z. B. als Folge einer Aquäduktstenose oder beim Chiari-I-Syndrom (siehe Kap. F 7 und G 8). Dies war der Fall bei etwa 10 % der Patienten mit Verdacht auf NPH in einer von Graff-Radford und Godersky (1989a) untersuchten Population. Im Gegensatz zu den vorher genannten Differentialdiagnosen profitieren allerdings die Patienten mit nicht-kommunizierendem Hydrozephalus ebenfalls von einer Shuntoperation.
Computertomographisch ist beim NPH eine mindestens mäßiggradige Ventrikelerweiterung nachweisbar, typischerweise (jedoch nicht immer) ohne kortikale Atrophie. Die Liquorabflußstörung (»hydrozephaler Block«) ist im äußeren Liquorraum lokalisiert, typischerweise im Bereich der hemisphärischen Konvexität (Resorptionsblock). Die Kommunikation zwischen innerem und äußerem Liquorraum ist erhalten, so daß alle Ventrikel gleichermaßen erweitert sind und, im Gegensatz zur kortikalen Atrophie, der Subarachnoidalraum eng ist. Die Ventrikelgrenzen sind unscharf mit deutlichen hypodensen Signalveränderungen periventrikulär (»periventricular lucencies«). Eine erhebliche kortikale Atrophie, extreme Ventrikelerweiterung, massive vaskuläre Läsionen einschließlich ausgedehnter Marklagerhypodensitäten und umschriebener ischämischer Läsionen sollten den Kliniker an eine andere Diagnose als NPH denken lassen (z. B., Demenz vom Alzheimer-Typ oder Pick-Typ, arretierter kongenitaler Hydrozephalus, subkortikale vaskuläre Enzephalopathie).
Wenn eine *Lumbalpunktion* (LP) mit Ablassen von 50 ml Liquor (»CSF tap test«) eine deutliche klinische Besserung bewirkt, ist die Diagnose NPH sehr wahrscheinlich korrekt (Miller-Fisher, 1977; Wikkelsø et al., 1986). Ist die klinische Besserung nach einer ersten LP unsicher, sollte eine zweite LP, erneut mit Ablassen von 50 ml Liquor, durchgeführt werden. Zur Frage, wie lange die beiden LP auseinanderliegen sollen, gibt es keine wissenschaftlichen Studien. Es empfiehlt es sich, die zweite LP nicht vor dem zweiten Tag nach der ersten LP durchzuführen, da es bei einigen Patienten erst mit Verzögerungen von bis zu 24 Stunden zur postpunktionalen Besserung der klinischen Symptome kommt (Wikkelsø et al., 1986). Außerdem sollte nach der ersten LP das (gemäß Verdachtsdiagnose) pathologische Liquordruck-Gleichgewicht wiederhergestellt sein, um eine valide Ausgangssituation für den erneuten Test zu gewährleisten. Hakim (persönliche Kommunikation) empfiehlt eine rigorosere Durchführung der Probe-LP mit Ablassen von soviel Liquor wie technisch und klinisch möglich. Andere Autoren schlagen anstelle der LP eine temporäre externe lumbale Liquordrainage vor (Chen et al., 1994), jedoch besteht auch bei solchen Techniken das Problem falsch negativer Ergebnisse.
In neuerer Zeit wurden *Kernspintomographie (NMR), Einzel-Photonen-Emissions-Tomographie (SPECT) und Positronen-Emissions-Tomographie (PET)* bei NPH-Patienten diagnostisch eingesetzt. Die Ergebnisse sind vielversprechend, ihr Wert für die klinische Routine allerdings noch weiter zu validieren. T1- und T2-gewichtete NMR-Bilder sind sensitiver als CT-Aufnahmen, wenn es um die Darstellung periventrikulärer Abnormalitäten geht (insbesondere periventrikuläre Hyperintensitäten in T2-Bildern) (Tamaki et al., 1990). Der Nachweis von gesteigertem pulsatilen Liquorfluß im Aquädukt mittels EKG-getriggerten FLASH-Sequenzen (NMR) oder axialen Protonendichte-gewichteten Spin-Echo-Aufnahmen wurde ebenfalls als diagnostisches Kriterium für

den NPH vorgeschlagen (Bradley et al., 1991, 1996; Schroth und Klose, 1992; Gideon et al., 1994). Hier steht jedoch bislang noch die klinische Validierung an einem größeren Patientenkollektiv nach Shuntoperation aus. Die Ergebnisse von SPECT- und PET-Untersuchungen lassen auf eine globale und lokale Reduktion des regionalen zerebralen Blutflusses (rCBF) und Metabolismus bei NPH schließen, vor allem im Sinne eines vergrößerten subkortikalen Bereiches mit niedrigem rCBF (Jagust et al., 1985; Powell et al., 1989; Waldemar et al., 1993).

Radionuklid-Zisternographie und *CT-Zisternographie* lieferten keine diagnostischen oder prognostischen Vorteile und werden daher nicht mehr empfohlen.

Objektive Verfahren wie die *Messung von Liquorausflußwiderstand (R_{out}) (Liquorinfusions-Test)* und *24-Stunden-Registrierung des intrakraniellen Druckes (ICP = intracranial pressure)* haben sich in einigen Spezialzentren bewährt. Sie werden sowohl präoperativ eingesetzt, um die Indikation zur Operation mit höherer prognostischer Zuverlässigkeit zu stellen, als auch postoperativ, um bei Patienten, die nicht auf eine Shuntoperation ansprachen, die Effizienz des Shuntsystems hinsichtlich der Regulierung des intrakraniellen Druckes zu testen.

I 2.2. Verlauf

Kontrollierte Studien zu Prävalenz, Inzidenz und natürlichem Verlauf des NPH liegen nicht vor. Vanneste et al. (1992) berichten eine Inzidenz der NPH, die auf Shuntoperation ansprachen, von 2,2/Million Einwohner/Jahr in der untersuchten Region innerhalb der Niederlande. Dagegen schätzte Marsden (1985), daß 5,5 % der Demenzen Folge eines NPH seien. Miller-Fisher (1982) nahm sogar an, daß die Mehrzahl der Gangstörungen im Alter monosymptomatische NPH-Syndrome sein dürften. Der NPH tritt häufiger bei Männern als bei Frauen auf (2:1). Die Altersverteilung hat ihren Gipfel in der 7. Lebensdekade, wobei jedoch ein Viertel der Patienten unter 50 Jahre und der jüngste berichtete Patient gerade 17 Jahre alt war (Dauch und Zimmermann, 1990).
Der NPH ist eine *langsam fortschreitende* Erkrankung. Anamnestisch bestehen bei mehr als 50 % der Patienten Symptome bereits seit über einem Jahr, wenn die Diagnose NPH gestellt wird. Die kürzesten Anamnesen werden mit 1 Monat, die längsten mit 10 Jahren bis zur Diagnosestellung berichtet. Daß die therapeutische Intervention den Spontanverlauf signifikant positiv beeinflußt, wurde von Hughes et al. (1978) bereits dokumentiert. Ohne Therapie kann die Erkrankung (in seltenen Fällen) bis zum akinetischen Mutismus fortschreiten. Jedoch wurden auch Fälle mit spontaner Symptombesserung oder zumindest Sistieren der Progredienz beobachtet.

Nach der *Shuntoperation* bessert sich die klinische Symptomatik in aller Regel in den ersten zwei bis drei Wochen. Weitere klinische Verbesserungen können noch bis ein Jahr nach Operation erwartet werden. Dies kann sich naturgemäß bei postoperativen Komplikationen (Ventil-Dysfunktion, Überdrainage, Infektion) in die Länge ziehen. Die Chance für eine vollständige Erholung fällt signifikant ab, wenn Symptome präoperativ länger als 2 Jahre bestanden haben (Black, 1990; Gjerris et al., 1989). Allgemein gilt, daß die Erholung von dementiellen Symptomen am längsten dauert, wohingegen sich die Gangstörung manchmal innerhalb von 2–3 Tagen nach Shuntoperation bessert. Die Wiederherstellung der Blasenkontrolle dauert Wochen bis Monate.

I 2.3. Therapeutische Prinzipien

I 2.3.1. Pathogenese und Ätiologie

Beim NPH wird die idiopathische Form (INPH, 45 % der Fälle) von symptomatischen Formen unterschieden. Symptomatische NPH treten vor allem nach Subarachnoidalblutung (SAB) auf (39 % der Fälle = 18 % spontane SAB + 21 % traumatische SAB), seltener nach Meningitis (6 %) oder intrakraniellen neurochirurgischen Eingriffen (6 %). Noch seltenere Ursachen sind Radiotherapie oder intrathekale Methotrexat-Behandlungen bei Leukämie, spinale Tumoren mit massiv erhöhter Liquoreiweiß-Konzentration (Neurofibromatose, Ependymom), basiläre Impression, Morbus Paget und Megadolichobasilaris (zusammen 4 %) (Dauch und Zimmermann, 1990).

Der NPH ist die Folge einer *gestörten Liquordynamik*. Soviel kann aufgrund der vorliegenden Daten gesagt werden. Im einzelnen sind jedoch viele Aspekte seiner Pathogenese bislang nicht gut verstanden. Während der mittlere ICP normal (→ »Normaldruckhydrozephalus«) oder allenfalls gering gesteigert ist, können die Druckspitzen der Liquorpulsationen pathologisch erhöht sein (»Wasserhammer-Puls«). In Langzeit-Messungen wurden darüber hinaus spontane Anstiege des ICP von 1/2–2 Minuten Dauer nachgewiesen (sog. B-Wellen). Gegenwärtig wird davon ausgegangen, daß es *pathologische ICP-Maxima* sind, die durch Scherkräfte zur Schädigung der Ventrikelwände und des unmittelbar periventrikulären Marklagers führen. Dies führt zur Diffusion von Liquor durch die Ventrikelwände (Liquordiapedese), zu periventrikulärer Ödembildung, zur Verschlechterung der regionalen zerebralen Blutversorgung und schließlich zur Läsion parazentraler Fasern der Corona radiata mit den oben geschilderten Symptomen. Der maßgebliche pathogenetische Faktor, der die Überhöhung der ICP-Pulsmaxima und einen transienten Druckgradienten zwischen Ventrikeln (hoch) und Subarachnoidalraum (niedrig) verursacht, scheint eine Zunahme des Liquorausflußwiderstandes (R_{out}) infolge struktureller Veränderungen der Arachnoidalvilli zum Sinus sagittalis superior zu sein. Dies ist sehr plausibel für symptomatische Formen des NPH, bei denen leptomeningeale Veränderungen vorliegen. Das Konzept ist jedoch weniger klar im Falle idiopathischer Formen des NPH. Welche Rolle atherosklerotische Veränderungen intrazerebraler Gefäße und ein Zusammenbruch deren Autoregulation an der Pathogenese des NPH hat, kann derzeit nur spekuliert werden. Zeichen einer vaskulären Enzephalopathie sind in dieser Patietengruppe üblich (Bradley et al., 1991). Nach Graff-Radford und Godersky (1987) liegt bei 75 % der Patienten mit NPH eine arterielle Hypertonie vor. Krauss et al. (1996b) fanden mittels multivariater Regressionsanalyse, daß die Assoziation von INPH und arterieller Hypertonie signifikant ist (65 Patienten). Es ist wahrscheinlich, daß INPH und hypertone vaskuläre Enzephalopathie nicht als unabhängige Entitäten gesehen werden können, sondern daß vielmehr die vaskuläre Enzephalopathie ein zusätzlicher Faktor in der Pathogenese des INPH ist.

I 2.3.2. Therapieergebnisse

Die Shuntoperation ist beim NPH die Therapie der Wahl (C). Nach der frühen Etablierung der Shuntoperation beim NPH liegen Ergebnisse aus zahlreichen retrospektiven Analysen, jedoch nicht aus kontrollierten prospektiven Studien vor. Plazebo-kontrollierte Untersuchungen sind heute aus ethischen Gründen natürlich undenkbar. Die mittlere Erfolgsrate der Shuntoperation beträgt 50 %, je nach Studie variierend zwischen 25 % und 90 %. Dem gegenüber stehen jedoch erhebliche Komplikationsraten (17–50 %) (Black, 1990; Larsson et al., 1991), was den Kliniker dazu zwingt, in jedem Einzelfall das individuelle Nutzen-Risiko-Verhältnis mit größter Sorgfalt zu bestimmen.

In einer Zusammenfassung von Ergebnissen verschiedener Studien an insgesamt 781 Patienten (Dauch und Zimmermann, 1990) zeigte sich, daß die besten Therapieergebnisse bei symptomatischem NPH erzielt wurden (Besserung in 74 % der Fälle), wohingegen nur 54 % der Patienten mit INPH von der Shuntoperation profitierten. Die chirurgischen Erfolgsraten hingen von der Kombination der klinischen Symptome ab: Patienten mit Gangstörung profitierten in 63 %, solche ohne Gangstörung nur in 23 %; die Erfolgsrate für Patienten mit Gangstörung ohne Demenz war 70 %, für Patienten mit Gangstörung und Demenz betrug sie 56 %, mit Demenz ohne Gangstörung jedoch nur 27 %. Gjerris et al. (1989) berichten, daß 80 % der Patienten, bei denen präoperativ mit invasiver Methodik ein pathologisch erhöhter Liquorausflußwiderstand gemessen worden war, auf eine Shuntoperation ansprachen. In dieser Studie wurden insgesamt 240 Patienten untersucht, 146 davon waren als INPH diagnostiziert. In einer Serie von 74 Patienten fanden Larsson et al. (1991) eine Besserung in 78 % nach Shuntoperation, wobei die höchste Erfolgsrate (98 %) innerhalb der Gruppe mit symptomatischen NPH nach SAB gefunden wurde, gegenüber 73 % in der Gruppe mit INPH. Krauss et al. (1996a) und Weiner et al. (1995) berichten Erfolgsraten von 90 % bei insgesamt 78 operierten Patienten mit INPH. Ein sehr kritischer Bericht wurde von Vanneste et al. (1992) veröffentlicht. Sie fanden in einer Serie von 166 Patienten lediglich 36 % Besserung insgesamt und 15 % Besserung in der INPH-Gruppe (127 der 166 Patienten). Wie von den Autoren selbst betont wird, war ein Großteil der Patienten dieser Gruppe prächirurgisch in schlechter Verfassung, was die dürftigen Resultate zumindest teilweise erklären mag. Unabhängig von den Ursachen für die schlechten Therapieergebnisse im einzelnen, liegt der Hauptbeitrag dieser Untersuchung darin, daß sie verdeutlicht, wie wichtig die sorgfältige und strikte Indikationsstellung zur Shuntoperation ist.

I 2.3.3. Prädiktoren für Therapieerfolg

Die Richtlinien, nach denen die Indikation zur Shuntoperation gestellt wird, variieren von Klinik zu Klinik und hängen von den verfügbaren diagnostischen Methoden ab (C). Die Entscheidung für oder wider eine Shuntoperation muß sich auf die Summe positiver Prädiktoren bei jedem individuellen Patienten gründen. Ein *diagnostisches Standard-Programm* umfaßt klinische Daten (Ätiologie, Dauer der Erkrankung, Symptome), CT und Probe-LP. Der Grenznutzen invasiverer Verfahren wie Langzeit-ICP-Messung, lumbaler Dauerdrainage und Liquorinfusions-Test ist noch umstritten (Graff-Radford et al., 1989; Chen et al. 1994; Droste et al., 1994). Diese Methoden erfordern die Implantation von Druckaufnahmesystemen oder ventrikulären oder lumbalen Dauerkathetern, sie sind zeitaufwendig, nicht immer ausreichend validiert und, vor allem, stehen nur der Minderheit der Kliniker zur Verfügung. Das mit der Implantation eines Ventrikelkatheters verbundene Risiko für Infektion, Krampfanfall oder Blutung wird beispielsweise von Pickard (1982) mit 2–5 % eingeschätzt. Die Messung des Liquorausflußwiderstandes (R_{out}) oder dessen Kehrwert »Liquorkonduktivität« (C_{out}) sollte aus pathogenetischen Überlegungen heraus dem Kern des Problems beim NPH sehr nahe kommen und daher von prognostischem Wert sein. In einer retrospektiven Untersuchung stellten Vanneste et al. (1993) jedoch fest, daß selbst in der hinsichtlich der Indikationsstellung schwierigsten Gruppe (INPH, n = 50) der prädiktive Wert der Kombination von klinischen und CT-Befunden nur geringfügig kleiner war als der der invasiven Messung von C_{out}. Es muß im Einzelfall erwogen werden, ob bei fraglicher Indikationsstellung weitere Sicherheit durch die zusätzliche Anwendung invasiver Verfahren gewonnen werden kann (bei vertretbarem Risiko), und ob der/die Patient(in) gegebenenfalls in ein Zentrum verlegt werden sollte, das Erfahrung mit invasiver NPH-Diagnostik hat. In der Regel ist dies nicht zwingend notwendig.

In **Tab. I 2.1** sind verfügbare Prädiktoren und ihre positive oder negative prognostische Bedeutung zusammengefaßt. Die zugrundegelegten Studien sind retrospektiv. Mit der Kombination von klinischen und CT-Befunden fanden Vanneste et al. (1993) die genaueste Prädiktion des Operationsergebnisses dann, wenn die Indikation zur Operation »strikt« gestellt wurde; d. h. wenn nur Patienten operiert worden wären, bei denen das Ansprechen auf Shuntoperation als »wahrscheinlich« eingestuft wurde. Nach den von Vanneste verwendeten Kriterien war dies der Fall, wenn (a) die Gangstörung ganz im Vordergrund stand, (b) nahezu keine dementiellen Symptome vorlagen und wenn im CT (c) eine leichtgradige Ventrikulomegalie (d) ohne kortikale Atrophie und (e) ohne Zeichen der subkortikalen vaskulären Enzephalopathie bestand. Retrospektiv wäre eine korrekte Vorhersage des Operationsergebnisses bei diesen Patienten in 75 % möglich gewesen. Bezogen auf alle Patienten mit kommunizierendem NPH in dieser Studie (n = 98) hätten unter Verwendung der kombinierten klinischen und CT-Befunde 11 % der Patienten einen ineffektiven Shunt erhalten, 13 % der Patienten wären nicht operiert worden, obwohl sie profitiert hätten. Bei Anwendung weniger strikter Kriterien zur Indikationsstellung sinkt der akkurate prädiktive Wert der Kombination von klinischen und CT-Befunden bis auf 58 % ab, so daß der zu erwartende Erfolg einer Operation kaum noch das Operationsrisiko rechtfertigen kann. Daraus folgt, daß bei Fehlen einer ausreichenden Zahl positiver Prädiktoren (d. h. bei weniger als »wahrscheinlichem« NPH) ein konservatives therapeutisches Vorgehen zu fordern ist, z. B. wiederholte LP.

Statistische Post-Hoc-Analysen ergaben, daß auf der Grundlage einer bekannten NPH-Ätiologie (im Gegensatz zum INPH) eine richtige Prädiktion des Operationsresultats mit hoher Spezifität (17 % falsch-positive) in 54 % der untersuchten Patienten möglich war. Das Vorliegen einer Gangstörung allein hätte in 65 % der untersuchten Patienten eine richtige Prädiktion des Operationsresultats erlaubt. Die Gangstörung ist ein sehr sensitiver (5 % falsch-negative), jedoch relativ unspezifischer Parameter (76 % falsch-positive), was

Tab. I 2.1: Prädikatoren und prognostische Bedeutung

	Prognose: Ansprechen auf Shuntoperation	
Prädiktoren	**Gut**	**Schlecht**
Ätiologie	Bekannt (symptomatischer NPH)	Unbekannt (idiopathischer NPH)
Anamnese	Kurz (< 2 Jahre)	Lang (> 2 Jahre)
Klinisches Bild	Klassische Trias, Gangstörung ≫ Demenz, Gangstörung als Initialsymptom	Schwere Demenz, Demenz ≫ Gangstörung
CT	Mindestens mäßiggradige Ventrikulomegalie, verplumpte Frontal- und Temporalhörner, unscharfe Ventrikelränder, wenige periventrikuläre Hypodensitäten, Fehlen von mäßiggradigen oder schweren Marklagerläsionen (über den periventrikulären Bereich hinaus), Fehlen von mäßiggradiger oder schwerer kortikaler Atrophie	Schwere vaskuläre Läsionen, extreme Vertrikulomegalie (DD: arretierter kongenitaler Hydrozephalus), schwere kortikale Atrophie
NMR	Morphologie wie im CT; wenige periventrikuläre Hyperintensitäten (T2-Bilder), Fehlen von tiefen (über den periventrikulären Bereich hinausgehenden) Marklagerläsionen, erhöhter pulsatiler Fluß im Aquädukt (EKG-getriggerte FLASH-Bilder, Protonendichte-gewichtete Spin-Echo-Aufnahmen)	Wie im CT; tiefe Marklagerläsionen (über den periventrikulären Bereich hinausgehend)
Probe-LP	Vorübergehend deutliche klinische Besserung	Keine Besserung, selbst nach wiederholten Punktionen
ICP-Messung (> 12 Std.)	Mittlerer ICP normal oder leicht erhöht, gesteigerte relative Häufigkeit von B-Wellen (> 10 %)	Niedrige relative Frequenz von B-Wellen (< 5 %)
Messung des Liquorausflußwiderstandes (Liquorinfusions-Test)	R_{out} > 12,5 mmHg	R_{out} < 12,5 mmHg

deutlich macht, daß klinische und apparative Parameter sorgfältig kombiniert werden müssen. Wenn die Gangstörung der dementiellen Symptomatik vorausging, war die Prognose nach Shuntoperation besser als im umgekehrten Fall (Graff-Radford und Godersky, 1986). Das gleiche galt, wenn die Gangstörung gegenüber der Demenz deutlich im Vordergrund stand. Das Fehlen einer kortikalen Atrophie im CT erlaubte eine richtige Prädiktion des Operationsresultats in 68 %, das Vorliegen von mehr als 10 % B-Wellen in der Langzeit-ICP-Messung in 78 %, ein R_{out} von mehr als 12.5 mmHg in 86 % (Dauch und Zimmermann, 1990). Die diagnostische Probe-LP mit Ablassen von Liquor wurde bereits von Miller-Fisher (1977) beschrieben. Sie ist besonders hilfreich in der Differenzierung von NPH- und nicht-NPH-Demenzen und hat eine positive prognostische Bedeutung hinsichtlich Shuntoperation, wenn es zu einer vorübergehenden klinischen Besserung nach Punktion kommt. Wikkelsø et al. (1986) konnten unter Verwendung klinisch-neurologischer und neuropsychologischer Tests eine signifikante positive Korrelation zwischen Ansprechen auf Probe-LP und Symptombesserung nach Shunt demonstrieren.

In aller Regel zeigen Patienten, deren Symptomatik sich nach Probe-LP vorübergehend bessert, nach der Shuntoperation eine permanente Besserung. Operationserfolge werden seltener und damit die Indikation unsicherer, wenn das Ergebnis der Probe-LP uneindeutig ist. Daraus folgt, daß im Zweifelsfall immer eine zweite Probe-LP durchgeführt werden sollte (siehe oben). Obwohl demnach der positive prädiktive Wert der Probe-LP sehr hoch ist, hat die Erfahrung gelehrt, daß sich ein kleiner Teil der Patienten mit NPH erst Monate nach der Shuntoperation bessert, so daß diese Patienten mit der kurzfristigen Probe-LP kaum erfaßt werden können.

I 2.3.4. Komplikationen

Nach Black (1990) liegt die postoperative Morbidität bei 17–32 % (Herzinfarkt, zerebraler Infarkt, akutes Subduralhämatom). In einer Post-Hoc-Analyse zeigen Dauch und Zimmermann (1990) Shunt-abhängige postoperative Komplikationen bei 20–40 % der Patienten. Dabei wurden Shunt-Dysfunktionen mitgerechnet (7,3 %). Am häufigsten waren subdurale Hämatome (8,4 %), gefolgt von Infektionen (5,8 %) und Krampfanfällen (2 %). In neueren Untersuchungen werden folgende Komplikationsraten berichtet: Infektionen 0–19 %, Krampfanfälle 0–9 %, subdurale Hämatome 0–9 %, intrazerebrale Blutungen 0–3 %; Shunt-Dysfunktionen traten in 16–48 % auf (Larsson et al., 1991; Lund-Johansen et al., 1994; Weiner et al., 1995; Krauss et al., 1996a). Vanneste et al. (1992) berichteten dagegen über 28 % schwere und mäßiggradige Komplikationen nach Shuntoperation (166 Patienten), wobei 7 % der operierten Patienten starben oder schwere bleibende Defizite hatten. Selbst bei ausschließlicher Berücksichtigung von Patienten mit einer hohen prädiktiven Chance, von der Operation zu profitieren, waren die postoperative Mortalität und schwergradige Morbidität immer noch 2–3 %, in der Gruppe der INPH-Patienten sogar 8–9 %. Die Studie von Vanneste et al. (1992) wird heute kontrovers beurteilt. Ein wesentlicher Punkt ist, daß die meisten der Patienten mit schwerwiegenden Komplikationen präoperativ in schlechter Verfassung waren. Das von diesen Autoren berichtete schlechte Nutzen-Risiko-Verhältnis der Shuntoperation wurde in anderen Zentren an anderen Patientenkollektiven nicht beobachtet. Zusammenfassend machen die vorliegenden Daten wiederum deutlich, daß bei strenger Indikationsstellung und kritischer Berücksichtigung der präoperativen Verfassung der Patienten das Nutzen-Risiko-Verhältnis der Shuntoperation günstig ist, es sich jedoch bei großzügiger Indikationsstellung rapide verschlechtert.

I 2.4. Pragmatische Therapie

Das Prinzip der Behandlung des NPH ist es, durch einen ventrikulo-atrialen oder besser ventrikuloperitonealen Shunt intermittierende intrakranielle Druckspitzen abzufangen (C). Ziel ist es, die periventrikuläre Blutversorgung und den periventrikulären Metabolismus zu normalisieren, bevor Strukturläsionen in diesem Bereich zu permanenten neurologischen Ausfällen führen. Prinzipiell ist die Shunt-Anlage bei NPH eine elektive Operation. Dennoch sollte, sobald die Diagnose gesichert und die präoperative Verfassung des Patienten hinreichend ist, keine unnötige Zeit verloren werden, um Strukturläsionen vorzubeugen. Aufgrund theoretischer Überlegungen ist ein Ansprechen auf die Shuntoperation zu erwarten, solange man sich in der Phase zwischen initialen intermittierenden ICP-Anstiegen und einem im Endstadium fixierten pathologischen Liquordruck-Equilibrium (Ventrikulomegalie, niedriger ICP) mit strukturellen Dauerschäden befindet (Kosteljanetz, 1986). In der Praxis lassen sich jedoch Stadium und Reversibilität der Erkrankung im Einzelfall nicht präzise vorhersagen. Der Kliniker muß die Operationsindikation daher aufgrund von Parametern stellen, deren prädiktiver Wert in retrospektiven statistischen Analysen gezeigt wurde, nämlich: Anamnese und klinischer Untersuchungsbefund, CT oder NMR, Probe-LP (siehe **Tab. I 2.1**). Wenn zusätzlich invasive Verfahren zur Verfügung stehen und ausreichende Erfahrung mit diesen vorliegt, können sie im Einzelfall nützliche prädiktive Informationen liefern (v. a. R_{out}). In Anbetracht der möglichen Komplikationsrate bei zu großzügiger Indikationsstellung muß eine strenge Indikationsstellung gefordert werden, d. h. die Diagnose NPH muß mindestens als

»wahrscheinlich« eingestuft werden können (Vanneste et al., 1993) (siehe oben, und **Tab. I 2.1**).

Umfassende vergleichende Studien zu Effizienz und postoperativer Morbidität verschiedener Shunt-Systeme und Operationstechniken sind bislang nicht verfügbar. Die meisten Autoren empfehlen Mitteldruck-Ventile und Flachlagerung für mehrere Tage postoperativ, um die Entwicklung eines akuten subduralen Hämatoms durch Überdrainage zu vermeiden. Schmitt und Spring (1990) berichten, daß verstellbare Ventile (zuerst auf »hoch« gestellt, dann langsam schrittweise auf niedrigere Werte) in einer Serie von 21 Paitenten in keinem Fall zu einem Subduralhämatom führten. Weiner et al. (1995) fanden in einer Serie von 37 Patienten, von denen bei 36 nach 14 Monaten eine Verlaufsuntersuchung durchgeführt wurde, keinen Unterschied zwischen Fluß-gesteuerten (OSV) und Druckgefälle-gesteuerten (DP) Ventilen, weder hinsichtlich Therapieerfolg noch hinsichtlich Überdrainage. Nach diesen und unseren Erfahrungen kann allerdings selbst mit verstellbaren Ventilen Überdrainage nicht in allen Fällen sicher vermieden werden. Engmaschige klinische und bei fraglicher Verschlechterung oder Ausbleiben des Therapieerfolgs neuroradiologische Verlaufskontrollen sind entscheidend.

Die postoperative Abnahme des Ventrikelvolumens kann geringgradig sein, selbst wenn es zu rascher und eindeutiger klinischer Besserung kommt. Eine massive Abnahme der Ventrikelgröße im postoperativen CT ist eher verdächtig auf Überdrainage mit dem Risiko der Entwicklung eines akuten subduralen Hämatoms und sollte zu engmaschigen Verlaufskontrollen führen, bei einstellbarem Ventil zur Überprüfung der Adjustierung und ggf. zum Hochstellen der Druckstufe.

I 2.5. Unwirksam, obsolet

Die Anwendung von Medikamenten zur Senkung des ICP oder Reduzierung der Liquorproduktion ist nicht effektiv beim NPH. Shuntoperationen bei Patienten mit »Verdacht auf« NPH bei Fehlen positiver Prädiktoren (vgl. **Tab. I 2.1**), in anderen Worten ein chirurgisches »Ultima-Ratio-Vorgehen«, ist nicht gerechtfertigt. Patienten mit NPH bedürfen einer intensiven langfristigen Betreuung durch einen Neurologen oder Neurochirurgen.

Literatur

Black P (1990) The normal pressure hydrocephalus syndrome. In: *Scott RM* (Hrsg.) Hydrozephalus. Concepts in neurosurgery; Vol. 3 Williams & Wilkins, Baltimore, 109–114

Bradley WG Jr, Whittemore AR, Watanabe AS, Davis SJ, Teresi LM, Homyak M (1991) Association of deep white matter infarction with chronic communicating hydrocephalus: implications regarding the possible origin of normal-pressure hydrocephalus. Am J Neuroradiol 12: 31–39

Bradley WG Jr, Scalzo D, Queralt J, Nitz WN, Atkinson DJ, Wong P (1996) Normal-pressure hydrocephalus: evaluation with cerebrospinal fluid flow measurements at MR imaging. Radiology 198: 523–529

Chen IH, Huang CI, Liu HC, Chen KK (1994) Effectiveness of shunting in patients with normal pressure hydrocephalus predicted by temporary, controlled-resistance, continuous lumbar drainage: a pilot study. J Neurol Neurosurg Psychiatry 57: 1430–1432

Dauch WA, Zimmermann R (1990) Der Normaldruck-Hydrozephalus. Eine Bilanz 25 Jahre nach der Erstbeschreibung. Fortschr Neurol Psychiat 58: 178–190

Droste DW, Krauss JK, Berger W, Schuler E, Brown MM (1994) Rhythmic oscillations with a wavelength of 0.5–2.0 Min in transcranial Doppler recordings. Acta Neurol Scand 90: 99–104

Elble RJ, Hughes L, Higgins C (1992) The syndrome of senile gait. J Neurol 239: 71–75

Gideon P, Stahlberg F, Thomsen C, Gjerris F, Sorensen PS, Henriksen O (1994) Cerebrospinal fluid flow and production in patients with normal pressure hydrocephalus studied by MRI. Neuroradiology 36: 210–215

Gjerris F, Boergesen SE, Schmitt J, Soerensen PS (1989) Resistance to cerebrospinal fluid outflow in patients with normal pressure hydrocephalus. In: *Gjerris F, Boergesen SE, Soerensen PS* (Hrsg.) Outflow of cerebrospinal fluid; Alfred Benzon Symposium 27. Munksgaard, Copenhagen. 329–338

Graff-Radford NR, Godersky JC (1986) Normal-pressure hydrocephalus: onset of gait abnormalities before dementia predicts good surgical outcome. Arch Neurol 43: 940–942

Graff-Radford NR, Godersky JC (1987) Idiopathic normal-pressure hydrocephalus and systemic hypertension. Neurology 37: 868–871

Graff-Radford NR, Godersky JC (1989a) Symptomatic congenital hydrocephalus in the elderly simulating normal pressure hydrocephalus. Neurology 39: 1596–1600

Graff-Radford NR, Godersky JC, Jones MP (1989b) Variables predicting surgical outcome in symptomatic hydrocephalus in the elderly. Neurology 39: 1601–1604

Hakim S, Adams RD (1965) The special clinical problem of symptomatic hydrocephalus with normal cerebrospinal fluid pressure: observation on cerebrospinal fluid hydrodynamics. J Neurol Sci 2: 307–327

Hughes CP, Siegel BA, Coxe WS (1978) Adult idiopathic communicating hydrocephalus with and without shunting. J Neurol Neurosurg Psychiatry 41: 961–971

Jagust WJ, Friedland RP, Budinger TF (1985) Positron emission tomography with [18F]Fluorodeoxyglucose differentiates normal pressure hydrocephalus from Alzheimer-type dementia. J Neurol Neurosurg Psychiat 48: 1092–1096

Kosteljanetz M (1986) CSF dynamics and pressure-volume relationship in communicating hydrocephalus. J Neurosurg 64: 45–52

Krauss JK, Droste DW, Vach W, Regel JP, Orszagh M, Borremans JJ, Tietz A, Seeger W (1996a) Cerebrospinal-fluid shunting in idiopathic normal-pressure hydrocephalus of the elederly – Effect of periventricular and deep white-matter lesions. Neurosurgery 39: 292–299

Krauss JK, Regel JP, Vach W, Droste DW, Borremans JJ, Mergner T (1996b) Vascular risk factors and arteriosclerotic disease in idiopathic normal-pressure hydrocephalus of the elderly. Stroke 27: 24–29

Krauss JK, Regel JP, Droste DW, Orszagh M, Borremans JJ, Vach W (1997) Movement disorders in adult hydrocephalus. Movement Disorders 12: 53–60

Larsson A, Wikkelsoe C, Bilting M, Stephensen H (1991) Clinical parameters in 74 consecutive patients shunt operated for normal pressure hydrocephalus. Acta Neurol Scand 84: 475–482

Lund-Johansen M, Svendsen F, Wester K (1994) Shunt failures and complications in adults as related to shunt type, diagnosis, and the experience of the surgeon. Neurosurgery 35: 839–844

Marsden CD (1985) Assessment of dementia. In: *Fredericks JAM* (Hrsg.) Handbook of Clinical Neurology, Vol. 2 (46), Neurobehavioural Disorders, Elsevier, Amsterdam, 221–232

Miller-Fisher C (1977) The clinical picture in occult hydrocephalus. Clin Neurosurg 24: 270–284

Miller-Fisher C (1982) Hydrozephalus as a cause of disturbances of gait in the elderly. Neurology 32: 1358–1368

Pickard JD (1982) Adult communicating hydrocephalus. Br J Hosp Med 27: 35–44

Pickard JD (1984) Normal pressure hydrocephalus – to shunt or not to shunt? In: *Warlow C, Gartfield J* (Hrsg.) Dilemmas in the management of the neurological patient. Churchill Livingstone, Edinburgh London, 207–214

Powell M, Crockard A, Brookes D (1989) Normal pressure hydrocephalus – PET scan studies before and after shunting. In: *Gjerris F, Boergesen SE, Soerensen PS* (Hrsg.) Outflow of cerebrospinal fluid; Alfred Benzon Symposium 27. Munksgaard, Copenhagen. 377–386

Schmitt J, Spring A (1990) Die Therapie des Normaldruckhydrocephalus mit dem transkutan magnetisch verstellbaren Ventil. Neurochirurgia 33: 23–36

Schroth G, Klose U (1992) Cerebrospinal fluid flow. III. Pathological cerebrospinal fluid pulsations. Neuroradiology 35: 16–24

Tamaki N, Shirakuni T, Ehara K, Matsumoto S (1990) Characterization of periventricular edema in normal-pressure hydrocephalus by measurement of water proton relaxation times. J Neurosurg 73: 864–870

Vanneste J, Augustijn P, Dirven C, Tan WF, Goedhart ZD (1992) Shunting normal-pressure hydrocephalus: do the benefits outweigh the risks? A multicenter study and literature review. Neurology 42: 54–59

Vanneste J, Augustijn P, Tan WF, Dirven C (1993) Shunting normal pressure hydrocephalus: the predictive value of combined clinical and CT data. J Neurol Neurosurg Psychiatry 56: 251–256

Waldemar G, Schmidt JF, Delecluse F, Andersen AR, Gjerris F, Paulson OB (1993) High resolution SPECT with [99mTc]-d,l-HMPAO in normal pressure hydrocephalus before and after shunt operation. J Neurol Neurosurg Psychiatry 56: 655–664

Weiner HL, Constantini S, Cohen H, Wisoff JH (1995) Current treatment of normal-pressure hydrocephalus: comparison of flow-regulated and differential-pressure shunt valves. Neurosurgery 37: 877–884

Wikkelsø C, Andersson H, Blomstrand C, Lindquist G, Svendson P (1986) Normal pressure hydrocephalus. Predictive value of the cerebrospinal fluid tap-Test. Acta Neurol Scand 73: 566–573

I 3. Dyskinesien

von *H. R. Topka* und *J. Dichgans**

Dyskinesien sind überschießende, unwillkürliche Bewegungen. Sie können in Abhängigkeit von der Charakteristik der Bewegungsstörung als Tremor, Chorea, Ballismus, Dystonie oder Athetose, als Myoklonus oder als Tic klassifiziert werden. In diesem Kapitel werden vor allem Dystonien, medikamenten-induzierte Dyskinesien, Tics, Ballismus und aufgrund ähnlicher Behandlungsprinzipien der Spasmus hemifacialis beschrieben. Die differentielle Therapie der Chorea und des Tremors findet sich in den Kap. I 4 und I 11, die der Myoklonien in I 10.

I 3.1. Dystonien

Der Begriff Dystonie wurde 1911 von Oppenheim geprägt (Dystonia musculorum deformans). Heute wird mit diesem Begriff ein Krankheitsbild definiert, das durch anhaltende, unwillkürliche Muskelkontraktionen gekennzeichnet ist, die zu rotierenden und repetitiven Bewegungen oder abnormen Haltungen führen. Zusätzliche kurzdauernde Muskelkontraktionen können den Eindruck von Myoklonien erwecken (myoklonische Dystonien). Langsame Bewegungen werden häufig auch als Athetose (ohne fixierte Postition) bezeichnet. Die unterschiedlichen Formen der Dystonien werden nach ihrer Ätiologie (**Tab. I 3.1**), dem Krankheitsbeginn (**Tab. I 3.2**) oder ihrem Verteilungstyp (**Tab. I 3.3**) klassifiziert.

I 3.1.1. Generalisierte Dystonien

Klinik

Primäre Dystonien werden aufgrund ihrer ähnlichen Symptomatologie zusammengefaßt. Sie weisen keine gemeinsamen strukturellen Veränderungen oder metabolischen Störungen des Nervensystems auf. Die genaue Pathophysiologie generalisierter Dystonien ist bislang nicht geklärt. Es gibt jedoch einige Befunde, die eine Funktionsstörung der Basalganglien wahrscheinlich machen. So sind symptomatische Hemidystonien mit Läsionen des kontralateralen Ncl. caudatus, des Ncl. lentiformis, vor allem des Putamens oder des Thalamus assoziiert (Lee und Marsden, 1994; Marsden et al., 1985). Pharmakologische Interaktionen mit striatalen Dopaminrezeptoren durch Neuroleptika können akute dystone Syndrome verursachen. Medikamentös induzierte Dystonien sind auch häufige Komplikationen einer dopaminergen Therapie des M. Parkinson. Eine Reihe auffälliger elektrophysiologischer Befunde sind bei allen Formen von Dystonien dokumentiert, ohne daß sich daraus gegenwärtig fundierte Konzepte zur Pathophysiologie ableiten lassen. Eine Übererregbarkeit trigemino-fazialer Reflexe bei Patienten mit kranialen Dystonien wie dem Blepharospasmus, aber auch bei unterschiedlichen Formen segmentaler oder generalisierter Dystonien wurde als elektrophysiologischer Hinweis auf einen verminderten inhibitorischen Einfluß der Basalganglien auf Hirnstamminterneurone gedeutet (Pauletti et al., 1993). Positronen-Emissions-Tomographische Untersuchungen weisen bei Patienten mit idiopathischer Torsionsdystonie während Handbewegungen eine Überaktivität frontaler Kortexareale und eine Minderaktivierung des exekutiven motorischen Systems nach, deren Bedeutung noch nicht vollständig geklärt ist (Ceballos-Baumann et al., 1995).

Aufgrund genetischer Untersuchungen wird davon ausgegangen, daß etwa 85 % der nichtfokalen Dystonieformen (generalisierte, multifokale oder segmentale) autosomal dominant mit etwa 40 % Penetranz und sehr variabler Genexpression vererbt werden (Fletcher et al., 1990). Bei primären fokalen Dystonieformen liegt der Anteil der vermutlich hereditären Formen bedeutend niedriger und wird auf etwa 25 % eingeschätzt. Auch bei diesen Dystonieformen wird ein autosomal dominanter Erbgang mit niedriger Penetranz angenommen (Waddy et al., 1991). Bei Familien ostjüdischem Ursprungs (Ashkenazi) und bei einer großen nicht-jüdischen Familie mit generalisierter Dystonie wurde durch Kopplungsanalysen der Genlokus 9q32–34 identifiziert (DYT 1) (Kwiatkowski et al., 1991). Bei europäischen Patienten scheint dieser Genort aufgrund der großen genetischen Heterogenität keine große Bedeutung zu haben (Holmgren et al., 1995), sodaß die mittlerweile mögliche Identifizierung des Ashkenazi-Haplotyps bei dieser Patientengruppe nicht sinnvoll ist. Für die genetische Heterogenität spricht

* Autoren dieses Kap. in der 2. Aufl.: F. Müller und J. Dichgans

Tab. I 3.1: Klassifikation der Dystonien nach der Ätiologie (mod. nach Jankovic und Fahn, 1993)

Primäre Dystonien

- Sporadische Formen (Idiopathische Torsionsdystonie, Beginn in der Kindheit oder Erwachsenenalter, generalisiert, segmental oder fokal)
  - Erbliche Formen (Hereditäre Torsionsdystonie)
    - Klassische »idiopathische« Torsionsdystonie (reine Dystonie, autosomal dominant, DYT 1 Gen, Chromosom 9)
    - Nichtklassische »idiopathische« Torsionsdystonie (autosomal dominant)
    - Myoklonische Dystonie (Alkohol-responsiv, autosomal dominant)

Sekundäre Dystonien

- In Assoziation mit neurodegenerativen Erkrankungen
  - Sporadisch
    - M. Parkinson
    - Progressive supranukleäre Blickparese
    - Multisystematrophie
    - Paroxysmale Dystonien (kinesiogene, non-kinesiogene, intermediär)
  - Hereditär
    - M. Wilson
    - Dopa-responsive Dystonie (Chromosom 14, einschl. Dystonie mit tageszeitlichen Schwankungen »Segawa Variante«)
    - X-chromosomal rezessiv (Dystonie-Parkinsonsyndrom, Philipinen)
    - M. Huntington (meist juvenile Westphal-Variante)
    - Früh beginnende Dystonie mit Parkinson-Syndrom
    - Hallervorden-Spatz-Erkrankung
    - Progressive pallidale Degeneration
    - Ataxia teleangiectatica
    - Neuroakanthozytose (mit orofazialer aktionsinduzierter Dystonie)
    - Rett-Syndrom
    - Intraneuronal inclusion disease
    - Infantile bilaterale striatale Nekrose
    - Familiäre Kalzifikation der Basalganglien
    - Spinozerebelläre Degenerationen
    - Paroxysmale Dystonien (hereditäre Formen, kinesiogene, non-kinesiogene, intermediär)
    - Pallidale Degeneration
    - Hereditäre spastische Paraparese mit Dystonie
- In Assoziation mit metabolischen Störungen
  - Störungen des Aminosäurestoffwechsels
    - Homozystinurie
    - Glutarat-Azidämie
    - Methylmalonat-Azidämie
    - Hartnup'sche Erkrankung
    - Tyrosinose
  - Störungen des Lipidstoffwechsels
    - Metachromatische Leukodystrophie
    - GM 1 Gangliosidose
    - GM 2 Gangliosidose
    - Hexosaminidase A und B-Mangel
    - Ceroidlipofuszinosen
    - Dystone Lipidose (»sea blue« histiocytosis)
- Erkrankungen mit vermutetem metabolischem Defekt
  - Lesch-Nyhan-Syndrom
  - Triosephosphatisomerase-Mangel
  - Leigh's disease (mitochondriale Zytopathie?)
  - Vitamin E-Mangel

Andere erworbene Dystonien

- Perinatale zerebrale Schädigung und Kernikterus (Athetoide Zerebralparalyse, Dystonie mit verzögertem Beginn)
- Hypoxie
- Postenzephalitische Formen (virale Enzephalitiden, Encephalitis lethargica, Reye-Syndrom, subakute sklerosierende Panenzephalitis, AIDS, Tuberkulose, Syphillis)
- Prionenerkrankungen (Jakob-Creutzfeldt-Erkrankung)
- Schwermetallintoxikationen (insbesondere Mangan)
- Medikamente (L-Dopa, Bromcriptin, Neuroleptika, Metoclopramid, Fenfluramin, Flecainid, Antikonvulsiva, Kalzium-Antagonisten, Ergotamine)
- Fokale Läsionen des Nervensystems
  - Multiple Sklerose
  - Zentrale pontine Myelinolyse
  - Arteriovenöse Malformationen
  - Hirntumoren
  - Traumatische Schädigungen des ZNS (Schädel-Hirn-Trauma, ZNS-Operationen, insbes. Thalamotomien)
  - Syringomyelie
  - Läsionen des peripheren Nervensystems (Traumata, Reflexdystrophien)

Psychogene Formen

Pseudodystonien (meist Torticollis)

- Atlanto-okzipitale Subluxation
- Zervikaler Diskusprolaps
- Syringomyelie
- Arnold-Chiari-Malformation
- Fokale zerebral-organische Anfälle
- N. trochlearis Parese
- Vestibulärer Torticollis (Labyrinthschädigungen)
- Tumoren der hinteren Schädelgrube
- Tumoren der Nackenweichteile
- Klippel-Feil-Syndrom
- Sandifer-Syndrom (Hiatushernie)
- Kongenitale muskuläre Läsionen
- Stiff-Person-Syndrom

auch der Nachweis einer Assoziation zwischen einer Deletion im Chromosoms 18q und einer generalisierten Dystonie (Gordon et al., 1995).

Zwischen 5 und 10 % aller Patienten mit in der Kindheit beginnender generalisierter Dystonie repräsentieren eine Untergruppe von Dystonien, die nach dem Erstbeschreiber früher *Segawa-Variante,* aufgrund des dramatischen Ansprechens auf dopaminerge Medikation heute als *Dopa-responsive Dystonie (DRD)* bezeichnet wird. Neben dystonen Symptomen finden sich klinische Hinweise auf ein Parkinson-Syndrom mit vorwiegender Bradykinesie und Rigidität. Kennzeichnend sind außerdem häufig, jedoch nicht zwingend, zum Teil erhebliche tageszeitliche Schwankungen der Symptomatik. Die DRD wird durch eine Störung im Tetrahydrobiopterinstoffwechsel verursacht. Die Mutation auf dem Chromosom 14 und das zur Stoffwechselstörung führende Genprodukt sind bekannt (Nygaard, 1993; Nygaard et al., 1993). Die autosomal-dominante Form wird auf eine Störung des Gens für die GTP Cyclohydrolase I, eine autosomal-rezessive Form auf eine Mutation des Genes für die Tyrosinhydroxylase zurückgeführt (Nygaard, 1995). Auch die seltenen *paroxysmalen Dystonien* können einem autosomal-dominantem Erbgang folgen, kommen jedoch auch sporadisch vor.

Tab. I 3.2: Einteilung der Dystonien nach dem Krankheitsbeginn

Kindheit (1.–12. Lebensjahr)
Adoleszenz (13.–20. Lebensjahr)
Erwachsenenalter (< 20. Lebensjahr)

Für die Einschätzung der Prognose und der therapeutischen Möglichkeiten ist vor allem die vermutete Ätiologie der Dystonie wichtig. Sekundäre Formen (vgl. **Tab. I 3.1**) haben in der Regel eine ungünstige Prognose, wenn der zugrundeliegende Defekt nicht behandelt werden kann oder eine behandelbare Ursache übersehen wird. Dies trifft vor allem für den M. Wilson zu. Vor allem bei jungen Patienten sollte daher immer das Vorliegen einer Kupferstoffwechselstörung ausgeschlossen werden.

Tab. I 3.3: Einteilung der Dystonien nach dem Verteilungstyp

Fokal	eine Körperregion betroffen Augenlider (Blepharospasmus) Mund (Oromandibuläre Dystonie) Larynx (Spasmodische Dysphonie) Hals (Torticollis) Arm/Hand (Schreibkrampf)
Segmental	zusammenhängende Körperregionen Kranial: zwei oder mehr Anteile der Kopf-/ Gesichtsmuskulatur und Halsmuskulatur Axial: Hals- und Rumpfmuskulatur Brachial: Muskeln eines oder beider Arme und Rumpf Krural: ein Bein und Rumpfmuskulatur, beide Beine mit oder ohne Beteiligung der Rumpfmuskulatur
Multifokal	zwei oder mehr unzusammenhängende Körperregionen
Generalisiert	mindestens ein Bein und ein anderes Segment
Hemidystonie	ipsilaterale Extremitäten (in der Regel sekundär)

Verlauf

Nach epidemiologischen Untersuchungen in Rochester, USA, wird die Prävalenz generalisierter Dystonien auf 3,4/100 000, die Inzidenz auf 0,2/ 100 000 und Jahr eingeschätzt (Nutt et al., 1988). Werden alle Formen von Dystonien gemeinsam berücksichtigt, ergibt sich eine Prävalenz von 39/ 100 000. Damit liegt die Prävalenz für Dystonien deutlich über der des M. Huntington und bei etwa 75 % der Prävalenz der Multiplen Sklerose. Die Einteilung nach dem Erkrankungsalter (vgl. Tab. I 3.2) ist für die Beurteilung der Prognose hilfreich. Die überwiegende Mehrzahl der Patienten mit in der Kindheit beginnenden Dystonien wird im 6. bis 12. Lebensjahr symptomatisch (Marsden und Harrison, 1974), wobei der Verlauf ungünstiger ist, je früher der Erkrankungsbeginn liegt (Inzelberg et al., 1988). Es wird angenommen, daß etwa 79 % aller Patienten mit einem Erkrankungsbeginn vor dem 11. Lebensjahr im Verlauf eine generalisierte Dystonie entwickeln (Marsden und Harrison, 1974). Bei 50 % dieser Patientengruppe entwickelt sich eine generalisierte Dystonie innerhalb eines Jahres nach dem Auftreten fokaler dystoner Symptome (Inzelberg, et al. , 1988). Neben dem Erkrankungsalter kommt der Verteilung der initialen Symptome ein prädiktiver Wert zu. Nahezu alle Patienten, deren initiale Symptome in der unteren Extremitäten auftreten, zeigen im weiteren Verlauf eine Generalisierung dystoner Symptome (Burke et al., 1986; Marsden und Harrison, 1974; Zilber et al., 1994), während Dystonien mit initialer Symptomatik in Arm, Rumpf und insbesondere im Halsbereich seltener eine generalisierte Ausbreitung aufweisen (Greene et al., 1995). Seltene benigne Verläufe mit Erkrankungsbeginn im ersten Lebensjahr, vorwiegend fokalen Symptomen und kompletter Remission innerhalb der ersten drei Lebensjahre sind beschrieben (Willemse, 1986).

Therapeutische Prinzipien

Geeignete Tiermodelle, die die Entwicklung einer rationalen Therapie unterstützen könnten, stehen nicht zur Verfügung. Die gegenwärtigen therapeutischen Konzepte sind daher im wesentlichen empirisch. Grundsätzlich sind Medikamente, die dopaminerge Bahnen beeinflussen nur bei wenigen Patienten mit generalisierten Dystonien und nur in geringem Maß wirksam (Jankovic und Fahn, 1993). Um die Möglichkeit einer wirksamen Therapie der *dopa-responsiven Dystonie* nicht zu versäumen, sollte dennoch angesichts der geringen Toxizität der Substanz vor allem bei Patienten mit generalisierten Dystonien unabhängig vom Erkrankungsalter ein Therapieversuch mit L-Dopa durchgeführt werden.

Die Beobachtungen, daß akute dystone Symptome eine dramatische Besserung auf intravenöse Behandlung mit Anticholinergika zeigten, führte zu einer Reihe klinischer Studien zum Einsatz dieser Substanzen in der Behandlung idiopathischer Dystonien. Die Wirksamkeit des Trihexyphenidyl

(Artane®) in der Behandlung von Dystonien ist in mehreren offenen und einer prospektiven, doppelt-blinden Studie belegt. In der prospektiven Studie wurde bei 71 % von 31 Patienten mit sporadischen oder hereditären generalisierten Dystonien unter hochdosierter Behandlung mit Trihexyphenidyl eine klinisch relevante Besserung erzielt (Burke et al., 1986⋆⋆⋆). Nach einem Verlauf von durchschnittlich 2,4 Jahren (30 mg/die) war bei 42 % der Patienten eine anhaltende Besserung zu beobachten. Nur bei Patienten mit einer *dopa-responsive Dystonie* wird mit den in der M. Parkinson-Behandlung üblichen Dosierungen eine klinische relevante Besserung erzielt. Patienten mit symptomatischen Dystonieformen sprechen auf die Behandlung mit Trihexyphenidyl deutlich weniger an. Am meisten profitieren junge Patienten mit kurzer Krankheitsdauer. Die Therapie mit Trihexyphenidyl ist durch Nebenwirkungen in Form von Konzentrations- und Gedächtnisstörungen, Mundtrockenheit, Verschwommensehen und Harnverhalt limitiert. Bei langsam einschleichender Behandlung kann die Dosierung bei Kindern auf durchschnittlich 41 mg/die gesteigert werden, während Erwachsene häufig Dosen über 24 mg/die nicht tolerieren. Das Auftreten von Nebenwirkungen korreliert eher mit dem Alter der Patienten, als mit dem Serumspiegel (Burke und Fahn, 1985). Nebenwirkungen sind mit dem Absetzen der Medikation vollständig reversibel (Taylor et al., 1991).

Weniger wirksam sind Baclofen, Benzodiazepine und Tetrabenazin (Greene et al., 1988). Tetrabenazin, ein Dopamindepletor (früherer Handelsname Nitoman®) muß über die Internationale Apotheke bezogen werden (Tetrabenazine®, Cambridge Laboratories, U.K). Geringe Wirksamkeit weisen auch andere dopaminantagonistische Substanzen (Pimozid, Tiaprid) auf (Arlazoroff et al., 1991). Über eine Besserung generalisierter Dystonien unter einer Behandlung mit dem präsynaptischen GABA-Agonisten Baclofen wurde in mehreren retrospektiven Studien berichtet (Greene, 1992⋆). In einer offenen prospektiven Studie wurde bei 7 von 16 behandelten Kindern unter 21 Jahren eine moderate bis deutliche anhaltende Besserung beobachtet (Greene und Fahn, 1992⋆). Bei Erwachsenen wird die Wirksamkeit als geringer eingeschätzt, kontrollierte Studien fehlen. Bisher nur in Einzelfällen geprüft ist die Wirksamkeit einer intrathekalen Gabe von Baclofen (Narayan et al., 1991⋆).

Bei Hemidystonien, die in der Regel mit fokalen Läsionen des zentralen Nervensystems assoziiert sind, aber auch bei generalisierten Dystonien sind operative Therapieversuche unternommen worden (Cardoso et al., 1995; Pettigrew und Jankovic, 1985; Yamashiro und Tasker, 1993). Ziel der operativen Therapie ist eine Ausschaltung von Neuronen im ventrolateralen Thalamus, deren Aktivität elektromyographisch mit der dystonen Aktivität korreliert (Lenz et al., 1990). Sowohl für Thalamotomien des Ncl. ventrolateralis (Cardoso et al., 1995), als auch für Thalamotomien des Ncl ventralis intermedius und des posterioren ventralen oralen Kerngebiets (Yamashiro und Tasker, 1993) sind moderate Besserungen bei etwa 50 % der behandelten Patienten beschrieben, die auch bei Folgeuntersuchungen bis zu 3,5 Jahre nach der Operation nachweisbar waren. Dem therapeutischen Erfolg stehen Komplikationen in Form einer Dysarthrie (6 %), einer Verschlechterung der dystonen Symptomatik (bis 16 %) oder einer motorisch-sensible Hemisymptomatik gegenüber. Die Häufigkeit von Dysarthrien erhöht sich auf 18 % bei beidseitiger Thalamotomie (Tasker et al., 1988).

Tab. I 3.4: Medikamentöse Therapie der generalisierten Dystonien (in Reihenfolge der Empfehlungen; ges. gesch. Präparatenamen in Auswahl; Buchstaben = Qualität der Therapieempfehlung)

Substanz		Initiale Tagesdosis	Dosissteigerung	Maximale Tagesdosis
L-Dopa (+ Decarboxylasehemmer) *Madopar®*	B	**150 mg**	150 mg/Woche	3 x 300 mg
Trihexyphenidyl *Artane®*	B	**2 mg**	1-2 mg/Woche	3 x 15 mg
Baclofen *Lioresal®*	C	**15 mg**	15 mg/Woche	3 x 40 mg
Carbamazepin *Tegretal®*	C	**200 mg**	400 mg/Woche	3 x 400 mg
Clonazepam *Rivotril®*	C	**1 mg**	1 mg/2-5 Tage	3 x 4 mg
Tetrabenazin *Tetrabenazine®*	C	**25 mg**	25 mg/3 Tage	3 x 25-50 mg
Pimozid *Orap®*	C	**1 mg**	1-2 mg/Woche	6 (-16) mg
Haloperidol *Haldol®*	C	**1 mg**	0,5 mg/Woche	3 x 3 mg
Trihexiphenidyl + Pimozid + Tetrabenazin	C			3 x 2-10 mg 1 x 4-16 mg 3 x 25 mg

Pragmatische Therapie
Um eine wirksame Behandlung der *dopa-responsiven Dystonie* nicht zu versäumen, sollte vor allem bei jüngeren Patienten mit generalisierten primären Dystonien ungeachtet des Erkrankungsbeginns ein Therapieversuch mit L-Dopa durchgeführt werden. Die L-Dopa-Medikation wird langsam eingeschlichen und sollte bis zu einer Dosis von mindestens 300 mg/die, maximal 1000 mg/die gesteigert werden. Das Vorliegen einer *dopa-responsiven Dystonie* ist ausgeschlossen, wenn sich innerhalb von zwei Wochen nach Erreichen der Zieldosis keine Besserung der Dystonie einstellt.

Bei Erfolglosigkeit der dopaminergen Medikation kommt in erster Linie eine Behandlung mit Anticholinergika in Betracht. Die größten Erfahrungen bestehen mit Trihexyphenidyl, das zur Reduktion seiner Nebenwirkungen (Konzentrations- und Gedächtnisstörungen, Mundtrockenheit, Verschwommensehen, Harnverhalt) langsam einschleichend dosiert werden sollte. Eine Besserung dystoner Symptome setzt meist erst bei Dosen über 8–12 mg/die ein. Periphere Nebenwirkungen wie Sehstörungen können gegebenfalls mit Cholinesterasehemmern (3 %ige Pilocarpinlösung oder Pyridostigmin Augentropfen) behandelt werden.
Alternativ kann eine Monotherapie mit Baclofen, Carbamazepin, Benzodiazepinen oder Tetrabenazin durchgeführt werden. Bei sehr schweren Verläufen wird eine Kombinationsbehandlung mit Trihexyphenidyl, Pimozid und Tetrabenazin empfohlen (Marsden et al., 1984).

Unwirksam, obsolet
Mit Ausnahme der dopa-responsiven Dystonie ist von einer dopaminergen Medikation bei generalisierten Dystonien kein wesentlicher therapeutischer Erfolg zu erwarten (Lang, 1985). Längere Therapieversuche mit L-Dopa oder anderweitigen Dopamin-Agonisten sind daher bei diesen Patientengruppen nicht sinnvoll.

I 3.1.2. Fokale Dystonien

Klinik
Unter dem Begriff fokale Dystonien werden eine Reihe unterschiedlicher Dystonien subsumiert, die im Gegensatz zu den generalisierten Dystonien einzelne Muskeln oder Muskelgruppen betreffen (vgl. **Tab. I 3.3**). Sie stellen die weitaus häufigste Dystonieform dar. Ätiologisch unterscheiden sich fokale von generalisierten Dystonien nicht. Klinisch bestehen fließende Übergänge. Auch hier wird eine Funktionsstörung der Basalganglien als Ursache angenommen. Fokale Dystonien können als initiales Symptom einer später generalisierten Erkrankung auftreten.
Aufgrund genetischer Untersuchungen ist anzunehmen, daß der Anteil hereditärer Formen bei primären fokalen Dystonien bei etwa 25 % und damit bedeutend niedriger als bei den generalisierten Dystonien liegt (Stojanovic et al., 1995). Bei hereditären fokalen Dystonien wird ein autosomal dominanter Erbgang mit niedriger Penetranz angenommen (Stojanovic et al., 1995; Waddy et al., 1991). Der für hereditäre fokale Dystonien verantwortliche Genlokus ist bislang nicht bekannt. Sicher ist, daß er sich von DYT 1 unterscheidet (Bressman et al., 1994; Holmgren et al., 1995).
Die Entwicklung symptomatischer fokaler Dystonien zum Teil mit mehrjähriger Latenz nach einem Schädel-Hirn-Trauma ist gut belegt (Krauss et al., 1992; Lee et al., 1994; Scott und Jankovic, 1996). In den meisten Fällen folgt die Dystonie einer traumatischen Hemisymptomatik. Während bildgebende Untersuchungen bei idiopathischen fokalen Dystonien keinen pathologischen Befund aufweisen, lassen sich bei posttraumatischen Formen in der Regel fokale Läsionen des zentralen Nervensystems, vor allem im Bereich des Putamens nachweisen. Es werden aber auch periphere Traumata mit der Entwicklung einer fokalen Dystonie in Zusammenhang gebracht. Bei etwa 10 % der Patienten mit fokalen, segmentalen oder multifokalen Dystonien finden sich in der Anamnese Hinweise auf ein peripheres Trauma der später dystonen Region, das der Entwicklung der Dystonie vorausging (Fletcher et al., 1991). Periphere Traumata werden auch als präzipitierende Faktoren des Krankheitsbeginns bei zuvor asymptomatischen Genträgern angesehen (Jankovic, 1994). Der pathophysiologische Zusammenhang zwischen peripherem Trauma und der Entstehung der Dystonie ist bislang spekulativ. Früher wurde als Ursache der idiopthischen Dystonien eine mitochondriale Komplex I Störung vermutet (Benecke et al., 1992). Diese Annahme konnte in einer späteren Untersuchung nicht bestätigt werden (Reichmann et al., 1994).

Verlauf
Die Prävalenz fokaler Dystonien wird in den USA mit 29,5/100 000 (Nutt et al., 1988) und in Japan mit 6,1/100 000 (Nakashima et al., 1995) angegeben. Die Symptome idopathischer fokaler Dystonien enstehen meist innerhalb weniger Wochen, um dann in den folgenden Jahre allenfalls eine geringe Progredienz aufzuweisen. Typisch, jedoch bislang unerklärt, sind wie bei den Dystonien des Kindesalters auch im Erwachsenenalter spontan auftretende Remissionen. Sie werden bei etwa 20 % der Patienten beobachtet und halten für Zeiträume zwischen wenigen Tagen und mehreren Jahren an. Komplette und persistierende Remissionen sind selten. Im Gegensatz zu den in der Kindheit beginnenden generalisierten Dystonien, beginnen fokale Dystonie nur selten in den unteren Extremitäten und weisen nur selten eine sekundäre Generalisierung der Symptome auf. In einer epidemiologischen Studie wurde ein generalisiertes Ausbreiten der Symptome nur bei 8 % der

Patienten beobachtet (Marsden und Harrison, 1974). Eine Ausnahme stellt die X-chromosomal-rezessive Form der generalisierten Dystonie der Philipinen dar. Bei dieser Dystonieform ist nach fokalem Beginn im Erwachsenenalter regelmäßig eine generalisierte Ausbreitung dystoner Symptome zu beobachten (Lee et al., 1976).

Therapeutische Prinzipien

Wie bei generalisierten Dystonieformen stehen gegenwärtig aufgrund unvollständiger Kenntnisse der Pathogenese dieser Erkrankungen auch bei fokalen Dystonien kausale Behandlungsmöglichkeiten nicht zur Verfügung. Ausreichende Daten, die eine differentielle Pharmakotherapie fokaler Dystonien ermöglichen, liegen nicht vor. Generell eignen sich für die medikamentöse Behandlung fokaler Dystonien am ehesten die Substanzen, die auch bei generalisierten Dystonien eingesetzt werden (vgl. **Tab. I 3.4**). Anticholinergika weisen eine geringe, im Vergleich zu anderen Substanzen die relativ beste Wirksamkeit auf.

Die Einführung der therapeutischen Nutzung des Neurotoxins Botulinumtoxin A (BoNTx A) zur symptomatischen Therapie fokaler Dystonien hat die Behandlungsstrategien in den vergangenen Jahren erheblich verändert. Die lokale BoNTx – Therapie, die eine chemische Denervierung dystoner Muskeln bewirkt, zeichnet sich durch einen hohen Wirkungsgrad, große Selektivität, niedrige Antigenität und eine bei erfahrenen Anwendern niedrige Komplikationsrate aus. In den vergangenen Jahren sind eine Reihe von prospektiven, randomisierten klinischen Studien durchgeführt worden, die die Wirksamkeit der BoNTx-Behandlung bei den meisten fokalen Dystonien belegen.

Tab. I 3.5: Empfehlungen zur Indikationsstellung der BoNTx A Behandlung fokaler Dystonien

Blepharospasmus	A	wirksam und sicher, für primäre Therapie geeignet
Spasmus hemifacialis	A	wirksam und sicher, für primäre Therapie geeignet
Oromandibuläre Dystonie	A	wirksam und sicher
Zervikale Dystonie	A	wirksam und sicher
Schreibkrampf	A	wirksam und sicher
Spasmodische Dysphonie		
Adduktorspasmus	A	wirksam und sicher
Abduktorspasmus	C	experimentell

BoNTx A wird als eines von sieben serologisch unterschiedlichen Exotoxinen von Clostridium botulinum produziert. In den vergangenen Jahren konnten die wesentlichen Aspekte der zellulären Wirkungsweise des Neurotoxins aufgeklärt werden (Blasi et al., 1993; Schiavo et al., 1993). BoNTx A, ein Protein mit einem Molekulargewicht von 150 000 Da, besteht aus einer schweren und einer leichten Kette, die über eine Disulfidbrücke verbunden sind. Die schwere Kette bindet rasch und irreversibel an Rezeptoren der Zellmembran präsynaptischer cholinerger Nerventerminale und sorgt für die Aufnahme des Toxins in die Nervenendigung. Nach Internalisation wird die Disulfidbrücke gespalten und der für die biologische Wirkung verantwortliche Leichtkettenanteil freigesetzt. Der leichte Kettenanteil wirkt als Zink-abhängige Endoprotease und blockiert die Andockung der Acetylcholin-enthaltenden Vesikel und damit dessen Freigabe in den synaptischen Spalt. Die verschiedenen Serotypen des BoNTx unterscheiden sich hinsichtlich des Zielproteins. Das therapeutisch vorwiegend eingesetzte BoNTx A spaltet enzymatisch SNAP-25 (synaptosome associated protein), während das Substrat der BoNTx – Typen B, D und F das VAMP (vesicle associated protein oder Synaptobrevin) darstellt (Schiavo et al., 1993).

Therapeutische Injektionen von BoNTx A bewirken eine dosisabhängige chemische Denervierung und damit eine partielle Lähmung und Atrophie des injizierten Muskels. Die Bindung des BoNTx A ist irreversibel. Sie führt zu einer Degeneration der Endplatte. Ausgehend vom distalen Axon kommt es zum Aussprossung von Kollateralen und damit letzlich zur Ausbildung neuer motorischer Endplatten (Alderson et al., 1991). Dieser Vorgang beansprucht in Abhängigkeit vom injiziierten Muskel etwa drei bis vier Monate. Danach ist die ursprüngliche Trophik und Kraft des Muskels in der Regel wieder hergestellt. Durch die hohe Spezifität der Rezeptorbindung im Bereich der motorischen Endplatte werden in therapeutischer Dosierung keine systemischen Nebenwirkungen beobachtet. Vermehrter Jitter in Einzelfasermyographien distaler, nicht injizierter Muskeln spricht für eine hämatogene Ausbreitung des Toxins, klinisch erfaßbare Effekte lassen sich jedoch in entfernten Muskeln nicht nachweisen. Unmittelbare Nebenwirkungen der BoNTx A-Therapie sind in der Regel gering und beschränken sich auf die Umgebung der Injektionsstelle. Unerwünschte Wirkungen beruhen im wesentlichen auf einer Diffusion des Toxins in die Umgebung der Injektionsstelle, die zu einer ungewünscht ausgeprägten Parese der injizierten Muskeln oder aber zu einer ungewünschten Parese benachbarter Muskeln führt. Langfristige Nebenwirkungen sind bislang nicht beobachtet worden. Nach wiederholten Injektionen von BoNTx A in den M. orbicularis oculi zur Behandlung eines Blepharospasmus finden sich histologisch anhaltende morphologische Veränderungen der Muskulatur mit erhöhter Dichte von Axonkollateralen und Endplatten, sowie eine vermehrte Variabilität in der Größe der motorischen Endplatten (Alderson et al., 1991).

Um einen kontinuierlichen therapeutischen Effekt zu gewährleisten, sind Wiederholungen der Injektionen in Abständen von 3–6 Monaten notwendig. Bei bis zu 10,5 % der behandelten Patienten wird eine **sekundäre Resistenz** beobachtet (Greene et al., 1994). Als Risikofaktoren für das Auftreten einer antikörpervermittelten sekundären Resistenz gelten hohe Injektionsfrequenz, Booster-Injektionen zwei bis drei Wochen nach der Erstinjektion und die Applikation hoher Dosen (Greene et al., 1994; Jankovic und Schwartz, 1995). Ein minimaler Abstand von 4 Wochen zwischen Folgebehandlungen (Hatheway und Dang, 1994) und das Beachten von Maximaldosen (Borodic et al., 1996) wird daher empfohlen, um das Risiko einer Antikörperbildung gegen BoNTx A zu mindern. Inwieweit Antikörperbestimmungen sinnvoll sind, läßt sich gegenwärtig noch nicht sicher beurteilen. Antikörper gegen BoNTx können mit einem Mausbioassay quantitativ bestimmt werden. ELISA – Techniken zur Antikörperbestimmung gelten als unzuverlässig (Hatheway und Dang, 1994). Der von der Fa. Northview Laboratories (USA) und der Fa. Speywood (UK) angebotene Mausbioassay weist etwa bei einem Drittel der Patienten mit sekundärem Wirkungsverlust Antikörper gegen BoNTx A nach (Greene et al., 1994; Jankovic und Schwartz, 1995). Ein Teil des als vermeintlich resistenz-vermittelten Wirkungsverlustes beruht auch auf einer insuffizienten Dosierung des Toxins oder einer Injektion ungeeigneter Muskeln (Jankovic und Schwartz, 1995). Alternativ zum kostenintensiven Antikörpersuch-Test kann das Vorliegen einer sekundären Resistenz auch durch eine ausreichende Testinjektion in einen nicht von der Dystonie betroffenen Muskel (z. B. M. abductor digiti minimi oder abductor hallucis) geprüft werden. Bleiben ein bis zwei Wochen nach der Testinjektion, Parese, Atrophie und elektromyographische Zeichen der Denervierung aus, muß von einer Resistenz ausgegangen werden.

Selbst wenn Antikörper gegen BoNTx A mit niedrigen Titern nachweisbar sind, kann durch eine vorsichtige Dosissteigerung eine erneute Wirkung erzielt werden. Da sich die verschiedenen Serotypen des Neurotoxins unterscheiden, könnte bei Patienten mit Resistenz gegen BoNTx A eine Behandlung mit anderen Serotypen erfolgen. Allerdings stehen BoNTx B und F gegenwärtig noch nicht kommerziell für die therapeutische Anwendung zur Verfügung. Auch lassen erste klinische Studien vermuten, daß die Wirkung dieser Serotypen gegenüber BoNTx A eher geringer ist und weniger lang anhält (Greene und Fahn, 1993; Mezaki et al., 1995; Moyer und Settler, 1994; Sheean und Lees, 1995).

In Europa sind **zwei therapeutische Aufbereitungen** von BoNTx A, Botox® (Fa. Allergan, USA; deutscher Vertrieb Fa. Merz) und Dysport® (Fa. Speywood Pharmaceuticals, UK) im Handel. Beide Präparate sind in Deutschland eingeschränkt (Einsatz nur in Kliniken mit besonderer Erfahrung) für die Indikationen Blepharospasmus und Spasmus hemifacialis, das englische Präparat Dysport® seit 1995 auch für die Behandlung des rotatorischen Torticollis spasmodicus zugelassen. Die entsprechende Erweiterung der Zulassung für das amerikanische Produkt ist mittlerweile auch erfolgt. Die Präparate unterscheiden sich hinsichtlich ihrer Herstellungsweise und ihrer Proteinzusammensetzung. Aufgrund der unterschiedlichen Zusammensetzung der Trägerproteine wurden Unterschiede in den Diffusionseigenschaften postuliert, die jedoch in der klinischen Anwendung geringe Bedeutung haben. Von wesentlich größerer Bedeutung ist der Umstand, daß beide Präparate sich hinsichtlich ihrer relativen Potenz unterscheiden. Die gegenseitige Umrechnung der biologischen Wirksamkeit der beiden Präparate in die jeweiligen mouse units (MU) ist schwierig. Eine Originalpackung Botox® enthält 100 MU BoNTx A, die des Präparates Dysport® 500 MU oder 12,5 ng des Toxin-Hämagglutininkomplexes. Als Anhaltspunkt kann davon ausgegangen werden, daß 10 MU Botox® etwa 40 MU Dysport® (= 1 ng Toxin-Hämagglutininkomplex) entsprechen. In der Vergangenheit wurde in Publikationen die Dosierung des Dysport® meist in ng des Toxin-Hämagglutininkomplexes, die Dosierung des Botox® in MU angegeben. Um einer Verwechslung vorzubeugen, wird empfohlen diese Nomenklatur bis zur Etablierung eines einheitlichen Standards beizubehalten.

Therapieversuche mit lokaler Injektion von Doxorubicin zur Denervierung von Anteilen des M. orbicularis oculi beim Spasmus hemifazialis und beim Blepharospasmus sind experimentell und stellen gegenwärtig keine Alternative zur reversiblen chemischen Denervierung durch BoNTx A dar. In der einzigen bislang durchgeführten prospektiven Studie standen einem im Vergleich zu BoNTx deutlich längeren Therapieerfolg ($\leq$ 2,5 Jahre) länger anhaltende Blepharitiden und Lidulzera gegenüber (Wirtschafter, 1994).

Bei sehr milden Symptomen oder Vorliegen von Kontraindikationen gegen eine Behandlung mit BoNTx A (vor allem beim Torticollis spasmodicus z. B. schwere Myasthenia gravis, Schwangerschaft, Marcumarbehandlung (relativ), vorbestehende, schwere Schluckstörungen), bei milder Symptomatik oder bei Wirkungslosigkeit der Injektionsbehandlung kann ein medikamentöser Therapieversuch durchgeführt werden (vgl. **Tab. I 3.4**).

I 3.1.3. Blepharospasmus

Klinik

Der Blepharospasmus beruht auf einer unwillkürlichen Aktivierung des M. orbicularis oculi, die ihrerseits zu intermittierendem oder anhaltendem Lidschluß führt. Meist beginnt die Erkrankung mit vermehrtem Blinzeln und Fremdkörpergefühl. Externe Stimuli wie helles Licht, Wind, das Führen eines Kraftfahrzeuges oder emotionaler Stress verschlechtern die Symptomatik. Bei ausgeprägter Symptomatik kann die Erkrankung zu erheblicher Beeinträchtigung des Sehvermögens (funktionelle Blindheit) führen. Manche Patienten berichten von einer Besserung des Blinzelzwangs bei Berühren des lateralen Lidrandes mit dem Finger oder bei Vokalisationen wie Singen oder Summen. Es wird angenommen, daß sich Ätiologie und Pathophysiologie des Blepharospasmus nicht von anderen fokalen Dystonien unterscheiden (Jankovic, 1988). Aufgrund klinisch – elektrophysiologischer Kriterien lassen sich neben dem klassischen Blepharospasmus mit isolierter Aktivierung des M. orbicularis oculi eine Reihe von weiteren Formen mit zusätzlicher oder isolierter pathologischer Inhibition des M. levator palpebrae unterscheiden (Aramideh et al., 1994). Der »Inhibitionstyp« des Blepharospasmus ist in der Regel schlechter mit BoNTx zu behandeln (Elston, 1992). Klinisch ist dieser Typ des Blepharospasmus durch die überwiegende, willkürliche Aktivierung des M. frontalis bei gleichzeitiger Unfähigkeit zur aktiven Lidöffnung gekennzeichnet. Der Inhibitionstyp des Blepharospasmus wird auch als Lidheberapraxie bezeichnet und nicht selten bei der progressiven supranukleären Blickparese und der Multisystematrophie angetroffen (Krack und Marion, 1994). Gelegentlich muß eine bilaterale Ptose bei okulärer Myasthenie abgegrenzt werden.

Verlauf

Der Blepharospasmus manifestiert sich in der Regel zwischen dem 45. und dem 65. Lebensjahr und ist bei Frauen etwa doppelt so häufig. Die Prävalenz wird mit 5/100 000 angegeben (Grandas et al., 1988; Nutt et al., 1988). Bei etwa 60 % (Marsden, 1976) bis 80 % (Jankovic und Ford, 1983) wird eine langsame und begrenzte Progredienz der dystonen Symptome im Bereich der cranio-cervikalen Muskulatur beobachtet. Aufgrund einer umfangreichen epidemiologischen Studie wird eine genetische Disposition bei etwa 20 % der Patienten vermutet (Grandas et al., 1988). In der gleichen Studie wurde eine temporäre partielle oder komplette Remission bei 11,4 % der Patienten beobachtet.

Therapeutische Prinzipien

Wie bei generalisierten Dystonien können in der Behandlung des Blepharospasmus Trihexyphenidyl (Nutt et al., 1984), Baclofen oder Benzodiazepine eingesetzt werden. In mehr als 20 offenen und doppelt-blinden Studien ist jedoch mittlerweile die Überlegenheit einer BoNTx A Behandlung belegt (Jankovic, 1994***). Die Besserungsrate des Blepharospasmus nach BoNTx A wird mit 69 bis 100 %, die mittlere Dauer des Therapieeffektes mit 8,1 bis 12,5 Wochen angegeben. Die Latenz bis zum Wirkungseintritt beträgt zwischen 2 und 5 Tagen. Wiederholte BoNTx Injektionen sind bis zu einem Zeitraum von 10 Jahren ohne Wirkungsverlust oder Hinweise auf langfristigen Nebenwirkungen durchgeführt worden (Jankovic und Schwartz, 1993). Kurzdauernde ($\geq$ 6 Wochen) Nebenwirkungen hängen nicht zuletzt von der Erfahrung des Anwenders ab und beinhalten lokale Hämtome, eine periorbitale Flüssigkeitsansammlung (53 % der Injektionen), unvollständigen Lidschluß (36 %), Ptose (8 %), Spannungsgefühl in der unteren Gesichtshälfte (11 %), trockenes Auge (9 %), Mundastschwäche des N. facialis (5 %) und eine Diplopie (2 %) (Ceballos-Baumann et al., 1990). Die in einzelnen Zentren benutzten Injektionschema weichen geringfügig voneinander ab. Häufig wird je Auge an drei Orten periorbital subkutan injiziert (s. a. Abb. 1). Durch zusätzliche Injektion der prätarsalen Anteile des M. orbicularis oculi läßt sich die Wirksamkeit der BoNTx Behandlung steigern und die Gesamtdosis reduzieren (Aramideh et al., 1995). Injektionen in der Mitte des Oberlides sind wegen der Gefahr einer akzidentellen Injektion des M. levator palpebrae kontraindiziert.

Pragmatische Therapie

Zur Pharmakotherapie des Blepharospasmus kann eine einschleichende anticholinerge Medikation (Trihexyphenidyl, Artane®) versucht werden. Der Therapieversuch mit Trihexyphenidyl muß zur Minimierung der Nebenwirkungen einschleichend erfolgen (vgl. Tab. I 3.4). Aufgrund der deutlichen Überlegenheit der BoNTx A Behandlung gegenüber anderen medikamentösen Behandlungen des Blepharospasmus ist in vielen Fällen auch der Beginn der Injektionsbehandlung ohne vorherige orale medikamentöse Therapie gerechtfertigt. Die Entscheidung für eine orale Pharmakotherapie oder eine primäre Injektionsbehandlung hängt vom Schweregrad der Behinderung, der subjektiven Beeinträchtigung und der Verfügbarkeit der BoNTx A Injektionsbehandlung ab. Die Indikation zur BoNTx Behandlung besteht, wenn die Fortsetzung einer individuell wirksamen Trihexyphenidyl-Medikation aufgrund von Nebenwirkungen nicht möglich ist oder Kontraindikationen (Prostatahyperplasie, Engwinkelglaukom, frischer Myokardinfarkt, Konzentrations- oder Gedächtnisstörungen) gegen eine anticholinerge Medikation bestehen. In der Regel sind für BoNTx A Gesamtdosen von 2,5 ng Dysport®/ 25 MU Botox® je Auge ausreichend. Bei älteren Patienten genügen oft niedrigere Dosen. Zur Minimierung von Nebenwirkungen der BoNTx Therapie hat es sich bewährt, bei der Erstbehandlung eine auf etwa 50 % reduzierte Dosis einzusetzen, die bei unzureichendem Erfolg bei späteren Behandlungen gesteigert werden kann. Zur Prophylaxe einer blanden Keratitis, die aufgrund des durch die Behandlung verringerten spontanen Lidschlages auftreten kann, soll künstliche Tränenflüssigkeit (Vidisic Augengel®) verordnet werden.

Unwirksam, obsolet

Operative Verfahren wie die Durchtrennung von Ästen des N. facialis sind mittlerweile verlassen worden. In seltenen Fällen kann beim Vorliegen eines Inhibtionstyps eine operative Raffung des Augenlides sinnvoll sein.

I 3.1.4. Kraniale Dystonie (Meige-Syndrom)

Klinik

Oromandibuläre Dystonien betreffen die mimische Muskulatur der unteren Gesichtshälfte, die Kau- und Zungenmuskulatur, sowie die Schlundmuskulatur. Häufig imponieren sie als Kieferöffnungs- oder Kieferschlußdystonie (Jankovic, 1988). In den meisten Fällen finden sich zusätzlich dystone Symptome in angrenzenden Körperregionen (segmentale Dystonie). Historische Bezeichnungen wie *Meige-Syndrom* oder *Brueghel-Syndrom* sind heute zugunsten des Terminus *Kraniale Dystonie* verlassen worden. Pathologisch-anatomische Untersuchungen zeigen in der Mehrzahl keine spezifischen Läsionen des ZNS. Berichte über eine gelegentliche Assoziation kranialer Dystonien mit M. Parkinson oder dem Nachweis von Lewy-Körperchen in autoptischen Studien legen eine heterogene Pathogenese nahe (Mark et al., 1994).

Verlauf

Die Inzidenz liegt bei 0,3/100 000, die Prävalenz wird mit 6,9 Erkrankten/100 000 angegeben. Frauen sind etwa 4 bis 6 mal so häufig betroffen. Blepharospasmus stellt in 58 % des Erstsymptom dar. Das mittlere Erkrankungsalter liegt bei 51 Jahren (Jankovic und Ford, 1983). Der Verlauf ist wechselnd, meist kommt es zu einer Zunahme der Symptome innerhalb von einigen Monaten. Spontane Remissionen kommen vor, sind jedoch selten und nicht von Dauer (Tolosa und Marti, 1988).

Pragmatische Therapie

Die Pharmakotherapie kranialer Dystonien entspricht der des Blepharospasmus. In mehreren retrospektiven Studien, in denen verschiedene Medikamente zum Einsatz kamen, ist nur bei 22 % von 154 Therapieversuchen ein klinisch relevanter und länger als drei Monate anhaltender Therapieeffekt zu verzeichnen gewesen (Jankovic und Ford, 1983). In den vergangenen Jahren wurde daher auch hier zunehmend BoNTx A eingesetzt. Periokuläre Injektionen werden wie bei der Behandlung des isolierten Blepharospasmus vorgenommen und führen bei etwa einem Drittel der Patienten auch zu einer Besserung der perioralen Dyskinesien. Die direkte Injektion der perioralen Muskulatur sollte nur in Ausnahmefällen und dann nur in den M. risorius, den M. depressor anguli oris oder den M. mentalis erfolgen, da eine Injektion der rostral gelegenen perioralen Muskulatur häufig eine störende Mundastschwäche des N. facialis zur Folge hat. Die Behandlung der Kieferöffnungs- oder der Kieferschlußdystonie ist schwierig und sollte nur von besonders erfahrenen Anwendern durchgeführt werden. Bei Patienten mit dystonem Kieferschluß werden die Mm. masseter, temporalis und pterygoideus medialis injiziert. Etwa 73 % der Patienten bessern sich signifikant unter dieser Behandlung, bei etwa 10 % bleibt die Behandlung erfolglos (Jankovic et al., 1990**). Eine Führung der Injektion durch EMG-Kontrolle ist vor allem für die Behandlung des M. pterygoideus medialis erforderlich. Dazu sind Hohlnadeln erhältlich, die die gleichzeitige Ableitung des Elektromyogramms und die Injektion des Toxins erlauben (Fa. Allergan/Merz; Fa. Nicolet) Die Dosierung muß vorsichtig erfolgen. Sinnvoll ist eine Initialdosis von etwa 25 MU Botox®, 1,25 ng Dysport- für den M. masseter und vergleichbar große Muskeln, etwa die Hälfte für die kleineren Muskeln. Die Behandlung der Kieferöffnungsdystonie ist schwieriger. Durch Injektion des M. pterygoideus lateralis (unter EMG-Kontrolle) und des M. digastricus lassen sich bei etwa 50 % der Patienten Besserungen erzielen. Nebenwirkungen dieser Behandlung bestehen vor allem in einer vorübergehenden, inadequat ausgeprägten Schwäche der Kieferschlußmuskulatur, einer Verstärkung der meist ohnehin bestehenden Luxation des Kiefergelenkes oder einer meist tolerablen Störung der Kau- und Schluckmechanik (50 %). Behandlungsbedürftige Dysphagien, die eine Sondenernährung erfordern oder zu Aspirationspneumonien führen werden bei etwa der Hälfte der Injektionen in die Zungenmuskulatur beobachtet. Auf die Injektion der Zunge sollte daher verzichtet werden.

Unwirksam, obsolet

Der elektrophysiologische Befund einer Hyperexzitabilität von Hirnstammreflexen bei kranialen Dystonien hat zur Prüfung der therapeutischen Eignung zentraler Muskelrelaxanzien geführt. In einer doppelt-blinden Studie konnte ein therapeutischer Effekt von Tizanidin bei kranialen Dystonien jedoch nicht gezeigt werden (Lang und Riley, 1992).

I 3.1.5. Zervikale Dystonien

Klinik

Zervikale Dystonien beruhen auf einer unwillkürlichen Aktivierung der Hals- und Nackenmuskulatur und imponieren klinisch als Rotation (rotatorischer Torticollis), Seitwärtsneigung (Laterocollis), Vor- oder Rückwärtsneigung des Kopfes (Ante-, Retrocollis) oder einer Kombination dieser Bewegungsrichtungen. Anfangs führen phasische oder tremorartige Bewegungen zu einer mobilen Fehlhaltung, später kann es bei einem Teil der Kranken zu einer fixierten Fehlstellung des Kopfes kommen. Ausgeprägter als bei anderen fokalen Dystonieformen wird von etwa 75 % der Patienten über Schmerzen in der betroffenen Muskulatur berichtet (Chan et al., 1991). Vor allem bei überwiegend tonischer Aktivität der Muskulatur besteht eine ausgeprägte Hypertrophie. Bei der Mehrzahl der Kranken ist bei unspezifischer Willküraktivität wie Sprechen, Gehen, Stehen oder bei manuellen Tätigkeiten eine Zunahme der Symptomatik zu beobachten. Der Grad der funktionellen

Beeinträchtigung durch die zervikale Dystonie variiert erheblich. Ausgeprägte zervikale Dystonien können Berufs- oder auch Arbeitsunfähigkeit bedingen. Sensorische Stimuli wie leichtes Berühren der Gesichtshaut (geste antagoniste) oder Anlehnen des Kopfes können die willkürliche Kopfkontrolle vor allem in den ersten Jahren der Erkrankung kurzfristig deutlich bessern. Viele Kranke erfahren erhebliche Erleichterungen im Liegen. Polygraphische EMG-Untersuchungen zeigen unterschiedliche Kombinationen von länger anhaltender (tonischer) oder kurzzeitiger (phasischer) Kokontraktion antagonistischer Muskelgruppen. Nicht selten ist der dystonen Kopfwendung ein irregulärer Tremor mittlerer Amplitude überlagert (dystoner Tremor) (Jedynak et al., 1991). Bei den seltenen symptomatischen Formen zervikaler Dystonien finden sich pathologische Veränderungen in den Basalganglien. Die überwiegende Mehrzahl ist idiopathisch. Strukturelle Veränderungen des ZNS lassen sich nicht nachweisen.

Verlauf

Frauen sind nahezu doppelt so häufig betroffen wie Männer. Der Erkrankungsbeginn liegt meist zwischen dem 30. und dem 59. Lebensjahr. Eine für dystone Symptome positive Familienanamnese findet sich bei etwa 12 % der Patienten. Spontane Remissionen, die nur sehr selten permanent sind, in Einzelfällen jedoch bis zu mehreren Jahren anhalten können, finden sich bei etwa 10 %. Spätübergänge in extrapyramidale Systemerkrankungen, z. B. eine Parkinsonsche Erkrankung kommen vor. Die initialen Symptome entwickeln sich meist innnerhalb weniger Wochen und können in den folgenden Jahren bei eine langsame Progredienz aufweisen. Etwa ein Drittel der Patienten entwickelt im Lauf mehrerer Jahre eine segmentale Dystonie (Chan et al., 1991; Van Zandijcke, 1995). Charakteristisch sind deutliche Fluktuationen der Symptomatik im Verlauf von Stunden oder Tagen. Bei bis zu 30 % der Patienten findet sich zusätzlich ein dem essentiellen Tremor ähnlicher posturaler Tremor der Hände (Chan et al., 1991; Jankovic et al., 1991). Ein Drittel der unbehandelten Patienten leidet unter einer meist mäßig ausgeprägten Schluckstörung. Mindestens 10 % der Kranken bringen ein oft um Jahre vorausgehendes Trauma mit der Entwicklung der zervikalen Dystonie in Verbindung. Es wird diskutiert, daß die Dystonie bei prädisponierten Personen durch aberranten sensorischen Eingangsreiz ausgelöst werden kann (Fletcher et al., 1991).

Therapeutische Prinzipien

Retrospektive Studien zeigen, daß bei bis zu 40 % der Patienten mit oraler Gabe von Anticholinergika (Trihexyphenidyl, Artane®) eine Besserung der zervikalen Dystonie erzielt werden kann (Greene, et al., 1988⋆⋆). Medikamentöse Behandlungen mit Baclofen und Benzodiazepinen sind bedeutend weniger wirksam (11–20 %). Unter den antidopaminergen Substanzen ist vor allem der Dopamindepletor Tetrabenazin (Tetrabenazine®, Cambridge Laboratories, UK) geprüft worden. Die Ergebnisse bisheriger Studien sind uneinheitlich. In den meisten Studien wird von einer Besserungsrate zwischen 11 und 20 % der Patienten ausgegangen (Asher und Aminoff, 1981; Lang, 1988; Lang und Marsden, 1982⋆), obwohl in einzelnen eine Besserung bei bis zu 75 % der Patienten berichtet wird (Jankovic, 1982⋆). Der Einsatz von Haloperidol ist bei mäßiger therapeutischer Wirkung angesichts der potentiellen Nebenwirkungen nicht gerechtfertigt.

Die Wirksamkeit eine BoNTx A Behandlung der zervikalen Dystonie ist in mehreren doppel-blinden Studien nachgewiesen worden (Blackie und Lees, 1990; Jankovic und Schwartz, 1990; Poewe et al., 1992⋆⋆⋆). Zwischen 70 und 90 % der Kranken bessern sich unter der Injektionsbehandlung. Dabei wird von nahezu allen (> 90 %) eine erhebliche Linderung der Schmerzen angegeben (Jankovic et al., 1991). Komplette Beschwerdefreiheit und vollständig normalisierte willkürliche Kopfkontrolle läßt sich jedoch selten erreichen. Bis zu 6 % der Patienten sprechen primär, bis zu 16 % sekundär auf eine BoNTx Therapie nicht an (Jankovic und Schwartz, 1991). Bei einem Teil dieser Patienten beruht der Mißerfolg der Behandlung auf der Induktion neutralisierender Antikörper. Zum Teil ist der unzureichende Behandlungserfolg auch auf eine zu niedrige Dosierung oder ungünstige Wahl des Injektionsortes zurückzuführen. Eine alternative Therapie dieser Patienten mit anderen BoNTx Serotypen ist möglich, die bislang verwendeten BoNTx Typen B und F scheinen jedoch im Vergleich zum BoNTx A eine geringere Wirksamkeit und eine kürzere Wirkdauer aufzuweisen. Auch sind sie zur Zeit nicht erhältlich. Zum Problem der Antikörperbildung s. a. I 3.1.2.1. Patienten mit langer Krankheitsdauer zum Zeitpunkt der Erstinjektion tendieren, wohl aufgrund der Entwicklung von Kontrakturen, dazu schlechter auf die Behandlung anzusprechen. Häufigste Nebenwirkung der BoNTx Behandlung sind meist tolerable Dysphagien, die mit einer Frequenz von 17 % (Jankovic und Schwartz, 1990) und 40 % (Anderson et al., 1992) angegeben werden und nach Häufigkeit und Schwere mit der applizierten Dosis korrelieren. Schwere, behandlungsbedürftige Dysphagien sind jedoch selten (2 %). Insbesondere bilaterale Injektionen in den M. sternocleidomastoideus sind mit vermehrtem Auftreten von Schluckstörungen assoziiert und sollten daher, wenn erforderlich, niedrig dosiert erfolgen. Vermutlich aufgrund einer geringeren Muskelmasse der Hals- und Nackenmuskulatur ist bei Frauen das Risiko einer Dysphagie erhöht und daher eine Dosisreduktion um 20–40 % angezeigt. Eine umschriebene, inadequat ausgeprägte Schwäche der injizierten Nackenmuskulatur wird von 10 % der Patienten berichtet. Weitere, weniger relevante Nebenwirkungen bestehen in kurzzeitiger generalisierter Schwäche und einem allgemeinen Krankheitsgefühl in den Tagen nach der Injektion. In Einzelfällen wurde eine direkt traumatische oder eine immunologisch vermittelte Schädigung des Plexus brachialis (vor allem bei Injektionen der Mm. scaleni) als Nebenwirkung der Behandlung vermutet (Glanzmann et al., 1990).

Theoretische Einführungen und Anleitungen zur Durchführung der Injektionsbehandlung zervikaler Dystonien sind publiziert (Jankovic und Hallett, 1994; Moore, 1995). Es ist jedoch empfehlenswert, die Injektionstechnik bei erfahrenen Anwendern zu erlernen.

Nur bei wenigen Therapieversagern ist eine chirurgische Behandlung zu erwägen. In Frage kommt eine selektive periphere Denervierung mit Durchtrennung von Ästen des N. accessorius (Versorgung des M. sternocleidomastoideus) und/oder die Teildurchtrennung der motorischen Wurzeln C2–C6, die bei bis zu 88 % der nicht mit BoNTx behandelten Patienten erfolgreich ist (Gauthier et al., 1988). Primäre Therapieversager der BoNTx Therapie sprechen allerdings auch erheblich schlechter auf eine operative Behandlung an (Braun und Richter, 1994).

Pragmatische Therapie

Ob BoNTx bei der Behandlung zervikaler Dystonien als Mittel der ersten Wahl eingesetzt werden sollte, wird gegenwärtig noch kontrovers beurteilt und muß daher im Einzelfall entschieden werden. Die Indikation für eine primäre Injektionsbehandlung besteht u. E. jedoch bei ausgeprägter Symptomatik, wenn ein medikamentöser Therapieversuch mit Anticholinergika (Trihexyphenidyl, Artane®) über 4 bis 6 Wochen in einer Dosierung von mindestens 12 mg/die keine zufriedenstellende Besserung der Symptomatik erbracht hat oder wenn eine Fortsetzung der Therapie wegen intolerabler Nebenwirkungen der oralen Medikation nicht möglich ist. Die zur Injektion vorgesehenen Muskeln müssen im Einzelfall anhand einer sorgfältigen klinischen Untersuchung identifiziert werden. Als Leit-Symptom können die Bewegungsrichtung des Kopfes und die Palpation hypertrophierter Muskeln dienen. Noch nicht vollständig geklärt ist, ob eine mehrfache Injektion kleinerer Dosen in einen Muskel vorteilhaft ist. Es wird vermutet, daß die unkontrollierte Diffusion des Toxins in das umliegende Gewebe durch Injektion in kleinen Dosen an verschiedenen Stellen der Muskulatur vermindert wird (Borodic et al., 1994). Bei komplizierten zervikalen Dystonien kann eine polygraphische EMG-Ableitung zur Identifizierung der betroffenen Muskulatur und die Führung der Injektion durch EMG-Kontrolle nützlich sein. Es sind Hohlnadeln von verschiedenen Anbietern im Handel, die die gleichzeitige EMG-Untersuchung und die Injektion des Toxins ermöglichen (Fa. Allergan/Merz; Fa. Nicolet). Bei ausreichender Erfahrung ist im Regelfall die EMG-Kontrolle der Injektion verzichtbar. Beim typischen rotatorischen Torticollis, der mehr als 50 % der Patienten ausmacht, wird in der Regel der M. sternocleidomastoideus kontralateral und der M. splenius capitis ipsilateral zur Bewegungsrichtung injiziert, bei einem Teil der Kranken kann der Behandlungserfolg durch zusätzliche Injektion des M. trapezius oder anderer Nackenmuskeln verbessert werden (vgl. **Tab. I 3.6**). Die Dosierung des BoNTx muß individuell angepaßt werden. Maximale Gesamtdosen von 25 ng Dysport® (1000 MU) oder 250 MU Botox® sind zur Behandlung zervikaler Dystonien in der Regel ausreichend. Wie bei der Behandlung des Blepharospasmus empfiehlt sich zur Minimierung von Nebenwirkungen bei der Erstbehandlung eine reduzierte Dosierung des BoNTx A zu verwenden, die gegebenfalls bei späteren Behandlungen gesteigert werden kann. Als Anhaltspunkt für die initiale Dosierung von BoNTx A s. **Tab. I 3.6.**

Tab. I 3.6: Anhaltspunkte für die initiale Dosierung von BoNTx A bei der Behandlung zervikaler Dystonien

	Dysport®	Botox®
M. sternocleidomastoideus	2,5–5 ng	25–50 MU
M. splenius capitis	2,5–5 ng	25–50 MU
M. trapezius	2,5–5 ng	25–50 MU
M. semispinalis	1,25–2,5 ng	10–25 MU
M. levator scapulae	1,25–2,5 ng	25–50 MU
Mm. scalenii	1,25–2,5 ng	10–25 MU

Unwirksam, obsolet

Die mit *Lisurid* erzielbaren Wirkungen sind für die klinische Anwendung nicht relevant (Nutt et al., 1985).

Operative Verfahren wie die Durchtrennung des M. sternocleidomastoideus, Zervikale Rhizotomien oder Thalamotomien sind zugunsten der selektiven Denervierung des M. sternocleidomastoideus und zervikaler motorischer Wurzeln verlassen worden. Auch die selektive Denervierung ist weitgehend verzichtbar und kommt nur für wenige Einzelfälle in Betracht. Dabei ist zu berücksichtigen, daß dieses operative Verfahren insbesondere bei primären oder sekundären BoNTx Therapieversagern eine sehr niedrige Erfolgsrate aufweist (Braun und Richter, 1994). Stereotaktische Thalamotomien haben in der Behandlung des Torticollis spasmodicus heute keine Bedeutung mehr. Der therapeutsche Nutzen der Implantation epiduraler zervikaler Stimulationselektroden wird uneinheitlich beurteilt. Die Implantation erscheint in der Mehrzahl der Fälle aufgrund des Erfolges der BoNTx A Behandlung verzichtbar.

Biofeedback-Behandlungen haben in der Regel keinen über die unmittelbare Behandlungsdauer reichenden Effekt. Sie sind daher nicht indiziert. Mittlerweile steht die organische Genese fokaler Dystonien außer Zweifel. Psychotherapeutische Verfahren sind daher zur primären Therapie fokaler dystoner Symptome obsolet.

I 3.1.6. Spasmodische Dysphonie

Klinik

Die spasmodische Dysphonie beruht auf einer laryngealen Dystonie. Die Sprache ist dabei heiser, leise, gepreßt und von unwillkürlichen Pausen unterbrochen. Bei etwa 85 % der Patienten beruht die Erkrankung auf einer dystonen Aktivierung der laryngealen Adduktoren, die zu einem intermittierenden, unwillkürlichen Schluß der Stimmlippen führt (Blitzer und Brin, 1991). Bei etwa 15 % sind die laryngealen Abduktoren betroffen. Im Gegensatz zum Adduktortyp wirkt die Sprache beim Abduktortyp nicht gepreßt, sondern aphon. Die Lautbildung wird durch die unwillkürliche dystone Abduktion der Stimmlippen unterbrochen. Die Diagnose läßt sich hals-nasen-ohrenärztlich durch fiberoptische Untersuchung des Larynx bestätigen. Ein Stimmtremor, Störungen der Atemmechanik und andere fokale dystone Symptome können die Sprechstörung begleiten. Elektrophysiologisch finden sich Gemeinsamkeiten mit anderen, oromandibulären Dystonien (Topka und Hallett, 1992).

Verlauf

Das Erkrankungsalter kann zwischen 20 und 70 Jahren liegen. In der Studie von Blitzer und Brin (1991) wurde ein durchschnittliches Erkrankungsalter von 38 Jahren ermittelt. Patienten mit besonderer beruflicher Beanspruchung der Stimme (Pfarrer, Lehrer, Schauspieler) sind überzufällig häufig betroffen. In der Familienanamnese finden sich bei 11 % der Kranken Hinweise auf weitere, betroffene Familienmitglieder, 27 % der Patienten haben Angehörige, die unter einem essentiellen Tremor leiden. Auch andere zentrale Bewegungsstörungen wie der M. Parkinson oder andere fokale Dystonien sind häufiger (Pool et al., 1991).

Pragmatische Therapie

Eine zufriedenstellend wirksame orale Pharmakotherapie der spasmodischen Dysphonie ist nicht bekannt. Die Injektionsbehandlung der *spasmodischen Dysphonien vom Adduktor-Typ* mit BoNTx wird als Therapie der ersten Wahl angesehen. In mehreren offenen (Blitzer und Brin, 1991; Whurr et al., 1993**) und einer Doppelblind-Studie (Truong et al., 1991***) konnte die Wirksamkeit und Sicherheit der Therapie gezeigt werden. Wie bei der elektromyographischen Untersuchung der Stimmlippen werden die laryngalen Adduktoren meist über einen perkutanen Zugang mit einer hohlen EMG-Injektionsnadel erreicht. Die korrekte Position der Nadel kann elektromyographisch während der Phonation überprüft werden. Die eingesetzten BoNTx A Dosen schwanken und hängen von der Behandlungstechnik ab. Entweder werden größere Dosen unilateral (15 MU Botox®), bei bilateraler Behandlung je Seite 2,5 MU Botox® in 0,1 ml NaCl-Lösung injiziert. Beide Injektionstechniken gelten als erfolgreich, die unilaterale Behandlung soll jedoch einen höheren Wirkungsgrad bei längerer Wirkdauer besitzen (Adams et al., 1993). Die Besserung der Symptomatik ist in den meisten Fällen dramatisch und wird mit einer Symptomreduktion von durchschnittlich 90 % bei einer Wirkdauer von 3–4 Monaten angegeben. Nebenwirkungen der Behandlung sind häufig, aber mild. Etwa 50 % der behandelten Patienten klagen über eine Hypophonie in den ersten zwei Wochen nach der Behandlung und etwa 25 % berichten über die Aspiration von Flüssigkeiten (Blitzer und Brin, 1991). Patienten, bei denen zuvor eine erfolglose Nervendurchtrennung durchgeführt worden war, können in reduzierter Dosis auf der verbliebenen Seite injiziert werden.

Die Injektionsbehandlung der spasmodischen *Dysphonie vom Abduktor-Typ* ist wesentlich schwieriger. Sie muß gegenwärtig als experimentell eingestuft werden (Blitzer et al., 1992). Größtes Problem ist ein laryngealer Stridor, der aufgrund zu ausgeprägter Parese der laryngealen Abduktoren auftritt. In schweren Fällen wird sogar eine temporäre Tracheotomie erforderlich. Geringe Therapieerfolge sind bei diesem Typ der spasmodischen Dysphonie mit Trihexyphenidyl erzielt worden (Blitzer und Brin, 1991). Die BoNTx A Behandlung der spasmodischen Dysphonie sollte spezialisierten Zentren (z. B. Abt. für Phoniatrie, Hals-Nasen-Ohrenklinik der Universität Göttingen) vorbehalten bleiben.

Unwirksam, obsolet

Operative Verfahren mit einseitiger Durchtrennung des N. laryngeus recurrens, deren Erfolgsrate mit 36 % angegeben wurde, sind durch die BoNTx Therapie bedeutungslos geworden.

I 3.1.7. Schreibkrampf

Klinik

Der Schreibkrampf und andere beschäftigungsinduzierte fokale Dystonien (z. B. bei Musikern und Sportlern) wird durch die Ausführung spezifischer, hochtrainierter motorischer Aufgaben ausgelöst. Mit kurzer Latenz tritt beim handschriftlichen Schreiben eine ausgeprägte Überaktivierung der Unterarm- und Handmuskulatur auf, die zur Anwendung inadäquat großer Kräfte und zu abnormen Bewegungen und Fehlstellungen von Hand und Fingern führt. Beim *einfachen Schreibkrampf* tritt die dystone Symptomatik nur bei spezifischen Tätigkeiten, z. B. dem Schreiben auf. Wird die dystone Kontraktion der betroffenen Muskeln auch durch anderweitige feinmotorische Tätigkeiten ausgelöst oder treten bereits in Ruhe dystone Kontraktionen auf, wird vom *dystonen Schreibkrampf* gesprochen (Sheehy und Marsden, 1982). Kinesiologische EMG-Untersuchungen zeigen, daß mit Einsetzen der dystonen Symptomatik das normale alternierende Muster kurzer Willkürentladungen durch ein Muster der Kokontraktion von antagonistischen Muskeln mit zusätzlicher Aktivierung entfernter Muskeln abgelöst wird. Die Kranken klagen häufig über ein Spannungsgefühl und Schmerzen im Unterarm. Etwa ein Drittel der Patienten zeigen neben dem Schreibkrampf einen posturalen oder einen beim Schreiben induzierten Tremor. Der durch Schreiben induzierte Tremor kann auch isoliert auftreten (primärer Schreibtremor) (Bain et al., 1995). Besondere diagnostische und therapeutische Schwierkeiten bereitet eine Variante des Schreibkrampfes, die ähnlich dem inhibitorischen Blepharospasmus mit einer pathologischen Inhibition der Unterarmmuskulatur einhergeht.

Verlauf

Im Gegensatz zu den meisten anderen fokalen Dystonien ist der Schreibkrampf bei Männern etwa doppelt so häufig wie bei Frauen (Marsden und Sheehy, 1990; Sheehy und Marsden, 1982). Das mittlere Erkrankungsalter liegt bei 38 Jahren. Etwa 5 % der Kranken erleben eine spontane, meist temporäre Remission in der Regel in den ersten 5 Jahren. Die Mehrzahl der Patienten ist durch die Erkrankung im Alltags- und Berufsleben nur wenig oder mäßig behindert, etwa 15 % sind jedoch nicht mehr in der Lage mit der betroffenen Hand leserlich zu schreiben. Bei etwa 5 % der Patienten finden sich weitere betroffene Familienmitglieder. Einzelne Familien mit gehäuftem Auftreten dieser fokalen Dystonie sind beschrieben.

Therapeutische Prinzipien

Die Pharmakotherapie der Erkrankung ist unbefriedigend. Die bei anderen fokalen Dystonien einsetzbaren Medikamente zeigen nur bei 10–20 % der Patienten eine klinisch relevante Wirkung. Sie sind daher auch in Anbetracht der häufigen Nebenwirkungen der oralen Medikation selten eine therapeutische Option. Die Vermeidung der Triggeraufgaben durch die Benutzung einer Schreibmaschine oder eines Personalcomputers stellt für manche Patienten eine Hilfe dar. Mechanische Hilfsmittel in Form einer an den betroffenen Finger angebrachten Druckschiene (Ranawaya und Lang, 1991) oder auch ein Klebeverband können bei einem Teil der Patienten eine Verbesserung der Schreibleistungen erbringen, von den meisten wird jedoch aus praktischen und kosmetischen Gründen eine längere Therapie mit diesen Hilfsmitteln abgelehnt. Etwa ein Drittel der Patienten erlernt das Schreiben mit der nicht-dominanten Hand. Das Umlernen nimmt etwa 6 Monate in Anspruch. Allerdings ist bekannt, daß 25 % der Patienten mit unterschiedlicher Latenz eine ähnliche dystone Symptomatik auch in der zuvor nicht betroffenen Hand entwickelt (Sheehy und Marsden, 1982). Elektrophysiologisches Korrelat dieser Prädisposition ist vermutlich der Nachweis einer verminderten reziproken Inhibition antagonistischer Unterarmmuskeln sowohl im betroffenen, als auch im asymptomatischen Arm (Chen et al., 1995).

Die Möglichkeiten einer BoNTX Injektionsbehandlung sind in mehreren offenen oder Doppelblind-Studien geprüft worden (Karp et al., 1994; Pullman et al., 1996; Rivest et al., 1991; Tsui et al., 1993***). Die BoNTx Behandlung gilt als effektiv, allerdings ist die Erfolgsrate geringer als bei anderen fokalen Dystonien. Dies wird vor allem auf die oft schwierige Selektion der zu injizierenden Muskeln und auf die durch Diffusion des Toxins häufig auftretende, ungewünschte Parese benachbarter Muskelgruppen zurückgeführt. Außerdem ist aufgrund der Komplexität der motorischen Leistungen des Unterarmes und der Hand oft schwierig eine funktionell befriedigende Balance zwischen therapeutisch sinnvoller und ungewünschter Parese der Unterarmmuskulatur zu erzielen. Objektive Parameter, die eine einfache und suffiziente Erfassung des Schreibvermögens und der Effekte der BoNTx Therapie ermöglichen, stehen bislang nicht zur Verfügung. Die subjektiven Erfolgsraten einzelner Behandlungen werden mit bis zu 85 % bei Injektionsintervallen von 3–9 Monaten angegeben. In der Langzeitbehandlung sind die Erfolge jedoch sicher geringer einzuschätzen. In einer größeren Langzeitstudie (Karp et al., 1994) beendeten 24 von 37 Patienten die Behandlung innerhalb von 2 Jahren. Neben organisatorischen Gründen (Anfahrtsweg) wurde auch das Ausbleiben einer stabilen therapeutischen Wirkung als Grund genannt. Limitierend für den Einsatz der Methode in der klinischen Routine sind auch der besonders hohe zeitliche Aufwand der Behandlung und die besonderen Anforderungen an die Erfahrung des Anwenders. Dennoch stehen neben der BoNTx Behandlung keine wesentlichen Therapiealternativen zur Verfügung. Die Risiken einer BoNTx Behandlung des Schreibkrampfes sind gering und bestehen vorwiegend in einer temporären ungewünscht ausgeprägten Parese der Unterarmmuskulatur.

Als Alternative zur BoNTx Behandlung des Schreibkrampfes wurde die Blockade von Muskelspindelafferenzen durch lokale Injektion von Lidocain vorgeschlagen (Kaji et al., 1995). Zur Beurteilung dieses Behandlungsverfahren liegen derzeit noch keine ausreichenden Daten vor. Die pharmakologische Intervention könnte wegen ihres spezifischen Ansatzpunktes zur Klärung der Pathophysiologie beitragen. Die klinische Relevanz dieser Therapie ist allerdings fraglich, da aufgrund der sehr kurzen Wirkdauer der Substanz zahlreiche Re-Injektionen erforderlich sind.

Pragmatische Therapie

Mehr noch als bei anderen fokalen Dystonien muß die BoNTx Therapie individuell festgelegt werden. Im Einzelfall kann es schwierig sein, primär dystone Muskeln und kompensatorisch willkürlich aktive Muskeln zu unterscheiden. Zur Identifizierung der zu injizierenden Muskeln kann eine EMG-Polygraphie während des Versuchs zu Schreiben dienen. Bei etwa 90 % der Patienten sind vorwiegend der M. flexor carpi ulnaris, der M. flexor digitorum superficialis und die ulnaren Anteile des M. flexor digitorum profundus betroffen. Seltener überwiegt eine dystone Aktivierung der Finger- und Handextensoren. Die Injektion erfolgt unter elektromyographischer Kontrolle. Für die Dosierung des Toxins können keine allgemeingültigen Angaben gemacht werden. Sinnvoll ist, zunächst nur die hauptsächlich betroffenen Muskeln niedrig dosiert zu injizieren und bei späteren Behandlungen gegebenfalls die Injektion auszudehnen. Initial sollte eine Dosis von 1 ng Dysport®, 5–10 MU Botox® je Muskel nicht überschritten werden.

Unwirksam, obsolet

Die organische Genese des Schreibkrampfes ist weitgehend anerkannt und das Konzept einer Konversionsneurose verlassen worden. Untersuchungen zur Psychopathologie haben weder bei Patienten mit Schreibkrampf (Grafman et al., 1991) noch bei anderen fokalen Dystonien eine Häufung psychopathologischer Auffälligkeiten ergeben (Csala und Deuschl, 1994). Psychotherapie zur Behandlung des Schreibkrampfes ist daher nicht sinnvoll.

I 3.2. Spontane orofaziale Dyskinesien

Klinik

Spontane orofaziale Dyskinesien oder *senile Dyskinesien* sind durch unwillkürliche, unregelmäßige Bewegungen der perioralen, der pharyngealen, der Kau-und der Zungenmuskulatur gekennzeichnt. Schmatzlaute sind häufig, Vokalisation kommen vor. Der Begriff der *spontanen orofazialen Dyskinesien* wird in Analogie zu den klinisch oft nicht unterscheidbaren *tardiven orofazialen Dyskinesien* dem der *senilen Dyskinesie* vorgezogen. Ob es sich dabei um eine eigene Krankheitsentität oder um eine Minor-Variante der oromandibulären Dystonie (vgl. oben) handelt, ist umstritten. Die Rechtfertigung der Annahme eines selbständigen Krankheitsbildes wird aus klinischen Beobachtungen des meist höheren Erkrankungsalters abgeleitet. Die nosologische Einordnung wird durch uneinheitlichen Gebrauch der Terminologie in der Literatur erschwert. Im Gegensatz zum Vollbild der *medikamentös induzierten Dyskinesien* (vgl. Kap. I 3.3) sind die Extremitäten- und Rumpfmuskeln in der Regel nicht beteiligt. Die Diagnose setzt den in der Praxis oft schwierigen Nachweis voraus, daß vorausgehend weder Neuroleptika noch andere dopaminergen Medikamente eingenommen wurden.

Verlauf

Genaue epidemiologische Daten fehlen, Schätzungen zufolge leiden bis zu 10 % der über 60jährigen unter spontanen orofazialen Dyskinesien (Brion et al., 1988). Die tatsächliche Prävalenz ist möglicherweise geringer, da bei genauer Anamneseerhebung bei einem großen Teil der Patienten eine frühere Neuroleptikaeinnahme gesichert werden kann (Ticehurst, 1990). Etwa ein Drittel der Patienten weist im Verlauf eine Verschlechterung oder eine partielle Remission auf. Komplette spontane Remissionen sind nicht beobachtet worden (Pakkenberg und Fog, 1974).

Therapeutische Prinzipien

Die Ätiologie der Erkrankung ist unklar. Überzufällig häufig werden orofaziale Dyskinesien bei der Trisomie 21 beobachtet (Dinan und Golden, 1990). Eine gestörte striatale Balance dopaminerger und cholinerger Neurone im Rahmen eines neurodegenerativen Prozesses wird diskutiert. Diese Hypothese wird durch den relativen Behandlungserfolg durch Dopamindepletoren oder -Antagonisten unterstützt. Kontrollierte Studien, die eine rationale Pharmakotherapie stützen könnten, liegen nicht vor.

Pragmatische Therapie

Der Dopamindepletor Tetrabenazin (Tetrabenazine®, Cambridge Laboratories, UK⋆) wird als Mittel der ersten Wahl angesehen. Es gibt nur offene Studien. Die Medikation sollte mit 25 mg/die begonnen und in etwa dreitägigen Abständen auf maximal 100 mg/die erhöht werden. Bei vielen Patienten sind 50 mg/die ausreichend. Die Wirksamkeit der Therapie läßt sich meist innerhalb von einer Woche beurteilen. Bei einem Teil der Kranken kann durch das Auftreten eines medikamentösen Parkinsonoids eine Dosisreduktion erforderlich werden. Alternativ zum Tetrabenazin kommen andere dopaminantagonistische Substanzen in Betracht. Obwohl kontrollierte Studien zum Einsatz bei spontanen orofazialen Dyskinesien fehlen, wird nach retrospektiven Untersuchungen und Einzelfallbeobachtungen von einer Wirksamkeit des Benzamid-Derivats Tiaprid (Tiapridex®⋆), einem vorwiegenden D2-Rezeptor-Antagonisten ausgegangen. Die Medikation sollte von einer Initialdosis von 200–300 mg/die einschleichend bis zur maximalen Tagesdosis von 600 mg erhöht werden. Therapielimitierende Nebenwirkungen bestehen vor allem in Form eines medikamentösen Parkinsonoids.

I 3.3. Medikamentös induzierte Dyskinesien

I 3.3.1. Frühdyskinesien

Klinik

Frühdyskinesien treten innerhalb von Stunden oder wenigen Tagen nach dem Beginn einer Behandlung mit klassischen Neuroleptika oder hochdosierten Antiemetika (Metoclopramid) auf. Die dyskinetischen Bewegungen sind durch meist anhaltende Muskelspasmen charakterisiert, die zu einer abnormen Haltung vorwiegend der Kopf- und Halsmuskulatur, der Augen (okulogyre Krise) oder zu Schlundkrämpfen führen. Frühdyskinesien sind bei Kindern und jungen Erwachsenen wesentlich häufiger als im späteren Erwachsenenalter. Bei jüngeren Patienten steht oft eine Beteiligung der Rumpf- und gelegentlich auch der Extremitätenmuskulatur im Vordergrund, die einen arc de circle vortäuschen können. Milde Symptome werden zum Teil übersehen. In den meisten Fällen können die Symptome durch intravenöse oder intramuskuläre Gabe von Anticholinergika (Biperiden, Akineton®) rasch und wirkungsvoll therapiert werden. Bei milderen Symptom ist die orale Gabe oft ausreichend. Ähnliche Effekte können mit dem Antihistaminikum Diphenhydramin (Dormutil N®) und Diazepam (Valium®) erzielt werden. Frühdyskinesien remittieren innerhalb von einigen Stunden bis wenigen Tagen nach Absetzen des auslösenden Substanz. Eine über diesen Zeitraum hinausreichende Behandlung ist daher nicht erforderlich.

Pragmatische Therapie

Bei ausgeprägter Symptomatik werden 5mg Biperiden (Akineton®), alternativ 5–10 mg Diazepam (Valium®) i. v. injiziert.

I 3.3.2. Tardive Dyskinesien

Klinik

Tardive Dyskinesien sind eine iatrogene Erkrankung, die durch die meist längere Einnahme von Dopaminrezeptorantagonisten, vor allem Neuroleptika verursacht wird. Die unwillkürlichen Bewegungen betreffen vorwiegend die orofaziale Muskulatur und die Muskulatur der Zunge. Schmatzende Bewegungen der Lippen, wiederholte Protrusionen und Drehbewegungen der Zunge, Kaubewegungen und grimassierende Dyskinesien der mimischen Muskulatur stehen im Vordergrund. Seltener findet sich eine Ausdehnung der Dyskinesien auf Rumpf und Extremitäten (Stacy et al., 1993). Phänotypisch unterschiedlich ist die *tardive Dystonie,* die sich gewöhnlich in einer kranialen Dystonie, einem von phasischen Bewegungen bestimmten Retrocollis, opisthotonen Kontraktion der paravertebralen Muskulatur und einer unwillkürlichen Streckung der Arme manifestiert (Kang et al., 1988). Auch Akathisie, Tremores, Myoklonien und andere zentrale Bewegungsstörungen sind als tardive Symptome beschrieben worden (Miller und Jankovic, 1992). Hochdosierte Behandlungen mit nahezu allen Neuroleptika können bereits nach 3–5 Monaten, in Einzelfällen nach kürzerer Behandlungsdauer zu einer tardiven Dyskinesie führen. Lediglich das sogenannte »atypische« Neuroleptikum Clozapin (Leponex®) mit hoher Affinität zu D4, statt D1 und D2-Rezeptoren und zu 5-HT2, cholinergen, histaminergen und noradrenergen Rezeptoren scheint die Entwicklung tardiver Dyskinesien nicht zu begünstigen. Frühdyskinesien und akute myokloniforme Bewegungsstörungen sind allerdings auch bei dieser Substanz beschrieben (Bak et al., 1995; Heim und Rhein, 1994). Das Risiko von tardiven Dyskinesien bei der Behandlung mit neuentwickelten Substanzen wie Risperidon kann gegenwärtig noch nicht eingeschätzt werden. Nach den vorliegenden Daten kann davon ausgegangen werden, daß keines der klassischen Neuroleptika bevorzugt zur Entwicklung einer tardiven Dyskinesie führt. Wichtigste Risikofaktoren für die Entwicklung einer tardive Dyskinesie sind das Alter des Patienten (> 45 Jahre), die Dauer und die Dosis der neuroleptischen Behandlung, sowie eine begleitende intellektuelle Beeinträchtigung. Selbst wenn man eine Rate des spontanen Auftretens orofazialer Dyskinesien bei unbehandelten Schizophrenen von 15 % konzediert (Fenton et al., 1994), erhöht sich das Risiko unter neuroleptischer Behandlung beträchtlich. Ohne gesonderte Berücksichtigung des Lebensalters des Patienten, wird bei ambulant betreuten Patienten und einer Behandlungsdauer von 5 Jahren eine kumulative Inzidenz tardiver Dyskinesien von 20 % bei angenommen (Morgenstern und Glazer, 1993). Die kumulative Inzidenz steigt in höherem Lebensalter dramatisch. Prospektive Untersuchungen weisen bei über 45-jährigen eine kumulative Inzidenz von bis zu 26 % nach einjähriger, 52 % nach zweijähriger und 60 % nach dreijähriger Behandlung aus (Jeste et al., 1995; Sweet et al., 1995). Die Relation zur Dauer der neuroleptischen Behandlung ist nicht linear, der größte Anstieg der Inzidenz wird innerhalb der ersten zwei Jahre der neuroleptischen Behandlung beobachtet.

Mehrere Befunde sprechen dafür, daß die *tardive Dystonie* innerhalb der tardiven Syndrome eine Sonderstellung einnimmt. Der Erkrankungsgipfel liegt früher als bei tardiven Dyskinesien, die Erkrankung betrifft häufiger junge Männer und die Patienten leiden häufiger an affektiven Grunderkrankungen. Die Prävalenz der *tardiven Dystonie* wird in Untersuchungen von hospitalisierten Patienten auf etwa 4 % eingeschätzt (Raja, 1995). Eine Variante der tardiven Dystonie stellt vermutlich das *Pisa-Syndrom* dar, ein seltenes dystones Syndrom mit tonischer Deviation des Rumpfes nach einer Seite ohne Nachweis weiterer dystoner Symptome.

Ein phänotypisch ähnliches Bild tritt auch im Rahmen von Frühdyskinesien auf.

Verlauf

Der Verlauf tardiver Dyskinesien hängt wesentlich von Geschlecht und vom Alter des Patienten ab. Das höchste Risiko für eine Persistenz der tardiven Dyskinesien liegt bei älteren Frauen. Häufig manifestiert oder verschlechtert sich die tardive Dyskinesie nach Absetzen des Neuroleptikums. Diese Exazerbation ist in der Regel reversibel. Bei jüngeren, ambulant betreuten Patienten sind Remissionsraten von bis zu 50 %, in anderen einzelnen Studien von bis zu 90 % beobachtet worden. Die Remission tritt meist innerhalb eines Zeitraumes von 2 Monaten nach Beendigung der neuroleptischen Behandlung ein (Kane et al., 1986).

Therapeutische Prinzipien

In den vergangenen Jahren sind zahlreiche Therapiestudien mit einer Reihe von Substanzen durchgeführt worden, ohne daß sich daraus ein einheitliches und ausreichend wirkungsvolles Therapiekonzept hat ableiten lassen. Angesichts der unbefriedigenden therapeutischen Möglichkeiten, kommt der Prophylaxe tardiver Dyskinesien besondere Bedeutung zu. Die Aufdeckung der wesentlichen Risikofaktoren erlaubt die Anpassung der neuroleptischen Behandlung. So sollten insbesondere bei Patienten über 45 Jahren neuroleptische Behandlungen über mehr als einige Wochen vermieden werden. Wenn eine langdauernde neuroleptische Behandlung erforderlich ist, sollte geprüft werden, ob die Grunderkrankung auch mit einem atypischen Neuroleptikum behandelt werden kann.

Anticholinergika, die wirkungsvoll Frühdykinesien behandeln, sind bei tardiven Dyskinesien in der Regel wirkungslos oder verschlechtern sogar die Symptomatik. Inwieweit akute extrapyramidale Nebenwirkungen (Frühdyskinesien) einer neuroleptischen Medikation Hinweis auf eine Prädisposition zur Entwicklung tardiver Syndrome ist, ist noch immer umstritten. Obwohl sich Frühdyskinesien unter Anticholinergika auch unter Beibehaltung der neuroleptischen Medikation kontrollieren lassen, sollten sie zur Reduktion der Neuroleptikadosis Anlaß geben. Erster und wirkungsvollster Schritt der Behandlung tardiver Dyskinesien ist, soweit dies die Grunderkrankung erlaubt, das Absetzen des Neuroleptikums. Ist das nicht möglich, sollte auf Clozapin umgesetzt werden. Die meisten zur Behandlung der Dyskinesien vorgeschlagenen Substanzen greifen ebenfalls in den Dopaminstoffwechsel ein. Sulpirid hat sich in Doppelblind- und placebo-kontrollierten Studien als wirksam erwiesen (Quinn und Marsden, 1984; Schwartz et al., 1990⋆⋆), während Tiaprid eher geringere Wirkung zeigt (Auberger et al., 1985⋆). Beide Substanzen werden andererseits so wie andere Neuroleptika auch mit der Entstehung von tardiven Syndromen in Verbindung gebracht, sodaß sie noch keine befriedigende Behandlung darstellen. In einer offenen Studie wurde bei 71 % von 44 Patienten eine Besserung unter Behandlung mit dem Dopamindepletor Tetrabenazin (Tertabenazine®, Cambridge Laboratories, UK) beobachtet (Jankovic und Orman, 1988⋆).

Unter der Vorstellung, daß Neuroleptika zu einem vermehrten oxidativen Streß führen, sind in den vergangenen Jahren mehrfach Therapieversuche mit Vitamin E (α-Tocopherol) durchgeführt worden. Die Wirksamkeit in der Behandlung tardiver Syndrome ist in mehreren Doppelblindstudien für Dosen über 1200 IE/Tag und eine länger als 8 Wochen dauernde Behandlung belegt worden (Adler et al., 1993⋆⋆). Die Substanz ist nahezu nebenwirkungsfrei. Atypische Neuroleptika wie Clozapin (Leponex®) und Risperdon (Risperdal®) haben bei einem Teil der Patienten eine günstige Wirkung auf tardive Syndrome.

Insgesamt muß die medikamentöse Therapie tardiver Dyskinesien aber weiterhin als unbefriedigend eingeschätzt werden. Bei Durchsicht von 25 Studien wurde lediglich bei 26 % der mit allen in Frage kommenden Medikamenten behandeten Patienten eine Besserung der Symptome um 50 % oder mehr beobachtet (Feltner und Hertzman, 1993).

Im Gegensatz zu den *tardiven Dyskinesien* sind Anticholinergika bei den *tardiven Dystonien* wirksam. Besserung wird bei etwa 46 % der Patienten beobachtet (Kane et al., 1986). In Einzelfällen kann bei umschriebener Symptomatik eine BoNTx Behandlung versucht werden, nachdem sich Anticholinergika als wirkungslos erwiesen haben.

Pragmatische Therapie

Gegenwärtig können die folgenden Schritte zur Behandlung der tardiven Dyskinesie empfohlen werden. Anpassungen sind individuell und in Abhängigkeit von der Grunderkrankung erforderlich:

1. Überprüfung der Indikation der neuroleptischen Medikation, gegebenfalls Absetzen des Neuroleptikums.
2. Therapieversuch mit Vitamin E (1600 IE/ Tag über mehr als 8 Wochen). Hilft dies nicht:
3. Sulpirid (Dogmatil®) beginnend mit einer Tagesdosis von 150 mg verteilt über drei Einzeldosen, langsame Steigerung bis zur wirksamen Dosis oder einer maximalen Dosis von 600 mg/Tag.
4. Alternativ Tetrabenazin (Tetrabenazine®) beginnend mit 25 mg/die, langsame Steigerung bis zu einer maximalen Dosis von 200 mg/die.
5. Falls eine weitere neuroleptische Medikation erforderlich ist, Umsetzen auf Clozapin mit den notwendigen, regelmäßigen Laborkontrollen.

Unwirksam, obsolet

In kontrollierten Studien konnte keine Wirksamkeit von Valproat (Fisk und York, 1987), Diltiazem (Loonen et al., 1992), CDP-Cholin (Gelenberg et al., 1989), Lezithin (Gelenberg et al., 1990), Buspiron (Moss et al., 1993) und L-Deprenyl (Goff et al., 1993) gezeigt worden. Die Ergebnisse für Clonazepam sind uneinheitlich. Wenn eine Wirkung besteht, läßt sie im Verlauf der Therapie nach (Thaker et al., 1990).

I 3.4 Tics und Gilles-de-la-Tourette-Syndrom

Klinik

Tics sind repeptitiv einschießende, rasche, einfache oder komplexe Bewegungen häufig wechselnder Lokalisation (motor tics). Unwillkürliche Sprachäußerungen werden als Vokalisationen (vocal tics) bezeichnet. Einfache motorische Tics bestehen in vermehrten Blinzeln oder Räuspern, grimassierenden Zuckungen der Gesichtsmuskulatur oder raschen Kopfbewegungen. Komplexe motorische Tics können als scheinbar sinnvolle Bewegungssequenz imponieren. Grundsätzlich können Tics in jeder Körperregion auftreten. Komplexe vokale Tics können in der Wiederholung eigener verbaler Äußerungen (Palilalie), von Äußerungen Dritter (Echolalie) oder einer unwillkürliche Äußerung von Obszönitäten (Koprolalie) bestehen. Charakteristisch ist die kurzzeitige (Minuten bis wenige Stunden) willkürliche Unterdrückbarkeit der Symptomatik. Häufig wird von den Kranken ein unspezifisches Spannungsgefühl vor der Bewegung und eine kurzzeitige Erleichterung nach Ausführung des Tic angegeben. Ein Teil der Patienten erlebt Tics als willkürliche, von einem Zwang zur Bewegungsausführung getriggerte Bewegungen.

Die Ätiologie der Tic-Erkrankungen ist unklar. Eine Störung im Bereich striato-(limbischer)-präfrontaler Verbindungen wird angenommen (Brooks et al., 1992). Eine phänomenologische Einteilung in das Gilles-de-la-Tourette-Syndrom (GTS), eine chronische und eine transiente Tic-Erkrankung hat eingeschränkte differentialtherapeutische Bedeutung (vgl. **Tab. I 3.7**) (DSM III, 1980).

Das *Gilles-de-la-Tourette-Syndrom (GTS)* ist häufig von Verhaltensstörungen begleitet. Diese beinhalten Zwangs-Symptome (Obsessive-compulsive disorder, OCD), Aufmerksamkeitsdefizit, Hyperaktivität, Lernstörungen, selbstverletzendes, sowie antisoziales Verhalten. Neben primären Tic-Erkrankungen sind symptomatische Formen beschrieben (vgl. **Tab. I 3.8**).

Tab. I 3.7: Diagnostische Kriterien der Tic-Erkrankungen (modifiziert nach DSM III, American Psychiatric Association)

Gilles-de-la-Tourette-Syndrom
- Erkrankungsbeginn meist zwischen 2. und 15., immer vor 21. Lebensjahr
- Multiple, einfache und komplexe motorische Tics
- Multiple vokale Tics
- willkürliche Unterdrückbarkeit der Tics für Minuten bis Stunden
- Wechselnde Intensität der Symptomatik über Wochen oder Monate
- Dauer > 1 Jahr

Chronische Tic-Erkrankung
- Erkrankungsbeginn ohne Alterspräferenz
- Multiple, einfache und komplexe motorische Tics in mehr als drei Muskelgruppen
- willkürliche Unterdrückbarkeit der Tics für Minuten bis Stunden
- Keine wesentliche Fluktuationen der Symptomatik
- Dauer mindestens ein Jahr

Transiente Tic-Erkrankung
- Erkrankungsbeginn während Kindheit oder Adoleszenz
- Meist einfache, selten komplexe motorische Tics
- willkürliche Unterdrückbarkeit der Tics für Minuten bis Stunden
- Wechselnde Intensität der Symptomatik über Wochen oder Monate, dann Spontanremission
- Dauer < 1 Jahr

Tab. I 3.8: Einteilung der Tic-Erkrankungen nach der Ätiologie

Primäre Formen

Einfache transiente Tics (< 1 Jahr)
Persistierende oder multiple motorische Tics während der Kindheit mit Remission vor Beginn des Erwachsenenalters
Chronische Tic-Erkrankung mit einfachen oder multiplen motorischen Tics
Senile Tics (> 50. Lebensjahr)
Gilles de la Tourette-Syndrom

Sekundäre Formen

Postrheumatische Chorea
Postenzephalitisch (Encephalitis lethargica)
CO-Intoxikation
Neuroakanthozytose
posttraumatisch
Medikamentös induziert (L-Dopa, Neuroleptika, Carbamazepin, Phenytoin, Amphetamine, Kokain)
Mentale Retardierung, Entwicklungsverzögerung

Verlauf

Für alle Tic-Erkrankungen gilt, daß Jungen etwa 3–4 mal häufiger erkranken als Mädchen. Die Prävalenz des GTS wird auf 3–5/10 000 im Kindesalter und auf 0,5/10 000 im Erwachsenenalter, die jährliche Inzidenz zwischen 0,9 und 11/100 000 geschätzt (Tanner und Goldman, 1994). Bei der Beurteilung der epidemiologischen Daten ist zu berücksichtigen, daß Terminologie und diagnostische Kriterien in der Literatur zum Teil erheblich variieren. Es darf angenommen werden, daß milde Formen in der Kindheit häufig übersehen werden. Transiente Tics sollen der Kindheit mit einer Häufigkeit von bis zu 24 % auftreten. Bei mehr als 90 % beginnen die Tics zwischen dem 2. und 15. Lebensjahr, meist im Kopf- und Gesichtsbereich und meist in Form motorischer Tics. Eine genetische Prädisposition ist sicher. Über den Vererbungsmodus besteht noch Uneinigkeit. Gegenwärtig wird ein autosomal-dominanter Erbgang mit unvollständiger Penetranz und hoch variabler Expression favorisiert (van de Wetering und Heutink, 1993). Die Lokalisation des verantwortlichen Gens ist bislang nicht gelungen.

Der *Verlauf* von Tic-Erkrankungen ist sehr variabel. Tics in der Kindheit und während der Adoleszenz remittieren häufig spontan und oft dauerhaft. Dennoch können die Symptome im Verlauf des Lebens zu jedem Zeitpunkt erneut auftreten (Shapiro et al., 1988).

Therapeutische Prinzipien

Pathologisch-anatomische und bildgebende Untersuchungen (Positronen-Emissions-Tomographie) lassen eine pathologische Hyperaktivität dopaminerger striato-frontaler Verbindungen vermuten (Brooks et al., 1992). Diese Annahme wird durch die Beobachtung gestützt, daß die meisten in der Behandlung der Tic-Erkrankungen wirksamen Pharmaka dopamin-antagonistische Eigenschaften besitzen.

Grundsätzlich sollte die Indikation zu einer Pharmakotherapie sehr sorgfältig geprüft werden, da die Behandlungsmöglichkeiten mit Neuroleptika durch die Gefahr tardiver Dyskinesien limitiert sind und die Erkrankung oft vom Patienten und seiner Umgebung toleriert werden kann. Die Pharmakotherapie vermutlicher transienter Tics der Kindheit sollte sich daher auf seltene Ausnahmefälle beschränken, zumal eine Änderung des spontanen Verlaufs durch Neuroleptika nicht herbeigeführt werden kann. Bei chronischen Tic-Erkrankungen und GTS hängt die Entscheidung zur medikamentösen Therapie vom Leidensdruck der Patienten und vom Schweregrad der begleitenden psychiatrischen Störungen ab. Alternativ oder unterstützend zur medikamentösen Therapie kommt eine krankheitsbegleitende psychologische Betreuung, eventuell auch eine psychotherapeutische Behandlung zur besseren Bewältigung der Krankheitssymptome in Betracht.

Die Wirksamkeit klassischer Neuroleptika ist in mehreren offenen und Doppelblindstudien belegt. Die Behandlung mit Pimozid wies im Vergleich zu Haloperidol weniger Nebenwirkungen, allerdings auch eine etwas geringere Wirksamkeit auf (Shapiro et al., 1989). In einer Doppelblindstudie wurde für den Dopamin-D2-Antagonisten Tiaprid eine Reduktion der Ticfrequenz gezeigt (Eggers et al., 1988**). Ein eventuell auftretender Wirkungsverlust von Tiaprid kann durch zusätzliche Gabe von Pimozid aufgefangen werden. Wegen der Gefahr tardiver Dyskinesien sollten Neuroleptika dennoch nicht als Mittel der ersten Wahl eingesetzt werden. Ist die Entscheidung zur Neuroleptika-Therapie gefallen, sollte die niedrigstmögliche Dosis eingesetzt werden.

Die Eignung von Clonidin, einem zentralen α-adrenergen Rezeptor-Agonisten zur Behandlung von Tics wird kontrovers beurteilt. In offenen Studien wurde bei milden Symptomen eine Besserung beobachtet, in einer kontrollierten Studie konnte dieser Effekt jedoch nicht bestätigt werden (Goetz et al., 1987). Clonzepam (Jankovic und Rohaidy, 1987) und Flunarizin (Micheli et al., 1990) zeigten in offenen Studien ebenfalls eine eher moderate Wirkung.

Pragmatische Therapie

Besteht die Notwendigkeit einer medikamentösen Behandlung kann bei weniger ausgeprägter Symptomatik ein Therapieversuch mit Clonidin erfolgen. Die Medikation muß einschleichend dosiert werden (vgl. **Tab. I 3.9**). Ist bei ausgeprägter Symptomatik eine neuroleptische Behandlung erforderlich, sollte zunächst Tiaprid eingesetzt werden. Bei allen Medikamenten, insbesondere den Neuroleptika ist die niedrigste Dosis einzusetzen, die zu einem zufriedenstellenden Behandlungserfolg führt.

Unwirksam, obsolet

Verhaltenstherapeutische Verfahren hatten in einer kontrollierten Studie keinen Effekt auf das Auftreten der Tics (Sand und Carlson, 1973). Stützende psychotherapeutische Verfahren sind bei einem Teil der Patienten hilfreich.

Tab. I 3.9: Medikamentöse Therapie von Tic-Erkrankungen (in der Reihe der Empfehlungen, ges. gesch. Präparatenamen in Auswahl; Buchstaben = Qualität der Therapieempfehlung)

Substanz	Präparat		Initiale Tagesdosis	Dosissteigerung	Maximale Tagesdosis
Clonidin	Catapresan®	B	2 x 0,075mg	0,075mg/Woche	3 x 0,3 mg
Clonazepam	Rivotril®	B	1 x 0,5 mg	0,5mg/2–5 Tage	3 x 2 mg
Tiaprid	Tiapridex®	B	1 x 100 mg	100 mg/2–5 Tage	3 x 200mg
Pimozid	Orap®	A	1 x 1mg	2mg/Woche	3 x 6 mg
Haloperidol	Haldol®	A	1 x 1 mg	0,5 mg/Woche	3 x 4 mg
Fluphenazin	Lyogen®	B	1 x 1mg	0,5gm/Woche	3 x 4 mg

I 3.5. Ballismus

Klinik

Unter dem Begriff *Ballismus* oder häufiger *Hemiballismus* wird eine Bewegungsstörung verstanden, die durch unkontrollierbare, schnelle und ausfahrende Bewegungen, vor allem proximaler Gelenke gekennzeichnet ist. Die klinische Symptomatik kann mit der einer Hemichorea überlappen. Bereits seit Anfang dieses Jahrhunderts ist das Auftreten eines Hemiballismus nach einer Läsion des Ncl. subthalamicus (Corpus Luysii) bekannt (Jakob, 1923). Das Syndrom tritt aber nicht nur bei Läsionen des Ncl. subthalamicus, sondern auch bei Läsionen in seiner unmittelbaren Umgebung oder entfernt im Bereich seiner afferenten oder efferenten Projektionsareale (Ncl. caudatus, Putamen, Thalamus) auf. Die Vorstellung, daß vor allem afferente und efferente Läsionen der Verbindungen zwischen Ncl. subthalamicus und dem Globus pallidum zu einem Hemiballismus führen (Martin, 1957) ist in Tierexperimenten bestätigt worden. Die Ätiologie von Läsionen, die diese Verbindungen betreffen, ist heterogen (vgl. **Tab. I 3.10**). Am häufigsten sind vaskuläre Ursachen.

Tab. I 3.10: Ätiologie des Ballismus/Hemiballismus

- Vaskulär (Hämorrhagie oder Ischämie)
- Arteriovenöse Malformationen
- Subarachnoidalblutungen
- Infektiös/parainfektiös (Toxoplasmose bei AIDS, Kryptokokken-Meningitis, tuberkulöse Meningitis)
- Medikamentös (orale Kontrazeptiva, Östrogene, Phenytoin, L-Dopa)
- Tumoren
- Hyperglykämien
- Traumatisch
- Multiple Sklerose
- Zysten des Ncl. subthalamicus

Verlauf

Der Verlauf ist sehr variabel und hängt vor allem von der Grundkrankheit ab. Bei vaskulären Ursachen beginnt die Erkrankung schlagartig und bildet sich häufig spontan innerhalb von einigen Tagen bis wenigen Monaten zurück. Ohne Differenzierung der auslösenden Ursache wurde eine spontane, zumindest teilweise Rückbildung der Symptomatik bei etwa 75 % der Patienten beobachtet. Es wird angenommen, daß Hemiballismus aufgrund von Läsionen außerhalb des Ncl. subthalamicus durch eine Beeinträchtigung adaptiver Mechanismen mit einer schlechteren Prognose assoziiert ist (Lang, 1985).

Therapie

Die Therapie richtet sich nach der Art der Grunderkrankung. Zunächst sollte Sorge getragen werden, daß durch die ausfahrenden Bewegungen keine mechanisch bedingten sekundären Schädigungen entstehen. Bis zur spontanen Rückbildung können zur symptomatischen Behandlung dopaminantagonistische Substanzen (Phenothiazine, Butyrophenone, Tetrabenazin, Resperpin) eingesetzt werden. Erfahrungen bei größeren Patientenzahlen liegen aufgrund der Seltenheit des Syndromes nicht vor. Promethazin (Atosil®) in einer Dosierung von 75–200 mg/die, Tetrabenazin (Tetrabenzine®, 75–150 mg/die) und Haloperidol in niedriger Dosierung (1–3 mg /die) sind in kleineren Serien mit Erfolg verwendet worden (Johnson und Fahn, 1977; Gilbert, 1975; Pearce, 1972).

I 3.6. Hemifazialer Spasmus

Klinik

Der Spasmus hemifacialis wird auf eine Hyperexzitabilität des N. facialis und damit auf eine peripher-neurogene Schädigung zurückgeführt. Er unterscheidet sich damit von allen anderen Dyskinesien. Aufgrund der Ähnlichkeiten der Symptomatik und Therapie wird die Erkrankung in diesem Kapitel behandelt.

Klinisch ist der Spasmus hemifacialis durch meist einseitige, einschießende, zum Teil für mehrere Sekunden anhaltende Spasmen der mimischen Muskulatur gekennzeichnet. Lediglich bei 5 % der Kranken finden sich Hinweise auf eine bilaterale Beteiligung. In diesen Fällen muß die Erkrankung von einem Blepharospasmus oder einer kranialen Dystonie differenziert werden. In der Regel beginnt die Erkrankung mit zunächst leichten, einschießenden Spasmen der periokulären Muskulatur, die sich innerhalb von Monaten auf die übrige Gesichtshälfte ausdehnen. Nur bei 7 % der Patienten manifestiert sich die Erkrankung zunächst in der unteren Gesichtshälfte. Im Gegensatz zu den Dystonien verschwindet die Symptomatik im Schlaf nicht. Häufig findet sich auf der betroffenen Seite eine diskrete Schwäche der mimischen Muskulatur.

Als Ursache wird eine mechanische Irritation des VII. Nerven im Bereich der Austrittszone aus dem Hirnstamm durch ein unmittelbar benachbartes Gefäß angenommen. Elektrophysiologisch finden sich Zeichen einer ephaptischen Transmission, die sich anatomisch in den vermuteten Läsionsort nahe des Nervenaustritts lokalisieren läßt. Die pathophysiologische Vorstellung einer vaskulär bedingten Kompression des N. facialis mit sekundärer fokaler Demyelinisierung wird durch Untersuchungsergebnisse im Tiermodell unterstützt (Kuroki und Moller, 1994). Darüberhinaus bestehen jedoch auch Hinweise auf eine vermehrte Exzitabilität der Neurone im Kerngebiet des N. facialis, die durch ausschließliche periphere Läsion des Nerven nicht zu erklären sind. Intraoperativ werden bei etwa 90 % der der so behandelten Patienten eine Kompression des N. facialis durch die A. cerebelli inferior posterior, die A. cerebelli inferior anterior oder seltener durch die Vertebralarterie

nachgewiesen (Wilkins, 1991). Die Kompression des Nerven durch eine Vene oder durch einen Tumor ist selten. Bei den im Kindes- und jugendlichen Alter auftretenden hemifazialen Spasmen wird statt einer direkten vaskulär bedingten Kompression des Nerven eine Verdickung der Arachnoidea im Bereich der Austrittszone des N. facialis vermutet (Kobata et al., 1995). Mit Hilfe der dreidimensionalen MR-Angiographie kann das Vorliegen einer vaskulären Kompression des N. facialis mit hoher Sensitivität (95 %) bei ausreichender Spezifität (74 %) nachgewiesen werden (Du et al., 1995; Hosoya et al., 1995). Die Rate falsch-positiver Ergebnisse wird mit 13,8 % angegeben.
Die Diagnose kann aufgrund des typischen klinischen Befundes gestellt werden. Bei unklaren Fällen kann elektrophysiologisch der Nachweis einer ephaptischen Transmission geführt werden. Bildgebende Untersuchungen weisen eine vaskulären Nervenkompression nach und dienen dem Ausschluß einer der seltenen nicht-vaskulären Ursachen. Differentialdiagnostisch müssen das Vorliegen von Synkinesien nach peripherer N. facialis Parese, faziale Myokymien oder faziale Tics in Betracht gezogen und mit Hilfe elektrophysiologischer Methoden ausgeschlossen werden.

Verlauf

In nordamerikanischen epidemiologischen Untersuchungen wird die Prävalenz des Spasmus hemifacialis bei Frauen mit 14,5/100 000 und bei Männern mit 7,4/100 000 angegeben (Auger und Whisnant, 1990). Die jährliche Inzidenzrate liegt nach dieser Studie bei 0,74/100 000 bei Männern und bei 0,81/100 000 bei Frauen. Die Erkrankung kann in allen Abschnitten des Erwachsenenlebens auftreten, das mittlere Erkrankungsalter liegt bei 45 Jahren. Im allgemeinen ist über Monate bis Jahre nach dem Auftreten der ersten Symptome eine langsame Progression bis zur Beteiligung aller mimischen Muskeln einer Gesichtshälfte zu beobachten. Bei den seltenen Fällen einer bilateralen Beteiligung liegen zwischen dem Auftreten der ersten Symptome und der Beteiligung der anderen Gesichtshälfte meist mehrere Jahre. Spontane Remissionen kommen selten vor und sind in der Regel auf wenige Monate begrenzt. Die dem N. facialis eng benachbarten Nn. trigeminus und vestibulocochlearis können sehr selten ebenfalls von der Kompression betroffen sein. Eine subklinische Hörminderung war bei 17 % der Patienten, ein pathologischer Mittelohrreflex bei 41 % nachweisbar (Møller und Møller, 1985).

Therapeutische Prinzipien

Als kausale Behandlung steht die *mikrochirurgische Dekompression* zur Verfügung. Das Verfahren wurde von Jannetta in den siebziger Jahren eingeführt (Jannetta, 1977) und stellt auch heute noch den Standard der operativen Therapie des Spasmus hemifacialis dar. Bei diesem Verfahren werden nach subokzipitaler Kraniotomie zunächst die kaudalen, später der VII. Hirnnerv dargestellt. Anschließend erfolgt die Verlagerung des für die Kompression verantwortlichen Gefäßes und Einbringung eines Tefloninterponats. Die Erfolgsrate des Eingriffs hängt wesentlich von der Erfahrung des Operateurs ab. Jannetta berichtete nach mehr als 700 Operationen eine komplette Remission des Spasmus hemifacialis bei 84 %, eine teilweise Besserung von 7 % und ein Therapieversagen bei 9 % nach zehnjähriger Beobachtungszeit (Barker et al., 1995). Bei nahezu allen Therapieversagern traten die Symptome innerhalb der ersten zwei Jahre nach der Operation auf. Es muß davon ausgegangen werden, daß sich die Erfolgsrate in weniger erfahrenen Zentren auf etwa 70 % reduziert (Digre und Corbett, 1988). Die Erfolgsquote kann erhöht werden, wenn intraoperativ elektrophysiologische Methoden zur Identifizierung des verantwortlichen Gefäßes eingesetzt werden. Dem potentiellen Erfolg der Operation stehen nicht unbeträchtliche Komplikationen gegenüber. Zwar liegt die Letalität unter 1 %, dennoch kommt es bei einem Teil der Patienten zu relevanten Komplikationen. Bei bis zu 4 % der operierten Patienten besteht postoperativ eine oft permanente Parese des N. facialis, etwa ebenso viele Patienten erleiden intraoperativ eine Hirnstammischämie, ein intrazerebelläres Hämatom, eine cerebrale Ischämie oder Blutung. Durch die Einführung intraoperativer Techniken zur Überwachung der Integrität der benachbarten Hirnnerven (EMG, AEHP) konnte die Inzidenz einer Läsion des N. vestibulocochlearis von 7 % auf 2–3 % gesenkt werden. In einer in Großbritannien multizentrisch durchgeführten Studie wurden die Erfolgsraten früherer Berichte bestätigt, jedoch bei 28 % transiente und bei 11 % permanente postoperative Defizite, meist eine Hörminderung berichtet (Illingworth et al., 1996).
Der hemifaziale Spasmus ist eine chronische Erkrankung, die zwar eine erheblichen subjektiven Beeinträchtigung des Betroffenen darstellen kann, selten jedoch objektiv zu relevanter funktioneller Beeinträchtigung führt. Die Indikation für eine mikrochirurgischen Dekompression muß angesichts dieses elektiven Charakters des Eingriffs auch bei hoher Erfolgsrate sorgfältig geprüft werden. Alternativen zur operativen Therapie sind medikamentöse Behandlung und lokale Injektion von BoNTx. Die medikamentöse Therapie des hemifazialen Spasmus hat in den vergangenen Jahren zugunsten der Botulinumtoxinbehandlung erheblich an Bedeutung verloren. Unter der Vorstellung einer Hyperexzitabilität des N. facialis sind mehrere offene Studien zur Eignung von Antikonvulsiva in der Therapie dieser Erkrankung durchgeführt worden. Zwar ist die Wirksamkeit von Carbamazepin und auch von Phenytoin aufgrund dieser Studien belegt (Alexander und Moses, 1982). Die Effektivität steht jedoch weit hinter der der BoNTx Behandlung zurück. Eine komplette Remission kann mit Carbamazepin bei etwa 20 % der Patienten, bei weiteren 35 % eine teilweise Remission erzielt werden. Offene Studien sind auch für Baclofen

durchgeführt worden (Sandyk und Gillman, 1987); doppelblinde Therapiestudien liegen für keines der oral einsetzbaren Pharmaka vor.
BoNTx ist in den vergangenen Jahren in einer Reihe von Studien zur Behandlung des hemifazialen Spasmus eingesetzt worden. Patienten mit hemifazialem Spasmus scheinen mit höherer Sensitivität auf BoNTx anzusprechen. Häufig sind mit im Vergleich zum Blepharospasmus geringeren Dosierungen längere Therapieerfolge erzielt worden. Bislang sind keine langfristigen lokalen oder systemischen Nebenwirkungen oder eine Bildung von neutralisierenden Antikörpern beobachtet worden. In einer doppelblind durchgeführten (Yoshimura et al., 1992***) und mehreren offenen Studien ist die Wirksamkeit und die Sicherheit der Behandlung gezeigt worden. In verschiedenen Studien wurde bei 90 %-100 % der Kranken eine Besserung der Symptomatik erzielt, die im Mittel 15-19 Wochen anhielt. Bei manchen Patienten sind Re-Injektionen in Intervallen bis zu 12 Monaten ausreichend. Nebenwirkungen der Behandlung sind ähnlich der der Injektionsbehandlung des Blepharospasmus. Sie sind jedoch vermutlich aufgrund der niedrigeren Dosierung und der einseitigen Behandlung beim hemifazialen Spasmus seltener. Nebenwirkungen bestehen in einer unerwünscht ausgeprägten Parese des M. orbicularis oculi, periorbitaler Schwellung, Ptose oder auch einem trockenen Auge. Bei bis zu 8 % der Patienten kommt es durch die Injektion zu einer über mehrere Wochen bis wenige Monate anhaltenden Akzentuierung der meist prä injectionem bestehenden Mundastschwäche des N. facialis. Eine elektromyographische Untersuchung vor der BoNTx Injektion soll zur Identifizierung von Risikopatienten hilfreich sein (Angibaud et al., 1995).

Pragmatische Therapie
Bei milden Symptomen kann, wenn die Möglichkeit einer primären BoNTx Behandlung nicht besteht, ein Therapieversuch mit Carbamazepin (z. B. Tegretal®) erfolgen. Carbamezepin ist dem Phenytoin, das ebenfalls wirksam sein kann, zunächst vorzuziehen, da eine größere Wahrscheinlichkeit für einen signifikanten Therapieeffekt besteht (Alexander und Moses, 1982). Die Dosierung, Kontraindikationen und Nebenwirkungen entsprechen denen einer antikonvulsiven Behandlung. Eine wesentliche Besserung der Spasmen wird meist nur bei Patienten mit kurzem Krankheitsverlauf gesehen.
Die BoNTX Behandlung ist im Vergleich zu anderen Indikationen einfach und sehr risikoarm. Sie eignet sich daher oft auch zur primären Therapie. Bei der Erstbehandlung werden an drei Injektionsorten periokulär insgesamt 1,25 ng Dysport® /10 MU Botox® injiziert. In der Regel wird zunächst der orbikuläre Anteil des M. orbicularis oculi lateral und medial im oberen Anteil und lateral im unteren Anteil behandelt (vgl. **Abb. I 3.1**). In Abhängigkeit vom Erfolg der ersten Behandlung

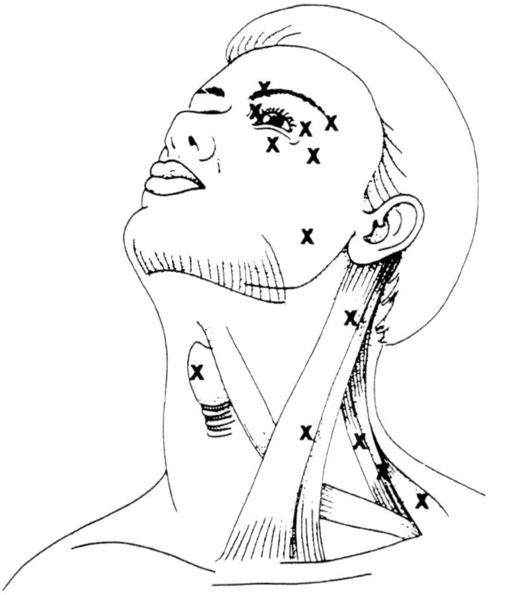

Abb. I 3.1: Häufige Injektionsorte bei der Botulinumtoxin-Behandlung fokaler Dystonien und des Spasmus hemifacialis

kann durch zusätzliche sehr niedrig dosierte (2 × 0,125 ng Dysport®, 2 × 1 MU Botox®) Injektionen des prätarsalen Anteils des Muskels der Wirkungsgrad verbessert werden. Eine Steigerung der gesamten applizierten Dosis über 2,5 ng Dysport, 20 MU je Auge ist selten erforderlich. Bei älteren Patienten (< 70 Jahre) kann eine weitere Dosisreduktion notwendig sein. Wie bei der Behandlung des Blepharospasmus muß eine versehentliche Injektion des M. levator palpebrae vermieden werden. Die Behandlung der periokulären Muskulatur führt häufig auch zu einer Besserung der Spasmen in der mimischen Muskulatur der unteren Gesichtshälfte. Eine Injektion dieser Muskeln ist daher meist verzichtbar. Da die Injektion in die oberen Anteile der perioralen Muskulatur regelmäßig zu einer funktionell und kosmetisch störenden Asymmetrie und Schwäche der Muskulatur führt, sollten diese Injektionsorte vermieden werden. In Ausnahmefällen kann eine Injektion in den M. zygomaticus, den M. risorius und den M. depressor anguli oris erfolgen.
Die *mikrochirurgische Dekompression* sollte vor allem bei jüngeren Patienten erwogen werden, wenn die BoNTX Behandlung keine ausreichende Besserung der Symptome erbracht hat und ein Zentrum mit entsprechender Erfahrung zur Verfügung steht. Präoperativ kann elektromyographisch das Ausmaß einer möglichen Parese des N. facialis beurteilt werden. Eine konventionelle zerebrale Angiographie des hinteren Kreislaufs gibt Aufschluß über die allgemeine Gefäßsituation und erlaubt den Ausschluß einer vaskulären Malformation. Während der Operation sollten geeignte elektrophysiologische Untersuchungsverfahren zur Überwachung der Integrität der betroffenen Hirnnerven, insbesondere zur Vermeidung einer Hypakusis zur Verfügung stehen.

Unwirksam, obsolet

Injektionsbehandlungen mit Alkohol oder Phenol sind bei mehr als 500 Patienten mit einigem Erfolg durchgeführt worden. Diese Injektionen sind meist schmerzhaft und die Therapie schlecht steuerbar. Eine Teildurchtrennung von Ästen des N. facialis führt zu aberranter Reinnervation der mimischen Muskulatur, die ihrerseits zu Spasmen führen kann. Aufgrund der Überlegenheit der BoNTx Therapie hinsichtlich Wirksamkeit und Sicherheit sind diese Therapieverfahren verlassen worden.

Selbsthilfegruppen

Bundesverband Torticollis e. V.
Eckernkamp 39, 59077 Hamm

Deutsche Dystonie Gesellschaft e. V.
Bockhorst 45 A, 22589 Hamburg

Literatur

Adams SG, Hunt EJ, Charles DA, Lang AE (1993) Unilateral versus bilateral injections of botulinum toxin in spasmodic dysphonia: Acoustic and perceptual results. J Otolaryngol 22: 171–175

Adler LA, Peselow E, Rotrosen J, Duncan E, Lee M, Rosenthal M, Angrist B (1993) Vitamin E treatment of tardive dyskinesia. Am J Psychiatry 150:1405–1407

Alderson K, Holds JB, Anderson RL (1991) Botulinum-induced alteration of nerve-muscle interactions in the human orbicularis oculi following treatment for blepharospasm. Neurology 41: 1800–1805

Alexander GE, Moses H (1982) Carbamazepine for hemifacial spasm. Neurology 32: 286–287

Anderson TJ, Rivest J, Stell R, Steiger MJ, Cohen H, Thompson PD, Marsden CD (1992) Botulinum toxin treatment of spasmodic torticollis. J R Soc Med 85: 524–529

Angibaud G, Moreau MS, Rascol O, Clanet M (1995) Treatment of hemifacial spasm with botulinum toxin. Value of preinjection electromyography abnormalities for predicting postinjection lower facial paresis. Eur Neurol 35: 43–45

Aramideh M, Ongerboer de Visser BW, Devriese PP, Bour LJ, Speelman JD (1994) Electromyographic features of levator palpebrae superioris and orbicularis oculi muscles in blepharospasm. Brain 117: 27–38

Aramideh M, Ongerboer de Visser BW, Brans JW, Koelman JH, Speelman JD (1995) Pretarsal application of botulinum toxin for treatment of blepharospasm. J Neurol Neurosurg Psychiatry 59: 309–311

Arlazoroff A, Klein C, Meiner Z, Milo R, Theitler J, Carpel CL (1991) Tiapride as treatment for certain patients with idiopathic torsion dystonia. Eur Neurol 31: 356–359

Asher SW, Aminoff MJ (1981) Tetrabenazine and movement disorders. Neurology 31: 1051–1054

Auberger S, Greil W, Rüther E (1985) Tiapride in the treatment of tardive dyskinesia: A double-blind study. Pharmacopsychiatry 18: 61–62

Auger RG, Whisnant JP (1990) Hemifacial spasm in Rochester and Olmsted County, Minnesota, 1960 to 1984. Arch Neurol 47: 1233–1234

Bain PG, Findley LJ, Britton TC, Rothwell JC, Gresty MA, Thompson PD, Marsden CD (1995) Primary writing tremor. Brain 118: 1461–1472

Bak TH, Bauer M, Schaub RT, Hellweg R, Reischies FM (1995) Myoclonus in patients treated with clozapine: a case series. J Clin Psychiatry 56: 418–422

Barker FG, Jannetta PJ, Bissonette DJ, Shields PT, Larkins MV, Jho HD (1995) Microvascular decompression for hemifacial spasm. J Neurosurg 82: 201–210

Benecke R, Strumper P, Weiss H (1992) Electron transfer complex I defect in idiopathic dystonia. Ann Neurol 32: 683–686

Blackie JD, Lees AJ (1990) Botulinum treatment in spasmodic torticollis. J Neurol Neurosurg Psychiatry 53: 640–643

Blasi J, Chapman ER, Link E, Binz T, Yamasaki S, De Camilli P, Sudhof TC, Niemann H, Jahn R (1993) Botulinum neurotoxin A selectively cleaves the synaptic protein SNAP-25. Nature 365: 160–163

Blitzer A, Brin MF (1991) Laryngeal dystonia: a series with botulinum toxin therapy. Ann Otol Rhinol Laryngol 100: 85–89

Blitzer A, Brin MF, Stewart C, Aviv JE, Fahn S (1992) Abductor laryngeal dystonia: a series treated with botulinum toxin. Laryngoscope 102: 163–167

Borodic G, Johnson E, Goodnough M, Schantz E (1996) Botulinum toxin therapy, immunologic resistance, and problems with available materials. Neurology 46: 26–29

Borodic GE, Ferrante R, Pearce LB, Smith K (1994) Histologic assessment of dose-related diffusion and muscle fiber response after therapeutic botulinum toxin A injections. Mov Dis 9: 31–39

Braun V, Richter HP (1994) Selective peripheral denervation for the treatment of spasmodic torticollis. Neurosurgery 35: 58–62

Bressman SB, Hunt AL, Heiman GA, Brin MF, Burke RE, Fahn S, Trugman JM, de Leon D, Kramer PL, Wilhelmsen KC, Nygaard TG (1994) Exclusion of the DYT1 locus in a non-Jewish family with early-onset dystonia. Mov Disord 9: 626–632

Brion S, Plas J, Chevalier JF, Dussaux P (1988) Dyskinesies seniles et dyskinesies tardives. Encephale 14: 215–219

Brooks DJ, Turjanski N, Sawle GV, Playford ED, Lees AJ (1992) PET studies on the integrity of pre- and postsynaptic dopaminergic system in Tourette syndrome. Adv Neurol 58: 227–231

Burke RE, Brin MF, Fahn S (1986) Analysis of the clinical course of non-Jewish autosomal dominant torsion dystonia. Mov Dis 1: 163–178

Burke RE, Fahn S, Marsden CD (1986) Torsion dystonia: A double-blind, prospective trial of high-dosage trihexyphenidyl. Neurology 36: 160–164

Burke RE, Fahn S (1985) Serum trihexyphenidyl levels in the treatment of torsion dystonia. Neurology 35: 1066–1069

Cardoso F, Jankovic J, Grossman RG, Hamilton WJ (1995) Outcome after stereotactic thalamotomy for dystonia and hemiballismus. Neurosurgery 36: 501–507

Ceballos-Baumann AO, Gasser T, Dengler R, Oertel WH (1990) Lokale Injektionsbehandlung mit Botulinum-Toxin A bei Blepharospasmus, Meige Syndrom und Spasmus hemifacialis. Beobachtungen an 106 Patienten. Nervenarzt 61: 604–610

Ceballos-Baumann AO, Passingham RE, Warner T, Playford ED, Marsden CD, Brooks DJ (1995) Overactive prefrontal and underactive motor cortical areas in idiopathic dystonia. Ann Neurol 37: 363–372

Chan J, Brin MF, Fahn S (1991) Idiopathic cervical dystonia: clinical characteristics. Mov Disord 6: 119–126

Chen RS, Tsai CH, Lu CS (1995) Reciprocal inhibition in writer's cramp. Mov Disord 10: 556–561

Csala B, Deuschl G (1994) Craniozervikale Dystonien: Pragmatischer Sammelbegriff oder nosologische Einheit? Nervenarzt 65: 75–94

Digre K, Corbett JJ (1988) Hemifacial spasm: Differential diagnosis, mechanism, and treatment. Adv Neurol 49: 151–176

Dinan TG, Golden T (1990) Orofacial dyskinesia in Down's syndrome. Br J Psychiatry 157: 131–132

Du C, Korogi Y, Nagahiro S, Sakamoto Y, Takada A, Ushio Y, Hirai T, Higashida Y, Takahashi M (1995) Hemifacial spasm: three-dimensional MR images in the evaluation of neurovascular compression. Radiology 197: 227–231

Eggers C, Rothenberger A, Berghaus U (1988) Clinical and neurobiological findings in children suffering from tic disease following treatment with tiapride. Eur Arch Psychiat Neurol Sci 237: 223–229

Elston JS (1992) The management of blepharospasm and hemifacial spasm. J Neurol 239: 5–8

Feltner DE, Hertzman M (1993) Progress in the treatment of tardive dyskinesia: theory and practice. Hosp Community Psychiatry 44: 25–34

Fenton WS, Wyatt RJ, McGlashan TH (1994) Risk factors for spontaneous dyskinesia in schizophrenia. Arch Gen Psychiatry 51: 643–650

Fisk GG, York SM (1987) The effect of sodium valproate on tardive dyskinesia – revisited. Br J Psychiat 150: 542-546

Fletcher NA, Harding AE, Marsden CD (1990) A genetic study of idiopathic torsion dystonia in the United Kingdom. Brain 113: 379–395

Fletcher NA, Harding AE, Marsden CD (1991) A case-control study of idiopathic torsion dystonia. Mov Disord 6: 304–309

Fletcher NA, Harding AE, Marsden CD (1991) The relationship between trauma and idiopathic torsion dystonia. J Neurol Neurosurg Psychiatry 54: 713–717

Gauthier S, Perot P, Bertrand G (1988) Role of surgical anterior rhizotomies in the management of torticollis spasmodicus. Adv Neurol 50: 633–635

Gelenberg AJ, Dorer DJ, Wojcik JD, Falk WE, Brotman AW, Leahy L (1990) A crossover study of lecithin treatment of tardive dyskinesia. J Clin Psychiatry 51: 149–153

Gelenberg AJ, Wojcik J, Falk WE, Bellinghausen B, Joseph AB (1989) CDP-choline for the treatment of tardive dyskinesia. A small negative series. Compr Psychiat 30: 1–4

Gilbert GJ (1975) Response of hemiballismus to haloperidol. JAMA 233: 535–536

Glanzmann RL, Gelb DJ, Drury I, Bromberg MB, Truong DD (1990) Brachial plexopathy after botulinum toxin injections. Neurology 40: 1143

Goetz CG, Tanner CM, Wilson RS, Carroll VS, Como PG, Shannon KM (1987) Clonidine and Gilles de la Tourette's syndrome: Double-blind study using objective rating methods. Ann Neurol 21: 307–310

Goff DC, Renshaw PF, Sarid Segal O, Dreyfuss DA, Amico ET, Ciraulo DA (1993) A placebo-controlled trial of selegeline (L-deprenyl) in the treatment of tardive dyskinesia. Biol Psychiat 33: 700–706

Gordon MF, Bressman S, Brin MF, de Leon D, Warburton D, Yeboa K, Fahn S (1995) Dystonia in a patient with deletion of 18q. Mov Disord 10: 496–499

Grafman J, Cohen LG, Hallett M (1991) Is focal hand dystonia associated with psychopathology? Mov Disord 6: 29–35

Grandas F, Elston J, Quinn N, Marsden CD (1988) Blepharospasm: A review of 264 cases. J Neurol Neurosurg 51: 761–772

Greene P (1992) Baclofen in the treatment of dystonia. Clin Neuropharmacol 15: 276–288

Greene P, Fahn S, Diamond B (1994) Development of resistance to botulinum toxin type A in patients with torticollis. Mov Disord 9: 213–217

Greene P, Kang UJ, Fahn S (1995) Spread of symptoms in idiopathic torsion dystonia. Mov Disord 10: 143–152

Greene P, Shale H, Fahn S (1988) Experience with high dosages of anticholinergic and other drugs in the treatment of torsion dystonia. Adv Neurol 50: 547–556

Greene PE, Fahn S (1992) Baclofen in the treatment of idiopathic dystonia in children. Mov Disord 7: 48–52

Greene PE, Fahn S (1993) Use of botulinum toxin type F injections to treat torticollis in patients with immunity to botulinum toxin type A. Mov Disord 8: 479–483

Hatheway CL, Dang C (1994) Immunogenicity of the neurotoxins of Clostridium botulinum. In: Therapy with Botulinum Toxin, J Jankovic, M Hallett (Hrsg.) Dekker, New York, 93–108

Heim M, Rhein C (1994) Frühdyskinesien unter der Gabe von Clozapin (Leponex). Nervenarzt 65: 486–487

Holmgren G, Ozelius L, Forsgren L, Almay BG, Holmberg M, Kramer P, Fahn S, Breakefield XO (1995) Adult onset idiopathic torsion dystonia is excluded from the DYT 1 region (9q34) in a Swedish family. J Neurol Neurosurg Psychiatry 59: 178–181

Hosoya T, Watanabe N, Yamaguchi K, Saito S, Nakai O (1995) Three-dimensional-MRI of neurovascular compression in patients with hemifacial spasm. Neuroradiology 37: 350–352

DSM III (1980) American Psychiatric Association, Committee on Nomenclature and Statistics: Diagnostics and Statistical Manual of Mental Disorders. ed. 3, Washington, D.C

Illingworth RD, Porter DG, Jakubowski J (1996) Hemifacial spasm: a prospective long-term follow up of 83 cases treated by microvascular decompression at two neurosurgical centres in the United Kingdom. J Neurol Neurosurg Psychiatry 60: 72-77

Inzelberg R, Kahana E, Korcyn AD (1988) Clinical course of idiopathic torsion dystonia among Jews in Israel. Adv Neurol 50: 93–100

Jakob A (1923) Die extrapyramidalen Erkrankungen. Springer, Berlin

Jankovic J (1982) Treatment of hyperkinetic movement disorders with tetrabenazine: A double - blind crossovers study. Ann Neurol 11: 41–47

Jankovic J (1988) Etiology and differential diagnosis of blepharospasm and oromandibular dystonia. Adv Neurol 49: 103–116

Jankovic J (1994) Botulinum toxin treatment in the treatment of dystonia and other disorders. In: SH Appel (Hrsg.) Current Neurology 14, Mosby-Year Book, Chicago, 207–229

Jankovic J (1994) Post-traumatic movement disorders: central and peripheral mechanisms. Neurology 44: 2006–2014

Jankovic J, Fahn S (1993) Dystonic Disorders. In: J Jankovic, E Tolosa (Hrsg.) Parkinson's Disease and Movement Disorders. Williams and Wilkins, Baltimore, 337–374

Jankovic J, Ford J (1983) Blepharospasm and orofacial-cervical dystonia: Clinical and pharmacological findings in 100 patients. Ann Neurol 13: 402-411

Jankovic J, Leder S, Warner D, Schwartz K (1991) Cervical dystonia: clinical findings and associated movement disorders. Neurology 41: 1088–1091

Jankovic J, Orman J (1988) Tetrabenazine therapy of dystonia, chorea, tics, and other dyskinesias. Neurology 38: 391–394

Jankovic J, Rohaidy H (1987) Motor, behavioral and pharmacologic findings in Tourette's syndrome. Can J Neurol Sci 14: 541–546

Jankovic J, Schwartz K (1990) Botulinum toxin injections for cervical dystonia. Neurology 40: 277–280

Jankovic J, Schwartz K (1995) Response and immunoresistance to botulinum toxin injections. Neurology 45: 1743–1746

Jankovic J, Schwartz K, Donovan DT (1990) Botulinum toxin treatment of cranial-cervical dystonia, spasmodic dysphonia, other focal dystonias and hemifacial spasm. J Neurol Neurosurg Psychiatry 53: 633–639

Jankovic J, Schwartz KS (1991) Clinical correlates of response to botulinum toxin injections. Arch Neurol 48: 1253–1256

Jankovic J, Schwartz KS (1993) Longitudinal experience with botulinum toxin injections for treatment of blepharospasm and cervical dystonia. Neurology 43: 834–836

Jannetta P (1977) Observations on the etiology of trigeminal neuralgia, hemifacial spasm, acoustic nerve dysfunction and glossopharyngeal neuralgia. Definitive microsurgical treatment and results in 11 patients. Neurochirurgia 20: 145–154

Jedynak CP, Bonnet AM, Agid Y (1991) Tremor and idiopathic dystonia. Mov Disord 6: 230–236

Jeste DV, Caligiuri MP, Paulsen JS, Heaton RK, Lacro JP, Harris MJ, Bailey A, Fell RL, McAdams LA (1995) Risk of tardive dyskinesia in older patients. A prospective longitudinal study of 266 outpatients. Arch Gen Psychiatry 52: 756–765

Johnson WG, Fahn S (1977) Treatment of vascular hemiballismus and hemichorea. N Eng J Med 295: 1348–1350

Kaji R, Kohara N, Katayama M, Kubori T, Mezaki T, Shibasaki H, Kimura J (1995) Muscle afferent block by intramuscular injection of lidocaine for the treatment of writer's cramp. Muscle Nerve 18: 234–235

Kane JM, Woerner M, Borenstein M, Wegner J, Lieberman J (1986) Integrating incidence and prevalence of tardive dyskinesia. Psychopharmacol Bull 22: 254–258

Kane JM, Woerner M, Borenstein M, Wegner J, Lieberman J (1986) Integrating incidence and prevalence of tardive dyskinesia. Psychopharmacol Bull 22: 254–258

Kang UJ, Burke RE, Fahn S (1988) Tardive dystonia. Adv Neurol 50: 415–429

Karp BI, Cole RA, Cohen LG, Grill S, Lou JS, Hallett M (1994) Long-term botulinum toxin treatment of focal hand dystonia. Neurology 44: 70–76

Kobata H, Kondo A, Kinuta Y, Iwasaki K, Nishioka T, Hasegawa K (1995) Hemifacial spasm in childhood and adolescence. Neurosurgery 36: 710–714

Krack P, Marion MH (1994) »Apraxia of lid opening,« a focal eyelid dystonia: clinical study of 32 patients. Mov Disord 9: 610–615

Krauss JK, Mohadjer M, Braus DF, Wakhloo AK, Nobbe F, Mundinger F (1992) Dystonia following head trauma: a report of nine patients and review of the literature. Mov Disord 7: 263–72

Kuroki A, Moller AR (1994) Chronic vascular irritation of the facial nerve causes facial spasm in rats. Neurol Res 16: 284–248

Kwiatkowski DJ, Ozelius L, Kramer PL, Perman S, Schuback DE, Gusella JF, Fahn S, Breakefield XO (1991) Torsion dystonia genes in two populations confined to a small region on chromosome 9q32-34. Am J Hum Genet 49: 366–371

Lang AE (1985) Dopamine agonists in the treatment of dystonia. Clin Neuropharmacol 8: 38–57

Lang AE (1985) Persistent hemiballismus with lesions outside the subthalamic nucleus. Can J Neurol Sci 12: 125–128

Lang AE (1988) Dopamine agonists and antagonists in the treatment of idiopathic dystonia. Adv Neurol 50: 561–570

Lang AE, Marsden CD (1982) Alphamethylparathyrosine and tetrabenazine in movement disorders. Clin Neuropharmacol 5: 375–387

Lang AE, Riley DE (1992) Tizanidine in cranial dystonia. Clin Neuropharmacol 15: 142-147

Lee LV, Pascasio FM, Fuentes FD, Viterbo GH (1976) Torsion dystonia in Panay, Philipines. Adv Neurol 14: 137–151

Lee MS, Marsden CD (1994) Movement disorders following lesions of the thalamus or subthalamic region. Mov Disord 9: 493–507

Lee MS, Rinne JO, Ceballos-Baumann A, Thompson PD, Marsden CD (1994) Dystonia after head trauma. Neurology 44: 1374–1378

Lenz FA, Martin R, Kwan HC, Tasker RR and Dostrovsky JO (1990) Thalamic single-unit activity occurring in patients with hemidystonia. Stereotact Funct Neurosurg 55: 159–162

Loonen AJ, Verwey HA, Roels PR, van Bavel LP, Doorschot CH (1992) Is diltiazem effective in treating the symptoms of (tardive) dyskinesia in chronic psychiatric inpatients? A negative, double-blind, placebo-controlled trial. J Clin Psychopharmacol 12: 39–42

Mark MH, Sage JI, Dickson DW, Heikkila RE, Manzino L, Schwarz KO, Duvoisin RC (1994) Meige syndrome in the spectrum of Lewy body disease. Neurology 44: 1432-1436

Marsden CD (1976) Blepharospasm/oromandibular dystonia syndrome (Brueghel's syndrome): a variant of adult-onset torsion dystonia. J Neurol Neurosurg Psychiatry 39: 1204–1209

Marsden CD, Harrison MJG (1974) Idiopathic torsion dystonia (Dystonia musculorum deformans). A review of forty-two patients. Brain 97: 793–810

Marsden CD, Sheehy MP (1990) Writer's cramp. Trends Neurosci 13: 148–153

Marsden CD, Marion MH, Quinn N (1984) The treatment of severe dystonia in children and adults. J Neurol Neurosurg Psychiatry 47: 1166–1173

Marsden CD, Obeso JA, Zarranz JJ (1985) The anatomical basis of symptomatic hemidystonia. Brain 108: 463–483

Martin JP (1957) Hemichorea (Hemiballismus) without lesions in the corpus Luysii. Brain 80: 1–10

Mezaki T, Kaji R, Kohara N, Fujii H, Katayama M, Shimizu T, Kimura J, Brin MF (1995) Comparison of therapeutic efficacies of type A and F botulinum toxins for blepharospasm: a double-blind, controlled study. Neurology 45: 506–508

Micheli F, Gatto M, Lekhuniec E, Mangone C, Fernandez Pardal M, Pikielny R, Casas Parera I (1990) Treatment of Tourette's syndrome with calcium-antagonists. Clin Neuropharmacol 13: 77–83

Miller LG, Jankovic J (1992) Drug-induced dyskinesias:

An overview. In: Disorders of Movement in Psychiatry and Neurology. J. B. Anthony, R. B. Young (Hrsg.), Blackwell Scientific, Cambridge, 5–32

Møller MB, Møller AR (1985) Loss of auditory function in microvascular compression for hemifacial spasm. Results in 143 consecutive cases. J Neurosurg 63: 17–20

Morgenstern H, Glazer WM (1993) Identifying risk factors for tardive dyskinesia among long-term outpatients maintained with neuroleptic medications. Results of the Yale Tardive Dyskinesia Study. Arch Gen Psychiatry 50: 723–733

Moss LE, Neppe VM, Drevets WC (1993) Buspirone in the treatment of tardive dyskinesia. J Clin Psychopharmacol 13: 204–209

Moyer E, Settler PE (1994) Botulinum toxin type B: Experimental and clinical experience. In: Therapy with Botulinum Toxin. J. Jankovic, M. Hallett (Hrsg.), Dekker, New York, 71–86

Nakashima K, Kusumi M, Inoue Y, Takahashi K (1995) Prevalence of focal dystonias in the western area of Tottori Prefecture in Japan. Mov Disord 10: 440–443

Narayan RK, Loubser PG, Jankovic J, Donovan WH, Bontke CF (1991) Intrathecal baclofen for intractable axial dystonia. Neurology 41: 1141–1142

Nutt JG, Hammerstad JP, Carter J (1984) Cranial dystonia: Double-blind cross-over study of anticholinergics. Neurology 34: 215–217

Nutt JG, Hammerstad JP, Carter JH, deGarmo PL (1985) Lisuride treatment of focal dystonia. Neurology 35: 1242-1243

Nutt JG, Muenter MD, Aronson A, Kurland LT, Melton LJ (1988) Epidemiology of focal and generalized dystonia in Rochester, Minnesota. Mov Dis 3: 188–194

Nygaard TG (1993) Dopa-responsive dystonia. Delineation of the clinical syndrome and clues to pathogenesis. Adv Neurol 60: 577–585

Nygaard TG (1995) Dopa-responsive dystonia. Curr Opin Neurol 8: 310–313

Nygaard TG, Wilhelmsen KC, Risch NJ, Brown DL, Trugman JM, Gilliam TC, Fahn S, Weeks DE (1993) Linkage mapping of dopa-responsive dystonia (DRD) to chromosome 14q. Nat Genet 5: 386–391

Pakkenberg H, Fog R (1974) Spontaneous oral dyskinesia. Arch Neurol 31: 352-353

Pauletti G, Berardelli A, Cruccu G, Agostino R, Manfredi M (1993) Blink reflex and the masseter inhibitory reflex in patients with dystonia. Mov Disord 8: 495–500

Pearce J (1972) Reversal of hemiballismus by tetrabenazine. JAMA 219: 1345

Pettigrew LC, Jankovic J (1985) Hemidystonia: A report of 22 patients and a review of the literature. J Neurol Neurosurg Psychiatry 48: 650–657

Poewe W, Schelosky L, Kleedorfer B, Heinen F, Wagner M, Deuschl G (1992) Treatment of spasmodic torticollis with local injections of botulinum toxin. One-year follow-up in 37 patients. J Neurol 239: 21–25

Pool KD, Freeman FJ, Finitzo T, Hayashi M, Chapman SB, Close LG, Kondraske GV, Mendelsohn D, Schaefer SD, Watson BC (1991) Heterogeneity in spasmodic dysphonia. Arch Neurol 48: 305–309

Pullman SL, Greene P, Fahn S, Pedersen SF (1996) Approach to the treatment of limb disorders with botulinum toxin A – experience with 187 patients. Arch Neurol 53: 617–624

Quinn N, Marsden CD (1984 A) double-blind trial of sulpiride in Huntington's disease and tardive dyskinesia. J Neurol Neurosurg Psychiatry 47: 844–847

Raja M (1995) Tardive dystonia. Prevalence, risk factors, and comparison with tardive dyskinesia in a population of 200 acute psychiatric inpatients. Eur Arch Psychiatry Clin Neurosci 245: 145–151

Ranawaya R, Lang A (1991) Usefulness of a writing device in writer's cramp. Neurology 41: 1136–1138

Reichmann H, Naumann M, Hauck S, Janetzky B (1994) Respiratory chain and mitochondrial deoxyribonucleic acid in blood cells from patients with focal and generalized dystonia. Mov Disord 9: 597–600

Rivest J, Lees AJ, Marsden CD (1991) Writer's cramp: treatment with botulinum toxin injections. Mov Disord 6: 55–59

Sand PL, Carlson C (1973) Failure to establish control over tics in the Gilles de la Tourette syndrome with behaviour therapy. Br J Psychiat 122: 665–670

Sandyk R, Gillman MA (1987) Baclofen in hemifacial spasm. Int J Neurosci 33: 261–264

Schiavo G, Rossetto O, Catsicas S, Polverino de Laureto P, Das Gupta BR, Benfenati F, Montecucco C (1993) Identification of the nerve terminal targets of botulinum neurotoxin A, D, and F. J Biol Chem 268: 23784–23787

Schwartz M, Moguillansky L, Lanyi G, Sharf B (1990) Sulpiride in tardive dyskinesia. J Neurol Neurosurg Psychiatry 53: 800–802

Scott BL, Jankovic J (1996) Delayed-onset progressive movement disorders after static brain lesions. Neurology 46: 68–74

Shapiro A, Shapiro ES, Young JG, Feinberg TE (1988) Gilles de la Tourette Syndrome. Raven Press, New York

Shapiro E, Shapiro AK, Fulop G, Hubbard M, Mandeli J, Nordlie J, Phillips RA (1989) Controlled study of haloperidol, pimozide, and placebo for the treatment of Gilles de la Tourette syndrome. Arch Gen Psychiat 46: 722-730

Sheean GL, Lees AJ (1995) Botulinum toxin F in the treatment of torticollis clinically resistant to botulinum toxin A. J Neurol Neurosurg Psychiatry 59: 601–607

Sheehy MP, Marsden CD (1982) Writer's cramp: a focal dystonia. Brain 105: 461–480

Stacy M, Cardoso F, Jankovic J (1993) Tardive stereotypy and other movement disorders in tardive dyskinesias. Neurology 43: 937–941

Stojanovic M, Cvetkovic D, Kostic VS (1995 A) genetic study of idiopathic focal dystonias. J Neurol 242: 508–511

Sweet RA, Mulsant BH, Gupta B, Rifai AH, Pasternak RE, McEachran A, Zubenko GS (1995) Duration of neuroleptic treatment and prevalence of tardive dyskinesia in late life. Arch Gen Psychiatry 52: 478–486

Tanner CM, Goldman SM (1994) Epidemiology of movement disorders. Curr Opin Neurol 7: 340–345

Tasker RR, Doorly T, Yamashiro K (1988) Thalamotomy in generalized dystonia. Adv Neurol 50: 615–631

Taylor AE, Lang AE, Saint CJ, Riley DE, Ranawaya R (1991) Cognitive processes in idiopathic dystonia treated with high-dose anticholinergic therapy: implications for treatment strategies. Clin Neuropharmacol 14: 62-77

Thaker GK, Nguyen JA, Strauss ME, Jacobson R, Kaup BA, Tamminga CA (1990) Clonazepam treatment of tardive dyskinesia: a practical GABAmimetic strategy. Am J Psychiatry 147: 445–451

Ticehurst SB (1990) Is spontaneous orofacial dyskinesia an artefact due to incomplete drug history? J Geriatr Psychiatry Neurol 3: 208–211

Tolosa E, Marti MJ (1988) Blepharospasm-oromandibular dystonia syndrome (Meige's syndrome): clinical aspects. Adv Neurol 49: 73–84

Topka H, Hallett M (1992) Perioral reflexes in orofacial dyskinesia and spasmodic dysphonia. Muscle Nerve 15: 1016–1022

Truong DD, Rontal M, Rolnick M, Aronson AE, Mistura K (1991) Double-blind controlled study of botulinum toxin in adductor spasmodic dysphonia. Laryngoscope 101: 630–634

Tsui JK, Bhatt M, Calne S, Calne DB (1993) Botulinum toxin in the treatment of writer's cramp: a double-blind study. Neurology 43: 183–185

Van de Wetering BJM, Heutink P (1993) The genetics of Gilles de la Tourette syndrome. J Lab Clin Med 121: 638–645

Van Zandijcke M (1995) Cervical dystonia (spasmodic torticollis). Some aspects of the natural history. Acta Neurol Belg 95: 210–215

Waddy HM, Fletcher NA, Harding AE, Marsden CD (1991) A genetic study of idiopathic focal dystonias. Ann Neurol 29: 320–324

Whurr R, Lorch M, Fontana H, Brookes G, Lees A, Marsden CD (1993) The use of botulinum toxinin the treatment of adductor spasmodic dysphonia. J Neurol Neurosurg Psychiatry 56: 526–530

Wilkins RH (1991) Hemifacial spasm: a review. Surg Neurol 36: 251–277

Willemse J (1986) Benign idiopathic dystonia with onset in the first year of life. Devel Med Child Neurol 28: 355–363

Wirtschafter JD (1994) Chemomyectomy of the orbicularis oculi muscles for the treatment of localized hemifacial spasm. J Neuroophthalmol 14: 199–204

Yamashiro K, Tasker RR (1993) Stereotactic thalamotomy for dystonic patients. Stereotact Funct Neurosurg 60: 81–85

Yoshimura DM, Aminoff MJ, Tami TA, Scott AB (1992) Treatment of hemifacial spasm with botulinum toxin. Muscle Nerve 15: 1045–1049

Zilber N, Inzelberg R, Kahana E, Korczyn AD (1994) Natural course of idiopathic torsion dystonia among Jews. Neuroepidemiology 13: 195–201.

I 4. Chorea Huntington und Chorea Sydenham

von *T. Gasser**

I 4.1. Chorea Huntington

Die Chorea Huntington (internationales Symbol HD für Huntington's disease) ist eine autosomal-dominant vererbte, chronisch progrediente neurodegenerative Erkrankung. Sie wird durch die Mutation eines Gens auf dem kurzen Arm von Chromosom 4 verursacht (Gusella et al., 1983). Neuropathologisch ist die Chorea Huntington durch den Untergang vorwiegend der kleinen und mittelgroßen striatalen Interneurone gekennzeichnet. Nervenzellen, die GABA und Substanz P als Neurotransmitter verwenden, sind vorwiegend betroffen, während Neurone, die Somatostatin und Neuropeptid Y enthalten, selektiv ausgespart sind (Reynolds und Pearson, 1993).

Die *Ursache* der Chorea Huntington auf molekularer Ebene ist die pathologische Verlängerung (Expansion) einer repetitiven Trinukleotid-Sequenz in Exon 1 eines Gens, das für ein Protein kodiert, welches »Huntingtin« genannt wurde (HD Collaborative Research Group, 1993). Bei gesunden Individuen liegt in diesem Exon die für die Aminosäure Glutamin kodierende Trinukleotid-Sequenz CAG etwa 10 bis 30 mal wiederholt vor. Eine Verlängerung dieser Sequenz auf über 38 bis 40 Kopien führt über einen noch nicht näher bekannten Mechanismus zu einer Funktionsstörung des kodierten Proteins und damit zur Erkrankung. Trinukleotid-Repeat-Expansionen wurden als Ursache für eine Reihe weiterer erblicher neurologischer Erkrankungen beschrieben, so für die dominant erblichen spinozerebellären Ataxien Typ 1 und 3, die myotone Dystrophie Curschmann-Steinert, die bulbospinale Muskelatrophie (Kennedy-Syndrom) und die Friedreichsche Ataxie (vgl. Kap. M1).

Obwohl mit der Expansion des CAG-Tripletts zweifellos die für die Erkrankung ursächliche Mutation identifiziert wurde, ist der dem selektiven Zelltod zugrunde liegende molekulare Pathomechanismus bis heute unbekannt. Huntingtin wird nicht nur im Striatum, sondern in allen Hirnregionen und vielen anderen Geweben exprimiert (Sharp et al., 1995). Neueste Studien deuten darauf hin, daß die pathologisch verlängerte Polyglutamin-Domäne des Huntingtin durch abnorme Protein-Protein-Interaktion zur Funktionsstörung führt (Li et al., 1995), möglicherweise durch die Beschleunigung des »programmierten Zelltods« durch Apoptose (Goldberg et al., 1996). Die Untersuchung von transgenen Tieren, die das expandierte CAG-Repeat tragen, wird zur Aufklärung des Pathomechanismus beitragen.

I 4.1.1. Klinik

Das klinische Bild besteht aus der klassischen Symptomentrias:

(1) *Bewegungsstörung,* die meist durch Chorea, seltener aber auch durch Dystonie, Akinese und Rigor dominiert wird,
(2) *organische Wesensänderung* und
(3) *Demenz.*

Die klinischen Varianten der Chorea Huntington bilden ein kontinuierliches Spektrum von der »klassischen« choreatischen Form bis hin zur akinetisch rigiden Form (Westphal Variante, s. u.) die vorwiegend bei Krankheitsbeginn im Jugendalter beobachtet wird (Farrer und Conneally, 1987).

Die klinische Diagnose der Chorea Huntington gründet sich auf das klinische Erscheinungsbild, den chronisch progredienten Krankheitsverlauf, den Ausschluß anderer Ursachen für eine Chorea (s. **Tab. I 4.1**) und die positive Familienanamnese. Gesicherte Neumutationen sind beschrieben, aber sehr selten, sodaß bei fehlender Familienanamnese eine außereheliche Konzeption in Betracht gezogen werden muß. Durch die molekulargenetische Diagnostik (direkter Mutationsnachweis, s. u.) kann die Diagnose gesichert werden.

In typischen Fällen zeigt die neurologische Untersuchung eine generalisierte choreatische Bewegungsstörung und eine unterschiedlich ausgeprägte Demenz. Die Bewegungsunruhe wird im Kontext affektiver Erregung und ausdrucksmotorischer Aktivität verstärkt. Die Unfähigkeit, über längere Zeit eine tonische Innervation aufrechtzuerhalten, insbesondere beim Vorstrecken der Zunge oder beim Händedruck (»Melkergriff«), kann ein frühes Zeichen für die Erkrankung sein. Häufig besteht jedoch eine komplexe Bewegungsstörung, die neben der typischen Chorea auch Elemente von Rigor, Akinese, sowie dystone Bewegungsabläufe und Myoklonien umfassen kann. Eine manuelle und orolinguale Dyspraxie stört ebenfalls häufig den geordneten Bewegungsablauf. Die Okulomotorik ist oft schon früh im Ver-

* Autor dieses Kap. in der 2. Auflage: E. Scholz

lauf der Erkrankung gestört. Charakteristisch (wenn auch nicht spezifisch) sind eine Störung der Initiierung und Verlangsamung von Willkürsakkaden.

Bei einem hohen Prozentsatz der Patienten mit klinisch manifester Symptomatik kann durch cCT oder MRT eine Atrophie des Nucleus caudatus dargestellt werden. In T2-gewichteten kernspintomographischen Untersuchungen wurde eine erhöhte Signalintensität im Putamen beschrieben (Sax und Buonanno, 1986). Durch ^{18}Fluoro-Desoxyglucose-PET kann, zum Teil bereits in präsymptomatischen Krankheitsstadien, ein Hypometabolismus des Putamens und des Globus pallidus nachgewiesen werden (Grafton et al., 1990). Das ^{18}Fluoro-L-Dopa-PET ist unauffällig, während Liganden für D1 und D2-Rezeptoren eine pathologische Verminderung der Bindungsstellen zeigen (Turjanski et al., 1995).

Die Störungen der Okulomotorik lassen sich elektronystagmographisch objektivieren. Eine Amplitudenreduktion von kortikal abgeleiteten somatosensibel und akustisch evozierten Potentialen wurde beschrieben. Da jedoch diese Veränderungen unspezifisch sind und in hohem Maß von der Ableitetechnik abhängen, sind sie nicht diagnostisch einzusetzen. Die Latenzen der evozierten Potentiale sind normal. Mechanisch oder elektrisch evozierte transkortikale »long loop«-Reflexe können völlig fehlen.

Die definitive Diagnosesicherung ist heute durch den *Nachweis der Mutation* möglich. Die pathologische Verlängerung der Triplett-Repeat-Sequenz kann durch die Polymerase-Kettenreaktion nachgewiesen werden (direkte DNA-Diagnostik). Dadurch ist die bisher notwendige Familienuntersuchung mit gekoppelten DNA-Markern (indirekte DNA-Diagnostik) überflüssig geworden. Durch diese Untersuchung kann die Diagnose auch in klinisch atypischen oder sporadischen Fällen gesichert werden (Dürr et al., 1995). Eine Expansion der CAG-Sequenz wurde bei 99 % der Patienten mit neuropathologisch gesicherter Chorea Huntington nachgewiesen (Xuereb et al., 1996). Umgekehrt geht man heute davon aus, daß praktisch alle Individuen mit einer CAG-Anzahl im eindeutig pathologischen Bereich (40 und mehr) Symptome der Chorea Huntington zeigen werden, wenn auch in einzelnen Fällen erst sehr spät und in milder Form. Unsicher ist die individuelle Prognose in Fällen, in denen ca. 36 bis 39 CAGs vorliegen. Sicher ist in diesen Fällen aber, daß die Genträger ein deutlich erhöhtes Risiko aufweisen, durch weitere Expansion der Sequenz Kinder mit einer CAG-Repeat-Anzahl im eindeutig pathologischen Bereich zu haben.

Die Richtlinien, die ursprünglich für die indirekte molekulargenetische Diagnostik mit Hilfe von Familienuntersuchungen herausgegeben wurden, wurden überarbeitet und sollen weiterhin beachtet werden (International Huntington Association and the World Federation of Neurology Research Group on Huntington's Chorea, 1994). Diese Richtlinien sehen die explizite Zustimmung des Patienten zur Untersuchung und auch zur Mitteilung des Ergebnisses vor, sowie eine ausführliche genetische Beratung und psychologische Betreuung vor und nach dem Test, eine vertrauliche Behandlung der Testergebnisse gegenüber Dritten und den Verzicht auf die Untersuchung von Minderjährigen. Auch eine pränatale molekulargenetische Diagnostik ist möglich (Simpson und Harding, 1993).

Die Differentialdiagnose der choreatischen Bewegungsstörung im Kontext einer möglichen Huntingtonschen Erkrankung ist in **Tab. I 4.1** zusammengefaßt.

Tab. I 4.1: Differentialdiagnosen der Chorea Huntington

Beginn im Kindes- und Jugendalter
Metabolische Erkrankung (lysosomale Speicherkrankheiten, Phenylketonurie)
Wilsonsche Erkrankung
Hallervorden-Spatz-Erkrankung
Benigne familiäre-Chorea
Lesch-Nyhan-Syndrom
Lupus erythematodes
Gilles de la Tourette-Syndrom
Beginn im Erwachsenenalter
Neuroacanthocytose
Olivopontozerebelläre Atrophie
Dentatorubropallidoluyisische Atrophie
Schwangerschafts-Chorea
Benigne familiäre Chorea
»Senile« postischämische (Hemi-)Chorea
Medikamentös oder toxisch verursachte Chorea
Dopamin-Agonisten (v. a. bei bestehender Parkinson Erkrankung)
Dopamin-Antagonisten (tardive Dyskinesien)
Antikonvulsiva
Phenytoin
Carbamazepin
Steroide
Kontrazeptiva
Anabole Steroide
Opiate
Methadon
andere
Antihistamine
Cimetidine
Diazoxid
Digoxin
Flunarizin
INH
Lithium
Methyldopa
Reserpine
Triazolam
Trizyklische Antidepressiva
Toxine
Kohlenmonoxid
Mangan
Quecksilber
Thallium
Toluol

I 4.1.2. Verlauf

Die Chorea Huntington kommt in allen Rassen mit einer Prävalenz von 2 bis 7/100 000 vor, allerdings mit starken regionalen Häufigkeitsunterschieden (Conneally, 1984).
Die Erkrankung wird als autosomal-dominantes Merkmal vererbt. Im siebzigsten Lebensjahr zeigen praktisch alle Träger des mutierten Gens Zeichen der Erkrankung (Conneally, 1984). Sie manifestiert sich typischerweise im vierten oder fünften Lebensjahrzehnt (im Mittel im 38. Lebensjahr). Die mittlere Krankheitsdauer beträgt 19 Jahre mit einer Spanne von 10 bis 25 Jahren (Harper und Newcombe, 1991).
Typischerweise beginnt die choreatische Bewegungsstörung der Huntingtonschen Erkrankung mit einer leichten »Unruhe« der Finger, der Zehen und der Gesichtsmuskulatur. Der Patient nimmt dies in der Regel in diesem Stadium nicht wahr. Er wird von seiner Umgebung auf diese Auffälligkeit angesprochen. Charakteristischerweise versuchen die Kranken, den einschießenden choreatischen Bewegungsimpuls in eine Willkürbewegung umzusetzen, indem sie sich zum Beispiel am Kopf kratzen oder andere »Verlegenheitsgesten« ausführen. Mit zunehmender Heftigkeit behindert die Chorea koordinierte Bewegungsabläufe.
Später im Verlauf der Erkrankung gehen die choreatischen Bewegungen häufig zurück und werden zunehmend durch dystone und athetoide Bewegungen auf dem Hintergrund eines akinetischen Syndroms ersetzt, das gelegentlich durch heftige choreatische »Bewegungsstürme« unterbrochen wird.
Ungefähr 10 % der Betroffenen erkranken vor dem zwanzigsten Lebensjahr. In dieser Gruppe ist der Krankheitsverlauf besonders rasch progredient. Meist stehen Ataxie, Dystonie, Myoklonien, Akinese, Rigor und auch epileptische Anfälle im Vordergrund der neurologischen Symptomatik. Eine klassische choreatische Bewegungsstörung ist bei diesen Patienten selten (Byers et al., 1973). Neuropathologisch unterscheidet sich die akinetisch-rigide Variante der Erkrankung von der choreatischen Form dadurch, daß bei akinetisch-rigiden Patienten bereits früh im Krankheitsverlauf alle Gruppen striataler Neurone von dem degenerativen Prozess betroffen sind, während bei der choreatischen Form zunächst vorwiegend Interneurone degenerieren, die zum lateralen Globus pallidus projizieren (Albin et al., 1990).
Etwa ebensoviele Patienten sind bei Erkrankungsbeginn bereits älter als 55 Jahre. Bei ihnen ist mit einem langsameren Fortschreiten der Erkrankung zu rechnen. Die direkte Mutationsanalyse hat gezeigt, daß ein Teil (Britton et al., 1995), aber nicht alle (Yapijakis et al., 1995) Fälle von »seniler Chorea«, bei denen die im hohen Lebensalter einsetzende Bewegungsstörung in der Regel nicht von einem signifikanten kognitiven Abbau begleitet ist, ebenfalls durch die Huntington-Mutation verursacht wird.
Diskrete *Persönlichkeitsveränderungen* können der manifesten neurologischen Symptomatik um Jahre vorausgehen. Die Patienten werden reizbar, argwöhnisch, brechen soziale Kontakte ab und neigen zur Verwahrlosung. Mit dem Fortschreiten der Erkrankung rückt allmählich eine Störung aller kognitiven Funktionen bis hin zur Demenz in den Vordergrund. Das Ausmaß kognitiver Störungen korreliert zum Grad der durch bildgebende Verfahren (Bamford et al., 1989) oder neuropathologisch (de la Monte et al., 1988) nachweisbaren kortikalen und subkortikalen Atrophie.
Neben dem dementiellen Abbau sind psychiatrische Störungen häufig. Insbesondere schwere depressive Verstimmungen werden beobachtet, seltener auch bipolare affektive Störungen oder schizophreniforme Psychosen. Vor allem in der Frühphase der Erkrankung sind die Kranken in erheblichem Maße suizidgefährdet (Schoenfeld et al., 1984).
Im Spätstadium ist der Patient bettlägerig und weitgehend pflegebedürftig. Da die Bewegungsstörung zu zunehmender Immobilisierung und Schluckstörungen führt, sind die Komplikationen dieser Symptome wie Aspirationspneumonie und/oder Sepsis eine häufige Todesursache (Lanska et al., 1988).
Die unterschiedlichen Verlaufsformen sind (zumindest zum Teil) durch die unterschiedliche Länge des expandierten CAG-Repeats bedingt. Die Anzahl der wiederholten Trinukleotid-Einheiten ist umgekehrt proportional zum Erkrankungsalter, d. h. je länger die Triplett-Sequenz, desto früher wird die Krankheit manifest (Duyao et al., 1994). Derartige repetitive Gensequenzen sind »instabil«, d. h. die Zahl der Wiederholungen nimmt häufig von Generation zu Generation zu (auch eine Abnahme der Anzahl der CAG-Elemente kommt vor, ist aber selten). Dadurch erklärt sich das Phänomen der »Antizipation«, das für die Chorea Huntington und eine Reihe anderer degenerativer neurologischer Erkrankungen beschrieben wurde: Das Manifestationsalter nimmt in nachfolgenden Generationen ab. Die Beobachtung, daß Patienten mit Erkrankungsbeginn im Jugendalter (und damit besonders langer Triplett-Repeat-Sequenz) das mutierte Gen vorwiegend von betroffenen Vätern geerbt haben, wird dadurch erklärt, daß in diesem Gen die Expansion besonders während der Spermatogenese auftritt.
Obwohl das Erkrankungsalter statistisch mit der Zahl der Triplett-Wiederholungen korreliert (s. o.), variiert das Manifestationsalter bei einzelnen Individuen für eine gegebene Zahl von Tripletts um bis zu 20 bis 30 Jahre, sodaß eine Vorhersage des Erkrankungsalters im Einzelfall nicht möglich ist (Lucotte et al., 1995).

I 4.1.3. Therapeutische Prinzipien

Bis heute gibt es keine Möglichkeit, den degenerativen Prozeß der Huntingtonschen Erkrankung selbst und damit die Progredienz der Erkrankung medikamentös zu beeinflussen. Daher beschränken sich die therapeutischen Möglichkeiten auf den Versuch, das gestörte Gleichgewicht der Neurotransmitter in den Basalganglien wiederherzustellen und damit auf symptomatischer Ebene die Bewegungsstörung zu mildern. Allerdings konnte bisher ein positiver Einfluß der Pharmakotherapie auf den Grad der Behinderung selbst bei Reduktion choreatischer Symptome nicht nachgewiesen werden, sodaß der Einsatz einer medikamentösen Behandlung in jedem Einzelfall sorgfältig überlegt werden sollte. Neuropsychologische Defizite und Demenz sind einer pharmakologischen Behandlung nicht zugänglich.

Zur Behandlung der Hyperkinesen werden in erster Linie Dopamin-Antagonisten eingesetzt (s. **Tab. I 4.2**). Diese sind jedoch *nur dann* angezeigt, wenn es die Spontanbewegungen sind, die zu einer wesentlichen Behinderung führen, da Neuroleptika-assoziierte Nebenwirkungen wie parkinsonoide Symptome, Spätdyskinesien und Spätdystonien häufig sind, was zusammen mit der Grunderkrankung zu schwer beherrschbaren Mischbildern führen kann. Da die choreatische Bewegungsstörung im Verlauf der Erkrankung meist wieder in den Hintergrund tritt, sollte immer wieder versucht werden, die Dosis zu vermindern oder einen Auslaßversuch durchzuführen.

Auch durch die Gabe von *Dopamin-Agonisten* in niedriger Dosierung kann es zu einer Besserung choreatischer Symptome kommen, wahrscheinlich aufgrund der über präsynaptische Autorezeptoren vermittelten hemmenden Wirkung dieser Medikamente auf die endogene Dopaminausschüttung (Frattola et al., 1977).

Bei akinetisch-rigiden Verlaufsformen kann ebenfalls ein Therapieversuch mit Dopamin-Agonisten unternommen werden. Allerdings ist das »therapeutische Fenster« in der Regel sehr klein. Ergebnisse kontrollierter Untersuchungen liegen nicht vor.

Psychiatrische Symptome werden nach den Richtlinien der Psychopharmakologie behandelt. Die besonders häufigen depressiven Verstimmungen können mit trizyklischen Antidepressiva in den in der Psychiatrie gebräuchlichen Dosen behandelt werden. Allerdings kann es aufgrund der anticholinergen Wirkung dieser Medikamente zu einer Exazerbation der Chorea und auch der kognitiven Störungen kommen.

I 4.1.4. Pragmatische Therapie

Allgemeine Maßnahmen

Die Behandlung der Chorea Huntington umfaßt neben der medikamentösen (s. **Tab. I 4.2**), psychologischen und physikalischen Therapie des Betroffenen auch die genetische Beratung und psychosoziale Unterstützung der Familie.

Die nicht-direktive genetische Beratung der Familie soll das Angebot einer präsymptomatischen und pränatalen molekularen Diagnostik beinhalten, aber auch den Hinweis, daß gewollte Kinderlosigkeit unter Umständen den genetischen Test mit all seinen Konsequenzen erübrigen kann. Die Selbsthilfegruppen der Betroffenen und ihrer Familien leisten einen wertvollen Beitrag in der psychosozialen Unterstützung von Patienten und Angehörigen.

Hilfestellung bei der Einleitung von häuslicher Pflege oder (falls erforderlich) einer Heimunterbringung und gegebenenfalls einer Pflegschaft sind in der Behandlung eines Patienten mit Chorea Huntington oft wichtiger als die medikamentöse Therapie.

Da die Patienten häufig einen starken Gewichtsverlust erleben, ist eine hyperkalorische Diät in vielen Fällen erforderlich. Bei ausgeprägten Schluckstörungen sollte die Anlage einer perkutanen Gastrostomie erwogen werden.

Behandlung der Hyperkinesen

Vorschläge zur Behandlung der Chorea mit Dopamin-Antagonisten sind in **Tab. I 4.2** zusammengefaßt. Der D2-Antagonist Sulpirid (Dogmatil®) ist als Medikament der ersten Wahl zu empfehlen (Quinn und Marsden, 1984), da er neben einer neuroleptischen auch eine antidepressive Wirkung besitzt, und da das Nebenwirkungsspektrum günstiger zu sein scheint als bei anderen Neuroleptika. Bei nicht ausreichender Wirkung kann Perphenazin (Decentan®, Fahn, 1973), Pimozid (Orap®, Garotti et al., 1984) oder Haloperidol versucht werden. Auch Tetrabenazin zeigt gute Wirksamkeit (Asher und Aminoff, 1981; Shoulson und Goldblatt, 1981). Allerdings sind auch bei diesem Medikament bei höherer Dosierung Nebenwirkungen in Form eines medikamentösen Parkinsonoids oder einer Depression häufig.

Die Wirksamkeit antidopaminerger Substanzen ist individuell sehr unterschiedlich. Da alle Medika-

Tab. I 4.2: Medikamentöse Therapie der Chorea Huntington (ges. gesch. Präparatenamen z. T. in Auswahl)

Substanz	Handelsname	Anfangsdosis (mg/die)	Therapeutische Dosis (mg/die)
Sulpirid	Dogmatil®	100–200	200–1 200
Tetrabenazin	Tetrabenazin	25	50–200
Haloperidol	Haldol®	2	5–10
Perphenazin	Decentan®	4	8–12
Pimozid	Orap®	2	12–16

mente dieser Klasse die Gefahr der Entwicklung tardiver Bewegungsstörungen bergen, sollte die Dosis so gering wie möglich gehalten werden. Die spontane Rückbildung der Hyperkinesen im späteren Krankheitsstadium macht oft ein Absetzen der Medikamente möglich.
Empirisch wird häufig die Kombination niedrig dosierter Neuroleptika mit einem Benzodiazepin eingesetzt (Shoulson, 1986).

Behandlung akinetisch-rigider Symptome
Bei der akinetisch-rigiden Variante der Chorea Huntington wurden dopaminerge Medikamente verwandt, aber ihre Wirkung ist oft von kurzer Dauer, und die Induktion von Hyperkinesen ist häufig (Hayden, 1981). Vergleichende Untersuchungen zur Behandlung mit L-Dopa, Dopamin-Agonisten, Anticholinergika oder Amantadin liegen nicht vor, sodaß die Wahl der Medikamente ausschließlich auf persönlicher Erfahrung beruht.

Behandlung psychiatrischer Symptome
Ausgeprägte depressive Symptome werden mit trizyklischen Antidepressiva, z. B. Doxepin (Aponal®), 50 bis 75 mg/die oder Amitryptilin (Saroten®), 25 bis 150 mg/die behandelt.

Unwirksam oder obsolet
Therapieversuche mit dem GABA-B-Agonisten Baclofen (Shoulson et al., 1989), die auf der hypothetischen Rolle exzitatorischer Aminosäuren im degenerativen Prozeß der Erkrankung gründeten, waren erfolglos.

Selbsthilfegruppen
Deutsche Huntington-Hilfe e. V.
Postfach 281251, 47241 Duisburg,
Tel.: (02 03) 78 87 77
Huntington-Gesellschaft e. V.
Oberstadtstraße 23, 72401 Haigerloch

I 4.2. Chorea Sydenham

I 4.2.1. Klinik

Die Chorea Sydenham (CS) ist eine Erkrankung des Kindes- und Jugendalters, die in der Mehrzahl der Fälle zwischen dem siebten und zwölften Lebensjahr auftritt. Das klinische Bild ist durch ein über Tage progredientes choreatisches Syndrom gekennzeichnet, das in einem Zeitraum von 5 bis 15 Wochen wieder abklingt. Meist ist die Bewegungsstörung generalisiert, sie kann aber auch nur eine Körperhälfte betreffen (Hemichorea). Als weitere Symptome kommen eine Dysarthrophonie und Verhaltensauffälligkeiten (Irritabilität, Persönlichkeitsveränderungen) relativ häufig vor. Andere neurologische Symptome sind dagegen selten (Nausieda et al., 1980)
Die Erkrankung tritt meist in zeitlicher Assoziation mit einem Streptokokkeninfekt auf, der genaue pathogenetische Zusammenhang ist jedoch unklar. Klinische oder laborchemische Zeichen einer abgelaufenen Infektion mit Streptokokken der Gruppe A finden sich bei den meisten, aber nicht bei allen Patienten mit CS. Ein immunologischer Mechanismus wurde postuliert. Mit striatalen Strukturen kreuzreagierende Antikörper wurden bei Patienten mit Streptokokkeninfektionen nachgewiesen (Bronze und Dale, 1993). Etwa ein Drittel der Patienten mit CS weisen auch andere Manifestationen des rheumatischen Fiebers auf, meist rheumatische Herzklappenerkrankungen.

I 4.2.2. Verlauf

Eine CS wurde früher bei über der Hälfte aller Patienten mit akutem rheumatischem Fieber beobachtet (Aita et al., 1973). Seit den sechziger Jahren hat sich aus bislang ungeklärten Gründen die Inzidenz der Erkrankung (zumindest in den entwickelten Ländern) stetig verringert (Nausieda, 1980). Meist geht die Streptokokkeninfektion der Bewegungsstörung 1 bis 6 Monate voraus. Die Erkrankung verläuft in der Regel monophasisch mit spontaner Rückbildung innerhalb von Wochen, eine zweite Episode tritt nur in etwa 20 % der Fälle auf, mehr als zwei Attacken sind selten. Bei genauer Untersuchung findet man häufig leichte, funktionell nicht relevante choreatische Bewegungen, einen Haltetremor oder leichte neuropsychologische Defizite auch Jahre nach der akuten Attacke. Patienten mit einer abgelaufenen CS scheinen auch besonders empfänglich für medikamenteninduzierte choreatische Bewegungsstörungen, wie sie nach Gabe von oralen Kontrazeptiva oder Phenytoin beobachtet werden (vgl. **Tab. I 4.1**). Auch choreatische Symptome während der Schwangerschaft (Chorea gravidarum) scheinen durch eine vorausgegangene CS begünstigt zu werden (Golbe, 1994).

I 4.2.3. Therapeutische Prinzipien

Die antibiotische Behandlung der Streptokokkeninfektion über 10 Tage und eine anschließende Sekundärprophylaxe über 5 Jahre wird allgemein empfohlen, um die möglichen Folgen des rheumatischen Fiebers (insbesondere die rheumatische Herzklappenerkrankungen) zu minimieren.
Die Wirksamkeit von Valproat zur Behandlung der Chorea bei CS wurde in einer Studie belegt (Daoud et al., 1990). Nur in besonders schweren Fällen sollten Neuroleptika eingesetzt werden, und auch dies nur für wenige Wochen und in möglichst niedriger Dosierung, um die Entwicklung von tardiven Dyskinesien zu vermeiden. Für eine positive Wirkung von Steroiden sprechen die Ergebnisse einer retrospektiven Untersuchung (Green, 1978).

Tab. I 4.3: Pharmakotherapie der Chorea Sydenham

Medikament ***Antibiotika***	**Dosierung**	**Dauer**
Primärprophylaxe bei Streptokokkeninfekt		
Penicillin V	100 000 IE/kg/die p. o.	10 Tage
Penicillin G	1 200 000 IE i. m.	einmalig
Erythromycin	40 mg/kg/die	10 Tage
Sekundärprophylaxe		
Penicillin G	1 200 000 IE i. m. alle 3 bis 4 Wochen	5 Jahre (oder bis zum 20. Lj.)
Antikonvulsiva		
Valproinsäure	15–40 mg/kg/die	4–5 Wochen
Carbamazepin	10–20 mg/kg/die	4–5 Wochen
Antidopaminerge Medikamente		
Pimozid	1–6 mg/die	4–5 Wochen
Haloperidol	1–3 mg/die	4–5 Wochen

I 4.2.4. Pragmatische Therapie

Möglichkeiten zur medikamentösen Behandlung sind in **Tab. I 4.3** zusammengefaßt. Wenn durch Valproat kein ausreichender symptomatischer Effekt zu erzielen ist, können Pimozid oder Haloperidol versucht werden. In jedem Fall sollte nach einigen Wochen ein Absetzversuch durchgeführt werden, da die Hyperkinesen spontan sistieren.

I 4.3. Symptomatische choreatische Syndrome des Erwachsenenalters

Choreatische Bewegungsstörungen können als Folge zahlreicher struktureller oder metabolischer Störungen auftreten. Bei älteren Patienten sind ischämische Läsionen im Bereich der Basalganglien, insbesondere des Nucleus subthalamicus, die häufigste Ursache für halbseitige choreatische oder ballistische Bewegungsstörungen. In diesen Fällen klingt die Bewegungsstörung meist innerhalb von Wochen bis Monaten ab. Bei jüngeren Patienten ist die Chorea während der Schwangerschaft (oder unter Kontrazeptiva) differentialdiagnostisch zu erwägen. Auch die Chorea gravidarum klingt in der Regel spontan wieder ab.
In allen Fällen von symptomatischer Chorea des Erwachsenenalters sollte, wenn eine pharmakologische Therapie erforderlich ist, den Richtlinien gefolgt werden, die für die Chorea Huntington aufgestellt wurden.

Literatur

Aita JA (1973) Neurologic manifestations of rheumatic fever. Postgrad Med 54: 82–86
Albin RI, Reiner A, Anderson KD, Penney JB, Young AB (1990) Striatal and nigral neuron subpopulations in rigid Huntington's disease: implications for the functional anatomy of chorea and rigidity-akinesia. Ann Neurol 27: 357–365
Asher SW, Aminoff MJ (1981) Tetrabenazine and movement disorders. Neurol 31: 1051–1954
Bamford KA, Caine ED, Kido DK, Plasche WM, Shoulson I (1989) Clinical-pathologic correlation in Huntington's disease: A neuropsychological and computed tomography study. Neurol 39: 796–801
Britton JW, Uitti RJ, Ahlskog JE, Robinson RG, Kremer B, Hayden MR (1995) Hereditary late-onset chorea without significant dementia: genetic evidence for substantial phenotypic variation in Huntington's disease. Neurol 45: 443–447
Bronze MS, Dale JB (1993) Epitopes of streptococcal M proteins that evoke antibodies that cross-react with human brain. J Immunol 151: 2820–2828
Byers RK, Floyd HG, Fung C (1973) Huntington's disease in children. Neurol 23: 561–569
Conneally PM (1984) Huntington disease: genetics and epidemiology. Am J Hum Genet 36: 506–536
Daoud AS, Zaki M, Shakir R, al Saleh Q (1990) Effectiveness of sodium valproate in the treatment of Sydenham's Chorea. Neurol 40: 1140–1141
de la Monte SM, Vonsattel JP, Richardson EP jr (1988) Morphometric demonstration of atrophic changes in the cerebral cortex, white matter and neostriatum in Huntington's disease. J Neuropathol Exp Neurol 47: 516–525
Dürr A, Dode C, Hahn V, Pecheux C, Pillon B, Feingold J, Kaplan JC, Agid Y, Brice A (1995) Diagnosis of »sporadic« Huntington's disease. J Neurol Sci 129: 51–55

Duyao M, Ambrose C, Myers R, Noveletto A, Persichetti F, Frontali M, et al. (1993) Trinucleotide repeat length instability and age of onset in Huntington's disease. Nature Genet 4: 387–392

Fahn S (1973) Treatment of choreic movements with Perphenazin. In: Barbeau A, Chase TN, Paulson GW (Hrsg.) Advances in Neurology, Huntington's Chorea 1872–1972, Vol.1, Raven Press, New York, 281–289

Farrer LA, Conneally M (1987) Predictability of Phenotype in Huntington's Disease. Arch Neurol 44: 109–113

Fratolla L, Albizatti MG, Spano PF, Trabucchi M (1977) Treatment of Huntington's Chorea with Bromocriptine. Acta Neurol Scand 56: 37–45

Gibb WRG, Lees AJ, Scadding JW (1985) Persistent rheumatic chorea. Neurology 35: 101–102

Girotti F, Carella F, Scigliano G, Grassi MP, Soliveri P, et al. (1984) Effect of neuroleptic treatment on involuntary movements and motor performances in Huntington's disease. J Neurol Neurosurg Psychiat 47: 848–852

Golbe LI (1994) Pregnancy and movement disorders. Neurol. Clin. 12: 497–508

Goldberg YP, Nicholson DW, Rasper DM, Kalchman MA, Koide HB, Graham RK, Bromm M, Kazemi-Esfarjani P, Thornberry NA, Vaillancourt JP, Hayden MR (1996) Cleavage of huntingtin by apopain, a proapoptotic cysteine protease, is modulated by the polyglutamine tract. Nat Genet 13, 442–449.

Grafton ST, Mazziotta JC, Pahl JJ, St. George-Hyslop, Haines JL, et al. (1990) A comparison of neurological, metabolic, structural, and genetic evaluations in persons at risk for Huntington's disease. Ann Neurol 28: 614–621

Green LN (1978) Corticosteroids in the treatment of Sydenham's Chorea. Arch Neurology 35: 53–54

Harper PS, Newcombe RG (1991) Age at onset and lifetable risks in genetic counselling for Huntington's disease. J Med Genet 29: 239–243

Hayden MR (1981) Huntington's Chorea. Springer, Berlin Heidelberg New York

Huntington's Disease Collaborative Research Group (1993) A novel gene containing a trinucleotide repeat that is expanded and unstable on Huntington's disease chromosomes. Cell 72: 917–983.

International Huntington Association and the World Federation of Neurology Research Group on Huntington's Chorea (1994) Guidelines for the molecular genetics predictive-Test in Huntington's disease. J Med Genet 31: 555–559

Lanska DJ, Lavine L, Lanska MJ, Schoenberg BS (1988) Huntington's disease mortality in the United States. Neurol 38: 769–772

Li XJ, Li SH, Sharp AH, Nucifora FC, Schilling G, Lanathan A, Worley P, Snyder SH, Ross CA (1995) A huntingtin-associated protein enriched in brain with implications for pathology. Nature 378: 398–402

Lucotte G, Turpin JC, Riess O, Epplen JT, Siedlaczk I, Loirat F, Hazout S (1995) Confidence intervals for predicted age of onset, given the size of (CAG)n repeat, in Huntington's disease. Hum Genet 95: 231–232

Nausieda PA, Bieliauskas LA, Bacon LD, Hagerty M, Koller WC, Glantz RN (1983) Chronic dopaminergic sensitivity after Sydenham's Chorea. Neurol 33: 750–753

Nausieda PA, Grossman BJ, Koller WC, Weiner WJ, Klawans HL (1980) Sydenham chorea: an update. Neurol 30: 331–334

Quinn N, Marsden CD (1984) A double blind trial of sulpiride in Huntington's disease and tardive Dyskinesia. J Neurol Neurosurg Psychiat 47: 844–847

Reynolds GP, Pearson SJ (1993) Neurochemical-clinical correlates in Huntington's disease – applications of brain banking techniques. J Neural Transm Suppl 39: 207–214

Sax DS, Buoananno FS (1986) Putaminal changes in spin-echo magnetic resonance imaging signal in bradykinetic/rigid forms of Huntington's disease. Neurol 36, suppl. 1: 311

Schoenfeld M, Myers RH, Cupples LA, Berkman B, Sax DS, Clark E (1984) Increased rate of suicide among patients with Huntington's disease. J Neurol Neurosurg Psychiat 47: 1283–1287

Sharp AH, Loev SJ, Schilling G, Li SH, Li XJ, Bao J, Wagster MV, Kotzuk JA, Steiner JP, Lo A, et al. (1995) Widespread expression of Huntington's disease gene (IT15) protein product. Neuron 14: 1065–1074

Shoulson ID (1986) Huntington's disease. In: Asbury A, Mc Khann GM, Mc Donald WI (Hrsg.) Diseases of the nervous system. Clin Neurobiology, Saunders, Philadelphia, 1258–1267

Shoulson ID, Goldblatt D (1981) Huntington's disease (HD). Effect of tetrabenazine and antipsychotic drugs on motion features. Neurol 31: 79

Shoulson ID, Odoroff C, Oakes D, Behr J, Goldblatt D, Caine E, Kennedy J, Miller C, Bamford K, Ribin A, et al. (1989) A controlled clinical trial of baclofen as protective therapy in early Huntington's disease. Ann Neurol 25: 252–259

Simpson SA, Harding AE (1993) Predictive testing for Huntington's disease: after the gene. J Med Genet 30: 1036–1038.

Turjanski N, Weeks R, Dolan R, Harding AE, Brooks DJ (1995) Striatal D1 and D2 receptor binding in patients with Huntington's disease and other choreas. A PET study. Brain 118: 689–696

Xuereb JH, MacMillan JC, Snell R, Davies P, Harper PS (1996) Neuropathological diagnosis and CAG repeat expansion in Huntington's disease. J Neurol Neurosurg Psychiatry 60: 78–81

Yapijakis C, Kapaki E, Zournas C, Rentzos M, Loukopoulos D, Papageorgiou C (1995) Exclusion mapping of the benign hereditary chorea gene from the Huntington's disease locus: report of a family. Clin Genet 47: 133–138

I 5. Morbus Wilson

von *A. Straube*

I 5.1. Klinik

Der Morbus Wilson (hepato-lentikuläre Degeneration, Wilson's disease) ist eine autosomal-rezessiv vererbete Kupferstoffwechselstörung. Das Wilson-Gen ist > 80kb groß und konnte auf Chromosom 13q14.3 lokalisiert werden (Bull et al., 1993; Tanzi et al., 1993; Yamaguchi et al., 1993). Bis heute sind mehr als 20 Mutationen innerhalb dieses Genes gefunden worden (Thomas et al., 1995a). Das Gen kodiert für eine membrangebundene, adenosin-triphosphat-abhängige Kupferpumpe, die Ähnlichkeit hat mit der, die als Ursache des Menke-Syndroms diskutiert wird. Sie ist für die Exkretion von Kupfer aus der Leber in die Galle verantwortlich. Das Wilson-Gen wird in der Leber und in der Niere expremiert. Die Ursache und die Bedeutung der bei etwa 90 % der Patienten (10 % der vorwiegend hepatischen Verläufe haben normale Serumwerte (Brewer, 1995)) zu findenden Erniedrigung des Caeruloplamins im Serum ist unbekannt. Das Gen für Caeruloplasmin ist auf Chromsom 3q25 lokalisiert. Die hereditäre Acaeruloplasmie ist mit Diabetes mellitus und zerebraler Eisenspeicherung, nicht aber mit Kupferspeicherung vergesellschaftet (Yang et al., 1986; Logan et al., 1994). Kupfer selber wird zur Hämoglobinsynthese benötigt. Im Verlauf des Morbus Wilson kommt es zu einer zunehmenden Speicherung von Kupfer in der Leber, im Gehirn, in der Kornea (Kayser-Fleischer Ring in der Decementschen Membrane) und der Niere, da die tgl. Aufnahme von Kupfer aus der Nahrung mit 1–1,4 mg deutlich über dem Bedarf von tgl. etwa 0,25 mg liegt und das überflüssige Kupfer nicht ausgeschiedenen werden kann (Brewer, 1995).

Neurologische Symptome können als Folge der hepatischen Komplikationen (Leberzirrhose und fulminante Hepatitis) oder der direkten Toxizität der Kupfers im Gehirn auftreten. Neuropathologische Änderungen finden sich vorwiegend im Striatum, Globus pallidus und Thalamus. Deutlich geringer sind die Veränderungen im Rindenband und dem Marklager des Großhirns und des Zerebellums (Duchen und Jacobs, 1992). Sie bestehen in spongioser Atrophie durch Neuronenverlust verbunden mit Astrocytenproliferation.

Klinische Symptome

Je nach Verlaufsform dominieren die hepatischen bzw. die zerebralen Symptome. Welcher Verlauf genommen wird, wird möglicherweise durch die vorliegende Punktmutation (Thomas et al., 1995b) sowie die lokale Möglichkeit, Kupfer an Metallothionin zu binden, bestimmt (Brewer, 1995).

Etwa 60 % der Patienten entwickeln zuerst oder allein Symptome von Seiten der Leber, sehr selten sind auch Niere, Herz und Pankreas klinisch betroffen. Die übrigen 40 % manifestieren sich initial durch neurologische oder psychiatrische Symptome, wobei auch hier sich bei etwa 20 % der Patienten in der Vorgeschichte hepatische Symptome finden lassen (Walshe und Yealland, 1992). In der Regel stehen neurologischerseits motorische Symptome wie ausserordentlich variabel ausgeprägter Tremor, Dysarthrie, Hypo- und Bradykinese, Dystonie, Gang- und Zeigeataxie sowie seltener Hyperkinesen im Vordergrund. Psychiatrische Symptome können Änderung der Persönlichkeit, affektive Störungen aber auch Schizophrenieähnliche Bilder sein. Anfangs stehen Tremor, Dysarthrie sowie die psychischen Veränderungen im Vordergrund (Walshe, 1988).

Bei Beginn der neurologischen Symptomatik kann fast obligat der Kayser-Fleischer Kornealring (klinisch oder besser bei eingehender Spaltlampenuntersuchung) gefunden werden. Er ist nur in etwa 33 %–50 % der primär hepatischen Verläufe nachweisbar (Stremmel et al., 1991; Brewer, 1995). Selten ist er nicht durch einen Morbus Wilson, sondern durch eine chronische Cholestase bedingt.

Diagnose

Zur Diagnosesicherung können neben der Klinik folgende Laborwerte hinzugezogen werden (Walshe, 1988; Brewer, 1995):

1) Erhöhte Urinkupferausscheidung (normal: < 30 μg/24 h; pathologisch: 100–1 000 μg/24 h)
2) Erniedrigter Gesamtkupferspiegel im Serum (normal: 85–145 μg/dl) und erhöhtes freies Kupfer im Serum (normal: 10–15 μg/dl; Morbus Wilson: 15–100 μg/dl). (Formel: *Freies Kupfer ist gleich Gesamtkupfer (in μg/dl) minus dreimal der Serumcaeruloplasminspiegel in mg/dl)*
3) Erniedrigter Serumcaeruloplasminspiegel (normal: 24–45 mg/dl; aber bis zu *10 % der Patienten haben normale Spiegel* (Brewer, 1995)
4) Erhöhter Gehalt von Kupfer in der Leber (normal: < 50 μg/gr Lebertrockengewicht; Heterozygote: 10–93 μg/gr; Betroffene: > 200 μg/gr)

5) Pathologischer Radiokupfer-Test (entweder mit dem stabilen ^{65}Cu- oder dem instabilen ^{64}Cu-Isotop (Lyon et al. 1995). Mit diesem Test kann die Aufnahme und die Halbwertzeit des Kupfers auch bei Heterozygoten untersucht werden.

Bei typischem klinischem Bild und pathologischem Serum- und Urinbefunden kann auf eine Leberbiopsie verzichtet werden. Um aber unklare Bilder bzw. Heterozygote von Homozygoten zu differenzieren, sollte immer eine Leberbiopsie oder wenn möglich ein Radiokupfer-Test durchgeführt werden. Genetische Diagnostik tritt in den Hintergrund, da sie nur bei Familien möglich ist, bei denen die Index-Patienten untersucht werden können. Wegen der Vielzahl der bekannten Mutationen und der Größe des Gens kann eine direkte Testung nicht routinemäßig durchgeführt werden (Thomas et al., 1995). Primär muß davon ausgegangen werden, daß die Eltern heterozygot für das Wilson-Gen sind und daß die Geschwister ein 25 % Risiko haben ebenfalls monozygot für das Wilson-Gen zu sein. Damit sollte bei Diagnosestellung auch immer eine Untersuchung der Geschwister durchgeführt werden, da die frühe Diagnosestellung die Langzeitprognose bestimmt.
Die Diagnosefindung unterstützend und auch als Verlaufsparameter nutzbar sind Kernspintomographie und SPECT. Das Kernspin zeigt neben einer leichten Hirnatrophie in der Regel signalintensive Läsionen im Putamen, Globus pallidus und Thalamus in den Spinecho-Sequenzen. Die Läsionen können selten in den T2-gewichteten Bildern auch hypointens sein (Starosta-Rubinstein et al., 1987; Engelbecht et al., 1995). Nach erfolgreicher Therapie können diese Veränderungen wieder verschwinden (Thoumas et al., 1993). Die Reduktion der 123 I-Iodobenzamid- (IBZM-) Bindungsstellen im SPECT korreliert fast linear mit der Schwere der neurologischen Symptome (Oertel et al., 1992).

Differentialdiagnose
Bei typischem klinischem Bild und Laborwert ergeben sich keine diagnostischen Schwierigkeiten. Häufiger werden die initialen hepatischen Symptome übersehen. Abzugrenzen sind chronische Lebererkrankungen einschließlich der erworbenen hepato-lentikulären Degeneration (Victor und Adams, 1965), dabei zeigen diese Patienten einen normalen Radiokupfer-Test (Lyon et al., 1995). Neurologische Symptome sind von einem Parkinson Syndrom, Chorea Huntington, medikamentös-induzierten Hyperkinesen, anderen Multisystematrophien und bei vorwiegend psychiatrischer Manifestation von entsprechenden primären Erkrankungen zu unterscheiden.

I 5.2. Verlauf

Die Prävalenz des Genes, welches in der ganzen Welt gefunden werden kann, wird für die Republik Irland mit 1 zu 122 angegeben, basierend auf einer Inzidenz von 1,7/100 000 Geburten und Prävalenz von 3,6 pro 1 Million Einwohner (Reilly et al., 1993). Die für die damalige DDR erhobenen Zahlen (Prävalenz 4,6 pro 1 Million Einwohner) sind vergleichbar (Bachmann et al., 1979). In Ländern mit hoher Konsanguität liegen die Zahlen deutlich höher (Sardinien 1 zu 37 Genträger) (Reilly et al., 1993).
Der Beginn der Symptomatik kann langsam schleichend oder subakut bis akut sein. Ursächlich dafür kann eine akute Freisetzung und Umverteilung von Kupfer aus Zellen, z. B. Leberzellen sein. Es lassen sich *zwei Verlaufsformen* unterscheiden:
1) Beginn der Erkrankung zwischem dem 5. und 20. Lebensjahr mit vorwiegend hepatischer Symptomatik, intravasaler Hämolyse und Nierenversagen. Ohne entsprechende Therapie rascher Verlauf mit Tod nach 2–7 Jahren.
2) Beginn der Klinik im 15.–40. Lebensjahr (vereinzelt > 50 (Bellary und Van Thiel, 1993)) und ohne Therapie langsam progredient chronischem Verlauf über 10–40 Jahre. Es dominiert die neurologisch/psychiatrische Symptomatik.

Oder et al. (1993) haben drei neurologische Verlaufstypen differenziert: 1) Vorwiegen von Bradykinesie, Rigor, Demenz und hirnorganischem Psycho-Syndrom. Das NMR zeigt eine Erweiterung des 3. Ventrikels. 2) Vorwiegen von Ataxie und Tremor, im Kernspin fokale Läsionen im Thalamus. 3) Vorwiegen von Dyskinesien und organischer Persönlichkeitsänderung, im NMR fokale Läsionen im Putamen und Pallidum.
Beginnt die Behandlung noch im asymptomatischen Stadium oder bestehen nur sehr diskrete klinische Symptome kann mit einer weitgehenden Symptomfreiheit und einer normalen Lebenserwartung gerechnet werden (Arima et al., 1977; Walshe, 1988). Sind neurologische Symptome manifest, kann mit einer vollständigen Rückbildung unter Therapie in nur 20 % der Patienten gerechnet werden, in weiteren 60 % kommt es zu einer unvollständigen Rückbildung der neurologischen und in 70 % der psychiatrischen Symptome (Brewer, 1995; Stremmel et al., 1991). In einer retrospektiven Studie fanden Walshe und Yealland (1993), daß unter Therapie mit Chelatbildnern von 137 Patienten 57 eine Vollremission und weitere 36 eine gute Rückbildung der Symptome hatten; 24 zeigten kaum und 20 keine Besserung. Neun Patienten, die nicht oder nur unzureichend therapiert worden waren, verstarben. Klinische Symptome, die prognostische Aussagen über den Erfolg der Therapie erlauben, sind nicht bekannt. Einzig der Tremor soll therapeutisch schlechter ansprechen (Brewer, 1995). Mit Rückbildung der Symptome ist nach 6 Monaten und bis zu 2 Jahre nach Beginn der Therapie zu rechnen (Brewer, 1995). Unter der Therapie mit Chelatbildnern kann es in bis zu 10 % der Patienten innerhalb der ersten Wochen zu einer, in einigen Fällen irreversiblen Verschlechterung der klinischen Symptoma-

tik kommen, was auf einen toxischen Effekt des durch die Chelattherapie aus endogenen Speichern freigesetzten Kupfers zurückgeführt wird (Walshe, 1988; Brewer, 1995).

I 5.3. Therapeutische Prinzipien

Ziel der Therapie ist eine negative Kupferbilanz zu erzielen (Nettoaufnahme, die benötigt wird um den tgl. Bedarf und den tgl. Verlust über die Haut auszugleichen, ist 0,25–0,34 mg/24 h). Dieses kann durch zwei therapeutische Prinzipien erreicht werden:

1) **Erhöhung der Ausscheidung von Kupfer über die Niere durch Chelatbildung**

a) **D-Penicillamin,** bildet mit Kupfer einen Komplex, der über die Niere ausgeschieden wird. Es führt zu einer stark negativen Kupferbilanz und Freisetzung von Kupfer aus endogenen Speichern. D-Penicillamin ist seit seiner Einführung in den 50er Jahren bis jetzt die Standardtherapie.

b) **Trientin Hydrochlorid** (Triethylen-Tetramin-Dihydrochlorid) bildet mit Kupfer in der Niere und im Blut, aber nicht in der Leber einen Komplex, der renal ausgeschieden wird. Es führt nicht zu einer so starken Freisetzung von Kupfer wie D-Penicillamin und gilt als Reservemittel.

c) **Dimercaprol** (British anti-Lewisite; BAL). Historisch der erste Chelatbildner der eingesetzt wurde. Die empfohlene Dosierung 1–2 × pro Woche 100–200 mg tief i.m. Wegen der Nebenwirkungen und der geringeren Wirksamkeit wird das Präparat kaum noch verwendet. Walshe und Yealland (1993) berichteten über eine verwandte wasserlösliche Substanz (Dimival).

2) **Verhinderung der intestinalen Resorption von Kupfer**

a) **Zink** führt zu einer verstärkten Bildung von Metallothionin in den Zellen der Darmmukosa. Dieses hat eine hohe Affinität zu Kupfer und verhindert so den Transfer der Kupfers aus dem Darm in das Blut. Die Mukosazellen selber werden relativ rasch erneuert und an den Stuhl abgegeben. Es kommt dadurch chronisch zu einer (angestrebten) gering negativen Kupferbilanz (da der natürliche Verlust über die Haut nicht ersetzt wird).

b) **Ammonium-Tetrathiomolybdat** stellt eine neue Substanz dar, welche einerseits mit dem Kupfer in der Nahrung einen Komplex bildet, der nicht im Darm aufgenommen wird, und welches darüberhinaus im Blut Kupfer in einen nicht-toxischen Eiweißkomplex bindet (Brewer, 1995).

c) **Kalium-Sulfid** (Kaliumsulfid®) bildet mit Kupfer im Magen-Darm-Trakt einen unlöslichen Komplex. Die mittlere Dosis ist 20–40 mg p. o. 3 × tgl. vor den Mahlzeiten. Wegen des schlechten Geschmackes wird dieses aber nur von wenigen Patienten toleriert. Schwere Nebenwirkungen sind nicht bekannt.

d) **Kupferarme Diät,** durch Verzicht auf Leber (5 000–7 000 mg/100 g), Krebse und Schellfisch (1 500 mg/100 g), Hefe (3,3 mg/100 g), Pilze (1–2 mg/100 g), Nüsse (0,5–1,3 mg/100 g) und Käse 0,1–0,8 mg/100 g) soll die tgl. Aufnahme auf 0,25 mg reduziert werden. Generell enthält eine vegetarische Kost weniger Kupfer als eine fleischhaltige Kost.

I 5.4. Praktisches Vorgehen

Das *therapeutische Vorgehen* sollte sich an der klinischen Symptomatik orientieren.

Erhöhung der Ausscheidung von Kupfer über die Niere durch Chelatbildung

D-Penicillamin (Metalcaptase 150/300®, Trisorcin 300®, Trolovol®) führt zu einer starken Mobilisation und Ausscheidung von Kupfer aus den endogenen Speichern. Es sollte mit 1 × 250 mg 1h vor oder 2h nach dem Essen begonnen werden. Die Dosierung sollte dann alle 4 Tage um 250 mg auf insgesamt 4–6 × 250 mg gesteigert werden. Wegen der Gefahr einer z. T. irreversiblen Verschlechterung der Klinik unter der initialen Therapie, die nach Brewer in bis zu 50 % der Patienten zu beobachten ist und in 25 % irreversibel sein soll (Brewer et al., 1987; Brewer, 1995**), sollte die Steigerung nur langsam und unter Kontrolle der Klinik erfolgen. Zur Dosisfindung kann die tgl. Ausscheidung von Kupfer im Urin (Soll > 500 µg/24 h) oder der Spiegel des freien Kupfers im Serum (Soll: 10–15 µg/dl) bestimmt werden. Bei Anstieg des freien Kupfers auf > 20 µg/dl oder Abfall der Ausscheidung im Urin sollte dann die D-Penicillamindosis gesteigert werden. Dabei dürfen die Tabletten nicht geteilt werden. Nach Entspeicherung (diese ist nach etwa 6–12 Monaten zu erwarten) wird in der Regel eine Erhaltungsdosis von 500–750 mg tgl. benötigt. Zum Schutz vor einer D-Penicillamin induzierten Schädigung des Nervus opticus wird die Gabe von 25 mg Pyridoxin tgl. (Kinder 12,5 mg) empfohlen. Nebenwirkungen der Therapie sind häufig und führen im Verlauf bei etwa 10–20 % der Patienten zur Intoleranz (Brewer, 1995). Etwa 30 % der Patienten entwickeln zu Beginn eine Hypersensitivität mit Urtikaria, Fieber, Luftnot, Lymphknotenschwellung, Thrombozytopenie, Leukopenie, Panzytopenie und Nephropathie. Beigabe von Kortison (20–30 mg Prednison tgl. für 14–21 Tage) kann dieses verhindern, alternativ kann D-Penicillamin vorübergehend abgesetzt werden und dann unter 20–30 mg Prednison tgl. langsam wieder eingeschlichen werden (Brewer, 1995). Lanfristige Komplikationen sind: Medikamentös induzierte Autoimmunerkrankungen wie Lupus erythematosus, Immunkomplex-Nephritis, Myasthenia gravis, Myositis; weitere Komplikationen betreffen das Bindegewebe und die Haut (Störung der Kollagenformierung) und das lymphoretikuläre System mit Pancytopenie und Neoplasien. Einige dieser Nebenwirkungen sind dosisabhängig und können

durch Dosisreduktion verhindert werden. D-Penicillamin ist teratogen und sollte deshalb nicht bei Kinderwunsch gegeben werden.
Zu Therapiebeginn (in den ersten 3–6 Monaten) sollte alle 14 Tage Blutbild, Leberfunktion und Kupfer im Serum überprüft werden, danach etwa alle 3 Monate.

Trientin Hydrochlorid (Syprine®, Internationale-Apotheke) gilt als Ersatzmittel, wenn D-Penicillamin nicht vertragen wird. In einer retrospektiven Studie mit 19 Patienten kamen Dahlman et al. (1995**) zu dem Schluß, daß Trientin effektiv ist und relativ wenige Nebenwirkungen zeigt. Ein Patient verschlechterte sich zu Therapiebeginn irreversibel, zwei Patienten entwickelten im Verlauf eine Kolitis, zwei Patienten entwickelten ein Karzinom (inwieweit dieses Therapie bedingt war, ist unklar). Wegen der etwas schwächeren Wirkung im Vergleich zu D-Penicillamin wird die Gefahr einer initialen Verschlechterung als geringer eingestuft (Brewer, 1995). Die empfohlene Dosierung liegt bei 4–6 × 250 mg/tgl 1h vor dem Essen. Berichtete Nebenwirkungen sind: Medikamentös-induzierter Lupus erythematosus, Kolitis, Gewichtsverlust, gastro-intestinale Beschwerden, Exanthem, Rhabdomyolyse und Eisenmangelanämie (Scheinberg et al. 1987; Walshe und Yealland, 1993**).

Verhinderung der intestinalen Resorption von Kupfer
Zink (Unizink®, Zinkit®, zinkotase®): Von einigen Autoren wird Zink (Zinkacetat oder Zinksulphat) wegen seiner geringen Nebenwirkungen als Mittel der ersten Wahl empfohlen (Hoogenraad et al., 1979*; Brewer 1995). Als Dosierung werden minimal 2 × 50 mg tgl. bzw. unter Einhaltung einer Sicherheitsreserve 3 × 50 mg tgl. 30–60min vor den Mahlzeiten empfohlen (Brewer et al., 1993**). Bei etwa 10 % Patienten kommt es zu anhaltenden gastro-intestinalen Beschwerden, die besonders häufig nach der morgendlichen Dosis auftreten und durch Einnahme 1–2 h nach der Mahlzeit umgangen werden können (Brewer, 1995). Weitere Nebenwirkungen sind Appetitlosigkeit und Anämie. Wegen seiner nur relativ milden Wirkung auf die Kupferbilanz ist eine initiale endogene Freisetzung von Kupfer nicht zu befürchten. Zink gilt als nicht teratogen und kann deshalb auch in der Schwangerschaft gegeben werden (Brewer, 1995). Da D-Pencillamin und Trientin auch Zink binden, sollten die Medikamente nicht zur gleichen Zeit mit Zink eingenommen werden. Brewer beschreibt für die Erhaltungstherapie nach vorangegangener Entspeicherung keinen synergistischen Effekt von Zink und den Chelatbildnern (Brewer, 1995). In retrospektiven Langzeitstudien beschrieb Stremmel et al. (1989**), daß von 11 Patienten unter einer Monotherapie mit Zinksulphat 3 sich wieder verschlechterten. In einer weiteren retrospektiven Studie mit 67 de novo Patienten, die entweder Zink oder D-Penicillamin zuerst erhielten, brachen 30 % die D-Penicillamin- und knapp 10 % die Zinktherapie wegen Nebenwirkungen ab. Ein Patient verschlechterte sich unter Zinkmonotherapie (Czlonkowska et al., 1996**).

Ammonium-Tetrathiomolybdat (nur als Reinsubstanz über Aldrich Chemical Co. zu erhalten, die dann pharmazeutisch weiterverarbeitet werden muß) wurde initial zur Therapie der Kupfervergiftung bei Schafen eingesetzt. Es wird zur Zeit in Studienprotokollen auch bei Patienten verwandt (Brewer et al., 1991*; Brewer, 1995**) und hat sich dabei als wirksam herausgestellt. 6 bzw. 17 Patienten kam es nach Therapiebeginn zu keiner klinischen Verschlechterung. Die Dosierung richtet sich nach dem Zeitpunkt der Einnahme. Bei Einnahme zu den Mahlzeiten geringen 3–4 × 20 mg, was die Aufnahme des Kupfers aus der Nahrung verhindert. Bei Einnahme zwischen den Mahlzeiten werden ca. 3 × 100 mg benötig, was zu einer Bindung der Kupfers im Serum in einem nicht toxischen Komplex führt. Unsere Empfehlung ist, 3 × 100 mg vor den Mahlzeiten zu geben. Brewer (1995) berichtete von einem Patienten, der unter Ammonium-Tetrathiomolybdate eine schwere Anämie entwickelte.

Kupfer-arme Diät, diese spielt heute keine wesentliche Rolle mehr, es sollte aber zu Beginn der Therapie, vor erfolgter Entspeicherung, auf Leber, Schellfisch, Krabben und Nüsse verzichtet werden.

Behandlungsstrategien in Abhängigkeit von der klinischen Symptomatik:

Symptomatische Patienten: Patienten, die sich mit einer primär *neurologischen Symptomatik* vorstellen, sind in ihrer initialen Behandlung problematisch. Zink wirkt erst verspätet. D-Penicillamin und Trientin können zu einer irreversiblen Verschlechterung führen. Es sollte daher mit einer niedrig dosierten D-Penicillamin oder Trientin (250 mg pro Tag und langsamer Dosissteigerung über Wochen) begonnen werden. Eine zusätzliche Gabe von Zink erscheint nur bei Trientin sinnvoll, da dieses Kupfer, welches in der Leber freigesetzt wird, nicht abfängt. Zink induziert auch die Metallothioninsynthese in der Leber, welches Kupfer in einen nicht toxischen Komplex überführt (Brewer, 1995). Nach Entspeicherung kann nach 6 Monaten (Kupferausscheidung im Urin < 500 μg und freies Kupfer im Serum < 15 μg/dl) zu einer **Erhaltungstherapie** mit 3 × 50 mg Zink oder alternativ 3 × 250 mg D-Penicillamin bzw. Ammonium-Tetrathiomolybdat (3 × 100 mg tgl.) übergegangen werden.
Bei vorwiegend *hepatischer Symptomatik* wird primär die Kombination von Trientin (beginnend mit 250 mg und Steigerung auf 4–6 × 250 mg) in Kombination mit 3 × 50 mg Zink empfohlen.
Asymptomatische Patienten: Werden wie Patien-

ten in der Erhaltungsphase primär mit 3 × 50 mg Zink behandelt. Möglicherweise stellt Ammonium-Tetrathiomolybdat eine alternative Therapieoption dar.

Spezielle Probleme

Lebertransplantation: Im Falle einer fulminanten Hepatitis oder fortschreitenden Leberzirrhose kann eine Lebertransplantation notwendig werden, wobei in einer Metanalyse von 55 Patienten aus verschiedenen Zentren eine 1 Jahesüberlebesrate von 79 % fand (Schilsky et al., 1994⋆⋆). In der Regel kommt es zu einer bleibenden Normalisierung des Kupferstoffwechsels.Vereinzelt wurden auch Patienten wegen einer trotz Therapie progressiven neurologischen Symptomatik einer Lebertransplantation unterzogen, wobei einzelne Patienten sich daraufhin gebessert haben (Polson et al., 1987⋆; Schilsky et al., 1994⋆). Diese Indikation ist aber umstritten.

Schwangerschaft: D-Penicillamin und Trientin sind potentiell teratogen. Sie sollten deshalb bei geplanter Schwangerschaft nicht gegeben werden. Es sind aber wiederholt normal verlaufende Schwangerschaften unter D-Penicillamin und Trientin beschrieben worden (Walshe, 1986⋆; Devesa et al., 1995⋆; Nunns et al., 1995⋆). Therapie der Wahl bei geplanter Schwangerschaft und in der Schwangerschaft ist 3 × 50 mg Zink (Brewer, 1995).

Heterozygote: Vereinzelt finden sich heterozygote Genträger, die auffällige Leberwerte haben, ob dieses eine Therapieindikation ist, ist unklar. Gegebenfalls ist die Gabe von Zink (3 × 50 mg) zu diskutieren (Lyon et al., 1995).

Literatur

Arima M, Takeshita K, Yoshino K, Kitahara T, Suzuki Y (1977) Prognosis of Wilson's disease in childhood. Eur J Pediatr 126: 147–154

Bachmann H, Lössner J, Biesold D (1979) Untersuchung zur Wilsonschen Erkrankung in der DDR. I. Genetik und Epidemiologie. Z Gesamte Inn Med und Ihre Grenzgeb 34: 744–748

Bellary SV, Van Thiel DH (1993) Wilson's disease: a diagnosis made in two individuals greater than 40 years of age. J Okla State Med Asoc 86: 441–444

Brewer GJ, Terry CA, Alsen AM, Hill GM (1987) Worsening of neurologic syndrome in patients with Wilson's disease with initial penicillamine therapy. Arch Neurol 44: 490–493

Brewer GJ, Dick RD, Yuzbasiyan-Gurkan V, Tankanow R, Young AB, Kluin KJ (1991) Initial therapy of patients with Wilson's disease with tetrathiomolybdate. Arch Neurol 48: 42–47

Brewer GJ, Yuzbasiyan-Gurkan V, Johnson V, Dick RD, Wang Y (1993) Treatment of Wilson's disease with zinc XII: dose regimen requirements. Am J Med Sci 305: 199–202

Brewer GJ (1995) Practical recommendations and new therapies for Wilson's disease. Drugs 50: 240–249

Bull P, Thomas GR, Rommens JM, Forbes JR, Cox DW (1993) The Wilson's disease gene is a putative copper transporting p-type ATPase similar to the Menkes gene. Nat Genet 5: 327–337

Czlonkowska A, Gajda J, Rodo M (1996) Effects of long-term treatment in Wilson's disease with D-penicillamine and zinc sulphate. J Neurol (1996) 243: 269–273

Dahlman T, Hartvig P, Löfholm M, Nordlinger H, Lööf L, Westermark K (1995) Long-term treatment of Wilson's disease with triethylene tetramine dihydrochloride (trientine). Q J Med 88: 609–616

Devesa R, Alvarez A, de las Heras G, de Miguel JR (1995) Wilson's disease treated with trientin during pregnancy. J Pediat Gastroenterol Nutrition 20: 102–103

Dobyns WB, Goldstein NP, Gordon H (1979) Clinical spectrum of Wilsons's disease. Mayo Clin Proc 54: 35–42

Duchen LW, Jacobs JM (1992) Nutritional deficiencies and metabolic disorders. In: JH Adams, LW Duchen (Hrsg.) Greenfield's Neuropathology, Ed. 5, Chapter 13, 838–841. Oxford Univ. Press, New York

Engelbrecht V, Schlaug G, Hefter H, Kahn T, Mödder U (1995) MRI of the brain in Wilson disease: T2 signal loss under therapy. J Computer Assisted Tomography 19(4): 635–638

Hoogenraad TU, Koevoet R, deRuyter Korver EGWM (1979) Oral zinc sulphate as long-term treatment in Wilson's disease (Hepatolenticular degeneration). Eur Neurol 18: 205–211

Logan JI, Harveyson KB, Wisdom GB, Hughes AE, Archbold GPR (1994) Hereditary caeruloplasmin deficiency, dementia and diabetes mellitus. Q J Med 87: 663–670

Lyon TDB, Fell GS, Gaffney D, McGaw BA, Russel RI, Park RHR, Beattie AD, Curry G, Crofton RJ, Gunn I, Sturniolo GS, D'Inca R, Patriarca M (1995) Use of stable copper isotope (^{65}Cu) in the differential diagnosis of Wilsons's disease. Clinical Science 88: 727–732

Nunns D, Hawthorne B, Goulding P, Maresh M (1995) Wilson's disease in pregnancy. Europ J Obstetrics & Gynecology 62: 141–143

Oder W, Prayer L, Grimm G, Spatt J, Ferenci P, Kollegger H, Schneider B, Gangl A, Deecke L (1993) Wilson's disease: evidence of subgroups derived from clinical findings and brain lesion. Neurology 43: 120–124

Oertel WH, Tatsch K, Schwarz J, Kraft E, Trenkwalder C, Scherer J, Weinzierl M, Vogel T, Kirsch CM (1992) Decrease of D2 receptors indicated by ^{123}I-Idobenzamide single-photon emission computed tomography relates to neurological deficit in treated Wilson's disease. Ann Neurol 32: 743–748

Polson RJ, Rolles K, Calne RY, Williams R, Marsden D (1987) Reversal of severe neurological manifestations of Wilson's disease following orthotopic liver transplantation. Q J Med 64: 684–691

Reilly M, Daly L, Hutchinson M (1993) An epedemiological study of Wilson's disease in the Republic of Ireland. J Neurol Neurosurg Psychiat 56: 298–300

Scheinberg IH, Jaffe ME, Sternlieb I (1987) The use of trientine in preventing the effects of interrupting penicillamine therapy in Wilson's disease. N Engl J Med 317: 209–213

Schilsky ML, Scheinberg IH, Sternlieb I (1994) Liver transplantation for Wilson's disease: indications and outcome. Hepatology 19: 583–587

Starosta-Rubinstein S, Young AB, Kluin K, Hill G, Aisen AM, Gabrielsen T, Brewer GJ (1987) Clinical assessment of 31 patients with Wilson's disease. Correlations with strutural changes on magnetic resonance imaging. Arch Neurol 44: 365–370

Stremmel W, Niederau C, Strohmeyer G (1989) Diagnostik und Therapie stoffwechselbedingter Lebererkrankungen. Münch Med Wochenschr 131: 257–261

Stremmel W, Meyerrose KW, Niederau C, Hefter C, Kreuzpaintner G, Strohmeyer G (1991) Wilson's disease: clinical presentation, treatment, and survival. Ann Intern Med 115: 720–726

Tanzi RE, Petrukhin K, Chernov I et al. (1993) The Wilson's disease gene is a copper transporting ATPase with homology to the Menkes disease gene. Nat Genet 5: 344–350

Thomas GR, Roberts EA, Walshe JM, Cox DW (1995a) Haplotypes and mutations in Wilson Disease. Am J Hum Genet 56: 1315–1319

Thomas GR, Forbes JR, Roberts EA, Walshe JM, Cox DW (1995b) The Wilson disease gene: the spectrum of mutations and their consequences. Nat Genet 9: 210–217

Thuomas KA, Aquilonius SM, Bergström K, Westermark K (1993) Magnetic resonance imaging of the brain in Wilson's disease. Neuroradiology 35: 134–141

Victor M, Adams RD, Cole M (1965) The acquired (non-Wilsonian) type of chronic hepatocerebral degeneration. Medicine 44: 345–396

Walshe JM (1986) Trientine and pregnancy in Wilson's disease. Q J Med 58: 81–87

Walshe JM (1988) Diagnosis and treatment of presymptomatic Wilson's disease. Lancet 2: 435–437

Walshe JM, Yealland M (1992) Wilson's disease: the problem of delayed diagnosis. J Neurol Neurosurg Psychiatry 55: 692–696

Walshe JM, Yealland M (1993) Chelation treatment of neurological Wilson's disease. Q J Med 86: 197–204

Yamaguchi Y, Heiny ME, Gitlin JD (1993) Isolation and characterization of a human cDNA as a candidate gene for Wilson's disease. Biochem Biophys Res Commun 197: 271–277

Yang F, Naylor SL, Lum JB, Cutshaw S, McCombs JL, Naberhaus KH, McGill JDR, Adrian GS, Moore CM, Barnett DR, Bowman BH (1986) Characterization, mapping, and expression of the human ceruloplasmin gene. Proc Natl Acad Sci USA 83: 3257–3261

I 6. Motoneuron-Erkrankungen

von *G. D. Borasio* und *U. Büttner*

Degenerative Motoneuronerkrankungen unterscheidet man nach dem Ausmaß der Läsion (1. Motoneuron im Cortex, 2. Motoneuron in Hirnstamm oder Vorderhorn), dem Alter bei Erstmanifestation, dem Krankheitsverlauf, den initial befallenen Muskeln (obere, untere Extremität, proximal, distal) und ätiologischen Faktoren (sporadisch, erblich). Im folgenden werden degenerative Motoneuronerkrankungen besprochen, die vorwiegend im jugendlichen und Erwachsenenalter auftreten.

I 6.1. Amyotrophe Lateralsklerose (ALS)

I 6.1.1. Klinik

Bei der ALS findet sich klinisch und neuropathologisch eine Degeneration der Motoneurone im Bereich der Vorderhörner, der caudalen motorischen Hirnnervenkerne und der motorischen Hirnrinde. Die okulomotorischen Hirnnervenkerne und der spinale Nucleus Onuf, der den Analsphinkter versorgt, sind in der Regel ausgespart. Eine subklinische, partielle Degeneration der Tr. spinocerebellares und der Hinterstränge wurde insbesondere bei familiären Formen beobachtet (Williams, 1991).

Klinisch findet sich initial am häufigsten eine distale, unilaterale Extremitätenatrophie. Ca. 20–30 % aller Patienten (aber mehr als 50 % der älteren Patientinnen) haben primär eine bulbäre Symptomatik. Kennzeichen der ALS ist die Koexistenz von atrophischen Paresen, Faszikulationen und Muskelkrämpfen (bedingt durch die Degeneration des zweiten Motoneurons) mit vergleichsweise lebhaften Reflexen, Pyramidenbahnzeichen und erhöhtem Muskeltonus. Häufig tritt eine emotionale Labilität (pathologisches Lachen/Weinen) auf. Höhere Hirnleistungen, Sensibilität, Okulomotorik und Sphinkterfunktionen bleiben in der Regel intakt. Das seltene Auftreten von Dekubitus trotz längerer Bettlägerigkeit ist vermutlich auf biochemische Veränderungen in der Haut zurückzuführen (Kolde et al., 1996).

Im fortgeschrittenen Stadium kann die Diagnose ALS allein aufgrund der Klinik gestellt werden. Im Anfangsstadium umfaßt die **Differentialdiagnose** physikalische Ursachen (u. a. spondylotische Myelopathie), Autoimmunerkrankungen, (multifokal motorische Neuropathie mit Leitungsblock (mit oder ohne anti-GM1-Antikörper), Einschlußkörperchenmyositis, myasthene und paraneoplastische Syndrome, Toxine (z. B. Blei, organische Phosphate), Infektionen (Lues, Neuroborreliose, Creutzfeldt-Jakob-Erkrankung, Poliomyelitis und Post-Polio-Syndrom), Stoffwechselerkrankungen (z. B. Diabetes, Hyperthyreose), Enzymmangel (Hexosaminidase), sowie andere neurologische Erkrankungen (motorische Neuropathien, Myopathien, Multiple Sklerose) (Übersicht bei Louwerse et al., 1991). Nicht selten ist die endgültige Diagnosestellung nur durch Verlaufsbeobachtung möglich.

Die Zusatzdiagnostik im Anfangsstadium sollte umfassen: eine ausführliche elektrophysiologische Untersuchung (inkl. F-Wellen an allen Extremitäten und perioralem oder Zungen-EMG), Liquor, Schilddrüsenwerte und Immunelektrophorese. Anti-GM1-Antikörper sollten nur bei neurographischem Verdacht auf multifokalen Konduktionsblock bestimmt werden (s. Kap. J 1). Eine Tumorsuche erscheint nur bei entsprechenden klinischen Hinweisen sinnvoll. Die El Escorial-Kriterien der World Federation of Neurology (Brooks, 1994) haben sich als diagnostischer Standard für die ALS durchgesetzt.

ALS-Varianten

Als *primäre Lateralsklerose* (PLS) wird eine progrediente Erkrankung der Pyramidenbahnen bezeichnet, mit oder ohne bulbäre Beteiligung. Der Verlauf ist langsamer als bei der ALS. Die *progressive Bulbärparalyse* (PBP) betrifft die kaudalen motorischen Hirnnervenkerne und hat eine schlechtere Prognose (Bruyn, 1991). Die meisten Patienten, die zu Beginn als PLS oder PBP imponieren, entwickeln im Verlauf eine klassische ALS.

Familiäre ALS: Ca. 5–10 % aller ALS-Fälle sind familiär, meist mit einem autosomal-dominanten Erbgang. Bei etwa einem Fünftel dieser Patienten befindet sich der genetische Defekt auf dem Chromosom 21 im Gen für die Superoxid-Dismutase 1 (SOD1). Die Mutation verleiht dem Enzym eine neue, für die Motoneurone toxische Eigenschaft, die noch nicht vollends charakterisiert ist (Brown, 1996). Bis auf ein etwas niedrigeres Erkrankungsalter (vierte bis fünfte Lebensdekade), sind Klinik und Verlauf der familiären Fälle von den sporadischen nicht zu unterscheiden. Eine seltene, rezessiv vererbte Form wurde auf dem Chromosom 2 lokalisiert (Hentati et al., 1994).

I 6.1.2. Verlauf

Die Prävalenz der ALS beträgt etwa 6–8 auf 100 000 Einwohner, die Inzidenz 1,5–2 pro 100 000 Einwohner und Jahr, mit steigender Tendenz (Brooks, 1996). Die meisten Erkrankungen treten mit 40–70 Jahren (Mittel 58 Jahre) auf, wobei die Inzidenz mit dem Alter zunimmt. Früheste Erkrankungen wurden mit 20 Jahren beobachtet (Gubbay et al., 1985). Männer sind in der Relation 1,5–2:1 häufiger betroffen als Frauen. In einzelnen Regionen (Guam, Kii-Halbinsel Japan) tritt die ALS besonders häufig auf, oft in Kombination mit Demenz und Parkinson-Syndrom. Dies wird mit der Langzeitwirkung eines mit der Nahrung aufgenommenen Neurotoxins (Cycasin) in Zusammenhang gebracht (Spencer et al., 1989), aber das variable Intervall zwischen Exposition und Krankheitsausbruch (oft bis zu mehreren Dekaden) ist mit dieser Hypothese schwer zu vereinbaren.

Die Krankheit verläuft in der Regel rasch progredient, bei allerdings großer interindividueller Variabilität (Haverkamp et al., 1995). Die Ausbreitung der Paresen erfolgt perifokal, ausgehend vom initialen Läsionsort (Küther und Struppler, 1990). Patienten mit initial bulbärer Symptomatik haben die schlechteste Prognose (mittlere Überlebenszeit zwei bis zweieinhalb Jahre). Für die übrigen Fälle beträgt sie drei bis fünf Jahre. Ca. 10–15 % der Patienten überleben mehr als 10 Jahre, wobei ein früher Krankheitsbeginn und ein spätes Auftreten bulbärer Symptome als prognostisch günstig zu werten sind. Das Endstadium ist durch den Befall der Rumpf- und Atemmuskulatur charakterisiert. Die Patienten versterben in der Regel an Ateminsuffizienz, oft vergesellschaftet mit einer Aspirationspneumonie.

I 6.1.3. Therapeutische Prinzipien

Die Ätiologie der ALS ist unbekannt, daher ist jeder therapeutische Ansatz als experimentell zu werten. Die Hypothesen über die Ursache dieser Erkrankung umfassen u. a. immunologische Störungen, metabolische Entgleisungen, Störungen im Neurotransmitter-Haushalt, chronische Intoxikationen (Schwermetalle, pflanzliche Toxine), virale Infektionen, Mangel an neurotrophen Faktoren und gestörte DNS-Reparatur-Mechanismen (Übersicht bei Appel et al., 1995 a).

Die Beobachtung erniedrigter Glutamatspiegel im Rückenmark und erniedrigter Glutamat-Wiederaufnahme in den spinalen Nervenendigungen von ALS-Patienten hat zu der Hypothese einer chronisch-exzitotoxischen Ursache der ALS geführt, die durch den Nachweis eines selektiven Defekts eines glialen Glutamat-Transporters bei ALS-Patienten unterstützt wird (Rothstein, 1995). Erste therapeutische Versuche mit Substanzen, die in den Glutamat-Stoffwechsel eingreifen (verzweigtkettige Aminosäuren, Dextromethorphan, Lamotrigin, Gabapentin) sind gescheitert (s. I 6.1.5.). Riluzol, eine Substanz die u. a. die Glutamat-Ausschüttung verringert, hat in zwei Studien*** eine signifikante, wenn auch geringe Verlängerung der Lebenserwartung (ca. drei Monate) ohne sicheren Effekt auf die Krankheitsprogredienz gezeigt (Lacomblez et al., 1996) und ist seit Juli 1996 in der europäischen Union zugelassen. Wegen der geringen Wirksamkeit (die vom Patienten subjektiv nicht bemerkt wird) und der bei 10–20 % der Patienten belastenden Nebenwirkungen (Müdigkeit, gastrointestinale Beschwerden) erscheint die Verschreibung von Riluzol nur nach eingehender Aufklärung des Patienten als Hoffnungsschimmer im Rahmen eines palliativmedizinischen Konzeptes (s. I 6.1.4) sinnvoll.

Der Nachweis von Antikörpern gegen Kalziumkanäle vom L-Typ in ALS-Patientenseren hat zur Hypothese einer atypischen Autoimmungenese der ALS geführt. Allerdings waren sämtliche immunsuppressiven Therapieversuche bisher erfolglos, möglicherweise weil beim Fortschreiten des Krankheitsprozesses andere zytotoxische Mechanismen wirksam werden (Appel et al., 1995b).

Die Entdeckung, daß einige trophische Faktoren in der Lage sind, die Degeneration von Motoneuronen im Tiermodell zu verhindern, hat Hoffnungen auf einen therapeutischen Einsatz geweckt. Zwei große Studien mit ciliary neurotrophic factor (CNTF) zeigten allerdings keine klinische Wirksamkeit und z. T. schwere Nebenwirkungen (Lotz et al., 1996; Miller et al., 1996). Brain-derived neurotrophic factor (BDNF) war nach Angabe der Herstellerfirma in einer großen ALS-Studie ebenfalls unwirksam. Eine amerikanische Studie mit insulin-like growth factor I (IGF-I) zeigte eine Verlangsamung der Krankheitsprogredienz um 26 % (Lai et al., 1997). Allerdings konnten diese Daten in einer europäischen Studie nicht zweifelsfrei reproduziert werden (Borasio et al., 1996).

Bisher unbeantwortet sind die Fragen nach dem Grund der selektiven Vulnerabilität der Motoneurone für die vorgeschlagenen pathogenetischen Mechanismen, nach der optimalen Applikationsroute für trophische Faktoren (subkutan, wie in allen bisherigen Studien, oder intrathekal), sowie nach der erhofften besseren Wirksamkeit kombinierter Therapieansätze. Neue Hoffnungen für die Zukunft bestehen durch die Etablierung eines Tiermodells der SOD1-bedingten familiären ALS (Gurney et al., 1996), sowie durch die Entwicklung alternativer Applikationsmethoden (Aebischer et al., 1996).

I 6.1.4. Pragmatische Therapie

Trotz Fehlens einer wirksamen kausalen Therapie steht dem behandelnden Arzt ein weites Spektrum an palliativen Maßnahmen zur Verfügung, um das Leiden von Patient und Angehörigen zu lindern (Borasio, 1994).

Eine wesentliche Bedeutung kommt der **Aufklärung** zu. Alle Aspekte der Erkrankung sollten mit Patient und Angehörigen offen besprochen werden. Das verlangt große Empathie seitens des Arztes und sollte stufenweise erfolgen, wobei die positiven Aspekte (unterschiedlich schnelle Verläufe, z. T. über viele Jahre, keine Beeinträchtigung der intellektuellen Fähigkeiten) zu betonen sind. Die vorhandenen Behandlungsmöglichkeiten sollten in den Vordergrund gestellt werden, zumal praktisch alle Symptome der ALS einer palliativen Therapie zugänglich sind.

Der **Muskelschwäche** sollte mit regelmäßiger Gymnastik (nie bis zur Erschöpfung) und der rechtzeitigen Verschreibung notwendiger Hilfsmittel (Peronäusschiene, Rollstuhl, Hilfsmittel zum Ankleiden, Essen etc.) begegnet werden, um Unabhängigkeit und Mobilität so lang wie möglich zu erhalten. Gelegentlich kann kurzfristig eine Verbesserung der Muskelkraft durch Pyridostigmin (z. B. Mestinon®) 40–60 mg 3 × /die erreicht werden*.

Einer **Dysphagie** sollte zunächst mit einer Veränderung der Speisenkonsistenz begegnet werden (ein speziell für ALS-Patienten konzipiertes Kochbuch kann über die Deutsche Gesellschaft für Muskelkranke bezogen werden, s. u.). Bestimmte Schlucktechniken (wie das sog. supraglottische Schlucken) können helfen, eine Aspiration zu verhindern. Wenn die orale kalorische Zufuhr unzureichend ist, sollte eine perkutane Enterogastrotomie (PEG) erwogen werden. Sie wird bei frühzeitiger Durchführung in der Regel gut vertragen.

Dysarthrie kann zum vollständigen Verlust der Kommunikationsfähigkeit führen. Zu Beginn ist Logopädie hilfreich, in späteren Stadien können elektronische Kommunikationshilfen zum Einsatz kommen, häufig ist jedoch eine einfache Alphabettafel über lange Zeit ausreichend.

Die **Dyspnoe** ist das schwerste Symptom der ALS. Die ersten Symptome der Atemnot verursachen bei praktisch allen Patienten Erstickungsängste. In diesem Stadium ist es für den Patienten oftmals erlösend zu erfahren, daß der zu erwartende Tod durch Ateminsuffizienz in der Regel schmerzlos während des Schlafes, im Rahmen eines Hyperkapnie-induzierten Komas (CO_2-Narkose) auftritt.

Atemgymnastik und kurz wirksame Benzodiazepine (z. B. Lorazepam (Tavor Expidet®) 0,5–1 mg s. l.) zur Unterdrückung der Angstkomponente sind besonders zu Beginn der Dyspnoe hilfreich (s. a. Kap. F 8.). Im weiteren Verlauf kann eine nächtliche Hypoxie/Hyperkapnie die Lebensqualität des Patienten erheblich beeinträchtigen. Die Symptome der nächtlichen Hypoventilation sind in **Tab. I 6.1** aufgeführt. Wenn diese Symptome auftreten, sollte eine nicht-invasive Heimbeatmung über Maske erwogen werden (Borasio und Bockelbrink, 1994). Voraussetzungen sind eine

Tab. I 6.1: Symptome der nächtlichen Hypoventilation

- morgendlicher Kopfschmerz, Abgeschlagenheit
- Müdigkeit und Einnicken am Tage
- Schlafstörungen (Ein- und Durchschlafstörungen, Alpträume)
- zunehmender Leistungsabfall, Konzentrationsstörungen
- Nervosität, Hyperhidrosis, Tremor
- Depressionen, Angstzustände, Tachykardie
- sichtbarer Einsatz der auxiliären Atemmuskulatur, Tachypnoe
- Dyspnoe, z. B. beim Sprechen, Stimmveränderungen
- hartnäckige Bronchialverschleimung
- rezidivierende oder persistierende respiratorische Infekte
- Appetitlosigkeit, Gewichtsverlust, rezidivierende Gastritiden
- persistierende Ödeme
- Kopf-, Nacken- und Gliederschmerzen
- Sehstörungen, Schwindelanfälle, Synkopen
- Zyanose

gute Motivation und ein supportives familiäres Umfeld. Im späteren Stadium wird die Entscheidung über eine Tracheostomie notwendig werden. Wichtigstes Kriterium ist dabei die subjektive Lebensqualität des Patienten. Auch nach Einleitung einer invasiven Beatmung hat der Patient das Recht, seine Einwilligung in diese Maßnahme zurückzuziehen (Borasio, 1996).

Psychische Symptome bestehen vor allem in einer reaktiven Depression, die meist kurz nach Diagnosestellung eintritt. In schweren Fällen sollte eine Psychotherapie (fast immer als Familientherapie) und evtl. eine antidepressive Medikation eingeleitet werden. Selbstmordversuche sind selten.

Schlafstörungen entstehen in der Regel sekundär, z. B. als Folge der Unfähigkeit zum Positionswechsel im Schlaf, durch psychische Störungen, Muskelkrämpfe, Faszikulationen, Dysphagie oder Dyspnoe. Sedativa (s. **Tab. I 6.2**) sollten wegen der möglichen Verstärkung der Muskelschwäche sparsam eingesetzt werden.

Weitere Symptome der ALS, die einer medikamentösen Therapie gut zugänglich sind, sind **Muskelkrämpfe, Faszikulationen, Spastik, Pseudo-Hypersalivation, Verschleimung** und **pathologisches Lachen/Weinen.** Entsprechende Therapievorschläge sind in **Tab. I 6.2** aufgeführt.

I 6.1.5. Unwirksam oder obsolet

Bedingt durch die Schwere des Krankheitsbildes, wurde eine Vielzahl von Substanzen mit unterschiedlichen Wirkungsmechanismen auf ihre therapeutischen Möglichkeiten untersucht. Der Verlauf der Erkrankung konnte dadurch nicht beeinflußt werden. Verwendet wurden u. a. Vitamine (B_{12}, D, E), Idoxuridin, Isoprinosin, Transfer-Faktor, Tileron, Levamisol, Pankreas- und Leberextrakte, Proteinase-Inhibitoren, Lezithin, Testosteron, L-Dopa, L-Cystein, L-Threonin, verzweigt-

Tab. I 6.2: Symptomatische medikamentöse Therapie bei ALS (ges. gesch. Präparatenamen z. T. in Auswahl)

	Dosierungen*
Faszikulationen und Muskelkrämpfe	
Chininsulphat (z. B. Limptar®)	200–400 mg 2 ×/die
Carbamazepin (z. B. Tegretal®)	200 mg 2 ×/die
Vitamin E (z. B. Eplonat®)	400 IE 2 ×/die
Phenytoin (z. B. Zentropil®)	100 mg 1–3 × /die
Spastik	
Baclofen (z. B. Lioresal®)	10–80 mg
Tizanidin (Sirdalud®)	6–24 mg
Memantin (Akatinol®)	10–60 mg
Pseudo-Hypersalivation	
Amitriptylin (z. B. Saroten®)	10–150 mg
Trihexyphenidyl (z. B. Artane®)	6–10 mg
Clonidin (z. B. Catapresan®)	0,15–0,3 mg
Verschleimung	
N-Acetylcystein (z. B. ACC lang®)	600 mg
Pathologisches Lachen/Weinen	
Amitriptylin (z. B. Saroten®)	10–150 mg
Fluoxetin (Fluctin®)	20–60 mg
L-Dopa (z. B. Madopar®)	500–600 mg
Lithiumcarbonat (z. B. Hypnorex ret.®)	400–800 mg
Sedativa	
Chloralhydrat (Chloraldurat®)	250–1 000 mg
Diphenhydramin (z. B. Dolestan®)	25–50 mg
Flurazepam (z. B. Dalmadorm®) (cave Atemdepression)	15–30 mg

* Richtwerte für tägliche Dosierungen; einige Patienten können wesentlich höhere Dosierungen z. B. von antispastischer Medikation benötigen.

kettige Aminosäuren, N-Acetylcystein, Amitriptylin, Baclofen, Naloxon, Penicillamin, Neurotoxine (modifiziertes Schlangengift), Pemolin, Bestatin, Octacosanol, Selegilin, Ganglioside, Amantadin, Guanidin, Flunarizin, Thyreotropin-freisetzendes Hormon (TRH), Wachstumshormon (GH), frisch gefrorenes Plasma (FFP), Alpha-Interferon, Steroide, Cyclophosphamid, Cyclosporin A, Plasmapherese und Ganzkörperbestrahlung, (Übersicht bei Festoff und Crigger, 1980; Tyler und Shefner, 1991; Mitsumoto, 1995). Ebenfalls unwirksam waren in den letzten Jahren Dextromethorphan, Lamotrigin, Gabapentin, Nimodipin, Verapamil und i. v.-Immunglobuline.

I 6.2. Progressive spinale Muskelatrophien (SMA)

Während bei der ALS die sporadischen Fälle vorherrschen, finden sich bei den spinalen Muskelatrophien häufiger hereditäre Formen. Die degenerativen Vorgänge beschränken sich bei dieser Erkrankungsgruppe meist auf die motorischen Vorderhornzellen. Die Klassifikation der spinalen Muskelatrophien befindet sich im Umbruch, was bis zur endgültigen Klonierung aller SMA-Gene andauern wird. Die pragmatische Klassifikation in **Tab. I 6.3** berücksichtigt klinische (Alter bei Erstmanifestation, hauptsächlich betroffene Region) und genetische Gesichtspunkte.

Tab. I 6.3: Spinale Muskelatrophien

Proximale SMA
SMA Typ I-III (Werdnig-Hoffmann, intermediär, Kugelberg-Welander)
SMA Typ IV
Bulbospinale Muskelatrophie (Kennedy-Syndrom)
Distale SMA
Skapulo-peroneale Form
Sporadische asymmetrische Formen
Typ Duchenne-Aran
Typ Dyck-Lambert
Typ Vulpian-Bernhardt
Monomelische Amyotrophie
Juvenile distale und segmentale SMA der oberen Extremitäten (»Hirayama's disease«)

Proximale SMA

SMA Typ I-III: Die bisherige klinische Unterscheidung zwischen SMA I (Werdnig-Hoffmann), SMA II (intermediärer Typ) und SMA III (Kugelberg-Welander) muß nach dem Nachweis eines gemeinsamen Gendefekts auf Chromosom 5q revidiert werden: es handelt sich dabei um ein Kontinuum zwischen einer akuten, kongenitalen Form mit tödlichem Ausgang vor dem dritten Lebensjahr (SMA I) und einer chronischen, juvenilen Form mit gutartigem Verlauf (SMA III) (Zerres und Rudnik-Schöneborn, 1995). Der Erbgang ist in der Regel autosomal-rezessiv. Zwei verschiedene Gene sind an der Vererbung beteiligt, was möglicherweise auf einen neuartigen Vererbungsmodus hinweist (Crawford, 1996).

Die juvenile Form beginnt in der Regel schleichend, mit beidseitigen, symmetrischen atrophischen Paresen der Beckengürtel- und der proximalen Beinmuskulatur, gefolgt von der Muskulatur des Schultergürtels und proximal an den Armen. In ca. der Hälfte der Fälle finden sich Faszikulationen, sowie häufig ein sog. Fingerpolymyoklonus. Die Muskeleigenreflexe sind schwach bis erloschen. EMG und Muskelbiopsie zeigen meist neurogene Veränderungen; bisweilen finden sich jedoch, insbesondere in den proximalen Muskeln, auch deutliche myopathische Veränderungen. Die CK kann erhöht sein. Die Gehfähigkeit ist nach 40 Jahren in bis zur Hälfte der Patienten noch erhalten (Zerres und Rudnik-Schöneborn, 1995), die Lebenserwartung ist fast unverändert. Wadenhypertrophie, sowie Beteiligung von Herz, sensiblen

Bahnen und Hirnnerven sind beschrieben worden (Tanaka et al., 1976).

SMA Typ IV: Der Beginn ist in der Regel in der vierten Lebensdekade, mit autosomal-rezessivem oder -dominantem Erbgang. Letzterer ist ohne Bezug zum Genlokus für SMA I-III (Kausch et al., 1991). Die autosomal-rezessive Form hat einen ähnlichen, aber milderen Verlauf als die SMA III; einige Patienten zeigen Deletionen im Genlokus für SMA I-III (Brahe et al., 1995). Die Patienten mit der rezessiven Form benötigen nach ca. 20 Jahren eine Gehhilfe. Sie haben eine normale Lebenserwartung. Bei der dominanten Form ist die Lebenserwartung auf ca. 20 Jahren nach Krankheitsbeginn reduziert (Pearn et al., 1978). Die Abgrenzung zur Muskeldystrophie oder ALS kann im Anfangsstadium schwierig sein.

Bulbospinale Muskelatrophie (Kennedy-Syndrom): Dieses seltene, x-chromosomal rezessiv vererbte Syndrom beginnt zwischen dem 20. und dem 40. Lebensjahr mit proximal betonter Schwäche der unteren Extremitäten, die sich auf den Schultergürtel und die Bulbärmuskultur ausbreitet. Durch die Beteiligung der motorischen Hirnnerven entwickeln sich Atrophie und Faszikulationen der Zungen-, Gesichts- und Kaumuskulatur mit Dysarthrie und und Dysphagie. Das gleichzeitige Auftreten von Gynäkomastie, Hodenatrophie und reduzierter Fertilität führte zur Identifikation des kausalen Defekts auf dem Androgenrezeptor-Gen (La Spada et al., 1991). Therapeutische Versuche mit hochdosiertem Testosteron haben keine Wirkung auf die Krankheitsprogredienz gezeigt (Goldenberg and Bradley, 1996).

Distale SMA

Chronische distale SMAs (ca. 10 % aller SMAs) stellen eine heterogene Gruppe dar, mit autosomal-dominanter wie -rezessiver Vererbung (Harding und Thomas, 1980). Der klinische Beginn kann von der Kindheit bis ins hohe Lebenalter reichen, meist liegt er in der ersten Lebensdekade. Die distalen atrophischen Paresen betreffen vorwiegend die Beine, die Arme sind bei ca. einem Viertel der Patienten beteiligt. Der Verlauf ist in der Regel langsam progredient. Die Abgrenzung zur HMSN Typ II basiert auf dem Nachweis normaler sensorischer Nervenaktionspotentiale.

Skapulo-peroneale Form

Juveniler und adulter Beginn mit unterschiedlichen Erbgängen sind beschrieben worden. Diese Form beginnt in der peronealen Muskulatur und hat einen progredienten Verlauf (Padberg, 1991) mit häufigem Auftreten von Fußdeformitäten (pes cavus or equinovarus). EMG und Muskelbiopsie zeigen oft sowohl myopathische als auch neurogene Veränderungen.

Sporadische asymmetrische Formen

Diese Formen beginnen im jugendlichen bis Erwachsenenalter, asymmetrisch distal an der Hand (Typ Duchenne-Aran), distal am Bein (Typ Dyck-Lambert) oder proximal am Arm (Typ Vulpian-Bernhardt). Der Verlauf ist langsam progredient, ein Übergang in eine generalisierte SMA ist möglich. Initial kann die Abgrenzung gegenüber der ALS oder einem lokalen Prozeß schwierig sein (Burg und Pongratz, 1984).

Monomelische Amyotrophie

Bei dieser Erkrankung kommt es zur schleichenden Entwicklung von Atrophie und Schwäche in einer Extremität, mit initial langsamer Progredienz und späterer Stabilisierung. Sie tritt sporadisch auf, meist bei Männern zwischen 15 und 25 Jahren. Die meisten Fälle wurden aus dem asiatischen Raum beschrieben (Gourie-Devi et al., 1984). Etwa zwei Drittel dieser Patienten zeigen einseitige Atrophien an Hand und Unterarm, was als *juvenile distale und segmentale SMA der oberen Extremitäten (»Hirayama's disease«)* bezeichnet wird. Im EMG finden sich in der Regel neurogene Veränderungen auch der kontralateralen homonymen Muskulatur. Die Progression endet nach 1–3 Jahren. Als pathogenetischer Mechanismus wird eine Kompression des unteren Zervikalmarks bei Kopfflexion angenommen (Hirayama, 1991). Das verbleibende Drittel zeigt monomelische Atrophien mit skapulo-humeraler Verteilung, im M. quadriceps, in der vorderen kruralen Muskulatur, am Unterschenkel, oder im ganzen Arm oder Bein (Übersicht bei De Visser et al., 1991).

Pragmatische Therapie der spinalen Muskelatrophien

Es gibt keine kausale Therapie. Überlegungen zur klinischen Testung von trophischen Faktoren befinden sich noch im Anfangsstadium. Genetische Beratung und evtl. pränatale Diagnostik ist für Ehepaare mit positiver Familienanamnese zu empfehlen. Junge Patienten sollten Berufe mit schwerer körperlicher Belastung meiden. Bei der symptomatischen Therapie steht die Krankengymnastik im Vordergrund, die auch Kontrakturen vermeiden hilft. Orthopädisch-chirurgische Eingriffe sind oft notwendig, um die schwere Kyphoskoliose zu reduzieren, welche aus der chronischen Schwäche der paraspinalen Muskulatur resultiert. In fortgeschrittenen Fällen können die für die ALS beschriebenen Maßnahmen, inklusive der nicht-invasiven Beatmung, notwendig werden.

Hereditäre spastische Paraparese (Strümpell-Lorrain)

Die meisten »reinen« Formen sind autosomal-dominant. Autosomal-rezessive und x-chromosomale Erbgänge sind berichtet worden. Genetisch ist die Krankheit äußerst heterogen: bisher sind Genorte auf Chromosom 8q (rezessive Form), 2p, 14q und 15q (dominante Form) sowie Xq22 (X-chromosomale Form) beschrieben worden (Fink et al., 1996). Neuropathologisch findet sich eine nach kaudal zunehmende Degeneration der Pyramidenbahn. Eine verzögerte motorische Entwicklung findet sich bei den meisten Patienten mit frühem Beginn (vor dem 35. Lebensjahr). Bei den spät beginnenden Formen (40.–65. Lebensjahr) steht die Beinschwäche im Vordergrund. Der Verlauf ist langsam progredient, einige Patienten benötigen später Gehhilfen oder einen Rollstuhl. Die Lebenserwartung ist normal. Milde sensible Störungen und Sphinkterbeteiligung sind mit der Diagnose einer »reinen« Form vereinbar. Eine Vielzahl assoziierter Symptome ist bei den sog. »komplizierten Formen« beschrieben worden (Übersicht bei Bruyn und Scheltens, 1991). Die Therapie besteht aus antispastischer Medikation (s. **Tab. I 6.1** und Kap. I 12) und Krankengymnastik. Achillessehnenkontrakturen oder ein schwerer pes cavus müssen chirurgisch versorgt werden. Bei der genetischen Beratung sind das Erkrankungsalter und die unterschiedliche Krankheitsschwere zu berücksichtigen.

I 6.4. Das Post-Polio-Syndrom

Ca. 20–50 % der Poliomyelitis-Patienten entwickeln im Alter eine zunehmende Schwäche und Ermüdbarkeit, die meist durch andere Erkrankungen (z. B. Arthritis) bedingt ist. Ein kleiner Teil dieser Patienten zeigt progrediente Muskelatrophien und Paresen, oft mit Faszikulationen, hauptsächlich in den von der akuten Poliomyelitis am schwersten betroffenen Muskeln. Der Beginn ist schleichend, ca. 30–40 Jahren nach der Akuterkrankung, mit asymmetrischer, allmählich zunehmender Schwäche. Der Verlauf ist langsam progredient, mit Stabilisierungsphasen von 3–10 Jahren (Dalakas, 1995). Trotz des Nachweises oligoklonaler Banden im Liquor bei einigen Patienten gibt es keine Evidenz für eine Reaktivierung des Poliovirus. Die Erkrankung wird auf eine erhöhte Suszeptibilität von hyperaktiven Motoneuronen für spätere (altersbedingte?) Degenerationsmechanismen zurückgeführt. Die Behandlung erfolgt symptomatisch (s. o.), durch moderate Krankengymnastik sowie durch Aufklärung der Patienten über die gute Prognose. Amantadin und Prednison waren in kontrollierten klinischen Studien unwirksam.

I 6.5. Patienten-Selbsthilfe-organisationen

Patienten mit Motoneuron-Erkrankungen können sich an folgende Organisationen für Information und Hilfe wenden: in Deutschland an die Deutsche Gesellschaft für Muskelkranke e. V. (DGM, Im Moos 4, D-79112 Freiburg, Tel.: 0 76 65-9 44 70); in der Schweiz an die Schweizerische Gesellschaft für Muskelkrankheiten (SGMK, Forchstr. 136, CH-8032 Zürich).

Literatur

Aebischer P, Schluep M, Déglon N, Joseph JM, Hirt L, Heyd B, Goddard M, Hammang JP, Zurn AD, Kato AC, Regli F, Baetge EE (1996) Intrathecal delivery of CNTF using encapsulated genetically modified xenogeneic cells in amyotrophic lateral sclerosis patients. Nature Med 2: 696–699

Appel SH, Engelhardt JI, Smith RG, Stefani E (1995 a) Theories of causation. In: *Leigh, PN, Swash M* (Hrsg.) Motor Neuron Disease, Springer, London, 219–240

Appel SH, Smith RG, Alexianu MF, Engelhardt JI, Stefani E (1995b) Autoimmunity as an etiological factor in sporadic amyotrophic lateral sclerosis. Adv Neurol 68: 47–57

Borasio GD (1994) Amyotrophe Lateralsklerose – Symptomatische und experimentelle Therapie. Münch Med Wschr 136: 295–300

Borasio GD (1996) Beendigung der Beatmung bei Patienten mit amyotropher Lateralsklerose: medizinische, juristische und ethische Aspekte. Med Klinik 91 (S2): 51–52

Borasio GD, Bockelbrink A (1994) Langzeitbeatmung bei neurologischen Erkrankungen. Quintess Med 2/94: 193–202

Borasio GD, de Jong JMBV, Emile J, Guiloff R, Jerusalem F, Leigh N, Murphy M, Robberecht W, Silani V, Wokke J and the European ALS/IGF-I study group (1996) Insulin-like growth factor I in the treatment of amyotrophic lateral sclerosis: results of the European multicenter, double-blind, placebo-controlled trial. J Neurol 243 (Suppl. 2): 26

Brahe C, Servidei S, Zappata S, Ricci E, Tonali P, Neri G (1995) Genetic homogeneity between childhood-onset and adult-onset autosomal recessive spinal muscular atrophy. Lancet 346: 741–742

Brooks BR (1994) El Escorial World Federation of Neurology criteria for the diagnosis of amyotrophic lateral sclerosis. J Neurol Sci 124 (Suppl.): 96–107

Brooks BR (1996) Clinical epidemiology of amyotrophic lateral sclerosis. Neurol Clin 14: 399–420

Brown RH (1996) Superoxide dismutase and familial amyotrophic lateral sclerosis: New insights into mechanisms and treatments. Ann Neurol 39: 145–146

Bruyn GW (1991) Progressive bulbar palsy in adults. In: *Klawans HL, Vinken PJ, Bruyn GW, de Jong JMBV* (Hrsg.) Handbook of Clinical Neurology, Vol. 59, Diseases of the Motor System. North Holland, Amsterdam, 217–229

Bruyn RPM, Scheltens P (1991) Hereditary spastic paraparesis (Strümpell-Lorrain). In: *Klawans HL, Vinken PJ, Bruyn GW, de Jong JMBV* (Hrsg.) Handbook of Clinical Neurology, Vol. 59, Diseases of the Motor System. North Holland, Amsterdam, 301–318

Burg, D, Pongratz, D (1984) Spinale Muskelatrophien. In: *Bernsmeier A, Schrader A, Struppler A* (Hrsg.) Bodechtel Differentialdiagnose neurologischer Krankheitsbilder. Thieme, Stuttgart, 7.55–7.72

Crawford TO (1996) From enigmatic to problematic: The new molecular genetics of childhood spinal muscular atrophy. Neurology 46: 335–340

Dalakas MC (1995) The post-polio syndrome as an evolved clinical entity - Definition and clinical description. Ann NY Acad Sci 753: 68–80

De Visser M, Bolhui PA, Barth PG (1991) Differential diagnosis of spinal muscular atrophies and other disorders of motor neurons with infantile or juvenile onset. In: *Klawans HL, Vinken PJ, Bruyn GW, de Jong JMBV* (Hrsg.) Handbook of Clinical Neurology, Vol. 59, Diseases of the Motor System. North Holland, Amsterdam, 367–382

Festoff BW, Crigger NJ (1980) Therapeutic trials in amyotrophic lateral sclerosis: A review. In: *Mulder DW* (Hrsg.) The diagnosis and treatment of amyotrophic lateral sclerosis, Houghton Mifflin, Boston, 337–366

Fink JK, Heiman-Patterson T (1996) Hereditary spastic paraplegia: advances in genetic research. Neurology 46: 1507–1514

Goldenberg JN, Bradley WG (1996) Testosterone therapy and the pathogenesis of Kennedy's disease (X-linked bulbospinal muscular atrophy). J Neurol Sci 135: 158–161

Gourie-Devi M, Suresh TG, Shankar SK (1984) Monomelic amyotrophy. Arch Neurol 41: 388–394

Gubbay SS, Kahana E, Zilber N, Cooper G, Pintov S, Leibowitz Y (1985) Amyotrophic lateral sclerosis: a study of its presentation and prognosis. J Neurol 232: 295–300

Gurney ME, Cutting, FB, Zhai P, Doble A, Taylor CP, Andrus PK, Hall ED (1996) Benefit of vitamin E, riluzole, and gabapentin in a transgenic model of familiar amyotrophic lateral sclerosis. Ann Neurol 39: 147–157

Harding AE, Thomas PK (1980) Hereditary distal spinal muscular atrophy. J Neurol Sci 454: 337–348

Haverkamp LJ, Appel V, Appel SH (1995). Natural history of amyotrophic lateral sclerosis in a database population. Brain 118: 707–719.

Hentati A, Bejaoui K, Pericak-Vance MA, Hentati F, Speer MC, Hung W-Y, Figlewicz DA, Haines J, Rimmler J, Hamida CB, Hamida MB, Brown RH, Siddique T (1994) Linkage of recessive familial amyotrophic lateral sclerosis to chromosome 2q33-q35. Nature Genet 7: 425–428

Hirayama K (1991) Non-progressive juvenile spinal muscular atrophy of the distal upper limb. In: *Klawans HL, Vinken PJ, Bruyn GW, de Jong JMBV* (Hrsg.) Handbook of Clinical Neurology, Vol. 59, Diseases of the Motor System. North Holland, Amsterdam, 107–120

Kausch K, Muller CR, Grimm T, Ricker K, Rietschel M, Rudnick-Schönborn S, Zerres K (1991) No evidence for linkage of autosomal dominant proximal spinal muscular atrophies to chromosome 5q markers. Hum Genet 86: 317–318

Kolde G, Bachus R, Ludolph AC (1996) Skin involvement in amyotrophic lateral sclerosis. Lancet 347: 1226–1227

Küther G, Struppler A (1990) Dynamic aspects of the degenerative process in amyotrophic lateral sclerosis - a clinical and electromyographical study. In: *Dengler R* (Hrsg.) The motor unit. Physiology, Diseases, Regeneration. Urban und Schwarzenberg, München, 76–82

Lacomblez L, Bensimon G, Leigh PN, Guillet P, Meininger V (1996) Dose-ranging study of riluzole in amyotrophic lateral sclerosis. Lancet 347: 1425–1431

Lai EC, Felice KJ, Festoff BW, Gawel, MJ, Gelinas DF, Kratz R, Murphy MF, Natter HM, Norris FH, Rudnicki SA, and the North America ALS/IGF-I Study Group (1997) Effect of recombinant human insulin-like growth factor I (rhlGF-I) on progrssion of amyotropic lateral sclerosis: a placebo-controlled study. Neurology 49: 1621–1630

LaSpada AR, Wilson EM, Lubahn DB, Harding AE, Fischbeck KH (1991) Androgen receptor gene mutations in X-linked bulbar and spinal muscular atrophy. Nature 352: 77–79

Lotz B, Brooks B, Sanjak M, Weasler C, Roelke K, Parnell J, Neville H, Ringel S, Brinkmann J, Singh K, Burns D, Pestronk A, Lopate G, Florence J, Blume G, Eliott J, Mitsumoto H, Levin K, Szirony K, Caldwell M, Bosch P, Smith B, Verheijde J, and Carr S (1996) A double-blind placebo-controlled clinical trial of subcutaneous recombinant human ciliary neurotrophic factor (rHCNTF) in amyotrophic lateral sclerosis. Neurology 46: 1244–1249

Louwerse ES, Sillevis Smitt PAE, de Jong JMBV (1991) Differential diagnosis of sporadic amyotrophic lateral sclerosis, progressive spinal muscular atrophy and progressive bulbar palsy in adults. In: *Klawans HL, Vinken PJ, Bruyn GW, de Jong JMBV* (Hrsg.) Handbook of Clinical Neurology, Vol. 59, Diseases of the Motor System. North Holland, Amsterdam, 383–424

Miller RG, Petajan JH, Bryan WW, Armon C, Barohn RJ, Goodpasture JC, Hoagland RJ, Parry GJ, Ross MA, Stromatt SC, Belsh JM, Buchman AS, Donofrio PD, Eisen AA, Gan RA, Gutmann L, Horowitz SH, Jackson WS, Johnston WS, Kelly JJ, Malta E, Mandler RN, Massey JM, McGuire D (1996) A placebo-controlled trial of recombinant human ciliary neurotrophic (rhCNTF) factor in amyotrophic lateral sclerosis. Ann Neurol 39: 256–260,.

Mitsumoto H (1995) New therapeutic approaches: rationale and results. In: *Leigh PN, Swash M* (Hrsg.) Motor Neuron Disease, Springer, London, 419–441

Padberg GW (1991) Special forms of spinal muscular atrophy. In: *Klawans HL, Vinken PJ, Bruyn GW, de Jong JMBV* (Hrsg.) Handbook of Clinical Neurology, Vol. 59, Diseases of the Motor System. North Holland, Amsterdam, 41–50

Pearn JH, Hudgson P, Walton JN (1978) A clinical and genetic study of spinal muscular atrophy of adult onset. Brain 101: 591–606

Rothstein JD (1995) Excitotoxic mechanisms in the pathogenesis of amyotrophic lateral sclerosis. Adv Neurol 68: 7–20

Spencer PS, Palmer V, Kisby G (1989) Western Pacific amyotrophic lateral sclerosis and exposure to untreated Cycad seed. International ALS-MND update, 30–31.

Tanaka H, Uemura N, Toyama Y, Kudo A, Ohkatsu Y, Kanehisa T (1976) Cardiac involvement in the Kugelberg-Welander syndrome. Amer J Cardiol 38: 528–532

Tyler HR, Shefner J (1991) Amyotrophic lateral sclerosis. In: *Klawans HL, Vinken PJ, Bruyn GW, de Jong JMBV* (Hrsg.) Handbook of Clinical Neurology, Vol. 59, Diseases of the Motor System. North Holland, Amsterdam, 169–216

Williams DB (1991) Familial amyotrophic lateral sclerosis. In: *Klawans HL, Vinken PJ, Bruyn GW, de Jong JMBV* (Hrsg.) Handbook of Clinical Neurology, Vol. 59, Diseases of the Motor System. North Holland, Amsterdam, 241–251

Zerres K, Rudnik-Schöneborn S (1995) Natural history in proximal spinal muscular atrophy. Arch Neurol 52: 518–523

I 7. Restless-legs-Syndrom

von *A. Danek*

Bei Mißempfindungen der Extremitäten mit normalem neurologischen Befund muß stets auch an das eigenartige Beschwerdebild der »ruhelosen Beine« gedacht werden. Obwohl zunehmend publik, wird das Restless-legs-Syndrom (RLS, Ekbom-Syndrom) in seiner Häufigkeit und Bedeutung weiter unterschätzt und oft erst nach langer Leidensgeschichte diagnostiziert (Walters et al., 1996). Das primäre RLS ist Folge einer Anomalie des Zentralnervensystems, bei sekundären Formen kann man auch periphere Ursachen diskutieren.

I 7.1. Klinik

Charakteristisch ist die Kombination von schwer beschreibbaren Empfindungen des Unbehagens mit imperativem Bewegungsdrang. Die Mißempfindungen werden in der Regel auf das Innere der Beine und nicht auf die Haut bezogen (Ekbom, 1960). Sie werden durch Bewegung kurzfristig gelindert und nehmen zu bei Ruhe, erzwungenem langem Sitzen (z. B. Autofahrt), Immobilisierung, Müdigkeit, gegen Abend und nachts oder treten dann erst auf. Diese vier Kriterien (Bewegungsdrang mit Mißempfindungen, motorische Unruhe, Bindung an Aktivitätszustand und Tageszeit) gelten als obligat (**Tab. I 7.1**).

Bettpartner berichten, daß sie durch Beinbewegungen der schlafenden Patienten geweckt werden (ehemals »nächtlicher Myoklonus«; Video: Walters et al., 1991). Diese periodischen Bewegungen oder PMS (»periodic movements in sleep«) können mit Oberflächenelektroden, z. B. am M. tibialis anterior, als Serien von ≥ 4 EMG-Entladungen zu je 0,5–5 Sekunden (länger als Myokloni) mit Intervallen von 5–90 Sekunden dokumentiert werden. Das sog. PMS-Syndrom (> 5 PMS/Stunde Schlaf), welches unspezifisch auch bei anderen Schlafstörungen vorkommt, ist ein fakultatives Diagnosekriterium (Walters et al., 1995). PMS führen meist zu Aufwachphänomenen im EEG (Pollmächer und Schulz, 1993) und sind wohl Ursache der bei RLS vielfach berichteten Schlafstörungen. Die Lebensqualität kann bis zur Suizidalität beeinträchtigt sein.

Es kommen auch im Wachzustand unwillkürliche Bewegungen repetitiver, myoklonischer oder dystoner Art vor (Hening et al., 1986; Walters et al., 1995). Als objektive Methode sind daher auch Ableitungen am wachen Patienten, besonders unter Immobilisierung, oder die Aktigraphie geeignet (Kazenwadel et al., 1995). Nur im Schlaflabor kann eine begleitende Schlafapnoe (bei ca. 10 % der RLS-Patienten von Becker et al., 1993) dokumentiert werden. Wird sie diagnostiziert, sollten atemdepressiv wirkende Medikamente gemieden werden.

Tab. I 7.1: Diagnostische Kriterien des Restless-legs-Syndroms (RLS) (nach Walters et al., 1995)

Obligate Kriterien

1. Mißempfindungen mit Bewegungsdrang
   Charakter: Kribbeln, Ziehen, Jucken, Brennen, Schmerz, »Krämpfe«, »Reißen«; häufig schwer beschreibbar Lokalisation: Beine > Arme; oft Waden, »in der Tiefe«; einseitig, seitenwechselnd, beidseitig
2. motorische Unruhe
   Beine > Arme; Reiben, Schütteln, Dehnen, Massieren; Umhergehen; Räkeln und Wenden im Bett
3. Bindung der Beschwerden an Aktivitätszustand
   Auftreten oder Zunahme in Ruhe, Abnahme durch Bewegung
4. Tageszeitliche Bindung
   Auftreten oder Zunahme der Beschwerden gegen Abend oder nachts

Fakultative Kriterien

5. Schlafstörungen
   gestörtes Einschlafen, Durchschlafen; Schläfrigkeit, Erschöpfung bei Tag
6. unwillkürliche Bewegungen
   Beine > Arme: periodische Bewegungen im Schlaf; auch im Wachzustand, auch aperiodisch: myoklonisch oder dyston; einseitig, beidseitig, ortswechselnd
7. Neurostatus praktisch immer normal
8. Verlauf phasenhaft; auch kontinuierlich oder progredient
9. positive Familienanamnese (autosomal-dominanter Erbgang) oder Assoziation
   mit Eisenmangel, Schwangerschaft, rheumatoider Arthritis, Niereninsuffizienz
10. Exazerbationen unter Immobilisierung und Medikamenten (insbesondere Neuroleptika)

Der klinisch-neurologische Befund sollte unauffällig sein, andernfalls ist an der Diagnose eines primären RLS zu zweifeln. Polyneuropathie-Zeichen bestehen nur ausnahmsweise (Salvi et al., 1990; Iannaccone et al., 1995; Rutkove et al., 1996). Bei erstmaliger Diagnostik sollte dennoch eine Neurographie und Elektromyographie erfolgen. Gutes Ansprechen auf L-Dopa (85 % der Patienten von von Scheele und Kempi, 1990) stützt die Diagnose (abendliche Einmaldosis von z. B. Madopar® 62,5 oder 125).

Praktisch bedeutsam sind Exazerbationen mit psychiatrisch anmutenden Notfallsituationen, ausgelöst durch Gipsverbände, Spinalanästhesie, Dekompensation einer Niereninsuffizienz und die Gabe von Medikamenten, insbesondere von Neuroleptika wie Pimozid, Promethazin und Levomepromazin (Ekbom, 1960; Akpinar, 1987; Danek und Pollmächer, 1990; Vahedi et al., 1994). Einzelfälle von RLS oder PMS wurden auch unter Mianserin, Trazodon (Otani und Kaneko, 1995), Amitryptilin, Imipramin, Trimipramin (Ware et al., 1984) und Lithium (Heiman und Christie, 1986) beschrieben. Differentialdiagnostisch ist dann eine medikamentös bedingte Akathisie abzugrenzen.

Das RLS kommt in etwa 50 % der Fälle als primäre, meist autosomal-dominant vererbte Störung vor. Es tritt aber auch begleitend bei Eisenmangel, Niereninsuffizienz, Polyarthritis, Hypovitaminose, Lyme-Borreliose oder in der Schwangerschaft auf. Bemerkenswert ist die mögliche Assoziation mit dem Tourette-Syndrom (Müller et al., 1994). Abzugrenzen sind polyneuropathische Parästhesien, »burning feet«, Krampi, Myalgie-Syndrome und vaskuläre Störungen (Varikose, Erythromelalgie, arterielle Verschlußkrankheit), ferner im Schlaf auftretende Bewegungsstörungen (Dyken und Rodnitzky, 1992; Montagna, 1992) und Syndrome mit »painful legs and moving toes« (Dressler et al., 1994) oder anderen eigenartigen repetitiven Beinbewegungen (Davies et al., 1992; Yamashiro et al., 1995).

I 7.2. Verlauf

Die Prävalenz des Restless-legs-Syndroms wird auf etwa 5 000/100 000 geschätzt, ohne Geschlechtsbevorzugung (Ekbom, 1960). Bei Schlafstörungen wird sie mit 11 % angegeben (Zorick et al., 1981). Alter als Faktor ist umstritten: Hinweise für deutliche Zunahme auf etwa 20 % in der 7. Dekade (Lavigne und Montplaisir, 1994) kontrastieren mit der Angabe unveränderter Prävalenz von 5 % auch in dieser Altersgruppe (O'Keeffe et al., 1993).

Das primäre RLS ist ein chronisches Leiden, das sich in der Hälfte der Fälle vor dem 30. Lebensjahr manifestiert und auch bei Kleinkindern, insbesondere mit »Hyperaktivität«, erwogen werden muß. Viele Betroffene erleben freie Intervalle ohne Beschwerden (bei etwa 20 % länger als 1 Monat), mehr als die Hälfte berichtet aber von deren zunehmender Intensität und Häufigkeit (Walters et al., 1996).

Ein begleitendes RLS wird von bis zu 40 % der Dialyse-Patienten geklagt. Es ist wohl ausgeprägter als das primäre RLS und nach Nierentransplantation rückläufig (Trenkwalder et al., 1996). Bei Patienten mit primär chronischer Polyarthritis wurde ein RLS in 25 % (Salih et al., 1994), bei Untersuchung auf Varikose der Beine in 22 % diagnostiziert (Kanter, 1995). In der Schwangerschaft sollen 19 % der Frauen betroffen sein, mit Remission nach Entbindung (Goodman et al., 1988).

Ein isoliertes PMS-Syndrom hat keinen sicheren Krankheitswert. Es wird in der Gesamtprävalenz ebenfalls mit 5 % veranschlagt, bei Schlafstörungen und im Alter höher (Ancoli-Israel et al., 1991).

I 7.3. Therapeutische Prinzipien

Der Pathomechanismus ist unbekannt. Dopamin und Opiate scheinen beim RLS durch antagonisierbare Einflüsse auf spezifische Rezeptoren wirksam zu sein. Man könnte über eine Neurotransmitter-Störung der spinalen Mustergeneratoren, die auch für den PMS-ähnlichen Flexorreflex verantwortlich sind, spekulieren. Bildgebende Befunde sind noch nicht einzuordnen (Staedt et al., 1995; Seelos et al., 1996).

Wenige Therapiestudien sind zufriedenstellend: es mangelt an Einheitlichkeit von Diagnosekriterien und Schweregradbestimmungen und an der Dokumentation sowohl subjektiver wie objektiver Zielsymptome. Eine vergleichende Prüfung von Medikamenten wurde bisher nur bei PMS durchgeführt (Kaplan et al., 1993***). Nur bei L-Dopa wurde ein Vergleich der Effekte auf verschiedene RLS-Formen versucht (Trenkwalder et al., 1995***). Kombinationstherapien sind nicht getestet.

Bestuntersucht ist die dopaminerge Therapie. L-Dopa (wie üblich mit einem peripheren Dopamin-Decarboxlyasehemmer) wirkt subjektiv und objektiv, bei primärem und urämischem RLS (Akpinar, 1987**; Brodeur et al., 1988***; Trenkwalder et al., 1995***), auch in Kombination mit retardierten Präparaten (Schwarz und Trenkwalder, 1996*) und bei Langzeitanwendung (von Scheele und Kempi, 1990*; Becker et al., 1993**). Als Dopamin-Agonist wurde Bromocriptin untersucht (Walters et al., 1988***), Pergolid erst anekdotisch (Trenkwalder et al., 1996*).

Eisen-Substitution wirkt bei Eisenmangel-RLS (O'Keeffe et al., 1993* gaben 3 x 200 mg Eisensulfat oral), Erythropoetin bei urämischen RLS-Beschwerden (Roger et al., 1991**). Carbamazepin und Clonidin wirken ohne PMS-Effekt (Telstad et al., 1984***; Zucconi et al., 1989*; Ausserwinkler und Schmidt, 1989**; Zoe et al., 1994*; Wagner et al., 1996***). Clonazepam vermindert signifikant Mißempfindungen und PMS-Anzahl (Montagna et al., 1984**; Horiguchi et al., 1992

⋆⋆), ebenso Opiate wie Kodein, Oxycodon, Methadon und Propoxyphen (Hening et al., 1986⋆⋆; Walters et al., 1993⋆⋆⋆). Varizenverödung (Kanter, 1995⋆⋆) und Elektrostimulation (Kovacčvić-Ristanović⋆, 1991) sind vielleicht symptomatisch hilfreich.

Wirkungen der Antiarrhythmika Chinidin, Mexitil und Disopyramid-Phosphat (Blättler und Mühlemann, 1982⋆), nach eigener kasuistischer Beobachtung auch Verapamil, sind bisher nicht gesichert, ebenso: Transfusion bei Anämie, Nikotin- und Koffeinabstinenz (aber auch Koffeingabe!), abendlicher Rotwein, Vitamine B1, B12, C und E, Magnesium, homöopathische Mittel (Zincum bzw. Zincum valerianicum), Dextran, Chloroquin, Phenoxybenzamin, Propranolol, L-Tryptophan und Gabapentin (Danek und Pollmächer, 1990; Walters et al., 1995; Cochran und Williams, 1996).

I 7.4. Pragmatische Therapie

Obwohl Patienten mit leichten Beschwerden oft keine Behandlung wünschen, ist ein Therapieversuch wegen der oft unterschätzten Schlafstörungen bzw. Tagesmüdigkeit anzubieten, ebenso die kurzfristige Unterdrückung durch vorbeugende Einmalgabe, z. B. vor erwarteter Immobilisierung durch Theaterbesuch, Kino, Langstreckenflug. Längerfristige medikamentöse Therapie ist bei ausgeprägten Beschwerden oder bei Schlafstörungen indiziert. Kurative Behandlung ist bisher nur beim sekundären RLS durch Therapie der Grundkrankheit (z. B. durch Nierentransplantation) möglich. Akute Exazerbationen können eine unkonventionelle Notfallmedikation erfordern. Beim PMS-Syndrom ist, sofern Schlafstörungen geklagt werden, eine RLS-analoge Therapie indiziert.

Zuerst sind begleitende Störungen zu suchen und zu therapieren, insbesondere ein Eisenmangel, möglicherweise der gemeinsame Nenner der sekundären Formen bei Schwangerschaft, Polyarthritis und Niereninsuffizienz (hier auch an Erythropoetin denken!).

L-Dopa ist Medikament der ersten Wahl, weitere Empfehlungen gibt **Tab. I 7.2**, wobei nirgends Zulassungen für RLS bestehen (bei Madopar® beantragt). Benzodiazepine und Opiate sind trotz Verwendung durch Experten (Hening et al., 1995) wegen des Abhängigkeitspotentials und der atemdepressiven Wirkung (Schlafapnoe!) an letzte Stelle plaziert, ihre Anwendung muß streng überwacht werden.

Placebo-Effekte, primäres Therapieversagen (bis zu 15 % L-Dopa-Non-Responder: von Scheele und Kempi, 1990), sekundäres Therapieversagen mit Erfordernis der Dosissteigerung (z. B. L-Dopa, Bromocriptin, Benzodiazepine) und Rebound-Effekte (z. B. L-Dopa, Clonidin: Guilleminault et al., 1993; Zoe et al., 1994) sollten berücksichtigt und die oben genannten RLS- und PMS-fördernden Medikamente gemieden werden. Bei dem phasischen Verlauf des primären RLS sind aber auch Dosisreduktionen und Auslaßversuche möglich (von Scheele und Kempi, 1990; Zoe et al., 1994).

Die Indikation zu spezifischer Medikation ist bei Schwangeren zurückhaltend zu stellen. Hier ist Eisen-Substitution ohnehin üblich und wird (mit Folsäure) zur RLS-Prophylaxe empfohlen. Opiate und Benzodiazepine im letzten Trimenon können zu Atemdepression und Entzugssymptomen beim Neugeborenen führen. L-Dopa und Clonidin sind in Schwangerschaft und Stillzeit kontraindiziert, Benzodiazepine in der Stillzeit, zu Carbamazepin siehe Kap. E 2.

Bei Kindern scheint Clonidin möglich (Hening et al., 1995). Von L-Dopa (trotz kasuistischer Wirkung) raten die Hersteller wegen mangelnder Erfahrungen ab, bei Kleinkindern wegen der atemdepressiven Wirkung auch von Opiaten und Benzodiazepinen.

Eisen

Insbesondere bei Kindern, betagten Patienten oder Schwangeren ist diese Therapie zu bedenken. Sie soll selbst bei normalem Eisenspiegel helfen, ist aber bei Eisenmangel in jedem Fall indiziert. Trotz der schnelleren Wirkung intravenöser Gaben (Ekbom, 1960) gelten orale Präparate als ausreichend (O'Keeffe et al., 1993). Für Erwachsene kommen je 1 Kapsel Plastufer® morgens und abends (entspricht 600 mg Eisen(II)-sulfat), bei schlechter Verträglichkeit auch nur 1 Kapsel, in Frage. Für Kinder zwischen 6 und 12 empfiehlt sich 1 Kapsel Haemoprotect® 50 (150 mg Eisen(II)-sulfat) täglich, für Kleinkinder ferro sanol® Tropfen (Eisen(II)-glycin-sulfat), die nach Körpergewicht dosiert werden.

L-Dopa (mit Dopamin-Decarboxylasehemmer)

Neben der Kombination mit Benserazid (Madopar®) kommt die mit Carbidopa (z. B. Nacom®, Striaton®, Isicom®) in Frage. Madopar® 62,5, 1 Kapsel, sollte etwa 1 Stunde vor dem Schlafengehen eingenommen werden. Es kann über Tage um je 1 Kapsel gesteigert werden: im Mittel reichen 3 Kapseln (150 mg L-Dopa; Becker et al., 1993). Bei persistierender Durchschlafstörung nehmen die Patienten (46 % bei Becker et al., 1993) eine zweite Dosis nach nächtlichem Erwachen ein. Damit wird die aufgrund der Halbwertszeit der Substanz auf etwa 4 Stunden begrenzte Reduktion der PMS berücksichtigt (Trenkwalder et al., 1995). Im Einzelfall führte erst eine auf die gesamte Nacht verteilte Gesamtdosis von 10 Kapseln in Kombination mit 2,5 mg Bromocriptin abends zur Linderung (Akpinar, 1987). Alternative ist die zusätzliche oder alleinige Gabe verzögert wirkender L-Dopa-Präparationen (Madopar®-Depot, Nacom® retard) (Guilleminault et al., 1993; Schwarz und Trenkwalder, 1996).

Änderungen der zirkadianen Rhythmik der Beschwerden sind nicht ungewöhnlich (Becker et al., 1993). Bei 82 % einer Gruppe von RLS-Patienten,

die L-Dopa/Carbidopa zur Schlafenszeit einnahmen, trat eine Symptomverstärkung am folgenden Nachmittag auf, häufiger bei höheren Dosen. Behandelt wurde durch Vorverlegung der Einnahmezeit oder zusätzliche Dosen tagsüber (Allen and Earley, 1996).
Bei sekundärem Therapieversagen ist auch auf die Möglichkeit der veränderten L-Dopa-Resorption

Tab. I 7.2: Pragmatische medikamentöse Therapie beim Restless-legs-Syndrom nach der Reihenfolge empfohlener Wirksamkeit (ges. gesch. Präparatenamen z. T. in Auswahl; Buchstaben = Qualität der Therapieempfehlung)

1. Substitution (C):
Eisen (z. B. 1 Kapsel Plastufer® morgens und abends, bei Kindern niedrigere Dosen), Folsäure

2. L-Dopa (A):
L-Dopa/Benserazid (Madopar®), L-Dopa/Carbidopa (Nacom®, Isicom®, Striaton®) und retardierte Formen (Madopar® Depot, Nacom® retard)

bei Einschlafstörungen:
1 bis 4 Kapseln Madopar® 62,5 beim Schlafengehen

bei Durchschlafstörungen:
Kombination mit 1–2 Kapseln beim nächtlichen Erwachen oder
mit 1–2 Kapseln Madopar® Depot (je 100 mg L-Dopa) beim Schlafengehen

bei schweren Formen:
bis zu 10 Kapseln Madopar® 62,5 über den Tag verteilt (cave: zirkadiane Verschiebung der Beschwerden, Rebound)

3. Dopamin-Agonisten (Bromocriptin (B), Pergolid (C))

Pravidel® 2.5–7.5 mg zur Nacht
Parkotil® 0.15–0.75 mg zur Nacht (bei 0.05 mg beginnen)
(auch in Kombination mit L-Dopa; zur Nebenwirkungsprophylaxe 3 x 10–20 mg Domperidon/Motilium®)

4. Carbamazepin (B)
Tegretal® 100–300 mg zur Nacht (bis 1 000 mg)

5. Clonidin (B)
Catapresan® 75µg: 2 x 1 bis 2 x 2 Tabletten pro Tag (auch bis 3 x 300µg)

6. Benzodiazepine (Clonazepam (B), Alprazolam (C), Diazepam (C))
Rivotril® 0.5–3.0 mg oder Tafil® 0.5–1.5 mg oder Valium® 5–10 mg zur Nacht

7. Opiate (C)
Tilidin (Valoron N®) 50 mg (20 Tropfen, 1 Tablette) zur Nacht
Propoxyphen (150 mg-Retardpräparat: Develin retard®) zur Nacht
Langzeiteffekt: Dihydrocodein (DHC® 60) 2 x 40 mg
Notfallmedikation: Morphinsulfat (s. c., auch epidural)

durch Mahlzeiten, insbesondere mit hohem Protein-Anteil, hinzuweisen. Selten entwickelt sich echte Toleranz (7 %), bei der ein zweimonatiger Wechsel zwischen Opiaten, Benzodiazepinen und L-Dopa vorgeschlagen wird (Becker et al., 1993).
Nebenwirkungen (Übelkeit, Erbrechen, Nackenverspannung, Spannungskopfschmerz, bei 19 % der Patienten) treten meist zu Anfang der Therapie auf (Becker et al., 1993). Bei Klagen über vermehrte Wachheit und Einschlafstörungen trotz Abnahme der RLS-Beschwerden wird eine vorübergehende Benzodiazepin-Zugabe empfohlen (Trenkwalder et al., 1996). Ein bei einer Dialyse-Patientin mit RLS und L-Dopa-Therapie aufgetretener Status epilepticus, der mit Vitamin B6 kupiert werden konnte, wurde auf einen Carbidopa-bedingten B6-Mangel zurückgeführt (Bamford et al., 1990). Spätfolgen jahrelanger Einnahme bei RLS, insbesondere Dyskinesien, sind bisher nicht bekannt (Beobachtungszeiten bis 6 Jahre). Allgemeine Kontraindikationen und Nebenwirkungen siehe Kap. I 1.

Dopamin-Agonisten
Bromocriptin, bis 7,5 mg, wurde 1–3 Stunden vor dem Schlafengehen gegeben (Walters et al., 1988). Man beginnt einschleichend mit 1 Tablette Pravidel® (2,5 mg). Unverträglichkeit, Wirkungsverlust, veränderte zirkadiane Rhythmik der Beschwerden oder Erreichen einer Maximaldosis von L-Dopa (600 mg laut Trenkwalder et al., 1996) sind Indikationen. Auch eine Kombinationstherapie ist möglich. Arterielle Hypotonie und Übelkeit limitieren möglicherweise die Anwendung beim urämischen RLS (Trenkwalder et al., 1996).
Wegen längerer Halbwertzeit könnte Pergolid noch besser geeignet sein. Langsames Erhöhen einer abendlichen Einmaldosis von Parkotil® 0,05 mg unter Prophylaxe gastrointestinaler Nebenwirkungen mit Domperidon (Motilium® 3 x 10–20 mg) wird empfohlen, mit guten Wirkungen bei 0,25 mg bis 1,00 mg (Trenkwalder et al., 1996). Allgemeine Nebenwirkungen der Dopamin-Agonisten siehe Kap. I 1.

Carbamazepin
Man beginnt mit 100 mg Carbamazepin (z. B. 1/2 Tabl. Tegretal® 200) zum Schlafengehen und kann diese Einmaldosis um je 100 mg pro Woche bis auf 300 mg steigern (Telstad et al. 1984). Vereinzelt wurden Tagesdosen bis 1 000 mg verwendet, die zur Vermeidung von Nebenwirkungen durch langsame Steigerung erreicht werden sollten. Primäres Therapieversagen: etwa ein Drittel der Fälle. Nebenwirkungen siehe Kap. C 2.

Clonidin
Speziell bei urämischen RLS ist Clonidin (Catapresan®) eine Alternative. Ausserwinkler und Schmidt (1989) fanden bei guter Wirksamkeit unter 150–300µg/die keine signifikanten Nebenwirkungen. Beim primären RLS kann eine höhere Dosis (z. B. 900µg/die) notwendig sein (Wagner

et al., 1996; Zoe et al., 1994). Blutdrucksenkende Wirkung (bei Nierenkranken oft erwünscht), ferner Herzwirkungen (Bradykardie) und Mundtrokkenheit sind besser kontrollierbar, wenn man die Dosis langsam erhöht (ebenfalls ausschleichend absetzen). Kontraindikationen: Sinusknoten-Syndrom, endogene Depression, Schwangerschaft, Stillzeit.

Benzodiazepine
Benzodiazepine werden zwar von vielen RLS-Patienten eingenommen und beim urämischen RLS adjuvant empfohlen (Trenkwalder et al., 1996), sollten aber wegen des Suchtpotentials nach Möglichkeit nur als seltene Einzelmedikation (z. B. Rivotril® 0,5 mg abends) oder bei Exazerbationen angewendet werden. Sekundäres Therapieversagen ist häufig. Es läßt sich durch Dosiserhöhungen zwar vorübergehend ausgleichen, dies geschieht dann aber mit der Folge von »schlaftrunkenem Wandern« durch Sedation bei weiterbestehendem Bewegungsdrang (ab 1,5–2,0 mg Clonazepam, auch bei Alprazolam, Triazolam, Midazolam) (Akpinar, 1987; Scharf et al., 1986; Lauerma, 1991). Allgemeine Nebenwirkungen siehe Kap. C 1.

Opiate
Bei akuten RLS-Exazerbationen sind Opiate in jedem Fall zu erwägen (z. B. Morphinsulfat s. c.), hier selbst die nebenwirkungsärmere Applikation über einen periduralen Zugang (Vahedi et al., 1994, gaben akut 10 mg Morphin, dann 5 mg alle 12 Stunden).
Die Verwendung zur Dauertherapie ist dagegen weiterhin kontrovers. Obwohl von langjährigen, niedrigdosierten Behandlungen ohne Nebenwirkungen berichtet wird, sind auch Entzugsepisoden und Einzelfälle von Abhängigkeit dokumentiert (Ekbom, 1960; Hening et al., 1986; Scharf et al., 1986). Wenn man sich bei sonst resistenten Beschwerden, z. B. bei unwirksamer dopaminerger Therapie, zu dieser Behandlungsform entschließt, werden niedrigpotente Opiate empfohlen. Berichtet wurde über Develin® retard (Propoxyphen) 1 Kapsel 150 mg, über das in sich nicht plausible Kombinationspräparat Valoron N® (Tilidin/Naloxon, siehe Kap. I 7.5.) 20 Tropfen oder 1 Kapsel (50 mg/4 mg, gegebenfalls wiederholt) vor dem Einschlafen; und zur Langzeitlinderung starker Beschwerden über DHC 60 Mundipharma® 1 Tablette (entspricht 40 mg Dihydrocodein) morgens und abends (Trenkwalder et al., 1996). Absetzen langsam zur Prophylaxe von Entzugserscheinungen, allgemeine Nebenwirkungen siehe Kap. A.9.

I 7.5. Unwirksam, obsolet

Fehlende RLS-Linderung wird berichtet für Wadenmassage mit einem Vibrator (Montagna et al., 1984), lumbale Sympathektomie (Ekbom, 1960), für Meperidin (Akpinar, 1987) und Naloxon, das eine lindernde Opiatwirkung antagonisiert (Hening et al. 1986), dennoch in Kombination empfohlen wird (Trenkwalder et al., 1996).

Selbsthilfeorganisation:

Restless Legs RLS e. V.
Postfach 1247, D-82207 Herrsching
Tel. 0 81 52/9 63 99, Fax 0 81 52/9 63 90

Literatur

Akpinar S (1987) Restless legs syndrome treatment with dopaminergic drugs. Clin Neuropharmacol 10: 69–79

Allen RP, Earley CJ (1996) Augmentation of the restless legs syndrome with carbidopa/levodopa. Sleep 19: 205–213

Ancoli-Israel S, Kripke DF, Klauber MR, Mason WJ, Fell R, Kaplan O (1991) Periodic limb movements in sleep in community-dwelling elderly. Sleep 14: 496–500

Ausserwinkler M, Schmidt P (1989) Erfolgreiche Behandlung des »restless legs«-Syndroms bei chronischer Niereninsuffizienz mit Clonidin. Schweiz med Wschr 119: 184–186

Bamford CR, Highkin DJ, Sandyk R, Travis T, Lee S, Torres F, Auerbach G (1990) Serial epilepsy caused by levodopa/carbidopa administration in two patients on hemodialysis. Int J Neurosci 50: 209–214

Becker PM, Jamieson AO, Brown WD (1993) Dopaminergic agents in restless legs syndrome and periodic limb movements of sleep: Response and complications of extended treatment in 49 cases. Sleep 16: 713–716

Blättler W, Mühlemann M (1982) Restless Legs und nächtliche Beinkrämpfe. Schweiz med Wschr 112: 115–117

Brodeur C, Montplaisir J, Godbout R, Marinier R (1988) Treatment of restless legs syndrome and periodic movements during sleep with L-dopa: A double-blind, controlled study. Neurology 38: 1845–1848

Cochran JW, Williams LB (1996) Restless legs syndrome. JAMA 275: 187

Danek A, Pollmächer T (1990) Restless-legs-Syndrom: Klinik, Differentialdiagnose, Therapieansätze. Nervenarzt 61: 69–76

Davies L, King PJL, Leicester J, Morris JGL (1992) Recumbent tic. Mov Disord 7: 359–363

Dressler D, Thompson PD, Gledhill RF, Marsden CD (1994) The syndrome of painful legs and moving toes. Mov Disord 9: 13–21

Dyken ME, Rodnitzky RL (1992) Periodic, aperiodic, and rhythmic motor disorders of sleep. Neurology 42 (Suppl.6): 68–74

Ekbom KA (1960) Restless legs syndrome. Neurology 10: 868–873

Goodman JDS, Brodie C, Ayida GA (1988) Restless leg syndrome in pregnancy. Br Med J 297: 1101–1102

Guilleminault C, Cetel M, Philip P (1993) Dopaminergic treatment of restless legs and rebound phenomenon. Neurology 43: 445

Heiman EM, Christie M (1986) Lithium-aggravated nocturnal myoclonus and restless legs syndrome. Am J Psychiatry 143: 1191–1192

Hening WA, Walters A, Kavey N, Gidro-Frank S, Côté L, Fahn S (1986) Dyskinesias while awake and periodic movements in sleep in restless legs syndrome: Treatment with opioids. Neurology 36: 1363–1366

Hening WA, Walters AS, Chokroverty S (1995) Treatment of the restless legs syndrome: Current practices of sleep experts. Neurology 45(Suppl. 4): A285

Horiguchi J, Inami Y, Sasaki A, Nishimatsu O, Sukegawa T (1992) Periodic leg movements in sleep with restless legs syndrome: Effect of clonazepam treatment. Jpn J Psychiatry Neurol 46: 727–732

Iannaccone S, Zucconi M, Marchettini P, Ferini-Strambi L, Nemni R, Quattrini A, Palazzi S, Lacerenza M, Formaglio F, Smirne S (1995) Evidence of peripheral axonal neuropathy in primary restless legs syndrome. Mov Disord 10: 2–9

Kanter AH (1995) The effect of sclerotherapy on restless legs syndrome. Dermatol Surg 21: 328–332

Kaplan PW, Allen RP, Buchholz DW, Walters JK (1993) A double-blind, placebo-controlled study of the treatment of periodic limb movements in sleep using carbidopa/levodopa and propoxyphene. Sleep 16: 717–723

Kazenwadel J, Pollmächer T, Trenkwalder C, Oertel WH, Kohnen R, Künzel M, Krüger H-P (1995) New actigraphic assessment method for periodic leg movements (PLM). Sleep 18: 689–697

Kovačević-Ristanović R, Cartwright RD, Lloyd S (1991) Nonpharmacologic treatment of periodic leg movements in sleep. Arch Phys Med Rehabil 72: 385–389

Lauerma H (1991) Nocturnal wandering caused by restless legs and short-acting benzodiazepines. Acta Psychiatr Scand 83: 492–493

Lavigne GJ, Montplaisir JY (1994) Restless legs syndrome and sleep bruxism: Prevalence and association among Canadians. Sleep 17: 739–743

Montagna P (1992) Noctural paroxysmal dystonia and noctural wandering. Neurology 42 (Suppl. 6): 61–67

Montagna P, Sassoli de Bianchi L, Zucconi M, Cirignotta F, Lugaresi E (1984) Clonazepam and vibration in restless legs syndrome. Acta Neurol Scand 69: 428–430

Müller N, Voderholzer U, Kurtz G, Straube A (1994) Tourette's syndrome associated with restless legs syndrome and akathisia in a family. Acta Neurol Scand 89: 429–432

O'Keeffe ST, Noel J, Lavan JN (1993) Restless legs syndrome in the elderly. Postgrad Med J 69: 701–703

Otani K, Kaneko S (1995) Crossover reaction between mianserin and trazodone for restless legs syndrome. Hum Psychopharmacol 10: 487–488

Pollmächer T, Schulz H (1993) Periodic leg movements (PLM): their relationship to sleep stages. Sleep 16: 572–577

Roger SD, Harris DCH, Stewart JH (1991) Possible relation between restless legs and anaemia in renal dialysis patients. Lancet 337: 1551

Rutkove SB, Matheson JK, Logigian EL (1996) Restless legs syndrome in patients with polyneuropathy. Muscle and Nerve 19: 670–672

Salih AM, Gray RES, Mills KR, Webley M (1994) A clinical, serological and neurophysiological study of restless legs syndrome in rheumatoid arthritis. Br J Rheumatol 33: 60–63

Salvi F, Montagna P, Plasmati R, Rubboli G, Cirignotta F, Veilleux M, Lugaresi E, Tassinari CA (1990) Restless legs syndrome and nocturnal myoclonus: initial clinical manifestation of familial amyloid polyneuropathy. J Neurol Neurosurg Psychiatry 53: 522–525

Scharf MB, Brown L, Hirschowitz J (1986) Possible efficacy of alprazolam in restless leg syndrome. Hillside J Clin Psychiatry 8: 214–223

Schwarz J, Trenkwalder C (1996) Restless legs Syndrom: Therapie mit L-Dopa bzw. L-Dopa-Retardformen. Akt Neurol 23: 26–29

Seelos KC, Trenkwalder C, Bucher SF, Reiser M, Oertel WH (1996) High-resolution functional magnetic resonance imaging of involuntary limb movements in the restless legs syndrome. Neurology 46: A120

Staedt J, Stoppe G, Kögler A, Riemann H, Hajak G, Munz DL, Emrich D, Rüther E (1995) Nocturnal myoclonus syndrome (periodic movements in sleep) related to central dopamine D2-receptor alteration. Eur Arch Psychiatry Clin Neurosci 245: 8–10

Telstad W, Sørensen, Larsen S, Lillevold PE, Stensrud P, Nyberg-Hansen R (1984) Treatment of the restless legs syndrome with carbamazepine: A double blind study. Br Med J 288: 444–446

Trenkwalder C, Stiasny K, Oertel WH (1996) Therapie des idiopathischen und urämischen Restless-legs-Syndroms. Nervenarzt 67: 265–276

Trenkwalder C, Stiasny K, Pollmächer T, Wetter T, Schwarz J, Kohnen R, Kazenwadel J, Krüger HP, Ramm S, Künzel M, Oertel WH (1995) L-Dopa therapy of uremic and idiopathic restless legs syndrome: A double-blind, crossover trial. Sleep 18: 681–688

Vahedi H, Küchle M, Trenkwalder C, Krenz C-J (1994) Peridurale Morphiumanwendung bei Restless-legs-Status. Anästhesiol Intensivmed Notfallmed Schmerzther 29: 368–370

von Scheele C, Kempi V (1990) Long-term effect of dopaminergic drugs in restless legs. A 2-year follow-up. Arch Neurol 47: 1223–1224

Wagner ML, Walters AS, Coleman RG, Hening WA, Grasing K, Chokroverty S (1996) Randomized, double-blind, placebo-controlled study of clonidine in restless legs syndrome. Sleep 19: 52–58

Walters AS, Hening WA, Chokroverty S (1991) Review and videotape recognition of idiopathic restless legs syndrome. Mov Disord 6: 105–110

Walters AS, Hening WA, Kavey N, Chokroverty S, Gidro-Frank S (1988) A double-blind crossover trial of bromocriptine and placebo in restless legs syndrome. Ann Neurol 24: 455–458

Walters AS, Hickey K, Maltzman J, Verrico T, Joseph D, Hening W, Wilson V, Chokroverty S (1996) A questionnaire study of 138 patients with restless legs syndrome: The »night-walkers« survey. Neurology 46: 92–95

Walters AS and the International Restless-legs-Syndrome Study Group (1995) Towards a better definition of the restless legs syndrome. Mov Disord 10: 634–642

Walters AS, Wagner ML, Hening WA, Grasing K, Mills R, Chokroverty S, Kavey N (1993) Successful treatment of the idiopathic restless legs syndrome in a randomized double-blind trial of oxycodone versus placebo. Sleep 16: 327–332

Ware JC, Brown FW, Moorad PJ, Pittard JT, Murphy M, Franklin D (1984) Nocturnal myoclonus and tricyclic antidepressants. Sleep Res 13: 72

Yamashiro Y, Chodirker BN, Hobson D, Kryger MH (1995) A familial awake movement disorder mimikking restless legs in a sleep apnea patient. Sleep 18: 604–607

Zoe A, Wagner ML, Walters AS (1994) High-dose clonidine in a case of restless legs syndrome. Ann Pharmacother 28: 878–881

Zorick FJ, Roth T, Hartze KM, Piccione PM, Stepanski EJ (1981) Evaluation and diagnosis of persistent insomnia. Am J Psychiat 138: 769–773

Zucconi M, Coccagna G, Petronelli R, Gerardi R, Mondini S, Cirignotta F (1989) Nocturnal myoclonus in restless legs syndrome: Effect of carbamazepine treatment. Funct Neurol 4: 263–271

I 8. Prinzipien der motorischen Rehabilitation und Frührehabilitation

von *E. Koenig, F. Müller* und *N. Mai*

Motorische Rehabilitation durch physiotherapeutische (krankengymnastische) Behandlung stellt bei vielen Erkrankungen, insbesondere bei den neurologischen Systemerkrankungen, nach wie vor das einzige therapeutische Angebot dar.
Einen umfassenden Überblick über die Rehabilitationsmedizin in der Neurologie findet sich in den Büchern von DeLisa und Gans (1993), Greenwood et al. (1993), Dobkin (1996), in Hinblick auf den Schlaganfall bei Mauritz (1994) und in Hinblick auf das Schädel-Hirn-Trauma bei Horn und Zasler (1995).
Durch Fortschritte im Rettungswesen, der Intensivmedizin und der Neurochirurgie überleben zunehmend mehr Patienten schwerste Unfälle mit Schädel-Hirn-Trauma, Herz-Kreislaufstillstände mit hypoxischem Hirnschaden, intrakranielle Blutungen und ausgedehnte Ischämien, die noch vor wenigen Jahren durch Hirnödem und Einklemmung zum Tode geführt hätten. Ein Teil der Patienten überlebt nach den lebensrettenden Maßnahmen zunächst im prolongierten Koma oder im apallischen (Durchgangs-) Syndrom.
Für die Rehabilitation schwerstgeschädigter Patienten hat sich, ausgehend von der Forderung nach möglichst frühem Beginn der Rehabilitation die Bezeichnung »Frührehabilitation« durchgesetzt. »Frührehabilitation« bezeichnet heute durchgängig die Rehabilitation des schwerstbetroffenen Patienten und nicht die zeitlich früh einsetzende Rehabilitation leichtkranker, teilmobiler oder mobilisierter Patienten. Wesentlichster therapeutischer Ansatzpunkt der Frührehabilitation ist die Motorik, während andere Rehabilitationsbereiche wie die Sprachtherapie (siehe Kap. C 7) und die Neuropsychologie (siehe Kap. C 8 und C 9) Anforderungen an Kognition und Kommunikation stellen, denen in dieser Phase der Erkrankung nicht entsprochen werden kann. Dagegen ist die Schlucktherapie (Kap. C 5) fast regelmäßig ein wesentlichen Teil der Frührehabilitation. Ihre Bedeutung für ein selbstbestimmtes Weiterleben ist unmittelbar einsichtig. Auch die Behandlung von Dysarthrophonien (siehe Kap. C 4) gehört im weiteren Sinn zur motorischen Rehabilitation.
In der motorischen Rehabilitation (Physiotherapie und Ergotherapie) nehmen aber trotz der Bedeutung der Frührehabilitation die Patienten mit fokal-motorischen Defiziten quantitativ einen wesentlich breiteren Raum ein und werden in der 2. Hälfte dieses Kapitels abgehandelt.

I 8.1. Prinzipien der Frührehabilitation

Eine Übersicht über die heute verwandten Therapieansätze der Frührehabilitation findet sich bei Davies (1995) und Lipp und Schlaegel (1996). Zunächst stehen meist Störungen der Vigilanz und des Bewußtseins bis hin zum Koma im Vordergrund, so daß sich zunächst die Frage stellt, ob und wie man mit dem Patienten Kontakt aufnehmen kann und welche Ressourcen für bewußtes und, wahrscheinlich wichtiger, unbewußtes motorisches Lernen gegeben sind, über die ja auch der Erwachsene in Form der Möglichkeit des Erwerbes von Fähigkeiten (skills) noch in gewissem Umfang verfügt.
Kontakt setzt natürlich Wahrnehmung und eine, wie immer geartete motorische Antwort voraus. Letztlich schließen wir aus der motorischen Antwort auf eine abgelaufene Wahrnehmung, wobei es häufig problematisch ist, aus der motorischen Antwort auf die Bewußtheit der Wahrnehmung zu schließen. Auch der umgekehrte Schluß, daß beim Fehlen einer motorischen Antwort sicher keine Wahrnehmung stattfindet, ist problematisch. Mit dem Locked in-Syndrom kennen wir ein Krankheitsbild mit fast völlig aufgehobener motorischer Efferenz. Insofern erscheint es durchaus denkbar, daß eine etwas höher gelegene Läsion auch die okulomotorischen und damit alle motorischen Efferenzen unterbricht. Bei solchen Patienten könnten teilweise kortikale Funktionen und Wahrnehmung noch erhalten sein. Die Ableitung von Komponenten von späten (kognitiven) kortikalen Potentialen bei einzelnen Patienten, die apallisch erscheinen, spricht in der Tat dafür, daß es solche Patienten ohne motorische Efferenz mit partiell erhaltener Afferenz und gewissen kognitiven Fähigkeiten gibt (Witzke und Schönle, 1996⋆).

I 8.1.1. Prophylaxe von Sekundärschäden

Bei komatösen Patienten, zu denen man durch äußere Reize keinen Zugang gewinnt, steht zunächst die Prophylaxe von Sekundärschäden im Vordergrund.
Neben pflegerischen Maßnahmen zur Verhinderung eines Dekubitus spielt die Beeinflussung der Spastik zur Verhinderung oder Minderung von Kontrakturen eine wesentliche Rolle. Neben der

medikamentösen Therapie der Spastik (siehe Kap. I 12) ist die Lagerung des Patienten von großer Bedeutung, da auch dadurch der Tonus beeinflußt werden kann. Zur Vermeidung der Sekundärschäden mittels Lagerung gehört auch, daß die Lage in regelmäßigen Abständen verändert wird. **Abb. I 8.1** zeigt bewährte Lagerungen bei Hemiparese. Wichtig ist in jedem Einzelfall eine für die Tonusminderung optimale Lage zu finden. Tonus, motorische Unruhe und vegetative Zeichen sind beim nicht kontaktfähigen Patienten die für das »Finden der richtigen Position« wichtigsten Kriterien. Das frühzeitige Vermeiden von Kontrakturen ist von eminenter Bedeutung. Die sich in Folge der Schädigung häufig entwickelnde spastische Tetraplegie führt sonst zu schwersten Gelenkfehlstellungen mit Kapsel-, Sehnenverkürzungen und Verkalkungen der Muskulatur (heterotope Ossifika-

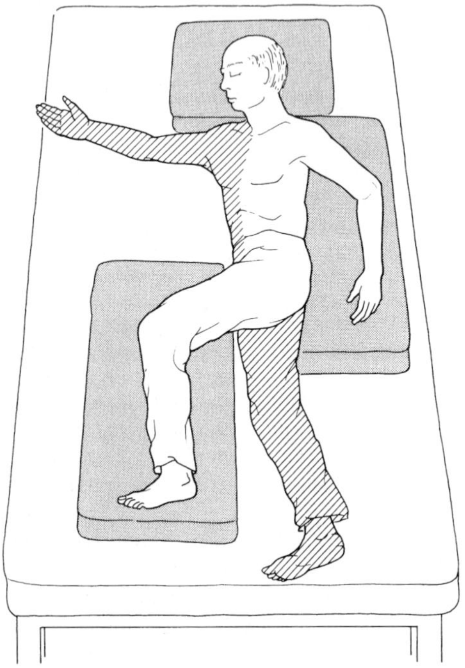

Lagerung auf der betroffenen Seite

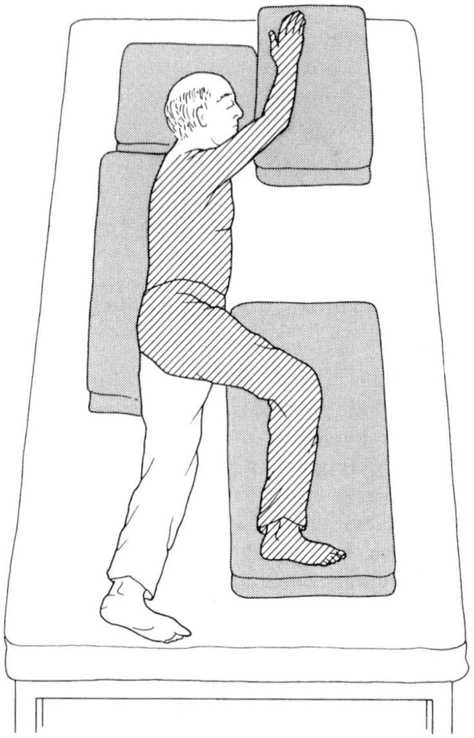

Lagerung auf der nicht-betroffenen Seite

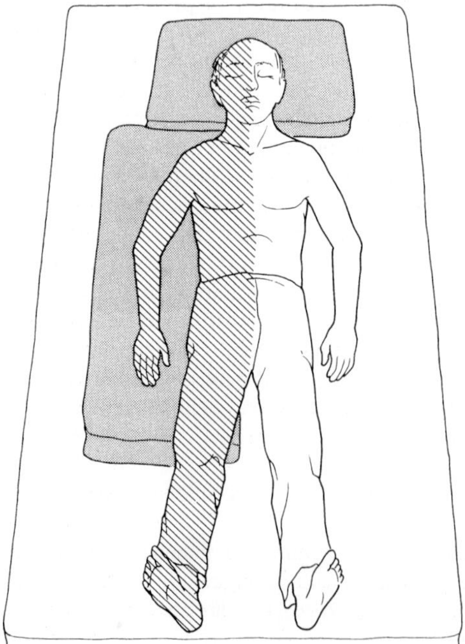

Lagerung auf dem Rücken

Abb. I 8.1: Drei Lagerungsmöglichkeiten (aus: Mauritz, 1994, S. 88, 89)

tionen), insbesondere im Bereich der Hüftmuskulatur, die dann ihrerseits Schmerzen verursachen. Im Sinne eines Circulus vitiosus führen diese wiederum zu einer Verstärkung der Spastik. Wenn sich die Fehlstellungen erst entwickelt haben, muß der physiotherapeutische Einsatz erheblich größer sein, als wenn man gleich mit der Prophylaxe begonnen hätte. Vom Therapeuten geführte Bewegungen sollten nicht schmerzhaft sein, da sonst Mikrotraumatisierungen des Bindegewebes zu erwarten sind mit Ausbildung von entzündlichen Prozessen und kleinen Blutungen, die als Ursache der heterotopen Ossifikationen diskutiert werden. Serienmäßig durchgeführte redressierende Gipse haben sich in der Behandlung von Kontrakturen bewährt, müssen aber vorsichtig verwendet werden, um nicht Druckulzera zu provozieren (die dann über Schmerzen wieder zu einer Spastikverstärkung führen können).

Wichtig ist eine Minimierung und Kontrolle der Spastik durch häufig wechselnde, schmerzfreie Lagerung und die Vermeidung unangenehmer Reize.

I 8.1.2. Medikamentöse Behandlung

Vermeidung von Sedierung: Sedierende Medikamente und manche Antihypertonika, die den Effekt von Katecholamin blockieren, scheinen zumindest die Geschwindigkeit, wenn nicht das Ergebnis von Rehabilitation negativ zu beeinflussen. Hierzu gehören Neuroleptika, Benzodiazepine, Clonidin, Prazosin, Phenytoin und Phenobarbital. Der Einsatz dieser Medikamente muß also immer besonders sorgfältig erwogen werden.

Vigilanzsteigerung: Bei komatösen, apallischen oder abulen Patienten sollte in jedem Fall der Versuch einer medikamentösen Vigilanzsteigerung gemacht werden. Nach Absetzen sedierender Medikamente als erster Maßnahme hat sich der Einsatz von Amantadin (entweder in steigender Dosierung oral oder i. v. bis 500 mg/die) bewährt. Bei einem wesentlichen Teil der Patienten läßt sich so eine Vigilanzsteigerung erzielen, so daß Kontaktfähigkeit und zum Teil Mitwirkung bei therapeutischen Anwendungen erreicht wird. Eine häufige unerwünschte Nebenwirkung ist die Induzierung von psychomotorischer Unruhe bis hin zur Psychose. Bei einem Teil der komatösen Patienten treten nur die Nebenwirkungen auf (psychomotorische Unruhe mit nestelnden Bewegungen) ohne Vigilanzbesserung. Diese sind dann nach Dosisreduktion regelmäßig rückläufig.
Eine Dosisreduktion führen wir jedenfalls vor Entlassung aus der stationären Behandlung und sonst nach ca. 2–3 Monaten durch, um festzustellen, ob der Patient die Medikation noch wirklich benötigt. Bei einem Teil der Kranken verschlechtern sich auch dann Vigilanz und Antrieb, so daß davon auszugehen ist, daß sie längerfristig behandelt werden müssen.
Wenn Amantadin keine Besserung erbringt, kann man einen Therapieversuch mit Dopamin-Agonisten, Levodopa (Haig und Ruess, 1990⋆) oder Amphetaminderivaten (Wroblewski und Glenn, 1994) durchführen. Neben dem rein Vigilanz steigernden Effekt hat Amphetamin wahrscheinlich auch eine positive Wirkung auf das motorische Rehabilitationsergebnis (siehe Kap. I 8.2.4).

I 8.1.3. Sensorische Stimulation

Unter der Vorstellung, daß sensorische Reize die Vigilanz steigern und die Reorientierung in der Aufwachphase aus dem Koma erleichtern und aufgrund der Plastizität des Nervensystems eine Reorganisation reizverarbeitender Strukturen nach der Läsion fördern, sind zur Frührehabilitation zahlreiche sensorische Stimulationstechniken entwickelt worden (Wood, 1991). Bei Strukturierung der sensorischen Umgebung (sensory regulation) ließen sich in einer Studie mit 15 apallischen oder deutlich vigilanzverminderten Patienten in der Hälfte der Fälle deutliche Verbesserungen erzielen (Wood et al., 1993⋆).
Als einfachste Maßnahme **akustischer Stimulation** gehört hierzu, daß der Patient vor und bei allen pflegerischen oder therapeutischen Maßnahmen (auch wenn er im Koma oder Wachkoma liegt) mit dem Namen begrüßt wird und ihm erklärt wird, welche Maßnahmen gerade durchgeführt werden. Nebenbei hat dies den Effekt, daß die Würde und Personalität des behandelten Menschen betont wird. Einfache Formen von Musiktherapie (z. B. das Abspielen der Lieblingsmusik des Patienten – dabei ist auf Lautstärke, Zeitbegrenzung und die Reaktion des Patienten achten) führt zum Teil zu emotionalen Äußerungen, und je nach Musik eher zur Entspannung oder Vigilanzsteigerung.
Differenziertere Musiktherapie mit Einsatz von Rhythmusinstrumenten erlaubt es manchen Patienten, einfache Rhythmen aufzunehmen und selbst zu produzieren. Im Rahmen der Musiktherapie können auch Vibrationsreize verwendet werden, die aber natürlich im wesentlichen über die somato-sensorische Afferenz vermittelt werden.
Die **somato-sensorische** Stimulation erfolgt in erster Linie, um durch den sensiblen Reiz einen strukturierten Input zu schaffen, der eine Reorganisation im Nervensystem anstoßen und die Reorientierung des Patienten aus dem Koma heraus fördern soll (basale Stimulation, Bienstein und Fröhlich, 1993). Ein Verfahren dazu ist das Pumpen nach Bouachba, bei dem man die Extremitäten des Patienten mit beiden Händen umgreift und Druck ausübt, dies wiederholt von proximal nach distal fortschreitend und auch in umgekehrter Richtung von distal nach proximal, um dem Patienten eine sensible Information über den eigenen Körper zu verschaffen. Der Verbesserung der somato-sensorischen Wahrnehmung soll die Auslösung effektiver Rückmeldung durch die Wahl einer ausreichend harten Matratze, bei unruhigen Patienten das Lagern in relativ festen Schaumstoffblöcken und die Verwendung weitgeschnittener Kleidung, die sich bei der Bewegung auf der Haut verschieben kann, dienen.
Um dem Patienten ein Bewegungsgefühl zu vermitteln, werden die Extremitäten vom Therapeuten passiv geführt. Diese Bewegungen sollen pathologischen Bewegungsmustern entgegenwirken und normale Bewegungsaktionen fazilitieren. Gelenkkontrakturen kann damit gleichzeitig vorgebeugt werden. Auf die Wahrnehmung verstärkend wirkt es sich wahrscheinlich aus, wenn neben der Stimulation von Gelenk-, Muskel-, Sehnen- und kutanen Rezeptoren der passiv bewegten Extremität mit dieser Extremität gleichzeitig andere Körperregionen des Patienten berührt werden. Die Gleichzeitigkeit der eingehende Reize von der berührenden Hautregion (z. B. den Fingerbeeren) und der berührten Region (z. B. Gesicht oder Rumpf) sollen unter Berufung auf die Grundprinzipien des impliziten Lernens die Reintegration von sensorischen Afferenzen fördern. Kombinationen solcher Stimuli lassen sich in der Therapie auch leicht in vertraute Bewegungen einbauen, wie wir sie z. B. bei der täglichen Körperpflege, etwa dem Waschen des Gesichts mit einem Waschlap-

pen durchführen, so daß dem Patienten die Sinnhaftigkeit der Bewegung nahegebracht wird und zur kognitiven Reorientierung beiträgt (sog. beiläufiges Führen nach Affolter).
Körperregionen mit dichter Rezeptorenbesetzung wie Gesicht und Fingerbeeren sind für eine derartige Behandlung nach praktischen Erfahrungen besonders effektiv. Auf diesem Prinzip beruht auch die fazioorale Stimulation nach Castillo-Morales (1991) und Coombes, bei der durch Stimulation des Gesichtes aber auch der Lippen und des Mundes ein starker sensorischer Input intendiert wird. Mit diesen Techniken kann durch die Mobilisierung der Zunge auch deren Tonisierung versucht werden, die für die Anbahnung von Schluckbewegung wichtig ist.
Eine gleichzeitige **somato-sensorische und vestibuläre Stimulation** erreicht man durch Mobilisation des Patienten in die Vertikale. Voraussetzung dafür ist, daß der Kranke vegetativ ausreichend stabil ist. Durch 2 bis 3 Physiotherapeuten wird der aus dem Koma erwachende Patient in den Stand aufgerichtet. Dies führt zu einem massiven Input von Propriozeptoren und vestibulärem System, was eine augenblickliche Vigilanzbesserung bewirken kann. Weitere positive Auswirkungen hat diese Maßnahme in Hinblick auf die physiologische Belastung des Kreislaufs (inkl. der notwendigen Blutdruckregulation) und weiterhin auf das Skelett, was Inaktivitätsosteoporose und der Spitzfußbildung entgegenwirkt.
Um derartige Effekte zu erzielen, sollte der Patient natürlich längere Zeit im Stand bleiben. Hat der Patient noch gar keine eigene Aktivität, wird er mit dem Stehbrett oder Bauchliegebrett zum Stand gebracht. Bei einer eigenen basalen Aktivität kann ein spezielles Gerät (Standing) benützt werden, das dem Patienten das Stehen ohne wesentliche eigene Muskelaktivität dadurch erlaubt, daß die Füße fixiert sind, die Kniegelenke durch »Puffer« in Streckstellung gehalten werden und das Becken durch einen Gurt gesichert wird. Wenn der Patient die Rumpfaufrichtung noch nicht kontrollieren kann, muß allerdings ein Physiotherapeut dies übernehmen. Das Gerät weist einen Tisch auf, so daß man mit dem Kranken im Stehen gleichzeitig andere Therapien durchführen kann, z. B. Handmotorik oder Schlucktherapie.
Der Einsatz dieser Geräte erfolgt immer zusätzlich zum aktiven Stehen mit mindestens zwei Physiotherapeuten. Durch langsames Verlagern des Schwerpunktes von dem einen auf das andere Bein wird versucht, eine stärkere sensorische Rückmeldung in Hinblick auf die *eigene Vertikale* und den *Körperschwerpunkt* zu vermitteln. Dagegen führt statisches Stehen durch Adaptation der Mechanorezeptoren zu einem sehr viel geringeren sensorischen Eingang. Da viele Patienten insbesondere nach schwerem Schädel-Hirn-Trauma sowohl periphere vestibuläre wie zentrale, wie auch somatosensible Störungen aufweisen, sind derartige Übungen für das Erreichen des freien Standes und später des Ganges wichtige Voraussetzung.

I 8.2. Motorische Rehabilitation beim kontaktfähigen Patienten

Ist der Patient in der Phase der Frührehabilitation soweit gebessert, daß er von seiten der Vigilanz, des Antriebs, der Wahrnehmung und der Motorik in der Lage ist, motorisch zu kooperieren oder war die Läsion von Anfang an weniger gravierend, können gezielte motorische Rehabilitationsverfahren eingesetzt werden.
Dabei stellt sich zunächst die Frage, welche spezifischen Defizite die Motorik (aber auch die Sprache und neuropsychologischen Funktionen) beeinträchtigen, so daß eingehende *Diagnostik* mit detaillierter Erhebung des motorischen *Befundes* notwendig ist. In Hinblick auf die bei einem gegebenen motorischen Defizit dann einzusetzenden Rehabilitationsmethoden bestehen zwischen den einzelnen »Schulen der Physiotherapie« teilweise kontroverse Ansichten. Wegen der relativ langen Dauer und der damit verbundenen Kosten der Rehabilitation und der im Vergleich zu pharmakologischen Studien nur geringen Zahl von Untersuchungen, die wissenschaftlichen Anforderungen standhalten, wurden Sinn und Nutzen zu Unrecht in Zweifel gezogen.

I 8.2.1. Bedeutung und Effizienz von motorischer Rehabilitation

Nach einem Insult sind initial bis zu 60 % der Patienten vollständig bettlägrig, lediglich 20 bis 30 % gehfähig. Nach 2 Wochen bestehen bei bis zu 85 % Paresen. Bei den Verrichtungen des täglichen Lebens (»activities of daily living«, ADL) sind 40 bis 65 % auf Grund ihrer motorischen Defizite vollständig von pflegerischer Versorgung abhängig, und 20 bis 60 % benötigen Unterstützung (Dobkin, 1991, 1996; Dombovy, 1991). 75 bis 85 % der den Schlaganfall überlebenden Menschen können jedoch wieder selbständig lebensfähig werden. Dagegen verstarben von den Patienten mit initialer Bewußtlosigkeit und Hemiplegie 62 %. In einer epidemiologischen Feldstudie, die auch leichtere, nicht klinisch-stationär behandelte Patienten einschloß, hatten nach einem halben Jahr 47 % der Überlebenden keine meßbare Schwäche, allerdings erreichte keiner der Kranken, der nach 3 Wochen noch eine Parese zeigten, die volle Kraft (Wade und Hewer, 1987**).
Der Grad der verbleibenden Behinderung und damit der Pflegebedürftigkeit ist in hohem Maße vom residualen motorischen Defizit abhängig. Eine gezielte und rechtzeitig einsetzende Rehabilitationsbehandlung des motorischen Defizits ist deshalb notwendig. Bisherige Untersuchungen über die Prognostizierbarkeit des Rehabilitationserfolges haben nur eingeschränkt nutzbare Erkenntnisse für die Entscheidung über die Indikation zur intensiven motorischen Rehabilitation ergeben: Erwartungsgemäß ist ein gutes Rehabilitationsergebnis um so wahrscheinlicher, je jünger

der Patient und je weniger stark ausgeprägt die initiale Symptomatik ist (Ween et al., 1996). Ungünstig sind dagegen propriozeptives Defizit und Mastdarm- bzw. Blaseninkontinenz (Jongbloed, 1986). Jedoch können sich auch für schwer betroffene Patienten sinnvolle Fortschritte durch stationäre Rehabilitation erreichen lassen (siehe **Tab. I 8.1**). Patienten nach intrazerebraler Blutung bessern sich langsamer, aber in größerem Ausmaß als nach ischämischem Insult.

Apparative Untersuchungen haben wenig prädiktive Bedeutung. Schlechte Erholung wird eher durch Fehlen einer motorischen Handfunktion vier Wochen nach Insult vorhergesagt als durch Ausfall des Medianus-SEPs (Gott et al., 1990). Normale oder nur verzögerte Magnetisch-evozierte Potentiale (MEP) in den ersten drei Tagen nach Insult sprechen dagegen für gute Erholung (Heald et al., 1993). In einer kleinen Studie zeigten Fries et al. (1993), daß auch der neuroradiologisch nachgewiesenen Ausdehnung des Insultes eine gewisse prognostische Bedeutung zukommt. So kann eine initiale Hemiplegie bei reiner Läsion der inneren Kapsel eine hervorragende Erholung zeigen, während bei zusätzlicher Schädigung motorischer Rindenareale die Restitutionsaussichten schlechter sind.

Die Wirksamkeit von Rehabilitationsmaßnahmen ist in verschiedenen Untersuchungen nachgewiesen worden (Ottenbacher und Jannell, 1993), auch wenn ein erheblicher Anteil der Patienten ohne intensive und gezielte Therapien ebenfalls Besserungschancen hat. Die Aussagekraft verschiedener Studien wird durch die Schwierigkeiten eingeschränkt, in der Versorgung schwer erkrankter Patienten eine randomisierte Zuweisung zu einer wahrscheinlich weniger effektiven Behandlung durchzuführen. Eine reine Placebokontrollbedingung ist nicht vertretbar.

Einige der in **Tab. I. 8.1** dargestellten Studien zum

Tab. I 8.1: Ergebnisse von Studien mit randomisierter Patientenzuweisung zur frühen Rehabilitation nach Insult, entweder auf eine für Insult-Patienten spezialisierte Spezialstation oder Weiterversorgung auf Allgemeinstation

Autoren		N	Aufenthaltsdauer (Tage)	Ergebnis
Garraway et al., 1980***	Schlaganfallstation	155	55	50 % funktionell unabhängig nach 60 Tagen, 55 % nach 1 Jahr
	Allgemeinstation	152	75	32 % funktionell unabhängig nach 60 Tagen, 52 % nach 1 Jahr
Strand et al., 1985***	Schlaganfallstation	110	21	Niedrigere Hospitalisierungsrate nach 3 Monaten, mehr Pat. selbständig.
	Allgemeinstation	183	31	
Indredavik et al., 1991***	Schlaganfallstation	110	< 42	56 % zu Hause, 36 % in Heimen, Barthelindex 80 Punkte
	Allgemeinstation	110	< 42	33 % zu Hause, 52 % in Heimen, Barthelindex 66 Punkte
Kalra et al., 1993***	Schlaganfallstation	leicht 31 mittel 75 schwer 18	leicht 13 mittel 48 schwer 52	**mittel** 75 % zu Hause 22 % Heimpflege 81 % selbständig nach Barthelindex
	Allgemeinstation	leicht 32 mittel 71 schwer 18	leicht 14 mittel 104 schwer 123	**mittel** 52 % zu Hause 44 % Heimpflege 60 % selbständig nach Barthelindex Pat. wurden zum Zeitpunkt der Randomisierung nach Schweregraden eingeteilt; für leicht und schwer betroffene Patienten ergaben sich durch die Behandlung nach den Zielkriterien (Barthelindex, weitere Versorgung) etc. keine Unterschiede, jedoch niedrigere Mortalität Schwerkranker auf Spezialstation
Kalra und Eade, 1995***	Schlaganfallstation	34	43	Mortalität 21 %, 47 % nach Hause
	Allgemeinstation	37	59	Mortalität 46 %, 19 % nach Hause Diese Studie bezog nur schwer betroffene Patienten ein, Zuweisung erfolgte innerhalb von 9 Tagen nach Insult.

Rehabilitationserfolg legen nahe, daß die höhere Therapiefrequenz und das andere Milieu einer auf Insultpatienten spezialisierten Rehabilitationsstation einen positiven therapeutischen Effekt bewirkt. Die Behandlungsdauer wird signifikant verkürzt. Unter bestimmten Umständen scheint die Spezialisierung selbst bei gleicher Therapeutendichte gewinnbringend (Kalra et al., 1993). Hierzu könnten bessere Zielorientierung und bessere Erhebung der Defizite sowie starker therapeutischer Einsatz der Pflegekräfte beitragen. Allerdings konnten einige ältere Studien (z. B. Wade et al., 1985) diesen positiven Effekt nicht belegen. Bei deutlich niedrigerer Mortalität sind medizinische Komplikationen während der Rehabilitation von Insultpatienten auch auf spezialisierten Stationen nicht selten: Die Aspirationshäufigkeit beträgt auch unter guten Bedingungen bis zu 33 %, ebenso die Rate von Harnwegsinfekten (Kalra et al., 1995). Tiefe Beinvenenthrombosen sind durch entsprechende Prophylaxe nicht völlig zu verhindern (3–7 %). Ein Drittel der Patienten leidet unter einer behandlungsbedürftigen Depression. Da therapeutische Fortschritte durch interkurrente Erkrankungen erheblich verzögert und beeinträchtigt werden können, sollte größtes Augenmerk auf entsprechende Vorsorge gerichtet sein.

I 8.2.2. Grundlagen motorischer Rehabilitation

Tierexperimentelle Untersuchungen und die Entwicklung von bildgebenden Verfahren, die Stoffwechselparameter, die Verteilung von Neurotransmittern oder regionale Durchblutungsänderungen sichtbar machen (insbesondere Positronenemissionstomographie und funktionelle Magnetresonanztomographie) haben unser Wissen über die Reaktion des Zentralnervensystems auf Läsionen akut und im Verlauf von Restitution und Kompensation deutlich erweitert und zu Hypothesen über die Wirkungsweise von Rehabilitationsmaßnahmen geführt. Während neurophysiologische Untersuchungen wegen guter zeitlicher Auflösung die Abfolge von Erregung in einzelnen Strukturen des zentralen Nervensystems betonen, ermöglichen die bildgebenden Verfahren den Überblick über die Topographie von Hirnaktivität in einem längeren Zeitfenster. Bei schlechter zeitlicher Auflösung wird eine Synchronizität von Ereignissen vorgetäuscht. Die Methoden haben aber den Blick dafür geschärft, daß Parallelverarbeitung von Reizen in großem Umfang stattfindet. Es wurde nachgewiesen, daß auch im erwachsenen Gehirn eine erhebliche Plastizität vorhanden ist, die z. B. die aktivitäts- und übungsabhängige Ausdehnung kortikaler Repräsentationen nach Läsion ermöglicht. Die Möglichkeiten, die für eine Kompensation von Defiziten und eine Restitution der Funktion infrage kommen, sind in **Tab. I 8.2** (in Anlehnung an Dobkin, 1996) wiedergegeben. Wahrscheinlich laufen mehrere der angegebenen

Tab. I 8.2: Potentielle Mechanismen für die Kompensation und Restitution von Funktionen

1. Netzwerk-Plastizität
   - 1.1 Wiedererlangen der neuronalen Erregbarkeit
   - 1.2 Benutzung teilweise erhaltener Strukturen
   - 1.3 Verwendung alternativer Bewegungsmuster
   - 1.4 Expansion neuronaler Projektionen
   - 1.5 Rekrutierung paralleler oder funktionell ähnlicher Bahnsysteme
2. Neuronale Plastizität
   - 2.1 Veränderung der synaptischen Effektivität
     - 2.1.1 Demaskierung vorher ungenützter Synapsen
     - 2.1.2 Erhöhte Erregbarkeit durch Denervierungshypersensitivität
     - 2.1.3 Veränderung der Zahl von Rezeptoren
     - 2.1.4 Veränderung der Neurotransmitterfreisetzung und Aufnahme
   - 2.2 Synaptisches Sprouting
   - 2.3 Axonale und dendritische Regeneration
   - 2.4 Remyelinisierung
   - 2.5 Transsynaptische Degeneration

Mechanismen simultan ab. So beruhen die im folgenden Beispiel wiedergegebenen Beobachtungen wahrscheinlich auf der Rekrutierung paralleler oder funktionell ähnlicher Bahnsysteme und einer gleichzeitigen Veränderung der synaptischen Effektivität:
Während man früher von einer hierarchischen Struktur im motorischen System mit einem Ursprung der Pyramidenbahn im primärmotorischen Cortex (M I) und einer Projektion des prämotorischen und supplementär-motorischen Cortex zu M I ausging, zeigen Untersuchungen am Affen (Toyoshima und Sakai, 1982), daß nur 52 % der Neurone der Pyramidenbahn aus M I stammen, 12 % aus dem prämotorischen und supplementärmotorischen und 22 % aus dem sensiblen Cortex. Die Korrelation von klinischen Ausfällen und Läsionen im MRT bei Patienten mit Kapselinfarkten z. T. kombiniert mit Basalganglienläsionen legen den Schluß nahe, daß die Verhältnisse beim Menschen ähnlich sind (Fries et al., 1993). Die Patienten zeigten initial sowohl bei Läsionen des vorderen wie des hinteren Schenkels der inneren Kapsel schwere Paresen, erholten sich jedoch gut. Nur wenn vorderer und hinterer Schenkel gleichzeitig betroffen waren, war die Rückbildung der Parese unbefriedigend. Diese Beobachtungen wurden so interpretiert, daß im vorderen Schenkel die Efferenzen von prämotorischer und supplementärmotorischer Area verlaufen und im hinteren Schenkel die vom primär-motorischen und somato-sensorischen Cortex und daß sich beide Systeme weitgehend, insbesondere die proximalen Muskelgruppen betreffend, gegenseitig vertreten können.
Außerdem projiziert der prämotorische Cortex bilateral zum Nucleus ruber und über die Formatio reticularis zu Vorderhornzellen, die proximale und axiale Muskeln innervieren (Hartmann-von

Monakow et al., 1979; Keizer und Kuypers, 1984).
Weiterhin wird die Erregbarkeit spinaler Motoneurone über mittelbare Afferenzen von Raphekernen beeinflußt (Kuypers, 1982), die ihrerseits Afferenzen vom Hypothalamus und Corpus amygdaloideum erhalten. Dies erklärt die Beobachtung an Patienten, daß diese unter starker emotionaler Erregung zu motorischen Leistungen in der Lage sind, die bei ausgeglichenem Affekt nicht gelingen. Auch die Tatsache, daß die Pyramidenbahn - mit erheblicher interindividueller Variabilität - nur zu 75 bis 95 % auf die Gegenseite kreuzt (Nyberg-Hansen und Rinvyk, 1963) bietet eine Basis für die Möglichkeit der Rekrutierung eines parallelen Bahnsystems, das durch neuronale Plastizität funktionell wirksam werden kann. Die bilaterale kortikale Innervation der Hirnnervenkerne ist ein Beispiel dafür, daß ein paralleles Bahnsystem so stark ausgeprägt sein kann, daß eine einseitige Läsion nicht zu Ausfällen führt und an die neuronale Plastizität keine Anforderungen gestellt sind.

I 8.2.3. Physiotherapie auf neurophysiologischer Grundlage

Noch in den 1950er Jahren war die Behandlung ganz auf schnelles Wiedererreichen von Funktionen und Kompensation von Defiziten ausgerichtet, um so frühzeitig Unabhängigkeit von Pflege zu erreichen. Die Grenzen dieser Art von Rehabilitation und ihrer langfristigen Auswirkung mit Deformitäten, Einsteifungen von Gelenken, Fehlhaltungen und das inzwischen entwickelte Grundlagenwissen über die Neurophysiologie von Bewegungen führten zur Entwicklung von sogenannten Therapieverfahren auf neurophysiologischer Basis. Diese Verfahren bedienten sich z. T. ähnlicher Prinzipien, stellten aber im Sinne separater »Schulen«, zunächst einen Ausschließlichkeitsanspruch. Heute sind die Physiotherapeuten dazu übergegangen, geeignete Elemente aus den einzelnen Therapieverfahren zu kombinieren.
Ziel der Physiotherapie auf neurophysiologischer Grundlage ist in erster Linie die Wiederherstellung der motorischen Funktion, wobei die Kompensation durch pathologische Bewegungsmuster vermieden werden soll. Erst wenn die Wiederherstellung des physiologischen Bewegungsablaufes nicht gelingt, ist Kompensation im Sinne eines Erlernens alternativer Strategien (z. B. Schreiben mit der anderen Hand) Gegenstand der Therapie. Um die Willkürmotorik zu verbessern, werden sowohl Techniken zur Anbahnung erwünschter Bewegungen (Fazilitation) als auch Methoden zur Inhibition unerwünschter Bewegung, zur Tonusminderung und Kontrolle der Spastik eingesetzt.
Fazilitation, d. h. eine Steigerung der Erregbarkeit spinaler Motoneurone kann durch phasische (rasche) Muskeldehnung über die Stimulation von Muskelspindelafferenzen erreicht werden. Durch Wiederholung der Bewegung in rascher Folge kann die Effektivität gesteigert werden. Auch die maximale (Overflow)-Innervation der gesunden Seite (überwiegend der Hand- und Fingerextensoren) fazilitiert Bewegungen auf der gelähmten Seite (zentrale Fazilitation, Brunnstrom, 1970).
Das Beklopfen des zu fazilitierenden Muskels und das Bestreichen der Haut über diesem (propriozeptive/exterozeptive Fazilitation) wirken wahrscheinlich durch Verschaltung im spinalen Segment fazilitierend. Nach Untersuchungen von Hummelsheim et al. (1992) mit transkranieller Magnetstimulation ist diese Fazilitation aber weniger effektiv als die zentrale Fazilitation. Die propriozeptive/exterozeptive Fazilitation wird häufig im Rahmen des Bobath-Konzeptes eingesetzt. Auch die schon von Rood (1956) beschriebene Fazilitation durch mechanische und thermische Reize an der über dem Muskel liegenden Haut wirkt in gleicher Weise. Schmerzhafte Reize sollten jedoch nicht verwendet werden, da sie zu unerwünschten assoziierten Reaktionen (Bewegungen und Tonussteigerungen in teilweise entfernten Muskelgruppen) führen.
Tonusminderung und Inhibition sind die wesentlichen Ziele bei der Spastik. Eine Tonusminderung läßt sich durch langsame tonische Dehnung des - am besten - gut vorgewärmten Muskels erreichen. Die dauernde Dehnung führt wahrscheinlich zur Adaptation der Muskelspindeln an den neuen Dehnungszustand mit dann unter das Ausgangsniveau verminderter Entladungsbereitschaft der Motoneurone. Eine langfristige Dehnung läßt sich durch redressierende Schienen und Seriengipse erreichen (Kaplan, 1962; Odeen, 1981). Muskeldehnung ist auch wünschenswert, weil der spastische Muskel bei erhöhtem Dehnungswiderstand zur Verkürzung neigt. Die Muskelverkürzung verstärkt die Tendenz zu kleinräumigen Bewegungen (Freivogel, 1992).
Im Folgenden sollen die Konzepte der einzelnen neurophysiologisch begründeten physiotherapeutischen Behandlungstechniken dargestellt werden. In Deutschland ist die Methode nach Bobath (1965, 1970) am weitesten verbreitet. Daneben haben die Therapie nach Vojta (1976, 1992) und die propriozeptive neuromuskuläre Fazilitation (PNF, Knott und Voss, 1968) Bedeutung erlangt. Die Methode nach Brunnstrom (1970) wird überwiegend im angloamerikanischen Sprachraum eingesetzt. Die Affolter-Methode dient überwiegend der Behandlung von Wahrnehmungsstörungen und wird daher hier nicht besprochen, die Perfetti-Methode und der erzwungene Gebrauch (forced used) dienen ganz überwiegend der Rehabilitation der Hand und werden daher im Absatz I 8.2.6 behandelt.

Bobath-Methode (Bobath, 1965, 1970)
Ausgehend von der Beobachtung, daß sich bei cerebral paretischen Kindern durch den asymmetrisch tonischen Nackenreflex Tonusveränderungen in den Extremitäten erreichen lassen, wurden

die Stellreaktionen als wesentlicher Teil der Haltungskontrolle ein Grundelement des Bobath-Konzeptes. Kernpunkt ist die Tonusregulierung und Hemmung pathologischer Bewegungsmuster (assoziierte Reaktionen). Die Tonusregulierung wird durch Stellreaktionen, propriozeptive Reize (durch Veränderung von Körper-, Rumpf- und Extremitätenposition im Verhältnis zueinander) und durch verbale Interaktion mit dem Patienten erreicht. Für die Anbahnung physiologischer Bewegungsabläufe ist die Information des Patienten über die intendierte Bewegung Voraussetzung. Durch verbale Instruktionen kann nicht nur die Innervation des Agonisten angebahnt werden, ebenso wichtig ist es, den Patienten verbal bei der Tonusminderung im Antagonisten zu unterstützen, so daß wieder größere physiologische Bewegungsausmaße erreicht werden können. So läßt sich z. B. der spastische Arm von proximal beginnend mobilisieren, indem man den unteren Skapulawinkels nach lateral verlagert, den Arm im Schultergelenk abduziert und außenrotiert, den Ellenbogen streckt, den Unterarm supiniert und die Hand dann nach dorsal extendiert und die Finger streckt und spreizt. Nach Hummelsheim und Mauritz (1993) könnte die dabei nach distal zunehmende Tonussenkung durch inhibitorische Ib-Interneurone zustande kommen, die nicht nur Afferenzen aus den Golgi-Sehnenorganen der gedehnten Muskeln, sondern auch von Sehnen relativ entfernter Muskeln erhalten.
Da die Bobath-Methode früher ihr Hauptaugenmerk auf die Tonussenkung und das Vermeiden pathologischer Bewegungsmuster legte, haben Fazilitationstechniken zunächst eine sekundäre Rolle gespielt. Man hat dem Bobath-Konzept deshalb auch zum Vorwurf gemacht, daß die Kranken zu stark immobilisiert werden. Zur Fazilitation wurde schon frühzeitig die propriozeptive Stimulation durch Beklopfen des Muskels und durch Druck und Zug entlang der Längsachse der Extremität und exterozeptive Stimulation durch Bestreichen der Haut zur Fazilitation angewendet. Auch das Stützen mit Gewichtsübernahme auf das paretische Bein oder am Arm durch Abstützen des Oberkörpers im Sitzen mit außenrotiertem Arm wird zur Bahnung des Haltetonus (Cokontraktion zur Gelenkstabilisierung) verwendet. Da das Bobath-Konzept in erster Linie normale Bewegungsabläufe anbahnen will, wird zunächst der Tonus reguliert (Hypotonie aufgebaut, bei Hypertonus vermindert) und dann die Willkürinnervation zur Bewegungsanbahnung eingesetzt. Wenn es bei der Willensanstrengung zu einem Hypertonus und pathologischen Bewegungsmustern kommt, wird wieder eine Tonusregulierung über Propriozeption und verbale Interaktion angestrebt.

Vojta-Methode (Vojta, 1976, 1992)
Auch die Vojta-Methode hat sich aus der Kinder-Physiotherapie entwickelt. Sie kann beim Erwachsenen am ehesten bei Querschnittspatienten eingesetzt werden. Die Methode beruht auf der Auslösung frühkindlich vorkommender Reflexmuster, wobei durch kutane und Muskeldehnungsreize insbesondere an Extremitäten und Rumpf reflektorische Bewegungen ausgelöst werden sollen, die dem Grundmuster »Reflexkriechen« entsprechen. Der Patient soll dann die Auslösung der Reflexbewegung lernen selbst zu kontrollieren, um jederzeit die Bewegung auslösen zu können. Für die Behandlung zentraler Hemiparesen gilt die Methode als wenig geeignet, weil tonus- und spastikmindernde Maßnahmen nicht Teil des Konzeptes sind.

Propriozeptive neuromuskuläre Fazilitation (PNF, Knott und Voss, 1968)
Die wesentliche fazilitatorische Technik der PNF-Methode beruht auf maximaler Dehnung des zu fazilitierenden Muskels. Dabei wird typischerweise mit spiraligen Bewegungen, die diagonale Muskelketten aktivieren, gearbeitet. Der Therapeut hält während des gesamten Bewegungsablaufes den Dehnungsreiz aufrecht bzw. paßt ihn der Kraftentwicklung des Patienten an. Der Therapeut hält den Patient verbal zur Mitarbeit an und löst damit eine zusätzliche zentrale Fazilitation aus. Dadurch wird auch im Sinne eines Overflow-Effektes die Aktivität von nicht oder nur wenig gelähmten Muskeln auf höhergradig paretische Muskeln übertragen. Durch diese Irradiation muskulärer Aktivierung kommt es auch zu Kokontraktionen, so daß sich die Methode zur Stabilisation von Haltung und Gelenken und zur Verbesserung von Kraft und Ausdauer sehr gut eignet. Ein Nachteil ist allerdings, daß der Krafteinsatz zu Vermehrung der Spastik und zu Auslösung unerwünschter assoziierter Reaktionen führen kann. Einzige Methode zur Verminderung des Muskeltonus in diesem Konzept ist die Kühlung des spastischen Muskels.

Brunnstrom-Methode (Brunnstrom, 1970)
Wesentlichster Bestandteil der Methode ist die Anwendung zentraler Fazilitationstechniken, indem der Patient die gelähmte Extremität bewegen soll, während er auf der nicht gelähmten Seite gegen Widerstand innerviert. Dabei kommt es zu Bewegungssynergien, die in der Bobath-Methode als unerwünschte Reaktionen betrachtet werden, bei dieser Technik jedoch besonders bei hochgradigen Paresen erwünscht sind. Bei Rückbildung der Parese wird eine stärkere Fokussierung der Fazilitation auf distalere Muskelgruppen angestrebt und dazu auch propriozeptiv/exterozeptive Fazilitation eingesetzt. Durch Aufforderungen zur Fokussierung der Aufmerksamkeit auf die Bewegung des Zielmuskels wird wahrscheinlich ein zusätzlich bahnender Effekt erreicht. Der Nachteil der Methode ist wieder, daß effektive Techniken zur Tonusminderung beim spastischen Patienten nicht angeboten werden.
Zusammengefaßt ist es häufig sinnvoll, Elemente

unterschiedlicher Techniken zu kombinieren, um zum erwünschten Ergebnis zu kommen.

Vergleich der verschiedenen Therapiekonzepte
Therapeuten, die eine Zusatzausbildung in einer der hier aufgeführten Therapiemethoden durchlaufen haben, halten diese Techniken in der Regel für effektiv. Allerdings ist der wissenschaftliche Nachweis der speziellen Effektivität einer Methode selten erbracht worden. Eine ideale Studie mit Placebokontrolle ist auch aus ethischen Gründen nicht durchführbar. So ist versucht worden, unterschiedliche Therapiestrategien zu vergleichen. Die Datenlage ist sehr bescheiden. Die meisten Studien leiden unter gravierenden methodischen Einschränkungen. Meist ist die Gruppengröße zu klein, um angesichts der Variabilität der Symptomatik und des Spontanverlaufs vorhandene Unterschiede nachweisen zu können. Daneben stehen die verwendeten abhängigen Variablen wie der Barthelindex nur in sehr losem Bezug zum Therapieinhalt der Physiotherapie-Schulen. Eine Übersicht über einige vergleichende Studien mit einem Mindestmaß an experimenteller Kontrolle findet sich in **Tab. I 8.3.** Danach sind Unterschiede in der Wirksamkeit einzelner Techniken nicht nachzuweisen. Das wundert nur beim ersten Blick, kommt es doch wahrscheinlich darauf an, unbewußten, residualen endogenen motorischen Lernstrategien den Weg zu bahnen (z. B. Kontrakturen zu vermeiden, Spastik zu mindern und fehlenden Antrieb zu ersetzen).

I 8.2.4. Medikamentöse Therapie

In der motorischen Rehabilitation kann medikamentöse Behandlung nur ergänzend zu den vorgestellten physiotherapeutischen Techniken eingesetzt werden. Zwei Gruppen von Medikamenten scheinen einen günstigen Effekt auf die Wiedererlangung der Motorik zu haben: Amphetamin-Derivate und Antidepressiva.

Amphetamin-Derivate: An einer kleinen Population (N = 10) konnte inzwischen auch am Menschen gezeigt werden, daß Amphetamin insbesondere bei Kombination mit Physiotherapie das Rehabilitationsergebnis nicht nur kurzfristig (Crisostomo et al., 1988), sondern auch über Monate verbessert (Walker Batson et al., 1995). Möglicherweise spielen dabei die intermittierende Gabe (10 mg jeden 2. Tag), das Zeitintervall der Medikamentengabe vor der Physiotherapie, der frühe Therapiebeginn (16. bis 30. Tag nach Läsion) eine Rolle, denn bei kontinuierlicher Amphetamin-Gabe nach dem 30. Tag wurde in einer anderen

Tab. I 8.3: Übersicht über Studien, die verschiedene Therapiemethoden verglichen haben. Bei der Auswahl wurden nur Studien berücksichtigt, die ein Mindestmaß an Designkontrolle vorsahen (entweder blinde Auswertung oder randomisierte Zuweisung).

Autor	Verglichene Methode	N	Mittl. Alter	Eval.	Design	Therapiephase	Ergebnis
Basmajian et al., 1987**	Biofeedback-EMG Bobath	29	62	blind	randomisiert	innerh. 12 Mon. Dauer 5 Wo.	Verschiedene Handfunktionen ohne Gruppenunterschied
Dickstein et al., 1986**	Konv. Übung Bobath PNF	131	70		quasi randomisiert	16 Tage nach Insult Dauer 6 Wo.	Im Barthelindex kein Gruppenunterschied
Logigian et al., 1983*	konv. KG Bobath und Rood	42	62		randomisiert	Beginn innerh. 7 Wo.	Verbesserung im Barthelindex ohne Gruppenunterschied
Lord und Hall, 1986*	konv. KG Bobath	19 20			matched pairs zweier Kliniken	29 Tage Dauer 68 Tage Dauer	Kein sign. Unterschied bei Telefonkatamnese Unterschiedliche Dauer durch Therapiekonzept
Wagenaar et al., 1990*	Brunnstrom Bobath	7			ABAB Design	Therapie 4 × 5 Wochen	Kein signifikanter Unterschied im Barthelindex, Handfunktions-Test oder Gang

Studie kein Unterschied zur Placebogruppe gefunden (Borucki et al., 1992). Die Gabe von Methylphenidat beschleunigte die Befundbesserung bei Patienten nach mäßig schwerem Schädel-Hirn-Trauma (Kaelin et al., 1996). Auch Bromocriptin scheint einen solchen Effekt zu haben (Powell et al., 1996**).

Antidepressiva: Etwa ein Drittel aller Insultpatienten durchleidet eine behandlungsbedürftige Depression. Vor diesem Hintergrund sind Berichte, die eine Förderung des Rehabilitationsprozesses durch die Gabe von Antidepressiva postulieren interessant. Reinhard et al. (1996*) berichten über mehrere Einzelfälle, in denen die Gabe von trizyklischen Antidepressiva Vigilanz und Antrieb deutlich verbesserten. Dieser Effekt war nach Absetzen eindeutig reversibel und konnte nach Wiederaufnahme der Medikamentengabe erneut gezeigt werden. Aus Tierexperimenten ist eine die Lernvorgänge fördernde Wirkung von Pharmaka bekannt, die den Gehalt an biogenen Aminen im Gehirn erhöhen. Dam et al. (1996**) gaben einer Gruppe von 52 hemiplegischen Patienten randomisiert während dreimonatiger Physiotherapie entweder Maprotilin, Fluoxetin oder Placebo. Die mit Fluoxetin behandelte Gruppe zeigte einen deutlich höheren Anteil an besseren Verläufen als die Placebo-Gruppe, während Maprotilin einen eher negativen Effekt zeigte. Dies war unabhängig vom antidepressiven Effekt. Dieser ist natürlich für depressive Insult-Patienten zusätzlich relevant (Stamenkovic et al., 1996).

I 8.2.5. Rehabilitation der aufrechten Körperhaltung und des Ganges

Stand und Gang des Patienten werden nicht nur durch die meist im Vordergrund stehende Parese beeinträchtigt. Apraxie, Ataxie, Störungen in der Haltungskontrolle einschließlich Dystonie, Störungen der Bewegungswahrnehmung und vestibuläre Störungen sowie sensible Ausfälle insbesondere Störungen des Lage- und Bewegungssinns beeinträchtigen auch Stand und Gang und erfordern angepaßte Behandlungsstrategien.

Rehabilitation der aufrechten Körperhaltung

Wie bereits anfangs geschildert, sind systematische Veränderungen der Körperlage, das Aufsetzen und Aufstellen des Patienten wichtige Elemente der Frührehabilitation mit der Intention der Stimulation somato-sensorischer und vestibulärer Afferenzen. Diese Behandlung bedingt gleichzeitig, daß der Patient wieder ein Gefühl für die Körpervertikale und die Lage des Schwerpunktes im Verhältnis zur Unterstützungsfläche bekommt. Auch wirkt das Aufrichten der Ausbildung des typischen spastischen Musters an den Beinen mit Hüftflexion und Retraktion und dadurch bedingt leichter Flexion des Rumpfes, Innenrotation in der Hüfte, Knieflexion und Plantarflexion des Sprunggelenkes entgegen. Auch an der Erarbeitung einer symmetrischen Gewichtsverteilung (initial wird natürlich ganz überwiegend das gesunde Bein vermehrt belastet) kann mit Hilfe von Physiotherapeuten, die den Stand sichern, schon früh gearbeitet werden. Dies kann auch im Sitzen mit Gewichtsverlagerung von einer Gesäßhälfte auf die andere geübt werden.

Bei der Anbahnung des Aufstehens muß zunächst die Verlagerung des Körperschwerpunktes nach vorn durch Beugung in der Hüfte, anschließend das Anheben des Gesäßes, die Vorverlagerung des Kniegelenkes und schließlich die Extension von Hüfte und Kniegelenk beübt werden. Hilfreich in der Verlagerung des Körperschwerpunktes nach vorn ist es häufig, wenn der Patient mit dem nicht gelähmten Arm den gelähmten ergreift und beide Arme mit gefalteten Händen nach vorn ausstreckt. Insbesondere bei Stühlen mit nach hinten geneigter Sitzfläche ist es zweckmäßig, mit dem Patienten zunächst an die vordere, höhergelegene Kante der Sitzfläche zu rutschen. Grundsätzlich ist das Aufstehen von einer etwas höher gelegenen Sitzfläche natürlich einfacher.

Beim Aufrichten in den Stand ist insbesondere darauf zu achten, daß Hüftextension, Knieextension sowie der Sohlenkontakt beider Füße vollständig sind. Sodann wird die Gewichtsübernahme auf das paretische Bein geübt. Ziel ist es zunächst, eine möglichst symmetrische Gewichtsverteilung zu erreichen. Zur Vorbereitung des Gehens, bei dem physiologischerweise ca. 80 % der Zeit das gesamte Körpergewicht jeweils von nur einem Bein getragen wird, wird eine zunehmende und schließlich vollständige Gewichtsverlagerung auf das paretische Bein versucht. Die Stabilisation im Sprunggelenk kann zunächst durch Wickeln des Fußes verbessert werden. Sie wirkt auch der Tendenz zur Plantarflexion und Inversion entgegen. Im angloamerikanischen Sprachraum werden sowohl für das Sprunggelenk wie auch das Knie häufig zunächst Orthesen eingesetzt.

Wichtig ist, daß dem Patienten beim Standtraining ein Gefühl der Sicherheit vermittelt wird, da durch die Angst zu fallen, unerwünschte spastische Muster verstärkt werden. Eine gewisse Tonusentwicklung ist bei hochgradigen Paresen Voraussetzung für das Stehen. Ob am Anfang durch Festhalten mit den Armen eine Gewichtsabnahme und eine zusätzliche Sicherheit gestattet werden soll, wird kontrovers diskutiert, da sich gleichzeitig pathologische Bewegungsmuster einüben können. Bei Patienten mit ausgeprägtem Flexionsmuster in Hüften und Rumpf kann dieser Tendenz durch das Aufrichten an einem Stehpult entgegengewirkt werden.

Mit zunehmender Besserung des Standes kann das Stehen auch unter erschwerten Bedingungen, z. B. bei der Einnahme unterschiedlicher Kopf- und Rumpfpositionen und bei Ablenkung durch andere motorische Aufgaben, z. B. mit den Armen oder kognitive Leistungsanforderungen geübt werden.

Pusher-Syndrom: Eine besondere Erschwernis in der Rehabilitation des Standes ist das Pusher-Syndrom (Davies, 1986). Dabei kommt es zu einer Verlagerung des Schwerpunktes nicht wie üblich als Kompensation auf die gesunde Seite, sondern zur gelähmten Seite, so daß der Patient stürzt, wenn er nicht daran gehindert wird. Bei dem Syndrom findet sich regelmäßig eine Läsion im hinteren Mediastromgebiet (Wolff et al., 1991) und überzufällig häufig eine Sensibilitätsstörung (73 %), während Sensibilitätsstörungen sonst nach Hirninfarkten mit Hemiparese nur in 15 bis 38 % auftreten.

Das Betroffensein der rechen Hemisphäre überwog im Verhältnis 2 : 1, aber nicht annähernd so ausgesprochen wie beim Hemineglect-Syndrom (Wolff et al., 1991). Nach der größeren Studie von Pedersen et al. (1996) ist mit ipsilateralem Pushen bei 10 % der Patienten mit Hemiparese nach Schlaganfall zu rechnen. Ursache ist wahrscheinlich eine Läsion zentralvestibulärer Bahnen zum insulären vestibulären Cortex oder eine Läsion dieser Cortexregion selbst. Aus Untersuchungen der zentralvestibulären Syndrome in der Rollebene ist bekannt, daß eine unilaterale Läsion eine Vertikalverschiebung nach kontralateral (also zur motorisch gelähmten Seite) auslöst, wenn die Schädigung oberhalb der Kreuzung der vestibulären Bahnen am Übergang von Pons und Mittelhirn liegt (Brandt und Dieterich, 1994; Brandt et al., 1994).

Läsionen unterhalb dieser Kreuzung führen zu einer Störung der Vertikalen-Wahrnehmung nach ipsilateral und damit zur gesunden Seite und bleiben damit klinisch ohne Effekt. Die statistische Assoziation mit sensiblen Störungen läßt sich aus der Nachbarschaft der Bahnsysteme im hinteren Mediastromgebiet erklären.

Daß das Syndrom bei rechtshirnigen Läsionen häufiger festgestellt wird, könnte damit zusammenhängen, daß eine gleichzeitige Verminderung räumlich-konstruktiver Funktionen, die sich überwiegend im rechten Parietallappen finden, sich verstärkend auswirkt.

Eine Assoziation von Anosognosie oder Hemineglect wurde an größeren Patientenzahlen nicht festgestellt (Pedersen, 1995). Nach der gleichen Studie führt das Pushen nicht zu einem signifikant schlechteren Rehabilitationsergebnis, es verlängert jedoch die notwendige Dauer der Rehabilitation um im Durchschnitt 3,6 Wochen.

Feedback: In der Erarbeitung gleichmäßiger Gewichtsübernahme und gezielter Gewichtsverlagerung haben sich visuelle Feedbackverfahren bewährt. Damit kann nicht nur die Lage des Schwerpunktes statisch erfaßt werden, sondern auch die Dynamik der gezielten Verlagerung geübt werden. Dazu wurden Posturographieplattformen mit Drucksensoren, die z. T. durch Kippungen und Translationen Störreize setzen können, entwickelt. Das Wandern des Schwerpunktes auf der Unterstützungsfläche wird auf einem Monitor vor dem Patienten angezeigt. Zur Diagnostik oder zum Training des Patienten kann man unter mehreren computergesteuerten Testbatterien auswählen (Winstein et al., 1989, Nashner, 1993, Sackley et al., 1992). Alternativ zu Posturographieplattformen, aber ohne Möglichkeit Störreize zu setzen, können auch Sohlen mit Drucksensoren verwendet werden (Kitamura und Nakagawa, 1996).

Funktionelle Elektrostimulation: Als weiteres apparativ unterstütztes Verfahren ist die funktionelle Elektrostimulation, bei der sinnvolle und möglichst physiologische Bewegungen ausgelöst werden sollen, auch in der Rehabilitation des Stehens von Nutzen. Die Stimulation von Kniestreckern, -beugern und Hüftabduktoren kann die Standsymmetrie in Ruhe und Geschwindigkeit und Ausmaß einer intendierten Gewichtsverlagerung auf das hemiparetische Bein verbessern (Hesse, 1994).

Rehabilitation des Ganges

Der physiologische Gangzyklus wird nach Perry (1975) in 8 Phasen unterteilt:

Phase der Gewichtsübernahme
1. Initialer Kontakt
2. »Loading response«

Phase des Einbeinstandes
3. Mitt-Stand
4. Terminaler Stand mit Abdrücken

Schwungphase
5. Pre-swing
6. Initialer Schwung
7. Mitt-Schwung
8. Terminaler Schwung mit erneutem initialen Kontakt

Grundsätzlich hat die Wiedererlangung der Gehfähigkeit nach Hemiparese eine günstige Prognose. 95 % der Patienten werden innerhalb von 11 Wochen nach dem Schlaganfall wieder gehfähig (Jorgensen et al., 1995).

Bei der Anbahnung des Ganges wird nach dem Bobath-Konzept zunächst eine Haltung eingenommen, die die Tonuserhöhung und die Abweichung von der normalen Körperhaltung vermeidet. D. h. die Rumpfverkürzung, Beckenretraktion, Hüftaußenrotation, Hüft-Knieextension sowie die Plantarflexion und Inversion des Grundgelenkes werden durch Intervention des Physiotherapeuten ausgeglichen. Durch Minderung des Muskeltonus soll die selektive d. h. die willkürliche vom spastischen Muster unabhängige Beweglichkeit gesteigert werden. Das selbständige Einnehmen und Beibehalten dieser Stellung kann zunächst geübt werden. Beim Gehen wird natürlich versucht, ein möglichst physiologisches Bewegungsmuster zu erreichen. In der Standbeinphase des paretischen Beines wird auf gleichmäßige Gewichtsübernahme bei gleichzeitiger Stabilität von Becken gegen Rumpf, auf eine kontrollierte Seitverlagerung des Körperschwerpunktes und auf eine physiologische Hüftkippung geachtet.

Besonderes Augenmerk wird dann auf die Extension der Hüfte mit Vorverlagerung des Körperschwerpunktes und gleichzeitiger Beckenrotation gelegt. Das Knie soll nach anfänglich geringer Flexion in der Loadingphase langsam gestreckt werden, eine Hyperextension mit Durchschlagen des Knies nach hinten ist auf jeden Fall zu vermeiden. Die in der Schwungphase des gelähmten Beines dann notwendige leichte Hüftflexion stellt wegen des spastischen Musters meist kein wesentliches Problem dar, insbesondere wenn das Gehen mit dem gesunden Bein gestartet wurde, so daß am Ende des 1. Schrittes mit dem gesunden Bein das gelähmte Bein in der Hüfte gestreckt ist und durch die Muskeldehnung ein zusätzlicher fazilitierender Reiz zustande kommt. Die verminderte Fußhebung wird durch vermehrte Hüftflexion und Knieflexion ausgeglichen.

Das Gehen sollte bereits früh geübt werden, auch wenn zunächst erhebliche Unterstützung durch einen oder zwei Physiotherapeuten erfolgen muß, wobei ein Physiotherapeut den Rumpf stabilisiert und der 2. das Bein setzt, wenn der Kranke selbst die Schwungphase noch nicht initiieren kann. Auch an der Treppe läßt sich gut der Wechsel von Stand- und Schwungbeinphase erlernen, zumal sich der Patient mit dem nicht betroffenen Arm stabilisieren kann.

Allerdings muß der Therapeut, wenn das betroffene Bein höher steht, üblicherweise die Knieextensoren durch Druck auf den Oberschenkel unterstützen. Der Tendenz zur Flexion in der Hüfte muß durch besondere Aufmerksamkeit auf die Hüftextension entgegengewirkt werden. Nach der Wiederherstellung des basalen Gangmusters wird an der Symmetrie und Beschleunigung des Gangbildes gearbeitet.

Hilfsmittel: Die Verwendung von Hilfsmitteln wie *Stöcken* oder Unterarmgehstützen wird möglichst vermieden, da sie natürlich durch Abstützen auf der nicht betroffenen Seite die Asymmetrie des Gangbildes verstärken. Gleiches gilt für die gut gemeinte Unterstützung von Angehörigen durch Unterhaken auf der nicht paretischen Seite. Wenn der Patient wegen des Gewinns an Mobilität dringend einen Stock wünscht, empfiehlt sich ein sogenannter »Hirtenstab«, der in Brusthöhe festgehalten wird und dadurch die Aufrichtung fördert und eine zu starke Gewichtsverlagerung über das Abstützen vermeidet. Ist die Verordnung eines Stokkes bei Entlassung nicht zu vermeiden, muß auf die richtige Länge geachtet werden. Im Gegensatz zum orthopädischen Stock mit Handgriff in Trochanterhöhe ist eine wesentliche Gewichtsverlagerung auf den Stock nicht erwünscht, er dient mehr der Aufrichtung und als Element der Sicherheit und sollte deshalb etwas länger sein.

Sprunggelenksorthesen werden insbesondere im englisch-sprachigen Bereich zur Verbesserung des Gangbildes und zum Ausgleich der Plantarflexion und Inversionsstellung des Fußes verwendet. Sie erleichtern die Schwungphase dadurch, daß ein Schleifen der Fußspitze am Boden vermieden wird. Auch die Kniekontrolle kann durch eine Sprunggelenksorthese beeinflußt werden.

Durch Änderung des Winkels um 6–8° nach plantar kann das Einknicken nach vorne im Stand vermindert werden. Durch verstärkte Dorsalflexion des Fußes kann die Kniehyperextension herabgesetzt werden. Die Wahl der Sprunggelenksorthese hängt von der Pathologie ab. Angestrebt werden muß insbesondere die physiologische Stellung zwischen Kalkaneus und Unterschenkel. Hier haben sich insbesondere Aircast-Schienen bewährt, die dem Sprunggelenk in lateraler Richtung eine Stabilität verleihen und eine fast freie Beweglichkeit für die Dorsalextension und Plantarflexion erlauben. Auch die Valenser Schiene, die außen am Schuh angebracht wird und somit das Tragen normalen Schuhwerkes erlaubt, läßt eine gewisse Beweglichkeit in dorsaler und plantarer Richtung zu.

Laufbandtherapie: Da bei der Gangschulung nach dem Bobath-Prinzip viel Zeit auf die Kontrolle von Tonus und Haltung verwendet wird, ist meist die Zeit, in der wirklich der Gangzyklus geübt wird, relativ gering. Außerdem ist bei höhergradigen Paresen der personelle Einsatz mit zwei Physiotherapeuten hoch (einer zur Stabilisation des Rumpfes, der andere zum Setzen der Extremität).

Unter diesen Gesichtspunkten macht die Verwendung eines Laufbandes Sinn, das in der Höhe verstellbar ist, so daß der Physiotherapeut in aufrechter Körperhaltung das Bein des Patienten setzen kann. Bei Bedarf kann das gesamte oder ein Teil des Körpergewichtes dem Patienten durch Fixierung in einem Gurtsystem abgenommen werden. Bei einem Patienten führte selbst ein nur 10minütiges und nur 3mal pro Woche durchgeführtes Laufbandtraining 3 Jahre nach Läsion noch zu einer Besserung des Gangbildes, insbesondere der Gangsymmetrie (Waagfjörd et al., 1990⋆). In einer Studie mit 7 Patienten, die zunächst mit Laufbandtraining, dann nach dem Bobath-Konzept und anschließend erneut mit Laufbandtraining behandelt wurden, konnten Hesse et al. (1995⋆⋆) eine größere Effektivität des Laufbandtrainings nachweisen. Natürlich läßt sich das Laufbandtraining auch mit Elementen des Bobath-Konzeptes (Kontrolle der Haltung und Entgegenwirken gegen assoziierte Reaktionen) durch den Physiotherapeuten kombinieren. Personaleinsparungen sind dann allerdings nicht zu erwarten.

Angesichts der deutlich höheren Belastung im Laufbandtraining sollte noch darauf hingewiesen werden, daß die zentralparetische Beinmuskulatur eine rasche Ermüdbarkeit aufweist, die sich bei paraparetischen Patienten nach tetanischer Reizung in einer raschen Abnahme der isometrischen Muskelspannung und einem Anstieg des intracellulären pH-Wertes zeigten (Miller et al., 1990)

Feedback: Eine apparative Feedback-Therapie hat in der Gangschulung bisher keine wesentliche

Rolle gespielt. Die Rechenzeiten der gängigen Videoanalyse-Geräte sind zu lang, um einen zeitlich exakten Feedbackstimulus geben zu können. Sensible Defizite können z. T. durch verbale Kommandos ausgeglichen werden, auch einfache Hilfsmittel, wie Spiegel, die dem Patienten eine visuelle Rückmeldung geben, können hilfreich sein. Die Verwendung von rhythmischen akustischen Stimuli hat zu zeitlich besser koordinierten gleichmäßigeren und flüssigeren Bewegungsabläufen (Thaut, 1996) geführt.

Funktionelle Elektrostimulation: Grundsätzlich eignet sich das Gehen sehr gut für die funktionelle Elektrostimulation, da es sich um ein relativ stereotypes Bewegungsmuster mit hoher Wiederholungsfrequenz handelt, so daß sich die zeitlichen Verhältnisse der Aktivierung einzelner Muskelgruppen vorhersagen lassen. Zur technischen Umsetzung wurden sowohl bei paraplegischen wie hemiparetischen Patienten mehrere Ansätze verfolgt, die ausführlich in Kap. I 9 dargestellt sind. Klinisch relevant sind bisher nur relativ einfache Formen der funktionellen Elektrostimulation, nämlich die Stimulation des N. peronaeus, um dem Defizit der Dorsalextension des Fußes und der Spitzfußstellung entgegen zu wirken. Dadurch kann häufig eine gute Besserung des Gangbildes erreicht werden (Granat et al., 1996) und zudem eine Verbesserung der Muskelkraft der Fußextensoren (Merletti, 1978).

I 8.2.6. Praktische Rehabilitation der Arm- und Handmotorik

Für weitestgehende Selbständigkeit ist das Wiedererlernen der Gebrauchsfähigkeit des gelähmten Armes vor allem aber der Hand unentbehrlich. Die Beobachtung, daß Patienten trotz persistierender Hemiplegie mit Hilfe des Streckertonus im Kniegelenk wieder teilmobil werden, suggeriert eine schlechtere Erholungsfunktion der oberen als der unteren Extremität. Nach einer Untersuchung von Duncan et al. (1993) ist dieser Eindruck jedoch Folge der Tatsache, daß häufig Behinderung (»disability«) und nicht Funktionsstörung (»impairment«) verglichen wird. Die Rückbildung des motorischen Defizits unterscheidet sich in oberer und unterer Extremität nicht signifikant, jedoch ist für den funktionellen Einsatz der Hand eine feinere motorische Kontrolle und Koordination vieler Gelenksfreiheitsgrade erforderlich. Der plegische Arm stellt für viele Patienten ein lästiges Anhängsel und eine ständige Erinnerung an ihre Behinderung dar. Sie kneten und massieren immer wieder die Hand und strecken Handgelenk und die Finger mit ihrer gesunden Extremität. Ohne spezielles Training neigen die Kranken dazu, verloren gegangene Leistungen auf den unbeeinträchtigten Arm zu übertragen und verzögern, bzw. behindern damit den eventuell möglichen Wiedererwerb motorischer Fertigkeiten. Je nach Untersuchung etwas unterschiedlich, erreichen etwa 10 Prozent der Schlaganfallpatienten wieder völlig normale Handfunktion, ca. ein Drittel erreicht ausreichende Gebrauchsfähigkeit, während ein weiteres Drittel begrenzte Funktion und das restliche Viertel keinerlei Beweglichkeit erlangt (Übersicht bei Duncan, 1996). In einer älteren Studie (Wade et al., 1985) erreichten 20 % der Kranken wieder Handfunktion, die 2 Wochen nach Insult noch plegisch waren. Ähnliche Ergebnisse zeigte die Copenhagen Stroke Study (Nakayama et al., 1995) für unausgelesene Patienten, die ein Endstadium (definiert als 95 %) der Handfunktionsverbesserung für initial leichte Paresen nach 6 und initial schwere Paresen nach 11 Wochen beobachtete.

Funktionsanbahnung im plegischen Arm: Traditionell verwendete Krankengymnastik und Ergotherapie stützen sich auch hier vor allem auf das Konzept nach Bobath, das von proximal nach distal betont Förderung selektiver Beweglichkeit durch Kontrolle des Muskeltonus und Abbau von Massenbewegungen anstrebt. (Hummelsheim, 1994). Bei plegischem Arm wird zunächst jede beobachtbare muskuläre Aktivität gefördert. Besonderes Augenmerk wird auf die Kontrolle der Schulterbewegung gerichtet. Nach Minderung des häufig erhöhten Tonus durch Einnahme entsprechender spastikhemmender Haltungen im Liegen oder Sitzen werden über Fazilitationsverfahren wie symmetrische Aktivierung von Muskelgruppen oder Bahnung über Muskelketten von proximal nach distal (PNF) Willkürbewegungen aufgebaut. Durch Protraktion der Skapula mit anschließender Außenrotation und Anteversion des Armes werden günstige Ausgangsbedingungen erreicht. Die an der oberen Extremität vorherrschende Flexorenspastizität insbesondere distal wird durch langsame Streckung und Dorsalextension von Hand und Fingern überwunden. Sofern aus dieser Position noch keine einfachen Bewegungen möglich sind, führt der Therapeut anfangs den Arm des Patienten. Zusätzlich werden Materialien eingesetzt, die der Patient, zunächst geführt, später selbständig bewegen kann. Die Stimulation der kutanen Afferenzen durch Bestreichen und Beklopfen wird als Fazilitationstechnik eingesetzt. Im weiteren Verlauf kann der Patient selbständig durch Gebrauch spezieller Materialien (Noppenball, Holzzylinder u. a. Manipulationsobjekte verschiedener Körnungen) und unter stärker ergotherapeutisch ausgerichteter Anleitung zusätzlich die Entwicklung selektiver Funktion der Hand- und Fingermuskulatur unterstützen.

Überwinden des Nichtgebrauchs: Einer der Einwände gegen klassische Krankengymnastik-Therapiekonzepte wie das Bobath-Konzept (s. Kap. I 8.2.3.) ist die These, daß zuwenig Gewicht auf das gezielte Training der paretischen Funktion gelegt wird. Verschiedene Studien haben deshalb versucht, die Wirksamkeit zusätzlicher Therapieelemente für einen besseren und schnelleren Funktionsgewinn der Hand zu belegen. Sowohl der Einsatz ergänzender Hand- und Fingerfle-

xionsübungen gegen verschiedene Widerstände 2 × 15 Min täglich (Bütefisch et al., 1995⋆⋆) als auch die EMG-getriggerte elektrische Muskelstimulation verbesserten signifikant die Handfunktion (Hummelsheim et al. 1996⋆⋆), gemessen im Rivermead Arm Score und in Kraft- und Bewegungsaufzeichnungen. In einer sehr aufwendigen einfachblinden randomisierten Studie von Sunderland et al. (1992⋆⋆) wurden zusätzlich zur Standardtherapie eine Fülle von Verhaltensmethoden zum vermehrten Gebrauch des paretischen Armes eingesetzt wie Einüben neuer Bewegungen gradierter Schweregrade, EMG-Biofeedback, Einsatz von Computerspielen. Nach einem Monat zeigte die Experimentalgruppe einen Vorsprung, der nach 6 Monaten noch für die leichter betroffene Gruppe nachweisbar war. Bei einer Nachuntersuchung nach einem Jahr hatte sich auch die nur etwa halb so intensiv therapierte Kontrollgruppe auf das gleiche Niveau verbessert.
Auch bei teilweise erholter Armfunktion tendieren viele Patienten dazu, wegen größerer Geschwindigkeit und Sicherheit so viele Tätigkeiten wie möglich mit dem gesunden Arm auszuführen. Sie »lernen« auf diese Art den Nichtgebrauch der paretischen Hand. Wird dies zeitweise unterbunden (z. B. durch Fixierung des gesunden Arms in einer Schlinge über 14 Tage), lassen sich bei Patienten im chronischen Stadium bleibende Funktionsverbesserungen der gelähmten Hand auch noch nach 2 Jahren nachweisen (Taub et al., 1993⋆⋆). Erste Versuche deuten auch auf eine vielversprechende Einsatzmöglichkeit während früher Rehabilitationsbehandlung hin (Peter et al., 1996⋆). Voraussetzung vieler dieser adjuvanten Therapien ist jedoch ein Mindestmaß an selektiver Funktion.

EMG-Biofeedback: Um Muskelaktivierung zu fördern und Spastik zu reduzieren sind von verschiedenen Autoren EMG-Biofeedback-Verfahren bei verschiedenen Muskeln versucht worden. Mehrere kleinere Studien zeigten keine Überlegenheit gegenüber Physiotherapie (Moreland et al., 1994), wobei jedoch auf Grund der Gruppengröße die Gefahr eines Typ II-Fehlers besteht. Eine ältere Studie mit partiellem Crossover-Design (Inglis et al., 1984⋆) konnte allerdings eine Verbesserung unter der Kombination aus EMG-Feedback und Physiotherapie in der Experimentalgruppe und nach Abschluß der ersten Phase auch im Crossover in der Kontrollgruppe zeigen.

Funktionelle Elektrostimulation: In den letzten Jahren sind auch vermehrt Versuche mit funktioneller Elektrostimulation der Armmuskulatur unternommen worden. Allerdings sind die bisherigen Gruppengrößen noch nicht sehr aussagekräftig (Glanz et al., 1996), wenn auch die Methode eine Verbesserung der Versorgung erhoffen läßt. Kraft et al. (1992⋆) konnten mit EMG-Stimulation der Handgelenksstrecker, getriggert durch auch kleinste willkürliche EMG-Potentiale, durch tägliche Übung über 3 Monate bei Patienten im chronischen Stadium eine deutliche Zunahme im Fugl-Meyer-Score als auch in der Griffkraft nachweisen. Allerdings war die Kontrollgruppe bereits vor Beginn schwerer betroffen. Vergleichbare Erfolge erzielten Hummelsheim et al. (1996) bei 20 Patienten in einer Studie mit multiple Baseline-Design, in der 2mal täglich der Extensor carpi radialis (15 Minuten) und der Flexor carpi ulnaris (5 Minuten) stimuliert wurden.

Kognitive therapeutische Übung nach Perfetti: Die auf den italienischen Neurologen Perfetti zurückgehende kognitive therapeutische Übung (Oberleit, 1996) zielt überwiegend auf die Therapie der paretischen Hand. Ansatzpunkt ist die Konzentration der Übungen auf die taktile und kinästhetische Wahrnehmung ohne gezielte Bewegungsinstruktion. Über mehrere Stufen sollen die Patienten durch Betasten und Abfahren von Konturen verschiedenster Objekte diese erkennen, zuordnen oder vergleichen lernen. Initial werden Hand bzw. Finger vom Therapeuten geführt, über vorsichtige Mitbewegung des Patienten werden schließlich selbständige Eigenbewegungen durchgeführt. Während der spastikhemmende Effekt der Konzentration auf die sensorisch-kognitive Aufgabe unmittelbar zu beobachten ist, gibt es bisher leider keine kontrollierte empirische Studie, die die Leistungsfähigkeit der Methode für das Wiedererlangen der Handfunktion belegen könnte.

Modifikation der Übungsbedingungen zur Vermeidung unangepaßter Kompensationen: Üblicherweise wird davon ausgegangen, daß sekundäre Kompensationsprozesse (organische Reorganisation oder Verhaltensanpassungen) als Reaktion auf eine Störung motorischer Funktionen aktiviert werden und so die Auswirkung dieser Störung mindern. Tatsächlich finden sich jedoch auch Beispiele dafür, daß solche Kompensationsmechanismen zu einer Vergrößerung des Handicaps führen. Zum Beispiel kann eine unangemessene »Schonhaltung« als Reaktion auf Schmerzen zu Abnutzungserscheinungen und unphysiologischen Bewegungsmustern führen. Die Abgrenzung sekundär bedingter Störungen hat eine direkte therapeutische Relevanz, da man davon ausgehen kann, daß solche Störungen leichter modizifizierbar sind als die primären Konsequenzen einer organischen Schädigung. Am Beispiel motorischer Schreibstörungen können die für eine solche Abgrenzung erforderliche spezifische Diagnostik und die aus dieser Abgrenzung resultierenden therapeutischen Möglichkeiten dargestellt werden.

Kinematische Analysen von Schreibbewegungen (Mai und Marquardt, 1995 a) zeigten trotz der Vielfalt individueller Handschriften überraschende Gleichförmigkeiten bei verschiedenen routinierten Schreibern. Betrachtet man als kleinste Analyseeinheit einen einzelnen Auf- oder Abstrich, ist die zugehörige Geschwindigkeitskurve bei routinierten Schreibern glatt, symmetrisch und hat eine charakteristische Glockenform mit einem Maximum. Solche Bewegungen werden als automatisiert bezeichnet. Im Gegensatz dazu sind die Geschwindigkeitskurven bei Patienten mit Schreibstörungen nicht-automatisiert, d. h. durch zahlreiche unregelmäßige Richtungswechsel gekennzeichnet (Mai und Marquardt, 1995 a). Zeigt ein Patient unregelmäßige Geschwindigkeitskurven, kann allerdings daraus allein noch nicht der Schluß abgeleitet werden, daß eine basale Störung der Bewegungsführung die Ursache ist, da auch routinierte Schreiber zu nicht automatisierten Bewegungen (Marquardt et al., 1996) wechseln, wenn man sie auffordert, einen Buchstaben nachzuzeichnen, oder ihre Aufmerksamkeit auf bestimmte Details des Bewegungsablaufs zu richten. Offenbar provoziert der Versuch, das Schreibergebnis oder den Bewegungsablauf genauer zu kontrollieren, die Aktivierung von Kontrollstrategien, die den automatisierten Bewegungsablauf stören. Beispiele für solche Kontrollstrategien sind die Stabilisierung von Gelenken durch Kokontraktionen antagonistischer Muskeln oder eine Bewegungsverlangsamung, um eine genauere visuelle Kontrolle zu ermöglichen.

Können bei Patienten mit motorischen Schreibstörungen Bedingungen identifiziert werden, unter denen perfekt automatisierte »schreibähnliche« Bewegungen (zum Beispiel »Kritzeln« statt »Schreiben«) ausgeführt werden, spricht dies gegen eine Erklärung der Schreibstörungen durch eine Schädigung des efferenten Systems. **Abb. I 8.2 (A)** zeigt die Aufzeichnung der nichtautomatisierten Schreibbewegungen eines Patienten nach einer hypoxischen Hirnschädigung mit zahlreichen unregelmäßigen Richtungswechseln der zugehörigen Geschwindigkeitskurve. Deutliche Störungen zeigen sich auch bei der Produktion einfacher Buchstabenkombinationen *(ll)* (**Abb. I 8.2 (B)**), aber überraschenderweise nicht unter der Aufforderung, einfach nur »Kringel« zu produzieren (**Abb. J 8.2 (C)**).

Solche Beobachtungen haben zu der Hypothese

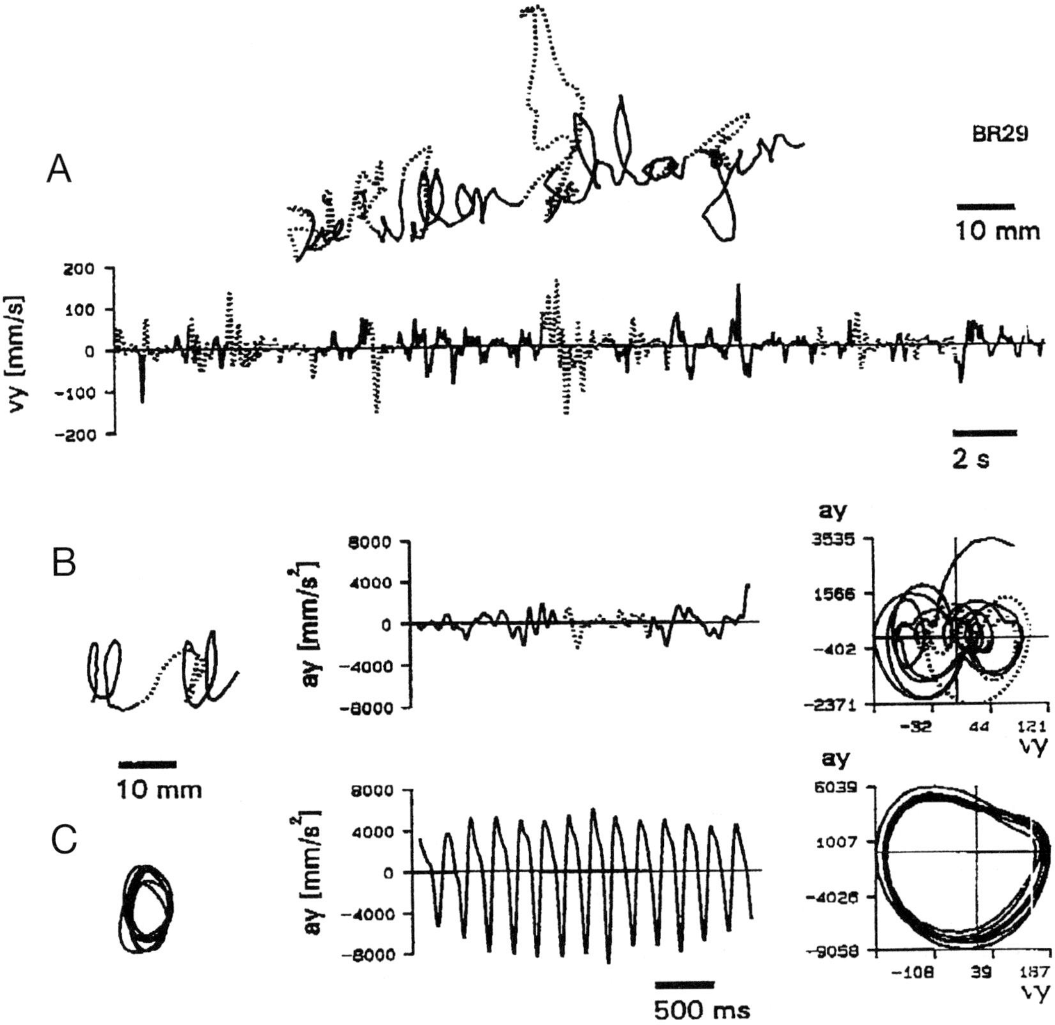

Abb. I 8.2: (A) Schriftprobe eines Patienten 30 Monate nach einer hypoxischen Hirnschädigung. Die zugehörige Geschwindigkeitskurve zeigt zahlreiche Inversionen innerhalb einzelner Auf- und Abstriche. (B) Die einfache Buchstabenkombination *(ll)* konnte ebenfalls nicht automatisiert geschrieben werden. Im Unterschied dazu konnte der Patient »Kringel« mit perfekt automatisierten Bewegungen produzieren (C).

geführt, daß alle Schreibstörungen als eine Kombination der Konsequenzen aus primärer Schädigung und sekundärer Kompensationen erklärt werden können. Der Anteil der Kompensationsmechanismen kann dabei sehr unterschiedlich sein und kann bei einer Störung ohne nachweisbare organische Schädigung (z. B. dem Schreibkrampf, Mai und Marquardt, 1994) die Hauptursache ausmachen. Die Abgrenzung von Störungen, die eine Konsequenz sekundärer Kompensationsmechanismen darstellen, erfordert eine einschneidende Änderung der diagnostischen Strategien. Statt, wie bisher üblich, nur die Defizite eines Patienten zu dokumentieren, muß systematisch nach erhaltenen Leistungen gesucht werden.

Können erhaltene Leistungen durch kinematische Analysen objektiviert werden, ergeben sich direkte Ansatzpunkte für eine Übungstherapie zur Reduktion der motorischen Störung. Durch systematische Vergleiche zwischen gestörten und ungestörten Bewegungen können assoziierte Fehler (z. B. eine ungünstige Gelenkstellung, Körper- oder Stifthaltung) identifiziert und im Training durch Instruktionen korrigiert werden. Ein weiterer Ansatzpunkt ist der Versuch, durch schrittweise Modifikation die Bedingungen auszuweiten, die ungestörte Bewegungen zulassen. Sind automatisierte Bewegungen zum Beispiel zunächst nur beim »Kritzeln« möglich, beginnt das Training mit der Aufforderung, während des Kritzelns einzelne Buchstaben oder Zahlen zu produzieren. Dabei wird betont, daß es nicht auf die Form ankommt sondern auf die Beibehaltung des flüssigen Bewegungsablaufs wie beim Kritzeln. Erst wenn einzelne Buchstaben ebenfalls flüssig geschrieben werden, wird das Training auf kurze Wörter und schließlich Texte ausgeweitet. Konkrete Anweisungen zur Suche nach erhaltenen Leistungen und therapeutische Übungen wurden von Mai und Marquardt (1995 b) beschrieben.

Gelingt es nicht, Bedingungen zu identifizieren, unter denen automatisierte Schreibbewegungen ausgeführt werden können, sind die therapeutischen Möglichkeiten beschränkt, aber bei vielen Patienten kann durch ein gezieltes Training trotzdem eine deutliche Reduktion des Handikaps erreicht werden. Dies gilt z. B. für Patienten mit einer Restparese, die nicht in der Lage sind, Schreibbewegungen mit der erforderlichen Geschwindigkeit auszuführen. Das Schreibtraining muß sich dann darauf konzentrieren, möglichst ökonomische Schreibbewegungen zu üben, um die Verlangsamung zu kompensieren. Dazu gehört die Wahl geeigneter im Vergleich zur Schulvorlage vereinfachter Buchstaben und Buchstabenverbindungen (Mai und Schreiber, 1988). Mit systematisch eingesetzten Entspannungspausen kann einer zunehmenden Verspannung der Muskulatur entgegengewirkt werden.

Dringend abzuraten ist von einer Anwendung von Schreibübungen, die im Erstschreibunterricht in der Schule üblich sind und in der ergotherapeutischen Literatur immer noch empfohlen werden. Viele der schulüblichen Anweisungen, z. B. das genaue Einhalten von Begrenzungslinien, die Anbindung möglichst aller Buchstaben innerhalb eines Wortes, fördern nicht, sondern behindern die Ausführung flüssiger Schreibbewegungen (Mai, 1991).

Prophylaxe von Sekundärkomplikationen: Ein besonderes Problem stellt die Entwicklung eines *Schulter-Hand-Syndromes* 4–16 Wochen nach Insult dar. In einer prospektiven Studie (Braus et al., 1994***) entwickelte sich eine derartige Konstellation aus Dauerschmerz in der Schulter mit Ausbreitungstendenz nach distal, Handrückenödem und Bewegungseinschränkungen in 27 % der Patienten mit Hemiplegie. Diese als sympathische Reflexdystrophie (vgl. Kap. K 2) einzustufende Komplikation führt unbehandelt zu Einsteifungen und Deformitäten von Hand und Fingern. Ursache ist die bei vollständiger Lähmung in 2/3 der Patienten zu findende subluxierte Schulter, mit zusätzlicher Weichteilkompression im Gelenk durch falsche passive Bewegungen im Schultergelenk und darüber hinaus Traumatisierungen durch insuffiziente Lagerung und Transfers. Durch die spastische Fixierung des Schulterblattes wird außerdem der skapulo-humerale Rhythmus gestört (eine Armbewegung im Schultergelenk setzt sich im Verhältnis 1 : 2 aus einer Bewegung der Skapula und einer glenohumeralen Bewegung zusammen).

Therapeutisch am bedeutsamsten ist die Prophylaxe durch sachgerechte Lagerung, insbesondere Verwendung eines Rollstuhltisches zur Unterstützung des subluxierten Humeruskopfes, und entsprechender Führung des Armes und des Schulterblattes. Bei entsprechender Prophylaxe kann die Häufigkeit des Schulter-Hand-Syndromes auf 8 % reduziert werden. Zur Behandlung ist placebokontrolliert nachgewiesen eine niedrig dosierte orale Steroidtherapie (32 mg Methylprednisolon über 14 Tage, danach über 14 Tage ausschleichend absetzen) wirksam (Braus et al., 1994).

Literatur

Basmajian JV, Gowland CA, Finlayson MA, Hall AL, Swanson LR, Stratford PW, Trotter JE, Brandstater ME (1987) Stroke treatment: comparison of integrated behavioral-physical therapy vs traditional physical therapy programs. Arch Phys Med Rehabil 68: 267–272

Bienstein C, Fröhlich A (1993) Basale Stimulation in der Pflege. Verlag Selbstbestimmtes Leben, Düsseldorf

Bobath B (1965) Abnormal postural reflex activity caused by brain lesions. Heinemann, London; deutsch (4. Auflage, 1986) Abnorme Haltungsreflexe bei Gehirnschäden. Thieme, Stuttgart

Bobath B (1970) Adult Hemiplegia: Evalation and treatment. Heinemann, London; deutsch (5. Auflage, 1993) Die Hemiplegie Erwachsener. Thieme, Stuttgart

Borucki SJ, Langberg J, Reding M (1992) The effect of dextroamphetamine on motor recovery after stroke. Neurology 42: Suppl. 3, 329

Boyeson MG, Harmon RL, Jones JL (1994) Comparative effects of fluoxetine, amitriptyline and serotonin on functional motor recovery after sensorimotor cortex injury. Am J Phys Med Rehabil 73: 76–83

Brandt T, Dieterich M (1994) Vestibular syndromes in the roll plane: Topographic diagnoses from brainstem to cortex. Ann Neurol 36: 337–347

Brandt T, Dieterich M, Danek A (1994) Vestibular cortex lesions affect the perception of verticality. Ann Neurol 35: 528–534

Braus DF, Krauss JK, Strobel J (1994) The shoulderhand syndrome after stroke: A prospective clinical trial. Ann Neurol 36: 728–733

Brunnstrom S (1970) Movement therapy in hemiplegia. Harper and Row, New York

Castillo Morales R (1991) Die orofaziale Regulationstherapie. Pflaum Verlag, München

Crisostomo EA, Duncan PW, Probst MA, Dawson DV, Davis JN (1988) Evidence that amphetamine with physical therapy promotes recovery of motor function in stroke patients. Ann Neurol 23: 94–97

Dam M, Tonin P, De Boni A, Pizzolato G, Casson S, Ermani M, Freo U, Piron L, Battistin L (1996) Effects of fluoxetine and maprotiline on functional recovery in poststroke hemiplegic patients undergoing rehabilitation therapy. Stroke 27: 1211–1214

Davies PM (1986) Hemiplegie: Anleitung zu einer umfassenden Behandlung von Patienten mit Hemiplegie. In: Rehabilitation und Prävention Vol 18, Springer Berlin, Heidelberg

Davies PM (1995) Wieder Aufstehen: Frührehabilitation und Rehabilitation für Patienten mit schweren Hirnschädigungen. Springer, Berlin, Heidelberg

DeLisa JA, Gans BM, Currie DM, Gerber LH, Leonard JA, McPhee MC, Pease WS (2. Auflage, 1993) Rehabilitation Medicine Principles and Practice. JB Lippincott Company, Philadelphia

Dickstein R, Hocherman S, Pillar T, Shaham R (1986) Stroke rehabilitation. Three exercise therapy approaches. Phys Ther 66: 1233–1238

Dobkin B (1991) The rehabilitation of elderly stroke patients. Clin Geriatr Med 7: 507–523

Dobkin B (1996) Neurologic Rehabilitation. Davis, Philadelphia

Dombovy M (1991) Stroke: Clinical course and neurophysiologic mechanisms of recovery. Crit Rev Phys Med Rehabil 2: 171–188

Duncan PW, Goldstein LB, Horner RD, Landsman PB, Samsa GP, Matchar DB (1994) Similar motor recovery of upper and lower extremities after stroke. Stroke 25: 1181–1188

Faghri PD, Rodgers MM, Glaser RM, Bors JG, Ho C, Akuthota P (1994) The effects of functional electrical stimulation on shoulder subluxation, arm function recovery, and shoulder pain in hemiplegic stroke patients. Arch Phys Med Rehabil 75: 73–79

Freivogel S (1992) Krankengymnastische Behandlung in der neurologischen Rehabilitation. In: *Mauritz KH, Hömberg V* (Hrsg.) Neurologische Rehabilitation 2: 167–170 Huber, Bern

Fries W, Danek A, Scheidtmann K, Hamburger C (1993) Motor recovery following capsular stroke. Brain 116: 369–382

Garraway WM, Akhtar AJ, Hockey L, Prescott RJ (1980) Management of acute stroke in the elderly: follow-up of a controlled trial. Br Med J 281: 827–829

Glanz M, Klawansky S, Stason W, Berkey C, Shah N, Phan H, Chalmers TC (1995) Biofeedback therapy in poststroke rehabilitation: a meta-analysis of the randomized controlled trials. Arch Phys Med Rehabil 76: 508–515

Glanz M, Klawansky S, Stason W, Berkey C, Chalmers TC (1996) Functional electrostimulation in poststroke rehabilitation: a meta-analysis of the randomized controlled trials. Arch Phys Med Rehabil 77: 549–553

Glass TA, Matchar DB, Belyea M, Feussner JR (1993) Impact of social support on outcome in first stroke. Stroke 24: 64–70

Granat M, Maxwell D, Ferguson A, Kennedy L, Barbenel J (1996) Peroneal Stimulator: Evalation for the correction of spastic drop foot in hemiplegia. Arch Phys Med Rehabil 77: 19–24

Greenwood R, Barnes MP, McMillan TM, Ward CD (1993) Neurological Rehabilitation. Churchill Livingstone

Haig AJ, Ruess JM (1990) Recovery from vegetative state in six months' duration associated with Sinemet (levodopa/carbidopa). Arch Phys Med Rehabil 71: 1081–1083

Hartmann-von Monakow K, Akert K, Künzle H (1979) Projections of precentral and premotor cortex to the red nucleus and other midbrain areas in macaca fascicularis. Exp Brain Res 34: 91–105

Heald A, Bates D, Cartlidge NE, French JM, Miller S (1993) Longitudinal study of central motor conduction time following stroke. 2. Central motor conduction measured within 72 h after stroke as a predictor of functional outcome at 12 months. Brain 116: 1371–1385

Hesse S (1994) Stand und Gang des hemiparetischen Schlaganfallpatienten im Vergleich zum Gesunden. In: *Mauritz KH* (Hrsg.) Rehabilitation nach Schlaganfall, Kohlhammer, Stuttgart, 115–141

Hesse S, Bertelt C, Jahnke MT, Schaffrim A, Baake PT, Malezic M, Mauritz KH (1995) Treadmill training with partial body weight support compared with physiotherapy in nonambulatory hemiparetic patiens. Stroke 26: 976–981

Horn LJ, Zasler ND (1996) Medical rehabilitation of traumatic brain injury. Hanley & Belfus, Inc., Philadelphia

Hummelsheim H (1994) Der zentral paretische Arm. In: *Mauritz KH* (Hrsg.) Rehabilitation nach Schlaganfall, Kohlhammer, Stuttgart, 99–114

Hummelsheim H, Mauritz KH (1993) Neurophysiologiche Grundlagen krankengymnastischer Übungsbehandlung bei Patienten mit zentralen Paresen. Fortsch Neurol Psychiat 61: 208–216

Hummelsheim H, Münch B, Bütefisch C, Neumann S (1992) Einfluß krankengymnastischer Behandlungstechniken auf die Erregbarkeit spinaler Alphaneurone bei Patienten mit zentralen Hemiparesen – Eine Studie mit der Methoden der transkraniellen Magnetstimulation. In: *Mauritz KH, Hömberg V* (Hrsg.) Neurologische Rehabilitation 2: 248–252, Huber, Bern

Indredavik B, Bakke F, Solberg R, Rokseth R, Haaheim LL, Holme I (1991) Benefit of a stroke unit: a randomized controlled trial. Stroke 22: 1026–1031

Jongbloed L (1986) Prediction of function after stroke: A critical review. Brain 17: 765–776

Jorgensen HS, Nakayama H, Raschou H, Olsen T (1995) Recovery of walking function in stroke patients: The Copenhagen stroke study. Arch Phys Med Rehabil 76: 27–32

Kaelin DL, Cifu DX, Matthies B (1996) Methylphenidate effect on attention deficit in the acutely braininjured adult. Arch Phys Med Rehabil 77: 6–9

Kalra L, Dale P, Crome P (1993) Improving stroke rehabilitation. A controlled study. Stroke 24: 1462–1467

Kalra L, Eade J (1995) Role of stroke rehabilitation units in managing severe disability after stroke. Stroke 26: 2031–2034

Kalra L, Yu G, Wilson K, Roots P (1995) Medical complications during stroke rehabilitation. Stroke 26: 990–994

Kaplan N (1962) The effect of splinting on reflex inhibition and sensorimotor stimulation in treatment of spacticity. Arch Phys Med Rehab 43: 565–569

Keizer K, Kuypers H (1984) Distribution of corticospinal neurons with collaterals to lower brainstem reticular formation in cat. Exp. Brain Res 54: 107–120

Kitamura J, Nakagawa H (1996) Visual influence on contact pressure through photoelastic sole image of hemiplegic patients. Arch Phys Rehabil 77: 14–18

Knott M, Voss DE (1968) Proprioceptive neuromuscular fazilitation. Harper & Row, New York

Kornhuber AW, Lang W, Becker M, Uhl F, Goldenberg G, Lang M (1995) Unimanual motor learning impaired bei frontomedial and insular lesions in man. J Neurol 242: 568–578

Kuypers H (1982) A new look at the organization of the motor system. Neurosci Lett Suppl 10: 518

Lipp B, Schlaegel W (1996) Wege von Anfang an. Neckar-Verlag, Villingen-Schwenningen

Logigian MK, Samuels MA, Falconer J, Zagar R (1983) Clinical exercise trial for stroke patients. Arch Phys Med Rehabil 64: 364–367

Lord JP, Hall K (1986) Neuromuscular reeducation versus traditional programs for stroke rehabilitation. Arch Phys Med Rehabil 67: 88–91

Mai N (1991) Warum wird Kindern das Schreiben schwer gemacht. Zur Analyse der Schreibbewegungen. Psychol Rundschau 42: 12–18

Mai N, Marquardt C (1994) Treatment of writer's cramp. Kinematic measures as an assessment tool for planning and evaluating training procedures. In: *Faure C, Keuss P, Lorette G, Vinter A* (Hrsg.) Advances in handwriting and drawing: a multidisciplinary approach, Paris, Europia, 445–461

Mai N, Marquardt C (1995 a) Analyse und Therapie motorischer Schreibstörungen. Psychologische Beiträge 37: 538–582

Mai N, Marquardt C (1995 b) Schreibtraining in der neurologischen Rehabilitation. In: *Mai N, Ziegler W, Kerkhoff G, Troppmann N* (Hrsg.) EKN-Materialien für die Rehabilitation, Borgmann, Dortmund

Mai N, Schreiber P (1988) Schreibtraining bei Patienten mit cerebralen Läsionen. Praxis ergotherapie 1: 180–186

Marquardt C, Gentz W, Mai N (1996) On the role of vision in skilled handwriting. In: *Sinner ML, Leedham CG, Thomassen AJWM,* (Hrsg.) Handwriting and drawing research. Basic and applied issues, IOS Press, Amsterdam, 87–98

Mauritz KH (Hrsg.) (1994) Rehabilitation nach Schlaganfall. Kohlhammer, Stuttgart

Merletti R, Zelaschi F, Latella D, Galli M, Angeli S, Sessa MB (1978) A control study of muscle force recovery in hemiparetic patients during treatment with functional electrical stimulation. Scand J Rehabil Med 10: 147–54

Miller RG, Green AT, Moussari RS Larson PJ, Weiner MW (1990) Excessive fatigue in patients with spastic paraparesis Neurol 40: 1271–1275

Moreland J, Thomson MA (1994) Efficacy of electromyographic biofeedback compared with conventional physical therapy for upper-extremity function in patients following stroke: a research overview and meta-analysis. Phys Ther 74: 534–543

Nakayama H, Jorgensen HS, Raaschou HO, Olsen TS (1994) Recovery of upper extremity function in stroke patients: the Copenhagen Stroke Study. Arch Phys Med Rehabil 75: 394–398

Nakayama H, Jorgensen HS, Raaschou HO, Olsen TS (1994) The influence of age on stroke outcome. The Copenhagen Stroke Study. Stroke 25: 808–813

Nashner LM (1993) Computerized dynamic posturography. In: *Jacobson GP, Newman CW, Kartush JM* (Hrsg.). Handbook of balance function testing. St. Louis: Mosby-Year Book, 280–307

Nudo RJ, Wise BM, SiFuentes F, Milliken GW (1996) Neural substrates for the effects of rehabilitative training on motor recovery after ischemic infarct. Science 272: 1791–1794

Nyberg-Hansen R, Rinvyk E (1993) Some comments on the pyramidal tract, with special reference to its individual variations in man. Acta Neurol Scan 39: 1–30

Oberleit S (1996) Kognitive therapeutische Übungen nach Prof. Perfetti. Krankengymnastik 48: 533–549

Odeen (1981) Reduction of muscular hypertonus by long-term stretch. Scand J Rehabil Med 13: 93–99

Ottenbacher KJ, Jannell S (1993) The results of clinical trials in stroke rehabilitation research. Arch Neurol 50: 37–44

Pedersen PM, Wandel A, Jorgensen H, Nakayama H, Raaschon H, Olsen T (1996) Ipsilateral pushing in stroke: Incidence, relation to neuropsychological symptoms, and impact or rehabilitation. The Copenhagen Stroke Study. Arch Phys Med Rehabil 77: 25–28

Perry J (1975) Pathological gait. In: American Academy of Orthopedic Surgeons: Atlas of orthotics, biomedical principles and application. Mosby, St. Louis, 144–168

Peter C, Leidner O, Peter S (1996) Möglichkeiten und Grenzen der forced use-Therapie in der rehabilitativen Neurologie. Neurol Rehabil 2, Supplement 4: 3

Plenger PM, Dixon CE, Castillo RM, Frankowski RF, Yablon SA, Levin HS (1996) Subacute methylphenidate treatment for moderate to moderately severe traumatic brain injury: a preliminary double-blind placebo-controlled study. Arch Phys Med Rehabil 77: 536–540

Powell JH, Al-Adawi S, Morgan J, Greenwood RJ (1996) Motivational deficits after brain injury: effects of bromocriptine in 11 patients. J Neurol Neurosurg Psychiatry 60: 416–421

Reinhard DL, Whyte J, Sandel ME (1996) Improved arousal and initiation following tricyclic antidepressant use in severe brain injury. Arch Phys Med Rehabil 77: 80–83

Rood MS (1956) Neurophysiological mechanisms utilized in treatment of neuromuscular Dysfunction. Am J Occup Ther 10: 220–224

Sackley CM et al. (1992) The use of a balance performance monitor in the treatment of weight-bearing and weight transference problems after stroke. Physiotherapy 78: 907–13

Stamenkovic M, Schindler S, Kasper S (1996) Therapie der Poststroke-Depression mit Fluoxetin. Ein Pilotprojekt. Nervenarzt 67: 62–67

Strand T, Asplund K, Eriksson S, Hagg E, Lithner F, Wester PO (1985) A non-intensive stroke unit reduces functional disability and the need for long-term hospitalization. Stroke 16: 29–34

Sunderland A, Tinson DJ, Bradley EL, Fletcher D, Langton Hewer R, Wade DT (1992) Enhanced physical therapy improves recovery of arm function after stroke. A randomised controlled trial. J Neurol Neurosurg Psychiatry 55: 530–535

Sunderland A, Fletcher D, Bradley L, Tinson D, Hewer RL, Wade DT (1994) Enhanced physical therapy for arm function after stroke: a one year follow up study. J Neurol Neurosurg Psychiatry 57: 856–858

Taub E, Miller NE, Novack TA, Cook EW3d, Fleming WC, Nepomuceno CS, Connell JS, Crago JE (1993) Technique to improve chronic motor deficit after stroke. Arch Phys Med Rehabil 74: 347–354

Taub NA, Wolfe CD, Richardson E, Burney PG (1994) Predicting the disability of first-time stroke sufferers at 1 year. 12month follow-up of a population-based cohort in southeast England. Stroke 25: 352–357

Thaut M, Miltner R, Hömberg V (1996) Rhythmisch-akustische Stimulation (RAS) in der Gangrehabilitation. Zusammenfassung bisheriger Befunde und Hinweise zur praktischen Durchführung. Neuro Rehabil 2: 81–86

Toyoshima S, Sakai HC (1982) Exact cortical extent of the corticospinal tract (CST) and the quantitative contribution to the CST, in different cyto architectonic areas. A study with horseradish peroxidase in the monkey. J Hirnforsch 23: 257–269

Vojta V (1976) Die zerebrale Bewegungsstörung im Säuglingsalter. Enke, Stuttgart

Vojta V, Peters A (1992) Das Vojta-Prinzip. Springer, Berlin, Heidelberg, New York

Waagfjörd J, Levangie P, Certo C (1990) Effects of treadmill training on gait in a hemiparetic patient. Phys Ther 70: 549–560

Wade DT, Hewer RL (1987) Functional abilities after stroke: measurement, natural history and prognosis. J Neurol Neurosurg Psychiatry 50: 177–182

Wade DT, Wood VA, Hewer RL (1985) Recovery after stroke-the first 3 months. J Neurol Neurosurg Psychiatry 48: 7–13

Wagenaar RC, Meijer OG, van Wieringen PC, Kuik DJ, Hazenberg GJ, Lindeboom J, Wichers F, Rijswijk H (1990) The functional recovery of stroke: a comparison between neurodevelopmental treatment and the Brunnstrom method. Scand J Rehabil Med 22: 1–8

Walker-Batson D, Smith P, Curtis S, Unwin H, Greenlee R (1995) Amphetamine paired with physical therapy accelerates motor recovery after stroke. Further evidence. Stroke 26: 2254–2259

Ween JE, Alexander MP, D'Esposito M, Roberts M (1996) Factors predictive of stroke outcome in a rehabilitation setting. Neurology 47: 388–392

Winstein CJ, Gardner ER, McNeal DR, Barto PS, Nicholson DE (1989) Standing balance training: Effect on balance and locomotion in hemiparetic adults. Arch Phys Med Rehabil 70: 755–762

Witzke W, Schönle PW (1996) Ereignis korrelierte Potentiale als diagnostisches Mittel in der Neurologischen Früherehabilitation. Neurol Rehabil 2: 68–80

Wolf SL (1983) Electromyographic biofeedback applications to stroke patients: a critical review. Arch Phys Med Rehabil 63: 1448–1455

Wolff T, Schiffter R, Finck CA (1991) Das sogenannte Pusher-Syndrom. In: *Mauritz KH, Hömberg V* (Hrsg.) Neurologische Rehabilitation 1: 26–28, Huber, Bern

Wood RL (1991) Critical analysis of the concept of sensory stimulation for patient in vegetative states. Brain Injury 5: 401–409

Wood RL, Winkowski T, Miller J (1993) Sensory regulation as a method to promote recovery in patients with altered states of consciousness. Neuropsych Rehab 3: 177–190

Wroblewski BA, Glenn MB (1994) Pharmacological treatment of arousal and cognitive deficits. J Head Trauma Rehabil 9: 19–42

I 9. Neuroprothesen

von *J. Quintern*

Ziel der Neuroprothetik ist die Wiederherstellung ausgefallener motorischer, sensorischer oder vegetativer Funktionen nach Läsionen im Zentralen Nervensystem oder in Sinnesorganen. Dieses Ziel wird erreicht, indem durch funktionell sinnvolle Sequenzen elektrischer Reizimpulse Aktionspotentiale in Nervengewebe ausgelöst werden. Bei motorischen Neuroprothesen werden Bewegungen von Skelettmuskeln oder glatten Muskeln durch Reizung von Motoneuronen oder durch Auslösen spinaler Reflexe induziert. Bei sensorischen Neuroprothesen werden afferente Nervenfasern in einer Sequenz elektrisch gereizt, die dem Gehirn Sinneseindrücke vermittelt. Neuroprothesen bewirken keine Heilung. Sie sind Hilfsmittel, mit denen intakt gebliebene Teile des Nervensystems und des Bewegungsapparates besser genutzt werden können. Bei den meisten motorischen Neuroprothesen spielt die Verhütung von Sekundärkomplikationen einer Lähmung (Yarkony et al., 1992) eine ebenso wichtige Rolle wie die Wiederherstellung verlorengegangener Bewegungsfunktionen.

Obwohl in den letzten 30 Jahren zahlreiche Labor-Prototypen von Neuroprothesen für verschiedene Anwendungen entwickelt wurden, haben bisher nur der Herzschrittmacher und das Cochlea-Implantat breite klinische Anwendung gefunden. Zwerchfellschrittmacher, Blasenschrittmacher sowie implantierbare Neuroprothesen zur Wiederherstellung der Greiffunktion bei Patienten mit Tetraplegie werden für den klinischen Einsatz kommerziell hergestellt und in spezialisierten Zentren einer beschränkten Zahl von Patienten implantiert. Dagegen sind implantierbare Neuroprothesen zur Wiederherstellung des Stehens und Gehens noch nicht für den klinischen Einsatz verfügbar, wenn man von Einkanal-Systemen zur Stimulation des N. peronaeus bei Patienten mit Fußheberschwäche absieht. Mehrkanalsysteme mit Oberflächenelektroden zum Stehen und Gehen bei Paraplegie, welche in mehreren Ländern kommerziell angeboten werden, haben bisher kaum Verbreitung als Hilfsmittel gefunden. Gründe für die langsame Verbreitung von Neuroprothesen waren einerseits technische Schwierigkeiten durch die vielen Reizkanäle und die Mensch-Maschine Schnittstelle (z. B. Befehlsübermittlung vom Benutzer an die Neuroprothese, Biokompatibilität implantierter Geräte und Elektroden), auf der anderen Seite unzureichender Funktionsgewinn und mangelnde Zuverlässigkeit bisheriger Systeme sowie die umständliche Handhabung externer Komponenten. Die inzwischen weltweite Forschung auf diesem Gebiet und die Fortschritte der Mikroelektronik, Robotik, Neuroinformatik und Sensorentwicklung stützen die Annahme, daß Neuroprothesen innerhalb der nächsten zwei Dekaden zu zuverlässigen und verbreiteten Hilfsmitteln werden.

Zum erfolgreichen Einsatz von Neuroprothesen reicht es nicht aus, den Patienten mit einem kommerziell verfügbaren System zu versorgen. Die Indikationsstellung sollte nur durch einen mit der Methode vertrauten Kliniker erfolgen. Er muß zunächst untersuchen, ob die zu reizenden Zielorgane funktionsfähig sind, ob Kontraindikationen vorliegen und ob überhaupt ein ausreichender Nutzen für den Patienten zu erwarten ist (**Tab. I 9.1**). Bei der Indikationsstellung sind nicht nur der neurologische und internistische Status des Patienten zu berücksichtigen, sondern auch dessen kognitive Fähigkeiten, die zu erwartende Compliance, die häusliche Situation und die Möglichkeiten zur Nachbetreuung. Nachdem der Patient mit einer Neuroprothese versorgt wurde, muß sich eine Zeit des kontrollierten Trainings anschließen, in der auch eventuell notwendige Anpassungen der Neuroprothese vorgenommen werden. Eine Klinik, die Neuroprothesen verwendet, muß die ambulante Nachbetreuung gewährleisten und so die Funktionstüchtigkeit der Neuroprothese und deren korrekte Handhabung durch den Patienten überprüfen.

Alle Neuroprothesensysteme, die in Ländern der Europäischen Union nach dem Medizinproduktegesetz angewendet werden, müssen durch eine autorisierte Behörde geprüft und zugelassen sein, dies gilt auch für Forschungsstimulatoren. Entsprechende Beschränkungen gelten in den meisten anderen Ländern. Bevor ein Neuroprothesensystem verwendet wird, müssen sich der verschreibende Arzt und der Benutzer vergewissern, daß das System für die entsprechende Anwendung zugelassen ist. Außerdem sind die Anweisungen der Bedienungsanleitung zu befolgen.

Tab. I 9.1: Ausgewählte Kliniken und Institute in Europa, die Neuroprothesen anwenden (Zentren für Cochlea-Implantate sind nicht aufgeführt)

Institution	K/F	Codes
Institut für Biomedizinische Technik und Physik, Universität Wien Allgemeines Krankenhaus, Währinger Gürtel 1820, A-1090 Wien	K, F	1, 4
Abteilung für Physikalische Medizin und Rehabilitation Wilhelminenspital, Montleartstrasse 37 A-1171 Wien	K	1
Paraplegiker-Zentrum, Universitätsklinikum Balgrist Forchstrasse 340 CH-8008 Zürich	K, F	1, 2, 3
Klinik Berlin, Abteilung Neurologische Rehabilitation Kladower Damm 223 D-14089 Berlin	K	1
Zentrum für Rückenmarksverletzte Bergedorfer Straße 10 D-21033 Hamburg	K	4
Werner-Wicker Klinik Im Kreuzfeld 4 D-34537 Bad Wildungen	K	3, 4
Neurologisches Therapiecentrum Hohensandweg 37 D-40591 Düsseldorf	F	1
Urologische Klinik Fakultät Klinische Medizin Mannheim der Universität Heidelberg D-68135 Mannheim	K, F	3
Neurologische Klinik, Ludwig-Maximilians Universität Klinikum Großhadern, Marchioninistraße 15, D-81377 München	K, F	1
Urologische Abteilung, BG-Unfallklinik Murnau D-82418 Murnau	K	3
Aalborg University/MIBA Frederik Bajersvej 7D DK-9220 Aalborg	K, F	2, 5
Center for Spinal Cord Injured, Neuroscience Centre Rigshospitalet, 25 Havnevej DK-3100 Hornbæk	K, F	2, 6
Unite 103 de l'Inserm 395 Avenue des Moulins F-34100 Montpellier	F	1, 6
NeuroControl Corporation Europe 3, rue Meyrueis, Bat A F-34000 Montpellier	K	2
Centro die Bioingegneria, Politecnico di Milano Via Capecelatro 66 I-20148 Milano	F	1, 4
Roessingh Rehabilitation Center PO Box 310 NL-7500 AH Enschede	K	1
Biomedical Engineering Group, Twente University PO Box 217 NL-7500 AE Enschede	F	1, 5, 6
Faculty of Electrical and Computer Engineering Trzaska 25 SLO-61000 Ljubljana	F	1, 3, 6
Jozef Stefan Institute Jamova 39 SLO-61111 Ljubljana	K, F	1, 2, 6
Sahlgreustee University Hospital Urology S-41245 Göteborg	K	3
Bioengineering Unit, University of Strathclyde 106 Rottenrow UK-Glasgow G4 ONW	F	1
Department of Medical Physics, University College London 11 Capper Street UK-London WC1E 6JA	F	1, 4
Orthopaedic Mechanics Research Institute University College Salford UK-Salford M6 6PU	F, K	1

Abkürzungen: K, klinisches Programm; F, Grundlagenforschung; 1, motorische Neuroprothesen für die unteren Extremitäten; 2, motorische Neuroprothesen für die oberen Extremitäten; 3, Neuroprothesen für die Blasenfunktion; 4, Zwerchfellschrittmacher; 5, Sensorische Neuroprothesen; 6 andere (Training etc.).
Zusätzliche Informationen können beim »FES Information Center«, 11000 Cedar Avenue, Cleveland Ohio 44106-3052, USA abgefragt werden (Tel. 0 01-2 16-2 31-32 57; FAX 0 01-2 16-2 31-32 58).

I 9.1. Motorische Neuroprothesen

Das Ziel motorischer Neuroprothesen ist, durch Funktionelle Elektrostimulation (FES) oder Funktionelle Neuromuskuläre Stimulation (FNS) motorische Funktionen wieder herzustellen, nachdem sie durch eine zentralmotorische Läsion verlorengegangen sind. Durch niederfrequenten Reizstrom (12–30 Hz) mit kurzen Impulsen (Pulsbreite $< 500\ \mu s$) werden Aktionspotentiale in peripheren Nerven oder Nervenendigungen ausgelöst, welche eine Kontraktion im zugehörigen Muskel bewirken. Bei externen Stimulationssystemen kommen Oberflächenelektroden oder perkutane Drahtelektroden zum Einsatz. Für implantierbare FES-Systeme werden derzeit epimysiale, epineurale, oder Nerv-Manschettenelektroden verwendet.

Muskelermüdung und Muskelaufbautraining
Ein Hauptproblem motorischer Neuroprothesen ist die rasche Ermüdung der durch FNS aktivierten Muskeln. Ursachen der raschen Muskelermüdung

sind zum einen die unzureichende Anpassung der Kontraktionskraft an den momentanen Bedarf und zum anderen die folgenden grundlegenden Unterschiede zwischen FNS und der physiologischen Muskelaktivierung. Erstens ist bei FNS die Reihenfolge der Rekrutierung motorischer Einheiten umgekehrt. Da die dicksten Nervenfasern die niedrigste elektrische Reizschwelle besitzen, werden bei FNS zuerst die großen, rasch ermüdenden motorischen Einheiten erregt. Zweitens werden bei Neuroprothesen die Aktionspotentiale in allen motorischen Einheiten, die durch ein Elektrodenpaar gereizt werden, synchron ausgelöst. Um trotzdem eine glatte Muskelkontraktion zu erreichen, darf eine Reizfrequenz von 12 bis 16 Hz nicht unterschritten werden. Drittens werden bei konstanter Elektrodenposition und Reizintensität immer die gleichen motorischen Einheiten erregt. Dieses dritte Problem wird bei einigen implantierten Systemen durch die »Karussellstimulation« umgangen, bei der vier oder fünf um den Nerven gruppierte epineurale Elektroden nacheinander in verschiedenen Kombinationen aktiviert werden (Happak et al., 1989).

Um die Ermüdungsresistenz der elektrisch gereizten Muskeln zu verbessern, ist es vor dem funktionellen Gebrauch von Neuroprothesen oft notwendig, ein Aufbautraining der gelähmten Muskeln mit niederfrequenter Elektrostimulation durchzuführen. Dieses Muskelaufbautraining bewirkt eine Zunahme des Muskelquerschnitts und eine bessere Kraftentfaltung und -ausdauer (Ragnarsson, 1988; Phillips et al., 1989). Nicht nur das neuronale Entladungsmuster, sondern auch die Kontraktionsbedingungen beeinflussen das metabolische Profil von Muskelfasern erheblich (Munsat et al., 1976). Bis heute existiert keine umfassende, kontrollierte Studie, in welcher die Einflüsse der Stimulationsparameter, der Art der Kontraktion (isometrisch, konzentrisch, exzentrisch) und der Dauer des Trainings auf die Muskeleigenschaften bei Patienten mit spastischen Paresen untersucht wurden. Als pragmatische Richtlinie für das Aufbautraining empfehlen wir eine Reizfrequenz von 16–20 Hz und die Vermeidung exzentrischer Kontraktionsbedingungen, welche ein hohes Risiko der Muskelschädigung beinhalten. An den unteren Extremitäten ist eine zyklisch alternierende Reizung der entsprechenden Muskelgruppen links und rechts üblich. Die Dauer des täglichen Trainings sollte von anfänglich 5–10 Minuten über mehrere Monate bis zu einer Stunde gesteigert werden. Gleichzeitig kann die Zykluszeit von 5 auf 20 Sekunden verlängert werden. Anfangs sollte nur eine Trainingssitzung pro Tag durchgeführt werden, später können auch zwei Sitzungen sinnvoll sein.

Medizinische Vorteile motorischer Neuroprothesen

Die Anwendung von FNS verhindert nicht nur eine Inaktivitätsatrophie der stimulierten Muskeln. Sie wirkt sich auch positiv auf wichtige kardiopulmonale Parameter aus. FNS kann zu einer Zunahme der Vitalkapazität, des Herzzeitvolumens, der maximalen Sauerstoffaufnahme und zu besserer Blutdruckstabilität führen (Phillips et al., 1989; Hooker et al., 1990, Mohr et al., 1996). Stehen, Gehen und Fahrradfahren mit FNS führen bei Patienten mit Osteoporose zur meßbaren Erhöhung der Knochendichte in den Röhrenknochen der unteren Extremität. Durch korrekte Anwendung von FNS können Gelenkkontrakturen verhindert werden (Kralj et al., 1989). Durch trophische Effekte kann die Elektrostimulation dem Entstehen von Dekubitalulzera entgegenwirken (Levine et al., 1990). Viele Patienten, die FNS an den unteren Extremitäten anwenden, berichten anekdotisch über eine erleichterte Miktion und Defäkation. Die Spastik nimmt direkt nach Anwendung der Reizung für einige Stunden signifikant ab (Robinson et al., 1988a). Mittelfristig kommt es allerdings bei vielen Patienten parallel zur Zunahme der Muskelkraft durch das Training mit FNS vorübergehend zur Verstärkung der Spastik. Nach wenigen Monaten regelmäßiger Reizung nimmt die Spastik meist wieder etwas ab (Robinson et al., 1988b). Gegenüber mechanischen Orthesen bietet die Neuroprothetik den Vorzug, die eigenen Muskeln für die Bewegung zu nutzen, wodurch sich kosmetische, medizinische, psychologische und oft auch funktionelle Vorteile ergeben.

Voraussetzungen und Kontraindikationen

Eine wichtige Bedingung für die Erzeugung einer ausreichenden Muskelkraft durch FNS ist, daß der größte Teil der zweiten motorischen Neurone intakt sind. Ein denervierter Muskel kann nicht genug Kraft für funktionell sinnvolle Bewegungen entwickeln, auch wenn der Reizstrom hoch und die Pulsbreite lang genug sind, direkt die Muskelfaser zu depolarisieren. *Daher sind motorische Neuroprothesen bei schlaffen Lähmungen bisher nicht realisierbar.* Dies schließt aber eine therapeutische Anwendung der direkten Stimulation denervierter Muskeln nicht aus, wie dies von einigen Autoren zur Verhinderung von Muskelatrophie (Mokrusch, 1995) und Hyposomie der gelähmten Extremitäten bei Kindern beschrieben wurde (Eichhorn et al., 1984). Weitere *Kontraindikationen* für FNS sind ausgeprägte Kontrakturen oder sehr starke Spastik (Kralj und Bajd, 1989), Tragen eines Herzschrittmachers (Chen et al., 1990), Wunden im Reizgebiet, zusätzliche neurologische Ausfälle wie Ataxie, Apraxie oder Demenz, allgemeine Gebrechlichkeit und rasche Progredienz der Grundkrankheit. Eine intakte Propriozeption (z. B. bei A. spinalis anterior-Syndrom) kann für die Anwendung motorischer Neuroprothesen von Vorteil sein. Einige Patienten mit teilweise erhaltener Sensibilität empfinden die Reizung mit Oberflächenelektroden als schmerzhaft und scheiden daher aus. Bei spinalen Läsionen in Th5 oder darüber besteht bei Elektrostimulation wegen der autonomen Dysregulation die Gefahr eines exzessiven Blutdruckanstieges. Daher ist für die Neuro-

prothetik eine engmaschige Kontrolle von Puls und Blutdruck zumindest während der ersten Anwendungsmonate notwendig.
Der Einsatz motorischer Neuroprothesen erfordert vom Patienten eine enorme Mitarbeit über lange Zeit. *Daher sind mangelnde Motivation, unzureichende intellektuelle Fähigkeiten, psychische Instabilität und zu hohe Erwartungen absolute Ausschlußkriterien.* Wegen der häufig unrealistischen Erwartungen von Seiten der Patienten ist die Anwendung motorischer Neuroprothesen (besonders zum Gehen) während der ersten Monate nach einer spinalen oder zerebralen Läsion kritisch zu beurteilen. Dies gilt nicht für das Training motorischer Basisleistungen mit FNS (z. B. bei Patienten mit Hemiparese nach Schlaganfall oder Schädel-Hirn-Trauma).

Stimulatoren und Elektroden
Für motorische Neuroprothesen wurden in den letzten 25 Jahren externe Systeme mit Oberflächenelektroden oder perkutanen Drahtelektroden sowie implantierte Systeme mit verschiedenen Elektrodentypen entwickelt (Waters et al., 1975; Smith et al., 1987; Mayr et al., 1995; Rushton et al., 1996, Tomsic et al., 1996). Obwohl eine kleine Zahl von Kranken von einfachen implantierten Neuroprothesen für Zeiträume von bis zu 15 Jahren profitierten (Waters et al., 1985), hat die kommerzielle Herstellung implantierbarer Mehrkanalsysteme (für die oberen Extremitäten) gerade erst begonnen. Besonders für die Anwendungen an den unteren Extremitäten sind viele Probleme bezüglich der Langzeiteffekte von Elektroden und Verbindungskabeln auf die Nerven und Muskeln (Koller et al., 1992) und bezüglich der Haltbarkeit von Kabeln und Elektroden (Prochazka und Davis, 1992) noch nicht befriedigend gelöst. Ein Hauptproblem implantierbarer Mehrkanalsysteme sind die zahlreichen langen Kabel, die vom zentralen Gerät durch das Gewebe zu verschiedenen entfernten Elektroden geführt werden müssen. Dieses Problem könnte durch selektive Reizung verschiedener Faszikel eines oder weniger großer Nerven (z. B. N. ischiadicus, N. femoralis) proximal ihrer Aufzweigung umgangen werden. Dafür kommen entweder intrafaszikuläre Elektroden (Yoshida und Horch, 1993) oder multipolare Nerv-Manschettenelektroden (Veraart et al., 1993) in Betracht. Eine andere mögliche Lösung für dieses Problem sind intramuskulär implantierte Einkanal-Mikrostimulatoren mit integrierten Elektroden an beiden Enden (Cameron et al., 1994). Bisher sind diese fortschrittlichen Technologien nur tierexperimentell getestet worden. FNS-Systeme mit externem Stimulator und perkutanen Drahtelektroden, werden in einigen Labors in den USA und in Japan auch klinisch eingesetzt. Bei Anwendung an den unteren Extremitäten konnten mit diesen Systemen (Marsolais und Kobetic, 1987) bisher die besten Gehgeschwindigkeiten erreicht werden, jedoch haben sich perkutane Drahtelektroden wegen potentieller Risiken (Bruch der Elektrode im Muskel, Infektion an der Einstichstelle) bisher in Europa nicht durchgesetzt. Die meisten klinisch angewandten FNS-Systeme sind daher immer noch externe Geräte mit Oberflächenelektroden.
Für die Reizung mit Oberflächenelektroden sind geeignete Reizparameter eine Frequenz von 16–25 Hz, Amplitude von 20–120 mA und Pulsbreite von 100–500 μs; für die Auslösung des Flexorreflexes (s. u.) sind etwas höhere Frequenzen um 30–50 Hz vorteilhafter. Zur Vermeidung von Ionenverschiebungen im Gewebe werden biphasische Impulse empfohlen (Mortimer, 1981). Bei schlecht leitenden Elektroden kann ein hoher Spannungsabfall zwischen den Elektroden und der Haut entstehen, der zu Hautschäden führen kann. Daher sollte der Stimulator mit einer Sicherheitsschaltung ausgerüstet sein, welche das Gerät bei hoher Elektrodenimpedanz abschaltet. Die Zahl der Reizkanäle, die verfügbaren Reizprogramme und die Ansteuerung von außen sind von der geplanten Anwendung abhängig (s. unten). Für die Oberflächenreizung werden häufig noch Elektroden aus leitfähigem Gummi oder Edelstahl verwendet, welche auf der Unterseite mit einem angefeuchteten Schwammtuch überzogen sind. Nachteile dieser Elektroden sind die Feuchtigkeit, die Gefahr einer Hautschädigung beim Trocknen der Elektrode und die dadurch bedingte nur kurze Anwendungsdauer, die umständliche Befestigung mit Klettband und im Fall der Edelstahlausführung die hohe Stromdichte am Rand der Elektrode. Diese Nachteile werden durch *mehrfach verwendbare, selbsthaftende Elektroden* aus leitfähigem Gewebe vermieden, die auf der Hautseite mit einem gelartigen, leitfähigen Polymer beschichtet sind (z. B. PALS® Self-Adhering Neurostimulation Electrodes, Axelgaard Manufacturing Co., Fallbrook, California/USA; «Flextrode», Krauth und Timmermann, Poppenbütteler Bogen 11, D-22399 Hamburg; BIO-FLEX Self-Adhesive Neurostimulation Electrodes, Danmeter, 19, Hans Egedesvej, DK-5210 Odense NV). Diese Elektroden sind in verschiedenen Größen erhältlich und können ca. 50–100mal benutzt werden, bis das Polymer abgenutzt ist.
Die Firma Krauth und Timmermann (Poppenbütteler Bogen 11, D-22399 Hamburg) bietet einen kleinen, akkubetriebenen 8-Kanal Stimulator »Microstim 8« mit Oberflächenelektroden zum Stehen, Gehen und Muskeltraining bei Patienten mit zentralmotorischen Lähmungen an, dieser Stimulator ist in der Europäischen Union zugelassen. Andere in Deutschland nach der alten Med-GV zugelassene Stimulatoren für die FNS bei Querschnittsgelähmten sind inzwischen vom Markt genommen worden (»Paratrainer« der Firma Gröber und »Biocy 8« der Firma Stratec Electronic). Einfachere Einkanal- und Zweikanal-Geräte werden von mehreren Firmen vertrieben (z. B. Zweikanal-Stimulator Empi® Focus™, vertrieben von Medicommerz GmbH, Eschbachstr. 3, D-79199 Kirchzarten; verschiedene Ein- und Zweikanal-

Stimulatoren der Firma Bentronic Gesellschaft für Medizin-Elektronik mbH, Kreillerstr. 56a, D-81673 München).

I 9.1.1. Stehen und Gehen bei Paraplegie

Indikation und Kontraindikationen
Indikation zum Stehen und Gehen mit Neuroprothesen (Kralj und Bajd, 1989) ist eine komplette oder eine schwere inkomplette Querschnittslähmung im Thorakalbereich. Bei Läsionen auf Höhe Th12 oder darunter kommt es meist zur Läsion des zweiten motorischen Neurons; daher sind diese Patienten normalerweise keine Kandidaten für Neuroprothesen. Bei Läsionen zwischen C8 und Th5 ist Stehen und Gehen mit FNS prinzipiell möglich, jedoch können erstens eine unzureichende Rumpfstabilität und zweitens die autonome Dysregulation (Blutdruck und Herfrequenz) Probleme bereiten. Zur Gleichgewichtskontrolle und aus Sicherheitsgründen ist eine gute Kraft in den oberen Extremitäten für das Stehen mit FNS notwendig, daher kann Stehen bei Patienten mit kompletter Querschnittslähmung oberhalb C7 ausschließlich mit mechanischen Stehhilfen (Kipptisch, Stehpult usw.) erreicht werden. Neuroprothesen zum Stehen und Gehen sind nicht indiziert bei erheblichem Übergewicht und fortgeschrittener Osteoporose. Patienten mit inkompletter Querschnittslähmung, die noch genügend willkürliche Muskelkraft zum Stehen und Gehen erzeugen, profitieren nur teilweise von Neuroprothesen. Wenn das Gangbild durch ein genau einzugrenzendes Defizit (z. B. unzureichende Kontrolle über die Kniestreckung in der Stützphase oder unzureichende Dorsalflexion des Fußes in der Schwungphase) beeinträchtigt ist, kann die gezielte, mit der entsprechenden Gangphase synchronisierte Reizung der betroffenen Muskeln das Gangbild entscheidend verbessern. Als alternative Therapie zur FNS kommt bei Patienten mit inkompletter Querschnittlähmung das Gehtraining auf einem Laufband (Dietz et al., 1995) in Frage.

Stehen mit FNS
Der einfachste Weg, bei Patienten mit Paraplegie Stehen bis zu 20 Minuten zu erreichen, ist die Oberflächenstimulation des M. quadriceps femoris bds. (Yarkony et al., 1990). Die zusätzliche Reizung der Glutäi und der ischiokruralen Muskeln mit Vier- oder Sechskanal-Geräten bewirkt eine Stabilisierung des Beckens und ermöglicht eine korrekte Stellung des Rumpfes (Vossius et al., 1987). Anfangs sollte das Aufstehen, Stehen und Hinsetzen mit FNS am Barren geübt werden, später können auch ein Rollator, Vierpunktstöcke oder Unterarmstützen verwendet werden. Bis heute ist freies Stehen mit Neuroprothesen ohne Unterstützung mit den Armen aus Gleichgewichtsgründen nicht möglich, es wird aber an geregelten Systemen zum freien Stehen in mehreren Labors gearbeitet (Jaeger, 1986; Donaldson et al., 1996). Zum Aufstehen und Hinsetzen wird bei einigen einfachen Geräten die Reizung der Antischwerkraftmuskeln sofort und übergangslos an- bzw. abgeschaltet, der Patient muß die Bewegung dann ausschließlich mit den Armen durchführen. Besser ist es, wenn das Gerät dem Patienten nach einem Knopfdruck noch einige Sekunden Zeit erlaubt, um die Hände an der Stütze zu positionieren, danach sollte die Reizung der Antischwerkraft-Muskeln in den Beinen rampenförmig erhöht bzw. erniedrigt werden. Auch mit den letztgenannten Geräten bereitet die zeitliche Koordination der Willkürmotorik und der Neuroprothese beim Aufstehen und Hinsetzen oft erhebliche Probleme, die aber in Zukunft durch geregelte Systeme mit Sensoren (Quintern et al., 1989) gelöst werden können.

Gehen mit FNS
Für die Stützphase des Gehzyklus werden im wesentlichen die gleichen Antischwerkraftmuskeln wie beim Stehen benötigt. Für die Schwungphase sind vor allem die Dorsalflektoren im Sprunggelenk und die Beuger im Knie- und Hüftgelenk notwendig. Im Gegensatz zu den meisten Beinmuskeln läßt sich der wichtigste Hüftbeuger (M. iliopsoas) nicht durch Oberflächenelektroden reizen. Die bevorzugte Methode, eine Schwungphase ohne invasive Maßnahmen zu erreichen, ist die Auslösung des Flexorreflexes durch elektrische Reizung von Hautafferenzen (Kralj et al., 1983), wodurch mit nur einem Elektrodenpaar alle benötigten Beugemuskeln eines Beines aktiviert werden. Nachteile der Methode sind lange Latenzen (300–500 ms) und Habituation des Reflexes, besonders während der ersten 20 Schritte. Wenn der Reflexerfolg zum Auslösen einer Schwungphase nicht ausreicht, sollte versucht werden, durch efferente Reizung des M. adductor longus, des M. gracilis, des M. tensor fasciae latae, des M. rectus femoris oder des N. femoralis in der Leiste eine Hüftbeugung zu erzielen (Chong et al., 1989). Die Möglichkeit des Auf- und Absteigens von Treppen mit FNS wurde im Labor demonstriert (Marsolais, 1987), bisher aber noch nicht zur klinischen Reife entwickelt.

Hybride Systeme
Durch Kombinationen von mechanischen Orthesen und FNS, die als hybride Systeme bezeichnet werden, wird versucht, Vorteile beider Systeme zu verbinden. Im einfachsten Fall wird bei FNS-Systemen zum Gehen das Sprunggelenk durch eine Unterschenkelschiene stabilisiert. Auf der anderen Seite des Spektrums stehen komplexe Orthesen wie der »ORLAU ParaWalker« (Nene und Patrick, 1990) und die an der Louisiana State University entwickelte »Reciprocating Gait Orthosis« oder «RGO» (Hirokawa et al., 1990), die über alle Gelenke der unteren Extremitäten bis zur Rumpfmitte reichen und von denen einige beim Gehen über Kabelzug Kraft (und Energie) zwischen den Gelenken übertragen. Inzwischen wurden zahlreiche Verbesserungen dieser Orthesen

vorgenommen und getestet, z. B. ein natürliches 2 : 1 Verhältnis zwischen Flexion und Extension im Hüftgelenk (Yang et al., 1996), die Einführung eines weiteren Freiheitsgrades im Hüftgelenk zur Ermöglichung einer Rotation des Beckens beim Gehen (Ferrarin und Rabuffetti, 1996), die Unterstützung der Flexions- und Extensionsbewegung im Hüftgelenk mit einem Elektromotor und die Entriegelung des Kniegelenkes in der Schwungphase (Edwards und Rithalia, 1996). Patienten mit Paraplegie erreichen mit diesen Orthesen in Kombination mit Elektrostimulation proximaler Muskeln (Mm. glutaei, M. quadriceps femoris, ischiokrurale Muskeln) die zur Zeit bestmöglichen Ergebnisse hinsichtlich Geschwindigkeit, Stabilität und Energieverbrauch beim Gehen, trotzdem sind hybride Systeme bezüglich dieser Leistungen dem Rollstuhl noch weit unterlegen. Wegen des erheblichen Zeitaufwandes beim An- und Ablegen und wegen der ungünstigen Kosmetik kommen hybride Systeme nur für eine begrenzte Zahl engagierter Patienten in Betracht.

I 9.1.2. Verbesserung des Gangbildes bei Hemiparese

Das Gangbild bei Patienten mit Hemiparese ist vor allem durch unzureichende Hüft- und Kniebeugung und fehlende Dorsalflexion im Sprunggelenk während der Schwungphase beeinträchtigt. Schon seit den sechziger Jahren wird bei spastischer Hemiparese die Reizung des N. peronaeus communis in der Schwungphase angewandt (Liberson et al., 1961), um eine Dorsalflexion im Sprunggelenk auszulösen. Daneben werden auch Mehrkanal-Reizsysteme eingesetzt, wobei die zu reizenden Muskeln individuell nach den motorischen Defiziten ausgewählt werden (Malezic et al., 1984; Bogataj et al., 1996). Dadurch gelingt es, den Patienten schneller als mit konventioneller Therapie zu mobilisieren.

Zahlreiche Probleme erschweren die Anwendung der FNS bei Hemiplegikern. Durch den gelähmten Arm und durch die oft gleichzeitig bestehenden kognitiven Defizite und neuropsychologischen Ausfälle haben die Kranken Schwierigkeiten beim Anlegen und Bedienen des Systems. Die Steuerung der zeitlichen Abfolge der Reizung muß daher automatisch erfolgen. Die Synchronisation mit dem Schrittzyklus erfolgt meist durch einen oder mehrere Schalter unter der Fußsohle. Die Anwendung komplexer Mehrkanalsysteme ist auf die Klinik beschränkt, zuhause kommen die Patienten allenfalls mit einfachen Systemen zurecht. Bei der Reizung des N. peronaeus oder der Auslösung des Flexorreflexes kann es bei nicht ganz richtiger Elektrodenlage leicht zu Varus- und Valgusstellung des Fußes kommen. Um eine einfache Handhabung und konstante Reizwirkung zu gewährleisten, sind implantierbare Ein- oder Zweikanalstimulatoren entwickelt und klinisch eingesetzt worden (Waters et al., 1975, 1985; Strojnik et al., 1987; Tomsic et al., 1996). Moderne mikroprozessorgesteuerte Systeme passen sich dem Gangbild der Patienten an (Malezic et al., 1990).

Bisher hat sich die FNS bei Hemiparese wegen der oben geschilderten Probleme und der unangenehmen Empfindungen, welche die Reizung hervorrufen kann, nicht allgemein durchsetzen können. Oft läßt sich das Gangbild durch einfache mechanische Orthesen ausreichend und praktikabler verbessern. Für die Anwendung der FNS bei Patienten mit Hemiparese sprechen positive Übertragungseffekte der FNS auf das Gehen ohne Hilfsmittel: für einige Stunden nach dem Gehen mit FNS sind auch ohne Reizung Gangparameter wie die Dorsalflexion des Fußes in der Schwungphase verbessert. Bei wochen- bis monatelanger Anwendung der FNS kommt es auch zu einer anhaltenden Verbesserung des Gangbildes ohne Reizung. Monate nach Beendigung der FNS verschwindet dieser Effekt allerdings wieder. Der Gang der Patienten unterscheidet sich dann nicht mehr von einer konventionell behandelten Kontrollgruppe (Malezic et al., 1984).

I 9.1.3 Wiederherstellung der Greiffunktion bei Tetraplegie

Indikation und Kontraindikationen

Indikation für Neuroprothesen zur Wiederherstellung der Greiffunktion ist eine Querschnittslähmung mit Läsionshöhe zwischen C5 (evtl. C4) und C6. Nur Patienten, bei denen die Greiffunktion an beiden Händen ausgefallen ist, profitieren von solchen Neuroprothesen. Voraussetzung ist, daß willkürliche Schulterbewegungen in zwei Ebenen noch möglich sind und daß an einem Arm die wichtigsten zum Greifen benötigten Muskeln noch durch FNS erregbar sind. Eine segmentale Denervierung kann die Anwendung von FNS zum Greifen komplizieren oder unmöglich machen. Im übrigen gelten die obengenannten allgemeinen Kontraindikationen für FNS.

Reiztechnik und Geräte

Durch Reizung kurzer und langer Fingerbeuger und -strecker (M. flexor digitorum superficialis, M. flexor digitorum profundus, M. extensor digitorum communis, Mm. lumbricales, M. extensor pollicis longus, M. flexor pollicis brevis, M. adductor pollicis, M. abductor pollicis) lassen sich zwei verschiedene Griffarten wiederherstellen (Mauritz und Peckham, 1987). Der Lateral- oder Schlüsselgriff (Beugung der Finger II-V, dann Adduktion des Daumens) dient zum Festhalten kleiner Objekte (z. B. Bleistifte). Mit der zweiten Griffart, dem Palmargriff (Adduktion des Daumens, dann Beugung des Zeige- und Mittelfingers im Grundgelenk) können Gegenstände aufgehoben werden oder größere Gegenstände (z. B. eine Tasse) gehalten werden. Bei Ausfall einzelner dieser Muskeln durch Denervierung kann es notwendig werden, Sehnenverpflanzungen oder eine Arthrodese im Interphalangealgelenk des Daumens durchzuführen (Keith et al., 1988). Das Handgelenk kann entweder durch eine Schiene versteift werden oder durch Reizung entsprechender Muskeln (M. flexor carpi radialis, M. flexor carpi ulnaris und M. extensor carpi radialis brevis) aktiviert werden. Bei erhaltener Kraft im M. biceps brachii wird die Extension im Ellenbogengelenk durch Schwerkraft ausgenützt, bei höheren Lähmungen (C4/C5) ist es evtl. notwendig, den M. triceps oder biceps brachii zusätzlich zu stimulieren und den Unterarm mechanisch zu führen (Handa et al., 1987; Nathan, 1989). Bei denerviertem M. biceps brachii kommt auch eine Verpflanzung des M. latissimus dorsi in Betracht (Betz et al., 1992).

Oberflächenelektroden sind für Neuroprothesen zum Greifen prinzipiell geeignet, jedoch kann die selektive Reizung atrophierter Muskeln am Unterarm schwierig sein. Ein Nachteil von Oberflächenelektroden ist, daß bei dieser Anwendung eine Hilfsperson die Elektroden und Kabelverbindungen anbringen muß. Ein solches FNS-System mit Oberflächenelektroden wird von einer israelischen Firma vertrieben («Handmaster» System, NESS Neuromuscular Electrical Stimulation Systems Ltd.). In den USA wurde das »Freehand« System, ein Neuroprothesen-System mit implantiertem 8-Kanal Stimulator und Manschettenelektroden von der Arbeitsgruppe um Peckham in Cleveland/Ohio entwickelt und zur Marktreife gebracht. Das System wird seit Ende 1996 auch in Europa vertrieben (NeuroControl Corporation Europe, 3, rue Meyues, Bat A, F-34000 Montpellier). Bei all diesen Neuroprothesen wird die Sequenz der Reizung verschiedener Muskeln zum Greifen, Halten und Loslassen individuell an den Patienten angepaßt und in einem Mikroprozessor-System gespeichert. Die Ansteuerung der Neuroprothese durch den Patienten geschieht meist durch Schulter-Positions-Sensoren (Keith et al., 1988), daneben können Kinnschalter oder Spracheingabe (Nathan, 1989) verwendet werden. Da die bisher externen Sensoren auch beim implantierten »Freehand-System« von einem Helfer angelegt werden müssen, wird an einem implantierten Sensor für die Ansteuerung gearbeitet.

I 9.2. Sensorische Neuroprothesen

Die erste Neuroprothese, welche weltweit wissenschaftliches Interesse hervorrief, war die *visuelle Prothese* (Brindley und Lewin, 1968). Der visuelle Kortex eines blinden Patienten wurde direkt durch eine Matrix von 80 implantierten Elektroden stimuliert. Obwohl einige der Patienten in die Matrix projizierte Braille-Schrift erkennen konnten, blieb die klinische Anwendung der direkten Stimulation des visuellen Kortex fragwürdig. Wegen hoher Stromdichte und elektrochemischen Reaktionen funktionierten die Implantate nur einige Monate bis zu wenigen Jahren (Donaldson, 1983). Die Forschung auf diesem Gebiet wurde von einigen Arbeitsgruppen fortgesetzt (Schmidt et al., 1996). Ein neuer High-Technology Ansatz einer visuellen Prothese ist die Implantation einer Elektrodenmatrix auf Halbleiter-Basis in die Retina (Rizzo et al., 1994), was vor allem Patienten mit Retinitis pigmentosa zugute kommen soll. Dieser Ansatz wird auch in Deutschland in einer vom Bundesministerium für Bildung und Forschung (BMBF) geförderten Machbarkeitsstudie untersucht. Während sich die Realisation von visuellen Neuroprothesen bisher als schwierig erwiesen hat, sind die anatomischen und physiologischen Voraussetzung für Cochlea-Prothesen zur Wiederherstellung des Hörens günstig. *Cochlea-Implantate* werden bereits seit Jahren erfolgreich klinisch eingesetzt.

Obwohl künstliche Sensoren für andere Sinnesqualitäten (Lotreferenz, Beschleunigung, Druck, Temperatur usw.) zur Verfügung stehen, gibt es bisher noch keine Anwendung für eine vestibuläre oder propriozeptive Neuroprothese. Mechanosensoren gewinnen aber eine zunehmende Bedeutung für geregelte motorische Neuroprothesen (closed-loop).

Ein verwandtes Forschungsgebiet ist die Dauerableitung von sensorischen Nervenfasern mit implantierten Elektroden (Sinkjaer et al., 1994) als Ersatz für künstliche Sensoren in der Neuroprothetik. Die so gewonnene Sinnesinformation kann ebenfalls zur Regelung motorischer Neuroprothesen verwendet werden. Mit dieser Technologie kann auch eine sensorische Information, welche auf Grund einer Läsion im zentralen Nervensystem nicht das Gehirn erreicht, unterhalb der Läsion abgegriffen werden und oberhalb der Läsion dem Patienten wieder in einer anderen Sinnesmodalität zugeführt werden. So kann z. B. bei Tetraplegikern das Gleiten von gehaltenen Gegenständen durch Ableitung von Hautafferenzen festgestellt werden und dem Patienten akustisch oder durch transkutane Elektrostimulation oberhalb der Läsion bewußt gemacht werden.

I 9.2.1. Cochlea-Implantat (Auditive Neuroprothese)

Patientenauswahl

Die Indikation für ein Cochlea-Implantat ist eine bilaterale Ertaubung oder eine so hochgradige Schwerhörigkeit, daß sie durch konventionelle Therapieverfahren (Hörhilfen, Operationen im Mittelohr usw.) nicht zu bessern ist. Als Richtlinie für die Operationsindikation wird in der Literatur eine Hörschwelle für Töne von 500 bis 2 000 Hz schlechter als 90 dB und eine Worterkennung unter Ausnutzung geeigneter Hörhilfen in offenen Tests (beliebige Testwörter) schlechter als 10 % angegeben (Gantz, 1989). Wichtigste Voraussetzung für die Anwendung eines Cochlea-Implantats ist eine ausreichende Anzahl erhaltener bipolarer Ganglienzellen. Glücklicherweise sind bei etwa 80 Prozent aller durch Schädigung des Innenohrs ertaubten Patienten mehr als ein Drittel der etwas 33 000 Ganglienzellen erhalten (Parkins,

1983). Ein hochgradiger Verlust an Zellen ist vor allem bei Ertaubung nach Meningitis oder Labyrinthitis zu erwarten. Neuere Studien haben jedoch ergeben, daß auch durch Meningitis ertaubte Patienten von Cochlea-Implantaten profitieren können. Dies gilt sogar, wenn wegen partieller Verknöcherung der Cochlea nach Meningitis nur ein Teil der auf einem Träger aufgereihten Reizelektroden implantiert werden kann (Parisier und Chute, 1993). Ein enger innerer Gehörgang (1–2 mm) gilt bei angeborener Taubheit als Kontraindikation für die Implantation, da er mit einer Atresie des N. vestibulocochlearis einhergeht (Shelton et al., 1989).

Die präoperative Diagnostik, Implantation und Nachbehandlung werden normalerweise an größeren HNO-Kliniken durchgeführt. Vor der Implantation führen die meisten Zentren einen Test der Tonwahrnehmung während elektrischer Reizung am Promontorium oder an der Membran des runden Fensters durch, um die Funktion der Ganglienzellen und der zentralen auditiven Bahnen zu testen. Einige neuere Studien haben jedoch nur eine schlechte Korrelation zwischen diesem präoperativen Test und den postoperativen Ergebnissen aufgezeigt (van Dijk et al., 1993). Es ist auch nicht klar, ob fehlende Tonwahrnehmung bei der präoperativen Elektrostimulation notwendigerweise beinhaltet, daß der Patient nicht von einem Cochlea-Implantat profitieren kann. Entsprechendes gilt für elektrisch evozierte auditive Hirnstammpotentiale (electrically evoked auditory brain stem responses, EABRs) mit Reizung am Promontorium oder runden Fenster, zumal der Reizartefakt häufig die Hirnstammpotentiale überlagert. Diese Potentiale werden häufig als präoperativer Test bei kleinen Kindern in Vollnarkose abgeleitet (Robier et al., 1993). Die obengenannten Einschränkungen gelten nicht für EABRs, welche intraoperativ durch intracochleäre Reizung mit dem Elektrodenträger in der Scala tympani durchgeführt werden, z. B. um die Funktion einzelner Elektroden zu testen (Almqvist et al., 1993).

Patienten, die zum Zeitpunkt der Ertaubung schon sprechen konnten und ein akustisches Gedächtnis aufgebaut haben (»postlingually deaf«), erreichen mit einem Cochlea-Implantat in der Regel ein besseres Sprachverständnis als Patienten mit angeborener oder früh erworbener Taubheit (»prelingually deaf«). Bei erwachsenen Patienten mit Ertaubung nach dem Erlernen der Sprache ist es schwierig, das zu erwartende Sprachverständnis mit einem Cochlea-Implantat vorherzusagen. Die interindividuelle Streubreite bei scheinbar gleichen Voraussetzungen ist enorm (Parkin et al., 1989). Für Patienten, die in Folge einer Meningitis oder durch einen progredienten Hörverlust ertaubt sind, wurde eine negative Beziehung zwischen dem Zeitinterval von der Ertaubung bis zur Implantation und dem Sprachverständnis mit dem Cochlea-Implantat gefunden (Lehnhardt und Aschendorff, 1993). In einer prospektiven, randomisierten, klinischen Studie bei Erwachsenen («postlingually deaf») konnten sechs präoperative Variablen zu einem prädiktiven Index für das auditive Ergebnis nach der Implantation kombiniert werden: die Dauer der Ertaubung, das Restgehör, die Fähigkeit des Lippenlesens, die allgemeine kognitive Leistungsfähigkeit, der Gebrauch nonverbaler Kommunikationsstrategien und die Compliance sowie das Engagement für die Behandlung (Gantz et al., 1993). Patienten, die durch die gleiche Erkrankung taub und blind wurden, z. B. durch ein Usher-Syndrom (Hinderlink et al., 1994), durch Morbus Behçet, durch ein Still-Syndrom oder durch eine Meningitis (Ramsden et al., 1993), können das gleiche auditive Ergebnis erreichen wie andere ertaubte Patienten.

Die untere Altersgrenze für die Implantation liegt wegen der eingeschränkten psychoakustischen Testmöglichkeiten bei Kleinkindern und wegen des Größenwachstums des Schädels bei zwei Jahren. Der Zeitpunkt der Ertaubung (»prelingually« oder »postlingually«) spielt keine Rolle für die Indikation zur Implantation bei Kindern, da die Versorgung mit einem Cochlea-Implantat nicht nur die Sprachentwicklung, sondern auch die soziale Entwicklung der Kinder fördert. Erwartungsgemäß wurde gezeigt, daß die möglichst frühe Implantation (unter 10 Jahren) eine bessere Chance zum Aufholen des Entwicklungsrückstandes gegenüber normal hörenden Kindern bringt (Miyamoto et al., 1988). Die Therapie nach Implantation und das Umfeld spielen eine große Rolle für die Entwicklung auditiver Leistungen, besonders bei Kindern. Die Erwartungen der Eltern bezüglich der Sprachentwicklung nach Cochlea-Implantation und ihrer psychosozialen Auswirkungen auf das Kind sind meist unrealistisch hoch. Daher ist eine ausführliche prä- und postoperative Beratung der Familie und psychologische Begleitung notwendig.

Fast alle Patienten erreichen mit dem Cochlea-Implantat eine Erkennung unterschiedlicher Geräusche. In einer Studie mit 187 erwachsenen Patienten (»postlingually deaf«) erreichten 65 % der Patienten mit einem Mehrkanal-Implantat Spracherkennung ohne Lippenlesen. Im übrigen kann die auditive Information des Cochlea-Implantates die Spracherkennung durch Lippenlesen verbessern. In einer amerikanischen multizentrischen Studie mit 142 Kindern zeigten alle Kinder eine signifikante Verbesserung der Erkennung und Unterscheidung von Geräuschen mit dem Cochlea-Implantat (Staller et al., 1991). Etwa die Hälfte aller Kinder und ungefähr 16 % der vor der Sprachentwicklung ertaubten Kinder erreichten eine gewisse Spracherkennung in offenen Tests.

Technik und mögliche Komplikationen

Implantiert wird auf dem Ohr, welches eine höhere Überlebensrate von Ganglienzellen erwarten läßt. Die bilaterale Implantation kann bei Patienten erwogen werden, die ein verbessertes Implantat wünschen, ohne die Funktion des alten Implantates zu riskieren (Green et al., 1992). Einkanal-Geräte mit Elektroden im Mittelohr in der Nähe des runden Fensters oder in der Scala tympani der Cochlea kodieren die Tonhöhe nur durch Veränderung der Reizfrequenz. Bei Mehrkanal-Geräten sind auf einem in die Scala tympani eingebrachten Träger in Abständen von einigen Millimetern mehrere punkt- oder ringförmige Elektroden angebracht. Diese Geräte kodieren die Tonhöhe sowohl über die Frequenz als auch den Ort der Reizung. Der Stimulator mit Empfänger wird hinter dem Ohr subkutan implantiert. Die Energie- und Signalübertragung geschieht meist durch Radiotelemetrie. Die batteriebetriebene externe Einheit beinhaltet ein Mikrofon, die Elektronik zur Signalaufbereitung (»speech processor«) und den Sender mit Ringantenne.

Obwohl einzelne Patienten mit Einkanal-Geräten in offenen Tests eine Worterkennung ohne visuelle Information von über 80 % erreichten (Hochmair-Desoyer et al., 1981; Tyler, 1988), sind Mehrkanal-Geräte bezüglich der Erkennung von Sprache und Umweltgeräuschen statistisch signifikant besser (Gantz et al., 1988). Wegen des theoretisch geringeren Risikos einer Schädigung von Ganglienzellen haben einige Autoren Einkanal-Geräte für die Implantation bei Kindern vorgezogen (Berliner et al., 1988; Banfai et al., 1988). In den letzten Jahren zeigten klinische Studien jedoch keine höhere Komplikationsrate bei intracochleären Mehrkanal-Implantaten; deshalb haben Einkanal-Geräte und Systeme mit extracochleären Elektroden ihre Bedeutung verloren, sogar bei Verknöcherung der Cochlea (Steenerson und Gary, 1994). Mindestens genauso wichtig wie die Zahl und Lokalisation der Elektroden sind die Algorithmen zur Sprachverarbeitung im externen Teil (»speech processor«) eines Cochlea-Implantats (Cohen et al., 1993).

Die Komplikationsrate von Cochlea-Implantaten ist relativ gering. Die häufigste schwere Komplikation ist in etwa 5 % eine Nekrose des Hautlappens über dem Empfänger, seltener sind eine inkorrekte Elektrodenposition, vorübergehende Fazialisparese und Perilymph-Fistel. In einer Studie von 459 Patienten wurde ein Fall von postoperativer Meningitis beschrieben (Cohen et al., 1988). Bisher gibt es keine Anzeichen für eine Degeneration von Ganglienzellen nach korrekter Implantation von Systemen mit intrakochleären Elektroden (Battmer et al., 1988). Obwohl nur wenige Patienten mit präoperativ erhaltener vestibulärer Funktion postoperativ über Schwindel klagen, schätzen einige Autoren das Risiko einer Schädigung des vestibulären Systems nach Cochlea-Implantation auf 60 % (van den Broek et al., 1993). Geräte zur Cochlea-Implantation sind in **Tab. I 9.2** gelistet.

Experimentelle Techniken

Auditive Hirnstammimplantate wurden in einer Pilotstudie bei 25 Patienten mit Verlust beider Nn. cochleares nach Entfernung bilateraler Akustikus-

Tab. I 9.2: Geräte zur Cochlea-Implantation

Gerät/Hersteller	Kanäle	Elektrodenlokalisation
Nucleus 22 Mini [1] Cochlear Pty. Ltd., Sydney, Australien Cochlear AG, Basel, Schweiz	22	Scala tympani
Nucleus 20 + 2 [1] Cochlear, s. o. (vorwiegend für die schwierige Implantation bei verknöcherter Cochlea entwickelt)	22	20 intracochleär, 2 extracochleär
Ineraid (früher Symbion) [2] Richards, Memphis, Tennessee, USA (dieses Gerät verwendet eine perkutane Steckverbindung statt Radiotelemetrie)	4	Scala tympani
Combi 40 [1] Med-El, Innsbruck, Österreich	8	Intracochleär
Comfort [1] Med-El, Innsbruck, Österreich (hinter dem Ohr tragbarer Miniatur-Sprachprozessor)	1	Intra- oder extracochleär
Laura [1] Antwerp Bionic Systems, Antwerpen, Belgien	16	Scala tympani
Clarion [2] Advanced Bionics, Sylmar, California, USA	16	Scala tympani
Monosonic [2] Laboratoires MXM, Antibes, Frankreich	1	Intracochleär
Digisonic [2] Laboratoires MXM, Antibes, Frankreich	15	Intracochleär

[1] Nach Herstellerangaben in Ländern der Europäischen Union zugelassen (CE-Zertifikat)
[2] Es liegen keine Angaben zur Zulassung in Ländern der Europäischen Union vor

neurinome getestet (Shannon et al., 1993). Die Elektrode für die Reizung der cochleären Kerne wurde im lateralen Rezessus des vierten Ventrikels positioniert. Alle Patienten verbesserten ihre Spracherkennung mit dem Implantat. Einige Patienten erreichten eine gewisse Worterkennung in offenen Tests. Bei einigen Kranken traten unerwünschte Nebenwirkungen mit Beteiligung der Hirnnerven VII, IX, X und XI auf, sowie Zeichen einer Affektion langer Bahnen, jedoch keine lebensbedrohlichen Komplikationen.

I 9.3. Neuroprothesen für vegetative Funktionen

Für die Wiederherstellung vegetativer Funktionen, vor allem neurogener Blasen- und Mastdarmstörungen und zentraler Atemstörungen, stehen heute brauchbare implantierbare Neuroprothesen zur Verfügung. Im Gegensatz zu motorischen Neuroprothesen bringen diese Geräte für den Betroffenen nicht nur eine erweiterte Funktionalität und Verhütung von Sekundärkomplikationen, sondern meist auch eine Zeitersparnis. Ein neuer Zweig der Neuroprothetik ist die »Dynamische Kardiomyoplastie« zur Unterstützung der Pumpfunktion des Herzens bei Patienten mit drohendem Herzversagen. Für dieses Gebiet wird auf die Literatur der Herz- und Thoraxchirurgie verwiesen (z. B. Chachques et al., 1992).

I 9.3.1. Zwerchfellschrittmacher

Für Patienten mit angeborenen oder erworbenen Störungen des Atemzentrums im Hirnstamm oder Läsionen im oberen Zervikalmark stellt die elektrische Reizung des N. phrenicus eine Alternative zur mechanischen Beatmung dar. Zwerchfellschrittmacher liefern Impulsfolgen an die Nn. phrenici, was die beiden Zwerchfellhälften zur Kontraktion und die Lunge zur Entfaltung bringt (Inspiration). In den Stimulationspausen relaxiert das Zwerchfell, was zur Exspiration führt. Da die Inspiration bei Zwerchfellschrittmachern durch Erzeugung eines negativen Drucks im Thorax erreicht wird, ist die Atmung mit Zwerchfellschrittmachern vom Ansatz her physiologischer als die konventionelle, mechanische Beatmung mit positivem Druck. Die gegenwärtige Erfahrung mit implantierten Zwerchfellschrittmachern beträgt einige Tausend Patientenjahre in allen Altersgruppen (2,5 Monate bis 89 Jahre)(Dobelle et al., 1994). Einige Patienten haben mehr als 20 Jahre mit Zwerchfellschrittmachern geatmet.
Vorteile des Zwerchfellschrittmachers gegenüber mechanischen Beatmungsverfahren sind die geringere Bildung von Sekreten, die geringere Gefahr pulmonaler Infekte, eine Reduktion des Barotraumas der Lunge und Verhinderung der Zwerchfellatrophie. Ungünstige Auswirkungen einer mechanischen Langzeitbeatmung auf den Kreislauf, vor allem die Bildung eines Cor pulmonale, können durch Zwerchfellschrittmacher verhindert werden (Ishii et al., 1990). Zwerchfellschrittmacher erlauben selbst tetraplegischen Patienten mit ausgefallener Spontanatmung das Sprechen, wenn es möglich ist, das Tracheostoma zu verschließen (s. u.). Patienten, welche nicht nur nachts, sondern auch tags von einer Atemhilfe abhängig sind, erlaubt der Zwerchfellschrittmacher erhöhte Mobilität und damit eine höhere Lebensqualität. Zwerchfellschrittmacher sind bezüglich der Größe und der Geräuschentwicklung nicht so auffällig wie mechanische Beatmungsgeräte.
Da heutige Zwerchfellschrittmacher die Atemhilfsmuskulatur (Mm. scaleni) und Interkostalmuskeln nicht mit aktivieren, kommt es zu einer paradoxen Einwärtsbewegung des Rippenthorax während der Inspiration. Obwohl dieses Phänomen zu einem reduzierten Atemvolumen führt, sind Atelektasen mit Störungen des Gasaustausches kein besonderes Problem bei Langzeitanwendungen. Falsche Stimulationsprotokolle können den N. phrenicus oder das Zwerchfell schädigen. Atemwegsinfekte oder andere Infektionen können die mechanische Effizienz der Zwerchfellstimulation beeinträchtigen, so daß mechanische Beatmung zeitweise notwendig werden kann. Das Implantat selbst kann auf direktem oder hämatogenem Weg infiziert werden, sogar Jahre nach der Implantation.

Indikationen und Kontraindikationen
Zwerchfellschrittmacher sind indiziert bei chronischen Lähmungen des Zwerchfells, bei hohen Querschnittslähmungen oder Läsionen im Hirnstamm (Glenn und Phelps, 1985; Moxham und Shneerson, 1993). Zwerchfellschrittmacher können auch bei Patienten mit zentraler alveolärer Hypoventilation und vor allem nächtlichen Apnoephasen in Erwägung gezogen werden. Die zentrale alveoläre Hypoventilation kann entweder idiopathisch sein (Undine-Syndrom) oder nach Läsionen im Hirnstamm auftreten. Die zentralnervöse Ursache der nächtlichen Apnoephasen muß mit einer Polygraphie im Schlaflabor nachgewiesen sein. Da ein Risiko von ungefähr 5 % besteht, bei der Implantation den N. phrenicus bleibend zu schädigen (Chervin und Guilleminault, 1994), sollte die Indikation bei Kindern vorsichtig gestellt werden (Ilbawi et al., 1985; Weese-Mayer et al., 1989). Das gleiche gilt auch für erwachsene Patienten, deren Atemantrieb die meiste Zeit des Tages eine ausreichende Spontanatmung gewährt.
Die wichtigste Kontraindikation für die Implantation eines Zwerchfellschrittmachers ist eine Läsion des Zwerchfells oder der Nn. phrenici selbst. Solche Läsionen im Bereich des unteren motorischen Neurons können bei Patienten mit Poliomyelitis, schwerer Polyneuropathie oder fortgeschrittener Neurofibromatose (Morbus v. Recklinghausen) erwartet werden. Häufig liegt auch bei Rückenmarksläsionen zwischen den Segmenten C3 und C5 eine Denervierung vor, da viele Vorderhornzel-

len der Nn. phrenici zerstört sein können. Patienten mit irreparabel geschädigtem N. phrenicus können evtl. von einem Nerventransfer von Interkostalnerven zum N. phrenicus profitieren (Krieger et al., 1994), jedoch ist dies bis jetzt noch als experimenteller Ansatz zu betrachten. Zwerchfellschrittmacher sind absolut kontraindiziert, wenn neuromuskuläre Erkrankungen oder mitochondriale Myopathien zu der Ateminsuffizienz geführt haben. Weitere Kontraindikationen sind abnorme Lungenfunktion und abnorme Atemmechanik, zum Beispiel bei chronisch obstruktiven Lungenerkrankungen (COPD) oder bei Kyphoskoliose mit schwerer Verformung des Rippenthorax. Bei bewußtlosen Patienten sind Zwerchfellschrittmacher ebenfalls nicht indiziert. Bei implantiertem Zwerchfellschrittmacher ist die Durchführung einer Kernspintomographie, einer Lithotripsie und Diathermie kontraindiziert. Diese Tatsache muß bei der Indikationsstellung berücksichtigt werden, vor allem wenn die Notwendigkeit einer späteren kernspintomographischen Diagnostik bei dem Patienten erwartet werden kann (z. B. bei Patienten mit Atemversagen bei Chiari-Syndrom Typ II und III).

Präoperativ muß die korrekte Funktion des N. phrenicus und des Zwerchfells überprüft werden. Bei Patienten mit teilweise erhaltener Spontanatmung werden dazu eine Thoraxdurchleuchtung oder Sonographie durchgeführt. Wenn willkürliche Kontraktionen des Zwerchfells nicht möglich sind, wird eine transkutane elektrische oder magnetische Stimulation des N. phrenicus im Nacken durchgeführt, um Kontraktionen einer Zwerchfellhälfte zu bewirken (Mueller-Felber et al., 1993). Zusätzlich zum mechanischen Reizerfolg kann die elektrische Antwort durch Oberflächen-EMG gemessen werden. In der Literatur (Moxham und Shneerson, 1993) wird eine Latenz der elektrischen Antwort von weniger als 12 ms (Normbereich nach magnetischer Stimulation des N. phrenicus: 6,5 . . . 9,8 ms) als Indikator für den erfolgreichen Einsatz von Zwerchfellschrittmachern vorgeschlagen. Die mechanische Effizienz der Phrenicus-Stimulation kann durch Messung des transdiaphragmalen Druckgradienten mit Ballonkathetern im mittleren Ösophagus und im Magen bestimmt werden. All diese Tests hängen sehr von der Anatomie des Patienten und der Erfahrung des Untersuchers ab und können daher falsch negative Resultate liefern. Der zuverlässigste Test ist die operative Darstellung des N. phrenicus mit direkter Stimulation.

Technik und klinische Anwendungen

Alle heute klinisch eingesetzten Zwerchfellschrittmacher bestehen aus einer externen Einheit (Stimulator/Sender) und einem oder zwei subkutan implantierten Empfängern, die einen oder beide Nn. phrenici über Manschettenelektroden oder epineurale Elektroden stimulieren. Die externe Einheit versorgt das Implantat über eine auf der Haut über dem Empfänger angebrachte Ringantenne nicht nur mit Steuersignalen, sondern auch mit Energie.

Der heute meistverwendete Zwerchfellschrittmacher wurde durch die Arbeitsgruppe von W. Glenn an der Yale Universität zusammen mit dem Hersteller Avery Laboratories, Farmingdale, New York entwickelt. Seit der ersten Implantation 1966 wurde das System mit einem oder zwei implantierten Empfängern und Platin-Manschettenelektroden mehrmals verbessert. Die aktuelle, verkleinerte Version des Empfängers (I-110A) hat eine in das Gehäuse integrierte Anode, eine variable Stimulations-Pulsbreite und eine Lebenserwartung in der Größenordnung der Lebenszeit der Patienten. Die neuen externen Stimulatoren/Sender (S-232G weltweit verfügbar; Mark IV außerhalb der USA verfügbar) sind tragbar und durch die Unempfindlichkeit gegen Temperaturschwankungen auch im Freien verwendbar. Neben der meist benutzten unipolaren Manschettenelektrode (E-777-05) wird auch eine bipolare Elektrode (E-325) für Patienten mit Herzschrittmachern angeboten, um Querströme zu vermeiden. In der älteren Literatur wurde eine niedrige Reizfrequenz (7-9 Hz) mit niedriger Atemfrequenz (6-9/Min) für bilaterale Dauerstimulation empfohlen. Mit der neueren Gerätegeneration ist bei den meisten Patienten mit Tetraplegie eine Atemfrequenz von 12 Hz möglich. Für Patienten mit Schlafapnoe kann auch eine unilaterale Stimulation mit 20 Hz Reizfrequenz und 12-14 Zügen pro Minute erwogen werden; Kinder benötigen meist eine intermittierende bilaterale Stimulation mit höheren Atemfrequenzen (Hunt et al., 1988).

In Europa entwickelte die Gruppe von Prof. H. Thoma in Wien ein System mit einem Mehrkanalempfänger für zwei Gruppen von je vier Elektroden (hergestellt von der Medimplant AG, Wien, Österreich) (Mayr et al., 1993). Vier Ringelektroden, die mit mikrochirurgischer Technik an einen N. phrenicus angebracht werden, ermöglichen eine »Karussellstimulation« (siehe Abschnitt Motorische Neuroprothesen – Muskelermüdung) zur Verhinderung der Ermüdung von N. phrenicus und Zwerchfell. Für jede Impulsfolge (jede Inspirationsphase) wird eine unterschiedliche Kombination aus Anode und Kathode aus der Menge der vier Elektroden gewählt. Deshalb werden bei aufeinanderfolgenden Inspirationsphasen immer verschiedene Anteile des N. phrenicus und des Zwerchfells aktiviert. Bis 1994 wurde der Wiener Zwerchfellschrittmacher bei 25 Patienten, davon waren 8 Kinder, implantiert (Girsch et al., 1995).

Der »Atrostim« Zwerchfellschrittmacher (Atrotech Oy, Tampere, Finnland) benutzt für jeden Nerven je einen Empfänger und eine vierpolige Elektrode. Zwei Teflonstreifen, die auf gegenüberliegenden Seiten des Nerven angebracht werden, tragen je zwei Pole der Elektrode. Für aufeinanderfolgende Reizimpulse werden vier verschiedene Kombinationen von Elektroden aktiviert. Die zugrundeliegende Idee ist hier, daß die Entladungsrate einzelner motorischer Einheiten niedriger ist als die Gesamtreizfrequenz, daß aber trotzdem wegen der Vermischung von Axonen, die verschiedene Anteile des Zwerchfells innervieren, eine glatte Zwerchfellkontraktion resultiert (Baer et al., 1990). Für das Atrotech System sind verschieden große Elektroden für Erwachsene und Kinder lieferbar. Obwohl das System komplexer als das Avery System ist, ist der externe Steuerteil (Stimulator/Sender) nur 28 × 185 × 88 mm groß. Ungefähr 100 »Atrostim« Systeme wurden bis 1993 implantiert. Viele der Patienten erreichten damit eine bilaterale Dauerstimulation.

Theoretisch haben die Mehrkanalsysteme den Vorteil einer geringeren Ermüdung des Zwerchfells, weshalb sich die Trainingsphase verkürzen sollte und auch bei einem höherer Anteil von Patienten eine bilaterale Dauerreizung möglich sein sollte. Ein Mehrkanalsystem kann auch beim Versagen einer Elektrode noch weiter funktionieren. Andererseits besteht bei Mehrkanalsystemen wegen der Komplexität ein theoretisch höheres Risiko von Komplikationen während der Operation und von Komponentenversagen während des Gebrauchs. Wie sich diese Vor- und Nachteile verschiedener Zwerchfellschrittmacher in der Praxis auswirken, kann jedoch wegen des Fehlens von vergleichenden, prospektiven Studien nicht beantwortet werden.

Ein wesentlicher Faktor für den Erfolg der N. phrenicus Stimulation ist die *postoperative Rehabilitation* (Glenn und Phelps, 1985; Glenn et al., 1988). Einige Wochen nach der Operation kann mit dem Aufbautraining (Konditionierung) für das Zwerchfell begonnen werden. Dies geschieht durch intermittierende Stimulation des N. phrenicus mit zunehmender Reizdauer pro Tag. Durch gleichzeitige langsame Erniedrigung der Reizfrequenz ist eine Umwandlung der Muskelfasern des Zwerchfells in langsame, ermüdungsresistente (Typ I) Fasern möglich. Mit unipolarer Reiztechnik dauert die Konditionierung des Zwerchfells normalerweise 3–6 Monate bei Erwachsenen und bei Kindern sogar noch länger (Chervin und Guilleminault, 1994). Bei Patienten mit zentraler alveolärer Hypoventilation und erhaltener Spontanatmung ist eine Konditionierung nicht immer notwendig. Für die Anwendung von Zwerchfellschrittmachern ist außerdem notwendig, daß die Atmung des Patienten ständig durch ein Pulsoximeter überwacht wird und daß ein mechanisches Beatmungssystem als Noteinheit sofort einsatzbereit ist.

Nachteil aller aktuellen Zwerchfellschrittmacher ist die fehlende Synchronisation mit den Muskeln der oberen Luftwege und der Atemhilfsmuskulatur. Deshalb ist meist ein Tracheostoma notwendig. Ein Verschluß des Tracheostomas kann bei Patienten mit spinalen Läsionen aber intaktem Hirnstamm, bei Patienten mit teilweise erhaltener Spontanatmung und bei Patienten, die für mindestens 10 Minuten mit einer »Frosch-Atmung« (N. glossopharyngeus) ausreichend oxygeniert sind, erwogen werden. Die Obstruktion der oberen Luftwege kann außerdem mit CPAP (continuous positive airway pressure) über eine Nasensonde verhindert werden (Moue et al., 1993).

Weiterentwicklungen und experimentelle Techniken

Alle kommerziell erhältlichen Zwerchfellschrittmacher benötigen die kontinuierliche Funkverbindung zu einer externen Einheit, vor allem auch zur Energieversorgung. Eine Arbeitsgruppe in Wien hat einen voll implantierbaren, batteriebetriebenen, durch Microcontroller gesteuerten, 8 Kanal-Stimulator mit einer minimalen Batterie-Lebenszeit von 3 Jahren entwickelt. Das Implantat kann durch eine bidirektionale Funkverbindung programmiert werden (Mayr et al., 1993). Derzeit wird auch an der Entwicklung eines »Demand« Schrittmachers mit Synchronisation der Zwerchfellstimulation mit den oberen Luftwegen gearbeitet.

Eine neue, vielversprechende Anwendung von FES für das respiratorische System ist die Reizung der Bauchmuskeln, um einen Hustenstoß bei Patienten mit Tetraplegie zu erzeugen oder zu verstärken (Jaeger et al., 1993; Linder, 1993). Das Abhusten von Bronchialsekret ist wichtig, da Komplikationen von Seiten des respiratorischen Systems (Atelektasen, Pneumonien usw.) die häufigste Todesursache sind. Die klassische Methode der manuellen Unterstützung des Hustens ist, daß eine Hilfsperson das Abdomen komprimiert, während der Patient seine oberen Luftwege kontrolliert. Der Vorteil von FES zum Husten ist, daß nicht für jeden Hustenstoß eine Hilfsperson benötigt wird. Der exspiratorische Spitzenfluß bei FES ist mit der klassischen manuellen Methode vergleichbar (Jaeger et al., 1993) und FES erzeugt maximale exspiratorische Drucke, welche signifikant höher sind als bei spontanem Husten ohne externe Hilfe (Linder, 1993). Die bisherige Erfahrung mit dieser Technik bei weltweit knapp 100 Patienten (Jaeger et al., 1994) reicht noch nicht zur endgültigen Beurteilung der Effizienz aus.

Eine nah verwandte Anwendung der FES ist die Stimulation der Bauchmuskeln mit niedriger Intensität synchron zur Spontanatmung, um das Tidalvolumen zu erhöhen (Sorli et al., 1994). Diese Technik ist noch in einer frühen Phase der Forschung.

I 9.3.2. Neuroprothesen für die Entleerung von Blase und Darm

Für die neuroprothetische Versorgung der Blase hat sich heute methodisch die Reizung der sakralen Vorderwurzeln (Brindley, 1977; Brindley et al., 1986) gegenüber der direkten Reizung der Blasenwand (Merrill und Conway, 1974; Halverstadt und Parry, 1975) durchgesetzt. Die wichtigsten, mit einer solchen Neuroprothese zu erreichenden Ziele sind die Wiederherstellung der kontrollierten Blasenentleerung und auch der Kontinenz. Sekundäre Ziele sind die Erleichterung der Defäkation und bei männlichen Patienten kontrolliert anhaltende Erektionen des Penis. Bis 1992 waren 500 der von Brindley entwickelten sakralen Vorderwurzel-Stimulatoren in Europa und Ausstralien implantiert worden, meist bei Patienten mit Querschnittslähmung (Creasey, 1993; Brindley, 1994). In den letzten Jahren sind solche Neuroprothesen eine etablierte Therapie in Unfallkliniken und Zentren für Querschnittgelähmte geworden.

Indikationen und Kontraindikationen
Indikation zur neuroprothetischen Versorgung der Blase ist eine neurogene Blasenentleerungsstörung, besonders bei Patienten mit Rückenmarksläsionen oder Multipler Sklerose (Madersbach und Fischer, 1993). Da die Implantation eines sakralen Vorderwurzel-Stimulators ein invasives Verfahren mit möglichen Komplikationen ist, sollten nur Patienten mit wiederholten Harnwegsinfekten oder vesiko-urethro-renalem Reflux trotz konventioneller Maßnahmen (intermittierende Selbstkatheterisierung, medikamentöse Therapie) als Kandidaten für die Implantation betrachtet werden. Eine weitere, nicht so zwingende Indikation für die Implantation ist eine Reflexinkontinenz, besonders bei Frauen, da es für Frauen keine befriedigende Möglichkeit zur externen Ableitung des Harns gibt. Wichtigste Voraussetzung für eine erfolgreiche sakrale Vorderwurzel-Stimulation sind ein intakter sakraler Reflexbogen, oder zumindest überwiegend intakte Motoneurone zum Detrusor sowie die erhaltene Kontraktilität des Detrusors. Für einen intakten sakralen Reflexbogen sprechen Detrusorkontraktionen bei der Zystomanometrie, reflektorische Erektionen des Penis, sowie die Auslösbarkeit des bulbocavernösen Reflexes, des Analreflexes und des Achillessehnen-Reflexes. Wenn Zweifel an der Unversehrtheit der efferenten Bahnen bestehen, kann diagnostisch eine transrektale Elektrostimulation der Nn. splanchnici mit der Ausrüstung durchgeführt werden, die normalerweise für die Elektroejakulation (s. u.) verwendet wird. Alternativ können die sakralen Nervenwurzeln direkt mit Nadelelektroden in den sakralen Foramina zum Testen gereizt werden (Tanagho et al., 1989). Bei Patienten mit inkompletten Rückenmarksläsionen kann die erhaltene Schmerzempfindung in den sakralen Segmenten eine erfolgreiche Anwendung der sakralen Vorderwurzel-Stimulation verhindern.
Bevor eine Implantation beschlossen wird, müssen der zu erwartende Nutzen und die Verluste gegeneinander abgewogen werden. Paraplegiker, die den Transfer auf die Toilette ohne fremde Hilfe schaffen, profitieren in der Regel mehr als Tetraplegiker. Männer mit zum Koitus geeigneten reflektorischen Erektionen haben bei zusätzlicher dorsaler Rhizotomie mehr zu verlieren als Männer mit schlechter oder fehlender Erektion. Die Implantation ist kontraindiziert, wenn eine klinisch relevante Erholung wahrscheinlich ist, z. B. die ersten zwei Jahre nach einer inkompletten Querschnittslähmung. Weitere Kontraindikationen sind eine rasch fortschreitende Grundkrankheit oder allgemeine Gebrechlichkeit. Patienten mit Meningomyelozele sind für die sakrale Vorderwurzel-Stimulation ungeeignet, dies gilt auch, wenn die Vorderhornzellen in den sakralen Segmenten erhalten sind (Madersbach und Fischer, 1993). Der Finetech-Brindley Stimulator ist für Erwachsene entwickelt worden. Das System ist für die Implantation bei noch wachsenden Kindern nicht geeignet.

Technik und klinische Anwendung
Das Finetech-Brindley System zur sakralen Vorderwurzelstimulation (Hersteller: Finetech Ltd., Welwyn Garden City, England) besteht aus einer externen Kontroll- und Stimulationseinheit mit einem Sender für drei unabhängige Reizkanäle und einem Satz von drei Empfängern, die subcutan über den unteren Rippen implantiert werden (Brindley et al., 1988). Die Empfänger sind mit gewundenen Kabeln mit je einem Satz dreipoliger, U-förmiger Platinfolien-Elektroden verbunden. Die Elektroden sitzen in den Aussparungen eines Trägers aus Silicongummi. Beim ursprünglichen, von Brindley und Mitarbeitern vorgeschlagenen operativen Vorgehen werden die Elektroden intradural in Höhe des lumbosacralen Übergangs implantiert und die spinalen Vorderwurzeln S2, S3 und S4 (mit S5) paarweise in die Aussparungen des Elektrodenträgers eingelegt.
Die sakralen Wurzeln S2-S4 innervieren nicht nur den Detrusor der Harnblase (über präganglionäre parasympathische Nervenfasern) sondern auch den externen Sphinkter und die Muskulatur des Beckenbodens (über somatische Nervenfasern). Bei Reizung dieser Wurzeln bewirkt die Kontraktion des Detrusors einen Anstieg des Druckes in der Blase. Die Entleerung wird durch den ebenfalls kontrahierten externen Sphinkter verhindert. Für die Miktion werden deshalb Serien kurzer Impulsfolgen (Bursts) verwendet, wobei der externe Sphinkter (quergestreifter Muskel) in den Pausen schneller als der Detrusor (glatter Muskel) erschlafft, was zu einer Stakkatomiktion führt.
Die Co-Kontraktion von Detrusor und externem Sphinkter, die Detrusor-Sphinkter Dyssynergie (DSD) genannt wird, ist nicht nur von der elektrischen Reizung abhängig. Auch spinale Reflexe tragen zur DSD bei. Die DSD während der Blasenentleerung kann durch eine Durchtrennung der hinteren Wurzeln S2-S5 (dorsale sakrale Rhizotomie) vermindert werden. Zusätzliche Vorteile der dorsalen sakralen Rhizotomie sind niedrigere intravesikale Drucke in den Intervallen zwischen den durch Elektrostimulation ausgelösten Miktionen (Robinson et al., 1988), eine erhöhte Blasenkapazität (Brindley et al., 1986; Tanagho et al., 1989) und Blasencompliance (Koldewijn et al., 1994) sowie das Verhindern von unwillkürlichen reflektorischen Blasenentleerungen. Auch eine autonome Dysregulation mit Blutdruckkrisen kann durch dorsale Rhizotomie eliminiert werden (van Kerrebroeck et al., 1993). Die Nachteile der dorsalen

Rhizotomie sind Verlust der reflektorischen Erektion und Ejakulation, der reflektorischen Miktion und Defäkation, sofern diese vom Patienten benutzt wurden, und der Verlust der perinealen Sensibilität, sofern diese vorhanden war. Da jedoch die Vorteile gegenüber den Nachteilen überwiegen, ist in der Regel dringend zu empfehlen, während der Implantation eines sakralen Vorderwurzel-Stimulators auch eine dorsale sakrale Rhizotomie durchzuführen (Brindley, 1994). Nur bei Patienten mit erhaltener Sensibilität oder bei männlichen Patienten mit guten reflektorischen Erektionen kann die Implantation ohne Rhizotomie versucht werden, mit der Option, die Rhizotomie später durchzuführen.

Einige Autoren haben auf der Basis neuroanatomischer und neurophysiologischer Studien ein modifiziertes operatives Vorgehen vorgeschlagen. Eine intradurale Deafferentierung und extradurale Elektrodenimplantation soll die Effizienz der Deafferentierung steigern und das Operationsrisko vermindern (Hohenfellner et al., 1992). Tanagho und Mitarbeiter (1989) haben eine Kombination dorsaler Rhizotomie der Wurzeln S2-S4 zusammen mit selektiver peripherer Neurotomie des N. pudendus und extraduraler Reizung der ventralen Komponenten von S3 oder S4 bei Erwachsenen und Kindern (Tanagho, 1992) mit neurogenen Blasenstörungen verschiedener Ätiologie erprobt. Hauptnachteil der extraduralen Elektrodenimplantation ist die Ossifikation im Elektrodenbereich, welche häufig zum Funktionsverlust des Implantates führt (Jünemann, persönliche Mitteilung).

Bei 90 Prozent der Patienten führt die Stimulation sakraler Vorderwurzeln kombiniert mit dorsaler Rhizotomie zu ausgezeichneten Resultaten: vollständiger Harnkontinenz, signifikant erhöhter Blasenkapazität und kontrollierten Miktionen mit Restharn unter 30 ml (van Kerrebroeck et al., 1993). Zusätzlich kommt es zu einer signifikanten Verminderung von Harnwegsinfekten. Die meisten Patienten, bei denen präoperativ eine Dilatation des oberen Harntrakts oder ein Reflux festgestellt worden war, verbesserten sich nach der kombinierten Operation beträchtlich; bisher wurde kein Fall beschrieben, in dem es nach dieser Operation zu einem Reflux oder einer Dilatation des oberen Harntrakts gekommen war. Nur wenige Patienten brauchten nach der Operation eine zusätzliche Therapie (vgl. Kap. K 3), um Kontinenz zwischen den Reizungen und komplette Blasenentleerung zu erreichen (Isambert et al., 1993).

Fünf bis zehn Prozent der Patienten mit sakralem Vorderwurzel-Stimulator leiden an Streß-Inkontinenz, wahrscheinlich durch Insuffizienz des Blasenhalses (van Kerrebroeck et al., 1993; Barat et al., 1993). Seltene, aber schwere *Komplikationen* der Implantation waren Duralecks mit Liquoraustritt, Denervierung, Sepsis und Funktionsverlust des Implantates (Colombel et al., 1992). Ein Vergleich zwischen sakraler Vorderwurzel-Stimulation und anderen invasiven Verfahren für Detrusor-Hyperreflexie und DSD (z. B. transurethrale Sphinkterotomie) ist schwierig, da vergleichende klinische Studien fehlen.

Mit dem Brindley-Finetech Stimulator und modifizierten Reizparametern ist eine kontrollierte *Darmentleerung* bei etwa der Hälfte der Patienten möglich (MacDonagh et al., 1990). Fast alle Patienten, die den Stimulator primär nur zur Blasenentleerung verwendeten, berichteten über häufigeren Stuhlgang und Verhinderung von Obstipation. Etwa zwei Drittel der männlichen Patienten erzielten *Peniserektionen,* ein Drittel der Patienten verwendeten sie zum Geschlechtsverkehr (van Kerrebroeck et al., 1993). Diese Nebenwirkungen können dadurch erklärt werden, daß das distale Colon, der anale Sphinkter, die Blutgefäße in den Corpora cavernosa (Vasodilatation) und einige an der Peniserektion beteiligte Muskeln ebenfalls aus den sakralen Wurzeln S2-S4 versorgt werden.

Weiterentwicklungen und experimentelle Techniken

Um den unerwünschten Ausfall reflektorischer Erektionen bei dorsaler Rhizotomie zu vermeiden und trotzdem eine Detrusor-Sphinkter Dyssynergie zu umgehen, wurde ein neues Stimulationsverfahren entwickelt (Hassouna et al., 1995). Dabei wird vor Beginn der sakralen Vorderwurzel-Stimulation der N. pudendus hochfrequent gereizt, damit der externe Sphinkter ermüdet. Dieses Verfahren wurde bisher in Tierversuchen erfolgreich getestet, aber noch nicht beim Menschen eingesetzt.

Ein alternatives Verfahren zur selektiven Aktivierung des Detrusors ohne den Sphinkter ist die Verhinderung der Fortleitung von Aktionspotentialen in den dicken somatischen Axonen des externen Sphinkters durch Anodenblock. In Tierversuchen wurde diese Technik soweit entwickelt, daß Kontraktionen der Blase und des Rektums ohne Kontraktion der externen Sphinkter möglich sind (Creasey, 1993).

Die sakrale Vorderwurzel-Stimulation schlägt fehl, wenn die meisten sekundären motorischen Neurone, welche die Blase innervieren, geschädigt sind. In diesem Fall ist immer noch eine direkte Reizung der Blasenwand möglich (Magasi und Simon, 1986). In älteren Studien war die Erfolgsrate der direkten Blasenstimulation niedrig, besonders wegen technischen Defekten (Halverstadt und Parry, 1975) oder unzureichender Patientenselektion (Merrill und Conway, 1974). In den letzten Jahren haben nur wenige Wissenschaftler den Versuch unternommen, verbesserte Systeme zur direkten Stimulation der Blasenwand zu entwickeln (Walter et al., 1993).

In einer Pilotstudie (Janknegt et al., 1992) wurde eine Transposition des M. grazilis um den Blasenhals mit chronischer Elektrostimulation des verpflanzten Muskels erfolgreich bei drei Patienten mit Inkontinenz des Blasensphinkters durchgeführt. Es gibt hierzu jedoch keine Langzeiterfahrungen. Und andere Autoren äußerten Bedenken über eine mögliche, durch Striktur hervorgerufene Ischämie der Urethra (Williams et al., 1993).

Therapeutische Elektrostimulation zur Blasenentleerung

Zusätzlich zu Neuroprothesen zur Blasenentleerung wurden auch rein therapeutische Anwendungen der Elektrostimulation zur Verbesserung der Blasenfunktion untersucht. Serien täglicher transurethral intravesikaler Blasenstimulation kombiniert mit Biofeedback wurden bei Kindern mit Myelodysplasie durchgeführt, damit diese eine bewußte Kontrolle über die Miktion erlangen. Dieses Verfahren ist sehr arbeits- und zeitintensiv. Die positiven Effekte früherer Studien (Kaplan et al., 1989) bezüglich der Blasenkapazität, Entwicklung von Detrusor-Kontraktionen und einer Sensibilität für den Füllungsstand der Blase konnten in einer prospektiven, randomisierten klinischen Studie (Boone et al., 1992) nicht bestätigt werden. Elektrostimulation der Beckenbodenmuskeln mit perkutanen Elektroden (Ishigooka et al., 1993) und Blasenstimulation mit einer intravaginalen Elektrode (Primus, 1992) wurden mit partiellem Erfolg bei Patienten mit neurogener Detrusor-Hyperaktivität getestet.

I 9.3.3. Neuroprothesen für die Sexualfunktion

Bei einer Querschnittlähmung bleiben Frauen meist zeugungsfähig, während die Sexualfunktion bei Männern erheblich beeinträchtigt ist (Smith und Bodner, 1993). Ohne technische Hilfsmittel ist bei Männern mit kompletten Querschnittlähmungen oberhalb Th12 eine Erektion bei etwa 70 % und eine Ejakulation in etwa 10 % der Fälle auf mechanische Reize (Masturbation) möglich, während psychische Reize wirkungslos sind (Bennet et al., 1988). Obwohl durch Reizung der sakralen Vorderwurzeln, wie sie zur Blasenentleerung verwendet wird, eine Peniserektion ausgelöst werden kann (s. o.), ist eine neurogene Erektionsstörung (Impotentia coeundi) wegen des Risikos einer Nervenwurzelläsion und wegen des unsicheren Langzeiteffekts (Brindley et al., 1986) keine Indikation für eine neuroprothetische Versorgung, statt dessen sind andere Therapieansätze (s. Kap. K 3) vorzuziehen.

Zur Behandlung der Ejakulationsstörung (Impotentia generandi) bei Querschnittgelähmten ist die Vibrator-Stimulation des Penis die Methode der ersten Wahl (Bennet et al., 1988). Bei etwa zwei Drittel der Therapieversager kann durch elektrische Reizung sympathischer Fasern des Plexus hypogastricus noch eine Ejakulation bewirkt werden (Brindley, 1984). Bei beiden Methoden muß die Frau mit den gewonnenen Spermien künstlich befruchtet werden, daher ist eine Zusammenarbeit zwischen urologischen Kliniken (Ejakulation) und Frauenkliniken (künstliche Befruchtung) notwendig. Die übliche Technik der Elektroejakulation ist die Reizung über eine rektale Sonde, welche die Elektroden trägt. Die Reizfrequenz beträgt 10 bis 30 Hz (Brindley, 1981; Perkash et al., 1990). Eine experimentelle Technik, die erst bei wenigen Patienten erprobt wurde, ist die direkte Reizung des Plexus hypogastricus mit einem implantierten System (Brindley et al., 1989). Bei etwa einem Drittel der Patienten kommt es zu einer retrograden Ejakulation in die Harnblase. In diesem Fall muß die Blase vor der Reizung entleert und zur Gewinnung von Spermien nach der Reizung mit Pufferlösung ausgewaschen werden. Bei Patienten mit intakter Sensibilität kann die Elektroejakulation entweder in Vollnarkose oder Spinalanästhesie durchgeführt werden. Bei Patienten mit autonomer Dysregulation muß der Kreislauf gut überwacht werden, da die Stimulation einen massiven Blutdruckanstieg hervorrufen kann. Neben der Vibrator-Stimulation des Penis und der Elektroejakulation ist die Vasaspiration die dritte Methode, um Sperma bei ejakulationsunfähigen Männern zu gewinnen. Wegen ihrer Risiken sollte diese Methode aber nur angewandt werden, wenn die beiden ersten Methoden versagten (Seager und Halstead, 1993). Die Qualität des Sperma, welches mit einer der obengenannten Methoden gewonnen wurde, ist bei chronischer Querschnittslähmung vermindert. Die Motilität und Zahl der Spermien wird besonders negativ durch die Harnwegsinfekte bei Patienten mit Blaseninkontinenz und Dauerkatheter beeinflußt (Ohl et al., 1989). Endokrine Störungen nach Querschnittslähmung, z. B. ein Anstieg des Follikel-stimulierenden Hormons (Brackett et al., 1994), werden ebenfalls für die niedrige Qualität des Sperma verantwortlich gemacht. Trotzdem wird die Zahl der Schwangerschaften bei mehrfacher künstlicher Befruchtung mit einem durch Elektro- oder Vibratorstimulation gewonnenen Ejakulat von querschnittgelähmten Männern mit 40 % oder mehr angegeben (Brindley, 1984; Bennett et al., 1988; Seager und Halstead, 1993).

Literatur

Almqvist B, Harris S, and Jönsson KE (1993) Electrical brain stem responses in cochlear implant patients. In Fraysse B, Deguine O (Hrsg.) Cochlear Implants: New Perspectives, Adv Otorhinolaryngol., Vol. 48, Karger, Basel, 130–135

Baer GA, Talonen PP, Shneerson JM, Markkula H, Exner G, Wells FC (1990) Phrenic nerve stimulation for central ventilatory failure with bipolar and four-pole electrode systems. PACE 13: 1061–1072

Banfai P, Fellner E, Finkenzeller P, Karczag A, Kubik S, Luers P, Surth W (1988) Unanswered questions concerning the indication for cochlear implant. Am J Otol 9: 203–210

Barat M, Egon G, Daverat P, Colombel P, Guerin J (1993) Why does continence fail after sacral anterior root stimulator? Neurourol Urodynam 12: 507–508

Battmer RD, Lehnhardt E, Laszig R, and Mohme-Hesse K (1988) Psychophysikalische Meßdaten und Sprachverstehen nach zwei Jahren mit der Clark/Nucleus-Prothese. HNO 36: 188–192

Bennet CJ, Seager SW, Vasher EA, McGuire EJ (1988)

Sexual dysfunction and electroejaculation in men with spinal cord injury. J Urol 139: 453–457

Berliner KI, Tonokawa LL, Brown CJ, Dye LM (1988) Cochlear implants in children: benefits and concerns. Am J Otol Suppl. 9: 86–92

Betz RR, Mulcahey MJ, Smith BT, Triolo RJ, Weiss AA, Moynahan M, Keith MW, Peckham PH (1992). Bipolar latissimus dorsi transposition and functional neuromuscular stimulation restore elbow flexion in an individual with C4 quadriplegia and C5 denervation. J Am Paraplegia Soc 15: 220–228

Bogataj U, Gros N, Kljajic M, Acimovic-Janezic R (1996) Multi-channel FES therapy in rehabilitation of gait in stroke patients. In: Pedotti A, Ferrarin M, Quintern J, Riener R (Hrsg.) Neuroprosthetics: from basic research to clinical applications. Springer, Berlin, Heidelberg, 541–552

Boone TB, Roehrborn CG, Hurt G (1992) Transurethral intravesical electrotherapy for neurogenic bladder dysfunction in children with myelodysplasia: a prospective, randomized clinical trial. J Urol 148: 550–554

Brackett NL, Lynne CM, Weizman MS, Bloch WE, Abae M (1994) Endocrine profiles and semen quality of spinal cord injured men. J Urol 151: 114–119

Brindley GS, and Lewin WS (1968) The visual sensations produced by electrical stimulation of the medial occipital cortex. J Physiol 196: 479–493

Brindley GS (1977) An implant to empty the bladder or close the urethra. J Neurol Neurosurg Psychiat 40: 358–369

Brindley GS (1981) Electroejaculation: its technique, neurological implications and uses. J Neurol Neurosurg Psychiat 44: 9–18

Brindley GS (1984) The fertility of men with spinal injuries. Paraplegia 22: 337–348

Brindley GS, Polkey CE, Rushton DN, Cardozo L (1986) Sacral anterior root stimulators for bladder control in paraplegia: the first 50 cases. J Neurol Neurosurg Psychiat 49: 1104–1114

Brindley GS, Polkey CE, Rushton DN (1988) The Finetech-Brindley bladder controller: notes for surgeons and physicians. Maudsley Hospital, London.

Brindley GS, Sauerwein D, Hendry WF (1989) Hypogastric plexus stimulators for obtaining semen from paraplegic men. Br J Urol 64: 72–77

Brindley GS (1994) The first 500 patients with sacral anterior root stimulator implants: general description. Paraplegia 32: 795–805

van den Broek P, Huygen PL, Mens LH, Admiraal RJ, Spies T (1993) Vestibular function in cochlear implant patients. Acta Otolaryngol 113: 263–265

Cameron T, Loeb GE, Richmond FJR, Peck RA, Schulman JH, Strojnik P, Troyk P (1994) Effects of implanted microstimulators in muscles. In: Durfee WK (Hrsg.) Neural Prostheses: Motor Systems IV. Engineering Foundation Conferences, New York, 8

Chachques JC, Acar C, Portoghese M, Bensasson D, Guibourt P, Grare P, Jebara VA, Grandjean PA, Carpentier A (1992) Dynamic cardiomyoplasty for long-term cardiac assist. Eur J Cardiothorac Surg 6: 642–647, Diskussion 647–648

Chen D, Philip M, Philip PA, Monga TN (1990) Cardiac pacemaker inhibition by transcutaneous electrical nerve stimulation. Arch Phys Med Rehabil 71: 27–30

Chervin RD, Guilleminault C (1994) Diaphragm pacing: review and reassessment. Sleep 17: 176–187

Chong EYK, Phillips GF, Andrews BJ (1989) Efferent electrical stimulation of hip flexors using surface electrodes. Proc., 3rd Vienna Int Workshop Functional Electrostimulation. Austrian Soc Artificial Organs, Vienna, 307–310

Cohen NL, Hoffman RA, Stroschein M (1988) Medical or surgical complications related to the Nucleus multichannel cochlear implant. Ann Otol Rhinol Laryngol 97: 8–13

Cohen NL, Waltzman SB, Fisher SG, the Department of Veterans Affairs Cochlear Implant Study Group (1993 A) prospective randomized study of cochlear implants. N Engl J Med 328: 233–237

Colombel P, Egon G, Isambert JL (1992) Electrostimulation des racines sacrees anterieures chez le blesse medullaire (bilan des 25 premiers cas). [Elektrostimulation der vorderen sakralen Nervenwurzeln bei querschnittsgelähmten Patienten (Evaluation der ersten 25 Fälle)]. Prog Urol (France) 2: 41–49

Creasey GH (1993) Electrical stimulation of sacral roots for micturition after spinal cord injury. Urol Clin North Am 20: 505–515

Dietz V, Colombo G, Jensen L, Baumgartner L (1995) Locomotor capacity of spinal cord in paraplegic patients. Ann Neurol 37: 574–582

van Dijk JE, van Olphen AF, Smoorenburg GF (1993) Preoperative electrical nerve stimulation as one of the criteria for selection. In: Fraysse B, Deguine O (Hrsg.) Cochlear Implants: New Perspectives, Adv Otorhinolaryngol, Vol. 48, Karger, Basel, 103–107

Dobelle WMH, D'Angelo MS, Goetz BF, Kiefer DG, Lallier TJ, Lamb JI, Yazwinsky JS (1994) 200 cases with a new breathing pacemaker dispel myths about diaphragm pacing. ASAIO J 40: M244-M252

Donaldson PEK (1983) Engineering visual prostheses. Engin Med Biol 21: 14–18

Donaldson N de N, Barr FMD, Phillips GF, Perkins TA (1996) Unsupported standing of paraplegics by stimulation of the plantarflexors: some results from the wobbler appartus. In: Pedotti A, Ferrarin M, Quintern J, Riener R (Hrsg.) Neuroprosthetics: from basic research to clinical applications. Springer, Berlin, Heidelberg, 217–232

Edwards J, Rithalia SVS (1996) Powered hip orthosis. In: Pedotti A, Ferrarin M, Quintern J, Riener R (Hrsg.) Neuroprosthetics: from basic research to clinical applications. Springer, Berlin, Heidelberg, 483–492

Eichhorn KF, Schubert W, David E (1984) Maintenance, training and functional use of denervated muscles. J Biomed Eng 6: 205–211

Ferrarin M, Rabuffetti M (1996) On the improvement provided by hip transversal rotation on paraplegic gait walking with reciprocating orthosis. In: Pedotti A, Ferrarin M, Quintern J, Riener R (Hrsg.) Neuroprosthetics: from basic research to clinical applications. Springer, Berlin, Heidelberg, 493–502

Gantz BJ (1989) Issues of candidate selection for a cochlear implant. Otolaryngol Clin North Am 22: 239–247

Gantz BJ, Tyler RS, Knutson JF, Woodworth G, Abbas P, McCabe BF, Hinrichs J, Tye-Murray N, Lansing C, Kuk F, Brown C (1988) Evaluation of five different cochlear implant designs: audiologic assessment and predictors of performance. Laryngoscope 98: 1100–1106

Gantz BJ, Woodworth GG, Abbas PJ, Knutson JF, Tyler RS (1993) Multivariate predictors of audiological success with multichannel cochlear implants. Ann Otol Rhinol Laryngol 102: 909–916

Girsch W, Koller R, Holle J, Bijak M, Lanmüller H, Mayr W, Thoma H (1995) »Vienna phrenic pacemaker« – Experience with diaphragm pacing in infants and children. Proceedings 5th Vienna Int Workshop Functional Electrostimulation. Austrian Soc Artificial Organs, Wien, 197–200

Glenn WWL, Phelps ML (1985) Diaphragm pacing by electrode stimulation of the phrenic nerve. Neurosurgery 17: 974–984

Glenn WWL, Brouillette RT, Dentz B, Fodstad H, Hunt CE, Keens TG, Marsh HM, Pande S, Piepgras DG, Vanderlinden RG (1988) Fundamental considerations in pacing of the diaphragm for chronic ventilatory insufficiency: A multi-center study. PACE 11: 2121–2127

Green JD Jr., Mills DM, Bell BA, Luxford WM, Tonokawa L (1992) Binaural cochlear implants. Am J Otol 13: 502–506

Halverstadt DB, Parry WL (1975) Electronic stimulation of the human bladder: 9 years later. J Urol 113: 341–344

Handa Y, Naito A, Ichie M, Handa T, Matsushita N, Hoshimiya N (1987) EMG-based stimulation patterns of FES for the paralyzed upper extremities. In: Popovic D (Hrsg.) Advances in External Control of Human Extremities IX. Tanjug, Belgrad, 329–337

Happak W, Gruber H, Holle J, Mayr W, Schmutterer Ch, Windberger U, Losert U, Thoma H (1989) Multichannel indirect stimulation reduces muscle fatigue. Proc. 3rd Vienna Int Workshop Functional Electrostimulation. Austrian Soc Artificial Organs, Vienna, 163–165

Hassouna M, Sawan M, Duval F, Elhilali MM (1995) Long-term effect of sphincteric fatigue during bladder neurostimulation. J Urol 153: 238–242

Hinderlink JB, Brokx JP, Mens LH, van den Broek P (1994) Results from four cochlear implant patients with Usher's syndrome. Ann Otol Rhinol Laryngol 103: 285–293

Hirokawa S, Grimm M, Le T, Solomonow M, Baratta R, Shoji H, D'Ambrosia RD (1990) Energy consumption in paraplegic ambulation using the Reciprocating Gait Orthosis and electric stimulation of thigh muscles. Arch Phys Med Rehabil 71: 687–694

Hochmair-Desoyer IJ, Hochmair ES, Burian K, Fischer RE (1981) Four years of experience with cochlear prostheses. Med Prog Technol 8: 107–119

Hohenfellner M, Paick JS, Trigo-Rocha F, Schmidt RA, Kaula NF, Thueroff JW, Tanagho EA (1992) Site of deafferentation and electrode placement for bladder stimulation: clinical implications. J Urol 147: 1665–1670

Hooker SP, Figoni SF, Glaser RM, Rodgers MM, Ezenwa BN, Faghri PD (1990) Physiologic responses to prolonged electrically stimulated leg-cycle exercise in the spinal cord injured. Arch Phys Med Rehabil 71: 863–869

Hunt CE, Brouillette RT, Weese-Mayer DE, Morrow A, Ilbawi MN (1988) Diaphragm pacing in infants and children. PACE 11: 2135–2141

Ilbawi MN, Idriss FS, Hunt CE, Brouillette RT, DeLeon SY (1985) Diaphragmatic pacing in infants: Techniques and results. Ann Thoracic Surg 40: 323–329

Isambert JL, Egon G, Colombel P (1993) Adjuvant drug therapy: a review of 30 cases of sacral anterior root stimulator. Neurourol Urodyn 12: 513–515

Ishigooka M, Hashimoto T, Izumiya K, Katoh T, Yaguchi H, Nakada T, Handa Y, Hoshimiya N (1993) Electrical pelvic floor stimulation in the management of urinary incontinence due to neuropathic overactive bladder. Front Med Biol Eng 5: 1–10

Ishii K, Kurosawa H, Koyanagi H, Nakano K, Sakakibara N, Sato I, Noshiro M, Ohsawa M (1990) Effects of bilateral transvenous diaphragm pacing on hemodynamic function in patients after cardiac operations. J Thoracic Cardiovasc Surg 100: 108–114

Jaeger RJ (1986) Design and simulation of closed-loop electrical stimulation orthoses for restoration of quiet stance in paraplegia. J Biomech 19: 825–835

Jaeger RJ, Turba RM, Yarkony GY, Roth EJ (1993) Cough in spinal cord injured patients: comparison of three methods of cough production. Arch Phys Med Rehabil 74: 1358–1361

Jaeger RJ, Langbein EW, Kralj AR (1994) Augmentation of cough by FES in tetraplegia: a comparison of results at three clinical centers. Basic Appl Myology 4: 195–200

Janknegt RA, Baeten CG, Weil EH, Spaans F (1992) Electrically stimulated gracilis sphincter for treatment of bladder sphincter incontinence. Lancet 340: 1129–1130

Kaplan WE, Richards TW, Richards I (1989) Intravesical transurethral bladder stimulation to increase bladder capacity. J Urol 142: 600–602

Keith MW, Peckham PH, Thrope GB, Buckett JR, Stroh KC, Menger V (1988) Functional neuromuscular stimulation neuroprostheses for the tetraplegic hand. Clin Orthopaed Rel Res 233: 25–33

van Kerrebroeck PEV, Koldewijn EL, Debruyne FMJ (1993) Worldwide experience with the Finetech-Brindley sacral anterior root stimulator. Neurourol Urodynam 12: 497–503

Koldewijn EL, van Kerrebroeck PE, Rosier PF, Wijkstra H, Debruyne FM (1994) Bladder compliance after posterior sacral root rhizotomies and anterior sacral root stimulation. J Urol 151: 955–960

Koller R, Girsch W, Liegl C, Gruber H, Holle J, Losert U, Mayr W, Thoma H (1992) Long-term results of nervous tissue alterations caused by epineural electrode application: an experimental study in rat sciatic nerve. PACE 15: 108–115

Kralj A, Bajd T (1989) Functional electrical stimulation, standing and walking after spinal cord injury. CRC Press, Boca Raton, Florida.

Kralj A, Bajd T, Turk R, Krajnik J, Benko H (1983) Gait restoration in paraplegic patients: a feasibility demonstration using multichannel surface electrode FES. J Rehabil R&D 20: 3–20

Kralj A, Bajd T, Turk R, Munih M, Benko H (1989) FES is preventing the development of secondary pathologies in joints. Proc. 3rd Vienna Int Workshop Functional Electrostimulation. Austrian Soc Artificial Organs, Vienna, 25–28

Krieger AJ, Gropper MR, Adler RJ (1994) Electrophrenic respiration after intercostal to phrenic nerve anastomosis in a patient with anterior spinal artery syndrome: technical case report. Neurosurgery 35: 760–763

Lehnhardt E, Aschendorff A (1993) Prognostic factors in 187 adults provided with the Nucleus Cochlear Mini-System 22. In: Fraysse B, Deguine O (Hrsg.) Cochlear Implants: New Perspectives. Adv Otorhinolaryngol, Vol. 48, Karger, Basel, 147–152

Levine SP, Kett RL, Cederna PS, Brooks SV (1990) Electric muscle stimulation for pressure sore prevention: tissue shape variation. Arch Phys Med Rehabil 71: 210–215

Liberson WT, Holmquest HJ, Scot D, Dow M (1961) Functional electrotherapy: stimulation of the peroneal nerve synchronized with the swing phase of the gait in hemiplegic patients. Arch Phys Med Rehabil 42: 101–105

Linder SH (1993) Functional electrical stimulation to enhance cough in quadriplegia. Chest 103: 166–169

MacDonagh RP, Sun WM, Smallwood R, Forster D, Read NW (1990) Control of defecation in patients with spinal injuries by stimulation of sacral anterior nerve roots. Br Med J 300: 1494–1497

Madersbach H, Fischer J (1993) Sacral anterior root stimulation: prerequisites and indications. Neurourol Urodynam 12: 489–494

Magasi P, Simon ZS (1986). Electrical stimulation of the Bladder and Gravidity. Urol Int 41: 241–245

Malezic M, Stanic U, Kljajic M, Acimovic R, Krajnik J, Gros N, Stopar M (1984) Multichannel electrical stimulation of gait in motor disabled patients. Orthopedics 7: 1187–1195

Malezic M, Vrtacnik P, Gros N, Decman I, Bogataj U, Kelih B, Kljajic M (1990) Evaluation of adaptive dual channel electrical stimulator for gait. In: Popovic D (Hrsg.) Advances in External Control of Human Extremities X, Nauka, Belgrad, 387–402

Marsolais EB (1987) Establishing and fulfilling criteria for practical FNS systems. In: Popovic D (Hrsg.) Advances in External Control of Human Extremities IX, Tanjug, Belgrad, 105–110

Marsolais EB, Kobetic R (1987). Functional electrical stimulation for walking in paraplegia. J Bone Joint Surg 69-A: 728–733

Mauritz KH, Peckham PH (1987) Restoration of grasping functions in quadriplegic patients by functional electrical stimulation (FES). Int J Rehabil Res, 10 (Suppl. 5): 57–61

Mayr W, Bijak M, Girsch W, Holle J, Lanmüller H, Thoma H, Zrunek M (1993) Multichannel stimulation of phrenic nerves by epineural electrodes. Clinical experience and future developments. ASAIO J 39: M729-M735

Mayr W, Bijak M, Girsch W, Holle J, Lanmüller H, Plenk H, Schmutterer C, Thoma H, Unger E (1995) 20 channel implantable stimulator for epineural nerve stimulation. Proceedings 5th Vienna Int Workshop Functional Electrostimulation. Austrian Soc Artificial Organs, Wien, 169–172

Merrill DC, Conway CJ (1974) Clinical experience with the mentor bladder stimulator. I. Patients with upper motor neuron lesions. J Urol 112: 52–56

Miyamoto RT, Myres WA, McConkey Robbins A, Pope ML, Renshaw JJ, Kessler K (1988) The role of cochlear implants in deaf children. Scand Audiol, Suppl. 30: 121–126

Mohr T, Tornøe P, Biering-Sørensen F, Pødenphant J, Andersen J, Wagner A, Galbo H, Kjær M (1996) Long term electrically induced cycling in SCI. A pilot study. In: Pedotti A, Ferrarin M, Quintern J, Riener R (Hrsg.) Neuroprosthetics: from basic research to clinical applications. Springer, Berlin, Heidelberg, 569–577

Mokrusch T (1995) LIB-Stimulation – Long term clinical experiences with electrotherapy of denervated muscle. Proceedings 5th Vienna Int Workshop Functional Electrostimulation. Austrian Soc Artificial Organs, Wien, 71–74

Mortimer JT (1981) Motor prostheses. In: Brookhart JM, Mountcastle VB (Hrsg.) Handbook of Physiology, Sect 1: The Nervous System, Pt II: Motor Control. American Physiol Soc, Bethesda, 155–187

Moue Y, Kamio K, Tanigaki T, Hayashi Y, Kuwahira I, Takasaki Y, Ohta Y, Yamabayashi H (1993) [Successful treatment of diaphragm pacing-induced obstructive sleep apnea syndrome with nasal CPAP.] Nippon Kyobu Shikkan Gakkai Zasshi 31: 990–993

Moxham J, Shneerson JM (1993) Diaphragmatic pacing. Am Rev Respir Dis 148: 533–536

Mueller-Felber W, Riepl R, Reimers CD, Wagner S, Pongratz D (1993) Combined ultrasonographic and neurographic examination: a new technique to evaluate phrenic nerve function. Electromyogr Clin Neurophysiol 33: 335–340

Munsat TL, McNeal D, Waters R (1976) Effects of nerve stimulation on human muscle. Arch Neurol 33: 608–617

Nathan RH (1989) Maximization of arm function in the C4 quadriplegic. Proc., 3rd Vienna Int Workshop Functional Electrostimulation. Austrian Soc Artificial Organs, Vienna, 179–182

Nene AV, Patrick JH (1990). Energy cost of paraplegic locomotion using the ParaWalker-electrical stimulation »hybrid« orthosis. Arch Phys Med Rehabil 71: 116–120

Ohl DA, Bennett CJ, McCabe M, Menge AC, McGuire EJ (1989) Predictors of success in electroejaculation of spinal cord injured men. J Urol 142: 1483–1486

Parisier SC, Chute PM (1993) Multichannel implants in postmeningitic ossified cochleas. In: Fraysse B, Deguine O (Hrsg.) Cochlear Implants: New Perspectives. Adv Otorhinolaryngol, Vol. 48, Karger, Basel, 49–58

Parkin JL, Stewart BE, Dankowski K, Haas LJ (1989) Prognosticating speech performance in multichannel cochlear implant patients. Otolaryngol Head Neck Surg 101: 314–319

Parkins, CW (1983) Cochlear implant: a sensory prosthesis frontier. Engin Med Biol 6: 18–27

Perkash I, Martin DE, Warner H, Speck V (1990) Electroejaculation in spinal cord injured patients: simplified new equipment and technique. J Urol 143: 305–307

Phillips CA, Danopulos D, Kezdi P, Hendershot D (1989) Muscular, respiratory and cardiovascular responses of quadriplegic persons to an F.E.S. bicycle ergometer conditioning program. Int J Rehab Res 12: 147–157

Primus G (1992) Maximal electrical stimulation in neurogenic detrusor hyperactivity: experiences in multiple sclerosis. Eur J Med 1: 80–82

Prochazka A, Davis LA (1992) Clinical experience with reinforced, anchored intramuscular electrodes for functional neuromuscular stimulation. J Neurosci Methods 42: 175–184

Quintern J, Minwegen P, Mauritz KH (1989) Control mechanisms for restoring posture and movements in paraplegics. In: Allum JHJ, Hulliger M (Hrsg.) Progress in Brain Research, Vol. 80, Elsevier, Amsterdam, 489–502

Ragnarsson KT (1988) Physiologic effects of functional electrical stimulation-induced exercises in spinal cord-injured individuals. Clin Orthopaed Rel Res 233: 53–63

Ramsden RT, Boyd P, Giles E, Aplin Y, Das V (1993) Cochlear Implantation in the Deaf Blind. In: Fraysse B, Deguine O (Hrsg.) Cochlear Implants: New Perspectives. Adv Otorhinolaryngol, Vol. 48, Karger, Basel, 177–181

Rizzo JF, Socha M, Edell D, Antkowiak B, Brock D (1994) Development of a silicon retinal implant: Surgical methods and mechanical design. Invest Ophthalmol Visual Sci 35: 1538 und 1380

Robier A, Lescao Y, Beutter P (1993) Brain stem evoked responses by intracochlear electric stimulation. In: Fraysse B, Deguine O (Hrsg.) Cochlear Implants: New Perspectives. Adv Otorhinolaryngol, Vol. 48, Karger, Basel, 120–124

Robinson CJ, Kett NA, Bolam JM (1988a) Spasticity in spinal cord injured patients: 1. Short-term effects of surface electrical stimulation. Arch Phys Med Rehabil 69: 598–604

Robinson CJ, Kett NA, Bolam JM (1988b) Spasticity in spinal cord injured patients: 2. Inital measures and long-term effects of surface electrical stimulation. Arch Phys Med Rehabil 69: 862–868

Robinson LQ, Grant A, Weston P, Stephenson TP, Lucas M, Thomas DG (1988) Experience with the Brindley anterior sacral root stimulator. Br J Urol 62: 553–557

Rushton DN, Donaldson N de N, Barr FMD, Harper VJ, Perkins TA, Taylor PN, Tromans AM (1996) Lumbar anterior root stimulator for lower limb control in paraplegia. In: Pedotti A, Ferrarin M, Quintern J, Riener R (Hrsg.) Neuroprosthetics: from basic research to clinical applications. Springer, Berlin, Heidelberg, 611–621

Schmidt EM, Bak MJ, Hambrecht FT, Kufta CV, O'Rourke DK, Vallabhanath P (1996) Feasibility of a visual prosthesis for the blind based on intracortical microstimulation of the visual cortex. Brain 119: 507–522

Seager SWJ, Halstead LS (1993) Fertility options and success after spinal cord injury. Urol Clin North Am 20: 543–548

Shannon RV, Fayad J, Moore J, Lo WW, Otto S, Nelson RA, O'Leary M (1993) Auditory brainstem implant: II. Postsurgical issues and performance. Otolaryngol Head Neck Surg 108: 634–642

Shelton C, Luxford W, Tonokawa L, Lo WWM, House WF (1989) The narrow internal auditory canal in children: a contraindication for cochlear implants. Otolaryngol Head Neck Surg 100: 227–231

Sinkjaer T, Haugland M, Haase J (1994). Natural neural sensing and artificial muscle control in man. Exp Brain Res 98: 542–545

Sorli J, Kandare F, Jaeger R, Stanic U (1994) Ventilatory assistance using electrical stimulation of abdominal muscles. Proc IEEE Engr Med Biol. Baltimore MD, 404–405

Smith EM, Bodner DR (1993) Sexual dysfunction after spinal cord injury. Urol Clin North Am 20: 535–542

Smith B, Peckham PH, Keith MW, Roscoe DD (1987) An externally powered, multichannel, implantable stimulator for versatile control of paralyzed muscle. IEEE Trans Biomed Eng 34: 499–508

Staller SJ, Dowell RC, Beiter AL, Brimacombe JA (1991) Perceptual abilities of children with the Nucleus 22-channel cochlear implant. Ear Hear, Suppl. 12: 34–47

Steenerson RL, Gary LB (1994) Multichannel cochlear implantation in obliterated cochleas using the Gantz procedure. Laryngoscope 104: 1071–1073

Strojnik P, Acimovic R, Vavken E, Simic V, Stanic U (1987) Treatment of drop foot using an implantable peroneal underknee stimulator. Scand J Rehabil Med 19: 37–43

Tanagho EA, Schmidt RA, Orvis BR (1989) Neural stimulation for control of voiding dysfunction: a preliminary report in 22 patients with serious neuropathic voiding disorders. J Urol 142: 340–345

Tanagho EA (1992) Neuromodulation in the management of voiding dysfunction in children. J Urol 148: 655–657

Tomsic M, Bogataj U, Stanic U, Kljajic M, Acimovic R, Gider F (1996) Dual channel implantable stimulator system for selective stimulation of ankle dorsal flexors and evertors. In: Pedotti A, Ferrarin M, Quintern J, Riener R (Hrsg.) Neuroprosthetics: from basic research to clinical applications. Springer, Berlin, Heidelberg, 603–609

Tyler RS (1988) Open-set word recognition with the Duren/Cologne extracochlear implant. Laryngoscope 98: 999–1002

Veraart C, Grill WM, Mortimer JT (1993) Selective control of muscle activation with a multipolar nerve cuff electrode. IEEE Trans Biomed Eng 40: 640–653

Vossius G, Müschen U, Holländer HJ (1987) Multichannel stimulation of the lower extremities with surface electrodes. In: Popovic D (Hrsg.) Advances in External Control of Human Extremities IX, Tanjug, Belgrad, 193–203

Walter JS, Wheeler JS, Cogan SF, Plishka M, Riedy LW, Wurster RD (1993) Evaluation of direct bladder stimulation with stainless steel woven eye electrodes. J Urol 150: 1990–1996

Waters RL, McNeal D, Perry J (1975) Experimental correction of footdrop by electrical stimulation of the peroneal nerve. J Bone Joint Surg 57-A: 1047–1054

Waters RL, McNeal DR, Faloon W (1985) Functional electrical stimulation of the peroneal nerve for hemiplegia. Long-term clinical follow-up. J Bone Joint Surg 67-A: 792–793

Weese-Mayer DE, Morrow AS, Brouillette T, Ilbawi MN, Hunt CE (1989) Diaphragm pacing in infants and children. A life-table analysis of implanted components. Am Rev Respir Dis 139: 974–979

Williams NS, Fowler CG, George BD, Blandy JP, Badenoch DF, Patel J (1993) Electrically stimulated gracilis sphincter for bladder incontinence (comment on Lancet 340, 1129–1130). Lancet 341: 115–116

Yang L, Granat MH, Maxwell DJ, Paul JP, Condie DN, Rowley DI (1996) Hybrid FES/reciprocating gait orthosis design. In: Pedotti A, Ferrarin M, Quintern J, Riener R (Hrsg.) Neuroprosthetics: from basic research to clinical applications. Springer, Berlin, Heidelberg, 513–522

Yarkony GM, Jaeger RJ, Roth E, Kralj AR, Quintern J (1990) Functional neuromuscular stimulation for standing after spinal cord injury. Arch Phys Med Rehabil 71: 201–206

Yarkony GM, Roth EJ, Cybulski GR, Jaeger RJ (1992) Neuromuscular stimulation in spinal cord injury. II: Prevention of secondary complications. Arch Phys Med Rehabil 73: 195–200

Yoshida K, Horch K (1993) Selective stimulation of peripheral nerve fibres using dual intrafascicular electrodes. IEEE Trans Biomed Eng 40: 492–494

I 10. Myoklonien

von *K. J. Werhahn**

I 10.1. Klinik

Myoklonien werden definiert als plötzliche, kurze, unwillkürliche Bewegungen, die sowohl durch aktive Muskelkontraktionen (*positiver Myoklonus*) als auch durch eine kurze Inhibition tonischer Muskelaktivität *(negativer Myoklonus = Asterixis)* ausgelöst werden können (Marsden et al., 1981). In die Definition des Begriffs Myoklonien wird ein Ursprung im zentralen Nervensystem eingeschlossen (Marsden et al., 1981). Daneben gibt es aber auch Muskelzuckungen, die klinisch oft nicht von Myoklonien zu unterscheiden sind und die durch Läsionen der Nervenwurzel (Sotaniemi, 1985), des Nervenplexus (Banks et al., 1985) oder peripherer Nerven bedingt sind.

Myoklonien sind ein unspezifisches Symptom, das sowohl physiologisch als auch bei einer Vielzahl von erworbenen oder hereditären Erkrankungen vorkommen kann (**Tab. I 10.1**). Klassifikationen myoklonischer Syndrome sind daher notwendig, um Aussagen zu Ursache, Prognose und Verlauf, nicht zuletzt aber auch zur Wahl der Therapie (Chadwick et al., 1977; Obeso et al., 1988) ableiten zu können. Myoklonien können phänomenologisch, ätiologisch oder neurophysiologisch klassifiziert werden. Jede dieser Klassifikationsweisen beleuchtet einen Teilaspekt des myoklonischen Syndroms. Die phänomenologische Klassifikation zielt darauf ab, die verschiedenen klinischen Erscheinungsformen von Myoklonien zu erfassen und erlaubt in einigen Fällen bereits Hinweise auf den Ort des Ursprungs der Myoklonien im zentralen Nervensystem, die durch neurophysiologische Untersuchungen erhärtet werden können. Zudem hilft eine klinisch-deskriptive Klassifikation bei der Abgrenzung von Myoklonien gegenüber anderen Bewegungsstörungen (**Tab. I 10.2**). In der differentialdiagnostischen Einordnung bereitet dabei Schwierigkeiten, daß Myoklonien nicht nur anderen Bewegungstörungen sehr ähneln können (Toro et al., 1993), sondern auch, daß bei einem Patienten häufig verschiedene Typen von Myoklonien (Brown et al., 1991 d) oder verschiedene Formen von Bewegungsstörungen (Thompson et al., 1994a; Thompson et al., 1994b; Quinn et al., 1988) gemeinsam auftreten können.

Das klinische Spektrum von Myoklonien ist sehr weit. Bei der Beschreibung sind vor allem das Verteilungsmuster, d. h. ob Myoklonien nur in einer umschriebenen Körperregion, also fokal, oder ob sie generalisiert auftreten und das Auftreten bzw. die Auslösbarkeit durch äußere Reize von Bedeutung (**Tab. I 10.3**). Hierdurch können sich klinisch bereits Hinweise auf den Entstehungsort im ZNS ergeben. So sind *kortikale Myoklonien* durch kurze ($<$ 50 ms im EMG), multifokale oder fokale Zuckungen in einer umschriebenen Körperregion gekennzeichnet, die sowohl spontan als auch bei Willkürbewegungen auftreten können und häufig durch externe Stimuli wie Berührungs- oder Schmerzreize auslösbar sind (Hallett et al., 1979; Marsden et al., 1981; Obeso et al., 1985; Artieda und Obeso, 1993). Demgegenüber sind Reflexmyoklonien, die vom retikulären System des Hirnstammes ausgehen, zum Teil von längerer Dauer und generalisiert (Hallett et al., 1977 a), **Tab. I 10.4**). Eine Sonderform stellen die *negativen Myoklonien (Asterixis)* dar. Sie sind keine Muskelzuckungen im eigentlichen Sinne, sondern plötzliche Unterbrechungen der Muskelaktivität was klinisch zu einem Haltverlust des innervierten Körperteils oder gar zu Stürzen führen kann.

Die ätiologische Klassifikation (**Tab. I 10.1**) weist auf die zugrundeliegende Erkrankung und läßt damit Aussagen über die Möglichkeit einer spezifischen Behandlung zu. Sie hilft aber auch in der Einschätzung der Prognose und des Verlaufs. Da in der Praxis eine ätiologische Einordnung von Myoklonien nicht immer möglich ist, wird die Diagnose bei einigen Patienten syndromatisch gestellt werden müssen, wie z. B. bei progredienten Myoklonus-Ataxien, progredienten Myoklonus-Epilepsien (Marseille Consensus Group, 1990) oder spinalen Myoklonien (Brown, 1994). Darüber hinaus ist nur für wenige den Myoklonien zugrundeliegende Erkrankungen eine spezifische Therapie bekannt, so daß die Behandlung symptomatisch erfolgen muß. Bei der Frage, ob eine symptomatische Behandlung von Myoklonien erfolgreich sein wird, ist die ätiologische Klassifikation wenig hilfreich (Brown, 1995).

Mittels elektrophysiologischer Techniken ist es in den letzten Jahren möglich geworden, verschiedene pathophysiologische Typen von Myoklonien zu unterscheiden. Dies hat therapeutische Implikationen (**Tab. I 10.4**). So ist in Untersuchungen gezeigt worden, daß die Wirkung von Piracetam größtenteils auf kortikal bedingte Myoklonus-

* Autor dieses Kap. in der 2. Aufl.: S. R. G. Stodieck

Tab. I 10.1: Ätiologische Klassifikation von Myoklonien und Myoklonie-Syndromen*

1. **Physiologische Myoklonien**
   a. Singultus
   b. Einschlaf oder Aufwachmyoklonien
   c. Myoklonien ausgelöst durch Anstrengung, Orgasmus, Angst
   d. Synkopale Myoklonien (»myoklonische Synkope«)
   e. Frühkindliche Fütter-Myoklonien
   f. Physiologische Schreck-Reaktion = »Startle Reflex«

2. **Hereditäre Myoklonie-Syndrome**
   a. Hereditäre Hyperekplexie (Startle-Erkrankung)
   b. Hereditäre essentielle Myoklonie
   c. Hereditäre myoklonische Dystonie

3. **Sporadische Myoklonie-Syndrome**
   a. Sporadische Hyperekplexie (Startle-Erkrankung)
   b. Sporadische essentielle Myoklonien *(keine weiteren neurol. Defizite, keine Enzephalopathie)*
   c. Schlafmyoklonien (= periodic movement of sleep)
      (i. S. einer motorischen Parasomnie, häufig assoziiert mit unruhigen Beinen)

4. **Myoklonische Anfälle bei Epilepsie-Syndromen** *(Anfälle überwiegen, außer PME)*
   a. Epilepsien des Neugeborenenalters
   b. Fokale Epilepsie
   c. Generalisierte Epilepsie
      Juvenile myoklonische Epilepsie
      Absence Epilepsie
      Lennox-Gastaut-Syndrom
      Progressive Myoklonus-Epilepsien (PME)
         (Myoklonien und epileptische Anfälle in gleicher Weise dominierend, Enzephalopathien mehr oder weniger ausgeprägt)
         Unverricht-Lundborg Erkrankung
         Lafora-Einschlußkörperchen-Erkrankung
         Myoklonus Epilepsie mit Ragged-Red Fibers (MERRF)
         Neuronale Ceroid-Lipofuszinose
         Sialidose (»cherry-red-spot« Myoklonie)
         Gaucher-Erkrankung

5. **Symptomatische Myoklonie-Syndrome** *(Enzephalopathie mit Myoklonien)*
   a. Progressive Myoklonus-Ataxie (PMA)
      Spinozerebelläre Degenerationen
         Unverricht-Lundborg Erkrankung
         Lafora-Einschlußkörperchen-Erkrankung
         Myoklonus Epilepsie mit Ragged-Red-Fibers (MERRF)
         Neuronale Ceroid-Lipofuszinose
         Sialidose (»cherry-red-spot« Myoklonie)
         Zöliakie
   b. Degenerative Erkrankungen des ZNS
      Dentato-rubro-pallido-lysische Atrophie (DRPLA)
      Kortikobasale Degeneration (CBD)
      Multi-System-Atrophie (MSA)
      Alzheimer-Erkrankung
      Huntington-Erkrankung
      Steele Richardson Olszewski-Syndrom (SRO, progrediente supranukleäre Lähmung)
   c. Infektiös bedingte Enzephalopathien
      Virale Enzephalitiden *(Herpes simplex, Herpes Zoster, Coxsackie, Arbor, HIV, Subakute sklerosierende Panenzephalitis (SSPE))*
      Isolierte postinfektiöse Myoklonien
      Spongiforme Enzephalopathien (Prion-Erkrankungen)
         Creutzfeldt-Jakob-Erkrankung
         Gerstmann-Sträussler-Syndrom
         Kuru
      Immunologisch bedingte Bewegungsstörungen *(Stiff-Man-Syndrom (s. Kap. I 12), PERM = progressive encephalomyelitis with rigidity and myoclonus, Hashimoto Enzephalopathie***
   d. Metabolische Enzephalopathien
      Leber- oder Nieren-Versagen,
      Dialyse-Enzephalopathie (Aluminium)
      Hyponatriämie
      Hypoglykämie, Nicht-ketotische Hyperglykämie
   e. Toxische Enzephalopathien
      Intoxikationen
         Medikamente und Drogen
         Kokain, LSD, Cannabinoide
         L-Dopa, Dopamin-Agonisten, Lithium, Trizyklische Antidepressiva, MAO-Hemmer, Cyclosporine, Penicilline, Cephalosporine, Ethomidate, Opiate, Amiodaron, Propafenon, Clozapin, Propofol
         Schwermetalle, Methylbromid, DDT, Wismut
   f. Paraneoplastische Enzephalopathien
      Opsoklonus-Myoklonus Syndrom
   g. Posthypoxische Enzephalopathien
      Akutes posthypoxisches Myoklonus-Syndrom *(teilweise Status myoclonicus)*
      Chronisches posthypoxisches Myoklonus-Syndrom (Lance-Adams-Syndrom)
   h. Trauma bedingte Enzephalopathien
      Hitze-Schlag, Elektroschock, Schädel-Hirn-Traumata, Dekompressionserkrankung
   i. Durch fokale ZNS Läsionen bedingte Myoklonien
      Tumor, Blutung, Infarkt
      Stereotaktische Thalamotomie (Asterixis)

6. **Psychogene Myoklonien**

* (modifiziert nach Fahn 1986)
** (s. Shaw et al. 1991 und Henchey et al. 1995)

Syndrome, unabhängig von der Ätiologie, begrenzt ist (Obeso et al., 1988), während der Einsatz von 5-Hydroxytrytophan (5-HTP), dem Präkursor von Serotonin, bei Patienten mit vom Hirnstamm ausgehenden Myoklonien erfolgreicher ist, als bei kortikalen Myoklonus-Syndromen (Chadwick et al., 1977). Wo immer möglich, sollten daher neben Untersuchungen zur Klärung der Ätiologie auch neurophysiologische Untersuchun-

Tab. I 10.2: Klinisch-phänomenologische Abgrenzung von Myoklonien von anderen Bewegungsstörungen (modifziert nach Marsden et al., 1981)

	klinische Charakteristika	Myoklonien
Tics	zumindest zeitweise willkürlich unterdrückbar Komplexe (außer bei ‚simple tics') Bewegungsmuster Bewegungsdrang und Erleichterung nach den Bewegungen	nicht willkürlich unterdrückbar stereotype Zuckungen von Muskelgruppen nicht vorhanden
Chorea	kontinuierliche Folge von Bewegungen, zufällig verteilt und in Zeit und Ort des Auftretens unvorhersehbar	stereotype kurze Zuckungen, von einem oder wenigen sich ähnelnden Ausbreitungs- bzw. Verteilungsmustern
Dystonie	Überwiegen länger andauernder tonischer Muskelkontraktionen, die zu einer Fehlstellung der Extremitäten oder des Kopfes führen	kürzer andauernd, abrupt
Tremor	Rhythmische, sinusoidale Muskelkontraktionen, die alternierend in Agonisten und-Antagonisten auftreten	Abrupte Muskelzuckungen, die häufig mit Kokontraktionen der Agonsiten und-Antagonisten einhergehen

Tab. I 10.3: Klinische deskriptive Klassifikation von Myoklonien

		Typisches Vorkommen:
Verteilung:	fokal	(kortikale, spinale Myoklonien)
	multifokal	(kortikale Myoklonien)
	generalisiert	(retikuläre Hirnstamm-Reflexmyoklonien)
Auftreten:	spontan	(außer Hyperekplexie fast alle Myoklonien-Syndrome)
	bei Bewegung	(kortikale Myoklonien)
	kontinuierlich	(Epilepsia partialis continua, spinale Myoklonien)
	reflektorisch	(kortikale Myoklonien, retikuläre Hirnstamm-Reflexmyoklonien, u. a.)
	bei Schmerzreizen	
	visuell	
	akustisch	(Hyperekplexie, pathologische Schreck-Reaktion)
	Berührung	
	Muskeldehnung	
	Stimulation peripherer Nerven	

Tab. I 10.4: Physiologisch-klinische Klassifikation von Myoklonien

1. **Kortikale Myoklonien** (Hallett et al., 1979, Obeso et al., 1985, Shibasaki et al., 1994)
   Klinik: fokal-multifokale, distal betonte Myoklonien, spontan oder ausgelöst durch Bewegungen (Aktionsmyoklonien) oder somatosensible Reize (Reflexmyoklonien), als negative Myoklonien mit plötzlichem Verlust tonischer Muskelaktivität (als Asterixis am ehesten subkorticaler Ursprung).
   Physiologie: EMG-Entladungen von < 50 ms Dauer, Rostro-caudale Muskelaktivierung in der Polymyographie, Vergrößerung der zweiten Komponente (P_1N_2) der somatosensibel evozierten Potentiale (Riesen oder »giant« SEP's), kortikales Korrelat im EEG (positives Potential (back-averaging) bzw. Spikes (Oberflächen-EEG) über dem kontralateralen Motorkortex mit zeitlichem Abstand vor den Myoklonien, der der rasch leitenden kortikospinalen Überleitungszeit entspricht), pathologischer C-Reflex bei peripherer Reizung.

2. **Retikuläre Hirnstamm Reflexmyoklonien** (Hallett et al., 1977 a)
   Klinik: stereotype generalisierte Spontan- und Reflexmyoklonien.
   Physiologie: generalisierte EMG-Entladungen von kurzer Dauer (< 40 ms), bei Polymyographie werden die Muskeln, die von unteren Hirnnervenkernen versorgten werden als erstes rekrutiert, gefolgt von mehr kaudal und rostral versorgten Muskeln (caudorostrales Aktivierungsmuster), d. h. die Erregung wird vom unteren Hirnstamm aus nach oben und unten weitergeleitet, im EEG generalisierte epilepsietypische Potentiale, ohne zeitliches Korrelat im back-averaging des EEGs. SEP's von normaler Amplitude, pathologischer C-Reflex bei peripherer Reizung.

3. **Hyperekplexie** (Brown et al., 1991 a)

   Klinik: Pathologische Ausprägung der normalen Schreckreaktion mit generalisierten Reflexmyoklonien, die durch unerwartete auditorische, visuelle oder somatosensible Reize ausgelöst werden können. Im Gegensatz zu der normalen Schrekkreaktion keine Gewöhnung, Myoklonien nicht nur Augenlider, Gesicht oder Schultern sondern generalisiert. Keine spontanen Myoklonien (DD: retikuläre Hirnstamm Reflexmyoklonien). Daneben spontan oder reflektorisch generalisierte tonische Spasmen von mehreren Sekunden Dauer.
   Physiologie: Dauer der EMG-Entladungen > 50 ms, caudorostrales Aktivierungsmuster in der Polymyographie, dabei disproportionale Verzögerung der Weiterleitung zu den intrinsischen Muskeln der Hände und Füße (d. h. langsamere efferente Weiterleitung nach unten in das Rückenmark). Dauer der tonischen Spasmen 3–15 Sekunden. Spasmen können von epilepsietypischen Potentialen über dem Vertex begleitet sein. Amplitude der SEP's zumeist normal und selten pathologisch vergrößert, verkürzte Latenz des Blinkreflexes.

4. **»Ballistic overflow myoclonus»** (Hallett et al., 1977 b)

   Klinik: Vorkommen bei Patienten mit essentiellen Myoklonus-Syndromen. Bei raschen (ballistischen) Bewegungen Myoklonien in der aktivierten Körperregion durch Störung der normalen reziproken Aktivierung von agonistischen- bzw. antagonistischen Muskelgruppen (DD: Chorea).
   Physiologie: Dauer der EMG-Entladungen von 150–200 ms alternierend in Agonisten oder-Antagonisten aber auch mit Co-Kontraktion. EEG in der Regel normal, back-averaging ohne kortikales Korrelat, SEP's normal oder vergrößert.

5. **Palatale Myoklonien** (Deuschl et al., 1990)

   Klinik: Rhythmische Kontraktionen des weichen Gaumens Typischerweise Myoklonien zeitgleich auch in Pharynxmuskulatur und Muskulatur der unteren Teile des Gesichts (Kinn, perioral). Ohrklicken durch Myoklonien häufig (> 80 %) bei essentiellen Formen und selten (< 10 %) bei symptomatischen Formen. Ausbreiten der Myoklonien auf axiale Muskulatur oder Extremitäten fast ausschließlich bei symptomatischen Formen.
   Physiologie: Palataler Myoklonus als Form eines segmentalen Myoklonus mit Ursprung der Übererregung im Hirnstamm (Guillain-Mollaret Dreieck: Olive-Ncl. dentatus-Ncl. ruber). Frequenz der Muskelkontraktionen von 100 bis 180 pro Minute. Frequenzen < 120/Minute häufiger bei essentiellen palatalen Myoklonie-Syndromen als bei symptomatischen Formen. In 20 % palatale Myoklonien bilateral. Symptomatische Formen weniger durch Schlaf, Koma oder Anästhesie zu beeinflussen.

6. **Propriospinale Myoklonien** (Brown et al., 1991c)

   Klinik: Generalisierte nicht-rhythmische stereotype Myoklonien vor allem der axialen Muskulatur mit plötzlicher Beugung des Oberkörpers, der Hüften, der Knie und des Nackens. Zuckungen können sowohl spontan als auch reflektorisch (somatosensible Reize, Nackendrehung) auftreten. Myoklonien sistieren in der Regel im Schlaf.
   Physiologie: Irreguläre EMG Entladungen in axialen Muskeln mit einer Frequenz von bis zu 2 Hz und von 40–4 000 ms Dauer. Homologe Muskeln werden synchron und bilateral aktiviert mit Co-Kontraktion der Agonisten und-Antagonisten. Nach somatosensiblen Reizen treten Myoklonien mit einer Latenz von ca. 100 ms (bis zu 450 ms) auf. Entscheidend ist das Muster der Muskelaktivierung: die Rekrutierung der axialen Muskeln wird ausgehend von einem spinalen Generator langsam (z. B. > 50 ms) im Rückenmark nach oben und nach unten weitergeleitet, was für eine Ausbreitung der Erregung über propriospinale Bahnen spricht. EEG back-averaging ohne kortikales Korrelat und ohne Bereitschaftspotential (DD psychogene Myoklonien). SEP's von normaler Amplitude.

7. **Segmentale spinale Myoklonien** (Brown, 1994; Chen et al., 1995)

   Klinik: In der Regel rhythmische Zuckungen begrenzt auf ein oder wenige zusammenhängende Myotome. Myoklonien häufig auch im Schlaf fortdauernd. In der Regel nicht durch sensible Reize beeinflußbar, obwohl Stimulus sensitive spinale Myoklonien beschrieben wurden.
   Physiologie: Rhythmische, seltener irreguläre, gewöhnlich synchrone bilaterale aber auch in den kontralateralen Extremitäten ausgeprägte Myoklonien mit einer Frequenz von 1–240 Hz und einer Dauer der EMG Aktivität von 20 bis 1 000 ms. Back-averaging ohne kortikales Korrelat und ohne Bereitschaftspotential (DD psychogene Myoklonien). SEP's von normaler Amplitude.

gen zur Charakterisierung des pathophysiologischen Typs der Myoklonien durchgeführt werden. Dazu sind nicht unbedingt aufwendige Untersuchungen nötig, da die wichtigsten Parameter im Rahmen einer neurophysiologischen Routine-Diagnostik mittels EMG (Dauer der EMG-Entladungen), EEG (epilepsietypische Potentiale) und evozierten Potentialen (Riesen-SEP's, Shibasaki et al., 1985; Shibasaki et al., 1991) erhoben werden können. Aufwendigere Verfahren sind die Mittellung des EEG in Relation zu spontanen oder reflektorischen Myoklonien (»jerk-locked-back-averaging«, Shibasaki et al., 1978), die Polymyographie und die Registrierung von Bereitschaftspotentialen im EEG bei der differentialdiagnostischen Abklärung psychogener Myoklonus-Syndrome (Terada et al., 1995).

I 10.2. Differentialdiagnose und Verlauf

Myoklonien treten sowohl physiologisch als auch als Symptom von sehr unterschiedlichen Erkrankungen des Nervensystems auf (**Tab. I 10.1**). Der Verlauf hängt daher von der zugrundeliegenden Erkrankung ab. In diesem Abschnitt wird nicht auf alle Erkrankungen eingegangen, bei denen

Myoklonien vorkommen. Die Prognose und der Verlauf eines Teils der Grunderkrankungen wird in anderen Kap. dieses Buches besprochen.

Physiologische Myoklonien sind in der Regel wenig beeinträchtigend und bedürfen keiner medikamentösen Therapie. Wenn sie vermehrt oder persistierend auftreten, sollten sie jedoch Anlaß dazu geben, eine symptomatische Ursache – insbesondere bei persistierendem Singultus – auszuschließen. Häufig hilft bereits der differentialdiagnostische Ausschluß anderer Myoklonieformen und die Aufklärung und Beruhigung des betroffenen Patienten, den Leidensdruck oder die Sorgen zu beseitigen. Einschlaf- und Aufwachmyoklonien kommen bei den meisten gesunden Menschen vor, treten zumeist zu Beginn oder zu Ende des Schlafes auf und sind häufig mit Weck-Reaktionen (arousal) verbunden. Sie sind im EEG teilweise assoziiert mit charakteristischen Schlafveränderungen (K-Komplexen) über den zentralen Hirnregionen.

Postsynkopale Myoklonien, die bei 90 % der Normalpersonen mit einer orthostatisch ausgelösten Synkope mit Bewußtseins- und Tonusverlust auftreten, sind arrhythmisch, multifokal, in proximalen Muskeln betont und gehen häufig mit anderen Bewegungen wie Kopfwendungen, vertikalen Augenbewegungen nach oben oder Automatismen einher (Lempert et al., 1994). Dies erschwert bei der Anamnese oft die Abgrenzung zu generalisierten tonisch-klonischen Anfällen epileptischer Genese. Ein differentialdiagnostisch hilfreicher Unterschied zu generalisierten tonisch-klonischen Anfällen ist, daß Synkopen durch die Wiederherstellung der Blutversorgung des Gehirns bei horizontaler Position des Körpers abrupt ohne lange Reorientierung enden.

Die **hereditäre Hyperekplexie** (Startle-Erkrankung, Suhren et al., 1966; Andermann et al., 1980) ist eine autosomal dominant vererbte seltene Erkrankung, die durch eine Mutation in der α1-Untereinheit des inhibitorischen Glyzin-Rezeptors verursacht wird. Diese wiederum führt zu veränderten Bindungseigenschaften bzw. Störungen des Chlorid-Ionenkanals (Shiang et al., 1993). Im Gegensatz zu der normalen Schreckreaktion kommt es nicht zu Habituierung der reflektorischen Zuckungen, die Patienten verspüren eine momentane generalisierte Versteifung der Muskulatur ohne Bewußtseinsverlust, die häufig zu Stürzen führt. Daraus entstehen häufig Vermeidungsstrategien und psychosoziale Probleme. Die Erkrankung besteht von Geburt an. Mit einem Gipfel um den 3–4 Lebensmonat kann es zu einer generalisierten Hypertonie der Muskulatur kommen (> stiff baby). Neben den generalisierten Myoklonien sind reflektorisch ausgelöste Muskelversteifungen für wenige Sekunden i. S. von generalisierten, tonischen Spasmen, die im Gegensatz zu Spasmen bei Patienten mit Pyramidenbahnläsionen nicht schmerzhaft sind, auch noch im Erwachsenenalter nachweisbar (Brown et al., 1991 a). Der Verlauf zeigt bis in die Jugend eine gewisse Progredienz, danach bleibt er stationär oder ist im Alter sogar rückläufig (Suhren et al., 1966). Die motorische Entwicklung kann aufgrund der Muskelversteifung in der frühen Kindheit leicht verzögert sein. Bei einem Teil der Patienten (6 von 25 Patienten in der Gruppe von Suhren et al., 1966) treten epileptische Anfälle auf, zumeist als generalisierte tonisch-klonische Anfälle. Diese Form der Hyperekplexie ist von der sporadischen Form, die einen gutartigen Verlauf hat (Andermann und Andermann, 1986) und den symptomatischen Formen, die z. B. posttraumatisch oder durch Hirnstamm-Enzephalitiden bedingt sind (Brown et al., 1991 a), zu unterscheiden. Auch konversions neurotisch bedingte Startle-Erkrankungen (Thompson et al., 1992) müssen hiervon abgegrenzt werden.

Mahloudji and Pikielny (1967) schlugen den Begriff **hereditäre essentielle Myoklonie** vor und gaben die folgenden diagnostischen Kriterien an: 1. Beginn der Myoklonien in der ersten oder zweiten Lebensdekade, 2. Männer und Frauen gleich betroffen, 3. Gutartiger variabler Verlauf vereinbar mit einem aktiven Leben von normaler Länge, 4. dominanter Vererbungsmodus mit inkompletter Penetranz, 5. keine epileptischen Anfälle, Demenz, Ataxie oder andere begleitende neurologische Ausfälle, 6. normales EEG. Typischerweise unterdrückt Alkoholkonsum die Myoklonien nahezu vollständig, weswegen in den betroffenen Familien häufig ein Alkoholmißbrauch besteht (Quinn et al., 1988; Mahloudji und Pikielny, 1967). Die Abgrenzung zwischen der hereditären essentiellen Myoklonie und der hereditären myoklonischen Dystonie ist oftmals nicht möglich, da Dystonien und Myoklonien bei beiden Erkrankungen vorkommen und auch die Besserung der Bewegungsstörungen nach Alkoholkonsum ähnlich stark ausgeprägt ist (Quinn et al., 1988). Abzugrenzen sind aber Patienten mit einer hereditären Torsions-Dystonie, bei denen nur in etwa 3 % Myoklonien vorkommen (Quinn et al., 1988). Tremor in Kombination mit Myoklonien ist bei Familien mit essentiellen Myoklonien ebenfalls beschrieben worden. Der Tremor scheint mehr in der älteren Generation und die Myoklonien mehr in der jüngeren Generation zu überwiegen (Korten et al., 1974). Von Hallett et al. (1977 b) (Hallett et al., 1977 b) wurden bei ballistischen Bewegungen auftretende Myoklonien als Form der essentiellen Myoklonie beschrieben.

Myoklonien oder Kloni kommen häufig bei epileptischen Syndromen, z. B. bei der juvenilen myoklonischen Epilepsie vor. Sie werden in den Kap. C 2 und C 3 beschrieben. Der Übergang von epileptischen Myoklonien zu epileptischen Anfällen mit Kloni ist fließend. Dabei kann man zwischen generalisierten Myoklonien und fokalen Myoklonien oder Kloni unterscheiden. Kloni einer Extremität oder Körperseite im Rahmen eines epileptischen Anfalles sprechen für eine Beteiligung des kontralateralen senso-motorischen Cortex im Anfallsgeschehen und sind als lateralisierendes Zeichen bei der Frage, von welcher Hemisphäre die Anfälle ausgehen, bedeutsam.

Die unter der Sammelbezeichnung **Progressive Myoklonus-Epilepsien (PME)** zusammengefaßten zumeist genetisch bedingten Krankheiten sind charakterisiert durch spontane, bewegungs- oder reflex-induzierte Myoklonien, epileptische Anfälle mit einem mehr oder weniger rasch progredienten Verlauf und Demenz sowie Ataxie (Berkovic et al., 1993). Myoklonien und epileptische Anfälle, die häufig durch Photostimulation ausgelöst werden können, stehen dabei im Vordergrund. Die Bezeichnung **Progressive Myoklonus-Ataxie (PMA)** wird für ein Syndrom verwandt, bei dem eine progrediente zerebelläre Ataxie mit spontanen, bei Bewegungen oder reflektorisch auftretenden Myoklonien, seltenen epileptischen Anfällen und nur schwach ausgeprägten oder fehlenden kognitiven Defiziten kombiniert ist (Marsden et al., 1990). Myoklonien und Ataxie stehen dabei gegenüber den epileptischen Anfällen und den dementiven Symptomen im Vordergrund. Hierfür sind vormals die Begriffe »Ramsay-Hunt Syndrom« oder »Dyssynergia cerebellaris myoclonica« verwandt worden. Die Erkrankungen, bei denen PME oder PMA auftreten, sind in **Tab. I 10.1** aufgelistet und können klinisch, nach der zugrundeliegenden biochemischen Störung oder pathologisch anatomisch klassifiziert werden (Marseille Consensus Group, 1990).

Die **Unverricht-Lundborg-Erkrankung** hat einen autosomal rezessiven Vererbungsmodus und wurde früher nach dem geographischen Vorkommen in eine baltische und eine mediterrane Form unterteilt. Die einheitliche Erkrankung ist mittlerweile in verschiedenen Teilen der Erde angetroffen worden. Der zugrunde liegende genetische Defekt konnte auf dem Chromosom 21q22 lokalisiert werden (Lehesjoki et al., 1991). Im Urin finden sich vermehrt Mucopolysaccharide und Muskel- und Hautbiopsie sind, im Gegensatz zu den Mitochiondropathien, der Lafora-Einschlußkörperchen-Erkrankung und den Ceroid-Lipofuszinosen (s. u.), unauffällig. Die Krankheit beginnt in der Regel mit 6–15 Jahren. Der Verlauf ist langsam progredient mit irregulären, asynchronen spontanen, reflex- oder bewegungs-induzierten Myoklonien, die in proximalen Muskeln betont sind. Daneben treten zumeist generalisierte tonisch-klonische Anfälle, Ataxie, Tremor, Gang- und Standstörungen und ein leichter intellektueller Abbau auf (Koskiniemi, 1985). Viele Patienten erreichen eine normale Lebensspanne.

Demgegenüber ist der Verlauf der ebenfalls autosomal rezessiven **Lafora-Einschlußkörperchen-Erkrankung** rasch progredient. Der Erkrankungsbeginn liegt etwas später im Alter von 10 bis 18 Jahren (Janeway et al., 1967; Van Heycop ten Ham, 1975). Die Myoklonien sind anfänglich milde und selten, verschlimmern sich aber unaufhaltsam bis sie kontinuierlich auftreten. Sie gehen einher mit Apraxie, Visusverlust und einem deutlichen dementiellen Verfall. Die meisten Patienten versterben 2–10 Jahre nach Beginn der Erkrankung. Die Diagnose wird gestellt durch den Nachweis von cytoplasmatischen Einschlußkörperchen, die in der Haut, im Gehirn, der quergestreiften Muskeln und der Leber vorkommen.

Unter dem Akronym **MERRF** (Myoclonus epilepsy and ragged-red fibers) versteht man eine mitochiondral vererbte Erkrankung mit Myoklonien (in der Regel in Form von kortikalen Reflexmyoklonien, Thompson et al., 1994c), epileptischen Anfällen und sogenannten ragged-red-fibers, die sich muskelbioptisch nachweisen lassen und subsacrolemmnalen Aggregationen von Mitochondrien entsprechen. Daneben können Demenz, Dysarthrie, kurzer Körperbau, Hörverlust, Optikus-Atrophie, Neuropathien und Migräne bei diesem Krankheitsbild vorkommen (Berkovic et al., 1989). Die Erkrankung, die zu den häufigsten Ursachen der PME gehört und um das zwanzigste Lebensjahr beginnt, ist durch eine Mutation der mitochondralen DNA bedingt und wird maternal (zytoplasmatisch) vererbt (DiMauro et al., 1985).

Die **Neuronalen Ceroid-Lipofuszinosen** (Zeman et al., 1970) sind eine Gruppe von metabolisch bedingten Erkrankungen. die entweder im Kleinkindesalter (Bielschowski-Jansky-Typ), im Kindesalter (4. bis 10. Lebensjahr, Spielmeyer-Vogt-Typ) oder im Erwachsenenalter (Kufs-Typ) beginnen. Der in der frühen Kindheit auftretende Typ (Santavouri) wird nicht zu den PME gerechnet. Neben Myoklonien treten bei dieser Krankheitsgruppe in unterschiedlichem Ausmaß epileptische Anfälle (generalisierte tonisch-klonische Anfälle, atonische und Absence-Anfälle), Demenz, kortikale Blindheit und Spastik auf. Der Verlauf ist bei den im Kleinkindes- und Kindesalter auftretenden Formen rasch progredient (Jahre). Hingegen verläuft der Erwachsenen-Typ (Kufs) langsam progredient und ist klinisch heterogen. Die Diagnose wird durch den Nachweis von vermehrten mehrfach ungesättigten Fettsäuren in der Haut- und Muskelbiopsie gestellt.

Bei der durch einen Gendefekt auf Chromosom 22 verursachten chronischen neuronalen Speicherkrankheit der **Sialidose** Typ I (»Cherry-red spot myoclonus syndrome«) kommt es durch einen Mangel eines protektiven Proteins zu einer intralyosomalen proteolytischen Degeneration der Neuraminidase und der β-Galactosidase und in Folge zu einer Anhäufung von Oligosacchariden (Strecker et al., 1976). Die Diagnose wird durch den Mangel der Neuroaminidase in Fibroblastenkulturen gestellt. Die Krankheit beginnt in der Kindheit mit progredienten, generalisierten und multifokalen sowohl spontanen, als auch reflex- und aktions-induzieten Myoklonien (Rapin, 1986), einem typischen kirschroten Fleck bei der Spiegelung des Augenhintergrundes im Makulabereich (daher cherry-red spot) mit Visusverlust und generalisierten tonisch-klonischen Anfällen ohne Demenz. Bei dem Typ II der Sialidose, der mit Demenz verbunden ist und im Jugend- oder im Erwachsenenalter beginnt, liegt nur ein partieller Mangel der β-Galactosidase vor.

Spinozerebelläre Degenerationen sollen eine häufige Ursache für eine PMA (Marsden et al., 1990) sein. In den letzten Jahren wurden darüber hinaus kortikale Myoklonien bei der Sprue (Zöliakie), einer Dünndarmerkrankung, beschrieben (Bhatia et al., 1995).

Symptomatische Myoklonus-Syndrome können bei einer großen Zahl von sehr unterschiedlichen degenerativen, infektiösen, metabolischen, toxischen und hypoxischen Erkrankungen des ZNS vorkommen (**Tab. I 10.1**). Der Verlauf und die Prognose der symptomatischen Myoklonus-Syndrome hängt von der Grunderkrankung ab. Häufig treten Besserungen nach der Behandlung der Stoffwechselstörung oder Beseitigung der toxischen Substanz auf. Am häufigsten treten symptomatische Myoklonien nach zerebralen Hypoxien auf. Die nachfolgende Beschreibungen der Myoklonien bei den einzelnen Erkrankungen folgt dem Aufbau von **Tab. I 10.1**.

Bei **neurodegenerativen Erkrankungen** kommen Myoklonien häufig vor (Chen et al., 1992; Rodriguez et al., 1994; Thompson et al., 1994 b). Sie können bei akinetisch-rigiden Syndromen zur differentialdiagnostischen Abgrenzung des idiopathischen Morbus Parkinson verwandt werden, bei dem Reflexmyoklonien nicht vorkommen. Bei der **kortikobasalen Degeneration** (Gibb et al., 1989) zählen fokale, distal und häufig unilateral betonte Reflexmyoklonien zu den typischen Symptomen. Sie finden sich bei etwa einem Drittel der Patienten (Rinne et al., 1994). Sie sind von kurzer Dauer (ca. 40 ms). Die SEP's sind nicht vergrößert. Das gemittelte EEG vor den Myoklonien zeigt kein kortikales Potential. Die bekannte kortikale Pathologie der Erkrankung und die Tatsache, daß bei diesen Patienten Myoklonien nur durch transkranielle magnetische, nicht aber durch elektrische Reize ausgelöst werden können, legen einen kortikalen Ursprung der Myoklonien nahe (Thompson et al., 1994 b). Generalisierte und multifokale Aktionsmyoklonien, die stimulussensitiv sind (ohne Riesen-SEP's) und bei denen ein zeitgebundenes Potential im gemittelten EEG vor den Myoklonien nachweisbar ist, kommen selten auch bei der Huntingtonschen Erkrankung vor (Thompson et al., 1994 a).

Bei der reflexmyoklonischen Variante des Stiff-man-Syndroms mit dem Akronym **PERM** (Progressive Encephalomyelitis with Rigidity and Myoclonus) (Whiteley et al., 1976), bei der in der Mehrzahl der Patienten Autoantikörpern gegen die Glutamat Decarboxylase im Serum und Liquor nachweisbar sind (Meinck et al., 1994), treten vermutlich spinal ausgelöste Myoklonien in Form von generalisierten, symetrischen Zuckungen, die vor allem durch Muskeldehnung oder taktile Reize ausgelöst werden können, auf (Leigh et al., 1980). Daneben findet sich eine über Monate und Jahre progrediente Muskelversteifung mit Reflexsteigerung und Kloni jedoch häufig ohne positive Pyramidenbahnzeichen. Auch kommt es zu reflektorischen Muskelverkrampfungen, die Minuten bis zu Stunden andauern können. Benzodiazepine sind das Mittel der ersten Wahl. Symptomatische Therapieversuche mit Clonidin oder Tizanidine sind bei einem Teil der Patienten ebenfalls wirksam. Ein immunsupressive Therapie (Plasmapherese, Kortison) führt zu Besserungen, die aber zumeist nicht anhaltend sind (Meinck et al., 1994).

Negative Myoklonien, die als **Asterixis** zuerst bei hepatisch bedingten **metabolischen Enzephalopathien** beschrieben wurden (Adams und Foley, 1949) und häufig bei Patienten mit einer Bewußtseinsstörung auftreten, sind auch bei Patienten mit fokalen Hirnläsionen, progressiven Myoklonus-Epilepsien und anderen nicht-hepatischen Enzephalopathien ohne Bewußtseinsstörungen beschrieben worden (Conn, 1960; Young und Shahani, 1986; Shibasaki et al., 1994). Negative Myoklonien können bilateral, einseitig und sogar als fokaler Status epilepticus auftreten (Guerrini et al., 1993; Noachtar et al., 1994). Neurophysiologisch können negative kortikale Myoklonien – aufgrund des Nachweises von Riesen-SEP's und der zeitlichen Korrelation der Innervationpausen im EMG mit paroxysmalen EEG-Potentialen in der zu dem jeweiligen Muskel zugehörigen Kortexregion – und negative subkortikale Myoklonien unterschieden werden (Shibasaki, 1995). Therapeutisch sind vor allem Antiepileptika (Valproinsäure) und Clonazepam angezeigt. Die subkortical bedingten negativen Myoklonien (Tonusverlust eher in axialer als in distaler Muskulatur, regelmäßiger in der Ausprägung als der kortikale Typ, häufiger bilateral oder generalisiert, normale SEP's) sind therapeutisch schwerer zu beeinflußen als die kortikal bedingten negativen Myoklonien. Selten können negative Myoklonien auch als Nebenwirkung einer medikamentösen Therapie (z. B. Carbamazepin) auftreten.

Das **Opsoklonus-Myoklonus-Syndrom** ist durch schnelle, multidirektionale sakkadische Augenbewegungen und generalisierte multifokale Myoklonien gekennzeichnet. Pathophysiologisch wird eine Hirnstamm-Dysfunktion mit begleitender zerebellärer Beteiligung als Ursache angenommen (Caviness et al., 1995). Es kommt als parainfektiöses Syndrom vor und kann sich innerhalb eines Monats vollständig zurückbilden (Kinsbourne, 1962; Caviness et al., 1995). Bei Kindern (Neuroblastome) (Koh et al., 1994) und bei Erwachsenen (Bronchial-, Ovarial- und Mamma-CA sowie M. Hodgkin) tritt es im Rahmen eines paraneoplastischen Syndroms mit gegen das ZNS gerichteten Antikörpern (anti-Ri, anti-Hu) auch bis zu einem Jahr vor Entdeckung des Karzinoms auf, so daß das Syndrom Anlaß geben sollte, nach einem zugrundeliegenden Karzinom zu suchen (s. Kap. G 5). Bei Assoziation mit einem Karzinom ist die Prognose entsprechend der Prognose des Tumors schlecht. Eine immunsuppressive Therapie z. B. mit Steroiden kann versucht werden. Erfolge sind auch bei Einsatz einer immunadsorptiven Therapie beschrieben (Nitschke et al., 1995).

Symptomatische Myoklonien treten am häufigsten **nach zerebralen Hypoxien** auf (Madison und Niedermeyer, 1970; Snyder et al., 1977). Bei Patienten mit einem länger als 24 h andauerndem Koma bedingt durch einen Herzkreislaufstillstand mit Reanimation von über zwei Stunden, kommen Myoklonien in 35 % vor. Diese Patienten haben in der Regel (78 %) auch epileptische Anfälle, die zumeist generalisiert sind (Krumholz et al., 1988). Vor allem Myoklonien während des Komas – insbesondere der Status myoclonicus – sind mit einer ungünstigen Überlebensprognose verbunden (Krumholz et al., 1988). Im Vergleich der Patienten mit oder ohne Status myoclonicus während des Komas erlangten in der Untersuchung von Krumholz et al. (1988) die Patienten mit einem Status nicht nur seltener das Bewußtsein wieder, sondern sie hatten auch mehr neurologische Defizite, falls sie überlebten. Aufgrund dieser schlechten Prognose, ist eine Unterscheidung zwischen dem **akuten posthypoxischen Myoklonus-Syndrom** und dem erstmals von Lance und Adams (1963) (Lance und Adams, 1963) beschriebenen chronischen posthypoxischen Myoklonus-Syndrom sinnvoll.

Auch bei dem **chronischen posthypoxischen Myoklonus-Syndrom** treten die Myoklonien zumeist – ausgelöst durch taktile oder auditorische Reize – bereits während des Komas auf. Sie stehen aber nicht im Vordergrund und es kommt nicht zu einem Status von Myoklonien oder epileptischen Anfällen. Die Myoklonien verstärken sich, wenn der Patient das Bewußtsein wiedererlangt und Bewegungen ausführt (Aktionsmyoklonien). Häufig werden sie dann erst bemerkt. Aktionsmyoklonien, die multifokal und generalisiert sein können, sind das charakteristische klinische Symptom und können neben spontan auftretenden Myoklonien und vereinzelten zumeist generalisierten tonisch-klonischen Anfällen bestehen. In seltenen Fällen können die Myoklonien auch noch Wochen und Monate nach Beginn des Komas auftreten. Die Ursachen dieser Komata sind zumeist Anästhesiekomplikationen, Asthmaanfälle, eine Medikamentenintoxikation oder Myocardinfarkte (Fahn, 1986). Immer kam es zu einem kardiopulmonalen »Arrest« mit zerebraler Hypoxämie. Die Patienten sind durch die Aktionsmyoklonien vor allem in der Gehfähigkeit und bei feinen motorischen Aufgaben behindert. Trotz Therapie wird bei etwa zwei Drittel der Kranken Gehfähigkeit ohne Hilfsmittel auch mehrere Jahre nach dem Ereignis nicht erreicht (Wehrhahn et al., 1997). Durch Behandlung (z. B. Valproinsäure, Clonazepam, Piracetam) ist aber auch Monate nach dem Ereignis noch eine Verbesserung zu erzielen. Neben den Aktionsmyoklonien, die zu ataktischen Bewegungen führen, findet sich eine zumeist geringradige Dysarthrie. Häufig läßt sich mittels neuropsychologischer Testung eine leichte globale Minderung der Intelligenz nachweisen, wobei Gedächtnis-, Frontallappen- und visuell-perzeptive Funktionen bevorzugt gestört sind (Werhahn et al., 1997).

Willkürliche d. h. **psychogen bedingte Myoklonien** sind eine Ausschlußdiagnose. Diese setzt detaillierte neurophysiologische Untersuchungen zur genauen Charakterisierung voraus. Psychogene Myoklonien können generalisiert und fokal auftreten, stimulus-sensitiv sein und einer pathologischen Schreckreaktion ähneln. Kriterien, die bei der Diagnose helfen sind: 1. Bei stimulus-sensitiven Myoklonien variable Latenzen vom Reiz bis zur Muskelantwort. Die Latenz der Zuckungen ist hierbei sowohl länger als die normale Reaktionszeit, als auch länger als die Latenzen bei nicht willkürlichen Myoklonien. 2. Wechselndes Muskelrekrutierungsmuster, d. h. die Myoklonien sind nicht stereotyp. 3. Habituation nach mehreren Reizen. 4. Registrierung von einem Bereitschaftspotential im EEG vor spontanen oder durch Reize ausgelösten Myoklonien (Thompson et al., 1992; Terada et al., 1995).

I 10.3. Therapeutische Prinzipien

Die Behandlung von Myoklonien bleibt symptomatisch, wenn die zugrunde liegende Erkrankung therapeutisch nicht beeinflußbar ist. Die meisten Antiepileptika können auch zur symptomatischen Therapie von Myoklonien eingesetzt werden. Darüber hinaus werden noch eine Reihe anderer Medikamente verwendet. Es gibt nur wenige kontrollierte Studien, in denen die einzelnen Substanzen überprüft wurden. Ein Teil der Behandlungsvorschläge basiert auf Fallbeschreibungen und empirischen Daten. Grundsätzlich wird von einer multifaktoriell bedingten Hyperexzitabilität des Nervensystems ausgegangen. Spezifität und Wirkmechanismus der verschiedenen Pharmaka sind jedoch nur zum geringen Teil bekannt. Obwohl die klinische Erfahrung zeigt, daß das gleiche Medikament bei Patienten mit den gleichen Myoklonus-Syndromen unterschiedlich wirken kann, können Richtlinien aufgestellt werden, bei welchem Myoklonus-Typ welches Medikament indiziert ist. So zielt die Pharmakotherapie bei kortikalen Myoklonien darauf ab, das Defizit der inhibitorischen Prozesse im motorischen Cortex (Brown et al., 1996) durch GABA-erge Medikamente zu mindern. Grundsätzlich sind bei den meisten Myoklonien (mit Ausnahme des »Ballistic overflow myoclonus« und der Hyperekplexie) Valproinsäure bzw. Clonazepam die Mittel der ersten Wahl. Piracetam und 5-HTP sind vor allem bei den Aktionsmyoklonien des Lance-Adams-Syndroms einzusetzen. In der Regel wird mit einem Medikament begonnen, in manchen Fällen ist aber eine Kombination verschiedener Substanzen nötig, die erfolgreicher sein kann als eine Monotherapie (Obeso et al., 1989).

Es folgt eine kurze Übersicht der bisher bekannten Wirkprinzipien der Medikamente. Umfassende Literaturübersichten finden sich bei Pranzatelli und Snodgrass (1985) und Pranzatelli und Nadi (1995) (Pranzatelli und Snodgrass, 1985; Pranzatelli und Nadi, 1995). Für die bei Myoklonus-Syndromen häufig eingesetzten Antiepleptika, die hier nicht ausführlich besprochen werden, sei auf

Kap. C 2 verwiesen. Außer für Piracetam (Brown et al., 1993) und L-5-Hydroxytryptophan (Van Woert et al., 1977), liegen für die verwendeten Substanzen keine systematischen Studien mit ausreichenden Patientenzahlen vor.

Medikamente, die die Inhibition steigern
*(*Valproinsäure, Clonazepam, Barbiturate, Primidon, Vigabatrin, Tiagabin, Progabid, Gabapentin, Baclofen, Milacemid)
GABA ist der wichtigste inhibitorische Neurotransmitter des Gehirns. Eine Verminderung der GABA-Konzentration im Liquor cerebrospinalis korreliert mit der Schwere der Myoklonien (Airakainen und Leino, 1982). Valproinsäure ist die effektivste GABAerge Substanz und kann zu einem völligen Rückgang der Myoklonien führen (Fahn, 1978; Rollison und Gilligan, 1979; Sotaniemi, 1982). Neben einer Blockade spannungsabhängiger Natrium-Kanäle, kommt die Wirkung von Valproinsäure durch Beeinflussung der GABA-Synthese – über eine gesteigerte Aktivität der Glutamat Decarboxylase – bzw. des Abbaus – über Hemmung der GABA Transaminase – zustande. Darüber hinaus führt Valproinsäure über einen nicht bekannten Mechanismus zu einer Erhöhung der GABA-Konzentration in Synaptosomen. Daneben zählt Clonazepam zu den wichtigsten Substanzen in der symptomatischen Behandlung von Myoklonien (Goldberg und Dorman, 1976; Chadwick et al., 1977; Fahn, 1979; Obeso et al., 1989; Yokota und Tsukagoshi, 1992; Thompson et al., 1994 a). Die Wirkung wird mit einer Steigerung der GABA-vermittelten Inhibition erklärt. Interessanterweise sind andere Benzodiazepine (BDZs) weniger erfolgreich in der symptomatischen Behandlung von Myoklonien, so daß die Wirkung von Clonazepam nicht ausschließlich auf einer Beeinflussung der GABAergen Erregungsübertragung zu beruhen scheint (Fahn, 1986). Der Wirkungsmechanismus von - Primidon und Barbituraten ist ähnlich dem der BDZs. Sie gehören nicht zu den Mitteln erster Wahl in der symptomatischen Behandlung von Myoklonien. Sowohl bei Barbituraten, als auch bei BDZs kommt es bei Langzeitbehandlung zu einer Abnahme der GABA- bzw. BDZ-Bindungsstellen. Dies und andere nicht bekannte Mechanismen führen insbesondere bei den BDZ in 30–50 % der Fälle zu einer Toleranzentwicklung. Die Toleranzentwicklung ist schneller für die sedierenden Nebenwirkungen und Gleichgewichtsstörungen als für die antimyoklonisch/antiepileptische Wirkung und ist nicht allein durch die Abnahme der Bindungsstellen erklärt, weil sie schneller auftritt und länger anhält. Das Antiepileptikum Vigabatrin scheint, obwohl es hiermit über eine Hemmung der GABA Transaminase zu einer Erhöhung des GABA Spiegels im ZNS kommt, keine günstige Wirkung auf Myoklonien zu haben, sondern kann diese sogar bei einigen Patienten verstärken (Brown, 1995). In seltenen Fällen von segmentalen oder palatalen Myoklonien kann Baclofen, ein $GABA_B$-Agonist, eingesetzt werden.
Die Entdeckung des Gendefektes bei der hereditären Hyperekplexie, bei der ein Defekt der α-1 Untereinheit des Glycin-Rezeptors entdeckt wurde (Shiang et al., 1993), läßt einen Effekt von Medikamenten, die den Glycin Stoffwechsel beeinflußen, bei dieser Erkrankung vermuten. Untersuchungen hierzu fehlen jedoch bisher. Milacemid ist eine azetylierte, lipophile Vorstufe (‚prodrug') von Glycin und hemmt in vivo das Enzym Monoaminooxidase-B (MAO-B), ein Abbauenzym von Dopamin und Serotonin. Milacemid hat im Tierversuch antiepileptische Eigenschaften, war aber in einer open-label Untersuchung bei Patienten mit Myoklonien bisher nicht erfolgreich (Brown et al., 1991 e).

Medikamente, die die Exzitation vermindern
*(*Phenytoin, Lamotrigin, Felbamat, Remacemid)
Diesen Medikamenten ist eine Beeinflussung des Glutamat-Stoffwechsels über eine Verminderung der Glutamat-Freisetzung und Hemmung schneller Natrium-Kanäle (Phenytoin, Lamotrigin) bzw. direkte antagonistische Wirkung an Bindungsstellen des Glutamat-Rezeptors (Felbamat, Remacemid) gemeinsam. Phenytoin ist nur bei einer Minderheit von Patienten mit einem post-hypoxischen Myoklonus-Syndrom hilfreich (Fahn, 1979). Bei Patienten mit einer Unverricht-Lundborg-Erkrankung kann Phenytoin sogar zu einer Zunahme der Myoklonien führen (Eldridge et al., 1983). Erfahrungen mit den Antiepileptika Felbamat und Lamotrigin bei Myoklonien sind begrenzt. In einem Rattenmodel des post-hypoxischen Myoklonus-Syndroms war Felbamat ebenso wie Valproat, 5 Hydroxytryptophan und Clonazepam wirksam (Truong et al., 1994).

Medikamente, die über andere z. T. unbekannte Prinzipien wirken
*(Serotonerge Substanzen (*Oxitriptan), Piracetam, Carbamazepin, Trihexyphenidyl, Dopamin-Agonisten, Östrogen)
Die Konzentration des wichtigsten Abbauproduktes von **Serotonin,** der 5-Hydroxyindolsäure, ist im Liquor von Patienten mit kortikalen Myoklonien, essentiellen Myoklonus-Syndromen und progressiven Myoklonus-Epilepsien vermindert (Chadwick et al., 1977; Van Woert et al., 1977). Durch Methysergid, einen Serotonin-Antagonisten, kann dieser Effekt blockiert werden (Magnussen et al., 1978). Auch Paroxetin und Fluoxetin, die eine serotonerge Wirkung haben, wirken positiv auf Myoklonien (De Léan et al., 1970; Chadwick et al., 1977; Van Woert et al., 1977; Van Woert et al., 1983). Darüber hinaus ist die positive Wirkung von Serotonin in verschiedenen Tiermodellen belegt worden (Van Woert et al., 1986; Pranzatelli, 1994; Truong et al., 1994). In einer offenen Studie (Van Woert et al., 1977) wurde die Wirkung von 5-HTP (5-Hydroxytryptophan, 400–2 000 mg) in Kombination mit

Carbidopa (100–300 mg) bei 23 Patienten mit ätiologisch unterschiedlichen Myoklonus-Syndromen evaluiert. Darunter hatten 61 % eine mehr als 50 %, drei eine 90 % Verbesserung und ein Patient keine Besserung der Myoklonien, gemessen an qualitativen Skalen, die Gehen, Sprache, Schreiben und Verrichtungen des alltäglichen Lebens quantifizierten. Bei allen Patienten traten unerwünschte gastrointestinale und bei 10 Patienten unerwünschte psychische Wirkungen auf. Die Anwendung von Serotonin ist durch diese geringe klinische Tolerabilität so limitiert, daß Serotonin-Präkursoren nur noch beim chronisch hypoxischen Myoclonus (Lance-Adams) Syndrom – und auch dort nur als Therapie letzter Wahl eingesetzt werden (Brown, 1995). Die peripheren Nebenwirkungen werden durch Zugabe eines peripheren aromatischen Aminosäure Decarboxylasehemmers (Carbidopa), der die Umwandlung in Serotonin außerhalb des ZNS verhindert, gebessert. Aber es fehlt ein medikamentöses Präparat, das Carbidopa als Reinsubstanz oder in Kombination mit 5-HTP enthält. Die unerwünschten gastrointestinalen Wirkungen sind auch unter Carbidopa häufig so intensiv, daß die Zugabe von Metoclopramid und Codein Phosphat erforderlich wird. Durch Hinzufügen des zentralen Serotonin-uptake-Inhibitors Fluoxetin (30 bis 40 mg/Tag) kann die 5-HTP-Dosis reduziert werden, ohne daß sich die Wirkung verschlechtert (Van Woert et al., 1986).

Obwohl eine strukturelle Ähnlichkeit zu GABA besteht, wirkt das Nootropikum Piracetam nicht über eine Beeinflussung des GABA-Stoffwechsels (Pranzatelli und Nadi, 1995). Der Wirkmechanismus ist ungeklärt. Die klinische Wirkung von Piracetam beschränkt sich größtenteils auf kortikale Myoklonus-Syndrome gleich welcher Ätiologie (Obeso et al., 1988). Dies bedeutet, daß, wo möglich, neurophysiologische Untersuchungen zur Einordnung des Myoclonus-Typs vor Anwendung der Substanz vorgenommen werden sollten. Piracetam wird gut vertragen und führt nicht zu Interaktionen mit Antiepileptika (Obeso et al., 1988; Obeso et al., 1989). Ein besonderer Vorteil ist, daß es keine sedierende Wirkung hat. Piracetam wird in der Regel als Zusatzmedikament eingesetzt, kann aber auch alleine gegeben werden. (Brown et al., 1993). Eine Placebo-kontrollierte Doppelblindstudie im sog. Crossover Design konnte die Wirksamkeit von Piracetam als Zusatztherapie bei kortikalen Myoklonien bestätigen (Brown et al., 1993). Fast die Hälfte der 21 untersuchten Patienten zeigten eine funktionelle Verbesserung, 25 % erreichten funktionelle Unabhängigkeit für Verrichtungen des täglichen Lebens (Essen, Ankleiden, Waschen) während 25 % keine Verbesserung zeigten. Unerwünschte Wirkungen traten nicht auf. Die angewandte Dosierung lag im Mittel bei 16,8 g/Tag in drei über den Tag verteilten Dosen. Wichtig ist zu erwähnen, daß ein abruptes Absetzen von Piracetam bei einem Teil der Patienten zu einer deutlichen Verschlechterung der Myoklonien und der epileptischen Anfälle führte (Brown et al., 1993), so daß die Dosisreduktion generell langsam erfolgen sollte.

Das Antiepileptikum Carbamazepin, dessen Wirkung vermutlich durch eine Hemmung der schnellen Natrium-Kanäle zustande kommt, hat in der Behandlung von Myoklonien einen ähnlichen Stellenwert wie Phenytoin. Am ehesten wird es bei der Hyperekplexie gegen die begleitenden tonischen Spasmen eingesetzt, auch bei palatalen Myoklonus-Syndromen, die jedoch meist einer Behandlung nicht bedürfen und ohnehin nur schwer zu beeinflussen sind (Deuschl et al., 1990; Brown et al., 1991 d). Selten kann Carbamazepin zu einer Verschlechterung von myoklonischen Anfällen führen (Shields und Saslow, 1983). Bei pallatalen und essentiellen Myoklonien sollen hochdosierte Gaben von **Anticholinergika** (Trihexyphenidyl, -Benzatropin) mäßigen Erfolg haben (Duvoisin, 1984; Chokroverty et al., 1987; Deuschl et al., 1990). Die Verschlechterung von Myoklonien nach parenteraler Gabe von Physostigmin weist auf eine relative cholinerge Überaktivität hin (Chokroverty et al., 1987). Der **Dopamin**-Agonist Apomorphin normalisiert eine photoparoxysmale Reaktion im EEG sowie Photomyoklonien (Artieda und Obeso, 1993). Die intravenöse Gabe von Lisurid führte bei Patienten zum einen zu einer Besserung der kortikalen Myoklonien zum anderen aber auch zur Zunahme der Amplitude der SEP's (Obeso et al., 1986). Der zuletzt genannte Effekt konnte aber auch durch Behandlung mit 5-HTP (und Clonazepam) erzielt werden. Obeso et al. (1986) haben 14 Patienten mit Myoklonus-Syndromen unterschiedlicher Ätiologie nach Vorbehandlung mit Domperidon intravenös mit 0,1–0,15 mg Lisurid behandelt. 9 Patienten zeigten eine Besserung von mehr als 50 %, bei jeweils fünf betrug diese mehr als 90 % bezogen auf die Schwere der Myoklonien. Vor allem Patienten mit kortikalen Reflexmyoklonien profitierten deutlich von dieser Behandlung. Der Effekt von Lisurid konnte mit Methysergid, nicht aber mit Haloperidol oder Sulpirid blockiert werden. L-Dopa oder Apomorphin führten nicht zu einer Besserung. Dies läßt vermuten, daß der positive Effekt auf die serotonerg-agonistischen Eigenschaften von Lisurid zurückzuführen ist. Über die orale Behandlung mit Lisurid (bis zu 5 mg) wird nur von einem Patienten mit deutlich positivem Effekt berichtet (Obeso et al., 1986).

Bei essentiellen Myoklonien (Korten et al., 1974), posthypoxischen Myoklonien (Jain und Jain, 1991), Aktionsmyoklonien bei Myoklonus-Ataxien (Lu und Chu, 1989) und bei progressiven Myoclonus Epilepsien (Genton und Guerrini, 1990; Quinn und Marsden, 1984) ist ein positiver Effekt von **Alkohol** auf die Myoklonien beschrieben worden. Dieser kann zu Alkoholabhängigkeit führen. Alkohol führt zu einer Zunahme GABAerger intrakortikaler Inhibition (Ziemann et al., 1995). Schließlich, Fahn (1979) berichtete über eine Patientin mit einem posthypoxischen Myoklonus-Syndrom, bei der die Schwere der Myoklonien zum Ende des Menstruationszyklus hin zunahmen und mit dem Plasma-Östrogenspiegel korrelierten. Unter Östrogen-Therapie (6,25 mg/Tag) kam es zu einem deutlichen Rückgang der Myoklonien.

I 10.4. Pragmatische Therapie

Die Wahl des Medikamentes hängt vom Myoklonus-Typ ab. Bei manchen Myoklonus-Syndromen scheint eine Polytherapie erfolgreicher als die Monotherapie (Fahn, 1979; Obeso et al., 1989). Dies gilt insbesondere, wenn mehrere pathophysiologische Mechanismen angenommen werden (z. B. kortikale Myoklonien und retikuläre Hirnstamm-Reflexmyoklonien). Die Wahl des Medikaments wird im Einzelfall außerdem durch die unerwünschten Wirkungen bestimmt. Da es keine wirklich belegte Therapieempfehlung gibt müssen systematisch die bei den einzelnen Myoklonus-Typen empfohlenen Medikamente individuell geprüft werden. Grundsätzlich sollten alle Medikamente langsam ein- und ausgeschlichen werden. Die Höhe der Dosierung ist von der Wirkung bzw. von den unerwünschten Wirkungen abhängig. Im folgenden soll eingeteilt nach den wichtigsten pathophysiologischen Myoclonus Typen die pragmatische Therapie kurz zusammengefaßt werden. Zur Klinik und den neurophysiologischen Charakteristika sei auf **Tab. I 10.4** verwiesen. Auf Nebenwirkungen wird nur dann eingegangen, wenn sie nicht bereits in anderen Kapiteln erwähnt wurden.

Bei **kortikalen Myoklonien** sind Valproinsäure und Clonazepam die *Mittel der ersten Wahl*. Valproinsäure (Ergenyl chrono®, Orfiril®, Convulex®, Leptilan®) wird beginnend mit 300 mg zur Nacht, langsam (um 300 mg alle 3–7 Tage) aufdosiert bis eine hinreichende Besserung erzielt wird oder Nebenwirkungen auftreten. Tagesdosen von 600 bis 4 000 mg in zwei- bis drei Portionen verteilt sind üblich. Die Bestimmung der Serumspiegel gibt Anhaltspunkte über den individuellen Dosierungsspielraum. Clonazepam (Rivotril®, Antelepsin®) wird beginnend mit 3 mal 0,5 mg um 1–2 mg/Tag alle drei Tage bis zu Dosen von 15 mg/Tag oder – bei fehlenden Nebenwirkungen – mehr eingesetzt.

Mittel der zweiten Wahl sind Piracetam und Oxitriptan (5-HTP). Beide Substanzen sind besonders bei den Aktionsmyoklonien im Rahmen des chronisch-hypoxischen Myoklonus (Lance-Adams) Syndroms angezeigt. Piracetam (Piracetam®, Nootrop®, Normabrain®) hat den Vorteil, daß es bis auf Schlafstörungen gut verträglich ist, keine sedierenden Nebenwirkungen hat und es nicht zu Interaktionen mit Antiepileptika führt, weswegen eine Kombinationstherapie leichter möglich ist. Dosen zwischen 2,4 und 16,8 g/Tag sind nötig. Es kann hierbei mit z. B. 7,2 g/Tag begonnen werden und die Dosis um 4,8 g/Tag alle drei Tage gesteigert werden. Oxitriptan (5-HTP) (Levothym®) führt bei den meisten Patienten zu gastrointestinalen (Anorexie, Übelkeit, Erbrechen, Durchfälle) und psychischen Nebenwirkungen (Hypomanie, Euphorie, Agitation, Insomnie, Agressivität). Aus diesem Grunde wurde es in den Therapiestudien mit einem peripheren Decarboxylasehemmer für aromatische Aminosäuren (Carbidopa 100 bis 300 mg/Tag) kombiniert. Carbidopa ist auf dem deutschen Markt als Einzelsubstanz aber nicht erhältlich. Die Zugabe von Fluoxetin (Fluctin®, 20 mg/Tag) kann helfen, die Dosis zu reduzieren. Oxitriptan wird zu Beginn mit 4 mal 100 mg gegeben und die Dosis wird – in Abhängigkeit von Nebenwirkungen – um 100 mg/Tag alle 3–5 Tage bis auf 1 000–3 000 mg/Tag gesteigert.

Als *weitere Mittel* können Phenobarbital (Phenaemal®, Luminal®, 50–200 mg, langsam aufdosieren, Einmalgabe zur Nacht) und Primidon (Mylepsinum®, Resimatil®, Liskantin®, 500–750 mg, langsam aufdosieren, Zweimalgabe) versucht werden. Darüberhinaus ist eine Wirksamkeit von Lisurid (Dopergin®) und Östrogenen beschrieben (Fahn, 1979; Obeso et al., 1986).

Die **retikulären Hirnstamm-Reflexmyoklonien** sind häufig therapeutisch schwer beeinflußbar und treten vor allem beim chronisch-hypoxischen Myoklonus-(Lance-Adams-)-Syndrom oft in Kombination mit kortikalen Myoklonien auf. Wie bei den kortikalen Myoklonien gelten daher Valproinsäure und Clonazepam als *Mittel der ersten Wahl* (s. o.). Behandlung mit mehreren Mitteln (Polytherapie) ist hierbei häufig nötig. Dabei sind vor allem Kombinationen aus Valproinsäure und Clonazepam mit Piracetam und Oxitriptan sinnvoll.

Bei der **Hyperekplexie** sollten Carbamazepin und Phenytoin oder Clonazepam eingesetzt werden (s. Kap. C 2 und oben).

Bei den **essentiellen Myoklonien** und dem **»Ballistic overflow Myoclonus«** sind Trihexyphenidyl und Benzatropin die *Mittel der ersten Wahl*. Trihexyphenidyl (Artane®, Parkopan®) wird hierbei beginnend mit 3–4 mal 1 mg/Tag um 2 mg alle 3–4 Tage bis auf eine Dosierung von etwa 35 mg gesteigert. Als Nebenwirkungen sind besonders Psychosen bei älteren Patienten zu bedenken. Benzatropin (Cogentinol®) wird beginnend mit 3 mal 1 mg/Tag alle 3–4 Tage um 2 mg bis 4 bis 9 mg/Tag gesteigert. Als Mittel zweiter Wahl kann Clonazepam eingesetzt werden. Trotzt der guten Wirksamkeit ist der Einsatz von Äthylalkohol wegen des Abhängigkeitspotentials und der langfristigen Nebenwirkungen problematisch.

Bei den **palatalen Myoklonien** sowie den **spinal**en **Myoklonien**, die oft nicht behandlungsbedürftig und nur schwer medikamentös beeinflußbar sind, sind die **Antiepileptika** Phenytoin und Carbamazepin neben Diazepam und Clonazepam die Mittel der ersten Wahl. Sollte diagnostisch bei spinalsegmentalen Myoklonien eine symptomatische Ursache gefunden werden, so ist eine chirurgische Therapie hilfreich.

Als Sonderfall bleibt zu erwähnen, daß das Opsoklonus-Myoklonus-Syndrom im Kindesalter mit Steroiden (Kinsbourne, 1962) oder einer immunadsorptiven Therapie (Nitschke et al., 1995) behandelt werden kann (s. Kap. G 5).

Literatur

Adams RD, Foley JM (1949) The neurological changes in the more common types of severe liver disease. Trans Am Neurol Assoc 74: 217–219

Airakainen EM, Leino E (1982) Decrease of GABA in the cerebrospinal fluid of patients with progressive myoclonus epilepsy and its correlation with the increase of 5HIAA and HVA. Acta Neurol Scand 66: 666–672

Andermann F, Keene DL, Andermann E, Quesney LF (1980) Startle disease or hyperekplexia: further delineation of the syndrome. Brain 103: 985–997

Andermann F, Andermann E (1986) Excessive reflex syndromes: startle disease, jumping, and startle epilepsy. Adv Neurol 43: 321–338

Artieda J, Obeso JA (1993) The pathophysiology and pharmacology of photic cortical reflex myoclonus. Ann Neurol 34: 175–184

Banks G, Nielsen VK, Short MP, Kowal CD (1985) Brachial plexus myoclonus. J Neurol Neurosurg Psychiatry 48: 582–584

Berkovic SF, Carpenter S, Evans A, Karpati G (1989) Myoclonus epilepsy and ragged-red fibers (MERRF) 1. A clinical, pathological biochemical, magnetic resosnance spectrographic and positron emission tomographic study. Brain 112: 1231–1260

Berkovic SF, Cochius J, Andermann E, Andermann F (1993) Progressive myoclonus epilepsies: clinical and genetic aspects. Epilepsia 34 Suppl 3: S19–30

Bhatia KP, Brown P, Gregory R, Lennox GG, Manji H, Thompson PD, Ellison DW, Marsden CD (1995) Progressive myoclonic ataxia associated with coeliac disease -The myoclonus is of cortical origin, but the pathology is in the cerebellum. Brain 118: 1087–1093

Brown P, Rothwell JC, Thompson PD, Britton TC, Day BLM (1991 a) The hyperekplexias and their relationship to the normal startle reflex. Brain 114: 1903–1928

Brown P, Thompson PD, Rothwell JC, Day BL, Marsden CD (1991 b) Paroxysmal axial spasms of spinal origin. Mov Disord 6: 43–48

Brown P, Thompson PD, Rothwell JC, Day BL, Marsden CD (1991 c) Axial myoclonus of propriospinal origin. Brain 114: 197–214

Brown P, Thompson PD, Rothwell JC, Day BL, Marsden CD (1991 d) A case of postanoxic encephalopathy with cortical action and brainstem reticular reflex myoclonus. Mov Disord 6: 139–144

Brown P, Thompson PD, Rothwell JC, et al. (1991 e) A therapeutic trial of milacemide in myoclonus and the stiff-person syndrome. Mov Disord 6: 73–75

Brown P, Steiger MJ, Thompson PD, Rothwell JC, Day BL, Salama M, Waegemans T, Marsden CD (1993) Effectiveness of piracetam in cortical myoclonus. Mov Disord 8: 63–68

Brown P. (1994) Spinal myoclonus. In: *Marsden CD, Fahn S* (Hrsg.) Movement disorders III Butterworth-Heinemann, Oxford, 459–476

Brown P (1995) Myoclonus – A practical guide to drug therapy. CNS Drugs 3: 22–29

Brown P, Ridding MC, Werhahn KJ, Rothwell JC, Marsden CD (1996) Abnormalities of the balance between inhibition and excitation in the motor cortex of patients with cortical myoclonus. Brain 119: 309–317

Caviness JN, Forsyth PA, Layton DD, McPhee TJ (1995) The movement disorder of adult opsoclonus. Mov Disord 10: 22–27

Chadwick D, Hallett M, Harris R, Jenner P, Reynolds EH, Marsden CD (1977) Clinical, biochemical, and physiological features distinguishing myoclonus responsive to 5-Hydroxytryptophan, Trytophan with a monoamine oxidase inhibitor, and Clonazepam. Brain 100: 455–487

Chen R, Ashby P, Lang E (1992) Stimulus-sensitive myoclonus in akinetic-rigid syndromes. Brain 115: 1875–1888

Chen R, Remtulla H, Bolton CF (1995) Electrophysiological study of diaphragmatic myoclonus. J Neurol Neurosurg Psychiatry 58: 480–483

Chokroverty S, Manocha MK, Duvoisin RC (1987) A physiologic and pharmacologic study in anticholinergic-responsive essential myoclonus. Neurology 37: 608–615

Conn HO (1960) Asterixis in non-hepatic disorders. Am j Med 29: 647–661

De Léan J, Richardson JC, Hornykiewicz O (1970) Benefical effects of serotonin precursors in post-anoxic action myoclonus. Neurology 188: 298–304

Deuschl G, Mischke G, Schenck E, Schulte-Mönting J, Lücking CH (1990) Symptomatic and essential rhythmic palatal myoclonus. Brain 113: 1645–1672

DiMauro S, Bonilla E, Zeviani M, Nakagawa M, DeVivo DC (1985) Mitochondrial myopathies. Ann Neurol 17: 521–538

Duvoisin RC (1984) Essential myoclonus: response to anticholinergic therapy. Clin Neuropharmacol 7: 141–171

Eldridge R, Stern R, Iivanainen M, et al. (1983) ‚Baltic' myoclonus epilepsy: hereditary disorder of childhood made worse by phenytoin. Lancet 2: 838–842

Fahn S (1978) Post-anoxic action myoclonus: improvement with valproic acid. N Engl J Med 299: 313–314

Fahn S (1979) Posthypoxic action myoclonus: Review of the literature and report of two new cases with response to Valproate and Estrogen. Adv Neurol 26: 49–84

Fahn S (1986) Posthypoxic action myoclonus: Literature review update. Adv Neurol 43: 157–169

Genton P, Guerrini R (1990) Antimyoclonic effects of alcohol in progressive myoclonus epilepsy. Neurology 40: 1412–1416

Gibb WRG, Luthert PJ, Marsden CD (1989) Corticobasal degeneration. Brain 112: 1171–1192

Goldberg MA, Dorman JD (1976) Intention myoclonus: Successful treatment with clonazepam. Neurology 26: 24–26

Guerrini R, Dravet C, Genton P, Bureau M, Roger J, Rubbioli G, Tassinari CA (1993) Epileptic negative myoclonus. Neurology 43: 1078–1083

Hallett M, Chadwick D, Adam J, Marsden CD (1977 a) Reticular reflex myoclonus: a physiological type of human post-hypoxic myoclonus. J Neurol Neurosurg Psychiatry 40: 253–264

Hallett M, Chadwick D, Marsden CD (1977 b) Ballistic movement overflow myoclonus a form of essential myoclonus. Brain 100: 299–312

Hallett M, Chadwick D, Marsden CD (1979) Cortical reflex myoclonus. Neurology 29: 1107–1125

Henchey R, Cibula J, Helveston W, Malone J, Gilmore RL (1995) Electroencephalographic findings in Hashimoto's encephalopathy. Neurology 45: 977–981

Jain S, Jain M (1991) Action myoclonus (Lance-Adams syndrome) secondary to strangulation with dramatic response to alcohol. Mov Disord 6: 183

Janeway R, Ravens JR, Pearce LA, Odor DL, Suzuki K (1967) Progressive myoclonus epilepsy with Lafora inclusion bodies,I: clinical, genetic, histopathologic, and biochemical aspects. Arch Neurol 16: 565–582

Kinsbourne M (1962) Myoclonic enecephalopathy of infants. J Neurol Neurosurg Psychiatry 25: 271–276

Koh PS, Raffensperger JG, Berry S, Larsen MB, Johnstone HS, Chou P, Luck SR, Hammer M, Cohn SL (1994) Long-term outcome in children with opsoclonus-myoclonus and ataxia and coincident neuroblastoma. J Pediatr 125: 712–716

Korten JJ, Notermanns SLH, Frenken CWGM, Gabreels FJM, Joosten EMG (1974) Familial essential myoclonus. Brain 97: 131–138

Koskiniemi M (1985) Baltic myoclonus. Adv Neurol 43: 57–64

Krumholz A, Stern BJ, Weiss HD (1988) Outcome from coma after cardiopulmonary resuscitation: Relation to seizures and myoclonus. Neurology 38: 401–405

Lance JW, Adams RD (1963) The syndrome of intention or action myoclonus as a sequel to hypoxic encephalopathy. Brain 86: 111–136

Lehesjoki A-E, Koskiniemi M, Sistonen P, et al. (1991) Localisation of a gene for progressive myoclonus epilepsy to chromosome 21q22. Proc Natl Acad Sci USA 88: 3696–3699

Leigh PN, Rothwell JC, Traub M, Marsden CD (1980) A patient with reflex myoclonus and muscle rigidity: »jerking stiff-man syndrome«. J Neurol Neurosurg Psychiatry 43: 1125–1131

Lempert T, Bauer M, Schmidt D (1994) Syncope: a videometric analysis of 56 episodes of transient zerebral hypoxia. Ann Neurol 36: 233–237

Lu CS, Chu NS. (1989) Effects of alcohol on myoclonus and somatosensory evoked potentials in dyssynergia cerebellaris myoclonica. Neurology 39: 421

Madison D, Niedermeyer E (1970) Epileptic seizures resulting from acute zerebral anoxia. J Neurol Neurosurg Psychiatry 33: 381–386

Magnussen I, Dupont E, Engback F, de Fine Olivarius B (1978) Post-hypoxic intention myoclonus treated with 5-hydroxytrytophan and extracerebal decarboxylase inhibitor. Acta Neurol Scand 57: 289–294

Mahloudji M, Pikielny RT (1967) Hereditary essential myoclonus. Brain 90: 669–674

Marsden CD, Hallett M, Fahn S. (1981) The nosology and pathophysiology of myoclonus. In: *Marsden CD, Fahn S* (Hrsg.) Neurology 2–Movement disorders. Butterworth Scientific, London, 196–248

Marsden CD, Harding AE, Obeso JA, Lu CS (1990) Progressive myoclonic ataxia (The Ramsay Hunt syndrome). Arch Neurol 47: 1121–1125

Marseille Consensus Group (1990) Classification of progressive myoclonus, epilepsies and related disorders. Ann Neurol 28: 113–116

Meinck HM, Ricker K, Hulser PJ, Schmid E, Peiffer J, Solimena M (1994) Stiff man syndrome: clinical and laboratory findings in eight patients. J Neurol 241: 157–166

Nitschke M, Hochberg F, Dropcho E (1995) Improvement of paraneoplastic opsoclonus-myoclonus after protein A column therapy [letter]. N Engl J Med 332: 192

Noachtar S, Lüders HO, Holthausen H, May T, Chee M (1994) Subdural and surface recordings of focal negative motor phenomena in epileptic seizures. Epilepsia 35: 123

Obeso JA, Rothwell JC, Marsden CD (1985) The spectrum of cortical myoclonus. From focal reflex jerks to spontaneous motor epilepsy. Brain 108: 193–224

Obeso JA, Rothwell JC, Quinn NP, Lang AE, Artieda JM (1986) Lisuride in the treatment of myoclonus. Adv Neurol 43: 191–196

Obeso JA, Artieda J, Quinn N, Rothwell JC, Luquin MRV, Marsden CD (1988) Piracetam in the treatment of different types of myoclonus. Clin Neuropharmacol 11: 529–536

Obeso JA, Artieda J, Rothwell JC, Day B, Thompson PD, Marsden CD (1989) The treatment of severe action myoclonus. Brain 112: 765–777

Pranzatelli MR (1994) Serotonin and human myoclonus. Rationale for the use of serotonin receptor agonists and antagonists. Arch Neurol 51: 605–617

Pranzatelli MR, Nadi NS (1995) Mechanism of action of antiepileptic and antimyoclonis drugs. Adv Neurol 67: 329–360

Pranzatelli MR, Snodgrass SR (1985) The pharmacology of myoclonus. Clin Neuropharmacol 8: 99–130

Quinn N, Marsden CD (1984) Dominantly inherited myoclonic dystonia with dramatic response to alcohol. Neurology 34: 236–237

Quinn NP, Rothwell JC, Thompson PD, Marsden CD (1988) Hereditary myoclonic dystonia, hereditary torsion dystonia and hereditary essential myoclonus: an area of confusion. Adv Neurol 50: 391–401

Rapin I (1986) Myoclonus in neuronal storage and Lafora disease. Adv Neurol 43: 65–85

Rinne JO, Lee MS, Thompson PD, Marsden CD (1994) Corticobasal degeneration. A clinical study of 36 cases. Brain 117: 1183–1196

Rodriguez ME, Artieda J, Zubieta JL, Obeso JA (1994) Reflex myoclonus in olivopontocerebellar atrophy. J Neurol Neurosurg Psychiatry 57: 316–319

Rollison RD, Gilligan BS (1979) Postanoxic action myoclonus (Lance-Adams syndrome) responding to valproate. Arch Neurol 44–45

Shaw PJ, Walls TJ, Newman PK, Cleland PG, Cartlidge NE (1991) Hashimotos's encephalopathy: a steroid-responsive disorder associated with high anti-thyroid antibody titers-report of 5 cases. Neurology 41: 228–233

Shiang R, Ryan SG, Zhu Y-Z, et al. (1993) Mutations in the $alpha_1$ subunit of the inhibitors glycine receptor cause the dominant neurologic disorder, hyperekplexia. Nat Genet 5: 351–357

Shibasaki H, Yamashita Y, Kuroiwa Y (1978) Electroencephalographic studies of myoclonus. Myoclonus-related cortical spikes and high amplitude somatosensory evoked potentials. Brain 101: 447–460

Shibasaki H, Yamashita Y, Neshige R, Tobimatsu S, Fukui R (1985) Pathogenesis of giant somatosensory evoked potentials in progressive myoclonic epilepsy. Brain 108: 225–240

Shibasaki H, Kakigi R, Ikeda A (1991) Scalp topography of giant SEP and pre-myoclonus spike in cortical reflex myoclonus. Electroencephalogr Clin Neurophysiol 81: 31–37

Shibasaki H, Ikeda A, Nagamine T, Mima T, Terada K, Nishitani N, Kanda M, Takano S, Hanazono T, Kohara N, et al. (1994) Cortical reflex negative myoclonus. Brain 117: 477–486

Shibasaki H (1995) Pathophysiology of negative myoclonus and asterixis. Adv Neurol 67: 199–209

Shields WD, Saslow E (1983) Myoclonic, atonic, and absence seizures following institution of carbamazepine therapy in children. Neurology 33: 1487–1489

Snyder BD, Ramirez-Lassepas M, Lippert DM (1977)

Neurologic status and prognosis after cardiopulmonary arrest: I A retrospective study. Neurology 27: 807–811

Sotaniemi K (1982) Valproic acid in the treatment of nonepileptic myoclonus. Arch Neurol 39: 448–449

Sotaniemi KA (1985) Paraspinal myoclonus due to spinal root lesion. J Neurol Neurosurg Psychiatry 48: 723–724

Strecker G, Hondi-Assah T, Fournet B, Spik G, et al. (1976) Structure of the three major sialyl-oligosaccharides excreted in the urine of five patients with three distinct inborn diseases: I cell disease and two new types of mucolipidoses. Biochem Biophys Acta 444: 349–358

Suhren O, Bruyn GW, Tuynman JA (1966) Hyperekplexia: a hereditary startle syndrome. J Neurol Sci 3: 577–605

Terada K, Ikeda A, Van Ness PC, Nagamine T, Kaji R, Kimura J, Shibasaki H (1995) Presence of Bereitschaftspotential preceding psychogenic myoclonus: clinical application of jerk-locked back averaging. J Neurol Neurosurg Psychiatry 58: 745–747

Thompson PD, Colebatch JG, Brown P, Rothwell JC, Day BL, Obeso JA, Marsden CD (1992) Voluntary stimulus-sensitive jerks and jumps mimicking myoclonus or pathological startle syndromes. Mov Disord 7: 257–262

Thompson PD, Bhatia KP, Brown P, Davis MB, Pires M, Quinn NP, Luthert P, Honovar M, O'Brien MD, Marsden CD, et al. (1994 a) Cortical myoclonus in Huntington's disease. Mov Disord 9: 633–641

Thompson PD, Day BL, Rothwell JC, Brown P, Britton TC, Marsden CD (1994 b) The myoclonus in kortikobasal degeneration. Evidence for two forms of cortical reflex myoclonus. Brain 117: 1197–1207

Thompson PD, Hammans SR, Harding AE (1994 c) Cortical reflex myoclonus in patients with the mitochondrial DNA transfer RNA(Lys)(8344) (MERRF) mutation. J Neurol 241: 335–340

Toro C, Pascual Leone A, Deuschl G, Tate E, Pranzatelli MR, Hallett M (1993) Cortical tremor. A common manifestation of cortical myoclonus. Neurology 43: 2346–2353

Truong DD, Matsumoto RR, Schwartz PH, Hussong MJ, Wasterlain CG (1994) Novel rat cardiac arrest model of posthypoxic myoclonus. Mov Disord 9: 201–206

Van Heycop ten Ham MW (1975) Lafora disease. A form of progressive myoclonus epilepsy. In: *Vinken PJ, Bruyn GW* (Hrsg.) The epilepsies. North Holland Publishing Co, Amsterdam, 382–422

Van Woert MH, Rosenbaum D, Howieson J, Bowers MB (1977) Long-term therapy of myoclonus and other neurologic disorders with L-5-Hydroxytryptophan and Carbidopa. N Engl J Med 296: 70–75

Van Woert MH, Magnussen I, Rosenbaum D, Chung E (1983) Fluoxetine in the treatment of intention myoclonus. Clin Neuropharmacol 6: 49–54

Van Woert MH, Rosenbaum D, Chung E (1986) Biochemestry and therapeutics of posthypoxic myoclonus. Adv Neurol 43: 171–182

Werhahn KJ, Brown P, Thompson PD, Marsden CD (1997) The clinical features and prognosis of chronic post hypoxic myoclonus. Mov Disord 12(2):216–220

Whiteley AM, Swash M, Urich H (1976) Progressive encephalomyelitis with rigidity. Brain 99: 27–42

Yokota T, Tsukagoshi H (1992) Cortical activity-associated negative myoclonus. J Neurol Sci 111: 77–81

Young RR, Shahani BT (1986) Asterixis: one type of negative myoclonus. Adv Neurol 43: 137–156

Zeman W, Donahue S, Dyken P, et al. (1970) The neuronal ceroid-lipofuscinoses (Batten-Vogt syndrome). In: *Vinken PJ, Bruyn GW* (Hrsg.) Handbook of Clinical Neurology. North Holland Publishing Company, Amsterdam, 588–679

Ziemann U, Lönnecker S, Paulus W (1995) Inhibition of human motor cortex by ethanol – A transcranial magnetic stimulation study. Brain 118: 1437–1446

I 11. Tremor

von *S. Spieker* und *U. Büttner*

Tremor ist eine unwillkürliche, rhythmische Bewegung von Extremitäten, Kopf oder gelegentlich auch des Rumpfes. Pathologischer Tremor sowie der verstärkte physiologische Tremor entstehen durch abnorme Synchronisation von spinalen Motoneuronen, wobei eine Reihe von zentralen und peripheren Mechanismen beteiligt sein können. Tremor ist zunächst ein unspezifisches Symptom. Er kann nur im Zusammenhang mit der restlichen neurologischen Symptomatik diagnostisch eingeordnet werden. Darüberhinaus hilft die Beobachtung der Bedingungen, unter der er auftritt (Ruhe-, Halte-, Aktions- oder Intentionstremor), sowie seiner Frequenz, bei der Diagnosestellung (s. **Tab. I 11.1**). Oberflächen-EMG-Registrierungen von antagonistischen Muskeln zeigen beim Parkinsontremor üblicherweise ein alternierendes Aktivierungsmuster, während sich beim Essentiellen Tremor eine Kokontraktion, aber auch alternierende Aktivierung findet (Boose et al. 1996).

Tab. I 11.1: Klinische Charakteristika pathologischer Tremorformen

Essentieller Tremor	Aktions- und Haltetremor	6–7 Hz
Parkinsontremor	Ruhetremor	4–6 Hz
Zerebellärer Tremor	Intentionstremor	3–5 Hz
Mittelhirntremor	Aktions- und Ruhetremor	2–5 Hz

I 11.1. Verstärkter physiologischer Tremor

Klinik

Der verstärkte physiologische Tremor ist kein eigentlicher pathologischer Tremor, sondern entsteht, wohl durch einen erhöhten Sympathikotonus, aus dem physiologischen Tremor, den jeder Gesunde hat. Der physiologische Tremor ist ein rein peripherer Tremor, dem das spezielle Rekrutierungsverhalten des Motoneuronenpools zugrunde liegt. Sympathikotone Einflüsse führen zu einer Synchronisation der Entladung motorischer Einheiten und so zu einer Verstärkung dieses physiologischen Tremors. Klinisch handelt es sich beim verstärkten physiologischen Tremor um einem feinschlägigen, hochfrequenten (8–12 Hz), symmetrischen Halte- und Aktionstremor der Hände. Auslösemechanismen sind Zustände wie Angst, Erregung, Hypoglykämie, Hyperthyreose und Alkoholentzug, aber auch Kälte und Ermüdung. Ein adrenerger Mechanismus ist bisher nicht in jedem Fall nachgewiesen, ist aber meistens anzunehmen. Ferner können eine Reihe von Medikamenten und toxischen Substanzen (s. **Tab. I 11.2**) einen ähnlichen Tremor verursachen.

Tab. I 11.2: Vorkommen von Halte- und Aktionstremor (außer Essentiellem Tremor)

Verstärkter physiologischer Tremor
Erregungszustände und Angst
Hyperthyreose
Phäochromozytom
Hypoglykämie
Alkoholentzug
Medikamentennebenwirkung
Lithium (in ca. 25 % der behandelten Fälle)
Valproat (in ca. 10 % der behandelten Fälle)
Neuroleptika
Trizyklische Antidepressiva
Theophyllin-Präparate
Kortikosteroide
Bronchodilatatoren
Intoxikationen
Quecksilber
Blei
Arsen
Kohlenmonoxid
Im Rahmen anderer Grunderkrankungen
Neurale Muskelatrophie
Guillain-Barré-Syndrom
Dystonien
M. Parkinson
M. Wilson

Therapeutische Prinzipien

Die Therapie des verstärkten physiologischen Tremors besteht in der Behandlung des zugrunde liegenden Zustandes. Oft ist die Aufklärung über die Harmlosigkeit der Symptome ausreichend. Vermeidung von weiteren Verstärkungsfaktoren (Kaffee, Tee) kann hilfreich sein. Bei ausgeprägten Beschwerden können Betablocker gegeben werden (s. Essentieller Tremor).

I 11.2. Essentieller Tremor

Klinik

Der Essentielle Tremor ist ein in der Regel milder, überwiegend symmetrisch ausgeprägter Halte- und Aktionstremor der oberen Extremitäten, der jedoch auch den Kopf (»ja-Tremor«, »nein-Tremor«), Beine, Gesicht und Zunge sowie die Stimme erfassen kann. Seine Frequenz beträgt um 6–7 Hz, kann jedoch insbesondere bei älteren Patienten mit niedrigeren Frequenzen bis 4 Hz auftreten. Ca. 60 % der Fälle sind autosomal-dominant vererbt (Lou et al., 1991; Koller et al., 1994). Klinische Unterschiede zwischen erblichen und spontanen Tremores gibt es nicht (Lou et al., 1991). Ca. 50–70 % der Patienten bessern sich unter Alkoholeinfluß (Lou et al., 1991; Bain et al., 1994), wobei das Ansprechen auf Alkohol innerhalb einer Familie nicht konstant vorhanden sein muß.

Klinisch bietet die Differentialdiagnose zum *Parkinson-Syndrom* dem Geübten selten Schwierigkeiten, da Rigor und akinetische Symptome fehlen und zumindest in den ersten Jahren der Manifestation kein Ruhetremor vorliegt. Ob eine überzufällige Assoziation des Essentiellen Tremors mit dem Idiopathischen Parkinson-Syndrom besteht, wird kontrovers diskutiert (Lou et al., 1991; Bain et al., 1994).

Gleichzeitig vorhandene Dystonien, ggf. auch an einem anderen Körperteil, oder auch nur ein »geste antagoniste« schließen die Diagnose aus und sollten wie ein *dystoner* Tremor behandelt werden (s. Kap. I 3.). Ein verstärkter *physiologischer Tremor* (Schilddrüsenwerte), ein durch Tremor monosymptomatischer *Morbus Wilson* (Kupferstoffwechsel) sowie ein medikamentös induzierter Tremor sind bei der nicht-erblichen Form stets auszuschließen (**Tab. I 11.2**). Der *orthostatische Tremor* tritt im Stehen als hochfrequenter Tremor (14–18 Hz) auf und entspricht wahrscheinlich einer eigenen klinischen Entität (McManis et al., 1993). Er wird mit Clonazepam (1 bis 6 mg) behandelt.

Verlauf

Der Essentielle Tremor kann in jedem Lebensalter auftreten, auch in der Kindheit. Er beginnt milde und nimmt im Laufe des Lebens an Amplitude zu, an Frequenz dagegen ab (Elble et al., 1992.). Oftmals vergehen bis zu zehn Jahren, bis er so behindernd wird, daß ein Arzt aufgesucht wird. Nach einigen Jahren wird ein Plateau erreicht. Spontanremissionen treten nicht auf. Ca. 25 % der Patienten werden krankheitshalber berentet oder schulen um (Bain et al., 1994).

Therapeutische Prinzipien

Ursache und Entstehungsmechanismus des Essentiellen Tremors sind weitgehend unklar. Aufgrund von Tiermodellen wird eine spontane, synchrone Oszillation von Neuronen oder Neuronenkreise im Bereich des olivozerebellären Systems angenommen. Entsprechend sind auch die Wirkprinzipien der therapeutisch verwendeten Substanzen nicht sicher bekannt. Betablocker stellen die Medikamente der ersten Wahl dar. Sie wirken wahrscheinlich peripher auf die Muskelspindeln; ein zusätzlicher zentraler Mechanismus ist möglich. Ein gesicherter Zusammenhang zwischen den pharmakologischen Eigenschaften der einzelnen Substanzen und ihrer Antitremorwirkung konnte bisher nicht nachgewiesen werden. Am besten wirksam ist der nicht-selektive Betablocker Propranolol. Der selektive Beta-1-Blocker Metoprolol wird gelegentlich als ebenso wirksam bezeichnet (Koller und Biary, 1984).

Die Wirkungsweise des Antiepileptikums Primidone beim Essentiellen Tremor ist ebenfalls unklar. Primidone wird zu Phenylethylmalonamide und Phenobarbital abgebaut. Von diesen beiden Substanzen wirkt Phenobarbital auch tremorlytisch, allerdings lange nicht so stark.

Mit Propranolol und Primidon stehen effektive Medikamente zur Verfügung. Nur wenige Patienten sprechen auf keine der beiden Substanzen an. Vor weiteren therapeutischen Versuchen sollte in dieser Situation noch einmal mit dem Patienten besprochen werden, ob die Symptomatik so schlimm ist, daß experimentelle Therapien oder stereotaktische Eingriffe probiert werden sollten, oder ob der Tremor doch toleriert werden kann. Oft hilft der Hinweis auf die Ungefährlichkeit der Erkrankung. Erst wenn ein stark behindernder Tremor auf alle medikamentöse Therapieversuche nicht anspricht, sollte eine stereotaktische Operation erwogen werden.

Stereotaktische Thalamusoperationen beruhen auf einer Läsion (Thalatomie) oder funktionellen Blockade (hochfrequente Stimulation) des Nucleus ventralis intermedius. Dieser Kern erhält im

Tab. I 11.3: Therapeutisches Vorgehen beim Essentiellen Tremor

1. Propranolol
alle 2 Tage um 20 mg steigern
Standarddosis 3 × 20 bis 3 × 40 mg
Maximaldosis 320 mg

2. Primidon
jede Woche um 62,5 mg steigern (ggf. langsamer)
Standarddosis 3 × 62,5 mg bis 3 × 125 mg
Maximaldosis 750 mg

3. Clozapin
jede Woche um 12,5 mg steigern
Maximaldosis 3 × 25 mg

4. Experimentelle Medikamente
s.Text

5. Stereotaktische Operationen
Vim-Thalatomie oder -Stimulation

Wesentlichen somatosensorische Eingänge und Projektionen aus dem Zerebellum und projiziert zum Motorcortex. Wieso es hier bei den meisten Tremorformen zu rhythmischen, an die Tremoraktivität gekoppelten Entladungen kommt ist unklar. Ebenso wenig ist geklärt, wieso seine funktionelle Ausschaltung zu einem Sistieren des Tremors führt.

Pragmatische Therapie

Medikamentöse Therapien:
Propranolol (z. B. Dociton®) ist aufgrund der guten Wirksamkeit und Verträglichkeit das Mittel der 1. Wahl. Es sollte langsam eindosiert werden. Therapeutische Effekte werden oft schon in Dosierungen zwischen 60 und 120 mg erreicht. Die Dosis kann bis 320 mg gesteigert werden und sollte auf drei Einzeldosen verteilt werden (HWZ 4–6 Stunden). Propranolol kann auch als retardiertes Präparat in einer Einmaldosis gegeben werden (Koller, 1985). In Deutschland stehen 80 und 160 mg Retardkapseln zur Verfügung. Anfangs kann auch nur eine Bedarfsmedikation z. B. vor Prüfungssituationen verschrieben werden. An unerwünschten Wirkungen kann es neben Bradykardien und gelegentlichen Blutdrucksenkungen zu einer Verstärkung von Herzinsuffizienz und von obstruktiven Atemwegserkrankungen kommen. Daher sollte vor der Verschreibung bei älteren Patienten ein Internist oder der Hausarzt nach kardialen oder pulmonalen Kontraindikation befragt werden. Auch der sog. »kardioselektive« Betablocker Metoprolol (z. B. Beloc®) sollte bei obstruktiven Lungenerkrankungen nur mit äußerster Vorsicht gegeben werden. Weitere Nebenwirkungen s. Kap. A 1.
Etwa ein Drittel der Patienten verspüren keine Besserung. Bei denen, die profitieren, kommt es in 12,5 % nach 1 Jahr zu Wirkungsverlusten (Koller und Vetere-Overfield, 1989), so daß ggf. die Dosis angepaßt werden muß. Nach 4 Jahren wird jedoch noch in über 80 % eine Wirksamkeit angegeben (Murray, 1976).

Primidon (z. B. Mylepsinum®, Liskantin®) ist das Mittel der 2. Wahl und sollte bei Nichtansprechen oder Nichtverträglichkeit von Propranolol eingesetzt werden. Seine Wirksamkeit entspricht der des Propranolol (Gorman et al., 1986). Ein Drittel der Patienten zeigt auch hierbei keinen Effekt. Aufgrund der ausgeprägten initialen toxischen Wirkung (Ataxie, Übelkeit, Erbrechen) muß es einschleichend dosiert werden (wöchentliche Steigerungen um 62,5 mg, ggf. noch langsamer). Ggf. kann eine alternative Therapie mit Phenobarbital probiert werden. Auch bei Primidon kann es zu Toleranzentwicklungen kommen. Nach 1 Jahr weisen 13 % der Behandelten einen Wirkungsverlust auf (Koller und Vetere-Overfield, 1989).

Die **Kombination von Propranolol und Primidon** kann im Fall einer ungenügenden Monotherapie günstig sein. Kontrollierte Studien hierzu gibt es nicht.

Ungesicherte medikamentöse Ansätze: *Clozapin* (Leponex®) reduzierte den Tremor in einer offenen Studie in neun von zwölf Patienten gut (Pakkenberg und Pakkenberg, 1986). Zudem liegen einige Kasuistiken vor. Kontrollierte Studien gibt es nicht. Wirksam sind kleine Dosen zwischen 1 × 12,5 und 3 × 25 mg.

Experimentelle Therapien: Der Carboanhydrasehemmer *Methazolamid* (in Deutschland nicht erhältlich) war in einer Studie bei 16 von 28 Patienten wirksam (Muenter et al.» 1991) und soll einen besonders guten Einfluß auf den Stimmtremor gezeigt haben. Die Wirksamkeit konnte in einer späteren Studie nicht nachvollzogen werden (Busenbark et al., 1993). *Flunarizin* (Sibelium®) war in 13 von 17 Patienten erfolgreich (Biary et al., 1991), was Curran und Lang (1993) jedoch nicht reproduzieren konnten. Flunarizin sollte auch wegen der Möglichkeit eines medikamenteninduzierten Parkinson-Syndromes sehr zurückhaltend gegeben werden. Acht von 16 Patienten sprachen auf den Calzium-Antagonisten *Nimodipin* (Nimotop®, 30 mg) an (Biary et al., 1995). Der Calzium-Antagonist *Nicardipin* (Antagonil-) besserte den Tremor genauso gut wie Propranolol (Jimenez-Jimenez et al., 1994). *Theophyllin* (z. B. Euphyllin®, Solosin®) zeigte in einer kontrollierten Studie (Mally und Stone, 1992) den gleichen Effekt wie Propranolol.

Obsolet oder unwirksam
Für *Acetazolamid* (Diamox®), ebenfalls ein Carboanhydrasehemmer, (Busenbark et al., 1992) konnte kein gesicherter Antitremoreffekt nachgewiesen werden. *Isoniazid* (z. B. Isozid®), das beim zerebellären Intentionstremor eingesetzt wird, war nur bei zwei von 11 Patienten erfolgreich (Hallett et al., 1991). Der Serotonin-Agonist *Trazodon* (Thombran®) zeigte ebenfalls keine sichere Wirkung (Cleeves und Findley, 1990). *Benzodiazepine* können zwar das allgemeine Erregungsniveau und somit auch den Tremor abschwächen. Sie eignen sich jedoch wegen des Sucht- und Gewöhnungspotentials nicht für die Therapie. Ebenfalls obsolet sind alle *Antiparkinsonmittel.*

Stereotaktische Operationen
Bei Versagen aller medikamentösen Therapieversuche ist für stark behindernde Tremores eine stereotaktische Operation zu erwägen. Ob man sich für eine Thalatomie oder Thalamusstimulation entscheidet, hängt im Wesentlichen von der Erfahrung des zugezogenen Neurochirurgen ab.
Die *Thalatomie* in Bereich des kontralateralen Nucleus ventralis intermedius (Vim) war bisher das Standardverfahren. Die Erfolgsquoten liegen selbst bei Verläufen über 10 Jahren zwischen 80 und 100 % (z. B. Jankovic et al., 1995; Nagaseki

et al., 1986). Vorübergehende neurologische Ausfälle treten in ca. 40–60 % der Operationen auf (Halbseitenschwäche, sensible Störungen, Ataxie, Dysarthrie). Persistierende, meist milde, neurologische Defizite bleiben in ca. 20 %. Die Gefahr persistierender Sprechstörungen besteht insbesondere nach bilateralen Thalatomien, so daß diese nur einseitig zu empfehlen sind. Die Mortalität ist gering und in der Regel nicht unmittelbar auf die Operation zurückzuführen.
Als Alternative zur Thalatomie bietet sich die *chronische Stimulation* des Vim an (Benabid et al., 1996). Ca. 70 % der Patienten profitieren deutlich. Allerdings läßt die Wirksamkeit in 18.5 % der Fälle innerhalb von sechs Monaten nach. An unerwünschten Effekten traten Parästhesien (9 %), Dystonien (9 %), Dysarthrien (4,2 % nach unilateraler, 12 % nach bilateraler Stimulation) und Gleichgewichtsstörungen (10 %) auf. Diese Effekte sind nach Ausschalten des Stimulators reversibel. In 7,5 % kam es zu Mikrohämatomen, wovon die Hälfte asymptomatisch war. Intrazerebrale Infektionen werden nicht berichtet. Vorteil der Stimulation ist die Reversibilität der unerwünschten Effekte sowie der gesamten Prozedur. Insbesondere lassen sich bilaterale Eingriffe besser rechtfertigen als bei den Thalatomien. Von Nachteil ist, daß zwei Eingriffe (intrazerebrale Elektrodenplazierung und subkutane Stimulatorimplantation) erforderlich sind und daß der Stimulator teuer ist. Ferner sind ständige Kontrolluntersuchungen und operative Batteriewechsel nötig.

Weitere Maßnahmen
Entspannungsverfahren sind nicht systematisch untersucht. Einzelne Patienten berichten spontan über gute Effekte von Yoga oder Autogenem Training. Diese nicht medikamentösen Ansätze sind zu unterstützen.

Botulinumtoxin
Lokale Injektionen von **Botulinumtoxin** können in therapieresistenten Fällen hilfreich sein. In einer Studie von Jankovic und Schwartz (1991) besserten sich 67 % der Patienten (essentieller und dystoner Kopf- und Handtremor) für eine mittlere Dauer von 10,5 Wochen. Die Ergebnisse von Trosch et al. (1994) sind allerdings nicht eindeutig. Insgesamt ist eher Zurückhaltung geboten. Zu den Nebenwirkungen von Botulinumtoxin siehe Kap. I 3.

I 11.3. Tremor beim Idiopathischen Parkinson-Syndrom

Klinik
Der Tremor des Parkinson-Syndromes unterscheidet sich vom Essentiellen Tremor durch eine langsamere Frequenz (um 4–6 Hz), durch sein Auftreten vorwiegend als Ruhetremor, die Blockierung durch Aktion und durch eine stärkere Seitenbetonung. 70 % der Parkinson-Patienten weisen bei Erkrankungsbeginn einen Tremor auf (Hoehn und Yahr, 1967). Für die Diagnosestellung muß zusätzlich ein Rigor oder eine Akinese vorliegen. Nur selten tritt der Tremor isoliert als Erst-Symptom auf. Befallen sind in der Regel die oberen Extremitäten, die Beine und das Gesicht. Gelegentlich kann der Tremor am Bein beginnen. Er wird nicht durch Alkohol oder Kaffeegenuß beeinflußt.
In 40–50 % (Findley et al., 1981) besteht zusätzlich, in 10 % (Lance et al., 1963) ausschließlich ein Haltetremor. Klinisch erscheint die Haltetremorkomponente einem Essentiellen Tremor ähnlich.

Therapeutische Prinzipien
Der Tremor des idiopathischen Parkinson-Syndromes ist oftmals schwieriger zu behandeln als Rigor und Akinese. Trotzdem ist Levodopa (kombiniert mit einem Dopamin-Agonisten, s. Kap. I 1. Parkinson-Syndrome) auch bei tremordominanter Erkrankung das Medikament der ersten Wahl. Sollte hiermit der Therapieerfolg ungenügend bleiben, kann eine zusätzliche Therapie mit Budipin (noch nicht erhältlich) oder mit Anticholinergika erfolgen. Der Wirkmechanismus von Budipin ist noch ungeklärt. Es beeinflusst eine ganze Reihe von Rezeptorsystemen. Wahrscheinlich wirkt es hauptsächlich als NMDA-Antagonist (Klockgether et al., 1993).

Tab. I 11.4: Therapeutisches Vorgehen beim Parkinsontremor

1. Dopaminerge Therapie
s. Kap. I 1. Parkinson-Syndrome

2. Budipin
(zusätzlich zur dopaminergen Therapie)
jede Woche um 10 mg steigern
Standarddosis 3 × 10 mg bis 3 × 20 mg
Maximaldosis 80 mg

3. Anticholinergika
(zusätzlich zur dopaminergen Therapie; Details s. Kap. I 1. Parkinson-Syndrome)
Biperiden 6 bis 12 mg
Metixen 15 bis 30 mg
Bornaprin 6 bis 12 mg
Trihexyphenidyl 6 bis 12 mg
Benzatropin 6 mg
Procyclidin 15 bis 30 mg

4. Experimentelle Medikamente
Clozapin 1 × 12,5 bis 3 × 25 mg
(zusätzlich zur dopaminergen Therapie)

5. Stereotaktische Operationen
Vim-Thalatomie oder -Stimulation

Anticholinergika inhibieren die Wirkung von muscarinergen Interneuronen im Striatum. Als wesentliche Nebenwirkung treten, besonders bei älteren Patienten, kognitive Beeinträchtigungen auf. Daher wird, sobald es erhältlich ist, Budipin den Anticholinergika vorzuziehen sein. Sowohl Budipin als auch Anticholinergika sind nicht selektiv tremorlytisch wirksam, sondern beeinflussen auch die akinetischen Symptome.
Zwischen den bislang erhältlichen Dopamin-Agonisten gibt es keine wesentlichen Unterschiede in der Wirksamkeit auf den Tremor.

Pragmatische Therapie

Zu Levodopa, den Dopamin-Agonisten und den Anticholinergika s. Kap. I 1.

Budipin
Budipin (Parkinsan®) sollte langsam aufdosiert werden (wöchentlich um 10 mg). Die benötigten Dosen liegen zwischen 30 und 60 mg, selten bei 80 mg. Nach Erreichen von 30 bzw. 60 mg sollte jeweils 4–6 Wochen zugewartet werden, da sich in dieser Zeit die Wirksamkeit bei gleicher Dosis noch verstärken kann. Leichte anticholinerge Nebenwirkungen (bes. Mundtrockenheit) treten praktisch immer auf. Eine Kombination mit Anticholinergika ist kontraindiziert. Zur Zeit kann diese Behandlung nur in Rahmen einer offenen Medikamentenstudie durchgeführt werden.
In einer offenen Studie sprachen 78 % der Patienten mit therapieresistentem Tremor gut auf Budipin an (Ulm, 1985). In einer ebenfalls offenen, jedoch quantifizierenden Studie konnte der Tremor um durchschnittlich 34 % reduziert werden (Spieker et al., 1995). Budipin scheint auch als Monotherapie ohne Levodopa ausreichend zu wirken.

Ungesicherte medikamentöse Ansätze: Wie beim Essentiellem Tremor (s. o.) kann *Clozapin* (Leponex®) niedrig dosiert (12,5–75 mg) tremorlytisch wirken (Pakkenberg und Pakenberg, 1986, Jansen, 1994). Konrollierte Studien liegen nicht vor.

Therapie des Haltetremors: In der Regel bessert sich auch der Haltetremor des Parkinson-Syndromes unter der konventionellen Therapie. Bei Therapieresistenz ist ein Versuch mit Betablockern gerechtfertigt (s. Essentieller Tremor). Kontrollierte Studien liegen nicht vor.

Stereotaktische Operationen: Genauso wie der Essentielle Tremor wird der Parkinson-Tremor durch eine Thalatomie (Jankovic et al., 1995) oder Stimulation (Benabid et al., 1996) des Vim effektiv behandelt. Es kommt dauerhaft zu deutlichen Besserungen in 80–90 % der Operationen. Pallidotomien und Stimulationen des Nucleus subthalamicus sind bei tremordominanter Symptomatik nicht so effektiv wie bei akinetisch-rigiden Formen oder Dyskinesien (s. Kap. I 1.). Zu Morbidität und Mortalität der stereotaktischen Verfahren s. Essentieller Tremor.

I 11.4. Kleinhirntremor

Klinik und Verlauf
Der zerebelläre Tremor manifestiert sich typischerweise als Intentionstremor, gelegentlich auch als posturaler Tremor. Seine Frequenz liegt bei ca. 3 Hz. Hemisphären Läsionen führen meist zu einem Extremitätentremor; Mittellinienschädigungen und Vorderlappenatrophien äußern sich in einem Rumpf- oder Standtremor. Pathophysiologisch liegt wahrscheinlich kein zentraler Generator vor, sondern, wie bei der Ataxie, eine Störung der Koordination von antagonistischen Muskeln. Der Verlauf ist abhängig von der zugrunde liegenden Schädigung. Am häufigsten ist eine Multiple Sklerose, gefolgt vom Alkoholmißbrauch.

Therapeutische Prinzipien
Eine zufriedenstellende medikamentöse Behandlung gelingt nur in wenigen Fällen. Da es keine gesicherten Daten über die Entstehung des zerebellären Tremors gibt, fehlt auch ein einheitliches Therapiekonzept. Am erfolgreichsten erscheinen INH sowie Carbamazepin. Nach probatorischer medikamentöser Behandlung kommt eine Therapie mit Gewichten in Frage sowie, in wenigen Fällen, eine stereotaktische Operation.

Pragmatische Therapie

Medikamentöse Therapien
Isoniazid (INH): Am besten untersucht ist Isoniazid (INH) (z. B. Isozid®) (Bozek et al., 1987; Duquette et al., 1985; Francis et al., 1986; Hallett et al., 1985; Sabra et al., 1982). INH hemmt den Abbau des zerebellären Transmitters GABA. Die Tagesdosis beträgt 600–1 200 mg, zusammen mit 100 mg Pyridoxine (Vitamin B6). Allerdings sind diese Ergebnisse nicht unwidersprochen (Koller, 1984).

Carbamazepin: Sechi et al. (1989) behandelten zehn Patienten erfolgreich mit Carbamazepin (z. B. Tegretal®, Timonil®). Die Tagesdosis betrug 600 mg.

In Einzelfällen wirksam: Zahlreiche Medikamente sind in Einzelfällen als wirksam beschrieben worden: *Clonazepam* (z. B. Rivotril®), Tagesdosis 4 mg (Sandyk et al., 1985); *Primidon* (z. B. Mylepsinum®, Liskantin®) (Henkin und Herishanu, 1989), Tagesdosis 125 bis 2 000 mg; *Trihexyphenidyl* (Artane®) (Jabbari et al., 1989), Tagesdosis 25 bis 35 mg; *Glutethemide* (in Deutschland nicht erhältlich) (Aisen et al., 1991), Tagesdosis 750–1 250 mg.

Unwirksam oder obsolet: *Propranolol* (z. B. Dociton®) (Koller et al., 1984), *Valproat* (Leptilan®, Ergenyl®, Orfiril®) (Legg, 1984) und *Baclofen* (Lioresal®) (Legg, 1979) zeigen keine Wirksamkeit.

Stereotaktische Operationen: Stereotaktische Operationen sind nicht so erfolgreich wie beim Parkinson- oder Essentiellen Tremor. Goldmann et al. (1992) berichten über dauerhafte Remissionen eines Intentionstremors (unterschiedlicher Etiologie) nach Thalatomien des N. ventralis lateralis in 9 von 11 Patienten. Jankovic et al., (1995) erzielten nur in drei von sechs Patienten mit einer Vim-Thalatomie einen guten Erfolg. Ein distaler Tremor scheint besser behandelbar zu sein als ein proximaler, obwohl ein Stimulationsort etwas oberhalb der üblichen Position im Vim auch hier erfolgreich sein kann (Nguyen und Degos, 1993). Insgesamt ist bei der Indikationsstellung zu stereotaktischen Maßnahmen eher Zurückhaltung geboten.

Weitere Maßnahmen
Mechanische Dämpfung der Armgelenke (Aisen et al., 1993), die Anwendung schwacher Elektromagnetische Felder (Sandyk et al., 1994) sowie funktionelle elektrische Stimulation von betroffenen Muskeln (Javidan et al., 1992) sollen helfen. Die Gewichtsbelastung der Extremitäten ist einfach durchzuführen und in mehreren Fällen erfolgreich (Hewer et al., 1972), wobei sich jedoch eine gleichzeitg bestehende zerebelläre Dysmetrie verstärken kann (Manto et al., 1994).

I 11.5. Mittelhirntremor und post-traumatischer Tremor

Der *Mittelhirntremor* (auch »rubraler« Tremor genannt) äußert sich klinisch durch die Kombination von im Vordergrund stehendem unregelmäßigem Intentions- und posturalen Tremor mit geringer ausgeprägtem Ruhetremor (2,5–5 Hz). Pathophysiologisch werden kombinierte Schädigungen mehrerer Mittelhirnstrukturen postuliert, u. a. des Mollaret-Dreiecks (rubro-olivo-zerebello-rubrale Schleife), der dentato-thalamischen Projektion sowie von nigro-striatären Bahnen. Die patho-anatomischen Läsionensorte sind nicht homogen (Krauss et al., 1995; Berkovic und Bladin, 1984). Die meisten Fälle von *post-traumatischem Tremor* nach Schädel-Hirn-Traumata beruhen wahrscheinlich ebenfalls auf Mittelhirnschädigungen (Rosenblum et al., 1981). Der Nucleus ruber muß keinesfalls mitbetroffen sein.
Entsprechend gibt es keine einheitlichen Therapiestrategien oder kontrollierte Studien. Es werden Erfolge mit *Levodopa* (Remy et al., 1995), *Anticholinergika* (Samie, 1990), *Propranolol* und *Clonazepam* (Biary et al., 1989) sowie einer Kombination von *Antiepileptika* und *Levodopa* (Samie, 1990; Harmon et al., 1991) berichtet.
Stereotaktische Operationen (Vim-Thalatomie) sind bei post-traumatischen Tremores erfolgreich (Andrew et al., 1982; Hirai et al., 1983), sollten jedoch aufgrund der vorhanden spontanen Rückbildungsfähigkeit erst mindestens ein Jahr nach dem erstmaligen Auftreten erwogen werden (Andrew et al., 1982).

I 11.6. Asterixis

Asterixis tritt als irregulärer Halte- oder Aktionstremor der Hände besonders bei dorsalflektiertem Handgelenk auf. Sie ist gekennzeichnet durch irreguläres plötzliches Sistieren der Muskelaktivität für 35–200 ms (»negativer Myoklonus«). Die Ursache ist meist eine metabolische Encephalopathie (Diabetes mellitus, Leber- oder Nierenerkrankung). Sie kann jedoch auch bei strukturellen ZNS Läsionen, insbesondere des Thalamus, auftreten (Rio et al., 1995). Die Therapie besteht in der Behandlung der Grunderkrankung. Ein Behandlungsversuch mit *Phenytoin* (z. B. Phenhydan®, Zentropil®) ist möglich (Freund et al., 1985). Phenytoin kann aber auch Asterixis erzeugen.

Literatur

Aisen ML, Arnold A, Baiges I, Maxwell S, Rosen M (1993) The effect of mechanical damping loads on disabling action tremor. Neurology 43: 1346–50

Aisen ML, Holzer M, Rosen M, Dietz M, McDowell F (1991) Glutethimide treatment of disabling action tremor in patients with multiple sclerosis and traumatic brain injury. Arch Neurol 48: 513–5

Andrew J, Fowler CJ, Harrison MJ (1982) Tremor after head injury and its treatment by stereotaxic surgery. J Neurol Neurosurg Psychiatry 45: 815–9

Bain PG, Findley LJ, Thompson PD, Gresty MA, Rothwell JC, Harding AE, Marsden CD (1994) A study of hereditary essential tremor. Brain 117: 805–24

Benabid AL, Pollak P, Gao D, Hoffmann D, Limousin P, Gay E, Payen I, Benazzouz A (1996) Chronic electrical stimulation of the ventralis intermedius nucleus of the thalamus as a treatment of movement disorders. J Neurosurg 84: 203–14

Berkovic SF, Bladin PF (1984) Rubral tremor: clinical features and treatment of three cases. Clin Exp Neurol 20: 119–28

Biary N, al-Deeb SM, Langenberg P (1991) The effect of flunarizine on essential tremor. Neurology 41: 311–2

Biary N, Bahou Y, Sofi MA, Thomas W, al-Deeb SM (1995) The effect of nimodipine on essential tremor. Neurology 45: 1523–5

Biary N, Cleeves L, Findley L, Koller W (1989) Posttraumatic tremor. Neurology 39: 103–6

Boose A, Spieker S, Jentgens C, Dichgans J (1996) Wrist tremor: investigation of agonist-antagonist interaction by means of long-term EMG recording and cross-spectral analysis. Electroenceph clin Neurophysiol 101: 355–363

Bozek CB, Kastrukoff LF, Wright JM, Perry TL, Larsen TA (1987) A controlled trial of isoniazid therapy for

action tremor in multiple sclerosis. J Neurol 234: 36–9
Busenbark K, Pahwa R, Hubble J, Hopfensperger K, Koller W, Pogrebra K (1993) Double-blind controlled study of methazolamide in the treatment of essential tremor. Neurology 43: 1045–7
Busenbark K, Pahwa R, Hubble J, Koller W (1992) The effect of acetazolamide on essential tremor: an open-label trial. Neurology 42: 1394–5
Cleeves L, Findley LJ (1990) Trazodone is ineffective in essential tremor. J Neurol Neurosurg Psychiatry 53: 268–9
Curran T, Lang AE (1993) Flunarizine in essential tremor. Clin Neuropharmacol 16: 460–3
Duquette P, Pleines J, du-Souich P (1985) Isoniazid for tremor in multiple sclerosis: a controlled trial. Neurology 35: 1772–5
Elble RJ, Higgins C, Hughes L (1992) Longitudinal study of essential tremor. Neurology 42: 441–3
Findley LJ, Gresty MA, Halmagyi GM (1981) Tremor, the cogwheel phenomenon and clonus in Parkinson's disease. J Neurol Neurosurg Psychiatry 44: 534–46
Francis DA, Grundy D, Heron JR (1986) The response to isoniazid of action tremor in multiple sclerosis and its assessment using polarised light goniometry. J Neurol Neurosurg Psychiatry 49: 87–9
Fre, H, Reiners K, Hömberg V (1985) Therapie des Tremors. In: *A H K Schimigk* (Hrsg.) Zentrale Bewegungsstörungen: Therapie, Therapiekontolle, Rehabilitation. Arzneimittelinterferenzen: Interaktionen, Genetik, Compliance. Erlangen, Perimed 107–117
Goldman MS, Kelly PJ (1992) Symptomatic and functional outcome of stereotactic ventralis lateralis thalamotomy for intention tremor. J Neurosurg 77: 223–9
Gorman WP, Cooper R, Pocock P, Campbell MJ (1986) A comparison of primidone, propranolol, and placebo in essential tremor, using quantitative analysis. J Neurol Neurosurg Psychiatry 49: 64–8
Hallett M, Lindsey JW, Adelstein BD, Riley PO (1985) Controlled trial of isoniazid therapy for severe postural cerebellar tremor in multiple sclerosis. Neurology 35: 1374–7
Hallett M, Ravits J, Dubinsky RM, Gillespie MM, Moinfar A (1991) A double-blind trial of isoniazid for essential tremor and other action tremors. Mov Disord 6: 253–6
Harmon RL, Long DF, Shirtz J (1991) Treatment of post-traumatic midbrain resting-kinetic tremor with combined levodopa/carbidopa and carbamazepine. Brain Inj 5: 213–8
Henkin Y, Herishanu YO (1989) Primidone as a treatment for cerebellar tremor in multiple sclerosis – two case reports. Isr J Med Sci 25: 720–1
Hewer RL, Cooper R, Morgan MH (1972) An investigation into the value of treating intention tremor by weighting the affected limb. Brain 95: 579–90
Hirai T, Miyazaki M, Nakajima H, Shibazaki T, Ohye C (1983) The correlation between tremor characteristics and the predicted volume of effective lesions in stereotaxic nucleus ventralis intermedius thalamotomy. Brain 106: 1001–18
Hoehn MM, Yahr MD (1967) Parkinsonism: onset, progression and mortality. Neurology 17: 427–42
Jabbari B, Scherokman B, Grunerson CH, Rosenberg ML, Miller J (1989) Treatment of movement disorders with trihexyphenidyl. Mov Disord 4: 202–12
Jankovic J, Cardoso F, Grossman RG, Hamilton WJ (1995) Outcome after stereotactic thalamotomy for parkinsonian, essential, and other types of tremor. Neurosurgery 37: 680–6
Jankovic J, Schwartz K (1991) Botulinum toxin treatment of tremors. Neurology 41: 1185–8
Jansen EN (1994) Clozapine in the treatment of tremor in Parkinson's disease. Acta Neurol Scand 89: 262–5
Javidan M, Elek J, Prochazka A (1992) Attenuation of pathological tremors by functional electrical stimulation. II: Clinical evaluation. Ann Biomed Eng 20: 225–36
Jimenez-Jimenez FJ, Garcia-Ruiz PJ, Cabrera-Valdivia F (1994) Nicardipine versus propranolol in essential tremor. Acta Neurol Napoli 16: 184–8
Klockgether T, Jacobsen P, Loschmann PA, Turski L (1993) The antiparkinsonian agent budipine is an N-methyl-D-aspartate-antagonist. J Neural Transm Park Dis Dement Sect 5: 101–6
Koller WC (1984) Pharmacologic trials in the treatment of cerebellar tremor. Arch Neurol 41: 280–1
Koller WC (1985) Long-acting propranolol in essential tremor. Neurology 35: 108–10,
Koller WC, Biary N (1984) Metoprolol compared with propranolol in the treatment of essential tremor. Arch Neurol 41: 171–2
Koller WC, Busenbark K, Miner K (1994) The relationship of essential tremor to other movement disorders: report on 678 patients. Essential Tremor Study Group. Ann Neurol 35: 717–23
Koller WC, Vetere-Overfield B (1989) Acute and chronic effects of propranolol and primidone in essential tremor. Neurology 39: 1587–8
Krauss JK, Wakhloo AK, Nobbe F, Trankle R, Mundinger F, Seeger W (1995) Lesion of dentatothalamic pathways in severe post-traumatic tremor. Neurol Res 17: 409–16
Lance J, Schwab R, Peterson E (1963) Action tremor and the cogwheel phenomenon in Parkinson's disease. Brain 86: 95–110,
Legg N (1984) Treatment of cerebellar tremor. In: *R. C. LJ Findley* (Hrsg.) Movement Disorders: Tremor, London Basingstoke, Macmillan, 377–386
Legg N (1979) Oral choline in cerebellar ataxia. Br Med J 2: 133
Lou JS, Jankovic J (1991) Essential tremor: clinical correlates in 350 patients. Neurology 41: 234–8
Mally J, Stone TW (1995) Efficacy of an adenosine antagonist, theophylline, in essential tremor: comparison with placebo and propranolol. J Neurol Sci 132: 129–32
Manto M, Godaux E, JJ (1994) Cerebellar hypermetria is larger when the inertial load is artificially increased. Ann Neurol 35: 45–52
McManis PG, Sharbrough FW (1993) Orthostatic tremor: clinical and electrophysiologic characteristics. Muscle Nerve 16: 1254–60
Muenter MD, Daube JR, Caviness JN, Miller PM (1991) Treatment of essential tremor with methazolamide. Mayo Clin Proc 66: 991–7
Murray TJ (1976) Long-term therapy of essential tremor with propranolol. Can Med Assoc J 115: 892–4
Nagaseki Y, Shibazaki T, Hirai T, Kawashima Y, Hirato M, Wada H, Miyazaki M, Ohye C (1986) Long-term follow-up results of selective VIM-thalamotomy. J Neurosurg 65: 296–302
Nguyen JP, Degos JD (1993) Thalamic stimulation and proximal tremor. A specific target in the nucleus ventrointermedius thalami. Arch Neurol 50: 498–500,
Pakkenberg H, Pakkenberg B (1986) Clozapine in the treatment of tremor. Acta Neurol Scand 73: 295–7
Remy P, de Recondo A, Defer G, Loc'h C, Amarenco P, Plante-Bordeneuve V, Dao-Castellana MH, Bendriem

B, Crouzel C, Clanet M, et al. (1995) Peduncular ‚rubral' tremor and dopaminergic denervation: a PET study. Neurology 45: 472–7

Rio J, Montalban J, Pujadas F, Alvarez-Sabin J, Rovira A, Codina A (1995) Asterixis associated with anatomic cerebral lesions: a study of 45 cases. Acta Neurol Scand 91: 377–81

Rosenblum WI, Greenberg RP, Seelig JM, Becker DP (1981) Midbrain lesions: frequent and significant prognostic feature in closed head injury. Neurosurgery 9: 613–20,

Sabra AF, Hallett M, Sudarsky L, Mullally W (1982) Treatment of action tremor in multiple sclerosis with isoniazid. Neurology 32: 912–3

Samie MR, Selhorst JB, Koller WC (1990) Posttraumatic midbrain tremors. Neurology 40: 62–6

Sandyk R (1985) Successful treatment of cerebellar tremor with clonazepam. Clin Pharm 4: 618

Sandyk R, Dann LC (1994) Weak electromagnetic fields attenuate tremor in multiple sclerosis. Int J Neurosci 79: 199–212

Sechi GP, Zuddas M, Piredda M, Agnetti V, Sau G, Piras ML, Tanca S, Rosati G (1989) Treatment of cerebellar tremors with carbamazepine: a controlled trial with long-term follow-up. Neurology 39: 1113–5

Spieker S, Löschmann P, Jentgens C, Boose A, Klockgether T, Dichgans J (1995) Tremorlytic activity of budipine: a quantitative study with long-term tremor recordings. Clin Neuropharmacol 18: 266–72

Trosch RM, Pullman SL (1994) Botulinum toxin A injections for the treatment of hand tremors. Mov Disord 9: 601–9

Ulm G (1985) Effect of Budipine on Parkinsonian tremor resistant to other Parkinsonian medication. In: WPF Gerstenbrand, G Stern (Hrsg.) Clinical experiences with Budipine in Parkinson therapy. Berlin Heidelberg New York Tokyo, Springer, 142–151

I 12. Syndrom der spastischen Parese

von *V. Dietz**

I 12.1. Klinik

Spastizität ist durch eine Reihe physikalischer Befunde charakterisiert, die Muskelhypertonie, gesteigerte Muskeleigenreflexe und Klonus. Lance (1980) definierte die *spastische Muskelhypertonie* als den geschwindigkeitsabhängigen Widerstand eines Muskels bei seiner Dehnung unter Aktivierung tonischer Dehnungsreflexe. Dagegen wurde *Rigidität* als gleichbleibender Widerstand im ganzen Bereich passiver Bewegung eines Gelenks definiert. Bei der Spastik sind zudem die Antischwerkraftmuskeln (Armflexoren und Beinextensoren) stärker betroffen. Die spastischen Befunde sind mit einem unterschiedlichen Grad an Parese verbunden; beides zusammen ergibt das Syndrom der spastischen Parese.

Die klinischen Befunde und Symptome nach einer akuten Läsion pyramidaler und extrapyramidaler Bahnen unterliegen über Monate Veränderungen, die nur teilweise pathophysiologisch geklärt sind (Nathan, 1994; Benecke, 1993). Anfangs besteht eine schlaffe Parese mit fehlenden Muskeleigenreflexen, wobei sich ein eher rigider Muskeltonus direkt nach einer akuter Hirnstammläsion entwickeln kann. Die schlaffe Parese mit Areflexie kann nach einer traumatischen Rückenmarkläsion über Wochen andauern. Nach einem zerebralen Insult dagegen sind die Eigenreflexe häufig schon nach wenigen Tage gesteigert. Generell entwickelt sich der spastische Muskeltonus über Wochen und kann noch über einige Monate zunehmen. Die Veränderungen des Muskeltonus sind nicht reversibel. Sie sind üblicherweise nach spinalen Läsionen ausgeprägter als nach zerebralen.

I 12.2. Verlauf

Eine zentrale Läsion hat sowohl bei der Katze (siehe Mendell, 1984) als auch beim Menschen (siehe Carr et al., 1993) eine neuronale Reorganisation zur Folge. Diese kann folgende Strukturen betreffen: 1) Die Ausbildung neuer Verbindungen (z. B. Aussprossung, bzw. Stärkung von bereits vorhandenen Verbindungen); 2) eine Veränderungen in der Ausprägung präsynaptischer Hemmung und 3) Denervierungsüberempfindlichkeit.

Neuere Beobachtungen weisen jedoch darauf hin, dass es nach einer Rückenmarkläsion bei der Katze nicht zu einer Ausproßung primärer Afferenzen kommt (Nacimiento et al., 1993), und daß diese wahrscheinlich auch nicht Ursache der Spastizität beim Menschen ist (Ashby, 1989). Nach einer zentralen Läsion kommt es zur Verminderung präsynaptischer Hemmung der Gruppe Ia-Fasern (Burke und Ashby, 1972; Faist et al., 1994). Diese geht mit einer Steigerung der Eigenreflexe einher. Außerdem kommt es nach einigen Wochen zu Veränderungen der mechanischen Eigenschaften in den Beinextensoren (Dietz et al., 1981) und Armbeugermuskeln (Ibrahim et al., 1993). Auch diese tragen zum spastischen Muskeltonus bei. Am ausgeprägtesten sind die strukturellen Veränderungen des spastischen Muskels und Bindegewebes ein Jahr und mehr nach einer akuten Läsion (Hufschmidt und Mauritz, 1985; Sinkjaer et al., 1993; O'Dwyer und Ada, 1996). Nur wenig ist über den Verlauf der spastischen Symptome der Schädigung nach mehr als 1 Jahr der Schädigung bekannt.

I 12.3. Therapeutische Prinzipien

I 12.3.1. Pathophysiologische Grundlagen

Derzeit steht keine Therapie zur Besserung der zentralen Parese zur Verfügung, d.h zur Behandlung der Folgen der gestörten Verbindung zwischen supraspinalen und spinalen motorischen Zentren. Die funktionelle elektrische Stimulation (FES) der gelähmten Muskeln kann einige Folgen der Parese kompensieren, sie ist aber derzeit noch in einem experimentellen Stadium (Yarkoni et al., 1992; Quintern et al., 1989; siehe auch Kap. I 9.).

Zur Pathophysiologie der Spastik wurde angenommen, dass die gesteigerten Reflexe für die Muskelhypertonie verantwortlich sind, was wiederum die Behandlung bestimmte. Das heißt, die medikamentöse Therapie ist bis heute üblicherweise darauf ausgerichtet, die Aktivität der Dehnungsreflexe zu vermindern. Die Funktion dieser Reflexe bei natürlichen Bewegungsabläufen und die Beziehungen von gesteigerten Reflexen und Bewegungsstörung wurde dabei nicht bedacht. Tatsächlich hat der Befund der spastischen Hyperre-

* Autor dieses Kap. in der 2. Auflage: W. Paulus

flexie wenig mit der Behinderung des Patienten, d. h. der funktionellen Bewegungsstörung, zu tun.
Klinische Beobachtungen haben Zweifel bezüglich des kausalen Zusammenhangs zwischen Reflexerregbarkeit, Spastizität und Behinderung genährt. Solche Beobachtungen sind: 1) Nach einem zerebralen Insult können die Eigenreflexe schon früh gesteigert sein, während sich der spastische Muskeltonus über Wochen entwickelt; 2) Auch bei Gesunden besteht keine Beziehung zwischen der Erregbarkeit der Reflexe und der Bewegungsausführung.
Die neuronale Regulation funktioneller Bewegungen beruht auf der komplexen Wechselwirkung von spinalen und supraspinalen Mechanismen. Die rhythmische Aktivierung der Beinmuskeln beim Gehen ist in spinalen interneuronalen Schaltkreisen programmiert. Diese Aktivität wird durch die Information verschiedener Rezeptoren in der Peripherie an die augenblicklichen Erfordernisse des Körpergleichgewichts angepaßt. Die Aktivierung der Beinmuskeln ist auf die mechanischen Eigenschaften der Muskelfasern abgestimmt (Gollhofer et al., 1984). Das spinale Programm wie auch die Reflexaktivität stehen unter supraspinaler Kontrolle. Störungen dieser supraspinalen Kontrolle führen zu jeweils charakteristischen Gangstörungen, wie die bei zerebellären- und extrapyramidalen Erkrankungen sowie bei spastischer Parese (zur Übersicht s. Dietz, 1992 a).
In der Klinik erfolgt die Untersuchung des Muskeltonus und der Reflexaktivität üblicherweise unter *passiv-motorischen* Bedingungen, d. h. beim ruhenden Patienten (siehe Thilmann et al., 1990, 1991; O'Dwyer und Ada, 1996). Andererseits haben auch Untersuchungen funktioneller Bein- (Berger et al., 1984, Dietz und Berger, 1983) und Armbewegungen (Dietz et al., 1991; Ibrahim et al., 1993; Powers et al., 1989) keinen ursächlichen Zusammenhang zwischen gesteigerten Reflexen und Bewegungsstörung gezeigt.
Bei der Spastik ist die reziproke Form der Beinmuskelaktivierung beim Gehen erhalten. Die gesteigerten Eigenreflexe gehen mit einer Verminderung der funktionell wesentlicheren polysynaptischen Reflexe (bzw. Reflexe längerer Latenz) einher. Die Spannungsentwicklung beim Gehen erfolgt durch Dehnung der gering tonisch aktivierten Wadenmuskeln (Berger et al., 1984). Trotz gesteigerter Dehnungsreflexe ist die Gesamtaktivität in den Beinmuskeln bei funktionellen Bewegungsabläufen, wie dem Gehen bei Patienten mit spinaler und zerebraler Spastik vermindert.
Elektrophysiolgischen (Dietz et al., 1981, Sinkjaer et al., 1993) und histologischen (Edström 1970; Dietz et al., 1986) Befunden zufolge kommt es nach einer supraspinalen oder spinalen Läsion zu Veränderungen im mechanischen Verhalten der motorischen Einheiten mit der Folge der Muskeltonus-Regulation auf einfacherer Ebene der neuronalen Organisation.
Diese einfachere Tonus-Regulation nach spinaler oder supraspinaler Läsion ist vorteilhaft, insofern sie dem Patienten ermöglicht, den Körper während des Gehens zu unterstützen und somit eine gewisse Mobilität zu erreichen. Schnelle Bewegungen sind jedoch nicht mehr möglich, da eine abgestufte Modulation der Muskelaktivität fehlt. Nach schwerer spinaler oder supraspinaler Läsion können diese Transformationsprozesse überschießen mit unerwünschten Nebenwirkungen, wie schmerzhaften Spasmen und unwillkürlich ausgelösten Bewegungen (Flexorreflexe).
Aufgrund dieser pathophysiologischen Befunde sollte die erste Wahl der Behandlung sowohl der spinalen wie auch der zerebralen Spastizität im wesentlichen in *physiotherapeutischen* Massnahmen bestehen. Diese sollten darauf ausgerichtet sein, Entspannung zu ermöglichen, die verbliebenen motorischen Funktionen zu aktivieren und zu trainieren sowie sekundäre Komplikationen, wie Muskelkontrakturen und Spasmen zu verhindern. *Antispastische Medikamente* stellen die Therapie zweiter Wahl dar. Diese Therapie vermindert den Muskeltonus und das Auftreten von Spasmen durch Verstärkung der Parese (Hoogstraten et al., 1988), was sich nachteilig auf die Durchführung funktioneller Bewegungen auswirken kann. Die Gabe antispastischer Medikamente ist daher in erster Linie bei immobilisierten Patienten von Vorteil, bei denen Muskeltonus und Spasmen vermindert werden, um die pflegerischen Maßnahmen zu erleichtern.

I 12.3.2. Physiotherapeutische Techniken

Auf unterschiedlicher empirischer Erfahrung basierend werden verschiedene physiotherapeutische Behandlungsverfahren angewandt. Propriozeptive neuro-muskuläre Bahnung (PNF) und Techniken der Rückkoppelung (Myofeedback) sollen spinale Motoneurone reflektorisch aktivieren. Die Techniken von Bobath und Vojta sind primär darauf ausgerichtet, Kinder mit zerebraler Parese zu behandeln. Bobath wird gleichermaßen für Erwachsene empfohlen. Stereotype Bewegungen werden durch solche Stimulationstechniken aktiviert, wenn sie an spezifischen Dermatomen und Gelenken angewandt werden. Die Vojta-Methode versucht komplexe Bewegungen zu aktivieren, von denen angenommen wird, dass sie im Zentralnervensystem als feststehendes Muster programmiert sind. Dagegen versucht die Bobath-Methode spastische Symptome in den Beugemuskeln der oberen Extremitäten und den Streckermuskeln der unteren Extremität zu hemmen.
Diese Techniken haben folgende Behandlungsziele: 1) Vermeidung sekundärer Komplikationen (i.e. Pneumonie, Hautulzerationen und Thrombose); 2) Vermeidung und Behandlung von Muskelkontrakturen; 3) Verminderung der Muskelhypertonie (zusätzliche Anwendung von warmen oder kalten Packungen); 4) Trainieren der Körperhaltung und von automatisch durchgeführten Bewegungen sowie die Auslösung willkürlich intendier-

ter und kontrollierter komplexer Bewegungen; 5) Lernen und Training koordinierter Bewegungen durch die zusätzliche Einführung taktiler, akustischer, vestibulärer und visueller Rückmeldung; 6) Sachgerechte Anpassung technischer Hilfen wie Rollator, Rollstuhl, Krücken, Orthosen und technische Ausrüstung (z. B. spezielle Schuhe).

I 12.3.3. Lokomotionstraining

Bei einer Katze mit durchtrenntem Rückenmark können unter bestimmten Voraussetzungen Schreitbewegungen auf einem Laufband ausgelöst und trainiert werden. Das Muster der Beinmuskelaktivierung bei diesen Schreitbewegungen gleicht in vielen Aspekten dem bei einer intakten Katze registrierten Muster (Barbeau und Rossignol, 1987; zur Übersicht siehe Barbeau und Rossignol, 1994).

Neuere Untersuchungen haben gezeigt, daß auch bei Patienten mit inkompletter Paraplegie und solchen mit spastischer Hemiplegie unter bestimmten Bedingungen ein Lokomotionsmuster hervorgerufen und trainiert werden kann (Nesemeyanova, 1983; Visintin und Barbeau, 1989). Dieses Lokomotionstraining wird auf einem Laufband durchgeführt, wobei der Körper des Patienten mechanisch durch einen Fallschirmgurt unterstützt wird (ca. 20–50 % des Körpergewichts). Mit reduziertem Körpergewicht können bei den Kranken koordinierte Schreitbewegungen und eine entsprechende Muskelaktivierung durch das sich bewegende Laufband gebahnt werden. Eine optimale Körperunterstützung muss im Verlauf des Trainings gewährleistet sein. Diese wird zunehmend reduziert, bis der Patient sein volles Köpergewicht beim Gehen übernehmen kann. Im Verlauf des Trainings entwickelt sich entsprechend zunehmend ein »normales« Aktivierungsmuster der Beinmuskeln (Visintin und Barbeau, 1989; Dietz et al., 1994, 1995). Im Vergleich zum Lokomotionsmuster Gesunder hat die Myogrammaktivität der Patienten eine kleinere Amplitude, ist variabler und weniger moduliert.

Obwohl die Lokomotionsaktivität auch bei komplett paraplegischen Patienten induziert und trainiert werden kann (Dietz et al., 1994, 1995), können diese den Trainingseffekt nicht in selbständige Bewegungen umsetzen. Somit profitieren sie lediglich indirekt von diesem Training für die Kreislauffunktion und die Verminderung von Muskelspasmen. Sie bleiben aber auf die Fremdanregung von Bewegung angewiesen. Bei der Verbesserung der Gangfunktion von inkomplett paraplegischen Patienten könnte auch das repetitive Element der Aktivierung spinaler Lokomotionszentren eine Rolle spielen, da Tierexperimente gezeigt haben, daß repetitive, afferente Rückmeldungen für das motorische Lernen von entscheidender Bedeutung sind (Fabre und Buser, 1980; Sakamoto et al., 1989).

I 12.3.4. Antispastische Medikamente

Die pharmakologische Behandlung der Spastik erfolgte bisher weitgehend empirisch, da kontrollierte Studien fehlen und meist lediglich Fallberichte oder empirisch gewonnene Untersuchungsergebnisse publiziert wurden. Die meisten Untersuchungen in der Literatur beschränken sich auf Effekte antispastischer Medikamente auf die Reflexaktivität unter passiv-motorischen Bedingungen. Die wenigen Berichte über die Wirkung dieser Medikamente auf funktionelle Bewegungen ergaben keine sicher positiven Effekte. Ähnliches gilt auch für andere, nicht-medikamentöse Behandlungsformen der Spastik. Daher ist es nicht erstaunlich, daß die Behandlung der Spastik von Land zu Land variiert. Die derzeitigen Behandlungsmethoden der Spastik sind in verschiedenen Übersichten zusammengefaßt worden (Glenn und White, 1990; Davidoff, 1985; Dietz, 1992 b; Young und Delwaide, 1981).

Das Ziel jeder medikamentösen antispastischen Therapie ist es, den spastischen Muskeltonus deutlich herabzusetzen, ohne die Willkürkraft nennenswert zu vermindern (Latash et al., 1989). Von der antispastischen Therapie wird erwartet, daß sie die Erregbarkeit spinaler Reflexe dämpft und damit die spastischen Symptome bessert. Den verschiedenen Medikamenten werden unterschiedliche Angriffspunkte zugeschrieben (siehe **Abb. I 12.1**): 1) Eine verstärkte präsynaptische Hemmung von Gruppe I-Afferenzen, die zu einer Dämpfung der monosynaptischen und oligosynaptischen Reflexaktivität führt (Baclofen, Clonazepam, Diazepam); 2) Hemmung der erregenden Interneurone, die in die spinalen Reflexwege zwischengeschaltet sind (Tizanidin, Glycin) 3) Verminderte Aktivierung peripherer, intramuskulärer Rezeptoren (Dantrolen, Phenotiazin) sowie eine Verminderung der Muskelkontraktion (Dantrolen) (zur Übersicht siehe Young und Delwaide, 1981; Dietz, 1992b).

Ein günstiger Effekt, der unter 1) und 2) aufgeführten antispastischen Medikamente auf die Durchführung funktioneller Bewegungen kann schwerlich erwartet werden, wenn man das Verhalten der mono- und polysynaptischen Reflexe während dieser Bewegungen bedenkt. Insofern ist es auch nicht erstaunlich, daß klinische Untersuchungen der Wirkungsweise dieser Medikamente keine Verbesserung funktioneller Bewegungen, erbracht haben (Tizanidin: Lapierre et al., 1987, Diazepam: Bes et al., 1988, Baclofen: Corston et al., 1981). Diese Beobachtungen bestätigen andere Untersuchungen, die gezeigt haben, daß die Dämpfung der gesteigerten Dehnungsreflexe bei der Spastik nicht mit einer Verbesserung motorischer Funktionen einhergeht (Thach und Montgomery, 1990; Landau, 1980). Höhere Dosen antispastischer Medikamente führen zwar zu einer Besserung der spastischen Symptome, wie Muskelspasmen und -tonus. Diese Effekte sind aber meist mit einer so behindernden Parese verbunden, daß

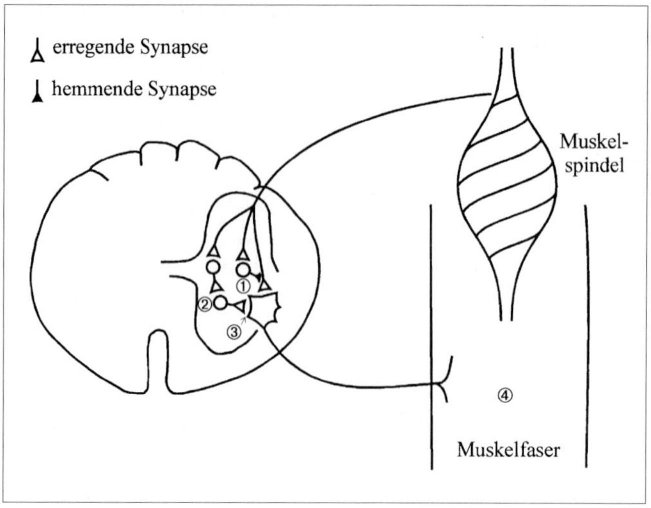

Abb. I 12.1: Wirkungsmechanismus von Pharmaka (-gruppen) mit antispastischem Effekt

1. Clonazepam/Diazepam bahnt GABA-A-vermittelte präsynaptische Hemmung
2. Baclofen reduziert über GABA-B-Rezeptoren die Freisetzung erregender Transmitter
3. Tizanidin wirkt über alpha2-adrenerge Rezeptoren
4. Dantamacrin und Phenothiazin vermindern die Empfindlichkeit peripherer Rezeptoren und die Freisetzung von Ca++ aus dem sarkoplasmatischen Retikulum, was zu einer schwächeren Muskelkontraktion führt.

Spontanleistung und Physiotherapie beeinträchtigt werden (Baclofen, Tizanidin: Duncan et al., 1976; Bass et al., 1988; Hoogstraaten et al., 1988; Stien et al., 1987). Ähnliches gilt auch für das peripher wirksame Muskelrelaxans Dantrolen. Dieses Medikament bewirkt eine Muskelschwäche durch Hemmung der Kalziumfreisetzung aus dem sakroplasmatischen Retikulum. Dieser Effekt begrenzt zusammen mit anderen Nebenwirkungen die Anwendung häufig (Meyler et al., 1981; Anderson, 1982).

Die oben dargestellten negativen Beobachtungen sind nicht überraschend, wenn man bedenkt, daß die Wirkung antispastischer Medikamente üblicherweise nicht in bezug auf funktionelle Bewegungen mit Registrierung biomechanischer und elektrophysiologischer Parameter getestet wurde. Die Medikamente wirken nicht nur auf mono- und polysynaptische Reflexe, sondern auch auf andere neuronale Mechanismen (z. B. auf Renshaw-Zellen und fusimotorische Aktivität), wobei die Effekte auf motorische Funktionen im einzelnen schwer kontrolliert werden können (Baclofen und Diazepam: Davidoff 1985; Pedersen 1974). Schießlich wurde eine unterschiedliche Wirkung bei der dezerebrierten und spinalisierten Katze beobachtet. Tizanidin: Chen et al., 1987), was nahelegt, daß der Einfluss auf die Spastizität beim Menschen schwer abzuschätzen ist.

Therapeutisch ergibt sich daraus das Gebot einer vorsichtigen Anwendung der antispastischen Medikamente bei *mobilen* Patienten, soweit diese den spastischen Muskeltonus benötigen, um den Körper beim Gehen zu unterstützen. Bei *immobilisierten* Patienten ist eine verstärkte Muskelparese nicht nachteilig. Die antispastische Medikation kann dann von Vorteil sein, weil erst dadurch adäquate Pflege, vor allem im Intimbereich, und Physiotherapie ermöglicht, schmerzhafte Spasmen sowie Klonus gelindert und Kontrakturen vermieden werden.

Wirkungsweise antispastischer Medikamente
Baclofen wirkt als Gamma-Aminobutter-Säure (GABA) -B-Agonist prä- und (geringer) postsynaptisch auf spinaler Ebene. Monosynaptische Dehnungsreflexe werden effektiver gedämpft als polysynaptische Reflexe und die Aktivität von Interneuronen. Baclofen kann auch gegen Schmerzen bei Patienten mit Spastizität eingesetzt werden (Hattab, 1980⋆⋆).

Benzodiazepine (z. B. Clonazepam) verstärken die hemmende Wirkung von GABA-A auf prä- und postsynaptischer Ebene. Es wird angenommen, daß verstärkte präsynaptische Hemmung im Rückenmark von Patienten mit Spastizität die Ausschüttung erregender Transmitter von afferenten Fasern reduziert und damit die Aktivität mono- und polysynaptischer Dehnungs- sowie Flexor-Reflexe gehemmt wird. Vermutlich greift die Substanz direkt im Rückenmark an (Davidoff, 1985).

Clonidin ist eng verwandt mit *Tizanidin,* einem Imidazolin-Derivat. Diese Medikamente haben eine allgemein hemmende Wirkung im Rückenmark, indem sie die Ausschüttung von Glutamat (und vielleicht noch anderer erregender Aminosäuren (Coward, 1994) vermindern. Clonidin und wahrscheinlich auch Tizanidin verursachen bei der spinalisierten Katze eine deutliche Hemmung der Myogramm-Anworten kurzer Latenz auf die Aktivierung von Gruppe II-Fasern, vermutlich durch eine vestärkte, $\alpha 2$-vermittelte, präsynaptische Hemmung (Schomburg und Steffens, 1988).

Die Wirkung erfolgt auch in Form einer nicht-opiaten Analgesie durch den Effekt an α2-Rezeptoren im Hinterhorn des Rückenmark, die dort die Abgabe von Substanz P hemmen (Ono et al., 1991). Dadurch sollten die durch Flexor-Reflex-Afferenzen (FRA) vermittelte Aktivität gehemmt und die Flexor-Reflexe und Spasmen abgeschwächt werden.

Memantine ist ein Amantadin-Derivat und wirkt als NMDA-Rezeptor-Antagonist (Seif El Nasr et al., 1990). Einige wenige Untersuchungen berichten über eine Wirksamkeit bei zerebraler Spastik.

Glycin vermindert eine tierexperimentell ausgelöste Hypertonie auf der Basis seiner hemmenden Wirkung auf Neurone im Zentralnervensystem. Einige Untersuchungen haben gezeigt, daß die orale Gabe der einfachen Aminosäure Glycin die Symptome der Spastik bessert (Barbeau, 1974⋆; Stern und Bokonjic, 1974⋆). Ein ähnlicher antispastischer Effekt wurde auch für L-Threonin beschrieben (Lee und Patterson, 1993⋆), von dem angenommen wird, daß es die spinale glycinerge Transmission verändert. Weitere Untersuchungen sind erforderlich, um den klinischen Wert von Glycin zu beurteilen.

Cannabis-Substanzen haben einen eindeutig günstigen Effekt auf die Spastik bereits in Dosierungen (5 mg), die weit unter der liegen, die zu einer Veränderung des Bewußtseins führt (Meinck et al., 1989⋆; Maurer et al., 1990⋆). Auf der Basis von Tierexperimenten kann angenommen werden, daß mono- und polysynaptische Reflexe gedämpft werden.

Dantrolen wirkt durch eine reduzierte Ausschüttung von Kalzium-Ionen aus dem sarkoplasmatischen Retikulum. Dadurch wird die Aktivierung des kontraktilen Apparates vermindert. Die elektromyographische Aktivität bleibt unverändert. Die Effekte betreffen mehr die Typ I-, als die Typ-II-Fasern.

I 12.4. Pragmatische Therapie

I 12.4.1. Unspezifische Maßnahmen

Schmerzhafte Flexorspasmen und spastischer Muskeltonus werden häufig durch polysynaptische Hautreflexe hervorgerufen, durch Hautulzerationen und Hautreizung durch Kleider und Schuhe. Dies geschieht besonders bei Patienten mit inkompletter Rückenmarkläsion. Die spastischen Symptome verschlimmern sich auch bei afferenten Reizen aus dem Abdomen, wie beispielsweise bei Harnretention, Infektionen des Harntrakts und Darmblähungen. Folglich können spastische Symptome häufig schon durch entsprechende Behandlung der Blasenfunktion und Hautpflege bei paraplegischen Patienten oder durch ein frühes Erkennen und Beseitigen der verantwortlichen Faktoren vermindert werden (z. B. entsprechendes Schuhwerk oder Kleidung).

I 12.4.2. Physiotherapie

Trotz Fehlen kontrollierter Studien stellt die Physiotherapie eine unbestrittene Form der Behandlung für mobile wie immobile spastische Patienten dar. Aktive und passive physiotherapeutische Behandlungsmaßnahmen sind für beide Gruppen von Patienten von großer Bedeutung. Einerseits müssen die verbliebenen motorischen Funktionen trainiert werden, andererseits müssen Kontrakturen der Muskeln und Gelenke in einem frühen Stadium durch wiederholte Muskeldehnungen verhindert werden, da sie, wenn einmal vorhanden, schwerer zu behandeln sind.
Die meisten physiotherapeutischen Techniken basieren auf veralteten oder einseitig ausgelegten neurophysiologischen Theorien. Daher ist es nicht möglich, eine sachgerechte Evaluation und Empfehlung durchzuführen, die die Überlegenheit einer dieser Techniken über die andere bei der Behandlung spastischer Patienten ausweist. Die jeweils anzuwendende physiotherapeutische Technik sollte sich am spezifischen Problem, z. B. dem motorischen Defizit eines Patienten orientieren. Die Physiotherapie muß zudem Teil eines multidisziplinären integrierenden Behandlungskonzepts für den Patienten sein. Dies beinhaltet auch ergotherapeutische und pflegerische Unterstützung. Alle Behandlungsziele sind darauf ausgerichtet, eine größere Mobilität und, soweit wie möglich, Unabhängigkeit des Patienten zu erreichen.

I 12.4.3. Medikamentöse Therapie

Die medikamentöse Therapie der Spastik sollte immer mit Physiotherapie gekoppelt sein.
Als Regel sollte jeweils nur eine Substanz verabreicht werden. Da ein Rückgang von Muskelspasmen und Muskelhypertonie nur auf Kosten einer verminderten Muskelkraft erreicht werden kann, sollte die Dosierung besonders bei mobilen Patienten niedrig gehalten werden (s. **Tab. I 12.1**). Nahezu alle Antispastika können Nebenwirkungen zeigen, häufig in Form von Übelkeit und Schläfrigkeit (Zusammenfassung s. **Tab. I 12.2 II**).
Die besten antispastischen Effekte werden mit *Baclofen* und *Benzodiazepinen* (z. B. Clonazepam) erzielt (Cendrowsky und Sobcyk, 1977 (B)). Daher stellen diese Medikamente die *erste Wahl* bei der Behandlung der Spastik dar. Sie sind am wirkungsvollsten bei der Spastik spinaler Ursache; z. B. bei Multipler Sklerose sowie traumatischen und neoplastischen Rückenmarkläsionen (Duncan et al., 1976 (B); Feldman et al., 1978 (B); zur Übersicht siehe Glenn und Whyte, 1990).

Tab. I.12.1: Medikamentöse Spastiktherapie: Dosierung (ges. gesch. Präparatenamen z. T. in Auswahl; Buchstaben = Qualität der Therapieempfehlung)

Medikamente	Tabletten	Beginn	Steigerung u. Ausschleichen	Maximal
Primäre Wahl				
Baclofen (B) Lioresal®	5, 10, 25 mg	2 x 5 mg/die	2 x 5 mg/Woche	4 x 20 mg bis 150 mg/die
Clonazepam (B) Rivotril®	0.5, 2 mg	2 x 0,5 mg/die	3 x 0,5 mg/Woche	3 x 2 mg/die
Sekundäre Wahl				
Tizanidin (B) Sirdalud®	2, 4, 6 mg	3 x 2 mg/die	4–8 mg/Woche	24 mg/die
Clondin (B) Catapresan®	0,075;0,15;0,3 mg	2 x 0,075 mg/die	0,075 mg/Woche	3 x 0,15 mg/die
Diazepam (B) Valium®	2, 5, 10 mg	2 x 2 mg/die	2 x 4 mg/Woche	ca. 3 x 20 mg/die
Tetrazepam Musaril®	50 mg	1 x 25 mg/die	25 mg/die	4 x 50 mg–8 x 50 mg
Memantine Akatinol®	10 mg	1 x 10 mg/die	2 x 10 mg/Woche	3 x 20 mg/die
Dantrolen Dantamacrin®	25, 50 mg	2 x 25 mg/die	2 x 25 mg/Woche	4 x 5 mg– 4 x 100 mg /die

Baclofen sollte wegen der Möglichkeit von Nebenwirkungen, wie Schläfrigkeit und Halluzinationen, einschleichend dosiert werden. Es sollte auch langsam in der Dosis reduziert werden, um nicht verstärkte Spasmen hervorzurufen (s. **Tab. I 12.1**).

Bei *Diazepam* treten schwerwiegendere Nebenwirkungen, wie die Entwicklung von Toleranz, Abhängigkeit und Schläfrigkeit auf (Glenn und Whyte, 1990). Diese Nebenwirkungen sind weniger ausgeprägt bei Clonazepam (Cendrowski und Sobczyk, 1977). Das Ausschleichen dieser Substanzen sollte langsam erfolgen (siehe **Tab. I 12.1**). Eine Dosis-Kumulation wird bei Diazepam und einigen anderen Benzodiazepinen mit längerer Halbwertszeit beobachtet.

Tizanidin und *Clonidin* sind Medikamente *zweiter Wahl* bei der Behandlung der Spastik. Beide Substanzen sollen über $\alpha 2$-adrenerge Rezeptoren auch bei der Spastik zerebraler Ursache wirken. Vermutlich vermindern diese Substanzen die Aktivität polysynaptischer Reflexe. Beide Medikamente vermindern den spastischen Muskeltonus (Bes et al., 1988; siehe entsprechende Studien von Smith et al., 1994 (B); Nance et al., 1994 (B), Emre, 1989) und ähneln in ihrer Wirkung Baclofen. Klinisch bessert Clonidin die Ausprägung der spastischen Dystonie bei Patienten mit Rückenmarkläsion und vermindert die Häufigkeit und Schwere von Spasmen (Nance et al., 1989; Shefner et al., 1992). Die Effekte von Tizanidin bei der Behandlung der Muskelhypertonie werden auch kritisch beurteilt (Landau, 1995).

Tab. I 12.2: Nebenwirkungen antispastischer Medikamente

Gemeinsam: Sedierung, Benommenheit, Übelkeit, Muskelschwäche, Schwindel.

Baclofen:
Übelkeit, Erbrechen, Diarrhö; Psychose und Verwirrtheit (auch nach plötzlichem Entzug), Ataxie, Depression des Atem- und kardiovaskulären Systems, Kopfschmerz (besonders bei Niereninsuffizienz).

Tizanidin/Clonidin:
Arterielle Hypotonie (besonders bei gleichzeitiger hypotensiver Therapie), Mundtrockenheit, Übelkeit, Magen-Darm-Beschwerden.

Clonazepam/Diazepam:
Verstärkter Appetit, Libidoverlust, gestörte Menstruation, Ataxie (verstärkt durch Alkoholkonsum); **Langzeitnebenwirkung:** Toleranzentwicklung, Abhängigkeit, Schlaflosigkeit, Angstzustände, Halluzinationen.

Memantine:
Unruhe, Kopfdruck, Mundtrockenheit; **Kontraindikation:** Lebererkrankungen, Verwirrtheit, Schwangerschaft.

Dantrolen:
Übelkeit, Erbrechen, Anorexie, Durchfall, Leberschädigung (besonders bei Frauen > 35 Jahren bei gleichzeitiger Östrogentherapie oder Leberschädigung).

Memantine soll eine gewisse Wirksamkeit bei der Spastik zerebralen Ursprungs haben (Seif El Nasr et al., 1990).

Dantrolen wirkt primär im Muskel durch Auslösung einer peripheren Parese. Wegen des peripheren Angriffpunktes sollte Dantrolen bei allen Formen der Spastizität wirksam sein. Die Gabe von Dantrolen sollte jedoch wegen häufigen, von den Patienten nicht gut tolerierten Nebenwirkungen restriktiv gehandhabt werden (Anderson, 1982). Außerdem werden schwere Nebenwirkungen, wie toxische Lebernekrose, mit einem erhöhten Risiko bei Frauen im Alter von > 35 Jahren und in Kombination mit Östrogeneinnahme beschrieben.

I 12.4.4. Intrathekale Infusion von Baclofen

Bei immobilisierten Patienten mit schwerer Spastik stellt die *intrathekale Infusion von Baclofen* eine gute Behandlungsmöglichkeit dar, da die antispastischen Medikamente über längere Zeiträume häufig nicht gut vertragen werden. Die intrathekale Gabe von Baclofen kann wirksam die Symptome der Spastik vermindern. Die Nebenwirkungen sind tolerabel (Müller et al., 1987 (B), Latash et al., 1989; Ochs et al., 1989 (B); Penn et al., 1989 (B); Coffey et al., 1993 (B)). Diese Behandlung hat große Vorteile gegenüber der oralen Applikation von Baclofen. Die intrathekale Dosierung ist klein (100–500 µg/Tag), trotzdem sind die antispastischen Effekte, speziell auf den Muskeltonus, ausgeprägter. Systemische Nebenwirkungen können vermieden werden. Die Dosiswirkungsbeziehung ist stabil, während sie bei oraler Gabe vielen Interaktionsmöglichkeiten unterliegt. Eine schwere Spastik kann in eine schlaffe Parese umgewandelt werden, was die Pflege erheblich erleichtert.

Während der ersten Monate entwickelt sich häufig eine gewisse Medikamententoleranz, die eine Erhöhung der Dosierung notwendig macht (Loubser et al., 1991; Coffey et al., 1993 (B)). Der wesentliche Teil dieser Dosiserhöhung (im Mittel von 182 auf 525 µg/Tag) ist innerhalb der ersten 12 Monate nach Implantation der Infusionspumpe notwendig. Danach kommt es meist zu einem Plateau der erforderlichen Dosis. Über einen Beobachtungszeitraum von mehr als 8 Jahren bleibt die Entwicklung einer Medikamenten-Toleranz limitiert. Auch nach Absetzen einer längerfristigen (ca. 5 Jahre) intrathekalen Baclofenapplikation bleibt die Spastik häufig vermindert (Dressnandt und Conrad, 1996). Die Ursache hierfür ist nicht geklärt. Nach der Literatur haben nur wenige (ca. 6 %) Patienten langfristig schwerwiegendere Nebenwirkungen (Penn, 1992). Heute ist klar, daß bei immobilisierten Patienten mit schwerer Spastizität die kontinuierliche intrathekale Baclofen-Gabe eine sichere und effektive Behandlung darstellt. Die kombinierte intrathekale Applikation von Baclofen und Morphin soll einen besseren Effekt auf schmerzhafte Spasmen haben als Baclofen allein (Stewart-Wynne et al., 1991). Wir selbst haben die Schmerzen durch Spastik ausnahmslos befriedigend durch die Baclofen-Pumpe allein kontrollieren können.

Vor der Implantation einer Baclofen-Pumpe sollte der Effekt von intrathekalem Baclofen ein oder mehrere Male durch lumbale Injektionen von Baclofen in ansteigender Dosierung (50, 75 oder 100 µg) getestet werden. Die kontinuierliche Überwachung von Blutdruck und Atmung ist über ca. 6 Stunden erforderlich. Bedrohliche Atemdepressionen können sich protrahiert innerhalb der ersten 6 Stunden nach der Bolusinjektion entwickeln. Wenn ein klarer Effekt, d. h. in Form eines reduzierten Muskeltonus über mehr als 4 Stunden vorhanden ist, kann eine kontinuierliche Baclofen-Applikation durch die subkutane Implantation eines programmierten elektronischen Medikamentenabgabe-Systems erfolgen (Ochs et al., 1989). Der intrathekale Teil des Katheters sollte thorakolumbal plaziert werden. Nach ungefähr 4–5 Jahren sollte das Pumpensystem ausgewechselt werden. Obwohl inzwischen mehrere Pumpensysteme auf dem Markt sind, hat sich das programmierte Pumpensystem von Medtronic (Synchromed® Infusionssystem) allgemein durchgesetzt. Bei dieser Therapie ist eine eingehende Aufklärung des Patienten und seiner Angehörigen über mögliche Nebenwirkungen erforderlich.

Die intrathekale Gabe von Baclofen ist hauptsächlich bei immobilen Patienten mit chronischer Spastizität der Beine, d. h. spinalen Ursprungs, indiziert (entzündlich, neoplastisch, traumatisch), um die Pflege zu erleichtern und schmerzhafte Muskelspasmen zu lindern. Bei gehfähigen Patienten ist diese Form der Therapie normalerweise nicht indiziert, da eine Parese ausgelöst wird.

Die **Hauptnebenwirkungen** (Zusammenfassung siehe **Tab. I 12.3**) in der »steady-state«-Phase bestehen in Schläfrigkeit bis zur Somnolenz. Es wurden auch zerebrale Krampfanfälle im Zusammenhang mit der intrathekalen Gabe von Baclofen berichtet (Kofler et al., 1994). Schwere Nebenwirkungen, vor allem eine Atemdepression aufgrund von Überdosierung, sind vor allem nach der Bolusinjektion oder bei Überinfusion durch ein fehlgesteuertes Pumpensystem hervorgerufen. In diesem Fall ist die sofortige Konsultation eines Notarztes und häufig eine Überwachung auf der Intensivstation erforderlich. Derzeit ist kein sicheres Antidot verfügbar. Wenn Komplikationen auftreten, muß das Pumpensystem gestoppt werden und die Substanz, durch Einstechen einer Nadel in das Reservoir des Pumpensystems, entfernt werden. Durch Lumbalpunktion sollte Liquor abgelassen und durch isotone NaCl-Lösung ersetzt werden (ca. 30 ml). Das Katheter-System muß bei nahezu der Hälfte der Patienten repariert werden. Es ist die häufigste Ursache für eine Unterbrechung der Medikamentenabgabe (Schurch, 1993).

Tab. I 12.3: Nebenwirkungen und Komplikationen der intrathekalen Baclofen-Therapie

- Fehlfunktion der Pumpe: Wiederauftreten des Spastik
- Pumpenüberfunktion: Schläfrigkeit-Koma-Ateminsuffizienz; Schlaffe (Tetra-) parese
- Mono- und polypsynaptische Reflexe sind erloschen
- Verlagerung oder Verstopfung des Katheters: Wiederauftreten der Spastizität
- Hämatom und Infektion im Bereich der Implantation
- Postpunktionelles Syndrom
- Persistierender Liquor-Shunt
- Meningitis
- Tiefe Beinvenenthrombose (infolge der schlaffen Paraprese)
- Zerebraler Krampfanfall

I 12.4.5. Andere Behandlungsansätze

Lokale antispastische Therapie
Um eine umschriebene Muskelhypertonie zu behandeln, hat sich die lokale Injektion von *Botulinum-Toxin* als vorteilhaft erwiesen (Memin et al., 1992; Davis und Jabbari, 1993; Burbaud et al., 1996). Die lokale Muskelhypertonie kann durch reversible Auslösung einer peripheren Parese, die üblicherweise über 3–4 Monate anhält, gebessert werden. Diese Therapie stellt auch eine elegante Technik zur Verbesserung der Blasenfunktion bei Patienten mit inkompletter Blasenentleerung infolge einer Hypertonie des M. sphincter externus dar (bei Detrusor-Sphinkter-Dyssynergie; Schurch et al., 1996 (B)). In diesem Fall wird Botulinum-A-Toxin (25 IU Botox®) 3–4mal innerhalb von 3 Monaten durch eine spezielle Nadel in den Sphinkter externus injiziert, über die auch die myographische Aktivität des Sphinktermuskels registriert werden kann. Die Effekte halten 6–9 Monate (siehe Kap. K3).

Weniger häufig empfohlene Behandlungsformen
Noch immer wird in einigen Veröffentlichungen die neurochirurgische Behandlung der Spastik durch Unterbrechung des Reflexbogens empfohlen. Eine Indikation hierfür besteht nach Einführung der Lioresalpumpe allenfalls bei extremer Paraspastik der Beine und erhaltender Motorik in den oberen Extremitäten. Am häufigsten wurden früher die selektive dorsale *Rhizotomie* bei Kindern mit Zerebralparese (Peacock und Staudt, 1991; Laitinen et al., 1983) und die *longitudinale Myelotomie* (Putty und Shapiro, 1991) durchgeführt. Es wurde angenommen, daß durch diese chirurgischen Eingriffe der für die Muskelhypertonie verantwortliche afferente Impulseinstrom reduziert wird. Trotzdem bleibt die Bewegungsstörung bestehen, auch wenn die Spastik vermindert ist (Giuliani, 1991). Ähnlich kann die Infiltration der ventralen Wurzeln mit *Phenol oder Alkohol* eine spastische in eine schlaffe Parese umwandeln (Scott et al., 1985). All diese Behandlungsmassnahmen sollten nur noch ausnahmsweise angewandt werden, da die Spastizität häufig nach einigen Monaten wieder auftritt und es zu unerwünschten Folgeerscheinungen – wie Hautulzerationen aufgrund von Sensibilitätsausfällen in den entsprechenden Dermatomen – kommen kann.
Ein günstiger Effekt auf die Spastizität wird auch für die *funktionelle elektrische Stimulation* (FES) der Nn. peronaei während des Gehens (Stefanovska et al., 1988) und für die *transkutane elektrische Stimulation* verschiedener Muskeln beschrieben (Franek et al., 1988; Levin und Hui-Chan, 1992; Seib et al., 1994). Es wird angenommen, daß diese Effekte, die offenbar mit einer phasischeren Form der Muskelaktivierung einhergehen, auf einer Hemmung der Myogramm-Aktivität in den spastischen Extensorenmuskeln beruhen. Für die meisten Patienten mit mäßiggradiger Spastizität ist diese Behandlung zu umständlich, um regelmäßig angewandt zu werden.
Eine Linderung der spastischen Symptome wurde auch nach *chronischer Stimulation des Lobus anterior des Kleinhirns* (Penn et al., 1978) und *der Hinterstränge des Rückenmark* (Wiesendanger et al., 1985) berichtet. Diese Effekte wurden auf eine Verminderung der Dehnungsreflexaktivität zurückgeführt. Es wurden jedoch auch negative Ergebnisse berichtet (Wiesendanger et al., 1985). Da die Resultate unsicher sind und eine Schädigung des Gewebes im Zentralnervensystems durch diese Behandlungsformen nicht auszuschließen ist, kann derartige Behandlung derzeit nicht empfohlen werden.
Die *orthopädische Chirurgie* beschränkt sich üblicherweise auf die Korrektur von Deformitäten der Füsse und Unterschenkel bei Kindern mit Zerebralparese (Harryman, 1992). Die am häufigsten durchgeführte Operation betrifft eine Verlängerung der Achillessehne bei Verkürzung der Wadenmuskeln, kombiniert mit Pes equinus-Deformität. Ihr Ziel ist durch eine Korrektur der Deformität die Gangfunktion zu verbessern. Diese Operationen werden jedoch mit zunehmender Zurückhaltung durchgeführt, da die Gefahr einer iatrogen induzierten Deformität besteht (Baumann, 1986). Konservative Maßnahmen bestehen in der Kombination von Krankengymnastik, Redressionsverbänden, Kunststoff- Orthesen und orthopädischem Schuhwerk.

I 12.5. Stiff-Man-Syndrom

I 12.5.1. Klinik

Das Stiff-Man (Moersch-Woltman)-Syndrom ist eine seltene Störung motorischer Funktionen, die durch eine unwillkürliche Steifheit der axialen Muskeln und überlagerte schmerzhafte Muskelspasmen charakterisiert ist und mit kontinuierli-

Tab. I 12.4: Diagnostische Kriterien des Stiff-Man-Syndrom

1. Beginn mit Steifigkeit und Spasmen der axialen Muskeln
2. Allmähliche Ausbreitung der Steifigkeit in den proximalen Extremitätenmuskeln mit erschwerter Durchführung funktioneller Bewegungen
3. Auslösen schmerzhafter Muskelspasmen durch akustische oder emotionale Reize
4. Normaler motorischer und sensibler Untersuchungsbefund (außer Tonuserhöhung)
5. Normaler Intellekt
6. Besserung der Symptome unter Diazepam
7. Keine Beteiligung des peripheren motorischen Systems

cher elektrischer Muskelaktivität einhergeht. Die Spasmen werden häufig durch Schreck oder emotionale Reize ausgelöst (zur Zusammenfassung der diagnostischen Kriterien s. **Tab. I 12.4**). Es wird ein Zusammenhang zwischen dem Stiff-Man-Syndrom, Epilepsie, insulinabhängigem Diabetes und einer Vielfalt organspezifischer autoimmuner Erkrankungen angenommen (McEvoy, 1991). Bei ungefähr 60 % der Patienten mit Stiff-Man-Syndrom werden Antikörper gegen Glutaminsäure-Decarboxylase, das GABA-synthetisierende Enzym und gegen Pankreasinselzellen in Serum und Liquor gefunden. Diese Beobachtungen lassen annehmen, daß es sich beim Stiff-Man-Syndrom um eine Autoimmunerkrankung handelt. Gegen GABA-erge Neurone gerichtete GAD-Antikörper können als Marker bei der Diagnose der Erkrankung dienen (Solimena und De Camilli, 1991).
Bei einer Untergruppe von Patienten mit Stiff-Man-Syndrom muß eine paraneoplastische Autoimmunerkrankung angenommen werden. Wenn Antikörper gegen Glutaminsäure-decarboxylase vorhanden sind, sollte dies als Hinweis auf ein bisher verborgenes Mammakarzinom oder einen anderen soliden Tumor gelten (Folli et al., 1993).

I 12.5.2. Verlauf

Mit allmählicher Verschlechterung der Symptome ist zu rechnen. Mit zunehmender Rigidität werden die Patienten meist unfähig zu gehen oder funktionelle Bewegungen durchzuführen. Häufig ist eine Hospitalisation erforderlich. Durch medikamentöse Therapie kann bei allen Patienten eine deutliche Besserung bei erreicht werden.

I 12.5.3. Pramatisches Vorgehen

Die Wirkung von Diazepam zwischen 20 und 100 mg pro Tag stellt ein diagnostisches Kriterium für diese Erkrankung dar (Jog et al., 1992; McEvoy, 1991). Die Entwicklung einer Medikamententoleranz nach 6 Jahren der Therapie wurde nur bei einem von 13 Patienten berichtet (Lorish et al., 1989). Günstige Effekte wurden auch von einer Kortikosteroidtherapie beschrieben (George et al., 1984; McEvoy, 1991). Eine Besserung der Spasmen kann durch paraspinale Injektionen von Botulinum-A-Toxin erreicht werden (Davis und Jabbari, 1993). Der Effekt von Plasmaaustausch wird kontrovers diskutiert (siehe Harding et al., 1989; McEvoy, 1991; Brashear und Phillips, 1991). Clomipramin induziert Spasmen und kann daher bei unsicheren Fällen als Provokations-Test dienen (Stöhr und Heckl, 1977).

I 12.6. Neuromyotonie

I 12.6.1. Klinik

Das Syndrom der kontinuierlichen Muskelaktivität peripheren Ursprungs stellt ein relativ stereotypes klinisches Bild der Muskelsteifigkeit dar. Die Symptome bestehen in Myokymie und Muskelkontraktion auch in Ruhe. Steifigkeit und »Krämpfe« sind ausgeprägter während und nach willkürlicher Muskelkontraktion. Distale und proximale Extremitätenmuskeln, aber auch Gesichtsmuskeln sind betroffen. Die Symptome persistieren im Schlaf. Es bestehen abnorme Fuß- und Handstellungen. Bei der Inspektion der Muskeln zeigen sich Myokymien und Faszikulationen. Die Sehnenreflexe sind üblicherweise erloschen. Die kontinuierliche Aktivität von motorischen Einheiten und Muskelfasern wird durch eine Übererregbarkeit peripherer Nerven verursacht. Er wird durch Curare blockiert. Die Ätiologie ist unbekannt. Störungen im Bereich der Ionenkanäle der Nervenmembranen wurden postuliert (Hahn et al., 1991). Elektrophysiologische Untersuchungen weisen auf eine zugrundeliegende Neuropathie hin (Thompson, 1993).

I 12.6.2. Verlauf

Üblicherweise kann in Fällen ohne zugrundeliegende periphere Neuropathie (oder anderer Erkrankungen) mit einem gutartigen Verlauf mit anhaltenden Perioden der Bessserung gerechnet werden (Isaacs und Heffron, 1974). Es ist auch eine hereditäre Form der Neuromyotonie bekannt (Auger et al., 1984).

I 12.6.3. Pragmatische Behandlung

Unter der Therapie mit Carbamazepin oder Phenytoin bessert sich die Muskelsteifigkeit. Die Sehnenreflexe können wieder auslösbar werden. Die Dosierung wird durch die klinischen Symptome bestimmt.

Literatur

Anderson TP (1982) Rehabilitation of patients with completed stroke. In: Kottke FJ, Stillwell GK, Lehmann JF (Hrsg.) Krusen's handbook of physical medicine and rehabilitation, 3rd edn. Saunders, Philadelphia, 583–603

Ashby P (1989) Discussion I. In: Emre M, Benecke R (Hrsg.) Spasticity. The Current Status of Research and Treatment. Parthenon, Carnforth, UK, 68–69

Auger RG, Daube JR, Gomez MR, Lambert EH (1984) Hereditary form of sustained muscle activity of peripheral nerve origin causing generalized myokymia and muscle stiffness. Ann Neurol 15: 13–21

Barbeau A (1974) Preliminary study of glycine administration in patients with spasticity. Neurology (Minneap) 24: 392

Barbeau H, Rossignol S (1987) Recovery of locomotion after chronic spinalization in the adult cat. Brain Res 412: 84–95

Barbeau H, Rossignol S (1994) Enhancement of locomotor recovery following spinal cord injury. Curr Opinion Neurol 7: 517–524

Bass B, Weinshenker B, Rice GP, Noseworthy JH, Cameron MG, Hader W, Bouchard S, Ebers GC (1988) Tizanidine versus baclofen in the treatment of spasticity in patients with multiple sclerosis. Can J Neurol Sci 15: 15–19

Baumann JU (1986) Behandlung kindlicher spastischer Fuss-Deformitäten. Orthopädie 15: 191–198

Benecke R (1993) The role of the corticospinal tract in spasticity studied by magnet stimulation. In: AF Thilmann, DJ Burke and WZ Rhymer (Hrsg.) Spasticity mechanisms and management Springer, Berlin, Heidelberg, 89–100

Berger W, Horstmann GA, Dietz V (1984) Tension development and muscle activation in the leg during gait in spastic hemiparesis: The independence of muscle hypertonia and exaggerated stretch reflexes. J Neurol Neurosurg Psychiatr 47: 1029–1033

Bes A, Eyssette M, Pierrot-Deseilligny E, Rohmer F, Warter JM (1988 A) multi-centre, double-blind trial of tizanidine, a new antispastic agent, in spasticity associated with hemiplegia. Curr Med Res Opin 10: 709–718

Brashear HR, Phillips LH (1991) Autoantibodies to GABAergic neurons and response to plasmapheresis in stiff-man syndrome. Neurology 41: 1588–1592

Burbaud P, Wiart L, Dubos JL, Gaujard E, Debelleix X, Joseph PA, Mazaux JM, Bioulac B, Barat M, Lagueny A (1996) A randomized, double blind placebo controlled trial of botulinium toxin in the treatment of Spastic foot in hemiparetic patients. J Neurol Neurosurg Psychiatr 61:265–269

Burke D, Ashby P (1972) Are spinal »presynaptic« inhibitory mechanisms suppressed in spasticity? J Neurol Sci 15: 321–326

Carr LJ, Harrison LM, Evans AL, Stephens JA (1993) Patterns of central motor reorganization in hemiplegic cerebral palsy. Brain 116: 1223–1247

Cendrowski W, Sobczyk W (1977) Clonazepam, baclofen and placebo in the treatment of spasticity. Europ Neurol 16: 257–262

Chen DF, Bianchetti M, Wiesendanger M (1987) The adrenergic-Agonist tizanidine has differential effects on flexor reflexes of intact and spinalized rat. Neuroscience (Oxford) 23: 641–647

Coffey JR, Cahill D, Steers W, Park TS, Ordia J, Meythaler J, Herman R, Shetter AG, Levy R, Gill B, Smith R, Wildberger J, Loeser JD, Chabal Ch, Feler C, Robertson JT, Penn RD, Clarke A, Bürchiel KJ, Leibrock LG (1993) Intrathecal baclofen for intractable spasticity of spinal origin: Results of a long-term multicenter study. J Neurosurg 78: 226–232

Corston RN, Johnson F, Godwin-Austen RB (1981) The assessment of drug treatment of spastic gait. J Neurol Neurosurg Psychiatr 44: 1035–1039

Coward DM (1994) Tizanidine: neurophamacology and mechanism of action. Neurology 44, 6–11.

Davidoff RA (1985) Antispasticity drugs: Mechanisms of action. Ann Neurol 17: 107–116

Davis D, Jabbari B (1993) Significant improvement of stiff-person syndrome after paraspinal injection of botulinum toxin A. Mov Disord 8: 371–376

Dietz V (1992a) Human neuronal control of functional movements. Interaction between central programs and afferent input. Physiol Rev 72: 33–69

Dietz V (1992b) Spasticity: exaggerated reflexes or movement disorder? In: Forssberg H, Hirschfeld H (Hrsg.) Movement Disorders in Children. Med Sport Sci, vol 36; Karger, Basel, 225–233

Dietz V, Berger W (1983) Normal and impaired regulation of muscle stiffness in gait: A new hypothesis about muscle hypertonia. Exp Neurol 79: 680–687

Dietz V, Berger W (1984) Inter-limb coordination of posture in patients with spastic paresis. Impaired function of spinal reflexes. Brain 107: 965–978

Dietz V, Ketelsen UP, Berger W, Quintern J (1986) Motor unit involvement in spastic paresis: Relationship between leg muscle activation and histochemistry. J Neurol Sci 75: 89–103

Dietz V, Quintern J, Berger W (1981) Electrophysiological studies of gait in spasticity and rigidity. Evidence that altered mechanical properties of muscle contribute to hypertonia. Brain 104: 431–449

Dietz V, Trippel M, Berger W (1991) Reflex activity and muscle tone during elbow movements in patients with spastic paresis. Ann Neurol 30: 767–779

Dietz V, Colombo G, Jensen L (1994) Locomotor activity in spinal man. Lancet 344: 1260–1263.

Dietz V, Colombo G, Jensen L, Baumgartner L (1995) Locomotor capacity of spinal cord in paraplegic patients. Ann Neurol 37: 574–582

Dressnandt J, Conrad B (1996) Lasting reduction of severe spasticity after ending chronic treatment with intrathecal baclofen. J Neurol Neurosurg Psychiatry 60: 168–173

Duncan GW, Shahani BT, Young RR (1976) An evaluation of baclofen treatment for certain symptoms in patients with spinal cord lesions. Neurology (Minneap.) 24: 441–446

Edström L (1970) Selective changes in the size of red and white muscle fibres in upper motor lesions and Parkinsonism. J Neurol Sci 11: 537–550

Emre M (1989) Review of clinical trials with tizanidine (Sirdalud®) in spasticity. In: M Emre, R Bencke, (Hrsg.) Spasticity. The Current Status of Research and Treatment Parthenon, Carnforth, UK 153–196

Fabre M, Buser P (1980) Structures involved in acquisition and performance of visually guided movements in the cat. Acta Neurobiol Exp (Warsz.) 40: 95–116

Faist M, Mazevet D, Dietz V, Pierrot-Deseilligny E (1994) A quantitative assessment of presynaptic inhibition of Ia afferents in spastics: Differences in hemiplegics and paraplegics. Brain117: 1449–1455

Feldman RG, Kelly-Hayes M, Conomy JP, Foley JM (1978) Baclofen for spasticity in multiple sclerosis: double-blind crossover and three-year study. Neurology 28: 1094–1098

Folli F, Solimena M, Cofiell R, Austoni M, Tallini G,

Fassetta G, Bates D, Cartilidge N, Bottazzo GF, Piccolo G, De Camilli P (1993) Autoantibodies to a 128 kd synaptic protein in three women with the stiff-man syndrome and breast cancer. New Engl J Med 328: 546–551

Franek A, Turczynski B, Opara J (1988) Treatment of spinal spasticity by electrical stimulation. J Biomed Eng 10: 266–270

George TM, Burke JM, Sobatka PA, Greenberg HS, Vinik AI (1984) Resolution of stiff man syndrome with cortisol replacement in a patient with deficiencies of ACTH, growth hormone and prolactin. New Engl J Med 310: 1511–1513

Giuliani CA (1991) Dorsal rhizotomy for children with cerebral palsy: Support for concepts of motor control. Phys Ther 72: 248–259

Glenn MB, Whyte J (1990) The Practical Management of Spasticity in Children and Adults. Lea & Febiger, Philadelphia, London

Gollhofer A, Schmidtbleicher D, Dietz V (1984) Regulation of muscle stiffness in human locomotion. Int J Sports Med 5: 19–22

Hahn AF, Parkes AW, Bolton CF, Stewart SA (1991) Neuromyotonia in hereditary motor neuropathy. J Neurol Neurosurg Psychiatr 54: 230–235

Harding AE, Thompson PD, Kocen RS, Batchelor JR, Davey N, Marsden CD (1989) Plasma exchange and immunosuppression in the stiff man syndrome. Lancet 334, 915

Harryman SE (1992) Lower-extremity surgery for children with cerebral palsy: Physical therapy management. Phys Ther 72: 16–24

Hattab JR (1980) Review of European clinical trials with baclofen. In: Feldmann RG, Young RR, Koella WP (Hrsg.) Spasticity: Disordered Motor Control. Year Book Publ, Chicago, Ill, 71–85

Hoogstraten MC, van der Ploeg RJ, van der Burg W, Vreeling A, van Marle S, Minderhoud JM (1988) Tizanidine versus baclofen in the treatment of spasticity in multiple sclerosis patients. Acta Neurol Scand 77: 224–230

Hufschmidt A, Mauritz KH (1985) Chronic transformation of muscle in spasticity: A peripheral contribution to increased tone. J Neurol Neurosurg Psychiatr 48: 676–685

Ibrahim IK, Berger W, Trippel M, Dietz V (1993) Stretch-induced electromyographic activity and torque in spastic elbow muscles. Brain 116: 971–989

Isaacs H, Heffron FA (1974) The syndrome of »continuous muscle fibre activity« cured: Further studies. J Neurol Neurosurg Psychiatr 37: 1231–1235

Jog MS, Lambert CD, Lang AE (1992) Stiff-person syndrome. Can J Neurol Sci 19: 383–388

Kofler M, Kronenberg MF, Rifici C, Saltuari L, Bauer G (1994) Epileptic seizures associated with intrathecal baclofen application. Neurology 44: 25–27

Laitinen LV, Nilsson S, Fugl-Meyer AR (1983) Selective posterior rhizotomy for treatment of spasticity. J Neurosurg 58: 895–899

Lance JW (1980) Symposium synopsis. In: Feldmann RG, Young RR, Koella WP (Hrsg.) Spasticity: Disordered Motor Control. Year Book Publ, Chicago, Ill, 485–495

Landau WM (1980) Spasticity: What is it? What is it not? In: Feldman RG, Young RR, Koella WP (Hrsg.) Spasticity: Disordered Motor Control. Year Book Publ, Chicago, Ill, 17–24

Landau WM (1995) Tizanidine and Spasticity. Neurolgy 45: 2295–2296.

Lapierrre Y, Bouchard S, Tansey C, Gendron D, Barkas WJ, Francis GS (1987) Treatment of spasticity with tizanidine in multiple sclerosis. Can J Neurol Sci 14: 513–517

Latash ML, Penn RD, Carcos DM, Gottlieb GL (1989) Short-term effects of intrathecal baclofen in spasticity. Exp Neurol 103: 165–172

Lee A, Patterson V (1993) Double-blind study of L-threonine in patients with spinal spasticity. Acta Neurol Scand 88: 334–338

Levin MF, Hui-Chan CW (1992) Relief of hemiparetic spasticity by TENS is associated with improvement in reflex and voluntary motor functions. Electroenceph Clin Neurophysiol 85: 131–142

Lorish TR, Thorsteinsson G, Howard FM (1989) Stiff-man syndrome updated. Mayo Clin Proc 64: 629–636

Loubser PG, Narayan RK, Sandin KJ, Donovan WH, Russell KD (1991) Continuous infusion of intrathecal baclofen: Long-term effects on spasticity in spinal cord injury. Paraplegia 29: 48–64

Maurer M, Henn V, Dittrich A, Hofmann A (1990) Delta-9-tetrahydrocannabinol shows antispastic and analgesic effects in a single case double-blind trial. Eur Psychiatry Clin Neurosci 240: 1–4

McEvoy KM (1991) Stiff-man syndrome. Mayo Clin Proc 66: 300–304

Meinck H-M, Schönle PW, Conrad B (1989) Cannabinoids on spasticity and ataxia in multiple sclerosis. J Neurol 236: 120–122

Memin B, Pollak P, Hammel M, Perret J (1992) Effects of botulinum toxin on spasticity. Rev Neurol 148: 212–214

Mendell LM (1984) Modifiability of spinal synapses. Physiol Rev 64: 260–324

Meyler WJ, Bakker H, Kok JJ, Agoston S, Wesseling H (1981) The effect of dantrolene sodium in relation to blood vessels in spastic patients after prolonged administration. J Neurol Neurosurg Psychiatr 44: 334–339

Müller H, Zierski J, Dralle D, Börner U, Hoffmann O (1987) The effect of intrathecal baclofen on electrical muscle activity in spasticity. J Neurol 234: 348–352

Nacimiento W, Mautes A, Töpper R, Oestreicher AB, Gispen WH, Nacimiento AC, Noth J, Kreutzberg GW (1993) B-50 (GAP-43) in the spinal cord caudal to hemisection: Indication for lack of intraspinal sprouting in dorsal root axons. J Neurosci Res 35: 603–617

Nance PW, Burgaresti J, Shellenberger K, Sheremata W, Martinez-Arizala A (1994) The North American Tizanidine Study Group. Efficacy and safety of tizanidine in the treatment of spasticity in patients with spinal cord injury. Neurology: 44 (suppl 9): S44-S52

Nance PW, Shears AH, Nance DM (1989) Reflex changes induced by clonidine in spinal cord injured paitents. Paraplegia 27: 296–301

Nathan PW (1994) Effects on movementsof surgical incisions into the human spinal cord. Brain 117: 337–346

Nesemeyanova TN (1983) Physiological aspects in the restoration of motor function of spinal cord injury patients. In: Kao CC, Bunge RP, Reier PJ (Hrsg.), Spinal Cord Reconstruction. Raven, New York, 610–668

Ochs G, Struppler A, Meyerson BA, Linderoth B, Gybels J, Gardner BP, Teddy P, Jamous A, Weinmann P (1989) Intrathecal baclofen for long-term treatment of spasticity: A multi-centre study. J Neurol Neurosurg Psychiatr 52: 933–939

O'Dwyer NJ, Ada L (1996) Reflex hyperexcitability and muscle contractive in relations spastic hypertonia. Curr Opin Neurol 9:451–455

Ono H, Mishima A, Ono S, Fukuda H, Vasko MR (1991) Inhibitory effects of clonidine and tizanidine on release of substance P from slices of rat spinal cord and antagonism by alpha-adrenergic receptor antagonists. Neuropharm 30: 585–589.

Peacock WJ, Staudt LA (1991) Functional outcomes following selective posterior rhizotomy in children with cerebral palsy. J Neurosurg 74: 380–385

Pedersen E (1974) Clinical assessment and pharmacologic therapy of spasticity. Arch Phys Med Rehabil 55: 344–356

Penn RD (1992) Intrathecal baclofen for spasticity of spinal origin: Seven years of experience. J Neurosurg 77: 236–240

Penn RD, Savoy SM, Corcos D, Latash M, Gottlieb G, Parke B, Kroin JS (1989) Intrathecal baclofen for severe spinal spasticity. New Engl J Med 320: 1517–1521

Penn RD, Gottlieb GL, Agarwal GC (1978) Cerebellar stimulation in man. Quantitative changes in spasticity. J Neurosurg 48: 779–786

Powers RK, Campbell DL, Rymer WZ (1989) Stretch reflex dynamics in spastic elbow flexor muscles. Ann Neurol 25: 32–42

Putty TK, Shapiro SA (1991) Efficacy of dorsal longitudinal myelotomy in treating spinal spasticity: A review of 20 cases. J Neurosurg 75: 397–401

Quintern J, Minwegen P, Mauritz KH (1989) Control mechanisms for restoring posture and movements in paraplegics. In: Allum JHF, Hulliger M (Hrsg.) Afferent Control of Posture and Locomotion. Prog Brain Res vol. 80, Elsevier, Amsterdam, 489–502

Sakamato T, Porter LL, Asanuma H (1989) Functional role of the sensory cortex in learning motor skills in cats. Brain Res 503: 258–264

Schomburg E,Steffens H (1988) The Effect of DOPA and clonidine on reflex pathway from group II afferents to alpha-motoneurons in the cat. Exp Brain Res 71: 442446

Schurch B (1993) Errors and limitations of the multimodality checking methods of defective spinal intrathecal pump system. Case report. Paraplegia 31: 611–615

Schurch B, Hauri D, Rodic B, Curt A, Meyer M, Rossier AB (1996) Botulinum-A toxin as a treatment of detrusor-sphinter dyssynergia: a prospective study in 24 h spinal cord injury patients. J. Urol. 155, 1023–1029.

Scott BA, Weinstein Z, Chiteman R, Pulliam MW (1985) Intrathecal phenol and glycerin in metrizamide for treatment of intractable spasms in paraplegia. J Neurosurg 63: 125–127

Seib TP, Price R, Reyes MR, Lehmann JF (1994) The quantitative measurement of spasticity: Effect of cutaneous electrical stimulation. Arch Phys Med Rehabil 75: 746–750

Seif el Nasr M, Peruche B, Rossberg C, Mennel HD, Krieglstein J (1990) Neuroprotective effect of memantine demonstrated in vivo and in vitro. Eur J Pharmakol 185: 19–24

Shefner JM, Berman SA, Sarkarati M, Young RR (1992) Recurrent inhibition is increased in patients with spinal cord injury. Neurology 42: 2162–2168

Sinkjaer T, Toft E, Larsen K, Andreassen S, Hansen H (1993) Non-reflex and reflex mediated ankle joint stiffness in multiple sclerosis patients with spasticity. Muscle Nerve 16: 69–76

Smith C, Birnbaum G, Carter JL,Greenstein JM, Lublin FD (1994) The US Tizanidine Study Group. Tizanidine treatment of spasticity caused by multiple sclerosis: results of a double-blind placebo controlled trial. Neurology 44 (suppl 9): S34-S43

Solimena M, De Camilli P (1991) Autoimmunity to glutamic acid decarboxylase (GAD) in stiff-man syndrome and insulin-dependent diabetes mellitus. Trends in Neurosci 14: 452–457

Stefanovska A, Gros N, Vodovnik L, Rebersek S, Acimovic-Janezic R (1988) Chronic electrical stimulation for the modification of spasticity in hemiplegic patients. Scan J Rehabil Med (Suppl) 17: 115–121

Stern P, Bokonjic R (1974) Glycine therapy in 7 cases of spasticity. A pilot study. Pharmacology 12: 117–119

Stewart-Wynne EG, Silbert PL, Buffery S, Perlman D, Tan E (1991) Intrathecal baclofen for severe spasticity: Five years experience. Clin Exp Neurol 28: 244–255

Stien R, Nordal HJ, Oftedal SI, Slettebo M (1987) The treatment of spasticity in multiple sclerosis: A double-blind clinical trial of a new antispastic drug tizanidine compared with baclofen. Acta Neurol Scand 75: 190–194

Stöhr M, Heckl R (1977) Das Stiff-man Syndrom.Arch Psychiatr Nervenkrankh 223: 171–180

Thach WT, Montgomery EB (1990) Motor systems. In: Neurobiology of Disease. Pearlman AL, Collins RC eds, Oxford Univ Press, Oxford, pp 168–196

Thilmann AF, Fellows SJ, Garms E (1990) Pathological stretch reflexes on the »good« side of hemiparetic patients. J Neurol Neurosurg Psychiatr 53: 208–214

Thilmann AF, Fellows SJ, Garms E (1991) The mechanism of spastic muscle hypertonus: Variation in reflex gain over the time course of spasticity. Brain 114: 233–244

Thompson PD (1993) Stiff muscles. J Neurol Neurosurg Psychiatr 56: 121–124

Visintin M, Barbeau H (1989) The effects of body weight support on the locomotor pattern of spastic paretic patients. Can J Neurol Sci 16: 315–325

Wiesendanger M, Chapman CE, Marini G, Schorderet D (1985) Experimental studies of dorsal cord stimulation in animal models of spasticity. In: Delwaide PJ, Young RR (Hrsg.), Clinical Neurophysiology in Spasticity. Elsevier, Amsterdam, 205–219

Yarkony GM, Roth EJ, Cybulski GR, Jaeger RJ (1992) Neuromuscular stimulation in spinal cord injury. II: Prevention of secondary complications. Arch Phys Med Rehabil 73: 195–200

Young JL, Mayer RF (1982) Physiological alterations of motor units in hemiplegia. J Neurol Sci 54: 401–412

Young RR, Delwaide PJ (1981) Drug therapy: Spasticity. New Engl J Med 304: 28–33, 96–99

I 13. Spinale Enge-Syndrome

von *P. Thier*

I 13.1. Die zervikale spondylotische Myelopathie (ZSM)

I 13.1.1. Klinik

Im Verlaufe des Lebens kommt es fortschreitend zu degenerativen Halswirbelsäulenveränderungen (zervikale Spondylose) mit Schwerpunkt im mittleren und unteren Abschnitt der Halswirbelsäule. Männer sind etwas häufiger betroffen. Ursache der Spondylose ist die Degeneration der Bandscheiben, woraus eine Höhenminderung mit Annäherung der Wirbelkörper und damit eine Mehrbelastung aller Anteile des Bewegungssegmentes resultiert. Diese Mehrbelastung gibt im Sinne eines Kompensationsversuches zur Ausdehnung der belasteten Flächen durch Hypertrophie weicher und knöcherner Anteile des Bewegungssegmentes Anlaß (Nurick, 1972a; Ogino et al., 1983; Bohlman und Emery, 1988; Ferguson und Caplan, 1985; Parke, 1988; Lestini und Wiesel, 1989; White und Panjabi, 1988). Hierzu gehört die Entwicklung hyperostotischer Randwülste im Bereich der Wirbelkörperkanten, die Hypertrophie der unkovertebralen Gelenke, der Fazettengelenke sowie die Verdickung des Ligamentum flavum mit Einengung des Foramen intervertebrale und Minderung des sagittalen Durchmessers des Spinalkanales. Spondylotische Randwülste sind im Bereich der unteren Abschnitte des Halsmarkes deswegen bedeutsamer, weil hier infolge der zervikalen Intumeszenz der extramedulläre Anteil des Spinalkanales kleiner ist, was Markschäden in Höhe der unteren Segmente der Halswirbelsäule begünstigt (Parke, 1988). Je nach Lokalisation des Schwerpunktes der hypertrophischen Veränderungen werden radikuläre Symptome, myelopathische Erscheinungen oder aber beide gemeinsam resultieren. Etwa 50 % aller Menschen über 50 und 75 % aller Menschen über 65 weisen die Zeichen einer zervikalen Spondylose auf (Jeffreys, 1986). Nur ein kleiner Teil von ihnen entwickelt eine ZSM. Der Grund ist, daß die kritische Einengung des zervikalen Spinalkanales auf einen a-p Durchmesser von < = 13 mm (Alker, 1988; Bohlman und Emery, 1988; Ferguson und Caplan, 1985), die erfahrungsgemäß eine Markschädigung nach sich zieht, meist nur dann erreicht wird, wenn der Spinalkanal bereits prämorbid eng war (Lees und Turner, 1963; Lestini und Wiesel, 1989). Nur in etwa der Hälfte der Fälle entspricht das Niveau der neurologischen Störungen dem Niveau der radiologisch demonstrierbaren knöchernen Veränderungen (Taylor und Aberd, 1964). Diese Beobachtung weist auf die Bedeutung spondylose-vermittelter Durchblutungsstörungen hin, die in erster Linie das wenig redundant angelegte Stromgebiet der A. spinalis anterior mit seinen alternierend halbseitig das Rückenmark versorgenden Endaufzweigungen betreffen (s. Diskussion bei Thier et al., 1992).

Die ZSM ist die häufigste Ursache einer Myelopathie in der Altersgruppe der über 55jährigen. Das vollständige klinische Bild (Bradshaw, 1957; Brain et al., 1952; Clark, 1988; Ebara et al., 1988; Good et al., 1984; Ogino et al., 1983; Voskuhl und Hinton, 1990; Beck, 1991) ist gekennzeichnet durch die Kombination radikulärer sensibler und motorischer Ausfälle an den oberen Extremitäten und die Folgen der medullären Läsion, die in erster Linie die motorischen Bahnen zu den Beinen betreffen. Fast alle Patienten (Bradshaw 1957; Brain et al., 1952; Spillane und Lloyd, 1952) bieten die Zeichen einer Schädigung der zentralen motorischen Bahnen zur unteren Extremität mit häufig seitendifferent gesteigerten Muskeleigenreflexen, erhöhtem Muskeltonus und pathologischen Reflexen. Zeichen einer die Arme betreffenden zentralmotorischen Läsion finden sich hingegen nur bei etwa einem Drittel der Patienten mit Enge im oberen HWS-Bereich und sind dann typischerweise eher diskret (Bradshaw, 1957). Störungen der Blasen- und Darmfunktion gibt etwa die Hälfte der Patienten an. Ihr Ausmaß ist in aller Regel eher gering (Bradshaw, 1957; Brain et al., 1952). Etwa die Hälfte der Patienten weist sensible und motorische Ausfälle an den Armen auf, zumeist Folge einer begleitenden zervikalen Wurzelschädigung. Begleitende Wurzelschädigungen sind auch die Ursache der von etwa 1/3 der Patienten geklagten Brachialgien, die oft mit Nackenschmerzen und Einschränkung der Nackenbeweglichkeit gepaart sind. Sensible Störungen an den Armen sind häufig. Ihre Vielgestaltigkeit folgt aus der Überlagerung radikulärer und zentraler Störungen in individuell unterschiedlichem Maße. Störungen von Oberflächen- und Tiefensensibilität an den Beinen als Folge einer Schädigung der langen sensiblen Bahnen, sind ungleich seltener (etwa 1/6 der Patienten) und dann in aller Regel vergleichsweise leicht. Bei hoch-zervikal (C3–5) angesiedelten komprimierenden Spondylosen finden sich typischerweise schwere Störungen von Lage- und Vibrationssinn an den Händen mit konsekutiver

Einschränkung der Geschicklichkeit. Die Sensibilität an den Beinen und motorische Funktionen sind bei dieser Variante der ZSM zumeist nur gering beeinträchtigt.

I 13.1.2. Spontanverlauf

Der natürliche Verlauf der ZSM ist variabel und im Einzelfall nicht prognostizierbar (Bradshaw, 1957; Clarke und Robinson, 1956; Jeffreys, 1986; LaRocca, 1988; Lees und Turner, 1963; Nurick, 1972b; Ogino et al., 1983; Sadasivan et al., 1993). Er ist seltener protrahiert und häufiger durch episodenhafte Verschlechterung, gefolgt von mitunter langen Perioden der Stabilität oder gar Remission gekennzeichnet. Andere Patienten erfahren hingegen rasch progrediente und letztlich bis zur weitgehenden Invalidisierung führende Funktionsstörungen. Akute Verschlechterungen können Folge von Traumen oder längerer Fehlhaltung der HWS (z. B. Reklination beim Streichen einer Decke) sein (Nurick, 1972a). In anderen Fällen wird der akute Beginn oder eine wesentliche Befundverschlechterung ohne erkennbare Ursache beobachtet (Wilberger und Chedid, 1988). Als ungünstig mit Blick auf den weiteren Verlauf gelten ein Lebensalter von über 60 Jahren bei Erstmanifestation und eine gute Beweglichkeit der spondylotischen Halswirbelsäule (Barnes und Saunders, 1984; Nurick, 1972b).

I 13.1.3. Therapie

Die Bewertung nichtoperativer Maßnahmen in der Behandlung der ZSM basiert auf einer kleinen Zahl älterer Studien. Der operativen Therapie der ZSM widmet sich hingegen eine jährlich wachsende Flut von zumeist persönlichen Erfahrungsberichten. Es handelt sich in aller Regel um retrospektive Studien, denen in vielen Fällen unzureichende Beobachtungsdauern zugrunde liegen. Bis zum heutigen Tage liegt keine modernen methodischen Kriterien genügende Therapiestudie vor, die prospektiv konservative und operative Maßnahmen vergleicht und die verschiedenen verfügbaren operativen Ansätze kritisch gegeneinander abwägt.

Konservative Therapie

Seitwärtsbeugung und Rotation der HWS beeinflussen die Größe des Rückenmarkquerschnittes und damit die Größe des freien Raumes zwischen Mark und Knochen vergleichsweise wenig. Die mechanische Belastung des Markes wird hingegen in jedem Falle durch Vor- und Zurückbewegung verstärkt (Lestini und Wiesel, 1989; Panjabi und White, 1988; Adams und Logue, 1971; Penning und Van der Zwaag, 1966). Diese Tatsache erklärt, daß Patienten, deren Bewegungsmöglichkeiten im Bereich der Halswirbelsäule groß sind, häufiger eine Progression ihrer Symptomatik erfahren (Barnes und Saunders, 1984). Umgekehrt darf gehofft werden, daß Immobilisation des Halses durch eine Krawatte das Mark entlastet.

Wenn von konservativer Therapie der ZSM gesprochen wird, dann wird hiermit die Immobilisation gemeint. Die mitunter sehr positive Einschätzung des Effektes dieser Maßnahme und die Zurückhaltung gegenüber der operativen Therapie geht auf die Ergebnisse mehrerer älterer Untersuchungen (Bradshaw, 1957; Clarke und Robinson, 1956; Lees und Turner, 1963; Nurick, 1972b; Nurick, 1975; Roberts, 1966) zurück. Die genannten Arbeiten, die unterschiedliche Beobachtungszeiträume (2–40 Jahre) abdecken, berichten im Mittel bei immerhin etwa 40 % der Patienten eine Befundverbesserung bei konsequenter konservativer Therapie, bei etwa 30 % keine Veränderung und bei etwa 20 % der Patienten eine Verschlechterung, die allerdings mitunter erheblich und rasch progredient sein kann (s. Jeffreys, 1986). Alles in allem sind die Verläufe der konservativ behandelten Patienten nicht wesentlich ungünstiger als die von der Mehrzahl der älteren operativen Therapiestudien (Übersicht in Monro, 1984) berichteten postoperativen Verläufe.
Mit Blick auf die Ergebnisse der konservativen Therapie muß kritisch angemerkt werden, daß das wesentliche Instrument der nichtoperativen Therapie, nämlich die Immobilisation der Halswirbelsäule durch eine Krawatte zwar biomechanisch gut begründbar ist, daß aber der Nachweis aussteht, daß die zur Anwendung kommenden immobilisierenden Maßnahmen tatsächlich in der Lage sind, den natürlichen Verlauf der Erkrankung zu beeinflussen. Erstaunlicherweise findet sich nämlich in der Literatur keine kritische Auseinandersetzung mit der Frage, ob die konservativ behandelten Patienten tatsächlich die unbequeme und entstellende Halskrawatte über Jahre hinweg trugen.

Operative Behandlung

Die modernen operativen Maßnahmen erlauben es, neueren Studien zufolge (z. B. Irvine und Strachan, 1987; Okada et al., 1991; Miyazaki et al., 1989; Voskuhl und Hinton, 1990), eine Besserung oder doch zumindest eine Stabilisierung des Befundes in mehr als 80–90 % der Fälle zu erzielen. Diese Zahlen sprechen für die Überlegenheit operativer Maßnahmen. Allerdings ist eine definitive Schlußfolgerung angesichts der bereits erwähnten methodischen Unzulänglichkeiten der vorliegenden operativen Studien und des Fehlens einer prospektiven Studie derzeit nicht möglich.
Ziel der operativen Behandlung ist die Dekompression des Rückenmarkes. Die für den Operationserfolg entscheidenden Faktoren sind die Operationsmethode (s. u.) und die Dauer der Erkrankung zum Zeitpunkt der Operation. Der Funktionsgewinn ist erwartungsgemäß umso größer und umso stabiler, je kürzer der Krankheitsverlauf ist (Bernard und Whitecloud, 1987; Hicks et al.,

1980; Hukuda et al., 1985; Ikeda et al., 1990; Reale, 1983; Rasmussen et al., 1989; Saunders et al., 1991; Ebersold et al., 1995). Andererseits schließt eine langbestehende (und schwere) ZSM eine wesentliche postoperative Besserung des Befundes nicht zwangläufig aus (Zhang et al., 1983). Zur operativen Behandlung der ZSM sind eine Reihe von Verfahren propagiert worden (vgl. **Abb. I 13.1**), die sich in Abhängigkeit von der Wahl des Zuganges in die beiden Gruppen der anterioren und posterioren Techniken untergliedern lassen. Es besteht weitgehende Einigkeit darüber, daß zervikale Stenosen, die 1 bis 2 Segmente umfassen, von vorn angegangen werden sollten, sofern das Mark nicht ausschließlich von dorsal komprimiert wird. Zervikale Stenosen, die 3 oder mehr Segmente einbeziehen, gelten hingegen als Domäne des posterioren Zuganges.

Anteriorer Zugang: Bei der anterioren Exzision und Fusion (Cloward, 1958; Fortuna et al., 1988; Herkowitz, 1989; Smith und Robinson, 1958; Whitecloud, 1988) wird über einen Zugang, der zwischen Gefäß-Nervenbündel und Ösophagus liegt, die Zwischenwirbelscheibe extrahiert, der intervertebrale Raum durch ein Bohrloch erweitert und durch diese Öffnung intraspinal gelegenes Bandscheibenmaterial entfernt. Während die Operationsvariante nach Cloward (vgl. **Abb. I 13.1A**) die Resektion des hinteren Längsbandes und die Abtragung von intraspinalen Osteophyten durch das Bohrloch vorsieht, verzichtet die Variante nach Smith-Robinson in ihrer ursprünglichen Form (vgl. **Abb. I 13.1B**) hierauf. Das Bewegungssegment wird in jedem Falle abschließend durch Einpassung eines je nach Methode unterschiedlich konfigurierten Knochendübels bzw. -keils versteift. Cloward (1988) hält das Abtragen intraspinaler Osteophyten für unentbehrlich, weil die spontane Rückbildung der Osteophyten nach Versteifung des Bewegungssegmentes 2 Jahre und mehr in Anspruch nehmen könne. Dieser Tatsache tragen auch modernere Varianten der Smith-Robinson-Technik Rechnung (**Abb. I 13.1C**), die ähnlich der Cloward-Technik eine Resektion des hinteren Längsbandes und intraspinaler Osteophyten vorsehen. Der Unterschied zwischen den beiden Verfahren reduziert sich in diesem Falle auf die unterschiedliche Größe und Form von Bohrloch und Knochendübel bzw. -keil. Der Vorteil der Fusionstechnik liegt in der Abstandshaltung und der damit gegebenen Vermeidung foraminaler Stenosen sowie in der schnelleren Fusion, die einerseits für eine Minderung der postoperativen HWS-Schmerzen sorgt und zum anderen das erneute Wachsen von Spondylophyten unterbindet. Ihr Nachteil sind die vorübergehenden Beschwerden am Beckenkamm bei Eigenknochenspende bzw. die Unsicherheiten bei Fremdmaterial (Kunststoff, Metall, Fremdknochen).
Als wesentlicher Vorteil eines weiteren anterioren Verfahrens, der subtotalen Spondylektomie (Awasthi und Voorhies, 1992; Boni et al., 1984; Doi et al., 1988; Hanai et al., 1986; Yonenobu et al., 1985), gilt den Autoren die Weite des Operationsfeldes. Bei der subtotalen Spondylektomie (= Corpektomie) werden die größeren Anteile der Wirbelkörper einschließlich des Ligamentum longitudinale posterior entfernt und später durch einen autologen Knochenspan ersetzt (vgl. **Abb. I 13.1 E**). Die Methode, die etwa Yonenobu und Mitarbeiter für eine Operation von bis zu 3 Segmenten propagieren, erlaube, so diese Autoren, eine vergleichsweise risikoarme Entfernung aller Osteophyten. Die wesentliche Komplikation der subtotalen Spondylektomie, nämlich die Dislokation des Knochenspanes, wurde von Yonenobu et al. (1985) allerdings in immerhin 14 % aller Fälle beobachtet, was aber durch Einsatz einer zusätzlichen Metallplatte vermeidbar sein sollte.
Die Besserungsraten nach Operation der zervikalen Spondylose über einen ventralen Zugang schwanken insgesamt zwischen 40 und 80 % der Fälle. Die Besserungsraten der subtotalen Spondylektomie liegen im Bereich von 70–80 % (Whitecloud, 1988). Wesentliche Komplikationen der anterioren Verfahren (Häufigkeit unter 1 %; s. z. B. Herkowitz, 1989) sind die Ausstoßung des Knochendübels sowie iatrogene Wurzel- oder Markverletzungen. Verläßliche Zahlen zur Häufigkeit und zum Ausmaß der immer wieder zu sehenden Akzeleration degenerativer Veränderungen oberhalb und unterhalb der fusionierten Segmente liegen nicht vor.
Die konventionellen anterioren Techniken für eine Behandlung von Mehrsegment-Stenosen (3–4 Segmente und mehr) einzusetzen, wird von der Mehrzahl der Chirurgen abgelehnt. Grund hierfür ist in erster Linie, daß die anteriore Exzision und Fusion über mehrere Segmente hinweg mit einer, im Vergleich zu einer Einsegmentbehandlung erhöhten Komplikationsrate (insbesondere: fehlende Fusionierung des Knochendübels, Entwicklung von Pseudarthrosen, vermehrte degenerative Veränderungen oberhalb und unterhalb der fusionierten Segmente, vgl. Herkowitz, 1988) einhergeht. Die meisten Operateure bevorzugen daher für Mehrsegmenteingriffe die Laminektomie oder verwandte posteriore Verfahren.

Posteriorer Zugang: Das Prinzip der Laminektomie (vgl. **Abb. I 13.1 D**) besteht darin, durch die Entfernung der Laminae im Bereich der Zervikalstenose eine Dekompression des Markes zu erreichen. Ein wesentlicher Vorzug der Laminektomie gegenüber den anterioren Dekompressionstechniken und auch gegenüber der anschließend zu besprechenden Laminoplastie ist die kurze postoperative Bettruhe. Die Laminektomie ist das operative Verfahren der Wahl bei einer Mehrsegmentstenose, aber auch bei vorwiegender Kompression von dorsal (hypertrophierter Wirbelbogen bzw. hypertrophierte Ligamenta flava), sofern ausreichende Stabilität gesichert ist, beispielsweise infolge einer anterioren knöchernen Ankylo-

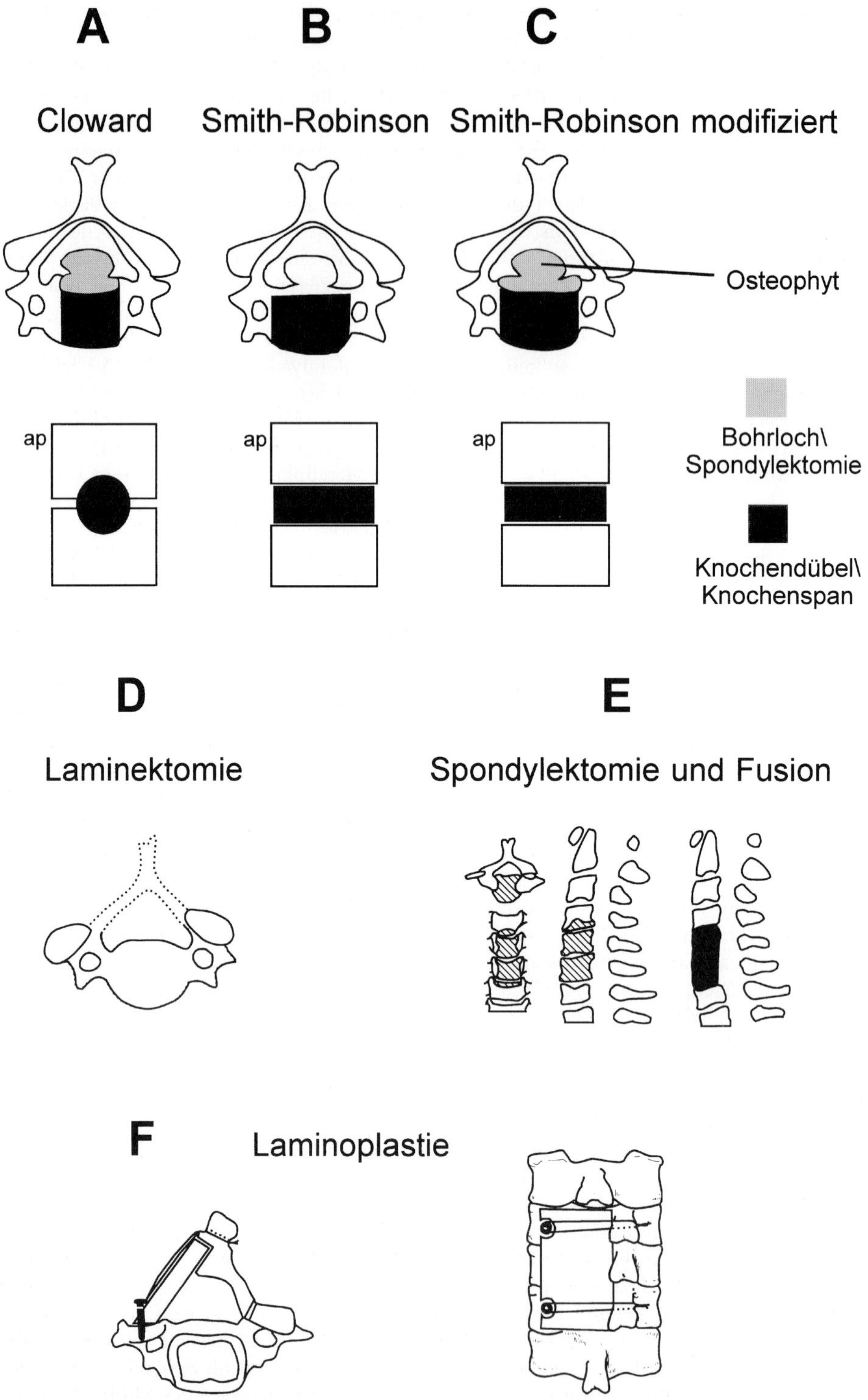

Abb. 1: Schematische Darstellung der wesentlichen chirurgischen Verfahren zur Behandlung der zervikalen spondylotischen Myelopathie (aus Thier et al., 1992, modifiziert). *A:* Cloward-Operation, *B:* Smith-Robinson-Technik in ihrer ursprünglichen Form. *C:* Eine neuere Variante dieser Technik, die sich letztlich nur durch die unterschiedliche Form des Knochendübels von der Cloward-Technik unterscheidet, beinhaltet auch eine Resektion von Längsband und Osteophyten. *D:* Laminektomie. *E:* Subtotale Spondylektomie (=Corpektomie) mit Fusion (verändert nach Yonenobu et al., 1985). *F:* Eine von mehreren Varianten der Laminoplastie (Laminoplastie mit unilateraler Fusion nach Matsuzaki).

sierung gleich welcher Ursache (Herkowitz, 1988). Anderenfalls zieht die extensive Laminektomie in einem hohen Prozentsatz eine Instabilität mit Entwicklung einer Flexionsdeformität nach sich, die ein wesentlicher Grund für frühzeitig einsetzende erneute Progredienz der Symptomatik ist (Herkowitz, 1988; Sim et al., 1974; Yonenobu et al., 1985; Arnold et al., 1993). Eine weitere Ursache von Befundverschlechterungen nach erfolgter Laminektomie ist die Entwicklung von epiduralen und subarachnoidalen Narbenplatten, die gleichfalls zu erneuter Markkompression führen können (Oiwa, 1983) oder per Traktion die Entwicklung intramedullärer Höhlen nach Art einer Syringomyelie induzieren können (Middleton et al., 1987).

Mit der von japanischen Arbeitsgruppen entwickelten Laminoplastie in ihren verschiedenen Varianten (Faccioli et al., 1987; Hirabayashi et al., 1981; Hirabayashi und Satomi, 1988; Itoh und Tsuji, 1985; Kawai et al., 1988; Kimura et al., 1984; Tsuji, 1982; Zanasi et al., 1984) steht ein Verfahren zur Verfügung, das anders als die Laminektomie, die Destabilisierung der Wirbelsäule vermeidet und die Gefahr einer Invasion von Narbengewebe mindert. Das Prinzip der Laminoplastie (**Abb. I 13.1 F**) besteht darin, daß die Laminae auf einer Seite vollständig durchtrennt, auf der gegenüberliegenden Seite hingegen nur partiell inzidiert werden und dann zur inzidierten Seite hin angehoben und vom Mark abgehoben werden, woraus eine stabile Vergrößerung des Spinalkanales resultiert.

Daß die Vorzüge der Laminoplastie in der operativen Behandlung der ZSM nicht etwa nur rein theoretischer Natur sind, legen Berichte nahe, wonach bis zu 100 % (Kimura et al., 1984; Kimura et al., 1995) der operierten Patienten teilweise sehr weitgehende und vor allem auch anhaltende Verbesserungen ihres klinischen Befundes aufweisen. Spätere Instabilitäten der HWS mit Schwanenhalsdeformität, wie sie nach Laminektomien häufig sind, werden nicht beobachtet.

Pragmatische Therapie

Die Entscheidung für oder gegen eine Operation bei gesicherter ZSM muß sich am vorliegenden Einzelfall orientieren. Geringe Funktionsstörungen mit fehlender oder allenfalls geringer Progredienz und höheres Lebensalter rechtfertigen den Versuch einer konservativen Therapie mit Immobilisation der Halswirbelsäule durch eine Krawatte, zumindest nachts, es sei denn, daß Markkompression nachgewiesen ist und Myelo-CT oder Kernspintomographie bereits Anhaltspunkte für intramedulläre Schäden geben. Neuroradiologische Anhaltspunkte für eine sehr weitgehende, irreversible Markschädigung (Atrophie, intramedulläre Kontrastmittelansammlung) wird man gleichfalls eher zugunsten einer konservativen Behandlung in die Waagschale werfen. Die konservative Therapie muß in jedem Falle durch engmaschige Befundkontrollen begleitet werden, damit bei fehlendem Therapieerfolg und insbesondere bei weiterer Progredienz mit Gefahr der Invalidisierung die operative Dekompression des Markes so frühzeitig erfolgt, daß (weitere) irreversible Markschäden verhindert werden können.

Die operative Dekompression eines durch umschriebene Stenosen beeinträchtigten Markes erfolgt vorzugsweise über einen anterioren Zugang (Cloward-Technik oder Varianten), während Kompressionen durch längerstreckige Stenosen (> = 3 Segmente), aber auch Stenosen, die ausschließlich dorsal angesiedelt sind, über eine Entlastung von posterior behoben werden sollten. Bei Gefahr späterer Instabilität darf die posteriore Entlastung nicht durch eine einfache Laminektomie erfolgen. In solchen Fällen ist vielmehr der Laminoplastie der Vorzug zu geben. Findet sich ein Bandscheibenvorfall, so ist in allen Fällen von ventral zu operieren.

Alle Patienten werden unmittelbar postoperativ mobilisiert. Patienten, die einer Fusion von anterior oder posterior unterzogen wurden, dürfen bereits unmittelbar nach der Operation den Kopf seitwärts drehen. Extrembewegungen nach vorn oder hinten sollten über einen Zeitraum von etwa 6 Wochen hinweg unterbleiben, weshalb diese Patienten mit einer zumindest nachts zu tragenden Krawatte versorgt werden. Sie können nach 14 Tagen tags die Krawatte abnehmen, sofern sie Extrembewegungen der HWS vermeiden. Laminektomierte Patienten tragen den stützenden Kragen allein, um bewegungsabhängige postoperative HWS-Beschwerden zu mindern. Aus Gründen der Förderung der Funktion sollte hier so bald wie möglich auf das Tragen der Manschette verzichtet werden.

I 13.2. Die lumbale spinale Stenose

I 13.2.1. Klinik

Die lumbale Wirbelsäule ist von ähnlichen degenerativen Veränderungen betroffen wie die Halswirbelsäule. Sie führen, wie im Detail für die Halswirbelsäule beschrieben, zur Einengung der Foramina intervertebralia und zur Einengung des Spinalkanals durch Höhenminderung und Hypertrophie weicher und knöcherner Anteile des Bewegungssegmentes und sekundär zur Beeinträchtigung der Blutversorung der Nervenwurzeln (Ciricillo und Weinstein, 1993; Bridwell, 1994). Eine Relativverschiebung benachbarter Bewegungssegmente aufgrund eines entwicklungsgeschichtlich bedingt fehlenden Bogenschlusses (echte Spondylolisthese) oder infolge einer degenerativ bedingten Subluxation (Pseudospondylolisthese) kann wesentlich zum Ausmaß der lumbalen Stenose beitragen. Auch für die lumbale Wirbelsäule gilt, daß degenerativ bedingte Engen vorzugsweise dann symptomatisch werden, wenn sich die Degeneration auf eine primäre, kongenital bedingte Enge (ap-Durchmesser < 15–23 mm) aufpropft. Das Segment LWK5/SWK1, Vorzugslokalisation lumbaler Bandscheibenvorfälle, ist das am seltensten von einer degenerativ bedingten Stenose betroffene Lumbalsegment. Grund hierfür sind die kräftigen Bandverbindungen mit Darm- und Sitzbein, die Subluxationen auf der Grundlage degenerativer Veränderungen verhindern.

Das klinische Bild ist vielgestaltig (Paine, 1976a; Ciricillo und Weinstein, 1993). Ein charakteristisches, wenngleich keineswegs das häufigste klinische Bild ist das der neurogenen Claudicatio (Claudicatio spinalis) mit schlecht zu lokalisierenden Beinschmerzen, tw. von Gefühlsstörungen und Schwäche begleitet. Die Beschwerden werden durch Gehen, tw. bereits durch Stehen provoziert und durch Haltungen, die die lumbale Lordose reduzieren, erleichtert. Häufig ist die Gehstrecke, die der Patient ohne Beschwerden zurückzulegen vermag, reproduzierbar. Die Lordosierung der Wirbelsäule beim Stehen und Gehen provoziert die Beschwerden vermutlich, weil sie über einen weiteren Aufbrauch der spinalen Reserveräume – häufig auch durch leichtes Wirbelgleiten – zu einer Verstärkung der durch die Stenose bedingten lokalen Durchblutungsstörung führt. Diese Durchblutungsstörung, so die gängige Spekulation (Ciricillo und Weinstein, 1993), wirkt sich v.a. deswegen beim Gehen aus, weil das dann erhöhte axonale Aktivitätsniveau die Ansprüche an die vasculäre Versorgung steigert. Ob die neurogene Claudicatio tatsächlich Ursache der Gehstörung ist, läßt sich in aller Regel durch eine Fahrradergometerbelastung klären (Bridwell, 1994): da die Flexion der lumbalen Wirbelsäule beim Fahrradfahren den Spinalkanal und die Foramina vergrößert, sind Patienten mit neurogener Claudicatio anders als solche mit peripheren Durchblutungsstörungen oder Herz- Kreislauferkrankungen zu längerem Fahrradfahren in der Lage. Häufiger als die vollausgebildete neurogene Claudicatio ist die haltungsabhängige Radiculopathie, die durch Aufrichten oder Beugen nach hinten ausgelöst wird. Häufig werden auch bei massivem Schmerz-Syndrom wesentliche radikuläre sensomotorische Ausfälle in den ersten Jahren vermißt. Wenn sie vorliegen, dann betreffen sie zumeist die mittleren lumbalen Segmente, Folge der Tatsache, daß die Stenose bevorzugt den mittleren Teil der lumbalen Wirbelsäule betrifft (Weinstein, 1982; Pleatment und Lukin, 1988). Ein voll ausgebildetes Kauda-Syndrom infolge einer lumbalen Stenose stellt eine Rarität dar. Wenn nachweisbar, dann wird es ähnlich der oben beschriebenen neurogenen Claudicatio durch Stehen und Gehen ausgelöst oder verstärkt und läßt sich durch diese klare Belastungsabhängigkeit leicht von einem Kauda-Syndrom infolge eines akuten Bandscheibenvorfalles unterscheiden. Praktisch alle Patienten mit lumbaler Stenose leiden unter lokalen Rückenschmerzen. Werden diese Schmerzen, ähnlich den Beinbeschwerden, durch längeres Gehen provoziert, so sind sie aller Wahrscheinlichkeit nach Ausdruck der Stenose. In Fällen fehlender Belastungsabhängigkeit dürften sie aber vielmehr Folge der degenerativen Veränderungen im betroffenen Segment, so etwa der Arthrose der Fazettengelenke, sein. Der Nachweis der Belastungsabhängigkeit der Rückenschmerzen ist deswegen wichtig, weil die operative Behandlung (s. u.) allein im ersten Falle, nicht aber im zweiten Falle Linderung verspricht.

I 13.2.2. Spontanverlauf

Wie mit Blick auf ihren degenerativen Charakter nicht anders zu erwarten, äußert sich die lumbale spinale Stenose in aller Regel erst nach dem 50. Lebensjahr. Sie schreitet typischerweise langsam fort und wesentliche neurologische Defizite sind eher die Ausnahme (s. o.), sofern nicht Wurzelkompressionen infolge akuter Bandscheibenvorfälle hinzutreten (Hall et al., 1985; Bridwell, 1994).

I 13.2.3. Therapie

Ziel der Therapie ist die Schmerzfreiheit bzw. -linderung, die Ermöglichung längerer Gehstrecken im Falle einer typischen neurogenen Claudicatio und Besserung, zumindest aber Begrenzung bereits eingetretener Wurzelschädigungen. Auch für die Behandlung der lumbalen spinalen Stenose gilt, daß modernen methodischen Anforderungen genügende Studien, die die Wirksamkeit der verschiedenen nichtoperativen und operativen Behandlungsoptionen kritisch vergleichen, fehlen. Konservative Maßnahmen (Wiltse et al., 1976; Weinstein, 1982; Moreland et al., 1989; Circillo und Weinstein, 1993) versuchen durch die Gabe von Antiphlogistika, Analgetika und Muskelrelaxantien die schmerzhafte Wurzelirritation zu mindern. Zum Einsatz kommen prinzipiell dieselben Präparate, die auch bei der konservativen Behandlung der Folgen lumbosakraler Bandscheibenvorfälle verwendet werden (vgl. Kap. J 3). Der Wert einer vorübergehenden systemischen oder epiduralen Applikation von Steroiden, die letztere unterhalb der Stenose, wird unterschiedlich bewertet (pro: z. B. Circillo und Weinstein, 1993; contra: z. B. Bridwell, 1994). Von einigen Autoren wird die Eingabe von Xylocain in den kaudalen Epiduralraum empfohlen. So erreichten etwa Ciocon et al. (1994) unter der epiduralen Gabe von 3mal 0,5 % Xylocain in Abständen von je 1 Woche eine tw. über viele Monate anhaltende Schmerzlinderung. Es handelte sich um ein Kollektiv älterer Patienten, die nicht oder nur ungenügend auf konventionelle Antiphlogistika und Analgetika angesprochen hatten und für eine operative Behandlung nicht in Frage kamen. Nennenswerte Nebenwirkungen oder Komplikationen wurden nicht beobachtet. Medikamentöse Maßnahmen werden durch krankengymnastische Übungsbehandlung ergänzt. Im Vordergrund stehen Übungen, die die Bauchmuskulatur kräftigen. Hiervon verspricht man sich eine Minderung der lumbalen Lordose, die, wie oben erwähnt, maßgeblich zur Exazerbation von Beschwerden beiträgt. **Bettruhe** und **lumbosakrale Mieder** sollten als **vorübergehende Maßnahmen** auf Zeiten intensiver Schmerzen beschränkt bleiben. Konservative Maßnahmen sind in der Lage, akute Schmerzzustände zu durchbrechen. Sie verhindern aber häufig nicht die erneute Exazerbation der Symptomatik nach Wiederaufnahme der normalen Tagesaktivitäten. In solchen Fällen wird man eine operative Behandlung erwägen, sofern nicht hohes Alter oder wesentliche systemische Begleiterkrankungen das Operationsrisiko unverhältnismäßig erhöhen. Eine operative Therapie einer neurogenen Claudicatio wird auch dann ausscheiden, wenn die Gehstrecke des Patienten aus anderen Gründen zu sehr eingeschränkt ist, als daß er die Beseitigung der neurogenen Claudicatio nutzen könnte.

Das Ziel der operativen Therapie ist die Dekompression der austretenden Nervenwurzeln unter weitestgehender Wahrung der Stabilität der Wirbelsäule. Das Standardverfahren ist die Laminektomie mit bilateraler Foraminotomie, bei der die Laminae einschließlich der medialen Anteile der Fazettengelenke abgetragen werden und die lateralen Rezessus sowie die Foramina dekomprimiert werden. Mit diesem oder verwandten Verfahren werden in 80–85 % der Fälle Besserungen erzielt (Roberson et al., 1973; Pennal und Schatzker, 1971; Weinstein, 1982; Paine, 1976b; Tile et al., 1976; Verbiest, 1977; Russin und Sheldon, 1976). Als prognostisch ungünstig mit Blick auf den Operationserfolg gelten Sphinkterfunktionsstörungen und bereits bestehende Muskelatrophien, da sie häufig irreversiblen Wurzelschäden entsprechen. Anders als die radikulären Beschwerden sind die lokalen Rückenschmerzen, die häufig eine direkte Folge der degenerativen Veränderungen sind (s. o.), vielfach therapierefraktär. Die Schädigung der Muskulatur durch die Operation kann gelegentlich sogar zu einer postoperativen Verstärkung dieser Rückenschmerzen führen.

Die wesentliche Komplikation der operativen Behandlung stellen postoperative Instabilitäten dar, die je nach Autor bei 2 bis 15 % der Patienten beobachtet werden (White und Wiltse, 1977; Shenkin und Hash, 1979). Instabilitäten werden sehr viel häufiger bei Patienten mit degenerativer Spondylolisthese beobachtet, weshalb bei diesen Patienten in aller Regel die Dekompression durch eine Instrumentierung i. S. eines Fixateur interne oder/und knöcherne Fusionierung ergänzt werden muß (Wiltse et al., 1976; Grabis, 1980; Nachemson, 1985). Andere Komplikationen wie etwa Wundinfektionen, Liquorfisteln, epidurale Hämatome oder Thromboembolien sind äußerst selten. Auf eine begleitende Diskektomie wird man, sofern nicht durch einen raumfordernden Vorfall erzwungen, verzichten, da sie die Gefahr einer postoperativen Instabilität vergrößern würde. Die komplette Resektion von Fazettengelenken ist nur in Ausnahmefällen erforderlich, sollte dann aber auf eine Seite beschränkt bleiben, um Instabilitäten vorzubeugen. Eine Instrumentierung oder Fusionierung ist dann nicht erforderlich.

I 13.2.4. Pragmatische Therapie

Bei Patienten mit Schmerzen ohne radikuläre Ausfälle wird man in jedem Falle zunächst einen konservativen Behandlungsversuch unternehmen. Im Vordergrund steht die Gabe nichtsteroidaler Antiphlogistika, ergänzt durch Krankengymnastik, die das Ziel verfolgt, die lumbale Lordose zu verringern. Zur Förderung des Gehens in entlastender flektierter Haltung kann eine Versorgung mit Gehhilfen erwogen werden, um die Überbeanspruchung der Hüftextensoren zu mindern. Erweisen sich die genannten Maßnahmen als nicht ausreichend wirksam, so ist ein Behandlungsversuch mit epiduralen Steroid- bzw. Xylocain-Instillationen gerechtfertigt. Im Falle eines nicht ausreichenden Erfolges der konservativen Therapie wird man eine operative Dekompression entsprechend der zuvor diskutierten Leitlinien durchführen. Wird das Schmerz-Syndrom von radikulären Ausfällen begleitet, so wird man in aller Regel eine frühe operative Dekompression anstreben.

Patienten mit einer monosegmentalen Dekompression ohne Instrumentierung oder Fusion werden bereits am ersten oder spätestens zweiten postoperativen Tag mobilisiert. Multisegmentale Dekompressionen, ggf. mit Instrumentierung und Fusion, erfordern wegen der stärkeren Wundschmerzen eine Immobilisation von 3 bis 4 Tagen (Bridwell, 1994).

Literatur

Adams CBT, Logue V (1971) Studies in cervical spondylotic myelopathy. 3. Some functional effects of operations for cervical myelopathy. Brain 94: 587–594

Alker G (1988) Neuroradiology of cervical spondylotic myelopathy. Spine 12: 850–853

Arnold H, Feldmann U, Missler U (1993) Chronic spondylogenic cervical myelopathy. A critical evaluation of surgical treatment after early und long-term follow-up. Neurosurg Rev 16: 105–109

Awasthi D, Voorhies RM (1992) Anterior cervical vertebrectomy und interbody fusion. J Neurosurg 76: 159–163

Barnes MP, Saunders M (1984) The effect of cervical mobility on the natural history of cervical spondylotic myelopathy. J Neurol Neurosurg Psychiatry 47: 17–20

Beck DW (1991) Cervical spondylosis: clinical findings und treatment. Contemporary Neurosurgery 23: 1–6

Bernard TN, Whitecloud III. TS (1987) Cervical spondylotic myelopathy und myeloradiculopathy: Anterior decompression und stabilization with autogenous fibula strut graft. Clin Orthop 221: 149–160

Bohlman HH, Emery SE (1988) The pathophysiology of cervical spondylosis und myelopathy. Spine 13: 843–846

Boni M, Cherubino P, Benazzo F (1984) Multiple subtotal somatectomy: technique und evaluation of a series of thirty-nine cases. Spine 9: 358–362

Bradshaw P (1957) Some aspects of cervical spondylosis. Quart J Med 26: 177–208

Brain WR, Northfield D, Wilkinson M (1952) The neurological manifestations of cervical spondylosis. Brain 75: 187–225

Bridwell KH (1994) Lumbar spinal stenosis. Diagnosis, management, and treatment. Clinics in Geriatric Medicine 10: 677–701

Ciocon JO, Galindo-Ciocon D, Amaranath L, Galindo D (1994) Caudal epidural blocks for elderly patients with lumbar canal stenosis. J Am Geriatr Soc 42: 593–596

Ciricillo SF, Weinstein PR (1993) Lumbar Spinal Stenosis. Western J Med 158: 171–177

Clark CR (1988) Cervical spondylotic myelopathy: history und physical findings. Spine 13: 847–849

Clarke E, Robinson PK (1956) Cervical myelopathy: a complication of cervical spondylosis. Brain 79: 483–510

Cloward RB (1958) The anterior approach for removal of ruptured cervical discs. J Neurosurg 15: 602–614

Cloward RB (1988) The anterior surgical approach to the cervical spine: The Cloward procedure: past, present, and future. The presidential guest lecture, Cervical Spine Research Society. Spine 13: 823–827

Doi K, Kawai S, Sumiura S et al. (1988) Anterior cervical fusion using the free vascularized fibular graft. Spine 13: 1239–1244

Ebara S, Yonenobu K, Fujiwara K et al. (1988) Myelopathy hand characterized by muscle wasting. A different type of myelopathy hand in patients with cervical sondylosis. Spine 13: 785–791

Ebersold MJ, Pare MC, Quast LM (1995) Surgical treatment for cervical spondylitic myelopathy. J Neurosurg 82: 745–751

Faccioli F, Buffatti P, Grosslercher JC et al. (1987) Open-door decompressive cervical laminotomy. Technic und initial experiences. Neurochirurgie 33: 38–43

Ferguson RJ, Caplan LR (1985) Cervical spondylitic myelopathy. Neurol Clin 3: 373–382

Fortuna A, Palatinsky E, Di-Lorenzo N (1988) Anterior cervical arthrodesis with heterologous bone graft und human fibrin glue in the surgical treatment of myelopathy due to spondylosis. Preliminary note. Clin Neurol Neurosurg 90: 125–129

Good DC, Couch JR, Wacaser L (1984) »Numb, clumsy hands« and high cervical spondylosis. Surg Neurol 22: 284–291

Grabis S (1980) The treatment of spinal stenosis. J Bone Joint Surg [Am] 62: 308–313

Hall S, Bartleson J, Onofrio B et al. (1985) Clinical features, diagnostic procedures, and results of surgical treatment in 68 patients. Ann Intern Med 103: 271–275

Hanai K, Fujiyoshi F, Kamei K (1986) Subtotal vertebrectomy und spinal fusion for cervical spondylotic myelopathy. Spine 11: 310–315

Herkowitz HN (1988) A comparison of anterior cervical fusion, cervical laminectomy, and cervicial laminoplasty for the surgical management of multiple level spondylotic radiculopathy. Spine 13: 774–780

Herkowitz HN (1989) The surgical management of cervical spondylotic radiculopathy and myelopathy. Clin Orth 239: 94–108

Hicks DS, Whitecloud III TS, Cracco A, La Rocca SH (1980) Cervical spondylotic myelopathy. Results of anterior decompression and stabilization. Orthopaedic Transactions 4:44 ff

Hirabayashi K, Miyakaway J, Satomi K et al. (1981) Operative results and post-operative progression of ossification among patients with ossification of cervical posterior longitudinal ligaments. Spine 6: 354–364

Hirabayashi K, Satomi K (1988) Operative procedure and results of expansive open-door laminoplasty. Spine 7: 870–876

Hukuda S, Mochizuki T, Ogata M et al. (1985) Operations for cervical spondylotic myelopathy. A comparison of the results of anterior and posterior procedures. J Bone Joint Surg Br 67: 609–615

Ikeda K, Wada E, Hosoe H (1990) Numerical evaluation of symptoms in cervical myelopathy by quantification theory III (Hayashi). Spine 14: 1140–1143

Irvine GB, Strachan WE (1987) The long-term results of localized anterior cervical decompression and fusion in spondylotic myelopathy. Paraplegia 25: 18–22

Itoh T, Tsuji H (1985) Technical improvements and results of laminoplasty for compressive myelopathy in the cervical spine. Spine 10: 729–736

Jeffreys RV (1986) The surgical treatment of cervical myelopathy due to spondylosis and disc degeneration. J Neurol Neurosurg Psychiatry 49: 353–361

Kawai S, Sunago K, Doi K et al. (1988) Cervical laminoplasty (Hattori's method). Procedure and follow-up results. Spine 13: 1245–1250

Kimura I, Oh-Hama M, Shingu H (1984) Cervical myelopathy treated by canal-expansive laminoplasty. Computed tomographic and myelographic findings. J Bone Joint Surg Am 66: 914–920

Kimura I, Shingu H, Nasu Y (1995) Long-term follow-up of cervical spondylotic myelopathy treated by canal-expansive laminoplasty. J Bone Joint Surg Br 77: 956–961

LaRocca H (1988) Cervical spondylotic myelopathy: Natural history. Spine 13: 854–855

Lees F, Turner JWA (1963) Natural history und prognosis of cervical spondylosis. Brit med J II: 1607–1610

Lestini WF, Wiesel SW (1987) The pathogenesis of cervical spondylosis. Clin Orthop 239: 69–93

Middleton TH, Al-Mefty O, Harkey LH et al. (1987) Syringomyelia after decompressive laminectomy for cervical spondylosis. Surg Neurol 28: 458–462

Miyazaki K, Tada K, Matsuda Y et al. (1989) Posterior extensive simultaneous multisegment decompression with posterolateral fusion for cervical myelopathy with cervical instability und kyphotic and/or S-shaped deformities. Spine 14: 1160–1170

Monro P (1984) What has surgery to offer in cervical spondylosis? In: Charles W, Garfield J (Hrsg.) Dilemmas in the management of the neurological patient. Churchill Livingstone, Edinburgh, New York, London, Melbourne, 168–187

Moreland LW, Polez-Medez A, Alarcon GS (1989) Spinal stenosis: A comprehensive review of the literature. Semin Arthritis Rheum 19: 127–149

Nachemson A (1985) Lumbar spine instability. A critical update and symposium summary. Spine 10: 290–292

Nurick S (1972a) The pathogenesis of the spinal cord disorder associated with cervical spondylosis. Brain 95: 87–100

Nurick S (1972b) The natural history and the results of

surgical treatment of the spinal cord disorder associated with cervical spondylosis. Brain 95: 101–108

Nurick S (1975) Cervical spondylosis and the spinal cord. Br J Hosp Med 13: 668–676

Ogino H, Tada K, Okada K et al. (1983) Canal diameter, anteroposterior compression ratio, and spondylotic myelopathy of the cervical spine. Spine 8: 1–15

Oiwa T (1983) Experimental study on the post-laminectomy deterioration in cervical spondylotic myelopathy-influences of the meningeal treatment and persistent spinal cord block (Original in japanisch). Nippon Seikeigeka Gakkai Zasshi 57: 577–592

Okada K, Shirasaki N, Hayashi H et al. (1991) Treatment of cervical spondylotic myelopathy by enlargement of the spinal canal anteriorly, followed by arthrodesis. J Bone Joint Surg 73: 352–364

Paine KWE (1976a) Clinical features of lumbar spinal stenosis. Clin Orthop 115: 77–82

Paine KWE (1976b) Results of decompression for lumbar spinal stenosis. Clin Orthop 115: 96–100

Panjabi M, White A (1988) Biomechanics of nonacute cervical spinal cord trauma. Spine 13: 838–842

Parke WW (1988) Correlative anatomy of cervical spondylotic myelopathy. Spine 13: 831–837

Pennal GF, Schatzker J (1971) Stenosis of the lumbar spinal canal. Clin Neurosurg 18: 86–105

Penning L, Van der Zwaag P (1966) Biomechanical aspects of spondylotic myelopathy. Acta Radiol 5: 1090–1103

Pleatment CW, Lukin RR (1988) Lumbar spinal stenosis. Semin Roentgenol 23: 106–110

Rasmussen G, Kruse A, Madsen FF et al. (1989) Surgical treatment of cervical spondylotic myelopathy. A follow-up study. Ugeskr-Laeger 151: 2730–2733

Reale F (1983) Long-term results in 102 cases of cervical myeloradiculopathy operated on for spondylosis and sic herniation. Ital J Neurol Sci 4: 291–296

Roberson GH, Llewllyn HJ, Taveras JM (1973) The narrow lumbar spinal canal syndrome. Radiology 107: 89–97

Roberts AH (1966) Myelopathy due to cervical spondylosis treated by collar immobilization. Neurology 16: 951–954

Russin LA, Sheldon J (1976) Spinal stenosis: report of series and long term follow-up. Clin Orthop 155: 101–103

Sadasivan KK, Reddy RP, Albright JA (1993) The natural history of cervical spondylotic myelopathy. Yale J Biol Med 66: 235–242

Saunders RL, Bernini PM, Shireffs TG et al. (1991) Central corpectomy for cervical spondylotic myelopathy: a consecutive series with long-term follow-up evaluation. J Neurosurg 74:163–170

Shenkin HA, Hash CJ (1979) Spondylolisthesis after multiple bilateral laminectomies and facetectomies for lumbar spondylosis. J Neurosurg 50: 45–47

Sim FH, Svien HJ, Bickel WH et al. (1974) Swan-neck deformity following extensive cervical laminectomy. A review of twenty-one cases. J Bone Joint Surg 56A: 564–580

Smith GW, Robinson RA (1958) The treatment of certain cervical spine disorders by anterior removal of the intervertebral disc and inter-body fusion. J Bone Joint Surg 40: 607–624

Spillane JD, Lloyd GHT (1952) The diagnosis of lesions of the spinal cord in association with »osteoarthritic« disease of the cervival spine. Brain 75: 177–186

Taylor AR, Aberd MB (1964) Vascular factors in the myelopathy associated with cervical spondylosis. Neurology 14: 62–68

Thier P, Dichgans J, Grote EH (1992) Die zervikale spondylotische Myelopathie. Akt Neurol 19: 119–131

Tile M, McNeill SR, Zarins RK, Garside SH (1976) Spinal stenosis: results and treatment. Clin Orthop 115: 104–108

Tsuji H (1982) Laminoplasty for patients with compressive myelopathy due to so-called spinal canal stenosis in cervical and thoracic regions. Spine 7: 28–34

Verbiest H (1977) Results of surgical treatment of idiopathic developmental stenosis of the lumbar vertebral canal – A review of twenty-seven years' experience. J Bone Joint Surg 59: 181–188

Voskuhl RR, Hinton RC (1990) Sensory impairment in the hands secondary to spondylotic compression of the cervical cord. Arch Neurol 47: 309–311

Weinstein PR (1982) Lumbar stenosis. In: Hardy RW (Hrsg.) Lumbar Disc Disease. New York, NY, Raven Press, 257–276

White AH, Wiltse LL (1977) Postoperative spondylolisthesis. In: Weinstein PR, Ehni G, Wilson CB (Hrsg.) Lumbar spondylosis: diagnosis, management and surgical treatment. Chicago, III, Year Book Medical Publ., 184–194

White III AA, Panjabi MM (1988) Biomechanical considerations in the surgical management of cervical spondylotic myelopathy. Spine 13: 856–860

Whitecloud TS (1988) Anterior surgery for cervical spondylotic myelopathy. Smith-Robinson, Cloward, and Vertebrectomy. Spine 13: 861–863

Wilberger JE, Chedid MK (1988) Acute cervical spondylotic myelopathy. Neurosurgery 22: 145–146

Yonenobu K, Fuji T, Ono K et al. (1985) Choice of surgical treatment for multisegmental cervical spondylotic myelopathy. Spine 10: 710–716

Wiltse LL, Kirkaldy-Willis WH, McIvor GWD (1976) The treatment of spinal stenosis. Clin Orthop 115: 83–91

Zanasi R, Fioretta G, Rotolo F et al. (1984) »Open door« Operation to raise the vertebral arch in myleopathy due to cervical spondylosis. Ital J Orthop Traumatol 10: 21–30

Zhang ZH, Yin H, Yang K et al. (1983) Anterior intervertebral disc excision and bone grafting in cervical spondylotic myelopathy. Spine 8: 16–19

J. Muskulatur und peripheres Nervensystem

Therapieempfehlungen

Wo beurteilbar, wird die wissenschaftliche Evidenz der *Wirksamkeit der Therapie* im Abschnitt »Therapeutische Prinzipien« mit ⋆ markiert.

⋆⋆⋆ Ergebnisse randomisierter, prospektiver Therapiestudien mit ausreichender Fallzahl, um eine Beeinflussung der klinischen Endpunkte valide erfassen zu können.

⋆⋆ Ergebnisse nicht randomisierter Fallkontrollstudien oder großer retrospektiver Studien.

⋆ Nicht randomisierte Kohortenstudien mit historischen Kontrollen oder anekdotische Fallberichte.

Im Abschnitt »Pragmatische Therapie« wird – noch nicht ganz durchgängig – die *Qualität der Therapieempfehlung* mit Buchstaben graduiert:

A Therapieempfehlung stützt sich auf mehr als eine prospektive randomisierte, placebokontrollierte Studie oder eine Metaanalyse

B Therapieempfehlung stützt sich auf mindestens eine randomisierte, prospektive Therapiestudie mit einer ausreichenden Patientenzahl

C Rein empirische Therapieempfehlung ohne sicheren wissenschaftlichen Beweis.

J 1. Entzündliche und infektiöse Polyneuropathien

von N. *Sommer*

J 1.1. Guillain-Barré-Syndrom

Klinik

Das Guillain-Barré-Syndrom (GBS) ist die häufigste Ursache einer akuten neuromuskulären Parese. Die Diagnose erfolgt klinisch und stützt sich auf eine rasch fortschreitende, oft aufsteigende, symmetrische Parese mit Areflexie (**Tab. J 1.1**). Parästhesien und Schmerzen treten bei mehr als der Hälfte der Patienten auf, sensible Ausfälle dagegen sind seltener. Hirnnervenbeteiligungen sind häufig. Eine Fazialisparese besteht im Krankheitsverlauf bei etwa 50 %, eine Ophthalmoplegie bei 10 % der Patienten. Vegetative Symptome in Form einer Sinustachykardie, Sinusbradykardie, labilen Hypertonie oder orthostatischen Hypotonie finden sich bei etwa zwei Drittel der Patienten. Sie korrelieren nicht notwendigerweise mit dem Ausmaß der Paresen. Die vegetativen Störungen sind oft nur leicht ausgeprägt. Dennoch ist die Erkennung einer orthostatischen Hypotonie oder einer Überempfindlichkeit gegenüber kardiovakulär wirksamen Medikamenten für die weitere Rehabilitation essentiell.

Im typischen Fall ist die Diagnose einfach. Aufgrund der klinischen Variabilität und der breiten Differentialdiagnose wurden exakte diagnostische Kriterien formuliert (**Tab. J 1.1**; Asbury und Cornblath, 1990). Als Zusatzuntersuchungen sind Liquor- und elektrophysiologische Diagnostik hilfreich. Typisch ist ein erhöhtes Gesamteiweiß im Liquor, begleitet von einer normalen oder allenfalls leicht erhöhten Zellzahl (zyto-albuminäre Dissoziation). Da die Eiweißkonzentration erst im Verlauf der ersten Erkrankungswoche ansteigt, ist es sinnvoll bei unklarer Diagnose die Liquorpunktion nach etwa 7 Tagen zu wiederholen. Die elektrophysiologischen Untersuchungen in frühen Stadien zeigen häufig nur verlängerte distale motorische Latenzen oder verzögerte F-Wellen. Die volle Ausprägung der Veränderungen mit Nervenleitungsverlangsamung, Leitungsblockierungen und Dispersion der evozierten motorischen Aktionspotentiale findet sich meist ab der dritten Erkrankungswoche und zum Teil erst nach dem Einsetzen der klinischen Besserung.

Die genaue Pathogenese des GBS ist nicht bekannt. Histopathologisch lassen sich multifokale Demyelinisierungen und mononukleäre Leukozyteninfiltrate im peripheren Nerven nachweisen. Eine autoimmune Pathogenese wird heute allgemein angenommen. Dies fußt auf der engen Assoziation mit Infektionen (siehe unten) und der klinischen, elektrophysiologischen und histopathologischen Ähnlichkeit mit der experimentell allergischen Neuritis, die als Tiermodell des GBS verwendet wird (Wiethölter, 1989). Immunologische und histopathologische Untersuchungen sprechen dafür, daß aktivierte T Zellen spezifisch für Antigene des peripheren Nerven den autodestruktiven Prozeß in Gang setzen und daß danach

Tab. J 1.1.: Diagnostische Kriterien des Guillain-Barré-Syndroms (basierend auf Asbury und Cornblath, 1990). Dies schließt nicht die klinischen Varianten ein (etwa 15 %).

Obligat:
- Progrediente Parese mehr als einer Extremität
- Areflexie; distale Areflexie mit eindeutiger Hyporeflexie von Bizeps- und Patellarsehnenreflex ist ausreichend.

Wesentliche unterstützende Merkmale:
- Klinisch:
  - Progression über weniger als 4 Wochen
  - Relative Symmetrie der Ausfälle
  - Leichte Sensibilitätsstörungen
  - Hirnnervenausfälle (besonders Fazialisparese)
  - Langsame, aber kontinuierliche Besserung, die in der Regel 2–4 Wochen nach Erreichen des Plateaus einsetzt
  - Vegetative Störungen (Tachykardie, labile Hypertonie)
  - Kein Fieber
- Typischer Liquorbefund mit Eiweißerhöhung ohne Pleozytose nach der ersten Woche (zytoalbuminäre Dissoziation)
- Typische elektrophysiologische Befunde mit Leitungsverzögerung, Leitungsblock oder abnormer Dispersion, verlängerten distalen Latenzen, verzögerten F-Wellen; diese Veränderungen können aber erst nach einigen Wochen auftreten.

Befunde, die Zweifel an der Diagnose wecken sollten:
- Deutliche, bleibende Asymmetrie
- Initiale oder persistierende Sphinkter-Dysfunktion
- Pleozytose von mehr als 50 Zellen/μl
- Polymorphkernige Zellen im Liquor
- Eindeutiges sensibles Niveau

Makrophagen, Zytokine und Antikörper zur vollen Ausprägung des Entzündungsprozesses mit Demyelinisierung beitragen.
Die Differentialdiagnose des GBS umfaßt zunächst andere Ursachen akut entzündlicher oder toxischer Neuropathien, die in diesem und in Kap. J 2. behandelt werden. Darüberhinaus können auch weitere Ursachen einer akuten Muskelschwäche gelegentlich differentialdiagnostische Schierigkeiten machen, z. B. Poliomyelitis (asymmetrisch), Rabies (Bißverletzung in der Vorgeschichte), spinale Kompression oder Myelitis (sensibles Niveau), Myasthenia gravis, Botulismus (Mydriasis), akute Myopathie, Elektrolytstörungen, hysterische Lähmung oder Hirnstammischämie.
Klinische Varianten des GBS machen in größeren Serien bis zu 15 % der Fälle aus. Diese Sonderformen genügen nicht den Kriterien in **Tab. J 1.1**, überlappen aber mit dem typischen GBS in wesentlichen Aspekten. Als Faustregel gilt, daß atypische Formen des GBS häufiger sind als andere, seltene Differentialdiagnosen. Das **Fisher-Syndrom** findet sich bei etwa 5 % der GBS-Fälle und besteht aus externer Ophthalmoplegie, Ataxie und Areflexie. In der Regel beginnt es mit Doppelbildern, denen einige Tage später die Ataxie folgt. Der Pathomechanismus der Ataxie ist unklar, zumal die Tiefensensiblität allenfalls leicht gestört ist und eine ZNS-Beteiligung nie überzeugend nachgewiesen wurde. Etwa ein Drittel der Patienten mit einem Fisher-Syndrom entwickeln schließlich eine deutliche Extremitätenschwäche, was zusammen mit dem erhöhten Liquoreiweiß die Verbindung zum typischen GBS herstellt. IgG-Antikörper gegen das Gangliosid GQ1b sind beim Fisher-Syndrom und auch bei Patienten mit Ophthalmoplegie im Rahmen eines typischen GBS nachgewiesen worden (Chiba et al., 1993).
Eine **akute axonale Neuropathie** mit primärer axonaler Degeneration, die die diagnostischen Kriterien für das GBS erfüllt, wird ebenfalls zunehmend häufiger beschrieben. Typisch dafür sind die niedrigen Amplituden der motorischen Summenpotentiale und eine schlechte Erholungstendenz der Paresen (Feasby et al., 1986). Ein klinisch identisches Syndrom tritt in China in Epidemien auf (McKhann et al., 1993).
Eine rein sensible entzündliche Polyneuropathie mit Areflexie, begleitet von einer Pandysautonomie mit geringen oder fehlenden Paresen ist selten. Der Verlauf ist oft langsamer als bei einem typischen GBS und daher schwer von anderen Polyneuropathien abzugrenzen. Die ebenfalls sehr seltene reine Pandysautonomie wird durch die selektive Beteilung von sympathischen und parasympathischen Funktionen gekennzeichnet, wobei die anderen Funktionen des peripheren Nervensystems weitgehend erhalten sind.

Verlauf

Die jährliche Inzidenz des GBS beträgt 1–2 pro 100 000 weltweit ohne Alters- oder Geschlechtspräferenz. Bei 70 % der Patienten gehen der neurologischen Manifestation Infektionen der oberen Luftwege oder des Gastrointestinaltrakts um ein bis drei Wochen voraus. Eine Reihe von Mikroorganismen werden als Trigger des Autoimmunprozesses beim GBS vermutet. Am besten belegt ist inzwischen die Assoziation mit *Campylobacter jejuni*. Hinweise für eine frische *C. jenuni* Infektion fanden sich bei 26 % bzw. 32 % der GBS-Patienten (Rees et al., 1995a; Jacobs et al., 1996), oft assoziiert mit erhöhten Titern gegen das GM1-Gangliosid. Eine *C. jejuni* Infektion, nicht jedoch der Nachweis von GM1-Antikörpern, war mit schwereren axonalen Degenerationen und einer schlechteren Prognose des GBS assoziiert (Rees et al., 1995 b; Vriesendorp et al., 1995). Weiterhin wurden IgM-Antikörper gegen das Zytomegalievirus bei 15 % und gegen das Epstein-Barr Virus bei 8 % der GBS-Patienten nachgewiesen. Eine Assoziation mit einer HIV-Infektion wurde ebenfalls vermutet, obwohl es keine kontrollierten epidemiologischen Studien gibt. HIV-Patienten mit GBS zeigen oft eine Liquorpleozytose von über 50 Zellen/μl. Das GBS kann die erste Manifestation der HIV-Infektion sein.
Der klinische Verlauf des GBS ist progredient während der ersten Tage und Wochen und erreicht bei zwei Drittel der Patienten ein Plateau nach 2 Wochen. Das Maximum der neurologischen Ausfälle ist sehr variabel. Mehr als 50 % der Patienten sind bettlägerig und mindestens die Hälfte davon sind vorübergehend beatmungspflichtig. Die Mortalität ist dank der modernen Intensivmedizin auf 3–6 % gefallen. Mögliche Todesursachen sind Pneumonie, Lungenembolie, Ateminsuffizienz, Herzstillstand oder Sepsis. Im Gegensatz dazu sind etwa 20 % aller GBS-Patienten relativ leicht betroffen und während des gesamten Krankheitsverlaufes ohne Hilfe gehfähig.
Die Erholungphase beginnt nach einem Plateau von 1–4 Wochen, d. h. etwa 2–6 Wochen nach Beginn der neurologischen Symptome. Bei 70 % der Patienten kommt es zur vollen Remission ohne oder mit allenfalls sehr geringen Ausfällen. Bei 15 % der Patienten verbleiben deutliche Paresen. Faktoren, die mit einer schlechteren Langzeitprognose korrelieren sind höheres Alter, rasche initiale Progression, Beatmungspflichtigkeit, deutlich erniedrigte Muskelsummenpotentiale (als Korrelat axonaler Schädigung) und eine vorausgehende *C. jejuni*-Infektion (siehe oben).
Rezidivierende GBS-Episoden sind selten und bei 2–5 % der Patienten beschrieben worden. Diese sind in der Regel mit Infektionen verschiedener Art assoziiert. Typischerweise kommt er hierbei zu rasch auftretenden Paresen mit nachfolgender weitestgehender Erholung (Grand'Maison et al., 1992).

Therapeutische Prinzipien

Zwei Faktoren können den Verlauf des GBS heute beeinflussen. Der erste und wichtigste ist die allgemeine medizinische Versorgung und Pflege, wenn nötig mit Intensivüberwachung und -therapie.

Zweitens können früh eingesetzte immuntherapeutische Maßnahmen (hochdosierte intravenöse Immunglobuline oder Plasmapherese) den Krankeitsverlauf verbessern.

Patienten mit schwerem GBS müssen zur Überwachung der Vitalfunktionen auf einer Intensivstation versorgt werden (siehe auch Kap. F 1). Bei Abfall der Vitalkapazität auf etwa 15 ml/kg oder bei ausgeprägter oropharyngealen Schwäche mit Aspirationsgefahr besteht die Indikation zur endotrachealen Intubation und Beatmung (Ropper und Kehne, 1985; Ropper 1994). Muß für mehr als 10 Tage beatmet werden, sollte eine Tracheotomie durchgeführt werden. Bei tetraparetischen Patienten sind korrekte Lagerung und Thromboseprophylaxe obligat. Ein Blutdruckabfall wird am besten mit Volumenersatz ausgeglichen. Bei erhöhten Blutdruckwerten sind Antihypertensiva, z. B. Nifedipin, angezeigt. Wenn es zu episodischen Bradykardien, speziell während des Absaugens kommt, sollte ein passagerer Schrittmacher angelegt werden. Erhöhte systolische Blutdruckwerte und eine reduzierte Variation des RR-Intervalls waren signifikant häufiger bei Patienten, die später schwere Arrythmien erlitten (Winer und Hughes, 1988). Schmerzen werden als Symptom des GBS häufig unterschätzt. Allgemeine Empfehlungen sind schwierig und konventionelle Analgetika, Antikonvulsiva, Antidepressiva, Steroide, Morphin und lokales Capsaicin sind mit wechselndem Erfolg angewandt worden.

Psychologische Unterstützung und realistische Rückversicherung sind entscheidend für den Patienten, um die lange Zeit der Hilflosigkeit und Unsicherheit durchzustehen (Bowes, 1984; Weiss, 1991). Die Rehabilitation muß so früh wie möglich einsetzen und sollte Ärzte, Pflegepersonal, Physiotherapeuten, Ergotherapeuten, Psychologen und Sozialdienst miteinbeziehen. Die meisten Patienten werden ihre ursprüngliche Leistungsfähigkeit und Arbeitsfähigkeit weitgehend zurückerlangen. Dennoch werden Depression (auch mit Suizid) nach abgelaufenem GBS berichtet, und sollten deshalb früh erkannt und behandelt werden.

Von den spezifischen Therapiemaßnahmen konnte für die Plasmapherese und die hochdosierte intravenöse Immunglobulintherapie (IVIG) eine Wirksamkeit beim GBS nachgewiesen werden. Dies gilt für Patienten, die bereits ihre Gehfähigkeit verloren haben, deren Symptombeginn jedoch weniger als 14 Tage zurückliegt. Auf welchem Mechanismus dieser Erfolg beruht, ist nicht bekannt. Es wird spekuliert, daß mit der Plasmapherese ein myelintoxischer Serumfaktor entfernt wird. Durch die IVIG-Behandlung könnten Fc-Oberflächenrezeptoren auf Makrophagen blockiert werden, die eine Rolle bei der Demyelinisierung spielen. Andere Mechanismen, z. B. ein anti-idiotypischer Effekt von therapeutisch eingesetzten Immunglobulinen, wurden ebenfalls erwogen. Eine intravenöse Steroid-Therapie mit 500 mg Methylprednisolon für 5 Tage zeigte keinen Erfolg (Guillain-Barré-Syndrome Steroid Trial Group, 1993***).

Der Effekt der Plasmapherese wurde in zwei großen randomisierten Studien mit zusammen über 400 Patienten nachgewiesen (The Guillain-Barré-Syndrome Study Group, 1985; French Cooperative Group on Plasma Exchange in Guillain-Barré-Syndrome, 1987***). Die Therapie verkürzte die Zeit bis zur Wiedererlangung der Gehfähigkeit um 4,5 bzw. 6 Wochen und verbesserte die Prognose nach 1 Jahr. Der Anteil an Patienten mit residualen Ausfällen konnte jedoch nicht reduziert werden. Der Erfolg war am größten bei Patienten, bei denen die Behandlung innerhalb der ersten 7 Erkrankungstage begonnen wurde.

Normalerweise werden 4–6 Plasmapheresebehandlungen an alternierenden Tagen durchgeführt, wobei jeweils 40–50 ml/kg Plasma ausgetauscht werden. Albumin und Frischplasma sind als Ersatzlösungen gleichwertig. Mögliche Komplikationen sind Allergien, Thrombosen, Blutungen, Elektrolytstörungen, Hypokalzämie und Infektionen. Schwere Nebenwirkungen sind selten. Relative Kontraindikationen sind Leberfunktionsstörungen, schwere Elektrolytentgleisungen, kardiovaskuläre Risikofaktoren, floride Infektionen und Gerinnungsstörungen.

Die hochdosierte intravenöse Immunglobulintherapie war in einer prospektiven randomisierten Studie mit mehr als 150 Patienten der Plasmapherese zumindest gleichwertig (Van der Meché et al., 1992***). Die mit IVIG behandelten Patienten waren im Durchschnitt weniger lange intubiert (15,2 vs. 22,6 Tage) und hatten einen günstigeren klinischen Verlauf nach 4 Wochen als die Gruppe der plasmapherierten Patienten. Allerdings schnitten die mit Plasmapherese-behandelten Patienten vergleichsweise schlecht zu den früheren beiden Studien ab, und darüberhinaus bestand nach 3 Monaten kein Unterschied zwischen IVIG- und Plasmapheresegruppe mehr.

Die empfohlene und in allen Studien angewandte Standarddosis ist 0,4 g/kg/die für 5 aufeinanderfolgende Tage. Die Infusion sollte sehr langsam erfolgen (4,5 g/h). Nebenwirkungen wie Allergien, Tachykardie und Hypotonie treten selten auf. Kontraindikationen sind bekannte Allergien gegen Immunglobuline, selektiver IgA-Mangel (Häufigkeit etwa 0,1 %; Cassidy und Nordby, 1975), und schwere kardiovakuläre Leiden. Seltene schwere Nebenwirkungen sind akutes Nierenversagen und zerebrovaskuläre Komplikationen (Reinhart und Berchtold, 1992; Dalakas, 1994; Voltz et al., 1996). Die Gefahr der Virusübertragung durch die derzeit verfügbaren Immunglobulin-Präparate ist äußerst gering.

Derzeit kann davon ausgegangen werden, daß Plasmapherese und IVIG annähernd gleichwertige Therapiemöglichkeiten darstellen. Der Effekt beider Maßnahmen bei Patienten mit schwerem oder mäßigem GBS ist in Multizenterstudien belegt. Ein therapeutischer Effekt bei noch gehfähigen Patienten ist nicht erbracht. Beim Abwägen beider Therapiemöglichkeiten sind folgende Punkte zu bedenken:

(a) beide Therapien sind gut verträglich, schwere Nebenwirkungen sind selten. Die Häufigkeit von Nebenwirkungen ist bei der Immunglobulintherapie etwas geringer.

(b) die Immunglobulininfusion ist aus technischen Gründen etwa einen Tag früher durchführbar als die Prozedur der Plasmapherese (siehe dazu auch Van der Meché et al., 1992).

(c) in einer retrospektiven Analyse zeigte sich, daß bei der Untergruppe von GBS-Patienten mit deutlicher axonaler Schädigung, nahezu rein motorischen Ausfällen ohne Hirnnervenbeteiligung, oft in Assoziation mit einer *C. jejuni*-Infektion, die Immunglobulintherapie der Plasmapherese deutlich überlegen war (Visser et al., 1995⋆⋆).

(d) die effektiven Kosten beider Therapien sind vergleichbar.

Im Sinne einer klaren praktischen Empfehlung wird deshalb die Immunglobulintherapie als Therapie der ersten Wahl empfohlen. Die Plasmapherese sollte bei Kontraindikationen, Komplikationen oder technischen Schwierigkeiten als gleichwertige Alternative herangezogen werden.
Weitere Studien prüfen die Kombination verschiedener Therapiemaßnahmen, haben aber zumindest bisher keinen direkten Einfluß auf die praktischen Therapieempfehlungen. Die Kombination aus Plasmapherese gefolgt von IVIG hat geringe, nicht signifikante Vorteile gegenüber IVIG alleine bzw. Plasmapherese alleine (Plasma Exchange/ Sandoglobulin Guillain-Barré-Syndrome Trial Group, 1997⋆⋆⋆). Die Gabe von 0,5 g Methylprednisolon i. v. parallel zur IVIG-Therapie zeigte in einer Pilotstudie ein besseres Ergebnis als die IVIG alleine im Vergleich zu einer historischen Kontrollgruppe (The Dutch Guillain-Barré Study Group, 1994⋆⋆). Die selektive Immunadsorption wird als weitere Therapiemöglichkeit untersucht (Haupt et al., 1996⋆).
Zur Therapie der GBS-Varianten (Fisher Syndrom, Pandysautonomie) wird in Fallberichten ebenfalls die Anwendung von IVIG empfohlen (Zifko et al., 1994; Heafield et al., 1996⋆).

Pragmatische Therapie

1. Allgemeine medizinische Versorgung, Pflege und gegebenenfalls Intensivtherapie mit Intubation und Beatmung sind die entscheidende Grundlage der GBS-Behandlung. Die Rehabilitation sollte so früh wie möglich einsetzen. Die Physiotherapie muß bei Aufnahme in die Klinik beginnen.
Regelmäßige Kommunikation zwischen beteiligten Ärzten, Therapeuten, Psychologen und Sozialdienst ist entscheidend für den Langzeiterfolg.
2. Patienten, die nicht mehr gehfähig sind oder bei noch erhaltener Gehfühigkeit eine rasche neurologische Verschlechterung zeigen, sollten primär auf einer Intensivstation behandelt werden.
3. Leichter betroffene Patienten, die gehfähig sind und keine Zeichen einer Dysautonomie zeigen, können auf einer Allgemeinstation betreut werden. Bis zur neurologischen Stabilisierung müssen jedoch täglich Vitalkapazität und RR-Variation unter forcierter Respiration (Differenz von unter 10/Min ist pathologisch) kontrolliert werden.
4. Bei intensiv überwachten Patienten sollte die Vitalkapazität 6–12 stündlich kontrolliert werden. Bei einem Abfall der Vitalkapazität auf 15 ml/kg oder bei deutlichen Schluckstörungen muß intubiert und beatmet werden. Eine frühe Intubation ist wichtig zur Vorbeugung von pulmonalen Komplikationen. (siehe auch Kap. F 1)
5. Die hochdosierte intravenöse Immunglobulintherapie sollte durchgeführt werden, falls der Patient nicht mehr gehfähig ist und der Symptombeginn höchstens 14 Tage zurück liegt (siehe **Abb. J 1.1**). Bei noch erhaltener Gehfähigkeit mit Progredienz sollte die IVIG-Behandlung nach Extrapolation des Verlaufes erwogen werden. Standarddosis sind 0,4 g/kg/die (z. B. Sandoglobulin®) bei etwa 4,5 g/h an 5 aufeinanderfolgenden Tagen (B).
6. Bei Kontraindikationen, Komplikationen oder technischen Hindernissen der IVIG-Behandlung sollte eine Plasmapherese durchgeführt werden. Empfohlen werden 6 Austauschbehandlungen an alternierenden Tagen (**Abb. J 1.1**) (B). Subkutanes Heparin sollte für jeweils 12 Stunden nach dem Austausch pausiert werden.
7. Der Effekt eines wiederholten IVIG- oder Plasmapherese-Zyklus zu einem späteren Zeitpunkt bei fehlender initialer Besserung ist nicht belegt. Lediglich bei eindeutiger sekundärer Verschlechterung nach initialem Therapieerfolg, z. B. erneuter Verlust der Gehfähigkeit nach ein bis zwei Wochen neurologischer Verbesserung, wird von uns auf rein empirischer Grundlage ein erneuter Behandlungszyklus (ohne Präferenz) empfohlen (**Abb. J 1.1**) (C).

J 1.2. Chronisch entzündliche demyelinisierende Polyneuropathie

Klinik

Die chronisch entzündliche (inflammatorische) demyelinisierende Polyneuropathie (üblicherweise mit **CIDP** abgekürzt) wird heute als selbständige Krankheitsentität aufgefaßt, obwohl klinische und pathogenetische Gemeinsamkeiten mit dem GBS bestehen. Die wesentlichsten Unterschiede hierzu sind der meist schleichende Beginn und das Ansprechen auf immunsuppressive Medikamente. Die CIDP ist seltener als das GBS, genaue Erhebungen zur Häufigkeit liegen nicht vor. Vorsichtige Schätzungen veranschlagen eine jährliche Inzidenz von 0,25–0,5 pro 100 000 und eine Prävalenz von 3–5 auf 100 000 (Hughes, 1990; Pollard und McLeod, 1992). Die Erkrankung kann in jedem Lebensalter auftreten. Männer sind geringfü-

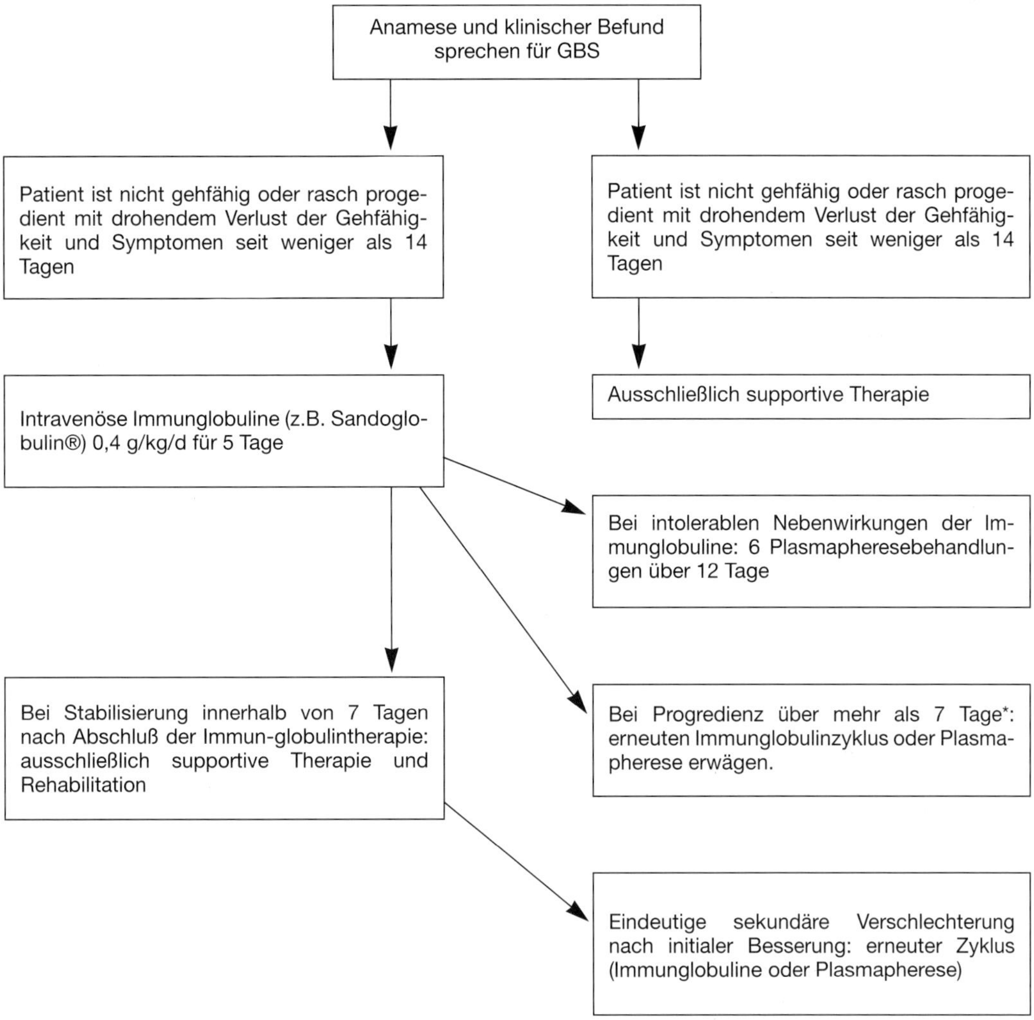
Anamese und klinischer Befund sprechen für GBS
Patient ist nicht gehfähig oder rasch progedient mit drohendem Verlust der Gehfähigkeit und Symptomen seit weniger als 14 Tagen
Patient ist nicht gehfähig oder rasch progedient mit drohendem Verlust der Gehfähigkeit und Symptomen seit weniger als 14 Tagen
Intravenöse Immunglobuline (z.B. Sandoglobulin®) 0,4 g/kg/d für 5 Tage
Ausschließlich supportive Therapie
Bei intolerablen Nebenwirkungen der Immunglobuline: 6 Plasmapheresebehandlungen über 12 Tage
Bei Stabilisierung innerhalb von 7 Tagen nach Abschluß der Immun-globulintherapie: ausschließlich supportive Therapie und Rehabilitation
Bei Progredienz über mehr als 7 Tage*: erneuten Immunglobulinzyklus oder Plasmapherese erwägen.
Eindeutige sekundäre Verschlechterung nach initialer Besserung: erneuter Zyklus (Immunglobuline oder Plasmapherese)

Abb. J 1.1: Flußdiagramm zur Immuntherapie des GBS.

* Progredienz über einige Tage nach einer früh begonnenen Immuntherapie ist häufig und sollte nicht allein als Indikation zu einem erneuten Behandlungszyklus gesehen werden.

gig häufiger betroffen als Frauen. Vorausgehende Infektionen lassen sich bei weniger als einem Drittel der Patienten nachweisen.

Klinisch steht die Schwäche im Vordergrund, die in der Regel symmetrisch und generalisiert ist. Eine Areflexie gilt als obligates klinisches Kriterium, allerdings fehlen bei etwa 10 % der Patienten lediglich die Achillessehnenreflexe. Bei Erkrankungen mit langsamer Progredienz können in frühen Stadien Reflexe noch über Wochen auslösbar sein. Sensibilitätsstörungen sind häufig und dominieren die Klinik bei 10 % der Patienten. Typischerweise stehen dabei Störungen der Tiefensensibilität im Vordergrund. Schmerzen werden von 20 %, Parästhesien von mehr als der Hälfte der Betroffenen angegeben. Eine Beteiligung von Hirnnerven (besonders Fazialisschwäche, Ophthalmoplegie und bulbäre Störungen) findet sich bei 10–20 % der Patienten. Bei einzelnen Patienten mit sehr hohem Liquoreiweiß sind Stauungspapillen beschrieben worden. Tremor, meist ein Haltetremor, tritt bei einigen Patienten auf. Der Mechanismus des Tremors ist unklar. Kernspintomographisch nachgewiesene Demyelinisierungen im ZNS, die mit multiple Sklerose-ähnlichen Krankheitbildern einhergehen können, sind im Rahmen einer CIDP bei bis zu 38 % der Patienten gefunden worden (Mendell et al., 1987; Feasby et al., 1990).

Diagnostische Kriterien wurden vorgeschlagen (**Tab. J 1.2**), sind jedoch wegen des variableren Krankheitsverlaufes weniger hilfreich als beim GBS. Varianten der CIDP können sich mit einem akuten Beginn (16 %) oder einer rein sensiblen Symptomatik (6 %) manifestieren (McCombe et al., 1987).

Zusatzuntersuchungen (Liquor, Neurographie und Suralisbiopsie) können die klinische Diagnose stützen und sind wichtiger als beim GBS (**Tab. J 1.2**). Ein erhöhtes Liquoreiweiß findet sich bei 95 % der Patienten und gilt als sensitivster Laborparameter.

Die Differentialdiagnose schließt alle erworbenen und hereditären chronisch demyelinisierenden Po-

Tab. J 1.2: Wesentliche diagnostische Kriterien für die CIDP auf der Grundlage von Barohn et al. (1989) und Report from an Ad Hoc Subcomittee of the American Academy of Neurology AIDS Task Force (1991). Dort findet sich auch eine komplette Liste der Ein- und Ausschlußkriterien für wissenschaftliche Untersuchungen. Die ersten beiden klinischen Befunde sind obligat.

Klinische Befunde
- Progrediente periphere motorische Schwäche für mindestens zwei Monate (in der Regel deutlich länger)
- Hypo- oder Areflexie
- Symmetrische proximale und distale Parese
- Tiefensensibilitätsstörungen; diese überwiegen die Störungen anderer sensibler Qualitäten

Laborbefunde
- Erhöhtes Liquor-Eiweiß mit normaler oder leicht erhöhter Zellzahl
- Neurographie mit Hinweisen für demyelinisierende Veränderungen (NLG-Verlangsamung, partielle Leitungsblockierungen, verlängerte distale Latenzen, fehlende oder verlängerte F-Wellen Latenzen)
- Nervenbiopsie mit Hinweisen für Demyelinisierung und Remyelinisierung

lyneuropathien ein. Im Hinblick auf die therapeutischen Optionen ist es wichtig, die CIDP zu unterscheiden von GBS, multifokaler motorischer Neuropathie und Neuropathie mit monoklonaler Gammopathie unbestimmter Signifikanz.

Verlauf

Ein rezidivierender Verlauf findet sich bei etwa der Hälfte der Patienten. Die übrigen Fälle sind progredient oder monophasisch. In älteren Serien wird eine Mortalität von etwa 10 % berichtet, meist als Folge von Infektionen. Heute ist der natürliche Verlauf praktisch immer durch die immunsuppressive Therapie beeinflußt. Lebensbedrohliche Krisen mit Beatmungspflichtigkeit sind selten. Weniger als 10 % der Patienten entwickeln schwere neurologische Ausfälle, während die Mehrheit sich gut erholt.

Therapeutische Prinzipien

Der therapeutische Effekt von Kortikosteroiden, Plasmapherese und hochdosierter intravenösen Immunglobulinen ist in kontrollierten Studien gut belegt. Patienten, die mit Steroiden behandelt wurden (maximal 120 mg Prednison ausschleichend über 3 Monate) schnitten in einer offenen, randomisierten Studie mit insgesamt 28 Patienten besser ab als unbehandelte Patienten (Dyck et al., 1982***). Eine Reihe unkontrollierter Studien kommt zu dem gleichen Ergebnis. Azathioprin verbesserte den Steroideffekt nicht (Dyck et al., 1985***), kann aber wahrscheinlich zu einer Dosiseinsparung beitragen (Hughes, 1990*).

Der Vorteil der Plasmapherese gegenüber einem Scheinaustauch ist in zwei randomisierten Doppelblindstudien belegt worden (Dyck et al., 1986; Hahn et al., 1996 a***). Hahn et al. fanden ein weit größeres Ansprechen als Dyck et al. (80 % gegenüber 33 %). In der neueren Studie wurde ein Protokoll mit mehr Behandlungen (10 vs. 6 Austauschbehandlungen), einer längeren Verlaufsbeobachtung und vor allem einer restriktiveren Selektion bislang unbehandelter Patienten angewandt (Hahn et al., 1996 a). Bemerkenswert ist allerdings, daß es bei einem Teil der Patienten zu einer raschen neurologischen Verschlechterung nach Ende der Plasmapheresebehandlung kam und wiederholte Behandlungszyklen zur längerfristigen Stabilisierung notwendig waren.

Die hochdosierte intravenöse Immunglobulintherapie wurde in den letzten Jahren in zahlreichen Studien überprüft und ihr therapeutischer Effekt ist heute allgemein anerkannt. Zwar kommt eine Doppelblind-Studie zu dem Ergebnis, daß Immunglobuline der Placebobehandlung nicht überlegen sind (Vermeulen et al., 1993***). In den zwei weiteren publizierten Doppelblindstudien wurde dagegen eindeutig ein positiver Effekt nachgewiesen (van Doorn et al., 1990; Hahn et al., 1996b***). Sowohl Patienten mit chronisch progredientem als auch solche mit rezidivierendem Verlauf schienen gleichermaßen anzusprechen. Der Therapieerfolg eines Zyklus mit 0,4 g/kg/die für 5 aufeinanderfolgende Tage hielt im Mittel für 6 Wochen an. Wiederholte Infusionszyklen, bzw. zusätzliche

Kortikosteroide waren zur weiteren Behandlung notwendig. Ein direkter Vergleich zwischen Plasmapherese und Immunglobulinen zeigt einen gleichwertigen Effekt beider Maßnahmen (Dyck et al., 1994***).

Auswahl und Reihenfolge der Therapiemöglichkeiten ist nicht generell festgelegt und muß jeweils individuell erfolgen. Bei leicht oder mäßig betroffenen Patienten kann eine Steroidtherapie alleine ausreichen und sollte parallel zur klinischen Verbesserung langsam reduziert werden. Zu schnelle Steroidreduktion ist eine häufige Ursache von Rezidiven. Falls eine kontinuierlich hohe Steroiderhaltungsdosis (Richtwert 25 mg Prednisolon) notwendig ist sollte Azathioprin zusätzlich gegeben werden.

Bei schweren neurologischen Ausfällen ist eine Plasmapherese oder Immunglobulin-Infusionstherapie indiziert. Eine klare Präferenz für einen der beiden Behandlungsmodi kann aus dem oben gesagten nicht abgeleitet werden. Wegen der etwas geringeren Nebenwirkungshäufigkeit (s. o) werden hier Immunglobuline als Therapie der Wahl vorgezogen. Parallel dazu sollten Steroide gegeben werden. Wie oft die Immunglobulintherapie (bzw. alternativ die Plasmapherese) wiederholt wird, hängt vom Verlauf und vom Therapieerfolg ab.

Bei fehlendem Effekt dieser Optionen müssen Alternativen erwogen werden. Ein Bericht weist auf das Ansprechen von drei Patienten mit CIDP auf Cyclosporin A (3–5 mg/kg/die) hin. Weitere drei Patienten ohne (und zwei Patienten mit zusätzlicher Gammopathie) reagierten nicht auf diese

Form der Immunsuppression (Mahattanakul et al., 1996⋆). Choudhary et al. berichten über eine erfolgreiche Behandlung mit Interferon-beta (3 Millionen Einheiten rekombinantes CHO-Interferon-beta, 3 mal pro Woche s. c.) bei einer 16-jährigen Patienten, die nach jahrelangem Erkrankungsverlauf nicht mehr auf Steroide, Azathioprin und Immunglobuline ansprach (Choudhary et al., 1995⋆).

Pragmatische Therapie

1. Kortikosteroide (B), hochdosierte Immunglobulintherapie (A) und Plasmapherese (A) sind von nachgewiesenem Wert bei der CIDP und sollten bei jedem Patienten erwogen werden. In jedem Fall muß die Therapie individualisiert werden. Zu berücksichtigen sind (a) Ausmaß der neurologischen Ausfälle, (b) Verlauf (rezidivierend, progredient), (c) Vorerkrankungen, die zu Nebenwirkungen prädisponieren (z. B. Kreislauferkrankungen bei Plasmapherese oder Immunglobulinen, bzw. Osteoporose bei Langzeitsteroidtherapie), (d) Erfahrung des Therapeuten, technische Möglichkeiten, Kosten und (d) bei der längerfristigen Planung naturgemäß auch Effekt, Akzeptanz und Nebenwirkungen der vorangegangenen Maßnahmen.

2. Bei Patienten mit schweren neurologischen Ausfällen, d. h. Verlust der Gehfähigkeit oder behindernden Sensibilitätsstörungen, sollte eine hochdosierte intravenöse Immunglobulintherapie bzw. eine Plasmapherese durchgeführt werden. Beide Maßnahmen sind gut verträglich und therapeutisch gleichwertig (A). Die Immunglobuline haben ein etwas geringeres Nebenwirkungsrisiko, sind technisch einfacher und werden daher von uns vorgezogen. Die Plasmapherese sollte als Alternative herangezogen werden (siehe dazu und zur praktischen Durchführung Kap. J 1.1).
Es wird empfohlen zu Beginn einen Zyklus mit 0,4 g Immunglobulin (z. B. Polyglobin N®) pro kg pro Tag an fünf aufeinanderfolgenden Tagen durchzuführen. Die Wirksamkeit ist in der Regel innerhalb von wenigen Tagen absehbar. Der Zeitpunkt der Wiederholung hängt von Ausmaß und Dauer der Verbesserung und von der Wirksamkeit der parallelen immunsuppressiven Medikation ab. Meist werden 1–3 Einzelinfusionen in 6 bis 10-wöchigen Abständen gegeben. Ein ähnliches Schema wird für die Plasmapherese empfohlen.

3. Kortikosteroide können bei leichtem Krankheitsbild als alleinige Therapie ausreichen (B). Bei schwereren Ausfällen sollten sie die Immunglobuline bzw. Plasmapherese von Anfang an begleiten. Es wird empfohlen Prednisolon (z. B. Decortin H® oder Prednison, z. B. Decortin®) in einer Dosis von 1–1,5 mg/kg für 4 Wochen zu geben und dann parallel zur klinischen Verbesserung zu reduzieren. Die Reduktion sollte nicht schneller als 5 mg in 2 Wochen sein. Begleitend sind Magenschutztherapie (z. B. Sucralfat: Ulcogant® 2 × 1g), Kaliumsubstitution (z. B. Kalinor® 1 Brausetbl. tgl.) und Osteoporoseprophylaxe (Colecalciferol, z. B. Vigantoletten 1 000® 1 Tbl. tgl. plus Kalzium, z. B. Kalzium-Sandoz fortissimum® 1 Tbl. tgl.) erforderlich.

4. Azathioprin (Imurek® 2–2,5 mg/kg) ist indiziert, wenn keine ausreichende Steroidreduktion ohne neurologische Verschlechterung möglich ist (C). Es sollte für mindestens 2 Jahre gegeben werden, da es erst nach 3–6 Monaten seine Wirkung entfaltet. Kontrollen von Leukozyten und Leberwerten sind wöchentlich für 8 Wochen, danach monatlich notwendig. Seltene Nebenwirkungen sind Leukopenie und Leberfunktionsstörungen. Ein geringer Anteil von Patienten (etwa 5 %) entwickeln akute Übelkeit und gestrointestinale Symptome zu Beginn der Azathioprinbehandlung und tolerieren die Substanz nicht.

5. Bei Insuffizienz dieser Maßnahmen kommt auf empirischer Grundlage noch Cyclosporin A (Sandimmun® 3–5 mg/kg/die) in Frage (C).

J 1.3. Multifokale motorische Neuropathie

Klinik

Die multifokale motorische Neuropathie (MMN) ist ein erst in den letzten Jahren näher charakterisiertes, seltenes Syndrom, das in seinem klinischen Bild der CIDP und den Vorderhornerkrankungen verwandt ist. Da die Therapie mit Cyclophosphamid oder hochdosierten intravenösen Immunglobulinen (IVIG) – nicht jedoch mit Steroiden oder Plasmapherese – wirksam ist, wird die MMN hier eigenständig behandelt (Nobile-Orazio, 1996).
Typischerweise besteht die MMN aus der Kombination von (a) asymmetrischer motorischer Neuropathie, (b) elektrophysiologischem Nachweis von multifokalen Leitungsblockierungen und (c) einem erhöhten IgM-Titer gegen das GM1-Gangliosid. Die MMN beginnt meist distal an den Händen mit nur geringen Sensibilitätsstörungen. Faszikulationen und Muskelkrämpfe sind häufig. Die Muskeleigenreflexe können entweder diffus abgeschwächt oder auch erhalten sein. Hirnnervenausfälle können gelegentlich vorkommen und helfen daher nicht zur differentialdiagnostischen Abgrenzung gegen Motoneuronerkrankungen. Elektrophysiologisch finden sich partielle Leitungsblokkierungen, die oft proximal sind und daher ohne spezifische Fragestellung leicht übersehen werden. Bei den meisten Patienten lassen sich hochtitrige IgM-Antikörper gegen das GM1-Gangliosid, ein wesentliches Glykolipid des Nervensystems, nachweisen. Patienten mit typischer MMN, aber ohne GM1-Antikörper scheinen schlechter auf die Therapie anzusprechen. Der Liquor zeigt oft eine leichte Eiweißerhöhung, kann aber auch normal sein.
Die Abgrenzung von CIDP und Motoneuronerkrankung muß in erster Linie auf klinischer Grundlage erfolgen, ist jedoch schwierig. Manche

Autoren betrachten die MMN als Untergruppe der CIDP. Patienten mit typischer CIDP haben relativ symmetrische, proximale und distale Ausfälle, prominentere Sensibilitätsstörungen, keine GM1-Antikörper, häufig jedoch elektrophysiologische Hinweise für Leitungsblockierungen. Darüberhinaus spricht die CIDP auf Steroide und Plasmapherese an. Im Gegensatz dazu manifestieren sich Motoneuronerkrankungen meist unter deutlicherer Mitbeteiligung der Beine, ohne Leitungsblockierung, jedoch gelegentlich mit GM1-Antikörpern. Ihr Ansprechen auf immunsuppressive Maßnahmen ist schlecht (Pestronk, 1991).

Verlauf

Die überwiegende Anzahl der Patienten mit MMN sind Männer ohne besondere Alterspräferenz (Nobile-Orazio, 1996). Der Spontanverlauf ist meist langsam progredient über Monate und Jahre, wobei rasche Verschlechterungen aber auch spontane Besserungen vorkommen können.

Therapeutische Prinzipien

Aufgrund zahlreicher Fallkontrollstudien ist inzwischen anerkannt, daß Cyclophosphamid oder hochdosierte intravenöse Immunglobuline therapeutisch wirksam sind (Feldman et al., 1991; Chaudry et al., 1993⋆). Der Effekt der Immunglobuline ist vorübergehend und hält jeweils für etwa 2 Monate an, weshalb wiederholte Zyklen notwendig sind. Cyclophosphamid wird heute in der Regel angewandt, um die Häufigkeit der Immunglobulinzyklen reduzieren zu können (Nobile-Orazio et al., 1993⋆). Alternativ kann Cyclophosphamid auch als primäre Therapie entweder oral oder intravenös gegeben werden. Entsprechend unserer Erfahrung können Patienten nach einer Therapie mit etwa 100 mg Cyclophosphamid oral über 6 Monate für weitere 12–18 Monate klinisch stabil gebessert bleiben. Bei einer Langzeittherapie muß in jedem Fall die potentielle Kanzerogenität des Cyclophosphamid bedacht werden (Nobile-Orazio, 1996).

Der anti-GM1-Titer korreliert in der Regel mit dem klinischen Verlauf und kann zur Verlaufsbeurteilung hilfreich sein. Die elekrophysiologischen Parameter zeigen auch nach klinischer Besserung häufig noch massive Auffälligkeiten und sind zur Therapiekontrolle schlecht geeignet.

Pragmatische Therapie

1. Die Therapie der MMN mit IVIG und/oder Cyclophosphamid (oral oder i. v.) stützt sich auf Erfahrungsberichte, nicht jedoch auf kontrollierte Studien (C). Bei Patienten mit schwerer progredienter Erkrankung sollte als erstes ein Zyklus mit IVIG (z. B. Sandoglobulin® oder Polyglobin N® entsprechend der Standarddosierung, die für GBS und CIDP empfohlen wird) versucht werden. Das Ansprechen kann bereits nach wenigen Tagen abgeschätzt werden. Die zeitliche Planung der weiteren Zyklen richtet sich nach der Klinik (Abstand etwa 2 Monate, jedoch individuell durchaus variabel) (C).

2. Cyclophosphamid (Endoxan®) kann oral mit einer Dosis von 50–150 mg/Tag gegeben werden. Dies kann als alleinige Therapie bei Patienten mit leichten oder mäßigen Ausfällen ausreichen. Wegen der relativ hohen kumulativen Dosis ziehen wir es vor, diese Therapie höchstens für 6–9 Monate fortzusetzen (C). Die neurologische Verbesserung setzt meist nach 2–4 Monaten ein. Obligat sind Kontrollen von Blutbild, Leber- und Nierenfunktion, und Elektrolyten wöchentlich für 3 Monate, dann 2-wöchentlich.

3. Alternativ kann eine intravenöse Cyclophosphamid-Pulstherapie, wie für die multiple Sklerose beschrieben, durchgeführt werden (siehe Kap. E 11 und Steinbrecher et al., 1995). Dies erscheint angebracht bei Patienten mit schweren neurologischen Ausfällen, die auf Immunglobuline nicht ausreichend ansprechen bzw. parallel zu einer Immunglobulintherapie, um deren Zyklusdauer auszudehnen. Ein von der Multiplen Sklerose entlehntes, hier anwendbares Schema ist die Gabe von 700 mg/m^2 Körperoberfläche in monatlichen Abständen. Je nach Nadir der Leukozyten (angestrebt etwa 2 000/ml) sollte bei den folgenden Applikationen eine Dosisanpassung in Schritten von 100 mg/m^2 Körperoberfläche erfolgen. Wichtige Nebenwirkungen sind Blasentoxizität (Zufuhr von 3 l Flüssigkeit am Tag der Infusion), Knochenmarksdepression, Übelkeit und Erbrechen, Hyponatriämie und Infertilität. Das empfohlene Schema sieht bei der Multiplen Sklerose 9 × monatliche, dann 6 × zweimonatliche, dann noch 3 × dreimonatliche Intervalle vor (Steinbrecher et al., 1995). Bei der MMN sollte man daran nicht festhalten, sondern individuell entsprechend der Klinik über Weiterführung und Intervall der Pulstherapie im Abstand von jeweils 3–6 Monaten neu entscheiden. (C).

J 1.4. Polyneuropathie mit monoklonaler Gammopathie

Klinik

Monoklonale Gammopathien werden bei 10 % der Patienten mit ungeklärter Polyneuropathie gefunden, weshalb die Immunelektrophorese zur Routineabklärung einer Polyneuropathie gehört. Wird ein monoklonales Protein nachgewiesen, müssen mittels Skeletröntgen, Knochenszintigramm, Knochenmarksbiopsie sowie Rektum- und Suralisbiopsie ein multiples Myelom, osteosklerotisches Myelom, M. Waldenström bzw. eine primäre systemische Amyloidose (bei der die Polyneuropathie die Erstmanifestation sein kann) ausgeschlossen werden. Wird keine dieser Erkrankungen diagnostiziert, beschreibt man das vorliegende Syndrom als benigne Gammopathie oder korrekter als monoklonale Gammopathie unbestimmter Signifikanz (MGUS). Letzterer Terminus ist vorzuziehen, da etwa 10 % der Patienten im weiteren Verlauf noch ein maligne Erkrankung entwickeln. Die Inzidenz der MGUS an sich steigt mit höheren Alter und beträgt 3 % bei Personen über dem 70. Lebensjahr. In einer Serie von 28 Patienten mit Polyneuropathie plus Gammopathie wurde bei 16 eine MGUS, bei 7 eine Amyloidose, bei 3 ein multiples Myelom und bei je 1 ein M. Waldenström und eine Schwere-Ketten Krankheit diagnostiziert (Kelly et al., 1981). Demgegenüber fand sich eine Polyneuropathie bei 29 % bzw. 71 % der Patienten mit MGUS in zwei Studien und bei 15 % mit primärer systemischer Amyloidose. Bemerkenswert ist, daß das osteosklerotische (atypische) Myelom in 50 % der Fälle mit Polyneuropathien einher geht. Es repräsentiert nur 3 % der Myelome, betrifft meist junge Männer und überlappt mit dem POEMS-Syndrom: **P**olyneuropathie, **O**rganomegalie, **E**ndokrinopathie, **M**-Protein (bei 20 % dieser Fälle unter der Nachweisgrenze!) und Hautveränderungen (**s**kin changes). Beim (osteolytischen) multiplen Myelom oder dem M. Waldenström dagegen sind Neuropathien mit 5 % selten.

Klinisch ähnelt die Polyneuropathie mit MGUS (und auch die seltenen Neuropathien mit multiplem Myelom oder M. Waldenström) einer CIDP und wird z. T. auch als deren Untergruppe betrachtet (Notermans et al., 1994; Simmons et al., 1995). Typischerweise ist die Neuropathie sensomotorisch mit reduzierten Leitgeschwindigkeiten, erhöhtem Liquorprotein und segmentaler Demyelinisierung in der Nervenbiopsie. Bei einzelnen Patienten können auch die axonalen Läsionen überwiegen. Die Polyneuropathien mit IgM-MGUS haben in der Regel schwerere neurologische Ausfälle als die mit IgG- oder IgA-MGUS (Suarez und Kelly, 1993). Etwa die Hälfte der Patienten aus der IgM Gruppe haben Antikörper gegen das Myelinassoziierte Glykoprotein im peripheren Nerven. Ein eindeutiges Zielantigen bei den anderen Untergruppen wurde noch nicht definiert.

Bei der primären systemischen Amyloidose ist Polyneuropathie vorwiegen sensibel mit Verlust von Schmerz- und Temperaturemfindung sowie vegetativen Symptomen. Elektrophysiologisch ergeben sich Hinweise für eine axonale Schädigung, die Leitgeschwindigkeiten sind nur leicht reduziert. Bei 25 % der Patienten findet sich ein Karpaltunnel-Syndrom infolge von Amyloidablagerungen.

Beim osteosklerotischen Myelom (oder beim POEMS Syndrom) ist die Neuropathie häufig schwer ausgeprägt, symmetrisch, sensomotorisch und mit massiver Liquoreiweißerhöhung.

Verlauf

Die Polyneuropathien mit Gammopathie verlaufen in der Regel chronisch progredient, schubförmige Verschlechterungen oder spontane Verbesserungen können aber gelegentlich vorkommen. Die mittlere Überlebenszeit bei der primär systemischen Amyloidose beträgt 2 Jahre, die Todesursache ist meist Nierenversagen oder kardiale Arrythmien. Das osteosklerotische Myelom hat eine bessere Prognose als das multiple Myelom und einige Patienten überleben mit Behandlung länger als 10 Jahre. Während die Neuropathie beim osteosklerotischen Myelom auch auf die Behandlung der Grunderkrankung anspricht, verläuft sie beim multiplen Myelom in der Regel davon unbeeinflußt (**Tab. J 1.3**).

Tab. J 1.3: Ansprechen der Polyneuropathien mit monoklonaler Gammopathie auf die Therapie der Grunderkrankung

Syndrom	Ansprechen der Polyneuropathie	Behandlung des Syndroms
MGUS	ja	Verschiedene Kombinationen aus Plasmapherese, Immunglobulinen, Steroiden und anderen Immunsuppressiva
Primär systemische Amyloidose	nein	Melphalan/ Prednison/ Colchicin
Osteoskerotisches Myelom/ POEMS-Syndrom	ja	Radiatio bei solitären Läsionen, Chemotherapie bei multiplen Läsionen
Multiples Myelom	nein	Chemotherapie
M. Waldenström	unklar (in Einzelfällen ja)	Chemotherapie

Therapeutische Prinzipien

Nur wenige Studien geben aussagekräftige Empfehlungen zur Therapie dieser Gruppe von z. T. sehr seltenen Syndromen. Daher müssen sich die Therapieempfehlungen auf Erfahrungsberichte und offene Studien stützen. Die Behandlung einer Polyneuropathie mit MGUS ist im Prinzip ähnlich wie die einer CIDP ohne Gammopathie. In einer Serie von 10 Patienten mit IgM-MGUS fand sich ein insgesamt gutes Ansprechen auf verschiedene Kombination aus Prednisolon, Cyclophosphamid (oder Chlorambucil) und Plasmapherese (Kelly et al., 1988⋆). Allerdings ist der Effekt der Plasmapherese alleine günstiger bei IgG- und IgA-MGUS Neuropathien als bei der IgM Gruppe (Kyle und Dyck, 1993 a). Offene Studien zum Effekt einer hochdosierten Immunglobulinbehandlung zeigen einen positiven Effekt, auch bei IgM-MGUS Patienten (Leger et al., 1994⋆). In einer Untersuchung an 44 Patienten mit Polyneuropathie und IgM-

MGUS schnitten die mit Chlorambucil (0,1 mg/kg Tag oral für 1 Jahr) plus Plasmapherese behandelten nicht besser ab als die mit Chlorambucil allein behandelten. Eine unbehandelte Kontrollgruppe gab es in dieser Studie aus ethischen Gründen nicht (Oksenhendler et al., 1995⋆⋆).

Für die primäre systemische Amyloidose ist keine suffiziente Behandlung bekannt. Eine Kombination aus Melphalan, Prednisolon, und Colchicin scheint die Überlebenszeit um einige Monate, in Einzelfällen auch deutlich mehr, zu verlängern (Kyle, 1992). Eine Phase II-Studie mit Interferon-alpha 2 zeigte keinen Erfolg (Gertz und Kyle, 1993).

Die Diagnosestellung eines osteosklerotischen Myeloms ist wichtig, da dieses gut auf Bestrahlung von solitären Knochenläsionen anspricht. Die lokale Behandlung mit 40–50 Gy führt zu einer langsamen neurologischen Verbesserung, die über Jahre anhalten kann (**Tab. J 1.3**). Bei multiplen, disseminierten Läsionen wird eine Chemotherapie mit Melphalan plus Prednisolon empfohlen (Kyle und Dyck, 1993 b⋆). Kortikosteroide allein, Azathioprin oder Plasmapherese sind meist nicht erfolgreich. Tamoxifen wurde in einem Fallbericht empfohlen (Enevoldson und Harding, 1992⋆). Der Effekt von hochdosierten Immunglobulinen plus Steroiden ist nach Fallberichten widersprüchlich (Henze und Krieger, 1995; Huang und Chu, 1996).

Der M. Waldenström und das multiple Myelom werden chemotherapeutisch nach onkologischen Richtlinien behandelt. Die Polyneuropathie beim M. Waldenström kann sich unter einer Chemotherapie verbessern, dies ist jedoch nur selten dokumentiert (Dalakas et al., 1983⋆). Die Polyneuropathie beim multiplen Myelom verläuft in der Regel unbeeinflußt vom Therapieerfolg auf den Tumor.

Pragmatische Therapie

1. Nachweis oder Ausschluß einer monoklonalen Gammopathie ist obligat bei einer Polyneuropathie unbekannter Ursache.

2. Bei Nachweis einer Gammopathie müssen maligne Erkrankungen mittels Skelettröntgen, Knochenszintigramm und Knochenmarksbiopsie ausgeschlossen werden. Eine Rektumbiopsie dient zum Ausschluß einer primären systemischen Amyloidose.

3. Bei Polyneuropathie mit MGUS sollte sich die Therapie weitgehend an den oben ausgeführten Richtlinien für die CIDP orientieren. In Betracht kommen v. a. Kortikosteroide (Decortin H®, Dosierungrichtlinien siehe bei CIDP), Cyclophosphamid (Endoxan®, Dosierungsmöglichkeiten siehe bei MMN), Plasmapherese und hochdosierte Immunglobuline (beide ähnlich wie bei der CIDP) (C).

4. Beim osteosklerotischen Myelom/POEMS-Syndrom sollten solitäre Läsionen mit 40–50 Gy bestrahlt werden. Bei disseminierten Läsionen wird eine Chemotherapie mit Melphalan (Alkeran®, 0,15 mg/kg pro Tag) plus Prednisolon (Decortin H®, 3 × 20 mg pro Tag) für 7 Tage in 6wöchigem Abstand für etwa 2 Jahre empfohlen (C).

5. M. Waldenström, multiples Myelom und primäre systemische Amyloidose sind nach internistisch-onkologischen Richtlinien zu behandeln.

J 1.5. Neuropathien bei Vaskulitiden

Klinik

Eine Beteiligung des peripheren Nervensystems findet man bei etwa 50 % der Patienten mit Panarteriitis nodosa (PAN), deren Churg-Strauss-Sonderform und der essentiellen gemischten Kryoglobulinämie. Darüberhinaus treten Neuropathien bei etwa 10 % der Patienten mit rheumatoider Arthritis, Sjögren-Syndrom, systemischen Lupus erythematodes (SLE), Wegenerscher Granulomatose und Riesenzellarteriitis auf. Selten wurden Neuropathien beschrieben bei der systemischen Sklerose, dem Sharp-Syndrom (»mixed connective tissue disease«) und beim M. Behçet.

Da viele dieser Syndrome selten sind, wird der Neurologe am häufigsten mit Neuropathien bei PAN und rheumatoider Arthritis konfrontiert. Klinisch können sich vaskulitische Neuropathien grundsätzlich sowohl multifokal als auch als distal symmetrische sensomotorische Neuropathien manifestieren. Beispielsweise sind bei der PAN multifokale Neuropathien häufig und nicht selten die erste Manifestation der Grunderkankung. Andererseits treten distale symmetrische Polyneuropathien bei der rheumatoiden Arthritis typischerweise nach 10 Jahren oder später auf. Bei den vakulitischen Neuropathien sind Schmerzen und Hirnnervenbeteiligung nicht selten. Trigeminusneuropathien werden besonders beim Sjögren-Syndrom und bei der systemischen Sklerose diagnostiziert. Gelegentlich kann sich beim SLE eine GBS-ähnliche subakute Neuropathie entwickeln. Eine Neuropathie als einzige klinische Manifestation einer Vaskulitis ist möglich, Schätzungen geben eine Häufigkeit von etwa 30 % an.

Die Pathogenese der vaskulitischen Neuropathie beeinhaltet wahrscheinlich T-Zell-, Antikörper- und Complement-vermittelte Mechanismen. Der gemeinsame Nenner ist eine nekrotisierende Vaskulitis, die zu einer ischämischen Nervenläsion mit vorherrschender axonaler Degeneration führt. Die Diagnose stützt sich auf die Biopsie mit typischen lymphozytären Infiltraten in aktiven Läsionen zusammen mit den klinischen Hinweisen auf eine Organbeteiligung im Rahmen der systemischen Grunderkrankung. Die Diagnose der spezifischen Unterform einer Vaskulitis aus der Nervenbiopsie ist nicht möglich. Die Neurographie zeigt eine axonale Neuropathie mit relativ normalen Leitgeschwindigkeiten. Der Liquorbefund ist in der Regel normal.

Verlauf
Die periphere Neuropathie bessert sich meist mit der Behandlung der Grunderkrankung. Die axonale Schädigung ist jedoch nur langsam reversibel. Die Prognose hängt naturgemäß von der jeweiligen Grunderkrankung ab.

Therapeutische Prinzipien und pragmatische Therapie
Eine aggressive Immunsuppression ist bei den systemischen Vaskulitiden sinnvoll (Chalk et al., 1993) und sollte sich nach den Erfahrungen bei der jeweiligen Grunderkrankung richten. Meist, z. B. bei der PAN, wird eine Kombination von Steroiden (Prednisolon, z. B. Decortin H®, bis zu 1 mg/kg/die) mit Cyclophosphamid (Endoxan®, 50–100 mg/die) empfohlen (C). Bei einer vaskulitischen Neuropathie ohne nachgewiesene Beteiligung anderer Organe, kann mit einer Steroidmonotherapie begonnen werden (C). Siehe dazu auch Kap. D 5. Bei der rheumatoiden Arthritis kann Penicillamin und Plasmapherese hilfreich sein (C), Azathioprin war in einer randomisierten Studie ohne Erfolg. Die Therapie der Riesenzellarteriiis ist in Kap. D 6 ausgeführt.

J 1.6. Neuralgische Amyotrophie

Klinik und Verlauf
Trotz des charakteristischen klinischen Verlaufs ist die Pathogenese dieses Syndroms unbekannt. Eine entzündliche oder immunvermittelte Ursache wird vermutet, da die neuralgische (Schulter-) amyotrophie nicht selten nach Impfungen oder Infektionen auftritt. Die geschätzte jährliche Inzidenz beträgt 1,6 auf 100 000, wobei Männer etwas häufiger betroffen sind. Typisches Initialsymptom ist ein akuter Schulterschmerz, der für einige Tage bis wenige Wochen anhält und spontan abklingt. Nachfolgend treten Schwäche und Atrophie der Schultergürtelmuskulatur auf. Am häufigsten betroffen sind Mm. deltoideus, serratus anterior, supra- und infraspinatus. Sensibilitätsstörungen sind selten. Der Liquorbefund ist meist normal. Im EMG finden sich Hinweise für eine axonale Schädigung. Eine bilaterale Manifestation ist klinisch oder zumindest elektrophysiologisch möglich.
Die Differentialdiagnose umfaßt eine große Zahl von Syndromen insbesondere Schädigungen von Schultergelenk oder Rotatorenmanschette, traumatische Mononeuropathien, radikuläre-Syndrome, Lyme-Borreliose, Enge-Syndrome der oberen Thoraxapertur, Polymyalgia rheumatica sowie Plexusläsionen durch Tumor, Metastasen oder als Bestrahlungsfolge.
Die Prognose ist gut. Rasche Erholung ist bei leichten Verläufen die Regel. Bei schwerer betroffenen Patienten kann die volle Erholung bis zu drei Jahre dauern.
Die **hereditäre** neuralgische Amyotrophie ist eine autosomal dominante Erkrankung mit rezidivierenden Episoden einer schmerzhafter Armplexusneuritis, die der hereditären Neuropathie mit Neigung zu Druckparesen verwandt ist (Thomas und Ormerod, 1993; Pellegrino et al., 1996). Ob, wie bei der spontanen neuralgischen Amyotrophie, auch entzündliche Ursachen Auslöser der einzelnen Episoden sind, ist noch nicht eindeutig geklärt.

Therapeutische Prinzipien und pragmatische Therapie
Konventionelle Analgetika sind häufig unwirksam. Steroide werden auf rein empirischer Grundlage empfohlen. Prednisolon (z. B. Decortin H®) für 2 Wochen (beginnend mit 1 mg/kg/Tag und allmählicher Reduktion) soll die Schmerzen bei den meisten Patienten eindämmen (C). Nach Abklingen der akuten Schmerz-Symptomatik ist Physiotherapie zur Wiederherstellung der Muskelfunktion notwendig.

J 1.7. Lepra

Klinik
Die Lepra ist eine der häufigsten behandelbaren Neuropathien weltweit. Die höchste Prävalenz findet sich in Südost-Asien mit 116 auf 100 000 und Afrika mit 46 auf 100 000. Die Infektion erfolgt hauptsächlich durch Inhalation bei engem und langem Kontakt mit Infizierten. Die Inkubationszeit kann Monate bis viele Jahre betragen. Die Infektion mit *Mycobacterium leprae,* einem intrazellulären, säurefestem Stäbchen, befällt vor allem die oberflächlichen Hautnerven.
Die klinische Manifestation variiert in Abhängigkeit von der zellvermittelten Immunabwehr des Individuums. Die drei Hauptformen sind die tuberkuloide Form bei hoher Resistenz, die Borderline-Form bei mittlerer und die lepromatöse Form bei geringer zellulärer Abwehr. Die indeterminierte Lepra ist ein frühes Erkrankungsstadium ohne eindeutige Prognose. Weitere Unterteilungen sind klinisch und histologisch gemacht worden. Im Hinblick auf die Therapie werden die Patienten in zwei Kategorien unterteilt, nämlich in multibazilläre (lepromatöse und die meisten Bordeline-Fälle) und in pauzibazilläre (tuberkuloide, indeterminierte und die restlichen Borderline-Fälle). Die Diagnose stützt sich auf die Hautveränderungen, Sensibilitätsstörungen, Verdickungen von Nervenstämmen und den Nachweis von *M. leprae* in Hautläsionen.

Verlauf
Die Lepra ist selten lebensbedrohlich, führt jedoch bei einem Drittel der Patienten zu körperlicher Behinderung. Die Prognose nach Behandlung ist beim tuberkuloiden Typ gut und auch bei der le-

promatösen Lepra kann eine konsequente Therapie Dauerschäden verhindern. Der meist gleichförmige Verlauf der Lepra wird durch zwei Typen von Reaktionen kompliziert, die jeweils spontan oder als Therapiefolge auftreten können. Die Typ I-Reaktion (»reversal reaction«) kann bei Borderline-Patienten infolge einer Steigerung der zellulären Immunreaktivität auftreten und führt, vermutlich durch Zytokinfreisetzung vermittelt, zu Erythem, Schwellung bestehender Läsionen und Neuauftreten von Läsionen. Die Typ II-Reaktion (Erythema nodosum leprosum) kann bei lepromatösen Patienten vorkommen, wird durch einen Immunkomplex-vermittelten Mechanismus verursacht und manifestiert sich mit Hautknötchen, Fieber, Lymphknotenschwellungen und Arthralgien.

Therapeutische Prinzipien
Heute stehen eine Anzahl von wirksamen Pharmaka zur Verfügung, von denen Dapson (Diaminodiphenylsulphon, DDS), Clofazimin (CLO) und Rifampicin (RPM) am häufigsten eingesetzt werden. Aufgrund steigender Resistenzraten gegen DDS wird von der WHO (World Health Organization) eine Mehrfachtherapie empfohlen (Nordeen, 1993). DDS und CLO sind schwach bakterizid, RMP ist hochbakterizid. Wesentliche Nebenwirkung von DDS ist eine Hämolyse, meist mit nur leichter Anämie (bei Glucose-6-Phosphat Dehydrogenase-Mangel kann es zu lebensbedrohlicher Hämolyse kommen). CLO kann zur Rötung betroffener Hautarealen führen. RMP kann lebertoxisch sein. Die medikamentöse Therapie macht den Patienten innerhalb weniger Tage nicht-infektiös. Isolationsmaßnahmen sind nicht notwendig. Die Behandlung von Komplikationen beinhaltet Analgetika und Kortikosteroide.

Pragmatische Therapie
1. Multibazilläre Patienten werden nach folgendem Schema behandelt:
- RMP (z. B. Eremfat®, Rifa®) 600 mg einmal im Monat (unter Supervision),
- DDS (Dapson-Fatol®) 100 mg täglich (selbständig) und
- CLO (Lamprene®, in Deutschland nicht im Handel) 50 mg täglich (selbständig) und zusätzlich 300 mg einmal im Monat (unter Supervision).

Die Therapie sollte für mindestens 2 Jahre fortgesetzt werden und wenn möglich solange bis Abstriche negativ werden.

2. Pauzibazilläre Patienten sollten nach folgendem Schema für 6 Monate behandelt werden:
- RMP 600 mg einmal im Monat (unter Supervision),
- DDS 100 mg täglich (selbständig).

J 1.8. Herpes Zoster

Klinik
Das Varicella-Zoster-Virus gehört zur Familie der Herpes-Viren und ist verantwortlich für zwei verschiedene Erkrankungen. Die Varizellen (Windpocken) treten in der Regel in der Kindheit auf und verlaufen harmlos. Die Reaktivierung des latenten Virus in Hinterwurzelganglien aufgrund nicht vollständig verstandener Mechanismen führt zum Zoster (Gürtelrose), einer oft schmerzhafte Neuritis mit bläschenförmigen Hautveränderungen im Bereich eines, selten auch mehrerer Dermatome.
Die Betroffenen berichten über lokale Schmerzen, Abgeschlagenheit und Fieber 1–4 Tage vor Auftreten des Zosters. Das typische Exanthem tritt in Form gruppenförmiger Bläschen auf gerötetem Grund auf. Diese gehen nach 3–4 Tagen in Pusteln über, formen Krusten nach 7–10 Tagen und bilden sich normalerweise innerhalb von 2–3 Wochen zurück. Die Diagnose ist klinisch einfach. Zusatzuntersuchungen erübrigen sich in der Regel. Bei atypischen Läsionen, besonders perianal, sollte eine Herpes simplex Infektion erwogen werden. Der Liquorbefund kann eine leichte Pleozytose mit Schrankenstörung zeigen. Die Serologie ist zuverlässig, Virusisolation ist selten möglich.
Der Zoster tritt am häufigsten thorakal auf, mit absteigender Häufigkeit dann im Hirnnervenbereich, lumbal bzw. zervikal und sakral. Bei etwa 5 % der Patienten breitet sich die Entzündung auf die angrenzenden Vorderhornzellen und motorischen Wurzeln aus und führt zu einer segmentalen Schwäche. Die Infektion des N. trigemius betrifft fast immer den 1. Ast (Zoster ophthalmicus) und kann eine Keratitis und Ophthalmoplegie zur Folge haben.

Verlauf
Das individuelle Lebenszeitrisiko, an einem Zoster zu erkranken, wird auf 10–20 % geschätzt. Die jährliche Inzidenz hängt von Alter und Immunstatus ab und beträgt etwa 0,4–1,6 auf 1 000 bei Gesunden vor dem 20. Lebensjahr und 4,5–11 auf 1 000 bei Personen über 80 Jahren. Das Risiko, eine zweite Attacke zu erleiden, ist gleich hoch wie das Risiko der ersten Erkrankung. Die Inzidenz ist auf das mehrfache erhöht bei Patienten mit malignen Tumoren, Immunsupprimierten und HIV-Infizierten.
Eine unkomplizierte Zoster-Infektion ist selbstlimitierend und bedarf nicht unbedingt einer Therapie. Eine Virusdissemination tritt bei bis zu 50 % der immunkomprimittierten Personen auf und kann unter Umständen zu einer lebensbedrohlichen Organbeteiligung führen. Eine segmentale motorische Neuropathie kann zu atrophischen Paresen führen, die in 55–75 % voll reversibel sind. Die Prognose korreliert nicht direkt mit dem Ausmaß der Paresen.

Die postherpetische Neuralgie ist die am meisten gefürchtete Langzeitkomplikation des Zoster (siehe auch Kap. A 9). Chronische Schmerzen im Bereich eines Dermatoms, die für mehr als einen Monat anhalten, werden von weniger als 20 % der Patienten unter dem 40. Lebensjahr angegeben, jedoch von etwa 60 % der über 60jährigen. Die postherpetische Neuralgie bessert sich bei zwei Drittel der Betroffenen innerhalb von einem Jahr, kann jedoch auch auf unbestimmte Zeit persistieren. Der Schmerzcharakter ist konstant, brennend, ziehend oder auch einschießend, stechend. Der genaue Pathomechanismus der postherpetischen Neuralgie ist nicht bekannt. Das Risiko einer postherpetischen Neuralgie soll bei immunkomprimittierten Patienten nicht erhöht sein.

Therapeutische Prinzipien

Trotz der bekannten Assoziation des Zosters mit Malignomen wird die Tumorsuche bei einer sonst gesunden Person nicht empfohlen. Eine populationsgestützte Studie mit 590 Patienten zeigte, daß das relative Risiko innerhalb von 5 Jahren nach einem Zoster an einer malignen Erkrankung neu zu erkranken nicht höher als in der übrigen Bevölkerung war (Ragozzino et al., 1982). Allerdings sollte ein HIV-Test bei Personen aus den Risikogruppen erwogen werden.

Aciclovir, Valaciclovir und Famciclovir sind nachgewiesenermaßen effektiv in der Therapie des Zosters (⋆⋆⋆). Aciclovir wurde bisher am häufigsten eingesetzt, hohe Serumspiegel können jedoch nur bei i. v. Gabe erreicht werden. Mögliche Nebenwirkung ist eine reversible obstruktive Nephropathie nach i. v. Gabe, die durch Hydratation verhindert werden kann. Weitere Nebenwirkungen sind Kopfschmerz, Tremor und Verwirrtheit.

Valaciclovir, der *l*-valyl Ester des Aciclovir, wird nach oraler Gabe rasch und nahezu vollständig in Aciclovir umgewandelt, wodurch eine 3–5fach erhöhte Bioverfügbarkeit erreicht wird. In einer randomisierten, Doppelblindstudie an über 1100 (immunkompetenten) Patienten war eine Dosis von 3 × 1 000 mg Valaciclovir oral für 7 Tage dem üblichen Therapieschema mit Aciclovir (5 × 800 mg pro Tag oral für 7 Tage) überlegen. Insbesondere wurde die Dauer der Zoster-assoziierten Schmerzen durch Valaciclovir verkürzt (Beutner et al., 1995⋆⋆⋆). (Der Überbegriff »Zoster-assoziierter« Schmerz wird in neueren Studien verwendet und schließt den akuten Zosterschmerz und die postherpetische Neuralgie ein.) Dieser Effekt war für Aciclovir in früheren Studien zumindest nicht zweifelsfrei belegt worden. Für Famciclovir, einem weiteren Nucleosid-Analogon, ist nach oraler Gabe ebenfalls eine günstige Wirksamkeit auf Zoster-assoziierte Schmerzen im Vergleich zu Placebo, nicht jedoch gegenüber oralem Aciclovir, belegt (Tyring et al., 1995; de Greef, 1995⋆⋆⋆). Gelegentliche Nebenwirkungen beider Substanzen sind Kopfschmerz und Übelkeit.

Ein Zoster ophthalmicus sollte in jedem Fall zur Vorbeugung lokaler Komplikationen von einem Augenarzt mitbetreut werden. Die Wirksamkeit von Kortikosteroiden beim Zoster ist nicht eindeutig belegt und wird nicht empfohlen. Eine Varizellen-Zoster Immunglobulin-Prophylaxe sollte bei immungeschwächten Personen oder Schwangeren nach wesentlicher Exposition und bei negativer oder unklarer Varizellen-Anamnese erwogen werden (Straus et al., 1988). Die Gabe sollte so früh wie möglich erfolgen, eine manifeste Zoster-Infektion wird durch die Immunglobulingabe nicht beeinflußt.

Eine manifeste **postherpetische Neuralgie** ist schwer zu behandeln (siehe auch Kap. A 9; Kost und Straus, 1996). Eine große Zahl von unterschiedlichen Therapien wurde in unkontrollierten Studien mit wechselndem Effekt versucht. In jedem Fall sollte ein früher Therapiebeginn angestrebt werden, da der Erfolg mit der Dauer der Schmerzen abnimmt. Konventionelle Analgetika und auch Opioide sind meist von beschränktem Wert. Ihr Effekt kann jedoch innerhalb von 1–2 Tagen abgeschätzt werden.

Amitriptylin ist die Substanz mit dem am besten belegten Erfolg (siehe Kost und Straus, 1996). Es führt zur Besserung der postherpetische Neuralgie bei etwa der Hälfte der Patienten und sollte als Medikament der 1. Wahl angewandt werden (⋆⋆⋆). Als Alternativen kommen Clomipramin und Maprotilin in Frage. Der zusätzlich Effekt von Neuroleptika (Perphenazin, Fluphenazin) wird in unkontrollierten Studien berichtet (⋆). Carbamazepin wird vor allem bei einschließenden Schmerzen gegeben, ist aber nicht gut untersucht (⋆).

Die transkutane elektrische Nervenstimulation wurde ebenfalls nach unkontrollierten Studien als günstig empfohlen (⋆). Die lokale Anwendung von Capsaicin-Salbe hatte in einer Reihe von Studien bei der postherpetischen Neuralgie Erfolg (Peikert et al., 1991; Watson et al., 1993⋆⋆⋆). Capsaicin depletiert den Neurotransmitter Substanz P, führt zu einem brennenden Gefühl und zu anschließender Anästhesie. Das initiale Brennen ist verantwortlich für Intoleranz bei einigen Patienten und macht letztlich Doppelblindstudien unmöglich. Sympathikusblockaden waren bei der postherpetischen Neuralgie nicht erfolgreich, konnten aber Akutschmerzen lindern. Eine Anzahl von chirurgischen Maßnahmen wurde bei der postherpetischen Neuralgie empfohlen. Sie sind durchweg nicht überzeugend und allenfalls bei schwer beeinträchtigten Patienten zu erwägen.

Pragmatische Therapie

Eine antivirale Therapie soll innerhalb von 72 Stunden nach dem Auftreten der Effloreszenzen begonnen werden. Bei immunkompetenten Patienten wird mit Valaciclovir (Valtrex®) 3 × 1 000 mg (= 3 × 2 Tbl.) für 7 Tage oder mit Famciclovir (Famvir®) 3 × 250 mg (= 3 × 1 Tbl.) für 7 Tage behandelt (A). Bei erheblicher Beeinträchtigung der Nierenfunktion muß eine Dosisanpassung erfolgen.

Bei immunkompromittierten Patienten liegen mit den neuen Präparaten bisher keine ausreichenden Erfahrungen vor, weshalb Aciclovir (Zovirax®) i. v. 10 mg/kg 3 × täglich für 7 Tage empfohlen wird (A). Hier muß bei Niereninsuffizienz ebenfalls eine Dosisreduktion erfolgen (Kreatinin-Clearance 25–50 mg/Min – Reduktion auf zwei Drittel; Kreatinin-Clearance 10–25 mg/Min – Reduktion auf ein Drittel; Kreatinin-Clearance weniger als 10 ml/Min – Reduktion auf ein Sechstel). Zur Therapie des akuten Schmerzes können konventionelle Analgetika (z. B.a Paracetamol: Benuron® 3 × 1 g oder Metamizol: Novalgin® 3 × 500 bis 1 000 mg) versucht werden (C). Der Effekt läßt sich nach 1–2 Tagen abschätzen. Gegebenfalls sollte eine Sympathikusblockade erwogen werden (C).
Die Behandlung einer manifesten postherpetischen Neuralgie umfaßt folgende Punkte:

1. Amitriptylin (z. B. Saroten®) beginnend mit 10–25 mg und allmählicher Steigerung (10–25 mg pro Woche) bis Schmerzreduktion oder Beeinträchtigung durch Nebenwirkungen eintreten (max. etwa 150 mg pro Tag) (A).

2. Speziell bei einschießenden Schmerzen zusätzliche Gabe von Carbamazepin (z. B. Tegretal®, langsam steigernd von 100 mg bis 600–1 000 mg pro Tag) (B).

3. Parallel zur medikamentösen Therapie sollten lokale Maßnahmen in Betracht gezogen werden; vor allem Capsaicin Salbe (0,025 %) 4 × tgl. für mindestens 4 Wochen (B) (nicht bei Zoster ophthalmicus) oder transkutane elektrische Nervstimulation (Abschätzung des Erfolges nach 2 Wochen möglich) (C).

J 1.9. Diphtherische Neuropathie

Klinik
Die Diphtherie ist in industrialisierten Ländern selten, aber immer noch häufig in Entwicklungsländern. Sie geht mit Fieber, Halsschmerzen und einer membranösen Pharyngitis einher und wird durch *Corynebacterium diphtheriae* verursacht. Die Inkubationszeit beträgt 2–6 Tage. Das Bakterium produziert ein 62 kDa Exotoxin, das für die verzögerten systemischen Manifestationen einschließlich Myokarditis und demyelinisiertender Polyneuropathie verantwortlich ist. Die wesentliche Differentialdiagnose zur diphtherischen Polyneuropathie ist das Guillain-Barré-Syndrom, da in beiden Fällen das Liquorprotein erhöht ist. Differentialdiagnostisch zu verwerten ist, daß beim GBS das Maximum schneller (nach 1–3 Wochen) erreicht wird und Akkomodationsstörungen beim GBS ungewöhnlich, bei der diphtherischen Neuropathie jedoch häufig sind (Créange et al., 1995).

Verlauf
Zwanzig Prozent der Infizierten entwickeln eine Gaumensegellähmung 4–30 Tage nach der Erstinfektion, häufig begleitet von pharyngealen Sensibilitätsstörungen und Pupillenfunktionsstörungen. Eine sensomotorische Polyneuropathie der Extremitäten und des Rumpfes tritt meist erst 1–3 Monate nach der Erstinfektion auf. Die motorischen Symptome beginnen proximal und schreiten nach distal fort. Sensibilitätsstörungen betreffen vorwiegend die Tiefensensibilität. Die Inzidenz neurologischer Komplikationen der Diphtherie liegt im Durchschnitt bei 20 %, kann jedoch bei schwerer Ersterkrankung bis zu 70 % betragen.

Therapeutische Prinzipien und pragmatische Therapie
Die Bedeutung der Impfprophylaxe ist selbstverständlich. Im Falle einer manifesten Erstinfektion muß die Gabe von Antitoxin (Diphtherie-Antitoxin Behring® 250–2 000 I.E./kg je nach Schwere der Symptome) innerhalb von 48 Stunden erfolgen. Dies reduziert die Inzidenz und Schwere von Komplikationen. Da das Antitoxin aus Pferdeserum gewonnen wird, muß zunächst durch konjunktivale oder intrakutane Testung das Allergierisiko abgeschätzt werden. Dazu werden 0,1 ml einer 1 : 10 Verdünnung konjunktival oder intrakutan appliziert, als Kontrolle physiologische Kochsalzlösung kontralateral gegeben und die Reaktion für 15 Minuten beobachtet. Antibiotika (Penicillin oder Erythromycin) werden zur rascheren Erregerelimination und zur Vermeidung weiterer Übertragung empfohlen. Es gibt keine spezifische Therapie für die neurologischen Komplikationen der Diphtherie. Glukokortikoide verhindern nicht das Risiko einer Myokarditis oder Polyneuropathie.

J 1.10. Tetanus

Klinik
Die Erkrankung wird durch Tetanospasmin ausgelöst, ein Exotoxin des anaeroben Sporenbildners *Clostridium tetani.* Das Bakterium ist ubiquitär und gelangt meist durch eine Wunde in den Körper. Das Toxin bindet an periphere motorischen Nervenendigungen und erreicht das ZNS über retrograden axonalen Transport. Es beeinträchtigt die Sekretion von hemmenden Transmittern in spinalen Interneuronen, was zu unkontrollierter Aktivtät der Motoneuronen und zu erhöhter sympathischer Aktivität führt. Durch Vakzinierungsprogramme fiel die Inzidenz des Tetanus in Industrieländern deutlich. In den Entwicklungsländern ist Tetanus noch für mehrere 100 000 Todesfälle pro Jahr verantwortlich.
Der *generalisierte* Tetanus tritt in 80 % der Fälle auf. Bei den meisten Patienten kommt es zu einem Spasmus der Kaumuskulatur (Trismus). Häufig sind ebenfalls Schluckstörungen und Spasmen der Gesichtsmuskulatur (Risus sardonicus). Generalisierte und äußerst schmerzhafte Muskelspasmen

folgen nach einigen Tagen und können auch die axiale Rückenmuskulatur befallen (Opisthotonus). Die Spasmen treten spontan auf und werden durch geringste äußere Reize getriggert. In schwereren Fällen treten autonome Funktionsstörungen mit Tachykardie, labiler Hypertonie, Hypotonie, Fieber und profusem Schwitzen auf.
Lokaler oder kephaler Tetanus sind seltene Formen, die sich mit Schmerz und Muskelspasmen in der Umgebung einer Wunde manifestieren. In Entwicklungsländern ist der *Tetanus neonatorum* häufig, der durch Kontamination der Nabelschnur bei fehlendem mütterlichem Impfschutz verursacht wird.
Die Diagnose des Tetanus stützt sich auf die typischen klinischen Befunde und eine vorausgehende Verletzung. In zweifelhaften Fällen kann das Fehlen der »silent period« im EMG diagnostisch hilfreich sein. Differentialdiagnostisch zu bedenken sind akute Meningitis (auszuschließen durch normalen Liquor), frühe fokale Dystonie (Ansprechen auf Anticholinergika), Strychnin Vergiftung (beginnt 5–60 Minuten nach Aufnahme und klingt nach einigen Stunden wieder ab), Rabies (Dysphagie, Opisthotonus, aber kein Trismus oder Gesichtsmuskelbeteiligung) und Stiff-Person-Syndrom (längere Vorgeschichte intermittierender Muskelsteifigkeit).

Verlauf
Die Inkubationszeit beträgt 1–30 Tage. Bei immunisierten Patienten mit insuffizientem Impfschutz verläuft die Erkrankung oft relativ gutartig, kann sich aber atypisch manifestieren. Die Mortalitätsrate bei generalisiertem Tetanus beträgt mit modernen Intensivmaßnahmen etwa 10 % bei jüngeren, steigt jedoch bei älteren Patienten auf 50 %. Sobald die schwersten Symptome überwunden sind, erholt sich der Patient vollständig innerhalb von wenigen Wochen.

Therapeutische Prinzipien und pragmatische Therapie
Die Bedeutung der Impfprävention ist offensichtlich. Die Behandlung eines voll ausgeprägten Tetanus ist eine Herausforderung für die moderne Intensivpflege und -therapie und fällt in den Bereich der Anästhesiologie. Die wesentlichen Maßnahmen sind hier zusammengefaßt:
1. Intensivüberwachung in einem dunklem, ruhigen Raum, um exogene Stimuli zu minimieren.
2. Gabe von Antitoxin (humanes Tetanus Immunglobulin 5000–1 0000 Einheiten, Tetagam®) zur Neutralisierung von zirkulierendem Toxin. Das Antitoxin sollte vor den chirurgischen Maßnahmen appliziert werden.
3. Chirurgische Revision der Wunde. Zusätzliche Antibiotika (Penicillin oder Erythromycin) werden empfohlen, obwohl deren Wert nicht nachgewiesen ist.
4. Muskelrelaxation kann durch verschiedene Pharmaka erreicht werden, z. B. Diazepam (Valium®) 2–10 mg i. v. alle 4–12 Stunden bis zu 5 mg/kg/die oder ein Neuroleptikum (Chlorpromazin, Propaphenin®, 200–300 mg/die) oder beides. Wenn tiefe Sedierung nicht ausreicht kann unter Beatmung Pancuroniumbromid (Pancuronium-ratiopharm® 0,02–0,08 mg/kg alle 2–4 Stunden) gegeben werden.
5. Vegetative Regulationsstörungen werden meist mit Morphinen oder Magnesium behandelt. Alpha- und Beta-Rezeptorenblocker werden nicht mehr empfohlen, da durch sie das Risiko eines Herzstillstands erhöht sein soll.
6. Aktive Immunisierung (Tetanol®) ist notwendig, da die Menge des pathogenen Toxins nicht ausreicht, um Immunität auszulösen. Die erste Dosis wird nach Abklingen der akuten Erkrankung gegeben. Die zweite Dosis folgt nach 4–8 Wochen, die dritte 6–12 Monate nach der zweiten. Auffrischimpfungen sollten in 10-Jahresabständen erfolgen.

J 1.11. Botulismus

Klinik
Botulismus ist heute selten und wird in der Regel durch Nahrung aus unsachgemäß zubereiten Konserven verursacht. Die Erkrankung wird durch das Exotoxin des anaeroben Sporenbildners *Clostridium botulinum* ausgelöst. Sieben verschiedene Toxintypen sind bekannt; die Typen A, B und E sind am häufigsten für den Lebensmittelbotulismus verantwortlich. Bereits 0,1 μg des Toxins können tödlich sein. Das Toxin wird durch Erhitzen auf 85 °C für 5 Minuten inaktiviert. Botulinum-Toxin hemmt die präsynaptische Freisetzung von Azetylcholin an der neuromuskulären Endplatte und anderen cholinergen Synapsen. Demzufolge ist die Störung pathophysiologisch vergleichbar der beim Lambert-Eaton-Syndrom (siehe Kap. J 8) und führt zu neuromuskulärer Schwäche und vegetativen Störungen. Bemerkenswert ist in diesem Zusammenhang, daß Botulinumtoxin A zur Therapie bei fokalen Dystonien eingesetzt wird (siehe Kap. I 3).
Die Symptome des Botulismus treten 6 bis 60 Stunden nach Aufnahme des Toxins auf. Sie entwickeln sich über 2 bis 4 Tage und können daher für ein Guillain-Barré-Syndrom gehalten werden. Die ersten Symptome des Botulismus sind Übelkeit, Bauchkrämpfe und Verschwommensehen. Ptose und Paresen der äußeren Augenmuskeln lassen an eine Myasthenie denken, allerdings sind beim Botulismus die Pupillen weit und areaktiv. Die Muskelschwäche ist symmetrisch und absteigend mit möglicher Beteiligung der Atemmuskulatur. Die Eigenreflexe sind abgeschwächt oder fehlend. Mundtrockenheit und gastrointestinale Symptome sind ebenfalls typisch. Bei diagnostischen Schwierigkeiten, besonders bei oligosymptomatischer Manifestation, kann die elektrophysiologische Diagnostik weiterführend sein. Das Einzelfa-

ser-EMG zeigt abnorme Blockierungsraten und erhöhten Jitter. Bei der repetitive Frequenzbelastung mit 30 Hz finden sich niedrige Amplituden mit pathologischem Inkrement.
Botulismus, der durch Wundinfektion verursacht wird, hat eine längere Inkubationszeit, ist selten, wird allerdings heute gelegentlich bei intravenösem Drogenkonsum beobachtet (Wound botulism - California, 1995). Säuglingsbotulismus wird durch die Absorption von Toxin aus intestinalen Bakterienkolonien hervorgerufen, ist vergleichsweise häufig und eine mögliche Ursache des plötzlichen Kindstods.

Verlauf
Die Mortalitätsrate liegt heute unter 10 %, ist am höchsten bei Typ A und am niedrigsten bei Typ B. Frühes Auftreten von Symptomen nach Toxinaufnahme läßt einen auf einen schweren Verlauf schließen. Komplette Erholung ist zu erwarten, kann aber viele Monate dauern. Immunität wird nicht induziert und eine erneute Erkrankung kann nach Reexposition auftreten.

Therapeutische Prinzipien
Eine frühe Diagnosestellung der seltenen Erkrankung ist essentiell. Bereits der Verdacht auf Botulismus ist meldepflichtig, und es ist wichtig die Infektionsquelle zu identifizieren, um weitere Fälle rasch zu erkennen. Das trivalente Antiserum sollte angewandt werden, da drei Typen des Toxins die Erkrankung auslösen können. Magenspülung und Einläufe helfen bei der Elimination des Toxins. Engmaschige Überwachung und supportive Maßnahmen, gegebenenfalls Beatmung, können notwendig werden. Der Wert von Antibiotika ist nicht nachgewiesen. Beim Wundbotulismus ist die chirurgische Wundrevision notwendig.

Pragmatische Therapie
1. In schweren Fällen sollte das trivalente Immunglobulin gegeben werden (Botulismus-Antitoxin Behring®, 500 ml i. v.). Davor sollte eine intradermale oder konjunktivale Testung im Hinblick auf eine Allergie gegen Pferdeserum durchgeführt werden (wie oben für die Diphtherie beschrieben).
2. Toxinelimination durch Magenspülung und Einläufe.
3. Intensivüberwachung bei mäßiger oder schwerer Symptomatik.

Literatur

Asbury AK, Cornblath DR (1990) Assessment of current diagnostic criteria for Guillain-Barré syndrome. Ann Neurol 27: S21-24

Barohn RJ, Kissel JT, Warmolts JR, Mendell JR (1989) Chronic inflammatory demyelinating polyradiculopathy: clinical characteristics, course, and recommendations for diagnostic criteria. Arch Neurol 46: 878-884

Beutner KR, Friedman DJ, Forszpaniak C, Andersen PL, Wood MJ (1995) Valaciclovir compared with acyclovir for improved therapy for herpes zoster in immunocompetent adults. Antimicrob Agents Chemother 39: 1546-1553

Bowes D (1984) The doctor as patient: An encounter with Guillain-Barré syndrome. Can Med Assoc J 131: 1343-1348

Cassidy JT, Nordby GL (1975) Human serum immunoglobulin concentrations: Prevalence of immunoglobulin deficiencies. J Allergy Clin Immunol 55: 35-48

Chalk CH, Dyck PJ, Conn DL (1993) Vasculitic neuropathy. In: *P. J. Dyck and P. K. Thomas* (Hrsg.) Peripheral neuropathy, Philadelphia, WB Saunders, 1424-1436

Chaudry V, Corse AM, Cornblath DR, Kuncl RW, Drachman DB, Freimer ML et al. (1993) Multifocal motor neuropathy: Response to human immune globulin. Ann Neurol 33: 237-242

Chiba A, Kusunoki S, Obata H, Machinami R, Kanazawa I (1993) Serum anti-GQ_{1b} IgG antibody ist associated with ophthalmoplegia in Miller Fisher syndrome and Guillain-Barré syndrome: Clinical and immunohistochemical studies. Neurology 43: 1911-1917

Choudhary PP, Thompson N, Hughes RAC (1995) Improvement following interferon beta in chronic inflammatory demyelinating polyradiculoneuropathy. J Neurol 242: 252-253

Créange A, Meyrignac C, Roualdes B, Degos JD, Gherardi RK (1995) Diphtheritic neuropathy. Muscle Nerve, 18: 1460-1463

Dalakas MC (1994) High-dose intravenous immunoglobulin and serum viscosity: Risk of precipitatin thromboembolic events. Neurology 44: 223-226

Dalakas MC, Flaum MA, Rick M, Engel WK, Gralnick HR (1983) Treatment of polyneuropathy in Waldenstrom's macroglobulinemia: Role of paraproteinemia and immunologic studies. Neurology 33: 1406-1410

de Greef H (1995) Famciclovir, a new oral antiherpes drug: results of the first controlled clinical study demonstrating its efficacy and safety in the treatment of uncomplicated herpes zoster in immunocompetent patients. Int J Antimicrob Agents 4: 241-246

Dyck PJ, Daube J O'Brien PC, Pineda A, Low PA, Windebank AJ et al. (1986) Plasma exchange in chronic inflammatory demyelinating polyradiculoneuropathy. N Engl J Med 314: 461-465

Dyck PJ, Litchy WJ, Kratz KM, Suarez GA, Low PA, Pineda AA et al. (1994 A) plasma exchange versus immune globulin infusion trial in chronic inflammatory demyelinating polyradiculoneuropathy. Ann Neurol 36: 838-845

Dyck PJ, O'Brien P, Swanson C, Low P, Duabe J (1985) Combined azathioprine and prednisone in chronic inflammatory demyelinating polyneuropathy. Neurology 35: 1173-1176

Dyck PJ, O'Brien PC, Oviatt KF, Dinapoli RP, Daube JR, Bartleson JD et al. (1982) Prednisone improves chronic inflammatory demyelinating polyradiculoneuropathy more than no treatment. Ann Neurol 11: 136-141

Enevoldson TP, Harding AE (1992) Improvement in the POEMS syndrome after administration of tamoxifen. J Neurol Neurosurg. Psychiatry 55: 71-72

Feasby TE, Gilbert JJ, Brown WF, Bolton CF, Hahn AF, Koopman WF et al. (1986) An acute axonal form of Guillain-Barré polyneuropathy. Brain 109: 1115-1126

Feasby TE, Hahn AF, Koopman RN, Lee DH (1990) Central lesions in chronic inflammatory demyelinating polyneuropathy: An MRI study. Neurology 40: 476–478

Feldman EL, Bromberg MB, Albers JW, Pestronk A (1991) Immunosuppressive treatment in multifocal motor neuropathy. Ann Neurol 30: 397–410

French Cooperative Group on Plasma Exchange in Guillain-Barré syndrome (1987) Efficiency of plasma exchange in Guillain-Barré syndrome: Role of replacement fluids. Ann Neurol 22: 753–761

Gertz MA, Kyle RA (1993) Phase II trial of recombinant interferon alfa-2 in the treatment of primary systemic amyloidosis. Am J Hematol 44: 125–128

Grand'Maison F, Feasby TE, Hahn AF, Koopman WJ (1992) Recurrent Guillain-Barré syndrome. Clinical and laboratory features. Brain 115: 1093–1106

Guillain-Barré-Syndrome Steroid Trial Group (1993) Double-blind trial of intravenous methylprednisolone in Guillain-Barré syndrome. Lancet 341: 586–590

Hahn AF, Bolton CF, Pillay N, Chalk C, Benstead T, Bril V et al. (1996 a) Plasma-exchange therapy in chronic inflammatory demyelinating polyneuropathy. A double-blind, sham-controlled, cross-over study. Brain 119: 1055–1066

Hahn AF, Bolton CF, Zochodne D, Feasby TE (1996 b) Intravenous immunoglobulin treatment in chronic inflammatory demyelinating polyneuropathy. A double-blind, placebo-controlled, cross-over study. Brain 119: 1067–1077

Haupt WF, Rosenow F, van der Ven C, Borberg H, Pawlik G (1996) Sequential treatment of Guillain-Barré syndrome with extracorporal elimination and intravenous immunoglobulin. J Neurol Sci 137: 145–149

Heafield MTE, Gammage MD, Nightingale S, Williams AC (1996) Idiopathic dysautonomia treated with intravenous gammaglobulin. Lancet 347: 28–29

Henze T, Krieger G (1995) Combined high-dose 7S-IgG and dexamethasone is effective in severe polyneuropathy of the POEMS syndrome. J Neurol 242: 482–483

Huang CC, Chu CC (1996) Poor response to intravenous immunoglobulin therapy in patients with Castleman's disease and the POEMS syndrome. J Neurol 243: 726–727

Hughes RAC (1990) *Guillain-Barré syndrome.* London, Springer

Jacobs BC, van Doorn PA, Schmitz PI, Tio Gillen AP, Herbrink P, Visser LH et al. (1996) Campylobacter jejuni infections and anti-GM1 antibodies in Guillain-Barré syndrome. Ann Neurol 40: 181–187

Kelly JJ Jr, Adelman LS, Berkman E, Bhan I (1988) Polyneuropathy associated with IgM monoclonal gammopathies. Arch Neurol 45: 1355–1359

Kelly JJ Jr, Kyle RA, O'Brien PC, Dyck PJ (1981) Prevalence of monoclonal protein in peripheral neuropathy. Neurology 31: 1480–1483

Kost RG, Straus SE (1996) Postherpetic neuralgia – Pathogenesis, treatment, and prevention. N Engl J Med 335: 32–42

Kyle RA (1992) Primary systemic amyloidosis. J Intern. Med 232: 523–524

Kyle RA, Dyck PJ (1993 a) Neuropathy associated with the monoclonal gammopathies. In: *P. J. Dyck, P. K. Thomas* (Hrsg.) Peripheral Neuropathy, Philadelphia, Pennsylvania, Saunders, 1275–1287

Kyle RA, Dyck PJ (1993 b) Osteosclerotic myeloma (POEMS syndrome). In: *P. J. Dyck, P. K. Thomas* (Hrsg.) Peripheral Neuropathy, Philadelphia, Pennsylvania, Saunders, 1288–1293

Leger JM, Younes-Chennoufi AB, Chassande B, Davila G, Bouche P, Baumann N et al. (1994) Human immunoglobulin treatment in multifocal motor neuropathy and polyneuropathy associated with monoclonal gammopathy. J Neurol Neurosurg Psychiatry 57: 46–49

Mahattanakul W, Crawford TO, Griffin JW, Goldstein JM, Cornblath DR (1996) Treatment of chronic inflammatory demyelinating polyneuropathy with cyclosporin-A. J Neurol Neurosurg Psychiatry 60: 185–187

McCombe PA, Pollard JD, McLeod JG (1987) Chronic inflammatory demyelinating polyradiculoneuropathy. Brain 110: 1617–1630

McKhann GM, Cornblath DR, Griffin JW, Ho T, Li CY, Jiang Z et al. (1993) Acute motor axonal neuropathy: A frequent cause of acute flaccid paralysis in China. Ann Neurol 33: 333–342

Mendell JR, Kolin S, Kissel JT, Weiss KL, Chakeres DW, Rammohan KW (1987) Evidence for central nervous system demyelination in chronic inflammatory demyelinating polyradiculoneuropathy. Neurology 37: 1291–1294

Nobile-Orazio E (1996) Multifocal motor neuropathy. J Neurol Neurosurg Psychiatry 60: 599–603

Nobile-Orazio E, Meucci N, Barbieri S, Carpo M, Scarlato G (1993) High-dose intravenous immunoglobulin therapy in multifocal motor neuropathy. Neurology 43: 537–544

Nordeen SK (1993) Leprosy today. Schweiz Med Wochenschr 123: 1228–1236

Notermans NC, Wokke JH, Lokhorst HM, Franssen H, van der Graaf Y, Jennekens FG (1994) Polyneuropathy associated with monoclonal gammopathy of undetermined significance. A prospective study of the prognostic value of clinical and laboratory abnormalities. Brain 117: 1385–1393

Oksenhendler E, Chevret S, Léger JM, Louboutin JP, Bussel A, Brouet JC et al. (1995) Plasma exchange and chlorambucil in polyneuropathy associated with monoclonal IgM gammopathy. J Neurol Neurosurg Psychiatry 59: 243–247

Peikert A, Hentrich M, Ochs G (1991) Topical 0.025 % capsaicin in chronic post-herpetic neuralgia: Efficacy, predictors of response and long-term course. J Neurol 238: 452–456

Pellegrino JE, Rebbeck TR, Brown MJ, Bird TD, Chance PF (1996) Mapping of hereditary neuralgic amyotrophy (familial brachial plexus neuropathy) to distal chromosome 17q. Neurology 46: 1128–1132

Pestronk A (1991) Motor neuropathies, motor neuron disorders, and antiglycolipid antibodies. Muscle Nerve 14: 927–936

Plasma Exchange/Sandoglobulin Guillain-Barré-Syndrome Trial Group (1997) Randomised trial of plasma exchange, intravenous immunoglobulin, and combined treatments in Guillain-Barré syndrome. Lancet 349: 225–230

Pollard JD, McLeod JG (1992) Inflammatory demyelinating neuropathies. Rec Adv Neurol 7: 155–174

Ragozzino MW, Melton LJ, Kurland LT, Chu CP, Perry HO (1982) Risk of cancer after herpes zoster. A population-based study. N Engl J Med 307: 393–397

Rees JH, Soudain SE, Gregson NA, Hughes RAC (1995 a) Campylobacter jejuni infection and Guillain-Barré syndrome. N Engl J Med 23: 1374–1379

Rees JH, Gregson NA, Hughes RAC (1995 b) Anti-ganglioside GM1 antibodies in Guillain-Barré syndrome and their relationship to Campylobacter jejuni infection. Ann Neurol 38: 809–816

Reinhart WH, Berchtold PE (1992) Effect of high-dose

intravenous immunoglobulin therapy on blood rheology. Lancet 339: 662–664

Report from an Ad Hoc Subcomittee of the American Academy of Neurology AIDS Task Force (1991) Research criteria for diagnosis of chronic inflammatory demyelinating polyneuropathy (CIDP). Neurology 41: 617–618

Ropper AH (1994) Intensive care of acute Guillain-Barré syndrome. Can J Neurol Sci 21: S23–S27

Ropper AH, Kehne SM (1985) Guillain-Barré syndrome: Management of respiratory failure. Neurology 35: 1662–1665

Simmons Z, Albers JW, Bromberg MB, Feldman EL (1995) Long-term follow-up of patients with chronic inflammatory demyelinating polyradiculoneuropathy, without and with monoclonal gammopathy. Brain 118: 359–368

Steinbrecher A, Dichgans J Martin R (1995) Diagnostik und Therapie der Multiplen Sklerose. Nervenheilkunde 14: 180–188

Straus SE, Ostrove JM, Inchauspé G, Felser JM, Freifeld A, Croen KD et al. (1988) NIH conference: Varicella-zoster virus infections. Biology, natural history, treatment, and prevention. Ann Intern Med 108: 221–237

Suarez GA, Kelly JJ Jr (1993) Polyneuropathy associated with monoclonal gammopathy of undetermined significance: Further evidence that IgM-MGUS neuropathies are different than IgG-MGUS. Neurology 43: 1304–1308

The Dutch Guillain-Barré Study Group (1994) Treatment of Guillain-Barré syndrome with high-dose immune globulins combines with methylprednisolone: A pilot study. Ann Neurol 35: 749–752

The Guillain-Barré Syndrome Study Group (1985) Plasmapheresis and acute Guillain-Barré syndrome. Neurology 35: 1096–1104

Thomas PK, Ormerod IE (1993) Hereditary neuralgic amyotrophy associated with a relapsing multifocal sensory neuropathy. J Neurol Neurosurg Psychiatry 56: 107–109

Tyring S, Barbarash RA, Nahlik JE, et al. (1995) Famciclovir for the treatment of acute herpes zoster: effects on acute disease and postherpetic neuralgia: a randomized, double-blind placebo-controlled trial. Ann Intern Med 123: 89–96

Van der Meché FGA, Schmitz PIM, and The Dutch Guillain-Barré Study Group (1992) A randomized trial comparing intravenous immune globulin and plasma exchange in Guillain-Barré syndrome. N Engl J Med 326: 1123–1129

van Doorn PA, Brand A, Strengers PF, Meulstee J Vermeulen M (1990) High-dose intravenous immunoglobulin treatment in chronic inflammatory demyelinating polyneuropathy: a double-blind, placebo-controlled, crossover study. Neurology 40: 209–212

Vermeulen M, van Doorn PA, Brand A, Strengers PF, Jennekens FG, Busch HF (1993) Intravenous immunoglobulin treatment in patients with chronic inflammatory demyelinating polyneuropathy: a double blind, placebo controlled study. J Neurol Neurosurg Psychiatry 56: 36–39

Visser LH, Van der Meché FGA, Van Doorn PA, Meulstee J Jacobs BC, Oomes PG et al. (1995) Guillain-Barré syndrome without sensory loss (acute motor neuropathy). A subgroup with specific clinical, electrodiagnostic and laboratory features. Brain 118: 841–847

Voltz R, Rosen FV, Yousry T, Beck J Hohlfeld R (1996) Reversible encephalopathy with cerebral vasospasm in a Guillain-Barré syndrome patient treated with intravenous immunoglobulin. Neurology 46: 250–251

Vriesendorp FJ, Triggs WJ, Mayer RF, Koski CL (1995) Electrophysiological studies in Guillain-Barré syndrome: correlation with antibodies to GM1: GD1B and Campylobacter jejuni. J Neurol 242: 460–465

Watson CPN, Tyler KL, Bickers CR, Millikan LE, Smith S, Coleman E (1993) A randomized vehicle-controlled trial of topical capsaicin in the treatment of postherpetic neuralgia. Clin Ther 15: 510–526

Weiss H (1991) Psychische Veränderungen bei intensivbehandelten Patienten mit akutem Guillain-Barré-Syndrom – tiefenpsychologische Aspekte des Kommunikationsverlustes und seiner Bewältigung. Fortschr Neurol Psychiat 59: 134–140

Wiethölter H (1989) *Verlaufsformen der experimentell-allergischen Neuritis. In: H. J. Bauer et al.* (Hrsg.) Schriftenreihe Neurologie, Band 31: Berlin, Springer

Winer JB, Hughes RAC (1988) Identification of patients at risk of arrythmia in the Guillain-Barré syndrome. Q J Med 257: 735–739

Wound botulism – California, 1995 (1995) MMWR Morb Mortal Wkly Rep 44: 889–892

Zifko U, Drlicek M, Senautka G, Grisold W (1994) High dose immunoglobulin therapy is effective in the Miller Fisher syndrome. J Neurol 241: 178–179

J 2. Polyneuropathien ohne entzündliche oder infektiöse Ursache

von *N. Sommer*

J 2.1. Klinik

Polyneuropathien (PNP) sind häufige Erkrankungen, deren Ätiologie und Pathogenese in vielen Fällen unbekannt ist. Dementsprechend bleibt die Therapie oft unbefriedigend. In diesem Kap. wird, aus der therapieorientierten Zielsetzung des Buches heraus, vor allem auf die therapierbaren PNP-Formen ohne entzündliche oder infektiöse Ursache eingegangen. Die entzündlichen und infektiösen Polyneuropathien sind in Kap. J 1) behandelt. Für eine umfassende Darstellung des Gesamtgebiets wird auf das zweibändige Standardwerk von Dyck und Thomas (1993) verwiesen.

Die Klassifikation von PNP kann nach *anatomisch-strukturellen* Kriterien (demyelinisierend, axonal, vaskulär-ischämisch, Neuronopathie), *klinischer Lokalisation* (motorisch, sensibel, autonom) und *Verteilungsmuster* (distal-symmetrisch, Mononeuropathie, mutifokale Neuropathie) erfolgen (**Tab. J 2.1 und 2**). Da es mehr als 100 verschiedene Ursachen von PNP gibt, müssen die Erhebung von Vorgeschichte und Untersuchungsbefund darauf abzielen, das vorliegende Syndrom nach den genannten Kriterien einzuteilen und differentialdiagnostisch einzugrenzen. Spezielle Aufmerksamkeit sollte auf das Tempo der Erkrankung (akut, chronisch, rezidivierend; **Tab. J 2.1** und **2.2**), mögliche präzipitierende internistische Erkrankungen (z. B. Diabetes, Alkohol, Infektionen), Medikamente, Exposition gegenüber industriellen Toxinen und Familienanamnese gerichtet werden (**Tab. J 2.3–5**).

Elektrophysiologische Untersuchungen helfen, Ausmaß und Topik zu beurteilen, und können entscheidende Hinweise zur zugrundeliegenden Pathologie geben. Typische oder z. T. sogar spezifische Befunde bei *Laboruntersuchungen, Liquorpunktion* und *Biopsie des N. suralis* können bei einem Teil der Syndrome eine detaillierte Diagnose ermöglichen.

Bei PNP unklarer Ursache sollte zunächst eine Neurographie und Untersuchungen von Blutbild, Glukose, HbA_{1c}, Leberenzymen, Kreatinin, Harnstoff, Immunglobulinen und Immunelektrophorese durchgeführt werden. In Abhängigkeit von den klinischen Symptomen und den vorliegenden Laborbefunden kann dann in zweiter Linie gezielter die Bestimmung von Schilddrüsenhormonen, Wachstumshormon, Porphyrinen im Urin, antinukleären und anti-Doppelstrang DNA-Antikörpern, GM1-Antikörpern, HIV- und Borrelienserologie sowie spezifische biochemische (z. B. Lipoproteine, Phytansäure) und genetische Tests erfolgen.

Tab. J 2.1: Einige repräsentative Polyneuropathien, gegliedert nach den hauptsächlich betroffenen anatomischen Strukturen.

Demyelinisierende Polyneuropathien	
Guillain-Barré-Syndrom	(akut)
Chronisch entzündlich-demyelinisierende PNP (»CIDP«)	(chronisch oder subakut)
Hereditäre motorische und sensible Neuropathie (HMSN) Typ I und III	(chronisch)
Axonale Polyneuropathien oder Neuronopathien[1]	
Hereditäre sensible und autonome Neuropathie (HSAN) Typ I bis V	(chronisch)
Die meisten Polyneuropathien durch Medikamente oder Toxine (z. B. durch Organophosphor-Ester, Alkohol, Isoniazid, Vinca-Alkaloide)	(meist subakut)
Vaskulär-ischämische Neuropathien[2]	(subakut oder akut)
Polyneuropathien bei systemischen Vaskulitiden und Kollagenosen (z. B. Panarteriitis nodosa, systemischer Lupus erythematodes, Sjögren-Syndrom, rheumatoide Arthritis)	
Diabetische Mononeuropathie	

[1] Bei axonaler Degeneration, die häufig bei toxischen und metabolischen Ursachen anzutreffen ist, kommt es zu einer bevorzugten Beteiligung dicker und langer Fasern. Bei Neuronopathien, z. B. bei der HSAN, liegt eine primäre Degeneration von Neuronenzellen vor (in Hinterwurzelganglien oder Vorderhorn).

[2] Diese Neuropathien manifestieren sich meist mit motorischen und axonalen Störungen, wobei bei Vaskulitiden und Diabetes mellitus häufig zugleich auch chronische, distal-symmetrische PNP vorkommen.

Tab. J 2.2: Einige typische Polyneuropathien, gegliedert nach ihrem klinischen Verteilungsmuster

Überwiegend motorisch	
Guillain-Barré-Syndrom	(distal-symmetrisch beginnend, akut)
Porphyrie	(proximal und distal, akut)
Hereditäre motorische und sensible Neuropathie (HMSN) Typ I und II	(distal-symmetrisch)
Chronisch entzündliche demyelinisierende PNP	(chronisch oder subakut, proximal und distal)
Einige PNP durch Medikamente oder Toxine (z. B. Dapson, Lithium, Blei, Tri-ortho-cresylphosphat)	(subakut, axonal)
Überwiegend sensibel	
Hereditäre sensible und autonome Neuropathie (HSAN) Typ I–V	(meist distal-symmetrisch, chronisch, mit autonomer Beteiligung)
Lepra	(Mononeuropathien)
Distal-symmetrische PNP bei Diabetes mellitus	(mit autonomer Beteiligung)
Einige PNP durch Medikamente oder Toxine (z. B. Isoniazid, Cisplatin)	(subakut, axonal)
Mononeuropathien	
Vaskulitiden, Diabetes	(überwiegend motorisch)

J 2.2. Verlauf und therapeutische Möglichkeiten

Diabetische Neuropathie

Der Diabetes mellitus ist eine der häufigsten Ursachen von Neuropathien. Die Angaben zur Inzidenz der diabetischen Neuropathie hängen von den jeweiligen Einschlußkriterien ab. In neueren Untersuchungen wird der Anteil an symptomatischen Neuropathien mit 15–40 % angeben, mit annähernd gleicher Häufigkeit für den Typ I und Typ II Diabetes (Dyck et al., 1993; Harris et al., 1993; Young et al., 1993). Die Prävalenz asymptomatischer Neuropathien ist deutlich höher (66 % bei Dyck et al., 1993). Das Risiko einer Neuropathie steigt mit dem Lebensalter, der Dauer des Diabetes und schlechter Stoffwechselkontrolle (Diabetes Control and Complications Trial (DCCT) Research Group, 1995; siehe auch Übersicht bei Said, 1996).

Verschiedene Formen von Neuropathien können mit dem Diabetes mellitus assoziiert sein. Bei weitem am häufigsten ist die distale symmetrische sensomotorische und autonome PNP. Daneben findet man fokale Neuropathien, einschließlich proximaler Neuropathien und Mononeuropathien von peripheren und Hirnnerven. Weiterhin besteht bei Diabetikern eine erhöhte Anfälligkeit für Druckparesen und Enge-Syndrome. Ein symptomatisches Karpaltunnel-Syndrom wird bei etwa 10 % der Diabetiker gefunden (Palumbo et al., 1978; Dyck et al., 1993).

Der Verlauf der diabetischen PNP ist progredient. In einer prospektiven Studie an Patienten mit neu diagnostiziertem nicht-insulin-abhängigem Diabetes mellitus fanden sich neurographische Abnormitäten bei 8 %, nach 5 Jahren bei 17 % und nach 10 Jahren bei 42 % (Partanen et al., 1995). Die Zunahme war höher bei Patienten mit schlechterer Einstellung des Diabetes.

Die einzige kausale Therapie der diabetischen PNP ist die Kontrolle der Blutglukose. Die distale sensomotorische und autonome Neuropathie ist bei strenger Stoffwechselkontrolle nicht reversibel, kann sich aber stabilisieren. Auch nach einer Pankreas-Transplantation kommt es nicht zu einer signifikanten Verbesserung, jedoch wird die Verschlechterung verhindert (Kennedy et al., 1990). Demgegenüber verbessern sich die fokalen Neuropathien in der Regel zufriedenstellend bei guter Stoffwechselkontrolle.

Die *distale sensible oder sensomotorische PNP* beginnt mit Parästhesien und sensiblen Ausfällen in den Füßen. Paresen treten selten und erst in fortgeschrittenen Stadien auf. Eine Unterform betrifft besonders dünne unbemarkte Fasern (»small-fibre«-Neuropathie) und manifestiert sich mit brennenden Schmerzen, Verlust von Schmerz- und Temperaturempfindung sowie Hyperästhesien bei erhaltenen Eigenreflexen. Die distale sensomotorische PNP wird meist von einer *autonomen Neuropathie* begleitet. Haupt-Symptome sind Hyperhidrose, Diarrhö, orthostatische Dysregulation, Blasenstörungen und erektile Impotenz.

Der »diabetische Fuß« mit chronischen Ulzerationen ist teilweise Neuropathiefolge. Verlust der Schmerzempfindung führt zu vermehrten Verletzungen, die Beteiligung vegetativer Fasern führt zur Hauttrockenheit und vermindertem Kapillarfluß. Es ist essentiell, vorhandene Verletzungen konsequent zu versorgen, Fremdkörper zu entfernen, eine begleitende Osteomyelitis auszuschließen und eine zusätzliche Erkrankung der großen Gefäße zu erkennen und zu behandeln.

Empfehlungen zur Schmerztherapie s. unten. Bei *gastrointestinaler Atonie* werden Metoclopramid (z. B. Gastrosil® oder Paspertin® bis zu 3 × 25 Tropfen), Domperidon (Motilium® 3 × 1 ml), Cisaprid (z. B. Propulsin® oder Alimix® 3 × 5–10 mg Susp. oder Tbl.) oder Erythromycin oral (z. B. Erythrocin® 2 × 500 mg) angewandt (Janssens et al., 1990⋆). Bei *rezidivierender Diarrhö* werden Erythromycin (s. o.), Diphenoxylat (Reasec® bis 4 × 2 Tbl.), Loperamid (z. B. Imodium® 2 × 1 Kps.) oder Colestyramin (Quantalan® 1–2 × 1 Btl.) mit gemischtem Erfolg empfohlen (⋆). Zur symptomatische Behandlung von Inkontinenz und Impotenz siehe Kap. K 3.

Die *proximale motorische Neuropathie* beginnt mit Muskelschmerzen und führt zu progredienten atrophischen Paresen der Hüft- und proximalen Beinmuskeln. Eine asymmetrische atrophische Parese des M. quadriceps und der Adduktoren mit Verlust des Patellarsehnenreflexes ist das häufigste klinische Bild. Schmerzen und Schwäche bilden sich mit verbesserter Stoffwechselkontrolle innerhalb von einigen Monaten zurück. Teilparesen verbleiben bei zwei Drittel der Patienten (Donaghy, 1991).

Mononeuropathien oder multiple Mononeuropathien haben häufig einen akuten Beginn, können von Schmerzen begleitet sein, treten öfter bei älteren Patienten auf, korrelieren jedoch nicht mit der Dauer und Schwere des Diabetes. Die meisten peripheren Nerven können betroffen sein. Unter den Hirnnervenausfällen ist die Okulomotoriusparese am häufigsten. Typischerweise ist dabei die Pupillenfunktion nicht betroffen (im Gegensatz zur Druckläsion, z. B. durch ein Aneurysma, bei der die Mydriasis früh auftritt). Die Hälfte der Patienten gibt Schmerzen an, die der Parese vorausgehen können. Mit verbesserter Einstellung des Diabetes kommt es zu einer allmählichen Erholung. Die Hirnnerven IV, VI, und VII können ebenfalls im Rahmen eines Diabetes betroffen sein, gelegentlich auch als multiples oder bilaterales Syndrom.

Neuropathien als Folge anderer endokriner Erkrankungen

Polyneuropathien können bei Hypothyreose oder Akromegalie auftreten. In der Regel kommt es zu einer primär axonalen Störung mit sekundärer Demyelinisierung. Klinisch typisch ist eine vorwiegend sensible, distal symmetrische PNP mit Parästhesien und Schmerzen. Kompression-Syndrome, v. a. das Karpaltunnel-Syndrom sind häufig. Die Neuropathie bei Hypothyreose oder Akromegalie kann von einer proximalen Myopathie begleitet sein. Die Symptome sind bei korrekter endokrinologischer Therapie reversibel (⋆).

Neuropathien als Folge von Vitaminmangel oder Malabsorption

Vitaminmangel tritt in ökonomisch entwickelten Ländern meist bei Malabsorption als Folge entzündlicher oder atrophischer Magen-Darm-Erkrankungen auf. Weitere Ursachen können hereditäre Stoffwechselstörungen sein, z. B. ein Vitamin-E-Mangel bei Defekt des α-Tocopherol Transferproteins (Hentati et al., 1996). Mangelernährung ist in unterentwickelten Ländern immer noch eine wichtige Ursache von Neuropathien. Beispielsweise gab es mehr als 50 000 Betroffene bei der epidemischen Neuropathie (mit Optikusneuropathie, Ertaubung und schmerzhaften Sensibilitätsstörungen der Beine) in Kuba 1991–1993, die in Verbindung mit dem politischen Zusammenbruch der Sowjetunion stand und eine deren Hauptursachen ein Mangel an B-Vitaminen war (Roman, 1995; The Cuba Neuropathy Field Investigation Team, 1995).

Bei Mangel von Vitamin B1, B2, B6 und B12 treten symmetrische und überwiegend sensible Polyneuropathien auf. Beim Vitamin B12-Mangel steht die Myelopathie gegenüber der Neuropathie im Vordergrund. Vitamin E-Mangel führt zu einer sensiblen axonalen Neuropathie mit deutlicher Ataxie. Eine Neuropathie als Folge eines Folsäuremangels ist nicht eindeutig nachgewiesen.

Frühzeitiges Erkennen und Behandlung des Mangel-Syndroms führt zu einer Verbesserung der Symptome; in fortgeschrittenen Stadien ist der Effekt inkomplett. Die empfohlenen täglichen Substitutionsdosen betragen 50 µg für Vitamin B1, 10 mg für Vitamin B2, 50 mg für Vitamin B6 und 100 I.E. für Vitamin E. Bei schweren Mangelzuständen sollte Vitamin B12 in Dosen von 1 000 µg intramuskulär zunächst für 2 Wochen täglich, dann zweimal wöchentlich über 1 Jahr, später monatlich gegeben werden. Bei Patienten mit grenzwertig niedrigen Vitamin-B12 Spiegeln ohne klinische Mangel-Symptome wird die großzügige Indikationsstellung zur Substitutionstherapie empfohlen (⋆). Die Gabe von Vitamin B6 (50 mg/die) ist obligat zur PNP-Prophylaxe bei tuberkulostatischer Therapie mit Isoniazid.

Metabolische Neuropathien

Polyneuropathie bei Niereninsuffizienz: Bis zu zwei Drittel der Patienten mit chronischer Niereninsuffizienz haben elektrophysiologische Zeichen einer distalen sensomotorischen Neuropathie. Diese ist oft von Muskelkrämpfen, Dysästhesien und Brennschmerzen der Füße begleitet. Die Pathogenese dieses Syndroms ist nicht klar, elektrophysiologische und pathologische Untersuchungen lassen jedoch auf eine primär axonale Degeneration schließen. Da chronische Dialyse die Funktion des peripheren Nerven stabilisiert, sind heute schwere Formen dieser Polyneuropathieform selten. Nach Transplantation kann es zu einer erhebliche Rückbildung der Symptome kommen, außer wenn ein Diabetes mellitus zugrunde liegt (Hupperts et al., 1990; Solders et al., 1987⋆).

Polyneuropathie bei Lebererkrankungen: Symmetrische und vorwiegend sensible PNP können bei chronischem Leberversagen, Hepatitis und bei primär biliärer Zirrhose auftreten (Zeitlhofer et al., 1984). Liegt bei Patienten mit chronischen Lebererkrankungen eine begleitende autonome PNP vor, so weist dies auf eine schlechtere Prognose hin (Hendrickse et al., 1992). Die Pathogenese der PNP bei Lebererkrankungen ist weitgehend unbekannt. Bei Verbesserung der Leberfunktion ist die Neuropathie in der Regel rückläufig.

Polyneuropathie bei Sepsis und Multiorganversagen (»Critical illness neuropathy«): Eine Polyneuropathie, die im Zusammenhang mit Sepsis und Multiorganversagen auftritt, wird zunehmend häufiger auf internistischen und chirurgischen Intensivstationen beobachtet. Die genaue Ursache ist unbekannt. Eine große Zahl von möglichen auslösenden Faktoren sind diskutiert worden, z. B. die ausgedehnte Anwendung von Pharmaka zur neuromuskulären Blockade oder der neurotoxische Effekt von Zytokinen. In einer prospektiven Untersuchung bei 43 Patienten mit Sep-

sis und Multiorganversagen wurden bei 70 % elektrophysiologische Hinweise für eine axonale Degenation gefunden (Witt et al., 1991). Bei 30 % fand sich das typische klinische Bild mit Extremitätenschwäche und Schwierigkeiten bei der Entwöhnung vom Beatmungsgerät. Die hohe Inzidenz von Polyneuropathien bei dieser Patientengruppe wurde in anderen Studien bestätigt (Leijten et al., 1995; Coakley et al., 1993). Zusätzliche myopathische Veränderungen sind bioptisch ebenfalls gefunden worden (Coakley et al., 1993).
Zur Diagnose der axonalen Neuropathie sind (zumindest motorische) Neurographie und EMG notwendig, die in der Regel auch im Rahmen der technischen Möglichkeiten auf einer Intensivstation durchführbar sind. Eine weitgehende neurologische Erholung kann erwartet werden, sobald die Patienten die schwere Allgemeinerkrankung überstanden haben. Allerdings kann die Rehabilitationsphase viele Monate in Anspruch nehmen. Differentialdiagnostisch ist die Unterscheidung zu anderen akuten PNP, insbesondere dem Guillain-Barré-Syndrom, wichtig (Bolton et al., 1986). Bei der »critical illness« Neuropathie ist das Liquoreiweiß nicht erhöht. Spezifische Behandlungsmöglichkeiten gibt es nicht. Eine hochdosierte Immunglobulinbehandlung hat keinen Effekt (Wijdicks und Fulgham, 1994⋆).

Polyneuropathien durch Medikamente und Toxine

Die häufigsten Medikamente und Toxine, die zu PNP führen können, sind in den **Tab. J 2.3.** und **J 2.4.** aufgeführt. Alkoholfolgeschäden werden in Kap. H 1 behandelt. Bei den meisten Medikamenten ist das PNP-Risiko gering (The Collaborative Group for the Study of Polyneuropathy, 1994). Lediglich bei einigen Chemotherapeutika (Vinca-Alkaloide, Paclitaxel = Taxol®, Cisplatin) kommt es regelmäßig zu neuropathischen Symptomen, worin auch der dosislimitierende Faktor dieser Substanzen besteht. Bei einigen anderen Substanzen (z. B. Isoniazid) ist die Azetylierungsgeschwindigkeit entscheidend für die Toxizität. Die Therapie besteht jeweils in der Beendigung der Exposition. Die Prognose hängt ab von der Schwere der PNP, der Dauer und Dosis der Exposition und zusätzlichen Kofaktoren, die zu Neuropathien prädisponieren. In der Regel sind die meisten medikamentös-induzierten PNP-Formen langsam reversibel.
Der Isonizid-PNP wird durch die Gabe von 50 mg Pyridoxin (Vitamin B6) vorgebeugt. Zu beachten ist ferner, daß exzessiv hohe Dosen (> 2 g/die) von Pyridoxin selbst zu einer sensiblen Neuropathie mit Ataxie führen können (Albin und Albers, 1990).

Tab. J 2.3: Ausgewählte medikamentös-induzierte Polyneuropathien

	Pathologie		Klinisches Bild						Bemerkungen
	demyel.	axonal	motorisch	sensibel	Schmerz	distal	proximal	Hirnnervenbeteiligung	
Almitrin		●		●	●	●			
Amiodaron	●		●	●		●			
Cisplatin		●		●		●		8	
Dapson		●	●			●			
Disulfiram		●		●		●		2	
Gold-Verbindungen		●	▲	●	▲	●		▲	wahrscheinlich immunvermittelt, Fieber und Exanthem möglich
Isoniazid		●		●	▲	●			
Lithium		●	●			●	●	▲	Manifestation meist im Rahmen einer akuten Intoxikation
Metronidazol		●		●					
Nitrofurantoin		●		●		●			
Paclitaxel (Taxol)		●		●	●	●			
Phenytoin		●		●		●			bei akuter Überdosierung treten v. a. motorische Ausfälle auf
Pyridoxin (Vit. B6)		●		●		●			
Vinca-Alkaloide		●	●	●		●			v. a. Vincristin ist neurotoxisch

Aufgelistet sind einige wesentliche typische und diagnostisch weiterführende Merkmale ohne Anspruch auf Vollständigkeit.
● = typisch, ▲ = häufig, aber nicht dominierend.

Tab. J 2.4: Ausgewählte toxische Polyneuropathien

	Pathologie		Klinisches Bild								Bemerkungen
	demyel.	axonal	motorisch	sensibel	autonome Beteiligung	Schmerz	distal	proximal	Hirnnerven-beteiligung	ZNS-Beteiligung	
Acrylamid[1]		●		●			●			▲	
Arsen		●	●	●		●	●		▲	▲	Gastrointestinale Symptome
Blei		●	●				●			▲	Monoeuropathien. Meist systemische Manifestation mit Anämie und Abdominalkoliken
Hexacarbone		●		●			●				Leichtere Verläufe bei Industriearbeitern, schwerere Verläufe bei „Schnüfflern“
Organophosphor-Ester[2]		●	●				●			●	zusätzliche irreversible Schädigung des 1. Motoneurons mit Spastik
Quecksilber		●		●			●			●	ZNS-Symptome dominieren
Schwefelkohlenstoff		●		●			●			●	
Thallium		●	●	●		▲	●		▲	▲	Alopezie
Vacor		●	●	●	●	▲	●		▲	▲	

Typische Merkmale einiger Polyneuropathien durch Toxine der Industrie (Acrylamid, Arsen, Blei, Hexacarbon-Verbindungen, Organophosphor-Ester, Quecksilber, Schwefelkohlenstoff), Insektizide (Organophosphor-Ester, Thallium), Pestizide (Arsen), Fungizide (Quecksilber), Nagerbekämpfungsmittel (Thallium, Vacor).
[1] Acrylamid-Monomere; Polymere sind nicht neurotoxisch;
[2] v. a. Tri-ortho-kresylphosphat;
● = typisch, ▲ = häufig, aber nicht dominierend.

Hereditäre Neuropathien

Wesentliche-Syndrome dieser heterogenen Gruppe von Neuropathien sind in **Tab. J 2.5** dargestellt. Spezifische Behandlungen sind nur für wenige Erkrankungen bekannt und werden im folgenden näher ausgeführt.

Hepatische Porphyrien: Diese Erkrankungsgruppe besteht aus der akuten intermittierenden Porphyrie, der Porphyria variegata und der hereditären Koproporphyrie, die jeweils den Störungen eines Enzyms der Häm-Biosynthese entsprechen. Die akute neurologische Manifestation der drei Formen ist identisch, allerdings sind Attacken bei der akuten intermittierenden Porphyrie häufiger als bei den anderen beiden Syndromen. Die Häufigkeit von Genträgern liegt wahrscheinlich unter 1 : 10 000 und weniger als ein Drittel davon wird symptomatisch. Die Attacken werden oft von exogenen Faktoren ausgelöst, v. a. Alkohol, Medikamente oder Änderung der Ernährungsgewohnheiten. Eine akute Episode manifestiert sich mit Bauchschmerzen, Verwirrtheit, Halluzinationen, Anfällen und Neuropathie. Leichte Neuropathien sind häufig. Schwere progrediente Neuropathien finden sich bei 5 % aller Attacken. Das klinsche Bild kann mit Areflexie, sensiblen und Hirnnervenausfällen einhergehen und daher dem Guillain-Barré-Syndrom ähneln. Allerdings überwiegen häufig die Ausfälle der oberen Extremitäten. Die Urinausscheidung von δ-Aminolävulinsäure und Porphobilinogen ist stark erhöht. Die Symptome sind für etwa 3 Wochen progredient, danach kommt es zu einer langsamen, aber in der Regel vollständigen Erholung.

Diese Erkrankungen sind selten, klinisch variabel, können aber letal verlaufen, wenn sie nicht erkannt werden. Zuerst muß der auslösende Faktor beseitigt werden. Medikamente, die häufig eine Attacke auslösen sind Barbiturate und andere Hypnotika, Sulfonamide, Analgetika, Antikonvulsiva und Hormonpräparate. Tabellen von gefährlichen und sicheren Medikamenten bei akuten hepatischen Porphyrien sind in der Roten Liste aufgeführt. Zur Vorbeugung von Attacken sollten die entsprechenden Medikamente, übermäßiges Fasten und Alkoholkonsum vermieden werden. Während der Attacke sollte so schnell wie möglich eine konzentrierte Glucoselösung infundiert werden (500 g/24 h). Bei fehlender Besserung innerhalb von 48 Stunden wird die Gabe eines Häm-Präparates empfohlen (⋆) (z. B. Häm-Arginat, Normosang® der Firma Leiras Oy, Turku, Finnland).

Die zusätzliche symptomatische Therapie umfaßt Schmerz- und Infektionsbehandlung, Kontrolle von Wasser- und Elektrolythaushalt, sowie Betablocker bei Tachykardie oder Hypertonie (Böhrer et al., 1992).

Tab. J 2.5: Ausgewählte hereditäre Polyneuropathien

	Erbgang	Pathologie: demyel.	Pathologie: axonal	Klinisches Erscheinungsbild: motorisch	sensibel	autonome Beteilig.	Schmerz	distal	proximal	Hirnnervenbeteiligung	ZNS-Beteiligung	Bemerkungen
HMSN I[1]	AD/X	●		●				●				langsam progredient, gutartiger Verlauf
HMSN II	AD		●	●				●				langsam progredient, gutartiger Verlauf
HMSN III	AR	●		●	●			●				Beginn in der Kindheit
M. Refsum (HMSN IV)	AD	●		●				●			spino-zerebell. Degener.	Therapie siehe Text (→ Diät)
HNPP[2]	AD	●		●	●							reversible, fokale Neuropathien nach leichten Traumen
HSAN I[3]	AD		●		●	●	▲	●				häufigste Form, Beginn in der 2.–3. Dekade, meist langsam progredient
HSAN II	AR		●		●	●		●				Beginn in der frühen Kindheit, sehr langsam progredient
HSAN III[4]	AR		●		●	●						Beginn im Säuglingsalter
HSAN IV	AR		●		●	●						Beginn in der frühen Kindheit
HSAN V	?		●		●	●						
Familiäre Amyloidosen: Typ I (Andrade), portugies. Typ	AD			▲	●	●		●				häufigste Form (Transtyretin-Gendefekt) siehe Text (→ Lebertransplantation)
Familiäre Amyloidosen: Typ II (Rukavina), Typ Indiana	AD			▲	●							Häufig sehr späte Manifestation als Karpaltunnel-Syndrom (Transthyretin-Gendefekt)
Familiäre Amyloidosen: Typ III (van Allen), Typ Iowa	AD			▲	●	●		●				Verlauf ähnlich Typ I (Apolipoprotein A-1-Gendefekt)
Familiäre Amyloidosen: Typ IV (Meretoja), finnischer Typ	AD				●			●		●5, 7, 8, 12		Beginn in der 3.–4. Dekade, langsam progredient (Gelsolin-Gendefekt)
Porphyrie	AD		●	●			●	●	●	7, 10		Prophylaxe siehe Text (→ auslösende Medikamente)
Metachromatische Leukodystrophie	AR	●		●				●			●	Beginn variabel; kindliche, juvenile und Erwachsenenform werden unterschieden
M. Fabry	X		●		●	●	●	●		5	▲	Angiokeratome der Haut, Niereninsuffizienz; z. T. auch heterozygote Frauen betroffen
Friedreichsche Ataxie	AR		●	▲	●			●			spino-zerebell. Degener.	
Abetalipoproteinämie (M. Bassen-Kornzweig)	AR		●		●			●			spino-zerebell. Degener.	Therapie siehe Text (→ Vitamine)

◀
Einige charakteristische Merkmale hereditärer Poyneuropathien.
● = typisch, ▲ = häufig, aber nicht dominierend.
[1] Hereditäre motorische und sensible Neuropathie. Typ I ist das häufigste Syndrom mit mindestens 3 verschiedenen Gendefekten. Die Prävalenz aller Formen beträgt zwischen 5 und 30 pro 100 000 in europäischen und nordamerikanischen Untersuchungen. Die seltenen HMSN-Typen sind hier nicht separat aufgeführt: HMSN V, mit spastischer Paraplegie, HMSN VI, mit Optikusatrophie und HMSN VII mit Retinis pigmentosa.
[2] Hereditäre Neigung zu Druckparesen (»hereditäry neuropathy with liability for pressure palsies).
[3] Hereditäre sensible und autonome Neuropathie.
[4] Synonym: familäre Dysautomomie Riley-Day.

M. Refsum: Ein Defekt des Fettsäurestoffwechsels führt bei dieser seltenen autosomal-rezessiven Erkrankung zur Anreicherung von Phytansäure in Serum und Geweben. Synonyme des M. Refsum sind »Phytanspeichererkrankung« oder »Heredopathia atactica polyneuritiformis«. Die Diagnose beruht auf typischen klinischen Befunden mit Retinitis pigmentosa, zerebellären Symptomen, Polyneuropathie, erhöhtem Liquoreiweiß und einem erhöhten Phytansäurespiegel im Serum. Vorkommen können außerdem Hörstörungen, Anosmie, Hautveränderungen und Kardiomyopathie. Der Verlauf ist entweder langsam progredient oder mit deutlichen Exazerbationen und Teilremissionen. Die Erkrankung manifestiert sich im ersten bis dritten Lebensjahrzehnt. Die Neuropathie beginnt mit distalen atrophischen Paresen, Hohlfüßen und Störungen der Tiefensensibilität.
Die Prognose der unbehandelten Erkrankung ist schlecht. Diätetische Maßnahmen haben jedoch den natürlichen Verlauf erheblich verändert. Die Zufuhr von Phytansäure und ihrer Vorstufen, die in Molkereiprodukten, tierischen und pflanzlichen Fetten vorkommen, sollte beschränkt werden (ausführliche Aufstellung bei Gibberd et al., 1985). Gewichtsabnahme sollte vermieden werden, um die Mobilisierung von Phytansäure aus endogenen Fettspeichern einzudämmen. Bei akuten schweren Erkrankungen mit hohen Phytansäure-Serumspiegeln können 3–4 Plasmapheresebehandlungen zu rascher klinscher Besserung führen (Harari et al., 1991⋆).

Abetalipoproteinämie (M. Bassen-Kornzweig): Bei dieser wiederum seltenen autosomal-rezessiven Erkrankung führt das Fehlen von Apoprotein B zur Fettmalabsorption und schwerem Mangel an Vitamin A, E und K. Die Erkrankung manifestiert sich bis zum zwanzigsten Lebensjahr mit Retinitis pigmentosa, spinozerebellärer Degeneration und Polyneuropathie mit überwiegender Störung der Tiefensensibilität. Die Symptome können mit Fettrestriktion und exzessiven Dosen von Vitamin E (300 IU/kg/die oral) verhindert oder zum Stillstand gebracht werden (⋆). Die zusätzliche Zufuhr von Vitamin A (300 IU/kg/die oral) und Vitamin K (5 mg 14tägig oral oder i. v.) wird ebenfalls empfohlen (Illingworth et al., 1980).

Familiäre Amyloidpolyneuropathien: Bei dieser heterogenen Gruppe von Gendefekten kommt es zu Amyloidablagerungen in Nerven, Herz, Niere und Glaskörper. Der Typ 1 (portugiesischer Typ) ist am häufigsten und wird auch außerhalb Portugals immer häufiger diagnostiziert. Der Gendefekt betrifft das Transthyretin, ein hauptsächlich in der Leber synthetisiertes Protein, das u. a. für den Serumtransport von Thyroxin und Retinol verantwortlich ist. Pathogene Mutationen des Proteins führen zur Amyloidbildung. Der Erbgang ist autosomal-dominant, was aber durch die variable Penetranz verschleiert sein kann. Die Erkrankung manifestiert sich mit einer sensomotorischen und autonomen Neuropathie, als deren Folge gastrointestinale Symptome mit Malabsorption auftreten, sowie Herzrhythmusstörungen und Niereninsuffizienz. Der Verlauf ist progredient mit reduzierter Lebenserwartung. Häufige Todesursachen sind Infektionen und ausgeprägte Ernährungsstörungen. Als Therapie der zugrundeliegenden Stoffwechselstörung wurde erstmals 1990 eine Lebertransplantation durchgeführt.
Bisher haben weltweit, v. a. aber in Schweden und Portugal, mehr als 100 schwer betroffene Patienten eine Lebertransplantation erhalten (Suhr et al., 1995; Parrilla et al., 1995). Die Verlaufsuntersuchungen zeigen, daß die Progression aufgehalten wird und sich der Allgemeinzustand der Patienten oft verbessert (⋆). Die Mortalitätsrate liegt bei etwa 20 %; diese Patienten verstarben meist innerhalb von 6 Monaten nach der Operation an kardiovaskulären Komplikationen oder Infektionen. Die vegetative Dysfunktion stellt darüberhinaus auch ein besonderes intraoperatives Problem dar (Suhr et al., 1995; Parrilla et al., 1995).

J 2.3. Schmerztherapie und andere symptomatische Therapien

Schmerzen sind bei PNP ein häufiges Problem. Die Pathophysiologie des neuropathischen Schmerzes ist noch nicht völlig verstanden. Die Symptome können in einer Kombination aus Parästhesien, protopathischem oder epikritischem Schmerz, Hyperalgesie oder Allodynie, Muskelkrämpfen und Faszikulationen bestehen. Antidepressiva, Antikonvulsiva und Neuroleptika werden am häufigsten zur Therapie des neuropathischen Schmerzes angewandt. Kontrollierte Doppelblindstudien, die einen Wirkungsnachweis dieser Substanzen erbringen, sind spärlich. Als Regel gilt, daß Antikonvulsiva bei epikritischen Schmerzen, Antidepressiva bei

protopathischen Schmerzen anzuwenden sind. Bei schwer betroffenen Patienten können Neuroleptika zur Verstärkung des analgetischen Effekts der Antidepressiva zusätzlich gegeben werden.
Der Effekt trizyklischer Antidepressiva zur Schmerztherapie ist unabhängig von der antidepressiven Wirkung. Amitriptylin (z. B. Saroten®) ist die am besten untersuchte Substanz, v. a. bei der diabetischen Neuropathie (Max et al., 1992***). Es sollte mit 10–25 mg abends begonnen und allmählich auf eine Erhaltungsdosis von 75–100 mg gesteigert werden. Die anticholinergen und myokardialen Nebenwirkungen sind zu berücksichtigen und trizyklische Antidepressiva sollten bei Herzkranken vermieden werden. Alternativ zu Amitriptylin kommt Desipramin (Pertofran®) (Max et al., 1992) oder auch Nortriptylin (Nortrilen®) in Frage. Der Effekt der oft empfohlenen Neuroleptika ist nicht gesichert.
Carbamazepin (z. B. Tegretal®) ist das Antikonvulsivum der 1. Wahl. Richtdosis sind 600 mg/die, allerdings können z. T. wesentlich höhere Dosen notwendig werden. Der Effekt bei schmerzhafter diabetischer Neuropathie wurde in Doppelblindstudien gesichert (Rull et al., 1969***). Die Wirksamkeit von Diphenylhydantoin (z. B. Phenhydan® oder Zentropil®, 300 mg) bei neuropathischen Schmerzen bei Diabetes und M. Fabry ist ebenfalls belegt (Lockman et al., 1973***). Die Kombination mit Carbamazepin kann bei starken Schmerzen sinnvoll sein.
Eine kontrollierte Studie an Patienten mit neuropathischen Schmerzen beim Diabetes zeigt die Wirksamkeit von 10 mg/kg Mexiletin (Mexitil®) (Dejgard et al., 1988***). Kürzlich wurde auch der seit längerem vermutete Effekt von α-Liponsäure (Thioctsäure, z. B. Thioctacid®) bei der diabetischen Neuropathie formal belegt (Ziegler et al., 1995***). Die Symptome waren bei Patienten, die mit 600 mg α-Liponsäure i. v. über 3 Wochen behandelt wurden, signifikant gebessert gegenüber der Placebogruppe. Der Effekt von Capsaicin-Salbe (meist 0,075 %, gelegentlich wird auch 0,025 % empfohlen) auf neuropathische Schmerzen war in einer Reihe von Studien (nicht jedoch in allen) bei verschiedenen Neuropathieformen positiv (The Capsaicin Study Group, 1991; Low et al., 1995; Morgenlander et al., 1990***).
Zur symptomatischen Linderung von Muskelkrämpfen und schmerzhaften Faszikulationen können Chinin (z. B. Limptar N® 1–2 × 1 Tbl.), Dantrolen (Dantamacrin® 2 × 25 mg bis 3 × 50 mg), Baclofen (z. B. Lioresal® 2 × 5 mg bis 3 × 15 mg), Procainamid (z. B. Procainamid Duriles® 3 × 2 Tbl.) oder Benzodiazepine (z. B. Clonazepam, Rivotril® 0,5–1 mg tgl.) versucht werden (*).
Die *Rehabilitation* von Patienten mit peripheren Neuropathien beinhaltet allgemeine pflegerische Aspekte, speziell die Lagerung von paretischen Extremitäten, und auch die Anwendung von Orthesen zur Gelenkstabilisierung. Die Physiotherapie sollte zunächst die Erhaltung der Gelenkbeweglichkeit zum Ziel haben. Aktive Übungen können die Beweglichkeit von hochgradigen, aber nicht komplett paretischen Muskeln trainieren. Bei leichteren Einschränkungen kann ein Aufbautraining Kraft und Ausdauer verbessern (Stillwell und Thorsteinsson, 1993).
Medikamentöse Therapieversuche zur Stimulation und Verbesserung der Nervenregeneration haben bisher keine praktisch verwertbaren Erfolge erbracht.

Literatur

Albin RL, Albers JW (1990) Long-term follow-up of pyridoxine-induced acute sensory neuropathy-neuronopathy. Neurology 40: 1319

Böhrer H, Schmidt H, Martin E (1992) Anästhesie und akute hepatische Porphyrie. Anästhesiol. Intensivmed Notfallmed Schmerzther 27: 131–141

Bolton CF, Laverty DA, Brown JD, Witt NJ, Hahn AF, Sibbald WJ (1986) Critically ill polyneuropathy: Electrophysiological studies and differentiation from Guillain-Barré syndrome. J Neurol Neurosurg Psychiatry 49: 563–573

Coakley JH, Nagendran K, Honavar M, Hinds CJ (1993) Preliminary observations on the neuromuscular abnormalities in patients with organ failure and sepsis. Intensive Care Med 19: 323–328

Dejgard A, Petersen P, Kastrup J (1988) Mexiletine for treatment of chronic painful diabetic neuropathy. Lancet i: 9–11

Diabetes Control and Complications Trial (DCCT) Research Group (1995) Effect of intensive diabetes treatment on nerve conduction in the diabetes control and complications trial. Ann Neurol 38: 869–880

Donaghy M (1991) Diabetic proximal neuropathy: Therapy and prognosis. Q J Med 79: 287–288

Dyck PJ, Kratz KM, Karnes JL, Litchy WJ, Klein R, Pach JM et al. (1993) The prevalence by staged severity of various types of diabetic neuropathy, retinopathy, and nephropathy in a population-based cohort: The Rochester Diabetic Neuropathy Study. Neurology 43: 817–824

Dyck PJ, Thomas PK (1993) Peripheral Neuropathy. Philadelphia, Pennsylvania Saunders

Gibberd FB, Billimoria JD, Goldman JM, Clemens ME, Evans R, Whitlaw MN et al. (1985) Heredopathia atactica polyneuritiformis: Refsum's disease. Acta Neurol Scand 72: 1–17

Harari D, Gibberd FB, Dick JPR, Sidey MC (1991) Plasma exchange in the treatment of Refsum's disease (heredopathia atactica polyneuritiformis). J Neurol Neurosurg Psychiatry 54: 614–617

Harris M, Eastman R, Cowie C (1993) Symptoms of sensory neuropathy in adults with NIDDM in the US population. Diabetes Care 16: 1446–1452

Hendrickse MT, Thuluvath PJ, Triger DR (1992) Natural history of autonomic neuropathy in chronic liver disease. Lancet 339: 1462–1464

Hentati A, Deng HX, Hung WY, Nayer M, Ahmed MS, He X et al. (1996) Human alpha-tocopherol transfer protein: gene structure and mutations in familial vitamin E deficiency. Ann Neurol 39, 295–300

Hupperts RM, Leunissen KM, van Hoff JP, Lodder J (1990) Recovery of uremic neuropathy after renal transplantation. Clin Neurol Neurosurg 92: 87–89

Illingworth DR, Connor WE, Miller RG (1980) Abetalipoproteinemia. Report of two cases and review of therapy. Arch Neurol 37: 659–662

Janssens J, Peters TL, Vantrappen G, Tack J, Urbain JL, de Roo M et al. (1990) Improvement of gastric emptying in diabetic gatroparesis by erythromycin. N Engl J Med 322: 1028–1031

Kennedy WR, Navarro X, Goetz FC, Sutherland DE, Najarian JS (1990) Effects of pancreatic transplantation on diabetic neuropathy. N Engl J Med 322: 1031–1037

Leijten FS, Harinck de Weerd HJE, Poortvliet DC, de Weerd AW (1995) The role of polyneuropathy in motor convalescence after prolonged mechanical ventilation. JAMA 274: 1221–1225

Lockman LA, Hunninghake DB, Krivit W, Desnick RJ (1973) Relief of pain of Fabry's disease by diphenylhydantoin. Neurology 23, 871–875

Low PA, Opfer-Gehrking TL, Dyck PJ, Litchy WJ, O'Brien PC (1995) Double-blind, placebo-controlled study of the application of capsaicin cream in chronic distal painful polyneuropathy. Pain 62: 163–168

Max MB, Lynch SA, Muir J, Shoaf SE, Smoller B, Dubner R (1992) Effects of desipramine, amitriptyline, and fluoxetine on pain in diabetic neuropathy. N Engl J Med 326: 1250–1256

Morgenlander JC, Hurwitz BJ, Massey EW (1990) Capsaicin for the treatment of pain in Guillain-Barré syndrome. Ann Neurol 28: 199

Palumbo PJ, Elveback LR, Whisnant JP (1978) Neurologic complications of diabetic mellitus: Transient ischemic attack, stroke and peripheral neuropathy. In: *BS Schoenberg* (Hrsg.) Advances in Neurology, Volume 19, New York, Raven Press, 593–598

Parrilla P, Ramirez P, Bueno FS, Robles R, Acosta F, Miras M et al. (1995) Clinical improvement after liver transplantation for type I familial amyloid polyneuropathy. Br J Surg 82, 825–828

Partanen J, Niskanen L, Lehtinen J, Mervaala E, Siitonen O, Uusitupa M (1995) Natural history of peripheral neuropathy in patients with non-insulin-dependent diabetes mellitus. N Engl J Med 333: 89–94

Roman GC (1995) On politics and health: An epidemic of neurologic disease in Cuba. Ann Intern Med 122: 530–533

Rull JA, Quibrera R, Gonzalez-Millan H, Lozano Castaneda O (1969) Symptomatic treatment of peripheral diabetic neuropathy with carbamazepine (Tegretal®): double blind crossover trial. Diabetologia 5: 215–218

Said G (1996) Diabetic neuropathy: An update. J Neurol 243: 431–440

Solders G, Wilczek H, Gunnarson R, Tyden G, Persson A, Groth CG (1987) Effects of combined pancreatic and renal transplantation on diabetic neuropathy: A two-year follow-up study. Lancet 2: 1232–1234

Stillwell GK, Thorsteinsson G (1993) Rehabilitation procedures. In: *P. J. Dyck and P. K. Thomas* (Hrsg.) Peripheral Neuropathy. Philadelphia, Pennsylvania, Saunders, 1692–1720

Suhr OB, Holmgren G, Steen L, Wikström L, Norden G, Friman S et al. (1995) Liver transplantation in familial amyloidotic polyneuropathy. Transplantation 60: 933–938

The Capsaicin Study Group (1991) Treatment of painful diabetic neuropathy with topical capsaicin. A multicenter, double-blind, vehicle-controlled study. Arch Intern Med 151: 2225–2229

The Collaborative Group for the Study of Polyneuropathy (1994) Antiarrhythmic drugs and polyneuropathy. J Neurol Neurosurg Psychiatry 57: 340–343

The Cuba Neuropathy Field Investigation Team (1995) Epidemic optic neuropathy in Cuba – clinical characterization and risk factors. N Engl J Med 333: 1176–1182

Wijdicks EFM, Fulgham JR (1994) Failure of high dose intravenous immunoglobulins to alter the clinical course of critical illness polyneuropathy. Muscle Nerve, 17, 1494–1495

Witt NJ, Zochodne DW, Bolton CF, Grand«Maison F, Wells G, Young GB et al. (1991) Peripheral nerve function in sepsis and multiple organ failure. Chest, 99, 176–184

Young MJ, Boulton AJ, MacLeod AF (1993 A) multicentre study of the prevalence of diabetic peripheral neuropathy in the United Kingdom hospital clinic population. Diabetologia 36: 150–154

Zeitlhofer J, Mamoli B, Dragosics B, Knoflach P (1984) Electrophysiological studies in primary biliary cirrhosis. Eur Neurol 23: 247–251

Ziegler D, Hanefeld M, Ruhnau KJ, Meissner HP, Lobisch M, Schütte K et al. (1995) Treatment of symptomatic diabetic peripheral neuropathy with the antioxidant α-lipoic acid. Diabetologia 38: 1425–1433

J 3. Radikuläre Syndrome

von *Th. N. Witt* und *L. Mayr-Pfister*

Die motorischen Vorder- und die sensiblen Hinterwurzeln bilden den innerhalb des Spinalkanals gelegenen Anteil der peripheren Nerven. Sie fusionieren unmittelbar distal des sensiblen Spinalganglions und bilden die segmentalen Spinalnerven. Distal des Foramen intervertebrale teilt sich der Spinalnerv in den Ramus dorsalis, der mit motorischen Fasern die autochthone segmentale Rückenmuskulatur innerviert, und in den deutlich stärkeren Ramus ventralis, die Fortsetzung des Spinalnerven zum Plexus.

Die segmentale sensible Innervation der Wirbelsäule und der im Spinalkanal gelegenen schmerzempfindlichen Gewebestrukturen erfolgt durch den Ramus meningeus (N. sinuvertebralis) des Spinalnerven und durch Äste des Ramus dorsalis. Der Ramus meningeus gelangt rückläufig durch den Canalis intervertebralis in den Spinalkanal und versorgt die äußeren Schichten des Anulus fibrosus, hinteres Längsband und Ligamentum flavum, Wirbelperiost und Dura mater von Duralsack und Nervenwurzel. Die Innervation des Wirbelgelenkes erfolgt über Äste des Ramus dorsalis aus zwei Segmenten. Unterschiedliche nozizeptive Reize (mechanisch, entzündlich, toxisch) in den genannten anatomischen Strukturen erzeugen relativ uniform lokale Schmerzsyndrome im Sinne der Zervikalgie bzw. Lumbalgie. Eine periphere Schmerzprojektion in die Extremität mit unscharfer, nicht segmentaler Begrenzung wird als *pseudoradikulärer Schmerz* bezeichnet. Ausgangspunkte sind überwiegend die mit Nozizeptoren und vegetativen Fasern dicht besetzten Wirbelgelenke. Pseudoradikuläre Schmerzen projizieren in der Regel nicht distal des Ellenbogen- bzw. Kniegelenkes. Demgegenüber sind *radikuläre* Schmerzen streifenförmig, von schneidender oder stechender Qualität, halten sich an die Grenzen der Dermatome und sind meist begleitet von radikulärer Defizit-Symptomatik.

Ätiologisch umfassen die verschiedenen Schädigungsmöglichkeiten der Nervenwurzeln degenerative, traumatische, neoplastische, infektiöse und rheumatische Krankheitsbilder **(Tab. J 3.1)**. Aufgrund der engen topographischen Beziehung zu den Wirbelkörpern, Bandscheiben und Wirbelgelenken stehen zahlenmäßig mechanische, durch Druck- und Zugwirkung bedingte radikuläre Läsionen als Folge degenerativer Wirbelsäulenveränderungen im Sinne der Spondylose, Spondylarthrose und der Bandscheibenprotrusion bzw. des Bandscheibenprolapses weit an der Spitze. Die unteren zervikalen und lumbalen Segmente, vor allem das lumbosakrale Übergangssegment, sind wegen der vergleichsweise hohen Mobilität und statischen Belastung besonders häufig von radikulären Kompressionssyndromen betroffen. In Analogie zu den druckbedingten Läsionen peripherer Nerven führt leichte, kurzzeitige Druckwirkung zur segmentalen Demyelinisierung mit funktionel-

Tab. J 3.1: Ursachen radikulärer Syndrome

Degenerativ:
- Bandscheibenprotrusion
  -prolaps
- Spondylarthrose
- Spondylose
- Spinalkanalstenose
- Spondylolisthesis

Traumatisch:
- HWS-Schleudertrauma
- Wirbelkörperfraktur mit Dislokation
- Wurzelausriß zervikal
- epidurales Hämatom

Neoplastisch:
- Karzinommetastasen (Lunge, Mamma, Prostata, Niere, Schilddrüse)
- Retikulumzellsarkom
- multiples Myelom
- malignes Lymphom
- Meningiosis carcinomatosa
  sarcomatosa
  leucaemica
- Abtropfmetastasen primärer ZNS-Tumoren (Medulloblastom)
- Kaudaependymom
- primäre Wurzeltumoren Neurofibrom
  Neurinom
  Schwannom
  Meningeom
- Synovialzysten (Ganglien)

Infektiös:
- Herpes zoster, Herpes simplex 2
- Meningoradikulitis bei Lyme-Borreliose
- Epiduraler Abszeß
- eitrige Osteomyelitis, Diszitis
- Spondylitis tuberculosa

Rheumatisch:
- Rheumatoide Arthritis (nur HWS)
- Spondylarthritis ankylopoetica (M. Bechterew)

Diabetische Polyradikulopathie
Ostitis deformans (M. Paget)

lem Leitungsblock und der Möglichkeit der raschen klinischen Restitution, schwere, lang anhaltende Kompression stattdessen zur axonalen Degeneration mit Denervierung in segmentaler Verteilung (Myotom). Klinisch liegen häufig kombinierte Läsionsmuster mit Leitungsblock und partieller Axonotmesis vor. Bei schweren Wurzelschäden ist mit einem bleibenden funktionellen Defizit zu rechnen, da die Reinnervation infolge der großen Distanz zwischen Spinalwurzel und Zielmuskulatur in der Regel ungenügend ist.

Gemeinsame **klinische Hauptmerkmale** radikulärer Syndrome sind segmental ausstrahlende Schmerzen von schneidender oder stechender Qualität (Brachialgie, Ischialgie), Störungen insbesondere des Schmerz- und Temperaturempfindens, schlaffe Paresen der Kennmuskeln und Ausfall entsprechender Muskeldehnungsreflexe. Infolge der stets polyradikulären segmentalen Innervation der Extremitätenmuskeln ist eine komplette Lähmung (Plegie) von Muskeln im Myotom bei monoradikulärer Läsion nicht zu erwarten. Da die sudorisekretorischen Efferenzen das Rückenmark nur in den Segmenten Th 3-L 2 verlassen, fehlen Störungen der Schweißsekretion bei zervikalen, sakralen und den lumbalen Wurzelläsionen L 3-L 5 (Schiffter, 1985).

Den klinischen Befund ergänzende **diagnostische Methoden** zur Artdiagnose, Ausdehnung und Höhenlokalisation umfassen radiologische, elektrodiagnostische, laborchemische und Liquoruntersuchungen. Die bildgebenden Verfahren liefern Hinweise auf anatomische Variationen, Anlageanomalien und morphologische Veränderungen sowie auf die Ausdehnung eines Krankheitsprozesses (**Tab. J. 3.2**). Basis der radiologischen Techniken sind die Übersichtsaufnahmen der Wirbelsäule. Welches der modernen Schnittbildverfahren, Computertomographie (CT) oder Magnetresonanztomographie (MRT), an zweiter Stelle der diagnostischen Reihe zum Einsatz kommt, ist abhängig von der vermuteten Pathologie. Vorteile der MRT sind die direkte Darstellung des Rückenmarkes und Subarachnoidalraumes in sagittaler, transversaler und frontaler Ebene über mehrere Segmente mit nicht - invasiver Festlegung der kranio-kaudalen Ausdehnung intraspinaler raumfordernder Prozesse. Die CT bietet Vorteile bei älteren Patienten mit degenerativen knöchernen Veränderungen (Rezessusstenose, Lumbalkanalstenose) und wird als initiale Methode für die LWS bevorzugt. Eine CT nach intrathekaler Kontrastmittelinstillation ist besonders geeignet zur Darstellung knöcherner Einengungen des Subarachnoidalraumes einschließlich der Wurzeltaschen und liefert wichtige Zusatzinformationen zur Operationsplanung speziell bei degenerativ erworbener knöcherner lumbaler Spinalkanalstenose.

Tab. J 3.2: Bildgebende Verfahren zur Diagnostik radikulärer Syndrome

Methode	Fragestellung
Röntgen-Nativdiagnostik a.p. - seitlicher - schräger Strahlengang Funktionsaufnahmen	»knöcherne degenerative Veränderungen«; Osteoporose, Osteolysen; Anlageanomalie, Traumafolgen; Spondylitis, Diszitis; Spondylolisthesis, Spondyloloyse
Computertomographie	Bandscheibenprotrusion, -prolaps, -sequester; knöcherne Wirbelsäulenveränderungen; Differenzierung »weicher Prolaps« versus Osteophyt; ligamentäre Ossifikationen; Spinalkanalstenose; Osteodestruktion
Magnetresonanztomographie	Bandscheibendegeneration; Bandscheibenprotrusion, -prolaps, -sequester; Spondylitis, Diszitis; Syringomyelie; } Kranio-kaudale Ausdehnung Spinales Angiom; } Epiduraler Abszeß
CT-Myelographie	Darstellung umschriebener Einengungen von Myelon, Wurzeln und kaudalem Duralsack; Beziehung Subarachnoidalraum zu knöchernem Spinalkanal
Myelographie	Wurzeltaschendarstellung; Ausdehnung spinaler raumfordernder Prozesse Liquordiagnostik

CT und MRT erfassen zuverlässig auch extrem lateral gelegene Bandscheibenvorfälle, die sich dem myelographischen Nachweis entziehen. Ausreichende MRT - Kapazitäten vorausgesetzt, ist heute die Myelographie denjenigen Patienten vorbehalten, die mit der MRT nicht untersucht werden können (Kontraindikationen s. **Tab. J 3.6**; Edelmann, 1990). Es muß betont werden, daß die Ergebnisse der sehr sensitiven modernen bildgebenden Verfahren stets in Korrelation mit dem klinischen und elektrodiagnostischen Befund interpretiert werden müssen. Für die CT fanden sich in bis zu 40 % und mit der MRT 52 % pathologische Befunde bei Untersuchungen an asymptomatischen Probanden. In 27 % der Untersuchten ohne Kreuzschmerz und Ischias zeigte sich eine Bandscheibenprotrusion (Jensen et al., 1994).
Elektrodiagnostische Techniken sind hilfreich in der Objektivierung, Lokalisierung, Bestimmung von Schweregrad, Ausdehnung und Abschätzung der Prognose einer radikulären Läsion. Die aussagekräftigste Einzeluntersuchung ist die Nadelmyographie (Wilbourn und Aminoff, 1988). Der Nachweis aktiver Denervierung (Fibrillationspotentiale, positive scharfe Wellen bei Ruheableitung) in den Kennmuskeln einer Nervenwurzel beweist eine axonale Läsion. Dies gelingt zuerst ab dem 8. Tag in der segmental versorgten Paravertebralmuskulatur und aufgrund der wesentlich längeren Distanz zum Ort der Wurzelkompression erst ab dem 14. Tag im peripheren Myotom. Latenzverzögerung von F-Welle, H-Reflex und somatosensibel evozierten Potentialen belegen eine gestörte Markscheidenfunktion. Ein intaktes sensibles Nervenaktionspotential im betroffenen Segment bei klinisch manifester Sensibilitätsstörung stützt die Annahme einer präganglionären Läsion des sensiblen Neurons im Bereich der Hinterwurzel (Benecke und Conrad, 1980).

J 3.1. Zervikale radikuläre Syndrome

J 3.1.1. Akuter zervikaler Bandscheibenprolaps (BSP)

Klinik
Die Bandscheibenprotrusion bei intaktem Anulus fibrosus sowie der Bandscheibenprolaps (BSP) bei Vorfall des Nucleus pulposus durch den perforierten Faserring sind Folge regressiver Veränderungen des Bandscheibengewebes. Der BSP entwickelt sich wegen des schwachen hinteren Längsbandes stets nach posterior. Die medio-posteriore Ausbreitung führt zur Rückenmarkskompression mit

Tab. J 3.3: Symptomatik und Befunde bei lateralem zervikalem Bandscheibenvorfall

Bandscheibe	Wurzel	Schmerzverteilung	Sensibilitätsstörung	Parese	Funktion	Reflex
HWK 4/5	C 5	Zwischen Schulterblättern Oberarmaußenseite nicht unterhalb Ellenbogen	Hautareal über Deltoideus	M.deltoideus	Abduktion im Schultergelenk 30-90°	Bizepsreflex ↓ (BSR)
HWK 5/6	C 6	Schulter Oberarm-Unterarm radial Finger I	Radiale Unterarmseite Finger I, II	M.biceps brachii M.brachioradialis	Flexion im Ellenbogengelenk	Bizepsreflex ↓ /- Brachioradialisreflex ↓ /-
HWK 6/7	C 7	Gesamter Arm mit Ausstrahlung in die Finger II–IV	Finger II–IV volar und dorsal insbesondere Finger III	M.pectoralis major M.triceps brachii	Adduktion im Schultergelenk Extension im Ellenbogengelenk,	Trizepsreflex ↓ /- (TSR)
				M.opponens pollicis	Daumenopposition	
HWK 7/ BWK 1	C 8	Arm, Unterarm ulnar Finger IV, V	Finger IV, V	M.flexor carpi ulnaris	Volarflexion mit ulnarer Abduktion im Handgelenk	Trizepsreflex ↓ Fingerflexorenreflex ↓ /-
				M.abductor digiti V Mm.interossei	Kleinfingerabduktion Fingerspreizung	

↓ : abgeschwächt
↓ /-: abgeschwächt oder erloschen

spastischer Paraparese, Hinterstrang-Syndrom und Blasenstörungen, der häufigere postero-laterale BSP verursacht eine isolierte Wurzelkompression (**Tab. J 3.3.**). Aufgrund des horizontalen Verlaufs der Nervenwurzeln durch den Subarachnoidalraum erreicht ein lateraler BSP zervikal in der Regel nur eine Wurzel. Fast alle Patienten zeigen eine schmerzhafte eingeschränkte Beweglichkeit der Halswirbelsäule (HWS) mit paravertebralem Muskelhartspann und bewegungsabhängiger Verstärkung des radikulären Schmerzes bei Kopfwendung zur betroffenen Seite und Überstreckung der HWS (Dehnung der Wurzel).

Mit der CT und MRT stehen heute zwei Methoden zur direkten Darstellung des zervikalen BSP zur Verfügung, die geeignet sind auch extrem lateral - im Canalis intervertebralis - gelegene Bandscheibensequester sicher zu erfassen, die sich dem myelographischen Nachweis entziehen (Wilson et al., 1991).

Nach intrathekaler Kontrastmitteleingabe erlaubt die CT eine sichere Differenzierung eines BSP von Osteophyten (CT-Myelographie; Russel, 1990).

Differentialdiagnostisch ist das C7-Wurzelkompressions-Syndrom vom Karpaltunnel-Syndrom (Tricepsreflex unauffällig, lokale motorische und sensible Leitungsverzögerung des N. medianus am Handgelenk), das C8-Syndrom von der peripheren Ulnarisparese (mediale Begrenzung der Sensibilitätsstörung am 4. Finger, pathologisches sensibles Nervenaktionspotential), einer unteren Armplexusläsion bei neurovaskulärem Kompressions-Syndrom der oberen Thoraxapertur (EMG-Befund über das Myotom C 8 hinausgehend, positives Adson-Manöver) und dem Pancoast-Syndrom (ipsilaterales Horner-Syndrom, Anhidrose im oberen Quadranten) abzugrenzen.

Verlauf

Bandscheibenvorfälle der Halswirbelsäule sind im Vergleich zu denen der Lendenwirbelsäule selten. Der Altersgipfel liegt in der vierten und fünften Dekade, Männer überwiegen bei den operativ bestätigten Fällen deutlich im Verhältnis von 2-2,6:1 (Scoville et al., 1976; Lunsford et al., 1980a). Häufigste Lokalisationen sind die Bandscheibenfächer HWK 5/6 und HWK 6/7 mit monoradikulärem Syndrom C 6 bzw. C 7. Die Mehrzahl der Fälle manifestiert sich akut mit Nacken-/Schulterblattschmerzen ohne vorausgehendes relevantes Trauma häufig erstmals morgens nach dem Aufwachen. Später folgen innerhalb von Stunden bis Tagen typische radikuläre Schmerzen, Paresen und Sensibilitätsstörungen.

Ein Vergleich der Therapieergebnisse konservativer versus operativer Behandlung ist dadurch erschwert, daß kontrollierte, randomisierte prospektive Studien nicht vorliegen. Eine prospektive Studie zur konservativen Behandlung, durchgeführt von der British Association of Physical Medicine (1966), beschreibt in der Mehrzahl (60 %) Patienten, die keine objektiven radikulären Symptome aufwiesen. In der retrospektiven Studie von Lunsford et al. (1980a) zum operativen Ergebnis hatten hingegen 41 % der Patienten radikuläre Paresen. Ergebnisse zum unbehandelten Spontanverlauf unter konservativer Therapie bei CT/MRT bestätigtem BSP fehlen.

Unter konservativer Therapie werden 75 % der Patienten mit radikulärem zervikalem Schmerz-Syndrom im Zeitraum von 4 Wochen beschwerdefrei oder erheblich gebessert (British Association of Physical Medicine, 1966). In der Serie von Lees und Turner (1963) wurden 22 von 51 Patienten innerhalb weniger Monate beschwerdefrei, weitere 15 hatten geringfügige, intermittierende Symptome, 10 wurden als »mäßig behindert« beschrieben. Nur ein Patient hatte ein schweres Rezidiv der radikulären Symptomatik. Der Beobachtungszeitraum dieser retrospektiven Studie betrug 2–19 Jahre.

Die chirurgischen Behandlungsverfahren bleiben den schweren, auf mehrwöchige konservative Maßnahmen therapieresistenten radikulälen Syndromen vorbehalten: Die Notwendigkeit eines chirurgischen Vorgehens wird auf 0,3–12 % der Fälle eingeschätzt (Hunt, 1980; Chirls, 1978). Die operativen Ergebnisse sind übereinstimmend gut bei 75–100 % der Fälle (Heilung oder Besserung). Die besten Ergebnisse wurden beim »weichen« BSP mit kurzer Anamnese mitgeteilt (Murphey et al., 1973). In Kenntnis des günstigen Spontanverlaufes ist allerdings anzunehmen, daß viele der frühoperierten Fälle auch unter konservativer Therapie gebessert worden wären (Monro, 1984). Die Annahme einer besseren postoperativen Prognose von »weicher« (BSP) gegenüber ossärer (spondylotischer) Kompression (Symon und Lavender, 1967) wird durch andere Studien (Lunsford, 1980a) nicht bestätigt. Es besteht keine Korrelation zwischen den präoperativen anamnestischen Daten (Dauer der Vorgeschichte, Trauma), dem Schweregrad des radikulären Syndroms und dem postoperativen Ergebnis (Gregorius et al., 1976; Lunsford et al, 1980 a).

Der mediale zervikale BSP kann als besondere Verlaufsform ein schmerzloses, progredientes Halsmarkkompressions-Syndrom verursachen, das nach Klinik und Verlauf primär intramedullären Erkrankungen wie z.B. der funikulären Spinalerkrankung und der spinalen Form der Multiplen Sklerose ähnlich sein kann. Eine sichere Abgrenzung ist nur mit Hilfe radiologischer Untersuchungen (CT, MRT) und der Liquorimmundiagnostik möglich.

Therapeutische Prinzipien

Die Mehrzahl der Patienten spricht gut auf konsequente konservative Therapiemaßnahmen an (Lees und Turner, 1963; Rothman und Marvel, 1975). Die Behandlung zielt im Akutstadium auf die primäre mechanische Wurzeldekompression und auf sekundäre Folgen wie Muskelverspannung und Haltungsfehler ab, wobei insbesondere

der Circulus vitiosus Schmerz-Muskelverspannung-Fehlhaltung-Schmerzverstärkung zu durchbrechen ist. Grundprinzipien der Therapie sind Ruhigstellung, Entlastung und Traktion der HWS, Myotonolyse, Analgesie (Kryotherapie, medikamentös) und nach Abklingen der akuten radikulären Symptomatik muskuläre Stabilisation und Mobilisation der HWS.
Zur *operativen Dekompression* der Nervenwurzel sind im wesentlichen zwei Techniken verbreitet:

- Ventrale Diskektomie mit oder ohne interkorporale Wirbelfusion (Cloward, 1963; Lunsford et al., 1980a).
- Dorso-lateraler Zugang über eine Foraminotomie und partielle Facettektomie (Scoville et al., 1976).

Der ventrale Zugang kommt sowohl bei medialen als auch medio-lateralen Bandscheibenvorfällen zur Anwendung, der dorsolaterale Zugang eignet sich insbesondere als selektiver Eingriff beim lateralen Prolaps.

Pragmatische Therapie

In der Akutphase:

- Ruhigstellung und Entlastung der HWS durch Halskrawatte (Schanz'-Krawattenverband) über zwei bis drei Wochen. Längere Tragedauer schwächt die entlastende Halte- und Stützmuskulatur der HWS. Auf korrekten Sitz ist zu achten (zu schmal: ungenügende Ruhigstellung; zu breit: Kopf wird in schmerzverstärkender Reklinationsstellung fixiert). Wegen des Risikos unkontrollierter Bewegungsexkursionen der HWS im Schlaf, bleibt der Krawattenverband vor allem auch nachts angelegt.
- Vorsichtige Traktion zur Erweiterung des Zwischenwirbelraumes manuell oder apparativ (Prinzip der Glissonschlinge in Rückenlage).
- Kryotherapie der Paravertebralmuskulatur, Langzeitanwendung über 10–20 Minuten 2 mal täglich.
- Medikamente (**Tab. J 3.4**).
  - Muskelrelaxantien z. B. Diazepam 10 mg 0-1-1.
  - Analgetika wie z. B. Paracetamol 500–1000 mg Supp 1-0-1.

Bei Bedarf höher potente Analgetika; stets individuell in Abhängigkeit vom Verlauf dosieren; regelmäßige Einnahme nicht länger als eine Woche.

- Nicht-steriodale Antirheumatika (NSAR), z. B. Piroxicam 10 mg Kps 2-0-0.

Eine Behandlungsdauer von 3 Wochen sollte im Regelfall nicht überschritten werden, da bei längerer Einnahme von NSAR mit einer hohen Inzidenz unerwünschter Nebenwirkungen zu rechnen ist (s. Kap. L 1).

Nach Abklingen des akuten radikulären Syndroms:

- Absetzen der medikamentösen Therapie.
- Isometrische Übungsbehandlung zur Stärkung der Paravertebralmuskulatur.
- Krankengymnastische Übungsbehandlung zur Mobilisation der HWS.
- Bezüglich weiterer zur Anwendung kommender physikalisch-medizinischer Maßnahmen wie

Tab. J 3.4: Medikamentöse Therapie akuter Wurzelkompressions-Syndrome (ges. gesch. Präparatenamen z. T. in Auswahl)

Wirkung	Substanz	Handelsnamen	Dosierung
Myotonolyse	**Diazepam**	Valium®, duradiazepam®	10-40 mg/die p.o.
	Tetrazepam	Musaril®	50-300 mg/die p.o.
	Tizanidin	Sirdalud®	4-8 mg/die p.o.
Analgesie	**Paracetamol**	ben-u-ron®	2000-3000 mg/die Supp.
	Tramadol	Tramal®	Einzeldosis - 1 Amp. (1 ml = 50 mg) i. m. oder s. c. - 20 Gtt (50 mg) } p.o. - 1 Kps (50 mg) } p.o. - 1 Supp (100 mg) Tageshöchstdosis 400 mg
Antiphlogistisch (NSAR)	**Acetylsalicylsäure**	Aspirin®	Einzeldosis 500 mg, Tageshöchstdosis 2000 mg
	Piroxicam	Felden®	Initial 40 mg/die für 2 Tage dann 20 mg/die
	Diclofenac	Voltaren®	1. Tag 150 mg Erhaltungsdosis 50-100 mg/die Tageshöchstdosis 200 mg
	Indometacin	Amuno®	Einleitung 3 x 1 Kps 25 mg/die oder 1 Supp 100 mg abends Tageshöchstdosis 150 mg
	Ibuprofen	Ibutad®	Einzeldosis 600 mg, Tagesmaximaldosis 2400 mg

Kontraindikationen und Nebenwirkungen siehe Kap. L 1.

Wärmeapplikation (Fango-Moor-Packungen), Massageverfahren und Elektrotherapie, deren Nutzen nicht abzuschätzen oder zweifelhaft ist, wird auf die orthopädische Literatur verwiesen (Krause, 1981; Thom, 1981; Krämer, 1994).

Die **Indikation zur chirurgischen Dekompression** ist bei folgenden Situationen gegeben:
- Akuter medialer BSP mit neurologischen Symptomen der Rückenmarkskompression (absolute Indikation).
- Lateraler BSP mit funktionell bedeutsamer radikulärer Parese (Muskeltestwert 3 und weniger) ohne Rückbildungstendenz im Zeitraum von 3 Wochen und aktiver Denervierung im EMG.
- Therapieresistentes schweres radikuläres Schmerz-Syndrom bei korrespondierendem BSP in der CT oder MRT.

Unwirksam oder obsolet
Manuelle Therapie ist bei den prolapsbedingten akuten zervikalen Wurzel-Syndromen wegen der Gefahr der Dislokation von Bandscheibenmaterial mit akuter Exazerbation des radikulären Defizits bzw. der Induktion eines medullären Kompressions-Syndroms absolut kontraindiziert.

J 3.1.2 Chronische Bandscheibendegeneration und Degeneration der Wirbelgelenke

Klinik
Mit zunehmendem Lebensalter kommt es zur progredienten Bandscheibenzermürbung mit Auswalzung über die Wirbelkörpergrenzen hinaus, Verschmälerung des Zwischenwirbelraumes mit vermehrter Druckbelastung der Wirbelgelenke und Einengung der Foramina intervertebralia und zur Lockerung im Bewegungssegment. Im weiteren Verlauf entwickeln sich knöcherne Appositionen (Osteophyten) zwischen Bandscheibenwulst und Wirbelkörper (Spondylose) sowie an den Prozessus uncinati. Die Folge ist eine knöcherne Einengung von Spinalkanal und Foramen intervertebrale.
Spondylotische Randzacken und Leisten und Exostosen der Processus uncinati können die Nervenwurzeln im Spinalkanal und Foramen intervertebrale komprimieren. Symptomatisch stehen Nackenschmerzen mit radikulärer Ausstrahlung in die Schulter und den Arm, die durch Kopfbewegung ausgelöst oder verstärkt werden, Druckempfindlichkeit und Hartspann der Paravertebralmuskulatur sowie Einschränkung der Beweglichkeit der HWS im Vordergrund (Zervikal-Syndrom). Schwerwiegende radikuläre Ausfälle werden im Befund vermißt. Die Abgrenzung zu nicht radikulär bedingten (pseudoradikulären) Halswirbelsäulen-Schmerz-Syndromen ist nicht immer möglich.
Die Röntgenübersichtsaufnahmen zeigen die Folgezustände der Bandscheibendegeneration (Verschmälerung des Zwischenwirbelraumes, Spondylose, Spondylarthrose, Exostosen der Processus uncinati) und dienen dem Ausschluß osteodestruktiver und entzündlicher Prozesse. Computertomographisch läßt sich das Ausmaß der knöchernen Einengung des Spinalkanals und der Foramina intervertebralia durch spondylotische Osteophyten exakt beurteilen.

Verlauf
Die Prävalenz der zervikalen Spondylose steigt annähernd linear mit dem Lebensalter. Männer sind frühzeitiger und häufiger betroffen, im Alter von 60 Jahren lassen sich bei 98 % der Männer und 91 % der Frauen entsprechende Röntgenbefunde erheben. Begünstigend wirken schwere körperliche Tätigkeiten und vorausgehende Kopf- und HWS- Traumen (Irvine et al., 1965). Die subjektiven Beschwerden korrelieren schlecht mit dem Ausmaß der degenerativen Wirbelsäulenveränderungen. Die Nackenschmerzen setzen schleichend ein und nehmen allmählich zu. Das radikuläre Schmerz-Syndrom folgt in der Mehrzahl den Dermatomen C 6 und C 7. Der Altersgipfel chronischer zervikaler Wurzelkompressions-Syndrome liegt in der 5. und 6. Dekade, der Verlauf ist chronisch remittierend mit längeren Perioden von Beschwerdefreiheit oder nur leichten Restbeschwerden. Bei ausgedehnten degenerativen Halswirbelsäulenveränderungen benachbarter Bewegungssegmente sind polyradikuläre, bilaterale sensomotorische Ausfälle möglich.
Die spärlichen Angaben zum Spontanverlauf und das Fehlen kontrollierter Studien erschweren die Beurteilung der Prognose der operierten Fälle im Vergleich zu den konservativ behandelten Patienten. In einer prospektiven Studie der British Association of Physical Medicine (1966) zur konservativen Therapie wurden folgende für den Verlauf ungünstige Faktoren mitgeteilt: hohes Lebensalter, Schweregrad der Symptomatik, Anzahl vorausgegangener Schmerzattacken und bilaterale Parästhesien bei der Erstuntersuchung. Retrospektive chrirurgische Studien ergaben keine Hinweise auf den Nutzen einer frühzeitigen Operation für den Langzeitverlauf. Aufgrund der vorliegenden Daten ist die Empfehlung einer konservativen Behandlung über Monate, bevor eine operative Intervention erwogen wird, gerechtfertigt (Monro, 1984). Die chirurgischen Ergebnisse sind bei der knöchernen, spondylotischen Wurzelkompression mit einer Rate guter Ergebnisse von 50–60 % der Fälle (Husag und Probst, 1984) deutlich schlechter im Vergleich zum »weichen« BSP mit bis zu 90 % guter postoperativer Ergebnisse (Murphy et al., 1973).

Therapeutische Prinzipien
Im Vergleich zum »weichen« BSP sind knöchern degenerativ bedingte radikuläre Syndrome therapeutisch schwerer zu beeinflussen. Es sind meist

wiederholte, langwierige Behandlungsphasen notwendig. Medikamente, die zur Gewöhnung führen oder sedieren, sollten bei den ambulant zu führenden Patienten vermieden werden. Ruhigstellung und Traktion der HWS im Stadium der Exazerbation sind die Basis der konservativen Therapie. Intensive Haltungsschulung zur Korrektur der Schmerzschonhaltung, Vermeidung maximaler Bewegungsexkursionen für Flexion und insbesondere Extension und ergonomische Arbeitsplatzgestaltung sind präventive Maßnahmen zur Rezidivvermeidung.

Die neurochirurgische Dekompression der knöchern beengten Nervenwurzel wird in Abhängigkeit von Lokalisation und Ausdehnung der Exostosen entweder von ventral oder von dorsal vorgenommen.

- Mediale spondylotische Neubildungen werden über den ventralen Zugang nach Cloward angegangen.
- Exostosen im Foramen/Canalis intervertebralis werden bevorzugt über den dorsalen Zugang und eine Foraminotomie entfernt (Epstein, 1988).

Pragmatische Therapie

- Halskrawatte, wiederholte kurzzeitige Anwendung bis zu 1 Woche nach dem Verlauf, vor allem nachts.
- Vorsichtige manuelle oder apparative Traktion (Prinzip der Glissonschlinge in Rückenlage).
- Kryotherapie der Paravertebralmuskulatur als Langzeitanwendung 10–20 Minuten, 2mal täglich.
- Unterstütztes Bewegen: passiv, aktiv und aktiv gegen Widerstand. Haltungsschulung und Kräftigung der Schulter-Nackenmuskulatur.

Die Indikation zur chirurgischen Intervention sollte äußerst zurückhaltend gestellt werden: Nur ein über Monate therapieresistentes chronisches oder häufig rezidivierendes schweres monoradikuläres Schmerz-Syndrom mit zur Klinik korrespondierender und CT-bestätigter osteophytärer Reaktion stellt eine Operationsindikation dar.

Unwirksam oder obsolet

Manuelle Therapie ist bei ausgeprägten degenerativen HWS-Veränderungen kontraindiziert. Wurzelblockaden mit Lokalanästhetika und tiefe paravertebrale Injektionen sollten wegen des Risikos der subarachnoidalen Injektion mit der Gefahr der hohen spinalen Anästhesie (akute Intubation und temporäre Beatmung notwendig) nicht durchgeführt werden.

J 3.1.3. Zervikale spondylotische Myelopathie (ZSM)

Klinik

Fortschreitende Bandscheibendegeneration mit Höhenminderung des Zwischenwirbelraumes bevorzugt der mittleren und unteren HWS-Abschnitte kann zu einer Einengung des sagittalen Diameters des zervikalen Spinalkanales führen. Dabei sind im variablen Ausmaß Vorwölbung der Bandscheibe, Bandscheibenprotrusionen, dorsale spondylotische Osteophyten, Knickbildung und Hypertrophie des hinteren Längsbandes und der Ligamenta flava beteiligt. Verdickte Wirbelgelenke und uncarthrotische Exostosen stenosieren darüber hinaus den Wurzelkanal. Bei Lockerung mit Instabilität im Bewegungssegment resultiert ein bewegungsabhängiger »Kneifzangenmechanismus« mit Einengung von ventral bei Flexion und Einengung von dorsal bei Extension (White und Panjabi, 1988). Chronisch-rezidivierende, bewegungsabhängige Mikrotraumatisierung von Nervenwurzeln und Myelon sind die Folge. Ein weiterer pathogenetischer Faktor ist die mechanisch bedingte intermittierende Drosselung der arteriellen Blutversorgung über die radikulären Arterien und die A. spinalis anterior (Taylor und Aberd, 1964). Klinisch resultieren kombinierte radikuläre und medulläre Syndrome mit mono- oder polyradikulären Ausfallsmustern der Wurzeln C 5–C 7 und spastischer Paraparese mit fehlenden oder nur geringfügig ausgeprägten Sensibilitätsstörungen durch Beteiligung der Hinterstränge. Für eine Kompression im Zwischenwirbelraum HWK 5/6 ist die Befundkombination eines abgeschwächten oder fehlenden Bizepsreflexes (radikuläre Läsion C 6) mit einem gesteigerten Trizepsreflex (Pyramidenbahnaffektion infolge der Rückenmarkskompression) charakteristisch.

Von den Zusatzuntersuchungen werden MRT und CT nach intrathekaler Kontrastmittelinstillation komplementär eingesetzt. Mit ihnen können die einengenden Strukturen (knöchern, ligamentär, Bandscheibe) charakterisiert, ihre Ausdehnung und Lagebeziehung zu Nervenwurzel und Rückenmark direkt dargestellt werden. Die Erfassung der dynamischen Veränderungen im Bewegungssegment bei Flexion und Extension gelingt am besten mit der Funktionsmyelographie. Bei der Interpretation der MRT und CT-Befunde ist stets die nur mäßige Korrelation von Bildgebung und klinischem Befund zu berücksichtigen (Modic et al., 1988). Meßtechnisch ist die Fläche des Rükkenmarkquerschnitts am besten mit dem klinischen Befund korreliert (Braakman, 1994). Die bei einigen Patienten in Höhe der Einengung nachzuweisenden hyperintensen Areale intramedullär in den T2 gewichteten Sequenzen werden als kompressionsbedingte Ödembildung bzw. Gliose interpretiert (Matsuda et al., 1991). Pathologische Tibialis SEPs sind gut mit Hinterstrangsymptomen der Myelopathie korreliert (Yu und Jones,

1985), lassen aber keine Aussage über den Schweregrad und die Prognose der ZSM zu (Aminoff, 1984). Mit der magnetischen Cortexstimulation steht eine neue, sensitive Methode zur Verfügung: Die zentrale motorische Leitungszeit als Funktionsparameter des Tractus corticospinalis korreliert gut mit dem klinischen Schweregrad der zervikalen Myelopathie, sie ist nicht geeignet als Verlaufsparameter nach chirurgischer Dekompression (Maertens de Noordhout et al., 1991; Kameyama et al., 1995).
Differentialdiagnostisch sind der spinale Verlaufstyp der Multiplen Sklerose, die amyotrophe Lateralsklerose, die Syringomyelie und intraspinale zervikale Tumoren wie Meningeome und Neurofibrome zu berücksichtigen.

Verlauf

Bei erhöhter Prävalenz der Männer für die ZSM liegt der Altersgipfel in der 5. und 6. Dekade. Bei konstitutionell engem Spinalkanal und frühzeitg beginnender Bandscheibendegeneration kommt die ZSM aber durchaus schon bei 30–40jährigen vor.
In der Mehrzahl der Fälle wird die chronische Kompression von Rückenmark und Wurzeln in den mittleren und unteren zervikalen Segmenten manifest, insbesondere in den Zwischenwirbelräumen HWK 4/5, HWK 5/6 und HWK 6/7. Der Verlauf ist variabel, meist intermittierend progredient mit längeren Perioden weitgehend unveränderter Befunde (Clarke und Robinson, 1956; Lees und Turner, 1963). Manche Patienten zeigen initial eine rasche Verschlechterung mit später stabilem Verlauf. Ungünstige Prädiktoren für den Langzeitverlauf sind eine gute Beweglichkeit der spondylotischen HWS und ein Lebensalter über 60 Jahre bei klinischer Manifestation der ZSM (Nurick, 1972b; Barnes und Saunders, 1984).
Der variable Spontanverlauf macht es schwierig, den Nutzen der verschiedenen Behandlungsmaßnahmen abzuschätzen. Ruhigstellung als konservatives Behandlungsprinzip führt bei 43 % der Fälle zur Besserung des Beschwerdebildes, 34 % bleiben unverändert, 23 % verschlechtern sich weiter (Monro, 1984). Die operativen Ergebnisse nach Laminektomie sind im Vergleich zur konservativen Behandlung nicht besser (Monro, 1984). Die publizierten Besserungsraten der durchweg retrospektiven Studien für die verschiedenen Operationstechniken mit ventralem oder dorsalem Zugang liegen zwischen 50 und 80 % (Lunsford, 1980 b; Jeffreys, 1986). Der Nutzen der Operation liegt vor allem in der Unterbrechung der Progression medullärer Symptome (Bertalanffy und Eggert, 1988). Insgesamt profitieren nach den vorliegenden Daten insbesondere Patienten mit schwerer Behinderung, wenn sie früh im Verlauf operiert werden, und Patienten mit umschriebenen Stenosen in 1–2 Segmenten durch die ventralen Operationsverfahren. Hinsichtlich der Vor- und Nachteile, der zahlreichen Variationen, der Komplikationsmöglichkeiten und der detaillierten Operationsergebnisse der verschiedenen ventralen und dorsalen Operationstechniken wird auf die Übersicht von Braakman (1994) verwiesen.

Therapeutische Prinzipien

Bei Berücksichtigung der Pathomechanismen ist der Einsatz der Halskrawatte zur Einschränkung der HWS-Flexion und Extension als Basistherapie begründet. Damit lassen sich insbesondere die häufig begleitenden radikulären Schmerzen lindern und die Myelopathien in 43 % der Fälle bessern (Monro, 1984) und in 34 % eine weitere Progredienz aufhalten. Patienten mit diskreter medullärer Symptomatik werden regelmäßig kontrolliert um eine mögliche Progredienz rechtzeitig zu erfassen.
Die Indikation zur operativen Behandlung bleibt den Fällen mit 1. deutlicher Rückenmarkssymptomatik (spastische Paraparese) und 2. den Fällen mit chronisch progredientem Verlauf des medullären Syndroms trotz konservativer Therapie über 3 Monate vorbehalten. Die gebräuchlichsten *Operationsverfahren* sind:

- Die ventralen Operationstechniken nach Cloward oder Smith-Robinson mit oder ohne interkorporaler Fusion der Wirbelkörper und Abtragung komprimierender ossärer, diskogener und ligamentärer Strukturen.
- Partielle Vertebrektomie (Whitecloud, 1988).
- Zervikale Laminoplastie in variabler Ausdehnung (Hirabayashi und Satomi, 1988).
- Die dekomprimierende Laminektomie in variabler Ausdehnung mit oder ohne Fusion.

Pragmatische Therapie

Halskrawatte über längeren Zeitraum, insbesondere nachts, nicht länger als 2 Monate. Siehe auch Kap. J 3.1.2.

Strenge Indikationsstellung zur OP:

- Schwere Behinderung (spastische Paraparese) bei Erstuntersuchung.
- Chronisch progredienter, über 3 Monate konservativ therapieresistenter Verlauf.

Ventrale OP-Techniken:

- Umschriebene Spondylose über 1–2 Segmente
- Bandscheibenprotrusion oder knöcherne Exostosen, die mehr als 4 mm über den Wirbelkörperhinterrand ragen (Jeffreys, 1986).
- Subluxation mit Instabilität in ein bis zwei Bewegungssegmenten.

Laminoplastie:

- Spinalkanalstenose mit einem sagittalen Durchmesser < 12 mm in Höhe HWK 4.
- Ausgedehnte Ossifikationen des hinteren Längsbandes und Spondylose über mehr als 4 Segmente.

Laminektomie:
- Ausgedehnte spondylotische Veränderungen über mehrere Segmente.
- Spinalkanalstenose (konstitutionell oder erworben) mit einem Sagittaldurchmesser < 12 mm.

J 3.2. Lumbale und sakrale radikuläre Syndrome

J 3.2.1. Lumbaler Bandscheibenprolaps (BSP)

Klinik

Bandscheibenprotrusion und Bandscheibenprolaps, die zu Ischialgie und radikulärem Kompressions-Syndrom führen, gehen mit Abstand am häufigsten von den Zwischenwirbelräumen LWK 4/5 und LWK 5/ SWK 1 aus. Diese beiden Etagen sind für bis zu 98 % der monoradikulären Kompressions-Syndrome der Lendenwirbelsäule verantwortlich (Krämer, 1994). Wesentlich seltener kommt ein BSP im Zwischenwirbelraum LWK 3/4 vor (**Tab. J 3.5**). Die übrigen lumbalen Etagen sind nur ausnahmsweise betroffen.

Aufgrund des strukturellen Aufbaus des hinteren Längsbandes mit verstärkten Faserzügen in der Mittellinie entwickeln sich Bandscheibenvorfälle bevorzugt in postero-lateraler Richtung. In dieser Regelsituation wird die Wurzel, die in Höhe des Zwischenwirbelraumes austritt verschont und diejenige Wurzel, welche eine Etage tiefer den Spinalkanal verläßt, komprimiert. Ein lateraler Bandscheibenprolaps im Zwischenwirbelraum LWK 4/5 führt deshalb zu einem monoradikulären Syndrom L 5, die in dieser Höhe medial vorbeiziehende Wurzel S 1 wird durch einen lateralen BSP in der Etage LWK5/SWK 1 erreicht. Die wichtigsten Befunde monoradikulärer Syndrome der LWS sind in **Tab. J 3.5** zusammengefaßt.
Vergleichsweise häufig kann ein BSP eines Zwischenwirbelraumes im Lumbalbereich bei mediolateraler Ausdehnung mehr als eine Wurzel tangieren, im Zwischenwirbelraum LWK 4/5 beispielsweise die Wurzeln L 5 und S 1. Bei den seltenen streng medialen Vorfällen sind polyradikuläre lumbosakrale Läsionen in variabler Kombination bis hin zur Kompression der Kauda equina möglich.
Das klinische Bild des prolapsbedingten Wurzelkompressions-Syndroms ist geprägt durch Kreuz-

Tab. J 3.5: Symptomatik und Befunde bei lateralem lumbalem Bandscheibenvorfall (»Standardsituation«)

Bandscheibe Häufigkeit	Wurzel	Schmerzverteilung	Sensibilitätsstörung	Parese	Funktion	Reflex
LWK 3/4 2-5 %	L 4	Unterschenkelinnenseite	Schienbeininnenseite bis medialer Fußrand	M.quadriceps femoris (vastus medialis) M.tibialis anterior	Streckung im Kniegelenk Fußhebung (Dorsalflexion)	Quadriceps femoris Reflex (PSR) ↓ /-
LWK 4/5 40-45 %	L 5	Gesäß, Oberschenkelhinteraußenseite Unterschenkelaußenseite Fußrücken	Wadenaußenseite medialer Fußrücken Großzehe dorsal	M.extensor hallucis longus M.tibialis posterior M.tibialis anterior	Großzehenhebung (Dorsalflexion) Hebung des medialen Fußrandes (Plantar-Flexion-Supination -Adduktion Fußhebung (Dorsalflexion)	Tibialis-posterior-Reflex (TPR) ↓ /-
LWK 5/ SWK 1 45-50 %	S 1	Ober- und Unterschenkelrückseite Fußaußenseite	Wadenrückenaußenseite lateraler Fußrand Oberschenkelrückseite	Mm.peronei M.triceps surae Glutaeaemuskulatur	Hebung des lateralen Fußrandes (Plantar-Pronation, -Abduktion,-Flexion) Fußsenkung (Plantar-Flexion, -Supination) Abduktion im Hüftgelenk	Tricepssurae-Reflex (ASR) ↓ /-

↓ : abgeschwächt
↓ /-: abgeschwächt oder erloschen

schmerzen mit druckschmerzhafter, verspannter paravertebraler Muskulatur, Bewegungseinschränkung und Schmerz-schonhaltung der LWS (Lumbal-Syndrom) und durch radikuläre, in das ipsilaterale Bein ausstrahlende Schmerzen: Ischialgie bei Wurzelkompressions-Syndrom (WKS) L4-S1 und Femoralgie bei WKS L2-L4. Schließlich entwickeln sich Sensibilitätsstörungen, Paresen und Reflexabschwächung mit segmentalem Ausfallsmuster (**Tab. J 3.5**). Manöver, die zu einer Dehnung der Nervenwurzel (Zeichen nach Lasègue und Bragard für L4-S1 und »umgekehrter« Lasègue für L2-L4) oder zur Erhöhung des intraspinalen Druckes führen (Husten, Niesen, Pressen), provozieren oder verstärken die Ischialgie/Femoralgie.

Lumbale Bandscheibenvorfälle mit Lokalisation in oder außerhalb des Foramen intervertebrale (intraforaminale/extrem laterale Vorfälle) weisen bei einer Häufigkeit von 3 bis 10 % gegenüber der Standardsituation einige Besonderheiten auf: Betroffen ist die ein Segment höher vom Duralsack abgehende Wurzel, in der Etage LWK 4/5 beispielsweise die Wurzel L4, die auf Höhe des Bandscheibenfaches den Spinalkanal verläßt. Die Mehrzahl der extrem lateralen Bandscheibenvorfälle finden sich in den Zwischenwirbelräumen LWK 3/4 (24 %) und LWK 4/5 (60 %). Als klinischer Test läßt sich die Provokation radikulärer Schmerzen durch Seitwärtsneigung des Rumpfes zur Seite des Vorfalles nutzen (Abdullah et al., 1988). Da der extrem laterale BSP den Subarachnoidalraum nicht einengt, läßt er sich myelographisch nicht darstellen. Der sichere Nachweis gelingt mit der CT und MRT (Stoeter et al., 1982).

Als besondere klinische Variante eines medialen lumbalen Bandscheibenvorfalles, bevorzugt aus dem Zwischenwirbelraum LWK 4/5, ist das Kauda-Syndrom zu nennen: Hierbei kommt es zur akuten Kompression der unteren lumbalen und der sakralen Wurzeln mit beidseitiger Ischialgie. Das Vollbild ist geprägt durch bilaterale Fußsenkerparese, beidseitigem Verlust des Triceps-surae-Reflexes, Sensibilitätsminderung in den sakralen Segmenten (Reithosenanästhesie) sowie eine Schwäche der Sphinktermuskulatur von Blase und Mastdarm. Das Kauda-equina-Syndrom ist ein neurochirurgischer Notfall.

Bildgebende Methoden der ersten Wahl bei Verdacht auf lumbalen Bandscheibenvorfall sind gleichberechtigt CT und MRT (Albeck et al., 1995). Mittels MRT nativ und nach Kontrastmittelgabe (Gadolinium DTPA) ist eine verläßliche postoperative Differenzierung von Narben- und

Tab. J 3.6: Vergleich von Computertomographie, Magnetresonanztomographie und Myelographie in der Diagnostik des lumbalen Bandscheibenvorfalles

	Computertomographie	Magnetresonanztomographie	Myelographie
Vorteil	Kurze Untersuchungszeit; direkte Dichtemessung; direkte Prolapsdarstellung und genaue Lokalisation; sumultane Darstellung von Knochen und Weichteilen; sichere Erfassung des extrem lateralen BSP; Unterscheidung von diskogenen und ossären Spinalkanalstenosen; Erweiterung durch intrathekale KM-Instillation (präoperativ)	keine Strahlenexposition; kontinuierliche Darstellung der gesamten LWS mit Zwischenwirbelräumen, Bandscheiben und Subarachnoidalraum in der Sagittalebene; Abbildung der kranialen oder kaudalen Ausdehnung von BS-Sequestern; direkte und indirekte Prolapsdarstellung; sichere Erfassung des extrem lateralen BSP; sichere Differenzierung Rezidivprolaps vs. Narbe (mit GD-DTPA); überlegene Weichteildifferenzierung	kontinuierliche direkte Abbildung des Subarachnoidalraumes mit den Wurzeltaschen in allen Abschnitten; Suchmethode bei klinisch nicht eindeutiger Höhenlokalisation; geringer apparativer Aufwand
Nachteil	diskontinuierliche Darstellung; Beschränkung auf drei Segmente (Strahlenexposition); klinische Höhenlokalisation Voraussetzung; Differenzierung Rezidivprolaps vs. Narbengewebe unsicher	technisch aufwendig, kostenintensiv; lange Untersuchungszeit, anfällig für Bewegungsartefakte; ungenügende Abbildung degenerativer knöcherner Appositionen bei Spondylose/Spondylarthrose **Kontraindiziert** bei Trägern von Herzschrittmachern und ferromagnetichen Metallteilen: Operationsclips, Granatsplitter, intraspinale Sonden; Hörgerät, Schwangerschaft, Klaustrophobie	invasives Verfahren (Aufklärung); indirekte Prolapsdarstellung; falsch-negative Befunde bei Prolaps im Zwischenwirbelraum LWK 5/SWK 1 wegen breitem anterioren Epiduralraum möglich; fehlender Nachweis des extrem lateralen BSP; Komplikationen möglich: Liquor-Unterdruck-Syndrom, allergische Kontrastmittelreaktion; stationärer Aufenthalt

Bandscheibengewebe möglich (Hueftle et al., 1988). In **Tab. J 3.6** ist die Differentialindikation der bildgebenden Verfahren gelistet: Die Myelographie ist heute beim lumbalen Bandscheibenvorfall mit monoradikulärem Wurzelkompressions-Syndrom entbehrlich. Elektrodiagnostische Techniken (EMG, NLG, SEP, F-Welle, H-Reflex) sind hilfreich in der Objektivierung, Bestimmung von Läsionstyp, Schweregrad und Ausdehnung und Abschätzung der Prognose einer lumbosakralen radikulären Läsion. Die aussagekräftigste Einzeluntersuchung ist die Nadelmyographie (Aminoff et al., 1985). Bei häufig bevorzugter Läsion des Ramus dorsalis läßt sich Denervierung vor allem in der paraspinalen Muskulatur nachweisen (Parry, 1993).

Monoradikuläre Wurzelkompressions-Syndrome als Folge eines BSP sind diagnostisch kaum zu verkennen. Schwierigkeiten können sich bei polyradikulärem Ausfallsmuster und beim medialen Prolaps mit Kaudakompression ergeben. Neben intraspinalen Tumoren (Neurinom, Meningeom, Gliom, Ependymom) sind Karzinom-, Sarkom- und Lymphommetastasen und die Meningiosis carcinomatosa differentialdiagnostisch zu berücksichtigen. Die saisonal gehäuft in den Sommermonaten vorkommende Meningoradikulitis bei Neuroborreliose im Stadium II (Bannwarth-Syndrom) und die Herpes zoster-Radikulitis sind durch das entzündliche Liquor-Syndrom, die serologischen Befunde und das Bläschen-Exanthem (Herpes zoster) abzugrenzen. Die diabetische Polyradikulopathie (Bastron und Thomas, 1981) und die idiopathische lumbosakrale Plexusneuropathie können ebenfalls einem polyradikulären Kompressions-Syndrom ähneln. Ein akutes Lumbal-Syndrom wird bei den in der Differentialdiagnose genannten Krankheiten in der Regel vermißt.

Verlauf

Etwa zwei Drittel aller bandscheibenbedingten Folgeerkrankungen betreffen die Lendenwirbelsäule, die Mehrzahl wird im jüngeren und mittleren Erwachsenenalter klinisch manifest. Der Altersgipfel liegt in der 4. und 5. Dekade. Männer sind etwas häufiger und früher als Frauen betroffen (Krämer, 1994). Bandscheibenvorfälle, die zu einem radikulären Kompressions-Syndrom führen, gehen in ca. 95 % von den Zwischenwirbelräumen LWK 4/LWK 5 und LWK 5/SWK 1 aus. Der BSP wird klinisch in der Regel ohne vorheriges Trauma manifest. Nicht selten lassen sich berufliche und sportliche Tätigkeiten, die mit Bükken, Drehbewegungen und Heben von Lasten einhergehen als »letzter« Auslöser eruieren. Kongenitale Anomalien der LWS sind häufig und prädisponieren wegen statischer Fehlbelastung zu frühzeitiger Bandscheibendegeneration und damit zum BSP. Die wichtigsten sind die Spina bifida, Assimilationsstörungen (Sakralisation des 5. LWK, Lumbalisation des 1. SWK), Spondylolyse und Sponylolisthesis.

Der Spontanverlauf der prolapsbedingten Lumboischialgie ist im allgemeinen günstig und selbstlimitierend. Die große Mehrzahl der Patienten wird durch konservative Behandlung entscheidend gebessert. Konsequente Bettruhe mit Stufenbettlagerung über einen Zeitraum von 2–4 Wochen führte bei 70 % der Fälle zu befriedigenden Spätergebnissen (Pearce und Moll, 1976). Auch wesentlich kürzere Liegedauer von wenigen Tagen sind effektiv (Deyo et al., 1986). Selbst bei computertomographisch nachgewiesenem BSP mit radikulärem Defizit und elektromyograpisch objektivierter Wurzelläsion sind die Ergebnisse intensiver physikalischer Rehabilitationsprogramme mit 90 % guten oder exzellenten Ergebnissen mit Wiederherstelllung der Arbeitsfähigkeit sehr gut (Saal und Saal, 1989). Serielle MRT-Untersuchungen konnten zeigen daß bei knapp 2/3 der Fälle die Größe des Vorfalles innerhalb 1 Jahres abnahm, bei einem Drittel um mehr als 20 % (Matsubara et al., 1995). Günstige Verlaufsprädiktoren sind weiter Spinalkanal und eine Prolapsgröße die 1/3 der Weite des Spinalkanales nicht übersteigt (Krämer, 1995). Der Anteil der Patienten, die einer chirurgischen Intervention bedürfen wird zwischen 10 und 20 % geschätzt (Pearce und Moll 1967). Die bisher einzige prospektive, kontrollierte Langzeitstudie über 10 Jahre zum Vergleich des Behandlungsergebnisses konservativer versus chirurgischer Therapie beim lumbalen Bandscheibenvorfall konnte nach 4 und 10 Jahren keinen Unterschied in den Ergebnissen der beiden Behandlungsverfahren feststellen (Weber, 1983).

Therapeutische Prinzipien

Die Therapie des lumbalen Bandscheibenvorfalles, konservativ und operativ, hat im Akutstadium die Entlastung (Dekompression) der unter Druck stehenden Nervenwurzel zum Ziel.

Konservative Behandlungsprinzipien umfassen entlastende Lagerung, Traktion der LWS, Myotonolyse und Analgesie durch physikalische Maßnahmen und medikamentöse Therapie. Die Wirkung der nichtsteroidalen Antirheumatika beruht auf der Hemmung der Prostaglandinsynthese und der damit verbundenen herabgesetzten Erregbarkeit von Nozizeptoren im Bewegungssegment. Die plausible systemische Gabe der stark antiinflammatorisch wirkenden Kortikosteroide konnte in einer placebokontrollierten Doppelblindstudie als wirksam lediglich gegenüber dem Dehnungsschmerz im akuten Stadium der kompressionsbedingten Lumboischialgie nachgewiesen werden (Haimovic und Beresford, 1986). Lokale epidurale Kortikosteroidinjektionen zeigen einen günstigen Effekt auf die Ischialgie, wahrscheinlich durch Beeinflussung der kompressionsbedingten sekundären Entzündungsreaktion mit ödematöser Schwellung der Wurzel (Spaccarelli, 1996). Nach Abklingen des akuten radikulären Syndroms liegt der Schwerpunkt auf Krankengymnastik zur aktiven Stabilisation der LWS und Haltungsschulung

(Rückenschule; Krämer, 1994). Dabei kommen heute zunehmend Intensivprogramme zur Anwendung die auch Krafttrainingseinheiten beinhalten. Entspannungstechniken (z.B. Autogenes Training, Yoga, Feldenkrais) helfen Muskelverspannungen abzubauen. Die Gestaltung des Arbeitsplatzes und des häuslichen Bereiches nach ergonomischen Gesichtspunkten (hohe, harte Stühle, steile Autositze), Reduktion des Körpergewichtes auf das Idealgewicht und intensive Haltungsschulung mit Vermeidung gefährlicher Bewegungsabläufe (Heben von Lasten mit ausgestreckten Armen, z. B. Ausladen des Kofferraumes) dienen der Rezidivprophylaxe und der Erhaltung des therapeutischen Ergebnisses.

Die gebräuchlichsten operativen Verfahren sind interlaminäre Flavektomie (Fenesterotomie), Laminotomie und Hemilaminektomie. Männer werden wesentlich häufiger am lumbalen BSP operiert als Frauen (Geschlechtsverhältnis etwa 2:1; Davis, 1994). Die Ergebnisse der in mikrochirurgischer Technik durchgeführten Diskektomie sind besser als die der konventionellen Verfahren und liegen in der Größenordnung von 80–98 % befriedigender Resultate (Ebeling et al., 1986). Die Inzidenz notwendiger Reoperationen infolge eines Rezidivs in der operierten Höhe liegt in vergleichbarer Höhe (1,4–8,0 %). Perioperative Komplikationen (Zunahme des neurologischen Defizits, Wundinfektionen, Lungenembolie) treten nach mikrochirurgischer Technik seltener auf. Mit einer postoperativen Diszitis ist bei beiden Verfahren in einer Größenordnung von 0–2,3 % zu rechnen (Oppel et al., 1977). Die Ergebnisse der Bandscheibenchirurgie sind in erster Linie von der sorgfältigen Auswahl (Indikationsstellung) geeigneter Patienten abhängig und erst in zweiter Linie von den chirurgischen Verfahren. Nur bei unzweideutig radikulärem Syndrom mit enger Korrelation zur Bildgebung werden die oben angeführten hohen Erfolgsziffern erreicht (Frymoyer, 1988). Die verschiedenen perkutanen Techniken der lumbalen Bandscheibenchirurgie erreichen die Entlastung der komprimierten Nervenwurzel auf zwei prinzipiell unterschiedlichen Wegen: Bei der perkutanen Diskektomie (Synonyme: perkutane Nukleotomie mit Diskuskopie; arthroskopische Mikrodiskektomie; perkutane endoskopische Diskektomie) wird mit endoskopischem Instrumentarium über einen posterolateralen Zugang der Prolaps direkt erreicht und entfernt. Bei der zweiten Gruppe der Verfahren wird der Nukleus pulposus im Zentrum der Bandscheibe punktiert und eine intradiskale Dekompression angestrebt; dies geschieht durch mechanisches Abtragen und Aspirieren von Bandscheibenmaterial mit einem sogenannten Nukleotom (automatische perkutane lumbale Diskektomie), durch Induktion einer enzymatischen Proteolyse mit Chymopapain (Chemonukleolyse) und neuerdings auch durch intradiskale Vaporisierung des Nucleus pulposus mit Laserenergie (perkutane Laserdiskektomie).

Alle diese minimal-invasiven Methoden müssen sich am therapeutischen »Goldstandard«, der mikrochirurgischen offenen Diskektomie messen. Am besten geprüft ist die bereits in den 60er Jahren eingeführte Chemonukleolyse. In einer Analyse von 16 Studien mit jeweils mehr als 100 Patienten wurde eine mittlere Rate befriedigender Ergebnisse in 78 % der Fälle mitgeteilt. Beim direkten Vergleich Chemonukleolyse versus offene Diskektomie (Auswertung von 16 Studien) zeigte sich eine mittlere Erfolgsquote von 76,2 % für die Chemonukleolyse und 88,1 % für das operative Verfahren (Nordby und Wright, 1994). Eine randomisierte klinische Multicenterstudie zum Vergleich der Ergebnisse nach operativer Diskektomie versus Chemonukleolyse bei BSP in den Etagen LWK 4/5 und LWK 5/SWK 1 ergab eine eindeutige Überlegenheit der operativen Ergebnisse im Vergleich zur Chemonukleolyse. 25 % der Patienten in der Chemonukleolysegruppe mußten als Therapieversager operiert werden (August et al., 1989). Die häufigste spezifische Komplikation der Chymopapain-Chemonukleolyse ist mit einer Inzidenz von 0,51 % die anaphylaktische Reaktion (Sussmann et al., 1981). Neuere Untersuchungen berichten über einen deutlichen Rückgang dieser gefürchteten Komplikation seit Mitte der 80er Jahre bis auf 0,2 % Inzidenz (Nordby et al., 1993). Weitere seltene, aber gravierende neurologische Komplikationen sind akute Myelitis transversa, Kauda equina-Syndrom, subarachnoidale und subdurale Blutung bei intrathekaler Injektion, Paraplegie, epiduraler Abszeß und Diszitis.

Für die automatisierte perkutane lumbale Diskektomie (APLD) berichten Onik et al. (1990) in einer prospektiven Multizenterstudie an 327 Patienten über erfolgreiche Behandlungsergebnisse in 75,2 %. Wurden Patienten behandelt welche die rigiden Studienkriterien nicht erfüllten sank die Erfolgsrate auf 49,4 %. Die einzige prospektive, randomisierte Studie zum Vergleich APLD mit Chemonukleolyse zeigte eine Erfolgsrate von 66 % für die Chemonukleolyse und nur 37 % für die APLD (Revel et al., 1993). Noch entäuschender ist das Ergebnis einer kontrollierten randomisierten Studie APLD versus Mikrodiskektomie in der Behandlung gedeckter lumbaler Bandscheibenvorfälle. Die Behandlungsergebnisse für die APLD waren nur in 29% befriedigend, in der Mikrodiskektomiegruppe dagegen in 80 % der Fälle (Chatterjee et al., 1995).

Für die perkutane Diskektomie und die Laserdiskektomie sind die mitgeteilten Erfahrungen in retrospektiven, unkontrollierten Studien zu gering um ihre Wertigkeit heute einzuschätzen. Langzeitergebnisse dieser Techniken fehlen ebenso wie Vergleichsuntersuchungen mit etablierten OP-Methoden (Mayer, 1994; Quigley und Maroon, 1994; Siebert et al., 1996).

Pragmatische Therapie

In der Akutphase:

- Entlastung: Bettruhe, Lagerung im Stufenbett;

- Traktion: Schlingentisch, horizontaler Extensionstisch, 1-2 Anwendungen pro Tag;
- Bewegungstherapie im Warmwasserbad 2mal täglich über 20-30 Minuten;
- Analgesie:
  Elektrotherapie (Stangerbad, diadynamischer Strom);
  Kryo-/Thermotherapie nach individueller Verträglichkeit;
  Kryotherapie als Langzeitanwendung 10-20 Minuten, 2mal täglich;
  Thermotherapie (Fango, heiße Rolle, Paraffin) über 30 Minuten, 2mal täglich;
- Medikamente (s. **Tab. J 3.4**)
  Myotonolytika, z. B. Diazepam 10 mg 0-1-1/die;
  Analgetika, z. B. Paracetamol 500-1000 mg Supp 1-0-1/die oder Tramadol (Tramal®) Kps. bis 3mal 1/die Dosierung in Abhängigkeit vom Verlauf, regelmäßige Einnahme nicht länger als 2 Wochen;
- Nicht steroidale Antirheumatika (NSAR), z. B. Indometacin (Amuno®) 25 mg Kps. 2-3mal 1 Kps. täglich, Diclofenac (Voltaren®) 3 x 25-3 x 50 mg/die;
- Kortikoide, z. B. 3 x 4 mg Dexamethason (Fortecortin®) für 3 Tage.
- Thymoleptika z. B. Amitriptylin (Saroten® retard) 25-75 mg als abendliche Einmaldosis.

Nach Abklingen des akuten radikulären Syndroms:
- Absetzen der medikamentösen Therapie;
- Aktive Übungsbehandlung zur Stabilisierung der LWS;
- Kräftigung der Rücken- und Bauchmuskulatur mit isometrischen und isotonischen Techniken;
- Haltungsschulung
  Die konservative Behandlung kann im akuten Schmerzstadium stationär durchgeführt werden, eine möglichst frühzeitige ambulante Weiterbehandlung mit zunehmend aktivem Vorgehen, angepaßt an den individuellen Verlauf ist anzustreben. In wenigen Fällen mit chronischem radikulären Syndrom und Haltungsinstabilität der LWS ist die temporäre Anpassung einer Orthese (Kreuzstützmieder) in Verbindung mit Krankengymnastik angezeigt.

Die **Indikation zur offenen Operation** (mikrochirurgische Diskektomie) ist bei folgenden Befundkonstellationen zu stellen:
- Medialer BSP mit Kauda-Syndrom oder polyradikulärem, sensomotorischem Ausfallsmuster sind *absolute Indikationen;*
- Lateraler BSP mit mono- oder biradikulärer Läsion und funktionell bedeutsamer Parese (Muskeltestwert 3 und weniger);
- Therapieresistentes monoradikuläres Syndrom mit konservativ ungenügend beeinflußbarer Ischialgie bei computer- oder kernspintomographisch gesichertem BSP in korrespondierender Etage.

Der Indikationsstellung sollte eine mindestens 4wöchige konsequente konservative Behandlung vorausgehen.

Perkutane Therapieverfahren:
Die Indikationen für die verschiedenen Verfahren sind ähnlich: nicht progredientes, konservativ therapieresistentes, leichtes monoradikuläres Syndrom bei nachgewiesener (CT, MRT) Bandscheibenprotrusion oder gedecktem kleinen Prolaps, der weniger als 1/3 des Spinalkanales ausfüllt. *Kontraindiziert* sind perkutane Verfahren bei Bandscheiben-Patienten mit schweren und/oder progredienten neurologischen Ausfällen, Kauda equina-Syndrom, Massenvorfällen, Diskushernien mit freiem Sequester, Spondylodiszitis und Voroperation in gleicher Höhe. Ungünstig sind die Ergebnisse bei zusätzlicher spinaler Pathologie im Sinne einer knöchernen Lumbalstenose oder einer Stenose des Rezessus lateralis.

Präventive Maßnahmen:
- Selbständiges Üben der erlernten Techniken zur Haltungsschulung und Kräftigung der Muskulatur zu Hause (Rückenschule; Krämer, 1994);
- Umsetzung der erlernten Verhaltensweisen in den Alltag;
- Vermeidung von Sportarten die mit einer hohen Druckbelastung und exzessiver Flexion, Extension und Rotation der LWS einhergehen. Ungünstige Sportarten sind Brustschwimmen, Alpinskilauf, Tennis, Squash, Golf, Fußball, Rudern, Marathon, Gewichtheben, Kunstturnen, Hockey, Kegeln, Bowling, Ringen. Zu empfehlende Sportarten dagegen sind Rückenschwimmen, Skilanglauf, Volleyball, Reiten, Radfahren, Fitnesstraining, Joggen, Walking, Bergwandern.

Unwirksam oder obsolet
Manuelle Therapie ist beim akuten radikulären Syndrom infolge eines BSP absolut kontraindiziert. Injektionsbehandlungen, insbesondere epidurale Wurzelblockaden sollten wegen der Gefahr der subarachnoidalen Injektion mit Spinalanästhesie nur von in diesen Techniken Erfahrenen durchgeführt werden. Zur Vermeidung eines epiduralen Abzesses ist auf Sterilität zu achten. Nach wiederholter intraglutäaler Injektion mit Kombinationspräparaten, die Steroide und Antiphlogistika enthalten, sind immer wieder muskuläre Narbenbildung und Atrophie des subkutanen Fettgewebes mit unschönem kosmetischen Defekt zu beobachten, so daß diese Therapie nicht empfohlen werden kann.

J 3.2.2. Lumbale Spinalkanalstenose

Klinik und Verlauf
Unter dem Begriff der lumbalen Spinalkanalstenose wird definitionsgemäß jede Art der Verengung

des zentralen lumbalen Spinalkanales und/oder des Nervenwurzelkanales und/oder des Neuroforamens subsumiert (Arnoldi et al., 1976). Die Stenose kann lokal, segmental oder generalisiert verteilt – und knöchern oder bindegewebig bedingt sein. Die Klassifikation umfaßt die beiden großen Gruppen der kongenitalen (anlagebedingten) und erworbenen (degenerativen) Stenosen. In letzterer Gruppe wird zwischen zentralen (den eigentlichen Wirbelkanal betreffenden) und den lateralen (Rezessus lateralis, Nervenwurzelkanal) Stenosen unterschieden. Kombinationen der beiden Haupttypen sind häufig.

Klinisch manifestiert sich die lumbale Spinalkanalstenose im mittleren und höheren Lebensalter bevorzugt bei Personen mit konstitutionell engem Spinalkanal. Eine im Lebensverlauf hinzutretende Bandscheibendegeneration mit ihren Folgezuständen wie Hypertrophie der Wirbelgelenke, Bandscheibenprotrusion, spondylotische Randleisten und verdickte Ligamente führt zu einer weiteren kritischen Reduktion des Volumens für den Duralsack. Nach dem im CT bestimmten Sagittaldurchmesser des Wirbelkanals wird eine absolute (< 10 mm) und eine relative Stenose (10–12 mm) unterschieden (Verbiest, 1980).

Das klinische Bild ist geprägt durch eine streng belastungsabhängig (Gehstrecke) auftretende, variable, häufig bilaterale Reiz- und Ausfallssymptomatik lumbosakraler Nervenwurzeln. Im Vordergrund stehen ein – oder beidseitige Lumboischialgien und unter Belastung hinzutretende segmental (Dermatom) begrenzte Parästhesien oder Hypästhesien (neurogene Claudicatio intermittens). Motorische Symptome sind nicht prominent und werden oft unspezifisch als Schweregefühl der unteren Extremitäten berichtet. Nicht selten sind Muskelkrampi der Unterschenkelmuskulatur. Typisch ist eine Provokation der Symptomatik durch Hyperlordosierung der LWS, z. B. beim Treppabgehen. Zur Reduktion der lumbalen Lordose nehmen die Patienten eine nach vorn gebeugte Rumpfhaltung mit Flexion in Hüft- und Kniegelenk ein. Der neurologische Befund ist bemerkenswert spärlich, häufiger sieht man einen Verlust der Achillessehnenreflexe und abgeschwächte Patellarsehnenreflexe. In einer prospektiven Studie an 100 konsekutiven Patienten mit symptomatischer lumbaler Spinalkanalstenose wurde die folgende Reihung klinischer Symptome nach Häufigkeit ermittelt: Kreuzschmerz (95), neurogene Claudicatio intermittens (91), sensible Störungen der Beine (70), Schmerzlinderung bei Vorbeugung (61), Zunahme der Beschwerden beim Bergabgehen (40) und Schwäche in den Beinen (33). Der Vergleich des klinischen Beschwerdebildes mit den radiologischen Befunden ergab keine überzeugende Verbindung, häufig war der radiologische Befund ausgeprägter als es die Klinik erwarten ließ (Amundsen et al., 1995).

Die aussagekräftigste Bildgebung erhält man mit der Myelo-CT und der Funktionsmyelographie in Extension und Flexion. Nur mit diesen Verfahren läßt sich die funktionsabhängige Einengung des Duralsackes mit den Cauda equina Fasern und Wurzeltaschen mit den Nervenwurzeln nach Lokalisation und Ausmaß exakt charakterisierten (Schulitz et al., 1996).

Differentialdiagnostisch ist die vaskuläre Claudicatio intermittens bei arterieller Verschlußkrankheit (»Schaufensterkrankheit«) zu berücksichtigen. Der hier belastungsabhängig auftretende Muskelischämieschmerz ist meist lokalisiert (Wadenmuskulatur), zeigt keine Abhängigkeit von der Rumpfposition, radikuläre Defizit-Symptome fehlen, die peripheren Pulse sind abgeschwächt oder nicht mehr tastbar, die Hauttemperatur vermindert.

Therapeutische Prinzipien

Die Entscheidung der Therapiewahl – konservativ oder operativ – ist zum großen Teil von der subjektiven Beeinträchtigung des Patienten durch sein Beschwerdebild abhängig zu machen. Der neurologische Untersuchungsbefund zeigt ebenso wie die Elektromyographie aus den lumbosakralen Myotomen oft nur sehr diskrete objektive Befunde. Prospektive, vergleichende Untersuchungen von konservativer versus chirurgischer Therapie existieren für die lumbale Spinalkanalstenose nicht. Bei leichtem Beschwerdebild ist ein konservativer Behandlungsversuch mit physikalisch medizinischen Maßnahmen wie sie bei der Lumboischialgie anderer Genese zur Anwendung kommen, gerechtfertigt (siehe Kap. J 3.2.1.). Der Spontanverlauf bei lumbaler Spinalkanalstenose ist häufig über Jahre stabil ohne wesentliche Änderung des klinischen Befundes. Jeweils ein kleiner Teil (15 %) zeigt entweder eine Verschlechterung oder bessert sich (Johnson et al., 1991). Weitere konservative Therapieprinzipien sind epidurale Wurzelblockade, Kortikoidinfiltration der Facettengelenke und das Korsett zur Entlordosierung (Schulitz et al., 1996).

Chirurgisches Therapieprinzip ist die operative Dekompression der bedrängten neuralen Strukturen des Spinalkanals. Dabei zeichnet sich ein klarer Trend hin zur gezielten, selektiven Dekompression und weg von der Mehretagen-Laminektomie ab. Diese Entwicklung dient der Vermeidung von Instabilitäten und wird durch die moderne Bildgebung mit genauer Festlegung der verantwortlichen komprimierenden Gewebsstrukturen unterstützt. Kontrovers wird in der chirurgischen Literatur die Frage der prinzipiellen Notwendigkeit der Kombination der Dekompression mit instrumenteller Fusion diskutiert (Benini, 1993; Schulitz et al., 1996).

In einer Metaanalyse von 74 Artikeln zu den operativen Ergebnissen bei lumbaler Spinalkanalstenose wurden insgesamt gute bis sehr gute Ergebnisse in 64 % der Fälle ermittelt. Die Ischialgie und neurogene Claudicatio besserten sich in 76 %. Relativiert werden diese Zahlen durch die Tatsache, daß unter den 74 Studien nur drei prospektiv angelegt waren. Randomisierte Studien zum Vergleich operative – versus konservative Behandlung liegen nicht vor (Turner et al., 1992).

J 3.2.3. Spondylodiszitis

Klinik und Verlauf

Unter der Gesamtzahl der Osteomyelitiden ist der isolierte entzündliche Befall von Wirbelkörper und Bandscheibe (Spondylodiszitis) ein seltenes Ereignis. Das frühere Überwiegen spezifischer (tuberkulöser) Spondylitiden hat sich seit den 60er Jahren zu Gunsten der unspezifischen (bakteriellen) Formen umgekehrt (Collert, 1977). Die bakterielle Spondylodiszitis ist eine Erkrankung der zweiten Lebenshälfte, Männer sind etwas häufiger als Frauen betroffen. Die thorakalen und lumbalen Wirbelsäulenabschnitte sind bevorzugt betroffen mit einer Häufung im Bereich des thorakolumbalen Überganges. Begünstigende Begleit-/Grunderkrankungen sind Infektionen des Urogenitaltraktes, der Atemwege, der Haut (Dekubitus), chronische Niereninsuffizienz, rheumatoide Arthritis, Malignome, Diabetes mellitus, Alkoholismus, i. V. Drogenabusus und Immundefizienz (Wood und Edmondson, 1989). Isolierten Diszitiden im Erwachsenenalter gehen fast immer diagnostische oder operative Eingriffe im betroffenen Wirbelsäulensegment voraus (Diskographie, Nukleotomie, Diskektomie, Fusions-OP).

Der mit Abstand häufigste verantwortliche Erreger ist Staphylokokkus aureus, der gemeinsam mit dem deutlich seltener nachgewiesenen Staphylokokkus epidermidis für 60 % der Infektionen verantwortlich ist; 30 % werden durch Enterobakterien verursacht (Waldvogel und Vasey, 1980).

Führende klinische Symptome sind Dauerschmerzen mit Akzentuierung unter körperlicher Aktivität des betroffenen Wirbelsäulenabschnittes, schmerzhafte Bewegungseinschränkung, paravertebraler Muskelhartspann, Fieber und allgemeines Krankheitsgefühl. Radikuläre oder medulläre neurologische Defizitsymptomatik in Abhängigkeit von der betroffenen Höhe ist vor allem bei Übergreifen des Entzündungsprozesses auf die Umgebung im Sinne der Abszeßbildung (epiduraler Abszeß) und bei Wirbelkörperdestruktion mit Knickbildung zu erwarten. Ein wichtiges Untersuchungszeichen ist die ausgesprochene Druck- und Klopfschmerzhaftigkeit des entzündeten Wirbels. Die spezifische (tuberkulöse) Spondylitis ist häufig mit großen paravertebralen Abszessen vergesellschaftet, vor allem im Bereich des M. psoas (Psoasabszeß) mit bewegungsabhängigen Schmerzen in der Hüftregion und druckbedingter Neuropathie des N. femoralis und/oder Plexus lumbalis (Wood und Edmondson, 1989).

Von den Laborparametern ist die BKS am Aussagekräftigsten: Sie ist bei der Mehrzahl der Patienten deutlich beschleunigt, in ca. 1/3 der Fälle im Sinne der Sturzsenkung mit Werten über 100 mm in der ersten Stunde. Außerdem ist sie der bestgeeignete Verlaufsparameter zur Beurteilung des Therapieeffektes. Die Keimidentifizierung sollte vor Beginn einer antibiotischen Therapie mittels mehrfacher Blutkulturen und Knochenbiopsie (CT-gesteuerte Feinnadelbiopsie, offene Biopsie) unbedingt angestrebt werden. Bildgebende Methode der Wahl mit höchster Spezifität vor allem in Frühstadien der Erkrankung ist die Magnetresonanztomographie (Modic et al, 1985).

Therapeutische Prinzipien

Bei früher Diagnosestellung und umschriebenem, begrenzten Befall ist die konservative Therapie in der Regel erfolgreich. Hauptprinzipien sind:

1. Ruhigstellung, beginnend mit absoluter Bettruhe über 6–8 Wochen mit Anpassung eines Gipskorsettes für die spätere ambulante Phase.
2. Testgerechte Antibiose mit intravenöser Verabreichung über 4–6 Wochen, gefolgt von einer oralen Antibiose über weitere 4–6 Wochen.
3. Adjuvante Thrombo-Emboliephrophylaxe mit Low-dose Heparinisierung.

Beim Ansprechen der spezifischen antibiotischen Therapie ist regelhaft eine Normalisierung der BKS zu beobachten (Wood und Edmondson, 1989).

Die *Indikation zum chirurgischen Vorgehen* ist bei folgenden Befundkonstellationen gegeben:

- Auftreten und Progression radikulärer und medullärer Symptome (absolute Indikation).
- schwerer knöcherner Befall
- epidurale und paraspinale Abszeßbildung
- Wirbelkörperdestruktion mit Knickbildung
- nicht Ansprechen auf die oben angeführten konservativen Therapiemaßnahmen.

Chirurgische Prinzipien nach Indikationsstellung umfassen:

1. Radikales Débridement mit Ausräumung des Entzündungsherdes und der Nekrosen
2. Defektsanierung und Wiederherstellung von Form und Stabilität der Wirbelsäule (Knochenspan, Instrumentation)
3. Lokale intraoperative Antibiose (Stoltze et al, 1992)
4. Dekompression neuraler Strukturen (Abszeßdrainage)

Der chirurgische Zugangsweg wird für alle Wirbelsäulenabschnitte nach Möglichkeit von ventral gewählt, da nur hiermit der Entzündungsherd adäquat erreicht und ausgeräumt werden kann. Der dorsale Zugang bleibt lumbal der seltenen isolierten Diszitis oder Patienten mit hohem allgemeinen Operationsrisiko vorbehalten. In einer großen operativen Serie von 108 Patienten in der die Hälfte manifeste neurologische Ausfälle aufwiesen, konnte durch dieses operative Vorgehen in 2/3 der Fälle eine Rückbildung oder Besserung des neurologischen Defizits erreicht werden (Stoltze et al., 1992).

Literatur

Abdullah AF, Wolber PGH, Warfield JR, Gunadi IK (1988) Surgical management of extreme lateral lumbar disc herniations: review of 138 Cases. Neurosurgery 22: 648–633

Albeck MJ, Hilden J, Kjae L, Holtas S, Praestholm J, Henriksen O, Gjerris F (1995 A) controlled comparison of myelography, computed romography, and magnetic resonance imaging in clinically suspected lumbar disc herniation. Spine 4: 443–448

Alphen HM van, Braakman R, Bezemer PD, Broere G, Berfelo MW (1989) Chemonucleolysis versus discectomy: a randomized multicenter trial. J Neurosurg 70: 869–875

Aminoff MJ (1984) The clinical role of somatosensory evoked potential studies: a critical appraisal. Muscle Nerve 7: 345–354

Aminoff MJ, Goodin DS, Parry GJ, Barbaro NM, Weinstein PR, Rosenblum ML (1985) Electrophysiologic evaluation of lumbosacral radiculopathies: elektromyographie, late responses and somatosensory evoked potentials. Neurology 35: 1514–1518

Amundsen T, Weber H, Lilleas F, Nordal HJ, Abdelnorr M, Magnaes B (1995) Lumbar spinal stenosis. Spine 10: 1178–1186

Arnoldi CC, Brodsky AE, Cauchoix J, Crock HV, Dommisse GF, Edgar MA, Gargano FP, Jacobson RE, Kirkaldy-Willis WH, Kurihara A, Langenskiöld A, Macnab I, McIvor GWD, Newman PH, Paine KWE, Russin LA, Sheldon J, Tile M, Urist MR, Wilson WE, Wiltse LL (1976) Lumbar spinal stenosis and nerve root entrapment syndromes. Clin Orthop 115: 4–5

August Hvan Alphen M, Braakman R, Bezemer PD, Broerl G, Berfelo MW (1989) Chemonucleolysis versus disectomy: a randomized multicenter trial. J Neurosurg 70: 869–875

Barnes MP, Saunders M (1984) The effect of cervical mobility on the natural history of cervical spondylotic myelopathy. J Neurol Neurosurg Psychiat 47: 17–20

Bastron JA, Thomas JE (1981) Diabetic polyradiculopathy, clinical and elektromyographic findings in 105 patients. Mayo Clinic Proc 56: 725–732

Benecke R, Conrad B (1980) The distal sensory nerve action potential as a diagnostic tool for the differentiation of lesions in dorsal roots and peripheral nerves. J Neurol 223: 231–239

Benini A (1993) Die lumbale Wirbelkanalstenose. Orthopäde 22: 257–266

Bertalanffy H, Eggert H-R (1988) Clinical long-term results of anterior discectomy without fusion for treatment of cervical radiculopathy and myelopathy. Acta Neurochirur (Wien) 90: 127–135

Braakman R (1994) Management of cervical spondylotic myelopathy and radiculopathy. J Neurol Neurosurg Psychiat 57: 257–263

British Association of Physical Medicine (1966) Pain in the neck and arm: a multicentre trial of the effects of physiotherapy. Brit Med J 1: 253–258

Chatterjee S, Foy PM, Findlay GF (1995) Report of a controlled clinical trial comparing automated percutaneous lumbar discectomy and microdiscectomy in the treatment of contained lumbar disc herniation. Spine 6: 734–738

Chirls M (1978) Retrospective study of cervical spondylosis treated by anterior interbody fusion (in 505 patients performed by the Cloward technique). Bull Hosp Jt Dis 39: 74–82

Clarke E, Robinson PK (1956) Cervical myelopathy: a complication of cervical spondylosis. Brain 79: 483–510

Cloward RB (1958) The anterior approach for removal of ruptured cervical disc. J Neurosurg 15: 602–614

Cloward RB (1963) Lesions of the intervertebral disks and their treatment by interbody fusion methods. Clin Orthop 27: 51–77

Collert S (1977) Osteomyelitis of the spine. Acta Orthop Scand 48: 283–290

Davis RA (1994) A long-term outcome analysis of 984 surgically treated herniated lumbar discs. J Neurosurg 80: 415–421

Deyo RA, Diehl AK, Rosenthal M (1986) How many days of bed rest for acute low back pain? A randomized clinical trial. N Engl J Med 315: 1064–1070

Ebeling U, Reichenberg W, Reulen HJ (1986) Results of microsurgical lumbal discectomy. Neurochirurgica 81: 45–52

Edelman RR (1990) Magnetic resonance imaging of the nervous system. In: Magistretti PJ (Hrsg.) Discussions in neuroscience Vol VII, No 1, Elsevier, Amsterdam, 35–37

Epstein JA (1988) The surgical management of cervical spinal stenosis, spondylosis, and myeloradiculopathy by means of the posterior approach. Spine 13: 864–869

Frymoyer JW (1988) Back pain and sciatica. N Engl J Med 318: 291–300

Gregorius FK, Estrin T, Crandall PH (1976) Cervical spondylotic radiculopathy and myelopathy. A long term follow up study. Arch Neurol 33: 618–625

Haimovic IC, Beresford HR (1986) Dexamethasone is not superior to placebo for treating lumbosacral radicular pain. Neurology 36: 1593–1594

Haughton VM, Eldevik OP, Magnaes B, Amundsen P (1982 A) prospective comparison of computed tomography and myelography in the diagnosis of herniated lumbar disks. Neuroradiology 142: 103–110

Hirabayashi K, Satomi K (1988) Operative procedure and results of expansive open-door laminoplasty. Spine 7: 870–876

Hueftle MG, Modic MT, Ross JS, Masaryk TJ, Carter JR, Wilber RG, Bohlmann HH, Steinberg PM, Delamarter RB (1988) Lumbar spine: postoperative MR imaging with Gd-DTPA. Radiology 167: 817–824

Hunt WE (1980) Cervical spondylosis: natural history and rare indications for surgical decompression. Clin Neurosurg 27: 466–480

Husag L, Probst Ch (1984) Microsurgical anterior approach to cervical discs. Review of 60 consecutive cases of discectomy without fusion. Acta Neurochir (Wien) 73: 229–242

Irvine DH, Foster JB, Newell DJ, Klukvin BN (1965) Prevalence of cervical spondylosis in a general practice. Lancet I: 1089–1092

Janzen RWC, Liebenstund I (1983) Krankengymnastik, Band 9: Neurologie. Thieme, Stuttgart New York

Jeffreys RV (1986) The surgical treatment of cervical myelopathy due to spondylosis and disc degeneration. J Neurol Neurosurg Psychiat 49: 353–361

Jensen MC, Brant-Zawadzki MN, Obuchowski N, Modic MT, Malkasian D, Ross JS, (1994) Magnetic resonance imaging of the lumbar spine in people without back pain. N Engl J Med 331: 69–73

Johnsson KE, Rosén I, Udèn A (1992) The natural course of lumbar spinal stenosis. Clin Orthopaed 279: 82–86

Kameyama O, Shibano K, Kawakita H, Ogawa R. (1995) Transcranial magnetic stimulation of the motor cortex in ccervical spondylosis and spinal canal stenosis. Spine 9: 1004–1010

Krämer J (1994) Bandscheibenbedingte Erkrankungen. Ursachen, Diagnose, Behandlung, Vorbeugung, Begutachtung. Thieme, Stuttgart

Krämer J (1995) Presidential address: Natural course and prognosis of intervertebral disc diseases. Spine 20: 635–639

Krause D (1981) Physikalische Behandlung und Physiotherapie. in: *Witt AN, Rettig H, Schlegel KF, Hackenbroch M, Hupfauer W (Hrsg.)* Orthopädie in Praxis und Klinik. Allgemeine Orthopädie, Band 2. Thieme, Stuttgart New York, 10.1–12.26

Lees F, Turner JWA (1963) Natural history and prognosis of cervical spondylosis. Brit Med J II: 1607–1610

Lunsford LD, Bissonette DJ, Janetta PJ, Sheptak PE, Zorub DS (1980a) Anterior surgery for cervical disc disease. Part 1: Treatment of lateral cervical disc herniation in 253 cases. J Neurosurg 53: 1–11

Lunsford LD, Bissonette DJ, Zorub DS (1980b) Anterior surgery for cervical disc disease. Part 2: Treatment of spondylotic myelopathy in 32 cases. J Neurosurg 53: 12–19

Maertens de Noordhout A, Remacle JM, Pepin JL, Born JD, Delwaide PJ (1991) Magnetic stimulation of the motor cortex in cervical spondylosis. Neurology 41: 75–80

Matsubara Y, Kato F, Mimatsu K, Kajino G, Nakamura S, Nitta H (1995) Serial changes on MRI in lumbar disc herniations treated conservatively. Neuroradiology 37: 378–383

Matsuda Y, Miyazaki K, Tada K, Yasuda A, Nakayama T, Murakami H, Matsua M (1991) Increased MR signal intensitiy due to cervical myelopathy: analysis of 29 surgical cases. J Neurosurg 74: 887–892

Mayer HM (1994) Spine update: percutaneous lumbar disc surgery. Spine 23: 2719–2723

Modic MT, Weinstein MA, Pavlicek W, Boumphrey F, Starnes D, Duchesneau PM (1983) Magnetic resonance imaging of the cervical spine: technical and clinical observations. Amer J Radiol 141: 1129–1136

Modic MT, Parlicek W, Weinstein MA, Boumphrey F, Ngo F, Hardy R, Duchesneau PM (1984) Magnetic resonance imaging of intervertebral disk disease. Radiology 152: 103–111

Modic MT, Feiglin DH, Piraino DW, Boumphrey F, Weinstein MA, Duchesneau PM, Rehm S (1985) Vertebral Oseomyelitis: assessment using MR. Radiology 157: 157–166

Modic MT, Masaryk TJ, Ross JS, Carter JR (1988) Imaging of degenerative disc disease. Radiology 168: 177–186

Monro P (1984) What has surgery to offer in cervical spondylosis? In: *Charles W, Garfield J* (Hrsg.) Dilemmas in the management of the neurological patient. Churchill Livingstone, Edinburgh New York London Melborne, 168–187

Murphey F, Simmsons JCH, Brunson B (1973) Surgical treatment of laterally ruptured cervical discs. Review of 648 cases 1939–1972. J Neurosurg 38: 679–683

Nordby EJ, Wright PH, Schofield SR (1993) Safety of chemonucleolysis. Adverse effect reported in the Unitdes States, 1982–1991.Clin Orthop 293: 122–134

Nordby EJ, Wright PH (1994) Efficacy of chymopapain in chemonucleolysis. Spine 22: 2578–2583

Nurick S (1972a) The pathogenesis of the spinal cord disorder associated with cervical spondylosis. Brain 95: 87–100

Nurick S (1972b) The natural history and the results of surgical treatment of the spinal cord disorder associated with cervical spondylosis. Brain 95: 101–108

Onik G, Mooney V, Maroon JC, Wiltse L, Helms C, Schweigel J, Watkins R, Kahanovitz N, Day A, Morris J, McCollough JA, Reicher M, Croissant P, Dunsker S, Davis GW, Brown C, Hochschuler S, Saul T. Ray C (1990) Automated percutaneous discectomy: a prospektive multi-instituional study. Neruosurgery 26: 228–233

Oppel F, Schramm J, Schirmer M, Zeitner M (1977) Results and complicated course after surgery for lumbar disc herniation. In: *Wüllenweber R, Brock M, Hamer J, Klinger M, Spoerri O* (Hrsg.) Lumbar disc. Adult hydrocephalus. Springer, Berlin Heidelberg New York 36–51

Parry GJ (1993) Diseases of spinal roots. In: *Dyck PJ, Thomas PK, Griffin JW, Cow PA, Poduslo JF* (Hrsg.) Peripheral Neuropathy. WB Saunders, Philadelphia London Toronto Mexico Citiy Rio de Janeuro Tokyo 899–910

Pearce J, Moll JMH (1967) Conservative treatment and natural history of acute lumbar disc lesions. J Neurol Neurosurg Psychiat 30: 13–17

Quigley MR, Maroon JC (1994) Laser discectomy: A review. Spine 1: 53–56

Revel M, Payan C, Vallee C, Laredo JD, Lassale B, Roux C, Carter H, Salomon C, Delmas E, Roucoules J, Beauvais C, Savy JM, Chicheportiche V, Bourgeois P, Smadja M, Hercot O, Wybier M, Cagan G, Blum-Boisgard C, Fermanian J (1993) Automated percutaneous lumbar discectomy versus chemonucleolysis in the treatment of sciatica. Spine 1: 1–7

Roberts AH (1966) Myelopathy due to cervical spondylosis treated by collar immobilization. Neurology 16: 951–954

Rothman RH, Marvel JP (1975) The acute cervical disk. Clin Orthop 109: 59–68

Russel EJ (1990) Cervical disk disease. Radiology 177: 313–325

Saal JA, Saal JS (1989) Nonoperative treatment of herniated lumbar intervertebral disc with radiculopathy: an outcome study. Spine 14: 431–437

Schiffter R (1985) Neurologie des vegetativen Systems. Springer, Berlin Heidelberg New York Tokyo

Schulitz K-P, Wehling P, Assheuer J (1996) Die lumbale Wirbelkanalstenose. Dt Ärztebl. 93: 3540–3345

Scoville WB, Dohrmann GJ, Corkill G (1976) Late results of cervical disc surgery.Neurosurg 45: 203–210

Siebert WE, Berendsen BT, Tollgaard J (1996) Die perkutane Laserdiskusdekompression (PLDD). Orthopäde 25: 42–48

Spaccarelli KC (1996) Lumbar and caudal epidural corticosteroid injections. Mayo Clin Proc 71: 169–178

Stoeter P, Schneider I, Bergleiter R. Ebeling U (1982) Diagnostischer Wert der computertomographischen Untersuchung der Lumbosakralregion bei Patienten mit Lumboischialgien. Fortschr Röntgenstr 136: 515–524

Stoltze D, Böhm H, Harms J (1992) Operative Behandlung bei bakterieller Spondylitis und Spondylodiszitis. In: *Rahmanzadeh/Meißner* (Hrsg.) Fortschritte in der Unfallchirurgie – 10. Steglitzer Unfalltagung. Springer, Berlin Heidelberg, 3–8

Sussmann BJ, Bromley JW, Gomez JC (1981) Injection of collagenase in the treatment of herniated lumbal disc. JAMA 245: 730–732

Symon L, Lavender P (1967) The surgical treatment of cervical spondylotic myelopathy. Neurology 17: 117–127

Taylor AR, Aberd MB (1964) Vascular factors in the myelopathy associated with cervical spondylosis. Neurology 14: 62–68

Thom H (1981) Elektrotherapie. In: *Witt AN, Rettig H, Schlegel KF, Hackenbroch M, Hupfauer W* (Hrsg.) Orthopädie in Praxis und Klinik. Allgemeine Orthopädie, Band 2. Thieme, Stuttgart New York, 13.1–13.31

Turner JA, Ersek M, Herron L, Deyo R (1992) Surgery for lumbar spinal stenosis. Spine 17: 1–8

Verbiest H (1980) Stenosis of the lumbar vertebral canal and sciatica. Neurosurg Rev 3: 75–89

Waldvogel FA, Vasey H (1980) Osteomyelitis: the past decade. N Engl J Med 303: 360–370

Weber H (1983) Lumbar disc herniation: A controlled, prospective study with ten years of observation. Spine 8: 131–140

White AA, Panjabi MM (1988) Biomechanical considerations in the surgical management of cervical spondylotic myelopathy. Spine 7: 856–860

Whitecloud TS (1988) Anterior surgery for cervical spondylotic myelopathy. Spine 13: 861–863

Wilbourn AJ, Aminoff MJ (1988) AAEE Minimonograph # 32: The electrophysiologic examination in patients with radiculopathies. Muscle Nerve 11: 1099–1114

Wilson DW, Pezzuti RT, Place JN (1991) Magnetic resonance imaging in the preoperative evaluation of cervical radiculopathy. Neurosurg 28: 175–179

Wiltse LL, Kirkaldy-Willis WH and McIvor WD (1976) The treatment of spinal stenosis. Clin Orthopaed 115: 83–91

Wood GW, Edmonson AS (1989) Osteomyelitis of the spine. Spine 3: 461–493

Yu YL, Jones SJ (1985) Somatosensory evoked potentialis in cervical spondylosis. Brain 108: 273–300

Yu YL, du Boulay GH, Stevens JM, Kendall BE (1986) Computed tomography in cervical spondylotic myelopathy and radiculopathy: visualisation of structures, myelographic comparison, cord measurements and clinical utility. Neuroradiology 28: 221–236

J 4. Kompressions-Syndrome peripherer Nerven

von *K. Schepelmann* und *T. M. Kloß*

Grundsätzlich ist das Ziel der Behandlung von Nervenkompressions-Syndromen die Beseitigung der Schädigungsursache. Dies läßt sich gelegentlich durch konservative Maßnahmen, häufiger aber durch chirurgische Eingriffe erreichen. Schwierigkeiten bereitet oft die Entscheidung, wann konservatives Vorgehen keinen Sinn (mehr) hat. Die im folgenden beschriebenen Therapieempfehlungen sind überwiegend pragmatischer Natur. Mit Ausnahme der zu den Operationsverfahren beim Karpaltunnel-Syndrom gibt es hierzu keine prospektiven oder Placebo-kontrollierten Studien.

J 4.1. Obere Extremität

J 4.1.1. Plexus brachialis

Klinik

Der Plexus brachialis entsteht aus den Wurzeln der Spinalnerven C5 bis Th1. Durch die anatomische Umordnung der drei Plexusstämme (Trunci) in die drei Nervenfaserbündel (Fasciculi) innerhalb des Plexus entstehen die drei Hauptnerven des Armes und mehrere kleinere Nerven. Auf dem Weg zum Arm zieht der Plexus zwischen dem vorderen und mittleren M. scalenus (Scalenuslücke) hindurch, dann unter der Clavicula zur Axilla. Dabei liegt der proximale Teil des Truncus inferior direkt der apikalen Pleura auf. Die A. subclavia zieht gemeinsam mit dem Plexus durch die Scalenuslücke und bleibt ihm im weiteren Verlauf eng benachbart. Die mit dem Gefäß-Nervenstrang ausgefüllte anatomische Region oberhalb der oberen Thoraxapertur und hinter der Clavicula wird mit dem englischen Begriff *thoracic outlet* bezeichnet.

Plexusläsionen lassen sich klinisch in zwei Läsionstypen unterscheiden. Sie betreffen entweder vorwiegend den oberen, aus den Wurzeln C5-7 gespeisten Anteil oder den unteren, aus C8 und Th1 entstandenen Anteil.

Kompressions-Syndrome des Plexus brachialis kommen an den verschiedenen Engstellen durch Raumforderungen und durch Druck von außen zustande (**Tab. J 4.1**). Beim *Skalenus-Syndrom* kommt es zur Kompression zwischen dem M. scalenus anterior und medius, beim *Kostoklavikulären Syndrom* zwischen erster Rippe und Clavicula und beim *Hyperabduktions-Syndrom* zum Druck gegen den Ansatz des M. pectoralis minor am Coracoid. Da sie klinisch zu einer unteren Plexusläsion führen und so nicht voneinander zu unterscheiden sind, werden sie zusammen mit rein vaskulären Kompressionen ohne Nervenbeteiligung unter dem Begriff *Thoracic-outlet -Syndrom (TOS)* zusammengefaßt. Je nach der im Vordergrund stehenden Störung kann man verschiedene Typen des TOS unterscheiden (Stewart, 1993). Das *neurologische TOS* ist eine progrediente untere Plexusläsion, beginnend mit Schmerzen und Sensibilitätsstörungen, später mit entsprechenden Paresen und Atrophien der Handmuskulatur, v. a. des Thenar. Beim *arteriellen TOS* kommt es zur Ischämie der Finger oder der Hand, manchmal zu arteriellen Embolisationen. Das *venöse TOS* führt zur Schwellung und Armvenenthrombose ohne neurologische Ausfälle. Eine umstrittene Entität ist das *fragliche neurologische TOS* mit Schmerzen und Parästhesien in Schulter und Arm ohne weitere neurologische Ausfälle oder vaskuläre Symptome und ohne Befund in der apparativen Diagnostik (Wilbourn, 1990).

Das neurologische TOS ist selten und betrifft oft Frauen im jungen bis mittleren Alter (Gilliatt, 1984). Bestimmte Haltungen und Bewegungen können oft den Druck auf den Plexus verstärken und Beschwerden provozieren. Die Ursache ist meistens ein verlängerter Processus transversus

Tab. J 4.1: Ursachen der Kompression des Plexus brachialis

Thoracic-outlet-Syndrom

Akuter Druck von außen
  Rucksacklähmung
  Koma

Hämatom, falsches Aneurysma der Gefäß-Nervenscheide

Tumoren
  Pancoast-Tumor
  Lymphknoten, Mammakarzinom,
  Neurinome, Neurofibrome

Lagerung bei Operationen

von HWK7 mit einem fibrösen Band, das zur ersten Rippe zieht (Gilliatt, 1984; Bonney, 1965). Wie oft andere anatomische Varianten eine Nervenkompression hervorrufen, ist nicht klar, da deren Häufigkeit von 0,5 % der Bevölkerung größer ist als die des TOS (Tackmann et al., 1989).
Zur Diagnostik sind der elektrophysiologische Nachweis der Plexusläsion sowie Nativröntgenaufnahmen der oberen Thoraxapertur und die Computertomographie sinnvoll. Bei Verdacht auf arterielle Kompression sind die Dopplersonographie der A. subclavia und A. radialis und die digitale Subtraktionsangiographie, eventuell in Provokationsstellung, notwendig.
Eine Kompression des Plexus brachialis kann zudem durch akute äußere Einflüsse zustandekommen. Durch das Tragen von schweren Lasten auf der Schulter kann der Plexus von oben komprimiert werden. Die Trageriemen von schweren Rucksäcken können dazu führen, daß die Clavicula den Plexus gegen die erste Rippe drückt. Klinisch kommt es bei diesen Störungen zu einer oberen Plexusläsion, bei der Rucksacklähmung auch bilateral, mit auffallender Betroffenheit des M. serratus. Auch im Koma oder infolge operationsbedingter Lagerung mit Hyperabduktion des Armes kann es zu Plexusdruckläsionen, meist des unteren Anteils, kommen.
Der Plexus brachialis kann durch Tumoren (Bronchialkarzinom, Lymphome, Lymphknotenmetastasen, Neurinome) komprimiert werden, beim *Pancoast-Syndrom* auch als Erstmanifestation der Tumorerkrankung.
Nach Trauma oder arterieller Punktion können Hämatome oder falsche Aneurysmen zu Druck auf Plexusteile führen, indem sich Blut in der Gefäß-Nervenscheide sammelt. Klinisch führt dies je nach Stärke der Blutung zu akuten oder langsam progredienten neurologischen Ausfällen.

Pragmatische Therapie
Ein TOS mit belastungsabhängigen Beschwerden ohne neurologische Ausfälle sollte konservativ behandelt werden. Die Therapie besteht aus Schonung und Ruhigstellung des Armes (Mitella), Vermeiden von provozierenden Belastungen und Krankengymnastik zur Kräftigung der Schulterheber und Haltungsverbesserung von Schulter und Wirbelsäule (Übungen bei Mumenthaler, 1980 und Dawson et al., 1990). Die Behandlung muß bei fehlenden neurologischen Ausfällen 3 Monate lang durchgeführt werden. Bei eintretender Besserung sollten die Übungen nochmals 12-18 Monate fortgesetzt werden (Mumenthaler und Schliack, 1993).
Beim Vorliegen neurologischer Ausfälle, Durchblutungsstörungen oder nicht mehr zu beherr-

Tab. J 4.2: Seltenere Kompressions-Syndrome proximaler Armnerven

Nerv	Klinik	Ätiologie	Therapie
N. suprascapularis (C5–6)	Schulterschmerzen, langsam fortschreitende Parese und Atrophie der Mm. infra- und supraspinatus, bei isolierter Schädigung des unteren Astes nur des M. infraspinatus. Provokation der Schmerzen durch Abduktion der Scapula oder Kopfwendung von der betroffenen Seite weg	Kompression in der Incisura scapulae, seltener an der Basis der Spina scapulae (spinoglenoidale Protuberanz) durch ein Band oder knöcherne Enge, gelegentlich posttraumatische Veränderungen. Oft Zusammenhang mit körperlicher Überbeanspruchung	Bei milder Symptomatik konservativ mit Schulterruhigstellung, ggf. lokale Injektionen. Sonst Durchtrennung des Ligamentum transversum scapulae und Aufweitung der Inzisur (Reganchary et al. 1979)
N. axillaris (C5–6)	Atrophische Parese des M. deltoideus, Sensibilitätsstörungen und ggf. Schmerzen an der lateralen Schulter	Selten Kompression in der lateralen Achsellücke (Aita, 1984), häufiger Traumafolge	Bei Kompression in der hinteren Achsellücke operative Revision (Cahill und Palmer, 1983). Sonst Abwarten für 3–4 Monate, dann chirurgische Exploration. Krankengymnastik. Bei kompletter Parese ohne Aussicht auf Besserung evtl. Schultergelenksarthrodese
N. musculocutaneus (C5–7)	Schwäche der Beugung im Ellenbogengelenk, Sensibilitätsstörungen und ggf. Schmerzen im Versorgungsgebiet	Selten Kompression beim Durchtritt durch den M. coracobrachialis infolge Lagerung oder muskuläre Überlastung. Isolierte Läsion des N. cutaneus antebrachii lateralis durch Kompression beim Durchtritt durch die Faszie oder von außen	Ruhigstellung, nichtsteroidale Antiphlogistika, evtl. lokale Injektionen (Basset und Nunley, 1982), bei Versagen der konservativen Behandlung chirurgische Dekompression

schenden Schmerzen ist eine operative Dekompression durch Durchtrennung des komprimierenden fibrösen Bandes und, falls nötig, durch Resektion der ersten Rippe angezeigt. Während früher der transaxilläre Zugang bevorzugt wurde, scheint heute die Exploration von supraklavikulär am vielversprechendsten zu sein (Dawson et al., 1990). Schmerzfreiheit wird meist prompt erreicht. Die Atrophien und Paresen bilden sich in der Regel nicht wesentlich zurück, allerdings schreiten sie auch nicht weiter fort (Bonney, 1965).
Druckläsionen durch äußere Einwirkung erholen sich in der Regel spontan. Krankengymnastik zur Erhaltung der Gelenkbeweglichkeit ist notwendig. Im Falle tumorbedingter Nervenkompression wird chirurgisch oder mit Chemo- bzw. Strahlentherapie behandelt, je nach Art und Diginität des Tumors. Bei durch Hämatom oder ein falsches Aneurysma bedingter Kompression führt die chirurgische Ausräumung und Abdichtung der arteriellen Punktionsstelle zur raschen Erholung.
Zu den Kompressions-Syndromen der Nn. suprascapularis, axillaris und musculocutaneus aus dem oberen Plexusanteil siehe **Tab. J 4.2.**

J 4.1.2. N. radialis

Der N. radialis (C5-Th1) entsteht aus dem Truncus posterior, zieht aus der Axilla die mediale Seite des Humerus entlang, windet sich spiralförmig dorsal um den Humerus auf dessen laterale Seite und zieht zwischen M. biceps und M. brachioradialis zum Unterarm. Dort teilt er sich etwa in Höhe des Ellbogengelenkes in einen tiefen motorischen Ast (N. interosseus posterior) und einen oberflächlichen rein sensiblen Ast (N. radialis superficialis). Druckläsionen des Nerven können sowohl im Bereich des Hauptstammes am Oberarm vorkommen als auch isoliert einen der beiden Endäste betreffen.

Läsionen des N. radialis in der Axilla und am Oberarm

Klinik
Proximale Läsionen in der Axilla kommen gelegentlich durch Krücken vor und führen zur Parese der radialisinnervierten Muskeln einschließlich des M. triceps brachii und zu Sensibilitätssstörungen auch an der Oberarmrückseite.
Häufiger kommt es zu Druckläsionen im Bereich der engen Nachbarschaft des Nerven zum Humerus, in der Regel im Schlaf infolge extremer Müdigkeit oder Sedierung (saturday night palsy). Iatrogen kann es bei Kompression des Oberarmes mit einem pneumatischen Tourniquet zu Läsionen der Armnerven kommen, bei denen der N. radialis auch isoliert betroffen sein kann (Bolton und McFarlane, 1978).
Selten entsteht ein chronisches Kompressions-Syndrom zwischen Humerus und lateralem Tricepskopf (Nakamichi und Tachibana, 1991). Hier kommt es auch gelegentlich zu akuten Druckläsionen bei plötzlicher heftiger Muskelanstrengung (Wilhelm und Suden, 1985; Mitsunaga und Nakano, 1988).
Häufiger sind verschiedene Läsionen des N. radialis im Bereich des Sulcus nervi radialis bei Oberarmschaftfrakturen. Dort kann es sowohl zu Druckläsionen als auch zu Zerreissung oder Durchschneidung des Nerven kommen. Eine verzögerte Schädigung des N. radialis nach Oberarmfraktur kann durch Kallusbildung zustandekommen.

Pragmatische Therapie
Die akuten Druckschädigungen haben eine gute Spontanprognose, wenn weitere Traumatisierung des Nerven vermieden wird. Bleibt eine klinische Besserung nach zwei Monaten aus, ist eventuell eine chirurgische Exploration nach möglichst genauer elektrophysiologischer Höhenbestimmung der Läsion angezeigt.
Auch bei Läsionen durch Oberarmschaftfrakturen ist zunächst ein konservatives Vorgehen zu empfehlen. Etwa 75 % dieser Radialisläsionen heilen spontan (Stewart, 1993). Bei ausbleibender Besserung nach 10 Wochen sollte, falls initial noch nicht geschehen, operativ exploriert werden. Im Falle einer sekundären Radialisparese Tage oder Wochen nach der Fraktur ist eine Schädigung durch ein Hämatom oder Narbengewebe zu befürchten und eine sofortige chirurgische Revision nötig (Mumenthaler und Schliack, 1993). Falls nach einem Jahr keine funktionell effektive Regeneration des Nerven stattgefunden hat, sollte eine Sehnenverlagerung erwogen werden.

Läsionen des N. interosseus posterior

Klinik
Am häufigsten ist eine Kompression des Nerven bei seinem Durchtritt zwischen den beiden Köpfen des M. supinator *(Supinatorlogen-Syndrom)*. Seltener kommt es zur Druckläsion im Verlauf unter dem M. brachioradialis vom Epicondylus lateralis bis zum Eintritt in den M. supinator *(Radialistunnel-Syndrom,* Moss und Switzer, 1983). Außerdem kann es zur Kompression durch Raumforderungen des Unterarmes kommen, z. B. Lipome, Ganglien vom Ellenbogengelenk, Neurofibrome, Schwannome und Hämangiome. Die Symptome sind Paresen der entsprechenden Extensoren von Hand und Fingern, meist mit dem M. extensor digiti minimi beginnend. Verschont bleiben M. extensor carpi radialis longus und brevis und der M. brachioradialis. Sensibilitätsstörungen bestehen nicht. Bei einer Reihe von Patienten stehen chronische Schmerzen in der Extensorengruppe mit einer Druckempfindlichkeit 5 cm distal des Epikondylus lateralis im Vordergrund. Ob dies ebenfalls auf eine Kompression des Nerven zurückzuführen ist, wird diskutiert (Tackmann et al., 1989; Stewart, 1993).

Pragmatische Therapie
Bei spontan aufgetretener Erkrankung muß mit Hilfe von bildgebenden Verfahren eine Kompression durch eine Raumforderung ausgeschlossen werden, die eine sofortige chirurgische Therapie notwendig macht. Ist das Beschwerdebild von Schmerzen geprägt und fehlen eindeutige elektrophysiologische Zeichen der Nervenläsion, ist ein konservativer Therapieversuch angezeigt. Hierbei werden lokale Injektionen (**Tab. J 4.3**), Immobilisation in einer Schlinge und Antiphlogistika kombiniert (Wadsworth, 1987). Bei Zeichen der Nervenläsion und/oder Erfolglosigkeit der konservativen Behandlung nach 8-12 Wochen sollte eine operative Dekompression vorgenommen werden, von der auch Patienten mit reiner Schmerzsymptomatik häufig profitieren (Stewart, 1993). Bei Schädigung des Nerven nach Frakturen sollte ebenfalls das Ausmaß der spontanen Regeneration für 2–3 Monate abgewartet werden und im Falle ausbleibender Regeneration chirurgisch behandelt werden. Unabhängig von der Ursache der Nervenläsion müssen Patienten mit einer Radialisläsion mit einer Orthese versorgt werden, die die passive Dorsalflexion der Finger ermöglicht.

Tab. J 4.3: Injektionsbehandlung von Nervendruckläsionen

Kortikoid	Lokalanästhetikum	Volumen	Anwendung
Betamethason (z. B. Celestan®) 6 mg	Lidocain (z. B. Xylocain®) 1 %	1 ml	Injektion des Gemisches, beim KTS ein- bis zweimal (Weiss, 1994)
Methylprednisolon (z. B. Solu-Decortin H®) 10 mg	Lidocain (z. B. Xylocain®) 1 %	2 ml	Injektion des Gemisches, beim KTS ein- bis zweimal (Dawson, 1990)
Methylprednisolon (z. B. Solu-Decortin H®) 10 mg	Bupivacain (z. B. Carbostesin®) 0,25%	10 ml	Bei erfolgreicher Testinjektion Serien von ca. 3–6 Injektionen in den Engpassbereich, eine Injektion pro Woche. Volumen an Anatomie anpassen. (Cousins und Bridenbaugh, 1988, keine Studien)

Läsionen des R. superficialis

Klinik
Der rein sensible R. superficialis verläuft oberflächlich in enger Nachbarschaft zum Radius und kann so z. B. durch Armbänder, Handschellen und Gipsverbände komprimiert werden. Ein Kompressions-Syndrom kann durch Enge an der Durchtrittsstelle durch die Faszie entstehen (Spindler und Dellon, 1990). Eine Druckläsion bei aberrantem Verlauf durch den M. extensor carpi radialis brevis ist beschrieben worden, zudem können benigne Tumoren (Lipome, Neurinome) den Nerven komprimieren. Die Symptome sind Sensibilitätsstörungen im Versorgungsgebiet des Nerven, oft mit schmerzhaften Parästhesien. Relativ häufig stellt sich als Folge eine Kausalgie ein.

Pragmatische Therapie
Weiterer Druck auf den Nerven sollte vermieden werden. Die konservative Behandlung besteht aus nächtlicher Schienung des Handgelenkes und lokalen Injektionen von Lokalanästhetika und/oder Kortikoiden (**Tab. J 4.3**). Bei Verdacht auf Kompression durch die Faszie sollte eine chirurgische Exploration erfolgen.

J 4.1.3. N. medianus

Der N. medianus (C5-Th1) geht aus Teilen des Fasciculus medialis und lateralis hervor und liegt in der Axilla und am Oberarm in enger Nachbarschaft zu den Armgefäßen. Er durchquert die Fossa cubitalis unter der Bicepsaponeurose, verläßt die Ellenbeuge zwischen den beiden Köpfen des M. pronator teres und gibt dann den rein motorischen N. interosseus anterior ab. Unter der Sehne des M. flexor digitorum superficialis zieht der N. medianus nach distal und durch den Karpaltunnel, der von den Handknochen und dem Retinaculum flexorum (Lig. carpi transversum) gebildet wird, in die Hand. Distal des Karpaltunnels teilt sich der Nerv in die Muskeläste für den Thenar und die Nn. digitales palmares communes I-III. Anatomische Varianten der terminalen Verzweigung sind häufig.

Läsionen in der Axilla und am Oberarm

Klinik
Kompressions-Syndrome in diesem Bereich sind selten und können durch Druck im tiefen Schlaf oder während einer Narkose, durch Druck von Krücken oder durch ein Tourniquet entstehen. Ebenfalls selten wird der Nerv durch einen Processus supracondylaris humeri gereizt oder durch ein Band von dessen Spitze zum Epicondylus medialis humeri (Struthers Ligament) komprimiert, oft zusammen mit der begleitenden A. brachialis (Stewart, 1993). Die Symptome der hohen Medianusläsion sind Ausfälle der gesamten von ihm innervierten Muskulatur und Sensibilitätsstörungen in seinem Versorgungsgebiet.

Pragmatische Therapie
Läsionen durch äußeren Druck haben eine gute Spontanprognose und bedürfen keiner spezifischen Therapie. Eine Kompression durch ein Liga-

ment sollte operativ behoben werden (Mumenthaler und Schliack, 1993; Stewart, 1993).

Läsionen am Unterarm

Klinik

Selten wird der Nerv durch eine verdickte Bizepsaponeurose (Laha et al., 1978) oder ein Hämatom unter derselben (bei Gerinnungsstörungen) komprimiert.

Am Unterarm können Hämatome durch Blutungen in das Beugerkompartiment zu akuten Medianusläsionen führen (s. a. Kap. J 6). In seltenen Fällen kann eine Gefäßanomalie den Nerven komprimieren.

Beim *Pronator-teres-Syndrom* kommt es an der Durchtrittstelle des Nerven zwischen den beiden Köpfen des M. pronator teres zu einer chronischen Druckläsion. Die Symptome sind Schmerzen im volaren Unterarm, die bei Pronation gegen Widerstand zunehmen. Muskelkrämpfe, ähnlich dem Schreibkrampf sind beschrieben worden (Komar und Szegvari, 1983). Es besteht eine Druckempfindlichkeit über dem M. pronator teres und eventuell ein Tinelsches Zeichen. Die Zeichen der Medianusläsion sind in der Regel nur gering ausgeprägt und sparen, entsprechend der Höhe der Läsion, die Mm. pronator teres, flexor carpi radialis, flexor digitorum superficialis und palmaris longus aus. Eine eindeutige, auch elektrophysiologisch nachweisbare Medianusläsion ist bei den klinisch als Pronator-teres-Syndrom diagnostizierten Fällen relativ selten zu finden (Stewart, 1993).

Das *Interosseus-anterior-Syndrom (Kiloh-Nevin-Syndrom)* ist eine Druckläsion des rein motorischen N. interosseus anterior (Kiloh und Nevin, 1952). Die Ursache ist meist nicht zu klären, vermutet werden eine Kompression durch anatomische Variationen von Bändern oder ein entzündlicher Prozeß. Seltener kommt es zur Läsion des Nerven infolge von Verletzungen, z. B. Unterarmfrakturen, Druck von außen (Gips, Schlaflähmung) oder muskulärer Überanstrengung. Differentialdiagnostisch besteht die Möglichkeit einer höhergelegenen Läsion des N. medianus oder des Armplexus mit vorwiegender Schädigung der Nervenbündel des N. interosseus anterior (Stewart, 1993). Die Symptome sind Schwäche der Beugung von Daumenendglied (M. flexor pollicis longus) und Zeigefingerendglied (M. flexor digitorum profundus), so daß Daumen und Zeigefinger nicht zu einem gleichmäßigen Ring zusammengeführt werden können. Inkomplette Läsionen führen oft zur überwiegenden Schwäche des M. flexor pollicis longus. Insbesondere bei entzündlicher Ätiologie kommt es zu Schmerzen im volaren Unterarm, ausstrahlend in Ellenbogen und Schulter.

Pragmatische Therapie

Bei Patienten mit einer fortschreitenden Medianusläsion infolge einer Kompression in der Ellenbeuge sollte eine chirurgische Exploration vorgenommen werden. Insbesondere die akute Kompression durch ein Hämatom bedarf rascher operativer Intervention.

Im Falle eines *Pronator-teres-Syndroms* sollte zunächst konservativ mit Ruhigstellung des Armes und Injektionen von Lokalanästhetika und/oder Kortikoiden (**Tab. J 4.3**) in den Bereich des Muskels behandelt werden. Bei Erfolglosigkeit empfiehlt sich eine chirurgische Dekompression.

Die Therapie des *Interosseus-anterior-Syndroms* hängt von seiner Ätiologie ab. Bei traumatischen Läsionen ist eine sofortige chirurgische Exploration angezeigt (Spinner, 1970), insbesondere zur Prophylaxe einer Volkmannschen Kontraktur. Bei spontanem Auftreten im Zusammenhang mit bestimmten Belastungen oder Bewegungen ist ein konservativer Therapieversuch mit Vermeidung des Auslösers, Ruhigstellung und entzündungshemmender Medikation, eventuell auch Injektionen von Lokalanästhetika und/oder Kortikoiden in den Bereich des M. pronator teres angezeigt. Ist nach Ablauf von 6–8 Wochen keine Besserung eingetreten, sollte operativ dekomprimiert werden (Hill et al., 1985). Für die Fälle von Neuritis des Nerven wird eine konservative Therapie für 6 Monate vorgeschlagen (Dawson et al., 1990). Bei irreversibler Paralyse kommen Ersatzoperationen mit Sehnentransfer in Frage (Omer und Spinner, 1980).

Läsionen am Handgelenk

Klinik

Zur distalen Kompression des N. medianus kommt es zum einen mehr oder weniger akut durch Verletzungen (distale Radiusfraktur, Dislokation der Handwurzelknochen) und damit einhergehende Hämatome und/oder Weichteilschwellungen, zum anderen durch chronische Druckläsion im Karpaltunnel *(Karpaltunnel-Syndrom, KTS)*.

Die Ursachen des *KTS* sind entweder zu wenig Platz im Karpaltunnel oder eine erhöhte Empfindlichkeit des Nerven gegenüber Druck (**Tab. J 4.4**), oft jedoch nicht eindeutig zu klären (idiopathisches KTS). Die charakteristischen Symptome sind Parästhesien, Schwellungsgefühl und Schmerzen in Handgelenk, Hand und Fingern, die oft während des Schlafes auftreten und in Oberarm, auch Schulter und Nacken ausstrahlen (Brachialgia paraesthetica nocturna). Nach dem Erwachen kann sich der Patient oft durch Schütteln oder Reiben der Hände Erleichterung verschaffen. Schreitet die Erkrankung fort, treten die Symptome häufiger und auch am Tage auf. Im weiteren Verlauf kommt es zu Parästhesien und Sensibilitätsausfall der Palmarseite der ersten drei Finger sowie zu Paresen und Atrophie der medianusinnervierten Handmuskeln. Weitere klinische Zeichen sind ein Tinelsches Zeichen am Handgelenk, der Phalen-Test (Parästhesien bei kompletter Flexion des

Handgelenkes für 60 Sekunden) oder Parästhesien nach maximaler Dorsalextension der Hand.
Zur weiteren Diagnosesicherung dient die elektrophysiologische Bestimmung der sensiblen und motorischen Überleitung über das Ligamentum transversum hinweg. Beengende Raumforderungen im Karpaltunnel (Ganglien, Sehnenscheidenödem, Tumoren, Gefäßanomalien) können mit der Kernspintomographie, in letzter Zeit auch mit der Sonographie dargestellt werden (Buchberger et al., 1993).
Differentialdiagnostisch müssen Radikulopathien der Wurzel C6 und C7, Polyneuropathien und Plexusläsionen mit vorwiegender Schädigung des Truncus inferior in Betracht gezogen werden.

Tab. J 4.4: Ursachen der Medianusläsion im Karpaltunnel

Rheumatoide Arthritis
Ganglien
Exostosen Osteophyten
Gichttophi
Muskel- und Sehnenanomalien
Kongenitale Stenose
Polyneuropathien
Hereditäre Neuropathie mit Neigung zu Druckparesen
Schwangerschaft
Schilddrüsenerkrankungen
Acromegalie
Multiples Myelom
Niereninsuffizienz und Dialyse
Familiäres KTS
Überbelastung
Idiopathisch

Verlauf

Das KTS ist das häufigste Nervenkompressions-Syndrom (ca. 20 % aller peripheren Nervenläsionen, Ursache ca. 50 % aller Brachialgien). Es betrifft Frauen dreimal so häufig wie Männer und tritt überwiegend jenseits des 50. Lebensjahres auf. Meist ist die dominante Seite betroffen. Bei beidseitigem Auftreten (40–50 % d. F.) ist sie stärker betroffen. Die reine Schmerzsymptomatik kann über Jahre ohne wesentliche neurologische Ausfälle bestehen. Stärkere manuelle Tätigkeit kann das Auftreten von Beschwerden provozieren und die Symptome verschlechtern. Schreitet die Erkrankung fort, kommt es zu dauerhaften Sensibilitätsstörungen und dann zu atrophischen Paresen der medianusinnervierten Handmuskulatur (Thenaratrophie), die nach längerer Dauer (über 1 Jahr) therapeutisch nicht mehr zu beeinflussen sind.

Pragmatische Therapie

Bei milder Symptomatik ohne faßbaren Nervenausfall sollte zunächst konservativ behandelt werden. Auslösende Aktivitäten müssen vermieden werden. Eine nächtliche volare Schiene, die das Handgelenk in neutraler Stellung hält, führt in 50 % der Fälle zumindest vorübergehend zur Besserung. Nichtsteroidale Antiphlogistika (z. B. 2 x 250 bis 2 x 500 mg Naproxen pro Tag) sind zum einen symptomatisch als Schmerzmittel wirksam, zum anderen können sie im Falle einer unspezifischen Sehnenscheidenentzündung als Ursache des KTS die Schwellung reduzieren. Außerdem sind sie bei einem KTS infolge einer rheumatoiden Arthritis indiziert.
Eine weitere konservative Behandlungsmöglichkeit ist die Injektion von Kortikoiden in den Karpaltunnel (**Tab. J 4.3**). Dazu werden 1 bis 2 ml einprozentiger Lidocainlösung mit 10 mg Methylprednisolon gemischt. Die Injektion erfolgt proximal der Handgelenksfalte, ulnar der Sehne des M. palmaris longus, in einem Winkel von etwa 45° ca. 1 cm tief in Richtung Karpaltunnel. Eine Nadelbewegung bei leichter Fingerbeugung zeigt die richtige Nadellage an. Bei Parästhesien im Medianusgebiet muß die Nadel zurückgezogen werden, um eine intraneurale Injektion zu vermeiden. Injektionen in das Ligament sind unnötig, schmerzhaft und gefährlich (Dawson et al., 1990). Eine Besserung der Symptome dauert mindestens 1–3 Tage an. Im Falle kompletter Beschwerdefreiheit sind keine weiteren Maßnahmen nötig. Bei unveränderter Symptomatik sind weitere offenbar unwirksame Injektionen nicht indiziert. Bei unvollständiger Besserung kann eine zweite Injektion vorgenommen werden, multiple Injektionen sind aber wegen der Gefahr von Nervenschädigungen und Sehnenrupturen zu vermeiden. Die Rückfallrate nach der Injektionsbehandlung ist unterschiedlich hoch und wird in der Literatur mit 8–94 % angegeben (Weiss et al., 1994).
Bei deutlichen sensiblen und/oder motorischen Ausfällen, bei eindeutigen elektrophysiologischen Zeichen der Nervenläsion und bei Versagen der konservativen Behandlung sollte die Operation angestrebt werden. Für das operative Vorgehen werden zahlreiche Varianten beschrieben. Bewährt hat sich die Operation in Leitungs- oder Lokalanästhesie oder Narkose in Blutleere mit vollständiger Durchtrennung des Retinaculum flexorum ulnar der Sehne des M. palmaris longus, da dabei der Ramus muscularis thenaris am wenigsten gefährdet wird. Eine Darstellung dieses Astes ist sinnvoll, da er auch isoliert komprimiert weden kann. Zusätzlich zur Befreiung des Nerven von perineuralem Bindegewebe wird von manchen Autoren eine mikochirurgische epineurale und endoneurale Neurolyse empfohlen (Meese et al., 1980). Gelegentlich wird auch die Sehne des M. palmaris longus reseziert. Postoperativ kommt es regelmäßig zu prompter Schmerzfreiheit. Das Ausmaß der Besserung der motorischen und sensiblen Ausfälle hängt von der Schwere der präoperativen Nervenläsion ab. Die operative Dekompression ergibt in der Regel sehr gute Resultate, 90–95 % der Patienten sind auch nach Langzeitbeobachtung beschwerdefrei (Stewart, 1993). Komplikationen und schlechte Resultate sind überwiegend auf Fehldiagnosen oder auf schlechte chirurgische

Technik zurückzuführen (Dawson et al., 1990; Stewart, 1993). Unabhängig davon kann es infolge der Nervenläsion später zur Neurombildung am Handgelenk, zur Narbenhypertrophie oder zu einer sympathischen Reflexdystrophie kommen.
In den letzten Jahren wird zunehmend auch die endoskopische Spaltung des Ligamentum carpi transversum praktiziert (Chow, 1989). Die ebenfalls sehr guten Ergebnisse dieses Eingriffes unterscheiden sich, soweit heute beurteilbar, wenig von denen der offenen Operation. Die entstehenden Narben sind kleiner und wahrscheinlich wird postoperativ die Arbeitsfähigkeit eher erreicht (Roth et al., 1994; Erdmann et al., 1994; Kelly et al., 1994).
Bei der Auswahl der für den jeweiligen Patienten günstigsten Operationsmethode scheinen die Unterschiede in den diversen Verfahren eine eher kleine Rolle zu spielen, vielmehr kommt es auf die Zuweisung zu einem Handchirurgen an, der seine Methode kompetent beherrscht.

Unwirksam und obsolet
Die Behandlung mit Diuretika hat sich bisher nicht etablieren können, wenn auch eine offene Studie ermutigende Resultate zeigte (Heathfield und Tibbles, 1961). Ein kontrollierter Wirksamkeitsnachweis steht aus. Angesichts der Nebenwirkungen von Diuretika und der zur Verfügung stehenden wirksamen Behandlungsformen erscheint uns diese Methode bis zu einem eindeutigen Nachweis ihrer Wirksamkeit eher weniger geeignet.
Für die Behandlung mit Vitaminen der B-Gruppe fehlt bisher der Wirksamkeitsnachweis bei Nervenläsionen.

J 4.1.4. N. ulnaris

Der N. ulnaris (C8-Th1) verläuft, den Gefäßen eng benachbart, aus der lateralen Axilla in den Sulcus bicipitalis medialis am Oberarm. In der Mitte des Oberarmes tritt er in die Extensorloge und zieht zwischen Humerus und M. triceps in den Sulcus nervi ulnaris auf der Dorsalseite des Epicondylus medialis humeri. Nach dem Verlassen des Sulcus tritt er unter die bogenförmige Aponeurose des M. flexor carpi ulnaris (Humeroulnare Arcade) und zieht unterhalb der Aponeurose (Kubitaltunnel), dann entlang des Muskels zum Handgelenk. Proximal des Handgelenkes zweigt der sensible Ramus dorsalis zur lateralen Handkante ab. Am Handgelenk verläuft der N. ulnaris dann mit der A. ulnaris zusammen durch den Guyonschen Kanal, innerhalb dessen er sich in einen vorwiegend sensiblen R. superficialis und einen R. profundus für die Innervation der ulnarisinnervierten kleinen Handmuskeln aufzweigt.

Läsionen in der Axilla und am Oberarm

Klinik
Eine Druckschädigung des Nerven in diesen Bereichen ist selten und kommt aufgrund der anatomischen Nähe meist als Teil einer kombinierten Läsion von zwei oder drei Armnerven vor (s. a. Abschnitt J 4.1.2. und J 4.1.3.). Die Ursachen sind wie bei den beiden anderen Armnerven Traumata (v. a. supracondyläre Humerusfraktur), Druck von außen im tiefen Schlaf, Tourniquets, Aneurysmen und Neurinome. Selten kommt es zu einer Druckläsion durch einen Processus supracondylaris des Humerus. Die Symptomatik besteht aus sensiblen und motorischen Ausfällen im gesamten Versorgungsbereich. Differentialdiagnostisch muß u. a. an eine multifokale motorische Neuropathie mit Leitungsblock gedacht werden.

Pragmatische Therapie
Die Prognose von externen Druckläsionen ist im Allgemeinen gut, ebenso die der Schädigungen bei suprakondylären Humerusfrakturen, so daß eine operative Revision nur bei ausbleibender Spontanregeneration nötig ist (Scherzer, 1973; Galbraith und McCullough, 1979). Druck durch lokale Raumforderungen muß entsprechend der Ursache behandelt werden.

Läsionen am Ellenbogen

Klinik
In seinem exponierten Verlauf am Ellenbogen kann der Nerv an verschiedenen Stellen und durch verschiedene Ursachen geschädigt werden (**Tab. J 4.5**). Meist kommt es zur Druckschädigung im Sulcus nervi ulnaris *(Sulcus-ulnaris-Syndrom, SUS)* und, 1,5 bis 4 cm weiter distal, im Kubitaltunnel *(Kubitaltunnel-Syndrom)*. Am häufigsten sind Druckläsionen im Sulcus durch Lagerung während krankheitsbedingter Bettlägrigkeit oder bei Operationen sowie durch habituelles Aufstützen oder Tätigkeiten mit starker Beugung im Ellenbogengelenk oder häufigem stereotypen Wechsel zwischen Beugung und Streckung. Auch die wiederholte Luxation des Nerven aus einem flach angelegten Sulcus kann eine chronische Schädigung herbeiführen.

Tab. J 4.5: Ursachen der Ulnarisläsion am Ellenbogen

Knöcherne Deformationen Alte Frakturen Rheumatoide Arthritis Arthrose Kongenitale Valgusdeformität M. Paget
Druck von außen (Aufstützen, Lagerung)
Spätparese nach Weichteiltrauma
Weichteiltumoren
Luxation des Nerven aus dem Sulcus
Abnorme Muskeln (M. epicondyloolecranicus)
Processus supracondylaris

Zur chronischen Druckläsion des Nerven im Kubitaltunnel kommt es vor allem unter der bogenförmigen Kante der Aponeurose des M. flexor carpi ulnaris *(Kubitaltunnel-Syndrom)*. Flexion verstärkt dabei den Druck der Aponeurose auf den Nerven.
In vielen Fällen ist aber die Ursache der chronischen Ulnarisläsion am Ellenbogen, ob im Sulcus oder im Kubitaltunnel, nicht zu klären.
Die Symptome sind zunächst Parästhesien und sensible Ausfälle im Ulnarisgebiet, gelegentlich kommt es auch zu Schmerzen, die allerdings meist im Ellenbogenbereich empfunden werden. Bei Fortschreiten der Erkrankung stellen sich atrophische Paresen der gesamten ulnarisinnervierten Muskulatur bis zur Krallenhand ein. Dabei sind die kleinen Handmuskeln häufiger und stärker betroffen als die Mm. flexor carpi ulnaris und flexor digitorum profundus (Stewart, 1987).
Differentialdiagnostisch muß an eine Motoneuronerkrankung, die multifokale motorische Neuropathie, an Läsionen der Wurzel C8 und an eine untere Armplexusläsion gedacht werden. Diagnostisch weiterführend sind elektrophysiologische Untersuchungen und ggf. bildgebende Verfahren.

Pragmatische Therapie
Die Behandlung hängt von Ursache und Ausmaß der Läsion ab. Akute Druckläsionen haben in der Regel eine gute Prognose. Grundsätzlich ist ein konservatives Vorgehen angezeigt, wenn die Symptome intermittierend auftreten oder wenn eine Neuropathie ohne wesentliche motorische Ausfälle vorliegt. Wichtig dabei ist die Vermeidung wiederholter Flexion im Ellenbogengelenk bzw. nächtlicher Armbeugung, ggf. durch eine Schiene (Seror, 1993). Bei Druck von außen ist eine Polsterung sinnvoll. Die Schienung des Armes sollte für 2 bis 3 Monate durchgeführt werden. Während dieser Zeit sind weitere Kontrolluntersuchungen notwendig. Im Falle klinischer Verschlechterung ist wie bei primärem Vorliegen wesentlicher Paresen eine operative Behandlung angezeigt. Folgende Verfahren sind etabliert:

1. Die Dekompression des Nerven durch Inzision der Sehnenarkade des M. flexor carpi ulnaris ist die einfachste Operation, braucht keine Nachbehandlung mit Schienung und hat die wenigsten Komplikationen. Der Eingriff ist nicht geeignet für Patienten mit Veränderungen an Knochen oder Gelenk sowie mit kongenitaler Subluxation (Dawson et al., 1990).
2. Die Transposition des Nerven auf die Beugeseite, in subkutanes Fettgewebe oder in die ulnare Flexorengruppe. Dabei wird auch die Sehne des M. flexor carpi ulnaris inzidiert. Postoperativ wird der Arm in 90° Beugung für zwei bis drei Wochen geschient. Komplikationen sind Störung der Blutversorgung und Schädigung von Ästen des Nerven durch seine Mobilisation, erneute Kompression durch Narbengewebe sowie Druckläsionen in der neuen Position mit schwer behandelbaren Schmerz-Syndromen (Dawson et al., 1990; Stewart, 1993).
3. Die mediale Epicondylektomie befreit den Nerven von seinem knöchernen Druckpunkt bei der Flexion des Armes. Der Eingriff ist wie die einfache Dekompression weniger invasiv als die Transposition. Die Resultate sind meistens gut (Heithoff et al., 1990).

Bei Deformitäten des Ellenbogengelenkes empfiehlt sich eine anteriore Transposition. Komprimierende Raumforderungen sollten chirurgisch entfernt werden. Ein luxierter N. ulnaris kann mit der medialen Epicondylektomie oder mit der anterioren Transposition behandelt werden, wobei manche Autoren die Epikondylektomie bevorzugen.
Bei Läsionen unklarer Ursache sind die Indikationen für die verschiedenen Operationen bisher nicht eindeutig geklärt. Größere vergleichende Studien und Langzeitbeobachtungen liegen nicht vor. Bei elektrophysiologisch nachgewiesenem Leitungsblock distal des Sulcus im Bereich des Kubitaltunnels empfiehlt sich primär eine einfache Dekompression (Nathan et al., 1995). Während ansonsten früher überwiegend die anteriore Transposition durchgeführt wurde, wird von Dawson et al. (1990) die mediale Epiokondylektomie als Routineoperation vorgeschlagen.
Das Resultat der Operation ist vom Schweregrad der Nervenläsion abhängig. Demnach ist das Ergebnis bei Patienten mit leichten oder intermittierenden Symptomen am besten, während die Regeneration einer weitgehend denervierten Handmuskulatur weniger wahrscheinlich ist (Dawson et al., 1990).

Läsionen am Handgelenk

Klinik
Beim Eintritt des Nerven in die Hand durch den Guyonschen Kanal kann es in und um den Kanal herum zu Druckschädigungen kommen. Die Ursache ist meistens Druck von außen bei ungewohnter manueller Tätigkeit, durch bestimmte Werkzeuge oder durch langes Radfahren. Weitere Möglichkeiten sind Ganglien, Gefäßanomalien oder Traumen. Bei nicht faßbarer Ursache nimmt man eine bindegewebige Kompression im Guyonschen Kanal an *(Syndrom der Loge de Guyon)*.
Je nach dem in welcher Höhe sich die Endäste des Nerven voneinander trennen und je nach Lokalisation der Druckeinwirkung kommt es zu ganz unterschiedlichen klinischen Symptomen. Am häufigsten ist eine Kompression des R. profundus, die zur schmerzlosen Parese der ulnarisinnervierten kleinen Handmuskeln ohne Sensibilitätsstörungen führt. Bei einer Läsion distal des Abganges des R. hypothenaris bleibt die Hypothenarmuskulatur intakt.
Eine Schädigung des Hauptstammes vor oder gleich nach der Aufspaltung kurz proximal oder innerhalb des Guyonschen Kanals führt zu Sensi-

bilitätsstörungen an der volaren Seite der ulnaren zwei Finger und zur Parese aller ulnarisinnervierten kleinen Handmuskeln. Die Sensibilität auf der Dorsalseite ist erhalten, da der R. dorsalis bereits einige Zentimeter proximal den Nerven verläßt. Eine isolierte Druckläsion des R. superficialis führt zu Sensibilitätsstörungen der volaren Seite der ulnaren zwei Finger ohne motorische Ausfälle. Die weitere Diagnostik besteht aus der elektrophysiologischen Lokalisation der Läsion und bildgebenden Verfahren (Nativ-Röntgen, CT, NMR) um eine Raumforderung oder Fraktur darzustellen.

Pragmatische Therapie
Ist eine Belastung oder Druck von außen die Ursache der Druckläsion (z. B. ungewohnte manuelle Tätigkeit oder Radfahren) ist eine Erholung unter entsprechender Schonung sehr wahrscheinlich (Stewart, 1993). Die belastende Situation sollte vermieden werden, eventuell ist eine Schienung nötig. Regelmäßige Befundkontrollen sind wichtig, innerhalb von 2 Monaten sollte sich eine Besserung eingestellt haben. Tritt unter konservativer Behandlung eine Verschlechterung ein oder ist keine Ursache der Nervenläsion eruierbar, sollte chirurgisch exploriert und dekomprimiert werden. Mit bildgebenden Verfahren nachgewiesene Schwellungen und Raumforderungen sollten ebenfalls primär chirurgisch angegangen werden (Foucher et al., 1993). Der Engpaß kann zum einen durch eine Inzision in der Region des Hypothenar, zum anderen vom Karpaltunnel aus erreicht werden. Ein frakturierter Hamulus des Os hamatum sollte entfernt werden, im Falle einer Arthritis des Pisiforme oder Hamatums oder einer Fraktur des Pisiforme kann die Exzision des Pisiforme notwendig werden (Dawson et al., 1990).

Die Ursachen einer Kompression des lumbosacralen Plexus sind überwiegend raumfordernde Prozesse (**Tab. J 4.6**). Das erste Symptom sind Schmerzen im lumbalen oder Beckenbereich, oft ausstrahlend in das Bein, dann fortschreitende sensible und motorische Ausfälle. Die seltene bilaterale Schädigung des Plexus sacralis kann auch zu Blasen- und Mastdarmstörungen führen. Der Verlauf ist meist langsam fortschreitend, Ausnahme ist das subakute Einsetzen bei der retroperitonealen Blutung.

Tab. J 4.6: Ursachen der Kompression des Plexus lumbosacralis

Tumoren Primäre Tumoren benachbarter Beckenorgane (Prostata, Uterus, Darm, Nieren, Blase, Lymphknoten, Knochen) Metastasen (Maligne Lymphome, Bronchial- und Mammakarzinom, Melanom) Nervenscheidentumore (Neurofibrome, Neurinome)
Retroperitoneale Blutung bei Gerinnungsstörungen oder Antikoagulation nach operativen Eingriffen durch Aneurysmaruptur
Retroperitonealabszeß ausgehend von Infektionen der Wirbel, des perinephritischen Gewebes oder des Gastrointestinaltraktes primär
Aneurysmen (der abdominellen Aorta, A. hypogastrica, A. iliaca communis und interna)
Schwangerschaft und Geburt (Mißverhältnis zwischen Becken und Kopf, Kompression bei verlängerter oder Zangengeburt)

J 4.2. Untere Extremität

J 4.2.1. Plexus lumbosacralis

Klinik
Der Plexus lumbosacralis wird von den Spinalnervenwurzeln L1 bis S4 gespeist. Er setzt sich zusammen aus dem Plexus lumbalis (L1-L4), der von der Wirbelsäule durch den M. psoas zum Bein zieht und dem Plexus sacralis (L4–S4), der seinen Weg am lateralen Os sacrum und an der Hinterwand des Beckens entlang nimmt. Das Haupt-Symptom einer Läsion des lumbalen Plexus ist die Schwäche des M. quadriceps femoris, was die Unterscheidung von der Femoralisläsion schwierig macht. Eine Läsion des sacralen Plexus führt zur Fußheberschwäche, ähnlich wie eine Schädigung des N. ischiadicus oder peronäus. Die Differentialdiagnose zur Läsion einzelner Nerven geschieht durch den klinischen, ggf. elektrophysiologischen Nachweis, daß die neurologischen Ausfälle über das Innervationgebiet eines einzelnen Nerven oder einer einzelnen Wurzel hinausgehen.

Pragmatische Therapie
Die Behandlung besteht aus der Dekompression des betroffenen Plexusabschnittes. Infiltration und Kompression durch maligne Tumoren erfordert eine chirurgische Entfernung, Strahlentherapie oder Chemotherapie, je nach Art und Dignität des Tumors. So kann ein weiteres Fortschreiten aufgehalten werden, die Chancen der Rückbildung des neurologischen Defizits sind allerdings oft gering (Jaeckle et al., 1985).
Wichtig ist eine ausreichende analgetische Behandlung (s. a. Kap. A 9). Im Falle einer retroperitonealen Blutung ist die Überwachung der Kreislauffunktionen notwendig. Der Blutverlust kann erheblich sein und Bluttransfusion oder Volumenersatz erforderlich machen. Liegt der Blutung eine Gerinnungsstörung zugrunde, muß diese entsprechend behandelt werden (s. a. Kap. D 2). Die Indikation für eine chirurgische Hämatomausräumung hängt von der Ausdehnung des Hämatoms und der Schwere der neurologischen Ausfälle ab (Donaghy, 1993). Frühe chirurgische Dekompres-

sion kann das Ergebnis bei Patienten mit schweren Symptomen verbessern (Young und Norris, 1976; Tysvaer, 1982), prospektive Studien zu dieser Frage gibt es jedoch nicht.
Retroperitoneale Abszesse erfordern die Entlastung durch Ableitung des Eiters, entweder durch einen chirurgischen Eingriff oder durch CT- oder Sonographie-gesteuerte perkutane Katheterisierung. Die initiale antimikrobielle Therapie sollte bis zum Eintreffen der Kulturresultate mit Breitbandantibiotika durchgeführt werden. Die Möglichkeit eines tuberkulösen Abszesses sollte immer in Betracht gezogen werden.
Eine Raumforderung durch ein Aneurysma der Aorta abdominalis oder der Iliacalarterien erfordert ebenfalls die chirurgische Behandlung.

J 4.2.2. N. femoralis

Klinik
Der N. femoralis (L2–4) verläuft ausgehend vom Plexus lumbalis zwischen dem M. psoas und dem M. iliacus und lateral der Femoralgefäße unter dem Leistenband hindurch. Im Oberschenkelbereich teilt er sich in Äste für den M. quadriceps femoris und Hautnerven für den vorderen Oberschenkel und endet als rein sensibler N. saphenus. Schädigungen des N. femoralis führen zu Schwäche des M. quadriceps femoris, erloschenem bzw. abgeschwächtem Patellarsehnenreflex und Sensibilitätsstörungen am vorderen Oberschenkel und medialen Unterschenkel.
Am häufigsten kommt es zur Kompression des Nerven durch ein retroperitoneales Hämatom, meist infolge einer Gerinnungsstörung, seltener auch einer Ruptur eines arteriellen Aneurysmas oder eines Traumas des M. iliacus. Haupt-Symptom dieses akuten Kompressions-Syndroms sind heftige Schmerzen in der Leiste und unterhalb des Leistenbandes, ausstrahlend in das Innervationsgebiet des N. saphenus und die dem N. femoralis entsprechenden motorischen und sensiblen Ausfälle. Aktive und passive Extension im Hüftgelenk verstärkt den Schmerz. Nach tagelangem Verlauf können Ecchymosen am oberen Oberschenkel zu sehen sein.
Andere Erkrankungen, die zu in der Regel langsam zunehmender Kompression führen, sind Iliacusabszeß, Aneurysmen der A. iliaca interna oder Tumoren des M. iliopsoas oder des Ileums. Iatrogen kann es bei verschiedenen chirurgischen Eingriffen, v. a. in Steinschnittlage durch Abknicken und Druck auf den Nerven unter dem Leistenband während der Hüftbeugung, zur Femoraliskompression kommen.
Zur Diagnostik ist das CT bei Verdacht auf eine Blutung hilfreich, während andere Raumforderungen wie Abszesse oder Tumoren im NMR besser dargestellt werden.

Pragmatische Therapie
Die initiale Behandlung eines Iliacushämatoms hängt von der Schwere der Blutung und dem Allgemeinzustand des Patienten ab. Analgesie und Korrektur einer eventuellen Gerinnungsstörung sind der erste Schritt. Die Indikation für die chirurgische Entlastung ist nicht klar, da auch bei konservativer Behandlung gute Ergebnisse erzielt werden und kontrollierte Studien fehlen (Silverstein, 1979). In schweren Fällen scheint eine rasche chirurgische Hämatomausräumung sinnvoll zu sein (Chiu, 1976). Eine Alternative ist die perkutane Drainage (Merrick et al., 1991).
Kompression durch maligne Tumoren sollte chirurgisch, mit Strahlentherapie oder Chemotherapie behandelt werden, je nach Art und Dignität des Tumors. Retroperitoneale Abszesse müssen drainiert und antibiotisch behandelt werden, wie in Kap. J 4.2.1 beschrieben. Aneurysmen müssen chirurgisch behandelt werden.
Im Falle iatrogener Lagerungsschäden ist die Spontanheilung häufig (Stöhr, 1980). Unabhängig von der Ursache der Läsion brauchen Patienten mit einer Quadrizepslähmung Krankengymnastik, um die Kniegelenksbeweglichkeit zu erhalten und eine Knieorthese.

J 4.2.3. N. saphenus

Klinik
Der N. saphenus ist der sensible Endast des N. femoralis. Er zieht durch den Adduktorenkanal und tritt oberhalb des Knies aus der Faszie. Er versorgt sensibel den medialen Unterschenkel, die mediale Knöchelregion und die mediale Seite des Fußes. Zur Kompression des Nerven kann es am Oberschenkel, am Knie oder am Unterschenkel kommen.
Am Oberschenkel können fibröse Bänder, Anomalitäten der A. femoralis, seltener auch Schwannome des Nerven zur Kompression führen (Stewart, 1993). Symptome sind Schmerzen und Sensibilitätsstörungen im Innervationgebiet des Nerven. Oft kann ein Tinelsches Zeichen ausgelöst werden.
Wird der N. saphenus am Ausgang des Hunterschen Kanals komprimiert, kommt es zu Schmerzen im Knie und medialen Unterschenkel, die beim Gehen zunehmen (Worth et al., 1984). Dieses Syndrom wird als *Neuropathia patellae* bezeichnet (Kopell und Thompson, 1960).
Kompression des Nerven beim Durchtritt durch die Sehne des M. sartorius führt zu Schmerzen und Parästhesien im Innnervationsgebiet des R. infrapatellaris des N. saphenus *(Gonyalgia paraesthetica,* Wartenberg, 1954).
Kompression des N. saphenus von außen, meist am proximalen Unterschenkel kommt lagerungsbedingt vor, z. B. durch gynäkologische Beinhalter, durch Gipsverbände oder Schienen.

Pragmatische Therapie

Die Behandlung ist in der Regel zunächst symptomatisch, zum einen medikamentös, entsprechend der Behandlung neuropathischer Schmerzen (s. Kap. A9). Zum anderen sollte eine Serie von Injektionen von Lokalanästhetika und/oder Kortikoiden (**Tab. J 4.3**) durchgeführt werden. Führt dies nicht zum Erfolg, ist eine chirurgische Dekompression zu erwägen. Die Kompression des R. infrapatellaris kann entweder durch Verlagerung des Nerven in subkutanes Fettgewebe (House und Ahmed, 1977) oder durch Neurektomie (Luerssen et al., 1983) behandelt werden.

J 4.2.4. N. ischiadicus

Klinik

Der N. ischiadicus (L4–S3) setzt sich aus einem lateralen Anteil, der dem N. peronaeus entspricht, und einem medialen Anteil, entsprechend dem N. tibialis, zusammen. Er verlässt das Becken durch das Foramen infrapiriforme und verläuft hinter dem Hüftgelenk in der Tiefe des Oberschenkels abwärts. In der oberen Fossa poplitea teilen sich peronaealer und tibialer Anteil. Der N. ischiadicus innerviert die ischiocrurale Muskulatur und alle Muskeln unterhalb des Kniegelenkes. Oberhalb des Knies gibt es kein sensibles Versorgungsgebiet, darunter entspricht es dem von N. peronaeus und tibialis zusammengenommen. Ischiadikusläsionen sind meist inkomplett, wobei der peronaeale Anteil in der Regel häufiger und stärker betroffen ist als der tibiale. Eine komplette Ischiadikusläsion ist sehr selten und wird nicht durch ein Engpaß-Syndrom hervorgerufen.

Kompressions-Syndrome des N. ischiadicus sind selten. Durch anatomische Varietät kann es beim Durchtritt des Nerven durch das Foramen infrapiriforme zur Kompression kommen *(Piriformis-Syndrom)*. Dabei verläuft der peronaeale Anteil oberhalb oder zwischen Teilen des Muskels. Auch kann es hier zur Einklemmung durch Bindegewebsvermehrung oder fibröse Bänder kommen.

Verschiedene Raumforderungen des Beckens können den Nerven komprimieren (**Tab. J 4.7**). Die Endometriose führt zu Schmerzen in Hüfte und Gesäß, ausstrahlend in das Bein und den Fuß, manchmal abhängig vom Menstruationszyklus. Andere Tumoren sind Schwannome, Neurofibrome, Lipome und Lymphome. Hämatome kommen als Komplikation von Gerinnungsstörungen oder nach Hüftoperationen vor. Während der Geburt kann der kindliche Kopf Druck auf den Nerven ausüben.

Zur Kompression des Nerven von außen kann es durch Druck gegen das Gesäß oder den hinteren Oberschenkel im Koma oder während chirurgischer Eingriffe in sitzender Position kommen. In schweren Fällen ist ein Kompartment-Syndrom mit druckinduzierter Schwellung und Muskelnekrose des hinteren Oberschenkels beschrieben (Stewart, 1993).

Tab. J 4.7: Ursachen der Kompression des N. ischiadicus

Veränderungen in Becken oder Oberschenkel
Tumoren (Endometriose, Nerventumoren, Lipome)
Hämatome
Baker-Zysten
Aneurysma der A. iliaca
Fibrose
Kompartment-Syndrom des Oberschenkels
Geburt
Operationsbedingte Lagerung in sitzender Position
Piriformis-Syndrom

Pragmatische Therapie

Bei Patienten mit *Piriformis-Syndrom* kann die Injektion von Lokalanästhetika und/oder Kortikoiden (**Tab. J 4.3**) in den Bereich des M. piriformis bzw. des Nervendurchtritts die Schmerzen lindern (Stewart, 1993). In hartnäckigen Fällen besteht die Möglichkeit, einen Teil des Muskels chirurgisch zu durchtrennen (Tackmann et al., 1989).

Die Endometriose sollte mit synthetischen Hormonen und/oder chirurgischer Entfernung des Gewebes behandelt werden (Salazar-Gruesco und Roos, 1986), entsprechend gynäkologischen Behandlungsprinzipien. Andere Raumforderungen erfordern chirurgische Eingriffe oder andere Formen der Tumortherapie. Die Behandlung von Blutungskomplikationen ist in Abschnitt J 4.2.1 beschrieben.

Lagerungsbedingte postoperative Ischadikusdruckläsionen ohne Hämatom sollten konservativ behandelt werden, da die Spontanheilung wahrscheinlich ist. Zur Behandlung der akuten Kompartment-Syndrome siehe Kap. J 6.

J 4.2.5. N. peronaeus

Klinik

Nach der Trennung vom tibialen Anteil des N. ischiadicus zieht der N. peronaeus communis (L4–S2) um das Fibulaköpfchen herum und verläuft durch den Ursprung des oberflächlichen Anteils des M. peronaeus longus (Fibulartunnel). Er teilt sich dann in den N. peronaeus superficialis, der die Mm. peronaei sowie die Haut des lateralen Unterschenkels und des Fußrückens innerviert, und den N. peronaeus profundus, der die Fuß-und Zehenheber sowie die Haut im ersten Zehenzwischenraum versorgt. Die Symptome der Schädigung des N. peronaeus communis sind die Fußheberschwäche und meist inkomplette Sensibilitätsstörungen. Sie sind je nach Ursache der Läsion sehr unterschiedlich ausgeprägt. Oft sind die vom Profundusanteil versorgten Muskeln am stärksten

betroffen und die Sensibilitätsstörungen sind wenig oder gar nicht sicher erkennbar.
Die häufigste Ursache für eine Peronäusläsion ist Druck von außen im Bereich des Verlaufes um das Fibulaköpfchen herum, z. B. im Schlaf, in Narkose, Koma, langer Bettlägrigkeit oder durch Gipsverbände, häufig auch bei gewohnheitsmäßigem Übereinanderschlagen der Beine oder langem Hocken. Nicht selten führt eine starke Gewichtsabnahme bei konsumierenden Erkrankungen oder restriktiver Diät zu entsprechenden Verhaltensänderungen und erhöhter Vulnerabilität (Dawson et al., 1990).
Selten kommt es zu einer Einklemmung des Nerven im Fibulartunnel *(Fibulartunnel-Syndrom)*, was zu einer langsam fortschreitenden Ausfallssymptomatik mit Schmerzen führt (Dawson et al., 1990).
Andere seltene Ursachen für eine Peronäusläsion sind Ganglien und Zysten, die vom Kniegelenk ausgehen, Lipome, Kallus, oder Tumoren der Fibula.
Das *Tibialis-anterior-Syndrom* ist ein Kompartment-Syndrom, das durch die Kompression des N. peronaeus profundus durch Muskelschwellung in dem vorderen Faszienkompartiment des Unterschenkels zustandekommt (näheres s. Kap. J 6).
Der distale Teil des N. peronaeus profundus kann an der Vorderseite des Sprunggelenkes komprimiert werden, wo er Verletzungen oder dem Druck zu enger Schuhe ausgesetzt sein kann *(Vorderes Tarsaltunnel-Syndrom)*. Die Symptome sind schmerzhafte Parästhesien im sensiblen Versorgungsbereich und eine atrophische Parese des M. extensor digitorum brevis.
Zur Kompression des distalen Abschnittes des N. peronaeus superficialis kann es an seiner Durchtrittstelle durch die Unterschenkelfaszie kommen. Dies führt ebenfalls zu schmerzhaften Parästhesien im Innervationsgebiet.

Pragmatische Therapie
Die Behandlung von Peronäusläsionen, die durch äußeren Druck entstanden sind, beschränkt sich auf das Vermeiden weiterer Kompression, Krankengymnastik und einer Schiene zur Stabilisierung des Fußes beim Gehen (ab Paresegrad 3). Beschränkt sich die Läsion auf eine umschriebene Demyelinisierung mit Leitungsblock, ist vollständige Erholung in wenigen Wochen die Regel, während die Regeneration einer axonalen Schädigung deutlich länger dauert, mindestens einige Monate. Bei Patienten mit einer Kombination aus Leitungsblock und axonaler Läsion zeigt sich manchmal ein biphasischer Verlauf der Erholung (Wilbourn, 1986).
Fortschreitende und schmerzhafte Peronäusläsionen durch Engpaß oder komprimierende Raumforderungen sollten früh chirurgisch exploriert werden. Kleinere Raumforderungen oder Weichteilveränderungen entgehen manchmal den bildgebenden Verfahren (Stewart, 1993). Intraneurale Ganglien sollten lediglich entleert werden, da eine totale Resektion zur kompletten Nervenläsion führt (Tackmann et al., 1989).
Das akute *Tibialis-anterior-Syndrom* ist ein chirurgischer Notfall und erfordert die prompte Fasziotomie (näheres s. Kap. J 6).
Unabhängig von der Ursache der Peronäusläsion, müssen Patienten mit einer Fußheberparese mit Krankengymnastik und einer Schiene versorgt werden. Im Falle einer irreversiblen Schädigung kann die chirurgische Behandlung in Form einer Sehnenverlagerung erwogen werden (Mumenthaler und Schliack, 1993).
Die Behandlung der Kompression der distalen Nervenabschnitte ist zunächst konservativ. Weiterer Druck durch enge Schuhe muß vermieden werden, manchmal hilft die Veränderung der Fußposition durch eine Orthese oder die lokale Injektion von Lokalanästhetika bzw. Kortikoiden (**Tab. J 4.3**). Bei ausbleibender Besserung sollte eine chirurgische Dekompression durch Inzision von beengenden Faszienanteilen erfolgen (Dawson et al., 1990).

J 4.2.6. N. tibialis

Klinik
Der N. tibialis (L5–S2) zieht durch die Fossa poplitea und unter den M. gastrocnemius. Kurz oberhalb des Sprunggelenkes verläuft er oberflächlich und zieht unter dem Retinaculum flexorum (Tarsaltunnel) auf die Unterseite des Fußes. Im Tarsaltunnel, gelegentlich aber auch etwas ober- oder unterhalb, teilt er sich in zwei Plantarnerven.
Kompression des proximalen N. tibialis ist selten und auf ein Ganglion, eine Baker-Zyste, einen Nerventumor, oder aber auf Lagerung oder Gipsverband zurückzuführen. Die Symptome sind Schwäche der Flexoren von Fuß und Zehen und der kleinen Fußmuskeln sowie Sensibilitätsstörungen an der Fußsohle.
Beim hinteren *Tarsaltunnel-Syndrom* wird der Nerv im Bereich des medialen Malleolus beengt. Sprunggelenkstrauma, posttraumatische Fibrose, Zysten der Sehnenscheiden oder rheumatoide Arthritis können Ursache des Engpasses sein. Die Symptomatik besteht aus Schmerzen und Sensibilitätsstörungen der Fußsohle, einem Tinelschen Zeichen hinter dem medialen Malleolus und gelegentlich Schwäche der kleinen Fußmuskeln (Dawson et al., 1990).
Die *Mortonsche Metatarsalgie* entsteht durch Kompression eines Interdigitalnerven zwischen zwei benachbarten Metatarsalköpfchen. Meist ist der dritte Zwischenraum betroffen. Die Symptome sind schmerzhafte Parästhesien in den benachbarten Zehen. Eine chronische Schädigung führt oft zur Anschwellung des Nerven durch Bindegewebsvermehrung (Stewart, 1993).

Pragmatische Therapie

Von Schäden durch äußeren Druck erholt sich der Nerv in der Regel spontan. Chronische Läsionen aufgrund von Raumforderungen in der Fossa poplitea müssen chirurgisch behandelt werden.

Die initiale Behandlung des *Tarsaltunnel-Syndroms* besteht aus Immobilisation des Sprunggelenks mit einer Orthese und Injektion von Lokalanästhetika (z. B. Bupivacain) in den Tarsaltunnel für 8 Wochen. Bei ausbleibendem Erfolg ist die chirurgische Exploration und Neurolyse indiziert, die oft zu dauerhafter Symptomfreiheit führt (Mumenthaler, 1993; Oloff et al., 1983).

Die konservative Behandlung der *Mortonschen Metatarsalgie* besteht aus der Unterfütterung des entsprechenden Metatarsalköpfchens mit Einlagen. Lokale Injektionen von Lokalanästhetika und/oder Kortikoiden (**Tab. J 4.3**) sind oft erfolgreich (Greenfield et al., 1984). Bei Versagen der konservativen Behandlung kommen die Exzision des Nerven (Keh et al., 1992) oder Inzision des Ligamentum metatarseum transversum profundum (Dellon, 1992) in Betracht. Beide Maßnahmen zeigen gute Resultate.

J 4.2.7. N. cutaneus femoris lateralis

Klinik

Der N. cutaneus femoris lateralis (L2–3) zieht vom Plexus lumbalis über den M. iliacus und durch einen kleinen Tunnel im lateralen Teil des Leistenbandes zur Haut des lateralen Oberschenkels, die er sensibel versorgt. Varietäten des Durchtritts durch das Leistenband sind häufig. Kompression führt zu schmerzhaften Parästhesien und Sensibilitätsausfall im Verorgungsgebiet, der sog. *Meralgia paraesthetica*. Proximal können Raumforderungen im Retroperitoneum oder im Iliacuskompartiment den Nerven beengen. Häufig ist die externe Kompression im Bereich des Leistenbandes durch enge Kleidung, Gürtel, Korsette, gelegentlich auch durch chirurgische Eingriffe in vornübergebeugter Lagerung. Meistens ist aber keine Ursache zu finden und der Nerv wird wahrscheinlich durch das Leistenband komprimiert.

Pragmatische Therapie

Durch Raumforderungen bedingte Schädigungen des Nerven sollten der Ursache entsprechend behandelt werden (s. a. Kap. J 4.2.1.).

Die *Meralgia paraesthetica* verschwindet üblicherweise spontan in wenigen Wochen oder Monaten. Abwarten, eventuell mit Injektionen von Lokalanästhetika und/oder Kortikoiden (**Tab. J 4.3**) zur Schmerztherapie reicht zunächst aus. Die Injektionen sollten 1–2 cm medial und unterhalb der Spina iliaca anterior superior unter die Fascia lata plaziert werden. Beengende Gürtel und Kleidungsstücke sollten vermieden werden, bei adipösen Patienten kann einen Gewichtsreduktion hilfreich sein. Gelegentlich persistieren aber die Symptome, so daß eine chirurgische Intervention nötig wird (Williams und Trzil, 1991). Dabei wird der Nerv durch eine Inzision der Fascia iliaca und des Leistenbandes dekomprimiert (Tackmann et al., 1989). Die Durchtrennung des Nerven führt zwar zur Schmerzlosigkeit, aber auch zu endgültigem Sensibilitätsausfall an der Oberschenkelaussenseite und birgt die Gefahr des Wiederauftretens von Beschwerden durch Neurombildung oder Kausalgie.

J 4.2.8. N. iliohypogastricus, ilioinguinalis und genitofemoralis

Klinik

Der N. iliohypogastricus (Th12, L1) und der N. ilioinguinalis (Th12, L1) kommen aus dem oberen Plexus lumbalis und haben einen ähnlichen Verlauf um die Abdominalwand herum wie die kaudalen Intercostalnerven. Beide Nerven verlaufen oberhalb der Crista iliaca und innervieren die Inguinalregion und Teile der Genitalien. In ihrem Verlauf können die Nerven durch Tumoren der Nieren, Abszesse oder Hämatome in der paranephritischen Region in Mitleidenschaft gezogen werden. Am häufigsten ist die Kompression durch Narben von chirurgischen Eingriffen (Appendektomie, gynäkologische Operationen). Ein Engpass-Syndrom kann an der Durchtrittstelle des N. ilioinguinalis durch die Muskeln der Bauchwand entstehen (Mumenthaler et al., 1965). Die Symptome sind Schmerzen in der Leistenregion, ausstrahlend in die Genitalien, Sensibilitätsstörungen im Versorgungsgebiet des Nerven und Drukkempfindlichkeit unter dem Leistenband (Knokkaert et al., 1989).

Der N. genitofemoralis (L1–2) zieht vom Plexus lumbalis durch den M. psoas und auf seiner Oberfläche retroperitoneal zum M. cremaster und der Haut des Scrotums bzw. des Labium majus. Zur Kompression des Nerven mit schmerzhaften Parästhesien im Versorgungsgebiet kommt es in den meisten Fällen durch Narben und Adhäsionen infolge von Appendektomien und Herniorrhaphien. Andere Ursachen können ein Psoasabszeß, Traumata und Druck durch sehr enge Jeans sein.

Pragmatische Therapie

Zur Unterscheidung, welcher der Nerven betroffen ist, sind selektive Blockaden der Nerven mit Lokalanästhetika hilfreich. Zur symptomatischen Behandlung der schmerzhaften Parästhesien kommen die zur Behandlung neuropathischer Schmerzen geeigneten Medikamente (s. Kap. A9) sowie Injektionen von Lokalanästhetika und/oder Kortikoiden (**Tab. J 4.3**) in Betracht. Die Kombination mit trancutaner elektrischer Nervenstimulation (TENS) kann nützlich sein. Führt die konservative Behandlung nicht zum Erfolg, kommt die Resektion des betroffenen Nerven in Frage, die in der Regel Schmerzfreiheit bringt (Starling und Harms, 1989). Auch eine perkutane Rhizotomie wurde als Alternative beschrieben (Wiegand et al., 1986).

Literatur

Aita JF (1984) An unusual compressive neuropathy. Arch Neurol 41: 341

Bassett FH, Nunley JA (1982) Compression of the musculocutaneus nerve at the elbow. J Bone Joint Surg (Am) 64A: 1050–1052

Bonney G (1965) The scalenus medius band: a contribution to the study of the thoracic outlet syndrome. J Bone Joint Surg (Br) 47B: 268–272

Bolton FB, McFarlane RM (1978) Human pneumatic tourniquet paralysis. Neurology 28: 787–793

Buchberger W, Judmaier W, Birbamer G, Hasenöhrl K, Schmidauer C (1993) Der Stellenwert von Sonographie und MR-Tomographie in Diagnose und Therapiekontrolle des Karpaltunnel-Syndroms. Fortschr Röntgenstr 159: 138–143

Cahill BR, Palmer RE (1983) Quadrilateral space syndrome. J Hand Surg 8: 65–69

Chiu WS (1976) The syndrome of retroperitoneal hemorrhage and lumbar plexus neuropathy during anticoagulant therapy. South Med J 69: 595–599

Chow JCY (1989) Endoscopic release of the carpal ligament: a new technique for carpal tunnel syndrome. Arthroscopy 5: 19–24

Cousins MJ, Bridenbaugh, PO (1988) Neural blockade in clinical anesthesia and management of pain. Lippincott, Philadelphia

Dawson DM, Hallett M, Millender LH (1990) Entrapment neuropathies. Little, Brown, Boston

Dellon AL (1992) Treatment of Morton's neuroma as a nerve compression: the role for neurolysis. Am J Podiatr Med Assoc 82: 399–402

Donaghy M (1993) Lumbosacral plexus lesions. In: Dyck PJ, Thomas PK, Griffin JW, Low PA, Poduslo JF (Hrsg.), Peripheral neuropathy, Vol. II. Saunders, Philadelphia, 951–960

Erdmann MWH (1994) Endoscopic carpal tunnel decompression. J Hand Surg (Br) 19B: 5–13

Foucher G, Berard V, Snider G, Lenoble E, Constantinesco A (1993) Distal ulnar nerve entrapment due to tumors of Guyon's canal. A series of ten cases. Handchir Mikrochir Plast Chir 25: 61–65

Galbraith KA, McCullough CJ (1979) Acute nerve injury as a complication of closed fracture or dislocation of the elbow. Injury 11: 159–164

Gilliatt RW (1984) Thoracic outlet syndromes. In: Dyck PJ, Thomas PK, Lambert, EH, Bunge, R (Hrsg.) Peripheral neuropathy, Vol. II. Saunders, Philadelphia, 1409–1424

Greenfield J, Rea J, Ilfeld F (1984) Morton's interdigital neuroma: indications for treatment by local injections versus surgery. Clin Orthop 185: 142–144

Heathfield KGW, Tibbles JAR (1961) Chlorotiazide in treatment of carpal-tunnel syndrome. Br Med J 1: 29–30

Heithoff SJ, Millender LH, Nalebuff EA, Petruska AR Jr. (1990) Medial epicondylectomy for the treatment of ulnar nerve compression at the elbow. J Hand Surg 15: 22–29

Hill NA, Howard FM, Huffer BR (1985) The incomplete anterior interosseus nerve syndrome. J Hand Surg (Am) 10: 4–16

House JH, Ahmed K (1977) Entrapment neuropathy of the infrapatellar branch of the saphenous nerve: a new peripheral entrapment syndrome? Am J Sports Med 5: 217–224

Jaeckle KA, Young DF, Foley KM (1985) The natural history of lumbosacral plexopathy in cancer. Neurology 35: 8–15

Keh RA, Ballew KK, Higgins KR, Odom R, Harkless LB (1992) Long-term follow-up for Morton's neuroma. J Foot Surg 31: 93–95

Kelly CP, Pulisetti D, Jamieson AM (1994) Early experience with endoscopic carpal tunnel release. J Hand Surg (Br) 19B: 18–21

Kiloh L, Nevin S (1952) Isolated neuritis of the anterior interosseus nerve. Br Med J 1: 850–851

Knockaert DC, D'Heygere FG, Bobbaers HJ (1989) Ilioinguinal nerve entrapment: a little-known cause of iliac fossa pain. Postgrad Med J 65: 632–635

Komar J, Szegvari M (1983) Der peripher-neurologische Hintergrund des Schreibkrampfes: Mittlere N. medianus-Läsion. Nervenarzt 54: 322–325

Kopell H, Thompson WAL (1960) Knee pain due to saphenous nerve entrapment. N Engl J Med 263: 351–353

Laha RK, Lunsford LD, Dujovny M (1978) Lacertus fibrosus compression of the median nerve. J Neurosurg 48: 838–841

Luerssen TG, Campbell RL, Defalque RJ, Worth RM (1983) Spontaneous saphenous neuralgia. Neurosurgery 13: 238–241

Meese W, Mauersberger W, Grumme T, Hopfenmüller W (1980) Der Wert der mikrochirurgischen Operationstechnik beim Karpaltunnel-Syndrom. Akt Neurol 7: 9–15

Merrick HW, Zeiss Jand Woldenberg LS (1991) Percutaneous decompression for femoral neuropathy secondary to heparin-induced retroperitoneal hematoma: case report and review of the literature. Am Surg 57, 706–711

Mitsunaga MM, Nakano K (1988) High radial nerve palsy following strenuous muscular activity. Clin Orthop 234: 39–42

Moss SH, Switzer HE (1983) Radial tunnel syndrome: Spectrum of clinical presentations. J Hand Surg 8: 414–420

Mumenthaler M (1980) Der Schulter-Arm-Schmerz. Leitfaden für die Praxis. Huber, Bern

Mumenthaler M (1993) Tarsaltunnel-Syndrom. Diagnose und Differentialdiagnose. Wien Klin Wochenschr 105: 459–461

Mumenthaler A, Mumenthaler M, Luciani G, Kramer J (1965) Das Ilioinguinalis-Syndrom. Dtsch Med Wochenschr 90: 1073–1078

Mumenthaler M, Schliack H (1993) Läsionen peripherer Nerven. Thieme, Stuttgart

Nathan PA, Keniston RC, Meadows KD (1995) Outcome study of ulnar nerve compression at the elbow treated with simple decompression and an early programme of physical therapy J Hand Surg Br 20: 628–637

Nakamichi K, Tachibana S (1991) Radial nerve entrapment by the lateral head of the triceps. J Hand Surg (Am) 16A: 748–750

Omer GE, Spinner M (1980) Management of peripheral nerve problems. Saunders, Philadelphia

Oloff LM, Jacobs AM, Jaffe S (1983) Tarsal tunnel syndrome: a manifestation of systemic disease. J Foot Surg 22: 302–307

Reganchary SS, Neft JP, Singer PA, Bracket EE (1979) Suprascapular nerve entrapment neuropathy: A clinical anatomical and comparative study. Neurosurgery 5: 441–446

Roth JH, Richards RS, MacLeod MD (1994) Endoscopic carpal tunnel release. Can J Surg 37: 189–193

Salazar-Grueso E, Roos R (1986) Sciatic endometriosis: a treatable sensorimotor mononeuropathy. Neurology 36: 1360–1363

Scherzer E (1973) Nervenschädigungen bei Ellenbogenbrüchen – statistisch betrachtet. Hefte Unfallheilk 114: 1471–1472

Seror P (1993) Treatment of ulnar nerve palsy at the elbow with a night splint. J Bone Joint Surg 75: 322–327

Silverstein A (1979) Neurological complications of anticoagulation therapy. A neurologist's review. Arch Intern Med 139: 217–220

Spinner M (1970) The anterior interosseus-nerve syndrome. J Bone Joint Surg (Am) 52A: 84–94

Spindler HA, Dellon AL (1990) Nerve conduction studies in the superficial radial nerve entrapment syndrome. Muscle Nerve 13: 1–5

Starling JR, Harms BA (1989) Diagnosis and treatment of genitofemoral and ilioinguinal neuralgia. World J Surg 13: 586–591

Stewart JD (1987) The variable clinical manifestations of ulnar neuropathies at the elbow. J Neurol Neurosurg Psychiatry 50: 252–258

Stewart JD (1993) Focal peripheral neuropathies. Raven Press, New York

Stöhr M (1980) Iatrogene Nervenläsionen. Thieme, Stuttgart (2. Aufl. 1996)

Tackmann W, Richter H-P, Stöhr M (1989) Kompressions-Syndrome peripherer Nerven. Springer, Heidelberg

Tysvaer AT (1982) Computerized tomography and surgical treatment of femoral compression neuropathy. J Neurosurg 57: 137–139

Wadsworth TG (1987) Tennis elbow: conservative, surgical, and manipulative treatment. Br Med J 294: 621–624

Wartenberg R (1954) Digitalgia paresthetica and gonyalgia paresthetica. Neurology 4: 106–115

Weiss A-PC, Sachar K, Gendreau M (1994) Conservative management of carpal tunnel syndrome: a reexamination of steroid injection and splinting. J Hand Surg 19A: 410–415

Wiegand H, Renella R, Hussein S (1986) Das Ilioinguinaliskompressions-Syndrom und seine Therapie durch perkutane Rhizotomie. Akt Neurol 13: 58–60

Wilbourn AJ (1986) AAEE Case Report 12: Common peroneal mononeuropathy at the fibular head. Muscle Nerve 9: 825–836

Wilbourn AJ (1990) The thoracic outlet syndrome is overdiagnosed. Arch Neurol 47: 328–330

Wilhelm A, Suden R (1985) Das proximale Radialiskompressions-Syndrom. Behandlung und Ergebnisse. Handchirurgie 17: 219–224

Williams PH, Trzil KP (1991) Management of meralgia paresthetica. J Neurosurg 74: 76–80

Worth RM, Kettelkamp DB, Defalque RJ, Underwood DK (1984) Saphenous nerve entrapment: a case of medial knee pain. Am J Sports Med 12: 80–81

Young MR, Norris JW (1976) Femoral neuropathy during anticoagulant therapy. Neurology 26: 1173–1175

J 5. Nervenverletzungen

von *A. Melms* und *M. Stöhr*

J 5.1. Klinik

Dieses Kapitel befaßt sich mit den allgemeinen Aspekten der Behandlung traumatischer Nervenläsionen. Spezielle Kapitel wurden den Kompartment-Syndromen (J6), Nervenkompressions-Syndromen (J4) und radiogenen Nervenschädigungen (J7) gewidmet. Traumatische Nervenläsionen entstehen direkt oder indirekt durch stumpfe (Druck, Quetschung, Zerrung, Zerreißung) oder scharfe Gewalteinwirkung (Stiche, Schnitte, andere perforierende Verletzungen), die in den Innervationsgebieten ausgeprägte Störungen der motorischen, sensiblen und vegetativen Funktionen hervorrufen. Die betroffene Muskulatur ist paretisch oder plegisch und ihre Muskeleigenreflexe sind abgeschwächt oder ausgefallen. Die Muskelkraft kann auf einer 6-Punkte-Skala eingeschätzt werden (**Tab. J 5.1**). Sensible Ausfälle reichen von Dysästhesien und Parästhesien bei unvollständigen bis hin zum Verlust sämtlicher sensibler Qualitäten bei höhergradigen Läsionen. In der Akutsituation wird man sich mit der Feststellung der Verteilung der motorischen Ausfälle und einer orientierenden Prüfung von Schmerz- und Berührungsempfinden in den autonomen Innervationsgebieten begnügen. Für die Verlaufkontrolle sensibler Störungen gilt die Zwei-Punkte-Diskrimination als empfindlichster Parameter. Ein regionaler Ausfall der Schweißsekretion (nachweisbar im Ninhydrin-Test nach Moberg) in analgetischen Arealen weist auf eine infraganglionäre, *axonale* Schädigung vegetativer Fasern hin und ist klinisch ein frühzeitiger Hinweis für eine höhergradige (axonale) Nervenschädigung. Dystrophe Veränderungen und Schmerzen als Ausdruck einer sympathischen Reflexdystrophie treten häufig nach inkompletten Läsionen der Plexus, des N medianus, N. ulnaris und N. ischiadicus auf, die einen hohen Anteil vegetativer Fasern führen. Die Behandlung der sympathischen Reflexdystrophie erfordert frühzeitig eine adäquate z. T. spezialisierte Schmerztherapie (z. B. Nerven-/ Grenzstrang-Blockaden mit Guanethidin, Lokalanästhetika oder Morphin über Katheder; thymoleptische Schmerztherapie, TENS, s. Kap. A9).

Tab. J 5.1: Skala zur Bewertung der Muskelkraft

Grad	Muskelaktivität
0	Keine Kontraktion
1	Sichtbare oder spürbare Muskelanspannung ohne Bewegungseffekt
2	Aktive Bewegung unter Ausschaltung der Schwerkraft
3	Aktive Bewegung gegen die Schwerkraft
4	Bewegung gegen leichten/mäßigen/kräftigen Widerstand (4-/4/4+)
5	normale Kraft

Nach: Aids to the examination of the peripheral nervous system. Medical Research Council Memorandum No. 45. London: Her Majesty's Stationary Office, 1976

J 5.2. Verlauf

Der Heilungsverlauf und die Rückbildung der neurologischen Ausfälle wird im wesentlichen durch das Ausmaß der strukturellen Schädigung bestimmt. Eine weit gebräuchliche Klassifizierung geht auf *Seddon* (1943) zurück, der die Begriffe Neurapraxie, Axonotmesis, Neurotmesis als Ausdruck einer zunehmenden Schädigung des Axons und seiner Hüllstrukturen eingeführt hat. *Sunderland* (1978) differenzierte aus chirurgischer Sicht zusätzlich die Mitbeteiligung der umhüllenden perineuralen und epineuralen Bindegewebsstrukturen (**Tab. J 5.2**), eine Unterscheidung, die mit klinischen und elektrophysiologischen Methoden nicht möglich ist. Hier erfolgt pragmatisch eine Beschränkung auf die drei Grundtypen peripherer Nervenläsionen.

Läsion ersten Grades (Neurapraxie, Leitungsblock)

Diese Schädigung wird akut durch eine Kompression des Nerven durch ungünstige Lagerung, enge Verbände an prädisponierten Stellen (z.B. Nervus radialis am medialen Oberarm: Schlaflähmung, Parkbanklähmung; N. peronäus am Fibulaköpfchen) oder Druck von Operationsinstrumenten hervorgerufen. Auch eine lokale *chronische* Traumatisierung z. B. bei einem Engpaß-Syndrom (s. Kap. J 4) führt zunächst zu einer Druckläsion mit Leitungsverzögerung, bevor sich eine höhergradige axonale Schädigung manifestiert. Gehäuft werden Druckparesen bei Patienten mit Diabetes mellitus, bei Unterernährung und Gewichtsverlust, Urämie oder Alkoholkrankheit beobachtet. Treten Druckparesen gehäuft auf, sollte an eine hereditären Neuropathie mit Neigung zu Druckparesen (HNPP) gedacht werden. Die Druckschädigung betrifft bevorzugt dickbemarkte (efferente motorische und afferente sensorische) Fasern. Motorische Ausfälle stehen im Vordergrund. Manche Patienten klagen subjektiv über Mißempfindungen oder inkomplette sensible Störungen, meist aber keine Schmerzen. Bei einer schweren Druckläsion können sowohl die motorischen und sensiblen Funktionen zeitweise vollständig erloschen sein. Pathologisch-anatomisch findet sich eine paranodale, in schwereren Fällen eine segmentale Demyelinisierung, die sich rasch (meist innerhalb weniger Tage bis Wochen) zurückbildet (Gilliat, 1980). Elektroneurographisch läßt sich bei einer proximalen Stimulation ein Leitungsblock nachweisen, der auch nach der klinischen Erholung als umschriebene Leitungsverzögerung bestehen bleiben kann. Da das Axon nicht geschädigt ist, tritt unterhalb der Läsion keine Axondegeneration ein. Bei distaler Stimulation lassen sich regelrechte Muskel- und Nervenaktionspotentiale registrieren. Als Ausdruck der erhaltenen Innervation und intakten Endplattenorganisation reagieren die Muskeln prompt auf eine faradische Stimulation. Zum Teil kann in den betroffenen Muskeln noch eine geringe elektromyographische Willküraktivität registriert werden. Bei der Neurapraxie treten auch im Verlauf von mehr als 2 bis 3 Wochen *keine* Fibrillationen und positiven Wellen (pathologische Spontanaktivität, »Denervierungszeichen«) als Zeichen der Wallerschen Degeneration auf. Die Prognose ist in der Regel sehr gut und die Ausfälle bilden sich rasch innerhalb von wenigen Tagen bis Wochen zurück (Dawson et al., 1990). Bei einer protrahierten Rückbildung eines Leitungsblocks kann durchaus eine Muskelatrophie beobachtet werden.

Tab. J 5.2: Klassifikation von Nervenverletzungen. Nach Stewart 1993

Seddon	Sunderland	Strukturschädigung und Funktionsverlust
Neurapraxie	1	Schädigung der Myelinscheide Leitungsverzögerung und Blockierung
Axonotmesis	2	Unterbrechung der axonalen Kontinuität. Endoneurium intakt. Keine Leitfähigkeit distal.
	3	Zusätzliche Unterbrechung des Endoneuriums. Perineurium intakt. Keine Leitfähigkeit distal.
	4	Zusätzliche Unterbrechung des Perineuriums Epineurium intakt. Keine Leitfähigkeit distal.
Neurotmesis	5	Vollständige Nervendurchtrennung. Keine Leitfähigkeit distal.

Läsion zweiten Grades (Axonotmesis)
Diese Läsion wird typischerweise durch eine Quetschung von Nervenfasern hervorgerufen, deren distale Axonabschnitte mit dem Bild der Wallerschen Degeneration zugrunde gehen. Dieser Prozeß beginnt etwa 24 Std. nach dem Trauma und ist nach 3, spätestens aber nach 6 bis 10 Tagen abgeschlossen. Die akute Läsion kann elektroneurographisch nicht von einem kompletten Leitungsblock unterschieden werden, da die leitenden Strukturen zunächst noch erhalten sind. Bei der klinischen Untersuchung liegt ein vollständiges sensomotorisches Defizit vor. Mit der Degeneration des Axons und der Nerventerminale erlischt die faradische Erregbarkeit der paretischen Muskelgruppen. Nach 10 bis 20 Tagen kann im EMG zunächst in den proximalen Muskeln spontane rhythmische Entladungstätigkeit (positiven Wellen und Fibrillationen) registriert werden. Die Prognose ist bei einer Axonotmesis günstiger als bei einer vollständigen Nervendurchtrennung (Neurotmesis), da aussprossende, regenerierende Axone prinzipiell ihre ursprünglichen Zielgebiete entlang der erhalten gebliebenen Basalmembran und Schwannzellscheiden wieder innervieren können. Der Regenerationsprozeß schreitet im Mittel mit einer Wachstumstrecke von ca. 1 mm pro Tag voran. Ein wichtiges klinisches, allerdings nicht immer vorhandenes, Merkmal ist die Auslösbarkeit des Hofmann-Tinelschen Zeichens, einer Dysästhesie in Höhe der axonalen Wachstumszone, entlang des Nervenstranges. Je kürzer die Distanz bis zum Erfolgsorgan, desto besser ist die Prognose für eine zufriedenstellende funktionelle Erholung. Bei weit proximal gelegene Läsionen (z.B. im Plexusabschnitt) kann es infolge einer streckenweise retrograden axonalen Degeneration zum Nervenzelluntergang kommen. Damit haben diese Läsionen eine schlechtere Prognose.

Läsion dritten Grades (Neurotmesis)
Schwerste Verletzungen führen zur vollständigen Durchtrennung von Nervenfasern einschließlich ihrer Hüllstrukturen (**Tab. J 5.2**). Klinisch besteht ein vollständiger Ausfall der motorischen, sensiblen und vegetativen Innervation des Zielgebietes. Eine narbige Defektheilung infolge der Gewalteinwirkung sowohl innerhalb der verletzten Nervenstränge als auch im Perineuralgewebe, behindert aussprossende Axone, die in ihrem überwiegenden Anteil an der proximalen Stumpfseite als Neurom akkumulieren. Die wenigen Axone, denen eine Überbrückung des Defekts und ein Eindringen in distale Leitstrukturen gelingt, führen meist zu Fehlinnervationen (Synkinesien), so daß kein funktionell sinnvolles Reinnervationsmuster zustande kommt.
Die elektrophysiologische Untersuchung erlaubt für längere Zeit keine Unterscheidung zwischen einer Läsion zweiten oder dritten Grades. Das EMG gibt frühestens nach 2–3 Wochen Auskunft über das Ausmaß der eingetretenen axonalen De-

generation und erlaubt in gewissen Grenzen eine Höhenlokalisation der Schädigung. Bei einer schweren Armplexusläsion (z.B. nach Motorradunfällen) muß immer die Möglichkeit von Nervenwurzelausrissen in Betracht gezogen werden. Bei diesem Verdacht (Horner-Syndrom bei Beteiligung der Wurzeln C8 oder Th1) muß eine Lumbalpunktion (blutiger Liquor) bzw eine Myelographie oder ein Myelo-CT (Austritt von Kontrastmittel aus dem Spinalkanal) durchgeführt werden. Die Aussagekraft von Ableitungen aus der paravertebralen Muskulatur ist eingeschränkt, da die paravertebrale Muskulatur plurisegmental versorgt ist.
Die Bedingungen für eine spontane Regeneration sind bei einer Läsion dritten Grades ausgesprochen schlecht. Bei einer gut lokalisierbaren (proximalen) Läsion sollte frühzeitig die Indikation einer chirurgischen Therapie (Exploration, Nervennaht, Transplantat) diskutiert werden, damit die ohnehin geringen Chancen einer funktionellen Restitution nicht aufs Spiel gesetzt werden.

Kombinierte Läsionen und Teilläsionen
Häufig liegen innerhalb eines Nervenfaserverbandes oder des Plexus Schädigungen verschiedener Schweregrade nebeneinander vor: Bei einer akuten Druckschädigung können einzelne stärker geschädigte Fasern degenerieren, während sich die Mehrzahl der Fasern von einem Leitungsblock erholt. Bei einer Stichverletzung oder Traktionsverletzung können einzelne Faszikel verschont bleiben, wenn sie anatomisch geschützt verlaufen. Bei dieser Konstellation sind zwar die sensiblen Nervenaktionspotentiale gewöhnlich ausgefallen, die Registrierung (stark verminderter) Muskelaktionspotentiale beweist aber eindeutig die erhaltene Kontinuität und stellt prognostisch eine wesentlich günstigere Situation dar. Im Gegensatz dazu deuten der Verlust der faradischen Erregbarkeit oder nicht auslösbare Aktionspotentiale auf eine axonale Schädigung und damit auf eine ungünstigere Prognose hin.

J 5.3. Therapeutische Prinzipien

Die Therapie soll Sekundärschäden vermeiden und soll bei Kontinuitätsverletzungen durch eine operative Intervention möglichst günstige Bedingungen für eine Regeneration schaffen. Eine prognostische Beurteilung ist mit einer gewissen Sicherheit ab der 4. Woche nach dem Trauma möglich, wenn bei einer axonalen Schädigung mit dem Auftreten pathologischer Spontanaktivität (zunächst in der proximalen Muskulatur) gerechnet werden kann. Alle Verletzungen mit einer günstige Prognose werden konservativ behandelt. Dies gilt für alle inkompletten Läsionen, die durch unvollständige sensomotorische Ausfälle gekennzeichnet sind. Auf die elektrophysiologischen Befunde bei inkompletten Läsionen sei auf die vorangegangenen Abschnitte verwiesen.
Oft geben Art und Ausmaß des Traumas wichtige Hinweise für das Vorliegen einer höhergradigen Schädigung nach Grad zwei oder drei. Sprechen die Umstände für eine Läsion zweiten Grades (Axonotmesis) oder kann der Läsionsort nicht genau ermittelt werden, wie bei vielen Hyperextensions- und Traktionsverletzungen, sollten die konservativen Maßnahmen zunächst über einen Zeitraum von 6 Monaten beibehalten werden . Die Befunde sollten im Abstand von 1 bis 2 Monaten kontrolliert werden. Lassen sich während dieser Zeit weder klinisch noch elektromyographisch Hinweise für einen Regenerationsprozeß gewinnen, sollte eine operative Exploration erfolgen.
Bei Radialislähmungen nach Osteosynthese von Humerusfrakturen oder Schädigungen des N. femoralis oder N. ischiadicus bei Hüft- oder Knieoperationen kann ebenfalls 3 bis 6 Monate zugewartet werden, wenn eine Nervendurchtrennung nach intraoperativer Darstellung des Nerven ausgeschlossen werden kann. Bei einem günstigen Spontanverlauf von Armplexusläsionen sollten bereits innerhalb von 3 Monaten sichere Regenerationszeichen erkennbar sein.
Bei Injektionenschäden hängt das Vorgehen von der Toxizität der Substanz ab. Oft kann konservativ verfahren werden. Eine Exploration sollte vorgenommen werden, wenn nach 3 bis 4 Monaten keine Regenerationszeichen erkennbar sind. Aus Erfahrungen mit Injektionsschäden des N. ischiadicus haben Läsionen des N. tibialis eine bessere Prognose als die mit einer Beteiligung des peronealen Anteils. Die Problematik iatrogener Nervenläsionen ist ausführlich in Stöhr (1996) dargestellt.
Eine ungünstige Prognose haben alle Nervenverletzungen nach scharfer Gewalteinwirkung mit Kontinuitätsdurchtrennung sowie nach schweren Traktionsverletzungen, Trümmerbrüchen oder ausgedehnten Weichteilschwellungen. Oft kann aus dem Verlust vegetativer Funktionen (Schweißsekretion, Gefäßtonusregulation) auf eine schwere, axonale Nervenschädigung geschlossen werden. In diesen Fällen müssen (zumindest teilweise) Schädigungen dritten Grades angenommen werden, die sich nach 4 bis 8 Wochen sicher von geringergradigen Läsionen abgrenzen lassen. Nach diesem Zeitraums sollte eine operative Exploration nicht weiter hinausgeschoben werden, da eine spätere elektrophysiologische Untersuchung in der Regel keine neuen Gesichtpunkte ergibt und sich die ohnehin geringen Erfolgsaussichten einer Rekonstruktion bei weiterem Zuwarten durch narbige Abheilung und rasche Atrophie der betroffenen Muskelgruppen eher verschlechtern. Läßt der Unfallmechanismus eine höhergradige Nervenläsion vermuten und ergeben sich aus der Elektrodiagnostik Hinweise für eine axonale Degeneration (Ausfall der Leitfähigkeit distal), sollte frühzeitig interdiziplinär die Strategie chirurgischer Maßnahmen festgelegt werden (Jürgens-Becker et al., 1996).

Indikation zu operativen Maßnahmen
Bei jeder scharfen Gewalteinwirkung mit gut lokalisierbarer Schädigung und dem Verdacht auf eine

teilweise oder vollständige Nervendurchtrennung besteht die Indikation zur operativen Versorgung. Eine primäre Nervennaht soll nach Schnitt- oder Stichverletzungen möglichst früh von einem qualifizierten Chirurgen durchgeführt werden. Wichtig ist die spannungsfreie Adaptation der beiden Enden und korrespondierender Faszikel durch eine mikrochirurgische (interfaszikuläre) Naht-Technik. Eine verzögerte Sekundärnaht sollte nicht länger als 3 bis 4 Wochen zurückgestellt werden, wenn die Begleitumstände (z.B. Wundinfektionen) dies erfordern. Eine Indikation zur chirurgischen Exploration besteht bei sekundär progredienten Läsionen mit Verdacht auf eine Kompression durch Hämatome, Knochenfragmente oder Kallusbildung. Bei manchen Läsionen muß ein schwer geschädigtes Segment (z.B. bei Injektionsschäden) entfernt werden. Ist eine direkte Anastomosierung ohne Spannung nicht möglich, muß ein autologes Nerventransplantat (meist aus dem N. suralis) eingesetzt werden. Die Ergebnisse werden mit zunehmender Länge des Interponats (›10 cm) schlechter (Chuang et al., 1993).

Rekonstruktionen und Ersatzoperationen
Bei ausgedehnten schweren Verletzungen z.B. des Armplexus haben rekonstruktive Maßnahmen zur Wiedererlangung proximaler Funktionen (Oberarmbeugung) eine höhere Priorität vor distalen, die wegen der längeren Regenerationsstrecke eine schlechtere Prognose haben. Nervenrekonstruktionen sind nach einem Zeitraum von ein bis zwei Jahren nicht mehr sinnvoll, da in den Zielgebieten irreversible Defektzustände entstanden sind. Läßt der Verlauf eine irreparable Schädigung erkennen, sollte die Möglichkeit von Ersatzoperationen in Zusammenarbeit mit einem nerventraumatologischen Zentrum diskutiert werden (Übersicht bei Omer und Spinner, 1980; Samii, 1990; Jürgens-Becker et al., 1996). Arthrodesen sind zur Verbesserung der Funktionsstellung von Gelenken sinnvoll. Heute werden dynamische Maßnahmen bevorzugt, mit dem Ziel, die Beweglichkeit eines Gelenks z.B. Ellbogenbeugung durch eine Muskel-Sehnen-Transposition wieder herzustellen. Voraussetzung für den Erfolg dieser spezialisierten Eingriffe sind neben reizlosen Wundverhältnissen ein hohes Maß an Motivation und Mitarbeit seitens der Patienten. Insgesamt dürfen die Erwartungen auf eine zufriedenstellende Funktionserholung nach einer schweren Nervenverletzungen auch nach Aufbietung aller technischen Möglichkeiten nicht zu hoch gesteckt werden. Als Ultima ratio müssen Amputationen angesehen werden.

J 5.4. Pragmatische Therapie

Die konservative Therapie stellt die Grundbehandlung bei allen Nervenverletzungen dar ungeachtet einer Indikation zu operativen Maßnahmen (**Tab. J 5.3**). Sekundäre Funktionseinbußen, z.B. durch Gelenkkontrakturen können durch adäquate Lagerung und regelmäßige Krankengymnastik mit passivem Durchbewegen paretischer Extremitätenabschnitte verhindert werden. Eine aktive Funktionsgymnastik wird durchgeführt, sobald erste Reinnervationszeichen erkennbar sind. Die Patienten müssen über den zu erwartenden Zeitbedarf der Regeneration informiert werden und sollten zu einem eigenständigen Übungsprogramm angeleitet werden. Eine endgültige Beurteilbarkeit der Funktionserholung kann nach einer schweren Verletzungen mit ausreichender Sicherheit nicht vor dem Ablauf von etwa 2 Jahren erfolgen. In diesem Zeitraum soll in längeren Intervallen (3 bis 6 Monate) eine Verlaufskontrolle des klinischen und elektrophysiologischen Befundes stattfinden, um gezielte therapeutische Empfehlungen geben zu können. Bei einer stetigen Funktionsverbesserung ist eine elektrophysiologische Nachuntersuchung nicht zwingend erforderlich. Dagegen besteht eine therapeutische Relevanz bei einer sekundären Befundverschlechterung, die eine appartive Ursachenklärung und ggf. chirurgische Exploration erforderlich macht.
Der Verlust der Schutzsensibilität erfordert besondere Aufmerksamkeit, um Druck- und Brandverletzungen zu verhindern. Die Füße und Schuhe sollten täglich auf Druckstellen inspiziert werden. Die Versorgung mit speziellen Hilfsmittel kann im Alltag eine gewisse Unabhängkeit erhalten. Bei einer fehlenden Innervation z.B. bei Radialis- und Peronäuslähmungen wird mit einer Schiene die Funktion der betroffenen Extremität verbessert.

Chirurgische Therapie
Die spontane Regeneration nach einer vollständigen Nervendurchtrennung ist ineffizient und führt

Tab. J 5.3: Therapeutische Richtlinien zur Behandlung von Nervenverletzungen

Behandlung	Verletzungsart
Konservativ	Partielle Läsion oder geringes Defizit Läsion vom Ausmaß einer Neurapraxie oder Axonotmesis Traktionsverletzungen ohne exakte Lokalisierbarkeit oder langstreckige Verletzungen
Chirurgisch	Schnittverletzungen und andere scharfe Gewalteinwirkung Nervenverletzungen bei Trümmerbrüchen und ausgedehnten Weichteilverletzungen sekundäre Befundverschlechterung nach Teilläsionen Konservativ behandelte Fälle ohne Regenerationszeichen 4 bis 6 Monate nach dem Trauma u. U. nach schweren Injektionsschäden
Ersatzoperationen	komplette Nervenverletzungen ohne Aussicht auf Erholung oder nach erfolgloser nervenchirurgischer Operation

nicht zu einer vorhersagbaren Funktionserholung. Insbesondere nach scharfer Gewalteinwirkung ist eine Frühoperation mit dem Ziel einer **Nervennaht** wie oben beschrieben indiziert. Nach Durchtrennung des N. accessorius erreichen 75% der Patienten nach einer End-zu-End-Anastomose wieder Kaftgrade 3 oder mehr (Donner und Klein, 1993). Bei erhaltener Kontinuität des Nerven kann eine ***externe* Neurolyse** sinnvoll sein, um bei einer ausgedehnten Traumatisierung (v. a. bei begleitenden Gefäßverletzungen) Narbengewebe zu entfernen und einen besseren Situs zu schaffen, in dem der Nerv frei von lokaler Irritation zu liegen kommt. Eine ***endoneuale* Neurolyse** sollte nur unter dem Verdacht auf konstringierenden fibrotischen Veränderungen innerhalb der Nervenstränge vorgenommen werden, da jede lokale Manipulation die intraneurale Gefäßarchitektur schädigen kann und das Ausmaß der Nervenschädigung unbeabsichtigt vergrößert. Eine **Transposition** eines Nerven ist indiziert, wenn dieser in seinem natürlichen Verlauf einer andauernden Irritation oder Traumatisierung ausgesetzt ist. Dies kann z. B. bei der osteosynthetischen Versorgung von gelenknahen Frakturen erforderlich sein. Ferner kann eine Transposition vorgenommen werden, um eine spannungsfreien Adaptation zweier Nervenstümpfe zu erreichen, so daß auf ein Nerveninterponat verzichtet werden kann.

Ergibt die Exploration ausgedehnte narbige Veränderungen, meist bei Läsionen dritten Grades, muß eine Behinderung aussprossender Axone angenommen werden. Die intraoperative Stimulation oberhalb und unterhalb der Läsion kann bei der Entscheidungen hilfreich sein, ob eine Leitungsunterbrechung bzw. Narbengewebe vorliegt und eine **Resektion** des zerstörten Segments indiziert ist. Die einzige Möglichkeit, längere Defekte zu überbrücken, besteht in einer **Nerventransplantation,** wozu ein autologes Transplantat meist des N. suralis verwendet wird. Die Veränderung der intraneuralen Topographie der Faszikel durch das Interponat führt häufiger zu Fehlinnervationen als nach einer einfachen, interfaszikulären Nervennaht.

Bei einer irreparablen Zerstörung des proximalen Anteils eines Nerven kann der Versuch unternommen werden, den distalen Stumpf mit einem benachbarten, funktionell weniger bedeutenden Nerven zu anastomosieren (**Neurotisation**). Bei dieser Technik müssen zusätzliche Paresen in Kauf genommen werden. Beispiele sind die Hypoglossus-Fazialis-Anastomose bei einer irreversiblen Fazialisläsion oder die Anastomosierung von oberen Interkostalnerven mit distalen Anteilen der großen Armnerven nach zervikalen Wurzelausrissen. Der Erfolg dieser Anastomosen ist geringer als bei End-zu-End Rekonstruktionen anzusetzen. Nach der axonalen Regeneration liegt ein unphysiologisches Innervationsmuster vor, und es erfordert ein hohes Übungspensum, um Ersatzbewegungen zu erlernen.

Bei irreversiblen Nervenläsionen können verschiedene **Ersatzoperationen** durchgeführt werden mit dem Ziel, wichtige Restfunktionen wiederherzustellen (Übersicht bei Omer und Spinner, 1980; Samii, 1990; Chuang et al., 1993; Jürgens-Becker et al., 1996). An der oberen Extremität steht die Förderung der Gebrauchsfähigkeit der Hand, an der unteren Extremität die Standstabilität im Vordergrund. Auf die unterschiedlichen plastischen chirurgischen Verfahren mit umfangreichen Muskel-Sehnen-Transpositionen soll an dieser Stelle nicht im Einzelnen eingegangen werden. Die Behandlungsstrategie hochgradiger Läsionen sollte frühzeitig interdiziplinär festgelegt werden. Entscheidend für den Erfolg dieser Maßnahmen ist die engagierte Nachsorge und ein intensives aktives Übungsprogramm bis ein befriedigendes Ergebnis erreicht ist.

Schmerztherapie

Bei vielen Patienten verbleiben z. T. schwer therapierbare Schmerz-Syndrome (Kausalgie, Phantomschmerz, Deafferentierungsschmerz). Die medikamentöse Behandlung und interventionellen schmerztherapeutischen Maßnahmen sind im Kap. A 9 zusammengestellt.

Regenerationsfördernde Therapieansätze

Bisher ist keine medikamentöse Unterstützung des Regenerationsprozesses verletzter Nerven verfügbar. Der Einsatz von B-Vitaminen, Nukleotiden, Gangliosiden, Schilddrüsenhormonen und Androgenen, um nur einige zu nennen, ist in der klinischen Anwendung insgesamt enttäuschend geblieben. In expermentellen Untersuchungen konnte ein positiver Einfluß von trophischen Faktoren auf das Überleben von Axonen und die Regeneration peripherer Nervenfasern beobachtet werden (Clarke und Richardson, 1994; Whitworth et al., 1996). Diese Substanzen stehen für eine klinische Anwendung aber noch nicht zur Verfügung.

Sozialmedizinische Aspekte und Begutachtung

Patienten, bei denen eine ungünstige Prognose angenommen werden muß, sollten frühzeitig sozialmedizinisch beraten und bei drohender Berufsunfähigkeit auf eine Umschulung vorbereitet werden. Nach einer Nervenverletzung ist in der Regel zwei Jahre nach dem Trauma ein Endzustand erreicht, der eine abschließende gutachterliche Beurteilung der Funktionsstörung erlaubt. Bei einer proximal gelegenen Läsion kann allerdings vereinzelt eine Funktionsverbesserung bis zum Ablauf des dritten Unfallfolgejahres beobachtet werden. Zur Einschätzung der Funktionsstörung sollten neben der differenzierten klinischen Untersuchung und Befunddokumentation auch die elektrophysiologischen Befunde (motorische und sensible Nervenleitgeschwindigkeit mit Seitenvergleich der Amplituden) herangezogen werden. Tabellen zur Bewertung der häufigsten Nervenverletzungen finden sich bei Stöhr und Riffel (1988), Mummenthaler und Schliack (1993) und Rauschelbach und Jochheim (1995).

Literatur

Clarke D, Richardson P (1994) Peripheral nerve injury. Curr Opin Neurol: 415–421

Chuang DC-C, Epstein MD, Yeh MC, Wie FC (1993) Functional restoration of elbow flexion in brachial plexus injuries: results in 167 patients (excluding obstetrical brachial plexus injury). J Hand Surg 18A: 285–291

Dawson DM, Hallett M, Millender LH (1990) Entrapment Neuropathies. 2nd. Ed., Little, Brown and Company, Boston

Donner TR, Kline DG (1993) Extracranial spinal accessory nerve injury. Neurosurg 32:907–910

Fawcett JW, Keynes RJ (1990) Peripheral nerve regeneration. Annu Rev Neurosci 13: 43–60

Gilliat RW (1980) Acute compression block. In: Sumner AJ (Hrsg.) The physiology of peripheral nerve disease. Saunders, Philadelphia 287–315

Jürgens-Becker A, Penkert G, Samii M (1996) Therapie traumatischer Armplexusläsionen. Dt Ärztebl. 93: A3262–3268

Kimura J (1989) Electrodiagnosis in diseases of nerve and muscle: Principles and Practice. 2nd ed., FA Davis, Philadelphia

Mummenthaler M, Schliack H (1993) Läsionen peripherer Nerven. Thieme Stuttgart

Omer GE , Spinner M (Hrsg.) (1980) Management of peripheral nerve problems. Saunders, Philadelphia London Toronto

Rauschelbach HH, Jochheim KA (Hrsg.) (1995) Das neurologische Gutachten. Thieme, Stuttgart

Samii M (Hrsg.) (1990) Peripheral nerve lesions. Springer, Heidelberg

Seddon HJ (1943) Three types of nerve injury. Brain 66: 237

Stewart JD (1993) Focal peripheral neuropathies. 2nd. Ed., Raven Press, New York

Stöhr M (1996) Iatrogene Nervenläsionen. 2. Aufl. Thieme, Stuttgart

Sunderland S (1978) Nerves and nerve injuries, 2nd ed., Churchill Livingstone, Edinburgh London New York

Sunderland S (1991) Nerve injuries and their repair. A critical appraisal. Churchill Livingstone, Edinburgh London New York

Whitworth IH, Brown RA, Dore CJ, Anand P, Green CJ, Terenghi G (1996) Nerve growth factor enhances nerve regeneration through fibronectin grafts. J Hand Surg Br 21: 514–522

J 6. Kompartment-Syndrome und andere ischämische Nerven- und Muskelläsionen

von *M. Stöhr*

J 6.1. Klinik

Ischämische Nervenläsionen – häufig begleitet von ischämischen Muskel- und teilweise Hautnekrosen – sind entweder die Folge einer Störung des arteriellen Zuflusses (Arterienverschlüsse oder -verletzungen, intraarterielle Injektionen vasotoxischer Substanzen mit Spasmen und Thrombosen) oder einer Zirkulationsbehinderung im kapillär-venösen Bereich z. B. infolge einer Gewebsdruckerhöhung innerhalb einer Faszienkammer (Kompartment-Syndrome), unter einem Verband, oder infolge lagerungsbedingter Kompression eines Gliedmaßenabschnitts bei Komatösen (**Tab. J 6.1**).
Die vaskulären Mono- und Polyneuropathien bei Diabetes mellitus und Kollagenosen bleiben hier unberücksichtigt.

Kompartment-Syndrome
Druckerhöhungen innerhalb einer oder mehrerer Faszienkammern beruhen meist auf einer Volumenzunahme infolge eines Ödems und/oder einer Blutung, am häufigsten im Zusammenhang mit Frakturen und Operationen (z. B. Osteosynthesen, Umstellungsosteotomien und Faszienverschlüssen) seltener im Rahmen von Gerinnungsstörungen, paravenösen Infusionen oder Weichteilinfektionen. Bei konstitutionell enger Loge kann bereits die durch intensive Muskelarbeit entstehende Flüssigkeitseinlagerung ausreichen, um einen kritischen subfaszialen Druckanstieg zu erzeugen – ein Mechanismus der besonders von der Extensorenloge am Unterschenkel bekannt ist (habituelles Tibialis anterior-Syndrom).
Die initiale Symptomatik besteht in Schmerzen im Bereich der betroffenen Faszienkammern, gefolgt von einer Schwellung und Verhärtung. Die ischämische Schädigung eines in der Loge verlaufenden sensiblen Nervs (bzw. Nervenanteils) verursacht Parästhesien und progrediente Sensibilitätsstörungen; die Läsion motorischer Nerven (bzw. Nervenanteile) bedingt gemeinsam mit der ischämischen Muskelschädigung zunehmende Paresen.
Die arteriellen Pulse bleiben – abgesehen von Fällen mit exzessiver Erhöhung des Logendrucks – erhalten. Parallel zum Ausmaß der Muskelnekrosen resultiert eine Erhöhung der Muskelenzyme (insbesondere der CK) im Serum.
Diagnostisch entscheidend ist außer der klinischen Symptomatik die intrafasziale Druckmessung. Bei Tibiafrakturen sollte diese im Frakturbereich erfolgen, da dort die höchsten Werte gefunden werden (Hackman et al., 1994). Im übrigen erhöht sich die mittlere Heilungsrate einer geschlossenen Tibiafraktur beim Hinzutreten eines Kompartment-Syndroms von 17,3 auf 30,2 Wochen (Puren et al., 1995).
Bei fehlender, unzureichender oder zu spät einsetzender Therapie resultiert eine komplette Nekrose des Muskelparenchyms mit sekundärem bindegewebigem Umbau, der zur Verkürzung des Gesamtmuskels mit entsprechender Fehlstellung in den betroffenen Gelenken führt (Volkmannsche Kontraktur). Die am häufigsten betroffenen Faszienkammern sind die Extensoren – und die tiefe Flexorenloge am Unterschenkel sowie die Beugerlogen am Unterarm (Balogh und Piza-Katzer, 1995; Echtermeyer, 1984; Heckman et al., 1994; Stöhr und Riffel, 1988).

Tab. J 6.1: Ursachen ischämischer Nervenläsionen

Kompartment-Syndrome
– Verkleinerung des Logenraumes (z. B. Verschluß einer Faszienlücke)
– Zunahme des Logeninhalts (Blutung, Ödem, Infusion)
Zirkulationsbehinderung durch Kompression von außen
– Einengende Schienen und Verbände
– Lagerungsbedingte Kompression eines Extremitätenabschnitts im Koma (Schlafmittelintoxikation, Drogenrausch, Narkose)
Arterielle Durchblutungsstörungen
– Arterienverschluß oder -ruptur
– Arterienunterbindung
– Intraarterielle Injektion einer vasotoxischen Substanz mit nachfolgenden Spasmen und/oder Thrombosen

Zirkulationsbehinderung durch exogene Kompression
Zirkuläre Verbände, pneumatische Schienen oder Antischockhosen können ebenso wie die langdauernde Druckeinwirkung auf einen Körperabschnitt bei Bewußtlosen zu einer Zirkulationsbehinderung im kapillär-venösen Schenkel mit denselben Konsequenzen wie bei den Kompartment-

Syndromen führen. Im Unterschied zu diesen ist immer der gesamte Gliedmaßenabschnitt einschließlich der Haut betroffen, und es können Hautnekrosen hinzutreten.

Arterielle Durchblutungsstörungen
Geht die ischämische Nerven- und gegebenenfalls Muskelschädigung auf eine Unterbrechung des arteriellen Zuflusses zurück, so führt dieser Mechanismus über die bereits genannten Folgen hinaus zur Pulslosigkeit sowie zur Blässe und eventuell zu einer Gangrän des distalen Gliedmaßenabschnittes.

J 6.2. Prophylaxe und konservative Therapiemöglichkeiten

Kompartment-Syndrome
Bei Unfällen und operativen Eingriffen, die zur Ausbildung eines Kompartment-Syndroms disponieren, sollten folgende Maßnahmen beachtet werden, die alle zu einer Verbesserung der Relation zwischen systemischem Blutdruck und subfaszialem Gewebsdruck führen:
- Flachlagerung der betroffenen Extremität, da Hochlagerung einen arteriellen Druckabfall induziert (Echtermeyer, 1984),
- Schockvorbeugung bzw. -bekämpfung,
- Vermeidung bzw. Entfernung einengender Schienen und Verbände.

Patienten mit Hämophilie und Antikoagulanzien-Therapie müssen gut eingestellt und auf die Vermeidung von Weichteiltraumen hingewiesen werden (Dumontier et al., 1984).
Beschwerden im Sinne eines chronischen Tibialis anterior-Syndroms lassen sich durch den Fortfall intensiver Muskelbeanspruchung (wie lange Märsche, Jogging, Skilanglauf) ganz oder weitgehend vermeiden; als Alternative ist eine prophylaktische Fasziotomie zu erwägen (siehe Kap. J 6.3.1).
Bei zu spät erkannten oder ungenügend therapierten Kompartment-Syndromen ist eine konsequente Krankengymnastik angezeigt, die eine verbesserte Gelenkbeweglichkeit und Muskelkraft anstrebt. Fehlstellungen von Gelenken können durch Schienen und/oder orthopädische Schuhe ausgeglichen werden (Santi und Belli, 1995).

Zirkulationsbehinderung durch äußere Kompression und arterielle Durchblutungsstörungen
Pneumatische Schienen, Antischockhosen und zirkuläre (oder sonstwie einengende) Verbände dürfen nur angelegt werden, wenn dadurch keine kritische Erhöhung des subfaszialen Drucks erfolgt. Besondere Vorsicht ist bei stärker traumatisierten Extremitätenabschnitten wegen der häufigen allmählichen Zunahme des posttraumatischen Ödems geboten. Bei dem geringsten Verdacht auf die Ausbildung einer Zirkulationsbehinderung müssen die betroffenen Gliedmaßen unverzüglich entlastet werden.

Bei akuter arterieller Durchblutungsstörung kommen an konservativen Therapieverfahren die Antikoagulanzien-Therapie und die Fibrinolyse zur Anwendung.
Nach versehentlicher intraarterieller Injektion einer vasotoxischen Substanz sind die folgenden Therapieschritte indiziert (Stöhr et al., 1980):
- Nadel im Arterienlumen belassen
- 10 ml Procain 1 %ig oder Lidocain 0,25 %ig (ohne Adrenalinzusatz!) i. a.
- 40–80 mg Papaverin in 10–20 ml isotoner Kochsalzlösung i. a.
- 250 mg Methyl-Prednisolon i. a.
- eventuelle Sympathikusblockade
- 10 000 E Heparin i. v.; anschließend 25 000 E täglich per Infusomat über eine Woche. Anschließend Verordnung eines Cumarinderivats über einige Monate.

J 6.3. Operative Therapie

Kompartment-Syndrome
Sofern sich trotz der konservativen Behandlung ein manifestes Kompartment-Syndrom entwickelt, ist eine sofortige Dermato-Fasziotomie indiziert. Diese muß in einer Weise erfolgen, daß eine wirksame Druckentlastung aller betroffenen Faszienkammern garantiert ist, d. h., daß z. B. am Unterschenkel häufig die Tibialis anterior-, Peroneus-, tiefe und oberflächliche Flexorenloge eröffnet werden müssen (Echtermeyer et al., 1982). Bei bereits eingetretener Muskelnekrose erfolgt zusätzlich eine Ausräumung der nekrotischen Muskelanteile, um Platz zu schaffen, die Gefahr einer Sekundärinfektion zu verringern und bei möglicher Erhaltung der neurovaskulären Strukturen eine sonst häufige Gliedmaßenamputation zu vermeiden (Vetter und Thon, 1994). Auch nach erfolgter Fasziotomie ist eine regelmäßige Befundkontrolle nötig, da bei anhaltendem Ödem und persistierender CK-Erhöhung eine Refasziotomie erforderlich werden kann (Shaw und Spencer, 1995). Weichteildefekte schließen sich rascher und mit gutem kosmetischem Ergebnis durch Verwendung einer vorgelegten Intrakutannaht (Riedl et al., 1994). Die Bedeutung einer frühzeitigen Operation erhellt aus der Tatsache, daß aus der Studie von Balogh und Piza-Katzer (1995) bei 8 von 17 mit einer Verzögerung von 24 bis 48 h vorgestellten Patienten eine Gliedmaßenamputation notwendig wurde.
Im Spätstadium können Verlängerungstenotomien, Sehnenumlagerungsoperationen, Arthrodesen und eine Neurolyse der in Narbengewebe eingebetteten Nerven notwendig werden (Reill, 1982; Santi und Botte, 1995).
Beim chronischen Tibialis anterior-Syndrom reicht die limitierte Fasziotomie im antero-lateralen mittleren Unterschenkeldrittel (Echtermeyer, 1984).

Zirkulationsbehinderung durch äußere Kompression

Ischämische Nerven- und Muskelschäden durch Kompression eines Gliedmaßenabschnitts von außen, können auch nach erfolgter Entlastung (z. B. Entfernung des Gipsverbandes) fortschreiten, da das postischämische Ödem eine subfasziale Druckerhöhung mit entsprechender Zirkulationsbehinderung hervorrufen kann. In diesen Fällen ist zusätzlich eine Fasziotomie entsprechend den o. g. Richtlinien angezeigt.

Arterielle Durchblutungsstörungen

Bei arterieller Durchblutungsstörung kann je nach Ursache eine Thromb- bzw. eine Embolektomie oder die Wiederherstellung eines verletzten Gefäßabschnittes indiziert sein. Die Ausbildung eines postischämischen Ödems mit kritischem Anstieg des Gewebsdrucks in einer oder mehreren Faszienkammern erfordert als zusätzliche Maßnahme eine Fasziotomie in allen betroffenen Logen.

Literatur

Balogh B, Piza-Katzer H (1995) Kompartment-Syndrom. Oft übersehen mit schwerwiegenden Folgen. Langenbecks Archiv f. Chirurgie 380/6 308–314

Dumontier C, Sautet A, Man M, Bennani M, Apoil A (1994) Entrapment and compartment syndromes of the upper limb in haemophilia. J. Hand Surg. 19 B/4 427–429

Echtermeyer, V (1984) Das Kompartment-Syndrom. Diagnostik und Therapie. Eine klinische und tierexperimentelle Studie. Springer, Berlin Heidelberg New York Tokyo

Echtermeyer V, Muhr G, Oestern HJ, Tscherne H (1982) Chirurgische Behandlung des Kompartment-Syndroms. Unfallheilkunde 85: 144–152

Heckman MM, Whitesides TE Jr., Grewe SR, Rooks MD (1994) Compartment pressure in association with closed tibial fractures. The relationship between tissue pressure, compartment, and the distance from the site of the fracture. J. Bone Joint Surg. 76/9 1285–1292

Reill P (1982) Folgezustände des Kompartment-Syndroms an der oberen Extremität und ihre operative Behandlung. Unfallheilkunde 85 153–158

Riedl S, Werner J, Goehring, Meeder PJ (1994) Die vorgelegte Intracutannaht – eine Methode zur Behandlung von Weichteildefekten nach Fascienspaltung beim akuten Compartment-Syndrom. Chirurg 65: 1052–1055

Santi MD, Botte MJ (1995) Volkmann's ischemic contracture of the foot and ankle: evaluation and treatment of established deformity. Foot ankle intern 16: 368–377

Shaw CJ, Spencer JD (1995) Late management of compartment syndromes. Injury 26/9 633–635

Stöhr M, Riffel B (1988) Nerven- und Nervenwurzelläsionen. Edition Medizin VCH, Weinheim

Stöhr M, Dichgans J, Dörstelmann D (1980) Ischaemic neuropathy of the lumbosacral plexus following intragluteal injection. J Neurol Neurosurg Psychiatr 43: 489–494

Turen CH, Burgess AR, Vanco B (1995) Skeletal stabilization for tibial fractures associated with acute compartment syndrome. Clin Orthop Rel Research 315: 163–168

Vetter WR, Thon KP (1994) Extremitätenerhalt bei kompletter ischämischer Muskelnekrose des Unterschenkels nach Kompartment-Syndrom. Akt. Chirurgie 29/5 183–186

J 7. Nerven- und Plexusläsionen nach Strahlentherapie

von *M. Stöhr*

J 7.1. Klinik und Vorlauf

Strahlenspätschäden am peripheren Nervensystem können prinzipiell jeden in einem Bestrahlungsfeld liegenden peripheren oder Hirnnerven betreffen. Mit Abstand am häufigsten sind Läsionen der Arm- und Beinplexus sowie der davon abzweigenden Nerven (Holdorff, 1978; Holdorff und Stolle, 1978; Stöhr, 1996; Thomas und Holdorff, 1993). Eine am besten als »radiogene Amyotrophie« bezeichnete Sonderform mit atrophischen Lähmungen an den Beinen geht auf eine Strahlenschädigung der Cauda equina zurück. Die Intervalle zwischen Abschluß der Strahlentherapie und Beginn der neurologischen Reiz- oder Ausfallserscheinungen variieren zwischen vier bis sechs Monaten und mehr als zwanzig Jahren, wobei sich etwa die Hälfte aller radiogenen Nervenläsionen innerhalb der ersten drei Jahre manifestieren.

Voraussetzungen zur **Diagnose** eines Strahlenschadens sind:

- Der betroffene Nerv bzw. Nervenplexus muß innerhalb des Bestrahlungsfeldes gelegen sein.
- Die Toleranzdosis des peripheren Nervensystems gegenüber Strahlen sollte erreicht oder überschritten sein.

Für den Armplexus beträgt die Toleranzdosis ca. 1 500 ret (= nominale Standarddosis nach Ellis). Dies entspricht bei üblichem Bestrahlungszeitraum und geläufiger Fraktionierung einer Dosis von 50 Gy. Gesicherte Strahlen-Spätsyndrome bei niedrigeren Standarddosen können im Einzelfall durch eine Überschneidung benachbarter Strahlenfelder, Streustrahlung oder eine oberflächlichere Lage des betroffenen Nervenanteils, als dies bei der Dosisberechnung angenommen wurde, bedingt sein.
Initial-Symptome sind häufig Parästhesien, seltener Schmerzen und auffallend oft motorische Reizerscheinungen in Form von Faszikulationen, Myokymien, Krampi oder Myoklonien (Stöhr, 1982). Diese Reizerscheinungen werden begleitet oder gefolgt von sensomotorischen Ausfallserscheinungen. Diese verlaufen bei etwa 40 % rasch, ansonsten langsam progredient; bei 17 % der eigenen Beobachtungen kam es zu einem spontanen Stillstand innerhalb der ersten zwei Jahre nach Symptombeginn. In den übrigen Fällen wurde ein stetiges oder schubweises Fortschreiten der Ausfallserscheinungen bis zum Ende der Beobachtungszeit festgestellt. Im Spezialfall der »radiogenen Amyotrophie« entwickelt sich eine langsam progrediente schlaffe Paraparese der Beine mit Muskelatrophie, Reflexverlust und Faszikulationen, meist ohne begleitende Sensibilitäts-, Blasen-Mastdarm- und Potenzstörungen.
Insgesamt gelten für das Verlaufstempo und die Schwere der neurologischen Ausfallserscheinungen folgende Gesetzmäßigkeiten: Je höher die apilizierte Herddosis, um so kürzer das Latenzintervall, um so rascher die Progredienz der neurologischen Ausfälle und um so schwerer die letztlich resultierende Lähmung.
Die wichtigste **Differentialdiagnose** stellen Tumorinfiltrationen der betroffenen Anteile des peripheren Nervensystems dar. An diese Möglichkeit muß besonders beim Vorliegen folgender Gegebenheiten gedacht werden (Stöhr und Riffel, 1988; Stöhr, 1996; Thomas und Holdorff, 1993)

- Beginn der neurologischen Symptomatik außerhalb des Häufigkeitsgipfels radiogener Spätlähmungen, d. h. vor Ablauf von sechs Monaten bzw. nach Ablauf von drei Jahren nach Beendigung der Strahlentherapie.
- Rasche Progredienz der neurologischen Ausfälle trotz später Manifestation.
- Starke Schmerzen.
- Hinweise auf eine begleitende Schädigung des sympathischen Grenzstrangs (Schweißsekretionsstörungen, Horner-Syndrom).
- Beginn eines Lymphödems später als drei Jahre nach Bestrahlungsende.
- Tumornachweis in der MRT sowie Nachweis von Fernmetastasen.

J 7.2. Prophylaxe und Therapie

Bestrahlungsplanung

Vor jeder vorgesehenen Strahlentherapie sollte zunächst geprüft werden, ob und in welchem Umfang diese tatsächlich erforderlich ist. So scheint die routinemäßige Nachbestrahlung jedes operierten Mammakarzinoms bei histomorphologisch freien regionalen Lymphknoten weder die Überlebenszeit noch die Rezidivrate zu bessern (McDonald et al., 1976). Bei der Bestrahlungsplanung gilt es, eine möglichst hohe Tumorzellvernichtungsrate bei möglichst geringer Schädigung von gesundem Nachbargewebe zu erreichen. Da die Strahlentoleranz des gesunden Gewebes nicht nur von der Gesamtdosis, sondern auch von Zeit- und Fraktionierungsfaktoren abhängt, empfehlen sich niedrige Einzeldosen und ein langer Bestrahlungszeitraum (Svensson et al., 1975). Die für die einzelnen Anteile des peripheren Nervensystems errechneten Toleranzdosen liegen bei 1 500 ret, bei großflächiger Bestrahlung (z. B. der retroperitonealen Lymphknoten) bei 1 400 ret. Bei der Nachbestrahlung operierter Mammakarzinome sollte daher eine Gesamtdosis von 50 Gy nicht überschritten werden, wobei diese innerhalb von fünf Wochen in etwa 20 Fraktionen zu verabreichen ist. Beim fehlenden Nachweis regionaler Lymphknotenmetastasen - d. h. prophylaktischer Bestrahlung - sollten statt der üblichen 50 Gy nur 45 Gy appliziert werden, um außerhalb des Gefahrenbereichs einer radiogenen Schädigung zu bleiben.

Bei der Bestrahlung der iliakalen und paraaortalen Lymphknoten ist zu beachten, daß bei der Lymphogranulomatose und beim Seminom Herddosen von 45 Gy ausreichend sind, die mittels Y-förmiger Dreifelderbestrahlung appliziert werden können (Koischwik et al., 1977).

Äußerste Zurückhaltung ist bei Zweitbestrahlungen angezeigt. Osteolytische Herde, Lungenverschattungen, Ureterverdrängungen, Zeichen einer Nerven- bzw. Plexusirritation im Bestrahlungsbereich dürfen nicht kurzschlüssig auf ein lokales Rezidiv oder eine regionale Metastasierung zurückgeführt und mit erneuter Bestrahlung behandelt werden. Zuvor muß, eventuell durch kurzfristige Verlaufskontrollen, sichergestellt sein, daß es sich bei diesen Veränderungen nicht bereits um Strahlenfolgen - z. B. Osteoradionekrosen oder Gewebsfibrosen - handelt.

Konservative Therapie

In der Pathogenese radiogener Nervenläsionen spielen direkte Strahlenschäden, z. B. im Bereich der Schwannschen Zellen, und mechanisch-ischämische Läsionen durch angio-mesenchymale Spätveränderungen ineinander (Stöhr, 1996). Aufgrund dieser pathophysiologischen Gegebenheiten wurden unter anderem eine durchblutungsfördernde Therapie, z. B. mittels Pentoxifyllin (Trental®), eine Hemmung der Kollagensynthese, z. B. durch L-Trijodthyronin oder D-Penicillamin sowie der Einsatz von Actihaemyl® propagiert (von Albert und Mackert, 1970; Contamin et al., 1978; Glicksman et al., 1961), wobei bislang bei keinem der genannten Behandlungsverfahren eine signifikante Beeinflussung des Verlaufs nachgewiesen werden konnte. Glantz und Mitarbeiter (1994) behandelten zwei Patienten mit Beinplexusläsionen mit Heparin und anschließender oraler Antikoagulation und sahen eine partielle Rückbildung der Paresen, wobei hypothetisch eine positive Beeinflussung der Strahlenvaskulopathie unterstellt wurde.

Die besonders nach Armplexusläsionen häufigen Schmerzen sprechen in der Regel gut auf eine thymoleptische Schmerztherapie an. Bei inkompletten Paresen empfiehlt sich eine langfristige krankengymnastische Behandlung, um die noch funktionsfähigen Muskelgruppen zu kräftigen und der Ausbildung von Kontrakturen entgegenzuwirken. Komplette Lähmungen können in manchen Fällen durch orthopädische Hilfsmittel kompensiert werden. Ein hinzutretendes Lymphödem muß frühzeitig, d. h. vor Eintritt einer sekundären Gewebsfibrose mittels manueller Lymphdrainage angegangen werden.

Operative Therapie

Unter der pathogenetischen Annahme einer Nervenstrangulation durch Fibrosierung des umgebenden Bindegewebes wurden wiederholt operative Revisionen mit Neurolyse durchgeführt. Bei einem Teil der Patienten bewirkt dieser Eingriff einen Rückgang oder ein Verschwinden der Schmerzen, bei unverändert fortbestehenden sensomotorischen Ausfällen (Dereux und Dereux, 1972; Spiess, 1972). Match (1975) sah bei seinen Patienten weder eine Besserung der Schmerzen noch der neurologischen Ausfälle und stellte zudem in zwei Fällen eine schlechte Wundheilung mit Sekundärinfektionen fest. Ob es durch frühzeitige Exo- und eventuell Endoneurolyse wenigstens geling, die weitere Progredienz des Prozesses aufzuhalten, ist mehr als fraglich, zumal die konstriktive Fibrose nur einen von mehreren pathogenetisch relevanten Faktoren darstellt und sich die Strahlenvaskulopathie und die Schwann-Zellschädigung durch operative Maßnahmen nicht beeinflussen lassen.

Vor einigen Jahren wurden neuere operative Techniken wie z. B. eine Kombination von Neurolyse oder Epineurektomie mit einer Verschiebeplastik (u. a. Einbettung der neurolysierten Plexusanteile in Omentum majus-Gewebe) propagiert (Clodius et al., 1984; LeQuang, 1989). Bei vier eigenen Patienten kam es hierunter in einem Fall zu einer Besserung der präoperativ ausgeprägten Schmerzen, in drei Fällen zu einer Zunahme der Lähmung und in je einem weiteren Fall zur Ausbildung eines Lymphödems bzw. von Wundheilungsstörungen. Killer und Hess (1990) beobachteten einen positiven Einfluß der Operation auf etwaige Schmerzen, während die Lähmungen bei sechs von acht Patienten zunahmen. Kline (1990) sieht nur bei unbeherrschbaren Schmerzen eine Indikation zu einem operativen Vorgehen und nimmt dafür eine etwaige postoperative Zunahme der sensomotorischen Ausfälle in Kauf.

Insgesamt sind die Ergebnisse einer operativen Therapie enttäuschend. Man wird sich um so eher zur Operation entschließen, je leichter zugänglich der geschädigte Nervenabschnitt ist und je geringer die kutanen und subkutanen Gewebsveränderungen ausgeprägt sind. Indiziert ist die operative Revision wenn nur auf diese Weise eine diagnostische Klärung - besonders der Nachweis oder Ausschluß einer Tumorinfiltration - gelingt.

Bei einem Teil der Patienten schreitet die Nervenläsion nur bis zu einem gewissen Grad fort, um dann zum Stillstand zu kommen. Hier kann manchmal durch Arthrodesen oder orthopädische Ersatzoperationen eine Funktionsverbesserung erreicht werden (Match, 1975).

Literatur

Albert HH, von Mackert B (1970) Eine neue Behandlungsmöglichkeit strahlenbedingter Amplexusparesen nach Mammakarzinomoperation. Dtsch med Wschr 95: 2119–2122

Clodius L, Uhlschmidt G, Hess K (1984) Irradiation plexitis of the brachial plexus. Clin Plast Surg 11: 161

Contamin F, Mignot B, Ecoffit M, Oliat H, Jouneau P (1978) Les atteintes plexiques post-radiotherapiques, a propous de dixneuf ces. Sem Hop 54: 1225–1229

Dereux JF, Dereux J (1972) Paralysie brachiale postradiotherapique probable. J Sci méd Lille 90: 313–314

Glantz MJ, Burger PC, Friedman AH, Radtke RA, Massey EW, Schold SC (1994) Treatment of radiation-induced nervous system injury with heparin and warfarin. Neurol 44: 2020–2027

Glicksman A, Kitagawa T, Filimore RR, Nickson JJ (1961) Effects of L-Trijodthyronine on post-irradiation fibrosis. Radiol 77: 799–803

Holdorff B (1978) Beinplexus- und Kaudawurzelläsionen durch ionisierende Strahlen. Akt Neurol 5: 23–27

Holdorff B, Stolle E (1978) Differentialdiagnose der radiogenen und karzinomatösen Armplexusläsionen. Akt Neurol 5: 1–8

Killer HE, Hess K (1990) Natural history of radiation-induced brachial plexopathy compared with surgically treated patients. J Neurol 237: 247–250

Kline, DG (1990) Selection of brachial plexus cases for operation based on results. In: Samii, M (Hrsg.) Peripheral Nerve Lesions. Springer, Berlin, 396–410

Koischwitz D, Frommhold H, Winken R(1977) Optimierung der Dosisgeometrie bei Bestrahlung der paraaortalen Lymphknoten mit Photonen der Energie 42. MeV Strahlentherapie 153: 69–81

LeQuang C (1989) Postirradiation lesions of the brachial plexus; results of surgical treatment. Hand Clin 5: 23

Match, RM (1975) Radiation-induced brachial plexus paralysis Arch Surg 110: 384–386

McDonald AM, Simpson JS, Macintyre J (1976) Treatment of early cancer of the breast. Histological staging and role of radiotherapy. Lancet 310: 1098–1100

Spiess H (1972) Schädigungen am peripheren Nervensystem durch ionisierende Strahlen. Springer, Berlin

Stöhr M (1982) Special types of spontaneous electrical activity in radiogenic nerve injuries. Muscle & Nerve 5: 78–83

Stöhr M (1996) Iatrogene Nervenläsionen, 2. Aufl., Thieme, Stuttgart New York

Stöhr M, Riffel B (1988) Nerven- und Nervenwurzelläsionen. VCH Weinheim

Svensson H, Westling P, Larsson LG (1975) Radiation-induced lesions of the brachial plexus correlated to the dose-time-fraction schedule. Acta radiol Ther Phys Biol 14: 228–238

Thomas PK, Holdorff B (1993) Neuropathy due to physical agents. In: Dyck PJ, Thomas PK, Griffin JW, Low PA, Poduslo JF (Hrsg.) Peripheral Neuropathy, 3rd ed., Saunders, Philadelphia

J 8. Myasthenia gravis und myasthene Syndrome

von *A. Melms* und *R. Hohlfeld**

J 8.1. Klinik und Diagnose der Myasthenia gravis

Die Myasthenia gravis und die anderen myasthenen Syndrome sind Ausdruck einer Störung der neuromuskulären Erregungsübertragung (**Tab. J 1**). Die häufigste Form, die autoimmune Myasthenia gravis (MG), wird durch Antikörper (Ak) gegen Determinanten des nikotinischen Azetylcholin-Rezeptors (AChR) hervorgerufen (Übersichten bei DeBaets und Oosterhuis, 1993; Drachman, 1994; Engel, 1994). Diese AChR-Ak reduzieren die verfügbaren AChR an der motorischen Endplatte der Skelettmuskulatur und führen zu einer *postsynaptischen* Störung der Erregungsübertragung. Das klinische Kardinal-Symptom der Myasthenie ist eine abnorme Ermüdbarkeit der quergestreiften Muskulatur. Daraus resultiert eine ausgesprochen belastungsabhängige Muskelschwäche, die bei einer Beteiligung der äußeren Augenmuskeln (Doppelbilder, Ptose), der Kau- und Schlundmuskulatur (Dysphagie, Schluckstörung), der Atemmuskulatur und der rumpfnahen Extremitätenmuskulatur oft so typisch ist, daß bereits aus der Anamnese die Diagnose gestellt werden kann. Bei mehr als der Hälfte der Patienten beginnt die Erkrankung an den äußeren Augenmuskeln und breitet sich im Verlauf meist symmetrisch auf weitere Muskelgruppen aus. Bei der klinischen Untersuchung finden sich rein motorische Ausfälle, sensible und autonome Störungen fehlen.

Die Beschwerden sind meist (aber nicht immer) morgens geringer ausgeprägt als in der zweiten Tageshälfte. Exazerbationen können bei Infektionen, Einnahme bestimmter Medikamente (s. **Tab. J 8.7**), Streß und in der prämenstruellen Periode auftreten. Eine vitale Gefährdung liegt im Zustand der myasthenen Krise vor, die gekennzeichnet ist durch respiratorische Insuffizienz und Aspirationsgefahr aufgrund einer Erschöpfung der Atem- und Schlundmuskulatur und die als Notfallsituation intensivmedizinisch behandelt werden muß (Toyka und Müllges, 1994).

Der Schweregrad der Erkrankung kann in Anlehnung an eine ursprünglich von Osserman und Genkins (1971) vorgeschlagene Klassifikation ausgedrückt werden, die im klinischen Sprachgebrauch noch weit verbreitet ist (modifiziert nach Drachmann, 1994): Grad I bezeichnet eine fokale Erkrankung (beschränkt auf die äußeren Augenmuskeln), Grad II eine generalisierte Myasthenie mit leichter (II a) oder mittelschwerer (II b) Symptomatik, Grad III eine Myasthenie mit schwerem, rasch progredienten Verlauf. Grad IV entspricht einer myasthenen Krise mit lebensbedrohlicher respiratorischer Insuffizienz. Unter den heute verfügbaren Therapiemöglichkeiten hat diese Einteilung ihre ursprünglich prognostische Bedeutung verloren. Die Myasthenie kann auch nach einer Krise einen stabilen, komplikationslosen Verlauf nehmen. Sinnvoll für den klinischen Gebrauch ist eine Unterscheidung in okuläre und generalisierte Erkrankungen mit und ohne Thymom.

Häufig bestehen eine Reihe von *Begleiterkrankungen.* Bei 10–15 % tritt die Myasthenie als paraneoplastisches Syndrom eines Thymustumors auf. 3–8 % haben Schilddrüsenerkrankungen, meist einen M. Basedow oder eine Hashimoto-Thyreoiditis. Sowohl eine hyper- als auch eine hypothyreote Stoffwechsellage kann die myasthenen Symptome verstärken. Gehäuft treten ferner eine rheumatoide Arthritis, ein Diabetes mellitus Typ I, ein systemischer Lupus erythematodes und andere Kollagenerkrankungen auf als Ausdruck einer autoimmunen Dysregulation.

Bei manchen Patienten manifestiert sich die Erkrankung akut mit den Zeichen einer myasthenen Krise. In dieser Notfallsituation kann die Diagnose sich verzögern, wenn eine Myasthenie nicht bei allen Formen einer akuten Muskelschwäche in die Differentialdiagnose mit einbezogen wird. In Zweifelsfällen sollte das diagnostische Repertoire (Tensilon-Test, Frequenzbelastung, AChR-Ak) in vollem Umfang eingesetzt werden. Die Diagnose kann auch verschleiert werden z. B. bei älteren Patienten, die aufgrund anderer neurologischer Erkrankungen in ihren motorischen Funktionen beeinträchtigt sind (zerebrovaskuläre Erkrankungen, M. Parkinson, Polyneuropathien und andere). Die Differentialdiagnose neurogener und myogener Ursachen myasthener Symptome findet sich in **Tab. J 8.2.**

Kongenitale Myasthenie-Syndrome stellen eine heterogene Gruppe von Endplattenerkrankungen dar, sind AChR-Ak negativ und extrem selten (**Tab. J 8.1**). Zur Analyse müssen hochentwickelte elektrophysiologische Untersuchungen, z. B. patch-clamp-Untersuchungen an Biopsien, sowie immunhistochemische und molekularbiolgische

* Autoren dieses Kap. in der 2. Aufl.: F. Schumm und R. Hohlfeld

Analysen in spezialisierten Labors herangezogen werden. Eine aktuelle Übersicht über diese Störungen und ihre Diagnostik (**Tab. J 8.1**) findet sich bei Engel (1994 b), Vincent et al., (1997) und Sieb (1995). Diese Krankheitsbilder kommen in Betracht bei positiver Familienanamnese oder bei Patienten mit einem sehr frühem Erkrankungsbeginn (meist innerhalb der ersten zwei Lebensjahre, selten im jungen Erwachsenenalter) und *negativen* AChR-Ak. Sie treten meist sporadisch oder mit autosomal-rezessivem, vereinzelt auch autosomal dominatem Erbgang auf (z. B. beim slow-channel-Syndrom). Der Verlauf ist sehr unterschiedlich, z. T. können schwere Behinderungen, selten auch krisenartige Verschlechterungen (v. a. im Kindesalter) vorkommen. Eine Thymektomie oder Immunsuppression ist bei diesen nicht immun-vermittelten Erkrankungen nicht sinnvoll.

Diagnostisches Vorgehen bei der Myasthenia gravis
(nach Drachman, 1994)

Anamnese	Doppelbilder, Kau-, Schluckbeschwerden, Ermüdung proximaler Muskelgruppen (Muskelschwäche in charakteristischer Ausprägung und Verteilung) Medikamentenanamnese (s. a. Myasthenie-induzierend Medikamente, s. Tab. J 8.7)
Körperliche Untersuchung	typischerweise rein motorische Störungen vorzeitige Ermüdbarkeit der Haltemuskulatur bei guter Motivation (Score) (s. Tab. J 8.3) Ptose (uni- oder bilateral), Doppelbilder, bulbäre Symptome, unter Belastung nehmen die Symptome zu; eingeschränkte Lungenfunktion (Vitalkapazität)
Laboruntersuchungen	Anti-AChR-Antikörper, Skelettmuskel-Antikörper Tensilon-Test evtl. kombiniert mit repetitiver Nervenstimulation bei 3 Hz (bei V. a. Lambert-Eaton-Syndrom: Stimulation mit 30 Hz, siehe dort) Einzelfaser-Myographie (erhöhter Jitter und Blockierung) Thorax-CT zur Frage eines Thymoms Bei einer rein okulären oder okulopharyngealen Symptomatik: CT oder MR zum Ausschluß einer intrakraniellen Raumforderung

Klinische Tests

Die Muskelschwäche kann mit einem einfachen Score an verschiedenen Muskelgruppen quantifiziert werden (Besinger et. al., 1983; Schumm und Dichgans, 1985; Oosterhuis, 1993). Diagnostisch verwertbar ist eine *objektivierbare* Zunahme der Symptome z. B. einer Ptosis bei anhaltendem Blick nach oben (Simpson-Test) oder Motilitätsstörungen mit Doppelbildern, einer verwaschenen Sprache oder eine abnorme Ermüdbarkeit in den Halteversuchen. Ein gebräuchlicher Score ist in der **Tab. J 8.3** dargestellt.

Die klinische Untersuchung kann mit einem pharmakologischen Test und Gabe eines kurzwirksamen Azetylcholinesterase (AChE) Inhibitors (Edrophonium Chlorid, Camsilon®, früher als Tensilon® im Handel) kombiniert werden. Edrophonium ist über die Internationale Apotheke zu beziehen. Es handelt sich um eine rasch wirksame Substanz, die innerhalb von 20–30 Sekunden zu einer Verlängerung der Wirkzeit von Acetylcholin (ACh) im synaptischen Spalt für 3–10 Min führt und dadurch den AChR Verlust kompensieren kann. Die Beurteilung des Effektes (Änderung im Score) soll an deutlich betroffenen Muskelgruppen vorgenommen werden. Dieser Test kann auch Placebo-kontrolliert durchgeführt werden, um motivationsbedingte Leistungsschwankungen auszuschließen. Eine objektivierbare Beurteilung ist in Kombination mit der repetitiven Nervenstimulation möglich (Verminderung des Dekrements nach Injektion des AChE Hemmstoffs). Manchmal ist es sinnvoll, eine länger wirksame Substanz (Neostigmin, Pyridostigmin) einzusetzen, die eine wiederholte Beurteilung über einen längeren Zeitraum hinweg erlaubt.

Der Edrophonium-Test ist nicht spezifisch für die autoimmune Myasthenie und sollte nicht als alleiniges Kriterium für therapeutische Entscheidungen herangezogen werden. Ein positiver Test erlaubt keine Unterscheidung zwischen einer kongenitalen oder erworbenen autoimmunen Myasthenie (Engel, 1994). Auch Patienten mit einem Lambert-Eaton-Syndrom zeigen häufig einen positiven Befund (O'Neill et al., 1988). Ferner schließt ein negativer Tensilon-Test ein kongenitales myasthenes Syndrom nicht aus (negativ bei Patienten mit einem lokalen Azetylcholinesterase-Mangel der Endplatte oder einer Störung der Transmittersynthese und Verpackung). Schwache oder gar eindeutig positive Reaktionen von Ptosis und Doppelbildern auf Tensilon wurden bei einer Reihe anderer Erkrankungen (Ponsgliom, Keilbeinflügelmeningeom, Hirnnervenneuritis, Orbita-Tumoren) berichtet (Sommer et al., 1993).

Tab. J 8.1: Störungen der neuromuskulären Erregungsübertragung (nach Engel, 1994a und Sieb, 1995)

Ätiologie	Erkrankung	
autoimmun	Myasthenia gravis pseudoparalytica (Erb-Goldflamm)	(postsynaptische Störung, AChR-Ak* positiv)
	myasthenes Syndrom-Lambert-Eaton (LES)	(präsynaptische Störung, VGCC-Ak** positiv)
kongential	myasthene-Syndrome mit verschiedenen Ursachen: • *präsynaptische* Störungen familiäre infantile Myasthenie Mangel an Transmittervesikeln und reduzierter Quantenfreisetzung • *prä- und postsynaptische* Störung Mangel an Azetylcholinesterase an der Endplatte • *postsynaptische* Störungen (Störungen der AChR-Kinetik) klassisches slow-channel-Syndrom (verlängerte Öffnungszeit des AChR) Mutationen der ε- und β-Kette des AChR (verlängerte Öffnungszeit und reduzierte Leitfähigkeit des AChR) AChR-Mangel mit verkürzter Kanalöffnungszeit Störungen der AChR Kinetik ohne AChR-Mangel (schnell-leitendes *fast channel*-Syndrom) Störung infolge veränderter Transmitter Rezeptor-Interaktion • *teilweise charakterisierte Störungen* kongenitales myasthenes Syndrom mit Ähnlichkeit zum LES AChR Mangel ohne Verminderung sekundärer synaptischer Spalte familiäre Gliedergürtel-Myasthenie benignes kongenitales myasthenes Syndrom mit fazialen Malformationen *meist sporadisch oder autosomal-rezessiver Erbgang* vereinzelt autosomal-dominant (slow channel-Syndrome)	
toxisch	Botulismus Medikamenten-induzierte myasthene-Syndrome Vergiftungen z. B. mit Cholinesterase-Inhibitoren, Insektiziden	

* AChR-Ak Autoantikörper gegen Azetylcholin-Rezeptoren
** VGCC-Ak Autoantikörper gegen Kalzium-Kanäle (voltage-gated calcium channels)

Tab. J 8.2: Differentialdiagnose myasthener Symptome

	Bemerkungen
autoimmune Myasthenia gravis	AChR-AK-positiv⋆, Serienreizung mit Dekrement
Lambert-Eaton-Syndrom	AChR-AK negativ, VGCC-AK positiv⋆⋆; Serienreizung mit Inkrement (mehr als 100 %); Störungen des autonomen Nervensystems Suche nach kleinzelligem Bronchialkarzinom
Medikamenten-induziertes myasthenes Syndrom	Medikamentenanamnese (s. a. **Tab. J 8.7**)
kongenitale myasthene-Syndrome	sehr seltene Erkrankungen; AChR-AK negativ; evtl. positive Familienanamnese
Polymyositis, Dermatomyositis	erhöhte Muskelenzyme, EMG, Muskelbiopsie
Motoneuronerkrankungen, Bulbärparalyse	Hinweise für eine Vorderhornschädigung (Atrophie, Faszikulationen, Reflexsteigerung)
Hirnnerven-Neuritis	motorische und sensible Hirnnerven-Beteiligung; Pupillenstörungen; Liquorbefund
akute Polyradikulitis mit Sonderformen	Liquorbefund mit zyto-albuminärer Dissoziation
Guillain-Barré-Syndrom	rasch aufsteigende Paresen und Dysästhesien
Miller-Fisher-Syndrom	akute Ataxie, Opthalmoplegie und Reflexausfall
Mitochodriale Myopathie	Muskelbiopsie, Energiestoffwechselstörung
(progressive externe Ophthalmoplegie)	progrediente symmetrische Symptomatik, evtl. Retinopathie
endokrine Orbitopathie	Schilddrüsenparameter, Orbita-CT (verdickte Muskeln)
okuläre Myositis	Bewegungsschmerz, Augenschwellung, Orbita-CT
okulopharyngeale Muskeldystrophie	progredienter Verlauf; Muskelbiopsie

Tab. J 8.2: Differentialdiagnose myasthener Symptome (Fortsetzung)

	Bemerkungen
dyskaliämische periodische Paralyse	Auslösefaktoren, Kalium-Verlaufsbestimmung Familienanamnese
Blepharospasmus	Botulinum-Toxin Behandlung
Botulismus	begleitende vegetative Symptomatik, meist mehrere Erkrankte im Umfeld
Vaskulitis mit Hirnnervenbeteiligung	evtl. Multiorganbeteiligung
Arteriitis temporalis	lokaler Kopfschmerz; massive BSG
kongenitale Augenmuskelparesen	z. B. kongenitale Trochlearisparese
okuläre Symptome bei Multipler Sklerose (internukleäre Ophthalmoplegie)	Erkankungsschübe, Liquor, evozierte Potentiale, MRI
Raumforderung an der Schädelbasis oder intrazerebrale Raumforderung	multiple Hirnnervenbeteiligung Röntgen-Schädel, CT
funktionelle Paresen	situationsabhängig, z. T. grotesk ausgestaltet; kann leichte myasthene Symptome verfälschen
Myotonie Typ Becker	autosomal rezessiv; myotone Entladungen im EMG

* AChR-Ak sind positiv bei der autoimmunen MG und der D-Penicillamin-induzierten Myasthenie; alle anderen Erkrankungen sind AChR-AK-negativ

** Diese Antikörper werden z. Z. nur in wenigen Spezial-Labors bestimmt.

Tab. J 8.3: Klinischer Bewertungsbogen (Score) für Myasthenia gravis (modifiziert nach Besinger et al., 1983)

Test-Items	**Muskelschwäche**			
	keine	**leicht**	**mittel**	**schwer**
		Punktzahl		
	0	1	2	3
Armhalteversuch (90°, stehend); sec	> 180	> 60–180	> 10–60	< 10
Beinhalteversuch (45°, liegend); sec	> 45	> 30– 45	> 5–30	< 5
Kopfhalteversuch (45°, liegend), sec	> 90	> 30–90	> 5–30	< 5
Vitalkapazität (L)				
Frauen	> 3,0	> 2,0–3,0	> 1,2–2,0	< 1,2
Männer	> 4,0	> 2,5–4,0	> 1,5–2,5	< 1,5
Kauen/Schlucken	normal	leichte Störungen bei festen Speisen	nur Flüssigkeiten	Magensonde
Gesichtsmuskulatur	normal	leichte Schwäche beim Lidschluß	unvollständiger Lidschluß	kein mimischer Ausdruck
Doppelbilder (Blick zur Seite); sec	> 60	> 10–60	> 0–10	in Primärposition
Ptosis (Blick nach oben); sec	> 60	> 10–60	> 1–10	spontane Ptosis

Okuläre Symptome werden nicht bewertet, wenn eine generalisierte Schwäche vorliegt.

Für den Edrophonium-Test wird folgendes Vorgehen empfohlen:

- Für die i. v. Gabe ist ein stabiler venöser Zugang erforderlich. Aufziehen von 1 ml = 10 mg Edrophonium-Chlorid (Tensilon®, Camsilon®, zu beziehen über die Internationale Apotheke) in einer 10 ml Spritze mit 9 ml physiologischer Kochsalzlösung.
- In einer 2. Spritze als Antidot Atropin (0,5–1,0 mg) griffbereit legen, das bei ausgeprägten muskarinen Nebenwirkungen (Bradykardie und hypotone Kreislaufreaktion) sofort zu verabreichen ist. Patienten mit bekannter Kollapsneigung sollten nach dem Test ½ Amp. Atropin erhalten und einige Zeit nachbeobachtet werden.
- Man beginnt mit einer Testdosis (2 ml = 2 mg) und beobachtet die Wirkung und Begleiterscheinungen über die nächsten 30 bis 60 Sekunden. Bei einer objektivierbaren Besserung (Ptose, Augenmotilität etc.) kann der Test als positiv beendet werden. Bei guter Verträglichkeit werden weitere 3 mg gegeben. Bei unsicherer Wirkung kann die restliche Dosis gegeben werden, wobei normalerweise ein Faszikulieren der Augenlider als Ausdruck des ACh-Überangebots zu beobachten ist (Bei Kindern 2 bis 3 fraktionierte Gaben von 0,02 mg/kg KG).
- Relative Kontraindikationen für den Tensilon-Test sind bradykarde Herzrhythmusstörungen und Asthma bronichale. Dabei müssen Nutzen und Risiko sorgsam gegeneinander abgewogen werden. Bei der Testdurchführung muß eine entprechende intensivmedizinische Ausrüstung unmittelbar verfügbar sein.

Elektrophysiologische Untersuchungen

Die elektrophysiologische Diagnostik hat die Aufgabe, eine Störung der neuromuskulären Erregungsübertragung nachzuweisen und eine Myasthenie von einer präsynaptischen Störung wie dem Lambert-Eaton-Syndrom abzugrenzen (Übersicht bei Jablecki, 1991). Manchmal kann auch eine differentialdiagnostische Abgrenzung gegenüber einer Myositis, Myopathie oder einer Neuropathie erforderlich sein. Bei der Nadelmyographie werden oft verkürzte und vermehrt polyphasische Potentiale gefunden, ohne daß eine Muskelfaserschädigung (Myopathie) vorliegen muß.

Der charakteristische Befund bei der Myasthenie ist ein Dekrement der Amplitude des Muskelaktionspotentials bei supra-maximaler repetitiver Nervenstimulation (Serie von 5 Reizen bei 2–3 Hz). Ein Dekrement von mehr als 10 % zwischen dem ersten und fünften Potential wird als pathologisch gewertet. Die »post-tetanische Erschöpfung« (maximale Willkürkontraktion für 30 bis 60 sec) führt zu einer Verstärkung pathologischer Befunde. Die anschließenden Stimulationsserien im Abstand von 1 Min über 5 Min erlauben oft eine bessere Bewertung grenzwertiger Ausgangsbefunde. Ein pathologisches Dekrement kann in 50 % bei einer leichten Symptomatik und in 80 % bei einer schwereren generalisierten Myasthenie erwartet werden. Bei Patienten mit einer okulären Myasthenie kann in etwa 16 % ein pathologisches Dekrement als Ausdruck einer latenten Generalisierung nachgewiesen werden. Am aussagekräftigsten sind Untersuchungen proximaler Muskeln, z. B. des M. deltoideus mit Reizung des Plexus brachialis oder des M. trapezius mit Reizung des N. accessorius (Schumm und Stöhr, 1984). Manche Untersucher bevorzugen den M. abductor digiti minimi (N. ulnaris) oder bei einer okulären Myasthenie den M. orbicularis oculi/oris (N. facialis).

Ein pathologisches Dekrement ist nicht spezifisch für die Myasthenia gravis, sondern findet sich auch bei den anderen myasthenen-Syndromen und kann selten auch bei einer Polymyositis oder Muskeldystrophien beobachtet werden (Kimura, 1988). Bei niedriger Reizrepetition tritt auch beim *Lambert-Eaton-Syndrom* ein Dekrement auf. Die Amplituden sind typischerweise initial schon sehr niedrig und z. T. ist kein Dekrement mehr zu erkennen. Nach kurzer Willküraktivität (warming-up) kommt es zu einer deutlichen, nur vorübergehenden Amplitudenzunahme. Bei hoher Reizrepetition (20 bis 50 Hz) ist beim Lambert-Eaton-Syndrom eine charakteristische Amplitudenzunahme (Inkrement) des kleinen Ausgangspotentials zu beobachten (Facilitation, Hinweis auf eine präsynaptische Störung). Eine Zunahme um 25 % (vom 1. zum 30. Potential) ist verdächtig, ein Inkrement um 100 % und mehr bestätigt die Diagnose eines Lambert-Eaton-Syndroms (O'Neill et al., 1988). Bei manchen gesunden Probanden kann eine Pseudo-Fazilitation beobachtet werden, die aber 15–20 % nicht übersteigt.

Die empfindlichste Darstellung einer gestörten neuromuskulären Erregungsübertragung gelingt im Einzelfaser-EMG. Dabei zeigen Aktionspotentiale zweier benachbarter Muskelfasern derselben motorischen Einheit einen vermehrten Jitter bis hin zu Blockierungen (Stahlberg et al., 1974). Das Jitter-Phänomen ist Ausdruck einer Dispersion der Erregungsausbreitung innerhalb der motorischen Einheit und ist nicht spezifisch für die myasthenen-Syndrome, sondern findet sich auch z. B. bei Motoneuronerkrankungen. Pathologische Befunde in der Einzelfaser-Myographie lassen sich bei 95 % der Patienten mit einer generalisierten und bei etwa 85 % mit einer okulären Myasthenie nachweisen. Dekrement und Jitter sind in proximalen Muskeln häufiger pathologisch als in distalen.

Laboruntersuchungen

Der empfindlichste Laborparameter in der Diagnostik der Myasthenie ist der Nachweis von Auto-*Antikörpern gegen Azetylcholinrezeptoren* (AChR-Ak) im Radioimmunassay (Lindstrom et al., 1976). Die Titer korrelieren nicht mit dem Schweregrad und der Ausprägung der Symptome. Individuell korreliert der Titer dagegen gut mit dem klinische Verlauf, so daß serielle Titerbestimmungen im Abstand von 3 bis 6 Monaten zur Therapiekontrolle herangezogen werden können. AChR-Ak lassen sich bei einer generalisierten Myasthenie in mehr als 90 % der Fälle nachweisen,

bei einer rein okulären Myasthenie beträgt die Trefferquote weniger als 50 % (die Literaturangaben streuen zwischen 40 bis 70 %) (Toyka und Heininger, 1986; Sommer et al., 1993). Myasthenie-Patienten mit einem Thymom haben in aller Regel positive AChR-Ak. Vereinzelt finden sich erhöhte AChR-Ak Titer (mehr als 0,4 nM Bungarotoxin Bindungsstellen pro L) bei Thymom-Patienten ohne klinische Zeichen einer Myasthenie. Einzelne »falsch positive« Befunde mit grenzwertig niedrigen Titern wurden bei Verwandten von Myasthenie-Patienten, unter Therapie mit Penicillamin, bei der Graft-versus-host-Erkrankung nach Knochenmarktransplantationen, bei Motoneuronerkrankungen, Muskeldystrophien und Spätdyskinesien berichtet.
Autoantikörper gegen Skelettmuskulatur finden sich bei 20 bis 30 % aller Myasthenie-Patienten und bei ca. 80 % der Patienten mit einem Thymom (Gilhus et al., 1984). Diese Autoantikörper richten sich gegen verschiedene filamentäre Muskelproteine und erkennen u. a. Determinanten von Titin und dem Ryanodin-Rezeptor (Kalzium-Rezeptor des sarkoplasmatischen Retikulum). Die pathogenetische Bedeutung dieser Autoantikörper ist nicht geklärt.

Radiologische Diagnostik
Alle Patienten sollten unabhängig vom Antikörperbefund ein Thorax-CT erhalten, da bei 10 bis 15 % unabhängig vom Alter, Geschlecht oder Schweregrad der Myasthenie ein Thymom nachzuweisen ist. Sehr kleine Thymome können sich dem Nachweis im CT entziehen. Der heutige Gerätestandard erlaubt jedoch in den allermeisten Fällen eine sichere Beurteilung des vorderen Mediastinums. Bei atypisch gelegenen Raumforderungen kann eine zusätzliche Kernspintomographie hilfreich sein. Vor allem jüngere Myasthenie-Patienten haben meist über das Altersmaß hinaus erhaltenes Thymusrestgewebe. Abgesehen von einer atypischen Form und Größe ist die Abgrenzung von Thymom und lymphofollikulärer Hyperplasie (Thymitis) im CT nicht möglich. Der Begriff der *lymphofollikulären Hyperplasie* bezieht sich auf einen histologischen Befund (Auftreten von Keimzentren im Thymus), der bei etwa 60 % aller operierten Patienten erhoben wird.
Patienten mit rein okulären Symptomen und einer nicht eindeutigen Tensilon-Reaktion sollten ein Schädel-CT erhalten, um lokale Prozesse im Bereich der Orbita und des Sinus cavernosus zu erfassen. Zur Differentialdiagnostik von rein bulbären Symptomen sollte eine Kernspintomographie und elektrophysiologische Hirnstammdiagnostik durchgeführt werden.

J 8.2. Verlauf

Die Myasthenia gravis hat eine Inzidenz von 0,2 bis 0,4 Neuerkrankungen pro Jahr auf 100 000 Einwohner und eine Prävalenz von 5 bis 12 Erkrankungen pro 100 000 Einwohner. Die Myasthenie ist somit keine ganz seltene Erkrankung und kann sich bis ins hohe Alter manifestieren (Oosterhuis, 1993). Die Alters- und Geschlechtsverteilung zeigt eine Häufung in der 2. bis 3. Dekade, wobei Frauen 2 bis 3mal häufiger als Männer erkranken, und eine weitere in der 6. bis 7. Dekade, wobei häufiger Männer erkranken. In Japan und China wird die autoimmune Myasthenie oft bei Kindern vor dem 3. Lebensjahr beobachtet, während diese in Europa bei Kindern unter 10 Jahren selten vorkommt.
Die Erkrankung beginnt bei 50–60 % an den äußeren Augenmuskeln mit einer Ptose und Doppelbildern. Starke tageszeitliche Schwankungen und ein Seitenwechsel der Symptome sind typisch für die Myasthenia gravis. Die inneren Augenmuskeln bleiben ausgespart. Die lokale Manifestation kann spontan remittieren, um nach einiger Zeit erneut wieder aufzutreten. Ohne Behandlung breitet sie sich aber bei etwa 60 % dieser Patienten innerhalb der folgenden Wochen und Monate *(ca. 2/3 in 3 Jahren)* auf weitere Muskelgruppen im Gesicht, Schlund und proximale Extremitätenmuskulatur aus (ausdruckslose Mimik, Kau- und Schluckbeschwerden, Ermüdbarkeit der Zungenmuskulatur, Kopfhaltemuskulatur; Oosterhuis, 1993). Nur bei etwa 15 % der Patienten bleiben die Symptome dauerhaft auf die äußeren Augenmuskeln beschränkt (rein okuläre Myasthenie). Die Schwäche ist gewöhnlich bilateral symmetrisch und kann im Krankheitsverlauf verschiedene Muskelgruppen betreffen. Die Erkrankung ist in den ersten 3 bis 5 Jahren am stärksten ausgeprägt und kann sich danach mit fluktuierenden Rest-Symptomen stabilisieren. Allerdings sind, wenn auch selten, später noch ausgeprägte Verschlechterungen möglich. Die Rate anhaltender spontaner Remissionen liegt je nach Definition und Beobachtungszeitpunkt zwischen 11–20 % (Grob et al., 1987; Oosterhuis, 1993). Als Folge der chronischen Endplattendestruktion (funktionelle Denervierung durch Autoantikörper) hatten sich früher bei etwa 10 % der schweren generalisierten Verläufe ausgeprägte Muskelatrophien v. a. im Bereich des Schultergürtels, der Nacken-, Gesicht- und Schlundmuskulatur entwickelt. Diese *Defekt*-Myasthenie wird heute nur noch sehr selten bei therapierefraktären Verläufen beobachtet.
Ende der 50iger Jahre starben bis zu 30 % der Patienten mit generalisierter Myasthenie, davon 70 % in den ersten Jahren in einer myasthenen Krise. Bei etwa 40 % der Patienten trat keine wesentliche Besserung ein oder sie verschlechterten sich (Grob et al., 1987). Patienten mit einem Thymom neigen häufiger, auch postoperativ, zu Krisen und sprechen oft schlechter auf die Therapie an. Die Langzeitprognose dieser Patienten wird wesentlich durch die Tumorbiologie und -ausbreitung bestimmt.
Heute hat sich die Prognose und die Lebensqualität der Myasthenie-Patienten durch ein differenziertes Therapieangebot grundlegend verbessert.

Insgesamt können mehr als 95 % der Patienten durch die Kombination der verschiedenen Therapieverfahren gut stabilisiert werden und sind, abgesehen von körperlich sehr belastenden Berufen, voll berufsfähig. Myasthene Krisen sind heute unter immunsuppressiver Therapie selten geworden (weniger als 2 %) und sind durch die intensivmedizinischen Behandlungsmöglichkeiten (assistierte Beatmung, Plasmaaustauschbehandlung, immunsuppressive und antibiotische Therapie) meist gut beherrschbar.

J 8.3. Therapeutische Prinzipien

Pathophysiologische Grundlagen
An der normalen neuromuskulären Synapse ist die Konzentration von AChR um ein Vielfaches höher, als zur Generierung eines Muskelaktionspotentials benötigt wird. Dieser Überschuß verfügbarer AChR wird als der »Sicherheitsfaktor« der neuromuskulären Transmission bezeichnet und erlaubt Stimulationsfrequenzen bis zu 40 Hz, die unter physiologischen Bedingungen aber nicht erreicht werden. Bei der Myasthenia gravis ist der Sicherheitsfaktor (Anzahl verfügbarer AChR) durch die Wirkung der Autoantikörper und einer Complement-vermittelten Destruktion der Endplattenarchitektur kritisch reduziert. Der depolarisierende Ionenstrom (Endplattenpotential) ist proportional zur Zahl aktivierter AChR. Bei einem Verlust von mehr als 50 % der AChR erreicht das Endplattenpotential nicht mehr regelmäßig die Depolarisationsschwelle. Hier setzt die symptomatische Wirkung von Acetylcholinesterase-Inhibitoren an, die durch eine verlängerte Wirkzeit des Transmitters den reduzierten Sicherheitsfaktor kompensieren, was bei einer milden Symptomatik ausreichen kann. Der ursächliche Autoimmunprozeß, der zur klinischen Manifestation der Myasthenie geführt hat, wird dadurch jedoch nicht beeinflußt.
Die Myasthenia gravis ist eine der wenigen Autoimmunerkrankungen des Menschen, bei denen das Autoantigen (AChR) bekannt ist. Die Assoziation mit prädisponierenden HLA-Genen (z. B. HLA-B8, DR3 bei jungen Frauen) und anderen Merkmalen spricht für eine immungenetische Disposition. Viele Schritte der pathogenetischen Kaskade konnten aufgeklärt werden (Drachman, 1994; Engel, 1994; Schönbeck et al., 1990). Bei 80–90 % der Patienten finden sich polyklonale Autoantikörper, die auf verschiedene Weise die Funktionstüchtigkeit der Endplatte und des AChR stören: Zum einen führt die Bindung von IgG-Antikörpern zu einer Vernetzung von Rezeptorkomplexen, die somit vorzeitig und beschleunigt internalisiert und degradiert werden (modulierende Antikörper). Ferner bewirken die gebundenen Antikörper eine lokale Aktivierung der Complement-Kaskade. Dies führt zu einer fokalen Destruktion des synaptischen Faltenapparates der motorischen Endplatte mit stark reduzierter AChR-Konzentration. Darüberhinaus können manche Antikörper die Bindungsstelle von ACh blockieren. Die Auslösung myasthener Symptome in Versuchstieren mit Immunglobulinen aus Patientenseren erbrachte den Beweis, daß Autoantikörper vom IgG-Typ für die Symptome der Myasthenie verantwortlich sind (Toyka et al., 1975).
Die Autoantikörperbildung wird durch regulatorische, AChR-spezifische T-Helferzellen kontrolliert, die aus dem Blut und Thymus von Myasthenie-Patienten isoliert wurden (Hohlfeld et al., 1984; Melms et al., 1988; Sommer et al., 1990). Eine Reihe von Argumenten sprechen dafür, daß der Thymus eine wesentliche Rolle in der Pathogenese der Myasthenie spielt (Übersicht bei Hohlfeld und Wekerle, 1994). Bis zu 70 % der Patienten zeigen im Thymus eine lymphofollikuläre Hyperplasie mit Keimzentren als Ausdruck eines aktiven immunologischen Prozesses. B-Lymphozyten und Plasmazellen aus diesen Keimzentren produzieren in vitro spontan AChR-Ak. Nach der Thymektomie fällt der AChR-Ak Titer deutlich ab. Im normalen Thymusstroma finden sich myoide Epithelzellen, die AChR exprimieren und neoplastische Thymusepithelzellen exprimieren Determinanten, die mit AChR kreuzreagieren (Marx et al., 1996). Somit sind im Thymus und Thymom alle Komponenten vorhanden, um bei einer Dysregulation eine Autoimmunreaktion gegen Determinanten des AChR in Gang zu setzen. Der therapeutische Erfolg der Thymektomie unterstreicht diese pathogenetischen Zusammenhänge.
Experimentelle Therapieansätze haben zahlreiche Möglichkeiten aufgezeigt, autoreaktive Lymphozyten zu inhibieren oder zu deletieren, mit dem Ziel, die immunologische Toleranz gegen AChR wieder herzustellen (Hohlfeld und Toyka, 1985; Drachman, 1994). Eine selektive Immunintervention nach experimentellem Vorbild steht für die Therapie der Myasthenie bisher nicht zur Verfügung und ist Gegenstand weiterer Forschung.
Die *konventionelle Behandlung* der Myasthenie verfolgt zwei Ziele: die symptomatische Behandlung mit AChE-Inhibitoren soll eine rasche Verbesserung der neuromuskulären Störung bewirken. Patienten mit einer generalisierten Myasthenie benötigen in der Regel zusätzlich eine Therapie mit Glukokortikosteroiden, Azathioprin oder anderen immunsuppressiven Substanzen zur Kontrolle der Autoimmunerkrankung. Autoantikörper können mit der Plasmapherese oder der Immunadsorption rasch entfernt werden. Diese Maßnahmen kommen bei rascher Verschlechterung und in der myasthenen Krise zum Einsatz und haben ohne begleitende Immunsuppression nur eine vorübergehende Wirkung. Die folgenden Abschnitte sollen Leitlinien zur optimierten Anwendung der verfügbaren Therapiemaßnahmen geben.

Azetylcholinesterase-Inhibitoren
Die therapeutisch eingesetzten Substanzen sind *reversible* Inhibitoren der Azetylcholinesterase (AChE), die sich in ihrem Wirkungsmechanismus

geringfügig unterscheiden. Edrophonium Chlorid (Tensilon®, Camsilon®) hat den schnellsten Wirkungseintritt, bindet *reversibel* an das katalytische Zentrum und wird mit kurzer Halbwertszeit (HWZ ca. 2 Min) rasch renal eliminiert. Edrophonium Chlorid wird nur zur Diagnostik verwendet. Die Carbamylesterverbindungen Pyridostigmin und Neostigmin binden nahe an das katalytische Zentrum des Enzyms, wo sie als Substrate wie ACh, allerdings sehr viel langsamer, selbst hydrolysiert werden. Dabei geht die Carbamylgruppe auf das AChE-Molekül über, wodurch die Enzymaktivität für 3 bis 4 Stunden inhibiert wird. Die meisten Patienten spüren eine Besserung durch AChE-Inhibitoren, aber nur etwa 10 % werden damit auf Dauer ausreichend stabilisiert. AChE-Inhibitoren werden enteral sehr schlecht resorbiert (Bioverfügbarkeit von Mestinon ca. 14 %; Taylor, 1990). Wichtig für die praktische Anwendung von AChE-Inhibitoren ist die Beachtung von *Äquivalenzdosen bei oraler und parenteraler Gabe*. Die verschiedenen Substanzen sind in **Tab. J 8.4** zusammengestellt. Ambenonium Chlorid hat bei uns keine weite Verbreitung gefunden und ist nicht mehr im Handel. Bei Bedarf kann es über die Internationale Apotheke beschafft werden. Es hat geringere muskarinerge Nebenwirkungen und eine relativ lange Halbwertszeit, so daß sich eine Überdosierung schleichend ohne warnende Hinweise entwickeln kann.

Eine massive Überdosierung von AChE-Inhibitoren führt zu einem Überangebot an Azetylcholin. Die AChR sind durch das Überangebot und die verlängerte Transmitterwirkung desensibilisiert, die Muskulatur ist schwach und zeigt Faszikulationen (»cholinerge Krise«). Die toxischen Allgemein-Symptome werden durch die gleichzeitige Stimulation *muskarinischer* AChR des autonomen Nervensystems hervorgerufen. Diese Überdosierungserscheinungen (**Tab. J 8.6**) betreffen den Gastrointestinal- und Respirationstrakt, die Augen (Miosis, Tränenlaufen) und das Herz-Kreislaufsystem. Pyridostigmin und Neostigmin passieren im Gegensatz zu Physostigmin in therapeutischen Dosen nicht die Blut-Hirnschranke. Bei Überdosierungen kann eine ZNS-Toxizität auftreten (**Tab. J 8.6**). Atropin antagonisiert alle Wirkungen an muskarinischen Rezeptoren, hat aber keinen Einfluß auf die Muskelschwäche (nikotinische AChR).

In tierexperimentellen Unterschungen wurden nach der Gabe sehr hoher Dosen von AChE-Inhibitoren über einen längeren Zeitraum ultrastrukturelle und elektrophysiologische Veränderungen der Endplattenregion beschrieben, wie sie in ähnlicher Weise auch bei der Myasthenie gefunden werden (Degeneration des synaptischen Faltenapparats, Reduktion der AChR-Dichte, Reduktion der Miniaturendplatten- und Endplattenpotentialen, Engel et al., 1973). Eine zusätzliche Schädigung der Endplatte durch die Langzeitbehandlung mit AChE-Inhibitoren ist beim Menschen nicht belegt, da Patienten vergleichbar hohe Dosierungen nicht tolerieren.

Immunsuppressive Therapie

Die folgenden Substanzen haben einen festen Platz in der Behandlung der Myasthenie. Ihre Wirkung ist vielfach empirisch belegt. Ergebnisse prospektiver Studien mit modernem Placebo-kontrolliertem, doppel-blinden Design liegen, abgesehen von Cyclosporin A, nicht vor.

Tab. J 8.4: Azetylcholinesterase (AChE)-Inhibitoren (ges. gesch. Präparatenamen z. T. in Auswahl)

	Äquivalenz-Dosierung			Wirkungszeitraum	
Substanz	**per os**	**i. v.**	**i. m.**	**Beginn**	**Maximum**
Pyridostigmin Bromid* (Mestinon®, Kalymin®)	60–90 mg	1–2mg	2 mg	15–45 Min	3–6 Std.
(Mestinon® retard)	90–180 mg			60 Min	6–10 Std.**
Neostigmin (Prostigmin®)	15 mg	0,5 mg	1 mg	10–30 Min	2–3 Std.
Ambenonium Chlorid (Mytelase®)***	10 mg			60 Min	6–8 Std.

Pyridostigmin ist das Medikament der Wahl für die orale Langzeitbehandlung. Die Tageshöchstdosis sollte nicht mehr als 600 mg betragen. Neostigmin wird von einigen Zentren dem Mestinon bei der Behandlung der myasthenen Krise vorgezogen (Neostigmin 0,15 bis 0,3 mg pro Std.; Mestinon 1 bis 2 mg pro Std. als Dauerinfusion über Perfusor); cave: starke Bronchialsekretion

* Die enterale Resorption von Pyridostigmin ist schlecht. Als Faustregel für die Äquivalenzdosierung kann ein Verhältnis von 1 mg i. v. zu 30 mg oral angenommen werden.

** Die Wirkzeit kann bis zu 12 Stunden betragen, ist wegen individueller Resorptionsverhältnisse aber sehr unterschiedlich.

*** Der Vertrieb von Mytelase® (Ambenonium) wurde in Deutschland eingestellt. Das Medikament ist in Frankreich weiter verbreitet und kann über die Internationalen Apotheken bezogen werden.

Glukokortikosteroide

Die entzündungshemmende und immunsuppressive Wirkung der Glukokortikosteroide (GKS) beruht auf verschiedenen Mechanismen (Haynes, 1991). GKS beeinflussen die Permeabilität von Gefäßen und die Verteilung und Wanderung von Leukozyten. Sie induzieren eine Neutrophilie und veranlassen T-Lymphozyten, Makrophagen und Eosinophile zur Emigration ins Gewebe. GKS können funktionelle Eigenschaften von Lymphozyten und Makrophagen verändern und die Synthese fast aller bekannten Zytokine unterdrücken. Eine zentrale Rolle scheint die Interferenz bei der Aktivierung von Transkriptionsfaktoren zu spielen (Inhibition von NFκB), wodurch die Genaktivierung von proinflammatorischen Zytokinen unterdrückt wird (Scheinman et al., 1995).

Glukokortikoide (Prednison, Prednisolon, Decortin®, Decortin H®) bewirken bei fast allen Patienten eine Verbesserung der Symptome, sowohl bei der okulären als auch der generalisierten Myasthenie. Mehr als 80 % verbessern sich unter einer Monotherapie. Die klinische Besserung tritt meist nach 2 bis 3 Wochen ein, gelegentlich auch erst später. Manchmal kann die Wirkung nicht vor Ablauf von 6 bis 12 Monaten eingeschätzt werden (Johns, 1993). Ein zu rasches Absetzen kann zu einer Exazerbation, selten auch zu einer myasthenen Krise führen. Der Behandlungsbeginn sollte unter stationären Bedingungen erfolgen, da etwa 50 % der Patienten unter GKS eine passagere Verschlechtung verspüren, die bei Patienten mit einer generalisierten Myasthenie insbesondere mit ausgeprägten Schluck- und Atemstörungen rasch ein kritisches Ausmaß annehmen kann. Berichte von Steroid-induzierten Exazerbationen haben zu einer verzögerten Akzeptanz der GKS in der Behandlung der Myasthenie geführt. Die protrahierte Eindosierung über mehrere Wochen kann diese Verschlechterung bei vielen Patienten umgehen. Manchmal ist eine Plasmaaustauschbehandlung sinnvoll, um das Auftreten steroid-bedingter Verschlechterungen zu vermeiden und eine rasche Eindosierung auf die therapeutische Zieldosis zu ermöglichen (1 bis 1,5 mg/kg KG Prednison-Äquivalent).

GKS haben bei der Langzeitanwendung ein bekanntermaßen breit gefächertes Spektrum unerwünschter Arzneimittelwirkungen. Die wichtigsten sind die Osteroporose, arterielle Hypertonie, Manifestation oder Exazerbation eines Diabetes mellitus, Adipositas, Cushing-Syndrom, Magenulzera, Katarakt und opportunistische Infektionen. Neben der regelmäßigen Überwachung von Gewicht, Blutdruck, Blutbild, Elektrolyten und Nüchtern-Glucose sollte bei der Dauerbehandlung alle 6 Monate eine Röntgenkontrolle der Wirbelsäule zur Einschätzung von osteoporose bedingten Veränderungen durchgeführt werden. Ebenfalls in diesem Abstand sollten eine augenärztliche Untersuchungen mit der Spaltlampe zur Früherkennung einer Katarakt erfolgen.

Sind aus der Anamnese Magenulzera bekannt, sollte Ranitidin oder Omeprazol verordnet werden, um die Schleimhaut vor erneuten Ulzera und einer gastrointestinalen Blutung zu schützen. Alle, v. a. ältere, Patienten sollten mit Calcium 1 000 mg oral und Vitamin D 1 000 bis 1 500 I. E.pro Tag substituiert werden. Reicht diese Prophylaxe nicht aus (Knochendensitometrie), kann zusätzlich mit Fluoriden behandelt werden. Fluoride ohne ausreichende Gabe von Kalzium und Vitamin D führen zur Osteomalazie mit erhöhter Skelettfragitiltät (Riggs und Melton, 1992). In jüngerer Zeit wurde über den Einsatz von Biphosphonaten zur Behandlung der Steroid-induzierten Osteoporose berichtet. Diese hemmen die Osteoklasten und sind gut verträglich. Die Indikation für die steroid-assoziierte Osteoporose ist nicht allgemein akzeptiert. Die wichtigste Maßnahme zur Begrenzung der Steroid-induzierten Osteoporose ist die Dosisreduktion oder wenn möglich, das Absetzen der GKS. Östrogen senkt bei Frauen nach der Menopause das Frakturrisiko. Ein breiter Einsatz wird wegen der Thromboseneigung und erhöhten Inzidenz von Corpus- und Mammakarzinomen kontrovers diskutiert.

Azathioprin

Azathioprin (Azathioprin ratiopharm, Imurek®, Zytrim®) ist das neben den GKS am weitesten verbreitete Immunsuppressivum und wurde Mitte der sechziger Jahre in die Behandlung der Myasthenie eingeführt (Mertens et al., 1969). Azathioprin wird nach Aufnahme in der Zelle rasch zu seinem aktiven Metaboliten 6-Mercaptopurin umgewandelt, das die Purinbiosynthese hemmt. Azathioprin wirkt auf proliferierende Lymphozyten und induziert eine Lymphopenie, die sowohl B- als auch T-Zellen betrifft. Immunreaktionen werden unter Azathioprin geringer als z. B. unter Cyclophosphamid unterdrückt.

Azathioprin wird am häufigsten in Kombination mit GKS eingesetzt. Diese Kombination hat den Vorteil, daß die schnell wirksamen GKS den verzögerten Wirkungseintritt von Azathioprin überbrücken. Bei einer wenig gravierenden Erkrankung kann eine Azathioprin-Monotherapie neben AChE-Inhibitoren ausreichend sein. Die Behandlung mit Azathioprin ist einfach und problemlos, aber durch zwei wesentliche Nachteile eingeschränkt: Zum einen erleiden bis zu 10 % der Patienten akute allergische Reaktionen (Idiosynkrasie) mit Unwohlsein, Fieber, Hautreaktionen, und heftigem Erbrechen. In diesem Fall muß die Einnahme sofort beendet werden und es müssen ggf erforderliche Gegenmaßnahmen getroffen werden. Zum andern ist der therapeutische Effekt frühestens nach 6 bis 12 Wochen, meist nach 3 bis 6 Monaten, oder erst noch später erkennbar. Bei 10 bis 20 % läßt sich mit Azathioprin auch in Kombination mit GKS keine befriedigende Stabilisierung erreichen, so daß andere Immunsupressiva-Kombinationen versucht werden müssen. Bereits bei der Aufklärung über die Behandlungsziele muß darauf hingewiesen werden, daß eine kontinuierli-

che Behandlung über mindestens 2 bis 3 Jahre vorgesehen ist.
Häufig lassen sich Verträglichkeitsprobleme durch Einnahme mehrerer kleiner Dosen mildern, oder indem die Medikation nach dem Essen oder am Abend eingenommen wird. Manchmal hilft eine vorübergehende Dosisreduktion. Leberenzymerhöhungen sind sehr häufig und reversibel und können bis zum dreifachen der Norm toleriert werden. Auch wenn schwere Infektionen selten sind, können mit zunehmender Behandlungsdauer ungewöhnliche opportunistische Infektionen auftreten.
Azathioprin ist potentiell mutagen und teratogen und sollte 6 Monate vor einer geplanten Schwangerschaft ausgesetzt werden. Alle Patienten müssen über die Notwendigkeit zur Antikonzeption aufgeklärt werden. Bisherige Untersuchungen bei Kindern von Transplantatsempfängerinnen ergaben keine erhöhte Mißbildungsrate oder Entwicklungsstörungen (siehe unten Myasthenie und Schwangerschaft). In den skandinavischen Ländern und den Niederlanden wird die Indikation zur Behandlung mit Azathioprin bei jungen Patienten, insbesondere Frauen im gebärfähigen Alter, strenger als bei uns gestellt.
Schwerwiegende Nebenwirkungen sind bei Azathioprin bemerkenswert gering. In absteigender Häufigkeit traten bei 104 behandelten Myasthenie-Patienten eine reversible Knochenmarksdepression mit Leukopenie, gastrointestinale Beschwerden, vermehrte Infekte und vorübergehende Leberenzymerhöhungen auf. Die gravierendste Spätfolge war die Entdeckung eines Non-Hodgkin-Lymphoms der Niere bei einer 68-jährigen Patientin nach mehr als 6-jähriger Behandlungszeit mit Azathioprin (Hohlfeld et al., 1988). Confavreux und Mitarbeiter (1996) führten zur Frage einer erhöhten Tumorinzidenz eine Fall-Kontroll-Studie bei Azathioprin-behandelten *MS-Patienten* durch. Bei einer Behandlungszeit von weniger als 5 Jahren nahm das relative Risiko lediglich nicht signifikant um den Faktor 1,3, zwischen 5 und 10 Jahren um 2,0 und erst bei einer Behandlungszeit von mehr als 10 Jahren um den Faktor 4,4 zu. Diese Daten sprechen für ein geringes Risiko bei einer Behandlungszeit von weniger als 10 Jahren.
Die Azathioprinbehandlung erfordert eine regelmäßige Überwachung und Suche nach unerwünschten Begleiterscheinungen. Während der ersten beiden Monate sollte das Butbild wöchentlich, danach monatlich kontrolliert werden. Bei Leukozyten unter 3 000/ul sollte eine Medikamenten-Pause für einige Tage erfolgen, bevor die Behandlung mit einer niedrigeren Dosis fortgesetzt wird. Bei der Langzeitbehandlung sollten Leukozyten um 4 000/ul bzw absolute Lymphozytenzahlen zwischen 800 und 1 000/ul angestrebt werden. Bei der gleichzeitigen Einnahme von GKS und Azathioprin sind die Leukozyten erhöht, wobei ein Bereich von 6 bis 8 000 Leukozyten/ul angestrebt wird. Die Lymphozytenwerte sind in der Regel durch GKS weniger verändert, so daß der o. g. Bereich der absoluten Lymphozytenwerte zum Monitoring herangezogen werden kann. Unter der Therapie ist bei 80 % ein Anstieg des mittleren korpuskulären Volumens der Erythrozyten (MCV) zu beobachten und kann im Verlauf ggf. zur Überwachung der Compliance dienen. Bisherige Studien konnten allerdings nicht zeigen, daß eine erfolgreiche Therapie direkt mit den Leukozytenwerten oder dem MCV-Anstieg korreliert (Witte et al., 1986).
Die wichtigste Medikamenteninteraktion besteht bei der gleichzeitige Einnahme von Allopurinol. Die Hemmung der Xanthinoxidase durch Allopurinol führt zur Akkumulation toxischer Azathioprin-Metaboliten, die schließlich zur Myelosuppression führen. Bei gleichzeitiger Einnahme von Allopurinol muß Azathioprin *auf 25 %* der üblichen Dosis (0,5 mg pro kg KG) *reduziert* werden. Unter einer Immunsuppression dürfen keine Impfungen mit Lebendimpfstoffen durchgeführt werden. Der Impferfolg von Totimpfstoffen ist weniger zuverlässig.

Ciclosporin A

Ciclosporin A (CSA, Sandimmun®) ist ein lipophiles, zyklisches Polypeptid aus 11 Aminosäuren, das am häufigsten in der Transplantationsmedizin eingesetzt wird (Kahan, 1989). CSA ist nicht myelotoxisch und hemmt selektiv T-zellabhängige Immunreaktionen durch Hemmung der Synthese von Interleukin 2 und γ-Interferon. Die Wirkungen von CSA auf B-Zellen und Makrophagen sind spärlich. Eine weitere wichtige Wirkung scheint die Hemmung von Zytokin-abhängigen Interaktionen zwischen T-Zellen und Makrophagen zu sein. CSA war im Tiermodell der experimentellen autoimmunen Myasthenie wirksam.
CSA (Sandimmun®) ist eine der wenigen Substanzen, deren Wirksamkeit bei der Myasthenie in einer *prospektiven placebo-kontrollierten, doppeltblinden* Studie untersucht wurde (Tindall et al., 1987; Tindall et al., 1993). Ferner liegen Ergebnisse einer weiteren randomisierten Studie zum Vergleich der Wirksamkeit von CSA und Azathioprin über einen Beobachtungszeitraum von einem Jahr vor (Schalke et al., 1988). Die Wirksamkeit kann mit der von Azathioprin verglichen werden. Der klinische Wirkungseintritt ist aber schneller und innerhalb von 2 bis 4 Wochen zu erwarten.
CSA wird heute mit 2 bis 5 mg/kgKG geringer als früher dosiert und kann über Spiegelbestimmungen überwacht werden (»trough-level«, Blutentnahme 12 Std. nach der letzten Einnahme und *vor* der ersten Tagesdosis). Der therapeutische Bereich ist abhängig von der Bestimmungsmethode. Viele Medikamente beeinflussen den CSA-Spiegel, wobei im Einzelnen auf die Fachinformation verwiesen werden muß. Wichtige Wechselwirkungen entstehen durch Verdrängung aus der Plasmaeiweißbindung oder durch Beeinflussung des Arzneimittelmetabolismus (*Erhöhung* durch Ketokonazol, Makrolidantibiotika, Doxycyclin, orale Antikontrazeptiva, Propafenon, Kalzium-Antagoni-

sten sowie hohe Dosen von Methylprednisolon. *Erniedrigung* durch Barbiturate, Carbamazepin, Phenhydan, Metamizol, Rifampizin).
Die wichtigste Nebenwirkung von CSA ist die teilweise irreversible Nephrotoxizität, die mit der Dosierung und Dauer der Behandlung korreliert. Eine vorbestehende Niereninsuffizienz ist eine Kontraindikation für eine CSA-Behandlung. Bei einem Kreatinin-Anstieg um mehr als 50 % des Ausgangswertes oder Werten größer als 1,5 mg/dl, muß die Dosis reduziert oder die Behandlung abgebrochen werden. Empfindlicher ist die Messung der Kreatinin-Clearance. Ferner können Gingivahyperplasie, Tremor, Hirsutismus, Leberfunktionssörungen auftreten, die meist reversibel sind (Kahan, 1989). Bei einer Reihe von Patienten wurde unter CSA eine Enzephalopathie beschrieben, die von Kopfschmerzen, Bewußtseinstörungen, Krampfanfällen und Sehstörungen begleitet war (ZNS-Toxizität). Kernspintomographisch fanden sich okzipitale Signalabweichungen, die als Zeichen eines Ödems (capillary leak syndrome) angesehen wurden und nach dem Absetzen von CSA reversibel waren (Hinchey et al., 1996). CSA muß bei allergischen Reaktionen abgesetzt werden. Über die Spättoxizität und Teratogenität ist nichts bekannt. Kinder, die unter CSA-Behandlung ausgetragen wurden, waren bis auf eine Wachstumsverzögerung (small for date babies) unauffällig. Dennoch muß Patientinnen im fortpflanzungsfähigen Alter zu einer Empfängnisverhütung geraten werden.
In der Behandlung der Myasthenia gravis gilt CSA als Reservemedikament. Es hat aufgrund seiner ernsthaften Nebenwirkungen, seinen vielfältigen Arzneimittelwechselwirkungen und der hohen Behandlungskosten (einschließlich der Blutspiegelbestimmungen) keine weite Verbreitung erlangt, v. a. wenn die Behandlungszeit mehr als 6 bis 12 Monate übersteigt (35 % Studienabbrecher).

Cyclophosphamid
Cyclophosphamid (Endoxan®) ist eine alkylierende Substanz aus der Gruppe von Stickstoff-Lost-Verbindungen. Dieses Zytostatikum wurde bei Myasthenie-Patienten mit therapierefraktären Verläufen in Kombination mit GKS eingesetzt (Perez et al., 1981). Die Toxizität ist höher als unter Azathioprin oder CSA, so daß der Einsatz auf Patienten beschränkt bleiben sollte, die mit anderen Medikamenten nur unzureichend stabilisiert werden konnten. Cyclophosphamid kann oral in einer Dosierung von 1 bis 2 mg/kg KG gegeben werden. Nach 6 Monaten sollte ein Auslaßversuch oder eine Dosisreduktion vorgenommen werden. Alternativ kann in Anlehnung an die Therapie der Lupusnephritis eine Pulsbehandlung (500 bis 1 000 mg/m^2) alle 4 bis 12 Wochen durchgeführt werden. Die Wirksamkeit der Behandlung kann am Abfall der AChR-Ak Titer beobachtet werden. Cyclophosphamid hat vielfältige unerwünschte Wirkungen. Am häufigsten therapielimitierend ist eine Myelosuppression, die Leukozyten stärker als Erythrozyten und Thrombozyten betrifft. Cyclophosphamid wird erst in der Leber zu aktiven Metaboliten umgewandelt, die über die Niere ausgeschieden werden. Daher muß auf eine gute Hydratation und Diurese (cave: Blasenentleerungsstörungen) geachtet werden, um eine hämorrhagische Zystitis zu vermeiden (Indikation zum Therapieabbruch). Bei der Pulsbehandlung muß zusätzlich zur Hydratation eine Urothelprotektion mit Mesna (Uromitexan®) über 24 Std. betrieben werden.
Unter Cyclophosphamid kommt es zu Fertilitätsstörungen. Untersuchungen bei Patientinnen mit einer Lupus-Nephritis ergaben ein dosis- und altersabhängiges Risiko: (12 % Amenorrhö bei bis zu 7 Pulsen, 39 % bei 15 und mehr Pulsen). Bei Frauen über 31 Jahren war ein Anstieg der Amenorrhö auf 62 % zu beobachten. (Boumpas et al., 1993). Untersuchungen bei Tumor-Patienten (NHL, COP-Schema, kumulative Dosis von 12 bis 43 g Cyclophosphamid) ergaben bei 10 % der Frauen und 21 % der Männer Zeichen der gonadalen Dysfunktion (Bokemeyer et al., 1994).
Als Spätfolgen einer Cyclophosphamid Behandlung können Myokardschädigungen, Lungenfibrosierungen und, wie bei allen alkylierenden Substanzen, Spättumore entstehen. Cyclophosphamid ist teratogen und darf in der Schwangerschaft v. a. im ersten Trimenon nicht gegeben werden.

Hochdosierte parenterale Immunglobuline (IVIG)
Hochdosierte parenteral applizierte Immunglobuline werden heute bei einer Reihe von neuromuskulären Erkrankungen eingesetzt. Eine aktuelle Bewertung findet sich bei Voltz und Hohlfeld (1996). Die Wirkung scheint auf immunregulatorischen Mechanismen zu beruhen, wobei die Hauptwirkung einer Blockade von Fc-Rezeptoren auf Zellen des retikuloendothelialen Systems sowie anti-idiotypischen Wechselwirkungen mit Suppression der Antikörperproduktion zugeschrieben wird (Dwyer, 1992). Die bisherigen Erfahrungen bei der Myasthenie stützen sich auf kleinere, unkontrollierte Studien (Gajdos et al., 1987; Lewis et al., 1995), die zusammengenommen eine positive Wirkung bis zu 70 % ergaben. IVIG haben ihre Indikation v. a. in der myasthenen Krise, wenn Kontraindikationen für eine Plasmaseparation bestehen (z. B. Sepsis, Herzinsuffizienz) oder der venöse Zugang erschwert ist. Die übliche Dosierung beträgt 400 mg/kg KG pro Tag. In der Regel erhält ein 70 kg schwerer Patient über 5 Tage ca 30 g Immunglobuline pro Tag. Eine andere Empfehlung lautet über 1 g/kg KG über 2 Tage. Häufig sprechen die Patienten innerhalb von 4 bis 5 Tagen an. Der Effekt ist vorübergehend, kann bei einzelnen Patienten aber auch über Monate anhalten. Unerwünschte Wirkungen treten bei weniger als 10 % auf (Kopfschmerzen, aseptische Menigitis, Flüssigkeitsüberladung, sehr selten Nierenversagen). Patienten mit einem selektiven IgA-Mangel können Antikörper gegen humanes IgA aufweisen und anaphylaktisch reagieren. Es

ist sinnvoll, *vor* der Behandlung Serum zur Bestimmung der Immunglobline zu asservieren. Zur Verhinderung einer Virusübertragung sollen heute nur noch Produkte eingesetzt werden, die nach den Empfehlungen des Paul-Ehrlich-Instituts (BAnz. 11. 8. 94 S9636) mit mehreren Inaktivierungsschritten (einschließlich dem Solvent-Detergent Verfahren) hergestellt werden. Neben dem variablen Therapieerfolg ist der sehr hohe Preis der limitierende Faktor für eine breitere Anwendung dieser von wenigen unerwünschten Begleiterscheinungen belasteten Therapie.

Plasmapherese und Immunadsorption

Bei der Plasmapherese werden alle nicht-korpuskulären Blutbestandteile durch Blutzellseparatoren oder Membranfiltration entfernt. Neben zirkulierenden Immunglobulinen, Autoantikörper und Mediatorsubstanzen werden auch Gerinnungsfaktoren entfernt, so daß eine erhöhte Blutungsneigung in den folgenden 24 Stunden besteht und *keine* zusätzliche Antikoagulantion mit Heparin betrieben werden darf. Es werden meist 3 bis 5 Behandlungen pro Woche mit einem Austausch von 40 bis 60 ml pro kg KG (Plasmavolumen 2,2 bis 2,5 L) gegen eine Elektrolylösung mit 3,5–4 % Humanalbumin durchgeführt bis eine befriedigende Besserung (meist nach 6 bis 8 Behandlungen) eingetreten ist. Manche Patienten bessern sich innerhalb von 24 Stunden soweit, daß sie extubiert werden können. Bei den meisten Patienten spricht die Behandlung allerdings verzögert an und eine deutliche Besserung ist erst nach einigen Tagen oder sogar erst nach ein bis zwei Wochen erkennbar. Die Plasmaseparation hat nur eine vorübergehende Wirkung. Ohne begleitende Immunsuppression ist nach 3 bis 6 Wochen ein Rebound-Effekt zu erwarten. Ältere multimorbide Patienten haben ein erhöhtes Komplikationsrisiko, z. B. kardiovaskuläre Störungen infolge von Volumenschwankungen und Elektrolytverschiebungen. Ferner können Blutungen, Infektionen, Thrombophlebitiden, Thrombosen, Lungenembolien und bakterielle Endokarditiden auftreten.

Alternativ zur Plasmaseparation kann eine *Immunadsorption* vorgenommen werden. Bei der Passage über regenerierbare Säulen mit Protein-A oder Tryptophan-Gel werden selektiv Immunglobuline entfernt (Heiniger et al., 1985; Grob et al., 1995). Bei der Myasthenia gravis werden beide Verfahren (Plasma-Austausch und Immunadsorption) als gleichwertig betrachtet. Der Vorteil der Immunadsorption ist eine geringerer Störung der Gerinnungsphysiologie. Ferner entfällt die Substitution mit Humanalbumin und anderen Ersatzstoffen. Die immobilen Patienten sollten low-dose heparinisiert werden. Beide Depletionsverfahren benötigen großvolumige Venenkatheter, sind sehr kosten- und materialintensiv und stehen in der Regel über nephrologische Abteilungen zur Verfügung.

Die Entfernung von Immunglobulinen hinterläßt ein temporäres Antikörpermangel-Syndrom mit erhöhter Infektanfälligkeit. Bei schweren Infektionen sollten im Anschluß an diese Therapie Immunglobuline zur Substitution gegeben werden, die den immunmodulatorischen Effekt zusätzlich steigern können.

Thymektomie

Die Thymektomie wurde empirisch in das Behandlungskonzept aufgenommen und gründet sich auf die Häufung von Thymusveränderungen und die eingangs beschriebenen pathogenetischen Zusammenhänge bei der Myasthenie. Daten aus kontrollierten, randomisierten Studien liegen nicht vor, so daß viele Fragen zur Thymektomie z. Z. nicht befriedigend beantwortet werden können (Lanska, 1990). Eine retrospektive Studie (Buckingham et al., 1976) hat versucht, mit einer computer-unterstützten Patienten-Paarbildung den Therapie-Erfolg vor der Einführung der immunsuppressiven Therapie herauszuarbeiten. In der operierten Gruppe erreichten 35 % eine klinische Remission ein und 50 % verbesserten sich, so daß ein signifikant besserer Verlauf als bei der nicht-operierten Gruppe resultierte. Eine ebenfalls retrospektive skandinavische Multicenter-Studie kam zu einem ähnlichen Ergebnis, obwohl die Thymektomie-Gruppe etwas schlechtere Ausgangswerte im Myasthenie-Score hatte (Hofstadt, Euromyasthenia IV, 1994, bisher unveröffentlicht). Die folgenden Punkte sollen die *Indikation zur Thymektomie* erleichtern:

1. Patienten im Alter zwischen 10 und 40 Jahren scheinen am deutlichsten von der Thymektomie zu profitieren, vor allem, wenn die Operation möglichst früh nach Krankheitsbeginn durchgeführt wird (innerhalb von 3 bis 5 Jahren). Aber auch nach diesem Zeitpunkt ist in dieser Altersgruppe eine Thymektomie noch sinnvoll.
2. Kinder im Alter von 1 und 5 Jahren werden normalerweise noch nicht thymektomiert, da nachteilige Auswirkungen auf das Immunsystem nicht auszuschließen sind. Auch für die Altersgruppe zwischen 6 und 10 Jahren gibt es keine einheitlichen Empfehlungen (Lanska, 1990). Siehe auch Abschnitt *Myasthenie im Kindesalter, S. 1112.*
3. Patienten im Alter von mehr als 60 bis 65 Jahren werden nicht mehr thymektomiert, es sei denn es besteht der Verdacht auf ein Thymom. In der überwiegenden Mehrzahl der operierten Patienten dieser Altersgruppe fand sich atrophisches Thymusrestgewebe ohne entzündliche Aktivität.
4. Frauen und Männern scheinen etwa gleich gut von der Thymektomie zu profitieren.
5. Manche Patienten zeigen bereits kurz nach der Thymektomie eine Besserung ihrer Symptomatik, bei den meisten muß mehrere Monate ggf. unter einer Immunsuppression abgewartet werden.
6. Bei Patienten mit einer rein okulären Myasthenie (mit hohen AChR-Ak) kann eine Indikation zur Thymektomie gesehen werden, wenn die

medikamentöse Behandlung nicht ausreichend ist.
7. Ein Thymom stellt in allen Altersgruppen eine klare Operationsindikation dar.

Die Thymektomie ist ein elektiver Eingriff und hat in erfahrenen Zentren eine Mortalität von weniger als 1 %. Das Risiko beschränkt sich auf die Narkose, unter der Voraussetzung, daß sich die Myasthenie in einem stabilen Zustand befindet. Postoperative Probleme (Sternuminstabilität, Bronchopneumonie, Phrenikusschädigung, Lokalinfektion) treten bei weniger als 3 % der Patienten auf. Vereinzelt können postoperativ krisenartige Verschlechterungen auftreten, die eine intensivierte Therapie erfordern. Die Thymektomie wird über einen transsternalen Zugang durchgeführt. Bei einem großen und atypisch gelegenen Thymom wählen manche Operateure einen Zugang von lateral. Auch invasiv wachsende Thymome werden soweit wie möglich reseziert und anschließend nachbestrahlt. Transzervikale Operationen wurden früher in einigen Zentren in den USA bevorzugt. Dieser Zugang erlaubt jedoch keine ausreichende Inspektion des Mediastinums und der Pleurahöhle, da Thymusinseln zwischen Zungengrund und Zwerchfell versprengt sein können (Younger et al., 1987; Pirskanen et al., 1987). Früher waren Spätrezidive oft Ausdruck einer inkompletten Thymusresektion. Neuere minimal invasive Techniken der Thoraxchirurgie erlauben noch keine endgültige Bewertung. Spätfolgen der Thymektomie z. B. eine Immunregulationsstörung oder eine erhöhte Malignomrate sind nicht bekannt.

J 8.4. Pragmatische Therapie

Generalisierte Myasthenia gravis

Das Therapieziel ist die vollständige oder nahezu vollständige Remission der myasthenen Symptome, die es den Patienten erlaubt, ihren beruflichen und sozialen Aktivitäten ohne gravierende Einschränkungen nachzugehen. Mit dem heute verfügbaren Therapieangebot kann dieses Ziel, von wenigen Ausnahmen abgesehen, bei fast allen Patienten tatsächlich erreicht werden (Hohlfeld und Toyka, 1993). Die Erkrankung erfordert in der Regel eine medikamentöse Behandlung über mehrere Jahre. Wichtig für eine gute Compliance ist es, die Patienten von Beginn an verständlich über die Therapieziele, die Indikation und Wirkungsweise der Medikamente und ihrer Nebenwirkungen aufzuklären. Zusätzliches Informationsmaterial kann von den *Selbsthilfeorganisationen* erhalten werden. Patienten sollten eine Notfallkarte tragen, die Angaben über die aktuelle Therapie (Langzeitbehandlung mit GKS) enthält. Auch die Lebenspartner und Familie sollten über die Erkrankung informiert werden, um bei krisenartigen Verschlechterungen rasch geeignete Maßnahmen treffen zu können.

Alle Patienten sollten zunächst mit einem Cholinesterase-Inhibitor, meist Pyridostigmin (Mestinon®, Kalymin®), behandelt werden. Manche Patienten sprechen besser auf Neostigmin (Prostigmin forte®) an. Ambenonium (Mytelase®) hat bei uns keine Verbreitung gefunden, ist nicht mehr im Handel und muß ggf. über die Internationale Apotheke bezogen werden. Bei Erwachsenen beginnt man mit 30 bis 60 mg Pyridostigmin oral alle 4 bis 6 Stunden. Die Wirkung von Pyridostigmin beginnt nach 30 Min und hält über 4 bis 6 Std. an. Kinder und Säuglinge erhalten zu Beginn 0,5–1,0 mg/kg Pyridostigmin oral. Die Äquivalenzdosen der gebräuchlichen Cholinesteraseinhibitoren bei oraler und parenteraler Gabe sind in der **Tab. J 8.4** zusammengestellt. Überdosierungserscheinungen i. S. einer cholinergen Krise sind unterhalb einer Tagesdosis von 400–500 mg Pyridostigmin oral nicht zu erwarten.

Im Verlauf ist eine Anpassung der Dosierung und der Einnahmezeiten nach dem klinischen Befund (Myasthenie Score, **Tab. J 8.3**) erforderlich. Bei dyspnoischen Patienten sollte regelmäßig die Vitalkapazität gemessen werden. Pyridostigmin kann bei Bedarf alle 3 Std. eingenommen werden. Die Einzeldosis sollte 90 mg (besser 60 mg) nicht überschreiten. Patienten mit Schluckbeschwerden sollten ihre Medikamente bereits 30 bis 60 Min vor den Hauptmahlzeiten einnehmen. Mestinon retard® hat eine längere Halbwertszeit. Manche Patienten können mit der späten Einnahme einer halben bis ganzen Tablette Mestinon retard® (180 mg) eine bessere Ausgangslage für den Folgetag erreichen. Wir verwenden Retardpräparate nicht routinemäßig, da die Pharmakokinetik sehr variabel und nicht vorhersehbar ist.

Fixe Dosierungsempfehlungen werden nicht jedem Patienten und allen Situationen gerecht. Der Bedarf kann tageweise schwanken und v. a. bei Infektionen, emotionaler Belastung oder zu Zeiten der Menstruation stärker variieren. Nicht alle betroffenen Muskelgruppen sprechen gleich gut auf die Medikation an. Das Dosierungsschema sollte sich an der Wirkung vitaler Muskelfunktionen (Atem- und Schlundmuskulatur) ausrichten. Für eine optimierte Einstellung ist es hilfreich, wenn die Patienten ein Medikamenten-Tagebuch mit Aufzeichnung von Dosis, Wirkung und Nebenwirkungen führen.

Die Notwendigkeit zur stetigen Dosissteigerung spricht für eine Exazerbation und kündigt v. a. bei dyspnoischen Patienten nicht selten eine drohende Krise an. Diese Situation erfordert eine engmaschige Überwachung mit Ursachenabklärung (Infekt, Medikamenteninterferenz) und eine Planung der weiteren therapeutischen Schritte (z. B. Plasmaseparationen, IVIG,).

AChE Inhibitoren können Magenulzera hervorrufen oder durch eine Bronchokonstriktion ein Asthma bronchiale verschlechtern oder einen Asthmaanfall auslösen (Taylor, 1990). Andere Begleiterscheinungen sind weniger schwerwiegend und reversibel. Am häufigsten werden gastrointestinale Beschwerden geklagt. Eine Neigung zur Diarrhö unter hohen Mestinondosen kann mit Atropin Tabletten 0,125 bis 0,25 mg (selten 0,5 mg) oder Pirenzepin (Gastrozepin®, selektiver Muskarin-Rezeptor-Antagonist) behandelt werden, wenn eine Dosisreduktion oder Umverteilung nicht vorgenommen werden kann. Antimuskarinerge Substanzen sollten aber nicht als routinemäßige Begleitmedikation gegeben werden (Gegenanzeigen: Engwinkelglaukom, Blasenretention, Tachyarrhythmien).

Die **Thymektomie** ist immer ein elektiver Eingriff und ist bei allen jungen Patienten mit einer generalisierten Myasthenie indiziert. Die Altersgrenzen sind willkürlich. Patienten mit einer seronegativen MG (ohne AChR-Ak) haben seltener pathologische Thymusveränderungen (Willcox et al., 1991, Verma und Oger, 1992) und scheinen von der Thymektomie weniger zu profitieren. Unabhängig davon besteht eine Operationsindikation bei Verdacht auf ein Thymom.

Patienten in einem ausreichend stabilen Zustand können unter Mestinon zur Thymektomie vorbereitet werden. Bei Patienten mit einer schweren Myasthenie insbesondere mit Atem- und Schluckstörungen wird der Eingriff zurückgestellt, bis ausreichende respiratorische Verhältnisse vorliegen (Vitalkapazität von mindestens 2L, besser 3L). Eine kurzfristige Verbesserung kann durch Plasmapheresen, Immunglobuline oder GKS erreicht werden (siehe dort). Bei einer unzureichenden Besserung sollte bereits präoperativ mit einer Immunsuppression begonnen werden. Der Erfolg der Thymektomie wird oft erst nach mehreren Monaten oder Jahren erkennbar. Sind die Störungen postoperativ trotz der Behandlung mit AChE Inhibitoren noch deutlich, sollte eine Monotherapie mit GKS begonnen werden. Wenn sich die Symptome verbessern, können GKS schrittweise reduziert und nach einem Jahr versuchsweise auch abgesetzt werden. Sprechen die Symptome ungenügend an, oder verschlechtern sie sich, sollte zusätzlich mit Azathioprin behandelt werden.

Die **Immunsuppression** wird mit GKS (Prednison, Prednisolon, Decortin®, Decortin H®, Zieldosis 1 bis 1,5 mg/kg KG) begonnen. Bei älteren Patienten sollte eine Osteoporoseprophyaxe mit Kalzium und Vitamin D betrieben werden (siehe Glukokortikosteroide). Zur Vermeidung einer vorübergehenden Verschlechterung der Myasthenie durch GKS kann man mit 15 bis 20 mg Prednison-Äquivalent pro Tag beginnen und die Dosis langsam alle 2 bis 3 Tage um 5 mg steigern bis eine zufriedenstellende Besserung erreicht ist (Zieldosis 1 bis 1,5 mg/kg KG oder 60 bis 80 mg Prednison-Äquivalent). Wenn der Erfolg der GKS erkennbar ist, wird zusätzlich Azathioprin begonnen. Die Anfangsdosis von 50 mg/die wird bei guter Verträglichkeit nach mehreren Tagen auf eine Dosis von 2 mg/kg KG pro Tag eingestellt.

Alternativ können v. a. Patienten in stabilisiertem Zustand und nach Plasmapheresebehandlung von Beginn an mit einer höheren Dosis behandelt werden und erhalten sofort 60 bis 80 mg/die Prednison-Äquivalent. Dadurch kommt die therapeutische Wirkung der GKS schneller zum Tragen. Wird eine Testdosis von 50 mg gut vertragen, wird Azathioprin auf eine Dosierung von 2 mg/kg KG pro Tag eingestellt. Oft ist im weiteren Verlauf eine deutliche Reduktion der Mestinondosis möglich. Nur bei einem Teil der Patienten gelingt es, den Autoimmunprozeß dauerhaft zu unterdrücken und die Immunsuppression zu beenden. In einer prospektiven Studie wurde bei 20 Patienten Azathioprin in einem stabilen klinischen Zustand abgesetzt. 60 % hatten eine erneute Exazerbation, 8 Patienten innerhalb von 3 bis 11 Monaten und 4 Patienten innerhalb von 27 bis 70 Monaten (Hohlfeld et al., 1985; Michels et al., 1988). Bei einem stabilen Verlauf über mindestens 1 bis 2 Jahre mit konstantem AChR-Titer kann ein Auslaßversuch von Azathioprin schrittweise über ca. 6 bis 12 Monate erfolgen. Nach dem Absetzen müssen die Patienten engmaschig beobachtet werden, damit eine drohende Verschlechterung frühzeitig erkannt und adäquat behandelt werden kann. Ein signifikanter Titeranstieg der AChR-Ak kann häufig ein Rezidiv ankündigen, verläuft aber auch oft parallel mit der klinischen Entwicklung (Hohlfeld et al., 1985).

Okuläre Myasthenie

Viele Patienten mit einer rein okulären Myasthenie sprechen bereits auf geringere Dosen von AChE-Inhibitoren an, und können z. B. mit 3–4mal 20 mg Mestinon pro Tag befriedigend behandelt werden. Die Ptose spricht meist besser an als die Doppelbilder. Ist eine ausreichende Korrektur der Augen-Symptome mit einer Tagesdosis bis 200 mg Mestinon nicht möglich, sollte man versuchsweise ganz darauf verzichten. Zur Korrektur einer Ptose werden verschiedene mechanische/physikalische Hilfsmittel genannt. Bei Brillenträgern kann ein Lidretraktor an der Innenseite eines Brillengestells versucht werden. Manche Patienten bevorzugen ein Stückchen Klebeband. Selten ist eine Lidraffung indiziert. Unbeeinflußbare Doppelbilder können durch wechselseitiges Abdecken eines Auges (Klebefolie auf der Brille) ausgeblendet werden. Selten ist die Augenfehlstellung so stabil (typischer ist ein wechselnder Schielwinkel), daß eine Prismenkorrektur die Symptome beseitigt. Selbstklebende Plastikprismen für die Brille gibt es im Fachhandel.

Sind diese Maßnahmen wirkungslos oder nicht akzeptabel, sollte ein Behandlungsversuch mit GKS begonnen werden. Diese führen zumeist in Dosen über 25 mg Prednison-Äquivalent innerhalb von 2–3 Wochen zu einer Besserung der Symptome. Anschließend können GKS langsam auf die *minimal wirksame* Dosis zurückgenommen werden. Nicht selten treten mit der Reduktion erneute Symptome auf. Bei der Langzeitanwendung kann eine Umstellung auf eine alternierende Einnahme im Wechsel mit einem Steroidfreien Tag versucht werden. Zur Einsparung von GKS haben wir bei einer gesicherten Diagnose in den letzten Jahren häufig auch Azathioprin mit gutem Erfolg eingesetzt (Sommer et al., 1997). Die Indikation zur Thymektomie wird bei einer rein okulären Myasthenie sehr unterschiedlich gehandhabt. Wir sehen eine Indikation bei jüngeren Patienten (< 45 J) mit hohen AChR-Ak Titern, bei denen refraktäre Augen-Symptome oder eine hohe Steroidbedürftigkeit bestehen. Bei keinem der 18 thymektomierten Patienten dieser Studie ist bisher eine Generalisierung der okulären Myasthenie eingetreten (Schumm et al., 1985 und 1992).

Thymombehandlung bei Myasthenie

Alle Thymome sind potentiell invasiv wachsende Tumoren. Daher sollte immer eine Operation erfolgen, wenn es der Allgemeinzustand erlaubt (Lanska, 1990). Die Operation dient in erster Linie der Behandlung des Tumors und erst in zweiter Linie der Myasthenie. Ältere und multimorbide Patienten (> 70 Jahre) mit einem stark erhöhten Opationsrisiko können eine palliative Strahlentherapie erhalten, v. a. wenn nach dem Verlauf im Thorax-CT oder MR nur eine langsame Progredienz des Tumors vorliegt. Für die Operationsvorbereitung gelten die gleichen Grundsätze wie für Myasthenie-Patienten ohne Thymomverdacht. Nach der Operation wird bei Thymom-Patienten oft *kein* Abfall der AChR-Ak Titer beobachtet (Vincent et al., 1983).

Für die weitere Behandlungsplanung ist das intraoperative Staging und die Histologie entscheidend. Nach Masaoka et al. (1981) werden **folgende Stadien** unterschieden: Stadium I: komplett umkapselter Tumor ohne mikroskopische Kapselperforation. Stadium II A: Mikroskopische Invasion in das umgebende Fettgewebe oder in die mediastinale Pleura. Stadium II B: Makroskopische Invasion in die Pleura. Stadium III: Makroskopische Invasion in das Perikard, die großen Gefäße und die Lunge. Stadium IV A: Intrathorakale Ausbreitung mit Metastasen in Pleura und/oder Perikard. Stadium IV B: Fernmetastasen nach lymphogener oder hämatogene Aussaat (sehr selten). Die *histologische* Klassifikation epithelialer Thymustumoren unterscheidet zwischen dem medullären Thymom, dem gemischten medullär-kortikalen Thymom, dem kortikalen Thymom und dem gut differenzierten Thymuskarzinom. Bis zu 70 % der kortikalen Thymome und 80 % der gut differenzierten Thymuskarzinome sind mit einer Myasthenie assoziiert (Müller-Hermelink et al., 1993).

Nicht-invasive Thymome sind nach vollständiger chirurgische Entfernung kurativ behandelt und bedürfen keiner speziellen Nachbehandlung. Dies trifft vor allem für nicht-invasive medulläre und gemischte Thymome zu, die auch im Vergleich zu den anderen Subtypen insgesamt eine günstigere Prognose haben. Ältere Übersichten nennen eine 5 Jahresüberlebensrate nach Operation im Stadium I von 80 % gegenüber 23 % bei invasiven (und nachbestrahlten) Tumoren (Bernatz et al., 1973). Patienten mit einem inkomplett resezierten, invasiven Thymom, v. a. der Stadien II b, III, IV werden postoperativ nachbestrahlt. Während die lymphatischen Zellen sehr strahlenempfindlich sind, können neoplastische Thymusepithelzellen sehr strahlenresistent sein. In einer Zusammenstellung von Curran et al. (1988) traten Lokalrezidive bei operierten Thymomen im Stadium II und III bei 28 % der *nicht* bestrahlten und nur bei 5 % der postoperativ nachbestrahlten Patienten auf. Vor diesem Hintergrund wird manchmal nach einer makroskopisch vollständigen Tumorentfernung erwogen, die Strahlentherapie für den Fall einer späteren Tumor-Rezidivoperation zurückzustellen (v. a. bei größerem Lungenfeld). Dieses Vorgehen ist nicht durch Studien abgesichert. 50 % der Rezidive treten zumeist lokal und innerhalb der ersten 5 Jahre auf. Spätrezidive können auch noch nach 10 bis 15 Jahren aufteten.

Die adjuvante Chemotherapie hat gegenwärtig neben der Strahlentherapie eine optionale Indikation bei invasiven Thymomen im Stadium III und IV. Unter einer Kombination von Adriamycin, Cisplatin, Vincristin und Cyclophosphamid (ADOC) wurden Remissionen z. T. über mehrere Jahre erzielt (Fornasiero et al., 1991). Nach einzelnen Berichten scheint eine Kontrolle der Tumorgröße nach Versagen der Strahlen- und Chemotherapie manchmal mit hochdosierten Steroiden möglich zu sein (Tandan et al., 1990) Die Behandlungsstrategie muß gemeinsam mit den Strahlentherapeuten und Onkologen festgelegt werden (Übersicht bei Loehrer, 1993).

Neonatale Myasthenie

Eine neonatale Myasthenie wird durch diaplazentar vom mütterlichen in den kindlichen Kreislauf übergetretene AChR-Ak (Immunglobuline der IgG-Klasse) hervorgerufen und tritt bei ca. 12 % der Neugeborenen myasthener Mütter auf. Das Risiko korreliert mit höheren AChR-Ak Titern, wobei auch Fälle bei »seronegativer« Myasthenie der Mutter beschrieben sind. Mütterliche AChR-Ak können auch mit dem Colostrum übertragen werden. Die Aufnahme ist aber gemessen am diaplazentaren Austausch gering. Die Erkrankung ist selbstlimitierend und klingt nach einer Dauer von 2 bis 4 Wochen ab, wobei bis zum völligen Verschwinden der AChR-Ak mehrere Monate vergehen können.

Die Symptomatik beginnt innerhalb von 3 bis 72 Stunden nach der Geburt (bei 78 % innerhalb des ersten Tages, Namba et al., 1970), charakteristischerweise mit einer Trinkschwäche, kraftlosem Schreien, allgemeiner Muskelschwäche mit Dyspnoe und selten okulären Symptomen. Nach früheren Berichten verstarben bis zu 11 % der betroffenen Säuglinge an einer respiratorischen Insuffizienz innerhalb der ersten Woche (Namba et al., 1970). Dieser Ausgang ist beim heutigen Stand der Neonatologie nicht mehr zu befürchten, wenn die Geburt in einer entsprechend erfahrenen Klinik vorbereitet wird. Das Ansprechen der Symptome auf 0,1 mg Neostigmin s. c. oder i. m. ist diagnostisch. Im Anschluß sollte Prostigmin/Mestinon über eine Nasensonde oder parenteral bis zum Abklingen der Myasthenie verabreicht werden. Bei den Kindern muß die Entwicklung cholinerger Überdosierungszeichen (**Tab. J 8.6**) beachtet werden und ggf. eine Dosisreduktion vorgenommen werden. In schweren Fällen kann eine Plasmaseparation bzw Austauschtransfusion notwendig sein. Abgesehen von den akuten Problemen in den ersten Wochen ist die weitere Prognose gut.

Autoimmune Myasthenie bei Kindern
Vor der Pubertät sollten die symptomatischen Behandlungsmaßnahmen ausgeschöpft und Immunsuppressiva möglichst vermieden werden. Falls unverzichtbar, kommen zunächst GKS zum Einsatz. Azathioprin kann in schweren, rezidivierenden und therapierefraktären Verläufen bei älteren Kindern eingesetzt werden. Dabei gilt die gleiche Empfehlung einer Kombination mit GKS wie bei der Behandlung Erwachsener. Alternativ zu einer immunsuppressiven Langzeitbehandlung kann eine Thymektomie nach dem 5. Lebensjahr diskutiert werden. Diese Altersgrenze ist jedoch willkürlich. Adams et al. (1990) untersuchten retrospektiv die Langzeitergebnisse von 24 Kindern, die im Alter von 2 bis 16 Jahren wegen einer leichten bis mittelschweren generalisierten Myasthenie thymektomiert wurden. Dabei wurden 4 Kinder innerhalb von 9 Monaten, die übrigen innerhalb von 2 Jahren nach Krankheitsbeginn operiert. Bei zwei Dritteln der Kinder wurde eine Remission erzielt. Verschlechterungen wurden nicht beobachtet. Eine weitere retrospektive Untersuchung des Langzeitverlaufs von 149 Patineten mit einer juvenilen Myasthenie berichtete im ersten Jahr eine 10-fach höhere Rate klinischer Remissionen bei thymektomierten Kindern (Rodriguez et al., 1983). Trotz dieser positiven Datenlage ist die Indikation zur Thymektomie vor der Pubertät gegenüber anderen Therapieformen nicht befriedigend geklärt. Daten über relevante immunologische Störungen nach der Thymektomie liegen nicht vor.

Myasthene Krise
Die myasthene Krise ist ein neurologischer Notfall, der unverzüglich intensivmedizinisch behandelt werden muß (Übersicht bei Toyka und Müllges, 1994 und **Tab. J 8.5**). Definitionsgemäß liegt eine Erschöpfung der Atemmuskulatur mit respiratorischer Insuffizienz vor. Meist besteht gleichzeitig Aspirationsgefahr infolge einer Erschöpfung der Schlundmuskulatur und nicht selten entwickelt sich eine Aspirationspneumonie. Erstmaßnahmen sind die Freihaltung der Atemwege und Sicherstellung der Sauerstoffzufuhr (Racheninspektion, Guedeltubus, manuelle Beatmung). Auslösefaktoren bei Patienten unter einer Langzeitimmunsuppression sind meist Infektionen. Eine »cholinerge Krise« wird durch Einnahme exzessiver Dosen von AChE-Inhibitoren (meist mehr als 600 mg Pyridostigmin pro Tag) über mehrere Tage hinweg hervorgerufen. Dies wird unter den heutigen Dosierungsempfehlungen nur sehr selten beobachtet (**Tab. J 8.6:** Cholinerge Überdosierungszeichen).
Alle Patienten, die über (objektivierbare) Atemnot oder schwere Schluckstörungen klagen, müssen als gefährdet angesehen werden und sollten nach Prüfung der Schlundmuskulatur (Würgereflex, Gaumensegelparese) und Vitalkapazität zur Überwachung auf eine Intensivstation aufgenommen werden. Die Patienten drohen intubations- und beatmungspflichtig zu werden, wenn sich die Atemfunktion nicht mit AChE-Inhibitoren deutlich bessern, z. B. durch i. v. Gabe von 10 mg Edrophonium (nur kurz wirksam!), einem Bolus von 1 bis 3 mg Pyridostigmin oder 0,5 mg Neostigmin. Patienten in der myasthenen Krise erhalten die gleiche respiratorische Unterstützung wie

Tab. J 8.5: Maßnahmen zur Behandlung der myasthenen Krise (nach Toyka und Müllges, 1994)

I. Respiratorische Insuffizienz ohne Intubationspflichtigkeit
Lagerung mit erhöhtem Oberkörper; Rachen freihalten, evtl. Güdeltubus
Sauerstoff-Maske anlegen; Sauerstoffsättigung überwachen
i. v.-Cholinesterase-Inhibitoren, initial Bolus von 1 bis 3 mg Pyridostigmin oder 0,5 mg Neostigmin, weiter über Perfusor 8 bis 12 mg Pyridostigmin/24 Std., im Verlauf Dosisadaptation nach klinischer Beurteilung (maximale Dosis 24 mg/24 Std) cave: Verschleimung! kritisch beobachten. Atropin $^1/_2$ Amp. s. c. 3 bis 6mal bei starken cholinergen Nebenwirkungen.
Notfall Labor: Elektrolyte (Hypokaliämie ausgleichen), Blutbild, Gerinnung, Nierenretentionswerte, Schilddrüsenparameter.
Infektionsbehandlung nach Keimasservierung: vorzugsweise Kombinationen mit Cephalosporinen, Aminoglykoside soweit möglich vermeiden
Vitalkapazität regelmäßig überwachen
Plasmapherese oder Immunadsorption vorbereiten. *Kontraindikation:* Sepsis mit DIC, dann alternativ mit IVIG beginnen.
II. Intubationspflichtige Patienten
Intubation, vorzugsweise transnasal Assistierte Beatmung nach dem CPAP Modus und PEEP Einstellung von etwa 3 cm Wassersäule.
Nur milde Sedativa verabreichen
regelmäßige Erfolgsüberwachung der therapeutischen Maßnahmen.
Bei *überdosierten* Patienten (*cholinerge Krise*): Medikamentenpause

Patienten mit anderen muskulär-bedingten Atemstörungen. Eine Respiratorunterstützung ist indiziert bei einer Vitalkapazität von weniger als 15 ml/kg KG, bei einem Atemzugvolumen von weniger als 4 bis 5 ml/kg KG oder bei einem Sauerstoffpartialdruck (pO_2) von weniger als 85mmHg oder einem pCO_2 von mehr als 45 mmHg. Die arterielle Blutgasbestimmung kann die engmaschige Überwachung der Patienten nicht ersetzten.

Während der assistierten Beatmung werden AChE-Inhibitoren über eine Dauerinfusion oder Perfusor weitergegeben. Die initiale Dosierung von 0,15 bis 0,3 mg Neostigmin oder 0,5 bis 1,0 mg Pyridostigmin pro Std. muß entsprechend den klinischen Erfordernissen angepaßt werden. Sie kann zeitweise reduziert werden, um das Ansprechen auf die anderen Therapiemaßnahmen (Plasmapherese, IVIG, Immunadsorption, GKS) beurteilen zu können. Parenterale AChE-Inhibitoren können alleine die Krise nicht überwinden. Eine Behandlung mit der Maximaldosis über mehrere Tage ohne deutliche klinische Besserung bewirkt eine massive Verschleimung und kompliziert die pulmonale Infektbehandlung. Darüberhinaus können Probleme bei der Einschätzung einer Über- oder Unterdosierung von AChE-Inhibitoren entstehen. Eine gewisse Hilfe bietet der Tensilon-Test, wobei die Funktion kritischer Muskelgruppen bewertet werden muß (Atemzugvolumen, Schluckakt, proximale Rumpf- und Extremitätenmuskulatur).

Nachdem die respiratorische Situation unter Kontrolle ist, soll die Ursachenklärung der Krise unternommen werden. Unmittelbar nach der Asservierung von Proben zur Keimbestimmung sollte mit einer Antibiose begonnen werden, die das vermutete Erregerspektrum breit abdeckt. Es ist falsch, bei intubationspflichtigen Patienten mit einer durchgreifenden Antibiose zu zögern, da sehr oft eine Aspiration stattgefunden hat. Meist wird man auf eine Kombination zurückgreifen, die auch für immundefiziente hämatologische Patienten vorgesehen ist. Dazu gehören meist Cephalosporine der dritten Generation, die keine neuromuskulären Funktionsstörungen verursachen. Aminoglykoside sollten vermieden werden (siehe **Tab. J 8.7**: unerwünschte Arzneimittelwirkungen). Allerdings sind diese Empfehlungen hier relativiert zu verstehen, da die optimale Keimbehandlung absoluten Vorrang hat.

Diejenigen Patienten, die sich nicht innerhalb weniger Tage kontinuierlich bessern und stabilisieren, sollten mit Plasmapherese oder Immunadsorption behandelt werden. Alternativ können IVIG eingesetzt werden. Dies verkürzt die Zeit am Respirator (bei 67 % im Mittel von 19 auf 9 Tage, Cornelio et al., 1993). Bei Sepsis und Schock müssen zuerst stabile Kreislaufverhältnisse geschaffen werden. Die Dosierung von GKS richtet sich nach der Einschätzung der Infektionslage. Nach einigen Behandlungstagen kann Azathioprin hinzugenommen werden, da nach einer Krise bei den meisten Patienten eine anschließende Langzeit-Immunsuppression indiziert ist.

Myasthenie und Narkose

Bei der Narkose von Myasthenie-Patienten müssen einige Besonderheiten beachtet werden, die v. a. den Umgang mit Muskelrelaxantien betreffen. Succinylcholin (depolarisierendes Muskelrelaxans) sollte nicht eingesetzt werden, da unter der Einnahme von Cholinesterase-Inhibitoren der enzymatische Abbau stark verzögert sein kann und eine erheblich verlängerte Wirkung resultiert, die im Bedarfsfall nicht durch Cholinesterase-Inhibitoren antagonisiert werden kann. Nicht-depolarisierende, Curare-ähnlich Muskelrelaxantien, vorzugsweise kurzwirksame Substanzen wie Alcuronium, Vecuronium oder Mivacuronium, sind mit 10–50 % der normalen Dosierung oft schon ausreichend dosiert (Buzello et al., 1986). Es muß darauf geachtet werden, daß Myasthenie-Patienten postoperativ eine längere Phase unter assistierter Beatmung benötigen können. Insbesondere Patienten mit einer lange bestehender Myasthenie und Einnahme hoher Mestinon-Dosen haben ein erhöhtes Risiko für Narkose-assoziierte Verschlechterungen. Die Extubation sollte erst erfolgen, wenn die spontane Atmung stabil ist und ein guter Husten- und Schluckreflex vorliegt. Eine Allgemeinanästhesie in der Kombination Thiopental, Lachgas und Sauerstoff und Fentanyl wurde als sichere Narkoseform ohne postoperative Beatmungspflichtigkeit beschrieben (Henze, 1996). Für die peri/postoperative Schmerzbehandlung können einfache Analgetika aber auch Opioide unter Überwachung der Atemfunktion eingesetzt werden. Kurzwirksame Benzodiazepine sind bei einer geringen myasthenen Symptomatik meist problemlos. *Substanzen mit langer Halbwertszeit sollten vermieden werden.* Zur Sedierung sollten niederpotente Neuroleptika (Atosil®, Neurocil®) verwendet werden. Für eine Langzeitsedierung ist Disoprivan (Propofol®) geeignet (Henze, 1996). Bei kurzen Operationen sollte keine Mestinonpause verordnet werden. Auch bei größeren Eingriffen in Regionalanästhesie sollte eine Intubationsbereitschaft bestehen.

Heute werden überwiegend Anästhetika vom Amid-Typ (z. B. Lidocain, Bupivacain, Mepivacain) eingesetzt. Die früher verbreiteten Lokalanästhetika vom Ester-Typ (Procain und Tetracain) können, möglicherweise durch präsynaptische Interferenzen oder Veränderung der AChR Leitfähigkeit, die Myasthenie verschlechtern oder eine latente Störung zum Ausdruck bringen.

Es ist wichtig, die Patienten und die mitbehandelnden Ärzte darauf hinzuweisen, daß auch bei klinischer Remission weiterhin eine erhöhte Empfindlichkeit gegen Muskelrelaxantien vorliegen kann (eingeschränkter Sicherheitsfaktor; Notfallausweis für Myasthenie-Patienten).

Myasthenie und Schwangerschaft

Eine Myasthenie stellt keine Kontraindikation gegen eine Schwangerschaft dar. Unter einer Immunsuppression sollte eine Kontrazeption betrieben werden. Der Einfluß einer Schwangerschaft auf den Verlauf einer Myasthenie kann im Einzelfall nicht vorhergesagt werden. Cholinesterase-Inhibitoren sollten nicht intravenös gegeben werden, weil dadurch Uteruskontraktionen ausgelöst werden können. (Taylor, 1990). Bei umfangreicher Anwendung von Glukokortikoiden hat sich am Menschen kein Verdacht auf eine embryotoxische/teratogene Wirkung ergeben. (Haynes, 1991). Aus Tierversuchen ist eine erhöhte Inzidenz von Skelettanomalien und Lippen-Kiefer-Gaumenspalten bekannt. Glukokortikoide sollten im ersten Trimester (Organogenese) nur bei zwingender Indikation gegeben werden. Nach der Geburt können die Kinder von Müttern mit einer steroidpflichtigen Erkrankung Symptome einer Nebenniereninsuffizienz entwickeln und müssen entsprechend behandelt werden. Glukokortikoide treten in die Muttermilch über, so daß über das Stillen eine Suppression der endogenen Hormonproduktion und eine Wachstumsverzögerung entstehen kann, wenn die Mutter mit hohen Dosen behandelt werden muß (Haynes, 1991). Zur Einnahme von Azathioprin während der Schwangerschaft liegen Erfahrungen bei Transplantatempfängerinnen vor, die keine erhöhte Rate an Fehlbildungen oder Entwicklungsstörungen der Kinder erkennen ließen. Dennoch empfiehlt der Hersteller, diese Substanz 6 Monate vor einer geplanten Schwangerschaft abzusetzen. Zur Krisenbehandlung sollten zunächst Immunglobuline oder eine Immunadsorption eingesetzt werden. Zytotoxische (alkylierende) Substanzen dürfen wegen ihrer teratogenen Wirkung in der Schwangerschaft nicht eingenommen werden. Methotrexat ist fetotoxisch und muß in jedem Fall vermieden werden. Entbindung und Geburt sind meist problemlos, sollten aber in einer Klink mit Erfahrung in der Behandlung der neonatalen Myasthenie vorbereitet werden. Sedativa und Betäubungsmittel sollten in der Hälfte der üblichen Dosierung verabreicht werden. Bei Bedarf können kleine Dosen von Cholinesterase-Inhibitoren oral oder intramuskulär gegeben werden. Da sich manche Patientinnen nach der Geburt verschlechtern, sollte in den ersten 72 Std. post partum eine engmaschige Kontrolle erfolgen.

Unerwünschte Arzneimittelwirkungen bei Myasthenie-Patienten (s. Tab. J 8.7)

Viele Pharmaka beeinträchtigen die neuromuskuläre Erregungsübertragung und können myasthene Symptome verstärken oder latente Störungen zum Ausdruck bringen. Dies beruht auf prä- oder/ und postsynaptischen Interferenzen mit Störungen der Transmitterfreisetzung oder der Rezeptorfunktion. Die Mechanismen sind nur exemplarisch aufgeklärt (Übersicht bei Howard, 1990). Die Kenntnis und Beachtung dieser Wechselwirkungen ist wichtig v. a. bei einer schweren Myasthenie. Nachfolgend sind die wichtigsten Substanzen genannt, die nur mit großer Zurückhaltung und engmaschiger Überwachung eingesetzt werden sollten: Muskelrelaxierende Substanzen, wie Curare-ähnliche Substanzen sind mit 10 bis 50 % der normalen Dosis meist ausreichend dosiert. Benzodiazepine sind kontraindiziert! Aminoglykosid-Antibiotika v. a. Streptomycin können unabhängig von einer Myasthenie auch bei Gesunden ein Medikamenten-induziertes myasthenes Syndrom auslösen. Lokalanästhetika (v. a. die vom Estertyp, die heute nicht mehr verbreitet sind), Antiarrhythmika (Procain, Chinidin, Chinin und die verwandte Antimalaria-Substanz Chloroquin), Phenhydan und Betablocker haben in der Vergangenheit häufig zu Exazerbationen geführt. Das Verhalten innerhalb einer Stoffklasse (z. B. Kalzium-Antagonisten) kann sehr unterschiedlich sein. So ist Verapamil in höherer Dosierung ungünstig, Nifedipin oder Diltiazem werden dagegen gut vertragen. Einzelne Fallberichte, wie z. B. unter Gyrasehemmern (Ciprofloxacin) oder α-Interferon, sollten nicht dazu führen, Myasthenie-Patienten wirksame Medikamente bei einer entsprechenden Indikation vorzuenthalten. Grundsätzlich sollte man nach der Verordnung neuer Medikamente regelmäßig auf Zeichen einer Verschlechterung achten und gegebenenfalls einen Auslaßversuch unternehmen, wenn dies vertretbar ist.

D-Penicillamin (zur Behandlung einer rheumatoiden Arthritis) darf bei Myasthenie-Patienten nicht eingesetzt werden, da diese Substanz in prädisponierten (meist HLA-DR1-positiven) Personen selbst eine AChR-Ak-positive Myasthenie induzieren kann. Die d-Penicillamin-induzierte Myasthenie klingt nach Absetzen innerhalb von 6 Monaten vollständig ab.

Tab. J 8.6: Toxizität und Nebenwirkungen von Cholinesterase-Inhibitoren

I. muskarinisch*	**II. nikotinisch**
(glatte Muskulatur)	*(Skelettmuskulatur)*
Magenbeschwerden	Faszikulationen und Spasmen
Übelkeit, Erbrechen	Muskelschwäche (Depolarisationsblock)
Anorexie	
Diarrhö	
Miose	
(vermehrte Drüsensekretion)	**III. Zentralnervensystem****
feuchte Haut, Schwitzen	Reizbarkeit; ängstliche Unruhe
Hypersalivation	Benommenheit
Tränenlaufen	Schlaflosigkeit
Bronchialsekretion	Kopfschmerzen
	Krampfanfälle
	Koma
	Bronchialsekretion

* Antidot für muskarinerge AChR: Atropin 0,25 bis 0,5 mg, HWZ 4 bis 6 Std.
Nikotinische AChR werden durch Atropin nicht beeinflußt.

** Pyridostigmin und Neostigmin passieren in normaler Dosierung nicht die Blut-Hirn-Schranke.

Tab. J 8.7: Medikamente und Stoffgruppen, die die neuromuskuläre Erregungsübertragung stören können (siehe Text)

Antibiotika	Aminoglykoside (vor allem Streptomycin und Neomycin, weniger - Tobramycin) Clindamycin und Lincomycin Polypeptid-Antibiotika (Polymyxin B, Colistin) Tetrazykline, Gyrasehemmer Sulfonamide Penicilline, hochdosiert
Antidepressiva	vom Amitriptylin-Typ
Antikonvulsiva	Diphenylhydantoin, Ethosuccimid, Benzodiazepine
Betablocker	Oxprenolol, Propranolol, Practolol, Timolol, Pindolol, auch bei topischer Anwendung in Augentropfen
Verapamil	in hoher Dosierung
Chinin, Chinidin	in Tonic water, Grippemedikamenten
Kortikosteroide	in hohen initialen Dosen
Lithium-Präparate	Langzeitbehandlung
Lokalanästhetika	v. a. vom Ester-Typ
Magnesiumpräparate	Langzeitbehandlung
muskelrelaxierende Substanzen	Dosis wegen erhöhter Empfindlichkeit reduzieren
Phenothiazine	Chlorpromazin, Promazin
Tranquilizer vom Benzodiazepin-Typ	**Kontraindikation beachten!** Alternativ niederpotente Neuroleptika
Trihexyphenidyl (Artane)	

Das Lambert-Eaton-Syndrom (LES)

Klinik und Diagnose

Das myasthene Syndrom Lambert-Eaton ist sehr viel seltener als die Myasthenie und tritt in 60–70 % als paraneoplastisches-Syndrom bei kleinzelligem Bronchialkarzinom und vereinzelt bei Non-Hodgkin-Lymphomen auf. Seltene Fälle wurden bei Leukämie, Malignomen von Rectum und Niere, bei Basaliom und Thymom berichtet. Meist erkranken Männer im Alter von mehr als 40 Jahren. Klinisch besteht eine typische Trias eines myasthenen-Syndroms, sowie Störungen des autonomen Nervensystems und abgeschwächte Muskeleigenreflexe. Epidemiologische Angaben liegen bei uns nicht vor. Schätzungen in den USA gehen von ca 0,3 Erkrankungen pro 100 000 aus. Das paraneoplastische-Syndrom wird bei der Mehrzahl der Patienten vor dem Tumor diagnostiziert (O'Neill et al., 1988). Bei allen Patienten muß gezielt und wiederholt v. a. nach einem kleinzelligen Bronchialkarzinom oder Non-Hodgkin-Lymphom gesucht werden. Bei 66 % wurde im Abstand von 5 Monaten bis 3,8 Jahren ein Tumor entdeckt, wobei 50 % nur eine mittlere Überlebenszeit von 8,5 Monaten hatten (O'Neill et al., 1988). Das Risko eines okkulten Tumors sinkt nach einer Erkrankungsdauer von mehr als 2 Jahren erheblich und ist aus tumorbiologischen Gründen nach 4 bis 5 Jahren äußerst gering. Die Prognose des *paraneoplastischen* LES wird von der Tumorerkrankung bestimmt. Eine erfolgreiche Tumorbehandlung führt sehr häufig zu einer Remission. Patienten mit primär autoimmunem LES haben die günstigere Prognose. Etwa ein Drittel hat weitere Autoimmunopathien (Hashimoto Thyreoiditis, perniziöse Anämie, Vitiligo, vorzeitige Ovarialinsuffizienz und andere).

Patienten mit LES klagen meist über eine symmetrische proximal betonte Schwäche v. a. in den Beinen mit belastungsabhängiger Gangstörung. Manche Patienten berichten bei repetitiven Tätigkeiten eine Verbesserung ihrer Muskelkraft (warming-up). Im Gegensatz zur Myasthenie sind okuläre und oropharyngeale Symptome nicht sehr ausgeprägt oder fehlen. Atemstörungen sind selten, gelegentlich kann es spontan oder postoperativ zu einer respiratorische Krise kommen. Auch Patienten mit LES haben eine erhöhe Empfindlichkeit gegenüber muskelrelaxierenden Substanzen! Die Mitbeteilung vegetativer Synapsen erklärt die z. T. quälenden Begleit-Symptome wie Mundtrokkenheit, Störungen der Akkomodation, Schweißsekretion, Darmtätigkeit, Blasenentleerung, Potenz bei 80 % der Patienten (O'Neill et al., 1988).

Das LES beruht auf einer *präsynaptischen* Störung der Transmitterfreisetzung an cholinergen Synapsen des motorischen und vegetativen Nervensystems. Dies wird durch polyklonale Autoantikörper gegen Determinanten auf präsynaptischen, spannungsgeregelten Kalziumkanälen hervorgerufen, die bei 85 % nachgewiesen werden können (Motomura et al., 1995). Diese Autoantikörper erkennen auch Kalziumkanäle auf Zellen des kleinzelligen Bronchialkarzinoms, das neuroektodermalen Ursprungs ist. Beim paraneoplastischen LES ist eine Autoantikörperstimulation im Rahmen der immunologischen Tumorauseinandersetzung anzunehmen.

Die elektrophysiologische Untersuchung zeigt typischerweise ein primär niedriges Muskelaktionspotential. Die Amplitude nimmt bei niedriger Reizrepetition (2 bis 3 Hz) wie bei der Myasthenie schrittweise ab. Nach starker Willkürkontraktion wird bei erneuter Reizung eine deutliche Zunahme der Amplitude beobachtet. Bei höherfrequenter Reizung (20 bis 50 Hz) kommt es bei über 95 % der Patienten zu dem charakteristischen Anstieg der Amplitude um ein Mehrfaches. Eine Zunahme um mehr als 25 % ist hochverdächtig, ein Anstieg um 100 % und mehr beweist diese Störung. Die empfindlichste Methode zur Darstellung einer Störung ist die Einzelfasermyographie. Ein postiver Tensilon-Test wurde bei 2/3 der getesteten Patienten berichtet (O'Neill et al., 1988). Bei einigen Patienten wurde elektrophysiologisch die Koexistenz eines LES und einer Myasthenie beschrieben.

Therapeutische Prinzipien und pragmatische Therapie des Lambert-Eaton-Syndroms

Die Behandlungsstrategie des LES verfolgt die gleichen Ziele wie die bei der Myasthenie (Sanders, 1995): Die Wirkung von AChE-Inhibitoren ist beim LES vergleichsweise gering und meist nicht ausreichend. Die meisten Patienten sprechen auf 3,4 Diaminopyridin (3,4-DAP) an, das als Medikament bei uns nicht im Handel ist und entweder über die Internationale Apotheke aus den USA bezogen oder von einer Apotheke aus dem Feinchemikalienhandel bezogen und portioniert werden muß. Eine Behandlung ist im Rahmen eines Heilversuches zulässig. DAP verlängert die Dauer des präsynaptischen Aktionspotentials und bessert sowohl die motorischen als auch die vegetativen Symptome. Die Behandlung sollte mit 10 bis 20 mg pro Tag, verteilt auf mehrere Einzelgaben, begonnen werden und kann langsam schrittweise bis auf eine Tagesdosis von 60–80 mg gesteigert werden (McEvoy et al., 1989). Nebenwirkungen sind dosisabhängig und reversibel. Dazu gehören Parästhesien, Müdigkeit, aber auch gastrointestinale Beschwerden mit Durchfällen und Krämpfen, besonders wenn DAP mit Pyridostigmin kombiniert wird. DAP kann in hohen Dosen epileptische Krämpfe und Asthmaanfälle auslösen. Früher wurde Guanidin zur symptomatischen Behandlung des LES eingesetzt. Diese Substanz ist jedoch weniger wirksam und hat erheblich mehr Nebenwirkungen.

Patienten ohne Tumor, d. h. mit der primär autoimmunen Form des LES sollten mit GKS und Azathioprin kombiniert immunsuppressiv behandelt werden. In den ersten Erkrankungsjahren sollte mehrfach nach einem der o. g. Tumoren gefahndet werden, da bei ca. einem Drittel der Patienten im Verlauf noch ein Tumor entdeckt wird. Patienten mit einem paraneoplastischen LES erhalten durch die Chemotherapie eine starke Immunsuppression. Begleitend kann mit GKS behandelt werden, von einer Kombination mit Azathioprin wird abgeraten. Erfolgreich behandelte Tumor-Patienten haben meist auch eine Remission ihres LES.

Der Behandlungserfolg ist beim LES meist weniger befriedigend als bei der Myasthenie. Bei refraktären Verläufen können intermittierend Behandlungsversuche mit Plasmapheresen oder hochdosierten Immunglobulinen unternommen werden (Sanders, 1995). Das Ansprechen ist variabel. Die Verbesserung elektrophysiologischer Befunde korreliert nicht notwendigerweise mit dem klinischen Befund und dem subjektiven Befinden. Vor kurzem wurde eine Placebo-kontrollierte Studie mit Crossover-Design zur Behandlung des LES mit IVIG (2g/kg KG über 2 Tage) abgeschlossen. Unter IVIG-Therapie trat eine signifikante Verbesserung der Muskelkraft ein, die mit einem Abfall der Antikörpertiter gegen Kalziumkanäle einherging. Der Erfolg zeigte sich nach etwa einer Woche und hielt bis zu 8 Wochen an (Bain et al., 1996). Der Stellenwert der Immunglobuline in der Langzeitbehandlung ist noch offen, so daß nach dem individuellen Verlauf entschieden werden muß.

Kongenitale myasthene-Syndrome

Kongenitale myasthene-Syndrome sind eine heterogene Gruppe von seltenen genetischen Störungen, die verschiedene Komponenten der neuromuskulären Synapse betreffen können. Die Störungen manifestieren sich meist innerhalb der ersten beiden Lebensjahre, selten im jungen Erwachsenenalter. Die klinische Symptomatik ist variabel und reicht von leichten okulären bis zu schweren generalisierten myasthenen, gelegentlich auch krisenartigen Exazerbationen. Eine Übersicht über die Pathophysiologie, Diagnostik und Behandlungserfahrungen dieser Erkrankungen findet sich bei Engel (1994), Vincent et al., (1997) und Sieb (1995) (siehe auch **Tab. J 8.1**). Die Behandlungsoption bei dieser heterogenen Gruppe von genetisch determinierten Erkrankungen beschränkt sich auf die Gabe von AChE-Inhibitoren, die bei manchen, aber nicht allen Störungen wirksam sein können. Bei Kindern kann Mestinon in 4 bis 5 Einzeldosen von 5 bis 10 mg versucht werden, Erwachsene erhalten Einzeldosen von 30–60 mg. Manche Störungen, bei denen eine gestörte Transmitterfreisetzung vorliegt, sprechen gut auf DAP, z. T. in Kombination mit Mestinon an.

Adressen von Selbsthilfeorganisationen

Deutsche Gesellschaft für Muskelkranke e. V.
Im Moos 4
79112 Freiburg i. Br.
Tel. 07 65 / 94 47-0

Deutsche Myasthenie Gesellschaft e. V.
Hohentorsheerstr. 49/51
28199 Bremen
Tel. 04 21 / 59 20 60

Patientenratgeber und Informationen

Schumm F (1995) Leitfaden für Myasthenia gravis-Patienten. (Deutsche Myasthenie-Gesellschaft)

Patienteninformationen der Deutschen Gesellschaft für Muskelkranke:
Wissenswertes über die Myasthenia gravis.
Myasthenia gravis: Informationen für Betroffene und Angehörige.

Patientenausweise und Notfallkarten können von beiden Organisationen bezogen werden.

Literatur

Adams C, Theodorescu D, Murphy EG, Shandling B (1990) Thymectomy in juvenile myasthenia gravis. J Child Neurol 5: 215–219

Bain PG, Motomura M, Newsom-Davis J, Misbah SA, et al. (1996) Effects of intravenous immunoglobulin on muscle weakness and calcium-channel autoantibodies in the Lambert-Eaton myasthenic syndrome. Neurology 47: 678–683

Bernatz PE, Khonsari S, Harrison EG, Taylor WF (1973) Thymoma: Factors influencing prognosis. Surg Clin North Am 53: 885–892

Berutti A, Borasio P, Roncari A, Gorzegno G, Mossetti C, Dogliotti L (1993) Neoadjuvant chemotherapy with adriamycin, cisplatin, vincristine and cyclophosphamid (ADOC) in invasive thymomas: Results in six patients. Ann Oncol 4: 429–431

Besinger UA, Toyka KV, Hömberg M, Heininger K, Hohlfeld R, Fateh-Moghadam A (1983) Myasthenia gravis: Long term correlation of binding and bungarotoxin blocking antibodies against acetylcholine receptors with changes in disease severity. Neurology 33: 1316–1321

Bokemeyer C, Schmoll HJ, van Rhee J, Kuczyk M, Schuppert F, Poliwods H (1994) Long-term gonadal toxicity after therapy for Hodgkin's and non-Hodgkin'sa lymphoma. Ann Hematol 68: 105–110

Boumpas DT, Austin HA, Vaughan EM, Yarboro CH, Klippel JH, Balow JE (1993) Risk for sustained amenorrhea in patients with systemic lupus erythematodes receiving intermittent pulse cyclophosphamide therapy. Ann Intern Med 119: 366–369

Buckingham JM, Howard FM, Baernatz PE, Payne WS, Harrison EG, O'Brian PC, Weiland LH (1976) The value of thymectomie in myasthenia gravis. Ann Surg 184: 453–457

Buzello W, Noeldge G, Krieg N, Brobmann GF (1986) Vecuronium for muscle relaxation in patients with myasthenia gravis. Anesthesiology 64: 507–509

Compston DAS, Vincent A, Newsom-Davis J, Batchelor JR (1980) Clinical, pathological, HLA antigen and immunological evidence for disease heterogeneity in myasthenia gravis. Brain 103: 579–601

Confavreux C, Saddier P, Grimaud J, Moreau Th, Adeleine P, Aimard G (1996) Risk of cancer from azathioprine therapy in multiple sclerosis: A case control study. Neurology 46: 1607–1612

Cornelio F, Antozzi C, Mantegazza R, Confalonieri P, Berta E, Peluchetti D, Sghirlanzoni A, Fiacchino F (1993) Immunosuppressive treatments. Their efficacy on myasthenia gravis patients, outcome and on the natural course of the disease. Ann NY Acad 681: 594–602

Curran WJ, Kornstein MJ, Brooks JJ, Turrissi AT (1988) Invasive thymoma: The role of mediastinal irradiation following complete or incomplete surgical resection.

DeBaets MH, Oosterhuis HJGH (1993) Myasthenia gravis. CRC Press, Boca Raton, FL USA

Drachman DB (1994) Myasthenia gravis. N Engl J Med 330: 1797–1810

Dwyer JM (1992) Manipulating the immune system with immune globulin. N Engl J Med 326: 107–116

Engel AG (1994 a) Acquired autoimmune myasthenia gravis. In: *Engel AG, Franzini-Armstrong C* (Hrsg.) Myology, McGraw-Hill, New York 1769–1797

Engel AG (1994 b) Masthenic syndromes. In: *Engel AG, Franzini-Armstrong C* (Hrsg.) Myology, McGraw-Hill, New York 1798–1835

Engel AG, Lambert-EH, Santa T (1973) Study of long-term anticholinesterase therapy. Effects on neuromuscular transmission and motor end plate fine structure. Neurology 23: 1273–1281

Fornasiero A, Danielle O, Ghiotto C, Piazza M, Fiore-Donati L, Calabro F, Rea F, Fiorentino MV (1991) Chemotherapy for invasive thymoma. A 13-year experience. Cancer 68: 30–33

Gajdos PH, Outin HD, Morel E, Raphael JC, Goulon M (1987) High-dose intravenous gamma-globulin for myasthenia gravis: An alternative to plasma exchange. Ann NY Acad Sci 505: 842–844

Gilhus NE, R Aarli JA, Matre (1984) Myasthenia gravis: Difference between thymoma-associated antibodies and cross-striational skeletal antibodies. Neurology 34: 246–249

Grob D, Arsura EL, Brunner NG, Namba T (1987) The course of myasthenia gravis and therapies affecting outcome. AA NY Acad Sci 505: 472–499

Haynes BF (1991) Glucocorticosteroid therapy. In: *Cecil Textbook of Medicine, Wyngaarden J B, Smith, LH and Bennett J C* (Hrsg.) 19th edition, Saunders, Philadelphia, 1991, 104–108.

Heininger K, Hendricks M, Toyka KV (1985) Myasthenia gravis: A new semiselective procedure to remove acetylcholine receptor autoantibodies from plasma. Plasma Ther 6: 771–775

Henze T (1996) Myasthenie und Narkose. Schriftenreihe Deutsche Myastheniegesellschaft, Bremen

Hinchey J, Chaves C, Appignani B, Breen J, Pao L, Wang A, Pessin M, Lamy C, Mas JL, Caplan LR (1996) A reversible posterior leukencephalopathy syndrome. N Engl J Med 334: 494–500

Hohlfeld R, Toyka KV (1985) Strategies for the modulation of neuroimmunological disease at the level of autoreactive T lymphocytes. J Neuroimmunol 9: 193–204

Hohlfeld R, Toyka KV (1993) Therapies. In: *Myasthenia gravis, DeBaets MH, Oosterhuis HJGH* (Hrsg.) CRC Press Boca Raton FL, 235–261

Hohlfeld R, Wekerle H (1994) The Thymus in myasthenia gravis. Neurol Clin 12: 331–342

Hohlfeld R, Toyka KV, Heininger K, Grosse-Wilde H, Kalies I (1984) Autoimmune human T lymphocytes specific for acetylcholine receptor. Nature 310; 244–246

Hohlfeld R, Toyka KV, Besinger UA, Gerhold B, Heininger K (1985) Myasthenia gravis: Reactivation of clinical disease and of autoimmune factors after discontinuation of long-term azathioprine. Ann Neurol 17: 238–242

Hohlfeld R, Michels M, Heininger K, Besinger UA, Toyka KV (1988) Azathioprine toxicity during long-term immunosuppression of generalized myasthenia gravis. Neurology 38: 258–261

Howard JF (1990) Adverse drug effects on neuromuscular transmission. Sem Neurol 10: 89–102

Jablecki CK (1991) AAEM Case report: Myasthenia gravis. Muscle Nerve 14: 391–397

Johns TR (1993) Long-term Kortikosteroid treatment of myasthenia gravis. Ann N Y Acad Sci 505: 568–583

Kahan BD (1989) Cyclosporine. N Engl J Med 321: 1725–1738

Kimura J (1989) Electrodiagnosis in diseases of nerve and muscle. Principles and practice. F. A. Davis Company, Philadelphia

Kirchner T, Müller-Hermelink HK (1989) New approaches to the diagnosis of thymic epithelial tumors. Prog Surg Pathol 10: 167–186

Lanska DJ (1990) Indications for thymectomy. Neurology 40: 1828–1829

Lewis RA, Selwa JF, Lisak RP (1995) Myasthenia gravis: immunological mechanisms and immunotherapy. Ann Neurol 37 (suppl 1) S51–S62

Lindstrom JM, Seybold ME, Lennon VA, Whittingham S, Duane DD (1976) Antibody to acetylcholine receptor in myastenia gravis: Prevalence, clinical correlates and diagnostic value. Neurology 26: 1054–1059

Loehrer PJ (1993) Thymomas. Current experience and future directions in therapy. Drugs 45: 477–487

Maggi G, Giaccone G, Donadio M, Ciuffreda L, Dalesio O, Leria G, Trifiletti G, Casadio C, Palestro G, Mancuso M et al. (1986) Thymomas. A review of 169 cases withparticular reference to results of surgical treatment. Cancer 58: 765–776

Marx A, Wilisch A, Schulz A, Greiner A, Magi B, Pallini V, Schalke B, Toyka K, Nix W, Kirchner T, Müller-Hermelink HK (1996) Expression of neurofilaments and of a titin epitope in thymic epithelial tumors. Implications for the pathogenesis of myasthenia gravis. Am J Pathol 148: 1839–1850

Masaoka A, Monden Y, Nakahara K, Tamioka T (1981) Follow-up study of thymomas with special reference to their clinical stages. Cancer 48: 2485–2492

McEvoy KM, Windebark AJ, Daube JR, Low PA (1989) 3,4 Diaminopyridine in the treatment of the Lambert-Eaton myasthenic syndrome. N Engl J Med 321: 1567–1571

Melms A, Schalke B, Kirchner T, Müller-Hermelink HK, Wekerle H (1988) Thymus in myasthenia gravis: Isolation of T-lymphocyte lines specific for the nicotinic acetylcholine receptor from thymuses of myasthenic patients. J Clin Invest 81: 902–908

Mertens HG, Balzereit F, Leipert M (1969). The treatment of severe myasthenia gravis with immunosuppressive agents. Europ Neurol 2: 321–339

Michels M, Hohlfeld R, Hartung HP, Heininger K, Besinger UA, Toyka KV (1988) Myasthenia gravis: Discontinuation of long-term azathioprine. Ann Neurol 24: 798

Motomura M, Johnston I, Lang B, Vincent A, Newsom-Davis J (1995) An improved diagnostic assay for Lambert-Eaton myasthenic syndrome. J Neurol Neurosurg Psychiatr 58: 85–87

Müller-Hermelink HK, Marx A, Geuder K, Kirchner Th (1993) The pathological basis of thymoma-associated myasthenia gravis. Ann NY Acad Sci 681: 56–65

Namba T, Brown SB, Grob D (1970) Neonatal myasthenia gravis: report of two cases and review of the literature. Pediatrics 45: 488–504

O'Neill JJ, Murray NM, Newsom-Davis J (1988) The Lambert-Eaton myasthenic syndrome: A review of 50 cases. Brain 111: 577–596

Oosterhuis HJGH (1993) Clinical aspects. In: *DeBaets MH, Oosterhuis HJGH* (Hrsg.) Myasthenia gravis, CRC Press Boca Raton, Florida USA 13–42

Osserman KE, Genkins G (1971) Studies in myasthenia gravis: Review of a twenty year experience in over 1 200 patients. Mt Sinai J Med 38: 497–537

Perez MC, Buot WL, Mercado-Danguilan C, Bagabaldo ZG, Renales LD (1981) Stable remissions in myasthenia gravis. Neurology 31: 32–37

Pirskanen R, Matell G, Henze A (1987) Results of transsternal thymectomy after failed transcervical »thymectomy«. Ann NY Acad Sci 505: 866–867

Riggs BL, Melton LJ (1992) The prevention and treatment of osteoporosis. N Engl J Med 327: 620–627

Rodriguez M, Gomez MR, Howard FM, Taylor WF (1983) Myasthenia gravis in children: Long-term follow-up. Ann Neurol 13: 504–510

Sanders DB (1995) Lambert-Eaton myasthenic syndrome: Clinical diagnosis, immune mediated mechanisms and update on therapy. Ann Neurol 37 (suppl 1): S63–S73

Schalke B, Kappos L, Rohrbach E, Melms A, Kalies I, Dommasch D, Mertens HG (1988) Cyclosporin A versus azathioprine in the treatment of myasthenia gravis: Final results of a randomized, controlled double-blind clinical trial. Neurology 38: Suppl 1, 135

Scheinman RI, Cogswell PC, Lofquist AK, Baldwin AS (1995) Role of transcriptional activation of I kappa B alpha in mediation of immunosuppression by glucocorticoids. Science 270: 283–286

Schönbeck S, Chrestel S,Hohlfeld R (1990) Myasthenia gravis: Prototype of the antireceptor autoimmune diseases. Int Rev Neurobiol 32: 175–200

Schumm F, Dichgans J (1985) Klinisches Bewertungssystem (Score) der okulären Symptomatik bei Myasthenia gravis. Nervenarzt 56: 186–187

Schumm F, Hohlfeld R (1993) Myasthenia gravis und Maysthenic-Syndrom. In: *Brandt T, Dichgans J, Diener HC* (Hrsg.) Therapie und Verlauf neurologischer Erkrankungen. 2. Aufl., Kohlhammer, Stuttgart, 1123–1149

Schumm F, Stöhr M (1984) Accessory nerve stimulation in the assessment of myasthenia gravis. Muscle Nerve 7: 147–151

Schumm F, Wiethölter H, Fateh-Moghadam A, Dichgans J (1985) Thymectomy in myasthenia gravis with pure motor ocular symptoms. J Neurol Neurosurg Psychiatr 48: 332–337

Shumak KH, Rock GA (1984) Therapeutic plasma exchange. N Engl J Med 310: 762–771

Sieb JF (1995) Angeborene Erkrankungen der neuromuskulären Überleitung: kongenitale myasthene-Syndrom. Nervenarzt 66: 105–110

Sommer N, Melms A, Weller M, Dichgans J (1993) Ocular myasthenia gravis: A critical review of clinical and pathophysiological aspects. Doc Ophthamol 84: 309–333

Sommer N, Sigg B, Melms A, Weller M, Schepelmann K, Herzau V, Dichgans J (1997) Ocular myasthenia gravis: response to long term immunosuppressive treatment. J Neurol Neurosurg Psychiatr 62: 156–162

Stalberg E, Ekstedt J, Broman A (1974) Neuromuscular transmission in myasthenia gravis studied with single fibre electromyography. J Neurol Neurosurg Psychiatr 37: 540–547

Tandan R, Taylor R, DiConstanzo DP, Sharma K, Fries T, Roberts J (1990) Metastasizing thymoma and myasthenia gravis: Favorable response to glucocorticosteroids after failed chemotherapy and radiation therapy. Cancer 65: 1286–1290

Taylor P (1990) Anticholinesterase agents. In: *Gilman AG, Rall TW, Nies AS, Taylor P* (Hrsg.) The Pharmacological Basis of Therapeutics, Pergamon Press, New York 131–149

Tindall RSA, Rollins JA, Phillips JT, Greenlee RG, Wells L, Belendiuk G (1987) Preliminary results of a double-blind, randomized, placebo-controlled trial of cyclosporine in myasthenia gravis. N Engl J Med 316: 719–724

Tindall RSA, Phillips JT, Rollins JA, Wells L, Hall K (1993 A) clinical therapeutic trial of ciclosporine in myasthenia gravis. Ann N Y Acad Sci 681: 539–551

Toyka KV, Heiniger K (1986) Azetylcholin-Rezeptor Antikörper in der Diagnostik der Myasthenia gravis. Dtsch Med Wschr 111: 1435–1439

Toyka KV, Müllges W (1994) Myasthenia gravis and Lambert-Eaton myasthenic syndrome. In: *Hacke W* (Hrsg.) Neurocritical care, Springer-Verlag Berlin und Heidelberg, 807–815

Tyoka KV, Drachman DB, Pestronk A, Kao I (1975) Myasthenia gravis: Passive transfer from man to mouse. Science, 190: 397–399

Verma PK, Oger JJF (1992) Seronegative generalized myasthenia gravis: Low frequency of thymic pathology. Neurology 42: 586–589

Vincent A, Newsom-Davis J, Newton P, Beck N (1983) Acetylcholine receptor antibodies and clinical response to thymectomy in myasthenia gravis. Neurology 33: 1276–1282

Vincent A, Newland C, Croxen R, Beeson D (1997) Genes at the junction – candidates for congenital myasthenic syndromes. Trends Neurosci 20: 15–22

Voltz R, Hohlfeld R (1996) The use of intravenous immunoglobulins in the treatment of neuromuscular disorders. Current Opinion in Neurology 9: 360–366

Willcox N, Schluep M, Newsom-Davis J (1991) The Thymus in seronegative myasthenia gravis patients. J Neurol 238: 256–261

Witte AS, Cornblath DR, Schatz NJ, Lisak RP (1986) Monitoring azathioprine therapy in myasthenia gravis. Neurology 36: 1533–1534

Younger DS, Jaretzki A, Penn AS, Wolff M, Olarte MR, Lovelace RE, Rowland LP (1987) Maximum thymectomy for myasthenia gravis. Ann NY Acad Sci 505: 832–835

J 9. Myositiden

von N. Goebels und *D. Pongratz**

J 9.1. Definition

Die entzündlichen Muskelerkrankungen stellen eine heterogene Krankheitsgruppe erworbener Myopathien dar mit unterschiedlichen diagnostischen Kriterien, Krankheitsverläufen und therapeutischen Optionen. Sie unterteilen sich in:

- »Idiopathische« Myositiden
  - Polymyositis (PM)
  - Dermatomyositis (DM)
  - Einschlußkörperchenmyositis (Inclusion body myositis = IBM)
- »Overlap«-Syndrome mit Kollagenosen
- Myositiden im Rahmen anderer Systemerkrankungen
- Erregerbedingte Myositiden

J 9.2. Idiopathische Myositiden

J 9.2.1. Klinik und Diagnose

Klinisch sind alle drei Formen charakterisiert durch eine sich ohne erkennbaren Auslöser entwickelnde Muskelschwäche bei erhaltener Sensibilität und erhaltenen Muskeleigenreflexen. Während bei der DM und PM die Muskelschwäche weitgehend symmetrisch vor allem die proximale Extremitätenmuskulatur betrifft, sind bei der IBM charakteristischerweise auch distale Muskelgruppen, besonders Fußextensoren und Fingerflexoren, zum Teil asymmetrisch bereits zu Beginn mitbetroffen (Übersicht bei Engel et al., 1994).

Im weiteren Verlauf der Erkrankung kann es bei allen drei Formen zur Beteiligung der Schluck-, Atem- und Nackenmuskulatur kommen. Etwa 25 % der Patienten haben Muskelschmerzen (DM > PM > IBM) (Pongratz, 1996), 25–50 % der PM-Patienten leiden an Arthralgien, ohne daß die Kriterien einer Rheumatoiden Arthritis erfüllt werden (Bohan et al., 1977). Gelegentlich kommt es bei Patienten mit PM oder DM zu einem Raynaud-Phänomen unabhängig von einer begleitenden Sklerodermie.

Klinische Symptome, Messung der Muskelenzym-Serumkonzentrationen, Elektromyographie und Muskelbiopsie sind die Stützpfeiler der Myositis-Diagnostik. Die wichtigsten diagnostischen Kriterien sind in **Tab. J 9.1** (modifiziert nach Pongratz et al., 1996) zusammengefaßt.

Zusätzliche Zeichen bei der DM

Bei der DM können typische Hautveränderungen auftreten, die die Muskelschwäche begleiten oder ihr vorausgehen. Charakteristisch sind:

- heliotropes Erythem v. a. an Augenlidern, Wangen und Oberkörper
- chronische Läsionen mit De- und Hyperpigmentierungen
- schuppige Erosionen an den Fingerknöcheln *(Gottronsches Zeichen)*
- schmerzhaft erweiterte Kapillaren an der Basis der Fingernägel *(Keinigsches Zeichen)*
- aufgerauhte und aufgesprungene Haut an Handflächen und Fingern *(»Mechanikerhände«)*
- subkutane Verkalkungen bei fortgeschrittener Erkrankung (v. a. juvenile DM)
- neben kutanen auch intestinale Ulzerationen als Ausdruck einer generalisierten Gefäßschädigung (v. a. juvenile DM) (Mastaglia et al., 1985)

Kardiale Beteiligung

Sowohl bei der PM als auch bei der DM ist eine kardiale Beteiligung beschrieben (Henderson et al., 1980; Askari, 1988). Diese reicht von EKG-Veränderungen über Perikarditiden bis hin zu dilatativer Kardiomyopathie und Herzversagen. Die Inzidenz der kardialen Beteiligung ist dabei nicht beschränkt auf fortgeschrittene Krankheitsbilder, sondern tritt in allen Krankheitsstadien auf.

Pulmonale Beteiligung

Verschiedene Formen pulmonaler Komplikationen kommen bei Myositiden vor (Übersicht bei Schwarz, 1992): Zum einen kann die Beeinträchtigung der Atemmuskulatur eine restriktive Einschränkung der Atmung bewirken. Bei Beteiligung der Schluckmuskulatur können Aspirationspneumonien auftreten. Zum anderen sind Myositiden mit interstitiellen Lungenerkrankungen (Schwarz et al., 1976; Tazelaar et al., 1990) assoziiert. In diesen Fällen werden häufig die Myositis-assoziierten Jo-1 Antikörper nachgewiesen (siehe **Tab. J 9.2**). Die durchschnittliche Häufigkeit der interstitiellen Lungenbeteiligung liegt bei etwa 10 % und nimmt mit der Erkrankungsdauer zu.

* Autor dieses Kap. in der 2. Aufl.: C. W. Zimmermann

Die Symptome der interstitiellen Lungenerkrankung können der Muskel- oder Hautmanifestation vorausgehen oder erst im späteren Verlauf auftreten. Sie können akut beginnen mit Fieber, nichtproduktivem Husten, Atemnot, Hypoxämie und Lungeninfiltraten, oder chronisch mit Atemnot und interstitieller Fibrose. Prognostisch ist die interstitielle Lungenbeteiligung ungünstig (Arsura et al., 1988).

Laboruntersuchungen
Obwohl für sich genommen unspezifisch, erlauben die Serumkonzentrationen der Muskelenzyme Creatinkinase (CK), Aldolase und Glutamat-Oxalacetat-Transferase (SGOT) eine Abschätzung der aktuellen Muskelschädigung, da diese Enzyme bei Muskelfaserschädigung oder -untergang freigesetzt werden. Die CK-Aktivität ist der spezifischere, und als Verlaufsparameter am besten geeignete Indikator für die Muskelfaserschädigung, wobei sowohl die BB als auch die MM Isoenzyme der CK erhöht sein können (Zweig et al., 1980). Bei floriden Myositiden kann die CK-Aktivität bis zum 50fachen des Normwertes erhöht sein. Besonders bei Patienten mit IBM, bei Kindern mit DM und in Phasen von Inaktivität oder Remission werden jedoch häufig Normwerte gemessen (Pongratz et al., 1990). Die Blutkörperchensenkungsgeschwindigkeit ist kein verläßlicher Parameter zur Beurteilung der Krankheitsaktivität, bei etwa der Hälfte der Patienten finden sich normale Werte.

Myositis-assoziierte Autoantikörper
Bei einem Teil der Patienten, der in der Literatur zwischen 15 % (Dalakas, 1994 a) und 50 % (Miller, 1993) variiert, werden Myositis-assoziierte Autoantikörper im Serum gefunden, die mit bestimmten Krankheitsverläufen (s. **Tab. J 9.2**), z. T. auch mit HLA-Haplotypen (s. u.) vergesellschaftet sein können (Übersichten bei Targoff, 1992; Bernstein, 1993; von Muhlen et al., 1995). Die pathophysiologische Relevanz dieser Autoantikörper ist jedoch noch ungeklärt. Antikörper gegen tRNA-Synthetasen kommen am häufigsten vor, das klinisch relativ charakteristische »Anti-Synthetase-Syndrom« ist als eigene Krankheitsentität akzeptiert (s. **Tab. J 9.2**).

Neurophysiologische Untersuchungen
Die Elektromyographie zeigt typischerweise pathologische Spontanaktivität in Form von Fibrillationen und positiven scharfen Wellen. Bei Willkürinnervation ist das EMG myopathisch verändert mit verkürzten, polyphasischen Potentialen motorischer Einheiten mit niedriger Amplitude. Diese Veränderungen können auch bei anderen floriden Myopathien vorkommen. Das Ausmaß der pathologischen Spontanaktivität ist eine Indikator für die Krankheitsaktivität bei DM und PM (Sandstedt et al., 1982). Gemischte myopathisch und neurogen veränderte Potentiale können bei chronischem Verlauf Ausdruck von Muskeluntergang

Tab. J 9.1: Klinische und diagnostische Charakteristika von PM/DM/IBM (modifiziert nach Pongratz et al., 1996)

	Polymyositis	Dermatomyositis	Inclusion Body Myositis
Erkrankungsalter	> 18 J	jedes Lebensalter, zwei Altersgipfel: 5–15 J. u. 45–65 J.	> 50 J
F : M	2 : 1	2 : 1	1 : 3
Paresen	prox. symmetrisch	prox. symmetrisch	distal+prox., asymmetrisch
Atrophien	+	(+)	++
Muskelschmerzen	(+)	+	(+)
CK	bis 50fach erhöht	normal bis 50fach erhöht	normal–10fach erhöht
EMG	myopathisch	myopathisch	myopathisch + neurogen
Muskelbiopsie	peri- und endomysiales Infiltrat, Invasion nichtnekrotischer, MHC I + Fasern durch	perifaszikuläre Atrophie +/– Infiltrat perivaskulär + perifaszikulär	Infiltrat variabel, endomysial, atrophische Fasern, »rimmed vacuoles«, eosinophile Einschlüsse
Immunhistologie	CD8+ T-Zellen	B-Zellen, Makrophagen CD4+T-Zellen	CD8+ T-Zellen, β-Amyloid, zell. Prionen-Protein u. a.
EM		tubulovesikuläre Einschlüsse im Gefäßendothel	helikale Filamente, Fibrillen, autophagische Vakuolen

und Regeneration sein. Bei IBM-Patienten kommen zusätzlich Zeichen einer axonalen Neuropathie vor.

Tab. J 9.2: Myositis-assoziierte Autoantikörper

Antisynthetase-Syndrom (inhibierende Antikörper gegen Histidyl-tRNA-Synthetase (= anti-Jo-1) und andere tRNA-Synthetasen) (bei ca. 20 % der Myositiden)	PM oder DM rel. akuter Beginn, häufig assoziert mit interstitieller Lungenerkrankung, Arthritis, »Mechanikerhände«, Raynaud-Phänomen; persistierende Erkrankung, mäßiges Ansprechen auf Therapie, Mortalität bis 25 %
anti-SRP (anti-»signal recognition peptide«) bei ca. 5 % der PM	PM, F > M, sehr akuter Beginn, deutl. Schwäche, Myalgien, kardiale Beteilgung, schlechtes Ansprechen auf Therapie, 25 % 5-Jahresüberlebensrate
anti-Mi-2 (nukleäres Protein unbek. Funktion) bei ca. 5–10 % der DM	DM rel. akuter Beginn, klassische DM mit Erythem, gutes Therapieansprechen
anti-U1-RNP (anti-U1-Ribonukleoprotein)	Overlap-Syndrom mit Mischkollagenose (s. u.)
anti-PM-Scl	Overlap-Syndrom mit Sklerodermie Raynaud-Synd., Arthritis, Lungenfibrose, Dysphagie, Kalzinose, relativ langsame Progression
anti-Ku	juvenile DM Overlap-Syndrom mit Sklerodermie oder SLE

Muskelbiopsie

Bei entsprechender klinischer Symptomatik und hinweisenden Veränderungen von CK-Aktivität und EMG ist die Muskelbiopsie die nächste notwendige und zugleich wichtigste Untersuchung zum Nachweis einer Myositis und zur diagnostischen Abgrenzung anderer neuromuskulärer Veränderungen. Falls möglich sollte eine offene Biopsie eines klinisch mittelgradig betroffenen Muskels unter lokaler Anästhesie durchgeführt werden. Um artifizielle Infitrate zu vermeiden, sollte der Biopsatmuskel in den 2 Wochen vor der Biopsie nicht nadelmyographisch untersucht worden sein. Zur Auswahl eines betroffenen Muskels kann die Durchführung einer Myosonographie (Reimers et al., 1993) oder eines MRT sinnvoll und – zur Vermeidung falsch negativer Biopsate – kosteneffizient sein (Schweitzer et al., 1995).

PM: Die **Polymyositis** ist eine hauptsächlich durch zelluläre Immunmechanismen vermittelte Muskelentzündung (Übersichten bei Hohlfeld et al., 1993; Engel et al., 1994). Das typischerweise endomysiale Infiltrat besteht überwiegend aus CD8+, zum Teil klonal expandierten T-Lymphozyten (Bender et al., 1995), die in die Muskelfasern eindringen und letzlich zum Muskelfaseruntergang führen (Engel et al., 1984; Arahata et al., 1988). Eine seltene Sonderform der PM zeigt ein von gamma-delta T-Zellen dominiertes Infiltrat (Hohlfeld et al., 1992). Die invadierten, anfangs nicht nekrotischen Muskelfasern exprimieren vermehrt HLA-Klasse-I Moleküle auf ihrer Zelloberfläche (Emslie-Smith et al., 1989). Dies ist, ebenso wie die in den attackierenden T-Lymphozyten vektoriell auf die Zielmuskelzelle ausgerichtete Expression des zytotoxischen Effektormoleküls Perforin (Goebels et al., 1996), ein Hinweis auf eine Antigen-spezifische Interaktion zwischen invadierenden CD8+ T-Lymphozyten und Muskelfasern. In Zellkultur-Experimenten konnte die Lyse von Myotuben durch autologe, aus PM-Biopsien isolierte und kultivierte T-Zellen (Hohlfeld et al., 1991) demonstriert werden. Durch Behandlung mit dem Entzündungsmediator gamma-Interferon wurden in kultivierten Myoblasten und Myotuben MHC-Klasse-II Moleküle induziert (Hohlfeld et al., 1990; Michaelis et al., 1993). Induzierte Myoblasten zeigten in-vitro Antigen-präsentierende Eigenschaften (Goebels et al., 1992). Das Autoantigen selbst ist jedoch noch unbekannt.

DM: Die **DM** ist gekennzeichnet durch perivaskuläre und perifaszikuläre Infiltrate von B-Lymphozyten, Makrophagen und überwiegend CD4+ T-Lymphozyten (Engel et al., 1994). An den kleinen Muskelgefäßen finden sich Ablagerungen von Immunkomplexen und C5b9-Komplement (MAC = »membrane attack complex«) (Emslie-Smith et al., 1990; Hohlfeld et al., 1994) als Zeichen humoraler Effektormechanismen. Reaktiv kommt es zu einer Endothelproliferation und sogen. tubulovesikulären Einschlüssen bei der elektronenmikroskopischen Untersuchung. Sowohl bei der Kinderals auch der Erwachsenenform der DM ist ein im Krankheitsverlauf progredienter Rückgang der Muskelkapillaren zu beobachten (Emslie-Smith et al., 1990), der letztlich zu der bereits 1912 von Batten (Batten, 1912) beschriebenen, für die DM typischen perifaszikulären Muskelfaseratrophie führt. Die perifaszikuläre Atrophie ist diagnostisch auch in Abwesenheit eines zellulären Infiltrats (Dalakas, 1994 a).

IBM: Die **IBM** ist charakterisiert durch irreguläre Vakuolen von 2–25 μm Durchmesser mit einem Saum basophiler Granula (sog. »rimmed vacuoles«) in 2–70 % der Fasern (Dalakas, 1994 a). Im Zytoplasma und in den Nuclei finden sich eosinophile Einschlüsse, die immunhistochemisch durch eine abnorme Akkumulation verschiedener, an die histologischen Veränderungen bei der Alzheimerschen Erkrankung erinnernde Proteine gekennzeichnet ist (Übersicht bei Askanas et al.,

1995): β-Amyloid, β-Amyloid-Precursor-Protein, hyperphosphoryliertes Tau, alpha-1-Antichymotrypsin, Apolipoprotein E, Ubiquitin und zelluläres Prionen-Protein. Elektronenmikroskopisch imponieren die Einschlüsse als 15–21 nm große, paarig auftretende helikale Filamente und als 6–10 nm große, Amyloid-ähnliche Fibrillen.
Zusätzlich finden sich bei der sporadischen IBM als Denervierungszeichen zu deutende atrophische und angulierte Fasern (»small angulated fibers«) sowie mitochondriale Veränderungen (»ragged red fibers«, Cytochrom-C-Oxidase negative Fasern, multiple mtDNA-Deletionen) (Oldfors et al., 1995), die über die Altersnorm hinausgehen (Santorelli et al., 1995), deren Signifikanz jedoch noch ungeklärt ist.
Während bei der sporadischen IBM ein ähnliches, endomysial betontes, von CD8+ T-Lymphozyten dominiertes Infiltratsmuster vorkommt wie bei der PM, ist das Infiltrat bei der familiären IBM gering ausgeprägt oder fehlt völlig, weshalb bereits der Begriff der familiären Einschlußkörperchen-Myopathie geprägt wurde.

Bildgebung
In der Myosonographie kann die Echogenität der beteiligten Muskelgruppen erhöht sein (Reimers et al., 1993). Das MRT stellt das die Entzündung begleitende Muskelödem als fokale oder diffus hyperintense Signalveränderung in den T2 und STIR (short tau inversion recovery) Sequenzen dar (Reimers et al., 1994). Fettiger Muskelumbau ist hyperintens in der T1-Gewichtung. Das Ausmaß der funktionellen Beeinträchtigung und der Krankheitsaktivität korreliert dabei mit der T2- und STIR-Signalintensität (Fleckenstein et al., 1996), ist also möglicherweise auch zur Dokumentation des Behandlungserfolges im Rahmen von Studien geeignet (Park et al., 1994). In klinisch uneindeutigen Fällen kann das MRT bei der Auswahl eines geeigneten Biopsiemuskels falsch negative Biopsien vermeiden und so die Gesamtkosten reduzieren (Schweitzer et al., 1995).

Ätiologie
Die Ätiologie von PM, DM und IBM ist bislang unbekannt. Während man bei PM und DM von einer Autoimmunreaktion gegen noch unbekannte Autoantigene ausgeht, wird bei der IBM ein der Alzheimer'schen Erkrankung ähnlicher degenerativer Prozeß mit Akkumulation pathologischer Proteinfibrillen (s. Histologie) diskutiert. So war in einer Studie mit 8 IBM-Patienten, die vor und nach Prednisontherapie muskelbiopsiert wurden, zwar ein Rückgang der Serum-CK-Konzentration und der entzündlichen Infiltrate feststellbar – die Muskelkraft hingegen nahm weiter ab, während Vakuolen und Amyloid-positive Fasern zunahmen (Barohn et al., 1995). Andererseits sind bei der sporadischen IBM T-Zell-invadierte Muskelfasern mehrfach häufiger als Amyloid-positive Fasern (Pruitt et al., 1996), so daß die pathogenetische Relevanz der zellulären Infiltrate bei der sporadischen IBM noch ungeklärt ist.
Für die immer wieder diskutierte, durch Einzelberichte unterstützte (Bowles et al., 1987) virale Genese von DM, PM oder IBM ließ sich in PCR-Studien zum Nachweis viralen Genoms (Leff et al., 1992; Leon-Monzon et al., 1992) letztlich kein Anhalt finden. Dies schließt die Initiierung eines Autoimmunprozeßes durch eine Virusinfektion selbstverständlich nicht aus.

Genetische Faktoren
Neben Berichten von familiär gehäuft auftretenden Myositiden (Lewkonia et al., 1973; Harati et al., 1986) und der autosomal rezessiv oder dominant vererbten erblichen IBM (noch unbekannter Genlokus) gibt es umfangreiche Daten über die Assoziation bestimmter Haplotypen humaner Leukozyten-Antigene (HLA) mit verschiedenen Myositis-Untergruppen (Übersicht bei Engel et al., 1994):

HLA-Assoziation:

PM bei Erwachsenen	HLA-B8, HLA-DR3 HLA-B7, HLA-DRw6 (schwarze Bevölkerung)
DM bei Kollagenosen	HLA-B14
DM bei Jugendlichen	HLA-B8, HLA-DR3 HLA-DQA1 (DQA1*0501)
IBM	DR3, DRw52, B8 (Garlepp et al., 1994)
Antisynthetase-Syndrom	B8, DR3, DRw52, DQA1*0501
Anti-SRP	DR5, DRw52, DQA1*0301
anti-Mi-2	DR7, DRw53, DQA1*0201
anti-PM-Scl	DR3, DQw2

Assoziation mit Malignomen
Von einer Koinzidenz von Myositiden und malignen Neoplasien wurde erstmals von Sterz (1916) berichtet. Diese Assoziation wurde seitdem in einer Reihe von Studien untersucht und auf 6–50 % für die Dermatomyositis und 0–28 % für die Polymyositis beziffert (Übersichten bei Callen, 1994; Goebels et al., 1995).
Trotz der beschriebenen epidemiologischen Beobachtungen gab es zahlreiche Schwierigkeiten, eine erhöhte Koinzidenz von Neoplasien und Myositiden zu verifizieren. Bohan et al. (1975) wiesen darauf hin, daß die Korrelation beider Krankheitsgruppen zwangsläufig fehlerhaft sein müsse, da die Diagnose der einen Erkrankung die der ande-

ren erleichtere und es sich somit statistisch nicht um unabhängige Variable handele.
Eine neuere Metaanalyse von Zantos et al. (1994) untersuchte retrospektiv die Malignomassoziation bei 1 078 Myositispatienten (565 PM und 513 DM) aus 4 Studien, die als einzige ausreichende Kontrollgruppen angaben. Innerhalb eines Zeitraumes von 5 Jahren vor und nach Diagnose der Myositis erkrankten insgesamt 153 Patienten an Krebs, wobei das relative Erkrankungsrisiko im Vergleich zur Kontrollgruppe bei DM-Patienten 4,4 (95 % Konfidenzintervall (KI) 3,0–6,6) und für PM-Patienten 2,1 (95 % KI 1,4–3,3) betrug. In der Häufigkeitsverteilung der bei Myositis-Patienten auftretenden Malignome dominieren wie in der Normalbevölkerung Bronchial-, Gastrointestinal-, Mamma-, Ovarial- und Endometriumtumoren (Pongratz und Müller-Felber, 1990).

Differentialdiagnose
Differentialdiagnostisch zur Myositis ist an sporadische Muskeldystrophien, an toxische, infektiöse oder metabolische (besonders Glykogenose Typ II und V) Myopathien und an endokrine Mypathien zu denken (s. Kap. J 10 und J 11).

J 9.2.2. Verlauf

Epidemiologie
Die Inzidenz von PM, DM und IBM zusammen beträgt etwa 1: 100 000 (Pongratz et al., 1996). PM und DM können in jedem Lebensalter auftreten. Während die DM zwei Altersgipfel hat (5–15 und 45–65 Jahre) (Oddis et al., 1990), ist die Polymyositis in der Kindheit sehr selten und tritt gehäuft im 5. u. 6. Lebensjahrzehnt auf (Medsger et al., 1970). Bei DM und PM sind Frauen etwa doppelt so häufig betroffen als Männer. Im Unterschied dazu tritt die IBM bei Männern dreimal häufiger als bei Frauen und in der Regel erst jenseits des 50. Lebensjahres auf.

Natürlicher Verlauf
Zum spontanen Verlauf von Poly- und Dermatomyositis gibt es nur eine retrospektive Studie aus dem Jahre 1968 (Winkelmann et al., 1968⋆⋆), die die Krankheitsverläufe von 119 Patienten mit »hoher« Kortikoiddosis (> 50 mg Kortisonäquivalent), 38 Patienten mit »niedriger« Kortikoiddosis (< 50 mg/die) und 122 unbehandelten Patienten verglich. Den Autoren zufolge waren Anteil und Verläufe von DM und PM sowie die Geschlechts- und Altersverteilung in den einzelnen Gruppen ähnlich. Welchen Anteil die – erst Ende der 60er Jahre definierte, besonders therapierefraktäre – IBM an diesem Patientenkollektiv ausmachte, ist unbekannt. Obwohl der Anteil von Remissionen in der Gruppe mit hochdosiertem Kortison etwa gleichhoch wie bei der Gruppe der unbehandelten war, wurde der Verlauf bei den nicht remittierten Patienten in der Kortison-Hochdosis Gruppe besser bewertet als in der Gruppe der unbehandelten, so daß die Behandlung mit Kortikosteroiden letztlich zur – sicher nicht völlig unumstrittenen – Standardtherapie avancierte und heute übliche Placebo-kontrollierte Doppelblindstudien nicht durchgeführt wurden.

Verlaufsbeurteilung
Die Verlaufsbeurteilung der Myositiden ist schwierig, da a) CK-Rückgang nicht mit klinischer Besserung korreliert sein muß; b) die subjektive Kraft auch bei Placebobehandlung zunehmen kann (Dalakas, 1994 a) und c) etablierte Methoden zur objektiven Kraftmessung fehlen. In den meisten Kliniken verbreitet ist die manuelle Kraftprüfung des British Medical Research Council in 6 Kraftgrade (Pongratz et al., 1990). Bisher in wenigen Studien verwendet wurde die Kraftmessung bei maximaler willkürlicher isometrischer Kontraktion (Andres et al., 1985). Für Studien geeignet erscheint ebenfalls die Verlaufsbeurteilung im MRT mit fettunterdrückenden Sequenzen (Fraser et al., 1991; Park et al., 1994).

Prognose
In Abwesenheit von Malignität werden die 5-Jahres-Überlebensraten von Erwachsenen mit DM oder PM in der Literatur zwischen 70 % (Murabayashi et al., 1991) und 89 % (Zhanuzakov et al., 1986) beziffert. Prognostisch ungünstige Parameter sind neben malignen Begleiterkrankungen hohes Lebensalter, Herzerkrankungen, interstitielle Lungenerkrankungen, Schwäche der Atemmuskulatur, Schluckstörungen, akuter Krankheitsbeginn, hohe Blutkörperchensenkungsgeschwindigkeit und späte oder unzureichende Therapie. Bei 114 Patienten mit DM führte eine adäquate Therapie bei 40 % zu einer stabilen Remission mit erhaltener Arbeitsfähigkeit und bei 33 % zur Heilung (Zhanuzakov et al., 1986⋆⋆). Andere Behandlungsstudien für die DM/PM berichteten Verbesserungsraten von 69 % für beide Erkrankungsgruppen (Tymms et al., 1985⋆⋆), oder von 58 % bei der DM und 65 % bei der PM (Chwalinska-Sadowska et al., 1990⋆⋆). Die Prognose paraneoplastischer Myositiden wird im wesentlichen von der malignen Grunderkrankung bestimmt. Der Verlauf der IBM ist durch ein langsames, stetiges, bislang therapeutisch kaum beeinflußbares Fortschreiten über Jahre gekennzeichnet (Lotz et al., 1989⋆⋆).

J 9.2.3. Therapeutische Prinzipien

Eine kausale Therapie ist bei den idiopathischen Myositiden bislang nicht etabliert. Bei der DM und PM, bei denen man von einer Autoimmunpathogenese ausgeht, kann eine immunsuppressive Therapie hilfreich sein. Im Unterschied dazu ist die IBM, bei der eine degenerative Komponente mit histologischen Ähnlichkeiten zum M. Alzheimer diskutiert wird, weitgehend therapieresistent. Bei allen Therapieformen ist die regelmäßige Kontrolle von Muskelkraft und CK zur Verlaufsbeurteilung und Dosisanpassung erforderlich.

Kortikosteroide

Eine Reihe von Therapiestudien zur Myositisbehandlung wurden durchgeführt, deren Aussagekraft jedoch dadurch eingeschränkt bleibt, daß die meisten Studien nicht zwischen den einzelnen Erkrankungsgruppen differenzierten, z. T. auch die therapierefraktäre IBM mit einbezogen (Devere et al., 1975**), (Bunch, 1981**), (Henriksson et al., 1982**). Trotz dieser Einschränkungen stellen Kortikosteroide die Therapie der ersten Wahl bei DM und PM dar (Übersichten bei Engel et al., 1994; Dalakas, 1994 a; Oddis et al., 1995). In akuten, schweren Krankheitsverläufen kann es sinnvoll sein, mit einer intravenösen, hochdosierten Pulstherapie mit Methylprednisolon 1 g/die für 3 Tage zu beginnen (Yanagisawa et al., 1983; Hrncir, 1992*). Bei mittelgradig ausgeprägter Erkrankung erhalten Erwachsene 1 mg/kg KG/Tag Prednison als morgendliche Einmalgabe bis zur Normalisierung der CK, was 8–12 Wochen in Anspruch nehmen kann. Nach Ansprechen der Therapie wird die orale Dosis wöchentlich um 5–10 mg Tagesdosis reduziert bis zur niedrigsten Dosis, die die Erkrankung noch kontrolliert. Bei gutem Ansprechen ist bei diesem Procedere nach 4–6 Monaten eine Erhaltungsdosis von 5–10 mg Prednison/Tag oder 10–20 mg jeden zweiten Tag erreicht. Die alternierende Prednison-Gabe jeden zweiten Tag hat bei entsprechenden Dosen die gleiche Wirksamkeit bei geringeren Nebenwirkungen (Uchino et al., 1985**). CK-Veränderungen gehen den Veränderungen der klinischen Kraftgrade voraus, der Therapieerfolg bemißt sich jedoch am objektiven Kraftzuwachs.

Einige der zahlreichen bekannten Nebenwirkungen der Kortikoid-Therapie wie Magenulzera oder Osteoporose können durch Antazida und H2-Blocker sowie die Substitution von Kalzium und Vitamin D, bei postmenopausalen Frauen zusätzlich von Östrogenen, abgemildert werden (Übersichten bei Mitchell et al., 1990; Adler et al., 1994).

Immunsuppressiva

Azathioprin

Bei den meisten Patienten ist eine langfristige, oft jahrelange Immunsuppression notwendig. Bunch konnte zeigen, daß durch die Komedikation von Azathioprin mittelfristig Kortikoide eingespart werden können (Bunch, 1981***). Daher wird die Kortikoidtherapie besonders bei schweren, schnell progredienten Verläufen bereits zu Beginn mit Azathioprin kombiniert. Azathioprin ist ein 6-Mercaptopurin-Derivat und, da es erst nach 2–3 Monaten wirksam wird, nicht zur Akuttherapie geeignet. Die empfohlene Azathioprin-Dosis liegt bei etwa 2–3 mg/kg KG/die (s. **Tab. J 9.3**).

Andere Immunsuppressiva

Die Therapie mit nebenwirkungsreicheren Immunsuppressiva sollte erst bei gesicherter Therapieresistenz von Kortikoiden/Azathioprin und Immunglobulinen erwogen werden (s. **Tab. J 9.3**). In Frage kommt z. B. der Folsäure-Antagonist Methotrexat (Arnett et al., 1973; Joffe et al., 1993; Zieglschmid-Adams et al., 1995*). Hier sollte mit einer Einmalgabe von 7,5 mg/Woche p. o. begonnen werden. Nach 3 Wochen kann die Dosis um 2,5 mg/Woche bis zu einer Enddosis von 10–20 mg/Woche je nach Klinik gesteigert werden. Auch Ciclosporin wurde erfolgreich bei therapieresistenten Myositiden eingesetzt (Heckmatt et al., 1989; Lueck et al., 1991; Correia et al., 1992; Sanchez Roman et al., 1995*). Ciclosporin hemmt die T-Zell-Aktivierung und wird seit Jahren zur Vermeidung der Transplantatabstoßung angewendet. Die bei der Myositis verwendeten Dosierungen lagen zwischen 2,5–5 mg/kg KG/die p. o. Ciclosporin erfordert eine besonders gute Compliance des Patienten und regelmäßige Serumspiegel- und Nierenfunktionskontrollen aufgrund der variablen Resorption und der dosisabhängigen Nephrotoxizität, die meist erst ab Dosierungen von 5–6 mg/kg KG/die auftritt. Vorbestehende Nierenerkrankungen und arterielle Hypertonie erhöhen das Risiko einer Nierenschädigung durch Ciclosporin.

Die aggressivere Behandlung mit dem sehr toxischen Alkylanz Cyclophosphamid kann bei Patienten mit schwerer extramuskulärer Beteiligung, z. B. einer ausgeprägten interstitiellen Lungenerkrankung, gerechtfertigt sein (al-Janadi et al., 1989; Bombardieri et al., 1989*; Übersicht bei De Vita et al., 1992), wird aber aufgrund inkonstanter Wirkung und z. T. erheblicher Nebenwirkungen kontrovers bewertet (Cronin et al., 1989).

Immunglobuline

Die heute verwendeten Präparate bestehen aus den gepoolten Immunglobulinen – überwiegend IgG – von mehr als 5 000 Spendern. Der genaue Wirkmechanismus ist unbekannt. Es wird angenommen, daß die bei Autoimmunerkrankungen häufig beobachtete positive Wirkung durch antiidiotypische Antikörper, durch eine Hemmung von Antikörperproduktion und Komplement-vermittelten Effekten, durch Blockade von Fc-Rezeptoren und die Neutralisierung von Superantigenen vermittelt wird (Übersichten bei Gold et al., 1995; Voltz et al., 1996). Die bislang publizierten Studien zur Myositis sind – mit Ausnahme von Dalakas et al. (1993) – überwiegend offen und behandeln kleine Patientenkollektive mit unterschiedlichen Dosierungen (Übersicht bei Sussmann et al., 1995).

Bei Patienten, die auf Kortison/Azathioprin nicht ansprechen, ist ein Therapieversuch mit intravenösen Immunglobulinen gerechtfertigt (Cherin et al., 1993; Dalakas, 1996). Ein wirklich überzeugender Effekt der Ig-Therapie wurde bisher

vor allem für die DM gezeigt (Dalakas et al., 1993⋆⋆⋆), bei der durch Rebiopsien auch ein Rückgang des sog. »membrane attack complex« (MAC) der Komplementkaskade (C5b9) von den endomysialen Kapillaren nachgewiesen wurde (Basta et al., 1994). Bei der juvenilen DM sind Immunglobuline aufgrund der gravierenden Nebenwirkungen der Kortikoide auf Wachstum und sexuelle Entwicklung Therapie der ersten Wahl (Pongratz et al., 1996). Auch bei therapieresistenter PM sind Behandlungserfolge mit Immunglobulinen publiziert (Jann et al., 1992; Cherin et al., 1993⋆), hier bedarf es noch weiterer Studien.
Die Daten zur IBM sind mit Zurückhaltung zu bewerten: Während Soueidan et al. (1993⋆) eine vorübergehende Kraftzunahme beschreiben, sehen Amato et al. (1994⋆) hingegen keinen objektivierbaren Effekt. Weitere Studien werden derzeit durchgeführt.
Die in den meisten Studien verwendete Dosis beträgt 1,6–2 g/kg Körpergewicht, die entweder in einer Infusion oder verteilt auf mehrere Tage appliziert wird. Wir bevorzugen die wie auch im ursprünglichen (empirischen) Protokoll (Imbach et al., 1981) verwendete Fraktionierung auf 5 Tage, nicht zuletzt wegen des durch die große Proteinmenge zu erwartenden Viskositätszuwachses des peripheren Blutes (Dalakas, 1994 b). Auffrischzyklen sind je nach klinischer Symptomatik alle 6–8 Wochen erforderlich.
Fieber, Kopfschmerzen, Übelkeit, Krankheitsgefühl und Myalgien sind leichte Nebenwirkungen dieser Therapie, die bei 1–15 % der Patienten auftreten. Selten kommt es zu anaphylaktischen Reaktionen – vorwiegend bei Patienten mit einem IgA-Mangel (Thornton et al., 1993) –, akutem Nierenversagen, Leberfunktionsstörungen oder hämolytischer Anämie. Vorsicht ist geboten bei Fruktose-Intoleranz (Alphaglobin® kontraindiziert) und Diabetes mellitus (Venimmun® ist zukkerfrei). Bei Migräne und früheren Herz- oder Hirninfarkten wird ein erhöhtes Ischämierisiko berichtet. Weitere Nachteile sind die Notwendigkeit wiederholter Infusionen zum Erhalt des Therapieerfolgs und die hohen Kosten. Im Verlauf der Ig-Therapie ist die Kontrolle von Blutbild, Serum-Elektrolyten, Nieren- und Leberfunktion und direktem Coombs-Test erforderlich.

Langzeitbehandlung
Die Empfehlungen für die Langzeittherapie sind schwierig. Häufig ist eine niedrig dosierte Kortisontherapie, oft in Kombination mit Azathioprin, als Rückfallprophylaxe für Zeiträume von 1–3 Jahren erforderlich.
Während der Langzeitbehandlung mit Kortikosteroiden kann es zum erneuten Auftreten von Muskelschwäche bei normaler oder unveränderter CK-Aktivität kommen als Ausdruck einer möglichen Steroidmyopathie. Diese kann schwer von den initialen Symptomen zu unterscheiden sein und wird zusätzlich durch den Einfluß von Immobilisation und begleitender systemischer Erkrankung verstärkt. In diesen Fällen sollte eine probatorische Reduktion der Kortikoiddosis unter sorgfältiger klinischer Überwachung erwogen werden. CK-Anstieg und pathologische Spontanaktivität im EMG sprechen gegen eine Steroidmyopathie, ggf. sollte eine Rebiopsie durchgeführt werden.

Therapie der paraneoplastischen Myositis
Bei paraneoplastischen Myositiden steht die Behandlung des Grundleidens im Vordergrund. Dies führt bei einem Teil der Erkrankten zur spontanen Rückbildung der muskulären Symptomatik. Kommt es nicht zu einer befriedigenden Besserung der Beschwerden, sollte die Behandlung wie bei der idiopathischen PM/DM zunächst mit Kortikosteroiden erfolgen. Nach eigenen Erfahrungen sprechen paraneoplastische Myositiden oft schlechter auf Steroide an als idiopathische Formen, wobei der Therapieerfolg einer Steroid-Therapie schwer zu beurteilen ist, da eine begleitende maligne Erkrankung selbst eine generalisierte Schwäche hervorrufen kann (Pongratz et al., 1990 a). Dies erklärt die uneinheitliche Bewertung einer Kortikoid-Therapie in den verschiedenen Studien. Im Umkehrschluß sollten besonders therapierefraktäre Myositiden Anlaß zu ausführlicherer Tumorsuche geben. Ist neben den Kortikosteroiden eine weitere Immunsuppression erforderlich, sollte die Wahl des Zytostatikums in Abhängigkeit vom Primärtumor erfolgen.

Unwirksam oder obsolet
Obwohl Kasuistiken (Clarke et al., 1988) und offene Therapiestudien (Dau, 1981; Cherin et al., 1993) positive Effekte der Plasmapherese bei inflammatorischen Myopathien beschreiben, konnte eine placebokontrollierte Studie mit 39 Patienten in 3 Therapiearmen weder bei der Plasma- noch bei der Leukapherese einen positiven Effekt nachweisen (Miller et al., 1992) .

J 9.2.4. Pragmatische Therapie

Kontaktadresse
Deutsche Gesellschaft für Muskelkranke e. V.
Im Moos 4
79112 Freiburg
Tel.: 0 76 65 / 9 44 70

Hier sind auch die Adressen der deutschen Muskelzentren erhältlich.

Tab. J 9.3: Pragmatische Therapie (ges. gesch. Präperatenamen z. t. in Auswahl)

Indikation	Medikament	Dosierung*	Nebenwirkung*	Labor*	Studienwertigkeit
a) bei schwerer Ausprägung zu Beginn, dann weiter wie b)	**Methylprednisolon** (Urbason®, Medrate®)	500 mg/die i. v. über 3 Tage	Blutzuckerentgleisung, Magenulcera, erhöhte Thrombosegefahr, psychische Veränderungen	Blutzucker, Blutbild	C
b) bei mittlerer Ausprägung	**Prednison** (Decortin®, Ultracorten®) Beginn: nach Ansprechen: (ca. 8–12 Wo.) Erhaltungsdosis:	1–2 mg/kg KG/die p. o. Reduktion um 5–10 mg Tagesdosis pro Woche 5–10 mg/die oder 15–20 mg jeden 2. Tag	zusätzlich Cushing-Syndrom, Osteoporose, Bluthochdruck, Glaukom, Katarakt, Infektionen, Tuberkulose-Reaktivierung, bei Kindern Verzögerung von Wachstum und Sexualentwicklung	Blutzucker, Blutbild, Elyte	C
Komedikation	Sucralfat (Ulcogant®, Duracralfat®)	3–4 × 1 g/die p. o.	s. Beipackzettel		
	Ranitidin (Sostril®, Zantic®)	2 × 150 mg/die p. o.	s. Beipackzettel		
bei Langzeittherapie	Kalzium (Löscalcon®, Ospur®);	0,5–1 gr/die p. o.	s. Beipackzettel		
	Vitamin D_3 (Vigantoletten®, Vigorsan®)	0,025 mg/die p. o.	s. Beipackzettel		
bei postmenopausalen Frauen	**ggf.** Östrogensubstitution	Rspr. mit Gynäkologen	s. Beipackzettel		
c) bei schwerer Ausprägung zusätzlich zu b)					
1. Wahl CAVE:	Azathioprin (Imurek®, Zytrim®, Azaiprin®) Keine Komedikation von Allopurinol!	2–3 mg/kg KG/die p. o.	KM-Suppression, Hautausschlag, gastrointestinale NW, Infektionen, Hepatotoxizität, erhöhtes Malignomrisiko, embryotoxisch	Leberwerte, Blutbild, Dosisreduktion bei Leukozyten < 3,5 G/l	B (in Kombination mit Kortikoiden)
2. Wahl bei Kindern 1. Wahl! CAVE: bei Diabetes mellitus: bei Fruktoseintoleranz:	Immunglobuline (Beriglobin®, Gammabulin®, Sandoglobin®) Venimmun® (zukkerfrei) kein Alphaglobin®	0,4 g/kg KG i. v./die über 5 Tage, Wiederholung alle 6–8 Wo. je nach Klinik	Fieber, Kopfschmerzen, Übelkeit; **selten:** Anaphylaxie (bes. Pat. mit IgA Mangel), erhöhtes Ischämierisiko, Nieren- u. Leberfunktionsstörung, hämolytische Anämie, Unwirksamkeit von Lebendimpfstoffen (für ca. 3 Monate)	Blutbild, Elektrolyte, direkter Coombs-Test Leber- und Nierenwerte	B (für DM) C (für PM)
3. Wahl	**Methotrexat** (MTX®, Methotrexat®) Beginn: nach 3 Wochen je nach Klinik Steigerung: Zieldosis:	7,5 mg/Woche p. o. um 2,5 mg/Woche p. o. 10–20 mg/Woche p. o.	gastrointestinale NW, Leukopenie, Stomatitis, Lebertoxizität, Haarausfall, Osteoporose, KM-Suppression, Hyperurikämie, Exantheme, embryotoxisch, Immunsuppression	Blutbild, Leberwerte, Harnsäure Dosisreduktion bei Leukozyten < 3,5 G/l	C

* s. jew. auch Beipackzettel/Rote Liste

Indikation	Medikament	Dosierung*	Nebenwirkung*	Labor*	Studienwertigkeit
4. Wahl CAVE:	**Ciclosporin** (Sandimmun®) Keine Komedikation anderer nephrotoxischer Substanzen! Beeinflußung des Serumspiegels durch zahlreiche Medikamente!	2,5–5 mg/kg KG/die p. o. in 2 Dosen je nach Plasmaspiegel und Wirkung	dosisabhängige Nephrotoxizität, Hypertrichose, Tremor, Müdigkeit, Enzephalopathie, gastrointestinale NW, erhöhtes Malignomrisiko	Creatinin, Harnstoff, K+, Mg++, Bilirubin, Leberenzyme, Ciclosporinspiegel	C
d) bei schwerster Ausprägung mit extramuskulärer Organbeteiligung (z. B. interstitielle Lungenerkrankung) **zusätzlich zu b)** Komedikation:	**Cyclophosphamid** (Endoxan®, Cyclostin®) ggf. Antiemetikum	1–2 mg/kg KG/die p. o.	hämorrhagische Zystitis, gastrointestinale NW, Dermatitis, KM-Suppression, Leberschäden, Haarausfall, kanzerogen, embryotoxisch	Blutbild, Leberwerte, Harnsäure, Urinstatus Dosisreduktion bei Leukozyten < 3,5 G/l	C

* s. jew. auch Beipackzettel/Rote Liste

J 9.3. »Overlap«-Syndrome mit Kollagenosen

DM und PM können mit verschiedenen Kollagenosen assoziiert sein (Übersicht bei Engel et al., 1994). Der Begriff »Overlap«-Syndrom ist gerechtfertigt, wenn die diagnostischen Kriterien für beide Erkrankungen erfüllt sind. Einen Überblick gibt **Tab. J 9.4.** Die Therapie der Overlap-Syndrome richtet sich nach klinischem Verlauf und Prognose der assozierten Kollagenose bzw. des jeweiligen Overlap-Syndroms.

J 9.4. Myositiden im Rahmen anderer Systemerkrankungen

J 9.4.1. Eosinophile PM

Die eosinophile Polymyositis (Übersicht bei Banker, 1994 b) tritt meist im Rahmen des hypereosinophilen Syndroms (HES) auf. Das HES (Übersicht bei Weller et al., 1994) ist definiert als eine persistierende Eosinophilie mit mehr als 1 500/mm^3 Eosinophilen über einen Zeitraum von mindestens 6 Monaten ohne andere Ursache einer Eosinophilie (wie z. B. eine Parasitose). Begleitet wird das HES oft von Anämie und Hypergammaglobulinämie. Aufgrund der gewebszerstörenden Komponente des HES können zahlreiche Organe mitbetroffen sein: Knochenmark, Haut (mit Raynaud-Syndrom und Einblutungen in das Nagelbett), Lunge, Herz, zentrales und peripheres Nervensystem und Muskel. Die Muskelbeteiligung manifestiert sich als Myalgie und proximale Muskelschwäche, bioptisch zeigen sich Einzelfasernekrosen und eosinophile Infiltrate perivaskulär, interstitiell und in den Gefäßwänden. Die *Prognose* des HES ist äußerst schlecht: In einer Übersicht von Fauci et al. (1982) mit 57 Patienten betrug die durchschnittliche Überlebenszeit 9 Monate, nur 12 % der Patienten überlebten 3 Jahre. Oft ist die kardiale Beteiligung lebenslimitierend. Therapeutisch wird mit Prednison, 1 mg/kg/die, versucht, die Zahl der Leukozyten unter 10 000/mm zu halten, dann erfolgt die ausschleichende Dosisreduktion. Bei persistierender Eosinophilie/klinischer Progression ist aufgrund der schlechten Prognose auch der Versuch mit zytotoxischen Substanzen wie Cyclophosphamid gerechtfertigt.
Nicht verwechselt werden darf die eosinophile PM mit dem durch eine Kontaminante in Tryptophanhaltigen Medikamenten induzierten Eosinophilie-Myalgie-Syndrom (s. Kap. J 10/11), das heute aufgrund veränderter Herstellungsmodalitäten von Tryptophan praktisch nicht mehr auftritt.

J 9.4.2. Fasziitis mit Eosinophilie (Shulman-Syndrom)

Die erstmals von Shulman (Shulman, 1975) beschriebene diffuse Fasziitis mit Eosinophile beginnt oft akut nach Anstrengung oder auch ohne Auslöser mit leichtem Fieber, Myalgien, Arthralgien und Abgeschlagenheit. Die Haut ist hart in-

Tab. J 9.4: Overlap-Syndrome

Syndrom/Klinik	Muskelbeteiligung	Serologie
Rheumatoide Arthritis (RA) chronisch entzündliche Gelenkserkrankung; symmetrisch, initial v. a. Fingergrund- und Interphalangealgelenke betreffend; F > M, bei 70 % Beginn zw. 3-7. LJZ, häufig: 1-3 % der Bevölkerung; beginnt mit morgendlicher Steifigkeit der betroffenen Gelenke, schubförmiger Verlauf; Assoziation mit Sjögren und sekundäre Neuropathie (CTS, distal symm. oder Mononeuritis multiplex) möglich	entzündliche Infiltrate in der verdickten Synovia; früh vaskulitische Veränderungen mit perivaskulären Infiltraten in multiplen Organen, v. a. Subkutis, Herz, Muskel, Nerven, Immunkomplexablagerungen an Gefäßwänden; prox. bet. Muskelschwäche, Muskelveränderungen sekundär zu Gefäßbeteiligung und perimysialen und endomysialen Infiltraten	Rheumafaktor (RF) Schweregrad korreliert mit Höhe des RF
Sjögren-Syndrom Trockenheit von Mund, Augen und anderen Schleimhäuten (= Sicca-Syndrom), chronische Arthritis, lymphozytäre Infiltrate in Speichel- und Tränendrüsen mit sekundärer Fibrose. Möglich: Pankreatitis, interstitielle Nephritis, Vaskulitis, Schilddrüsenveränderungen, Assoziation mit anderen Autoimmunerkrankungen	meist geringe prox. symm. Muskelschwäche; Dysphagie und distale, sensorisch betonte Neuropathie möglich; Muskel- und Nervenveränderungen ähnlich wie bei der RA, perimysiale Infiltate, Vaskulitis, Immunglobulin- und C3-Ablagerungen an Kapillarwänden	ANA: Anti-SS-A (Ro), Anti-SS-B (La), RF
Systemische Sklerose Haut: Fibrose, Vermehrung der Kollagenfibrillen; Vaskulopathie mit Mediahypertrophie, Fibrose und hyalinen Veränderungen; Kalzinosis, Raynaud-Phänomen, Arthritis, restriktive Lungenerkrankung, Sicca-Syndrom, z. T. Myokard-Beteiligung	Inzidenz von Myositis bei Sklerodermie: 5-17 %, CK-Erhöhung + PSA im EMG variabel, meist geringe Muskelschwäche, selten schwere Manifestationen Muskelbiopsie: perimysiale Fibrose, +/- Infiltrat perimysial (T-Zell dominiert) und perivaskulär, Endothelhyperplasie, Verminderung der Kapillaren, Typ-2 Faser Atrophie	Systemische Sklerose: Anti Scl-70 (= anti-DNA-Topoisomerase I-Ak.) Systemische Sklerose + Myositis: Anti-PM-Scl-Ak.
CREST-Syndrom CREST = Calcinosis cutis + Raynaud-Phänomen + Motilitätsstörung des Ösophagus + Sklerodaktylie + kutane Teleangiektasien	Sonderform der systemischen Sklerose (s. dort)	Anti-Zentromer-Antikörper
Systemischer Lupus erythematodes (SLE) F: M = 9:1, bes. 2.-5. Lebensjahrzehnt, Schmetterlingsförmiges Wangenerythem + Arthritis. Ig-Ablagerungen an epidermalen Basalmembranen. Vaskulitis der kleinen Blutgefäße kann Schleimhäute, Lunge, Herz, ZNS, Nieren und Muskeln betreffen	Myositis in ca. 40 %, mäßig ausgeprägte prox. symm. Muskelschwäche, Dysphagie möglich Muskelveränderungen ähnlich DM	Anti-ds-DNA-Antikörper Anti-Sm (spez. für SLE) Anti-U1-snRNP (= Uridin-rich small nuclear ribonucleoprotein)
Mischkollagenose (=Mixed connective tissue disease (MCTD) meist sequentielles Auftreten der Symtome von SLE, Sklerodermie, DM/PM und RA; Diagnose aufgrund 5 klinischer Manifestationen: Ödem der Hände, Synovitis, Myositis, Raynaud-Syndrom, Akrosklerose; Mortalität gering, rel. gute Prognose	Vaskulopathie mit Intimahyperplasie und Hypertrophie der glatten Gefäßmuskulatur; Muskelhistologie wenig untersucht: perimysiale Infiltrate, z. T. Fasernekrosen, gutes Ansprechen der Myositis auf Kortikosteroide	Anti-U1-snRNP

duriert, es kann zu einer proximalen oder distalen Muskelschwäche mit Erhöhung der CK-Aktivität und myopathisch verändertem EMG kommen. Nach mehrwöchigem Verlauf kann eine Bewegungseinschränkung der Gelenke auftreten. Beteiligung anderer Organe ist selten. Die Erkrankung tritt vorwiegend zwischen dem 30.–60. Lebensjahr auf, Männer sind doppelt so häufig betroffen wie Frauen. In einem hohen Prozentsatz tritt zumindest passager eine Bluteosinophile und eine Hypergammaglobulinämie auf, bei etwa der Hälfte der Patienten eine BSG-Erhöhung. Diagnostisch ist die en-bloc-Biopsie von Haut, Faszie und Muskel.
Bioptisch zeigt sich eine verdickte Faszie mit Bindegewebsvermehrung, das dichte Inflitrat aus Plasmazellen, Lymphozyten und Eosinophilen kann bis in Haut, Subkutis und Muskel hineinreichen. Ist der Muskel mitbetroffen, finden sich endo- und perimysiale Infiltrate, Einzelfasernekrosen, perifaszikuläre Atrophie sowie ultrastrukurelle Veränderungen des Endotheliums der kleinen Blutgefässe.
Die Erkrankung spricht meist gut auf eine Kortikoidbehandlung an, Rückfälle sind selten, auch Spontanremissionen sind beschrieben. In seltenen Fällen kommt es in der Folge der Erkrankung zu aplastischer Anämie, Thrombozythopenie oder lymphoproliferativen Komplikationen.

J 9.4.3. Sarkoidose (M. Boeck)

Die Sarkoidose ist eine nichtverkäsende granulomatöse Systemerkrankung unbekannter Ätiologie, die sich in über 90 % in der Lunge manifestiert, aber auch alle anderen Organe betreffen kann. Sie tritt überwiegend im Erwachsenenalter auf, betrifft die schwarze Bevölkerung 10–20mal häufiger als die weiße und Frauen häufiger als Männer. In Deutschland liegt die Prävalenz bei etwa 50/100 000. Initial sind meist Lunge und Lymphknoten betroffen, im Zeitraum von 2 Jahren kommt es bei der Mehrheit der Patienten zur Rückbildung der Veränderungen. Bei etwa 10 % der Patienten werden die Granulome durch Bindegewebe ersetzt, was zu einem Persistieren der Symptome durch die Gewebszerstörung führt.
Die akute Sarkoidose *(Löfgren-Syndrom)* ist durch Uveitis, Erythema nodosum, Arthritis und bihiläre Adenopathie gekennzeichnet. Ein Teil der Patienten zeigt eine Muskelbeteiligung in Form von vorwiegend proximaler Schwäche, Schmerzen, Krämpfen und im Muskel palpablen Knoten. Im chronischen Stadium äußert sich die Muskelbeteiligung als schmerzlose Polymyositis granulomatosa mit progredienten, proximal betonten Paresen. Muskelatrophien, die auch durch eine Beteiligung des peripheren Nervensystems bedingt sein können, sind beschrieben. Das EMG kann normal, myopathisch und/oder neuropathisch verändert sein. Die Muskelbiopsie zeigt oft nur fokal nicht verkäsende granulomatöse Veränderungen mit Epitheloidzellen, Lymphozyten und Riesenzellen besonders pervaskulär und im Bindegewebe (Banker, 1994 b; Tews et al., 1995).
Im Röntgenbild des Thorax ist eine bihiläre Lymphadenopathie nachweisbar, bei 60–70 % der Patienten ist die Aktivität des Angiotensin-converting-enzyme (ACE) erhöht. Der Nachweis von extrapulmonalen Granulomen in der Gallium-Szintigraphie bei Patienten mit ACE-Erhöhung ist diagnostisch (Nosal et al., 1979). Die Lymphozytentypisierung bei der Bronchiallavage zeigt ein CD4/CD8 Verhältnis von > 3,5 (bei Rauchern > 2,5). Der früher verwendete Kveim-Test ist obsolet.
Aufgrund der guten Prognose sind bei akuten, leichten Manifestationen NSAID (ASS oder Indomethazin) oder niedrig dosierte Kortikoide (initial 30 mg/die Prednison) meist ausreichend. Bei der chronischen Myositis granulomatosa ist wie bei der idiopathischen Myositis eine hohe Initialdosis (1 mg/kg KG/die Prednison) erforderlich, die dann auf eine möglichst niedrige Erhaltungsdosis reduziert wird. Aufgrund der bei der Sarkoidose beinträchtigten Funktion der T-Lymphozyten dürfen Kortikoide nur unter tuberkulostatischem Schutz verabreicht werden.

J 9.4.4. Vaskulitis

Je nach Größe der beteiligten Blutgefäße, Art der pathologischen Veränderungen und der Organbeteiligung werden die Vaskulitiden in verschiedene Gruppen eingeteilt, bei allen sind entzündliche Muskelveränderungen beschrieben: Polyangiitis nodosa, Churg-Strauss-Vaskulitis, Wegeners Granulomatose, Hypersensitivitätsvaskulitis, Arteriitis temporalis/Polymyalgia rheumatica (Übersicht bei Banker, 1994 b, s. Kap. D 5/6).

J 9.5. Erregerbedingte Myositiden

J 9.5.1. Virale Myositiden

Im Rahmen von Virusinfektionen kommt es häufig zu einer Mitbeteiligung des Muskels mit flüchtigen Myalgien, die allenfalls eine symptomatische Therapie erfordern. Akute virale Myositiden mit Muskelparenchymbeteiligung folgen in der Regel in kurzem zeitlichen Abstand einer fieberhaften Virusinfektion mit Muskelschwellungen, Schwäche, CK-Erhöhung, Myoglobinurie und Myositistypischen Veränderungen in EMG und Muskelbiopsie (Übersicht bei Hays et al., 1994). Zu den Viren, die eine Begleitmyositis hervorrufen können, gehören vor allem:
Influenza-, Coxsackie-, ECHO-, HIV, HTLV-I, EBV, CMV, HSV, Adeno-, Arbo-, Parainfluenza- und Respiratory syncytial-Viren.
Diagnostisch sollten bei klinischem Verdacht auf eine anhaltende, gravierende virale Myositis Serum-Titer-Bestimmungen im Verlauf sowie ent-

sprechende Abstriche von Rachen, Vesikeln und Rektum zur Virusisolation erfolgen. Coxsackie- und Adenoviren können auch aus dem Stuhl von Normalpersonen isoliert werden. Eine Muskelbiopsie ist in der Regel nur bei schwerer Myopathie indiziert. Je nach Schweregrad der Klinik sind Kontrollen von EKG, Lungenfunktion, Röntgenbild des Thorax und Differentialblutbild erforderlich, bei hoher CK-Aktivität zudem die Überwachung der Nierenfunktion. Einige der wichtigsten Vertreter viraler Myositiden sind im folgenden ausführlicher dargestellt:

Influenza

Influenza-Viren gehören zu den Orthomyxoviren, man unterscheidet Serotypen A, B und C, von denen Typ A der wichtigste Vertreter ist (Bienz, 1993). Die Erkrankung tritt in jedem Lebensalter auf, meist im Rahmen einer Epidemie, und ist die häufigste Ursache von akuten Myositiden im Kindesalter. Neben typischen »Grippe-artigen« Beschwerden mit Fieber, Rhinorrhoe, allgemeinem Krankheitsgefühl und Schwäche kann es 1–7 Tage nach Erkrankungsbeginn zu muskelkaterartigen Schmerzen und Schwellungen in den Waden kommen. Bei Erwachsenen ist eine kardiale (Myokarditis) und pulmonale Beteiligung mit möglicher Todesfolge beschrieben. Die Myalgien halten bis zu einer Woche an und können von einer Myoglobinurie begleitet sein. Erhöhungen der CK-Aktivität bis zum Vielfachen des Normwertes sind beschrieben.

Der spezifische Antikörpertiter ist initial niedrig und unzuverlässig, Viren sind in ca. 50 % aus dem Nasensekret kultivierbar und konnten z. T. auch aus dem Muskel isoliert werden. In der Muskelbiopsie stellen sich vorwiegend perifaszikuläre Einzelfasernekrosen, fakultativ mit schütterem peri- und epimysialem Infiltrat dar. Elektronenmikroskopisch sind zigarrenförmige intranukleäre Einschlüsse aus Bündeln feiner Filamente (7–9 nm Durchmesser) sowie virale Partikel (ca. $80 \times 2\,000$ nm) in membrangebundenen Vakuolen nachweisbar.

Die Behandlung erfolgt symptomatisch mit Bettruhe und fiebersenkenden Mitteln (z. B. Paracetamol). Antivirale Substanzen sind nicht systematisch untersucht. Amantadin zeigte im Tierversuch bei pulmonalen Infektionen mit Influenza A einen positiven Effekt. Bei schwereren Verläufen ist ein Therapieversuch mit diesem nebenwirkungsarmen Medikament gerechtfertigt.

Coxsackie

Coxsackie-Viren gehören zur Gruppe der Picornaviren und enthalten ebenso wie die Influenza-Viren RNA als kodierendes Genom. Man unterscheidet Serotypen A (mit 23 Untergruppen) und B (mit 6 Untergruppen). Coxsackie-Infektionen treten epidemisch in Sommer und Herbst auf. Der Mensch ist der einzige natürliche Wirt, die Übertragung erfolgt durch Kontakt mit infizierten Personen oder mit Fäzes, in denen die Viren für Tage bis Wochen nach der Infektion ausgeschieden werden. Coxsackie-Viren können klinisch sehr unterschiedliche-Syndrome hervorrufen: Infektionen von Meningen, Peri- und Myokard, Hoden, Muskeln und oberem Respirationstrakt sind beschrieben.

Die **Bornholmsche Erkrankung** ist eine epidemische, akut fieberhaft auftretende, Coxsackie-induzierte Pleurodynie. Die Schmerzen treten besonders beim Atmen und Husten auf. Sie werden meist im unteren Thorax/Abdomen lokalisiert (z. T. mit Ausstrahlung in Schultern und Rücken) und führen besonders bei Kindern gelegentlich zu unnötigen Laparoskopien. Obwohl CK-Aktivität und EMG meist normal sind, führten einzelne Berichte über entzündliche Muskelinfiltrate mit Isolation von Coxsackie Typ B Viren zu der Annahme, daß es sich bei der Bornholmschen Erkrankung ätiologisch um eine Myositis von Zwerchfell, Interkostal- und Bauchmuskulatur handelt (Lepine et al., 1952). Die Beschwerden können im Zusammenhang mit anderen Coxsackie-induzierten klinischen Symptomen auftreten, bilden sich aber meist nach 3–10 Tagen wieder zurück, Rückfälle sind beschrieben. Der Virusnachweis erfolgt serologisch, meist handelt es sich um Coxsackie Typ B Viren.

Chronische Enterovirusinfektion bei schwerer Hypogammaglobulinämie

Patienten mit **schwerer Hypogammaglobulinämie** haben rekurrierende bakterielle, aber im Unterschied zu Patienten mit zellulären Immundefekten normalerweise keine schweren viralen Infekte. Die Ausnahme bilden Infektionen mit Enteroviren, die chronische und zum Teil tödliche Verläufe nehmen können. Hierbei handelt es sich überwiegend um ECHO- (meist Serotypen 3, 7, 9, 11, 30) und Coxsackie-Viren, die nach Monaten bis Jahren zu einer chronischen Meningoenzephalitis und in etwa 50 % zu einer Haut- und Muskelbeteiligung mit DM-ähnlichem Krankheitsbild führen können. Die CK kann normal oder erhöht sein, das EMG ist myopathisch verändert. Die Muskelbiopsie zeigt perivaskuläre und perimysiale Infiltrate aus Lymphozyten und Histiozyten, Faserdegenerationen, z. T. eine perimysiale Fibrose. Therapeutisch bietet sich die intravenöse (bei schwerer Enzephalopathie auch die intrathekale) Gabe von Immunglobulinpräparationen an, Kortikosteroide hingegen zeigen keinen Effekt.

HIV

HIV ist ein nicht nur lympho- und neuro-, sondern auch myotropes Retrovirus (Übersichten bei Dalakas, 1994 c; Chariot et al., 1995). Die HIV-assoziierte Myositis kann bereits bei der Serokonversion mit subakutem Beginn und langsamer Progression, oft aber erst bei vollentwickeltem AIDS auftreten. Klinisch stehen Myalgien sowie eine proximal symmetrische Schwäche im Vordergrund. Die CK-Aktivität kann bis zum 10–15fachen erhöht sein, das EMG zeigt ein myopathisches Muster mit pathologischer Spontanaktivität. In der Muskel-

biopsie sind ein PM-ähnliches Bild mit vorwiegend peri- und endomysialem, von CD8+ Lymphozyten dominiertem Infiltrat, zusätzlich Fasernekrosen und selten Nemaline-Körperchen nachweisbar. Vor kurzem gelang der Nachweis von HIV-Transkripten auch in den Muskelfasern selbst (Seidman et al., 1994).
Therapeutisch sollte bei milder Ausprägung zunächst eine Behandlungsversuch mit NSAID, ggf. mit Azidothymidin (AZT) erfolgen. Bei deutlicher Myopathie ist auch eine kurzzeitige Prednisonmedikation mit 1 mg/kg KG/die vertretbar, bei bereits fortgeschrittener Immundefizienz sind i. v. Immunglobuline zu bevorzugen.
Zu beachten ist, daß die HIV-induzierte Immunschwäche u. a. Infektionen mit Toxoplasma, Candida, Staphylococcus aureus, Myobacterien, Microsporidien, E. coli, Kryptokokken und CMV begünstigt, die ebenfalls eine Muskelbeteiligung zeigen können (s. auch Kap. E 9).

»HIV-wasting-Syndrom«: In fortgeschrittenen AIDS-Stadien tritt als Folge von rezidivierenden Infektionen, Malnutrition und Immobilisation das »HIV-wasting-Syndrom« auf, das durch extreme Müdigkeit und eine schwere generalisierte Muskelatrophie (v. a. die Typ-II-Fasern betreffend) gekennzeichnet ist. Mitverantwortlich für den deutlichen Gewichtsverlust (> 10 % des Körpergewichts) sind möglicherweise auch hohe zirkulierende Serumspiegel der Kachexie-induzierenden Entzündungsmediatoren TNF-alpha und IL1-beta (Belec et al., 1994).

AZT-Myopathie: Hierbei handelt es sich um eine durch Azidothymidin-Langzeit-Therapie induzierte Myopathie (s. auch Kap. J 10/11). Das Auftreten des Syndroms korreliert mit Dosis und Dauer der AZT-Medikation und bildet sich nach Absetzen oder Dosisreduktion in der Regel im Verlauf von Wochen zurück. Klinisch zeichnet es sich ebenso wie die HIV-Myositis aus durch Myalgien und eine proximal betonte Muskelschwäche. Zusätzlich zu den wie bei der HIV-Myositis darstellbaren endomysialen, von CD8+ T-Lymphozyten dominierten Infiltraten zeigen sich in der Muskelbiospie Hinweise auf eine mitochondriale Schädigung mit »ragged red fibers«, subsarkolemmaler Mitochondrien-Anreicherung und COX-defizienten Fasern. Pathophysiologisch wird hierfür die Hemmung der gamma-DNA-Polymerase der Mitochondrienmatrix durch AZT verantwortlich gemacht, die zu Abbrüchen bei der mitochondrialen DNA-Synthese führt.
Kommt es unter AZT zu einer persitierenden Erhöhung der CK-Aktivität in Kombination mit Gewichtsverlust, Muskelatrophie oder Myalgie sollte die Medikation reduziert oder abgesetzt werden. Bilden sich die muskulären Symptome nicht innerhalb von 6 Wochen zurück, ist eine Muskelbiopsie indiziert. Tritt eine deutliche Besserung ein, kann ggf. wieder mit ¼ bis ½ der ursprünglichen AZT-Dosis begonnen werde.

HTLV-1
Dieses hauptsächlich als ätiologisches Agenz der humanen T-Zell-Leukämie und der tropischen spastischen Paraparese bekannte Retrovirus kann ebenso wie das HIV eine Polymyositis verursachen. Zeichen der HTLV-1-assoziierten Myositis sind proximal betonte Muskelschwäche, CK-Erhöhung sowie perimysiales und interstitielles Infiltrat und Fasernekrosen in der Muskelbiopsie (Dalakas, 1994 c).

J 9.5.2. Parasitäre Myositiden

Parasitäre Erkrankungen gewinnen auch in den Ländern der ersten Welt eine zunehmende Bedeutung, da ihre Prävalenz durch die Verbreitung von AIDS und durch den globalen Tourismus zunimmt (Übersicht bei Banker, 1994 a). Im Rahmen einiger dieser z. T. gut behandelbaren Parasitosen treten Myositis-artige Symptome auf. Die am häufigsten vorkommenden, den Muskel mitbetreffenden Parasitosen sind *Toxoplasmose, Zystizerkose, Echinokokkose, Trichinose und Toxokarose* (s. **Tab. J 9.5**).

Protozoen
Protozoen sind einzellige Lebewesen, die unterschiedliche Gewebe, darunter auch den Skelettmuskel invadieren können. Die Übertragung auf den Menschen erfolgt je nach Spezies durch den Verzehr von kontaminiertem Fleisch, fäkal-oral, transplazentar oder durch blutsaugende Vektoren. Da die natürliche Bekämpfung von Protozoeninfektionen an die Intaktheit der T-Zell-vermittelten Immunität gebunden ist, wird die Ausbreitung durch AIDS und andere Formen der Immunsuppression begünstigt. Der wichtigste Vertreter der den Skelettmuskel mitbeteiligenden Protozoeninfektionen ist die *Toxoplasmose,* (s. **Tab. J 9.5**), zu den selteneren Erregern gehören Sarcocystis, Trypanosomen, Microsporidien und Plasmodien.

Zestoden
Zestoden sind lange, hermaphroditische, segmentierte Bandwürmer, die im Verdauungstrakt von Wirbeltieren parasitieren. Sie besitzen selbst keinen eigenen Verdauungstrakt sondern resorbieren Nahrung direkt durch ihre Oberfläche. Der Wurm besteht aus einem Kopf (Scolex) mit Haken und Sauginstrumenten, der Körper ist aus Segmenten (Proglottiden) zusammengesetzt, die jeweils für sich Eier produzieren und mit dem Kot des Wirtes ausscheiden können. Für den Generationszyklus ist mindestens ein Zwischenwirt erforderlich, in dem sich die Eier zu unreifen, asexuellen, zystischen Strukturen entwickeln und verschiedene Gewebe besiedeln können. Zu den myopathogenen Zestoden gehören v. a. *Taenia solium* (s. Zystizerkose) und *Echinokokken* (s. Echinokokkose) (s. **Tab. J 9.5**), ferner Multiceps brauni (Coenurosis) sowie Spirometra mansonoides (Sparganosis).

Tab. J 9.5: Parasitäre Myositiden (ges. gesch. Präparatenamen z. T. in Auswahl)

Erreger/Verbreitung	Klinik	Muskelbeteiligung	Diagnostik	Therapie*
Toxoplasma gondii ubiquitär, hohe Durchseuchung; Endwirt: Katzen, Infektion meist asymptomatisch, durch Katzenkot (Oozyten), Verzehr von infiziertem, nicht ausreichend gekochtem Fleisch (Zysten), tranzplazentar; kann asymptomatisch persistieren	**Toxoplasmose** Fieber, Hepatosplenomegalie, Perikarditis, Myokarditis, Exanthem, Myositis, Uveitis, Chorioretinitis, Hepatitis, Pneumonie, Meningoencephalitis	Myalgien, Nackensteifigkeit, DM oder PM-ähnliches Bild mit prox. Schwäche; Muskelbiopsie: peri- und endomysiale histiolymphozytäre Infiltrate, intrazelluläre Vakuolen mit Tachyzoiten-Form (2 × 7 μm), Zysten (bis 300 μm) mit Bradyzoiten-Form	**Serologie** spezifischer IgM-Nachweis, IgG Anstieg	Pyrimethamin (Daraprim) + Sulfadiazin (Sulfadiazin Heyl®) → jedoch nicht wirksam gegen Zysten; alternativ statt Sulfadiazin: Clindamycin (Sobelin®) **Cave:** Pyrimethamin = Folsäure-Antagonist (Folsäure-Substitution notwendig, teratogen)
Taenia solium erwachsene Form (»Schweinefinnenbandwurm«) bis 4 m lang, Schwein ist Zwischenwirt; weltweit häufiges u. ernstes medizinisches Problem besonders in Zentral- und Südamerika, Asien, Afrika, Ost- u. Südeuropa; Infektion durch Verzehr nicht ausreichend gekochten Fleisches, Fäkalien, kontaminierte Nahrung	**Zystizerkose** Darmbefall meist asymptomatisch, Larvenform kann zahlreiche Gewebe invadieren besonders Skelettmuskel, Nervensystem, Augen, Herz, Leber, Haut, dort reifen die Larven in 2–3 Monaten zu milchweißen Zystizerken (6 × 10 mm) heran, im ZNS bis 6cm ∅	deutliche, proximal-symmetrische Pseudohypertrophie, Schwäche, Druckschmerz, knotige Verdickungen in Subcutis und Muskel; umliegendes Gewebe zeigt Fibrose, Entzündung ist mäßig solange die Larve lebt, tote Larven rufen stärkere Gewebsreaktion mit Eos., Plasmazellen, Histio- und Lymphozyten hervor	**Serologie** Eosinophilie, Röntgennachweis von kalzifizierten Zysten, Muskelbiopsie; Nachweis von Wurmeiern im Stuhl nicht ausreichend, da Wirt parasitiert werden kann, ohne von Larven infiziert zu sein	Niclosamid (Yomesan®) → erwachsene Würmer; Praziquantel (Cysticide®) → auch wirksam gegen nicht kalzifizierte Zysten, zusätzlich Kortikoide um die Entzündungreaktion durch zerfallene Zysten zu unterdrücken Alternative: chirurgische Extirpation der Zysten
Echinokokken E. alveolaris/ multilocularis (2 mm), E. granulosus (3–6 mm); Endwirt: Hund, Fuchs, Katze; Zwischenwirt: alle Säugetiere, bes. Schafe; Australien, Neuseeland, Island, Ostafrika, Griechenland, Mittlerer Osten, Russland, Teile Südamerikas und des Südwestens der USA, Alaska, Nordkanada	**Echinokokkose** Larven bilden Zysten in Leber, Lunge, ZNS, Muskel (E. granulosus bis 30 cm ∅!, E. multilocularis bis 2 cm ∅); Infektion oft bereits in der Kindheit erworben; E. multilocularis kann tumorartig-metastatisches Wachstum zeigen!	Muskelbefall beginnt meist in einer einzelnen Muskelfaser, aus der sich im Zeitraum von 5–20 Jahren eine oft unilokuläre Zyste in der Tiefe des Muskels entwickelt, besonders in paravertebraler, Schulter- und Beckengürtel-Muskulatur → dumpfer Schmerz nach Anstrengung, Verkalkung, Abszeß	**Serologie** Eosinophilie in 20–25 % **Bildgebung** **Muskelbiopsie:** granulomatöse Entzündung, Muskelfaszikel werden zerstört und durch Bindegewebe ersetzt	Prognose ohne Behandlung bes. bei E. multilocularis häufig infaust! Zysten sind nicht medikamentös entfernbar → chirurgische Extirpation! Langzeitbehandlung (Jahre) mit Mebendazol (Vermox®) oder Albendazol (Eskazole®) wirkt parasitostatisch, in > 80 % lebensverlängernd

* s. auch Rote Liste/Beipackzettel

Erreger/Verbreitung	Klinik	Muskelbeteiligung	Diagnostik	Therapie*
Trichinella spiralis 1–4 mm lang; weites Wirtsspektrum, weltweite Verbreitung außer Asien und Australien; Inkubationszeit 2–12 Tage nach Verzehr von mit Larven infiziertem Schweine- oder Bärenfleisch (auch Trocken- oder Pökelfleisch)	**Trichinose** abdominelle Krämpfe, Durchfall, Fieber, periorbitales Ödem, DM ähnliches Erythem; Muskulatur, Myokard und ZNS können betroffen sein; Pseudozyste besteht aus Bindegewebe des Wirts, später Verkalkung	generalisierte Schwäche u. Schmerzen bes. in der prox. Muskulatur, Atem-, extraokulären, Zungen- und Stamm-Muskulatur; Myalgien können Monate anhalten; Infiltrate aus Eosinophilen und Monozyten	**Serologie** Eosinophilie, CK-Erhöhung **Muskelbiopsie** (Larven frühestens nach 5–7 Tagen → Muskelfasern, Larven im Muskel 3 mm × 75 μm und kleiner)	Mebendazol (Vermox®), Albendazol (Eskazole®) + Kortikoide um Herxheimer Reaktion durch Wurmzerfall zu verhindern
Toxocara canis und cati weltweite Verbreitung; besonders Kinder betroffen durch Ingestion von Erde, die mit Hunde- oder Katzenkot kontaminiert ist	**Toxokarose** Fieber, Larven wandern → Lymphe/Blut → Leber, Lunge, ZNS, Augen, Muskel → Blutung, granulomatöse Entzündung, bindegewebige Verkapselung, Gewebszerstörung: Hepatosplenomegalie, Pneumonie, Erythem etc.	Myalgien, Muskelbiopsie: weiße, granulomatöse Veränderungen 5–10 mm, Larven 20 × 400 μm; Larven können Jahre persistieren; auch asymptomatische Verläufe	**Serologie** persistierende Eosinophilie Biopsiematerial	keine sichere Chemotherapie, gewisse Wirkung durch Albendazol (Eskazole®)

* s. auch Rote Liste/Beipackzettel

Nematoden
Nematoden sind unsegmentierte Fadenwürmer unterschiedlicher Länge (mm – ca. 1 m), die im Unterschied zu den Zestoden getrennte Geschlechter und einen einfachen Verdaungstrakt aufweisen. Die Entwicklung verläuft vom Ei über 4 Larvenstadien und kann je nach Art in einem Wirt oder in Zwischenwirten ablaufen. Infektionen des Skelettmuskels kommen vor allem bei *Trichinella spiralis und Toxocara canis und cati* (s. **Tab. J 9.5**), ferner bei Ancylostoma canium und Dracunculus medinensis vor.

J 9.5.3. Andere systemische Infektionen mit Muskelbeteiligung

Eine Beteiligung des Muskels kann bei einer Reihe von systemischen Infektionen auftreten (Übersicht bei Banker, 1994 b). In unseren Breitengraden von Bedeutung sind Infektionen mit Borrelia burgdorferi (Müller-Felber et al., 1993, Übersicht bei Reimers et al., 1995), Legionellen, Leptospiren. Bei immunsupprimierten Patienten mit muskulären Symptomen ist an Toxoplasmose (s. o.), Staphylokokkus aureus, Kryptokokken, Mycobakterien, Microsporidien, E.coli, Candida albicans und CMV zu denken. Schwere, jedoch seltene Myonekrosen, die neben antibiotischer Therapie auch eine chirurgische Sanierung erfordern können, sind bei Streptokokken, Clostridium perfringens/C. septicum, Vibrio vulnificus und Aeromonas hydrophila beschrieben.

Literatur

Adler RA, Rosen CJ (1994) Glucocorticoids and osteoporosis. Endocrin & Metab North Am 23(3): 641–654

al-Janadi M, Smith CD, Karsh J (1989) Cyclophosphamide treatment of interstitial pulmonary fibrosis in polymyositis/dermatomyositis. J Rheumatol 16: 1592–1596

Amato AA, Barohn RJ, Jackson CE, Pappert EJ, Sahenk Z, Kissel JT (1994) Inclusion body myositis: treatment with intravenous immunoglobulin. Neurology 44: 1516–1518

Andres PL, Hedlund W, Finison L, Conlon T, Felmus M, Munsat TL (1985) Quantitative motor assessment in amyotrophic lateral sclerosis. Neurology 36: 937–941

Arahata K, Engel AG (1988) Monoclonal antibody analysis of mononuclear cells in myopathies: IV. Cell mediated cytotoxicity and muscle fiber necrosis. Ann Neurol 23: 168–173

Arnett FC, Whelton JC, Zizic TM, Stevens MB (1973) Methotrexate therapy in polymyositis. Ann Rheum Dis 32 (6): 536–546

Arsura EI, Greenberg AS (1988) Adverse impact of pulmonary fibrosis on prognosis in polymyositis and dermatomyositis. Semin Arthritis Rheum 18: 29–37

Askanas V, King Engel W (1995) New advances in the understanding of sporadic inclusion-body myositis and hereditary inclusion-body myopathies. Curr Opin Rheumatol 7: 486–496

Askari AD (1988) The heart in polymyositis and dermatomyositis. Mt Sinai J Med 55: 479–482

Banker BQ (1994 a) Parasitic Myositis. In: *Engel AG, Franzini-Armstrong C* (Hrsg.) Myology. 2. Auflage. McGraw-Hill, New York, 1438–1460

Banker BQ (1994 b) Other inflammatory myopathies. In: *Engel AG, Franzini-Armstrong C* (Hrsg.) Myology. 2. Auflage. McGraw Hill, New York, 1461–1486

Barohn RJ, Amato AA, Sahenk Z, Kissel JT, Mendell JR (1995) Inclusion body myositis: explanation for poor response to immunosuppressive therapy. Neurology 45: 1302–1304

Basta M, Dalakas MC (1994) High-dose intravenous immunoglobulin exerts its beneficial effect in patients with dermatomyositis by blocking endomysial deposition of activated complement fragments. J Clin Invest 94: 1729–1735

Batten FE (1912) Case of dermatomyositis in a child with pathological report. Br J Child Dis 9: 247

Belec L, Meillet D, Hernvann A, Gresenguet G, Gherardi R (1994) Differential elevation of circulating interleukin-1β, tumor necrosis factor alpha, and interleukin 6 in AIDS associated cachectic states. Clin Diagn Lab Immunol 1: 117–120

Bender A, Ernst N, Iglesias A, Dornmair K, Wekerle H, Hohlfeld R (1995) T cell receptor repertoire in polymyositis: clonal expansion of autoaggressive CD8+ T cells. J Exp Med 181: 1863–1868

Bernstein RM (1993) Autoantibodies in myositis. In: *Mastaglia FL* (Hrsg.) Inflammatory myopathies. Bailliere Tindall, London, Philadelphia, Sydney, Tokyo, Toronto, 599–615

Bienz KA (1993) Erreger viraler Infektionskrankheiten. In: *Kayser FH, Bienz KA, Eckert J, Lindenmann J* (Hrsg.) Medizinische Mikrobiologie. 8. Aufl., Georg Thieme Verlag, Stuttgart, New York, 341–407

Bohan A, Peter JB (1975) Polymyositis and Dermatomyositis. N Engl J Med 292: 344–347

Bohan A, Peter JB, Bowman RL, Pearson CM (1977) A computer-assisted analysis of 153 patients with polymyositis and dermatomyositis. Medicine 56 (4): 255–286

Bombardieri S, Hughes GRV, Neri R, DelBavo P, DelBono L (1989) Cyclophosphamide in severe polymyositis. Lancet 1: 1138–1139

Bowles NE, Sewry CA, Dubowitz V, Arhard LC (1987) Dermatomyositis, polymyositis, and coxsackie-B-virus infection. Lancet 1: 1004–1007

Bunch TW (1981) Prednison and azathioprine for polymyositis: long-term followup. Arthritis Rheum 24 (1): 45–48

Callen JP (1994) Myositis and malignancy. Curr Opin Rheumatol 6: 590–594

Chariot P, Gherardi R (1995) Myopathy and HIV Infection. Curr Opin Rheumatol 7: 497–502

Cherin P, Herson S (1993) Nouvelles therapeutiques dans les polymyosites et dermatomyosites: echanges plasmatiques et immunoglobulines intraveineuses. Ann Med Interne 144 (8): 521–525

Chwalinska-Sadowska H, Maldykowa H (1990) Polymyositis-dermatomyositis: 25 years of follow-up of 50 patients-disease course, treatment, prognostic factors. Mater Med Pol 22 (3): 213–218

Clarke CR, Dyall-Smith DJ, Mackay IR, Emery P, Jennens ID, Becker G (1988) Plasma exchange in dermatomyositis/polymyositis: beneficial effects in three cases. J Clin Lab Imm 27 (3): 149–152

Correia O, Polonia J, Nunes JP, Resende C, Delgado L (1992) Severe acute form of adult dermatomyositis treated with cyclosporine. Int J Dermatol 31(7): 517–519

Cronin ME, Miller FW, Hicks JE, Dalakas M, Plotz PH (1989) The failure of intravenous cyclophosphamide therapy in refractory idiopathic inflammatory myopathy. J Rheumatol 16 (9): 1225–1228

Dalakas MC (1994 a) Current treatment of the inflammatory myopathies. Curr Opin Rheumatol 6: 595–601

Dalakas MC (1994 b) High-dose intravenous immunoglobulin and serum viscosity: risk of precipitating thromboembolic events. Neurology 44 (2): 223–226

Dalakas MC (1994 c) Retrovirus-related muscle diseases. In: *Engel AG, Franzini-Armstrong C* (Hrsg.) Myology. 2. Auflage. McGraw-Hill, New York, 1419–1437

Dalakas MC (1996) Clinical benefits and immunopathological correlates of intravenous immune globulin in the treatment of inflammatory myopathies. Clin Exp Immunol 104 (Suppl. 1): 55–60

Dalakas MC, Illa I, Dambrosia JM, Soueidan SA, Stein DP, Otero C, Dinsmore ST, McCrosky S (1993) A controlled trial of high-dose intravenous immune globuline infusions as treatment for dermatomyositis. N Engl J Med 329: 1993–2000

Dau PC (1981) Plasmapheresis in idiopathic inflammatory myopathy. Experience with 35 patients. Arch Neurol 38 (9): 544–552

De Vita S, Fossaluzza V (1992) Treatment of idiopathic inflammatory myopathies with cyclophosphamide pulses: clinical experience and review of the literature. Acta Neurol Belg 92 (4): 215–227

Devere R, Bradley WG (1975) Polymyositis: Its presentation, morbidity and mortality. Brain 98: 637–666

Emslie-Smith AM, Arahata K, Engel AG (1989) Major histocompatibility class I antigen expression, immunolocalization of interferon subtypes, and T cell-mediated cytotoxicity in myopathies. Hum Pathol 20: 224–231

Emslie-Smith AM, Engel AG (1990) Microvascular changes in early and advanced dermatomyositis: a quantitative study. Ann Neurol 27: 343–356

Engel AG, Arahata K (1984) Monoclonal antibody analysis of mononuclear cells in myopathies: II Phenotypes of autoinvasive cells in polymyositis and inclusion body myositis. Ann Neurol 16: 209–215

Engel AG, Hohlfeld R, Banker BQ (1994) The polymyositis and dermatomyositis syndromes. In: *Engel AG, Franzini-Armstrong C* (Hrsg.) Myology. 2. Auflage. McGraw Hill, New York, 1335–1383

Fauci AS, Harley JB, Roberts WC, Ferrans VJ, Gralnik HR, Bjornson BH (1982) The idiopathic hypereosinophilic-Syndrome: Clinical, pathophysiologic and therapeutic considerations. Ann Intern Med 97: 78–92

Fleckenstein JL, Reimers CD (1996) Inflammatory Myopathies: Radiologic Evaluation. Rad Clin North Am 34: 427–438

Fraser DD, Frank JA, Dalakas M, Miller FW, Hicks JE, Plotz P (1991) Magnetic resonance imaging in the idiopathic inflammatory myopathies. J Rheumatol 18: 1693–1700

Garlepp MJ, Laing B, Zilko PJ, Ollier W, Mastaglia FL (1994) HLA associations with inclusion body myositis. Clin Exp Immunol 98: 40–45

Goebels N, Michaelis D, Engelhardt M, Huber S, Bender A, Pongratz D, Johnson MA, Wekerle H, Tschopp J, Jenne D, Hohlfeld R (1996) Differential expression of perforin in muscle-infiltrating T cells in polymyositis and dermatomyositis. J Clin Invest 97: 2905–2910

Goebels N, Michaelis D, Wekerle H, Hohlfeld R (1992) Human myoblasts as antigen presenting cells. J Immun 149: 661–667

Goebels N, Pongratz D, Hohlfeld R (1995) Polymyositis und Dermatomyositis. TW Neurologie Psychiatrie 9: 723–732

Gold R, Hartung H-P, Toyka KV (1995) Therapie mit Immunglobulinen bei neurologischen Autoimmunerkrankungen. Fortschr Neurol Psychiatr 63: 17–29

Harati Y, Niakan E, Bergman EW (1986) Childhood dermatomyositis in monozygotic twins. Neurology 36 (5): 721–723

Hays AP, Gamboa ET (1994) Acute viral myositis. In: *Engel AG, Franzini-Armstrong C* (Hrsg.) Myology. 2. Auflage. Mc Graw Hill, New York, 1399–1418

Heckmatt J, Hasson N, Saunders C, Thompson N, Peters AM, Cambridge G, Rose M, Hyde SA, Dubowitz V (1989) Cyclosporine in juvenile dermatomyositis. Lancet 1 (8646): 1063–1066

Henderson A, Cumming WJ, Williams DO, Hudgson P (1980) Cardiac complications of polymyositis. J Neurol Sci 47: 425–428

Henriksson KG, Sandstedt P (1982) Polymyositis-Treatment and prognosis. A study of 107 patients. Acta Neurol Scand 65: 280–300

Hohlfeld R, Engel AG (1990) Induction of HLA-DR expression on human myoblasts with interferon-gamma. Am J Pathol 136: 503–508

Hohlfeld R, Engel AG (1991) Coculture with autologous myotubes of cytotoxic T cells isolated from muscle in inflammatory myopathies. Ann Neurol 29: 498–507

Hohlfeld R, Engel AG (1992) Polymyositis mediated by T-lymphocytes that express the gamma delta T cell receptor. N Engl J Med 324: 877–881

Hohlfeld R, Engel AG (1994) The immunobiology of muscle. Immunol Today 15 (6): 269–274

Hohlfeld R, Goebels N, Engel AG (1993) Cellular mechanisms in inflammatory myopathies. In: *Mastaglia FL* (Hrsg.) Inflammatory myopathies. Bailliere Tindall, London, 617–635

Hrncir Z (1992) Favourable effect of methylprednisolone pulse therapy in dysphagia and primary polymyositis/dermatomyositis. Casopis Lekaru Ceskych 131 (13): 399–401

Imbach P, Barandun S, dApuzzo V, Baumgartner C, Hirt A, Morell A, Rossi E, Schöni M, Vest M, Wagner HP (1981) High dose intravenous gammaglobulin for idiopathic thrombocytopenic purpura. Lancet I: 1228–1231

Jann S, Beretta S, Moggio M, Adobbeti L, Pellegrini G (1992) High-dose intravenous immunoglobulin in polymyositis resistant to treatment. J Neurol Neurosurg Psychiatry 55: 60–62

Joffe MM, Love LA, Leff RL, Fraser DD, Targoff IN, Hicks JE, Plotz PH, Miller FW (1993) Drug therapy of the idiopathic inflammatory myopathies: predictors of response to prednisone, azathioprine, and methotrexate and a comparison of their efficacy. Am J Med 94: 379–387

Leff RL, Love LA, Miller FW, Greenberg SJ, Klein EA, Dalakas MC (1992) Viruses in idiopathic inflammatory myopathies: absence of candidate viral genomes in muscle. Lancet 339: 1192–1195

Leon-Monzon M, Dalakas MC (1992) Absence of persistent infection with enteroviruses in muscles of patients with inflammatory myopathies. Ann Neurol 32 (2): 219–222

Lepine P, Desse G, Sautter V (1952) Biopsies musculaires avec examen histologique et isolement du virus coxsackie chez l'homme atteint de myalgie epidemique (maladie de Bornholm). Bull Acad Natl Med (Paris) 136: 66

Lewkonia RM, Buxton PH (1973) Myositis in father and daughter. J Neurol Neurosurg Psychiatry 36: 820–825

Lotz BP, Engel AG, Nishino H, Stevens JC, Litchy WJ (1989) Inclusion body myositis: Observations of 40 Patients. Brain 112: 727–747

Lueck CJ, Trend P, Swash M (1991) Cyclosporin in the management of polymyositis and dermatomyositis. J Neurol Neurosurg Psychiatry 54 (11): 1007–1008

Mastaglia FL, Ojeda VJ (1985) Inflammatory Myopathies – Part 1. Ann Neurol 17: 215–227

Medsger TAJr, Dawson DN, Masi AT (1970) The epidemiology of polymyositis. Am J Med 48: 715–753

Michaelis D, Goebels N, Hohlfeld R (1993) Constitutive and cytokine-induced expression of human leukocyte antigens and cell adhesion molecules by human myotubes. Am J Pathol 143: 1142–1149

Miller FW (1993) Myositis-specific autoantibodies: Touchstones for understanding the inflammatory myopathies. JAMA 270: 1846–1849

Miller FW, Leitman SF, Cronin ME, Hickks JE, Leff RL, Wesley R (1992) Controlled trial of plasma exchange and leukapheresis in polymyositis and dermatomyositis. N Engl J Med 326: 1380–1384

Mitchell DR, Lyles KW (1990) Glucocorticoid-induced osteoporosis: mechanisms for bone loss; evaluation of strategies for prevention. J Geront 45 (5): M153–158

Murabayashi K, Saito E, Okada S, Ogawa T, Kinoshita M (1991) Prognosis of life in polymyositis/dermatomyositis. Ryumachi 31: 391–397

Müller-Felber W, Reimers CD, de Koning J, Fischer P, Pilz A, Pongratz DE (1993) Myositis in Lyme borreliosis: an immunohistochemical study of seven patients. J Neurol Sci 118: 207–212

Nosal A, Schleissner LA, Mishkin FS, Lieberman J (1979) Angiotensin-1-converting enzyme and gallium scan in nonivasive evaluation of sarcoidosis. Ann Intern Med 90: 328–331

Oddis CV, Conte CG, Steen VD, Medsger TA (1990) Incidence of polymyositis-dermatomyositis: a 20-year study of hospital diagnosed cases in Allegheny County, PA, 1963–1982. J Rheumatol 17: 1329–1334

Oddis CV, Medsger TAJr (1995) Inflammatory myopathies. Baillieres Clin Rheumatol 9 (3): 497–514

Oldfors A, Moslemi AR, Fyhr IM, Holme E, Larsson NG, Lindberg C (1995) Mitochondrial DNA deletions in muscle fibers in inclusion body myositis. J Neuropathol Exp Neurol 54: 581–587

Park JH, Vital TL, Ryder NM, Hernanz-Schulman M, Partain CL, Price RR, Olsen NJ (1994) Magnetic resonance imaging and P-31 magnetic resonance spectroscopy provide unique quantitative data useful in the longitudinal management of patients with dermatomyositis. Arthritis Rheum 37 (5): 736–746

Pongratz D (1996) Dermatomyositis/Polymyositis. Nervenheilkunde 15: 4–10

Pongratz D, Dalakas MC (1996) Inflammatory Myopathies. In: *Brandt Th, Caplan LR, Dichgans J, Diener HC, Kennard C* (Hrsg.) Neurological Disorders – Course and treatment. Academic Press, San Diego, New York, Boston, 965–969

Pongratz D, Müller-Felber W (1990) Paraneoplastische Myopathien. Internist 31: 513–519

Pongratz DE, Reimers CD, Hahn D, Nägele M, Müller-Felber W (1990) Atlas der Muskelkrankheiten. Urban&Schwarzenberg, Baltimore.

Pruitt JN II., Showalter CJ, Engel AG (1996) Sporadic inclusion body myositis: counts of different types of abnormal fibers. Ann Neurol 39 (1): 139–143

Reimers CD, Fleckenstein JL, Witt TN, Muller-Felber

W, *Pongratz DE* (1993) Muscular ultrasound in idiopathic inflammatory myopathies of adults. J Neurol Sci 116: 82–92
Reimers CD, Schedel H, Fleckenstein JL, Nagele M, Witt TN, Pongratz DE, Vogl TJ (1994) Magnetic resonance imaging of skeletal muscles in idiopathic inflammatory myopathies of adults. J Neurol 241: 306–314
Reimers CD, Ziemann U, Schulz-Schaeffer WJ (1995) Muskuläre Komplikationen bei Borrelia burgdorferi-Infektionen. Akt Rheumatol 20: 201–211
Sanchez Roman J, Castillo Palma MJ, Ocana Medina C, Wichmann I, Chinchon Lara I, Segura Ayestaran DI (1995) The efficacy of cyclosporin in the treatment of myositis. Rev Clin Esp, 195 (7): 449–454
Sandstedt PE, Henriksson KG, Larsson LE (1982) Quantitative electromyography in polymyositis and dermatomyositis. Acta Neurol Scand 65: 110–121
Santorelli FM, Sciacco M, Tanji K, Shanske S, Vu TH, Golzi V, Griggs RC, Mendell JR, Hays AP, Bertorini TE, Pestronk A, Bonilla E, DiMauro S (1995) Multiple Mitochondrial DNA Deletions in Sporadic Inclusion Body Myositis: A Study of 56 Patients. Ann Neurol 39: 789–795
Schwarz MI (1992) Pulmonary and cardiac manifestations of polymyositis-dermatomyositis. J Thorac Imag 7: 46–54
Schwarz MI, Matthay RA, Sahn SA, Stanford RE, Marmorstein BL, Scheinhorn DJ (1976) Interstitial lung disease in polymyositis and dermatomyositis. Medicine 55: 89–104
Schweitzer ME, Fort JG (1995) Cost-effectiveness of MR imaging in evaluating polymyositis. Am J Roentgenol 165: 1471–1496
Seidman R, Peress NS, Nuovo GJ (1994) In situ detection of polymerase chain reaction-amplified HIV-1 nucleic acids in skeletal muscle in patients with myopathy. Mod Pathol 7: 369–375
Shulman LE (1975) Diffuse fasciitis with hypergammaglobulinemia and eosinophilia: A new syndrome? Trans Assoc Amer Phys 88: 70–86
Soueidan SA, Dalakas MC (1993) Treatment of inclusion-body myositis with high-dose intravenous immunoglobulin. Neurology 43: 876–879
Sterz G (1916) Polymyositis. Berl Klin Wochenschr 53: 489
Sussmann GL, Pruzanski W (1995) Treatment of inflammatory myopathy with intravenous gamma globulin. Curr Opin Rheumatol 7: 510–515
Targoff IN (1992) Autoantibodies in polymyositis. Rheum Dis Clin North Am 18: 455–482
Tazelaar HD, Viggiano RW, Pickersgill J, Colby TV (1990) Interstitial lung disease in polymyositis and dermatomyositis: Clinical features and prognosis as correlated with histologic findings. Am Rev Respir Dis 141: 727–733
Tews DS, Pongratz DE (1995) Immunhistological analysis of sarcoid myopathy. J Neurol Neurosurg Psychiatry 59: 322–325
Thornton CA, Ballow M (1993) Safety of intravenous immunoglobulin. Arch Neurol 50: 135–136
Tymms KE, Webb J (1985) Dermatopolymyositis and other connective tissue diseases: A review of 105 cases. J Rheumatol 12 (6): 1140–1148
Uchino M, Araki S, Yoshida O, Uekawa K, Nagata J (1985) High single-dose alternate day corticosteroid regimens in treatment of polymyositis. J Neurol 232: 175–178
Voltz R, Hohlfeld R (1996) The use of intravenous immunoglobulins in the treatment of neuromuscular disorders. Curr Opin Neurol 9: 360–366
von-Muhlen CA, Tan EM (1995) Autoantibodies in the diagnosis of systemic rheumatic diseases. Semin Arthritis Rheum 24: 323–358
Weller PF, Bubley GJ (1994) The idiopathic hypereosinophilic syndrome. Blood 83 (10): 2759–2779
Winkelmann RK, Mulder DW, Lambert-EH, Howard FM, Diessner GR (1968) Course of dermatomyositis-polymyositis: comparison of untreated and cortisone-treated patients. Mayo-Clin Proc 43 (7): 545–556
Yanagisawa T, Sueishi M, Nawata Y, Akimoto T, Nozaki T, Koike T, Tomioka H, Kumagai A (1983) Methylprednisolone pulse therapy in dermatomyositis. Dermatologica 167 (1): 47–51
Zantos D, Zhang Y, Felson D (1994) The overall and temporal association of cancer with polymyositis and dermatomyositis. J Rheumatol 21 (10): 1855–1859
Zhanuzakov MA, Vinogradova OM, Soloveva AP (1986) Effect of corticosteroid therapy on the survival of patients with idiopathic dermatomyositis. Ter Arkh 58: 102–105
Zieglschmid-Adams ME, Pandya AG, Cohen SB, Sontheimer RD (1995) Treatment of dermatomyositis with methotrexate. J Am Acad Dermatol 32: 754–757
Zweig MH, Adornato B, Van Steirteghem AC, Engel WK (1980) Serum creatine kinase BB and MM concentrations determined by radioimmunoassay in neuromuscular disorders. Ann Neurol 7: 324–328

J 10. Myopathien

von *Th. Klopstock* und *D. Pongratz**

Krankheiten, bei denen die Muskelschwäche auf einer Dysfunktion der Skelettmuskulatur selbst beruht, werden als Myopathien bezeichnet. Führendes klinisches Symptom ist die **schlaffe Parese,** die sich meist langsam progredient entwickelt und kaum belastungsabhängig ist. Typischerweise sind **proximale Muskeln** bevorzugt betroffen, Ausnahmen werden bei den einzelnen Krankheitsbildern diskutiert. Die begleitenden Muskelatrophien sind im Vergleich zu neurogenen Lähmungen wenig ausgeprägt und zum Teil durch eine Lipomatose kaschiert, so daß häufig eine Diskrepanz zwischen dem normalen oder sogar pseudohypertrophischen Erscheinungsbild der Muskeln und dem Kraftverlust besteht. Sensible und vegetative Störungen fehlen ebenso wie Faszikulationen. Myalgien und Krampi finden sich häufiger bei metabolischen Myopathien, die in Kap. J 11. besprochen werden.

Die diagnostische Einordnung beginnt mit der Anamnese, die Hinweise auf toxische oder metabolische Ursachen der Muskelschwäche geben kann. Eine positive **Familienanamnese** erleichtert die Zuordnung der Myopathie wesentlich, vor allem wenn der Modus der Vererbung (z. B. X-chromosomal rezessiv, autosomal dominant) abgeleitet werden kann. Bei den häufigen sporadischen Fällen soll insbesondere wegen der therapeutischen Konsequenzen stets an die Möglichkeit von **Phänokopien** durch erworbene Myopathien (z. B. chronische Polymyositis, endokrine Myopathie) gedacht werden. Das **Verteilungsmuster** der Paresen kann bei bestimmten Erkrankungen den entscheidenden diagnostischen Hinweis geben (z. B. typischer Befall extraokulärer Muskeln bei der okulopharyngealen Muskeldystrophie und bei den mitochondrialen Myopathien), ebenso etwaige Zusatz-Symptome (z. B. früh auftretende Kontrakturen bei der Muskeldystrophie Emery-Dreyfuss).

Laborchemisch ist die Erhöhung der **Creatinkinase** (CK) im Serum der wichtigste Indikator einer Muskelerkrankung. Andere Muskelenzyme oder Myoglobin bringen keine zusätzlichen Informationen. Die CK korreliert mit der Akuität des Muskeluntergangs und nimmt mit dem Alter des Patienten und mit der Dauer der Erkrankung ab. Ihre Aktivität sollte nicht nach stärkerer muskulärer Belastung (Krafttraining, Joggen) oder nach einer Nadelmyographie bestimmt werden, da sie spätestens vier Stunden danach bis zu einer Dauer von 72 Stunden auch bei Gesunden erhöht sein kann (Levin et al., 1985). Bei der Interpretation ist zu berücksichtigen, daß einerseits mäßige Erhöhungen der CK (bis zu 200 U/l) auch bei neurogenen Erkrankungen vorliegen können, andererseits eine normale CK eine Myopathie nicht ausschließt.

Das **Elektromyogramm** (EMG) ist häufig die entscheidende Methode um Muskelkrankheiten von neurogenen Erkrankungen abzugrenzen. Das typische myopathische Muster besteht aus verkürzten, vermehrt polyphasischen, niedrigamplitudigen Muskelaktionspotentialen mit einer frühen Rekrutierung und schnellem Erreichen eines Interferenzmusters schon bei geringer Kraftentfaltung. Schwierigkeiten in der Interpretation können entstehen, weil manche Myopathien im EMG auch zu neurogenen Veränderungen führen können. So findet man pathologische Spontanaktivität nicht nur bei den Myositiden, sondern auch bei schweren Muskeldystrophien, wenn Nekrosen zur Denervation einzelner Muskelfasern führen. Umgekehrt kann eine chronisch neurogene Schädigung im EMG myopathische Aspekte zeigen, wenn eine relevante Begleitmyopathie besteht.

Die **bildgebenden Verfahren** (Myosonographie, Kernspintomographie) sind v. a. hilfreich bei der Wahl einer geeigneten Biopsiestelle (Reimers, 1990).

Die Indikation zur **Muskelbiopsie** muß streng gestellt werden, da es sich um einen invasiven Eingriff handelt. Häufig ist jedoch nur durch die Morphologie die eindeutige diagnostische Zuordnung möglich. Nach schonender Gewebeentnahme und optimaler Asservation kommen je nach Fragestellung histologische, histochemische, immunhistologische, biochemische und molekularbiologische Aufarbeitungen des Gewebes zur Anwendung.

Auf die molekulargenetischen Möglichkeiten, die in zunehmendem Maße für die Differentialdiagnose hereditärer Myopathien, die pränatale Diagnostik sowie die Erfassung von Konduktorinnen entscheidend sind, wird bei den jeweiligen Krankheitsbildern eingegangen, zumal die Klassifikation der Myopathien mehr und mehr von diesen Erkenntnissen geprägt wird.

* Autoren dieses Kap. in der 2. Aufl.: Th. N. Witt und A. Danek

J 10.1. Muskeldystrophien

Die Einteilung der Muskeldystrophien (MD) basiert auf klinischen, klassisch genetischen und in den letzten Jahren vermehrt auf molekularbiologischen Kriterien. Die **Tab. J 10.1** bis **J 10.3** fassen jeweils die X-chromosomal rezessiven, die autosomal dominanten und die autosomal rezessiven Formen zusammen. Im Text wird auf neuere Klassifikationsmöglichkeiten eingegangen.

J 10.1.1. Klinik und Genetik

Dystrophinopathien
Unter den X-chromosomal rezessiv vererbten MD (**Tab. J 10.1**) sind die maligne verlaufende **Muskeldystrophie Duchenne** (DMD) und die benigner verlaufende **Muskeldystrophie Becker-Kiener** (BMD) als allelische Erkrankungen identifiziert worden (Hoffman et al., 1988).
Die **DMD** ist mit einer Inzidenz von 1/ 3300 Knabengeburten die häufigste hereditäre Myopathie. Die ersten eindrücklichen Krankheitszeichen treten meist ab dem 3. Lebensjahr (Lj.) in Form eines Watschelgangs mit positivem Trendelenburgschen Zeichen auf. Mit Fortschreiten der Erkrankung greifen die Paresen auf die Schulter-Oberarm-Muskulatur und später auf die distalen Muskeln über. Die Gebrauchsfähigkeit der Hand bleibt am längsten erhalten. Die Entwicklung von Kontrakturen trägt zum Verlust der Gehfähigkeit bei, der zwischen dem 8. und 15. Lj. eintritt. Die Lebenserwartung liegt nur selten über 25 Jahren. Der Tod tritt meist durch respiratorische Insuffizienz, seltener durch Herzinsuffizienz ein.
Die **BMD** beginnt zwischen dem 6. und 19. Lj. mit Paresen im Beckengürtelbereich. Der Verlauf ist deutlich langsamer als bei der BMD. Ein Rollstuhl wird meist in der 4. Dekade erforderlich. Die Lebenserwartung ist sehr variabel, sie liegt im Mittel bei 42 Jahren (Pongratz et al., 1990).
Der DMD und der BMD liegen unterschiedliche Mutationen des gleichen Gens auf dem X-Chromosoms zugrunde (Kunkel et al., 1985). Aus der Sequenz der zugehörigen Boten-RNA (Monaco et al., 1986) konnten Sequenz und Struktur des zugehörigen Proteins **Dystrophin** abgeleitet werden (Hoffman et al., 1987). Deletionen, selten auch Duplikationen, im Dystrophin-Gen werden bei ca. 70 % der DMD-Patienten und 85 % der BMD-Patienten gefunden (Den Dunnen et al., 1989), in den restlichen Fällen sind Punktmutationen oder Mikrodeletionen (Roberts et al., 1992) verantwortlich. Nach der **»frameshift«-Hypothese** (Monaco et al., 1988) führen Mutationen, die das Leseraster bei der Translation stören, zum DMD-Phänotyp, Mutationen, die das Leseraster nicht ändern, zu dem milder verlaufenden BMD-Phänotyp.
Neben den klassischen Krankheitsbildern DMD und BMD kann eine Dystrophinopathie auch zu einer isolierten CK-Erhöhung, einer Quadrizeps-Myopathie, einer Kardiomyopathie oder zu Myalgien und Krampi führen (Beggs et al., 1991).

Muskeldystrophie Emery-Dreyfuss
Die X-chromosomal rezessive **Muskeldystrophie Emery-Dreyfuss (EMD) (Tab. J 10.1)** wurde, 1966 als eigene Entität beschrieben (Emery und Dreifuss, 1966). Pathognomonisch ist die Triade aus frühen Kontrakturen (< 20. Lj.), humeroperonealer Muskelschwäche und Kardiomyopathie. Wichtig ist die obligate Herzbeteiligung mit Überleitungsstörungen bis zum kompletten AV-Block. Das Gen für die Erkrankung wurde auf Chromosom (Chr) Xq28 lokalisiert und codiert für ein **Emerin** genanntes Protein noch unbekannter Funktion (Bione et al., 1994). Es existiert eine autosomal dominante Phänokopie der EMD sowie neurogene Phänokopien (Witt et al., 1988).

Fazioskapulohumerale Muskeldystrophie und skapuloperoneales Syndrom
Die autosomal dominant vererbte **fazioskapulohumerale Muskeldystrophie (FSH-MD) (Tab. J 10.2)** beginnt meist im 2. oder 3. Lebensjahrzehnt, selten schon in der Kindheit, mit einer Schwäche der mimischen Muskulatur. Auf Grund des sehr langsamen Verlaufs bemerken viele Patienten die Schwäche im Gesicht nicht und werden erst Jahre später beim Arzt vorstellig, wenn der Befall der Schultergürtelmuskulatur zu funktionellen Einbußen, insbesondere beim Heben der Arme über die Horizontale, führt. Häufige Begleit-Symptome sind sensorineurale Schwerhörigkeit bis zur Taubheit und retinale Vaskulopathie (Padberg et al., 1995).
Der Genort für die FSH-MD wurde auf Chr 4q35 lokalisiert (Wijmenga et al., 1990), wobei einige Familien aber nicht an dieser Stelle koppeln (Gilbert et al., 1993). Die Bedeutung von Deletionen in einem Homöobox-Gen, die man bei Patienten auf Chr 4q35 gefunden hat, ist noch Gegenstand der Diskussion (Wijmenga et al., 1992).
Als **skapuloperoneales Syndrom (SPS)** werden heute deskriptiv myogene und neurogene Krankheitsbilder zusammengefaßt, denen eine bevorzugte Schwäche der Schultergürtelmuskulatur und der Fußheber gemeinsam ist. Ein Teil der myopathischen Formen entspricht wohl einer FSH-MD ohne Gesichtsbeteiligung, es gibt jedoch auch eine eigenständige, autosomal dominante **skapuloperoneale Muskeldystrophie (Tab. J 10.2)** mit Kopplung auf Chr 12 (Wilhelmsen et al., 1996) sowie weitere myopathische Formen noch ungewisser Zuordnung. Die neurogenen **Phänokopien** und andere Differentialdiagnosen der FSH-MD und des SPS sind in **Tab. J 10.4** aufgeführt.

Okulopharyngeale Muskeldystrophie
Die autosomal dominante, benigne verlaufende **okulopharyngeale Muskeldystrophie (OPMD) (Tab. J 10.2)** beginnt schleichend in der 5. bis 6.

Tab. J 10.1: X-chromosomal rezessiv vererbte Muskeldystrophien (MD) (vgl. auch Kap. M 1)

Typ Genort	Genprodukt	betroffenes Geschlecht	Häufigkeit*	Beginn (Lebensalter in Jahren)	Verlauf und Lebenserwartung	vorwiegend befallene Muskulatur	Diagnose (CK, EMG, Biopsie, Molekulardiagnostik)	Besonderheiten
Duchenne (DMD)								
Xp21	Dystrophin	m	I = 1/3 500 P = 60/Million 1/3 Neumutation	kongenital bis 4. Lj.	Meist ab dem 3. Lj. verzögerte motorische Entwicklung, Gowers-Zeichen, Watschelgang; Gehunfähigkeit 8.–15. Lj.; Todesursache meist bis 30. Lj. respirator. Insuffizienz ± Pneumonie ± Herzinsuffizienz	Beckengürtel, Oberschenkel, dann aufsteigend zum Rumpf, Schultergürtel, proximaler Arm; Gesicht und Hand lange ausgespart	CK bis zum 5. Lj. 100–300 ×, danach langsam abfallend; immunhistochemisch meist komplettes Fehlen von Dystrophin; direkte DNA-Analyse	lokale Pseudohypertrophien (v. a. Waden, Zunge); zunehmende Kontrakturen, Kyphoskoliose; Herzinsuffizienz in 40 %, EKG und UKG bei fast allen Pat. pathologisch; z. T. leichte Intelligenzminderung
Becker-Kiener (BMD)								
Xp21	Dystrophin	m	I = 1/18 000 P = 24/Million	6.–19. Lj.	Gehunfähigkeit 10.–78. Lj., meist 4. Dekade; Lebenserwartung 23–89 J., im Mittel 42 J., Tod durch respiratorische oder kardiale Insuffizienz	Beckengürtel, Oberschenkel, nach 5–10 J. aufsteigend zum Schultergürtel	CK anfangs 25–200 ×, nach 20. Lj. 2–60 mal; immunhistochemisch Dystrophin vermindert; direkte DNA-Analyse	Wadenhypertrophie, Wadenschmerz bei Belastung als Frühsymptom; selten Kontrakturen; Herzbeteiligung klinisch meist stumm
Emery-Dreyfuss (EMD)								
Xq28	Emerin	m	I = 1/100 000	4.–15. Lj.	über Jahrzehnte langsam progredient; führt eher selten zur Gehunfähigkeit; Lebenserwartung durch Fälle mit plötzlichem Herztod reduziert	anfangs skapulohumeroperoneal; später auch Schulter- und Beckengürtel	CK 2–7x, im Verlauf abfallend; direkte DNA-Analyse möglich, aber noch nicht Routine	frühe Kontrakturen, häufig vor Paresen; obligate Herzbeteiligung mit Überleitungsstörungen bis zum kompletten AV-Block; daher Synkopen, plötzlicher Herztod; Schrittmacherimplantation!
McLeod-Syndrom								
Xp21	XK	m	selten	20.–30. Lj.	sehr langsame Progredienz, wohl normale Lebenserwartung (Danek et al., 1990)	diffus, meist subklinisch	CK 2–30x Kell-Blutgruppen-Ag fehlend oder schwach	Multisystemerkrankung, Neuroakanthozytose, Chorea

* I = Inzidenz: Zahl der bei Geburt oder später Betroffenen im Verhältnis zur Gesamtzahl lebend geborener Knaben;
P = Prävalenz: Zahl der betroffenen männlichen Patienten im Verhältnis zur männlichen Gesamtpopulation (Emery, 1991)

Tab. J 10.2: Autosomal dominant vererbte Muskeldystrophien (vgl. auch Kap. M 1)

Typ Genort	Genprodukt	betroffenes Geschlecht	Häufigkeit*	Beginn (Lebensalter in Jahren)	Verlauf und Lebenserwartung	vorwiegend befallene Muskulatur	Diagnose (CK, EMG, Biopsie, Molekulardiagnostik)	Besonderheiten
Fazioskapulohumerale Muskeldystrophie Landouzy-Déjerine **(FSH-MD)** Chr4q35 und 2. Genort	?	m = f	P = 20/Million	10.–30. Lj. (3.–44. Lj.)	Beginn mit Schwäche der mimischen Muskulatur häufig unbemerkt; sehr langsamer Verlauf; später Befall des Schultergürtels; selten gehunfähig; normale Lebenserwartung	fazioskapulohumeral + Mm. tib. ant., pectoralis; Scapula alata; häufig asymmetrisch	CK n-5x; Biopsie: z. T. Mottenfraßfasern, Infiltrate, »small angular fibres«; Assoziation mit DNA-Rearrangements auf Chr 4q35, aber Gen und Protein noch unbekannt	49 % retinale Vaskulopathie, 64 % Hörverlust, Herz klinisch nicht beteiligt, Intelligenz normal DD: skapuloperoneales Syndrom (SPS) (siehe Text und Tab. J 10.4).
Skapuloperoneale Muskeldystrophie Chr12	?	m = f	selten	15–58. Lj.	Beginn meist mit Schwäche der Fußhebung, später Schultergürtelschwäche	skapuloperoneal, z. T. asymmetrisch	CK n-10x; Biopsie: z. T. Desminhaltige cytoplasmatische Einschlüsse	z. T. mit Kontrakturen, Kardiomyopathie, Hörverlust; DD: SPS (siehe FSH-MD)
Okulopharngeale Muskeldystrophie (OPMD) Chr14	?	m = f	P = 5/Million	40.–60. Lj.	Beginn mit bds. Ptose und Schluckstörung, langsamer Verlauf; Dysphagie kann nach ca. 20 J. über Unterernährung oder Aspiration zum Tod führen, meist aber normale Lebenserwartung	äußere Augenmuskeln, Pharynx, später auch andere Muskeln	CK n-3x; Schluckdiagnostik; Biopsie: »small angular fibres«, »rimmed vacuoles«, im EM intranukleäre tubuläre Filamente	Blockbilder im EKG kommen vor, aber klinisch keine Herzbeteiligung; z. T. Immunglobuline i. S. erhöht DD: okulopharyngeales Syndrom (Tab. J 10.5)
Myopathia distalis tarda hereditaria Welander	?	m = f	fast nur in Skandinavien	40.–60. Lj.	Beginn mit Ungeschicklichkeit der Hände, später Schwäche Unterschenkel; langsame Progredienz; normale Lebenserwartung	distale Muskeln, v. a. Hand und Unterschenkel	CK n-10x	weitere ad Formen: Typ Markesberry, Finnische Tibialis-MD (spätmanifest); Typ Biemond, Typ Magee (frühmanifest)
autosomal dominante Gliedergürteldystrophien mit frühem Beginn Bethlem Chr21q	?	m = f	selten	kongenital bis frühe Kindheit	langsam; arbeitsfähig bis in hohes Alter; selten Rollstuhl; normale Lebenserwartung	Gliedergürtel; Gesicht und Herz nicht betroffen	CK normal – leicht erhöht	distale Kontrakturen, DD zu EMD, aber funktionell weniger beeinträchtigt
mit spätem Beginn Chr5q und 2. Genort	?	m = f	selten	18.–35. Lj.	langsam über Jahrzehnte	Beckengürtel > Schultergürtel; z. T. distal, z. T. Gesicht beteiligt	CK 2-9x; EMG z. T. mit Spontanaktivität	unterschiedliche Formen, z. T. mit Kardiomyopathie

* P = Prävalenz: Zahl der betroffenen Patienten im Verhältnis zur Gesamtpopulation (Emery, 1991)

Dekade, meist mit beidseitiger Ptose. Bei sehr langsamem Verlauf ist die Lebenserwartung meist normal. Bei Mitbefall distaler Muskeln spricht man auch von der **okulopharyngodistalen Variante.** Die wichtigsten Differentialdiagnosen (**Tab. J 10.5** und **J 10.6.**) sind die okuläre Form der Myasthenia gravis, die mitochondrialen Myopathien (chronisch progrediente externe Ophthalmoplegie), die Einschlußkörpermyositis sowie die myotone Dystrophie.

Das Gen liegt auf Chr 14 (Brais et al., 1995), das Genprodukt ist noch unbekannt. Möglicherweise könnte die Aufklärung der Struktur von für diese Erkrankung spezifischen intranukleären Filamenten pathogenetische Hinweise liefern.

Distale Myopathien

Während die meisten Muskelerkrankungen bevorzugt proximale Muskeln betreffen, gibt es einige sehr seltene, zum Teil sporadische, zum Teil vererbte, Myopathien, die mit Schwäche und Atrophie in den Händen oder Füßen beginnen und immer langsam verlaufen. Unter den spätmanifesten **autosomal-dominanten Formen** (**Tab. J 10.2**) beginnt die **Myopathia distalis tarda hereditaria Welander** (Welander, 1951) mit Ungeschicklichkeit der Finger, später kommt eine Schwäche der Unterschenkelmuskeln hinzu. Andere Formen beginnen in der Unterschenkelmuskulatur und greifen dann auf die Hände über (Markesberry et al., 1974) oder bleiben auf den M. tibialis anterior beschränkt (Finnische Tibialis-Muskeldystrophie) (Udd et al., 1993).

Im frühen Erwachsenenalter beginnen einige **autosomal-rezessiv vererbte distale Myopathien** (**Tab. J 10.3**). Der Typ I (stark erhöhte CK) betrifft bevorzugt den M. gastrocnemius (Miyoshi et al., 1986) und wurde genetisch auf Chr 2p lokalisiert (Bejaoui et al., 1995), der Typ II (nur leicht erhöhte CK) den M. tibialis anterior und die intrinsischen Fußmuskeln (Nonaka et al., 1981).

Ähnliche klinische Bilder wie bei distaler Myopathie können unter Umständen bei myotoner Dystrophie, entzündlichen Muskelkrankheiten, FSHMD bzw. SPS, neuronaler Form der Charcot-Marie-Tooth-Erkrankung, spinaler Muskelatrophie, Motorneuropathien u. a. (**Tab. J 10.4**) auftreten. Die Abgrenzung mittels Elektrophysiologie und Muskelbiopsie ist aber im allgemeinen unproblematisch.

Gliedergürteldystrophien

Das ursprüngliche Konzept der Gliedergürteldystrophie als nosologische Einheit kann nicht mehr aufrechterhalten werden. Durch molekulargenetische Erkenntnisse können verschiedene autosomal vererbte Erkrankungen aus dieser Gruppe unterschieden werden, deren klinische Gemeinsamkeit in dem Vorzugsbefall des Schulter- und Beckengürtels besteht. Die Differentialdiagnose des Gliedergürtel-Syndroms ist in **Tab. J 10.7** dargestellt.

Autosomal dominante Gliedergürteldystrophien (**Tab. J 10.2**): Die benigne autosomal dominante Gliedergürteldystrophie mit frühem Beginn (**Bethlem-Myopathie**) beginnt kongenital oder in der frühen Kindheit, verläuft langsam, führt nur zu geringer Beeinträchtigung, und geht mit normaler Lebenserwartung einher (Bethlem und van Wijngaarden, 1976). Charakteristisch sind die Beugekontrakturen v. a. der Finger-, Ellbogen- und Sprunggelenke. Das Gen für die Bethlem-Myopathie wurde auf Chromosom 21q lokalisiert (Jöbsis et al., 1996).

Die autosomal dominanten Gliedergürteldystrophien **mit spätem Beginn** setzen im frühen Erwachsenenalter mit pelvifemoraler Schwäche ein um sich dann langsam nach scapulohumeral auszubreiten. Der Verlauf ist benigne. In einer großen Familie mit diesem Verlauf wurde ein Genort auf Chromosom 5q lokalisiert (Speer et al., 1992).

Autosomal rezessive Gliedergürteldystrophien (**Tab. J 10.3**): Nachdem man in den letzten Jahren sechs Genorte für diese seltenen »limb-girdle muscular dystrophies« (LGMD) identifizieren konnte und in fünf Fällen sogar das verantwortliche Protein kennt, erfolgt die Klassifikation nun nach genetischen und immunhistochemischen Kriterien in **LGMD 2A-F** Das klinische Profil der einzelnen genetischen Entität ist recht variabel. Ein Teil der Fälle von LGMD 2C und 2D verläuft schwer und entspricht der früheren »severe childhood autosomal recessive muscular dystrophy« (SCARMD), die kaum von der DMD zu unterscheiden ist. Benignere Verläufe entsprechen wohl den früher als scapulohumerale Gliedergürteldystrophie Erb und pelvifemorale Gliedergürteldystrophie Leyden-Möbius beschriebenen Formen.

Die **LGMD 2A** beruht auf Mutationen des Gens für **Calpain**, einer muskelspezifischen, Kalzium-aktivierten Protease, der Genort liegt auf Chr 15q (Richard et al., 1995). Dies ist somit bisher die einzige Muskeldystrophie, die auf einem enzymatischen Defekt und nicht auf Veränderungen eines Strukturproteins beruht. Die **LGMD 2B** wurde auf Chr 2p lokalisiert (Bashir et al., 1994), das verantwortliche Gen ist noch nicht identifiziert. Die **LGMD 2C** kommt bevorzugt in Nordafrika vor und beruht auf Mutationen des Dystrophin-assoziierten Proteins **γ-Sarkoglykan** auf Chr 13q (Noguchi et al., 1995). Die **LGMD 2D** beruht auf einer primären Defizienz des Dystrophin-assoziierten Proteins **Adhalin (= α-Sarkoglykan)**, bedingt durch Mutationen des Adhalin-Gens auf Chr 17q (Roberds et al., 1994). Die **LGMD 2E** ist mit Mutationen des Dystrophin-assoziierten **β-Sarkoglykans** auf Chr 4q (Bönnemann et al., 1995), die **LGMD 2F** mit Mutationen des **δ-Sarkoglykan**-Gens auf Chr 5q (Nigro et al., 1996) vergesellschaftet.

Sporadische Gliedergürteldystrophien: Manche dieser Fälle sind wahrscheinlich sporadisch auftretende Formen der oben aufgeführten autosomal dominanten oder rezessiven Muskeldystrophien.

Bei spätem Beginn könnten manche männlichen Betroffenen BMD haben, manche Frauen manifeste Konduktorinnen der DMD darstellen. Wegen der Therapiekonsequenz ist zu beachten, daß die **Polymyositis** mitunter ohne wesentliche Entzündungszeichen in der Muskelbiopsie einhergehen kann (Munsat und Cancilla, 1974).

Quadrizeps-Myopathie: Bei der sogenannten Quadrizeps-Myopathie liegen wohl milde Verlaufsformen verschiedener Muskeldystrophien, z. B. BMD, oder auch blande Polymyositiden vor. Neurogene Erkrankungen wie spinale Muskelatrophie, proximale diabetische Neuropathie oder Rückenmarksläsionen können ein ähnliches klinisches Bild verursachen, sind im allgemeinen elektrophysiologisch jedoch leicht abzugrenzen. Bei genauer klinischer und elektrophysiologischer Untersuchung sind bei der Quadrizeps-Myopathie meist auch andere Muskeln diskret betroffen.

Tab. J 10.4: Differentialdiagnose der fazioskapulohumeralen Muskeldystrophie bzw. des skapuloperonealen Syndroms
Therpierelevante Formen sind mit ⋆ markiert.

Myopathien
fazioskapulohumerale Muskeldystrophie
skapuloperoneale Muskeldystrophie
Emery-Dreyfuss-Muskeldystrophie⋆
distale Myopathien
LGMD 2A
myotone Dystrophie
kongenitale Myopathien
mit Strukturbesonderheiten
entzündliche Muskelerkrankungen⋆

neurogene Phänokopien
FSH-Muskelatrophie und
skapuloperoneale Muskelatrophie
(beides wohl Varianten einer spinalen Muskelatrophie)
Davidenkow-Syndrom
(wohl Variante einer Charcot-Marie-Tooth-Erkrankung)

Tab. J 10.5: Differentialdiagnose des okulopharyngealen Syndroms
Therapierelevante Formen sind mit ⋆ markiert.

Myopathien
okulopharyngeale Muskeldystrophie
Myasthenia gravis⋆
Einschlußkörpermyositis⋆
Polymyositis⋆
mitochondriale Myopathie (CPEO)
myotone Dystrophie

andere Erkrankungen
progressive Bulbärparalyse
Tumoren und Entzündungen des Hirnstamms, der Meningen und der Schädelbasis⋆
Senile Ptose mit organischer Stenose des Ösophagus⋆
Lues⋆
Extreme Kachexie⋆

Tab. J 10.6.: Differentialdiagnose der chronisch progredienten externen Ophthalmoplegie (CPEO)
Therapierelevante Formen sind mit⋆ markiert.

Myopathien
mitochondriale CPEO
Kearns-Sayre-Syndrom
myotone Dystrophie
okulopharyngeale Muskeldystrophie
zentronukleäre Myopathie
orbitale Myositis⋆
Myasthenia gravis⋆

andere Erkrankungen
dysthyreote Orbitopathie⋆
Amyloidinfiltration der Orbita
bei multiplem Myelom⋆
hereditäre Multisystemerkrankungen
Vitamin E-Mangel⋆
progressive supranukleäre Blicklähmung
kongenitale Ptose
senile Ptose

Tab. J 10.7: Differentialdiagnose des Gliedergürtel-Syndroms beim Erwachsenen

Erkrankungen	Konsequenz
Muskeldystrophie Becker-Kiener (BMD) (bei männlichen, sporadischen Fällen mit Pseudohypertrophien bis zum 30. Lj. handelt es sich fast immer um BMD)	genetische Beratung mit DNA- und Dystrophin-Diagnostik und Bestimmung des Überträgerstaus, vgl. Abb. J 10.1.
klinisch manifeste Konduktorin der Muskeldystrophie Duchenne (DMD)	DNA-Diagnostik, genetische Beratung, Prävention, vgl. Abb. J 10.1.
autosomal dominante Gliedergürteldystrophie mit spätem Beginn	genetische Beratung
proximale spinale Muskelatrophie Kugelberg-Welander	genetische Beratung
Carnitin-Mangel (s. Kap. J 11.2.1)	Therapiemöglichkeit
adulte Form des sauren Maltase-Mangels (M. Pompe) (s. Kap. J 11.1)	Diät, genetische Beratung
Polymyositis, granulomatöse Myositis	Therapiemöglichkeit, ev. Tumorsuche, Sarkoidose?
Lambert-Eaton-Syndrom	Tumorsuche, Therapiemöglichkeit
sekundäre Myopathie (endokrin, toxisch, medikamentös) (s. Kap. J 11)	Beseitigung der Ursache, Behandlung der Grunderkrankung

Tab. J 10.3: Autosomal rezessiv vererbte Muskeldystrophien (vgl. auch Kap. M 1)

Typ Genort / Genprodukt	betroffenes Geschlecht	Häufigkeit	Beginn (Lebensalter in Jahren)	Verlauf und Lebenserwartung	vorwiegend befallene Muskulatur	Diagnose (CK, EMG, Biopsie, Molekulardiagnostik)	Besonderheiten
Gliedergürteldystrophie (limb-girdle muscular dystrophies, LGMD)							
LGMD 2A Chr 15q / Calpain	m = f	selten	3.–30. Lj.	Beginn mit Schwierigkeiten beim Laufen und Treppensteigen, Schultergürtel i. a. 2-5 J. später betroffen; Verlust der Gehfähigkeit meist um das 20. Lj.	Beckengürtel > Schultergürtel; Gesicht ausgespart	CK n-20x: Dystrophin und Adhalin normal	keine Herzbeteiligung, wohl normale Intelligenz; beinhaltet wohl Fälle von skapulohumeraler LGMD Erb und pelvifemoraler LGMD Leyden-Möbius
LGMD 2B Chr 2p / ?	m = f		< 15. Lj.	meist langsamer Verlauf; Beginn am Beckengürtel	Beckengürtel > Schultergürtel; Gesicht ausgespart	CK deutlich erhöht ; im CT auch Abduktoren u. Kniebeuger betroffen; normales Adhalin	DD: LGMD 2A, distale Miyoshi-Myopathie
LGMD 2C Chr 13q / γ-Sarkoglykan	m = f	in Nordafrika ca. wie DMD	3.–? Lj.	schwerer Verlauf (SCARMD) in 25 %, dann auch histologisch wie DMD; sonst langsamer Verlauf	Beckengürtel > Schultergürtel; Gesicht ausgespart	CK deutlich erhöht, normales Dystrophin, sekundäre Adhalin-Defizienz	Kontrakturen, Herzbeteiligung, normale Intelligenz; wichtige DD zur DMD (genetische Beratung!)
LGMD 2D Chr 13q / α-Sarkoglykan (= Adhalin)	m = f		0.–25. Lj.	klinisch heterogen, z. T. SCARMD-Verlauf	Beckengürtel > Schultergürtel; Gesicht ausgespart	CK 25-88x; primäre Adhalin-Defizienz	z. T. Wadenhypertrophie, selten Herzbeteiligung, normale Intelligenz; wichtige DD zur DMD (genetische Beratung!)
LGMD 2E Chr 4q / β-Sarkoglykan	m = f	selten		noch kaum klinische Daten		sekundäre Adhalin-Defizienz	
LGMD 2F Chr 5q / δ-Sarkoglykan	m = f	selten		noch kaum klinische Daten		sekundäre Adhalin-Defizienz	

Typ Genort	Genprodukt	betroffenes Geschlecht	Häufigkeit	Beginn (Lebensalter in Jahren)	Verlauf und Lebenserwartung	vorwiegend befallene Muskulatur	Diagnose (CK, EMG, Biopsie, Molekulardiagnostik)	Besonderheiten
distale Myopathien								
Typ I Miyoshi Chr 2p	?	m = f	selten	junge Erwachsene	Beginn in der Wadenmuskulatur, Schwierigkeit beim Einbeinhüpfen, später auch Fuß- und Handmuskeln	M. gastrocnemius > > Fuß > Hand > > > M. tib. ant.	CK 10-100x	DD wie SPS (Tab. J 10.4)
Typ II Nonaka ?	?	m = f	selten	junge Erwachsene	Beginn im M. tib. ant., frühe Fußheberschwäche, Fußmuskeln häufiger betroffen als bei Typ I	M. tib. ant. > Fuß > > > M. gastrocn.	CK nur leicht erhöht; Biopsie: »rimmed vacuoles«	DD wie SPS (Tab. J 10.4)
kongenitale Muskeldystrophien (CMD)								
klassische CMD Chr 6q und 2. Genort	Merosin	m = f	selten	kongenital	im wesentlichen nicht progredient, Prognose hängt von der Ausprägung bei der Geburt ab; Lebenserwartung daher wenige Monate bis normal	proximal > distal	CK n- leicht erhöht; Biopsie: Dystrophie; immunhistochemisch in ca. 50 % Fehlen von Merosin	häufig Kontrakturen bei Geburt (Bild der Arthrogryposis multiplex congenita)
Fukuyama-CMD Chr 9q	?	m = f	in Japan fast wie DMD	kongenital	Sitzen und Krabbeln wird meist erlernt, Stehen und Gehen nicht; Tod meist bis zum 10. Lj.	proximal > distal	CK 10-50x; Biopsie: Dystrophie; EEG-Veränderungen; CT/MR: Pachygyrie	Kontrakturen; epileptische Anfälle in 50 %; intellektuelle Retardierung
Walker-Warburg-CMD ?	?	m > f	selten	kongenital	»floppy infant« bei Geburt; Tod meist in den ersten Lebensmonaten	generalisiert	CK leicht bis mäßig erhöht; Biopsie unspezifisch; EEG path.; CT/MR: Pachygyrie	dysplastische Zeichen; möglicherweise genetisch mit Fukuyama-CMD identisch
Santavuori-CMD ?	?	m = f	fast nur in Finnland	kongenital	verzögerte Entwicklung, Laufen wird meist erlernt; Lebenserwartung 6–16 J.	proximal > distal	CK erhöht; EEG und VEP pathologisch; CT/MR: Pachygyrie	auch »muscle-eye-brain disease« genannt; mentale Retardierung, Blindheit
»rigid spine«-Syndrom ?	?	m > > f	selten	0.–7. Lj.	normale oder verzögerte frühkindliche Entwicklung; dann axiale Myopathie mit Kontrakturen; ab Adoleszenz relativ stabil	axial	CK mäßig erhöht; Biopsie unspezifisch myopathisch	axiale Kontrakturen führen zu charakteristischer Rumpfbeugung und Hyperextension des Nackens

Kongenitale Muskeldystrophien

Die **kongenitalen Muskeldystrophien (CMD)** sind eine Gruppe autosomal rezessiv vererbter Erkrankungen, die schon beim Neugeborenen mit allgemeiner Muskelhypotonie und -schwäche manifest sind (»**floppy infant**«). Sie sind durch das Fehlen charakteristischer myopathologischer Befunde abzugrenzen von den kongenitalen Myopathien mit Strukturbesonderheiten, von der DMD durch den früheren Beginn, den nicht oder kaum progredienten Verlauf und die normale Dystrophin-Färbung. Die sogenannte **klassische CMD** bleibt klinisch im wesentlichen auf den Muskel beschränkt, mit bildgebenden Verfahren wurden allerdings z. T. Marklagerläsionen des Gehirns festgestellt (Topaloglu et al., 1994). Ungefähr die Hälfte der Fälle beruht auf einem Fehlen von **Merosin** (Tome et al., 1994), dem Bestandteil der extrazellulären Matrix, der mit dem Dystrophin-assoziierten Proteinkomplex verbunden ist. Somit handelt es sich bei der Merosin-negativen CMD wie bei den Dystrophinopathien und den autosomal rezessiven Gliedergürteldystrophien des Kindesalters LGMD 2C-F um eine Erkrankung mit einem Defekt des Komplexes, der die kontraktilen Myofibrillen mit der extrazellulären Matrix verbindet. Das Gen für diese Erkrankung liegt auf Chr 6q2 (Hillaire et al., 1994).

Neben dieser klassischen CMD gibt es weitere Formen, bei denen zusätzlich Entwicklungsstörungen des Gehirns (v. a. Pachygyrie, Polymikrogyrie) mit mentaler Retardation und zum Teil Mißbildungen des Auges bestehen (**Tab. J 10.3**). Die **Fukuyama-CMD** kommt fast nur in Japan vor und ist dort nach der DMD die zweithäufigste Muskeldystrophie. Das Gen liegt auf Chr 9q (Toda et al., 1993), das Genprodukt ist noch unbekannt. Die **Walker-Warburg-CMD** verläuft noch maligner, die ersten Lebensmonate werden selten überlebt. Möglicherweise ist das Syndrom mit der Fukuyama-Form genetisch identisch (Toda et al., 1995). Die fast nur in Finnland auftretende und auch dort sehr seltene **Santavuori-CMD** (»**muscle-eye-brain disease**«) verläuft ähnlich wie die Fukuyama-CMD, ist genetisch jedoch keine allelische Erkrankung (Ranta et al., 1995). Das »**rigid spine**«**-Syndrom** wird von manchen Autoren zu den CMD gerechnet. Trotz des wahrscheinlich autosomal rezessiven Erbgangs erkranken überwiegend Knaben. Nach normaler oder verzögerter frühkindlicher Entwicklung kommt es im frühen Schulalter zu einer axialen Myopathie mit Kontrakturen, die zu einer typischen Rumpfbeugung und Hyperextension des Nackens führen. Ab dem zweiten Lebensjahrzehnt stagniert die Erkrankung.

J 10.1.2. Verlauf

Prognostische Aussagen über die einzelnen Formen der MD sind dadurch erschwert, daß sie einen sehr variablen Verlauf nehmen können, teilweise die Expressivität innerhalb der gleichen Familie variiert oder insgesamt nur wenige gut dokumentierte Familien beschrieben wurden (**Tab. J 10.1 bis J 10.3**). Gerade durch die zunehmende Klassifikation der Erkrankungen nach ihrer genetischen Grundlage wird heute klar, daß eine Erkrankung (definiert durch ihren Genotyp) unter sehr unterschiedlichen Phänotypen manifest werden kann. So kann sich eine Dystrophinopathie sowohl als fatale DMD wie auch als harmlose CK-Erhöhung äußern (Beggs et al., 1991). Eine Prognose auf Grund des vorliegenden Krankheitsbildes läßt sich daher nur bedingt stellen: als Faustregel verlaufen die DMD und die autosomal rezessiven MD maligne, die BMD, die EMD und die autosomal dominanten MD dagegen recht gutartig. Im Einzelfall kann aber das bei Untersuchung bestehende Ausmaß der Behinderung im Verhältnis zum Alter und die Beobachtung der **individuellen Progression** diese Aussage relativieren. Zur Verlaufsdokumentation müssen quantifizierbare klinische Parameter wie die Messung der Kraft geeigneter Muskeln, der Gelenksbeweglichkeit und der Lungenfunktion sowie standardisierte Tests einfacher motorischer Funktionen (z. B. Aufstehen aus dem Sitzen, Treppensteigen) bzw. definierte Behinderungsgrade herangezogen werden (Brooke et al., 1981). Elektromyographische, muskelhistologische und myosonographische Untersuchungen sind schwerer zu quantifizieren; die Aktivität der CK zeigt beträchtliche Schwankungen von Tag zu Tag, ist abhängig von körperlicher Belastung und fällt mit dem Fortschreiten des Faseruntergangs langsam ab.

Ein wichtiger Faktor der zunehmenden Behinderung von MD-Patienten ist die Entwicklung von **Kontrakturen.** So zeigt sich bei der DMD ab dem 8. Lebensjahr eine rapide Verschlechterung der Bewegungsmöglichkeiten nicht nur durch beschleunigten Kraftverlust, sondern v. a. durch zunehmende Spitzfuß-, Hüft- und Kniebeugekontrakturen (Brooke et al., 1983). Bei Gehunfähigkeit (59 % der über 12jährigen DMD-Patienten sind an den Rollstuhl gebunden) kommt es zu rascher, oft asymmetrischer Zunahme der Kontrakturen und in deren Folge zu thorakolumbalen **Wirbelsäulendeformitäten** (vorwiegend Skoliose).

Die Minderung der Kraft des Hustenstoßes mit der konsekutiv erhöhten Anfälligkeit für pulmonale Infekte führt mit der zunehmenden extrapulmonalen Restriktion zu einer **respiratorischen Insuffizienz** der rollstuhlpflichtigen Patienten und im terminalen Stadium zum meist plötzlichen respiratorischen Versagen, das zusammen mit **Lungeninfekten** bei über 70 % der DMD-Patienten die Todesursache darstellt (Newsom-Davis, 1980).

J 10.1.3. Therapeutische Prinzipien

Pathomechanismus

Die Identifikation der genetischen Ursache und des korrespondierenden Proteindefekts bei einer

Reihe von MD hat in den letzten Jahren die Klassifikation dieser Erkrankungen revolutioniert und erlaubt neue Einsichten in die pathophysiologischen Zusammenhänge. Eine überragende Bedeutung kommt dabei dem Proteinkomplex zu, der die kontraktilen Myofibrillen der Muskelfaser mit der Plasmamembran und mit der extrazellulären Matrix verbindet und dadurch nach heutiger Auffassung die Muskelfasermembran während der Faserkontraktion stabilisieren soll. Dabei liegt an der Innenseite des Sarkolemms (Bonilla et al., 1988) Dystrophin, das mit seinem N-Terminus an Aktin, mit seinem C-Terminus an **Dystrophin-assoziierte Proteine (DAP)** (Ervasti und Campbell, 1991) bindet. Zu diesen DAP gehören fünf transmembranäre Proteine (darunter Adhalin = α-Sarkoglykan, β-Sarkoglykan, γ-Sarkoglykan, δ-Sarkoglykan), diese binden wiederum über das extrazellulär gelegene Dystroglykan an Merosin (= Laminin M), ein Basallamina-Protein der extrazellulären Matrix. Nachdem die Defizienz von Dystrophin als Ursache der DMD und der BMD erkannt worden war, zeigte sich in den letzten Jahren, daß auch andere MD durch Mutationen in diesem Proteinkomplex verursacht sind. So fehlt bei der LGMD 2D das **Adhalin (= α-Sarkoglykan)**, bei der LGMD 2E das **β-Sarkoglykan**, bei der LGMD 2C das **γ-Sarkoglykan**, und bei der LGMD 2F das **δ-Sarkoglykan**. In ca. der Hälfte der Fälle von klassischer CMD liegt eine **Merosin**-Defizienz vor (Tome et al., 1994).

Die aus dem Fehlen dieser Proteine resultierende Destabilisierung der Membran scheint aber nicht direkt zur Fasernekrose zu führen. Primäre Konsequenz scheint vielmehr eine pathologische Löchrigkeit der Membran zu sein, wie die massive Erhöhung der Serum-CK und der vermehrte Kalziumgehalt der betroffenen Muskelfasern von Geburt an zeigt. Im Laufe der ersten Lebensjahre wird dann vermutlich die Membran durch wiederholte Kontraktionen weiter geschädigt und die zunehmende intrazelluläre **Kalziumakkumulation** (Menke und Jockusch, 1991) führt zur Fasernekrose.

Eine Sonderstellung in der Pathogenese nimmt die LGMD 2A ein. Im Gegensatz zu den anderen MD, bei denen jeweils eine strukturelle Komponente der Plasmamembran defizient ist, liegt bei der LGMD 2A ein Enzymdefekt vor. Es handelt sich um die muskelspezifische Protease **Calpain**, die möglicherweise eine Rolle in der Signaltransduktion spielt (Richard et al., 1995). Hoffnungen auf neue therapeutische Möglichkeiten ergeben sich aus der Überlegung, daß enzymatische Defizienzen theoretisch leichter zu substituieren sind als strukturelle Defekte.

Von den weiteren MD ist nur noch im Fall der EMD die Proteinstruktur aufgeklärt. Bei dem **Emerin** genannten Eiweiß handelt es sich wohl um ein membranständiges Strukturprotein, dessen Funktion aber noch nicht bekannt ist (Bione et al., 1994).

Konkrete therapeutische Konzepte haben sich aus dem Verständnis der pathopysiologischen Zusammenhänge bislang bei den genannten MD nicht ergeben.

Myoblastentransfer

Nachdem Tierversuche an der Dystrophin-defizienten mdx-Maus gezeigt hatten, daß in den Muskel injizierte normale Myoblasten mit kranken Muskelfasern fusionieren können und diese zum Teil Dystrophin-positiv werden (Partridge et al., 1989), wurden auch einige klinische Studien bei der DMD durchgeführt. Myoblasten von geeigneten Spendern (meist der Vater des Patienten) wurden direkt in Muskel der Patienten injiziert, zur Vermeidung von Abstoßungsreaktionen wurde meist immunsuppressiv behandelt. Zusammengefaßt kam es zwar zum vereinzelten Auftreten Dystrophin-positiver Fasern, dies muß jedoch vorsichtig interpretiert werden, da durch eine Zweitmutation auch ein kleiner Teil der unbehandelten DMD-Muskelfasern Dystrophin exprimieren kann. In einer unkontrollierten Studie wurde ein positiver klinischer Effekt mit Kraftverbesserung in den Beinmuskeln berichtet (Law et al., 1992), alle anderen Studien fanden jedoch keinen klinischen Effekt des Myoblastentransfers (z. B. Karpati et al., 1993).

Ein Hauptargument gegen den Myoblastentransfer sind die umständlichen und bei den lebenswichtigen Muskeln (Herz, Diaphragma) kaum möglichen Injektionen. Es gibt allerdings tierexperimentelle Hinweise, daß Myoblasten auch nach arterieller Applikation ihren Weg in den Muskel finden (Neumeyer et al., 1992). Insgesamt muß man die künftige Rolle des Myoblastentransfers in der Therapie von Muskelkrankheiten auf Grund der bisherigen Ergebnisse eher skeptisch beurteilen.

Gentherapie

Eine Alternative zum Myoblastentransfer ist die somatische Gentherapie. Nach direkter intramuskulärer Injektion eines in Plasmid-Vektoren verpackten Dystrophin-Minigens bzw. einer kompletten Dystrophin-cDNA fand Acsadi bei der mdx-Maus allerdings nur ca. 1 % Dystrophin-positive Fasern (Acsadi et al., 1991). Eine bessere Ausbeute erbrachte die Verpackung des Dystrophin-Minigens in einen replikationsdefizienten Adenovirus. Hier fanden sich nach intramuskulärer Injektion der mdx-Maus bis zu 50 % positive Muskelfasern (Ragot et al., 1993). Die ebenfalls mögliche Integration des Minigens in ein retrovirales Konstrukt (Dunckley et al., 1993) besitzt gegenüber dem Adenovirus den Vorteil, daß das rekombinante Gen in die chromosomale DNA integriert wird und somit wahrscheinlich länger überlebt.

Eine Möglichkeit, den Myoblastentransfer mit der somatischen Gentherapie zu kombinieren, ist die in vitro-Transfektion patienteneigener Myoblasten mit einem funktionellen Gen. Nach Reinjektion in den Muskel entfiele bei diesen autologen Myoblasten die Notwendigkeit zur Immunsup-

pression. Allerdings verfügen die Myoblasten von DMD-Patienten ihrerseits über eine eingeschränkte proliferative Kapazität.
Die bisher vorliegenden Ergebnisse lassen zumindest hoffen, daß die somatische Gentherapie nach weiterer Optimierung des DNA-Konstrukts und nach sorgfältiger Evaluierung im Tierversuch in Zukunft eine Rolle bei der Behandlung von Muskelerkrankungen spielen kann.

Pharmakotherapie

Über eine positive Beeinflussung der MD durch verschiedenste Medikamente wurde in einer Vielzahl unkontrollierter Studien und Einzeldarstellungen berichtet, die einer kritischen Prüfung meist nicht standhielten. Für die zukünftige Beurteilung eines Therapieeffekts sind sorgfältig durchgeführte, randomisierte, prospektive Doppelblindstudien notwendig, die den Spontanverlauf der Erkrankung berücksichtigen und über eine ausreichende Fallzahl verfügen. Kriterien für solche Studienprotokolle wurden publiziert: zum Beispiel müssen mindestens 80 Patienten (40 Verum, 40 Placebo) über 1 Jahr untersucht werden, wenn man eine 25 %ige Verlangsamung einer Krankheitsprogression durch ein Medikament erfassen will (Brooke et al., 1983).

Kortikosteroide: Nachdem offene Studien Hinweise auf eine günstige Wirkung von Prednison auf den Verlauf der **DMD** gegeben hatten (Drachmann et al., 1974; Brooke et al., 1987), konnte dieser Effekt seit 1989 in mehreren kontrollierten Studien bestätigt werden. Eine randomisierte Doppelblindstudie mit niedrig (0,3 mg/kg KG) und hoch (0,75 mg/kg KG) dosiertem Prednison zeigte im Vergleich zu Placebo eine signifikante Zunahme der Muskelkraft in beiden Verumgruppen (Griggs et al., 1991***). Der Effekt zeigte sich schon nach 10 Tagen und war nach 3 Monaten am ausgeprägtesten. Nach 3 Monaten war die hohe Dosierung der niedrigen überlegen. Der positive Effekt von 0,75 mg/kg Prednison hält mindestens 18 Monate (Griggs et al., 1993***), in einer anderen Studie auch bis zu 3 Jahre (Fenichel et al., 1991*) an. Die häufigsten **Nebenwirkungen** sind Gewichtszunahme (76 %), Cushing-Syndrom (70 %), seltener Verhaltensänderungen, arterielle Hypertonie, Hirsutismus, Wachstumsverzögerung und Katarakt (Griggs et al., 1993). Der zugrundeliegende Mechanismus der Kortikoid-Wirkung ist unklar. Immunsuppression scheint nicht entscheidend zu sein, da z. B. Azathiolprin in einem sechsmonatigen Versuch den Verlauf der DMD nicht positiv beeinflußte (Griggs et al., 1993). Möglicherweise liegt das Wirkprinzip in einer Hemmung der Proteolyse im Muskel (Rifai et al., 1995).
Auch **BMD**-Patienten scheinen von der Behandlung mit Steroiden zu profitieren, hier ist die Fallzahl aber noch zu gering (Bäckman und Henriksson, 1995*). Daneben sind auch Fälle von früh beginnender **Gliedergürteldystrophie** beschrieben, die sich auf Kortison-Therapie deutlich besserten (Dalakas und Engel, 1987), so daß ein Versuch mit Kortikosteroiden beim rasch progredienten Gliedergürtel-Syndrom indiziert sein kann. Bei **FSH-MD** mit inflammatorischen Veränderungen in der Muskelbiopsie führte die Verabreichung von Steroiden trotz Abnahme der CK-Werte zu keiner (Wulff et al., 1982) oder zu nur vorübergehender (Munsat und Bradley, 1977) klinischer Besserung. Ebenso erfolglos blieben Versuche mit Kortikosteroiden und Azathioprin bei einigen Patienten mit **distalen Myopathien** (Barohn et al., 1991).
Cyclosporin A: Eine achtwöchige Behandlung mit 5 mg/kg/die Cyclosporin A führte bei 15 DMD-Patienten zu einer Verbesserung der Kraftentfaltung, die signifikant im Vergleich zum Verlauf vor und nach Medikation war (Sharma et al., 1993**). Die Nebenwirkungen waren gering. Auch hier ist umstritten, ob dieser Effekt durch die immunsuppressiven oder durch andere Eigenschaften von Cyclosporin bedingt ist. Zu beachten ist, daß eine Kraftverbesserung in Myoblastentransfer-Studien schwer zuzuordnen ist, wenn Cyclosporin als begleitendes Immunsuppressivum verwendet wurde.

Physikalische Therapie und Orthesen

Ziel der Behandlung von Muskeldystrophien ist es, die Gehfähigkeit und Selbständigkeit so lange wie möglich zu erhalten sowie den Beginn der respiratorischen Insuffizienz möglichst lange hinauszuzögern. Die rasche Progression durch Immobilisation ist gut dokumentiert. Ist ein Junge mit DMD einmal an den Rollstuhl gebunden, so gelingt es nach drei Monaten nicht mehr, die Gehfähigkeit zurückzugewinnen (Heckmatt et al., 1985). Die Frage des optimalen Maßes bzw. der günstigsten Form physiotherapeutischer Maßnahmen ist strittig. Entsprechend der vorhandenen Erfahrungen läßt sich jedoch feststellen,

- daß körperliche Übungsprogramme beaufsichtigt werden müssen und von einem Krafttraining bis zur Erschöpfung abzuraten ist,
- daß ein limitierter, temporärer Kraftzuwachs möglich ist, der von der Ausgangskraft der beübten Muskulatur abhängt und somit Übungsprogramme bei benigneren Myopathien bessere Resultate erzielen,
- daß die durch kontrollierte Physiotherapie bedingte Erhöhung der körperlichen Aktivität nicht zu einer Verschlechterung des Spontanverlaufs führt (Scott et al., 1981 a) und
- daß die Entwicklung von Skelettdeformitäten und Kontrakturen verzögert werden kann (Scott et al., 1981 b).

In der krankengymnastischen Behandlung der Muskeldystrophien kommen zunehmend aktive Konzepte, die eine Mitarbeit des Patienten erfordern, zum Einsatz. Neben isometrischen Übungen werden heute dynamische Techniken auf neurophysiologischer Grundlage wie PNF (propriozeptive neuromuskuläre Fazilitation), Bewegungs-

übungen gegen Widerstand und Schlingentisch-Therapie eingesetzt (Thiemens, 1991).
Die **Prophylaxe von Kontrakturen** ist besonders wichtig. Es empfiehlt sich langsames aktiv-passives Durchbewegen (Dehnübungen), die Einnahme von Körperhaltungen, die den Kontrakturen entgegenwirken, sowie eventuell das Tragen von Nachtschienen. Die Eltern sollten in der Durchführung der Übungen angelernt werden. Wenn die Muskulatur zum Gehen ohne Unterstützung zu schwach ist, sind Beinschienen indiziert, da sie die Gehfähigkeit im Mittel um 22 Monate verlängern können (Heckmatt et al., 1985). Ob der zunehmenden Skolioseentwicklung im Rollstuhl durch Haltungskorrekturen und Rückenorthesen entgegengewirkt werden kann, ist umstritten; eine operative Skoliosebehandlung sollte nicht unnötig hinausgezögert werden (Duport et al., 1995).

Orthopädische Therapie
Da die **operative Korrektur von Kontrakturen** den Verlust der Gehfähigkeit hinauszögern kann, sollte sie vor der Rollstuhlphase durchgeführt werden. Eine sehr frühe Korrektur (noch im Vorschulalter), insbesondere von beginnenden Hüft- und Kniegelenkskontrakturen, wird von manchen Autoren empfohlen; sie soll die Steh-und Gehfähigkeit und damit die Lebensqualität verbessern (Rideau et al., 1995). Eine rasche postoperative Mobilisierung ist anzustreben. Das Ausmaß des Eingriffs ist daher so gering wie möglich zu halten (z. B. subkutane Tenotomie in Kurznarkose).
Eine **operative Korrektur der Skoliose** in der Rollstuhlphase wird meist nach der Technik von Luque durchgeführt, die eine frühe Mobilisierung erlaubt. Die Intervention führt zu verbessertem Sitzkomfort, Vermeidung von Rückenschmerzen, Vereinfachung der Pflege und zu einer ästhetischen Verbesserung (Granata et al., 1996). Der Effekt auf die respiratorische Funktion und auf die Lebenserwartung ist dagegen umstritten. Während Galasko nach der spinalen Operation eine Stabilisierung der Vitalkapazität für 36 Monate und eine signifikant reduzierte Mortalität berichtet (Galasko et al., 1992), findet die Mehrzahl der Studien keinen positiven Effekt bezüglich der respiratorischen Funktion und der Lebenserwartung (Granata et al., 1996). Eine **frühe Operation** (beginnende Rollstuhlphase) wird allgemein empfohlen, da das Narkoserisiko zu diesem Zeitpunkt geringer (die forcierte Vitalkapazität sollte noch über 30 % liegen), das Resultat bei Skoliosen unter 40 ° besser, und die Lebensqualität nach Operation höher ist (Duport et al., 1995).

Beatmung
Eine respiratorische Insuffizienz tritt am häufigsten bei der DMD, seltener auch bei anderen Myopathien auf. Eine früh beginnende **Atemgymnastik** (aktive Atemübungen, Ausatmen gegen Widerstand) fördert die Ausdauerleistung respiratorischer Muskeln, hat aber keinen signifikanten Effekt auf die forcierte Vitalkapazität (FVC) (Smith et al., 1987), die den wichtigsten Verlaufsparameter der respiratorischen Funktion bei Myopathien darstellt. Zur anfangs bevorzugt nächtlichen **Hyperkapnie** kommt es bei FVC-Werten unter 55 %, klinisch gekennzeichnet durch vermehrte Tagesmüdigkeit, morgendliche Kopfschmerzen, Schlafstörung und Belastungsdyspnoe. Dem kann durch **intermittierende nächtliche Beatmung** entgegengesteuert werden. Inzwischen gibt es kleine mobile Systeme für den häuslichen Gebrauch, mit denen über eine **Nasenmaske** Beatmungsformen mit positivem Druck (z. B. CPAP) angewendet werden können. In späteren Stadien wird meist eine mehr oder weniger kontinuierliche Beatmung über ein **Tracheostoma** notwendig. Dieses erlaubt zudem ein effektives Absaugen von Bronchialsekreten, wenn der Hustenstoß zu schwach wird, weiterhin eine schnelle Intubation bei Auftreten eines akuten Atemversagens. Zur **Prophylaxe pulmonaler Infekte** wird die Impfung gegen Pneumokokken und Influenza empfohlen, im Falle der eingetretenen Infektion eine frühzeitige Antibiose.
Die Entscheidung bezüglich einer Beatmung bzw. der Tracheostomie sollte mit dem Patienten und den Eltern rechtzeitig besprochen werden, nicht erst, wenn der Patient mit einer Pneumonie und akutem respiratorischem Versagen auf einer Intensivstation liegt.

Anästhesie
Das Herz ist bei den meisten Myopathien mitbetroffen. Insbesondere Reizleitungsstörungen können, wenn sie unentdeckt bleiben, zu einem erhöhten **Narkoserisiko** führen. Patienten mit Central core-Krankheit, aber auch mit anderen Myopathien, haben ein signifikant erhöhtes Risiko für die Entwicklung einer **malignen Hyperthermie.** Gegebenenfalls sollten Nicht-Trigger-Anästhetika bzw. eine Dantrolenprophylaxe verwendet werden (s. Kap. F 4.)

Andere Maßnahmen
Bei schweren Reizleitungsstörungen des Herzens (v. a. bei der EMD) kann die rechtzeitige Implantation eines **Schrittmachers** lebensrettend sein. Eine regelmäßige kardiologische Kontrolle sollte bei der EMD ab der Pubertät durchgeführt werden. Eine **Herztransplantation** ist bei ansonsten gutartig verlaufenden MD mit ausgeprägter Herzbeteiligung, z. B. bei BMD und EMD, zu erwägen. Eine Herzinsuffizienz wird nach kardiologischen Kriterien behandelt, wobei hier den **ACE-Hemmern** eine besondere Bedeutung zukommt.
Bei ausgewählten Patienten mit FSH-MD kann eine operative Stabilisierung der Scapula dazu beitragen, die Elevation der Arme über die Horizontale zu verbessern, was eine deutliche Erleichterung im täglichen Leben (Kämmen etc.) mit sich bringt.
Ein Fallfuß (z. B. bei FSH-MD, SPS, distalen Myopathien) kann mit entsprechenden Schienen versorgt werden.

Patienten mit ausgeprägter Ptose (z. B. bei OPMD, Kearns-Sayre-Syndrom) profitieren von Brillen mit Lidhaltern, in fortgeschrittenen Fällen kann das Lid operativ gerafft werden. Nach Korrektur der Ptose muß der Kopf nicht mehr rekliniert gehalten werden, so daß manchmal allein dadurch die bei OPMD koexistente Schluckstörung gebessert wird (Szobor, 1973).
Die Dysphagie kann weiterhin durch Durchtrennung des M. cricopharyngeus gebessert werden, weil dadurch der Widerstand fällt, den die paretischen Pharynx-Muskeln überwinden müssen (Fradet et al., 1988).

Psychosoziale Betreuung
Die schlechte Prognose der DMD erfordert neben der intensiven Aufklärung und Beratung des Patienten und seiner Eltern eine psychagogische Führung der Eltern und des Kindes. Neben dem behandelnden Arzt ist häufig die Anbindung an Selbsthilfeorganisationen hilfreich. Wichtigste Voraussetzungen der Prävention sind die frühzeitige Diagnose und die genetische Beratung.

J 10.1.4. Genetische Beratung

Die genetische Beratung ist ein Kommunikationsprozeß mit dem Ziel, ratsuchenden Betroffenen und Familienmitgliedern verständlich und umfassend Informationen über die Erkrankung und ihren Verlauf, die verursachenden Mechanismen und das Wiederholungsrisiko zu vermitteln (s. auch Kap. M 1). Die Ratsuchenden sollen durch eine nicht-direktive Beratung in die Lage versetzt werden, die für sie bestmögliche Entscheidung für oder wider eine geplante oder schon bestehende Schwangerschaft selbständig zu treffen. Die molekulargenetische Diagnostik kann meist den Überträgerstatus klären oder eine pränatale Diagnose ermöglichen.

X-chromosomal rezessive Vererbung: Eine Mutter ist obligate Überträgerin, wenn sie einen erkrankten Sohn hat und in ihrer Familie mütterlicherseits bereits ein Fall aufgetreten ist. Sie ist wahrscheinliche Überträgerin, wenn sie zwei oder mehr erkrankte Söhne hat. Mögliche Überträgerinnen sind Mütter eines erkrankten Sohnes ohne weitere familiäre Belastung sowie Schwestern und andere weibliche Verwandte eines Patienten, die selbst keine erkrankten Söhne haben. Die Wahrscheinlichkeit, daß es sich in einem sporadischen Fall um eine Neumutation handelt, liegt bei der DMD bei 1 : 3, das Risiko der Mutter, Überträgerin zu sein, ist dann 2 : 3, das der Schwestern 1 : 3. Dieses a priori-Risiko von Mutter und Schwestern vermindert sich um so mehr, je mehr gesunde Brüder sie haben; die entsprechende Wahrscheinlichkeit läßt sich mit dem Bayes-Theorem bestimmen (Becker, 1978).
Weitere Informationen zum Überträgerstatus liefert die Untersuchung der CK im Serum, die bei 50–70 % der DMD-Konduktorinnen erhöht ist (Griggs et al., 1985). Es sollten mindestens drei CK-Bestimmungen im Abstand von mehr als einer Woche durchgeführt werden, andere Ursachen einer Erhöhung müssen natürlich ausgeschlossen sein. Da die CK in der Schwangerschaft abfallen kann, ist dann der Prozentsatz falsch negativer Ergebnisse erhöht.
Weiterhin weisen Konduktorinnen für DMD auf Grund übermäßiger Inaktivierung des gesunden X-Chromosoms (Lyon-Hypothese) in ca. 8 % klinische Manifestationen auf, die von einer Pseudohypertrophie der Waden bis zu deutlichen Paresen im Beckengürtelbereich reichen können (Moser und Emery, 1974). Das Herz ist meist nur subklinisch betroffen, EKG-Veränderungen können zur Diagnose beitragen.
Molekulargenetische Methoden, die zur Sicherung der Diagnose beim Patienten eingesetzt werden, können auch zur Ermittlung des Überträgerstatus herangezogen werden. Deletionen oder Duplikationen des Dystrophin-Gens können bei Überträgerinnen als reduzierte bzw. erhöhte Signaldosis in Gendosisanalysen erkannt werden. Wenn die Mutation nicht direkt nachgewiesen werden kann, können DNA-Marker, die im bzw. um das Dystrophin-Gen liegen, in Familien zur indirekten DNA-Diagnostik benutzt werden.
Ist die Mutter eines Patienten nicht Überträgerin, so besteht auf Grund der Möglichkeit eines Keimzellmosaiks dennoch ein erhöhtes Wiederholungsrisiko (ca. 10 %).
Wenn eine Frau Überträgerin ist bzw. ein hohes Überträgerrisiko hat, besteht die Möglichkeit einer Pränataldiagnose. Die zur Präparation der DNA benötigten fetalen Zellen werden im ersten Trimenon der Schwangerschaft durch eine Chorionzottenbiopsie gewonnen. Ein Schema für die Dystrophin- und DNA-Diagnostik bei Krankheitsverdacht und Verdacht auf Überträgerstatus bei DMD und BMD zeigen die **Abb. J 10.1 A** und **B.**
Im Gegensatz zur DMD haben zahlreiche BMD-Patienten Kinder. Die Söhne sind gesund und können das pathologische Gen nicht weitergeben. Die klinisch unauffälligen Töchter sind alle Überträgerinnen, die CK im Serum ist bei ihnen in 50 % der Fälle erhöht.
Konduktorinnen für EMD haben häufig EKG-Veränderungen (Emery, 1989), manchmal leichte CK-Erhöhungen, sehr selten eine signifikante Muskelschwäche.
Obwohl Neugeborenen-CK-Screeningprogramme wegen der fehlenden therapeutischen Konsequenz umstritten sind, rechtfertigen sie sich nach Meinung mancher Autoren dennoch, da durch eine rechtzeitige Familienberatung etwa 5–8 % der DMD-Fälle vermieden werden könnten (Scheuerbrandt et al., 1986).

Autosomal rezessive Vererbung: Voraussetzung für die Geburt eines kranken (homozygoten) Kindes ist, daß beide Elternteile Träger des mutierten

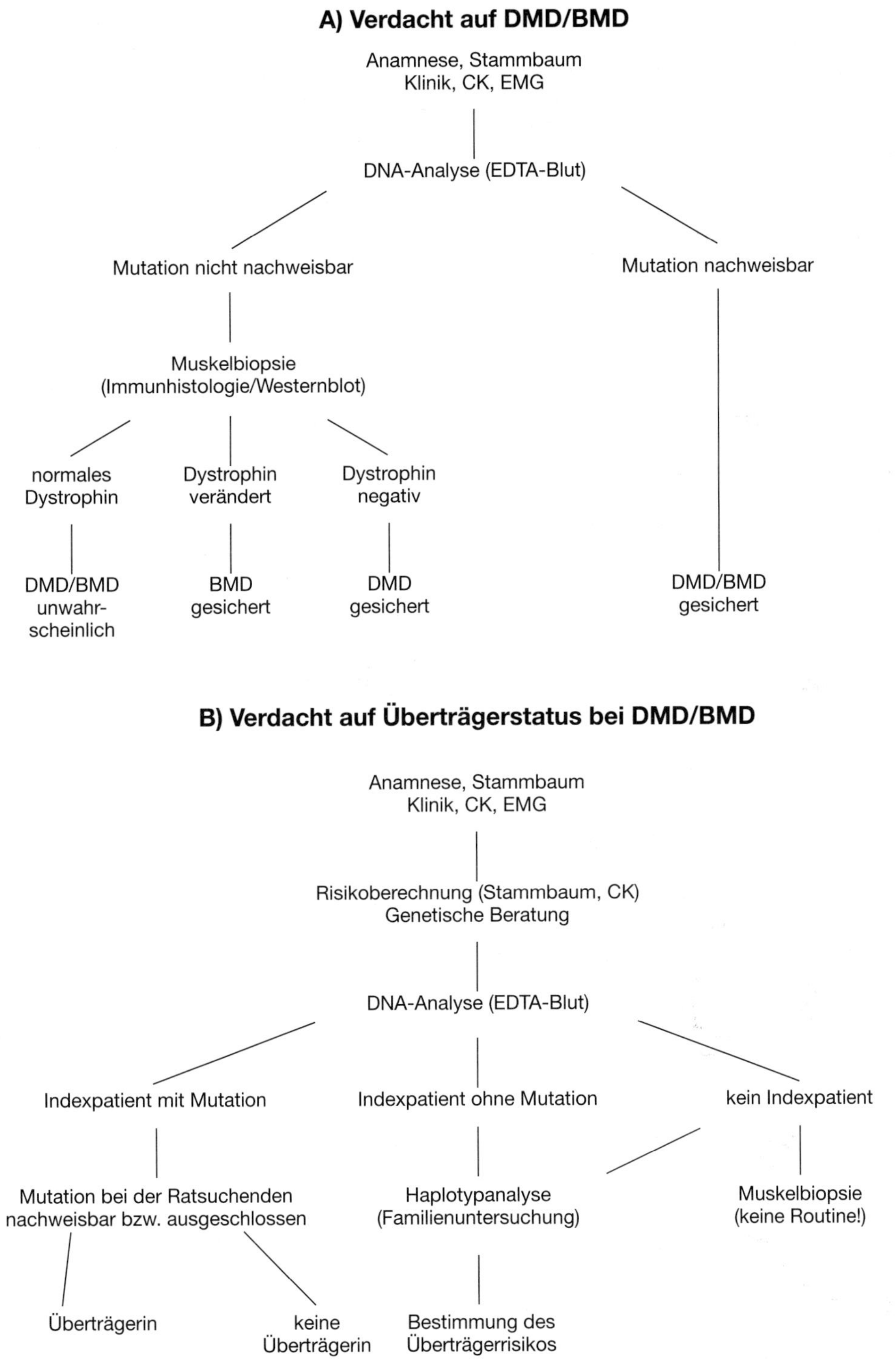

Abb. J 10.1 A und B: Protein und DNA-Diagnostik bei X-chromosomal rezessiver Muskeldystrophie Duchenne/Becker (modifiziert nach Meitinger et al., 1992)

zu A: Die DNA-Untersuchung allen liefert in 60–70 % der Fälle eine eindeutige Aussage durch Nachweis einer Deletion oder Duplikation ohne invasive Diagnostik. Werden weder Deletionen noch Duplikationen gefunden, liefert die Muskelbiopsie (Immunhistologie von Dystrophin) die direkte Diagnose.

zu B: Bei der Untersuchung eines Überträgerstatus ist es wichtig, zuerst eine Risikoberechnung an Hand des Familienstammbaums und der CK-Werte für die Ratsuchenden durchzuführen. Aufwendige Untersuchungen können unter Umständen vermieden werden. Muskelbiopsien zur Ermittlung des Überträgerstatus sollten Sonderfällen vorbehalten bleiben.

Gens (heterozygot) sind. Phänotypisch sind beide Eltern gesund. Von den Kindern sind 25 % krank, 50 % sind wiederum gesunde heterozygote Träger der Mutation. Deren Risiko, kranke Kinder zu bekommen, ist bei Vermeidung von Verwandtenehen gering, da die autosomal rezessiven MD sehr selten sind und damit die Heterozygotenfrequenz in der Allgemeinbevölkerung sehr gering ist. Nach Geburt eines kranken Kindes blieb bislang als einzige Maßnahme der Prävention die Kontrazeption. Mit der zunehmenden Aufklärung der genetischen und proteinchemischen Grundlagen der autosomal rezessiven MD wird in Zukunft auch hier eine pränatale Diagnostik möglich sein.

Autosomal dominante Vererbung: Die autosomal dominanten MD verlaufen meist relativ benigne, so daß die genetische Beratung nicht den Stellenwert hat wie bei den schweren X-chromosomalen und autosomal rezessiven Formen. Zudem manifestieren sie sich häufig jenseits des Reproduktionsalters. Die Erkrankungswahrscheinlichkeit der Geschwister und Kinder von Betroffenen liegt bei 50 %. Um milde verlaufende Erkrankungen zu erfassen, die den Betroffenen selbst und ihren Verwandten nicht auffallen, ist es häufig notwendig, Familienmitglieder klinisch und elektromyographisch zu untersuchen. Für die präsymptomatische oder pränatale Diagnostik stehen noch keine verläßlichen Methoden zur Verfügung.

J 10.1.5. Pragmatische Therapie

Es gibt bislang keine spezifische oder kausale Therapie der MD. Die in **Tab. J 10.8** vorgeschlagenen Maßnahmen sind palliativ und ergeben sich aus den jeweils vorliegenden Symptomen. Wichtig ist es, Sekundärkomplikationen frühzeitig zu erkennen. Eine genaue Verlaufsbeobachtung und -dokumentation ermöglicht die Individualisierung der Prognose.

Tab. J 10.8: Pragmatische Therapie der Muskeldystrophien (Buchstaben = Qualität der Therapieempfehlung)

Zum Zeitpunkt der Diagnosestellung

- ausführliche Aufklärung des Patienten und seiner Familie über die Art der Erkrankung (ggf. erfahrenen Konsiliararzt hinzuziehen); Beratung bei der Planung der Zukunft; Ausrichtung der Ausbildung nach der Prognose: bei gutartigen Formen sollte ein Beruf angestrebt werden, der keine große körperliche Belastung mit sich bringt; bei begleitender mentaler Retardierung ist teilweise eine Sonderschulausbildung erforderlich
- Hinweis auf Stellen, die Informationen zur Behandlung und Hilfe bei der Lebensführung geben, z. B. Deutsche Gesellschaft für Muskelkranke
- genetische Beratung und ggf. Einleitung präventiver Maßnahmen
- Informationen über das erhöhte Anästhesierisiko (Herzstillstand, maligne Hyperthermie)

Prophylaxe und Stadium der beginnenden Behinderung

- Physiotherapie zur Kräftigung der Restmuskulatur (1–2mal/Woche): isometrisches Muskeltraining, Klopf-Druckbehandlung, Krankengymnastik auf neurophysiologischer Grundlage (z. B. PNF, im Kleinkindalter Behandlungskonzept nach Bobath), Bewegungstherapie, Schwimmen, Haltungsturnen, Schlingentisch-Therapie C
- Atemgymnastik C
- kalorienarme Diät, Gewichtskontrolle
- Kontrakturenprophylaxe: feuchte Warmpackungen, aktiv-passives Bewegen (Dehnen, Stretchen), Nachtschienen, vorbeugende Haltung und Lagerung
- frühe operative Korrektur von Kontrakturen mit schneller postoperativer Mobilisierung verlängert das Stadium der Gehfähigkeit
- bei ausgeprägten Reizleitungsstörungen des Herzens ggf. Schrittmacherimplantation, (v. a. bei EMD)
- eine allgemeine Empfehlung zum Einsatz von Steroiden bei DMD wird noch nicht gegeben; bei gehfähigen Patienten > 5 J. sollte jedoch die Verabreichung von 0,75 mg/kg KG/die Prednison unter Beachtung der Nebenwirkungen diskutiert werden A
  ein Versuch mit Steroiden kann auch bei Fällen von früh beginnender Gliedergürteldystrophie gerechtfertigt sein A

Stadium der eingetretenen Behinderung

- Gehhilfen, z. B. Peronäusfedern, sollten nur unterstützend, nicht dauernd getragen werden; Beinschienen verlängern das Stadium der eingeschränkten Gehfähigkeit
- operative Stabilisierung der Scapula bei eingeschränkter Armelevation, z. B. bei FSH-MD
- bei Ptose (OPMD; Kearns-Sayre-Syndrom) Brillen mit Lidhaltern, ggf. operative Raffung
- bei Dysphagie (OPMD) operative Durchtrennung des M. cricopharyngeus

Stadium der schweren Behinderung und Terminalstadium

- zunächst leichter, handbetriebener Rollstuhl; wenn notwendig, elektrisch angetriebene Ausführung
- Skolioseprophylaxe bzw. Erhöhung des Sitzkomforts: Haltungskorrektur durch angepaßte Sitzschalen, elastische Rumpforthesen
- operative Skolioseprophylaxe nicht unnötig hinauszögern, hat zwar wahrscheinlich keinen Einfluß auf respiratorische Funktion und Mortalität, erhöht aber die Lebensqualität
- bei akuten respiratorischen Infekten: Bronchialdrainage, Antibiotika, ggf. Beatmung
- bei nächtlicher Hypoventilation (vermehrte Tagesmüdigkeit, morgendliche Kopfschmerzen, Schlafstörungen): intermittierende CPAP-Beatmung über Nasenmaske
- bei zunehmender respiratorischer Insuffizienz sollte mit dem Patienten und den Angehörigen eine kontinuierliche Heimbeatmung, dann meist über ein Tracheostoma, diskutiert werden

J 10.1.6. Unwirksam oder obsolet

Verschiedenste Medikamente und andere Substanzen zeigten sich bei der Behandlung der Muskeldystrophien als nicht wirksam. Dazu gehören Aminosäurengemische, Glyzin, Taurin, die Vitamine B_6, C und E, anabole Steroide, Thyroxin, Wachstumshormon, Insulin, Adrenalin, Butyloxedrin, Nukleosid- und Nukleotidgemische, Allopurinol, Glukose, Sorbit, Milchsäure, Penicillamin und Selen. In den Übersichten von Dubowitz und Heckmatt (1980) bzw. von Heckmatt et al. (1989) wird auf die zugrundeliegenden Hypothesen und die Qualität dieser Studien eingegangen.
Nachdem sich Hinweise auf einen gestörten Haushalt biogener Amine, insbesondere von Serotonin bei der DMD ergeben hatten, wurden Lithiumkarbonat, Parachlorphenylalanin, Propranolol und der Serotonin-Antagonist Methysergid getestet, jeweils ohne Erfolg (Patten und Zeller, 1983). Dies gilt auch für das Antioxidans Superoxid-Dismutase (Stern et al., 1982). Verzweigtkettige Aminosäuren, speziell Leucin, erhöhen die Proteinsynthese und hemmen die Proteolyse, aber eine kontrollierte Studie mit Leucin zeigte bei DMD-Patienten über einen Zeitraum von 1 Jahr keinen Effekt (Mendell et al., 1984). Eine Doppelblindstudie mit Coenzym Q bei diversen neuromuskulären Erkrankungen (Folkers und Simonsen, 1995), die eine Verbesserung der körperlichen Befindlichkeit und der Herzfunktion findet, krankt an ihrem Design und kann nicht als Grundlage für eine Therapieempfehlung herangezogen werden.

Kalzium-Antagonisten: Die Hoffnung, daß diese Medikamente die Kalzium-Überladung der Muskelfaser, die wohl am Ende zur Nekrose führt, aufhalten könnten, wurde enttäuscht. Klinische Studien an DMD-Patienten zeigten keine funktionelle Verbesserung durch Verapamil (Emery und Skinner, 1983), Flunarizin (Dick et al., 1986), Nifedipin (Moxley et al., 1987), Diltiazem (Pernice et al., 1988), noch durch Dantrolen (Bertorini et al., 1991), das den Kalzium-Ausstrom aus dem sarkoplasmatischen Retikulum hemmt. Letztlich ist der Mißerfolg dieser Versuche nicht überraschend, da der Kalzium-Einstrom ja nicht an kontrollierbaren Kanälen, sondern an defektem Sarkolemm stattfindet.

J 10.2. Kongenitale Myopathien mit Strukturbesonderheiten

Diese erblichen Erkrankungen können von den Muskeldystrophien durch Strukturbesonderheiten in der Muskelbiopsie abgegrenzt werden. Klinisch imponiert in der Mehrzahl der Fälle bei Geburt ein »**floppy infant**«-Syndrom mit proximaler Muskelschwäche und -hypotonie, häufig sind auch dysplastische Zeichen (längsovales Gesicht, hoher Gaumen, Skoliose etc.). Die frühkindliche motorische Entwicklung ist verzögert, der weitere Verlauf aber häufig nicht oder sehr **langsam progredient,** so daß die meisten Patienten voll arbeitsfähig bleiben und eine normale Lebenserwartung haben. Bei manchen Patienten wird die Diagnose erst auf Grund einer Muskelschwäche, z. T. mit externer Ophthalmoplegie, im Erwachsenenalter gestellt. Schwere Verläufe mit Herzbeteiligung und eingeschränkter Lebenserwartung sind jedoch auch beschrieben. Die CK ist normal oder nur leicht erhöht, das EMG normal oder myopathisch. Die Muskelbiopsie zeigt im allgemeinen wenig Umbauvorgänge, dafür in speziellen Färbungen die namengebenden Strukturbesonderheiten, auf die hier nicht näher eingegangen werden kann.
Einige dieser Erkrankungen konnten inzwischen genetisch zugeordnet werden. Bei der häufig mit maligner Hyperthermie vergesellschafteten autosomal dominanten **Central-core-Krankheit** liegen Mutationen im **Ryanodin-Rezeptor-Gen** auf Chr 19q vor (Quane et al., 1993). Die **Nemaline-Myopathie** scheint genetisch heterogen zu sein: bei einer autosomal dominanten Form mit spätem Beginn wurde eine Mutation im α-Tropomyosin-Gen auf Chr 1q gefunden (Laing et al., 1995), eine schwer verlaufende autosomal rezessive Form mit frühkindlichem Beginn koppelt an Chr 2q (Wallgren-Pettersson et al., 1995). Die schwer verlaufende **myotubuläre Myopathie** wird X-chromosomal rezessiv vererbt und koppelt an Chr Xq28 (Thomas et al., 1987). Für andere Formen, darunter die zentronukleäre Myopathie, die kongenitale Fasertypen-Dysproportion, die Myopathie mit tubulären Aggregaten oder die Desmin-Speicher-Myopathien, ist noch keine genetische Zuordnung erfolgt.
Eine spezifische Behandlung existiert nicht, die symptomatische Therapie entspricht der bei den Muskeldystrophien.

J 10.3. Verwandte Krankheitsbilder

Die Differentialdiagnose zwischen Muskeldystrophien und spinalen Muskelatrophien (Kap. I 6) kann erhebliche Schwierigkeiten bereiten. Therapierelevant ist insbesondere die Abgrenzung von myasthenen Syndromen (Kap. J 8), entzündlichen Muskelerkrankungen (Kap. J 9), und metabolischen Myopathien (Kap. J 11). Die myotone Dystrophie ist in Kap. J 12, andere myotone Syndrome in Kap. J 13 beschrieben. Die maligne Hyperthermie, die v. a. bei der Central-core-Krankheit, aber auch bei anderen Myopathien auftritt, wird in Kap. F 4 dargestellt.

Selbsthilfe

Deutsche Gesellschaft
für Muskelkranke e. V.
Im Moos 4, 79112 Freiburg im Breisgau

Literatur

Acsadi G, Dickson G, Love DR, Jani A, Walsh FS, Gurusinghe A, Wolff JA, Davies KE (1991) Human dystrophin expression in mdx mice after intramuscular injection of DNA constructs. Nature 352: 815-818

Bäckman E, Henriksson KG (1995) Low-dose prednisolone treatment in Duchenne and Becker muscular dystrophy. Neuromusc Disord 5: 233-241

Barohn RJ, Miller RG, Griggs RC (1991) Autosomal recessive distal dystrophy. Neurology 41: 1365-1370

Bashir R, Strachan T, Keers S, Stephenson A, Mahjneh I, Marconi G, Nashef L, Bushby KM (1994) A gene for autosomal recessive limb-girdle muscular dystrophy maps to chromosome 2p. Hum Mol Genet 3: 455-457

Becker PE (1978) Genetische Beratung bei Myotonien und Muskeldystrophien. Internist, 19: 475-481

Beggs AH, Hoffman EP, Snyder JR, Arahata K, Specht L, Shapiro F, Angelini C, Sugita H, Kunkel LM (1991) Exploring the molecular basis for variability among patients with Becker muscular dystrophy: dystrophin gene and protein studies. Am J Hum Genet 49: 54-67

Bejaoui K, Hirabayashi K, Hentati F, Haines JL, Ben HC, Belal S, Miller RG, McKenna YD, Weissenbach J, Rowland LP, et al. (1995) Linkage of Miyoshi myopathy (distal autosomal recessive muscular dystrophy) locus to chromosome 2p12-14. Neurology 45: 768-772

Bertorini TE, Palmieri GM, Griffin J, Igarashi M, Hinton A, Karas JG (1991) Effect of dantrolene in Duchenne muscular dystrophy. Muscle & Nerve 14: 503-507

Bethlem J, van Wijngaarden GK (1976) Benign myopathy, with autosomal dominant inheritance: a report of three pedigrees. Brain 99: 91-100

Bione S, Maestrini E, Rivella S, Mancini M, Regis S, Romeo G, Toniolo D (1994) Identification of a novel X-linked gene responsible for Emery-Dreifuss muscular dystrophy. Nature Genet 8: 323-327

Bonilla E, Samitt CE, Miranda AF, Hays AP, Salviati G, DiMauro S, Kunkel LM, Hoffman EP, Rowland LP (1988) Duchenne muscular dystrophy: deficiency of dystrophin at the muscle cell surface. Cell 54: 447-452

Bönnemann CG, Modi R, Noguchi S et al. (1995) β-Sarcoglycan (A3 b) mutations cause autosomal recessive muscular dystrophy with loss of sarcoglycan complex. Nature Genet 11: 266-273

Brais B, Xie YG, Sanson M, Morgan K, Weissenbach J, Korczyn AD, Blumen SC, Fardeau M, Tome FM, Bouchard JP, et al. (1995) The oculopharyngeal muscular dystrophy locus maps to the region of the cardiac α and beta myosin heavy chain genes on chromosome 14q11.2-q13. Hum Mol Genet 4: 429-434

Brooke MH, Fenichel GM, Griggs RC, Mendell JR, Moxley RT, Miller JP, Kaiser KK, Florence JM, Pandya A, Signore L, King W, Robison J, Head RA, Province MA, Seyfried W, Mandel S (1987) Clinical investigation of Duchenne muscular dystrophy. Interesting results in a trial of prednisone. Arch Neurol 44: 812-817

Brooke MH, Fenichel GM, Griggs RC, Mendell JR, Moxley RT, Miller JP, Province MA, and the CIDD Group (1983) Clinical investigation in Duchenne dystrophy. 2. Determination of the »power« of therapeutic trials based on the natural history. Muscle & Nerve 6: 91-103

Brooke MH, Griggs RC, Mendell JR, Fenichel GM, Shumate JB, Pellegrino J (1981) Clinical trial in Duchenne dystrophy. 1. The design of the protocol. Muscle & Nerve 4: 186-197

Dalakas MC, Engel WK (1987) Prednisone-responsive limb-girdle syndrome: a special disorder? Neuropediatrics 18: 88-90

Danek A, Witt TN, Stockmann HBA, Weiss BJ, Schotland DL, Fischbeck KH (1990) Normal dystrophin in McLeod myopathy. Ann Neurol 28: 720-722

Den Dunnen JT, Grootscholten PM, Bakker E, Blonden LA, Ginjaar HB, Wapenaar MC, van PH, van BC, Pearson PL, van Ommen G (1989) Topography of the Duchenne muscular dystrophy (DMD) gene: FIGE and cDNA analysis of, 194 cases reveals 115 deletions and 13 duplications. Am J Hum Genet 45: 835-847

Dick DJ, Gardner MD, Gates PG, Gibson M, Simpson JM, Walls TJ (1986) A trial of flunarizine in the treatment of Duchenne muscular dystrophy. Muscle Nerve 9: 349-354

Drachmann DB, Toyka KV, Myer E (1974) Prednisone in Duchenne muscular dystrophy. Lancet 2: 1409

Dubowitz V, Heckmatt J (1980) Management of muscular dystrophy. Pharmacological and physical aspects. Br Med Bull 36: 139-144

Dunckley MG, Wells DJ, Walsh FS, Dickson G (1993) Direct retroviral-mediated transfer of a dystrophin minigene into mdx mouse muscle in vivo. Hum Mol Genet 2: 717-723

Duport G, Gayet E, Pries P, Thirault C, Renardel IA, Fons N, Bach JR, Rideau Y (1995) Spinal deformities and wheelchair seating in Duchenne muscular dystrophy: twenty years of research and clinical experience. Semin Neurol 15: 29-37

Emery AEH (1989) Emery-Dreifuss syndrome. J Med Genet 26: 637-641

Emery AEH (1991) Population frequencies of inherited neuromuscular diseases - a world survey. Neuromusc Disord 1: 19-29

Emery AEH, Dreifuss FE (1966) Unusual type of benign X-linked muscular dystrophy. J Neurol Neurosurg Psychiatry 29: 338-342

Emery AEH, Skinner R (1983) Double-blind controlled trial of a »calcium blocker« in Duchenne muscular dystrophy. Cardiomyology 2: 13

Ervasti JM, Campbell KP (1991) Membrane organization of the dystrophin-glycoprotein complex. Cell 66: 1121-1131

Fenichel GM, Florence JM, Pestronk A, Mendell JR, Moxley RT, Griggs RC, Brooke MH, Miller JP, Robison J, King W, Signore L, Pandya S, Schierbecker J, Wilson B (1991) Long-term benefit from prednisone therapy in Duchenne muscular dystrophy. Neurology 41: 1874-1877

Folkers K, Simonsen R (1995) Two successful double-blind trials with coenzyme Q10 (vitamin Q10) on muscular dystrophies and neurogenic atrophies. Biochim Biophys Acta 1271: 281-286

Fradet G, Pouliot D, Lavoie S, St Pierre S (1988) Inferior constrictor myotomy in oculopharyngeal muscular dystrophy: clinical and manometric evaluation. J Otolaryngol 17: 68-73

Galasko CS, Delaney C, Morris P (1992) Spinal stabilisation in Duchenne muscular dystrophy. J Bone Joint Surg 74: 210-214

Gilbert JR, Stajich JM, Wall S, Carter SC, Qiu H, Vance JM, Stewart CS, Speer MC, Pufky J, Yamaoka LH, et al. (1993) Evidence for heterogeneity in facioscapulohumeral muscular dystrophy (FSHD). Am J Hum Genet 53: 401-418

Granata C, Merlini L, Cervellati S, Ballestrazzi A, Giannini S, Corbascio M, Lari S (1996) Long-term results of spine surgery in Duchenne muscular dystrophy. Neuromusc Disord 6: 61–68

Griggs RC, Mendell JR, Brooke MH, Fenichel GM, Miller JP, Province M, Moxley R3, Huntzinger D, Vaughn A, Cohen M, et al. (1985) Clinical investigation in Duchenne dystrophy: V. Use of creatine kinase and pyruvate kinase in carrier detection. Muscle & Nerve 8: 60–67

Griggs RC, Moxley R3, Mendell JR, Fenichel GM, Brooke MH, Pestronk A, Miller JP (1991) Prednisone in Duchenne dystrophy. A randomized, controlled trial defining the time course and dose response. Clinical Investigation of Duchenne Dystrophy Group. Arch Neurol 48: 383–388

Griggs RC, Moxley R3, Mendell JR, Fenichel GM, Brooke MH, Pestronk A, Miller JP, Cwik VA, Pandya S, Robison J, King W, Signore L, Schierbecker J, Florence J, Matheson-Burden N, Wilson B (1993) Duchenne dystrophy: randomized, controlled trial of prednisone (18 months) and azathioprine (12 months). Neurology 43: 520–527

Heckmatt JZ, Dubowitz V, Hyde SA, Florence J, Gabain AC, Thompson N (1985) Prolongation of walking in Duchenne muscular dystrophy with lightweight orthoses: review of 57 cases. Dev Med Child Neurol 27: 149–154

Heckmatt JZ, Rodillo E, Dubowitz V (1989) Management of children: Pharmacological and physical. Brit Med Bull 45: 788–801

Hillaire D, Leclerc A, Faure S, Topaloglu H, Chiannilkulchai N, Guicheney P, Grinas L, Legos P, Philpot J, Evangelista T, et al. (1994) Localization of merosin-negative congenital muscular dystrophy to chromosome 6q2 by homozygosity mapping. Hum Mol Genet 3: 1657–1661

Hoffman EP, Brown RJ, Kunkel LM (1987) Dystrophin: the protein product of the Duchenne muscular dystrophy locus. Cell 51: 919–928

Hoffman EP, Fischbeck KH, Brown RH, Johnson M, Medori R, Loike JD, Harris JB, Waterston R, Brooke M, Specht L, et al. (1988) Characterization of dystrophin in muscle-biopsy specimens from patients with Duchenne's or Becker's muscular dystrophy. N Engl J Med 318: 1363–1368

Jöbsis GJ, Bolhuis PA, Boers JM, Baas F, Wolterman RA, Hensels GW, de Visser M (1996) Genetic localization of Bethlem myopathy. Neurology 46: 779–782

Karpati G, Carpenter S, Morris GE, Davies KE, Guerin C, Holland P (1993) Localization and quantitation of the chromosome 6-encoded dystrophin-related protein in normal and pathological human muscle. J Neuropathol Exp Neurol 52: 119–128

Kunkel LM, Monaco AP, Middlesworth W, Ochs HD, Latt SA (1985) Specific cloning of DNA fragments absent from the DNA of a male patient with an x-hromosome deletion. Proc Natl Acad Sci U S A 82: 4778–4782

Laing NG, Wilton SD, Akkari PA, Dorosz S, Boundy K, Kneebone C, Blumbergs P, White S, Watkins H, Love DR, et al. (1995) A mutation in the α-tropomyosin gene TPM3 associated with autosomal dominant nemaline myopathy. Nature Genet 9: 75–79

Law PK, Goodwin TG, Fang Q, Duggirala V, Larkin C, Florendo JA, Kirby DS, Deering MB, Li HJ, Chen M, et al. (1992) Feasibility, safety, and efficacy of myoblast transfer therapy on Duchenne muscular dystrophy boys. Cell Transplant 1: 235–244

Levin R, Pascuzzi RM, Bruns DE, Boyd JC, Toly TM, Phillips II LH (1985) How traumatic is the needle EMG examination? The magnitude and time course of creatine kinase elevation following concentric needle EMG. Muscle & Nerve 8: 620

Markesberry WR, Griggs RC, Leach RP, Lapham LW (1974) Late onset hereditary distal myopathy. Neurology 23: 127

Meitinger T, Golla A, Kress W, Meng G, Müller C, Grimm T (1992) DNA- und Protein-Diagnostik bei Muskeldystrophie Duchenne/Becker. Med Genetik 2: 46–47

Mendell JR, Griggs RC, Moxley R3, Fenichel GM, Brooke MH, Miller JP, Province MA, Dodson WE (1984) Clinical investigation in Duchenne muscular dystrophy: IV. Double-blind controlled trial of leucine. Muscle & Nerve 7: 535–541

Menke A, Jockusch H (1991) Decreased osmotic stability of dystrophin-less muscle cells from the mdx mouse. Nature 349: 69–71

Miyoshi K, Kawai H, Iwasa M, Kusaka K, Nishino H (1986) Autosomal recessive distal muscular dystrophy as a new type of progressive muscular dystrophy. Seventeen cases in eight families including an autopsied case. Brain 109: 31

Monaco AP, Neve RL, Colletti FC, Bertelson CJ, Kurnit DM, Kunkel LM (1986) Isolation of candidate cDNAs for portions of the Duchenne muscular dystrophy gene. Nature 323: 646–650

Monaco AP, Bertelson CJ, Liechti GS, Moser H, Kunkel LM (1988) An explanation for the phenotypic differences between patients bearing partial deletions of the DMD locus. Genomics 2: 90–95

Moser H, Emery AEH (1974) The manifesting carrier in Duchenne muscular dystrophy. Clin Genet 5: 271

Moxley RT, Brooke MH, Fenichel GM, Mendell JR, Griggs RC, Miller JP, Province MA, Patterson V (1987) Clinical investigation in Duchenne muscular dystrophy. VI Double-blind controlled trial of nifedipine. Muscle & Nerve 10: 22–33

Munsat TL, Bradley WG (1977) Serum creatine phosphokinase levels and prednisone treated muscle weakness. Neurology 27: 96

Munsat TL, Cancilla P (1974) Polymyositis without inflammation. Bull Los Angeles Neurol Soc 39: 113

Neumeyer AM, Di GD, Brown RJ (1992) Arterial delivery of myoblasts to skeletal muscle. Neurology 42: 2258–2262

Newsom-Davis J (1980) The repiratory system in muscular dystrophy. Br Med Bull 36: 135–138

Nigro V, Moreira ES, Piluso G, Vainzof M, Belsito A, Politano L, Puca AA, Passos-Bueno MR, Zatz M (1996) Autosomal recessive limb-girdle muscular dystrophy, LGMD2F, is caused by a mutation in the δ-sarcoglycan gene. Nature Genet 14: 195–198

Noguchi S, McNally EM, Ben Othmane K, Hagiwara Y, Mizuno Y, Yoshida M, Yamamoto H, Bönnemann CG, Gussoni E, Denton PH, Kyriakides T, Middleton L, Hentati F, Ben Hamida M, Nonaka I, Vance JM, Kunkel LM, Ozawa E (1995) Mutations in the dystrophin-associated protein γ-sarcoglycan in chromosome 13 muscular dystrophy. Science 270: 819–822

Nonaka I, Sunohara N, Ishiura S, Satoyoshi E (1981) Familial distal myopathy with rimmed vacuoles and lamellar (myeloid) body formation. J Neurol Sci 51: 141

Padberg GW, Brouwer OF, de KR, Dijkman G, Wijmenga C, Grote JJ, Frants RR (1995) On the significance of retinal vascular disease and hearing loss in facioscapulohumeral muscular dystrophy. Muscle & Nerve (Supp 2): S73–S80

Partridge TA, Morgan JE, Coulton GR, Hoffman EP, Kunkel LM (1989) Conversion of mdx myofibres from dystrophin-negative to -positive by injection of normal myoblasts. Nature 337: 176–179

Patten BM, Zeller RS (1983) Clinical trials of vasoactive and antiserotonin drugs in Duchenne muscular dystrophy. Ann Clin Res 15: 164–166

Pernice W, Beckmann R, Ketelsen UP, Frey M, Schmidt RB, Haap KP, Roehren R, Sauer M (1988) A double-blind placebo controlled trial of diltiazem in Duchenne dystrophy. Klin Wochenschr 66: 565–570

Pongratz DE, Reimers CD, Hahn D, Nägele M, Müller-Felber W (1990) Atlas der Muskelkrankheiten. Urban & Schwarzenberg, München Wien Baltimore

Quane KA, Healy JM, Keating KE, Manning BM, Couch FJ, Palmucci LM, Doriguzzi C, Fagerlund TH, Berg K, Ording H, et al. (1993) Mutations in the ryanodine receptor gene in central core disease and malignant hyperthermia. Nature Genet 5: 51–55

Ragot T, Vincent N, Chafey P, Vigne E, Gilgenkrantz H, Couton D, Cartaud J, Briand P, Kaplan JC, Perricaudet M, Kahn A (1993) Efficient adenovirus-mediated transfer of a human minidystrophin gene to skeletal muscle of mdx mice. Nature 361: 647–650

Ranta S, Pihko H, Santavuori P, Tahvanainen E, de la Chapelle A (1995) Muscle-eye-brain disease and Fukuyama type congenital muscular dystrophy are not allelic. Neuromuscul Disord 5: 221–225

Reimers CD (1990) Myosonographie. In: *Pongratz DE, Reimers CD, Hahn D, Nägele M, Müller-Felber W (Hrsg.)* Atlas der Muskelkrankheiten. Urban & Schwarzenberg, München Wien Baltimore, 30–33

Richard I, Broux O, Allamand V, Fougerousse F, Chiannilkulchai N, Bourg N, Brenguier L, Devaud C, Pasturaud P, Roudaut C, Hillaire D, Passos-Bueno MR, Zatz M, Tischfield JA, Fardeau M, Jackson CE, Cohen D, Beckmann JS (1995) Mutations in the proteolytic enzyme calpain 3 cause limb-girdle muscular dystrophy type 2A. Cell 81: 27–40

Rideau Y, Duport G, Delaubier A, Guillou C, Renardel IA, Bach JR (1995) Early treatment to preserve quality of locomotion for children with Duchenne muscular dystrophy. Semin Neurol 15: 9–17

Rifai Z, Welle S, Moxley R3, Lorenson M, Griggs RC (1995) Effect of prednisone on protein metabolism in Duchenne dystrophy. Am J Physiol 268: E67–E74

Roberds SL, Leturcq F, Allamand V, Piccolo F, Jeanpierre M, Anderson RD, Lim LE, Lee JC, Tome FM, Romero NB, et al. (1994) Missense mutations in the adhalin gene linked to autosomal recessive muscular dystrophy. Cell 78: 625–33

Roberts RG, Bobrow M, Bentley DR (1992) Point mutations in the dystrophin gene. Proc Natl Acad Sci USA 89: 2331–2335

Scheuerbrandt G, Lundin A, Lovgren T, Mortier W (1986) Screening for Duchenne muscular dystrophy: an improved screening-Test for creatine kinase and its application in an infant screening program. Muscle & Nerve 9: 11–23

Scott OM, Hyde SA, Goddard C, Jones R, Dubowitz V (1981 a) Effect of exercise in Duchenne muscular dystrophy. Physiother 67: 174–176

Scott OM, Hyde SA, Goddard C, Dubowitz V (1981 b) Prevention of deformity in Duchenne muscular dystrophy. Physiother 67: 177–180

Sharma KR, Mynhier MA, Miller RG (1993) Cyclosporine increases muscular force generation in Duchenne muscular dystrophy. Neurology 43: 527–532

Smith PEM, Calverley PMA, Edwards RHT, Evans GA, Campbell EJM (1987) Practical problems in the respiratory care of patients with muscular dystrophy. N Engl J Med 316: 1197–1205

Speer MC, Yamaoka LH, Gilchrist JH, Gaskell CP, Stajich JM, Vance JM, Kazantsev A, Lastra AA, Haynes CS, Beckmann JS, et al. (1992) Confirmation of genetic heterogeneity in limb-girdle muscular dystrophy: linkage of an autosomal dominant form to chromosome 5q. Am J Hum Genet 50: 1211–1217

Stern LZ, Ringel SP, Ziter FA, Menander-Huber KB, Ionasescu V, Pellegrino RJ, Snyder RD (1982) Drug trial of superoxide dismutase in Duchenne muscular dystrophy. Arch Neurol 39: 342–346

Szobor A (1973) Data on the oculopharyngeal syndrome: A clinicopathological study. Eur Neurol 9: 242

Thiemens U (1991) Krankengymnastik. In: *Jerusalem F, Zierz S* (Hrsg.) Muskelerkrankungen. Thieme, Stuttgart New York, 359–381

Thomas NS, Williams H, Cole G, Roberts K, Clarke A, Liechti-Gallati S, Barga TI (1990) X-linked neonatal centronuclear/myotubular myopathy: evidence for linkage to Xq28 DNA marker loci. J Med Genet 27: 284–287

Toda T, Segawa M, Nomura Y, Nonaka I, Masuda K, Ishihara T, Sakai M, Tomita I, Origuchi Y, Suzuki MtSM, et al. (1993) Localization of a gene for Fukuyama type congenital muscular dystrophy to chromosome 9q31–33. Nature Genet 5: 283–286

Toda T, Yoshioka M, Nakahori Y, Kanazawa I, Nakamura Y, Nakagome Y (1995) Genetic identity of Fukuyama-type congenital muscular dystrophy and Walker-Warburg syndrome. Ann Neurol 37: 99–101

Tome FM, Evangelista T, Leclerc A, Sunada Y, Manole E, Estournet B, Barois A, Campbell KP, Fardeau M (1994) Congenital muscular dystrophy with merosin deficiency. C R Acad Sci Paris 317: 351–357

Topaloglu H, Kale G, Yalnizoglu D, Tasdemir AH, Karaduman A, Topcu M, Kotiloglu E (1994) Analysis of »pure« congenital muscular dystrophies in thirty-eight cases. How different is the classical type 1 from the occidental type cerebromuscular dystrophy? Neuropediatrics 25: 94–100

Udd B, Partanen J, Halonen P, Falck B, Hakamies L, Heikkila H, Ingo S, Kalimo H, Kaariainen H, Laulumaa V, et al. (1993) Tibial muscular dystrophy. Late adult-onset distal myopathy in 66 Finnish patients. Arch Neurol 50: 604–608

Wallgren-Pettersson C, Avela K, Marchand S, Kolehmainen J, Tahvanainen E, Juul Hansen F, Muntoni F, Dubowitz V, De Visser M, Van Langen IM, Laing NG, Faure S, De La Chapelle A (1995) A gene for autosomal recessive nemaline myopathy assigned to chromosome 2q by linkage analysis. Neuromusc Disord 5: 441–443

Welander L (1951) Myopathia distalis tarda hereditaria. Acta Med Scand 141 (suppl 265): 1

Wijmenga C, Frants RR, Brouwer OF, Moerer P, Weber JL, Padberg GW (1990) Location of facioscapulohumeral muscular dystrophy gene on chromosome 4. Lancet 336: 651–653

Wijmenga C, Hewitt JE, Sandkuijl LA, Clark LN, Wright TJ, Dauwerse HG, Gruter AM, Hofker MH, Moerer P, Williamson R, et al. (1992) Chromosome 4q DNA rearrangements associated with facioscapulohumeral muscular dystrophy. Nature Genet 2: 26–30

Wilhelmsen KC, Blake DM, Lynch T, Mabutas J, De Vera M, Neystar M, Bernstein M, Hirano M, Gilliam

TC, Murphy PL, Sola MD, Bonilla E, Schotland DL, Hays AP, Rowland LP (1996) Chromosome 12-linked Autosomal Dominant Scapuloperoneal Muscular Dystrophy. Ann Neurol 39: 507–520

Witt TN, Garner CG, Pongratz D, Baur X (1988) Autosomal dominant Emery-Dreifuss syndrome: evidence of a neurogenic variant of the disease. Eur Arch Psychiatry Neurol Sci 237: 230–236

Wulff JD, Lin JT, Kepes JJ (1982) Inflammatory facioscapulohumeral muscular dystrophy and Coats syndrome. Ann Neurol 12: 398

J 11. Metabolische Myopathien

von *Th. Klopstock* und *D. Pongratz*

Metabolische Myopathien im engeren Sinne sind die den Muskel betreffenden hereditären Störungen des Kohlenhydrat-, Fett- und Purinstoffwechsels. Die mitochondrialen Enzephalomyopathien sind Multisystemerkrankungen, die sehr häufig mit einer metabolischen Myopathie einhergehen. Weiterhin werden in diesem Kap. die endokrinen, medikamentös-toxischen und nutritiven Muskelerkrankungen behandelt.

J 11.1. Störungen im Kohlenhydratstoffwechsel (Glykogenosen)

Die Muskelkontraktion hängt von der Bereitstellung von Energie in Form von Adenosintriphosphat (ATP) ab. Dabei sind Kohlenhydrate eine der entscheidenden Energiequellen, v. a. wenn kurzfristige, intensive Muskelarbeit zu anaeroben Bedingungen stattfindet. Die Glykogenosen sind sehr seltene Erkrankungen, die auf Grund eines Enzymdefekts im Glykogenabbau oder in der Glykolyse zur Speicherung von Glykogen in verschiedenen Geweben führen. Sie wurden in der Reihenfolge ihrer Entdeckung numeriert, seit Aufdeckung der molekularen Grundlagen aber auch nach dem verursachenden Enzymdefekt benannt **(Tab. J 11.1)**. Die Typen I (hepatorenale Glykogenose von Gierke) und VI (hepatische Glykogenose Hers) betreffen das Nervensystem nicht und werden hier nicht besprochen. Der Typ II Pompe wird als lysosomale Glykogenose von den anderen Glykogenosen abgegrenzt, da die Defizienz der sauren Maltase zwar zur Glykogenspeicherung, nicht aber zur Beeinträchtigung des Energiemetabolismus führt.

Klinik und Verlauf

Mit Ausnahme des X-chromosomal rezessiven Typ IX sind alle neurologisch relevanten Glykogenosen **autosomal rezessiv** vererbt, aus ungeklärten Gründen treten die Typen V (McArdle), VII und VIII beim männlichen Geschlecht dennoch häufiger auf. Die Symptomatik beginnt meist in der Kindheit oder Adoleszenz, adulte Formen kommen vor. Bei der infantilen Verlaufsform des Typ II sowie beim Typ IV steht die Leber- und Herzbeteiligung im Vordergrund, das Versagen dieser Organe führt zum Tod in den ersten Lebensjahren. Dagegen verläuft die Hepatomyopathie bei den Typen III und VIII eher benigne. Der Typ IX zeichnet sich durch eine prominente zerebrale Symptomatik mit epileptischen Anfällen und mentaler Retardierung aus. Bei den anderen Glykogenosen (V, VII, X, XI) ist im wesentlichen nur der Muskel betroffen.

Die Schädigung des Muskels resultiert zum einen aus der Glykogenspeicherung, zum anderen aus der beeinträchtigten Energiegewinnung. Das klinische Korrelat der ersteren ist die permanente, progrediente, proximal betonte Muskelschwäche. Dieser Phänotyp tritt v. a. bei den Glykogenosen II, III und IV auf und ist nicht von einer Gliedergürteldystrophie zu unterscheiden. Bei den anderen Glykogenosen stehen dynamische Symptome auf Grund mangelnder Energiebereitstellung im Vordergrund: **belastungsabhängige Muskelschwäche**, -schmerzen und -steifheit, bei stärkerer Ausprägung Rhabdomyolyse und Myoglobinurie. Bei 50 % der Patienten mit Glykogenose Typ V McArdle kommt es nach stärkeren Anstrengungen zur Myoglobinurie, die Hälfte dieser Patienten wiederum entwickelt ein Nierenversagen (DiMauro und Tsujino, 1994) Unter dem »**second wind**«-Phänomen, das man v. a. bei den Glykogenosen V und VII findet, versteht man eine Besserung der Belastungsintoleranz nach einer kurzen Ruhepause. Diese beruht darauf, daß der Muskel von der Glykogenverwertung auf die Verbrennung freier Glukose und freier Fettsäuren umschaltet.

Laborchemisch zeigen die Glykogenosen im Intervall leichte bis mäßige CK-Erhöhungen, nach Rhabdomyolyse kommt es zu exzessiven Werten. Außer beim Typ II Pompe zeigt der Laktatischämie-Test einen fehlenden oder verminderten Laktatanstieg. Das EMG im Intervall ist normal oder myopathisch und zeigt bei den Glykogenosen Typ II, III, IV, V und VII pathologische Spontanaktivität. Der pathognomonische Befund in der Morphologie des Muskels ist die vakuoläre Myopathie mit Glykogen-haltigen Vakuolen. Der Mangel an Phosphorylase (Typ V) und an Phosphofruktokinase (Typ VII) läßt sich auch histochemisch nachweisen (Pongratz et al., 1990). Ein biochemischer Nachweis der Enzymdefizienz gelingt bei den Glykogenosen V, VIII, X und XI nur aus Muskel, bei den anderen Formen auch aus anderen Geweben, z. B. Blut. Zum Teil ist eine pränatale Diagnostik möglich.

Tab. J 11.1: Glykogenosen (nach DiMauro und Tsujino, 1994)

Typ Genort	**betroffenes Enzym**	**Klinik und Verlauf**
Typ II Pompe Chr 17q21–23	saure Maltase	infantile Form: »floppy infant«, Kardiohepatomegalie, Tod vor 2. Lj.; spätinfantile Form: progrediente Muskelschwäche, Tod in 2. Dekade; adulte Form: Myopathie, in 30 % respiratorische Insuffizienz
Typ III Forbes Chr 1p21	Debranching-Enzym	infantile Form: benigner Verlauf mit Hepatomegalie, Entwicklungsverzögerung, Hypoglykämien; Leberbeteiligung im Vordergrund; adulte Form: progrediente Muskelschwäche, z. T. Kardiomyopathie
Typ IV Andersen ?	Branching-Enzym	kongenitaler Beginn, Leberbeteiligung im Vordergrund, Tod meist vor dem 4. Lj. im Leberkoma
Typ V McArdle Chr 11q12–13	Myophosphorylase	belastungsabhängige Muskelschwäche, -schmerzen, -steifheit; in 50 % episodische Rhabdomyolyse mit Myoglobinurie, in 25 % Nierenversagen; permanente Muskelschwäche in 30 %; »second wind«
Typ VII Tarui Chr 1cen-q32	Phosphofruktokinase	wie Typ V, Rhabdomyolyse, Myoglobinurie und Nierenversagen seltener
Typ VIII Chr7, 16 und X	Phophorylase-b-Kinase	variable Formen: X-chromosomale Hepatopathie, autosomal rezessive Hepatomyopathie oder reine Myopathie mit belastungsabhängigen Symptomen
Typ IX Chr Xq13	Phosphoglyceratkinase	häufigste Präsentation mit epileptischen Anfällen, mentaler Retardierung und hämolytischer Anämie; wenige Patienten mit belastungsinduzierten muskulären Symptomen
Typ X Chr 7p13	Phosphoglyceratmutase	belastungsabhängige Muskelschwäche, -krämpfe, -schmerzen, Myoglobinurie
Typ XI Chr 11p13	Laktatdehydrogenase	belastungsabhängige Muskelschwäche, -krämpfe, -schmerzen, Myoglobinurie

Therapie

Eine befriedigende Therapie gibt es bislang für die Glykogenosen nicht. Versuche, die fehlende saure Maltase zu substituieren, waren bei Kindern mit Glykogenose Typ II Pompe nicht erfolgreich (Williams und Murray, 1980), ebensowenig die Zufuhr von Branching-Enzym bei Kindern mit Glykogenose Typ IV (DiMauro und Tsujino, 1994). Widersprüchliche Ergebnisse liefern die Untersuchungen zu unterschiedlichen **Diätformen.** Da bei den Glykogenosen Typ III, IV, V und VIII die Glykogenutilisation, nicht aber die Glykolyse gestört ist, könnte man den metabolischen Block theoretisch durch Erhöhung des Angebots von Glukose oder Fruktose umgehen. Die orale Zufuhr dieser Monosaccharide bei Glykogenose Typ V blieb aber ebenso erfolglos wie die indirekte Erhöhung des Glukosespiegels durch Glukagon bei den Typen IV und V (DiMauro und Tsujino, 1994). Bei den Glykogenosen, die auf einem Block der Glykolyse beruhen (Typen VII, IX, X und XI) führt eine Erhöhung des Glukoseangebots eher zu einer Verschlechterung der Symptomatik, da Glukose die Lipolyse inhibiert und damit die Verfügbarkeit des alternativen Substrats freie Fettsäuren vermindert (Haller und Lewis, 1991). Der Versuch, die Konzentration dieser freien Fettsäuren mittels einer fettreichen Diät zu steigern, ist ebenfalls gescheitert. Kasuistisch wurde ein positiver Effekt einer **eiweißreichen Diät** (unter der Vorstellung, Aminosäuren als alternatives Substrat bereitzustellen) auf klinische (Slonim und Goans, 1985) und MR-spektroskopische (Jensen et al., 1990) Parameter bei Glykogenose Typ V berichtet, eine Studie mit größeren Fallzahlen steht noch aus. Eine solche Diät blieb unwirksam bei den Typen II (Padberg et al., 1989) und IV, widersprüchlich waren die Ergebnisse für den Typ III. Empfohlen werden kann die Einnahme häufiger kleiner Mahlzeiten zur Vermeidung von Hypoglykämien beim Typ III.

Generell sollten bei der körperlichen Betätigung hohe Kurzzeitbelastungen, also anaerobe Stoffwechselverhältnisse, vermieden werden. **Ausdauertraining** ist von Nutzen. Bei leichteren Dauerbelastungen kann der metabolische Block durch die Verbrennung von freien Fettsäuren umgangen werden (therapeutische Nutzung des **»second wind«**).

Bei der fatal verlaufenden Glykogenose Typ IV kann als Ultima ratio eine Lebertransplantation

durchgeführt werden. Diese führte bei 10 Kindern zu einer normalen Entwicklung (Selby et al., 1991) und sogar zur Reduktion der Glykogenspeicherung in Herz- und Skelettmuskel (Starzl et al., 1993). Bei einer schwer verlaufenden Glykogenose Typ II kann eine Knochenmarkstransplantation erwogen werden.
Die Behandlung einer etwaigen Kardiomyopathie bzw. einer respiratorischen Insuffizienz (v. a. bei Typ II Pompe) folgt internistischen Grundsätzen. Kommt es zur Rhabdomyolyse, so muß unter Intensivbedingungen behandelt werden. Im Vordergrund steht dabei die Aufrechterhaltung der Atemfunktion, die Prävention bzw. Behandlung eines Nierenversagens und der Ausgleich der Hyperkaliämie (vgl. Kap. J 11.4).

Unwirksam
Als unwirksam erwies sich die Therapie mit Steroiden bei den Glykogenosen Typ IV und VIII, mit Glukagon bei den Typen IV und V sowie mit Ribose bei Typ V. Unwirksame Diätformen wurden oben aufgezählt.

J 11.2. Störungen im Lipidstoffwechsel

Bei Ausdauerbelastugen leichter bis mäßiger Intensität wird nach ca. 40 Minuten die aerobe Verstoffwechselung von langkettigen Fettsäuren zur Hauptenergiequelle des Muskels. Zum Transport in die Mitochondrien werden die Fettsäuren mit Hilfe der Carnitin-Palmityl-Transferase I (CPT I) an Carnitin gebunden, als Acyl-Carnitin-Ester durch die innere Mitochondrienmembran transportiert und in der mitochondrialen Matrix durch die CPT II wieder in Carnitin und Coenzym A-aktivierte Fettsäuren (Acyl-CoA) zerlegt. Letztere werden dann in der β-Oxidation zur Energiegewinnung verwendet. Entsprechend können Erkrankungen des Lipidstoffwechsels bei Carnitin-Mangel, Carnitin-Palmityl-Transferase-Mangel und bei Defekten der β-Oxidation auftreten. All diese Erkrankungen sind selten und i. a. autosomal rezessiv vererbt.

J 11.2.1. Carnitin-Mangel

Klinik und Verlauf
Der **muskuläre Carnitin-Mangel** äußert sich zwischen dem 2. und 50. Lebensjahr durch eine progrediente, proximal betonte, schmerzlose Muskelschwäche und -atrophie, z. T. mit Kardiomyopathie. Belastungsintoleranz und Myoglobinurie sind selten.
Der **systemische Carnitin-Mangel** führt schon in den ersten Lebensjahren zu Muskelschwäche, Kardiomyopathie, Hepatopathie und zu metabolischen Krisen mit Hypoglykämie, Ammoniakanstieg, Erbrechen, Bewußtseinstrübung. Viele dieser Patienten sterben als Kinder oder junge Erwachsene in diesen Krisen.
Ein **sekundärer Carnitin-Mangel** tritt bei Defekten der β-Oxidation, mitochondrialen Erkrankungen, anderen Myopathien, beim renalen Fanconi-Syndrom, bei Hämodialyse, parenteraler Ernährung, Therapie mit Valproat oder Pivampicillin und einer Reihe weiterer Bedingungen auf (Di Donato, 1994).
Diagnostisch findet man eine normale oder leicht erhöhte CK im Serum, das EMG kann ein myopathisches Muster und pathologische Spontanaktivität aufweisen. Den entscheidenden Hinweis bei klinischem Verdacht gibt die Muskelbiopsie, die eine Fettvermehrung v. a. in Typ I-Fasern zeigt. Beweisend ist schließlich der biochemische Nachweis der Carnitindefizienz im Muskel, bei der systemischen Form auch in anderen Geweben und im Serum.

Therapeutische Prinzipien
Die orale oder parenterale Substitution mit L-Carnitin führt beim systemischen Carnitin-Mangel i. a. zu einer deutlichen Besserung der Muskelschwäche und der lebensbedrohlichen Kardiomyopathie sowie zum Verschwinden der metabolischen Krisen (Di Donato, 1994). Unter der Behandlung können die Kranken ein weitgehend normales Leben führen.
Auch beim muskulären Carnitin-Mangel führt die Substitution zu einer Besserung der Muskelschwäche (Shapira et al., 1993). Bei einzelnen Patienten war auch die Gabe von Prednison, Propranolol oder Riboflavin effektiv (Griggs et al., 1995).
Beim sekundären Carnitin-Mangel bessert sich die Symptomatik nur bei einem Teil der Patienten (Di Donato, 1994). Auf jeden Fall substituiert werden sollten Hämodialyse-bedingte L-Carnitin-Verluste.
Hilfreich sind bei allen Formen des Carnitin-Mangels eine fettreduzierte Diät und häufige kleine kohlenhydratreiche Mahlzeiten. Fasten sollte vermieden werden, da dadurch die Bereitstellung von Glykogen und Glukose gehemmt und die Freisetzung von Fettsäuren gefördert wird.

Pragmatische Therapie
Neben den oben erwähnten diätetischen Maßnahmen gibt man bei Carnitin-Mangel 2–4 g L-Carnitin (Biocarn®) pro Tag, bei Kindern 100 mg/kg KG/die (Griggs et al., 1995). Bei Carnitin-Verlusten auf Grund chronischer Hämodialyse gibt man 1–2 g L-Carnitin am Ende jeder Dialyse. Die Applikation kann oral als Sirup (Biocarn®) oder parenteral (Nefrocarnit®) erfolgen. Außer leichten gastrointestinalen Beschwerden sind keine wesentlichen Nebenwirkungen beschrieben (Campos et al., 1993).

J 11.2.2. Carnitin-Palmityl-Transferase-Mangel

Klinik und Verlauf
Die Erkrankung äußert sich meist von Kindheit an durch Attacken von Muskelschmerzen, -krämpfen, und -steifheit unterschiedlicher Intensität (Zierz, 1994). In schweren Fällen kommt es in der Attacke zur Rhabdomyolyse, die folgende Myoglobinurie kann zum Nierenversagen führen. Während bei manchen Patienten nur ein oder zwei solcher Episoden im Leben auftreten, sind es bei anderen mehrere pro Woche. Die Attacken treten meist wenige Stunden nach einer längeren körperlichen Anstrengung auf, andere Auslöser sind Fasten, Kälte, fette Speisen, Schlafmangel, emotionaler Streß, Infektionen, Fieber, Allgemeinanästhesie sowie Medikamente wie Ibuprofen und Diazepam. Im Intervall sind neurologischer Befund, CK, Laktatbelastungs-Test und EMG normal. Die Diagnose ist schwierig, da selbst die Muskelbiopsie meist normal ist (keine wesentliche Lipidspeicherung); nur kurz nach einer Rhabdomyolyse entnommene Biopsien zeigen Einzelfaseruntergänge. Letzlich sichern läßt sich der CPT-Mangel nur durch die biochemische Bestimmung der Enzymaktivität im Muskel.
Trotz des autosomal rezessiven Erbgangs sind zu 80 % Männer betroffen. Molekulargenetisch wurden Mutationen im Gen für CPT II auf Chr 1 gefunden (Taroni et al., 1992).

Therapie
Die Prävention besteht in der Vermeidung auslösender Faktoren (s. o.) und in der Einhaltung einer fettarmen, kohlenhydratreichen Diät mit häufigen kleinen Mahlzeiten. Längere körperliche Belastung wird mit zusätzlicher Kohlenhydratzufuhr besser toleriert. Während einer Narkose sollte Glukose infundiert werden, da längeres Fasten die Attacken auslösen kann. Behandlung einer Myoglobinurie vgl. Kap. J 11.4.

J 11.2.3. Enzymdefizienzen der β-Oxidation

Defekte der Acyl-CoA-Dehydrogenasen für lang-, mittel- und kurzkettige Fettsäuren führen zu schweren pädiatrischen Krankheitsbildern mit metabolischen Krisen, die dem systemischen Carnitin-Mangel ähneln. Bei längerem Überleben kann eine Myopathie oder belastungsinduzierte Muskel-Symptome in den Vordergrund treten. Diese Erkrankungen sind eine Ursache des sekundären Carnitin-Mangels und profitieren von der Carnitin-Substitution.
Bei der **Glutarazidurie Typ II** führt eine Defizienz von Elektronen-Transfer-Flavoprotein zur Aktivitätsminderung mehrerer Flavin-abhängiger Acyl-CoA-Dehydrogenasen. Neben fatalen infantilen Verläufen kann diese Erkrankung auch eine Lipidspeichermyopathie bei Erwachsenen verursachen. Die lebenslängliche orale Substitution mit 100 mg/die Riboflavin (=Vitamin B_2) führt zum Rückgang aller Symptome (Di Donato et al., 1989).

J 11.3. Störungen im Purinstoffwechsel

Die Myoadenylatdesaminase (MADA), ein Enzym des Purinnukleotidzyklus, desaminiert Adenosinmonophosphat zu Inosinmonophosphat und Ammoniak. Ein **MADA-Mangel** wird (meist als Nebenbefund) in 1–2 % aller Muskelbiopsien gefunden und stellt somit die häufigste Stoffwechselstörung des Muskels dar. Die klinische Relevanz dieses Defektes ist allerdings umstritten. Die meisten Anlageträger sind asymptomatisch oder leiden unter anderen neuromuskulären Erkrankungen, wenige entwickeln belastungsabhängige Muskelschmerzen bis zur Myoglobinurie. Die CK ist in der Hälfte der Fälle leicht erhöht, im Laktatischämie-Test kommt es zu normalem Laktat-, aber vermindertem Ammoniakanstieg.
Der MADA-Mangel wird autosomal rezessiv vererbt, das Gen liegt auf Chr 1p13–21 (Sabina et al., 1990). Therapeutisch sollte die auslösende körperliche Belastung vermieden werden, bei deutlicher klinischer Symptomatik ist in Einzelfällen ein Versuch mit D-Ribose (bis zu 50 g/die) gerechtfertigt (Reimers et al., 1987).

J 11.4. Myoglobinurie

Klinik und Verlauf
Viele der in diesem Kapitel besprochenen metabolischen Myopathien und eine Reihe weiterer Bedingungen (**Tab. J 11.2**), insbesondere auch Medikamente und Drogen, können zur Myoglobinurie führen. Auch anderweitig gesunde Individuen können unter ungewohnt schwerer körperlicher Belastung (Militär, Bodybuilding, Marathon) eine Myoglobinurie entwickeln. Die metabolische, toxische, ischämische, mechanische oder thermische Schädigung des Muskels führt zur Rhabdomyolyse, meist mit Muskelschwäche, Myalgie und Schwellung, z. T. bis zum Kompartment-Syndrom; CK, Kalium und Myoglobin im Serum steigen an. Eine mit bloßem Auge sichtbare Myoglobinurie weist auf den Untergang von 200 g Muskel und eine Myoglobin-Konzentration im Serum über 1 mg/ml (Griggs et al., 1995), aber die Nierenfunktion kann schon vorher beeinträchtigt sein. Die Präzipitation von Myoglobin in den Tubuli führt zur **akuten tubulären Nekrose** mit oligurischem **Nierenversagen.** Dadurch verschlimmert sich noch die wegen der Rhabdomyolyse schon bestehende **Hyperkaliämie,** die neben dem Nierenversagen die zweite lebensbedrohliche Komplikation darstellt. Hyperkaliämie und Hypokalzämie

Tab. J 11.2: Ursachen der Rhabdomyolyse und der Myoglobinurie (nach Penn, 1994)

metabolisch **Carnitin-Palmityl-Transferase-Mangel** Glykogenosen Typ V, VII bis XI Enzymdefekte der β-Oxidation Myoadenylatdeaminase-Mangel mitochondriale Erkrankungen Elektrolytstörungen (z. B. Hypokaliämie, Azidose, Hypernatriämie, Hypophosphatämie)	**ischämisch** **arterielle Thrombose oder Embolie** Sichelzellanämie **toxisch** **Alkohol** Cocain, Heroin, Amphetamine, »ecstasy«, »angel dust« Schlangen-, Spinnen-, Bienengifte Tetanus-, Typhus-, Staphylokokkentoxine
mechanisch ungewohnte körperliche Belastung **Status epilepticus, Delirien** direkte Muskelschädigung durch »crush injury« Kompartment-Syndrom	Kohlenmonoxid, Organophosphate Strychnin, Toluol, Cyanid, Arsen Cicuta virosa (Wasserschierling) Wachtelesser-Krankheit Haffkrankheit (durch Fischgenuß im Ostseebereich)
thermisch **maligne Hyperthermie** malignes neuroleptisches Syndrom Fieber, Hitzschlag **entzündlich** **Polymyositis, Dermatomyositis** virale Infektionen (z. B. Influenza, Coxsackie, HIV) bakterielle Infektionen (z. B. Staphylokokken) rickettsiale Infektionen	**medikamentös** **Lipidsenker** (Clofibrat, Bezafibrat, Gemfibrozil) **HMG-CoA-Reduktase-Hemmer (z. B.** Lovastatin) Neuroleptika Barbiturate, Doxylamin kaliumsenkende Medikamente (z. B. Diuretika, Theophyllin, Carbenoxolon, Amphotericin B) Suxamethonium Azathioprin, 5'-Azacytidin ε-Aminocapronsäure

fett: häufige Ursache

Tab. J 11.3: Mitochondriale Erkrankungen

Erkrankung	Erbgang	Gendefekt Proteindefekt	Klinik und Verlauf
Syndrome mit chronisch progredienter externer Ophthalmolegie (CPEO)			
CPEO	sporadisch > maternal > ad	Del, Dupl mt3243- Leu multiple Del	CPEO und Ptose, z. T. mit proximaler Myopathie, Dysphagie und Dysarthrie; RRF
CPEO plus	wie CPEO	wie CPEO	wie CPEO, aber zusätzliche Symptome einer Multisystemerkrankung, die aber nicht die Kriterien des KSS erfüllt; RRF
Kearns-Sayre-Syndrom (KSS)	sporadisch	Del, Dupl mt3243-Leu	obligat: CPEO, Retinitis pigmentosa, Beginn vor dem 20. Lj., plus mind. eines der Symptome: Ataxie, Herzblock, Liquoreiweiß > 1 g/l; fakultativ: Myopathie, Hypakusis, Demenz, Kleinwuchs u. a.; RRF
Syndrome mit Punktmutationen in mitochondrialen tRNA-Genen			
MELAS Mitochondriale Enzephalomyopathie, Laktatazidose und stroke-like episodes	maternal > sporadisch	mt3243-Leu, mt3271-Leu	Beginn in der Kindheit; Entwicklungsverzögerung, Myopathie, migräneartige Kopfschmerzen mit Erbrechen, fokale und generalisierte epileptische Anfälle, Hypakusis, Demenz, stroke-like episodes mit Hemiparese und Hemianopie, Kleinwuchs u. a.; fokale Läsionen und Basalganglienverkalkungen im MR; RRF; Tod oft als junge Erwachsene, aber sehr variable Verläufe (Ciafaloni et al., 1992)
MERRF Myoklonus-Epilepsie mit ragged-red fibers	maternal > sporadisch	mt8344-Lys mt-8356-Lys	Beginn meist in der Kindheit; Myokloni, generalisierte epileptische Anfälle, Myopathie, Ataxie, Hypakusis, Demenz, Optikusatrophie, Neuropathie u. a.; MERRF-MELAS-overlap; Laktatazidose, RRF; Tod oft als junge Erwachsene, aber sehr variable Verläufe (Silvestri et al., 1993)
Mitochondriale Myopathie	maternal > sporadisch	mt3243-Leu, mt3260-Leu	belastungsabhängige Muskelschwäche der Extremitäten mit Muskelschmerzen, ohne CPEO; oft mit Kardiomyopathie (Zeviani et al., 1991)
Multiple symetrische Lipomatose	sporadisch > maternal	multiple Del, mt8344-Lys	multiple Lipome, v. a. in Nacken- und Schultergegend; häufig mit peripherer Neuropathie, z. T. ZNS-Beteiligung (Klopstock et al., 1994)

Erkrankung	Erbgang	Gendefekt Proteindefekt	Klinik und Verlauf
Syndrome mit Punktmutationen in mitochondrialen proteincodierenden Genen			
Lebersche Optikus-neuropathie	maternal > sporadisch	mt11778-ND4, mt 3460-ND1, mt14484-ND6 u. a.	subakutes Auftreten meist bilateraler, ausgedehnter Zentralskotome, meist bei jungen Männern (80 %); meist schwere Visuseinschränkung, selten Besserungen; selten zusätzliche Symptome wie Tremor, Dystonie, Athetose, Spastik u. a., bei Frauen z. T. MS-ähnliches Bild; Mikroangiopathie; keine RRF (Riordan-Eva et al., 1995)
NARP	maternal	mt8993-ATPase	Neuropathie, Ataxie, Retinitis pigmentosa, keine RRF (Holt et al., 1990)
autosomal rezessive mitochondriale Erkrankungen			
MNGIE	ar	COX	Myopathie, Neuropathie, gastrointestinale Pseudoobstruktion, Enzephalopathie; fakultativ CPEO, Laktatazidose u. a. (Hirano et al., 1994)
Luft-Erkrankung	2 Pat., ar?	Atmungskette entkoppelt	euthyreoter Hypermetabolismus mit Schwitzen, Polyphagie und Polydipsie, leichter Muskelschwäche (Luft et al., 1962)
CoQ-Mangel	2 Pat., ar?	CoQ	ab 3. Lj. proximale Muskelschwäche und Ermüdbarkeit, später Tremor, Ataxie, Anfälle, Myoglobinurie; Therapie mit CoQ (Ogasahara et al., 1989)
Syndrome mit Beginn im 1. Lebensjahr			
Pearson-Syndrom	sporadisch	Del	Knochenmark (Panzytopenie) und Pankreas betroffen; falls die Kindheit überlebt wird, kann sich ein KSS entwickeln (McShane et al., 1991)
Leigh-Syndrom	maternal, ar, X-chr	mt8993-ATPase mt8344-Lys, PDH, SDH, COX	subakute nekrotisierende Enzephalomyelopathie mit motorischer und geistiger Entwicklungsverzögerung, hypotoner Myopathie, Anorexie, Erbrechen, Hirnstammzeichen, epileptischen Anfällen u.v.a.; Tod meist vor 2. Lj. an respiratorischer Insuffizienz (Van Coster et al., 1991)
PDH-Mangel	ar	PDH	ähnlich wie Leigh-S., massive Laktazidose führt früh zum Tod; milder Verlauf führt zu episodischer Ataxie bei Kindern
Alpers-Syndrom	sporadisch	COX	wie Leigh-S. plus kortikale und hepatische Beteiligung (Egger et al., 1987)
fatale infantile Myopathie	ar	COX	Hypotonie, generalisierte Muskelschwäche ab Geburt, renaler tubulärer Defekt; Tod im 1. Lj. durch Ateminsuffizienz (Bresolin et al., 1985)
benigne infantile Myopathie	sporadisch	COX	anfangs wie die fatale Form, ohne renalen tubulären Defekt, Besserung beginnt im 1. Lj., ab 2.–3. Lj. normale Entwicklung (Zeviani et al., 1987)

Del = Deletion in der mtDNA; Dupl = Duplikation in der mtDNA
mt3243-Leu = Punktmutation an Position 3243 der mtDNA im tRNA-Gen für Leucin
(Lys = Lysin, ND = NADH-Dehydrogenase)
PDH = Pyruvatdehydrogenase, SDH = Succinatdehydrogenase, COX = Cytochrom-c-Oxidase

(Kalzium sequestriert in den nekrotischen Muskel) können zu schweren kardialen **Arrhythmien** führen.

Therapie

Das oligurische Nierenversagen als schwerste Komplikation der Myoglobinurie wird durch die Präzipitation von Myoglobin in den Nierentubuli hervorgerufen, gefördert durch Azidose und Dehydratation. Entsprechend sollte bei vorliegender Myoglobinurie zur Prävention der akuten tubulären Nekrose unter Intensivbedingungen eine Volumensubstitution, eine Alkalisierung sowie eine forcierte Diurese eingeleitet werden. Die Behandlung der Hyperkaliämie, etwaiger kardialer Arrhythmien und respiratorischer Probleme sowie einer eventuell auftretenden disseminierten intravasalen Gerinnung folgt internistischen und intensivmedizinischen Grundsätzen (Penn, 1994).

J 11.5. Mitochondriale Erkrankungen

J 11.5.1. Grundlagen, Klinik und Verlauf

In der mitochondrialen Matrix findet die β-Oxidation als Endstrecke des Lipidmetabolismus und der Zitronensäurezyklus als Endstrecke des Kohlenhydrat- und Proteinmetabolismus statt. Die bei diesen Prozessen gewonnenen Reduktionsäquivalente in Form von NADH und $FADH_2$ stellen Elektronen und Protonen zur Verfügung, die letztlich über die an der inneren Mitochondrienmembran lokalisierte **Atmungskette** auf Sauerstoff übertragen werden. Hierbei entsteht neben Wasser Energie, die zur Produktion von ATP verwendet wird. Diese **oxidative Phosphorylierung** ist die Hauptenergiequelle der Eukaryonten.
Die meisten Untereinheiten der Atmungskettenenzyme werden vom nukleären Genom codiert und in die Mitochondrien importiert. Daneben besitzen die Mitochondrien aber eine eigene **mitochondriale DNA (mtDNA),** die 13 Polypeptide der Atmungskette sowie die für die Transkription und Translation dieser Enzyme notwendigen ribosomalen und transfer-RNAs (tRNA) codiert.
Die mitochondrialen Erkrankungen im engeren Sinne sind durch Mutationen der mtDNA bedingt und werden **maternal** vererbt. Die zufällige Verteilung normaler und mutierter DNA (**mitotische Segregation**) führt zu der sehr variablen Ausprägung der Symptome innerhalb einer Familie bzw. in verschiedenen Organen. Die hohe Mutationsfrequenz der mtDNA bedingt häufiges sporadisches Auftreten.
Zu den mitochondrialen Erkrankungen im weiteren Sinne gehören auch die nukleär codierten Defekte mitochondrial lokalisierter Enzyme, z. B. der β-Oxidation (s. Kap. J 11.2.3.), des Zitronensäurezyklus und der Atmungskette, die in **Tab. J 11.3** kurz charakterisiert sind.

Chronisch progrediente externe Ophthalmoplegie und Kearns-Sayre-Syndrom
Diesen Erkrankungen (**Tab. J 11.3**) liegen meist große Deletionen der mtDNA (Holt et al., 1989; Moraes et al., 1989), selten andere Mutationen (Ciafaloni et al., 1992; Seibel et al., 1994) zugrunde. Die Patienten mit chronisch progredienter externer Ophthalmoplegie (CPEO) leiden unter einer langsam progredienten Einschränkung der Augenbewegungen, i. a. ohne Doppelbilder, sowie unter einer Ptose. Eine Schwäche der Extremitätenmuskeln, Dysphagie und Dysarthrie können hinzukommen. Das Kearns-Sayre-Syndrom (KSS) ist definiert als CPEO, pigmentäre Retinadegeneration, Beginn vor dem 20. Lj. plus mindestens eines der folgenden Symptome: Ataxie, kardiale Überleitungsstörungen oder Liquorprotein > 1 g/l. Fakultativ sind Hörverlust, Demenz, Kleinwuchs, Neuropathie, epileptische Anfälle, Diabetes mellitus und andere endokrine Störungen. Zu Komplikationen führen kann ein verminderter Atemantrieb, der unabhängig von einer Muskelschwäche bestehen kann (Barohn et al., 1990). Das häufige Auftreten solcher Zusatzymptome bei CPEO führte zu der Bezeichnung CPEO plus und deutet darauf hin, daß CPEO und KSS keine Entitäten, sondern die Extremmanifestationen eines klinischen Kontinuums sind (Klopstock et al., 1995). Der Verlauf ist sehr variabel und hängt vom Grad der Multisystembeteiligung ab.
Das EMG zeigt häufig ein myopathisches Muster, CK und Laktat sind nur in ca. der Hälfte der Fälle erhöht. CCT bzw. MR des Gehirns zeigen häufig eine generalisierte Hirnatrophie, z. T. auch Basalganglienverkalkungen. In der Muskelbiopsie finden sich fast immer »ragged-red fibers« (RRF). Die Deletionen der mtDNA findet man meist nur im Muskel, nicht im Blut.

MELAS
Die mitochondriale Enzephalomyopathie mit Laktatazidose und »stroke-like episodes« (MELAS) (Pavlakis et al., 1984) ist durch Punktmutationen der mitochondrialen tRNA für Leucin, meist an Position 3243 der mtDNA, verursacht (Goto et al., 1990). Die Erkrankung kann in den ersten Lebensmonaten, aber auch erst in der 5. oder 6. Dekade beginnen (Ciafaloni et al., 1992). Entsprechend gibt es fatale und relativ benigne Verläufe. Bei voller Ausprägung leiden die Patienten unter Entwicklungsverzögerung, Kleinwuchs, einer belastungsabhängigen Muskelschwäche, epileptischen Anfällen, Hypakusis, Demenz, Retinitis pigmentosa, migräneartigen Kopfschmerzen mit Erbrechen und Schlaganfall-ähnlichen Ereignissen, die häufig zu Hemiparese und Hemianopie führen; oft sterben die Betroffenen als junge Erwachsene. Daneben gibt es, gerade bei den mütterlichen Verwandten, mono- oder oligosymptomatische Formen, z. T. nur mit Migräne oder Hörminderung. EMG und CK können pathologisch sein, das Ruhelaktat in Serum und Liquor ist häufig erhöht. Im CCT/MR finden sich häufig eine Hirnatrophie, Basalganglienkalzifikationen oder Infarkte, meist in den posterioren Regionen. Die Muskelbiopsie zeigt praktisch immer RRF. Die Punktmutation läßt sich in Muskel und Blut bestimmen.

MERRF
Die Myoklonusepilepsie mit »ragged-red fibers« (MERRF) (Fukuhara et al., 1980) beruht auf einer Punktmutation der mtDNA an Position 8344, im tRNA-Gen für Lysin (Shoffner et al., 1990). Auch hier ist Beginn und Verlauf der Erkrankung sehr variabel. Im Mittel beginnt MERRF aber erst im 2. oder 3. Lebensjahrzehnt (Silvestri et al., 1993), der Verlauf ist i. a. benigner als der von MELAS. Die Haupt-Symptome sind Myokloni, Ataxie, epileptische Anfälle und eine Myopathie mit RRF. Daneben kommen Taubheit, Demenz, Neuropathie, Optikusatrophie, multiple Lipome, Katarakt, CPEO und »stroke-like episodes« vor. Mütterliche

Verwandte sind häufig oligosymptomatisch. Die Differentialdiagnose beinhaltet andere Ursachen der progressiven Myoklonusepilepsie wie die Unverricht-Lundborg-Erkrankung, das Lafora-Syndrom oder die neuronalen Zeroidlipofuszinosen.
EMG und CK können pathologisch sein, das Ruhelaktat in Serum und Liquor ist häufig erhöht. Im CCT/MR findet sich häufig eine Hirnatrophie. Die Muskelbiopsie zeigt praktisch immer RRF. Die Punktmutation läßt sich in Muskel und Blut bestimmen.

Andere mitochondriale Erkrankungen
Die **Lebersche Optikusneuropathie** führt nicht zur Myopathie und wird in Kap. B 1 besprochen. Die autosomal rezessiv vererbten mitochondrialen Erkrankungen, sowie diejenigen, die extrem selten sind oder vornehmlich zu Erkrankungen des Neugeborenen führen, sind in **Tab J 11.3** kurz charakterisiert.

J 11.5.2. Therapeutische Prinzipien

Pharmakotherapie
Auf Grund der Seltenheit und des ausgesprochen variablen (und schlecht untersuchten) Spontanverlaufs der mitochondrialen Erkrankungen sind statistisch aussagekräftige Therapiestudien nur schwer durchzuführen.
Coenzym Q_{10}. CoQ (Mitocor®, Caomet®) ist ein Bestandteil der Atmungskette und dient dem Transfer von Elektronen von den Komplexen I und II auf den Komplex III. In einer Reihe von anekdotischen Berichten (zusammengefaßt in Griggs et al., 1995) kam es unter 30–300 mg CoQ/die zu einer Besserung des klinischen Befundes, der MR-spektroskopischen Parameter und/ oder zu einem Absinken des Laktatspiegels. Eine größere Studie bei 17 CPEO- bzw. KSS-Patienten fand dagegen keinen Effekt der CoQ-Administration (Zierz et al., 1989). Eine Behandlung mit 300 mg CoQ/die zusammen mit einer Reihe von Vitaminen führte bei 16 Patienten mit unterschiedlichen mitochondrialen Erkrankungen zwar zum Anstieg der CoQ-Konzentration im Serum, nicht aber zur Besserung von Klinik, Laktatwerten oder MR-Spektroskopie (Matthews et al., 1993). Auch die Studien mit negativen Ergebnissen weisen methodische Probleme auf, so daß eine endgültige Aussage zum therapeutischen Wert von CoQ noch nicht möglich ist. Ein Einsatz außerhalb von Studienprotokollen erscheint zur Zeit jedoch nicht gerechtfertigt.
Gegen die Therapie spricht von einem theoretischen Standpunkt, daß bei den meisten mitochondrialen Erkrankungen die CoQ-Konzentration im Muskel normal oder sogar erhöht ist (Matthews et al., 1993). Eine Ausnahme stellt der eigentliche CoQ-Mangel des Muskels (**Tab. J 11.3**) dar, der bislang allerdings erst bei zwei Schwestern beschrieben worden ist (Ogasahara et al., 1989). Hier führte die Therapie mit CoQ tatsächlich zu einer deutlichen Besserung.
Vitamine. Thiamin (Vit. B1) und α-Liponsäure sind Cofaktoren der Pyruvatdehydrogenase und können somit, ebenso wie Dichloroacetat, bei Pyruvatdehydrogenase-Mangel die Laktatazidose bessern. Sukzinat kann Elektronen direkt auf Komplex II übertragen. Riboflavin (Vit. B2), Vit. C und Vit. K wirken als Elektronenakzeptoren und können den Elektronentransfer in der Atmungskette fördern. In Einzelfällen wurden Besserungen verschiedener mitochondrialer Erkrankungen durch die Administration von 100–300 mg/die Thiamin (Lou, 1981), 600 mg/die α-Liponsäure (Barbiroli et al., 1995), 6 g/die Sukzinat (Shoffner et al., 1989), 25–300 mg/die Riboflavin (Pieter et al., 1991), 2–3 g/die Vit. C allein (Przyrembel, 1987) oder in Kombination mit 60–150 mg/die Vit. K (Eleff et al., 1984) berichtet. Die oben erwähnte größere Studie, bei der neben CoQ Thiamin, Riboflavin, Niacin, Vit. C und Vit. K verabreicht wurden, ergab allerdings keine signifikante Besserung klinischer oder technischer Befunde durch die Multivitamintherapie (Matthews et al., 1993).
Kortikosteroide. In Einzelfällen wurden Therapieerfolge durch Kortikosteroide bei MERRF, MELAS und mitochondrialer Myopathie berichtet (Griggs et al., 1995). Der Wirkmechanismus ist nicht klar, größere Studien stehen aus.
Acetylcholinesterase-Hemmer. Bei manchen Patienten führen geringe Dosen von Pyridostigmin (z. B. Mestinon® 3 × 10 mg/die) zu einer diskreten Verbesserung der muskulären Symptome (Reichmann, 1993).

Allgemeine Maßnahmen
Da sich Mitochondrien unter Beanspruchung vermehren und da defekte mtDNA möglicherweise einen Replikationsvorteil gegenüber normaler mtDNA hat, wird von Ausdauerleistungen abgeraten. Lebensrettend kann die frühzeitige Implantation eines **Herzschrittmachers** beim Kearns-Sayre-Syndrom sein. Bei allen mitochondrialen Erkrankungen ist insbesondere im Zusammenhang mit Narkosen, respiratorischen Infekten oder der Verabreichung sedierender Pharmaka an die Möglichkeit eines **verminderten Atemantriebs** zu denken (Barohn et al., 1990). Bei Ptose kann eine Lidraffung durchgeführt werden. Die Behandlung von Myoklonien, Schlaganfällen und anderen möglicherweise auftretenden Symptomen ist in den entsprechenden Kapiteln dieses Buchs dargestellt. Bei der Behandlung von epileptischen Anfällen ist Carbamazepin und Phenytoin im allgemeinen der Valporinsäure vorzuziehen, da Valproat zu einer Hemmung der Atmungskette führen kann. Die Behandlung der häufigen hormonellen Störungen erfordert die Konsultation eines Internisten, Endokrinologen oder Kinderarztes.

Gentherapie
Erkrankungen, die auf Mutationen der mtDNA beruhen, sind Kandidaten für eine zukünftige

Gentherapie, da sie i. a. einen fatalen Verlauf nehmen und mit anderen Mitteln nur unzureichend behandelt werden können. Gegenüber der Gentherapie nukleär codierter Erkrankungen ergibt sich das zusätzliche Problem, das Konstrukt in die Mitochondrien zu transportieren. Erste Ergebnisse in vitro zeigen, daß DNA über den physiologischen Protein-Import-Mechanismus in die mitochondriale Matrix eingeführt werden kann (Seibel et al., 1995). Diese therapeutischen Versuche sind im Anfangsstadium und klinisch noch nicht relevant.

J 11.6. Endokrine Myopathien

Eine Myopathie kann bei einer Reihe endokriner Erkrankungen auftreten (s. Kap. K 1). Meist äußert sie sich als proximale Muskelschwäche mit Atrophie. Im allgemeinen führen die internistischen Symptome der Hormonstörung zur Diagnose, manchmal kann aber die Muskelbeteiligung im Vordergrund stehen.

J 11.6.1. Myopathien bei Nebennierendysfunktion

Cushing-Syndrom. Die Kortikosteroid-Myopathie ist die häufigste endokrine Muskelerkrankung. Sie entwickelt sich bei 50 bis 80 % der Patienten mit M. Cushing und bei 2–21 % der chronisch mit Steroiden behandelten Patienten (Kaminsky und Ruff, 1994). Außerdem tritt sie auch bei anderen Syndromen mit Glukokortikoid-Überschuß wie der ektopen (paraneoplastischen) Produktion von ACTH auf. Im Vordergrund steht eine proximale, beinbetonte Muskelschwäche und -atrophie. Im Falle der iatrogenen Verursachung entwickelt sich die Myopathie frühestens nach 4 Wochen Kortikosteroid-Therapie, meist bei Äquivalenzdosen über 10 mg Prednison/die, Frauen sind vermehrt gefährdet. Die CK und andere Muskelenzyme sind normal, der EMG-Befund ist variabel, in der Muskelbiopsie findet man eine unspezifische Typ II-Atrophie.

Nach Behandlung des Cushing-Syndroms bzw. nach Absetzen der Steroidmedikation bildet sich die Muskelschwäche i. a. nach einigen Wochen zurück. Wenn Absetzen nicht möglich ist, sollte die Dosis so weit wie möglich reduziert werden; hilfreich ist auch alternierende Therapie. Körperliche Aktivität bzw. krankengymnastische Übungsbehandlung ist wichtig zur Prävention und Behandlung der Steroid-induzierten Muskelschwäche. Effektive pharmakologische Antagonisten gibt es bisher nicht.

Neben dieser chronischen Myopathie wurde in den letzten Jahren eine **akut nekrotisierende Myopathie** beschrieben, die bei Intensivpatienten mit Status asthmaticus nach wenigen Tagen hochdosierter Steroidmedikation auftrat, v. a. wenn diese in Kombination mit nicht-depolarisierenden Muskelrelaxantien, Aminoglykosiden oder Cyclosporin gegeben wurden. Diese akute quadriplegische Myopathie wurde auch »**critical care**«**-Myopathie** genannt (Faragher et al., 1996). Hier steigt die CK bis zum 15fachen des Normalwertes an, die Biopsie zeigt regressive Veränderungen mit Auflösung der Myosinfilamente. Das schwere Krankheitsbild muß differentialdiagnostisch vom Guillain-Barré-Syndrom und von der »intensive care«-Polyneuropathie abgegrenzt werden.

Nebennierenrinden-Insuffizienz. Die NNR-Insuffizienz führt häufig zu allgemeiner Müdigkeit, seltener zu einer objektivierbaren Muskelschwäche. Ursächlich sind der gestörte Kohlenhydratmetabolismus, die arterielle Hypotension und das Elektrolytungleichgewicht. Die Hyperkaliämie kann zur schlaffen Quadriparese führen, die bei intermittierendem Auftreten von der familiären hyperkaliämischen periodischen Paralyse (s. Kap. J 13) abgegrenzt werden muß. CK, EMG und Biopsie sind i. a. unauffällig. Die Muskelschwäche ist nach entsprechender Substitution von Gluko- und Mineralokortikoiden reversibel.

J 11.6.2. Myopathien bei Schilddrüsendysfunktion

Hyperthyreose. Eine Muskelschwäche tritt bei 61 bis 82 % der hyperthyreoten Patienten, wahrscheinlich auf Grund des gesteigerten Muskelkatabolismus, auf (Kaminsky und Ruff, 1994). Sie ist i. a. proximal. Das Ausmaß der Schwäche hängt mehr von der Dauer der Erkrankung als von den Schilddrüsenwerten ab. Die begleitende Atrophie ist meist gering. Belastungsintoleranz, Myoglobinurie, Beteiligung bulbärer und respiratorischer Muskeln kommen vor. Die Reflexe sind normal oder eher lebhaft. Die CK ist meist im Normbereich, im EMG findet sich in den betroffenen Muskeln ein myopathisches Muster, z. T. Spontanaktivität. Die Behandlung besteht in der Wiederherstellung des euthyreoten Status. Glukokortikoide und β-Blocker können bei schweren Formen von Nutzen sein.

Ein kleiner Teil der hyperthyreoten Patienten entwickelt eine **thyreotoxische periodische Paralyse** (PP), die klinisch im wesentlichen der familiären hypokaliämischen PP entspricht und auch so behandelt wird (s. Kap. J 13).

Hypothyreose. Muskelschwäche und -steifheit, Muskelschmerzen und -krämpfe, Muskelhypertrophie, Ermüdbarkeit, verlangsamte Reflexe sind bei Hypothyreose sehr häufig und können die einzigen Anzeichen der Erkrankung sein. Diese kommt bei Frauen deutlich häufiger vor als bei Männern. Die CK ist oft deutlich (10–100fach) erhöht, EMG und Biopsie führen dagegen nicht weiter. Die einzig wirksame Therapie ist die Substitution von Thyroxin. Ist der euthyreote Zustand wiederhergestellt, so ist die Prognose ausgezeichnet.

J 11.6.3. Myopathien bei Dysfunktion der Hypophyse

Akromegalie. Eine langsam progrediente proximale Muskelschwäche mit verstärkter Ermüdbarkeit und ohne wesentliche Atrophien tritt bei 30–50 % der Akromegalie-Patienten auf (Kaminsky und Ruff, 1994). Die Myopathie bildet sich nach Normalisierung der Wachstumshormon-Werte zurück, die i. a. durch Operation oder Bestrahlung des zugrundeliegenden Hypophysenadenoms erreicht wird.
Hypophyseninsuffizienz. Beim Erwachsenen ist die Muskelschwäche v. a. eine Folge der sekundären Schilddrüsen- und Nebennierenrinden-Insuffizienz und wird durch Substitution dieser Hormone behandelt. Bei einer Hypophyseninsuffizienz vor der Pubertät führt der Mangel an Wachstumshormon zu einer Störung der Muskelentwicklung, so daß auch dieses Hormon substituiert werden muß.

J 11.6.4. Myopathien bei Dysfunktion der Nebenschilddrüse

Hyperparathyreoidismus. Eine proximale Myopathie mit Atrophien, Muskelsteifheit und oft lebhaften Reflexen kann beim primären Hyperparathyreoidismus auftreten. Die Schwäche korreliert nicht mit den Kalzium- oder Phosphatwerten. Die CK ist normal, das EMG oft myopathisch. Das gleiche klinische Bild sieht man bei chronischer Niereninsuffizienz mit sekundärem Hyperparathyreoidismus. Hier kann eine Kalzifikation der Arteriolen zu einer schweren **ischämischen Myopathie** mit Myoglobinurie und gangränösen Hautveränderungen führen.
Die Behandlung besteht in der Wiederherstellung normaler Parathormonwerte, z. B. durch Entfernung eines Nebenschilddrüsenadenoms. Bei chronischer Niereninsuffizienz bessert sich die Myopathie durch Vitamin D sowie nach Hämodialyse oder Nierentransplantation.
Hypoparathyreoidismus. Ein Hypoparathyreoidismus tritt nicht selten nach einer Schilddrüsenoperation als Folge einer Schädigung der Nebenschilddrüse auf. Die Hypokalziämie und Hypomagnesiämie äußert sich klinisch meist als **Tetanie** mit perioralen und distalen Parästhesien, Karpopedalspasmen und diffusen Muskelkrämpfen. Eine chronische Myopathie entwickelt sich selten. Die Behandlung besteht in der den Serumspiegeln angepaßten Substitution von Kalzium, Magnesium und Vitamin D (Kaminsky und Ruff, 1994).

J 11.7. Myopathien durch Mangelernährung

Chronische Unterernährung führt zwar zur Kachexie und Muskelatrophie, die Muskelkraft bleibt aber i. a. lange erhalten. Die bei der Anorexia nervosa gelegentlich beobachtete Myopathie ist meist Ausdruck der durch Laxanzien oder induziertes Erbrechen entstandenen Elektrolytstörung. Die Provokation von Erbrechen durch Extrakte von Radix Ipecacuanae bedingt wohl neben der Hypokaliämie auch eine Myopathie sui generis.
Isolierte Vitaminmangelzustände sind eine Rarität. Bei Vit. E-Mangel kann neben den im Vordergrund stehenden zentralnervösen Zeichen wie Ataxie auch eine Myopathie auftreten (Tomasi, 1979). Häufiger ist die Myopathie durch Vit. D-Mangel bei der Osteomalazie. In beiden Fällen kommt es zu einer Rückbildung der Muskelschwäche durch Substitution der Vitamine. Allerdings ist hier Vorsicht geboten, da gerade die Hypervitaminose E ihrerseits zu einer nekrotisierenden Myopathie führen kann (Bardosi und Dickmann, 1987).

J 11.8. Medikamentös-toxische Myopathien

Muskelschäden durch therapeutisch dosierte Medikamente sind selten, werden in Einzelfällen aber bei sehr vielen, z. T. häufig verwendeten, Substanzen beobachtet. Häufiger ist die Schädigung durch Alkohol oder Drogen. Die klinischen Bilder reichen von der lokalen Muskelläsion bis zur nekrotisierenden Myopathie mit Myoglobinurie. Therapeutisch bedeutsam sind diese Muskelerkrankungen, da sie durch Identifikation und Beseitigung der Noxe ganz überwiegend prompt und erfolg-

Tab. J 11.4: Substanzen, die eine lokale Schädigung der Muskulatur nach intramuskulärer Injektion bewirken können (nach Victor und Sieb, 1994; Pongratz et al., 1990; *Heng et al., 1987)

Cefalotin	akute Reaktion, Nekrosen
Chloramphenicol	nach chron. i. m.-Anwendung
Chloromycetin	nach chron. i. m.-Anwendung
Chlorpromazin	
Kortikosteroide	lokale Muskelatrophie
Diazepam	akute Reaktion, Nekrosen
Digoxin	akute Reaktion, Nekrosen
Heroin	akute Reaktion, Nekrosen
Insulin	
Lidocain	akute Reaktion, Nekrosen
Meperidin	nach chron. i. m.-Anwendung
Paraldehyd	akute Reaktion, Nekrosen
Penicillin	nach chron. i. m.-Anwendung
Pentazocin	nach chron. i. m.-Anwendung
Pethidin	nach chron. i. m.-Anwendung
Pralidoxim	akute Reaktion, Nekrosen
Salicylsäure*	Nekrosen nach externer Anwendung
Secobarbital	
Streptomycin	nach chron. i. m.-Anwendung
Tetracyclin	akute Reaktion, Nekrosen
Triamcinolon	

reich zu beheben sind. Diagnostisch hinweisend sind die Expositionsanamnese, prädisponierende Faktoren wie Alter und Niereninsuffizienz (wegen der Erhöhung der Plasmaspiegel), die Remission der Beschwerden nach Absetzen und das Fehlen vorbestehender oder familiärer Muskelkrankheiten.

Lokale Symptome nach i. m.-Injektion (Tab. J 11.4)

Die lokale Toxizität einer Substanz hängt stark von den physikochemischen Eigenschaften des Therapeutikums und seiner Trägersubstanzen ab. Kleine Volumina und verdünnte Präparate sind besser verträglich. Eine **akute lokale Reaktion** mit Schmerz, Schwellung, Blutung, selten Abszeß, tritt bei ca. 0,4 % aller Krankenhauspatienten auf, die mindestens eine i. m.-Injektion erhalten (Greenblatt und Allen, 1978). Die häufigsten verursachenden Medikamente sind Cefalotin, Tetrazyklin und Paraldehyd. Die Injektion von Lidocain, Diazepam und Digoxin kann eine lokale Muskelnekrose verursachen.

Eine **chronische lokale Myopathie** mit Verhärtungen und fibrösen Kontrakturen des Muskels kann nach häufigen i. m.-Injektionen an der gleichen Stelle v. a. von Antibiotika (Penicillin, Streptomycin, Chloromycetin) und Opioiden (Pentazocin, Pethidin, Meperidin) auftreten. Die Kontrakturen können so ausgeprägt sein, daß sie chirurgischer Behandlung bedürfen. Nach i. m.-Injektion von Kortikosteroid-Kristallsuspensionen kann eine lokale Muskelatrophie auftreten (Pongratz et al., 1990).

Muskelschmerzen

Myalgien sind eine häufige Medikamentennebenwirkung, die vom Arzt häufig erst ernstgenommen wird, wenn faßbare Paresen oder eine CK-Erhöhung begleitend auftreten. Unter den zahlreichen verursachenden Medikamenten (**Tab. J 11.5**) ist das depolarisierende Muskelrelaxans Suxamethonium hervorzuheben, das in ca. der Hälfte aller operierten Patienten am Tag nach OP zu Myalgien, häufig mit CK-Erhöhung führt (Blain und Lane, 1991). Medikamente, die schmerzhafte **Muskelkrämpfe** (vgl. Kap. J 14) auslösen können, sind in **Tab. J 11.6** aufgelistet.

Muskelschwäche

Eine Muskelschwäche mit oder ohne Atrophie kann unter einer Reihe von Medikamenten und Toxinen auftreten (**Tab. J 11.7**). Hierbei müssen keine elektromyographischen, laborchemischen oder histologischen Zeichen einer Myopathie bestehen.

Myopathie

Viele Medikamente und Toxine führen nicht nur zu Muskelschmerzen und Paresen, sondern auch zu morphologisch faßbaren Schädigungen der Muskulatur (**Tab. J 11.8**). Die Histologie kann u. U. einen Hinweis auf das verursachende Agens geben.

Typ II-Atrophie. Dies ist die klassische histologische Manifestation der Steroidmyopathie, v. a. unter fluorierten Steroiden wie Triamcinolon, Betamethason und Dexamethason (s. Kap. J 11.6.1).

Vakuoläre Myopathie. Amphiphile Medikamente interagieren mit Membranphospholipiden, formen Myeloidkörperchen und werden dadurch resistent gegen den lysosomalen Abbau. Dies führt zu einer generalisierten lysosomalen Speichererkrankung, die sich neben einer vakuolären Myopathie auch in einer peripheren Neuropathie äußert. Am häufigsten tritt diese Nebenwirkung unter Chloroquin und Amiodaron auf. Vakuolen treten weiterhin bei der antimikrotubulären Myopathie unter Colchicin und Vincristin auf, außerdem als eine Manifestation der hypokaliämischen Myopathie (z. B. unter Diuretika, Laxanzien, Amphotericin B, Lakritze).

Mitochondriale Myopathie. Eine Behandlung von HIV-Infektionen mit Zidovudin (Azidothymidin, AZT) und eine Tumorbehandlung mit Germanium-Verbindungen kann zu einer subakuten schmerzhaften proximalen Myopathie mit CK-Erhöhung und mitochondrialen Veränderungen in der Biopsie führen.

Nekrotisierende Myopathie. Dies ist die häufigste toxisch bedingte morphologische Veränderung. Es kommt akut oder subakut zu lokalisierten oder generalisierten Muskelschmerzen und zu proximalen Paresen. Die CK ist meist deutlich erhöht. In der Muskelbiopsie zeigen sich Nekrosen, Pha-

Tab. J 11.5: Substanzen, bei deren Anwendung Myalgien auftreten können

Albuterol	**Hypokaliämika**
Alkohol	Isoetharin
Allopurinol (1)	Kalziumsalze
Amphetamine	Ketokonazol
Aprotinin	Lonidamin (4)
5-Azacytidin	Methyldopa
Captopril (1)	Methysergid
Cimetidin	Metolazon
Clofibrat	Penicillamin
Clonidin (2)	Pizotifen
Danazol	Praziquantel (5)
Dihydroergotamin	Procainamid
Disopyramid	Salbutamol
Eisenverbindungen	Streptokinase
Emetin (Ipecac)	Succinylcholin (6)
Encainid (3)	Suxamethonium (7)
ε-Aminocapronsäure	Urokinase
Ergotamin	Vincristin
Guanethidin	Zidovudin
Heroin	

fett: häufige Nebenwirkung; *kursiv: Drogen*
(1) Samanta und Burden, 1984; (2) Schwarz, 1987; (3) Goli-Bijanki et al., 1989; (4) Pacilio et al., 1984; (5) Bunnag et al., 1984; (6) Shrivastava et al., 1983; (7) O'Sullivan et al., 1988

Tab. J 11.6: Substanzen, die zu schmerzhaften Muskelkrämpfen führen können

Acebutol	**Clofibrat**	Methylphenidat	*Phencyclidin (1)*
ACTH	Clomifen	Methysergid	Pindolol
Albuterol	Cycloserin	Metipranolol	Pipemidsäure
Alkohol	**Danazol**	Metolazon	Piperazin
Alprenolol	Diazoxid	Metoprolol	Piretanid
Ammoniumchlorid	Dimenhydrinat	Metronidazol	Piromidsäure
Amphotericin B	Diphenhydramin	Mexiletin	Pridinol
Aprindin	Eisenverbindungen	Miconazol	**Procainamid**
Barbiturate	Emetin (Ipecac)	Na-Pentosan-	Propranolol
Bencyclan	Etacrynsäure	Polysulphat	Pyrimethamin
Benzodiazepine	**Fettemulsionen i. v.**	Nalidixinsäure	Rosoxacin
Benzothiadiazine	Furosemid	Nifedipin	**Salbutamol** (2)
Bumetanid	Glutethimid	Nimorazol	Suxamethonium
Bunitrolol	Isoetharin	Nitroxolin	Tamoxifen
Bupranolol	Isoniacid	Ornidazol	tetracosactid
Carazolol	Labetalol	Oxolinsäure	Thiethylperazin
Carbimazol	**Levodopa**	Oxprenolol	Timolol
Cateolol	Lidocain	**Paraldehyd**	Tinidazol
Chinidin	Mannit	Penbutolol	**Tocainid**
Chlorpromazin	Mepindolol	Pentazocin	Toliprolol
Cimetidin	Metamizol	Perphenazin	Triamteren

fett: häufige Nebenwirkung; *kursiv: Drogen*
(1) Rauschgift »angel dust«; (2) Lisi, 1989

Tab. J 11.7: Substanzen, die klinisch faßbare Paresen verursachen können

Acebutol	**Fenofibrat**
Albuterol	Guanethidin
Alkohol	***Heroin***
Alprenolol	Hydroxychloroquin (A)
Aluminiumhydroxid (1)	**Imipramin (A)**
Amoxapin (2)	Isoetharin
Aurokeratinat (A)	Labetalol
Aurothioglucose (A)	**Lakritze**
Aurothiomalat (A)	**Lithium**
Aurothiopolypeptid (A)	Lofepramin (A)
Bezafibrat	Mepindolol
Buformin	Metformin
Bunitrolol	Metipranolol
Bupranolol	Metolazon
Carazolol	Metoprolol
Carteolol	Mithramycin
Chinin	Oxprenolol
Chloroquin (A)	Penbutolol
Cimetidin	Pentazocin
Clofibrat	**Phenprobamat**
Clofibrid	Pindolol
Colchicin (A)	Piperazin
Kortikosteroide (A)	Pizotifen
Cycloserin	Prazosin
Danazol	**Procainamid**
Diazoxid	Propranolol
Dihydroergotamin	Schilddrüsenhormone
Dipyrimadol	Timolol
Emetin (Ipecac)	Toliprolol
Ergotamin	Trifluoroperazin
Etofibrat	Zimelidin
Etofyllinclofibrat	

fett: häufige Nebenwirkung; *kursiv: Drogen*
(A) mit deutlicher Muskelatrophie; (1) bei Dialysen eingesetzt; (2) Jennings et al., 1983

gozytosen und regenerative Umbauvorgänge. Am häufigsten tritt die nekrotisierende Myopathie bei Alkoholabusus (s. Kap. H 1.) oder Opiatmißbrauch sowie unter lipid- und cholesterinsenkenden Medikamenten wie Clofibrat und Lovastatin auf.

Rhabdomyolyse und Myoglobinurie. Diese schwerste Erscheinungsform der Medikamenten- und Drogeninduzierten Myopathie und die verursachenden Agentien werden in Kap. J 11.4. und in **Tab. J 11.2** behandelt.

Entzündliche Myopathien (s. Kap. J 9.)

Eine Myositis kann v. a. unter einer Behandlung mit D-Penicillamin (Takahashi et al., 1986) und Procainamid (Fontiveros et al., 1980) auftreten. Meist erholt sich der Muskel nach Absetzen des Medikamentes, eine Steroidtherapie kann aber notwendig werden (Halla et al., 1984). Seltene auslösende Medikamente sind in **Tab. J 11.9** aufgelistet.

Im Jahre 1981 führte die Ingestion von verunreinigtem Rapsöl in Spanien zum epidemischem Auftreten einer Erkrankung mit schweren Myalgien, Eosinophilie und Sklerodermie-ähnlichen Hauterscheinungen, 330 Patienten verstarben. Pathologische Grundlage dieses »**toxic oil syndrome**« (Kilbourne et al., 1983) ist eine Vaskulitis mit Fasziitis, Perimyositis und besonderem Befall der intramuskulären Nerven und Muskelspindeln. Klinisch und pathologisch sehr ähnlich ist das **Eosinophilie-Myalgie-Syndrom,** das nach Einnahme bestimmter L-Tryptophan-haltiger Pharmaka in den Jahren 1974 und 1989 epidemisch auftrat (Hertzman et al., 1990)

Tab. J 11.8: Substanzen, die zu einer Myopathie mit morphologischen Veränderungen führen können (1)

ACTH	Typ II-Atrophie	Etretinat	nekrotisierende Myopathie
Adriamycin		**Fenofibrat**	nekrotisierende Myopathie
Alkohol	nekrotisierende Myopathie	**Gemfibrozil**	krotisierende Myopathie
Aluminiumhydroxid		Germanium	mitochondriale Myopathie
Aminocapronsäure	nekrotisierende Myopathie	***Heroin***	
Amiodaron (2)	vakuoläre Myopathie	Hydroxychloroquin	vakuoläre Myopathie
Amphotericin B	hypokaliämische Myopathie	Isotretinoin (8)	nekrotisierende Myopathie
Aurokeratinat		Labetalol	
Aurothioglucose		Lakritze?	hypokaliämische Myopathie
Aurothiomalat		Laxantien	hypokaliämische Myopathie
Aurothiopolypeptid		**Lovastatin** (9, 10)	nekrotisierende Myopathie
Azathiorprin	hypokaliämische Myopathie	Mithramycin	
Barbiturate(3)	osteomalazische Myopathie	Nalidixinsäure (11)	
Bezafibrat	nekrotisierende Myopathie	Organophosphate	nekrotisierende Myopathie
Carbenoxolon	hypokaliämische Myopathie	Pentazocin	
Chloroquin (4)	vakuoläre Myopathie	Perhexilin	vakuoläre Myopathie
Clofibrat	nekrotisierende Myopathie	Phenytoin (3)	osteomalazische Myopathie
Codein		Pravastatin	nekrotisierende Myopathie
Colchicin (5)	vakuoläre Myopathie	Procainamid (12)	
Kortikosteroide	Typ II-Atrophie	Quinacrin	vakuoläre Myopathie
v. a. fluorierte Steroide		Salbutamol (13)	
- Triamcinolon	auch bei i. m.-Injektion	Simvastatin	nekrotisierende Myopathie
- Betamethason		Tetracosactid	
- Dexamethason		*Toluol*	hypokaliämische Myopathie
- Flupredniden	bei externer Anwendung	**Vincristin**	vakuoläre Myopathie
Cycloserin		*Vinylchlorid*	
Cyclosporin A (6)		Vitamin E	nekrotisierende Myopathie
Diuretika	hypokaliämische Myopathie	**Zidovudin** (14)	mitochondriale Myopathie
Emetin (Ipecac) (7)	gestörte Proteinsynthese	Zimelidin	

fett: häufige Nebenwirkung; *kursiv: Drogen und Gifte*
(1) Victor und Sieb, 1994; (2) Clouston und Donnelly, 1989; (3) Doriguzzi et al., 1984; (4) Estes et al., 1987; (5) Kuncl et al., 1987; (6) Fernandez-Sola et al., 1990; (7) Kuntzer et al., 1989; (8) Hodak et al., 1986; (9) Tobert, 1988; (10) Pierce et al., 1990; (11) Carmichael und Martin, 1988; (12) Lewis et al., 1986; (13) Lisi, 1989; (14) Dalakas et al., 1990

Tab. J 11.9: Substanzen, die entzündliche Muskelerkrankungen auslösen können (1)

Anthranilsäurederivate (2)	eosinophile Myositis
Carbimazol (3)	
Ciguatera (4)	Muschel- und Fischgift
Cimetidin (5)	
Levodopa	
D-Penicillamin (6)	z. T. mit Herzbeteiligung
Phenytoin (7)	
Procainamid (8)	Lupus-Ähnliche Vaskulitis
Propylthiouracil (9)	
Rapsöl, verunreinigtes	»toxic oil syndrome«
L-Tryptophan	Eosinophilie-Myalgie-Syndrom
Zidovudin (10)	

fett: häufige Nebenwirkung; *kursiv: Drogen und Gifte*
(1) nach Victor und Sieb, 1994; (2) Arase et al., 1990; (3) Page und Nussey, 1989; (4) Stommel et al., 1991; (5) Watson et al., 1983; (6) Takahashi et al., 1986; (7) Harney und Glasberg, 1983; (8) Fontiveros et al., 1980; (9) Shergy und Caldwell, 1988; (10) Bessen et al., 1988

Medikamenteninduzierte myotone Syndrome
Bei einer medikamenteninduzierten Myotonie handelt es sich meist um die Exazerbation einer vorbestehenden, möglicherweise bis dahin subklinischen myotonen Erkrankung (s. Kap. J 12. und J 13.). Auslösende Medikamente sind z. B. Acetazolamid, Betablocker, Beta-Sympathomimetika, Decamethonium, Diuretika, Kalium, Neostigmin, Physostigmin und Succinylcholin. 20,25-Diazocholesterol kann eine myotone Symptomatik auch bei Gesunden auslösen.

Periodische Lähmungen
Verschiedene Medikamente können bei Patienten mit einer latenten vorbestehenden dyskaliämischen Parese eine periodische Lähmung auslösen. Auch die medikamentöse Induktion solcher Lähmungen bei bis dahin Gesunden ist durch chronische Änderungen der Kaliumhomöostase möglich. Diese Wirkung ist von der Induktion einer hypokaliämischen Myopathie abzugrenzen. Die Substanzen, die dyskaliämische Lähmungen auslösen können, sind in **Tab. J 11.10** aufgeführt.

Tab. J 11.10: Substanzen, die dyskaliämische Lähmungen auslösen können

Hypokaliämische Lähmungen
ACTH
Alkohol
Ammoniumchlorid
Amphotericin B
Bariumintoxikation
Benzothiadiazine
β-Sympathomimetika
Bumetanid
Carbenoxolon
Carbutamid
Chlorthalidon
Diuretika
Etacrynsäure
Furosemid
Insulin v. a. bei gleichzeitiger Gabe von Kohlehydraten
Kortikoide
Lakritze
Laxanzien
Natrium
Paraaminosalicylsäure
Piretanid
Tolbutamid
Toluol
Hyperkaliämische Lähmungen
Heparin
Spironolacton
Triamteren
sowie alle Medikamente, die zur Rhabdomyolyse führen (Tab. J 11.2)

fett: häufige Nebenwirkung; *kursiv: Drogen*

Verwandte Krankheitsbilder

Die **Alkoholmyopathie** wird in Kap. H 1., die medikamenten-induzierten **myasthenen Syndrome** in Kap. J 8. abgehandelt.

Literatur

Arase S, Kato S, Nakanishi H, Sadamoto Y, Urano Y, Kawai H, Takeda K (1990) Eosinophilic polymyositis induced by tranilast. J Dermatol 17: 182–186

Barbiroli B, Medori R, Tritschler HJ, Klopstock T, Seibel P, Reichmann H, Iotti S, Lodi R, Zaniol P (1995) Lipoic (thioctic) acid increases brain energy availability and skeletal muscle performance as shown by in vivo 31P-MRS in a patient with mitochondrial cytopathy. J Neurol 242: 472–477

Bardosi A, Dickmann U (1987) Necrotizing myopathy with paracrystalline inclusion bodies in hypervitaminosis E Acta Neuropathol (Berl) 75: 166–172

Barohn RJ, Clanton T, Sahenk Z, Mendell JR (1990) Recurrent respiratory insufficiency and depressed ventilatory drive complicating mitochondrial myopathies. Neurology 40: 103–106

Bessen LJ, Greene JB, Louie E, Seitzman P, Weinberg H (1988) Severe polymyositis-like syndrome associated with zidovudine therapy of AIDS and ARC [letter]. N Engl J Med 318: 708

Blain PG, Lane RJM (1991) Neurological disorders. In: *Davies DM* (Hrsg.) Textbook of Adverse Drug Reactions. Oxford Medical Publications, Oxford, 535–566

Bresolin N, Zeviani M, Bonilla E, Miller RH, Leech RW, Shanske S, Nakagawa M, Di Mauro S (1985) Fatal infantile cytochrome c oxidase deficiency: decrease of immunologically detectable enzyme in muscle. Neurology 35: 802–812

Bunnag D, Pungpark S, Harinasuta T, Viravan C, Vanijanonta S, Suntharasamai P, Migasena S, Charoenlarp P, Riganti M, Loo Areesuwan S (1984) Opisthorchis viverrini: clinical experience with praziquantel in Hospital for Tropical Diseases. Arzneimittelforschung 34: 1173–1174

Campos Y, Huertas R, Lorenzo G, Bautista J, Gutierrez E, Aparicio M, Alesso L, Arenas J (1993) Plasma carnitine insufficiency and effectiveness of L-carnitine therapy in patients with mitochondrial myopathy. Muscle Nerve 16: 150–153

Carmichael AJ, Martin AM (1988) Acute painful proximal myopathy associated with nalidixic acid. Br Med J 297: 742

Ciafaloni E, Ricci E, Shanske S, Moraes CT, Silvestri G, Hirano M, Simonetti S, Angelini C, Donati MA, Garcia C, et al. (1992) MELAS: clinical features, biochemistry, and molecular genetics. Ann Neurol 31: 391–398

Clouston PD, Donnelly PE (1989) Acute necrotising myopathy associated with amiodarone therapy. Aust N Z J Med, 19: 483–485

Dalakas MC, Illa I, Pezeshkpour GH, Laukaitis JP, Cohen B, Griffin JL (1990) Mitochondrial myopathy caused by long-term zidovudine therapy. N Engl J Med 322: 1098–1105

Di Donato S (1994) Disorders of Lipid Metabolism Affecting Skeletal Muscle. In: *Engel AG, Franzini-Armstrong C* (Hrsg.) Myology. McGraw-Hill, New York St. Louis San Francisco, 1587–1609

Di Donato S, Gellera C, Peluccchetti D et al. (1989) Normalization of short-chain acylcoenzyme A dehydrogenase after riboflavin treatment in a girl with multiple acylcoenzyme A dehydrogenase deficient myopathy. Ann Neurol 25: 479

DiMauro S, Tsujino S (1994) Nonlysosomal Glycogenoses. In: *Engel AG, Franzini-Armstrong C* (Hrsg.) Myology. McGraw-Hill, New York St. Louis San Francisco, 1554–1576

Doriguzzi C, Mongini T, Jeantet A, Monga G (1984) Tubular aggregates in a case of osteomalacic myopathy due to anticonvulsant drugs. Clin Neuropathol 3: 42–45

Egger J, Harding BN, Boyd SG, Wilson J, Erdohazi M (1987) Progressive neuronal degeneration of childhood (PNDC) with liver disease. Clin Pediatr 26: 167–173

Eleff S, Kennaway NG, Buist NR, Darley UV, Capaldi RA, Bank WJ, Chance B (1984) 31P NMR study of improvement in oxidative phosphorylation by vitamins K3 and C in a patient with a defect in electron transport at complex III in skeletal muscle. Proc Natl Acad Sci U S A 81: 3529–3533

Estes ML, Ewing WD, Chou SM, Mitsumoto H, Hanson M, Shirey E, Ratliff NB (1987) Chloroquine neuromyotoxicity. Clinical and pathologic perspective. Am J Med 82: 447–455

Faragher MW, Day BJ, Dennett X (1996) Critical care myopathy: an electrophysiological and histological study. Muscle Nerve, 19: 516–518

Fernandez-Sola J, Campistol J, Casademont J, Grau JM,

Urbano MA (1990) Reversible cyclosporin myopathy [letter]. Lancet 335: 362–363

Fontiveros ES, Cumming WJ, Hudgson P (1980) Procainamide-induced myositis. J Neurol Sci 45: 143–147

Fukuhara N, Tokiguchi S, Shirakawa K, Tsubaki T (1980) Myoclonus epilepsy associated with ragged-red fibres (mitochondrial abnormalities): disease entity or a syndrome? Light-and electron-microscopic studies of two cases and review of literature. J Neurol Sci 47: 117–133

Goli-Bijanki R, Nair CK, Nair N, Sketch MS (1989) Previously unreported adverse reaction to encainide. Chest 96: 688–689

Goto Y, Nonaka I, Horai S (1990) A mutation in the tRNA (Leu) (UUR) gene associated with the MELAS subgroup of mitochondrial encephalomyopathies. Nature 348: 651–653

Greenblatt DJ, Allen MD (1978) Intramuscular injection-site complications. JAMA 240: 542

Griggs RC, Mendell JR, Miller RG (1995) Evaluation and Treatment of Myopathies. FA Davis, Philadelphia

Halla JT, Fallahi S, Koopman WJ (1984) Penicillamine-induced myositis. Observations and unique features in two patients and review of the literature. Am J Med 77: 719–722

Haller RG, Lewis SF (1991) Glucose-induced exertional fatigue in muscle phosphofructokinase deficiency. N Engl J Med 324: 364–369

Harney J, Glasberg MR (1983) Myopathy and hypersensitivity to phenytoin. Neurology 33: 790–791

Heng MC (1987) Local necrosis and interstitial nephritis due to topical methyl salicylate and menthol. Cutis 39: 442–444

Hertzman PA, Blevins WL, Mayer J, Greenfield B, Ting M, Gleich GJ (1990) Association of the eosinophilia-myalgia syndrome with the ingestion of tryptophan. N Engl J Med 322: 869–873

Hirano M, Silvestri G, Blake DM, Lombes A, Minetti C, Bonilla E, Hays AP, Lovelace RE, Butler I, Bertorini TE, et al. (1994) Mitochondrial neurogastrointestinal encephalomyopathy (MNGIE): clinical, biochemical, and genetic features of an autosomal recessive mitochondrial disorder. Neurology 44: 721–7

Hodak E, Gadoth N, David M, Sandbank M (1986) Muscle damage induced by isotretinoin. Br Med J (Clin Res Ed) 293: 425–6

Holt IJ, Harding AE, Cooper JM, Schapira AH, Toscano A, Clark JB, Morgan-Hughes J (1989) Mitochondrial myopathies: clinical and biochemical features of 30 patients with major deletions of muscle mitochondrial DNA. Ann Neurol 26: 699–708

Holt IJ, Harding AE, Petty RKH, Morgan-Hughes JA (1990) A new mitochondrial disease associated with mitochondrial DNA heteroplasmy. Am J Hum Genet 46: 428–433

Jennings AE, Levey AS, Harrington JT (1983) Amoxapine-associated acute renal failure. Arch Intern Med 143: 1525–1527

Jensen KE, Jakobsen J, Thomsen C, Henriksen O (1990) Improved energy kinetics following high protein diet in McArdle's syndrome. A 31P magnetic resonance spectroscopy study. Acta Neurol Scand 81: 499–503

Kaminsky HJ, Ruff RL (1994) Endocrine Myopathies. In: *Engel AG, Franzini-Armstrong C* (Hrsg.) Myology. McGraw-Hill, New York St. Louis San Francisco, 1726–1753

Kilbourne EM, Rigau PJ, Heath CJ, Zack MM, Falk H, Martin MM, de Carrlos A (1983) Clinical epidemiology of toxic-oil syndrome. Manifestations of a new illness. N Engl J Med 309: 1408–1414

Klopstock T, Bischof F, Stegmann S, Seibel P, Reichmann H (1995) Clinical features associated with mitochondrial DNA deletions. J Neurol 242 (Suppl 2): S42

Klopstock T, Naumann M, Schalke B, Bischof F, Seibel P, Kottlors M, Eckert P, Reiners K, Toyka KV, Reichmann H (1994) Multiple symmetric lipomatosis: Abnormalities in complex IV and multiple deletions in mitochondrial DNA. Neurology 44: 862–866

Kuncl RW, Duncan G, Watson D, Alderson K, Rogawski MA, Peper M (1987) Colchicine myopathy and neuropathy. N Engl J Med 316: 1562–1568

Kuntzer T, Reichmann H, Bogousslavsky J, Regli F (1990) Emetine-induced myopathy and carnitine deficiency [letter]. J Neurol 237: 495–496

Lewis CA, Boheimer N, Rose P, Jackson G (1986) Myopathy after short term administration of procainamide. Br Med J (Clin Res Ed) 292: 593–594

Lisi DM (1989) Muscle spasms and creatine phosphokinase elevation following salbutamol administration. Eur Respir J 2: 98

Lou HC (1981) Correction of increased plasma pyruvate and plasma lactate levels using large doses of thiamine in patients with Kearns-Sayre syndrome [letter]. Arch Neurol 38: 469

Luft R, Ikkos D, Palmieri G et al. (1962) A case of severe hypermetabolism of nonthyroid origin with a defect in the maintenance of mitochondrial respiratory chain control: A correlated clinical, biochemical and morphological study. J Clin Invest 41: 1776–1804

Matthews PM, Ford B, Dandurand RJ, Eidelman DH, O'Connor D, Sherwin A, Karpati G, Andermann F, Arnold DL (1993) Coenzyme Q10 with multiple vitamins is generally ineffective in treatment of mitochondrial disease. Neurology 43: 884–890

McShane MA, Hammans SR, Sweeney M, Holt IJ, Beattie TJ, Brett EM, Harding AE (1991) Pearson syndrome and mitochondrial encephalomyopathy in a patient with a deletion of mtDNA. Am J Hum Genet 48: 39–42

Moraes CT, Di Mauro S, Zeviani M, Lombes A, Shanske S, Miranda AF, Nakase H, Bonilla E, Werneck LC, Servidei S, et al. (1989) Mitochondrial DNA deletions in progressive external ophthalmoplegia and Kearns-Sayre syndrome. N Engl J Med 320: 1293–1299

O'Sullivan EP, Williams NE, Calvey TN (1988) Differential effects of neuromuscular blocking agents on suxamethonium-induced fasciculations and myalgia. Br J Anaesth 60: 367–371

Ogasahara S, Engel AG, Frens D, Mack D (1989) Muscle coenzyme Q deficiency in familial mitochondrial encephalomyopathy. Proc Natl Acad Sci USA 86: 2379–2382

Pacilio G, Carteni G, Biglietto M, De Cesare M (1984) Lonidamine alone and in combination with other chemotherapeutic agents in the treatment of cancer patients. Oncology 1: 108–112

Padberg GW, Wintzen AR, Giesberts MA, Sterk PJ, Molenaar AJ, Hermans J (1989) Effects of a high-protein diet in acid maltase deficiency. J Neurol Sci 90: 111–117

Page SR, Nussey SS (1989) Myositis in association with carbimazole therapy [letter]. Lancet 1: 964

Pavlakis SG, Phillips PC, Di Mauro S, De Vivo DC, Rowland LP (1984) Mitochondrial myopathy, encephalopathy, lactic acidosis, and strokelike episodes: a distinctive clinical syndrome. Ann Neurol 16: 481–488

Penn AS (1994) Myoglobinuria. In: *Engel AG, Franzini-Armstrong C* (Hrsg.) Myology. McGraw-Hill, New York St. Louis San Francisco, 1679–1696

Pierce LR, Wysowski DK, Gross TP (1990) Myopathy and rhabdomyolysis associated with lovastatin-gemfibrozil combination therapy. JAMA 264: 71–75

Pieter L, Bernsen JA, Fons J et al. (1991) Successful treatment of pure myopathy, associated with complex I deficiency, with riboflavin and carnitine. Arch Neurol 48: 334–338

Pongratz DE, Reimers CD, Hahn D, Nägele M, Müller-Felber W (1990) Atlas der Muskelkrankheiten. Urban & Schwarzenberg, München Wien Baltimore

Przyrembel H (1987) Therapy of mitochondrial disorders. J Inherit Metab Dis 1: 129–146

Reichmann H (1993) Therapie metabolischer Myopathien. Nervenarzt 64: 627–632

Reimers CD, Pongratz D, Paetzke I, Zöllner N (1987) Therapeutische Beeinflußbarkeit des Myoadenylatdeaminase-Mangels durch D-Ribose. Bericht über 7 Fälle. Klin Wochenschrift 65 (Suppl IX): 75–76

Riordan-Eva P, Sanders MD, Govan GG, Sweeney MG, Da Costa J, Harding AE (1995) The clinical features of Leber's hereditary optic neuropathy defined by the presence of a pathogenic mitochondrial DNA mutation. Brain 118: 319–337

Sabina RL, Morisaki T, Clarke P, Eddy R, Shows TB, Morton CC, Holmes EW (1990) Characterization of the human and rat myoadenylate deaminase genes. J Biol Chem 265: 9423–9433

Samanta A, Burden AC (1984) Fever, myalgia, and arthralgia in a patient on captopril and allopurinol [letter]. Lancet 1: 679

Schwarz KO (1987) Clonidine-induced myalgia [letter]. Med J Aust 147: 365

Seibel P, Lauber J, Klopstock T, Marsac C, Kadenbach B, Reichmann H (1994) Chronic progressive external ophthalmoplegia is associated with a novel mutation in the mitochondrial tRNA (Asn) gene. Biochem Biophys Res Commun 204: 482–489

Seibel P, Trappe J, Villani G, Klopstock T, Papa S, Reichmann H (1995) Transfection of mitochondria: strategy towards a gene therapy of mitochondrial DNA diseases. Nucleic Acids Res 23: 10–17

Selby R, Starzl TE, Yunis E, Brown BI, Kendall RS, Tzakis A (1991) Liver transplantation for type IV glycogen storage disease. N Engl J Med 324: 39–42

Shapira Y, Glick B, Harel S, Vattin JJ, Gutman A (1993) Infantile idiopathic myopathic carnitine deficiency: treatment with L-carnitine. Pediatr Neurol 9: 35–38

Shergy WJ and Caldwell DS (1988) Polymyositis after propylthiouracil treatment for hyperthyroidism. Ann Rheum Dis 47: 340–343

Shoffner JM, Lott MT, Lezza AM, Seibel P, Ballinger SW, Wallace DC (1990) Myoclonic epilepsy and ragged-red fiber disease (MERRF) is associated with a mitochondrial DNA tRNA (Lys) mutation. Cell 61: 931–937

Shoffner JM, Lott MT, Voljavec AS, Soueidan SA, Costigan DA, Wallace DC (1989) Spontaneous Kearns-Sayre/chronic external ophthalmoplegia plus syndrome associated with a mtDNA deletion: A slip-replication in model and metabolic therapy. Proc Natl Acad Sci USA 86: 7952–7956

Shrivastava OP, Chatterji S, Kachhawa S, Daga SR (1983) Kalzium gluconate pretreatment for prevention of succinylcholine-induced myalgia. Anesth Analg 62: 59–62

Silvestri G, Ciafaloni E, Santorelli FM, Shanske S, Servidei S, Graf WD, Sumi M, Di Mauro S (1993) Clinical features associated with the A-G transition at nucleotide 8344 of mtDNA (»MERRF mutation«). Neurology 43: 1200–1206

Slonim AE, Goans PJ (1985) Myopathy in McArdle's syndrome. Improvement with a high-protein diet. N Engl J Med 312: 355–359

Starzl TE, Demetris AJ, Trucco M, Ricordi C, Ildstad S, Terasaki PI, Murase N, Kendall RS, Kocova M, Rudert WA, et al. (1993) Chimerism after liver transplantation for type IV glycogen storage disease and type 1 Gaucher's disease. N Engl J Med 328: 745–749

Stommel EW, Parsonnet J, Jenkyn LR (1991) Polymyositis after ciguatera toxin exposure. Arch Neurol 48: 874–877

Takahashi K, Ogita T, Okudaira H, Yoshinoya S, Yoshizawa H, Miyamoto T (1986) D-penicillamine-induced polymyositis in patients with rheumatoid arthritis. Arthritis Rheum 29: 560–564

Taroni F, Verderio E, Fiorucci S, Cavadini P, Finocchiaro G, Uziel G, Lamantea E, Gellera C, Di Donato S (1992) Molecular characterization of inherited carnitine palmitoyltransferase II deficiency. Proc Natl Acad Sci USA 89: 8429–8433

Tobert JA (1988) Efficacy and long-term adverse effect pattern of lovastatin. Am J Cardiol 62: 28

Tomasi LG (1979) Reversibility of human myopathy caused by vitamin E deficiency. Neurology 29: 1182–1186

Van Coster R, Lombres A, De VD, Chi TL, Dodson WE, Rothman S, Orrechio EJ, Grover W, Berry GT, Schwartz JF, et al. (1991) Cytochrome c oxidase-associated Leigh syndrome: phenotypic features and pathogenetic speculations. J Neurol Sci 104: 97–111

Victor M, Sieb JP (1994) Myopathies Due to Drugs, Toxins, and Nutritional Deficiency. In: *Engel AG, Franzini-Armstrong C* (Hrsg.) Myology. McGraw-Hill, New York St. Louis San Francisco, 1577–1586

Watson AJ, Dalbow MH, Stachura I, Fragola JA, Rubin MF, Watson RM, Bourke E (1983) Immunologic studies in cimetidine-induced nephropathy and polymyositis. N Engl J Med 308: 142–145

Williams JC, Murray AK (1980) Enzyme replacement in Pompe disease with an α-glucosidase-low density lipoprotein complex. Birth Defects 16: 415–423

Zeviani M, Gellera C, Antozzi C et al. (1991) Maternally inherited myopathy and cardiomyopathy: association with mutation in mitochondrial DNA $tRNA^{Leu\ (UUR)}$. Lancet 338: 143–147

Zeviani M, Peterson P, Servidei S, Bonilla E, Di Mauro S (1987) Benign reversible muscle cytochrome c oxidase deficiency: a second case. Neurology 37: 64–67

Zierz S (1994) Carnitine Palmitoyltransferase Deficiency. In: *Engel AG, Franzini-Armstrong C* (Hrsg.) Myology. McGraw-Hill, New York St. Louis San Francisco, 1577–1586

Zierz S, Jahns G, Jerusalem F (1989) Coenzyme Q in serum and muscle of 5 patients with Kearns-Sayre syndrome and 12 patients with ophthalmoplegia plus. J Neurol 236: 97–101

J 12. Myotone Dystrophie

von *M. Dichgans* und *M. Strupp*

J 12.1. Klinik

Die Myotone Dystrophie (Steinert-Batten-Curshmann) ist eine progredient verlaufende Multiorganerkrankung mit autosomal dominantem Erbgang und stark variabler Expressivität. Sie ist die häufigste Muskeldystrophie im Erwachsenenalter.

Klinisch wegweisend ist die Kombination aus myotonen Symptomen, einer progredienten Muskelschwäche, beidseitiger Linsentrübung und einer in ausgeprägten Fällen typischen Physiognomie mit schlaffen Gesichtszügen und geöffnetem Mund (Fazies myopathica), Atrophie der Temporalismuskeln und Stirnglatze.

Die myotone Reaktion ist klinisch durch eine willentlich nicht kontrollierbare verzögerte Muskelerschlaffung charakterisiert, die nach willkürlicher oder reflektorischer Muskelaktivität auftritt. Sie wird von den Patienten als Muskelsteife empfunden. Im Gegensatz zu den nicht progressiven myotonen Erkrankungen werden myotone Symptome von Patienten mit myotoner Dystrophie oft nicht spontan berichtet, so daß die Patienten danach befragt werden sollten und klinisch danach gesucht werden muß. Am zuverlässigsten ist der Nachweis der myotonen Reaktion an der Hand (Greifmyotonie, Perkussionsmyotonie am Thenar).

Die dystrophen Veränderungen der Skelettmuskulatur haben ein charakteristisches Verteilungsmuster, das sich von den anderen Muskeldystrophien durch den vornehmlichen Befall der Gesichtsmuskulatur, der Lidheber (doppelseitige Ptose), der Kaumuskulatur (Mm. temporales, Mm. masseteres) und insbesondere der Mm. sternocleidomastoidei unterscheidet. An den Extremitäten sind die Atrophien distal betont. Lediglich die fazioscapulo-humerale Muskelatrophie hat ein ähnliches Verteilungsmuster.

Elektromyographisch finden sich neben myopathischen Veränderungen die Zeichen der Myotonie. Nach Willkürinnervation, nach mechanischer Stimulation sowie (seltener) auch spontan treten Salven von hochfrequenten, triphasischen Spikes oder positiven scharfen Wellen auf, die aufgrund ihrer Frequenz- und Amplitudenmodulation im akustischen Monitor zu charakteristischen »Sturzkampfbombergeräuschen« führen. Neben myotonen Salven kommen bei der myotonen Dystrophie auch komplexe repetitive Serienentladungen vor, die lange andauern (bis zu 30 sec), nur gering frequenzmoduliert sind, abrupt anfangen und ebenso plötzlich sistieren (Rüdel und Lehmann-Horn, 1985).

Zusätzlich zu den beschriebenen Symptomen und den nahezu regelmäßig nachweisbaren, subkapsulären Linsentrübungen (Spaltlampenuntersuchung!) finden sich in variabler Ausprägung zahlreiche andere Organmanifestationen (**Tab. J 12.1**).

Die Diagnosesicherung erfolgt durch die DNA-Diagnostik. Der genetische Defekt beruht auf der instabilen Verlängerung einer (CTG)n Wiederholungssequenz im Myotonin-Protein-Kinase Gen (Harley et al., 1992). Damit gehört die Myotone Dystrophie in die Gruppe der Triplet-Repeat-Erkrankungen (Kap. M 1.).

Neuerdings wurde vereinzelt über eine klinisch sehr ähnliche Erkrankung mit einer proximal betonten Muskelschwäche und nur leicht ausgeprägten myotonen Symptomen (proximal myotonic myopathy, »PROMM«) berichtet (Thornton et al., 1994; Ricker, et al., 1994; Rowland et al., 1994; Ricker et al., 1995). Auch diese Erkrankung geht mit Linsentrübungen einher. Genetisch liegt dieser Erkrankung ein anderer, noch nicht bekannter Defekt zugrunde.

J 12.2. Verlauf

Die Prävalenz der Erkrankung beträgt etwa 5 : 100 000 (Klein, 1958). Neben der adulten Form mit Erstmanifestation in der Jugend und im Erwachsenenalter gibt es eine schwer verlaufende kongenitale Form der myotonen Dystrophie. Erstmanifestationsalter und Schwere der Symptomatik korrelieren positiv mit der Anzahl der (CTG)n-Wiederholungen im Myotonin-Protein-Kinase-Gen. Die meiotische Instabilität dieser Wiederholungssequenz (Neigung zur Expansion) ist die molekulare Grundlage für das Phänomen der Antizipation (Vorverlagerung des Erstmanifestationsalters und zunehmende Schwere der Symptomatik in nachfolgenden Generationen). Kongenitale Fälle werden fast ausschließlich maternal vererbt. Hier finden sich extrem expandierte Allele (bis zu 2 000 repeats, Norm: 5–30).

Die myotonen Symptome sind selten schwerwiegend und können sich mit Fortschritt der dystrophen Veränderungen, insbesondere an den distalen Extremitätenmuskeln sogar bessern. Nur wenige Patienten werden rollstuhlpflichtig. Die bei

Tab. J 12.1: Klinik und Verlauf der myotonen Dystrophie (Steinert-Batten-Curshmann)

Vererbung:	autosomal-dominant Trinukleotid-Repeat Erkrankung (expandierte (CTG)n-Sequenz im Myotonin-Protein-Kinase-Gen)	Systemische Beteiligung: **Auge:** Katarakt in 75 bis 100 % der Fälle, niedriger Augeninnendruck, retinale Pigmentstörungen
Penetranz:	variabel (positive Korrelation mit der Anzahl der (CTG)n-Repeats)	**Ohr:** teilweise audiometrisch Innenohrschwerhörigkeit nachweisbar
Expressivität:	inter- und intrafamiliäre Variabilität, Antizipationseffekt	**Herz:** EKG-Veränderungen in 90 %, am häufigsten AV-Block 1. Grades, Herzinsuffizienz in 10 %
Prävalenz:	5 : 100 000 (häufigste Muskeldystrophie des Erwachsenenalters)	
Beginn:	Jugend-Erwachsenenalter	**Lungen:** alveoläre Hypoventilation, gehäuft Aspirationspneumonien
Myotonie:	v. a. Gesicht, Zunge, Unterarme, Thenar, vom Patienten selbst oft nicht berichtet	**glatte Muskulatur:** Dilatation und verminderte Motilität von Ösophagus, Magen, Kolon und Uterus; erhöhte Gallensteininzidenz
Paresen/Dystrophie:	Mm. temporales, Facies myopathica, Ptose, oropharyngeale Muskeln, Kaumuskeln, Mm. sternocleidomastoidei, Kopfhaltemuskeln, distale Extremitätenmuskeln, Atemmuskulatur	**endokrin:** Hodenatrophie, Menstruationsstörungen, erhöhte Insulinresistenz mit subklinischem oder manifestem Diabetes mellitus
Verlauf:	stetige Progression aller Symptome, nur wenige Patienten werden rollstuhlpflichtig	**peripherer Nerv:** variable Beteiligung, selten klinisch manifest
Lebenserwartung:	nur in schweren Fällen verkürzt	**ZNS:** Apathie, Hypersomnie, Hypoventilation, Verhaltensstörungen, depressive Störungen
Besonderheiten:	kongenitale Form (Harper, 1975): nahezu immer Kinder erkrankter Mütter, verminderte Kindsbewegungen, bei Geburt schwere Ventilationsstörung, Muskelhypotonie, latente Myotonie, mentale Retardierung, verzögerte motorische Entwicklung i.d.R. extrem expandierte Allele	**Skelett:** Hyperostosis frontalis, Fußdeformitäten, Mikrosella **Haut:** Stirnglatze, Pilomatrixome (Runne et al., 1982)

der Erkrankung häufig auftretenden Herzrhythmusstörungen (Vorhofflattern, AV-Block, supraventrikuläre und ventrikuläre Herzrhythmusstörungen) können vital bedrohlich sein, weshalb regelmäßige kardiologische Kontrollen notwendig sind. Klinik und Verlauf der Erkrankung sind in **Tab. J 12.1** noch einmal zusammengefaßt (Harper und Rüdel, 1994).

J 12.3. Therapeutische Prinzipien

Die myotone Reaktion beruht auf einer elektrischen Instabilität der Muskelfasermembran mit einer Neigung zu repetitiven Entladungen. Elektrophysiologische Untersuchungen an isolierten Muskelfasern von Patienten mit myotoner Dystrophie haben eine Häufung später Öffnungen von Natriumkanälen gezeigt (Franke et al., 1990; Rüdel und Lehmann Horn, 1985). Diese Nachöffnungen verursachen eine erhöhte Natriumleitfähigkeit und führen über eine Depolarisation der Muskelfasermembran zur myotonen Reaktion (Cannon et al., 1993).

Obwohl kontrollierte Studien bisher fehlen, ist die antimyotone Wirksamkeit von antiarrhythmischen Substanzen (Chinin, Procainamid, Tocainid) und Phenytoin aufgrund klinischer Erfahrungen und experimenteller Befunde erwiesen (Rüdel und Lehmann-Horn, 1985).

Eine Behandlung der myotonen Symptome ist nur dann angezeigt, wenn daraus trotz der Vermeidung provozierender Faktoren eine Behinderung resultiert. Aufgrund der Häufigkeit kardialer Reizleitungsstörungen im Rahmen der Grunderkrankung (Degeneration des His-Bündel-Systems) ist die Indikation zur medikamentösen Therapie stets streng zu stellen (Verstärkung eines vorbestehenden AV-Blocks durch Antiarrhythmika!). Phenytoin wird infolge fehlender Wirkung am AV-Knoten von den meisten Autoren gegenüber anderen Substanzen bevorzugt. Vor und während einer antimyotonen Therapie sollten in regelmäßigen Abständen EKG-Untersuchungen durchgeführt werden.

Eine gezielte Therapie der muskeldystrophen Symptome ist nicht bekannt. Zur symptomatischen Therapie erfolgt eine regelmäßige und früh

einsetzende krankengymnastische Behandlung (mit nicht erschöpfender, körperlicher Bewegung) zur Kompensation funktioneller Defizite und zur Vermeidung von orthopädischen Komplikationen. Bisweilen werden Peronäusschienen erforderlich. Zur Prophylaxe von Atemwegsinfektionen (alveoläre Hypoventilation) wird regelmäßige Atemgymnastik empfohlen. Zur Behandlung einer fortschreitenden Ateminsuffizienz bei Befall der Atemhilfsmuskulatur stehen moderne Heimbeatmungsgeräte zur Verfügung (s. Kap. F 8.).
Wichtigste Vorraussetzung für eine Prävention ist die frühzeitige Diagnosestellung. Die im Rahmen einer genetischen Beratung durchgeführte gezielte DNA-Diagnostik erlaubt die Erkennung asymptomatischer Genträger (**Tab. J 12.2**). Eine pränatale Diagnostik ist aus Chorionzottenmaterial (7.–8. Schwangerschaftswoche) oder Amniozenteseflüssigkeit (14.–16. Woche post conceptionem) möglich (Myring et al., 1992) (s. auch Kap. M 1.).
Patienten mit myotoner Dystrophie haben aufgrund der häufigen kardialen und pulmonalen Mitbeteiligung ein erhöhtes Narkoserisiko. Die Indikation zu einer Intubationsnarkose ist daher streng zu stellen, und die Patienten sollten einen Notfallausweis bei sich tragen. Depolarisierende Muskelrelaxantien und Narkotika (Verstärkung einer vorbestehenden Ateminsuffizienz) dürfen nur mit Vorsicht verabreicht werden.

Tab. J 12.2: Diagnostik der myotonen Dystrophie

Klinische Untersuchung	Greifmyotonie, Perkussionsmyotonie
EMG	Myotone Serien (Thenar, Orbicularis oculi, lange Fingerbeuger)
Spaltlampenuntersuchung	Katarakt (subkapsuläre bunte Linsentrübungen)
DNA-Diagnostik	gezielte DNA-Diagnostik mit Nachweis einer expandierten (CTG)n-Wiederholungssequenz im Myotonin-Protein-Kinase Gen Für Adressen zur DNA-Diagnostik siehe Kap. M 1.

J 12.4. Pragmatische Therapie

Die symptomatische Therapie der myotonen Dystrophie ist in **Tab. J 12.3** dargestellt. Erfahrungsgemäß ist die myotone Symptomatik vergleichsweise gering ausgeprägt, so daß nur bei manuell anspruchsvollen Tätigkeiten (z. B. Musizieren) behandelt werden muß. Vor Einleitung einer antimyotonen Therapie ist eine sorgfältige kardiologische Untersuchung mit konventionellem und 24-Stunden EKG notwendig. Phenytoin hat in einer Dosis von 3 × 100 mg/die keine wesentlichen kardiodepressiven Wirkungen. Für Tocainid wurden aplastische Anämien und Agranulozytosen beschrieben (Gertz et al., 1986). Nach Volosin beträgt die Inzidenz von (dosisabhängigen) Agranulozytosen unter Tocainidtherapie 0,07 % (Volosin et al., 1985). Daneben wurden schwere toxische Hautreaktionen (Stevens-Johnson-Syndrom, Erhythema multiforme, Exfoliative Dermatitis) beobachtet, z. T. mit fatalem Ausgang (Arrowsmith et al., 1987). Der Einsatz von Tocainid wird deshalb von Rüdel und Mitarbeitern (1994) nicht länger empfohlen.
Das Auftreten von Palpitationen oder von Zeichen einer respiratorischen Insuffizienz muß zu einer umgehenden und ausführlichen Diagnostik (ggf. inklusive HIS-Bündel EKG) veranlassen. Im Falle von atrioventrikulären Überleitungsstörungen sollte die Implantation eines Herzschrittmachers erwogen werden.

Tab. J 12.3: Therapie der myotonen Dystrophie (ges. gesch. Präparatenamen in Auswahl; Buchstaben = Qualität der Therapieempfehlung)

Myotone Reaktion:	Medikamentöse Therapie nur bei Behinderung durch die myotonen Symptome: (EKG vor Therapiebeginn!) 1. Wahl: Phenytoin (Zentropil®, Penhydan®) 3 × 100 mg/die oral (C) wird wegen häufiger kardialer Reizleitungsstörungen bei myotoner Dystrophie bevorzugt gegenüber: 2. Wahl: Chinin: Chinin sulfat 2–3 × 0,5 g/die (C) Procainamid: 3–4 × 0,5–1 g/die (C) (Chinin und Procainamid sind kontraindiziert bei AV-überleitungsstörungen!)
Herzrhythmusstörungen:	Schrittmacherimplantation
Hypersomnie:	Methylphenidat (Ritalin®) 2–3 × 10 mg/die (Einzelbeobachtung, van der Meche et al., 1986) (C)
Depression:	Imipramin (Tofranil®) bzw. Amitriptylin (z. B. Saroten®): 100–150 mg/die bessert möglicherweise auch die myotonen Symptome (Gascon et al., 1989) (C) (cave: bei AV-Block!)
Dystrophie/ Paresen:	Physiotherapie, Atemgymnastik, ggf. Peronäusschienen (C)

J 12.5. Myotone Dystrophie und Schwangerschaft

Schwangerschaften von Frauen mit myotoner Dystrophie sind mit einer erhöhten Rate verschiedener Komplikationen behaftet (**Tab. J 12.4**) (O'Brien und Harper, 1984; Jaffe et al., 1986), wobei die Komplikationsrate wahrscheinlich positiv mit dem Schweregrad der Myotonie korreliert (O'Brien und Harper, 1984). Die hohe Neugeborenensterblichkeit beruht vermutlich auf Fällen mit kongenitaler myotoner Dystrophie. Ein Polyhydramnion weist ebenso wie verminderte Kindsbewegungen bereits in der Schwangerschaft auf die kongenitale Verlaufsform hin (Erikson et al., 1995). Die Entbindung sollte grundsätzlich in einer Abteilung mit Neugeborenenintensivstation erfolgen. Zu einer pränatalen Diagnostik sollte, insbesondere bei erkrankten Müttern mit bereits einem Kind mit kongenitaler myotoner Dystrophie geraten werden. Das Risiko, daß das nächste betroffene Kind erneut mit der kongenitalen Verlaufsform zur Welt kommt, wird in diesen Fällen mit 40–80 % angegeben (Harper, 1989; Koch et al., 1991). Bei operativen Entbindungen in Allgemeinnarkose besteht ein deutlich erhöhtes Narkoserisiko: akute Verstärkung einer vorbestehenden myotonen Reaktion durch depolarisierende Muskelrelaxantien, Atemdepression bei Morphinderivaten, Barbituraten und Benzodiazepinen, postoperative respiratorische Insuffizienz und Aspirationspneumonie. Die epidurale Anästhesie ist deshalb der Vollnarkose vorzuziehen. Tokolytika wie Fenoterol können eine schwere und generalisierte myotone Reaktion provozieren. Dagegen sind wehenfördernde Mittel (wie z. B. Oxytocin) hinsichtlich der Myotonie unbedenklich.

Tab. J 12.4: Schwangerschafts- und Geburtskomplikationen bei myotoner Dystrophie

Schwangerschaft	Verstärkung der myotonen Symptome Erhöhte Abortrate Polyhydramnion Verminderte Kindsbewegungen Gehäufte Frühgeburten
Geburt	Verzögerter Geburtsablauf Hohe Rate an operativen Entbindungen Erhöhtes Anästhesierisiko Postpartale Blutungen Gesteigerte neonatale Mortalität

Literatur

Arrowsmith JB, Creamer JI, Bosco I (1987) Severe dermatologic reactions reported after treatment with tocainide. Ann Intern Med 107: 693-696

Cannon SC, Brown RH, Corey DP (1993) Theoretical reconstruction of myotonia and paralysis caused by incomplete inactivation of sodium channels. Biophys J 65: 270-288

Erikson A, Forsberg H, Drugge U, Holmgren G (1995) Outcome of pregnancy in women with myotonic dystrophy and analysis of CTG gene expansion. Acta Paediatr 84: 416-418

Franke C, Hatt H, Iaizzo PA, Lehmann-Horn F (1990) Characteristics of Na+ and Cl- conductance in resealed muscle fibre segments from patients with myotonic dystrophy. J Physiol. 425: 391-405

Gascon GG, Staton RD, Patterson BD, Konewko PJ, Wilson H, Carlson KM, Brumback RA (1989) A pilot controlled study of the use of imipramine to reduce myotonia. Am J Phys Med Rehabil 68: 215-220

Gertz MA, Garton JP, Jennings WH (1986) Aplastic anemia due to tocainide. N Engl J Med 314: 583

Harley HG, Rundle SA, Reardon W, Myring J, Crow S, Brook JD, Harper PS, Shaw D (1992) Unstable DNA sequence in myotonic dystrophy. Lancet 339: 1125-1128

Harper PS (1975) Congenital myotonic dystrophy in Britain. 1. Clinical aspects. Arch Dis Child 50: 505-513

Harper PS (1989) Myotonic Dystrophy, 2nd ed., WB Saunders, New York

Harper PS, Rüdel R (1994) Myotonic dystrophy. In: A G Engel, C Franzini-Armstrong (Hrsg.) Myology 2nd ed, Vol. 2, MacGraw Hill New York 1192-1219

Jaffe R, Mock M, Abramowicz J, Ben-Aderet N (1986) Myotonic dystrophy and pregnancy: A review. Obstet Gynaecol Survey 5: 272-278

Klein D (1958) La Dystrophie myotonique (Steinert) et la myotonie congenitale (Thomson) en Suisse. J Génét Hum 7: 100-368

Koch MC, Grimm T, Harley HG, Harper PS (1991) Genetic risks for children of women with myotonic dystrophy. Am J Hum Genet 48: 1084-1091

Myring J, Meredith AL, Harley HG, Kohn G, Norbury G, Harper PS (1992) Specific molecular prenatal diagnosis for the CTG mutation in myotonic dystrophy. J Med Génét 29: 785-88

O'Brien T, Harper PS (1984) Reproductive problems and neonatal loss in women with myotonic dystrophy. J Obstet Gynaecol 4: 170-173

Ricker K, Koch MC, Lehmann-Horn F, Pongratz D, Otto M, Heine R, Moxley III RT (1994) Proximal myotonic myopathy: A new dominant disorder with myotonia, muscle weakness, and cataracts. Ann Neurol 44: 1448-1452

Ricker K, Koch MC, Lehmann-Horn F, Pongratz D, Speich N, Reiners K, Schneider C, Moxley RT 3rd (1995) Proximal myotonic myopathy. Clinical features of a multisystem disorder similar to myotonic dystrophy. Arch Neurol 52: 25-31

Rüdel R, Lehmann-Horn F (1985) Membrane changes in cells from myotonia patients. Physiol Rev 65: 310-356

Rüdel R, Lehmann-Horn F, Ricker K (1994) The nondystrophic myotonias. In: *Engel AG, Franzini-Armstrong C* (Hrsg.) Myology, second edition, part 3, diseases of muscle. McGraw-Hill, New York, 1291-1302

Runne U, Chilf GN, Zentner J (1982) Multiple Pilomatrixome als Symptom der Myotonia dystrophica Curschmann-Steinert. Hautarzt 33: 271–275

Rowland LP (1994) Thornton-Griggs-Moxley Disease: Myotonic Dystrophy Type 2. Ann Neurol 36: 803–804

Thornton CA, Griggs RC, Moxley III RT (1994) Myotonic dystrophy with no trinucleotide repeat expansion. Ann Neurol 35: 269–272

Van der Meché FGA, Boogaard JM, van den Berg B (1986) Treatment of hypersomnolence in myotonic dystrophy with a CNS stimulant. Muscle & Nerve 9: 341–344

Volosin K, Greenberg RM, Greenspon AJ (1985) Tocainide associated agranulocytosis. Am Heart J 109: 1392–1293

J 13. Dyskaliämische periodische Lähmungen und myotonische Syndrome

von *M. Strupp* und *M. Dichgans**

J 13.1. Klinik

Dyskaliämische periodische Lähmungen und Myotonien stellen eine Gruppe von Skelettmuskelerkrankungen dar, die auf einem gemeinsamen pathophysiologischen Mechanismus beruhen und zwar einer Veränderung der elektrischen Erregbarkeit der Skelettmuskelfasermembran. In den vergangenen 5 Jahren wurden Mutationen verschiedener Ionenkanalgene als Ursache dieser Störung nachgewiesen, so daß inzwischen sowohl die dyskaliämischen periodischen Lähmungen als auch die Myotonien zu der immer größer werdenden Gruppe der »Ionenkanalkrankheiten« gerechnet werden (Hudson et al., 1995; Cannon, 1996). Mutationen des Chloridkanalgens reduzieren die Ruheleitfähigkeit der Zellmembran und führen damit zu erhöhter Erregbarkeit und klinisch zur myotonen Reaktion bei der Thomsen- und Becker-Myotonie. Mutationen des Natriumkanalgens verändern dessen Inaktivierungsverhalten, dies bedingt – in Abhängigkeit vom Typ und Ausmaß der Störung – entweder ebenfalls eine Übererregbarkeit der Muskelzellen in Form der myotonen Reaktion oder eine Unerregbarkeit in Form einer schlaffen Lähmung. Mutationen des sog. L-Typ Kalziumkanalgens sind Ursache der hypokaliämischen periodischen Lähmung, deren genauer Pathomechanismus noch nicht geklärt ist.

Dyskaliämische periodische Lähmungen: Die sog. periodische Lähmung (periodische Paralyse, PP) ist ein Symptom verschiedener Erkrankungen, gekennzeichnet durch rezidivierende Episoden mit vorübergehender, Minuten bis Tage anhaltender, schlaffer Muskellähmung mit spontaner Rückbildung. Sie beruhten auf einer passageren elektrischen Un- oder Untererrebarkeit der Skelettmuskelfasermembran. Die Muskellähmung kann lokalisiert oder generalisiert sein; die proximale Muskulatur ist meist am stärksten betroffen, in der Regel bleibt die Atemmuskulatur ausgespart. Ätiologisch kann man primäre, autosomal vererbte, von sekundären Formen (z. B. bei Hyperthyreose, Bariumintoxikation oder massiven Kaliumverlusten aufgrund renaler oder gastrointestinaler Erkrankungen, s. u.) abgrenzen. Bei den primären Formen ist die Höhe der Serumkaliumkonzentration während der Lähmung ein Unterscheidungsmerkmal, woraus sich die Einteilung in hyper-, hypo- oder (die sehr seltenen) normokaliämische Paralysen ergibt. Kälte kann bei den primären Formen die Lähmung auslösen bzw. verstärken. Nach langjährigem Krankheitsverlauf läßt sich in einigen Fällen eine permanente Schwäche beobachten. Die meisten periodischen Lähmungen sind bis auf die hypokaliämische PP mit myotonen Symptomen assoziiert. Bei der klinischen Untersuchung während der Attacke finden sich neben den Paresen deutlich abgeschwächte oder nicht auslösbare Muskeleigenreflexe. Im EMG läßt sich während der Attacke keine Aktivität nachweisen; aufgrund der Membrandepolarisation sind die Muskelfasern weder bei indirekter noch bei direkter elektrischer Stimulation erregbar. Die histologische Untersuchung zeigt bei einem Teil der Patienten mit primären Formen – unabhängig von der Zahl und Schwere der Attacken – morphologische Veränderungen in Form von Vakuolen (Übersicht in Lehmann-Horn et al., 1994). Bei den sekundären hypokaliämischen periodischen Lähmungen ist im Gegensatz zu den primären Formen die Kaliumkonzentration deutlicher und auch im Intervall erniedrigt.

Myotonien: Die myotone Reaktion ist definiert als eine im Anschluß an willkürliche Muskelaktivität auftretende vorübergehende Kontraktion bzw. verzögerte Relaxation. Sie wird vom Patienten als Muskelsteifigkeit empfunden und läßt sich klinisch sowohl durch Beklopfen der Muskulatur (»Perkussionsmytonie«) als auch durch elektrische Reizung des Muskels bzw. Nervens auslösen. Ursache ist eine Übererregbarkeit der Muskelzellmembran. Bei den meisten Formen von Myotonien bessert sich die Muskelsteifigkeit nach mehrmaliger Muskelkontraktion (»Aufwärmphänomen«). Im EMG, dem sensitivsten Verfahren zum Nachweis einer myotonen Reaktion, finden sich typischerweise hochfrequente Potentialsalven, deren Entladungsfrequenz und Amplituden unmittelbar nach dem Einstich am höchsten sind und dann über die Zeit abfallen (Übersicht in Rüdel et al., 1994).

* Autor dieses Kap. in der 2. Aufl.: Th. N. Witt

Tab. J 13.1: Charakteristika der familiären dyskaliämischen periodischen Lähmungen

	Natriumkanalkrankheiten		Kalziumkanalkrankheiten
	Hyperkaliämische periodische Lähmung	**Hyperkaliämische Lähmung mit Paramyotonie**	**Hypokaliämische periodische Lähmung**
Vererbungsmodus	dominant	dominant	dominant
Gen Lokalisation des Gendefektes Zahl der bislang nachgewiesenen Mutationen	SCN4A 17q23-25 4, 2 machen 90 % aus	SCN4A 17q23-25 3	CACNL1A3 1q31-32 3, 2 machen 70 % aus
Beginn der Erkrankung	1. Dekade	1. Dekade	Ende 1. Dekade bis 2. Dekade
Geschlechtsverteilung (m/w)	1 : 1	1 : 1	3-4 : 1, Penetranz: Männer 100 %, Frauen 50 %
Ausmaß der Myotonie	fehlend bis gering	mäßig	keine
Auswirkung von längerer körperlicher Aktivität auf die Myotonie	Besserung	in der Regel Verschlechterung, daher die frühere Bezeichnung »Paralysis periodica paramyotonica«	keine
Ausmaß der Lähmung während der Attacke	mäßig bis schwer	mäßig bis schwer	kann schwer sein
Auswirkung von Kälte auf die Lähmung	geringe Verschlechterung	Verschlechterung	keine
Erhöhung der Kaliumkonzentration im Serum führt zur	Lähmung	keine oder nur geringe Verschlechterung	Besserung
Tetrodotoxin (TTX)-Sensitivität	ja	ja	nein

(Modifiziert nach Cannon, 1996; Hudson et al., 1995)

J 13.2. Verlauf

Dyskaliämische periodische Lähmungen: Abhängig von der Serumkaliumkonzentration in der Attacke werden im wesentlichen zwei Formen unterschieden: hypo- und hyperkaliämische PP (die sehr seltene normokaliämische PP stellt eine Unterform der hyperkaliämischen PP dar). Angaben zu Klinik, Geschlechtsverteilung, Genetik etc. dieser Erkrankungen sind in **Tab. J 13.1** zusammengefaßt.

Hypokaliämische periodische Lähmung: Die hypokaliämische periodische Lähmung (hypoPP) ist die häufigste der primären PP (Prävalenz etwa 1 : 100 000), sie wird autosomal dominant mit bei Frauen niedrigerer Penetranz als bei Männern vererbt (**Tab. J 13.1**) (Plassart et al., 1994; Fontaine, 1993; Lehmann-Horn et al., 1994). Bei der Mehrzahl der Patienten treten die ersten Lähmungs-Attacken in der 2. Dekade auf, sie können einzelne Muskelgruppen betreffen (in der Regel symmetrisch an den proximalen Extremitätenabschnitten), können aber auch zu einer generalisierten Lähmung führen. In der Regel beginnen die Symptome in der zweiten Nachthälfte, so daß der Patient am Morgen beim Erwachen die Extremitäten nicht bewegen kann; im Laufe des Tages bessert sich die Muskelkraft. Die Dauer der Attacken beträgt gewöhnlich Stunden bis maximal einige Tage. Auslöser ist entweder starke körperliche Aktivität am Vortag oder eine kohlenhydratreiche Mahlzeit. Die Attackenfrequenz nimmt mit zunehmendem Alter ab; Patienten mit leichten Formen haben wenige Attacken während ihres Lebens. Bei schweren Verlaufsformen bestehen jedoch praktisch jeden Morgen Symptome. Unabhängig von der Zahl und Schwere der Attacken kommt es bei vielen Patienten im Langzeitverlauf zu einer Myopathie (vorwiegend an den unteren Extremitäten) mit persistierenden Lähmungen. Die hypoPP ist die einzige Erkrankung aus der Gruppe der PP, die ohne myotonische Symptome einhergeht. Klinisch-neurologisch finden sich während der Attacke erloschene Muskeleigenreflexe, im EMG ist währenddessen keine Aktivität abzuleiten. Die Diagnose basiert auf der Messung einer (meist leicht) erniedrigten Kaliumkonzentration im Serum zu Beginn der Attacke und der positiven Familienanamnese. In zweifelhaften Fällen lassen sich diagnostische Tests zur Attackenprovokation durchführen (**Tab. J 13.2**) sowie eine genetische Untersuchung zur definitiven Bestätigung der Diagnose (Plassart et al., 1994; Jurkat-Rott et al., 1994; Ptacek et al., 1994) (s. Kap. M 1.).

Tab. J 13.2: Diagnostische Tests zur Attackenprovokation

Hypokaliämische periodische Lähmung	Hyperkaliämische periodische Lähmung
Noradrenalin-Test (Engel et al., 1965) 2µg/Min in die A. brachialis für 5 Min. vor, während und 30 Min danach Ableitung des MSAP von einem kleinen Handmuskel. Positiv, wenn MSAP um > = 30 % abfällt. Besonderheiten: Nur vom Erfahrenen durchzuführen.	**Belastung auf Fahrradergometer (Ricker et al., 1989)** Am besten in den frühen Morgenstunden starke körperliche Belastung auf Fahrradergometer unter Monitoring des Serumkaliums. Bei der hyperPP kommt es sekundär ca. 10–20 Min. nach Belastung zum erneuten Kaliumanstieg und Lähmungen.
Orale Glukosegabe (Lehmann-Horn et al., 1994) 2 g/kg KG am frühen Morgen mit 10 bis 20 I. E. Insulin s. c. oder Gabe von 1,5–3 g/kg KG Glukose i. v. über 60 Min. Falls negativ, zusätzliche Gabe von Insulin i. v. (< 0,1 U/kg KG zum Zeitpunkt t = 30 und 60 Min). Sensitivität steigt bei vorheriger körperlicher Aktivität. Ziel: Serumkalium < 3,0 mmol/l. Vorsichtsmaßnahmen: Anästhesiebereitschaft, Monitoring von EKG, Blutzucker und Kalium im Serum.	**Orale Kaliumgabe** Bei Kindern 40 mmol (1 Tbl. Kalinor Brause®), bei Erwachsenen 60 mmol morgens nüchtern; bei negativem Ergebnis am nächsten Tag bei Erwachsenen höhere Dosis von 80 bis 120 mmol geben. Provokation kann durch vorausgehende körperliche Aktivität verbessert werden. Vorsichtsmaßnahmen: Monitoring von EKG und Kalium im Serum.

Hyperkaliämische periodische Lähmung: Diese ebenfalls autosomal dominant vererbte Erkrankung ist wesentlich seltener als die hypoPP. Die ersten Lähmungs-Attacken treten meist ab dem 5. Lebensjahr auf, selten erst nach der Pubertät (**Tab. J 13.1**). In der zweiten Lebenshälfte nimmt die Zahl der Lähmungs-Attacken ab. Die Attacken dauern meist nur wenige Minuten bis zu maximal 1–2 Stunden und beginnen in der Regel nach körperlicher Aktivität oder am Morgen, wenn die letzte Nahrungsaufnahme lange zurückliegt (Van der Meulen et al., 1961; Lehmann-Horn et al., 1994). Während der Lähmung, die proximal betont ist, können auch Parästhesien auftreten. Im Intervall sind die Patienten meist beschwerdefrei. Nach langjährigem Verlauf treten lediglich bei einer bestimmten Mutation des Natriumkanalgens (Ptacek et al., 1991) proximale Muskelatrophien auf. Laborchemisch findet sich während der Attacke meist eine nur mäßiggradig erhöhte Serumkaliumkonzentration (5–7 mmol/l), nach der Attacke tritt bisweilen eine Hypokaliämie auf, die zu einer fälschlichen Einordnung als hypoPP führen kann (Lehmann-Horn et al., 1994; Links et al., 1994). Die Tests zur Attackenprovokation sind in **Tab. J 13.2** zusammengefaßt. Bestehen Zweifel an der Diagnose kann auch bei der hyperPP zur definitiven Bestätigung eine genetische Untersuchung durchgeführt werden (s. Kap. M 1.).

Myotonien: Bei den Myotonien können aufgrund der klinischen, elektrophysiologischen und genetischen Befunde sowie der unterschiedlichen Verläufe mindestens 6 Gruppen unterschieden werden:

1. Myotonia congenita. Zu dieser Gruppe gehört die autosomal dominant vererbliche *Thomsen-Myotonie* (dominante Myotonia congenita) und die autosomal rezessive *Becker-Myotonie* (generalisierte Myotonie) (Übersicht in Rüdel et al., 1994). Bei den betroffenen Patienten ist die Myotonie bereits während der ersten Muskelkontraktion nach längerer körperlicher Ruhe deutlich ausgeprägt, erreicht ihr Maximum nach 3–4 Kontraktionen und nimmt während weiterer körperlicher Aktivität ab (»Aufwärmphänomen«). Nach den myotonen Kontraktionen besteht häufig eine vorübergehende Muskelschwäche, insbesondere bei der rezessiven Form, so daß den Betroffenen z. B. Gegenstände aus der Hand fallen. Beide Formen sind im Langzeitverlauf nicht progredient. Die rezessive generalisierte Becker-Myotonie, die in der Regel erst im Alter von 10–15 Jahren beginnt, ist häufiger (Prävalenz etwa 1 : 50 000), verursacht eher eine körperliche Behinderung und führt öfter zu Muskelhypertrophien (ca. 75 %) als die dominante, im frühen Kindesalter manifest werdende Thomsen-Myotonie. Die klinischen Unterschiede zwischen beiden Formen sind in **Tab. J 13.3** zusammengefaßt (nach Hudson et al., 1995; Cannon, 1996; Ricker et al., 1994). Im EMG sind bei beiden Formen typische myotone Salven zu erkennen. Sowohl die dominante als auch die rezessive Form beruhen auf Mutationen des muskulären Chloridkanalgens (Pusch et al., 1995; Heine et al., 1994; Meyer-Kleine et al., 1994; George, Jr. et al., 1993; Koch et al., 1992).

2. Paramyotonia congenita. Die Paramyotonia congenita gehört zusammen mit der hyperPP zum »Adynamie-Paramyotonie Komplex« und unterscheidet sich klinisch von der Myotonia congenita in zwei wesentlichen Punkten: Auslösung und Zunahme der Myotonie durch bzw. während längerer körperlicher Aktivität (daher die Bezeichnung Paradoxe Myotonie) und Kälteeinwirkung (Rüdel et al., 1994). Klinisch sind vorwiegend die Gesichts-, Hals- und Armmuskulatur betroffen. Die autosomal dominante Erkrankung, deren Prävalenz auf 1 : 180 000 geschätzt wird, tritt meist schon im Säuglingsalter auf und wird mit 100 %iger Penetranz vererbt. Die myotone Reaktion läßt sich z. B. beim Waschen des Gesichts mit kaltem Wasser beobachten: der Betroffene kann anschließend die Augenlider kaum öffnen. Im Verlauf entwickeln sich weder Atrophien noch eine persistie-

Tab. J 13.3: Charakteristika der nicht-dystrophischen »reinen« Myotonien

	Chloridkanalkrankheiten		Natriumkanalkrankheiten			
	Thomsen-Myotonie	Becker-Myotonie	Paramyotonia congenita (Eulenburg)	Myotonia permanens	Myotonia fluctuans	Auf Acetazolamid reagierende Myotonie
Vererbungsmodus	dominant	rezessiv	dominant	dominant	dominant	dominant
Gen Lokalisation des Gendefektes Zahl der bislang nachgewiesenen Mutationen	CLCN1 7q35 2	CLCN1 7q35 16	SCN4A 17q23–25 6	SCN4A 17q23–25 1	SCN4A 17q23–25 1	SCN4A 17q23–25 1
Beginn der Erkrankung	Beginn der 1. Dekade	Ende der 1. Dekade	1. Dekade	1. Dekade	2. Dekade	1. Dekade
Geschlechtsverteilung (m/w)	1 : 1	1 : 1	1 : 1	1 : 1	1 : 1	1 : 1
Ausmaß der Myotonie	mäßig	mäßig bis schwer	gering bis mäßig	sehr schwer	leicht, fluktuierend	schwer
Auslöser der Myotonie	Muskelkontraktion	Muskelkontraktion	Muskelkontraktion	praktisch permanent	Muskelkontraktion	spontan
Auswirkung von längerer körperlicher Aktivität	Besserung	Besserung	Verschlechterung (»paradoxe Myotonie«)	keine	nach Muskelarbeit Verstärkung mit Verzögerung von 1–2 h (»late onset myotonia«)	keine
Auswirkung von Kälte	keine	keine	Verschlechterung	geringe Verschlechterung	keine	geringe Verschlechterung
Kaliumempfindlichkeit	keine	keine	geringe Verschlechterung	mögliche Verschlechterung	ausgeprägt	ausgeprägt

(Modifiziert nach Cannon, 1996; Hudson et al., 1995; Ricker et al., 1994)

rende Muskelschwäche. Die Paramyotonia congenita beruht auf Mutationen im Natriumkanalgen (Ptacek et al., 1993) (**Tab. J 13.3**).

3. Myotone Dystrophie. Diese Entität wird in Kap. J 12 gesondert behandelt.

4. Myotonie bei hyperkaliämischer periodischer Lähmung. Diese Erkrankung wird im Abschnitt über dyskaliämische periodische Lähmungen (s. o.) beschrieben; die hypoPP geht im Gegensatz dazu nicht mit myotonen Symptomen einher.

5. »Kaliumsensitive Myotonien«. *Myotonia permanens, Myotonia fluctuans, Azetazolamidsensitive Myotonie.* Die verschiedenen Formen der »Kaliumsensitiven Myotonien« oder »Potassium aggravated myotonias« sind klinisch der Thomsen-Myotonie ähnlich (z. B. bei beiden Formen findet sich das »Aufwärmphänomen«), beruhen aber auf Mutationen des Natriumkanalgens (Mitrovic et al., 1994; Heine et al., 1993; Lerche et al., 1993) (**Tab. J 13.3**). Im Gegensatz zu den »Chloridkanalmyotonien« verstärkt sich die Myotonie nach Einnahme von Kalium und die Creatinkinase ist häufig erhöht, so daß in diesen Fällen manchmal Muskelbiopsien durchgeführt werden, die aber diagnostisch nicht weiterführen. Die »Kaliumsensitiven Myotonien« werden nach Schwere der Symptome und Therapierbarkeit in verschiedene Formen unterteilt. Die *Myotonia permanens* ist die schwerste Form: schon beim Neugeborenen besteht eine generalisierte schwere Myotonie, die lebensbedrohlich sein kann (Lerche et al., 1993). Die myotonen Attacken der Säuglinge werden häufig fälschlich als epileptische Anfälle eingeordnet. Das EMG zeigt eine ausgeprägte myotone Aktivität. Bei der *Myotonia fluctuans* (Ricker et al., 1994) finden sich die gleichen Symptome in deutlich schwächerer Form: meist besteht leichte Muskelsteifigkeit, die im Verlauf von Tagen fluktuiert, es kann aber auch etwa 30 Min nach starker körperlicher Aktivität zu verstärkter Muskelsteifigkeit kommen (Ricker et al., 1994). Die Bezeichnung »Acetazolamidsensitive Myotonie« leitet sich von dem guten Ansprechen auf die Gabe dieses Medikamentes ab (Ptacek et al., 1994 b) (**Tab. J 13.3**).

6. Neuromyotonie. Bei den erworbenen Neuromyotonien (Isaacs-Syndrom) finden sich Antikörper gegen Kaliumkanäle von Axonen (Shillito et al., 1995; Layzer, 1995); da sie nicht zu den Myotonien i.e.S. gehören, sind sie hier nur als Differentialdiagnose aufgeführt.

J 13.3. Therapeutische Prinzipien

Sowohl die Elektro- und Pathophysiologie als auch die molekulare Genetik der Myotonien und dyskaliämischen periodischen Lähmungen sind weitgehend aufgeklärt, so daß inzwischen eine Einteilung nach dem zugrundeliegenden Gendefekt in sog. Chloridkanal-, Natriumkanal-, und Kalziumkanalkrankheiten (Hudson et al., 1995; Cannon, 1996) möglich ist (**Tab. J 13.1** und **J 13.3**). Auf den elektrophysiologischen Veränderungen basieren die therapeutischen Prinzipien.

Bei der **hyperPP** werden zwei Typen von Natriumkanälen exprimiert: ein normal funktionierender und ein Typ mit gestörter Inaktivierung. Die inkomplette Inaktivierung des veränderten Natriumkanals bedingt eine persistierende erhöhte Natriumleitfähigkeit der Muskelfasermembran und damit einen verstärkten Natriumeinstrom in die Muskelfasern. Leichte Hyperkaliämie depolarisiert physiologischerweise die Zellmembran. Bei der hyperPP führt die Kombination von kaliuminduzierter Depolarisation und gestörter Inaktivierung der Natriumkanäle (durch den verstärkten Natriumeinstrom) zu einer ausgeprägten Membrandepolarization und letztendlich zur Lähmung. Die auftretende erhöhte intrazelluläre Natriumkonzentration aktiviert ihrerseits die Na-K-ATPase, die zur Repolarisation der Muskelzelle beiträgt. Von diesen Pathomechanismen lassen sich verschiedene Therapiestrategien ableiten:

1. Prophylaxe von Hyperkaliämien bzw. Senkung der Serumkaliumkonzentration durch a) Empfehlung einer kohlenhydratreichen Ernährung (Prinzip: Glukose führt zur Insulinfreisetzung, diese wiederum zur Aktivierung der Na-K-ATPase und folglich zur Kaliumaufnahme in Zellen, vor allem Skelettmuskelzellen) und b) kaliumarmen Ernährung, c) Vermeiden von starker körperlicher Aktivität (bedingt Kaliumanstieg im Serum) und d) Gabe von Glukose plus Insulin oder Kalziumgluconat-Infusionen (Übersicht in Lehmann-Horn et al., 1994);

2. verstärkte Ausscheidung von Kalium durch Diuretika (Van der Meulen et al., 1961*), Mineralokortikoide (Streeten et al., 1971*) bzw. Carboanhydrasehemmer (Riggs et al., 1981*), letztere führen gleichzeitig zu einer metabolischen Azidose und 3. Aktivierung der Na-K-ATPase durch Betaadrenerge-Agonisten (Bendheim et al., 1985; Wang und Clausen, 1976*) (Übersicht in **Tab. J 13.4**).

Die Pathogenese der **hypoPP**, die zu den Kalziumkanalkrankheiten gerechnet wird, ist nicht vollständig geklärt. Bei den betroffenen Patienten findet man Veränderungen der $Alpha_1$-Untereinheit des L-Typ (Dihydropyridin [DHP]-sensitiven) Kalziumkanals der T-Tubuli in den Skelettmuskelfasern. Dieser Kanal ist sowohl für den Kalziumeinstrom in die Muskelzelle als auch für die Freisetzung von Kalzium aus dem sarkoplasmatischen Retikulum wichtig; Mutationen wurden in dem entsprechenden Gen CACNL1A3 auf Chromosom 1q31–32 nachgewiesen (Lapie et al., 1996; Ptacek et al., 1994; Lehmann-Horn et al., 1995; Fontaine, 1993). Der Zusammenhang zwischen Hypokaliämie im Serum, Membrandepolarisation trotz erniedrigter extrazellulärer Kaliumkonzentration (die unter physiologischen Bedingungen

Tab. J 13.4: Therapie der dyskaliämischen periodischen Lähmungen (ges. gesch. Präparatenamen z. T. in Auswahl; Buchstaben = Qualität der Therapieempfehlung)

	Hypokaliämische periodische Lähmung	**Hyperkaliämische periodische Lähmung**
Allgemeines zur Therapie und Prophylaxe	Sehr leichte Lähmungen: Therapie nicht notwendig.	Da die Attacken häufig am Wochenende wegen längeren Schlafens auftreten, sollte der Patient jeweils zeitig aufstehen und ausgiebig frühstücken. Nur bei häufigen bzw. schweren Attacken Dauertherapie notwendig.
Prophylaxe der Attacken	Vermeidung von kohlenhydratreichen Mahlzeiten und starker körperlicher Aktivität. Kochsalzarme Diät.	Regelmäßige kohlenhydratreiche Mahlzeiten, kaliumarme Ernährung, Vermeiden von Fasten, starker körperlicher Aktivität und Kälte.
1. Wahl	Acetazolamid (Diamox®), Dosis so niedrig wie möglich: 125 mg jeden 2. Tag bis zu 2 × 250 mg/die oder - Diamox ret.® (500 mg/die) (verbessert auch permanente Schwäche) (Griggs et al., 1970) (B).	Regelmäßige Einnahme von Thiaziden in möglichst geringer Dosierung (z. B. Hydrochlorothiazid 25 mg alle 2 Tage, in schweren Fällen bis zu 50–75 mg/die), Zielwert [K] nicht < 3.3 mmol/l, [Na] nicht < 135 mmol/l (Van der Meulen et al., 1961) (B).
2. Wahl	Diclofenamid (Diclofenamid® Tbl. 25 bis 75 mg/die) (Dalakas, Engel, 1983) (C).	Acetazolamid (Diamox®) 125 mg jeden 2. Tag bis zu 2 × 250 mg/die oder Diamox ret.® 500 mg/die (Riggs et al., 1981) (B).
3. Wahl	Kaliumsparende Diuretika: Spironolacton (100–200 mg/die) oder Triamteren (150 mg/die) (Lehmann-Horn et al., 1994) (B).	Fludrocortison (0,1 mg/die) plus Acetazolamid (Streeten et al., 1971) (C).
	Diazoxid (5 mg/kg KG; aktiviert ATP-sensitive Kaliumkanäle, hemmt Insulinsekretion) (Johnsen, 1996) (B). Verapamil (Bernick, 1988) (C). Lithium (Iaizzo et al., 1995; Confavreux et al., 1991) (B).	Albuterol (2 mg/die) (Bendheim et al., 1985) (C).
Experimentell	Aktivatoren von ATP-sensitiven Kaliumkanälen (Grafe et al., 1990) (C).	
Therapie der akuten Attacke a) Leichte Lähmungen	Orale Einnahme von 2–10 g KCl bzw. 3 Tbl. Kalinor Brause (= 120 mmol KCl) in einer ungezuckerten Lösung; meist Besserung innerhalb von 30–60 Min, gleichzeitig leichte körperliche Aktivität (Lehmann- Horn et al., 1994).	Einnahme von Kohlenhydraten oder leichte körperliche Aktivität.
b) Falls keine Besserung oder schwere Attacke	Wiederholung der Einnahme nach ca. 3–4 h und Messung von [K]; (Lehmann-Horn et al., 1994).	Thiazidiuretika (Hydrochlorothiazid, Esidrix®, 25–50 mg) (Van der Meulen et al., 1961) (B). Salbutamol (Sultanol®, 1–2 Sprühstöße) (Wang und Clausen, 1976) (B) oder Orciprenalin. Kalziumgluconat oder Glucose (i. v. für schwere Attacken) (Lehmann-Horn et al., 1994).

Tab. J 13.4: Fortsetzung

	Hypokaliämische periodische Lähmung	Hyperkaliämische periodische Lähmung
Wichtige unerwünschte Wirkungen der Medikamente	Acetazolamid: Parästhesien, Appetitlosigkeit, Sehstörungen; Nephrolithiasis und Nierenversagen bei längerer Therapie; in zwei Familien wurde Zunahme der Muskelschwäche beschrieben.	Thiaziddiuretika: Hypokaliämie, Hypercholesterin- und -triglyceridämie, Hyperglykämie, Herzrhythmusstörungen, Glykosidüberempfindlichkeit.
Probleme	Bei dauernder Einnahme von KCl kann es zur Entwicklung einer „Kaliumabhängigkeit" kommen. Vorsicht mit der Kaliumgabe bei Patienten mit kaliumsparenden Diuretika.	

Zusammengestellt nach (Cannon, 1996; Hudson et al., 1995; Lehmann-Horn et al., 1994)

zur Hyperpolarisation führen müßte) und Lähmung ist weiterhin unklar. Da die Hypokaliämie meist durch eine (bilanzmäßig) kombinierte Aufnahme von Glukose und Kalium in den Muskel zustandekommt, steht bei der Prophylaxe die Vermeidung kohlenhydratreicher Kost im Vordergrund; ferner sollte starke körperliche Aktivität vermieden werden. Zur medikamentösen Behandlung sind Carboanhydrasehemmer wie Acetazolamid Mittel der ersten Wahl (Griggs et al., 1970⋆⋆): Aufgrund der Azidose wird die Kaliumleitfähigkeit aller Zellen reduziert (Muskelzellen haben dabei die größte Bedeutung) und damit der Kaliumeinstrom vermindert. In schweren Fällen ist natriumarme Diät plus Einnahme von Aldosteron-Antagonisten (Übersicht in Lehmann-Horn et al., 1994), die zur Hyperkaliämie im Serum führen, angezeigt (die gleichzeitige Gabe von Kalium ist bei diesen Patienten kontraindiziert). In einigen Fällen hat Diazoxid (Johnsen, 1996⋆⋆), ein Aktivator von ATP-sensitiven Kaliumkanälen, das über diesen Mechanismus sowohl die Insulinsekretion im Pankreas hemmt als auch direkt die ATP-sensitiven Kaliumkanäle der Skelettmuskelfasern aktiviert (letzteres repolarisiert die Muskelzellen) günstige Wirkungen gezeigt. Verapamil (Bernick, 1988⋆) (Blocker des L-Typ Kalziumkanals) und Lithium (Iaizzo et al., 1995⋆⋆) (wirkt möglicherweise über eine verminderte renale Kaliumsekretion) wurden ebenfalls mit Erfolg eingesetzt (Zusammenfassung in **Tab. J 13.4**). Die Behandlung mit anderen Aktivatoren ATP-sensitiver Kaliumkanäle hat noch experimentellen Charakter (Grafe et al., 1990).

Die **Thomsen- und Becker-Myotonie** beruhen auf verschiedenen Mutationen des Chloridkanals auf Chromosom 7q35 (CLCN1) mit konsekutiver Funktionsstörung der Chloridkanäle (**Tab. J 13.3.**) (Koch et al., 1993; George, Jr. et al., 1993; Meyer-Kleine et al., 1995). Da die Chloridleitfähigkeit 70 % der Ruheleitfähigkeit der Skelettmuskelzelle ausmacht, ist bei verminderter Chloridleitfähigkeit die Repolarisation nach einem Aktionspotential soweit gemindert, daß es zwar noch zu einem Übergang der Natriumkanäle vom inaktivierten in den aktivierten Zustand kommt, die Membran aber leicht depolarisiert bleibt. Aktionspotentiale können so spontan entstehen, weil das Membranpotential »näher« am Aktivierungspotential der Natriumkanäle ist. Einzelne Aktionspotentiale führen damit zu repetitiven Entladungen. Die bisher wirksamste medikamentöse Behandlungsform basiert auf der Blockierung von Natriumkanälen, z. B. mit bestimmten Antiarrhythmika (Munsat, 1967⋆⋆), (De Luca et al., 1995) (**Tab. J 13.5**).

Die anderen Formen der **Myotonien (Paramyotonia congenita, Myotonia fluctuans, Myotonia permanens)** gehören ebenso wie die o. g. hyperPP zu den sog. Natriumkanalkrankheiten, denen verschiedene Mutationen des Gens der α-Untereinheit (SCN4A) des spannungssensitiven adulten Natriumkanals des Skelettmuskels (Chromosom 17q23-25) zugrunde liegen, die zu einer gestörten Inaktivierung des aktivierten Ionenkanals führen. Diese Erkrankungen lassen sich (bis auf die hyperPP!, s. o.) mit Natriumkanalblockern (Ricker et al., 1994⋆) bzw. bei Kindern mit Acetazolamid plus Carbamazepin (Ricker et al., 1994⋆) erfolgreich therapieren (**Tab. J 13.5**). Bei der **Paramyotonia congenita** depolarisieren die Muskelzellen spontan bei niedrigen Temperaturen, dies bedingt vorübergehend Serien von Aktionspotentialen mit anschließender Unerregbarkeit als Ursache der paramyotonen Lähmung (Lerche et al., 1996). Die Behandlung basiert zum einen auf der Vermeidung von Kälte, zum anderen wie bei den Myotonien auf der Gabe von Natriumkanalblockern (Übersicht in Lehmann-Horn et al., 1994) (**Tab. J 13.5**).

J 13.4. Pragmatische Therapie

Dyskaliämische Lähmungen

Hypokaliämische periodische Lähmung (Tab. J 13.4): Patienten mit hypoPP sollten kohlenhydratreiche Mahlzeiten und starke körperliche An-

Tab. J 13.5: Therapie der nicht-dystrophischen, »reinen« Myotonien (Zusammengestellt nach Cannon, 1996; Hudson et al., 1995; Rüdel et al., 1994)

	Thomsen-Myotonie	**Becker-Myotonie**	**Paramyotonia congenita (Eulenburg)**	**Myotonia permanens**	**Myotonia fluctuans**
Allgemeines	Therapie nur bei schwerer Myotonie empfohlen, d. h. sie ist in der Regel nicht notwendig, außer z. B. bei jüngeren Patienten, die Sport betreiben.	Therapie nur bei schwerer Myotonie empfohlen	Dauertherapie nicht notwendig. Zur Prophylaxe Kälteexposition meiden. Behandlung nur vor besonderen Situationen wie z. B. Schwimmen in kaltem Wasser oder Wintersport, dann sollte die Behandlung mit 1–2 × 360 mg/die Mexiletin ret. etwa 2 bis 3 Tage vorher begonnen werden.	Dauertherapie ab Säuglingsalter wegen der Schwere der Myotonie notwendig	selten notwendig
1. Wahl	Mexiletin ret. (Mexitil® Depot Kps.) 1–2 × 360 mg/die (Rüdel et al., 1994; De Luca et al., 1995; Munsat, 1967) (B)	wie Thomsen-Myotonie	Mexiletin ret. (Mexitil® Depot Kps.) 1–2 × 360 mg/die (Munsat, 1967) (B)	Bei Säuglingen und Kindern Acetazolamid plus Carbamzepin, ab frühem Erwachsenenalter Mexiletin (Ricker et al., 1994) (C)	wie Thomsen-Myotonie (Ricker et al., 1994) (C)
2. Wahl	Mexiletin (Mexitil®) 2–4 × 200 mg/die		Mexiletin (Mexitil®) 2–4 × 200 mg/die		
3. Wahl	Chinin, Procainamid, Phenytoin, Azetazolamid, Taurin (wenig effektiv), Dantrolen (vermindert Kalziumfreisetzung)		Zur Behandlung der paramyotonen Steifigkeit Gabe von Acetazolamid, dies kann aber zu einer Verstärkung der Schwäche führen (Lehmann-Horn et al., 1994).		
Theoretisch wirksam, wegen unerwünschter Wirkungen (noch) nicht einsetzbar	Aktivatoren von ATP-sensitiven Kaliumkanälen				
Probleme	Mexiletin: Absorption ist von Patient zu Patient verschieden, deshalb eventuell Serumkonzentrationsbestimmung und individuelle Dosisanpassung; bei kardialen Vorerkrankungen und älteren Patienten EKG-Kontrolle. Die Dosis von Mexiletin sollte nur langsam reduziert werden, um eine schwere »Rebound Myotonie« zu verhindern.	dto.	dto.	Über die Behandlung von Kindern mit Mexiletin liegen kaum Erfahrungen vor, deshalb zunächst die o. g. Kombinationstherapie.	wie Thomsen-Myotonie
Vorsichtsmaßnahmen und unerwünschte Wirkungen	Vor Beginn der Therapie mit Mexiletin, Chinin und Procainamid EKG und Langzeit-EKG notwendig.	dto.	dto.	dto.	dto.

strengung vermeiden sowie eine kochsalzarme Diät einhalten. Bei der medikamentösen Therapie ist zwischen der prophylaktischen Langzeit- und der Akutbehandlung der Attacken zu unterscheiden. Für die prophylaktische Langzeittherapie ist Acetazolamid (Diamox®) Mittel der 1. Wahl, wobei die Dosis möglichst niedrig gehalten werden sollte (125 mg jeden 2. Tag bis maximal 2 × 250 mg/die oder in seltenen Fällen Diamox® 500 mg ret.) (Griggs et al., 1970) (B). Alternativ kann ein anderer Carboanhydrasehemmer, z. B. Diclofenamid (50 bis 200 mg/die), eingesetzt werden (Dalakas, Engel, 1983) (C). Führen die Carboanhydrasehemmer zu keiner ausreichenden Besserung, kann man in schweren Fällen auf kaliumsparende Diuretika, d. h. Aldosteron-Antagonisten (z. B. Spironolacton [100–200 mg/die] (Lehmann-Horn et al., 1994) oder Triamteren [150 mg/die]) unter natriumarmer Diät oder auf Diazoxid (Johnsen, 1996) (B), einem Hemmer der Insulinsekretion (5 mg/kg KG, strenge klinische Überwachung u. a. wegen Hyperglykämien notwendig), ausweichen. Weiterhin wurden günstige Effekte von Verapamil (Bernick, 1988) (C) und Lithium (Confavreux et al., 1991; Iaizzo et al., 1995) (B) beschrieben. Die meisten Patienten lassen sich durch diese Medikamente gut behandeln. Nur als Akuttherapie der Lähmungs-Attacke ist die orale Einnahme von Kalium zu empfehlen (2–10 g KCl oral, d. h. z. B. 2–3 Tbl. Kalinor Brause®), die in 30 bis 60 Min zur Besserung führt; in Ausnahmefällen ist bei Persistieren der Lähmung die intravenöse Gabe notwendig (bis 20 mval KCl/h), wobei dann ein EKG-Monitoring wegen der Gefahr von Herzrhythmusstörungen angezeigt ist (Lehmann-Horn et al., 1994). Da viele Patienten zur regelmäßigen prophylaktischen Einnahme von Kalium neigen, sollte auf die Gefahr einer »Kaliumabhängigkeit« hingewiesen werden.

Hyperkaliämische periodische Lähmung (Tab. J 13.4): Bei Patienten mit hyperPP ist auf regelmäßige Nahrungsaufnahme und Vermeidung kaliumreicher Nahrungsmittel (Obstsäfte, Bananen), starker körperlicher Aktivität (statt dessen häufiger leichte körperliche Aktivität) und Kälteexposition zu achten. Manche Patienten können eine beginnende Attacke durch leichte Muskelarbeit und/oder Einnahme von Kohlenhydraten verhindern (Lehmann-Horn et al., 1994). In den meisten Fällen kann durch diese einfachen Maßnahmen auf eine medikamentöse Therapie verzichtet werden. Ist diese trotzdem notwendig, bestehen auch hier zwei Therapiestrategien: die Akut- und prophylaktische Langzeitbehandlung. Zur medikamentösen Attackenbehandlung empfiehlt sich die Einnahme von Thiaziddiuretika (z. B. Hydrochlorothiazid 50 mg) (Van der Meulen et al., 1961) (B) oder Inhalation von Salbutamol (z. B. Sultanol® Dosier-Aerosol 1–2 Sprühstöße) (Wang und Clausen, 1976) (B) oder Orciprenalin. Schwere Attacken lassen sich in manchen Fällen durch die intravenöse Gabe von Kalziumgluconat (10 %ig, 5–20 ml langsam injizieren) oder orale Gabe von Glukose (2 g/kg KG) plus Insulin (15–20 I. E. s. c.) wirksam behandeln (Lehmann-Horn et al., 1994). Bei unzureichender Wirkung der Akuttherapie ist zur Langzeitprophylaxe die regelmäßige Einnahme von Thiaziddiuretika in möglichst niedriger Dosierung (z. B. Hydrochlorothiazid® 25 mg jeden 2. Tag bis 50–75 mg/die) (Van der Meulen et al., 1961) (B) oder Acetazolamid (Diamox® 125 mg/die oder 250 mg jeden 2. Tag bis 2 × 250 mg/die bzw. Diamox 500 mg ret.®) (Riggs et al., 1981) (C) sinnvoll. Es liegen Einzelfallberichte über günstige Effekte von Fludrocortison (Astonin H® 0,1 mg/die) plus Acetazolamid (Streeten et al., 1971) (C) sowie Albuterol (2 mg/die) (Bendheim et al., 1985) (C) vor (siehe **Tab. J 13.4**).

Myotonien (Tab. J 13.5): Bei den meisten Patienten mit **Thomsen- und Becker-Myotonie** ist eine medikamentöse Therapie nicht notwendig. Nur bei schweren Formen und z. B. subjektiver Beeinträchtigung beim Sport, erscheint eine medikamentöse Einstellung angezeigt. Das IB-Antiarrhythmicum Mexiletin ist Mittel der 1. Wahl (Rüdel et al., 1994; De Luca et al., 1995; Munsat, 1967) (B), wobei sich die Einnahme von 1–2 × 360 mg als Retardform (Mexitil® Depot Retardkapseln) empfiehlt. Auch bei der **Paramyotonia congenita** bedürfen die meisten Patienten keiner speziellen Therapie, außer z. B. vor besonderen Situationen wie Schwimmen in kalten Gewässern oder Wintersport (dann zwei bis drei Tage vorher mit z. B. 1–2 × 360 mg Mexiletin ret/die beginnen) (Lehmann-Horn et al., 1994). Die Prophylaxe bei dieser Form der Myotonie besteht in der Vermeidung von Kälte. Die **Myotonia fluctuans** bedarf meist ebenfalls keiner medikamentösen Behandlung, in seltenen Fällen ist die Gabe von Mexitil erforderlich (Ricker et al., 1994) (C). Im Gegensatz dazu ist bei der schwer verlaufenden **Myotonia permanens** schon beim Neugeborenen eine medikamentöse Therapie indiziert und zwar mit Acetazolamid plus Carbamazepin (über die Einnahme von Mexiletin bei Kindern liegen zu wenige Erfahrungen vor). Erst im frühen Erwachsenenalter sollte eine Umstellung auf Mexiletin (1–2 × 360 mg ret./die) erfolgen (Ricker et al., 1994) (C).

J 13.5. Unwirksam oder obsolet

Dyskaliämische periodische Lähmungen: Die alleinige Behandlung der hypoPP durch orale Kaliumeinnahme ist langfristig weder wirksam noch sinnvoll, u. a. weil sich häufig eine (psychische) »Kaliumabhängigkeit« entwickelt. Acetazolamid ist nicht wirksam zur Behandlung der akuten Attacken, da die Wirkung erst nach 24–48 h einsetzt. Interessanterweise bessern bei der hyperPP Natriumkanalblocker wie Mexiletin (die bei anderen Natriumkanalkrankheiten sehr wirksam sind) nicht die Symptomatik, so daß die Wirksamkeit der Natriumkanalblocker wahrscheinlich von der jeweiligen Mutation des Natriumkanalgens abhängt.

Myotonien: Auf die Verordnung von Tocainid (Xylotocan®) sollte bei diesen Erkrankungen verzichtet werden, da in einigen Fällen gravierende Nebenwirkungen (Agranulozytose, Leukopenie, hypoplastische Anämie, Thrombozytopenie, fibrosierende Alveolitis, Lungenfibrose) beobachtet wurden.

Literatur

Bendheim PE, Reale EO, Berg BO (1985) β-Adrenergic treatment of hyperkalemic periodic paralysis. Neurology 35: 746–749

Bernick C (1988) Familial hypokalemic periodic paralysis. Muscle & Nerve 11: 1092–1095

Cannon SC (1996) Ion-channel defects and aberrant excitability in myotonia and periodic paralysis. Trends Neurosci, 19: 3–10

Confavreux C, Garassus P, Vighetto A, Aimard G (1991) Familial hypokalemic periodic paralysis: Prevention of paralytic attacks with lithium gluconate. J Neurol Neurosurg Psych 54: 87–91

Dalakas MC, Engel WK (1983) Treatment of »permanent« muscle weakness in familial hypokalemic periodic paralysis. Muscle & Nerve 6: 182–186

De Luca A, Natuzzi F, Lentini G, Franchini C, Tortorella V, Camerino DC (1995) Stereoselective effects of mexiletine enantiomers on sodium currents and excitability characteristics of adult skeletal muscle fibers. Naunyn Schmiedebergs Arch Pharmacol 352: 653–661

Engel AG, Lambert C, Rosevear JW, Tauxe WN (1965) Clinical and electromyographic studies in a patient with primary hypokalemic periodic paralysis. Am J Med 38: 626–628

Fontaine B (1993) Periodic paralysis, myotonia congenita and sarcolemmal ion channels: a success of the candidate gene approach. Neuromuscul Disord 3: 101–107

George AL, Jr., Crackower MA, Abdalla JA, Hudson AJ, Ebers GC (1993) Molecular basis of Thomsen's disease (autosomal dominant myotonia congenita). Nat Genet 3: 305–310

Grafe P, Quasthoff S, Strupp M, Lehmann-Horn F (1990) Enhancement of K^+ conductance improves in vitro the contraction force of skeletal muscle in hypokalemic periodic paralysis. Muscle & Nerve 13: 451–456

Griggs RC, Engel WK, Resnick JS (1970) Acetazolamide treatment of hypokalemic periodic paralysis. Ann Int Med 73: 39–48

Heine R, Pika U, Lehmann-Horn F (1993) A novel SCN4A mutation causing myotonia aggravated by cold and potassium. Hum Mol Genet 2: 1349–1353

Heine R, George AL Jr., Pika U, Deymeer F, Rüdel R, Lehmann-Horn F (1994) Proof of a non-functional muscle chloride channel in recessive myotonia congenita (Becker) by detection of a 4 base pair deletion. Hum Mol Genet 3: 1123–1128

Hudson AJ, Ebers GC, Bulman DE (1995) The skeletal muscle sodium and chloride channel diseases. Brain 118: 547–563

Iaizzo PA, Quasthoff S, Lehmann-Horn F (1995) Differential diagnosis of periodic paralysis aided by in vitro myography. Neuromuscul Disord 5: 115–124

Johnsen T (1977) Trial of the prophylactic effect of diazoxide in the treatment of familial periodic hypokalemia. Acta Neurol Scand 56: 525–532

Jurkat-Rott K, Lehmann-Horn F, Elbaz A, Heine R, Gregg RG, Hogan K, Powers PA, Lapie P, Vale Santos JE, Weissenbach J, Fontaine B (1994) A calcium channel mutation causing hypokalemic periodic paralysis. Hum Mol Genet 3: 1415–1419

Koch MC, Steinmeyer K, Lorenz C, Ricker K, Wolf F, Otto M, Zoll B, Lehmann-Horn F, Grzeschik KH, Jentsch TJ (1992) The skeletal muscle chloride channel in dominant and recessive human myotonia. Science 257: 797–800

Koch MC, Ricker K, Otto M, Wolf F, Zoll B, Lorenz C, Steinmeyer K, Jentsch TJ (1993) Evidence for genetic homogeneity in autosomal recessive generalised myotonia (Becker). J Med Genet 30: 914–917

Lapie P, Goudet C, Nargeot J, Fontaine B, Lory P (1996) Electrophysiological properties of the hypokalaemic periodic paralysis mutation (R528H) of the skeletal muscle a_{1S} subunit as expressed in mouse L cells. FEBS Lett 382: 244–248

Layzer RB (1995) Neuromyotonia: A new autoimmune disease. Ann Neurol 38: 701–702

Lehmann-Horn F, Engel AG, Ricker K, Rüdel R (1994) The periodic paralyses and paramyotonia congenita. In: *Engel AG, Franzini-Armstrong C* (Hrsg.) Myology. McGraw-Hill, New York, 1303–1334

Lehmann-Horn F, Sipos I, Jurkat-Rott K, Heine R, Brinkmeier H, Fontaine B, Kovacs L, Melzer W (1995) Altered calcium currents in human hypokalemic periodic paralysis myotubes expressing mutant L-type calcium channels. Soc Gen Physiol Ser 50: 101–113

Lerche H, Heine R, Pika U, George AL, Jr., Mitrovic N, Browatzki M, Weiss T, Rivet Bastide M, Franke C, Lomonaco M, et al. (1993) Human sodium channel myotonia: slowed channel inactivation due to substitutions for a glycine within the III-IV linker. J Physiol (Lond) 470: 13–22

Lerche H, Mitrovic N, Dubowitz V, Lehmann-Horn F (1996) Paramyotonia congenita: The R1448P Na^+ channel mutation in adult human skeletal muscle. Ann Neurol 39: 599–608

Links TP, Smit AJ, Molenaar WM, Zwarts MJ, Oosterhuis HJ (1994) Familial hypokalemic periodic paralysis. Clinical, diagnostic and therapeutic aspects. J Neurol Sci 122: 33–43

Meyer-Kleine C, Ricker K, Otto M, Koch MC (1994) A recurrent 14 bp deletion in the CLCN1 gene associated with generalized myotonia (Becker). Hum Mol Genet 3: 1015–1016

Meyer-Kleine C, Steinmeyer K, Ricker K, Jentsch T, Koch MC (1995) Spectrum of mutations in the major human skeletal muscle chloride channel gene (CLCNI) leading to myotonia. Am J Hum Genet 57: 1325–1334

Mitrovic N, George AL, Jr., Heine R, Wagner S, Pika U, Hartlaub U, Zhou M, Lerche H, Fahlke C, Lehmann-Horn F (1994) K^+-aggravated myotonia: destabilization of the inactivated state of the human muscle Na^+ channel by the V1589M mutation. J Physiol (Lond) 478: 395–402

Munsat TL (1967) Therapy of myotonia. A double-blind evaluation of diphenylhydantoin, procainamide, and placebo. Neurology 17: 359–367

*Plassart E, Elbaz A, Santos JV, Reboul J, Lapie P, Chau-

veau D, Jurkat-Rott K, Guimaraes J, Saudubray JM, Weissenbach J, et al. (1994) Genetic heterogeneity in hypokalemic periodic paralysis (hypoPP). Hum Genet 94: 551–556

Ptacek LJ, George AL, Griggs RC, Tawil R, Kallen RG, Barchi RL, Robertson M, Leppert MF (1991) Identification of a mutation in the gene causing hyperkalemic periodic paralysis. Cell 67: 1021–1027

Ptacek LJ, Gouw L, Kwiecinski H, McManis P, Mendell JR, Barohn RJ, George AL, Jr., Barchi RL, Robertson M, Leppert MF (1993) Sodium channel mutations in paramyotonia congenita and hyperkalemic periodic paralysis. Ann Neurol 33: 300–307

Ptacek LJ, Tawil R, Griggs RC, Engel AG, Layzer RB, Kwiecinski H, McManis PG, Santiago L, Moore M, Fouad G, et al. (1994 a) Dihydropyridine receptor mutations cause hypokalemic periodic paralysis. Cell 77: 863–868

Ptacek LJ, Tawil R, Griggs RC, Meola G, McManis P, Barohn RJ, Mendell JR, Harris C, Spitzer R, Santiago F, et al. (1994 b) Sodium channel mutations in acetazolamide-responsive myotonia congenita, paramyotonia congenita, and hyperkalemic periodic paralysis. Neurology 44: 1500–1503

Pusch M, Steinmeyer K, Koch MC, Jentsch TJ (1995) Mutations in dominant human myotonia congenita drastically alter the voltage dependence of the CIC-1 chloride channel. Neuron 15: 1455–1463

Ricker K, Camacho L, Grafe P, Lehmann-Horn F (1989) Adynamia episodica hereditaria: what causes the weakness? Muscle & Nerve 10: 883–891

Ricker K, Moxley RT, Heine R, Lehmann-Horn F (1994) Myotonia fluctuans. A third type of muscle sodium channel disease. Arch Neurol 51: 1095–1102

Riggs JE, Moxley RT, Griggs RC, Horner FA (1981) Hyperkalemic periodic paralysis: an apparent sporadic case. Neurology 31: 1157–1159

Rüdel R, Lehmann-Horn F, Ricker K (1994) The nondystrophic myotonias. In: *Engel AG, Franzini-Armstrong C* (Hrsg.) Myology. McGraw-Hill, New York 1291–1302

Shillito P, Molenaar PC, Vincent A, Leys K, Zheng W, Van den Berg RJ, Plomp JJ, Van Kempen GTH, Chauplannaz G, Wintzen AR, et al. (1995) Acquired neuromyotonia: Evidence for autoantibodies directed against K^+ channels of peripheral nerves. Ann Neurol 38: 714–722

Streeten DH, Dalakos TG, Fellerman H (1971) Studies on hyperkalemic periodic paralysis. Evidence of changes in plasma Na and Cl and induction of paralysis by adrenal glucocorticoids. J Clin Invest 50: 142–155

Van der Meulen JP, Gilbert GJ, Kane CA (1961) Familial hyperkalemic paralysis with myotonia. New Engl J Med 264 (1): 1–6

Wang P, Clausen T (1976) Treatment of attacks in hyperkalemic familial periodic paralysis by inhalation of salbutamol. Lancet 2: 221–223

J 14. Krampi

von *H. R. Topka**

J 14.1. Klinik

Muskelkrämpfe oder Krampi sind schmerzhafte, unwillkürliche Spasmen der quergestreiften Muskulatur, die mehrere Sekunden bis Minuten anhalten können und einen Teil oder den gesamten Muskel betreffen. Sie greifen nicht auf den Antagonisten über. Der Terminus Krampi sollte spezifisch gebraucht und gegen andere mit unwillkürlichen Muskelkontraktionen einhergehende Erkrankungen oder Symptome wie Kontrakturen, Spasmus, Spastizität oder Myalgie abgegrenzt werden. Krampi treten sowohl bei Gesunden, als auch als Begleitsymptom einer Reihe von Erkrankungen auf. Sie können durch körperliche Belastung oder leichte Willküraktivität der betroffenen Muskulatur ausgelöst werden, treten häufiger jedoch auch ohne erkennbaren Triggermechanismus in Ruhe auf. Typisch ist die Häufung nachts. In der Regel treten Muskelkrämpfe in der Fuß- oder Unterschenkelmuskulatur auf, seltener sind der M. biceps brachii, die Fingerextensoren oder der M. myohyoideus betroffen. Alkohol, eine Reihe von Medikamenten, sowie metabolische und physikalische Faktoren stellen Prädispositionsfaktoren dar. Durch passive Dehnung der betroffenen Muskulatur oder die willkürliche Aktivierung antagonistischer Muskelgruppen läßt sich in der Regel eine Besserung erzielen. Elektromyographisch (EMG) sind Krampi unabhängig von der jeweiligen Ätiologie durch hochfrequente Entladungen motorischer Einheiten (40–60 Hz, z. Teil bis 200 Hz) gekennzeichnet, die von Faszikulationen eingeleitet oder gefolgt sein können, sich jedoch nicht von normaler Wiliküraktivität unterscheiden. Im Intervall ist die EMG Untersuchung in der Regel normal. Eine differentialdiagnostische Zuordnung allein aufgrund des EMG Befundes ist daher nicht moglich. Lediglich schmerzhafte Muskelkontraktionen, die im Rahmen einer McArdleschen Erkrankung (Muskelphosphorylasemangel) auftreten, lassen sich abzugrenzen, da hier Muskelkrämpfe typischerweise nicht von elektromyographischer Aktivität begleitet sind. Ausgeprägte und länger anhaltende Muskelkrämpfe können zu einem Anstieg der Serumcreatinkinase (CK) führen. In diesen Fällen können Verhärtung der Muskulatur und begleitende Muskelschmerzen für mehrere Tage anhalten.

Der genaue pathophysiologische Mechanismus, der Muskelkrämpfen zugrundeliegt, ist bislang nicht geklärt. Zwar können auch einige Myopathien mit Muskelkrämpfen einhergehen, in der Regel wird jedoch ein Entstehungsmechanismus im Bereich des peripheren Nerven angenommen. Elektrophysiologische Untersuchungen sprechen für eine durch pathologische spinale Feedback-Mechanismen modulierte Hyperexzitabilität motorischer Nerven, wobei die genaue Lokalisation der Hyperexzitabilität innerhalb des α-Motoneurons bislang umstritten ist (Baldissera et al., 1994; Bertolasi et al., 1993; Ross und Thomas, 1995). Pathologisch-anatomische Untersuchungen der Muskulatur zeigen in der Regel normales Muskelgewebe. Lediglich bei Patienten mit Muskelkrämpfen und Belastungsmyalgien sind eine Dominanz von Typ 2 Muskelfasern und pathologische Veränderungen der Tubuli berichtet worden (Telerman-Topet et al., 1985).
Die Ätiologie von Krampi ist ausgesprochen heterogen. Meist handelt es sich um harmlose und selten auftretende Muskelkrämpfe bei sonst Gesunden. Treten Muskelkrämpfe häufig und mit großer subjektiver Beeinträchtigung des Patienten auf, muß an eine symptomatische Genese gedacht werden. Krampi können als Symptom einer Reihe unterschiedlicher neurologischer Erkrankungen auftreten (**Tab. J. 14.1**). In diesen Fällen ist weitere diagnostische Abklärung notwendig. Eine hereditäre Prädisposition zu Krampi ist beschrieben. Familiäre Krampi werden autosomal dominant vererbt und sind durch Beginn in der Adoleszenz und die vorwiegende Beteiligung distaler Muskeln gekennzeichnet (Ricker und Moxiey, 1990). Krampi, die ohne das Vorliegen einer neurologischen Begleiterkrankung auftreten, finden sich gehäuft bei älteren Menschen, bei dialysepflichtigen Patienten auch ohne Hinweise auf eine begleitende Neuropathie und bei Schwangeren.

J 14.2. Verlauf

Gelegentliche nächtliche Muskelkrämpfe kommen bei etwa 15 % der gesunden jungen Erwachsenen vor (Norris et al., 1957). Die Häufigkeit von Krampi nimmt mit zunehmendem Alter zu (Naylor und Young, 1994), etwa 75 % der Erwachsenen berichten, mindestens einen Muskelkrampf erlebt zu haben (Jerusalem, 1984).

* Autor des Kapitels in der 2. Auflage: W. Koehler

Tab. J 14.1: Nosologie der Krampi (mod. nach Vogel und Jerusalem, 1983)

Idiopathisch Krampi ohne bekannte Ätiologie oder Pathogenese Krampi bei und nach stärkerer körperlicher Belastung (Laufen, Radfahren, Schwimmen) **Myopathien** Glykogen- und Glucosestoffwechselstörungen Karnitin-Palmityl-Transferase-Mangel Karnitin-Mangel Xanthin-Oxidase-Mangel Myoadenylatdesaminase-Mangel Myophosphorylase-Mangel (Mc Ardle-Erkrankung) Phosphofruktokinase-Mangel Brody-Syndrom (Störung der sarkoretikulären Kalziumaufnahme) Hypothyroidismus Maligne Hyperthermie Progressive Muskeldystrophie Familiäre Krampi Central-core disease Benigne postinfektiöse Polymositis Paraneoplastische Myopathien	**Peripheres Nervensystem** Polyneuropathien Radikulopathien generalisierte Motorneuronerkrankung (ALS) spinale Muskelatrophie Poliomyelitis Krampi-Faszikulation-Myalgie-Syndrom **Zentrales Nervensystem** Tetanus/Strychnin Intoxikation Satoyoshi-Syndrom **Internistische Erkrankungen** Beinödeme bei venöser Insuffizienz Claudicatio intermittens Virale Enteritiden Urämie Leberzirrhose Ferritin-Mangel Hyperparathyreoidismus ß-Thalassämie Hexosaminidase A- oder B-Mangel

Umfrageuntersuchungen zufolge treten wiederholte Muskelkrämpfe bei 28 % bis 42 % der Erwachsenen (Jansen et al., 1991; Naylor und Young, 1994) auf, wobei in einer Studie eine asymmetrische Geschlechtsverteilung mit häufigerem Auftreten von Muskelkrämpfen bei Frauen (M:F 1:1,5) berichtet wurde (Jansen et al., 1991). Metabolische Störungen (Dehydratation, Störungen des Elektrolythaushaltes) sind häufiger assoziiert als Erkrankungen des peripheren oder noch seltener des zentralen Nervensystems. Bei symptomatischer Genese der Krampi wird die Prognose durch die Grunderkrankung bestimmt. Bei generalisierten Motoneuronerkrankungen (amyotrophe Lateralsklerose) und anderen Erkrankungen können Krampi anderen Symptomen vorausgehen (Fleet und Watson, 1986). Bei 80 % wegen einer Neoplasie behandelten Patienten mit erstmals aufgetretenen Krampi ließ sich eine neurogene (Neuropathie, Radikulopathie oder Polymyositis) oder metabolische Ursache der Krampi sichern (Steiner und Segal, 1989).

J 14.3. Therapeutische Prinzipien

Da die Pathophysiologie von Krampi bislang nicht geklärt ist, steht eine kausale Behandlung nicht zur Verfügung. Eine symptomatische Behandlung kann mit physikalischen Methoden oder medikamentös durchgeführt werden. Krampi lassen sich symptomatisch durch manuelle Kompression (Helin, 1985) oder passive Dehnung (Bertolasi et al., 1993) des betroffenen Muskels oder durch willkürliche Aktivierung des antagonistischen Muskels (Norris et al., 1957) bessern. Darüber hinaus kommt der Vermeidung prädisponierender Faktoren (z. B. Alkohol) Bedeutung zu (vgl. **Tab. J 14.2**). Da Krampi häufig in Assoziation mit stärkerer körperlicher Belastung auftreten, kann durch regelmäßiges moderates Training eine prophylaktische Wirkung erzielt werden. Gelenkfehlstellungen (z. B. Senkfuß), die zu unphysiologischer Belastung der Muskulatur führen, sollten orthopädisch korrigiert werden.

Die medikamentösen Behandlungsmöglichkeiten sind in **Tab. J 14.3** zusammengefaßt. Unter der Vorstellung einer Hyperexzitabilität peripherer motorischer Nerven wurden in klinischen Studien vor allem membran-stabilisierende Substanzen auf ihre Wirksamkeit in der Behandlung von Krampi geprüft (Layzer, 1979). Bei der Mehrzahl der Studien wurde Chinin (Chininsulfat, Hydrochinin) eingesetzt. Es wird angenommen, daß Chinin durch eine Verlängerung der Refraktärperiode des Skelettmuskels die Erregbarkeit der motorischen Endplatte für repetitive elektrische Reize und Azetylcholin herabsetzt (Rollo, 1980). Die Mehrzahl der bislang vorliegenden Studien weisen vor allem eine Reduktion der Anzahl nächtlicher Krampi unter Therapie mit 200–500 mg Chininsulfat/die (Connolly et al., 1992; Fung und Holbrook, 1989; Jones und Castleden, 1983**) oder unter 300 mg/die Hydrochininhydrobromid (Jansen et al., 1994**) aus, während die Wirksamkeit der Chininbehandlung auf die Intensität und Dauer der Krampi zumindest bei älteren Patienten umstritten ist (Man and Wells, 1995). Wenngleich Studien zum Vergleich verschiedener Dosierungen fehlen, kann aufgrund der vorliegenden Daten angenommen werden, daß der therapeutische Effekt vermutlich dosisabhängig ist. Einzelne Studien, in die zwischen 8 und 25 Patienten einbezogen waren,

Tab. J 14.2: Prädisponierende Faktoren

Physikalische Faktoren	Medikamente
Während oder nach längerer körperlicher Anstrengung	Betablocker (Albuterol, Labetolol, Pindolol, Terbutalin) Suxamethoniumchlorid
Unphysiologischer Einsatz der Muskulatur bei skeletalen Fehlbildungen Wärme, Kälte	Chinidin Danazol Nifedipin
Alkohol, Schlafmangel, Nikotin	Carbimazol Diuretika Clofibrat
Unausgeglichener Flüssigkeits- oder Elektrolytstoffwechsel (Kalzium-, Kalium-, Natrium- oder Magnesiummangel, Dehydration, exzessives Schwitzen, Erbrechen, Diarrhö, Laxantien)	Cyclosporin Chemotherapeutika Kortikosteroide **Andere** Plasmapherese Dialyse Schwangerschaft

zeigten unter einer Dosierung von 200–300 mg/die Chininsulfat keinen therapeutischen Effekt (Lim, 1986; Sidorov, 1993; Warburton et al., 1987⋆). In der umfangreichsten placebo-kontrollierten Multizenter Studie (Görlich et al., 1991⋆⋆) wurde bei 164 Patienten, die Wirksamkeit von Chininsulfat und einer Kombination von Chininsulfat und Theophyllin zur Behandlung nächtlicher Krampi untersucht. In dieser Studie konnte sowohl mit Chininsulfat, als auch mit der Kombination Chininsulfat/Theophyllin die Anzahl der Krampi verringert werden, das Kombinationspräparat war dem Chininsulfat überlegen. Generell gilt die Chinintherapie als nebenwirkungsarm, dennoch ist sie durch unerwünschte Wirkungen limitiert, die sowohl nach höheren Einzeldosen, als auch bei chronischer Einnahme auftreten können (Cinchonismus) (Freiman, 1990; Goldenberg und Wexier, 1988). Unerwünschte Wirkungen bestehen in einer thrombozytopenischen Purpura, Tinnitus, Kopfschmerzen, Schwindel, Sehstörungen und vermehrter Photosensibilität. Nach chronischer Einnahme von Chinin wurden Atrophien des N. opticus, Niereninsuffizienz, gastrointestinale Störungen und Herzrhythmusstörungen beobachtet. Die genaue Inzidenz der Nebenwirkungen ist nicht bekannt.

Alternativ zur Chinintherapie sind in Studien mit geringer Patientenzahl Procainamid (Joekes, 1979), Ergotaminabkömmlinge (Dihydroergotoxin) (Huber et al., 1986⋆), Naftidrofuryl (Young und Connolly, 1993) und bei Patienten mit unterschiedlichen neuromuskulären Erkrankungen Tocainid (Puniani und Bertorini, 1991⋆) eingesetzt worden. Der Stellenwert der Vitamin E-Behandlung läßt sich gegenwärtig noch nicht abschätzen. Während bei dialyse-induzierten Krampi eine zu Chininsulfat vergleichbare Wirksamkeit beschrieben wurde (Roca et al., 1992⋆⋆), konnte die Wirksamkeit bei nächtlichen Krampi im Vergleich zu Chininsulfat nicht gezeigt werden (Connolly et al., 1992⋆⋆). In einer offenen Studie konnte durch Therapie mit dem Kalzium-Antagonisten Verapamil bei einer Gruppe älterer Patienten nach erfolgloser Therapie mit Chinin eine Besserung der Krampi erzielt werden (Baltodano et al., 1988⋆). Kalzium-Antagonisten sollen auch eine Kompensation eines kalziumabhängigen ATPase-Mangels bei familiären, belastungsabhängigen Muskelschmerzen bewirken (Taylor et al., 1988). Der Zusammenhang zwischen Magnesiummangel und vermehrter neuromuskulärer Erregbarkeit ist bekannt. Unklar ist jedoch, ob zusätzliche Gaben von Magnesium in der Behandlung benigner Krampi bei normalen Plasmaspiegeln sinnvoll sind. Klinische Studien, die die Wirksamkeit der Magnesiumsubstitution belegen, liegen nur für Schwangerschaftsasoziierte Krampi vor.

Dialyseabhängige Krampi werden mit einer Reduktion des Plasmavolumens während der Dialyse und insuffizienter sympathischer Reaktion auf Volumenstreß in Verbindung gebracht (Kaplan et al., 1992). Entsprechend dieser pathogenetischen Vorstellung wurde neben der Behandlung mit Chinin die Infusion hypertoner Lösungen von Dextran, Mannit oder Natriumchlorid zur Behandlung dialyseabhängiger Krampi mit Erfolg eingesetzt (Canzanello et al., 1991⋆⋆⋆).

Krampi im Rahmen einer **arteriellen Verschlußkrankheit** werden nicht auf die Ischämie, sondern auf eine Elektrolytstörung durch begleitendes Ödem zurückgeführt. Die gelegentlich bei Venographien auftretenden Krampi lassen sich durch Zusatz von Xylocain zum Kontrastmittel verhindern.

J 14.4. Pragmatische Therapie

Der wichtigste initiale Schritt bei der Behandlung von Muskelkrämpfen besteht darin, eine anderweitig behandelbare Grunderkrankung auszuschließen (vgl. **Tab. J 14.1 und J 14.2**). Dies ist insbesondere bei häufig auftretenden Krampi erforderlich.

Tab. J 14.3: Medikamentöse Therapie von Krampi (in der Reihenfolge der Empfehlungen, ges. gesch. Präparatenamen z. T. in Auswahl)

Indikation	Substanz	Präparat	Tagesdosis	Autor
Benigne Krampi	C Magnesium	Magnesiocard®	3 x 5 mmol	nicht systematisch geprüft
	A Chininsulfat/-Theophyllin	Limptar®	2 x 260 mg/195 mg	Görlich et al., 1991
	A Chininsulfat	Limptar N®	200–400 mg	Man und Wells, 1995; Connolly et al., 1992; Jansen et al., 1994; Fung and Holbrook, 1989; Jones and Castleden, 1983
	B Naftiduryl	Dusodril®	3 x 100 mg	Young und Connolly, 1993
	C Verapamil	Isoptin®	120 mg	Walton, 1981
	C Dihydroergotoxin	Hydergin®	3 x 1,5 mg	Huber et al., 1986
	C Phenytoin	Zentropil®	100–300 mg	Layzer, 1979
ALS, Myotonie	C Tocainid	Xylotocan®	200–400 mg	Puniani und Bertorini, 1991
Krampi-Faszikulationen	C Carbamazepin	Tegretal®	bis 1 600 mg	Tahmoush et al., 1991
Krampi in der Schwangerschaft	A Magnesium	Magnesiocard®	3 x 5 mmol	Dahle et al., 1995
	C Calzium	Kalzium-Sandoz forte®	1 000–2 000 mg	Hammar et al., 1981
Dialyse - assoziierte Krampi	A 50 % Dextrose oder 25 % Mannit oder 23,5 % NaCl Infusion		50 ml (126 mOsm) 100 ml (138 mOsm) 16 ml (126 mOsm)	Canzanello et al., 1991
	A Vitamin E	Evion 100®	400 IU	Roca et al., 1992
	A Chininsulfat	Limptar N®	325 mg	Roca et al., 1992

Behandlungsbedürftig sind Krampi, wenn der Patient auch nach Aufklärung über deren Harmlosigkeit erheblich leidet.

Physikalische Maßnahmen
Ergeben sich aus der Anamnese keine Hinweise auf das Vorliegen von prädisponierenden Faktoren - insbesondere Alkohol und Medikamente -, so kommt in erster Linie ein Therapieversuch mit physikalischen Maßnahmen in Betracht (Wärme, Bein-Fuß-Gymnastik, Wechselbäder). Auch wenn Hinweise auf die Mitwirkung vaskulärer Faktoren fehlen, sollte probatorisch eine intermittierende Hochlagerung der Beine zur Prophylaxe eines venösen Ödems erfolgen. In den meisten Fällen benigner Muskelkrämpfe läßt sich durch passive Dehnung der betroffenen Muskeln eine Besserung erzielen (Eaton, 1989). Willkürliche Aktivierung des Antagonisten soll Krampi durch reziproke Inhibition beenden (Fowler, 1973). Aufgrund der gleichen Vorstellung wurde zur Prophylaxe von Wadenkrämpfen die Dorsiflexion des Fußes beim Strecken des Beines oder beim Schwimmen empfohlen (Weiner und Weiner, 1980). In der Regel stellt sich der Erfolg physikalischer Behandlungsmaßnahmen innerhalb einiger Tage ein. Kann durch Anwendung physikalischer Maßnahmen keine ausreichende Besserung erzielt werden, kommt eine medikamentöse Behandlung in Betracht.

Medikamentöse Therapie
Chininsulfat in Kombination mit Theophyllin, in etwas geringerem Ausmaß auch die Monosubstanz bessern unabhängig von der vermuteten Ätiologie in der Mehrzahl der Fälle Frequenz, Dauer und Intensität der Krampi. Da Chinin selten, dann aber relevante unerwünschte Wirkungen hervorruft, muß die Indikation für eine Chininbehandlung sorgfältig geprüft werden. Insbesondere bei Schwangeren oder bei Patienten mit vorbestehenden hepatischen oder renalen Funktionsstörungen, Herzrhythmusstörungen oder einer Atrophie des N. opticus oder bei Patienten, die eine langfristige Therapie erfordern, müssen therapeutische Alternativen gewählt werden. Aufgrund des günstigeren Nebenwirkungsprofils erscheint trotz fehlender aussagekräftiger klinischer Studien ein Behandlungsversuch mit niedrigdosierter Magnesiumsubstitution auch in der Behandlung benigner Krämpfe gerechtfertigt, sofern keine Kontraindikationen (Herzrhythmusstörungen, insbesondere Bradykardien und AV-Block, arterielle Hypotonie, Myasthenia gravis, eingeschränkte

Nierenfunktion) bestehen. In **Tab. J 14.3** sind geeignete Substanzen und Dosierungen für die häufigsten Indikationen zusammengestellt.
In der **Schwangerschaft** ist die Gabe von Chinin aufgrund der Embryotoxizität der Substanz kontraindiziert. In der Schwangerschaft auftretende Krampi werden auf einen manifesten oder latenten Magnesiummangel zurückgeführt und können entsprechend durch orale Einnahme von Magnesium behandelt werden (Dahle et al., 1995***). Auch durch Multivitaminsubstitution soll die Frequenz von Krampi in der Schwangerschaft reduziert werden (Thauvin et al., 1992**).
Krampi während einer **Dialyse** sind häufig von Muskelschmerzen begleitet. Das Auftreten der Krampi hängt von der Art der Dialysebehandlung (Hämodialyse, Peritonealdialyse, Hämofiltration) und von der eingesetzten Dialyseflüssigkeit ab. Infusionen hypertoner Lösungen von 50 ml (126 mOsm) Dextrose, 100 ml (136 mOsm) Mannit oder 16 ml (126 mOsm) Natriumchlorid reduzieren das Auftreten der Krampi (Canzanello et al., 1991**). In einer weiteren kontrollierten Studie wurde für intravenöse Gaben von Vitamin E (400 IU/die) eine Wirksamkeit in der Behandlung dialyseabhängiger Krampi gezeigt, die vergleichbar der von Chinin war (Roca et al., 1992). Aufgrund des günstigeren Nebenwirkungsprofils wurde daher bei dialysepflichtigen Patienten die Vitamin E Behandlung als günstiger eingeschätzt.
Belastungsabhängige Myalgien mit Krampi können sich nach Einnahme von Kalzium-Antagonisten (Nifedipin) bessern (Sufit und Peters, 1984*). Eine als **Krampi-Faszikulations-Syndrom** umschriebene Erkrankung wurde erfolgreich mit oraler Gabe von Carbamazepin behandelt (Tahmoush et al., 1991*). Bei einer kleine Gruppe von Patienten mit unterschiedlichen neuromuskulären Erkrankungen (generalisierte Motoneuronerkrankung, Tetanus und Myotonien) wurde durch Gabe von Tocainamid eine Besserung der Krampi erzielt (Puniani und Bertorini, 1991).
Zur Therapie von Krampi, die im Rahmen von **vaskulären Erkrankungen** auftreten, wurde eine Behandlung mit Pentoxifyllin (arterielle Verschlußkrankheit) (Ward und Clissold, 1987**), bei chronisch venöser Insuffizienz eine Therapie mit Rutosiden (z. B. Venalot®) (Poynard und Valterlo, 1994***) vorgeschlagen.
Muskelkrämpfe im Rahmen einer **Leberzirrhose** werden auf eine Verminderung des zirkulierenden Plasmavolumens aufgrund des Aszites zurückgeführt und bessern sich durch Infusion von Humanalbumin (Angeli et al., 1996**). Für die orale Therapie eignet sich Vitamin E (3 x 200 mg/die) (Konikoff et al., 1991). Alternativ kommt eine Behandlung mit dem Antiarrhythmikum Chinidin (Chinidin-Duriles®) (Lee et al., 1991**) in Betracht.
Eine weitere Untergruppe stellen junge Erwachsene dar, die unter häufigen belastungsabhängigen, meist über den Tag verteilten Krampi leiden. Bei diesen Patienten wird eine Behandlung mit Chinin als weniger erfolgreich angesehen und ein Therapieversuch mit Phenytoin, Carbamazepin oder Amitryptilin empfohlen (Layzer, 1979).

J 14.5. Unwirksam, obsolet

Die Vorstellung, daß eine gestörte Elektrolytbilanz zu Krampi prädisponiert, hat zu diätetischen Behandlungsversuchen Anlaß gegeben. In einer kontrollierten Studie konnte jedoch die Wirksamkeit einer Na-armen Diät auf die Inzidenz von Krampi bei Patienten mit arterieller Hypertonie nicht belegt werden (Beard et al., 1982).

J 14.6. Verwandte Krankheitsbilder

Krampfartige Schmerzen und ein Spannungsgefühl in der Muskulatur können Symptome eines **Kompartment-Syndromes,** einer malignen Form einer ischämischen Kontraktur darstellen (Martens und Moeyersoons, 1990). Das Syndrom wird in der Regel durch eine intrakompartimentelle Ischämie (v. a. des M. tibialis anterior) verursacht und erfordert die rasche operative Dekompression zur Vermeidung persistierender Muskel- und Nervenschäden (vgl. Kap. J.6).

Tab. J 14.4: Verwandte Krankheitsbilder

Komparment-Syndrom (vgl. Kap. J 6)
Hypokalzämische Tetanie
Stiff-Person-Syndrom (vgl. Kap. J 12)
Myotonien (vgl. Kap. J 13)
Isaacs-Syndrom
Fokale Dystonien (vgl. Kap. I 3)
Tenesmen
Dysmenorrhö

Als **Tetanie** wird eine Störung des Kalziumstoffwechsels bezeichnet, die durch eine ausgeprägte Hypokalzämie oder eine Reduktion des Anteiles des ionisierten Kalzium (und des Magnesiumspiegels) bei Normokalzämie (z. B. bei Hyperventilation) verursacht wird und mit Spasmen der Finger-, Unterarm- und Gesichtsmuskulatur, sowie sensorischen Symptomen (Parästhesien der Lippen, Zunge, Finger) einhergeht. Vermutlich ruft die Elektrolytstörung im Gegensatz zu den echten Krampi eine Hyperexzitabilität nicht nur motorischer Anteile, sondern des gesamten peripheren Nerven und wohl auch des zentralen Nervensystems hervor. Die Behandlung erfolgt durch eine Vergrößerung des Totraumvolumens (Rückatmung), die zur Kompensation einer relativen Azidose und damit zur Anhebung der ionisierten Kalziumkonzentration im Serum führt.
Das **Stiff-Person-Syndrom** stellt eine seltene neurologische Erkrankung dar, die durch eine anfangs

fluktuierende, später konstante rigide Steifigkeit der axialen und Extremitätenmuskeln charakterisiert ist (vgl. auch Kap. J 12.). Zusätzlich treten multimodal auslösbare (Willküraktivität, Schreck, emotionale Stimuli), zum Teil schmerzhafte Spasmen der betroffenen Muskulatur und charakteristische neuropsychologische Störungen auf. Viele Patienten weisen zusätzlich autoimmune Endokrinopathien, vor allem einen Diabetes mellitus Typ I auf. In immunologischen Untersuchungen wurden bei der Mehrzahl der Patienten intrathekal und im Serum Antikörper gefunden, die gegen das GABA-synthetisierende Enzym Glutamat-Decarboxylase (GAD) gerichtet sind. Elektomyographisch finden sich kontinuierliche Aktivität in der betroffenen (antagonistischen) Muskulatur und pathologische exterozeptive Reflexe, die als Hinweis auf eine verminderte Aktivität spinaler inhibitorischer GABAerger Interneurone interpretiert wird. Die dramatische Besserung der Symptome unter einer Benzodiazepin-Medikation ist so charakteristisch, daß sie als diagnostisches Kriterium vorgeschlagen wurde. Derzeit besteht die Therapie vor allem in der oft hochdosierten Gabe von Benzodiazepinen (Diazepam 20–100 mg/die, Clonazepam 3–10 mg/die). Aus den bisherigen klinischen Studien zur Wirksamkeit immunmodulatorischer Maßnahmen oder einer Plasmaseparationsbehandlung lassen sich keine Therapieempfehlungen ableiten.

Das klinische Bild **fokaler Dystonien** (vgl. Kap. I 3.), kann durch krampfartige Schmerzen bestimmt sein. Im Gegensatz zu Krampi treten bei fokalen Dystonien die Symptome jedoch nur selten in Ruhe auf und betreffen in der Regel antagonistische Muskelgruppen. Die symptomatische Behandlung besteht vor allem in der Gabe von Anticholinergika und der lokalen Injektion von Botulinumtoxin.

Schmerzen bei **spastischer Tonuserhöhung** wird meist sekundär durch begleitende Schädigung des Bindegewebes verursacht und erfordert eine antispastische und/oder analgetische Medikation (vgl. Kap. I 12.).

Schmerzen und krampfartige Mißempfindungen bei **Dysmenorrhö** oder **abdominellen Störungen (Tenesmen)** gehen mit einer krampfartigen Aktivität der glatten Muskulatur einher. Die Symptome des Dysmenorrhö werden auf uterine Kontraktionen und lokale Ischämien zurückgeführt, die vermutlich durch Prostaglandine mediiert werden. Die Therapieempfehlungen sind uneinheitlich. In einer kontrollierten Doppelblindstudie wurde die überlegene Wirksamkeit von Kodeinabkömmlingen gegenüber Acetaminophen (Paracetamol) gezeigt (Beaver und McMillan, 1980), in einer anderen Studie wurde darauf hingewiesen, daß Kodein abdominelle Krämpfe auslösen kann und eine Therapie dieser Krämpfe mit Naloxon empfohlen (Fossel und Rosen, 1984).

Literatur

Angeli P, Albino G, Carraro P, Dalla PM, Merkel C, Caregaro L, De BE, Bortoluzzi A, Plebani M, Gatta A (1996) Cirrhosis and muscle cramps: evidence of a causal relationship. Hepatology 23: 264–273

Baldissera F, Cavallari P, Dworzak F (1994) Motor neuron ›bistability‹. A pathogenetic mechanism for cramps and myokymia. Brain 117: 929–939

Baltodano N, Gallo B V, Weidler DJ (1988) Verapamil vs quinine in recumbent nocturnal leg cramps. Arch Intern Med 148: 1969–1970

Beard TC, Cooke HM, Gray WR, Barge R (1982) Randomised controlled trial of a no-added-sodium diet for mild hypertension. Lancet II: 455–458

Beaver WT, McMillan D (1980) Methodological considerations in the evaluation of analgesic combinations: acetaminophen (paracetamol) and hydrocodone in postpartum pain. Br J Clin Pharmacol 10: 215S–223S

Bertolasi L, De Grandis D, Bongiovanni LG, Zanette GP, Gasperini M (1993) The influence of muscular lengthening on cramps. Ann Neurol 33: 176–180

Canzanello VJ, Hylander RB, Sands RE, Morgan TM, Jordan J, Burkart JM (1991) Comparison of 50 % dextrose water, 25 % mannitol, and 23.5 % saline for the treatment of hemodialysis-associated muscle cramps. Asaio Trans 37: 649–652

Connolly PS, Shirley EA, Wasson JH, Nierenberg DW (1992) Treatment of nocturnal leg cramps. A crossover trial of quinine vs vitamin E. Eur Arch Intern Med 152: 18771 880

Dahle LO, Berg G, Hammar M, Hurtig M, Larsson L (1995) The effect of oral magnesium substitution on pregnancy-induced leg cramps. Am J Obstet Gynecol 173: 175–180

Eaton JM (1989) Is this really a muscle cramp? Postgrad Med 86: 227–232

Fleet WS, Watson RT (1986) From benign fasciculations and cramps to motor neuron disease. Neurology 36: 997–998

Fossel M, Rosen P (1984) Naloxone treatment for codeine-induced gastrointestinal symptoms. J Emerg Med 2: 107–110

Fowler AW (1973) Relief of cramp. Lancet I: 99

Freiman JP (1990) Fatal quinine-induced thrombocytopenia. Ann Intern Med 112: 308–309

Fung MC, Holbrook J (1989) Placebo-controlled trial of quinine therapy for nocturnal leg cramps. West J Med 151: 42–44

Goldenberg AM, Wexier LF (1988) Quinine overdose: review of toxicity and treatment. Clin Cardiol 11: 716–718

Görlich HD, von Gablenz E, Steinberg HW (1991) Behandlung nächtlicher Wadenkrämpfe. Eine multizentrische, doppeltblinde, Plazebo-kontrollierte Vergleichsuntersuchung zwischen der Kombination von Chinin und Theophyllin-Ethylendiamin gegenüber Chinin. Arzneimittelforschung 41: 167–175

Hammar M, Larsson L, Tegler L (1981) Calcium treatments of leg cramps in pregnancy. Acta Obstet Gynaecol Scand 60: 345–347

Helin P (1985) Physiotherapy and electromyography in muscle cramp. Br J Sports Med 19: 230–231

Huber F, Koberle S, Prestele H, Spiegel R (1986) Effects of long term ergoloid mesylates (Hydergin) administration in healthy pensioners: 5 year results. Curr Med Res Opin 10: 256–279

Jansen PH, van Dijck JA, Verbeek AL, Durian FW, Joosten EM (1991) Estimation of the frequency of the

muscular pain-fasciculation syndrome and the muscular cramp fasciculation syndrome in the adult population. Eur Arch Psychiatry Clin Neurosci 241: 102-104
Jansen PH, Veenhuizen KC, Verbeek AL, Straatman H (1994) Efficacy of hydroquinine in preventing frequent ordinary muscle cramp outlasts actual administration. J Neurol Sci 122: 157–161
Jerusalem F (1984) Schmerzhafte nächtliche Wadenkrämpfe. Dtsch med Wochenschr 109: 34–35
Joekes AM (1979) Cramp. Clinics in Rheumatic Diseases 5: 873–881
Jones K, Castleden CM (1983) A double - blind comparison of quinine sulfate and placebo in muscle cramps. Age Ageing 12: 155–158
Kaplan B, Wang T, Rammohan M, del Greco F, Molteni A, Atkinson, AJ (1992) Response to head-up tilt in cramping and noncramping hemodialysis patients. Int J Clin Pharmacol Ther Toxicol 30: 173–180
Konikoff F, Ben AG, Halpern Z, Weisman Y, Fishel B, Theodor E, Rattan J, Gilat T (1991) Vitamin E and cirrhotic muscle cramps. Isr J Med Sci 27: 221–223
Layzer RB (1979) Motor unit hyperactivity states. In: Handbook of Clinical Neurology. PJ Vinken, GW Bruyn (Hrsg.), 41, North Holland Publishing Company, Amsterdam New York Oxford, 295–316
Lee, FY, Lee SD, Tsai YT, Lai KH, Chao Y, Lin HC, Wang SS, Lo KJ (1991 A) randomized controlled trial of quinidine in the treatment of cirrhotic patients with muscle cramps. J Hepatol 12: 236–240
Lim SH (1986) Randomised double-blind trial of quinine sulfate for nocturnal leg cramps. Br J Clin Pract 40: 462
Man SHM, Wells G (1995) Meta-analysis of efficacy of quinine for treatment of nocturnal leg cramps in elderly people. BMJ 310: 13–17
Martens MA, Moeyersoons JP (1990) Acute and effort-related compartment syndrome in sports. Sports Med 9: 62–68
Naylor JR, Young JB (1994) A general population survey of rest cramps. Age Ageing 23: 418–420
Norris FH, Gasteiger EL, Chatfleld PO (1957) An electromyographic study of induced and spontaneous muscle cramps. Electroencephalogr Clin Neurophysiol 9: 139–147
Poynard T, Valterio C (1994) Meta-analysis of hydroxyethylrutosides in the treatment of chronic venous insufficiency. Vasa 23: 244–250
Puniani TS, Bertorini TE (1991) Tocainide therapy in muscle cramps and spasms due to neuromuscular disease. Muscle Nerve 14: 280–285
Ricker K, Moxiey RT (1990) Autosomal dominant cramping disease. Arch Neurol 47: 810–812
Roca AO, Jarjoura D, Blend D, Cugino A, Rutecki GW, Nuchikat PS, Whittier FC (1992) Dialysis leg cramps. Efficacy of quinine versus vitamin E Asaio J 38: 481–485
Rollo I (1980) Drugs used in chemotherapy of malaria. In: The pharmacological basis of therapeutics. A Gillman, L Goodman, A Gilman (Hrsg.) MacMillan, New York, 1056
Ross BH, Thomas CK (1995) Human motor unit activity during induced muscle cramp. Brain 118: 983–993
Sidorov J (1993) Quinine sulfate for leg cramps: does it work? J Am Geriatr Soc 41: 498–500
Steiner I, Segal T (1989) Muscle cramps in cancer patients. Cancer 63: 574–577
Sufit RL, Peters HA (1984) Nifedipine relieves exercise-exacerbated myalgias. Muscle Nerve 7: 647–649
Tahmoush AJ, Alonso RJ, Tahmoush GP, Heiman PT (1991) Cramp-fasciculation syndrome: a treatable hyperexcitable peripheral nerve disorder. Neurology 41: 1021–1024
Taylor DJ, Brosnan MJ, Arnold DL, Bore PJ, Styles P, Walton J, Radda GK (1988) Ca^{2+} ATPase deficiency in a patient with an exertional muscle pain syndrome. J Neurol Neurosurg Psychiatry 51: 1425–1433
Telerman-Topet N, Bacq M, Khoubesserian P, Coers C (1985) Type 2 fiber predominance in muscle cramp and exertional myalgla. Muscle Nerve 8: 563–567
Thauvin E, Fusselier M, Arnaud J, Faure H, Favier M, Coudray C, Richard MJ, Favier A (1992) Effects of a multivitamin mineral supplement on zinc and copper status during pregnancy. Biol Trace Elem Res 32: 405–414
Vogel P, Jerusalem F (1983) Muskelcrampi. Akt. Neurol 10: 152–155
Walton J (1981) Diffuse exercise-induced pain of undetermined cause relieved by Verapamil. Lancet I: 933
Warburton A, Royston JP, O'Neill CJ, Nicholson PW, Jee RD, Denham MJ, Dobbs SM, Dobbs RJ (1987) A quinine a day keeps the leg cramps away? Br J Clin Pharmacol 23: 459–465
Ward A, Clissold SP (1987) Pentoxifylline: A review of its pharmacodynamic and pharmacokinetic properties, and its therapeutic efficacy. Drugs 34: 50–97
Weiner IH, Weiner HL (1980) Nocturnal leg muscle cramps. JAMA 244: 2332–2333
Young JB, Connolly MJ (1993) Naftidrofuryl treatment for rest cramp. Postgrad Med J 69: 624–6

K. Endokrines und vegetatives Nervensystem

K 1. Neuroendokrine Störungen

von *F. Zipp**

Das Endokrinium umfaßt vor allem Hypothalamus, Hypophyse, Schilddrüse, Nebenschilddrüse, Nebenniere und Gonaden. Hormonmangel, entgleiste Hormonproduktion und veränderte Ansprechbarkeit der Erfolgsorgane führen zu den Endokrinopathien, die alle auch neurologische Symptome verursachen können. Diagnostik und Therapie sollten in enger Zusammenarbeit mit erfahrenen Endokrinologen erfolgen. Diabetes mellitus (s. u. a. Kap. J 2.), endokrine Funktionen von Niere und Gastrointestinaltrakt sowie andere autonom regulierte Systeme (s. Kap. K 2.), Einflüsse der von den Gonaden sezernierten Sexualhormone sowie Störungen der Hormonsekretion bei pädiatrischen Krankheitsbildern werden hier nicht behandelt.

K 1.1. Hypothalamus-Hypophysen-System

Hypothalamo-hypophysäre Schädigungen stehen im Zentrum der neuroendokrinen Dysregulationen. Für Hormonmangelzustände gibt es eine Reihe von Ursachen. Meist betrifft die Unterfunktion mehrere Hormone und wird als Hypopituitarismus, bei Funktionsverlust des gesamten Hypophysenvorderlappens als Panhypopituitarismus bezeichnet. Ein Defekt des Hypothalamus-Hypophysenhinterlappen-Systems mit Unterfunktion äußert sich in einem Diabetes insipidus, wobei die Läsion primär vom Hypothalamus ausgehen kann. Anzeichen für eine dann immer bilaterale hypothalamische Schädigung sind Störungen in Nahrungs- und Flüssigkeitsaufnahme, Temperaturregulation, Schlaf-Wach-Rhythmus, im autonomen Nervensystem und Apathie. Primäre hypothalamische Überfunktion spielt im Erwachsenenalter keine Rolle. Zu einer überschießenden Hormonproduktion kommt es vorwiegend bei Hypophysenadenomen, die Hormone sezernieren.

* Autor dieses Kap. in der 2. Auflage: A. Stevens

K 1.1.1 Hypopituitarismus

Klinik

Wegen der großen funktionellen Reserve treten hormonelle Mangel-Symptome erst bei weitgehender Zerstörung der Hypophyse auf. Diese sind Hypothyreose, sekundäre Nebennierenrindeninsuffizienz und Hypogonadismus mit folgenden Symptomen:

- Antriebs- und Interesselosigkeit
- Verfall der körperlichen Leistungsfähigkeit mit Gewichtsverlust
- Bradykardie
- Reduzierte Hautpigmentierung, verringerte axilläre und Schambehaarung

Tab. K 1.1: Diagnostik bei Störungen der hypothalamisch-hypophysären Achse

Eigen-, Fremd-, Familien- und Medikamentenanamnese Neurologische, ophthalmologische und internistische Untersuchung
Radiologische Zusatzuntersuchung: Schädelübersichts- mit Sella-Zielaufnahme, Dünnschicht-CT mit KM (nur noch selten erforderlich) oder NMR mit Gadolinium, Angiographie (Gefäßverlauf und Aneurysmen)
Labor: - Serum: Prolaktin, T3/T4, TSH, Kortisol- und ACTH-Tagesprofil, STH, SmC (=IGF-1), FSH, LH, Testosteron, Östradiol, Natrium und Osmolalität - 24h-Urin: Kortisol, Natrium und Osmolalität - Wichtige Stimulations-Tests: TSH, Prolaktin, STH vor und 20 Minuten nach Gabe von 250 μg TRH i. v. ACTH und Kortisol vor, 15, 30 und 60 Minuten nach Applikation von 1μg/kg KG CRH i. v. ACTH vor, 30 und 60 Minuten nach 0,1 IU/kg Insulin i. v. Kortisol in Plasma und Urin vor und nach 50 IE ACTH über 4 h LH und FSH vor, 30 und 60 Minuten nach 100 μg LHRH i. v. - Wichtige Hemm-Tests: Serum-Kortisol um 8 Uhr nach Gabe von 1–2 mg Dexamethason um 23 Uhr STH vor, 60 und 120 Minuten nach oraler Gabe von 100 g Glucose

Zusätzlich können Diabetes insipidus und Adipositas sowie Abnahme der Muskelmasse durch STH-Mangel entstehen. Letzerer kann sich auch in depressiver Stimmung, verminderter Leistungsfähigkeit und Abgeschlagenheit bemerkbar machen. Amenorrhö, Libidoverlust und Impotenz sind Zeichen des Ausfalls gonadotroper Funktion. Prolaktininsuffizienz äußert sich nur bei postpartaler Hypophysenvorderlappennekrose (Sheehan-Syndrom) durch die dann fehlende Laktation. Lokale Raumforderung im Bereich der Hypophyse kann zu Chiasmakompression und Sehstörungen führen.

Ursachen

Tumore: Große hormoninaktive Adenome, Chondrome, und Metastasen kommen *intrasellär* vor, Kraniopharyngeome, Meningeome, Chordome, Zysten der Rathke-Tasche, Arachnoidalzysten, Epidermoide, Hypothalamusgliome und Hamartome *suprasellär.*

Hypophysenadenome stellen ein Drittel bis die Hälfte der sellär/juxtasellären Tumore dar. 15–25 % der Adenome sind inaktiv, jedoch kann ein hormonaktiver Tumor auch zu einer Insuffizienz der anderen Hormone führen.

Nach den Adenomen sind in der Region die Kraniopharyngeome am häufigsten, 2/3 liegen suprasellär. Sie treten gehäuft im Alter zwischen 5 und 10 Jahren und in der sechsten Lebensdekade auf.

Vergrößerungen der Hypophyse während Schwangerschaft und Adoleszenz sind physiologisch. Ebenso kommt es bei 10 % der adrenalektomierten Patienten (Nelson-Syndrom) und bei langandauernder primärer Hypothyreose durch Hyperplasie der thyreotropen Zellen zu einer Hypophysenvergrößerung.

Tumore der *Epiphyse* verursachen meistens Störungen der Pubertät (Pubertas praecox oder tarda in 33 %), durch endokrine Aktivität der Epiphysentumore selbst (LHRH-, Choriongonadotropin-Sekretion) oder durch Druckschädigung des Hypothalamus. Hormonaktiv sind vor allem die Keimzelltumore (Germinom, Teratom, Chorionkarzinom). Neben Störungen der Pubertät treten mit zunehmender Raumforderung ein Diabetes insipidus, Gesichtsfelddefekte sowie das Parinaud-Syndrom auf. Auch entfernt liegende Tumore können durch Druck auf das Mittelhirn endokrine Störungen hervorrufen.

Entzündungen: Meningoenzephalitiden (u. a. Lues, Tuberkulose, Toxoplasmose), Histiozytose und Autoimmunkrankheiten können durch Beteiligung des Hypothalamus-Hypophysen-Systems neuroendokrine Störungen verursachen. Sie sind teilweise durch Hypophysenschwellung im NMR erkennbar.

Trauma und sonstige Ursachen: Schwere Schädel-Hirn-Traumen führen nach postmortalen Untersuchungen in 43 % zu hypothalamischer und in 62 % zu hypophysärer Schädigung. Im Schock kann es ebenso wie postpartal (Sheehan-Syndrom), wahrscheinlich durch erhöhte Vulnerabilität der vergößerten Hypophyse, und abrupt bei Diabetes mellitus (dann, auch monosymptomatisch, plötzliche Insulineinsparung durch ACTH-Mangel) zu ischämischen Hypophysennekrosen kommen. Aneurysmen der intrakavernösen Arteria carotis interna (< 1,9 % der Aneurysmen) und Subarachnoidalblutung (in 65 %), Pseudotumor cerebri, Amyloidose und Ganzhirnbestrahlung (1,3 %) verursachen endokrine Störungen. Einblutungen in die Hypophyse (z. B. bei Marcumartherapie) führen zu Kopfschmerzen und plötzlichem Visusverlust.

Therapeutische Prinzipien

Je nach Ursache ist eine kausale Therapie anzustreben. Bei den Hypophysenadenomen stehen folgende therapeutische Möglichkeiten zur Verfügung:

Operative Verfahren: Die OP-Indikation ist grundsätzlich gegeben bei raumfordernder Wirkung, Versagen oder Fehlen einer medikamentösen Therapie. Eine absolute Indikation zur unverzüglichen Operation stellen Sehstörungen bei Hypophysenapoplexie oder -einblutung dar sowie ein Verschlußhydrozephalus bei großen suprasellären Tumoren. Meist wird der transsphenoidale Zugang gewählt. Vorteile sind der schnelle Zugang, bessere Darstellung des Sella-Inhalts und geringeres Risiko von Schädigungen des I. und II. Hirnnerven, von Epilepsie und Frontallappenschädigung. Komplikationen sind Rhinorrhö (5 %), Meningitis (2,5 %), selten Ischämien und Diabetes insipidus. Die perioperative Mortalität beträgt 0,9 % (Molitch, 1988). Indikationen für den transkraniellen Zugang sind paraselläres oder rein supraselläres Wachstum, Ausbreitung subfrontal, retrochiasmal, in die mittlere Schädelgrube oder bei dem Vorliegen einer anderen Ursache als eines Adenoms (Stolke, 1989; Adams und Burke, 1993).

Zur Operationsvorbereitung gehört neben der spezifischen Therapie bei hormonaktiven Tumoren die Kortisolsubstitution. Ist das Vorliegen einer Hypophyseninsuffizienz noch nicht gesichert, wird die Indikation zur präoperativen Kortisolsubstitution großzügig gestellt.

Strahlentherapie (ST): a) Bei der *konventionellen ST* (Hochvoltbestrahlung) werden 45 Gy über 5 Wochen mit Einzeldosen von 1,8 Gy appliziert. Der Therapieeffekt stellt sich innerhalb von 6 Monaten bis 4 Jahren ein. Wegen der verzögerten Wirkung und der Spätfolge des Hypopituitarismus wird die ST nur bei Adenomrezidiven bzw. unvollständiger Adenomentfernung, invasiv wachsenden Tumoren und zur Nachbehandlung maligner Hypophysentumore eingesetzt. Große Adenome sind grundsätzlich zuerst chirurgisch und medikamentös zu verkleinern. In einer umfangreichen, alle Adenomarten betreffenden, retrospektiven Studie (Grigsby et al., 1989★★) ließ sich durch Kombination von Operation und ST eine Vollremission über 10 Jahre bei 85–89 % der Patienten erzielen, die Lebenserwartung der so behandelten war nicht verkürzt. Die Symptomfreiheit über 10 Jahre zeigte eine deutliche Abhängigkeit von der applizierten Strahlendosis: 94 % bei 50–54 Gy, 85 % bei 40–49 Gy, 75 % bei 30–39 Gy. Die 10-Jahres-Remissionsraten nach Adenomtyp betrugen 93 % für Prolaktin (PRL)-, 76 % für STH-sezernierende, 90 % für hormoninaktive Adenome. Cushing disease spricht nach einer anderen Studie etwas weniger gut auf ST (50 %) an (Clarke et al., 1993★★). Während Chiasmaschädigung und Optikusatrophie durch Einzeldosen < 2 Gy vermeidbar sind, manifestiert sich teilweise erst nach Jahren ein durch die Behandlung bedingter partieller Hypopituitarismus (Bamberg et al., 1989). Das Risiko, unter 45–50 Gy innerhalb von 15–20 Jahren ein Gliom zu entwickeln, liegt bei 1,9–2,7 % (Brada et al., 1993, Tsang et al., 1993). b) Die *transsphenoidale Radionuklid-Implantation* (Yttrium 90, Iridium 193, Jod 125) kann nur bei intrasellär wachsenden Adenomen eingesetzt werden. Der Vorteil liegt in der Möglichkeit, lokale Strahlendosen von 140–160 Gy verabreichen zu können (Mundinger, 1985), die Gefahr in der Schädigung umliegender Strukturen (Chiasma, Sinus cavernosus). Die Methode ist weitgehend zugunsten rechengesteuerter Hochvoltbestrahlung verlassen. c) Bei der *Heavy-Particle-Therapie* wird mit 120–150 Gy durch alpha-Partikel oder Protonenen ebenfalls bei rein intrasellären Adenomen bestrahlt. Diese Behandlung ist an das Vorhandensein eines Zyklotron gebunden und ergab bei der Akromegalie keine Unterschiede in der Wirksamkeit, aber eine höhere Komplikationsrate gegenüber der Hochvoltbestrahlung (Lüdecke et al., 1989★★).

Medikamentöse Therapie: Die kausale medikamentöse Therapie ist vorwiegend bei Patienten indiziert, die unter chirurgischer oder Strahlentherapie kein ausreichendes Ansprechen zeigen, kann jedoch perioperativ zusätzlich erforderlich sein.
Exakte endokrinologische Diagnostik (**Tab. K 1.1**) ist Voraussetzung für eine *adäquate Hormonsubstitution,* da meist kein globaler Ausfall besteht. Wesentlich ist der Ersatz der Schilddrüsenhormone und Glukokortikoide, evtl. des ADH. Der *Kortisolmangel* ist viel weniger ausgeprägt als bei Addison-Patienten. Vorsicht ist bei der Substitution der meist zuerst auffallenden und stärker ausgeprägten *Hypothyreose* geboten, da die gesteigerte Metabolisierung der Steroide die ACTH-Restsekretion insuffizient werden läßt und eine adrenale Krise hervorrufen kann. Ebenso beschleunigt die gleichzeitige Gabe von z. B. Barbituraten, DPH oder Rifampicin die Metabolisierung durch Enzyminduktion erheblich. Kortikoidpräparate mit langer Halbwertszeit wie Dexamethason sollten nicht eingesetzt werden, da sich keine Tagesrhythmik erzielen läßt. Alte und leberkranke Patienten benötigen eine geringere Dosis.
Die Sekretion von *Mineralokortikoiden* wird vornehmlich durch das Renin-Angiotensin-System und den Kaliumspiegel reguliert und ist somit relativ unabhängig von hypophysärer ACTH-Ausschüttung.
STH-Mangel ruft beim Erwachsenen unspezifische Symptome hervor. Daher wird das sehr kostenintensive Hormon nur substituiert, wenn es sich um jüngere Patienten handelt, der Hypopituitarismus bereits länger besteht und Symptome trotz zuverlässiger Substitution der anderen Hormone persistieren (Bengtsson et al., 1993★★★). Es gibt jedoch auch Anzeichen dafür, daß es unbehandelt zu erhöhter kardiovaskulär bedingter Mortalität, wahrscheinlich durch Störungen im Lipid- und Glukosestoffwechsel, kommt.
Für weitere Details siehe auch die entsprechenden Abschnitte über Schilddrüsenfunktionsstörungen, Nebennierenrinden-Insuffizienz, Diabetes insipidus und Störungen der Gonadotropinsekretion.

Pragmatische Therapie
Bei akutem Hypopituitarismus muß sofort, sonst nach Beseitigung der Ursache nach folgendem Schema hormonell substituiert werden:

Chronischer Hypopituitarismus: Bei Hypothyreose muß langsam nach Serum-T3 und -T4 substituiert werden, zu Beginn mit 25 µg/die L-Thyroxin z. B. Euthyrox®, dann langsame Steigerung bis 100–150 µg/die.
Bei sekundärer Nebennierenrinden-Insuffizienz ist der Kortisolmangel mit 37,5 mg Hydrokortison (z. B. Hydrocortison Hoechst® oder Cortison Ciba®) ausgeglichen, aufgeteilt auf eine Morgendosis und eine Mittagsdosis (25–12,5–0 mg/die). Bereits kleinere Operationen oder Infektionskrankheiten ab 39 °C erfordern eine Dosisverdoppelung. Bei größeren Operationen sind 200–300 mg Hydrocortison in den ersten Tagen und dann eine allmähliche Reduktion auf mindestens 30 mg/Tag notwendig. Emesis macht eine intravenöse Therapie erforderlich, bei der Blutzucker und Elektrolyte kontrolliert werden müssen.
Geschlechtshormone müssen nach individueller Indikation gegeben werden, z. B. Testosteron (Testoviron-Depot® 250 mg i. m. alle 3–4 Wochen, cave Prostataadenom) bzw. zyklusspezifisch Östrogene und Gestagene (z. B. Zykloprogynova®). Voraussetzung für diese Therapie ist jedoch beim Prolaktinom die vollständige Beseitigung des Tumors sowie ein supprimierter Prolaktinspiegel im TRH-Test, da Abbauprodukte der Geschlechtshormone eine proliferative Wirkung haben.
Bei jüngeren Leuten kann bei lange bestehendem Hypopituitarismus eine STH-Substitution (B) (Genotropin®) sinnvoll sein, 0,18 IE/kg Körpergewicht pro Woche s. c., nach 4 Wochen 0,36 IE/kg Körpergewicht pro Woche.
Die Patienten sind mit einem Notfallausweis zu versehen.

Akuter Hypopituitarismus: Mit folgendem Regime soll eine adrenale Krise verhindert werden:
Tag 1: Initial 100 mg Hydrokortison i. v., dann Infusionen mit 5 mg/h.
Tag 2: 2,5 mg/h Hydrokortison i. v.
Tag 3: wie chronischer Hypopituitarismus.
Schilddrüsenhormonersatz erfolgt in der Regel erst, wenn orale Medikamenteneinnahme wieder möglich ist. Um ADH-Mangel feststellen zu können, sollte der ZVD alle 30 Minuten kontrolliert werden. Bei Bedarf muß eine langsame Dosisanpassung mit initial 1–2 μg Minirin® erfolgen.

K 1.1.2. Hyperprolaktinämie (HPRL)

Klinik
HPRL ist die häufigste endokrine Störung bei Hypophysenadenomen und die häufigste Ursache (13–40 %) der sekundären Amenorrhö (Asukai et al.,1993). Die Amenorrhö besteht fakultativ ab Prolaktin (PRL)-Werten > 40 ng/ml, obligatorisch ab 100 ng/ml, offenbar durch Inhibition von Gonadotropin Releasing Hormon (GnRH). Weitere Zeichen der HPRL sind Kopfschmerz, Gesichtsfeldausfälle, Osteoporose, bei Frauen Galaktorrhö (73 %) und gelegentlich Hirsutismus, bei Männern Impotenz (8 % der Patienten mit Impotentia coeundi und generandi), Gynäkomastie und Galaktorrhö (13 %). Mammakarzinome treten nicht vermehrt auf.
Labor: Erhöhtes Plasma-PRL. Normalwerte für Frauen sind < 25 ng/ml (1,1 n mol/l), für Männer und postmenopausale Frauen < 20 ng/ml. Lebensalter und menstrueller Zyklus haben keinen wesentlichen Einfluß. Die PRL-Werte Schwangerer und Stillender liegen bei 200 ng/ml und gehen innerhalb weniger Wochen auf Normalwerte zurück. Ein Prolaktinom ist erst bei PRL-Werten > 150 ng/ml zu vermuten. Die PRL-Ausschüttung ist pulsatil, zeigt Spitzen in den Schlafstunden, nach Mahlzeiten und bei Streß (falsch hohe Werte bei Blutabnahme und bei gerade geweckten Patienten).

Die **Differentialdiagnosen** umfassen:
a) sekundäre Hyperprolaktinämie bei
   Hypothyreose (Remission unter Schilddrüsenhormongabe),
   M. Addison,
   Nierenerkrankungen (HPRL bei Hämodialyse in 80 %),
   Lebererkrankungen und Alkoholmißbrauch,
   polyzystischen Ovarien,
   Feminisierenden adrenalen Tumoren,
   Komedo-Karzinom der Mamma,
   transient nach Mastektomie,
   Mastitis,
   Gravidität,
   Stillzeit,
   Bronchialtumoren,
b) medikamentös induzierte Hyperprolaktinämie bei
   Dopamin-Antagonisten (die Werte fallen unter Langzeitbehandlung und normalisieren sich nach dem Absetzen in 24–96 h),
   MAO-Hemmern,
   Methyldopa, Reserpin, Verapamil,
   Metoclopramid, Domperidon,
   H_2-Rezeptor-Antagonisten,
   Opiat- und Kokainabusus,
   Carbamazepin
   selten: Kontrazeptiva (Östrogenpräparaten)

Vorübergehende HPRL kann bei Prozessen oder Eingriffen in der Nähe des Hypophysenstiels, nach generalisierten Anfällen und Elektrokrampftherapie sowie postprandial auftreten.

Verlauf
HPRL ist das häufigste endokrine Symptom bei Hypophysentumoren (60–70 %), obwohl nur 28 % der Hypopphysenadenome echte Prolaktinome sind. Beim Rest führt die Kompression des Hypophysenstiels zu verringertem Dopamintransport über die kleinen portalen Gefäße mit konsekutiver Steigerung der Sekretion von PRL, welches durch dopaminerge Inhibition reguliert wird. PRL-Co-Sekretion ist häufig bei hormonaktiven Hypophysentumoren zu finden (Akromegalie: 25–40 %, Cushing: 25 %). Prolaktinome treten ferner beim Syndrom multipler endokriner Neoplasien (MEN) auf. Ektope PRL-Sekretion ist selten (Molitch et al., 1992).
Die HPRL hat auch unbehandelt eine gute Prognose. Martin et al. (1985) beobachteten 41 Patienten mit idiopathischer HPRL ohne adäquate Behandlung über einen medianen Beobachtungszeitraum von 5,5 Jahren: Die PRL-Werte fielen in der Mehrzahl der Fälle, normalisierten sich bei 14 und stiegen bei 7 Patienten an, nur 1 Patient entwickelte ein Prolaktinom.Von 43 unbehandelten Patienten mit intrasellären Prolaktinomen zeigten während einer medianen Beobachtungszeit von 5 Jahren 3 eine Regression, 38 keine Änderung, 2 eine Ausdehnung nach suprasellär (March et al., 1981). Auch Koppelman et al. (1984) berichten innerhalb von 11,3 Jahren (Median) nur einen Fall einer Vergrößerung unter insgesamt 18 Mikro- und 7 Makroadenomen. Die PRL-Werte der Mikroprolaktinomgruppe halbierten sich, während bei den Makroadenom-Patienten keine Änderung eintrat.

Therapeutische Prinzipien
Medikamentöse Therapie: Dopamin-Agonisten, wie z. B. Bromocriptin, Lisurid und die Retardpräparate Cabergolin und Quinagolid, senken die PRL-Spiegel in über 80 % der Patienten (Verhelst et al., 1991; Besser, 1993; Sarapura und Schlaff, 1993). Bei 35–100 % wurde unter einer Bromocriptin-Dosis von meist 7,5 mg/die eine Tumorverkleinerung um durchschnittlich 76 % beobachtet. Reduktion der PRL-Werte und Tumorreduktion korrelierten nicht (Frantz, 1988). Die

PRL-senkende Wirkung beginnt sofort, Resistenzentwicklung tritt nicht auf, ovulatorische Zyklen können in 2–10 Monaten folgen.
Nebenwirkungen sind Übelkeit, orthostatische Hypotension und Osteoporose. Falls Tumorverkleinerung und Normalisierung des PRL-Spiegels nach etwa 2 Jahren erreicht werden, kann die medikamentöse Therapie reduziert, jedoch wegen der Rezidivgefahr nicht abgesetzt werden. Ist eine medikamentöse Verkleinerung und anschließende operative Entfernung geplant, soll Bromocriptin nur über maximal 4–6 Wochen gegeben werden, da die Operation andernfalls durch perivaskuläre Fibrose erschwert wird (Martin und Reichlin, 1987).

Operative Therapie: Bei transsphenoidal resezierten Mikroadenomen kann eine Normalisierung der PRL-Spiegel in 50–88 %, bei Makroadenomen in 11–44 % erreicht werden. Präoperative PRL-Werte von < 250 ng/ml können in 83–86 %, darüberliegende PRL-Werte in 50 % normalisiert werden. Die Mortalität liegt für Makro- bei 0,9 % und für Mikroadenome bei 0,27 %. Das Rezidivrisiko beträgt innerhalb von 4 Jahren 24–40 % für Mikro- und 27–80 % für Makroadenome (Frantz, 1988).

Strahlentherapie: Durch Hochvoltbestrahlung mit 45 Gy wird eine allmähliche Reduktion der PRL-Werte, in 30 % eine Normalisierung erreicht. Die Strahlenbehandlung ist indiziert, wenn keine Operation möglich ist oder die Operation erfolglos war und medikamentöse Therapie nicht ausreicht, z. B. bei Makroadenomen mit suprasellärem Wachstum. Bei Makroadenomen ist der langfristige Erfolg unter postoperativer Strahlentherapie besser als bei alleiniger operativer bzw. medikamentöser Therapie (Bamberg et al., 1989; Pistenmaa et al., 1975**).

Folgende Voraussetzungen bestimmen das Prozedere:
Mikroprolaktinom und Kinderwunsch: Da das Risiko einer Entwicklung eines Makroadenoms aus einem Mikroadenom unter 5 % liegt, muß keine operative Behandlung erfolgen (Molitch, 1995). Medikamentöse Therapie mit Bromocriptin, die nach der Konzeption wieder abgesetzt werden kann, führt in 90 % der Fälle wieder zu ovulatorischen Zyklen und ist damit ausreichend. Sie wird auch eingesetzt, wenn ein Prolaktinom nur vermutet wird. Probleme in der Schwangerschaft treten bei weniger als 1–5 % der unbehandelten Patienten auf. Eine Größenzunahme der Hypophyse in der Schwangerschaft ist physiologisch. Andererseits wurde bei 1410 Schwangerschaften kein erhöhtes fetales Risiko unter Bromocriptin gefunden (Turkalji et al., 1982). Eine Operation wird notwendig, wenn die medikamentöse Therapie versagt (PRL trotz Behandlung > 20 ng/ml).

Mikroprolaktinom ohne Kinderwunsch: Eine Therapie ist nur bei Beschwerden (erhebliche Galaktorrhö, Kopfschmerz, Libidoverlust, Impotenz) erforderlich. Jedoch sollten alle 6 Monate PRL-Spiegel- und alle 2–4 Jahre kernspintomographische Kontrollen erfolgen.

Makroprolaktinom und Kinderwunsch: Makroprolaktinome sollten wegen häufiger Komplikationen in der Schwangerschaft nach Möglichkeit zuvor operiert werden (Schlechte, 1995). Der Adenomektomie sollte jedoch ein Versuch der Tumorverkleinerung mit Bromocriptin über 6–18 Wochen vorausgehen. Wenn sich der Prolaktinspiegel nach der kombinierten Therapie im Normbereich befindet, ist keine weitere Therapie erforderlich. Die Patienten müssen jedoch regelmäßig kontrolliert werden. Normalisiert sich der Prolaktinspiegel nicht, wird weiter medikamentös und bei anhaltender Therapieresistenz durch Bestrahlung behandelt.

Makroprolaktinom ohne Kinderwunsch: Bestehen Symptome des Hypopituitarismus oder der Chiasmakompression, wird eine Tumorverkleinerung durch Behandlung mit Bromocriptin über 2 Wochen angestrebt und danach operiert. Während der medikamentösen Behandlung muß engmaschig kontrolliert und bei Progredienz unverzüglich operiert werden. Bestehen keine Raumforderungszeichen, kann unter regelmäßigen Kontrollen abgewartet werden. Ob und wann dann eine Adenomektomie vorgenommen wird, richtet sich nach dem Ansprechen der subjektiven Beschwerden auf die medikamentöse Therapie. Sind weder medikamentöse noch operative Maßnahmen ausreichend, bestehen Kontraindikationen oder tritt ein Rezidiv auf, ist die Strahlenbehandlung indiziert.

Pragmatische Therapie
Nur wenn nach 2–6monatiger Behandlung der gewünschte Therapieerfolg nicht eintritt, ist eine Operation indiziert. Nur wenn diese erfolglos bleibt, nach Rezidiv oder bei Kontraindikationen, wird mit 45 Gy in 1,8 Gy Einzeldosen bestrahlt.

Dosierung für medikamentöse Behandlung: Bromocriptin (B) (Pravidel®) wird mit 1,25 mg abends begonnen und wöchentlich oder langsamer um 1,25 mg gesteigert. Dosierungen bis 30 mg/die können erforderlich sein. Nach Einstellung der PRL-Spiegel < 20 ng/ml erfolgt eine Fortsetzung der Medikation unter 3–6monatlicher Kontrolle. Lisurid (Dopergin®) wird mit 0,2 mg abends begonnen und dann alle 2–3 Tage um 0,2 mg bis 0,8 mg (max. 1,6 mg/die) gesteigert. Cabergolin (Dostinex®) wird auf eine bis zwei Gaben pro Woche verteilt, mit 0,5 mg begonnen und in monatlichen Intervallen um 0,5 mg gesteigert. Dosierungen bis zu 4,5 mg können notwendig werden. Für Quinagolid (Norprolac®) liegt der therapeutische Bereich bei 75–150 μg/die.

K 1.1.3. Akromegalie (AM)

Klinik

Die Akromegalie wird durch überschießende Sekretion von Wachstumshormon (STH) verursacht. Es kommt zu überschießendem Wachstum von Knochen und Weichteilgewebe. Die klinischen Zeichen sind vielgestaltig:

Durch Raumforderung:
- Kopfschmerzen (50–60 %)
- Gesichtsfeldeinengung (14–49 %)
- Hyperprolaktinämie (25–40 %)
- Hypopituitarismus (9–20 %)

Durch STH-Überschuß:
- akrales Wachstum
- Osteoporose, Arthrose (Knorpel- und Synoviahypertrophie, Bandinstabilität)
- Hyperhidrose, Seborrhö (60–80 %)
- Glucoseintoleranz (50 %)
- Bluthochdruck (25–35 %)
- hypertrophe Kardiomyopathie (50–80 %)
- Struma (50 %)
  (Cave: wegen möglicher Funktioneller Autonomie ist vor Gabe vor Jod-haltigem Kontrastmittel eine Schilddrüsenblockade notwendig)

Neurologisch-psychiatrisch:
- Karpaltunnel-Syndrom und Sulcus ulnaris-Syndrom (40 %)
- Neuropathie
- proximal betonte Myopathie (50 %, mit myopathischen EMG-Veränderungen, leichtem CK-Anstieg)
- Hypersomnie, Schlaf-Apnoe-Syndrom
- Persönlichkeitsveränderung, Depression, Psychose

Labor: Bei einem basalen STH > 2 ng/ml (93 pmol/l) ist das Vorliegen einer AM möglich, bei Werten > 5 ng/ml ist die Diagnose wahrscheinlich (jedoch Test-abhängig). Der Standard-Test ist die Bestimmung von STH 60 und 120 Minuten nach oraler Glukosebelastung (100 g): STH-Werte < 5 ng/ml sind normal. Ebenso kommt es zu einer pathologischen STH-Sekretion auf TRH. Störfaktor ist die pulsatile Freisetzung von STH, insbesondere nach körperlicher Anstrengung, Mahlzeiten und Schlaf. Eine Bestätigung für eine pathologische und nicht nur kurzfristige STH-Sekretion ist ein erhöhter Somatomedin C (SmC)- oder Insulin-like-growth-factor-1 (IGF-1)-Spiegel.

Verlauf

Die Inzidenz liegt bei 5,3/100 000/Jahr, der Altersgipfel bei 30–40 Jahren. Die häufigste Ursache ist ein eosinophiles Adenom der Hypophyse (10–20 % der Hypophysenadenome), meist mit partiellem Hypopituitarismus wegen einer Druckschädigung der Rest-Hypophyse. Selten liegen Wachstumshormon-releasing-Hormon (GHRH)-sezernierende Tumore vor. 15–20 % sind Mikroadenome (< 10 mm Durchmesser), 40–50 % Makroadenome (> 10 mm), 20–40 % invasive (nicht zwangsläufig maligne) Makroadenome. 25–40 % der STH-sezernierenden Adenome produzieren gleichzeitig PRL. Ektope STH-Sekretion ist äußerst selten, etwas häufiger dagegen die ektope GHRH-Sekretion (< 1 %). Sie kommt bei Karzinoiden und Inselzelltumoren vor (Barkan 1989). Familiäre AM ist oft Teil des Syndroms multipler endokriner Neoplasien (MEN Typ I).
Aufgrund kardiorespiratorischer Komplikationen (Kardiomegalie, Arrhythmie, Insuffizienz) erreichen nur 26–50 % der unbehandelten AM-Patienten das 50. Lebensjahr, erfolgreiche Therapie (STH-Spiegel < 5 ng/ml) scheint die Lebenserwartung jedoch zu normalisieren (Bates et al., 1993, Barkan 1989).

Therapeutische Prinzipien

Das Ziel ist die Normalisierung des STH-Spiegels. Da STH teilweise über Mediatoren, wie die hepatischen Somatomedine, wirkt, sind SmC oder IGF-1 nützliche Verlaufsparameter.

Operative Therapie: Bei dem operativen Vorgehen variieren die in der Literatur angegebenen Erfolgsraten je nach zugrunde gelegten STH-Zielwerten. Von einer Heilung ist bei postoperativem basalen STH sowie einer TRH-Antwort < 5 ng/ml und normalem Glucose-Suppressions-Test auszugehen. Einen STH-Wert < 2 ng/ml 5 Jahre nach Operation erreichen 63 % der Patienten (Davis et al., 1993**). Nach 6 Jahren weisen noch 78 % mit Mikroadenom, 33 % mit Makroadenom, 27–90 % mit intrasellärem Tumor und 34–68 % mit intra- und suprasellärem Wachstum STH-Werte < 5 ng/ml auf (Molitch, 1988; Zervas, 1984**; Ross und Wilson, 1988**). Patienten, deren Werte höher liegen, bekommen zu 50 % einen Rezidivtumor (Arafah et al., 1980). Präoperativ bestehende Gesichtsfeldeinschränkungen bilden sich bei 50 % teilweise und bei 30 % vollständig zurück.

Strahlentherapie: Aufgrund der ungünstigen Prognose nicht suffizient behandelter AM-Patienten ist eine postoperative Bestrahlung indiziert, wenn nach 3–4 Monaten keine Senkung der STH-Werte < 5 ng/ml erreicht wird. Bei ausschließlich bestrahlten akromegalen Patienten wurden nach 2 Jahren basale STH-Werte < 5 ng/ml bei 17 % der Patienten, nach 5 Jahren bei 42–44 %, nach 10 Jahren bei 62–69 % erreicht.

Medikamentöse Therapie: Die medikamentöse Therapie der Akromegalie ist wenig wirksam und nur präoperativ oder bei Patienten indiziert, die unter chirurgischer oder Strahlentherapie kein ausreichendes Ansprechen zeigen. Da die Adenomzellen Dopamin-Rezeptoren aufweisen, werden Dopamin-Agonisten, wie z. B. Bromocriptin, eingesetzt. Am deutlichsten sprechen Adenome an, die gleichzeitig STH und PRL sezernieren. Bei 70–75 % der Patienten mit Akromegalie wird eine Senkung der STH-Werte erreicht, aber nur in 10–

Tab. K 1.2: Hypopituitarismus nach Operation und Bestrahlungsbehandlung

	präoperativ	nach 5 Jahren	nach 10 Jahren
Hypothyreose	9 %	12 %	19 %
NNR-Insuffizienz	6 %	30 %	38 %
Hypogonadismus			
Mann	13 %	41 %	58 %
Frau	19 %	44 %	50 %

20 % auf Werte < 5 ng/ml, die Tumorgröße wird selten reduziert (Molitch 1988). Mit dem langwirksamen Somatostatin-Analogon Octreotid (z. B. Sandostatin®) wird bei 82 % der Patienten mit Mikroadenom und bei 50 % mit Makroadenom eine Reduktion der STH-Spiegel auf < 5 ng/ml und in 37 % eine Tumorverkleinerung erreicht (Ezzat et al., 1992∗∗∗, 1995; Melmed, 1993). Diese Therapie sollte zur Verkleinerung des Tumors bereits präoperativ gegeben werden (Stevenaert und Beckers, 1993∗∗). Ist eine medikamentöse Therapie nach Operation und Bestrahlung notwendig, sollte diese wegen der Rezidivgefahr nach Absetzen kontinuierlich beibehalten werden (Plöckinger et al., 1993).

Pragmatische Therapie
Falls möglich sind STH-produzierende Adenome durch transsphenoidale Adenomektomie zu behandeln. Findet sich kernspintomographisch kein Tumorgewebe mehr und sind die STH-Spiegel wieder im Normbereich, können die Kontrollen in 1–2jährlichem Abstand erfolgen. Bei Tumoren > 5 mm und nicht-invasivem Wachstum sollte präoperativ eine Behandlung mit Octreotid über 3–4 Monate durchgeführt werden (Melmed, 1995). Führt die Operation nach 2–3 Monaten nicht zu STH-Werten < 5 ng/ml und normalen Suppressions-Tests, sollten parallel Strahlentherapie und medikamentöse Behandlung eingeleitet werden. Medikamentös ist zuerst Octreotid und bei fehlendem Erfolg Bromocriptin (s. K 1.1.2.) einzusetzen. Die Behandlung mit Octreotid (B) beginnt mit 2 x 50 μg/Tag s. c. und wird langsam auf 3 x 100 μg/Tag (maximal 3 x 500 μg/Tag) gesteigert. Nebenwirkungen umfassen Gastritis, Cholelithiasis, Glucoseintoleranz, Steatorrhö und Kopfschmerzen. Kontrollen sollten zunächst alle 3 Monate und nach Besserung der Werte halbjährlich erfolgen.
Zur Beurteilung des strahlentherapeutischen Effekts können jährliche Auslaßversuche der medikamentösen Therapie über 4 Wochen durchgeführt werden (Young, 1990), höchstwahrscheinlich reicht jedoch auch das Absetzen der Medikation für wenige Tage.
Bestehen Kontraindikationen gegen einen operativen Eingriff, wird primär medikamentös therapiert und bei fehlendem Erfolg eine Strahlentherapie angeschlossen.

Obsolet
Die Behandlung der AM mit Östrogenen ist verlassen. Östrogene sind periphere STH-Antagonisten, stimulieren aber das Wachstum STH-produzierender Adenome.

K 1.1.4. Cushing-Syndrom (CS)

Klinik
Am häufigsten ist das iatrogene (exogene) Cushing-Syndrom (CS) durch Langzeitbehandlung mit Glukokortikoiden. Das endogene CS wird in 85 % durch ein ACTH-sezernierendes Hypophysenadenom (Cushing's disease = Morbus Cushing) hervorgerufen. Unter CS versteht man eine durch Hyperkortisolismus bedingte Kombination klinischer Symptome. Diese sind:

Allgemein-körperlich:
- Vollmondgesicht, Stammfettsucht (97 %)
- Glucoseintoleranz (90 %)
- Hautveränderungen (Atrophie, Akne, Hirsutismus, Pigmentierung, Striae) (80 %)
- Hypertonie (82 %)
- Ödeme (62 %)
- Thromboembolien
- Amenorrhö, Impotenz (77 %)
- Polyurie (23 %), Nierensteine
- Osteoporose (Wirbelkörperfrakturen)
- Infektneigung
- schlecht heilende Wunden (können Leit-Symptom sein)

Neurologisch-psychiatrisch:
- Steroidmyopathie (87 %, proximale Muskelschwäche und Typ-II-Faseratrophie mit normaler CK)
- Persönlichkeitsveränderungen (66 %)
- Depression, Psychose
- Schlaflosigkeit

Andere Ursachen sind ektope Produktion von ACTH oder Kortikotropin-releasing Faktor (CRF) (Bronchialkarzinom, Thymom, Pankreaskarzinom), Glukokortikoid-produzierende NNR-Tumore und selten Läsionen des Hypothalamus (granulomatöse Entzündungen, Metastasen, Kraniopharyngeom).

Labor: Die Diagnose des endogenen CS wird gestellt bei erhöhtem freien Kortisol im 24h-Urin, Aufhebung der Tagesrhythmik, fehlender Suppression der Kortisol-Ausschüttung im Dexamethasonhemm-Test, Hypokaliämie, Granulozytose, Lymphopenie, Eosinopenie. Stichprobenartige Bestimmungen von Plasma-ACTH oder -Kortisol sind wertlos. Folgendes Vorgehen wird empfohlen:

- Kortisol im 24h-Sammelurin: bei < 75 μg (210 n mol) CS unwahrscheinlich, bei > 150 μg CS sehr wahrscheinlich
- Tagesprofil von Kortisol und ACTH: ACTH > 400 pg/ ml (77 pmol/l) spricht für einen ACTH-sezernierenden Tumor (jedoch Test-abhängig), ACTH ist niedrig bei NNR-Tumoren
- Dexamethason-Kurztest: nach abendlicher Gabe von Dexamethason (1–2 mg um 23h) fehlende Suppression der Plasmakortisolkonzentration am folgenden Tag
- Dexamethason-Hemm-Test (kleiner: über 2 Tage im Abstand von jeweils 6h 0,5 mg Dexamethason, großer: über 2 Tage im Abstand von jeweils 6h 2 mg Dexamethason): bei Gesunden sinken die Urinexkretionsraten der 17-Hydrokortikosteroide und/oder des freien Cortisols um mehr als 50 %, bei Patienten sinken die Spiegel nicht so stark (hypothalamisch-hypophysäre Form des CS) oder gar nicht (adrenales CS)

Nur bei 53 % der ACTH-sezernierenden Mikroadenomen zeigt der kernspintomographische Befund eine eindeutige Läsion (Buchfelder et al., 1993). Bei zweifelhaften Befunden kann mittels der Sinus-petrosus-Katheterisierung der Ort der ACTH-Produktion festgestellt und damit ein Hypophysenadenom diagnostiziert werden.
Beim exogenen CS können je nach verabreichtem Präparat und eingesetztem Assay zur Kortisolbestimmung Plasma- und Urinkortisol erniedrigt sein.

Differentialdiagnostisch ist auch an ein Pseudo-Cushing bei Alkoholkrankheit zu denken. Hierbei kommt es zu den Symptomen des CS. Laborchemische Auffälligkeiten des CS werden darüberhinaus bei der endogenen Depression gefunden.

Verlauf
Cushing's disease ist bei Frauen 4–8mal häufiger als bei Männern und kommt in etwa 10 % der Hypophysenadenome vor. Der Verlauf des CS ist abhängig von der Ursache (Hypophysenadenom, NNR-Tumor, ektope ACTH-Produktion). Hypertonus, Glukoseintoleranz, Thromboembolieneigung und Infektionen verkürzen die Lebenserwartung, weshalb eine Behandlung unverzichtbar ist. Den ungünstigsten Verlauf weisen Patienten mit NNR-Karzinom auf (Lebenserwartung < 3 Jahre).

Therapeutische Prinzipien
Aufgeführt werden nur die Therapieformen von ACTH-sezernierenden Hypophysenadenomen (Cushing's disease).

Operative Therapie: Bei 90 % der intrasellären Tumore ist durch transsphenoidale Resektion des Adenoms eine Heilung zu erzielen, wobei bereits unmittelbar postoperativ Kortisolmangel die Adenomausschaltung verläßlich anzeigt. Der Mangel entsteht durch präoperative chronische Suppression ACTH-sezernierender Zellen und kann über Monate und Jahre anhalten. Langzeit-Kontrollen sind zu empfehlen, weil in 8–14 % der Fälle in den ersten 2–3 Jahren ein Rezidiv auftritt.
Bilaterale Adrenalektomie ist nur bei inoperablen Hypophysentumoren oder unbekannter ACTH-Quelle indiziert und erfordert die postoperative Substitution von Mineralo- und Glukokortikoiden. In 10 % adrenalektomierter Patienten tritt innerhalb von Jahren ein Nelson-Syndrom auf, d. h. Hyperpigmentierung durch ein chromophobes Hypophysenadenom mit exzessiver Sekretion von ACTH- und Melanozyten-stimulierendem Hormon, welches eine Malignisierungstendenz aufweist (Martin und Reichlin, 1987).

Strahlentherapie: Die primäre Hochvolttherapie ist nur bei hohem Operationsrisiko indiziert. Sie führt in 50–83 % zur Heilung. Als sekundäre Maßnahme ist sie angezeigt bei mangelndem Erfolg der Adenomektomie, was bereits unmittelbar postoperativ anhand weiter erhöhter ACTH-Werte abgeschätzt werden kann, sowie bei invasivem Wachstum oder einem Tumorrezidiv. Die Wirkung tritt im Vergleich zur Akromegalie früher, d. h. bereits nach 1–8 Monaten ein. Die Rezidivrate in 10 Jahren ist gering (Grigsby et al., 1989⋆⋆), jedoch scheinen die Patienten mit CD empfänglicher für Strahlennekrosen von Hirnparenchym zu sein (8 % innerhalb von 6 Jahren bei 50 Gy, Grattan-Smith et al.,1992).

Medikamentöse Therapie: Die medikamentöse Therapie wird präoperativ, bei unbekannter ACTH-Quelle und bei inoperablen Patienten eingesetzt. Die präoperative Suppression der adrenalen Steroidsekretion kann insbesondere wegen der bei Hyperkortisolismus beobachteten Gefäßbrüchigkeit und Hypokaliämie von Vorteil sein. Steroidsynthesehemmer sind Mitotane, Ketokonazol und Aminoglutethimid (Miller und Crapo, 1993). (Mitotane und Ketokonazol sind zur Behandlung des Cushing-Syndroms nicht zugelassen.) Metyrapon, das auch diagnostisch als Test zur ACTH-Stimulation eingesetzt wird, ist ein schnell-wirksamer Inhibitor der Kortikoidsynthese mit den Nebenwirkungen Hirsutismus, Depression und Bewußtseinsstörungen (Jeffcoate et al., 1977⋆). Die therapeutische Wirkung von Cyproheptadin, das als zentral wirkender 5-HT-Antagonist die ACTH-Ausschüttung hemmen soll, ist umstritten (Al-Damluji und Rees, 1988). Bei wenigen Patienten kann Valproat die ACTH-Sekretion senken. Auf Bromocriptin sprechen weniger als 10 % der Patienten an.

Pragmatische Therapie
Wegen sofortiger Wirkung und hoher Erfolgsrate (Remission in 80–90 %) ist der Operation der Vorzug zu geben (Carpenter, 1990). Aufgrund des postoperativ zu erwartenden ACTH-Mangels soll

am OP-Tag 100 mg Hydrokortison alle 8 h i. v. verabreicht, in 2–3 Tagen auf 37,5 mg reduziert und diese Dosis über 2–6 Wochen beibehalten werden (CRH- und Insulin-Test, s. **Tab. K 1.1**). Strahlentherapie ist bei inoperablen oder unvollständig entfernten Adenomen angezeigt. Medikamentöse Behandlung kommt präoperativ und ebenso wie die chirurgische Adrenalektomie im übrigen nur bei Versagen der anderen Therapieformen in Betracht. Mittel der Wahl ist das mittlerweile nur noch in Canada und USA zugelassene Mitotane (Lysodren® maximal 3 x 4 g/die) und bei Nichtansprechen Ketokonazol (Nizoral® maximal 3 x 400 mg/die), Aminoglutethimid (Orimeten® maximal 4 x 500 mg/die), Metyrapon (Metopiron® maximal 4 x 500 mg/die) (z. B. in England zugelassen) oder eine Kombinationstherapie.

K 1.1.5. Diabetes insipidus

Klinik

Die Symptome des Diabetes insipidus (DI) sind exzessiver Durst, Polydipsie und Polyurie. Es besteht ein Mangel oder eine fehlende Wirkung von antidiuretischem Hormon (ADH, Vasopressin). Beschwerden werden erst bei einer Urinmenge > 3–4 l/die geäußert, wobei die Urinausscheidung weniger vom Ausmaß der ADH-Insuffizienz als der Effizienz der Durstantwort abhängt. Diagnostisch entscheidend ist die hypoosmolare (50–150 mosm/l) Polyurie. NNR-Insuffizienz, z. B. sekundär nach Hypophysen-OP, kann das Auftreten eines DI maskieren (Verbalis et al., 1984). Bei thalamischer Läsion als Ursache des DI kann die Durstantwort fehlen und eine schwere Hypernatriämie auftreten. Schwangerschaft führt zu subjektiver Verschlechterung, da die Blut-Osmolarität physiologischerweise absinkt und der »Rest«-Stimulus zur ADH-Sekretion wegfällt.

Labor: Gleichzeitige Bestimmung von Serum- und Urin-Osmolalität sowie -Natrium liefern den ersten Schritt in der Diagnostik. Nimmt die Urinosmolalität auf die Applikation von 5 IU ADH nicht um > 50 % zu, liegt ein renaler DI vor. Jedoch kommt es bei dem partiellen zentralen DI ebenfalls nur zu einem Anstieg der Urin-Osmolalität von < 50 %. Bei Patienten mit primärer Polydipsie ist die Antwort < 9 %. Der Konzentrations- oder Durstversuch (Moses 1984) kann zwischen zentralem und psychogenem DI unterscheiden, kann aber für Patienten mit komplettem DI durch schnelle Dehydratation gefährlich sein und muß unter strenger Überwachung stationär erfolgen. Bei psychogenem DI bleibt das Verhältnis Urin-/Plasma-Osmolalität normal oder steigt bei Dehydratation an und reagiert nicht auf ADH. Bei zentralem DI ist das Verhältnis verringert und steigt nach ADH-Injektion an.

Differentialdiagnostisch kommen infrage:

- Diabetes mellitus
- psychogene Polydipsie
- Medikamente: Psychopharmaka (z. B. Thioridazin, Chlorpromazin, Lithium), Anticholinergika, Narkotika (Penthrane, Methoxyfluran)
- chronische Nierenerkrankungen
- Diabetes insipidus renalis (ADH-Resistenz der Nierentubuli)
- primärer Aldosteronismus
- Hyperkalzämie (Hyperparathyreoidismus)

Verlauf

Die häufigsten Ursachen des zentralen DI sind:

- idiopathisch (30 %)
- Hirntumore (30 %)
- Schädel-Hirn-Traumen (20 %)
- Histiozytose und Sarkoidose (5 %)
- postoperativ bei Verletzung des Hypophysenstiels (oft vorübergehend) (11 %)
- entzündliche Erkrankungen (Schwellung des Hypophysenstiels in der MRT)
- postenzephalitisch
- andere Ursachen (s. Ursachen für Hypopituitarismus)

Der traumatische bzw. postoperative DI manifestiert sich innerhalb von 24 Stunden. Nach transsphenoidaler Mikrochirurgie kommt es in der Regel nur zu einem wenige Tage und selten länger als 2–3 Wochen anhaltenden DI. Spätestens nach 3 Monaten kann beurteilt werden, ob eine längerfristige Behandlung erforderlich ist. Bei Verletzungen des Hypophysenstiels ist ein 3phasiger Verlauf typisch: zunächst ADH-Mangel, nach mehreren Tagen scheinbare Rückbildung (residuales ADH wird bei einsetzender Nekrose freigesetzt), nach weiteren 3–4 Tagen schweres Rezidiv des DI. Da die Regulation der ADH-Sekretion aufgehoben ist, sind die Patienten durch unkontrollierte parenterale Volumenzufuhr erheblich gefährdet (Verbalis et al., 1984). Unbehandelter DI endet in hypertoner Dehydratation, Hyperthermie, Blutdruckabfall, Koma und Tod.

Pragmatische Therapie

Die Therapie der Wahl bei zentralem DI ist die Substitution von ADH. Zur Langzeittherapie wird Desmopressin nasal (10–20 μg Minirin® = 1–2 Sprühstöße wirken 12–24 Stunden) oder oral verabreicht (0,2–1,2 μg Minirin® über den Tag verteilt). Akut erfolgt Flüssigkeitszufuhr (5 %ige Glucoselösung) und die Gabe von Desmopressin oder Vasopressin subkutan oder intravenös (2–4 μg Minirin® oder 5–10 IE Pitressin® wirken 3–6 Stunden). Schwangerschaft und Koronarinsuffizienz sind wegen gefäßverengender Wirkung von ADH relative Kontraindikationen, die Indikation zur Behandlung muß daher sehr sorgfältig gestellt werden. Bei inkomplettem ADH-Mangel kann ein Therapieversuch mit Clofibrat (Clofibrat 500 Stada® 4 x 500 mg/die) oder Carbamazepin (Tegretal® 400–600 mg/die) unternommen werden.

Hydrochlorothiazid (50–100 mg/die Esidrix®), in der Wirksamkeit durch Kombination mit Indomethacin gesteigert (Jakobsson und Berg, 1994), und Chlortalidon (50–100 mg/die Hygroton®) zeigen eine Wirkung beim nephrogenen DI.
Die Therapie muß durch Flüssigkeitsbilanz und Elektrolythaushalt kontrolliert werden. Patienten sollten einen Notfallausweis tragen.

K 1.1.6. Syndrom der inadäquaten ADH-Sekretion (SIADH)

Klinik
Das SIADH (Schwartz-Bartter-Syndrom) ist gekennzeichnet durch unangepaßte ADH-Sekretion mit Gewichtszunahme, Schwäche und Übelkeit (Serum-Na < 120–125 mmol/l), Lethargie (Serum-Na < 110 mmol/l), Verwirrung, epileptischen Anfällen und schließlich Koma. Periphere Ödeme und Herzinsuffizienz sind nicht Zeichen des Syndroms. Nieren-, Nebennierenrinden- und Schilddrüsenfunktion sind normal. Am häufigsten wird das SIADH durch ektope ADH-Produktion hervorgerufen. Ein normales Serum-Na schließt ein SIADH aus.
Labor: Hypervolämie, Hyponatriämie (< 130 mmol/l), niedrige Serum-Osmolalität (< 275 mosm/kg), inadäquat konzentrierter Urin (> 100 mosm/kg), Urin-Natrium > 30 mmol/l. Bei SIADH-Patienten besteht nicht notwendigerweise ein erhöhtes Plasma-ADH, wohl aber eine erloschene Regulationsfähigkeit.
Ebenso können Schädel-Hirn-Trauma, SAB, Enzephalitis und granulomatöse Meningitiden sowie sekundärer Hyperaldosteronismus bei Herz- oder Leberinsuffizienz (Urin-Na < 20 mmol/l), Zytostatika (Vincristin, Cyclophosphamid), Carbamazepin, Barbiturate, Anästhetika und trizyklische Antidepressiva ein SIADH induzieren.
Andere Ursachen von Hyponatriämie und sekundärer ADH-Mehrproduktion, die ausgeschlossen werden müssen, sind renaler Na-Verlust (M. Addison, Nierenerkrankungen, Diuretika), Verlust von Na durch Emesis, Diarrhö und exzessives Schwitzen.

Verlauf
Häufigste Ursache ist ektope ADH-Produktion durch Bronchialkarzinome (80 %). Andere Ursachen sind Pankreaskarzinome, Thymome und maligne Lymphome. SIADH kann auch in Verbindung mit Lungenerkrankungen durch Schädigung von Barorezeptoren auftreten. Die Prognose wird durch die Grunderkrankung bestimmt.
Es wird angenommen, daß neben einem primär zu hohen ADH auch eine Veränderung der Stellgröße und Empfindlichkeit eine Rolle spielt. Die häufigste Form des SIADH geht mit Homöostase bei erniedrigtem Serumnatrium einher. Weiterhin kann die ADH-Sekretion unvollständig unterdrückt sein nach Volumenzufuhr bei sonst erhaltener Regulationsfähigkeit. Die schwerste Form ist die ständig vermehrte ADH-Produktion.

Pragmatische Therapie
In jedem Fall ist eine Behebung der Ursache anzustreben. Ist eine kausale Therapie nicht möglich, bleibt eine symptomatische Behandlung. In den meisten Fällen führt Restriktion der Flüssigkeitszufuhr auf < 800–1 000 ml/die zu allmählicher Normalisierung von Serum-Natrium und -Osmolalität und Rückbildung von Symptomen (Verbalis und Robinson, 1985). Bei intensivpflichtigen Patienten, insbesondere bei Insult oder SAB, ist dies jedoch wegen Abnahme des Perfusionsdrucks problematisch. Eine ausreichende Pharmakotherapie gibt es nicht. Nur noch in Italien im Handel ist Demeclocyclin (Ledermycina® 300, 1 200 mg/die), das sich in einer offenen Studie als wirksam erwies, jedoch Nebenwirkungen in Form von Photosensibilisierung und Nierenschädigung aufweist (Perks et al., 1979). Lebererkrankungen stellen eine Kontraindikation dar.
Die Therapie der schweren Hyponatriämie (Somnolenz, Krampfanfälle und Serum-Natrium < 110–115 mmol/l) erfordert sofortige Behandlung: Nach der Formel

$$\text{Natriumbedarf (mmol)} = (\text{Na-Soll} - \text{Na-Ist}) \times 0{,}6 \times \text{KG}$$

soll der Na-Spiegel nach Möglichkeit mit isotoner und nur bei großem Na-Verlust mit 5 %iger NaCl-Lösung innerhalb von 6–24 Stunden angehoben werden, insgesamt um maximal 10 mmol in 24 Stunden (Gefahr der zentralen pontinen Myelinolyse!) (s. Kap. F 1). Um Volumenüberlastung zu vermeiden, sollen keinesfalls hyperosmolare Lösungen verwendet werden. Engmaschige Elektrolyt- und ZVD-Kontrollen sind unbedingt erforderlich.

Obsolet
Lithium sollte nicht mehr eingesetzt werden, da es nur eine begrenzte Wirkung hat und bei Patienten mit Hyponatriämie schwere Nebenwirkungen hervorrufen kann.

K 1.1.7. Störungen der Gonadotropinsekretion

Klinik
Bei nahezu allen Hypophysenläsionen kann es zu einer *Verminderung der Gonadotropinsekretion* kommen. Je nach Ausmaß der Defizienz liegen bei der Frau eine Verkürzung der Gelbkörperphase, irreguläre Zyklen mit Verlust der LH/FSH-Periodik, schließlich Östrogendefizienz mit Amenorrhö, Atrophie der Mammae und des Uterus, Osteoporose und Haarausfall vor und beim Mann Libidoverlust, Hypospermie, Impotenz und Reduktion der Muskelmasse (zentraler oder hypogo-

nadotroper Hypogonadismus). Diagnostisch wird der LHRH-Stimulations-Test (Bestimmung von LH und FSH nach Applikation von 100 μg LHRH i. v.) durchgeführt. Differentialdiagnostisch muß an Streß, psychische Erkrankungen (Anorexia nervosa) und schwere Allgemeinerkrankungen gedacht werden. Das Kallmann-Syndrom ist zusätzlich charakterisiert durch eine Anosmie, weil durch genetischen Defekt nicht nur eine Hypothalamusdysplasie mit verringerter LHRH-Produktion, sondern auch eine Dysplasie des Bulbus olfactorius vorliegt.
Exzessive Gonadotropinsekretion mit Gynäkomastie bei Männern und meist fehlenden Symptomen bei Frauen werden entweder durch entsprechende Adenome, hypothalamische Läsionen (Gliom, Germinom, Hamartom im Bereich des Hypothalamus, Enzephalitis, Meningitis, Neurofibromatose) oder ektope Hormonproduktion (Ovarial-, adrenale Tumore, Germinome, Bronchialkarzinome) hervorgerufen. Bei Hypophyseadenomen, die FSH sezernieren, ist der Prolaktinspiegel normal, beim Mann das Testosteron verringert. In 50 % zeigt sich unter TRH-Gabe ein FSH-Anstieg. Bei LH-produzierenden Adenomen sind LH und Testosteron erhöht. Die Gonadotropinsekretion ist postmenopausal physiologisch und bei Erkrankungen mit primärem Hypogonadismus sowie Nichtansprechen der Gonaden auf Gonadotropine gesteigert.

Therapeutische Prinzipien
Hormonmangelzustände machen eine Substitutionstherapie erforderlich. *Bei der Frau:* a) Wenn Fertilität nicht angestrebt wird, erfolgt die Therapie des sekundären Hypogonadismus mit einem Östrogen-Gestagen-Präparat (Ovulationshemmer), um Osteoporose, vorzeitige Involution und Endometriumhyperplasie zu vermeiden. Für die Behandlung von Libidoverlust sind niedrige Androgendosen erforderlich. b) Um Fertilität wiederherzustellen, müssen Gonadotropine pulsatil über eine Pumpe infundiert werden.
Beim Mann: Libido, Potenz, Behaarung und Muskelmasse können mit Testosteron (100–200 mg) alle 1–3 Wochen wiederhergestellt werden. Auch beim Mann wird die Fertilität nur durch Gonadotropine erreicht, die Spermatogenese braucht bis zu 1–2 Jahre bis zur Wiederherstellung.
Adenome mit exzessiver Gonadotropinsekretion werden gewöhnlich sehr groß und müssen chirurgisch entfernt werden. Wenn dies nicht möglich ist, sollte eine Bestrahlungstherapie erfolgen. Eine Pharmakotherapie ist nicht bekannt.

K 1.1.8. Empty-sella-Syndrom

Klinik
Das Empty-sella-Syndrom ist definiert als Vergrößerung der Sella turcica mit einem Volumen von > 1,1–1,2 cm^3. Durch Ausdehnung des Subarachnoidalraums nach intrasellär wird die Hypophyse an die Wand des Sellalumens gepreßt. Gefunden werden

- Leichte endokrine Störungen (51 %)
- Adipositas (93 %)
- Kopfschmerzen (70 %)
- Sehstörungen (34 %)
- Hypertonus (29 %)
- Rhinoliquorrhö (11 %)
- Pseudotumor cerebri (10 %)

Die Laborbefunde entsprechen denen beim Hypopituitarismus (s. Kap. 1.1.1.). Differentialdiagnostisch muß ein intrasellärer Tumor ausgeschlossen werden.

Verlauf
87 % der Patienten sind Frauen, mehrheitlich mehrgebährende. Eine mögliche Ursache ist die postpartale Hypophysennekrose (Sheehan-Syndrom). Eine andere Theorie nimmt eine angeborene Dysplasie des Diaphragma sellae mit Ausweitung des Subarachnoidalraums durch Liquorpulsationen an. In einigen Fällen trat das Empty-sella-Syndrom nach Bestrahlung auf.

Therapeutische Prinzipien
Die Hormonsubstitution ist in Kap. K 1.1.1. besprochen. Transsphenoidales Einbringen eines Muskelinterponats erbrachte in einigen Fällen eine Linderung des Kopfschmerzes (71 %), der Sehstörungen (46 %) und der Rhinorrhö (50 %). Jedoch ist auch die spontane Verringerung der Kopfschmerzen (in 64 %) beschrieben (Gallardo et al., 1992**). Eine Operationsindikation besteht sicher bei zunehmenden Sehstörungen durch arachnoidale Verklebungen mit dem Sehnerv, der dadurch in das Sellalumen gezogen wird (Martin und Reichlin, 1987).

K 1.1.9. Nicht sezernierende Hypophysenadenome

Klinik
Hormonell inaktive Hypophysenadenome sind häufig (15–20 % der Adenome) (Kovacs et al., 1982; Landolt und Wilson,1982). Sie verursachen erst bei erheblicher Ausdehnung endokrine Symptome (Hypopituitarismus, s. K 1.1.1.) bzw. durch lokale Raumforderung Sehstörungen (Chiasmakompression). Bei Patienten mit MEN Typ I liegen in 40 % hormonell inaktive Hypophysentumore und nur in 15 % Akromegalie, in 5 % Morbus Cushing und in < 5 % Prolaktinome vor.

Therapeutische Prinzipien
Zufällig entdeckte Mikro- oder Makroadenome ohne endokrine oder Sehstörungen erfordern nicht zwangsläufig eine Therapie. Jedoch können diskrete, erst im Verlauf sicher faßbare endokrine Störungen vorliegen, weshalb eine operative Re-

sektion auch bei den Mikroadenomen erwogen werden sollte. Beispielsweise besteht bei sehr leichtem Hypogonadismus dennoch eine Osteoporosegefahr. Die Meinungen divergieren noch stärker bezüglich der postoperativen Strahlentherapie. Ein Argument für diese Therapie ist das Fehlen von Markern zur Erfassung eines Tumorrezidivs. Besteht jedoch Kinderwunsch, sollte bei vollkommen entferntem Tumor keine Bestrahlung erfolgen, da diese das Risiko eines Hypopituitarismus erhöht. Die Sofortoperation ist bei Einblutung oder Apoplexie notwendig.

K 1.2. Schilddrüse

K 1.2.1. Hypothyreose (HT)

Klinik
Die primäre Hypothyreose ist die häufigste Form der Schilddrüsenunterfunktion und besteht in einem Mangel an Schilddrüsenhormonen bei erhaltener Sekretion des Thyroidea-stimulierenden Hormons (TSH).

Allgemeine Symptome sind:
- Schwäche, rasche Ermüdbarkeit
- Kälteintoleranz
- Haarausfall
- pektanginöse Beschwerden
- trockene Haut
- Myxödeme

Neurologisch-psychiatrisch:
- Apathie
- depressive Verstimmung
- demyelinisierende und axonale PNP
- Nervenkompressionssyndrome
- zerebelläre Ataxie
- proximal betonte Myopathie (Schwäche, Krampi)
- Muskelatrophie (CK kann erhöht sein)

Im Extremfall tritt das hypothyreote Koma auf mit Hypothermie, Arrhythmie, Blutdruckabfall, Ateminsuffizienz, epileptischen Anfällen, Elektrolytentgleisung und Hirnödem (Abend und Tyler, 1990).

Labor: Primäre HT: $T_4 <$ 60 nmol/l, basal erhöhtes TSH, TRH-Antwort überschießend. Sekundäre HT: T_4, TSH basal erniedrigt, fehlende TRH-Antwort. Tertiäre HT: T_4, TSH niedrig, erhaltene TRH-Antwort. Die letzteren finden sich meist in Verbindung mit Mangel an anderen Hormonen.

Verlauf
Unter den Hypothyreosen sind 95 % primär und gehen mit einer Struma durch erhöhte TSH-Produktion einher. Die Ursachen, deren Ausführung den Rahmen dieses Kapitels überschreitet, sind angeborene Fehlanlagen, Dyshormonogenesen, Zustand nach Operation, Medikamente, Hashimoto-Thyreoiditis, Atrophie nach Thyreoiditis und Malignome. Sekundäre (durch Hypophyseninsuffizienz) und tertiäre (hypothalamisch, TRH-Mangel) Schilddrüsenunterfunktionen sind selten.

Pragmatische Therapie
Bei sekundärer und tertiärer Hypothyreose muß die Ursache, z. B. ein Hypophysenadenom oder Aneurysma, beseitigt werden. Je nach Fortbestehen des Hormonmangels ist wie bei der primären Hypothyreose zu substituieren: 100–150 μg/die L-Thyroxin (z. B. Euthyrox®), mit 25μg beginnen und alle 3–4 Wochen um diese Dosis steigern, abhängig vom klinischen Befund und Serum-T_4. Ältere Patienten benötigen weniger, Kinder mehr Thyroxin. Während der Schwangerschaft ist die Substitution von Schilddrüsenhormon besonders wichtig wegen möglicher Fruchtschäden und Geburtskomplikationen. Vorsicht bei Patienten mit Koronarinsuffizienz und bei lange bestehender schwerer HT (mit 12,5 μg beginnen). Therapiekontrolle bei primärer HT: TSH soll im Normbereich liegen.
Besteht der Verdacht einer sekundären oder tertiären HT, muß zuvor der Glukokortikoid-Mangel korrigiert werden, da andernfalls die Gefahr der adrenalen Krise besteht (s. Kap. 1.1.1.).

K 1.2.2. Hyperthyreose

Klinik
Die primäre Hyperthyreose ist gekennzeichnet durch erhöhte T_3- und/oder T_4-Werte bei supprimiertem TSH und ist am häufigsten eine autoimmune Störung oder funktionelle Autonomie der Schilddrüse.

Die Symptome sind:
- Ophthalmopathie
- Schweißneigung
- Appetitlosigkeit und Gewichtsverlust
- Dyspnö
- Tachykardie, Arrhythmie, Herzinsuffizienz

Neurologisch-psychiatrisch:
- feinschlägiger Tremor
- Kopfschmerzen
- Neuropathie des N. opticus bei Orbitopathie
- Myopathie (80 %) (CK normal) mit proximaler Schwäche, gesteigerten Muskeleigenreflexen
- axonale Neuropathie
- Hyperkinesen
- Depression, Unruhe, Schlaflosigkeit

Unter der thyreotoxischen Krise versteht man eine akute lebensbedrohliche Dekompensation des Organismus gegenüber der Wirkung der erhöhten Schilddrüsenhormonkonzentration, z. B. durch Jodexposition bei Patienten mit Hyperthyreose. Das thyreotoxische Koma geht mit Fieber, Herzrhythmusstörungen, Emesis, Agitiertheit, dann

Stupor und schließlich Anfällen und Bulbärhirn-Syndrom einher.

Labor: Primäre Hyperthyreose: erhöhte T_3- und/oder T_4- und supprimierte TSH-Werte. Keine Stimulation von TSH durch TRH. Sekundäre Hyperthyreose: TSH- und T_4-Werte erhöht.

Verlauf
60 % der primären Hyperthyreosen sind vom Typ Basedow und damit eine Autoimmunerkrankung; sie kommen z. B. bei 3–8 % der Myasthenia gravis-Patienten vor. Je nach Endemiegebiet werden bis zu 18 % der primären Hyperthyreosen durch eine multinoduläre Struma, 17 % werden durch autonome Adenome und der Rest durch Thyreoiditis hervorgerufen. Die endokrine Orbitopathie ist in 50 % assoziiert mit Hyperthyreose. Dabei ist der retroorbitale Raum vergrößert durch entzündliche Infiltrationen der Muskeln und Einlagerungen hydrophiler Mucopolysaccharide, wodurch es letztlich zu Atrophien der Augenmuskeln und des N. opticus kommen kann (s. Kap. B 1). In 5 % der Fälle besteht eine einseitige Protrusio bulbi.
Die sekundäre Hyperthyreose durch TSH-produzierende Hypophysenadenome ist extrem selten. TSH-Hypersekretion kommt außerdem bei der seltenen familiären hypothalamischen Schilddrüsenhormonresistenz vor. Differentialdiagnostisch ist das Ansprechen auf Bromocriptin verwertbar. TSH-produzierende Adenome sprechen nicht auf Bromocriptin an.

Pragmatische Therapie
Die Hyperthyreose ist durch spontane Remissionen und Exazerbationen gekennzeichnet, bedarf daher einer langfristigen Kontrolle. TSH-sezernierende Hypophysenadenome sollten operativ entfernt und bestrahlt werden (s. Kap. 1.1.1.). Es gibt keine medikamentöse Therapie. Falls chirurgische Intervention oder Strahlentherapie nicht möglich sind, ist die Therapie ebenso wie für die primäre Hyperthyreose eine subtotale Thyreoidektomie bei Patienten < 40 Jahre oder radioaktive Ausschaltung bei älteren Patienten. Die symptomatische medikamentöse Therapie besteht in Thyreostatika, wie z. B. Carbimazol und Thiamazol (Anfangsdosis 3 × 5 mg/die bis 5 x 10 mg/die, Erhaltungsdosis 1–3 × 5 mg/die). NW: Leukopenie. Die Wirkung von Ionen, wie z. B. Na-Perchlorat (Irenat®) tritt zwar rasch ein, hält aber nur wenige Stunden an. In der Schwangerschaft wird die Therapie fortgesetzt. Teratogenität ist nicht bekannt (Lazarus, 1993).
Das thyreotoxische Koma muß durch Thyreostatika, Betablocker, Dexamethason und Kühlen behandelt werden (Newcomer et al., 1983). Bei Neuropathie des N. opticus sollte ein Therapieversuch mit Steroiden und ggf. auch chirurgischer Dekompression und Bestrahlung erfolgen (s. Kap. B 1).

K 1.3. Nebenschilddrüse

K 1.3.1. Hypoparathyreoidismus (HPT)

Klinik
HPT wird durch verminderte Parathormon (PTH)-Sekretion, meist infolge einer Strumektomie, und Pseudo-HPT (Albrights Osteodystrophie) durch periphere Resistenz verursacht.

Klinische Symptome sind:
- Tetanie
- Spasmen der Bronchien und des Blasensphinkters
- Raynaud-Symptomatik
- Katarakt

Neurologisch-psychiatrisch:
- Chvostek- und Trousseau-Zeichen
- Anfälle (40 %)
- Muskelschmerzen (erhöhte CK mit normaler Histopathologie)
- Parästhesien
- Demenz, selten Psychosen

Ferner kann es zu einer intrakraniellen Drucksteigerung mit Papillenödem (Pseudotumor cerebri) mit guter Rückbildung nach Behandlung des HPT kommen (Sugar, 1983). Radiologisch gesehene Verkalkungen in den Basalganglien kommen vor. Sie gehen selten mit Choreoathetose, Parkinson-Syndrom oder Tremor einher (Muenter und Whisnan, 1968).

Labor: Beim HPT ist Serum-Kalzium erniedrigt, Phosphat erhöht und PTH niedrig.

Pragmatische Therapie
Behandlungsindikation sind Muskelkrämpfe, Parästhesien und ein Serum-Kalzium unter 8 mg/dl (2 m mlo/l). Die Anfälle sistieren mit Behandlung des HPT, Antiepileptika sind wirkungslos. Leichte Formen können diätetisch durch Kalzium-reiche Nahrung oder orale Kalzium-Verabreichung (Calcium-Sandoz® 1–2 g/die) behandelt werden. Ausgeprägte Formen erfordern Vitamin-D Analoga (Kalzitriol, z. B. Rocaltrol® 2 × 0,25–0,50 g/die) während der ersten Tage, bei welchen jedoch eher die Gefahr der Hyperkalzämie besteht. Die Langzeitbehandlung besteht aus Dihydrotachysterol (A.T.10® 1–3 × 0,5 mg/die) oder Kalzitriol (Rocaltrol® 2 × 0,25–0,50 g/die). Therapiekontrollen: Kalzium im 24h-Urin < 200–250 mg, Serum-Kalzium 8–8,5 mg/dl, d. h. unter dem Normwert, um eine Nephrokalzinose zu vermeiden (Nanes und Caterwood, 1990). Ein tetanischer Anfall wird mit einer langsamen 10 %igen Kalziumglukonatlösung (20–50 ml Calcitrans® 10 %) i. v. behandelt.

K 1.3.2. Hyperparathyreoidismus

Klinik
Der Hyperparathyreoidismus (HrPT) ist mit einer Prävalenz von 100/100 000 nicht selten. Der primäre HrPT wird meist durch Adenome hervorgerufen. Eine reaktive PTH-Erhöhung bei Hypokalzämie, Vitamin D-Mangel oder -Resistenz sowie Nierenversagen wird als sekundärer HrPT bezeichnet. Nur bei etwa der Hälfte der Patienten wird der HrPT symptomatisch.

Es finden sich dann:
- Nephrolithiasis
- Osteoporose
- Weichteilverkalkung
- Magenulzera
- Polydipsie

Neurologisch-psychiatrisch:
- proximale Muskelschwäche mit Atrophie
- gesteigerte Muskeleigenreflexe
- Reizbarkeit, Depression, Halluzinationen, symptomatische Demenz
- hyperkalzämische Krise mit Koma

Labor: PTH erhöht. Primärer HrPT: Serum-Kalzium, alkalische Phosphatase und Kalziumausscheidung im Urin erhöht, Hypophosphatämie. Sekundärer HrPT: Hypokalzämie, Vitamin D-Mangel.

Verlauf
Der primäre HrPT tritt meist in der 5. Lebensdekade auf und ist am häufigsten durch Adenome (80 %) oder Hyperplasien (20 %) der Nebenschilddrüse verursacht. Er kann im Rahmen von MEN Typ II auftreten. Ektope Produktion ist selten. Die Erkrankung kann über Jahre gutartig verlaufen. Nur 10–30 % der Patienten mit Symptomfreiheit entwickeln innerhalb von 5 Jahren eine schwerere Form. Eine Gefahr besteht in der plötzlichen Entwicklung eines Komas. Sekundärer HrPT ist Folge von chronischer Niereninsuffizienz.

Pragmatische Therapie
Bei einem Kalziumspiegel von < 12 mg/dl (3 mmol/l) und Symptomfreiheit ist keine Therapie erforderlich. Die Patienten werden lediglich angehalten, Kalzium-reiche Nahrung zu vermeiden und ausreichend zu trinken. Knochendichte und Nierenfunktion werden kontrolliert.
Bei hohen Kalziumspiegeln > 12 mg/dl, ist die Adenomektomie indiziert (Abrams und Schipper, 1990). Vor einer Operation sollte wegen möglicher Komplikationen ein Phäochromozytom (MEN Typ II) ausgeschlossen werden.
Bei akuter Hyperkalzämie wird mit forcierter Diurese (> 5 l/die isotone Kochsalzlösung und nach Bilanz Furosemid) unter Kontrolle des Wasser- und Elektrolythaushalts behandelt. Kortikoide (initial 100 mg Prednisolon i. v.), Calcitonin (initial 200 E s. c., dann 4–6 × 100 E/24 h) sowie intensivmedizinische Versorgung und ggf. Hämodialyse sind notwendig. Darüber hinaus sind Di-(Bis)phosphonate (z. B. Clodronsäure = Ostac® 300 mg/die in 500 ml NaCl i. v., nach 3–5 Tagen 1 600–2 400 mg/die p. o.) wirksam.

K 1.4. Nebenniere

K 1.4.1. Nebennierenrindeninsuffizienz (M. Addison)

Klinik
Die primäre NNR-Insuffizienz tritt bei Zerstörung der NNR durch Tuberkulose, Neoplasmen, Amyloidose, Hämochromatose, Pilzkrankheiten, autoimmun (im Rahmen einer multiglandulären Insuffizienz auf autoimmuner Grundlage als Schmidt-Syndrom bezeichnet) oder im Rahmen einer Adrenoleukodystrophie auf. Symptome sind Kraftlosigkeit, Gewichtsverlust, Hyperpigmentierung der Haut, Hypotonus, Hypoglykämie, Verhaltensauffälligkeiten und selten Psychosen.
Labor: Hyponatriämie, Hyperkaliämie, erniedrigtes Kortisol und erhöhtes ACTH > 240 pg/ ml (46 pmol/l) (jedoch Test-abhängig) im Serum sind diagnostisch richtungweisend. Die Diagnose wird gesichert durch erniedrigtes Kortisol in Serum und Urin vor und nach Belastung mit ACTH (50 IE über 4 Stunden). Normales Kortisol schließt die primäre NNR-Insuffizienz aus, nicht jedoch die sekundäre. Diese, die ein Symptom des Hypopituitarismus ist, läßt sich durch erniedrigte ACTH-Spiegel (< 20 pg/ ml) und fehlende Stimulation durch CRH- und Insulin-Test (s. **Tab. K 1.1**) diagnostizieren.

Verlauf
Es handelt sich um eine seltene Erkrankung mit einem Gipfel zwischen dem 20. und 50. Lebensjahr. Die akute NNR-Insuffizienz ist eine lebensbedrohliche Erkrankung. Neben den genannten Symptomen kann ein Hirnödem mit erhöhtem Liquordruck auftreten.

Pragmatische Therapie
Die Therapie ähnelt der bei sekundärer NNR-Insuffizienz infolge Hypopituitarismus. Die mineralokortikoide Wirkung ist durch eine Hydrocortisondosis von 75 mg/die noch ausreichend abgedeckt (Sagel, 1990). Erst wenn die Hydrokortisondosis auf ≤ 50 mg/die reduziert ist, müssen zusätzlich Mineralokortikoide mit Dosisanpassung je nach Blutdruck und Elektrolythaushalt verabreicht werden. Lebenslange Substitution kann erforderlich sein.

K 1.4.2. Primärer Aldosteronismus (Conn-Syndrom)

Klinik
Der primäre Aldosteronismus ist durch gesteigerte Sekretion des Mineralokortikoids Aldosteron mit Hypertonus, Polyurie, Müdigkeit, intermittieren-

der Muskelschwäche oder auch hypokaliämischen Paresen, Tetanie und Parästhesien gekennzeichnet. *Labor:* Hypokaliämie, Hypernatriämie und Alkalose

Das Bartter-Syndrom ist eine autosomal-rezessivvererbte chronische idiopathische Hypokaliämie. Dabei kann es durch eine Angiotensin-Resistenz des Gefäßsystems zu einer Störung mit erhöhtem Renin- und Aldosteronspiegel und hypokaliämischer Alkalose ohne Hypertonus kommen.

Verlauf

Der primäre Aldosteronismus tritt gehäuft zwischen dem 3. und 5. Lebensjahrzehnt auf. Bei 70–80 % der Patienten wird die Erkrankung durch ein meist solitäres Adenom der NNR verursacht, bei 20–30 % durch eine idiopathische bilaterale Nebennierenrindenhyperplasie. Karzinome sind äußerst selten eine Ursache.

Pragmatische Therpaie

Vor Entfernung der erkrankten Nebenniere sollte ein Aldosteroninhibitor, z. B. Spironolakton (initial $1-4 \times 100$ mg/die, dann maximal 2×100 mg/die Aldactone®), eingesetzt werden, um Blutdruck und Kaliumwerte zu normalisieren. Nach chirurgischer Intervention können noch 4–6 Monate eine negative Natriumbilanz und Kaliumretention bestehen, da die Gegenseite supprimiert war (Young et al., 1990).

K 1.4.3. Phäochromozytom

Klinik

Das Phäochromozytom macht eine Überfunktion der chromaffinen Zellen des Nebennierenmarks, welche zu Hypertonus, mäßig oder exzessiv, persistierend oder paroxysmal als Krise, und damit verbunden Schweißausbruch, Kopfschmerzen und Übelkeit, Emesis sowie Diarrhö führt.
Labor: Erhöhte Katecholamine im 24h-Urin sind beweisend.

Verlauf

Das Phäochromozytom ist eine seltene Erkrankung mit Gipfel im 4. und 5. Lebensjahrzehnt. 90 % der Phäochromozytome sind gutartige Tumore, die restlichen 10 % maligne. Der Tumor kann solitär, in Verbindung mit anderen endokrinen Tumoren (MEN Typ II), familiär (70 % haben eine bilaterale Lokalisation) oder in Verbindung mit Phakomatosen auftreten. Unbehandelt können Hirnblutung, Lungenödem und Herzversagen in akuten Blutdruckspitzen den Tod bedeuten.

Therapeutische Prinzipien

Kurative Therapie ist nur die Tumorentfernung. Präoperative medikamentöse Blutdrucksenkung mit Phentolamin, Prazosin oder Phenoxybenzamin verringern das Operationsrisiko (Sheps et al., 1990). Für maligne Tumore liegt die 5-Jahres-Überlebensrate bei etwa 44 %. In der Regel ist eine andauernde Therapie erforderlich.

Literatur

Abend WK, Tyler HR (1990) Thyroid disease and the nervous system. In: Aminoff MJ (Hrsg.) Neurology and General Medicine: The neurological aspects of medical disorders. Churchill Livingstone, New York Edinburgh London Melbourne, 257–271

Abrams GM, Schipper HM (1990) Other endocrinopathies and the nervous system. In: Aminoff MJ (Hrsg.) Neurology and General Medicine: The neurological aspects of medical disorders. Churchill Livingstone, New York Edinburgh London Melbourne, 305–321

Adams CBT, Burke CW (1993) Current modes of treatment of pituitary tumors. Br J Neurosurg 7: 123–128

Al-Da mluji S, Rees LH (1988) The neuroendocrine control of corticotropin secretion in normal humans and in Cushing's disease. In: Collu R, Brown GM, van Loon GR (Hrsg.) Clinical Neuroendocrinology, Blackwell, Boston Oxford London, 251–285

Arafah BM, Brodkey JS, Kaufmann B, Velasco M, Manni A, Pearson OH (1980) Transsphenoidal microsurgery in the treatment of acromegaly and gigantism. J Clin Endocrinol Metab 48: 578–585

Asukai K, Uemura T, Minaguchi H (1993) Occult hyperprolactinemia in infertile women. Fertil Steril 60: 423–427

Bamberg M, Rauhaut F, Budach V, Stuschke M (1989) Die Radiotherapie von Hypophysentumoren. Akt Neurol 16: 61–64

Barkan AL (1989) Acromegaly: diagnosis and therapy. Endocrinol Metab Clin North Am 18: 277–310

Bates AS, Van't Hoff W, Jones JM, Clayton RN (1993) An audit of outcome of treatment in acromegaly. Q J Med 86: 293–299

Bengtsson BA, Eden S, Lonn L, Kvist H, Stokland A, Lindstedt G, Bosaeus I, Tolli J, Sjostrom L, Isaksson OG (1993) Treatment of adults with growth hormone (GH) defiency with recombinant human GH. J Clin Endocrinol Metab 76: 309–317

Besser M (1993) Criteria for medical as opposed to surgical treatment of prolactinomas. Acta Endocrinol 129 (Suppl 1): 27–30

Brabant G (1989) Medikamentöse Therapie von Hypophysentumoren. Akt Neurol 16: 65–67

Brada M, Rajan B, Traish D, Ashley S, Holmes-Sellors PJ, Nussey S, Uttley D (1993) The long-term efficacy of conservative surgery and ratiotherapy in the control of pituitary adenomas. Clin Endocrinol 38: 571–578

Buchfelder M, Nistor R, Fahlbusch R, Huk WJ (1993) The accuracy of CT and MR evaluation of the sella turcica for detection of adrenocorticotropic hormone-secreting adenomas in Cushing disease. AJNR 14: 1183–1190

Carpenter PC (1990) Cushing's Syndrome. In: Rakel RE (Hrsg.) Conn's Current Therapie, WB Saunders, Philadelphia, 563–567

Christy NP (1990) Hyperprolactinemia. In: Rakel RE (Hrsg.) Conn's Current Therapy, WB Saunders, Philadelphia, 578–584

Clarke SD, Woo SY, Butler EB, Dennis WS, Lu H, Carpenter LS, Chiu JK, Thomby JI, Baskin DS (1993) Treatment of secretory pituitary adenoma with radiation therapy. Radiology 188: 759–763

Davis DH, Laws ERJr, Ilstrup DM, Speed JK, Caruso M, Shaw EG, Abboud CF, Scheithauer BW, Root LM, Schleck C (1993) Results of surgical treatment for growth hormone-secreting pituitary adenomas. J Neurosurg 79: 70–75

Ezzat S, Snyder PJ, Young WF, Boyajy LD, Newman C, Klibanski A, Molitch ME, Boyd AE, Sheeler L, Cook DM (1992) Octreotide treatment of acromegaly. A randomized, multicenter study. Ann Intern Med 117(9): 711–8

Ezzat S, Redelmeier DA, Gnehm M, Harris AGA (1995) Prospective multicenter octreotide dose response study in the treatment of acromegaly. J Endocrinol Invest 18(5): 364–9

Frantz AG (1988) Hyperprolactinemia. In: Collu R, Brown GM, van Loon GR (Hrsg.) Clinical Neuroendocrinology, Blackwell, Boston Oxford London, 311–332

Gallardo E, Schachter D, Caceres E, Becker P, Colin E, Martinez C, Henriquez C (1992) The empty sella: Results of treatment in 76 successive cases and high frequency of endocrine and neurological disturbances. Clin Endocrinol 37: 529–533

Grattan-Smith PJ, Morris JG, Langlands AO (1992) Delayed radiation necrosis of the central nervous system in patients irradiated for pituitary tumors. J Neurol Neurosurg Psychiatry 55: 949–955

Grigsby PW, Simpson JR, Enami BN, Fineberg BB, Schwartz HG (1989) Prognostic factors and results of surgery and postoperative irradiation in the treatment of pituitary adenomas. Int J Radiat Oncol Biol Phys 16: 1411–1417

Jakobsson B, Berg U (1994) Effect of hydrochlorothiazide and indomethacin treatment on renal function in nephrogenic diabetes insipidus. Acta Paediatr 83(5): 522–5

Jeffcoate WJ, Rees LH, To mlin S, Jones AE, Edwards CRW, Besser GM (1977) Metyrapone in long-term management of Cushing's disease. Br Med J 2: 215–217

Lazarus JH (1993) Treatment of hyper- and hypothyroidism in pregnancy. J Endocrinol Invest 16: 391–396

Lüdecke DK, Lutz BS, Niedworok G (1989) The choice of treatment after incomplete adenomectomy in acromegaly: Proton- versus high voltage radiation. Acta Neurochir (Wien) 96: 32–38

March CM, Kletzky OA, Davajan V, Teal J, Weiss M, Apuzzo ML, Marrs RP, Mishell DR Jr (1981) Longitudinal evaluation of patients with untreated prolactin--secreting pituitary adenomas. AM J Obstet Gynecol 139: 835–844

Martin JB, Reichlin S (1987) Clinical Neuroendocrinology, 2nd edition, FA Davis Company, Philadelphia

Martin TL, Kim M, Malarkey WB (1985) The natural history of idiopathic hyperprolactinemia. J Clin Endocrinol Metab 60: 855–858

Melmed S (1993) Medical management of acromegaly – what and when? Acta Endocrinol 129 (Suppl 1): 13–17

Melmed S (1995) Acromegaly. In: Melmed S (Hrsg.) The Pituitary, Blackwell Science, London, 413–442

Miller JW, Crapo L (1993) The medical treatment of Cushing's syndrome. Endocr Rev 14(4): 443–58

Molitch ME (1992) Pathologic hyperprolactinemia. Endocrinol. Metab. Clin. North AM 21: 877–901

Molitch ME (1995) Prolactinoma. In: Melmed S (Hrsg.) The Pituitary, Blackwell Science, London, 443–477

Molitch ME (1988) Acromegaly. In: Collu R, Brown GM, van Loon GR (Hrsg.) Clinical Neuroendocrinology, Blackwell Scientific Publications, Boston Oxford London, 189–227

Moses AM (1984) Clinical and laboratory observations in the adult with diabetes insipidus and related syndromes. In: Czernichov P, Robinson AG (Hrsg.) Diabetes Insipidus in Man. Basel, Karger, 156–175

Muenter MD, Whisnant JP (1968) Basal ganglia calcification, hypoparathyroidism and extrapyramidal motor manifestation. Neurology 18: 1075

Mundinger F (1985) Technik und Ergebnisse der interstitiellen Hirntumorbestrahlung. In: Heilmann HP (Hrsg.) Handbuch der Medizinischen Radiologie, vol XIX, part 4: Spezielle Strahlentherapie maligner Tumoren, Springer, Heidelberg, 179–214

Nanes MS, Catherwood BD (1990) Hyperparathyroidism and hypoparathyroidism. In: Rakel RE (Hrsg.) Conn's Current Therapy, WB Saunders, Philadelphia, 570–574

Newcomer J, Haire W, Hartmann CR (1983) Coma and thyreotoxicosis. Ann Neurol 14: 689

Perks WH, Walters EH, Tams IP, Prowse K (1979) Demeclocycline in the treatment of the syndrome of inappropriate secretion of antidiuretic hormone.
Thorax 34(3): 324–7

Pistenma DA, Goffinet DR, Bagshaw MA, Hanbery JW, Eltringham JR (1975)
Treatment of chromophobe adenmas with megavoltage tirradiation. Cancer 35(6): 1574–82

Plockinger U, Liehr RM, Quabbe HJ (1993) Octreotide long term treatment of acromegaly: Effect of drug withdrawal on serum growth hormone/insulin-like growth factor-I concentrations and on serum gastrin/24-hour intragastric pH values. J Clin Endocrinol Metab 77: 157–162

Quabbe HJ (1982) Treatment of acromegaly by transsphenoidal operation, 90-yttrium implantation and bromocriptine: Results in 230 patients. Clin Endocrinol 16: 107–119

Ross DA, Wilson CB (1988) Results of transsphenoidal microsurgery for growth-hormone secreting pituitary adenoma in a series of 214 patients. J Neurosurg 68: 854–867

Sagel J (1990) Adrenocortical insufficiency. In: Rakel RE (Hrsg.) Conn's Current Therapy, WB Saunders, Philadelphia, 560–563

Sarapura V, Schlaff WD (1993) Recent advances in the understanding of the pathophysiology and treatment of hyperprolactinemia. Curr Opin Obstet Gynecol 5: 360–367

Schlechte JA (1995) Clinical impact of hyperprolactinemia. In Fafin JA (Hrsg.) Baillière's Clinical Endocrinology and Metabolism. Baillière Tindall, London, 359–366

Sheps SG, Jiang NS, Klee GG, van Heerden JA (1990) Developments in the diagnosis and treatment of pheochromocytoma. Mayo Clin Proc 65: 88

Stevenaert A, Beckers A (1993) Presurgical octreotide treatment in acromegaly. Acta Endocrinol 129: S18–20

Stolke D (1989) Chirurgische Therapie von Hypophysentumoren. Aktuel Neurol 16: 58–60

Sugar O (1983) Central neurological complications of hypoparathyroidism. Arch Neurol Psychiatry 70: 86

Tsang RW, Laperriere NJ, Simpson WJ, Brierley J, Panzarella T, Smyth HS (1993) Glioma arising after radiation therapy for pituitary adenoma. A report of four patients and estimation of risk. Cancer 72: 2227–2233

Turkalj I, Braun P, Krupp P (1982) Surveillance of bromocriptine in pregnancy. J Am Med Assoc 247: 1589–1591

Verbalis JG, Robinson AG (1985) Neurophysin and Vasopressin: Newer concepts of secretion and regulation. In: Imure H (Hrsg.) The Pituitary Gland. Raven, New York, 307–339

Verbalis JG, Robinson AG, Moses AM (1984) Postoperative and posttraumatic diabetes insipidus. In Czernichov P, Robinson AG (Hrsg.) Diabetes Insipidus in Man. Karger, Basel, 247–265

Verhelst JA, Froud AL, Touzel R, Wass JA, Besser GM, Grossman AB (1991) Acute and long-term effects of once-daily oral bromocriptine and a new long-acting non-ergot dopamine-Agonist, quinagolide, in the treatment of hyperprolactinemia: a double-blind study. Acta Endocrinol Copenh 125(4): 385–91

Young WF (1990) Acromegaly. In: Rakel RE (Hrsg.) Conn's Current Therapy. WB Saunders, Philadelphia, 557–560

Young WF, Hogan MJ, Klee GG, Grant CS, van Heerden JA (1990) Primary aldosteronism: diagnosis and treatment. Mayo Clin Proc 65: 96

Zervas NT (1984) Surgical results for pituitary adenomas: Results of an international survey. In: Zervas NT, Ridgeway EC, Martin JB (Hrsg.) Secretory Tumors of the Pituitary Gland. Raven, New York, 377–385

K 2. Vegetative Störungen

von *D. Timmann**

Das autonome (unwillkürliche) oder vegetative Nervensystem regelt alle lebenswichtigen Funktionen, die für die Aufrechterhaltung des inneren Milieus (Homöostase) erforderlich sind: Atmung, Kreislauf, Stoffwechsel, Wärme- und Wasserhaushalt, Sekretion und Geschlechtsfunktion. Erkrankungen des autonomen Nervensystems führen zu Störungen von Blutdruck, Herzrate, Schweißsekretion, Temperaturregulation, des gastrointestinalen und urogenitalen Systems, der Pupillenmotorik und der Tränensekretion. Die wesentlichen Symptome sind orthostatische Hypotension (OH) mit Schwindel oder Synkope, Obstipation, Diarrhö, Nykturie, Harnverhalt, Blasen- und Stuhlinkontinenz, erektile Impotenz, trockene Augen und trockener Mund (Xerostomie), Wärmeintoleranz, sowie Anhidrose oder fokale Hyperhidrose (Appenzeller, 1982; Bannister und Mathias, 1992; Low, 1993a,c; Robertson et al., 1996). Low (1993b) unterscheidet drei Schweregrade der autonomen Insuffizienz:

> *Leichtgradig:* Impotenz, Obstipation, Xerostomie, ohne OH (Ausnahme: intermittierend und durch Medikamente ausgelöst).
> *Mittelgradig:* Symptomatische OH, die das tägliche Leben beeinträchtigt oder behandlungsbedürftig ist und/oder ausgeprägte Blasenstörungen.
> *Hochgradig:* Ausgeprägte und anhaltende OH, die auf Therapie nur unzureichend anspricht.

Es werden primäre und sekundäre Erkrankungen des autonomen Nervensystems unterschieden (s. **Tab. K 2.1**). Bei den primär autonomen Erkrankungen werden neben den seltenen akuten oder subakuten Dysautonomien zwei chronisch-degenerative Erkrankungen unklarer Ätiologie unterschieden: die reine autonome Insuffizienz (syn. »pure autonomic failure«, Bradbury-Eggleston-Syndrom, früher idiopathische orthostatische Hypotension), und die autonome Insuffizienz im Rahmen der Multisystematrophie (MSA, insbesondere vom Typ des Shy-Drager-Syndroms) (Mathias, 1995a). Von Bannister (1993) wird auch die autonome Insuffizienz bei M. Parkinson zu den primär autonomen Funktionsstörungen gezählt. Der seltene Dopamin-ß-Hydroxylase-Mangel, die familiäre Dysautonomie (syn. Riley Day-Syndrom, hereditäre sensible und autonome Neuropathie HSAN Typ III) und die Baroreflex-Insuffizienz werden von manchen Autoren zu den primär (Fealey und Robertson, 1993; Mitsky und Robertson, 1995), von anderen zu den sekundär autonomen Erkrankungen gerechnet (Mathias, 1995a).

Bei den sekundären Formen liegt eine Mitbeteiligung im Rahmen von anderen neurologischen Grunderkrankungen vor. Am häufigsten sind Polyneuropathien mit autonomer Beteiligung, insbesondere bei Diabetes mellitus, Amyloidose, bei der akuten inflammatorischen Polyneuritis (Guillain-Barré-Syndrom (GBS)) aber auch im Rahmen eines paraneoplastischen Syndroms. Verschiedene autonome Funktionsstörungen sind bei der Multiplen Sklerose beschrieben worden: Blasenentleerungsstörungen, Obstipation und Stuhlinkontinenz, besonders bei spinalen Verlaufsformen, und eine reduzierte Herzratenvariabilität (Ganz et al., 1993; Linden et al., 1995; Nordenbo et al., 1996; Giubilei et al., 1996). Die häufigsten nicht-neurogenen Ursachen autonomer Störungen (insbesondere der OH) sind Medikamentennebenwirkungen.
Nach kurzer zusammenfassender Darstellung der anatomisch-physiologischen Grundlagen und der wichtigsten autonomen Funktionsprüfungen werden Klinik und Verlauf der primär autonomen Erkrankungen im einzelnen beschrieben. Zu den in **Tab. K 2.1** aufgeführten, sekundär autonomen Störungen zugrundeliegenden Erkrankungen wird auf die Kap. (Kap. E 11, G 1, J 1, J 2) verwiesen. Die symptomatische Therapie einzelner autonomer Symptomkomplexe wird unabhängig von der Grunderkrankung im letzten Teil dieses Kapitels abgehandelt. Für Klinik und Therapie der Störungen von Blasen-, Darm- und Sexualfunktion wird auf Kap. K 3 verwiesen.

---

* Autoren dieses Kapitels in der 2. Auflage: E. Koenig und K. Krönert

Tab. K 2.1: Neurogene Ursachen der autonomen Insuffizienz (modifiziert nach Mathias, 1995a,b; Fealey und Robertson, 1993; McDougall and McLeod, 1996a,b)

1.	**Primär autonome Störungen**
1.1.	Akut
1.1.1.	Akute autonome Polyneuropathien: - Pandysautonomie - Cholinerge Dysautonomie - Sympathische Dysautonomie
1.2.	Chronisch
1.2.1.	Chronische autonome Polyneuropathien - Hereditäre sensible und autonome Neuropathie (HSAN) Typ I–V (HSAN Typ III = Familiäre Dysautonomie = Riley-Day-Syndrom) - Chronische panautonome Neuropathie - Chronische idiopathische Anhidrose - Dopamin-ß-Hydroxylase-Mangel - Baroreflex Insuffizienz
1.2.2.	Systemdegenerationen - Reine autonome Insuffizienz (PAF) (= idiopathische orthostatische Hypotension, = Bradbury-Eggleston-Syndrom) - Multisystematrophie (MSA; i.e.S. Shy-Drager-Syndrom) - Idiopathisches Parkinson-Syndrom mit autonomer Mitbeteiligung (IPS)
2.	**Sekundär autonome Störungen**
2.1.	ZNS-Läsionen - Hirntumoren und Insulte (Hypothalamus, parasellär und hintere Schädelgrube) - Wernicke Enzephalopathie - Multiple Sklerose
2.2.	Spinale Läsionen - Traumatische und entzündliche Myelopathien - Syringobulbie, Syringomyelie - Spinale Tumoren
2.3.	Periphere Läsionen (= autonome Polyneuropathien)
2.3.1.	Akut - akute Polyneuritis (Guillain-Barré-Syndrom) - akute paraneopastische PNP - Botulismus (fehlende sensible Ausfälle) - Porphyrie - Medikamenten-toxisch (z. B. Cis-Platin, Vincristin, Amiodaron) - Toxisch (z. B. Schwermetalle, organische Lösungsmittel, Acrylamid)
2.3.2.	Chronisch
Cholinerg:	- Lambert-Eaton-Syndrom - Chagas-Erkrankung
Adrenerg und cholinerg; autonome Störung klinisch im Vordergrund stehend:	- Amyloidose - Diabetes mellitus - Chronisch paraneoplastische Polyneuropathie
Adrenerg und cholinerg; autonome Störung klinisch im Hintergrund stehend:	- HMSN, HSN - M. Tangier, M. Fabry - Friedreichsche Ataxie - Kollagenosen (SLE, Sjögren-Syndrom) - Rheumatoide Arthritis - Infektionen (Lepra, AIDS, Borreliose) - CIDP - Urämie, Leberinsuffizienz - Alkohol - Vitamin B12- Mangel

K 2.1. Anatomisch-physiologische Grundlagen und Diagnostik

K 2.1.1. Anatomisch-physiologische Grundlagen

In der Peripherie werden ein parasympathischer (kraniosakrales System; trophotrop; »rest and digest reaction«) und ein sympathischer Anteil (thorakolumbales System; ergotrop; »fight and flight reaction«) unterschieden, daneben das enterale (Darmnerven) System (Langley, 1905). Diese klare Unterscheidung gilt nur für den efferenten Teil. Para- und sympathische Fasern innervieren die Organe vorwiegend antagonistisch. Stimulation des sympathischen Nervensystems führt zu Erhöhung von Herzrate und Blutdruck, Schwitzen, Piloarrektion, Pupillen- und Bronchodilatation, peripherer Vasokonstriktion, Hyperglykämie, Inhibition der Peristaltik, Ausschüttung von Renin und Noradrenalin in die Blutbahn und Ejakulation. Stimulation des parasympathischen Systems führt zu Bradykardie, peripherer Vasodilatation, Pupillen- und Bronchokonstriktion, vermehrter Peristaltik und exokriner Drüsensekretion, Kontraktion der Blase und Persistenz der Erektion.

Das periphere autonome System besteht aus den präganglionären Neuronen im Hirnstamm bzw. Rückenmark und den postganglionären Neuronen in der Peripherie. ›Prä‹ und ›post‹ bezieht sich auf die peripher gelegenen autonomen Ganglien. Die präganglionären Fasern sind markhaltig, die postganglionären Fasern marklos. Die präganglionären Fasern des Parasympathikus haben ihre Kerngebiete im Hirnstamm (N. III, VII, IX und X) sowie im Sakralmark (S2–4), die des Sympathikus in den Seitenhörnern des Thorakalmarks (Th1-Th12) sowie im oberen Anteil des Lumbalmarks (L1–L2) (**Abb. K 2.1**).

Die sympathischen, präganglionären Fasern laufen durch die vordere Wurzel und treten als R. communicans albus in den paravertebralen Grenzstrang ein, wo ein Teil auf das postganglionäre Neuron umschaltet und sich als R. communicans

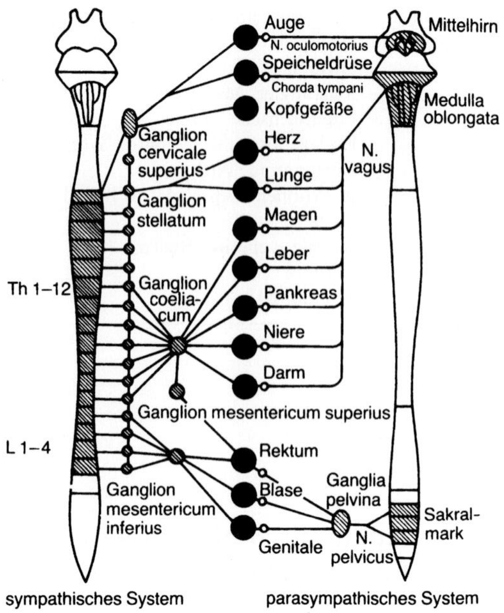

Abb. K 2.1: Aufbau des peripheren vegetativen Nervensystems (nach: W. Scheid (1983) Lehrbuch der Neurologie. Thieme Verlag: Stuttgart, 246)

griseus den Spinalnerven anschließt. Ein großer Teil der postganglionären Fasern läuft mit den Blutgefäßen. Ein Teil der präganglionären Fasern zieht durch den Grenzstrang hindurch und schaltet in den prävertebralen Ganglien (Ganglion cervicale superius, medius und stellatum, Ganglion coeliacum, mesentericum superius und inferius sowie das einem sympathischen Ganglion entsprechende Nebennierenmark) auf das postganglionäre Neuron um. Vom Sympathikus werden die glatte Muskulatur von Gefäßen, Eingeweiden, Blase, Mastdarm, die Haarfollikel, Pupillen- und Herzmuskulatur und die Schweiß-, Tränen-, Speichel- und Verdauungsdrüsen innerviert.
Im Gegensatz zum Sympathikus sind die präganglionären parasympathischen Fasern lang und die postganglionären Fasern, die in Ganglien beginnen, die dicht am Erfolgsorgan liegen, kurz. Der parasympathische Anteil des N. vagus versorgt mit präganglionären Fasern Herz und Lunge sowie die Baucheingeweide bis zum distalen Drittel des Colon transversum. Der sakrale Anteil versorgt parasympathisch das Colon ab dem distalen Drittel des Colon transversum, das Rektum, die Harnblase und die Genitalorgane.
Die Faserenden des zweiten parasympathischen Neurons enthalten Acetycholin (cholinerge, muscarinartige Rezeptoren), die sympathischen mit Ausnahme der sudomotorischen Fasern (cholinerge, muscarinartige Endigungen) Noradrenalin (adrenerge Alpha- und Beta- Rezeptoren). Die Alpha- und Beta-Rezeptoren werden in prä- und postsynaptische α_1 - und α_2-Rezeptoren sowie in β_1- und β_2-Rezeptoren unterteilt. Der Transmitter zwischen prä- und postganglionärem Neuron ist immer Acetylcholin (nikotinartige Rezeptoren).
Darüberhinaus ist eine Vielzahl von Neuropeptiden beschrieben, die als Neurotransmitter, Neuromodulator oder Co-Transmitter an den intermediären Neuronen, autonomen Ganglien und Nervenendigungen wirken.
Das Konzept verschiedener zentralnervöser, vegetativer Zentren ist dem Konzept eines sogenannten zentralen autonomen neuronalen Netzwerkes (›central autonomic (neural) network‹ (CAN)) gewichen (Loewy, 1990). Hypothalamus und Hirnstamm tragen wesentlich zur Steuerung der autonomen Efferenzen bei. Rostrale Anteile des Hypothalamus sind an der Kontrolle parasympathischer und kaudale Anteile an der Kontrolle sympathischer Aktivität beteiligt. Vom Hypothalamus bestehen direkte und indirekte Verbindungen zu den präganglionären autonomen Neuronen im Hirnstamm und Rückenmark. Der zerebrale Kortex beeinflußt autonome Funktionen wahrscheinlich über den Hypothalamus. Dem Nucleus tractus solitarius kommt die wesentliche integrative Bedeutung im Hirnstamm zu. Zahlreiche Zellen in der Formatio reticularis des Hirnstamms haben eine autonome Funktion und sind an der vegetativen Koordination von Atmung, Kreislauf, Schlukken, Würgen und Erbrechen beteiligt. Es gibt keine bekannte, deszendierende autonome Bahn vom Hirnstamm zum Rückenmark. Die Fasern scheinen diffus im Vorderseitenstrang des Rückenmarks verteilt zu sein und projizieren auf die intermediomedialen und -lateralen Neurone im Rükkenmarksgrau. Übersichten über die Anatomie des autonomen Nervensystems finden sich u. a. in Low, 1993a und Brodal, 1981.

K 2.1.2. Diagnostik

Besteht aufgrund der Anamnese der Verdacht auf eine autonome Insuffizienz, kann diese durch verschiedene autonome Funktionsprüfungen nachgewiesen und Ausmaß und Lokalisation der Schädigung bestimmt werden (s. **Tab. K 2.2**). Die Herzfrequenzanpassung ist hauptsächlich vom Hirnstamm und N.vagus abhängig, die Anpassung des Blutdrucks und der Schweißsekretion (cholinerg!) von der Sympathikusfunktion. Zur Funktionsprüfung des parasympathischen Systems werden die Veränderung der Herzrate bei tiefer Inspiration (Atem-Test), nach dem Aufstehen oder bei der Kipptischuntersuchung und beim Valsalva-Versuch untersucht. Voraussetzung ist ein Sinusrhythmus. Zur Funktionsprüfung des sympathischen Systems werden die Veränderung des Blutdrucks nach dem Aufstehen oder bei der Kipptischuntersuchung und bei isometrischer Muskelanspannung (Handgriff-Test) sowie verschiedene Schweiß-Tests untersucht (McLeod, 1992). Die Funktionsprüfungen des Sympathikus sind im Gegensatz zu denen des Parasympathikus überwiegend altersunabhängig. Einzelheiten der wichtigsten in der Routine angewandten Verfahren finden sich in **Tab. K 2.2** und in der entsprechenden

Tab. K 2.2: Autonome Funktions-Tests

1. Untersuchung der sympathischen kardiovaskulären Funktion (Blutdruck)

1.1. Schellong-Test

Durchführung: Vergleichende Blutdruckmessung nach 10-minütigem Liegen und nach aufrechtem Stehen für 3 Minuten. Alternativ Kipptischuntersuchung (45°–60°).

Normalbefund: Abfall des systolischen Blutdrucks 5–10 mm Hg, Anstieg des diastolischen Blutdrucks 2–5 mm Hg, Anstieg der Herzrate 5–20/ Min.

Pathologischer Befund: Abfall des systolischen Blutdrucks > 20 mm Hg oder des diastolischen Blutdrucks > 10 mm Hg, Anstieg der Herzrate > 30/ Min.

1.2. Valsalva-Versuch

Durchführung: Starke Anspannung der Exspirations- und Bauchmuskeln nach tiefer Inspiration bei geschlossenem Mund und zugehaltener Nase für ca. 10 Sekunden oder Atmung gegen Widerstand mit dem Versuch einen exspiratorischen Druck von 40 mm Hg über 10–15 Sekunden zu halten. Blutdruckmessung am Anfang, Ende und danach oder kontinuierlich (›beat-to-beat‹) z. B. durch Photoplethysmographie (Finapres®).

Normalbefund: **Phase 1.** Der gesteigerte intrathorakale Druck führt nach transientem Anstieg des systolischen Blutdrucks zu einem verminderten venösen Rückfluß und Abnahme von Herzeitvolumen und Blutdruck. **Phase 2.** Reflektorische kompensatorische Tachykardie und Vasokonstriktion. **Phase 3.** Nach Ende des Manövers führt der erniedrigte intrathorakale Druck zu einem transienten Blutdruckabfall. **Phase 4.** Durch Zunahme des venösen Rückflußes und erhöhten, peripheren Widerstand Steigerung des Blutdrucks über den Ausgangswert, gefolgt von reflektorischer Bradykardie.

Pathologischer Befund: Sympathische Störung bei Abfall des Blutdrucks in Phase 2 unter 50 % des Ausgangswert und fehlender Blutdruckerhöhung (über den Ausgangswert) in Phase 4.

1.3. Isometrische Muskelanspannung (Handgriff-Test)

Durchführung: Handgriff mit 30 % der maximalen Kraft wird über 3 Minuten gehalten.

Normalbefund: Anstieg des diastolischen Blutdrucks um mehr als 15 mm Hg.

Pathologischer Befund: Anstieg des diastolischen Blutdrucks um weniger als 11 mm Hg.

1.4. Noradrenalin-Spiegel

Durchführung: Bestimmung des Noradrenalin-Plasmaspiegels im Liegen und Stehen.

Normalbefund: Anstieg des Noradrenalin-Spiegels beim aufrechten Stehen.

Pathologischer Befund: Normwert im Liegen und fehlender Anstieg im Stehen bei präganglionärer sympathischer Läsion; Erniedrigte Werte im Liegen und fehlender Anstieg im Stehen bei postganglionärer sympathischer Läsion; Fehlender Nachweis von Noradrenalin im Liegen und Stehen bei deutlich erhöhtem Dopaminspiegel beim Dopamin-ß-Hydroxylase-Mangel.

2. Prüfung der parasympathischen kardiovaskulären Funktion (Herzrate)

2.1. Schellong EKG

Durchführung: Kontinuierliche EKG-Aufzeichnung während des Aufrichtens und im aufrechten Stehen nach 10minütigem Liegen.

Normalbefund: Nach dem Aufstehen initialer Anstieg der Herzrate mit einem Maximum beim ca. 15. Herzschlag, dann Abnahme der Herzrate und Stabilisierung beim ca. 30. Herzschlag. Der Quotient des R-R Intervalls beim 30. und 15. Herzschlag wird berechnet (30/15 Ratio).

Pathologischer Befund: 30/15 Ratio < 1.04 (bei jungen Menschen).

2.2. Atem-Test

Durchführung: Der Proband atmet tief ein und aus mit einer Frequenz von 6 Atemzügen pro Minute, dabei EKG- Aufzeichnung.

Normalbefund: Herzratendifferenz zwischen Inspiration und Exspiration > 15 Schläge pro Minute. Exspirations/Inspirationsquotient (Mittelwert von maximaler Anzahl R-R Intervalle während Exspiration geteilt durch Minimum R-R Intervalle während Inspiration) > 1.2.

Pathologischer Befund: Exspirations/Inspirationsquotient < 1.2 (altersabhängig).

2.3. Valsalva-Versuch

Durchführung: Siehe 1.2. mit zusätzlicher EKG-Aufzeichnung.

Normalbefund:: Als Valsalva-Quotient wird der Quotient aus dem längsten und kürzesten R-R Intervall berechnet.

Pathologischer Befund: Niedriger Valsava-Quotient (< 1.4; altersabhängig) bei normaler Blutdrukkreaktion spricht für parasympathische Funktionsstörung.

2.4. Karotissinus-Druckversuch (Czermak-Versuch; Vagusdruckversuch)

Durchführung: Manuelle Kompression im Bereich des Karotissinus (Erweiterung an der Teilungsstelle des A. carotis communis).

Normalbefund: Durch Erregung von Pressorezeptoren reflektorische Bradykardie und Hypotonie, evtl. Herzstillstand (!).

Pathologischer Befund: Fehlende Herzratenänderung.

3. Untersuchung der sympathischen, cholinergen Funktion (Schweiß-Tests)

3.1. Periphere autonome Oberflächenpotentiale (PASP; ›sympathetic skin response‹)

Durchführung: Mit Oberflächenelektroden wird die Potentialdifferenz zwischen Ober- und Unterseite an der Hand oder am Fuß gemessen. Applikation eines Schreckreizes (lauter Knall oder elektrischer Reiz).

Normalbefund: Änderung der Potentialdifferenz durch geänderte Antwort der sudomotorischen Fasern auf Schreckreiz.

Pathologischer Befund: Fehlende Änderung der Potentialdifferenz.

3.2 Minorsche Schweißversuch (thermoregulatorisches Schwitzen)

Durchführung: Der Proband trinkt 1 l heißen Tee (Lindenblüte), Einnahme von 1 g Acetylsalicylsäure.

Der Körper bzw. Körperteil wird mit Jodlösung eingerieben und mit Kartoffelstärke bestäubt. Lichtkasten für 20 Minuten.
Normalbefund: Dunkelfärbung zeigt Schweißreaktion an.
Pathologischer Befund: Anhidrotische Bezirke bleiben weiß. Prä- und postganglionäre Störungen können nicht unterschieden werden. (Durch Applikation von Pilokarpin (pharmakologisches Schwitzen) statt Wärme Untersuchung nur des postganglionären, peripheren Teils).

3.3. Ninhydrin-Test (Moberg-Test)
Durchführung: Handflächen, Fußsohlen oder Stirn werden auf ein Blatt Papier gedrückt, die Umrisse nachgezeichnet. Der Papierbogen wird mit 1 % Ninhydrin Lösung in Aceton getränkt und bei 110° für 2–3 Minuten erwärmt.
Normalbefund: Aminosäuren im Schweiß färben Ninhydrin blau.
Pathologischer Befund: Fehlende Blaufärbung. Prä- und postganglionäre Störungen können nicht unterschieden werden.

3.4. Quantitativer sudomotorischer Axon Reflex-Test (QSART)
Durchführung: Nach iontophoretischer Applikation von Acetylcholin wird die lokale Schweißproduktion quantitativ (ul/cm^2) bestimmt. Typische Meßorte: Unterarm, Ober- und Unterschenkel, Fußrücken.
Normalbefund: Acetylcholin aktiviert Axonterminale, der Impuls läuft antidrom bis zu einer Axonverzweigungsstelle, dann orthodrom zurück und erregt entsprechende Schweißdrüse (Axonreflex). Latenz und Volumen der Schweißreaktion werden gemessen (Normwerte z. B. bei Low, 1993).
Pathologischer Befund: Eine verminderte oder fehlende, übermäßige oder persistierende Schweißreaktion spricht für eine postganglionäre sudomotorische Funktionsstörung.

4. Andere Tests
4.1. Sensitivität des Baroreflexes
Durchführung: Infusion von Phenylephrin, einem α-Agonisten, löst erhöhten Blutdruck und reflektorische Verlangsamung der Pulsrate aus. Blutige oder unblutige kontinuierliche RR-Messung ist notwendig.
Normalbefund: Das Verhältnis R-R Intervall und Blutdruck Anstieg gibt Auskunft über die Sensitivität des Baroreflexes.
Pathologischer Befund: Fehlende reflektorische Bradykardie bei Blutdruckanstieg spricht für eine Funktionsstörung des Baroreflexes.

4.2. Schirmer-Test (Prüfung der Tränensekretion)
Durchführung: Einlage eines Filterpapierstreifens an der Unterlidkante.
Normalbefund: Nach 5 Minuten sind 10–20 mm des Streifens befeuchtet.
Pathologische Befund: Werte unter 5 mm und Seitendifferenzen von mehr als 30 %.

4.3. Pupillometrie
Durchführung: Mittels einer Infrarotkamera werden Veränderungen der Pupillengröße (Durchmesser oder Fläche) unter verschiedenen Licht- und pharmakologischen Bedingungen gemessen.
Normalbefund: Isokore Pupillen mit prompter direkter und indirekter Lichtreaktion. Erweiterung durch Kokainlösung und Phenylephrin.
Pathologischer Befund: Miosis, die im Dunkeln zunimmt, spricht für Horner-Syndrom; bei Pupillenerweiterung durch Kokainlösung präganglionäres Horner-Syndrom, bei fehlender Erweiterung durch Kokain und überschießender Erweiterung (Denervierungsüberempfindlichkeit) durch Phenylephrin postganglionäres Horner-Syndrom. Beidseits weite, lichtstarre Pupillen bei parasympathischer Funktionsstörung.

4.4. Augendruckversuch (Aschner-Dagnigni-Bulbusdruckversuch; okulokardialer Reflex)
Durchführung: Der Untersucher drückt auf die geschlossenen Augen des Patienten.
Normalbefund: Reflektorische Brady- oder Tachykardie, Hautblässe, Brechreiz, evtl. Kollaps.
Pathologischer Befund: Fehlende Herzratenänderung.

Fachliteratur (Low, 1993a,b; McDougall und McLeod, 1996a). Die computergesteuerte Spektralanalyse der Herzratenvariabilität und die kontinuierliche Blutdruckmessung (z. B. mittels Photoplethysmographie (Finapres® Gerät)) sind gegenwärtig wissenschaftlichen Untersuchungen vorbehalten (Stellungnahme zu autonomen Funktionsuntersuchungen des Assessment Subcommittee der American Academy of Neurology, 1996). Die diagnostischen Methoden zur Untersuchung des urogenitalen und gastrointestinalen Systems sind im nachfolgenden Kapitel (Kap. K 3) dargestellt.
Die Patienten sollten drei Stunden vor der autonomen Testung keine Nahrung, Kaffee, Tee oder Nikotin und 12–24 Stunden vorher keinen Alkohol zu sich nehmen. Wenn möglich sollten 48 Stunden vor der Testung Anticholinergica (u. a. Antidepressiva, Antihistaminika), Fludrokortison, Diuretika, Sympathomimetika und Parasympathomimetika abgesetzt werden, 24 Stunden vorher Alpha- und Beta-Antagonisten. Stützstrümpfe sollten nicht getragen werden und Patienten mit Diabetes mellitus nicht hypoglykämisch sein (Low, 1993b).

K 2.2. Primär autonome Erkrankungen

K 2.2.1. Autonome Polyneuropathien

Es werden akute und chronische autonome Polyneuropathien unterschieden. Zu den akuten, primär autonomen Polyneuropathien zählen die akute Pandysautonomie, die cholinerge und die adrenerge Dysautonomie. Zu den chronischen Formen gehören die familiäre Dysautonomie und die chronische idiopathische Anhidrose. Auch der Dopamin-ß-Hydroxylase-Mangel und die Insuffi-

zienz des Barorezeptorenreflexes werden in diesem Abschnitt besprochen.
Eine Reihe sensomotorischer Polyneuropathien zeigt in unterschiedlichem Ausmaß eine autonome Mitbeteiligung (s. **Tab. K 2.1**). Dazu wird auf die entsprechenden Kapitel in diesem Lehrbuch (Kap. J 1, J 2) verwiesen.

Akute oder subakute Dysautonomien

Klinik

Die 1969 erstmals von Young beschriebene, akute Pandysautonomie (syn. idiopathische autonome Polyneuropathie) ist eine Polyneuropathie der sympathischen und parasympathischen Fasern. Somatische Nerven bleiben bis auf seltene sensible Reiz- und Ausfallserscheinungen ausgespart (Low, 1994). Es kommt zu ausgeprägten sympathischen (schwere orthostatische Hypotension, Anhidrose) und parasympathischen Funktionsstörungen (trockener Mund und Augen, gestörte Blasen- und Darmfunktion mit Übelkeit, Erbrechen, Wechsel von Durchfall und Obstipation, häufig kolikartigen, abdominalen Schmerzen, Harnverhalt und Impotenz, Herzstarre und weite, lichtstarre Pupillen). Entsprechende Veränderungen finden sich in den autonomen Funktionsprüfungen.
Die Nervenleitgeschwindigkeiten sind typischerweise normal. In der Suralis-Biopsie finden sich Zeichen einer axonalen Degeneration neben Markscheidenveränderungen und perivaskulären, entzündliche Infiltraten (Suarez et al., 1994). Das Liquoreiweiß ist erhöht bei normaler Zellzahl (zytoalbuminäre Dissoziation). Die Pandysautonomie wird als Variante der akuten idiopathischen Polyneuritis (Guillain-Barré-Syndrom, GBS) aufgefaßt (McDougall und McLeod, 1996b).
Von der akuten Pandysautonomie werden die akute cholinerge Dysautonomie mit rein cholinerger Beteiligung (ohne orthostatische Hypotension) und die akute sympathische Dysautonomie mit rein sympathischer Beteiligung (nur orthostatische Regulationsstörung und Schweißregulationsstörung) unterschieden (Suarez et al., 1994; Baron und Engler, 1996). Liegt zusätzlich eine deutliche sensible Neuropathie vor, spricht man von einer akuten autonomen und sensiblen Neuropathie (AASN; Yasuda et al., 1995), bei deutlicher motorischer Neuropathie von einem Guillain-Barré-Syndrom (GBS). Differentialdiagnostisch muß eine akute paraneoplastische Polyneuropathie ausgeschlossen werden. Bei der reinen autonomen Insuffizienz (PAF) ist der Verlauf chronisch, und der Liquorbefund zeigt keine Eiweißerhöhung.

Verlauf

Die Erkrankung ist selten. Sie tritt in jedem Alter und unabhängig vom Geschlecht auf. Oft geht ein viraler Infekt voraus. Die Symptome entwickeln sich akut (< 2 Wochen) oder subakut (< 8 Wochen). Im Gegensatz zur Erstbeschreibung von Young (1969) kommt es oft nur langsam zu einer Besserung mit unvollständiger Rückbildung und bleibenden Defiziten (Low, 1993a; McDougall und McLeod, 1996b). Vergleichbar der chronischen idiopathischen demyelinisierenden Polyneuropathie (CIDP) gibt es auch chronisch idiopathische Verläufe der panautonomen Neuropathien.

Pragmatische Therapie

Kontrollierte Studien liegen nicht vor. Unter Annahme einer Autoimmungenese ist ein Therapieversuch mit Prednison (z. B. täglich 50 mg Prednison für 2 Wochen, dann über 2 Wochen ausschleichen), Plasmapherese oder die Gabe von Immunglobulinen (z. B. 0,04 g/Kg KG/die für 5 Tage) indiziert (Low, 1993a; Heafield et al., 1996).

Chronische autonome Polyneuropathien

Familiäre Dysautonomie (syn. Hereditäre sensorische und autonome Neuropathie HSAN Typ III; Riley Day-Syndrom)

Klinik

Es werden insgesamt fünf Formen hereditärer sensorischer und autonomer Neuropathien (HSAN Typ I–V) unterschieden. In diesem Kapitel wird die HSAN Typ III (syn. familiäre Dysautonomie) ausführlicher beschrieben, weil hier die autonomen Symptome klinisch im Vordergrund stehen. Zur Beschreibung der anderen Formen der HSAN wird auf Kap. J 2 verwiesen.
Die von Riley et al. 1949 erstmals beschriebene, familiäre Dysautonomie ist eine autosomal rezessive Erkrankung mit einem Gendefekt auf Chromosom 9 (9q31; Blumenfeld et al., 1993), die hauptsächlich bei Ashkenazi Juden auftritt (Mass et al., 1996; McDougall und McLeod, 1996b). Es liegt eine kombinierte autonome und sensible Neuropathie vor. Das betroffene Neugeborene trinkt und entwickelt sich schlecht. Es treten Episoden mit unerklärbarem Fieber auf. Typisch sind Hypotonie, fehlende Tränen, fleckige Haut und Unempfindlichkeit der Kornea, gastrointestinale Beschwerden und vermehrte Infektanfälligkeit. Die fungiformen Papillen der Zunge fehlen. Temperatur- und Schweißregulation sowie Geschmacks-, Temperatur- und Schmerzwahrnehmung sind gestört. Muskeleigenreflexe fehlen oder sind vermindert. Die Nervenleitgeschwindigkeit ist etwas verzögert.
Fehlende fungiforme Papillen sind auch für eine seltene Form der autosomal-dominanten Heredoataxie mit ausgeprägten sensiblen (Thermoanalgesie) und leichten panautonomen Störungen beschrieben worden (Fukutake et al., 1996).

Verlauf

Erste Symptome entwickeln sich nach der Geburt. Die Lebenserwartung ist verkürzt. Betroffene sterben häufig im Kindesalter und werden selten älter als 30 Jahre.

Pragmatische Therapie: Eine kausale Therapie ist nicht bekannt. Die Behandlung richtet sich nach den für die symptomatische Therapie von autonomen Störungen angegebenen Richtlinien (s. Kap. K 2.3.). Eine pränatale Diagnostik über Linkage-Studien ist möglich (Oddoux et al., 1995).

Chronische idiopathische Anhidrose (Chronic idiopathic anhidrosis)

Klinik: Die chronische idiopathische Anhidrose ist eine erworbene, rein cholinerge Neuropathie. Sie imponiert als totale oder subtotale Anhidrose ohne zusätzliche autonome Symptome (Faden et al., 1982; Low et al., 1985). Die gestörte Schweißsekretion bedingt eine Wärmeintoleranz mit bei warmem Wetter oder körperlicher Belastung auftretender Schwäche, Fieber, Dyspnoe und der Unmöglichkeit zu schwitzen. Die Kombination von segmentaler Anhidrose mit Adie-Pupille und Hyporeflexie wird als *Ross-Syndrom* bezeichnet (Ross, 1958; Wolfe et al., 1995).

Verlauf: Der Verlauf ist gutartig und ohne Übergang in eine generelle autonome Dysfunktion. Spontane Rückbildungen sind beschrieben.

Pragmatische Therapie: Die Therapie ist symptomatisch. Wohnen in klimatisierten Räumen und die Vermeidung von großer körperlicher Anstrengung sind zu empfehlen. Von Ando et al. (1995) wurde kürzlich ein Fall mit guter klinischer Besserung nach Glukocorticoid-Gabe beschrieben.

Dopamin-ß-Hydroxylase-Mangel

Klinik
Der kongenitale Dopamin-ß-Hydroxylase-Mangel (Man in't Veld, 1987a) imponiert als rein adrenerge Neuropathie. Die Familienanamnese ist typischerweise leer. Die Erkrankung beginnt in der Kindheit mit Hypotonie, Hypothermie und Hypoglykämie. Neben schwerer orthostatischer Hypotonie finden sich beidseitige Ptosis, verstopfte Nase, retrograde Ejakulation und verminderte vaginale Sekretion. Die vagalen, kardiovaskulären autonomen Funktionen und die Schweißsekretion sind nicht gestört (cholinerg).

Pathophysiologische Prinzipien
Bei fehlender Dopamin-ß-Hydroxylase kann Dopamin nicht in Noradrenalin umgewandelt werden. Noradrenalin ist im Serum stark erniedrigt oder nicht nachweisbar, Dopamin deutlich erhöht. Ein Noradrenalin/Dopamin-Quotient < 0.1 ist pathognomonisch. Der Enzymmangel kann hautbioptisch nachgewiesen werden.

Verlauf
Die Erkrankung ist sehr selten mit weltweit weniger als 10 bekannten Fällen. Die Patienten zeichnen sich durch eine lebenslang bestehende, ausgeprägte orthostatische Hypotension aus. Die Beschwerden bessern sich dramatisch unter Einnahme von L-Dihydroxyphenylserin.

Pragmatische Therapie
L-Dihydroxyphenylserin (L-DOPS) wird peripher über das Enzym DOPA-Decarboxylase direkt in Noradrenalin umgewandelt. Der Beginn der L-DOPS-Therapie wird mit 3 × 25 mg empfohlen, gefolgt von einer langsamen Dosissteigerung auf 2 x 250 mg, maximal 2 × 500 mg (Biagginoni und Robertson, 1987; Man in't Veld et al., 1987b; Robertson und Davis, 1995). Der Bezug von L-DOPS durch ein japanisches Labor (Sumitoma) kann über Professor Man in't Veld, Abteilung für Innere Medizin, Universitätskrankenhaus Dijkzigt in Rotterdam (Niederlande) erfragt werden (Tel. 00 31-1 04 63 92 92).

Insuffizienz des Barorezeptorenreflexes (Baroreflex failure)

Klinik
Die Insuffizienz des Barorezeptorenreflexes ist im Rahmen von Glomustumoren beschrieben. Häufiger tritt sie nach einer Schädigung des N. glossopharyngeus oder N. vagus durch Verletzung, Operation oder Bestrahlung im Nackenbereich und bei Hirnstammprozessen auf (Robertson et al., 1993). Bei akuter Symptomatik (z. B. nach traumatischer Schädigung des N. IX oder N. X) entspricht die Klinik der bei Phäochromozytom mit starker Blutdruckerhöhung (bis 280/160 mmHg) und Tachykardie, begleitet von Kopfschmerzen und Schwitzen. Bei subakuten und chronischen Verläufen sind ein labiler Hyper- und Hypotonus mit deutlichen Schwankungen des Blutdruckes typisch (Extreme zwischen 250/150 mmHg und 80/50 mmHg). Begleitende Kopfschmerzen und Palpitationen sind häufig. Symptome der orthostatischen Hypotension kommen beim chronischen Verlauf vor, stehen klinisch aber nicht im Vordergrund. Ein Blutdruckabfall im Schellong-Test ohne Anstieg der Pulsfrequenz deutet auf eine Störung des Baroreflexes hin.
Typisch sind ein hoher Noradrenalin-Serumspiegel während einer hypertonen Phase, die Besserung der Symptome durch Clonidin und die fehlende Reaktion auf pressorische Substanzen, z. B. nach Gabe von Noradrenalin oder Nitroprussid-Na. Differentialdiagnostisch ist an die Multisystematrophie (MSA) zu denken, die mit ausgeprägten Blutdruckschwankungen einhergehen kann und bei der die Symptome der orthostatischen Hypotension oft erst im Verlauf in den Vordergrund treten (s. Kap. K 2.2.2.).

Pathophysiologische Prinzipien
Baro- oder Pressorezeptorenreflexe sind Teil der kurzfristigen Regulationsmechanismen der Kreislauffunktion und schützen vor exzessivem Blutdruckanstieg und -abfall. Ein Blutdruckanstieg führt durch Dehnung der Gefäßwände zur Erre-

gung der Barorezeptoren im Aortenbogen und Carotissinus. Afferente Fasern laufen im N.vagus und N. glossopharyngeus zu autonomen Zentren im Hirnstamm und führen über eine Hemmung der sympathischen Aktivität und Erregung der parasympathischen Aktivität zu einer Blutdrucksenkung.

Verlauf
Der Verlauf richtet sich nach der Grundkrankheit.

Pragmatische Therapie
Gute Behandlungseerfolge sind nach Gabe des zentralen Alpha-Rezeptor-Agonisten Clonidin beschrieben (0,3 bis 1,2 mg/Tag; Robertson et al., 1993).

K 2.2.2. Chronisch-degenerative Erkrankungen unklarer Ätiologie

Sowohl für die reine autonome Insuffizienz (›pure autonomic failure‹, PAF), die Multisystematrophie (MSA) als auch das idiopathische Parkinson-Syndrom mit autonomer Insuffizienz (IPS) sind neurodegenerative Veränderungen von unterschiedlichem Ausmaß in allen Abschnitten des zentralen und peripheren autonomen Nervensystems beschrieben (Oppenheimer, 1988; Ingelghem et al., 1994; Singaram et al., 1995). Bei der PAF steht die periphere, postganglionäre Schädigung im Vordergrund, bei der MSA und dem IPS die präganglionäre Schädigung. Morphologisch finden sich beim IPS Lewy Körper (›Lewy bodies‹), bei der MSA oligodendrogliale zytoplasmatische Einschlüsse (›oligodendroglial cytoplasmatic inclusions‹) (Quinn und Wenning, 1994). MSA und IPS können mit rein autonomen Funktionsstörungen beginnen. Im Gegensatz zum IPS finden sich bei der MSA neben Parkinson-Symptomen zerebelläre und kortikospinale Symptome. Da Parkinson-Symptome bei den meisten Patienten mit MSA im Vordergrund stehen, ist die Fehldiagnose eines IPS nicht selten. Mit Hilfe der Magnet-Resonanz-Tomographie (MRT) können bei MSA Veränderungen des Kleinhirns und Hirnstamms und/oder des Putamens nachgewiesen werden, bei IPS und PAF ist das Schädel-MRT unauffällig.

Reine autonome Insuffizienz (syn. ›pure autonomic failure‹, PAF; Bradbury-Eggleston-Syndrom; früher idiopathische orthostatische Hypotension)

Klinik
Entgegen der Erstbeschreibung von Bradbury und Eggleston (1925), geht die Erkrankung über die klinisch im Vordergrund stehende orthostatische Hypotension hinaus (Mitzky und Robertson, 1995). Dazu treten häufig Blasenfunktionsstörungen und eine gestörte Schweißregulation. Am Erkrankungsbeginn stehen meist unspezifische Symptome, z. B. leichter Schwindel und eine unspezifische Schwäche. Impotenz kann Erstsymptom beim Mann sein. Zusätzliche neurologische Symptome, wie zerebelläre und extrazerebelläre Zeichen, gehören nicht zu der Erkrankung. Es handelt sich um eine Ausschlußdiagnose. Andere primäre oder sekundäre Ursachen einer autonomen Funktionsstörung (s. **Tab. K 2.1**) müssen ausgeschlossen werden.
PAF ist vorwiegend eine Erkrankung des postganglionären, sympathischen Systems (Polinsky et al., 1981). Das parasympathische System ist in geringerem Maße mitbeteiligt. Der Noradrenalin-Plasmaspiegel im Liegen ist bei PAF im Gegensatz zur überwiegend zentralen sympathischen Störung bei MSA erniedrigt, bei beiden Erkrankungen fehlt der typische Anstieg beim Aufstehen (Schatz, 1984; Bannister, 1993). Ausdruck der primär postganglionären Beteiligung bei PAF sind darüberhinaus eine Denervierungsüberempfindlichkeit für Noradrenalin, die größer ist als bei der MSA, und die fehlende Reaktion auf Gabe des indirekten Sympathikomimetikums Tyramin (die bei MSA nicht gestört ist). Der Noradrenalin-Mangel führt zu einer Vermehrung der postsynaptischen Adrenorezeptoren und so zu einer Überempfindlichkeit auf intravenöse Noradrenalin-Gaben. Die Wirkung von Tyramin setzt eine ausreichende Menge von Nordrenalin in den peripheren Nervenendigungen voraus. Ist noch eine Restmenge von Noradrenalin vorhanden, ist die Reaktion auf Tyramin überschießend (Überempfindlichkeit auf das freigesetzte Noradrenalin), aber in geringerem Maße als nach einer Noradrenalin-Gabe. Beim idiopathischen Parkinson-Syndrom mit autonomen Störungen ist der Ruhewert von Noradrenalin leicht erniedrigt mit reduziertem Anstieg bei Orthostase (Kato et al., 1995).

Verlauf
PAF tritt sporadisch auf, bei Männern häufiger als bei Frauen (5:1). Die Prognose ist relativ gut mit einem langsam progredienten Verlauf über mehr als 20 Jahre nach Stellung der Diagnose. Spontane Stillstände kommen vor. Die MSA, aber auch das idiopathische Parkinson-Syndrom (IPS) können am Erkrankungsbeginn von der PAF nicht zu unterscheiden sein (Quinn und Wenning, 1994). Die klinische Diagnose einer MSA oder eines IPS ergibt sich manchmal erst im weiteren Verlauf, wenn sich zusätzliche neurologische Symptome manifestieren.

Pragmatische Therapie
Eine kausale Therapie ist nicht bekannt. Die Behandlung richtet sich nach den für die symptomatische Therapie von autonomen Störungen angegebenen Richtlinien (Kap. K 2.3.).

Multisystematrophie (MSA)

Klinik

Multisystemdegeneration (›multisystem degeneration‹) ist ein unspezifischer Überbegriff für verschiedene sporadische oder hereditäre, degenerative Erkrankungen des Nervensystems. Die Multisystematrophie (›multiple system atrophy‹) dagegen ist eine nach klinischen und pathologischen Richtlinien definierte Erkrankung aus dem Formenkreis der Multisystemdegenerationen (Quinn und Wenning, 1994, 1995; Definition des Consensus Committee der American Autonomic Society und der American Academy of Neuroloy, 1996). Die MSA ist eine sporadische, progressive Erkrankung des Erwachsenenalters mit Zeichen der autonomen Dysfunktion, eines Parkinson-Syndroms (Akinese, Rigor, seltener Tremor, oft schlechtes oder nur kurzfristiges Ansprechen auf L-Dopa und fehlende Reaktion nach subkutaner Gabe von Apomorphin) sowie zerebellären und kortikospinalen Symptomen in jedweder Kombination und Ausprägung. Autonome Störungen können den motorischen Störungen vorausgehen oder entwickeln sich innerhalb von 2 Jahren nach Krankheitsbeginn. Sensible Störungen und Demenz gehören nicht zum typischen klinischen Bild. Überwiegen die autonomen Störungen, spricht man nach den Erstbeschreibern (1960) vom Shy-Drager-Syndrom, bei überwiegend extrapyramidalen Symptomen von einer striatonigralen Degeneration und bei überwiegend zerebellären Zeichen von einer idiopathischen olivopontozerebellären Atrophie (OPCA). Familiäre Formen der OPCA gehören nicht zur MSA, sondern zu den autosomal dominanten zerebellären Ataxien (ADCA vom Typ 1 nach Harding; s. Kap. H 3).

Differentialdiagnostisch ist bei Parkinson-Symptomen, die schlecht auf L-Dopa ansprechen, das Steele-Richardson-Olszewski-Syndrom (supranukleäre Blickparese) abzugrenzen. Ein Beginn mit Fallneigung, vertikaler Blickparese, Sakkadenverlangsamung und kognitiven Defiziten ist typisch für das Steele-Richardson-Olszewski-Syndrom (Report of the NINDS-SPSP International Workshop, 1996). Zerebelläre Symptome und deutliche autonome Störungen (Blaseninkontinenz, Impotenz, orthostatische Hypotension, Heiserkeit und inspiratorischer Stridor) sprechen gegen diese Diagnose und für das Vorliegen einer MSA (Schulz et al., 1994). Zur Abgrenzung vom M. Parkinson mit autonomer Insuffizienz und der rein autonomen Insuffizienz (PAF) siehe unten.

Verlauf

Nach einer Untersuchung von 100 Fällen mit MSA von Wenning et al. (1994) erkranken Männer häufiger als Frauen (2:1). Das mittlere Erkrankungsalter lag bei 53 Jahren (von 33–76 Jahren). 41 % der Patienten hatten initial autonome Symptome. Autonome Störungen entwickelten sich bei 97 % im weiteren Verlauf. Bei den Männern war das häufigste autonome Symptom Impotenz, bei Frauen Harninkontinenz. 68 % der Patienten zeigten eine orthostatische Hypotension. Diese war nur bei 15 % schwerwiegend. Cholinerge Funktionsstörungen sind entgegen früheren Beschreibungen nicht selten (Khurana, 1994). 46 % hatten initial Symptome eines zumeist asymmetrischen und akinetisch-rigiden Parkinson-Syndroms, 91 % im Verlauf. Bei 82 % waren die extrapyramidalen Störungen die dominierenden motorischen Symptome. Nur bei 5 % der Patienten fanden sich initial zerebelläre Zeichen, bei 47 % im Verlauf. Zerebelläre Zeichen waren in 18 % das einzige bzw. prädominierende motorische Symptom. Zeichen einer Pyramidenbahnläsion fanden sich in 61 % der Fälle im Verlauf.

Die Prognose ist schlecht. Innerhalb von 5 Jahren sind 40 % schwer behindert oder rollstuhlpflichtig (Wenning et al., 1994). Als mittlere Überlebensrate nach Beschwerdebeginn werden von Schatz (1984) 7–8 Jahre und von Wenning et al. (1994) 9,5 Jahre angegeben.

Pragmatische Therapie

Eine kausale Therapie ist nicht bekannt. Die Behandlung der autonomen Funktionsstörungen richtet sich nach den für die symptomatische Therapie von autonomen Störungen angegebenen Richtlinien (Kap. K 2.3). Zur Behandlung der Parkinson-Symptome wird auf Kap. I 1 verwiesen. Der Behandlungserfolg mit L-Dopa ist typischerweise vorübergehend, schlecht oder fehlt ganz.

Autonome Störungen beim idiopathischen Parkinson-Syndrom

Klinik

Seit der Erstbeschreibung des idiopathischen Parkinson-Syndroms werden auch eine Vielzahl, z. T. ausgeprägter autonomer Regulationsstörungen beschrieben (Übersicht bei Jost, 1995 und Netten et al., 1995). Die Abgrenzung der autonomen Störungen im Rahmen der Primärerkrankung von Medikamentennebenwirkungen, auch gegenüber einer fluktuierenden Madoparwirkung kann schwierig sein. Regulationsstörungen des Herzkreislaufsystems, des Gastro- und Urogenitaltrakts sowie der Schweiß- und Thermoregulation sind häufig. Die Symptome sind im einzelnen in Kap. I 1 beschrieben. Zusammengefaßt finden sich als kardiovaskuläre Funktionsstörungen orthostatische Hypotonie und postprandiale Hypotonie, an gastrointestinalen Störungen Schluckstörungen (Ali et al., 1996), epigastrisches Druckgefühl, frühes Sättigungsgefühl, Übelkeit, Erbrechen und Obstipation bei verzögerter Magen- und Darmentleerung (Djaldetti et al., 1996). Das Herauslaufen des Speichels aus dem Mundwinkel ist nicht Ausdruck einer Hypersalivation, sondern ist durch die Schluckstörung bei verminderter Speichelproduktion bedingt. Störungen des Urogenitalsystems zeigen sich als Dranginkontinenz, Pollakisurie, Nykturie, unvollständige Blasenentleerung und erektile Dysfunktion. Die Pupillomotorik ist verlangsamt, die Tränensekretion vermin-

dert und die Talgproduktion vermehrt (Seborrhö, Salbengesicht). Störungen der Schweißsekretion sind häufig und mit der Gefahr der Hyperthermie bei Hypohydrosis bei hohen Außentemperaturen verbunden. Neben intermittierendem Schwitzen im Kopf- und Nackenbereich kommt es oft episodenhaft und besonders nachts zu starkem, diffusem Schwitzen. Diese Schwitzanfälle sind häufig mit choreatischen, dystonen oder akinetischen Symptomen verbunden und wahrscheinlich Ausdruck eines end-of-dose Medikamentenwirkungsverlustes (›wearing off‹) (Sage und Mark, 1995).
Differentialdiagnostisch muß eine MSA abgegrenzt werden, bei der die autonomen Funktionsstörungen generell ausgeprägter sind und sich oft zusätzliche zerebelläre und kortikospinale Symptome finden. Tremor-Dominanz und gutes Ansprechen auf L-Dopa und auf eine subkutane Gabe von Apomorphin sprechen für das idiopathische Parkinson-Syndrom.

Verlauf
Es wird auf Kap. I 1 verwiesen.

Pragmatische Therapie
Orthostatische Hypotonie (insbesondere am Beginn einer Behandlung mit Dopamin-Agonisten) bessert sich durch den peripheren Dopamin-Antagonisten Domperidon (Motilium® 3 × 10–20 mg). Symptome einer verzögerten Magenentleerung bessern sich durch Domperidon oder den Serotonin-Agonisten Cisaprid (Propulsin®). Die Gabe von Metoclopramid (Paspertin®) ist wegen möglicher zentraler Nebenwirkungen (Früh- und Spätdyskinesien) kontraindiziert. Eine beschleunigte Magenentleerung bessert die enterale Resorption von L-Dopa und kann so bei Fluktuationen der Parkinson-Symptomatik (›delayed-on‹, ›no-on‹) helfen. Nützlich kann auch die Gabe von flüßigem L-Dopa (Auflösung des Madopar®-Kapselinhalts oder der Nacom®-Tablette in Flüssigkeit) sein.
Das Herauslaufen des Speichels aus dem Mundwinkel bessert sich mit Behandlung der Schluckstörung durch L-Dopa und Verminderung der Speichelmenge durch Anticholinergika. Bei ausgeprägten Schluckstörungen kann die Gabe von flüssigem L-Dopa helfen. Amantadin, Apomorphin und Lisurid können parenteral gegeben werden.
Die Seborrhö bessert sich oft unter L-Dopa-Therapie. Sage und Mark (1995) berichten über gute Erfolge mit den Dopamin-Agonisten Bromocriptin oder Pergolid zur Behandlung der episodenhaften Schwitzanfälle. Darüberhinaus richtet sich die Behandlung der autonomen Funktionsstörungen nach den für die symptomatische Therapie von autonomen Störungen angegebenen Richtlinien (s. Kap. K 2.3.). Zur medikamentösen Behandlung der Parkinson-Symptome wird auf Kap. I 1 verwiesen.

K 2.3. Autonome Symptomkomplexe

K 2.3.1. Orthostatische Hypotonie (syn. posturale Hypotension)

Klinik
Die in der Literatur angebenen Kriterien zur Diagnose der orthostatischen Hypotension (OH) sind willkürlich und schwanken zwischen Werten von 20–30 mm Hg für den Abfall des systolischen Blutdrucks im Stehen und von 10–15 mm Hg für den Abfall des diastolischen Blutdrucks. Die orthostatische Hypotonie kann symptomatisch und asymptomatisch sein. Viele Autoren sprechen nur bei Auftreten von Symptomen von orthostatischer Hypotonie (Übersicht bei Fealey und Robertson, 1993; Jacob und Robertson, 1995). Das Consensus Committee der American Autonomic Society und der American Academy of Neuroloy (1996) hat orthostatische Hypotonie definiert als den Abfall des systolischen Blutdrucks im Stehen um mindestens 20 mm Hg oder des diastolischen Blutdrucks um mindestens 10 mm Hg innerhalb von 3 Minuten. Orthostatische Beschwerden können aber auch nach längerer Stehzeit (mehr als 10 Minuten) und mit geringerer Blutdruckdifferenz auftreten, ein geringer Abfall reicht z. B. bei Vorliegen einer hochgradigen Karotisstenose.
Der Blutdruck und die Herzfrequenz werden im Liegen und Stehen (Schellong-Test: nach Liegen für 10 Minuten und Stehen für 3 Minuten; Robertson und Robertson, 1994; Schellong 1931) oder mittels Kipptischuntersuchung in 45°–60° Kopfhochlagerung gemessen. Ist die orthostatische Hypotension so ausgeprägt, daß der Patient nicht für drei Minuten stehen kann, wird die (Steh-) Zeit bis zum Auftreten orthostatischer Beschwerden (»standing time«, Robertson, 1991) in Sekunden gemessen. Oft sind mehrfache Messungen erforderlich, um die orthostatische Hypotension im Schellong-Test zu erfassen. Insbesondere bei älteren Patienten können Messungen nur am Morgen pathologisch sein (Ward und Kenny, 1996).
Als Folge des Blutdruckabfalls kommt es zu einer zerebralen Minderperfusion, die Ursache der typischen Symptome ist und die so ausgeprägt sein kann, daß ein Bewußtseinsverlust auftritt (orthostatische Synkope). Häufige Symptome sind: Leeregefühl im Kopf, Schwindel, Verschwommensehen, Tunnelgesichtsfeld, Schwächegefühl, Ermüdung, kognitive Beeinträchtigung, Übelkeit, Palpitationen, Zittern, Kopfschmerzen und Nackenschmerzen. Angina pectoris-Beschwerden können bei Patienten mit koronarer Herzkrankheit ausgelöst werden. Die Symptome verschwinden charakteristischerweise im Liegen, zumindest bei Hochlagerung der Beine. Der orthostatische Blutdruckabfall wird nach dem Essen (Blut sammelt sich im Splanchnikus-Gebiet), morgens beim Aufstehen nach dem Schlaf, durch Wärme, und während und nach (meist großer) körperlicher Anstrengung (Blut

sammelt sich in der Skelettmuskulatur) sowie durch Alkohol-induzierte Gefäßdilatation verstärkt.
Die orthostatische Hypotonie wird durch eine Vielzahl neurogener und nicht-neurogener Erkrankungen ausgelöst (s. **Tab. K 2.1** und **K 2.3**; Robertson und Robertson, 1994; Mathias, 1995 a,b). Die häufigste Ursache sind Medikamentennebenwirkungen, dabei stehen die trizyklischen Antidepressiva an erster Stelle, gefolgt von Antihypertensiva (s. **Tab. K 2.4**; Jacob und Robertson, 1995). Bei den nicht-neurogenen Ursachen ist das autonome Nervensystem intakt, kann aber andere Störungen, wie kardiale Erkrankungen, Vasodilatation und Volumenmangel nicht kompensieren. Dazu gehören niedriges intravasales Blutvolumen (durch Flüssigkeitsverlust, Nierenerkrankungen oder endokrine Störungen), Vasodilatation (Fieber, Alkohol) und kardiale Ursachen (Kardiomyopathie und Aortenstenose). Neurogene und nicht-neurogene Ursachen können sich gegenseitig verstärken.

Tab. K 2.3: Nicht neurogene Ursachen orthostatischer Hypotension (modifiziert nach Fealey and Robertson, 1993)

Endokrin-metabolische Erkrankungen
- Primäre und sekundäre Nebennierenrindeninsuffizienz (M. Addison, Hypoaldosteronismus)
- Phäochromozytom
- Diabetes insipidus
- Kaliummangel

Intravasaler Volumenmangel
- Blut/Plasmaverlust (Blutung, Verbrennung, Hämodialyse)
- Flüßigkeits-/Elektrolytverlust (Erbrechen, Diarrhö, Salzverlustniere, Diabetes insipidus, Diuretika)

Gestörte venöse Rückfluß
- Ausgeprägte Varikosis, fehlende Venenklappen
- Venöse Obstruktion (späte Schwangerschaft)
- Junge, asthenische Individuen

Vasodilatation
- Alkohol
- Fieber, Hitze
- Medikamente (Nitrate)
- Hyperbradykinismus (Bradykinin)
- Mastozytose (Histamin, Prostaglandin D_2)

Kardiale Erkrankungen
- Myokarditis, Herzinfarkt, Mitralklappenprolaps
- Konstriktive Perikarditis
- Aortenstenose, hypertrophe obstruktive Kardiomyopathie
- Bradykardie oder Tachyarrhythmie

Iatrogen
- Medikamente (s. Tab. K 2.4)
- Sympathektomie
- Gastrektomie
- Dekonditionierung nach längerer Bettlägerigkeit oder Schwerelosigkeit

Tab. K 2.4: Medikamentöse Ursachen der orthostatischen Hypotonie

Antihypertensiva:
Diuretika (z. B. Furosemid, Hydrochlorothiazid), Calciumantagonisten (z. B. Nifedipin), zentrale Alpha-Rezeptor-Agonisten (z. B. Methyldopa, Clonidin), periphere Alpha-Rezeptorantagonisten (z. B. Prazosin), Dihydralazin, Nitrate, Guanethedin, Reserpin
In geringerem Maße: Betablocker, ACE-Hemmer, Verapamil

Psychopharmaka:
Trizyklische Antidepressiva (z. B. Amitriptylin und Doxepin), Phenothiazine (z. B. Promethazin, Thioridazin), Barbiturate, MAO-Hemmer (z. B. Trancylcypromin)
In geringerem Maße: Butyrophenone (z. B. Haloperidol, Melperon, Pipamperon), Serotonin-Rückaufnahmehemmer (z. B. Paroxetin), trizyklische Antidepressiva (z. B. Nortriptylin, Desipramin)

Antiparkinson-Medikamente:
L-Dopa, Dopamin-Agonisten (z. B. Bromocriptin, Lisurid), Anticholinergika (z. B. Biperiden)

Im Patientengut einer speziell für autonome Störungen eingerichteten Klinik fanden sich bei 38 % eine nicht neurogene Ursache, bei 35 % eine sekundär autonome Störung und bei 27 % eine primär autonome Störung (Robertson und Robertson, 1994). Die Einnahme von Medikamenten, insbesondere von Antidepressiva, auch in niedrigen Dosen wie z. B. Amitriptylin oder Imipramin 25 mg z. N., war die häufigste nicht-neurogene Ursache einer orthostatischen Hypotension. Diabetes mellitus, ein paraneoplastisches Syndrom, insbesondere beim Bronchialkarzinom, und Amyloidose waren die häufigsten sekundär autonomen Erkrankungen, das Shy-Drager- und Bradbury-Eggleston-Syndrom die häufigsten primär autonomen Erkrankungen. Die prozentuale Häufigkeit wird in entsprechend ausgewähltem Patientengut (z. B. medikamentöse Behandlung von Patienten mit Hypertonie und Parkinson-Syndrom; Patienten mit Diabetes mellitus) anders sein.
Der akute Blutdruckabfall durch plötzliche Insuffizienz des autonomen kardiovaskulären Systems (vasovagale Synkope) sollte von einer (orthostatischen) Synkope im Rahmen einer autonomen Insuffizienz unterschieden werden (Kaufmann, 1995; Mathias, 1995a). Bei der Synkope im Rahmen einer autonomen Insuffizienz handelt es sich um ein chronisches Problem, die sympathischen Efferenzen adäquat zu aktivieren. Die vasovagale Synkope ist auf eine plötzliche und vorübergehende Funktionsstörung zurückzuführen, zwischen den Attacken ist das autonome System normal oder zeigt verstärkte kardiovaskuläre Reflexe. Der plötzliche Lagewechsel ist kein typischer Aus-

löser für die Hypotension bei der vasovagalen Synkope. Typisch sind Prodromi, wie Wärmegefühl, Schwitzen und Nausea. Verschiedene Auslöser, z. B. Schmerz oder Angst (s. Kap. K 4), führen zu einer plötzlichen Zunahme der parasympathischen Aktivität mit Bradykardie und Inhibition des sympathischen Systems mit Vasodilatation und nachfolgendem Blutdruckabfall, Minderung der zerebralen Durchblutung und möglichem Bewußtseinsverlust.
Eine Sonderform ist das **posturale Tachykardie-Syndrom** (postural tachykardia syndrome (POTS); syn. orthostatisches Tachykardie-Syndrom, orthostatic intolerance Syndrome, sympathikotone Form der orthostatischen Hypotension). Das posturale Tachykardie-Syndrom ist definiert als das Auftreten von orthostatischen Symptomen, assoziiert mit einem Anstieg der Herzfrequenz von 30/Minute oder mehr innerhalb von 5 Minuten oder einer Herzrate über 120/Minute nach dem Aufstehen oder bei der Kipptischuntersuchung (Low et al., 1995). Der systolische Blutdruck ist unverändert oder fallend, der diastolischer Blutdruck kann deutlich steigen (> 50 mmHg). Zusätzliche diskrete sudomotorische oder gastrointestinale Symptome sind möglich. Die Erkrankung kann in jedem Lebensalter auftreten und ist bei Frauen häufiger als bei Männern. Der Beginn ist meist akut. Die Symptome entsprechen weitestgehend denen bei orthostatischer Hypotension: Leeregefühl im Kopf, Verschwommensehen oder Tunnelgesichtsfeld, Palpitationen, Zittrigkeit und Schwäche besonders der Beine, selten Hyperventilation, Ängstlichkeit, Kopfschmerzen, kalte Akren, Schmerzen im Bereich der Brust bei exzessiver Tachykardie, Blässe und Schwitzen. Differentialdiagnostisch sind Panik-Attacken auszuschließen.
Der Erkrankung geht oft ein viraler Infekt voraus. Das Vorliegen einer postviralen, panautonomen Neuropathie wird diskutiert (Schondorf und Low, 1993). Bei vielen Patienten wurde ein Mitralklappenprolaps beschrieben, wobei unklar ist, ob es sich um eine primäre oder sekundäre Störung handelt. Pathophysiologisch liegt möglicherweise eine Hypovolämie unklarer Genese zugrunde. Der Noradrenalin-Spiegel ist im Liegen normal, im Stehen normal oder erhöht. Vor Diagnosestellung eines POTS müssen andere symptomatische Ursachen ausgeschlossen werden (s. **Tab. K 2.1** und K 2.3).

Verlauf

Orthostatische Hypotonie ist ein häufiges Problem, insbesondere bei älteren Menschen (5–20 % der über 60jährigen; Lipsitz, 1989). Der Verlauf richtet sich nach der Grundkrankheit. Bei den häufigen Medikamentennebenwirkungen sind die Symptome reversibel und bilden sich nach dem Absetzen der Medikation zurück.

Pathophysiologische Prinzipien

Beim Übergang vom Liegen zum Stehen kommt es, hydrostatisch bedingt, zur Umverteilung des Blutes. Kurzfristig »versacken« 400–600 ml Blut in den Kapazitätsgefäßen der Beine. Der venöse Rückstrom, der zentrale Venendruck, das Herzschlagvolumen und der systolische Blutdruck nehmen kurzfristig ab. Aktive Anpassungsvorgänge sorgen beim Gesunden dafür, daß sich der arterielle Mitteldruck nicht oder nur wenig ändert. Die Erregung der Pressorezeptoren im Aortenbogen und Carotissinus nimmt ab und löst reflektorisch eine vasokonstriktorische Reaktion der Widerstands- und Kapazitätsgefäße (Alpha-1-Rezeptoren), eine Steigerung der Herzfrequenz (Beta-1-Rezeptoren), eine vermehrte Catecholaminausschüttung aus dem Nebennierenmark, eine Aktivierung des Renin-Angiotension-Mechanismus und eine vermehrte ADH- und Aldosteronausschüttung aus. Darüberhinaus spielt die Freisetzung von Prostaglandinen, Bradykinin, Histamin und des atrialen natriuretischen Faktors eine Rolle.
Der periphere Widerstand steigt an durch Konstriktion der Widerstandsgefäße in der Skelettmuskulatur, der Haut, den Nieren sowie des Splanchnikusgebietes und der Kapazitätsgefäße in der Haut. Durch die reduzierte Nierendurchblutung werden die Renin-Freisetzung und in der Folge die Bildung von Angiotension und die Ausschüttung von ADH vermehrt, so daß nach längerer Latenz das Plasmavolumen zunimmt. Bei normaler Kreislauffunktion steigt nach 10minütiger Orthostase der diastolische Druck um nicht mehr als 5 mmHg an, der systolische Druck zeigt Abweichungen von weniger als 5–10 mmHg, und die Herzfrequenz steigt durchschnittlich um 5–20/Min (Schmidt und Thews, 1993; Stumpf und Mitrzyk, 1994).
Es werden vier Formen der orthostatischen Reaktion unterschieden: die hypertone (Anstieg von Herzfrequenz, systolischem und diastolischem Blutdruck); sympathikotone (systolischer Blutdruck unverändert oder fallend, diastolischer Blutdruck steigend, Puls stark steigend), asympathikotone oder hypoadrenerge (Puls unverändert, systolischer Blutdruck fallend, diastolischer Blutdruck fallend oder unverändert) und die vasovagale Reaktion (Abfall von Pulsfrequenz, diastolischem und systolischem Blutdruck). Wenn von orthostatischer Hypotension gesprochen wird, ist meist die asympathikotone Form gemeint, wie sie bei der autonomen Insuffizienz hauptsächlich vorkommt.
Bei Patienten mit primärer autonomer Dysfunktion finden sich Zeichen für gestörte frühe (Catecholaminausschüttung) und späte Kompensationsmechanismen (Volumenregulation). Die orthostatische Hypotension beruht im wesentlichen auf einer sympathischen Funktionsstörung, Noradrenalin ist im Liegen erniedrigt oder im unteren Normbereich und steigt beim Aufstehen nicht adäquat an. Bei Patienten mit primär autonomer Insuffizienz sind die Renin-Spiegel niedrig bei fast normwertigen Aldosteron-Spiegeln. Erythropoietin ist erniedrigt.

Obwohl eine große Anzahl von Veröffentlichungen zu einer Vielzahl von Medikamenten zur Behandlung der OH vorliegen, gibt es nur wenige kontrollierte Studien mit ausreichend großer Patientenzahl und Beobachtungsdauer (Übersichten bei Stumpf und Mitrzyk, 1994; Jacob und Robertson, 1995). Häufig wird die Wirkung auf den Blutdruck untersucht, was nicht direkt mit der Besserung der Symptome korrelieren muß. Der Einsatz der Medikamente, für die eine ausreichende Wirkung nachgewiesen ist, wird durch das mögliche Auftreten einer insbesondere nächtlichen Hypertonie im Liegen limitiert.

Fludrokortison
Fludrokortison (Astonin H®) erhöht das Plasmavolumen durch Salzretention (Gewichtszunahme; cave Herzinsuffizienz!) und soll die Gefäße für Catecholamine sensitivieren. Die Therapie beginnt mit 0,05 mg–0,1 mg (morgendliche Gabe). Da die Wirkung sich erst nach mehreren Tagen zeigt, werden wöchentliche Dosiserhöhungen um 0,05–0,1 mg empfohlen, bis eine Gewichtszunahme von 1,5 bis 2,5 kg erreicht ist oder die Symptome ausreichend eingestellt sind. Tagesdosen von mehr als 0,4 mg sind meist nicht notwendig.
Wichtigste und den Einsatz limitierende Nebenwirkung ist das Auftreten von hypertonen Blutdruckwerten im Liegen. Wegen der besonders nächtlichen Gefahr einer Hypertonie sollte Fludrokortison in 2 oder 3 Einzeldosen bis zur Mittagszeit gegeben werden. Bei Kombinationstherapie mit Salzzulage und Schlafen mit erhöhtem Oberkörper ist oft eine niedrigere Dosis ausreichend und das Risiko der nächtlichen Hypertonie geringer (Ten Harkel et al., 1992). In 50 % wird eine Hypokaliämie und in 5 % eine Hypomagnesiämie beobachtet (Robertson und Davis, 1995). Elektrolytkontrollen und entsprechende Substitution sind notwendig. Weitere Nebenwirkungen sind Ödeme, Aszitis, Herzinsuffizienz, bei höheren Dosen Steroideffekte und (besonders bei jüngeren Patienten) Kopfschmerzen. Gegenanzeigen (entsprechend der Roten Liste) sind Hypertonie, Ödeme und fortgeschrittene Hirnarteriosklerose.

Sympathikomimetika
Nach ihrer Wirkungsweise werden vorwiegend alpha-mimetische (z. B. Midodrin, Etilefrin, Norfenefrin), alpha- und beta-mimetische sowie vorwiegend beta-mimetische Sympathikomimetika (z. B. Dobutamin) unterschieden. Zu den alpha- und beta-mimetischen Sympathikomimetika gehören die Katecholamine (Adrenalin, Dopamin und Noradrenalin) und indirekt durch Freisetzung von Noradrenalin wirkende Sympathikomimetika (z. B. Ephedrin, Tyramin). MAO-Hemmer hemmen den Abbau von direkt wirkenden Sympathikomimetika und führen so zu einer Verstärkung der sympathomimetischen Wirkung am Erfolgsorgan. MAO-Hemmer (z. B. Tranylcypromin) können alleine gegeben orthostatische Symptome auslösen. Werden sie zusammen mit einem Sympathomimetikum gegeben, verstärken sie dessen vasokonstriktorischen Effekt (Karet et al., 1994).

a. Alpha- und Beta-Sympathikomimetika
Adrenalin und Noradrenalin sind oral nicht wirksam, da sie z. T. bereits im Magen-Darm-Kanal und in der Leber enzymatisch inaktiviert werden (Bioverfügbarkeit nahe 0 %). Auch nach intravenöser Verabreichung ist die Wirkung nur sehr kurz. Für eine anhaltende Wirkung ist eine kontinuierliche intravenöse Gabe notwendig. Der noch in der letzten Ausgabe genannte Adrenalin-Medihaler ist nicht mehr auf dem Markt.
Die alpha- und beta-mimetischen Sympathomimetika Ephedrin, Tyramin und Phenylephrin stehen zur oralen Anwendung in Deutschland nicht zu Verfügung. Phenylpropanylamin (Boxogetten®) kann über die Firma BoxoPharm bezogen werden. Bei schnellem Wirkbeginn (30 Minuten nach Einnahme) eignet es sich zum Einsatz in Bedarfssituationen, z. B. um ein ausgeprägtes Morgentief zu überwinden. Es sollte nur kurzfristig und bei sonst therapierefraktären Patienten eingesetzt werden wegen der Gefahr einer ausgeprägten Hypertension im Liegen (mit allen negativen Folgen wie ischämischer oder hämorrhagischer Insult), Toleranzentwicklung und kardialer Nebenwirkungen. Neben Kopfschmerzen sind folgende Nebenwirkungen zu beachten: Herzrhythmusstörungen, Hyperglykämie und pectanginöse Beschwerden. Für Phenylpropanylamin wird eine Dosis von 3 x 12,5–50 mg empfohlen. Gegenanzeigen für Sympathikomimetika sind Hypertonie, Thyreotoxikose, Phäochromozytom, Engwinkelglaukom, Blasenentleerungsstörungen (Prostataadenom), Tachyarrhythmien, KHK, AVK und schwere Nierenfunktionsstörungen.

b. *Alpha-Sympathikomimetika*
Zur Behandlung der OH kommen vor allem Alpha-Sympathikomimetika in Frage, die eine längere Wirkungsdauer als Adrenalin und Noradrenalin besitzen und vom Darm ausreichend resorbiert werden. Mittel der Wahl ist Midodrin (Gutron®) mit einer enteralen Resportion von nahezu 100 % und Umwandlung in der Leber in seine Wirkform Desglymidodrin (Bioverfügbarkeit 87 %). Etilefrin (Effortil®) wird enteral unvollständig resorbiert und in der Leber enzymatisch inaktiviert (First-Pass-Effekt; Bioverfügbarkeit 55 %). Norfenefrin (Novadral®) unterliegt einem starken First-Pass-Effekt (Bioverfügbarkeit 20 %). Der Therapieerfolg von Etilefrin und Norfenefrin ist unsicher, wenngleich in der Literatur positive Wirkungen beschrieben sind (Schaffler, 1984; Jansen et al., 1985).
Midodrin (Gutron®) ist ein peripher wirkendes Alpha- Sympathikomimetikum, das zu einer arteriellen und venösen Vasokonstriktion führt. Seine Wirksamkeit bei orthostatischer Hypotension ist belegt (Jankovic et al., 1993). Midodrin geht nicht durch die Bluthirnschranke und wirkt nicht wie alpha- und beta-mimetisch wirkende Sympathiko-

mimetika direkt am Herzen oder an den Beta-Rezeptoren der Gefäße (mögliche Vasodilatation über Beta-Rezeptoren). Für Midodrin ist z. B. eine bessere Wirkung bei OH als für das indirekt, alpha- und beta-mimetisch wirkende Ephedrin beschrieben (Foud-Tarazi et al., 1995).
Die Therapie beginnt mit 2,5 mg morgens. Meist sind Dosiserhöhungen auf 3 × 2,5 mg notwendig (maximale Dosis 3 × 10 mg) (Mitzky und Robertson, 1995). Midodrin sollte in 2 oder 3 Einzeldosen bis zur Mittagszeit gegeben werden, um besonders nächtliche Hypertonien im Liegen zu vermeiden. Diese sind die den Einsatz limitierende Nebenwirkung der Substanz. Die Kombinationstherapie mit Salzzulage und Schlafen mit erhöhtem Oberkörper verringert das Risiko der Hypertonie im Liegen. Der Therapieerfolg ist mit Gewichtszunahme assoziert. Die alpha-agonistische Wirkung erklärt die Nebenwirkungen Horrilipation (pilomotorische Reaktion mit Gänsehaut, Kältegefühl), Parästhesien der Kopfhaut (Korrelat zur Horripilation) und Harndrang. Midodrin darf während der Schwangerschaft und Stillzeit nicht angewendet werden. Es gelten die Gegenanzeigen (u. a. koronare Herzkrankheit) und Anwendungsbeschränkungen wie bei allen Sympathikomimetika.

c. *Ergotamine*
Ergotamin (Ergo-Kranit® mono) und Dihydroergotamin (Dihydergot®) sind Alpha-Sympatholytika mit zusätzlicher agonistischer Wirkung. Ergot-Alkaloide haben eine direkte konstriktorische Wirkung auf die Gefäßmuskulatur und können über eine alpha-Rezeptoren-blockierende Wirkung zur Erschlaffung der Gefäßmuskulatur führen. Die alpha-sympathomimetisch-vasokonstriktorische Komponente überwiegt bei Ergotamin. Bei der hydrierten Form (Dihydroergotamin) tritt die alpha-Rezeptoren-blockierende Wirkung stärker in Erscheinung. An den venösen Kapazitätsgefäßen wirkt Dihydroergotamin stärker vasokonstriktorisch. Wegen der Erhöhung des Venentonus wird Dihydroergotamin bei OH eingesetzt.
Bei schlechter enteraler Resportion und hohem First-Pass-Effekt ist die Bioverfügbarkeit nach oraler Einnahme gering (5 % bzw. 1 %). Die Absorption soll durch gleichzeitige Gabe von Coffein verbessert werden. Dihydergot plus® und Effortil plus® sind Kombinationspräparate aus Dihydroergotamin und Etilefrin. Der Erfolg nach oraler Gabe wird in der Literatur unterschiedlich beurteilt (Übersicht bei Mitzky und Robertson, 1995). Langzeitgabe in hoher Dosierung sollte wegen der Gefahr des Ergotismus (periphere Mangeldurchblutung, Magen-Darm-Störungen, Bewußtseinsstörung, Krämpfe, Kopfschmerzen) vermieden werden.

d. *Alpha-2-Rezeptor-Agonisten und -Antagonisten*
Alpha-1-Rezeptoren sind postsynaptische noradrenerge Rezeptoren, alpha-2-Rezeptoren präsynaptische noradrenerge Rezeptoren.
Yohimbin (Yohimbin »Spiegel«®; 2,5–5,0 mg 1–3/die) wirkt antagonistisch auf zentrale und periphere alpha-2-adrenerge Rezeptoren und erhöht über vermehrte Freisetzung von Noradrenalin den Blutdruck (Biaggioni et al., 1994a). MAO-Hemmer verstärken den Effekt. Patienten mit autonomer Insuffizienz sind für Yohimbin überempfindlich. Nebenwirkungen und noch ungenügend große untersuchte Fallzahlen schränken die Anwendung ein. Nebenwirkungen sind Hypertension im Liegen, Nausea, Erbrechen, Diarrhö, Erregungszustände mit Verwirrtheit und Halluzinationen und Tremor. Die Anwendung sollte auf therapierefraktäre Patienten beschränkt bleiben. Yohimbin ist in Deutschland als Urologikum zugelassen.
Clonidin (Catapresan®; 0,15–1,2 mg) ist ein Alpha-2-Rezeptor-Agonist. Es vermindert durch präsynaptisch vermittelten negativen Feedback beim Gesunden die Ausschüttung von Noradrenalin in den synpatischen Spalt. Bei schwerer autonomer Störung und Mangel an peripheren Katecholaminen kommt es durch Wirkung an Alpha-2-adrenergen Rezeptoren der venösen Kapazitätsgefäße zur Vasokonstriktion. Clonidin sollte nur bei Patienten mit therapierefraktärer orthostatischer Hypotension und schwerer autonomer Insuffizienz mit niedrigem Noradrenalin-Spiegel angewendet werden, sonst bewirkt es eine weitere Hypotension.

Beta-Rezeptorenblocker
Stimulation der beta-adrenergen Rezeptoren (β_2) an der glatten Muskulatur der Arteriolen in der Skelettmuskulatur führt zur Vasodilatation. Nicht-selektive Beta-Antagonisten (Propanolol (Dociton®; 40–240 mg/die), Pindolol (Visken®; 15–30 mg/die)) bewirken eine Vasokonstriktion durch Hemmung der Beta-Rezeptoren an den Gefäßen und damit Überwiegen der alpha-adrenerg vermittelten Vasokonstriktion. Bei geringer Erfahrung bei OH sollten Beta-Rezeptorenblocker zurückhaltend eingesetzt werden. Relative Kontraindikationen sind Diabetes mellitus, Herzinsuffizienz und AVK.

Dopamin-Antagonisten
Dopamin-Antagonisten (Metoclopramid (Paspertin®); Domperidon (Motilium®)) sind zur Therapie der OH wenig untersucht (Stumpf und Mitrzyk, 1994). Hypertension im Liegen ist nicht beschrieben. Domperidon bietet sich an zur Therapie der OH als Nebenwirkung einer Therapie mit Dopamin-Agonisten. Zu Nebenwirkungen von Metoclopramid und Domperidon s. Kap. K 2.3.2.

Prostaglandinsynthesehemmer
Prostaglandinsynthesehemmer vermindern die Synthese der vasodilatierenden Prostaglandine und erhöhen die Empfindlichkeit der Muskulatur für Vasopressoren. Der Wirkungsnachweis ist

nicht so eindeutig wie für Fludrokortison oder Midodrin, aber es sind positive Effekte für Indomethacin (Amuno®; 3 × 50 mg) bei OH beschrieben worden. Nebenwirkungen sind neben der Gefahr der Hypertension im Liegen gastrointestinale Beschwerden und Blutungen, Kopfschmerzen, Exantheme, Nierenfunktionsstörungen und Ödeme. Gegenanzeigen sind Blutbildungsstörungen und Magen-Darm-Ulzera. Die Behandlung der orthostatischen Hypotension gehört nicht zu den laut Roter Liste zugelassenen Anwendungsgebieten.

Erythropoietin
Eine Anämie wird bei Patienten mit autonomer Insuffizienz nicht selten beobachtet (Biaggioni et al., 1994b). Der reduzierte Hämatokrit trägt möglicherweise zur Entstehung der orthostatischen Hypotension bei. Erythropoietin (Erypo®) stimuliert die Proliferation und Reifung von Erythrocyten, erhöht den Hämatokrit und führt möglicherweise so zu der beobachteten Blutdruckerhöhung von ca. 10 mm Hg (Perera et al., 1995). Zusätzliche vaskuläre Effekte sind möglich. Erythropoietin muß parenteral gegeben werden und ist kostenintensiv. Empfohlen werden subkutane Gaben von 25–50 IE/kg 3x/Woche. Angestrebt wird ein Hämatokrit von 48 % bei Männern und 45 % bei Frauen. Ein Anstieg der Retikulozytenzahlen erfolgt innerhalb von 10 Tagen, des Hämatokrits innerhalb von 2–6 Wochen. Ein sich eventuell manifestierender Eisenmangel muß rechtzeitig substituiert werden. Die Anwendung sollte sich auf therapierefraktäre Patienten mit niedrigem Hämatokrit beschränken, in Kombination mit Fludrokortison.

Octreotid
Octreotid (Sandostatin®) ist ein Somatostatin-Analog. Seine Wirksamkeit ist bei postprandialen Hypotension belegt (Low, 1993a). Bei der belastungsabhängigen Hypotension ist es nicht wirksam (Smith et al., 1995). Es reduziert den Blutfluß im Splanchnikus-Gebiet, die Insulin und Glucagon-Sekretion und so die postprandiale Hypotension. Die Kurzzeitwirkung ist gut, eine Langzeitwirkung nicht sicher nachgewiesen. Das Medikament sollte vor dem Essen gegeben werden (1,2–2,4 ug/kg/die s.c. in 1–3 Einzeldosen). Gastrointestinale Nebenwirkungen (Übelkeit, Erbrechen, Bauchkrämpfe) und Müdigkeit können durch Dosisreduktion vermindert werden und bessern sich im Verlauf. Selten tritt eine Glukoseintoleranz auf. Hypertension im Liegen ist nicht beschrieben worden.

Koffein
250 mg Koffein oder 2 Tassen Kaffee können den Blutdruck erhöhen. Es entwickelt sich schnell eine Toleranzentwicklung. Koffein ist hilfreich bei leichten Fällen von postprandialer Hypotension.

Desmopressin
Desmopressin (Minirin®) ist ein Vasopressin-Analog (Vasopressin = antidiuretisches Hormon, ADH) mit größerer antidiuretischer Aktivität und geringerer pressorischer Aktivität. Die Wirkung beginnt schnell und hält für 8–20 Stunden an. Es verhindert die nächtliche Polyurie und damit den nächtlichen Volumenverlust und führt so zu höheren morgendlichen Blutdruckwerten. Die abendliche Gabe erfolgt intramuskulär (1 ug–4 ug i. m.) oder intranasal als Spray (5–40 ug). Nebenwirkungen sind eine Hyponatriämie und Wasserintoxikation. Die Gabe von Desmopressin sollte auf schwere autonome Störungen beschränkt bleiben. Der Therapiebeginn sollte im Krankenhaus erfolgen unter regelmäßigen Elektrolyt- und Plasmaosmolalitätskontrollen.

Pragmatische Therapie
Behandlungsbedürftig ist eine orthostatische Hypotonie nur, wenn sie Beschwerden macht. Am Anfang steht, wenn möglich, die Therapie der Grundkrankheit. Ist die OH medikamentös bedingt, sollten diese soweit möglich abgesetzt, reduziert und/oder umgesetzt werden (Medikamente mit geringerer orthostatischer Wirkung: Antihypertensiva: z. B. Betablocker, Angiotensin-Converting-Enzym-Hemmer (ACE-Hemmer), bestimmte Calcium-Antagonisten (z. B. Verapamil (Isoptin®), Diltiazem (Dilzem®), Gallopamil (Procorum®)); Antidepressiva: z. B. Serotonin-Rückaufnahmehemmer (z. B. Paroxetin (Seroxat®)), Nortriptylin (Nortilen®) und Desipramin (Pertofran®); Neuroleptika: z. B. Haloperidol (Haldol-Janssen®), Melperon (Eunerpan®) und Pipamperon (Dipiperon®)).
An zweiter Stelle stehen *physikalische Maßnahmen* und Empfehlungen zur Lebensführung (s. **Tab. K 2.5**). Bei längerem Stehen können Zehenwippen, Überkreuzen der Beine, Kompression des Abdomens durch Einsatz der Arme und Vornüberbeugen des Oberkörpers, oder Setzen eines Fußes z. B. auf einen Stuhl helfen (Wieling et al., 1993; ten Harkel et al., 1994). Körperliche Überanstren-

Tab. K 2.5: Nicht-medikamentöse Therapie der orthostatischen Hypotension

1. Regelmäßige Übungstherapie (Schwimmen, Gymnastik)
2. Wechselbäder, Bürstenmassagen
3. Salzzulage, ausreichende Flüßigkeitszufuhr (mindestens 2 l)
4. häufig kleine Mahlzeiten, Frühstück vor dem Aufstehen
5. Tee, evt. Kaffee
6. Langsames Aufstehen, Vermeiden schneller Lagewechsel
7. Vermeiden von extremer Hitze, körperlicher Überanstrengung und langem Stehen
8. Zehenwippen, Überkreuzstellung der Beine bei längerem Stehen
9. Schlafen mit erhöhtem Oberkörper
10. (kurzfristig) Stützstrümpfe, Leibbinde, Raumanzug

gung verschlechtert die Symptome der OH. Dagegen fördert Ausdauertraining wie Schwimmen und Gymnastik die Muskelpumpe und damit die Volumenbereitstellung. Kälte fördert die Tonisierung der kapazitiven Gefäße (Wirkung von Kneippschen Güssen). Stützstrümpfe, insbesondere bei ausgeprägter Varikosis, und Tragen einer Leibbinde bis hin zum Tragen eines Raumanzuges bieten einen vorübergehenden Effekt, sie sollten nur tagsüber getragen werden. Bei Langzeitanwendung ist der Effekt durch abnehmendem Muskeltonus ungünstig. Auf ausreichende Flüssigkeitszufuhr sollte geachtet werden. Salzreiche Kost oder eine Salzzulage (4–10 g/die) ist oft hilfreich. Bei postprandialer Hypotension können viele kleine Mahlzeiten, Trinken von Kaffee (oder Tee), Frühstücken vor dem Aufstehen, Ruhe oder Bewegung nach den Mahlzeiten hilfreich sein. Die Patienten sollten besonders am Morgen langsam aufstehen und schnelle Lagewechsel vermeiden. Bei ausgeprägter morgendlicher Hypotension ist das Schlafen mit erhöhtem Oberkörper hilfreich. So wird die nächtliche Diurese vermindert und der nächtliche Volumenverlust reduziert.

Oft reichen physikalische Maßnahmen alleine nicht aus und sollten dann mit einer *medikamentösen Therapie* kombiniert werden (s. **Tab. K 2.6**). Das Mineralokortikoid Fludrokortison (Astonin H®) ist das Medikament der ersten Wahl (cave Herzinsuffizienz). Seine Wirkung ist klinisch gut

Tab. K 2.6: Medikamentöse Therapie der orthostatischen Hypotonie

Wirkstoff	Handelsname	Dosierung	Nebenwirkungen
1. Wahl Fludrocortison	Astonin H® Tabletten a 0,1 mg	0,1–0,3 mg (bis 0,5 mg)/die	Supine Hypertension, Hypokaliämie
2. Wahl Midodrin	Gutron® Tabletten a 2,5 mg Tropfen 1 ml = 10 mg	3 x 2,5 mg (bis 3 x 10 mg)/die	Supine Hypertension, Horripilation
Kombination mit 1. oder 2.			
Etilefrin	Effortil® Tabletten a 5 mg Effortil® Depot Perlongetten Kapseln a 25 mg Effortil® Lösung 1 ml = 15 Tr. =7,5 g	3 x 5–10 mg/die 1–2/die 3 x 10–20 Tr./die	Unvollständige orale Resorption, unsichere Wirkung
Norfenefrin	Novadral® retard Dragees a 15 mg Novadral® retard Forte Dragees a 45 mg Novadral® liquidum 1 ml = 6 mg	1–3 x 1/die 1–3 x 1/die 2–3 x 20 Tr./die	Unvollständige orale Resorption, unsichere Wirkung
Dihydroergotamin	Dihydergot® Tablette a 1 mg Dihydergot® retard Tablette a 2,5 mg Dihydergot® Tropflösung 1 ml = 20 Tr = 2 mg	3 x 2/die 2 x 1/die 3 x 20 Tr./die	Unsichere Wirkung, Ergotismus
Therapierefraktäre OH			
Phenylpropanylamin	Boxogetten® Dragees a 25 mg	3 x 12,5–50 mg/die	Supine Hypertension
Yohimbin	Yohimbin »Spiegel«® Tabletten a 5 mg	1–3 x 2,5–5,0 mg/die	Supine Hypertension, Erregungszustände
Desmopressin	Minirin® parenteral 1 Amp = 1 ml = 4 ug Minirin Lösung zur intranasalen Anwendung	1 ug–4 ug i. m. 5–40 ug intranasal 1 Sprühstoß = 10 ug	Elektrolyt- und Plasmaosmolalitätskontrollen
Clonidin	Catapresan® Tabletten a 0,075, 0,15, 0,3 mg	0,15–1,2 mg	Cave: Hypertension
Postprandiale OH Octreotid	Sandostatin® 50/100/500/1000	1,2–2,4 ug/kg/die s.c. in 1–3 Einzeldosen	Brennen an der Einstichstelle, postprandiale Hyperglykämie, gastrointestinale NW
Anämie Erythropoietin	Erypo® 1000/2000/4000/10000	25–50 IE/kg s.c. 3 x /Woche	Eisensubstitution

belegt, es gibt jedoch keine Placebo-kontrollierten Studien und keine Studien über Langzeiteffekte (Mitzky und Robertson, 1994). Medikament der 2. Wahl ist Midodrin (Gutron®), das auch mit Fludrokortison kombiniert werden kann. Etilefrin (Effortil®), Dihydroergotamin (Dihydergot®) und Indomethacin (Amuno®) sind alleine wenig wirksam, können aber in Kombination mit Fludrokortison oder Midodrin hilfreich sein.
Der Einsatz von Phenylpropanylamin (Boxogetten®), Yohimbin (Yohimbin »Spiegel«®), Clonidin (Catapresan®) und Desmopressin (Minirin®) sollte auf Patienten mit schweren, therapierefraktären Symptomen beschränkt bleiben. Ultima ratio ist die parenterale Gabe von Adrenalin oder Noradrenalin. Die Ausbildung einer Hypertension im Liegen kann die Gabe von kurzwirksamen Antihypertensiva (Nifedipin, Dihydralazin) notwendig machen.
Octreoid (Sandostatin®) bietet sich zur Behandlung schwerer postprandialer OH an und Erythropoietin (Erypo®) zur Behandlung von therapierefraktären Patienten mit Anämie.

Unwirksam, obsolet
Roßkastanienextrakt (Venostasin) (Lange, 1983).

K 2.3.2. Gastrointestinale autonome Störungen

Klinik
Autonome Störungen des Gastrointestinaltraktes äußern sich sowohl durch Motilitätsstörungen (z. B. verzögerte Magenentleerung) als auch durch Störungen der sekretorischen und resorptiven Darmfunktion (z. B. Diarrhöen bei diabetischer Neuropathie). Typische Symptome sind Dysphagie, postprandiales Völlegefühl, Obstipation, Diarrhö und Stuhlinkontinenz.
Dysphagie ist der Oberbegriff für Schluckstörungen. Neben einer oropharyngealen Dysfunktion mit gestörter Schluckinitiierung können Schluckbeschwerden durch eine gestörte Peristaltik im tubulären Ösophagus oder eine fehlende Relaxation des unteren ösophagealen Sphinkters bedingt sein (siehe auch Kap. K 3). Beim diffusen **Ösophagusspasmus** kommt es durch unkoordinierte Kontraktionen im tubulären Anteil des Ösophagus zu intermittierend auftretenden krampfartigen Schmerzen retrosternal. Bei der **Achalasie** ist die reflektorische Relaxation des unteren Ösophagussphinkters gestört. Neben Schluckstörungen, insbesondere für Flüssigkeit, kommt es zu retrosternalen Schmerzen und Regurgitation. Der Erkrankung liegt eine autonome Denervierung des Ösophagus mit Degeneration des Plexus myentericus Auerbach zugrunde. Bei der Achalasie besteht zusätzlich eine vagale Funktionsstörung, deren Ursache bislang nicht bekannt ist (Eckardt et al., 1995). In Südamerika wird eine durch Trypanosomen ausgelöste Form der Achalasie beobachtet (Chagas-Krankheit). Ein verminderter Ruhedruck des unteren Ösophagusspinkters bzw. eine eingeschränkte Clearance-Funktion des tubulären Ösophagus kann Ursache einer Refluxkrankheit mit Sodbrennen, Luftaufstoßen, Regurgitation, epigastrischen Schmerzen und entzündlichen Schleimhautveränderungen des Ösophagus sein.
Gastroparese (oder Magenatonie) bezeichnet eine verzögerte Magenentleerung und kommt häufig bei autonomen Neuropathien (z. B. bei Diabetes mellitus) vor. Die Symptome reichen von einem postprandialen Völlegefühl und Übelkeit bis zum Erbrechen mit Gewichtsverlust und Malnutrition.
Als *chronische intestinale Pseudoobstruktion* wird eine Motilitätsstörung des Dünn- und Dickdarms bezeichnet, bei der rezidivierend schmerzhafte Krankheitsbilder auftreten, deren Klinik an eine mechanische Obstruktion erinnert, ohne daß eine solche nachzuweisen wäre. Diese Patienten werden häufig laparatomiert, ohne daß Stenosen nachweisbar sind. Auch im symptomarmen Intervall klagen diese Patienten über rezidivierende Übelkeit, Erbrechen, frühes Sättigungsgefühl, Meteorismus, Schmerzen und Obstipation.
Obstipation liegt vor bei weniger als drei Stuhlentleerungen pro Woche, oft verbunden mit Schwierigkeiten bei der Stuhlentleerung (harter Stuhl, mangelnder Defäkationsreiz) (Mellgren, 1995). *Diarrhö* liegt vor bei mehr als drei Stuhlentleerungen pro Tag, verminderter oder flüssiger Stuhlkonsistenz und einer vermehrten Stuhlmenge (> 250 g/die) (Wright und Thomas, 1995). Diarrhö und Obstipation kann Ausdruck einer neurogenen Motilitätsstörung des Verdauungstraktes sein. Sie kommen, häufig im Wechsel, bei autonomer Neuropathie durch Diabetes mellitus vor (Gardner et al., 1995; Erkenbrecht et al., 1996).
Hinsichtlich der Defäkationsstörungen wird auf Kap. K 3 verwiesen.

Pathophysiologische Prinzipien
Der Gastrointestinaltrakt verfügt über ein eigenes enterisches oder intrinsisches Nervensystem (enterisches Gehirn; ›Brain in the gut‹), das die motorische und sekretorische Aktivität gastrointestinaler Organe steuert (Plexus myentericus Auerbach, Plexus submucosus Meißner). Grundlage der Darmmotilität sind basale myogene Rhythmen der glatten Muskelzellen (›slow waves‹), die, wenn sich Aktionspotentiale aufpfropfen, mechanische Kontraktionen auslösen. An der Steuerung sind der Plexus myentericus Auerbach und gastrointestinale Hormone beteiligt. Das extrinsische autonome Nervensystem moduliert das enterische Nervensystem, wobei der Parasympathikus motilitätsfördernd und der Sympathikus motilitätshemmend wirkt. Der Plexus submucosus ist wesentlich an der Steuerung der sekretorischen Funktion beteiligt.
Während die orale Phase des Schluckaktes willkürlich gesteuert werden kann, setzt, wenn der Bissen den Pharynx erreicht, ein unwillkürlicher Reflexablauf ein, dessen Afferenzen über die Nn.

vagus und glossopharyngeus zum Hirnstamm laufen. Die somatische (oberes quergestreiftes Drittel) und autonome Innervation (glatte Muskulatur im unteren Teil) des Ösophagus wird vom N. vagus vermittelt. Die Magenmotorik dient der Speicherung der aufgenommenen Nahrung, dem Durchmischen und Zermahlen und der zeitgerechten Entleerung. Eine Unterbrechung des N. vagus hemmt die Peristaltik und führt zu Magenentleerungsstörungen, wie sie bei operativer Unterbrechung des N. vagus häufig beobachtet wird.

Die motorischen Funktionen des Dünn- und Dickdarms setzen sich aus nichtpropulsiven Mischbewegungen und propulsiver Peristaltik zusammen. Sie werden durch die intrinsische Aktivität ihrer glatten Muskulatur geregelt und moduliert durch das extrinsische (autonome) Nervensystem und zahlreiche gastrointestinale Hormone. Der Plexus myentericus hemmt die Kontraktilität der Ringmuskulatur, bei Wegfall sind heftige Kontraktionen die Folge. Entsprechend hemmend wirkt der Plexus myentericus auf die Schrittmacher der glatten Muskulatur des Colons. Beim *M. Hirschsprung* fehlt der Plexus myentericus meist in einem im distalen Rektum gelegenen umschriebenen Segment. Es kommt zur tonischen Dauerkontraktion mit gestörter Stuhlentleerung, Aufstau und Entwicklung eines Megacolons.

Prokinetika

Prokinetika fördern die gastrointestinale Motilität (Übersicht bei May und Greving, 1996). Metoclopramid (z. B. Paspertin®) war das erste bekannte Prokinetikum, gefolgt von Domperidon (Motilium®), und Cisaprid (z. B. Propulsin®). Aufgrund seines Wirkungs- und Nebenwirkungsspektrums ist Cisaprid das Medikament der ersten und Metoclopramid das der letzten Wahl. Als Vorläufer einer neuen Substanzklasse wird gelegentlich Erythromycin (Erythrocin®) als Vertreter der Makrolide eingesetzt.

Als Dopamin-Antagonisten verursachen Metoclopramid und (in geringerem Maße) Domperidon extrapyramidale Nebenwirkungen, auch Spätdyskinesien (s. Kap. I 3). Sie senken die Krampfschwelle. Da auch in Einzelfällen nach Einnahme von Cisaprid Krampfanfälle beobachtet worden sind, kann auch diese Substanz bei Epilepsie nicht uneingeschränkt gegeben werden. Prokinetika sollen 10–30 Minuten vor den Mahlzeiten eingenommen werden.

Metoclopramid wirkt antidopaminerg und anticholinerg. Es ist primär ein niedrig potentes Neuroleptikum mit zentraler antiemetischer Wirkung durch Blockade von Dopamin-D2-Rezeptoren in der Chemorezeptoren-Triggerzone im Hirnstamm. Zusätzlich hat es eine geringe motilitätsfördernde Wirkung, ausschließlich am oberen Gastrointestinaltrakt. Die Magenentleerung wird beschleunigt und der Tonus des unteren Ösophagussphinkter gesteigert. Bei Langzeitanwendung kommt es zur Tachyphylaxie mit Wirkverlust nach einem Monat. Erhöhte Prolaktin-Spiegel mit Galaktorrhoe, Menstruationsstörungen und Gynäkomastie sowie extrapyramidale Nebenwirkungen (medikamentös induzierter Parkinsonismus und tardive Dyskinesie) werden in einer Häufigkeit von 10–20 % beobachtet. Vigilanzstörungen kommen vor.

Domperidon ist ein reiner Dopamin-Antagonist. Auch bei Domperidon steht die antiemetische Wirkung im Vordergrund. Die Magen- und Dünndarmentleerung werden beschleunigt. Domperidon wirkt nicht auf das Colon. Eine Erhöhung des Prolaktin-Spiegels mit den entsprechenden endokrinen Nebenwirkungen wird wesentlich seltener als bei Metoclopramid beobachtet. Es tritt kaum durch die Blut-Hirn-Schranke. Extrapyramidale Nebenwirkungen treten nur bei hoher Dosierung auf.

Cisaprid hat keinen antiemetischen Effekt. Es stimuliert die Motilität im gesamten Magen-Darm-Trakt. Cisaprid wirkt ausschließlich über indirekte cholinerge Effekte, wahrscheinlich durch selektive Wirkung an den 5-HT-Rezeptoren der Nervenendigungen efferenter, vagaler Fasern am Plexus myentericus und durch die Freisetzung von Acetylcholin aus dem gesamten Plexus myentericus (McCallum, 1991). Cisaprid ist zugelassen zur Behandlung der Refluxkrankheit, Gastroparese und intestinalen Pseudoobstruktion. Seine Wirkung ist auch bei chronischer Obstipation (Longo et al., 1995; Staiano et al., 1996) nachgewiesen. Im Gegensatz zu Metoclopramid und Domperidon ist Cisaprid zur Langzeitanwendung geeignet. Es passiert nicht die Hirnschranke und hat keine zentralen oder endokrinen antidopaminergen Nebenwirkungen. Cisparid zeichnet sich durch seine gute Verträglichkeit aus. Sein Einsatz ist (als einziges Prokinetikum) auch bei Kindern gerechtfertigt. Als Nebenwirkungen können Diarrhö und Magen-Darm-Geräusche auftreten. Durch gesteigerte Detrusoraktivität können vermehrter Harndrang und eine erhöhte Miktionsfrequenz auftreten. Die Nebenwirkungen sind nach Dosisreduktion oder Absetzen reversibel.

Erythromycin: Erythromycin ist ein Antibiotikum aus der Gruppe der Makrolide. Es hat als Motilin-Agonist eine stimulierende Wirkung auf die glatte Darmmuskulatur insbesondere im oberen Gastrointestinaltrakt. Die Wirksamkeit von Erythromycin bei der diabetisch bedingten Gastroparese ist belegt (Janssens et al., 1990). Neben der beschleunigten Magenentleerung sind auch positive Effekte auf die Dünn- und Dickdarmmotilität gezeigt worden (Verne et al., 1995; Sharma et al., 1995). Wegen möglicher Tachyphylaxie soll es sich nicht zur Langzeittherapie eignen (Mathias und Clench, 1995). Janssens et al. (1990) gaben einmalig 200 mg Erythromycin i. v. gefolgt von 3 x tgl. 250 mg oral 30 Minuten vor den Mahlzeiten für eine Zeitdauer von 4 Wochen. In der Praxis werden 1–3 x 25 mg i. v. oder oral empfohlen. Die Dosis sollte langsam gesteigert werden. Zur oralen Gabe eignet sich wegen der einfacheren Dosierung die Gabe der für die intravenöse Anwendung bestimmten Eythromycin-Lösung. Wegen potentieller antibiotika-assoziierter Nebenwirkungen und der Möglichkeit Resistenzentwicklungen zu induzieren, sollte Erythromycin ausschließlich bei ansonsten therapieresistenten Patienten eingesetzt werden. Spezifische Motilin-Agonisten sind zur Zeit in der Entwicklung.

Obstipation
Allgemeine Maßnahmen umfassen das Weglassen von obstipierenden Medikamenten (**Tab. K 2.7**) und Nahrungsmitteln (Weißbrot, Schokolade, Kakao), faserreiche Kost und ausreichende Flüssigkeitszufuhr, körperliche Bewegung und Beachtung des Defäkationsreizes (regelmäßiger, pünktlicher Gang zur Toilette). Der gastrokolische Reflex kann gebahnt werden durch Trinken von einem Glas kalten Wassers auf nüchternen Magen. Kolonmassage 10 Minuten vor dem Aufstehen mit leichter Bauchdeckenmassage entlang des Colonverlaufs kann hilfreich sein. Reichen die allgemeinen Maßnahmen nicht aus, müssen kurzfristig gelegentlich auch Laxantien gegeben werden. An erster Stelle sollten füllungsperistaltikauslösende Mittel eingesetzt werden: Füll- und Quellmittel (z.B. Weizenkleie, Leinsamen, Plantago ovata und psyllium Samen (Mucofalk®)), salinische Abführmittel (Natriumsulfat (Glaubersalz), Magnesiumsulfat (Bittersalz)) und Lactulose (Bifiteral®)). Bei harten Kotballen im Enddarm, die die Stuhlentleerung erschweren, helfen Suppositorien (Glycerin-Zäpfchen (Glycilax®) oder Klysmen (Klysma salinisch®). Die Gruppe der antiresorptiv und sekretorisch wirksamen Laxantien (z. B. Bisacodyl (Dulcolax®), Rizinusöl, Phenolphthalein (Agarol®), Anthrachinonderivate (Agiolax®)) sind zu vermeiden, da sie bei Daueranwendung zu Kalium- und Wasserverlust und möglicherweise auch zu einer Schädigung der myenterischen Neurone führen. Hypokaliämie verstärkt die Obstipation. Das Prokinetikum Cisaprid (Propulsin®) kann hilfreich sein.

Tab. K 2.7: Medikamentöse Ursachen von Obstipation und Diarrhö

Obstipation
Analgetika mit morphinartiger Wirkung (z. B. Morphin, Hydromorphon, Tramadol)
Sedativa (z. B. Benzodiazepine, Phenobarbital, Diphenhydramin)
Anticholinergika (z. B. Biperiden, Trihexyphenidyl)
Spasmolytika (z. B. Butylscopolamin, Oxybutynin)
Psychopharmaka (z. B. trizyklische Antidepressiva)
Antazida (z. B. Calciumcarbonat, Aluminiumverbindungen, Ranitidin, Cimetidin)
Kontrastmittel (z. B. Bariumsulfat)
Kaliummangel (durch Saluretika, Glukokortikoide, Laxantienabusus)
Diarrhö
Antihypertensiva (z. B. Captopril, Dihydralazin, Enalapril, Guanethidin, Hydralazin)
Cholinergika (z. B. Carbachol, Distigminbromid, Neostigmin, Physostigmin)
Beta-Sympatholytika (z. B. Atenolol, Propanolol, Metoprolol)
Verminderte Natrium- und Wasserreabsorption (durch Glykoside, Chendesoxycholsäure)
Osmodiarrhö (durch Antazida (z. B. Magnesiumverbindungen, Ranitidin, Cimetidin), Acarbose)

Diarrhö
Akute Flüssigkeits- und Elektrolytverluste müssen ausgeglichen werden (Salzstangen und Cola-Getränke). Quellmittel (Karaya, Karaya-Bismuth®; Kaolin/Pectin, Kaopromt H®) erhöhen die Stuhlkonsistenz, haben jedoch keinen Einfluß auf Frequenz und Wassergehalt der Stühle. Die Wirkung der Adsorbentien Kohle und Siliziumdioxid ist bei chronischen Diarrhöen zweifelhaft (Pohl und Kruis, 1996). Zur Herabsetzung der Darmmotilität und Darmsekretion empfiehlt sich die Gabe des Opioidabkömmlings Loperamid (Imodium®). Nur bei fehlender Wirksamkeit sollten das stärker wirksame Diphenoxylat (Reasec®) bzw. Tinctura opii (DAB®) eingesetzt werden. Bei krampfartigen Bauchschmerzen werden Anticholinergica (z. B. Butylscopolamin (Buscopan®); 3–5 tgl. 1–2 Dragees) gegeben.
Bei Diarrhö auf dem Boden einer diabetischen Neuropathie kann mit dem Einsatz von Clonidin (Catapresan®) durch Stimulation der alpha-2-adrenergen Rezeptoren der Enterozyten eine vermehrte intestinale Resorption und verminderte Sekretion induziert und damit die Diarrhö günstig beeinflußt werden (Valdovinos et al., 1993). Als neuere Substanz hat sich Octreotid, ein synthetisches Somatostatin-Analogon (Sandostatin®) zur Behandlung der chronischen Diarrhö z. B. bei der AIDS-Enteropathie und Chemotherapie-assoziierter Diarrhö bewährt (Übersicht bei Pohl und Kruis, 1996).

Achalasie
Nifedipin, 30 Minuten vor dem Essen angewandt, senkt den Druck im unteren Ösophagussphinkter und bringt vorübergehende Erleichterung. Methode der Wahl ist die Ballondilatation. In klinischer Erprobung ist die lokale Injektion von Botulinumtoxin in den unteren Ösophagussphinkter (Pasricha et al., 1996). Bei Erfolglosigkeit der konservativen Therapie wird eine Ösophagokardiomyotomie durchgeführt.

Pragmatische Therapie
Ausgeprägte Störungen sollten in Kooperation mit einem Gastroenterologen behandelt und im Verlauf kontrolliert werden. Als Behandlungsprinzipien gelten:
1. Ausgleich von Flüssigkeits- und Elektrolytverlusten.
2. Gabe von Prokinetika und Laxantien (s. **Tab. K 2.8**). Prokinetikum der ersten Wahl ist Cisaprid (Propulsin®; 3 × tgl. 5–10 mg, ggf. zusätzlich 10 mg z. N.). Bei diabetischer Gastroparese

wird ein Therapieversuch mit Erythromycin, bei diabetischer Diarrhö mit Clonidin empfohlen.
3. Bei Verdacht auf bakterielle Besiedlung des Dünndarms antibiotische Behandlung (z. B. alternierend jeweils für 10 Tage Tetracycline (Doxycyclin®; 1. Tag 200 mg/d u. folg. Tage 100 mg/d), Ofloxacin (Tarivid®; 2 × 100 mg bis 2 × 200 mg) und Metronidazol (Clont®; 2 × 500 mg)).

K 2.3.3. Nausea und Erbrechen

Klinik
Nausea und Erbrechen treten bei einer Reihe von Erkrankungen auf neurologischem, HNO-ärztlichem und internistischem Fachgebiet auf. Neben zentralen (dann häufig mit Singultus; bei Hirndruck, Enzephalitis, Migräne) und vestibulären Ursachen (in Begleitung von Schwindel; bei Kinetosen, Neuritis vestibularis, M. Menière) aktivieren vagale Afferenzen bei Störungen im Magen-Darm-Trakt (z. B. Magenulkus, Motilitätsstörungen), im Urogenitaltrakt, am Herzen (Herzinfarkt) und auch bei erhöhtem Augeninnendruck (z. B. Glaukomanfall, Pseudotumor orbitae) das Brechzentrum. Verschiedene Medikamente wirken emetisch durch direkten Angriff an der chemorezeptiven Triggerzone (z. B. Apomorphin, Mutterkornalkaloide, Herzglykoside). Die akut-emetische Wirkung von Chemotherapeutika beruht auf der Freisetzung von Serotonin aus geschädigten, enterochromaffinen Zellen der Darmschleimhaut. Das freigesetzte Serotonin stimuliert die 5-HT_3-Rezeptoren der Schleimhaut, die über vasovagale Afferenzen das Brechzentrum in der Formatio reticularis erreichen, und die der chemorezeptiven Triggerzone (Übersicht bei Morrow et al., 1995; Herrstedt, 1995).

Pathophysiologische Grundlagen
Das Brechzentrum in der lateralen Formatio reticularis im Hirnstamm koordiniert das Erbrechen (Verschluß der Epiglottis und Anhebung des weichen Gaumens, Erschlaffung des Magens und Kontraktion des Pylorus, Kompression des Magens durch Kontraktion der Bauchmuskulatur). Erbrechen auslösend wirken afferente Impulse, die das Brechzentrum aus dem Schlund und Magen-Darm-Trakt über den N. vagus und aus dem Vestibularapparat erreichen. Die chemorezeptive Triggerzone in der Area postrema am Boden des 4. Ventrikels übt einen bahnenden Einfluß auf die Aktivität des Brechzentrums in der Medulla oblongata aus. Die meisten Antiemetika haben einen zentralen Angriffspunkt und blockieren die Dopamin-Rezeptoren der Area postrema und/oder H_1-Rezeptoren des Brechzentrums. Phenothiazine und Butyrophenone waren die ersten Antiemetika. Die neueren Serotonin-Antagonisten greifen an Serotonin-Rezeptoren in der Peripherie und der Area postrema

Tab. K 2.8: Prokinetika, Laxantien, Antidiarrhoika (ges. gesch. Präparatenamen z. T. in Auswahl)

Wirkstoff	Handelsname	Dosierung	Nebenwirkungen
Prokinetika			
1. Wahl			
Cisaprid	Propulsin® Tabletten à 5, 10 oder 20 mg Beutel à 5 oder 10 ml (1 ml = 1 mg)	5–10 mg 3 x tgl., + ggf. 10 mg z. N.	Nicht antiemetisch, gut verträglich, wirkt am oberen und unteren Gastrointestinaltrakt, keine Tachyphylaxie, relative KI: Epilepsie, Long QT-Syndrom (wie Herzrhythmusstörung)
2. Wahl			
Domperidon	Motilium® Filmtabletten à 10 mg Tropfen 1 ml = 10 mg	3 x tgl 10 mg (max. 3 x 40 mg)	Antiemetisch, wirkt am oberen Gastrointestinaltrakt, selten erhöhte Prolaktinspiegel
Metoclopramid	Paspertin® Injektionslösung 2 ml = 10 mg Saft 5 ml = 5 mg Supp. = 20 mg/10 mg Filmtabletten à 10 mg Kapseln à 10 mg Tropfen 1 ml = 12 Tr. = 4 mg	1–3 Amp i. m. oder i. v. 3–4 x 10 mg/die	Gering antiemetisch, wirkt am oberen Gastrointestinaltrakt, Tachyphylaxie, erhöht Prolaktinspiegel, häufig extrapyramidale NW, Müdigkeit erniedrigt Krampfschwelle, Dosisreduktion bei Nieren- und Leberinsuffizienz
Erythromycin (nur experimentell)	Erythrocin® 250 Filmtabletten à 250 mg 0,5/1,0 g Trockensubstanz i. v.	1–3 x 25 mg oral oder i. v. (einschleichend dosieren; orale Gabe der intravenösen Lösung zur besseren Dosierung)	Mögliche Tachyphylaxie, Antibiotika-Nebenwirkungen, Resistenzentwicklung

Wirkstoff	Handelsname	Dosierung	Nebenwirkungen
Laxantien			
Nebenwirkungsarm:	Diätkleie	*Reichlich Flüßigkeit*	Meteorismus
Füll- und Quellmittel		3 x 15 g zum Essen	
Weizenkleie			
Leinsamen (Semen lini)	Linusit Creola Leinsamen®	2–3 x EL zum Essen	Fettgehalt
Plantago ovata	Mucofalk Granulat®	2–6 x 1 TL zum Essen	
Plantago psyllium	Kneipp Abführ Herbagran Granulat Psyllium®	2–3 x 1 Btl. zum Essen	
Laktulose	Bifiteral® Sirup	7,5–15 ml 1–2/die	KI: Laktoseintoleranz
Salinische Abführmittel			
Natriumsulfat	Glaubersalz	10–20 g in 150–200 ml Wasser	
Magnesiumsulfat	Bittersalz	5–15 g in 150–200 ml Wasser	Cave: Niereninsuffizienz
Prokinetika			
Cisaprid	Propulsin®	5–10 mg 3 x /die	s. Prokinetika
Nebenwirkungsreich: **Antiresorptiv und sekretorische Laxantien**			
Bisacodyl	Dulcolax® Dragees à 5 mg	1 x 2 z. N.	Hypokaliämie, Wasserverlust, evt. Schädigung myenterischer Neurone Keine Dauertherapie Gewöhnung
Phenolphthalein	Agarol® Emulsion	1/2–1 EL abends	
Anthrachinonderivate	Liquidepur N® Lösung	2–3 x 1 TL	
Sennoside	Agiolax® Granulat	1 TL nach dem Essen	
Antidiarrhoika			
Quellmittel			
Karaya	Karaya Bismuth Granulat	1–2 Beutel zum Essen mit reichlich Wasser	Stuhl wird schwarzgefärbt
Kaolin/Pectin	Kaoprompt-H® Suspension	4–8 EL (bis zu 120 ml/die)	
Opioidabkömmlinge			
Loperamid	Imodium® Kapseln à 2 mg	Initial 2 Kps., je 1 Kps. nach ungeformten Stuhl, max. 6/die	
Diphenoxylat	Reasec® Tabletten à 2,5 mg (+ 0,025 mg Atropin)	initial 4 × 2/die, danach Dosisreduktion vor dem Essen	Suchtpotential
Tinctura opii	Tinctura opii® (DAB)	5–15 Tr mehrmals/die	Suchtpotential; BTM-Pflichtig

an. Anticholinergika haben aufgrund ihres breiten Nebenwirkungsspektrums keine weite Anwendung als Antiemetika gefunden.

Antihistaminika
Antihistaminika wirken auf H_1-Rezeptoren des Brechzentrums und möglicherweise direkt auf die Vestibulariskerne. Ausser bei gastrointestinal ausgelöstem Erbrechen werden sie bei vestibulär bedingter Übelkeit und Erbrechen einschließlich Kinetosen eingesetzt. Die Nebenwirkungen ergeben sich aus ihren anticholinergen Wirkqualitäten mit Akkommodationsstörungen, Gefahr der Glaukomauslösung, Mundtrockenheit, Obstipation, Harnentleerungsstörung mit Restharnbildung und Neigung zu Tachykardie. Zu beachten ist der sedierende Effekt. Beispiele sind neben Dimenhydrinat (Vomex A®), Diphenhydramin (Emesan®) und Meclozin (Bonamine®).

Dopamin-Antagonisten
Dopamin-Antagonisten wirken über eine Hemmung der Dopamin-Rezeptoren in der Chemorezeptoren-Triggerzone auf das Brechzentrum. Als Dopamin-Antagonisten verursachen sie extrapyramidale Nebenwirkungen und senken die Krampfschwelle. Beispiele sind Metoclopramid (Paspertin®) und Domperidon (Motilium®). Sie wurden oben bei den Prokinetika besprochen. Bei gleichzeitiger prokinetischer Wirkung ist die Gabe bei Übelkeit und Erbrechen bei Diätfehlern und Magenentleerungsstörung günstig. Bei Kinetosen sind sie wenig wirksam. Alizaprid (Vergentan®) ist zugelassen bei durch Zytostatika, Radiotherapie und postoperativ bedingter Übelkeit und Erbrechen.

Dopamin-Antagonisten mit zusätzlich antihistaminischer Wirkkomponente
Phenothiazine werden seit über 30 Jahren zur Behandlung von Übelkeit und Erbrechen eingesetzt. Sie wirken an Dopaminrezeptoren der Area postrema und H_1-Rezeptoren des Brechzentrums. An Nebenwirkungen treten Hypotension, extrapyramidale Symptome und Müdigkeit auf. Beispiele sind Promethazin (Atosil®), Perphenazin (Decentan®) und Triflupromazin (Psyquil®). Ihr Einsatz bietet sich an, wenn gleichzeitig eine sedierende Wirkung erwünscht ist.

Serotonin-Antagonisten
Serotonin(5-HT_3)- Rezeptor-Antagonisten wurden zur Behandlung von bestrahlungs- und chemotherapie-induziertem Erbrechen entwickelt: Es konnte gezeigt werden, daß hochdosiertes Metoclopramid (10 mg/kg KG/die) einen zusätzlichen antiemetischen Effekt durch Wirkung an den 5-Hydroxytryptamin (5-HT_3)- Rezeptoren am Darm (Miner und Sanger, 1986) hat. In der Folge wurden spezifischere 5-HT_3-Rezeptoren entwickelt. Sie greifen wahrscheinlich an Serotonin-Rezeptoren im oberen Dünndarm (Wirkung über vagale Afferenzen) und zentral an der Area postrema an. Zur Zeit gibt es drei - sehr teure - 5-HT_3-Rezeptor-Antagonisten (Ondansetron (Zofran®); Granisetron (Kevatril®); Tropisetron (Navoban®), die zum Einsatz bei durch Chemo- und (Zofran®) Radiotherapie induziertem Erbrechen zugelassen sind und sich in ihrer Wirksamkeit nicht unterscheiden. Die Wirkung kann durch zusätzliche Gabe von Dexamethason verbessert werden (Herrstadt, 1995). Es gibt einzelne Mitteilungen über den erfolgeichen Einsatz bei postoperativen Erbrechen und im Rahmen von Hirnstammerkrankungen (Kleinerman et al., 1993; Rice und Ebers, 1995).

5-HT_3- Rezeptor-Antagonisten sind gut verträglich. Als Nebenwirkungen können Kopfschmerzen, Diarrhö, Obstipation und eine transiente Erhöhung der Transaminasen auftreten. Extrapyramidale Nebenwirkungen sind selten (Übersicht bei Morrow et al., 1995).

Anticholinergika
Scopolamin hemmt die Reizübertragung vom Vestibulum zum ZNS und/oder direkt auf das Brechzentrum in der Formatio reticularis des Hirnstamms. Scopolaminpflaster (Scopoderm® TTS) werden bei Kinetosen eingesetzt. Wegen des Nebenwirkungsspektrums finden Anticholinergika sonst keinen Einsatz als Antiemetika (Akkommodationsstörungen, Harnverhalt, Glaukomauslösung, Mundtrockenheit, verminderte Konzentration, Verwirrtheit, Halluzination).

Andere
Vitamin B6 (Pyridoxin; B_6-Vicotrat®): Pyridoxin in einer Dosierung von 30 mg/die soll bei Nausea in der Frühschwangerschaft wirksam sein (Vutyavanich et al., 1995).

Glukokortikoide: Dexamethason und Prednisolon wirken nach oraler und parenteraler Gabe antiemetisch. Bevor es Serotonin-Antagonisten gab, wurden Glukokortikoide in Kombination mit hochdosierter Metoclopramid-Gabe erfolgreich zur Behandlung von chemotherapie-induziertem Erbrechen eingesetzt.

Pragmatische Therapie (s. **Tab. K 2.9**)
An erster Stelle steht die Behandlung der Ursache von Nausea und Erbrechen. Zur akuten symptomatischen Therapie ist nur die Gabe als Suppositorium oder intravenös geeignet. Bei vestibulär bedingtem Erbrechen sind Antihistaminika (Dimen-

Tab. K 2.9: Antiemetika (ges. gesch. Präparatenamen z. T. in Auswahl)

Wirkstoff	Handelsname	Dosierung	Nebenwirkungen
Gastrointestinal und vestibulär bedingte Übelkeit einschließlich Kinetosen			
Antihistaminika			
Dimenhydrinat	Vomex A® Injektionslöung 10 ml = 62 mg	1-2 Amp. i. v.	Anticholinerge NW: Akkommodationsstörungen, Gefahr der Glaukomauslösung, Mundtrockenheit, Obstipation, Harnentleerungsstörung mit Restharnbildung und Neigung zu Tachykardie Sedierende Wirkung
	Suppositorien 1 Supp= 150 mg	3-4 /die	
	Vomex A® Dragees N à 50 mg	3-4 x 1-2 Drg	
	Depot Dragees 1 Drg = 200 mg	2-3 /die	
Meclozin	Bonamine® 1 Tbl à 25 mg	1-4 /die	
Diphenhydramin	Emesan® Tbl à 50 mg	1-3 /die	
	Supp à 50 mg	1-3 /die	
Anticholinergika			
Scopolamin	Scopoderm TTS®	4-6 Stunden vor Reiseantritt, hilft 72 Stunden	

Tab. K 2.9: Fortsetzung

Wirkstoff	Handelsname	Dosierung	Nebenwirkungen
Gastrointestinal bedingte Übelkeit			
Prokinetika Metoclopramid	Paspertin® Injektionslösung 2 ml = 10 mg Saft 5 ml = 5 mg Supp. = 20 mg/10 mg Filmtabletten à 10 mg Kapseln à 10 mg Tropfen 1 ml= 12 Tr. = 4 mg	1-3 Amp i. m. oder i. v. 3-4 x 10 mg/die	Antiemetisch, wirkt am oberen Gastrointestinaltrakt, Tachyphylaxie erhöht Prolaktinspiegel, extrapyramidale NW, Müdigkeit, erniedrigt Krampfschwelle, Dosisreduktion bei Nieren- und Leberinsuffizienz
Domperidon	Motilium® Filmtabletten à 10 mg Tropfen 1 ml = 10 mg	3 x tgl 10 mg (max. 3 x 40 mg)	Antiemetisch, wirkt am oberen Gastrointestinaltrakt, erhöht Prolaktinspiegel
Dopamin-Antagonisten Promethazin	Atosil® Filmtabl. à 25 mg Tropfen 1 ml = 20 mg Amp. à 50 mg	1-3 x 1-2/die 1-3 x 5-25 Tr/die 1/2-1 Amp. i. m. oder i. v.	Hypotension, extrapyramidale Symptome, senken Krampfschwelle, erhöhen Prolaktinspiegel, sedierende Wirkung
Triflupromazin	Psyquil® Dragees à 10/ 25 mg Supp. à 70 mg Amp. à 10/ 20 mg	10-30 mg/die 1-2 /die 5-10 mg i. v. oder 20 mg i.m.	
Perphenazin	Decentan® Tablette à 4/ 8 mg Tropfen 1 ml = 20 Tr = 4 mg	1-3 x 1/die 1-3 x 20 Tr/die	
Chemo- und Radiotherapie-induziertes Erbrechen			
Serotonin-Antagonisten Ondansetron	Zofran® Amp. à 4/8 mg Filmtabletten à 4/8 mg	i. v.: 32 mg 30 Min. vor Chemoth. oder 3 x 0,15 mg /Kg KG vor, 4 und 8 Std. nach Chemoth. i. v.; oral: 8 mg vor, 4 und 8 Std. nach Chemoth., gefolgt von 8 mg alle 12 Std. für bis zu 5 Tage	Gut verträglich, Kopfschmerzen, Diarrhö, Obstipation, sehr selten extrapyramidale Nebenwirkungen
Granisetron	Kevatril® Amp. à 3 mg	1 Amp. i. v. 30 Min. vor Chemoth.; max 3 Amp./ 24 Std.	
Tropisetron	Navoban® Amp. à 5 mg Kapseln à 5 mg	5 mg i. v. vor Chemoth., gefolgt von 5 mg oral für 5 Tage	
Dopamin-Antagonisten Alizaprid	Vergentan® Amp. à 50 mg	1-4 Amp./die i. v. oder i. m.	Müdigkeit, extrapyramidale Störungen, erhöhtes Prolaktin, Hypotonie
Dexamethason	Fortecortin® Amp à 4/8/40 mg Tabletten à 0,5/1,5/4/8 mg	in Kombination mit Serotoninantagonisten: z. B. 20 mg i. v. vor und 8 mg oral alle 6 Std. für 24 Std. nach Chemoth.	

hydrinat (Vomex A®)), das Mittel der ersten Wahl, bei Diätfehlern und Magenentleerungsstörungen das prokinetisch wirkende Metoclopramid (Paspertin®). Domperidon steht für i. v.-Gabe nicht zur Verfügung. Bei erhöhter Anfallsbereitschaft und extrapyramidalen Störungen sollte auf Paspertin® verzichtet werden. Bei Vorbeugung von Kinetosen helfen Scopolamin-Pflaster oder die orale Gabe von Antihistaminika.
Serotonin-Antagonisten (Ondansetron (Zofran®); Granisetron (Kevatril®); Tropisetron (Navoban®)) sind Mittel der ersten Wahl bei chemo- und radiotherapieinduziertem Erbrechen. Sie sind nur für diese Indikation zugelassen. Die höheren Kosten rechtfertigen den Einsatz außerhalb von Chemo- und (Zofran®) Radiotherapie meist nicht. Ausreichend wirksame, kostengünstigere Alternativen sind Vomex A® und Paspertin®.

K 2.3.4. Störungen der Schweißsekretion

Klinik

Hyperhidrose (vermehrte Schweißsekretion) und Hypo- oder Anhidrose (verminderte oder fehlende Schweißsekretion) können je nach Lokalisationsort regional begrenzt sein. Neben anhidrotischen Körperpartien findet sich oft eine thermoregulatorisch wichtige, kompensatorische Hyperhidrose. Schweißsekretionsstörungen stehen bei autonomen Störungen selten im Vordergrund. Klinik und Therapie der *chronisch idiopathischen Anhidrose* wurde in Kap. K 2.2.1. besprochen.
Die Verteilung der gestörten Schweißsekretion bietet lokaldiagnostische Anhaltspunkte. Für kortikale Läsionen ist das Auftreten einer kontralateralen Hyperhidrose beschrieben (Kim et al., 1995). Bei einseitigen Läsionen der zentralen sympathischen Verbindung von Zwischenhirn und Rückenmark (Beispiel Wallenberg-Syndrom) ist das thermoregulatorische Schwitzen der ipsilateralen Körperhälfte gestört. Querschnittslähmungen oberhalb L2 führen zur thermoregulatorischen Anhidrose der abhängigen Körperpartien. Da die efferenten sympathischen Fasern für die Schweißsekretion des ganzen Körpers erst ab Th3, also unterhalb der pupillomotorischen Fasern (C8-Th1-Th2), das Rückenmark verlassen, heben komplette Querschnittsläsionen in Th3 oder darüber das thermoregulatorische Schwitzen am ganzen Körper auf (siehe auch Kap. K 2.1.1. und **Abb. K 2.1**). Ohne Schweißstörung bleiben Syndrome von seiten der Wurzeln C4 bis Th1 und unterhalb von L3 (Beispiel Cauda equina-Läsion). Läsionen des Plexus brachialis und lumbalis führen zu thermoregulatorischer und pharmakologischer Anhidrose, das gleiche gilt für periphere Nervenschädigungen. So sind Wurzelschädigungen bei lumbalen Bandscheibenvorfall im Gegensatz zur N. ischiadicus Läsion nicht von Störungen der Schweißsekretion begleitet. Eine Anhidrose ohne begleitende Sensibilitätsstörungen weist auf eine Grenzstrangläsion hin.
Ein Horner-Syndrom durch Läsion der präganglionären sympathischen Fasern ist nicht von Schweißsekretionsstörungen begleitet, da die entsprechenden Fasern das Rückenmark erst ab Th3, also unterhalb der pupillomotorischen Fasern verlassen. Läsionen in Höhe des Halsgrenzstranges führen zu Anhidrose von Gesicht und Hals (Ganglion cervicale superius) bzw. bis zum sensiblen Versorgungsgebiet des Segmentes Th2 (Ganglion cervicale inferius oder stellatum) mit peripherem (postganglionären) Horner-Syndrom (siehe auch Kap. A 2). Tiefer gelegende Grenzstrangläsionen sind nicht von einem Horner-Syndrom begleitet.
Sekundäre, generalisierte *Hyperhidrosen* treten bei Infektionen, malignen Tumoren, neuroendokrinen Störungen, aber auch nach Hirnstammischämie (bilaterale Schädigung) auf (Übersicht in Low, 1993a).
Als *primäre oder essentielle Hyperhidrose* wird die vermehrte Schweißbildung besonders in den Achselhöhlen und Hand- und Fußinnenflächen bei sonst gesunden Patienten bezeichnet. Betroffen sind vorwiegend junge Männer, eine positive Familienanamnese ist häufig. Die Anomalie nimmt meist einen selbstlimitierenden Verlauf mit Besserung im 40.–50. Lebensjahr. Sie ist häufig die überschießende Reaktion auf emotionale Stimuli.
Geschmacksssschwitzen (syn. gustatorisches Schwitzen) besteht als Reiz-Syndrom nach einer partiellen Läsion sympathischer Fasern, z. B. nach Operation der A. carotis oder lokaler Bestrahlung (Schifter und Schliack, 1968). Schon beim Gesunden kann beim Essen würziger oder heißer Speisen ein diffuses Schwitzen auftreten, besonders im Gesicht. Unter pathologischen Bedingungen löst jeder Geschmacksreiz, selbst Trinken von Wasser oder Leerschlucken einen umschriebenen Schweißausbruch aus. Als Frey-Syndrom (syn. aurikulo-temporales Syndrom) wird das einseitige faziale Geschmacksschwitzen nach operativer Verletzung des N. facialis im Bereich der Parotis bezeichnet (Frey, 1923; Farrell, 1991).

Pathophysiologie

Die Sekretion der Schweißdrüsen wird beim Menschen ausschließlich durch cholinerge sympathische Nervenfasern gesteuert. Thermoregulatorisches Schwitzen, das den ganzen Körper betrifft, wird von emotionalem Schwitzen mit Schweißsekretion an den Palmar- und Plantarflächen von Händen und Füßen unterschieden. Pharmakologisch kann Schwitzen durch Parasympathikomimetika (z. B. Pilocarpin) ausgelöst werden. Thermoregulatorisches Schwitzen ist bei zentralen und peripheren, pharmakologisches Schwitzen (infolge Denervierungshypersensitivität) nur bei peripheren Läsionen gestört. Zur Untersuchung von Schweißsekretionsstörungen siehe **Tab. K 2.2.**

Pragmatische Therapie

Sekundäre, generalisierte Hyperhidrose

Im Vordergrund steht die Behandlung der Grundkrankheit. Anticholinergika können eingesetzt werden, sind aber nebenwirkungsreich (z. B. Biperiden (Akineton®), 2–3 × 2 mg/die). Zur Behandlung der Hyperhidrose bei Parkinson-Syndrom wird auf Kap. K 2.2.2 verwiesen.

Primäre oder essentielle Hyperhidrose
Die konservative Behandlung erfolgt durch Dermatologen (Übersicht in Low, 1993a). Die axilläre Hyperhidrose wird lokal mit einer 20 %igen wäßrigen Aluminiumchlorid Lösung behandelt (Rp. Aluminiumchlorid 20.0, Aqua dest ad 100.0; Petzold und Lamminger, 1992; Hölzle, 1988). Die Applikation erfolgt abends, z. B. jeden 2. Tag, da nachts die Schweißdrüsenaktivität ruht und die Lösung in die Schweißdrüsenausführungsgänge diffundieren kann. Es kommt zur Atrophie des Drüsenepitels. Die Leitungswasser-Iontophorese ist die Methode der Wahl zur Behandlung der palmoplantaren Hyperhidrose (Hölzle, 1988; Reinauer et al., 1995). Es gibt Geräte zur Heimbehandlung. Die Anwendung ist zunächst täglich für 20–30 Minuten für 2 Wochen oder bis zur Euhidrose durchzuführen, dann 1–2/Woche. Äußerst selten werden Teilresektionen der axillären Schweißdrüsen durchgeführt. Bei konservativ nicht ausreichend zu behandelnder axillärer und palmoplantarer Hyperhidrose kann eine operative Sympathektomie erwogen werden (Cohen et al., 1995; Josephs und Menzoian, 1995).

Geschmacksschwitzen
Anticholinergika-Gabe vor dem Essen kann helfen, ist aber nebenwirkungsreich (z. B. Biperiden (Akineton®) 1 × 2 mg). Unter Gabe von Clonidin (Catapresan®; 2 × 0.05 mg) wurden Besserungen gesehen (Kuritzky et al., 1984). Vor operativer Durchtrennung des N. auriculotemporalis zur Behandlung des Frey-Syndroms kann ein Therapieversuch mit lokaler Injektion von Botulinum-Toxin-A in das betroffene Hautareal versucht werden (Drobik et al., 1995; Schulze-Bonhage et al., 1996). Botulinum-Toxin-A blockiert nicht nur die neuromuskuläre, sondern auch die autonome cholinerge Überleitung.

K 2.3.5. Sympathische Reflexdystrophie

Klinik

Die sympathische Reflexdystrophie (syn. M. Sudeck; Algodystrophie) ist ein Schmerzsyndrom der distalen Extremität unklarer Pathogenese jedoch mit typischer klinischer Symptomatik (Übersicht bei Blumberg, 1991; Kozin, 1992; Low, 1993a; siehe auch Kap. A 9). Die sympathische Reflexdystrophie weist mit der Kausalgie gemeinsame Merkmale auf (dumpf-brennender, schlecht abgrenzbarer Schmerz mit Hyperpathie, Dysästhesie und trophischen Störungen, meist im Versorgungsgebiet und nach Läsion des N. medianus oder tibialis). Die meisten Autoren verwenden die Begriffe synonym.
Leitsymptome der sympathischen Reflexdystrophie sind Schmerzen, Schwellung, Temperaturstörung und die Einschränkung der Gebrauchsfähigkeit einer distalen Extremität (Amadio et al., 1991). Zu dem primär nur am Ort der Schädigung bestehenden lokalisierten Schmerz kommen tiefe diffuse Schmerzen. Die Symptome können initial am Tag des schädigenden Ereignisses oder nach Tagen bis Wochen, oft nach weiterer Schädigung (z. B. Gips oder schmerzhaft durchgeführter Krankengymnastik) auftreten.
Autonome Störungen: Die distale Extremität ist generalisiert und fast immer mit dorsaler Betonung geschwollen. Die Hautdurchblutung zeigt distal und mit palmarer oder plantarer Betonung eine häufig palpable Seitendifferenz mit Überwärmung oder Kälte der erkrankten Extremität. Die Schweißdrüsentätigkeit ist zunächst vermehrt und dann vermindert, fast immer palmar oder plantar betont. Das Hautkolorit ist rötlich livide.
Motorische Störungen: Die aktive Beweglichkeit der betroffenen Extremität ist distal eingeschränkt. Halte- oder Aktionstremor der Hände ist häufig. Er wird als verstärkter physiologischer Tremor aufgefaßt. Die motorischen Störungen sind an der oberen Extremität ausgeprägter als am Fuß.
Sensible Störungen: Herausragendes Merkmal sind die Spontanschmerzen. Sie sind oft nächtlich betont und werden meist diffus in der Tiefe der Hand oder des Fußes empfunden, selten zusätzlich palmar bzw. plantar. Die Schmerzen sind nach Hochlagern vermindert, beim Hängenlassen vermehrt (orthostatische Komponente). Es finden sich diffuse Störungen der Ästhesie (vermehrt oder vermindert) und der Algesie mit palmarer und plantarer Betonung.
Trophische Störungen: Spätfolgen sind ein gestörtes Haar- und Nagelwachstum, Atrophie der Haut und des subkutanen Fettgewebes, fleckige Knochenentkalkungen, passive Bewegungsstörungen (Gelenksteifigkeit) und Kontrakturen als Ausdruck trophischer Störungen im Gelenk- und Sehnenapparat.
Am Anfang der Erkrankung findet sich oft (aber nicht immer) eine Überwärmung, im Verlauf ist die betroffenene Extremität zumeist kälter als die Gegenseite. Je länger die Erkrankung besteht, desto ausgeprägter sind trophische Störungen (Paice, 1995).
Mittels Thermographie kann die Differenz der Hauttemperatur zwischen gesunder und kranker Seite (um 2 °C) nachgewiesen werden. Die Schweißsekretionsstörung kann durch verschiedene Verfahren nachgewiesen werden (s. **Tab. K 2.2**; Überblick bei Low, 1993c). Im Guanethidin-Test ist eine initiale Schmerzverstärkung mit nachfolgender Schmerzfreiheit typisch. Eine Sympathikusblockade wird auch zu diagnostischen Zwecken eingesetzt. Nativröntgenologisch können nach mehreren Wochen fleckförmige Knochenentkalkungen nachgewiesen werden. Bei negativem Röntgenbefund kann eine Mehrphasen-Knochenszintigraphie differentialdiagnostisch hilfreich sein (Leitha et al., 1996). Nach 1–2

Minuten Esmarch-Blutleere (Ischämie-Test) sind in 90 % die Spontanschmerz verschwunden, bei den verbleibenden 10 % deutlich gemindert. Das Labor ist unauffällig mit fehlenden Entzündungszeichen.

Pathophysiologische Grundlagen

Die genaue Pathophysiologie ist nicht bekannt. Die sympathische Reflexdystrophie kommt vor nach Fraktur oder lokalem Trauma, aber auch nach Herzinfarkt, Gürtelrose und zentralnervöser Läsion. Als gemeinsames Moment wird das Auftreten von Schmerzen, bzw. einer zentralnervösen Läsion angesehen, die einen Prozeß anstoßen können, der seinerseits auf efferentem Weg Schmerzen erzeugt, die dann reflektorisch den Prozeß unterhalten (Circulus vitiosus). Der efferente Weg ist möglicherweise das sympathische Vasokonstriktorensystem. Diese Annahme beruht auf der Beobachtung einer klinischen Besserung durch Sympathikusblockaden. Die Hypothese, daß eine Überaktivität des sympathischen Systems Ursache von Schmerz- und Schwellung ist, ist jedoch umstritten (Blumberg et al., 1991). Die Catecholamin-Konzentration im Plasma ist auf der betroffenen Seite niedriger. Störungen der Schweißsekretion und peripheren Durchblutung sind möglicherweise Ausdruck einer Überempfindlichkeit auf sympathische Neurotransmitter und nicht einer Überaktivität des sympathischen Systems (Paice, 1995).
Ochoa und Mitarbeiter stellen das Konzept des sympathisch vermittelten Schmerzes gänzlich in Frage. Sie fanden in einer placebo-kontrollierten Doppelblindstudie keine über den Placeboeffekt hinausgehende Wirkung der Sympathikusblockade und schlußfolgerten, daß Sympathikusblockaden über einen starken Placeboeffekt wirken (Verdugo und Ochoa, 1994; Verdugo et al., 1994). Verdugo et al. (1994) schlagen an Stelle »sympathische Reflexdystrophie« den Begriff »CPSMV« (chronic pains (plural) associated with various (and variable) combinations of negative and positive sensory, motor and vasomotor (and much less sudomotor) phenomena) vor, letztlich ohne ein eigenes, schlüssiges pathogenetisches Konzept anzubieten.
Patienten mit sympathischer Reflexdystrophie entwickeln z. T. auch diskrete Zeichen in der kontralateralen, nicht betroffenen Extremität (Kurvers et al., 1996). Möglicherweise spielen als Ursache der nachgewiesenen Mikrozirkulationsstörung neben einem peripheren auch spinale Mechanismen eine Rolle.

Therapie

Allgemein empfohlen wird die frühe, multidiziplinäre Behandlung der sympathischen Reflexdystrophie (Übersicht bei Low, 1993a; Paice, 1995). Es gibt jedoch keine ausreichend großen, placebokontrollierten Multicenterstudien. In der Praxis durchgesetzt haben sich die frühzeitige Sympathikolyse mit Blockade des Ggl. stellatum bzw. des lumbalen Grenzstranges oder die intravenöse regionale Gabe von Guanethidin, begleitet von schmerzfreier bzw. schmerzarmer Physiotherapie. Häufigkeit und Dauer der Physiotherapie sind individuell anzupassen. Die Schmerzen sistieren typischerweise direkt nach Einsetzen der Sympathikolyse. Alle Gefäße, auch die Venen werden weitgestellt, der erhöhte interstitielle Druck wird abgebaut und die Erregung der Nozizeptoren vermindert, das Ödem und die Schmerzen nehmen ab. Guanethidin führt initial durch Freisetzung von Noradrenalin aus den sympathischen Nervenendigungen zu Schmerzen, gefolgt von einer Schmerzabnahme durch Hemmung der Noradrenalinfreisetzung. In der Regel sind mehrfache Sympathikusblockaden notwendig, je eher im Krankheitsverlauf durchgeführt desto weniger. Im Regelfall werden 5–10 Sympathikolysen in zweitägigen Abständen durchgeführt. Die Entscheidung für eine Blockade des Ggl. stellatum oder für eine intravenöse Guanethidin-Gabe muß im Einzelfall fallen (z. B. bei markumarisierten Patienten keine Stellatumblockade).
Begleitende Maßnahmen sind Hochlagern der Extremität, Lymphdrainage und Kryotherapie oder Wärmeanwendung sowie galvanische Stimulierung. Behandlungserfolge sind für Calcitonin (Solarova and Kunev, 1990), Ketaserin (intravenös; Hanna and Peat, 1989) und Gabapentin (Neurontin®; Mellick and Mellick, 1995) beschrieben und bestritten worden.

Herrn Priv.-Doz. Dr. G. Holtmann, Abteilung für Gastroenterologie der Medizinischen Universitätsklinik Essen sei Dank für wertvollen Rat und Durchsicht des Manuskripts.

Literatur

Ali GN, Wallace KL, Schwartz R, Decarle DJ, Zagami AS, Cook IJ (1996) Mechanisms of oral-pharyngeal dysphagia in patients with Parkinson's disease. Gastroenterology 110: 383–392

Amadio PC, Mackinnon SE, Merritt WH, Brody GS, Terzis JK (1991) RSDS: consensus report of an ad hoc committee of the American Association for Hand Surgery on the definition of RSDS. Past Reconstruct Surg 87: 371–375

Ando Y, Fujii S, Sakashita N, Uchino M, Ando M (1995) Acquired idiopathic generalized anhidrosis: clinical manifestations and histochemical studies. J Neurol Sci 132: 80–83

Appenzeller O (1982) The autonomic nervous system. Elsevier Biomedical, Amsterdam, New York, Oxford

Assessment Subcommittee of the American Academy of Neurology (1996) Clinical autonomic testing report of the Therapeutics and Technology. Neurology 46: 873–880

Bannister R, Mathias CJ (1992) Autonomic failure: A textbook of clinical disorders of the autonomic nervous system. Oxford University Press, Oxford

Bannister R (1993) Multiple-system atrophy and pure autonomic failure. In: *Low PA* (Hrsg.) Clinical Autonomic Disorders. Evaluation and Management. Little, Brown and Company, Boston, 517–525

Baron R, Engler F (1996) Postganglionic cholinergic dysautonomia with incomplete recovery: a clinical, neurophysiological and immunological case study. J Neurol 243: 18–24

Biaggioni I, Robertson D (1987) Endogenous restoration of noradrenaline by precursor therapy in dopamine-beta-hydroxylase deficieny. Lancet: 1170–1172

Biaggioni I, Robertson RM, Robertson D (1994a) Manipulation of norepinephrine metabolism with yohimbine in the treatment of autonomic failure. J Clin Pharmacol 34: 418–423

Biaggioni I, Robertson D, Krantz S, Jones M, Haile V (1994b) The anemia of primary autonomic failure and its reversal with recombinat erythropoietin. Ann Intern Med 121: 181–186

Blumberg H, Griesser H-J, Hornyak M (1991) Neurologische Aspekte der Klinik, Pathophysiologie und Therapie der sympathischen Reflexdystrophie (Kausalgie, Morbus Sudeck). Nervenarzt 62: 205–211

Blumenfeld A, Slagenhaupt SA, Axelrod FB, Lucnete DE, Maayan C, Liebert CB, Ozelius LJ, Trofatter JA, Haienes JL, Breakefield XO, Gusella JF (1993) Localization of the gene for familial dysautomonia on chromosome 9 and definition of DNA markers for genetic diagnosis. Nature Genet 4: 160–163

Bradbury S, Eggleston C (1925) Postural hypotension: A report of three cases. Am Heart J 1: 73–86

Brodal A (1981) Neurological anatomy in relation to clinical medicine. Oxford University Press, Oxford

Clinical Research criteria for the diagnosis of progressive supranuclear palsy (Steele-Richardson-Olszewski Syndrome) (1996) *Report of the NINDS-SPSP International workshop*. Neurology 47: 1–9

Cohen Z, Shinar D, Levi I, Mares AJ (1995) Thoracoscopic upper thoracic sympathectomy for primary hyperhidrosis in children and adolescents. J Pediatr Surg 30: 471–473

Djaldetti R, Baron J, Ziv I, Melamed E (1996) Gastric emptying in Parkinson's disease: Patients with and without response fluctuations. Neurology 46: 1051–1054

Drobik C, Laskawi R, Schwab S (1995) Die Therapie des Frey-Syndroms mit Botulinumtoxin A. Erfahrungen mit einer neuen Behandlungsmethode. HNO 43: 644–648

Eckardt VF, Stenner F, Liewen H, Röder R, Koop H, Bernhard G (1995) Autonomic dysfunction in patients with achalasia. Neurogastroenterol Mot 7: 55–61

Erkenbrecht JF, Flesch S, Frieling T, Ziegler D, Wienbeck M, Caspary W (1996) Die diabetische Neuropathie des Gastrointestinaltraktes. Deutsches Ärzteblatt 93: 1831–1835

Faden AI, Chan P, Mendoza E (1982) Progessive isolated segmental anhidrosis. Arch Neurol 39: 172–175

Farrell ML, Kalnins IK (1991) Frey's Syndrome following parotid surgery. Aust N Z J Surg 61: 295–301

Fealey RD, Robertson D (1993) Management of orthostatic hypotension. In: *Low PA* (Hrsg.) Clinical autonomic disorders: evaluation and management. Little, Brown and Company, Boston Toronto London, 731–743

Fouad-Tarazi FM, Okabe M, Goren H (1995) Alpha sympathomimetic treatment of autonomic insufficiency with orthostatic hypotension. Am J Med 99: 604–610

Frey L (1923) Le Syndrome du nerf auriculo-temporal. Rev Neurol 40: 97–104

Fukutake T, Kita K, Sakakibara R, Takagi K, Tokumaru Y, Kojima S, Hattori T, Hirayama K (1996) Late-onset hereditary ataxia with global thermoanalgesia and absence of fungiform papillae on the tongue in a Japanese family. Brain 119: 1011–1021

Ganz RE, Faustmann PM, Weibels G, Zimmermann CW, Stäcker KH (1993) The Lyapunov exponent of heart rate dynamics as a sensitive marker of central autonomic organization: an exemplary study of early multiple sclerosis. Int J Neurosci 71: 29–36

*Gardner VY, Beckwith JV, Heynemann CA (*1995) Cisapride for the treatment of chronic idiopathic constipation. Ann Pharmacother 29: 1161–1163

Giubilei F, Vitale A, Urani C, Frontoni M, Fiorini M, Millefiorini E, Fiorelli M, Santini M, Strano S (1996) Cardiac autonomic dysfunction in relapsing-remitting multiple sclerosis during a stable phase. Eur Neurol 36: 211–214

Hanna MH, Peat SJ (1989) Ketanserin in reflex sympathetic dystrophy. A double-blind placebo controlled cross-over trial. Pain 38: 145–150

Heafield MTE, Gammage MD, Nightingale S, Williams AC (1996) Idiopathic dysautonomia treated with intravenous gammaglobulin. Lancet 347: 28–29

Herrstedt J (1995) Development of antiemetic therapy in cancer patients. Acta Oncologica Scand 34: 637–640

Hölzle E (1988) Axilläre und palmomentale Hyperhidrose. Dt Ärzteblatt 85: 2135–2139

Ingelghem van E, Zandijcke van M, Mammens M (1994) Pure autonomic failure: a new case with clinical, biochemical, and necropsy data. J Neurol Neurosurg Psychiatr 57: 745–747

Jacob G, Robertson D (1995) Orthostatic hypotension: epidemiology, pathophysiology and management. Curr Opin Nephrol Hypertens 4: 452–454

Jankovic J, Hiner BC, Brown DC, Rubin M (1993) Neurogenic orthostatic hypotension: a double-blind, placebo-controlled study with midodrine. Am J Med 95: 38–48

Jansen W, Seibel K, Bühling M (1985) Long-term effect of etilefrine pivalate on blood pressure in man. Arzneimittel-Forschung 35: 1080–1083

Janssens J, Peeters TL, Vantrappen G. et al. (1990) Improvement of gastric emptying in diabetic gastroparesis by erythromycin. N Engl J Med 322: 1028–1031

Josephs LG, Menzoian JO (1995) Technical considerations in endoscopic cervicothoracic sympathectomy. Arch Surg 131: 355–359

Jost WH (1995) Autonome Regulationsstörungen beim Parkinson-Syndrom. Fortschr Neurol Psychiatr 63: 194–205

Karet FE, Dickerson JEC, Brown J, Brown MJ (1994) Bovril and moclomide: a novel therapeutic strategy for central autonomic failure. Lancet 344: 1263–1265

Kato S, Oda M, Hayashi H, Shimizu T, Hayashi M, Kawata A, Tanabe H (1995) Decrease of medullary catecholaminergic neurons in multiple system atrophy and Parkinson's disease and their preservation in amyotrophic lateral sclerosis. J Neurol Sci 132: 216–221

Kaufmann H (1995) Neurally mediated syncope: Pathogenesis, diagnosis, and treatment. Neurology 45(Suppl): S12-S18

Khurana RK (1994) Cholinergic dysfunction in Shy-Drager Syndrome: effect of the parasympathomimetic agent, bethanechol. Clin Autonom Res 4: 5–13

Kim BS, Kim YI, Lee KS (1995) Contralateral hyperhidrosis after cerebral infarction. Clinicoanatomic correlations in five cases. Stroke 26: 898–899

Kleinerman KB Deppe SA, Sargent AI (1993) Use of ondansetron for control of projectile vomiting in patients with neurosurgical trauma: two case reports. Ann Pharmacotherapy 27: 566–568

Kozin F (1992) Reflex sympathetic dystrophy syndrome: a review. Clin Exp Rheumatol 10: 401–9

Kuritzky A, Hering R, Goldhammer G, Bechar M (1984) Clonidine treatment in paroxysmal localized hyperhidrosis. Arch Neurol 41: 1210–1211

Kurvers HAJM, Jacobs MJHM, Beuk RJ, Wildenberg van den FAJM, Kitzlaar PJEHM, Slaaf DW, Reneman RS (1996) The spinal component to skin blood flow abnormalities in reflex sympathetic dystrophy. Arch Neurol 53: 58–65

Lange L (1983) Medikamentöse Therapie der orthostatischen Dysregulation (primär essentielle Form). Therapiewoche 33: 34–37

Langley JN (1905) On the reaction of nerve cells and nerve endings to certain poisons chiefly as regards the reaction of striated muscle to nicotine and to curare. J Physiol (London) 33: 374–473

Leitha T, Staudenherz A, Korpan M, Fialka V (1996) Pattern recognition in five-phase bone scintigraphy: diagnostic patterns of reflex sympathetic dystrophy in adults. Eur J Nucl Med 23: 256–262

Linden D, Diehl RR, Berlit P (1995) Subclinical autonomic disturbances in multiple sclerosis. J Neurol 242: 374–378

Lipsitz LA (1989) Orthostatic hypotension in the elderly. N Engl J Med 321: 952–957

Loewy AD (1990) Central autonomic pathways. In: *Loewy AD, Spyer KM* (Hrsg.) Central regulations of the autonomic functions. Oxford University Press, New York, 88–103

Longo WE, Woolsey RM, Vernava AM, Virgo KS, McKirgan L, Johnson FE (1995) Cisapride for constipation in spinal cord injured patients: a preliminary report. J Spinal Cord Med 18: 240–244

Low PA (1993a) Clinical autonomic disorders. Evaluation and management. Little, Brown and Company, Boston

Low PA (1993b) Composite autonomic scoring scale for laboratory quantification of generalized autonomic failure. Mayo Clin Proc 68: 748–752

Low PA (1993c) Autonomic nervous system function. J Clin Neurophysiol 10: 14–27

Low PA (1994) Autonomic neuropathies. Curr Opin Neurol 7: 402–406

Low PA, Fealey RD, Sheps SG, SU PD, Trautmann JC, Kuntz NL (1985) Chronic idiopathic anhidrosis. Ann Neurol 18: 344–348

Low PA, Opfer-Gehrking TL, Textor SC, Benarroch EE, Win-Kuang S, Schondorf R, Suarez GA, Rummans TA (1995) Postural tachycardia syndrome (POTS). Neurology 45 (Suppl 5): S19-S25

Man in't Veld AJ, Boosma F, Moleman P, Schalekamp MADH (1987a) Congential dopamine-beta-hydroxylase deficiency. Lancet: 183–188

Man in't Veld AJ, Boosma F, Meiracker van den AH, Scalekamp MADH (1987b) Effect of unnatural noradrenaline precursor on sympathetic control and orthostatic hypotension in dopamine-beta-hydroxylase deficiency. Lancet: 1173–1175

Mass E, Wolff A, Gadoth N (1996) Increased major salivary gland secretion in familial dysautonomia. Develop Med Child Neurol 38: 133–138

Mathias CJ (1995a) Orthostatic hypotension: Causes, mechanisms, and influencing factors. Neurology 45 (Suppl 5): S6-S11

Mathias CJ (1995b) Orthostatic hypotension. Prescribers' Journal 35: 124–132

Mathias JR, Clench MH (1995) Neuromuscular diseases of the gastrointestinal tract. Postgraduate Medicine 97: 95–106

May B, Greving I (1996) Zur pharmakologischen und klinischen Differenzierung von Prokinetika. Magen Darm Leber 26: 193–198

McCallum RW (1991) Cisapride: a new class of prokinetic agent. Am J Gastroenterol 86: 135–148

McDougall AJ, McLeod JG (1996a) Autonomic neuropathy, I. Clinical features, investigation, pathophysiology, and treatment. J Neurol Sci 137: 79–88

McDougall AJ, McLeod JG (1996b) Autonomic neuropathy, II. Specific peripheral neuropathies. J Neurol Sci 138: 1–13

McLeod JG (1992) Evaluation of the autonomic nervous system. In: *Aminoff MJ* (Hrsg.) Electrodiagnosis in Clinical Neurology. Churchill Livingstone, New York, 421–432

Mellgren A (1995) Diagnosis and treatment of constipation. Eur J Surg 161: 623–634

Mellick LB, Mellick GA (1995) Successful treatment of reflex sympathetic dystrophy with gabapentin. Am J Emerg Treatm 13: 96

Miner WD, Sanger GJ (1986) Inhibition of cisplatin-induced vomiting by selective 5-hydroxytryptamine M-receptor antagonism. Br J Pharmacol 88: 497–499

Mitsky V, Robertson D (1995) Failure of the autonomic nervous system. Comprehensive Therapy 21: 529–534

Morrow GR, Hickok JT, Rosenthal SN (1995) Progress in reducing nausea and emesis. Cancer 76: 343–357

Netten PM, de Vos K, Horstink MWIM, Hoefnagels WHL (1995) Autonomic dysfunction in Parkinson's disease, tested with a computerized method using a Finapres device. Clin Auton Res 5: 85–89

Nordenbo AM, Andersen JR, Andersen JT (1996) Disturbances of ano-rectal function in multiple sclerosis. J Neurol 243: 445–451

Oddoux C, Reich E, Axelrod F, Blumenfeld A, Maayan C, Slaugenhaupt S, Gusella J, Ostrer (1995) Prenatal diagnostic testing for familial dysautonomia using linked genetic markers. Prenatal Diagnosis 15: 817–826

Oppenheimer D (1988) Neuropathology of autonomic failure. In: *Bannister R* (Hrsg.) Autonomic failure. A textbook of clinical disorders of the autonomic nervous system. Oxford University Press: Oxford, 451–463

Paice E (1995) Reflex sympathetic dystrophy. BMJ 310: 1845–1648

Pasricha PJ, Rai R, Ravich WJ, Hendrix TR, Kalloo AN (1996) Botulinum toxin for achalasia: long-term outcome and predictors of response. Gastroenterol 110: 1410–1415

Perera R, Isola L, Kaufmann H (1995) Effect of recombinat erythropoietin on anemia and orthostatic hypotension in primary autonomic failure. Clin Autonom Res 5: 211–214

Petzoldt D, Lamminger C (1992) Hyperhydrosis axillaris. DMW 35: 1339

Pohl C, Kruis W (1996) Chronische Diarrhöen – rationale Therapie und Diagnostik. Leber Magen Darm 26: 9–17

Polinsky RJ, Kopin IJ, Ebert MH, Weise V (1981) Pharmacological distinction of different orthostatic hypotension syndromes. Neurology 31: 1–7

Quinn N, Wenning G (1994) Multiple system atrophy. Br J Hosp Med 51: 492–494

Quinn N, Wenning G (1995) Multiple system atrophy. Curr Opin Neurol 8: 323–326

Reinauer S, Neusser A, Schauf G, Holzle E (1995) Die gepulste Gleichstrom-Iontophorese als neue Behandlungsmöglichkeit der Hyperhidrose. Hautarzt 46: 543–547

Rice GPA, Ebers GC (1995) Ondansetron for intractable vertigo complicating acute brainstem disorders. Lancet 345: 1182–1183

Riley CM, Day RL, Greely D, Langford WS (1949) Central autonomic dysfunction with defective lacrimation. Pediatrics 3: 468–477

Robertson D (1991) Orthostatic hypotension in clinical pharmacology. In: *Melmon KL* (Hrsg.) Melmon and Morelli's Clinical Pharmacology. Pergamon Press, New York

Robertson D, Hollister AS, Biaggioni I, Netterville JL, Mosqueda-Garcia R, Robertson RM (1993) The diagnosis and treatment of baroreflex failure. New Engl J Med 329: 1449–1455

Robertson DR, Robertson RM (1994) Causes of chronic orthostatic hypotension. Arch Intern Med 154: 1620–1624

Robertson DR, Davis TL (1995) Recent advances in the treatment of orthostatic hypotension. Neurology 45 (Suppl 5): S26–32

Robertson D, Low PA, Polinsky RJ (1996) Primer on the autonomic nervous system. Academic Press, San Diego

Ross AT (1958) Progressive selective sudomotor denervation- a case with co-existing Adie's Syndrome. Neurology 8: 809–817

Sage JI, Mark MH (1995) Drenching sweats as an off phenomenon in Parkinson's disease: treatment and relation to plasma levodopa profile. Ann Neurol 37: 120–122

Schaffler K (1984) Der Einfluß von Sympathikomimetika auf den Schlaf und die morgendliche orthostatische Belastbarkeit. Norfenefrin, Etilefrin und Placebo im Doppelblind-cross-over Vergleich. Therapiewoche 34: 2631-2630

Schatz IJ (1984) Orthostatic hypotension. I. Functional and neurogenic causes. Arch Intern Med 144: 773–777

Schellong F (1931) Störung der Kreislaufregulation, ein neues Symptom bei Insuffizienz des Hypohysenvorderlappens. Klin Wochenschr 10: 100–105

Schifter R, Schliack H (1968) Das sogenannte Geschmacksschwitzen. Fortschr Neurol Psychiatr 36: 261–274

Schmidt RF, Thews G (1993) Physiologie des Menschen. Springer Verlag: Berlin Heidelberg New York

Schondorf R, Low PA (1993) Idiopathic postural orthostatic tachycardia Syndrome (POTS): An attentuated form of acute pandysautonomia. Neurology 43: 132–137

Schulz JB, Klockgether T, Petersen D, Jauch M, Müller-Schauenburg W, Spieker S, Voigt K, Dichgans J (1994) Multiple system atrophy: natural history, MRI morphology, and dopamine receptor imaging with ^{123}IBZM-SPECT. J Neurol Neurosurg Psychiatr 57: 1047–1056

Schulze-Bonhage A, Schröder M, Ferbert A (1996) Botulinum toxin in the therapy of gustatory sweating. J Neurol 243: 143–146

Sharma SS, Bhargava N, Mathur SC (1995) Effects of oral erythromycin on colonic transit time in patients with idiopathic constipation. A pilot study. Dig Dis Sci 40: 2446–2449

Shy GM, Drager GA (1960) A neurological syndrome associated with orthostatic hypotension. Arch Neurol 3: 511–527

Singaram C, Ashraf W, Gaumnitz EA, Torbey C, Sngupta A, Pfeiffer R, Quigley EMM (1995) Dopaminergic defect of enteric nervous system in Parkinson's disease patients with chronic constipation. Lancet 346: 861–864

Smith GDP, Alam M, Watson LP, Mathias CJ (1995) Effect of the somatostatin analogue, octreotide, on exercise-induced hypotension in human subjects with chronic sympathetic failure. Clin Sci 89: 367–373

Solarova P, Kunev K. (1990) The calcitonin treatment of algodystrophy. Vutreshni Bolesti 29: 102–105

Staiano A, Giudice del E, Simeone D, Miele E, Marino A (1996) Cisapride in neurologically impaired children with chronic constipation. Digestive Dis Sci 41: 870–874

Stumpf JL, Mitrzyk B (1994) Management of orthostatic hypotension. Am J Hosp Pharm 51: 648–660

Suarez GA, Fealey RD, Cammilleri M, Low PA (1994) Idiopathic autonomic neuropathy: clinical, neurophysiological, and follow-up studies on 27 patients. Neurology 44: 1675–1682

The Consensus Committee of the American Autonomic Society and the American Academy of Neuroloy (1996) Consensus statement on the definition of orthostatic hypotension, pure autonomic failure, and multiple system atrophy. Neurology 46: 1470

Ten Harkel ADJ, Van Lieshout JJ, Wieling W (1992) Treatment of orthostatic hypotension with sleeping in the head-up tilt position, alone and in combination with fludrocortisone. J Intern Med 232: 139–145

Ten Harkel ADJ, Van Lieshout JJ, Wieling W (1994) Effects of leg muscle pumping and tensing on orthostatic arterial pressure: a study in normal subjects and patients with autonomic failure. Clin Sci 87: 553–558

Valdovinos MA, Camilleri M, Zimmerman BR (1993) Chronic diarrhea in diabetes mellitus: mechanisms and an approach to diagnosis and treatment. Mayo Clin Proc 68: 691–702

Verdugo RJ, Ochoa JL (1994) ›Sympathetically maintained pain.‹ I. Phentolamine block questions the concept. Neurology 44: 1003–1010

Verdugo RJ, Campero M, Ochoa JL (1994) Phentolamine sympathetic block in painful polyneuropathies. II. Further questioning of the concept of ›sympathetically maintained pain.‹ Neurology 44: 1010–1014

Verne GN, Eaker EY, Hardy E, Sninsky CA (1995) Effects of octreotide and erythromycin on idiopathic and scleroderma-associated intestinal pseudoobstruction. Dig Dis Sci 40: 1892–1901

Vutyavanich T, Wongtrangan S, Ruangsri R (1995) Pyridoxine for nausea and vomiting of pregnancy: a randomized, double-blind, placebo-controlled trial. Am J Obstet Gynecol 173: 881–4

Ward C, Kenny RA (1996) Reproducibility of orthostatic hypotension in symptomatic elderly. Am J Med 100: 418–422

Wenning GK, Shlomo YB, Magalhes M, Danile SE, Quinn NP (1994) Clinical features and natural history of multiple system atrophy. Brain 117: 835–845

Wieling W, Lieshout van JJ, Leeuwen van AM (1993) Physical manoeuvres that reduce postural hypotension in autonomic failure. Clin Autonom Res 3: 57–65

Wolfe GI, Galetta SL, Teener JW, Katz JS, Bird SJ (1995) Site of autonomic dysfunction in a patient with Ross' Syndrome and postganglionic Horner's Syndrome. Neurology 45: 2094–2096

Wright PS, Thomas SL (1995) Constipation and diarrhea: the neglected symptoms. Sem Oncol Nurs 11: 289–297

Yasuda T, Sobue G, Mokuno K, Hakusui S, ItomT, Hirose Y, Yanagi T (1995) Clinico-pathophysiological features of acute autonomic and sensory neuropathy: a long-term follow-up study. J Neurol 242: 623–628

Young RR, Ashbury AK, Adamas RD, Corbett JL (1969) Pure pandysautonomia with recovery. Trans Am Neurol Assoc 94: 355–357

K 3. Neurogene Störungen von Blasen-, Darm- und Sexualfunktion

von *M. Weller**

K 3.1. Neurogene Blasenstörungen

K 3.1.1. Klinik

Neurogene Blasenentleerungsstörungen werden als häufiger oder imperativer Harndrang, Inkontinenz, erschwerte und inkomplette Blasenentleerung oder rezidivierende Harnwegsinfekte wahrgenommen. Die Diagnose einer neurogenen Blasenstörung wird oft erst spät gestellt. Die Patienten suchen zunächst in der Urologie oder Gynäkologie Hilfe. Neurologen laufen Gefahr, urologische oder gynäkologische Erkrankungen zu übersehen und Blasenstörungen im Rahmen vorbestehender neurologischer Erkrankungen zu interpretieren.
Ein kurzer Blick auf **anatomische und physiologische Grundlagen** der Blasenfunktion erleichtert das Verständnis der gestörten Blasenfunktion (**Abb. K 3.1**). Die zwei wesentlichen Funktionen der Blase, kontinente Urinspeicherung und periodisch vollständige Urinentleerung, werden durch getrennte sensomotorische Systeme gewährleistet. Die Blasenkontinenz während des Speichervorgangs wird durch inneren und äußeren Sphinkter vesicae und vor allem bei der Frau durch die Beckenbodenmuskulatur aufrechterhalten. Der innere Sphinkter wird durch sympathische Efferenzen aus den Segmenten D11–L2 innerviert, die ihr Erfolgsorgan über Grenzstrang und N. hypogastricus erreichen. Die sympathischen Fasern wirken aktivierend auf α-Rezeptoren des inneren Sphinkters und auf ungeklärte Weise vermutlich inhibitorisch auf den Detrusor vesicae. Der externe Sphinkter vesicae ist ein quergestreifter Muskel, der seine somatische Innervation wie die Beckenbodenmuskulatur über Efferenzen aus dem Onufschen Nucleus der Spinalsegmente S2–4 über den N. pudendus erhält. Wichtigster Stimulus für die Blasenentleerung ist die Dehnung der Blasenwand, die Afferenzen im N. pelvicus erregt, reflektorisch Harndrang auslöst und, in Abhängigkeit von der Aktivität übergeordneter neuraler Zentren, eine Kontraktion des Detrusor vesicae auslöst. Dieser Hohlmuskel wird über den N. pelvicus aus dem Sakralmark parasympathisch innerviert. Unterstützt wird die Blasenentleerung durch die somatisch/willkürlich kontrollierte Bauchpresse und die parallele Relaxation des inneren und äußeren Blasensphinkters. Daß unter physiologischen Bedingungen bei zunehmender Blasenfüllung nicht parallel der Druck auf die Blasenwand steigt und reflektorische Kontraktionen des Detrusor vesicae auslöst, wird dadurch gewährleistet, daß die Dehnung der Blasenwand sakrale somatische Motoneurone mit exzitatorischer Wirkung auf den externen Sphinkter und lumbale sympathische Neurone aktiviert, die den inneren Sphinkter verschließen und den Detrusor relaxieren.
Supraspinal wird die Blasenentleerung durch das pontine Miktionszentrum positiv reguliert, dessen Efferenzen in den Tractus reticulospinales medialis und lateralis verlaufen und die koordinierte Relaxation der inneren und äußeren Sphinkteren und Kontraktion des Detrusors vermitteln. Die Neurotransmission erfolgt möglicherweise glutamaterg (Matsumoto et al., 1995). Das anatomisch unscharf charakterisierte pontine Miktionszentrum wird durch übergeordnete Afferenzen aus frontalem Cortex, Gyrus cinguli, Lobulus paracentralis und Basalganglien gehemmt.
Die Beeinträchtigung der supraspinalen Kontrolle der Blasenfunktion ist für die häufigen Blasenstörungen bei Multipler Sklerose verantwortlich. Störungen der Interaktion zwischen pontinem Miktionszentrum und übergeordneten modulierenden Strukturen spielen eine wesentliche Rolle in der Genese neurogener Blasenstörungen bei neurodegenerativen Erkrankungen einschließlich des idiopathischen Parkinson-Syndroms.
Erster Schritt zur erfolgreichen Therapie einer Blasenentleerungsstörung ist die korrekte Zuordnung des klinischen-Syndroms. Diese erfolgt unter Berücksichtigung verschiedener Aspekte des Miktionsverhalten durch Beantwortung der folgenden Fragen (**Tab. K 3.1**):
Wie häufig und wann wird die Blase entleert? Ist die Blasenentleerung vollständig? Liegt imperativer Harndrang vor? Ist eine Harnwegsinfektion ausgeschlossen? Ist die Kontinenz erhalten?
Detrusorinstabilität und **Detrusorhyperreflexie** sind durch frühzeitige unphysiologische Detrusorkontraktionen während der Füllungsphase der Blase gekennzeichnet. Instabilität bezeichnet die fehlende Hemmung der Detrusoraktivität. Hyperreflexie impliziert das Vorliegen einer neurologischen Erkrankung als Ursache der Blasenentleerungsstörung. Klinische Entitäten wie ungehemmte neurogene Blase, automatische Blase oder motorisch instabile Blase sind der Detrusorhyperreflexie zuzuordnen. Die Läsion liegt oberhalb des

* Autor dieses Kap. in der 2. Aufl.: E. Altenmüller

Sakralmarks und beeinträchtigt die Transmission suprasakraler inhibitorischer Projektionen zum Detrusor. Führendes Symptom der isolierten Detrusorhyperreflexie ist imperativer Harndrang mit **Dranginkontinenz ohne Restharnbildung.** Häufigste Ursachen sind Multiple Sklerose, zerebrovaskuläre Erkrankungen, Normaldruck-Hydrozephalus, idiopathisches Parkinson-Syndrom, Traumata von Frontalhirn und Myelon sowie Frontalhirntumoren. Reine Detrusorhyperreflexien sollten vor allem bei suprapontinen Läsionen auftreten (**Tab. K 3.2**).

Die **Detrusor-Sphinkter-Dyssynergie** ist durch unwillkürliche Detrusorkontraktionen bei fehlender Relaxation des äußeren Blasensphinkters definiert. Die Läsion liegt zwischen Sakralmark und pontinem Miktionszentrum. Führende Symptome sind imperativer Harndrang mit **Dranginkontinenz und inkomplette Blasenentleerung.** Wegen des geringeren Blasenausgangswiderstands bei

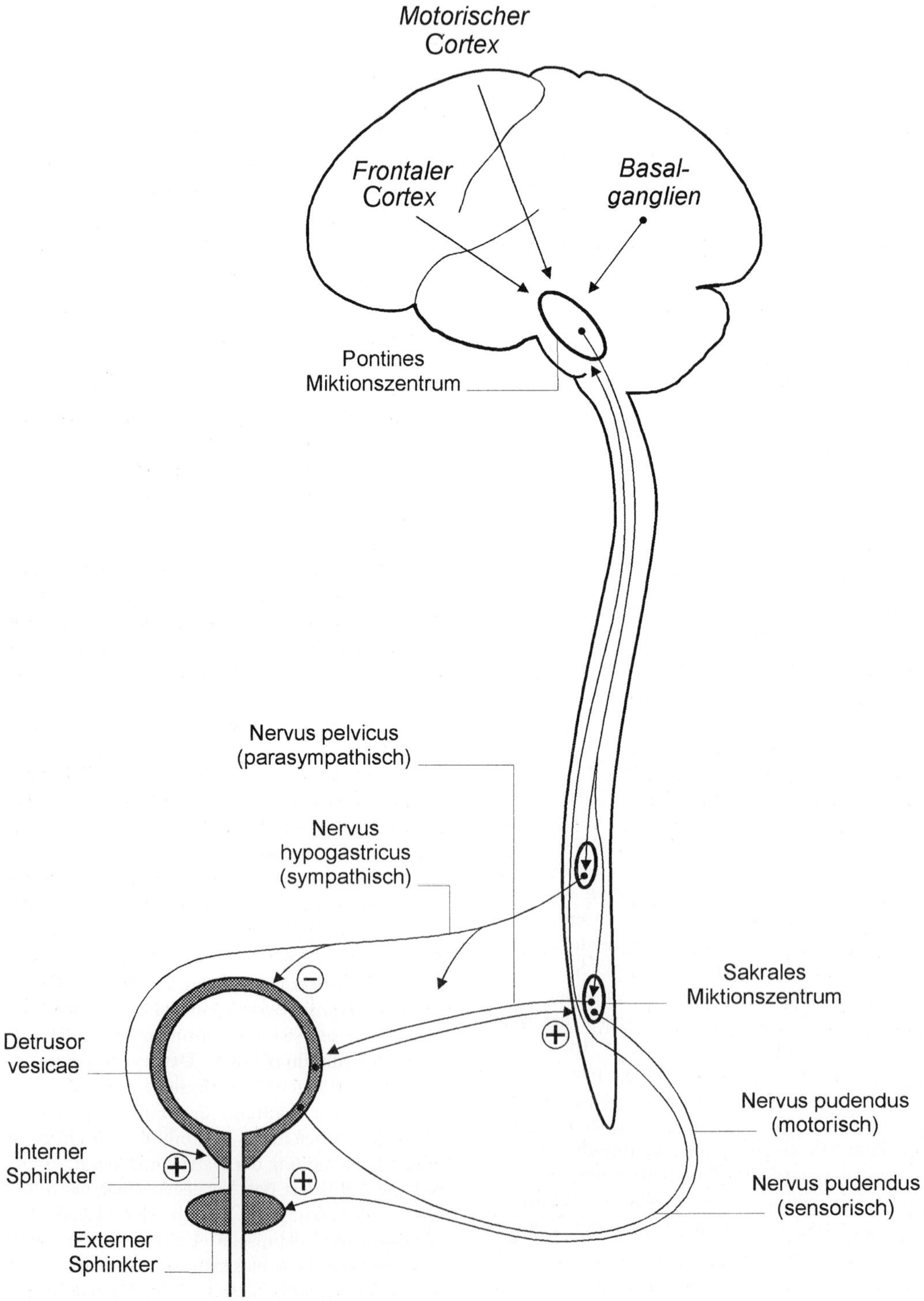

Abb. K 3.1: Neuronale Kontrolle der Blasenfunktion

Tab. K 3.1: Differentialdiagnose neurogener Blasenstörungen

	Imperativer Harndrang	Pollakisurie	Harnretention	Streßinkontinenz	Reflektorische Entleerung	Überlaufinkontinenz	Harnfluß
Detrusorhyperreflexie	+	+	–	+	+	–	normal
Detrusor-Sphinkter-Dyssynergie	+	+	+	+	+	–	reduziert
Detrusorareflexie	–	+/-	+	+/-	–	+	reduziert
Genuine Streßinkontinenz	–	–	+	+	–	–	normal
Infravesikale Blasenobstruktion	+	+/-	+	–	–	+	reduziert

Tab. K 3.2: Pharmaka als Auslöser oder Verstärker von Harnverhalt oder Inkontinenz (ges. gesch. Präparatenamen z. T. in Auswahl)

Harnverhalt	Inkontinenz
parasympatholytisch Antidepressiva Neuroleptika Biperiden (Akineton®) Bornaprin (Sormodren®) Metixen (Tremarit®) Atropin Antiarrhythmika Disopyramid (Rythmodul®) **α -sympathomimetisch** α-adrenerge Agonisten bei systemischer Anwendung, z. B. Etilefrin (Effortil®)	**α -sympatholytisch** &-adrenerge-Antagonisten wie: Phenoxybenzamin (Dibenzyran®) Prazosin (z. B. Minipress®) Terazosin (Heitrin®)

Frauen ist die Dyssynergie bei Männern öfter mit Komplikationen insbesondere in Form aszendierender Infektionen behaftet als bei Frauen. Häufigste Ursache sind Multiple Sklerose, zervikale Myelopathie, spinale Tumoren, Gefäßmalformationen und Traumata. Von der Detrusor-Sphinkter-Dyssynergie zu unterscheiden ist die seltene funktionelle Obstruktion des Blasenhalses, die mit erhöhten Restharnmengen und Gefährdung der Nierenfunktion einhergeht und ätiologisch unklar ist (Kumar et al., 1995).

Die **Detrusorareflexie** ist Folge fehlender afferenter oder efferenter Innervation des Detrusormuskels. Isolierte afferente oder efferente Störungen treten vermutlich deshalb nicht auf, weil beide Informationen über den Parasympathikus des Beckens und das Sakralmark verschaltet sind und deshalb nicht isoliert geschädigt werden. Klinische Zeichen der Detrusorareflexie sind reduzierter Harndrang, Unfähigkeit zur Initiierung der Blasenentleerung und Überlaufinkontinenz mit erhöhtem Blasenvolumen bis zu 2 000 ml. Ursachen sind Konus-Kauda-Läsionen durch Tumor, Trauma, lumbale Spinalkanalstenose und Bandscheibenvorfälle, Polyradikulitis einschließlich Guillain-Barré-Syndrom, Polyneuropathien bei Diabetes mellitus oder chronischer Alkoholkrankheit, Tabes dorsalis, operative Eingriffe und Radiatio im Becken sowie Myelodysplasien und *tethered cord syndrome*. Detrusorareflexie aufgrund sakraler Myelonläsionen findet sich auch bei 20–30 % der Patienten mit Multipler Sklerose. Diese haben meist deutlich erhöhte Restharnmengen, weil der Miktionsversuch zusätzlich an der fehlenden Relaxation des externen Sphinkters scheitert (Chancellor und Blaivas, 1994).

Genuine Streßinkontinenz liegt vor, wenn Streßinkontinenz ohne inadäquate Detrusoraktivität allein durch gestörte Innervation des externen Sphinkters zustandekommt. Die genuine Streßinkontinenz ist die häufigste Form der Blasenentleerungsstörung bei Frauen. Sie wird vor allem nach Hysterektomie und Deszensus nach zahlreichen Entbindungen beobachtet. Die Inzidenz nimmt im Alter zu. Streßinkontinenz als Symptom wird zudem bei verschiedenen Typen der neurogenen Blasenentleerungsstörung beobachtet, u. a. bei Detrusorhyperreflexie und Detrusor-Sphinkter-Dyssynergie.

Bei **infravesikaler Obstruktion,** die meist bei Männern infolge benigner Prostatahyperplasie auftritt, finden sich imperativer Harndrang, Pollakisurie, Nykturie, Retention und Überlaufinkontinenz. Bei jungen Frauen wurde als häufige Ursache einer obstruktiven Blasenentleerungsstörung mit Retention eine Funktionsstörung des externen Urethrasphinkters nachgewiesen, die durch myotoniforme Entladungen im EMG gekennzeichnet ist und eine adäquate Sphinkterrelaxation verhindert (Fowler et al., 1988). Diese Störung ist möglicherweise eine wichtige Differentialdiagnose zu Multipler Sklerose und Psychogenie als Ursachen einer Blasenentleerungsstörung bei jungen Frauen. Die sichere Abklärung erfordert eine EMG-Untersuchung.

Das tägliche oder nächtliche Einnässen, das als **Enuresis** bezeichnet wird, ist als Einnässen ohne nachweisbare organische Läsion bei Kindern im Alter von mehr als 4 Jahren definiert (Haug-Schnabel, 1992). Die Enuresis ist nach dieser Definition keine neurogene Blasenstörung. Vordringlich ist der Ausschluß einer *organischen* neurogenen oder urologischen Erkrankung einschließlich

Epilepsie, Spina bifida occulta und Mißbildungen des Urogenitaltrakts. Die Durchführung einer 24h-EEG-Ableitung ist gegebenenfalls indiziert. Wesentliche Informationen für die Differentialdiagnose der neurogenen Blasenstörung sind anamnestisch zu gewinnen. Wichtige Hinweise ergeben sich aus der Defäkations- und Sexualanamnese, assoziierten neurologischen Symptomen und internistischen Erkrankungen, Operationen im Bauch- und Beckenraum in der Anamnese und aus der Medikation. Die klinische Untersuchung erfolgt in Zusammenarbeit von Neurologie, Urologie und Gynäkologie. Bei der neurologischen Untersuchung ist auf periphere, radikuläre und spinale Defizite sowie Anzeichen neurodegenerativer Erkrankungen zu achten, insbesondere Sensibilitätsstörungen im Reithosenbereich, die Muskeleigenreflexe der Beine, Atrophien der intrinsischen Fußmuskeln (S3), Fußdeformitäten, Naevi und Hypertrichosen im Lumbosakralbereich, den Kremasterreflex (L1–2), den Sphinktertonus (S3), den Analreflex (S4) und den Bulbokavernosusreflex (S2–4). Durch einen Urinstatus mit mikrobieller Untersuchung werden Harnwegsinfekte und Begleiterkrankungen des Urogenitalsystems erfaßt. Die Restharnbestimmung erfolgt durch Katheterisierung oder Ultraschalluntersuchung *post mictionem*. Elektrophysiologische Diagnostik mit somatosensorisch evozierten Potentialen des N. pudendus sowie Elektromyographie aus den Sphinkteren von Urethra und Anus wird nur in wenigen Abteilungen durchgeführt. Sie dient der Differentialdiagnose von idiopathischem Parkinson-Syndrom und Multisystematrophie sowie Harnverhalt bei jungen Frauen (Pramstaller et al., 1995; Fowler, 1996). Die weitere apparative Diagnostik einschließlich Uroflowuntersuchung, Blasendruckmessung, Urethrozystoskopie und Ausscheidungsurogramm wird meist in urologischen Abteilungen durchgeführt (Rivas und Chancellor, 1995). Die Uroflowmessung dient vor allem der Diagnostik infravesikaler Abflußstörungen. Die Blasendruckmessung kann die-Syndrome der Detrusorhyperreflexie, der Detrusor-Sphinkter-Dyssynergie und der Detrusorareflexie objektivieren. Die Urethrozystoskopie wird zur Erfassung primärer urologischer Erkrankungen wie lokaler Verletzungen oder Tumoren eingesetzt und kann bei entsprechenden Veränderungen der Blasenbinnenstruktur die Chronizität neurogener Blasenstörungen belegen. Sie dient zudem der Beurteilung des inneren Sphinkters. Das Ausscheidungsurogramm dient der Diagnostik von primären Erkrankungen der ableitenden Harnwege sowie der Komplikationen chronischer neurogener Blasenstörungen, etwa im Sinne von Harntransportstörungen. Der erfahrene Neurologe gewinnt durch diese Untersuchungen meist wenig diagnostische Zusatzinformationen. Der Befund der **neurogenen Blase** führt zu klinisch-neurologischer Diagnostik, die nur selten überraschende, weil klinisch unerwartete Ursachen der Blasenstörung ergibt.

K 3.1.2. Verlauf

Harninkontinenz ist eines der häufigsten Symptome, das Patientinnen und Patienten zum Arzt führt. Die Inzidenz ist höher bei Frauen als bei Männern und nimmt mit Alter und Zahl der Geburten zu. Unwillkürlicher Harnabgang tritt bei etwa 30 % aller Menschen über 60 auf. Der natürliche Verlauf hängt vom Verlauf der Grunderkrankung ab. Im Alter treten zu neurogenen Störungen häufig regressive Veränderungen des M. detrusor vesicae hinzu (Melchior, 1995). Die meisten neurogenen Blasenentleerungsstörungen sind nicht eigenständige Krankheitsbilder, sondern treten als Symptome komplexerer neurologischer Erkrankungen auf. Bei Multipler Sklerose und anderen chronischen und akuten Myelonerkrankungen einschließlich traumatischer Querschnittläsionen sind neurogene Blasenstörungen obligat vorhanden (Betts et al., 1993). Ihre Bedeutung liegt in der erheblichen Einschränkung der Lebensqualität und dem Risiko ernster Komplikationen wie aszendierender Infektion und Urosepsis sowie sekundärer Nierenschädigung durch Rückstau. Unbehandelt kommt es nicht nur zu den genannten Komplikationen, sondern zu irreversiblen Veränderungen der Blase selbst. Chronische Restharnbildung führt zu zunehmender Dehnung der Blasenwand mit Untergang der glatten Muskulatur und narbigem Umbau.

K 3.1.3. Therapeutische Prinzipien

Die Therapie neurogener Blasenstörungen ist in erster Linie Therapie der Grunderkrankung oder Beseitigung des auslösenden Stimulus. Typische Beispiele sind die Operation eines spinalen Tumors oder einer spinalen Enge, die immunsuppressive Therapie bei Multipler Sklerose oder das Absetzen eines Medikaments. Pharmaka, die eine neurogene Blasenstörung auslösen oder verstärken können, sind in **Tab. K 3.3** zusammengestellt. Wesentliche Mechanismen des pharmakogenen Harnverhalts sind Hemmung des cholinerg innervierten Detrusors oder Aktivierung des α-adrenerg innervierten Sphinkters. α-Sympatholytika hemmen den Sphinkter und können eine Inkontinenz verursachen oder verstärken. Sind die therapeutischen Optionen der Behandlung der Primärerkrankung ausgeschöpft, so verbleiben verschiedene symptomatische Therapien. Wichtigste Ziele der symptomatischen Therapie sind Erhalten der Kontinenz, Gewährleisten der Harnentleerung und Vermeiden von Infektionen und Sekundärschäden wie Harnstau, Ureterdilatation und Nierenschädigung.

Ziele der Therapie der **Detrusorhyperreflexie** sind Beseitigung des imperativen Harndrangs und Wiederherstellung der Kontinenz. Dies gelingt häufig unter Beachtung praktischer Maßnahmen zur Regulation der Urinproduktion (s. u.) und Einnahme von Anticholinergika oder nächtlicher Verwendung von Desmopressin-Spray (**Tab. K 3.4**). Anti-

Tab. K 3.3: Häufigste Ursachen neurogener Blasenstörungen

Typ der Blasenstörung	Lokalisation	Ursachen
Detrusorhyperreflexie	Frontalhirn Gyrus cinguli Basalganglien suprapontine Läsionen	Tumoren idiop. Parkinson-Syndrom Demenzen Normaldruck-Hydrozephalus Multiple Sklerose
Detrusor-Sphinkter-Dyssynergie	Myelon, thorakolumbal, infrapontin	Multiple Sklerose spinale Traumata spinale Tumoren zervikale Myelopathie Bandscheibenleiden
Detrusorareflexie	sakrales Myelon Konus/Kauda Plexus sacralis N. pelvicus	spinale Traumata spinale Tumoren Multiple Sklerose Tumoren im Becken Autonome Neuropathien

cholinerge Pharmaka unterdrücken Detrusorkontraktionen und bessern die oft sehr beeinträchtigenden Symptome des imperativen Harndrangs und der Dranginkontinenz. Die Substanzen wirken direkt oder indirekt auf den Tonus glatter Muskulatur. Regelmäßige Kontrollen des Restharnvolumens sind während der Therapie mit Detrusor-Antagonisten erforderlich. Das Restharnvolumen sollte 100 ml nicht überschreiten. Wegen der anticholinergen Nebenwirkungen bei systemischer Therapie sind lokale Applikationsformen von Oxybutinin zur Hemmung des Detrusors (Weese et al., 1993) oder Capsaicin zur Unterbrechung unmyelinisierter Nervenfasern mit konsekutiver Reduktion des afferenten Inputs evaluiert worden (Fowler et al., 1994). Diese Ansätze (Rivas und Chancellor, 1994) haben sich jedoch bisher als wenig praktikabel erwiesen und sollten außerhalb von Studien nicht eingesetzt werden.
Desmopressingabe am Abend reduziert drastisch die nächtliche Harnproduktion und ermöglicht Nachtruhe ohne häufiges Aufstehen und Inkontinenz. Einschränkungen für die anticholinerge Medikation ergeben sich häufig bei Multipler Sklerose, wenn die Detrusorhyperreflexie Teilaspekt der Detrusor-Sphinkter-Dyssynergie ist. Hier muß häufiger die Restharnmenge kontrolliert werden. Beim idiopathischen Parkinson-Syndrom findet sich häufig (30–70 %) eine Detrusorhyperreflexie. Diese ist nicht selten mit einer obstruktiven Entleerungsstörung aufgrund eines erhöhten Sphinktertonus assoziiert (Christmas et al., 1988). Differen-

Tab. K 3.4: Medikamentöse Therapie neurogener Blasenstörungen (ges. gesch. Präparatenamen z. T. in Auswahl)

Substanzklassen	Präparate	Wirkmechanismus	Indikationen	Qualität der Therapieempfehlung
Anticholinergika, Relaxantien glatter Muskulatur	Oxybutinin (Dridase®, 3 × 5 mg) Propiverin (Mictonorm®, 3 × 10 mg) Imipramin (Tofranil®, 3 × 10–25 mg)	Hemmung des Detrusors	Detrusorhyperreflexie Detrusor-Sphinkter-Dyssynergie (unter Beachtung der Restharnmengen)	sicher wirksam (B-C)
α-adrenerge Rezeptorenblocker	Phenoxybenzamin (Dibenzyran®, 2 × 10–3 × 20 mg) Prazosin (z. B. Minipress®, 3 × 0,5–2 mg) Terazosin (Heitrin®, 1–20 mg)	Hemmung des inneren Sphinkters, Enthemmung des Detrusors, Relaxierung glatter Muskulatur	Detrusor-Sphinkter-Dyssynergie	wahrscheinlich wirksam (C)
Antispastika	Baclofen (Lioresal®, 3 × 5–25 mg) Tizanidin (Sirdalud®, 3 × 2–4 mg) Memantin (Akatinol®, 2–3 × 5–20 mg)	GABA-Agonismus ? α_2-adrenerger Agonismus N-Methyl-D-Aspartat-Rezeptor-Antagonismus	Detrusor-Sphinkter-Dyssynergie	fraglich wirksam (C)
Anti-Diuretika	Desmopressin (Minirin®, 10 µg/1 Hub)	Minderung der Diurese	Detrusorhyperereflexie	wahrscheinlich wirksam (C)
Cholinergika	Bethanechol (Myocholine®)	Aktivierung des Detrusors	? Detrusorareflexie	vermutlich nicht wirksam

tialdiagnostisch ist auch die in der betroffenen Altersgruppe häufige benigne Prostatahyperplasie auszuschließen. Regelmäßige Restharnkontrollen sind deshalb auch hier erforderlich. Wenn nichtinvasive Therapieverfahren versagen, kann eine Blasenvergrößerung durch operative zystoplastische Erweiterung durchgeführt werden (Chancellor und Blaivas, 1994; Hasan et al., 1995; Stone, 1995). Diese ist bei bis zu 80 % der Patienten erfolgreich, hat aber meist die Notwendigkeit des intermittierenden Katheterismus zur Folge. Die Operationen haben jedoch supravesikale Harnableitungen weitgehend ersetzt. Zudem sind zur Behandlung der Inkontinenz verschiedene Prothesen entwickelt worden, die in bestimmten Situationen eine Alternative zu supravesikalen oder vesikalen Harnableitungen darstellen (Perez und Webster, 1992; Stone, 1995).

Die Therapie der **Detrusor-Sphinkter-Dyssynergie** erfordert meist ein invasiveres Vorgehen. Ziel ist die Reduktion der Restharnmenge unter 100 ml unter Erhaltung der Kontinenz. Praktische Hinweise zur Lebensführung finden sich unten (s. Kap. K 3.1.4). Selten gelingt eine Besserung der Symptomatik durch Behandlung mit α-adrenergen-Antagonisten. Da der Tonus des äußeren, somatisch innervierten Sphinkters erhöht ist, kann die Wirkung dieser Pharmaka nicht allein auf die Hemmung des inneren Blasensphinkters zurückgeführt werden. Zusätzliche indirekte hemmende Einflüsse auf den Tonus des externen Blasensphinkters sowie direkte inhibitorische Effekte auf den Tonus glatter Muskulatur der Prostata werden diskutiert. Möglicherweise wird bei der Detrusor-Sphinkter-Dyssynergie die Inzidenz einer assoziierten Detrusor-Blasenhals-Dyssynergie unterschätzt (Schurch et al., 1994), die durch α-Blocker günstig beeinflußt werden könnte. Alternativ kann der Einsatz von Antispastika wie Baclofen, Sirdalud oder Memantin erwogen werden (**Tab. K 3.4**) (Grossmann und Schütz, 1982). Als weiterer Weg der Dämpfung des externen Urethrasphinkters wurde die lokale Injektion von Botulinumtoxin evaluiert (Dykstra et al., 1990; Fowler, 1995). Die Therapie wurde als Alternative zum intermittierenden Katheterismus entwickelt und ist insofern wirksam, als die Restharnmengen gesenkt werden konnten und Symptome der autonomen Dysreflexie bei Querschnitt-Patienten zurückgingen. Mit leichten systemischen Wirkungen in Form allgemeiner Schwäche muß gerechnet werden. Das Intervall zwischen den Injektionen beträgt etwa 50 Tage. Vermutlich ist mit einer hohen Inzidenz von Inkontinenz zu rechnen. Die Therapie hat sich bisher nicht durchgesetzt.

Oft sind symptomatische und medikamentöse Maßnahmen nicht ausreichend, um eine suffiziente Blasenentleerung zu gewährleisten, so daß intermittierende Katheterisierung erforderlich wird. Restharnmengen über 100 ml gelten als Indikation für eine solche Behandlung. Die Selbstkatheterisierung hat gegenüber der Anlage eines Dauerkatheters den Vorteil einer geringeren Inzidenz lokaler, vor allem infektiöser Komplikationen und einer höheren Lebensqualität. Patienten, die schreiben und ohne Hilfe essen können, sind in der Regel in der Lage, den Selbstkatheterismus durchzuführen, der mindestens dreimal täglich erfolgen sollte. Bei Multipler Sklerose wird dies häufig mit der medikamentösen Therapie der Detrusorhyperreflexie kombiniert, die Teil der Sphinkter-Detrusor-Dyssynergie und bei gleichzeitigem Katheterismus nicht mit dem Risiko erhöhter Restharnmengen verbunden ist. Für viele Patienten mit Multipler Sklerose oder mit neurodegenerativen Erkrankungen, insbesondere mit Ataxie, ist der Selbstkatheterismus wegen der Feinmotorikstörung der Hände nicht möglich. Hier kann eventuell der Lebenspartner angelernt werden.

Wenn der Katheterismus nicht möglich ist, kann eine operative Spaltung des Sphinkters mit dem Risiko der Inkontinenz vorgenommen werden. Als neue Alternativen wurden Implantation einer Sphinkterstentprothese und Ballondilatation entwickelt (Chancellor et al., 1994).

Ein Sonderfall der neurogenen Blasenstörung entwickelt sich nach akuter **Querschnittlähmung** infolge inkompletter oder kompletter Myelonläsion. Während der ersten 6–8 Wochen besteht eine Detrusorareflexie, die initial eine suprapubische Zystostomie und je nach Verlauf später intermittierendes Katheterisieren erfordert. Ziel der Behandlung ist zunächst die Prävention einer progressiven Blasenwanddistension. Das Blasenvolumen sollte 400 ml nicht überschreiten. Unbehandelt entwickelt sich eine Überlaufblase mit deutlich erhöhten Restharnmengen. Bei Läsionen oberhalb des sakralen Miktionszentrums stellen sich etwa 2 Monate nach dem Trauma in Abhängigkeit vom Füllungsvolumen der Blase reflektorische Kontraktionen des Detrusors ein. Etwa 30 % der Paraplegiker erreichen unter Nutzung dieser Kontraktionen durch mehrminütiges Bestreichen oder Beklopfen des unteren Abdomens eine ausreichende Blasenentleerung, d. h., der Restharn übersteigt 15–20 % des Blasenvolumens nicht. Bei chronisch erhöhten Restharnmengen über 100 ml ist auf Dauer intermittierendes Katheterisieren erforderlich. Alternativ kommt eine suprapubische Harnableitung in Frage (MacDiarmid et al., 1995). Transurethrale Dauerkatheter sind wegen infektiöser Komplikationen, Striktur- und Divertikelbildung und maligner Transformation des Epithels obsolet (Rivas und Chancellor, 1995). Die pharmakologische Therapie der Blasenentleerungsstörung nach Querschnittläsion ist, abgesehen von der Dämpfung der Detrusorhyperreflexie mit Anticholinergika, unbefriedigend. Als invasive Therapie der Wahl kommt in erster Linie die Implantation von Elektroden zur Stimulation der sakralen Vorderwurzeln, verbunden mit dorsaler Rhizotomie, in Frage (Dijkema et al., 1993; Brindley, 1994) (siehe auch Kap. I 9).

Eine wichtige und oft gefährliche Komplikation höherer Myelonläsionen oberhalb von D6 ist die **autonome Dysreflexie.** Hier löst die Überdehnung

der Blasenwand bei zunehmender Blasenfüllung eine überschießende Sympathikusantwort mit arterieller Hypertonie, Kopfschmerzen und Schwitzen aus. Therapie der Wahl ist die sofortige Katheterisierung. Als Prophylaxe kann ein α-Blocker wie Prazosin (z. B. Minpress®, 2–3 × 0,5–5 mg) oder ein Kalzium-Antagonist wie Nifedipin (Adalat®, 3 × 5–10 mg) verabreicht werden. Alternativ kann im Einzelfall eine externe Sphinkterotomie in Betracht gezogen werden.
Zur Behandlung der erschwerten Blasenentleerung mit Restharnbildung bei **Detrusorareflexie** wird häufig ein Therapieversuch mit Cholinergika unternommen, die den Detrusor aktivieren sollen. Diese Strategie ist zwar bei der Behandlung der postoperativen Blasenatonie erfolgreich, bei chronischen peripheren neurogenen Läsionen der Efferenzen zum Detrusor aber ineffektiv (Rivas und Chancellor, 1995).
Wegen der mangelnden Wirksamkeit der medikamentösen Therapie oder unakzeptablen Nebenwirkungen bei suffizienten Dosen der Pharmaka ist intermittierender Selbstkatheterismus immer noch eine der wichtigsten, effektivsten und nebenwirkungsärmsten Therapien der gestörten Blasenentleerung sowohl bei Sphinkter-Detrusor-Dyssynergie als auch bei Detrusorareflexie (Kuhn et al., 1991). Als Alternative vor allem bei chronischer Erkrankung, hohem Alter oder assoziierter Feinmotorikstörung der Hände kann ein suprapubischer Katheter gelegt werden. Transurethrale Dauerkatheter sind bei chronischen Erkrankungen wegen der hohen Inzidenz lokaler Komplikationen, insbesondere aszendierender Infektion, obsolet. Bei großen Restharnmengen mit der Gefahr des Rückstaus kann als Alternative zu einem suprapubischen Dauerkatheter eine kontinente supravesikale Harnableitung (*ileal conduit*) angelegt werden (Rivas und Chancellor, 1995).

K 3.1.4. Pragmatische Therapie

Erster Schritt zur Therapie einer neurogenen Blasenstörung ist die Diagnose und, soweit möglich, kausale Therapie der zugrundeliegenden neurologischen oder internistischen Erkrankung. Bei pharmakogenen Blasenentleerungsstörungen wird das verantwortliche Präparat abgesetzt oder ersetzt. Häufig wird ein Harnverhalt durch trizyklische Antidepressiva mit anticholinerger Wirkung wie Imipramin (Tofranil®), Amitriptylin (Saroten®) oder Clomipramin (Anafranil®) ausgelöst. Diese Pharmaka können durch MAO-Inhibitoren wie Tranylcypromin (Parnate®, Jatrosom® N) oder Moclobemid (Aurorix®) oder Serotonin-Antagonisten wie Fluvoxamin (Fevarin®) oder Fluoxetin (Fluctin®) ersetzt werden. Patienten mit pharmakogenen Blasenstörungen leiden oft an einer prädisponierenden Störung, z. B. einer benignen Prostatahyperplasie. Die Therapie der neurogenen Blasenstörungen, die weder durch adäquate Therapie der Grundkrankheit behandelt werden können noch pharmakogen verursacht sind, wird durch die zugrundeliegende Erkrankung und das Patientenalter bestimmt.

Prophylaxe und Therapie von Harnwegsinfektionen

Neurogene Blasenstörungen sind häufig mit Infekten des Urogenitaltrakts assoziiert und werden in ihrer Ausprägung durch diese oft deutlich verstärkt. Andererseits können Harnwegsinfektionen eine neurogene Blasenstörung vortäuschen. Aus diesen Gründen, und zur Prävention aszendierender Infektionen mit Urogenitalsepsis, ist die Prophylaxe vorrangig und gegebenenfalls eine Therapie unverzüglich einzuleiten. Dies sollte vor der Einleitung einer spezifischen, potentiell invasiven Therapie der neurogenen Blasenstörung erfolgen. Aufgrund der Störung der Urodynamik sind Patienten mit Harnverhalt stärker infektgefährdet als Patienten mit Inkontinenz.
Folgende Maßnahmen senken die Inzidenz rezidivierender Harnegsinfektionen bei Patienten mit neurogenen Blasenstörungen. Eine ausreichende Flüssigkeitszufuhr von mehr als 2,5 l bei jüngeren und 1,5 l bei älteren Patienten sollte beachtet werden. Die Blasenentleerung sollte pharmakologisch oder durch Katheterismus optimiert werden. Intermittierendem Katheterisieren sollte der Vorzug gegenüber der Anlage eines transurethralen oder suprapubischen Dauerkatheters gegeben werden. Durch Senkung des pH im Urin mit L-Methionin (Acimethin®, 3 × 0,5–1 g) kann bakterielles Wachstum reduziert werden. Als antibiotische Dauerbehandlung kommen am ehesten Methenaminmandelat (Mandelamine®, 4 × 1 g) oder Methenaminhippurat (Urotractan®, 2 × 1 g) in Frage. Diese Substanzen setzen pH-abhängig Formaldehyd als bakteriostatisch wirksame Substanz frei, so daß auf eine ausreichende Ansäuerung des Urins vor allem bei primär alkalischem Urin geachtet werden muß. Harnstoff-spaltende Bakterien können den pH des Urins anheben und mit der Wirkung der Präparate interferieren.
Klinische Zeichen des Harnwegsinfekts sind Dysurie, Pollakisurie und Veränderung von Farbe und Geruch des Urins. Beim Nachweis von > 100 000 Bakterien/ml Urin und von Leukozyten im frischen Mittelstrahlurin ist auch bei fehlender Klinik eine Behandlungsindikation gegeben. Vor der antibiotischen Therapie sollte eine Urinkultur angelegt werden, um bei fehlendem Therapieerfolg eine zielgerichtete Therapie nach Antibiogramm einleiten zu können. Ein unkomplizierter Harnwegsinfekt, der durch kurze Anamnese von bis zu 48 h, Fehlen rezidivierender Harnwegsinfekte in der Anamnese und Fehlen von Obstruktion gekennzeichnet ist, kann bei der Frau durch die einmalige Gabe von Co-trimoxazol (Bactrim® forte, Eusaprim® forte, 2 × 1 Tbl.) oder 3 g Amoxicillin (z. B. Amoxypen®, Augmentan®, Clamoxyl® S) kuriert werden. Der Therapieerfolg muß etwa eine Woche später durch erneute Urinuntersuchung verifiziert werden. Unkomplizierte Infekte dieser Art sind bei Patienten mit neurogener Blasenstörung

selten. Die Therapie chronischer Harnwegsinfektionen ist kompliziert und häufig wenig erfolgreich. Hier sollte über mehrere Wochen oral antibiotisch mit regelmäßiger Kontrolle des Urinstatus nach Antibiogramm behandelt werden. Flankierende symptomatische Maßnahmen der besseren Blasenentleerung und Ansäuerung des Urins können die Erfolgsaussichten der Therapie verbessern. Fieberhafte Urogenitalinfekte und vor allem eine Urosepsis sind eine dringende Behandlungsindikation. Nach Anlage von Urin- und Blutkulturen wird bis zum Vorliegen des Antibiogramms kombiniert mit einem Aminoglykosid und einem Breitspektrumpenizillin behandelt. Vorbestehende Harnabflußstörungen müssen hier umgehend beseitigt werden.

Spezifische Therapie neurogener Blasenstörungen

Inkontinenz infolge **genuiner Streßinkontinenz** der Frau wird nicht in der Neurologie behandelt. Nichtinvasive Therapien bei genuiner Streßinkontinenz sind Beckenmuskeltraining, Biofeedback und Hormonsubstitution. Bei Versagen kommen verschiedene gynäkologische Operationen in Betracht, deren übergeordnetes Ziel höherer Widerstand des Beckenbodens gegenüber intraabdomineller Druckerhöhung ist (Walters et al., 1992).

Bei Inkontinenz infolge **Detrusorhyperreflexie** sollen Flüssigkeitszufuhr und eventuelle Diuretikagaben morgens erfolgen, während abends eine Flüssigkeitsrestriktion sinnvoll ist. Dies führt zu einer Rückbildung der nächtlichen Inkontinenz. Durch Einhalten kontrollierter Miktionsintervalle von 2–4 h soll eine Desensibilisierung der Druckrezeptoren der Blasenwand erreicht werden. Wenn diese Maßnahmen nicht zum Erfolg führen, wird ein Behandlungsversuch mit anticholinerg wirkenden Substanzen durchgeführt. Die meisten verfügbaren Substanzen haben vermutlich auch direkte hemmende Wirkungen auf die glatte Muskulatur. Wir empfehlen in erster Linie Oxybutinin, Propiverin oder Imipramin (Mazur et al., 1994) (**Tab. K 3.4**). Bei Unverträglichkeit kommt ein Behandlungsversuch mit Flavoxat (Spasuret®, 3–4 × 200 mg) oder Trospiumchlorid (z. B. Spasmo-lyt®, 2 × 20 mg) in Frage. Propanthelinbromid (3 × 1 mg) ist wirksam, in Deutschland aber nur als Rollstift für Hyperhidrosis zu erwerben. Nebenwirkungen sind anticholinerge Symptome wie Mundtrockenheit, Akkommodationsstörungen, Konstipation, Müdigkeit, Übelkeit und selten Herzrhythmusstörungen. Auf die Entwicklung erhöhter Restharnmengen (> 100 ml) muß geachtet werden. Gegebenfalls muß die Dosis reduziert werden. Kontraindikationen sind Engwinkelglaukom, infravesikale Obstruktion, primär erhöhte Restharnmengen, gastrointestinale Erkrankungen mit Motilitätsstörungen, Lungenödem, Tachyarrhythmien und Myasthenia gravis. Die lokale Instillation von Anticholinergika in die Blase ist als experimentelle Therapie einzustufen, da entsprechende galenische Zubereitungen bisher fehlen. Geeignet ist diese Applikationsform möglicherweise besonders für Kinder mit dysraphischen Störungen, die unter anticholinergen Nebenwirkungen oraler Therapie leiden oder nicht auf eine solche Therapie ansprechen (Kaplinsky et al., 1996).

Durch nächtliche Gabe von Desmopressin-Nasenspray (Minirin®, 10 µg/1 Hub) können vorübergehend die Urinproduktion gedrosselt und mehrere Stunden ungestörten Schlafs ermöglicht werden. Bei Versagen der genannten Therapien und fortbestehender Inkontinenz können verschiedene urologische Operationen in Erwägung gezogen werden, die eine Vergrößerung des Blasenvolumens anstreben (Chancellor und Blaivas, 1994; Rivas und Chancellor, 1995). Postoperativ ist meist auf Dauer intermittierender Katheterismus erforderlich.

Bei **Sphinkter-Detrusor-Dyssynergie** werden zunächst symptomatische Maßnahmen eingeleitet. Der Miktionsversuch sollte bis zu 10 Min andauern. Die Flüssigkeitsaufnahme sollte mindestens 2 l pro Tag betragen. Durch sensorische Stimulation wie Beklopfen des unteren Abdomens und manuelle Stimulation der Anorektalregion können manche Patienten Detrusorkontraktionen auslösen. Bis zu 30 % der Patienten erreichen durch derartige Maßnahmen eine zufriedenstellende Blasenentleerung.

Für die medikamentöse Behandlung, deren Wert umstritten ist, kommen vor allem α-adrenerge-Antagonisten zum Einsatz (**Tab. K 3.4**), Phenoxybenzamin, ein unspezifischer α-Blocker, Prazosin, ein spezifischer α_1-Blocker, oder das verwandte Terazosin, ein α_1-Blocker mit langer Halbwertszeit. Indiziert sind diese Substanzen auch bei funktioneller Blasenhalsobstruktion (Kumar et al., 1995). Wegen kardiovaskulärer Nebenwirkungen ist einschleichend zu dosieren. Typische Nebenwirkungen sind Hypotonieneigung, Miose, verstopfte Nase und Ejakulationsstörungen. Wegen fraglicher Mutagenität soll Phenoxybenzamin eher älteren Patienten verordnet werden. Koronare Herzkrankheit und Herzinsuffizienz III.–IV. Grades sind Kontraindikationen. Alternativ kann ein Therapieversuch mit Antispastika unternommen werden, z. B. Lioresal, Tizanidin oder Memantin (Grossmann und Schütz, 1982) (**Tab. K 3.4**; bezüglich der Nebenwirkungen siehe Kap. I 12). Anticholinergika sind bei Patienten mit Restharnbildung kontraindiziert.

Häufig versagen diese Therapieformen. In diesem Fall ist intermittierender Katheterismus Therapie der Wahl. Der Katheterismus kann bei Drang-Symptomatik und Inkontinenz ohne Risiko der erhöhten Restharnbildung mit Anticholinergikagabe kombiniert werden. Ist der Selbstkatheterismus nicht möglich, kann ein suprapubischer Dauerkatheter angelegt werden. Dies ist in der Praxis eine sehr häufige definitive Therapie der Sphinkter-Detrusor-Dyssynergie, vor allem bei Patienten mit Multipler Sklerose, deren fehlende manuelle Geschicklichkeit den Selbstkatheterismus nicht erlaubt. In spezialisierten Zentren, die sich vor allem der Behandlung von Querschnitt-Patienten widmen, werden verschiedene operative Verfahren zur Therapie der Dyssynergie entwickelt, deren Ziel die Prävention von Sekundärkomplikationen bei erhaltener Kontinenz ist (Chancellor und Blaivas, 1994).

Die Therapie der Wahl bei **Detrusorareflexie** aufgrund peripherer neurogener Detrusorparese besteht im intermittierenden sterilen Katheterismus. Kontrollierte Studien zur Wirksamkeit der häufig eingesetzten Cholinergika wie Betanechol (Myocholine®) liegen nicht vor.

Die Behandlung der **Enuresis** ist umstritten. Falls eine spontane Remission ausbleibt, kann ein Therapieversuch mit Imipramin (Tofranil®, 3 × 10–25 mg) unternommen werden. Alternativen sind Desmopressin (Minirin®) zur Nacht und verschiedene Formen der Verhaltenstherapie.

K 3.2. Neurogene Defäkationsstörungen

K 3.2.1. Klinik und Verlauf

Neurogene Störungen der Stuhlentleerung können sich als Inkontinenz oder Obstipation manifestieren. Inkontinenz ist deutlich seltener als Obstipation, aber die schwerere Störung und häufiger neurogen. Die **physiologischen Grundlagen** der Stuhlkontinenz ähneln denen der Harnkontinenz insofern, als sowohl ein interner, durch den sympathischen N. hypogastricus aus D11–L2 innervierter Sphinkter aus glatter Muskulatur als auch ein externer, durch den N. pudendus aus S2–4 innervierter Sphinkter aus quergestreifter Muskulatur zur Kontinenz beitragen. Zusätzliche Beiträge zur Kontinenz leisten anale Mukosa und Hämorrhoidalplexus. Dehnung des Rektums durch Füllung mit Stuhl führt durch Vermittlung des intramuralen autonomen Plexus zur einer Relaxierung des inneren Sphinkters und erlaubt so den Transport des Stuhls bis vor den externen Sphinkter, der die Kontinenz erhält. Das Gefühl der Darmdehnung wird vermutlich über parasympathische Afferenzen zum sakralen Myelon vermittelt, die Wahrnehmung der Defäkation über somatische Afferenzen des N. pudendus. Die Defäkation erfolgt über die parasympathisch gesteuerte Massenkontraktion des distalen Rektums bei koordinierter Relaxation des externen Sphinkters.

Die **differentialdiagnostische Abklärung** der Defäkationsstörung erfolgt interdisziplinär. Die Anamneseerhebung folgt den Richtlinien für die Exploration bei Verdacht auf neurogene Blasenstörungen. Wegen der parallelen Innervation und engen räumlichen Beziehung sind isolierte Defäkationsstörungen ohne Blasenstörung sehr selten. Bei der klinischen Untersuchung sollten untersucht werden: der Tonus des äußeren Sphinkters (S3), die Sensibilität in den Dermatomen S2–4, der Kremasterreflex (L1–2), der Analreflex (S4–5) und der Bulbokavernosusreflex (S2–4). Beim Kremasterreflex löst Bestreichen der Haut der Oberschenkelinnenseite ein Hochziehen des Hodens aus. Mit Analreflex bezeichnet man die Kontraktion des M. sphinkter ani externus bei Bestreichen der perianalen Haut. Der Bulbokavernosusreflex besteht aus Kontraktionen des M. bulbokavernosus am Perineum bei leichtem Kneifen der Glans. Analreflex und Bulbokavernosusreflexe sind Fremdreflexe, die die Integrität von sakralem Myelon und N. pudendus testen und nur bei seitendifferentem Ausfall verwertbar sind. Invasivere Untersuchungsmethoden wie anorektale Druckmessung und Defäkographie sind Spezialabteilungen vorbehalten. Elektromyographische Ableitungen aus dem M. sphinkter ani externus sind schmerzhaft. Anwendungsgebiet ist der Nachweis der Denervierung bei Multisystematrophie zur Abgrenzung vom idiopathischen Parkinson-Syndrom (Pramstaller et al., 1995). Weitere spezielle elektrodiagnostische Tests, die nicht zu den Routineuntersuchungen eines EMG-Labors gehören, sind Pudendusneurographie und Untersuchung des Analreflex (Cheong et al., 1995).

Stuhlinkontinenz bedeutet eine erhebliche Beeinträchtigung der Lebensqualität. Verlauf und Prognose werden wesentlich durch die Grunderkrankung bestimmt (Felt-Bersma und Cuesta, 1994). Inkontinenz muß von chronischer Diarrhö abgegrenzt werden. Bei Assoziation von Diarrhö und Inkontinenz erfolgt zunächst die Abklärung und gegebenfalls Therapie der Diarrhoe. Häufigste Ursache ist die Schädigung des N. pudendus bei Geburt oder chronischer Obstipation. Inkontinenz ist bei Patienten mit Multipler Sklerose seltener als Obstipation (Waldron et al., 1993).

Obstipation gehört zu den häufigsten Beschwerden in der Medizin überhaupt. Der Anteil neurogener Störungen ist unbekannt. Chronische Verstopfung betrifft etwa die Hälfte aller Patienten mit Multipler Sklerose (Chia et al., 1995). Die Störung der Darmentleerung weist klinisch und elektrophysiologisch Beziehungen zur Detrusor-Sphinkter-Dyssynergie der Blasenentleerung auf, d. h., der M. puborectalis wird während der Defäkation nicht hinreichend relaxiert (Chia et al., 1996). Auch andere spinale Läsionen haben häufiger eine Obstipation zur Folge als eine Inkontinenz. Bei distalen Läsionen einschließlich der Cauda equina werden die parasympathischen Fasern zerstört, die die Kontraktion des distalen Rektums bei der Defäkation steuern. Bei höheren Läsionen entwickeln sich nach einer initialen Phase des spinalen Schocks erhöhter Tonus und Reflexkontraktionen des M. sphinkter ani externus. Mechanische Obstruktionen müssen vor der Annahme einer neurogenen Obstipation sicher ausgeschlossen werden.

K 3.2.2. Therapeutische Prinzipien und pragmatische Therapie

Ziel der Behandlung neurogener Stuhlinkontinenz ist die Wiederherstellung der Kontinenz, die das Führen eines normalen Tagesablauf ermöglicht. Durch die Einnahme von Suppositorien kann die Darmentleerung bei manchen Patienten gezielt und kontrolliert in Gang gesetzt und die Häufigkeit unwillkürlichen Stuhlabgangs reduziert werden. Zur medikamentösen Behandlung liegen keine kontrollierten Studien vor. Der Erfolg ist meist unbefriedigend. Sympathomimetika sind mit dem Ziel der Stabilisierung des inneren Sphinktertonus und der Antagonisierung des Parasympathikus ohne durchschlagenden Erfolg evaluiert worden. Bei häufiger Entleerung dünnen Stuhls kann als symptomatische Behandlung Loperamid (Imodium®, 2 × 2 mg) versucht werden. Dies erzeugt eine iatrogene Verstopfung. Biofeedback, gestützt auf Training der Beckenmuskulatur und Wahrnehmung der Darmfüllung, kann hilfreich sein (Enck, 1993). Bei stabiler, durch diese limitierten Maßnahmen unbeeinflußbarer Stuhlinkontinenz ist ein operatives Vorgehen gerechtfertigt. Dies erfolgt nach unserer Erfahrung in Deutschland meist ohne vorheriges neurologisches Konsil. Zur Sicherung der analen Kontinenz bei umschriebener Läsion des externen Sphinkters kommen verschiedene operative Verfahren in Betracht, die bei bis zu 60 % der Patienten einen gewissen Erfolg haben, u. a. Beckenbodenplastiken und Schaffung eines neuen Sphinkters durch Transposition quergestreiften Muskelgewebes (Deen et al., 1993; Hallan et al., 1993; Felt-Bersma und Cuesta, 1994). Die Implantation von Elektroden zur Stimulation der sakralen Spinalnerven, die bereits oben bei der Therapie der neurogenen Blasenstörungen diskutiert wurde, wird derzeit auch als neue Therapie der neurogenen Inkontinenz evaluiert (Matzel et al., 1995).
Die Therapie **neurogener Obstipation** umfaßt das Anstreben einer regelmäßigen täglichen Darmentleerung, Provokation der Defäkation durch mechanische Reizung, Diätberatung, die Gabe von Laxantien oder Cholinergika und, als letzte Alternative, chirurgische Maßnahmen (Lennard-Jones, 1993; Thiede et al., 1995). Diese dienen auch der Prophylaxe ernsterer Komplikationen, insbesondere von Stuhlverhalt, Ileus und lokaler Entzündungen. Zu geregelten Tageszeiten soll mindestens ein Defäkationsversuch unternommen werden, unterstützt durch Bauchmassage und eventuell digitale rektale Stimulation. Auf ausreichende Zufuhr von Flüssigkeit (> 2 l) und Ballaststoffen ist zu achten. Intermittierendes digitales Ausräumen ist unangenehm für den Patienten, aber wenig eingreifend. Erste pharmakologische Maßnahme ist die Gabe von Laktulose (z. B. Bifiteral®, 3 × 10–20 ml). Laktulose bindet Wasser im Darm und wirkt dadurch als Laxantium. Laxantien sollen nur vorübergehend verabreicht werden, sind aber vor allem in der ersten Phase der Therapie durch konservative Maßnahmen wie Ernährungsumstellung als zusätzliche Maßnahme sinnvoll. Bei fehlendem Ansprechen auf Laktulose können andere Laxantien zum Einsatz kommen, z. B. Bisacodyl (u. a. Dulcolax®) oder Natriumpicosulfat (Laxoberal®), die die Darmmotorik direkt stimulieren. Diese Präparate sind aber nicht für eine Dauertherapie geeignet. Manchen Patienten gelingt die Defäkation nach Verabreichung von Cholinergika, z. B. Neostigmin (Prostigmin®, 0,5 mg i. m.) oder Carbachol (Doryl®, 0,25 mg i. m.). Injektionen von Botulinustoxin führen zu Relaxation des Sphinkters, induzieren aber auch eine Inkontinenz und werden deshalb vermutlich auch in Zukunft keine wesentliche Rolle bei der Therapie neurogener Defäkationsstörungen spielen (Fowler, 1995). Dauerhaftes Versagen dieser Therapie erfordert die Anlage einer Kolostomie.

K 3.3. Sexuelle Funktionsstörungen

K 3.3.1. Klinik

Unter sexueller Funktionsstörung wird eine Beeinträchtigung der mentalen und körperlichen Vorgänge verstanden, die Planung, Empfindung und Vollzug sexueller Handlungen allgemein und insbesondere den Geschlechtsverkehr betreffen. Der Krankheitswert sexueller Funktionsstörungen wird mehr als bei Störungen anderer Organsysteme durch die subjektiven Vorstellungen des Normalen auf seiten der medizinischen Praxis sowie auch der Patientinnen und Patienten geprägt. Die peripheren anatomischen Strukturen, deren Integrität unabdingbare Voraussetzung einer normalen Sexualität sind, werden im wesentlichen über die gleichen Leitungsbahnen des peripheren und zentralen Nervensystems versorgt wie die Organe der Blasen- und Mastdarmfunktion. Die hypothetische Rolle zentralnervöser Strukturen, die der Libido und der Steuerung sexuellen Verhaltens zuzuordnen sind, läßt sich beim Menschen im wesentlichen aus den Folgen umschriebener Hirnläsionen für die Sexualität herleiten. Zu diesen Strukturen zählen Frontallappen, Temporallappen und Hypothalamus.

Libido bezeichnet das bewußte, natürliche Bedürfnis nach sexuellen Handlungen. Die Libido ist ein latent vorhandener Trieb, der vermutlich weniger durch biologisch prädeterminierte als durch kulturell definierte Schlüsselreize angeregt wird. Teleologisch dient die Libido der Durchführung des Geschlechtsverkehrs, der wiederum u. a. im Dienst der Arterhaltung steht. Ein vollständiger Geschlechtsakt läßt sich bei Frau und Mann etwas willkürlich in vier Phasen unterteilen: *Phase 1* ist psychologisch definiert und entspricht bei beiden Geschlechtern der Libido. *Phase 2* ist biologisch definiert und entspricht bei der Frau der Schwellkörperfüllung und vaginalen Lubrikation und beim Mann der Erektion. *Phase 3* ist psychologisch und biologisch definiert und entspricht dem seelischen Erlebnis des Orgasmus, der auf biologischer Ebene bei der Frau vermutlich mit rhythmischen Kontraktionen der Beckenbodenmuskulatur assoziiert und beim Mann zeitlich mit der Ejakulation verbunden ist. *Phase 4* ist bei beiden Geschlechtern die Rückbildungsphase.

Bei der Frau werden Schwellkörperauffüllung und vaginale Lubrikation vermutlich psychogen gesteuert und durch afferente Impulse mitausgelöst und aufrechterhalten, die über den N. pudendus in das Rückenmark gelangen und dort wie die absteigenden zentralnervösen Bahnen parasympathische Efferenzen stimulieren, die aus den sakralen Segmenten S2–S4 im N. pelvicus zu ihrem Wirkort gelangen. Möglicherweise ist nicht nur Acetylcholin, sondern auch vasointestinales Peptid (VIP) ein wichtiger Neurotransmitter bei diesen Prozessen. Zudem ist ein ausreichender Östrogenspiegel Voraussetzung für intakte vaginale Lubrikation. Auch die Erektion des Mannes kann psychogen oder durch sensible Reizung zustandekommen. Ermöglicht wird die Erektion lokal durch parasympathisch vermittelte Relaxierung glatter Muskulatur und infolgedessen Dilatation der zuführenden Arterien der Corpora cavernosa, deren venöse Drainage gleichzeitig blockiert wird. Vermutlich sind an der Reduktion des venösen Abflusses α-adrenerge Efferenzen beteiligt. Kontraktionen der quergestreiften Mm. bulbocavernosus und ischiocavernosus unterstützen die Erektion. Die Beobachtung psychogener Erektionen bei Patienten mit ausgedehnten sakralen Läsionen weist auf die mögliche Bedeutung sympathischer Efferenzen für die Erektion hin (Betts et al., 1994).

Emission und Ejakulation beim Mann erfordern die Aktivierung sympathischer Efferenzen aus dem unteren Thorakalmark und dem oberen Lumbalmark, die die koordinierte Kontraktion von Epididymis, Ductus deferens, Vesicula seminalis und Prostata auslösen und dadurch den Transport von Samen und Sekreten in die hintere Urethra ermöglichen. Bei ebenfalls sympathisch kontrolliertem Verschluß des M. sphincter vesicae internus wird das Samensekret durch rhythmische Kontraktionen von Beckenbodenmuskulatur und Mm. bulbocavernosus und ischiocavernosus ausgetrieben. Der Orgasmus ist ein seelisches Phänomen, das von als angenehm empfundenen Beckenbodenkontraktionen begleitet ist.

Die Abschwellung des Penis ist sympathisch vermittelt und wird über reduzierten Blutzufluß und vermehrten Blutabfluß reguliert. Es folgt eine Refraktärzeit für erneute Erektion und Libido in beiden Geschlechtern von variabler Dauer, deren psychophysische Grundlage unbekannt ist.

Die Abklärung sexueller Funktionsstörungen erfolgt interdisziplinär durch Gynäkologie, Urologie, Andrologie, Innere Medizin, Neurologie und Psychiatrie. Sofern die Störung nicht bei einer bekannten neurologischen Erkrankung auftritt, wird die Neurologie selten als erste Fachdisziplin konsultiert. Bei der Anamnese ist die Art der Störung zu identifizieren und eine ausführliche Vorgeschichte zu erheben, die Entwicklung der Sexualfunktion, Abhängigkeit der Störung von Partner und Situation, Auftreten spontaner nächtlicher oder morgendlicher Erektionen, Medikamenteneinnahme und das Vorliegen anderer, vor allem internistischer Erkrankungen erfaßt. Die klinische Untersuchung folgt dem Vorgehen bei Verdacht auf neurogene Blasenstörung. Zusatzuntersuchungen sind Laboruntersuchungen zum Ausschluß einer Stoffwechselerkrankung und endokriner Störungen. Für elektrophysiologische Untersuchungen wie evozierte Potentiale des N. pudendus oder die Ableitung des Bulbokavernosusreflex gilt die bereits oben gemachte Einschränkung, daß sie nur den somatischen, nicht den autonomen Aspekt der Innervation erfassen und sich bis jetzt nicht als klinisch hilfreich erwiesen haben (Betts et al., 1994). Die Bedeutung der durch die Messung der evozierten Potentiale erfaßten Afferenzen für sexuelle Funktionen wie Erektion oder vaginale Lubrikation ist unklar. Psychophysische diagnostische Untersuchungen mit erfolgversprechenden Ergebnissen befinden sich in der Entwicklung. Sie werden nur in spezialisierten Zentren angeboten (Rowland und Slob, 1995).

Klinisch wichtige sexuelle Funktionsstörungen im engeren Sinne umfassen Libidostörungen, Erektionsstörungen (Impotentia coeundi), Ejakulationsstörungen, Anorgasmie und Priapismus beim Mann sowie Libidostörungen, Lubrikationsstörungen und Anorgasmie bei der Frau. Störungen der Fertilität werden hier nicht behandelt. Die Abklärung der Impotentia generandi, die der Zeugungsunfähigkeit oder Infertilität des Mannes entspricht, obliegt in erster Linie der Urologie und Andrologie, während die Abklärung der Unfruchtbarkeit der Frau gynäkologisch erfolgt. Wichtigste Aufgabe der Neurologie ist die Differentialdiagnose oben genannter sexueller Funktionsstörungen im Grenzbebiet zur Inneren Medizin und Psychiatrie.

Zu den häufigsten Ursachen von **Libidostörungen** zählen chronische seelische und körperliche Überanstrengung (Streß). Bei Partnerschaftskonflikten und primären andersartigen sexuellen Funktionsstörungen kommt es oft zu sekundärem Libidoverlust, der als Vermeidungsstrategie gedeutet wird *(avoidance)*. Oft findet sich reduzierte Libido auch bei Patientinnen mit schmerzhaften Mißempfindungen der Vulva, deren Abklärung kompliziert ist und interdisziplinär dermatologisch, gynäkologisch und psychologisch erfolgt (Paavonen, 1995). Differentialdiagnostisch ist auf einen iatrogen-pharmakogenen Libidoverlust zu achten (**Tab. K 3.5**). Seltener ist Libidoverlust Ausdruck einer fokalen neurologischen Erkrankung, z. B. als Teilaspekt des Frontalhirn-Syndroms bei frontalen Raumforderungen, bei Raumforderungen im Temporallappen und bei Beeinträchtigung der hypothalamisch-hypophysären Achse oder bei zerebralorganischen Krampfleiden (Lundberg und Brattberg, 1992). Läsionen des N. ventromedialis des Hypothalamus werden spezifisch für Libidostörungen verantwortlich gemacht. Sehr häufig ist Libidoverlust bei beiden Geschlechtern bei Hypophysentumoren. Dieser korreliert mit Veränderungen im Hormonhaushalt. Libidostörungen finden sich auch bei anderen endokrinen Erkrankungen wie Hypo- und Hyperthyreoidismus und Cushing-Syndrom sowie beim Mann mit Lebererkrankungen, die mit erhöhten Östradiolspiegeln einhergehen.

Gesteigerte Libido als krankhafte Störung wird selten konstatiert. Bei Parkinson-Patienten ist gesteigerte Libido am ehesten Folge der dopaminergen Medikation (**Tab. K 3.5**). Das Klüver-Bucy-Syndrom, das durch Hypersexualität, Hyperphagie und Anmnesie gekennzeichnet ist, wird auf Läsionen beider medialer Temorallappen, insbesondere des G. piriformis zurückgeführt. Ob eine wirkliche Hyperlibido vorliegt, ist fraglich. Glei-

Tab. K 3.5: Pharmakogene sexuelle Funktionsstörungen (ges. gesch. Präparatenamen z. T. in Auswahl)

Substanz (Handelsname)	Mechanismus der Störung	Libido	Erektion	Ejakulation	Orgasmus
Antihypertensiva					
Clonidin (Catapresan®)	zentral sympatholytisch	↓	↓	↓	
Methyldopa (Presinol®)	zentral sympatholytisch	↓	↓		
Guanethidin (in Esimil®)	sympatholytisch			retrograd	
Phenoxybenzamin (Dibenzyran®)	peripher α-sympatholytisch			↓	
Betablocker, z. B. Propranolol (Dociton®)	peripher β-sympatholytisch		↓		
Reserpin (in Briserin® N)	? zentral sympatholytisch	↓	↓		
Dopamin-Agonisten					
L-Dopa (in Madopar®, Nacom®)	dopaminerg	↑			
Bromokriptin (Pravidel®)	dopaminerg	↑			
Anticholinergika					
Biperiden (Akineton®)	parasympatholytisch	↓	↓		
Bornaprin (Sormodren®)	parasympatholytisch	↓	↓		
Methixen (Tremarit®)	parasympatholytisch	↓	↓		
Dopamin-Antagonisten					
Neuroleptika	parasympatholytisch, hyperprolaktinämisch	↓	↓	↓	
Antidepressiva					
Trizyklika	parasympatholytisch	↓	↓		
Clomipramin (Anafranil®)	parasympatholytisch, α-sympatholytisch		↓	↓	
Fluoxetin (Fluctin®)	serotonerg	↓			↓
Fluvoxamin (Fevarin®)	serotonerg			↓	↓
Trazodon (Thombran®)	α-sympatholytisch		Priapismus		↓
Tranylcipromin (Parnate®, Jatrosom® N)	MAO-Inhibition			↓	↓
Verschiedene					
Benzodiazepine	? anti-GABAerg	↓			
Digitalis	? Testosteron, LH ↑, Östradiol ↓	↓	↓		
Spironolacton (Aldactone®)	antiandrogen	↓	↓		
Cimetidin (Tagamet®)	antiandrogen	↓	↓		
Drogen					
Alkohol	antiandrogen	↓	↓		
Amphetamine			↓		
Kokain			↓		
Heroin		↓	↓		
Morphine		↓	↓		

ches gilt für Läsionen des basalen orbitofrontalen Cortex, die phänomenologisch mit sexueller Enthemmung einhergehen.

Erektionsstörungen sind die häufigste Form sexueller Funktionsstörung des Mannes überhaupt, speziell auf neurologischem Fachgebiet. Die Inzidenz wird wegen unvollständiger Anamneseerhebung oder falscher Angaben der Patienten vermutlich unterschätzt. Die Ursache ist psychogen, neurogen, vaskulär oder endokrin. Alle Erkrankungen, die genitale Afferenzen oder sakrale somatische oder parasympathische Efferenzen betreffen, können zu Erektionsstörungen führen. Erektionsstörungen sind ein Früh-Symptom der Multisystematrophien (siehe Kap. H 3). Vaskuläre Erkrankungen, z. B. Atherosklerose der Bauchaorta oder diabetische Angiopathien, vermindern die Blutzufuhr zum Penis und gehen mit einer primär unvollständigen Erektion einher. Bei Unfähigkeit, den venösen Abfluß zu drosseln, kann ebenfalls keine suffiziente Erektion erreicht oder aufrechterhalten werden. Erhaltene nächtliche oder morgendliche Erektionen sprechen für eine psychogene oder neurogene Ursache einer Erektionsstörung und gegen eine vaskuläre Genese. Bei endokrinen Erkrankungen ist Erektionsschwäche meist mit Libidoverlust assoziiert. Ob bei endokrinen Erkrankungen direkte Störungen der die Erektion einleitenden und unterhaltenden peripheren Mechanismen vorliegen, ist unklar. Häufige psychogene Ursachen sind Partnerschaftsprobleme und Versagensangst. Mit erhöhtem Sympathikotonus einhergehende Angst könnte wegen der starken adrenergen vasokonstriktorischen Innervation des Penis die Erektionsschwäche mitverursachen (Wagner, 1992). Wichtiger Test nach Abklärung anderer Erkrankungen ist die intrakavernöse Applikation von Papaverin, Phentolamin oder Prostaglandin-E_1 zur Provokation einer Erektion. Entwickelt sich eine regelrechte Erektion, so liegt eine neurogene oder psychogene Störung vor. Verzögerte, aber schließlich suffiziente Erektion spricht für eine Störung des arteriellen Zustroms. Eine verzögerte und inkomplette Erektion weist eher auf eine Insuffizienz des venösen Ausstromblocks hin. Der Test ist auch prädiktiv für die Therapiemöglichkeiten (s. u.).

Drei klinisch relevante Formen der **Ejakulationsstörung** sind verzögerte oder ausgefallene Ejakulation, retrograde Ejakulation und premature Ejakulation. Erschwerte oder ausgefallene Ejakulation ist Folge von Läsionen der thorakolumbalen sympathischen Efferenzen durch spinale Erkrankungen oder Operationen im Retroperitonealraum, Androgenmangel, Medikamenteneinnahme oder psychogen. Retrograde Ejakulation entsteht bei fehlendem Verschluß des internen Urethrasphinkters während der Ejakulation. Ursachen sind autonome Neuropathien, meist diabetischer Genese, Prostatektomie, Blasenhalsresektionen und Medikamentennebenwirkung. Die premature Ejakulation gilt als psychogene Störung.

Anorgasmie ist obligate Folge einer kompletten genitalen Deafferentierung durch periphere oder spinale Läsionen. Anorgasmie in Verbindung mit Libidoverlust wurde nach stereotaktischen Operationen im Hypothalamus beobachtet. Selten werden Pharmaka ursächlich angeschuldigt (**Tab. K 3.5**). Bei erhaltener Libido und Erektion oder Lubrikation ist eine Anorgasmie vermutlich fast immer psychogen.

Als **Priapismus** wird eine andauernde, meist schmerzhafte Erektion bezeichnet, die unabhängig von sexuellen Aktivitäten auftritt. Ursachen sind hämatologische Erkrankungen wie Polycythämia vera oder Sichelzellanämie oder Malignome. Substrat ist meist eine Thrombose der Corpora cavernosa. Seltener wird ein Priapismus bei spinalen Erkrankungen wie Multipler Sklerose beobachtet. Verwandt mit dem Priapismus ist die fehlende Erschlaffung (Rückbildungsstörung) nach gewünschter Erektion. Diese wird auch nach medikamentöser intrakavernöser Therapie der Erektionsschwäche beobachtet. Priapismus ist ein **urologischer Notfall,** der unbehandelt zu Schwellkörperfibrose und irreversibler Impotenz führen kann.

3.3.2. Verlauf

Verlauf und Prognose sexueller Funktionsstörungen hängen von der Grunderkrankung ab. Bei **Multipler Sklerose** sind sexuelle Funktionsstörungen selten ein Früh-Symptom. Sie betreffen bei längerem Verlauf aber 75 % der erkrankten Männer und 50 % der Frauen (Betts et al., 1994; Mattson et al., 1995). 35 % berichten über Libidoverlust, 63 % über Rückgang sexueller Aktivität. Sie sollen relativ gut auf Kortisonstoßtherapien ansprechen, die aufgrund sonstiger Krankheitsaktivität durchgeführt werden (Mattson et al., 1995). Läsionen des lumbosakralen Myelons sind die häufigste Ursache. Erektionsschwäche ist die typische Störung beim Mann. Da diese meist mit einer Detrusorhyperreflexie kombiniert ist (Betts et al., 1994), sind suprasakrale Läsionen wahrscheinlich oft für die Erektionsstörung verantwortlich. Störungen bei der Frau sind Sensibilitätsstörungen, Mißempfindungen, Libidoverlust und Anorgasmie. Die Sexualfunktion bei Multipler Sklerose wird durch zahlreiche praktische Probleme wie Dauerkatheter, Inkontinenz sowie Paraparese und Paraspastik der Beine zusätzlich beeinträchtigt. Sexuelle Funktionsstörungen sind vermutlich nicht durch die Grunderkrankung bedingt, wenn Blasenstörungen und Defizite der unteren Extremitäten fehlen.

Erektionsstörungen sind bei Patienten mit **idiopathischem Parkinson-Syndrom** vermutlich häufiger als bei gleichaltrigen Kontrollpersonen. Besonders typisch und häufig (37 %) initiales Symptom sind sexuelle Störungen und Blasenstörungen bei Patienten mit Multisystematrophie (Beck et al., 1994; Schulz et al., 1994). Denervierungsaktivität bei

elektromyographischer Ableitung aus dem M. sphinkter ani externus als Zeichen der Läsion des Onufschen Nucleus im Sakralmark wurde als differentialdiagnostisches Kriterium zur Abgrenzung von idiopathischem Parkinson-Syndrom und Multisystematrophie propagiert.
Eine hohe Inzidenz von sexuellen Funktionsstörungen von 14–66 % findet sich bei **Epilepsien,** vor allem Libidoverlust und Erektionsstörungen (Morrell, 1991). Als Ursache wird u. a. eine Modulation endokriner Regelkreise durch Antikonvulsiva vermutet. Diese ist jedoch nicht gut belegt. Krampfanfälle selbst führen zu transienten Hyperprolaktinämien, deren Wirkung auf die Sexualfunktion jedoch fraglich sind. Testosteronspiegel im Blut können durch Enzyminduktion gesenkt werden. Psychologische Ursachen der sexuellen Dysfunktion werden diskutiert, zumal sexuelle Stimulation und Orgasmus, vielleicht über Hyperventilation, krampffördernd wirken können.
Autonome Neuropathien führen häufig zu sexuellen Störungen, insbesondere Erektionsstörungen. Häufigste Ursache ist der Diabetes mellitus. Psychogene und frühmorgendliche Erektionen sollen stärker betroffen sein als solche nach genitaler Stimulation. Die Prognose ist auch bei invasiverer Therapie eher ungünstig. Beim Alkoholismus tragen autonome Neuropathie und endokrine Wirkungen vermutlich gemeinsam zu sexuellen Störungen bei. Neuropathie-bedingte sexuelle Funktionsstörungen der Frau sind beeinträchtigte Lubrikation und Anorgasmie. Betroffen sind bis zu einem Drittel der Frauen mit peripheren Neuropathien.
In den ersten 6 Wochen nach einer **akuten Querschnittläsion** sind Erektion und Ejakulation erloschen (siehe auch Kap. G 7.). Mit einer partiellen Erholung kann zwischen 6. Woche und Ablauf des 1. Jahres gerechnet werden (Biering-Soerensen und Soenksen, 1992). Nach genitaler Stimulation kommt es bei 54–95 % der Männer zu Reflexerektionen, vor allem bei Läsionen oberhalb von D11, während komplette Läsionen von sakralem Rückenmark und Cauda equina dies ausschließen. Reflektorische Ejakulationen erfordern ein intaktes sympathisches Koordinationszentrum bei D11–L2 und werden demnach häufiger bei supralumbosakralen Läsionen beobachtet. Vaginale Schwellung und Lubrikation können bei suprasakralen Läsionen durch genitale Stimulation ausgelöst werden. Die Empfindung des Orgasmus setzt die partielle Integrität genitaler Afferenzen zum Cerebrum voraus.
Sexuelle Stimulation kann bei Patienten mit Läsionen oberhalb von D6, so wie auch eine Dehnung der Blasenwand (s. o.), zu einer autonomen Dysreflexie führen. Aufklärung über Symptome und Möglichkeiten der pharmakologischen Prävention sind bei allen Patienten erforderlich.

K 3.3.3. Therapeutische Prinzipien und pragmatische Therapie

Die Therapie von **Libidostörungen** erfordert die ätiologische Zuordnung und Behandlung der Grunderkrankung. Bei endokriner Ursache ist eine hormonelle Therapie indiziert. Bei primärem Hypogonadismus wird Testosteron (100 mg i. m.) alle 3–4 Wochen gegeben und je nach Erfolg auf bis zu 300 mg gesteigert. Die Behandlung des sekundären hypophysären Hypogonadismus sollte durch endokrinologische Spezialisten erfolgen. Sie umfaßt die Gabe von Choriongonadotropin, FSH und LH. Libidoverlust bei Hyperprolaktinämie wird mit Bromokriptin (Pravidel®, bis 3 ×7,5 mg) behandelt. Zur Prävention von Übelkeit wird mit nächtlichen Gaben und einschleichend mit Tagesdosen von 2,5 mg therapiert.
Für die Behandlung von **neurogenen Erektionsstörungen** stehen zahlreiche wirksame pharmakologische und nicht-pharmakologische Behandlungsverfahren zur Verfügung (Morales und Heaton, 1992). Die einzige bei oraler Gabe wirksame Substanz ist der α_2-Antagonist Yohimbin (Yohimbin »Spiegel«®, Yocon-Glenwood®, 1–3 × 5–10 mg), der in einer randomisierten Doppelblindstudie Placebo deutlich überlegen war (Reid et al., 1987). Nebenwirkungen sind Unruhe und leichter Blutdruckanstieg.
Lokale Anwendung von Nitroglyzerin als Vasodilator ist bei bis zu 30 % der Patienten erfolgreich. Nebenwirkungen sind Kopfschmerzen und allergische Reaktionen. Alternativ kommt die transkutane Applikation von Minoxidil in Frage (Cavallini, 1991). Diese transkutanen Behandlungen spielen derzeit eher eine untergeordnete Rolle in der Therapie der Erektionsstörungen.
Nebenwirkungsarm und bei über 80 % der Patienten erfolgreich ist der Einsatz von Vakuumpumpen, die eine Erektion induzieren, die durch ein Band an der Penisbasis aufrechterhalten wird (Biering-Soerensen und Soenksen, 1992; Chancellor und Blaivas, 1994). Zur Prävention von Nekrosen darf die Erektionsdauer von 30 Min nicht überschritten werden. Therapie mit Antikoagulantien ist eine Kontraindikation für diese Behandlung. Die leicht verminderte Temperatur des Penis kann als störend empfunden werden. Mechanische Probleme können sich daraus ergeben, daß die Peniswurzel bei der Erektion ausgespart ist. Psychologische Probleme ergeben sich aus der fehlenden Spontanität sexueller Aktivität.
Die erfolgreichste und inzwischen vermutlich auch am häufigsten eingesetzte Behandlung ist die Schwellkörperautoinjektionstherapie (SKAT). Sie beruht auf der intrakavernösen Injektion vasoaktiver Pharmaka wie Papaverin (10–80 mg), Phentolamin (1–2 mg), Prostaglandin-E_1 oder vasointestinalem Peptid (VIP), allein oder kombiniert, und ist bei fast 100 % der Patienten mit neurogenen und immerhin 60–70 % der Patienten mit vaskulären Erektionsstörungen wirksam (Lue, 1990; Stackl et al., 1990; Govier et al., 1993; Betts et al.,

1994). Papaverin wirkt direkt relaxierend auf glatte Muskulatur. Phentolamin vermittelt diesen Effekt über eine Blockade α-adrenerger Rezeptoren. Prostaglandine haben vermutlich das günstigste Nebenwirkungsspektrum (Chancellor und Blaivas, 1994). Die Therapieanleitung erfolgt durch einen Spezialisten, bis die Technik beherrscht wird und das beste Präparat und die geeignete Dosis gefunden sind. Letztere ist interindividuell ausgesprochen variabel und höher bei älteren Patienten (Betts et al., 1994). Vermutlich aufgrund von Deafferentierungsüberempfindlikkeit und intakten Blutgefäßen ist die Dosis bei neurogener Ätiologie sehr viel niedriger als bei vaskulärer Genese. Wichtigste und gefährliche Nebenwirkung ist die protrahierte Erektion über 6 h (Rückbildungsstörung), die bei 10 % der Patienten auftritt und oft auf eine (eigenmächtige) Steigerung der Dosis zurückzuführen ist. Weitere Nebenwirkungen sind Schmerzen (3,5 %), Hämatome (3 %) und Narbenbildung (4 %) (Govier et al., 1993).

Eine noch invasivere, für manche Patienten aber leichter handhabbare Therapie ist die Implantation einer aufblasbaren oder semirigiden Prothese (Chancellor und Blaivas, 1994). Nachteile dieser Therapie sind häufiger fehlende Wirksamkeit, Schmerzen, Perforation und Infektion.

Für Patienten mit Querschnittläsionen gelten prinzipiell die gleichen therapeutischen Empfehlungen. Wenn zur Blasenentleerung Elektroden für die Stimulation der sakralen Vorderwurzeln implantiert wurden, können diese auch zur Auslösung von Erektionen eingesetzt werden. Aufgrund der begleitenden dorsalen Rhizotomie kommt es jedoch zum Verlust von Reflexererektionen.

Bei vaskulärer Impotenz kommen zusätzlich gefäßchirurgische Eingriffe lokal und an der Aorta in Frage, deren gemeinsames Ziel die Erhöhung der Blutzufuhr zum Penis ist.

Bei psychogener Erektionsschwäche kommen aufklärende und supportive Gespräche sowie verschiedene psychotherapeutische Strategien einschließlich Paartherapie in Frage. Zu beachten ist jedoch, daß Patienten mit psychogener Impotenz auch gut auf Yohimbin ansprechen (Reid et al., 1987).

Vaginale Lubrikationsstörungen und assoziierte Schmerzen und Mißempfindungen spontan und während des Geschlechtsverkehrs können durch Verwendung von Salben (Gleitgelen®) behandelt werden (Mattson et al., 1995).

Bei **Ejakulationsstörungen** aufgrund von Läsionen des Sympathikus kann durch Vibrationsbehandlung des Penis oder Physostigmin Ejakulat für eine Insemination gewonnen werden. Dies betrifft vor allem junge Männer mit traumatischer Querschnittläsion und Kinderwunsch. Erfolgreich ist die Vibrationsbehandlung bei 19–69 % und die Pharmakotherapie bei 25–56 % der Patienten (Soenksen und Biering-Soerensen, 1992). Subkutan appliziert werden 20 mg N-Butylscopolaminbromid und 20 Min später 2 mg Physostigmin. Bei Versagen dieser Therapie kommen Elektroejakulation durch lokale Stimulation oder direkte Aspiration des Samens aus dem Vas deferens in Frage. Die intrathekale Gabe von Cholinesteraseinhibitoren zur Auslösung der Ejakulation ist wegen der Gefahr der autonomen Dysreflexie kontraindiziert. Da die Fertilität des Samens mit zunehmendem Zeitintervall nach der Läsion abnimmt, sollte frühzeitig die Option der Kryopräservation von Samen bedacht werden.

Bei retrograder Ejakulation kann der Versuch des Geschlechtsverkehrs bei gefüllter Blase unternommen werden. Alternativ kann die Gabe von Midodrin (Gutron®, 5–10 mg i. v.) oder Imipramin (Tofranil®, 25–75 mg) versucht werden. Kontrollierte Studien fehlen.

Die premature Ejakulation gilt als psychogene Störung. Verschiedene Psychotherapien werden angewandt. Alternativ wird die Gabe von Thioridazin (Melleril®, 25–100 mg) oder Clomipramin (Anafranil®, 25–100 mg) 2 h vor dem Geschlechtsverkehr empfohlen. Clomipramin soll die Schwelle des Penis für sensorische Stimulation erhöhen (Colpi et al., 1991).

Die Behandlung der **Anorgasmie** steht gegenüber der Behandlung der anderen sexuellen Funktionsstörungen in der Neurologie im Hintergrund. Vermutlich ist die Anorgasmie bei neurologischen Patienten meist mit anderen sexuellen Funktionsstörungen assoziiert und mit erfolgreicher Therapie der assoziierten Störung mitbehandelt. Beeinträchtigte sensorische Afferenz kann bei beiden Geschlechtern durch Vibratoren kompensiert werden (Mattson et al., 1995; Rowland und Slob, 1995).

Priapismus und Rückbildungsstörungen nach Erektion sind urologische Notfälle. Die Therapie soll möglichst rasch und immer innerhalb von 24 h erfolgen. Initial wird Blut aus den Schwellkörpern aspiriert. Es folgt eine Spülung mit Heparin. Alternativ können unter kontinuierlicher Blutdrucküberwachung alle 5 Minuten lokal α-Sympathomimetika, z. B. 20 mg Adrenalin, appliziert werden, bis der Penis durch Kontraktion glatter Muskulatur und Wiederherstellung der venösen Drainage erschlafft. Ist dies nicht erfolgreich, so erfolgt die operative Anlage einer Anastomose zwischen Glans und Corpus cavernosum.

Literatur

Beck RO, Betts CD, Fowler CJ (1994) Genitourinary dysfunction in multiple system atrophy: clinical features and treatment in 62 cases. J Urol 151: 1336–1341

Betts CD, D,Mellow MT, Fowler CJ (1993) Urinary symptoms and the neurological features of bladder dysfunction in multiple sclerosis. J Neurol Neurosurg Psychiatry 56: 245–250

Betts CD, Jones SJ, Fowler CG, Fowler CJ (1995) Erectile dysfunction in multiple sclerosis. Associated neurological and neurophysiological deficits, and treatment of the condition. Brain 117: 1303–1310

Biering-Soerensen F, Soenksen J (1992) Penile erection in men with spinal cord or cauda equina lesions. Semin Neurol 12: 98–105

Brindley GS (1994) The first 500 patients with sacral anterior root stimlator implants: general description. Paraplegia 32: 795–805

Cavallini G (1991) Minoxidil versus nitroglycerin: a prospective double-blind controlled trial in transcutaneous erection facilitation for organic impotence. J Urol 146: 50–53

Chancellor MB, Blaivas JG (1994) Urological and sexual problems in multiple sclerosis. Clin Neurosci 2: 189–195

Chancellor MB, Rivas DA, Abdill CK, Karasick S, Ehrlich SM, Staas WE (1994) Prospective comparison of external sphinkter balloon dilatation and prosthesis placement with external sphincterotomy in spinal cord injured men. Arch Phys Med Rehabil 75: 297–305

Cheong DM, Vaccaro CA, Salanga VD, Waxner SD, Phillips RC, Hanson MR (1995) Electrodiagnostic evaluation of fecal incontinence. Muscle Nerve 18: 612–619

Chia YW, Fowler CJ, Kamm MA, Henry MM, Lemieux MC, Swash M (1995) Prevalence of bowel dysfunction in patients with multiple sclerosis and bladder dysfunction. J Neurol 242: 105–108

Chia YW, Gill KP, Jameson JS, Forti AD, Henry MM, Swash M, Shorvon PJ (1996) Paradoxical puborectalis contraction is a feature of constipation in patients with multiple sclerosis. J Neurol Neurosurg Psychiatry 60: 31–35

Christmas T, Chapple CR, Lees AJ, Kempster PA, Frankel JP, Stern GM (1988) Role of subcutaneous apomorphine in Parkinsonian voiding dysfunction. Lancet 1451–1453

Colpi GM, Fanciullacci F, Aydos K, Grugnetti C (1991) Effectiveness mechanism of clomipramine by neurophysiological tests in subjects with true premature ejaculation. Andrologia 23: 45–47

Deen KI, Oya M, Ortiz J, Keighly MR (1993) Randomized trial comparing three forms of pelvic floor repair for neuropathic faecal incontinence. Br J Surg 80: 794–798

Dijkema HE, Weil EH, Mijs PT, Janknegt RA (1993) Neuromodulation of sacral nerves for incontinence and voiding dysfunctions: clinical results and complications. Eur Urol 24: 72–76

Dykstra DD, Sidi AA (1990) Treatment of detrusor-sphinkter dyssynergia with botulinum A toxin: a double blind study. Arch Phys Med Rehabil 71: 24–26

Enck P (1993) Biofeedback training in disordered defecation: a critical review. Dig Dis Sci 38: 1953–1960

Felt-Bersma RJF, Cuesta MA (1994) Faecal incontinence, 1994: which test and which treatment? Netherlands Journal of Medicine 44: 182–188

Fowler CJ (1995) Disorders of the pelvic floor. In: *Moore P* (Hrsg.) Handbook of botulinum toxin treatment. Blackwell Science, Oxford, S. 263–269

Fowler CJ (1996) Investigation of the neurogenic bladder. J Neurol Neurosurg Psychiatry 60: 6–13

Fowler CJ, Kirby RS, Harrison MJG (1988) Decelerating bursts and complex repetitive discharges in the striatal muscle of the external sphincter associated with urinary retention in women. J Neurol Neurosurg Psychiatry 48: 1004–1009

Fowler CJ, Beck RO, Gerrard S, Betts CD, Fowler CG (1994) Intravesical capsaicin for treatment of detrusor hyperreflexia. J Neurol Neurosurg Psychiatry 57: 169–173

Govier FE, McClure RD, Weissman RM, Gibons RP, Pritchett TR, Kramer-Levien D (1993) Experience with triple-drug therapy in a pharmacological erection program. J Urol 150: 1822–1824

Grossmann W, Schütz W (1982) Memantin und neurogene Blasenstörungen im Rahmen spastischer Zustandsbilder. Arzneimittelforschung/Drug Research 32: 1273–1276

Hallan RI, George B, Williams NS (1993) Anal sphincter function: fecal incontinence and its treatment. Surg Annu 25: 85–115

Hasan ST, Marshall C, Robson WA, Neal DE (1995) Clinical outcome and quality of life following enterocystoplasty for idiopathic detrusor instability and neurogenic bladder dysfunction. Br J Urol 76: 551–557

Haug-Schnabel G (1992) Daytime and nighttime enuresis: a functional disorder and its ethological decoding. Behaviour 120: 232–261

Kaplinsky R, Greenfield S, Wan J, Fera W (1996) Expanded followup of intravesical oxybutinin chloride use in children with neurogenic bladder. J Urol 156: 753–756

Kuhn W, Rist M, Zaech GA (1991) Intermittent urethral self-catheterization: long term results (bacteriological evaluation, continence, acceptance, complications). Paraplegia 29: 222–232

Kumar A, Banerjee GK, Goel MC, Mishra VK, Kapoor R, Bhandari M (1995) Functional bladder neck obstruction: a rare cause of renal failure. J Urol 154: 186–189

Lennard-Jones JE (1993) Clinical management of constipation. Pharmacology 47 (Suppl. 1): 216–223

Lundberg PO, Brattberg A (1992) Sexual dysfunctions in selected neurological disorders: hypothalamopituitary disorders, epilepsy, myelopathies, polyneuropathies, and sacral nerve lesions. Semin Neurol 12: 115–119

MacDiarmid SA, Arnold EP, Palmer NB, Anthony A (1995) Management of spinal cord injured patients by indwelling suprapubic catheterization. J Urol 154: 492–494

Matsumoto G, Hisamitsu T, De Groat WC (1995) Non-NMDA glutamatergic excitatory transmission in the descending limb of the spinobulbospinal micturition reflex pathway of the rat. Brain Res 693: 246–250

Mattson D, Petrie M, Srivastava DK, McDermott M (1995) Multiple sclerosis. Sexual dysfunction and its response to medications. Arch Neurol 52: 862–868

Mazur D, Göcking K, Wehnert J, Schubert G, Herfurth G, Alken RG (1994) Klinische und urodynamische Effekte einer oralen Propiverintherapie bei neurogener Harninkontinenz. Urologe [A] 33: 447–452

Matzel KE, Stadelmaier U, Hohenfellner M, Gall FP (1995) Electrical stimulation of sacral spinal nerves for treatment of faecal incontinence. Lancet 346: 1124–1127

Melchior H (1995) Blasenfunktionsstörungen im Alter. Urologe [A] 34: 329–333

Morales A, Heaton JPW (1990) The medical treatment of impotence: an update. World J Urol 8: 80–83

Morrell MJ (1991) Sexual dysfunction in epilepsy. Epilepsia 32: S38–S45

Paavonen J (1995) Vulvodynia. A complex syndrome of vulvar pain. Acta Obstet Gynecol Scand 74: 243–247

Perez LM, Webster GD (1992) Successful outcome of artificial urinary sphincters in men with post-prostatectomy urinary incontinence despite adverse implantation features. J Urol 148: 1166–1170

Pramstaller PP, Wenning GK, Smith SJM, Beck RO, Quinn NP, Fowler CJ (1995) Nerve conduction studies, skeletal muscle EMG, and sphinkter muscle EMG in multiple system atrophy. J Neurol Neurosurg Psychiatry 58: 618–621

Reid K, Surridge DHC, Morales A, Condra M, Harris C, Owen J, Fenemore J (1987) Double-blind trial of yohimbine in treatment of psychogenic impotence. Lancet II: 421–423

Rivas DA, Chancellor MB (1995) Neurogenic vesical dysfunction. Urol Clin North Am 22: 579–591

Rowland DL, Slob AK (1995) Understanding and diagnosing sexual dysfunction: recent progress through psychophysiological and psychophysical methods. Neurosci Biobehav Reviews, 19: 201–209

Schurch B, Yasuda K, Rossier AB (1994) Detrusor bladder neck dyssynergia revisited. J Urol 152: 2066–2070

Soenksen J, Biering-Soerensen F (1992) Fertility in men with spinal cord or cauda equina lesions. Semin Neurol 12: 106–114

Stackl W, Hasun R, Marberger M (1990) The use of prostaglandin E_1 for diagnosis and treatment of erectile dysfunction. World J Urol 8: 84–86

Stone AR (1995) Neurourologic evaluation and urologic management of spinal dysraphism. Neurosurg Clin North Am 6: 269–277

Thiede A, Kraemer M, Fuchs KH (1995) Therapie der chronischen Obstipation. DMW 120: 485–488

Wagner G (1992) Aspects of genital physiology and pathology. Semin Neurol 12: 87–97

Waldron DJ, Horgan PG, Patel FR, Maguire R, Given HF (1993) Multiple sclerosis: assessment of colonic and anorectal function in the presence of faecal incontinence. Int J Colorect Dis 8: 220–224

Walters MD, Realini JP, Dougherty M (1992) Nonsurgical treatment of urinary incontinence. Curr Opin Obstet Gynecol 4: 554–558

Weese DL, Roskamp DA, Leach GE, Zimmern PE (1993) Intravesical oxybutinin chloride: experience with 42 patients. Urology 41: S27–30

K 4. Synkopen

von *S. Koeppen*

K 4.1. Klinik

Die Synkope ist definiert als eine akut einsetzende, Sekunden bis wenige Minuten anhaltende, spontan reversible Bewußtlosigkeit mit Tonusverlust der Haltemuskulatur und dadurch bedingtem Hinstürzen. Pathophysiologische Grundlage ist eine kurzfristige, im allgemeinen durch Minderperfusion des Hirnstammes hervorgerufene Funktionsstörung der Formatio reticularis der medialen Medulla oblongata, des pontinen und mesenzephalen Tegmentum sowie des dorsalen Hypothalamus und Subthalamus (Mumenthaler, 1994). Typische Vorboten einer Synkope sind Schwarzwerden vor den Augen, ein Leeregefühl im Kopf, Schwankschwindel, Übelkeit, Wärmegefühl, Schweißausbruch und Schwäche in den Beinen. Während reflektorisch bedingte Synkopen im allgemeinen von Prodromi angekündigt werden, fehlen diese oft bei Synkopen infolge kardialer Rhythmusstörungen (siehe **Tab. K 4.1**). Reflektorische Synkopen werden anhand der auslösenden Situation wie z. B. Schmerz oder Angst, der erfragbaren prämonitorischen Zeichen, des Bewußtseinsverlustes aus vertikaler Körperposition heraus, der Fremdbeobachtung eines blassen Hautkolorits und der raschen Rückkehr des Bewußtseins in Horizontallage diagnostiziert. Demgegenüber können kardiogene Synkopen auch im Liegen auftreten bzw. unter körperlicher Belastung bei vorhandener struktureller Herzerkrankung. Mitunter werden sie eingeleitet von Palpitationen, Dyspnoe oder Angina pectoris. Das ätiologische Spektrum der Synkope ist altersabhängig, bei Erstmanifestation bis zum 60. Lebensjahr dominieren reflektorische Mechanismen, jenseits des 60. Lebensjahres kardiale Ursachen. In ca. 40 % der Fälle läßt sich die ätiologische Zuordnung anhand der eigen- und fremdanamnestischen Angaben vornehmen. Dazu zählen die Exploration von etwaiger Situationsabhängigkeit, prä- und postsynkopalen Beschwerden, Dauer der Bewußtseinsstörung, Hautkolorit, Art des etwaigen Sturzes, Begleit-Symptomatik, Erscheinungsbild und Dauer der Erholungsphase, Manifestationsalter und die detaillierte Medikamenten-, Alkohol- und Drogenanamnese, ferner die Befragung nach metabolischen und kardiopulmonalen Vorerkrankungen und die Familienanamnese. Ob es in einer bestimmten Situation zu einer Synkope kommt, hängt vom Zusammenwirken verschiedener Faktoren ab, nämlich von der kardialen Funktion, vom zerebrovaskulären Status, von der Regulationsfähigkeit des autonomen Nervensystems, von der Körperposition, vom intravasalen Volumen und von medikamentösen Einflüssen.

Tab. K 4.1: Ätiologie der Synkope

Reflektorisch
neurokardiogen (= vasovagal, vasodepressorisch)
postprandial
okulovagal
glossopharyngeal
Karotissinus-Syndrom
pressorisch-postpressorisch
Hustensynkope
Miktionssynkope
Defäkationssynkope
Lachsynkope
respiratorischer Affektkrampf
orthostatisch
Volumenmangel
medikamentös induziert
autonome Neuropathie
Kardiogen
bradykarde Rhythmusstörungen
tachykarde Rhythmusstörungen
koronare Herzkrankheit
Herzfehler
Aortenstenose
Pulmonalarterienstenose
Endokarditis
Myokarditis
Kardiomyopathie
Lungenembolie
pulmonale Hypertonie
Herztumoren
Vaskulär (Hirnstamm TIA)
kardio-embolisch
arterio-embolisch
hämodynamisch
Aneurysma dissecans der Aorta
Takayasu-Arteriitis
Subclavian-steal-Syndrom
Basilarisstenose
Vertebralisdissektion
Polyglobulie
Hyperviskositäts-Syndrom
Metabolisch
Hypoglykämie
Elektrolytdysregulation
pH-Dysregulation

Zur **Basisdiagnostik,** die insgesamt in ca. 60 % der Fälle zur ursächlichen Klärung einer Synkope führt, gehören neben der allgemeinen klinischen und neurologischen Untersuchung die Bestimmung von relevanten laborchemischen Parametern (Blutbild, Blutzucker, Kreatinkinase, Elektrolyte im Serum, Leber- und Nierenfunktion) sowie eine EKG- und EEG-Registrierung. Der klinische Untersuchungsteil beinhaltet Messungen des Blutdruckes und der Herzfrequenz im Liegen, Sitzen und Stehen, wiederholte Messungen in den Morgenstunden, wenn eine Synkope unter Orthostase-Bedingungen aufgetreten ist, d. h. unmittelbar nach dem Aufrichten aus liegender oder sitzender Körperposition bzw. nach längerem Stehen (Ward und Kenny, 1996). Als orthostatische Hypotension wird ein Abfall des systolischen Blutdruckes um mehr als 20 mm Hg bzw. des diastolischen Blutdruckes um mehr als 15 mm Hg bei aktivem Aufstehen oder im Kipptischversuch bezeichnet bzw. - operational definiert - jeder reproduzierbare symptomatische Blutdruckabfall im Steh-Test (Low, 1993).

Ein posturaler Blutdruckabfall ohne begleitenden Anstieg der Herzfrequenz lenkt den Verdacht auf eine **Insuffizienz des autonomen Nervensystems** und stellt eine Indikation zur Durchführung kardiovaskulärer autonomer Funktionsdiagnostik dar (siehe Kap. K 2). Die Analyse der Blutdruck- und Herzfrequenzvariation in ruhiger Horizontallage, im Orthostase-Test, beim Valsalva-Manöver und bei tiefer Respiration erlaubt eine Beurteilung des sympathischen und parasympathischen Einflusses auf die Kreislaufparameter. Patienten mit neurokardiogenen Synkopen weisen im Orthostase-Test bei der beat-to-beat-Analyse der Herzfrequenz einen signifikant niedrigeren low frequency/high frequency-Quotienten auf als Kontrollpersonen. Dies ist Folge des erhöhten Parasympathikotonus (Morillo et al., 1994). Ein fehlender Rückgang der parasympathischen Aktivität unter orthostatischem Streß koinzidiert mit einem positiven Ergebnis im Kipptischversuch (Lippman et al., 1995). Bei alten Menschen mit ätiologisch unklaren Synkopen sollte auch an eine **postprandiale Hypotension** gedacht und entsprechend ein Blutdruck-Monitoring vor und nach den Mahlzeiten durchgeführt werden.

Das **Karotissinus-Syndrom** zählt zu den seltenen Ursachen von Synkopen, wohingegen das isolierte Phänomen eines asymptomatisch hypersensiblen Karotissinus im höheren Lebensalter - bei Männern häufiger als bei Frauen - in bis zu 30 % nachweisbar ist bei Vorliegen kardiovaskulärer Erkrankungen (Merx et al., 1981; Naccarelli, 1984). Möglicherweise handelt es sich um eine zentrale Störung mit pathologisch erhöhter efferenter Vagusaktivität bei intakter Afferenz. Andererseits wurden bei Patienten mit Karotissinus-Syndrom signifikant häufiger als in einer Kontrollgruppe neurogene Schädigungszeichen im EMG des M. sternocleidomastoideus und somit in räumlicher Nähe zu den Baro-Rezeptoren im Karotissinus nachgewiesen (Tea et al., 1996). Das Karotissinus-Syndrom läßt sich differenzieren in den häufigeren kardioinhibitorischen Typ und den ein Drittel der Fälle ausmachenden vasodepressorischen Typ. Um zu vermeiden, daß durch den Karotisdruckversuch eine arterio-arterielle Embolie provoziert wird, sollte der Test nur streng indiziert und erst nach Durchführung einer Doppler-Sonographie inklusive Duplex-Scan der Karotiden erfolgen. Danach kann unter kontinuierlicher EKG- und Blutdruck-Überwachung der Karotissinus für maximal 5 sec mit konstantem Druck massiert werden, wobei Atropin für den seltenen Bedarfsfall zur intravenösen Applikation bereitstehen sollte. Als pathologische Testergebnisse sind eine Asystolie von mindestens 3 sec Dauer, ein asymptomatischer systolischer Blutdruckabfall von mindestens 50 mm Hg oder ein symptomatischer systolischer Blutdruckabfall von mindestens 30 mm Hg zu bewerten. Analog lassen sich auch im Kipptischversuch zwei pathologische Reaktionsmuster unterscheiden: zum einen die kardioinhibitorische Reaktion, gekennzeichnet durch Bradykardie und sekundären Blutdruckabfall, zum anderen die vasodepressorische Reaktion mit Blutdruckabfall ohne wesentliche Veränderung der Herzfrequenz. Bei manchen Patienten zeigt sich eine kombinierte Reaktionsweise. Zeitlicher und apparativer Aufwand der Kipptischuntersuchung sind gerechtfertigt, wenn bei rezidivierenden Synkopen die Anamnese und nicht-invasive Diagnostik inklusive Langzeit-EKG keine Diagnosestellung erlauben, und keine anamnestischen Anhaltspunkte für eine Herzerkrankung vorliegen. Zur Erlangung einer ausreichend hohen Sensitivität (30–80 %) und Spezifität (80–85 %) sowie Reproduzierbarkeit der Testergebnisse innerhalb von Stunden bis Tagen (70–90 %) müssen bei der Untersuchung bestimmte Kriterien eingehalten werden: ein Kippwinkel von 60°–80° und eine Testdauer von 30–60 min. Mit steigendem Kippwinkel, zunehmender Testdauer und Anzahl der Testwiederholungen sowie nach intravenöser Applikation der Beta 1- und Beta 2-Rezeptoren stimulierenden Triggersubstanz Isoproterenol steigt zwar die Sensitivität des Verfahrens, jedoch läßt die Spezifität nach, und die Quote der falsch positiven Testergebnisse nimmt zu (Bräuninger et al., 1996; Kochiadakis et al., 1995). Sie liegt im Durchschnitt bei 27 %, bei niedriger Isoproterenol-Dosierung (1,4 ± 0,5 μg/min i. v.) erreicht sie 6,6 %, ohne Isoproterenol beträgt die Rate falsch positiver Ergebnisse im Mittel 8,9 % (Kapoor et al., 1994; Morillo et al., 1995). Aufgrund seiner Beta-adrenergen und arrhythmogenen Eigenschaften ist Isoproterenol bei Patienten mit koronarer Herzerkrankung, obstruktiver Kardiomyopathie oder Neigung zu Tachykardien wegen des Risikos einer hämodynamischen Dekompensation kontraindiziert. Die Komplikationsrate wird mit 4,7–16 % angegeben. Ob durch andere pharmakologische Provokationsmechanismen wie die Gabe von Nitroglycerin, Esmolol oder

Adenosin die Verträglichkeit der Kipptischuntersuchung verbessert und ihre diagnostische Aussagekraft erhöht werden kann, läßt sich derzeit noch nicht beantworten (Ovadia und Thoele, 1994; Raviele et al., 1994). Alternativ zum Kipptisch-Test kann der Orthostase-Test mit aktivem Aufstehen des Patienten durchgeführt werden, allerdings ist der orthostatische Streß geringer (Hou et al., 1995). Optimale Testmodalitäten sind bislang nicht etabliert. Ein positives Testresultat – die Provokation einer Synkope oder Präsynkope in Verbindung mit Blutdruckabfall auf < 80 mm Hg und/oder Bradykardie < 60/Min – beweist nicht die Ätiologie einer Synkope, sondern Blutdruck- und Pulsverhalten im Kipptischversuch müssen im Zusammenhang mit der übrigen Diagnostik interpretiert werden.
Eine 24-Stunden-Ableitung der Herzaktion mit einem portablen EKG-Gerät zur Erfassung **bradykarder und tachykarder Arrhythmien** stellt neben der Basisdiagnostik die wichtigste Zusatzuntersuchung dar. Der Nachweis prädiktiver Arrhythmien hinsichtlich synkopaler Ereignisse gelingt in ca. 20 % der Fälle, bei Registrierung über Monate mittels eines implantierbaren Gerätes in > 90 % (Krahn et al., 1995). Darüber hinaus ist bei begründetem Verdacht auf eine tachykarde Rhythmusstörung als Ursache einer oder wiederholter Synkopen invasive elektrophysiologische kardiologische Zusatzdiagnostik angezeigt zur Diagnosesicherung, prognostischen Einschätzung und Therapieevaluierung. Arterielle Hypotonie und Synkope unter körperlicher Belastung sind auf eine unzureichende kardiale Auswurfleistung zurückzuführen und meist Ausdruck einer schwerwiegenden strukturellen Herzerkrankung. Selten kommen Synkopen infolge Bradykardie oder Asystolie ebenso wie ausschließlich vasodepressorisch bedingte Synkopen während oder unmittelbar nach körperlicher Belastung auch bei Herzgesunden vor (Sakaguchi et al., 1995). Bei diesem reflektorischen Mechanismus läßt sich anhand einer Schlag-zu-Schlag-Analyse von Herzfrequenz und Blutdruck präsynkopal eine reduzierte Sympathikus-Reserve zeigen. Wesentliche Aufgabe der ätiologischen Klärung synkopaler Ereignisse ist die Identifikation kardiogener Synkopen, da diese mit einer vergleichsweise ungünstigen Prognose behaftet sind. Prädiktoren einer kardiogenen Synkope sind hohes Lebensalter des Patienten, anamnestische und/oder klinische Hinweise auf eine Herzerkrankung, kardiale Beschwerden präsynkopal, fehlende Prodromalerscheinungen (s. o.), Auftreten der Bewußtlosigkeit unter körperlichem Streß, sturzbedingte ernsthafte Verletzungen, pathologische EKG-Veränderungen, Einnahme von Medikamenten mit potentiellen kardialen Nebenwirkungen (Antihypertensiva, Neuroleptika, trizyklische Antidepressiva u. a.) sowie positive Familienanamnese hinsichtlich Synkopen oder akuter Todesfälle. Dauer der präsynkopalen Warn-Symptome (< 2 sec) und der postsynkopalen Erholungsphase (mittlere Dauer 2 Min) sind bei AV-Block bedingten Synkopen kürzer als bei ventrikulärer Tachykardie (Calkins et al., 1995 b).
Synkopen im Rahmen einer **transienten Hirnstammischämie** sind zusätzlich zur Bewußtseinsstörung typischerweise mit topodiagnostisch verwertbaren neurologischen Symptomen (Visusstörung, Diplopie, Drehschwindel, Dysarthrie, Ataxie, sensible oder motorische Defizite) assoziiert. Diagnostischen Aufschluß geben die extra- und transkranielle Doppler- und Duplex-Sonographie der hirnversorgenden Arterien, bei zu vermutender kardioembolischer Ischämie auch die transoesophageale Echokardiographie. Als weitere nicht-invasive Untersuchungsverfahren stehen craniale Computertomographie, CT- und MR-Angiographie zur Verfügung. Spezielle Befundkonstellationen erfordern eine konventionelle angiographische Abklärung, diesbezüglich siehe Kap. D. Neben Gefäßstenosen, -okklusionen und Steal-Phänomenen sind Hämatokrit, Hämoglobin-Konzentration, Erythrozyten-Morphologie und Blutviskosität hämodynamisch bedeutsame Faktoren für die Entstehung transitorischer ischämischer Attacken mit oder ohne Synkope. **Laborwerte,** denen bei der ätiologischen Zuordnung bzw. differentialdiagnostischen Abgrenzung von Synkopen ebenfalls Bedeutung zukommt, sind CK, CK-MB und kardiales Troponin T. Blutzucker, Serum-Elektrolyte, Säure-Basen-Haushalt sowie Leber- und Nierenfunktion sind bei Verdacht auf eine **metabolisch bedingte Synkope** zu bestimmen. Allerdings sind bei metabolischen Dysregulationen ebenso wie bei Intoxikationen protrahierte Bewußtseinsstörungen wesentlich häufiger anzutreffen als die für Synkopen typische kurzzeitige und komplette Bewußtlosigkeit. Elektrolytdysregulationen können kardiale Arrhythmien und dadurch Synkopen verursachen.
Eine **EEG-Ableitung** evtl. mit Einsatz von Provokationsmethoden (Hyperventilation, intermittierende Fotostimulation, Schlafentzug) kann vor allem bei der Frage nach epileptischen Anfallsäquivalenten wichtige Informationen liefern. Während einer Synkope läßt das EEG hochamplitudige langsame Abläufe bzw. eine passagere generalisierte Niedervoltage erkennen, jedoch keine epilepsietypischen Potentiale. Bei zerebraler Minderperfusion beobachtet man zunächst eine zunehmende Theta-Aktivität, dann einen burst von Delta-Wellen mit nachfolgender Abflachung der Voltagen. Nach Funktionsausfall des Hypoxie-empfindlichen Dienzephalon und Mesenzephalon resultieren die langsamen Abläufe aus einer Demaskierung der relativ Hypoxie-resistenten elektrischen Aktivität der bulbopontinen Formatio reticularis.
Ob eine Synkope mit **Myoklonien** assoziiert ist, hängt einerseits von ihrer Ursache ab – bei vasovagalen seltener als bei kardiogenen Synkopen, am häufigsten bei der Asystolie infolge AV-Block III. Grades mit Adams-Stokes-Anfall –, andererseits von der Präzision, mit der die Symptomatik einer Synkope erfaßt wird. Die videometrische Analyse von 42 Synkopen, die durch Hyperventilation,

Orthostase und Valsalva-Manöver bei 20- bis 30jährigen Probanden nach Ausschluß einer Epilepsie und kardiopulmonalen Erkrankung induziert wurden, ergab eine mittlere Synkopendauer von 12 sec und in 90 % der Fälle eine meist bilaterale, multifokale, wenige Sekunden anhaltende, arrhythmische myoklonische Aktivität, die grundsätzlich erst nach Bewußtseinsverlust und Sturz auftrat (Schmidt, 1996). Als Generator synkopaler Myoklonien ist aufgrund tierexperimenteller Befunde die Formatio reticularis der Medulla oblongata und hier insbesondere der Nucleus reticularis gigantocellularis zu vermuten. Unter üblichen Beobachtungsbedingungen liegt der Anteil der konvulsiven Synkopen bei 12 %, davon sind 65 % vasovagale Synkopen.

Anamnestische **Anhaltspunkte für die epileptische Genese** einer Bewußtseinsstörung sind motorische Entäußerungen in Form einer tonischen Phase oder rhythmischer Kloni, Zyanose, Mundschaum, Zungenbiß, Urinabgang, postiktale psychische Alterationen mit längerer Reorientierungsphase, Terminalschlaf, Zephalgien und Myalgien (Hoefnagels et al., 1991) (siehe **Tab. K 4.2**). Enuresis und Enkopresis kommen jedoch ausnahmsweise auch bei neurokardiogenen Synkopen vor, schwere Verletzungen auch bei kardiogenen Synkopen ebenso wie das Auftreten unabhängig von der Körperposition. Protrahierte vasovagale Synkopen erhöhen die Anfallsbereitschaft, so daß es sekundär zu einem tonisch-klonischen Anfall kommen kann.

Psychogene Anfälle können als Synkopen imponieren, typisch sind Situationsabhängigkeit, demonstrativer Charakter oder grundsätzlich fehlende Fremdbeobachtung, außerdem aktiver Lidschluß, Abstützreaktionen beim Hinstürzen, bizarre Bewegungsabläufe, gezieltes Ablegen passiv gehobener Extremitäten, normale Atmung, regulärer Schluckvorgang und unauffällige Kreislaufparameter (Petersen et al., 1995). Ca. 20 % der psychogenen Anfälle gehen mit Verletzungen, Harn- oder Stuhlinkontinenz einher. Während psychogene Anfälle die Prolaktin-Serumkonzentration unbeeinflußt lassen, kann diese nach epileptischen Anfällen, mitunter auch nach orthostatischen Synkopen ansteigen und leistet somit für die Differentialdiagnostik epileptischer Anfall versus kreislaufbedingte Synkope keinen Beitrag (Oribe et al., 1996).

K 4.2. Verlauf

Synkopen sind häufig. Etwa ein Drittel der Durchschnittsbevölkerung erleidet im Laufe ihres Lebens mindestens eine Synkope, 1 % der stationären Krankenhausaufnahmen und 3 bis 6 % der Notfalleinweisungen werden durch Synkopen verursacht. In der Framingham-Studie ist während eines Beobachtungszeitraumes von 26 Jahren für 3 % der Männer und 3,5 % der Frauen eine Synkope dokumentiert. Die **Inzidenz** steigt mit dem Lebensalter, bei über 75jährigen liegt sie bei 6 % pro Jahr. In dieser Altersgruppe sind Synkopen oft multifaktorieller Genese, häufiger vasodepressorisch, seltener mit einer relativen Bradykardie assoziiert und tragen entscheidend zur Morbidität bei (Sheldon, 1994). Bei bis zu 53 % der Patienten sind Traumafolgen festzustellen (Tonnessen et al., 1994). In einer Follow-up-Studie an 433 Patienten über durchschnittlich 30 Monate betrug die **Wiederholungsrate** für kardiovaskuläre Synkopen 31 %, für nichtkardiovaskuläre Synkopen 36 % und für Synkopen unklarer Ätiologie 43 % (Kapoor et al., 1987). 61 % der Rezidive traten innerhalb des ersten Jahres auf, bezüglich Mortalität hatten sie keinen prädiktiven Wert, in 5 % der Fälle waren sie mit gravierenden, in 7 % mit leichtgradigen Sekundärschäden verbunden. Die **Prognose** kardialer Synkopen ist mit einer Einjahresmortalität zwischen 18 und 33 % wesentlich schlechter als die nicht-kardialer Synkopen (0 bis 12 %). Eine kontrollierte prospektive Kohortenstudie an 470 Patienten konnte zeigen, daß die Prognose nicht durch die erlittene Synkope sondern weitgehend durch die kardiale Komorbidität bestimmt wird. Das Wiederholungsrisiko der Synkope innerhalb eines Jahres lag bei 20,2 %, die Inzidenz für das erstmalige Auftreten einer Synkope bei 2,1 % (Kapoor und Hanusa, 1996). Jenseits des 60. Lebensjahres dominieren die kardialen Synkopen mit 34 % gegenüber 27 % nicht-kardialen Ursachen. Der alleinige Nachweis kardialer Arrhythmien ist nicht diagnoseweisend, eine Koinzidenz von Arrhythmien und klinischen Symptomen fand sich nur bei 4 % von über 2000 Synkopen-Patienten, wohingegen in 13 % der Fälle Arrhythmien ohne Symptome und in 17 % der Fälle Symptome ohne Arrhythmien zu beobachten waren.

Wegen der negativen prognostischen Implikationen kardiogener Synkopen haben diagnostisches Procedere und Beratung bei Patienten mit berufsbedingt hohem Unfallrisiko bzw. bei Sportlern eine besondere Tragweite (Calkins et al., 1995 a). Hier sind vor allem lebensbedrohliche, durch körperlichen Streß ausgelöste kardiale Arrhythmien wie z. B. beim idiopathischen long QT-Syndrom zu bedenken. Der in verschiedenen Studien zwischen 13 und 49 % angegebene Anteil ätiologisch unklarer Synkopen sollte gerade in diesem Personenkreis durch sorgfältige Datenerhebung soweit wie möglich reduziert werden. Bei Patienten mit rezidivierenden Synkopen ist **Fahrtüchtigkeit** zu verneinen. Insbesondere bei Verkehrsteilnehmern in hohem Alter ist bei nicht erkennbarer Unfallursache eine dann meist kardiogene Synkope zu vermuten. Entsprechende Untersuchungen ergeben oft pathologische Befunde (Rehm und Ross, 1995).

Im **pädiatrischen Krankengut** ist die neurokardiogene Synkope die am häufigsten vorkommende. Die Prävalenz von Synkopen und Beinahe-Synkopen beträgt bei Kindern und Jugendlichen 15–25 %. Die Wiederholungsrate neurokardiogener

Tab. K 4.2: Differentialdiagnose der Synkope (A) und der Attacken ohne Bewußtlosigkeit (B)

Diagnose	Auslöser	Prodromi	Attackendauer	Bewußtlosigkeit	Begleit-Symptome	Erholungsphase
A) Synkope						
reflektorisch	Orthostase, Schmerz, Affekt, Hitze, Pressen, Karotisdruck, Schlucken, Postprandial	Schwarzwerden vor Augen, Schwankschwindel, Druck auf den Ohren, Benommenheit, Schweißausbruch, Schwäche in den Beinen, Übelkeit	sec–Min	sec	Blässe, Tonusverlust, Zu-Boden-Gleiten, evtl. arrhythmische Cloni	sec (in Horizontallage)
Kardiogen	Streß	oft keine evtl.: Palpitationen Schwindel Dyspnoe Angina pectoris	sec–Min	sec–Min	Blässe, Cyanose, Cloni, Sturz, Herzrhythmusstörungen	Min Reorientierung
Ischämisch	Blutdruckabfall, Embolie, Aneurysma dissecans, Kopfwendung	Schwindel, Übelkeit, neurologische Ausfälle	sec–h	sec–Min	Blässe, Sturz, Fokalzeichen des vertebroba- silären Stromgebietes	Min–h
Metabolisch	Hypoglykämie, Elektrolytdysregulation, Alkalose, Azidose	Heißhunger, Schweißausbruch, Tremor, Verwirrtheit	Min–h	Min	Blässe, Zu-Boden-Gleiten, evtl. neurologische Fokalzei- chen	Min–h
Epilepsie: GM-Anfall	Schlafentzug, Alkohol/-Entzug, Pharmaka, Streß, Fieber, Hypoxie, Elektrolytdysregulation	evtl. Aura	Min	Min	Cyanose, Augen geöffnet, Zungenbiß, Enuresis, Sturz mit Verletzung, tonisch-clon. Phase, rhythmische Cloni, Blutdruckanstieg, Tachykardie, evtl. Versivbewegung	Terminalschlaf, postiktaler Dämmer- zustand, Kopfschmerzen, Myalgien
Komplex-partieller An- fall	Alkohol, Schlaf, Hyperventilation	Aura	Min	Min	starrer Blick, Automatismen, autonome Phänomene	Reorientierung

Tab. K 4.2: Differentialdiagnose der Synkope (A) und der Attacken ohne Bewußtlosigkeit (B)

Diagnose	Auslöser	Prodromi	Attackendauer	Bewußtlosigkeit	Begleit-Symptome	Erholungsphase
Absence	Hyperventilation Fotostimulation	keine	sec	sec mehrfach/die	starrer Blick Innehalten	keine
Myokl.-astat. PM-Anfall	Hyperventilation Fotostimulation	keine	sec	sec evtl. keine	Sturz Myoklonien	keine
Basilarismigräne	Menstruation	Aura	h–die	evtl. Min	Sehstörungen Dysarthrie, Schwindel, Ataxie, Parästhesien, Paresen	Kopfschmerz
B) Attacken						
Transiente globale Amnesie	Streßsituation, Migräne	keine	h–d	keine	Ratlosigkeit, geordneter Dämmerzustand, amnestische Episode	Reorientierung
Hyperventilations-tetanie	Emotion, Hyperventilation	periorale Parästhesien, Angst	Min–h	keine	Benommenheit, Karpopedalspasmus, Parästhesien der Finger	latente Tetanie im Intervall
Hirnstammanfall	Bewegung, Hyperventilation	keine	sec mehrfach/die	keine	motorische Phänomene evtl. Sturz	Refraktärperiode
Drop attack	hämodynamische Insuffizienz	keine	sec	keine	Tonusverlust der Beine, Sturz	keine
Vestibuläre drop attack	rasche Kopfbewegung	Kippschwindel	sec	keine	Sturz	keine
Narkolepsie: Schlaf-Attacke	Ruhesituation	überwältigende Müdigkeit	Min weckbar	keine	Parasomnie, automatisches Handeln, Dyssomnie, hypnagoge Träume, Schlafparalyse (dissoz. Erwachen)	keine
Kataplexie	Affekt	keine	sec	keine	Tonusverlust ohne Bewußtseinsverlust	keine
Psychogener Anfall	spezifische Situation	uncharakteristisch evtl. keine	Min–h	keine	psychogener Stupor, Lidschluß Zu-Boden-Gleiten, bizarre Bewegungen	keine

Abkürzungen: astat. = astatisch, clon. = clonisch, dissoz. = dissoziiert, GM = Grand mal, myokl. = myoklonisch, PM = Petit mal

Synkopen liegt bei Kindern bei 7 % nach einem Jahr und 15 % nach 21 Monaten. Die Prognose ist gut.

K 4.3. Therapeutische Prinzipien

Der im ätiologischen Spektrum mit 58 % dominierenden neurokardiogenen Synkope liegt pathophysiologisch eine Aktivierung des Bezold-Jarisch-Reflexes zugrunde. Bei Orthostase kommt es zu einem venösen Pooling in den unteren Körperpartien, aufgrunddessen zu einem nachlassenden venösen Rückstrom zum Herzen. Demzufolge sinken Ventrikelfüllung und arterieller Blutdruck, woraufhin die Impulsfrequenz der Baro-Rezeptoren im Aortenbogen und Karotissinus abnimmt. Dies führt via Vasomotorenzentrum zu einer Zunahme des Sympathikotonus mit konsekutivem Anstieg der Herzfrequenz, des peripheren Gefäßwiderstandes und der myokardialen Kontraktilität. Dadurch werden subendokardial in der Wand des linken Ventrikels gelegene Mechano-Rezeptoren stimuliert. Eine derartige Sympathikus-Aktivierung kann außer durch Orthostase z. B. auch durch emotionalen Streß getriggert werden. Bei hinsichtlich neurokardiogener Synkopen prädisponierten Personen bewirken verstärkte ventrikuläre Wandkontraktionen eine Überstimulation der Baro-Rezeptoren. Der afferente Schenkel des Reflexbogens, gebildet von vagalen C-Fasern zur Medulla oblongata, vermittelt eine zentrale Vagusreizung und Inhibition des Sympathikotonus, gefolgt von einer reflektorischen Bradykardie, peripheren Vasodilatation und arteriellen Hypotension bis hin zur Synkope. Deren Wahrscheinlichkeit wird einerseits durch die Empfindlichkeit der Baro-Rezeptoren, andererseits durch die Steuerung des Plasmavolumens bestimmt. Neuroendokrine Mechanismen vermögen die Empfindlichkeit der ventrikulären Baro-Rezeptoren gegenüber zirkulierenden Katecholaminen zu verändern. So werden erhöhte Beta-Endorphin-Plasmakonzentrationen sowie ein Anstieg von Vasopressin im Plasma vor einer vasodepressorischen Synkope beschrieben (Wallbridge et al., 1994). Außerdem gibt es Anhaltspunkte für eine erhöhte Synthese des vasodilatatorisch wirkenden Stickoxids während neurokardiogener Synkopen im Kipptisch-Test (Kaufmann, 1995). Es kommt zu einer vermehrten Adrenalinfreisetzung aus dem Nebennierenmark bei gleichzeitig verminderter neuraler Sympathikusaktivität (Klingenheben und Hohnloser, 1995; Sra et al., 1994). Patienten mit vasovagalen Synkopen zeigen unter körperlicher Belastung eine pathologische arterielle und venöse Gefäßregulation (Thomson et al., 1996). Tierexperimentelle Befunde lassen vermuten, daß endogene Opioide in den kardiovaskulären Hirnstammzentren bei der Auslösung des vasovagalen Mechanismus eine wesentliche Rolle spielen (Jacobs et al., 1995).

Beta-1-Rezeptorenblocker wie z. B. Metoprolol (Beloc-Zok®) modifizieren durch ihre negativ inotrope Wirkung die Bezold-Jarisch-Reflexantwort. Der Beta-1- und Beta-2-Blocker Propranolol (Dociton®) hat durch Vermeidung der peripheren Vasodilatation und wegen seiner lipophilen Eigenschaft mit im Vergleich zu Metoprolol besserer Liquorgängigkeit möglicherweise eine höhere therapeutische Effizienz (Abe et al., 1994). In einer nicht randomisierten Studie mit verschiedenen Betablockern ließ sich jedoch – eventuell mitbedingt durch das höhere Durchschnittsalter in der Verum-Gruppe und die geringe Patientenanzahl – keine Wirksamkeit nachweisen (Sheldon et al., 1996 a). Betablocker mit zusätzlicher intrinsischer sympathomimetischer Wirkung wie z. B. Pindolol (Visken®) inhibieren die kardialen Mechano-Rezeptoren ohne nennenswerte Veränderung der Herzfrequenz.
Neben Beta-Rezeptorenblockern finden Natriumchlorid, Mineralokortikoide wie Fludrocortison (Astonin H®), das negativ inotrop wirkende Anticholinergikum Disopyramid (Rythmodul®), der Serotonin-reuptake-Inhibitor Fluoxetin (Fluctin®), der Alpha-Rezeptor-Agonist Midodrin (Gutron®), Theophyllin, Ergotamine und das vasokonstriktorisch wirkende Amphetamin-Derivat Methylphenidat (Ritalin®) in der Behandlung neurokardiogener Synkopen Verwendung (El-Sayed und Hainsworth, 1996; Grubb et al., 1994; Grubb et al., 1996; Scott et al., 1995). Da bislang nur wenige kontrollierte Studien an überwiegend kleinen Patientengruppen vorliegen, handelt es sich um experimentelle Therapieansätze (siehe **Tab. K 4.3**).

K 4.4. Pragmatische Therapie

Zur Behandlung angeborener oder erworbener kardialer Rhythmusstörungen sowie mechanischer Ursachen kardiogener Synkopen sei auf die kardiologische Literatur verwiesen.
Die Bedeutung des Kipptisch-Tests für Indikationsstellung und Evaluierung der **Therapie neurokardiogener Synkopen** läßt sich noch nicht abschließend beurteilen, auch wenn es Anhaltspunkte dafür gibt, daß ein primär pathologischer und unter Therapie normalisierter Kipptisch-Test einen Therapieerfolg voraussagen kann (Sheldon et al., 1996 b; Tonnessen et al., 1994). Eine präsynkopale Tachykardie im Kipptisch-Test ist ein besserer Prädiktor für das Ausbleiben von Synkopen unter Betablocker-Therapie mit Metoprolol (95 mg/die) oder Propranolol (3–4 × 10 mg/die) als ein Isoproterenol-induziertes positives Ergebnis im Kipptisch-Test (Leor et al., 1994). Ein nach i. v. Injektion von Propranolol normalisierter Orthostase-Test hat prädiktiven Wert für den Erfolg einer oralen Betablocker-Therapie (Cox et al., 1995). Allerdings hat diese medikamentöse Synkopen-Prophylaxe bislang kaum Eingang in die

Tab. K 4.3: Therapie-Studien zur neurokardiogenen Synkope

diagnostische Kriterien	n	Alter (Jahre)	Stud. Design	Therapie	Tagesdosis	Wirksamkeit	Follow-up	Autoren
rezid. S unklarer Ätiologie reprod. VDS im TTT	10	52,9	P RD	Metoprolol Propranolol	40 mg p. o. 30 mg p. o.	5/10 10/10; 9/10	3 die 3 die; 9–16m	Abe et al. (1994)
S/PS anamnestisch S/PS im TTT ∅ TTT nach i. v. Propranolol 0,2 mg/kg TTT-gesteuerte Therapie nicht TTT-gesteuerte Therapie	193 163/181 118–157 19/157	53 ± 20	P O	Atenolol (n = 98) Propranolol (n = 33) Metoprolol (n =22) Nadolol (n = 4) Atenolol (n = 71) Propranolol (n = 28) Metoprolol (n = 16) Nadolol (n = 3) Atenolol (n = 10) Propranolol (n = 5) Metoprolol (n = 4)	25–100 mg p. o. 40–240 mg p. o. 50–200 mg p. o. 40–320 mg p. o.	91 % 100 % 100 % 100 % 93 % 92 % 90 % 90 % 77 %	– – – – 3 m 6 m 12 m 28 ± 11 m 28 ± 11 m	Cox et al. (1995)
rezid. S unklarer Ätiologie ⊕ TTT	7	31 ± 15	P O	Methylphenidat	3 × 10 mg p. o.	6/7	7 m	Grubb et al. (1996)
S unklarer Ätiologie ⊕ TTT	28	36 ± 7	RD CO	Metoprolol Verapamil	2 × 50 mg p. o. 3 × 80 mg p. o.	20/23 5/15	7 die 7 die	Jhamb et al. (1996)
mind. 1 S/2 PS ⊕ TTT + Isoproterenol	42	38 ± 13 (V) 43 ± 14 (P)	RD DB PC	Atenolol Placebo	50 bzw. 100 mg p. o. p. o.	62 % 5 %	1 m	Mahanonda et al. (1995)
rezid. S/PS unklarer Ätiologie ⊕ TTT ⊕ TTT + Isoproterenol ⊕ TTT - Isoproterenol	66/161 48/66 18/66	58 ± 3 57 ± 3 61 ± 2	P O	Atenolol	25 bzw. 50 mg p. o.	100 % 47 %	7–14 die	Lippman et al. (1994)
rezid. S/PS ⊕ TTT +/- Isoproterenol ∅ TTT nach i. v. Metoprolol 0,2 mg/kg	19/27 19/27	15,3	P O	Metoprolol	1–2 mg/kg p. o.	17/19	13,2 m	O'Marcaigh et al. (1994)

Tab. K 4.3: Therapie-Studien zur neurokardiogenen Synkope (Fortsetzung)

diagnostische Kriterien	n	Alter (Jahre)	Stud. Design	Therapie	Tagesdosis	Wirksamkeit	Follow-up	Autoren
≥ 2 S/1 S + Verletzung/ 1 S + ≥ 4 PS ⊕ TTT + Isoproterenol	153	44 ± 21	P PC	Atenolol (n = 30)	47,5 mg p. o.			Sheldon et al. (1996)
				Metoprolol (n = 10)	105 mg p. o.			
				Propranolol (n = 7)	71,4 mg p. o.	72 %		
				Nadolol (n = 3)	93,3 mg p. o.			
				Timolol (n = 1)	20 mg p. o.		12 m	
				Pindolol (n = 1)	20 mg p. o.			
		36 ± 19		Placebo p.o.		72 %	12 m	

Abkürzungen: CO = cross over, DB = doppelblind, i. v. = intravenös, m = Monat, n = Patientenanzahl, O = offen, P = prospektiv, (P) = Placebo, PC = Placebo-kontrolliert, p. o. = per os, PS = Präsynkope, RD = randomisiert, rezid. = rezidivierend, reprod. = reproduzierbar, S = Synkope, TTT = Tilt table test (Kipptisch-Test), (V) = Verum, VDS = vasodepressorische Synkope, ⊕ = pathologisch, ∅ = normal

neurologische Fachliteratur gefunden. Sie setzt sorgfältige kardiologische Diagnostik voraus und sollte Patienten vorbehalten bleiben, bei denen mit Kreislauftraining und Reduktion des venösen Pooling (Kompressionsstrümpfe) keine Verbesserung der Orthostase-Toleranz erreichbar ist. Für die Beantwortung der Frage, ob Patienten mit sog. malignen (ohne Vorboten auftretenden, mit hoher Verletzungsgefahr einhergehenden) vasovagalen Synkopen, sofern ein kardioinhibitorischer Reaktionstyp vorliegt und die medikamentöse Therapie versagt, von einem Herzschrittmacher profitieren, sind langfristig angelegte kontrollierte Studien erforderlich. Bei klinischem Verdacht auf ein **Karotissinus-Syndrom** sollte zunächst durch invasive kardiologische Elektrophysiologie der Reaktionstyp ermittelt und eine primär kardiale Ursache der Synkopen ausgeschlossen werden (Krahn et al., 1995). Die kardioinhibitorische Form des Karotissinus-Syndromes stellt eine Herzschrittmacher-Indikation dar, auch die gemischte Reaktionsform läßt sich bei einem Teil der Patienten mit einem Herzschrittmacher kompensieren, der vasodepressorische Reaktionstyp hingegen nicht (Luck et al., 1996; Maloney et al., 1994). Auch die medikamentöse Therapie bleibt hier oft erfolglos, so daß von manchen Autoren eine operative Denervierung des Karotissinus auf der betroffenen Seite vorgeschlagen wird. Dieses Therapieverfahren mit dem möglichen Risiko einer Blutdruckentsteuerung bis hin zur hypertensiven Krise ist hinsichtlich seiner möglichen Wirksamkeit bislang nicht durch eine prospektive kontrollierte klinische Studie abgesichert.

Postprandiale Synkopen können in kausalem Zusammenhang mit einer Anämie, Dehydratation, orthostatischen Hypotension, nebenwirkungsträchtigen Medikation oder Nebennierenrindeninsuffizienz stehen. Als pathophysiologischer Mechanismus der postprandialen Hypotension wird ein Anstieg des Blutvolumens im Splanchnikus-Gebiet diskutiert in Verbindung mit einer fehlenden Zunahme des peripheren Gefäßwiderstandes. Unabhängig von medikamentösen Einflüssen konnte gezeigt werden, daß insbesondere ältere Hypertoniker zu einer postprandialen Hypotension neigen (Jansen und Lipsitz, 1995). In schwerwiegenden Fällen erscheint neben einer Fraktionierung der Nahrungszufuhr eine probatorische Therapie mit dem Somatostatin-Analogon Octreotid (Sandostatin®), welches den Gefäßtonus im Splanchnikus-Areal anhebt, gerechtfertigt. Allerdings ist diese Behandlung mit häufigen subkutanen Injektionen verbunden, wegen des niedrigen pH-Wertes der Lösung schmerzhaft, kann Diarrhöen verursachen und ist zudem kostenintensiv.

Zusätzlich zu medikamentösen Maßnahmen kann ein regelmäßig durchgeführtes physikalisches Trainingsprogramm die Neigung zu neurokardiogenen Synkopen verringern. Außerdem sollten die Patienten über Vorboten einer Synkope und sinnvolle Gegenmaßnahmen informiert werden, z. B. Rückenlage mit hochgelagerten Beinen. Bei situationsabhängig auftretenden Synkopen ist die Vermeidung des auslösenden Mechanismus oftmals ausreichend, so daß spezielle Therapiemaßnahmen unterbleiben können. Dies betrifft z. B. die Mehrzahl der **pressorischen Synkopen,** bei denen durch das Valsalva-Manöver Mechanorezeptoren in den pulmonalen Gefäßen und im Lungenparenchym stimuliert werden und einen inhibitorischen kardiovaskulären Reflex auslösen. In seltenen Fällen waren Hustensynkopen auf eine Arnold-Chiari-Malformation zurückzuführen einhergehend mit einer pathologischen Herzfrequenzregulation bei Lagewechsel, die sich nach dekompressiver Operation normalisierte parallel zum Abklingen der klinischen Symptome (Ireland et al., 1996). Die vornehmlich bei der Glossopharyngeusneuralgie auftretenden Schlucksynkopen sistieren im allgemeinen bei suffizienter Therapie der Neuralgie.

Bei Patienten mit **ätiologisch unklaren Synkopen,** fehlenden Hinweisen auf eine kardiale oder renale Erkrankung und einer NaCl-Ausscheidung im Urin von < 170 mmol/die konnte unter der **Gabe von** NaCl 120 mmol/die p. o. über 8 Wochen ein Anstieg des Plasma- und Blutvolumens, Verbesserung der orthostatischen Toleranz und Verringerung der Baro-Rezeptor-Sensitivität gezeigt werden (El-Sayed und Hainsworth, 1996). Unklar ist, ob der gleiche Effekt mit einer niedriger dosierten Kochsalztherapie erreichbar ist. Ein normalisierter Kipptisch-Test nach Infusion physiologischer Kochsalzlösung läßt einen Erfolg der oralen NaCl-Therapie erwarten (Mangru et al., 1996).

Literatur

Abe H, Kobayashi H, Nakashima Y, Izumi F, Kuroiwa A (1994) Effects of beta-adrenergic blockade on vasodepressor reaction in patients with vasodepressor syncope. Am Heart J 128: 911–918

Bräuninger S, Maas A, Nanke C, Stellwaag M, Uebis S, Lambertz H (1996) Die Kipptischuntersuchung bei vasovagaler Synkope. Diagnostischer Zugewinn durch Isoprenalin-Gabe. Dtsch. med. Wschr. 121: 971–977

Calkins H, Seifert M, Morady F (1995 a) Clinical presentation and long-term follow-up of athletes with exercise-induced vasodepressor syncope. Am Heart J 129: 1159–1164

Calkins H, Shyr Y, Frumin H, Schork A, Morady F (1995 b) The value of the clinical history in the differentiation of syncope due to ventricular tachycardia, atrioventricular block, and neurocardiogenic syncope. Am J Med 98: 365–373

Cox MM, Perlman BA, Mayor MR, Silberstein TA, Levin E, Pringle L, Castellanos A, Myerburg RJ (1995) Acute and long-term beta-adrenergic blockade for patients with neurocardiogenic syncope. J Am Coll Cardiol 26: 1293–1298

El-Sayed H, Hainsworth R (1996) Salt supplement increases plasma volume and orthostatic tolerance in patients with unexplained syncope. Heart 75: 134–140

Grubb BP, Samoil D, Kosinski D, Wolfe D, Lorton M, Madu E (1994) Fluoxetine hydrochloride for the treatment of severe refractory orthostatic hypotension. Am J Med 97: 366–368

Grubb BP, Kosinski D, Mouhaffel A, Pothoulakis A (1996) The use of methylphenidate in the treatment of refractory neurocardiogenic syncope. Pace 19: 836–840

Hoefnagels WAJ, Padberg GW, Overweg J, van der Velde EA, Roos RAC (1991) Transient loss of consciousness: the value of the history for distinguishing seizure from syncope. J Neurol 238: 39–43

Hou ZY, Yang CY, Ko CC, Lee SSJ, Chiang HT, Chen CY (1995) Upright postures and isoproterenol infusion for provocation of neurocardiogenic syncope: A comparison of standing and head-up tilting. Am Heart J 130: 1210–1215

Ireland PD, Mickelsen D, Rodenhouse TG, Bakos RS, Goldstein B (1996) Evaluation of the autonomic cardiovascular response in Arnold-Chiari deformities and cough syncope syndrome. Arch Neurol 53: 526–531

Jacobs MC, Goldstein DS, Willemsen JJ, Smits P, Thien Th, Dionne RA, Lenders JWM (1995) Neurohumoral antecedents of vasodepressor reactions. European Journal of Clinical Investigation 25: 754–761

Jansen RWMM, Lipsitz LA (1995) Postprandial hypotension: Epidemiology, pathophysiology, and clinical management. Ann Intern Med. 122: 286–295

Jhamb DK, Singh B, Sharda B, Kaul U, Goel P, Talwar KK, Wasir HS (1996) Comparative study of the efficacy of metoprolol and verapamil in patients with syncope and positive head-up tilt test response. Am Heart J 132: 608–611

Kapoor WN, Hanusa BH (1996) Is syncope a risk factor for poor outcomes? Comparison of patients with and without syncope. Am J Med 100: 646–655

Kapoor WN, Peterson J, Wieand HS, Karpf M (1987) Diagnostic and prognostic implications of recurrences in patients with syncope. Am J Med 83: 700–706

Kapoor WN, Smith MA, Miller NL (1994) Upright tilt testing in evaluating syncope: A comprehensive literature review. Am J Med 97: 78–88

Kaufmann H (1995) Neurally mediated syncope: Pathogenesis, diagnosis, and treatment. Neurology 45 (Suppl 5): S12–S18

Klingenheben T, Hohnloser SH (1995) Die neurokardiale Synkope: Pathophysiologie, Diagnostik, Therapie. Z Kardiol 84: 137–145

Kochiadakis GE, Orfanakis AE, Chrysostomakis SI, Skalidis EI, Simandirakis EN, Vardas PE (1995) The contribution of isoproterenol to the prolonged tilt test. International Journal of Cardiology 52: 157–162

Krahn AD, Klein GJ, Norris C, Yee R (1995) The etiology of syncope in patients with negative tilt table and electrophysiological testing. Circulation 92: 1819–1824

Laicher S, Linzer M (1996) Syncope. In: *Brandt T, Caplan LR, Dichgans J, Diener HC, Kennard C* (Hrsg.) Neurological Disorders: Course and Treatment. Academic Press, San Diego, New York, Boston, London, Sydney, Tokyo, Toronto

Leor J, Rotstein Z, Vered Z, Kaplinsky E, Truman S, Eldar M (1994) Absence of tachycardia during tilt test predicts failure of beta-blocker therapy in patients with neurocardiogenic syncope. Am Heart J 127: 1539–1543

Lippman N, Stein KM, Lerman BB (1994) Differential therapeutic responses of patients with isoproterenol-dependent and isoproterenol-independent vasodepressor syncope. Am Heart J 128: 1110–1116

Lippman N, Stein KM, Lerman BB (1995) Failure to

decrease parasympathetic tone during upright tilt predicts a positive tilt-table test. Am J Cardiol 75: 591–595

Low PA (1993) Clinical autonomic disorders. Evaluation and management. Little, Brown and Company, Boston, Toronto, London

Luck JC, Hoover RJ, Biederman RW, Ettinger SM, Sinoway LI, Leuenberger UA (1996) Observations on carotid sinus hypersensitivity from direct intraneural recordings of sympathetic nerve traffic. Am J Cardiol 77: 1362–1365

Mahanonda N, Bhuripanyo K, Kangkagate C, Wansanit K, Kulchot B, Nademanee K, Chaithiraphan S (1995) Randomized double-blind, placebo-controlled trial of oral atenolol in patients with unexplained syncope and positive upright tilt table test results. Am Heart J 130: 1250–1253

Maloney JD, Jaeger FJ, Rizo-Patron C, Zhu DWX (1994) The role of pacing for the management of neurally mediated syncope. Carotid sinus syndrome and vasovagal syncope. Am Heart J 127: 1030–1037

Mangru NN, Young ML, Mas MS, Chandar JS, Pearse LA, Wolff GS (1996) Usefulness of tilt table test with normal saline infusion in management of neurocardiac syncope in children. Am Heart J 131: 953–955

Merx W, Effert S, Hanrath P, Pop T, Rehder W, Schweizer P (1981) Hyperaktiver Karotissinusreflex. Diagnostischer Wert und Prognose im höheren Lebensalter. DMW 106: 135–140

Morillo CA, Klein GJ, Jones DL, Yee R (1994) Time and frequency domain analyses of heart rate variability during orthostatic stress in patients with neurally mediated syncope. Am J Cardiol 74: 1258–1262

Morillo CA, Klein GJ, Zandri S, Yee R (1995) Diagnostic accuracy of a low-dose isoproterenol head-up tilt protocol. Am Heart J 129: 901–906

Mumenthaler M (1994) Die Synkopen-Häufigkeit, Diagnostik und Differentialdiagnostik. Schweiz. Rundschau Med. 83: 220–225

Naccarelli GV (1984) Evaluation of the patient with syncope. Medical Clinics of North America 68: 1211–1230

O'Marcaigh AS, MacLellan-Tobert SG, Porter CJ (1994) Tilt-table testing and oral metoprolol therapy in young patients with unexplained syncope. Pediatrics 93: 278–283

Oribe E, Amini R, Nissenbaum E, Boal B (1996) Serum prolactin concentrations are elevated after syncope. Neurology 47: 60–62

Ovadia M, Thoele D (1994) Esmolol tilt testing with esmolol withdrawal for the evaluation of syncope in the young. Circulation 89: 228–235

Petersen MEV, Williams TR, Sutton R (1995) Psychogenic syncope diagnosed by prolonged head-up tilt testing. Q J Med 88: 209–213

Raviele A, Gasparini G, Di Pede F, Menozzi C, Brignole M, Dinelli M, Alboni P, Piccolo E (1994) Nitroglycerin infusion during upright tilt: A new test for the diagnosis of vasovagal syncope. Am Heart J 127: 103–111

Rehm CG, Ross SE (1995) Syncope as etiology of road crashes involving elderly drivers. The American Surgeon 61: 1006–1008

Sakaguchi S, Shultz JJ, Remole SC, Adler SW, Lurie KG, Benditt DG (1995) Syncope associated with exercise, a manifestation of neurally mediated syncope. Am J Cardiol 75: 476–481

Schmidt D (1996) Syncopes and seizures. Current Opinion in Neurology 9: 78–81

Scott WA, Pongiglione G, Bromberg BI, Schaffer MS, Deal BJ, Fish FA, Dick M (1995) Randomized comparison of atenolol and fludrocortisone acetate in the treatment of pediatric neurally mediated syncope. Am J Cardiol 76: 400–402

Sheldon R (1994) Effects of aging on responses to isoproterenol tilt-table testing in patients with syncope. Am J Cardiol 74: 459–463

Sheldon R, Rose S, Flanagan P, Koshman ML, Killam S (1996 a) Effect of beta blockers on the time to first syncope recurrence in patients after a positive isoproterenol tilt table test. Am J Cardiol 78: 536–539

Sheldon R, Rose S, Flanagan P, Koshman ML, Killam S (1996 b) Risk factors for syncope recurrence after a positive tilt-table test in patients with syncope. Circulation 93: 973–981

Sra JS, Murthy V, Natale A, Jazayeri MR, Dhala A, Deshpande S, Sheth M, Akhtar M (1994) Circulatory and catecholamine changes during head-up tilt testing in neurocardiogenic (vasovagal) syncope. Am J Cardiol 73: 33–37

Tea SH, Mansourati J, L'Heveder G, Mabin D, Blanc JJ (1996) New insights into the pathophysiology of carotid sinus syndrome. Circulation 93: 1411–1416

Thomson HL, Atherton JJ, Khafagi FA, Frenneaux MP (1996) Failure of reflex venoconstriction during exercise in patients with vasovagal syncope. Circulation 93: 953–959

Tonnessen GE, Haft JI, Fulton J, Rubenstein DG (1994) The Value of tilt table testing with isoproterenol in determining therapy in adults with syncope and presyncope of unexplained origin. Arch Intern Med. 154: 1613–1617

Wallbridge DR, MacIntyre HE, Gray CE, Denvir MA, Oldroyd KG, Rae AP, Cobbe SM (1994) Increase in plasma beta endorphins precedes vasodepressor syncope. Br Heart J 71: 597–599

Ward C, Kenny RA (1996) Reproducibility of orthostatic hypotension in symptomatic elderly. Am J Med 100: 418–422

L. Therapie-induzierte Nebenwirkungen in der Neurologie

L 1. Nebenwirkungen medikamentöser Therapie in der Neurologie

von *H. C. Diener* und *O. Kastrup*

In diesem Kapitel sollen die wichtigsten allgemeinmedizinischen Nebenwirkungen von Medikamenten, die in der Neurologie Verwendung finden, in Kurzform abgehandelt werden (**A**). Der Schwerpunkt der Darstellung liegt allerdings auf den Nebenwirkungen von Arzneimitteln im Bereich des peripheren und zentralen Nervensystems (**N**). Solche Nebenwirkungen finden sich als Einweisungsgrund zur stationären Aufnahme bei 2–4 % aller Patienten (Dickey und Morrow, 1990). Zusätzlich werden die absoluten Kontraindikationen (**K**) erwähnt, sowie die wichtigsten Wechselwirkungen mit anderen Medikamenten (**W**). In relevanten Fällen findet sich ein Hinweis zur Rückbildungstendenz der Nebenwirkungen (**R**). Die genannten Präparate sind eine persönliche Auswahl derer, mit denen die Autoren Erfahrungen haben. Medikamente, deren Nebenwirkungen in gesonderten Kapiteln (z. B. Antiepileptika Kap. C 2) abgehandelt werden, finden hier keine gesonderte Erwähnung. Es wird kein Anspruch auf Vollständigkeit erhoben.

L 1.1. Neuroleptika

Neuroleptika wirken sedierend und antipsychotisch. Sie entfalten ihre Wirkung, die Blockade von Dopamin-Rezeptoren, nicht nur im mesolimbischen Bereich, sondern auch nahezu ausnahmslos (Clozapin, Fluperlapin) im extrapyramidal-motorischen System und im Hypothalamus. Die dort entstehenden Nebenwirkungen sind an die antidopaminerge Potenz gekoppelt. Weiterhin kommt es zu Nebeneffekten durch die antimuskarinerge, antinikotinerge, antiserotonerge, antihistaminerge und α-blockierende Wirkung der Neuroleptika.

A. Neuroleptika (Phenothiazine, Thioxanthene) bewirken durch die Blockade von Alpha-Rezeptoren eine vorwiegend orthostatische Hypotension. Die kardiotoxische Wirkung entfaltet sich bei trizyklischen Neuroleptika als Repolarisationsstörung. Phenothiazine können, insbesondere bei vorbestehender kardialer Schädigung, einen AV-Block und Tachykardien bis zum Kammerflimmern provozieren. Häufige anticholinerg bedingte Nebenwirkungen sind: Mundtrockenheit, Obstipation, Harnverhalt bei Prostataadenom, Akkomodationsstörungen und ein Engwinkelglaukom. Hautreaktionen können sein: Ausschläge, Photodermatitis und Erythem. Seltene Nebenwirkungen sind: Atemdepression (nur bei vorbestehender respiratorischer Insuffizienz), Temperaturregulationsstörungen mit Hyperthermie, Hyperprolaktinämie mit Galaktorrhö und Impotenz, eine Amenorrhö und Gewichtszunahme. Extrem selten kommt es zu Agranulozytose und Leberschäden, häufiger dagegen zu einer isolierten Leukopenie (bei 10 % der Behandelten).

N. Alle klassischen Neuroleptika können Nebenwirkungen im Bereich des motorischen und des extrapyramidal-motorischen Systems hervorrufen (s. a. Kap. I 3). Die Häufigkeit von motorischen Nebenwirkungen steigt mit der neuroleptischen Potenz (s. **Tab. L 1.1**). Im einzelnen kommt es zu:

a) **Parkinsonoid** (4–30 %) mit Hypokinese, mimischer Starre, Rigor, axialer Apraxie und Tremor;
b) **Frühdyskinesien** (2–10 %) mit tonischen Krämpfen der Zungen- und Schlundmuskulatur, seltener Dyskinesien im Gesicht, Blickkrämpfen, Torsionsdystonie, choreatiformen Bewegungsabläufen und Myoklonien. Die akute Dyskinesie wird mit Biperiden = Akineton® i. v. behandelt;
c) **Akathisie** (7–10 %), einer quälenden Unruhe in den Beinen mit dem Zwang, umherlaufen zu müssen;

Die oben genannten Nebenwirkungen (a–c) bilden sich in > 95 % nach Absetzen der Neuroleptika zurück. Anticholinergika sind wirkungslos.

d) **Spätdyskinesie,** die bei individueller Prädisposition nach langfristiger Neuroleptikatherapie auftritt. Das Risiko steigt mit der neuroleptischen Potenz, dem Alter und der Behandlungsdauer. Hyperkinesen vor allem des oro-fazialen Bereiches mit Zungenbewegungen, Kauen und Schmatzen sind die typischen Manifestationen. Daneben treten auch choreatiforme, ballistische und athetoide Bewegungsstörungen auf. Spätdyskinesien entwickeln sich häufiger und früher nach einer zerebralen Vorschädigung und bei hochpotenten Neuroleptika. Die Symptome nehmen nach Reduktion der Neuroleptika vorübergehend zu. Therapeutisch (s. Kap. I 3) ist als Therapieoption langfristig ein Neuroleptikaverzicht oder Umsetzen auf Clozapin (Leponex®) sowie kurzfristig die Gabe von Clonazepam (Rivotril®) sinnvoll. Auch Vitamin E (1 600 I. E./die über 8 Wochen) und Sulpirid bis 600 mg/die wurden versucht.

Clozapin (Leponex®) hat keine extrapyramidal-motorischen Nebenwirkungen und kann daher,

unter Beachtung des Agranulozytoserisikos, bei Patienten mit vorbestehendem *M. Parkinson antipsychotisch* eingesetzt werden (s. Kap. I 1). Wegen des Agranulozytoserisikos sind wöchentliche Blutbildkontrollen obligat. Clozapin kann über eine Senkung der Krampfschwelle bei disponierten Patienten Anfälle auslösen, auch sind EEG-Veränderungen mit schwerer Allgemeinveränderung und steilen Abläufen ohne klinisches Korrelat nicht selten.
Zentral bewirken Neuroleptika eine *Senkung der Krampfschwelle* und können so, insbesondere zu Beginn der Behandlung und bei Dosissteigerung, zu Grand mal-Anfällen führen. Die Wirkung von Diphenylhydantoin wird antagonisiert.
Selbst schwach potente Neuroleptika können zu *Depressionen* führen. Dies gilt auch für i. m. Depot-Neuroleptika in der Indikation als Tranquilizer.
Als sehr seltene, gravierende Nebenwirkung tritt das *maligne Neuroleptika-Syndrom* mit hohem Fieber, Tachykardie, Inkontinenz, massivem Rigor und einer Bewußtseinstrübung bis zum Koma auf. Parallel dazu kommt es zu einem Anstieg von CK und LDH. Unbehandelt beträgt die Mortalität > 50 %. Therapeutisch werden Amantadin (PK-Merz®) oder Dantrolen (Dantamacrin® 4–10 mg/kg/KG/die) empfohlen. Unter der Therapie mit Haloperidol wurden plötzliche Todesfälle beobachtet, deren Genese unklar ist (Bulbärparalyse?, Herzstillstand?).

K. Morbus Parkinson, Epilepsie, Glaukom sind absolute Kontraindikationen. Relative stellen dar: arterielle Hypotonie, Depression, Ulcus ventriculi und duodeni, Niereninsuffizienz, Herzinsuffizienz.

W. Neuroleptika können die Wirkung von Antihypertensiva, Antihistaminika und Sedativa potenzieren. Verminderte Resorption besteht bei gleichzeitiger Gabe von Kaffee, Tee, Cola-Getränken, Milch, Antazida und Anticholinergika. Wirkungsverstärkung findet sich bei gleichzeitiger Einnahme von Antikonvulsiva, Phenylbutazon, Lithium, Doxycyclin und Rauchen (Nikotin).

R. Nach Absetzen bilden sich Nebenwirkungen gut und rasch zurück. Spätdyskinesien können allerdings persistieren.

L 1.2. Thymoleptika

Trizyklische und tetrazyklische Antidepressiva haben sehr ähnliche Nebenwirkungen. Selektive Serotonin-Reuptake-Hemmer (SSRI) wie Fluoxetin (Fluctin®), Fluvoxamin (Fevarin®) oder Paroxetin (Seroxat®) haben eine geringere Rate an kardialen Nebenwirkungen und Organtoxizität. Ältere Monoaminoxidasehemmer (Tranylcypromin (Jatrosom®N), Phenelzin) sollten wegen ihrer zahlreichen Nebenwirkungen nur beschränkt eingesetzt werden. Neue selektive MAO-A Hemmer Moclobemide (Aurorix®) erlauben wegen ihrer guten Verträglichkeit eine breitere Anwendung.
Bei den hier erwähnten Antidepressiva handelt es sich nur um die in der Neurologie häufig angewandten Medikamente Amitriptylin (Saroten®, Laroxyl®) Amitriptylin-N-oxid (Equilibrin®), Clomipramin (Anafranil®), Dibenzepin (Noveril®), Doxepin (Aponal®), Imipramin (Tofranil®) und Lofepramin (Gamonil®).

A. Bei Behandlungsbeginn können Tachykardien, orthostatische Hypotension und bei vorbestehenden Herzerkrankungen Rhythmusstörungen sowie ein AV-Block auftreten. *Häufige Nebenwirkungen sind:* Obstipation, verminderte Magenmotilität, Mundtrockenheit, Harnverhalt, vor allem bei Prostataadenom, Impotenz, Erhöhung des Augeninnendruckes und Hörstörungen. Seltene Nebenwirkungen sind: Blutbildveränderungen mit Thrombozytopenie und Agranulozytose und die Entwicklung eines cholestatischen Ikterus. *Spezielle Nebenwirkungen:* Viloxazin (Vivilan®) kann

Tab. L 1.1: Medikamente mit extrapyramidalmotorischen Nebenwirkungen

Antihistaminika Carbamazepin Chloroquin Cimetidin Cinnarizin	Doxorubicin Fenfluramin Flunarizin Fluoxetin L-Dopa Lithium	Metoclopramid Ondansetron Papaverin Phenytoin Reserpin Valproat
Neuroleptika: Selten Chlorprotixen Levomepromazin Pipamperon Perazin Promethazin Sulpirid Thioridazin	Häufig Chlorpromazin Perphenazin Triflupromazin	Sehr häufig Benperidol Flupentixol Fluspirilen Haloperidol Pimozid

Migräne-Attacken auslösen. Bei Behandlung mit Mianserin (Tolvin®) wurde in extrem seltenen Fällen eine Agranulozytose beobachtet. MAO-Hemmer können Leberschäden, Hyper- und Hypotension, Gewichtszunahme und Obstipation verursachen. Moclobemide verursacht als relevante NW Agitation und Unruhe. Selektive 5-HT-Aufnahmehemmer Fluvoxamine (Fevarin®), Fluoxetin (Fluctin®) und Paroxetin (Seroxat®/Tagonis®) verursachen in der genannten Reihenfolge in absteigender Häufigkeit Unruhe, Schlaflosigkeit, Nausea und Tremor.

N. Thymoleptika können zu einer zentralen Dämpfung mit Müdigkeit (Amitriptylin, Doxepin) oder zu Antriebssteigerung mit innerer Unruhe und zu Schlafstörungen (Desipramin, Fluoxetin, Moclobemide) führen. Gefährlich ist das, besonders bei vorgeschädigten oder älteren Menschen auftretende zentral-anticholinerge Intoxikations-Syndrom (ZAS) mit vegetativen Entgleisungen und Verwirrtheitszuständen bis zum Delir (**Tab. 1.2**). Es tritt zumeist auf bei Überdosierung eines oder der Kombination mehrerer anticholinerg wirkender Thymo- oder Neuroleptika. (z. B. Amitriptylin, Doxepin, Maprotilin). Durch Thymoleptika kommt es zu einer Senkung der Krampfschwelle. Bei Beginn der Behandlung kann es zu Parästhesien und Kopfschmerzen kommen. Bei hohen Dosen tritt ein Halte- und Aktionstremor auf, bei Überdosierung werden extrapyramidalmotorische Störungen mit Akinese und Rigor beobachtet.

K. Eine Kombination mit Sedativa, und hochpotenten Neuroleptika muß mit Vorsicht erfolgen. Kontraindikationen sind: Epilepsie, akute Schizophrenie, Delir, Herzinsuffizienz, Rhythmusstörungen, Leber- und Niereninsuffizienz.

W. Die Nebenwirkungen der Thymoleptika werden durch die gleichzeitige Gabe von Neuroleptika, hormonale Kontrazeptiva und Cimetidin potenziert. Ihre Wirkung wird durch die Gabe von Phenobarbital und Zigarettenrauchen gehemmt. Bei Kombination von Trizyklika und anticholinergen Parkinsonmedikamenten potenzieren sich die anticholinergen Nebenwirkungen (Blase, Auge, ZNS). Schilddrüsenhormone potenzieren die Wirkung von Thymoleptika.
Besonderheiten: L-Tryptophan wurde als leichtes Thymoleptikum, aber auch als Schlafmittel und bei der Behandlung von degenerativen Hirnerkrankungen eingesetzt. Wegen des sogenannten »Eosinophilie-Myalgie-Syndroms« wurde das Präparat vom Markt genommen. Von 5-OH-Tryptophan (Levothym®) sind ähnliche Nebenwirkungen nicht bekannt.

R. In der Regel komplette Rückbildung

Lithiumsalze:
Lithium (Hypnorex®, Quilonum®) hat bei überhöhten Spiegeln und Intoxikation neben kardialer Toxizität ZNS-Nebenwirkungen mit Bewußtseinstrübung bis zum Koma und Krampfanfällen.

Tab. L 1.2: Medikamente, die Verwirrtheitszustände und Delirien auslösen können

Amantadin
Antiarrhythmika (Disopyramid, Gyluritmal, Mexiletin, Propafenon)
Antihistaminika
Anticholinergika (Biperiden, Benzatropin, Trihexyphenidyl)
Amphetamine
Atropin
Baclofen
Barbiturate
Benzodiazepinentzug
Betablocker
Bromocriptin
Chinidin
Glukokorticoide
Glykoside
Isoniazid
L-Dopa
Lisurid
Lokalanästhetika (paravasal oder i. v.)
Meprobamat
Methyldopa
Miconazol
Morphin
Neuroleptika (Phenothiazine und Thioxanthene z. B. Perazin)
Pergolid
Opiatentzug
Reserpin
Scopolamin
Spironolacton
Sympathomimetika
Theophylline
Thymoleptika (nur anticholinerg wirkende Tri- und Tetrazyklika, z. B. Amitriptylin, Imipramin, Maprotilin)
Valproat
Vigabatrin
Zolpidem

Auch bei normalen Spiegeln können schon deutliche EEG-Abnormalitäten auftreten.

L 1.3. Einfache Analgetika

Mischpräparate sollen nicht verwendet werden, da die Potenzierung der Nebenwirkungen in keinem Verhältnis zu einer möglichen geringen Wirkungszunahme steht. Wegen des erhöhten Agranulozytoserisikos und der Induzierung von Dauerkopfschmerzen sollten Pyrazolonderivate wie Metamizol (Novalgin®), Propyphenazon (Azur®, Commotional®, Melabon®, Saridon®, Vivimed®) und Phenazon (Migränin®, Quadronal®) nur mit äußerster Zurückhaltung verwendet werden. Aminophenazon wurde bereits wegen Umwandlung in karzinogene Nitrosamine vom Markt genommen. Die Kombination von Analgetika mit Koffein, Kodein oder Barbituraten bzw. Tranquillantien verstärkt das Abhängigkeitspotential und führt häufiger zu medikamentös induzierten Dauerkopfschmerzen (Kap. A 6).

Acetylsalicylsäure (ASS)
A. Bei 0,2 % aller mit ASS Behandelten, allerdings bei bis zu 20 % der Asthmatiker, kann sich durch reversiblen Bronchospasmus ein »Aspirin«-Asthma ausbilden. Die Behandlung erfolgt durch Absetzen und Antihistaminika. ASS kann bei Diabetikern zu einer Senkung des Blutzuckers führen. Durch Thrombozytenaggregationshemmung kommt es zu einer Verlängerung der Blutungszeit (erwünschter Effekt für die Insult- und Thromboseprophylaxe). Bei bis zu 10 % der Patienten führen okkulte Blutungen aus dem Magen-Darm-Trakt zu einer Eisenmangelanämie. Bei hohen Dosen von ASS kann es zu Leberzellschädigungen, Übelkeit, Erbrechen, Magenschmerzen, Magengeschwüren mit und ohne Hämorrhagie und Hautreaktionen kommen.

N. Tinnitus, Hörstörungen und Schwindel sind in der Regel nach Absetzen von ASS reversibel. Die Häufigkeit dieser Nebenwirkungen bei geringen Tagesdosen (50–100 mg) sind nicht bekannt. Anfälle und Psychosyndrome wurden nur bei Überdosierung beobachtet. Relativ häufig (3–5 %) kommt es zu Kopfschmerzen.

K. Absolute Kontraindikation sind: hämorrhagische Diathese, Behandlung mit Antikoagulantien, Magen-Darm-Ulzera und Asthma bronchiale. Bei kindlichen Virusinfekten sollte wegen eines möglichen Zusammenhanges mit dem Reye-Syndrom (Erbrechen, Hypoglykämie, Hepatitis, Bewußtseinsstörung bis zum Koma) die Gabe von ASS und seinen Abkömmlingen unterbleiben. Relative Kontraindikationen sind: Leber- und Niereninsuffizienz und Spätschwangerschaft. Bei erhöhtem Alkoholkonsum kommt es häufiger zu Magenblutungen.

Paracetamol (ben-u-ron®, Tylenol®)
Paracetamol ist das Analgetikum mit der niedrigsten Toxizität und Nebenwirkungsrate.

A. Selten kommt es zu Hautreaktionen und zu einem Bronchospasmus, bei hohen Dosen können Leberzellschädigungen bis zum Leberversagen auftreten.

N. Zentrale Nebenwirkungen sind nicht bekannt, sehr selten kann es nach längerer Einnahme zu Kopfschmerzen kommen.

K. Lebererkrankungen und Asthma bronchiale.

W. Kombination mit Interferon (alpha-2a) oder Vinblastin kann zu Leberschäden führen. AZT-Toxizität kann verstärkt werden.

L 1.4. Sogenannte hirndurchblutungs- und hirnstoffwechselfördernde Medikamente (in alphabetischer Reihenfolge)

Bencyclan (Fludilat®): Übelkeit, Schwindel Tremor, Sedierung, Gedächtnisstörungen, Blutdruckabfall, pektanginöse Beschwerden.
Cinnarizin (Stutgeron®): Benommenheit, Müdigkeit, Apathie, Schwäche.
Dihydroergotoxinmesilat (Hydergin®): orthostatischer Blutdruckabfall, Übelkeit, Erbrechen, Kopfschmerz, Gewichtsabnahme, Schwindel, Sinusbradykardie, Verschwommensehen, verstopfte Nase.
Nimodipin (Nimotop®): Blutdruckabfall, Phlebitis, Kopfschmerzen, Muskelkrämpfe, Gesichtserythem.
Ginkgo-biloba (Tebonin®, Rökan®): Kopfschmerzen, Schwindel, Blutdruckabfall, Hautausschlag.
Meclofenoxat (Helfergin®): Übelkeit, Erbrechen, hypomane Antriebssteigerung.
Naftidrofuryl (Dusodril®): Übelkeit, Durchfall, Kopfschmerzen, Schlafstörungen. Bei Injektion in die A. carotis können epileptische Anfälle auftreten.
Piracetam (Nootrop®, Normabraïn®): Tremor, Schwindel, Schlafstörungen, Angst, irrationales Verhalten, Steigerung des sexuellen Antriebs. Sehr selten kann es zu Hyperkinesen kommen.
Pentoxifyllin (Trental®): Kopfschmerzen, Benommenheit, Schlafstörungen, orthostatische Beschwerden, erhöhter Insulinbedarf bei Diabetikern.
Vincamin (Cetal®): Appetitlosigkeit, Übelkeit, Durchfall. Bei parenteraler Applikation kann es zu Tachykardien kommen.
Xanitolnicotinat (Complamin®): orthostatische Dysregulation, Flush, Gesichtsrötung, Urtikaria, Appetitlosigkeit, Übelkeit, Erbrechen, Störungen der Leberfunktion, Juckreiz, erhöhter Insulinbedarf.

K. Kontraindikationen für diese Substanzen gemeinsam sind: zerebrale Blutungen, frischer Insult (außer Nimodipin), Diabetes mellitus, Niereninsuffizienz und arterielle Hypotonie.

R. Nach Absetzen gute Rückbildung.

L 1.5. Antispastika und Muskelrelaxantien

Baclofen (Lioresal®)

A. Allgemeine Nebenwirkungen sind: Übelkeit, Verstopfung, Inkontinenz.
N. Während der Behandlung kann es zu Müdigkeit, Depression, Muskelhypotonie, Kopfschmerzen, Schwindel und zu einer mit der Dosis zuneh-

menden reversiblen Verstärkung der Parese kommen. Sehr selten sind Verwirrtheit oder Antriebssteigerung. Bei Epileptikern können Anfälle provoziert werden.

K. Magen- und Darmulzera, Leberschädigungen, Epilepsie und eine frische zerebrale Ischämie stellen Kontraindikationen dar.

W. Baclofen potenziert die Wirkung von Sedativa. Trizyklische Antidepresssiva verstärken die Wirkung von Baclofen.

Dantrolen (Dantamacrin®)

A. Eine Hepatitis kann bei Dosen über 300 mg/die auftreten. Daneben kann es zu Appetitlosigkeit, Übelkeit, Erbrechen, Durchfall oder Verstopfung kommen.

N. Nervosität, Schwindel, Müdigkeit, Schwäche und Dysarthrie werden gelegentlich beobachtet.

W. Dantrolen verstärkt die Wirkung zentral wirkender Sedativa und des Alkohols.

Tizanidin (Sirdalud®)

A. Gelegentliche Nebenwirkungen sind: Mundtrockenheit, Übelkeit, Blutdruckabfall, Bradykardie und ein Anstieg der Transaminasen.

N. Müdigkeit, Schlafstörungen, Ataxie, Verwirrtheit, Halluzinationen und Kopfschmerzen können auftreten.

L 1.6. Parkinsonmittel und Anticholinergika (siehe Kap. I 1)

L-Dopa: +Benserazid (Madopar®) +Carbidopa (Nacom®)

A. Bei bis zu 50 % der Behandelten kommt es zu Anfang der Behandlung zu Übelkeit, Erbrechen, Gewichtsverlust und einer Tachykardie. Seltener sind orthostatische Hypotension (15 %), Blutdruckanstieg, Anstieg der Harnsäure, Hypokaliämie und Verschlechterung der Glukosetoleranz. Die Nebenwirkungen sind durch einschleichende Dosierung zu vermeiden, gastrointestinale NW erfordern den Einsatz von Domperidon (Motilium®).

N. Depression, Verwirrtheit, optische und akustische Halluzinationen bis zum Vollbild einer paranoiden Psychose und Störungen des Schlaf-Wach-Rhythmus werden vor allem bei längerer Behandlung und älteren Menschen beobachtet. Nach längerer und hochdosierter Behandlung kommt es zu Hyperkinesen in Form von Dyskinesien im Mund- und Zungenbereich (selten) und häufiger zu choreatischen und athetoiden Bewegungen der Extremitäten sowie Myoklonien. Alle Nebeneffekte sind bei langsamer Dosissteigerung seltener und geringer ausgeprägt. Abruptes Absetzen nach jahrelanger Therapie kann zu lebensbedrohlicher akinetischer Krise mit Hyperthermie, Akinese, Muskelstarre, Tachykardie und Tachypnoe sowie Bewußtseinsstörungen führen.

K. L-Dopa ist kontraindiziert beim Vorliegen einer schizophrenen Psychosen, einem frischen Herzinfarkt sowie einer deutlichen Hyperthyreose, Niereninsuffizienz, Leberzirrhose und bei Ulkus ventriculi oder duodeni. Relative Kontraindikationen sind Hypotension, Tachykardie, Asthma bronchiale und Diabetes mellitus.

Dopamin-Agonisten

Bromocriptin (Pravidel®), Lisurid (Dopergin®), Pergolid (Parkotil®), Dihydroergocryptin (Almirid®)

A. N. Die Nebenwirkungen der Dopa-Agonisten ähneln in der obigen Reihenfolge in absteigender Häufigkeit denen von L-Dopa. Darüber hinaus kann es zu einem Raynaud-Syndrom, Wadenkrämpfen, Bradykardie, Linksherzinsuffizienz, Nasenkongestion, Anstieg der Transaminasen, Kopfschmerzen und der Verstärkung einer vorbestehenden Migräne kommen.

MAO-B-Hemmer

Selegilin (Movergan®)

A. Gastrointestinale Störungen wie Appetitlosigkeit, Übelkeit, Durchfall, Obstipation und orthostatische Blutdruckregulationsstörungen. Seltene Nebenwirkungen sind: Dyspnö, Schwindel, Schlafstörungen, Kopfschmerzen oder Ödeme.

N. Bei länger bestehendem Parkinson-Syndrom und Vorbehandlung mit L-Dopa oder Dopamin-Agonisten kann es zu Psychosen, hypomanischen Zuständen, Depressionen Unruhe, Ängstlichkeit und Aggressivität kommen. Es können auch verstärkte Dyskinesien auftreten.

W. Selegilin verstärkt die Wirkung von Alkohol, Amantadin und Anticholinergika. Die Kombination mit dem Thymoleptikum Fluoxetin (Fluctin®) muß vermieden werden.

NMDA-Antagonisten

Amantadin (PK-Merz®)

A. Relativ häufig kommt es zu Übelkeit, Schwindel, Kopfschmerzen, Knöchelödemen, Mundtrokkenheit und Rötung der Haut.

N. Psychosen und Delirien werden beobachtet.

Anticholinergika: Benzatropin (Cogentinol®), Biperiden (Akineton®), Bornaprin (Sormodren®), Metixen (Tremarit®), Trihexyphenidyl (Artane®)

A. Typische anticholinerge Begleiterscheinungen sind Tachykardie, Urinretention besonders beim Prostataadenom, Mundtrockenheit, Obstipation, Übelkeit, Erbrechen, Akkomodationsstörungen, eine Pupillenerweiterung und die Provokation eines Glaukomanfalles.

N. Gelegentlich kommt es zu Störungen des Kurzzeitgedächtnisses, Konzentrationsstörungen, Unruhe, Verwirrtheit und meist visuellen Halluzinationen sowie zu paranoiden Reaktionen und Störungen des Langzeitgedächtnisses. Bei älteren Menschen, vorbestehenden zerebralen Läsionen und rascher Dosissteigerung kann sich ein Delir ausbilden, begleitet von Ataxie, einer Sprachstörung im Sinne einer Dysarthrie und ausgeprägten Tremor. Bei fortschreitender Symptomatik kann es bis zum Stupor und zum Koma kommen.

K. Kontraindikationen sind das Vorliegen eines Glaukoms und einer Prostatahypertrophie mit Harnretention.

R. Nach Reduktion oder Absetzen gute Rückbildung.

L 1.7. ACTH und Kortikosteroide

Die Nebenwirkungen beider Substanzen sind sehr ähnlich und werden deshalb gemeinsam abgehandelt. Eine länger dauernde Behandlung mit Kortison führt zu einem iatrogenen Cushing-Syndrom mit Atrophie der Nebennierenrinde. Die Dosierung sollte daher so niedrig wie möglich, bei Langzeitbehandlung unter der Cushing-Schwelle liegen (Dexamethason 12 mg, Hydrocortison 30–40 mg, Prednison, Prednisolon 7,5–10 mg). Orale Gaben entsprechend dem zirkadianen Rhythmus mit der größten Dosis morgens, einer kleineren Dosis mittags und einer größeren abends und Übergang auf eine einmalige Dosis morgens reduzieren die Suppression der Nebennierenrinde. Bei längerfristiger Behandlung ist eine alternierende Applikation jeden zweiten Morgen anzuraten. Kortison darf nicht abrupt abgesetzt werden, sondern muß langsam in der Dosis reduziert werden. Der mineralokortikoide Effekt ist bei Dexamethason und Betamethason am geringsten, deutlich ausgeprägter bei Prednison, Prednisolon und Kortison sowie ACTH. Vor Beginn einer ACTH- oder Kortisonbehandlung muß eine Lungentuberkulose mittels Röntgen des Thorax ausgeschlossen werden. Laborkontrollen unter hochdosierter Gabe alle vier Tage umfassen Gewichtsmessung, Blutdruck, Temperatur, Blutbild, Elektrolyte und Blutzucker. Bei längerfristiger Behandlung muß eine Ulkusprophylaxe erfolgen, insbesondere, wenn Magenschmerzen angegeben werden. Bei heftigen Rückenschmerzen muß an eine osteoporotische Wirbelfraktur gedacht werden. Unter Langzeitbehandlung sind auch ophthalmologische Kontrollen (Glaukom, Katarakt) notwendig. Im folgenden die Nebenwirkungen im einzelnen:

A. Durch Salz- und Wasserretention kann es zu Ödemen und zu einer arteriellen Hypertonie kommen. Durch die Hypokaliämie kann es zu Herzrhythmusstörungen kommen. Im Blutbild läßt sich eine Leukozytose mit relativer Lymphopenie nachweisen. Durch die verminderte Phagozytosefähigkeit der Monozyten besteht ein erhöhtes Infektionsrisiko für opportunistische Infektionen. Die Verminderung der fibrinolytischen Aktivität geht mit einer erhöhten Thromboseneigung einher. Durch die vermehrte Glukoneogenese kann ein Steroiddiabetes entstehen. Außerdem steigen Triglyzeride und Cholesterin im Serum an. Vorbestehende latente Magen- und Darmulzera können aktiviert werden. Darüber hinaus kommt es zu Gewichtszunahme bei vermehrtem Appetit. Nebenwirkungen an der Haut umfassen Akne, Hirsutismus und Striae. Durch die katabole Wirkung kommt es zu einer Osteoporose mit der Möglichkeit von Spontanfrakturen und aseptischen Femur- und Humeruskopfnekrosen (Prophylaxe durch Natriumfluorid, Kalzium und Vitamin D). Sehr selten kann es zu einer Pankreatitis mit Anstieg der Amylasen kommen.

N. Zu Beginn der Behandlung kommt es gelegentlich zu einer Euphorie bis zur Manie, aber auch zu Depressionen (bis zu 10 % aller Patienten bei Behandlung eines akuten MS-Schubes). Selten werden floride paranoide Psychosen beobachtet. Weit häufiger kommt es zu psychomotorischer Unruhe, Kopfschmerzen, Schwindel, Schwitzen und Schlafstörungen. Unter hochdosierter Langzeitbehandlung kann ein organisches Psychosyndrom mit Verlangsamung und Desorientiertheit auftreten. Die Senkung der Krampfschwelle kann zu Anfällen führen. Bei Kindern kommt es unter hochdosierter Gabe unter Umständen zu Papillenödem und Hirndruck. Nach langdauernder Behandlung kann es zu einer Steroidmyopathie mit Paresen und Atrophien der Oberschenkel-, Hüft-, Schulter- und Oberarmmuskulatur und typischem myopathischem Muster im EMG kommen. Unter Langzeitbehandlung können sich Katarakte, ein Glaukom, ein Papillenödem und sehr selten ein Exophthalmus ausbilden. Ein vorbestehender starker physiologischer oder essentieller Tremor kann erheblich verstärkt werden. Abruptes Absetzen einer intensiven und hochdosierten Kortikoidtherapie führt zu einem schweren Entzugs-Syndrom mit Muskelschmerzen, Kopfschmerzen, Schwindel, Übelkeit, Lethargie, Fieber und Elektrolytstörungen wie bei einer Addison-Krise.

K. Absolute Kontraindikationen sind: florides Ulkus, schwere Osteoporose, akute Infektionskrankheiten, Psychosen, aktive Tuberkulose. Bei einer ruhenden Tuberkulose und vitaler Indikation kann die Behandlung unter tuberkulostatischer Begleitmedikation durchgeführt werden. Relative Kontraindikationen sind: Diabetes mellitus, erhöhte Thromboseneigung, Schwangerschaft, Herzinsuffizienz und chronische Niereninsuffizienz. Bei längerer Behandlung sollte eine Begleitmedikation durch Antazida und bei Ulkusanamnese mit H_2-Rezeptorenblockern erfolgen. Die Natriumzufuhr sollte eingeschränkt werden. Außerdem sollten Kalium und Vitamin D substituiert werden.

W. Diphenylhydantoin und Phenobarbital reduzieren die Halbwertzeit von Kortikoiden um 50 %. Bei einer Kombination mit Acetylsalicylsäure oder nichtsteroidalen Antiphlogistika besteht eine erhöhte Gefahr von Magen- oder Darmulzera. Die Interaktion von Kortikoiden mit Dicumarol erfordert häufige Quickkontrollen.

L 1.8. Immunsuppressiva

Azathioprin (Imurek®)

A. Gelegentlich kommt es zu Störungen von Hämato-, Leuko- und Thrombozytogenese. Leberschäden können in Form von Leberzellnekrosen, Cholestase oder Fettleber auftreten. Deshalb müssen Blutbildkontrollen zu Beginn wöchentlich während des ersten Monats und später alle 14 Tage bzw. einmal monatlich erfolgen. Die Kontrolle der Leberwerte sollte einmal im Monat erfolgen. Bei Vorliegen von Blutbildstörungen muß die Dosis reduziert oder das Medikament vorübergehend abgesetzt werden. Auch bei kleinsten Dosen kann es schon zu einer ausgesprochenen Magenunverträglichkeit mit Erbrechen kommen. Eine erhöhte Lymphomrate wurde bisher nur bei Nierentransplantierten beobachtet, nicht bei neurologischen Patienten.

N. Neurotoxizität wurde bisher nicht beobachtet.

K. Kontraindikationen sind Schwangerschaft, Störung der Hämatopoese, Leber- und Nierenfunktionsstörungen und eine erhöhte Infektrate.

W. Interaktion mit Allopurinol kann zu Myelosupression, Hämolyse und Pankreatitis führen. Bei Kombination mit Allopurinol ist unbedingt eine Dosisreduktion von Azathioprin auf etwa 25 % vorzunehmen.

Ciclosporin A (Sandimmun®)

A. Unter der Behandlung kann es zu Nierenfunktionsstörungen, Leberfunktionsstörungen, Appetitlosigkeit, Zahnfleischschwellungen, verstärktem Haarwuchs, Ödemen und der Ausbildung einer arteriellen Hypertonie kommen. Die Nierenfunktionsstörungen sind bei Dosisreduktion meist reversibel.

N. Ciclosporin senkt die Krampfschwelle und kann zu Anfällen führen. Weitere Nebenwirkungen sind Tremor und brennende Dysästhesien an Händen und Füßen.

K. Andere Immunsuppressiva.

W. Die Kombination mit bestimmten Antibiotika (Aminoglykoside, Doxycyclin) potenziert das Risiko von Nierenfunktionsstörungen. Auch kommt es zu einem Anstieg der Plasmaspiegel von Ketoconazid, zu einem Abfall von Phenytoin, Rifampicin und Isoniazid. Die Ciclosporinspiegel steigen bei Behandlung mit Erythromycin, Amphotericin, Ketokonazol, Diltiazem, Verapamil und oralen Kontrazeptiva. In Kombination mit dem Lipidsenker Lovastatin wurden Rhabdomyolysen beobachtet.

Tacrolimus (Prograf®)

Dieses neue Immunsuppressivum zeigt eine deutliche Neurotoxizität. Häufig sind Tremor, Kopfschmerzen, Insomnie, Alpträume, Verwirrtheit, Depression, Nervosität, Ataxie.
Gelegentlich kommen Neuropathie, Psychosen, Enzephalopathie mit Somnolenz und Krampfanfälle vor.
Selten sind EEG-Abnormalitäten, Migränehäufung, Reflexabschwächung, Sprachstörungen und Bewegungsstörungen:

L 1.9. Antibiotika

Aminoglycosid-Antibiotika: u. a. Gentamicin (Refobacin®), Streptomycin, Tobramycin (Gernebcin®)

A. Allgemeine Nebenwirkungen sind Kontaktdermatitis, Malabsorption und Nierenschäden.

N. Bei 0,4–16 % der Behandelten kommt es zu einer bleibenden Schädigung des 8. Hirnnerven mit Tinnitus, Hörminderung im Hochtonbereich bis zur Ertaubung, seltener Schädigung des vestibulären Anteils mit Schwindel und Ataxie (siehe **Tab. L 1.3**). Im ENG zeigt sich dann eine Minderung des vestibulo-okulären Reflexes und der kalorischen Reaktion. Gentamicin (Refobacin®), Tobramycin (Gernebcin®) und Streptomycin führen bevorzugt zu vestibulären Funktionsstörungen, Neomycin (Bykomycin®), Amikacin (Biklin®) und Kanamycin (Kanamytrex®) betreffen vorwiegend den akustischen Anteil des 8. Hirnnerven. Vor und während der Behandlung mit Aminoglykosiden muß ein Audiogramm gemacht werden bei: Niereninsuffizienz, längerer Behandlung mit hohen Dosen, Vorbehandlung mit Aminoglycosiden, gleichzeitiger Behandlung mit Diuretika und bei einem Alter über 50 Jahren. Gelegentliche Kopfschmerzen sind möglich.

K. Kontraindikationen sind Vorschädigungen des 8. Hirnnervs und wegen der neuromuskulären Blockade eine Myasthenia gravis eine respiratorische Insuffizienz und eine Hypokaliämie.

Chinolonderivate

N. Cinobactin (Cinoxazin®), Norfloxacin (Barazan®), Ofloxazin (Tarivid®) und Rosoxacin (Winuron®) können zu Erregungszuständen, Schlafstörungen, Halluzinationen, Senkung der Krampfschwelle und Kopfschmerzen führen. Häufige Nebenwirkungen sind Schwindel, Benommenheit, Tinnitus und unspezifische Sehstörungen.

Tab. L 1.3: Medikamente mit ototoxischer Wirkung (Federspil, 1990). (Präparatenamen in Auswahl)

ASS	Aspirin®
Aminoglykosid-Antibiotika	
Amikacin	Biklin®
Framycetin	Neomycin B
Gentamicin	Refobacin®
Kanamycin	Kanamytrex®
Neomycin	Bykomycin® Humatin®
Sisomycin	Extramycin®
Streptomycin	Streptomycinsulfat
Tobramycin	Gernebcin®
Carboplatin	Carboplat®
Cisplatin	Platinex®
Chinin	Chininum®
Chloroquin	Resorchin®
Diuretika	
Etacrynsäure	Hydromedin®
Furosemid	Lasix®
Erhythromycin	Erhythrocin®
Indomethacin	Amuno®
Minocyclin	Klinomycin®
Polypeptid-Antibiotika	
Capreomycin	Ogostal®
Vancomycin	Vancomycin CP Lilly®
Viomycin	Viocin®

Chloramphenicol (Paraxin®)

A. Aplastische Anämie (1 : 30 000), Störungen der Hämatopoese und lokale Entzündung bei oraler Gabe.

N. Bei langfristiger Gabe über Wochen und Monate und Dosen über 2 mg/kg/die kann es zu einer Optikusneuritis mit Sehminderung, Zentralskotom, Rot-Grün-Farbstörung und Papillitis kommen. Daneben kommt es gelegentlich zu Polyneuropathien, die nach Absetzen der Medikation reversibel sind. Bei lokaler Applikation kann die Substanz ototoxisch sein.

K. Gravidität, Störungen der Hämatopoese, Leukopenie, Neutropenie oder Thrombozytopenie.

W. Chloramphenicol erhöht den Phenytoin- und Phenobarbitalspiegel im Serum.

Makrolide: Erhythromycin, Anamycin

N. Die Behandlung mit Erhythromycin kann zu einem reversiblen Hörverlust, Sehstörungen und einem neuromuskulären Block führen.

Nitrofurane: Nitrofurantoin (Furadantin®)

A. Allgemeine Nebenwirkungen sind Allergie, Fieber, Cholostase, Pleuritis und gastrointestinale Beschwerden.

N. Unter der Behandlung kann es zu Kopfschmerzen, Schwindel und selten zu einer vorwiegend sensiblen Polyneuropathie mit Dysästhesien und gelegentlichen distalen Paresen kommen.

Beta-Laktamantibiotika

Die neurotoxische Wirkung ist bei den einzelnen Substanzgruppen unterschiedlich stark ausgeprägt. Carbapeneme wirken am stärksten neurotoxisch, gefolgt von Penicillinen, bes. Benzylpenicillin und den Cephalosporinen, deren neurotoxische Wirkung praktisch vernachlässigbar ist.
Penicillin: Benzylpenicillin, Penicillin G, Amoxicillin (Clamoxyl®) Ampicillin (Amblosin®, Binotal®); Cephalosporine: Cefalexin (Oracef®), Ceftazidim (Fortum®), Ceftriaxon (Rocephin®), Cefotaxim (Claforan®); **Carbapeneme:** Imipenem (Zienam®), Meropenem (Meronem®)

A. Im Rahmen einer Anaphylaxie kann es zu allergischen Reaktionen mit Asthma, Urtikaria und einem anaphylaktischen Schock kommen. Durch zytotoxische Reaktionen kommt es zu Hämolyse, Fieber, Vaskulitis oder Arthritis. Außerdem können sich eine Kontaktdermatitis oder ein Ekzem ausbilden. Die Sensibilisierung erfolgt vor allem bei lokaler Applikation. Bei intraarterieller Injektion (gluteal) kann es zu einer Gangrän kommen, bei intravasaler Injektion von Depot-Penicillin kann sich ein sog. Hoigné-Syndrom mit epileptischen Anfällen, Verwirrtheit und Halluzinationen entwickeln.

Tab. L 1.4: Medikamente, die zu einer Erniedrigung der Krampfschwelle führen (alphabetische Reihenfolge, Medikamentengruppen fettgedruckt)

Amantadin	Lithium
Amphotericin B	**Lokalanästhetika**
Anticholinergika	Lysergid
Antihistaminika	Methylphenidat
Baclofen	Metronidazol
Betalaktamantibiotika	Nalixidinsäure
Coffein	**Narkotika** (initial)
Chloramphenicol	Naftidrofuryl
Clozapin	**Neuroleptika**
Cocain	Oxytocin
Cyclosporin A	Penicillamine
Dantrolen	Penicillin
Didanosine	Praziquantel
Disopyramid	Prostaglandine **Röntgenkontrastmittel**
Fenfluramin	**Sympathomimetika**
Fluconazol	Theophylline
Glukokortikoide	**Trizyklische Antidepressiva**
Isoniazid	Zidovudine

Eine Erniedrigung der Krampfschwelle entsteht generell durch:
- abruptes Absetzen von Antikonvulsiva und Sedativa
- toxische Dosen von Antikonvulsiva
- insulininduzierte Hypoglykämie oder metabolische Entgleisungen

N. Nur bei hohen Dosen, 30–40 MegaE i. v. oder 510- 000 E intrathekal oder bei Niereninsuffizienz wurden Myoklonien der Augenlider oder generalisierte Myoklonien, fokale oder generalisierte epileptische Anfälle, die refraktär gegen Antikonvulsiva sind, beobachtet (**Tab. L 1.4**). Fälle von aseptischer, sog. Mollaret-Meningitis wurden berichtet.

K. Penicillinallergie, Procainallergie, Epilepsie.

Peptide: Polymyxin B (Polymyxin B »Pfizer«)

N. Bei parenteraler Gabe kann es zu Parästhesien, Sehstörungen, Ataxie und Kopfschmerzen kommen. Eine plötzliche Atemlähmung durch neuromuskulären Block ist ebenfalls möglich.

Sulfonamide: Co-trimoxazol (Cotrim Diolan®, Bactrim® Roche, Eusaprim®), Salazosulfapyridin (Azulfidine®)

A. Selten kann es zu allergischen Reaktionen von Spättyp mit Serumkrankheit, Angiitis, Hautreaktionen, Hepatitis und Agranulozytose kommen. Gelegentlich werden Nierenschäden beobachtet. Exantheme treten in bis zu 3 % der Fälle auf.

N. Neurologische Nebenwirkungen sind selten (0,1 %). Es kann zu Verwirrtheit, Schwindel, Ataxie, Tremor, epileptischen Anfällen und einer toxischen Psychose kommen. Gelegentlich treten auch Polyneuropathien und Kopfschmerzen auf. Einzelfälle von aseptischer Meningitis wurden berichtet.

K. Allergie, Niereninsuffizienz, Spätschwangerschaft (letztes Trimenon).

W. Additive Wirkung von Sulfonylharnstoffen und Sulfonamiden können in Hypoglykämien resultieren.

Tetracycline: Doxycyclin (Vibramycin®), Tetracyclin (Hostacyclin®)

A. Hervorstechende Nebenwirkungen sind gastrointestinale Störungen mit Übelkeit und Erbrechen, außerdem Photodermatosen. Bei Kindern und während der Gravidität kann es zu Ablagerungen von Tetracyclin in Knochen und Zähnen kommen.

N. Bei Kindern kann sich ein Pseudotumor cerebri mit Erbrechen, Kopfschmerz, Sehstörungen und Stauungspapille ausbilden. Bei Erwachsenen kommt es gelegentlich zu einer Abduzensparese. Bei Minocyclin (Clinamycin®) besteht eine vestibuläre Toxizität bei bis zu 50 % der Behandelten mit Schwindel und Gangataxie. Daneben kann es zu Übelkeit und Kopfschmerzen kommen.

K. Tetracyclinallergie, keine magnesiumhaltigen Zubereitungen bei Myasthenia gravis, Spätschwangerschaft, Kinder.

L 1.10. Tuberkulostatika (nur neurotoxische Effekte)

Ethambutol (Myambutol®): Im Rahmen einer Optikusneuritis kann es zu Sehstörungen, einem Zentralskotom und einer Rot-Grün-Schwäche kommen (vor allem bei Dosen über 25 mg/kg/die). Daher vor und während der Behandlung ophtalmologisch-neurologische Kontrollen. Seltene Nebenwirkungen sind Parästhesien, Kopfschmerzen und Schwindel.

Isoniazid (Neoteben®, Tebesium®): Bei 1–2 % der Betroffenen kommt es zu einer Polyneuropathie mit distalen Parästhesien, »burning feet« seltener zu motorischen Ausfällen an den kleinen Handmuskeln und Akkomodationsstörungen. Eine Prophylaxe ist durch die Gabe von Vitamin B6 möglich. Ab 20 mg/kg/die kommt es zu zentralen Wirkungen wie Kopfschmerz, Schwindel, Ataxie, epileptischen Anfällen und einer paranoiden Psychose. Isoniazid verstärkt die Wirkung von Diphenylhydantoin und Acetylsalicylsäure.

Rifampicin (Rifa®): Hierbei kommt es selten zu Kopfschmerzen, Schwindel und Hörstörungen. Es wurden vermehrt tiefe Beinvenenthrombosen beobachtet.

Pyracinamid (Pyrafat): Hier kommt es selten zu Polyneuropathien, Kopfschmerzen und Lichtscheu.

Thioamide: Nebenwirkungen sind Polyneuropathien (Substitution von Vitamin B_6), Depressionen, Wahnzustände und Schwindel.

L 1.11. Antimykotika (nur neurotoxische Effekte)

Amphotericin B (Ampho-Moronal®): Initial kann es zu Schüttelfrost, Erbrechen, Kopfschmerzen und Muskelschmerzen kommen. Nach intrathekaler oder intraventrikulärer Applikation wurden Parästhesien, Paresen, selten eine Paraplegie und in der Folgezeit eine Arachnitis beobachtet.

Flucytosin (Ancotil®): Hierbei kommt es sehr selten zu einer Polyneuropathie oder zu Verwirrtheitszuständen. Bei Kombination mit Amphotericin muß auf Dosisanpassung geachtet werden.

Griseofulvin (Fulcin®): Bei der Behandlung mit Griseofulvin kann es zu Kopfschmerzen (50 %), Depressionen (15 %), Müdigkeit, Schwindel und Verwirrtheitszuständen kommen. Seltener treten Ataxie und Sehstörungen auf. Die Nebenwirkungen werden durch Alkohol potenziert.

Miconazol (Daktar®): Im Rahmen einer erhöhten ADH-Sekretion kann es zu einer Hyponatriämie mit Verwirrtheitszuständen und Koma kommen. Seltener treten Angstzustände, aber auch eine Euphorie, Hyperästhesien und Sehstörungen auf.

Clotrimazol (Canesten®): Bei der Behandlung mit Clotrimazol kommt es häufig zu Müdigkeit, Benommenheit und Depressionen. Seltener treten Desorientiertheit und Halluzinationen auf.

Ketoconazol (Nizoral®): Wesentliche Nebenwirkungen sind Kopfschmerzen, Benommenheit, sehr selten Somnolenz und Unruhezustände.

L 1.12. Zytostatika

Neurotoxische Nebenwirkungen von Zytostatika im zentralen Nervensystem sind selten, da die meisten Substanzen die Blut-Hirn-Schranke nicht überwinden. Für die intrathekale Anwendung sind geeignet: Methotrexat, Cytosin-Arabinosid und Thiotepa. Besondere Erwähnung finden im weiteren Substanzen, die zur Behandlung von zentralen Tumormanifestationen und bei primären Hirntumoren zum Einsatz kommen.

Alkylantien

Für Melphalan® (Alkeran®) und Busulphan (Myleran®) wurden bisher keine Neurotoxizität beschrieben. Bei Cyclophosphamid (Endoxan®) stehen die allgemeinen Nebenwirkungen wie Immun- und Knochenmarksdepression und Azoospermie sowie Blasentoxizität im Vordergrund. Nur selten kommt es zu Kopfschmerzen. Bei Chlorambucil (Leukeran) wurden epileptische Anfälle beobachtet. Bei Trofosfamid (Ixoten®) wurden Verwirrtheitszustände und unter Ifosfamid (Holoxan®) Psychosen beobachtet. Nach der intrathekalen Gabe von Thiotepa wurde eine Myelopathie beobachtet.

Antimetaboliten

Methotrexat ist in den üblichen i. v.-Dosen nicht neurotoxisch. Bei sehr hochdosierten intravenösen Gaben wurden Insulte mit Hemiparese, Sprachstörungen und partiellen Anfällen beobachtet. Nach intrathekaler Applikation kam es gelegentlich akut zu einer aseptischen Meningitis, extrem selten zu einem spinalen Querschnitt und zu epileptischen Anfällen. Subakut und vor allem während und kurz nach Bestrahlung (Schädigung der Blut-Hirn-Schranke) kann mit einer Latenz von einigen Monaten eine Leukoenzephalopathie mit Verwirrtheit, Demenz, Bulbärparalyse, Tetraparese, Tremor und Ataxie beobachtet werden. Das Risiko steigt mit der kumulativen Dosis, 160 mg sollten nicht überschritten werden. Allgemeine Nebenwirkungen sind Nausea, Erbrechen, Stomatitis, Diarrhö, Leukopenie und Haarausfall. Die Kombination von Methotrexat und Ketoprofen (Alrheumun®) hat gelegentlich zu Todesfällen geführt.

Fluorouracil (5-Fluorouracil®) führt gelegentlich zu zerebellären Ausfällen, bei hochdosierter Gabe wurden eine Enzephalopathie bis zum Koma, ein Parkinson-Syndrom und Sehstörungen beschrieben.

Cytarabin (Alexan®, Udicil®) führt sehr selten zu einer Polyneuropathie, bei intrathekaler Gabe wurde ein akuter Querschnitt sowie eine Optikusatrophie beobachtet.
Keine wesentlichen neurotoxischen Effekte wurden beobachtet bei **6-Mercaptopurin** (Puri-Nethol®) und bei **Thioguanin** (Thioguanin-Wellcome®).

Alkaloide

Vincristin führt neben allgemeinen Nebenwirkungen wie Übelkeit, Erbrechen, Haarausfall, Leukopenie und Hyperurikämie häufig zu einer axonalen Polyneuropathie (kumulativ ab 4 mg) mit Reflexausfall, distalen Sensibilitätsstörungen und selten distalen Paresen (**Tab. L 1.5**). Im Rahmen einer Beteiligung des autonomen Nervensystems kommt es zu Ileus, Verstopfung, Impotenz, Blasenretention und orthostatischer Hypotension. Selten sind die Hirnnerven betroffen mit den fol-

Tab. L 1.5: Medikamente, die zu einer Polyneuropathie führen können (5 % aller Polyneuropathien)

Substanz	Klinik
Amiodaron	SM, D
Allopurinol	S, A
Chlorambucil	S, M
Chloramphenicol	S, D
Chloroquin	M, A, P
Cisplatin	S, A, D
Cumarin	
Dapson	M, A, D, P
Didanosin	
Doxorubicin	S
Ergotamin	S, DM, D
Ethambutol	M, S
Gentamycin	M, A, D
Gold	M, D, (Schmerzhaft)
Hydralazin	M, S
Isoniazid	S, A, D, V
Laxantienabusus	
Lithium	M, A, P
Metronidazol	S, A
Nalixidinsäure	
Nitrofurantoin	M, S, A, D, (Schmerzhaft)
Penicillamin	
Phenytoin	S, D
Podophyllotoxin	
Streptomycin	M, A, D
Tetanusimpfstoff	
Vincristin	M, A, D, P, V
Vindesin	
Zidovudin	

Abkürzungen: S = sensibel, M = motorisch, A = axonal, DM = demyelinisierend, D = distal, P = proximal, V = vegetativ genden klinischen Symptomen: Ptosis, Doppelbilder, Fazialisparese, Heiserkeit und Schluckstörungen. Bei Manifestation am Muskel kann es zu einer proximalen Myopathie kommen. Sehr selten kommt es zu epileptischen Anfällen, eventuell induziert durch eine Hyponatriämie.

Bei **Vinblastin** (Velbe®) wurde neben einer Depression gelegentlich eine Polyneuropathie beobachtet.

Vindesin (Eldisine®) hat dieselben Nebenwirkungen wie Vincristin, führt aber zu eher proximal betonten Paresen.

Podophylltoxine: Bei der Behandlung mit VM-26-Bristol und VP-16 wurden gelegentlich Polyneuropathien beobachtet. Insgesamt sind die neurotoxischen Nebeneffekte gering.

Zytostatische Antibiotika: Für **Doxorubicin** (Adriblastin®) und **Dactinomycin** wurden keine neurotoxischen Nebenwirkungen beschrieben. **Bleomycin** führt gelegentlich zu einer Polyneuropathie und zu Depressionen.

Nitroseharnstoff: BCNU, Carmubris®, C.C.N.U., ACNU® und meC.C.N.U. können zu Übelkeit, Erbrechen, Knochenmarkssupression mit Bevorzugung der Thrombozyten, zu einer progredienten Lungenfibrose (bei BCNU Röntgen Thorax, Lungenfunktion kontrollieren) führen. Die Substanzen sind leber- und nierentoxisch und teratogen, außerdem wirken sie immunsuppressiv und induzieren möglicherweise Zweittumoren. Schwere Komplikationen wurden bei arterieller Injektion in die Karotis beobachtet. Neben Insulten traten auch komatöse Zustände und Todesfälle auf. Nach extrem hohen Dosen und Knochenmarktransplantation wurden multifokale Demyelinisierungen im ZNS beobachtet.

Andere Zytostatika: Cisplatin (Platinex®) ist ototoxisch und führt zu Tinnitus und Hörminderung. selten kommt es zu epileptischen Anfällen, einer diffusen Enzephalopathie mit zerebellärer Beteiligung und Ataxie sowie einer sensiblen und axonalen, noch seltener zu einer autonomen Polyneuropathie. Sehr selten werden die Hinterstränge mitbetroffen. Auch Retrobulbärneuritiden kommen selten vor. Bei der Behandlung mit **Asparaginase** (Crasnitin®) kommt es in 15 % der Fälle zu einer Enzephalopathie mit Störungen des Kurz- und Langzeitgedächtnisses und Verwirrtheitszuständen bis zum Delir. Sehr selten kommt es zu epileptischen Anfällen. Gehäuft wurde über das Autreten von embolischen Hirninfarkten sowie Sinusvenenthrombosen berichtet. **Procarbazin** (Natulan®) führt zu Übelkeit, Erbrechen, Knochenmarksdepression und einer Leukozytopenie. Häufiger kommt auch eine Polyneuropathie vor. In 10 % der Fälle kommt es zu einer Enzephalopathie mit Verwirrtheitszuständen, maniformen Zuständen oder Depressionen.

Adjuvante Medikationen bei Zytostatikatherapie: Die Granulozyten und Granulozyten-Makrophagen-stimulierenden Substanzen **Filgrastim** (Neupogen®) und **Molgramostim** (Leukomax®) haben potentiell neurotoxische Wirkung mit enzephalopathischen Bildern und epileptischen Anfällen. Nach Absetzen erfolgt in der Regel eine Rückbildung.

L 1.13. Herz- und Kreislauftherapie

Glykoside

Die Herzglykoside **Digitoxin** (Digimerck®) und **Digoxin** (Lanicor®, Novodigal®) haben eine geringe therapeutische Breite und eine große Kumulationsgefahr.

A. AV-Block, Extrasystolen, Appetitlosigkeit und Übelkeit.

N. Nebenwirkungen auch bei üblichen Dosen sind Lichtscheu, Flimmern, Lichtblitze, Rot-Grün-Farbsinnstörungen und Skotome. Bei Intoxikation kommt es zu vermehrter Schläfrigkeit, Desorientiertheit, Kopfschmerz, Halluzinationen, psychotischen Episoden, epileptischen Anfällen und bei weiterem Anstieg des Serumspiegels zu Stupor und Koma. Ein Digitalisdelir kann das erste Zeichen einer Überdosierung sein.

K. Eine absolute Kontraindikation stellt ein AV-Block dar. Eine relative Kontraindikation sind das Vorliegen einer Niereninsuffizienz, einer Hypokaliämie und einer Hypokalzämie.

W. Phenytoin und Phenobarbital hemmen die Resorption von Glycosiden und vermindern ihre Wirkung. Die intravenöse Injektion von Kalzium erhöht die Toxizität der Glycoside.

R. Nach Reduktion oder Absetzen gute Rückbildung.

Koronare Vasodilatatoren

Nitrate

Glyceroltrinitrat (Nitro Mack®) oder **Isosorbiddinitrat** (Isoket®) können zu diffusen Kopfschmerzen führen und vor allem während der ersten zwei Wochen der Behandlung eine vorbestehende Migräne verstärken. Daneben kommt es zu Benommenheit, Schwindel und orthostatischer Hypotension.

Kalzium-Antagonisten (s. auch Kap. A 1 und D 1).

A. Ca^{++}-Antagonisten vom **Nifedipin**-Typ (Adalat®), Nitrendipin (Bayotensin®), **Nimodipin** (Nimotop®) führen zu: arterieller Hypotension, Obstipation, Ödemen der Beine, selten Tachykardie und Thoraxschmerz. Verapamil (Isoptin®) und

Diltiazem (Dilzem®) können zu bradykarden Rhythmusstörungen und Tremor führen.

N. Neurologische Nebenwirkungen sind Müdigkeit, Schlafstörungen, Kopfschmerzen (vor allem bei Nifedipin), Schwindel und Depressionen. Unter der Therapie mit Flunarizin (Sibelium®) wurden reversible Parkinson-Syndrome beobachtet.

K. Kontraindikationen sind AV-Block und Hypotonie. Bei Behandlung mit Betablockern dürfen Kalzium-Antagonisten (Verapamil) nicht intravenös appliziert werden (Herzstillstand!).

W. Verapamil (Isoptin®) und Diltiazem (Dilzem®) behindern den Abbau von Carbamzepin. Cimetidin erhöht die Wirksamkeit von Nifedipin und Diltiazem.

Betablocker (s. Kap. A 1 und I 11)

Propranolol = Dociton®, ein nicht selektiver Blokker, **Metoprolol** (Beloc®), beta-1-selektiver Blokker, Atenolol (Tenormin®) und andere.

A. Bradykardie, Bronchospasmus, Obstipation, Durchfall und Impotenz sind gelegentliche Nebenwirkungen. Bei behandelten Diabetikern kann es zu einer Hypoglykämie kommen. Bei abruptem Absetzen nach längerer Behandlung kommt es häufig zu Tachykardie und eventuell zu Angina pectoris.

N. Müdigkeit, Schlafstörungen und vermehrter Appetit, sehr selten kommt es zu Verwirrtheitszuständen, zur Verstärkung einer vorbestehenden Migräne und zur Depression.

K. Herzinsuffizienz, AV-Block, Asthma bronchiale.

W. Verstärkung der Wirkung von Insulin und oralen Antidiabetika mit Hypoglykämien. Rauchen kann paradoxe Blutdruckanstiege bewirken.

Diuretika
Elektrolytstörungen können bei der Anwendung aller Diuretika auftreten. Eine Hyponatriämie (< 2,4 mMol/l) führt zu Muskelschwäche und Teilnahmslosigkeit. Bei weiter abfallendem Natriumspiegel treten je nach Ausmaß und Geschwindigkeit der Entwicklung Asterixis, Myoklonien, Verwirrtheit, dann zunehmende Bewußtseinstrübung bis zum Koma auf. Hypokaliämie führt zu einer progredienten Schwäche der proximalen und Schultergürtelmuskulatur, zu einem paretischen Ileus, und Polyurie, Erbrechen, Bewußtseinsstörung bis zum Koma, epileptischen Anfällen und Herzrhythmusstörungen.
Schleifendiuretika, Furosemid (Lasix®), Ethacrynsäure (Hydromedin®)

A. Durch die Diurese kann es zu einer ausgeprägten orthostatischen Blutdruckregulationsstörung kommen. Häufige Nebenwirkungen sind Übelkeit und Erbrechen. Sehr selten kommt es zu Thrombozytopenien.

N. Sehstörungen und Verwirrtheitszustände wurden gelegentlich beobachtet. Die Substanzen, besonders Ethacrynsäure sind ototoxisch (50 mg/ml im Serum) und kann irreversible Schädigungen des N. vestibulocochlearis verursachen.

W. Die Kombination von Furosemid mit Aminoglykosid-Antibiotika erhöht das Risiko einer ototoxischen Schädigung.
Bei der Behandlung mit Thiaziddiuretika wurden selten neurotoxische Störungen beobachtet. Selten kommt es zu Sehstörungen. Kaliumsparende Diuretika wie die Aldosteron-Antagonisten z. B. **Spironolacton** (Aldactone®) können zu einer Hyperkaliämie mit Schläfrigkeit und Verwirrtheitszuständen führen. Allgemeine Nebenwirkungen sind Übelkeit und Erbrechen, die Ausbildung einer Gynäkomastie bei Männern und Impotenz.
Antiarrhythmika (Lidocain-Typ, Chinidin-Typ) und ACE-Hemmer können zu Verwirrtheit, Schlafstörungen und Verstimmung führen. Unter ACE-Hemmern wurden Geschmacksstörungen berichtet.

L 1.14. Nichtsteroidale Antirheumatika (NSAR)

A. Alle nichtsteroidalen Antirheumatika können potentiell Störungen der Blutbildung und der Blutgerinnung hervorrufen. Im Bereich des Magen-Darm-Traktes kann es zu Sodbrennen, Übelkeit, aber auch zu Magengeschwüren kommen (Magenschmerzen als Warn-Symptom fehlen dann häufig). Verschreibungspflichtige NSAR haben diese Nebenwirkungen genau so häufig wie das frei verkäufliche Ibuprofen. Vor allem bei vorgeschädigter Niere kann es zu einer Niereninsuffizienz, Hyperkaliämie und Ödemen kommen. Ein vorbestehendes Asthma bronchiale kann durch nicht-steroidale Antirheumatika verschlimmert werden.

N. Alle Antirheumatika können Kopfschmerzen auslösen oder vorbestehende Kopfschmerzen verstärken. Bei älteren Patienten können sich Halluzinationen und psychotische Reaktionen ausbilden. Unter der Gabe von **Indometacin** (Amuno®) wurden Parästhesien und Paresen beobachtet. Indometacin kann bei längerfristiger Gabe zu einer irreversiblen Retinopathie führen. In letzter Zeit wurden bei chronischer Einnahme Nierenschäden beobachtet. Seltener kommt es zu Schwindel und Übelkeit. Unter Ibuprofen wurde mehrfach über das Auftreten einer aseptischen »Mollaret-Meningitis« berichtet.

K. Ulcus ventriculi und duodeni, Gastritis, Asthma bronchiale, eingeschränkte Nierenfunktion, arterielle Hypertonie.

W. Antirheumatika erhöhen die Serumspiegel von Phenytoin und Methotrexat. Die gleichzeitige Einnahme mit Lithium kann rasch zu toxischen

Lithiumspiegeln führen. NSAR können die blutdrucksenkende Wirkung von Beta-Rezeptorenblockern, Thiaziden, ACE-Hemmern und Vasodilatatoren aufheben.

L 1.15. Antihistaminika (nur Nebenwirkungen auf neurologischem Gebiet)

N. Nahezu alle Antihistaminika wirken initial stark sedierend. Weniger sedierend ist Loratadin (Lisino®). Die sedierende Wirkung nimmt nach einigen Tagen ab, hält aber häufig über längere Zeit an. Bei höherer Dosierung und bei älteren Menschen kann es zu einer paradoxen Reaktion mit Schlafstörungen, Halluzinationen und deliranten Zuständen kommen. Selten werden epileptische Anfällen provoziert. Sehr selten wurden extrapyramidale Nebenwirkungen mit orofazialen Dyskinesien, Blepharospasmus und Schluckkrämpfen beobachtet. Antihistaminika wirken anticholinerg auf das autonome Nervensystem. Sie können zu folgenden Nebenwirkungen führen: Tachykardie, Mundtrockenheit, Obstipation, Harnverhalten, Akkomodationsstörungen und Impotenz.

W. Antihistaminika verstärken die Wirkung von Anticholinergika, Thymoleptika, Neuroleptika und von Antiepileptika wie Barbituraten und Alkohol.

L 1.16. Antikoagulanzien und Thrombozytenaggregationshemmer

Cumarinderivate (Marcumar®)

A. Blutungen sind die häufigsten Nebenwirkungen. Sie kommen am häufigsten im Magen-Darm-Trakt und im Bereich der Niere als Makro- oder Mikrohämaturie zur Erscheinung. Selten kommt es zu Hautreaktionen.

N. Intrazerebrale Blutungen (2–12 % pro Jahr, Todesfälle 2–9 % pro Jahr), subdurales Hämatom, Hämatomyelie und epidurale spinale Hämatome werden beobachtet. Eine Schädigung des Plexus lumbosacralis, des N. femoralis oder des N. ischiadicus werden bei spontanen und iatrogenen Psoashämatomen und Glutaeushämatomen beobachtet (i. m. Injektionen).

K. Kontraindikationen sind eine hämorrhagische Diathese, Magen-Darm-Ulzera, Nierensteine, Leberzirrhose, Lungentuberkulose, diabetische Retinopathie, akute Pankreatitis, arterielle Hypertonie und chronischer Alkoholismus.

W. Die Wirkung der Cumarinderivate wird verstärkt durch: Baclofen, Cimetidin, Danazol (Behandlung der Endometriose), Disulfiram, Immunsuppressiva, Indometacin, Makrolidantibiotika, Paracetamol, Phenothiazine, Phenytoin und Salicylate.
Die Wirkung wird vermindert durch: Antazida, Barbiturate, Carbamzepin, Glukokortikoide, Dextrane und Haloperidol.

Ticlopidin (Tiklyd®)

A. Gelegentlich Neutropenie (1 % in den ersten 3 Monaten), selten Agranulozytose, Thrombozytopenie, hämolyt. Anämie, Magen-Darm-Störungen (Durchfall, Übelkeit), Allergie.

N. Selten Kopfschmerz oder Schwindel

K. Blutbildveränderungen, Blutungen, hämorrhagischer Hirninfarkt in der Frühphase, Ulzera.

W. Eine Kombination mit anderen, die Blutungsneigung verstärkenden Präparaten sollte vermieden werden.
Während der ersten drei Monate der Therapie ist die Durchführung eines 14 tgl. Differentialblutbilds obligat.

L 1.17. Lipidsenker

Clofibrate (Cedur®, Lipomerz®) können gelegentlich eine schwere Myopathie auslösen. Dies gilt noch mehr für die neuen HMG-CoA-Reduktasehemmer wie z. B. Lovastatin, Simvastatin, Pravastatin.

R. In der Regel folgt nach Absetzen eine langsame Rückbildung, Defektheilungen wurden berichtet.

L 1.18. Weitere Nebenwirkungen

Die Nebenwirkungen der Hypnotika und Schlafmittel werden in Kap. C 6, die Nebenwirkungen der Antiepileptika im Kap. C 7 und die Nebenwirkungen der Antiemetika im Kap. B 4 abgehandelt. Medikamente die die Krampfschwelle reduzieren sind in **Tab. L 1.4** gelistet, **Tab. L 1.1** zeigt Präparate mit extrapyramidalmotorischen Nebenwirkungen, **Tab. L 1.5** auslösende Präparate einer Polyneuropathie.

Tab. L 1.2 listet Präparate, die ein Delir auslösen können, **Tab. L 1.6** depressiogene und **Tab. L 1.7** kopfschmerzverstärkende Mittel. **Tab. L 1.3** und **1.8** zeigen oto- respektive okkulotoxische Präparate.

Tab. L 1.6: Medikamente, die Depressionen auslösen oder verstärken können

Analgetika: Ibuprofen Indometacin Ketoprofen Opiate Phenylbutazon
Antibiotika: Griseofulvin Metronidazol Nitrofurantoin Nalixidinsäure Penicillin Sulfonamide Streptomycin
Herz- und Hochdruckpräparate: ACE-Hemmer Betablocker Clonidin Guanethidin Hydralazin Lidocain Methyldopa Procainamid Reserpin
Neurologische Medikamente: Baclofen Bromocriptin Carbamzepin Ethosuximid L-Dopa Methysergid Phenytoin Pizotifen Valproat Vigabatrin
Psychopharmaka: Neuroleptika
Sedativa: Barbiturate Chlomethiazol
Steroide und Hormone: ACTH Kortikosteroide Kontrazeptiva
Diverse: Chloroquin Cimetidin Cyproheptadin Meclozin Metoclopramid Salbutamol
Zytostatika: Azathioprin Bleomycin L-Asparaginase Mithramycin Vincristin

Tab. L 1.7: Medikamente, die Kopfschmerz verstärken oder ihn hervorrufen können. (Häufig angeschuldigte Präparate sind mit H gekennzeichnet)

Acetazolamid H
Acetylsalicylsäure
Ajmalin
Ergotamin H
Amantadin
Antihistaminika
Appetitzügler
Atenolol H
Barbiturate H
Bromocriptin
Coffein
Carbimazol
Captopril H
Chinidin
Chloroquin
Cimetidin
Clofibrat H
Codein
Didanosin
Dihydralazin
Dipyridamol
Disulfiram
Diuretika
Etofibrat
Eisen parenteral
Gestagene
Glukokortikoide
Glycoside
Griseofulvin
Guanethidin
Immunglobuline
Interferone H
Isoniazid
Methaqualon
Methysergid
Metronidazol
Muskelrelaxantien
Nalixidinsäure H
Nifedipin H
Nimodipin
Nitrofurantoin
Nitrate H
Nicht steroidale Antirheumatika
Oktreotid H
Omeprazol
Ondansetron
Oestrogene H
Paroxetin
Pentoxifyllin
Perhexillin
Phenytoin
Primidon H
Prostazyklin
Ranitidin
Ribavirin
Rifampicin
Sumatriptan
Theophyllinderivate
Thiamazol
Trimethoprim und Sulfamethoxazol
Vitamin A H

Tab. L 1.8: Medikamente, die Toxizität an den Augen haben können (Retinopathien und Linsenschädigungen)

Amiodaron
Antikonvulsiva
Chloramphenicol
Chloroquin
Kortikosteroide
Desferrioxamin
Digitalis
Ethambutol
Interferone
Nikotinsäure
Neuroleptika
Penicillamin
Prostaglandine
Retinoide

Literatur

Ammon HPT (1985) Arzneimittelneben- und Wechselwirkungen. Wissenschaftliche Verlagsgesellschaft mbH, Stuttgart

Dickey W, Morrow JI (1990) Drug induced neurological disorders. Progr. Neurobiol 34: 331-342

Dukes MNG (1992) Meyler's side effects of drugs. 12. Auflage, Excerpta Medica, Amsterdam Oxford Princeton

Dukes MNG (1977-1990) Side effects of drugs. Annual 1-14, Excerpta Medica, Amsterdam Oxford Princeton

Federspil P (1990) Ototoxische Risiken durch Arzneimittel. Dtsch Ärztebl. 87: 228-234

Mutschler E (1990) Arzneimittelwirkungen. Wissenschaftliche Verlagsgesellschaft mbH, Stuttgart

Poser S, Poser W (1983) Toxische Wirkungen von Arzneimitteln auf das Zentralnervensystem. Nervenarzt 54: 615-623

Silverstein A (1982) Neurological complications of therapy. Futura Publishing Company, Mount Kisco New York

Young LL, Koda Kimble MA (1996) Applied therapeutics: the clinical use of drugs, 6th edition, Applied Therapeutics Inc., Vancouver

M. Molekulargenetische Diagnostik und Gentherapie

M 1. Molekulargenetische Diagnostik und Gentherapie

von *T. Gasser*

M 1.1. Grundlagen der molekulargenetischen Diagnostik

Die Anwendung molekulargenetischer Methoden hat es ermöglicht, die chromsomale Position der ursächlichen Gene vieler erblicher neurologischer Erkrankungen zu bestimmen. Die Kenntnis dieser »Kartenposition« erlaubt bereits in vielen Fällen die präsymptomatische oder pränatale Diagnose und kann damit unter Umständen frühzeitig therapeutisches Handeln bestimmen. Bei immer mehr Erkrankungen konnten auch die veränderten Gene selbst und die krankheitsverursachenden Mutationen gefunden werden. Dies ermöglicht die Identifizierung des pathologisch veränderten Genprodukts und erlaubt damit neue Einblicke in die Pathophysiologie dieser Krankheiten. Darüberhinaus entsteht für eine Reihe von heterogenen Syndromen ein neues Klassifikationssystem auf der Basis der identifizierten Gendefekte. Das folgende Kapitel soll die wichtigsten Methoden der Genkartierung kurz skizzieren und eine Übersicht vom Stand der DNA-Diagnostik wichtiger erblicher neurologischer Erkrankungen geben.
Auch die gezielte Manipulation der zellulären Genexpression zu therapeutischen Zwecken ist heute in den Bereich des Möglichen gerückt. Sie wird in tierexperimentellen Modellen untersucht. Obwohl ein breiter klinischer Einsatz noch nicht abzusehen ist, sollen die wichtigsten Grundlagen und Anwendungsmöglichkeiten der in vivo und ex vivo Gentherapie daher kurz vorgestellt werden.

M 1.1.1. Methoden der Genkartierung

Das Genom
Das menschliche Genom besteht aus 22 Chromosomenpaaren (den »Autosomen«) und den zwei Geschlechtschromosomen X und Y. Je ein vollständiger einfacher Chromosomensatz wird vom Vater und einer von der Mutter ererbt. Das Grundgerüst der Chromosomen wird von einem durchgehenden DNA-Doppelstrang gebildet. Das gesamte Genom hat eine Länge von über 3 Milliarden Basenpaaren (bp). Die genetische Information ist in Form der Gene (Basensequenzen, die für Proteine kodieren) organisiert. Gene haben in der Regel eine Länge von einigen hundert bis tausend Basenpaaren. Die kodierenden Sequenzen machen zusammen nur den bei weitem kleineren Teil der gesamten Genomlänge aus. Ein Teil der nicht-kodierenden DNA hat regulatorische Funktionen, einem großen Teil kann heute aber noch keine eindeutige Funktion zugeordnet werden. Auch die Gene selbst setzen sich in der Regel aus mehreren kurzen kodierenden Abschitten (wenige hundert bp, Exons) zusammen, die durch meist größere, nicht-kodierende Sequenzen (Introns) voneinander getrennt sind (**Abb. M 1**).

Mutationen
Die Information, die in der Basensequenz der Gene gespeichert ist, wird in der Zelle übersetzt in Proteinsequenzen, die als Genprodukte bezeichnet werden. Veränderungen der Gensequenz (Mutationen) können zu veränderten oder fehlenden Genprodukten führen, was wiederum eine Erkrankung zur Folge haben kann. Finden Mutationen in der Keimbahn statt, werden sie von Generation zu Generation vererbt, ebenso die daraus resultierenden Erkrankungen. Wenn Veränderungen in einem einzigen Gen zu einer Erkrankung führen, spricht man von *monogener* Vererbung. Finden Mutationen außerhalb von Genen statt, haben sie keine unmittelbare Wirkung auf die Zellfunktion.

Kartierung
Der primäre Stoffwechsel- oder Strukturdefekt, also das pathologisch veränderte Genprodukt, konnte bei den meisten genetisch bedingten neurologischen Erkrankungen bisher mit biochemischen Methoden nicht identifiziert werden. Durch den Einsatz molekulargenetischer Techniken ist es möglich geworden, auch ohne Kenntnis des Genproduktes den veränderten Chromosomenabschnitt zunächst grob einzugrenzen, darin das Gen zu identifizieren, zu sequenzieren und schließlich die ursächliche Mutation zu bestimmen. Diese Methode wird *Kopplungsanalyse* und *positionelle Klonierung* genannt (früher auch *»reverse Genetik«*). Da die Kopplungsanalyse in den letzten Jahren die bei weitem erfolgreichste Methode in der Analyse erblicher Erkrankungen war, und da die Methodik eine direkte Relevanz auch für die molekulargenetische Diagnostik erblicher Erkrankungen besitzt, sollen ihre Grundzüge hier kurz erläutert werden.

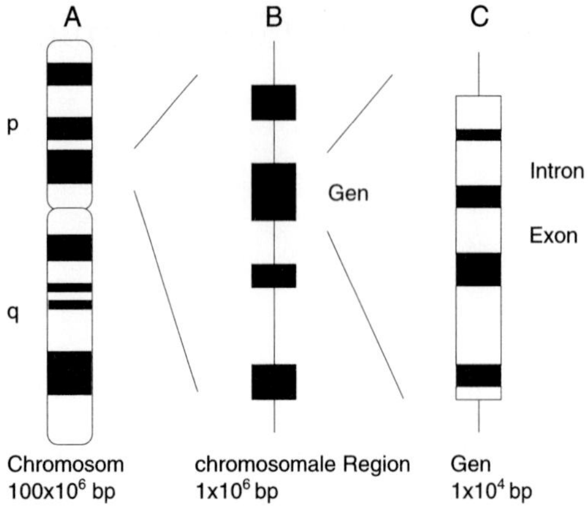

Abb. M 1: Durch Kopplungsanalysen kann ein Genort auf einem Chromosom mit einer Gesamtlänge von rund 100 Millionen Basenpaaren (A) auf einen Abschnitt von wenigen Millionen Basenpaaren (B) eingegrenzt werden. Mehrere Gene (schwarze Rechtecke) liegen auf diesem Abschnitt. Das gesuchte Gen (C) kann mit molekulargenetischen Methoden identifiziert und sequenziert werden. Abschnitte des Gens, die Informationen für das dazugehörige Protein tragen (Exon-Sequenzen) wechseln mit Abschnitten, die noch vor der endgültigen Proteinsynthese ausgeschnitten werden (Intron-Sequenzen).

Kopplung und Rekombination

Während der Keimzellreifung werden die homologen maternalen und paternalen Chromosomen der Stammzellen voneinander getrennt und bilden den einfachen (haploiden) Chromosomensatz der Gameten. Während dieses Vorgangs werden korrespondierende Fragmente von homologen Chromosomen ausgetauscht (*Rekombination* oder *crossing-over),* die Chromosomen der nachfolgenden Generation tragen daher Abschnitte beider elterlicher Chromosomen. Durchschnittlich kommt es auf jedem Chromosom während der Meiose zu 3 Rekombinationsvorgängen. Die Lokalisation der Rekombinationsbruchpunkte ist weitgehend zufällig. Daher werden Gene, die in enger Nachbarschaft auf einem Chromosom gelegen sind, in der Regel gemeinsam an die nachfolgende Generation weitergegeben, sie sind *genetisch gekoppelt.* Je weiter zwei Gene auf einem Chromosom voneinander entfernt gelegen sind, desto höher ist dagegen die Wahrscheinlichkeit, daß sie durch eine Rekombination voneinander getrennt werden. Dies bedeutet, daß die beobachtete Rekombinationsfrequenz zwischen zwei Genorten ein Maß für ihren genetischen Abstand darstellt. Über das Genom gemittelt enspricht eine Rekombinationsfrequenz von 1 % (eine Rekombination unter 100 beobachteten Meiosen) ungefähr einem physikalischen Abstand von 1 Million Basenpaaren. Durch die Untersuchung einer großen Zahl von Meiosen kann so die relative Position und der Abstand zwischen zwei Genorten bestimmt werden (*genetische Karte).*

Ein Beispiel für die genetische Kopplung zweier erblicher Merkmale ist in **Abb. M 2a** dargestellt: die tuberöse Sklerose und das AB0-Blutgruppensystem. Alle erkrankten Mitglieder der Familie haben ein bestimmtes Blutgruppenallel gemeinsam (im Beispiel »A«). Eine solche Kosegregation erblicher Merkmale kann in einer kleinen Familie zufällig sein. Wenn sie jedoch in sehr großen Familien oder in einer großen Zahl von kleinen Familien beobachtet wird, so steigt damit die Wahrscheinlichkeit, daß beide Gene auf eng benachbarten Chromosomenabschnitten liegen. Bei bereits bekannter chromosomaler Position des einen Merkmals (in diesem Beispiel der Blutgruppe) kann deshalb die Kartenposition des anderen Merkmals (hier der Erkrankung) erschlossen werden.

DNA-Poymorphismen

Nur *polymorphe* Merkmale, d. h. solche, die in verschiedenen unterscheidbaren Formen *(Allelen)* vorliegen, sind für die Kopplungsanalyse geeignet. Polymorphe *phänotypische* Merkmale, die mit biochemischen oder immunologischen Methoden unterschieden werden können und nach den Mendelschen Gesetzen vererbt werden, wie etwa die Blutgruppen-Antigene oder die HLA-Typen, sind selten. Man kann daher mit ihnen nur einen kleinen Teil des Genoms untersuchen. Der wesentliche Beitrag der molekularen Genetik zur Kopplungsanalyse war die Entdeckung von Polymorphismen, die auf DNA-Ebene zu unterscheiden sind (DNA-Polymorphismen), entweder durch das Vorliegen von spezifischen Restriktionsschnittstellen (***R****estriktions****f****ragment-****L****ängen****p****olymorphismus =* ***RFLP****s*), oder durch die unterschiedliche Länge kurzer repetitiver DNA-Sequenzen (***v****ariable* ***n****umber* ***t****andem* ***r****epeats* (***VNTR****s* oder repetitive Dinukleotid-, Trinukleotid- oder Tetranukleotidsequenzen = Mikrosatelliten). Tausende dieser polymorphen DNA-Sequenzen wurden inzwischen beschrieben und auf dem gesamten Genom kartiert. Die meisten dieser Polymorphismen sind in nicht-kodierenden DNA-Sequenzen gelegen (Introns) und scheinen keine funktionelle Relevanz zu besitzen. Mit ihrer Hilfe können die Chromosomenabschnitte, auf denen sie liegen, unterschieden werden. Ihre Segregation kann, analog zum Blutgruppenmarker, in einer Familie verfolgt werden (**Abb. M 2b**). Vorausgesetzt, daß eine ausreichende Zahl von großen Familien zur Verfügung steht, kann damit prinzipiell jede monogene Erkrankung einer Chromosomenposition zugeordnet werden.

Kopplungsanalyse

Die *Kopplungsanalyse* ist eine statistische Methode, mit der aus der Häufigkeit von Rekombinationen zwischen zwei Genen oder DNA-Markern die *genetische Distanz* zwischen den zugehörigen Genorten ermittelt wird. Das statistische Maß für die Sicherheit der Aussage über eine genetische Distanz ist der Lod-Score (lod = log of the **odds**).

Die Maßzahl gibt an, um wieviel wahrscheinlicher »Kopplung« im Vergleich zu »Nicht-Kopplung« bei einer beobachteten Allelverteilung ist. Ein Lod-Score von über 3 gilt als statistischer Nachweis einer Kopplung der untersuchten Genorte, sofern die Parameter der Analyse (wie z. B. die Penetranz und der Erbgang der Erkrankung, die Genfrequenz und die Häufigkeit von Phänokopien) vorher eindeutig festgelegt werden können. Ist dies nicht der Fall (wie bei vielen Erkrankungen mit komplexem, polygenetischem oder multifaktoriellem Erbgang), sind die Ergebnisse der Kopplungsanalyse mit Vorsicht zu interpretieren.

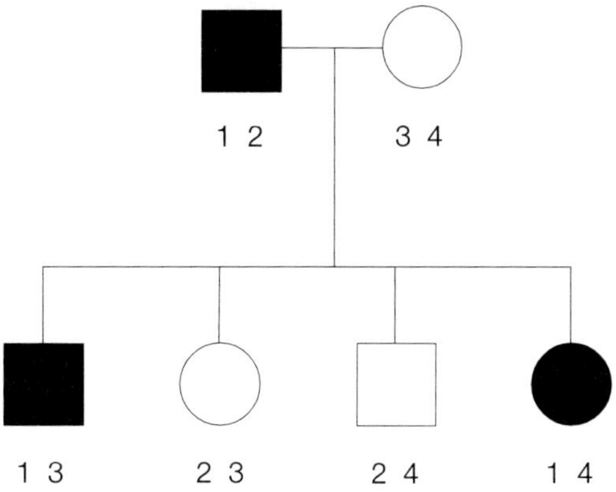

Abb. M 2b: Beispiel einer Kopplung zwischen einem DNA-Marker und einer Erkrankung. Der DNA-Marker erlaubt die Unterscheidung der vier beteiligten Chromosomen. Die Erkrankung ist in diesem Beispiel mit dem Chromosommarker-Allel *1* gekoppelt.

Gensequenzierung

Durch die beschriebenen genetischen Kartierungsmethoden kann ein Genort auf einen Chromosomenabschnitt einer Länge von 1 bis 2 Millionen Basenpaaren eingegrenzt werden. Darauf muß das gesuchte Gen unter Dutzenden gefunden werden. Im ungünstigsten Fall müssen alle Gene dieses Segments identifiziert und Base für Base nach Mutationen abgesucht werden (Abb 1). Wie aufwendig die Suche nach Genen und Mutationen sein kann, wird dadurch deutlich, daß die Kartenposition der Chorea Huntington seit 1983 bekannt ist, das Gen selbst aber erst 10 Jahre später, 1993, gefunden wurde. Der Nachweis schließlich, daß eine bestimmte Basensequenzänderung tatsächlich Ursache einer Erkrankung ist, erfolgt durch vergleichende Sequenzanalysen und durch die Untersuchung der veränderten Genprodukte beim Menschen oder im Tiermodell.

Andere Kartierungsstrategien

Die Untersuchung chromosomaler Aberrationen und die Analyse von Genen, von denen aufgrund biochemischer oder physiologischer Befunde angenommen wird, daß sie an der Krankheitsentstehung beteiligt sein könnten (»Kandidatengene«) sind alternative Möglichkeiten der Genkartierung. Bei chromosomalen Aberrationen handelt es sich um Umlagerungen von Chromosomensegmenten (Deletionen, Insertionen oder Translokationen), die unter dem Mikroskop sichtbar sein können. Bei der Suche nach den Genen für die Neurofibromatose von Recklinghausen und die Duchennesche Muskeldystrophie wiesen derartige chromosomale Umlagerungen den Weg.
Die Untersuchung von Kandidatengenen war bisher nur in wenigen Fällen erfolgreich, wird aber in Zukunft zur Aufklärung von Erkrankungen mit komplexem Erbgang eine wesentliche Rolle spielen.

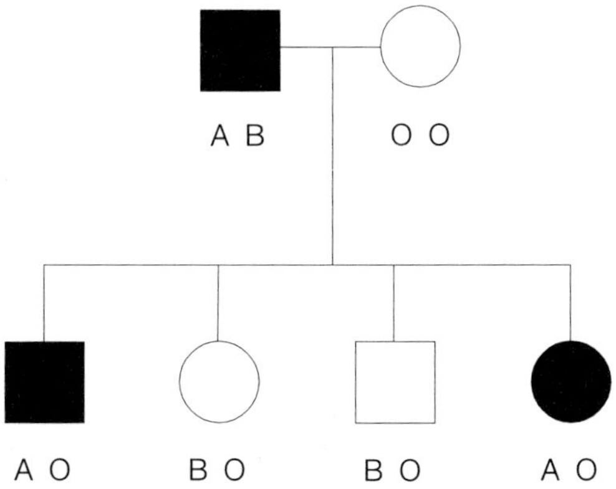

Abb. M 2a: Beispiel einer genetischen Kopplung zwischen einem »phänotypischen Marker« (der Blutgruppen des ABO-Systems) und einer Erkrankung (ausgefüllte Symbole). Alle erkrankten Familienmitglieder haben mindestens ein Chromosom mit dem Allel für die Blutgruppe A. Keiner der Gesunden trägt dieses Gen. Die Genorte für die Erkrankung und für die Blutgruppe sind gekoppelt.

M 1.2. Molekulargenetische Diagnostik

Die molekulargenetische Diagnostik erlaubt es, mit hoher Wahrscheinlichkeit präsymptomatisch oder pränatal zu bestimmen, ob ein Individuum ein bestimmtes verändertes, krankheitsverursachendes Gen trägt. Ausserdem kann die molekulargenetische Diagnostik in klinisch atypischen Fällen zur Diagnosesicherung beitragen. Die Möglichkeiten der molekulargenetischen Diagnostik erblicher neurologischer Erkrankungen hängen von unserer Kenntnis der zugrundeliegenden genetischen Veränderung ab.
Informationen zur aktuellen Verfügbarkeit der Diagnostik für wichtige neurogenetische Erkrankungen sind über den Arbeitskreis Klinische Neurogenetik der Deutschen Gesellschaft für Neurologie, oder über die Deutsche Gesellschaft für Neurogenetik (DGNG, Prof. Dr. med. U. Müller, Institut für Humangenetik der Universität Gießen,

Schlangenzahl 14, 35392 Gießen, Internet: http://www.med.uni-Giessen.de/genetik/dgng.html) zu erhalten.

M 1.2.1. Molekulargenetische Diagnostik bei Erkrankungen mit bekannter chromosomaler Lokalisation

Die Kenntnis der chromosomalen Position eines Krankheitsgens erlaubt eine prädiktive, präsymptomatische oder pränatale molekulare Diagnose, selbst wenn das Gen selbst noch unbekannt ist. Diese Methode (»*indirekte Gendiagnostik*») beruht auf der Untersuchung von DNA-Markern von denen bekannt ist, daß sie eng mit dem Genort der untersuchten Erkrankung gekoppelt sind. Diese Methode ist die Umkehrung der oben beschriebenen »Kopplungsanalyse«: die Bestimmung der Markerallele bei gesunden und erkrankten Familienangehörigen erlaubt die Identifizierung des Krankheitsgen-tragenden Chromosoms in der untersuchten Familie. Es muß betont werden, daß eine indirekte Gendiagnostik nur dann möglich ist, wenn bei anderen Mitgliedern der Familie die Erkrankung bereits klinisch sicher diagnostiziert wurde. Im Allgemeinen müssen bei dominant vererbten Erkrankungen erkrankte Familienmitglieder aus mindestens zwei Generationen untersucht werden. Ist nur ein lebender Betroffener verfügbar, so kann oft durch die Untersuchung von Familienmitgliedern aus drei Generationen die Zuordnung des mutationstragenden Chromosomenabschnitts erfolgen. Eine prädiktive Diagnose und die Bestimmung des Überträgerstatus ist auch bei rezessiven Erkrankungen möglich, wenn ein Kind bereits klinisch manifest erkrankt ist. Da gekoppelte DNA-Marker immer in einem bestimmten endlichen Abstand von dem zu untersuchenden Locus gelegen sind, muß bei der Risikoberechnung die Möglichkeit von Rekombinationen zwischen Marker-Locus und Erkrankung in Betracht gezogen werden. Da für die meisten kartierten Erkrankungen aber eng benachbarte flankierende Marker bekannt sind, liegt die Unsicherheit der Risikobestimmung üblicherweise bei weniger als 2 %.

Bis zur Identifizierung des Huntington-Gens im Jahre 1993 wurde die indirekte Diagnostik hauptsächlich zur prädiktiven Testung von Risikopersonen für diese Erkrankung angewandt. Da mehr und mehr Krankheitsgene identifiziert werden, gewinnt die direkte Mutationsanalyse (s. unten) gegenüber der indirekten DNA-Diagnostik zunehmend an Bedeutung. Die indirekte Diagnostik wird jedoch weiterhin ein wichtiges diagnostisches Werkzeug bei Erkrankungen darstellen, die durch unterschiedliche Mutationen in einem großen Gen verursacht werden, so beispielsweise bei der Muskeldystrophie Duchenne/Becker oder bei der Neurofibromatose 1, da es zu teuer und aufwendig ist, in diesen großen Genen in jedem Fall nach individuellen Mutationen zu suchen.

M 1.2.2. Molekulargenetische Diagnostik bei Erkrankungen mit bekanntem Gendefekt

Erkrankungen, die durch Expansionen einer Trinukleotid-Repeat Sequenz verursacht werden

Eine Reihe von neurogenetischen Erkrankungen sind heute bekannt, die durch die Expansion instabiler Trinukleotid-Repeat-Sequenzen in oder in unmittelbarer Nachbarschaft der kodierenden Region eines Gens verursacht werden (Willems et al., 1994). Dazu gehören die Chorea Huntington, mehrere Formen der spinozerebellären Ataxie, die myotone Dystrophie Curschmann-Steinert und auch die Friedreichsche Ataxie (**Tab. M 1**). Das Huntington-Gen beispielsweise enthält das Basen-Trinukleotid »CAG«, das beim Gesunden meist zwischen 15 und 25mal wiederholt ist. Eine Expansion dieser Sequenz auf 38 Trinukleotid-Elemente oder mehr hat mit sehr hoher Wahrscheinlichkeit zur Folge, daß die betreffende Person an einer Chorea Huntington erkranken wird. Nach der heute vorherrschenden Auffassung verursachen Trinukleotid-Repeat Expansionen den Zugewinn einer »toxischen« Funktion des betreffenden Genprodukts. Diese Mutationen können einfach mit Hilfe der Polymerase-Kettenreaktion oder der Southern Blot-Methode nachgewiesen werden. Dies ermöglicht den routinemäßigen Einsatz dieser Methode für die Bestätigung der klinischen Diagnose und die Bestimmung des Risikostatus einer präsymptomatischen Risikoperson. Auch die pränatale Diagnostik ist möglich.

Das Erkrankungsalter und in gewissem Umfang auch die Schwere der Erkrankung ist proportional zum Ausmaß der Trinukleotid-Repeat-Expansion (Macmillan et al., 1993). Eine hohe Trinukleotid-Anzahl führt zu einer früh beginnenden schweren Erkrankung. Die Streubreite ist jedoch hoch, sodaß in einem Einzelfall das Erkrankungsalter nicht vorhergesagt werden kann. Die Trinukleotid-Repeat-Sequenz ist *instabil*: die Anzahl der Trinukleotid-Elemente nimmt bei der Weitergabe zur nächsten Generation häufig zu (dynamische Mutation). Diese Beobachtung erklärt das Phänomen der *Antizipation*, das für die Chorea Huntington und die myotone Dystrophie schon lange vor Entdeckung dieser Mutationen beschrieben wurde. Antizipation bedeutet, daß Betroffene der nachfolgenden Generationen oft früher erkranken und einen schwereren Phänotyp aufweisen.

Das Ausmaß der Repeat-Expansion von einer Generation zur nächsten hängt zum Teil davon ab, ob das mutierte Gen maternalen oder paternalen Ursprungs ist. Bei der Chorea Huntington erfolgt die Expansion in besonderem Maß während der Spermatogenese, was dazu führt, daß die Nachkommen betroffener Väter häufiger eine ausgeprägte Antizipation aufweisen als diejenigen betroffener Mütter (Telenius et al., 1995). Im Gegensatz dazu kommen bei der Myotonen Dystrophie Curschmann-Steinert sehr große Expansionen

(> 1000 Trinukleotide), die mit dem klinischen Bild einer kongenitalen myotonen Dystrophie einhergehen, fast nur bei Nachkommen betroffener Mütter vor (Harley et al., 1993).

Erkrankungen, die durch Punktmutationen, Deletionen und Insertionen verursacht werden

Viele Erkrankungen können durch mehrere unterschiedliche Mutationen (Basenaustausch, Deletionen, Insertionen und andere Veränderungen der DNA-Sequenz) in einem Gen verursacht werden. Beispiele hierfür sind die Neurofibromatose 1 und 2, der M. Wilson und die familiären periodischen Lähmungen (siehe **Tab. M 1**). Eine direkte DNA-Diagnostik durch Mutationsanalyse zur Bestätigung der klinischen Diagnose wie auch für die präsymptomatische oder pränatale Diagnostik ist technisch möglich. Allerdings kann diese Mutationssuche je nach Größe des Gens enorm aufwendig sein.

Auch die Muskeldystrophien vom Typ Duchenne und Becker werden beide durch unterschiedliche Mutationen in einem einzigen Gen, dem Gen für Dystrophin auf Chromosom Xp21.1 verursacht. Die Mutationsanalyse zeigte, daß das klinische Spektrum des assoziierten Phänotyps viel weiter ist als bisher angenommen wurde und klinische Bilder einschließt, die von Muskelkrämpfen und Wadenhypertrophie dominiert werden (Gospe et al., 1989) sowie Fälle, die früher als Muskeldystrophie vom Gliedergürtel-Typ diagnostiziert wurden (Arikava et al., 1991).

Nur etwa 60 % aller Mutationen im Dystrophin-Gen (meist Umlagerungen, größere Deletionen oder Duplikationen) können durch die routinemäßige PCR-Analyse erfaßt werden. In den übrigen Fällen, die meist von Punktmutationen verursacht werden, kann das Fehlen oder eine abnorme Größe des Dystrophins durch Immunhistochemie oder Western Blot-Analyse nachgewiesen werden.

Heterogenität neurogenetischer Erkrankungen

Viele erbliche neurologische Erkrankungen sind genetisch heterogen, d. h., ein klinisch einheitliches Krankheitsbild kann durch Mutationen in mehreren unterschiedlichen Genen hervorgerufen werden. Ein Beispiel dafür sind die hereditären motorischen und sensiblen Neuropathien Typ 1 (HMSN 1), oder Charcot-Marie-Tooth-Erkrankung (CMT). Die phänotypisch einheitliche Form der CMT1 wird in den meisten Fällen durch die Duplikation eines großen Fragments ($\approx$ 1.5 Mb) auf Chromosom 17 verursacht (CMT 1a). Dieses Fragment enthält das Gen für den Markscheidenbestandteil *peripheral myelin protein-22 (PMP-22)*. Es wird angenommen, daß die Duplikation zu einer »Überexpression« des an sich intakten Gens und damit zu einer Störung der Myelinisierung führt. Aber auch Punktmutationen in diesem Gen, wie auch Mutationen in einem Gen auf Chromosom 1 (*P_0-Protein*) und auf dem X-Chromosom (*Connexin-32*) können (selten) zum gleichen Phänotyp führen. Interessanterweise verursacht die Deletion dieses 1.5 Mb-Fragments auf Chromosom 17 die *tomakulöse Neuropathie (hereditary neuropathy with liability to pressure palsies, HNPP)*. Auch die familiäre Form der Alzheimer-Erkrankung kann durch Mutationen in mehreren unterschiedlichen Genen verursacht werden. Genetische Heterogenität kann die molekulare Diagnostik in Individuen erschweren, die nicht eine der häufigen Mutationen tragen.

Mitochondriale Erkrankungen

Die mitochondriale DNA ist ein 16569 bp langes Molekül, das die Erbinformation für 13 Atmungsketten-Proteine und die für die Replikation der Organellen notwendigen tRNA und rRNA trägt. In den letzten Jahren wurde erkannt, daß eine Reihe von neurologischen Erkrankungen durch Mutationen in der mitochondrialen DNA verursacht werden (vgl. Kap. J 11). Die beiden häufigsten Punktmutationen führen zu zwei klinisch gut charakterisierten, maternal vererbten Erkrankungen, der »Myoklonus-Epilepsie mit ragged red fibers« (MERFF) und der »mitochondrialen Myopathie, Enzephalopathie, Laktatazidose und stroke-like episodes« (MELAS). Die assoziierten Punktmutationen können in der DNA aller Körperzellen, also auch der üblicherweise zur DNA-Präparation verwendeten Lymphozyten nachgewiesen werden (Hammans et al., 1991).

Die Leber'sche Opticusneuropathie kann durch verschiedene Punktmutationen in der mitochondrialen DNA verursacht werden. Die drei häufigsten Mutationen sind für über 90 % der Fälle verantwortlich (Newman et al., 1991; Huoponen et al., 1991; Mackey und Howell, 1992). Dies erlaubt die molekulare Diagnosestellung in der Mehrzahl der Fälle.

Neurologische Erkrankungen mit komplexem (polygenem oder multifaktoriellem) Erbgang

Neurologische Erkrankungen mit monogenem Mendel'schem Erbgang, wie sie oben beschrieben wurden, sind relativ selten. Bei vielen häufigeren Erkrankungen, wie der Alzheimer-Demenz, den generalisierten Epilepsien, der multiplen Sklerose oder der Parkinson-Erkrankung spielen genetische Faktoren in der Ätiologie zwar eine Rolle, in den meisten Fällen werden diese Erkrankungen aber nicht mit einem einfachen dominanten oder rezessiven Erbgang weitergegeben. Die Ursache dafür ist wahrscheinlich, daß mehrere unterschiedliche ererbte Merkmale zusammentreffen müssen, um zur Ausprägung der Erkrankung zu führen (polygene Vererbung), oder aber, daß zusätzlich zu einer genetischen Vulnerabilität andere, nicht-genetische (z. B. toxische oder immunologische) Faktoren eine Rolle spielen (multifaktorielle Krankheitsentstehung). Für viele dieser Erkrankungen können jedoch Untergruppen mit Mendelschem Erbgang identifiziert werden (siehe **Tab. M 1**). Die Identifizierung der ursächlichen Gene in diesen monogenen Unterformen wird zum besseren Verständnis der molekularen Ätiopathogenese dieser Erkrankungen beitragen.

Tab. M 1: Zusammenstellung der Genorte und, soweit bekannt, Mutationen und Genprodukte wichtiger neurogenetischer Erkrankungen. Diese Aufstellung ist nicht vollständig, die Auswahl der aufgelisteten Erkrankungen ist relativ willkürlich.

Erkrankung	Symbol	Erbgang	Position^{0})	Distanz	Genprodukt	Mutation	Referenz
Bewegungsstörungen							
Chorea Huntington	HD	AD	4p16.3	kloniert	Huntingtin	Trinukleotid	HD collaborative study group, 1993
Morbus Wilson	WND	AR	13q14.1	kloniert	Kupfertransport-Protein	Pm/Del	Petruhkin et al., 1992
Idiopathische Torsionsdystonie	DYT1	AD	9q34	kloniert	Torsin A	Del	Ozelius et al., 1997
X-chromosomales Dystonie-Parkinson-Syndrom	DYT3	XL	Xq11.2	2 cM	unbekannt	unbekannt	Graeber et al., 1992
Dopa-responsive Dystonie	DRD	AD	14q22	kloniert	GTP-Cyclohydrolase I	Pm	Ichinose et al., 1994
Dopa-responsive Dystonie	DRD	AR	11p15.5	kloniert	Tyrosinhydroxilase	Pm	Knappskog et al., 1995
Dentatorubropallido-luysische Atrophie	DRPLA	AD	12p13.31	kloniert	DRPLA-Protein	Trinukleotid	Yazawa et al., 1995
Familiäre Hyperekplexie	STHE	AD	5q32	kloniert	Glycin Rezeptor	Pm	Shiang et al., 1993
Ataxien							
Friedreichsche Ataxie	FRDA	AR	9q13–21.1	kloniert	Frataxin	Trinukleotid/Pm	Campuzane et al., 1996
Ataxia mit Vitamin E Mangel	AVED	AR	8q13.1–13.3	kloniert	α-Tocopherol Transfer-Protein	Pm	Ouahchi et al., 1995
Spinozerebelläre Ataxien	SCA1	AD	6p21.3	kloniert	Ataxin 1	Trinukleotid	Orr et al., 1993
	SCA2	AD	12q23–24.1	kloniert	Ataxin 2	Trinukleotid	Imbert et al., 1996
	SCA3/MJD	AD	14q24	kloniert	Ataxin 3	Trinukleotid	Kawaguchi et al., 1994
	SCA4	AD	16q22.1	6 cM	unbekannt	unbekannt	Flanigan et al., 1996
	SCA5	AD	11cen	20 cM	unbekannt	unbekannt	Ranum et al., 1994
	SCA7	AD	3p12-21.1	kloniert	Ataxin 7	unbekannt	David, 1997
Episod. Ataxie mit Myokymie	KCNA 1	AD	12p13	kloniert	Kalium-Kanal	Pm	Browne et al., 1994
Episod. Ataxie ohne Myokymie	CACNL14A	AD	19p13	kloniert	Kalzium-Kanal	Pm	Ophoff et al., 1996

Erkrankung	Symbol	Erbgang	Position$^{0)}$	Distanz	Genprodukt	Mutation	Referenz
Familiäre spastische Paraplegie							
Fam. spast. Paraplegie	FSP1	AD	14q	2 cM	unbekannt	unbekannt	Hazan et al., 1993
Fam. spast. Paraplegie	FSP2	AD	2p24–p21		unbekannt	unbekannt	Hazan et al., 1994
Muskelatrophien							
Spinale Muskelatrophie infantil (Werdnig-Hoffmann)$^{\$)}$ juvenil (Kugelberg-Welander)$^{\$)}$ adult	SMA I/II SMA III SMA	AR AR AD/AR (?)	5q11.2-13.3 5q11.2-13.3 ?	kloniert kloniert unbekannt	neuronal apoptosis inhibitory protein (NAIP) ?	Del Del ?	Roy et al., 195 Kausch et al., 1991
Bulbospinale Neuronopathie	XBSN	X	Xq13–22	kloniert	Androgenrezeptor	Trinukleotid	LaSpada et al., 1991
Neuropathien							
Charcot-Marie-Tooth Typ Ia	CMT1a	AD	17p11.2	kloniert	PMP-22	Dupl/Pm	Lupski et al., 1991
Charcot-Marie-Tooth Typ Ib	CMT1b	AD	1q22-23	kloniert	P_o	Pm	Hayasaka et al., 1993
Typ II (neuronal)	CMT 2a	AD	1p36	10 cM	unbekannt	unbekannt	Ben Othmane et al., 1993
	CMT2b	AD	3q13–q22	25 cM	unbekannt	unbekannt	Kwon et al., 1995
Charcot-Marie-Tooth Typ IVa	CMT4a	AR	8q	unbekannt	unbekannt	unbekannt	Ben Othmane et al., 1993
Charcot-Marie-Tooth, X-chromosomal	CMTX	XL	Xq13.1	kloniert	Connexin-32	Pm	Bergoffen et al., 1993
Tomakulöse Neuropathie (liability to pressure palsies)	HNPP	AD	17p11.2	kloniert	PMP-22	Del/Pm	Chance et al., 1993
Muskeldystrophien und kongenitale Myopathien							
Duchenne Becker	DMD $^{\$)}$ BMD$^{\$)}$	XL XL	Xp21.2 Xp21.2	kloniert kloniert	Dystrophin Dystrophin	Del/Dupl/Pm Del/Dupl/Pm	Koenig et al., 1989 Koenig et al., 1989
Emery Dreyfuss	EDMD	XL	Xq28	kloniert	Emerin	Del/Ins/Pm	Bione et al., 1994
Fazioskapulohumerale Dystrophie	FSHD	AD	4qter	< 1cM	unbekannt	unbekannt	Wijmenga et al., 1992
Gliedergürtel-Myopathie	LGMD1	AD	5q22.3–31.3	10 cM	unbekannt	unbekannt	Speer et al., 1992

Erkrankung	Symbol	Erbgang	Position^{0})	Distanz	Genprodukt	Mutation	Referenz
Gliedergürtel-Myopathie	LGMD2A	AR	15q15.1–21.1	kloniert	Calpain 3	Pm/Del	Richard et al., 1996
Gliedergürtel-Myopathie	LGMD2B	AR	2p16–13	6 cM	unbekannt	unbekannt	Bashir et al., 1996
Gliedergürtel-Myopathie	LGMD2C	AR	13q12	kloniert	-Sarcoglykan	Pm	Noguchi et al., 1995
Gliedergürtel-Myopathie	LGMD2D	AR	17q12–q21	kloniert	Adhalin	Pm	Roberds et al., 1994
Gliedergürtel-Myopathie	LGDM2E	AR	4q12	kloniert	ß-Sarcoglykan	Pm	Lim et al., 1995
Gliedergürtel-Myopathie	LGMD2F	AR	5q33–q34	9cM	unbekannt	unbekannt	Passos-Bueno et al., 1996
Myotone Dystrophie (Curschmann-Steinert)	DM	AD	19q13.3	kloniert	Myotonin	Trinukleotid	Brook et al., 1992
Central core Erkrankung	CCO	AD	19q12-13.2	kloniert	Ryanodin Rezeptor	Pm	Zhang et al., 1993
Maligne Hyperthermie	MH	AD	19q12–13.2	kloniert	Ryanodin Rezeptor	Pm	MacLennan and Phillips, 1992
Ionenkanal-Erkrankungen							
Hyperkaliämische Parese	SCN4A $)	AD	17q23.1–q25	kloniert	Natrium-Kanal, α-Untereinheit	Pm	Fontaine et al., 1990
Paramyotonia congenita	SCN4A $)	AD	17q23.1–q25	kloniert	Natrium-Kanal, α-Untereinheit	Pm	McClatchey et al., 1992
Hypokaliämische Parese	HypoPP	AD	1q31–32	kloniert	Dihydropyridin-Rezeptor	Pm	Ptacek et al., 1994
Myotonia congenita	CLCN1 $)	AD	7q35	kloniert	Chlorid-Kanal	Pm	Koch et al., 1992
Myotonia congenita (Becker)	CLCN1 $)	AR	7q35	kloniert	Chlorid-Kanal	Pm	Koch et al., 1992
Neurokutane Störungen							
Neurofibromatose 1 (v. Recklinghausen)	NF1	AD	17q11.2	kloniert	Neurofibromin	Del/Pm	Basu et al., 1992
Neurofibromatose 2	NF2	AD	22q12.2	kloniert	Merlin	Del/Pm	Trofatter et al., 1993
von Hippel-Lindau-Erkrankung	VHL	AD	3p25	kloniert		Pm/Del	Richards et al., 1993
Tuberöse Sklerose	TSC1	AD	9q34	kloniert	Hamartin	Pm/Del	von Slegtenhorst et al., 1997
	TSC2	AD	16p13	kloniert	Tuberin	Del	European Consortium, 1993

Erkrankung	Symbol	Erbgang	Position[0])	Distanz	Genprodukt	Mutation	Referenz
Neurodegenerative Erkrankungen							
Familiäre Alzheimer Demenz	AD1	AD	21q21	kloniert	Amyloid Precursor	Pm	Goate et al., 1991
	AD2	AD	19q13.2	kloniert	ApoE ⋆	Pm	Pericak-Vance, 1991
	AD3	AD	14q24.3	kloniert	Präsenilin 1	Pm	Sherrington et al., 1995
	AD4	AD	1q31–q42	kloniert	Präsenilin 2	Pm	Rogaev et al., 1995
Familiäre amyotrophe Lateralsklerose	SOD1	AD	21q22	kloniert	Superoxiddismutase 1	Pm	Rosen et al., 1992
Prion-Erkrankungen							
Fam. Creutzfeld-Jakob-Erkrankung	PRNP [$)]	AD	20pter-p12	kloniert	Prion-Protein	Pm/ins	Collinge et al., 1991
Gerstmann-Sträussler-Syndrom	PRNP	AD	20pter-p12	kloniert	Prion-Protein	Ins/Pm	Hsiao et al., 1989
Fatal familal insomnia	PRNP [$)]	AD	20pter-p12	kloniert	Prion-Protein	Pm	Medori et al., 1992
Epilepsien							
Benigne Neugeborenen-Epilepsie	BFNC1	AD	20q13	kloniert	CHNRA4	Pm	Beck et al., 1994
	BFNC2	AD	8q	20 cM	unbekannt	unbekannt	Lewis et al., 1993
Progressive Myoklonus-Epilepsie (Unverricht-Lundborg)	EPM1	AR	21q23.3	kloniert	Cystatin B	Pm	Pennacchio et al., 1996
Lafora-Körper Erkrankung	MELF	AR	6q23–q25	17 cM	unbekannt	unbekannt	Serratosa et al., 1995
Juvenile Myoklonus-Epilepsie	EJM1	AD	6p21.3	10 cM	unbekannt	unbekannt	Durner et al., 1992
Neurovaskuläre Erkrankungen							
CADASIL	CADASIL	AD	19p13.1	kloniert	Notch 3	unbekannt	Joutel et al, 1997
Familiäre Hemiplegische Migräne	FHM	AD	19p13	kloniert	Kalzium-Kanal	Pm	Ophoff et al., 1996
Mitochondriale Erkrankungen							
Myoklonische Epilepsie mit Ragged Red Fibers	MERRF	maternal	nt 8344	kloniert	$tRNA^{Lys}$	Pm	Shoffner et al., 1990

Erkrankung	Symbol	Erbgang	Position⁰)	Distanz	Genprodukt	Mutation	Referenz
Mitochondriale Enzephalomyopathie mit Laktatazidose und »stroke-like episodes«	MELAS	maternal	nt 3243 (nt 3271)	kloniert	$tRNA^{Leu}$	Pm	Gote et al., 1990
Lebersche Optikus-Neuropathie	LHON	maternal	nt 11778	kloniert	Komplex-Untereinheit ND4	Pm	Wallace et al., 1988

⁰) Für viele, wenn nicht die meisten der hier aufgelisteten Erkrankungen sind auch Mutationen in weiteren, bis heute unbekannten Genen verantwortlich
$) Allelische Heterogenität: unterschiedliche Mutationen in einem Gen verursachen klinisch unterschiedliche Krankheitsbilder
*) »Vulnerabilitäts-Locus«: die Anwesenheit des ε-Allels des Gens für Apolipoprotein E (ApoE) erhöht das Risiko, an einer Alzheimer-Demenz zu erkranken, ist jedoch nicht alleine jedoch alleine weder notwendige noch hinreichende Bedingung für die Krankheitsentstehung.
Abkürzungen: AD = autosomal dominant; AR = autosomal rezessiv; X = X-chromosomal; M = maternaler (mitochondrialer) Erbgang; Pm = Punktmutation; Del = Deletion; Ins = Insertion; Trinukleotid = Trinucleotid-Repeat Expansion

M 1.3. Ethische Überlegungen

Die molekulargenetische Diagnose erblicher Erkrankungen erlaubt die präsymptomatische oder pränatale Identifizierung von Trägern veränderter Gene. Diese prädiktive Diagnostik ist besonders wichtig in Fällen, in denen sie eine frühe therapeutische Intervention ermöglicht. Die präsymptomatische Therapie des M. Wilson kann so die Entwicklung schwerer neurologischer Komplikationen verhindern. In den meisten Fällen ist jedoch eine Behandlung erblicher neurologischer Erkrankungen bis heute nicht möglich. Dann muß die Entscheidung für eine präsymptomatische Risikobestimmung in jedem Einzelfall besonders sorgfältig überlegt werden. Handelt es sich um eine Erkrankung mit spätem Manifestationsalter, wie etwa die Chorea Huntington, so wird als Grund für den Wunsch nach einer prädiktiven DNA-Diagnostik bei erwachsenen Risikopersonen meist die Planung von Ehe, Familie und Beruf angegeben. Eine präsymptomatische Diagnose kann den Probanden aber unter Umständen viele Jahre vor Ausbruch der Symptome mit der Gewißheit belasten, daß er an einer unheilbaren Erkrankung leiden wird. Nur durch eine individuelle Beratung, die auch die Möglichkeit des bewußten Verzichts auf prädiktive Diagnostik in Betracht zieht, kann mit dem Probanden erarbeitet werden, in wie weit ihm die präsymptomatische Diagnose wirklich die Sicherheit gibt, die er sich erhofft. Die Erfahrung der genetischen Beratung zeigt, daß ein Teil der Risikopersonen, die sich mit dem Wunsch nach präsymptomatischer Diagnostik vorstellen, nach ausführlicher Beratung auf dieses Wissen lieber verzichtet. Die Initiative für die präsymptomatische Diagnostik sollte immer vom Probanden, nicht vom Berater ausgehen. Eine ausführliche genetische Beratung vor dem Test und eine entsprechende Nachbetreuung nach der Ergebnismitteilung gilt als unbedingte Voraussetzung für die Durchführung einer präsymptomatischen Diagnostik. Die genetische Testung von Minderjährigen wird allgemein abgelehnt. Eine pränatale Diagnostik (sowohl die direkte Mutationsanalyse als auch die indirekte DNA-Diagnostik mit gekoppelten DNA-Markern) ist aus der Chorionzottenbiopsie möglich. Richtlinien für die Durchführung der prädiktiven genetischen Testung wurden für die Chorea Huntington ausgearbeitet und sollten sinngemäß auch für andere erbliche neurologische Erkrankungen angewendet werden (International Huntington Association and the World Federation of Neurology Research Group on Huntington's Chorea, 1994).

M 1.4. Gentherapie

Die Manipulation der genetischen Information im Tierexperiment ist heute bereits eine weit verbreitete Methode. Gene können gezielt aus dem Ge-

nom entfernt (»knock-out Tiere«) oder in das Genom eingeführt (»transgene Tiere«) werden. Prinzipiell sind die hierzu verwendeten Methoden auch geeignet, die Funktion fehlerhafter Gene zu therapeutischen Zwecken zu ersetzten oder Zellen so zu modifizieren, daß sie bestimmte gewünschte Aufgaben erfüllen.
Die DNA wird zum Zweck des Transfers in die Zielzelle oder das Zielgewebe in einen »Vektor« verpackt. Dazu werden heute meist modifizierte Viren oder DNA-Liposomenkomplexe eingesetzt. Der Transfer kann entweder in das Zielorgan selbst (*in vivo* Gentherapie) oder in vitro in Zellen durchgeführt werden, die zuvor dem Versuchstier (oder dem Patienten) entnommen wurden (*ex vivo* Gentherapie) und nach erfolgter genetischer Manipulation rücktransplantiert werden. Zwei Beispiele aus dem Bereich neurologischer Erkrankungen sollen diese therapeutischen Strategien verdeutlichen.

M 1.4.1. In vivo Gentherapie bei Gliomen

Retrovirale Vektoren wurden konstruiert, die das Gen für die Thymidin-Kinase des Herpes-simplex-Virus tragen. Diese Vektoren werden direkt in den Tumor appliziert, wo sie proliferierende Tumorzellen, nicht aber die umgebenden ruhenden Gehirnzellen infizieren. Die Fremd-DNA wird in das Genom der Tumorzellen integriert und führt dort zur Synthese der HSV-Thymidin-Kinase. Dieses Enzym, das in nativen eukaryontischen Zellen nicht vorkommt, macht die so modifizierten Tumorzellen empfindlich gegenüber dem Medikament Gancyclovir. Im tierexperimentellen Modell konnte so eine drastische Verminderung der Tumormasse erzielt werden (Ezzedine et al., 1991).

M 1.4.2. Ex vivo Gentherapie beim Parkinson-Syndrom

Das idiopathische Parkinson-Syndrom wird durch den Untergang dopaminerger Neurone der Substantia nigra und den daraus resultierenden Mangel an Dopamin im Striatum hervorgerufen. Seit 1989 konnte gezeigt werden, daß die intrastriatale Transplantation fetaler mesencephaler Zellen zu einer Linderung der Parkinson-Symptomatik führen kann (Lindvall, 1994). Um die Verwendung embryonaler »Spender« zu umgehen, wird angestrebt, andere Zellen, beispielsweise Fibroblasten oder Myoblasten, genetisch so zu verändern, daß sie die Aufgaben der untergegangenen dopaminergen Neurone übernehmen können. Die prinzipielle Machbarkeit konnte in tierexperimentellen Modellen der Parkinson-Erkrankung nachgewiesen werden (Horellou et al., 1990). Denkbar ist auch die Implantation von Zellen, die trophische Faktoren produzieren und so den Untergang der nigralen Neurone verhindern oder verlangsamen (Frim et al., 1994).

Grundsätzliche Probleme aller bisherigen gentherapeutischen Versuche sind die unbefriedigende Langzeitexpression der Fremdgene, die oft zu geringe Effizienz der Transfektion und viele noch immer ungeklärten Fragen, die die Auswahl des optimalen Vektor/Zell-Systems betreffen. Nach anfänglicher übereilter Euphorie wurde deutlich, daß eine klinisch erfolgreiche Gentherapie noch die Erforschung vieler grundlagenwissenschaftlicher Fragen voraussetzt.

Literatur

Arikawa E, Hoffman EP, Kaido M, Nonaka I, Sugita H, Arahata K (1991) The frequency of patients with dystrophin abnormalities in a limb-girdle patient population. Neurology 41: 1491-6

Basu TN, Gutmann DH, Fletcher JA, et al. (1992) Aberrant regulation of ras proteins in malignant tumour cells from type 1 neurofibromatosis patients. Nature 356: 713-715

Beck C, Moulard B, Steinlein O, et al. (1994 A) nonsense mutation in the alpha-4 subunit of the nicotinic acetylcholine receptor (CHRNA4) cosegregates with 20q-linked benign neonatal familial convulsions (EBN1). Neurobiol. Dis. 1: 95-99

Ben Othmane K, Ben Hamida M, Pericak-Vance MA, et al. (1992) Linakge of Tunisian autosomal recessive Duchenne-like muscular dystrophy to the pericentromeric region of chrmosome 13q. Nature Genet 2: 315-317

Ben Othmane K, Hentati F, Lennon F, et al. (1993) Linkage of a locus (CMT4A) for autosomal recessive Charcot-Marie-Tooth disease to chromosome 8q. Hum Mol Genet 2: 1625-1628

Ben Othmane K, Middleton LT, Loprest LJ, et al. (1993) Localization of a gene (CMT2A) for autosomal dominant Charcot-Marie-Tooth disease type 2 to chromosome 1p and evidence of genetic heterogeneity. Genomics 17: 370-375

Bergoffen J, Scherer SS, Wang S, et al. (1993) Connexin mutations in X-linked Charcot-Marie-Tooth disease. Science 262: 2039-2042

Bione S, Maestrini E, Rivella S, et al. (1994) Identification of a novel X-linked gene responsible for Emery-Dreifuss muscular dystrophy. Nat Genet 8: 323-327

Brook JD, McCurrach ME, Harley HG, et al. (1992) Molecular basis of myotonic dystrophy: expansion of a trinucleotide (CTG) repeat at the 3'end of a transcript encoding a protein kinase family member. Cell 68: 799-808

Browne DL, Gancher ST, Nutt JG, et al. (1994) Episodic ataxia/myokymia syndrome is associated with point mutations in the human potassium channel gene, KCNA1. Nat Genet 8: 136-140

Campuzano V, Montermini L, Molto MD, et al. (1996) Friedreich's ataxia: autosomal recessive disease caused by an intronic GAA triplet repeat expansion. Science 271: 1423-1427

Chance PF, Alderson MK, Leppig KA, et al. (1993) DNA deletion associated with hereditary neuropathy with liability to pressure palsies. Cell 72: 143-151

Collinge J, Poulter M, Davis MB, et al. (1991) Presymptomatic detection or exclusion of prion protein gene defects in families with inherited prion diseases. Am J Hum Genet 49: 1351-1354

David G, Abbas N, Stevanin G, et al. (1997) Cloning of the SCA7 reveals a highly unstable CAG repeat expansion. Nat Genet 17: 65–70

Durner M, Sander T, Greenberg DA, Johnson K, Beck-Mannagetta G, Janz D (1992) Localisation of idiopathic generalized epilepsy on chromosome 6p in families of juvenile myoclonic epilepsy patients. Neurology 41: 1651–1655

Durr A, Dode C, Hahn V, et al. (1995) Diagnosis of »sporadic« Huntington's disease. J Neurol Sci 129: 51–55

European Chromosome 16 Tuberous Sclerosis Consortium (1993) Identification and characterization of the tuberous sclerosis gene on chromosome 16. Cell 75: 1305–1315

Ezzedine ZD, Maruza RL, Üöatola D, et al. (1991) Selective killing of glioma cells in culture and in vivo by retrovirus transfer of the herpes simplex thymidine kinase gene. New Biol 3: 709–715

Flanigan K, Gardner K, Alderson K, et al. (1996) Autosomal dominant spinocerebellar ataxia with sensory axonal neuropathy (SCA4): clinical description and genetic localization to chromosome 16q22.1. Am J Hum Genet 59: 392-399

Fontaine B, Khurana TS, Hoffman EP, et al. (1990) Hyperkalemic periodic paralysis and the adult muscle sodium channel alpha-subunit gene. Science 250: 1000–1002

Frim DM, Uhler TA, Galpern WR, Beal MF, Breakefield XO, Isacson O (1994) Implanted fibroblasts genetically engineered to produce brain-derived neurotrophic factor prevent 1-methyl-4-phenylpyridinium toxicity to dopaminergic neurons in the rat. Proc Natl Acad Sci U S A 91: 5104–5108

Goate A, Chartier-Harlin MC, Mullan M, et al. (1991) Segregation of a missense mutation in the amyloid precursor protein gene with familial Alzheimer's disease. Nature 349: 704–706

Gospe SM, Lzaro RP, Lava NS, Grootscholten PM, Scott MO, Fischbeck KH. (1989) Familieal X-linked myalgia and cramps: a non-progressive myopathy associated with a deletion in the dystrophiun gene. Neurology 39: 1277–1280

Graeber M, Kupke K, Müller U (1992) Delineation of the dystonia-parkinsonism syndrome locus in Xq13. Proc Natl Acad Sci USA 89: 8225–8248

Haan EA, Freemantle CJ, McCure JA, Friend KL, Mulley JC (1990) Assignment of the gene for central core disease to chromosome 19. Hum Genet 86: 187–190

Hammans SR, Sweeney MG; Brockington M, Morgan-Hughes JA, Harding AE (1991) Mitochondrial encephalopathies: molecular genetic diagnosis from blood samples. Lancet 337: 1311–1313

Hayasaka K, Takada G, Ionasescu VV (1993) Mutation of the myelin Po gene in Charcot-Marie-Tooth neuropathy type 1B. Human Molecular Genetics 2: 1369–1372

Hazan J, Lamy C, Melki J, Munnich A, de Recondo J, Weissenbach J (1993) Autosomal dominant familial spastic paraplegia is genetically heterogeneous and one locus maps to chromosome 14. Nat Genet 5: 163–167

Hazan J, Fontaine B, Bruyn RP, et al. (1994) Linkage of a new locus for autosomal dominant familial spastic paraplegia to chromosome 2p. Hum Mol Genet 3: 1569–1573

Holt IJ, Harding AE, Cooper JM, et al. (1989) Mitochondrial myopathies: clinical and biochemical features in 30 cases with major deletions of muscle mitochondrial DNA. Ann Neurol 26: 699–708

Holt IJ, Harding AE, Morgan Hughes JA (1988) Deletions of muscle mitochondrial DNA in patients with mitochondrial myopathies. Nature 331: 717–719

Horellou P, Brundin P, Kalen P, Mallet J, Bjorklund A (1990) In vivo release of dopa and dopamine from genetically engineered cells grafted to the denervated rat striatum. Neuron 5: 393–402

Hsiao K, Baker HF, Crow TJ, et al. (1989) Linkage of a prion protein missense variant to Gerstmann Straussler syndrome. Nature 338: 342-345

Huoponen K, Vilkki J, Aula P, Nikoskelainen EK, Savontaus ML (1991) A new mtDNA mutation associated with Leber hereditary optic neuroretinopathy. Am J Hum Genet 48: 1147–1153

Ichinose H, Ohye T, Takahashi E, et al. (1994) Hereditary progressive dystonia with marked diurnal fluctuation caused by mutations in the GTP cyclohydrolase I gene. Nat Genet 8: 236–242

Imbert G, Saudou F, Yvert G, et al. (1996) Cloning of the gene for spinocerebellar ataxia 2 reveals a locus with high sensitivity to expanded CAG/glutamine repeats. Nat Genet 14: 285–291

International Huntington Association and the World Federation of Neurology Research Group on Huntington's Chorea (1994) Guidelines for the molecular genetics predictive Test in Huntington's disease. J Med Genet 31: 555–559

Joutel A, Corpechot C, Ducros A, et al. (1996) Notch3 mutations in CADASIL, a hereditary adult-onset condition causing stroke and dementia. *Nature* 383: 707–710

Kausch K, Muller CR, Grimm T, et al. (1991) No evidence for linkage of autosomal dominant proximal spinal muscular atrophies to chromosome 5q markers. Hum Genet 86: 317–318

Kawaguchi Y, Okamoto T, Taniwaki M, et al. (1994) CAG expansions in a novel gene for Machado-Joseph disease at chromosome 14q32.1. Nat Genet 8: 221–228

Knappskog PM, Flatmark T, Mallet J, Ludecke B, Bartholome K. (1995) Recessively inherited L-DOPA-responsive dystonia caused by a point mutation (Q381K) in the tyrosine hydroxylase gene. Hum Mol Genet 4: 1209–1212

Koch MC, Steinmeyer K, Lorenz C, et al. (1992) The skeletal muscle chloride channel in dominant and recessive human myotonia. Science 257: 797–800

Koenig M, Beggs AH, Moyer M, et al. (1989) The molecular basis for Duchenne versus Becker muscular dystrophy: correlation of severity with type of deletion. Am J Hum Genet 45: 498–506

Kwon JM, Elliott JL, Yee WC, et al. (1995) Assignment of a second Charcot-Marie-Tooth type II locus to chromosome 3q. Am J Hum Genet 57: 853–858

LaSpada AR, Wilson EM, Lubahn DB, Harding AE, Fischbeck KH (1991) Androgen receptor gene mutations in X-linked bulbar and spinal muscular atrophy. Nature 352: 77–79

Lehesjoki AE, Koskiniemi M, Pandolfo M, et al. (1992) Linkage studies in progressive myoclonus epilepsy. Neurology 41: 1651–1655

Leppert M, Anderson VE, Quattlebaum T, et al. (1989) Benign familial neonatal convulsions linked to genetic markers on chromosome 20. Nature 337: 647–648

Lewis TB, Leach RJ, Ward K, O,Connell P, Ryan SG (1993) Genetic heterogeneity in benign familial neonatal convulsions: Identification of a new locus on chromosome 8q. Am. J. Hum. Genet. 53: 670–675

Lindvall O. (1994) Clinical application of neuronal grafts in Parkinson's disease. J Neurol 242: S54–6

Lupski JR, de Oca-Luna RM, Slaugenhaupt S, et al. (1991) DNA duplication associated with Charcot-Marie-Tooth disease type 1A. Cell 66: 219–232

Mackey D, Howell N (1992) A variant of Leber hereditary optic neuropathy characterized by recovery of vision and by an unusual mitochondrial genetic etiology. Am J Hum Genet 51: 1218–28

MacLennan DH, Phillips MS (1992) Malignant hyperthermia. Science 256: 789–794

Macmillan JC, Snell RG, Tyler A et al. (1993) Molecular analysis and clinical correlations of the Huntington's disease mutation. Lancet 1993; 342: 954–958

Matunami N, Smith B, Ballard I, et al. (1992) Peripheral myelin protein-22 gene maps in the duplication in chromosome 17p11.2 associated with Charcot-Marie-Tooth 1A. Nature Genet 1: 176–179

Medori R, Tritschler HJ, Le Blanc A, et al. (1992) Fatal familial insomnia is a prion disease with a mutation at codon 178 of the prion protein gene. N Engl J Med 326: 444–449

Newman NJ, Lott MT, Wallace DC (1991) The clinical characteristics of pedigrees of Leber's hereditary optic neuropathy with the 11778 mutation. Am J Ophthalmol 111: 750–762

Noguchi S, McNally EM, Ben Othmane K, et al. (1995) Mutations in the dystrophin-associated protein gamma-sarcoglycan in chromosome 13 muscular dystrophy. Science 270: 819–821

Ophoff RA, Terwindt GM, Verbgouwe MN, et al. (1996) Familial hemiplegic migraine and episodic ataxia type-2 are caused by mutations in the Ca2+ channel gene CACNL1A4. *Cell* 87: 543–552

Orr HT, Chung M, Banfi S, et al. (1993) Expansion of an unstable trinucleotide CAG repeat in spinocerebellar ataxia type 1. Nat Genet 4: 221–226

Ouahchi K, Arita M, Kayden H, et al. (1995) Ataxia with isolated vitamin E deficiency is caused by mutations in the alpha-tocopherol transfer protein. Nat Genet 9: 141–145

Ozelius LJ, Hewett JW, Page CE, et al. (1997) The early onset torsion dystonia gene (DYT1) encodes an ATP-binding protein. *Nat Genet* 17: 40–48

Pericak-Vance MA, Bebout JL, Gaskell PC, et al. (1991) Linkage studies in familial Alzheimer disease: evidence for chromosome 19 linkage. Am J Hum Genet 48: 1034–1050

Petrukhin K, Fischer SG, Pirastu M, et al. (1993) Mapping, cloning and genetic characterization of the region containing the Wilson disease gene. Nat Genet 5: 338

Ptacek LJ, Tawil R, Griggs RC, et al. (1994) Dihydropyridine receptor mutations cause hypokalemic periodic paralysis. Cell 77: 863–868

Ranum LP, Schut LJ, Lundgren JK, Orr HT, Livingston DM. (1994) Spinocerebellar ataxia type 5 in a family descended from the grandparents of President Lincoln maps to chromosome 11. Nat Genet 8: 280–284

Richards FM, Phipps ME, Latif F, et al. (1993) Mapping the Von Hippel-Lindau disease tumour suppressor gene: identification of germline deletions by pulsed field gel electrophoresis. Hum Mol Genet 2: 879–882

Roberds SL, Leturcq F, Allamand V, et al. (1994) Missense mutations in the adhalin gene linked to autosmal recessive muscular dystrophy. Cell 78: 625–633

Rogaev EI, Sherrington R, Rogaeva EA, et al. (1995) Familial Alzheimer's disease in kindreds with missense mutations in a gene on chromosome 1 related to the Alzheimer's disease type 3 gene. Nature 376: 775–778

Rosen DR, Siddique T, Patterson D, et al. (1993) Mutations in Cu/Zn superoxide dismutase gene are associated with familial amyotrophic lateral sclerosis. Nature 362: 59–62

Roy N, Mahadevan MS, McLean M, et al. (1995) The gene for neuronal apoptosis inhibitory protein is partially deleted in individuals with spinal muscular atrophy. Cell 80: 167–178

Serratosa JM, Delgado Escueta AV, Posada I, et al. (1995) The gene for progressive myoclonus epilepsy of the Lafora type maps to chromosome 6q. Hum Mol Genet 4: 1657–1663

Sherrington R, Rogaev EI, Liang Y, et al. (1995) Cloning of a gene bearing missense mutations in early-onset familial Alzheimer's disease [see comments]. Nature 375: 754–760

Shiang R, Ryan SG, Ya-Zhen Zhu, Hahn AF, O'Conell P, Wasmuth JJ (1993) Mutations in the alpha 1 subunit of the inhibitory glycine receptor cause the dominant neurological disorder, hyperekplexia. Nat Genet 5: 351–357

Shoffner JM, Lott MT, Lezza AM et al. (1990) Myoclonic epilepsy and ragged-red fiber disease (MERRF) is associated with a mitochondrial DNA tRNA(Lys) mutation A mutation in the tRNA(Leu)(UUR) gene associated with the MELAS subgroup of mitochondrial encephalomyopathies Cell 348: 651–653

Speer MC, Yamaoka LH, Gilchrist JH, et al. (1992) Confirmation of genetic heterogeneity in limb-girdle muscular dystrophy: linkage of an autosomal dominant form to chromosome 5q. Am J Hum Genet 50: 1211–1217

Telenius H, Almqvist E, Kremer B et al. (1995) Smatic mosaicism in sperm is associated with intergenerational (CAG)n changes in Huntington disease. Hum Mol Genet 4, 189–195

The Huntington's Disease Collaborative Research Group (1993) A novel gene containing a trinucleotide repeat that is expanded and unstable on Huntington's disease chromosomes. Cell 72: 917–983

Trofatter JA, MacCollin MM, Rutter JL, K et al. (1993) A novel Moesin-Ezrin-Radixin-like gene is a candidate for the Neurofibromatosis 2 tumor supressor. Cell 72: 791–800

van Slegtenhorst M, de Hoogt R, Hermans C, et al. (1997) Identification of the tuberous sclerosis gene TSC 1 on chromosome 9q34. Science 277: 805–808

Wallace DC, Singh G, Lott MT, et al. (1988) Mitochondrial DNA mutation associated with Leber's hereditary optic neuropathy. Science 242: 1427–1430

Wijmenga C, Hewitt JE, Sandkuijl LA, et al. (1992) Chromosome 4q DNA rearrangements associated with facioscapulohumeral muscular dystrophy. Nat Genet 2: 26–30

Willems PJ (1994) Dynamic mutations hit double figures. Nature Genet 8: 213–215

Yazawa I, Nukina N, Hashida H, Goto J, Yamada M, Kanazawa I (1995) Abnormal gene product identified in hereditary dentatorubral-pallidoluysian atrophy (DRPLA) brain. Nat Genet 10: 99–103

Young K, Foroud T, Williams P, et al. (1992) Confirmation of linkage of limb girdle muscular dystrophy type 2 to chromosome 15. Genomics 13: 1370–1371

Zhang Y, Chen HS, Khanna VK, et al. (1993 A) mutation in the human ryanodine receptor gene associated with central core disease. Nat Genet 5: 46–50

Sachwortregister

Eine fettgedruckte Seitenzahl kennzeichnet die Seite/Seiten, auf denen das Stichwort ausführlicher abgehandelt, erklärt oder definiert wird.
Die Abkürzung f bzw. ff hinter einer Seitenzahl gibt an, daß dieses Stichwort auch auf der folgenden (f) Seite bzw. den folgenden (ff) Seiten erscheint.
Die Abkürzung T (Tabelle) vor einer Seitenzahl kennzeichnet Seiten, auf denen das Stichwort nur in einer Tabelle und nicht im Text erscheint.
Statt Schreibweise mit c siehe auch unter z oder k und umgekehrt.

A

C

L

N

Q

R

S

Register der Medikamente, Substanzen und Substanzgruppen

Eine fettgedruckte Seitenzahl kennzeichnet die Seite/Seiten, auf denen das Stichwort ausführlicher abgehandelt, erklärt oder definiert wird.
Die Abkürzung f bzw. ff hinter einer Seitenzahl gibt an, daß dieses Stichwort auch auf der folgenden (f) Seite bzw. den folgenden (ff) Seiten erscheint.
Die Abkürzung T (Tabelle) vor einer Seitenzahl kennzeichnet Seiten, auf denen das Stichwort nur in einer Tabelle und nicht im Text erscheint.

G

H

I

U

V

W

X

Y

Z